Tratado de Coloproctologia

Conteúdo *on-line*

Acesse o conteúdo *on-line* através dos *QR Codes/Links* indicados nos respectivos capítulos!

Thieme Revinter

Tratado de Coloproctologia

Uma Obra Científica dos Membros da Sociedade Brasileira de Coloproctologia

Segunda Edição

Fábio Guilherme Campos
Henrique Sarubbi Fillmann
Carlos Augusto Real Martinez
Francisco Sérgio Pinheiro Regadas

Editores Associados
Sergio Eduardo Alonso Araujo
Olival de Oliveira Jr.
Antônio Lacerda Filho
Hélio Moreira Jr.
Tiago Leal Ghezzi
Marcelo Rodrigues Borba

Thieme
Rio de Janeiro • Stuttgart • New York • Delhi

Dados Internacionais de Catalogação na Publicação (CIP)
(eDOC BRASIL, Belo Horizonte/MG)

C198t
Campos, Fábio Guilherme
Tratado de coloproctologia: uma obra dos membros da Sociedade Brasileira de Coloproctologia/Fábio Guilherme Campos, Henrique Sarubbi Fillmann, Carlos Augusto Real Martinez, Francisco Sérgio Pinheiro Regadas. – 2.ed. – Rio de Janeiro, RJ: Thieme Revinter, 2024.

21 x 28 cm
Inclui bibliografia
Edição bilíngue
ISBN 978-65-5572-273-4
eISBN 978-65-5572-274-1

1. Coloproctologia. 2. Cólon (Anatomia) – Doenças. I. Fillmann, Henrique Sarubbi. II. Martinez, Carlos Augusto Real. III. Regadas, Francisco Sérgio Pinheiro. IV Título.

CDD 616.35

Elaborado por Maurício Amormino Júnior – CRB6/2422

Contato com o autor:
Fábio Guilherme Campos
fgmcampos@terra.com.br

Nota: O conhecimento médico está em constante evolução. À medida que a pesquisa e a experiência clínica ampliam o nosso saber, pode ser necessário alterar os métodos de tratamento e medicação. Os autores e editores deste material consultaram fontes tidas como confiáveis, a fim de fornecer informações completas e de acordo com os padrões aceitos no momento da publicação. No entanto, em vista da possibilidade de erro humano por parte dos autores, dos editores ou da casa editorial que traz à luz este trabalho, ou ainda de alterações no conhecimento médico, nem os autores, nem os editores, nem a casa editorial, nem qualquer outra parte que se tenha envolvido na elaboração deste material garantem que as informações aqui contidas sejam totalmente precisas ou completas; tampouco se responsabilizam por quaisquer erros ou omissões ou pelos resultados obtidos em consequência do uso de tais informações. É aconselhável que os leitores confirmem em outras fontes as informações aqui contidas. Sugere-se, por exemplo, que verifiquem a bula de cada medicamento que pretendam administrar, a fim de certificar-se de que as informações contidas nesta publicação são precisas e de que não houve mudanças na dose recomendada ou nas contraindicações. Esta recomendação é especialmente importante no caso de medicamentos novos ou pouco utilizados. Alguns dos nomes de produtos, patentes e design a que nos referimos neste livro são, na verdade, marcas registradas ou nomes protegidos pela legislação referente à propriedade intelectual, ainda que nem sempre o texto faça menção específica a esse fato. Portanto, a ocorrência de um nome sem a designação de sua propriedade não deve ser interpretada como uma indicação, por parte da editora, de que ele se encontra em domínio público.

Thieme Revinter Publicações Ltda.
Rua do Matoso, 170
Rio de Janeiro, RJ
CEP 20270-135, Brasil
http://www.Thieme.com.br

Thieme USA
http://www.thieme.com

Design de Capa: © Thieme

Impresso no Brasil por Forma Certa Gráfica Digital Ltda.
5 4 3 2 1
ISBN 978-65-5572-273-4

Também disponível como eBook:
eISBN 978-65-5572-274-1

APRESENTAÇÃO

Caros Colegas da SBCP,

Como especialidade médica, a Coloproctologia representa hoje um setor do conhecimento humano que tem crescido vertiginosamente em todas as suas áreas de atividade, seja no estudo das imagens, em avanços da investigação endoscópica, seja no conhecimento de biologia molecular e na introdução, renovação e criação de técnicas operatórias.

Assim, torna-se necessário, de tempos em tempos, reunir esse progresso e registrar os avanços alcançados, a fim de criar uma fonte de pesquisa para todos aqueles que queiram e precisem se inteirar desse progresso do conhecimento. Acreditamos que, ao longo do tempo, a força de uma Sociedade Médica de Especialidade pode ser medida pela renovação de seus membros, pela fixação daquilo que é consagrado e clássico e pelo crivo do julgamento adequado daquilo que é considerado avanço, novidade ou perspectiva.

Quando procuramos saber o significado de um Tratado, vemos que se trata daquilo que se conseguiu tratar, acordar, que foi alvo de discussão, de análise. Planejamos uma obra literária médica para congregar, em sua essência, todo o conhecimento mais importante de nossa especialidade no momento, que aqui é representado pelo exuberante conhecimento e vasta experiência dos Membros que compõem a Sociedade Brasileira de Coloproctologia. Visando cumprir esse objetivo, reunimos pouco mais de 300 colaboradores brasileiros e internacionais para escrever 205 capítulos que foram reunidos nesta Segunda Edição do Tratado da Sociedade Brasileira de Coloproctologia.

Ao folhearmos essas lindas páginas, é fácil constatar que os diversos temas aqui abordados se expandiram de maneira importante nas últimas décadas, tornando mais complexa a missão de agregá-los e fazer sua atualização. Essa tarefa hercúlea nos fez perceber que, nos dias atuais, alguns subcapítulos da Coloproctologia, como a biologia molecular, o estudo das doenças inflamatórias intestinais, o desenvolvimento da fisiologia ano-reto-cólica, o melhor conhecimento de doenças antes pouco estudadas (endometriose), a evolução das operações anorretais, as contribuições dos métodos diagnósticos, a adição de técnicas minimamente invasivas e tantas outras áreas poderiam, por si só, constituir um foco único de atenção em diversos livros médicos.

A qualidade desse grupo de especialistas já foi reconhecida, em 2012, quando o lançamento da Primeira Edição do Tratado de Coloproctologia teve a honra de receber o **Prêmio Jabuti** na área de Ciências Médicas, uma referência entre prêmios literários em nosso país. A Câmara Brasileira do Livro oferta essa tradicional premiação às obras literárias do Brasil em diversas categorias desde 1958.

Dessa forma, nosso empenho sempre foi para honrar esse passado e atender à expectativa dos futuros leitores desta obra, selecionando criteriosamente os temas e seus autores, tentando fazer dessa integração a qualidade das ideias aqui expostas. Por isso, nosso primeiro agradecimento se dirige aos mais de 300 autores e colaboradores que se empenharam na confecção de seus capítulos.

A ampla participação de todos os convidados se somou à expressiva contribuição de amigos especialistas que desempenham suas atividades na Europa, Estados Unidos e Japão, que rapidamente atenderam ao nosso convite para enriquecer esta obra brasileira. Nosso maior agradecimento pela colaboração dos Drs. Scott R. Steele (EUA), Masaaki Ito (Japão), Emre Gorgun (EUA), Giovanna da Silva Southwick (EUA), Joaquim Costa Pereira (Portugal), Nuno Figueiredo (Portugal), Leonardo de Castro Durães e Stefan Holubar (EUA).

Assim, com esta Segunda Edição, o Tratado de Coloproctologia passa a representar um dos mais fortes exemplos da força de nossa Sociedade, baseada em um sólido e extenso conhecimento científico e experiência prática dos quais devemos muito nos orgulhar. Esperamos que se torne uma fonte de pesquisa, estudo e atualização para todos aqueles que buscam uma resposta tanto para os problemas mais simples, como para os casos mais complexos de nossa especialidade.

Certamente o lançamento desta Segunda Edição representa um marco na história da Sociedade Brasileira de Coloproctologia, pois nunca antes dispusemos de uma obra tão extensa em termos de temas e tão representativa de seus membros. Nesse sentido, esperamos que não só o coloproctologista faça uso deste livro, mas que também possa ajudar na formação do médico-residente e dos estudantes de medicina, além de se poder tornar uma fonte de pesquisa para o cirurgião geral e do aparelho digestivo.

Por fim, cumpre-nos ressaltar e agradecer aos Editores Associados por sua importante colaboração na revisão de capítulos, contribuindo para a melhoria da qualidade do conteúdo deste Tratado.

Por último, mas não menos importante, agradecemos a nossos familiares e amigos pelo apoio recebido ao longo deste gratificante trabalho.

Fábio Guilherme Campos, Henrique Sarubbi Fillmann,
Carlos Augusto Real Martinez, Francisco Sergio Pinheiro Regadas,
Sergio Eduardo Alonso Araujo, Olival de Oliveira Jr,
Antônio Lacerda Filho, Hélio Moreira Junior,
Tiago Leal Ghezzi, Marcelo Rodrigues Borba
Editores do Tratado de Coloproctologia (2ª edição)

PREFACE

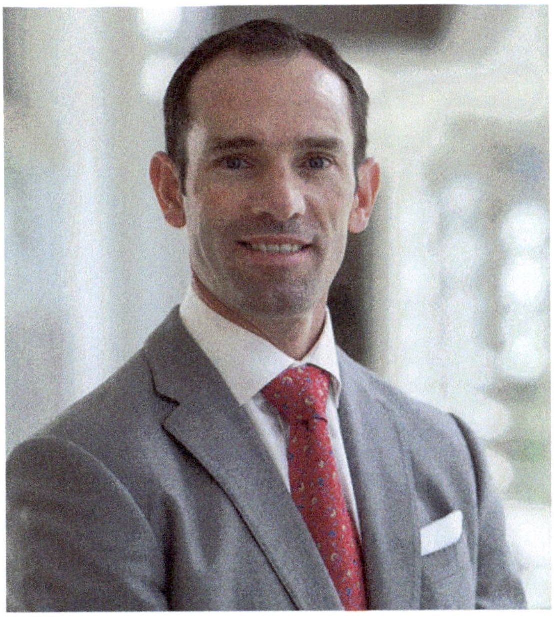

It is an honor and privilege to be asked to write the Preface for the 2nd Edition of *Tratado de Coloproctologia*. This book was born from the opportunity to benefit from the vast expertise and experience of colleagues and friends from all over the world, comprising 320 collaborators from Brazil, Asia, Europe and the USA. Built upon the foundation of the first edition, which in its own right was awarded the esteemed Jabuti Award as one of the topic texts in Brazil, the second edition is a completely revamped version with 205 chapters encompassing the entire breadth of Colorectal Surgery. Each chapter is carefully constructed to not only highlight the background, evaluation and management of complex colorectal conditions, but also are peppered with tips and tricks from experts with vast know-how whose aim is to pass along years of knowledge to colleagues and trainees alike. From anatomy, benign conditions and anorectal disease to locally advanced colorectal cancer, operative techniques and perioperative care, the sections follow an easy to read and information-packed format. Knowing many of the authors and personally benefiting from observing the way they approach disease states and clinical situations, this book will set a new bar for the care of the colorectal patient. There is even an important section on approaching difficult and emergent situations. My sincere hope is that you will not only find it enjoyable and keep it close at hand, but also as valuable as I have in the care of your patients.

Scott R. Steele
MD, MBA, FACS, FASCRS, FPCS (Hon)

EDITORES

FÁBIO GUILHERME CAMPOS
Professor Livre-Docente, Doutor e Mestre em Medicina pela Faculdade de Medicina da Universidade de São Paulo (FMUSP)
Médico Assistente da Disciplina de Coloproctologia do Departamento de Gastroenterologia do Hospital das Clínicas da FMUSP
Responsável pelo Ambulatório de Câncer Colorretal Hereditário do HCFMUSP
Ex-Presidente da Sociedade Paulista de Videocirurgia (Sobracil-SP) – Gestão: 2004-2008
Ex-Vice-Presidente da Sociedade Brasileira de Videocirurgia (Sobracil NACIONAL)
Titular das Sociedades Brasileiras de Coloproctologia e de Videocirurgia
Titular do Colégio Brasileiro de Cirurgiões (CBC) e do Colégio Brasileiro de Cirurgia Digestiva (CBCD)
Especialista em Coloproctologia (SBCP), Cirurgia Digestiva (CBCD) e Cirurgia Geral (CBC)
Habilitação em Videocirurgia (Sobracil) e Cirurgia Oncológica (CBCD)
International Fellow da American Society of Colon and Rectal Surgeons (ASCRS)
Coordenador Científico da SBCP desde 2015
Ganhador do Prêmio Jabuti 2013 com o Livro Tratado de Coloproctologia

HENRIQUE SARUBBI FILLMANN
Professor da Faculdade de Medicina da Pontifícia Universidade Católica do Rio Grande do Sul (PUCRS)
Médico do Serviço de Coloproctologia do Hospital São Lucas pela PUCRS
Membro Titular e Ex-Presidente da Sociedade Brasileira de Coloproctologia (SBCP)
Doutor em Fisiologia Digestiva pela Universidade Federal do Rio Grande do Sul (UFRGS)
Editor Chefe da "Journal of Coloproctology"

CARLOS AUGUSTO REAL MARTINEZ
Professor Livre-Docente pelo Departamento de Cirurgia da Faculdade de Medicina da Universidade de São Paulo (FMUSP)
Professor Associado do Departamento de Cirurgia da Universidade Estadual de Campinas (UNICAMP)
Professor Adjunto do Programa de Pós-Graduação em Ciências da Saúde da Universidade São Francisco (USF), SP
Titular da Sociedade Brasileira de Coloproctologia (SBCP), Colégio Brasileiro de Cirurgiões (CBC) e Colégio Brasileiro de Cirurgia Digestiva (CBCD)

FRANCISCO SÉRGIO PINHEIRO REGADAS
Professor Titular Emérito da Faculdade de Medicina da Universidade Federal do Ceará (UFC)
Mestre em Técnica Operatória e Cirurgia Experimental pela Escola Paulista de Medicina
Doutor em Cirurgia pela Faculdade de Medicina da Universidade de São Paulo (FMUSP)
Membro Titular e Ex-Presidente da Sociedade Brasileira de Coloproctologia (SBCP)
Ex-Presidente da Regional Norte-Nordeste de Coloproctologia
Membro Titular do Colégio Brasileiro de Cirurgia (CBC)
Membro Titular do Colégio Brasileiro de Cirurgia Digestiva (CBCD)
Membro Honorário da American Society of Colorectal Surgeons (ASCRS)
Membro Honorário da Sociedade Portuguesa de Cirurgia Minimamente Invasiva

EDITORES ASSOCIADOS

SERGIO EDUARDO ALONSO ARAUJO
Professor Livre-Docente de Cirurgia pela Faculdade de Medicina da Universidade de São Paulo (FMUSP)
Presidente Eleito da Sociedade Brasileira de Coloproctologia (SBCP) – Gestão: 2004-2015
Cirurgião e Diretor Médico do Centro de Oncologia do Hospital Israelita Albert Einstein, SP

OLIVAL DE OLIVEIRA JR.
Mestre e Doutor em Clínica Cirúrgica pela Universidade Federal do Paraná (UFPR)
Pós-Doutor pela Universidade de Cornell, EUA
Membro Titular da Sociedade Brasileira de Coloproctologia (SBCP)
Chefe do Serviço de Coloproctologia da Santa Casa Curitiba

ANTÔNIO LACERDA FILHO
Professor Titular do Departamento de Cirurgia da Faculdade de Medicina da Universidade Federal de Minas Gerais (UFMG)
Membro Titular da Sociedade Brasileira de Coloproctologia (SBCP) e do Colégio Brasileiro de Cirurgiões (CBC)
Ex-Presidente da SBCP – 2022-2023
International Fellow da American Society of Colorectal Surgeons

HÉLIO MOREIRA JÚNIOR
Professor Associado III
Chefe do Serviço de Coloproctologia do Departamento de Cirurgia da Faculdade de Medicina – UFG
Vice-Diretor Clínico do Hospital Israelita Albert Einstein – Goiânia
Presidente da Sociedade Brasileira de Coloproctologia (SBCP) – Gestão: 2023-2024

TIAGO LEAL GHEZZI
Mestre, Doutor e Pós-Doutor em Ciências Cirúrgicas pela Universidade Federal do Rio Grande do Sul (UFRGS)
Pós-Doutor em Ciências da Saúde pela Universidade Federal de Ciências da Saúde de Porto Alegre
Fellow da Divisão de Cirurgia Abdominopélvica do European Institute of Oncology
Titular da Sociedade Brasileira de Coloproctologia (SBCP)
International Fellow da American Society of Colon And Rectal Surgeons
Chefe do Serviço de Coloproctologia do Hospital Moinhos de Vento

MARCELO RODRIGUES BORBA
Médico Assistente da Divisão de Clínica Cirúrgica do Hospital Universitário da Faculdade de Medicina da Universidade de São Paulo (FMUSP)
Médico Colaborador do Grupo de Doenças Inflamatórias do Hospital das Clínicas da FMUSP
Doutor em Medicina pelo Departamento de Cirurgia do Hospital das Clínicas da FMUSP
Membro Titular da Sociedade Brasileira de Coloproctologia (SBCP)
Membro da American Society of Colon & Rectal Surgeons (ASCRS)
Ex-Presidente da Associação Paulista de Coloproctologia (ACESP)

COLABORADORES

ABEL BOTELHO QUARESMA
Pós-Graduação no Hospital Sírio-Libanês
Mestre em Ciências Médicas pela Universidade Federal de Santa Catarina (UFSC)
Doutorado pela Pontifícia Universidade Católica do Paraná (PUCPR)
Professor na Universidade do Oeste de Santa Catarina (UNOESC)
Ex-Presidente da Sociedade Catarinense de Coloproctologia – Gestão: 2022-2023
Coordenador da Regional Sul do Grupo de Estudos da Doença Inflamatória Intestinal do Brasil (GEDIIB)
Membro Titular da Sociedade Brasileira de Endoscopia Digestiva (SOBED) e da Sociedade Brasileira de Coloproctologia (SBCP)

ADÉRSON OMAR MOURÃO CINTRA DAMIÃO
Assistente-Doutor do Departamento de Gastroenterologia da Faculdade de Medicina da Universidade de São Paulo (FMUSP)
Membro do Grupo de Doenças Intestinais e do Laboratório de Pesquisa em Gastroenterologia do Serviço de Gastroenterologia Clínica do Hospital das Clínicas da FMUSP

ADRIANA LÚCIA AGNELLI MEIRELLES COSTA
Mestre em Medicina pela Disciplina de Cirurgia do Aparelho Digestivo da Faculdade de Medicina da Universidade de São Paulo (FMUSP)
Pós-Graduada em Coloproctologia pelo Instituto de Ensino e Pesquisa do Hospital Sírio-Libanês
Membro Titular do Colégio Brasileiro de Cirurgiões (CBC)
Membro Efetivo do Colégio Brasileiro de Cirurgia Digestiva (CBCD)

ADRIANA VAZ SAFATLE-RIBEIRO
Professora Livre-Docente pela Faculdade de Medicina da Universidade de São Paulo (FMUSP)
Coordenadora do Serviço de Colonoscopia da Disciplina de Coloproctologia do Hospital das Clínicas da FMUSP
Médica Assistente do Serviço de Endoscopia do Instituto do Câncer (ICESP - FMUSP) e do Serviço de Endoscopia do Hospital Sírio-Libanês

AFONSO CALIL MURY MALLMANN
Titular da Sociedade Brasileira de Coloproctologia (SBCP)
Ex-Presidente da SBCP – Gestão: 1998
Médico do Serviço de Coloproctologia do Hospital Nossa Senhora da Conceição em Porto Alegre, RS
Gestor do Serviço de Coloproctologia do Hospital Mãe de Deus em Porto Alegre, RS

ALANA PADILHA FONTANELLA
Médica Graduada pela Universidade Federal do Paraná (UFPR)
Cirurgiã Geral pelo Hospital do Trabalhador, PR
Coloproctologista pela Universidade de São Paulo (USP)
Coloproctologista do CMG
Professora de Gastroenterologia da UFPR
Preceptora do Serviço de Cirurgia Geral do Hospital São Lucas – Cascavel, PR

ALEX MATSUDA OKITA
Médico Assistente dos Serviços de Endoscopia do IAMSPE e do Hospital Sírio-Libanês de São Paulo
Titular da Sociedade Brasileira de Endoscopia Digestiva (SOBED)

ALEXANDRE BRUNO BERTONCINI
Titular da Sociedade Brasileira de Coloproctologia (SBCP)
Doutor pela Faculdade de Medicina da Universidade de São Paulo (FMUSP)

ALEXANDRE GHELLER
Doutorando em Medicina pela Universidade de Brasília (UNB)
Mestre em Cirurgia pela UNB
Preceptor da Residência Médica em Coloproctologia do Hospital de Base do Distrito Federal
Membro Titular da Sociedade Brasileira de Coloproctologia (SBCP)

ALEXANDRE MEDEIROS DO CARMO
Pós-Graduação *Lato Sensu* em Videolaparoscopia pela Beneficência Portuguesa de São Paulo
Pós-Graduação *Lato Sensu* em Coloproctologia pela Beneficência Portuguesa de São Paulo
Especialista em Coloproctologia pela Sociedade Brasileira de Coloproctologia (SBCP)

ALICE BRANDÃO
Radiologista e Diretora da Fonte Imagem em Medicina Diagnóstica
Membro Titular e Coordenadora do Departamento de Ginecologia do Colégio Brasileiro de Radiologia (CBR)

ALICE PAES ALVES PEQUENO
Médica Residente do Serviço de Coloproctologia do Hospital Federal da Lagoa, RJ

ANA SARAH PORTILHO
Título de Especialista em Coloproctologia pela Sociedade Brasileira de Coloproctologia (SBCP)
Cirurgiã do Hospital Israelita Albert Einstein, SP

ANDRÉ DA LUZ MOREIRA
Titular da Sociedade Brasileira de Coloproctologia (SBCP)
Clinical Fellow do Departamento de Cirurgia Colorretal da Cleveland Clinic, Cleveland, Ohio

ANDRÉ LEOPOLDINO BORDINI
Radiologista do Grupo de Imagem Gastrointestinal do Instituto de Radiologia do Hospital das Clínicas da Faculdade de Medicina da Universidade de São Paulo (FMUSP)
Coordenador do Grupo de Imagem Abdominal do CDB
Radiologista do Hospital Israelita Albert Einstein e do Genoa

ANDREA ISHIKAWA SHIRATORI
Médica pela Universidade Estadual de Londrina (UEL)
Residência em Radiologia pela UEL
Especialista em Radiologia e Diagnóstico por Imagem pelo CRM PR

ANGELA HISSAE MOTOYAMA CAIADO
Médica Pesquisadora do Departamento de Radiologia da Faculdade de Medicina da Universidade de São Paulo (FMUSP)
Head da Radiologia e Diagnóstico por Imagem do Grupo Fleury
Titular do Colégio Brasileiro de Radiologia (CBR) e da Sociedade Radiológica Norte-Americana (RSNA)

ANGELITA HABR-GAMA
Professora Emérita da Faculdade de Medicina da Universidade de São Paulo (FMUSP)
Ex-Diretora do Serviço de Cirurgia do Cólon, Reto e Ânus do Hospital das Clínicas das FMUSP
Titular da Sociedade Brasileira de Coloproctologia (SBCP) e Colégio Brasileiro de Cirurgia Digestiva (CBCD)
Honorary Fellow do American College of Surgeons, American Surgical Association e European Surgical Association
Cirurgiã do Hospital Alemão Oswaldo Cruz e Instituto Angelita & Joaquim Gama

ANTÔNIO ROCCO IMPERIALE
Doutor e Mestre em Cirurgia pela Faculdade de Medicina da Universidade de Sã Paulo (FMUSP)
Membro Titular do Colégio Brasileiro de Cirurgia Digestiva (CBCD)
Membro Titular da Sociedade Brasileira de Coloproctologia (SBCP)
Médico do Instituto do Câncer do Estado de São Paulo
Presidente da Sociedade Paulista de Coloproctologia (ACESP) – Gestão: 2023-2024

ANTÔNIO SÉRGIO BRENNER
Médico e Professor Adjunto da Faculdade Evangélica de Medicina
Médico do Hospital de Clínicas da Universidade Federal do Paraná (UFPR)
Mestre, Doutor e Pós-Doutorado na The Cleveland Clinic Foundation – Ohio, EUA

ARCEU SCANAVINI NETO
Médico do Serviço de Coloproctologia do Hospital das Clínicas da Faculdade de Medicina da Universidade de São Paulo (HCFMUSP)
Colaborador do Ambulatório de Doenças Inflamatórias Intestinais

ARMANDO GERALDO FRANCHINI MELANI
Ex-Diretor do Departamento de Cirurgia do Hospital de Câncer de Barretos, Responsável pela Cirurgia Colorretal Oncológica
Diretor do IRCAD-Brazil
Mestre em Ciências da Saúde pela Universidade Federal de São Paulo (UNIFESP)
Membro Efetivo da Sociedade Brasileira de Cancerologia (SBC)
Membro Titular da Sociedade Brasileira de Cirurgia Minimamente Invasiva e Robótica (Sobracil)
Membro Associado do Colégio Brasileiro de Cirurgiões (CBC)
Membro Associado da Sociedade Brasileira de Coloproctologia (SBCP)
Membro Honorário da Sociedade Chilena de Coloproctologia

ARMINDA CAETANO DE ALMEIDA LEITE
Ex-Presidente e Titular da Sociedade Brasileira de Coloproctologia (SBCP)

BENEDITO MAURO ROSSI
Cirurgião Oncologista
Livre-Docente em Oncologia pela Faculdade de Medicina da Universidade de São Paulo (FMUSP)
Pesquisador do Hospital de Câncer de Barretos, SP

BERNARDO HANAN
Membro do Grupo de Coloproctologia e Intestino Delgado
Membro do Instituto Alfa de Gastroenterologia – Hospital das Clínicas da Universidade Federal de Minas gerais (UFMG)

BRUNA BORBA VAILATI
Coloproctologista do Instituto AJ Gama, Hospital Alemão Oswaldo Cruz e Beneficiência Portuguesa de São Paulo
Membro Titular da Sociedade Brasileira de Coloproctologia (SBCP)

CAIO SÉRGIO RIZKALLAH NAHAS
Professor Livre-Docente do Departamento de Gastroenterologia da Divisão Cirúrgica do Hospital das Clínicas da Faculdade de Medicina da Universidade de São Paulo (HCFMUSP)
Médico do Serviço de Cirurgia Oncológica do Aparelho Digestivo do Instituto do Câncer do Estado de São Paulo "Octavio Frias de Oliveira" (ICESP)

CAMILO BARROS DE SOUZA CÂMARA
Médico Assistente do Serviço de Coloproctologia do Hospital Universitário Professor Alberto Antunes (UFAL-Ebserh)
Titular da Sociedade Brasileira de Coloproctologia (SBCP)
Membro da Organização Brasileira de Doença de Crohn e Colite (GEDIIB)

CARLOS AUGUSTO RODRIGUES VEO
Médico Graduado pela Universidade de Juiz de Fora
Cirurgião Oncológico no Hospital de Amor de Barretos
Mestre, Doutor e Pós-Doutorado em Ciências da Saúde pela Universidade Federal de São Paulo (UNIFESP)
Membro Titular da Sociedade Brasileira de Cirurgia Oncológica (SBCO), Sociedade Brasileira de Cancerologia (SBC), da Sociedade Brasileira de Cirurgia Minimamente Invasiva e Robótica (Sobracil) e da Sociedade Brasileira de Coloproctologia (SBCP)

CARLOS COSTA PEREIRA
Assistente no Hospital de Cirurgia Geral
Serviço de Cirurgia Geral, Hospital de Braga, Braga, Portugal

CARLOS DE ALMEIDA OBREGON
Cirurgião Geral e do Aparelho Digestivo pelo Hospital das Clínicas da Faculdade de Medicina da Universidade Federal de São Paulo (HCFMUSP)
Fellow em Colonoscopia no Serviço de Colonoscopia da Disciplina de Coloproctologia do Hospital das Clínicas da (FMUSP)

CARLOS FREDERICO SPARAPAN MARQUES
Médico do Serviço de Cirurgia Oncológica do Aparelho Digestivo do Instituto do Câncer do Estado de São Paulo "Octávio Frias de Oliveira" (ICESP)
Disciplina de Gastroenterologia – Divisão Cirúrgica
Professor Livre-Docente da Faculdade de Medicina da Universidade de São Paulo (FMUSP)

CARLOS MATEUS ROTTA
Professor da Faculdade de Medicina da Universidade de Mogi das Cruzes
Doutor em Cirurgia do Aparelho Digestivo
Membro Titular do Colégio Brasileiro de Cirurgiões (CBC)
Especialista em Coloproctologia

CARLOS RAMON DA SILVEIRA MENDES
Mestre pela Faculdade de Medicina da Universidade de São Paulo (FMUSP)
Membro Titular da Sociedade Brasileira de Coloproctologia (SBCP)
Preceptor da Residência de Coloproctologia do Hospital Geral Roberto Santos
Coordenador do Centro de Endometriose da Bahia
Diretor do Serviço de Coloproctologia do Hospital Santa Izabel – Salvador, BA

CARLOS ROBERTO AMORIM
Titular da Sociedade Brasileira de Coloproctologia (SBCP)
Professor Colaborador do Departamento de Clínica Cirúrgica da Universidade do Vale do Sapucaí, Pouso Alegre

CARLOS WALTER SOBRADO
Professor Livre-Docente pela Faculdade de Medicina da Universidade de São Paulo (FMUSP) – Departamento de Gastroenterologia
Responsável pelo Ambulatório de DII-Disciplina Coloproctologia da FMUSP
Fundador e Ex-Presidente da Associação de Coloproctologia do Esp (Acesp)
Ex-Presidente da Sociedade Brasileira de Coloproctologia (SBCP)

CARMEN RUTH MANZIONE NADAL
Doutora em Cirurgia Geral da Faculdade de Ciências Médicas da Santa Casa de São Paulo
Médica da Equipe Técnica de Proctologia do Instituto de Infectologia "Emílio Ribas" de São Paulo
Médica Coloproctologista do Hospital do Servidor Público Municipal de São Paulo
Titular da Sociedade Brasileira de Coloproctologia (SBCP)
Titular do Colégio Brasileiro de Cirurgiões (CBC)

CAROLINA BORTOLOZZO GRACIOLLI FACANALI
Médica Colaboradora do Grupo de Doenças Inflamatórias Intestinais do Hospital das Clínicas da Faculdade de Medicina da Universidade de São Paulo (HCFMUSP)
Mestre pela FMUSP

CAROLINA RIGATTI HARTMANN
Residência Médica no HCPA e AC Camargo Cancer Center
Médica Patologista do HMV, Instituto de Patologia e Histomed
Professora de Patologia na Pontifícia Universidade Católica do Rio Grande do Sul (PUCRS)

CAROLINA MURAD REGADAS
Médica e Membro do Grupo de Estudo em Assoalho Pélvico CCG (Clínica de Coloproctologia e Gastroenterologia do Ceará)

CAROLINA VANUCCI DIÓGENES
Mestra em Cirurgia pela Universidade Federal do Ceará (UFC)
Especialista em Coloproctologia pela Sociedade Brasileira de Coloproctologia (SBCP)

CAROLINE LORENZONI ALMEIDA GHEZZI
Doutora e Pós-Doutora em Medicina pela Universidade Federal do Rio Grande do Sul (UFRGS)
Radiologista do Hospital Moinhos de Vento e Hospital de Clínicas, Porto Alegre
Coordenadora do Programa de Residência Médica em Radiologia do Hospital de Clínicas de Porto Alegre
Presidente da Associação Gaúcha de Radiologia – Gestão: 2023-2024

CINTHIA D. ORTEGA
Médica Radiologista e Doutora pela Faculdade de Medicina da Universidade de São Paulo (FMUSP)
Coordenadora do Grupo de Imagem Gastrointestinal do Instituto de Radiologia do Hospital das Clínicas da FMUSP
Radiologista do Hospital Israelita Albert Einstein e da Nova Medicina Diagnóstica

CINTIA MAYUMI SAKURAI KIMURA
Doutorado pelo Departamento de Gastroenterologia – Divisão Cirúrgica – Hospital das Clínicas da Faculdade de Medicina da Universidade de São Paulo (HCFMUSP)

CHRISTIANO M. P. CLAUS
Professor Pós-Graduação em Cirurgia Minimamente Invasiva da Universidade Positivo – Instituto Jacques Perissat
Ex-Fellow de Cirurgia do Aparelho Digestivo e Laparoscópica – Montpellier, França
Mestre em Cirurgia pela Universidade Federal do Paraná (UFPR)

CLÁUDIO SADDY RODRIGUES COY
Professor Titular de Coloproctologia da Faculdade de Ciências Médicas da Universidade de Campinas (UNICAMP)
Titular da Sociedade Brasileira de Coloproctologia (SBCP)

CLEBER ALLEM NUNES
Médico Coloproctologista da Santa Casa de Porto Alegre

DAICHI KITAGUCHI
Department of Colorectal Surgery, National Cancer Center Hospital East, 6-5-1, Kashiwanoha, Kashiwa, Chiba, 277-8577, Japão

DAN LINETZKY WAITZBERG
Professor Associado do Departamento de Gastroenterologia da Faculdade de Medicina da Universidade de São Paulo (FMUSP)
Livre-Docente, Doutor e Mestre em Cirurgia pela FMUSP
Vice-Chefe do Laboratório de Nutrição e Cirurgia Metabólica do Aparelho Digestivo (Metanutri – LIM 35)
Diretor do Ganep Nutrição Humana

DANIEL DE BARCELLOS AZAMBUJA
Membro Titular da Sociedade Brasileira de Coloproctologia (SBCP)
Professor de Clínica Cirúrgica da Universidade Federal de Ciências da Saúde de Porto Alegre Chefe do Serviço de Coloproctologia da Santa Casa de Porto Alegre

DANIEL MAURÍCIO LONDOÑO ESTRADA
Mestre em Ciências da Saúde pela Pontifícia Universidade Católica do Paraná (PUCPR)
Mestre em Coloproctologia pelo Hospital Felício Rocho

DANILO TOSHIO KANNO
Professor Assistente Doutor em Ciências da Saúde pela Universidade São Francisco (USF), SP
Professor Assistente do Curso de Medicina da USF
Médico Assistente do Serviço de Coloproctologia do Hospital São Francisco na Providência de Deus – Bragança Paulista, SP
Membro Titular da Sociedade Brasileira de Coloproctologia (SBCP)

DANNILO BRITO SILVEIRA
Titular da Sociedade Brasileira de Coloproctologia (SBCP)
Coordenador do Ambulatório de Doenças Inflamatórias Intestinais da Unidade de Coloproctologia do HBDF
Ex-Presidente da Regional Centro-Oeste de Coloproctologia da SBCP

DARIO ARIEL TIFERES
Doutor em Radiologia pela Universidade Federal de São Paulo (UNIFESP)
Médico do Departamento de Diagnóstico por Imagem da UNIFESP
Médico Radiologista do Fleury Medicina e Saúde

DÉBORA FONTES SANTOS
Especialista pela Sociedade Brasileira de Coloproctologia e Faculdade de Medicina do ABC
Membro da Equipe de Coloproctologia do Hospital São Luiz – Itaim
Habilitação em Cirurgia Robótica

DESIDÉRIO ROBERTO KISS
Professor Livre-Docente da Faculdade de Medicina da Universidade de São Paulo (FMUSP)
Titular da Sociedade Brasileira de Coloproctologia (SBCP)
Chefe do Serviço de Coloproctologia do Complexo Hospitalar Prof. Edmundo Vasconcelos
Ex-Diretor do Serviço de Coloproctologia do Hospital das Clínicas da Faculdade de Medicina de São Paulo (HCFMUSP)

DORYANE MARIA DOS REIS LIMA
Médica Graduada pela Universidade Federal de Pernambuco (UFPE)
Residência em Cirurgia Geral pelo Hospital Barão de Lucena, PE
Mestre em Cirurgia pela Universidade Federal do Ceará (UFC)
Especialista em Coloproctologia pela Sociedade Brasileira de Coloproctologia (SBCP)
Professora do Curso de Medicina da Fundação Assis Gurgacz (FAG)
Diretora Regional da ABCD Regional Cascavel

EDNA DELÁBIO-FERRAZ
Mestre em Cirurgia pela Universidade Federal do Rio de Janeiro (UFRJ)
Título de Especialista em Coloproctologia pela Sociedade Brasileira de Coloproctologia (SBCP)
Diretora da Seção de Coloproctologia, Núcleo Regional RJ – CBC

EDUARDO DE PAULA VIEIRA
Ex-Editor da Revista Brasileira de Coloproctologia
Mestre em Cirurgia pela Universidade Federal do Rio de Janeiro (UFRJ)
Membro Titular da Sociedade Brasileira de Coloproctologia (SBCP)
Vice-Secretário da Associação Latino-Americana de Coloproctologia (ALACP)
Diretor do Laboratório de Fisiologia Anorretal do Serviço de Coloproctologia do Hospital da Gamboa da Santa Casa de Misericórdia do Rio de Janeiro
Chefe do Serviço de Coloproctologia do Hospital Central da Polícia Militar do RJ
Ex-Presidente da Sociedade Brasileira de Coloproctologia

ELÍSIO MEIRELLES DE MIRANDA
Titular da Sociedade Brasileira de Coloproctologia (SBCP)
Professor Adjunto do Departamento de Clínica Cirúrgica da Universidade do Vale do Sapucaí – Pouso Alegre, MG

EMRE GORGUN
MD, MBA, FACS, FASCRS
Vice Chair, Department of Colorectal Surgery, Cleveland Clinic., Cleveland, OH, EUA

ÉRICO DE CARVALHO HOLANDA
Cirurgião Colorretal Preceptor do Serviço de Coloproctologia da Santa Casa de Misericórdia de Fortaleza
Mestre em Cirurgia pela Faculdade de Medicina da Universidade Federal do Ceará (UFC)

ERON FÁBIO MIRANDA
Mestre em Cirurgia pela Pontifícia Universidade Católica do Paraná (PUCPR)
Doutor em Ciências da Saúde pela PUCPR
Professor de Cirurgia II (Coloproctologia) da Escola de Medicina da PUCPR
Médico do Serviço de Coloproctologia do Hospital Universitário Cajuru da PUCPR
Titular da Sociedade Brasileira de Coloproctologia (SBCP)
Titular da Organização Brasileira de Crohn e Colite (GEDIIB)

EULER DE MEDEIROS AZARO FILHO
Membro Titular da Sociedade Brasileira de Coloproctologia (SBCP)
Doutorado pela Faculdade Federal de Ciências Médicas, RS
Coordenador do Serviço de Coloproctologia e Residência Médica na Rede D'Or Salvador, BA

FABIANA MARQUES FERNANDES
Residência em Cirurgia Geral no Hospital das Clínicas e Cirurgia do Aparelho Digestivo no Hospital Nossa Senhora das Graças, Curitiba
Médica Cirurgiã do Hospital Nossa Senhora das Graças

FÁBIO ALVES SOARES
Mestre em Cirurgia pela Universidade Federal do Ceará (UFC)
Especialista em Coloproctologia e Membro Filiado da Sociedade Brasileira de Coloproctologia (SBCP)
Chefe do Serviço de Coloproctologia do Hospital das Forças Armadas – Brasília, DF
Coordenador do Programa de Residência Médica em Coloproctologia do Hospital das Forças Armadas – Brasília, DF
Médico Coloproctologista da Clínica do Aparelho Digestivo – Proctocentro – Brasília, DF

FÁBIO CÉSAR ATUÍ
Médico Titular da Sociedade Brasileira de Coloproctologia (SBCP)

FÁBIO DANIEL MOLINARI
Médico Patologista do Laboratório Diagnóstika, SP

FÁBIO DE OLIVEIRA FERREIRA
Cirurgião Oncologista no Hospital AC Camargo – Fundação Antônio Prudente – São Paulo – Instituto de Câncer do Estado de São Paulo (ICESP)
Doutor em Medicina pela |Faculdade de Medicina da Universidade de São Paulo (FMUSP)

FÁBIO GONTIJO RODRIGUES
Mestrado em Cirurgia pela Universidade Federal de Minas Gerais (UFMG)
Doutorado em Cirurgia pela UFMG
Research Fellow na Cleveland Clinic Foundation, EUA
Especialista em Cirurgia pelo Colégio Brasileiro de Cirurgiões (CBC)
Título de Especialista em Coloproctologia pela Sociedade Brasileira de Coloproctologia (SBCP)
Título de Especialista em Endoscopia Digestiva pela Sociedade Brasileira de Endoscopia Digestiva (SOBED)

FÁBIO LOPES DE QUEIROZ
Doutor em Cirurgia Geral pela Faculdade de Medicina da Universidade Federal de Minas Gerais (UFMG)
Mestre em Genética pelo Instituto de Ciências Biológicas da UFMG
Coordenador da Equipe de Coloproctologia do Hospital Felício Rocho
Titular da Sociedade Brasileira de Coloproctologia (SBCP)
Titular Colégio Brasileiro de Cirurgiões (CBC)

FÁBIO VIEIRA TEIXEIRA
Mestre e Doutor em Cirurgia pela UNESP/Mayo Clinic Scottsdale, Arizona, EUA
Titular da Sociedade Brasileira de Coloproctologia, Federação Brasileira de Gastroenterologia, Colégio Brasileiro de Cirurgiões e Grupo Brasileiro de Estudos da Doença Inflamatória Intestinal
Diretor Médico da Clínica GastroSaúde – Marília, SP

FABRÍCIO F. COELHO
Assistente Doutor do Serviço de Cirurgia do Fígado do Hospital das Clínicas da Faculdade de Medicina da Universidade de São Paulo (FMUSP)

FANG CHIA BIN
Doutor em Cirurgia
Professor Adjunto da Faculdade de Ciências Médicas da Santa Casa de São Paulo
Titular da Sociedade Brasileira de Coloproctologia (SBCP)

FAUZE MALUF FILHO
Professor Livre-Docente em Cirurgia do Aparelho Digestivo e Coloproctologia do Departamento de Gastroenterologia da Faculdade de Medicina da Universidade de São Paulo (FMUSP)
Coordenador do Serviço de Endoscopia do Instituto do Câncer do Hospital das Clínicas da FMUSP

FELIPE CAVALCANTI CARNEIRO DA SILVA
Graduação em Ciências Biológicas pela Universidade Federal de Juiz de Fora (UFJF)
Mestre em Genética pela Universidade Estadual do Norte Fluminense (UENF)
Doutor em Ciências/Oncologia da Fundação Antônio Prudente, SP

FERNANDO CORDEIRO
Professor Titular de Coloproctologia da Faculdade de Medicina da Pontifícia Universidade Católica de Campinas (PUC-Campinas)
Mestre e Doutor em Cirurgia pela Universidade Estadual de Campinas (UNICAMP)
Titular da Sociedade Brasileira de Coloproctologia (SBCP) e do Colégio Brasileiro de Cirurgiões (CBC)
Fellow da American Society of Colon and Rectal Surgeons (ASCRS) e do American College of Surgeons (ACS)

FILIPA CAMPOS COSTA
Cirurgia Colorretal, Hospital Lusíadas, Lisboa

FLÁVIA BERFORD
Médica Coloproctologista do Hospital Naval de Brasília
Especialista em Coloproctologia pela Sociedade Brasileira de Coloproctologia (SBCP)

FLÁVIO ANTONIO QUILICI
Professor Titular de Coloproctologia da Faculdade de Medicina da Pontifícia Universidade Católica de Campinas (PUC-Campinas)
Mestre e Doutor em Cirurgia pela Universidade Estadual de Campinas (UNICAMP)
Titular da Sociedade Brasileira de Coloproctologia (SBCP) e do Colégio Brasileiro de Cirurgiões (CBC)
Member da American Society of Colon and Rectal Surgeons (ASCRS)
Ex-Presidente da Sociedade Brasileira de Endoscopia Digestiva (SOBED)
Ex-Presidente da Sociedade Brasileira de Coloproctologia (SBCP)

FLÁVIO FERREIRA DINIZ
Titular da Sociedade Brasileira de Coloproctologia (SBCP)
Fellow em Coloproctologia pelo Humana Hospital, EUA
Pós-Graduado em Coloproctologia pelo St. Mark's Hospital, Reino Unido

FLÁVIO ROBERTO SANTOS E SILVA
Professor Assistente de Anatomia do Centro de Ensino Unificado do Maranhão (UNICEUMA)
Coordenador do Serviço de Coloproctologia do Instituto Maranhense de Oncologia Aldenora Belo/ Fundação Antônio Jorge Dino
Mestre em Cirurgia pela Faculdade de Medicina da Universidade Federal do Ceará (UFC)

FRANCESCA PERONDI
Titular da Sociedade Brasileira de Coloproctologia (SBCP)

FRANCIELE PERONDI
Membro Filiado da Sociedade Brasileira de Coloproctologia (SBCP)

FRANCISCO JEAN CRISPIM RIBEIRO
Mestre em Cirurgia pela Faculdade de Medicina da Universidade Federal do Ceará (UFC)
Assistente do Serviço de Coloproctologia do Hospital das Clínicas da UFC
Titular da Sociedade Brasileira de Coloproctologia (SBCP)

FRANCISCO LUIS ALTENBURG
Coloproctologista
Membro Titular da Sociedade Brasileira de Coloproctologia (SBCP)
Mestre em Cirurgia pela Universidade Católica do Paraná
Preceptor de Cirurgia do Hospital Regional Hans Dieter Schmidt de Joinville, SC

FRANCISCO SÉRGIO PINHEIRO REGADAS FILHO
Professor Adjunto de Cirurgia da Faculdade de Medicina da Universidade Federal do Ceará (UFC)
Mestre e Doutor em Cirurgia pela Faculdade de Medicina da UFC
Membro Titular da Sociedade Brasileira de Coloproctologia (SBCP)
Vice-Presidente da Regional Norte-Nordeste de Coloproctologia

FRANCISCO TUSTUMI
Mestre e Doutor em Cirurgia pela Faculdade de Medicina da Universidade de São Paulo (FMUSP)
Cirurgião do Hospital Israelita Albert Einstein, SP

GABRIEL BARBOSA HUSZCZ
Acadêmico do 4º Ano da Faculdade de Medicina da Universidade de Mogi das Cruzes

GEANNA MARA LINO E SILVA GUERRA
Membro Titular da Sociedade Brasileira de Coloproctologia (SBCP)
Membro do Corpo Clínico do Instituto de Gastroenterologia de Goiânia

GERALDO MAGELA GOMES DA CRUZ
Mestre e Doutor em Cirurgia
Professor Titular do Curso de Pós-Graduação *Stricto Sensu* do Instituto de Ensino e Pesquisa da Santa Casa de Belo Horizonte
Professor Titular de Coloproctologia da Faculdade de Ciências Médicas de Minas Gerais
Coordenador do Grupo de Coloproctologia da Santa Casa de Belo Horizonte
Membro Honorário e Ex-Presidente da Sociedade Brasileira de Coloproctologia (SBCP)
Ex-Diretor da Faculdade de Ciências Médicas de Minas Gerais
Membro da Academia Mineira de Medicina

GILMARA PANDOLFO ZABOT
Título de Especialista em Coloproctologia pela Sociedade Brasileira de Coloproctologia (SBCP)
MBA Post Graduate Teachim Term in St. Mark´s Hospital
Mestrado em Clínica Cirúrgica pela Pontifícia Universidade Católica do Rio Grande do Sul (PUCRS)
Doutorado em Clínica Cirúrgica pela PUCRS
Membro do ECCO
Membro Efetivo do GEDIIB
Coordenadora da Comissão Estadual do RS, do GEDIIB

GIOVANNA DA SILVA SOUTHWICK
Cirurgiã Colorretal da Cleveland Clinic Florida, EUA
Director of Clinical Research
Co-director, Center of Hereditary Colorectal Cancer and Polyposis

GRAZIELA OLIVIA DA S. FERNANDES
Doutora em Cirurgia pela Faculdade de Medicina da Universidade Federal do Ceará (UFC)
Membro Titular da Sociedade Brasileira de Coloproctologia (SBCP)
Supervisora da Residência Médica em Coloproctologia – Hospital Universitário/Universidade Federal do Maranhão

GUILHERME AUGUSTO SCHREINER
Médico Assistente do Serviço de Endoscopia do IAMSPE
Titular da Sociedade Brasileira de Endoscopia Digestiva (SOBED)

GUILHERME CUTAIT DE CASTRO COTTI
Cirurgião do Instituto do Câncer do Estado de São Paulo, Departamento de Gastroenterologia, Faculdade de Medicina da Universidade de São Paulo (FMUSP)

GUILHERME INÁCIO BERTOLDO DE MELO E PATRIARCA DA SILVA NEIVA
Especialista (Residência Médica) em Cirurgia Oncológica pelo Instituto Nacional de Câncer José Alencar da Silva (INCA)
Especialista (Residência Médica) em Coloproctologia pelo Hospital de Base do Distrito Federal
Preceptor da Residência Médica em Cirurgia Geral do Hospital Regional de Ceilândia, DF

GUILHERME MATTIOLI NICOLLELLI
Filiado da Sociedade Brasileira de Coloproctologia (SBCP)

GUILHERME PAGIN SÃO JULIÃO
Médico Residente da Disciplina de Coloproctologia da Faculdade de Medicina da Universidade de São Paulo (FMUSP)

GUSTAVO BECKER PEREIRA
Presidente da Sociedade Catarinense de Coloproctologia
Membro Titular da Sociedade Brasileira de Coloproctologia (SBCP)
Coordenador do Serviço de Coloproctologia e de Cirurgia Robótica do Hospital da Unimed Litoral
Professor de Clínica Cirúrgica da Universidade do Vale do Itajaí (UNIVALI)

GUSTAVO KURACHI
Médico Graduado pela Universidade Estadual de Londrina (UEL)
Residência Médica em Coloproctologista pela Universidade Federal de Goiás (UFG)
Residência Médica em Cirurgia Geral pelo Hospital Governador Celso Ramos
Membro Titular da Sociedade Brasileira de Coloproctologia (SBCP), do Grupo de Estudos de Doença Inflamatória Intestinal do Brasil (GEDIIB) e da Sociedade Brasileira de Endoscopia Digestiva (SOBED)
Professor de Cirurgia e Gastroenterologia do Centro Universitário Fundação Assis Gurgacz (FAG)

HÉLIO MOREIRA
Professor Aposentado
Ex-Professor Titular do Departamento de Cirurgia da Faculdade de Medicina da Universidade Federal de Goiás (UFG)
Ex-Chefe do Serviço de Coloproctologia da Faculdade de Medicina da UFG
Ex-Presidente da Sociedade Brasileira de Coloproctologia (SBCP)

HELOÍSA GUEDES MÜSSNICH
Médica Coloproctologista
Mestre em Cirurgia pela Faculdade de Medicina da Universidade Federal do Rio Grande do Sul (UFRGS)
Titular da Sociedade Brasileira de Coloproctologia (SBCP)

HIRO HASEGAWA
Department of Colorectal Surgery, National Cancer Center Hospital East, 6-5-1, Kashiwanoha, Kashiwa, Chiba, 277-8577, Japão

IDBLAN CARVALHO DE ALBUQUERQUE
Responsável pelo Ambulatório de Doenças Inflamatórias Intestinais do Serviço de Coloproctologia Hospital Heliópolis, SP
Membro Titular da Sociedade Brasileira de Coloproctologia (SBCP), da Federação Brasileira de Gastroenterologia (FBG) e da Organização Brasileiria de Crohn e Colite (GEDIIB)

IGNÁCIO OSÓRIO MALLMAN
Membro Titular da Sociedade Brasileira de Coloproctologia (SBCP)
Sócio-Fundador da Associação Gaúcha de Coloproctologia
Médico do Serviço de Cirurgia Geral do Hospital de Clínicas de Porto Alegre

ILÁRIO FROEHNER JUNIOR
Especialista em Fisiologia Colorretoanal pelo Hospital das Clínicas da Faculdade de Medicina da Universidade de São Paulo (HCFMUSP)
Doutor em "Ciências em Gastroenterologia" pelo HCFMUSP

ISAAC JOSÉ FELIPPE CORRÊA NETO
Médico Assistente Colaborador do Serviço de Coloproctologia do Hospital das Clínicas da Faculdade de Medicina da Universidade de São Paulo (HCFMUSP)
Mestre e Doutor pela FMUSP
Membro Titular da Sociedade Brasileira de Coloproctologia (SBCP)
Médico do Laboratório de Fisiologia Colorretoanal do HCFMUSP

ISABELA CECÍLIO SAHIUM
Médica do Serviço de Endoscopia do Hospital Alemão Oswaldo Cruz

JANEDSON BAIMA BEZERRA
Mestre em Cirurgia pela Universidade Federal do Ceará (UFC)
Especialista em Cirurgia Geral e Membro Titular do Colégio Brasileiro de Cirurgiões (TCBC)
Especialista em Coloproctologia e Membro Titular da Sociedade Brasileira de Coloproctologia (TSBCP)
Presidente do Centro de Estudos de Aperfeiçoamento e Pesquisa e Coordenador do Setor de Coloproctologia do Hospital Geral César Cals (Fortaleza, CE)

JEAN T. WONG
MD, Department of Colorectal Surgery, Cleveland Clinic, Cleveland OH

JOAQUIM COSTA PEREIRA
Assistente Hospitalar Graduado Sênior de Cirurgia Geral
Serviço de Cirurgia Geral, Hospital de Braga, Braga, Portugal

JOAQUIM JOSÉ FERREIRA *(in memorian)*
Ex-Presidente da Sociedade Brasileira de Coloproctologia (SBCP) – Gestão: 1984

JOAQUIM SIMÕES NETO
Membro Titular da Sociedade Brasileira de Coloproctologia (SBCP)

JOÃO ALTMAYER GONÇALVES
Titular da Sociedade Brasileira de Coloproctologia (SBCP)
Pós-Graduado em Coloproctologia pelo St. Mark's Hospital, Reino Unido

JOÃO BATISTA DE SOUSA
Professor Titular de Cirurgia da Faculdade de Medicina da Universidade de Brasília (UnB)
Mestre e Doutor em Cirurgia pela Faculdade de Medicina de Ribeirão Preto da Universidade de São Paulo (USP)
Livre-Docente pelo Departamento de Cirurgia e Anatomia da Faculdade de Medicina de Ribeirão Preto da USP
Especialista em Coloproctologia pela Sociedade Brasileira de Coloproctologia (SBCP)
Titular da Sociedade Brasileira de Coloproctologia (SBCP)

JOÃO BATISTA MONTEIRO TAJRA
Doutor em Ciências da Saúde pela Universidade de Brasília (UnB)
Mestrado em Princípios da Cirurgia pela Faculdade Evangélica do Paraná
Chefe da Unidade de Coloproctologia do Hospital de Base do Distrito Federal

JOÃO BATISTA PINHEIRO BARRETO
Professor Adjunto Medicina II (UFMA)
Chefe do Serviço de Coloproctologia do Hospital Universitário – UFMA
Titular do Colégio Brasileiro de Cirurgia Digestiva (CBCD)
Titular da Sociedade Brasileira de Cirurgia Laparoscópica (Sobracil)
Associado da Sociedade Brasileira de Coloproctologia (SBCP)
Fundador e Ex-Presidente da Sociedade Regional Norte Nordeste de Coloproctologia

JOÃO BOSCO SOARES JÚNIOR
Especialista em Clínica Médica e Gastroenterologista
Médico Assistente da Unidade de Terapia Intensiva do Hospital Universitário de Brasília da Universidade de Brasília (HUB/UnB)
Médico Gastroenterologista da Clínica do Aparelho Digestivo – Proctocentro, Brasília-DF

JOÃO DE AGUIAR PUPO NETO
Professor da Faculdade de Medicina da Universidade Federal do Rio de Janeiro (UFRJ)
Chefe do Serviço de Coloproctologia, HUCFF/UFR
Ex-Presidente da Sociedade Brasileira de Coloproctologia (SBCP)

JOÃO GOMES NETINHO
Chefe da Disciplina de Coloproctologia da Faculdade de Medicina de São José do Rio Preto (FAMERP), SP

JOSÉ ALFREDO DOS REIS JÚNIOR
Mestre em Cirurgia UPESP
Titular da Sociedade Brasileira de Coloproctologia (SBCP)
Titular da International Society of University Colorectal Surgeons
Ex-Presidente da Sociedade Paulista de Coloproctologia (ACESP)

JOSÉ ALFREDO DOS REIS NETO
Professor Honoris Causa de Cirurgia, Emérito do Colégio Brasileiro de Cirurgia
Presidente da Associação Latino-Americana de Coloproctologia
Presidente da Sociedade Brasileira de Coloproctologia (SBCP)
Secretário do Conselho Mundial de Coloproctologia
Membro Honorário da SBCP

JOSÉ AMÉRICO BACCHI HORA
Médico Assistente da Disciplina de Coloproctologia do Hospital das Clínicas da Faculdade de Medicina da Universidade de São Paulo (HCFMUSP)
Doutor pela FMUSP
Titular da Sociedade Brasileira de Coloproctologia (SBCP)

JOSÉ JOAQUIM RIBEIRO DA ROCHA
Livre-Docente do Departamento de Cirurgia e Anatomia
Chefe da Divisão do Coloproctologia da Faculdade de Medicina de Ribeirão Preto

JOSÉ HYPPÓLITO DA SILVA *(in memorian)*
Professor Livre-Docente da Faculdade de Medicina da Universidade de São Paulo
Médico Assistente da Disciplina de Coloproctologia (Departamento de Gastroenterologia) do Hospital das Clínicas da Faculdade de Medicina da Universidade de São Paulo (HCFMUSP)
Ex-Presidente da Sociedade Brasileira de Coloproctologia (SBCP)

JOSÉ LUIZ BARBIEUX
Médico Coloproctologista
Membro Titular da Sociedade Brasileira de Coloproctologia (SBCP)

JOSÉ MARCIO NEVES JORGE
Professor Associado da Disciplina de Cirurgia Digestiva da Faculdade de Medicina da Universidade de São Paulo (FMUSP)
Diretor do Laboratório de Fisiologia Colorretoanal da FUMUSP
Ex-*Fellow* do Departamento de Cirurgia Colorretal da Cleveland Clinic Florida

JOSÉ MARIA CHAVES *(in memorian)*
Ex-Presidente da Sociedade Brasileira de Coloproctologia (SBCP) – Gestão: 1999

JOSÉ PAULO TEIXEIRA MOREIRA
Membro Titular da Sociedade Brasileira de Coloproctologia (SBCP)
Mestre em Patologia Tropical pela Universidade Federal de Goiás (UFG)
Membro do Serviço de Coloproctologia do Departamento de Cirurgia da Faculdade de Medicina da UFG

JOSÉ REINAN RAMOS
Membro Titular da Sociedade Brasileira de Coloproctologia (SBCP)
Membro Nato do Conselho Superior do CBC
Membro Titular da Academia de Medicina do RJ
Mestre em Cirurgia pela Universidade de Illinois (Chicago, EUA)

JOSÉ RIBAMAR BALDEZ
Membro Titular da Sociedade Brasileira de Coloproctologia (SBCP)
Membro Titular e Fundador da Regional Norte-Nordeste de Coloproctologia
Ex-Professor Assistente de Coloproctologia do Departamento de Medicina II da Universidade Federal do Maranhão (UFMA)
Pós-Graduado em Coloproctologia pelo St. Mark's Hospital – Londres

JOSÉ VINÍCIUS CRUZ
Professor Titular da Disciplina de Coloproctologia da Universidade Federal de Ciências da Saúde de Porto Alegre (UFCSPA)
Doutor em Clínica Cirúrgica pela Faculdade de Medicina da Universidade de São Paulo (FMUSP)

JÚLIO CÉSAR M. SANTOS JR.
Professor Associado de Cirurgia e Livre-Docente de Coloproctologia pela Universidade de São Paulo
Ex-Professor da Faculdade de Medicina de Ribeirão Preto (USP)
Ex-Professor Adjunto da Faculdade de Medicina da UMC

JUVENAL DA ROCHA TORRES NETO
Titular da Sociedade Brasileira de Coloproctologia (SBCP)
Médico Coloproctologista
Professor Adjunto do Departamento de Medicina da Universidade Federal de Sergipe (UFS)
Coordenador da Residência Médica do Hospital Universitário da UFS

KAMIL EROZKAN
Research Fellow, Digestive Disease and Surgery Institute (DDSI), Department of Colorectal Surgery. Cleveland Clinic, Cleveland, OH, EUA

KAREN MALLMAN
Professora da Disciplina de Coloproctologia da Universidade Federal de Ciências da Saúde de Porto Alegre
Ex-Presidente da Sociedade Brasileira de Coloproctologia (SBCP) – Gestão: 2008

KELLY CRISTINE DE LACERDA RODRIGUES BUZATTI
Professora Adjunta do Departamento de Cirurgia da Faculdade de Medicina da Universidade Federal de Minas Gerais (UFMG)
Mestre e Doutora pela UFMG
Membro do Grupo de Coloproctologia do Instituto Alfa de Gastroenterologia do Hospital das Clínicas da UFMG
Titular da Sociedade Mineira e Brasileira de Coloproctologia

KEZBAN S. KUNT
MD, Department of Colorectal Surgery, Cleveland Clinic, Cleveland OH, EUA

LARA BULAMARQUE VERAS
Titular da Sociedade Brasileira de Coloproctologia (SBCP)
Docente do Departamento de Cirurgia da Faculdade de Medicina (FAMED)

LARA SOUZA LEMOS
Acadêmica do 4° Ano da Faculdade de Medicina da Universidade de Mogi das Cruzes (SP)

LEANDRO MINATEL VIDAL DE NEGREIROS
Médico Coloproctologista
Doutorando do Laboratório de Investigação em Doenças Inflamatórias Intestinais do Serviço de Coloproctologia, Departamento de Cirurgia da Faculdade de Ciências Médicas (FCM) da Universidade Estadual de Campinas (UNICAMP)
Membro Filiado da Sociedade Brasileira de Coloproctologia (SBCP)

LEONARDO ALFONSO BUSTAMANTE-LOPEZ
Cirurgia Geral pela Universidad del Zulia
Cirurgia Colorretal
Doutorado pela Universidade de São Paulo (Departamento de Gastroenterologia)
Post-Doctoral Research Fellow at Advent Health, Orlando, Florida

LEONARDO ERVOLINO CORBI
Membro do Instituto AJ Gama, Hospital Alemão Oswaldo Cruz e Beneficiência Portuguesa de São Paulo
Ex-Residente do Hospital das Clínicas da Faculdade de Medicina da Universidade de São Paulo (HCFMUSP)

LEONARDO DE CASTRO DURÃES
Associate Staff, Department of Colon & Rectal Surgery, Cleveland Clinic, Ohio
Membro Titular da Sociedade Brasileira de Coloproctologia (SBCP)
Mestre e Doutor pela UNB

LEONARDO MACHADO DE CASTRO
Médico, Título de Especialista em Coloproctologia pela Sociedade Brasileira de Coloproctologia (SBCP)
Membro Adjunto do Colégio Brasileiro de Cirurgiões – Coloproctologia
Serviço de Coloproctologia do Hospital Federal da Lagoa, RJ

LEONARDO MACIEL DA FONSECA
Mestre e Doutor em Cirurgia pela Faculdade de Medicina da Universidade Federal de Minas Gerais (UFMG)
Membro Titular da Sociedade Brasileira de Coloproctologia (SBCP) e do Colégio Brasileiro de Cirurgiões (CBC)

LISANDRA CAROLINA MARQUES QUILICI
Cirurgiã Digestiva do Hospital das Clínicas da Pontifícia Universidade Católica de Campinas (PUC-Campinas)
Especialista em Coloproctologia pela Sociedade Brasileira de Coloproctologia (SBCP)

LUCAS DE ARAÚJO HORCEL
Título de Especialista em Coloproctologia pela Sociedade Brasileira de Coloproctologia (SBCP)
Cirurgião do Hospital Israelita Albert Einstein, SP

LUCAS FARACO SOBRADO
Doutor em Cirurgia pela Faculdade de Medicina da Universidade de São Paulo (FMUSP)
Clinical Fellow, Departamento de Cirurgia Colorretal da Cleveland Clinic (Ohio, EUA)

LUCAS RODRIGUES BOARINI
Mestre em Cirurgia pela Faculdade de Medicina da Universidade de São Paulo (FMUSP)
Coordenador do Ambulatório de DII - Rede D'Or, Hospital São Luiz

LUCAS SOARES GERBASI
Graduação em Medicina pela Universidade de São Paulo (USP)
Residência Médica em Cirurgia Geral e Coloproctologia pelo Hospital das Clínicas da Faculdade de Medicina da Universidade de São Paulo (HCFMUSP)
Médico Assistente do Serviço de Cirurgia Oncológica Colorretal do Hospital Municipal Vila Santa Catarina/Hospital Israelita Albert Einstein

LUCIA CAMARA CASTRO OLIVEIRA
Doutora pela Universidade de São Paulo (USP)
Chefe do Serviço de Fisiologia Anorretal da Policlínica Geral do Rio de Janeiro
Titular da Sociedade Brasileira de Coloproctologia (SBCP) e do Colégio Brasileiro de Cirurgiões (CBC)
Fellow pela Cleveland Clinic Florida

LUCIANA AMARAL DE RETAMAL MARZÁN
Mestre em Cirurgia Geral pela Universidade Federal do Rio de Janeiro (UFRJ)
Médica do Serviço de Coloproctologia do Hospital Federal da Lagoa
Membro Titular da Sociedade Brasileira de Coloproctologia (SBCP)

LUCIANA MARIA PYRAMO COSTA
Mestre em Cirurgia pela Faculdade de Medicina da Universidade Federal de Minas Gerais (UFMG)
Coordenadora do Serviço de Coloproctologia e da Residência de Coloproctologia do Hospital Israel Pinheiro
Titular e Ex-Presidente da Sociedade Brasileira de Coloproctologia (SBCP)

LÚCIO SARUBBI FILLMANN
Professor da Faculdade de Medicina da Pontifícia Universidade Católica do Rio Grande do Sul (PUCRS)
Chefe do Departamento de Cirurgia da Faculdade de Medicina da PUCRS
Doutor em Clínica Médica pela PUCRS
Chefe do Serviço de Coloproctologia do Hospital São Lucas da PUCRS

LUÍS CARLOS FERREIRA
Mestre em Clínica Cirúrgica pela Universidade Federal do Paraná (UFPR)
Professor da Disciplina de Clínica Cirúrgica do Departamento de Medicina da UNIVILLE
Cirurgião do Departamento de Cirurgia do Hospital Municipal São José – Joinville, SC
Membro Titular da Sociedade Brasileira de Coloproctologia (SBCP)
Membro Associado do Colégio Brasileiro de Cirurgiões (CBC)
Ex-Presidente da Sociedade Catarinense de Coloproctologia

LUIZ CARLOS BENJAMIN DO CARMO
Titular da Sociedade Brasileira de Coloproctologia (SBCP)
Titular da Federação Brasileira de Gastroenterologia (FBG)
Titular da Sociedade Brasileira de Cirurgia Minimamente Invasiva e Robótica
Responsável pela Coloproctologia do Hospital São Luiz – Itaim
Preceptor da Residência de Coloproctologia na Cirurgia Minimamente Invasiva e Robótica da Faculdade de Medicina do ABC (FMABC)
Professor Afiliado ao Setor de Videoendoscopia Ginecológica e Endometriose do Departamento de Ginecologia da FMABC
Procto em Cirurgia Robótica

LUÍS CLÁUDIO PANDINI
Mestre em Cirurgia pela Faculdade de Medicina da Universidade de São Paulo (USP)
Titular da Sociedade Brasileira de Coloproctologia (SBCP)
Titular do Colégio Brasileiro de Cirurgiões (CBC)
Ex-Presidente da Sociedade Brasileira de Videocirurgia (SOBRACIL)
Ex-Presidente da Sociedade Paulista de Coloproctologia (ACESP)

LUÍS GUSTAVO CAPOCHIN ROMAGNOLO
Graduado pela Universidade de Taubaté
Especialização em Cirurgia Geral (Hospital Regional do Vale do Paraíba) e Coloproctologia (Hospital Mário Gatti)
Observer Fellow no Florida Hospital (Orlando, EUA)
Médico Assistente e Coordenador do Departamento de OncoCirurgia Colorretal do Hospital de Amor em Barretos
Coordenador Científico do IRCAD América Latina – Unidade Barretos
Membro Titular da Sociedade Brasileira de Coloproctologia (TSBCP)
Fellow Internacional da Sociedade Americana de Cirurgiões Colorretais (ASCRS) e da Sociedade Americana de Cirurgiões Gastrointestinais e Endoscópicos (SAGES)
Titular do Colégio Brasileiro de Cirurgiões (TCBC)

LUÍSE MEURER
Médica Patologista
Mestre e Doutora em Gastroenterologia pela FAMED/UFRGS
Professora Adjunta, Departamento de Patologia da FAMED/UFRGS

LUIZA ROGÉRIO
Membro do Grupo de Coloproctologia do Instituto Alfa de Gastroenterologia do Hospital das Clínicas da Universidade Federal de Minas Gerais (UFMG)

LUSMAR VERAS RODRIGUES *(in memorian)*
Professor Associado do Departamento de Cirurgia da Faculdade de Medicina da Universidade Federal do Ceará (UFC)

MADE WILLIAM SUARTA
Estudante do 4º Ano da Faculdade de Medicina da Universidade de Mogi das Cruzes

MAGALY GEMIO TEIXEIRA
Professora Livre-Docente pela Faculdade de Medicina da Universidade de São Paulo (FMUSP)
Supervisora do Serviço de Cirurgia do Cólon e Reto do HCFMUSP
Responsável pela Pós-graduação *Lato Sensu* em Coloproctologia pela Beneficência Portuguesa de São Paulo

MAGDA MARIA PROFETA DA LUZ
Professora Adjunta do Departamento de Cirurgia da Faculdade de Medicina da Universidade de Minas Gerais (UFMG)
Doutora em Cirurgia Geral pela UFMG
Pós-Doutora pela Universidade Columbia NY, EUA
Coordenadora da Residência Médica e Membro do Grupo de Coloproctologia do Instituto Alfa de Gastroenterologia do Hospital das Clínicas da UFMG
Membro Titular da Sociedade Brasileira e Mineira de Coloproctologia

MARISTELA GOMES DE ALMEIDA
Mestre e Doutora em Ciências pela Cirurgia do Aparelho Digestivo da Disciplina de Gastroenterologia da Faculdade de Medicina da Universidade de São Paulo (FMUSP)
Membro Titular da Sociedade Brasileira de Coloproctologia e do Colégio Brasileiro de Cirurgiões Coloproctologista e Colonoscopista do Complexo Hospitalar Prof. Edmundo Vasconcelos e Hospital do Servidor Público Municipal de São Paulo

MARLEY RIBEIRO FEITOSA
Médico Assistente e Preceptor do Programa de Residência Médica do Departamento de Cirurgia e Anatomia do Hospital das Clínicas da Faculdade de Medicina de Ribeirão Preto da Universidade de São Paulo (FMUSP)

MASAAKI ITO
Department of Colorectal Surgery, National Cancer Center Hospital East, 6-5-1, Kashiwanoha, Kashiwa, Chiba, 277-8577, Japão

MANOEL ÁLVARO DE FREITAS LINS NETO
Doutor em Medicina pela Universidade de São Paulo (USP)
Membro Titular da Sociedade Brasileira de Coloproctologia (SBCP)
Membro Titular do Grupo de Estudos em Doenças Inflamatórias Intestinais (GEDIIB)
Professor Titular da Faculdade de Medicina da Universidade Federal de Alagoas (Ufal)

MARA RITA SALUM
Mestre em Gastroenterologia pela Faculdade de Medicina da Universidade Federal de São Paulo (UNIFESP)
Médica do Serviço de Fisiologia Digestiva do Hospital Sírio-Libanês
Titular da Sociedade Brasileira de Coloproctologia (SBCP)

MARCELA FORNARI UBERTI
Radiologista da Fonte por Imagem de Medicina Diagnóstica

MARCELO ALEXANDRE PINTO DE BRITTO
Mestre em Ciências Cirúrgicas pela Universidade Federal do Rio de Janeiro (UFRJ)
Professor da Disciplina de Coloproctologia da Universidade Católica de Pelotas
Titular da Sociedade Brasileira de Coloproctologia (SBCP)

MARCELO ALVES RAPOSO DA CAMARA
Chefe de Serviço de Coloproctologia do Hospital dos Servidores do Estado, RJ
Chefe de Equipe do Serviço de Emergência do Hospital Municipal Miguel Couto
Secretário Geral da Associação Latino-Americana de Coloproctologia

MARCELO AVERBACH
Professor Livre-Docente em Cirurgia pela Faculdade de Medicina da Universidade de São Paulo (FMUSP)
Cirurgião e Colonoscopista do Hospital Sírio-Libanês

MÁRCIA HENRIQUES DE MAGALHÃES COSTA
Mestre em Clínica Médica, Área de Concentração em Gastroenterologia pela Universidade Federal do Rio de Janeiro (UFRJ)
Professora de Gastroenterologia do Departamento de Medicina Clínica da Universidade Federal Fluminense (UFF)
Coordenadora do Núcleo de Doenças Inflamatórias Intestinais do Hospital Universitário Antônio Pedro – Universidade Federal Fluminense (NUDII/UFF)
Membro Titular da FBG, SOBED, Organização Brasileira de Doença de Crohn e Colite (GEDIIB) e da Organização Europeia de Crohn e Colite (ECCO)

MÁRCIO ROBERTO FACANALI JÚNIOR
Titular da Federação Brasileira de Gastroenterologia e Especialista em Endoscopia Digestiva pela Sociedade Brasileira de Endoscopia Digestiva
Pós-Graduando pelo Departamento de Gastroenterologia da Faculdade de Medicina da Universidade de São Paulo (FMUSP)

MARCOS V. PERINI
Assistente Doutor do Serviço de Cirurgia do Fígado do Hospital de Clínicas da Faculdade de Medicina da Universidade de São Paulo (FMUSP)

MARCOS VINÍCIUS ARAÚJO DENADAI
Cirurgião Oncológico do Hospital de Amor de Barretos desde 2002
Mestre, Doutor e Pós-Doutorado pela Escola Paulista de Medicina (UNIFESP)
Certificação em Cirurgia Robótica pela Intuitive/da VinciSurgical System (2017)
Membro Titular da SBCO (Sociedade Brasileira de Cirurgia Oncológica) e da Sociedade Brasileira de Coloproctologia (SBCP)

MARIA CÉLIA CALIJURI HAMRA
Mestra em Ciências pela Faculdade de Medicina da Universidade de São Paulo (FMUSP)

MARIA CRISTINA SARTOR
Titular da Sociedade Brasileira de Coloproctologia (SBCP) e da Sociedade Brasileira de Endoscopia Digestiva (SOBED)
Doutora em Cirurgia do Aparelho Digestivo
Médica do Serviço de Coloproctologia e do Serviço de Endoscopia Digestiva do Hospital de Clínicas de Curitiba, Universidade Federal do Paraná (UFPR)
Médica do Serviço de Coloproctologia do Hospital Cajuru, PUC-PR
Ex-Presidente da Sociedade Brasileira de Coloproctologia (SBCP) – Gestão: 2017-2018

MARIA DE LOURDES SETSUKO AYRIZONO
Professora Assistente Doutora do Grupo de Coloproctologia-DMAD-FCM-UNICAMP
Titular da Sociedade Brasileira de Coloproctologia (SBCP)

MARIA FERNANDA ZUTTIN FRANZINI
Pós-Graduação *Lato Sensu* em Coloproctologia pela Beneficência Portuguesa de São Paulo
Especialista em Coloproctologia pela Sociedade Brasileira de Coloproctologia (SBCP)

MARIA ISABEL TOULSON DAVISSON CORREIA
Professora Titular de Cirurgia da Faculdade de Medicina da Universidade Federal de Minas Gerais (UFMG)
Coordenadora do Grupo de Nutrição do Instituto Alfa de Gastroenterologia do Hospital das Clínicas da UFMG

MARIA ROBERTA MENEGUETTI SERAVALI RAMOS
Coloproctologista pelo Hospital Municipal da Piedade no Rio de Janeiro
Coloproctologista do Laboratório de Pesquisa Clínica em IST/AIDS do Instituto Nacional de Infectologia Evandro Chagas – Fiocruz
Coloproctologista Responsável pelo Ambulatório de Proctologia em IST do Hospital Municipal da Piedade, RJ
Membro da Sociedade Brasileira de Coloproctologia (SBCP)
Mestre em Infecção HIV/AIDS e Hepatites Virais pela Universidade do Estado do Rio de Janeiro (UNIRIO)
Doutoranda em Pesquisa Clínica e Doenças Infecciosas do Instituto Nacional de Infectologia Evandro Chagas – Fiocruz

MARIANE GOUVÊA MONTEIRO DE CAMARGO
Médica Assistente do Serviço de Cirurgia do Cólon e Reto do Hospital das Clínicas da Faculdade de Medicina da Universidade de São Paulo (FMUSP)
Membro do Ambulatório de Doenças Inflamatórias Intestinais do Serviço de Cirurgia

MARINA MURAD REGADAS
Médica e Membro do Grupo de Estudo em Assoalho Pélvico CCG (Clínica de Coloproctologia e Gastroenterologia do Ceará)

MARIO JUCÁ
Professor Associado III e Coordenador da Disciplina de Coloproctologia da Faculdade de Medicina da Universidade Federal de Alagoas (Unifal)
Mestre e Doutor em Gastroenterologia Cirúrgica pela Universidade Federal de São Paulo (UNIFESP)
Pós-Doutor em Coloproctologia pela University of Texas Southwestern Medical Center em Dallas
Coordenador do Serviço de Cirurgia Geral e Digestiva e Gerente de Ensino e Pesquisa da Santa Casa de Misericórdia de Maceió

MARIZA HELENA PRADO-KOBATA
Professora Assistente da Disciplina de Gastroenterologia Cirúrgica do Departamento de Cirurgia da Universidade Federal de São Paulo (UNIFESP)
Lotada no Grupo de Coloproctologia e Chefe da Área de Colonoscopia no Setor de Endoscopia Digestiva da Disciplina de Gastroenterologia Cirúrgica da UNIFESP
Membro Titular da Sociedade Brasileira de Coloproctologia (SBCP)
TCBC

MARLENY FIGUEIREDO
Especialista e Membro Titular da Sociedade Brasileira de Coloproctologia (SBCP) e do Colégio Brasileiro de Cirurgia Digestiva
Research Fellow no Hospital Beaujon, Clichy/França
Doutora pelo Departamento de Gastroenterologia da Faculdade de Medicina da Universidade de São Paulo (FMUSP)
Professora do Curso de Medicina da Faculdade de Medicina Albert Einstein (HIAE)

MARLEY RIBEIRO FEITOSA
Médico Assistente e Preceptor do Programa de Residência Médica do Departamento de Cirurgia e Anatomia do Hospital das Clínicas da Faculdade de Medicina de Ribeirão Preto da Universidade de São Paulo (FMUSP)

MARLISE MELLO CERATO MICHAELSEN
Coloproctologista
Mestre em Ciências em Gastroenterologia pela FAMED/UFRGS
Membro Titular da Sociedade Brasileira e Gaúcha de Coloproctologia
Membro da Sociedade Internacional de Cirurgiões Colorretais
Pós-Graduada no St Mark's Hospital, Londres, Inglaterra
Chefe da Residência Médica do Serviço de Coloproctologia do Hospital Ernesto Dornelles (HED) de Porto Alegre
Mayara Maraux Maranhão
Titular da SBCP
Preceptora do Serviço de Coloproctologia e Residência Médica, Rede D'Or, Salvador, BA

MAURÍCIO PAULIN SORBELLO
Doutor em Gastroenterologia pela Faculdade de Medicina da Universidade de São Paulo (FMUSP)
Cirurgião e Colonoscopista do Hospital Sírio Libanês de São Paulo
Cirurgião do Instituto do Câncer do Estado de São Paulo (ICESP)
TSBCP, TCBCD, TSOBED

MAURÍCIO SIMÕES ABRÃO
Professor Associado do Departamento de Ginecologia da Faculdade de Medicina da Universidade de São Paulo (FMUSP)
Chefe do Setor de Endometriose da Clínica Ginecológica do Hospital das Clínicas da FMUSP

MAURÍLIO TOSCANO DE LUCENA
Médico e Preceptor da Residência de Coloproctologia do Serviço de Coloproctologia do Hospital Barão de Lucena – Recife, PE
Membro Titular da Sociedade Brasileira de Coloproctologia (SBCP)
Mestre em Cirurgia pela Universidade Federal de Pernambuco (UFPE)

MAURO DE SOUZA LEITE PINHO
Doutor em Medicina pela Universidade de Birmingham, Inglaterra
Mestre em Cirurgia pela Universidade Federal do Rio de Janeiro (UFRJ)
Professor da Disciplina de Clínica Cirúrgica do Departamento de Medicina da Iniville
Membro Titular da Sociedade Brasileira de Coloproctologia e do Colégio Brasileiro de Cirurgiões Editor da Primeira Edição do Tratado de Coloproctologia

MIGUEL ÂNGELO PEDROSO
Médico Preceptor e Assistente da Coloproctologia do Serviço de Cirurgia Geral do Hospital do Servidor Público Estadual de São Paulo

MIGUEL ARCANJO GIALLUISI DA SILVA SÁ
Titular da Sociedade Brasileira de Coloproctologia (SBCP)
Titular do Colégio Brasileiro de Cirurgiões (CBC)
Pós-Graduado no St. Mark's Hospital, Londres
Chefe do Serviço de Coloproctologia do Hospital Federal de Ipanema (RJ)

MIGUEL AUGUSTO ARCOVERDE NOGUEIRA
Professor Assistente Mestre da Disciplina de Clínica Cirúrgica da Faculdade de Ciências Médicas da Universidade Estadual do Piauí (UESPI)

MIKHAEL BELKOVSKY
Research Fellow, Department of Colon & Rectal Surgery, Cleveland Clinic, Ohio

NILO LUIZ CERATO
Coloproctologista
Membro Titular da Sociedade Brasileira e Gaúcha de Coloproctologia
Chefe do Serviço de Coloproctologia do HED de POA
Preceptor da Residência Médica em Coloproctologia do HED de POA

NUNO FIGUEIREDO
Cirurgião Colorretal, Hospital Lusíadas, Lisboa (Portugal)

NUNO GONÇALVES
Interno de Formação Específica de Cirurgia Geral
Serviço de Cirurgia Geral, Hospital de Braga, Braga, Portugal

OMAR FERES
Livre-Docente do Departamento de Cirurgia e Anatomia
Subchefe da Divisão do Coloproctologia da Faculdade de Medicina de Ribeirão Preto da Universidade de São Paulo (USP)

ORNELLA SARI CASSOL
Doutorado em Clínica Cirúrgica do Programa de Pós-Graduação em Medicina e Ciências da Saúde da Pontifícia Universidade Católica do Rio Grande do Sul (PUCRS)
Estágio Internacional no Serviço de Coloproctologia do AMC Hospital, em Amsterdam na Holanda
Membro Titular da Sociedade Brasileira de Coloproctologia (SBCP)
Membro do ECCOO (European Crohns and Colitis Organization) e do GEDIIB (Grupo de Estudos da Doença Inflamatória Intestinal do Brasil)

OSWALDO DE MORAES FILHO
Mestre em Ciências Médicas pela Faculdade de Medicina da Universitário de Brasília (UnB)
Médico Assistente do Serviço de Coloproctologia do Hospital Universitário de Brasília
Titular da Sociedade Brasileira de Coloproctologia (SBCP)

PABLO VELOSO MARTINS
Coloproctologista pelo Hospital da Beneficência Portuguesa de São Paulo
Titular da Sociedade Brasileira de Coloproctologia (SBCP)
Médico Assistente nos Hospitais Sírio-Libanês, Nove de Julho e São Luiz em São Paulo

PATRÍCIA PÉROLA DANTAS
Médica Radiologista pela Faculdade de Medicina de Botucatu (UNESP)
Fellowship em Radiologia Abdominal pelo Instituto de Radiologia do Hospital das Clínicas da FMUSP
Radiologista do Instituto do Câncer do Estado de São Paulo "Octávio Frias de Oliveira" (ICESP) e Rede D'Or

PAULA GABRIELA MELO MORAIS RIBEIRO
Coloproctologista pelo Hospital da Beneficência Portuguesa de São Paulo
Titular da Sociedade Brasileira de Coloproctologia (SBCP)
Médica Assistente nos Hospitais Sírio-Libanês, Nove de Julho e Samaritano em São Paulo

PAULO ALBERTO FALCO PIRES CORRÊA
Cirurgião e Colonoscopista do Hospital Sírio-Libanês – São Paulo
TSOBED, TSBCP, TSOBRACIL, FCBCD

PAULO BOARINI
Titular da Sociedade Brasileira de Coloproctologia (SBCP)

PAULO CÉSAR LOPES JIQUIRIÇÁ

Membro Titular da Sociedade Brasileira de Coloproctologia (SBCP) do Colégio Brasileiro de Cirurgiões (CBC) e da Sociedade Brasileira de Cirurgia Videolaparoscópica
Mestre em Cirurgia do Aparelho Digestivo
Professor Benemérito da Universidade Albert Manfester, CA

PAULO DE AZEREDO PASSOS CANDELARIA

Ex-Professor da Faculdade de Ciências Médicas da Santa Casa de São Paulo
Mestre em Cirurgia
Titular do Colégio Brasileiro de Cirurgiões (CBC) e da Sociedade Brasileira de Coloproctologia (SBCP)

PAULO GONÇALVES DE OLIVEIRA

Professor Adjunto de Cirurgia da Faculdade de Medicina da Universidade de Brasília (UnB)
Chefe do Serviço de Coloproctologia do Hospital Universitário de Brasília
Mestre e Doutor em Cirurgia pela Faculdade de Medicina de Ribeirão Preto da Universidade de São Paulo
Especialista em Coloproctologia pela Sociedade Brasileira de Coloproctologia (SBCP)
TSBCP

PAULO GUSTAVO KOTZE

Mestrado em Cirurgia pela Pontifícia Universidade Católica do Paraná (PUCPR)
Doutorado em Ciências da Cirurgia pela Universidade Estadual de Campinas (Unicamp)
Fellowship Avançado em Doenças Inflamatórias Intestinais na Universidade de Calgary, Canadá
Professor Adjunto do Programa de Pós-Graduação em Ciências da Saúde (PPGCS) da PUCPR
Professor Adjunto de Clínica Cirúrgica da Pontifícia Universidade Católica do Paraná
Membro do Comitê Educacional (Educom) do ECCO (European Crohn's and Colitis Organization)

PAULO HERMAN

Professor Associado do Departamento de Gastroenterologia da Faculdade de Medicina da Universidade de São Paulo (FMUSP)
Diretor do Serviço de Cirurgia do Fígado do HCFMUSP

PAULO MARCELO GEHM HOFF

Diretor do Centro de Oncologia do Hospital Sírio-Libanês
Diretor Clínico do Instituto do Câncer do Estado de São Paulo Octávio Frias de Oliveira
Professor Titular da Disciplina de Oncologia Clínica da Universidade Estadual de São Paulo (Unesp)

PAULO MAURÍCIO CHAGAS BRUNO

Membro Titular da Sociedade Brasileira de Coloproctologia (SBCP)
Titular do Colégio Brasileiro de Cirurgiões (CBC)
Titular do Colégio Brasileiro de Cirurgia Digestiva (CBCD)
Médico Coloproctologista do Hospital ViValle de São José dos Campos

PAULO ROBERTO ARRUDA ALVES

Membro Titular da Sociedade Brasileira de Coloproctologia (SBCP)
Livre-Docente em Coloproctologia
Professor Associado da Faculdade de Medicina da Universidade de São Paulo (FMUSP)
Médico do Serviço de Endoscopia do Hospital Alemão Oswaldo Cruz

PEDRO AVERBACH

Ex-Residente de Coloproctologia no Hospital das Clínicas da Faculdade de Medicina da Universidade de São Paulo (FMUSP)

PEDRO CARLOS BASILIO

Especialista em Coloproctologia (SBCP), Cirurgia Oncológica (INCa) e Cirurgia Geral (CBC)
Fellow do Colégio Americano de Cirurgiões (FACS) e da American Society of Colon and Rectal Surgeons (FASCRS)
Mestre em Medicina pela Universidade Federal do Rio de Janeiro (UFRJ)
Fellow da Cleveland Clinic Florida Colorectal Surgery, International Schoolar na Cleveland Clinic Ohio
Membro do Pelvic Floor Consortiun do ASCRS (2021-24) e da Comissão de Título de Especialista da Sociedade Brasileira de Coloproctologia (SBCP)

PEDRO COSTA MOREIRA

Especialista em Coloproctologia
Fellow em Coloproctologia (Cirurgia Minimamente Invasiva) no Hospital do Amor (Barretos, São Paulo)

PEDRO HENRIQUE SARAIVA LEÃO

Professor Adjunto do Departamento de Cirurgia da Faculdade de Medicina da Universidade Federal do Ceará (UFC)
Presidente da Sociedade Brasileira de Coloproctologia – Gestão: 1981-1982
Titular do CBC
Ex-Mestre do Ceará do CBC
Fundador do Clube dos Colostomizados do Brasil
Idealizador, Fundador e Secretário-Geral da Regional Norte-Nordeste de Coloproctologia
Affiliate: American Society of Colon and Rectal Surgeons.
Associate: International Society of University Colon and Rectal Surgeons [in memoriam]

PEDRO POPOUTCHI

Titular da Sociedade Brasileira de Coloproctologia (SBCP)
Doutor e Orientador Colaborador do Programa de Pós-Graduação Stricto Sensu em Ciências da Saúde do Instituto Sírio-Libanês de Ensino e Pesquisa

PERETZ CAPELHUCHNIK

Professor Titular do Departamento de Cirurgia da Faculdade de Ciências Médicas da Santa Casa de São Paulo – Área de Coloproctologia (TCBC, TSBCP)
Titular do CBC e SBCP
Ex-Presidente da Sociedade Brasileira de Coloproctologia (SBCP) – Gestão:1985

PRISCILA GARLA

Nutricionista
Mestre em Ciências pela Faculdade de Medicina da Universidade de São Paulo (FMUSP)
Especialista em Nutrição Clínica pelo Grupo de Nutrição Humana (GANEP)
Especialista em Terapia Intensiva Multidisciplinar do Adulto pela Faculdade de Medicina de Marília (FAMEMA)

RAQUEL FRANCO LEAL

Professora Titular de Coloproctologia da Disciplina de Moléstias do Aparelho Digestivo
Professora Participante da Pós-Graduação em Ciências da Cirurgia da Faculdade de Ciências Médicas da Universidade Estadual de Campinas (UNICAMP)

RAFAEL DIENSTMANN DUTRA VILA

Preceptor da Residência Médica de Coloproctologia do Hospital Ernesto Dornelles
Graduação em Medicina pela Universidade Federal de Ciências da Saúde de Porto Alegre
Residência Médica em Cirurgia Geral e Coloproctologia pela Santa Casa de Misericórdia de Porto Alegre
Titular da Sociedade Brasileira de Coloproctologia (SBCP)

RAFAEL VAZ PANDINI
Título de Especialista em Coloproctologia pela Sociedade Brasileira de Coloproctologia (SBCP)
Cirurgião do Hospital Israelita Albert Einstein, SP

RAQUEL FRANCO LEAL
Professora Titular do Departamento de Cirurgia (Disciplina de Coloproctologia) da Faculdade de Ciências Médicas (FCM) da Universidade Estadual de Campinas (Unicamp)
Coordenadora do Laboratório de Investigação em Doenças Inflamatórias Intestinais do Gastrocentro (Unicamp)
Líder do Grupo de Pesquisa em Doenças Inflamatórias Intestinais Translacional do CNPq
Membro Titular da Sociedade Brasileira de Coloproctologia (SBCP)

RAUL CUTAIT
Professor Associado do Departamento de Cirurgia da Faculdade de Medicina da Universidade de São Paulo (FMUSP)
Membro da Academia Nacional de Medicina

RENATA GOMES RAMALHO DOS SANTOS
Titular das Sociedades Brasileiras de Coloproctologia (SBCP) e de Endoscopia Digestiva (SOBED)
Coordenadora do Ambulatório de Infecções Sexualmente Transmissíveis do HBDF

RENATO ARAÚJO BONARDI
Mestre e Doutor em Clínica Cirúrgica pela Universidade Federal do Paraná (UFPR)
Chefe do Serviço de Cirurgia Geral da UFPR
Chefe do Serviço de Coloproctologia da UFPR
Membro Titular da Sociedade Brasileira de Coloproctologia (SBCP)
Professor Assistente da UFPR

RENATO ARIONI LUPPINACCI
Diretor de Clínicas Cirúrgicas do Hospital do Servidor Público Estadual de São Paulo
Mestre e Doutor em Cirurgia pela Universidade Federal de São Paulo (UNIFESP)

RENATO CARAM SAAD
Ex-Fellow do Departamento de Cirurgia Colorretal da Cleveland Clinic Foundation (EUA)
Cirurgião e Médico do Departamento de Fisiologia Anorretal do Hospital Sírio-Libanês (SP) Membro das Sociedades Brasileiras de Coloproctologia e de Motilidade Digestiva
Responsável pela Clínica Saad de Motilidade Digestiva

RENATO GOMES CAMPANATI
Professor Assistente Doutor do Departamento de Cirurgia da Faculdade de Medicina da Universidade Federal de Minas Gerais (UFMG)
Membro Adjunto da Sociedade Brasileira de Coloproctologia (SBCP)

RENATO LUZ CARVALHO
Cirurgião e Endoscopista pela Universidade Estadual de Campinas (UNICAMP)
Doutor em Gastroenterologia Cirúrgica pela Universidade Federal de São Paulo (UNIFESP)
Chefe do Serviço de Endoscopia do IAMSPE
Ex-Presidente da Sociedade Brasileira de Endoscopia Digestiva (SOBED)

RENATO VALMASSONI PINHO
Chefe do Serviço de Coloproctologia do Hospital Nossa Senhora das Graças
Ex-Residente do Washington Hospital Center – Washington – DC
Ex-Presidente da Sociedade Brasileira de Coloproctologia (SBCP)

RICARDO ALEXANDRE GARIB
Médico Cirurgião
Assistente do Serviço de Cirurgia do Aparelho Digestivo da Real Benemérita Associação de Beneficência Portuguesa de São Paulo – Clínica Pró-Gastro
Mestre em Ciências pela Faculdade de Medicina da Universidade de São Paulo (FMUSP)

RITA BARROCA
Cirurgia Colorretal, Hospital Lusíadas, Lisboa (Portugal)

ROBERT WILLIAM DE AZEVEDO BRINGEL
Mestre em Cirurgia pela Faculdade de Medicina da Universidade de São Paulo (FMUSP)
Cirurgião Colorretal do Hospital do Câncer do Ceará
TSBCP, TCBC

ROBERTA LAÍS MENDONÇA DE MATTOS
Professora Assistente Mestre em Ciências da Saúde pela Universidade São Francisco (USF), SP
Professora Assistente do Curso de Medicina da USF
Médica Assistente do Serviço de Coloproctologia do Hospital São Francisco na Providência de Deus, SP
Mestre em Ciências da Saúde pelo Programa de Pós-Graduação em Ciências da Saúde da Universidade São Francisco
Membro Titular da Sociedade Brasileira de Coloproctologia (SBCP)

ROBERTA PERIN LUNKES
Preceptora da Residência de Gastroenterologia do Hospital Moinhos de Vento, Porto Alegre, RS Gastroenterologista do Hospital Moinhos de Vento, Porto Alegre, RS
Membro Titular da Sociedade Brasileira de Endoscopia

ROBERTO EL IBRAHIM
Médico Patologista
Diretor do Laboratório Diagnóstika (São Paulo)

RODRIGO AMBAR PINTO
Médico Assistente do Serviço de Coloproctologia do Hospital das Clínicas da Faculdade de Medicina da Universidade de São Paulo (HCFMUSP)
Professor Livre-Docente pela FMUSP
Membro Titular da Sociedade Brasileira de Coloproctologia (SBCP)
Médico da Cirurgia do Aparelho Digestivo do Instituto do Câncer do Estado SP (ICESP)

RODRIGO BLANCO DUMARCO
Ex-Preceptor da Disciplina de Coloproctologia (Departamento de Gastroenterologia) do Hospital das Clínicas da Faculdade de Medicina da Universidade de São Paulo (HCFMUSP)

RODRIGO CIOTOLA BRUNO
Médico Coloproctologista pela Sociedade Brasileira de Coloproctologia (SBCP)
Médico Assistente Coloproctologista do Hospital Universitário da Universidade de Taubaté
Médico Coloproctologista do Hospital ViValle de São José dos Campos

RODRIGO GOMES DA SILVA
Professor Associado do Departamento de Cirurgia da Faculdade de Medicina da Universidade Federal de Minas Gerais (UFMG)
Membro Titular da Sociedade Brasileira de Coloproctologia (SBCP
Membro Titular do Colégio Brasileiro de Cirurgiões (CBC)
Coordenador do Grupo de Coloproctologia do Hospital das Clínicas da UFMG e da Equipe A do Hospital Mater dei Contorno
Ex-Presidente da Sociedade Mineira de Coloproctologia

RODRIGO OLIVA PEREZ
Doutor e Pós-Doutorado pela Faculdade de Medicina da Universidade de São Paulo (FMUSP)
Titular do Colégio Brasileiro de Cirurgia Digestiva (CBCD) e da Sociedade Brasileira de Coloproctologia (SBCP)
Membro do Corpo Editorial da Diseases of the Colon and Rectum, da Revista Annals of Surgical Oncology e da Techniques in Coloproctology
International Fellow da American Society of Colon and Rectal Surgeons

RODRIGO RAMELLA MUNHOZ
Médico Oncologista do Centro de Oncologia do Hospital Sírio-Libanês

ROGÉRIO SAAD HOSSNE
Professor Titular do Departamento de Cirurgia e Ortopedia da Faculdade de Medicina de Botucatu (UNESP)
Mestrado e Doutorado em Bases Gerais da Cirurgia e Cirurgia Experimental da Unesp
Livre-Docência pela Faculdade de Medicina da Unesp
Membro Titular da Sociedade Brasileira de Coloproctologia do Colégio Brasileiro de Cirurgia Digestiva, do Colégio Brasileiro de Cirurgiões e do Grupo de Estudos da Doença Inflamatória do Brasil (GEDIIB)

ROGÉRIO SERAFIM PARRA
Médico Responsável pelo Ambulatório de Doenças Inflamatórias Intestinais do Hospital das Clínicas da Faculdade de Medicina de Ribeirão Preto da Universidade de São Paulo
Membro Titular e Vice-Presidente (Gestão 2023/24) da Organização Brasileira de Crohn e Colite Ulcerativa (GEDIIB)

ROGÉRIO TADEU PALMA
Médico Assistente Doutor do Serviço de Gastroenterologia Cirúrgica do Hospital do Servidor Público do Estado de São Paulo – "Francisco Morato de Oliveira" (IAMSPE)
Titular do Colégio Brasileiro de Cirurgiões (CBC)
Fellow da Royal Society of Medicine
Titular da Sociedade Brasileira de Coloproctologia (SBCP)
Professor Assistente do Departamento de Cirurgia da Faculdade de Medicina do ABC

RÔMULO MEDEIROS DE ALMEIDA
Mestre em Ciências Médicas pela Faculdade de Medicina da Universidade de Brasília (UnB)
Professor de Clínica Cirúrgica da Faculdade de Medicina da UnB
Médico Assistente do Serviço de Coloproctologia do Hospital Universitário da UnB
Titular da Sociedade Brasileira de Coloproctologia (SBCP) e Colégio Brasileiro de Cirurgiões (CBC)

RONALDO COELHO SALLES
Membro Titular da Sociedade Brasileira de Coloproctologia (SBCP)
Ex-Chefe do Serviço de Coloproctologia do Hospital Municipal Miguel Couto, RJ
Staff do Serviço de Coloproctologia do Hospital Federal da Lagoa, RJ
Ex-Presidente da Regional Leste de Coloproctologia
Ex-Secretário Geral e Ex-Presidente da SBCP – Gestão: 2015-2016

ROSALVO JOSÉ RIBEIRO
Ex-Presidente da Sociedade Brasileira de Coloproctologia (SBCP) – Gestão: 1989

ROSILMA GORETE LIMA BARRETO
Médica Coloproctologista do Serviço de Coloproctologia do Hospital Universitário Presidente Dutra da Universidade Federal do Maranhão (UFMA)
Mestre e Doutora em Cirurgia pela Universidade Federal do Ceará (UFC)
Especialista em Coloproctologia pela Sociedade Brasileira de Coloproctologia (SBCP)
Membro Titular da SBCP

RUBENS VALARINI
Membro Titular da Sociedade Brasileira de Coloproctologia (SBCP)
Mestre em Cirurgia pela Universidade Federal do Paraná (UFPR)
Doutor em Cirurgia pelo Instituto de Pesquisas Médicas do Hospital Universitário Evangélico de Curitiba
Coordenador da Unidade de Coloproctologia do Hospital Universitário Evangélico de Curitiba

RUI FERREIRA SANTOS
Médico Interno de Formação Específica de Cirurgia Geral do Hospital de Braga, Portugal

RUY TAKASHI KOSHIMIZU
Titular da Sociedade Brasileira de Coloproctologia (SBCP)
Coordenador do Programa de Residência Médica em Coloproctologia do Hospital Nossa Senhora da Conceição – Porto Alegre, RS
Médico do Serviço de Coloproctologia do Hospital Mãe de Deus – Porto Alegre, RS

SÂNZIO DOS SANTOS AMARAL
Mestre em Medicina pela Faculdade de Medicina da Universidade de São Paulo (FMUSP)
Médico Colaborador da Disciplina de Coloproctologia da FMUSP

SÉRGIO ALEXANDRE DA CONCEIÇÃO
Professor Doutor do Departamento de Cirurgia da Faculdade de Medicina da Universidade Federal de Minas Gerais (UFMG)
Coordenador da Comissão de Residência Médica do Hospital das Clínicas da UFMG
Membro do Grupo de Coloproctologia do Instituto Alfa de Gastroenterologia do Hospital das Clínicas da UFMG

SÉRGIO BRENNER
Médico e Professor Adjunto da Faculdade Evangélica de Medicina
Professor Titular do Departamento de Cirurgia do Setor de Ciências da Saúde da Universidade Federal do Paraná (UFPR)
Livre-Docente em Cirurgia

SÉRGIO CARLOS NAHAS
Professor Emérito da Disciplina de Coloproctologia da Faculdade de Medicina da Universidade de São Paulo (FMUSP)
Ex-Presidente da Sociedade Brasileira de Coloproctologia (SBCP)
Membro da American Society of Colon & Rectal Surgeons (ASCRS)

SÉRGIO GONTSCHAROW
Especialista pela Sociedade Brasileira de Coloproctologia e Hospital do Servidor Público Municipal de São Paulo
Membro da Equipe de Coloproctologia do Hospital São Luiz – Itaim
Habilitação em Cirurgia Robótica

SÉRGIO PODGAEC
Doutor em Medicina pela Faculdade de Medicina da Universidade de São Paulo (FMUSP)
Médico Assistente da Disciplina de Clínica Ginecológica do HCFMUSP

SIDNEY KLAJNER
Cirurgião do Aparelho Digestivo e Mestre em Cirurgia pela Faculdade de Medicina da Universidade de São Paulo (FMUSP)

SIDNEY ROBERTO NADAL
Professor Livre-Docente pela Faculdade de Ciências Médicas da Santa Casa de São Paulo
Supervisor da Equipe Técnica de Proctologia do Instituto de Infectologia "Emílio Ribas" de SP Professor Voluntário do Departamento de Cirurgia da FCMSC
Titular da Sociedade Brasileira de Coloproctologia (SBCP) e do Colégio Brasileiro de Cirurgiões (CBC)
Ex-Presidente da SBCP

SILVIO AUGUSTO CIQUINI
Professor Adjunto de Coloproctologia e Clínica Cirúrgica da FM da PUC-CAMPINAS
Mestre em Cirurgia
Diretor Clínico do Hospital Universitário da Pontifícia Universidade Católica de Campinas (PUC-Campinas)
Membro Titular e Especialista em Coloproctologia, Cirurgia do Aparelho Digestivo e Cirurgia Geral pela SBCP, CBCD e CBC
Membro *Fellow* ISUCRS, CIC

SYLVIA HELOÍSA ARANTES CRUZ
Mestrado e Doutorado pela Faculdade de Ciências Médicas da Santa Casa de São Paulo
Médica Assistente no mesmo Serviço
Titular da Sociedade Brasileira de Coloproctologia (SBCP) e do Colégio Brasileiro de Cirurgiões (CBC)
Participa do Grupo de Estudos do Instituto do HPV da Mesma Instituição

SINARA MÔNICA DE OLIVEIRA LEITE
Professora Auxiliar de Coloproctologia na Faculdade de Ciências Médicas de Minas Gerais
Titular da Sociedade Brasileira de Coloproctologia (SBCP)
Doutora em Medicina pela Pós-Graduação da Santa Casa de Belo Horizonte

STEFAN D. HOLUBAR
Staff, Department of Colon & Rectal Surgery, Cleveland Clinic, Ohio
Director of Research

STHELA MARIA MURAD REGADAS
Professora Adjunta do Departamento de Cirurgia da Faculdade de Medicina da Universidade Federal do Ceará (UFC)
Mestre e Doutora em Cirurgia pela UFC
TSBCP, ASCRS
Coordenadora da Fisiologia Anorretal e Assoalho Pélvico do Serviço de Coloproctologia da FM da UFC e Hospital São Carlos-Fortaleza, CE
Pós-Doutorado na Cleveland Clinic (FL)
Ex-Presidente da Sociedade Brasileira de Coloproctologia (SBCP)
Membro Honorário das ASCRS e Sociedade Portuguesa de Cirurgia Minimamente Invasiva
Revisora Ad Hoc da CAPES

SYLVIO DE FIGUEIREDO BOCCHINI
Doutor pela Faculdade de Medicina da Universidade de São Paulo (FMUSP)
Médico Assistente da Disciplina de Coloproctologia do Hospital das Clínicas da FMUSP

TALITA MAYRA RESENDE FERREIRA
Nutricionista do Ambulatório de Intestino do Instituto Alfa de Gastroenterologia do Hospital das Clínicas da Universidade Federal de Minas Gerais (UFMG)
Mestre em Ciência de Alimentos pela UFMG
Doutoranda em Saúde do Adulto – Ênfase em Ciências Aplicadas ao Aparelho Digestivo pela UFMG

THAÍSA BARBOSA SILVA
Mestre em Cirurgia pela Faculdade de Medicina da Universidade Federal de Minas Gerais (UFMG)
Membro da Divisão de Coloproctologia e Intestino Delgado do Instituto Alfa de Gastroenterologia do Hospital das Clínicas da UFMG
Membro Oficial do Serviço de Coloproctologia do Hospital Militar de Minas Gerais
Membro Filiado da Sociedade Brasileira de Coloproctologia (SBCP)

THAMY CRISTINE SANTANA MARQUES
Titular da Sociedade Brasileira de Coloproctologia (SBCP)
Preceptora do Serviço de Coloproctologia
Residência Médica, Tede D'Or Salvador, BA

THIAGO DA SILVEIRA MANZIONE
Mestre pela Faculdade de Ciências Médicas da Santa Casa de São Paulo
Assistente do Departamento de Cirurgia da Santa Casa de São Paulo
Coloproctologista do Instituto de Infectologia Emílio Ribas

THIAGO IBIAPINA ALVES
Especialista pela SBCP e Hospital do Servidor Público Municipal de São Paulo
Membro da Equipe de Coloproctologia do Hospital São Luiz – Itaim
Membro da Equipe de Coloproctologia do Hospital do Servidor Público Municipal de São Paulo
Habilitação em Cirurgia Robótica

UNIVALDO ETSUO SAGAE
Médico Graduado pela Faculdade de Ciências Médicas da Santa Casa de São Paulo
Residência em Cirurgia Geral, Cirurgia Gastroenterologia e Mestre pela Faculdade de Medicina da Universidade de São Paulo (USP)
Membro Titular do CBC, CBCD e SBCP
Professor Assistente da Faculdade de Medicina da Universidade Estadual do Oeste do Paraná (UNIOESTE) e da Fundação Assis Gurgacz (FAG)

VALÉRIA UELLNER
Médica pela Universidade Federal do Rio Grande do Sul (UFRGS)
Cirurgiã Geral pelo Hospital de Clínicas de Porto Alegre
Coloproctologista pelo Grupo Hospitalar Nossa Senhora da Conceição
Especialista em Coloproctologia pela Associação Médica Brasileira
Coloproctologista do Grupo Hospitalar Unimed Nordeste – RS
Representante do Brasil na Task Force Spanish-Portuguese da International Anal Neoplasia Society
Membro da Sociedade Brasileira de Doenças Sexualmente Transmissíveis, da Sociedade Brasileira de Coloproctologia e da Associação Gaúcha de Coloproctologia

VANESSA NASCIMENTO KOZAK
Médica Coloproctologista pelo Hospital de Clínicas da Universidade Federal do Paraná (UFPR) Research Fellowship no Departamento de Cirurgia Colorretal da Cleveland Clinic, Cleveland-Ohio
Mestre e Doutoranda em Genética pelo Laboratório de Oncogenética da UFPR
Médica da Unidade de Câncer Hereditário do Hospital Erasto Gaertner, Curitiba-PR

VICTOR EDMOND SEID
Mestre e Doutor pela Faculdade de Medicina da Universidade de São Paulo (FMUSP)
Titular da Sociedade Brasileira de Coloproctologia (SBCP)
Cirurgião do HIAE, SP

VILMAR MOURA LEAL
Professor Adjunto Doutor da Disciplina de Clínica Cirúrgica II, Módulo de coloproctologia, da Faculdade de Ciências Médicas da Universidade Estadual do Piauí

VINÍCIUS LACERDA RIBEIRO
Médico Cirurgião do Aparelho Digestivo
Doutorando pela Faculdade de Medicina da Universidade de São Paulo (FMUSP)
Médico Assistente do Ambulatório de Doenças Infecciosas do Ânus e do Reto do Serviço de Coloproctologia do Departamento de Gastroenterologia do HCFMUSP

VIRGÍNIO C. TOSTA DE SOUZA
Titular da Sociedade Brasileira de Coloproctologia (SBCP)
Professor Titular do Departamento de Clínica Cirúrgica da Universidade do Vale do Sapucaí – Pouso Alegre, MG

VITOR HOLMO FIGUEIRA
Especialista em Coloproctologia pela Sociedade Brasileira de Coloproctologia
Fellow em Colonoscopia no Serviço de Colonoscopia da Disciplina de Coloproctologia do Hospital das Clínicas da Faculdade de Medicina da Universidade de São Paulo (FMUSP)

WILMAR ARTUR KLUG
Professor Titular da Faculdade de Ciências Médicas da Santa Casa de São Paulo
Livre-Docente de Clínica Cirúrgica
Titular da Sociedade Brasileira de Coloproctologia (SBCP)

SUMÁRIO

PARTE IV
PÓLIPOS COLORRETAIS

PARTE V
CÂNCER COLORRETAL

PARTE VI
CÂNCER COLORRETAL HEREDITÁRIO

PARTE VII
NEOPLASIAS DO ÂNUS E CANAL ANAL

PARTE VIII
DOENÇAS INFLAMATÓRIAS INTESTINAIS (DII) E COLITES

PARTE IX

DOENÇAS ANORRETAIS E PERINEAIS

PARTE X

DOENÇA DIVERTICULAR DOS CÓLONS

PARTE XI

DISTÚRBIOS DA EVACUAÇÃO

PARTE XII

SITUAÇÕES DIFÍCEIS E EMERGENCIAIS

PARTE XIII

PROCEDIMENTOS CIRÚRGICOS MINIMAMENTE INVASIVOS E ENDORRETAIS

Tratado de Coloproctologia

Conteúdo *on-line*

Acesse o conteúdo *on-line* através dos *QR Codes/Links* indicados nos respectivos capítulos!

Thieme Revinter

PARTE I INTRODUÇÃO À COLOPROCTOLOGIA

HISTÓRIA DA COLOPROCTOLOGIA

Flávio Antonio Quilici ▪ José Alfredo dos Reis Neto ▪ Lisandra Carolina Marques Quilici

O conteúdo deste capítulo (págs. 3 a 14), encontra-se disponível on-line.

Para acessá-lo, aponte a câmera do seu smartphone ou tablet para a imagem acima.

HISTÓRIA DA SOCIEDADE BRASILEIRA DE COLOPROCTOLOGIA

Joaquim José Ferreira ■ José Maria Chaves ■ Rosalvo José Ribeiro

O conteúdo deste capítulo (págs. 15 a 20), encontra-se disponível on-line.

Para acessá-lo, aponte a câmera do seu smartphone ou tablet para a imagem acima.

ANATOMIA CIRÚRGICA APLICADA ÀS OPERAÇÕES DOS CÓLONS

Flávio Roberto Santos e Silva ▪ Francisco Sérgio Pinheiro Regadas

O conteúdo deste capítulo (págs. 21 a 28), encontra-se disponível on-line.

Para acessá-lo, aponte a câmera do seu smartphone ou tablet para a imagem acima.

ANATOMIA CIRÚRGICA APLICADA ÀS OPERAÇÕES SOBRE O RETO E CANAL ANAL

CAPÍTULO 4

Mauro de Souza Leite Pinho ■ Luís Carlos Ferreira

O conteúdo deste capítulo (págs. 29 a 40), encontra-se disponível on-line.

Para acessá-lo, aponte a câmera do seu smartphone ou tablet para a imagem acima.

CAPÍTULO 5

FISIOLOGIA COLÔNICA, DA CONTINÊNCIA ANAL E DEFECAÇÃO

Rodrigo Ambar Pinto ▪ Isaac José Felippe Corrêa Neto

O conteúdo deste capítulo (págs. 41 a 48), encontra-se disponível on-line.

Para acessá-lo, aponte a câmera do seu smartphone ou tablet para a imagem acima.

PARTE II INVESTIGAÇÕES DIAGNÓSTICA E FUNCIONAL

CAPÍTULO 6

EXAME PROCTOLÓGICO: PREPARO E TÉCNICA

Karen Mallman ▪ Ignácio Osório Mallman

O conteúdo deste capítulo (págs. 51 a 54), encontra-se disponível on-line.

Para acessá-lo, aponte a câmera do seu smartphone ou tablet para a imagem acima.

CAPÍTULO 7

COLONOSCOPIA

SEÇÃO 7-1

COLONOSCOPIA DIAGNÓSTICA E TERAPÊUTICA

Mauricio Paulin Sorbello ▪ Paulo Alberto Falco Pires Corrêa

INTRODUÇÃO

Remonta aos tempos de Hipócrates o interesse pela avaliação das cavidades corpóreas.[1]

Data de 1865 o primeiro exame endoscópico do reto, realizado através de aparelho provido de fonte de luz, desenvolvido por *Desormeaux*, à época utilizado para o exame urológico.[2]

Kelly,[3] em 1895, desenvolveu um sigmoidoscópio com 35 cm que utilizava sistema de iluminação por espelhos. Anteriormente ao advento dos aparelhos flexíveis, o exame do cólon era limitado ao sigmoide. *Hopkins e Hapany*,[4] em 1954, foram os pioneiros na utilização de um fibroscópio flexível para a avaliação do cólon, e *Wolf e Shinya*,[5] em 1969, demonstraram que de fato todo o cólon poderia ser examinado através deste recurso e, alguns anos depois (1971),[6] documentaram a factibilidade da remoção de pólipos por via endoscópica.

O desenvolvimento tecnológico nas últimas décadas possibilitou o aperfeiçoamento dos equipamentos e acessórios, ampliando as indicações e as possibilidades terapêuticas da colonoscopia (CP), conforme expostas neste capítulo.

INDICAÇÕES E CONTRAINDICAÇÕES

Indicações

No Quadro 7-1-1 encontram-se as principais indicações para a realização de uma CP.[7,8]

Contraindicações

São raras as condições consideradas contraindicações absolutas à CP, sendo a maioria delas definida como relativas ou mesmo "indicação imprópria". Por vezes o risco de um evento adverso eleva-se, como por exemplo, a ocorrência de perfuração na presença de atividade inflamatória intensa ou diante de uma anastomose recente, contudo, na maioria dos casos o exame pode ser executado com segurança de forma cuidadosa, a julgamento e experiência do colonoscopista.[9-13]

Quadro 7-1-1. Indicações para a Colonoscopia

1. Avaliação de anormalidades diagnosticadas em outros exames de imagem
2. Avaliação de pacientes com sangramento digestivo
   a. Hematoquezia
   b. Melena após endoscopia digestiva alta normal
   c. Teste para pesquisa de sangue oculto nas fezes positivo
3. Esclarecimento de anemia ferropriva
4. Rastreamento e acompanhamento do CCR
5. Doença inflamatória intestinal (diagnóstico, diagnóstico diferencial, avaliação de atividade de doença e rastreamento de CCR)
6. Suspeita de colite isquêmica leve/moderada, paciente estável
7. Diarreia crônica de origem indeterminada
8. Colonoscopia intraoperatória para auxílio na identificação de lesões e avaliação de anastomose
9. Terapêutica: hemorragia digestiva, retirada de corpo estranho, ressecção de lesões relacionadas com CCR, dilatação/prótese de estenose, descompressão cólica no volvo de sigmoide ou pseudo-obstrução aguda do cólon (síndrome de Ogilvie)
10. Localização e demarcação da topografia de uma lesão (tatuagem)

CCR: câncer colorretal.

Relativas

- Risco clínico supera os potenciais benefícios do procedimento.
- Preparo de cólon inadequado.
- Infarto agudo do miocárdio recente (< 30 dias).
- Neutropenia e isquemia.
- Retocolite ulcerativa idiopática (RCUI) ou doença de Crohn (DC) em atividade inflamatória intensa.
- Diverticulite aguda não complicada documentada.

Absolutas

- Recusa ou paciente não colaborativo.
- Más condições clínicas, instabilidade hemodinâmica.
- Sinais de peritonite ou suspeita de perfuração intestinal.
- Megacólon tóxico, colite fulminante e diverticulite aguda complicada documentada.

PREPARO E CUIDADOS PARA O PROCEDIMENTO

O preparo do paciente para CP inicia-se através de contato para informações, orientações e planejamento das etapas envolvidas no processo. Dentre elas: a confirmação da indicação do exame e a obtenção dos principais dados clínicos, informações gerais a cerca da sedação e da CP, riscos envolvidos, definição do tipo de preparo intestinal (domiciliar ou hospitalar) e orientações sobre a eventual necessidade de procedimentos adicionais, como polipectomia e mucosectomia, por exemplo.

Por fim, aplicam-se os termos de consentimento livre e esclarecido para sedação e CP.

Manejo de Medicações

Antitrombóticos (Anticoagulantes e Antiagregantes Plaquetários)

O adequado manejo das medicações antitrombóticas faz parte da boa prática, integrando os critérios indicadores de qualidade em procedimentos endoscópicos.[14]

Quadro 7-1-2. Risco de Sangramento de Acordo com o Procedimento Colonoscópico

Baixo risco
▪ Colonoscopia diagnóstica ▪ Biópsias da mucosa
Alto risco
▪ Polipectomia ▪ Ressecção endoscópica da mucosa (mucosectomia) ▪ Dissecção endoscópica da submucosa

A necessidade e o tempo de suspensão recomendado para cada medicação antes da intervenção dependem, fundamentalmente, do risco estimado de sangramento do procedimento proposto (Quadros 7-1-2 e 7-1-3).

Deve-se ter cautela diante da associação de medicações antitrombóticas, frequentemente prescritas para doenças vasculares, pelo potencial sinergismo entre as drogas.

Quadro 7-1-3. Principais Medicações Antitrobóticas e Recomendação deManejo Terapêutico no Preparo para Colonoscopia

Medicação	Principal nome comercial	Período de suspensão recomendado para exame	Reversão do efeito para colonoscopia em caráter de urgência
Antiagregantes plaquetários			
AAS	Aspirina	7 dias (se > 2 g/dia em uso contínuo)	*
AINE		7 dias (se uso contínuo)	*
Dipiridamol	Persantin®	2-3 dias (maior risco se associado ao AAS)	*
Cilostazol	Vasoguard®	2 dias	*
Ticlopidina	Ticlid®	10-14 dias	*
Clopidogrel	Plavix®	5-7 dias	*
Prasugrel	Effient®	5-7 dias	*
Ticagrelor	Brilinta®	3-5 dias	*
Anticoagulantes			
HNF	Liquemine®	EV 4-6 horas SC 4-12 horas (profilática – dose dependente) 24 horas (terapêutica)	Sulfato de protamina
HBPM	Clexane®	12 horas (profilática) 24 horas (terapêutica)	Sulfato de protamina, considerar rVIIa
Varfarina	Marevan®	5 dias	Vitamina K, complexo protrombínico
Rivaroxabana	Xarelto®	1-4**	Complexo protrombínico; andexanet alfa
Apixabana	Eliquis®	1-4**	Complexo protrombínico; andexanet alfa⁺⁺
Edoxabana	Lixiana®	≥ 1**	Complexo protrombínico
Dabigratana	Pradaxa®	1-6***	Complexo protrombínico, hemodiálise, idarucizumab⁺

*Transfusão de plasma fresco ou plaquetas.
**A definição do período de suspensão depende do valor calculado da depuração (*clearance*) de creatinina.
***A definição do período de suspensão depende do valor calculado da depuração (*clearance*) de creatinina e do risco de sangramento do procedimento proposto.
⁺Uso exclusivo hospitalar.
⁺⁺Indisponível até o momento no Brasil.
AAS: ácido acetilsalicílico; AINE: anti-inflamatório não esteroidal; HNF: heparina não fracionada; HBPM: heparina de baixo peso molecular; EV: endovenosa; SC: subcutânea; rVIIa: fator recombinante VIIa.

Para os casos nos quais a medicação anticoagulante não pode ser interrompida, deve-se pesar a possibilidade de adiamento do procedimento, se indicação eletiva, ou considerar o esquema denominado "terapia em ponte", utilizando-se um dos tipos de heparina durante o período de suspensão da droga. A definição da necessidade dessa estratégia é habitualmente indicada e supervisionada pela equipe médica prescritora antes do encaminhamento ao exame. Quando a CP é indicada em caráter de urgência, medidas para reversão da droga podem ser consideradas.

A recomendação atual é de retomada da medicação habitual tão logo possível, pesando-se o risco de sangramento inerente ao procedimento realizado.[15]

Antidiabéticos

Durante a fase de dieta líquida sem resíduos e preparo mecânico intestinal, recomenda-se suspensão dos hipoglicemiantes orais e, para os usuários de insulina, redução da dose ou administração conforme glicemia capilar, sendo retomadas as medicações nas doses habituais após a reintrodução da dieta. Para aqueles com glicemia de difícil controle, recomenda-se preparo intestinal em regime hospitalar.[16]

Apesar de não elevarem o risco de hipoglicemia, os inibidores de GLP-1 podem lentificar o trânsito gatrointestinal e, consequentemente, aumentar o tempo de esvaziamento gástrico.[16] Não há diretrizes com padronização do tempo de suspensão da medicação para sedação após preparo intestinal com manitol (a substância mais utilizada em nosso país) e os protocolos institucionais estão passando por revisões frequentes, sendo assim, recomenda-se que seja feita consulta individualizada do protocolo institucional onde o exame será realizado, no momento do agendamento, para que o paciente tenha acesso às informações corretas de preparo. Contudo, na prática clínica, atualmente aceita-se:

- *Liraglutida (Victoza®, Saxenda® e Xultophy®):* 3 dias.
- *Dulaglutida (Trulicity®):* 21 dias*.
- *Semaglutida (Ozempic® e Rybelsus®):* 21 dias*.

Antibioticoprofilaxia

Segundo a última diretriz da Sociedade Americana de Endoscopia Gastrointestinal (*American Society for Gastrointestinal Endoscopy – ASGE*), a antibioticoprofilaxia encontra-se indicada apenas aos pacientes cirróticos, na vigência de sangramento gastrointestinal agudo, independente da modalidade endoscópica, visando redução nas complicações infecciosas e mortalidade.[17]

Preparo Intestinal

O preparo adequado intestinal é ponto-chave para o sucesso de uma CP de qualidade, impactando seus principais indicadores de qualidade (descritos no item 4), como a taxa de intubação cecal, taxa de detecção de adenoma, bem como, no custo, tempo demandado para o exame e, consequentemente, na variação do risco da ocorrência do câncer colorretal de intervalo (CCRI*).[18]

São consideradas situações especiais o preparo em crianças, idosos, pacientes acamados e indivíduos com comorbidades potencialmente mais graves, pelo risco de descompensação durante o preparo, ocasiões em que se recomenda o preparo em regime hospitalar.

As orientações para o preparo intestinal anterógrado por via oral são compostas por duas medidas principais: dieta (associada ou não a agentes laxativos) e a solução laxativa (p. e., manitol ou polietilenoglicol [PEG]), horas antes do exame.

A dieta restrita sem resíduos (restrição de fibras) deve ser iniciada de acordo com as particularidades de cada paciente (p.e. tendência à constipação ou diarreia, limitação para deambulação), sendo um a três dias habitualmente suficientes para a maioria dos casos. Recomendam-se líquidos claros em abundância nas últimas 2 a 3 ingestas que antecedem o exame, antes do início da solução laxativa. Nesta etapa, habitualmente, administra-se como adjuvante um agente laxativo em baixa dosagem. As classes mais utilizadas são os estimulantes (bisacodil e sene) e os osmóticos (PEG e lactulose), em duas tomadas na véspera do exame.[19]

A solução laxativa para o preparo é iniciada cerca de 4 a 5 horas antes do horário agendado para exame.

Por não causar distúrbios hidroeletrolíticos, o PEG é o agente que oferece maior segurança e, portanto, preferencialmente indicado para crianças, gestantes, idosos e pacientes com risco clínico elevado, como nefropatas, cardiopatas e hepatopatas.[20] Seu maior inconveniente é o volume total a ser utilizado (2 a 4 litros da solução) e, para maior aderência, pode ser ofertado em doses fracionadas (em duas tomadas, *split dose*), com resultados comprovadamente superiores na qualidade do preparo em relação à dose única.[21] Em nosso meio o PEG encontra-se disponível como PEG-3350 ou macrogol 3350 (Muvinlax®).

Há relatos remotos de explosão do cólon decorrentes da utilização de diatermia em pacientes submetidos a preparo do cólon com manitol.[22,23] O evento é justificado pela combustão dos gases hidrogênio e metano liberados com a fermentação bacteriana cólica. Estes relatos fizeram com que a utilização desta solução fosse proscrita pela ASGE e Sociedade Europeia de Endoscopia Gastrointestinal (*European Society of Gastrointestinal Endoscopy – ESGE*). Entretanto, no Brasil, essa ainda é a mais utilizada pela facilidade de administração, efetividade, boa tolerabilidade, reduzido índice de complicações e baixo custo, não se justificando sua suspensão. Acreditamos que a troca de gases através da insuflação e aspiração contínuas durante a progressão do aparelho ao ceco seja medida suficiente para anular o risco de explosão e esta deve ser realizada sistematicamente, sempre que houver a proposta de utilização do eletrocautério.

A lactulose é um dissacarídeo inabsorvível derivado da lactose, que resulta em aumento do trânsito intestinal por estímulo da motilidade e, ainda que não seja nossa preferência, é uma opção para preparo anterógrado.[24]

Agentes laxativos salinos (sulfato de magnésio, citrato de magnésio, picossulfato de sódio e fosfato de sódio) relacionam-se com distúrbios hidroeletrolíticos e a depleção do espaço intravascular, devendo ser evitados a cardiopatas, hepatopatas e, principalmente, nefropatas. Há documentação de óbitos com a utilização de fosfato de sódio, sendo seu uso atualmente não recomendado para o preparo anterógrado.[20] O picossulfato de sódio atua predominantemente no cólon esquerdo, por isso frequentemente é formulado comercialmente em associação com o citrato de magnésio, um laxativo osmótico que apresenta melhor limpeza no cólon direito.

Quadro 7-1-4. Principais Soluções Laxativas para o Preparo Anterógrado do Cólon

Medicamento	Posologia	Complicações
Manitol 20%	500 mL diluídos a 10% (1 litro da solução)*	Desidratação, DHE, dor e distensão abdominal, náuseas e vômitos
PEG**	4 litros	Dor e distensão abdominal, náuseas e vômitos
PEG-3350	2 litros	Náuseas e vômitos
Lactulose 50%	120 mL diluídos para 8% (1 litro da solução)***	Desidratação, hipovolemia, hiperfosfatemia, hipocalcemia, alterações endoscópicas
Picossulfato de sódio + citrato de magnésio	Sachês (10 mg de picossulfato de sódio, 3,5 g de óxido de magnésio e 12 g de ácido cítrico anidro)****	DHE, desidratação e nefrotoxicidade

*Manitol 20% associado a 500 mL de isotônico de cor clara, suco de laranja ou limão coados, compondo solução de manitol a 10%, ingerindo-se 150-200 mL da solução a cada 10-15 minutos.
**Dose dividida (2 litros – 2 litros) aumenta aceitação pelo paciente, sendo a última dose administrada por volta de 4 horas antes do exame.
***Lactulose 50% associada a 880 mL de líquido claro sem resíduo, compondo solução de lactulose a 8%, ingerindo-se 150-200 mL da solução a cada 10-15 minutos.
****Dissolver 1 sachê em 150 mL de água e tomar (2 doses com intervalo de 6 horas).
PEG: polietilenoglicol; DHE: distúrbio hidroeletrolítico.

O preparo retrógrado é indicado para recém-nascidos, lactentes, pacientes com quadros obstrutivos intestinais, dificuldade de preparo anterógrado, na limpeza de segmentos de cólon desfuncionalizados e como complemento ao preparo anterógrado insatisfatório. É realizado via retal, ou via colostomia, utilizando-se enteroclisma de soro fisiológico morno.

Os principais esquemas para o preparo anterógrado do cólon estão descritos no Quadro 7-1-4.

Assim como deve haver dedicação e comprometimento dos profissionais envolvidos com o exame em busca do preparo intestinal ideal, a documentação das condições encontradas ao término do procedimento também devem estar dentre os critério de qualidade em CP, sendo fundamental para interpretação dos achados, definição do intervalo de um próximo exame, bem como para avaliar a necessidade de melhorias no protocolo de um serviço de CP. Para tanto, recomenda-se que esta avaliação seja realizada utilizando-se métodos objetivos e validados. Dentre eles a mais utilizada é a escala de Boston, que sugere a análise da qualidade da limpeza nos segmentos cólicos (ceco e ascendente/transverso e flexuras/descendente, sigmoide e reto), considerando-se o aspecto final, após aspiração e lavagem complementar pelo colonoscopista durante o exame. A pontuação é atribuída por segmento, com a soma entre elas variando de 0 (não preparado) a 9 (condição ideal de preparo) pontos (Fig. 7-1-1).[25]

Sedação

A sedação para CP não é um procedimento obrigatório, mas recomendado e frequentemente realizado, visando-se redução da dor, desconforto, ansiedade e recordações do exame.[26]

O esquema habitual inclui um hipnótico (midazolan ou propofol) e um analgésico narcótico, habitualmente composto por um opioide (fentanil).

O propofol pode ser utilizado isoladamente, em substituição aos benzodiazepínicos ou como terceira droga e oferece como vantagens: rápido início de ação e metabolização, sedação, amnésia e despertar abreviado. Ainda que a frequência de sua ocorrência seja extrema baixa, o principal risco de sua utilização é apneia ou comprometimento de vias aéreas com necessidade de suporte ventilatório temporário.[27]

Segundo a Resolução nº 1.670/2003 do Conselho Federal de Medicina, recomenda-se que a administração do propofol seja feita por um segundo médico presente em sala e não pelo executor do exame.

Independente da droga utilizada, a sedação pode induzir hipóxia e a alterações cardíacas, sabidamente responsáveis por 60% da morbidade e 50% da mortalidade associada à CP.

A Sociedade Americana de Anestesiologia (*American Society of Anesthesiologists – ASA*) sugere que o exame em regime ambulatorial, sob sedação, seja realizado somente em pacientes sem comprometimento sistêmico ou com comprometimento leve ou moderado compensado (ASA I e II).

São indicações para realização do exame com anestesiologista e em regime hospitalar: tempo de procedimento previsto prolongado, necessidade de proteção de vias aéreas, idosos, crianças, gestantes, comprometimento sistêmico descompensado, anemia, obesos, alterações anatômicas ou funcionais ventilatórias, saturação de oxigênio menor que 95% e distúrbios psiquiátricos graves.

Todo paciente submetido à sedação deve ser devidamente monitorizado através de oximetria de pulso, cardioscopia e aferição não invasiva automatizada da pressão arterial.

A ASA recomenda a utilização do cardioscópio para cardiopatas em sedação moderada e para todos submetidos à sedação profunda.[28]

A CP na gravidez raramente é indicada e deve, sempre que possível, ser adiada, aguardando-se a resolução da gestação. Caso haja real necessidade de sua realização, o segundo trimestre gestacional, com suporte anestesiológico e monitorização materno-fetal, é o momento de menor risco para a mãe e para o feto. Sempre que possível, deve-se optar pelo menor grau de invasão, como a escolha por retossigmoidoscopia flexível ao invés de CP,[29] tempo abreviado de procedimento e ressecções (como polipectomias e mucosectomias) devem ser postergadas para após a resolução da gestação. Caso seja necessário o uso de diatermia, recomenda-se preferencialmente o modo bipolar.

A maioria dos protocolos atuais não indica o descarte de leite ou intervalo após a administração das drogas mais frequentemente utilizadas atualmente (midazolan, fentanil, propofol e naloxone), quando administradas em dose única

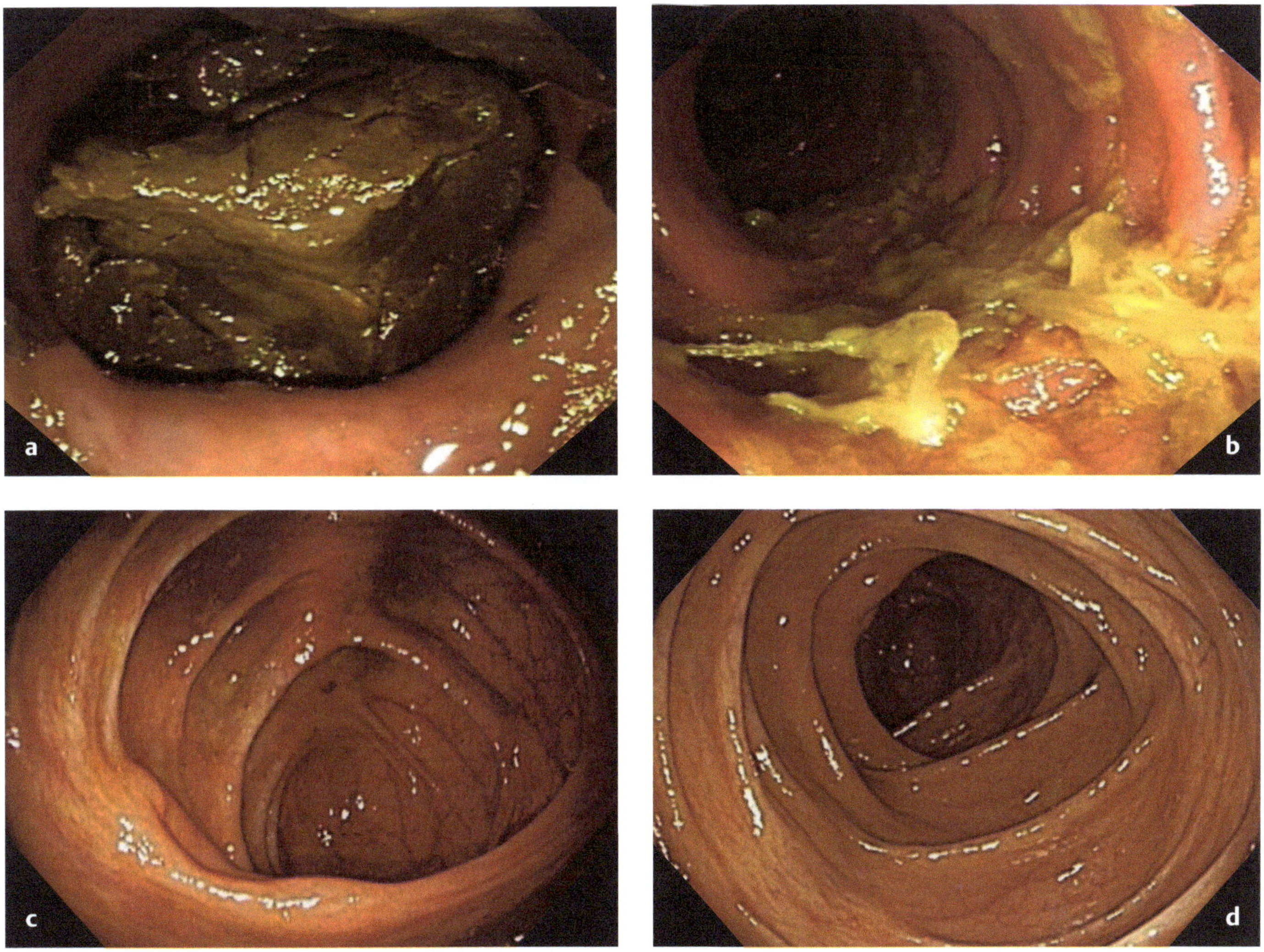

Fig. 7-1-1. Escala de Boston. (a) Pontuação 0: presença de fezes sólidas não aspiráveis, impossibilitando a avaliação da superfície mucosa. (b) Pontuação 1: sujidade, resíduos e/ou líquido opaco impossibilitando a visualização de algumas áreas da superfície mucosa. (c) Pontuação 2: mucosa bem visualizada. Mínima quantidade de resíduos fecais ou líquido opaco. (d) Pontuação 3: ausência de resíduos, sujidade ou líquido turvo. Toda a mucosa pode ser bem visualizada.

(propofol mesmo após infusão contínua), sendo possível a amamentação, tão logo haja nível de consciência restabelecido, demonstrando-se segurança para o bebê.[30] Quanto ao midazolan, duas publicações sugerem que se aguarde 4 horas.[31] Há possíveis efeitos de drogas de longa ação como diazepam e meperidina, devendo, sempre que possível serem substituídas. O efeito do uso do reversor flumazenil é desconhecido.[30]

INDICADORES DE QUALIDADE EM COLONOSCOPIA

> *"Qualidade significa fazer o correto, quando ninguém mais estiver olhando"*
>
> Henry Ford (1863-1947)[32]

Inúmeros cuidados encontram-se envolvidos no processo em busca da segurança e excelência para a execução de uma CP, compreendendo um detalhado fluxo, desde os cuidados clínicos pré-procedimento, como a correta indicação do exame, o adequado manejo de medicações, supervisão das condições de preparo intestinal, transcorrendo pelo constante aprimoramento técnico para um exame de alta qualidade e, por fim, estendendo-se aos cuidados pós-exame, dentre eles o acompanhamento de pacientes submetidos à terapêutica de maior complexidade (p. ex., mucosectomia, hemostasia e dilatação), registro da qualidade do preparo intestinal, identificação, manejo e documentação de eventuais complicações, bem como a recomendação a cerca do intervalo sugerido para a uma próxima CP.

Falhas ao longo deste complexo processo podem resultar em aumento na taxa de exames incompletos, elevação dos riscos a eles relacionados, redução na taxa de detecção de lesões precursoras do câncer colorretal (CCR), resultando na elevação do risco do CCRI, anteriormente citado, implicando na falsa convicção de segurança gerada após a realização de um exame de baixa qualidade. Esforço contínuo deve ser empregue para que melhores resultados sejam obtidos e a melhor maneira de se compreender a qualidade do trabalho que está sendo realizado é através da análise e comparação dos resultados obtidos, predefinidos como referência de qualidade na literatura, através dos chamados indicadores de qualidade (IQ) (Quadro 7-1-5).

Quadro 7-1-5. Principais Indicadores de Qualidade em Colonoscopia

Indicador de qualidade	ESGE	ASGE/ACG
	Alvo	
Pré-procedimento		
Indicação adequada do exame e documentação	≥ 95% (mín. ≥ 85%)	80%
Consentimento informado corretamente preenchido e assinado, incluindo esclarecimentos sobre procedimentos propostos e riscos		98%
Frequência com que a CP é realizada respeitando-se o intervalo pós-polipectomia ou pós-ressecção de CCR recomendado entre exames para vigilância/acompanhamento*		≥ 90%
Frequência em que o intervalo entre exames para acompanhamento em doença inflamatória intestinal é aplicado		≥ 90%
Intraprocedimento		
Frequência em que a qualidade do preparo intestinal é documentada		> 98%
Frequência em que o preparo de cólon foi considerado adequado	≥ 95%	≥ 85%
Taxa de intubação cecal com documentação fotográfica (todos os exames)*	≥ 95% (mín. ≥ 90%)	≥ 90%
Taxa de intubação cecal com documentação fotográfica (exames de rastreamento)*		≥ 95%
Taxa de detecção de adenomas (homens e mulheres)*	≥ 25%	≥ 25%
Taxa de detecção de adenomas (homens)		≥ 30%
Taxa de detecção de adenomas (mulheres)		≥ 20%
Taxa de recuperação da lesão após ressecção	≥ 95% (mín. ≥ 90%)	
Frequência em que é realizada a documentação do tempo de retirada		98%
Tempo médio de retirada do aparelho em colonoscopias negativas para rastreamento de CCR	≥ 10 min (mín. ≥ 6 minutos)	≥ 6 min
Frequência com a qual biópsias seriadas são obtidas em exame de segmento endoscópico de pacientes com doença inflamatória intestinal		> 98%
Frequência com a qual biópsias seriadas são obtidas em exame de segmento endoscópico de pacientes com diarreia crônica		> 98%
Frequência com a qual lesões relacionadas com o CCR < 2 cm são ressecadas ou devidamente documentadas o motivo para não ressecção, antes de se considerar o tratamento cirúrgico		> 98%
Pós-procedimento		
Incidência de perfuração (todos os exames)		< 1:500
Incidência de perfuração (rastreamento)		< 1:1.000
Ocorrência de sangramento pós-polipectomia		< 1%
Taxa de complicação (até 7 dias)	≤ 0,5%	
Manejo não operatório do sangramento		≥ 90%
Definição do intervalo adequado a uma próxima colonoscopia após avaliação do resultado anatomopatológico	≥ 95%	≥ 90%

*Indicadores prioritários; ESGE: European Society of Gastrointestinal Endoscopy; ASGE: American Society for Gastrotinestinal Endoscopy; ACG: The American College of Gastroenterology; CP: colonoscopia; CCR: câncer colorretal.

Assim, a aferição contínua dos IQ deve estar entre as metas de todos os serviços de CP. IQ com resultados aquém dos alvos predefinidos são alertas e devem motivar revisão do fluxo e melhorias, treinamentos e mudanças na rotina individual, da equipe ou mesmo estrutural em um serviço de CP.

COLONOSCOPIA DIAGNÓSTICA

Lesões Relacionadas com o Câncer Colorretal: Adenoma Clássico, Lesões Serrilhadas e Câncer Colorretal

É consagrado na literatura que a ressecção de lesões precursoras do CCR previne seu desenvolvimento.[33]

As principais são os adenomas clássicos (AC – tubular, viloso e tubuloviloso) (Figs. 7-1-2 a 7-1-4) e as lesões serrilhadas (LS – lesão séssil serrilhada [sem ou com displasia] e o adenoma séssil tradicional) (Fig. 7-1-5).[34]

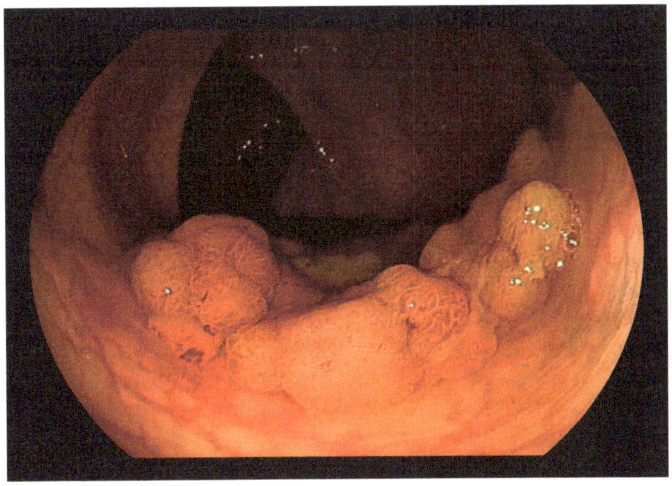

Fig. 7-1-3. Adenoma viloso – superfície é vilosa, habitualmente apresenta localização distal (sigmoide e reto) e morfologia plana.

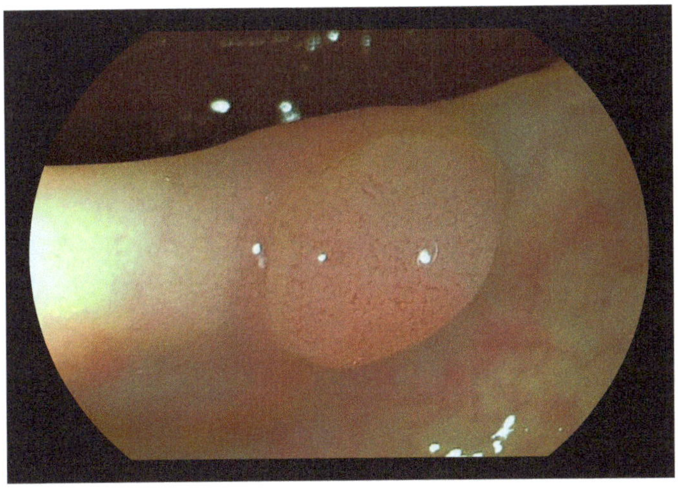

Fig. 7-1-2. Adenoma tubular – são habitualmente pequenos e arredondados.

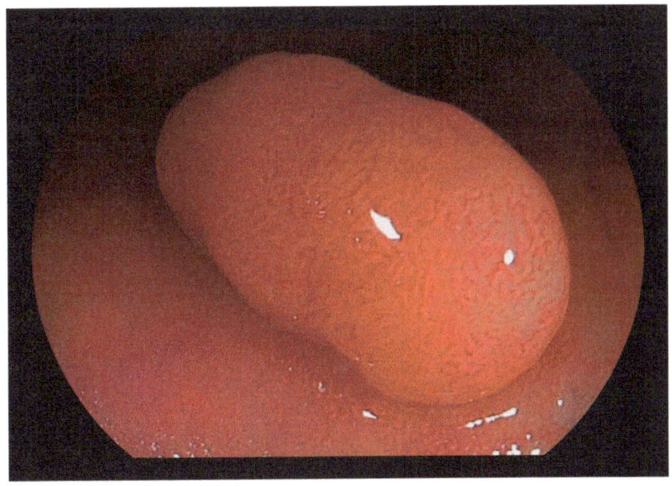

Fig. 7-1-4. Adenoma tubuloviloso – quando séssil apresenta morfologia mais alongada; podem ser pediculados.

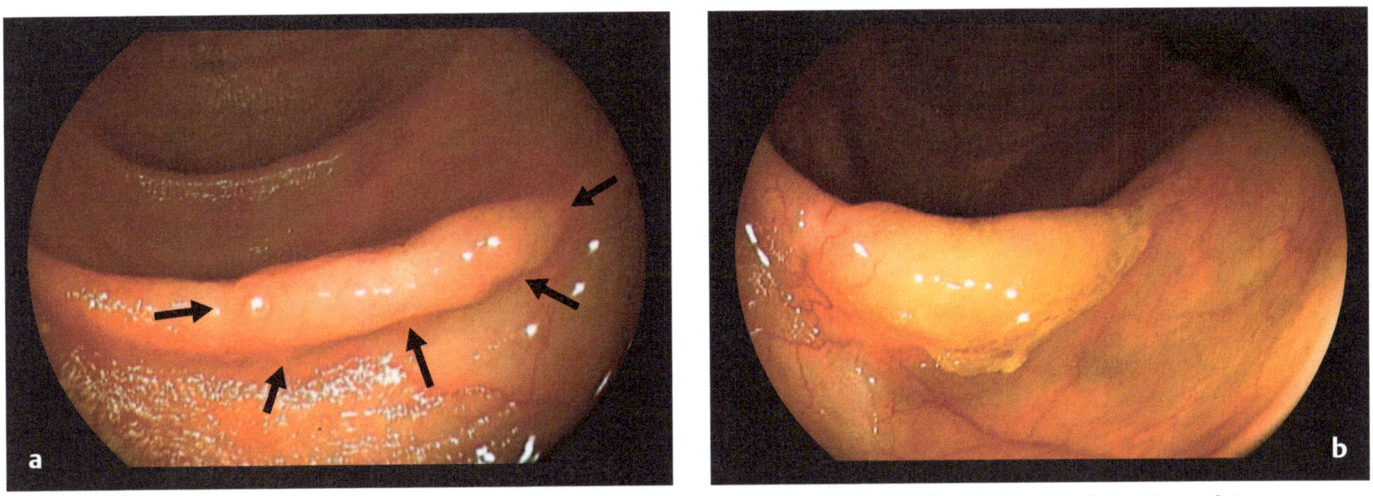

Fig. 7-1-5. Lesão serrilhada – (a) como regra, tem morfologia plana, habitualmente localizada no cólon direito, vascularização rarefeita e frequentemente (b) recoberta de muco.

A apresentação morfológica macroscópica destas lesões engloba dois grupos, denominados: "lesões polipoides" e "lesões não polipoides". A mais frequente dentre os AC é a polipoide ou o chamado "pólipo" (Fig. 7-1-6), caracterizado por lesões protusas, enquanto as LS são predominantemente não polipoides (Fig. 7-1-7).

Por definição, pólipo é toda estrutura com origem na parede do tubo digestório, que se projeta em direção à luz do órgão, de forma circunscrita,[35] enquanto as lesões não polipoides apresentam-se com elevação de até 2,5 mm do nível da mucosa ou, na prática, inferior à altura de uma pinça de biópsia fechada, geralmente com morfologia plana. Podem apresentar-se com componente deprimido ou elevado, este último o mais frequente deles.[36,37] A morfologia de uma lesão precursora diz respeito ao provável aspecto evolutivo ao CCR (Fig. 7-1-8).[36]

As lesões precursoras também podem ser classificadas de acordo com seu tamanho. É consenso o conceito de diminuta para aquelas com até 5 mm e pequenas quando medem de 6 mm a 9 mm. No entanto, há divergências quanto à definição daquelas entre 10 e 30 mm, sendo aceito por alguns autores como grandes as maiores de 10 mm ou, ainda,[34,38,39] maiores de 20 mm, neste caso, sugerido-se àquelas entre 10 e 20 mm o conceito de "média" ou intermediária.[40-42] Lesões maiores de 30 mm são denominados gigantes.[40,42]

Habitualmente as lesões precursoras do CCR são assintomáticas. Quando presentes, o sinal mais frequente é a ocorrência de sangue às evacuações,[34] que pode resultar em anemia.

Estima-se a prevalência do AC na população acima de 50 anos em torno de 20-40%, podendo superar 50% após os 70 anos,[43] enquanto a prevalência das LS fica em torno de 13-50%.[44]

O diagnóstico diferencial das lesões precursoras inclui as hiperplásicas, inflamatórias e o hamartoma.[44] A neoplasia neuroendócrina (Fig. 7-1-9a) tem origem na camada epitelial profunda, mimetizando aquelas de etiologia de fato subepitelial, que podem originar-se na muscular da mucosa, como o leiomioma, ou nas camadas mais profundas. São exemplos o lipoma na submucosa ou subserosa (Fig. 7-1-9b), o tumor estromal gatrointestinal (*Gastrointestinal Stromal Tumor – GIST*), o leiomioma e o schwannoma, com origem na camada muscular própria.

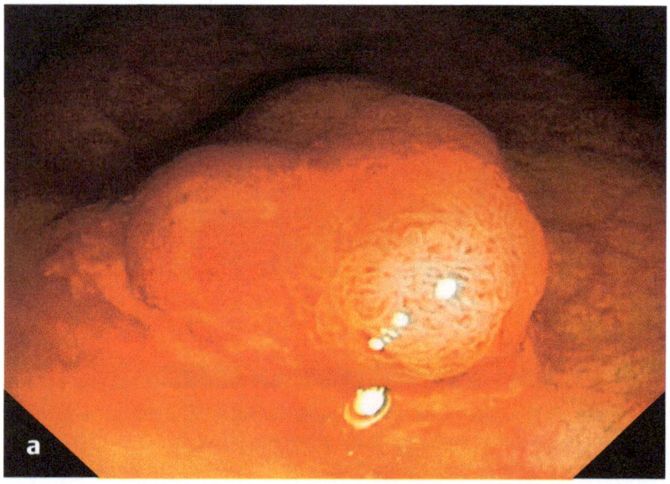

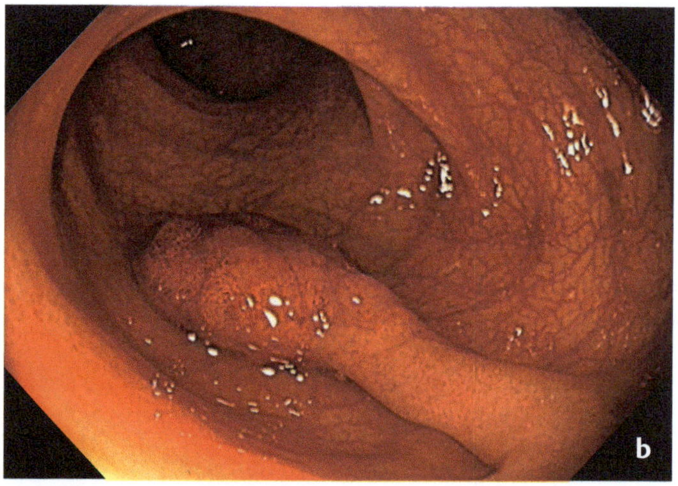

Fig. 7-1-6. (a) Pólipo séssil – a base de implantação é larga e a lesão protrusa. (b) Pólipo pediculado – presença de um pedículo formado por mucosa e submucosa, que separa o tecido adenomatoso da parede cólica.

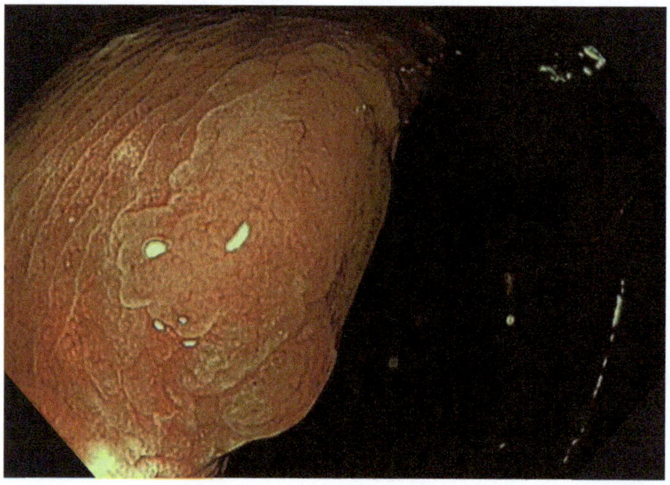

Fig. 7-1-7. Lesão plana.

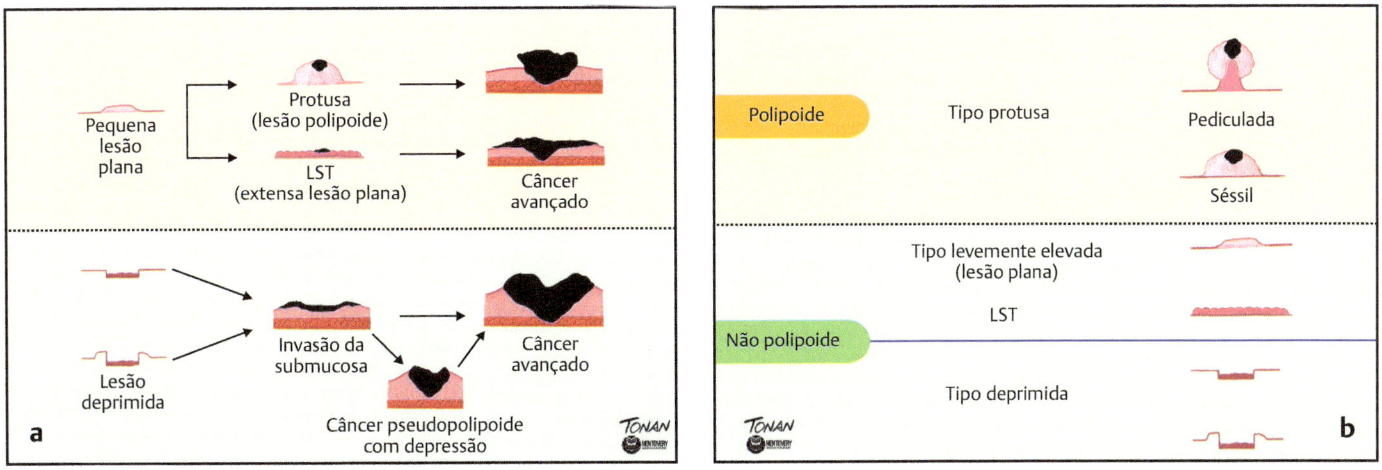

Fig. 7-1-8. (a) Processo de desenvolvimento das lesões não polipoides. (b) Classificação macroscópica das neoplasias colorretais LST: Lesão de crescimento lateral.

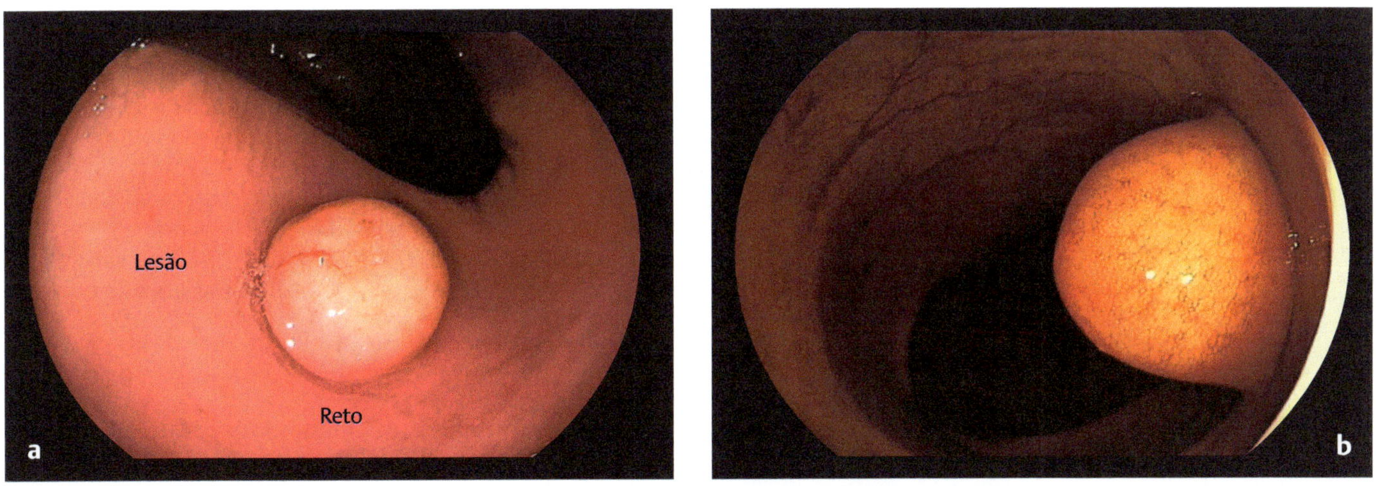

Fig. 7-1-9. (a) Neoplasia neuroendócrina – tem origem epitelial profunda, crescimento nodular e coloração levemente amarelada ou esbranquiçada, endurecida ao toque com a pinça endoscópica e, por vezes, apresenta umbilicação apical. São diagnosticados mais frequentemente no íleo, reto e ceco. (b) Lipoma – é uma lesão de origem subeptelial; a cor amarela intensa e a sensação de maciez quando é tocada são suficientes para firmar seu diagnóstico.

Estas lesões podem assumir forma elevada ou polipoide, contudo, características como o revestimento epitelial de aspecto normal e limites imprecisos, auxiliam na distinção de lesões epiteliais.

Para o acurado diagnóstico endoscópico é fundamental o preparo adequado do cólon, treinamento do colonoscopista, para que esteja familiarizado aos diferentes aspectos morfológicos e estruturais da lesão e, quando possível, deve-se dar preferência à tecnologia com alta definição de imagem.[45]

Durante a avaliação do cólon algumas características indiretas alertam para a possibilidade da existência de uma lesão (principalmente das lesões não polipoides, planas, estas menos evidentes), como: alteração da coloração da mucosa (Fig. 7-1-10), desaparecimento da trama vascular submucosa (Fig. 7-1-11), a presença focal de muco e deformidade de pregas (Fig. 7-1-12). De forma complementar, ao se avaliar uma lesão, a presença de friabilidade, ulceração, área deprimida ou protusa (nodular) devem alertar para a possibilidade de ser um câncer já não mais tratável por endoscopia.

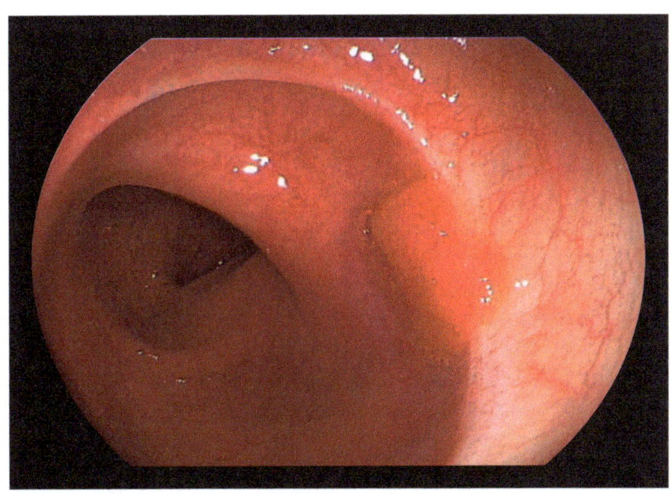

Fig. 7-1-10. A alteração da coloração aqui observada denuncia a presença de uma lesão neoplásica junto à área cicatricial.

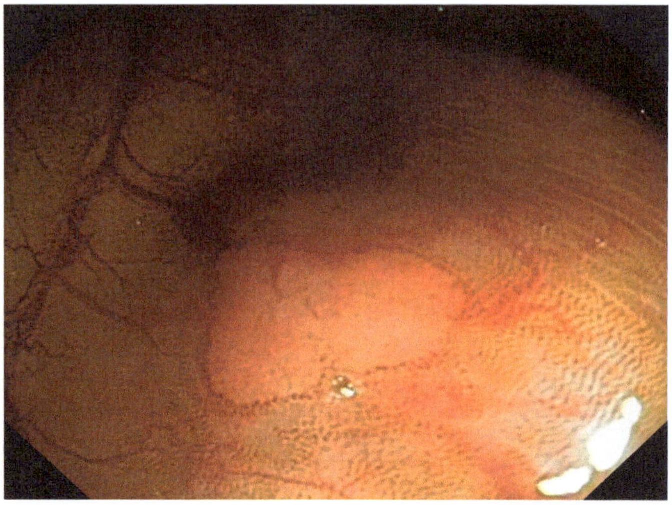

Fig. 7-1-11. Esta lesão plana causa um "apagamento" dos vasos da submucosa, o que facilita sua identificação.

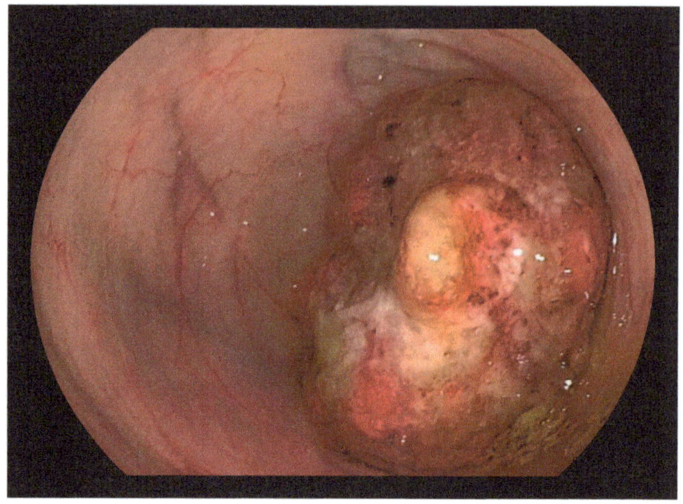

Fig. 7-1-13. Adenocarcinoma – a presença de deformidades na sua superfície, por vezes com retrações, áreas deprimidas, ulcerações, deposição de fibrina ou mesmo necrose são achados frequentes destas lesões.

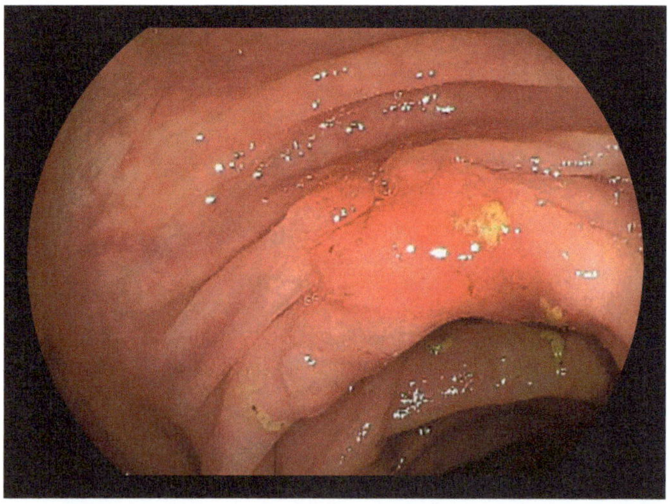

Fig. 7-1-12. A evidente deformidade destas pregas cólicas é secundária à presença de um câncer precoce sobre a mesma.

O adenocarcinoma é a histologia mais frequente do CCR (Fig. 7-1-13), correspondendo a aproximadamente 95% dos casos e é precedido pelo AC em cerca 60-70% dos casos, através da consagra sequência adenoma-carcinoma e em cerca de 25-35% esta carcinogênese ocorre pela via serrilhada.[37,46] Essa última apresenta um comportamento biológico mais agressivo. Estas lesões ocorrem com maior frequência no cólon direito e são habitualmente maiores que 10 mm, quando diagnosticadas.[47] A minoria restante advém de mutações presentes em síndromes genéticas, como síndrome de Lynch e polipose adenomatosa familiar (PAF).[44,48]

O risco de câncer relaciona-se diretamente ao tamanho e histologia da lesão. Estima-se que a ocorrência de carcinoma em AC menores que 10 mm seja de aproximadamente 1%, chegando a 20-50% naqueles maiores que 20 mm,[40] assim como, o risco de malignização, também é significativamente maior na histologia vilosa (30%) ou na presença de displasia de alto grau.[49] Desta forma convencionou-se chamar de "adenoma avançado", aqueles iguais ou maiores que 10 mm ou com componente viloso em mais de 20% da lesão ou, ainda, na presença de displasia de alto grau, tendo o risco mais elevado de evolução para o câncer.[50]

O CCR pode ser dividido em superficial, classificado como tipo 0 da classificação Paris-japonesa,[51] quando a invasão na parede do órgão se limita às camadas mucosa e submucosa (Fig. 7-1-14); ou avançado, esse último classificado em tipos 1-5, descritas a seguir:

- *Tipo 1:* protuso/polipoide.
- *Tipo 2:* ulcerado.
- *Tipo 3:* úlcero-infiltrativo, limites imprecisos.
- *Tipo 4:* infiltrativo difuso.
- *Tipo 5:* não classificado em tipo 1-4.

O conceito de superficial e avançado não deve ser confundido com o de "não invasivo" (restrito à mucosa) e "invasivo" (compromete a submucosa).[34] Desta forma, uma lesão que tem seu nível máximo de invasão comprometendo a submucosa é caracterizada como invasiva, porém, ainda assim, superficial. Comprometimento de até 1.000 micra da submucosa é considerado invasão, contudo superficial e, diferentemente do que ocorre no esôfago e estômago, no cólon, até esse nível de invasão, não há risco de metástase linfonodal, de modo que o tratamento endoscópico pode ser considerado curativo no tocante a este critério.

As classificações morfológicas atuais para o CCR, conforme anteriormente descritas, derivam de um longo e rico histórico, de início com a distinção do câncer gástrico avançado por Borrmann em 1926 e marco na publicação de "Regras Gerais para Estudo do Câncer Gástrico" pela escola japonesa, em 1963,[50,52-54] posteriormente adaptadas ao CCR. A classificação Paris-japonesa é utilizada para a diferenciação do tipo 0, previamente citado, com ressalva ao tipo 0-III, extremamente raro ou inexistente no cólon.

A chamada lesão de crescimento lateral, da língua inglesa *Laterally Spreading Tumor* – LST, descrita por Kudo (1998),[55] por exemplo, nada mais é do que um dos padrões evolutivos de crescimento das lesões planas (tipo 0-II), com a particularidade

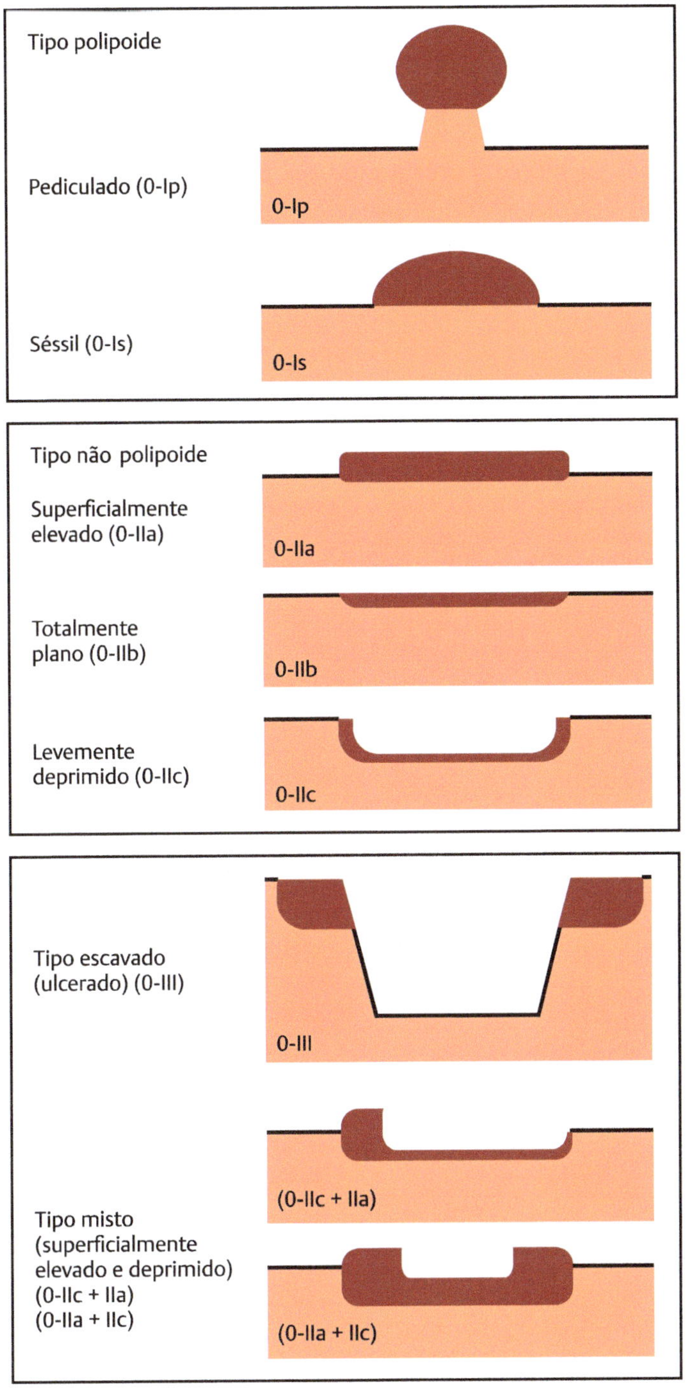

Fig. 7-1-14. Classificação Paris-japonesa do câncer colorretal superficial (Tipo 0).

da predominância de seu crescimento em extensão (transversal) e não profundidade (Fig. 7-1-8 e Quadro 7-1-6).

No final da década de 1990 foram desenvolvidos aparelhos com sistemas de magnificação, que possibilitam a ampliação de imagem de até 200 vezes em alta definição. Esses, em associação a técnicas de cromoscopia (descritas a seguir), revolucionaram a abordagem diagnóstica das lesões relacionadas com o CCR.

As principais modalidades de cromoscopia são a convencional e a virtual (óptica ou eletrônica/digital).

Quadro 7-1-6. Classificação Morfológica dos Subtipos de LST e sua Correspondência na Classificação Paris-Japonesa

Subtipo de LST	Classificação no Tipo 0
LST granular	
Homogênea	0-IIa
Nodular mista	0-II, 0-Is+IIa, 0-IIa+Is
LST não granular	
Elevada	0-IIa
Pseudodeprimida	0-IIa+IIc, 0-IIc+IIa

LST: lesão de crescimento lateral (da língua inglesa, *Laterally Spreading Tumor*).

A cromoscopia convencional consiste na utilização de corantes, com o objetivo de incrementar a detecção ou realçar as características de uma lesão encontrada (Fig. 7-1-15). As principais classes de corantes são os chamados "de superfície", como o índigo-carmim (0,2 a 0,4%), e os "de absorção" (ou vitais), como o azul de metileno (0,5%) e violeta cresil. A solução pode ser instilada através de cateteres ou diretamente pelo canal de trabalho do aparelho.

A pancromoscopia com índigo-carmim 0,2%, por exemplo, tem aplicação para rastreamento de displasia e lesões relacionadas ao CCR na RCUI.

A associação de cromoscopia convencional à tecnologia de magnificação de imagem possibilita minuciosa avaliação da superfície da lesão e a caracterização dos diferentes padrões de abertura das glândulas epiteliais colorretais (na língua inglesa, *pits*). Descritos por Kudo,[56] em 1993, ao observar que essas relacionam-se com a histopatologia da lesão, sendo possível predizer a probabilidade do grau de invasão em profundidade na parede intestinal com acurácia superior a 95%.

O tipo V de Kudo foi posteriormente subdividido em tipo Vi e Vn e, em 2012 (Quadro 7-1-7),[57] Kimura *et al.*[58] descreveram o subtipo tipo II-O, com referência à "forma aberta" *(open shape)* de padrão de abertura de criptas, preditivo de lesão séssil serrilhada.

Diferente da cromoscopia convencional, as tecnologias de cromoscopia virtual, qual seja óptica ou eletrônica/digital, como *Narrow Banding Imaging – NBI [Olympus]* e *Composite Band Imaging System – CBI [Aohua], Fujinon Intelligent Chromoendoscopy – FICE, Linked Color Imaging – LCI e Blue Light Imaging – BLI [Fujinon] e iScan system [Pentax]*, geram incremento de imagem através de tecnologia óptica, com a utilização de bandas curtas de luz (*xenon* ou *laser*), ou eletrônica/digital, através de *software* para processamento de imagem, permitindo a avaliação do padrão estrutural microvascular da superfície da lesão com maior acurácia, possibilitando avaliação diagnóstica detalhada *in vivo* durante o exame de CP, quanto à natureza da lesão (não neoplásica ou neoplásica) e provável grau de invasão em profundidade, na suspeita de câncer.[59,60]

Diversas classificações considerando-se o padrão capilar vascular foram publicadas nas últimas duas décadas, sendo a maioria japonesa, utilizando a tecnologia *NBI*.[60] Diante de inúmeras divergências entre elas e buscando consenso prático, em 2011 foi criado o *Japan NBI Expert Team (JNET)*, grupo de especialistas japoneses responsável pela publicação da classificação mais utilizada atualmente (Quadro 7-1-8).

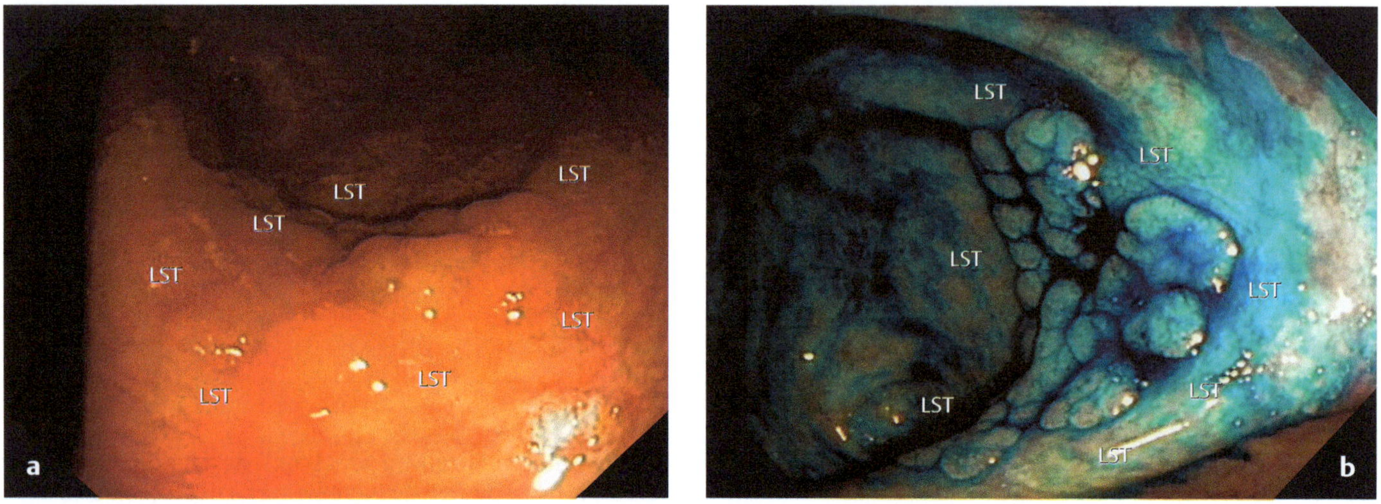

Fig. 7-1-15. Lesão plana do ceco – (a) avaliação imprecisa através da simples observação endoscópica. (b) Após a instilação do corante de superfície índigo-carmim a 0,4%: tanto as margens laterais como a superfície da lesão tornam-se mais evidentes.

Quadro 7-1-7. Classificação de Kudo do Padrão de Abertura de Criptas para Avaliação das Lesões Relacionadas com o Câncer Colorretal e Conduta Recomendada

Tipo	Descrição do padrão de cripta	Histologia provável	Tratamento indicado
I	Arredondado	Não neoplásico	Endoscópico ou nenhum
II	Estrelado ou papilar	Não neoplásico	Endoscópico ou nenhum
IIIs	Redondos menores que o normal ou tubulares pequenos	Neoplásico	Endoscópico
IIIL	Redondos maiores que o normal ou tubulares	Neoplásico	Endoscópico
IV	Giriforme ou dentrício	Neoplásico	Endoscópico
Vi	Tamanho e arquitetura irregular	Neoplásico (invasivo)	Endoscópico ou cirúrgico
Vn	Desestruturado	Neoplásico (invasão maciça de submucosa)	Cirúrgico

Modificado de Tanaka *et al.*[57]

Quadro 7-1-8. Classificação do *Japan NBI Expert Team (JNET)*[60]

	Tipo 1	Tipo 2A	Tipo 2B*	Tipo 3
Padrão vascular	Invisível ou visível com calibre semelhante ao da mucosa adjacente	Calibre e distribuição regulares Padrão reticular ordenado	Calibres variados/irregulares	Perda do padrão vascular/ vasos de maior calibre interrrompidos
Padrão de superfície	Regular, semelhante à mucosa adjacente ou com pontos escurecidos ou esbranquiçados	Regular (tubular/reticular/papilar)	Irregular/obscuro	Amorfo
Histologia provável	Hiperplásico ou serrilhado	Neoplasia intramucosa de baixo grau	Neoplasia intramucosa de alto grau/câncer: invasão superficial da submuocsa	Câncer: invasão profunda da submuocsa

*Posteriormente subdividido em 2B em *high* e 2B *low*.[61]

Após validação da *JNET*, observou-se que o tipo 2B apresentava acurácia considerada baixa, discrepante das demais para distinção de displasia de alto grau, câncer invasivo superficial ou profundo na submucosa. Assim, Sumimoto *et al.*[61] publicaram, em 2017, estudo sugerindo a estratificação da 2B em *high* e *low*, elevando sensivelmente a concordância aos achados anatomopatológicos, impactando positivamente na decisão terapêutica, de modo que para o subtipo 2B *low* pode ser indicado o tratamento endoscópico, sem avaliações adicionais, enquanto para o 2B *high* recomenda-se complementar a propedêutica endoscópica pela avaliação do padrão de abertura de criptas através de cromoscopia convencional, por apresentar ganho em sensibilidade e maior acurácia,[59] buscando-se evitar ressecção cirúrgica desnecessária.

O diagnóstico acurado avançado de uma lesão é fundamental para a definição assertiva da modalidade de tratamento.[62,63]

Alterações Vasculares

Não existe consenso na nomenclatura das lesões vasculares, contudo alguns autores as dividem em: primárias (ectasia vascular, hemangioma, malformação arteriovenosa etc.), decorrentes de síndromes (Rendu-Osle-Weber, Klippel-Trénaunay, doença de Behçet, lúpus eritematoso sistêmico, poliarterite nodosa etc.) e associadas a alterações sistêmicas (hipertensão portal, insuficiência renal etc.).[64]

Outros autores as classificam como tumores vasculares (hemangioma infantil, hemangioma congênito de rápida involução, hemangioma congênito não involutivo, hemangioendotelioma kaposiforme) e malformações vasculares (malformações arteriovenosas, malformações capilares).[65]

Neste capítulo abordaremos as afecções a seguir.

Ectasias Vasculares

É a alteração vascular mais comum, principalmente após os 50 anos de idade, também nomeadas como: angiodisplasia, malformação arteriovenosa e telangiectasia. Apresenta prevalência de 0,8 e 3% na população.[66] Desenvolvem-se, preferencialmente, no cólon proximal, principalmente próximo à válvula ileocecal e se caracterizam como lesão única (Fig. 7-1-16a) ou, mais comumente, sob a forma de múltiplas lesões, geralmente menores que 5 mm (Fig. 7-1-16b). Hematoquezia, melena, enterorragia, porém, mais frequentemente, anemia são seus principais sinais e sintomas.

Ainda que frequentemente seja um achado diagnóstico assintomático durante o exame de CP, a ectasia vascular pode corresponder a até 30% das causas de hemorragia digestiva diagnosticadas.[67]

Hemangiomas

São lesões de ocorrência rara no cólon e, quando presentes, aparecem principalmente no retossigmoide (Fig. 7-1-17).

É considerada lesão neoplásica, sendo a segunda lesão vascular mais comum do cólon e habitualmente congênita.

Do ponto de vista endoscópico, apresenta-se como lesão nodular ou polipoide, avermelhada ou violácea, com sinais congestivos, podendo ser única e apresentar dimensões que variam de poucos milímetros a 2 cm. Deve-se evitar biópsia pelo risco de sangramento.

A ressonância nuclear magnética é essencial para sua confirmação diagnóstica e avaliação pré-operatória, além de determinar suas relações com estruturas adjacentes.

O tratamento de escolha é o cirúrgico, porém, existem alguns relatos de métodos endoscópicos eficazes como escleroterapia, crioterapia e alcoolização, para casos pontuais.[68]

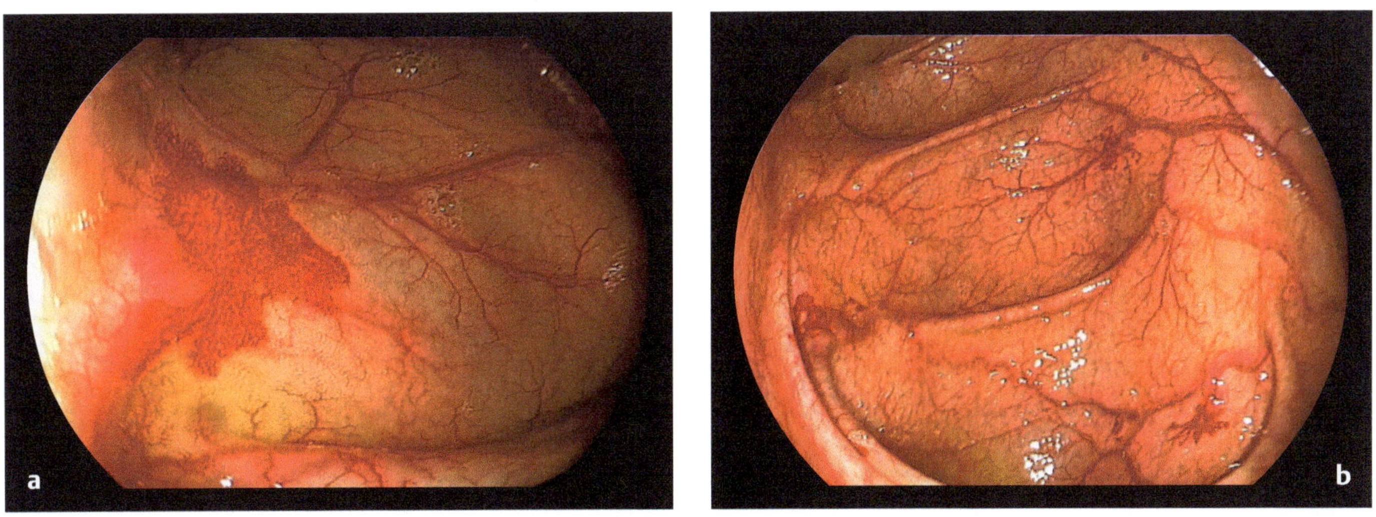

Fig. 7-1-16. Ectasia vascular – (a) pode-se identificar a vênula e as arteríolas que a formam; (b) nesta imagem podemos notar ao menos três lesões no ceco.

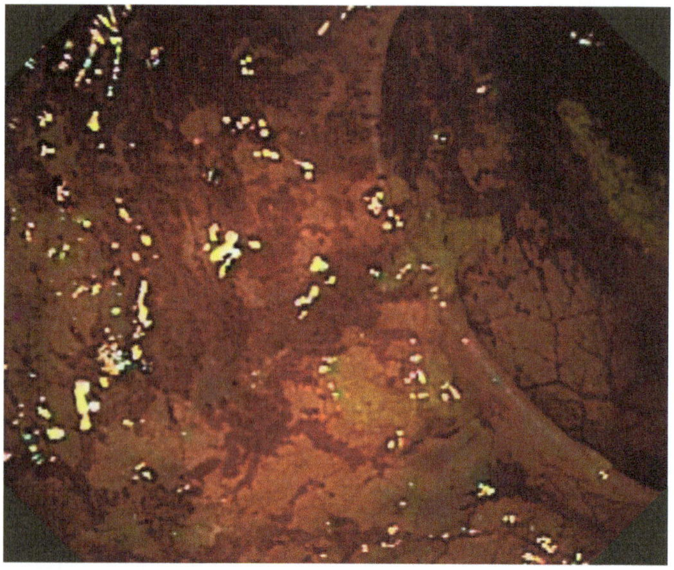

Fig. 7-1-17. Hemangioma plano do reto – a exuberância dos vasos da submucosa e seu número excessivo caracterizam esta lesão.

Lesão de Dieulafoy

A lesão de Dieulafoy é uma ectasia arterial submucosa associada a um defeito na camada mucosa. No cólon foi descrita pela primeira vez em 1985 por Barbier *et al.*[69]

À CP apresenta-se como um defeito mucoso único com protrusão arterial central, vaso visível e sangramento em jato, ininterrupto ou pulsátil, ou ainda como um coágulo aderido a um defeito mucoso (Fig. 7-1-18).

Apesar de afecção rara, há descrição desta lesão no cólon, reto e canal anal.[70-72]

O seu tratamento preferencial é endoscópico e pode ser realizado através de injeção de agentes esclerosantes, métodos térmicos (plasma de argônio) ou mecânicos (clipe metálico) e, ainda, pela combinação de dois deles, com altos índices de sucesso.[73]

Varizes

O surgimento de varizes colorretais estão mais relacionas à hipertensão portal ou trombose da veia porta. Podem ocorrer, também, por obstrução das veias mesentéricas, esplênica ou serem idiopáticas. Mais da metade das varizes idiopáticas tem distribuição pancólica e associação familial, enquanto as demais são, em sua maioria, de distribuição segmentar e com pior prognóstico.[74]

Os achados endoscópicos são de veias dilatadas e tortuosas, azuladas ou violáceas, com eventuais sinais de cor vermelha (em inglês, *red spots*) em sua superfície (Fig. 7-1-19).

Os métodos mais sensíveis para seu diagnóstico são a angiografia mesentérica e a angiorressonância abdominal.

O tratamento endoscópico restringe-se a casos selecionados e não há consenso na literatura quanto à melhor técnica. Pode-se aplicar coagulação com plasma de argônio (APC) ou injeção de cianoacrilato. No reto, são opções ligaduras com bandas elásticas e esclerose.[75,76]

Alterações Actínicas

As alterações colorretais decorrentes da radioterapia podem-se manifestar de forma aguda ou crônica. Afetam de 5-20% dos pacientes com irradiação pélvica.

A forma aguda (retite actínica) geralmente é autolimitada e aparece durante o período de tratamento ou em até 3 meses após o término das sessões irradiação. É decorrente do processo inflamatório induzido pela lesão tissular e pode responder ao tratamento com anti-inflamatórios sistêmicos ou tópicos.

A forma crônica (proctopatia actínica) aparece meses ou mesmo anos após o tratamento radioterápico.[77] A forma crônica é resultado da endarterite obliterante, com consequente

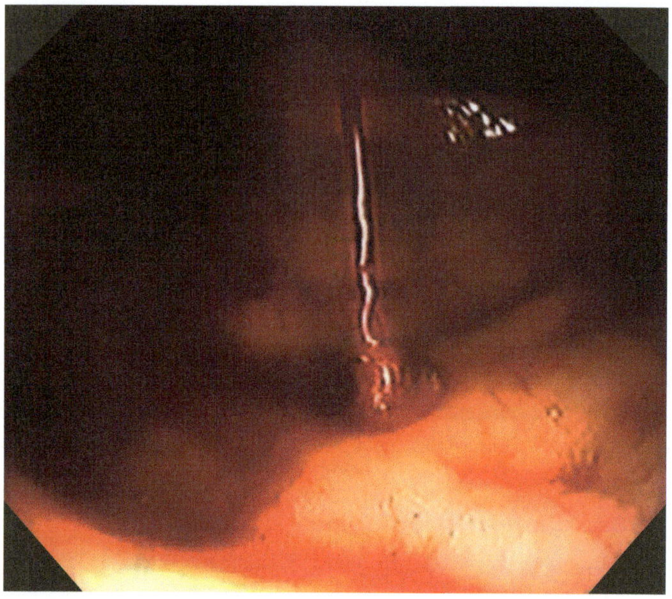

Fig. 7-1-18. Lesão de Dieulafoy – o sangramento arterial em jato proveniente de área com aspecto ulcerado é diagnóstico deste tipo de lesão.

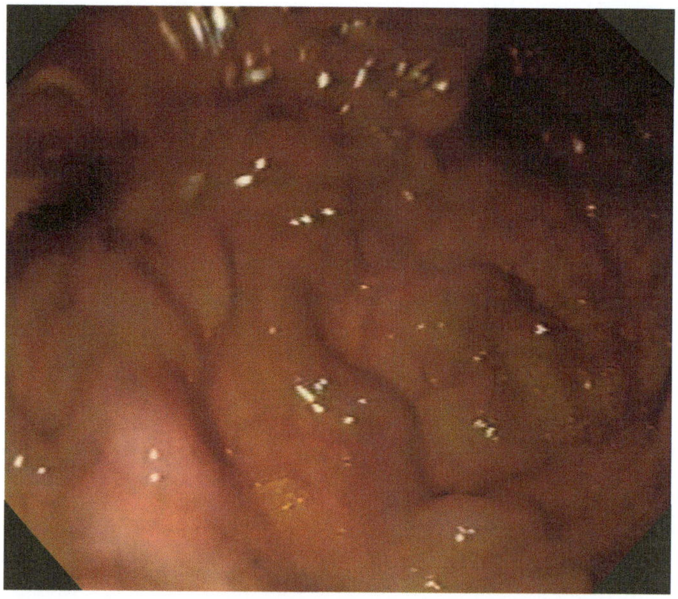

Fig. 7-1-19. Varizes retais – veias calibrosas e tortuosas da submucosa caracterizam esta afecção.

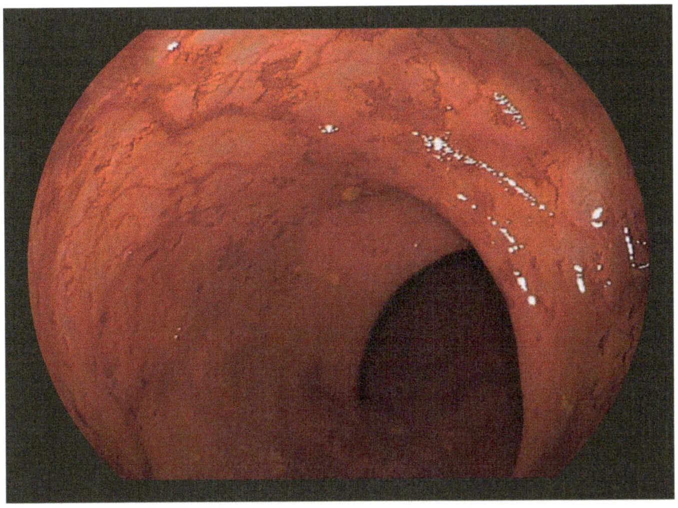

Fig. 7-1-20. Proctopatia actínica – paciente submetido à radioterapia para câncer de próstata apresenta múltiplas ectasias vasculares da submucosa na parede anterior do reto como sequela do tratamento.

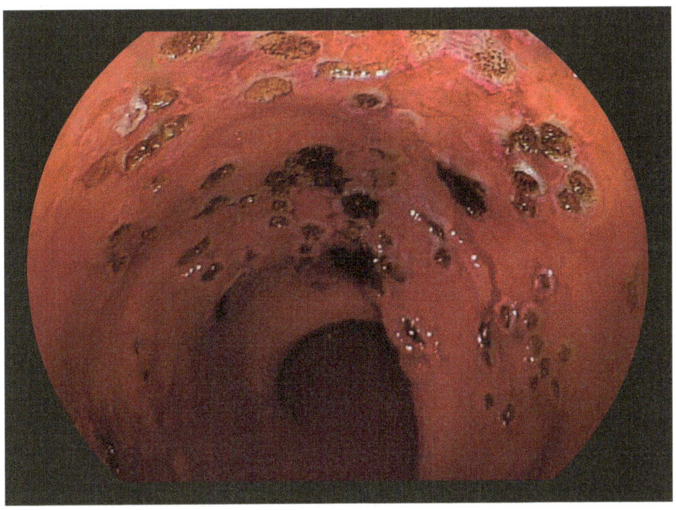

Fig. 7-1-21. Nesta imagem observa-se o aspecto do reto ilustrado na figura anterior, após tratamento utilizando-se coagulação com plasma de argônio (APC).

isquemia e hipóxia tissular, resultando em fibrose da submucosa e neovacularização, que se manifesta com o aparecimento de ectasias vasculares, representadas por vasos dilatados e tortuosos.[78] O cólon também pode ser acometido, ainda que raramente.

Endoscopicamente, a forma aguda apresenta-se com enantema, granulações da mucosa e pontos de sufusão hemorrágica. Na crônica aparece friabilidade da mucosa, que habitualmente apresenta coloração esbranquiçada devido ao processo cicatricial, associada a ectasias vasculares multiformes, isoladas ou confluentes, podendo ser observado sangramento ativo ou autolimitado durante o exame.

Em homens submetidos ao tratamento do câncer da próstata, costumam acometer áreas mais restritas, frequentemente não circunferenciais e predominantemente na parede anterior do reto médio e distal (Fig. 7-1-20).

Nas mulheres, geralmente, após irradiação pélvica por câncer do colo e corpo uterino acometem distâncias variáveis.

Dentre as formas terapêuticas com eficácia comprovada há a aplicação tópica de formalina e os métodos térmicos. O uso da eletrocoagulação determina, na maioria dos casos, a erradicação das lesões.

Atualmente a forma terapêutica mais difundida é o APC, habitualmente realizada com aplicação fracionada, para evitar maior desconforto pós-procedimento, como dor pélvica e mucorreia (Fig. 7-1-21). Para sua aplicação deve-se, obrigatoriamente, haver preparo completo do cólon e progressão do aparelho ao ceco, para que se faça a troca de gases da luz, evitando-se o risco de explosão.

O sucesso terapêutico é relatado em 83-100% dos pacientes após 2-3 sessões.[79]

Colite Isquêmica

As alterações endoscópicas mais frequentes da colite isquêmica (CI) são decorrentes do comprometimento do fluxo sanguíneo intestinal de forma aguda e autolimitada. Ocorre com maior incidência em indivíduos idosos com risco maior de doença vascular.

Nos indivíduos jovens as etiologias mais comuns são as vasculites, reações medicamentosas, anemia falciforme e outras, que têm evoluções distintas.

Os achados endoscópicos dependem do estágio ou do grau de acometimento da isquemia (Fig. 7-1-22).

Nas formas leves agudas identifica-se palidez e enantema, com focos de hemorragia petequiais entremeadas por áreas de mucosa normal. Pode-se também detectar coloração cinza ou vinhosa com hemorragia e edema submucoso, alterações estas que podem desaparecer em 3 a 4 dias devido à necrose tecidual e queda de escara, dando lugar a ulcerações com tecido friável e necrótico.[80]

Algoritmo para diagnóstico de tratamento a CI foi proposto pela *American Gastroenterological Association (AGA)* em 2000 e recomendações relacionadas à CP publicadas pela *American College of Gastroenterology (ACG)* em 2015,[81,82] sendo os principais pontos resumidos a seguir:

1. CP precoce (em até 48 h do início dos sintomas) deve ser realizada na suspeita de CI (forte recomendação, baixo nível de evidência).
2. Baixo regime de insuflação durante o exame na suspeita de CI (recomendação condicional, baixo nível de evidência).
3. Tomografia computadorizada (TC) deve ser realizada nos casos suspeitos para CI intensa e CP restrita à confirmação diagnóstica (retossigmoidoscopia, por exemplo), quando houver achados sugestivos na TC (forte recomendação, baixo nível de evidência).
4. Biópsias devem ser realizadas, exceto se houver gangrena (forte recomendação, baixíssimo nível de evidência).
5. CP não deve ser realizada se houver sinais de peritonite ou isquemia grave (pneumatose, gangrerna) (forte recomendação, baixíssimo nível de evidência).

O tratamento é basicamente conservador e expectante através de jejum via oral por 48-72 horas, antibioticoterapia de amplo espectro, hidratação e, sempre que possível, evitando-se vasopressores. Nos casos de má evolução clínica pode ser necessária intervenção cirúrgica.

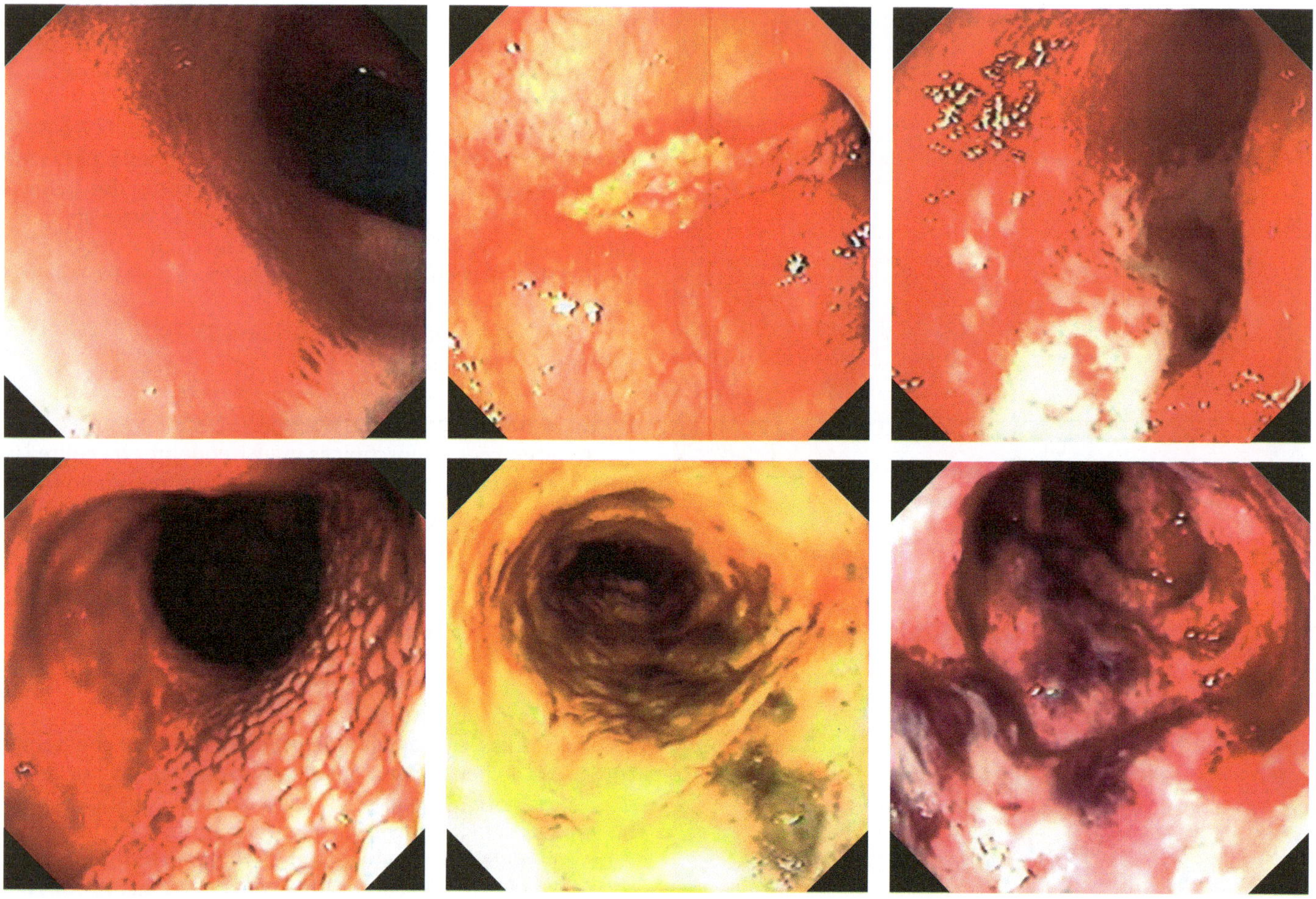

Fig. 7-1-22. Colite isquêmica – notam-se as diferentes apresentações endoscópicas da colite isquêmica, de acordo com a intensidade de acometimento do órgão.

Doença Inflamatória Intestinal: Retocolite Ulcerativa Inespecífica e Doença de Crohn[83]

A colonoscopia é imperativa para o diagnóstico e estadiamento de ambas as apresentações de doença inflamatória intestinal (DII), podendo-se avaliar todo o cólon e o íleo terminal. Biópsias seriadas dos diversos segmentos auxiliam no diagnóstico diferencial entre elas e outras colites específicas.

São aspectos característicos da RCUI: reto comprometido (95% dos casos), mucosa granulosa, friável e extensão contínua do processo inflamatório, com distorção do padrão vascular da submucosa ou trama vascular não visível (Fig. 7-1-23). As ulcerações, quando presentes, localizam-se em áreas de mucosa com inflamação evidente e geralmente são mais superficiais.

Na DC o reto tende a apresentar mucosa de aspecto normal (90% dos casos) e, quando comprometido, observa-se edema e tênues erosões ou ulcerações. Envolvimento descontínuo e assimétrico da mucosa ao longo do cólon ("lesões em salto") (Fig. 7-1-24). As ulcerações podem ser circulares ou elípticas, rasas ou profundas, e com certa frequência formam trajetos lineares serpiginosos (Fig. 7-1-25). As ulcerações podem também ser do tipo aftoide. A mucosa pode apresentar, ainda, aparência calcetada devido ao comprometimento da submucosa.

Em ambas as doenças, pólipos inflamatórios ou pseudopolipólipos denotam cronicidade (Fig. 7-1-26).

Estenoses podem representar processo cicatricial ou neoplasia, conforme comentado mais adiante neste capítulo.

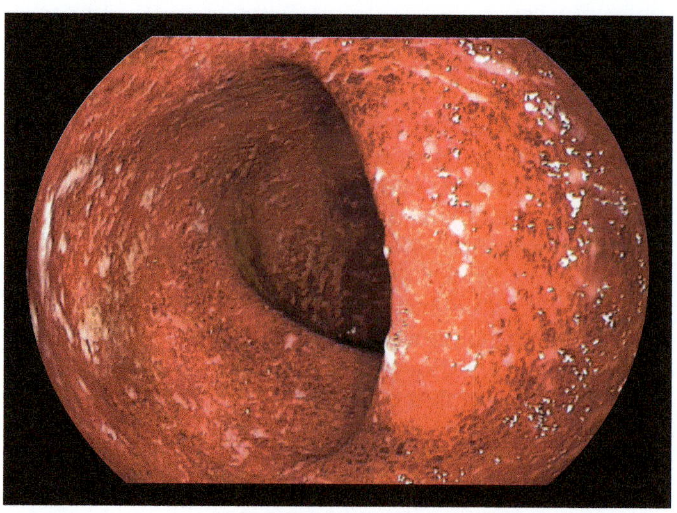

Fig. 7-1-23. RCUI – acometimento contínuo e difuso do reto, com inúmeras microulcerações recobertas por fibrina: aspecto endoscópico mais comum desta afecção.

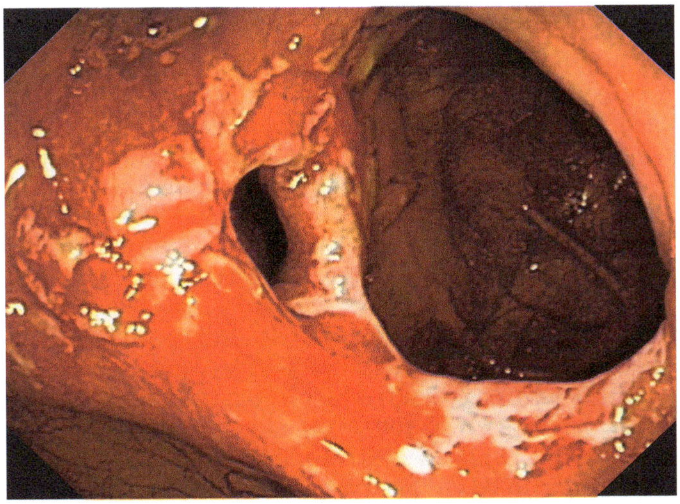

Fig. 7-1-24. Doença de Crohn – o comprometimento do íleo terminal e a deformidade da válvula ileocecal, com presença de áreas ulceradas ladeadas por mucosa de aspecto endoscópico normal são imagens endoscópicas muito sugestivas desta doença.

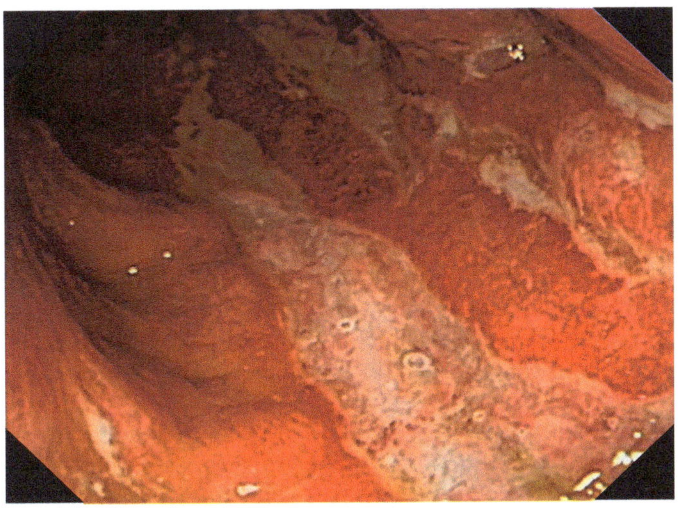

Fig. 7-1-25. Doença de Crohn – úlceras lineares longitudinais entremeadas por mucosa de aspecto endoscópico normal: aspecto também sugestivo desta afecção.

Pacientes submetidos à colectomia ou proctocolectomia com confecção de reservatório ileal ("bolsa" ileal) podem apresentar inflamação no reservatório ("bolsite"), descrita em aproximadamente 7-42% dos casos. O diagnóstico definitivo é realizado por endoscopia, observando-se enantema local, pontos de sufusão hemorrágica e ulcerações superficiais focais, sendo que em alguns casos podem se tornar profundas. Eventualmente identificam-se úlceras do tipo aftoide, semelhantes às descritas para a DC. Não raras vezes, as alterações estendem-se à montante do reservatório.

A colonoscopia transformou-se em uma ferramenta de grande importância para o acompanhamento e tratamento de algumas complicações relacionadas à DC e RCUI. Até recentemente a avaliação da resposta clínica era tida como suficiente para manejo da doença, norteando o acréscimo, suspensão ou troca de medicações. Alguns casos, no entanto,

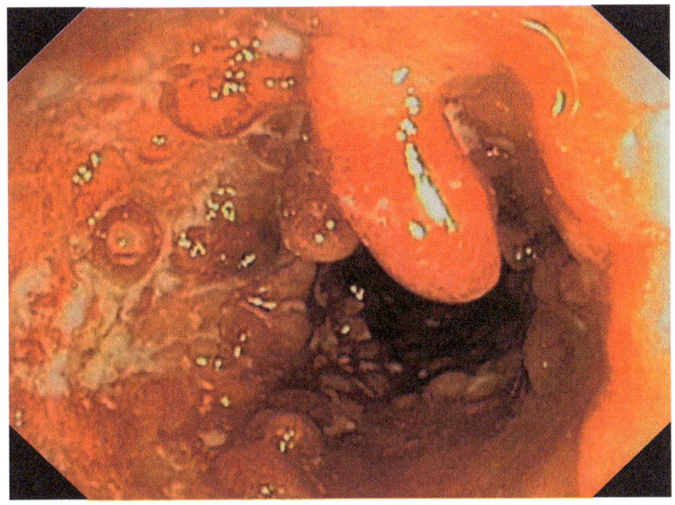

Fig. 7-1-26. Pólipos inflamatórios – este achado pode estar presente em pacientes portadores crônicos das doenças inflamatórias intestinal.

não seguiam o curso esperado, considerados à época como refratários.

Com a possibilidade de reavaliação endoscópica periódica, estas questões tornaram-se mais claras e, atualmente, a CP é tida como "padrão ouro" para a avaliação, não somente da resposta endoscópica, mas, também, anatomopatológica, com a realização das biópsias seriadas.

Piora súbita de paciente clinicamente estável, prescinde de nova avaliação colonoscópica, pois pode se tratar de reativação da doença ou infecção por agente oportunista, como o CMV ou o *Clostridioides difficile* (*Clostridium difficile* – CPM).

Atualmente, o achado de lesões polipoides passou a receber a nomenclatura da classificação Paris-japonesa e os termos "ALM" e "DALM" foram aposentados.[51] Quando ressecadas, seja por ressecção endoscópica da mucosa (mucosectomia – REM) ou dissecção endoscópica da submucosa (DES), deve-se, também, realizar biópsias das áreas circunferenciais próximas das lesões, na busca de displasia.

Rastreamento do CCR na DII está descrito item " Doença Inflamatória Intestinal".

Doenças Infecciosas e Parasitárias[84]

O diagnóstico das doenças infecciosas e parasitárias (DIP) baseia-se no quadro clínico, associado a testes laboratoriais específicos: exames de fezes e hematológicos.

A ileocolonoscopia contribui para o achado específico em algumas situações subagudas ou crônicas devido à possibilidade de se realizar biópsias para estudo anatomopatológico e pesquisa de microrganismos. O grau de invasão ou infestação e o tipo de agente etiológico podem diferenciar os achados da mucosa intestinal.[85]

Alguns achados endoscópicos podem sugerir determinadas infecções ou infestações, descritas a seguir.

Virais

A principal delas é causada pelo citomegalovírus (CMV), que é encontrado em até 30% dos pacientes imunodeprimidos com diarreia. O achado endoscópico nestes pacientes é extremamente variável, desde a mucosa com aspecto

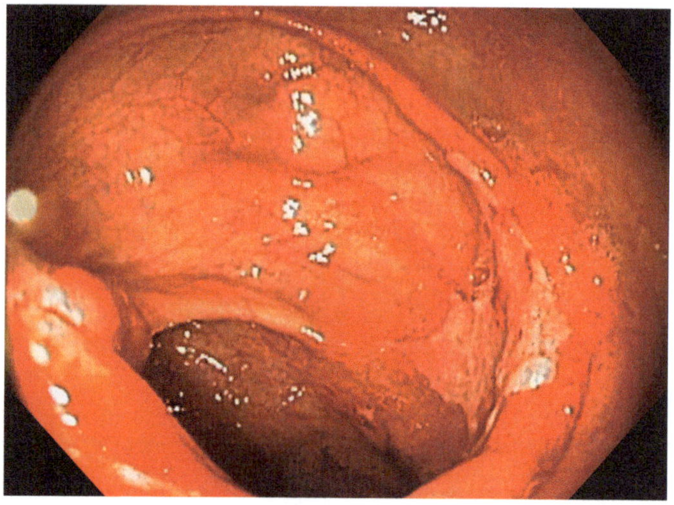

Fig. 7-1-27. Citomegalovírus (CMV) – úlceras rasas com hiperemia de suas bordas, localizadas no cólon direito, em pacientes portadores de diarreia e febre, geralmente imunossuprimidos, é um quadro endoscópico fortemente sugestivo de colite por CMV. As biópsias das lesões devem ser realizadas em suas bordas.

endoscópico normal, a alterações semelhantes à DC, não sendo raro o diagnóstico sincrônico das duas afecções, ocasião na qual, o CMV é evidenciado através de estudo imuno-histoquímico. O achado mais frequente é de processo inflamatório com ulcerações em número e tamanho variáveis, em geral com bordas enantemáticas levemente elevadas (úlceras com características isquêmicas, devido ao tropismo do agente pelo endotélio vascular). Nos casos crônicos podem formar pontes mucosas quando perfuram a mucosa e submucosa somente. As úlceras acometem habitualmente o íleo e cólon direito. O diagnóstico pode ser confirmado com biópsias da lesão ulcerada,[85] preferencialmente de suas bordas, onde encontraremos inclusões nucleares virais, características desta infecção (Fig. 7-1-27).

Bacterianas

Clostridium difficile

Recentemente denominado *Clostridioides difficile*,[86,87] agente causador da colite pseudomembranosa (CPM), definida como (1) história clínica de diarreia documentada (≥ 3 evacuações líquidas em menos de 24 horas e sintomas clínicos com duração de ao menos 24 horas), sem outra etiologia definida e com teste laboratorial positivo para *Clostridium difficile* ou (2) diagnóstico endoscópico, ou (3) documentação anatomopatológica.[88]

A CPM caracteriza-se do ponto de vista endoscópico pela presença de placas arredondadas aderidas à mucosa, com coloração branco-acinzentada ou amarelada, medindo de 2 mm a 5 mm, denominadas pseudomembranas.[89] A remoção destas placas com a ponta do endoscópio revela ulceração da mucosa, com friabilidade, provocando leve sangramento autolimitado (Fig. 7-1-28).

O diagnóstico é habitualmente feito através de exame fecal para a pesquisa de toxinas A e B do *Clostridium difficile* por técnica imunoenzimática ou de DNA por PCR (da língua inglesa, *polymerase chain reaction*), que apresenta maior sensibilidade diagnóstica. A CP é indicada para investigação diagnóstica complementar diante de resultado negativo dos testes fecais. Esta deve ser completa, pois embora as lesões habitualmente distribuem-se ao longo de toda a superfície cólica, por vezes apresentam localização exclusivamente proximal.

O aspecto endoscópico é confirmatório na presença de pseudomembranas, típico desta infecção. Biópsias são frequentemente inespecíficas.

Mycobacterium tuberculosis

Acomete mais comumente a região ileocecal assemelhando-se à DC, com achados variando desde edema a ulcerações difusas ou até mesmo aspecto calcetado (Fig. 7-1-29). Há, também, eventual deformidade da válvula ileocecal com estenose.[90] Biópsias são fundamentais para o diagnóstico definitivo,

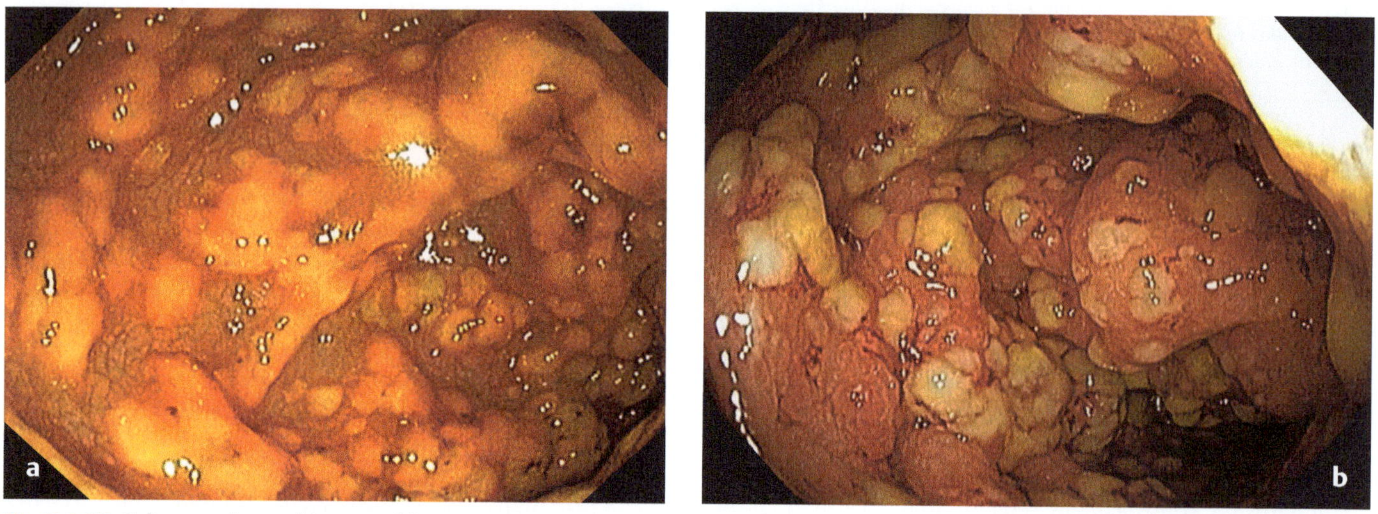

Fig. 7-1-28. Colite pseudomembranosa – (a) caracteriza-se pela presença de placas branco-amareladas dispostas de forma contínua na mucosa cólica; (b) a remoção de algumas delas permite a identificação de pequenas áreas ulceradas na mucosa.

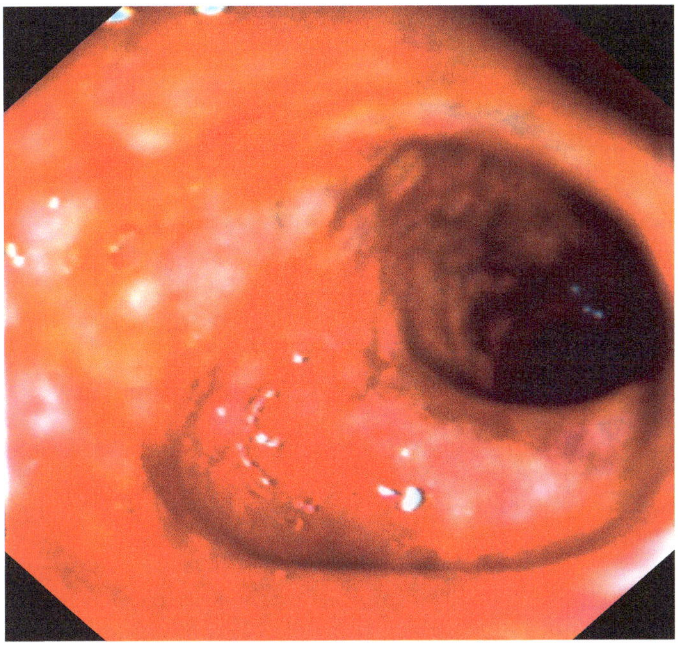

Fig. 7-1-29. Tuberculose – imagem endoscópica do íleo terminal em paciente portador de tuberculose intestinal revela nodulações da submucosa: uma das características das doenças granulomatosas gastrointestinais.

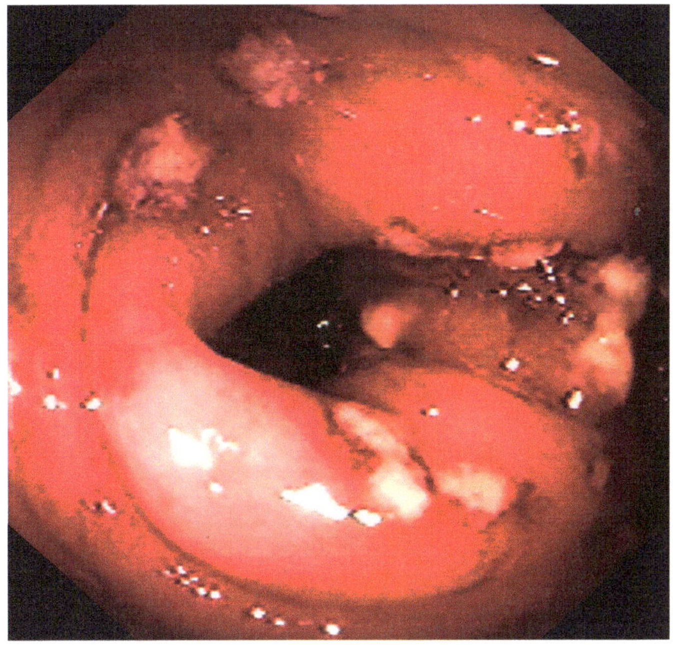

Fig. 7-1-30. Amebíase – notam-se algumas pequenas úlceras com bordas elevadas e secreção purulenta em seu interior, características desta infestação.

com o achado de granulomas e do agente etiológico dentro destes. Habitualmente existem outros focos ativos da doença, mais frequentemente pulmonar.

Outras

Infecções agudas ou subagudas por *Salmonella* sp., *Shigella* sp., *Escherichia coli* enteropatogênica, *Yersinia enterocolitica* ou *Campylobacter jejuni* são inespecíficas à CP.

Nos casos crônicos de salmonelose, no entanto, pode haver semelhança endoscópica à DC.

Parasitárias

Entamoeba histolytica

Acomete com mais frequência o cólon direito. Os achados endoscópicos variam de edema, friabilidade e granulosidade da mucosa até os achados de pequenas ulcerações, com bordas habitualmente elevadas, tipo "camisa de botão" (Fig. 7-1-30).

Na fase crônica aparecem leves ulcerações com bordas irregulares, recobertas por exsudato amarelado. Biópsias das bordas dessas úlceras costumam revelar a presença dos trofozoítos do agente.

Menos frequentemente aparecem lesões sésseis volumosas e de superfície irregular, denominadas amebomas.[91]

Schistosoma mansoni

Nas fases agudas a mucosa pode se apresentar granulosa, friável, com petéquias e até ulcerações, mimetizando RCUI.

Na fase crônica, pólipos inflamatórios são relativamente comuns, medindo entre 5-10 mm, podendo, por vezes, formar tumorações chamadas de granulomas esquistossomóticos.

Os segmentos mais acometidos são sigmoide e o reto. O diagnóstico firmado com o achado do ovo desse agente na submucosa, nos espécimes obtidos através de biópsia.

Fúngicas

Histoplasma capsulatum: raramente afeta o cólon e, quando ocorrem, as alterações da mucosa são observadas no segmento proximal, caracterizadas por ulcerações com bordas elevadas e de aspecto perláceo, semelhantes às lesões da DC.

Biópsias das bordas das úlceras revelam a presença do fungo no tecido (Fig. 7-1-31).

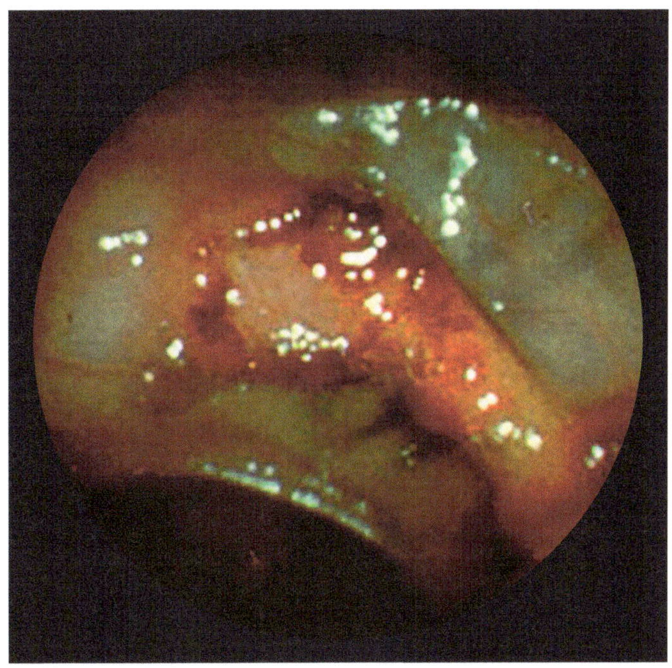

Fig. 7-1-31. Histoplasmose – lesão ulcerada com bordas elevadas e avermelhadas, de aspecto granuloso é muito sugestiva desta micose.

Microcolites

Manifestam-se por diarreia crônica líquida, não sanguinolenta, possivelmente associada à urgência evacuatória, evacuação noturna e incontinência fecal. Classicamente não apresentam alterações endoscópicas. Quando presentes (cerca de um terço dos pacientes), observa-se processo inflamatório leve e inespecífico da mucosa. O diagnóstico é confirmado através da análise anatomopatológica de biópsias múltiplas e seriadas realizadas ao longo de todo cólon e do reto. Os espécimes devem ser separados em três frascos: cólon direito, esquerdo e reto.

As duas principais formas de apresentação da microcolite (colite microscópica) são: linfocítica e colágena, mas formas incompletas, definidas através de critérios anatomopatológicos, também podem ocorrer.[92,93]

Colite Eosinofílica

Colite eosinofílica é uma condição rara, especialmente em adultos, inclusa no grupo de distúrbios eosinofílicos gastrointestinais, caracterizada por intenso infiltrado eosinofílico na parede colorretal. Pode ser caracterizada como primária, geralmente relacionada com causa alérgica, ou secundária, decorrentes de desordens eosinofílicas, como síndrome hipereosinofílica, ou outras como parasitoses e DII. Pode comprometer todos os níveis de profundidade na parede intestinal, incluindo serosa, com formação de ascite.

Os achados endoscópicos variam de mucosa normal (grande maioria dos casos, assim como nas microcolites), a achados inflamatórios inespecíficos como eritema, erosões ou mesmo úlceras, pólipos ou pseudopólipos, mais frequentemente com comprometimento segmentar intestinal.

O diagnóstico é firmado pela análise anatomopatológica de biópsias, sendo recomenda a obtenção de múltiplos fragmentos (5-6) de cada segmento cólico, incluindo de áreas normais do ponto de vista endoscópico. Não há consenso quanto aos critérios de contagem de eosinófilos. De forma geral, aceita-se (1) a contagem acima de 40 eosinófilos por campo de grande aumento em ao menos 2 segmentos, (2) na presença de sintomas gastrointestinais ou,[94] ainda, (3) a contagem individualizada de eosinófilos com variação nos valores de corte para diferentes segmentos cólicos.[95] Para a definição da etiologia como primária, outras possíveis causas de eosinofilia devem ser investigadas e excluídas.

COLONOSCOPIA TERAPÊUTICA

Ressecções e Tatuagem Endoscópicas

Polipectomias e Ressecção de Lesões Não Polipoides

A probabilidade de degeneração das lesões precursoras de carcinoma varia de 5 a 40%, sendo significativamente maior naquelas com masis de 2 cm ou histologia vilosa.[96]

Ainda que estudos sugiram baixo risco de evolução para CCR de diminutas lesões adenomatosas (menores que 5 mm),[63] preconiza-se que todas diagnosticadas sejam ressecadas. O mesmo se aplica às serrilhadas e hiperplásicas localizadas no segmento direito cólico e, quando maiores de 10 mm no cólon esquerdo, acreditando-se no impacto gerado pela ressecção na prevenção do CCR, conforme discutido no item 7.

Assim, como critério de qualidade em CP, além da aptidão técnica diagnóstica, preconiza-se que o examinador seja capacitado a ressecar lesões precursoras do CCR com até 20 mm.[97] Da mesma forma, espera-se que esteja apto a resolver eventuais complicações decorrentes da ressecção, sendo as principais delas o sangramento e a perfuração (tema abordado no item 8).

A morfologia polipoide é a mais frequentemente diagnosticada, consequentemente, a polipectomia é a modalidade mais realizada. Há algumas técnicas disponíveis e a escolha da modalidade depende de critérios, como tamanho, morfologia e localização da lesão:

- Pinça de biópsia "a frio" (Fig. 7-1-32).
- Pinça de biópsia diatérmica *(hot biopsy)* (Figs. 7-1-33).
- Alça "a frio" (Fig. 7-1-34).
- Alça diatérmica com ou sem a aplicação de fio laçado *(endoloop)* antecedendo a ressecção.

Diminutos pólipos sésseis (≤ 5 mm) são adequadamente ressecados com pinça de biópsia convencional, tipo jumbo ou alça "a frio". Aqueles com diâmetro entre 6 e 10 mm, devem

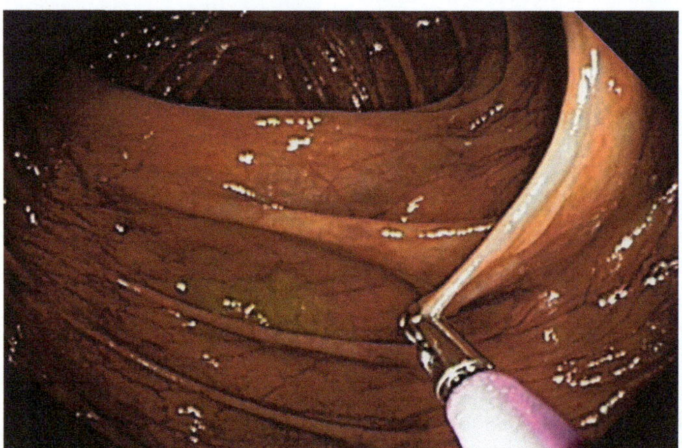

Fig. 7-1-32. Pólipos medindo até 5 mm – a simples apreensão destes com uma pinça de biópsia é suficiente para a sua remoção.

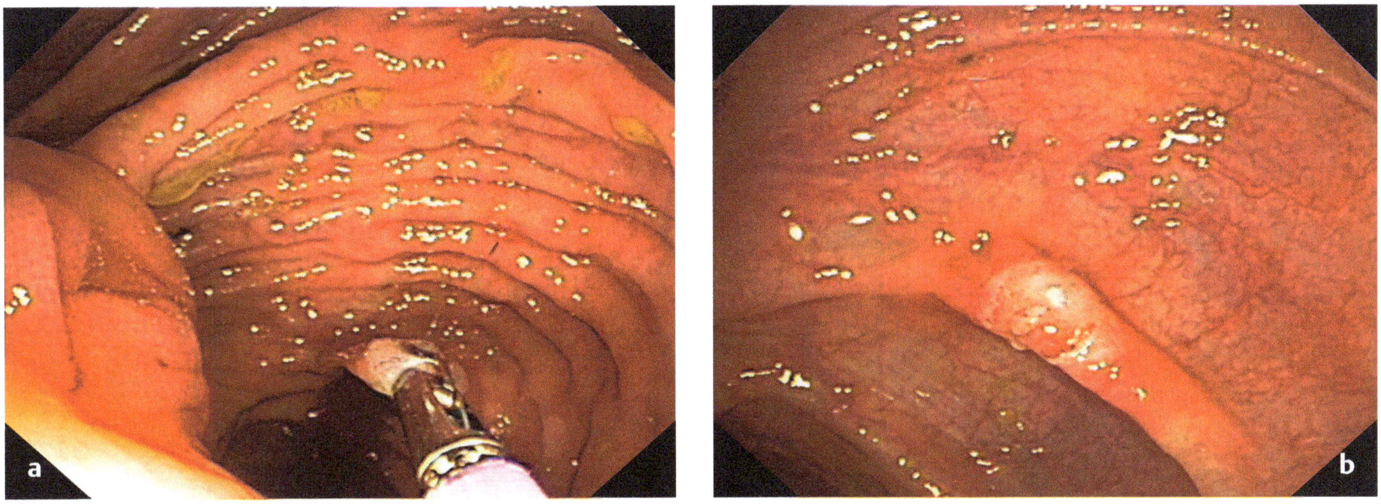

Fig. 7-1-33. *Hot biopsy* – (a) apreensão da lesão e passagem de corrente diatérmica por fora da pinça, (b) eletrocoagulando tecido residual na periferia da lesão. O espécime dentro da concha fica preservado para futuro estudo anatomopatológico.

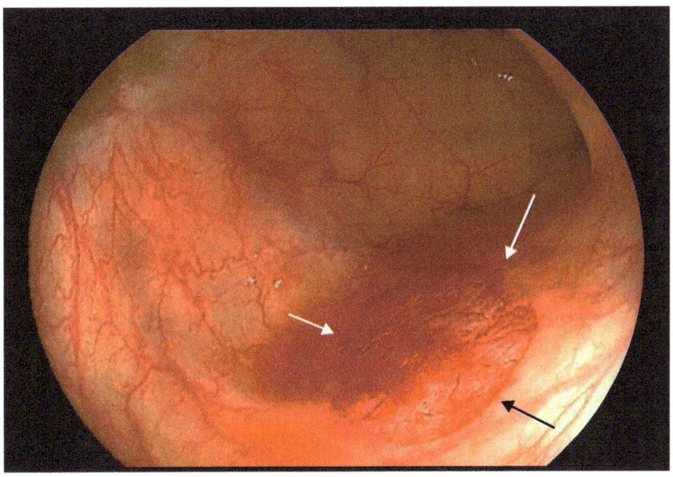

Fig. 7-1-34. Aspecto endoscópico da escara na mucosa após a remoção de um pólipo com alça "a frio".

ser ressecados, preferencialmente, com alça "a frio".[98] O mesmo racional é válido para as lesões não polipoides.

Recomenda-se, também, que lesões com até 10 mm sejam ressecadas à medida que são diagnosticadas durante a introdução do aparelho, devido à possibilidade de não serem encontradas durante a sua retirada.

Pólipos sésseis com mais de 10 mm e LSTs são tratados através das técnicas de REM ou DES, conforme discutido adiante.

Tratando-se de pólipos pediculados utiliza-se alça diatérmica e para a prevenção de sangramento, principalmente quando ≥ 20 mm ou com pedículo largo (≥ 10 mm), a *ESGE*, por exemplo, recomenda a profilaxia para sangramento através do posicionamento de fio laçado *(endoloop)* na base da lesão precedendo a polipectomia ou através da aplicação de clipe metálico no leito decorrente da ressecção. Pode-se associar a injeção de solução de adrenalina na base da lesão antes de ressecá-la, minimizando a ocorrência de sangramento imediato, contudo, sem evidências na prevenção do sangramento tardio.[99]

Não há padronização de configuração da unidade de diatermia. Conceitualmente, o incremento na potência da corrente de corte com baixa de coagulação (modos puro ou *blend*) reduz a dispersão de calor local, oferecendo maior segurança para prevenção de lesão térmica das camadas profundas colorretais, reduzindo o risco de sangramento e perfuração tardios ("lesão em dois tempos"), em contrapartida, elevando o risco de sangramento imediato. Nossa preferência é pela corrente mista, corte tipo *blend* e coagulação (25 W/25 W). Habitualmente mantemos a alça fechada, ajustada por cerca de 3 a 5 minutos, visando "isquemia" inicial, desencadeando a expressão do fator tissular da coagulação, seguida de breve aplicação de corrente de coagulação, mantendo-se a alça fechada, observando-se palidez do tecido junto à alça e atentando-se para não extensão desta à parede do cólon e, por fim, faz-se a secção com corrente de corte no modo *blend*.

Recomenda-se cautela na aplicação de corrente de diatermia em lesões planas ou sésseis, especialmente quando localizadas no cólon direito, segmento no qual a espessura da parede é mais delgada, elevando o risco de perfuração, seja no momento da ressecção ou tardia, decorrente de lesão térmica transmural, conforme descrito no item "Ressecção Endoscópica da Mucosa (Mucosectomia)".

Antes da ressecção todas as lesões devem ser minuciosamente avaliadas em busca do diagnóstico endoscópico assertivo para a adequada programação terapêutica. Lesões maiores de 20 mm de diâmetro, nas quais o risco de carcinoma é maior, habitualmente não são ressecadas no momento da CP diagnóstica. Uma vez preenchidos os critérios para o tratamento endoscópico (item "Lesões Relacionadas ao Câncer Colorretal: Adenoma Clássico, Lesões Serrilhadas e Câncer Colorretal"), documentam-se detalhadamente os achados (imagens e relatório), em nota descreve-se se há a possibilidade da terapêutica endoscópica e essa é programada para um segundo tempo, preferencialmente em ambiente hospitalar. A biópsia antecedendo a ressecção não é preconizada por apresentar pobre representatividade da histologia da lesão devido ao caráter amostral e possivelmente prejudicará futura ressecção pelo surgimento de fibrose decorrente da cicatrização.[63] Quando realizada, deve ser superficial, única e dirigida à área suspeita de maior risco para degeneração maligna ("biópsia alvo"). Tatuagem endoscópica submucosa (item "Tatuagem Endoscópica"), sem comprometer a área a ser ressecada, pode ser realizada para facilitar a identificação da lesão em exame subsequente.

Ressecção Endoscópica da Mucosa (Mucosectomia)

Habitualmente indicadas para lesões protusas maiores de 10 mm (pólipos sésseis e LSTs), a técnica de REM consiste em dois tempos técnicos clássicos: (1) injeção de solução na camada submucosa através de agulha injetora, (2) apreensão e ressecção de toda a lesão (ressecção em monobloco) ou parte dela de forma sequencial (ressecção fatiada – da língua inglesa, *piecemeal* – Fig. 7-1-35) com alça diatérmica. A injeção submucosa cria uma "bolha", proporcionando elevação da lesão, facilitando e garantindo maior segurança à ressecção pelo distanciamento das camadas mucosa da muscular própria. Diversas soluções podem ser utilizadas, dentre elas a salina 0,9%, manitol e ácido hialurônico.

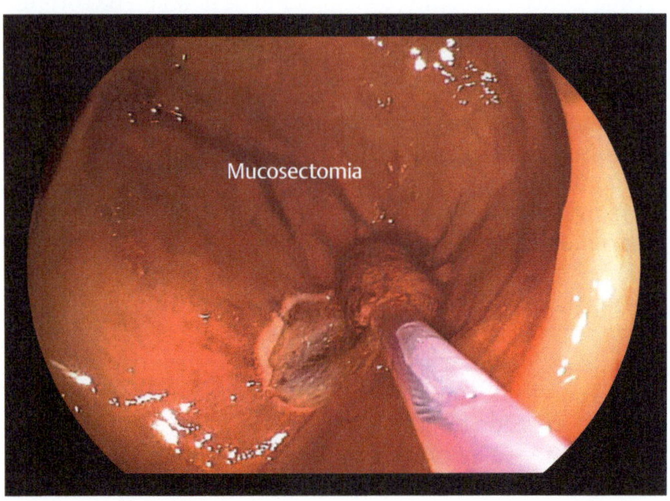

Fig. 7-1-35. Mucosectomia fatiada – ressecção do segundo fragmento de uma mesma lesão plana.

A não elevação de toda ou parte da lesão, em concomitância à adequada elevação da mucosa adjacente, caracteriza-se o "sinal de não elevação" (em inglês, *non-lifting sign*). Este pode ser um indicativo de invasão por carcinoma comprometendo a camada submucosa profunda ou muscular própria (Fig. 7-1-36), considerado por muitos autores como contraindicação à ressecção, ainda que sua sensibilidade (61,5%) e valor preditivo positivo (80%) para o diagnóstico de invasão profunda seja, de fato, inferior ao diagnóstico endoscópico avançado com técnicas de cromoscopia e magnificação (item "Lesões Relacionadas ao Câncer Colorretal: Adenoma Clássico, Lesões Serrilhadas e Câncer Colorretal").[100] Outras causas para a ocorrência da não elevação são falha na técnica de injeção e a presença de fibrose, esta última pode ocasionar dificuldade adicional ao procedimento, porém não obrigatoriamente contraindicando-o.[101]

Assim como para as polipectomias (item Polipectomias e Ressecção de Lesões Não polipoides"), não há padronização para a configuração da unidade de diatermia, procurando-se equalizar a potência monopolar de corte e coagulação. Para a REM nossa preferência, à semelhança da escola japonesa, é pela utilização de corte puro (modo *pure*), com potência de 50 W.

Conforme comentado anteriormente, lesões recidivadas ou submetidas à manipulação prévia podem apresentar fibrose em sua base, tornando a ressecção desafiadora até mesmo para colonoscopistas mais experientes. Nestes casos desencorajamos a injeção submucosa pela alta probabilidade de ocorrência de não elevação. Opções terapêuticas nesses casos são as técnicas de DES ou ressecção endoscópica da mucosa sob imersão d'água (IREM – do inglês UEMR, *underwater endoscopic mucosal resection*).

Para IREM desativa-se a bomba de insuflação do equipamento, o ar ou gás carbônico da luz intestinal do segmento correspondente à topografia da lesão é aspirado e este é preenchido com água. A ressecção é realizada com alça diatérmica subaquática (Fig. 7-1-37).[102]

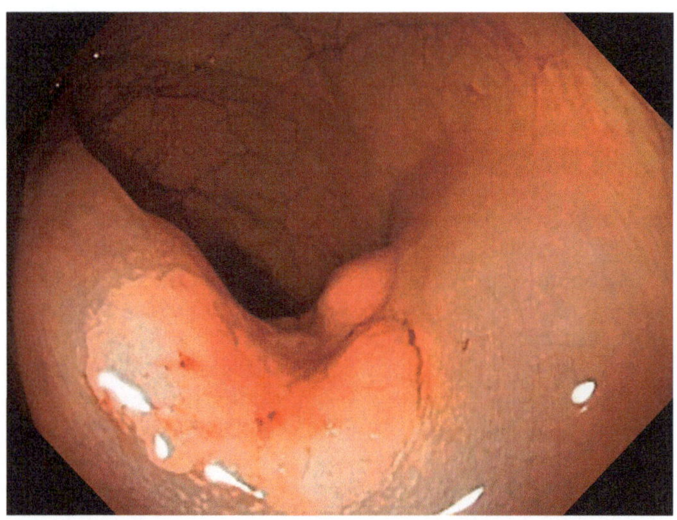

Fig. 7-1-36. Sinal de não elevação *(non-lifting sign)* – lesões que comprometem camadas profundas da parede do cólon, não se elevam após a injeção de solução na submucosa para a realização da ressecção endoscópica, sendo necessária, inicialmente, a revisão das causas para a não elevação e, descartadas falha técnica, diante da suspeita de invasão profunda, o procedimento deve ser abortado.

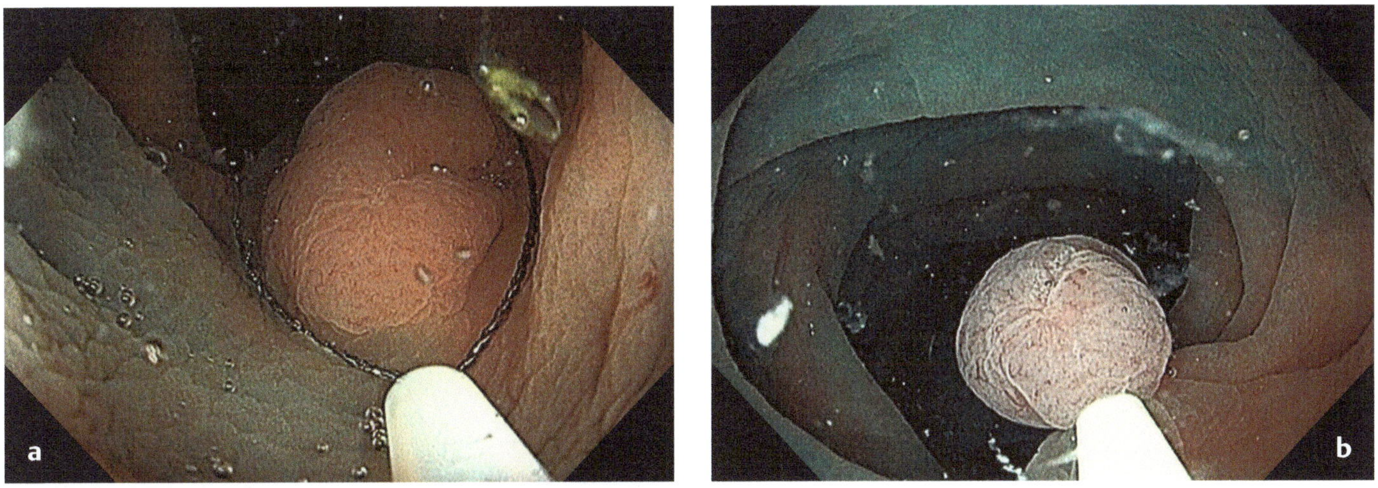

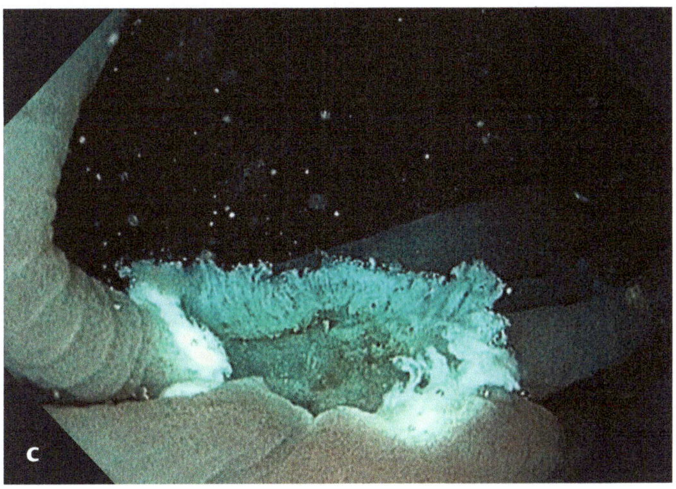

Fig. 7-1-37. Ressecção endoscópica da mucosa sob imersão d'água (IREM) – (**a**) posicionamento da alça com a lesão submersa, (**b**) apreensão da lesão e (**c**) leito decorrente da ressecção.

Independente da técnica de mucosectomia utilizada, preconiza-se a ressecção em fragmento único, minimizando-se assim o risco de ressecção incompleta e recidiva, maior após a ressecção fatiada.[63]

Dissecção Endoscópica da Submucosa

Na DES injeta-se solução abaixo e no entorno da lesão com objetivo semelhante à REM, visando-se expansão do espaço submucoso, porém a ressecção é realizada iniciando-se com incisão direta na mucosa sã, a cerca de 5 mm de sua margem, acessando-se o plano submucoso, que deve ser dissecado em sua camada mais profunda (Fig. 7-1-38a), tangente à muscular própria. Para tal, utilizam-se acessórios específicos, denominados "facas" *(knifes)* diatérmicas. A dissecção é feita sob visão direta, com controle da margem circunferencial e profundas, o que possibilita a ressecção em bloco (Fig. 7-1-38b, c), independente do tamanho da lesão, melhorando a qualidade do espécime para análise anatomopatológica e resultando em menores taxas de lesão residual ou recidiva.

Por outro lado, quando comparada à REM, a DES apresenta algumas limitações, como maior dificuldade técnica, resultando em baixa reprodutibilidade, maior tempo demandado para o procedimento e o maior risco de complicações, como sangramento e perfuração.[103,104]

Para a escolha entre REM ou DES alguns critérios devem ser considerados, sendo um dos principais a busca pela ressecção em bloco. Exemplo se faz na suspeita de carcinoma em adenoma, situação na qual, há preferência pela DES. A ressecção da lesão em fragmento único também permite análise anatomopatológica mais completa e detalhada, avaliação do grau de invasão na camada submucosa e se há invasão angiolinfática. Contudo, se optado pela REM fatiada, esforços devem ser dirigidos para que a área suspeita para carcinoma seja ressecada como um dos fragmentos, contendo toda a área suspeita, sem que seja seccionada, devendo-se enviar esta em frasco à parte para análise anatomopatológica.

Em suma, as principais indicações para DES:[105]

1. Lesão deprimida (tipo IIc da classificação de Paris).
2. LST-NG, particularmente tipo pseudodeprimido.
3. Lesão com padrão de abertura de criptas tipo Vi de Kudo.
4. Carcinoma com invasão superficial da camada submucosa.
5. Grandes lesões polipoides ou LST-G tipo nodular com suspeita de focos de carcinoma superficial.
6. Presença de fibrose na submucosa.
7. Lesão residual ou recidivada após ressecção endoscópica prévia.

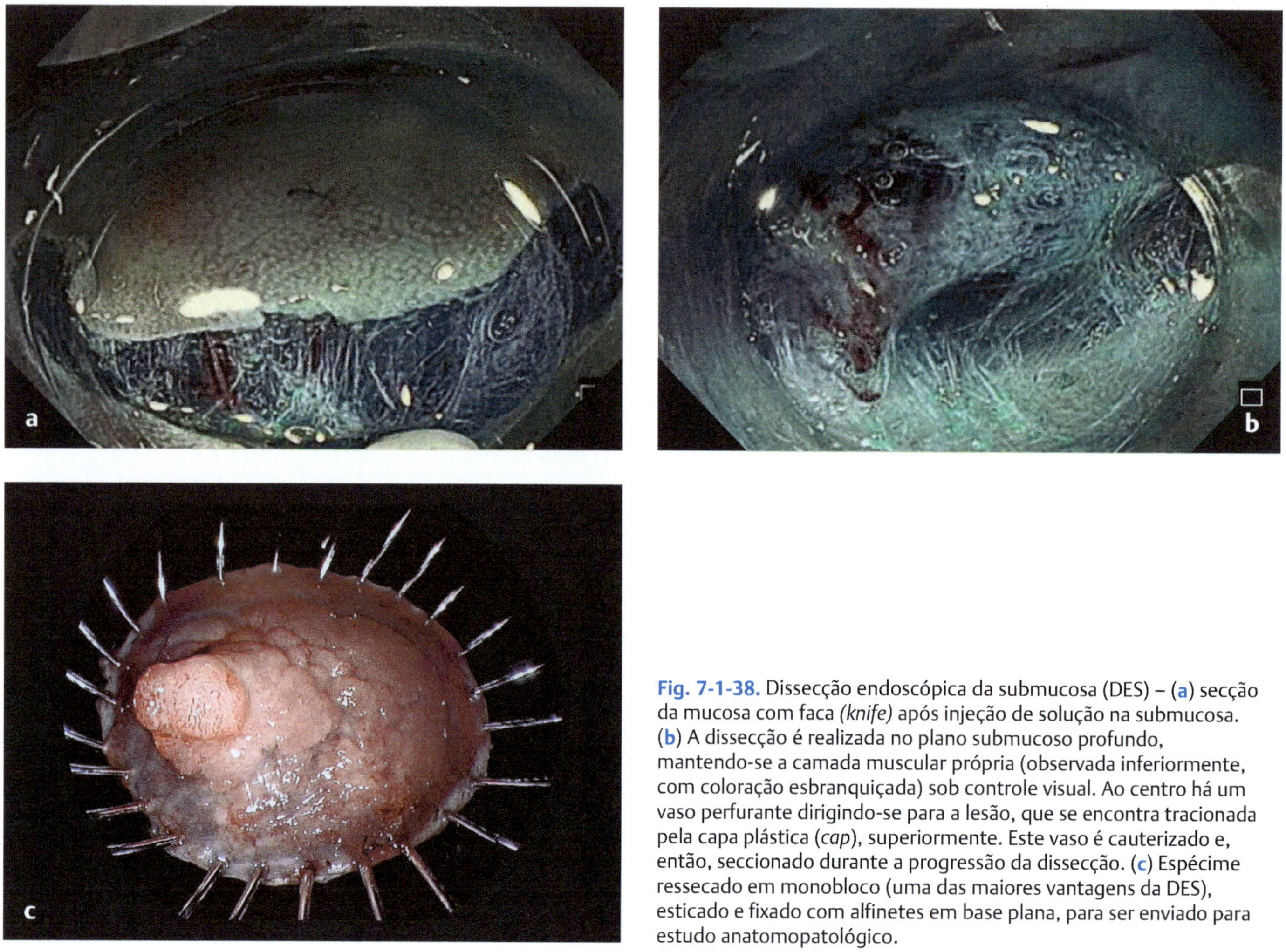

Fig. 7-1-38. Dissecção endoscópica da submucosa (DES) – (a) secção da mucosa com faca *(knife)* após injeção de solução na submucosa. (b) A dissecção é realizada no plano submucoso profundo, mantendo-se a camada muscular própria (observada inferiormente, com coloração esbranquiçada) sob controle visual. Ao centro há um vaso perfurante dirigindo-se para a lesão, que se encontra tracionada pela capa plástica (*cap*), superiormente. Este vaso é cauterizado e, então, seccionado durante a progressão da dissecção. (c) Espécime ressecado em monobloco (uma das maiores vantagens da DES), esticado e fixado com alfinetes em base plana, para ser enviado para estudo anatomopatológico.

8. Coexistência de estado inflamatório crônico da mucosa, por exemplo, colite ulcerativa.
9. Lesão extensa comprometendo mais de 50% da circunferência colorretal.

Os critérios de cura após uma ressecção endoscópica são:[105]

1. Margens laterais e profundas livres de lesão.
2. Invasão da submucosa inferior a 1.000 micra.
3. Tipo histológico bem/moderadamente diferenciado – tubular ou papilar.
4. Ausência de invasão angiolinfática.
5. Brotamento ausente ou grau I (baixo grau).

Tatuagem Endoscópica

Indicações:

- Identificação topográfica endoscópica: pólipo a ser ressecado em outra ocasião, cicatriz decorrente de ressecção prévia que demande acompanhamento endoscópico, possibilidade de tratamento cirúrgico complementar (suspeita de tratamento endoscópico não curativo, por exemplo, possível invasão profunda na camada submucosa).
- Pré-operatória (delimitação das margens distal e/ou proximal de uma neoplasia.

Técnica:[106]

1. Definição da topografia a ser tatuada.
2. Confecção de bolha submucosa com 1-2 mL de solução salina (Fig. 7-1-39a).
3. Mantendo-se a agulha posicionada após a criação da bolha, injeção de 0,5-1 mL de tinta da China (tinta Nanquim), seguida da injeção de cerca de 2 mL de solução salina para deslocar o corante do cateter ao interior da bolha (Fig. 7-1-39b).

Localização:

- Pré-operatória: ao menos dois pontos de punção em paredes contralaterais (Fig. 7-1-39c), a cerca de 5 cm da lesão, optando-se por proximais e/ou distais, de acordo com a topografia da lesão (p. ex., transverso próximo à flexura hepática, recomenda-se apenas tatuagem distal à lesão; transverso médio e cólon esquerdo, quatro pontos de punção, sendo dois proximais e dois distais à lesão).
- Identificação topográfica endoscópica: um ponto de punção, 5 cm distais (sentido anal) à área a ser avaliada (Fig. 7-1-39d).

Como regra, não deve ser realizada tatuagem no ceco e no reto, assim como habitualmente não é necessária como estratégia pré-operatória no ascendente. Nos casos em que há

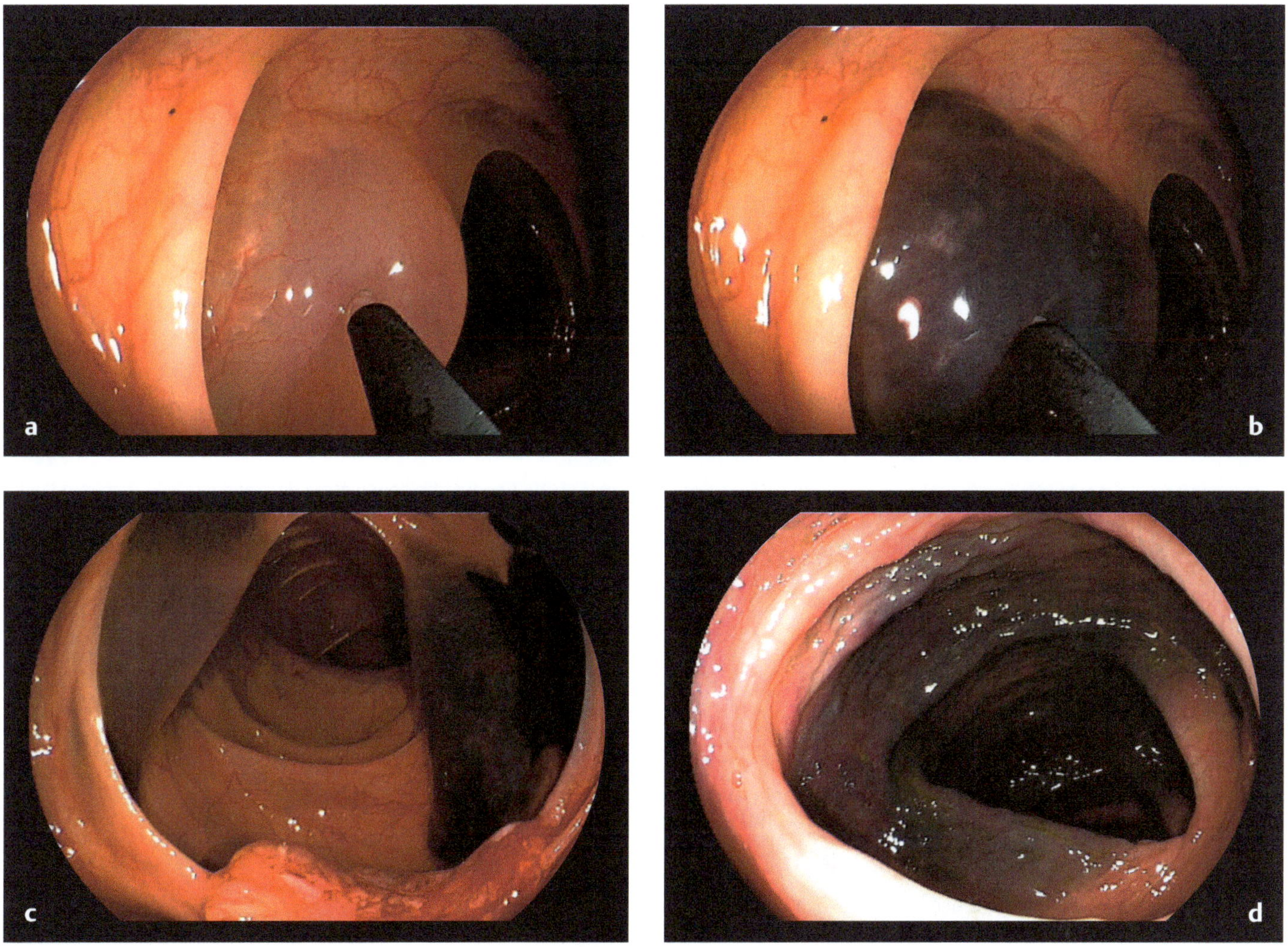

Fig. 7-1-39. Tatuagem – (a) foi injetada solução fisiológica para identificação do plano submucoso (bolha inicial), seguida da (b) injeção de tinta da China (Nanquim), formando esta bolha enegrecida. (c) O procedimento foi repetido na parede contralateral, observando-se as duas áreas enegrecidas proximais à lesão (adenocarcinoma), observada no quadrante inferolateral direito. (d) Exemplo de imagem que deve ser identificada nos exames endoscópicos subsequentes, em segmento cólico tatuado.

necessidade de avaliação de margem cirúrgica retal, sugere-se avaliação endoscópica transoperatória, em vez de tatuagem.

Tão importante quanto os critérios técnicos e definição topográfica relacionados com a tatuagem, é a atenção que deve ser dispensada à detalhada descrição em relatório a cerca do realizado.

Hemorragia Digestiva Baixa

Definida como o sangramento que se origina após a válvula ileocecal, incluindo o reto e ânus, corresponde a 30-40% dos casos de sangramento digestivo.[107] A apresentação mais frequente é através de hematoquezia e a causa mais comum, doença diverticular, responsável por cerca de 20% dos casos admitidos para avaliação hospitalar. Ademais, afecções orificiais, colite isquêmica, ectasia vascular, proctopatia actínica, outras formas de colite, CCR e pós-polipectomia. Em cerca de 20% dos casos a causa não é identificada, mas, felizmente, cerca de 80% deles é autolimitada.[108]

O Quadro 7-1-9 demonstra as principais causas de sangramento (moderado ou intenso) diagnosticadas em 147 (64%) de 230 pacientes submetidos à CP de urgência por hemorragia digestiva baixa (HDB) em um período de 22 anos no Hospital Sírio-Libanês em São Paulo.[109]

Estes números têm se mantido constantes ao decorrer dos anos, de forma que tem sido possível, se realizar o diagnóstico em 2/3 de todos os pacientes, internados por esta causa.

Nos casos de sangramento digestivo com instabilidade hemodinâmica, ou se há qualquer suspeita de origem esofagogastroduodenal do sangramento, a endoscopia digestiva alta deve preceder a CP, contudo, para a maioria dos pacientes a CP pode ser indicada como modalidade diagnóstica inicial, após a completa avaliação clínica (história clínica, exame físico geral e proctológico), laboratorial e medidas iniciais de suporte clínico. Sua acurácia encontra-se em torno de 70 a 85%, com sucesso na intubação cecal de cerca de 95% e morbidade baixa (0,3%).[110,111]

O melhor momento para realização da CP deve ser avaliado e individualizado durante a internação. As evidências disponíveis atualmente são consideradas de baixa qualidade e conflitantes em demonstrar benefício na taxa diagnóstica e impacto no desfecho clínico, quando realizada precocemente,

Quadro 7-1-9. Principais Etiologias de Hemorragia Digestiva Baixa Aguda (Moderada ou Intensa) em 230 Pacientes Submetidos à Colonoscopia de Urgência no Hospital Sírio-Libanês, em São Paulo

Causa	n
Pós-polipectomia	16
Moléstia diverticular	16
Ectasia vascular	14
Colite infecciosa	13
Colite isquêmica	13
Doença inflamatória intestinal	12
Proctopatia actínica	9
Neoplasia maligna	9
Pólipo	7
Pós-operatório (linha de sutura da anastomose)	7
Pós-biópsia de próstata	5
Sem afecção ileocólica identificada	26
Inconclusivo	83
Total	**230**

contudo alguns estudos sugerem sucesso diagnóstico mais frequente, redução na necessidade de intervenção cirúrgica, transfusão sanguínea e no tempo de internação hospitalar, quando realizada nesta condição, sendo essa, também, nossa conduta.[112,113]

Apesar de não haver consenso na literatura sobre qual o melhor preparo de cólon aos pacientes na vigência de sangramento, o anterógrado é o de eleição para a maioria dos autores e, igualmente, nossa preferência, sempre que houver condições clínicas para tal. Sonda nasogástrica pode ser utilizada para facilitar e agilizar a administração da solução àqueles impossibilitados ou intolerantes à ingesta via oral. Opção ao preparo anterógrado, é a realização do exame sem preparo prévio ou apenas através da administração de clister com soro fisiológico morno. O sangue na luz intestinal apresenta efeito catártico, agindo como facilitador na remoção do conteúdo fecal.[114]

As principais modalidades terapêuticas endoscópicas para o sangramento colorretal são:

- *Termocoagulação (com ou sem contato tecidual):* APC, eletrocoagulação (bipolar ou monopolar) (Fig. 7-1-40), sonda diatérmica *(heater probe)* e *laser.*
- *Terapia com infiltração de substâncias químicas na submucosa:* adrenalina, etanolamina ou cianoacrilato.
- *Métodos mecânicos:* endoclipes (Fig. 7-1-41), ligadura elástica e *endoloop.*

A associação de duas modalidades também é uma opção eficaz. Nossa preferência é pela injeção submucosa contendo adrenalina, na diluição de 1:10.000 (reto e cólon esquerdo) ou 1:20.000 (cólon direito), idealmente por quadrantes, como medida inicial de contenção do sangramento. Prosseguimos, então, com a aplicação de clipes ou utilização de um dos métodos de termocoagulação.

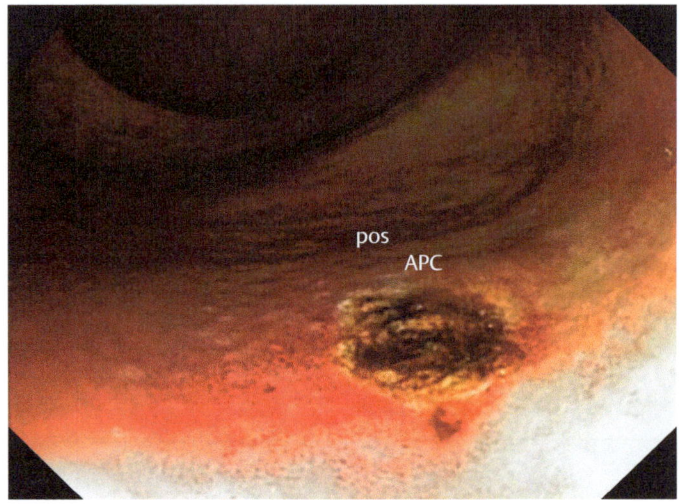

Fig. 7-1-40. Coagulação com plasma de argônio (APC) – aspecto final após aplicação deste método térmico em sangramento arterial no reto.

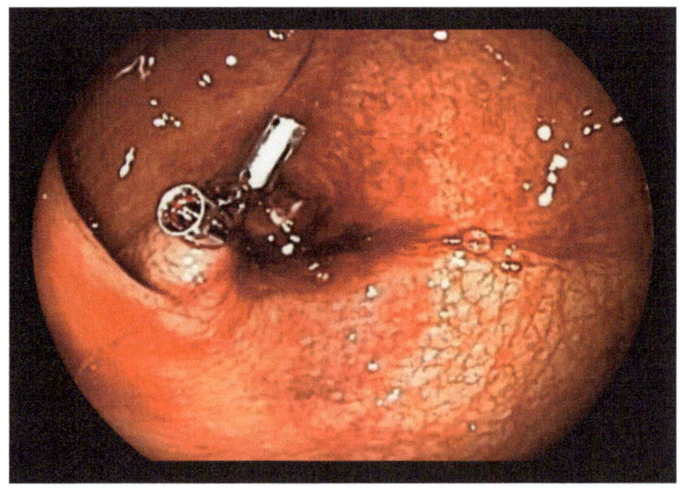

Fig. 7-1-41. Clipes metálicos – este, provavelmente, é o método endoscópico mais efetivo no controle de sangramentos e perfurações. Na imagem, dois clipes colocados em coto arterial após polipectomia, posicionados com conformação em "V", proporcionando compressão tecidual nos quatro quadrantes e controle do sangramento.

Para a escolha dos métodos pondera-se a intensidade e etiologia do sangramento, a disponibilidade de acessórios e equipamentos, além da experiência do colonoscopista.

Sugerimos sempre a tatuagem endoscópica, próxima ao sítio do sangramento, para identificação futura da topografia deste, em casos onde possa ser necessária uma reabordagem terapêutica endoscópica ou tratamento cirúrgico adicional, conforme conceitos descritos no item "Tatuagem Endoscópica".[108,115]

Prótese e Dilatação

Prótese

A obstrução intestinal é a primeira manifestação do CCR em cerca de 20-30% dos casos, aumentando a morbimortalidade pós-operatória, quando comparada à intervenção cirúrgica eletiva.[116]

O tratamento endoscópico paliativo através de prótese metálica autoexpansível (PMAE) é aceito como procedimento intermediário ("ponte") à ressecção cirúrgica oncológica, sendo uma opção à confecção de uma estomia nos quadros obstrutivos, possibilitando a conversão de uma intervenção cirúrgica de urgência em "semieletiva", agregando vantagens decorrentes da descompressão, como a possibilidade de otimização clínica, preparo do cólon, investigação de lesão sincrônica através de CP, maior probabilidade da realização de uma anastomose primária durante o tratamento cirúrgico oncológico e redução na mortalidade pós-operatória precoce.[117] Após a passagem de PMAE, recomenda-se intervalo não superior a duas semanas para o tratamento cirúrgico definitivo.[117]

A grande desvantagem desta opção terapêutica consiste no risco de perfuração intestinal pela presença da prótese, resultando em desfecho catastrófico, seja em decorrência do aumento na mortalidade, demandando intervenção cirúrgica de urgência ou pela possibilidade de disseminação peritoneal, resultando em comprometimento do prognóstico oncológico.

As PMAEs podem ser recobertas ou não, havendo evidências de menor taxa de complicação, migração e maior tempo de patência após o uso das não recobertas.[118] A taxa de sucesso técnico é de aproximadamente 70-95% e clínico de cerca de 92%.[119] O uso de radioscopia é recomendável.

Espera-se melhora gradual do quadro obstrutivo tão logo a prótese tenha sido aberta e sua completa expansão deve ocorrer em até 72 horas do procedimento.

O tempo médio de patência da prótese é de 3-4 meses e nos casos de reobstrução por crescimento tumoral em seu interior (*ingrowth*), uma segunda prótese pode ser passada no interior da primeira com segurança e efetividade.

Ainda que classicamente e mais frequentemente indicada para o segmento esquerdo cólico, a Sociedade Americana de Cirurgiões Colorretais *(American Society of Cólon and Rectal Surgeons – ASCRS)* recomenda a PMAE como opção terapêutica nos quadros obstrutivos de ambos os segmentos, devendo sua indicação ser individualizada, pesando-se fatores como a experiência do colonoscopista, condições clínicas do paciente e a probabilidade de tratamento oncológico curativo.[119]

Considerações quanto às indicações:

A) Intenção paliativa:
   - Prótese endoscópica ou derivação cirúrgica com confecção de colostomia são preferíveis à colectomia, se a perspectiva de vida for inferior a um ano; pacientes com metástases peritoneias apresentam menor taxa de sucesso e maior taxa de complicação em relação à derivação cirúrgica.

B) Intenção curativa:
   - Obstrução no segmento direito (ascendente e transverso): colectomia oncológica com anastomose ileocólica é realizada na maioria dos casos, contudo estudos retrospectivos demonstram que a prótese pode ser opção terapêutica para casos selecionados, com alta taxa de sucesso técnico (87-96%), maior probabilidade da ressecção oncológica ocorrer pela via laparoscópica, menor taxa de confecção de estomia e menor tempo de internação hospitalar.[120-122]
   - Obstrução no segmento esquerdo (descendente e sigmoide): prótese (Fig. 7-1-42), ou derivação cirúrgica através de colostomia e colectomia em um segundo tempo são preferíveis à colectomia de urgência.

Para obstrução por CCR ao nível da transição retossigmoide e nos segmentos proximal e médio retais, revisão sistemática demonstrou grande heterogenicidade entre os estudos e apesar da alta taxa de sucesso técnico relatada (97%), a taxa de sucesso clínico foi de aproximadamente 69%, com taxa de complicação (reobstrução, migração, dor intensa persistente e perfuração) de 28%.[123]

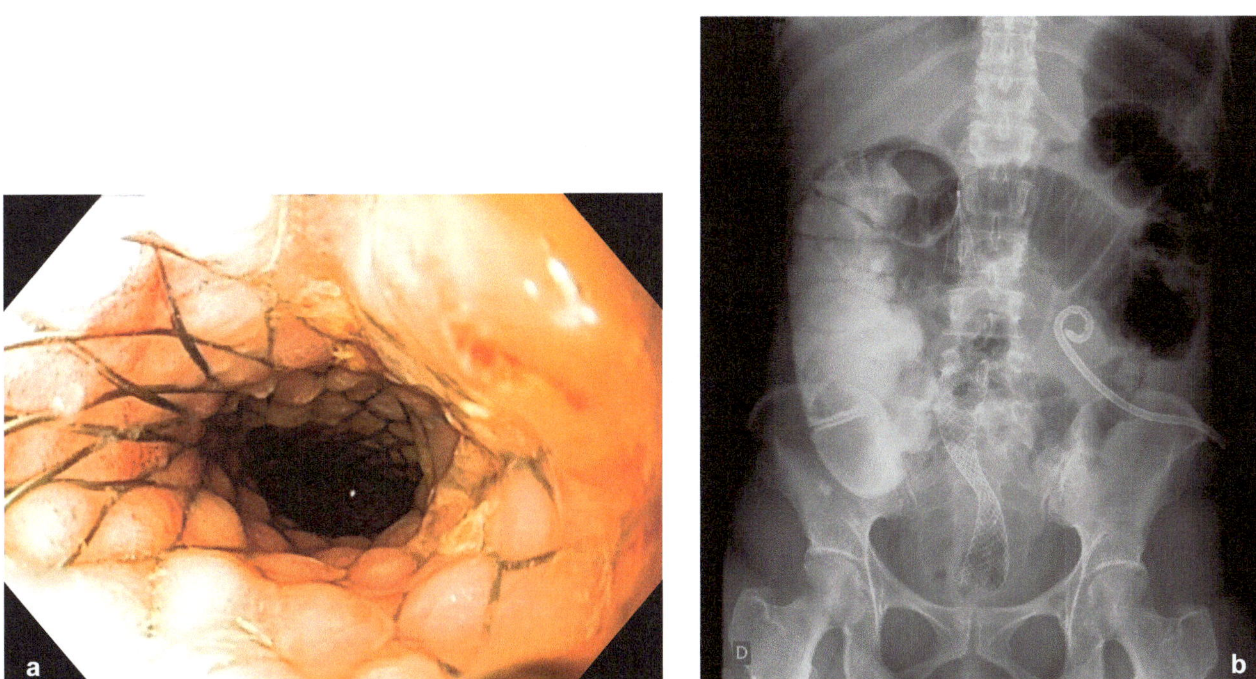

Fig. 7-1-42. Endoprótese – (**a**) aspecto endoscópico após a colocação de prótese metálica autoexpansível não revestida em tumor obstrutivo do sigmoide; (**b**) controle radiológico após 24 horas do procedimento.

As contraindicações para o método são: suspeita clínica de perfuração intestinal e tumores localizados no reto distal, pela ocorrência de tenesmo, dor, incontinência e migração, decorrente da proximidade ao canal anal.

Não recomendamos o uso de PMAE nos casos de comprometimento da luz intestinal decorrente de compressão extrínseca com mucosa normal, devido ao alto risco de migração. Este também se eleva nos pacientes submetidos à radioquimioterapia.[124]

As principais complicações das próteses são: migração (11,8%), obstrução (7,3%) da prótese e perfuração do cólon (2-9%).[119]

Dilatação

Estenose benigna colorretal pode ocorrer na anastomose durante o pós-operatório, na forma pseudotumoral da doença diverticular, na DII ou colite isquêmica e raramente no comprometimento extrínseco, como neoplasias extracólicas e endometriose pélvica profunda, por exemplo. De maneira geral, define-se como estenose, com relevância clínica, a impossibilidade de progressão luminal do aparelho (mesmo daquele de menor diâmetro) através do segmento comprometido.[125,126]

Para o planejamento do tratamento é fundamental que sejam definidos o número de estesoses, a morfologia (extensão, localização, intensidade), a etiologia e presença de outras complicações.

Por isso é recomendável sempre o estudo radiológico prévio, através de enema com contraste, das estenoses colorretais, antes do tratamento endoscópico destas.

A terapêutica endoscópica das estenoses é realizada através da dilatação com balão hidrostático (Fig. 7-1-43), ou incisão diatérmica (estenotomia/estenectomia), essa última utilizada para tratamento de anastomoses, sendo a cirurgia reservada para os casos de insucesso no tratamento endoscópico.

A preferência para a dilatação deve ser pelo balão hidrostático de alta complacência para se obter força radial, mais eficaz e segura.

A probabilidade de sucesso é maior nas estenoses anelares e curtas.

Por vezes, será necessária mais de uma sessão, uma vez que a recorrência pode ocorrer em até 25% dos casos, sendo mais frequentes nas conformações segmentares (extensão maior que 1 cm), não sendo recomendadas, favorecendo-se o tratamento cirúrgico quando superam 4-5 cm em extensão.[125]

O sangramento e perfuração são as principais complicações.

Para dilatação com balão, orienta-se incremento progressivo de diâmetro, não devendo superar 18-20 mm, considerando-se sucesso técnico a possibilidade de transposição do colonoscópio convencional (cerca de 13 mm). A radioscopia é recomendada nos casos de estenose complexa, múltiplas ou com angulações.

A estenose cólica pode estar presente em até 10% dos pacientes com DC e mais raramente na RCUI. A avaliação e decisão terapêutica é complexa, involve múltiplos fatores e, antes da decisão pela endoscópica, é imprescindível que o diagnóstico de displasia/neoplasia seja descartado, através de extensa e cuidadosa investigação anatomoendoscópica (realização de múltiplas biópsias) e exames de imagem. Ainda assim, a investigação pode ser inconclusiva e, por esse motivo, a ressecção cirúrgica permanece amplamente aceita e deve ser a regra na RCUI.[126,127] A dilatação não é recomendada quando há sinais de atividade inflamatória da doença, sendo contraindicada na vigência de quadro intenso (úlceras profundas, por exemplo), pelo risco aumentado de perfuração, bem como na presença de complicações, como fístula e abscesso.

Volvo Cólico

Denomina-se volvo a rotação de segmento cólico sobre o eixo do seu mesentério, causando obstrução e isquemia do segmento envolvido. Corresponde a cerca de 10-15% das causas de obstrução cólica.

Estudos recentes indicam a predominância de volvo do sigmoide em homens (~2:1) e ceco em mulheres (3:1).

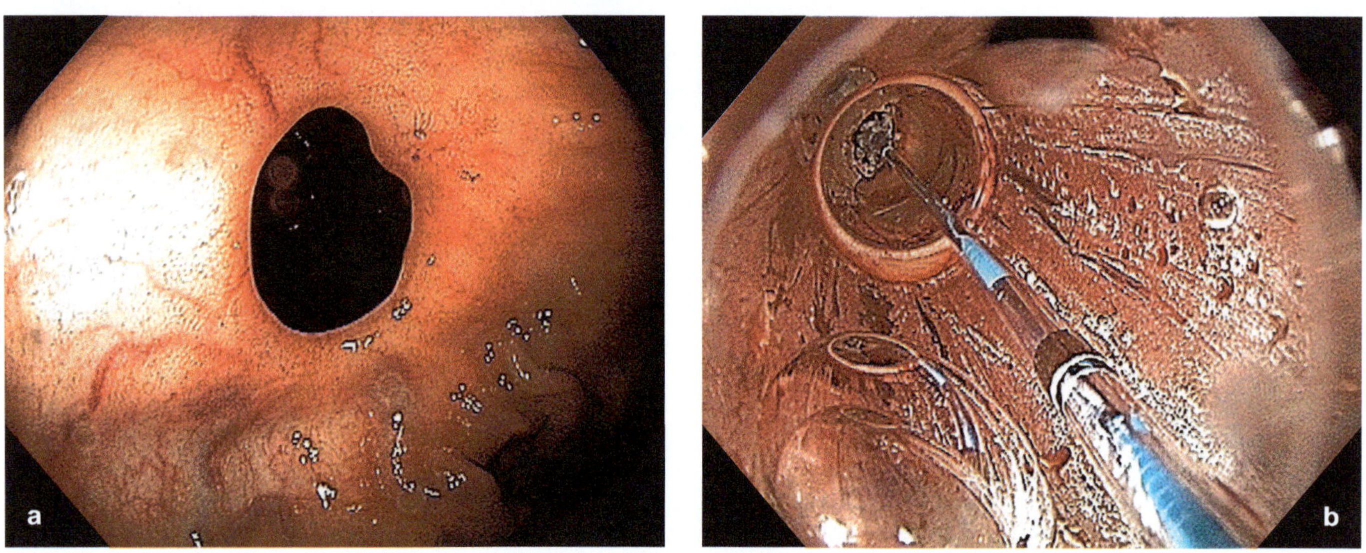

Fig. 7-1-43. (a) Estenose de cólica – (b) dilatação endoscópica com balão hidrostático. O fato de o balão ser transparente permite que a dilatação da estenose seja monitorizada (halo esbranquiçado no centro).

Em nosso meio, onde a etiologia chagásica é endêmica em algumas regiões do país, o segmento mais comumente acometido é o sigmoide (60-75% dos casos), sendo o ceco responsável por 30-40% dos casos.[128,129]

Os pontos-chave durante a abordagem do volvo são: avaliar a viabilidade vascular, distorção e descompressão cólica.

No volvo de sigmoide o quadro clínico pode ser insidioso, principalmente diante de comorbidades neurológicas, frequentemente presentes, enquanto no comprometimento cecal, o quadro tende a ser mais agudo.

Quadros graves com instabilidade hemodinâmica decorrente da isquemia ou perfuração correspondem a cerca de 25-35% das ocorrências.

A abordagem inicial é clínica, laboratorial e radiológica, através de radiografia ou TC. Esta última habitualmente confirma o diagnóstico.

Volvo do Sigmoide

O tratamento de primeira linha nos pacientes sem instabilidade hemodinâmica, sinais de peritonite, perfuração intestinal ou risco iminente de sua ocorrência, é colonoscópico, com avaliação da viabilidade do sigmoide, intensão de distorcer esse segmento e descomprimi-lo. O sucesso na distorção colonoscópica encontra-se em torno de 65-95%, com alta recorrência (43-75%) ao longo de dias a semanas.[128,130]

O preparo do cólon deve ser exclusivamente retrógrado, através de solução salina morna em pequeno volume (250-500 mL).

A introdução do colonoscópico deve ocorrer sob baixa pressão à insuflação e preferencialmente utilizando-se gás carbônico, sempre que disponível. No ponto de torção, nota-se convergência concêntrica das pregas e súbito afilamento da luz. Para transposição e distorção deve-se apoiar o aparelho no ponto de convergência e cuidadosamente acompanhar o eixo de torção. Uma vez ultrapassado o ponto obstrutivo, observa-se intensa distensão do segmento cólico alcançado com descarga de gases e conteúdo fecal. Prossegue-se, então, à minuciosa avaliação da superfície mucosa e trama vascular submucosa quanto à presença e intensidade de sinais de isquemia.

Após a distorção endoscópica deve-se programar o tratamento cirúrgico definitivo, idealmente realizado na mesma internação ou em breve reinternação, devido à alta probabilidade de recorrência, conforme previamente mencionado.

O uso de sondas retais pode facilitar a descompressão contínua do cólon e o preparo mecânico intestinal para cirurgia.

A abordagem cirúrgica imediata é indicada nos casos de insucesso do tratamento colonoscópico e diante da suspeita de complicações, como isquemia irreversível com necrose cólica ou perfuração.

Volvo do Ceco

A distorção colonoscópica do volvo do ceco não é recomendada, com alta taxa de insucesso (86%) e risco de perfuração, ainda que haja relatos de casos bem-sucedidos na literatura.[128,131] Como regra o tratamento desta afecção é cirúrgico.

Pseudo-Obstrução Aguda do Cólon (Síndrome de Ogilvie)

A pseudo-obstrução aguda do cólon (POAC) ou síndrome de Ogilvie é caracterizada pela dilatação acentuada do cólon, principalmente do segmento direito (ascendente e transverso), sem evidências radiológicas de obstrução mecânica.

Isto se deve a uma disfunção do plexo parassimpático do cólon, causando uma atonia no cólon esquerdo.

Habitualmente a POAC ocorre em pacientes críticos, idosos, hospitalizados e acamados. São fatores predisponentes trauma, cirurgias, principalmente ortopédicas e pélvicas, distúrbios hidroeletrolíticos, uso de opioides, entre outros.[132]

Ponto chave para o diagnóstico correto consiste na exclusão de fator obstrustivo intestinal com causa mecânica associada. Frente à suspeita de POAC, a CP não é habitualmente indicada durante a fase diagnóstica, exceto se persiste dúvida quanto ao diferencial de obstrução baixa, ao nível do reto.

Estabelecido o diagnóstico, na ausência de sinais de alerta para isquemia e perfuração, como febre, peritonismo, leucocitose, pneumoperitônio e diâmetro cecal maior >12 cm, o tratamento inicial de escolha é clínico exclusivo (com ou sem o uso de neostigmina) e esse resolverá até cerca de 90% dos casos.[133]

Durante o acompanhamento, radiografias seriadas de abdome com avaliação do diâmetro cecal em associação a parâmetros clínicos e laboratoriais são uma maneira eficaz de monitorização do quadro, porém a distinção evolutiva nem sempre é simples, uma vez que com frequência os pacientes com POAC estão enfermos, acamados e achados como febre e leucocitose, por exemplo, podem estar presentes a despeito das condições do cólon. Assim, a decisão pela manutenção do tratamento clínico ou intervenção, seja ela colonoscópica ou cirúrgica, é multifatorial e deve ser individualizada.

A descompressão colonoscópica encontra-se indicada na falha ou contraindicação para o uso do neostigmina, se o diâmetro cecal superar 10-12 cm durante os controles radiológicos ou em caso de desconforto clínico acentuado.

Tecnicamente o colonoscópio deve transpor ao menos a flexura esplênica do cólon, atingindo-se o cólon transverso distal, quando, então, se torna possível a aspiração do maior volume de gás na luz intestinal.

A taxa de sucesso após a descompressão endoscópica encontra-se por volta de 70-90%, porém podem ser necessárias mais de uma intervenção para a resolução do quadro. Há dados que suportam a recomendação para inserção e manutenção de sonda descompressiva após a colonoscopia, porém o nível de evidência é baixo.[134,135]

Corpo Estranho

Corpo estranho localizado no trato gastrointestinal pode ser originado da ingestão via oral ou pela introdução via anal.

Podem ser deglutidos osso, espinho, prótese dentária, palito, lâmina, entre outros. Em cerca de 80-90% dos casos, transitará pelo trato gastrointestinal e será eliminado espontaneamente. Em 10-20% a remoção endoscópica será necessária e, em 1%, cirurgia.

Uma vez percorrido o delgado, os locais mais frequentes de impactação são a válvula ileocecal e flexuras cólicas, o cólon sigmoide e o reto distal. Quando presentes e impactados no reto decorrem mais frequentemente da inserção deliberada via anal, geralmente relacionada com o ato sexual, mas também criminal (transporte de drogas e objetos) e psiquiátrico.[136]

O quadro clínico é variável, depende da topografia, do tipo de objeto e se há lesão da parede intestinal. Os pacientes assintomáticos apresentam potencial risco de obstrução, sangramento, perfuração e sepse.

Além da história clínica, muitas vezes distorcida ou incerta, o exame físico completo, incluindo o proctológico deve ser realizado, exceto na suspeita de objeto cortante retal, quando o toque é postergado até avaliação da segurança através de exames radiológicos. Estes irão confirmar o diagnóstico e identificar a presença de eventuais complicações. A radiografia de abdome habitualmente é suficiente. A TC pode ser realizada de forma complementar e nos casos suspeitos de haver complicação.

O exame colonoscópico como modalidade diagnóstica confirma a presença do corpo estranho, porém tem contribuição limitada, sendo mais bem aplicado para terapêutica. Na suspeita de perfuração a CP está contraindicada, favorecendo o procedimento cirúrgico.

A escolha da estratégia para a remoção depende da localização, tamanho e características da superfície e do material do corpo estranho. Os acessórios disponíveis para a retirada pela via colonoscópica são: pinças tipo tripé *(tripod)* ou cesta *(basket)*, alças com e sem rede, além do *overtube* para proteção da parede intestinal na remoção de objetos cortantes. Na impossibilidade de manejo seguro de objetos ou fragmentos afiados e cortantes, o tratamento cirúrgico também pode ser necessário.

Os casos de corpo estranho retal podem ser classificados de acordo com a topografia em baixa e alta. A baixa, identificada ao toque retal, localizada no reto médio/distal, pode ser resolvida pela instrumentação proctológica transanal e, a alta, requerem a intervenção endoscópica ou cirúrgica.[137] O papel da CP aplica-se não apenas para a retirada, mas para mobilização do corpo estranho ao reto distal, com posterior retirada manual transanal.[138] O procedimento deve ser realizado sob sedação ou anestesia geral, para controle emocional do paciente e relaxamento do esfíncter anal.[136]

A CP deve ser realizada também para revisão do órgão após a retirada de um corpo estranho.

RASTREAMENTO E VIGILÂNCIA DAS LESÕES ASSOCIADAS AO CÂNCER COLORRETAL

Câncer Colorretal

A longa fase latente pré-clínica que precede o surgimento do CCR proporciona intervalo de oportunidade para intervenção no curso da doença através da detecção de lesões precursoras (prevenção primária) ou do câncer precoce (prevenção secundária).[139]

O diagnóstico das lesões nestas fases possibilita o tratamento curativo e a CP é a principal ferramenta utilizada para essa finalidade.[33,140-142]

As diretrizes para o rastreamento do CCR são variáveis pelo mundo e se baseiam no risco populacional, disponibilidade de recursos, engajamento das sociedades envolvidas com o tema, comprometimento das instituições públicas e valores socioculturais.[139]

Além da CP, as principais modalidades diagnósticas validadas para o rastreamento do CCR são testes de sangue oculto nas fezes (FOBTs), retossigmoidoscopia flexível, colonografia por tomografia computadorizada (CTC), cápsula endoscópica e, atualmente menos utilizado, o enema opaco.

A CP é considerada o método disponível mais acurado para o diagnóstico de lesões colorretais. A sensibilidade descrita para sua detecção pode chegar a 100%.[143] Exerce papel fundamental em um programa de rastreamento, sendo o único teste passível de ser aplicado de forma exclusiva e obrigatoriamente indicada como exame complementar, após resultado positivo de todos os demais testes disponíveis,[143] proporcionando redução de até 69% na incidência e de 68% na mortalidade por CCR.[144] A ressecção endoscópica de adenomas pode prevenir em até 80% a ocorrência de CCR,[33] sustentando sua indicação como método de primeira linha, além de ser indispensável aos programas de rastreamento.

No entanto, como modalidade única em larga escala, sua aplicação exige infraestrutura complexa e, entre os requisitos, necessitam-se de profissionais treinados e serviços de endoscopia com capacidade para absorver a alta demanda.[145] Também dificultam sua realização a necessidade de mudança rigorosa na dieta na véspera do procedimento, o preparo mecânico intestinal e a demanda por ambiente estruturado para sedação. Dessa forma, é habitualmente indicada para avaliação diagnóstica durante a chamada “segunda etapa” do processo de rastreamento.[146] Assim, a estratégia mais utilizada no mundo atual consiste na realização da triagem através de um FOBT (primeira etapa), cada vez mais representado pelo teste imunoquímico fecal (FIT), em substituição ao seu antecessor à base de guáiaco (gFOBT), sendo a CP indicada àqueles com resultado FOBT positivo.[147,148]

Os FOBT como exame inicial apresentam relevante impacto na redução da mortalidade por CCR de até 33%.[139,149-151]

O Quadro 7-1-10 descreve os principais métodos disponíveis para rastreamento do CCR.[152,153]

Quadro 7-1-10. Principais Métodos para Rastreamento do CCR

Método	Intervalo para aplicação
Exames endoscópicos	
Retossigmoidoscopia flexível	5 anos
Colonoscopia	10 anos
Cápsula endoscópica para o cólon	5 anos
Testes baseados no estudo de material fecal	
gFOBT	anual/bianual
FIT	anual/bianual
FIT-DNA	3 anos
Exames radiológicos	
Enema baritado com duplo contraste*	5 anos
Colonografia por tomografia computadorizada (“colonoscopia virtual”)	5 anos

FIT: TESTE imunoquímico fecal; FIT-DNA: teste imunoquímico fecal com estudo de DNA; *Encontra-se em desuso.

Lesões Precursoras (Adenomas Clássicos e Lesões Serrilhadas)

A história natural das lesões precursoras, no tocante às alterações genéticas e celulares que resultam na transformação maligna, principalmente a cerca da clássica via adenoma-carcinoma, são atualmente mais bem compreendidas. Sabe-se que a formação de um adenoma tarda por volta de dois a três anos e a evolução ao adenocarcinoma demora em média sete a oito anos. Assim, após uma CP de qualidade, na qual não foi diagnosticada lesão relacionada ao CCR, por exemplo, um intervalo de até 10 anos entre os exames colonoscópicos pode ser recomendado.[154] Em contrapartida, nos casos diagnosticados com extensas lesões, ressecadas em múltiplos fragmentos (REM fatiada), por exemplo, o risco de lesão residual e recidiva é maior, sendo indicado um próximo exame com intervalo menor, em média de 6-12 meses.[145]

O risco de CCR ao longo do tempo é considerado maior em indivíduos nos quais lesões precursoras foram previamente diagnosticadas e tratadas. Recomenda-se, assim, que o intervalo a uma próxima CP seja balizado pelos achados de exames anteriores e, ainda que não haja consenso na literatura, as diretrizes assemelham-se,[145,155-157] devendo ser consultadas, como base para a programação da vigilância, evitando-se exames desnecessários antecipados e o risco de câncer pelo atraso.

Os principais achados que influenciarão na programação de uma próxima CP são: a qualidade do preparo intestinal, o número, tamanho e histologia das lesões precursoras diagnosticadas e os detalhes da técnica de ressecção, principalmente no caso de lesões maiores.

O Quadro 7-1-11 compila as recomendações atualizadas de três dentre as principais sociedades internacionais para vigilância e prevenção do CCR.[154]

Quadro 7-1-11. Principais Recomendações para Acompanhamento Pós-Polipectomia, Segundo Três Diretrizes Internacionais

	USMSTF	ESGE	BSG/ACPGBI/PHE
1-2 adenomas tubulares < 10 mm	7-10 anos	Não é necessário acompanhamento/ retornar para rastreamento	Não é necessário acompanhamento/retornar para rastreamento quando convidado
3-4 adenomas tubulares < 10 mm	3-5 anos	Não é necessário acompanhamento/ retornar para rastreamento	Não é necessário acompanhamento/ retornar para rastreamento quando convidado
5-10 adenomas tubulares < 10 mm	3 anos	3 anos	3 anos
Adenoma ≥ 10 mm	3 anos	3 anos	3 anos
Adenoma com componente viloso, < 10 mm, displasia de baixo grau	3 anos	Não é necessário acompanhamento/ retornar para rastreamento	Não é necessário acompanhamento/ retornar para rastreamento
Adenoma com displasia de alto grau	3 anos	3 anos	3 anos
> 10 adenomas em único exame	1 ano e aconselhamento genético	Aconselhamento genético	Recomendações nas diretrizes de CCR hereditário da BSG
Adenomas ou LSS removidos por fREM > 20 mm	6 meses	3-6 meses	2-6 meses (e aos 18 meses – BSG)
≤ 20 PHs no reto ou sigmoide, < 10 mm; ou nos segmentos proximais ao sigmoide, < 10 mm	10 anos	Sem recomendação específica	Sem recomendação específica
PH > 10 mm	3-5 anos	Sem recomendação específica	Sem recomendação específica
1-2 LSS < 10 mm	5-10 anos	Não é necessário acompanhamento/ retornar para rastreamento	Não é necessário acompanhamento/retornar para rastreamento
3-4 LSS < 10 mm	3-5 anos	Não é necessário acompanhamento/ retornar para rastreamento	Não é necessário acompanhamento/ retornar para rastreamento
5-10 LSS < 10 mm	3 anos	Sem recomendação específica	3 anos
LSS com displasia	3 anos	3 anos	3 anos[a]
LSS ≥ 10 mm	3 anos	3 anos	3 anos[a]
AST	3 anos	3 anos	3 anos[a]

USMSTF: US Multi-Society Task Force; ESGE: European Society of Gastrointestinal Endoscopy; BSG: British Society of Gastroenterology; ACPGBI/PHE: Association of Coloproctology of Great Britain and Ireland/Public Health England; LSS: lesão séssil serrilhada; fRM: mucosectomia fatiada (peacemeal); PH: pólipo hiperplásico; AST: adenoma serrilhado tradicional; CCR: câncer colorretal; [a]3 anos apenas se > 2 lesões precursoras, sendo que ao menos uma delas apresenta a característica descrita. Adaptado de Abu-Freha *et al.*[155]

Síndromes Hereditárias

Existem outras condições de risco aumentado para CCR, nas quais o exame endoscópico exerce grande importância para a prevenção e diagnóstico precoce, sendo as principais o Câncer Colorretal Hereditário Não polipose (HNPCC, da língua inglesa *Hereditary Nonpolyposis Colorectal Cancer*) ou Síndrome de Lynch e a PAF.

Câncer Colorretal Hereditário Não Polipose (Síndrome de Lynch)

Essa síndrome genética apresenta caráter autossômico dominante, com penetrância de cerca de 80%.

Assim, aos membros das famílias com diagnóstico comprovado ou forte suspeita, recomenda-se que sejam submetidos ao exame colonoscópico a cada 2 anos, a partir dos 20-25 anos de idade. Nos casos de mutação MLH1/MSH2, MSH6/PMS2 confirmadas, considera-se CP anual.[158]

Polipose Adenomatosa Familiar

A PAF também é de transmissão autossômica dominante, com penetrância de 100%, assim, membros de famílias com PAF devem ser examinados por CP periódica, a cada 2 anos, a partir dos 10 a 15 anos de idade. Nos casos de PAF atenuada, recomenda-se o início do acompanhamento aos 18-20 anos e, então, a cada 2 anos. Para ambas, considerar CP para vigilância anual nos casos em que a colectomia foi prorrogada após diagnóstico.[159]

A remoção cirúrgica de todo o cólon, e na maioria dos casos também do reto, deve ser realizada se diagnosticada lesão avançada e a todos com diagnóstico estabelecido antes dos 40 anos de idade.

O Quadro 7-1-12 resume as principais síndromes hereditárias e recomendações para realização de CP.[159]

Doença Inflamatória Intestinal

Uma vez que pacientes com diagnóstico de DII apresentam risco aumentado para o desenvolvimento de CCR ao longo dos anos, aproximando-se de 20% após 30 anos de doença,[160] o exame endoscópico apresenta suma importância durante o acompanhamento, não somente para monitorização e estratificação de atividade inflamatória, mas para rastreamento e vigilância de neoplasia.

Os principais fatores de risco para o desenvolvimento do CCR são:

- Início precoce da doença.
- Extensão da área de acometimento do cólon (p. ex., pancolite).
- Histórico de displasia.
- Atividade inflamatória histológica persistente com má resposta ao tratamento clínico.
- Antecedente familiar de CCR.
- Associação à colangite esclerosante primária.

A displasia na DII pode surgir sem que seja precedida pelas lesões adenomatosas clássicas ou serrilhadas. O CCR nestes pacientes muitas vezes é esquirroso ou deprimido e a dificuldade de insuflação de um acompanhamento pode ser a única manifestação de sua presença. Desta forma, as recomendações de rastreamento apresentam algumas particularidades em relação à população geral:[161]

- O rastreamento deve ser realizado sob condições ideais de preparo intestinal e, preferencialmente, com a doença em remissão, pois inflamação e displasia apresentam-se da mesma forma para o patologista.
- Equipamento com alta definição de imagem proporciona aumento na taxa de detecção de lesões displásicas e deve ser utilizado sempre que disponível.

Quadro 7-1-12. Recomendações para Acompanhamento Colonoscópico das Principais Síndromes Hereditárias

Doença	Início	Acompanhamento	Considerações
Lynch	20-25 anos	1-2 anos	Considerar CP anual nos casos de portador confirmado para mutação genética
PAF	10-15 anos	1-2 anos	CP anual se a cirurgia for postergada por mais de 1 ano após o diagnóstico da polipose
PAF atenuada	18-20 anos	1-2 anos	CP anual se a cirurgia for postergada por mais de 1 ano após o diagnóstico da polipose
Síndrome de polipose associada ao gene MUTYH	25-30 anos	1-2 anos	
Síndrome de Peutz-Jeghers	8 anos	CP a cada 3 anos, se polipose; ou nova CP aos 18 anos e, então, a cada 3 anos ou menos (quando sintomático), se não houver polipose	
Síndrome de polipose juvenil	12 anos	CP anual, se houver pólipos; ou a cada 2-3 anos, se não houver pólipos	
Síndrome de Cowden	15 anos	2 anos (intervalo pode variar de acordo com os achados)	
Síndrome da polipose serrilhada	Não definido	CP recorrente até remoção de todas as lesões ≥ 5 mm e, então, CP a cada 1-3 anos	

PAF: polipose adenomatosa familiar; CP: colonoscopia.
Adaptado de Syngal *et al.*[160]

- Cromoscopia de superfície (p. ex., com índigo-carmim 0,2%) de todo o cólon (pancromoscopia) com biópsias-alvo de áreas suspeitas aumenta a taxa de detecção de displasia e deve ser realizada a todos os pacientes com longo tempo de diagnóstico de colite.
- Biópsias seriadas por quadrantes, além de trabalhosas ao endoscopista e patologista, apresentam baixa eficácia, sendo atualmente indicadas como conduta de exceção (p. ex., na indisponibilidade de corante).
- Estenoses devem ser biopsiadas e interpretadas como possível lesão maligna, especialmente nos casos de RCUI.

Quem deve Ser Submetido ao Rastreamento Individualizado para DII?[162]

RCUI: diagnóstico de colite esquerda ou pancolite.

DC: acomentimento de ao menos um terço do cólon ou ao menos um segmento cólico.

Para os demais casos, incluindo proctite isolada, o risco de CCR é semelhante ao da população geral, devendo estes serem orientados conforme os protocolos habituais de rastreamento.

Quando Iniciar o Rastreamento na DII?

Classicamente indica-se o início do rastreamento "após" 8 anos do diagnóstico da doença.[163] Contudo, diante da crescente documentação de diagnóstico tardio do CCR, Ungaro *et al.*[164] sugerem o início do rastreamento "em até" 8 anos do diagnóstico, recomendando que este grupo de pacientes seja rastreado e vigiado para CCR desde a confirmação diagnóstica da doença.

Como Fazer a Vigilância na DII?

A definição do intervalo para o rastreamento não é consenso e o intervalo é estabelecido de acordo com o grau de agressividade destas afecções (diagnóstico da doença em idades mais baixas, extensão e grau de atividade da doença). Aceita-se:

- Ressecção prévia de displasia em colite: 6 meses, 12 meses e, então, anualmente.
- Antecedente familiar (1º grau) de displasia ou CCR: anual.
- Inflamação persistente, alterações anatômicas (estenoses, múltiplos pseudopólipos) e colangite esclerosante primária: anual.
- Após duas avaliações endoscópicas e histológicas sem indícios inflamatórios na mucosa: bianual ou trienal.

Vigilância Pós-Operatória do CCR

Pacientes operados por CCR devem ser submetidos à CP periódica. O objetivo é o diagnóstico de lesões metacrônicas e da recidiva próxima à anastomose colorretal. A maioria das lesões metacrônicas ocorre no período inicial, que sucede o diagnóstico de CCR, sendo que 30% são diagnosticadas nos primeiros dois anos. Quanto às recidivas, cerca de 80% ocorrem após a ressecção de câncer localizado no reto ou no cólon distal. Recomenda-se que a primeira CP pós-operatória seja realizada 1 ano após a data da cirurgia (ou de uma CP documentada no período perioperatório). Se não forem diagnosticadas lesões relacionadas com o CCR, a próxima deve ser programada em 3 anos e, então, em 5 anos. Após esta última devem ser seguidas as recomendações habituais para rastreamento do CCR de acordo com os achados colonoscópicos, não excedendo o intervalo de cinco anos.[165]

Nos casos de avaliação incompleta do cólon no perioperatório (CP convencional ou CTC), recomenda-se antecipar a primeira CP pós-operatória para 6 meses após o procedimento.

COMPLICAÇÕES DA COLONOSCOPIA

A incidência de complicações relacionadas à CP é baixa, ocorre em torno de 0,35% dos exames e pode ser decorrente do preparo intestinal, sedação, da manipulação do aparelho para exame diagnóstico ou decorrente de procedimento terapêutico, sendo que aproximadamente 85% relacionam-se a procedimentos para ressecção de lesões, como polipectomia, REM e DES.[166]

A perfuração e o sangramento são as duas complicações potencialmente mais graves, sendo imprescindível o diagnóstico e tratamento precoces para redução na morbimortalidade. Felizmente a imensa maioria delas (> 90-95%), quando identificadas durante o exame, podem ser resolvidas por via endoscópica, sem a necessidade de outras medidas.[167]

Relacionadas com o Preparo

As principais complicações relacionadas ao preparo do cólon são a desidratação e distúrbios eletrolíticos, sendo o mais frequente deles a hipocalemia. Ainda que raros, há relatos de outras complicações, como broncoaspiração e síndrome de Mallory-Weiss secundárias a êmese, arritmia e colite.

O citrato de magnésio deve ser evitado em pacientes com disfunção renal e idosos, pelo risco de bradicardia, hipotensão, sonolência e óbito. Da mesma forma, o fosfato de sódio (fosfossoda) oferece riscos ainda mais relevantes de insuficiência renal aguda, desidratação, hiponatremia, hipocalcemia, convulsão e óbito.[19] Desta forma, não recomendamos o uso desses dois componentes para a realização do preparo anterógrado. A fosfossoda pode ser utilizada com segurança como enema (*fleet*), em baixo volume (130-260 mL), habitualmente prescrito como preparo para a realização de retoscopia.

Em pacientes com distúrbios de deglutição, incapacitados de ingerir líquidos e pediátricos pode haver a necessidade de passagem de sonda nasogástrica para administração da solução do preparo. Ao se administrar a solução por esta via, o cuidado deve ser redobrado quanto ao risco de broncoaspiração por vômitos. A administração lenta do volume a ser infundido, associada à medicação procinética, pode auxiliar na prevenção desta complicação.

O preparo retrógrado exclusivo é mais seguro para pacientes de alto risco, como nos extremos de idade, acamados e com déficit cognitivo significativo, porém, a qualidade é inferior à do preparo anterógrado.

Relacionadas com a Sedação

Eventos não planejados e complicações relacionadas com a sedação, por vezes demandando intervenção, como hipoxemia intensa, broncospasmo, arritmia, hipotensão e infarto agudo do miocárdio são raras, ocorrendo em cerca de 1,1% dos procedimentos.[168]

Relacionadas com a Execução do Exame

As principais e potencialmente mais graves complicações relacionadas com o ato técnico da CP são a perfuração e o sangramento.

A perfuração do cólon durante o exame diagnóstico ocorre em aproximadamente 0,016-0,04% dos casos,[169] mas esta incidência pode superar 5% quando há terapêutica com ressecção de grandes lesões (polipectmia com alça, REM ou DES). Além dessa, outros fatores de risco relacionados à perfuração são: dilatação de estenose e uso de plasma de argônio, principalmente no segmento direito cólico, condições insatisfatórias de preparo intestinal, moléstia diverticular exuberante do cólon, DII em atividade, cirurgia abdominal prévia, quadros obstrutivos, como volvo, e POAC, idade avançada e comorbidades.

Assim como a perfuração, o sangramento também é um evento raro, com ocorrência de aproximadamente 0,1-0,6%.[170] Pode ser imediato (durante o procedimento) ou tardio. Na maioria dos casos é de pequena monta e autolimitado. Aquele de ocorrência imediata não é considerado complicação, exceto se demandar internação, transfusão sanguínea ou cirurgia.

Quando há ressecção de lesão, a incidência eleva-se, podendo superar 6-10% de acordo com a complexidade do procedimento realizado, número, tamanho, histologia, localização das lesões e experiência do colonoscopista.[8,171] Conforme comentado no item "Polipectomias e Ressecção de Lesões Não polipoides", o uso de corrente do tipo corte puro ou *blend* tende a aumentar o risco de evento imediato e, a coagulação, tardio.

O sangramento tardio frequentemente cessa espontaneamente e, na imensa maioria dos casos (> 90%), pode ser tratado pela via endoscópica, sendo o tratamento cirúrgico raramente necessário. São fatores de risco para o sangramento tardio: uso de anticoagulante, ressecções no segmento cólico direito (lesões maiores que 1 cm), presença de coto vascular seccionado, hematoma submucoso no leito decorrente da ressecção e o fato de ter ocorrido sangramento imediato, mesmo que tratado.

Não somente o risco de sangramento, mas também o de perfuração podem ser minimizados com a utilização de geradores eletrocirúrgicos com microprocessador para leitura de impedância do tecido e regulação automática de voltagem tanto para corte, quanto coagulação. Para outras medidas profiláticas, como a aplicação de clipes para a prevenção de sangramento tardio, as evidências demonstram redução em sua incidência apenas para lesões maiores de 2 cm, localizadas no segmento cólico direito.[172]

Para tratamento do sangramento, nossa preferência técnica é pela aplicação de clipes metálicos com conformação em "V" (Fig. 7-1-41), precedida ou não da injeção de solução de adrenalina 1:20.000 nos quatro quadrantes (3-4 mL no total). Desta forma, independente do trajeto do vaso que dá origem ao coto com sangramento, todos os quadrantes na submucosa adjacente a ele são comprimidos proporcionando adequada hemostasia. Outras técnicas são descritas no item "Hemorragia Digestiva Baixa".

Síndrome Pós-Polipectomia

A síndrome pós-polipectomia é descrita como a ocorrência de lesão térmica transmural da parede do cólon após a ressecção de uma lesão com uso de corrente diatérmica, levando a sinais de peritonite localizada, contudo, sem sinais de perfuração intestinal. Sua incidência á altamente variável, podendo ocorrer entre 0,03-1% dos casos e podendo chegar a 7-8% após DES.[172,173]

O quadro clinicolaboratorial inclui dor abdominal com sinais de peritonite localizada e febre de início logo após ou em até 5 dias do procedimento, com leucocitose. Exames radiológicos, como a TC, têm papel importante no diagnóstico diferencial para excluir sinais de perfuração do cólon.[173]

O tratamento é clínico e inclui jejum via oral até que haja melhora dos sintomas, hidratação parenteral, antibioticoterapia de largo espectro endovenosa e sintomáticos.

Outras

Outras raras complicações relacionadas à CP são descritas na literatura, entre elas: ruptura esplênica, bacteriemia, explosão cólica, apendicite aguda, sangramento dos vasos mesentéricos, reflexo vasovagal com repercussão hemodinâmica, enfisema subcutâneo e retroperitoneal.[174,175]

AVANÇOS TECNOLÓGICOS EM COLONOSCOPIA[176-182]

Os principais avanços práticos na esfera tecnológica em CP, publicados nas últimas décadas, têm sido regidos pelas inovações emergentes voltadas para o desenvolvimento e aprimoramento nos campos da inteligência artificial (IA) e plataformas robóticas para assistência à realização do exame.

A IA aplicada à CP tem amplo e promissor espectro de interação não somente relacionado com o incremento na detecção de lesões e possibilidade de análise diagnóstica patológica *in vivo* (endocitoscopia), como também para avaliação e registro de informações importantes associadas a ela, como condições de preparo intestinal, identificação marcos anatômicos, confirmação de intubação cecal, tempo demandado para se atingir o ceco e de retirada do aparelho.

A disponibilidade destas informações facilita a organização e a análise de dados, possibilitando, por exemplo, a obtenção de medidas atualizadas dos indicadores de qualidade em colonoscopia (descritos no item "Indicadores de Qualidade em Colonoscopia"), a pré-confecção automatizada de laudos, resultando em otimização do tempo durante a jornada de trabalho, facilitando a disponibilização de dados para pesquisa e potencializando a economia de recursos, por exemplo, evitando-se ressecções e estudo anatomopatológico desnecessários e, ainda, gerando recomendação automatizada quanto ao tempo de acompanhamento para um próximo exame, evitando a indicação de exames abreviados, consequentemente, otimizando as agendas.

Por serem projetadas para trabalharem integradas a extensos bancos de dados *(big data)*, a utilização das plataformas de IA oferece como ganho secundário a possibilidade de monitorização, análise comparativa e divulgação automatizadas de resultados em tempo real de praticamente todas as informações relacionadas à execução do exame conforme comentado. Qual o impacto destas ações? Sabemos que a medicina moderna caminha para o conceito de "saúde baseada em valor". De uma forma simplificada, isso significa foco voltado ao paciente, visando-se produzir mais, com melhores resultados e menor custo, permitindo o ranqueamento e valorização de profissionais e serviços com melhores indicadores.

As plataformas robóticas, por sua vez, até o momento são representadas em publicações de caráter experimental. Contudo, os potenciais ganhos de sua implantação são animadores e dentre eles, a navegação do aparelho assistida por IA, resultando na realização do exame com maior conforto a ambos, examinador e paciente, reduzindo ou até mesmo dispensando a necessidade de sedação, com maior reprodutibilidade técnica, estreitando a curva de aprendizagem, facilitando o ensino (eventualmente também para não médicos), o que, potencialmente, permitiria maior difusão e disponibilidade do exame à população e, por que não, impacto positivo no acesso populacional ao rastreamento de CCR. Muito ainda está por vir!

REFERÊNCIAS BIBLIOGRÁFICAS

1. Keele KD. The evolution of clinical methods in medicine. London: Pitman; 1985.
2. Désormeaux AJ. De l'endoscope et de sé applications au diagnostic et au traitement de l'urèthe et la vessie. Paris: Ballière; 1865.
3. Kelly HA. A new method of examination and treatment of diseases of the colon and rectum and sigmoid flexure. Ann Surg. 1985;21:468.
4. Hopkins HH, Kapany NG. A flexible fiberscope using static scanning. Nature. 1954;173:39.
5. Wolf WI, Shinya H. Colonofiberoscopy: diagnostic modality and therapeutic application. Bull Soc Int Chir. 1971;5:525-7.
6. Wolf WI, Shinya H. Polipectomy via the fiberoptic colonoscope: removal of neoplasms beyond the reach of the sigmoidoscope. N Engl J Med. 1973;288:329.
7. American Society for Gastrointestinal Endoscopy. Appropriate use of gastrointestinal endoscopy. Gastrointest Endosc. 2000;52(6):831-7.
8. Rex DK, Schoenfeld PS, Cohen J, Pike IM, Adler DG, Fennerty MB et al. Quality indicators for colonoscopy. Gastrointest Endosc. 2015 Jan;81(1):31-53.
9. ASGE Standards of Practice Committee; Early DS, Ben-Menachem T, Decker GA, Evans JA, Fanelli RD, Fisher DA et al. Appropriate use of GI endoscopy. Gastrointest Endosc. 2012 Jun;75(6):1127-31.
10. Stauffer CM, Pfeifer C. Colonoscopy. 2023 Jul 24. In: StatPearls [Internet]. Treasure Island (FL): StatPearls Publishing; 2023 Jan–.
11. Cappell MS. Safety and efficacy of colonoscopy after myocardial infarction: an analysis of 100 study patients and 100 control patients at two tertiary cardiac referral hospitals. Gastrointest Endosc. 2004 Dec;60(6):901-9.
12. Telford JJ. Inappropriate uses of colonoscopy. Gastroenterol Hepatol (NY). 2012 May;8(5):342-4.
13. Park JH. Role of colonoscopy in the diagnosis and treatment of pediatric lower gastrointestinal disorders. Korean J Pediatr. 2010 Sep;53(9):824-9.
14. Rizk MK, Sawhney MS, Cohen J, Pike IM, Adler DG, Dominitz JA et al. Quality indicators common to all GI endoscopic procedures. Gastrointest Endosc. 2015 Jan;81(1):3-16.
15. ASGE Standards of Practice Committee; Acosta RD, Abraham NS, Chandrasekhara V, Chathadi KV, Early DS, Eloubeidi MA et al. The management of antithrombotic agents for patients undergoing GI endoscopy. Gastrointest Endosc. 2016 Jan;83(1):3-16.
16. Australian Diabetes Society. Peri-operative Diabetes Management Guidelines [internet]. 2012 [acesso em 23 fev. 2023]. Disponível em: https://diabetessociety.com.au/documents/perioperativediabetesmanagementguidelinesfinalcleanjuly2012.pdf.
17. ASGE Standards of Practice Committee; Banerjee S, Shen B, Baron TH, Nelson DB, Anderson MA et al. Antibiotic prophylaxis for GI endoscopy. Gastrointest Endosc. 2008 May;67(6):791-8.
18. Rutter MD, Beintaris I, Valori R, Chiu HM, Corley DA, Cuatrecasas M et al. World Endoscopy Organization Consensus Statements on Post-Colonoscopy and Post-Imaging Colorectal Cancer. Gastroenterology. 2018 Sep;155(3):909-925.e3.
19. ASGE Standards of Practice Committee; Saltzman JR, Cash BD, Pasha SF, Early DS, Muthusamy VR et al. Bowel preparation before colonoscopy. Gastrointest Endosc. 2015 Apr;81(4):781-94.
20. Millien VO, Mansour NM. Bowel preparation for colonoscopy in 2020: a look at the past, present, and future. Curr Gastroenterol Rep. 2020 May 6;22(6):28.
21. Kilgore TW, Abdinoor AA, Szary NM, Schowengerdt SW, Yust JB, Choudhary A et al. Bowel preparation with split-dose polyethylene glycol before colonoscopy: a meta-analysis of randomized controlled trials. Gastrointest Endosc. 2011 Jun;73(6):1240-5.
22. Bigard MA, Gaucher P, Lassalle C. Fatal colonic explosion during colonoscopic polypectomy. Gastroenterology. 1979;77:1307-10.
23. Ladas SD, Karamanolis G, Ben-Soussan E. Colonic gas explosion during therapeutic colonoscopy with electrocautery. World J Gastroenterol. 2007;13(40):5295-8.
24. Klug WA, Sampaio Neto P, Fonoff AM, Fang CB, Candelária PA, Capelhuchnik P. Preparo do intestino para colonoscopia com lactulona a 8 por cento: modo da Santa Casa de São Paulo. Rev Bras Coloproctol. 2008 Jan-Mar;28(1):84-88.
25. Calderwood AH, Jacobson BC. Comprehensive validation of the Boston Bowel Preparation Scale. Gastrointest Endosc. 2010 Oct;72(4):686-92.
26. Faulx A. The changing landscape of practice patterns regarding unsedated endoscopy and propofol use: a national Web survey. Gastrointest Endosc. 2005;62:9-15.
27. ASGE Standards of Practice Committee; Early DS, Lightdale JR, Vargo JJ 2nd, Acosta RD, Chandrasekhara V, Chathadi KV et al. Guidelines for sedation and anesthesia in GI endoscopy. Gastrointest Endosc. 2018 Feb;87(2):327-37.
28. American Society of Anesthesiologists Task Force on Sedation and Analgesia by Non-Anesthesiologists. Practice guidelines for sedation and analgesia by non-anesthesiologists. Anesthesiology. 2002 Apr;96(4):1004-17.
29. Siddiqui U, Denise Proctor D. Flexible sigmoidoscopy and colonoscopy during pregnancy. Gastrointest Endosc Clin N Am. 2006 Jan;16(1):59-69.
30. ASGE Standard of Practice Committee; Shergill AK, Ben-Menachem T, Chandrasekhara V, Chathadi K, Decker GA, Evans JA et al. Guidelines for endoscopy in pregnant and lactating women. Gastrointest Endosc. 2012 Jul;76(1):18-24.
31. Drugs and Lactation Database (LactMed®) [Internet]. Bethesda (MD): National Institute of Child Health and Human Development; 2006-. Midazolam. [Updated 2023 Feb 15]. Available from: https://www.ncbi.nlm.nih.gov/books/NBK501235/consultado em 30/09/23).
32. Bisschops R, Dinis-Ribeiro M. ESGE quality parameters in colonoscopy: how to ensure their adoption? Endosc Int Open. 2021 Sep 16;9(10):E1463-E1465.
33. Winawer SJ, Zauber AG, Ho MN, O'Brien MJ, Gottlieb LS, Sternberg SS, et al. Prevention of colorectal cancer by colonoscopic polypectomy. The National Polyp Study Workgroup. N Engl J Med. 1993 Dec 30;329(27):1977-81.
34. World Health Organization. Classification of Tumours Editorial Board (2019). Digestive system tumours. 5th ed. Lyon: International Agency for Research on Cancer; 2019. v. 1

35. Rubio CA, Jaramillo E, Lindblom A, Fogt F. Classification of colorectal polyps: guidelines for the endoscopist. Endoscopy. 2002;34(3):226-36.
36. Kudo S, Kashida H, Tamura T, Kogure E, Imai Y, Yamano H et al. Colonoscopic diagnosis and management of nonpolypoid early colorectal cancer. World J Surg. 2000 Sep;24(9):1081-90.
37. Muto T, Kamiya J, Sawada T, Konishi F, Sugihara K, Kubota Y et al. Small "flat adenoma" of the large bowel with special reference to its clinicopathologic features. Dis Colon Rectum. 1985 Nov;28(11):847-51.
38. Thirumurthi S, Raju GS. How to deal with large colorectal polyps: snare, endoscopic mucosal resection, and endoscopic submucosal dissection; resect or refer? Curr Opin Gastroenterol. 2016 Jan;32(1):26-31.
39. Takeuchi Y, Shichijo S, Uedo N, Kawakami Y, Okubo Y, Tani Y, et al. Safety and efficacy of cold versus hot snare polypectomy including colorectal polyps ≥ 1 cm in size. Dig Endosc. 2022 Jan;34(2):274-83.
40. Rex DK, Dekker E. How we resect colorectal polyps < 20 mm in size. Gastrointest Endosc. 2019 Mar;89(3):449-52.
41. Markarian E, Fung BM, Girotra M, Tabibian JH. Large polyps: pearls for the referring and receiving endoscopist. World J Gastrointest Endosc. 2021 Dec 16;13(12):638-48.
42. Dell'Abate P, Iosca A, Galimberti A, Piccolo P, Soliani P, Foggi E. Endoscopic treatment of colorectal benign-appearing lesions 3 cm or larger: techniques and outcome. Dis Colon Rectum. 2001 Jan;44(1):112-8.
43. Fortner RT, Rice MS, Knutsen SF, Orlich MJ, Visvanathan K, Patel AV et al. Ovarian cancer risk factor associations by primary anatomic site: the ovarian cancer cohort consortium. Cancer Epidemiol Biomarkers Prev. 2020 Oct;29(10):2010-8.
44. Yang HM, Mitchell JM, Sepulveda JL, Sepulveda AR. Molecular and histologic considerations in the assessment of serrated polyps. Arch Pathol Lab Med. 2015 Jun;139(6):730-41.
45. Tziatzios G, Gkolfakis P, Lazaridis LD, Facciorusso A, Antonelli G, Hassan C et al. High-definition colonoscopy for improving adenoma detection: a systematic review and meta-analysis of randomized controlled studies. Gastrointest Endosc. 2020 May;91(5):1027-1036.e9.
46. Muto T, Bussey HJ, Morson BC. The evolution of cancer of the colon and rectum. Cancer. 1975 Dec;36(6):2251-70.
47. Jass JR. Colorectal cancer: a multipathway disease. Crit Rev Oncog. 2006;12(3-4):273-87.
48. Snover DC. Update on the serrated pathway to colorectal carcinoma. Hum Pathol. 2011 Jan;42(1):1-10.
49. Nusko G, Mansmann U, Altendorf-Hofmann A, Groitl H, Wittekind C, Hahn EG. Risk of invasive carcinoma in colorectal adenomas assessed by size and site. Int J Colorectal Dis. 1997;12(5):267-71.
50. Kashida H, Kudo SE. Early colorectal cancer: concept, diagnosis, and management. Int J Clin Oncol. 2006 Feb;11(1):1-8.
51. Kudo S, Lambert R, Allen JI, Fujii H, Fujii T, Kashida H et al. Nonpolypoid neoplastic lesions of the colorectal mucosa. Gastrointest Endosc. 2008 Oct;68(4 Suppl):S3-47.
52. Japanese Gastric Cancer Association. Japanese Classification of Gastric Carcinoma – 2nd English Edition –. Gastric Cancer. 1998 Dec;1(1):10-24.
53. Endoscopic Classification Review Group. Update on the paris classification of superficial neoplastic lesions in the digestive tract. Endoscopy. 2005 Jun;37(6):570-8.
54. Sano Y, Iwadate M. The importance of the macroscopic classification of colorectal neoplasms. Gastrointest Endosc Clin N Am. 2010 Jul;20(3):461-9.
55. Kudo S. About laterally spreading tumor. Early Colorectal Cancer. 1998; 2:477-81.
56. Kudo S. Endoscopic mucosal resection of flat and depressed types of early colorectal cancer. Endoscopy. 1993 Sep;25(7):455-61.
57. Tanaka S, Kaltenbach T, Chayama K, Soetikno R. High-magnification colonoscopy (with videos). Gastrointest Endosc. 2006 Oct;64(4):604-13.
58. Kimura T, Yamamoto E, Yamano HO, Suzuki H, Kamimae S, Nojima M et al. A novel pit pattern identifies the precursor of colorectal cancer derived from sessile serrated adenoma. Am J Gastroenterol. 2012 Mar;107(3):460-9.
59. Iwatate M, Sano Y, Tanaka S, Kudo SE, Saito S, Matsuda T et al. Validation study for development of the Japan NBI Expert Team classification of colorectal lesions. Dig Endosc. 2018 Sep;30(5):642-51.
60. Sano Y, Tanaka S, Kudo SE, Saito S, Matsuda T, Wada Y et al. Narrow-band imaging (NBI) magnifying endoscopic classification of colorectal tumors proposed by the Japan NBI Expert Team. Dig Endosc. 2016 Jul;28(5):526-33.
61. Sumimoto K, Tanaka S, Shigita K, Hayashi N, Hirano D, Tamaru Y et al. Diagnostic performance of Japan NBI Expert Team classification for differentiation among noninvasive, superficially invasive, and deeply invasive colorectal neoplasia. Gastrointest Endosc. 2017 Oct;86(4):700-9.
62. Oka S, Tanaka S, Kanao H, Oba S, Chayama K. Therapeutic strategy for colorectal laterally spreading tumor. Dig Endosc. 2009 Jul;21 Suppl 1:S43-6.
63. Tanaka S, Kashida H, Saito Y, Yahagi N, Yamano H, Saito S et al. JGES guidelines for colorectal endoscopic submucosal dissection/endoscopic mucosal resection. Dig Endosc. 2015 May;27(4):417-34.
64. Brandt L, Boley SJ. Vascular disorders of the colon. In: Sivak MV. Gastrointestinal endoscopy. 2nd ed. New York: WB Sauders, 2000. v. II. cap. 84. p. 1324-50.
65. Mulliken JB, Glowacki J. Hemangiomas and vascular malformations in infants and children: a classification based on endothelial characteristics. Plast Reconstr Surg. 1982;69:412-22.
66. Foutch PG, Rex DK, Lieberman DA. Prevalence and natural history of colonic angiodyplasia among healthy asymptomatic people. Am J Gastroenterol. 1995;90:564-7.
67. Averbach M, Correa PAFP, Cutait R. Hemorragia digestiva baixa. In: SOBED (Ed.). Endoscopia digestiva, 3. ed. Rio de Janeiro: Medsi, 2000. p. 259-72.
68. Jurado ES, Câmara M, Almeida E. Endoscopic treatment of giant cavernous hemangioma: case report. Am J Gastroenterol. 2000;95;2580.
69. Barbier P, Luder P, Triller J, Ruchi C, Hassler H, Stafford A. Colonic hemorrhage from a solitary minute ulcer: report of three cases. Gastroenterology. 1985;88:1065-8.
70. Inayat F, Hussain A, Yahya S, Weissman S, Sarfraz N, Faisal MS et al. Rectal Dieulafoy's lesion: a comprehensive review of patient characteristics, presentation patterns, diagnosis, management, and clinical outcomes. Transl Gastroenterol Hepatol. 2022 Jan 25;7:10.
71. Khan S, Niaz S, Singh R, Lucas S, Calcagno C. Dieulafoy lesion of the colon: a rare finding during colonoscopy. Cureus. 2022 May 21;14(5):e25188.
72. Gurala D, Philipose J, Haddad FG, Liliane D. A bleeding Dieulafoy's lesion in the anal canal. Cureus. 2019 Jan 8;11(1):e3853.
73. Gimeno-García AZ, Parra-Blanco A, Nicolás-Pérez D, Ortega Sánchez JA, Medina C, Quintero E. Management of colonic Dieulafoy lesions with endoscopic mechanical techniques: report of two cases. Dis Colon Rectum. 2004;47(9):1539-43.
74. Place RJ. Idiopathic colonic varices as a cause of lower gastrointestinal bleeding. South Med J. 2000;93:1112-4.

75. Schafer TW, Binmoeller KF. Argon Plasma coagulation for the treatment of colonic varices. Endoscopy. 2002;34:661-3.
76. Chen WC, Hou MC, Lin HC, Chang FY, Lee SD. An endoscopic injection with N-butyl-2-cyanoacrylate use for colonic variceal bleeding: a case report and review of the literature. Am J Gastroenterol. 2000;95:540-2.
77. Donaldson SS. Radiation proctitis after prostate carcinoma therapy. JAMA. 1994;270:819-20.
78. Sebastian S, O'Connor H, O'Morain C, Buckley M. Argon plasma coagulation as first-line treatment for chronic radiation proctopathy. J Gastroenterol Hepatol. 2004 Oct;19(10):1169-73.
79. Tjandra JJ, Sengupta S. Argon plasma coagulation is an effective treatment for refractory hemorrhagic radiation proctitis. Dis Colon Rectum. 2001;44(12):1759-65.
80. Habu Y, Tahashi Y, Kiyota K, Matsumura K, Hirota M, Kawai K. Revaluation of clinical features of ischemic colitis. Scand J Gastroenterol. 1996;31:881-924.
81. Brandt LJ, Boley SJ. AGA medical position statement: guidelines on intestinal ischemia. Gastroenterology. 2000;118:951-3.
82. Brandt LJ, Feuerstadt P, Longstreth GF, Boley SJ; American College of Gastroenterology. ACG clinical guideline: epidemiology, risk factors, patterns of presentation, diagnosis, and management of colon ischemia (CI). Am J Gastroenterol. 2015 Jan;110(1):18-44; quiz 45.
83. Spiceland CM, Lodhia N. Endoscopy in inflammatory bowel disease: role in diagnosis, management, and treatment. World J Gastroenterol. 2018 Sep 21;24(35):4014-20.
84. Corrêa PAFP, Cutait R. Colites específicas. In: Magalhães AFN, Cordeiro FT, Quilici FA, Machado G, Amarante HMBS, Prolla JC et al. Endoscopia digestiva diagnóstica e terapêutica. Rio de Janeiro: Revinter, 2005. p. 574-9.
85. Marques Jr OW, Averbach M, Zanoni ECA, Correa PAFP, Paccos JL, Cutait R. Cytomegalovirus colitis in HIV positive patients: endoscopic findings. Arq Gastroenterol. 2007;44:315-9.
86. Lawson PA, Citron DM, Tyrrell KL, Finegold SM. Reclassification of *Clostridium difficile* as *Clostridioides difficile* (Hall and O'Toole 1935) Prévot 1938. Anaerobe. 2016 Aug;40:95-9.
87. Oren A, Garrity GM. List of new names and new combinations previously effectively, but not validly, published. Int J Syst Evol Microbiol. 2016 Sep;66(9):3761-4.
88. Longtin Y, Trottier S, Brochu G, Paquet-Bolduc B, Garenc C, Loungnarath V et al. Impact of the type of diagnostic assay on Clostridium difficile infection and complication rates in a mandatory reporting program. Clin Infect Dis. 2013 Jan;56(1):67-73.
89. Bartlett JG, Gerding DN. Clinical recognition and diagnosis of Clostridium difficile infection. Clin Infec Dis. 2008;15:12-8.
90. Bhargava DK, Tandon HD, Chawla TS, Shriniwas, Tandon BN, Karpur BM. Diagnosis of ileocecal and colonic tuberculosis by colonoscopy. Gastrointest Endosc. 1985;31:69-70.
91. Luterman L, Alsumait AR, Daly DS, Gorexky CA. Colonosocpy features of cecal amebomas. Gastrointest Endosc. 1985;31:204-6.
92. Tangri V, Chande N. Microcopic colitis: na update. J Clin Gastroenterol. 2009;43:293-6.
93. Miehlke S, Guagnozzi D, Zabana Y, Tontini GE, Kanstrup Fiehn AM, Wildt S et al. European guidelines on microscopic colitis: United European Gastroenterology and European Microscopic Colitis Group statements and recommendations. United European Gastroenterol J. 2021 Feb 22;9(1):13-37.
94. Macaigne G. Eosinophilic colitis in adults. Clin Res Hepatol Gastroenterol. 2020 Oct;44(5):630-7.
95. Giudici G, Ribaldone DG, Astegiano M, Saracco GM, Pellicano R. Eosinophilic colitis: clinical review and 2020 update. Minerva Gastroenterol Dietol. 2020 Jun;66(2):157-63.
96. Amersi F, Agustin M, Ko CY. Colorectal cancer: epidemiology, risk factors, and health services. Clin Colon Rectal Surg. 2005 Aug;18(3):133-40.
97. Rex DK, Petrini JL, Baron TH, Chak A, Cohen J, Deal SE et al. Quality indicators for colonoscopy. Am J Gastroenterol. 2006 Apr;101(4):873-85.
98. Kaltenbach T, Anderson JC, Burke CA, Dominitz JA, Gupta S, Lieberman D et al. Endoscopic removal of colorectal lesions-recommendations by the US Multi-Society Task Force on Colorectal Cancer. Gastroenterology. 2020 Mar;158(4):1095-129.
99. Ferlitsch M, Moss A, Hassan C, Bhandari P, Dumonceau JM, Paspatis G et al. Colorectal polypectomy and endoscopic mucosal resection (EMR): European Society of Gastrointestinal Endoscopy (ESGE) Clinical Guideline. Endoscopy. 2017 Mar;49(3):270-97.
100. Kobayashi N, Saito Y, Sano Y, Uragami N, Michita T, Nasu J et al. Determining the treatment strategy for colorectal neoplastic lesions: endoscopic assessment or the non-lifting sign for diagnosing invasion depth? Endoscopy. 2007 Aug;39(8):701-5.
101. Sorbello MP, Corrêa P. Mucosectomia – técnicas e resultados. In: Averbach M. Colonoscopia. 2. ed. Rio de Janeiro: Revinter, 2014.
102. Binmoeller KF, Weilert F, Shah J, Bhat Y, Kane S. "Underwater" EMR without submucosal injection for large sessile colorectal polyps (with video). Gastrointest Endosc. 2012 May;75(5):1086-91.
103. Oka S, Tanaka S, Kaneko I, Mouri R, Hirata M, Kawamura T et al. Advantage of endoscopic submucosal dissection compared with EMR for early gastric cancer. Gastrointest Endosc. 2006;64(6):877-83.
104. Tamegai Y, Saito Y, Masaki N, Hinohara C, Oshima T, Kogure E et al. Endoscopic submucosal dissection: a safe technique for colorectal tumors. Endoscopy. 2007;39(5):418-22.
105. Tanaka S, Kashida H, Saito Y, Yahagi N, Yamano H, Saito S et al. Japan Gastroenterological Endoscopy Society guidelines for colorectal endoscopic submucosal dissection/endoscopic mucosal resection. Dig Endosc. 2020 Jan;32(2):219-39.
106. Fu KI, Fujii T, Kato S, Sano Y, Koba I, Mera K et al. A new endoscopic tattooing technique for identifying the location of colonic lesions during laparoscopic surgery: a comparison with the conventional technique. Endoscopy. 2001;33(8):687-9.
107. Gralnek IM, Neeman Z, Strate LL. Acute lower gastrointestinal bleeding. N Engl J Med. 2017 Mar 16;376(11):1054-63.
108. Edelman DA, Sugawa C. Lower gastrointestinal bleeding: a review. Surg Endosc. 2007;21(4):514-20.
109. Correa P, Averbach M, Paccos J, Rossini G, Marques Jr. OW, Popoutchi P. Endoscopic management of massive acute lower gastrointestinal bleeding. Gastrointest Endosc. 2009;69:288.
110. Bounds BC, Kelsey PB. Lower gastrointestinal bleeding. Gastrointest Endosc Clin North Am2007;17(2):273-88.
111. Farrell JJ, Friedman LS. Review article: the management of lower gastrointestinal bleeding. Aliment Pharmacol Ther. 2005;21(11):1281-98.
112. Triantafyllou K, Gkolfakis P, Gralnek IM, Oakland K, Manes G, Radaelli F et al. Diagnosis and management of acute lower gastrointestinal bleeding: European Society of Gastrointestinal Endoscopy (ESGE) Guideline. Endoscopy. 2021 Aug;53(8):850-68.
113. Green BT, Rockey DC, Portwood G, Tarnasky PR, Guarisco S, Branch MS et al. Urgent colonoscopy for evaluation and management of acute lower gastrointestinal hemorrhage: a randomized controlled trial. Am J Gastroenterol. 2005 Nov;100(11):2395-402.
114. Davila RE, Rajan E, Adler DG, Egan J, Hirota WK, Leighton JA et al. Standards of Practice Committee. ASGE Guideline: the role of endoscopy in the patient with lower-GI bleeding. Gastrointest Endosc. 2005;62(5):656-60.

115. Klar E, Stöwhas M, Foitzik T. A surgical approach to acute intestinal bleeding. Chirurg. 2006;77(2):133-8.
116. Goligher JC, Smiddy FG. The treatment of acute obstruction or perforation with carcinoma of the colon and rectum. Br J Surg. 1957;45(191):270-4.
117. van Hooft JE, Veld JV, Arnold D, Beets-Tan RGH, Everett S, Götz M et al. Self-expandable metal stents for obstructing colonic and extracolonic cancer: European Society of Gastrointestinal Endoscopy (ESGE) Guideline – Update 2020. Endoscopy. 2020 May;52(5):389-407.
118. Mashar M, Mashar R, Hajibandeh S. Uncovered versus covered stent in management of large bowel obstruction due to colorectal malignancy: a systematic review and meta-analysis. Int J Colorectal Dis. 2019 May;34(5):773-85.
119. Vogel JD, Felder SI, Bhama AR, Hawkins AT, Langenfeld SJ, Shaffer VO et al. The American Society of Colon and Rectal Surgeons Clinical Practice Guidelines for the Management of Colon Cancer. Dis Colon Rectum. 2022 Feb 1;65(2):148-77.
120. Ji WB, Kwak JM, Kang DW, Kwak HD, Um JW, Lee SI et al. Clinical benefits and oncologic equivalence of self-expandable metallic stent insertion for right-sided malignant colonic obstruction. Surg Endosc. 2017 Jan;31(1):153-8.
121. Kye BH, Lee YS, Cho HM, Kim JG, Oh ST, Lee IK et al. Comparison of long-term outcomes between emergency surgery and bridge to surgery for malignant obstruction in right-sided colon cancer: a multicenter retrospective study. Ann Surg Oncol. 2016 Jun;23(6):1867-74.
122. Sakamoto T, Fujiogi M, Lefor AK, Matsui H, Fushimi K, Yasunaga H. Stent as a bridge to surgery or immediate colectomy for malignant right colonic obstruction: propensity-scored, national database study. Br J Surg. 2020 Sep;107(10):1354-62.
123. Trabulsi NH, Halawani HM, Alshahrani EA, Alamoudi RM, Jambi SK, Akeel NY et al. Short-term outcomes of stents in obstructive rectal cancer: a systematic review and meta-analysis. Saudi J Gastroenterol. 2021 May-Jun;27(3):127-35.
124. Adler DG, Merwat SN. Endoscopic approaches for palliation of luminal gastrointestinal obstruction. Gastroenterol Clin North Am. 2006;35(1):65-82.
125. Fumery M, Yzet C, Chatelain D, Yzet T, Brazier F, LeMouel JP et al. Colonic strictures in inflammatory bowel disease: epidemiology, complications, and management. J Crohns Colitis. 2021 Oct 7;15(10):1766-73.
126. Shen B, Kochhar G, Navaneethan U, Farraye FA, Schwartz DA, Iacucci M et al. Practical guidelines on endoscopic treatment for Crohn's disease strictures: a consensus statement from the Global Interventional Inflammatory Bowel Disease Group. Lancet Gastroenterol Hepatol. 2020 Apr;5(4):393-405.
127. Navaneethan U, Lourdusamy D. Endoscopic stricturotomy and strictureplasty. Gastrointest Endosc Clin N Am. 2022 Oct;32(4):687-97.
128. Alavi K, Poylin V, Davids JS, Patel SV, Felder S, Valente MA et al. The American Society of Colon and Rectal Surgeons Clinical Practice Guidelines for the Management of Colonic Volvulus and Acute Colonic Pseudo-Obstruction. Dis Colon Rectum. 2021 Sep 1;64(9):1046-57.
129. Volkweis BS, Pereira A, Muller BR, Marchet D, El Ammar R, Ferreira TTT. Volvo do cólon transverso: uma causa rara de abdome agudo cirúrgico. Clin Biomed Res. 2021;41(4):371-4.
130. Oren D, Atamanalp SS, Aydinli B, Yildirgan MI, Başoğlu M, Polat KY et al. An algorithm for the management of sigmoid colon volvulus and the safety of primary resection: experience with 827 cases. Dis Colon Rectum. 2007;50(4):489-97.
131. Le CK, Nahirniak P, Qaja E. Cecal volvulus. 2022 Sep 12. In: StatPearls [Internet]. Treasure Island (FL): StatPearls Publishing; 2023 Jan–.
132. Saunders MD, Kimmey MB. Systematic review: acute colonic pseudo-obstruction. Aliment Pharmacol Ther. 2005;15;22(10):917-25.
133. Ross SW, Oommen B, Wormer BA, Walters AL, Augenstein VA, Heniford BT et al. Acute colonic pseudo-obstruction: defining the epidemiology, treatment, and adverse outcomes of Ogilvie's syndrome. Am Surg. 2016 Feb;82(2):102-11.
134. Geller A, Petersen BT, Gostout CJ. Endoscopic decompression for acute colonic pseudo-obstruction. Gastrointest Endosc. 1996 Aug;44(2):144-50.
135. Vanek VW, Al-Salti M. Acute pseudo-obstruction of the colon (Ogilvie's syndrome). An analysis of 400 cases. Dis Colon Rectum. 1986 Mar;29(3):203-10.
136. Anderson KL, Dean AJ. Foreign bodies in the gastrointestinal tract and anorectal emergencies. Emerg Med Clin North Am. 2011 May;29(2):369-400, ix.
137. Kim JH, Um E, Jung SM, Shin YC, Jung SW, Kim JI et al. The management of retained rectal foreign body. Ann Coloproctol. 2020 Oct;36(5):335-43.
138. Kurer MA, Davey C, Khan S, Chintapatla S. Colorectal foreign bodies: a systematic review. Colorectal Dis. 2010 Sep;12(9):851-61.
139. International Agency for Research on Cancer. Colorectal Cancer Screening: IARC Handbooks of Cancer Prevention. v. 17. WHO; 2019.
140. Saito H, Soma Y, Koeda J, Wada T, Kawaguchi H, Sobue T et al. Reduction in risk of mortality from colorectal cancer by fecal occult blood screening with immunochemical hemagglutination test. A case-control study. Int J Cancer. 1995;61(4):465-9.
141. Zorzi M, Fedeli U, Schievano E, Bovo E, Guzzinati S, Baracco S et al. Impact on colorectal cancer mortality of screening programmes based on the faecal immunochemical test. Gut. 2015;64(5):784-90.
142. Khalili F, Najafi B, Mansour-Ghanaei F, Yousefi M, Abdollahzad H, Motlagh A. Cost-Effectiveness analysis of colorectal cancer screening: a systematic review. Risk Manag Healthc Policy. 2020;13:1499-512.
143. Shaukat A, Kahi CJ, Burke CA, Rabeneck L, Sauer BG, Rex DK. ACG Clinical Guidelines: Colorectal Cancer Screening 2021. Am J Gastroenterol. 2021;116(3):458-79.
144. Brenner H, Stock C, Hoffmeister M. Effect of screening sigmoidoscopy and screening colonoscopy on colorectal cancer incidence and mortality: systematic review and meta-analysis of randomised controlled trials and observational studies. BMJ. 2014;348:g2467.
145. Hassan C, Quintero E, Dumonceau JM, Regula J, Brandão C, Chaussade S et al. Post-polypectomy colonoscopy surveillance: European Society of Gastrointestinal Endoscopy (ESGE) Guideline. Endoscopy. 2013;45(10):842-51.
146. Liang PS, Dominitz JA. Colorectal cancer screening: is colonoscopy the best option? Med Clin North Am. 2019;103(1):111-23.
147. Castells A, Quintero E. Programmatic screening for colorectal cancer: the COLONPREV study. Dig Dis Sci. 2015;60(3):672-80.
148. Sorbello MP. Análise dos resultados do estudo colonoscópico em programa de rastreamento populacional organizado para câncer colorretal por teste imunoquímico fecal em população selecionada da cidade de São Paulo [tese]. São Paulo: Faculdade de Medicina, Universidade de São Paulo, 2022.
149. Hardcastle JD, Chamberlain JO, Robinson MH, Moss SM, Amar SS, Balfour TW et al. Randomised controlled trial of faecal-occult-blood screening for colorectal cancer. Lancet. 1996;348(9040):1472-7.
150. Shaukat A, Mongin SJ, Geisser MS, Lederle FA, Bond JH, Mandel JS et al. Long-term mortality after screening for colorectal cancer. N Engl J Med. 2013;369(12):1106-14.

151. Honein-AbouHaidar GN, Kastner M, Vuong V, Perrier L, Daly C, Rabeneck L, et al. Systematic review and meta-study synthesis of qualitative studies evaluating facilitators and barriers to participation in colorectal cancer screening. Cancer Epidemiol Biomarkers Prev. 2016;25(6):907-17.
152. Lin JS, Piper MA, Perdue LA, Rutter CM, Webber EM, O'Connor E et al. Screening for Colorectal Cancer: Updated Evidence Report and Systematic Review for the US Preventive Services Task Force. JAMA. 2016 Jun 21;315(23):2576-94..
153. Shaukat A, Levin TR. Current and future colorectal cancer screening strategies. Nat Rev Gastroenterol Hepatol. 2022 Aug;19(8):521-31.
154. Abu-Freha N, Katz LH, Kariv R, Vainer E, Laish I, Gluck N et al. Post-polypectomy surveillance colonoscopy: Comparison of the updated guidelines. United European Gastroenterol J. 2021 Jul;9(6):681-7.
155. Hassan C, Wysocki PT, Fuccio L, Seufferlein T, Dinis-Ribeiro M, Brandão C et al. Endoscopic surveillance after surgical or endoscopic resection for colorectal cancer: European Society of Gastrointestinal Endoscopy (ESGE) and European Society of Digestive Oncology (ESDO) Guideline. Endoscopy. 2019 Mar;51(3):C1.
156. Cairns SR, Scholefield JH, Steele RJ, Dunlop MG, Thomas HJ, Evans GD et al. Guidelines for colorectal cancer screening and surveillance in moderate and high risk groups (update from 2002). Gut. 2010 May;59(5):666-89.
157. Winawer SJ, Zauber AG, Fletcher RH, Stillman JS, O'Brien MJ, Levin B, et al. Guidelines for colonoscopy surveillance after polypectomy: a consensus update by the US Multi-Society Task Force on Colorectal Cancer and the American Cancer Society. Gastroenterology. 2006 May;130(6):1872-85.
158. Perrod G, Rahmi G, Cellier C. Colorectal cancer screening in Lynch syndrome: Indication, techniques and future perspectives. Dig Endosc. 2021 May;33(4):520-8. Syngal S, Brand RE, Church JM, Giardiello FM, Hampel HL, Burt RW et al. ACG clinical guideline: Genetic testing and management of hereditary gastrointestinal cancer syndromes. Am J Gastroenterol. 2015 Feb;110(2):223-62; quiz 263.
159. Gillen CD, Walmsley RS, Prior P, Andrews HA, Allan RN. Ulcerative colitis and Crohn's disease: a comparison of the colorectal cancer risk in extensive colitis. Gut. 1994 Nov;35(11):1590-2.
160. Dekker E, Nass KJ, Iacucci M, Murino A, Sabino J, Bugajski M, et al. Performance measures for colonoscopy in inflammatory bowel disease patients: European Society of Gastrointestinal Endoscopy (ESGE) Quality Improvement Initiative. Endoscopy. 2022 Sep;54(9):904-15.
161. Clarke WT, Feuerstein JD. Colorectal cancer surveillance in inflammatory bowel disease: Practice guidelines and recent developments. World J Gastroenterol. 2019 Aug 14;25(30):4148-57.
162. Lamb CA, Kennedy NA, Raine T, Hendy PA, Smith PJ, Limdi JK et al. British Society of Gastroenterology consensus guidelines on the management of inflammatory bowel disease in adults. Gut. 2019 Dec;68(Suppl 3):s1-s106. Ungaro R, Mehandru S, Allen PB, Peyrin-Biroulet L, Colombel JF. Ulcerative colitis. Lancet. 2017 Apr 29;389(10080):1756-70.
163. Kahi CJ, Boland CR, Dominitz JA, Giardiello FM, Johnson DA, Kaltenbach T et al. Colonoscopy surveillance after colorectal cancer resection: recommendations of the US Multi-Society Task Force on Colorectal Cancer. Gastroenterology. 2016 Mar;150(3):758-68.e11.
164. Whitlock EP, Lin JS, Liles E, Beil TL, Fu R. Screening for colorectal cancer: a targeted, updated systematic review for the U.S. Preventive Services Task Force. Ann Intern Med. 2008 Nov 4;149(9):638-58.
165. Lohsiriwat V. Colonoscopic perforation: incidence, risk factors, management and outcome. World J Gastroenterol. 2010;16(4):425-30.
166. Sharma VK, Nguyen CC, Crowell MD, Lieberman DA, de Garmo P, Fleischer DE. A national study of cardiopulmonary unplanned events after GI endoscopy. Gastrointest Endosc. 2007;66(1):27-34.
167. Lin JS, Perdue LA, Henrikson NB, Bean SI, Blasi PR. Screening for Colorectal Cancer: Updated Evidence Report and Systematic Review for the US Preventive Services Task Force. JAMA. 2021 May 18;325(19):1978-98.
168. Ko CW, Dominitz JA. Complications of colonoscopy: magnitude and management. Gastrointest Endosc Clin N Am. 2010 Oct;20(4):659-71.
169. Oka S, Tanaka S, Kanao H, Ishikawa H, Watanabe T, Igarashi M et al. Current status in the occurrence of postoperative bleeding, perforation and residual/local recurrence during colonoscopic treatment in Japan. Dig Endosc. 2010;22(4):376-8.
170. Kothari ST, Huang RJ, Shaukat A, Agrawal D, Buxbaum JL, Abbas Fehmi SM et al. ASGE review of adverse events in colonoscopy. Gastrointest Endosc. 2019 Dec;90(6):863-76.e33.
171. Hirasawa K, Sato C, Makazu M, Kaneko H, Kobayashi R, Kokawa A et al. Coagulation syndrome: Delayed perforation after colorectal endoscopic treatments. World J Gastrointest Endosc. 2015 Sep 10;7(12):1055-61.
172. DuCoin C, Acholonu E, Ukleja A, Cellini F, Court I, Dabage N et al. Splenic rupture after screening colonoscopy: case report and literature review. Surg Laparosc Endosc Percutan Tech. 2010;20(1):31-3.
173. Moorman ML, Miller JP, Khanduja KS, Price PD. Postcolonoscopy appendicitis. Am Surg. 2010;76(8):892-5.
174. Rex DK, Kahi C, O'Brien M, Levin TR, Pohl H, Rastogi A et al. The American Society for Gastrointestinal Endoscopy PIVI (Preservation and Incorporation of Valuable Endoscopic Innovations) on real-time endoscopic assessment of the histology of diminutive colorectal polyps. Gastrointestinal Endoscopy. 2011;73(3):419-22.
175. Zachariah R, Ninh A, Daot, Requa J, Karnes W. Can Artificial Intelligence (AI) Achieve Real-Time 'Resect and Discard' Thresholds Independently of Device or Operator?: 221. American Journal of Gastroenterology. 2018 Oct.;113:S129.
176. Mori Y, Kudo SE, Misawa M, Saito Y, Ikematsu H, Hotta K et al. Real-time use of artificial intelligence in identification of diminutive polyps during colonoscopy: a prospective study. Annals of Internal Medicine. 2018;169(6):357-66.
177. Zachariah R, Samarasena J, Luba D, Duh E, Dao T, Requa J et al. Prediction of polyp pathology using convolutional neural networks achieves "resect and discard" thresholds. The American Journal of Gastroenterology. 2020;115(1):138-44.
178. Yeung CK, Cheung JL, Sreedhar B. Emerging next-generation robotic colonoscopy systems towards painless colonoscopy. Journal of Digestive Diseases. 2019;20(4):196-205.
179. Ciuti G, Skonieczna-Żydecka K, Marlicz W, Iacovacci V, Liu H, Stoyanov D et al. Frontiers of robotic colonoscopy: a comprehensive review of robotic colonoscopes and technologies. journal of clinical medicine. 2020;9(6):1648.
180. Martin JW, Scaglioni B, Norton JC, Subramanian V, Arezzo A, Obstein KL et al. Enabling the future of colonoscopy with intelligent and autonomous magnetic manipulation. Nature Machine Intelligence. 2020;2(10):595-606.

SEÇÃO 7-2

PAPEL DA COLONOSCOPIA NA PREVENÇÃO DO CÂNCER COLORRETAL

Carmen Ruth Manzione Nadal ▪ Marcelo Averbach

EPIDEMIOLOGIA DO CÂNCER COLORRETAL

O câncer colorretal (CCR) é uma das neoplasias mais frequentes, sendo a segunda causa mundial de óbito por tumor maligno.[1]

Nos Estados Unidos da América, o CCR ocupa o terceiro lugar na incidência de câncer.[2] Em 2020, 147.950 deles foram diagnosticados em igual proporção em homens e mulheres. E foram responsáveis por 52.980 óbitos, 7% em pessoas com menos de 50 anos.[2] A United States Preventive Task Force (USPTF) é o órgão que, a partir de evidências cientificas, emite orientações para as sociedades médicas, autoridades e população dos EUA. Em 2017, em Nashville, durante o Congresso Americano de Coloproctologia (ASCRS), inúmeros trabalhos demonstraram aumento de mortes por CCR em adultos jovens. Houve acréscimo de 22% de diagnósticos de tumores principalmente do cólon distal e reto e de 13% no número de mortos por CCR nos americanos de 40 a 49 anos, entre 2000 e 2013.[3] Com base nessas observações, em janeiro de 2019 foi publicada[4] e, posteriormente, atualizada,[4,5] recomendação para rastreamento do CCR a partir dos 45 anos de idade, o que antes ocorria a partir dos 50 anos para a população sem risco, pois a maioria dos diagnósticos era feito em pessoas entre os 50 e os 75 anos.

No Brasil, o Instituto Nacional do Câncer (INCA) estimou, para o ano de 2023, 21.970 casos novos do CCR em homens e 23.660 em mulheres (INCA, 2023).[6] Considerando esses números, é o segundo tipo de câncer mais frequente em mulheres e homens, no Brasil, só perdendo para mama e próstata. É a segunda causa de mortes por câncer na região sudeste e a primeira em Porto Alegre (RS). É prevista a elevação dessas taxas, até 2025, relacionada com o processo de envelhecimento da população.[6]

O estádio da doença no momento do diagnóstico é determinante nas taxas de controle e mortalidade.[7] Enquanto os pacientes com doença restrita à parede intestinal, fase inicial (câncer precoce), têm sobrevivência livre de doença, em 3 anos, de até 94%, chega a 16% naqueles com doença avançada.[8]

Entretanto, apesar de sabermos da importância do rastreamento e do diagnóstico precoce, mais que 70% dos casos no Brasil são identificados em sua fase avançada.[9]

RASTREAMENTO DO CCR

O rastreamento é definido como a busca de doença em pessoas assintomáticas com a finalidade de se diagnosticar alterações pré-malignas ou o câncer em fase inicial cujo tratamento possui melhores resultados.[10]

A maioria desses tumores se desenvolve a partir de pólipos (adenomas), que são lesões benignas que crescem e se transformam em adenocarcinoma após 5 a 10 anos do seu aparecimento.[11] Quando são detectados e retirados, impedem essa transformação. Inicialmente, os pólipos são pequenos e sem sintomas, por isso o rastreamento deve ser feito em pessoas **assintomáticas**.[11,12]

Os sintomas do CCR incluem sangramento, mudança do hábito intestinal, desconforto abdominal. A perda de peso e a anemia ocorrem em fases mais avançadas e possuem prognóstico reservado.[13] Nesses pacientes, **o exame para confirmação diagnóstica é a colonoscopia**.

As características do CCR e de seus exames de identificação adequam-se aos critérios de Lieberman que avaliam a plausibilidade do rastreamento como ferramenta de uso clínico (Quadro 7-2-1).

O método ideal para o rastreamento deve ser barato, seguro, de fácil realização, com alta sensibilidade e especificidade e aceitável pelo médico e pelo paciente.[10]

Vários programas de rastreamento populacional têm sido propostos utilizando-se de diferentes métodos, isolados ou associados. Esses métodos podem ser divididos em dois grupos: os exames de fezes e os exames estruturais.[14]

Dentre os métodos disponíveis, a pesquisa de sangue oculto nas fezes PSOF tem o melhor custo-benefício para rastreamento populacional.[15] Esse exame visa a detecção de sangue oculto ou o DNA de células esfoliadas (fDNA). Quando o resultado é positivo, o paciente deve ser encaminhado para colonoscopia. Esse exame identificará tumores em sua fase inicial e detectará e retirará os pólipos encontrados, evitando o aparecimento do CCR. Nos locais em que essa pesquisa é realizada, há queda da incidência do CCR em até 34%.[10] Nos pacientes em que a colonoscopia retira adenomas, a incidência de CCR se reduz em até 80%.[15]

Os exames estruturais verificam alterações da mucosa identificando o CCR ou as lesões que o antecedem, como os pólipos. Nesse grupo estão a sigmoidoscopia rígida ou flexível, a colonoscopia e a colografia por tomografia computadorizada ou colonoscopia virtual.[15]

Quadro 7-2-1. Critérios de Doenças para o Rastreamento Populacional

Critérios
▪ Alta frequência ▪ É fatal ▪ Detectável em fase assintomática ▪ Testes diagnósticos de baixo risco ▪ Testes com alta especificidade e sensibilidade ▪ Alta curabilidade quando detectado na fase inicial

Fonte: Modificado de Lieberman.[10]

O intervalo de realização dos exames de fezes é um ou dois anos, quando o exame for negativo. Os estruturais a cada 5 anos, exceto a colonoscopia, que deve ser realizada a cada 10 anos quando o exame for normal ou não há história familiar ou pessoal de CCR.[15] Quando a colonoscopia identificar algo anormal, o intervalo para novo exame deverá ser individualizado conforme o achado.

IMPACTO DO RASTREAMENTO DO CCR

Os benefícios do rastreamento do CCR foram reconhecidos há quatro décadas quando o American Cancer Society passou a recomendá-lo.[4] O rastreamento foi responsável pelo declínio da incidência do CCR a partir da década de 1980.[10] Estudos randomizados demonstraram que o rastreamento de pessoas com risco médio, isto é, aquelas que não têm antecedente familiar de CCR, reduz a incidência e a mortalidade decorrente dessa neoplasia.[10,15,16]

A importância do rastreamento do CCR fundamenta-se não somente na possibilidade do diagnóstico precoce, mas, sobretudo, no impacto da polipectomia endoscópica, que reduz em 50 a 80% a mortalidade relacionada a essa neoplasia.[15]

O papel do rastreamento depende da forma como ele é conduzido. Assim, os programas que se iniciam com pesquisa de sangue oculto nas fezes (PSOF) em pacientes na faixa etária de 50 a 75 anos reduziram a incidência do CCR em 47 a 72%.[10]

É comprovada eficácia do rastreamento utilizando-se testes com detecção de SOF com tendência maior com exames anuais (RR: 0,68; IC 95%, 0,56-0,82) do que com coletas bienais RR: 0,78 (IC 95%, 0,65-0,93), em seguimento de 11 a 30 anos, com redução da mortalidade por CCR.[11,17] Já um programa que sugeriu colonoscopias a cada 10 anos reduziu a incidência do CCR em 62% a 88%.[16] Por outro lado, o rastreamento baseado em colonoscopias implica em número maior de procedimentos endoscópicos do que aqueles que iniciam com PSOF, levando a maiores riscos de complicações relacionadas aos exames.[10]

Desta forma, o rastreamento do CCR tem sido defendido e programas estabelecidos. Mais recentemente, foi sugerido que o início do rastreamento fosse mais precoce, aos 45 anos de idade.[2]

Recentemente, Bretthauer *et al.* publicaram estudo denominado NordICC Study, que trouxe à tona a validade do rastreamento do CCR e demonstrou resultados desanimadores quanto às políticas de rastreamento com pequena redução do aparecimento do CCR, sem significado estatístico no que tange o risco de morte pela doença.[18] No entanto, a cuidadosa leitura desse artigo mostra baixos índices de aderência. Apenas 42% das pessoas convidadas a participar se submeteram à colonoscopia. Obviamente, o rastreamento só tem eficácia quando há engajamento. Por fim, a qualidade da colonoscopia é fundamental nos resultados e o que podemos perceber é que boa parte dos colonoscopistas tinha taxa de detecção de adenomas menor do que os 25% recomendados.[15] Dessa forma, os resultados do *NordICC Study* não devem modificar a atual tendência de se estabelecer políticas de rastreamento do CCR.

Estudo piloto realizado pela ABRAPRECI,[19] em 2006-2007, em Santa Cruz das Palmeiras, Estado de São Paulo, para avaliação da viabilidade de rastreamento desse tipo de tumor, pela PSOF, contou com adesão de 80% da população assintomática com 40 anos ou mais (os dados mundiais variam entre 60 e 90%). Quando os exames foram positivos, o que ocorreu em 10,7% (dados mundiais ente 1,3 e 9,8%), a colonoscopia foi indicada. Foram realizadas 56% das colonoscopias indicadas. Os adenomas foram identificados em 28% e o tumor maligno em 4,4% dos exames. A incidência do tumor do intestino na literatura é de 1,49:1000 pessoas/ano e nesse estudo foi de 2,47:1000 pessoas.[19] Estudo mais recente foi realizado entre 2014 e 2017, na cidade de Belterra, no Pará, que rastreou a população com idade entre 50 e 70 anos.[20] Houve elevada taxa de aderência, superior a 95%. Outras ações ocorreram em 2016 na zona leste da cidade de São Paulo, pela Universidade de São Paulo; em 2016, no bairro da Moóca, pela ABRAPRECI e Hospital Oswaldo Cruz, e em 2019/2020, em São José dos Campos. As conclusões mostraram que o rastreamento é factível e que o tumor pôde ser evitado na população daqueles locais.

Esses dados servem de parâmetro para o rastreamento do CCR em cidades de pequeno e médio porte, prevendo a quantidade de exames de colonoscopia, de procedimentos para retirada das lesões precursoras (polipectomias) e de operações para tratamento dos tumores identificados. Desta forma pode-se prever o custo total para rastreamento. A economia com os custos de tratamento do tumor do intestino será reduzida em 60% em 5 anos, permitindo que o valor seja usado para prevenção e tratamento de outras doenças (Fig. 7-2-1).

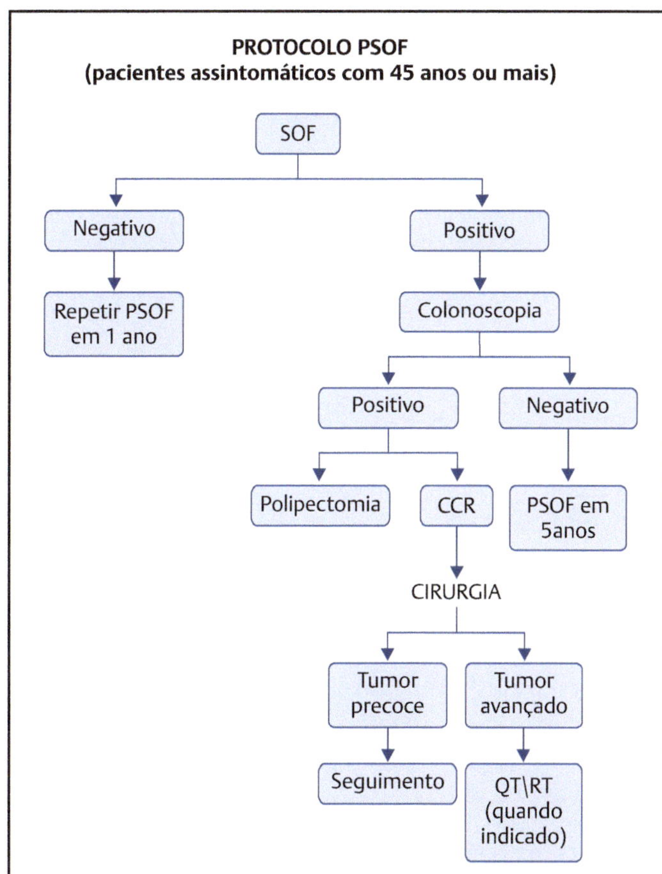

Fig. 7-2-1. Esquema de rastreamento para o câncer colorretal.

REFERÊNCIAS BIBLIOGRÁFICAS

1. Chan SCH, Liang JQ. Advances in testing for colorectal cancer screening and diagnosis. Expert Rev Mol Diagn. 2022; 22(4):449-60.
2. US Preventive Services Task Force, Davidson KW, Barry MJ, Mangione CM, Cabana M, Caughey AB, et al. Screening for Colorectal Cancer: US Preventive Services Task Force Recommendation Statement. JAMA. 2021;325(19):1965-77.
3. Siegel RL, Miller KD, Fedewa SA, Ahnen DJ, Meester RGS, Barzi A et al. Colorectal cancer statistics, 2017. CA Cancer J Clin. 2017;67(3):177-93..
4. Karsenti D, Tharsis G, Burtin P, Venezia F, Tordjman G, Gillet A. Adenoma and advanced neoplasia detection rates increase from 45 years of age. World J Gastroenterol. 2019;25(4): 447-56.
5. Patel SG, May FP, Anderson JC, Burke CA, Dominitz JA, Gross SA et al. Updates on the age to start and stop colorectal cancer screening: recommendations from the U.S. Multisociety Task Force on colorectal cancer. Gastroenterol. 2022;162(1):285-99.
6. Tarazi M, Guest K, Cook AJ, Balasubramaniam D, Bailey CMH. Two and five year survival for colorectal cancer after resection with curative intent: a retrospective cohort study. Int J Surg. 2018;55:152-55.
7. Ciccolallo L, Capocaccia R, Coleman MP, Berrino F, Coebergh JW, Damhuis RA et al. Survival differences between European and North American patients with colorectal cancer: stage role in diagnosis and surgery. Barriga. 2005;54(2):268-73.
8. Valadão M, Leal RA, Barbosa LC, Carneiro M, Muharre RJ. Perfil dos pacientes portadores de câncer colorretal operados em um hospital geral: necessitamos de um programa de rastreamento acessível e efetivo. Rev Bras Coloproct., 2010;30(2):160-6.
9. Lieberman D, Ladabaum U, Cruz-Correa M, Ginsburg C, Inadomi JM, Kim LS et al. Screening for colorectal câncer and evolving issues for phisicians and patients – A review. JAMA. 2016:316(20):2135-45.
10. Shaukat A, Mongin SJ, Geisser MS, Lederle FA, Bond JH, Mandel JS et al. Long-term mortality after screening for colorectal cancer. N Engl J Med. 2013;369(12):1106-14.
11. Zauber AG, Winawer SJ, O'Brien MD, Lansdorp-Vogelaar I, van Ballegooijen M, Hankey BF et al. Colonoscopic polypectomy and long-term prevention of colorectal-cancer deaths. N Engl J Med. 2012;366(8):687-96.
12. Mármol I, Sánchez-de-Diego C, Pradilla Dieste A, Cerrada E, Rodriguez Yoldi MJ. Colorectal carcinoma: a general overview and future perspectives in colorectal cancer. Int J Mol Sci. 2017;18(1). pii: E197.
13. Wolf AMD, Fontham ETH, Church TR, Flowers CR, Guerra CE, LaMonte SJ et al. Colorectal cancer screening for medium-risk adults: update of the American Cancer Society's 2018 guidelines. CA Cancer J Clin. 2018;68(4):250-81. Navarro M, Nicolas A, Ferrandez A, Lanas A. Colorectal cancer population screening programs worldwide in 2016: an update World J Gastroenterol. 2017;23(20):3632-42.
14. Knudsen AB, Zauber AG, Rutter CM, Naber SK, Doria-Rose VP, Pabiniak C et al. Estimation of benefits, burden and harms for colorectal cancer screening strategies: modeling study for the US preventive services task force. JAMA. 2016;315(23):2595-609.
15. Hardcastle JD, Chamberlain JO, Robinson MH, Moss SM, Amar SS, Balfour TW et al. Randomised controlled trial of feacal-ocult- blood screening for colorectal cancer. Lancet. 1996;348(9040):1472-7.
16. Bretthauer M, Løberg M, Wieszczy P, Kalager M, Emilsson L, Garborg K et al. NordICC Study Group. Effect of colonoscopy screening on risks of colorectal cancer and related death. N Engl J Med. 387(17):1547-56.
17. Perez RO, Proscurshim I, São Julião GP, Picolo M, Gama-Rodrigues R, Habr-Gama A. Instalação e resultados preliminares de programa de rastreamento populacional de câncer colorretal em município brasileiro. Arq Bras Cir Dig. 2018;21(1):12-5.
18. Averbach P, Ferrari AP, Toscano CM, Borges JL, Averbach M. Implementation and results of a gastrointestinal cancer screening program in an Amazon rainforest village: a descriptive study. Endosc Int Open. 2021;9(6):E770-E776.

OUTROS MÉTODOS PROPEDÊUTICOS: INDICAÇÕES E TÉCNICAS

CAPÍTULO 8

SEÇÃO 8-1

COLONOGRAFIA POR TOMOGRAFIA COMPUTADORIZADA (COLONOSCOPIA VIRTUAL)

Dario Ariel Tiferes ▪ Angela Hissae Motoyama Caiado

O conteúdo desta seção (págs. 97 a 116), encontra-se disponível on-line.

Para acessá-lo, aponte a câmera do seu smartphone ou tablet para a imagem acima.

SEÇÃO 8-2

ULTRASSONOGRAFIA ENDOANAL

Sthela Maria Murad Regadas ▪ Graziela Olivia da S. Fernandes

INTRODUÇÃO

A ultrassonografia anorretal possibilita a avaliação da anatomia anorretal, a confirmação do diagnóstico de afecções anorretais benignas ou malignas, adicionando novas informações, possibilitando assim, melhor conduta terapêutica e o seguimento pós-tratamento. Os primeiros equipamentos utilizados nessa avaliação apresentavam a limitação da visão em único plano (axial), avaliando circunferencialmente o canal anal, o reto e os tecidos perianorretais.[1-6] O surgimento de novas tecnologias ultrassonográficas possibilitou o desenvolvimento de aparelhos com melhor qualidade de imagem e a visão multiplanar (cortes em planos sagital, coronal e diagonal/oblíquo), apresentando a vantagem da utilização de frequências variadas e elevada, aquisição automática, sem necessidade da movimentação do transdutor, resultando desta maneira em imagens volumétricas digitalizadas, o que possibilita a avaliação e a revisão do exame *a posteriori*, em tempo real, semelhante a ressonância nuclear magnética e tomografia computadorizada, fato que facilita bastante o treinamento e reduz significantemente o tempo da curva de aprendizado.[7-12]

Para utilizar corretamente a máquina ultrassonográfica e obter imagens elucidativas, é necessário que o examinador tenha amplo conhecimento da anatomia da região anorretal, do assoalho pélvico e das afecções que acometem essa região, além do conhecimento dos princípios técnicos do exame, suas indicações e suas limitações.

TÉCNICA DO EXAME

O equipamento utilizado para ultrassonografia endoluminal inclui uma sonda endocavitária com transdutor rotativo que adquire imagens de 360° com visão bi e tridimensional. A modalidade 3D é realizada com transdutor anorretal com rotação de 360°, alta frequência (entre 6 e 16 MHz), distância focal entre 2,8 e 6,2 cm e aquisição automática equivalente a uma sequência de imagens, sem movimentação manual do transdutor. Imagens de até 6 cm de comprimento são capturadas no eixo proximal-distal em até 55 segundos, movendo-se dois cristais na extremidade do transdutor. As imagens são adquiridas como uma série de microcortes transaxiais de até 0,20 mm de espessura, produzindo consequentemente uma imagem volumétrica digitalizada de alta resolução (cubo). O volume 3D pode ser salvo, exportado, revisado e manipulado, visualizando as lesões em diferentes ângulos e em diferentes planos. É possível obter informações espaciais permitindo entender a configuração anatômica do canal anal. Pode ser realizada avaliação do canal anal, assoalho pélvico e exame do reto. Não necessita de sedação. Em casos de exceção, quando não tolerado pelo paciente, como nos volumosos abscessos e na endometriose pélvica profunda, necessita-se sedação anestésica. Este exame pode ser realizado no centro cirúrgico, pois o aparelho é facilmente móvel. O preparo intestinal é realizado aplicando um enema retal 2 horas antes, pois a presença de ar e fezes na ampola retal produz artefatos e dificulta a visualização das imagens.

Na avaliação do canal anal, o paciente é posicionado em decúbito lateral esquerdo (posição de Sims). Realizam-se a inspeção anal, o toque retal e, a seguir, a introdução direta do transdutor até o canal anal superior e a junção anorretal. Utilizando a modalidade bidimensional, o transdutor é tracionado no sentido proximal-distal, produzindo imagens axiais e o diagnóstico deve ser concluído no momento da realização do exame. Já na modalidade tridimensional, o transdutor mantém-se parado e segue-se a movimentação automática dos cristais nos sentidos circunferencial e longitudinal, adquirindo-se uma imagem volumétrica, em forma de cubo. A análise do exame pode ser realizada posteriormente, em tempo real e em múltiplos planos simultaneamente. Portanto, permitindo uma avaliação com examinadores mais experientes.

O estudo ultrassonográfico do assoalho pélvico é realizado pelo acesso endovaginal/transvaginal. Paciente em posição de litotomia com flexão dos membros inferiores. O transdutor é colocado na vagina em posição neutra e introduzido até a bexiga.[11,12] O objetivo desta avaliação é visualizar a integridade anatômica dos músculos elevadores do ânus, bem como medir a área do hiato do elevador que é determinada pela borda interna dos músculos elevadores do ânus, do púbis e dos ramos púbicos esquerdo e direito. A nomenclatura relativa ao elevador do ânus pode apresentar variação, conforme proposto por DeLancey, convencionando o termo músculo pubovisceral como sinônimo dos músculos *Pubococcygeus/Puborectalis*, uma vez que os dois componentes não podem ser distinguidos na imagem.[13]

No exame do reto, é indispensável a utilização de uma interface acústica (balão com água acoplado ao transdutor) para distensão do reto, possibilitando o acoplamento adequado do transdutor na parede do reto e a visualização detalhada das camadas da parede retal e dos tecidos perirretais.[8,9,11] Para o exame de reto necessita-se de material específico para aquisição de imagens de melhor qualidade: retoscópio rígido com dimensão específica para este uso; uma fonte de luz; insuflador; e pinça reta para limpeza do resíduo fecal. Introduz-se inicialmente o retoscópio rígido sob visão direta com fonte de luz até o local a ser avaliado. O transdutor é introduzido dentro do retoscópio, segue a retirada parcial do retoscopio e o contato do transdutor com as camadas da parede retal após injeção de água destilação e insuflação do balão. Após o término de todas as aquisições, retira-se o líquido do balão e segue-se a retirada do transdutor.

INDICAÇÕES

Aspectos Anatômicos

Canal Anal

Para estudo ultrassonográfico, Law & Bartram propuseram a divisão ultrassonográfica do canal anal em três níveis – superior (CAS), médio (CAM) e inferior (CAI).[2]

1. *Canal anal superior (CAM):* constituído pela mucosa-submucosa/tecido subepitelial (hiperecoica), esfíncter anal interno-EAI (hipoecoica), músculo longitudinal (heterogêneo) e puborretal-PR (hiperecoica). É possível ainda identificar a vagina e a uretra na mulher e a uretra no homem (Fig. 8-2-1a).
2. *Canal anal médio (CAM):* mucosa-submucosa/tecido subepitelial, esfíncter anal interno (hipoecoica), músculo longitudinal (heterogêneo) e esfíncter anal externo-EAE (feixes profundo e superficial) (hiperecoica). Podem ser também identificados o músculo transverso do períneo e o corpo perineal no quadrante anterior e o ligamento anococcígeo posteriormente (Fig. 8-2-1b).
3. *Canal anal inferior (CAI):* mucosa-submucosa/tecido subepitelial e o esfíncter anal externo (feixe subcutâneo) (hiperecoica) (Fig. 8-2-1c).

A visão multiplanar possibilitou o conhecimento detalhado da conformação anatômica assimétrica do canal anal e as diferenças entre os sexos. A disposição da musculatura esfincteriana difere entre os quadrantes em ambos os sexos e as diferenças de tamanho dos músculos que formam o canal anal quando se comparam homens com mulheres poderia justificar a maior incidência de distúrbios funcionais do assoalho pélvico no sexo feminino (Fig. 8-2-2).[10]

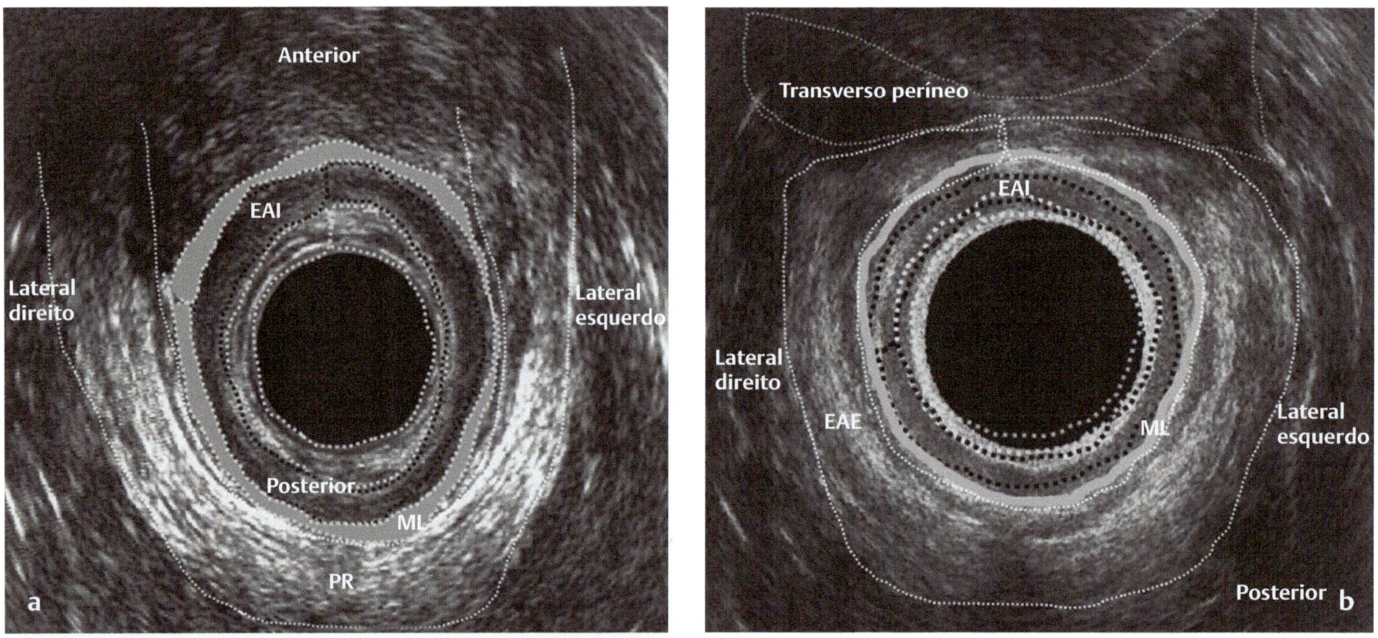

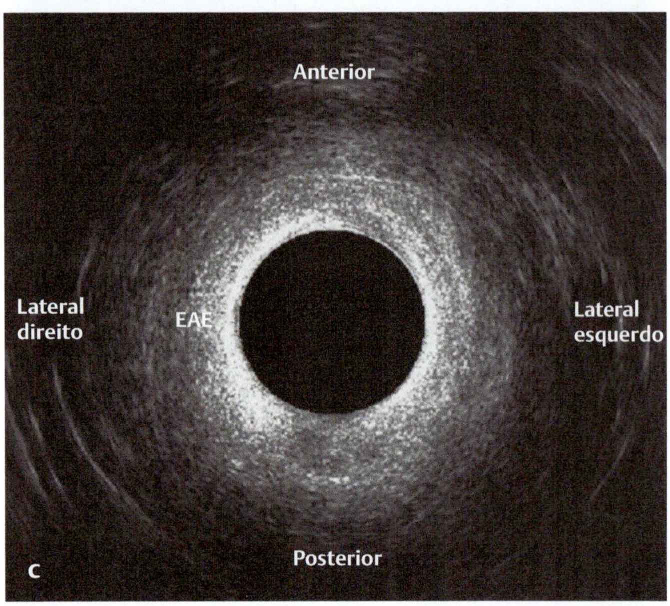

Fig. 8-2-1. Canal anal dividido ultrassonograficamente em três partes (plano axial). (**a**) Canal anal superior. (**b**) Canal anal médio. (**c**) Canal anal inferior . Paciente do sexo feminino. PR: puborretal; EAE: esfíncter anal externo; EAI: esfíncter anal interno; ML: músculo longitudinal/ músculo transverso do períneo

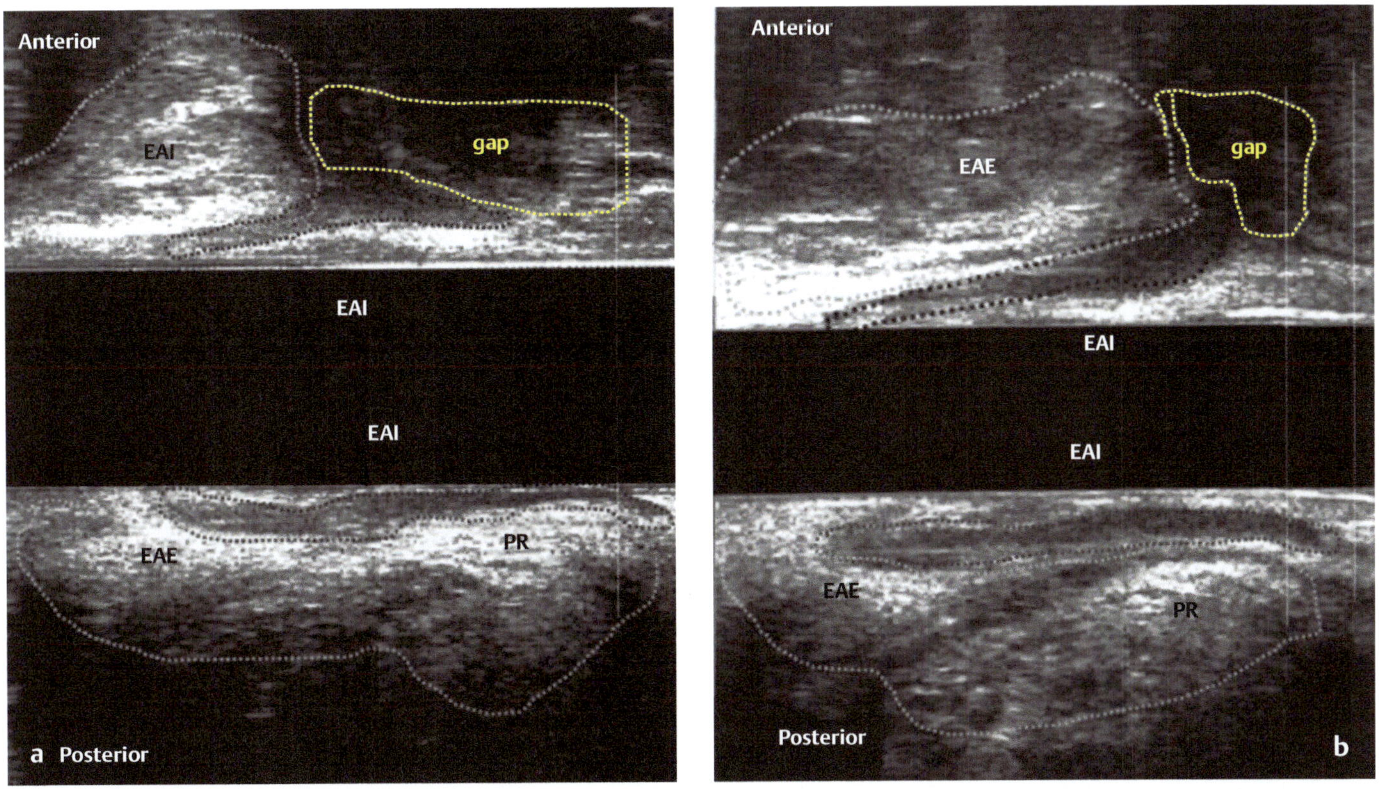

Fig. 8-2-2. Anatomia do canal anal (plano sagital). Demonstra a assimetria entre os quadrantes e diferenças entre os sexos. (**a**) Sexo feminino. (**b**) Sexo masculino. PR: puborretal; EAE: esfíncter anal externo; EAI: esfíncter anal interno; ML: músculo longitudinal.

Assoalho Pélvico

De acordo com a altura do transdutor, identificam-se as estruturas anatômicas: na porção proximal visualizam-se o colo vesical, a uretra intramural e a junção anorretal; num terço médio, um ponto de referência é a sínfise púbica, em que os ramos inferiores do osso púbico se juntam. Nessa altura, os músculos elevadores do ânus são completamente visualizados, contornando todas as vísceras pélvicas, fixando-se nos ossos púbicos laterais esquerdo e direito. Na porção mais distal, identifica-se o músculo superficial do períneo, o corpo perineal, a uretra distal e a porção distal do canal anal (Fig. 8-2-3).

Reto

É constituído por sete camadas circulares, circunjacentes e concêntricas, alternadas entre imagens hiperecoicas (claras) e hipoecoicas (escuras): a camada mais interna, a interface transdutor-mucosa (hiperecoica), seguida da muscular da mucosa (hipoeoica), da submucosa (hiperecoica), da muscular própria circular (hipoecoica), do tecido frouxo (hiperecoica), da muscular própria longitudinal (hipoecoica) e da gordura perirretal (hiperecoica). Podem ser visualizadas cinco camadas quando se evidenciam as duas musculares próprias (hipoecoicas) conjuntamente.

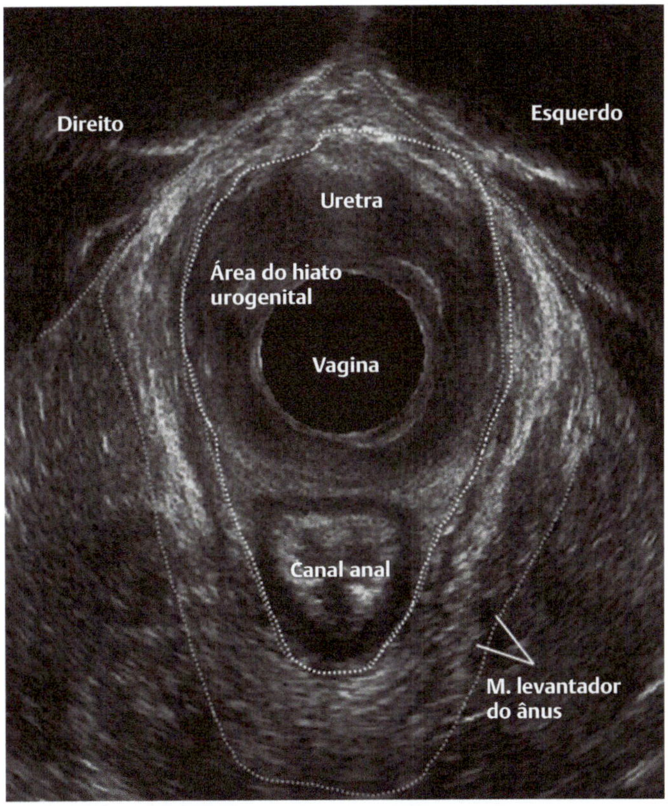

Fig. 8-2-3. Ultrassom transvaginal (plano axial) – anatomia dos músculos levantadores do ânus (pubococcígeo e puborretal) e hiato urogenital.

TIPOS DE AFECÇÕES

Incontinência Fecal

Identificação de Lesão Muscular

Identifica e localiza o(s) músculo(s) lesado(s), diferenciando as lesões parciais (menos de 50% da espessura muscular) das completas, demonstra a relação da lesão com a circunferência anal podendo-se mensurar o ângulo da lesão. A lesão esfincteriana é identificada ultrassonograficamente pela descontinuidade muscular em qualquer segmento da circunferência anal associado a mudança na ecogenicidade da musculatura original. Nas pacientes do sexo feminino, pode ser realizada a medida do corpo perineal utilizando a manobra do septo que consiste na medição da distância entre o dedo do examinador posicionado na parede posterior da vagina e a superfície interna do esfíncter anal interno. Até 90% das pacientes incontinentes se apresentam com espessura do septo reto vaginal inferior a 10 mm.[13] Essa manobra torna-se inconclusiva nos pacientes portadores de lesão muscular submetidos a perineoplastia pois este procedimento pode corrigir o septo sem correção da lesão esfincteriana, demonstrando medições incorretas, acima de 10 mm.

As lesões musculares adquiridas podem resultar de trauma obstétrico, desde lacerações perineais completas (Fig. 8-2-4) até lesões ocultas localizadas no canal anal médio,

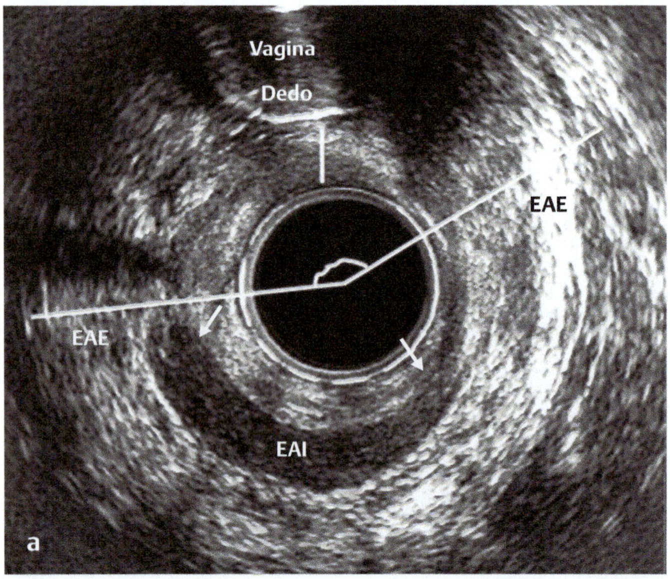

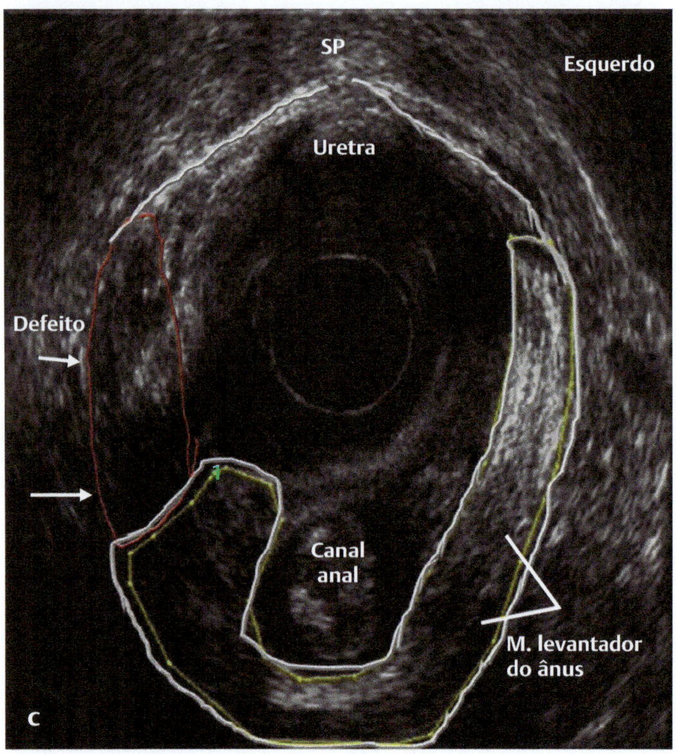

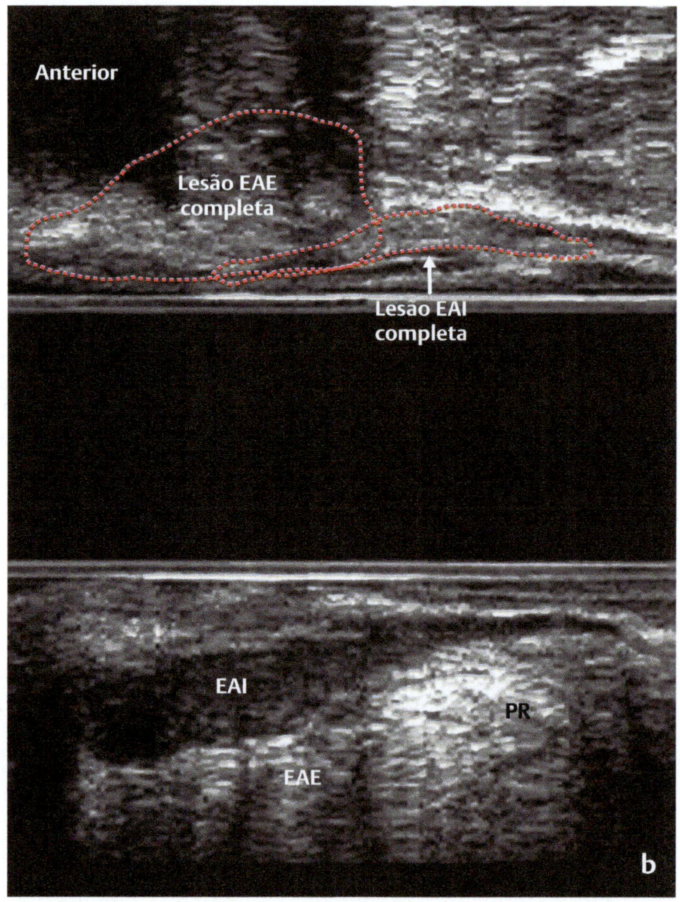

Fig. 8-2-4. Laceração perineal completa pós-parto vaginal. Lesão muscular de EAE e EAI. (**a**) Foi mensurado o ângulo da lesão do EAE e realizada a manobra do septo (linha). Associada a lesão do EAI, entre 9 e 4 h (setas) (plano axial). (**b**) Lesão de EAE e EAI em todo o comprimento longitudinal. Não há musculatura (EAE e EAI) anterior (plano sagital). (**c**) Exame transvaginal – lesão dos elevadores laterais direitos (área). Assimetria da uretra – medida do hiato urogenital. AP; anteroposterior; LL: lateral direita para esquerda. PR: puborretal; EAE: esfíncter anal externo; EAI: esfíncter anal interno; ML: músculo longitudinal.

envolvendo o EAE e/ou EAI (Fig. 8-2-5) ou ainda procedimentos cirúrgicos proctológicos (Fig. 8-2-6).[14-17] No exame bidimensional, existem dificuldades na interpretação destas lesões pois o EAE se torna completamente circunferencial no canal anal médio distal. Portanto, as lesões que envolvem o canal anal médio proximal sem comprometer todo o seu comprimento, podem ser confundidas com o músculo normal já que o EAE não é totalmente circunferencial a este nível (Figs. 8-2-5a, b). Já a modalidade tridimensional possibilita identificar facilmente estas lesões já que é possível utilizar o plano sagital e medir todo o comprimento do músculo remanescente e do segmento lesado (Fig. 8-2-5c).

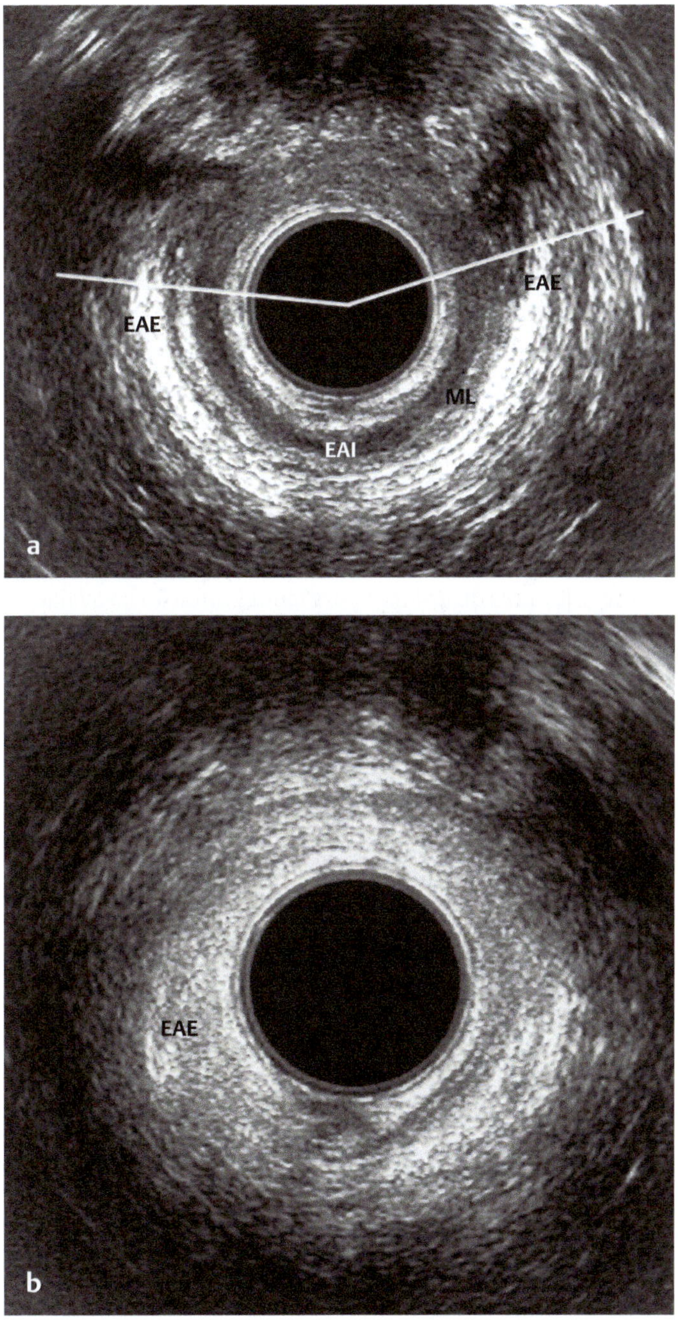

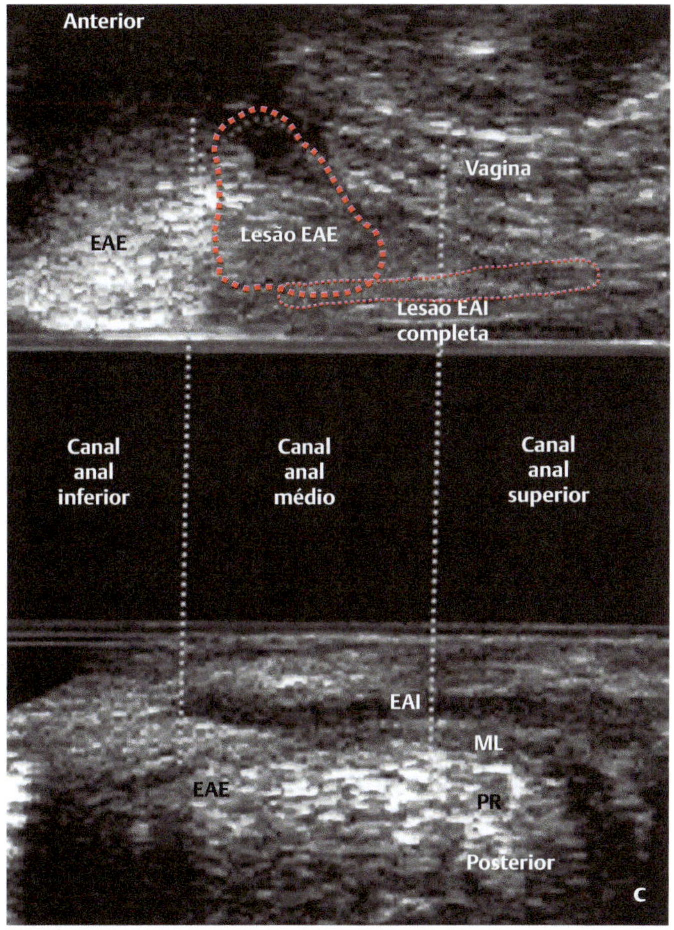

Fig. 8-2-5. Lesão muscular pós-parto vaginal. PR: puborretal; EAE: esfíncter anal externo; EAI: esfíncter anal interno; ML: músculo longitudinal. (**a**) Lesão do EAE e EAI no canal anal médio. Foi mensurado o ângulo da lesão (plano axial). (**b**) A lesão do EAE não se estende ao canal anal inferior. EAE íntegro (plano axial) no canal anal inferior. (**c**) Lesão do EAE no canal anal médio e lesão do EAI no canal anal superior e médio (plano sagital).

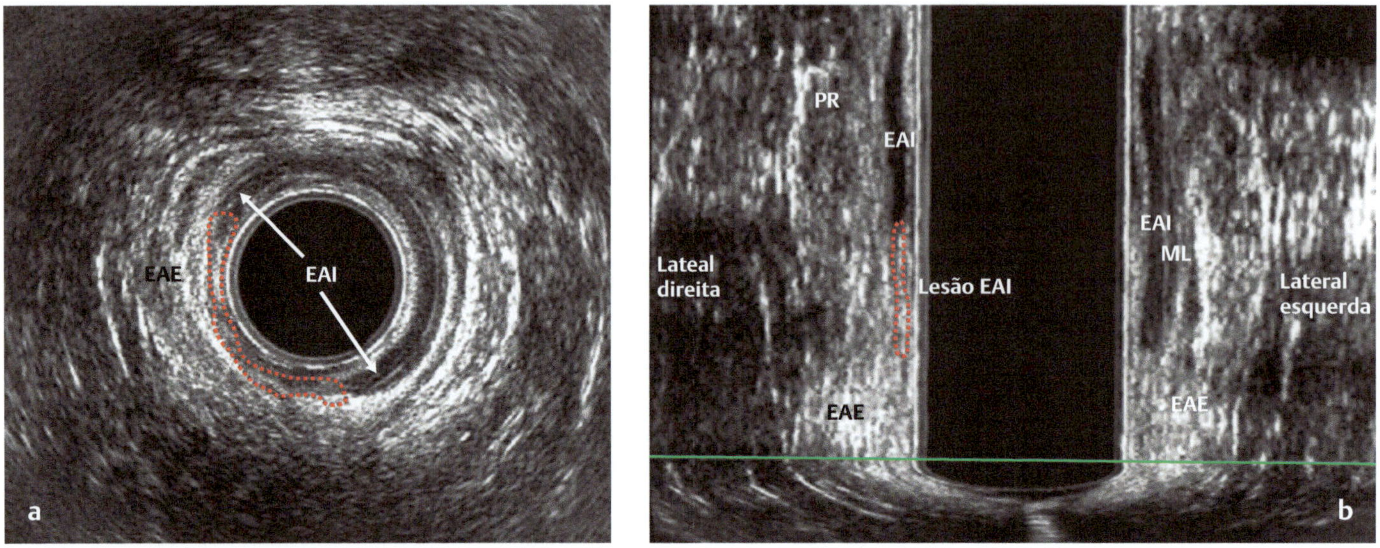

Fig. 8-2-6. Lesão muscular do esfíncter anal interno pós-esfincterotomia. (a) Lesão do EAI em relação à circunferência (área pontilhada). Plano axial. (b) Comprimento longitudinal da lesão do EAI (área pontilhada). Plano coronal. PR: puborretal; EAE: esfíncter anal externo; EAI: esfíncter anal interno; ML: músculo longitudinal.

Identificação de Lesão Muscular Oculta

É indicada para aqueles pacientes que, mesmo sem queixas de incontinência fecal, foram submetidos a parto vaginal e/ou intervenção cirúrgica na região perianal e que irão submeter-se a uma abordagem cirúrgica no canal anal ou vice-versa. Em pacientes assintomáticos com risco de já serem portadores de alguma lesão muscular, essa avaliação visa evitar um eventual dano acumulativo que possa ser produzido pelo novo procedimento cirúrgico e que poderá resultar em um quadro de incontinência fecal.

A ultrassonografia anorretal apresenta elevada sensibilidade e especificidade para diagnosticar lesão esfincteriana e baixa especificidade para incontinência fecal.[16] Dessa forma, os pacientes com sintomas de incontinência e diagnóstico de lesão muscular, devem ser adequadamente avaliados com relação ao tipo de dano responsável pelos sintomas, pois podem associar-se danos resultantes de lesão muscular adquirida ou neurogênica. Nesses casos, a correção cirúrgica pode evoluir com resultados funcionais insatisfatórios.[18,19]

Alterações na espessura muscular podem estar correlacionadas com atrofia e sintomas de incontinência fecal. A atrofia é caracterizada por adelgaçamento generalizado do esfíncter e substituição de fibras musculares por tecido adiposo e alteração na ecogenicidade original da musculatura.

Resultados Pós-Esfincteroplastia

O US é capaz de avaliar com precisão a integridade da sutura muscular (aposição, sobreposição ou deiscência dos cotos muscular). Estudos demonstram boa correlação entre o resultado clínico e a integridade da sutura. Resultados clínicos insatisfatórios foram evidenciados em pacientes com permanência do defeito esfincteriano.[18] Com relação à avaliação da espessura muscular, o ultrassom demonstra claramente os limites do EAI mas apresenta limitação na avaliação do EAE pois os ecos emitidos pela musculatura estriada são semelhantes ao da gordura perianal, dificultando assim a delimitação dos limites laterais do EAE e PR. É necessário utilizar-se de equipamentos com elevada resolução espacial para facilitar a diferenciação entre os diversos tipos de tecidos.[19]

Nas pacientes com história prévia de parto vaginal, é necessária a avaliação da musculatura dos elevadores, desde que estudos demonstraram que trauma do elevador ocorreu entre 15% e 55% das mulheres multíparas após o parto vaginal. O defeito mais comum identificado é uma lesão por avulsão na inserção da musculatura dos levantadores no local de inserção nos ramos púbicos laterais esquerdo e/ou direito, demonstrado por ressonância magnética e ultrassonografia.[20-24]

Murad-Regadas *et al.* demonstraram que a gravidade dos sintomas de incontinência fecal está significativamente relacionada com a extensão do defeito conforme determinado pela nova pontuação de ultrassom 3D. Esta avaliação inclui defeitos do esfíncter anal e do músculo dos elevadores em mulheres que se submeteram ao parto vaginal, caracterizando lesão uni ou bilateral, completa ou parcial. Associado a aumento da área do hiato urogenital.[23,24]

Abscesso Anal

O ultrassom anorretal demonstra com clareza a localização, a extensão da coleção líquida e a relação com os músculos esfincterianos e a parede do reto, tornando possível classificar os abscessos adequadamente. É representado ecograficamente por imagem hipoecoica não homogênea devido ao processo inflamatório associado a áreas com maior hipoecogenicidade correspondente à presença de líquido. Está indicado nos processos inflamatórios iniciais ou naqueles em fase de absorção, quando o exame proctológico é insuficiente para indicar a melhor opção terapêutica, se conservadora ou cirúrgica (Fig. 8-2-7). Desempenha ainda importante papel nos abscessos extensos, determinando a sua localização e extensão com relação aos músculos esfincterianos e orientando o local exato da abordagem cirúrgica. A modalidade tridimensional demonstra a extensão da cavidade e trajetos associados com relação à circunferência e ao comprimento do canal anal, sendo muito útil principalmente nos abscessos complexos e com localização supraelevador (Figs. 8-2-8 e 8-2-9).

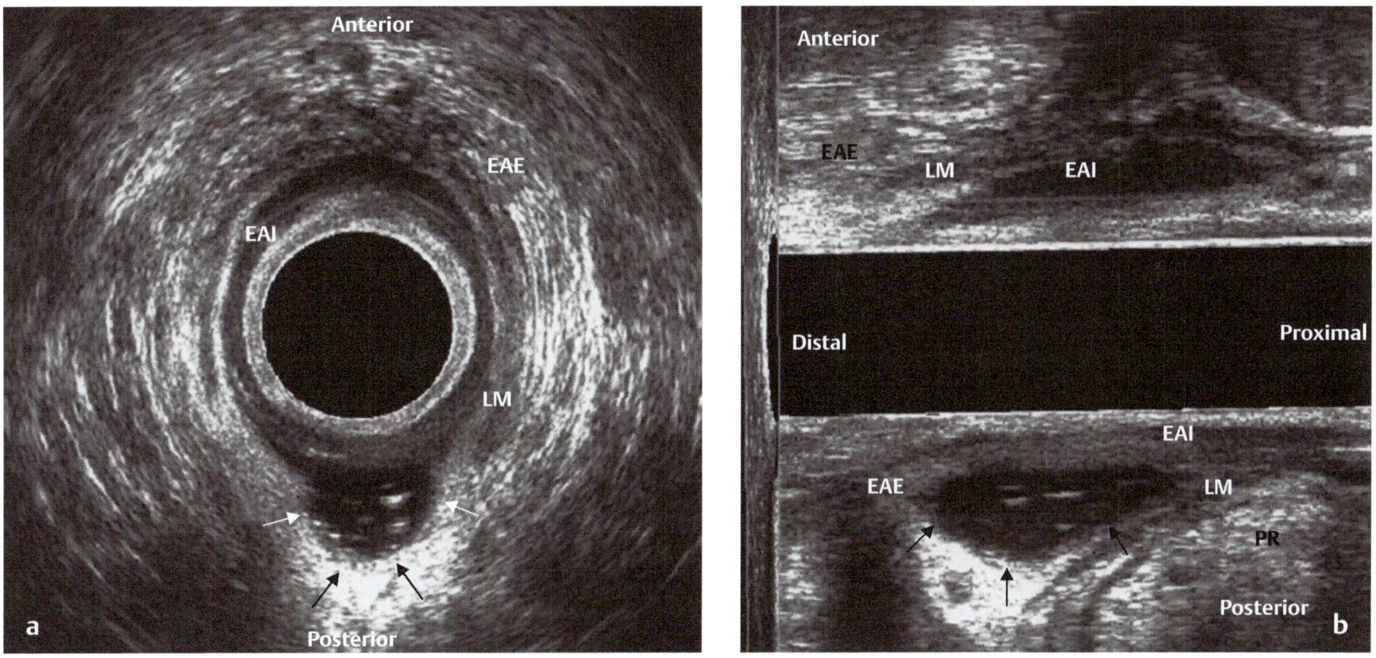

Fig. 8-2-7. Abscesso interesfinctérico posterior (setas). (a) Plano axial. (b) Plano sagital. PR: puborretal; EAE: esfíncter anal externo; EAI: esfíncter anal interno; ML: músculo longitudinal.

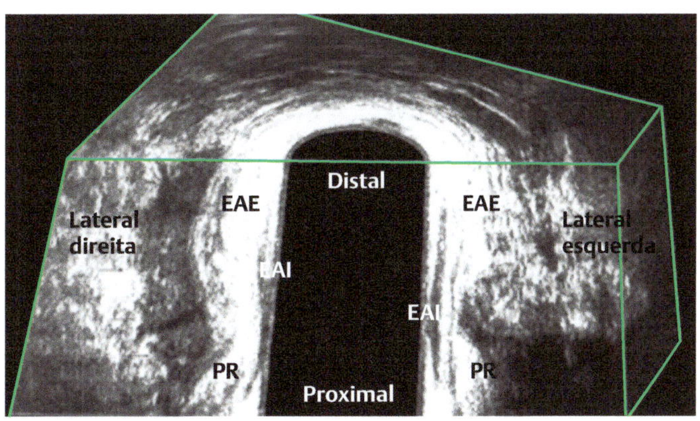

Fig. 8-2-8. Abscesso em trajeto isquioanal posterolateral direito. Plano coronal com oblíquo.

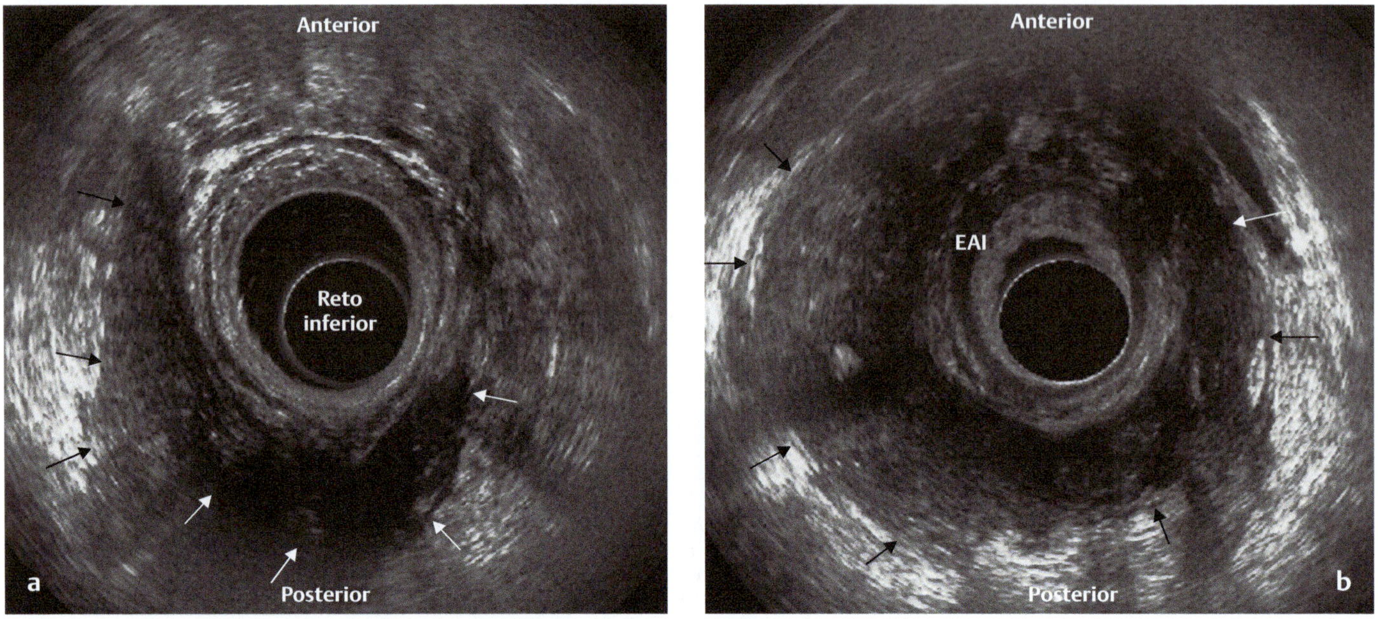

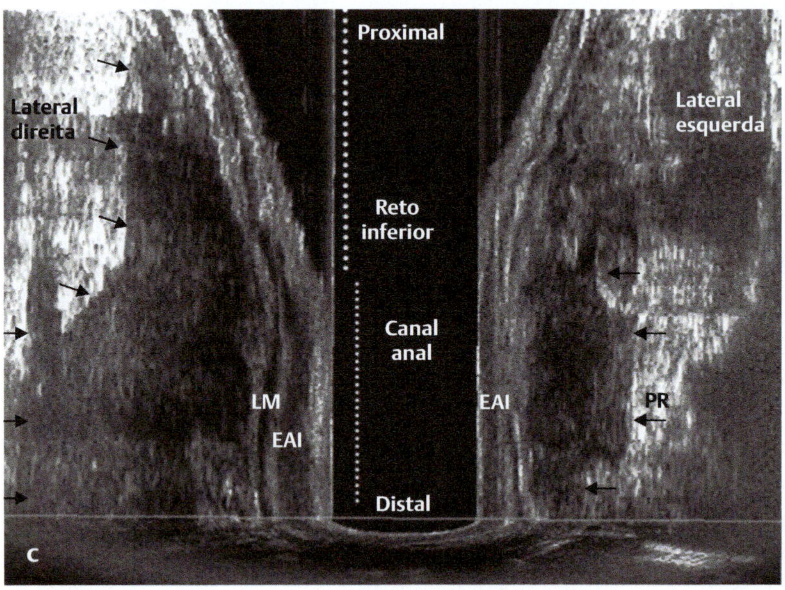

Fig. 8-2-9. Volumoso abscesso em trajeto em ferradura (setas). (a) Reto inferior – localizado na gordura perirretal envolvendo a muscular própria do reto (plano axial). (b) Canal anal superior – no espaço interesfinctérico (plano axial). (c) Complexa cavidade supraelevador no reto inferior comprometento os canais anais superior e médio no espaço interesfinctérico (plano coronal). PR: puborretal; EAE: esfíncter anal externo; EAI: esfíncter anal interno; ML: músculo longitudinal.

Fístula Anorretal

Identifica todo o complexo fistuloso, ou seja, o(s) trajeto(s) primário e secundário, o(s) orifício(s) interno e cavidade(s) adjacente(s), orientando no planejamento cirúrgico e reduzindo os índices de recidiva e incontinência fecal.

A visão limitada ao plano axial pode dificultar na avaliação de fistulas mais complexas. No entanto, a aquisição da imagem 3D possibilita visualizar-se com precisão toda a extensão longitudinal do trajeto fistuloso, sua relação com os músculos esfincterianos, a posição exata do orifício interno em relação à margem anal e trajeto(s) e/ou cavidade(s) secundária(s), possibilitando classificá-las corretamente. A associação do plano diagonal torna possível visualizar o trajeto fistuloso em diferentes níveis de profundidade.

O trajeto fistuloso é ecograficamente representado por imagem hipoecoica. Sempre que o orifício externo estiver pérvio, deve-se realizar a cateterização com cateter de espessura muito reduzida (cateter vascular) e utilizar algum tipo de contraste como o peróxido de hidrogênio (H_2O_2) a 10%, para confirmar os achados e identificar eventuais trajeto(s) secundário(s) não visualizados, sobretudo nas fístulas complexas, recidivadas ou quando associadas à fibrose. As imagens devem ser adquiridas antes e após a injeção do contraste o qual deve ser aplicado no volume entre 0,3 a 2 mL de H_2O_2, sendo a primeira aplicação com pressão normal e a segunda com maior pressão.[25] O trajeto fistuloso e o OI tornam-se hiperecoicos devido às bolhas formadas pelo contato do H_2O_2 com os tecidos inflamados (Fig. 8-2-10).[26-29] De acordo com a classificação de Parks,[30] o trajeto pode localizar-se no espaço interesfinctérico (Figs. 8-2-11 e 8-2-12), ou cruzando o EAE ou PR na fístula transesfinctérica (Fig. 8-2-13). Naquelas complexas, como a fístula supraesfinctérica, o trajeto cruza

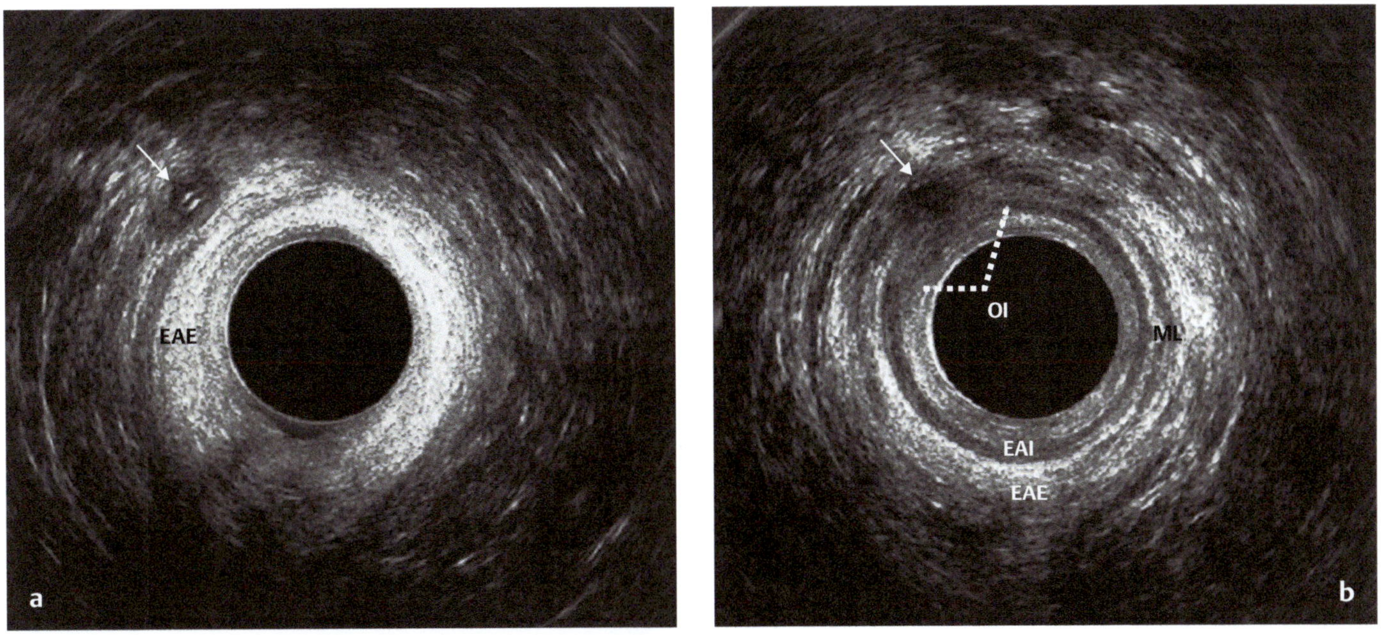

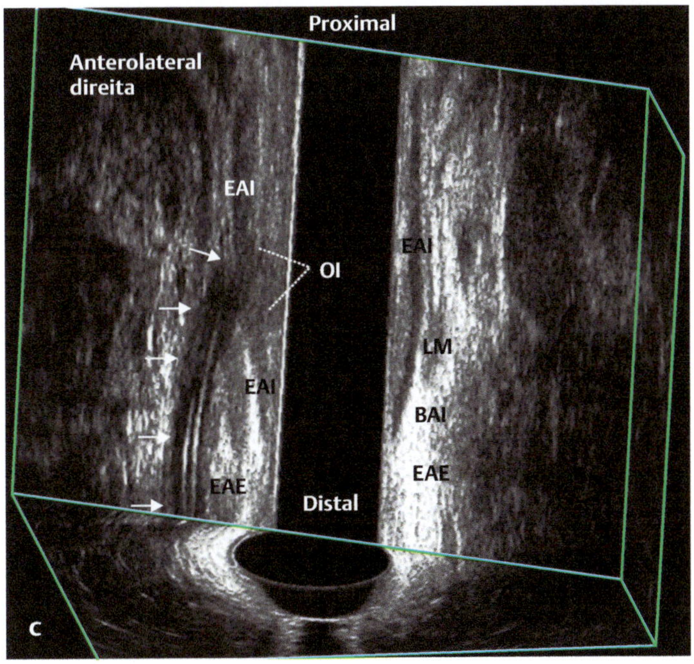

Fig. 8-2-10. Fístula transesfinctérica anterolateral direita. (**a**) Trajeto fistuloso lateral ao EAE no canal anal inferior (plano axial). (**b**) Orifício fistuloso interno localizado às 11-12 h no canal anal médio. (Plano axial). (**c**) Todo comprimento longitudinal do trajeto fistuloso desde do orifício interno até margem anal sem e com peróxido de hidrogênio-H_2O_2 (plano coronal com diagonal) (setas).

a musculatura do assoalho pélvico e posiciona-se lateral à musculatura esfincteriana em todo o canal anal (Fig. 8-2-14). Nesses casos, o orifício fistuloso interno localiza-se na altura da linha pectínea (Fig. 8-2-14b). Já no tipo extraesfinctérico, o trajeto localiza-se lateral à musculatura esfincteriana estriada em todo o canal anal, cruza a musculatura do assoalho pélvico e o orifício interno localiza-se no reto. O orifício fistuloso interno (OI) corresponde à imagem de ruptura do EAI (na ausência de esfincterotomia prévia) e imagem hipoecoica na mucosa-submucosa. Quando posicionado no reto, corresponde à área de perda de uniformidade nas camadas da parede do reto.

A aquisição 3D possibilita visualizar com precisão toda a extensão longitudinal do trajeto fistuloso, sua relação com os músculos esfincterianos, a posição exata do orifício interno em relação à margem anal, o local do cruzamento do trajeto na musculatura esfincteriana e a correlação com o comprimento longitudinal da musculatura, sendo ainda possível calcular o percentual exato de musculatura envolvida pelo complexo fistuloso, possibilitando assim um melhor planejamento cirúrgico (Figs. 8-2-15 e 8-2-16).[27,28,31]

Quando comparados RNM com o US utilizando a modalidade tridimensional com aplicação de H_2O_2, demonstraram-se resultados semelhantes.[26]

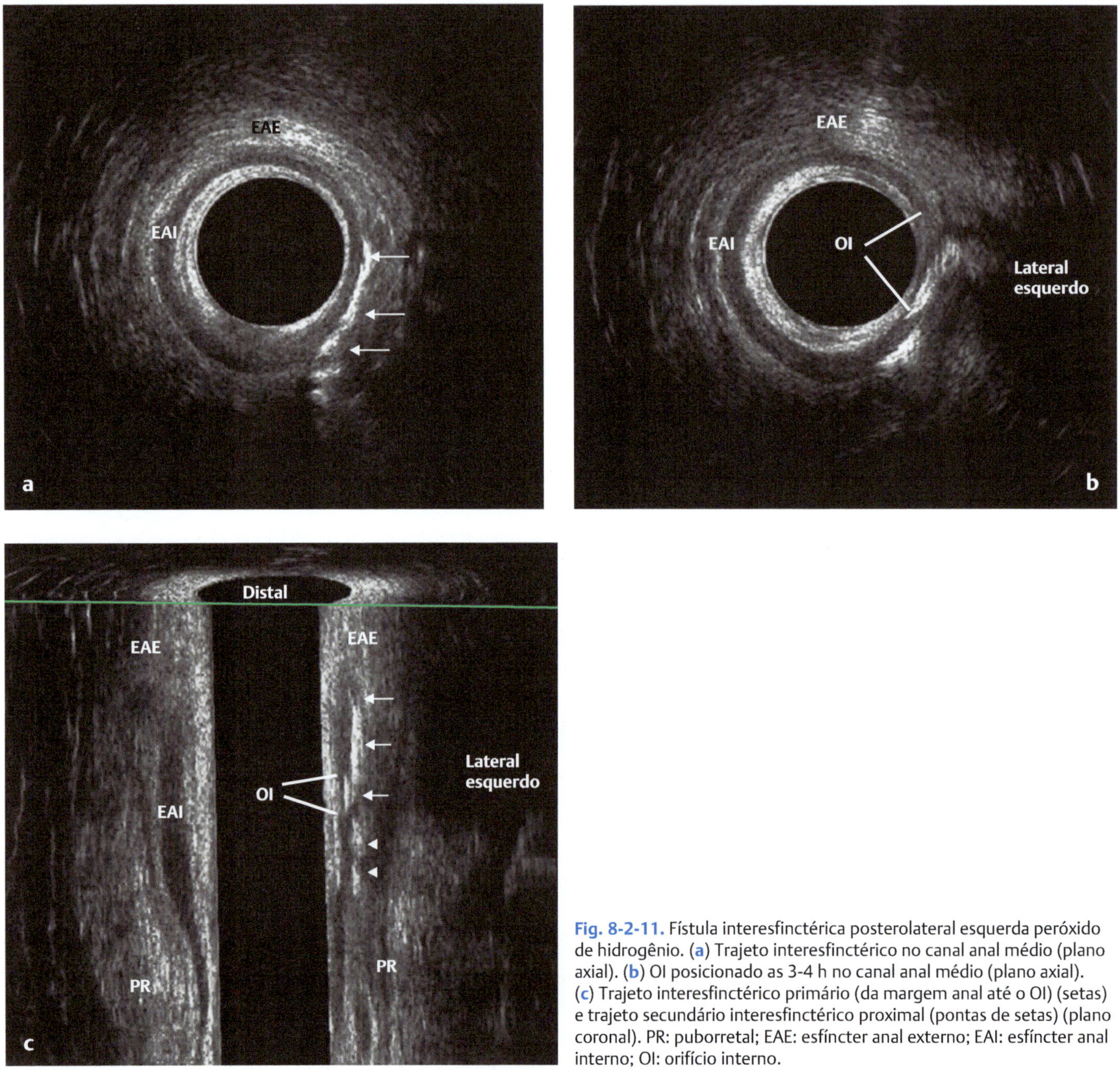

Fig. 8-2-11. Fístula interesfinctérica posterolateral esquerda peróxido de hidrogênio. (a) Trajeto interesfinctérico no canal anal médio (plano axial). (b) OI posicionado as 3-4 h no canal anal médio (plano axial). (c) Trajeto interesfinctérico primário (da margem anal até o OI) (setas) e trajeto secundário interesfinctérico proximal (pontas de setas) (plano coronal). PR: puborretal; EAE: esfíncter anal externo; EAI: esfíncter anal interno; OI: orifício interno.

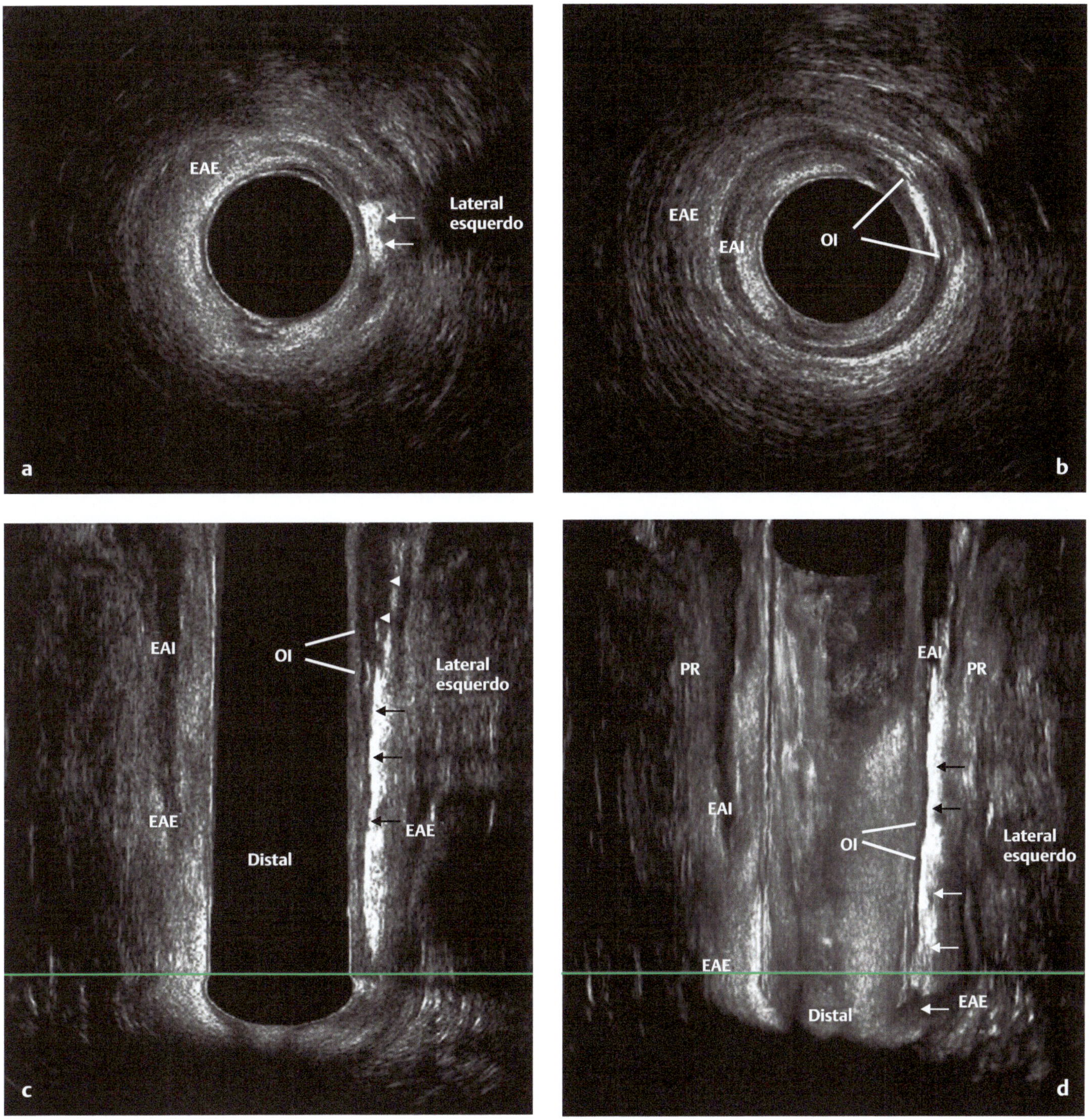

Fig. 8-2-12. Fístula interesfinctérica anterolateral esquerda peróxido de hidrogênio. (a) Trajeto interesfinctérico no canal anal inferior (plano sagital). (b) Orifício fistuloso interno posicionado às 2-3 h no canal anal médio (plano axial). (c) Trajeto interesfinctérico primário (da margem anal até o OI) (setas) e trajeto secundário interesfinctérico proximal (pontas de seta) (plano coronal). (d) *render mode*. PR: puborretal; EAE: esfíncter anal externo; EAI: esfíncter anal interno; OI: orifício interno.

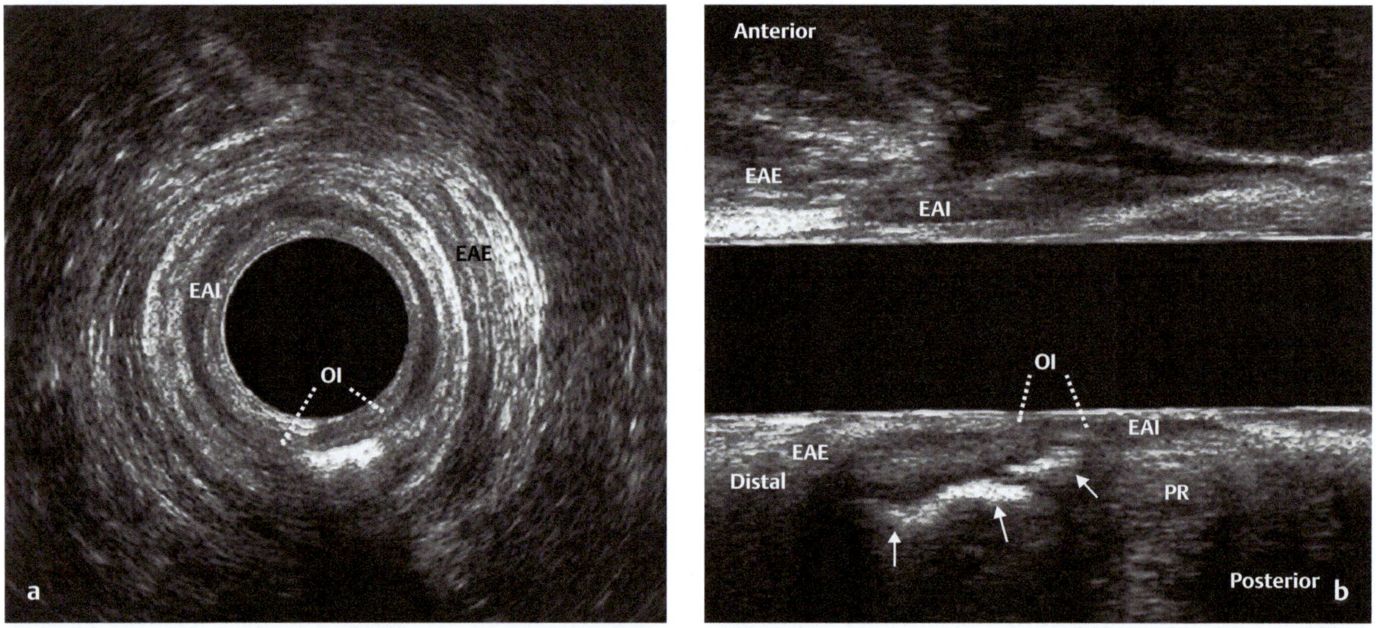

Fig. 8-2-13. Fístula transesfinctérica posterior com peróxido de hidrogênio. (**a**) Orifício fistuloso interno posicionado às 5-6 h no canal anal médio (plano axial). (**b**) Todo comprimento longitudinal do trajeto transesfinctérico (plano sagital) (setas). PR: puborretal; EAE: esfíncter anal externo; EAI: esfíncter anal interno; OI: orifício interno.

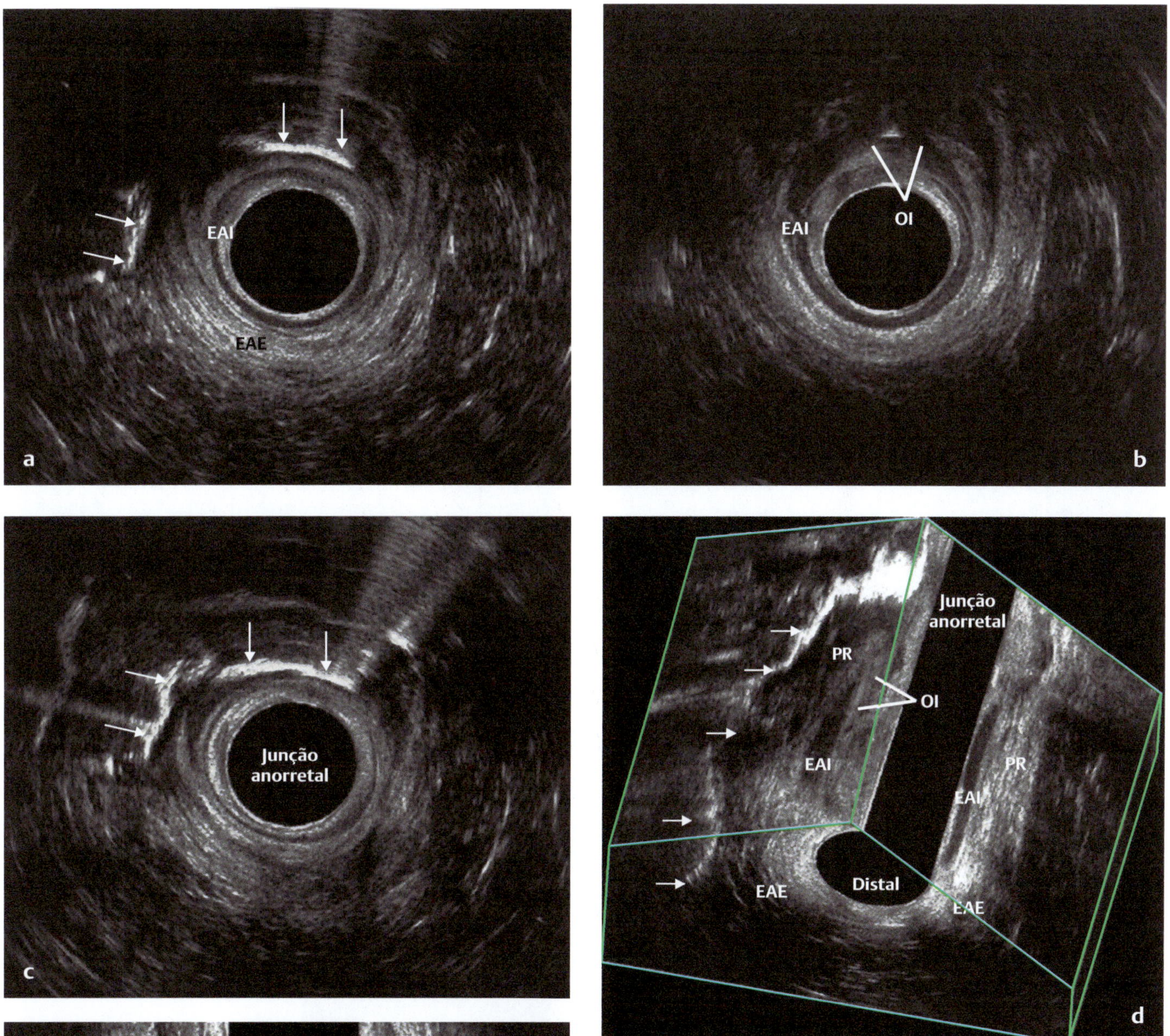

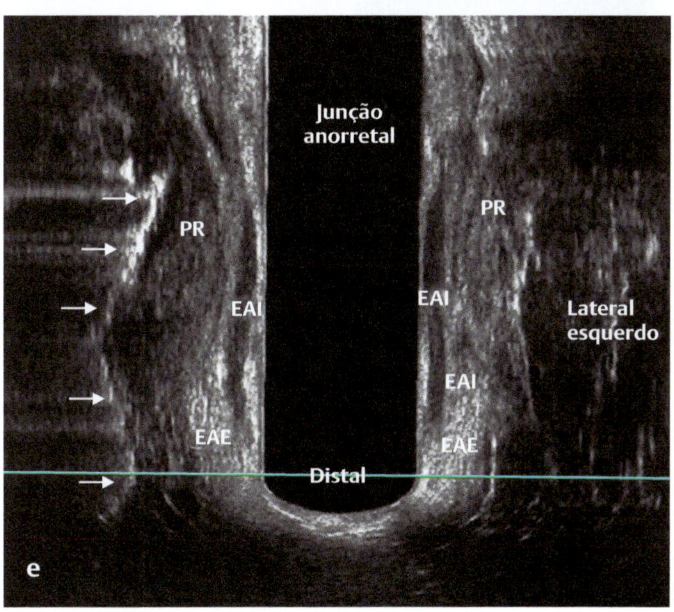

Fig. 8-2-14. Fístula supraesfinctérica. (**a**) Canal anal médio – parte do trajeto lateral à musculatura lateral direita e parte do trajeto interesfinctérico anterior (plano axial). (**b**) Canal anal médio – orifício fistuloso interno às 12 h, (plano axial). (**c**) Junção anorretal – trajeto fistuloso cruzando a musculatura e parte interesfinctérica. (**d**) Trajeto lateral à musculatura esfincteriana em todo comprimento do canal anal até a junção anorretal (plano coronal com diagonal). (**e**) Trajeto fistuloso cruzando a musculatura dos levantadores na junção anorretal (plano coronal com diagonal). PR: puborretal; EAE: esfíncter anal externo; EAI: esfíncter anal interno; OI: orifício interno.

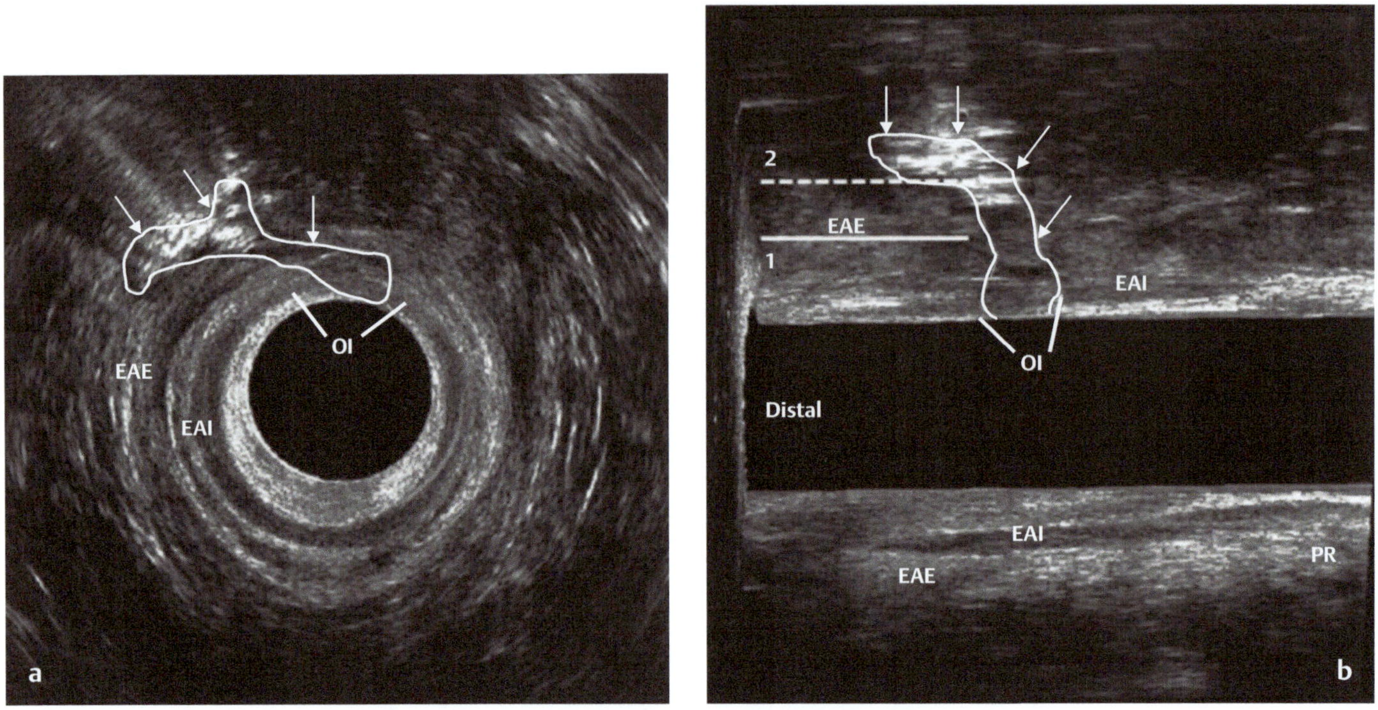

Fig. 8-2-15. Fístula transesfinctérica anterior. (a) Trajeto transesfinctérico curvo (plano axial). (b) Todo comprimento da musculatura esfincteriana (EAE) (1) e o comprimento do trajeto (2) sendo possível calcular o percentual de musculatura acometida de 100% da EAE anterior (plano sagital com diagonal). PR: puborretal; EAE: esfíncter anal externo; EAI: esfíncter anal interno; OI: orifício interno.

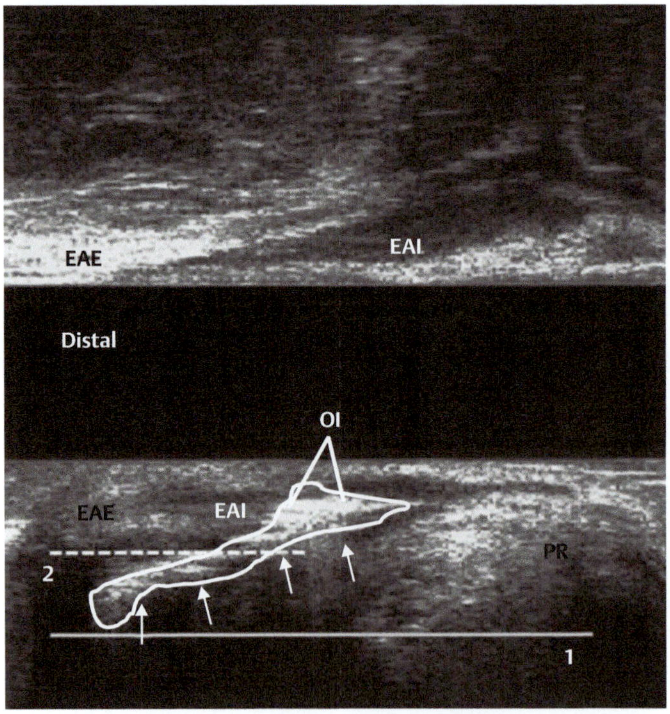

Fig. 8-2-16. Fístula transesfinctérica posterior. Todo comprimento da musculatura esfincteriana (EAE-PR) (1) e o comprimento do trajeto (2) sendo possível calcular o percentual de musculatura acometida de 50% da EAE-PR (plano sagital). PR: puborretal; EAE: esfíncter anal externo; EAI: esfíncter anal interno; OI: orifício interno.

Fístula Ano-Reto-Vaginal

Evidencia-se o trajeto fistuloso e avalia-se a integridade anatômica dos músculos esfincterianos visando o melhor planejamento cirúrgico. O trajeto fistuloso é evidenciado por imagem hipoecoica cruzando o canal anal e/ou o reto em direção à vagina.

Quando se consegue identificar o orifício na vagina e injetar H_2O_2, é possível orientar melhor a identificação do trajeto.[29] Pode associar-se a aquisição transvaginal visando confirmar os achados ou acrescentar informações.

Neoplasia Maligna

Neoplasias Localizadas no Reto

As indicações para o estadiamento ultrassonográfico das neoplasias retais são atualmente muito bem estabelecidas com relação a identificação da invasão parietal, da presença de linfonodos perirretais envolvidos por neoplasia,[32-36] da distância entre a borda distal do tumor e os músculos esfincterianos, da resposta ao tratamento neoadjuvante e para identificação precoce de recidiva locorregional.[37-41]

Como a modalidade tridimensional possibilita o estadiamento em mais de um plano, é possível e de grande importância medir com precisão o comprimento longitudinal do tumor e principalmente a distância entre a borda distal do tumor até a borda proximal dos músculos esfincterianos, em todos os quadrantes e comparar estes achados antes e após a neoadjuvância e, consequentemente, planejar a técnica cirúrgica a ser adotada, com ou sem preservação esfincteriana. Estas medidas são diferentes em cada quadrante, tanto pela disposição do tumor que pode estender-se mais em um dos quadrantes quanto pela disposição dos músculos esfincterianos que são assimétricos quando se comparam os quadrantes anterior com o posterior. Estas medidas constituem-se nos critérios mais precisos para definir o tipo de ressecção cirúrgica com ou sem preservação esfincteriana.[37-39] Além do mais, a modalidade tridimensional torna possível revisar-se o exame em tempo real quantas vezes sejam necessárias, proporcionando assim uma maior segurança.

O toque retal é um exame essencial na propedêutica proctológica e possibilita o diagnóstico dos tumores retais, além de adicionar informações quanto à localização, número de quadrantes envolvidos e mobilidade/fixação da lesão. Trata-se de um método subjetivo e limitado para avaliar a invasão parietal, não sendo seguro em lesões com invasão precoce para decisão da escolha terapêutica.

Em 1984, Hildebrand & Fielfe preconizaram o estadiamento ultrassonográfico dos tumores no reto baseados na classificação TNM.[32]

- *uT0:* lesão acometendo a mucosa e a muscular da mucosa.
- *uT1:* invasão da submucosa.
- *uT2:* invasão da muscular própria.
- *uT3:* invasão da gordura perirretal.
- *uT4:* invasão de orgãos adjacentes.
- *N0:* sem comprometimento de linfonodos.
- *N1:* com comprometimento de linfonodos.

As camadas muscular-mucosa e muscular própria são representadas por imagens hipoecoicas (escura) e seu espessamento sugere acometimento ou invasão tumoral dessas camadas. Já a submucosa e a gordura perirretal são representadas por imagens hiperecoicas (clara) e a invasão tumoral destas camadas é sugerida quando ocorre ruptura ou áreas de irregularidade.

O envolvimento da camada muscular-mucosa pode caracterizar as lesões benignas, ultrassonograficamente uT0. No entanto, é possível identificarem-se áreas de eco pobre no interior da imagem homogênea (característica do adenoma) e que pode sugerir displasia-adenocarcinoma *in situ*.

A ruptura (irregularidades) da segunda camada clara correspondendo à submucosa caracteriza lesão invasiva uT1. Contudo, a ruptura completa da submucosa associada a espessamento da muscular própria com gordura perirretal íntegra caracteriza lesão uT2. A presença de irregularidades (imagens em espículas) na última camada clara correspondente à gordura perriretal caracteriza lesão uT3 (Figs. 8-2-17 e 8-2-18). A lesão uT4 é caracterizada pela invasão de estruturas adjacentes (Figs. 8-2-19 e 8-2-20).

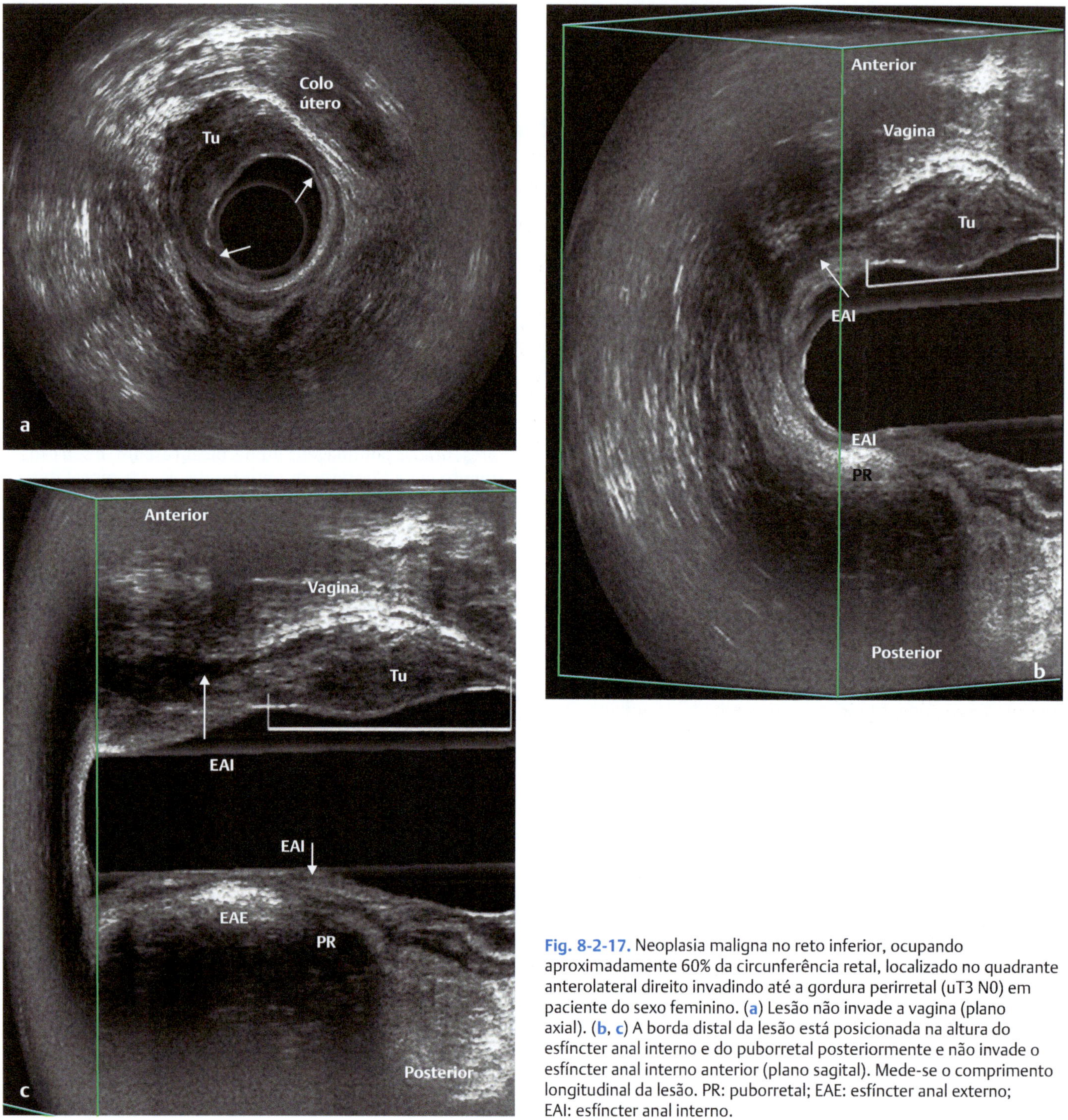

Fig. 8-2-17. Neoplasia maligna no reto inferior, ocupando aproximadamente 60% da circunferência retal, localizado no quadrante anterolateral direito invadindo até a gordura perirretal (uT3 N0) em paciente do sexo feminino. (**a**) Lesão não invade a vagina (plano axial). (**b**, **c**) A borda distal da lesão está posicionada na altura do esfíncter anal interno e do puborretal posteriormente e não invade o esfíncter anal interno anterior (plano sagital). Mede-se o comprimento longitudinal da lesão. PR: puborretal; EAE: esfíncter anal externo; EAI: esfíncter anal interno.

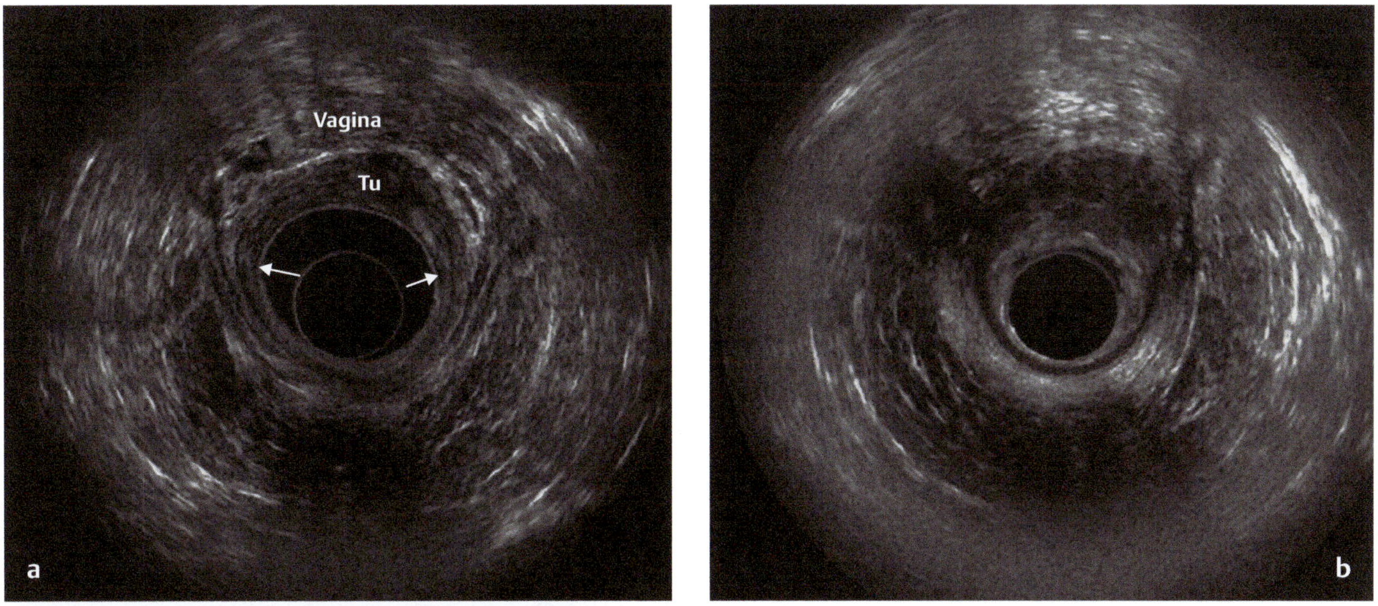

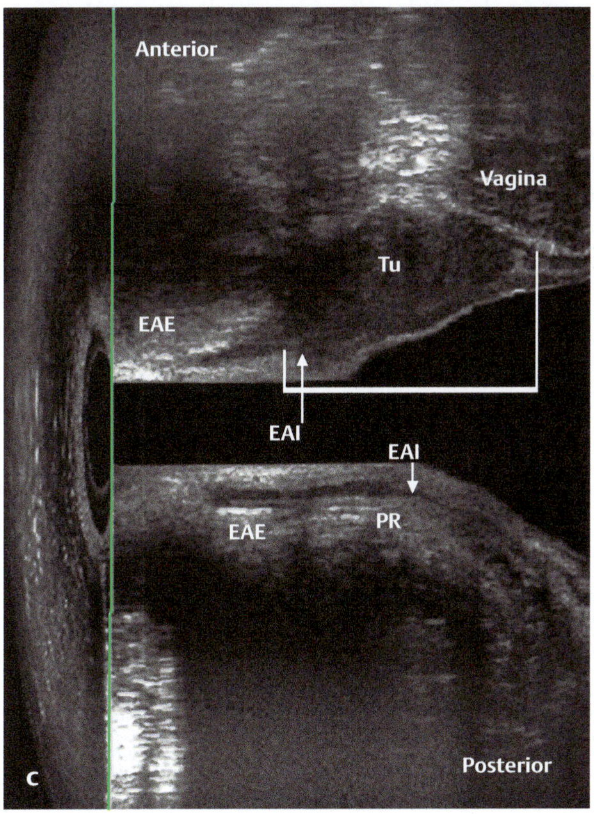

Fig. 8-2-18. Neoplasia maligna no reto inferior localizado na hemicircunferência anterior, ocupando aproximadamente 60% da circunferência retal, invadindo todas as camadas do reto e a gordura perirretal (uT3 N0) em paciente do sexo feminino. (a) Tumor no reto inferior com plano de clivagem para vagina. (b) Tumor invade o esfíncter anal interno e puborretal (setas) (plano axial). (c) Mede-se o comprimento longitudinal da lesão (plano sagital). PR: puborretal; EAE: esfíncter anal externo; EAI: esfíncter anal interno.

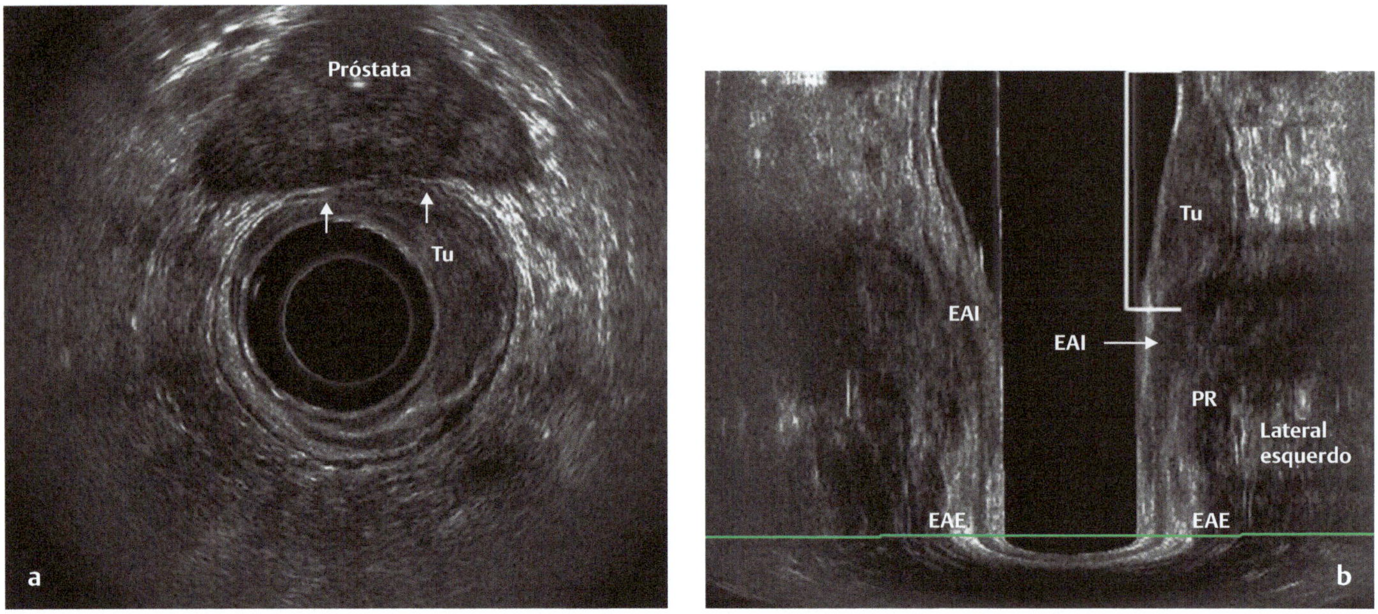

Fig. 8-2-19. Neoplasia maligna no reto inferior localizado no quadrante anterolateral esquerdo invadindo todas as camadas do reto, gordura perirretal e próstata (uT4 N0) em paciente do sexo masculino. (**a**) Invasão da próstata (setas) (plano axial). (**b**) A lesão invade o esfíncter anal interno (seta) (plano coronal). Mede-se o comprimento longitudinal da lesão. PR: puborretal; EAE: esfíncter anal externo; EAI: esfíncter anal interno.

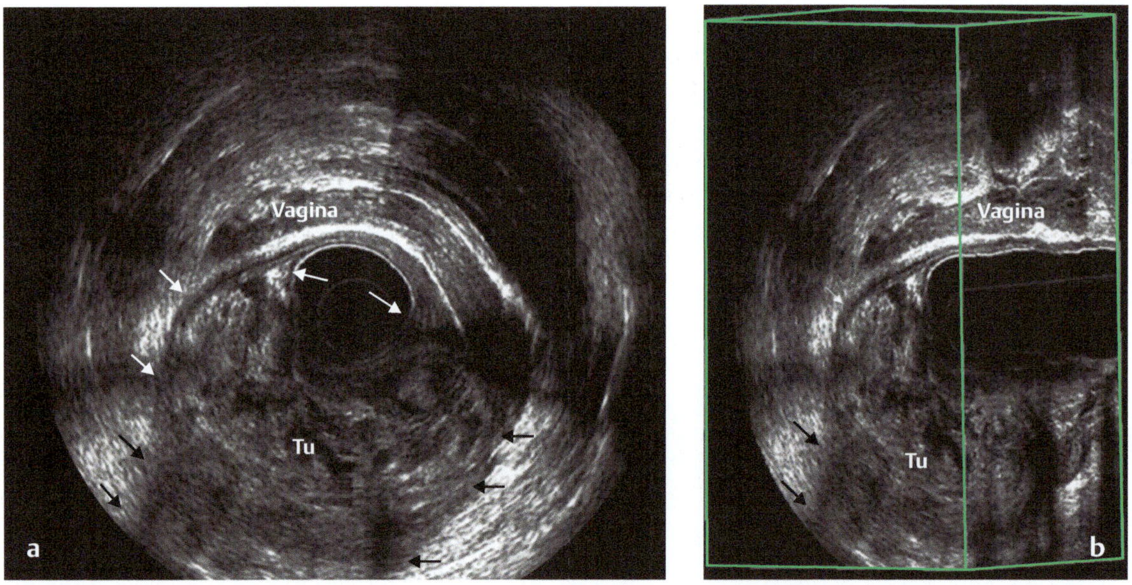

Fig. 8-2-20. Neoplasia maligna no reto médio, localizado na hemicircunferência posterior, ocupando aproximadamente 80% da circunferência retal, invadindo todas as camadas do reto e a gordura perirretal em toda sua profundidade (setas) (uT3? uT4? N0) em paciente do sexo feminino. (**a**) Plano axial. (**b**) Plano sagital.

Os linfonodos são visualizados na gordura perirretal proximal ou distal à lesão. Alguns aspectos relacionados com a forma, a ecogenicidade e o tamanho dos linfonodos são utilizados para distinguir entre alterações inflamatória e metastática. Imagem na gordura perirretal com forma arredondada, bordos irregulares e ecogenicidade semelhante à da lesão tumoral sugere metástase linfonodal (Fig. 8-2-21). Entretanto, a lesão inflamatória é sugerida pela presença de imagem ovalada, bordos regulares, com área hiperecoica no centro correspondendo ao hilo do linfonodo. Quanto maior o linfonodo, maior a probabilidade de metástase.[33] Os linfonodos são visualizados pelo ultrassom quando se apresentam maiores que 1 mm. Não há dificuldade em distinguir linfonodos e vasos sanguíneos pois com a movimentação do transdutor na modalidade bidimensional e visualização no plano longitudinal na modalidade 3D, o vaso sanguíneo adquire a conformação longitudinal ou em galho de árvore (Fig. 8-2-22).

O ultrassom endorretal tem sido eficaz na identificação de invasão parietal entre 69% e 96% e de 64% a 83% de linfonodo perirretal metastático.[37-40] Essa variação se deve a aspectos relacionados com o tamanho, a localização e a associação com inflamação peritumoral. A experiência do examinador pode

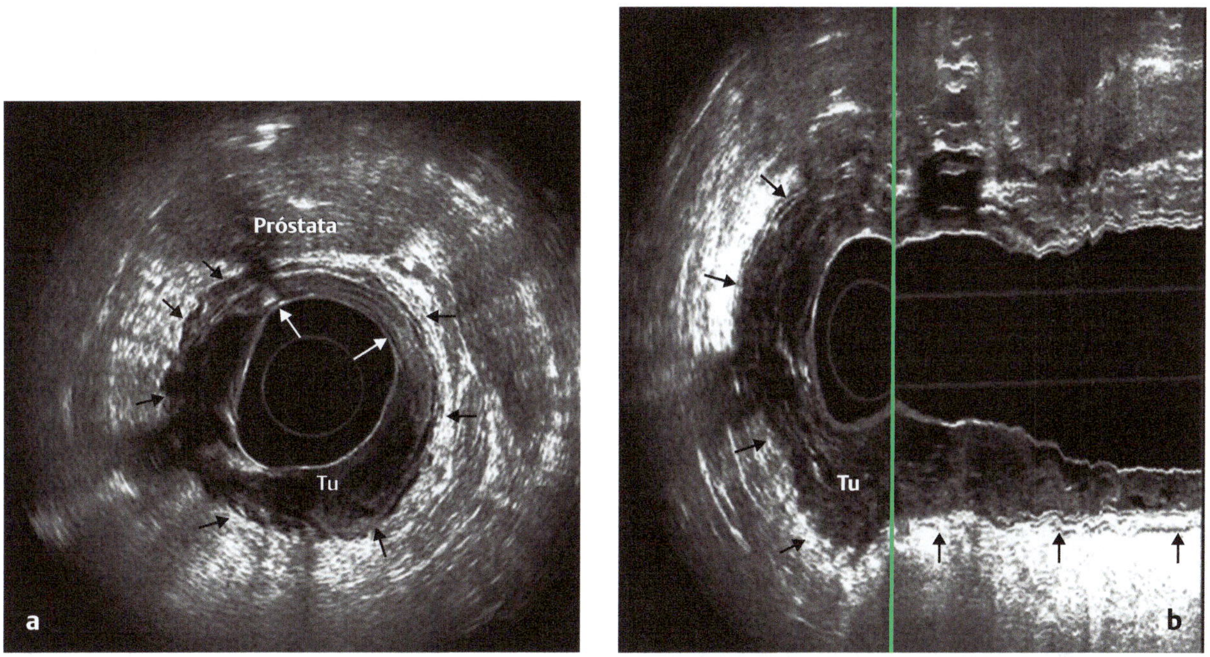

Fig. 8-2-21. Neoplasia maligna no reto médio, localizado na hemicircunferência posterior, ocupando aproximadamente 80% da circunferência retal, invadindo todas as camadas do reto e a gordura perirretal (setas). Foi evidenciada imagem arredondada, com ecogenicidade semelhante à lesão primária sugestiva de metástase linfonodal (uT3 N1) em paciente do sexo masculino. (a, b) Tumor (setas) – plano axial e sagital. (c, d) Linfonodo (setas) e vaso sanguíneo (pontilhado) – planos axial e axial com sagital.

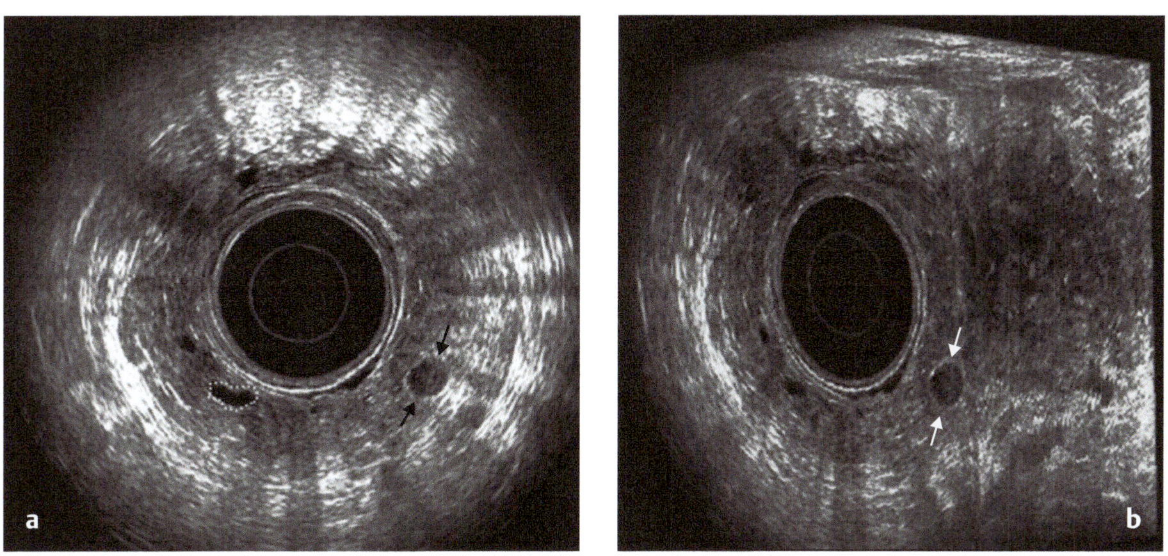

Fig. 8-2-22. Exame de reto. Presença de imagem ovalada (a) (setas) na gordura perirretal que se torna longitudinal no plano coronal (b) (pontilhado).

interferir principalmente na modalidade bidimensional já que na tridimensional, o exame pode ser revisado em tempo real e assim reduzir significativamente a possibilidade de erro com relação a supra ou subestadiamento.

A eficácia do reestadiamento ultrassonográfico com relação ao grau de invasão parietal e identificação de linfonodos comprometidos após a quimiorradioterapia neoadjuvante varia entre 47-95,0% devido à presença de inflamação-fibrose na parede do reto resultante da irradiação, dificultando ou até impossibilitando a identificação das camadas da parede do reto.[37-40] No entanto, pode adicionar informações importantes ao quantificar a resposta do tumor ao tratamento químio e radioterápico. Murad-Regadas *et al.* demonstraram os padrões radiológicos pós-radioterapia, demonstrando a presença de lesão residual e de resposta completa.[42-44] Enfatizaram a importância da modalidade tridimensional na avaliação da resposta pós-radioterapia quanto à realização de medições exatas da distância da borda distal do tumor no reto até a borda proximal da musculatura esfincteriana em todos os quadrantes e utilizaram tais parâmetros para selecionar pacientes que poderiam beneficiar-se com cirurgia de preservação esfincteriana (Figs. 8-2-23 e 8-2-4).[42-44]

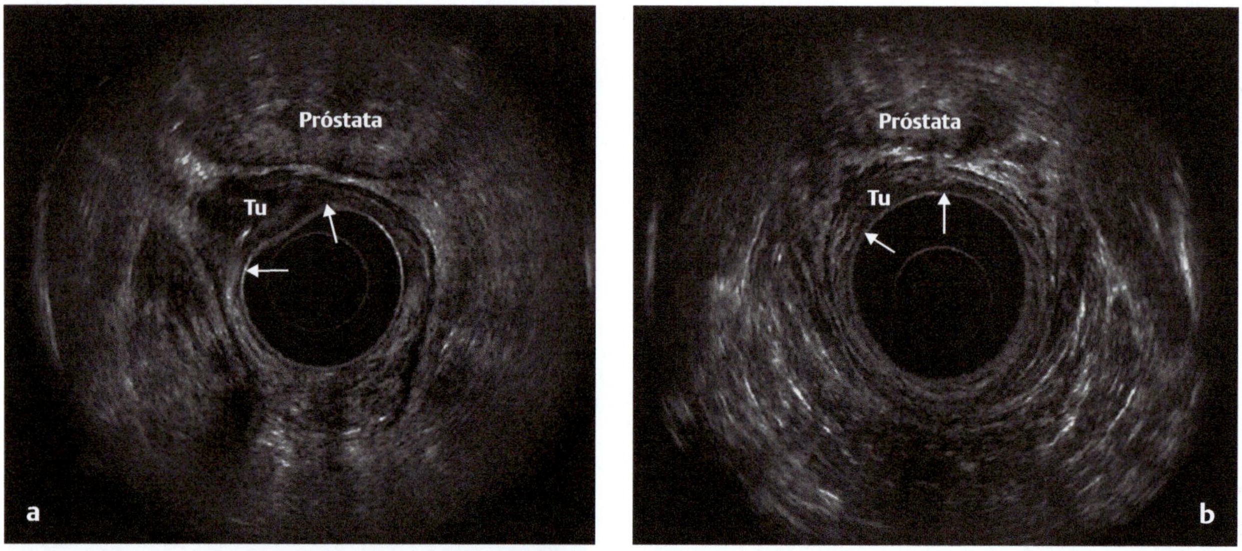

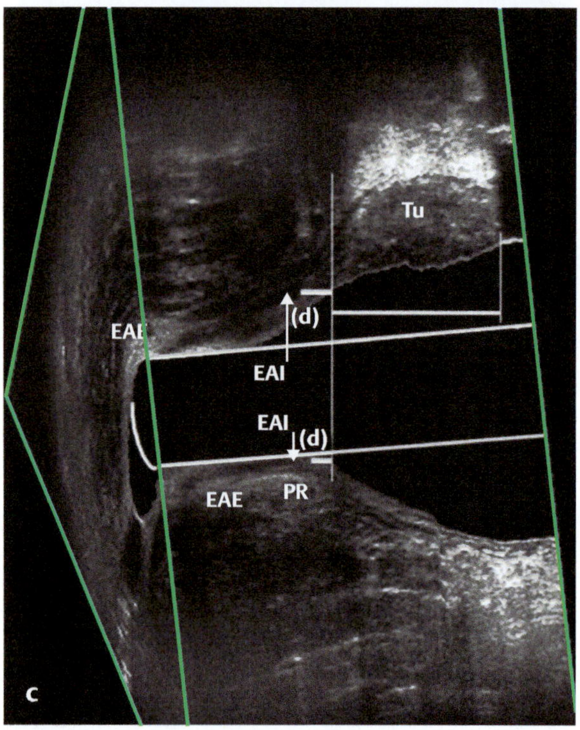

Fig. 8-2-23. Pré-radioterapia – neoplasia maligna no reto inferior, ocupando aproximadamente 30% da circunferência retal, localizado no quadrante anterolateral direito invadindo até a gordura perirretal (uT3 N0) em paciente do sexo masculino. (**a**, **b**) Lesão tem plano de clivagem com a próstata (plano axial). (**c**) Mede-se o comprimento longitudinal da lesão e a distância da borda distal do tumor para a borda proximal do aparelho esfincteriano. (**d**) (EAI) (plano sagital com oblíquo). PR: puborretal; EAE: esfíncter anal externo; EAI: esfíncter anal interno.

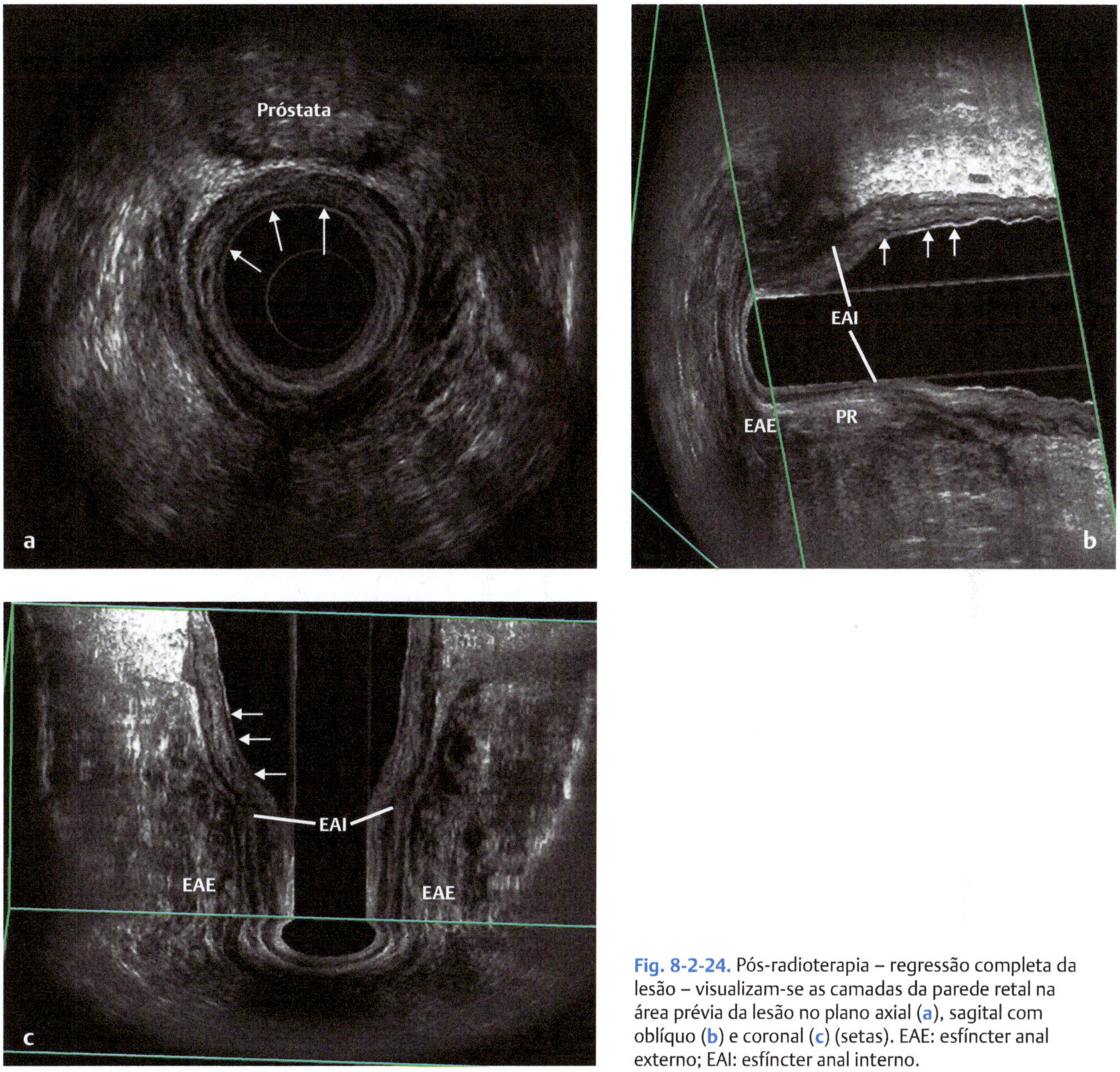

Fig. 8-2-24. Pós-radioterapia – regressão completa da lesão – visualizam-se as camadas da parede retal na área prévia da lesão no plano axial (a), sagital com oblíquo (b) e coronal (c) (setas). EAE: esfíncter anal externo; EAI: esfíncter anal interno.

O ultrassom endorretal desempenha também importante papel na detecção de recidivas precoces (parietal e em linfonodos perirretais) mesmo em pacientes assintomáticos, tornando possível a indicação precoce para ressecções cirúrgicas complementares (Fig. 8-2-25). Caracteriza-se ultrassonograficamente pela presença de imagem hipoecoica com maior diâmetro fora da parede do reto já que a lesão invade do tecido perirretal para as camadas da parede do reto. Beynon *et al.* descreveram três modelos associados com recorrência – ruptura da mucosa ou muscular semelhante à lesão primária, mucosa normal associada à presença de imagem de ecogenicidade mista fora da parede do reto e imagem hipoecoica fora da parede do reto.[41]

O ultrassom anorretal deve ser incluído como exame de avaliação periódico no seguimento pós-operatório das neoplasias malignas do reto. De acordo com o protocolo implantado no Serviço de Coloproctologia e Gastroenterologia do Ceará e Faculdade de Medicina da Universidade Federal do Ceará para seguimento pós-operatório das neoplasias no reto, realiza-se o exame a cada 6 meses ou em intervalos mais curtos quando necessário durante os dois primeiros anos e anualmente entre o 2° e o 5° ou se houver elevação do CEA. Vale ressaltar a importância de um exame inicial como referência para os exames de seguimento, identificando a linha da anastomose e os tecidos perirretais.

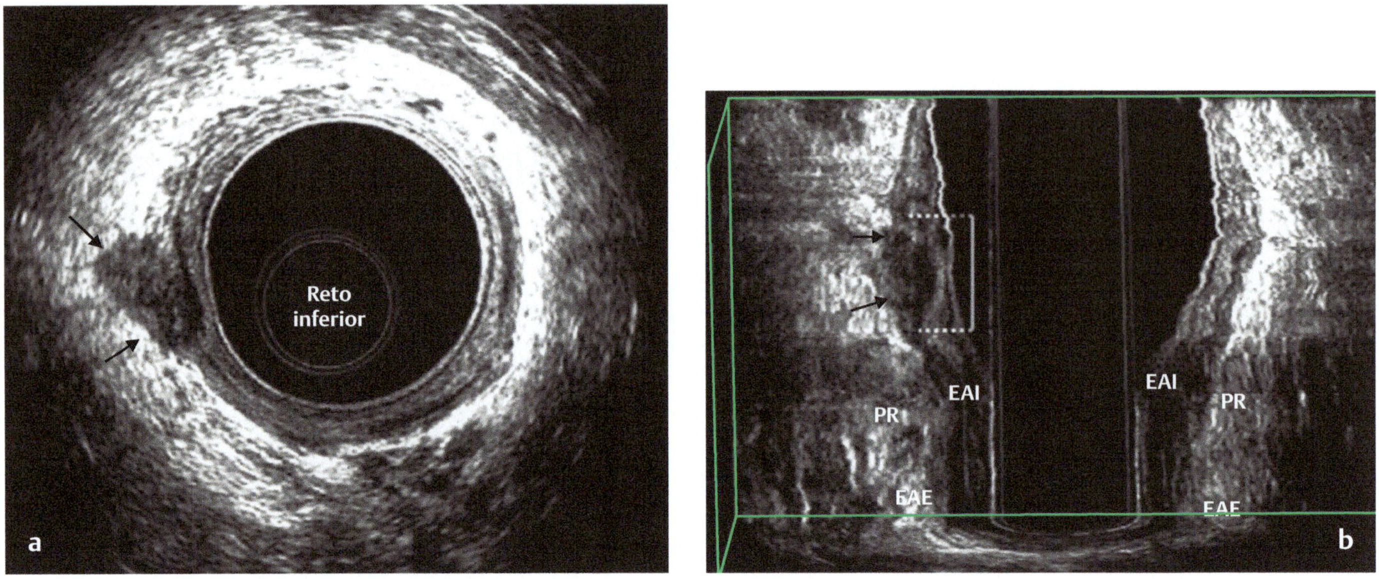

Fig. 8-2-25. Recidiva local. Imagem hipoecoica na gordura perirretal e na parede do reto no plano axial (a) e coronal (b). PR: puborretal; EAE: esfíncter anal externo; EAI: esfíncter anal interno.

Neoplasias Localizadas no Canal Anal

A avaliação ultrassonográfica dos tumores malignos no canal anal constitui-se um importante método complementar para o estadiamento da lesão com relação à invasão da musculatura esfincteriana, tecidos adjacentes, extensão proximal para o reto inferior e a presença de linfonodos comprometidos, tornando-se importante parâmetro na avaliação da resposta à rádio e quimioterapia e ao seguimento pós-tratamento (Fig. 8-2-26).[45-49]

O estadiamento ultrassonográfico destas neoplasias foi proposto pela *Union Internationale Contre le Cancer* (UICC), em 1987 e baseia-se no grau de invasão e no tamanho da lesão.[47]

- *uT1:* lesão restrita à mucosa.
- *uT2:* lesão comprometendo o esfíncter anal interno.
- *uT3:* lesão comprometendo o esfíncter anal externo.
- *uT4:* lesão infiltrando estruturas adjacentes.
- *N0:* sem invasão de linfonodos.
- *N1:* com invasão de linfonodos.

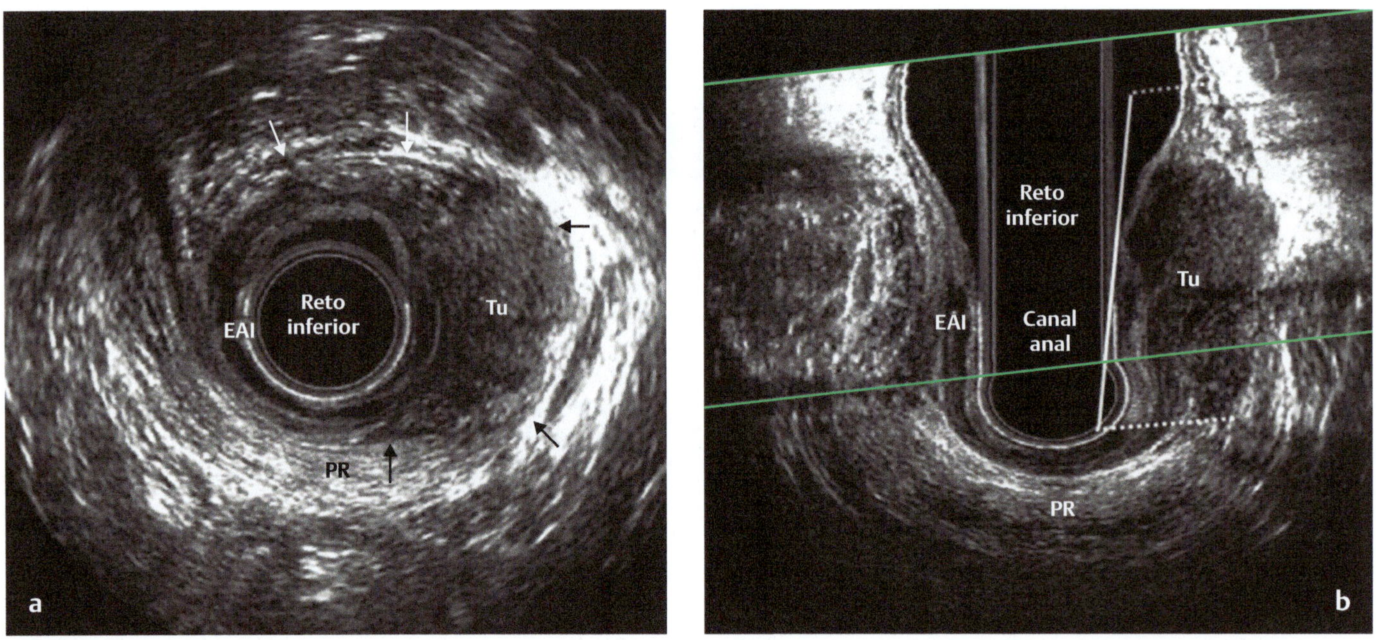

Fig. 8-2-26. Neoplasia maligna no canal anal superior e no reto inferior, localizada nos quadrantes anterolateral e posterolateral esquerdo, ocupando aproximadamente 60% da circunferência anorretal (uT3 N0) (setas). (a) Lesão invade esfíncter anal interno e puborretal (plano axial). (b) Comprimento longitudinal da lesão no canal anal e no reto inferior (plano coronal com oblíquo).

Baseando-se nesta classificação, estabeleceu-se que o tratamento dos tumores UT1 e UT2, menores que 4 cm, seria exclusivamente radioterapia pois tem sido observada resposta satisfatória em 94,5% dos casos. Já nas lesões UT2 maiores que 4 cm, UT3 e UT4, estaria indicada a associação da rádio com a quimioterapia.[44]

Outros autores preconizaram um estadiamento semelhante à classificação TNM modificada em 1985, baseando-se somente no grau de invasão da lesão.[44]

- *uT1:* lesão restrita à submucosa.
- *uT2a:* lesão compromete o esfíncter anal interno.
- *uT2b:* lesão compromete o esfíncter anal externo.
- *uT3:* lesão infiltra o tecido perianal.
- *uT4:* lesão invade estruturas adjacentes.
- *N0:* sem invasão de linfonodos.
- *N1:* com invasão de linfonodos.

A avaliação ultrassonográfica após quimiorradioterapia pode ser iniciada entre 6 e 8 semanas e realizada periodicamente de acordo com cada caso. Deve ser associada ao toque retal e biópsia se necessária até que seja definido o tipo de resposta do tumor ao tratamento radioquimioterápico. Ocorre completa regressão do edema e inflamação-fibrose decorrentes da radioterapia após o tempo médio de 4 meses.[48]

Nas lesões menos invasivas, pode ser evidenciada redução completa da lesão já no primeiro exame de controle, definindo-se as estruturas anatômicas com clareza no local prévio do tumor. No entanto, a presença de lesão residual (resposta incompleta) é caracterizada pela persistência de lesão hipoecoica ou aumento no tamanho da imagem indefinida nos exames subsequentes e ausência de planos de clivagem com estruturas anatômicas adjacentes invadidas. Quando houver suspeita de lesão residual no primeiro exame, pela persistência da imagem hipoecoica, deve ser realizada biópsia excisional para obter-se um diagnóstico definitivo. O ultrassom será útil para orientar o local exato da biópsia excisional, evitando dano muscular.

Após a resposta completa, o seguimento com ultrassom visa diagnosticar eventual recidiva ao identificar imagem não visualizada nos exames de controle anteriores, antes de se manifestar clinicamente. Realiza-se seguimento periodicamente a cada 3 meses nos dois primeiros anos e anualmente entre o 2º e o 5º ano.

O ultrassom possibilita avaliar a evolução das lesões neoplásicas de reto e canal anal, orientando na escolha do tratamento, esclarecendo a resposta ao tratamento estabelecido e no seguimento posterior, constatando resposta completa ou áreas suspeitas para biópsia e identificando recidiva precoce.

MISCELÂNIAS

O ultrassom anorretal possibilita avaliar a relação das afecções pélvicas com a região anorretal, identificando o acometimento da parede retal e/ou do canal anal, em situações raras e duvidosas, fornecendo informações elucidativas para o diagnóstico e a escolha da melhor opção terapêutica.

Endometriose

É utilizada para identificar lesões perirretais e avaliar a infiltração da lesão endometrial na parede do reto, orientando no planejamento cirúrgico.[50] A modalidade tridimensional possibilita ainda medir com precisão o comprimento longitudinal da lesão e a distância para os músculos esfincterianos.[11] Caracterizam-se ultrassonograficamente como imagens heterogêneas, localizadas na gordura perirretal e/ou infiltrando as camadas da parede retal. Apresentam-se com maior diâmetro fora da parede do reto, ou seja, focos na gordura perirretal e/ou estruturas adjacentes infiltrando as camadas da parede retal até a muscular própria ou podendo acometer as demais camadas, até a mucosa (Fig. 8-2-27).

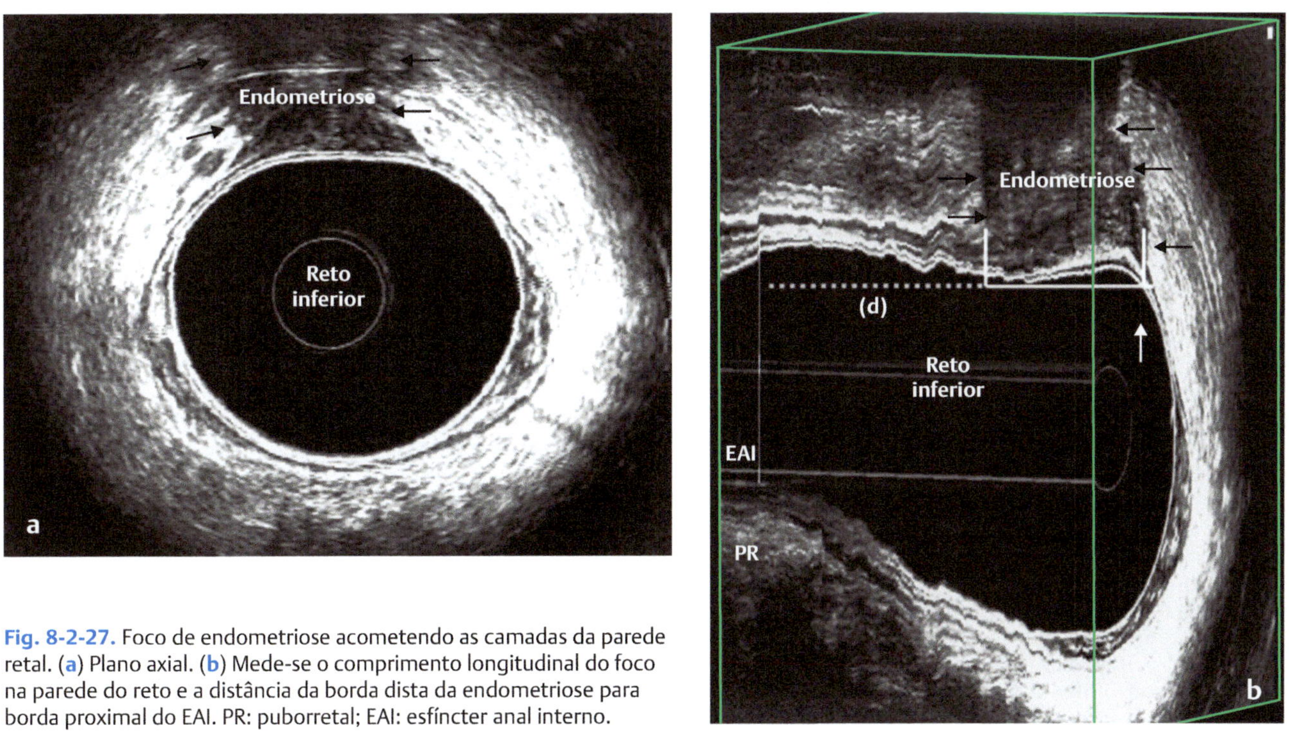

Fig. 8-2-27. Foco de endometriose acometendo as camadas da parede retal. (a) Plano axial. (b) Mede-se o comprimento longitudinal do foco na parede do reto e a distância da borda dista da endometriose para borda proximal do EAI. PR: puborretal; EAI: esfíncter anal interno.

Em relação à endometriose perianal, o exame proctológico pode orientar o diagnóstico. No entanto, o ultrassom 3D avalia com precisão a extensão circunferencial e longitudinal da infiltração dos músculos esfincterianos e do septo retovaginal.[51]

Dor Anal Idiopática

O exame está indicado para excluir abscessos e/ou processo inflamatório oculto.

Neoplasia Retrorretal

São lesões localizadas no espaço retrorretal resultantes de etiologias variadas. O ultrassom anorretal pode ser um exame útil na avaliação do tamanho, da natureza da lesão e da relação com a parede retal e a musculatura esfincteriana. Ecograficamente, corresponde a imagens hipoecoicas (nas lesões císticas) ou heterogênea (nas lesões cística e sólidas), podendo apresentar contorno regular sem aderência à parede do reto.[52]

Neoplasias Raras

Indica-se na avaliação das lesões pélvicas (schwanomas, sarcoma, melanoma, dentre outros) quanto ao comprometimento na parede do reto ou a identificação de planos de clivagem.[52]

Avaliação das Disfunções do Assoalho Pélvico

Novas técnicas foram desenvolvidas utilizando ultrassom anorretal tridimensional dinâmico com aquisição automática e avaliação multiplanar demonstrando resultados semelhantes à defecografia na avaliação dos distúrbios anátomo-funcionais do assoalho pélvico, nos compartimentos posterior e médio. O exame foi denominado de ecodefecografia e suas indicações e técnica estão descritas em capítulo específico.[53,54]

REFERÊNCIAS BIBLIOGRÁFICAS

1. Wild J, Reid J. Diagnostic use of ultrasound. Br J Physiol Med 1956;19:248.
2. Law PJ, Bartram CI. Anal endosonography: technique and normal anatomy. Gastrointest Radiol. 1989;14:349-353.
3. Cheon DMO, Nogueras JJ, Wexner SD. Anal endosonography for recurrent anal fistulas:image enhancement with hydrogen peroxide. Dis Cólon Rectum 1993;36:1158-60.
4. Gold DM, Bartram CI, Halligan S, Humphries KN, Kamm MA, Kmiot WA. Three- dimensional endoanal sonography in assessing anal canal injury. Br J Surg. 1999;86:365-70.
5. Nogueras J. – Endorectal Ultrasonography: Technique, Image Interpretation, and Expanding Indications in 1995. Seminars in Cólon & Rectal Surg. 1995;6(2):70-7.
6. Hunerbein M, Pegios H, Rau B, Vogl TJ, Felix R, Schlag PM. Prospective comparison of endorectal ultrasound, three-dimensional endorectal ultrasound and endorectal MRI in the preoperative evaluation of rectal tumors. Preliminary results. Surg Endosc. 2000;11:1005-8.
7. Kim JC, Cho YK, Kim SY, Park SK, Lee MG. Comparative study of three-dimensionaland Conventional endorectal ultrasonography used in rectal cancer staging. Surg Endosc. 2002;16:1280-5.
8. Christensen AF, Nielsen MB, Engeholm SA, Roed H, Svendsen LB, Christensen H. Three-dimensional anal endosonography may improve staging of anal cancer compared with two- dimensional endosonography. Dis Cólon Rectum; 2004;47(3):341-5.
9. Regadas SMM, Regadas FSP, Rodrigues LV, Silva FR, Lima DMR, Regadas-Filho FSP. Importância do Ultrassom Tridimensional na Avaliação Anorretal. Arq Gastroenterol. 2005;42:226-32.
10. Regadas FSP, Murad-Regadas SM, Lima DMR, Silva FR, Barreto RGL, Souza MHLP, Regadas Filho FSP. Anal canal anatomy showed by three-dimensional anorectal ultrasonography Surg Endoscopy. 2007;21:2207-11.
11. Santoro GA, Wieczorek AP, Stankiewicz A et al. High-resolution three-dimensional endovaginal ultrasonography in the assessment of pelvic floor anatomy: a preliminary study. Int Urogynecol J Pelvic Floor Dysfunct 2009;20:1213-1222.
12. Murad-Regadas SM, Bezerra LR, Silveira CR et al. Anatomical and functional characteristics of the pelvic floor in nulliparous women submitted to three-dimensional endovaginal ultrasonography: case control study and evaluation of interobserver agreement. Rev Bras Ginecol Obstet 2013;35:123-129.
13. DeLancey JL. Anatomy. In: Cardozo L, Staskin D (ed) Textbook of Female Urology and Urogynecology, Isis Medical Media, London. 2010. pp 112-124.
14. Zetterstrom JP et al. Perineal body measurement improves evaluation of anterior sphincter lesions during endoanal ultrasonography. Dis Cólon Rectum. 1999; 41:705-13.
15. Sultan Ah, Kamm MA, Hudson CN et al. Anal-sphincter disruption during vaginal delivery. N Engl J Med. 1993; 329:1905-11.
16. Felt-Bersman RJF, Van Baren R, Koorevaar M et al. Unsuspected sphincter defects shown by anal endosonography after anorectal surgery. Dis Cólon Rectum. 1995;38:249-53.
17. Nielsen MB, Dammegaard L, Pedersen JF. Endosonographic assessment of the anal sphincter after surgical reconstruction. Dis Cólon Rectum. 1994;37:434-38.
18. Ternent CA, Shashidharan M, Blatchford GJ, Christensen MA, Thorson AG, Sentovich SM. Transanal ultrasound and anorectal physiology findings affecting continence after sphincteroplasty. Dis Cólon Rectum, Rectum. 1997;40:462-67.
19. West RL, Dwarkasing S; Briel JW et al. Can three-dimensional endoanal ultrasonography detect external and sphincter atrophy? A comparison with endoanal magnetic resonance imaging. Int J Colorectal Dis. 1997;20(4):328-33.
20. Lammers K, Futterer JJ, Prokop M, Vierhout ME, Kluivers KB. Diagnosing pubovisceral avulsions: a systematic review of the clinical relevance of a prevalent anatomical defect. Internat Urogynecol J 2012;23:1653-1664.
21. Snooks SJ, Setchell M, Swash M, Henry MM. Injury to innervation of pelvic floor sphincter musculature in childbirth. Lancet 1984;2:546-550.
22. DeLancey JO, Kearney R, Chou Q, Speights S, Binno S. The appearance of levator ani muscle abnormalities in magnetic resonance images after vaginal delivery. Obstet Gynecol 2003;101:46-53.
23. Murad-Regadas SM, Fernandes GO, Regadas FS et al. Assessment of pubovisceral muscle defects and levator hiatal dimensions in women with faecal incontinence after vaginal delivery: Is there a correlation with severity of symptoms? Colorectal Dis 2014;16:1010-1018.
24. Murad-Regadas SM, Fernandes GO, Regadas FS et al. Usefulness of anorectal and endovaginal 3D ultrasound in the evaluation of sphincter andpubovisceral muscle defects using a new scoring system in women with fecal incontinence after vaginal delivery. Int J Colorectal Dis 2017;32:499-507.
25. Buchanan GN, Bartram CI, Wiliams AB et al. Value of Hydrogen Peroxide Enhancement of Three-Dimensional Endoanal Ultrasound in Fistula in Ano. Disease of Cólon and Rectum. 2005;48(1):141-7.

26. West RL, Dwarkasing S, Felt-Bersma RJ et al. Hydrogen peroxide-enhanced three-dimensional endoanal ultrasonography and endoanal magnetic resonance imaging in evaluating perianal fistulas: agreement and patient preference. Eur J Gastroenterol Hepatol. 2004;16(12):1319-24.
27. Murad-Regadas SM, Regadas FSP, Rodrigues LV, Holanda EC, Barreto, RGL, Letícia O. Role of three-dimensional anorectal ultrasonography in the assessment of anterior transsphincteric fistula. Dis Cólon Rectum. 2010;53:1035-40.
28. Murad-Regadas SM, Regadas FSP, Rodrigues LV, Fernandes GOS, Buchen G, Kenmoti VT, Soares GSD, Holanda EC. Anatomic characteristics of anal fistula on three-dimensional anorectal ultrasonography (3-DAUS). Dis Cólon Rectum. DCR 10-00531R2. Aceito para publicação.
29. Sudol-Szopinska I, Jakubowski W, Szczepkowski M. Contrast-enhanced endosonography for the diagnosis of anal and ano-vaginal fistulas. J Clin Ultrasound. 2002;30(3):145-50.
30. Parks AG, Gordon PH, Hardcastle JD. A classification of fistula-in-ano. Br J Surg. 1976;63:1-12.
31. Murad-Regadas SM, Regadas, FSP. Two- and three-dimensional Ultrasonography in Abscess and anal Fistula. In: Pescatori M, Regadas FSP, Murad-Regadas SM, Zbar AP Imaging Atlas of the Pelvic Floor and Anorectal Diseases. Italia: Springer-Verlag; 2008. p .51-62.
32. Hildrebant U, Fiefel G. Preoperative staging of rectal cancer by intrarectal ultrasound. Dis Cólon Rectum. 1985;28:42-6.
33. Katsura Y, Yamada K, Ishizawa T et al. Endorectal ultrasonography for the assessment of wall invasion and lymphnode metastasis in rectal cancer. Dis Cólon Rectum. 1992;35:362-68.
34. Milsom, JW, Graffner, H. Intrarectal ultrasonography in rectal cancer staging and the evaluation of pelvic disease. Clinical uses of intrarectal ultrasound. Ann Surg. 1990;212:602-6.
35. Dattala A, Albertin A, Parisi A, Maccarone P, Celi S, Basile M. Sensitivity and specificity of transrectal ultrasonography in the preoperative staging and postoperative follow up in rectal neoplasms. Experience with 100 clinical cases. Chir Ttal. 2000;52:67-72.
36. Kauer WK, Prantl L, Dittler HJ et al. The value of endosonogrphic rectal carcinoma staging in routine diagnostic. A 10-year analysis. Surg Endosc. 2004;18(7):1075-8.
37. Napoleon B, Pujol B, Berger F Valette PJ, Gerard JP, Souquet JC. Accuracy of endosonography in the staging of rectal cancer treated by radiotherapy. Br J Surg. 1991;78:785-88.
38. Barbaro B, Schulsinger A, Valentín V, Marano P, Rotman M. The accuracy of transrectal ultrasound in predicting the pathological stage of low-lying rectl cancer after preoperative chemoradiation therapy. Int J Radiat Oncol Biol Phys. 1999;43:1043-47.
39. Gavioli M, Bagni A, Piccagli I, Fundaro S, Natalini, G. Usefulness of endorectal ultrasound after preoperative radiotherapy in rectal cancer. Comparison between sonographic and histopathologic. Dis Cólon Rectum; 2000;43:1075-83.
40. Vanagunas A, Lin DE, Stryker SJ. Accuracy of endoscopio ultrasound for restaging rectal cancer following neoadjuvant chemoradiation therapy. Am J Gastroenterol. 2004;99:109-112.
41. Beynon J, Foy DM, Roe AM, et al. Endoluminal ultrasound in the assessment of local invasion in rectal cancer. Br J Surg. 1986;73: 474-77.
42. Murad-Regadas SM, Regadas, FSP. Two- and three-dimensional Ultrasonography in Benign and Malignant Rectal Neoplasias In: Pescatori M, Regadas FSP, Murad-Regadas SM, Zbar AP. Imaging Atlas of the Pelvic Floor and Anorectal Diseases. Italia: Springer-Verlag; 2008. p. 91-105.
43. Murad-Regadas SM, Regadas FSP, Rodrigues LV, Barreto RGL, Monteiro FCC, Landim BB, Holanda EC. Role of three-dimensional anorectal ultrasonography in the ssessment of rectal cancer after neoadjuvant radiochemotherapy. Preliminary results. Surg. Endosc. 2008;22:974-979.
44. Murad-Regadas SM, Regadas FSP, Rodrigues LV, Crispim FJ, Kenmoti VT, Fernandes GOS, Buchen G, Monteiro FCC. Criteria for three-dimensional anorectal ultrasound assessment of response to chemoradiotherapy in rectal cancer patients. Colorectal Dis. 2011 Dec;13(12):1344-50.
45. Roseau G, Palazzo L, Collardelle P. – Endoscopic ultrasonography in the staging and follow-up of epidermoid carcinoma of the anal canal. Gastrointest Endosc. 1994;40:447-50.
46. Herzog U, Boss M, Spichtin HP. – Endoanal ultrasonography in the follow-up of anal carcinoma. Surg Endosc. 1994;8:1186-9.
47. International Union Against Cancer. Digestine system tumours. In: Sobin LH, Wittekind C, eds. TNM classification of malignant tumours. 5th ed. New York: Wiley-Liss, 51-9, 1997.
48. Giovanini M, Bordou VJ, Bar Clay R, Palazo L, Roseau G, Helbert T, Burtin P, Bouche O, Pujiol B, Favre O. Anal carcinoma: prognostic value of endorectal ultrasound. Results of a prospective multicenter study. Endoscopy 2001;33(3)231-6.
49. Tarantino D, Bernstein MA. Endoanal ultrasound in the staging and management of squamosous cell carcinoma of the anal canal: potential implications of a new ultrasound staging system. Dis Cólon Rectum 2002;45(1):16-22.
50. Schröder J, Löhnert M, Doniec JM, Dohrmann P. Endoluminal ultrasound diagnosis and operative management of rectal endometriosis. Dis Cólon Rectum.1997;40:614-17.
51. Baker H, Schweiger W, Cerwenka H, Mischinger HJ. Use of anal endosonography in diagnosis of endometriosis of the external anal sphincter. Dis Cólon Rectum 1991;42:680-2.
52. Murad-Regadas SM, Regadas, FSP. Miscellaneous (Endometriosis, Pelvic cyst, Rectal Solitary Ulcer, rare neoplasias) – Two and three-dimensional ultrasonography images. In:Pescatori M, Regadas FSP, Murad-Regadas SM, Zbar AP Imaging Atlas of the Pelvic Floor and Anorectal Diseases. Italia: Springer-Verlag; 2008. p.159-170.
53. Murad-Regadas SM, Regadas FSP, Rodrigues LV et al. Ecodefecografia tridimensional dinâmica Nova técnica para avaliação da síndrome da defecação obstruída (SDO) Rev Bras Coloproctol; 2006;26(2):168-177.
54. Murad-Regadas SM, Regadas FSP, Rodrigues LV et al. A novel three-dimensional dynamic anorectal ultrasonography technique (echodefecography) to assess obstructed defecation, a comparison with defecography Surg Endoscopy 2007;974-79.

SEÇÃO 8-3

MANOMETRIA ANORRETAL

Renato Caram Saad

INTRODUÇÃO

A manometria (ou eletromanometria) anorretal é um método diagnóstico utilizado na investigação etiológica de distúrbios funcionais anorretais (primários ou secundários), avaliação pré-operatória de cirurgias orificiais ou colorretais e em estudos que avaliam ou comparam o impacto de determinadas terapias (radioterapia, radiofrequência e outras) ou técnicas operatórias (anastomoses mecânicas e manuais, anastomoses coloanais ou colorretais baixas, reconstrução esfincteriana etc.) sobre o aparelho esfincteriano e o reto. Apresenta baixíssimo índice de complicações,[1,2] e na imensa maioria dos casos, dispensa sedação ou anestesia.

A primeira referência ao método foi feita por Gowers em 1877,[3] quando descreveu o reflexo retoanal inibitório (RRAI), ou seja, a resposta de relaxamento esfincteriano provocada pela distensão do reto, sem, contudo, identificar o esfíncter anal interno como responsável por este reflexo. Desde então, vários métodos e diferentes equipamentos foram descritos para realização deste exame, o que exige que cada laboratório determine seus próprios parâmetros de normalidade. Portanto, neste capítulo não serão definidos "valores normais", mas sim os parâmetros mais comumente avaliados e as alterações que podem estar presentes em determinadas patologias, independentemente da técnica utilizada.

EQUIPAMENTO

Sistemas de Balão

É um dos métodos mais antigos usados na prática clínica, tendo sido descritos vários sistemas e técnicas para avaliar a região anal, retal e até mesmo a região sigmoidiana (Fig. 8-3-1).[4] Um sistema mais simples e eficiente foi descrito por Schuster *et al.*[5,6] É um sistema fechado, composto por um ou mais balões conectados a uma haste metálica (Fig. 8-3-2). As pressões eram aferidas da seguinte forma: coloca-se o balão (ou balões) na posição desejada e injeta-se ar ou água até que a distensão do balão seja obtida.

As pressões são calculadas com base na leitura do manômetro a um dado volume, volume este suficiente para vencer a pressão à qual o balão está sendo submetido, subtraída da pressão do balão neste mesmo volume, determinada previamente fora do paciente (resistência ou complacência do látex).

Atualmente, sistemas com múltiplos microbalões estão disponíveis, inclusive descartáveis, onde os balões são montados sobre cateteres de PVC ou silicone, com disposição longitudinal ou circunferencial, e com programas de computador que facilitam muito a sua interpretação. (Figs. 8-3-3 e 8-3-4).

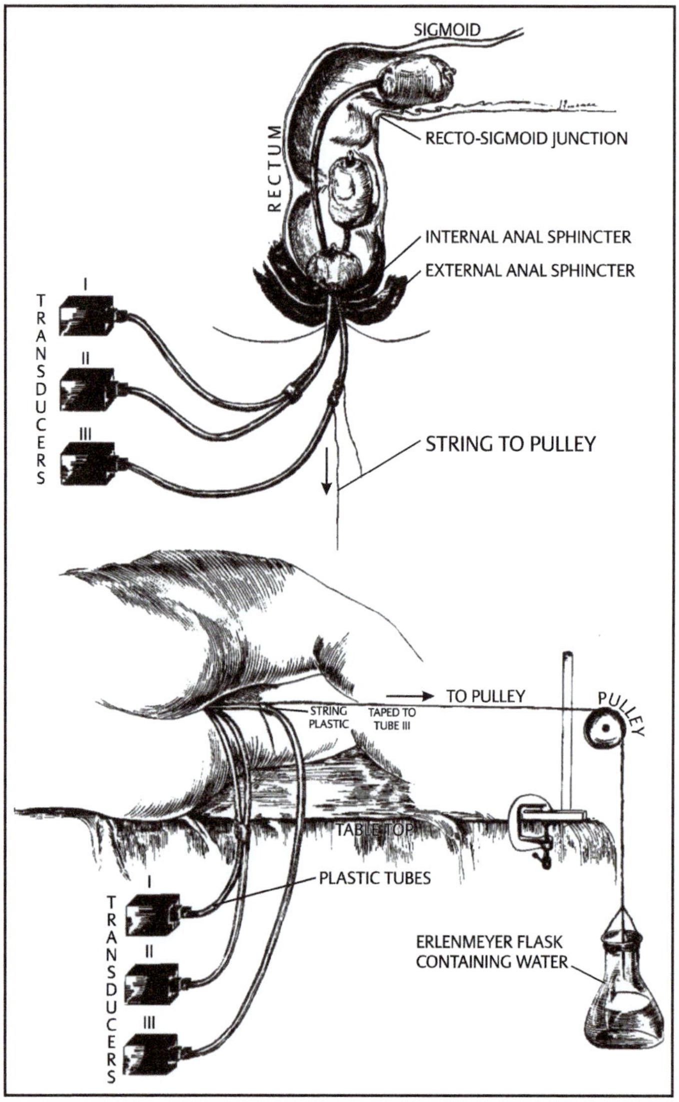

Fig. 8-3-1. Sistema de manometria anorretal com balões, usado em 1963, com um balão no sigmoide, outro no reto e um no topo do canal anal. Uma vez posicionado, uma tração contínua (peso) era aplicada ao cateter do balão distal. (Fonte: Schuster MM, Hendrix TR, Mendeloff AI. The Internal Anal Sphincter Response: Manometric Studies On Its Normal Physiology, Neural Pathways, And Alteration In Bowel Disorders. Corpus ID: 3637120. Published in Volume 42, Issue 2 on February 1, 1963 J Clin Invest. 1963;42(2):196–207. https://doi.org/10.1172/JCI104706. Free access | 10.1172/JCI104706.)

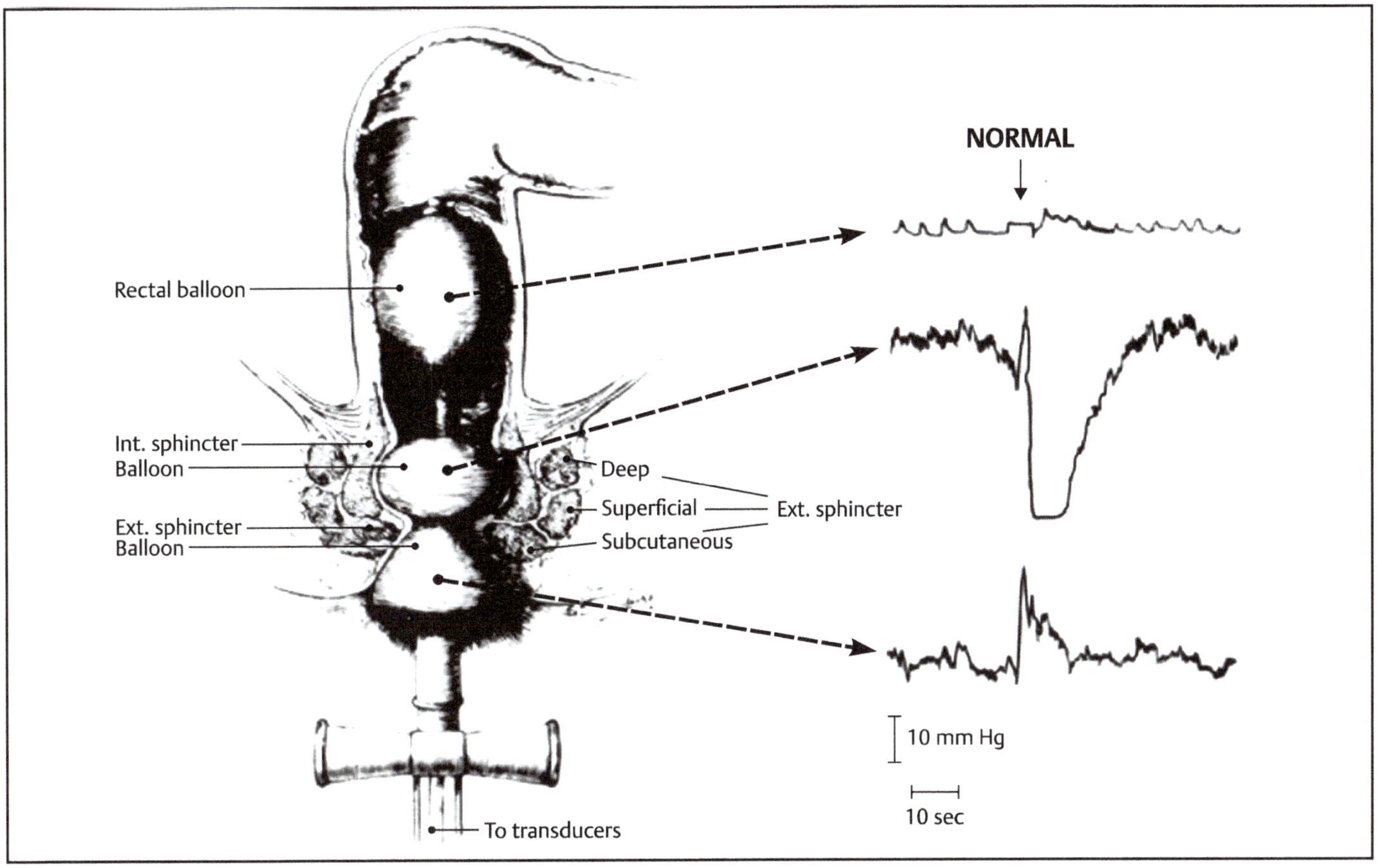

Fig. 8-3-2. Desenho esquemático do sistema de manometria com balão de Schuster, posicionado no reto e no canal anal. O traçado manométrico mostra discreto aumento da pressão intrarretal, correspondendo à insuflação dele. O balão intermediário está ancorado de forma a documentar, preferencialmente, a pressão do esfíncter anal interno, constatando queda da pressão (relaxamento) simultâneo ao aumento da pressão retal (reflexo retoanal inibitório). O balão distal mostra a pressão do esfíncter anal externo, que pode apresentar contração reflexa ao relaxamento do esfíncter interno. (Fonte: Ustach TJ, Tobon F, Schuster MM. Simplified method for diagnosis of Hirschsprung's disease. Arch Dis Child. 1969 Dec;44(238):694-7. doi: 10.1136/adc.44.238.694. PMID: 5356975; PMCID: PMC2020322.)

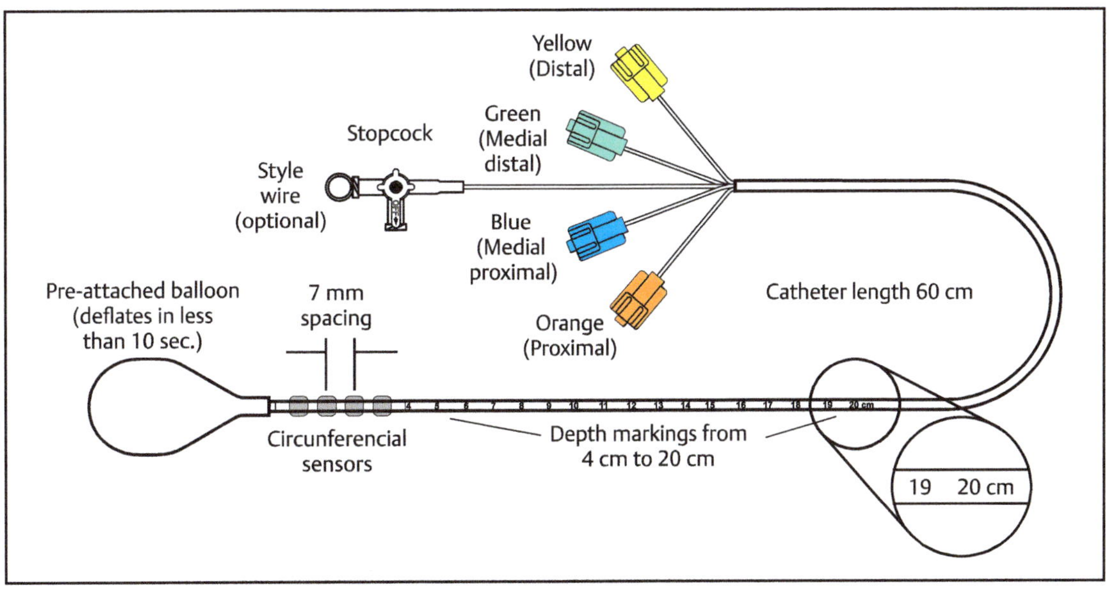

Fig. 8-3-3. Desenho esquemático de cateter de microbalão descartável, com quatro balões dispostos de forma longitudinal, com espaçamento de 7 mm entre eles, e balão retal distal.

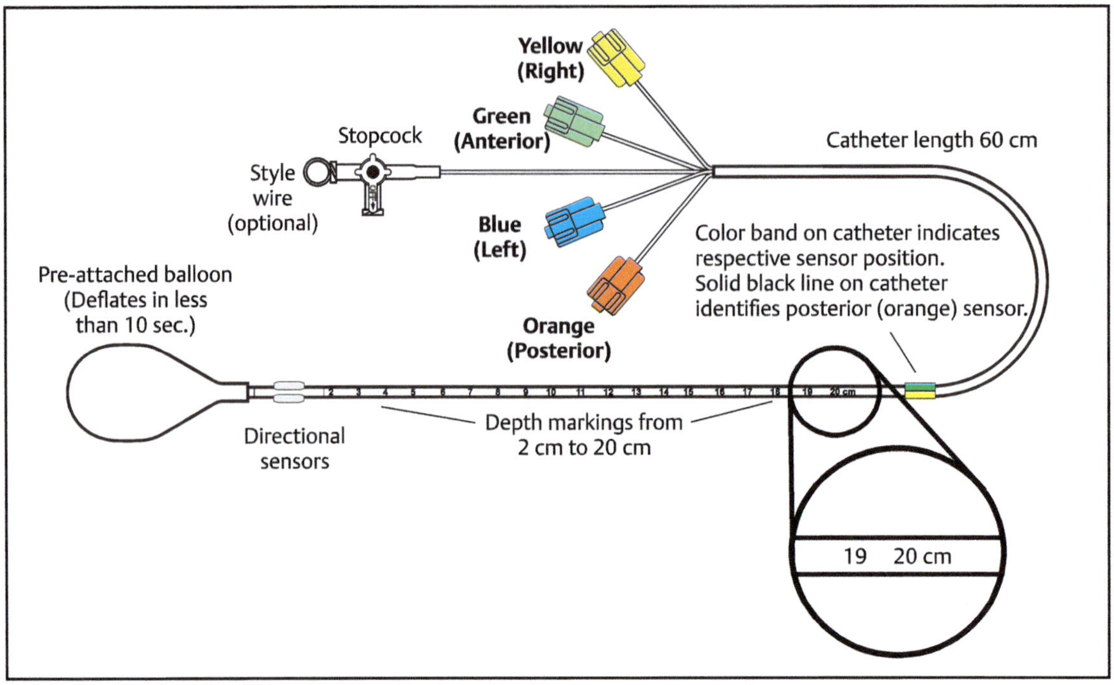

Fig. 8-3-4. Desenho esquemático de cateter de microbalão descartável, com quatro balões dispostos de forma radial, e balão retal distal.

Sistemas de Perfusão

Os sistemas de perfusão tornaram-se os sistemas mais usados em manometria anorretal devido a seu custo mais acessível que os sistemas de transdutores (ou *solid state*), sua durabilidade e sua versatilidade, ou seja, o número de canais e sua disposição na extremidade do cateter permitem personalização do estudo de acordo com determinado protocolo de pesquisa ou uso clínico rotineiro (Fig. 8-3-5).

São compostos de um tubo de PVC ou silicone de 3,5 a 5 mm de diâmetro externo, um lúmen central e 4 a 8 lúmens circunferenciais ao redor deste, que se abrem em posições diferentes de acordo com o propósito e a rotina do estudo (Figs. 8-3-6 e 8-3-7).

Na extremidade do cateter é conectado um balão de baixa complacência que será inflado com ar ou água para pesquisa de reflexo retoanal inibitório e volumes (Fig. 8-3-8).

Cada canal se conecta a um transdutor de pressão (Fig. 8-3-9), por onde será bombeada água destilada a uma velocidade constante (de 0,1 a 1 mL por minuto – geralmente 0,5 mL por minuto por canal) (Fig. 8-3-10).

Os transdutores se conectam a um polígrafo que transformará as leituras de pressão analógicas em digitais, para posterior análise computadorizada (Figs. 8-3-11 e 8-3-12).

A vantagem deste método é poder aferir as pressões do canal anal de forma circunferencial, e em vários níveis longitudinalmente (de 0,5 a 6 cm da borda anal), de forma estacionária (uma aferição a cada nível) ou contínua (com um extrator mecânico, onde a leitura de repouso e de contração se faz com a tração do cateter a uma velocidade constante – 0,5 ou 1 cm/s, do topo do canal anal até a borda anal). Ambos os métodos permitem estudo tridimensional dessas pressões (vetor volume).

A desvantagem destes dois métodos (balões e perfusão) está no fato de não poderem realizar estudos manométricos ambulatoriais prolongados (estudos de 12 ou 24 horas de duração), onde se avalia motilidade do cólon, de intestino delgado, antroduodenal, ou coordenação motora entre esfíncter anal e reto (ou entre bolsa ileal e colônica com o reto).

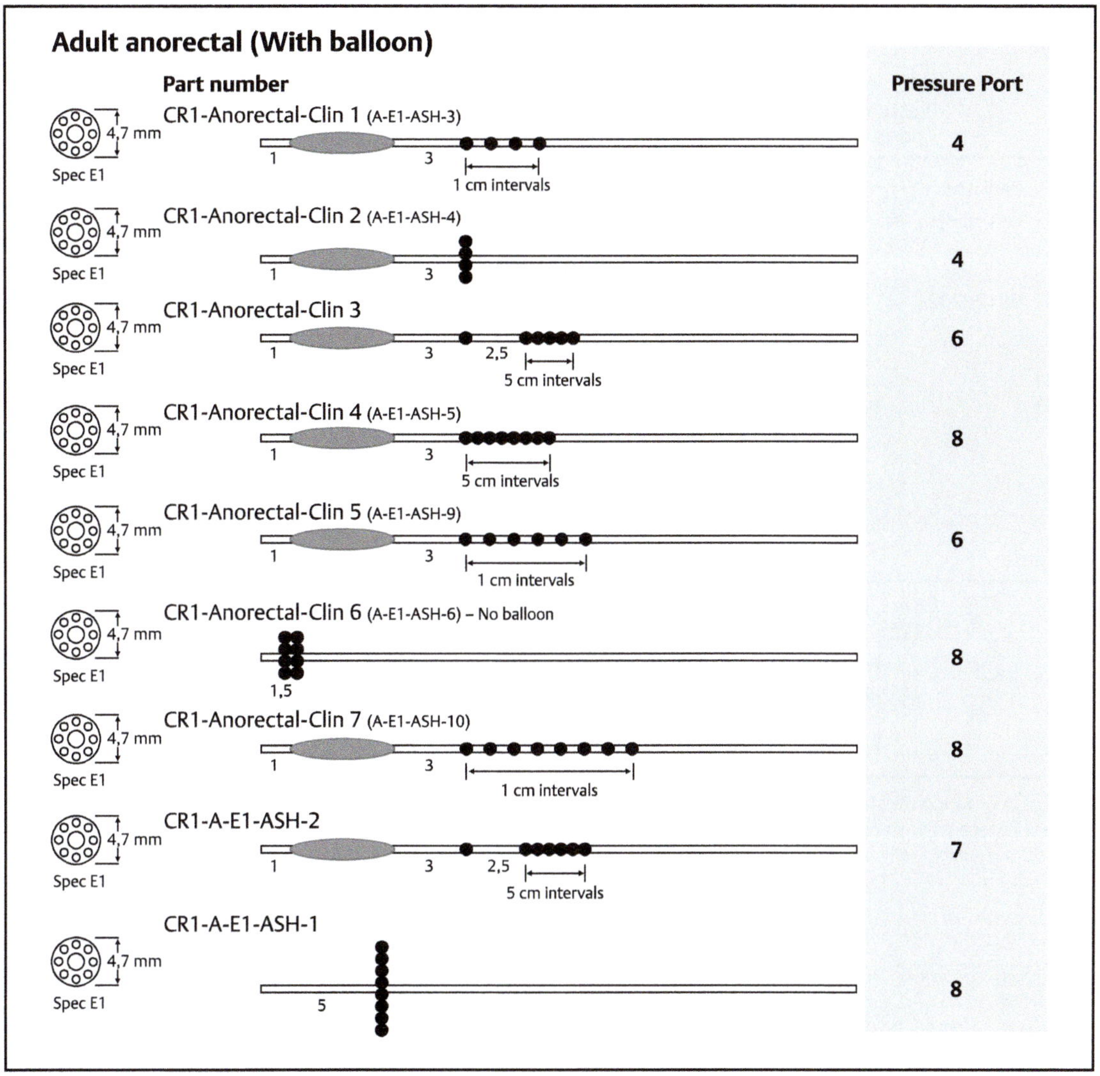

Fig. 8-3-5. Desenho esquemático mostrando diversas configurações de cateter de manometria de perfusão, com e sem balão distal.

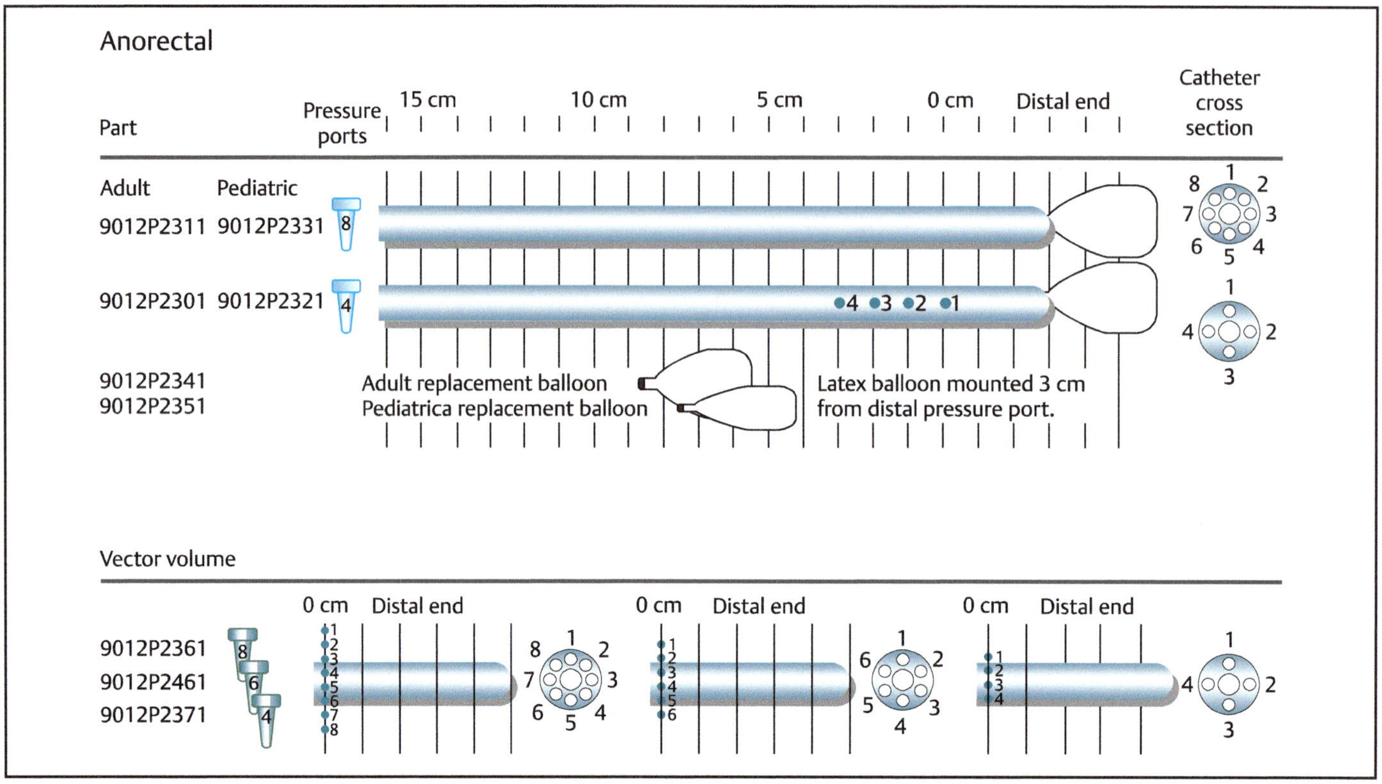

Fig. 8-3-6. Desenho esquemático mostrando cateteres de perfusão com diferentes configurações. No alto, cateteres com orifícios longitudinais de 8 e 4 canais. Em baixo, cateteres com orifícios radiais de 8, 6 e 4 canais.

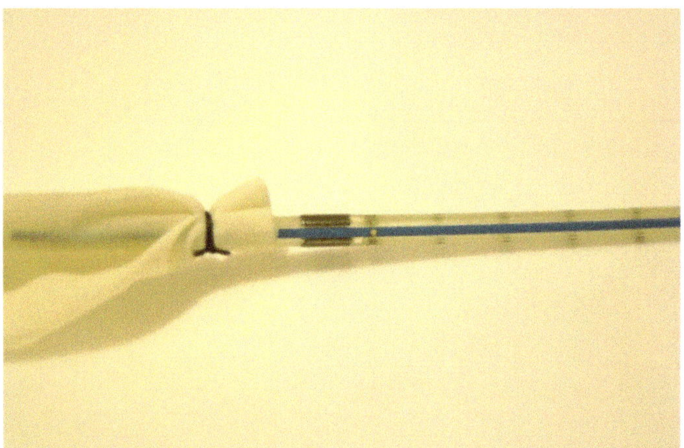

Fig. 8-3-7. No detalhe temos cateter de perfusão de 8 canais radiais, com balão retal na sua extremidade. A linha azul marca o canal de número 1, para que possa ser posicionado sempre na mesma posição no canal anal (geralmente posterior), permitindo identificar a orientação de cada canal de perfusão na circunferência do canal anal.

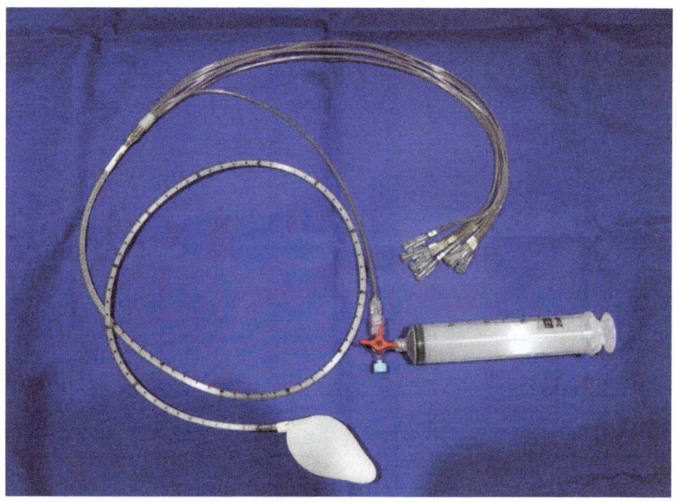

Fig. 8-3-8. Cateter de perfusão de 8 canais radiais com balão retal insuflado, seringa conectada no canal central que alimenta o balão retal. Na extremidade proximal do cateter temos as conexões dos canais de perfusão com os transdutores de pressão.

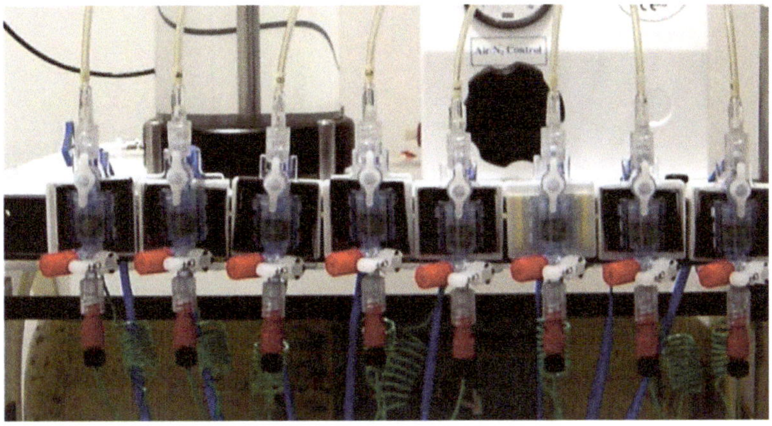

Fig. 8-3-9. Canais de perfusão conectados aos transdutores de pressão.

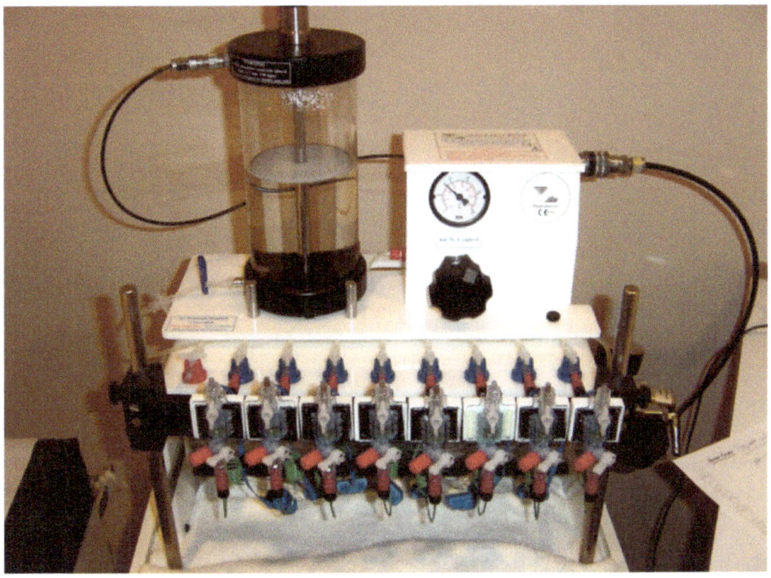

Fig. 8-3-10. Bomba de perfusão que alimenta os canais de perfusão com água a uma velocidade de 0,5 mL/min por canal.

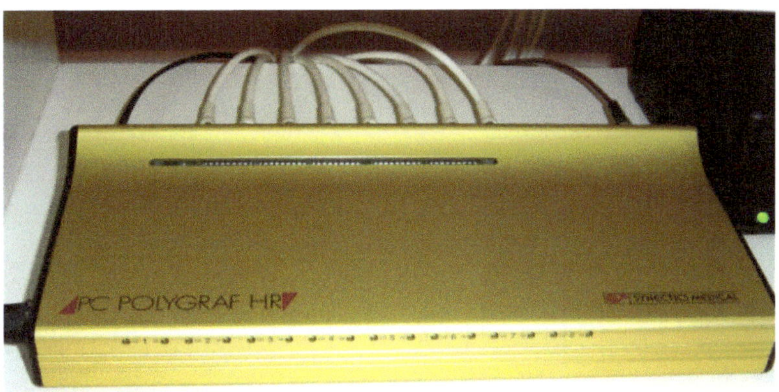

Fig. 8-3-11. Polígrafo responsável pela transformação da leitura de pressão analógica dos transdutores para o sistema digital, o que possibilita a demonstração do traçado na tela do computador, e sua posterior análise.

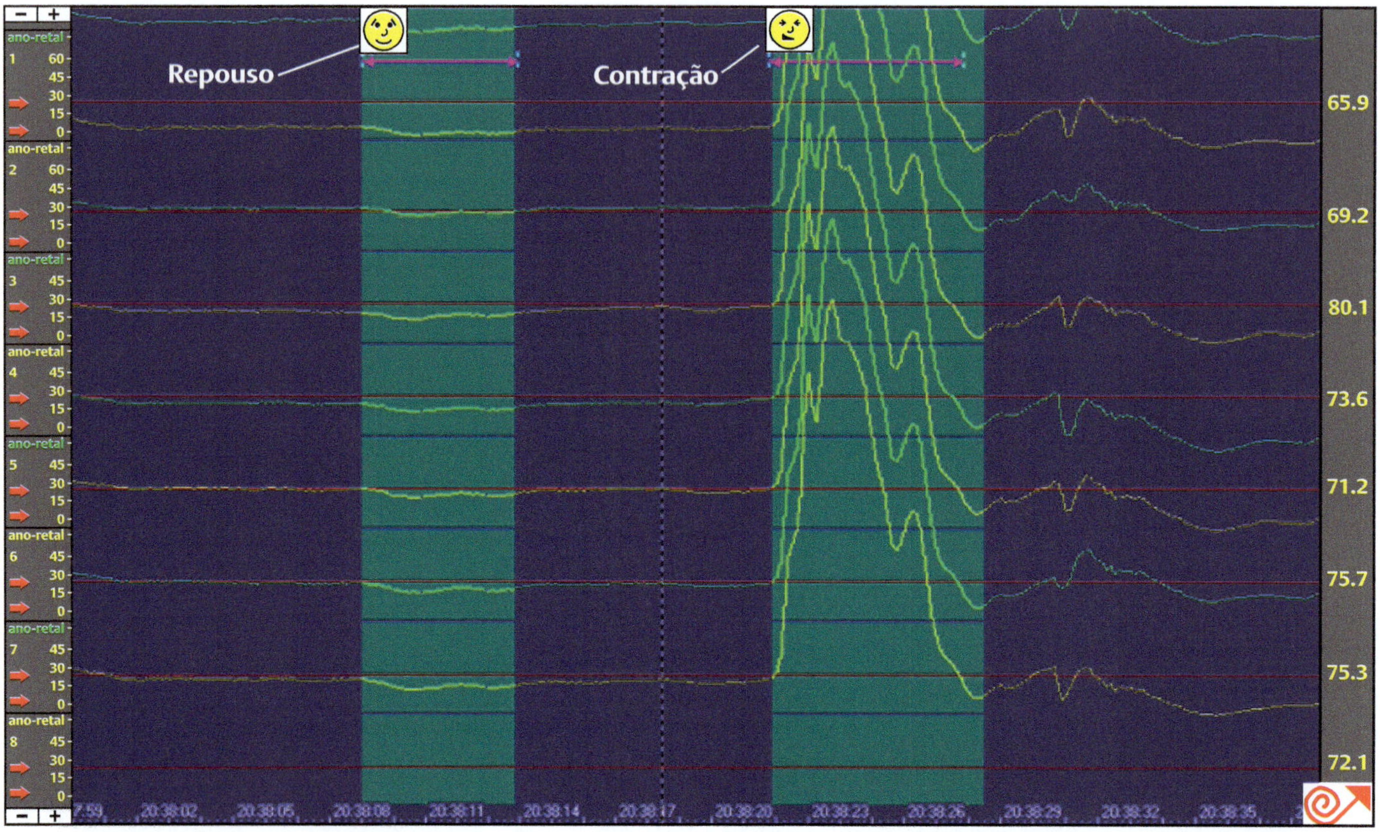

Fig. 8-3-12. Traçado de manometria obtido com cateter de perfusão de 8 canais. O programa de computador identifica a marcação referente à pressão de repouso naquele nível do canal anal e, automaticamente, determina intervalo de 5 segundos para cálculo da média da pressão (área esverdeada à esquerda). Também identifica o marcador referente à pressão de contração, marca a região correspondente, e calcula a pressão máxima atingida (área esverdeada a direita).

Sistemas de Microtransdutores

São sistemas onde a leitura se processa através de um cateter com microtransdutores, dispostos em diferentes configurações (*solid state*). Tem a vantagem de ser mais fácil de se manusear e calibrar, e permitem estudos prolongados (anorretais e colônicos). Contudo, tem menor durabilidade, está mais sujeito a artefatos e seu custo ainda é alto, o que dificulta obter cateteres com diversas conformações para diferentes objetivos. A leitura da pressão se processa de forma pontual no canal anal (como no cateter de perfusão com orifícios distais dispostos longitudinalmente), ou circunferencial, com a ajuda de um balão que envolve o transdutor. Portanto, não é indicado quando se pesquisa irregularidades circunferências no aparelho esfincteriano (assimetria radial) (Fig. 8-3-13).

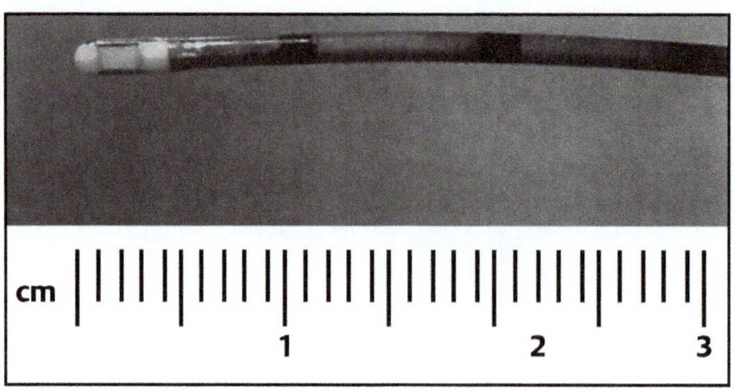

Fig. 8-3-13. Cateter de estado sólido (*solid state*) ou *microtip*. Este modelo apresenta diâmetro reduzido, com sensores distantes 1 cm entre si, dispostos de forma linear.

PARÂMETROS AFERIDOS NA MANOMETRIA ANORRETAL

Estudo das Pressões

Os parâmetros avaliados na manometria foram evoluindo com o desenvolvimento de novas tecnologias e programas de computador para avaliação dos dados obtidos. Os gráficos mostrados neste capítulo foram obtidos com um sistema de perfusão de oito canais radiais, com a técnica de tração estacionária (ou seja, as pressões são registradas a 6 cm da borda anal – repouso e contração – depois a 5 cm, e assim sucessivamente até atingir 1 cm da borda anal). Esses parâmetros serão apresentados na mesma ordem em que são obtidos durante o procedimento.

Pressão de Repouso

Após a calibração do cateter, este é introduzido no canal anal até a altura desejada para início do procedimento (geralmente 6 ou 5 cm da borda anal, em adultos), o que pode ocasionar contração reflexa do esfíncter anal externo. Por isso, deve-se aguardar em torno de 20 a 30 segundos até que, após solicitação para que o paciente relaxe o máximo possível, obtenha-se uma linha estável no registro de pressão. Esta é a pressão de repouso naquele nível (nível → distância dos orifícios de perfusão em relação à borda anal) (Fig. 8-3-14).

Nos cateteres de perfusão de 8 canais radiais, esta pressão é aferida em oito pontos diferentes da circunferência anal. A média aritmética destas medidas é a pressão média de repouso (PMR a 6 cm, PMR a 5 cm etc.).

Estas pressões podem ser exibidas de três formas diferentes na análise computadorizada:

1. Tabela com as pressões discriminadas a cada nível e em todos os canais, com a sua respectiva média (Quadro 8-3-1).
2. Corte transversal do canal anal a determinado nível, mostrando cada pressão na circunferência do canal anal (o que facilita a visualização de defeitos esfincterianos, áreas de hipertonia etc.).
3. Gráfico tridimensional (vetor volume) mostrando as pressões em todos os níveis, diferenciados por cores de acordo com a intensidade da pressão gerada, facilitando a visualização de eventuais defeitos esfincterianos (Fig. 8-3-15).

A pressão de repouso é a resultante de várias estruturas que compõem o canal anal (esfíncter anal interno e externo, mucosa, submucosa, coxim hemorroidário). Porém já foi demonstrado, através de bloqueio anestésico do nervo pudendo bilateralmente (o que bloqueia a ação do esfíncter anal externo), que o principal componente desta pressão é gerado pelo constante estado tônico do esfíncter anal interno (cerca de 85% da pressão final).[7] Por isso, não se deve interpretar a pressão de repouso como pressão do esfíncter anal interno, mas sim uma resultante de pressões que colaboram para a manutenção da continência, principalmente da continência inconsciente (p. ex., durante o sono).

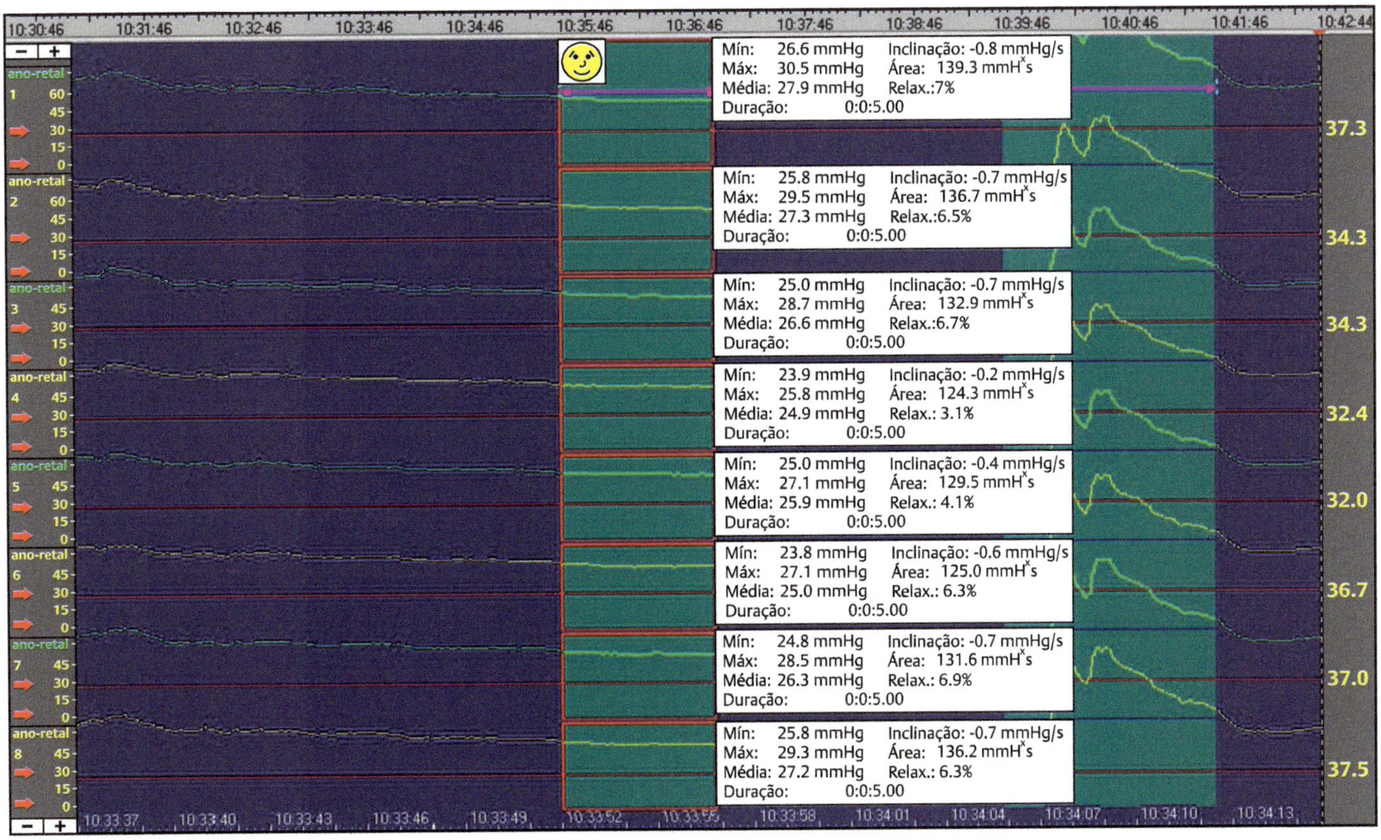

Fig. 8-3-14. Traçado de manometria mostrando pressões de repouso a um dado nível do canal anal (área esverdeada), com cálculos definidos pelo programa de computador.

A pressão de repouso é mais elevada em homens do que em mulheres, e por uma extensão maior do canal anal, o que gera um canal anal funcional (canal anal funcional → extensão do canal anal em centímetros onde as pressões de repouso estão acima de 20 mmHg em todos os pontos da circunferência anal) ou zona de alta pressão (zona de alta pressão → extensão do canal anal onde as pressões excedem 50% da pressão média de repouso) também maior em homens que em mulheres.[8,9] Normalmente, estas pressões de repouso são mais significativas a 1 cm da borda anal, e vão diminuindo progressivamente conforme caminhamos em direção ao topo do canal anal. Em ambos os sexos, existe uma tendência de queda desta pressão com o avançar da idade.[10,11]

Quadro 8-3-1. Pressões de Repouso Demonstradas sob a Forma de Tabela

Pressões de repouso										
Dist. (cm)	**Post.**	**D.-Post.**	**Dir.**	**D.-Ant.**	**Anter.**	**E.-Ant.**	**Esq.**	**E.-Post.**	**Média**	**Z.A.P**
6	6	7	8	8	7	13	9	6	8,0	
5	4	8	16	10	7	6	5	4	7,6	
4	17	33	34	27	23	9	10	11	20,4	
3	104	82	69	42	21	41	63	102	65,5	
2	114	123	150	128	99	125	126	129	124,3	X
1	47	59	65	57	87	49	35	35	54,4	x

Na primeira linha temos as pressões a 6 cm da borda anal, na segunda linha pressões a 5 cm e assim por diante. Nas colunas temos as pressões no canal 1 (posterior), 2 (posterolateral direito) etc.

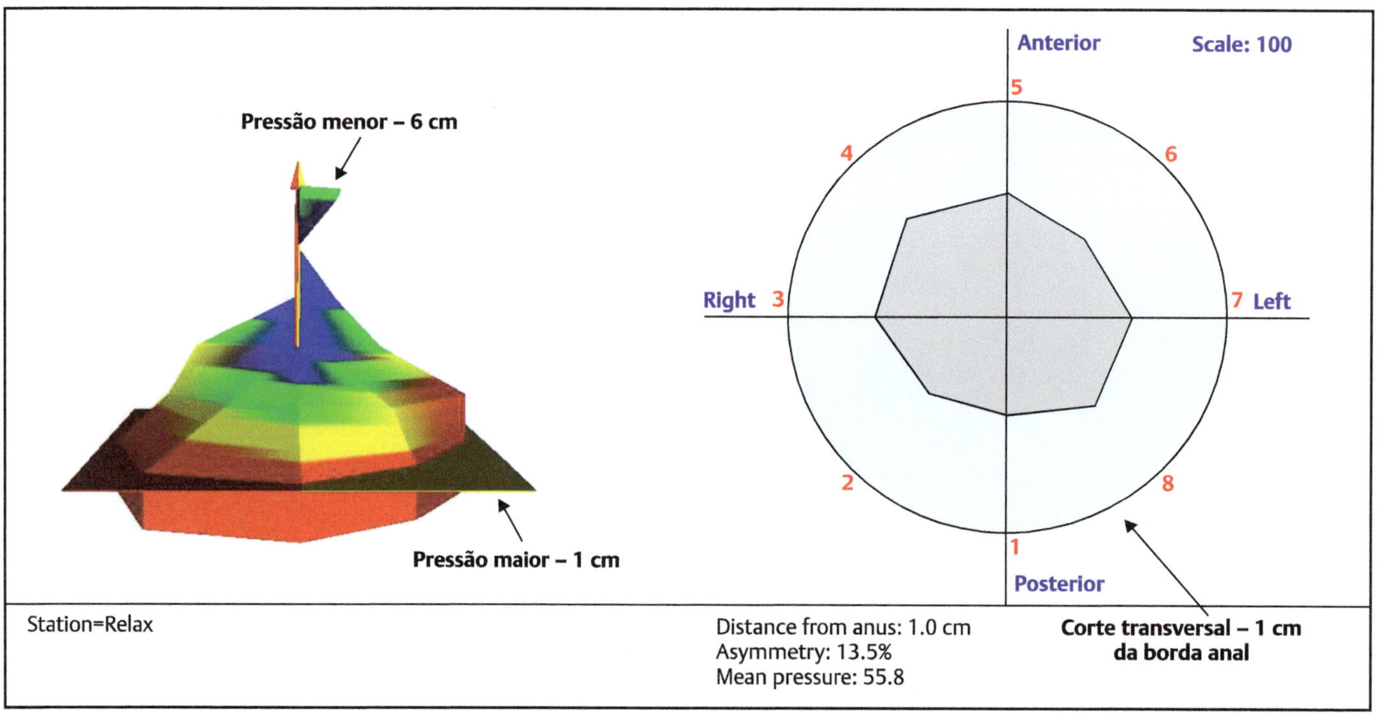

Fig. 8-3-15. A imagem colorida à esquerda, de forma cônica, corresponde ao valor do volume (ou reconstrução tridimensional), das pressões de repouso, obtidas em toda a extensão do canal anal. Na parte inferior temos uma área mais larga, com cor vermelha, por apresentar maior pressão (região mais caudal do esfíncter). A região superior encontra-se mais afilada e com cores menos vivas (azul) por apresentar menor pressão (região mais cranial do esfíncter). A imagem da direita representa um corte transversal a 1 cm da borda anal, mostrando boa simetria radial do canal anal naquele nível (posição de litotomia).

Durante a obtenção dos valores de pressão de repouso, podemos observar níveis em que não se obtém uma linha estável de pressão, mas sim uma onda que oscila, por vezes, com amplitudes consideráveis, em ciclos de aproximadamente 1 minuto de duração. São denominadas ondas ultralentas (*ultra slow waves*). Nesta situação, a pressão de repouso média neste nível é a média entre a maior e a menor pressão obtida (convém salientar no laudo do exame que esta onda está presente, e qual a sua amplitude de variação, ou seja, máxima e mínima durante um ciclo) (Fig. 8-3-16). O real significado fisiológico ou fisiopatológico desta oscilação é desconhecido.

Outro tipo de oscilação encontrado no traçado de pressão, é uma onda de aspecto serrilhado, que pode estar presente em pacientes com quadro de hipertonia anal, estenose anal, pós-anastomose coloanal e ileoanal ou em processos inflamatórios que podem acometer o reto distal e o canal anal (também chamada de ondas lentas ou *slow waves*). Porém são oscilações de pequena amplitude e grande frequência, não influenciando na média final da pressão de repouso (Fig. 8-3-17).

Também podemos observar os dois padrões acima descritos associados no mesmo paciente. Estes apresentam onda ultralenta que, quando no pico da oscilação, atinge pressão aumentada, tornando-se serrilhada, e desaparece no vale da oscilação, onde a pressão de repouso pode estar normal, ou até mesmo baixa (Fig. 8-3-18). Portadores de fissura anal crônica com esta oscilação, após esfincterotomia, apresentam redução da sua atividade ou até mesmo seu total desaparecimento, o que levanta a hipótese desta oscilação ser resultante de hiperatividade do esfíncter anal interno.[12]

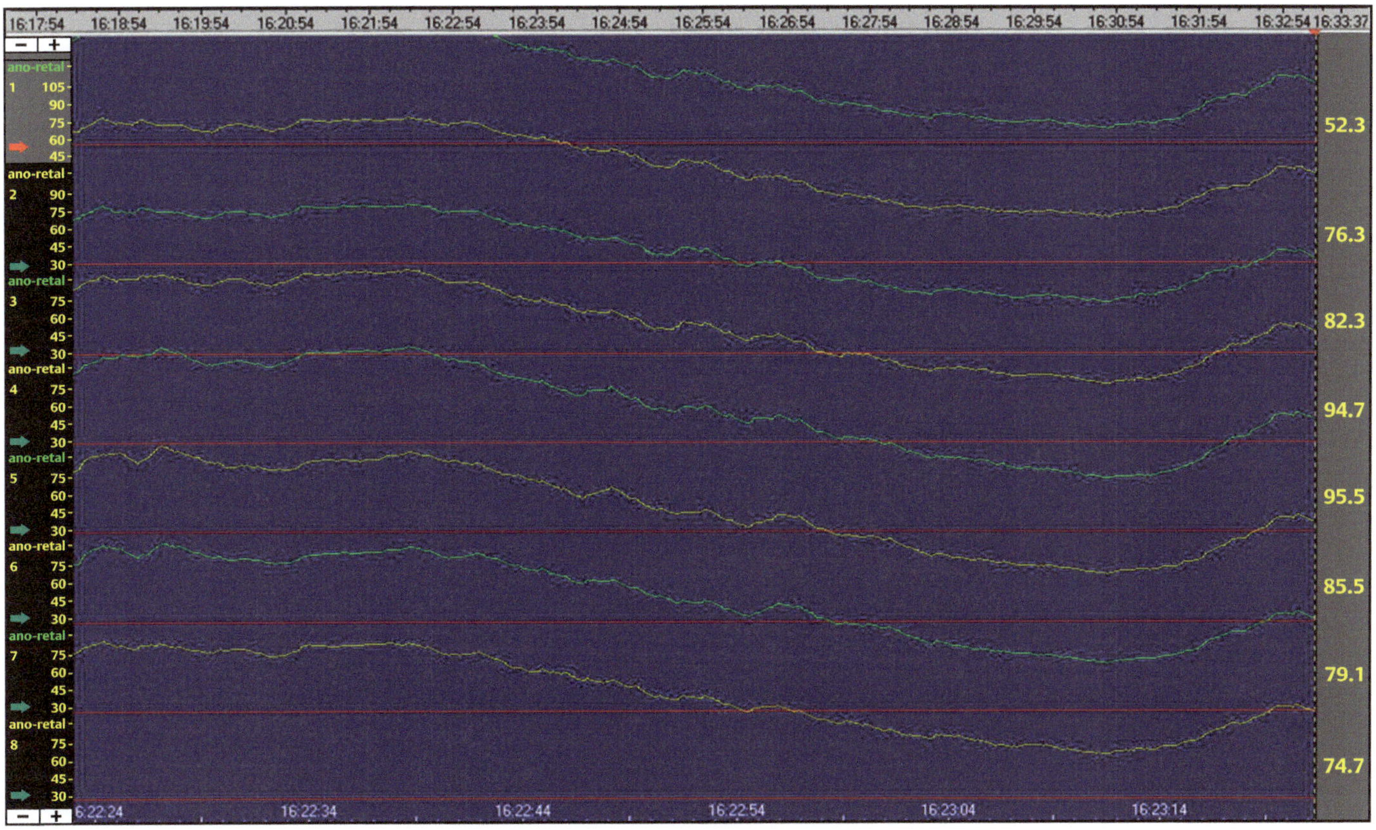

Fig. 8-3-16. Ondas ultralentas. Note a grande amplitude da oscilação da pressão de repouso. Habitualmente, o ciclo completo entre o pico e o vale se dá em 1 minuto.

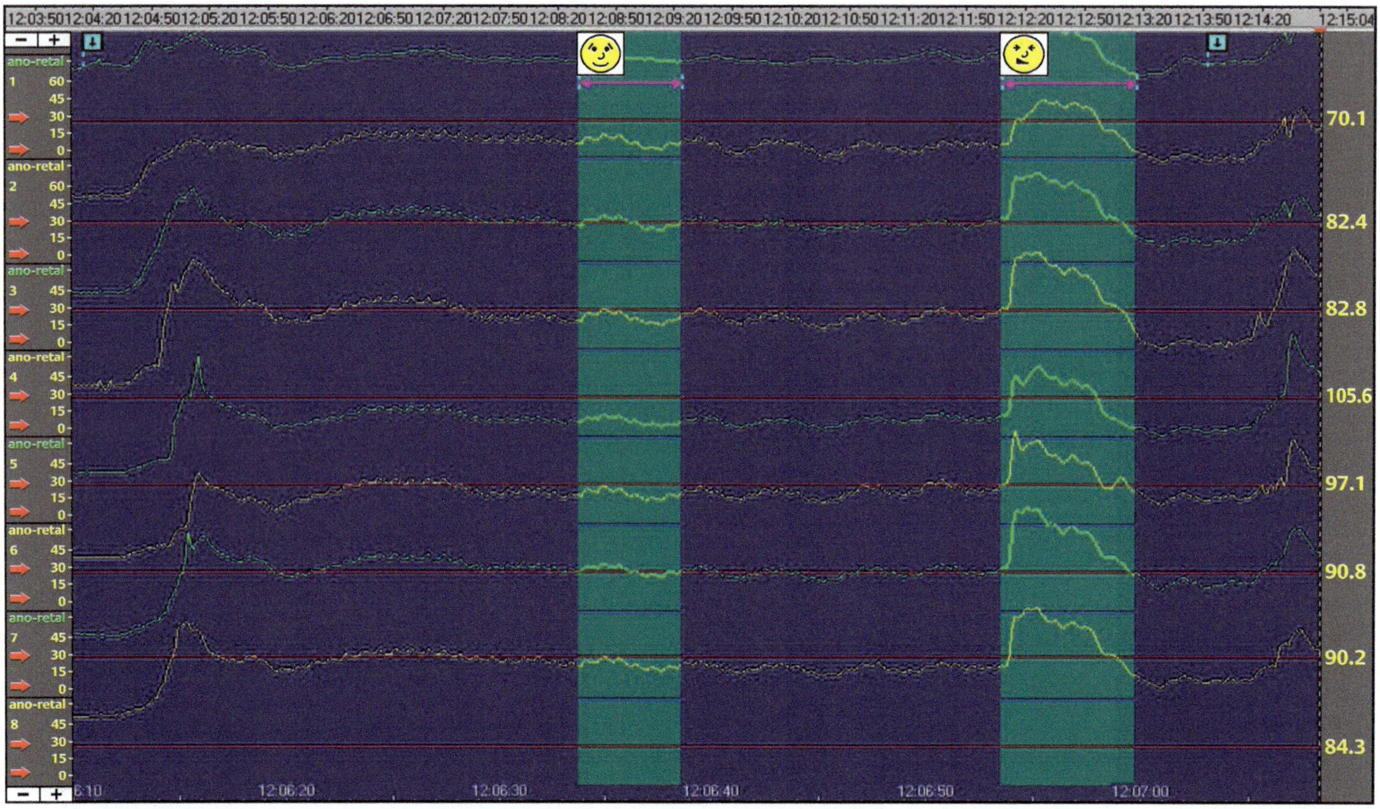

Fig. 8-3-17. Ondas lentas. Note o aspecto serrilhado da onda, geralmente correspondendo à área de maior pressão. Apresentam ciclo mais rápido de oscilação que a figura anterior, baixa amplitude e não interferem no cálculo da média de pressão de repouso.

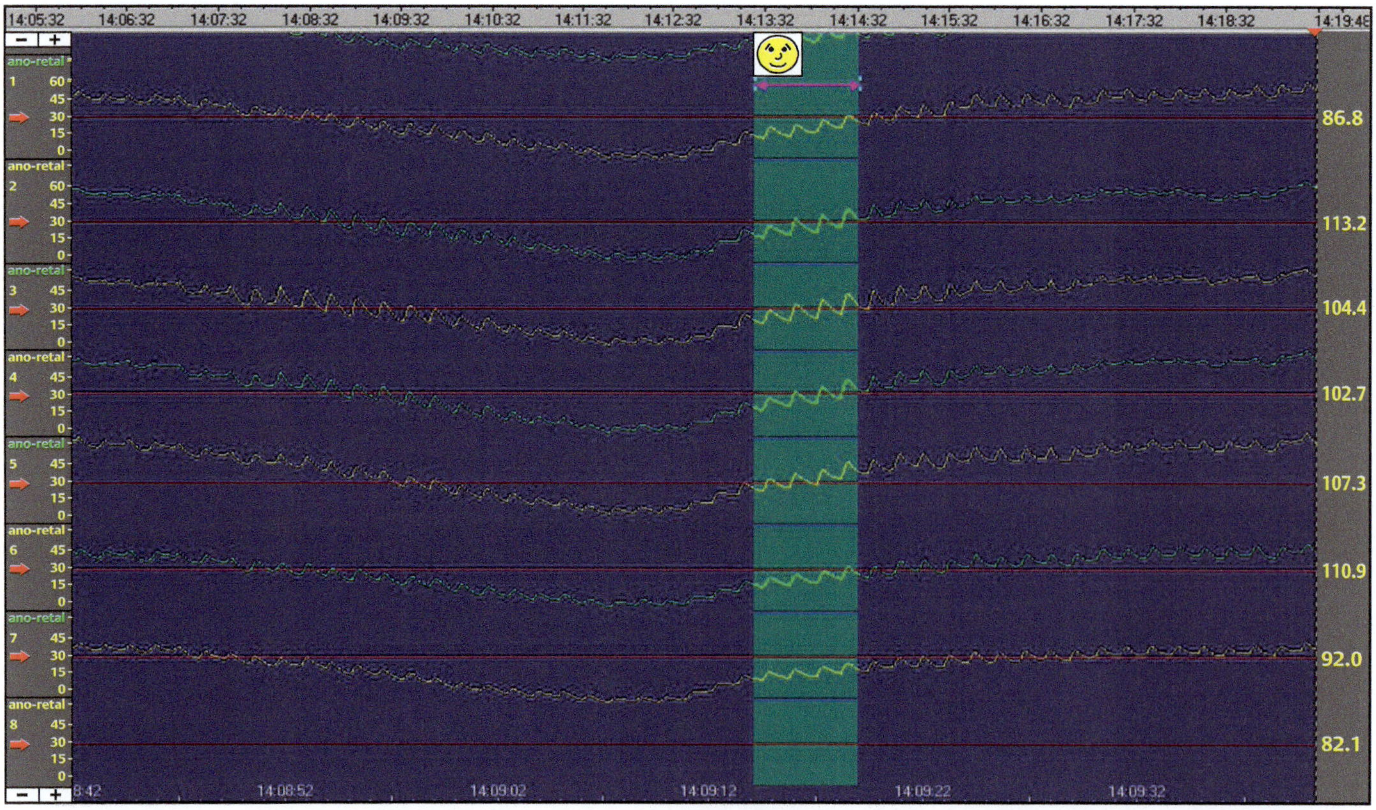

Fig. 8-3-18. Ondas com oscilação ultralenta, associada à oscilação lenta (serrilhado), com hipertonia do esfíncter anal interno. Note que durante o período de pressão mais baixa (vale), a amplitude das ondas lentas diminui e, na oscilação de maior pressão (pico), torna-se mais evidente.

A pressão de repouso é um dos parâmetros mais importantes em pacientes portadores de incontinência fecal, fissura anal, encoprese, prolapso retal ou prolapso mucoso. Também é importante na avaliação do impacto de cirurgias ou terapias que promovem qualquer grau de dilatação ou trauma sobre o canal anal (mucosectomia, anastomose anal por grampeamento ou manual, inserção de instrumentos cirúrgicos, cirurgias orificiais, radioterapia etc.).[13-17] Já foi demonstrado que a queda da pressão de repouso provocada intencionalmente (esfincterotomias) ou incidentalmente (anastomoses baixas, cirurgias transanais) é, geralmente, irreversível.[18,19] Portanto, cuidado extremo deve ser tomado para não se danificar acidentalmente qualquer componente da pressão de repouso (principalmente o esfíncter anal interno).

Nos pacientes incontinentes, a pressão de repouso está geralmente diminuída,[20] de forma global (simétrica) ou localizada (assimétrica), esta podendo corresponder a uma área de trauma esfincteriano (Figs. 8-3-19 e 8-3-20).

Nos portadores de fissura anal a manometria torna-se mais importante, visto que o tratamento pode implicar em secção, parcial ou total, do esfíncter anal interno. No nosso laboratório, 13% dos pacientes com fissura anal do sexo masculino e 19% dos pacientes do sexo feminino não apresentam hipertonia esfincteriana à manometria, e esta porcentagem pode chegar a 66% em outros laboratórios. Nos pacientes idosos, um esfíncter hipotônico pode estar presente em até 7%.[21] Mais ainda, quando a hipertonia está presente, ela pode restringir-se a 1 cm de extensão (geralmente mais distal), seguida de hipotonia esfincteriana acima deste nível, e outros pacientes apresentam hipertonia numa região localizada no canal anal (assimétrica) (Figs. 8-3-21 e 8-3-22).

A esfincterotomia anal (independente da técnica) apresentava incidência variável de incontinência pós-operatória, que varia de 2,5% a 12% para incontinência para fezes e até 30% de incontinência para gases.[16,22-25] A avaliação pré-operatória pode reduzir esta complicação de difícil tratamento clínico ou cirúrgico.[21,26-28]

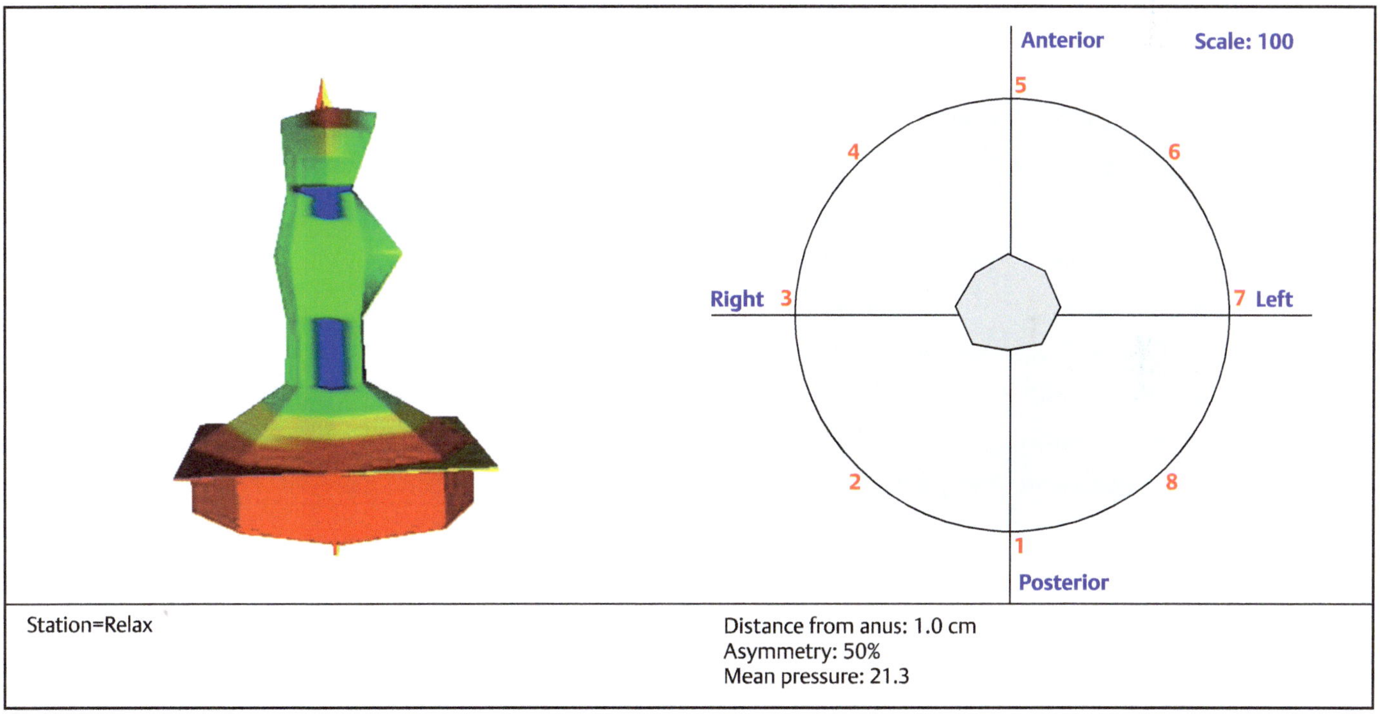

Fig. 8-3-19. Vetor de volume e corte transversal das pressões de repouso de paciente incontinente. Nota-se boa simetria radial, com pressões reduzidas na área de maior pressão (1 cm da borda anal). Podemos notar pressões ainda menores à medida que caminhamos no sentido cranial.

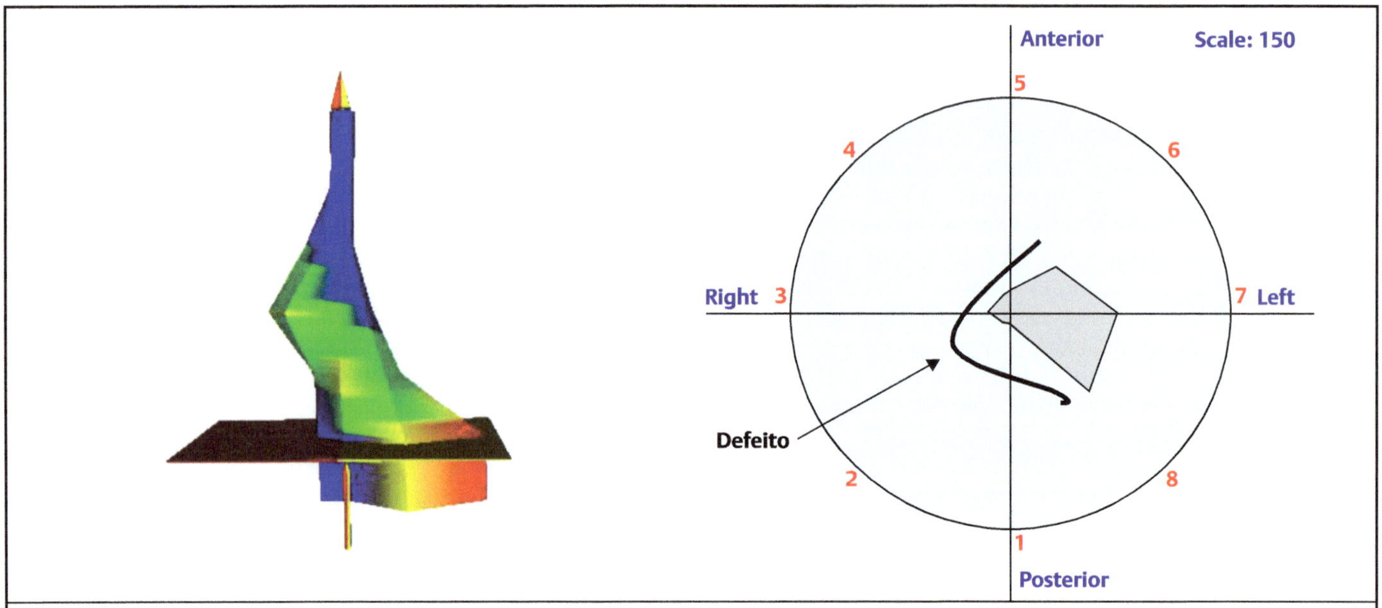

Station=Relax

Pressões de repouso baixas, com assimetria radial importante (Hipotonia em hemicircunferência direita)

Distance from anus: 1.0 cm
Asymmetry: 58.8%
Mean pressure: 30.9

Fig. 8-3-20. Vetor volume e corte transversal das pressões de repouso de paciente incontinente. Nota-se extenso defeito esfincteriano (da posição de 5 h até 1 hora, sentido horário), comprometendo principalmente a hemicircunferência direita.

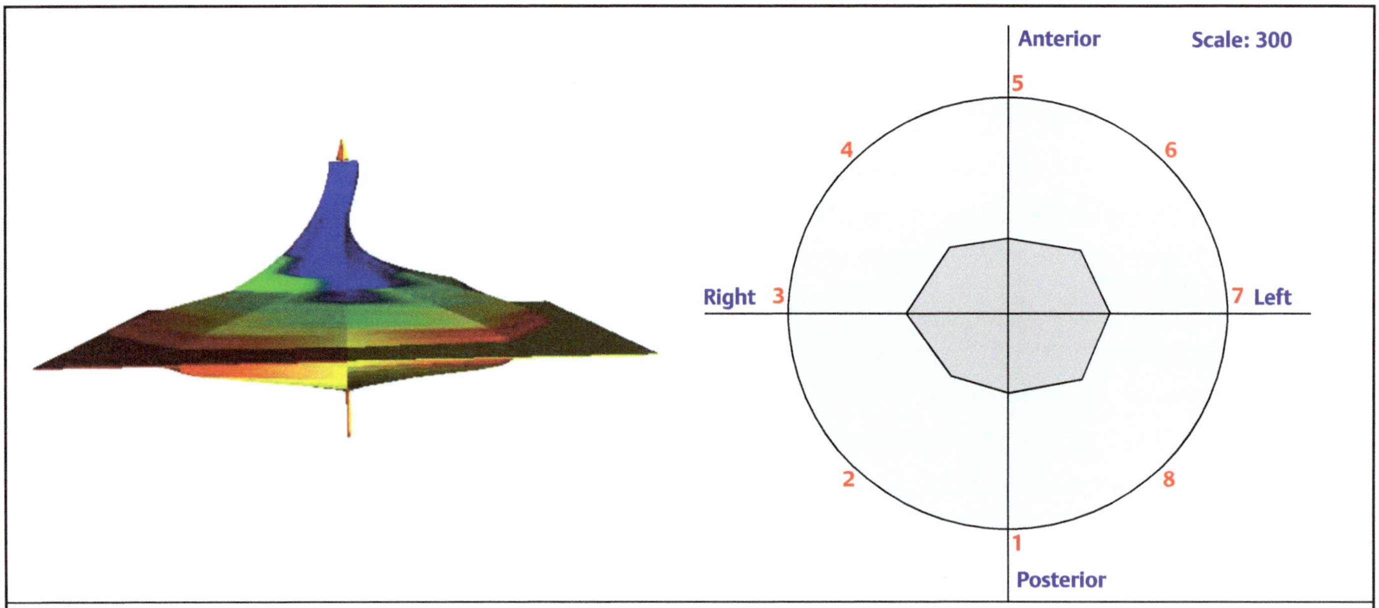

Station=Relax

Distance from anus: 2.0 cm
Asymmetry: 17.4%
Mean pressure: 124.2

Fig. 8-3-21. Representação tridimensional das pressões de repouso de paciente com fissura anal. Note que, apesar de estar aumentada, à medida que seguimos no sentido cranial, há uma queda drástica da pressão. Portanto, esta paciente apresenta hipertonia apenas no seguimento distal do canal anal (aproximadamente 1 cm de extensão).

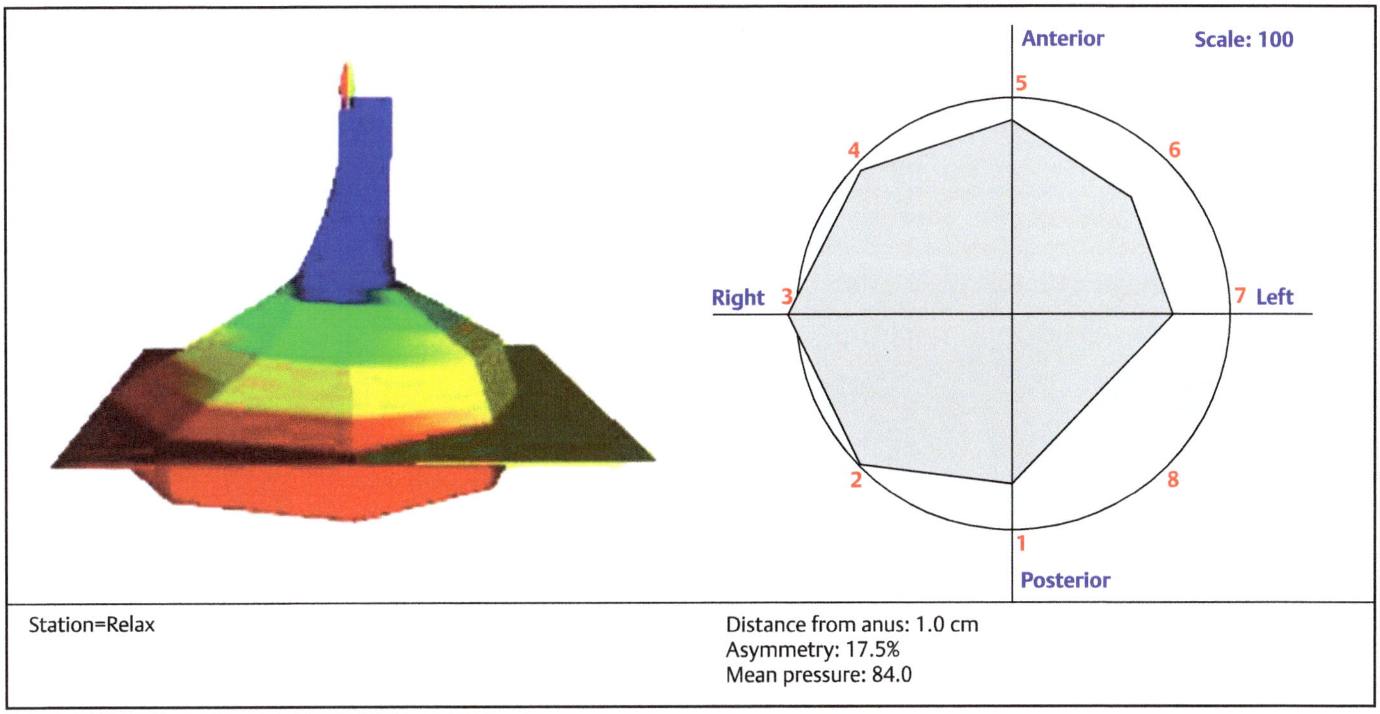

Fig. 8-3-22. Representação tridimensional das pressões de repouso de paciente com fissura anal. Neste paciente notamos uma pressão aumentada em toda a circunferência anal, porém mais elevada na região lateral direita (9 horas – posição de litotomia).

Pressão de Contração

A pressão de contração é obtida quando se solicita ao paciente que contraia o esfíncter "o mais forte que puder" como se tentasse "evitar ir ao banheiro". Neste caso, o objetivo não é obter a média da pressão aferida ou um traçado linear estável (como na pressão de repouso). Aqui, o pico máximo de pressão é que deve ser considerado. Da mesma forma que a pressão de repouso, a pressão máxima de contração (PMC) é obtida nos diferentes níveis do canal anal (PMC a 6 cm, PMC a 5 cm etc.), e também pode ser exibida da mesma forma que a pressão de repouso (tabela, corte transversal ou vetor volume) (Quadro 8-3-2, Figs. 8-3-23, 8-3-24).

Quadro 8-3-2. Pressões de Contração Demonstradas sob a Forma de Tabela

Pressões máximas durante a contração									
Dist. (cm)	**Post.**	**D.-Post.**	**Dir.**	**D.-Ant.**	**Anter.**	**E.-Ant.**	**Esq.**	**E.-Post.**	**Média**
6	86	26	27	13	28	16	11	42	31,1
5	28	26	27	36	13	11	27	13	22,5
4	50	16	33	31	28	12	34	104	38,5
3	110	88	76	53	21	24	62	96	66,2
2	104	124	144	89	56	86	122	113	104,8
1	119	147	168	126	98	112	156	140	133,3

Na primeira linha temos as pressões a 6 cm da borda anal, na segunda linha as pressões a 5 cm da borda anal e assim sucessivamente. Nas colunas temos as pressões no canal 1 (posterior), canal 2 (posterolateral D), e assim por diante.

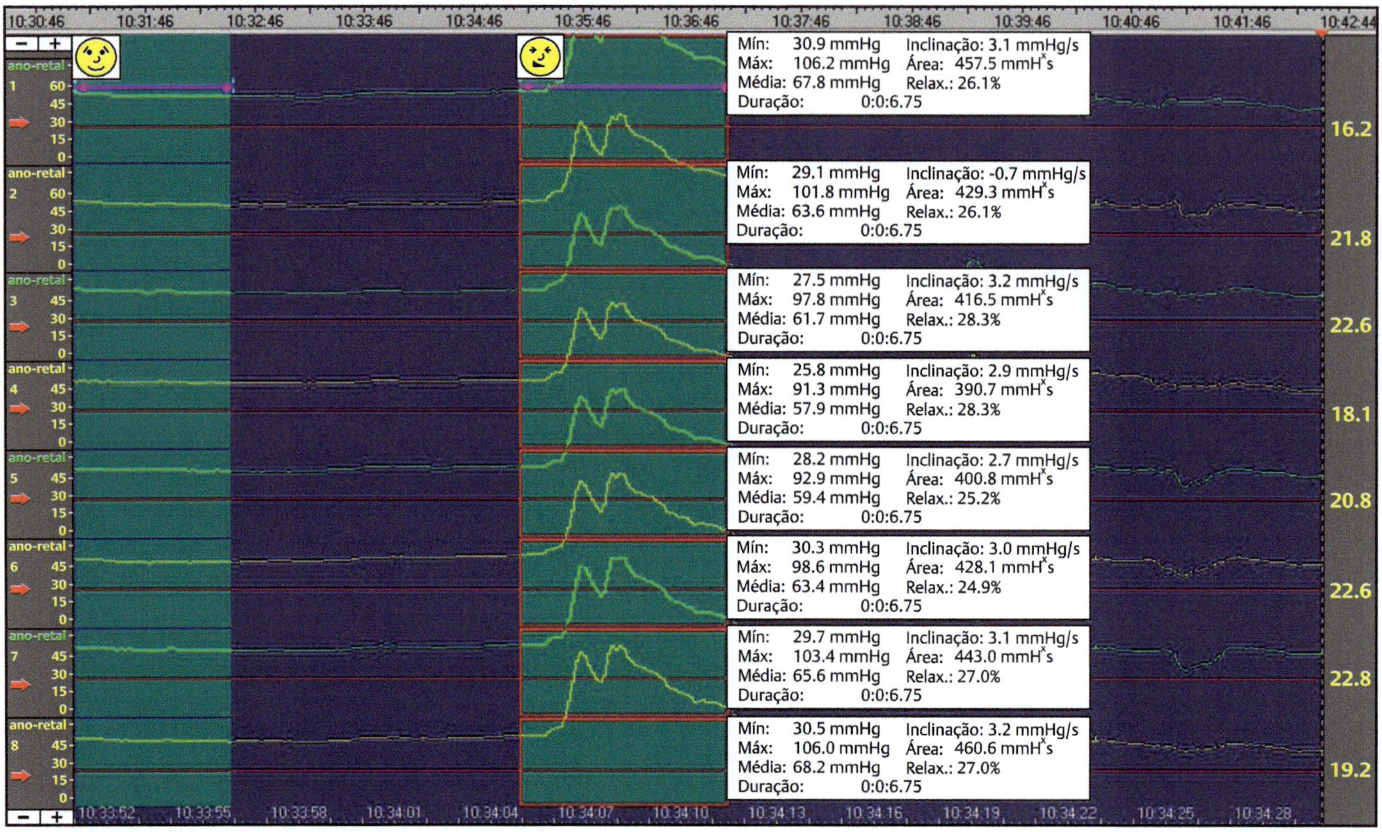

Fig. 8-3-23. Traçado de manometria mostrando pressões de contração a um dado nível do canal anal (área esverdeada à direita), com os cálculos automáticos definidos pelo programa de manometria.

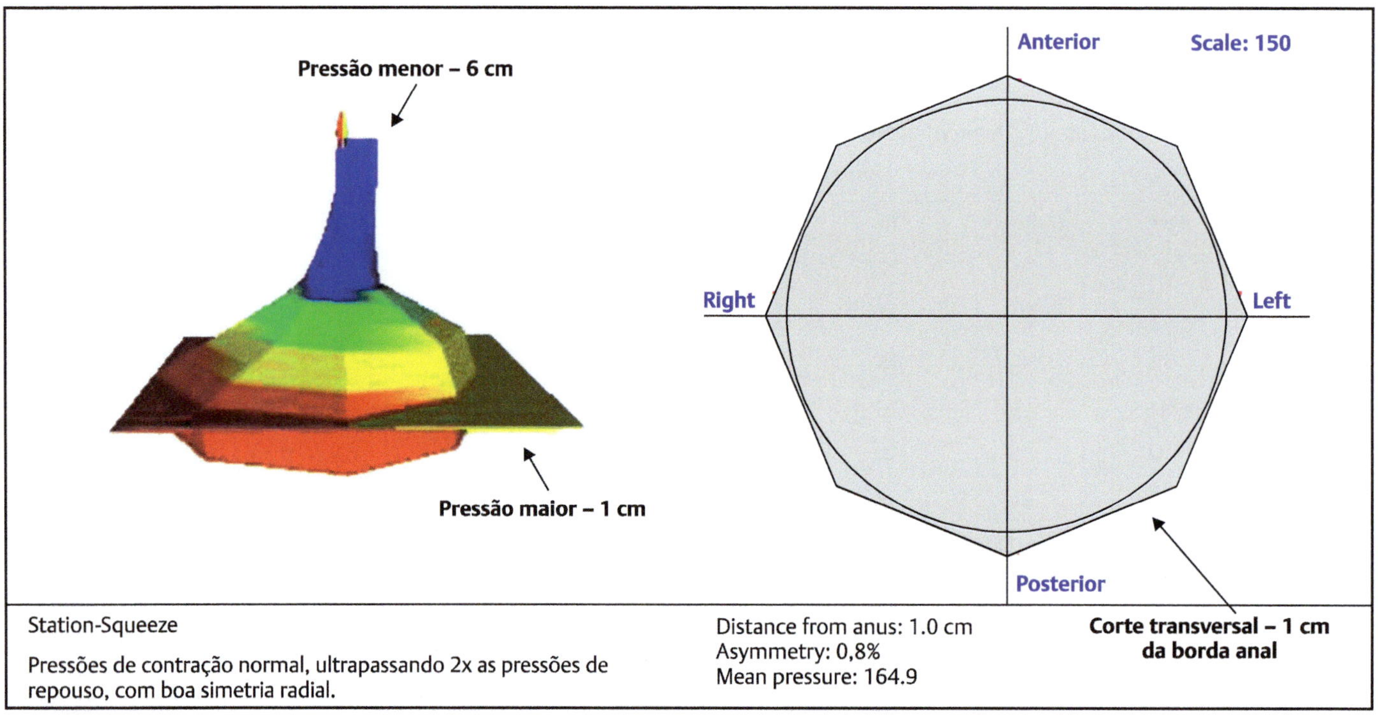

Fig. 8-3-24. A imagem colorida à esquerda corresponde ao vetor volume (ou reconstrução tridimensional) das pressões de contração obtidas em toda a extensão do canal anal. A parte inferior apresenta cor vermelha por apresentar maior pressão (região mais distal do esfíncter). A região superior torna-se mais afilada e com cores menos vivas por apresentar menor pressão (sentido cranial). A imagem da direita representa um corte transversal a 1 cm da borda anal, mostrando a simetria do canal anal naquele nível.

As principais estruturas responsáveis por esta pressão são o esfíncter anal externo e o músculo puborretal. No canal anal superior podemos notar uma menor pressão na região anterior do canal anal, devido à conformação da alça do músculo puborretal (Figs. 8-3-25 e 8-3-26). Na porção mais distal, a pressão se distribui de forma mais simétrica. Como na pressão de repouso, a pressão de contração é mais alta na porção mais distal do canal anal, caindo progressivamente à medida que caminhamos em direção ao topo do canal anal.

A pressão de contração pode estar difusamente reduzida (redução simétrica) em portadores de neuropatia de assoalho pélvico, incoordenação motora (demência senil, acidente vascular cerebral etc.), lesão medular alta ou baixa, esclerose múltipla, e outros; ou localmente reduzida (redução assimétrica) em casos de trauma pós-operatório ou obstétrico. É um parâmetro importante em pacientes portadores de incontinência anal, visto que o grau de hipotonia e assimetria guardam boa relação com a intensidade dos sintomas de incontinência e urgência evacuatória,[13,29,30] e com os achados do ultrassom endoanal (Figs. 8-3-27 e 8-3-28).[20,31] O grau de assimetria radial (tanto das pressões de repouso quanto das pressões de contração) apresentam valor prognóstico para indicação de *biofeedback*.[32]

As pressões de contração são maiores nos homens do que nas mulheres,[8,9,33] e também tendem a um declíneo com o avançar da idade.[10,11] Não se define um limite superior de normalidade para a pressão de contração (como na pressão de repouso), portanto a hipertonia do esfíncter anal externo (que pode atingir pressões acima de 500 mmHg), não é uma entidade clínica como na hipertonia do esfíncter anal interno.

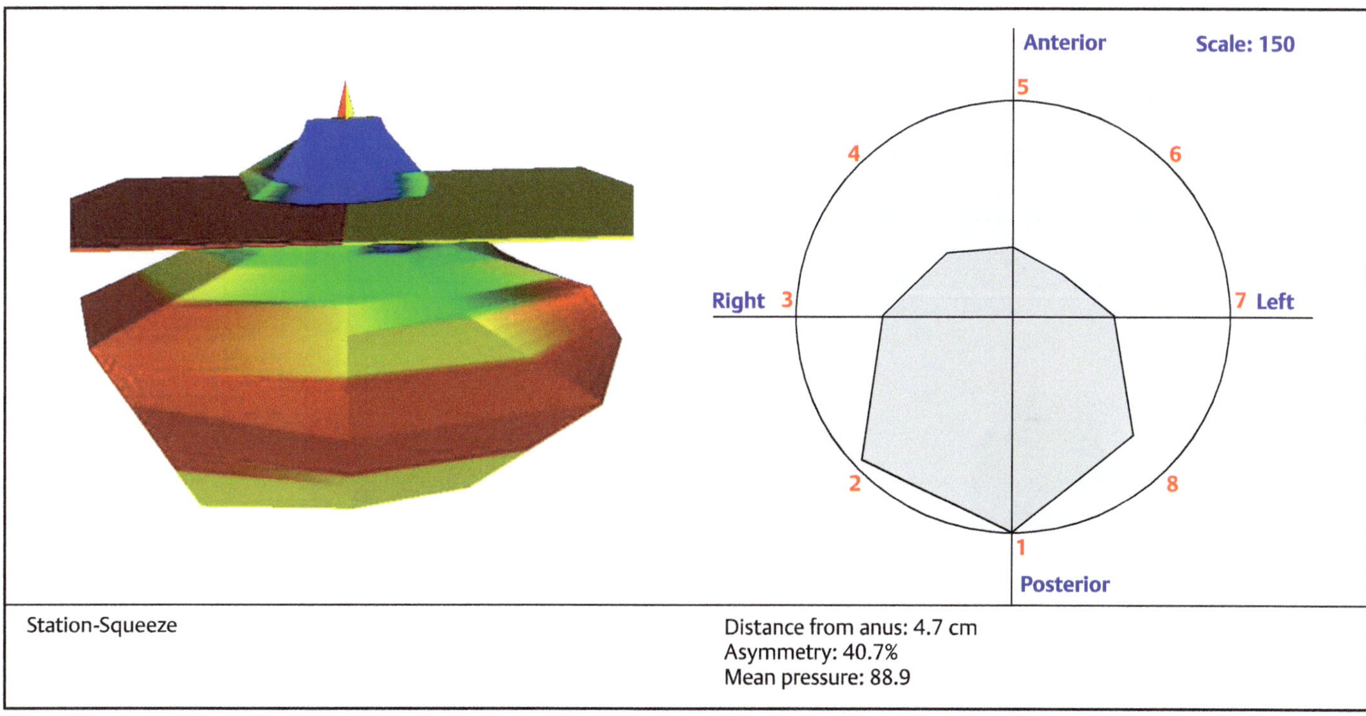

Fig. 8-3-25. Vetor de volume e corte transversal das pressões de contração a 4,7 cm da borda anal, em paciente do sexo feminino, mostrando fraqueza na região anterior. Não se trata de defeito esfincteriano. As pressões posteriores são maiores devido à presença da alça posterior do m. puborretal neste nível (canal anal superior).

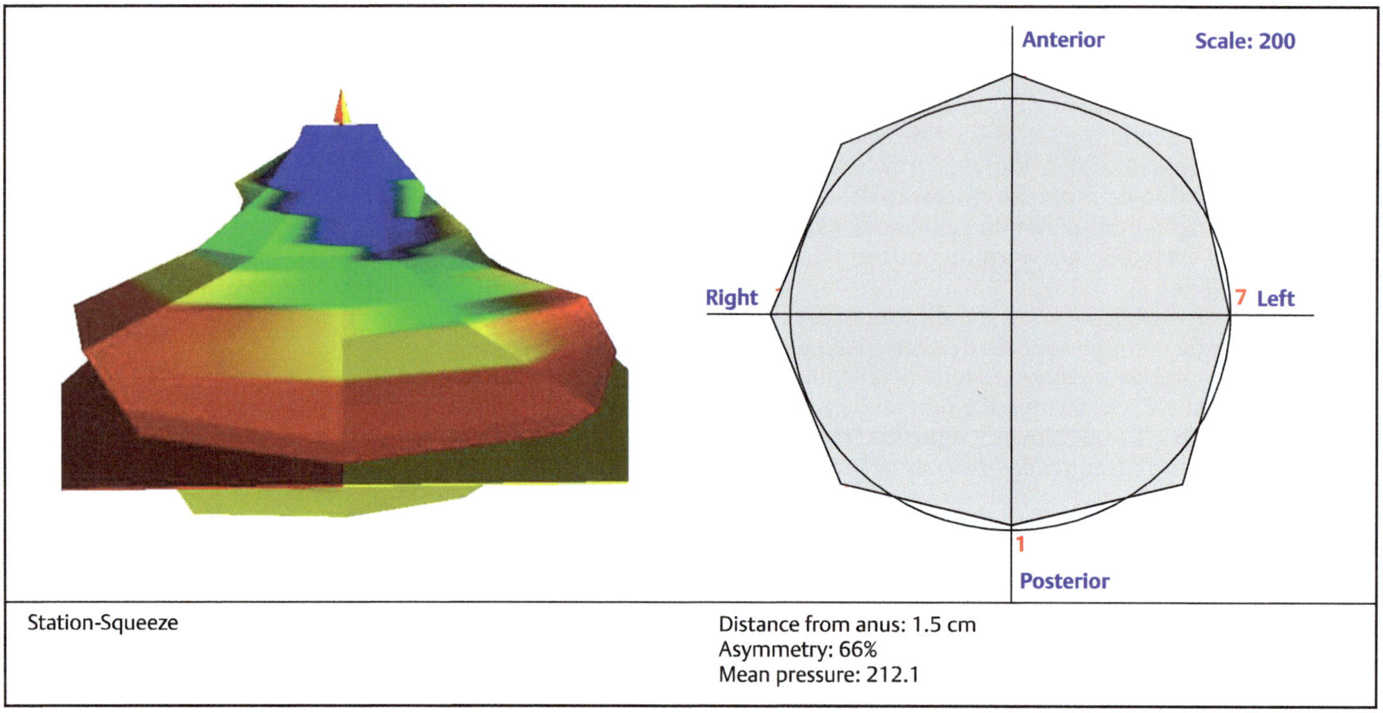

Fig. 8-3-26. Vetor de volume e corte transversal das pressões de contração da mesma paciente da Figura 8-3-25, porém, agora, a 1,5 cm da borda anal, mostrando pressões normais com boa simetria radial (canal anal médio).

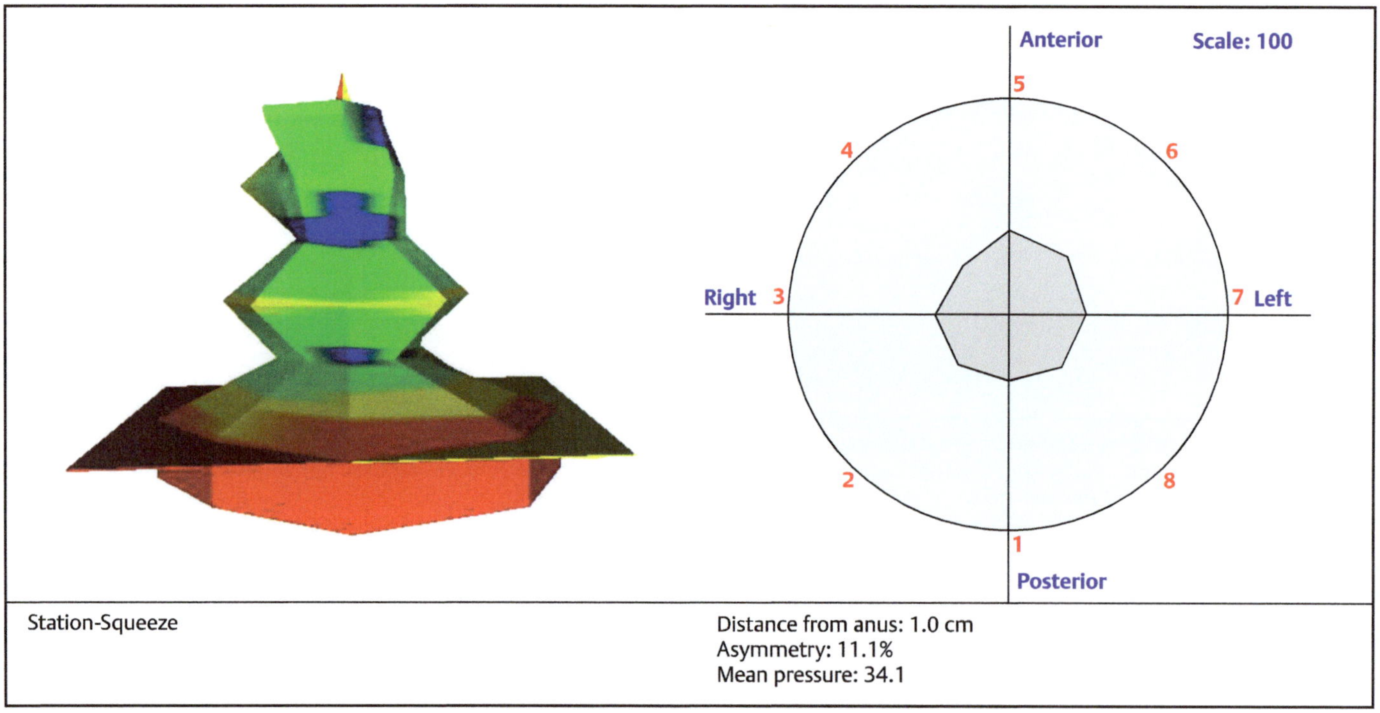

Fig. 8-3-27. Vetor volume e corte transversal das pressões de contração de paciente portador de incontinência fecal, mostrando regularidade esfincteriana (boa simetria), porém de fraca intensidade (hipotonia).

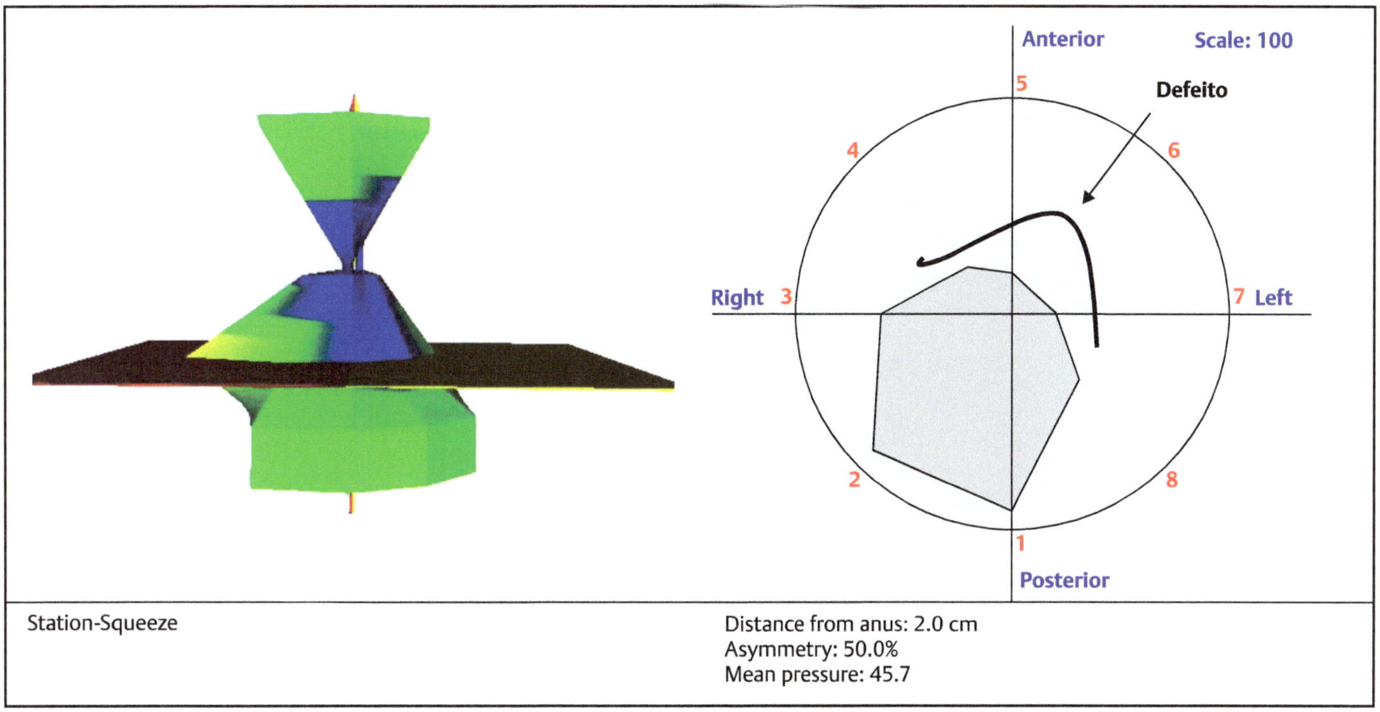

Fig. 8-3-28. Vetor de volume e corte transversal das pressões de contração de paciente portador de incontinência fecal que, além de hipotonia, apresenta defeito esfincteriano importante (de 10 horas até 4 horas – posição de litotomia).

Reflexo Retoanal Inibitório

O reflexo retoanal inibitório (RRAI) é representado pela queda da pressão anal de repouso, causada pela distensão da parede retal provocada pela insuflação do balão retal. Como o parâmetro aferido é a pressão de repouso, este reflexo é mais evidente em regiões do canal anal onde esta pressão de repouso é mais alta (geralmente a 1 ou 2 cm da borda anal). É usado ar, ao invés de água, para a obtenção de uma distensão rápida do balão, em incrementos de 20 mL, até a sua constatação (normalmente presente com 20 ou 40 mL de distensão retal) (Fig. 8-3-29).

Diferencia-se o RRAI de uma oscilação aleatória da pressão de repouso através de alguns parâmetros:

1. A queda na pressão ocorre "sempre" após a distensão do balão.
2. Quanto maior for o volume injetado, maior será a queda, e maior será o tempo necessário para o retorno à pressão basal.
3. Sempre que o balão for esvaziado, haverá o retorno à pressão basal de repouso.
4. Em caso de presença de ondas ultralentas, o balão deverá ser insuflado durante o período ascendente da curva de pressão, provocando a inversão do padrão normal de oscilação.

A presença deste reflexo depende da integridade dos plexos submucosos de Auerbach e Meissner, podendo estar ausente na doença de Hirschsprung (sensibilidade de 95%),[6,34,35] mesmo nos casos de segmento ultracurto, assim como doença de Chagas, anastomoses coloanais, ileoanais e colorretais baixas.[19]

Devem-se tomar alguns cuidados antes de considerar este reflexo ausente. Pode ser de difícil visualização em pacientes adultos ou crianças com quadro de constipação crônica, que podem apresentar dilatação retal. Nestes casos, o reflexo pode ser, inicialmente, ausente, por falta de estimulação da parede retal pelo volume de ar (ainda insuficiente) no balão retal. Portanto devemos seguir os seguintes passos:

1. Certificar que um fecaloma não esteja ocupando o reto, pois este pode ter atingido o volume que provoca relaxamento constante do esfíncter anal interno. É o mecanismo que desencadeia incontinência nos pacientes idosos com fecaloma e crianças com encoprese.
2. O balão deverá ser insuflado progressivamente, inicialmente em incrementos de 20 mL, até o volume máximo tolerado.
3. Se o reflexo ainda estiver ausente, esvazia-se o balão e inicia-se o passo anterior com incrementos de 40 mL e, se necessário, novamente com incrementos de 60 mL.

Nos casos em que o reflexo persiste negativo, deve-se indicar uma biópsia retal para pesquisa de plexos mioentéricos.

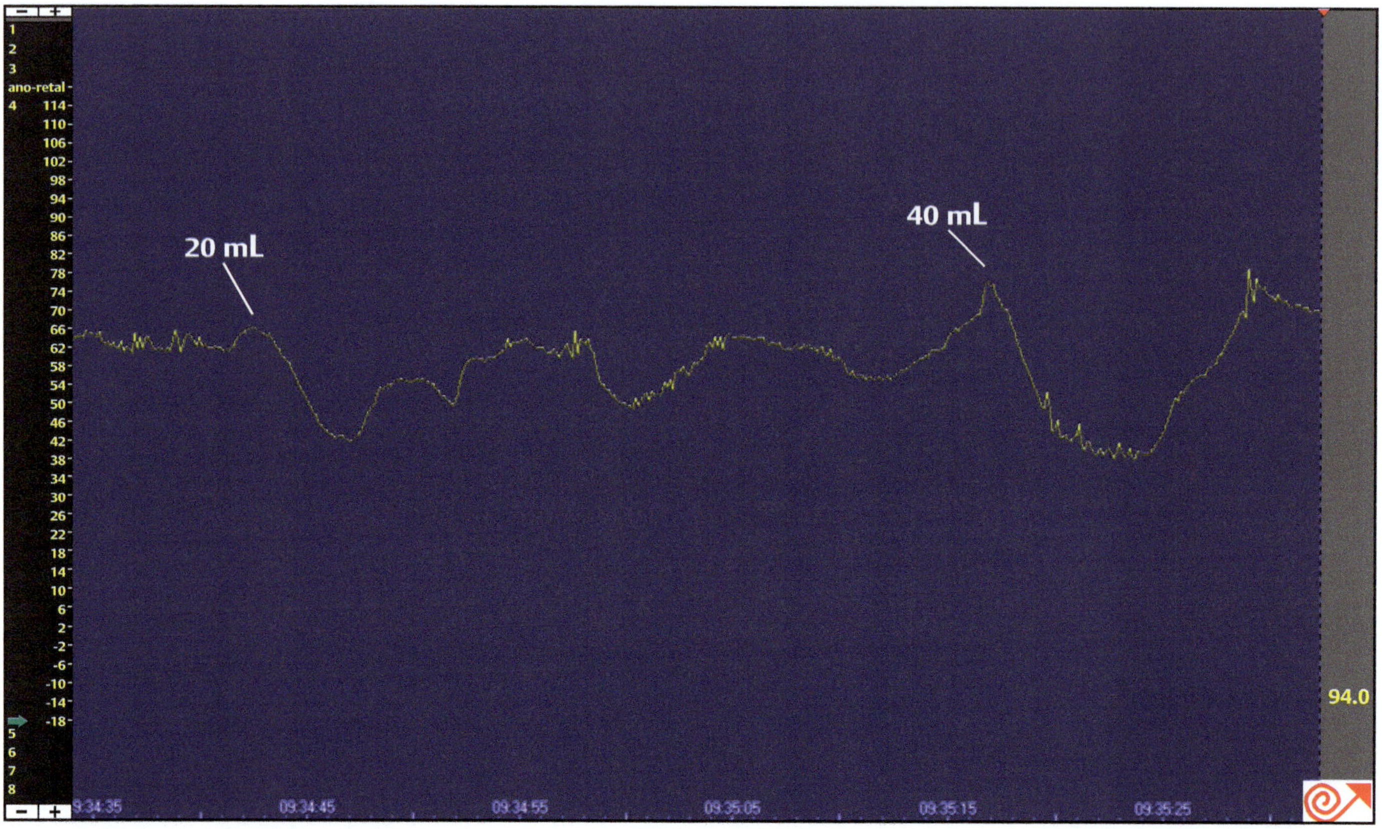

Fig. 8-3-29. Reflexo retoanal inibitório. Nota-se a queda da pressão de repouso do canal anal, secundária à insuflação do balão retal com 20 mL de ar. Após a recuperação aos níveis basais, nova injeção de 20 mL de ar (totalizando 40 mL) provoca queda da pressão mais acentuada, com maior duração (reflexo normal).

Estudo dos Volumes

Após a aquisição das pressões de repouso e contração e da pesquisa do RRAI, o próximo passo do estudo envolve a avaliação dos volumes retais. Mantemos o cateter na posição anterior (geralmente 1 ou 2 cm da borda anal). Nesta etapa do estudo usamos água em vez de ar para insuflar o balão por dois motivos:

- *Primeiro:* a velocidade de insuflação não deve ser superior a 2 mL por segundo (não exige insuflação rápida como na pesquisa do RRAI).
- *Segundo:* o equipamento de manometria avalia as pressões através de um sistema de perfusão de água. Portanto, para avaliar a pressão dentro do balão e do reto, gerada ao se atingir o volume máximo tolerável, ou para a próxima etapa do estudo, a defecometria, o sistema deverá estar preenchido com água.

Volume de Primeira Sensação (1ª Sensação)

Ao iniciarmos a insuflação do balão, o paciente deve ser orientado a reportar qualquer sensação de peso ou de pressão na ampola retal. Esta etapa avalia a propriocepção. Cirurgias que resultam na ressecção completa do reto com sua posterior substituição, não abolem esta sensação, porque os receptores de pressão estão localizados no assoalho pélvico.

Em pacientes portadores de neuropatias (esclerose múltipla, neuropatia diabética, esclerose senil etc.) ou constipação crônica,[30] podemos encontrar diminuição desta percepção, ou seja, o paciente percebe o balão quando este apresenta volumes maiores que o normal. Pode estar diminuído (sensibilidade aumentada) em situações de reto hiperativo, inflamado ou em desuso (colostomizados ou ileostomizados).

Alguns pacientes incontinentes podem apresentar este volume diminuído pelo fato de o reto não ser estimulado a se adaptar a volumes maiores de armazenamento, ou aumentado devido à presença de neuropatia. Tem valor prognóstico em pacientes candidatos à esfincteroplastia.[36]

Este é um dos parâmetros que pode ser melhorado com o tratamento por *biofeedback* (melhora da percepção para evitar incontinência).

Volume de Primeira Urgência Evacuatória (1ª Urgência)

Uma vez que o paciente refere a percepção do balão retal, prossegue-se com a insuflação do balão, e agora o paciente deverá ser orientado a informar quando percebe a primeira necessidade de evacuar, mesmo que esta seja mínima.

Pacientes com reto pouco submetido à distensão (incontinentes), reto hiperativo (denervação, processo inflamatório ou sensibilidade aumentada como síndrome do intestino irritável), reto ou neorreto pouco distensível (pós-operatório de bolsa ileal, bolsa colônica, anastomose coloanal, colorretal baixa ou pós-radioterapia),[37] podem apresentar urgência evacuatória precocemente, muitas vezes coincidindo com o volume da 1ª sensação.

Já pacientes com reto dilatado, ou habituados a permanecer vários dias sem evacuar, podem referir esta necessidade com volumes bem maiores que o normal.

Volume Máximo Tolerado (VMT)

Continuando a insuflação do balão, o paciente agora deverá informar quando a necessidade de evacuar se torna premente ou o desconforto abdominal se torna excessivo.

A condições que causam alterações no parâmetro anterior (1ª urgência), podem causar alterações semelhantes neste parâmetro.[37]

Em alguns pacientes constipados crônicos, este volume pode estar acima da capacidade de distensão do balão, por isso devemos saber previamente qual é o volume máximo tolerado pelo próprio balão.

Complacência Retal (CR)

Os dados acima mostrados foram obtidos com um cateter de oito canais dispostos de forma radial num sistema de perfusão. Para determinar a CR, o desenho do cateter deve ser diferenciado, apresentando 1 ou 2 canais de perfusão com abertura distal (dentro do balão), permitindo aferir de forma fidedigna a pressão intrarretal (ou seja, o sistema deve ser calibrado para lumens de perfusão que são mais estreitos que o canal de insuflação do balão). Isto pode ser alcançado com a troca do cateter antes da aferição dos volumes ou abrindo-se mão da avaliação do vetor volume com oito canais, e iniciando o procedimento já com cateter de seis canais (quatro radiais e dois distais).

Para o cálculo deste parâmetro deve-se saber previamente a pressão gerada pela resistência do látex do balão, quando este é inflado fora do reto. Para tanto, medimos a pressão gerada pelo balão com 10 mL de água, 20 mL, 30 mL, e assim progressivamente, até o volume máximo tolerado pelo balão (Fig. 8-3-30).

Durante o estudo, computamos a pressão gerada dentro do balão, agora no reto, quando se atinge o VMT.

Com estes dados aplicamos a seguinte fórmula:

$$CR = \frac{\text{VMT}}{\text{Pressão intrarretal no VMT} - \text{Pressão do balão no VMT (fora do reto)}}$$

A unidade resultante é expressa de acordo com o sistema métrico utilizado (mL/mmHg ou mL/cm H_2O ou mL/KPa).

Este dado é uma forma de representar a pressão gerada dentro do reto com o volume de distensão do balão, ou seja, uma complacência de 1 mL/mmHg significa que a cada 1 mL de água no reto, este gera uma pressão de 1 mmHg (reto pouco distensível), ao passo que em um reto mais "elástico" podemos obter complacência de 15 mL/mmHg (precisamos distender o balão com 15 mL de água para gerar uma pressão de 1 mmHg). Uma queda da complacência retal pode ser observada com o avançar da idade.[10]

Volume	Pressão1	Pressão2	Pressão3	Média
10	35,82	37,93	26,26	33,34
20	43,69	41,67	41,26	42,21
30	42,9	38,5	41,38	40,93
40	40,15	36,16	38,42	38,24
50	37,35	34,05	35,88	35,76
60	38,06	31,92	33,13	34,37
70	34,24	30,85	31,68	32,26
80	33,06	29,79	30,33	31,06
90	32,19	28,86	29,26	30,10
100	31,58	28	28,5	29,36
110	31,25	25,52	27,54	28,10
120	30,62	25,26	26,99	27,62
130	29,75	25,01	26,01	26,92
140	29,45	24,68	25,65	26,59
150	28,83	24,51	25,09	26,14
160	28,66	24,44	24,68	25,93
170	27,23	24,25	24,43	25,30
180	27,31	23,9	23,9	25,04
190	27,16	23,7	23,45	24,77
200	26,95	23,75	23,49	24,73
210	26,75	23,58	23,15	24,49
220	26,51	23	23,06	24,19
230	26,39	23	22,54	23,98
240	26,37	22,7	22,4	23,82
250	26,16	23,22	21,88	23,75
260	26,19	23,03	21,83	23,68
270	25,81	23,14	21,65	23,53
280	25,94	22,73	21,65	23,44
290	25,95	22,75	21,43	23,38
300	25,76	22,67	21,27	23,23
310	25,18	22,28	21,22	22,89
320	25,22	22,07	19,92	22,40
330	25,26	22,1	20,29	22,55
340	25,19	21,92	20,24	22,45
350	25,17	21,83	20,36	22,45
360	24,93	21,84	20,31	22,36
370	24,85	20,75	20,03	21,88
380	24,78	20,93	20,19	21,97
390	24,7	21,08	20,03	21,94
400	24,4	21,12	20,03	21,85
410	24,4	21,46	20,27	22,04
420	24,43	21,76	20,12	22,10
430	24,21	21,55	20,04	21,93
440	24,76	21,94	20,09	22,26
450	24,7	21,75	19,89	22,11
460	24,53	21,71	19,57	21,94
470	24,5	21,71	19,76	21,99
480	24,44	21,77	19,67	21,96

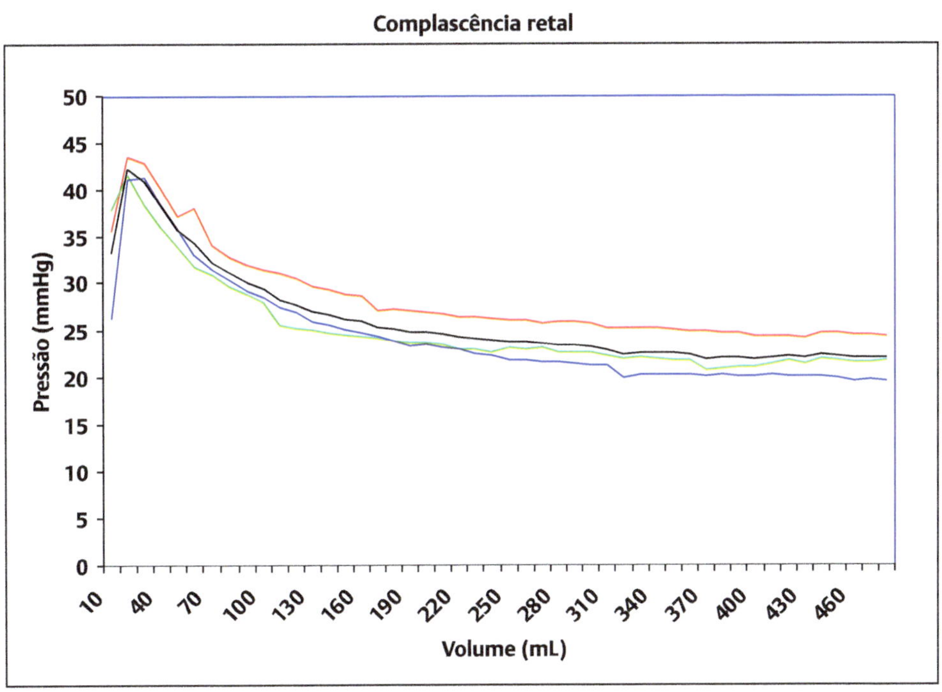

$$\text{Complasc.} = \frac{\text{Pressão retal} - \text{Pressão Balão}}{\text{VMT}}$$

Unidade = mmHg / mL

Fig. 8-3-30. Cálculo de pressão do balão retal. Injetamos água no balão em incrementos de 10 mL, e medimos a pressão gerada dentro mesmo (resistência do látex), até o volume máximo do balão. O mesmo procedimento é realizado com outros dois balões. Calcula-se a média das pressões a cada volume injetado. Durante a realização da manometria, ao se atingir o volume máximo tolerado (VMT) referido pelo paciente, a pressão aferida dentro do balão é resultante da resistência da parede do reto, acrescida da resistência da parede do balão. Portanto, esta última deverá ser subtraída da leitura obtida, antes do cálculo da complacência retal. O gráfico à direita mostra a curva da pressão média (linha em negrito) dos balões testados.

Defecometria

Após determinarmos o VMT, desinsuflamos o balão retal até atingir um volume em que o paciente continue sentindo a necessidade de evacuar, porém de forma mais confortável. Note que o volume em que a necessidade de evacuar desaparece não é o mesmo que ela se manifestou anteriormente. Por exemplo, o volume de primeira sensação foi de 40 mL e, posteriormente, o paciente refere volume de primeira necessidade aos 70 mL. O volume máximo tolerado atinge 220 mL. Quando este volume é atingido, existe uma certa acomodação do reto, que faz com que a necessidade de evacuar desapareça aos 150 mL (e não aos 70 mL), portanto devemos esvaziar o balão, pedindo ao paciente que nos oriente quando a necessidade de evacuar atinge um nível mais confortável.

Esta necessidade residual de evacuar tem o propósito de simular uma situação mais fisiológica, na qual serão aferidas as pressões retais e anais de forma simultânea, para avaliar a coordenação motora entre prensa abdominal e contração esfincteriana. Esta avaliação dinâmica do mecanismo de contenção e de expulsão do balão retal é chamada de defecometria.

Como iniciamos o teste com um cateter de oito canais radiais, precisamos mudar a configuração de um canal no transdutor de pressão, para que um dos canais (geralmente o superior na tela – canal número 1) passe a registrar a pressão intrarretal (que corresponde à prensa abdominal), em vez da pressão anal. Para tanto, desconecta-se um canal de perfusão do transdutor e, no seu lugar, é conectado o acesso ao canal central do cateter, cuja extremidade se abre no interior do balão (Fig. 8-3-31).

Com isso obtemos uma leitura de pressão no canal superior da tela do computador, que deve ser interpretada de forma qualitativa (pressão aumenta ou diminui) ao invés de quantitativa (10 mmHg, 20 mmHg etc.), pois o sistema de perfusão não foi calibrado para o diâmetro do lúmen do canal central do cateter, que é bem maior que o dos canais de perfusão, e exigiria taxas de perfusão maiores que a determinada para a bomba (> 1 mL/minuto).

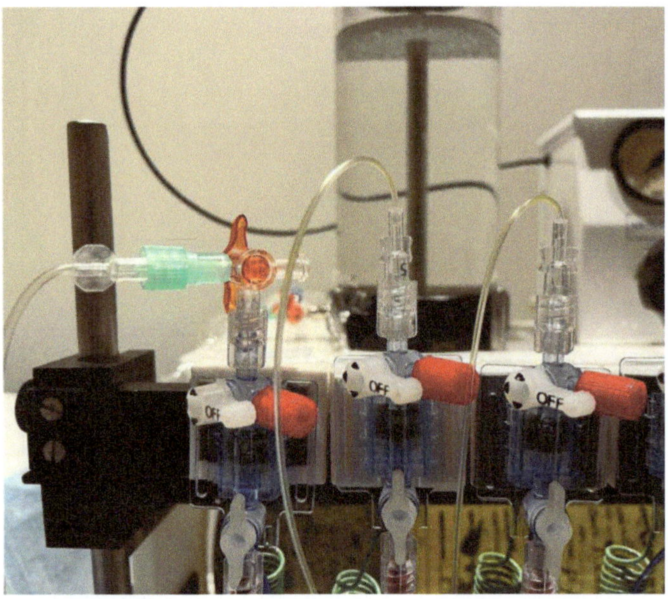

Fig. 8-3-31. Transdutor de pressão número 1 (primeiro à esquerda) conectado ao lúmen central do cateter, que alimenta o balão retal. Nesta fase do estudo, o canal 1 (superior na tela do computador) mostrará a pressão intrarretal (intra-abdominal) que é gerada pela manobra de Valsalva.

Após ajuste do volume do balão e da configuração do transdutor de pressão, solicitamos que o paciente "contraia o ânus da mesma forma que fez no início do teste" na tentativa de reter o balão no reto. A resposta motora normal deve ser representada pelo aumento das pressões anais, sem alteração da pressão intrarretal, ou seja, a contração esfincteriana deve ser acompanhada de relaxamento abdominal. Caso os dois grupos musculares funcionem de forma conjunta, ambos contraem-se ao mesmo tempo, gerando aumento simultâneo nas curvas de pressão anal e retal, como se o paciente estivesse expulsando o balão ao mesmo tempo em que tentasse contê-lo. Esta alteração é chamada de Valsalva paradoxal, e pode estar presente em pacientes incontinentes com função esfincteriana precária, na qual a pressão gerada pela contração esfincteriana pode ser facilmente sobrepujada pelo aumento de pressão intrarretal (Fig. 8-3-32).

No passo seguinte, solicitamos que o paciente "faça força para expulsar o balão como se tentasse evacuar". Da mesma forma que antes, uma resposta normal observada no traçado de pressão seria um aumento na pressão intrarretal, acompanhado de queda na pressão anal, ou seja, valsalva acompanhada de relaxamento esfincteriano que permita a passagem das fezes (Fig. 8-3-33).

Numa resposta incoordenada, observamos aumento da pressão intrarretal (Valsalva), acompanhada de aumento da pressão anal (contração esfincteriana), ou estabilidade da mesma (não relaxamento esfincteriano) (Figs. 8-3-34 e 8-3-35). Novamente observamos incoordenação quando os dois grupos musculares (abdômen e esfíncter) trabalham conjuntamente. Esta alteração é chamada de contração paradoxal do puborretal, ou assoalho pélvico espástico, ou *anismus*.

Cabe salientar que esta alteração foi descrita com o uso de eletromiografia com eletrodos de agulha inseridos no esfíncter anal externo e no músculo puborretal, tornando-se o padrão-ouro para este diagnóstico. Posteriormente foi descrito para manometria, defecografia, US endoanal e ressonância magnética, devido ao desconforto causado pelo método original.

Outro detalhe que deve ser levado em consideração, reside no fato de que tentar expulsar o balão ou evacuar contraste radiológico retal na presença de outras pessoas está longe de ser uma situação "fisiológica".

Portanto, devemos tomar os seguintes cuidados ao realizar esta etapa do teste:

1. Explicar ao paciente que ele não deve preocupar-se com qualquer constrangimento, pois o volume do balão não permite a sua expulsão.
2. Solicitar esforço evacuatório, inicialmente, de menor intensidade que a habitual, para que o paciente adquira confiança, aumentando progressivamente até um nível "similar ao que está acostumado", o que acaba implicando em realizar algumas tentativas (geralmente de 3 a 5 tentativas).
3. Desprezar a leitura da primeira tentativa que, geralmente, aparece incoordenada.

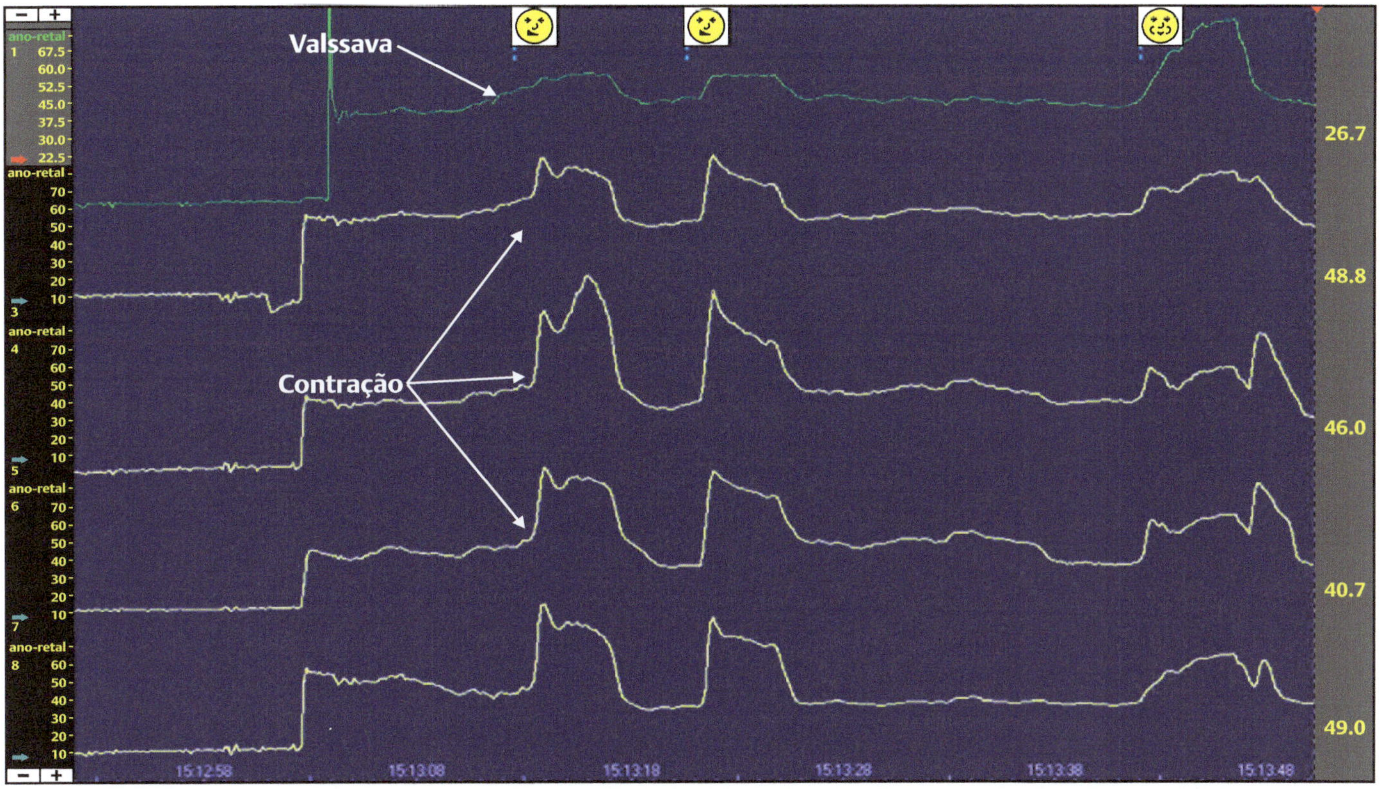

Fig. 8-3-32. Valsalva paradoxal à defecometria. Os quatro canais inferiores mostram a pressão gerada no canal anal pela contração esfincteriana voluntária (os demais canais de perfusão foram excluídos por motivo didático). Nota-se que, simultaneamente, o canal superior (número 1) também mostra aumento da pressão intrarretal (Valsalva), que deveria manter-se inalterada. Nesta situação, a pressão intrarretal pode exceder a da contração esfincteriana, provocando escape do conteúdo retal, principalmente em pacientes com hipotonia esfincteriana.

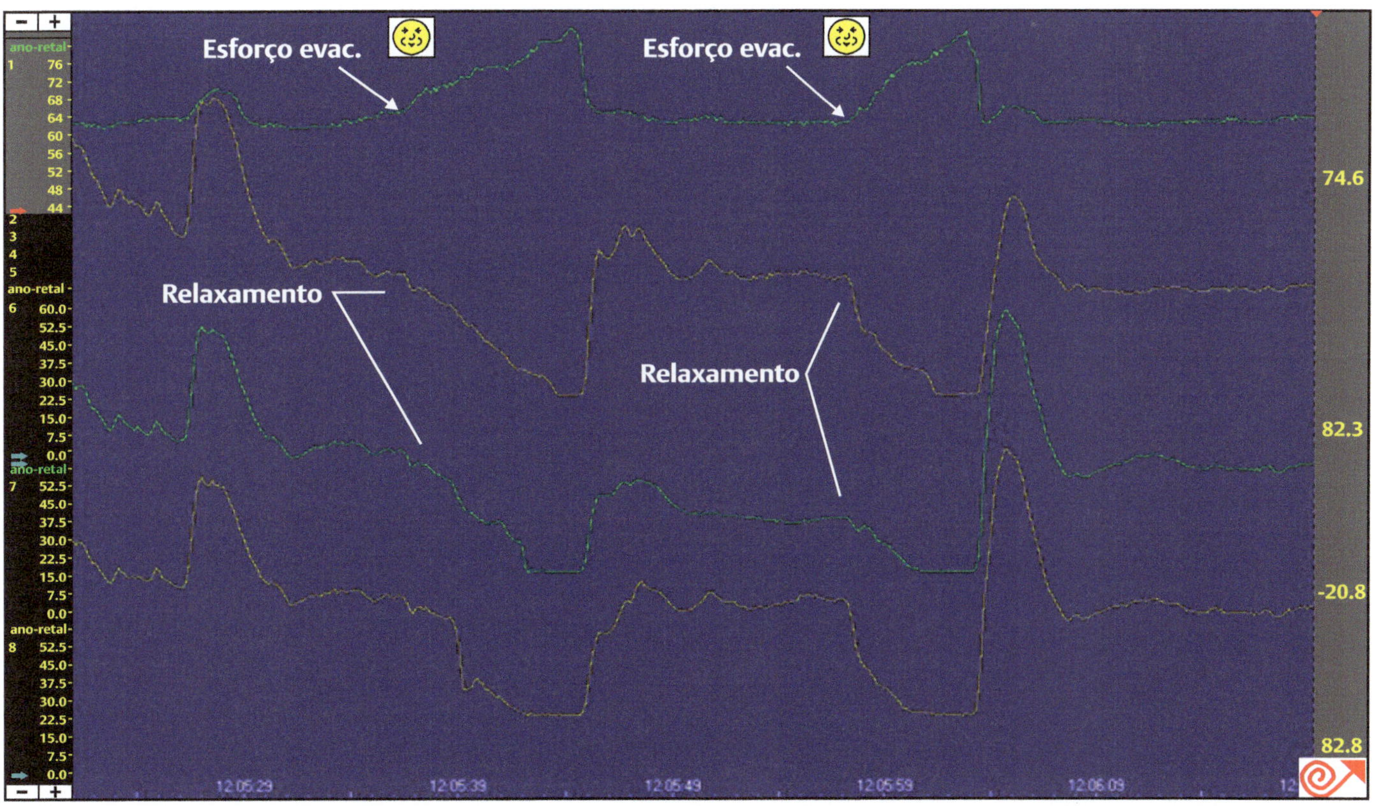

Fig. 8-3-33. Esforço evacuatório normal à defecometria. Nota-se grande relaxamento da musculatura esfincteriana (três canais inferiores), coincidindo com o esforço evacuatório (linha superior).

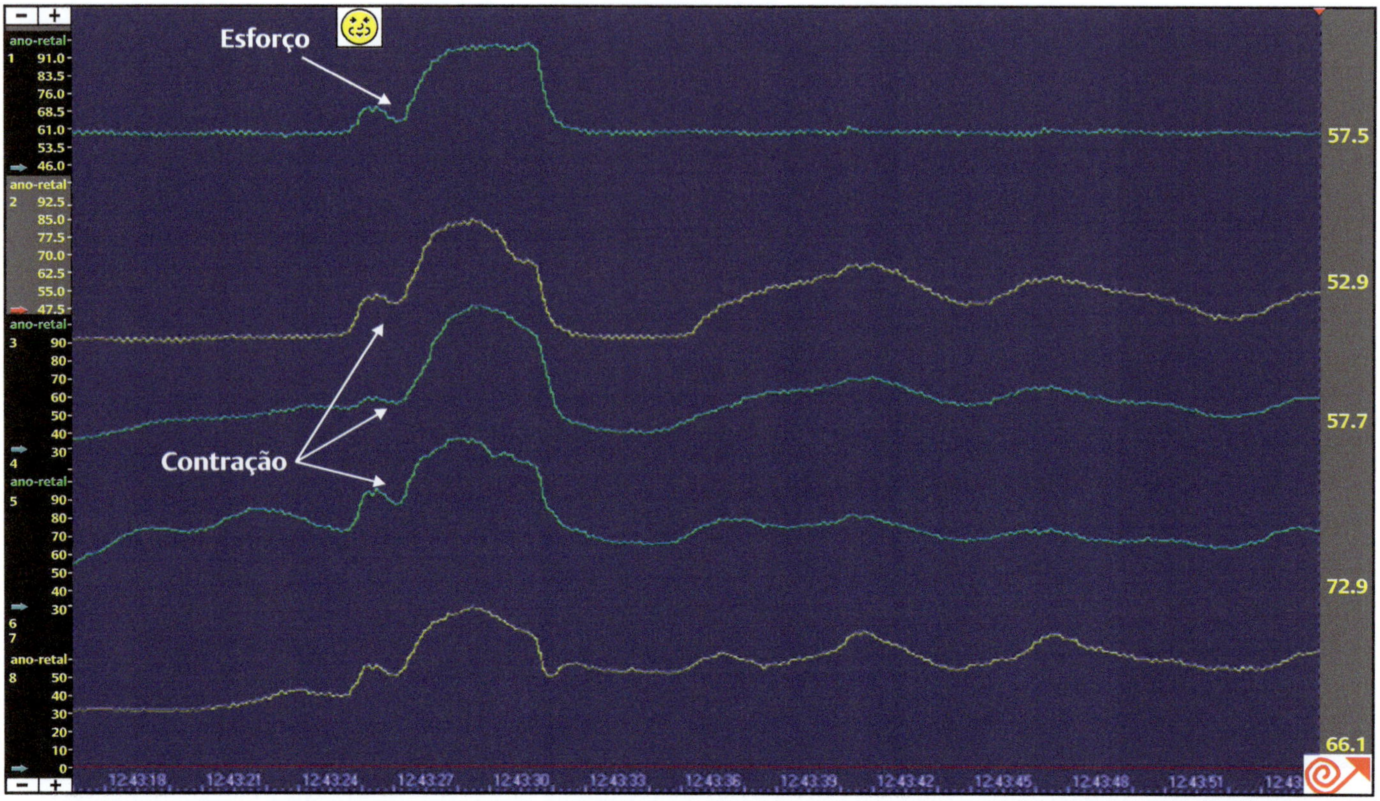

Fig. 8-3-34. Contração paradoxal do músculo puborretal à defecometria. A contrário da Figura 8-3-33, o esforço evacuatório (linha superior–Valsalva) é acompanhado de aumento da pressão no canal anal (quatro linhas inferiores, contração), provocando obstrução funcional à evacuação.

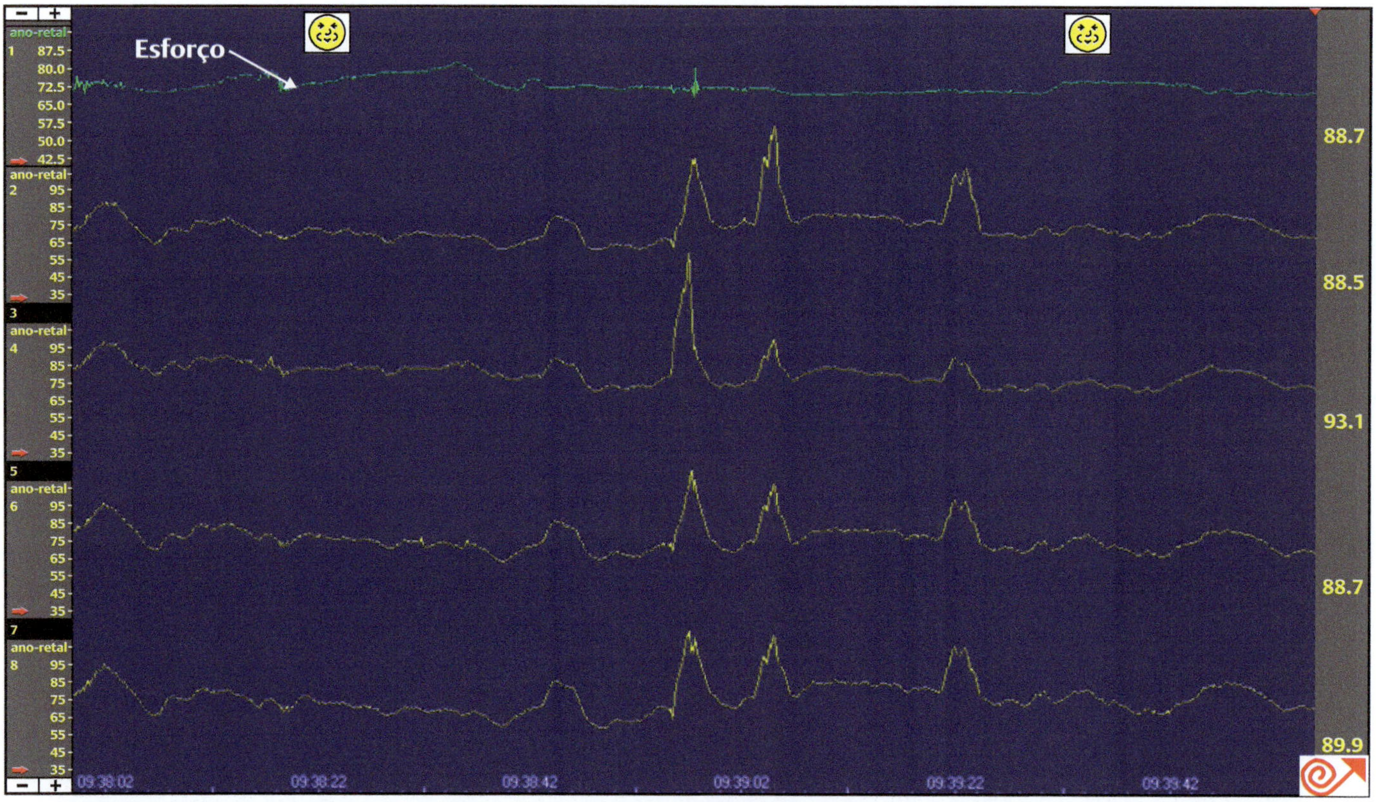

Fig. 8-3-35. O traçado acima mostra uma variação do traçado da Figura 8-3-34, no qual não se nota contração, nem tampouco relaxamento da musculatura esfincteriana (linha estável). A contração, que se segue ao final do esforço evacuatório, corresponde a um reflexo normal (mas não obrigatório).

Índice de Taxa de Fadiga

Este parâmetro determina o tempo necessário para que o esfíncter anal externo entre em fadiga. Primeiramente é necessário obter a taxa de fadiga (TF), solicitando que o paciente mantenha uma contração anal máxima sustentada por 40 segundos. A curva de pressão gerada apresenta queda inicial acentuada, que se desacelera progressivamente (a contração máxima esfincteriana só pode ser mantida por alguns segundos). A taxa de fadiga é calculada a partir de análise de regressão linear da curva desta curva de pressão. Sua unidade final é mmHg/min.

Uma vez com este dado obtido pela análise computadorizada, podemos calcular o índice de taxa de fadiga (ITF) da seguinte forma:

$$ITF = \frac{(PMC - PMR)}{TF}$$

Supondo que a pressão máxima de contração atingida seja de 120 mmHg, com uma pressão de repouso inicial de 60 mmHg. Após contração sustentada por 40 segundos, a taxa de fadiga obtida foi 20 mmHg/min. O ITF então será: (120 – 60)/20 = 3 minutos. Portanto, quanto maior o ITF, mais tempo o esfíncter leva para atingir fadiga, ou seja, mais competente será.

Alguns autores mostram boa correlação do ITF com a queixa do paciente (constipado *vs.* incontinente, normal *vs.* incontinente e incontinentes leves (*soiling*) *vs.* incontinentes),[38-40] enquanto outros não conseguiram atingir significância nas suas comparações (ITF *vs.* sintomas, ITF *vs.* zona de alta pressão).[41]

MANOMETRIA ANORRETAL DE ALTA RESOLUÇÃO (MAR)

A MAR apresenta algumas vantagens e desvantagens quando comparadas com a manometria convencional de oito canais radiais (mais utilizada). É realizada com um cateter de perfusão, de 24 ou 36 canais. Por ser um sistema de muitos canais, foi desenvolvido um conector único de fácil encaixe para permitir a troca rápida dos cateteres entre exames, e para a higienização de cada canal de forma mais eficiente e rápida (Fig. 8-3-36).

No sistema convencional de oito canais, as leituras de pressões a cada nível do canal anal são dispostas de forma horizontal (Fig. 8-3-37), ao passo que na alta resolução os níveis são dispostos de forma vertical (Fig. 8-3-38).

No sentido de facilitar a visualização das pressões do canal anal, o traçado de linhas foi substituído por uma escala de cores (Fig. 8-3-39).

A principal vantagem deste sistema está na possibilidade de posicionar o cateter na distância desejada da borda anal e captar as pressões durante o repouso, contração e esforço evacuatório de forma simultânea em todos os níveis, o que faz com que o exame seja realizado de forma mais rápida.

Cabe salientar um aspecto que pode causar uma impressão errônea referente ao termo "alta resolução", que foi derivado do termo utilizado para manometria esofágica de 24 ou 36 canais. Na manometria anorretal, este método não melhora a resolução do exame, podendo até diminuí-la, o que pode afetar a análise tridimensional das pressões no canal anal (vetor volume). Na Figura 8-3-40 analisamos o número de leituras de pressão obtidos em cada método.

O cateter de oito canais obterá oito leituras de pressão de forma circunferencial a cada nível do canal anal, totalizando 48 leituras de pressão para obtenção da análise tridimensional, porém a mobilização do cateter aumenta o tempo de realização do exame. O cateter de 24 canais obtém quatro leituras a cada nível, simultaneamente, diminuindo o tempo do exame, mas diminuindo a acurácia da reconstrução tridimensional. Para mitigar esta desvantagem, o cateter de 36 canais obtém sete leituras radiais de 1 a 4 cm da borda anal (segmento funcional mais importante do canal anal) e quatro leituras radiais a 5 e 6 cm da borda anal.

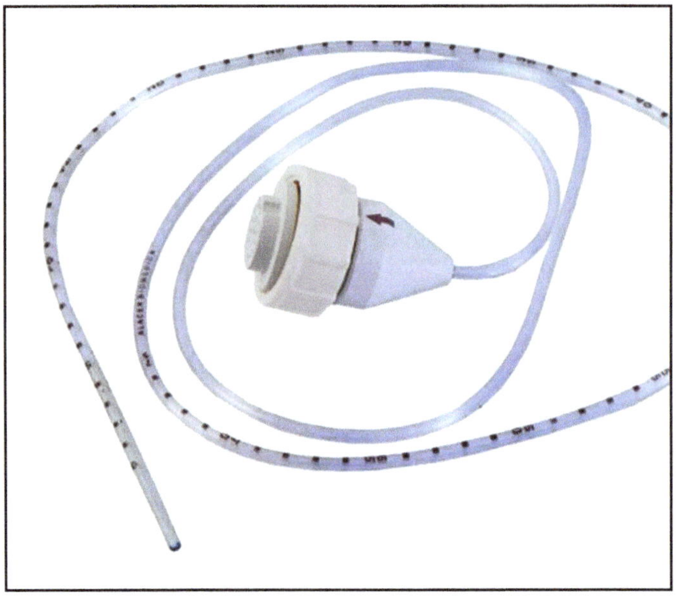

Fig. 8-3-36. Cateter de manometria da alta resolução (MAR) de 24 canais. Note a conexão em forma de cone, que permite conexão rápida para troca de cateteres entre exames, e facilita a higienização após o uso.

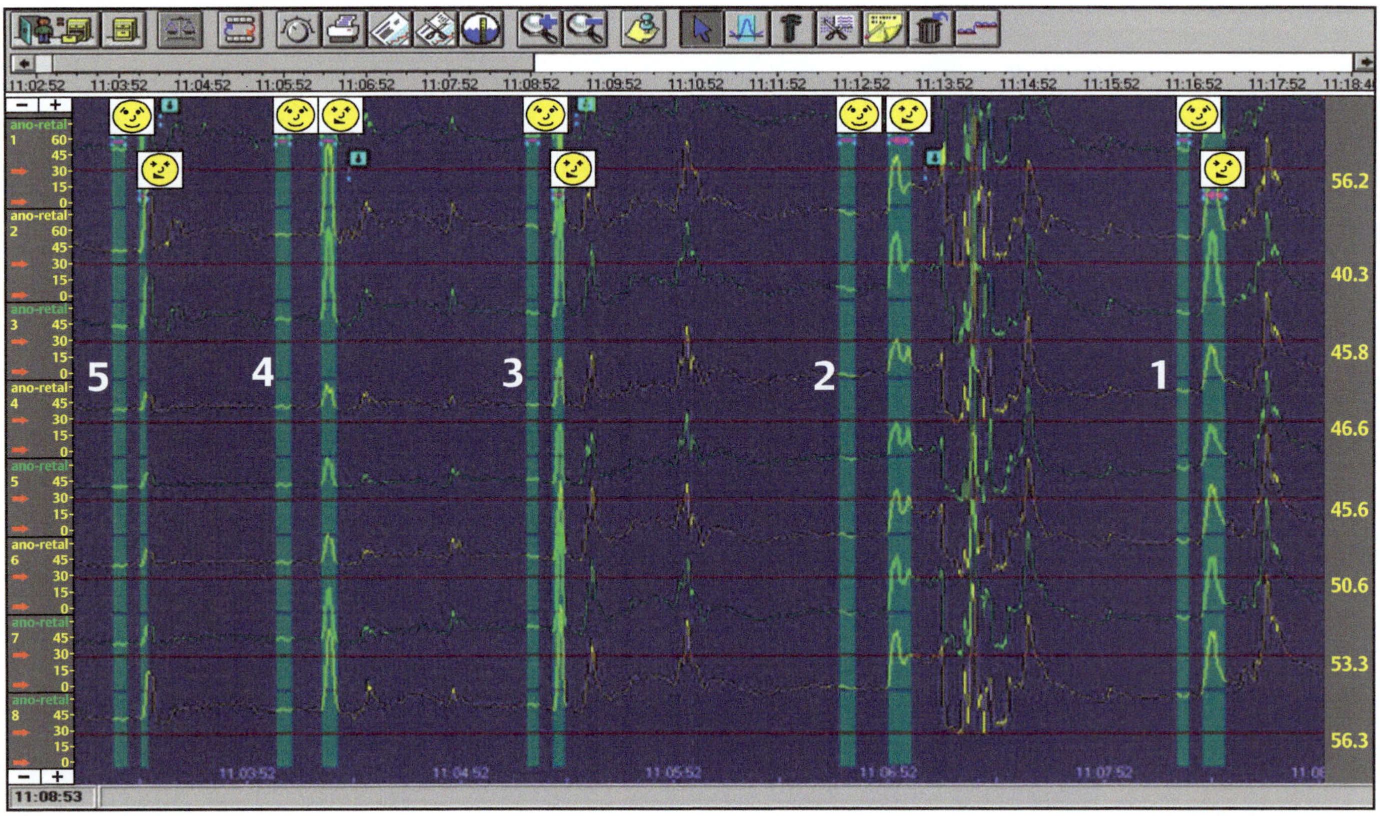

Fig. 8-3-37. Traçado de manometria de oito canais convencional. Note que os canais mais proximais estão à esquerda, e os mais distais à direita (de 5 cm da borda anal até 1 cm da borda anal).

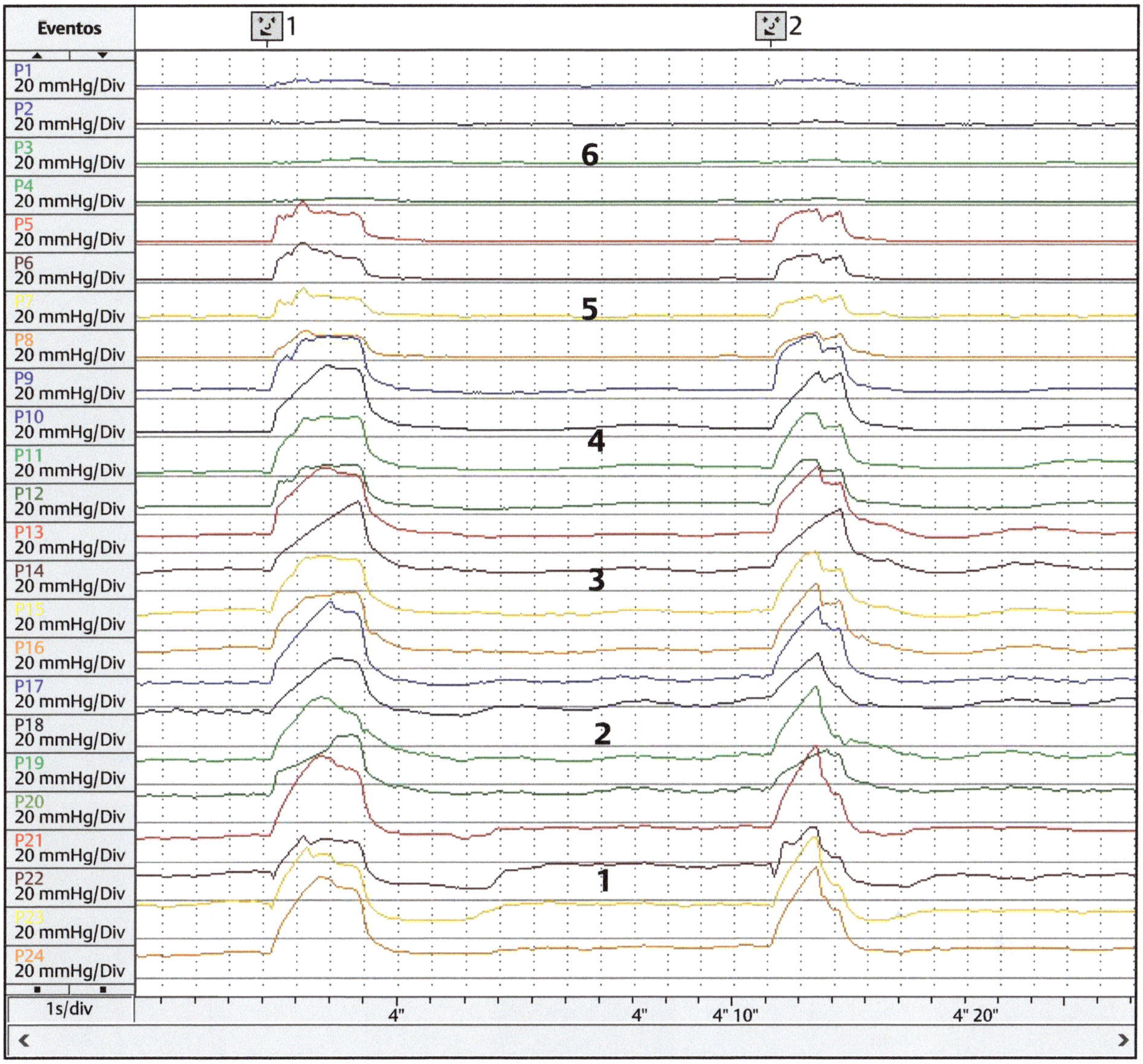

Fig. 8-3-38. Traçado de MAR de 24 canais, no qual as curvas de pressão se dispõem de forma vertical, sendo as mais proximais na parte superior, e as mais distais na parte inferior (de 6 cm da borda anal até 1 cm da borda anal).

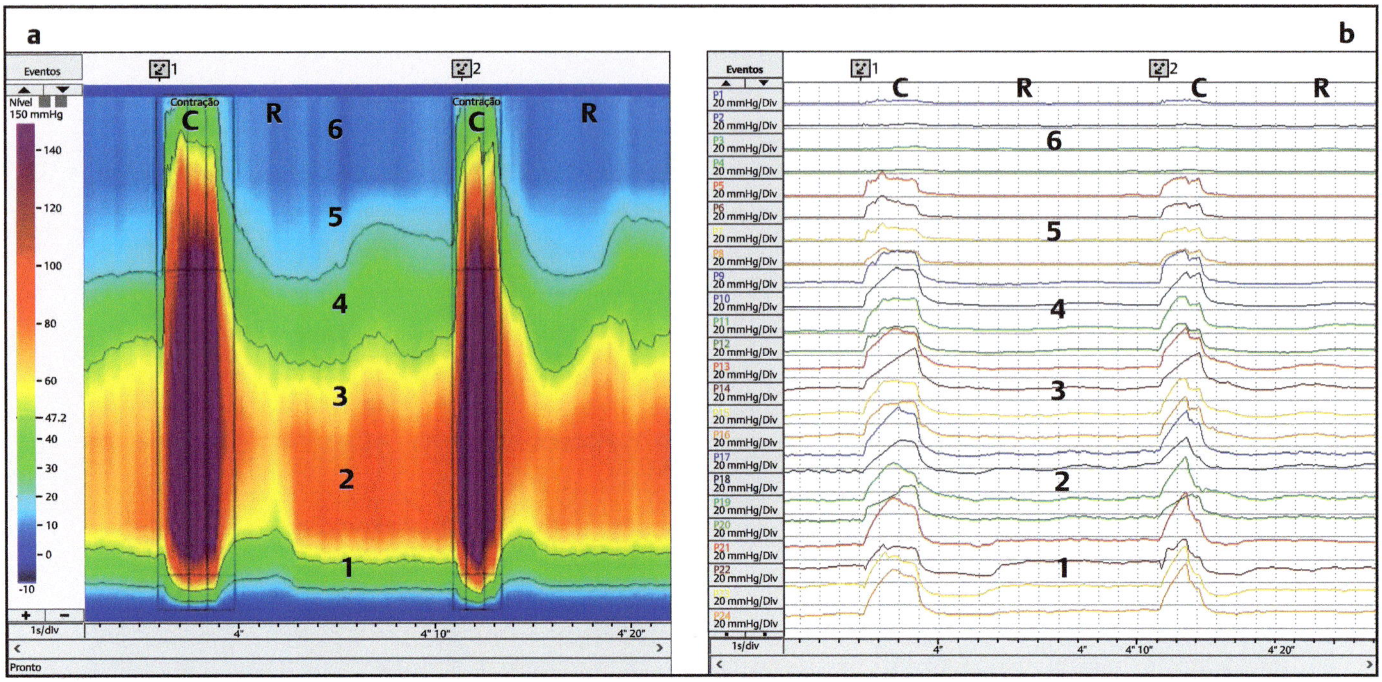

Fig. 8-3-39. Escala de cores (a), representando as curvas de pressão (b), durante o repouso (R) e a contração (C).

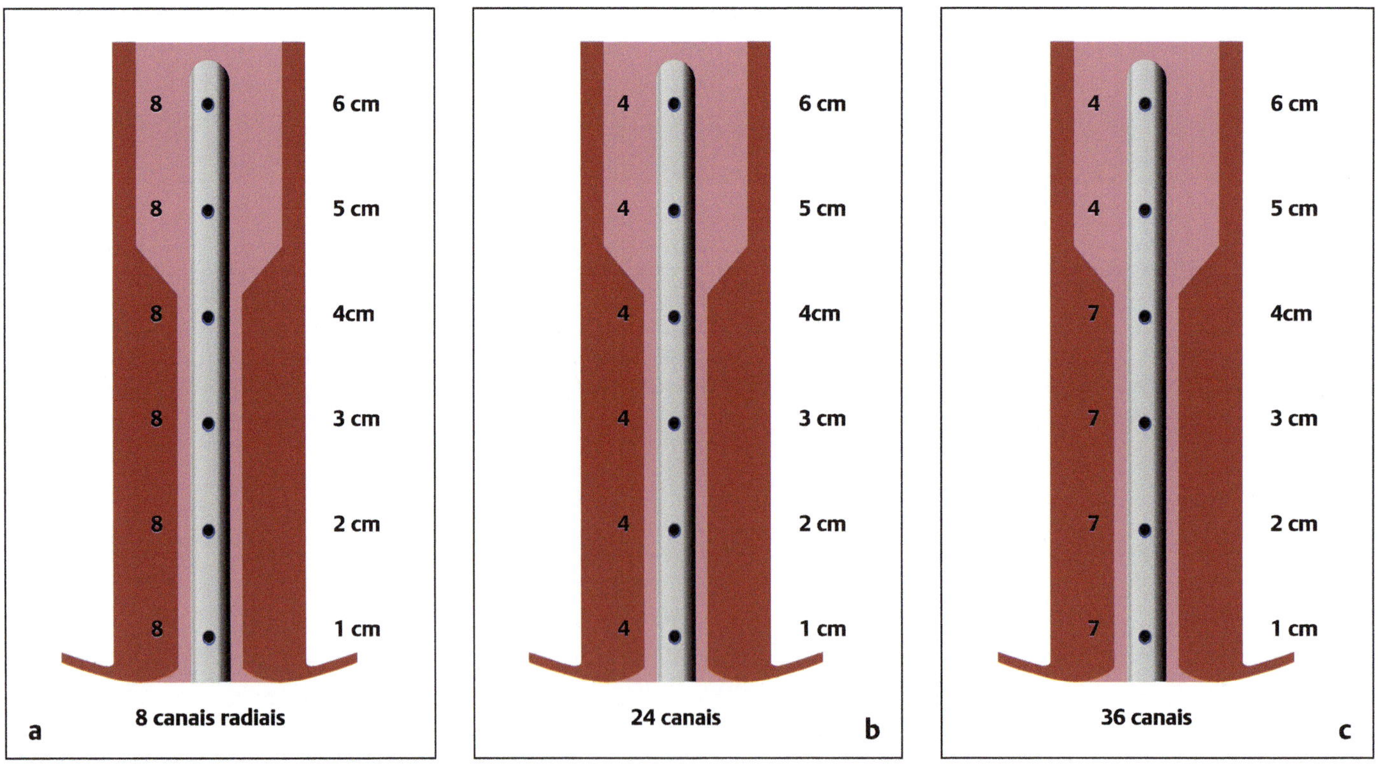

Fig. 8-3-40. Esquemas representando os cateteres mais usados. (a) Manometria convencional, cateter de oito canais radiais. Com este sistema é possível obter oito leituras de pressão, de forma radial, a cada nível do canal anal (de 6 cm a 1 cm da borda anal), totalizando 48 leituras para reconstrução tridimensional (vetor volume). (b) Cateter de MAR de 24 canais. Aqui obtemos quatro leituras radiais por nível, totalizando 24 leituras. (c) Cateter de MAR de 36 canais. Neste sistema temos sete leituras de pressão radial de 1 cm a 4 cm da borda anal (região mais importante do canal anal funcional), e quatro leituras radiais por nível, a 5 cm e 6 cm da margem anal.

Estudo das pressões

Pressões de Repouso e Contração

Uma vez posicionado o cateter no canal anal, é solicitado ao paciente relaxar e em seguida contrair a musculatura esfincteriana, por quantas vezes forem necessárias, obtendo-se o traçado da Figura 8-3-41.

Note que no traçado de repouso existe uma oscilação de cores, entre amarelo e vermelho, de forma regular. São as ondas lentas e ultralentas (Figs. 8-3-19 e 8-3-42).

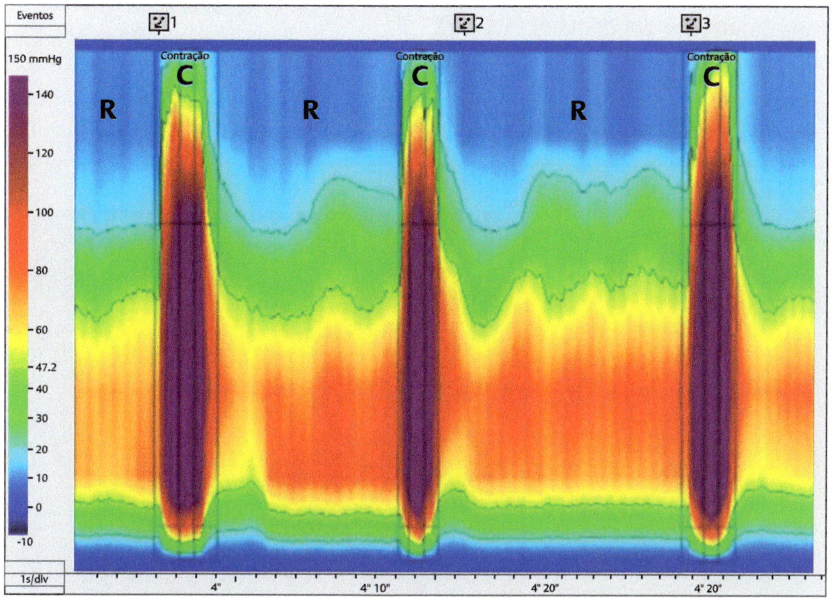

Fig. 8-3-41. Estudo das pressões do canal anal em MAR. Podem-se observar períodos de repouso (R) e contração (C).

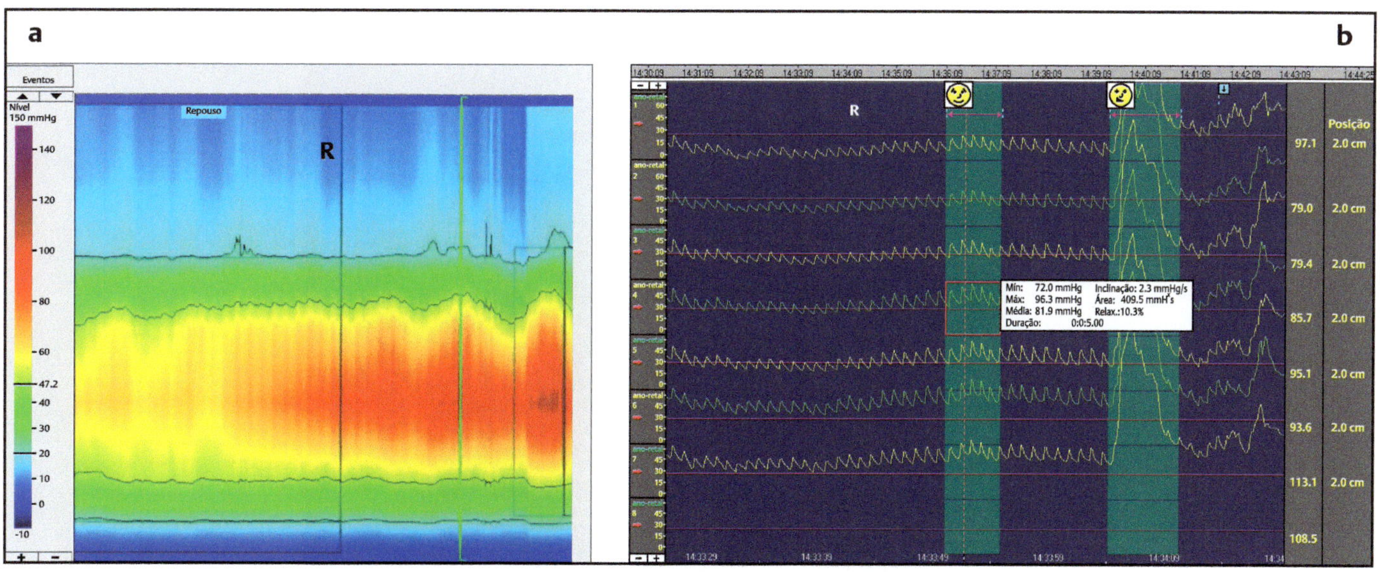

Fig. 8-3-42. Ondas lentas e ultralentas representadas na MAR (a) e manometria convencional (b).

Reflexo Retoanal Inibitório (RRAI)

Na Figura 8-3-43 está demonstrado o estudo do RRAI na MAR e na manometria convencional.

Estudo dos Volumes Retais

O cateter de MAR também apresenta um balão na sua extremidade distal para estudo dos volumes retais, da mesma forma que é realizado na manometria convencional, já descrita acima.

Defecometria

Na MAR, durante a tentativa de expulsão do balão intrarretal, podemos notar a incoordenação motora caracterizada pelo aumento da pressão no segmento mais proximal (Valsalva) acompanhado pelo aumento mais significativo das pressões na porção mais distal (contração paradoxal do puborretal) (Fig. 8-3-44).

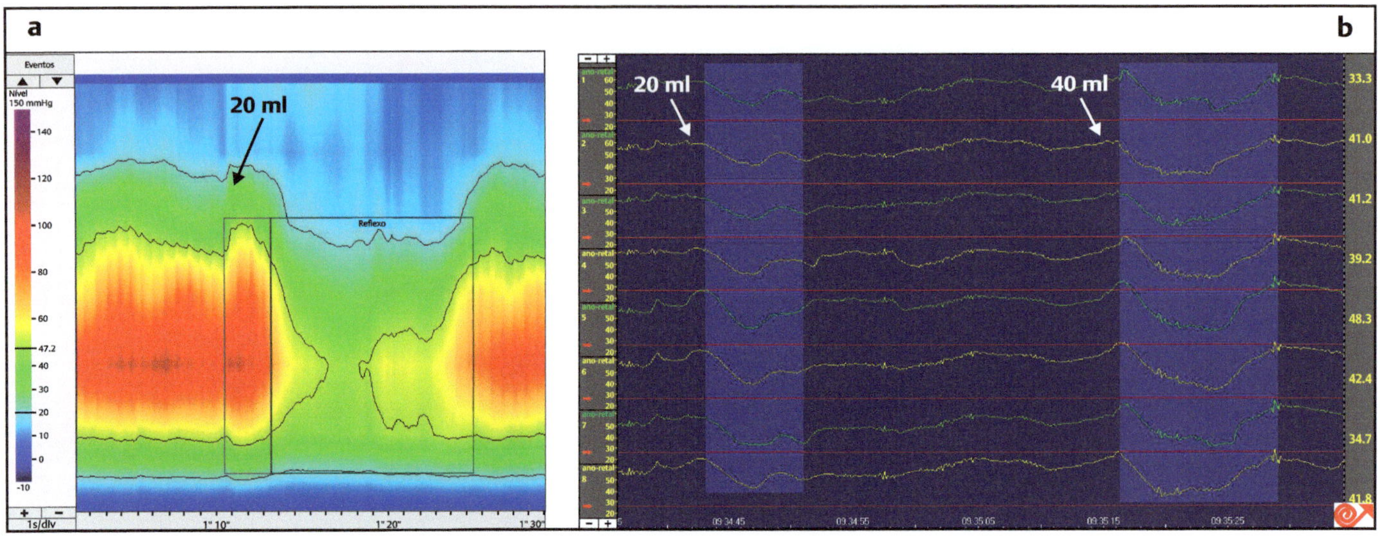

Fig. 8-3-43. Reflexo retoanal inibitório mostrado na MAR (**a**) e manometria convencional (**b**).

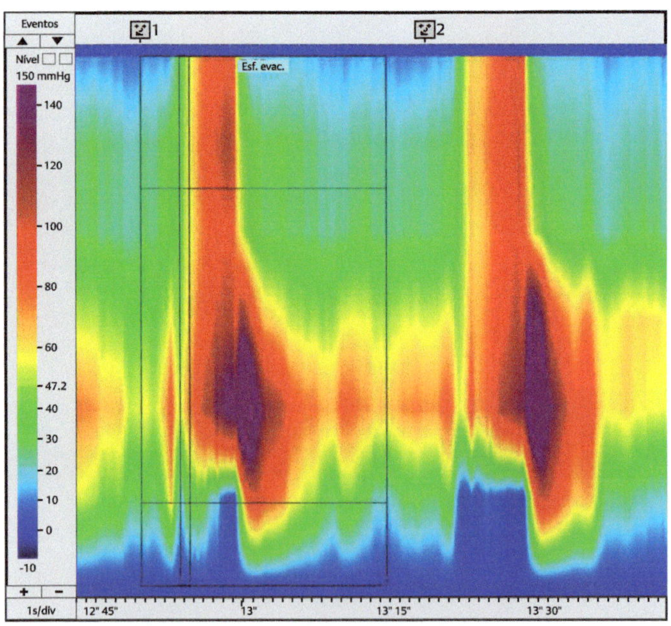

Fig. 8-3-44. Defecometria mostrando contração paradoxal do puborretal durante esforço evacuatório. Nas porções mais proximais temos aumento das pressões que são transmitidas pelo aumento da pressão intrarretal durante o esforço evacuatório, acompanhadas por um aumento maior ainda das pressões distas do canal anal, provocando obstrução de saída (síndrome da defecação obstruída – SDO).

Vetor Volume

Na análise tridimensional, obtemos a reconstrução das três fases da manometria (Fig. 8-3-45), para avaliar assimetria e coordenação motora.

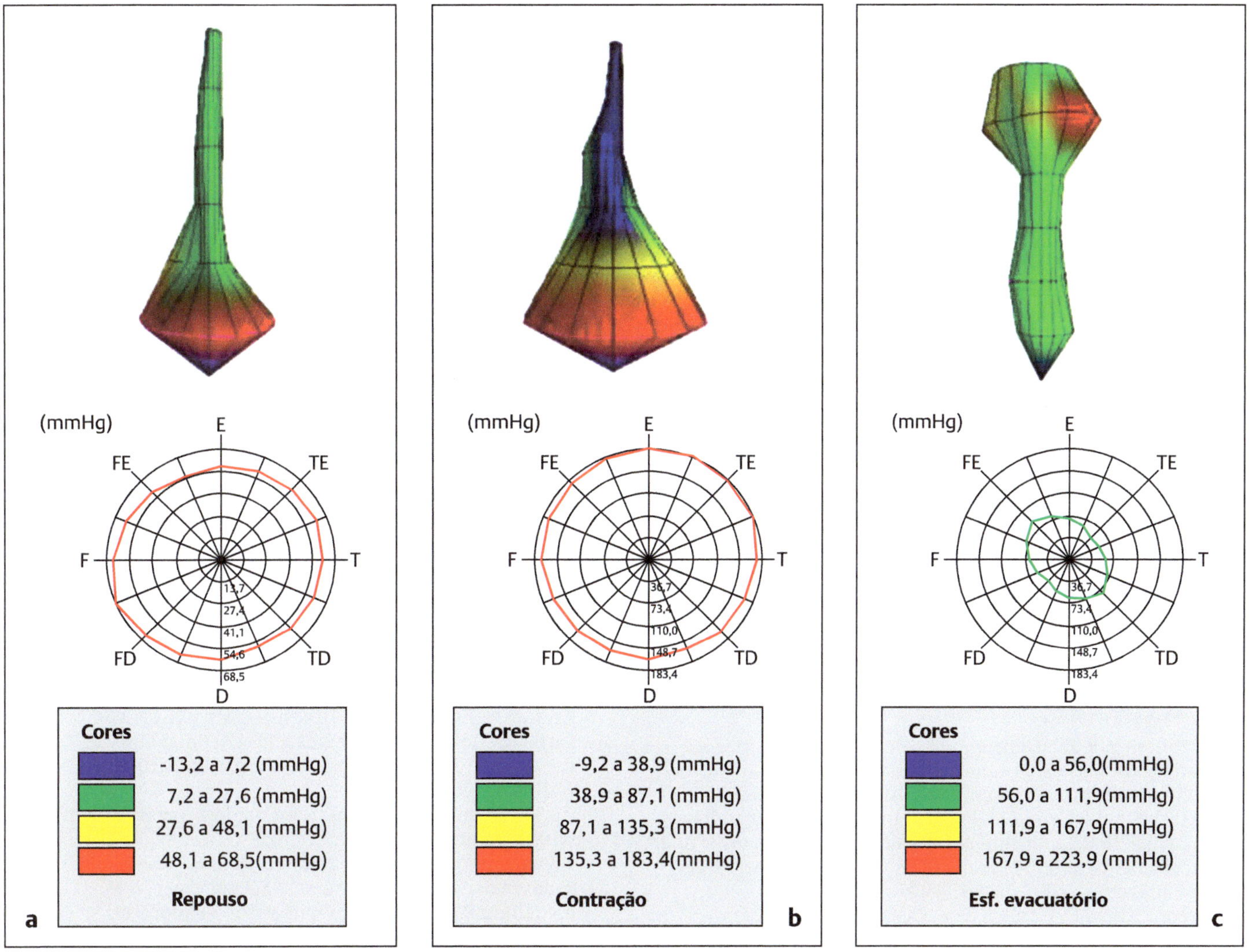

Fig. 8-3-45. Imagens de vetor volume, calculados a partir dos dados obtidos de cateter de 24 canais, durante o repouso (**a**), contração (**b**) e esforço evacuatório (**c**).

CONCLUSÃO

As alterações funcionais anorretais (constipação intestinal, incontinência fecal, dor anal etc.) são entidades que, geralmente, apresentam uma associação de diversos fatores para o seu desenvolvimento. A manometria anorretal é um teste valioso no arsenal propedêutico coloproctológico, devido à sua capacidade de avaliar vários mecanismos que podem estar implicados no desenvolvimento destas patologias.

Porém, quando se estuda um paciente portador de alteração funcional anorretal, a obtenção de minuciosa história clínica se faz necessária, para a interpretação dos resultados obtidos com este e outros métodos de investigação funcional. A associação de diferentes técnicas de investigação é bem-vinda, e deve ser indicada de forma criteriosa.[42]

A sequência de passos descritos durante a realização da manometria anorretal, é apenas um dos protocolos existentes para a realização deste exame. Graças à versatilidade da manometria anorretal, vários outros protocolos foram descritos, e são utilizados em centros de pesquisa, ou na prática rotineira da investigação ambulatorial.

REFERÊNCIAS BIBLIOGRÁFICAS

1. Cho YB, Lee WY, Yun HR, Lee WS, Yun SH, Chun HK. Colonic perforation caused by anorectal manometry. Int J Colorectal Dis. 2008;23(2):219-20.
2. Park JS, Kang SB, Kim DW, Kim NY, Lee KH, Kim YH. Iatrogenic colorectal perforation induced by anorectal manometry: report of two cases after restorative proctectomy for distal rectal cancer. World J Gastroenterol. 2007;13(45):6112-4.
3. Gowers WR. The automatic action of the sphincter ani. Proc R Soc. 1877;26:77-84.
4. Schuster MM, Hendrix TR, and Mendeloff AI. The internal anal sphincter response: manometric studies on its normal physiology, neural pathways, and alteration in bowel disorders. Journal J Clin Investigat. 1963;42(2).
5. Tobon F, Reid NC, Talbert JL, Schuster MM. Nonsurgical test for the diagnosis of Hirschsprung's disease. N Engl J Méd. 1968;25;278(4):188-93.
6. Ustach TJ, Tobon F and Schuster MM. Simplified Method for Diagnosis of Hirschsprung's Disease. Arch. Dis. Childh. 1969;44:694.
7. Frenckner B, Euler CV. Influence of pudendal block on the function of the anal sphincters. Gut. 1975;16(6):482-9.
8. Gruppo Lombardo per lo Studio della Motilità Intestinale. Anorectal manometry with water-perfused catheter in healthy adults with no functional bowel disorders. Colorectal Dis. 2010;12(3):220-5.
9. Taylor BM, Beart RW, Phillips SF. Longitudinal and radial variations of pressure in the human anal sphincter. Gastroenterology. 1984;86(4):693-7.
10. Fox JC, Fletcher JG, Zinsmeister AR, Seide B, Riederer SJ, Bharucha AE. Effect of aging on anorectal and pelvic floor functions in females. Dis Colon Rectum. 2006;49(11):1726-35.
11. Ryhammer AM, Laurberg S, Sorensen FH. Effects of age on anal function in normal women. Int J Colorectal Dis. 1997;12(4):225-9.
12. Schouten WR, Blankensteijn JD. Ultra slow wave pressure variations in the anal canal before and after lateral internal sphincterotomy. Int J Colorectal Dis, 1992;7(3):115-8.
13. Delechenaut P, Leroi AM, Webber J, Touchais JY, Czernichow P, Denis PH. Relationship between clinical symptoms of anal incontinence and the results of anorectal manometry. Dis Colon Rectum. 1992;35:847-849.
14. Groenendijk AG, Birnie E, Boeckxstaens GE, Roovers JP, Bonsel GJ. Anorectal function testing and anal endosonography in the diagnostic work-up of patients with primary pelvic organ prolapse. Gynecol Obstet Invest. 2009;67(3):187-94.
15. Ho YH, Tsang C, Tang CL, Nyam D, Eu KW, Seow-Choen F. Anal sphincter injuries from stapling instruments introduced transanally: randomized, controlled study with endoanal ultrasound and anorectal manometry. Dis Colon Rectum. 2000;43(2):169-73.
16. Renzi A, Izzo D, Di Sarno G, Talento P, Torelli F, Izzo G, et al. Clinical, manometric, and ultrasonographic results of pneumatic balloon dilatation vs. lateral internal sphincterotomy for chronic anal fissure: a prospective, randomized, controlled trial. Dis Colon Rectum. 2008;43(2):169-73.
17. Tomita R, Igarashi S. A pathophysiological study using anorectal manometry on patients with or without soiling 5 years or more after low anterior resection for lower rectal cancer. Hepatogastroenterology. 2008;55(86-87):1584-8.
18. Chowcat NL, Araujo JGC, Boulos PB. Internal sphincterotomy for chronic anal fissure: long term effects on anal pressure. Br J Surg. 1986.73:915-916.
19. Church JM, Saad R, Schroeder T, Fazio VW, Lavery IC, Oakley JR, Milsom JW, Tuckson W. Predicting the functional result of anastomoses to the anus: the paradox of preoperative anal resting pressure. Dis Colon Rectum. 1993;36(10):895-900.
20. Bordeianou L, Lee KY, Rockwood T, Baxter NN, Lowry A, Mellgren A, et al. Anal resting pressures at manometry correlate with the Fecal Incontinence Severity Index and with presence of sphincter defects on ultrasound. Dis Colon Rectum. 2008;51(7):1010-4.
21. Bove A, Balzano A, Perrotti P, Antropoli C, Lombardi G, Pucciani F. Different anal pressure profiles in patients with anal fissure. Tech Coloproctol. 2004;8(3):151-6;discussion 156-7.
22. Arroyo A, Pérez F, Serrano P, Candela F, Calpena R. Open versus closed lateral sphincterotomy performed as an outpatient procedure under local anesthesia for chronic anal fissure: prospective randomized study of clinical and manometric long term results. J Am Coll Surg. 2004;199(3):361-7.
23. Casillas S, Hull TL, Zutshi M, Trzcinski R, Bast JF, Xu M. Incontinence after a lateral internal sphincterotomy: are we underestimating it? Dis Colon Rectum. 2005;48(6):1193-9.
24. Hoffmann DC, Goligher JC. Lateral Subcutaneous Internal Sphincterotomy in Treatment of Anal Fissure. BMJ. 1970;19:673-675.
25. Wiley M, Day P, Rieger N, Stephens J, Moore J. Open vs. closed lateral internal sphincterotomy for idiopathic fissure-in-ano: a prospective, randomized, controlled trial. Dis Colon Rectum. 2004;47(6):847-52.
26. Rosa G, Lolli P, Piccinelli D, Mazzola F, Zugni C, Ballarin A, et al. Calibrated lateral internal sphincterotomy for chronic anal fissure. Tech Coloproctol. 2005;9(2):127-31;discussion 131-2.
27. Rotholtz NA, Bun M, Mauri MV, Bosio R, Peczan CE, Mezzadri NA. Long-term assessment of fecal incontinence after lateral internal sphincterotomy. Tech Coloproctol. 2005;9(2):115-8.
28. Zbar AP, Beer-Gabel M, Chiappa AC, Aslam M. Fecal incontinence after minor anorectal surgery. Dis Colon Rectum. 2001;44(11): 1610-9;discussion 1619-23.
29. Cattle KR, Telford K, Kiff ES. Changes in fatigability of the striated anal canal after childbirth. Colorectal Dis. 2010;12(9):880-4.
30. Liu TT, Chen CL, Yi CH. Anorectal manometry in patients with chronic constipation: a single-center experience. Hepatogastroenterology. 2008;55(82-83): 426-9.
31. Reddymasu SC, Singh S, Waheed S, Oropeza-Vail M, McCallum RW, Olyaee M. Comparison of anorectal manometry to endoanal ultrasound in the evaluation of fecal incontinence. Am J Med Sci. 2009;337(5):336-9.
32. Sangwan YP, Coller JA, Barrett RC, Roberts PL, Murray JJ, Schoetz DJ. Can manometric parameters predict response to biofeedback therapy in fecal incontinence? Dis Colon Rectum. 1995;38(10):1021-5.
33. Gundling F, Seidl H, Scalercio N, Schmidt T, Schepp W, Pehl C. Influence of gender and age on anorectal function: normal values from anorectal manometry in a large caucasian population. Digestion. 2010;81(4):207-13.
34. Barnes PR, Lennard-Jones JE, Hawley PR, Tood IP. Hirschsprung disease and idiophatic megacolon in adults and adolescents. Gut 1986;27:534-541.
35. Enríquez Zarabozo E, Núñez Núñez R. Ayuso Velasco R, Vargas Muñoz I, Fernández de Mera JJ, Blesa Sánchez E. La manometría anorrectal en el diagnóstico neonatal de la enfermedad de Hirschsprung. Cir Pediatr. 2010;23(1): 40-5.
36. Nordenstam JF, Altman DH, Mellgren AF, Rothenberger DA, Zetterström JP. Impaired rectal sensation at anal manometry is associated with anal incontinence one year after primary sphincter repair in primiparous women. Dis Colon Rectum. 2010;53(10):1409-14.

37. Kim GE, Lim JJ, Park W, Park HC, Chung EJ, Seong J, et al. Sensory and motor dysfunction assessed by anorectal manometry in uterine cervical carcinoma patients with radiation-induced late rectal complication. Int J Radiat Oncol Biol Phys. 1998.41(4):835-41.
38. Marcello PW, Barrett RC, Coller JA, Schoetz DJ, Roberts PL, Murray JJ, et al. Fatigue rate index as a new measurement of external sphincter function. Dis Colon Rectum. 1998;41(3):336-43.
39. Meshkinpour H, Movahedi H, Welgan P. Clinical value of anorectal manometry index in neurogenic fecal incontinence. Dis Colon Rectum. 1997;40(4):457-61.
40. Telford KJ, Ali AS, Lymer K, Hosker GL, Kiff ES, Hill J. Fatigability of the external anal sphincter in anal incontinence. Dis Colon Rectum. 2004;47(5):746-52; discussion 752.
41. Bilali S, Pfeifer J. Anorectal manometry: are fatigue rate and fatigue rate index of any clinical importance? Tech Coloproctol. 2005;9(3):225-8.
42. Muñoz Yagüe T, Alvarez Sánchez V, Ibáñez Pinto A, Solís-Herruzo JA. Clinical, anorectal manometry and surface electromyography in the study of patients with fecal incontinence. Rev Esp Enferm Dig. 2003;95(9):635-9, 629-34.

SEÇÃO 8-4

TEMPO DE TRÂNSITO CÓLICO

Mara Rita Salum

O conteúdo desta seção (págs. 174 a 176), encontra-se disponível on-line.

Para acessá-lo, aponte a câmera do seu smartphone ou tablet para a imagem acima.

SEÇÃO 8-5

DEFECOGRAFIA E DEFECORRESSONÂNCIA: INDICAÇÕES, TÉCNICA E INTERPRETAÇÃO

SUBSEÇÃO 8-5-1

DEFECOGRAFIA

Carlos Walter Sobrado

INTRODUÇÃO

A defecografia é método radiológico de estudo da defecação que fornece imagens das alterações morfofuncionais da pelve e do segmento anorretal, durante a defecação. Os primeiros relatos de estudos radiológicos da dinâmica pélvica durante a evacuação foram de Lennart-Walldén,[1] em 1952, mas apenas depois dos estudos de Mahieu *et al.*,[2] em 1984, que o exame despertou interesse da comunidade médica mundial.

O aprimoramento da técnica de exame e a melhor compreensão da fisiopatologia das afecções anorretais, ocorridos nas últimas décadas, proporcionaram a maior difusão e reconhecimento da defecografia como valioso método de estudo da fisiologia da dinâmica pélvica e de distúrbios colorretais, como discinesia anorretal, constipação intestinal crônica, incontinência fecal, dor anal, tenesmo, entre outros. Mais recentemente, com a digitalização das imagens registradas em vídeo, consegue-se a mensuração dos clássicos parâmetros defecográficos (AAR: ângulo anorretal, DP: descenso perineal, CCA: comprimento do canal anal, entre outros) sem a necessidade de radiografias; o que diminui substancialmente a exposição dos pacientes à radiação, que, em grande parte, estão na idade reprodutiva.

Neste capítulo, propõe-se uma revisão das indicações, técnicas do exame e interpretação do exame.

FISIOLOGIA ANORRETAL

O intestino grosso distal, composto pelo cólon descendente, sigmoide e reto, tem a função de armazenagem e eliminação periódica das fezes, através do processo de defecação.

O cólon descendente e o sigmoide têm a propriedade de capacitância altamente desenvolvida permitindo o armazenamento do conteúdo fecal nessas porções do intestino. Gradualmente as fezes passam desse último compartimento para o reto, o qual não tem função de capacitância, causando um aumento crescente da pressão contra as paredes do reto. Essa distensão da parede retal é estímulo habitual para a defecação, porque gera tanto o reflexo da defecação quanto a sensação da necessidade de defecar.

O reflexo da defecação consiste numa série de fenômenos musculares. O estímulo nervoso propagado pelos feixes mioentéricos provenientes das porções proximais do cólon chega ao ânus causando fenômeno descrito como relaxamento receptivo do esfíncter interno anal (esfíncter involuntário, composto por músculo liso).

Conforme ocorre a distensão das paredes retais, há estímulo de fibras aferentes que geram reflexo medular parassimpático responsável por intensificar o peristaltismo do intestino grosso distal reforçando e tornando o processo da defecação mais eficiente.

Normalmente, o reflexo autonômico descrito acima pode ser inibido pelo indivíduo através da contração voluntária do esfíncter externo do ânus (voluntário, composto por músculo esquelético), impedindo a expulsão das fezes. Esse reflexo voltará a ocorrer após um período variável ou se induzido por manobra de Valsalva numa situação conveniente para o indivíduo.

Por um longo período considerou-se a continência fecal dependente apenas da simples barreira oferecida pela musculatura anal. Kerremans,[3] em 1969, após estudos contrastados do segmento anorretal realizados 1 ano antes, mostrou que, durante manobra de Valsalva ou tosse, o músculo esfíncter anal externo e também o músculo puborretal, apresentavam respostas funcionais semelhantes (contração), funcionando como se fosse uma única unidade motora. Em 1975, Parks popularizou a teoria do *flap valve*,[4] enfatizando a importância do ângulo anorretal-AAR agudo, na preservação da continência fecal. Anos mais tarde, em outros artigos, o AAR acabou sendo ainda mais valorizado como fator essencial na manutenção da continência fecal, especialmente para fezes sólidas.[5] Portanto, para que ocorra defecação fisiológica, é necessário um relaxamento do músculo puborretal e, consequente, retificação do segmento anorretal (AAR obtuso), associado à abertura ampla do ânus. Com a defecografia, consegue-se estudar de forma detalhada a dinâmica da evacuação, permitindo visualizar a movimentação muscular do assoalho, assim como diagnosticar uma série de anormalidades (intussuscepção, procidência interna ou oculta, retocele, enterocele, sigmoidocele, contração paradoxal do músculo puborretal, anismo etc.), algumas das quais dificilmente seriam diagnosticadas no exame clínico, ginecológico ou proctológico.[6] A defecografia também pode ser de utilidade na avaliação de dor retal crônica e úlcera retal solitária.[7]

INDICAÇÕES DO EXAME

Os diversos exames para estudo da fisiologia do assoalho pélvico são de grande auxílio para o médico na investigação diagnóstica e na avaliação de pacientes portadores de distúrbios funcionais colorretais. Tais exames incluem a defecografia, tempo de trânsito colônico total e segmentar, eletroneuromiografia, manometria do canal anal, ultrassonografia endoanal dentre outros. No entanto, o uso desses exames não dispensa o valor da propedêutica clínica básica constituída pela anamnese, exame físico geral, exame ginecológico, urológico e proctológico completos.

Além disso, para solicitar qualquer um desses exames é de fundamental importância o conhecimento de suas indicações e, até mesmo, da técnica de exame, pois dessa forma, o médico saberá das limitações do exame, e evitará interpretações equivocadas.

A defecografia está indicada para auxiliar na investigação de doenças colorretais que cursam com sintomas de constipação, sensação de evacuação incompleta, incontinência fecal, dor pélvica obscura, proctalgia e tenesmo, entre outras.[6] Além disso, está indicado em algumas situações com o objetivo de avaliar os resultados funcionais após cirurgias anorretocólica, como: sacropromontofixação, esfincteroplastias, reparo esfincteriano pós-anal, neoesfíncter com músculo grácil ou glúteo, esfíncter anal superficial, correção de retocele, enterocele e da síndrome do períneo descido, reservatório ileal entre outras; para avaliação do resultado e acompanhamento pós-operatório.[6,7]

A discinesia do assoalho pélvico (sinonímias: anismo ou contração paradoxal do puborretal) consiste na contração paradoxal ou ausência de relaxamento do músculo puborretal durante a defecação, com incidência maior em jovens do sexo feminino, e em pessoas que sofreram abuso sexual, geralmente não é identificado sem o auxílio da videodefecografia e/ou eletromiografia. O paciente nessa condição refere prisão de ventre, dificuldade de expulsão do conteúdo fecal e sensação de evacuação incompleta, às vezes recorrendo a manobras manuais para facilitar a defecação.[8,9]

Retocele se caracteriza pela herniação da parede retal, mais comumente na região anterior, produzindo um abaulamento na parede vaginal durante o esforço evacuatório, tendo como fatores predisponentes a multiparidade (partos traumáticos e prolongados).

A retocele, que frequentemente cursa com sintomas de constipação e evacuação incompleta, pode ser bem caracterizada durante o exame clínico ginecológico apenas quando localizado anteriormente, situação esta que abaula o septo retovaginal, porém, quando situada na porção lateral ou posterior, o diagnóstico somente é feito por meio da videodefecografia.[6,9]

A intussuscepção retoanal nas suas fases iniciais, mais precisamente grau 1 – intrarretal (procidência interna ou oculta)), e grau 2 (intra-anal), apenas é diagnosticada com a videodefecografia. Nas classificadas como grau 3 (extra-anal ou procidência retal), tem-se a exteriorização do reto através do orifício anal, quando com a simples inspecção confirma-se a sua presença.

A enterocele se caracteriza pela herniação de alças de intestino delgado no fundo de saco retovaginal, levando a dificuldade evacuatória e retardo de esvaziamento do reto.

As enteroceles podem ser classificadas em primárias, quando decorrentes de multiparidade, estando presentes neste caso fatores tais como: constipação com esforço evacuatório prolongado, idade avançada e flacidez do assoalho pélvico. E secundárias, quando decorrentes de cirurgias ginecológicas tais como histerectomia vaginal. Os principais sintomas são: dificuldade evacuatória, sensação de evacuação incompleta e desconforto pélvico. As enteroceles volumosas podem ser diagnosticadas no exame físico como um abaulamento da parede posterior da vagina durante a manobra de valsalva. A confirmação diagnóstica da enterocele, assim como de distúrbios associados (retocele, intussuscepção e descenso perineal) requer a realização de videodefecografia.[6]

O exame de defecografia que não demonstra anormalidades, também pode nos auxiliar na investigação de situações que não cursam com alterações significativas na dinâmica anorretal, e o diagnóstico é feito a partir da exclusão de outras afecções, como ocorre nos casos de dor pélvica inexplicável, mais precisamente na proctalgia fugaz.

Alterações como pequenas retoceles, contração paradoxal do músculo puborretal e intussuscepção foram descritas como achado em indivíduos assintomáticos.[7,9] Dessa forma, ratifica-se que eventuais alterações encontradas no exame de videodefecografia devem ser sempre correlacionadas à clínica, evitando-se equívocos em atribuir achados inconsistentes às queixas do paciente.[10]

TÉCNICAS DO EXAME

Existe uma variedade considerável quanto a técnica de exame empregada nos diferentes serviços, no entanto, a maioria tem como base o método padronizado por Mahieu *et al.* (1984). Todas as técnicas devem respeitar alguns princípios como tornar o exame o mais fisiológico possível, evitar constrangimentos ao paciente durante o exame, diminuir ao máximo a exposição à radiação e ser o mais breve possível.

Não é necessário preparo intestinal prévio, sendo importante a suspensão de laxantes 48 horas antes da realização do exame.

Com o paciente em decúbito lateral esquerdo instila-se, por via retal, 50 mL de solução líquida de contraste de bário a fim de revestir a mucosa e propiciar uma melhor imagem. Subsequentemente, aplica-se pasta de bário num volume de aproximadamente 200 mL ou até que o paciente refira algum desconforto pela repleção retal. O meio de contraste baritado deve possuir consistência pastosa, e deve ser padronizado quanto a sua densidade e viscosidade, devendo possuir as mesmas características em todos os pacientes, para não alterar os resultados. A mesa de radiografia é então elevada a 90° de forma que o paciente adquira posição sentada sobre assento radiotransparente. Nessa posição dá-se início ao exame com o paciente em repouso (fase de repouso). Solicita-se ao paciente a contração da musculatura pélvica caracterizando a fase de contração. Por fim permite-se que o paciente evacue o contraste para registrar as fases de evacuação e pós-evacuação (registro realizado 1 minuto após a total exoneração do conteúdo entérico).

Todo o processo evacuatório é realizado sob fluoroscopia e a gravação do filme obtido em fita de videocassete, é de grande valor para interpretação e estudo das fases do exame.

Radiografias estáticas registrando-se as quatro fases do exame (contração, repouso, evacuação e pós-evacuação) têm importância no cálculo de ângulos, distâncias e estimativa do volume de contraste eliminado.

Sobrado *et al.* (2005) propõem método de videodefecografia computadorizada, no qual as medidas de todos os parâmetros são calculadas a partir de imagens digitalizadas do filme obtido pela fluoroscopia, sendo dispensadas as radiografias.[11] Tal método utiliza-se de calibração vertical e horizontal de cada uma das imagens eliminando possíveis erros de medida decorrentes da distorção da imagem, o que, até então, representava empecilho para obtê-las diretamente da fluoroscopia.[7,11,12]

Esse método permite dispensar as radiografias do exame e, dessa forma, diminui significativamente a exposição do paciente à radiação, conforme demonstrado pelos mesmos autores em outro estudo.[13]

Em pacientes com suspeita clínica de enterocele, o intestino delgado deve ser opacificado através da ingestão de 150 mL de solução baritada líquida 2 horas antes da realização da defecografia. No sexo feminino é de grande importância a opacificação vaginal que pode ser realizada com a utilização de um absorvente interno (OB – Johnson & Johnson) embebido em contraste baritado.[6]

Outras variantes técnicas são descritas, como a realização do exame na posição de DLE em vez de sentada, preenchimento da cavidade vaginal com contraste hidrossolúvel associado ou não a cistografia, por vezes citado como colpocistodefecografia; ou ainda, infusão de pequena quantidade de contraste na cavidade peritoneal obtendo melhor impressão do recesso retovaginal; variações estas que não ganharam grande aceitação na comunidade médica, sendo indicadas para casos selecionados.

INTERPRETAÇÃO DOS RESULTADOS

Uma série de parâmetros pode ser avaliada na defecografia, a saber: ângulo anorretal, descenso perineal, comprimento do músculo puborretal, comprimento do canal anal, comprimento do músculo puborretal, abertura do canal anal, volume da evacuação, grau de esvaziamento retal. Além disso pode-se identificar, principalmente no exame dinâmico, a presença de alterações morfológicas da parede retal tais como: intussuscepção, retocele, enterocele, sigmoidocele ou ausência de relaxamento do músculo puborretal. O tempo decorrido para a eliminação do contraste, o fluxo fecal em relação ao tempo gasto para a evacuação (vazão) e o número de contrações necessárias para a exoneração do conteúdo intestinal também são informações a serem consideradas.[7]

Os valores considerados normais para cada um desses parâmetros sofrem muita variação de acordo com a metodologia e o examinador, devendo ser sempre interpretados em associação com os dados clínicos. Os principais parâmetros videodefecográficos avaliados, estão representados no diagrama.

O AAR é o ângulo formado por uma reta que passa pelo eixo do canal anal e outra que passa pela parede posterior do reto. Em indivíduos normais, espera-se que durante a contenção fecal, o AAR fique agudo, e na evacuação obtuso, uma vez que nesta última fase espera-se observar uma retificação do reto e do canal anal, com objetivo de facilitar a eliminação das fezes.

O músculo puborretal pode ser mensurado por uma reta que se estende da porção inferior da sínfise púbica e o ponto de maior inflexão na parede retal posterior. Essa distância durante a evacuação tende a aumentar representando o relaxamento fisiológico do músculo puborretal.

Em repouso, o comprimento do músculo puborretal varia de 14 a 16 cm, durante a contração 12 a 15 cm, e no esforço evacuatório de 15 a 18 cm.[8]

O comprimento do canal anal-CCA, é mensurado na fase de repouso, correspondendo à distância entre o orifício anal e a junção anorretal-JAR, sendo medido em centímetros. O grau de abertura do ânus-AAN, é obtido durante a evacuação, no momento de maior abertura do orifício esfinctérico, sendo mensurado no sentido anteroposterior e medido em centímetros.

O grau de esvaziamento retal médio-GEM, é obtido através do cálculo da diferença de áreas nas fases de repouso e pós-evacuação. É um parâmetro importante, pois reflete a capacidade evacuatória, que é um dos principais fatores de satisfação dos pacientes.

O descenso perineal-DP é a variação da junção anorretal em relação a linha pubococcígea-LPC nas fases de evacuação e repouso. O DP de até 3 cm durante a evacuação é considerado fisiológico; quando maiores, geralmente são associados à neuropatia do nervo pudendo, presente em múltiparas com período expulsivo prolongado, e portadores de constipação intestinal grave com intenso esforço evacuatório crônico.

As perdas involuntárias de contraste durante o exame também devem ser registradas, pois podem ser um indicativo da presença e da gravidade da incontinência fecal.

CONCLUSÃO

A defecografia é exame de grande utilidade para o diagnóstico dos distúrbios funcionais do assoalho pélvico, por permitir a obtenção de medidas objetivas da dinâmica pélvica durante a evacuação.

A videodefecografia preferencialmente sem a feitura de radiografias deve ser o método de eleição para o estudo dinâmico do assoalho pélvico, sendo todos os parâmetros calculados por meio de programa computacional.

As radiografias durante a realização da videodefecografia além de desnecessárias, torna o exame mais demorado, expondo o paciente a maior dose de radiação, ressaltando que, em grande parte, são pacientes na idade reprodutiva.

Além das clássicas medidas defecográficas (AAR, DP, AAN, CCA, CPR, entre outros), a evolução científica e tecnológica tem direcionado este exame para a avaliação de importantes parâmetros relacionados com a dinâmica dos fluídos (vazão, número de contrações, tempo evacuatório, pressão retal durante a evacuação), dentre outros dados de fluidodinâmica que influenciam diretamente a exoneração do conteúdo intestinal.

Em decorrência da presença de anormalidades em indivíduos oligo ou assintomáticos à videodefecografia, seus achados devem ser sempre correlacionados com a anamnese, o exame físico e outros testes funcionais. Mais recentemente, outros métodos de diagnóstico por imagem, como ultrassonografia endoanal e ressonância magnética nuclear, têm sido utilizados com o objetivo de melhor análise das alterações evacuatórias.

REFERÊNCIAS BIBLIOGRÁFICAS

1. Walldén L. Defecation block in cases of deep rectgenital pouch. A surgical roentgenological and embryological study with special reference to morphological conditions. Acta Chir Scand Suppl 1952;164:1-122.
2. Mahieu P, Pringot J, Bodart P. Defecography: Description of a new procedure and results in normal patients. Gastrointestinal Radiol 1984;9:247-51
3. Kerremans, R. Morfological and physiological aspects of anal continence and defecation. Ed. ARSCIA S.A Bruxelles, Belgium, 1969.
4. Parks AG. Anorectal incontinence. Proc Roy Soc Med 1975;68:681-90
5. Kerremans R. Radio-cinematographic examination of the rectum and the anal canal in cases of rectal constipation. Acta Gastroenterol Belg 1968;31:561-70.
6. Sobrado CW, Pires CEF, Amaro E, Cerri GG, Habr-Gama A, Kiss DR. Videodefecografia. Aspéctos técnicos atuais. Radiol Bras 2004;37(4):283-5.
7. Sobrado CW. Contribuição da videodefecografia dinâmica computadorizada no estudo de doentes submetidos à graciloplastia. São Paulo 1999. (Tese de doutorado - Faculdade de Medicina da Universidade de São Paulo).
8. Whitehead WE, Wald A, Diamant NE, Enck P, Pemberton JH, Rao SS. Functional disorders of the anus and rectum. Gut 1999; 45 (Supp II):1155-9
9. Finlay IG, Bartolo DCC, Bartram CI. Symposium: Proctography. Int J Colorectal Dis 1988;3:67-89
10. Feran, A, Pfeifer J, Wexner SD. Defecography and Proctography: Results of 744 Patients. Dis Colon Rectum 1996;39(8):899-905.
11. Sobrado CW, Pires CEF, Araújo SEA, Amaro E, Habr-Gama A, Kiss DR. Computerized videodefecography vs. defecography: do we need radiographs? Sao Paulo Med J 2005;123(3):105-7
12. Sobrado CW, Pires CEF, Araujo SEA, Amaro E, Habr-Gama A, Kiss DR. Videodefecografia Computadorizada: A nova técnica de exame sem radiografias. Rev bras coloproctol 2002;22(4):248-51.
13. Sobrado CW, Pires CEF, Araújo SEA, Amaro E, Habr-Gama A, Kiss DR. Dose de radiação na Defecografia e na Videodefecografia Computadorizada. Rev bras coloproctol 2003;23(1):20-24
14. Rentsch M, Paetzel C, Lenhart M, Feuerbach S, Jauch KW, Fürst A. Dynamic Magnetic resonance imaging defecography: a diagnostic alternative in the assessment of pelvic floor disorders in proctology. Dis Colon Rectum 2001;44:999-1007

SUBSEÇÃO 8-5-2

DEFECOGRAFIA POR RESSONÂNCIA

Alice Brandão ▪ Marcela Fornari Uberti

INTRODUÇÃO

A defecografia por ressonância (RM-defecografia) é uma modalidade de imagem que fornece avaliação global de todo o assoalho pélvico e dos compartimentos pélvicos, tanto em repouso quanto dinamicamente. Além disso, não usa radiação (Quadro 8-5-2-1).

Este método de imagem pode avaliar a abertura do canal anal e o ângulo anorretal durante a contração e a evacuação dos músculos anorretais, quantificando a eliminação do gel injetado no reto como meio de contraste. A parede retal também pode ser avaliada, e alterações como retocele e intussuscepção podem ser claramente identificadas. Além disso, hipermobilidade uretral, cistocele, prolapso uterino e enterocele são facilmente avaliados, inclusive o conteúdo da enterocele.

INDICAÇÕES DO EXAME

A RM-defecografia está indicada na avaliação da disfunção do assoalho pélvico e da disfunção da defecação (Quadro 8-5-2-2).

A disfunção do assoalho geralmente é observada em mulheres com mais de 50 anos, multíparas, com cirurgia pélvica prévia e sintomas de constipação. A obesidade pode contribuir para esta patologia. Apresentam dor pélvica, incontinência urinária e/ou fecal, constipação, dificuldade para urinar e, algumas, disfunção sexual. A maioria das pacientes apresenta sintomatologia que reflete envolvimento de outro compartimento da pelve, além do posterior. Desta forma, a RM-defecografia pode ser fundamental para caracterização da disfunção do assoalho pélvico, permitindo uma avaliação global, crucial naquelas pacientes candidatas a cirurgia ou com recidiva cirúrgica.

Outra indicação é a identificação da etiologia da disfunção da defecação, que inclui a constipação, evacuação obstruída e a discinesia do assoalho (anismo). A constipação pode vir acompanhada de disfunção do assoalho, e a avaliação por imagem é importante principalmente nas pacientes que referem evacuação incompleta, com necessidade de manobra digital vaginal. A discinesia tem sintomatologia que inclui dor, pressão ou desconforto recorrente na região do reto, do sacro e do cóccix. Suas principais vantagens são a avaliação direta da anatomia do assoalho e dos esfíncteres, simultaneamente com a avaliação funcional.

Quadro 8-5-2-1. Vantagens da RM-Defecografia

- Avaliação global de todo o assoalho e dos compartimentos pélvicos, em repouso e nas manobras dinâmicas
- Avaliação direta da anatomia do assoalho e dos esfíncteres e seu estudo funcional
- Exame sem radiação

Quadro 8-5-2-2. Indicações do Exame

- Avaliação da disfunção do assoalho pélvico
- Avaliação da disfunção da defecação

TÉCNICAS DO EXAME

Aparelho de Ressonância

A RM-defecografia está disponível em sistemas de equipamentos fechados com aquisição de imagens com o paciente em decúbito dorsal e com as pernas flexionadas. No entanto, também pode ser realizada em sistemas abertos configurados para aquisição de imagens com o paciente sentado ou em posição ereta. Infelizmente, os sistemas abertos são menos acessíveis, não disponíveis no Brasil.

Preparo Retal em Casa

Os pacientes devem ser preparados com um enema retal pelo menos 2 horas antes do exame.

Preparo Retal no Consultório de Radiologia

Aproximadamente 240 mL de gel são injetados na ampola retal para simular a presença de fezes e avaliar hérnias e descida perineal. O paciente não deve referir dor durante o procedimento.

É solicitado o esvaziamento vesical, pois a distensão da bexiga pode mascarar lesões.

Contraste oral ou venoso não são necessários.

Os compartimentos pélvicos podem ser identificados antes e após a administração do gel na ampola retal, sem necessidade de opacificação adicional da vagina ou da bexiga, uma vez que os tecidos moles fornecem excelente contraste durante a aquisição da RM. No entanto, uma pequena quantidade de gel na vagina pode ser valiosa em pacientes mais velhas (Fig. 8-5-2-1).

Desta forma, no nosso protocolo incluímos o gel vaginal, com um aplicador (5 mL de gel).

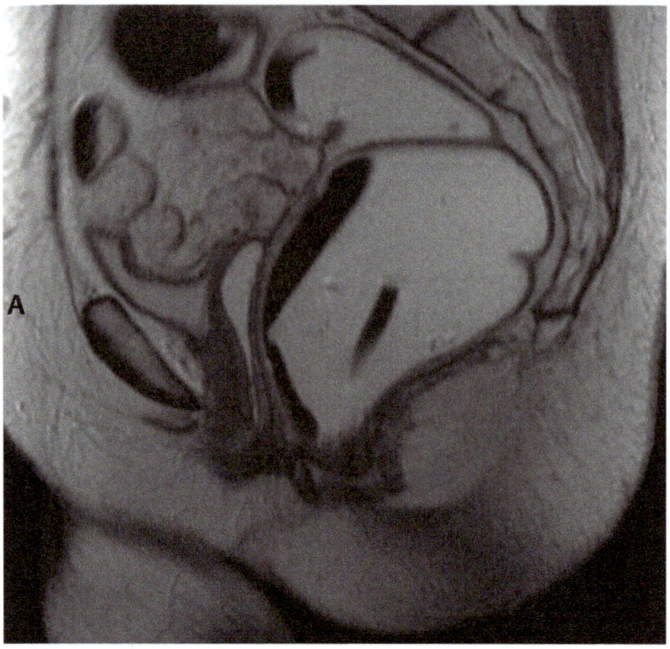

Fig. 8-5-2-1. A presença do gel vaginal auxilia na individualização dos compartimentos pélvicos, especialmente nas histerectomizadas.

Protocolo do Exame

Posicionamento do Paciente

Em decúbito dorsal, com os joelhos levemente flexionados (Fig. 8-5-2-2).

O protocolo não requer o uso de meio de contraste venoso ou de antiespasmódico.

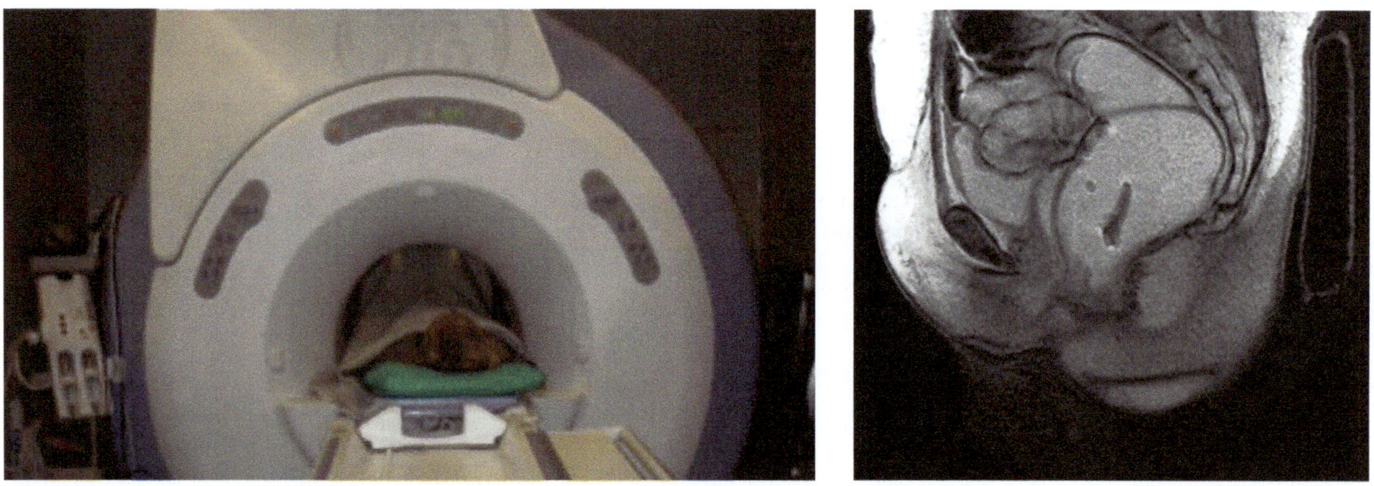

Fig. 8-5-2-2. O paciente deve ser posicionado em decúbito dorsal e com os joelhos levemente flexionados. O uso do antiespasmódico não é necessário.

Etapas do Exame

Avaliação em Repouso

Análise do assoalho pélvico em repouso, com imagens ponderadas em T2 com alta resolução espacial nos planos axial (do teto da bexiga à margem anal), sagital e coronal (marcado no plano sagital, angulado para o canal anal). Nessas imagens, é possível identificar a abertura do canal, ângulo anorretal, rotura do elevador do ânus e da fáscia pélvica, posição dos órgãos (por exemplo vagina, uretra e útero) e lesões associadas, como leiomiomas e úlcera solitária do reto, que podem retardar a evacuação e estar associadas à intussuscepção (Fig. 8-5-2-3).

Avaliação Dinâmica

O estudo dinâmico utiliza a sequência especial da ressonância chamada Fiesta, ultrarrápida (menos de 1 segundo) e com excelente resolução espacial (permitindo caracterizar patologias), repetida por 170 segundos, tendo uma apresentação semelhante a um filme. Permite identificar em tempo real a movimentação dos três compartimentos da pelve e lesões sutis.

A avaliação dinâmica é realizada no plano sagital, em três momentos:

1. *Durante manobra de tensão (Valsalva) (Fig. 8-5-2-4):* detecta diminuição ou perda do gel retal, assim como hipermobilidade do colo vesical.
2. *Durante a contração esfincteriana:* avalia o grau de contração muscular do puborretal.

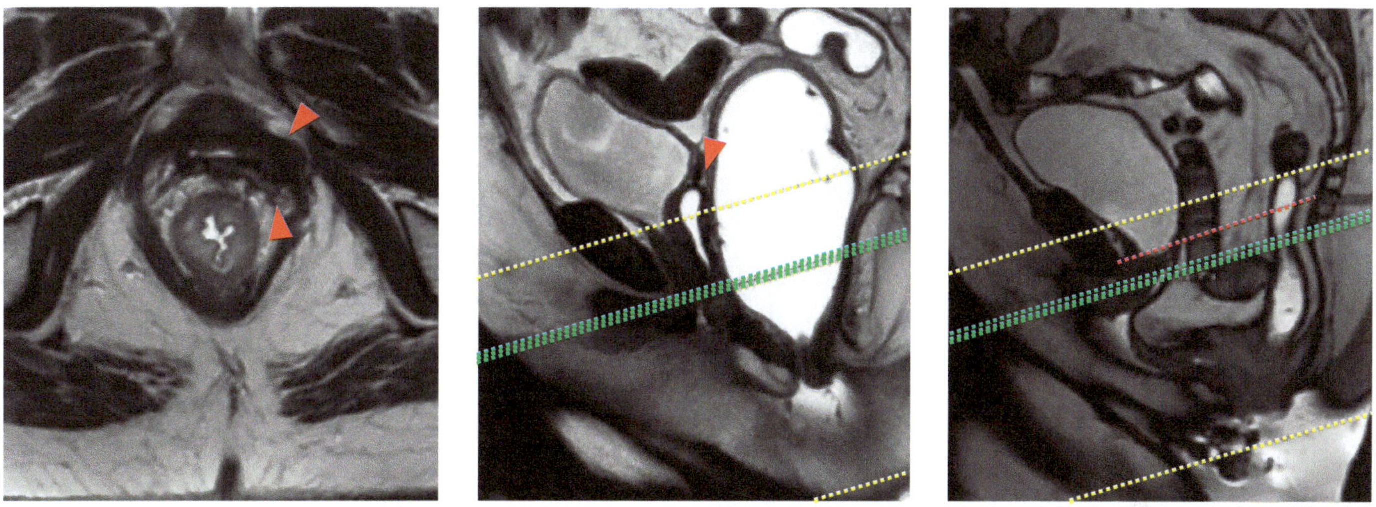

Fig. 8-5-2-3. Imagens de paciente histerectomizada. A vagina é alongada, retraída para a esquerda, por rotura do suporte muscular grau II na inserção pubiana do elevador, com alargamento do hiato do elevador. Notar como facilita sua identificação na evacuação. Enterocele com sigmoidocele, além de intussuscepção.

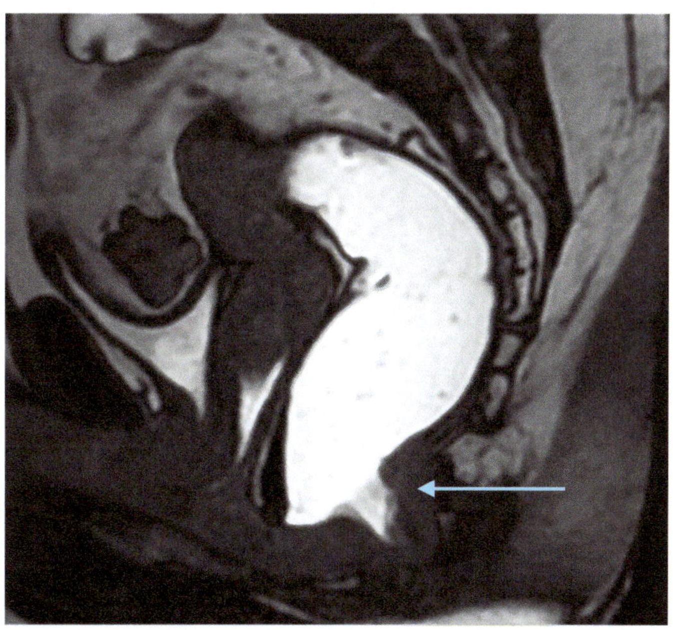

Fig. 8-5-2-4. Aquisição das imagens durante a manobra de Valsalva, notando-se perda do gel retal.

3. *Evacuação do gel:* nesta fase demonstra e gradua a descida do períneo, o relaxamento do puborretal e identifica patologias, como retocele, enterocele, intussuscepção e prolapso retal (Fig. 8-5-2-5). Esta fase é repetida três vezes e pode identificar o maior grau de prolapso ou as alterações ocultadas nas primeiras tentativas.

Na ausência desta etapa, quando o paciente não consegue evacuar, alguns achados podem não ser identificados e existe o risco de subestimar a gravidade da doença. Neste caso, o paciente retorna ao aparelho de RM após esvaziamento no banheiro e repete a fase dinâmica durante a manobra de Valsalva (Quadro 8-5-2-3).

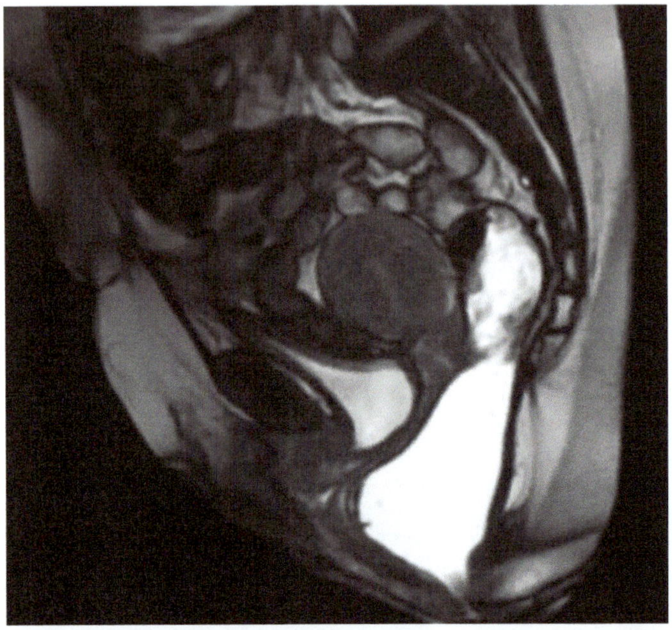
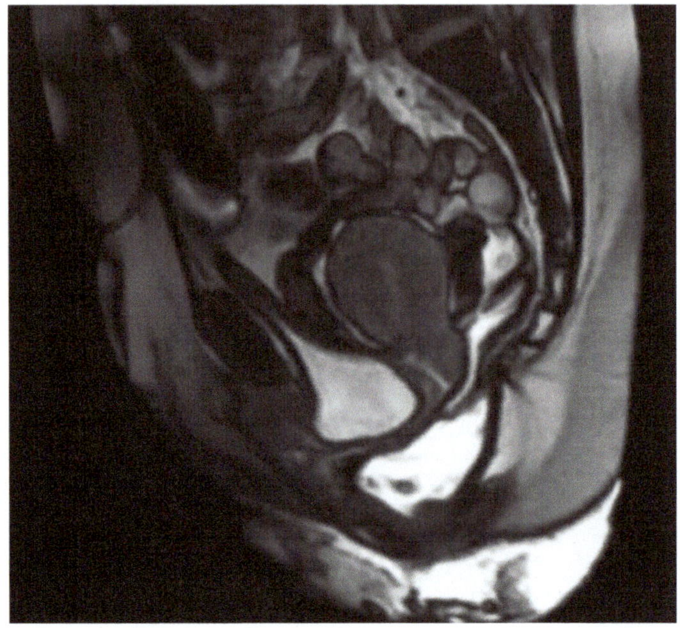
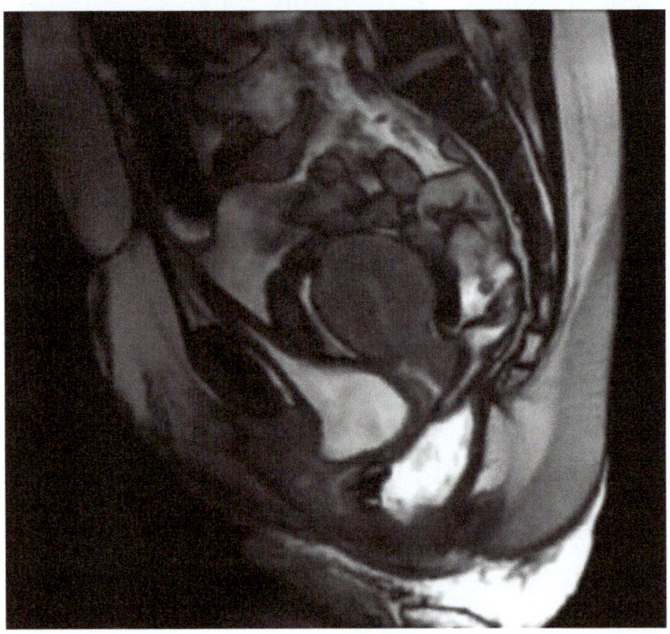

Fig. 8-5-2-5. Fase evacuatória do estudo dinâmico repetida três vezes. Devem ser reportados os achados da sequência que demonstrarem o máximo de esforço evacuatório.

Quadro 8-5-2-3. Técnicas do Exame

- Não precisa aparelho especial de ressonância
- Preparo em casa – supositório de glicerina
- Preparo no consultório – distensão da ampola retal com gel
- Não é necessário contraste venoso
- Posição do paciente – decúbito dorsal, joelhos dobrados
- Exame: duas etapas, repouso e avaliação dinâmica

INTERPRETAÇÃO

Avaliação da Anatomia na Fase do Repouso

Faremos uma breve revisão da anatomia do assoalho pélvico, da uretra, vaginal e do canal anal observada na ressonância, pois um conhecimento radiológico básico será fundamental para a interpretação das imagens e para entender as alterações que podem gerar disfunções.

O assoalho pélvico é dividido em três compartimentos: anterior, médio e posterior. O compartimento anterior contém a bexiga e a uretra; o médio contém o útero, o colo do útero e a vagina; e o posterior contém o reto e o canal anal. A sustentação destas estruturas é obtida por um complexo de músculos, fáscias e ligamentos que se inserem nos ossos pélvicos. As estruturas envolvidas são a fáscia pélvica, o diafragma pélvico e o diafragma urogenital, bem avaliados na RM-defecografia.

A fáscia pélvica e os ligamentos fornecem suporte passivo, enquanto os músculos do assoalho, especialmente o elevador do ânus, fornecem suporte ativo.

Como o contexto deste artigo é a proctologia, faremos uma revisão da anatomia radiológica e os padrões de interpretação de imagem direcionados para o compartimento posterior.

Fáscia Pélvica

A fáscia pélvica é uma estrutura que recobre os órgãos pélvicos e mantém a sustentação da bexiga, uretra, vagina e do reto. É uma camada contínua que se estende do peritônio ao períneo, inserindo-se lateralmente nas paredes laterais da pelve. Subdivide-se nas fáscias pubocervical (entre a bexiga e a vagina), retovaginal (entre a vagina e o reto), paramétrio e paracolpo (na altura do útero e da vagina) e no arco tendíneo.

A fáscia retovaginal, que se relaciona com o compartimento posterior, é uma camada de tecido conjuntivo aderida à parede vaginal posterior e ao reto anterior, elevada superiormente pelos ligamentos uterossacros, fixada inferiormente ao corpo perineal e, lateralmente, na fáscia do arco tendíneo. Lesões na fáscia retovaginal resultam em prolapsos do compartimento posterior (p. ex., retocele), além de enterocele (Fig. 8-5-2-6).

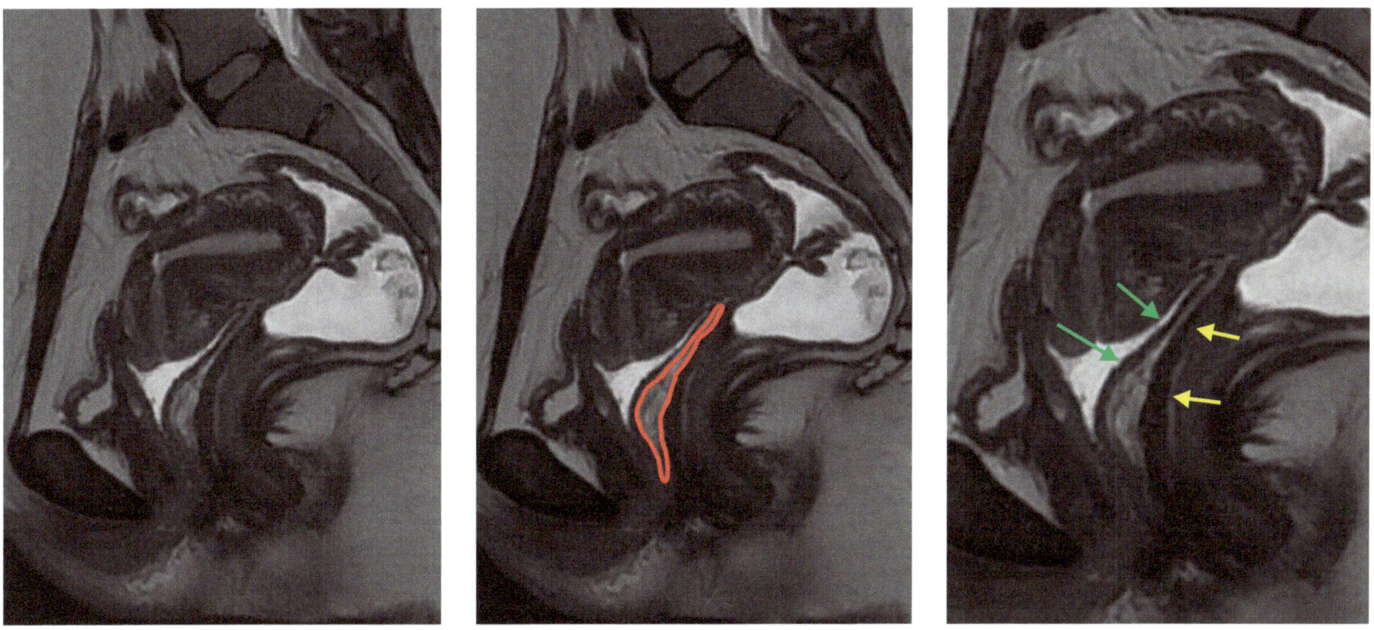

Fig. 8-5-2-6. Fáscia pélvica, retovaginal, bem identificada entre a parede posterior da vagina, o reto inferior e o canal anal. O tecido conectivo com gordura tem hipersinal em T2 (circundado pela linha vermelha), em contraste com hipossinal na muscular vaginal (setas verdes) e esfinteriana (setas amarelas).

Diafragma Pélvico

O diafragma pélvico é formado pelo elevador do ânus e pelo músculo coccígeo, facilmente visíveis na ressonância.

O elevador do ânus é o mais importante, mantendo tônus basal constante e fechando o hiato urogenital, evitando incontinência e prolapso. Insere-se anteriormente no púbis e lateralmente no arco tendíneo do levantador do ânus. Este músculo é formado por partes inseparáveis de uma unidade, o iliococcígeo, o pubococcígeo e o pubovisceral.

O músculo pubovisceral é composto pelos músculos pubovaginal, puborretal e pubococcígeo. O músculo pubovaginal insere-se na parede lateral e posterior da vagina e ajuda a sustentá-la. O puborretal suspende o reto e a junção anorretal, com uma configuração em forma de "U" ao redor do canal anal e do reto. Este músculo controla a descida das fezes e é considerado parte do esfíncter anal externo. Seus componentes laterais formam um espaço (o hiato do elevador) que contém a uretra, a vagina, o reto e o canal anal (Figs. 8-5-2-7 e 8-5-2-8).

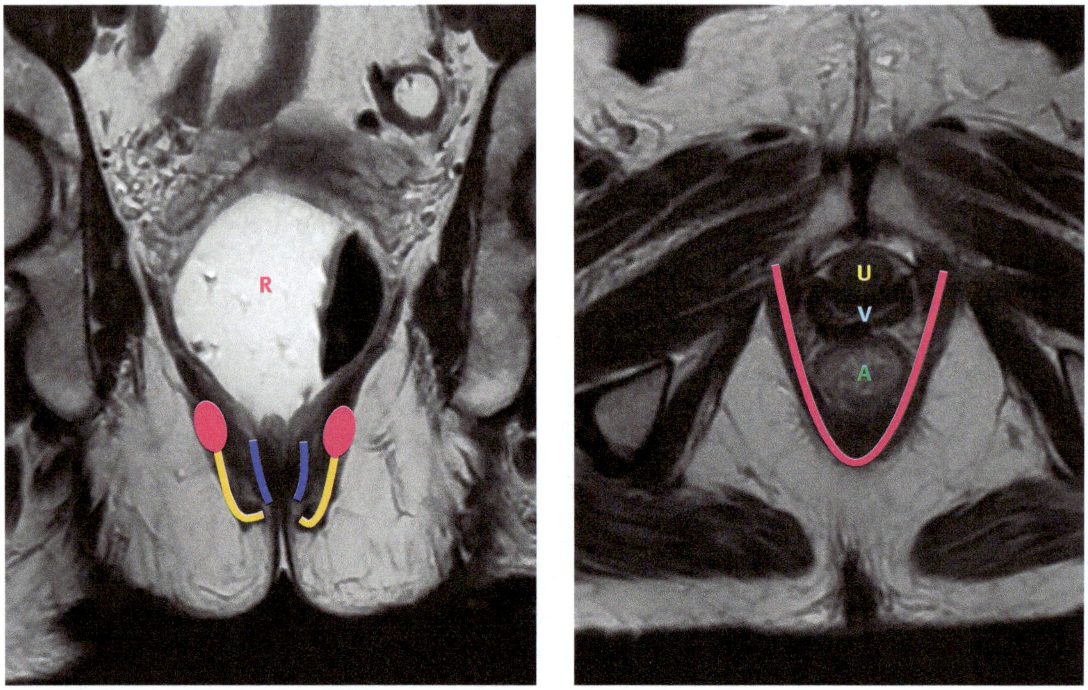

Fig. 8-5-2-7. Anatomia do assoalho pélvico. R: reto; U: uretra; V: vagina, A: canal anal. Linha e forma ovoide rosa: músculo puborretal; linha amarela: esfíncter externo; linha azul: esfíncter interno.

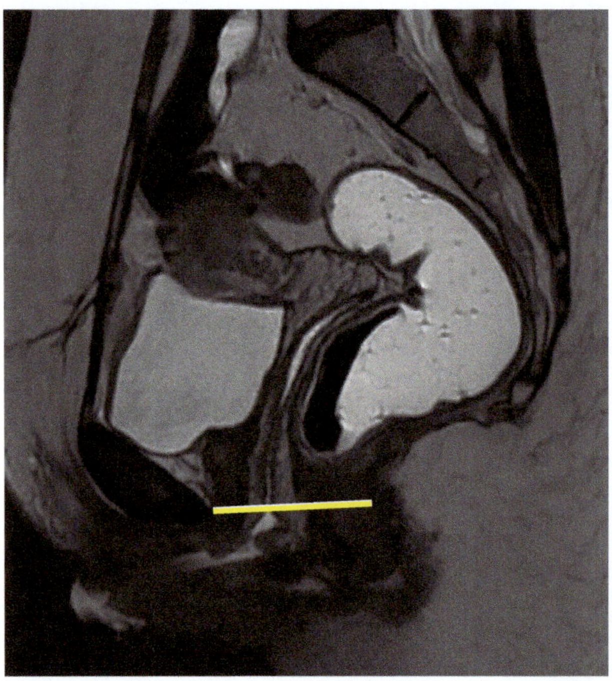

Fig. 8-5-2-8. O diâmetro do hiato do elevador também é chamado de "linha H" (linha amarela), e corresponde a uma linha traçada da margem inferior da sínfise púbica até a junção anorretal.

A morfologia, a espessura e o tipo de sinal do elevador do ânus deve ser avaliado. Habitualmente apresenta sinal hipointenso e homogêneo na sequência ponderada em T2. A lesão muscular é caracterizada por ruptura na inserção pubiana (Fig. 8-5-2-3), parcial ou completa, com retração muscular, ou por redução da espessura assimétrica ou difusa, com infiltração de gordura nas fibras musculares. A infiltração de gordura aparece como sinal de alta intensidade nas fibras musculares em T1 e T2.

Nas lesões graves, a distância entre as fibras puborretais, o hiato do elevador, aumenta nos planos axial, sagital e coronal, medidas estas que são referidas no laudo da RM-defecografia. Em pacientes com assoalho pélvico íntegro, o comprimento transversal deve ser inferior a 4,5 cm no plano axial, < 6 cm na distância anteroposterior, referido como linha “H”, e < 2 cm na altura, linha “M” (Figs. 8-5-2-9).

Na ruptura na inserção púbica do músculo puborretal, pode ocorrer afinamento ou retração muscular, com a extremidade proximal retraída e irregular, causando defeito paravaginal: a vagina se retrai em direção à lesão e a uretra gira (Fig. 8-5-2-3).

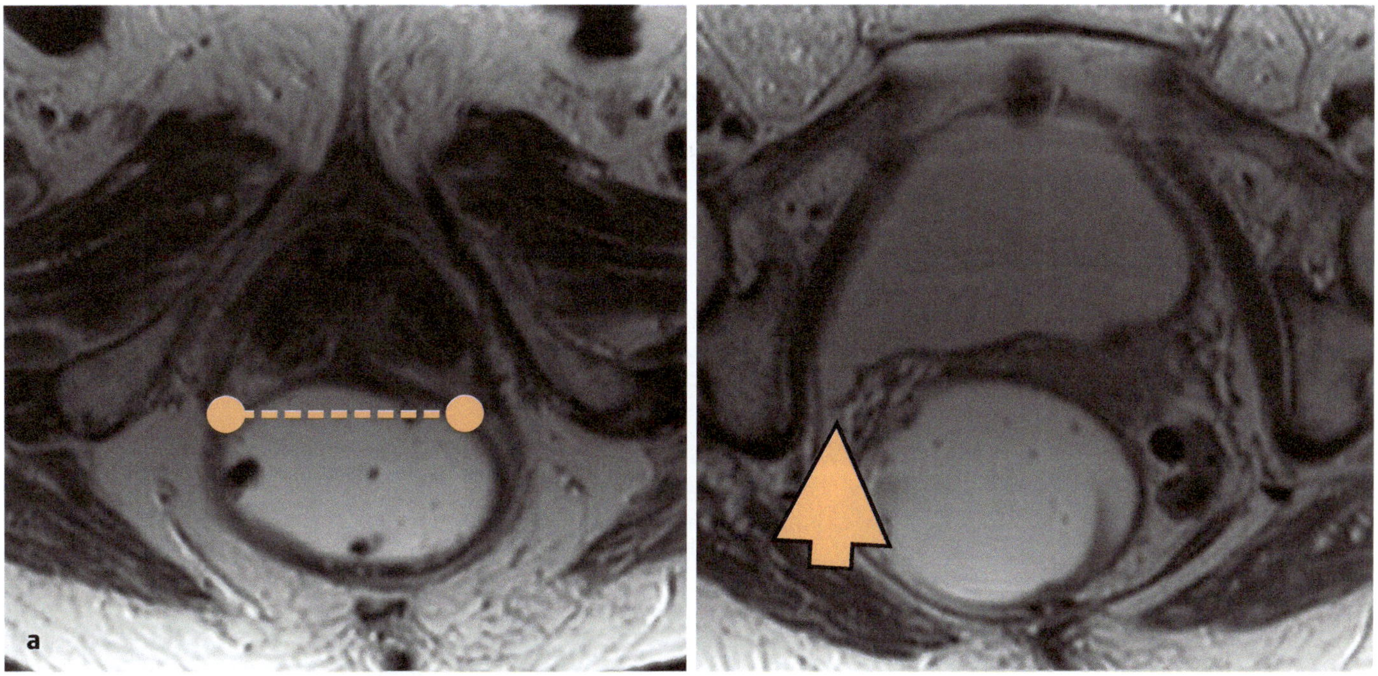

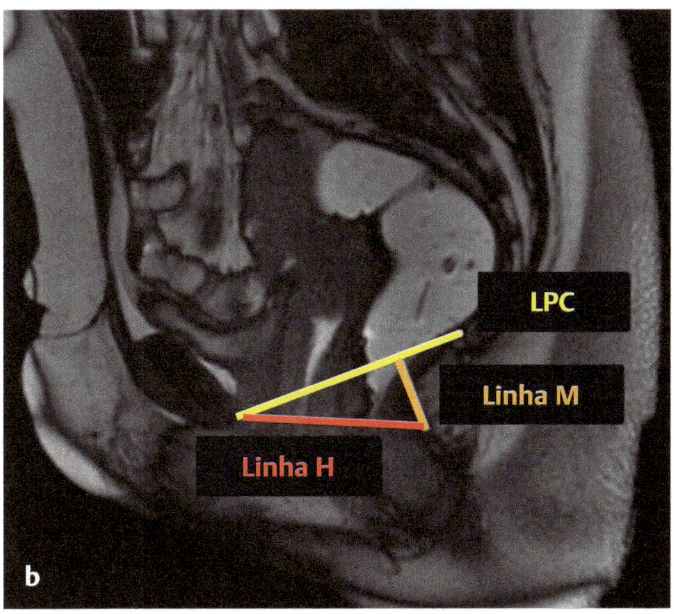

Fig. 8-5-2-9. (**a**) Lesão difusa do elevador do ânus, afilado e com gordura e aumento do hiato do elevador. Nesta medida, transversal, valor > 4,5 cm. Observar rotura do suporte vaginal níveis I e II e do suporte vesical à direita, com parede posterior vesical mais posterior (seta). (**b**) Linhas de referência do assoalho pélvico.

ESFÍNCTER ANAL

É composto por fibras musculares e é circundado pelo espaço isquioanal.

O esfíncter interno se estende da junção anorretal até aproximadamente 1 a 1,5 cm abaixo da linha denteada. O esfíncter externo é o músculo mais externo do canal anal distal, e continua com o elevador do ânus; compreende várias bandas paralelas e estende-se cerca de 1 cm além do esfíncter interno (Quadro 8-5-2-4).

ACHADOS DE RESSONÂNCIA

Linhas de Referência do Assoalho Pélvico

Linha Pubococcígea

A linha pubococcígea é um parâmetro importante para a avaliação do nível do assoalho pélvico. É um marco também utilizado na cinedefecografia e permite avaliar a descida do períneo e a classificação da sigmoidocele, por exemplo. É traçada eletronicamente, unindo a margem inferior do púbis à última articulação coccígea. Em pacientes continentes, a bexiga, a vagina e a junção anorretal estão localizadas acima dessa linha (Fig. 8-5-2-9b).

Quadro 8-5-2-4. Interpretação

- Fáscia retovaginal: camada de tecido conjuntivo aderida à parede vaginal posterior e ao reto anterior. Na RM-defecografia avaliamos as lesões resultantes: retocele e enterocele
- Diafragma pélvico: composto principalmente pelo elevador do ânus. Seu componente pubovisceral dá sustentação uretral e vaginal (pubovaginal) e controla a evacução (puborretal). Na RM-defecografia: identificamos integridade ou lesão (retração muscular, redução da espessura assimétrica ou difusa ou infiltração de gordura nas fibras musculares)
- Linhas para graduar aumento do espaço do elevador
  - Hiato do elevador (transversal < 4,5 cm)
  - Linha H (< 6 cm na distância anteroposterior)
  - Linha M (< 2 cm na altura)

Alguns estudos sugerem que estas estruturas não devem ficar mais de 2 cm abaixo dessa linha. A linha pubococcígea serve de referência para determinar a graduação da cistocele, enterocele, descendente retal e cúpula vaginal (Fig. 8-5-2-10). O prolapso é classificado como leve (< 3 cm), moderado (3 a 6 cm) e grave (> 6 cm).

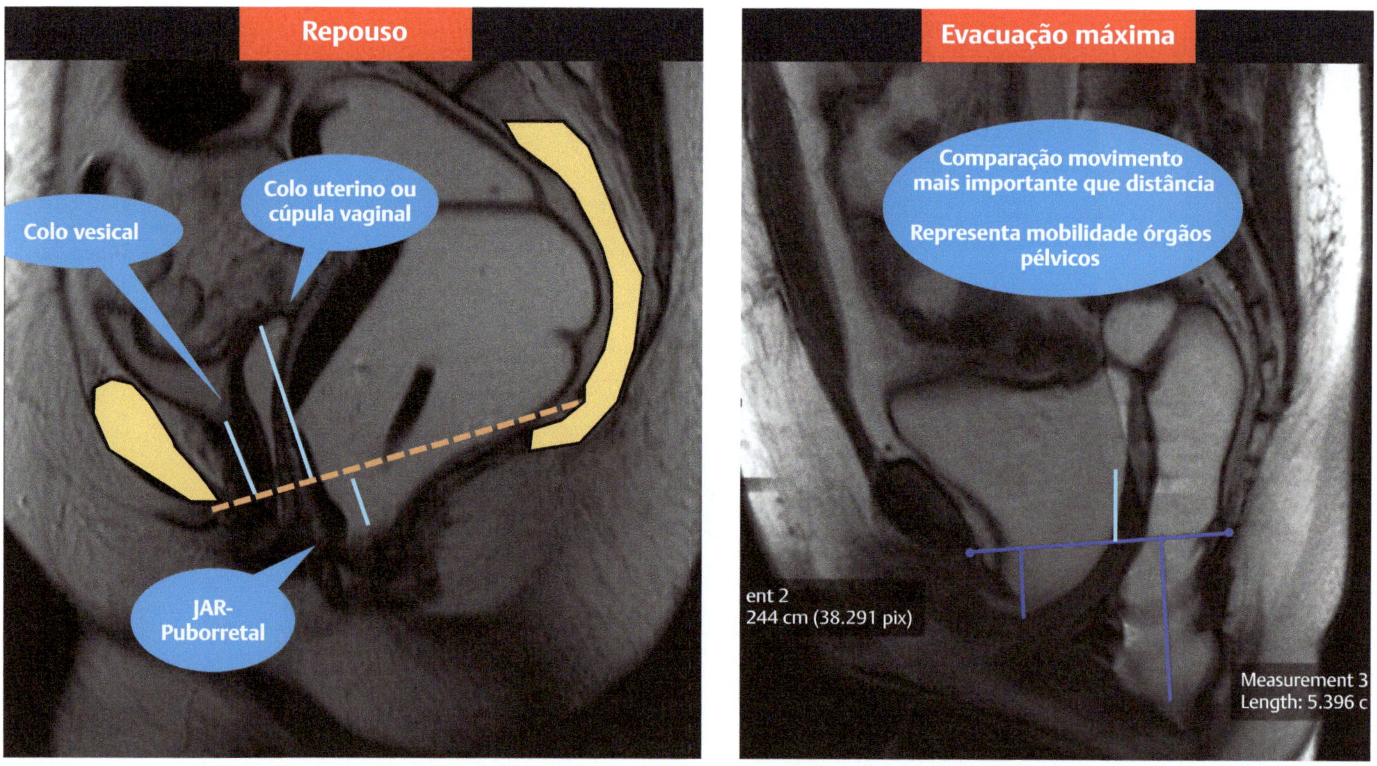

Fig. 8-5-2-10. Posição dos órgãos pélvicos em relação à linha pubococcígea no repouso e no momento da evacuação máxima obtida pela paciente. Notar descenso anterior e posterior. JAR: Junção anorretal.

Linha Púbica Mediana

A linha púbica mediana tem sido utilizada como marcador auxiliar para o sistema de quantificação de prolapso de órgãos pélvicos (POP-Q) por RM-defecografia. É difícil obter um ponto de referência equivalente tanto na ressonância quanto no exame físico. Portanto, alguns estudos propuseram usar essa linha como ponto de referência para prolapsos de órgãos pélvicos visualizados por meio da RM-defecografia. É traçado na linha média do púbis, passando por toda a extensão do longo eixo da vagina, e é equivalente ao hímen no exame físico (Fig. 8-5-2-11).

Destacamos os principais marcos anatômicos utilizados pelo POP-Q são:

1. Parede anterior vaginal, com Aa na linha média, cerca de 3 cm acima do meato uretral externo, e Ba a distância entre Aa e o colo uterino.
2. Após a linha média da parede posterior da vagina e Bp, a distância entre esse ponto e o fundo posterior da bolsa.
3. C representa o ponto mais alto do colo do útero ou cúpula vaginal.
4. D representa o fundo posterior na inserção dos ligamentos uterossacros (ausente em mulheres histerectomizadas).

Nas sequências de ressonância adquiridas durante a defecação, os pontos da parede vaginal anterior e posterior (Aa e Ap) podem não ser plotados de forma confiável. Portanto, neste método, os marcos anatômicos utilizados são a linha púbica mediana, a referência himenal, as distâncias Ba e Bp (positivo ou negativo) do prolapso da parede vaginal anterior ou posterior em relação ao hímen, e C, que é a distância (positiva ou negativa) do colo ou cúpula da vagina ao hímen. Para avaliar o prolapso, medimos (em

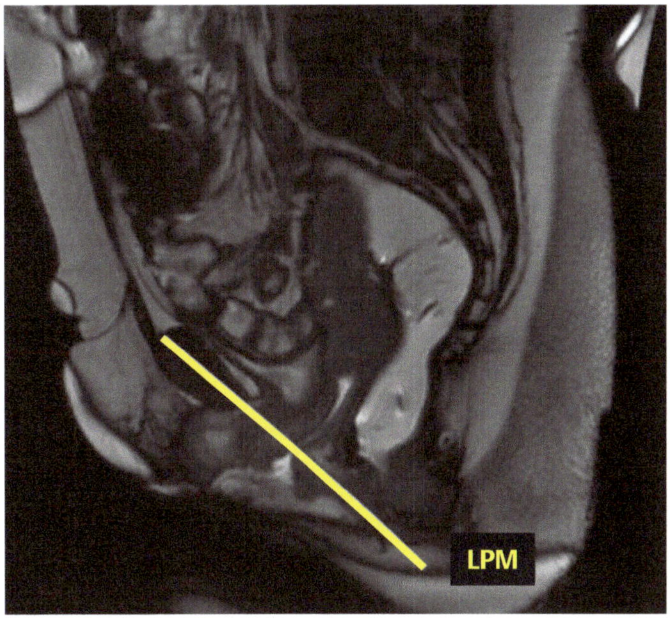

Fig. 8-5-2-11. Linha púbica mediana (LPC).

centímetros) a distância entre o limite máximo do prolapso e o hímen (Fig. 8-5-2-12).

É classificada em graus de 1 a 4:

- *Grau 1:* porção mais distal do prolapso acima de 1 cm do nível do hímen.
- *Grau 2:* porção mais distal do prolapso atinge o introito.
- *Grau 3:* porção mais distal do prolapso > 2 cm abaixo do introito.
- *Grau 4:* eversão completa do comprimento total do trato genital inferior.

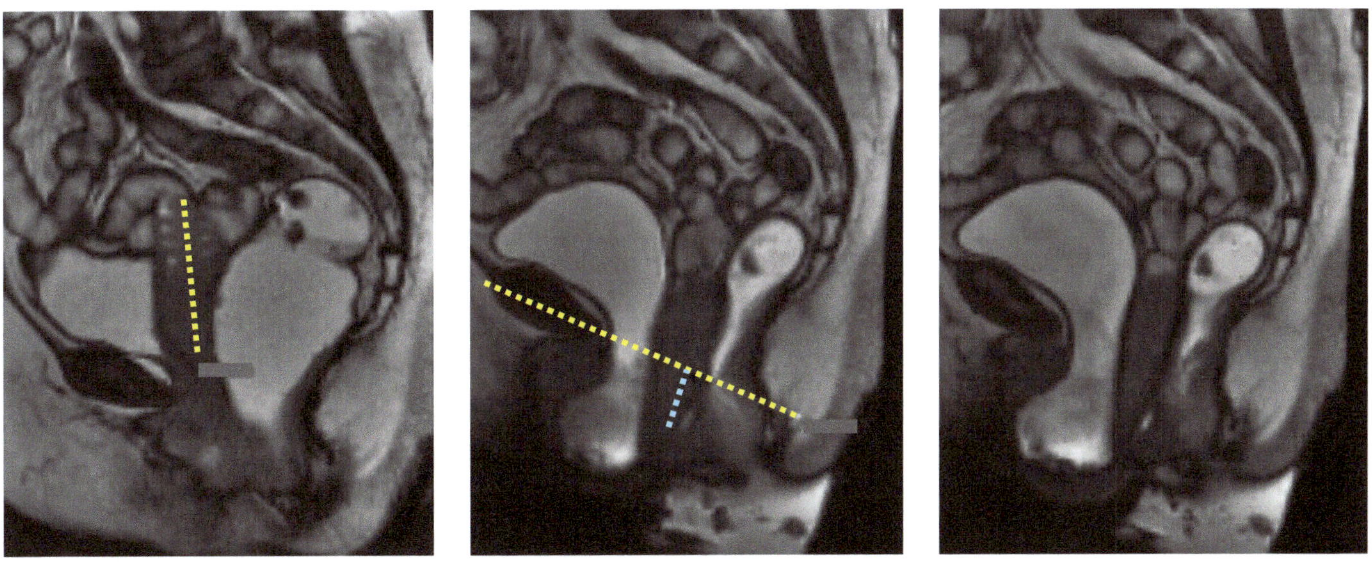

Fig. 8-5-2-12. Prolapso uterino evidenciado durante a fase de evacuação, distando da linha de referência pubococcígea 4,6 cm; o colo encontra-se 3 cm abaixo do remanescente himenal, caracterizando prolapso POP-Q grau 4.

Ângulo Anorretal

O ângulo anorretal é formado por uma linha paralela ao canal anal e tangente ou paralela à parede posterior do reto (Fig. 8-5-2-13). Sua medida em repouso tem grande variação, em torno de 95° e variando entre 70° e 134°.

Assim como na cinedefecografia, esse ângulo diminui na contração voluntária, pelo menos 15 a 20 graus, representando a contração do músculo puborretal, e aumenta pelo menos 20 graus durante a evacuação normal, o que indica seu relaxamento.

Avaliação na Manobra de Valsalva

Observar posição do colo uretral.

Houve abertura do canal anal ou perda do gel retal.

Avaliação da Evacuação

Usamos os seguintes critérios para definir se a evacuação foi adequada:

- Identificar a abertura do canal, se ele ocorreu e o tempo de demora.
- Identificar a variação adequada do ângulo anorretal.
- Quantificar a eliminação do gel retal.
- Quantificar o tempo necessário para o esvaziamento do ampola retal.
- Quantificar o esforço do paciente: bom, moderado e ruim.
- Pode haver deslocamento da junção anorretal se posterior e inferiormente (normal até 2-3 cm abaixo da LPC).

Canal Anal

O canal anal tem comprimento médio de 16 mm nas mulheres, sendo mais longo nos homens (22 mm). Durante a contração e no esforço de evacuação, alterações nessas medidas podem ser observadas na RM-defecografia (Quadro 8-5-2-5).

Quadro 8-5-2-5. Linhas de Referência do Assoalho e do Ângulo Anorretal

- Linha pubococcígea: nível do assoalho pélvico na RM-defecografia e na defecografia
  Serve de referência para graduar o prolapso do assoalho. O prolapso é classificado como leve (< 3 cm), moderado (3 a 6 cm) e grave (> 6 cm)
- Linha púbica medial: marcador auxiliar para quantificação de prolapso de órgãos pélvicos (POP-Q) por RM-defecografia
- Ângulo anorretal: em repouso cerca de 95° (varia 70° e 134°), diminui na contração voluntária e aumenta durante a evacuação

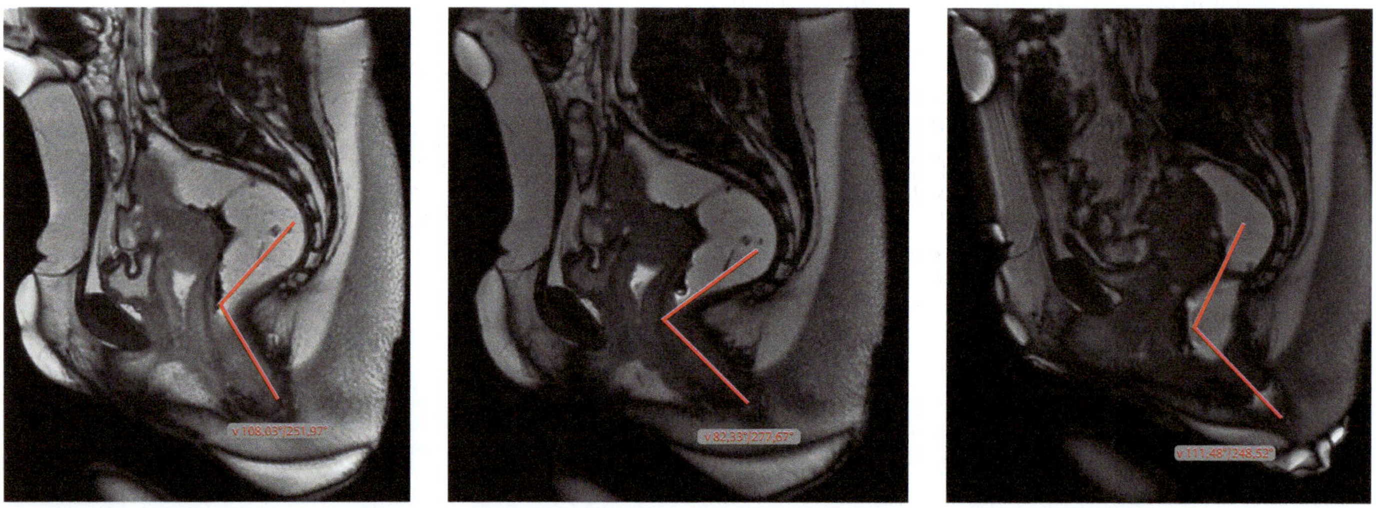

Fig. 8-5-2-13. Medidas do ângulo retal realizada em repouso, na fase de contração esfincteriana e na fase de evacuação. Neste caso, houve redução adequada do ângulo retal na contração esfincteriana, sem aumento satisfatório na evacuação.

ACHADOS PATOLÓGICOS

Síndrome de Descida Perineal

A síndrome do descenso perineal é uma síndrome complexa que envolve alterações nos órgãos pélvicos relacionadas com a lesão neurogênica dos músculos do assoalho pélvico. A perda de suporte muscular resulta em sintomas de incontinência, evacuação obstruída e vários prolapsos. Essa modalidade de imagem tem mostrado boa correlação com a avaliação clínica, e alguns estudos mostram que pacientes com queixas clínicas unicompartimentais na verdade apresentavam uma síndrome multicompartimental.

A avaliação é realizada na posição de repouso e durante o esforço de evacuação. A principal linha de referência na avaliação dos prolapsos é a linha pubococcígea, que os classifica em leve, moderado e grave, descrito acima. Outras linhas podem ser avaliadas no exame de RM, a púbica mediana, com correlação com POP-Q, e as linhas H e M, diâmetro anteroposterior e longitudinal do assoalho respectivamente, já citadas (Fig. 8-5-2-9b).

Descida Perineal no Compartimento Anterior

A avaliação da cistocele é realizada durante a manobra de Valsalva e na evacuação, considerando-se a posição da bexiga em relação à linha pubococcígea (Fig. 8-5-2-14).

Pela literatura, é valorizada cistocele inferior 3 cm ou mais desta linha. Na RM-defecografia também é avaliada a posição uretral em repouso e durante a manobra de Valsalva, na procura de hipermobilidade uretral, que não está no contexto deste capítulo.

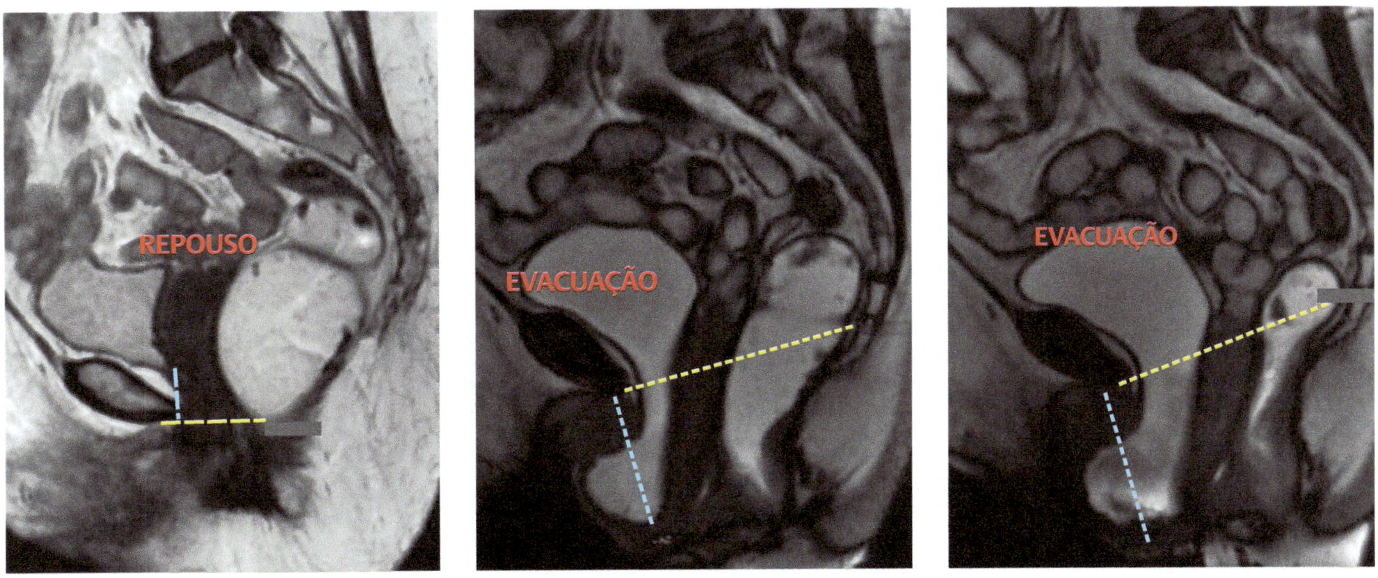

Fig. 8-5-2-14. Cistocele abaulando o períneo, evidenciada desde o início da fase de evacuação, distando o assoalho vesical 6,8 cm da linha de referência.

Descida Perineal no Compartimento Medial

Alterações neste compartimento podem interferir também na fisiologia do compartimento posterior, pois quando as pacientes apresentam a descida do útero > 3 cm abaixo da linha pubococcígea (prolapso moderado – 3 a 6 cm) ou acentuado (> 6 cm), há maior chance de dificultar a evacuação.

A peritoneocele é outro distúrbio desse compartimento que ocorre quando há herniação da gordura peritoneal entre o reto e a vagina, aumentando o espaço retovaginal, e pode ser acompanhada de herniação de alças intestinais (enterocele ou sigmoidocele) (Fig. 8-5-2-15). A hérnia é anterior à parede retal e aumenta a distância entre a vagina e o reto[4].

As enteroceles são herniações das alças do intestino delgado no compartimento médio, entre vagina e o reto, devido à ruptura da fáscia pélvica retovaginal[14], mais frequentes em mulheres submetidas à histerectomia. É muito importante a sua indicação na presença de retocele, porque pode impactar na cirurgia e são geralmente vistas na RM-defecografia durante a defecação final ou com um reto vazio (pós-toalete).

A mensuração é realizada em relação à linha pubococcígea, quantos cm abaixo dela e nas mulheres especificamos o ponto mais baixo do saco herniário em relação à vagina (terços superior e médio e no nível do vestíbulo).

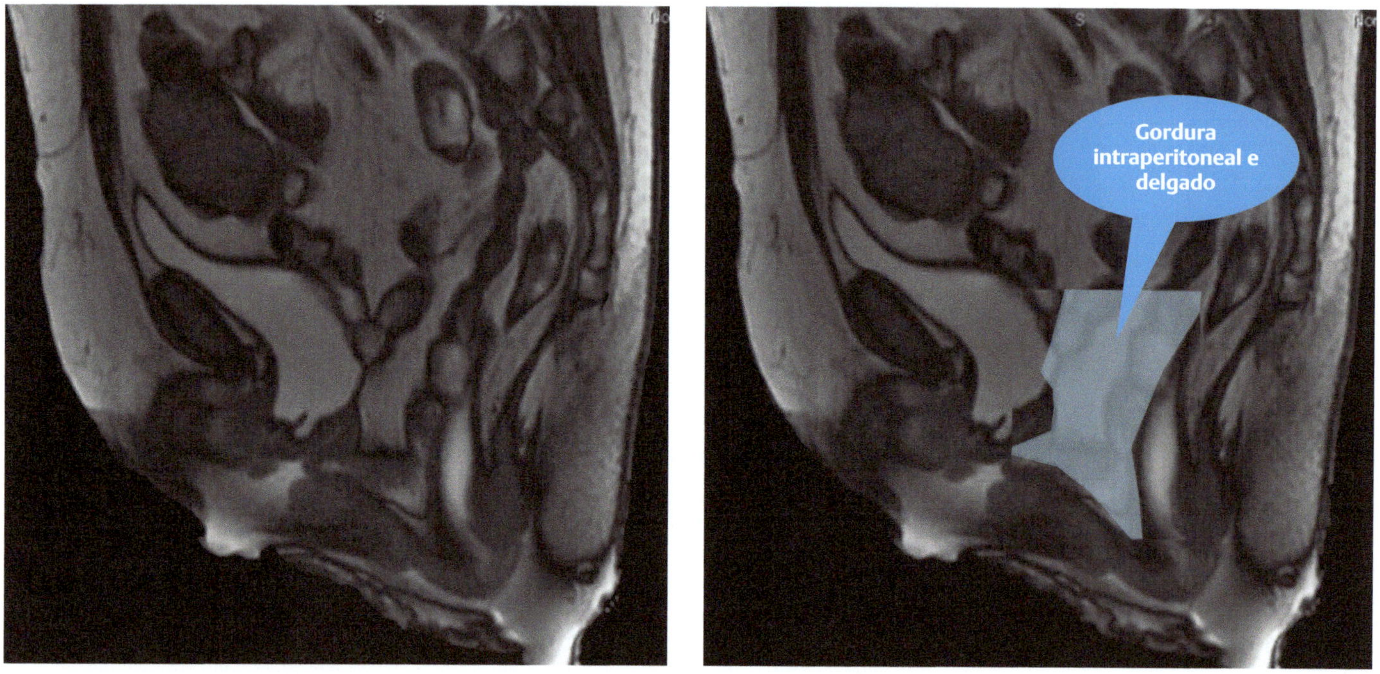

Fig. 8-5-2-15. Peritoneocele associada a enterocele, demonstradas na área demarcada em azul.

COMPARTIMENTO POSTERIOR

Descida Perineal

A descida perineal posterior é avaliada na fase de defecação, observando-se a posição da junção anorretal em relação à linha pubococcígea (Fig. 8-5-2-16 e Quadro 8-5-2-6). No períneo "descendente" está posicionada 2 cm abaixo da linha pubococcígea. Esta descida também deve ser graduada em pequena (< 3 cm), média (3 a 6 cm) ou grande (> 6 cm).

Quadro 8-5-2-6. Síndrome de Descida Perineal

- RM-defecografia: boa correlação com a avaliação clínica, e, por vezes melhor, identificando uma síndrome multicompartimental
- Avaliação em repouso e na evacuação. A descida em relação à linha pubococcígea a classifica em leve, moderada e grave. Outras linhas podem ser avaliadas no exame de RM
- Peritoneocele: herniação da gordura peritoneal entre o reto e a vagina, aumentando o espaço retovaginal. Pode haver herniação de alças (enterocele, delgado, ou sigmoidocele, sigmoide)

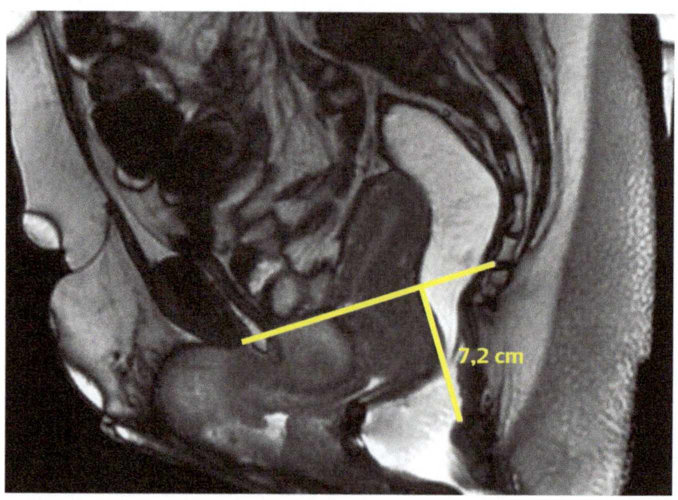

Fig. 8-5-2-16. Ao esforço evacuatório, a paciente apresentou descenso da junção anorretal acentuado, distando a junção anorretal 7,2 cm da linha de referência pubococcígea.

RETOCELES

Retoceles são herniações da parede retal na parede posterior da vagina. São bem avaliadas pela RM-defecografia (Fig. 8-5-2-17 e Quadro 8-5-2-7).

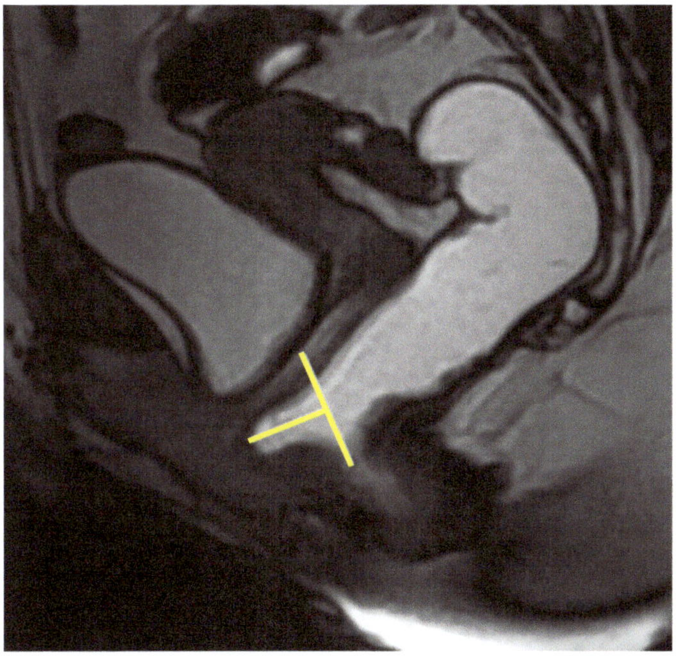

Fig. 8-5-2-17. Retocele identificada durante a manobra de evacuação.

Embora representem um achado comum em mulheres assintomáticas na cinedefecografia e na RM-defecografia, podem causar distúrbio da defecação, principalmente quando são volumosas ou não se esvaziam durante a evacuação e/ou precisam de manobra de compressão vaginal.

Na RM-defecografia é mensurada traçando-se uma linha entre a parede anterior do reto e a projeção dela se não houvesse retocele. Sua dimensão anteroposterior é definida por uma linha traçada a partir desta linha vertical até a porção mais deslocada da parede anterior do reto. Incluímos a informação sobre o esvaziamento retal, a retocele e o grau de deslocamento da parede vaginal posterior. A literatura sugere evitar a classificação de acordo com seu tamanho.

Quadro 8-5-2-7. Retocele

- Bem avaliada pela RM-defecografia
- Dimensão anteroposterior: definida por uma linha traçada a partir da linha vertical imaginária da posição da parede retal sem a retocele, e desta à porção mais deslocada da parede anterior do reto
- Avaliar: o esvaziamento retal e da retocele e o grau de deslocamento da parede vaginal posterior

CONTRAÇÃO PARADOXAL DO PUBORRETAL, ANISMO OU DISSINERGIA DO ASSOALHO

É uma síndrome clínica caracterizada por dificuldade na fase inicial da evacuação e esvaziamento retal incompleto. Também denominada síndrome do assoalho pélvico espástico.

Apresenta-se na RM-defecografia como ausência de relaxamento do puborretal durante as tentativas de evacuação, e por vezes do canal anal, impossibilitando a eliminação do meio de contraste retal e sem aumento do ângulo anorretal. Pode haver contração do músculo, reduzindo o ângulo anorretal (Fig. 8-5-2-18 e Quadro 8-5-2-8).

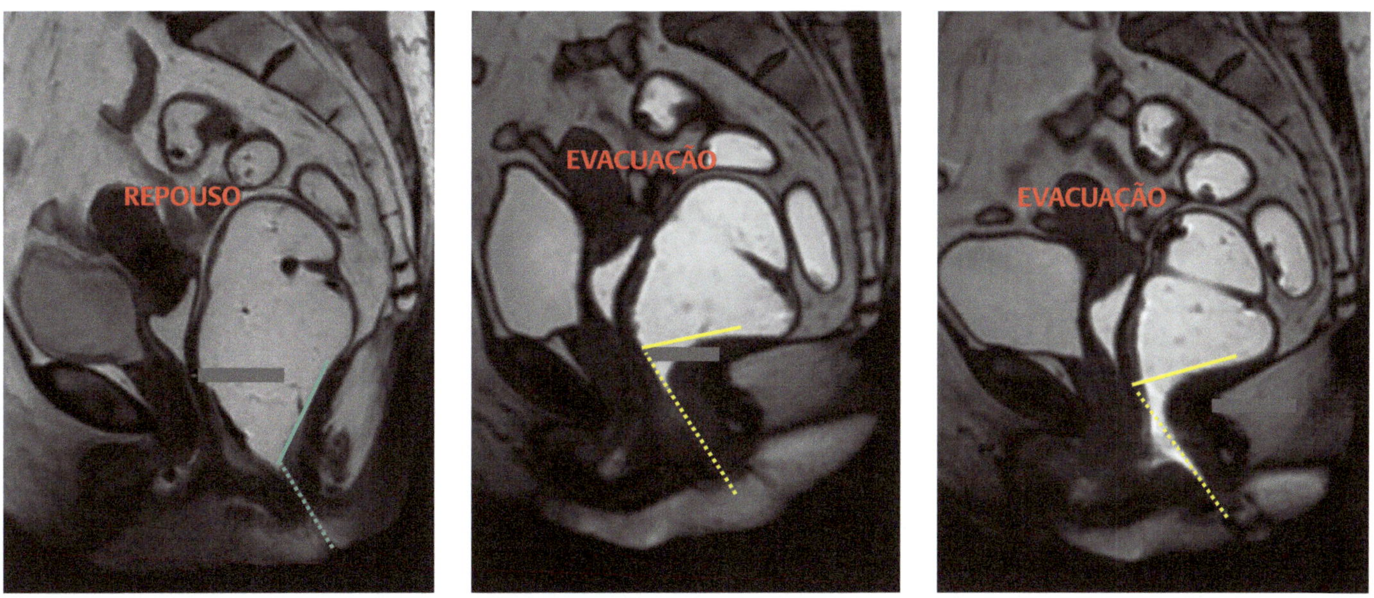

Fig. 8-5-2-18. Contração paradoxal do músculo puborretal, reduzindo o ângulo e dificultando a eliminação do meio de contraste retal, permanecendo durante toda a defecografia, compatível com dissinergia do assoalho.

Quadro 8-5-2-8. Dissinergia do Assoalho

- Bem avaliada pela RM-defecografia
- Não há abertura do canal anal
- Não há aumento do ângulo anorretal. Pode ocorrer sua redução
- Ausência do relaxamento do puborretal, ou até sua contração
- Não há eliminação adequada do meio de contraste retal

INTUSSUSCEPÇÃO

A intussuscepção é uma invaginação da mucosa ou de todo o reto em direção ao reto e ao próprio canal anal. É uma das causas da síndrome da evacuação obstrutiva, levando à sensação de evacuação incompleta.

A intussuscepção pode ser classificada de acordo com o grau de exteriorização retal ao final da evacuação, como interna intrarretal (envolvimento mínimo da parede do reto ou circunferencial restrito ao reto), interna intra-anal (restrita ao canal anal), externa, que progride para o ânus (prolapso retal). Quando externa e completa é denominada procedência (Fig. 8-5-2-19). Além disso, é classificada em parcial com invaginação da mucosa, e completa com invaginação de toda a parede retal (Quadro 8-5-2-9).

Na RM-defecografia observamos dobra da parede retal se protruindo na luz retal, no canal anal, ou abaixo do canal anal, e se há invaginação apenas da mucosa, parcial, ou de toda a parede retal, completa. Geralmente, há associação com retocele, com identificação após o esvaziamento desta.

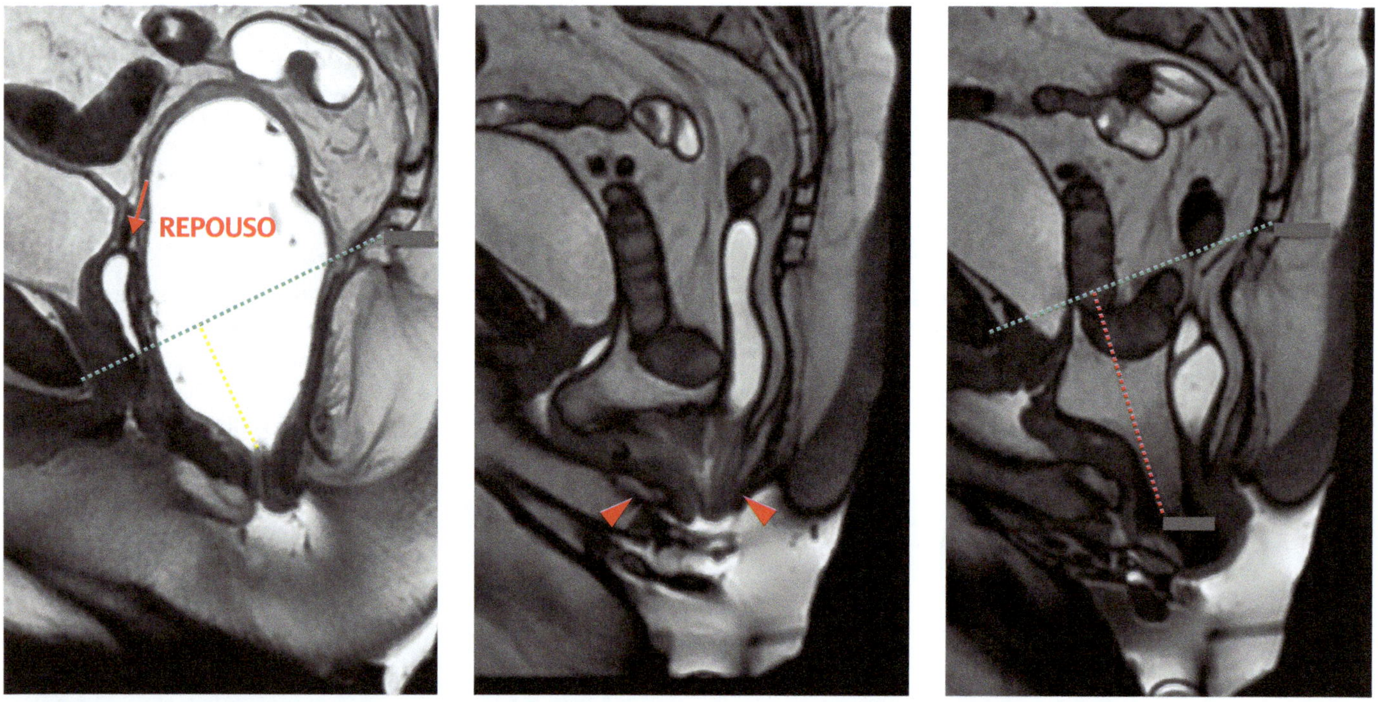

Fig. 8-5-2-19. Nas imagens obtidas durante a evacuação, nota-se intussuscepção interna, circunferencial, com extensão além do canal anal, com todas as camadas, de acordo com o diagnóstico de procedência. Insinua-se no conteúdo prolapsado a enterocele com sigmoidocele.

Quadro 8-5-2-9. Intussuscepção

- Bem avaliada pela RM-defecografia
- Definir se é parcial ou completa
- Definir a sua extensão, interna, intrarretal ou intra-anal, ou externa (prolapso mucoso ou procedência)

INCONTINÊNCIA ANAL

Na incontinência anal avaliamos o esfíncter anal em repouso e se há perda do gel retal durante manobra de Valsalva, além de alguns achados durante a evacuação (Fig. 8-5-2-20).

No esfíncter anal observamos se há abertura do canal anal em repouso, pesquisamos atrofia e infiltração gordurosa ou rotura focal. Nesta última é descrita a localização e a extensão. É importante identificar a associação com rotura vaginal e achados pós-episiotomia (Fig. 8-5-2-20).

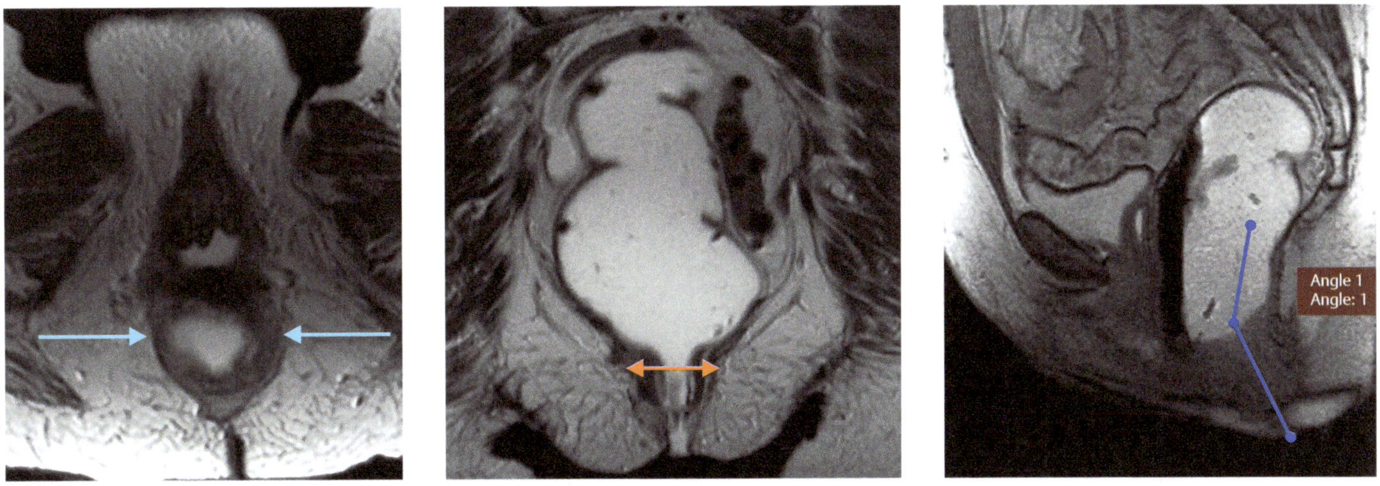

Fig. 8-5-2-20. Atrofia difusa dos esfíncteres interno e externo, com canal anal aberto em repouso (seta amarela) em paciente com fibrose pela episiotomia vaginal e esfincteriana anterior (setas azuis). Na defecografia observa-se aumento do ângulo anorretal pelo envolvimento frequente associado do elevador do ânus (linha azul).

CONCLUSÃO

A RM-defecografia é um método que permite a avaliação das estruturas morfológicas e dinâmicas relevantes na defecação, tendo como uma das principais vantagens sobre os outros métodos, a possibilidade de avaliar os três compartimentos da pelve simultaneamente, fornecendo informações importantes sobre as disfunções do assoalho pélvico.

BIBLIOGRAFIA

Alapati S, Jambhekar K. Dynamic Magnetic Resonance Imaging of the Pelvic Floor. Semin Ultrasound CT MR. 2017;38(3):188-199.

Brandão AC, Ianez P. MR imaging of the pelvic floor: defecography. Magn Reson Imaging Clin N Am. 2013;21(2):427-45.

Colaiacomo MC, Masselli G, Polettini E, Lanciotti S, Casciani E, Bertini L, et al. Dynamic MR Imaging of the Pelvic Floor: a Pictorial Review. RadioGraphics. 2009;29(3):e35.

El Sayed RF, Alt CD, Maccioni F, Meissnitzer M, Masselli G, Manganaro L, et al. Magnetic resonance imaging of pelvic floordysfunction - joint recommendations of the ESUR and ESGARPelvic FloorWorking Group. European Radiology. 2017;27(5):2067-85.

Fielding JR. How and When to Use MR Imaging of the Female PelvicFloor. Semin Colon Rectal Surg. 2007;18(2):107-10.

Melchior C, Bridoux V, Touchais O, Savoye-Collet C, Leroi AM. MRIdefaecography in patients with faecal incontinence. Colorectal Dis.2015 Mar;17(3):O62-9.

Oliveira L, Brandao AC, Silva JAM, Brito CCGACB, Bastos MC, Burger NCS. Physiologic and radiographic testing in patients with pelvic floor disorders and pelvic organ prolapse, Seminars in Colon and Rectal Surgery. 2023; 34(1).

Santoro GA, Sultan AH. Pelvic floor anatomy and imaging. Semin Colon Rectal Surg. 2016;27(1):5–14.

Stoker J. Magnetic resonance imaging in fecal incontinence. Semin Ultrasound CT MR. 2008;29(6):409-13.

SEÇÃO 8-6

ULTRASONOGRAFIA ANORRETAL DINÂMICA (ECODEFECOGRAFIA)

Francisco Sérgio Pinheiro Regadas ▪ Francisco Sérgio Pinheiro Regadas Filho
Sthela Maria Murad Regadas

O conteúdo desta seção (págs. 196 a 210), encontra-se disponível on-line.

Para acessá-lo, aponte a câmera do seu smartphone ou tablet para a imagem acima.

SEÇÃO 8-7

ENTEROSCOPIA EM COLOPROCTOLOGIA

Adriana Vaz Safatle-Ribeiro ▪ Márcio Roberto Facanali Júnior
Vitor Holmo Figueira ▪ Carlos de Almeida Obregon
Fauze Maluf Filho

INTRODUÇÃO

Com o surgimento da cápsula endoscópica (CE) e da enteroscopia de duplo balão (EDB), que permitem a avaliação completa da mucosa do intestino delgado, mudou-se todo o algoritmo de avaliação diagnóstica e terapêutica deste órgão (Fig. 8-7-1).[1,2] Posteriormente, foram descritas outras técnicas de enteroscopia como a de balão único (EBU), (Fig. 8-7-2) e de espiral com *overtube*.[3,4] Mais recentemente, surgiu a enteroscopia espiral com controle remoto, cujos resultados iniciais de protocolos de estudos europeus demonstram uma estratégia de rápida avaliação e com alto índice de exame completo do intestino delgado.[5] Em nosso meio, dispomos da EDB e da EBU, ou seja, da enteroscopia assistida por balão (EAB).

É importante mencionar que a extensão do intestino delgado gira em torno de 5 a 7 metros. O jejuno corresponde a cerca de dois quintos e o íleo a aproximadamente três quintos do intestino delgado.

O trato gastrointestinal médio representa o segmento de intestino delgado entre a papila de Vater e a válvula ileocecal, representando o segmento-alvo do exame de enteroscopia.

INDICAÇÕES EM COLOPROCTOLOGIA

Entre as indicações de enteroscopia em coloproctologia, seja ela por balões ou espiral, as mais comuns são: sangramento do gastrointestinal médio, síndromes polipoides e doença inflamatória intestinal.[6] A grande vantagem da enteroscopia representa a possibilidade de identificação precisa da localização da lesão, permitindo a realização de biópsias e da terapêutica, assim como a tatuagem para uma possível abordagem cirúrgica posterior.

Na doença inflamatória intestinal, por exemplo, em particular na doença de Crohn, além de auxiliar no diagnóstico da doença nesse segmento, há possibilidade de avaliação da extensão da atividade inflamatória, seja no achado de erosões, úlceras, fístulas, subestenoses ou cicatrização da mucosa do intestino delgado. No caso de subestenose fibrótica, em casos selecionados, a dilatação através da enteroscopia representa estratégia relevante. Evitar ressecções, uma vez que a ressecção do segmento doente não é geralmente patognomônico de cura, pode prevenir a síndrome do intestino curto e a formação de bridas. A caracterização do comportamento da doença do intestino delgado pode ainda auxiliar na otimização do tratamento.[7]

Pacientes com lesões vasculares, comom por exemplo, angioectasias de cólon e intestino delgado, necessitam terapêutica endoscópica. Neste caso, a coagulação com plasma de argônio representa a melhor alternativa (Fig. 8-7-3).

Exames de imagem com espessamento de intestino delgado ou suspeita de tumores, constituem uma outra indicação para a realização de enteroscopia.

Deve-se ressaltar que, uma indicação precisa da enteroscopia reflete em maior acurácia diagnóstica, em aumento do rendimento terapêutico e diminuição de riscos desnecessários, elevando-se assim a qualidade do serviço de endoscopia. Em estudo multicêntrico alemão, analisando-se 1.765

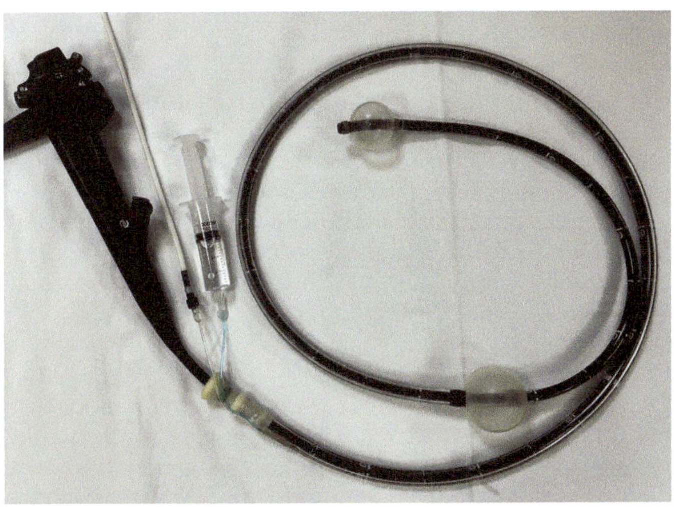

Fig. 8-7-1. Enteroscópio de duplo balão evidenciando os balões do *overtube* e da ponta do endoscópio.

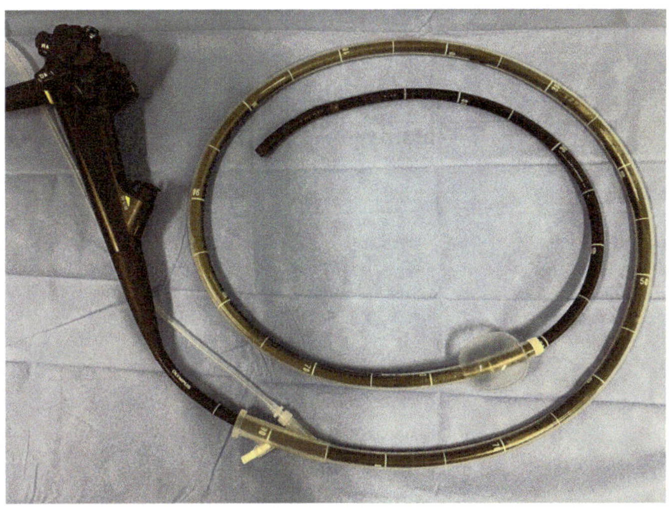

Fig. 8-7-2. Enteroscópio de balão único evidenciando o balão do *overtube*.

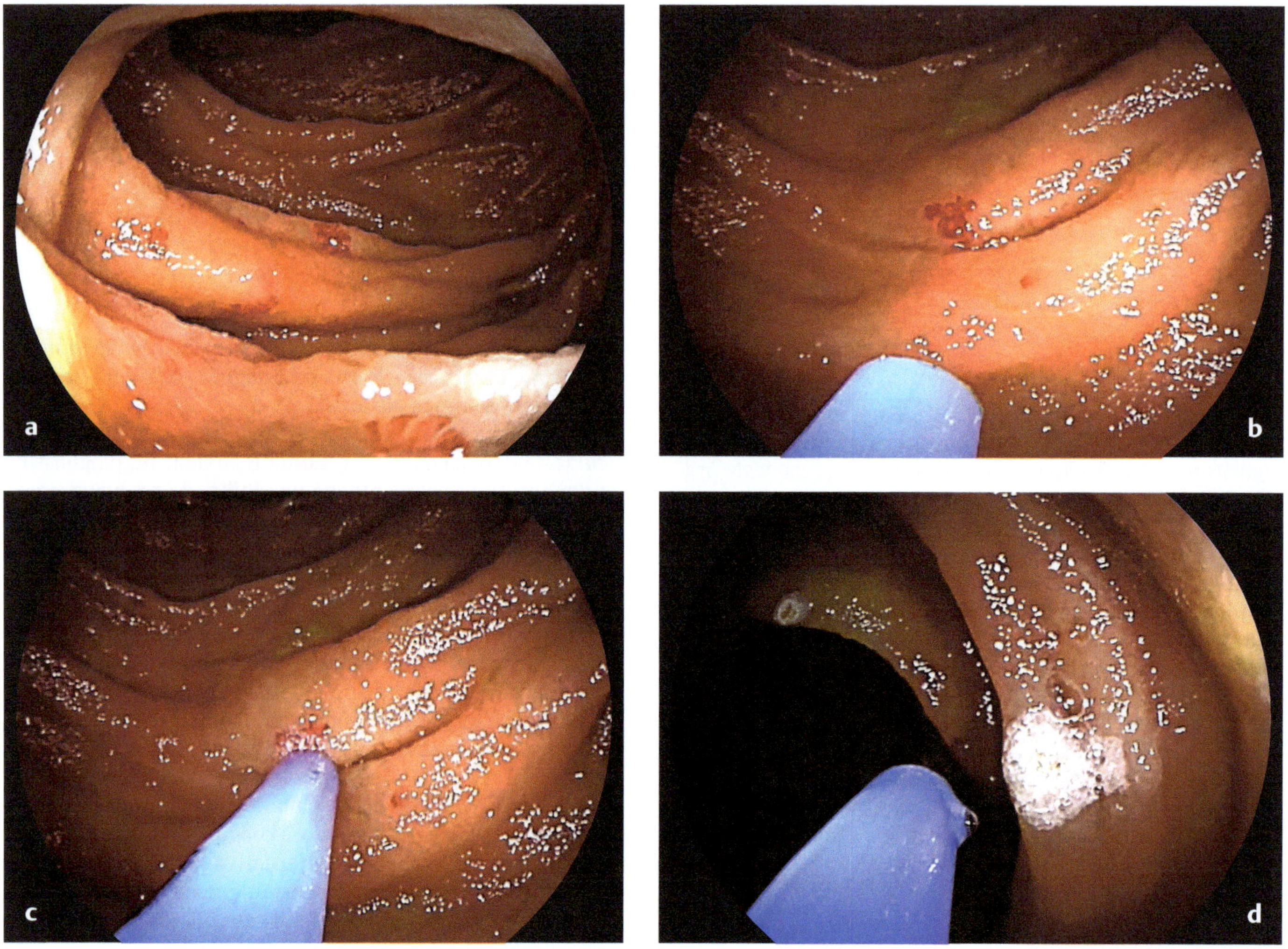

Figs. 8-7-3. (**a-d**) Enteroscopia de duplo balão demonstrando angioectasias de jejuno (**a**); angioectasia de 3 mm em jejuno (**b**); angioectasia em tratamento com plasma de argônio (**c**) e angioectasias após coagulação com plasma de argônio (**d**).

pacientes submetidos à EAB, demonstrou-se que em menos da metade tiveram achados positivos (849; 48%). Porém, destes pacientes, 86% foram submetidos a tratamento específico, sendo endoscópico em 529 pacientes (62%). As indicações que obtiveram maior impacto diagnóstico foram sangramento do trato gastrointestinal médio e polipose de Peutz-Jeghers, enquanto as indicações de diarreia ou de dor abdominal resultaram em poucos achados positivos.[8]

Em pacientes com sangramento do trato gastrointestinal médio e sem sinais obstrutivos, o método endoscópico de escolha na investigação do intestino delgado é a CE, segundo as recomendações da Sociedade Europeia de Endoscopia Gastrointestinal (ESGE). Diante de achados positivos, a enteroscopia deve ser indicada para confirmar e, possivelmente, tratar as lesões (forte recomendação com evidência de alta qualidade).[9] Por outro lado, pacientes com anatomia alterada ou com sinais de obstrução intestinal devem ser encaminhados diretamente para enteroscopia.

Assim, a indicação do exame representa uma das bases mais importantes na qualidade da EAB, que não será considerada boa, caso a indicação esteja equivocada. Desta maneira, selecionar bem o paciente significa maximizar as possibilidades diagnóstica e terapêutica, assim como minimizar os eventos adversos.[7]

CUIDADOS PRÉ-PROCEDIMENTO

Avaliação Clínica

A avaliação detalhada de dados clínicos, incluindo alergias, cirurgias prévias, orientações no manejo de medicações de uso contínuo, por exemplo antiplaquetários, anticoagulantes, hipoglicemiantes orais para sua suspensão ou não, representa etapa importante para o exame de qualidade.

O cuidado na identificação dos pacientes de alto risco e a indicação para o procedimento regem a sedação a ser realizada pelo anestesista. Pacientes com indicação de enteroscopia terapêutica, devem ser submetidos à anestesia geral.

Preparo Intestinal

O bom preparo intestinal para visualização da mucosa do intestino delgado é fundamental.[10] O preparo indicado vai depender da via de acesso escolhida, ou seja, a via anterógrada ou oral (VO) exige apenas jejum de 8 a 12 horas, enquanto a via retrógrada ou anal (VA) requer preparo intestinal conforme o protocolo para colonoscopia.

Via de Acesso

A escolha da via de acesso, seja ela VO ou VA, advém da localização presumível ou confirmada da lesão, ou seja, depende de sua indicação clínica e de exames prévios realizados. Alguns autores recomendam a VO quando o alvo está nos dois terços ou nos três quartos proximais; outros autores interpretam as imagens da CE realizada previamente.[11] Diante de pacientes com melena, a tendência é de se iniciar pela VO, enquanto nos pacientes com enterorragia, pode-se iniciar pela VA. Como exemplo, pacientes jovens, com enterorragia, sem sinais de doença inflamatória, diante da suspeita de divertículo de Meckel, deve-se indicar a VA.[12]

Quando o diagnóstico não for esclarecido por uma via, a outra via deve ser considerada. Segundo uma análise combinada de estudos, a taxa de enteroscopia completa gira em torno de 44% a 71%, sendo a EDB superior à EBU.[10]

ORIENTAÇÕES DURANTE O PROCEDIMENTO

Independentemente das plataformas utilizadas na enteroscopia, sua inserção deve ser cuidadosa, tanto do enteroscópio quanto do *overtube*, especialmente em pacientes submetidos à sedação profunda. Este cuidado deve ser redobrado em pacientes com alto risco de complicações, como naqueles com doença inflamatória.

A enteroscopia é geralmente realizada por dois profissionais: o operador que controla o enteroscópio e o assistente que maneja o *overtube*. Inserção cuidadosa do enteroscópio e posterior inserção suave do *overtube*, são essenciais para evitar eventos adversos.[10]

Sedação

Na VO, geralmente, é escolhida a anestesia geral. Por outro lado, a sedação profunda é escolhida quando o exame é realizado por VA ou para um exame VO de curta duração, como por exemplo, na avaliação de uma lesão de jejuno proximal diagnosticada pela tomografia computadorizada ou pela CE. Pacientes pediátricos demandam anestesia geral, assim como aqueles que necessitam de procedimentos terapêuticos.[10]

Atenção especial deve ser dada aos pacientes idosos com comorbidades, por apresentarem maior risco de eventos cardiovasculares e pneumonia por aspiração, além de recuperação pós-anestésica mais lenta devido à menor depuração renal e hepática, e distribuição do anestésico no tecido adiposo.[13]

Insuflação

Orienta-se o uso de dióxido de carbono (CO_2), já que é absorvido mais facilmente pelo intestino[10]. Em estudo multicêntrico, randomizado, controlado e duplo-cego, comparando a insuflação com ar ambiente e CO_2, demonstrou-se que a profundidade de intubação foi 30% maior com uso de CO_2 e que houve diminuição significativa da dor 1 e 3 horas após o procedimento endoscópico quando comparado com a insuflação com ar. Houve também redução significativa do uso de propofol durante sedação profunda no grupo CO_2.[14]

SÍNDROMES POLIPOIDES

Em pacientes com poliposes, tais como a síndrome de Peutz-Jeghers e a polipose adenomatosa familial, a vigilância através da enteroscopia é imperativa.

Polipose Adenomatosa Familial

A polipose adenomatosa familial representa uma síndrome de câncer colorretal autossômica dominante, decorrente da mutação germinativa do gene ***adenomatous polyposis coli*** (APC) no cromossomo 5q21. Adicionalmente ao câncer colorretal, os pacientes apresentam risco até 300 vezes maior que a população geral de desenvolver adenocarcinoma de duodeno e da ampola de Vater.[15,16] O risco global de displasia de alto grau ou carcinoma duodenal em pacientes com PAF aos 50 anos de idade é estimada em aproximadamente 15,2%.[15] Tais dados ressaltam a necessidade de vigilância endoscópica perene, além de táticas de prevenção e tratamento para estes pacientes.[17-20] Pelo alto risco de câncer duodenal em pacientes com polipose duodenal intensa, o exame endoscópico está recomendado para vigilância.[21-23]

A ESGE recomenda vigilância endoscópica do intestino delgado proximal através de endoscópios de visão frontal e lateral.[24] Demonstra-se associação entre intensidade da polipose duodenal e a presença de lesões mais distais.[25,26]

Os pólipos de jejuno e íleo podem ser encontrados em 40% a 70% dos pacientes com PAF, devendo-se indicar a CE diante da suspeita de lesões no intestino médio.[27]

Pouca evidência há a respeito do uso de EAB em pacientes com PAF.[28-30] Alguns autores relatam que, caso os pólipos identificados pela CE ou por técnicas de imagem sejam maiores que 1 cm, a EAB deva ser indicada para realização de biópsias ou mesmo para ressecção endoscópica (Fig. 8-7-4).[24,31] Contudo, nos pacientes com PAF e anatomia alterada com reconstrução em Y de Roux, por exemplo, após procedimento de Whipple, a EAB está indicada para diagnóstico e terapêutica do segmento de delgado excluso.[32]

Estudos em pacientes com PAF baseados na abordagem do intestino delgado com CE têm demonstrado a presença de pólipos jejunais em até 87% dos casos.[23,28,31] Entretanto, quando comparada com EAB, a CE tem mostrado subestimar o tamanho das lesões, além da impossibilidade da confirmação histopatológica e realização de terapêutica endoscópica.[29,30,33]

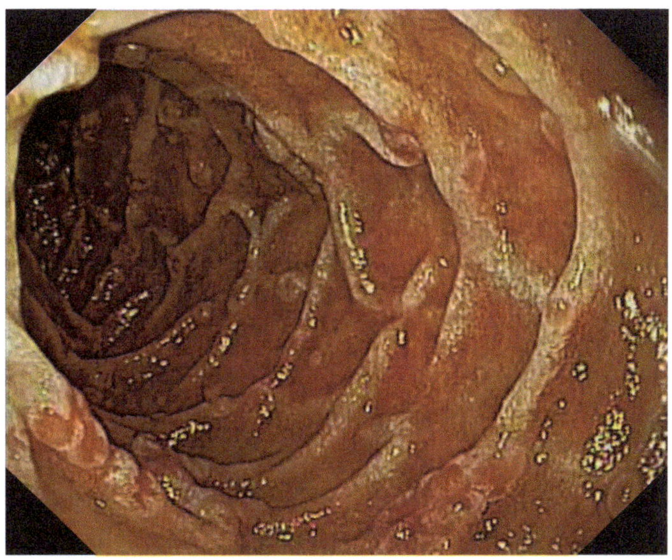

Fig. 8-7-4. Imagem de enteroscopia de balão único demonstrando múltiplas lesões adenomatosas de terceira porção duodenal em paciente com polipose adenomatosa familial.

Em experiência no nosso grupo, a prevalência de polipose jejunal em pacientes com adenomatose duodenal avançada pela EAB foi de 83,33%, sendo as lesões encontradas adenomas tubulares com displasia de baixo grau localizadas no jejuno proximal. Estes dados são comparáveis com a prevalência de 90% de pólipos jejunais reportados em outros estudos, onde foi utilizada EAB em pacientes com PAF.[28,30] Contudo, não há consenso sobre a utilidade de vigilância desta parte do trato gastrointestinal em doentes com PAF, ou na modalidade de diagnóstico preferido neste cenário.

Deve-se ressaltar que o risco de desenvolvimento de adenocarcinoma no intestino delgado não é restrito ao duodeno. Assim, casos de adenocarcinoma jejunal em pacientes que não foram submetidos à avaliação por EAB prévia têm sido descritos na literatura. Ruys *et al.* descreveram três pacientes com PAF com idade entre 57 e 71 anos que apresentaram doença duodenal avançada e adenocarcinoma jejunal, sendo dois destes de prognóstico desfavorável.[34] Adenomas no jejuno não são encontrados em pacientes sem adenomas no duodeno e, por outro lado, a maioria dos casos de adenocarcinoma jejunal reportados na literatura foram descritos em pacientes Spigelman IV.[25,26,34] Considerando-se que pacientes com polipose duodenal Spigelman III e IV são potencialmente cirúrgicos, EAB pode ser indicada de forma individualizada neste subgrupo de doentes na avaliação da extensão do acometimento jejunal.[24]

Diante da necessidade terapêutica, EAB pode ser indicada. Lesões adenomatosas menores que 5 mm podem ser ressecadas com pinça de biópsia, porém lesões maiores e com depressão central devem ser submetidas à mucosectomia. Por outro lado, lesões maiores que 2 cm devem ser ressecadas através de dissecção endoscópica da submucosa.

Síndrome de Peutz-Jeghers

A síndrome de Peutz-Jeghers (SPJ) caracteriza-se pela presença de pólipos hamartomatosos no trato gastrointestinal e pigmentação de melanina em regiões mucocutâneas. Os critérios clínicos correspondem a: dois pólipos hamartomatosos em qualquer lugar do trato gastrointestinal; um pólipo em paciente com história familiar de SPJ ou com pigmentação mucocutânea; e, na ausência de pólipos, o diagnóstico pode ser feito se há história familiar de SPJ e pigmentação mucocutânea.

Está relacionada com a mutação do gene STK11 (também conhecido como LKB1), localizado no cromossoma 19, responsável pela enzima serina-treonina quinase, que, em condições normais, tem efeito supressor tumoral. Ao redor de 50% dos casos são novos, sem história familiar. Quando hereditária, é doença autossômica dominante (1 em 120.000 nascidos vivos).

Em geral, os pólipos são múltiplos e variam em número e tamanho. São mais comuns no intestino delgado (> 75%) e menos frequentes no estômago e no cólon.[35,36]

O pólipo hamartomatoso apresenta bandas ramificadas de músculo liso recobertas por mucosa glandular hiperplásica. É considerado benigno, contudo, está associado ao maior risco de adenocarcinoma no intestino delgado. Não se sabe se originam destes ou de adenomas associados.

O rastreamento do intestino delgado em pacientes com síndrome de Peutz-Jeghers deve ser feito na infância com intuito de diminuir o número de pólipos e de suas complicações, como sangramento, intussuscepção e obstrução intestinal. Com o avançar da idade, deve-se também focar na detecção de lesões pré-malignas e malignas.[35,36]

A ESGE recomenda o rastreamento através de métodos não invasivos, como CE e/ou enterografia por ressonância magnética (ERM) a partir dos 8 anos de idade ou até mais precocemente, caso tenham sintomas.[24]

Quando comparada com a EAB, a CE pode orientar a rota da enteroscopia e apresenta vantagem com relação à taxa de exame completo do intestino delgado, principalmente em pacientes com cirurgias prévias, onde a EAB pode ser um exame difícil. Em contrapartida, alguns estudos demonstram maior número de falsos-negativos com a CE.[32,37,38]

Pólipos maiores que 15 mm apresentam maior risco de intussuscepção e obstrução intestinal, devendo então ser removidos.[20,39,40] Não raramente, a enteroscopia evidencia pólipos com erosão na superfície e com sinal de sangramento recente. Nestes casos, a conduta endoscópica através de polipectomia representa a melhor conduta terapêutica.

Assim, o rastreamento do intestino delgado está indicado na infância e, quando diagnosticados, os pólipos devem ser ressecados endoscopicamente. Desta maneira, tal conduta diminui as ressecções intestinais, evitando-se a síndrome do intestino curto; já que a enteroscopia tem sido utilizada rotineiramente no acompanhamento das síndromes polipoides (Figs. 8-7-5 e 8-7-6).[41]

Quando o pólipo for muito grande para ressecção através da EAB, a enteroscopia intraoperatória com aparelhos convencionais pode ser indicada para polipectomia ou para orientar a enterectomia.[42] Em casos complexos, com múltiplos pólipos grandes e ressecções intestinais prévias, a EAB assistida por laparoscopia representa método alternativo para lise de bridas e polipectomias num único procedimento, mesmo que este procedimento possa durar algumas horas.[42]

Foram descritas estratégias terapêuticas em pacientes com múltiplos pólipos, assim como: pólipos maiores que 2 cm

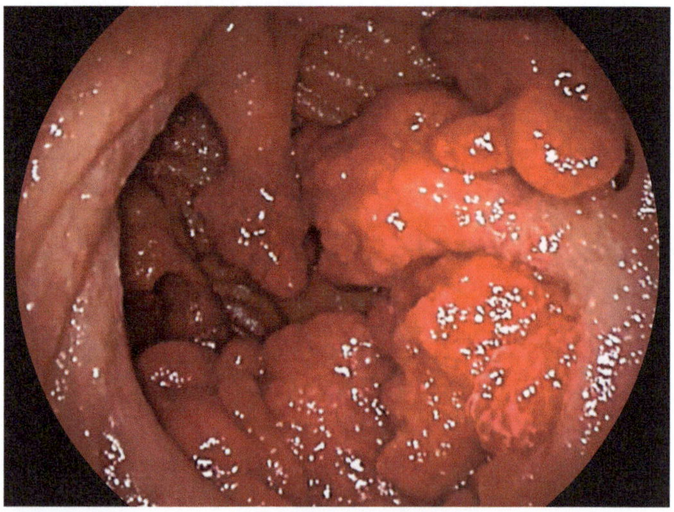

Fig. 8-7-5. Imagem de enteroscopia de duplo balão com pólipos de jejuno em paciente com síndrome de Peutz-Jeghers.

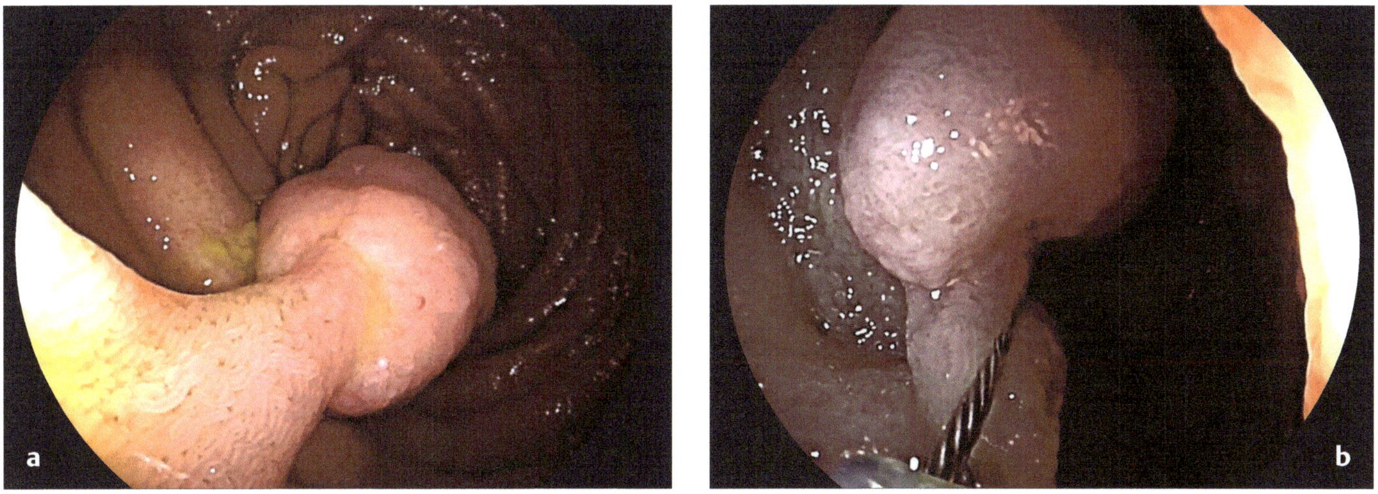

Figs. 8-7-6. (a, b) Pólipo jejunal pediculado em paciente com síndrome de Peutz-Jeghers (a); pedículo do pólipo laçado com alça de polipectomia durante polipectomia.

devem ser retirados inicialmente e depois os de 5 a 10 mm; pólipos maiores que 3 cm devem ser enviados para análise histológica pelo risco de associação com adenocarcinoma, ao passo que lesões menores que 2 cm podem ser tratadas com clipe e deixá-las cair por isquemia; pólipos devem ser tratados em ordem e por via anal para prevenir intussuscepção; e realização de enteroscopia assistida por laparoscopia em casos com muitas aderências, para a realização de lise de bridas e para o auxílio da progressão do enteroscópio pelo cirurgião.[43] Injeção de solução salina com epinefrina na base ou no pedículo do pólipo pode reduzir o risco de sangramento e perfuração.[44]

Mais recentemente, a estratégia de abordagem do pólipo via oral através de polipectomia por isquemia parece ter menos complicações, além de permitir o tratamento de um maior número de pólipos em menor tempo quando comparado com a ressecção endoscópica.[45]

ENTEROSCOPIA NA DOENÇA DE CROHN

O intestino delgado está acometido em cerca de 60% dos pacientes com doença de Crohn (DC) e o íleo terminal envolvido em aproximadamente 90%. Porém, ao diagnóstico, a DC pode acometer isoladamente o intestino delgado em cerca de 30% dos casos, principalmente em pacientes jovens.[46–48] Sendo assim, torna-se necessária a avaliação do intestino delgado quando não se atinge retrogradamente as lesões com o colonoscópio convencional ou quando se suspeita de lesão de intestino delgado proximal (Fig. 8-7-7).

Sabe-se, ainda, da dificuldade de se avaliar o intestino delgado proximal, tanto pela sua anatomia, localização e tortuosidade, quanto por não ser acessível à endoscopia convencional, podendo assim, algumas vezes, atrasar o diagnóstico de DC neste órgão ou, mesmo, ocorrer de não se diagnosticá-la.[49] Além do mais, na doença isolada de intestino delgado,

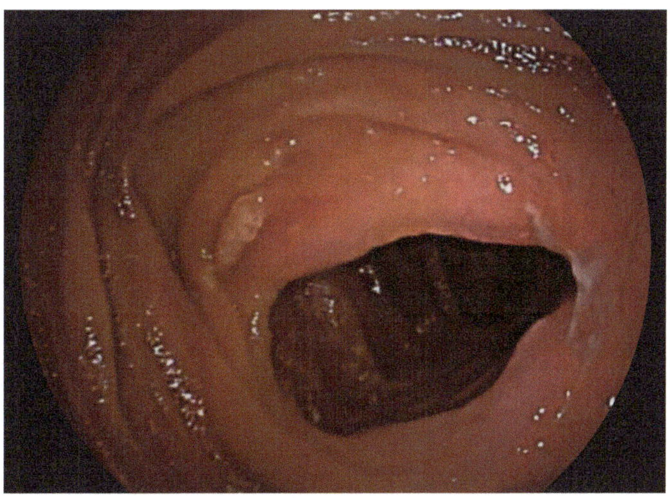

Fig. 8-7-7. Imagem de enteroscopia de duplo balão em paciente com doença de Crohn, demonstrando úlceras em jejuno.

outras patologias podem mimetizar a DC, como tuberculose, úlceras induzidas por medicamentos dentre outras inúmeras afecções, dificultando seu diagnóstico.[50-52] Também, reconhece-se que quando há envolvimento do intestino delgado proximal, há um risco aumentado de recidivas e complicações, quando comparado com outros fenótipos.[50,53-55] Ademais, na população pediátrica, a DC de intestino delgado apresenta uma relevância clínica distinta pelo seu impacto negativo tanto no crescimento como no desenvolvimento ponderal.[55,56] Por fim, deve-se lembrar que a neoplasia de intestino delgado associada à DC, embora rara, é de difícil diagnóstico, sendo apenas uma minoria dos casos diagnosticada em estádio inicial.[57]

Assim, entende-se que a avaliação objetiva da mucosa do intestino delgado é importante para o diagnóstico diferencial de outras afecções, além de auxiliar na estratégia terapêutica da DC.

Dentre os métodos disponíveis para avaliação do acometimento do intestino delgado proximal pela DC, apenas a enteroscopia permite a realização de biópsias para confirmação histológica e também a terapêutica de determinadas complicações como estenoses e sangramento, por meio de técnicas e materiais dedicados, como balões dilatadores, clipes hemostáticos, injeção de substâncias esclerosantes, inserção de próteses, dentre outros.[24,58,59]

ENTEROSCOPIA NA SUSPEITA DE DOENÇA DE CROHN NO INTESTINO DELGADO

Em uma revisão multicêntrica onde se avaliaram 98 EAB em 81 pacientes, sendo 43 com suspeita de DC com base em estudos de imagem alterados, a acurácia diagnóstica foi de 79%.[60] Confirmou-se DC de delgado proximal em 17 pacientes, 12 pacientes apresentaram enteroscopia normal e outros cinco pacientes receberam diagnósticos alternativos. Em 77% dos pacientes desta revisão, a EAB levou à mudança da estratégia terapêutica, seja pela exclusão ou confirmação da DC do intestino delgado, seja pelos diagnósticos diferenciais realizados como úlceras por anti-inflamatórios não esteroidais, estenose por úlcera solitária, úlcera em anastomose enteroenteral ou divertículo de Meckel.

Em outro estudo, com 399 EDB em 100 pacientes com suspeita de DC de intestino delgado, observaram-se alterações em 60 pacientes, dos quais 47 apresentaram úlceras e 11 estenoses no intestino delgado. Em todos foram obtidas amostras de tecido por biópsias e em 23 pacientes, apesar dos achados macroscópicos, não se observaram anormalidade histológica, enquanto que os outros 37 pacientes (63%) tiveram a histologia compatível ou sugestiva para DC de intestino delgado.[61]

A acurácia diagnóstica e o impacto clínico da EBU pode ser avaliada em um estudo retrospectivo, com 13 pacientes, no qual o rendimento diagnóstico foi de 39%.[62]

Na população pediátrica com suspeita de DC em intestino delgado, Di Nardo *et al.*[63] sugerem enteroscopia quando as técnicas de imagem ou a CE são inconclusivas para o diagnóstico, já que a amostra tecidual ou a realização de algum procedimento terapêutico poderia modificar o manejo da doença. A EAB deve ser o procedimento endoscópico de escolha na suspeita de estenose do intestino delgado, ou na suspeita de lesão em exame de imagem, devido às possibilidades diagnósticas e terapêuticas.[54,64]

ENTEROSCOPIA EM PACIENTES COM DC CONHECIDA

Rahman *et al.*[60] analisaram a acurácia diagnóstica e o impacto clínico da EDB no manejo de 38 pacientes com DC conhecida e suspeita de atividade da doença, e obtiveram uma acurácia diagnóstica de 87%, revelando doença ativa em 29% dos casos. Nesta casuística, a EDB resultou em mudança de manejo clínico em 82% dos pacientes com DC conhecida.

Com relação à enteroscopia terapêutica, um estudo envolvendo 112 pacientes com estenoses sintomáticas de intestino delgado relacionadas com DC, a dilatação endoscópica foi realizada com sucesso em 89% dos pacientes, alcançando melhora dos sintomas em 70% dos casos.[65]

A dilatação endoscópica está indicada naqueles pacientes com sintomas obstrutivos e com exame de imagem evidenciando a estenose associada à dilatação à montante. A dilatação endoscópica representa uma alternativa ao tratamento cirúrgico, com impacto principalmente naqueles indivíduos com múltiplas ressecções, ou como ponte para cirurgia. As dilatações pela EAB devem ser restritas àquelas menores que 5 cm de extensão e sem úlcera ativa, fístula ou abscesso, sendo segura e efetiva em curtos segmentos estenóticos (Fig. 8-7-8).[66,67]

Com relação aos resultados de longo prazo de dilatação por EAB para estenose de intestino delgado, em estudo recente com 85 pacientes submetidos à dilatação por enteroscopia e acompanhados por um período médio de 42 meses, a taxa livre de cirurgia foi de 87,3% em um ano e 74,2% em 5 anos.[68]

Na população pediátrica com DC conhecida, recomenda-se EAB quando a visualização endoscópica e a realização de biópsias do intestino delgado são necessárias para excluir algum diagnóstico diferencial (linfoma, tuberculose ou neoplasia) ou quando é necessária a realização de procedimento terapêutico incluindo dilatação de estenose do intestino delgado ou remoção da CE retida.[63]

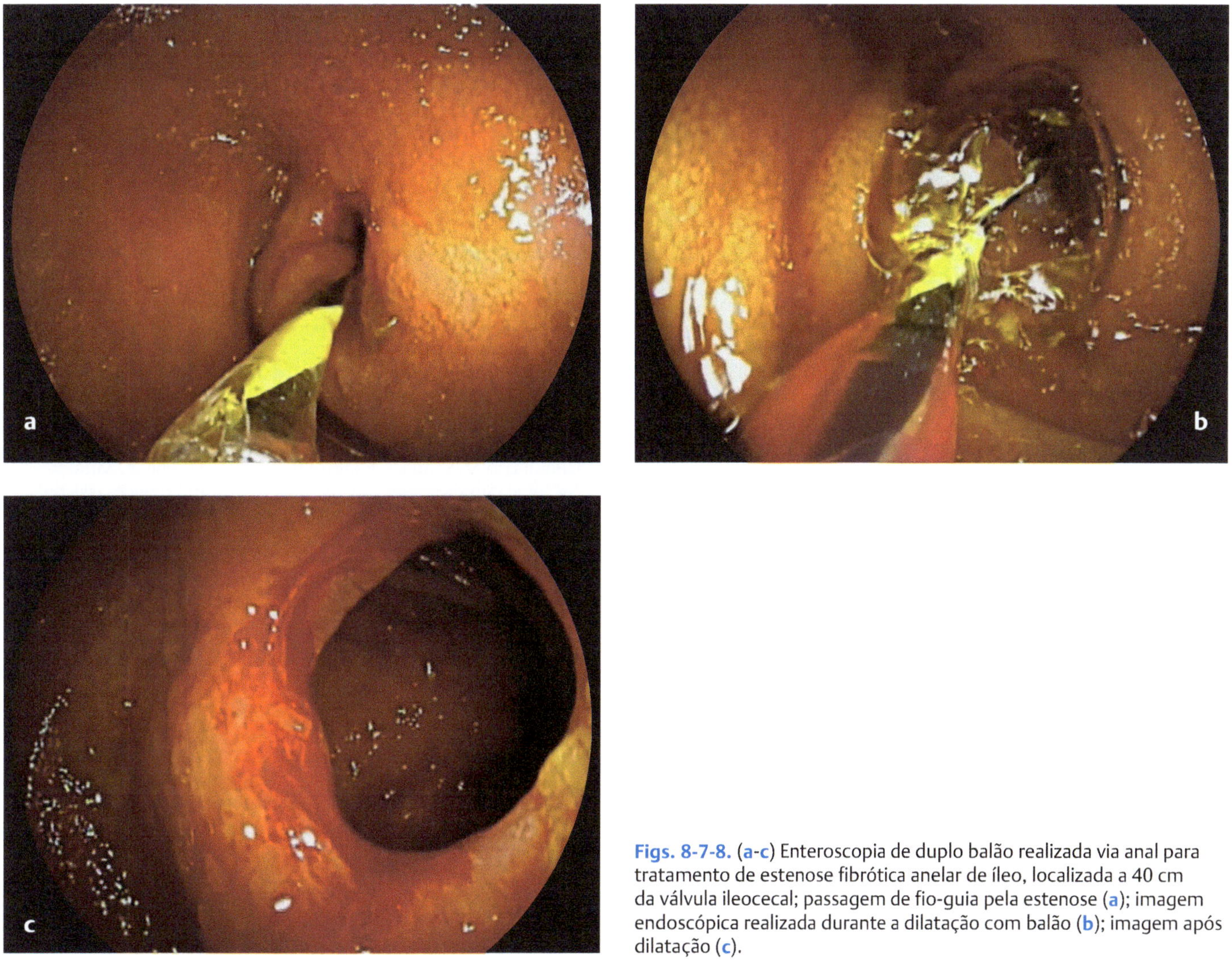

Figs. 8-7-8. (a-c) Enteroscopia de duplo balão realizada via anal para tratamento de estenose fibrótica anelar de íleo, localizada a 40 cm da válvula ileocecal; passagem de fio-guia pela estenose (a); imagem endoscópica realizada durante a dilatação com balão (b); imagem após dilatação (c).

COMPLICAÇÕES DA ENTEROSCOPIA

As principais complicações relacionadas com EAB são: pancreatite (quando realizada VO), perfuração, síndrome pós-polipectomia e sangramento, com uma taxa global, em pacientes adultos, de aproximadamente 1%.[69,70]

Odagiri *et al.*[71] em uma série retrospectiva com 29.068 pacientes submetidos à EAB diagnóstica, relataram 32 casos de perfuração (0,11%). Entretanto, em pacientes com diagnóstico de DC, o risco de perfuração intestinal foi significativamente maior em comparação com os pacientes que não apresentavam DC, cerca de 8,6 vezes maior. Já a hemorragia após dilatação por balão de estenoses por DC ocorre em aproximadamente 2,5% dos pacientes, e requerem, geralmente, tratamento conservador.[72] Na população pediátrica, complicações graves foram relatadas apenas durante procedimentos terapêuticos, sendo a taxa de complicação global de 5,4%.[73]

CONCLUSÃO

A enteroscopia tem diferentes plataformas e várias indicações em coloproctologia. Representa uma ferramenta diagnóstica importante na avaliação da extensão das lesões, podendo auxiliar o coloproctologista na melhor abordagem, seja clínica ou cirúrgica. A enteroscopia permite ainda, em muitos casos, a realização de procedimentos terapêuticos, como polipectomia, dilatação de estenoses e tratamento de lesões hemorrágicas do intestino delgado.

REFERÊNCIAS BIBLIOGRÁFICAS

1. Iddan G. The discomfort of internal gastrointestinal examination may soon be a thing of the past. Nature. 2000;405(May):417–8.
2. Yamamoto H, Sekine Y, Sato Y, Higashizawa T, Miyata T, Iino S, et al. Total enteroscopy with a nonsurgical steerable double-balloon method. Gastrointest Endosc. 2001;53(2):216–20.
3. Tsujikawa T, Saitoh Y, Andoh A, Imaeda H, Hata K, Minematsu H, et al. Novel single-balloon enteroscopy for diagnosis and treatment of the small intestine: Preliminary experiences. Endoscopy. 2008;40(1):11–5.
4. Akerman P, Agrawal D, Cantero D, Pangtay J. Spiral enteroscopy with the new DSB overtube: a novel technique for deep peroral small-bowel intubation. Endoscopy [Internet]. 2008 Dec 8;40(12):974–8. Available from: http://eprints.ncrm.ac.uk/2879/1/NCRM_workingpaper_0412.pdf
5. Schneider M, Höllerich J, Beyna T. Device-assisted enteroscopy: A review of available techniques and upcoming new technologies. World J Gastroenterol [Internet]. 2019 Jul

21;25(27):3538–45. Available from: https://www.wjgnet.com/1007-9327/full/v25/i27/3538.htm
6. Chavalitdhamrong D, Adler DG, Draganov PV. Complications of enteroscopy: How to avoid them and manage them when they arise. Gastrointest Endosc Clin N Am. 2015;25(1):83–95.
7. Yamamoto H. Fifteen Years Since the Advent of Double-Balloon Endoscopy. Clin Gastroenterol Hepatol. 2017;15(11):1647–50.
8. Möschler O, May A, Müller MK, Ell C. Complications in and performance of double-balloon enteroscopy (DBE): Results from a large prospective DBE database in Germany. Endoscopy. 2011;43(6):484–9.
9. Rondonotti E, Spada C, Adler S, May A, Despott EJ, Koulaouzidis A, et al. Small-bowel capsule endoscopy and device-assisted enteroscopy for diagnosis and treatment of small-bowel disorders: European Society of Gastrointestinal Endoscopy (ESGE) Technical Review. Endoscopy. 2018;50(4):423–46.
10. Yamamoto H, Ogata H, Matsumoto T, Ohmiya N, Ohtsuka K, Watanabe K, et al. Clinical Practice Guideline for Enteroscopy. Dig Endosc [Internet]. 2017 Jul 9;29(5):519–46. Available from: https://onlinelibrary.wiley.com/doi/abs/10.1111/den.12883
11. Nakamura M, Niwa Y, Ohmiya N, Goto H. Which route should we select when performing double-balloon enteroscopy? Gastrointest Endosc [Internet]. 2008 Mar;67(3):577–8. Available from: https://linkinghub.elsevier.com/retrieve/pii/S0016510707026703
12. Chou J-W, Chung C-S, Huang T-Y, Tu C-H, Chang C-W, Chang C-H, et al. Meckel's Diverticulum Diagnosed by Balloon-Assisted Enteroscopy: A Multicenter Report from the Taiwan Association for the Study of Small Intestinal Diseases (TASSID). Toyokawa T, editor. Gastroenterol Res Pract [Internet]. 2021 Nov 18;2021:1–10. Available from: https://www.hindawi.com/journals/grp/2021/9574737/
13. Chetcuti Zammit S, Sanders DS, Sidhu R. Device assisted enteroscopy in the elderly — A systematic review and meta-analysis. Dig Liver Dis [Internet]. 2019;51(9):1249–56. Available from: https://doi.org/10.1016/j.dld.2019.04.001
14. Domagk D, Bretthauer M, Lenz P, Aabakken L, Ullerich H, Maaser C, et al. Carbon dioxide insufflation improves intubation depth in double-balloon enteroscopy: a randomized, controlled, double-blind trial. Endoscopy [Internet]. 2007 Dec 10;39(12):1064–7. Available from: http://eprints.ncrm.ac.uk/2879/1/NCRM_workingpaper_0412.pdf
15. Bulow S. Duodenal adenomatosis in familial adenomatous polyposis. Gut [Internet]. 2004 Mar 1;53(3):381–6. Available from: https://gut.bmj.com/lookup/doi/10.1136/gut.2003.027771
16. Saurin J-C, Gutknecht C, Napoleon B, Chavaillon A, Ecochard R, Scoazec J-Y, et al. Surveillance of Duodenal Adenomas in Familial Adenomatous Polyposis Reveals High Cumulative Risk of Advanced Disease. J Clin Oncol [Internet]. 2004 Feb 1;22(3):493–8. Available from: https://ascopubs.org/doi/10.1200/JCO.2004.06.028
17. Brosens LAA, Keller JJ, Offerhaus GJA, Goggins M, Giardiello FM. Prevention and management of duodenal polyps in familial adenomatous polyposis. Gut [Internet]. 2005 Jul 1;54(7):1034–43. Available from: https://gut.bmj.com/lookup/doi/10.1136/gut.2004.053843
18. Campos FG, Sulbaran M, Safatle-Ribeiro AV, Martinez CAR. Duodenal adenoma surveillance in patients with familial adenomatous polyposis. World J Gastrointest Endosc [Internet]. 2015;7(10):950. Available from: http://www.wjgnet.com/1948-5190/full/v7/i10/950.htm
19. Spigelman A, Talbot IC, Williams CB, Domizio P, Phillips RKS. Upper gastrointestinal cancer in patients with Familial Adenomatous Polyposis. Lancet [Internet]. 1989 Sep;334(8666):783–5. Available from: https://linkinghub.elsevier.com/retrieve/pii/S0140673689908404
20. van Lier MGF, Mathus-Vliegen EMH, Wagner A, van Leerdam ME, Kuipers EJ. High Cumulative Risk of Intussusception in Patients With Peutz–Jeghers Syndrome: Time to Update Surveillance Guidelines? Am J Gastroenterol [Internet]. 2011 May;106(5):940–5. Available from: https://journals.lww.com/00000434-201105000-00023
21. Groves CJ. Duodenal cancer in patients with familial adenomatous polyposis (FAP): results of a 10 year prospective study. Gut [Internet]. 2002 May 1;50(5):636–41. Available from: https://gut.bmj.com/lookup/doi/10.1136/gut.50.5.636
22. Jagelman D. Upper gastrointestinal cancer in Familial Adenomatous Polyposis. Lancet [Internet]. 1988 May;331(8595):1149–51. Available from: https://linkinghub.elsevier.com/retrieve/pii/S0140673688919629
23. Koornstra JJ. Small bowel endoscopy in familial adenomatous polyposis and Lynch syndrome. Best Pract Res Clin Gastroenterol [Internet]. 2012 Jun;26(3):359–68. Available from: https://linkinghub.elsevier.com/retrieve/pii/S1521691812000248
24. Pennazio M, Spada C, Eliakim R, Keuchel M, May A, Mulder C, et al. Small-bowel capsule endoscopy and device-assisted enteroscopy for diagnosis and treatment of small-bowel disorders: European Society of Gastrointestinal Endoscopy (ESGE) Clinical Guideline. Endoscopy [Internet]. 2015 Mar 31;47(04):352–86. Available from: http://www.thieme-connect.de/DOI/DOI?10.1055/s-0034-1391855
25. Burke CA, Santisi J, Church J, Levinthal G. The Utility of Capsule Endoscopy Small Bowel Surveillance in Patients with Polyposis. Am J Gastroenterol [Internet]. 2005 Jul;100(7):1498–502. Available from: https://journals.lww.com/00000434-200507000-00013
26. Schulmann K, Hollerbach S, Kraus K, Willert J, Vogel T, Moslein G, et al. Feasibility and Diagnostic Utility of Video Capsule Endoscopy for the Detection of Small Bowel Polyps in Patients with Hereditary Polyposis Syndromes. Am J Gastroenterol [Internet]. 2005 Jan;100(1):27–37. Available from: http://www.nature.com/doifinder/10.1111/j.1572-0241.2005.40102.x
27. Pennazio M, Rondonotti E, Despott EJ, Dray X, Keuchel M, Moreels T, et al. Small-bowel capsule endoscopy and device-assisted enteroscopy for diagnosis and treatment of small-bowel disorders: European Society of Gastrointestinal Endoscopy (ESGE) Guideline – Update 2022. Endoscopy [Internet]. 2023 Jan 24;55(01):58–95. Available from: http://www.thieme-connect.de/DOI/DOI?10.1055/a-1973-3796
28. Alderlieste YA, Rauws EAJ, Mathus-Vliegen EMH, Fockens P, Dekker E. Prospective enteroscopic evaluation of jejunal polyposis in patients with familial adenomatous polyposis and advanced duodenal polyposis. Fam Cancer [Internet]. 2013 Mar 29;12(1):51–6. Available from: http://link.springer.com/10.1007/s10689-012-9571-1
29. Matsumoto T, Esaki M, Yanaru-Fujisawa R, Moriyama T, Yada S, Nakamura S, et al. Small-intestinal involvement in familial adenomatous polyposis: evaluation by double-balloon endoscopy and intraoperative enteroscopy. Gastrointest Endosc [Internet]. 2008 Nov;68(5):911–9. Available from: https://linkinghub.elsevier.com/retrieve/pii/S0016510708003246
30. Mönkemüller K, Fry L, Ebert M, Bellutti M, Venerito M, Knippig C, et al. Feasibility of double-balloon enteroscopy-assisted chromoendoscopy of the small bowel in patients with familial adenomatous polyposis. Endoscopy [Internet]. 2007 Jan 25;39(01):52–7. Available from: http://www.thieme-connect.de/DOI/DOI?10.1055/s-2006-945116
31. Günther U, Bojarski C, Buhr H-J, Zeitz M, Heller F. Capsule endoscopy in small-bowel surveillance of patients with hereditary polyposis syndromes. Int J Colorectal Dis [Internet]. 2010 Nov 11;25(11):1377–82. Available from: http://link.springer.com/10.1007/s00384-010-0982-x

32. Matsumoto T, Esaki M, Moriyama T, Nakamura S, Iida M. Comparison of Capsule Endoscopy and Enteroscopy with the Double-Balloon Method in Patients with Obscure Bleeding and Polyposis. Endoscopy [Internet]. 2005 Sep;37(9):827–32. Available from: http://www.thieme-connect.de/DOI/DOI?10.1055/s-2005-870207
33. Riccioni ME, Urgesi R, Cianci R, Spada C, Nista EC, Costamagna G. Single-balloon push-and-pull enteroscopy system: does it work? A single-center, 3-year experience. Surg Endosc [Internet]. 2011 Sep 13;25(9):3050–6. Available from: http://link.springer.com/10.1007/s00464-011-1669-2
34. Ruys AT, Alderlieste YA, Gouma DJ, Dekker E, Mathus–Vliegen EMH. Jejunal Cancer in Patients With Familial Adenomatous Polyposis. Clin Gastroenterol Hepatol [Internet]. 2010 Aug;8(8):731–3. Available from: https://linkinghub.elsevier.com/retrieve/pii/S1542356510003800
35. Beggs AD, Latchford AR, Vasen HFA, Moslein G, Alonso A, Aretz S, et al. Peutz-Jeghers syndrome: a systematic review and recommendations for management. Gut [Internet]. 2010 Jul 1;59(7):975–86. Available from: https://gut.bmj.com/lookup/doi/10.1136/gut.2009.198499
36. Korsse SE, Dewint P, Kuipers EJ, van Leerdam ME. Small bowel endoscopy and Peutz-Jeghers syndrome. Best Pract Res Clin Gastroenterol [Internet]. 2012 Jun;26(3):263–78. Available from: https://linkinghub.elsevier.com/retrieve/pii/S1521691812000601
37. Rahmi G. Small bowel polypectomy by double balloon enteroscopy: Correlation with prior capsule endoscopy. World J Gastrointest Endosc [Internet]. 2013;5(5):219. Available from: http://www.wjgnet.com/1948-5190/full/v5/i5/219.htm
38. Soares J, Lopes L, Vilas Boas G, Pinho† C. Wireless Capsule Endoscopy for Evaluation of Phenotypic Expression of Small-Bowel Polyps in Patients with Peutz-Jeghers Syndrome and in Symptomatic First-Degree Relatives. Endoscopy [Internet]. 2004 Dec;36(12):1060–6. Available from: http://www.thieme-connect.de/DOI/DOI?10.1055/s-2004-826038
39. Pennazio M, Rossini FP. Small bowel polyps in Peutz-Jeghers syndrome: management by combined push enteroscopy and intraoperative enteroscopy. Gastrointest Endosc [Internet]. 2000 Mar;51(3):304–8. Available from: https://linkinghub.elsevier.com/retrieve/pii/S0016510700703592
40. Urs AN, Martinelli M, Rao P, Thomson MA. Diagnostic and Therapeutic Utility of Double-Balloon Enteroscopy in Children. J Pediatr Gastroenterol Nutr [Internet]. 2014 Feb;58(2):204–12. Available from: https://journals.lww.com/00005176-201402000-00017
41. Rossini FP, Risio M, Pennazio M. Small bowel tumors and polyposis syndromes. Gastrointest Endosc Clin N Am [Internet]. 1999 Jan;9(1):93–114. Available from: http://www.ncbi.nlm.nih.gov/pubmed/9834319
42. Ross AS, Dye C, Prachand VN. Laparoscopic-assisted double-balloon enteroscopy for small-bowel polyp surveillance and treatment in patients with Peutz-Jeghers syndrome. Gastrointest Endosc [Internet]. 2006 Dec;64(6):984–8. Available from: https://linkinghub.elsevier.com/retrieve/pii/S0016510706020888
43. Sakamoto H, Yamamoto H, Hayashi Y, Yano T, Miyata T, Nishimura N, et al. Nonsurgical management of small-bowel polyps in Peutz-Jeghers syndrome with extensive polypectomy by using double-balloon endoscopy. Gastrointest Endosc [Internet]. 2011;74(2):328–33. Available from: http://dx.doi.org/10.1016/j.gie.2011.04.001
44. Safatle-Ribeiro AV, Kuga R, Ishida R, Furuya C, Ribeiro U, Cecconello I, et al. Is double-balloon enteroscopy an accurate method to diagnose small-bowel disorders? Surg Endosc Other Interv Tech. 2007;21(12):2231–6.
45. Yamamoto H, Sakamoto H, Kumagai H, Abe T, Ishiguro S, Uchida K, et al. Clinical Guidelines for Diagnosis and Management of Peutz-Jeghers Syndrome in Children and Adults. Digestion [Internet]. 2023 Apr 13;1–13. Available from: https://www.karger.com/Article/FullText/529799
46. Annese V, Daperno M, Rutter MD, Amiot A, Bossuyt P, East J, et al. European evidence based consensus for endoscopy in inflammatory bowel disease. J Crohn's Colitis [Internet]. 2013 Dec;7(12):982–1018. Available from: https://academic.oup.com/ecco-jcc/article-lookup/doi/10.1016/j.crohns.2013.09.016
47. Eliakim R, Carter D. Endoscopic Assessment of the Small Bowel. Dig Dis [Internet]. 2013;31(2):194–8. Available from: https://www.karger.com/Article/FullText/353367
48. Tontini GE, Vecchi M, Neurath MF, Neumann H. Advanced endoscopic imaging techniques in Crohn's disease. J Crohn's Colitis [Internet]. 2014 Apr;8(4):261–9. Available from: https://academic.oup.com/ecco-jcc/article-lookup/doi/10.1016/j.crohns.2013.09.004
49. Pimentel M, Chang M, Chow EJ, Tabibzadeh S, Kirit-Kiriak V, Targan SR, et al. Identification of A Prodromal Period in Crohn's Disease But Not Ulcerative Colitis. Am J Gastroenterol [Internet]. 2000 Dec;95(12):3458–62. Available from: https://journals.lww.com/00000434-200012000-00019
50. Fong SCM, Irving PM. Distinct management issues with Crohn's disease of the small intestine. Curr Opin Gastroenterol [Internet]. 2015 Mar;31(2):92–7. Available from: http://journals.lww.com/00001574-201503000-00003
51. Leighton JA, Pasha SF. Inflammatory Disorders of the Small Bowel. Gastrointest Endosc Clin N Am [Internet]. 2017 Jan;27(1):63–77. Available from: https://linkinghub.elsevier.com/retrieve/pii/S105251571630071X
52. Facanali CBG, Facanali Junior MR, Ribeiro Junior U, Queiroz NSF, Sobrado Junior CW, Safatle-Ribeiro AV. Small bowel is largely affected in behçet's disease: a long-term follow-up of gastrointestinal symptoms. Arq Gastroenterol [Internet]. 2022 Mar;59(1):117–22. Available from: http://www.scielo.br/scielo.php?script=sci_arttext&pid=S0004-28032022000100117&tlng=en
53. Hall B, Holleran G, McNamara D. Small Bowel Crohn's Disease: An Emerging Disease Phenotype? Dig Dis [Internet]. 2015;33(1):42–51. Available from: https://www.karger.com/Article/FullText/366047
54. Di Nardo G, de Ridder L, Oliva S, Casciani E, Escher JC, Cucchiara S. Enteroscopy in paediatric Crohn's disease. Dig Liver Dis [Internet]. 2013 May;45(5):351–5. Available from: https://linkinghub.elsevier.com/retrieve/pii/S1590865812002897
55. Chouraki V, Savoye G, Dauchet L, Vernier-Massouille G, Dupas J-L, Merle V, et al. The changing pattern of Crohn's disease incidence in northern France: a continuing increase in the 10- to 19-year-old age bracket (1988-2007). Aliment Pharmacol Ther [Internet]. 2011 May;33(10):1133–42. Available from: https://onlinelibrary.wiley.com/doi/10.1111/j.1365-2036.2011.04628.x
56. Sauer CG, Kugathasan S. Pediatric Inflammatory Bowel Disease: Highlighting Pediatric Differences in IBD. Med Clin North Am [Internet]. 2010 Jan;94(1):35–52. Available from: https://linkinghub.elsevier.com/retrieve/pii/S0025712509001230
57. Cuffari C, Dubinsky M, Darbari A, Sena L, Baldassano R. Crohn's Jejunoileitis: The Pediatrician's Perspective on Diagnosis and Management. Inflamm Bowel Dis [Internet]. 2005 Jul;11(7):696–704. Available from: https://academic.oup.com/ibdjournal/article/11/7/696-704/4684016
58. Di Nardo G, Aloi M, Oliva S, Civitelli F, Casciani E, Cucchiara S. Investigation of small bowel in pediatric Crohn's disease. Inflamm Bowel Dis [Internet]. 2012 Sep;18(9):1760–76. Available from: https://academic.oup.com/ibdjournal/article/18/9/1760-1776/4607862

59. Pennazio M, Venezia L, Cortegoso Valdivia P, Rondonotti E. Device-assisted enteroscopy: An update on techniques, clinical indications and safety. Dig Liver Dis [Internet]. 2019 Jul;51(7):934–43. Available from: https://linkinghub.elsevier.com/retrieve/pii/S1590865819305754
60. Rahman A, Ross A, Leighton JA, Schembre D, Gerson L, Lo SK, et al. Double-balloon enteroscopy in Crohn's disease: findings and impact on management in a multicenter retrospective study. Gastrointest Endosc [Internet]. 2015 Jul;82(1):102–7. Available from: https://linkinghub.elsevier.com/retrieve/pii/S0016510714026108
61. Tun GSZ, Rattehalli D, Sanders DS, McAlindon ME, Drew K, Sidhu R. Clinical utility of double-balloon enteroscopy in suspected Crohn's disease. Eur J Gastroenterol Hepatol [Internet]. 2016 Jul;28(7):820–5. Available from: http://journals.lww.com/00042737-201607000-00015
62. Holleran G, Valerii G, Tortora A, Scaldaferri F, Conti S, Amato A, et al. The use of single balloon enteroscopy in Crohn's disease and its impact on clinical outcome. Scand J Gastroenterol [Internet]. 2018 Aug 3;53(8):925–9. Available from: https://www.tandfonline.com/doi/full/10.1080/00365521.2018.1476914
63. Nardo G Di, Esposito G, Ziparo C, Micheli F, Masoni L, Villa MP, et al. Enteroscopy in children and adults with inflammatory bowel disease. World J Gastroenterol [Internet]. 2020 Oct 21;26(39):5944–58. Available from: https://www.wjgnet.com/1007-9327/full/v26/i39/5944.htm
64. Di Nardo G, Calabrese C, Conti Nibali R, De Matteis A, Casciani E, Martemucci L, et al. Enteroscopy in children. United Eur Gastroenterol J [Internet]. 2018 Aug;6(7):961–9. Available from: https://onlinelibrary.wiley.com/doi/10.1177/2050640618789853
65. Hirai F, Andoh A, Ueno F, Watanabe K, Ohmiya N, Nakase H, et al. Efficacy of Endoscopic Balloon Dilation for Small Bowel Strictures in Patients With Crohn's Disease: A Nationwide, Multi-centre, Open-label, Prospective Cohort Study. J Crohn's Colitis [Internet]. 2018 Mar 28;12(4):394–401. Available from: https://academic.oup.com/ecco-jcc/article/12/4/394/4675271
66. de'Angelis N. Short- and long-term efficacy of endoscopic balloon dilation in Crohn's disease strictures. World J Gastroenterol [Internet]. 2013;19(17):2660. Available from: http://www.wjgnet.com/1007-9327/full/v19/i17/2660.htm
67. Sunada K, Yamamoto H, Yano T, Sugano K. Review: Advances in the diagnosis and treatment of small bowel lesions with Crohn's disease using double-balloon endoscopy. Therap Adv Gastroenterol [Internet]. 2009 Nov 6;2(6):357–66. Available from: http://journals.sagepub.com/doi/10.1177/1756283X09343542
68. Sunada K, Shinozaki S, Nagayama M, Yano T, Takezawa T, Ino Y, et al. Long-term Outcomes in Patients with Small Intestinal Strictures Secondary to Crohn's Disease After Double-balloon Endoscopy-assisted Balloon Dilation. Inflamm Bowel Dis [Internet]. 2016 Feb;22(2):380–6. Available from: https://academic.oup.com/ibdjournal/article/22/2/380-386/4561812
69. Möschler O, May A, Müller M, Ell C. Complications in and performance of double-balloon enteroscopy (DBE): results from a large prospective DBE database in Germany. Endoscopy [Internet]. 2011 Jun 2;43(06):484–9. Available from: http://www.thieme-connect.de/DOI/DOI?10.1055/s-0030-1256249
70. Rondonotti E, Sunada K, Yano T, Paggi S, Yamamoto H. Double-balloon endoscopy in clinical practice: Where are we now? Dig Endosc [Internet]. 2012 Jul;24(4):209–19. Available from: https://onlinelibrary.wiley.com/doi/10.1111/j.1443-1661.2012.01240.x
71. Odagiri H, Matsui H, Fushimi K, Kaise M, Yasunaga H. Factors associated with perforation related to diagnostic balloon-assisted enteroscopy: analysis of a national inpatient database in Japan. Endoscopy [Internet]. 2014 Nov 20;47(02):143–6. Available from: http://www.thieme-connect.de/DOI/DOI?10.1055/s-0034-1390891
72. Navaneethan U, Vargo J, Menon K, Sanaka M, Tsai C-J. Impact of balloon-assisted enteroscopy on the diagnosis and management of suspected and established small-bowel Crohn's disease. Endosc Int Open [Internet]. 2014 Nov 12;02(04):E201–6. Available from: http://www.thieme-connect.de/DOI/DOI?10.1055/s-0034-1377522
73. Yokoyama K, Yano T, Kumagai H, Mizuta K, Ono S, Imagawa T, et al. Double-balloon Enteroscopy for Pediatric Patients. J Pediatr Gastroenterol Nutr [Internet]. 2016 Jul;63(1):34–40. Available from: https://journals.lww.com/00005176-201607000-00010

SEÇÃO 8-8

ENTERORRESSONÂNCIA MAGNÉTICA E ENTEROTOMOGRAFIA

Caroline Lorenzoni Almeida Ghezzi ■ Tiago Leal Ghezzi

INTRODUÇÃO

A enterorressonância magnética (ERM) e a enterotomografia computadorizada (ETC) são considerados os métodos de imagem mais efetivos para avaliação do intestino delgado, tendo a sua principal indicação a doença de Crohn. Os exames de imagem em cortes transversais são menos invasivos e mais bem tolerados que a ileocolonoscopia, além de permitirem a visualização de todo o intestino delgado, a espessura total da parede da alça e também detectarem complicações extraintestinais, achados não identificados por exames endoscópicos.[1]

Na doença de Crohn a ERM e a ETC são ferramentas úteis no diagnóstico, avaliação da distribuição de acometimento, monitoramento de atividade inflamatória, detecção de complicações e avaliação de resposta ao tratamento.[2-5] Ambas são métodos igualmente acurados na identificação de atividade inflamatória da doença de Crohn do intestino delgado (sensibilidade de 89% para ETC e 83% para ERM; especificidade de 80% para ETC e 100% para ERM) e na avaliação de complicações extraintestinais (sensibilidade de 100% para ETC e ERM).[6]

Existem, ainda, outras indicações de ERM e ETC, tais como pesquisa de neoplasia de intestino delgado, avaliação de sangramento oculto nas fezes, doença celíaca e isquemia intestinal, que não serão o foco deste capítulo.[1] A ETC e a ERM possuem, ainda, a vantagem de excluir estenoses do intestino delgado que possam causar retenção de cápsula endoscópica.[7]

A enterografia, seja por RM ou por TC, difere da técnica convencional por utilizar ingesta de grande volume de contraste neutro para distensão das alças de intestino delgado permitindo a adequada caracterização da parede e do lúmen intestinais. A ERM e a ETC possibilitam, portanto, a avaliação de alças de intestino delgado sem sobreposição, do mesentério circundante e dos demais órgãos abdominais, oferecendo uma avaliação global do abdome, motivo pelo qual substituíram os exames com técnicas convencionais e o trânsito intestinal.[1]

Diretrizes recentes fornecem informações padronizadas de nomenclatura para aumentar a consistência e facilitar a comunicação dos relatórios dos exames por ETC e ERM em pacientes com doença de Crohn.[5,8]

PROTOCOLOS

O protocolo de exame pode variar conforme a experiência de cada serviço, não havendo consenso em relação a todos os detalhes técnicos na realização da ETC e ERM. O grande desafio técnico da ETC e da ERM é atingir a distensão intestinal adequada em pacientes muitas vezes sintomáticos durante o exame e com pouca tolerância ao preparo. A pouca distensão das alças intestinais pode mimetizar hiperrealce da camada interna ou espessamento parietal, dificultando a sua adequada avaliação e reduzindo a acurácia dos métodos de imagens.[9] Nesse sentido é fundamental a distensão intestinal adequada. O volume e os intervalos variam conforme a experiência de cada serviço, com um volume total variando de 1 a 2 litros de meio de contraste neutro diluído ingeridos ao longo de 45 min. a 1 hora antes do exame. As técnicas enterográficas utilizam meio de contraste neutro hiperosmolar via oral para distensão do intestino delgado, tal como solução de polietilenoglicol (PEG) e manitol. O meio de contraste positivo não é recomendado de rotina, pois prejudica a avaliação do realce da camada interna intestinal. O uso de PEG como meio de contraste neutro na ETC permite maior grau de distensão intestinal, de forma homogênea, proporcionando boa distinção das camadas parietais do intestino, porém à custa de maior frequência de evacuações em comparação com leite ou água.[10] Geralmente é recomendado jejum de 4 a 6 horas antes do exame. A posição supina é preferida em muitos serviços.

Na ETC, os principais consensos sugerem a realização de uma única aquisição durante a injeção do meio de contraste intravenoso aos 60 segundos. Fase simples (antes da injeção do meio de contraste) e fase tardia podem ser realizadas, conforme a experiência do serviço, auxiliando na avaliação de alças por vezes pouco distendidas em uma única fase do exame, não confundindo contrações peristálticas com estenose. É recomendado o uso de agente anti-espasmódico quando o paciente estiver na mesa do exame.

Na ERM, é fundamental o uso de agente antiespasmódico, podendo ser utilizado em dose única ou duas doses (antes de iniciar o exame e antes da injeção do gadolínio), reduzindo os artefatos de peristaltismo e melhorando a qualidade técnica do exame. São utilizadas sequencias multiplanares ponderadas em T2 com e sem saturação de gordura e sequências ponderadas em T1 antes e após o uso de gadolínio. Também é recomendado o uso da sequência difusão (DWI) que aumenta a sensibilidade para detectar alteração parietal e da sequência CINE (sequência dinâmica ponderada em T2) que avalia a mobilidade do intestino delgado. Estudos mostram uma correlação linear inversa entre a mobilidade intestinal e os exames laboratoriais como PCR e calprotectina fecal.[11,12]

VANTAGENS E DESVANTAGENS DA ETC E ERM

É fundamental que o médico assistente, solicitante da ERM ou ETC, conheça as diferenças técnicas entre os exames e saiba que a escolha do melhor método será individualizada para cada paciente.

A ETC possui maior disponibilidade nos serviços permitindo maior *expertise* entre os radiologistas. O tempo de exame é muito mais curto, podendo inclusive ser feito com aquisição única durante a injeção do meio de contraste intravenoso (cerca de 60 segundos de duração), conferindo ao método um maior conforto ao paciente, menor chance de artefatos e maior probabilidade do exame ficar tecnicamente adequado, sendo o exame de escolha para pacientes no cenário agudo de doença. Outra vantagem é o custo inferior da ETC quando comparado

Quadro 8-8-1. Indicações de ETC e ERM

ETC	ERM
▪ Primeiro exame do paciente ▪ Quadros agudos (suspeita de perfuração, dor abdominal importante, necessidade de intervenção cirúrgica precoce) ▪ Pacientes idosos ▪ Necessidade de descartar outros diagnósticos diferenciais ▪ Contraindicação de RM ▪ Experiência do serviço	▪ TC prévia, exame para controle (método de escolha para acompanhamento, estimar gravidade de inflamação e fibrose) ▪ Pacientes jovens (abaixo dos 35 anos) ▪ Doença perianal ▪ Gestante ▪ Contraindicação do contraste iodado IV ▪ Experiência do serviço

com a ERM. A ETC possui, no entanto, radiação ionizante, devendo ter uso racional especialmente em pacientes jovens com doença crônica como a doença de Crohn e a necessidade de repetir o exame ao longo do tempo. A resolução e o contraste de tecidos moles da ETC são inferiores ao da ERM, permitindo menor detalhamento da parede intestinal como por exemplo na detecção de fibrose e inflamação.[11,13]

A ERM, por sua vez, possui menor disponibilidade nos serviços e curva de aprendizado mais longa entre os radiologistas. O tempo de exame é mais longo, geralmente entre 20 e 30 minutos, é um método mais suscetível a artefatos de movimentação do paciente, exigindo maior colaboração do mesmo, e também artefatos de peristaltismo intestinal, apresentando maior desafio técnico para atingir o resultado desejado. Possui excelente resolução de partes moles, permitindo maior detalhando da parede intestinal. Não apresenta radiação ionizante, sendo o método de escolha para pacientes jovens, que necessitam repetir o exame ao longo do tempo, e também para gestantes. O meio de contraste intravenoso com gadolínio tende a ser mais seguro, com menos reações adversas quando comparado com o contraste iodado.[11,13]

Segundo o consenso da Sociedade Europeia de Radiologia Abdominal, a escolha do melhor método para avaliar doença de Crohn deve ser individualizada para cada paciente (Quadro 8-8-1).[5]

ACHADOS DE IMAGEM NA DOENÇA DE CROHN

Restrição à Difusão da Água

A restrição à difusão da água, definida como alto sinal na DWI com $b \geq 500$ s/mm² e baixo sinal no mapa de ADC, é descrita como um sinal da presença e de severidade da atividade inflamatória. No entanto, não é um sinal específico de inflamação ativa, devendo ser valorizado se outros sinais de atividade inflamatória estiverem presentes. Há *pitfalls* que devem ser lembrados, pois também levam à restrição a difusão da água, como o próprio conteúdo luminal e as alças pouco distendidas. A sensibilidade e a especificidade do mapa de ADC para diferenciar presença e ausência de atividade inflamatória na doença de Chron foram de 96,9% e 98,1%, respectivamente, para o cólon/reto, e de 85,9% e 81,6%, respectivamente, para o íleo.[14-16]

Hiperrealce Parietal Segmentar

Hiperrealce pelo meio de contraste é definido como realce maior que o das alças adjacentes em um segmento adequadamente distendido. Este achado é avaliado na fase entérica do estudo (aos 45-50 segundos) ou na fase portal (aos 60-70 segundos). Não é específico de doença de Crohn, podendo ser encontrado em outras causas como enterite infecciosa, enterite actínica, vasculite, isquemia e doença do enxerto *versus* hospedeiro.[17,18]

Há três padrões de hiperrealce parietal segmentar da alça de intestino delgado:

- *Assimétrico:* maior realce na borda mesentérica da alça intestinal, sendo um achado considerado específico para doença de Crohn.[18]
- *Estratificado:* maior realce da parede interna da alça intestinal (realce bilaminar) ou maior realce das paredes interna e externa da alça intestinal (realce trilaminar ou em alvo). Este padrão de realce pode ocorrer por edema da camada submucosa, depósito de gordura, fibrose e/ou inflamação intramural.
- *Simétrico homogêneo:* realce transmural da alça intestinal, podendo ser visto por edema, depósito de colágeno ou até isquemia.[5]

Espessamento Parietal

Estudos relatam que o espessamento parietal é o parâmetro de imagem mais robusto para determinar a atividade da doença de Crohn, embora muitas outras doenças intestinais também possam causar espessamento.[5] Define-se espessamento da alça intestinal quando a sua espessura é superior a 3 mm em um segmento adequadamente distendido. Pode ser graduado em: leve (3-5 mm), moderado (5-9 mm) e acentuado (≥ 1 cm).[19,20]

Se houver espessamento superior a 15 mm, deve-se afastar a presença de neoplasia do intestino delgado, especialmente se o espessamento for irregular, heterogêneo e com extensão extramural.[21,22]

Edema Intramural

Edema intramural é um achado visto na ERM, caracterizado por hipersinal da camada submucosa na ponderação T2 com saturação de gordura, sendo um achado com alta especificidade para doença ativa e que geralmente sugere severidade da inflamação. Na ETC, há aumento da atenuação da alça, porém é recomendado utilizar o termo edema somente em estudo por ERM (Fig. 8-8-1).[5,23,24]

Ulceração

A úlcera aparece como pequena descontinuidade focal na superfície intraluminal da parede intestinal e é um marcador de atividade inflamatória, sendo também correlacionado com a severidade da doença. Este achado é mais bem caracterizado em alça adequadamente distendida e está associado a hipersinal em T2 por edema da camada submucosa na ERM.[20,24-26] É um sinal relevante e que pode ter aparência sutil na imagem, sendo o alto sinal em T2 um achado indireto que facilita a sua detecção.

Borramento dos Planos Adiposos

A obliteração dos tecidos adiposos adjacentes à alça intestinal geralmente reflete com alta especificidade a atividade inflamatória da doença. Pode ser visto na ETC como um aumento do coeficiente de atenuação ou na ERM através de alto sinal em T2 dos planos adiposos.[27] Tende a ser maior adjacente à borda mesentérica da alça acometida.[5]

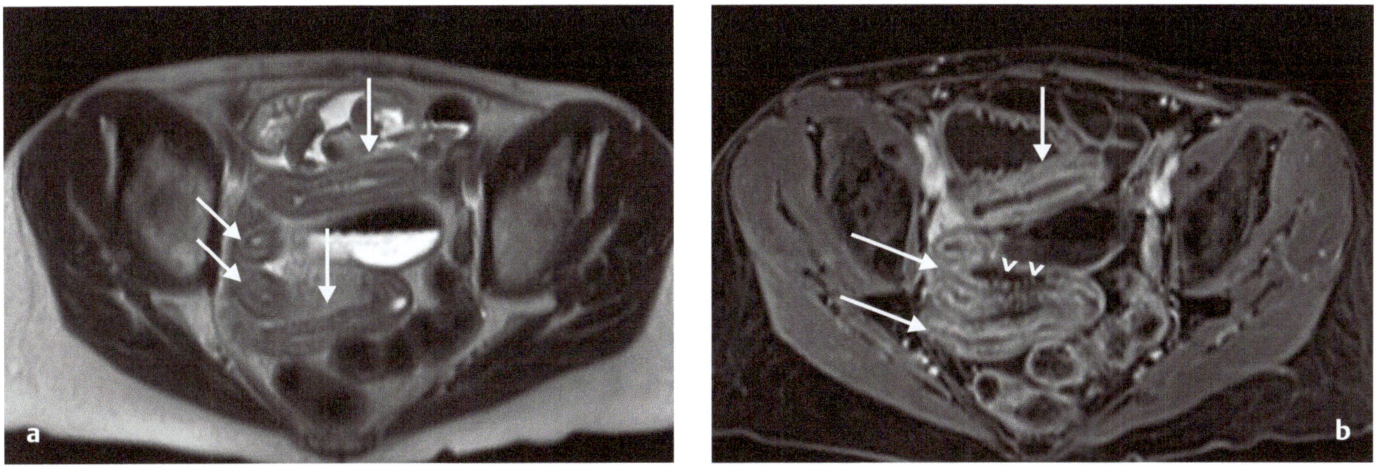

Fig. 8-8-1. Demonstra achados relacionados com a atividade inflamatória em paciente com doença de Crohn. (a) ERM no plano axial mostra espessamento parietal com hipersinal em T2 por edema (setas). (b) ERM no plano axial pós-contraste demonstra padrão de realce estratificado trilaminar (setas) e ingurgitamento das arcadas vasculares (cabeça de seta).

Ingurgitamento da *Vasa Recta*

O ingurgitamento da *vasa recta*, conhecido como "sinal do pente", é definido como o alargamento dos vasos que suprem e drenam o segmento intestinal inflamado. Pode ocorrer por processo inflamatório atual ou prévio (Fig. 8-8-2).[5]

Fibrose Mural

O principal achado de cronicidade da doença de Crohn é a fibrose mural, caracterizada por:

- Hipossinal na parede intestinal na ponderação T2.
- Hipossinal na DWI e mapa de ADC (ausência de restrição à difusão da água).
- Padrão de realce homogêneo simétrico (transmural), mais evidente nas fases tardias do estudo.
- Redução da motilidade intestinal nas sequências de peristalse (CINE).
- Pseudossaculações (sinal do ômega) caracterizada pela menor distensibilidade da borda intestinal com fibrose e maior distensão da borda antimesentérica.

O grau de fibrose correlaciona-se com o ganho de realce parietal na fase tardia da ERM ($p < 0,01$) e a presença de estenose ($p = 0,5$). O porcentual de ganho de realce tardio pode, inclusive, diferenciar fibrose leve/moderada de fibrose severa com sensibilidade de 94% e especificidade de 89%. Portanto, a RM é acurada para detectar fibrose severa na doença de Crohn baseado no padrão de realce.[28]

Há outros achados que sinalizam cronicidade da doença como estabilidade das alterações na análise comparativa com exames anteriores e proliferação fibroadiposa do mesentério circunjacente que se caracteriza por hipertrofia e expansão do tecido adiposo adjacente à alça intestinal acometida produzindo efeito expansivo. Este último achado é difícil mensurar, sendo avaliado como "presente ou ausente" (Figs. 8-8-3 e 8-8-4).

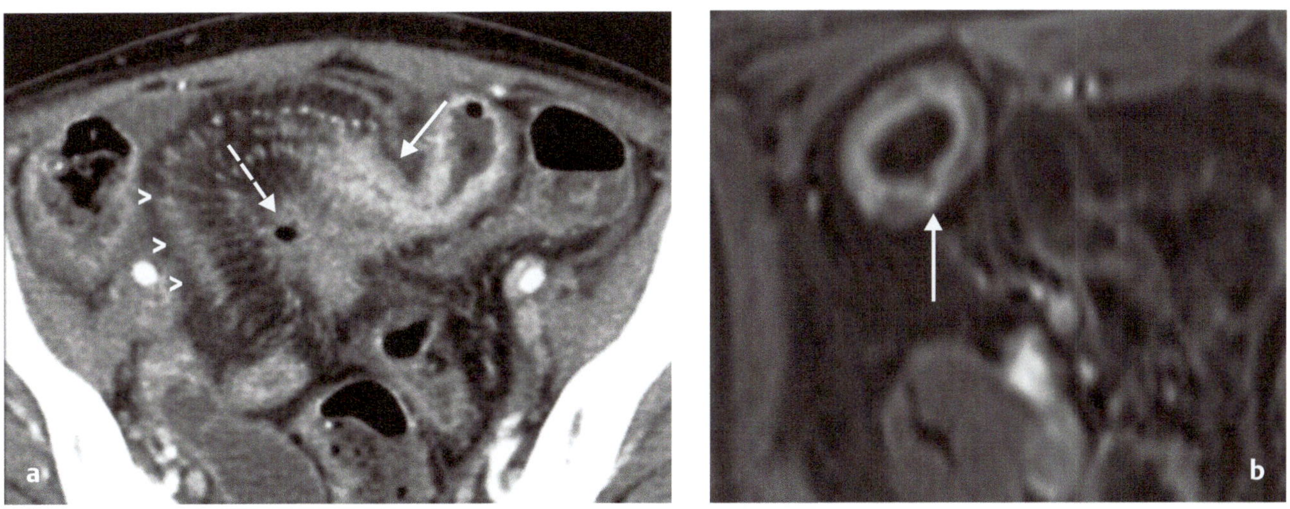

Fig. 8-8-2. Demonstra mais achados relacionados com a atividade inflamatória em paciente com doença de Crohn e doença penetrante. (a) ETC no plano axial mostra espessamento parietal com realce estratificado (seta), ingurgitamento das arcadas vasculares (pontas de seta), coleção gasosa (seta vazada) com borramento dos planos adiposos adjacentes. (b) ERM no plano axial pós-contraste demonstra úlcera mural (seta).

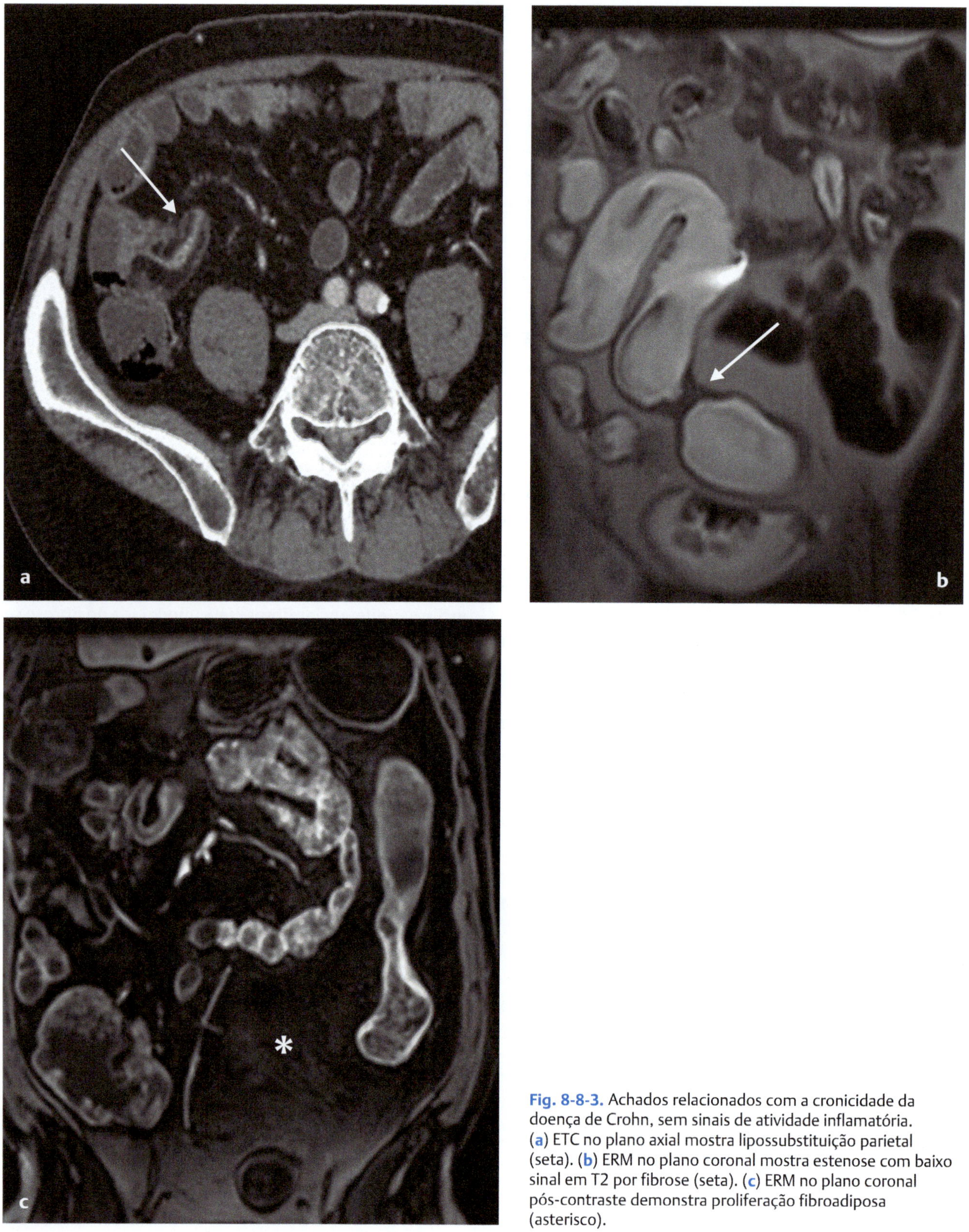

Fig. 8-8-3. Achados relacionados com a cronicidade da doença de Crohn, sem sinais de atividade inflamatória. (**a**) ETC no plano axial mostra lipossubstituição parietal (seta). (**b**) ERM no plano coronal mostra estenose com baixo sinal em T2 por fibrose (seta). (**c**) ERM no plano coronal pós-contraste demonstra proliferação fibroadiposa (asterisco).

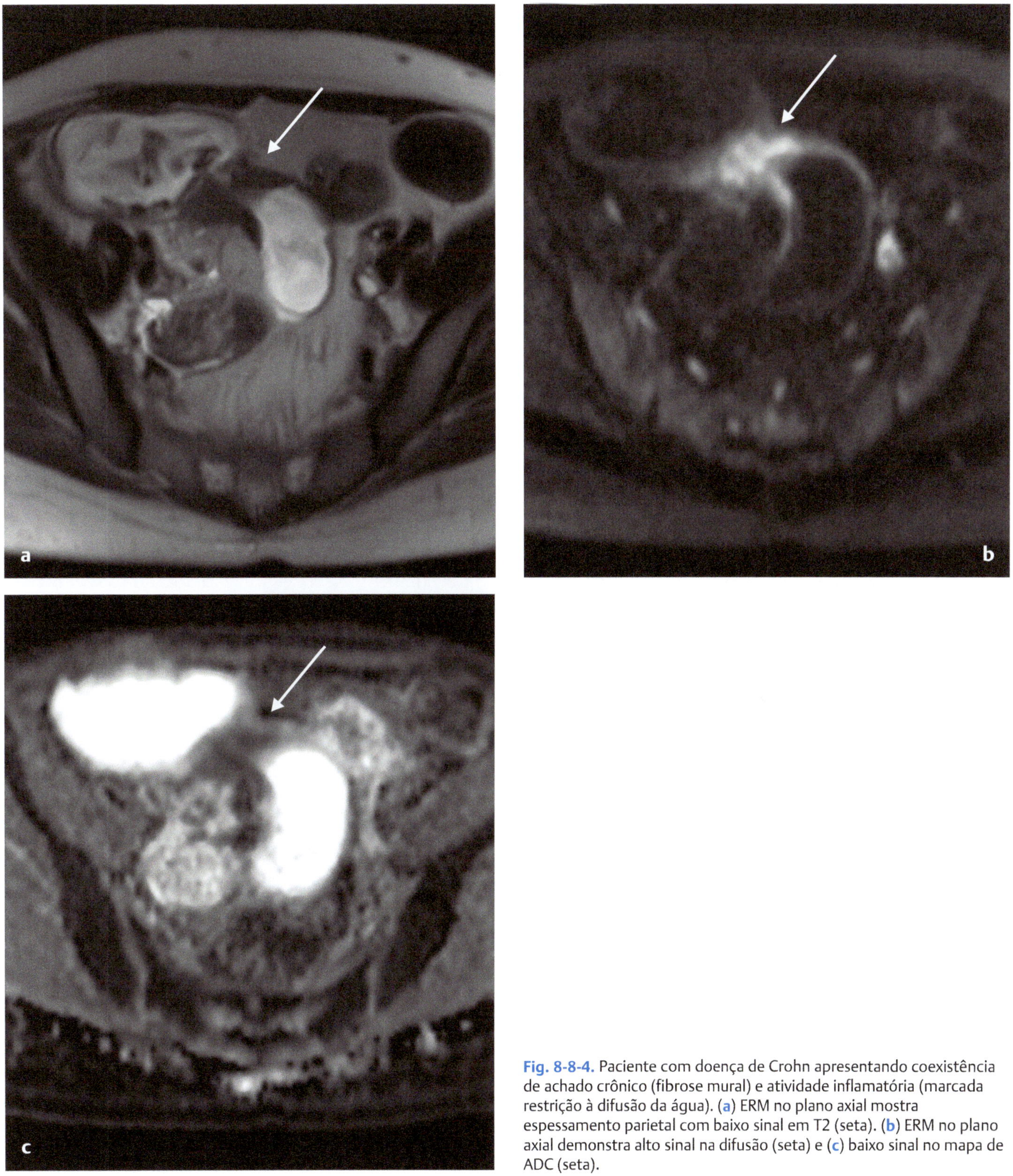

Fig. 8-8-4. Paciente com doença de Crohn apresentando coexistência de achado crônico (fibrose mural) e atividade inflamatória (marcada restrição à difusão da água). (a) ERM no plano axial mostra espessamento parietal com baixo sinal em T2 (seta). (b) ERM no plano axial demonstra alto sinal na difusão (seta) e (c) baixo sinal no mapa de ADC (seta).

Padrão Estenosante

Define-se estenose luminal quando houver um diâmetro parietal menor que 50% em comparação com as alças adjacentes e quando houver dilatação intestinal a partir de 3 cm de diâmetro (exceto se doença fistulizante que justifique a ausência de dilatação). A estenose intestinal pode ocorrer com atividade inflamatória e/ou fibrose sobreposta e o grau de distensão intestinal pode ter associação com o grau de fibrose na alça acometida. Deve-se atentar quando houver espasmo intestinal determinando redução luminal sem distensão a montante para não caracterizar erroneamente como estenose. Para isso, é importante analisar as múltiplas sequências do estudo e observar a movimentação da alça intestinal.

Quando houver estenose intestinal, é importante relatar o número, a localização, a extensão e a associação com fístula e/ou lesão expansiva para adequado planejamento terapêutico. Os exames de imagem, especialmente a ERM, possuem também papel importante na caracterização da estenose se composta por fibrose e/ou inflamação ativa, características que também impactam na escolha do tratamento (Fig. 8-8-5).[19,29,30]

Padrão Penetrante

A ETC e a ERM possuem acurácia similar e elevada na avaliação de doença penetrante (fístula, massa inflamatória e abscesso). As fístulas podem ser simples ou complexas e devem ser descritas pela alça intestinal de origem e estrutura que conecta. Geralmente surgem próximas a uma área de estenose.[31]

As fístulas complexas possuem múltiplos trajetos configurando aspecto em "asterisco", "estrela" ou "folha de trevo". As alças afetadas geralmente possuem trajeto angulado por aderências. Massa inflamatória ou abscesso podem estar presentes e devem ser caracterizados através do seu tamanho/volume e localização.

Trato sinusal é caracterizado por um defeito na parede intestinal que se estende para fora da alça, mas não conecta com órgão adjacente ou pele, geralmente acompanhado por angulação do trajeto intestinal.

A RM pélvica é o método mais acurado para detecção e caracterização de doença de Crohn perianal, sendo o exame de imagem de escolha para planejamento terapêutico. Porém, todo exame de ETC e ERM deve gerar imagens do complexo esfincteriano e do períneo na tentativa de detectar alterações que possam beneficiar-se de um estudo por RM dirigido (Fig. 8-8-6).[5]

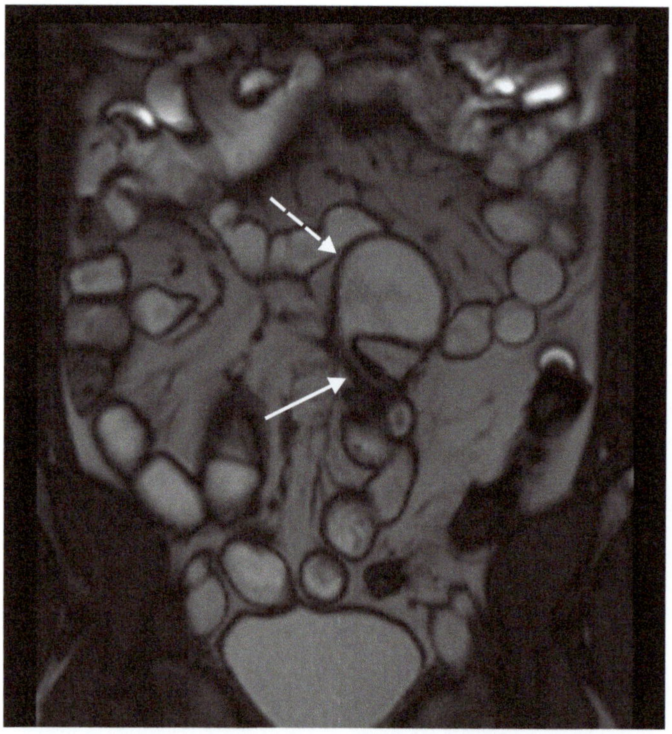

Fig. 8-8-5. ERM no plano coronal mostra espessamento parietal (seta) determinando importante dilatação intestinal a montante (seta pontilhada), caracterizando estenose.

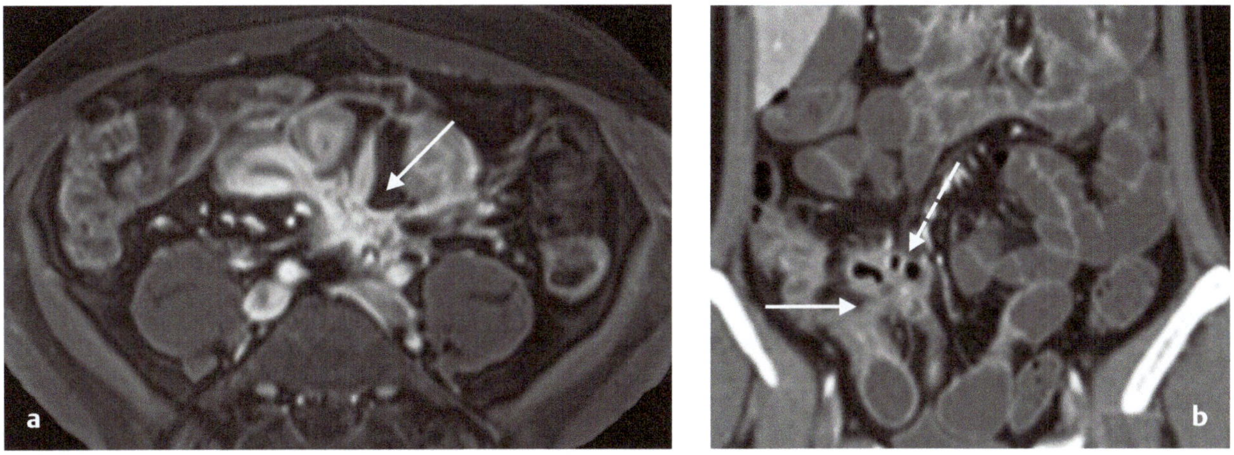

Fig. 8-8-6. (a) ERM no plano axial pós-contraste mostra fístula complexa, com aspecto em "estrela" (seta) e (b) ETM no plano coronal mostra trajeto fistuloso (seta) associado a coleção contendo gás (seta pontilhada).

Linfonodopatia

Linfonodomegalia mesentérica é caracterizada como linfonodo que mede acima de 1 cm no seu menor eixo. Linfonodos que medem entre 1 cm e 1,5 cm no menor eixo são considerados como achado reacional à doença inflamatória intestinal. Linfonodos medindo mais que 1,5 cm no menor eixo podem sinalizar a presença de neoplasia associada e merecem investigação adicional.

Outros Achados Extraintestinais

Os exames de ETC e ERM são capazes, ainda, de detectar complicações ou achados extraintestinais relacionados com a doença de Crohn, como trombose mesentérica, colangite esclerosante primária e sacroileíte. Na trombose aguda, o vaso comprometido tende a estar expandido, com defeito de enchimento hiperdenso na TC e com hipersinal em T1 na RM, acompanhado de borramento dos planos adiposos adjacentes. Na trombose crônica, o vaso acometido tende a apresentar calibre reduzido e estar acompanhado de colaterais.

ESCORES NA AVALIAÇÃO DE DOENÇA DE CROHN

Diversos escores de atividade inflamatória avaliados por ERM foram desenvolvidos e validados nos últimos anos, destacando-se: MaRIA, MaRIA simplificado, London, Estended London e Clermont.[32]

Apesar das diferenças entre si, os escores incluem achados de imagem semelhantes, como: grau de espessamento parietal, presença de edema, úlcera e borramento dos planos adiposos. As evidências apoiam a sua satisfatória reprodutilidade inter e intraobservador e alta sensibilidade e especificidade para doença ativa.[33]

Esses sistemas de pontuação tornam a avaliação dos achados de ERM mais objetiva, aumentando a sua utilidade principalmente em estudos que selecionam pacientes para determinados tratamentos e avaliação de desfecho. Com o desenvolvimento de sistemas de pontuação mais simples e que demandam menos tempo de interpretação, esses escores também podem ser úteis na rotina da prática clínica.[34]

RESPOSTA À TERAPIA E SEGUIMENTO

Embora a remissão endoscópica seja o alvo do tratamento atualmente aceito, a endoscopia não acessa segmentos mais proximais do intestino delgado e não avalia todas as camadas intestinais nem mesmo achados extraintestinais. Estudos mostram resultados melhores em pacientes que atingem cura transmural em relação à cicatrização apenas da camada mucosa vista por endoscopia. Nesse contexto, os exames de imagens transversais com técnica enterográfica por TC ou RM podem ser incorporados nas estratégias de monitoramento de pacientes com doença de Crohn e possuem boa correlação com escores endoscópicos.

Em pacientes com doença de Crohn, a remissão transmural requer a resolução completa dos achados inflamatórios murais e perimurais, recuperando a sua aparência normal. São características de imagem de remissão transmural: espessura parietal inferior a 3 mm, ausência de sinais de hiperperfusão, edema, úlcera ou alteração da gordura adjacente.[8]

OUTRAS INDICAÇÕES

A ERM e a ETC podem ser úteis também no diagnóstico, detecção de complicações, estadiamento e acompanhamento de outras doenças, como retocolite ulcerativa, neoplasia de intestino delgado, doença celíaca e isquemia intestinal (Fig. 8-8-7).

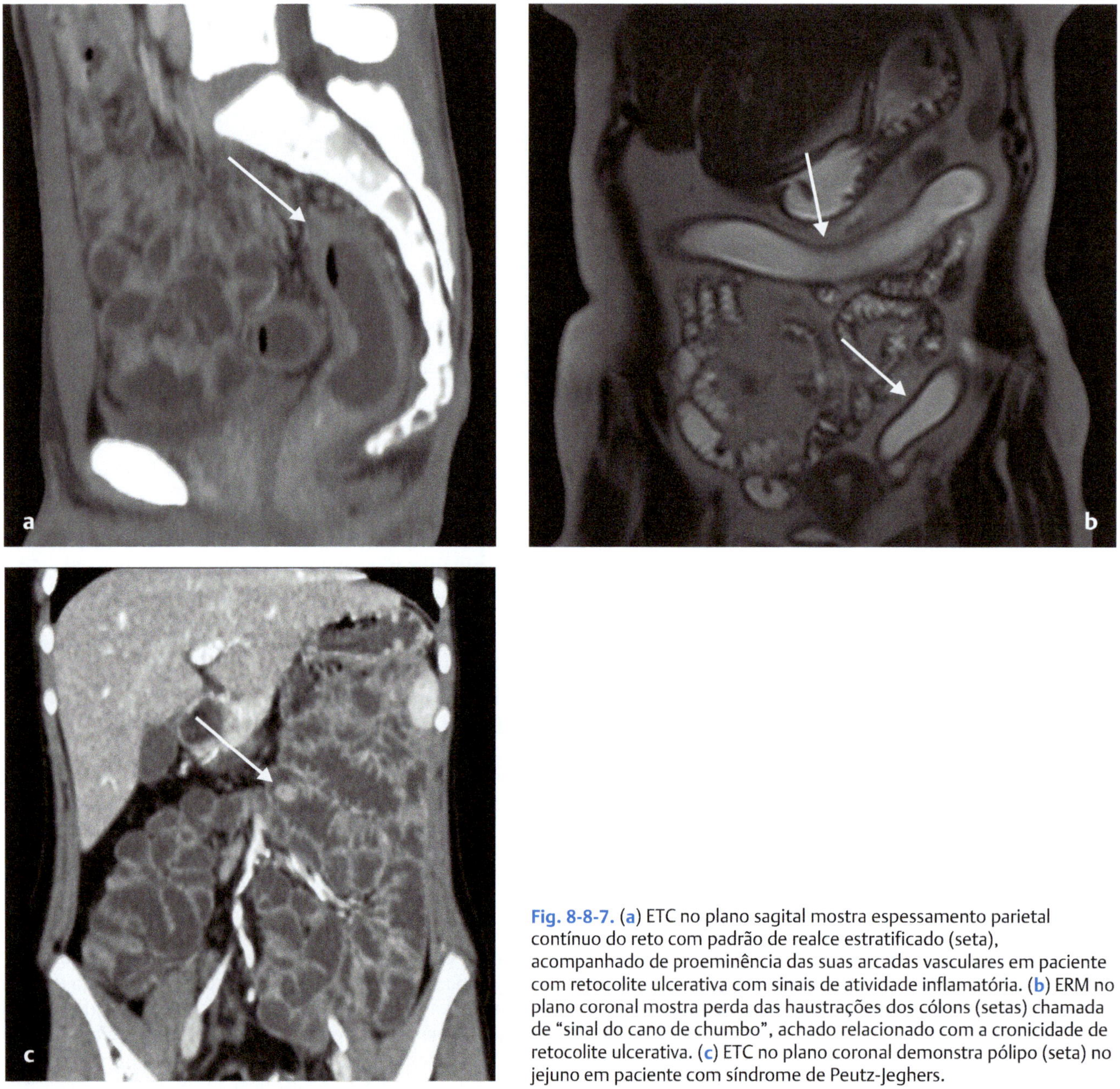

Fig. 8-8-7. (a) ETC no plano sagital mostra espessamento parietal contínuo do reto com padrão de realce estratificado (seta), acompanhado de proeminência das suas arcadas vasculares em paciente com retocolite ulcerativa com sinais de atividade inflamatória. (b) ERM no plano coronal mostra perda das haustrações dos cólons (setas) chamada de "sinal do cano de chumbo", achado relacionado com a cronicidade de retocolite ulcerativa. (c) ETC no plano coronal demonstra pólipo (seta) no jejuno em paciente com síndrome de Peutz-Jeghers.

CONCLUSÃO

A ETC e a ETM são métodos capazes de fornecer informações importantes na avaliação do intestino delgado, tendo como indicação mais comum o contexto da doença de Crohn, sendo úteis no diagnóstico, detecção de complicações, avaliação de gravidade e de extensão da doença, escolha do tratamento e acompanhamento dos pacientes.[35-37]

REFERÊNCIAS BIBLIOGRÁFICAS

1. Wilkens R, Novak KL, Maaser C, Panaccione R, Kucharzik T. Relevance of monitoring transmural disease activity in patients with Crohn's disease: current status and future perspectives. Therap Adv Gastroenterol 2021;14:17562848211006672.
2. Scott R, Paulsen BS, James E, Huprich, Joel G, Fletcher, et al. CT Enterography as a Diagnostic Tool in Evaluating Small Bowel Disorders: Review of Clinical Experience with over 700 Cases. RadioGraphics 2006;26:641–662.
3. Fletcher JG, Fidler JL, Bruining DH, Huprich JE. New concepts in intestinal imaging for inflammatory bowel diseases. Gastroenterology 2011;140:1795–1806.
4. Panes J, Bouhnik Y, Reinisch W, Stoker J, Taylor SA, Baumgart DC, et al. Imaging techniques for assessment of inflammatory bowel disease: joint ECCO and ESGAR evidence-based consensus guidelines. J Crohns Colitis 2013;7:556–585.
5. Bruining DH, Zimmermann EM, Loftus EV Jr, Sandborn WJ, Sauer CG, Strong SA, et al. Consensus Recommendations for Evaluation, Interpretation, and Utilization of Computed Tomography and Magnetic Resonance Enterography in Patients With Small Bowel Crohn's Disease. Radiology 2018; 286:776–799.
6. Lee SS, Kim AY, Yang SK, Chung JW, Kim SY, Park SH, et al. Crohn Disease of the Small Bowel: Comparison of CT Enterography,

MR Enterography, and Small-Bowel Follow-Through as Diagnostic Techniques. Radiology 2009;251(3):751-61.
7. Solem CA, Loftus EAJ, Fletcher JG, Baron TH, Gostout CJ, Petersen BT, et al. Small bowel imaging in Crohn's disease: a prospective, blinded, 4-way comparison trial. Gastroenterology 2005;128:A74.
8. Kucharzik T, Tielbeek J, Carter D, Taylor SA, Tolan D, Wilkens R, et al. ECCO-ESGAR topical review on optimizing reporting for cross-sectional imaging in IBD. J Crohns Colitis 2021.
9. Booya F, Fletcher JG, Johnson CD. CT enterography: detection of active Crohn's disease during optimal bowel wall enhancement (abstr). In: Radiological Society of North America scientific assembly and annual meeting program. Oak Brook, Ill: Radiological Society of North America, 2004; 611.
10. D'Ippolito G, Braga FA, Resende MC, Bretas EAS, Nunes TF, Rosas GQ, et al. Computed tomography enterography: a comparison of different neutral oral contrast agentes. Radiol Bras 2012;45:139-43.
11. Costa-Silva L, Brandão AC. MR Enterography for the Assessment of Small Bowel Diseases. Magn Reson Imaging Clin N Am, 2013; 21:365-383.
12. Bickelhaupt S, Pazahr S, Chuck N, Blume I, Froehlich JM, Cattin R, et al. Crohn's disease: small bowel motility impairment correlates with inflammatory-related markers C-reactive protein and calprotectin. Neurogastroenterol Motil. 2013;25(6):467-73.
13. Sinha R, Rajiah P, Murphy P, Hawker P, Sanders S. Utility of High-Resolution MR Imaging in Demonstrating Transmural Pathologic Changes in Crohn Disease. RadioGraphics 2009; 29:1847–1867.
14. Hordonneau C, Buisson A, Scanzi J, Goutorbe F, Pereira B, Borderon C, et al. Diffusion-weighted magnetic resonance imaging in ileocolonic Crohn's disease: validation of quantitative index of activity. Journal of Gastroenterology 2014; 109: 89–98.
15. Kim KJ, Lee Y, Park SH, Kang BK, Seo N, Yang SK, et al. Diffusion-weighted MR enterography for evaluating Crohn's disease: how does it add diagnostically to conventional MR enterography? Inflamm Bowel Dis 2015;21:101–109.
16. Choi SH, Kim KW, Lee JY, Kim KJ, Park SH. Diffusionweighted magnetic resonance enterography for evaluating bowel inflammation in Crohn's disease: a systematic review and meta-analysis. Inflamm Bowel Dis 2016;22:669–679.
17. Bodily KD, Fletcher JG, Solem CA, Johnson CD, Fidler JL, Barlow JM, et al. Crohn Disease: mural attenuation and thickness at contrast-enhanced CT enterography—correlation with endoscopic and histologic findings of inflammation. Radiology 2006;238:505–516.
18. Baker ME, Walter J, Obuchowski NA, Achkar JP, Einstein D, Veniero JC, et al. Mural attenuation in normal small bowel and active inflammatory Crohn's disease on CT enterography: location, absolute attenuation, relative attenuation, and the effect of wall thickness. AJR Am J Roentgenol 2009;192:417–423.
19. Zappa M, Stefanescu C, Cazals-Hatem D, Bretagnol F, Deschamps L, Attar A, et al. Which magnetic resonance imaging findings accurately evaluate inflammation in small bowel Crohn's disease? A retrospective comparison with surgical pathologic analysis. Inflamm Bowel Dis 2011;17:984–993.
20. Rimola J, Ordás I, Rodriguez S, García-Bosch O, Aceituno M, et al. Magnetic resonance imaging for evaluation of Crohn's disease: validation of parameters of severity and quantitative index of activity. Inflamm Bowel Dis 2011;17:1759–1768.
21. Weber NK, Fletcher JG, Fidler JL, Barlow JM, Pruthi S, Loftus EV Jr, et al. Clinical characteristics and imaging features of small bowel adenocarcinomas in Crohn's disease. Abdom Imaging 2015;40:1060– 1067.
22. Palascak-Juif V, Bouvier AM, Cosnes J, Flourié B, Bouché O, Cadiot G, et al. Small bowel adenocarcinoma in patients with crohn's disease compared with small bowel adenocarcinom de novo. Inflamm Bowel Dis 2005;11:828–832.
23. Steward MJ, Punwani S, Proctor I, Adjei-Gyamfi Y, Chatterjee F, Bloom S, et al. Non-perforating small bowel Crohn's disease assessed by MRI enterography: derivation and histopathological validation of an MR-based activity index. Eur J Radiol 2012;81:2080–2088.
24. Rimola J, Rodriguez S, García-Bosch O, Ordás I, Ayala E, Aceituno M, et al. Magnetic resonance for assessment of disease activity and severity in ileocolonic Crohn's disease. Gut 2009;58:1113–20.
25. Church PC, Turner D, Feldman BM, Walters TD, Greer ML, Amitai MM, et al. Systematic review with meta-analysis: magnetic resonance enterography signs for the detection of inflammation and intestinal damage in Crohn's disease. Aliment Pharmacol Ther 2015;41:153–166
26. Punwani S, Rodriguez-Justo M, Bainbridge A, Greenhalgh R, De Vita E, Bloom S,, et al. Mural inflammation in Crohn disease: location-matched histologic validation of MR imaging features. Radiology 2009;252:712–720.
27. Rao N, Kumar S, Taylor S, Plumb A. Diagnostic pathways in Crohn's disease. Clin Radiol 2019;74:578–91.
28. Rimola J, Planell N, Rodríguez S, Delgado S, Ordás I, Ramírez-Morros A, et al. Characterization of inflammation and fibrosis in Crohn's disease lesions by magnetic resonance Imaging. Am J Gastroenterol. 2015; 110:432-40.
29. Chiorean MV, Sandrasegaran K, Saxena R, Maglinte DD, Nakeeb A, Johnson CS. Correlation of CT enteroclysis with surgical pathology in Crohn's disease. Am J Gastroenterol 2007;102:2541–2550.
30. Barkmeier DT, Dillman JR, Al-Hawary M, Heider A, Davenport MS, Smith EA, et al. MR enterography-histology comparison in resected pediatric small bowel Crohn disease strictures: can imaging predict fibrosis? Pediatr Radiol 2016;46:498– 507.
31. Oberhuber G, Stangl PC, Vogelsang H, Schober E, Herbst F, Gasche C. Significant association of strictures and internal fistula formation in Crohn's disease. Virchows Arch 2000;437:293–297.
32. Grand DJ, Deepak P, Rimola J. Mre evaluation of intestinal inflammation: qualitative and quantitative assessment. Top Magn Reson Imaging 2021;30:13–22.
33. Jairath V, Ordas I, Zou G, Panes J, Stoker J, Taylor SA, et al. Reliability of measuring Ileo-Colonic disease activity in Crohn's disease by magnetic resonance Enterography. Inflamm Bowel Dis 2018;24:440–9.
34. Coimbra AJ, Rimola J, O'Byrne S, Lu TT, Bengtsson T, de Crespigny A, et al. Magnetic resonance enterography is feasible and reliable in multicenter clinical trials in patients with Crohn's disease, and may help select subjects with active inflammation. Aliment Pharmacol Ther 2016;43:61–72.
35. Wu YW, Tang YH, Hao NX, Tang CY, Miao F. Crohn's disease: CT enterography manifestations before and after treatment. Eur J Radiol 2012;81:52–9
36. Geyl S, Guillo L, Laurent V, D'Amico F, Danese S, Peyrin-Biroulet L. Transmural healing as a therapeutic goal in Crohn's disease: a systematic review. Lancet Gastroenterol Hepatol 2021;6:659–67.
37. Rimola J, Torres J, Kumar S, Taylor SA, Kucharzik T. Recent advances in clinical practice: advances in cross-sectional imaging in inflammatory bowel disease. Gut 2022;71:2587–2597.

SEÇÃO 8-9

CÁPSULA ENDOSCÓPICA

Roberta Perin Lunkes

O conteúdo desta seção (págs. 230 a 234), encontra-se disponível on-line.

Para acessá-lo, aponte a câmera do seu smartphone ou tablet para a imagem acima.

PARTE III PREPARO PRÉ-OPERATÓRIO

USO RACIONAL DE ANTIBIÓTICOS EM OPERAÇÕES COLORRETAIS

Paulo Maurício Chagas Bruno ▪ Rodrigo Ciotola Bruno

O conteúdo deste capítulo (págs. 237 a 244), encontra-se disponível on-line.

Para acessá-lo, aponte a câmera do seu smartphone ou tablet para a imagem acima.

ANÁLISE CRÍTICA DO PREPARO DO CÓLON

Antônio Sérgio Brenner ■ Sérgio Brenner

O conteúdo deste capítulo (págs. 245 a 250), encontra-se disponível on-line.

Para acessá-lo, aponte a câmera do seu smartphone ou tablet para a imagem acima.

CAPÍTULO 11

PREVENÇÃO DO TROMBOEMBOLISMO VENOSO

Joaquim Simões Neto

O conteúdo deste capítulo (págs. 251 a 256), encontra-se disponível on-line.

Para acessá-lo, aponte a câmera do seu smartphone ou tablet para a imagem acima.

CAPÍTULO 12

AVALIAÇÃO NUTRICIONAL E INDICAÇÕES DE TERAPIA NUTRICIONAL

Dan Linetzky Waitzberg ▪ Priscila Garla ▪ Ricardo Alexandre Garib

O conteúdo deste capítulo (págs. 257 a 270), encontra-se disponível on-line.

Para acessá-lo, aponte a câmera do seu smartphone ou tablet para a imagem acima.

CAPÍTULO 13

ESTRATÉGIAS PARA RECUPERAÇÃO RÁPIDA (*FAST TRACK*)

Fabio Lopes de Queiroz ▪ Daniel Mauricio Londoño Estrada

O conteúdo deste capítulo (págs. 271 a 278), encontra-se disponível on-line.

Para acessá-lo, aponte a câmera do seu smartphone ou tablet para a imagem acima.

PARTE IV PÓLIPOS COLORRETAIS

ASPECTOS HISTOPATOLÓGICOS DE IMPORTÂNCIA NA PRÁTICA CLÍNICA

CAPÍTULO 14

Marlise Mello Cerato Michaelsen ▪ Luíse Meurer ▪ Nilo Luiz Cerato

O conteúdo deste capítulo (págs. 281 a 294), encontra-se disponível on-line.

Para acessá-lo, aponte a câmera do seu smartphone ou tablet para a imagem acima.

CAPÍTULO 15

ASPECTOS EPIDEMIOLÓGICOS, CLÍNICOS E ENDOSCÓPICOS DOS PÓLIPOS COLORRETAIS

Mariza Helena Prado-Kobata

O conteúdo deste capítulo (págs. 295 a 306), encontra-se disponível on-line.

Para acessá-lo, aponte a câmera do seu smartphone ou tablet para a imagem acima.

CAPÍTULO 16

TÉCNICAS DE POLIPECTOMIA

Renato Luz Carvalho ■ Alex Matsuda Okita ■ Guilherme Augusto Schreiner

INTRODUÇÃO

A polipectomia endoscópica é o melhor método de prevenção do câncer colorretal (CCR).

Segundo estimativas do National Polyp Study (NPS) há uma redução na incidência do CCR entre 76% a 90%.[1]

Outros estudos de coorte e prospectivos randomizados demonstram resultados semelhantes com prevenção do CCR em 80% dos pacientes submetidos à polipectomia.[2,3]

Por outro lado, a não identificação dos pólipos durante o exame ou a sua remoção de forma incompleta podem resultar em um aumento da incidência de CCR.[4-6]

ASPECTOS TÉCNICOS

A escolha da técnica a ser instituída para a remoção de um pólipo depende da experiência e conhecimento do método pelo colonoscopista e das características relacionadas ao pólipo, como tamanho, localização, número, base de implantação (séssil, pediculada ou plana), infiltração da submucosa e padrão de superfície.[7-9]

As polipectomias são consideradas difíceis quando os pólipos são numerosos, sésseis ou planos de espraiamento lateral com diâmetro maior do que 2 cm, pedículos calibrosos e curtos, e localizados na porção apical do ceco ou atrás de pregas.[10]

As principais técnicas utilizadas são a biópsia excisional a frio (sem passagem de corrente elétrica), biópsia excisional com corrente elétrica (*hot biopsy*), polipectomia com alça a frio, polipectomia com alça diatérmica, mucosectomias (em bloco ou com ressecção fatiada/*piecemeal*) e dissecções submucosas (ESD).

ABORDAGENS DOS PÓLIPOS DIMINUTOS E PEQUENOS

Caracterizam-se como pólipos diminutos as lesões com diâmetros entre 1 a 5 mm e pequenos entre 6 a 9 mm.

A grande maioria, cerca de 90%, dos pólipos identificados e retirados durante a colonoscopia é pequena.

Alguns trabalhos demonstram que as lesões diminutas podem apresentar componente adenomatoso em até 70% dos casos e, portanto, devem ser completamente removidas.[11]

A escolha da técnica para ressecção dos pólipos pequenos deve preencher todos os critérios técnicos de uma ressecção ideal, retirando por completo toda a lesão e encaminhando o material para análise histológica. Deve causar o menor grau de lesão à parede colônica e apresentar baixos índices de morbidade.

Conforme pesquisa publicada pelo Colégio Americano de Gastroenterologia, (ACG), baseada em um interrogatório clínico, encaminhado a seus membros especialistas, indagando sobre qual a técnica mais apropriada para remoção dos pólipos pequenos, observou-se uniformidade em 95% para realização de biópsias excisionais a frio em pólipos diminutos com diâmetro entre 1 a 3 mm de diâmetro. Ainda, neste mesmo estudo, não houve consenso de qual a melhor técnica para pólipos medindo entre 4 a 6 mm de diâmetro, com indicações divididas entre biópsias excisionais a frio, biópsias com uso de corrente elétrica e alças diatérmicas. As lesões entre 7 e 9 mm com a utilização de alça de polipectomia a frio ou com corrente de coagulação foram as técnicas mais utilizadas.[12]

A diretriz publicada pela Sociedade Europeia de Endoscopia Gastrintestinal (ESGE) recomenda a polipectomia com alça a frio para lesões diminutas tendo em vista as maiores taxas de ressecções completas e ao menor tempo para polipectomia em comparação à polipectomia com pinça de biópsia,[13] além de prevenir eventos adversos com uso de eletrocautério nas polipectomias com uso de pinça de *hot biopsy*. Reserva-se o uso de pinça a frio nas lesões entre 1 a 3 mm de diâmetro em que a polipectomia com alça a frio se torna tecnicamente difícil.

A polipectomia a frio com pinça de biópsias é considerada um método bastante seguro e efetivo para as lesões diminutas. A realização de biópsia única com remoção de todo o pólipo é considerado o padrão-ouro.[14,15] Múltiplas biópsias podem proporcionar a formação de *flaps*, hematomas e sangramentos em babação, dificultando a avaliação de possíveis lesões residuais e diminuindo a acurácia do método. As principais vantagens da biópsia a frio são seus baixos índices de complicações.[14,15] A técnica consiste em posicionamento da lesão às 5 horas perante o colonoscópio, exteriorização da pinça, abertura da mesma abrangendo toda a superfície do pólipo seguida por uma rápida tração (Fig. 16-1). Realiza-se rotineiramente uma revisão do leito, com o intuito de se observar possível sangramento.

A *hot biopsy* vem caindo em desuso na prática clínica. Comparada a biópsia a frio, apresenta um maior número de complicações, pior qualidade do espécime encaminhado para análise histológica e um índice de lesões residuais que pode variar entre 16% e 28%.[16,17] O uso de *hot biopsy* para abordagem de lesões no ceco apresenta um alto risco para perfurações e observou-se um prejuízo de aproximadamente 30% em sua análise histológica devido à queimadura tissular.[18,19]

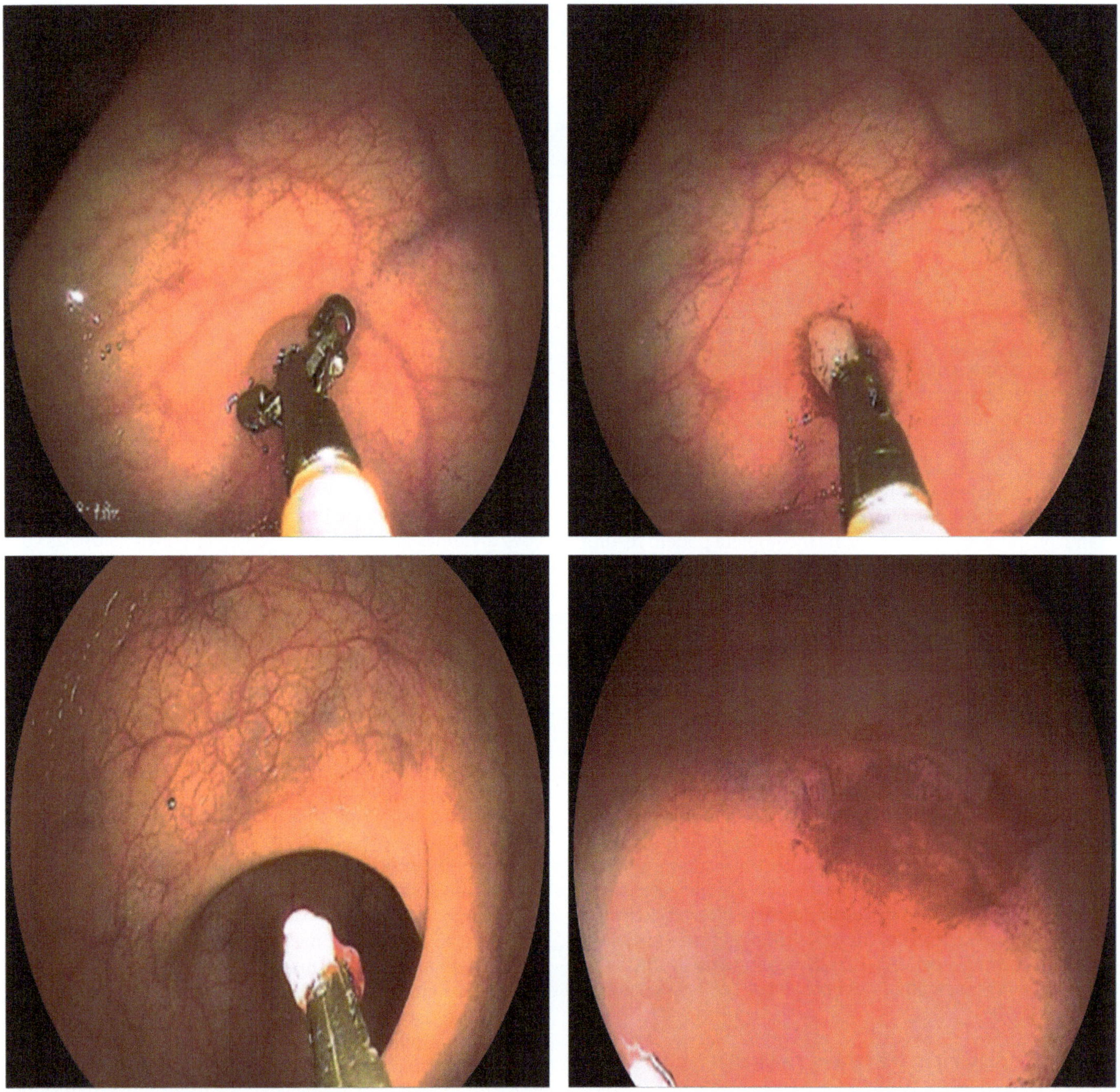

Fig. 16-1. Polipectomia a frio com pinça de biópsias.

A sua utilização se restringe atualmente ao tratamento complementar de pólipos adenomatosos residuais, pós-mucosectomias ou biópsias.[20]

A técnica para uso da *hot biopsy* compreende a apreensão da ponta do pólipo, seguido da sua elevação em direção à luz, desinsuflação do cólon e, finalmente, aplicação da corrente, destruindo parte do pólipo e preservando a porção dentro das conchas, para estudo patológico (Fig. 16-2).

Para abordagem das lesões sésseis com diâmetro entre 6 a 9 mm a utilização de alça a frio tem sido considerada segura e efetiva. Conforme diretriz da ESGE a polipectomia com alça a frio apresenta índice de ressecção completa superior ao uso de pinça de biópsia e menor taxa de sangramento tardio,[13] síndrome pós-polipectomia e menor tempo de duração se comparado a uso de polipectomia com alça diatérmica. Convém, para que haja uma ressecção completa, abranger 1 a 2 mm de diâmetro de mucosa normal adjacente ao pólipo. Não há necessidade de elevar o pólipo, devido ao risco de perda do campo de visão colonoscópica. Esta técnica apresenta baixos índices de complicações e um alto índice de recuperação. O espécime encaminhado para análise histológica é representativo com mínima lesão tissular. Outras indicações para a polipectomia a frio são os pólipos pediculados e subpediculados menores que 5 mm e, alternativamente, a polipectomia diatérmica em lesões sésseis e lesões plano-elevadas entre 10 a 19 mm em que se preconiza a polipectomia a frio em fatiamento.[13,21,22]

A técnica consiste no posicionamento da lesão às 5 horas, exteriorização da alça por sobre a lesão, abertura da alça e apreensão do tecido seguida pela sua secção e aspiração pelo canal de biópsias (Fig. 16-3).

A ressecção de pólipos sésseis medindo 10 a 19 mm de diâmetro com pinça de biópsia não é efetiva. Por outro lado, apesar de ser mais efetiva, a polipectomia utilizando alça a frio dificilmente resulta em retirada da lesão em monobloco apenas possível pela ressecção com alça diatérmica com ou sem injeção submucosa. O uso da injeção submucosa minimiza o risco de queimadura das camadas profundas da parede colônica. Algumas outras medidas são necessárias para diminuir o risco de lesão térmica, como não abranger mucosa adjacente ao pólipo, tracionar a lesão no sentido de se criar uma tenda, afastar a lesão do restante da parede e avaliação da parede contralateral do cólon para diminuir risco de queimadura transmural (Figs. 16-4 a 16-6).

A corrente a ser utilizada depende do tamanho e da localização do pólipo, sempre enfatizando o uso de correntes de corte ou *blend* com predomínio de corte em cólon direito e corrente de coagulação ou *blend* com predomínio de coagulação em cólon esquerdo.[23,24]

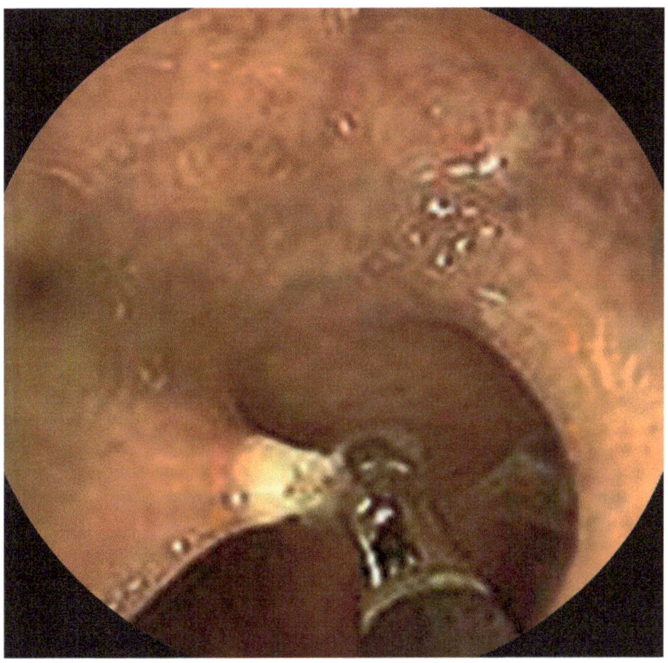

Fig. 16-2. Polipectomia com pinça de *hot biopsy*.

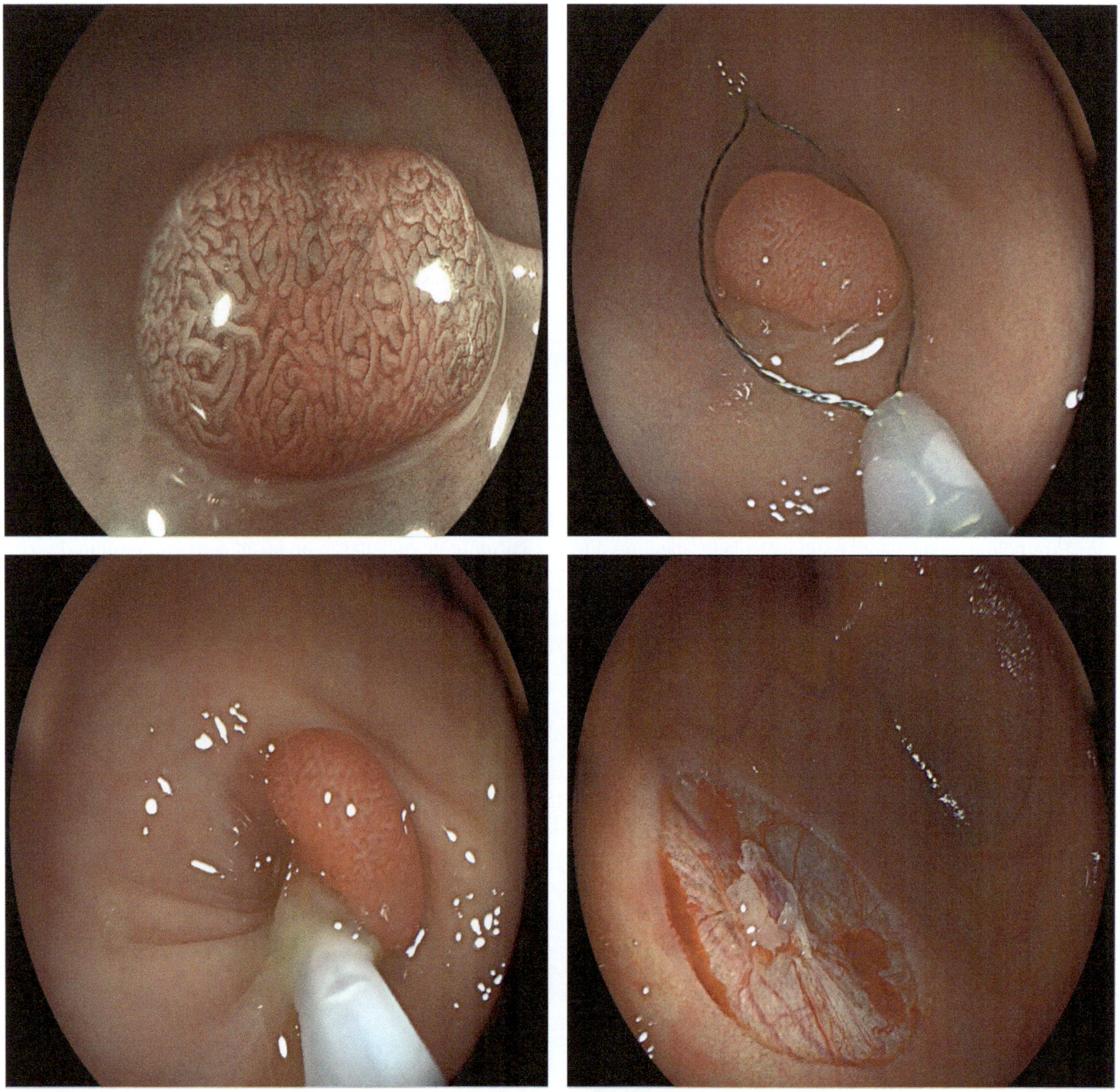

Fig. 16-3. Polipectomia a frio com alça tipo *cold snare*.

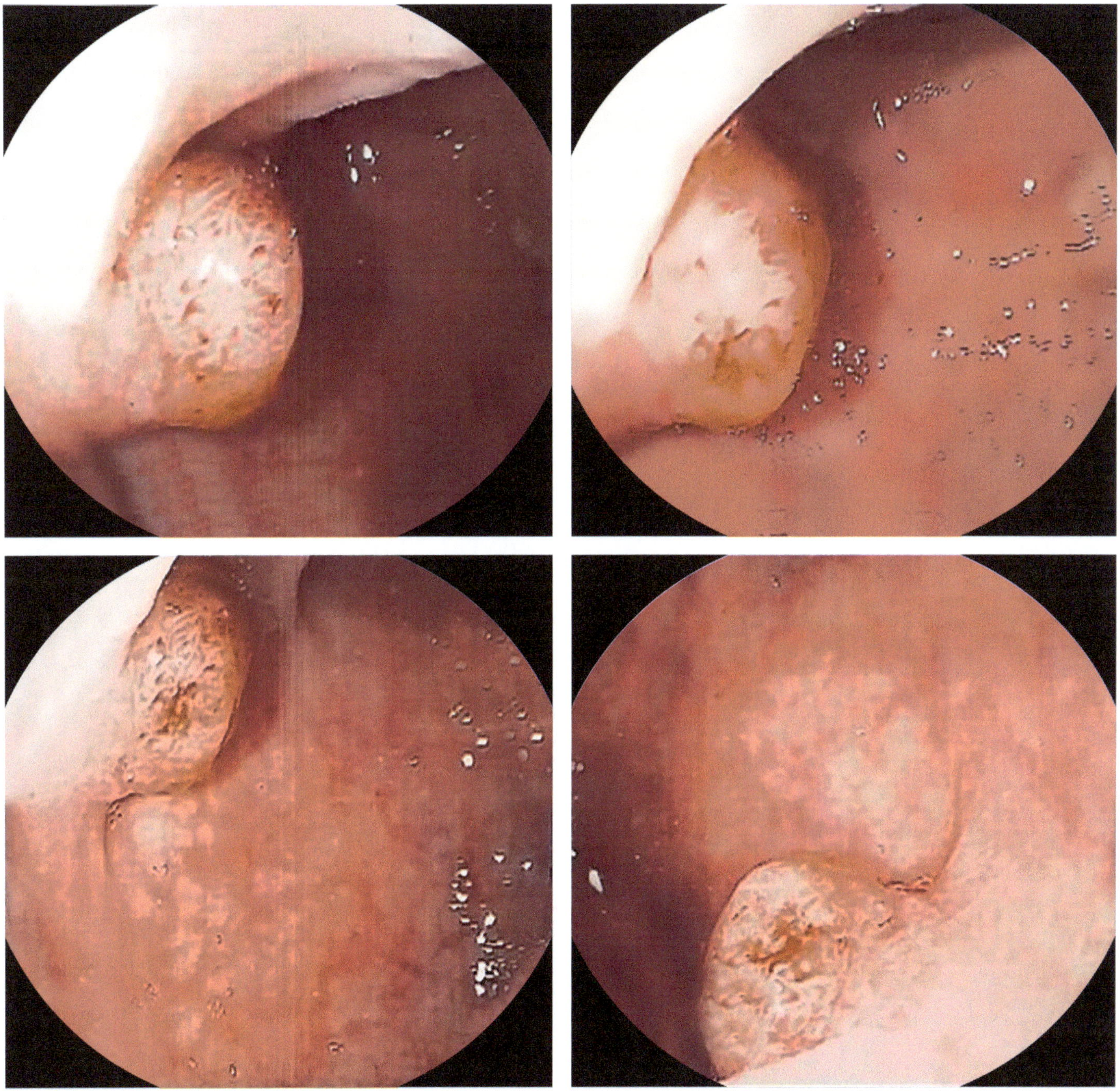

Fig. 16-4. Polipectomia com alça diatérmica. Cuidados técnicos. *(Continua)*

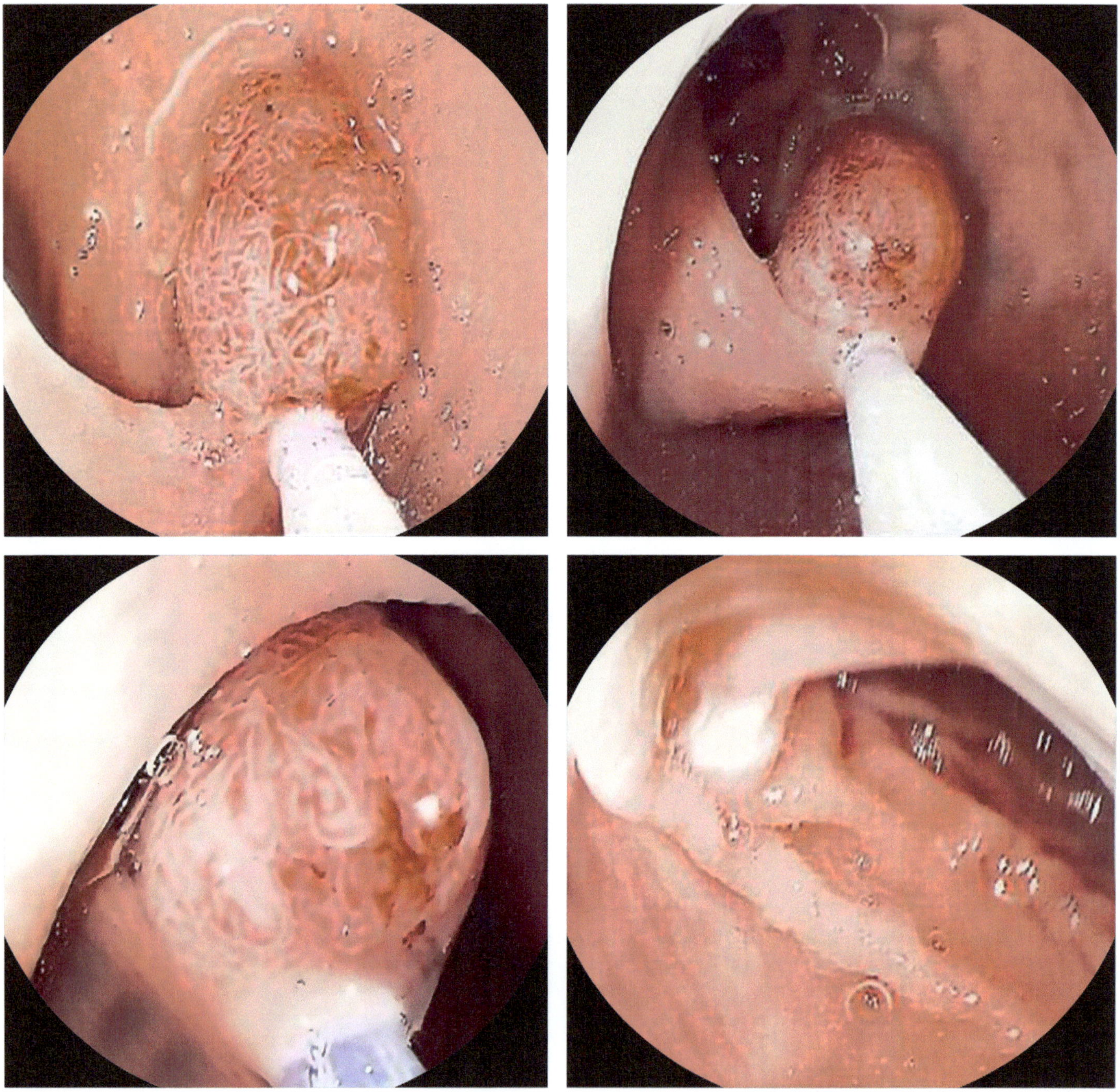

Fig. 16-4. *(Cont.)*

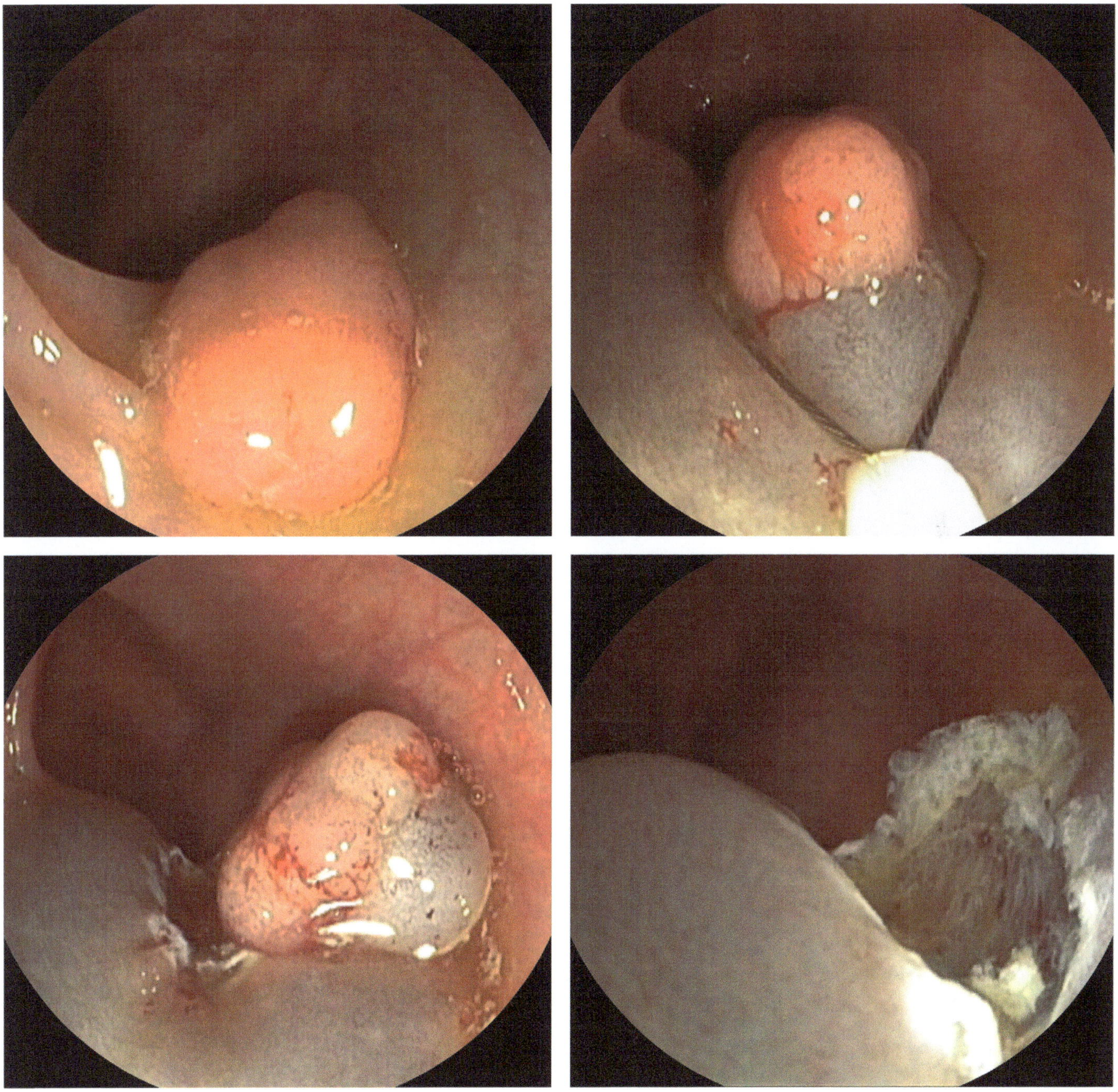

Fig. 16-5. Ressecção de pólipo após injeção de solução salina.

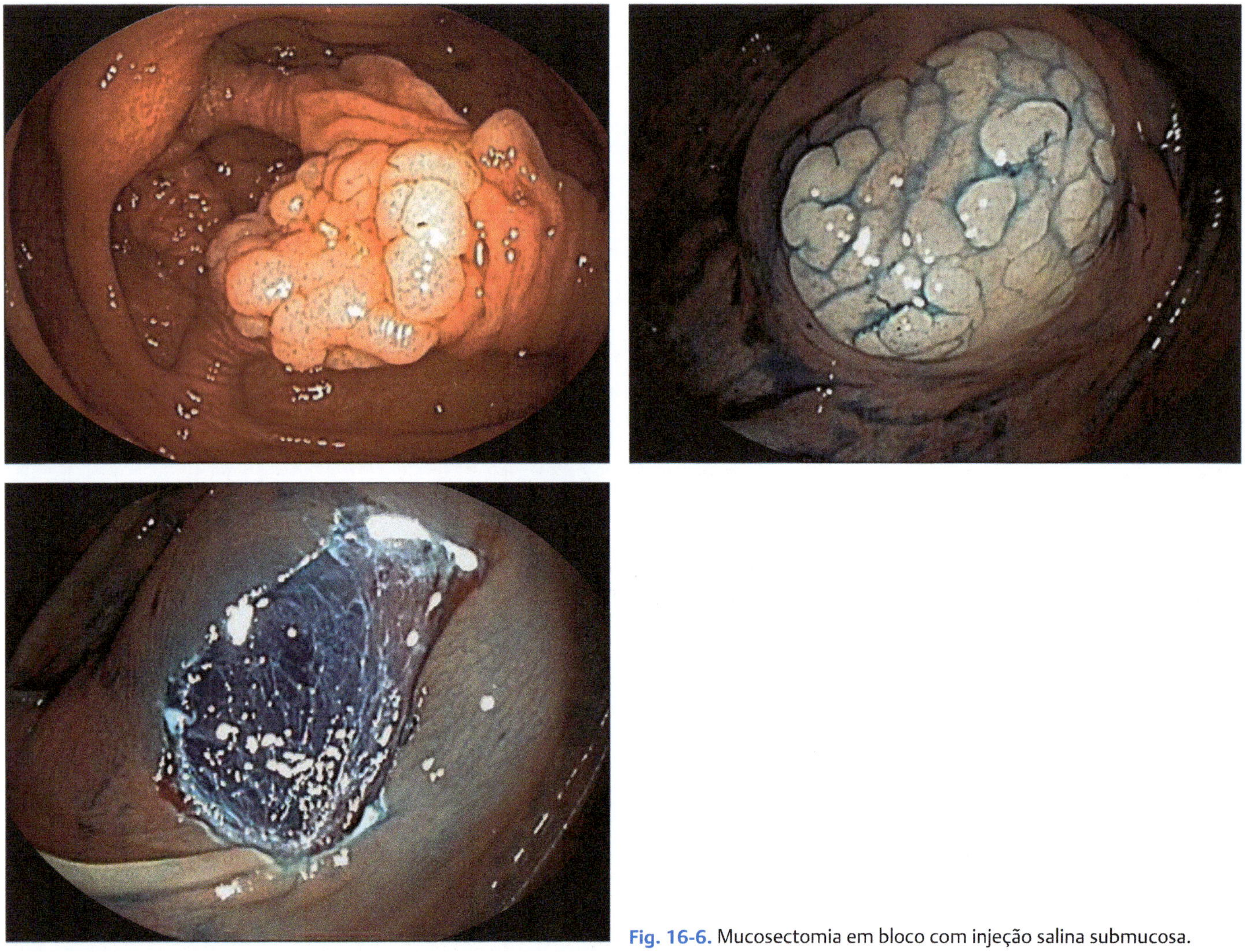

Fig. 16-6. Mucosectomia em bloco com injeção salina submucosa.

ABORDAGEM DOS GRANDES PÓLIPOS PEDICULADOS

A ressecção endoscópica dos grandes pólipos pediculados deve ser realizada por uma alça de polipectomia com alça diatérmica, evitando uso de corrente de corte puro.[13] Deve-se tomar o cuidado para abranger o pedículo em sua porção média, de modo que em caso de sangramento após sua secção, o mesmo possa ser novamente laçado.

Para pólipos pediculados, com pedículos calibrosos e curtos com diâmetros superiores a 10 mm, com porção cefálica maior que 20 mm de diâmetro ou em pacientes que apresentem alterações na coagulação sanguínea, a hemostasia profilática deve ser considerada devido ao alto risco de sangramento.[13,25]

Dentre as técnicas profiláticas mais utilizadas destacam-se a injetoterapia, a utilização de *hemoclips* e a utilização de alças monofilamentares de *nylon* conhecidas como *endoloops*.[25-28]

A técnica profilática mais amplamente realizada é a da injeção de solução de adrenalina 1:20.000 junto à base ou à porção proximal do pedículo, com volume médio que varia entre 4 e 6 mL, proporcionando efeitos de tamponamento mecânico e vasoconstritor antes da ressecção (Fig. 16-7).[25]

O efeito mecânico pode ser conseguido pela aplicação de uma alça de *nylon* monofilamentar (*endoloop*), com mecanismo de trava no seu fechamento através de um aplicador externo. A técnica consiste na abertura da alça de *nylon*, de modo a abranger toda a cabeça do pólipo, até que se chegue ao pedículo. Quando se realiza o seu fechamento observa-se a isquemia da superfície do pólipo. O risco do uso do *endoloop* é a ressecção inadvertida do pólipo, assim como, a inadequada força de apreensão do pedículo e o escape do pedículo em casos de pedículos curtos (Fig. 16-8).[26]

Os clipes metálicos aparecem como outra boa alternativa de prevenção hemorrágica. Na prevenção dos fenômenos

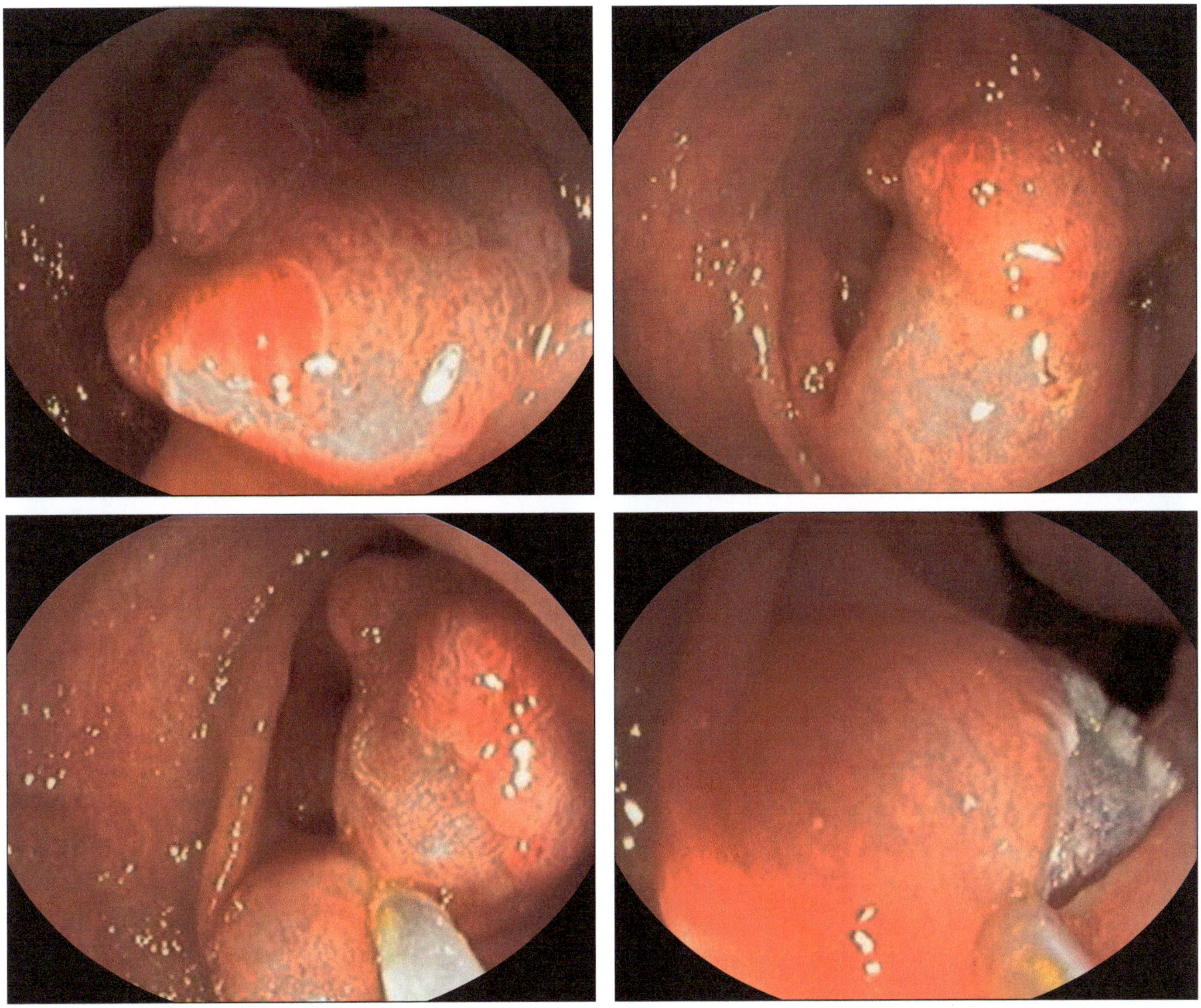

Fig. 16-7. Injeção de solução de adrenalina no pedículo.

hemorrágicos os *clips* podem ser utilizados antes ou após as ressecções de grandes pólipos pediculados (Fig. 16-9).[26,27]

A sua utilização rotineira apresenta resultados conflitantes na literatura. Estudo randomizado com 413 pacientes submetidos à polipectomia demonstrou que seu uso rotineiro profilático não modificou a taxa de sangramento quando se realizou polipectomia com alça diatérmica de coagulação.[28] Em outro estudo não controlado, o uso de *clip* profilático, para pólipos pediculados maiores que 10 mm, em polipectomias com uso de eletrocautério esteve associado a ausência de complicações hemorrágicas.[23] Um outro estudo randomizado com pólipos pediculados maiores que 20 mm de diâmetro, que foram tratados profilaticamente com injeção de adrenalina ou injeção de adrenalina combinado com uso de *endoloop*, demonstrou redução estatisticamente significativa do sangramento precoce no grupo tratado com terapia combinada.[29] Apesar de resultados conflitantes na literatura, a diretriz publicada pela ESGE recomenda o pré-tratamento do pedículo,[13] através da técnica de injeção de adrenalina ou mecânica com *endoloops* ou *hemoclips*, como forma de prevenção do sangramento tardio.

A presença de pólipos pediculados, que se apresentam em posição inadequada, pode ser mais bem posicionada com a mudança de decúbito do paciente ou mesmo pela compressão manual da parede abdominal. Pólipos "gigantes" devem ser abordados com fatiamento da sua porção cefálica, hemostasia do pedículo e encaminhamento para análise histológica em frascos separados.

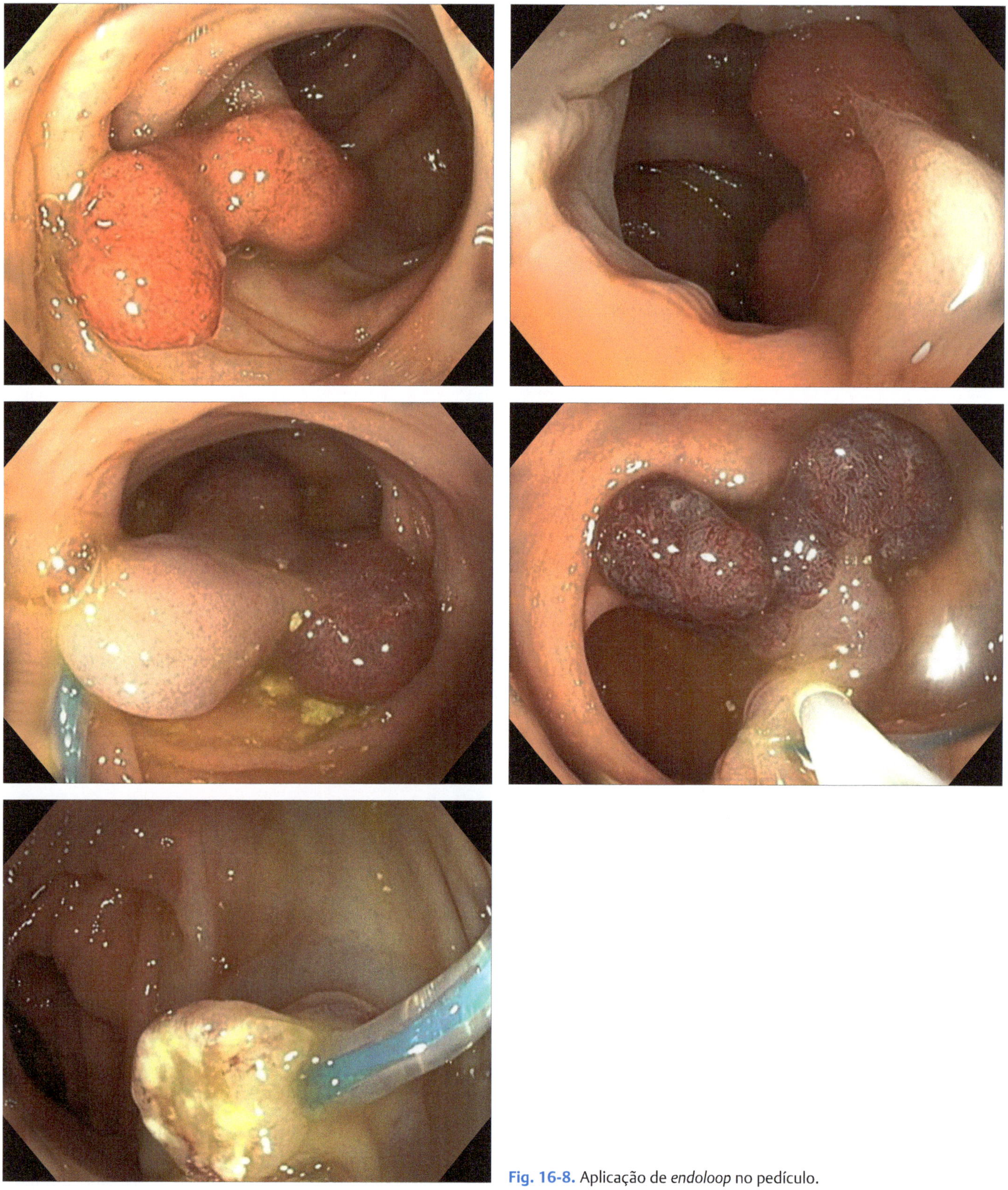

Fig. 16-8. Aplicação de *endoloop* no pedículo.

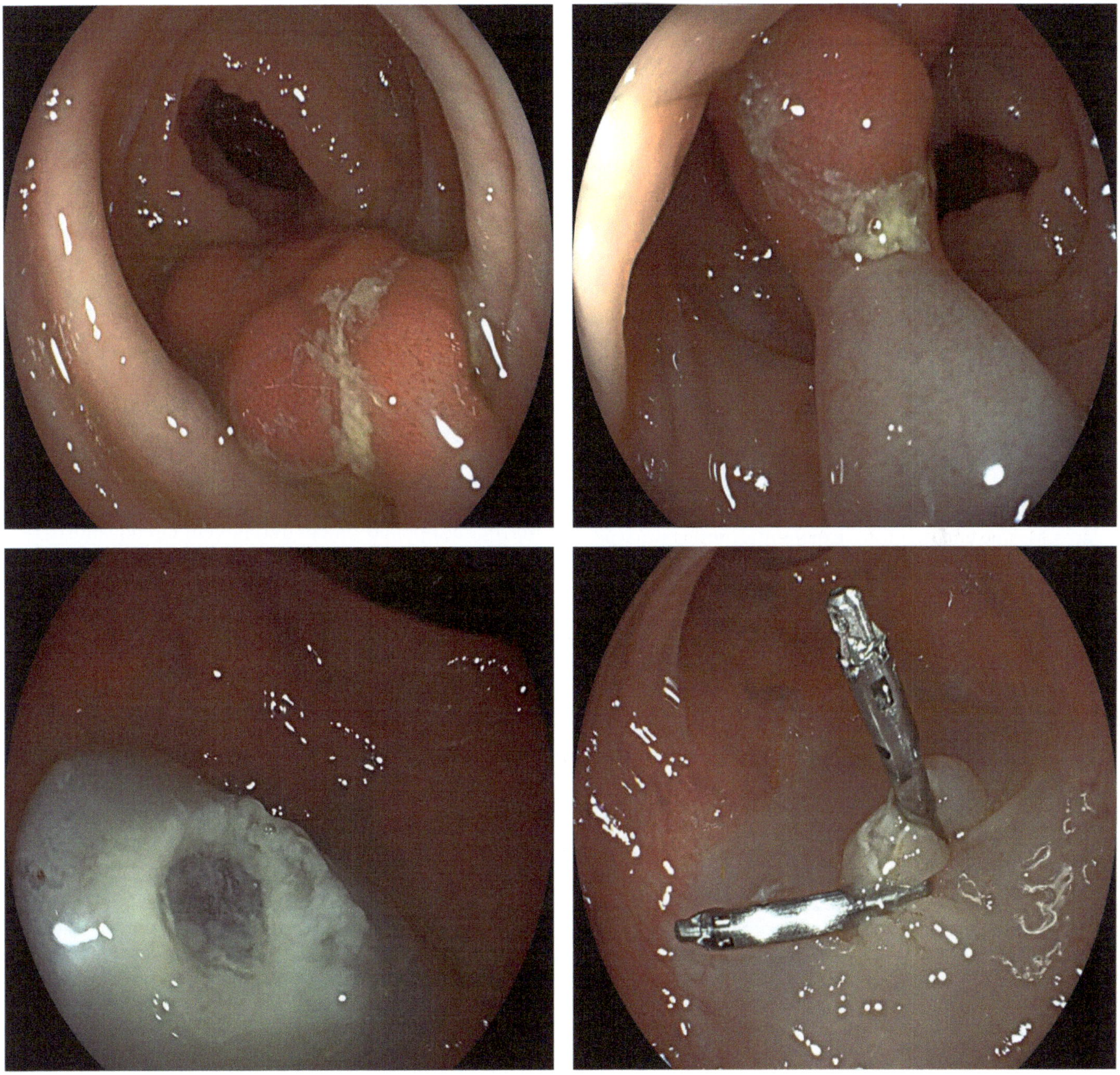

Fig. 16-9. Injeção de solução de adrenalina e colocação de *hemoclips* no pedículo.

ABORDAGEM DOS GRANDES PÓLIPOS SÉSSEIS OU LESÕES DE ESPRAIAMENTO LATERAIS

As lesões maiores que 2 cm devem ser ressecadas pela técnica de *piecemeal* ou fatiamento, associados à injeção de solução salina na submucosa, diminuindo, assim, o risco de perfuração. A injeção da solução deve ser realizada junto à porção proximal da base da lesão. Diferentes produtos são usados na injeção, como a solução salina, a dextrose a 50% e a hidroxipropilcelulose, diferindo-se cada uma pelo tempo de duração da bolha submucosa.[24,30] Na nossa prática clínica temos utilizado rotineiramente uma solução de NaCl a 4% e o hidroxietilamido a 6%. A técnica de *piecemeal* pode ser realizada em uma única sessão ou em mais sessões, dependendo do tamanho e das dificuldades técnicas encontradas. Quando optado por duas ou mais sessões, os intervalos não devem ultrapassar a 4 semanas (Fig. 16-10).

Estes pólipos, dependendo de sua localização e tamanho, podem apresentar-se de difícil ressecção, principalmente quando seu diâmetro ocupa mais de 1/3 da circunferência colônica, envolvem mais que duas pregas, ou se localizam atrás de uma das flexuras, junto ao ápice cecal ou de óstios diverticulares. Mesmo endoscopistas experientes, nestas situações, devem considerar encaminhar estas lesões para tratamento cirúrgico, em face de necessidade de múltiplas colonoscopias com aumento significativo dos seus riscos.[31] Para lesões que se estendem além de duas pregas, a ressecção será possível somente se a depressão entre pregas não for profunda ou se conseguir sucesso na elevação da lesão com injeção de solução submucosa.

Pólipos atrás de pregas, ou junto às flexuras podem ser ressecados com uso de gastroscópios, colonoscópios pediátricos com o colonoscópio adulto em retrovisão.[31,32]

São consideradas contraindicações para polipectomias destas lesões pólipos com superfície ulcerada e lesões que não se elevem à tentativa de injeção de solução submucosa, por suspeita de invasão submucosa profunda durante a inspeção endoscópica, utilizando-se aparelhos de alta definição. As lesões que não se elevam à injeção submucosa e que não apresentam sinais de invasão profunda da camada submucosa, utilizando-se aparelhos de alta definição, com cromoscopia e magnificação de imagem, podem ser encaminhadas para centros especializados numa tentativa de ressecção pela técnica de dissecção submucosa endoscópica (ESD). São também candidatas à ressecção endoscópica pela técnica de ESD as lesões suspeitas de invasão superficial da submucosa cuja ressecção em monobloco seja tecnicamente difícil de ser realizada pela técnica de mucosectomia.

Outra técnica descrita na literatura é a mucosectomia *underwater* (UEMR). Enquanto na mucosectomia tradicional se utiliza a injeção de solução na submucosa para evitar lesão térmica das camadas mais profundas da parede colônica, a UEMR utiliza a água para preencher totalmente o lúmen do cólon, notando-se com isto o efeito de flutuação da mucosa e da submucosa, que se afastam da camada muscular. Estudo randomizado, publicado por Nagl *et al.*,[33] comparando a mucosectomia *underwater* com a mucosectomia tradicional para lesões com diâmetro entre 20 a 40 mm, mostrou superioridade da primeira técnica quanto ao tempo de procedimento, taxa de ressecção em monobloco, taxa de ressecção completa e número de fragmentos, apesar de ambas terem taxas de recorrências semelhantes. Áreas residuais planas podem ser ressecadas com minialças espiculadas, pinças de *hot biopsy* ou cauterizadas com plasma de argônio (Fig. 16-11).

A recuperação dos pólipos é tão importante quanto a sua ressecção. Pequenos fragmentos são aspirados pelo canal de biópsia e recuperados com uso de uma armadilha (*specimen trap*) ou caça-pólipo (ambos os tubos em Y), enquanto os segmentos maiores são retirados com auxílio da alça ou pinça de apreensão, mantendo-os 3 a 4 cm afastados da ponta do colonoscópio, para visibilização dos segmentos cólicos remanescentes. Múltiplos fragmentos podem ser retirados com auxílio de uma cesta de Dormia ou *Rothnet*.[32,34]

Polipectomias de lesões suspeitas, que podem necessitar de tratamento cirúrgico complementar, realizadas em segmentos sem referências anatômicas definidas, podem ser demarcadas com o uso de tinta Nanquim (ou tinta da China ou tinta da Índia). Esta técnica é denominada tatuagem.

A injeção deve ser realizada na submucosa próxima à escara, distando de 2 a 5 cm desta.

Podem ser realizados 2 a 3 pontos distintos para facilitar sua localização intraoperatória pelo cirurgião.

Técnicas endoscópicas suplementares têm sido relatadas como o uso de duodenoscópio para melhor visibilização da parede lateral do reto ou atrás de pregas. O uso de 2 aparelhos ou de um colonoscópio de duplo canal em que, num dos canais se passa uma pinça de biópsia para elevar a lesão e no segundo canal uma alça para ressecção, parece também ser um método interessante. Tais técnicas podem ser utilizadas nos pólipos complexos, como, por exemplo, no aprisionamento da alça ao redor do pedículo do pólipo.[31,32,34]

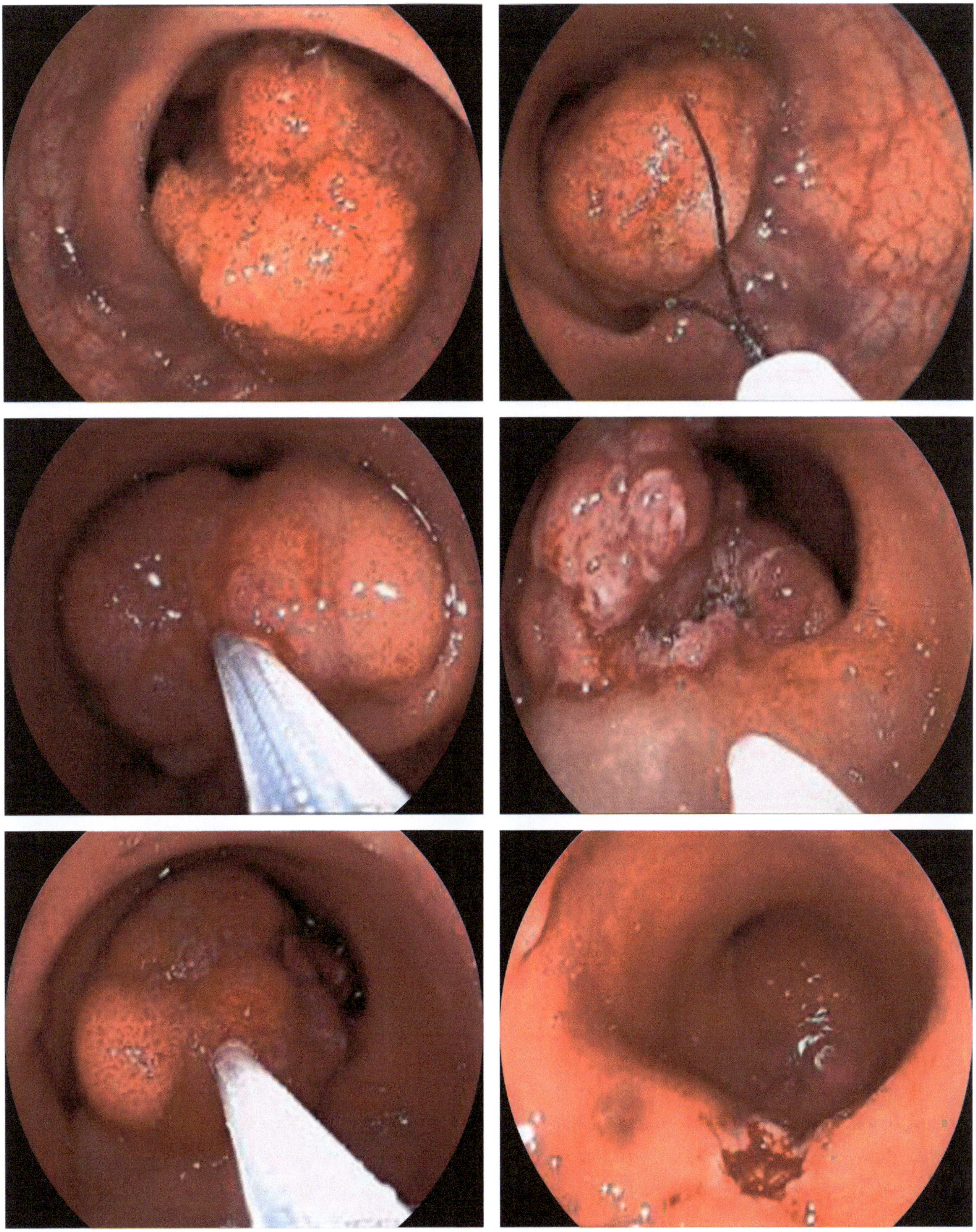

Fig. 16-10. Mucosectomia fragmentada a *piece meal* com injeção salina submucosa.

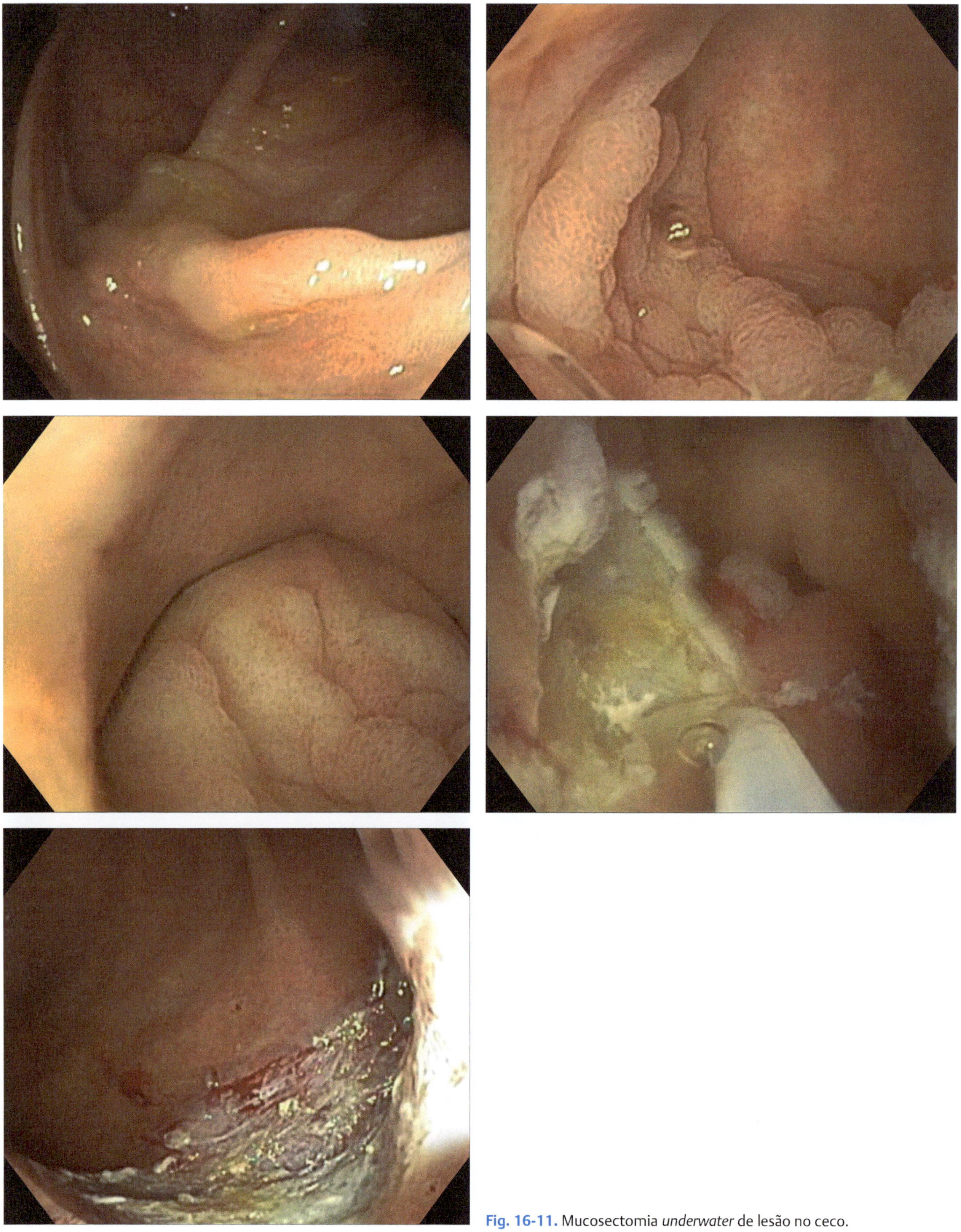

Fig. 16-11. Mucosectomia *underwater* de lesão no ceco.

COMPLICAÇÕES DAS POLIPECTOMIAS

As complicações clássicas das polipectomias endoscópicas são: perfuração, sangramento e a síndrome pós-polipectomia.

Perfuração de Cólon

É relatada numa incidência de 1 para cada 100 polipectomias realizadas.[35]

O risco de perfuração pós-polipectomia está associado a algumas características do pólipo, como seu tamanho, sua conformação séssil e localização proximal.[36] O diagnóstico precoce, confirmado com demonstração de ar no peritônio ou retroperitoneal, é fundamental para o tratamento efetivo, evitando risco de morte, que ocorre em aproximadamente 5% dos casos.[37]

O quadro clínico consiste em dor abdominal, febre, elevação de leucócitos com desvio à esquerda e sinais de peritonismo, ao exame físico.

Grandes perfurações, ou aquelas diagnosticadas nas primeiras horas após a colonoscopia, deverão ser submetidas a tratamento cirúrgico. Sinais de deterioração clínica ou sinais de peritonite progressivos também são indicativos de tratamento cirúrgico.[3]

A aplicação de *clips* e *loops* tem surgido como uma opção terapêutica para as perfurações com diâmetros menores que 1 a 1,5 cm. Até 50% das perfurações são tratadas endoscopicamente com sucesso (Fig. 16-12).[32]

São preconizadas algumas técnicas, descritas a seguir, para se evitar as perfurações pós-polipectomias.

O uso de corrente de coagulação pura poderia, teoricamente, aumentar o risco de perfuração, embora o risco absoluto seja baixo tanto com o uso de corrente de corte ou coagulação.[35]

Nas polipectomias com o uso de pinça quente (*hot biopsy*) recomenda-se elevação da ponta do pólipo pinçado, com posterior eletrocoagulação até visualização de pequena área esbranquiçada abaixo do pólipo (sinal do "*Monte Fuji*").[35]

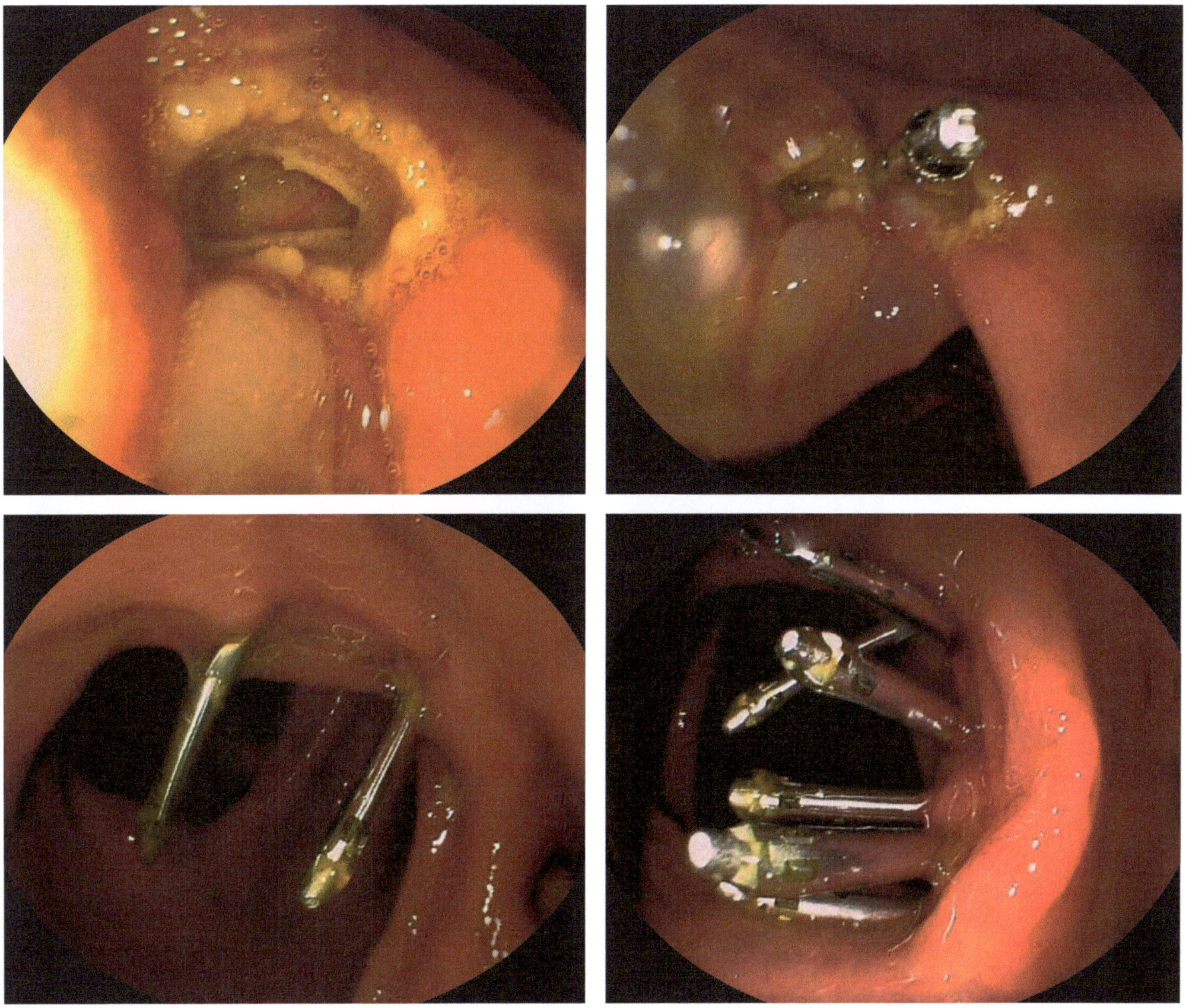

Fig. 16-12. Uso do *clip* pós-polipectomia com perfuração.

Para pólipos sésseis, com necessidade de uso de alça de polipectomia, recomenda-se a desinsuflação do cólon e elevação da alça, para se criar um "pseudopedículo" (sinal da tenda), diminuindo, assim, o risco de queimadura transmural. Deve-se ter a precaução de não laçar a mucosa normal proximal ao pólipo.

A eletrocoagulação de grandes pólipos pediculados, cuja porção cefálica mantém contato com a parede contralateral, pode resultar em queimadura inadvertida desta. Movimentos de "vai e vem" da porção cefálica dele, durante a ressecção do mesmo, evitam este tipo de complicação.

Para pólipos sésseis maiores que 2 cm de diâmetro, sugere-se ressecção "em pedaços" (*piecemeal* ou fatiada) limitando a extensão e a duração da lesão térmica. Os japoneses, por sua vez, têm descrito a técnica de dissecção em bloco de grandes pólipos sésseis, ainda pouco utilizada nos Estados Unidos.[35]

Outra técnica para ressecção de grandes pólipos sésseis, ou localizados em segmentos proximais, consiste na injeção submucosa. Estudos animais indicam que a técnica diminui a profundidade de lesão térmica. A solução salina é a mais frequentemente utilizada.

Em caso de áreas residuais de pólipos sésseis gigantes ressecados, a complementação com uso de plasma de argônio, que apresenta resultados conflitantes na literatura, ou técnica de avulsão, é alternativa.

A profundidade da queimadura depende do tempo e da potência aplicada.[35]

Pequenas perfurações, imediatamente após a polipectomia, são tratadas com uso de *hemoclips*, conforme descrito anteriormente. Recomenda-se o fechamento das bordas e, posteriormente, do centro da perfuração com os *clips* (Fig. 16-12).[32]

Finalmente, é de extrema importância o papel do assistente na polipectomia segura, configurando o eletrocautério de forma adequada, e ressecando mecanicamente o pólipo numa velocidade que otimiza a hemostasia e o risco de lesão térmica do cólon.

Síndrome Pós-Polipectomia

Conhecida como síndrome da eletrocoagulação pós-polipectomia, resulta da queimadura transmural do cólon, sem ocorrência de perfuração.[38] Por definição, não há ar livre em abdome/pelve nos exames deraios X ou na tomografia abdominal.

Ocorre em cerca de 0,5% a 1,2% das polipectomias,[22,39] principalmente em polipectomias de pólipos sésseis maiores que 2 cm, em que a intensidade e a duração da corrente causando lesão térmica são maiores,[40] ou nos casos de ressecção inadvertida de mucosa adjacente normal. A técnica de injeção de solução salina submucosa, funcionando com um "coxim", pode reduzir o risco desta síndrome, porém ainda são necessários mais estudos confirmatórios.

O quadro clínico, por sua vez, compreende dor abdominal, febre, elevação de leucócitos e palpação dolorosa localizada, semelhante ao quadro de perfuração pós-polipectomia. Inicia-se dentro das primeiras 12 h, podendo se prolongar por até 5 dias.

O tratamento consiste em jejum, antibioticoterapia, hidratação endovenosa, e o controle se faz pelo exame físico e exames complementares.

O risco para perfuração é baixo, e o tratamento se estende até melhora da dor e normalização dos leucócitos (Fig. 16-13).

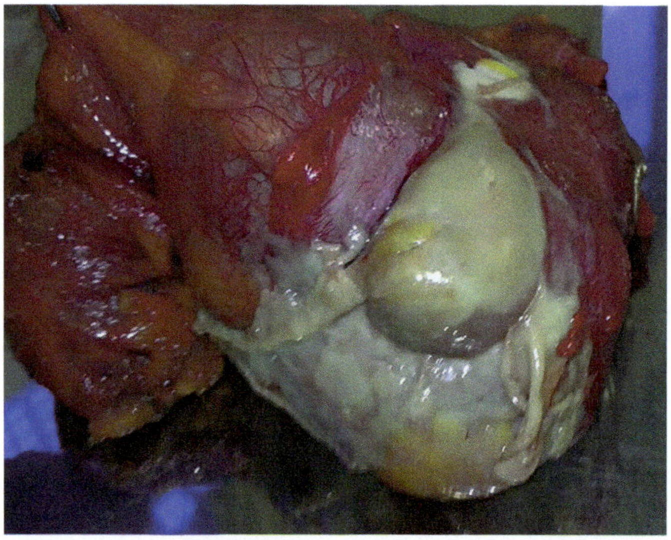

Fig. 16-13. Síndrome pós-mucosectomia de uma extensa lesão de ceco. Laparotomia no quinto dia pós-ressecção. Observa-se junto à área da mucosectomia a presença de exsudato fibrino necrótico.

Sangramento Pós-Polipectomia

Trata-se da complicação mais comum da polipectomia, ocorrendo em 0,3% a 6,1% das polipectomias.[22,41] O seu risco está relacionado com o tamanho do pólipo, seu formato, a técnica usada na polipectomia e o estado de coagulação do paciente.[42]

No intuito de se evitar tal complicação, associados à adequação da coagulação do paciente, são descritas técnicas endoscópicas profiláticas, baseadas na experiência, preferência e avaliação do risco de sangramento, citadas anteriormente.

Pode-se usar adrenalina na base de pólipos sésseis ou pediculados, porém devido ao baixo risco de sangramento imediato ou tardio pós-polipectomia, não se justifica seu uso rotineiro.

Em um estudo randomizado, não se evidenciaram diferenças na incidência de sangramento imediato ou tardio de mucosectomias, com injeção de adrenalina adicionada à solução salina submucosa.[43]

O uso profilático de *endoloops* para pólipos pediculados deve ser reservado para os casos de pacientes, que apresentam alteração de coagulação.[44]

Uso de *clip* profilático, na base do pedículo de pólipos pediculados, é outra alternativa. Durante a polipectomia, no entanto, tem que se ter o cuidado de não encostar a alça de polipectomia nele, evitando-se, assim, queimaduras profundas da parede cólica, por transmissão da corrente elétrica aplicada.

O sangramento pós-polipectomia é dividido, conforme sua forma de apresentação, em: imediato ou tardio.

A forma imediata ocorre durante o procedimento, numa incidência de 1,5% das polipectomias.[45]

Fatores de risco descritos incluem pacientes sob anticoagulação, pólipos gigantes, pedículos calibrosos e os pólipos de conformação sésseis.

Fatores de risco independentes incluem: pacientes acima de 65 anos, pólipos do cólon direito,[46] pacientes portadores de doenças renais e cardiovasculares, preparo inadequado do cólon, ressecção do pólipo sem a devida aplicação de corrente.[44]

Não há consenso sobre o melhor tipo de corrente para se usar durante a realização de uma polipectomia.

Dois estudos, citados por Hala e Rex, indicaram:[35] sangramento imediato mais associado a uso da corrente mista ou de corte, enquanto o sangramento tardio ocorreu mais com o uso de corrente de coagulação.

A maior parte dos casos de sangramento imediato, no entanto, pode ser bem controlada durante o procedimento. São descritas, a seguir, as formas de tratamento do sangramento imediato, de acordo com o formato dos pólipos ressecados (Fig. 16-14).

1. Pólipos pediculados:
   - A simples técnica de aplicação de pressão no pedículo residual com a alça por 5 minutos, geralmente, resulta em boa hemostasia.
   - Após o controle do sangramento, por garantia, pode-se complementar o procedimento com colocação de *clips*, injeção de adrenalina ou uso de eletrocautério bipolar.
   - Uso de adrenalina 1:10.000 ou 1:20.000,[44] ou em combinação com outra técnica mecânica ou térmica, em caso de ressangramento do pedículo, após sua re-abordagem, costuma também ser efetiva (Fig. 16-14).
   - O uso exclusivo de métodos térmicos (APC, eletrocoagulação bipolar ou mesmo a ponta da alça de polipectomia) também costuma ser eficaz.
     Quando se usa desta modalidade, no entanto, tem que se ter o cuidado de não causar uma queimadura profunda da parede cólica.
   - O sangramento arterial proveniente do coto do pedículo, em pólipos pediculados seccionados, pode ser mais bem controlado com o uso de ***hemoclips***.[26]
   - Para pólipos com pedículos longos, o ***endoloop*** também pode ser aplicado ao coto residual, para cessar o sangramento.
2. Pólipos sésseis e planos:
   - Uso de adrenalina 1:10.000 por injeção, em vários pontos, ao redor do ponto de sangramento.[47]
   - Aplicação de pinça quente (*hot biopsy*) ou mesmo a alça de polipectomia sobre o ponto de sangramento. Aqui tem que se ter o cuidado de não causar lesão transmural.
   - *Hemoclips* na tentativa de se ocluir o vaso sangrante.
   - Aplicação de plasma de argônio, na superfície da escara, nos casos de sangramento em porejamento ou babação (Forrest 1 b).[44]

O sangramento tardio, por sua vez, pode ocorrer em até 29 dias da polipectomia,[44] embora a maioria dos sangramentos ocorra, em média, nos primeiros 5 a 7 dias. O risco varia entre 1% para pólipos até 1 cm e 6,5% para pólipos maiores que 2 cm.[48] Há um aumento de 9% a cada aumento de 1 mm do pólipo.[49]

O risco está associado à idade avançada, antecedente de hipertensão arterial sistêmica e grandes pólipos sésseis de cólon direito.[44]

A American Society of Gastrointestinal Endoscopy (ASGE) recomenda a não suspensão da aspirina (até 300 mg/dia) na realização de polipectomia devido a o risco absoluto de sangramento pós-polipectomia ser pequeno, conforme citado por Hala e Rex.[35,50]

Não há, no entanto, recomendações específicas em relação a pólipos gigantes ou complexos, e associado ao fato de estes tipos de lesões terem maior risco de sangramento, preconiza-se a suspensão do uso de aspirina ou AINEs por 7 a 14 dias na ressecção de lesões sésseis maiores que 2 cm de diâmetro.[36]

Waye, baseado em sua experiência pessoal, apesar da recomendação da ASGE, recomenda suspensão do uso de AAS por 7 dias.[44]

O uso de anticoagulantes, por sua vez, está associado ao aumento do risco de sangramento tardio, pós-polipectomia.[51]

A evolução natural evidencia que 2/3 dos sangramentos param espontaneamente, com ressangramento não habitual. Pacientes com sangramentos volumosos e frequentes, que aparentam estar sangrando ativamente devem ser submetidos a procedimento de colonoscopia. Por outro lado, os casos de pequenas quantidades de sangramento retal, o tratamento conservador pode ser considerado.[44]

O tratamento endoscópico consiste na injeção de solução de adrenalina acrescida de um segundo método, que pode ser térmico,[52] como a eletrocoagulação bipolar.

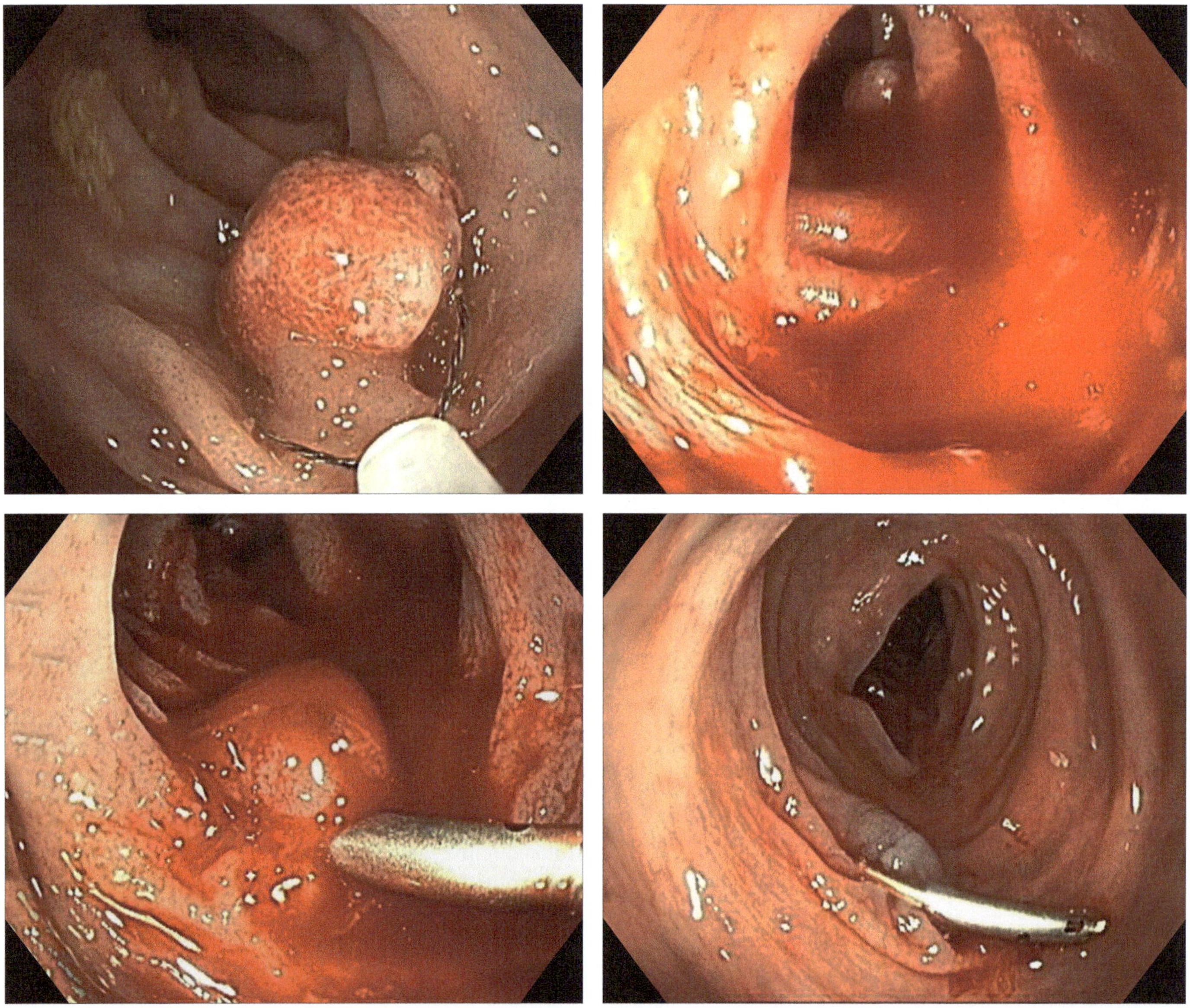

Fig. 16-14. Sangramento pós-polipectomia controlado com a aplicação de *hemoclips*.

O uso de *hemoclips* e a angiografia nos casos de sangramentos intensos são outras formas de tratamento propostos.

A equipe cirúrgica sempre deve ser notificada para possível intervenção em casos de sangramentos torrenciais, cabendo ao endoscopista informá-los previamente sobre o local da polipectomia realizada.

A prevenção tardia, em pacientes com distúrbios da coagulação ou com necessidade de anticoagulação pós-polipectomia, pode ser realizada com a aplicação de *hemoclips* ou de *endoloops*. Os *hemoclips* diminuem o risco de sangramento tardio quando aplicados em vasos visíveis, tanto de pólipos sésseis, como pediculados.[53]

Resultados de Polipectomia

Os adenomas são chamados de pólipos neoplásicos.

Estima-se que 25% a 30% dos pacientes assintomáticos, submetidos à colonoscopia com 50 anos de idade, apresentam adenomas.

São mais frequentes em homens com idade avançada e com obesidade abdominal.[54,55]

A erradicação dos pólipos adenomatosos, em programas de rastreamento, tem evidenciado diminuição da incidência de câncer colorretal nos Estados Unidos.[56] Estudo do National Polyp Study, citado por Ahnen *et al.*, evidenciou diminuição da incidência de câncer colorretal em 76% a 90% dos pacientes submetidos a polipectomias.[54]

Estudo controle randomizado pela Universidade de Minnesota mostrou redução de 20% da incidência de câncer colorretal em pacientes com sangue oculto fecal positivo, submetidos a colonoscopias com polipectomias.[57]

Outro estudo controlado randomizado, citado por Levin *et al.*,[58] envolvendo um grupo controle, sem seguimento, e outro grupo submetido à retossigmoidoscopia com polipectomia, seguido posteriormente por realização de colonoscopia, evidenciaram uma diminuição da incidência de 80% da incidência de câncer colorretal, no grupo com seguimento.

Quadro 16-1. Recomendações de Seguimento Conforme Orientação da American Gastroenterological Association Institute (AGA)

Categoria de risco	Idade do início	Recomendações	Comentários
Pacientes com pequenos pólipos retais hiperplásicos	–	Colonoscopia ou outro método de triagem com intervalos recomendados para pacientes com risco médio	Como exceção de pacientes com síndrome polipoide hiperplásica, pois tem um risco aumentado para adenomas e câncer colorretal, necessitando de um acompanhamento mais intensivo
Pacientes com 1 ou 2 adenomas tubulares com displasias de baixo grau	5 a 10 anos após a polipectomia inicial	Colonoscopia	O tempo preciso dentro do intervalo deve-se basear em outros fatores clínicos (como achados colonoscópicos prévios, antecedente familiar, preferências do paciente e julgamento do médico)
Pacientes com 3 a 10 adenomas, ou 1 adenoma maior que 1 cm, ou qualquer adenoma com componente viloso ou com displasia de alto grau	3 anos após a polipectomia inicial	Colonoscopia	Adenomas devem ser totalmente removidos. Se o acompanhamento colonoscópico for normal ou evidenciar apenas 1 ou 2 pequenos adenomas tubulares de baixo grau de displasia, então o exame subsequente deveria ser de 5 anos
Pacientes com mais de 10 adenomas em um único exame	Menor que 3 anos da polipectomia inicial	Colonoscopia	Considera a possibilidade de síndrome familiar subjacente
Pacientes com adenomas sésseis que são removidos por pedaços	2 a 6 meses para verificar ressecção completa da lesão	Colonoscopia	Uma vez realizada a ressecção completa, a vigilância precisa ser individualizada baseada no julgamento do endoscopista. A remoção completa deveria ser baseada nas avaliações endoscópicas e patológicas

No geral, os dados permitem concluir que a colonoscopia com polipectomia tem um significativo impacto na incidência de câncer colorretal e, por extensão, na mortalidade.[58]

Após a ressecção de pólipos, em população de risco médio, são descritas a seguir as recomendações de seguimento, conforme orientação da American Gastroenterological Association Institute (AGA).[58] O Quadro 16-1 resume estas recomendações.

REFERÊNCIAS BIBLIOGRÁFICAS

1. Winawer SJ, Zauber AG, Ho MN, O'Brien MJ, Gottlieb LS, Sternberg SS, et al. Prevention of colorectal cancer by colonoscopic polypectomy. The National Poly StudyWorkgroup. N Engl J Med. 1993;329:1977-81.
2. Citarda F, Tomaselli G, Capocaccia R, Barcherini S, Crespi M, Italian Multicentre Study Group. Efficacy in standard clinical practice of colonoscopy polypectomy in reducing colorectal cancer incidence. Gut. 2001;48:812-5.
3. Thiis-Evensen E, Hoff GS, Sauar J, Langmark F, Majak BM, Vatn MH. Population-based surveillance by colonoscopy: effect on the incidence of colorectal cancer. Telemark Polyp Study I. Scand J Gastroenterol. 1999;34:414-20.
4. Rex DK. Maximizing detection of adenomas and cancers during colonoscopy. Am J Gastroenterol. 2006;101:2866-77.
5. Pabby A, Schoen RE, Weissfeld JL, Burt R, Kikendall JW, Lance P, et al. Analysis of colorectal cancer occurrence during surveillance colonoscopy in the dietary Polyp Prevention Trial. Gastrointest Endosc. 2005;61:385-91.
6. Farrar WD, Sawhney MS, Nelson DB, Lederle FA, Bond JH. Colorectal cancers found after a complete colonoscopy. Clin Gastroenterol Hepatol. 2006;4:1259-64.
7. Anonymous. Paris workshop participants: the Paris endoscopic classification of superficial neoplastic lesions: esophagus, stomach and colon. Gastrointest Endosc. 2002;58:3-43.
8. Bond JH. Colon polyps and cancer. Endoscopy. 2001;33:46-54.
9. Tolliver KA, Rex DK. Colonoscopic polypectomy. Gastroenterol Clin North Am. 2008 Mar;37(1):229-51, ix.
10. Klaus M, Helmut N, Peter M, Lucia C. Advanced Colon Polypectomy. Clinical Gastroent. and Hepat. 2009;7:641-52.
11. Fyock CJ, Draganov PV. Colonoscopic polypectomy and associated techniques. World J Gastroenterol. 2010 Aug 7;16(29):3630-7.
12. Singh N, Harrison M, Rex DK. A survey of colonoscopic polypectomy practices among clinical gastroenterologists. Gastrointest Endosc. 2004;60:414-8
13. Ferlitsch M, Moss A, Hassan C, Bhandari P, Dumonceau JM, Paspatis G, et al. Colorectal polypectomy and endoscopic mucosal resection (EMR): European Society of Gastrointestinal Endoscopy (ESGE) Clinical Guideline. Endoscopy. 2017;49.
14. Rex DK. Preventing colorectal cancer and cancer mortality with colonoscopy: what we know and what we don't know. Endoscopy. 2010;42:320-3.
15. Peluso F, Goldner R. Follow-up of hot biopsy forceps treatment of diminutive colon polyps. Gastrointest Endosc. 1991;37:604-6.
16. Ellis K, Shiel M, Marquis S, Katon R. Efficacy of hot biopsy forceps, cold micro-snare and microsnarre with cautery techniques in the removal of diminutive colonic polyps. Gastrointest Endosc. 1997;45:AB107.
17. Mönkemüller KE, Fry LC, Jones BH, Wells C, Mikolaenko I, Eloubeidi M. Histological quality of polyps resected using the cold versus hot biopsy technique. Endoscopy. 2004;36:432-6.
18. Wadas DD, Sanowski RA. Complications of the hot biopsy forceps technique. Gastrointest Endosc. 1988;34:32-7.
19. Tappero G, Gaia E, De Giuli P, Martini S, Gubetta L, Emanuelli G. Cold snare excision of small colorectal polyps. Gastrointes Endosc. 1992;38:310-3.
20. Veerappan SG, Ormonde D, Yusoff IF, Raftopoulos SC. Hot avulsion: a modification of an existing technique for management of nonlifting areas of a polyp. Gastroint Endoscopy. 2014;5:884-8.
21. Rex DK. Colonoscopic polypectomy. Rev Gastroenterol Disord. 2005;5(3):115-25.
22. Waye JD, Lewis BS, Yessayan S. Colonoscopy: a prospective report of complications. J. Clin Gastroenterol. 1992;15(4):347.

23. Iishi H, Tatsuta M, Iseki K, Narahara H, Uedo N, Sakai N, et al. Endoscopic piecemeal resection with submucosal saline injection of large sessile colorectal polyps. Gastrointest Endosc. 2000; 51:697.
24. Shirai M, Nakamura T, Matsuura A, Ito Y, Kobayashi S. Safer colonoscopic polypectomy with local submucosal injection of hypertonic saline-epinephrine solution. Am J Gastroenterol. 1994; 89:334.
25. Parra-Blanco A, Kaminaga N, Kojima T, Endo Y, Uragami N, Okawa N, et al. Hemoclipping for postpolypectomy and postbiopsy colonic bleeding. Gastrointest Endosc. 2000; 51:37.
26. Binmoeller KF, Thonke F, Soehendra N. Endoscopic hemoclip treatment for gastrointestinal bleeding. Endoscopy. 1993; 25:167.
27. Shioji K, Suzuki Y, Kobayashi M, Nakamura A, Azumaya M, Takeuchi M, et al. Prophylactic clip application does not decrease delayed bleeding after colonoscopic polypectomy. Gastrointest Endosc. 2003; 57:691.
28. Friedland S, Soetikno R. Colonoscopy with polipectomy in anticoagulated patients. Gastrointest Endosc. 2006;64(1):98.
29. Paspatis GA, Paraskeva K, Theodoropoulou A, Mathou N, Vardas E, Oustamanolakis P, et al. A prospective, randomized comparison of adrenaline injection in combination with detachable snare versus adrenaline injection alone in the prevention of postpolypectomy bleeding in large colonic polyps. American J Gastroenterol. 2006;101:2805-9.
30. Waye JD. Advanced polypectomy. Gastrointest Endoscopy Clin N Am. 2005;15:733.
31. Norton ID, Wang L, Levine SA, Burgart LJ, Hofmeister EK, Rumalla A, et al. Efficacy of colonic submucosal saline solutions injection for the reduction of iatrogenic thermal injury. Gastrointest Endosc. 2002;56:95.
32. Mönkemüller K, Neumann H, Malfertheiner P, Fry LC. Advanced colon polypectomy. Clin Gastroenterol and Hepatology. 2009;7:641.
33. Nagl S, Ebigbo A, Goelder SK, Roemmele C, Neuhaus L, Weber T, et al. Underwater vs. conventional endoscopic mucosal resection of large sessile or flat colorectal polyps: A prospective randomized controlled trial. Gastroenterology. 2021; 161: 1460-74.
34. Soehendra N. Endoscopical removal of large colonic polyps. Uptodate. 2010 Setembro.
35. Hala F, Rex D. Mimizing endoscopic complications: Colonoscopic popypectomy. Gastrointest Endoscopy Clin N Am. 2007; 17:145.
36. Rex DK, Lewis BS, Waye JD. Colonoscopy and endoscopic therapy for delayed post-polypectomy hemorrhage. Gastrointest Endosc. 1992; 38:127.
37. Tolliver KA, Rex DK. Colonoscopic polypectomy. Gastroenterol Clin N Am. 2008;37:229.
38. Waye JD. Postpolypectomy syndrome. Up to date. 2009 October.
39. Waye JD, Kahn O, Auerbach ME. Complications of colonoscopy and flexible sigmoidoscopy. Gastrointest Endosc Clin N Am. 1996; 6:343.
40. Christie JP, Marrazzo J 3rd. "Mini-perforation" of the colon-not all postpostpolypectomy perforations require laparotomy. Dis Colon Rectum. 1991; 34:132.
41. Levin TR, Zhao W, Conell C, Seeff LC, Manninen DL, Shapiro JA, et al. Complications of colonoscopy in an integrated health care delivery system, Ann Intern Med. 2006; 145:880.
42. Gibbs DH, Opelka FG, Beck DE, Hicks TC, Timmcke AE, Gathright JB Jr. Postpolypectomy colonic hemorrhage. Dis Colon Rectum. 1996; 39:806.
43. Lee SH, Chung IK, Kim SJ, Kim JO, Ko BM, Kim WH, et al. Comparison of postpolypectomy bleeding between epinephrine and saline submucosal injection for large colon polyps by conventional polypectomy: a prospective randomized multicenter study. World J Gastroenterol. 2007; 13:2973.
44. Waye JD. Bleeding after colonic polypectomy. Up to date. 2010 January.
45. Consolo P, Luigiano C, Strangio G, Scaffidi MG, Giacobbe G, Di Giuseppe G, et al. Efficacy, risk factors and complications of endoscopic polypectomy: ten year experience at a single center. World J Gastroenterol. 2008; 14:2364.
46. Binmoeller KF, Bohnacker S, Seifert H, Thonke F, Valdeyar H, Soehendra, N. Endoscopic snare excision of "giant" colorectal polyps. Gastrointest Endosc. 1996; 43:183.
47. Conio M, Repici A, Demarquay JF, Blanchi S, Dumas R, Filiberti R. EMR of large sessile colorectal polyps. Gastrointest Endosc; 2004; 60:234.
48. Shioji K, Suzuki Y, Kobayashi M, Nakamura A, Azumaya M, Takeuchi M, et al. Prophylatic clip application does not decrease delayed bleeding after colonoscopic polypectomy. Gastrointest Endosc. 2003; 57:691.
49. Sawhney MS, Salfiti N, Nelson DB, Lederle FA, Bond JH. Risk factors for severy delayed postpolypectomy bleeding. Endoscopy. 2008; 40:115.
50. ASGE Technology Assessment Report. Hot biopsy forceps. Gastrointest Endosc.1992;38:753.
51. Hui AJ, Wong RM, Ching JY, Hung LC, Chung SC, Sung JJ. Risk of colonoscopic polypectomy bleeding with anticoagulants and antiplatelet agents: analysis of 1657 cases. Gastrointest Endosc. 2004; 59:44.
52. Sorbi D, Norton I, Conio M, Balm R, Zinsmeister A, Gostout CJ. Postpolypectomy lower GI bleeding: descriptive analysis. Gastrointest Endosc. 2000; 51:690.
53. Cipolletta L, Bianco MA, Rotondano G, Catalano M, Prisco A, De Simone T. Endoclip-assisted resection of large pedunculated colon polyps. Gastrointest Endosc. 1999; 50:405.
54. Ahenen DJ, Macrae FA. Approach to the patient with colonic polyps. Up to date. 2010 september.
55. Nguyeh SP, Bent S, Chen YH, Terdiman JP. Gender as a risk factor for advanced neoplasia and colorectal cancer: a systematic review and meta-analysis. Clin Gastroenterol Hepatol. 2009; 7:676.
56. Edwards BK, Ward E, Kohler BA, Eheman C, Zauber AG, Anderson RN, et al. Annual report to the nation on the status of cancer, 1975-2006, featuring colorectal cancer trends and impact of interventions (risk factors, screening, and treatment) to reduce future rates. Cancer. 2010; 116:544.
57. Mandel JS, Church TR, Bond JH, Ederer F, Geisser MS, Mongin SJ, et al. the effect of fecal occult-blood screening on the incidence of colorectal cancer. N Engl J Med. 2000; 343:1603.
58. Levin B, Lieberman DA, McFarland B, Smith RA, Brooks D, Andrews KS, et al. Screening and surveillance for the early detection of colorectal cancer and adenomatous polyps, 2008. A joint guideline from the American cancer society, the US multi-society task force on colorectal cancer and the american college of radiology. Gastroenterology. 2008;134:1570.

CAPÍTULO 17

CRITÉRIOS DE VIGILÂNCIA PÓS-POLIPECTOMIA

Afonso Calil Mury Mallmann ▪ Ruy Takashi Koshimizu

O conteúdo deste capítulo (págs. 327 a 330), encontra-se disponível on-line.

Para acessá-lo, aponte a câmera do seu smartphone ou tablet para a imagem acima.

CAPÍTULO 18

CONDUTA NO PÓLIPO MALIGNO

Paulo Roberto Arruda Alves ▪ Isabela Cecilio Sahium

O conteúdo deste capítulo (págs. 331 a 336), encontra-se disponível on-line.

Para acessá-lo, aponte a câmera do seu smartphone ou tablet para a imagem acima.

PARTE V CÂNCER COLORRETAL

CAPÍTULO 19

EPIDEMIOLOGIA E FATORES DE RISCO

Flávio Ferreira Diniz ▪ Francesca Perondi
João Altmayer Gonçalves ▪ Franciele Perondi

O conteúdo deste capítulo (págs. 339 a 350), encontra-se disponível on-line.

Para acessá-lo, aponte a câmera do seu smartphone ou tablet para a imagem acima.

CAPÍTULO 20

ASPECTOS MOLECULARES DA CARCINOGÊNESE COLORRETAL

SEÇÃO 20-1

BASES FUNDAMENTAIS

Mauro de Souza Leite Pinho

O conteúdo desta seção (págs. 351 a 362), encontra-se disponível on-line.

Para acessá-lo, aponte a câmera do seu smartphone ou tablet para a imagem acima.

SEÇÃO 20-2

ATUALIZAÇÃO EM VIAS DE CARCINOGÊNESE COLORRETAL

Carlos Augusto Real Martinez ▪ Roberta Laís Mendonça Mattos
Danilo Toshio Kanno ▪ Fábio Guilherme Campos

INTRODUÇÃO

Desde que Fearon e Vogelstein propuseram um modelo genético para explicar os principais mecanismos envolvidos na carcinogênese colorretal (sequência adenoma-carcinoma) em 1990, houve um grande avanço na compreensão das diferentes alterações genéticas e epigenéticas envolvidas na progressão de um epitélio normal para um CCR nas últimas duas décadas.[1,2] Hoje em dia acredita-se que o surgimento de uma neoplasia maligna a partir de um epitélio normal possa levar cerca de 15 anos para ocorrer, e está relacionado com duas principais vias de carcinogênese didaticamente divididas em via de **instabilidade cromossômica** (CIN) e via de **instabilidade de microssatélites** (MSI). Essas duas vias formam a chamada via convencional de carcinogênese colorretal. De modo paralelo, uma nova via de carcinogênese foi posteriormente descrita: a via do fenótipo metilador de ilhas CpG (citosina precedendo guanina), também conhecida como **via serrilhada**.

Na via convencional de carcinogênese colorretal representada pelas vias CIN e MSI, existem duas rotas distintas no nível molecular para que os tumores se desenvolvam a partir de um epitélio normal. Esses dois caminhos moleculares diferentes são ocasionados por instabilidades cromossômicas ou instabilidades genômicas.[3-5] A Figura 20-2-1 representa as principais vias convencionais de carcinogênese, as vias CIN e MSI.[6]

Em contraste com a via convencional de carcinogênese, em 1990 Longacre e Fenoglio-Preiser descreveram um novo tipo de adenoma que apresentava como principal característica o aspecto "serrilhado" das criptas cólicas.[7] Pouco após, Torlakovic e Snover relataram uma família em que os membros apresentavam um tipo específico de polipose adenomatosa do cólon, cuja principal característica se baseava no fato de que os pólipos eram adenomas serrilhados.[8] Estudando as alterações genéticas desses pólipos, Ajioka *et al.* constataram que os adenomas serrilhados raramente cursam com mutações no gene *KRAS*, mutação presente em mais de

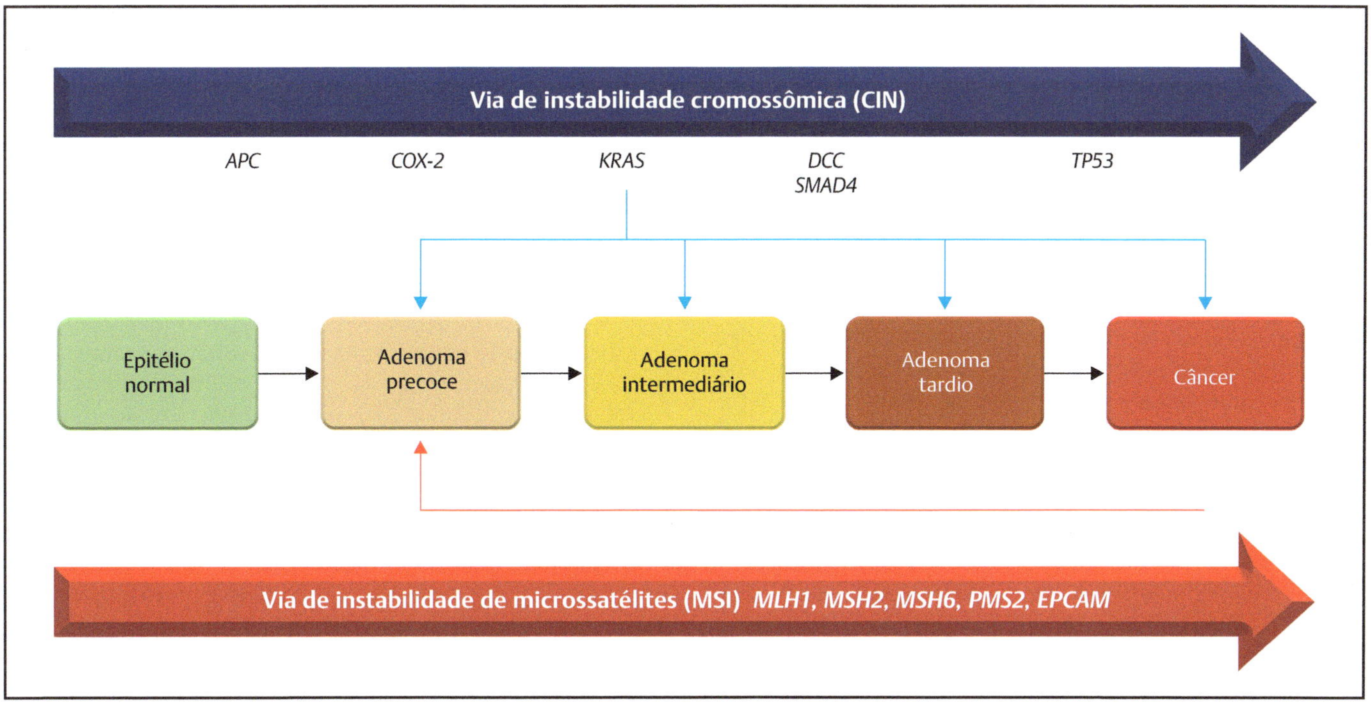

Fig. 20-2-1. Características das duas vias carcinogênicas convencionais para a formação do CCR. CIN: Via da instablidade cromossômica; *APC: adenomatous polyposis coli*; COX, ciclo-oxigenase-2; *KRAS*: gene homólogo do oncogene viral do sarcoma de rato Kirsten; DCC: *deleted in colorectal cancer*; SMAD4: SMAD-4 gene codificador da *family of signal transduction proteins*; TP53: gene *p53* (TP53); MSI: via da instabilidade de microssatélites; *MLH1*: gene de reparo *MLH1*; *MSH2*: gene de reparo *MSH2*; *PMS2*: gene de reparo *PMS2*; *EPCAM*: gene codificador da *epithelial cell adhesion molecule*.

60% dos adenomas convencionais.[9] Os autores levantaram a possibilidade que os adenomas serrilhados pudessem desenvolver-se a partir de uma via alternativa de carcinogênese, posteriormente denominada de **via serrilhada**.[10] Essa via alternativa de carcinogênese colorretal é caracterizada pela presença de pólipos adenomatosos serrilhados como lesões precursoras do CCR.[10,11]

É importante destacar que cada uma dessas vias de carcinogênese é caracterizada e definida por alterações genéticas e epigenéticas específicas. Dessa maneira, os tumores formados a partir de cada uma delas apresentam características moleculares, clínicas e histológicas distintas. Contudo, é importante frisar que, não obstante cada via apresentar características peculiares com relação aos seus mecanismos de carcinogênese, pode existir alguma sobreposição entre ela.[12] Essa sobreposição talvez seja a explicação mais plausível para as diferentes características moleculares existentes no CCR.[13]

Baseando-se na heterogeneidade encontrada nos portadores de CCR e nos perfis de expressão gênica desses tumores, a *Cancer Genome Atlas Network (CGAN)*, propôs um sistema de classificação que compreende quatro subtipos moleculares de consenso (CMS) em 2012: CMS 1: subtipo MSI-imune; CMS 2: subtipo canônico; CMS 3: subtipo metabólico e CMS 4: subtipo mesenquimal.14 . Cada um desses subtipos moleculares de CCR apresenta características histológicas, moleculares e clínicas específicas[15-18]

Com o objetivo de melhor caracterizar e facilitar a compreensão das principais alterações genéticas que ocorrem em cada uma desses subtipos moleculares, vamos descrever separadamente, nos próximos parágrafos, as diferentes vias de carcinogênese envolvidas na elaboração dessa proposta de classificação molecular de consenso.

VIA DE INSTABILIDADE CROMOSSÔMICA (CIN)

A partir da publicação de Fearon e Vogelstein, em 1990, um importante passo foi dado para a melhor compreensão da carcinogênese do CCR.[1] Os autores mostraram que para o desenvolvimento do CCR haveria a necessidade de ocorrer um acúmulo de mutações em diferentes genes responsáveis pelo controle do ciclo de proliferação celular.[1] Este artigo tornou-se um marco histórico para a melhor compreensão dos mecanismos moleculares envolvidos na gênese do CCR.[1] No modelo de carcinogênese proposto pelos autores, necessariamente deveria ocorrer um acúmulo de mutações em oncogenes e/ou genes supressores tumorais para que o tumor pudesse desenvolver-se a partir de um epitélio normal.[1]

Apesar de certas sequências de mutações ocorrerem com maior frequência era o acúmulo de mutações, mais do que a ordem em que ocorriam, que determinava as principais características do CCR.[12] Embora, na maioria dos tumores, a mutação ocorresse nos mesmos genes-chave, ela também poderia se dar, com frequências variáveis, em outros genes responsáveis pela transcrição de diferentes proteínas, principalmente representadas pela β-catenina, Axina, SMAD2, SMAD4, bcl-2, DCC, p16, VEGF, ciclina d1.[1,19] É possível que a ocorrência de mutações nesses genes secundários, também possa ser uma explicação possível para heterogeneidade fenotípica dos tumores colorretais encontrados na prática clínica.[20]

A via CIN é responsável por até 85% dos tumores colorretais esporádicos e é caracterizada por instabilidades cromossômicas que incluem alterações do número de cópias somáticas decorrentes de aneuploidia, deleções, inserções, amplificações ou perda de heterozigosidade em um determinado cromossomo.[21,22] Nos tumores que se desenvolvem a partir da via CIN, ocorrem alterações nos principais genes reguladores da proliferação celular transformando o epitélio normal em um epitélio hiperproliferativo.[22] Como descrito no capítulo anterior, mutações no gene *APC* (que codifica uma proteína supressora de tumor homônima) ou no oncogene *BRAF* geralmente são os eventos mais precoces que originam os adenomas tradicionais ou pólipos serrilhados, respectivamente.[10,23,24] Na via CIN, a mutação do *APC* parece ser o evento genético mais precoce e frequente da carcinogênese colorretal humana, sendo encontrada em mais de 80% dos tumores colorretais.[10]

Como descrito anteriormente, a transcrição de uma proteína APC defeituosa resulta na ativação constante da via de sinalização *Wnt*, pelo constante acúmulo de β-catenina no núcleo celular, principal mecanismo responsável pela sinalização de fatores indutores da divisão celular. A proteína β-catenina é a molécula central e efetora nuclear crucial na via canônica *Wnt*, não exercendo apenas um papel de proteína relacionada com a transcrição, mas, também, sendo um componente importante na manutenção do citoesqueleto celular, assim como nos mecanismos de adesão intercelular. A Figura 20-2-2a ilustra a via *Wnt* onde o gene *APC* encontra-se normal, enquanto a Figura 20-2-2b quando o gene se encontra mutado.

Nos portadores de CCR, mutações no gene *KRAS* são encontradas em cerca de 40% dos casos.[25] Na via CIN, a proteína KRAS faz parte da via de sinalização *mitogen-activated protein kinase* (MAPK), sendo considerada uma proteína sinalizadora autoinativante. A via MAPK regula a proliferação, apoptose, diferenciação e sobrevivência celular.[25,26] A de sinalização da via MAPK começa quando o fator de crescimento epidérmico (EGF) se liga ao receptor de membrana EGFR. Essa ligação ativa proteínas do fator de troca de nucleotídeos de guanina (GRB2) a jusante, ativando a proteína SOS, para mediar a fosforilação da proteína difosfato de guanosina (GDP) na forma ativa (fosforilada) trifosfato de guanosina (GTP). A GTP promove a ativação da proteína KRAS que, quando ativada, induz a divisão celular pelos componentes de sinalização a jusante (RAF, MEK e ERK). Quando a GTP é desativada (desfosforilada) transformando-se na sua forma inativa (GDP), a proteína KRAS torna-se inativa, cessando assim o estímulo à divisão celular. Dessa forma, a proteína RAS selvagem tem sua atividade de sinalização da divisão celular predominantemente através da via MAPK induzindo as proteínas RAF, ERK e MERK.[26]

Quando ocorrem mutações ativadoras no gene *KRAS existe* a formação de uma proteína KRAS defeituosa que fica em um estado de ativação permanente. Assim ocorre um estímulo constante que determina a proliferação celular descontrolada.[25,26] A permanente ativação da via MAPK, assim como ocorre com a via *Wnt*, é um potente estímulo à oncogênese.[26] Em outras palavras, as células do epitélio colônico que já apresentavam mutação no *APC* ao sofrerem mutação no *KRAS* passam a se multiplicar numa velocidade ainda maior, pois nessas células dois eventos distintos passam a contribuir para um mesmo fenômeno: proliferação celular descontrolada.

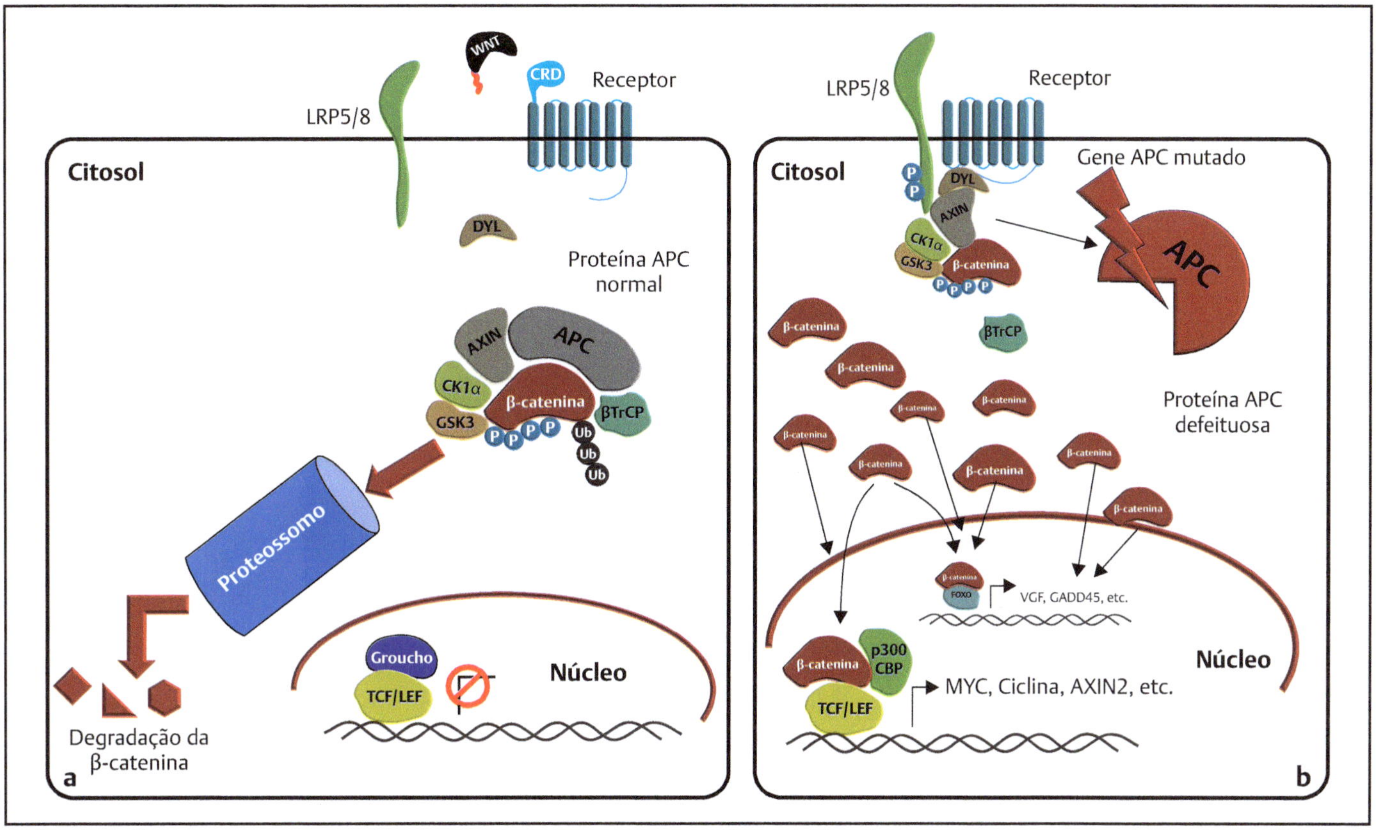

Fig. 20-2-2. (**a**) Via Wnt não sinalizada. A proteína APC selvagem forma um complexo com as proteínas AXIN, CK1a, GSK3 e permite o encaminhamento da proteína β-catenina presente no citosol para o proteossomo onde é degradada, não permitindo sua migração para o núcleo celular e indução dos fatores de transcrição celular. (**b**) Quando ocorre mutação no gene *APC*, existe a transcrição de uma proteína APC defeituosa. Com isso, o complexo de degradação da proteína β-catenina não é formado. O contingente da proteína β-catenina excedente no citosol migra para o núcleo celular induzindo fatores indutores da divisão celular.

A tradução histológica dessas duas mutações é a progressão de um adenoma inicial para um adenoma intermediário com maior tamanho e com maior possibilidade de desenvolver displasia. Existem evidências de que tumores que apresentam mutações do gene *KRAS* estão associados à pior prognóstico por não responderem aos anticorpos anti-EGFR (cetuximabe, panitumumabe), tumores colorretais metastáticos e, muitas vezes, não mais passíveis de ressecção cirúrgica.[27] As mutações no gene *KRAS*, particularmente aquelas localizadas no éxon 3, estão associadas à maior resistência aos anticorpos monoclonais anti-EGFR, fazendo com que os pacientes com CCR portadores da mutação nesse local apresentem menor sobrevida quando tratados com anticorpos anti-EGFR, mesmo quando combinados com quimioterapia adjuvante.[27]

A Figura 20-2-3 mostra a via de sinalização MAPK quando ativada a partir do EGF e quando existe mutação do gene *KRAS*.

O gene *TP53* (que transcreve uma proteína homônima) está localizado no braço curto do cromossomo 17. É o gene mais frequentemente mutado em diferentes tipos de câncer, particularmente no CCR.[28] Estima-se que aproximadamente 60% dos tumores relacionados com a via CIN cursem com mutações no gene *TP53*. Sua proteína homônima tem papel importante na via CIN, pois, além de identificar mutações no DNA, regula a transcrição de genes que realizam o reparo do DNA e as respostas celulares ao estresse oxidativo ao DNA.[29,30] Por essas propriedades, a proteína TP53 é considerada a "guardiã do genoma", pois impede a formação e a proliferação de clones celulares que carregam um defeito no DNA.[31]

Mutações no gene *TP53* que transcrevem uma proteína defeituosa são detectadas com mais frequência nos tumores colorretais invasivos do que em adenomas com focos microscópicos de câncer invasivo. A associação entre a frequência das mutações no gene *TP53* e o estágio da neoplasia indica que os tumores mutantes em *TP53* promovem o desenvolvimento de neoplasias em estágios mais tardios da carcinogênese colorretal.[12,32] Estudos mostraram que os tumores localizados no cólon distal e no reto cursam com maior incidência de mutações no gene *TP53* quando comparados com os tumores do cólon proximal.[33] Outro aspecto que merece destaque é o fato de que foi descrita maior associação entre mutações germinativas do gene *TP53* e o desenvolvimento de CCR em doentes jovens (< 50 anos).[34] Essa observação torna-se relevante, pois o número de casos de CRC em jovens vem aumentando significativamente nas últimas décadas em todo o mundo.

A análise do cariótipo de portadores de CCR mostra que, enquanto a perda do braço curto do cromossomo 17 (onde se localiza o gene TP53) é a mais comum instabilidade cromossômica encontrada, a perda do braço longo do cromossomo

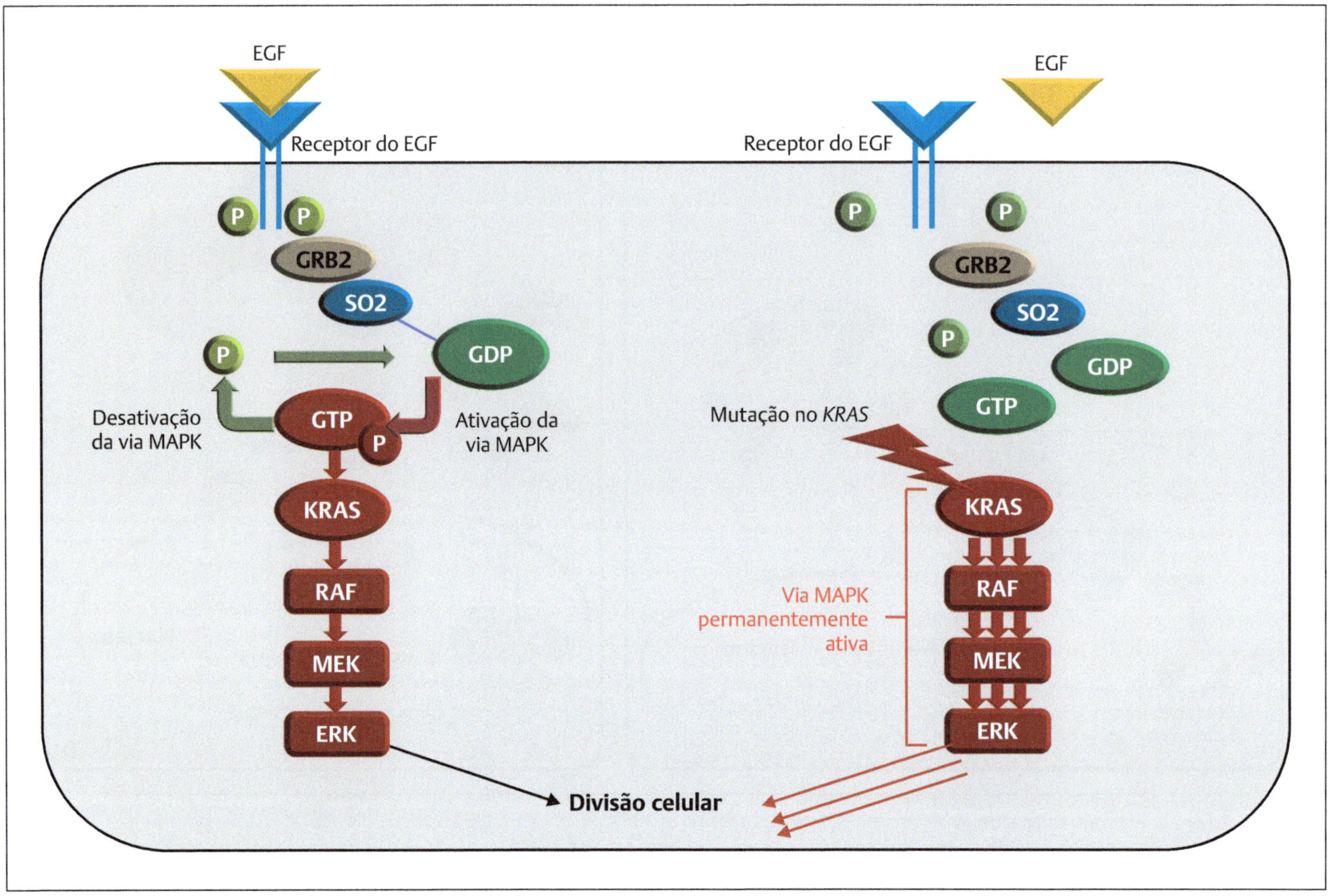

Fig. 20-2-3. A esquerda da figura observa-se a ativação da via MAPK na célula normal, após a ocupação do receptor de membrana pelo EGF. Quando existe a desativação da GTP para GDP cessa a sinalização do gene *KRAS* interrompendo o estímulo à divisão celular. De modo contrário, quando existe mutação do gene *KRAS* a via de sinalização torna-se permanentemente ativada, independente da presença da GTP. Essa proteína KRAS permanentemente ativada faz com que a via MAPK fique constantemente ativada levando a uma divisão celular descontrolada.

18 pode ser encontrada em até 70% dos doentes.[19,35] A deleção do braço longo do cromossomo 18 também é encontrada em cerca de 10% a 30% dos adenomas precoces, aumentando para 60% nos adenomas tardios.[19,36] Nessa região cromossômica encontra-se o gene supressor de tumor *DCC* (*Deleted Colorectal Cancer*).[36] Outros dois genes localizados nesse mesmo local são genes *SMAD2 e SMAD4*. A proteína transcrita por esses genes tem importante papel na via de sinalização do TGF-β, que controla a regulação do crescimento celular, diferenciação celular, produção da matriz extracelular e apoptose.[37] Mutações nos genes *SMAD2 e SMAD4* podem ser encontradas em vários tipos de câncer, particularmente no CCR.[38] É importante lembrar que mutações do gene *SMAD4* também são identificadas em um terço dos portadores da síndrome de polipose juvenil, um tipo de polipose hamartomatosa que potencialmente predispõe a CCR.[39]

Resumidamente, no modelo de carcinogênese proposto a partir da via CIN, propõe-se que ocorra um acúmulo de mutações em oncogenes e/ou genes supressores tumorais.[1,12,19,36] Embora certas sequências de mutações sejam mais frequentes, o acúmulo de mutações em vários genes é determinante nas principais características do CCR.[12] Na via CIN, não obstante ocorrer mutação nos mesmos genes-chave na maioria dos tumores, pode existir mutações em diferentes genes.[1,12] Estudos vêm correlacionando mutações nesses genes secundários às variações fenotípicas e moleculares encontradas nos subtipos moleculares do CCR.[40]

VIA DE INSTABILIDADE DE MICROSSATÉLITES (MSI)

De modo diferente ao que acontece na via CIN (onde ocorrem alterações cromossômicas em locais onde existem genes supressores de tumores e oncogenes) as neoplasias colorretais também podem desenvolver-se a partir da mutação de genes responsáveis pelo reparo do DNA.[12,13,41] Demonstrou-se que este subgrupo de tumores apresenta características peculiares e semelhantes entre si quanto à sua forma de apresentação, comportamento biológico e prognóstico.[12,13] Neoplasias malignas que se desenvolvem a partir de **erros de replicação** são conhecidas como tumores *RER (+)*.[41] Neles ocorre **instabilidade genômica** decorrente da inserção ou deleção de um ou mais nucleotídeos presentes em éxons ou íntrons que formam o DNA. Apesar de não afetarem a integridade cromossômica, modificam a sequência correta de nucleotídeos em éxons, provocando erros na tradução do RNA mensageiro e, consequentemente, transcrevendo uma proteína defeituosa[12,13].

Como sabemos, o DNA humano é formado por uma sequência de nucleotídeos: adenina (A), timina (T), citosina (C) ou guanina (G). Cerca de 60% a 75% desses nucleotídeos são compostos por sequências únicas, ou seja, segmentos do DNA cuja organização de nucleotídeos ocorre apenas uma vez em todo o genoma. Dentre essas sequências únicas estão os éxons, os quais contêm o código para a transcrição de proteínas. Os éxons representam cerca de 5% a 10% de todo o genoma humano. Estima-se que 40% da molécula de DNA são formados por sequências repetitivas de nucleotídeos. Estas sequências repetitivas são conhecidas como **satélites**, e quando contêm de um a seis nucleotídeos são chamadas de **microssatélites**. Os **microssatélites** podem ser formados pela repetição de um nucleotídeo, dois, três e assim por diante, sendo denominados como sequência de mononucleotídeos, binucleotídeos, trinucleotídeos, respectivamente

O DNA é uma molécula constantemente exposta a inúmeras agressões por agentes químicos, físicos ou biológicos. Assim, pode sofrer frequentes alterações através de perdas cromossômicas, como ocorre nos tumores originários a partir da via CIN, ou mutações pontuais durante a divisão celular. Para corrigir essas mutações e evitar a formação de um clone de células defeituosas, o organismo possui proteínas cuja função é realizar os reparos necessários preservando a integridade do DNA. As proteínas que corrigem esses erros de pareamento de bases nitrogenadas são produzidas a partir de genes conhecidos como **genes de reparo** (*mismatch repair genes – MMR*) e sua função é exercida de forma contínua, preservando a integridade dos tecidos celulares.

Uma das formas de se pesquisar a integridade dessas proteínas de reparo do DNA é verificar se as microssatélites mantêm sua sequência de nucleotídeos preservada (estável). Quando essa sequência se encontra preservada dizemos que existe **estabilidade dos microssatélites**, ou, em outras palavras, que o sistema MMR está funcionando perfeitamente. De modo oposto, quando a sequência de nucleotídeos em um microssatélite tem a uniformidade da sua sequência de nucleotídeos modificada, dizemos que existe uma **instabilidade de microssatélites** (*microsatellite instability* – MIS).

Com o objetivo de padronizar o local no DNA onde a pesquisa de MSI deve ser realizada, o National Cancer Institute (NCI) padronizou cinco regiões principais: duas com sequência de apenas um nucleotídeo (BAT25 e BAT26) e três com sequência de dois (D2S123, D5S346 e D17S250). Dessa forma, quando nessas regiões existe MIS, indiretamente nós podemos inferir que uma das proteínas do sistema MMR de reparo do DNA não está funcionando adequadamente.[42] Cabe lembrar que essa MIS pode ser herdada, como ocorre nos portadores da síndrome de Lynch ou adquirida, como observado no CCR que se desenvolve em indivíduos que apresentam proteínas de reparo defeituosas.[5] Esse mecanismo de carcinogênese decorrente de alterações nas proteínas do sistema de reparo MMR ficou conhecido como **via da instabilidade de microssatélite***s* (MSI).[5,42]

As proteínas de reparo que formam o sistema MMR são transcritas, principalmente, pelos genes *MLH1, MSH2, MSH3, MSH6, PMS1, PMS2* ou *EPCAM* (codificador de uma proteína que regula *MSH2*). Em uma situação normal, quando esses genes de reparo se encontram preservados, caso ocorra um erro no pareamento de bases nitrogenadas, o sistema MMR é ativado para identificar o erro e promover a correção da base erroneamente pareada.[12] Para que esse mecanismo de correção ocorra, inicialmente se formam dois heterodímeros compostos pelas proteínas MSH2-MSH6 ou MSH2-MSH3 denominados complexo homólogo MutS. Esses complexos se ligam ao local onde existem nucleotídeos erroneamente pareados. Os heterodímeros MSH2-MSH6 detectam erros de pareamento de base única ou de binucleotídeos, enquanto o heterodímero MSH2-MSH3 identifica erros maiores de pareamento. A seguir, um segundo heterodímero, conhecido como complexo homólogo MutL, geralmente formado pelas proteínas MLH1-PMS2, liga-se ao primeiro abrindo a fita do DNA onde houve o erro de pareamento.[5,13] A excisão das bases pareadas erroneamente é realizada pelas proteínas exonuclease 1 (EXO1) e pelo antígeno nuclear de proliferação celular (PCNA), que ligam a DNA polimerase a fita de DNA moldada durante a replicação. A religação da fita de DNA já reparada é feita pela DNA ligase. A Figura 20-2-4 ilustra esse processo.

Como explicado anteriormente, quando se identifica um grande número erros de pareamento nas sequências de microssatélites padronizadas, o sistema MMR de reparo de DNA, provavelmente, não está funcionando adequadamente. Em outras palavras, a presença de MIS é uma evidência indireta de que existem alterações nas proteínas de reparo causadas pela presença de mutações em um de seus genes ou silenciamento por hipermetilação, principalmente do gene *MLH1*.

A pesquisa de **instabilidade de microssatélites** é feita pela técnica da reação em cadeia da polimerase em tempo real (RT-PCR). Todavia, existem outras formas de se avaliar a integridade funcional do sistema MMR. Entre nós, a forma mais utilizada para avaliar a normalidade das principais proteínas presentes no sistema MMR é feita pela pesquisa direta por imunoistoquímica das próprias proteínas de reparo comparando-se tecidos normais e neoplásicos. Embora tenham sido identificadas várias proteínas de reparo, quatro delas estão relacionadas com a maioria dos tumores que se desenvolvem a partir da via MSI: MLH1, MSH2, MSH6 e PMS2. Demonstrou-se que mutações nos genes *MLH1* e *MSH2* transcrevendo proteínas homólogas defeituosas estão presentes em cerca de 90% dos tumores colorretais que apresentam **instabilidade de microssatélites**.[43] Quando ocorrem mutações nos genes de reparo e a consequente formação de uma proteína defeituosa ela não se expressa nos tecidos tumorais quando pesquisada pela imunoistoquímica. Assim, a ausência de coloração de uma específica proteína de reparo no tecido tumoral significa, geralmente, que essa proteína não está funcionando adequadamente. Algum cuidado precisa ser tomado quando não se coram as proteínas MLH1 e PMS2 simultaneamente. Quando isso ocorre, é mais provável que a mutação deva estar localizada no gene principal do heterodímero (*MLH1*). Para as demais proteínas esse fenômeno não foi descrito.

Contudo, é importante ressaltar que quando não se identifica a expressão tecidual da proteína MLH1 no tecido tumoral, mais dois cuidados devem ser tomados. Inicialmente, é necessário verificar se existe hipermetilação da região promotora do gene *MLH1*. Nessa situação a expressão tecidual da proteína MLH1 no tecido tumoral não ocorrer, não por uma mutação no gene *MLH1*, mas por um impedimento da sua tradução devido a hipermetilação da região promotora do gene.

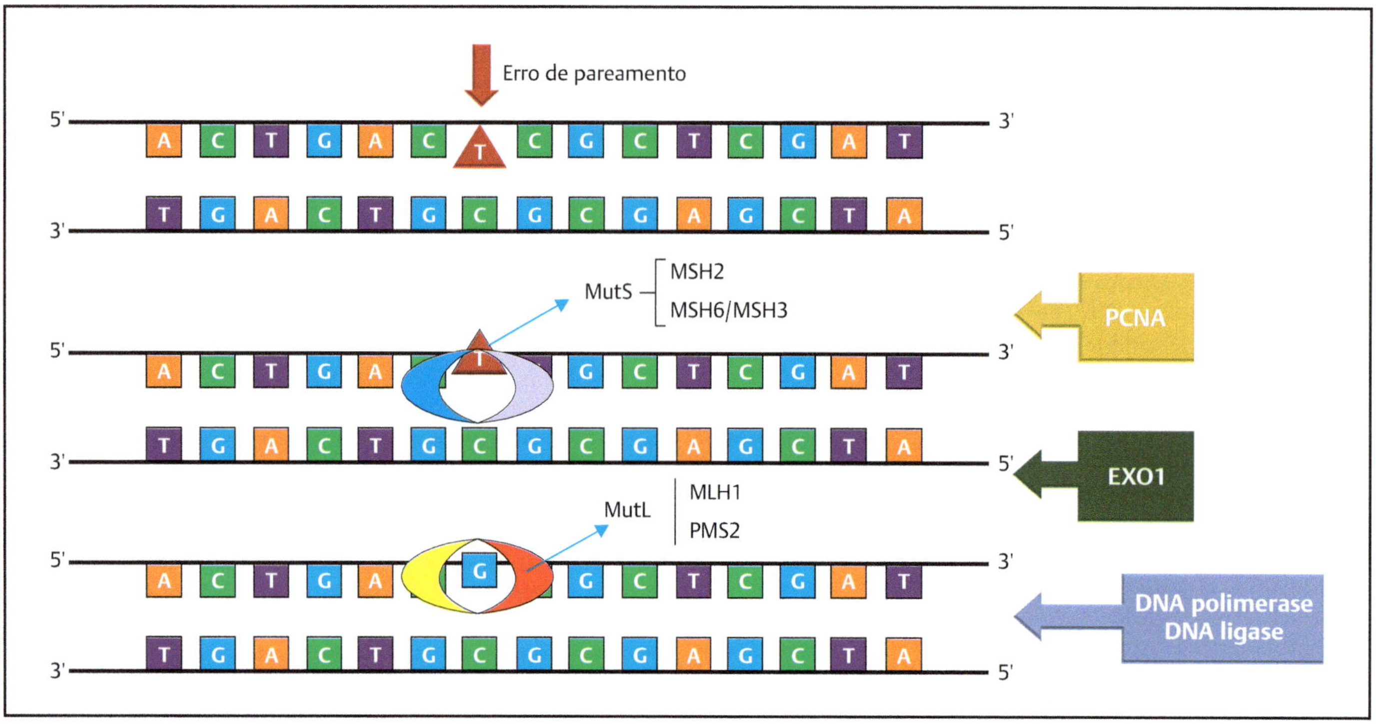

Fig. 20-2-4. O sistema de reparo de erros de pareamento (MMR) reconhece e repara nucleotídeos erroneamente pareados durante a replicação do DNA. O complexo MutS forma heterodímeros entre si por meio da associação entre a proteína MSH2-MSH6 ou MSH2-MSH3. Esse complexo se liga ao complexo MutL formado principalmente pelas proteínas MLH1-PMS2, abrindo a fita do DNA no local donde houve o erro no pareamento de bases. A excisão da base erroneamente pareada é realizada pelas proteínas EXO1 e PCNA, que ligam a proteína DNA-polimerase à fita de DNA formada durante a replicação. A religação da fita de DNA já reparada é realizada pela DNA-ligase. EXO1: Exonuclease 1; PCNA: antígeno nuclear de proliferação celular.

Um segundo cuidado necessário é a pesquisa de mutações no gene *BRAF*. Em doentes com CCR esporádico que não apresentam expressão tecidual da proteína MLH1 no tecido tumoral, é possível que essa perda de expressão se deva à presença de mutações no gene *BRAF*.[44] A mutação V600E no gene *BRAF* pode levar a **instabilidade de microssatélites** e metilação nas ilhas CpG na região promotora do gene *MLH1*.[45] Quando isso ocorre, a proteína MLH1 não se expressa no tecido tumoral, não por causa de uma mutação no gene *MLH1*, mas pela incapacidade de transcrição desse gene consequente a hipermetilação de sua região promotora que impede a sua tradução.[45] Pacientes com CCR esporádico que cursam com altos índices de MIS, hipermetilação da região promotora do *MLH1* ou mutação em *BRAF* desenvolvem os tumores semelhantes aos encontrados nos doentes com síndrome de Lynch por esse mecanismo de carcinogênese.[46]

A metilação nas ilhas CpG do gene de reparo *MLH1* é encontrada em aproximadamente 15% dos casos de CCR esporádico com altas taxas de **instabilidade de microssatélites**. Ressalte-se que a mutação V600E do gene *BRAF* ainda não foi detectada simultaneamente à mutação nos genes de reparo do sistema MMR nos doentes com síndrome de Lynch.[47] Estes achados indicam que a pesquisa de mutações no gene *BRAF* deva ser utilizada como marcador genético para critério de inclusão de CCR esporádico com MSI e exclusão da síndrome de Lynch, tornando-se um exame molecular de grande importância clínica.[46] Assim, quando o gene *MLH1* não se encontra hipermetilado e quando não se identifica mutação no gene *BRAF*, é lícito afirmar que ocorreu uma mutação germinativa no gene *MLH1*, situação característica dos portadores da síndrome de Lynch.[47]

A grande capacidade que a metilação possui em silenciar genes pode causar instabilidade genômica, resultando em um rápido acúmulo de mutações em genes supressores de tumor ou oncogenes resultando em aceleração do processo de carcinogênese. Além disso, a hipermetilação é capaz de explicar cerca de 75% dos casos de CCR esporádico que apresentam níveis altos de MSI.[48] A metilação das ilhas de CpG no gene *MLH1* responde por, aproximadamente, 15% dos casos de CCR esporádico que apresentam altas taxas de instabilidade de microssatélites.[1,48]

Com o advento do sequenciamento genético de última geração, com o qual é possível analisar, simultaneamente, vários genes relacionados com a carcinogênese colorretal, a identificação dos genes defeituosos em doentes com MSI tornou-se mais fácil e precisa. Esses painéis não só identificam diretamente o gene mutado, bem como o tipo de mutação que ocorreu. Desse modo, tornou-se mais fácil separar os doentes que realmente sofreram mutações nos genes de reparo do sistema MMR, daqueles que apresentam tumores com MIS consequente a hipermetilação de ilhas CpG ou mutação do *BRAF*. O sequenciamento direto dos genes de reparo é considerado hoje a ferramenta mais confiável para identificar portadores de tumores hereditários que se desenvolvem pela via MSI.

Dependendo da quantidade de erros de pareamento identificados nos microssatélites padronizadas (BAT25, BAT26,

D2S123, D5S346 e D17S250), os tumores que se desenvolvem a partir da via MSI passaram a ser classificados em: MSS, quando não existe **instabilidade de microssatélites**; MSI-L quando o número de bases erroneamente pareadas é pequeno e, finalmente, em MSI-H, quando existem muitos nucleotídeos erroneamente pareados em um determinado microssatélite. O grupo de tumores MSI-L foram, posteriormente, reagrupados em conjunto com os tumores MSS, devido às pequenas diferenças em suas características clinicopatológicas.[49] A incidência de MSI-H em indivíduos com síndrome de Lynch é identificada em 83% dos doentes e de 15% a 20% no CCR esporádico.[1,50]

Todos os CCR que se desenvolvem em portadores da síndrome de Lynch são originários a partir desse mecanismo. Na síndrome de Lynch, que representa o subtipo mais comum de CCR hereditário, o paciente já nasce com mutações em um dos genes do sistema MMR de reparo do DNA.[51] Como consequência, ao longo da vida, caso ocorram mutações em genes supressores de tumores ou oncogenes, esses erros não são corrigidos, formando um clone de células que apresentam proliferação celular descontrolada e resistência a apoptose. Todavia, a maioria dos tumores colorretais originados a partir da via MSI são esporádicos e, na sua maioria, decorrentes do silenciamento epigenético do gene *MLH1*, através da hipermetilação da sua região promotora. Tumores colorretais esporádicos que se desenvolvem a partir de alterações na via MSI geralmente apresentam altos níveis de metilação em regiões regulatórias de todo o genoma, incluindo o fenótipo metilador da ilha CpG (CIMP) que será descrito mais adiante.

As neoplasias colorretais esporádicas que se formam pela via MSI, também apresentam frequência aumentada um tipo específico de mutação no gene *BRAF*. Dentre as mutações somáticas encontradas no gene *BRAF*, cerca de 80% a 90% correspondem a uma transversão simples (T > A) no éxon 15 do gene, que ocasiona uma troca do aminoácido glutamato pelo aminoácido valina no resíduo 600 da proteína (BRAFV600E). Essa mutação resulta em um ganho da função da proteína levando a uma constante ativação da proteína BRAF e, consequentemente, da cascata de fosforilação da via RAF/MAP/MEK/ERK.[48,52] A mutação BRAFV600E é identificada em cerca de 20% do total de CCR e de 30% a 83% dos tumores colorretais com MSI, induzindo a um fenótipo metastático do tumor e a resistência à apoptose.[52-55]

Os tumores originários pela via MSI, curiosamente, apresentam baixa frequência de mutações nos genes *APC* e *P53* quando comparados com os tumores colorretais originários pela via CIN.[56] Cabe destacar que nos portadores da síndrome de Lynch, onde os tumores surgem a partir de uma mutação germinativa em um dos genes do sistema MMR de reparo do DNA, também apresentam altos índices de **instabilidade de microssatélites** sem, contudo, apresentarem mutações no gene *BRAF*.[23]

Existem evidências bem estabelecidas de que portadores de CCR com MSI-H apresentam características fenotípicas que os diferem dos tumores MSS em diversos aspectos.[23,55,56] Os tumores que apresentam MSI-H localizam-se mais frequentemente no cólon proximal, acometem indivíduos mais jovens (abaixo de 40-50 anos), cursam com maior incidência de tumores sincrônicos e metacrônicos, na maioria das vezes possuem histologia mucinosa, alto grau histológico (tumores pouco diferenciados ou indiferenciados), grande infiltração linfocítica e estão relacionados, paradoxalmente, com melhores índices de sobrevida quando comparados com os tumores MSS. Apesar dos melhores índices de sobrevida, quando os tumores com MSI estão em estádios mais avançados, respondem mal ao tratamento quimioterápico adjuvante com derivados da 5-fluoropirimidin.[58] A presença de MSI-H em pacientes com CRC, também se encontra correlacionada com altos níveis de infiltração tumoral por células imunes, incluindo células T-helper 1 (Th1) e células T citotóxicas. Como consequência, apresentam melhores índices de sobrevivência quando os doentes são tratados com drogas inibidoras de *checkpoint*, quando comparados com os tumores MSS. Demonstrou-se que tumores MSI-H, particularmente aqueles localizados no reto, respondem favoravelmente ao tratamento com dorstalimabe, um importante inibidor dos receptores PD-1.[59]

Resumidamente, todas essas características moleculares dos tumores que se desenvolvem pela via MSI tornam imperiosa a avaliação rotineira das proteínas de reparo do DNA por imunoistoquímica ou a pesquisa de MSI por RT-PCR ou, ainda, a identificação direta do gene mutado com o emprego de painéis genéticos específicos. O melhor conhecimento molecular desses tumores permite oferecer uma estratégia terapêutica sob medida para os doentes que apresentam CCR com MSI. Cabe lembrar que em enfermos nos quais seja identificado a perda de expressão tecidual da proteína MLH1, a pesquisa da hipermetilação da região promotora deste gene, associada à pesquisa de mutações do gene *BRAF*, torna-se importante para separar os pacientes com CCR esporádico daqueles com síndrome de Lynch.

VIA SERRILHADA DE CARCINOGÊNESE

Com a descrição histopatológica dos vários tipos de lesões serrilhadas e, a partir do momento em que se constatou que essas lesões potencialmente poderiam progredir para o CRC, além das já conhecidas vias CIN e MSI, uma nova via de carcinogênese colorretal foi descrita: **a via da neoplasia serrilhada**.

Microscopicamente as lesões serrilhadas são caracterizadas pela arquitetura peculiar das criptas colônicas que apresentam uma configuração semelhante aos dentes de uma serra.[60] Todavia, existem diferenças quando se comparam os diferentes tipos de lesões serrilhadas, particularmente quando se considera o arranjo histológico, localização no intestino grosso e a intensidade da proliferação celular.[61,62] É provável que essas diferenças histológicas possam estar relacionadas com mutações em diferentes genes responsáveis pela proliferação e diferenciação celular.[61]

Nos últimos anos, um grande esforço tem sido empreendido no sentido de compreender melhor as diferentes etapas moleculares envolvidas na via de carcinogênese serrilhada. Pesquisas têm sido realizadas para elucidar todos os mecanismos que possam explicar como a mucosa colônica normal poderia transformar-se numa lesão colorretal serrilhada e, com o progredir do tempo, em CRC.[61,62] Estima-se que 15% a 30% de todos os CCR podem surgir a partir de lesões serrilhadas.

A princípio as lesões serrilhadas encontradas nos diferentes segmentos colorretais eram descritas como pólipos hiperplásicos e consideradas benignas. Com isso, diferentes sinonímias foram usadas para denominar essas lesões, trazendo uma enorme confusão com relação a terminologia e classificação adequadas para definir adequadamente os subtipos de lesões serrilhadas.[61] Assim, com o objetivo de padronizar a nomenclatura das diferentes lesões serrilhadas, em 2019, a Organização Mundial da Saúde (OMS) publicou, em sua 5ª edição, uma classificação com a nomenclatura padronizada que deveria ser adotada para denominar as lesões serrilhadas do intestino grosso (Quadro 20-2-1).[63]

Na classificação proposta pela OMS, as lesões serrilhadas foram divididas em: pólipos hiperplásicos (HP), lesões sésseis serrilhadas (SSL), adenomas serrilhados tradicionais (TSA) e adenomas serrilhados não classificados.[63] A lesões serrilhadas classificadas como HP foram subdivididas em dois subtipos histológicos representados pelo pólipo hiperplásico padrão microvesicular (MVHP) e pólipo hiperplásico rico em células caliciformes (GCHP).[63] As lesões sésseis serrilhadas (SSL), por sua vez, também foram subdivididas em lesões serrilhadas sésseis (LSS) e lesões serrilhadas sésseis com displasia (SSLD).[63]

Estudos genéticos e moleculares mostraram que a progressão para o CCR que se desenvolve a partir das lesões serrilhadas originam-se por meio de duas vias moleculares principais: a conhecida via MSI dos tumores esporádicos (descrita anteriormente) e a via do fenótipo metilador da ilha CpG, conhecida como via CIMP.[61,64] A via CIMP é considerada como o principal caminho molecular que explica como lesões serrilhadas evoluem para o CRC.[64] De modo distinto ao que acontece com o CCR que se origina pela via CIN (**instabilidade cromossômica**), na via CIMP raramente encontram-se mutações nos genes supressores de tumores e oncogenes envolvidos na via CIN (*APC, P53, SMAD4*).[65] Cabe destacar que nas lesões serrilhadas quando ocorre mutação no gene *APC* essa mutação não é um fenômeno inicial da carcinogênese como acontece na via CIN. Nos tumores que se desenvolvem pela via serrilhada, a maioria apresenta como fenômeno inicial a mutação no gene *BRAF*.[60] De modo semelhante, os tumores que se desenvolvem pela via serrilhada, raramente apresentam mutações no gene *KRAS*.[65] É importante destacar que tumores que surgem a partir da via CIMP podem estar sobrepostos à via MSI devido à presença de tumores colorretais esporádicos classificados como MSI-H.

Quadro 20-2-1. Classificação das Lesões Serrilhadas Colorretais Segundo a Organização Mundial da Saúde (5th edition)[65]

Tipo histológico	Subtipo histológico
Pólipo hiperplásico (HP)	▪ Tipo microvesicular (MVHP) ▪ Pólipo hiperplásico rico em células caliciformes (GCHP)
Lesões sésseis serrilhadas (SSL)	▪ Lesões sésseis serrilhadas (SSL) ▪ Lesões sésseis serrilhadas com displasia (SSLD)
Adenomas serrilhados tradicionais (TSA)	
Adenomas serrilhados, não classificados	

Fenótipo Metilador de Ilhas CpG – a Via CIMP

A hipermetilação de ilhas CpG (citosina precedendo guanina) é considerada o principal mecanismo genético envolvido na carcinogênese da via serrilhada.[60] A interferência da metilação na regulação da expressão de genes devido a fatores epigenéticos é um mecanismo normal na preservação da estabilidade genômica dos seres humanos.[66] Desse modo, quando ocorre hipermetilação da região promotora de um determinado gene, esse gene não pode ser traduzido e, consequentemente, a proteína homônima não pode ser transcrita. As ilhas CpG são comumente encontradas na região promotora dos genes, locais onde existe abundante concentração de nucleotídeos citosina precedendo a guanina. Quando essas regiões promotoras de um determinado gene estão hipometiladas, pode ocorrer hiperativação da transcrição desse gene. Caso contrário, quando essa região se encontra hipermetilada, o gene deixa de ser transcrito.[60] Esse fenômeno é conhecido como hipermetilação da região promotora do gene, sendo um dos principais mecanismos para que exista o bloqueio da expressão do gene hipermetilado.[67]

Como a metilação gênica é um mecanismo normal de regulação epigenética, caracterizar a hipermetilação que ocorre nas neoplasias formadas a partir da via CIMP representa um grande desafio. A pesquisa da hipermetilação de ilhas CpG em portadores de CRC geralmente é analisada por testes específicos para avaliar a maior incorporação de radicais CH_3 na região promotora dos genes.[67] Esses testes categorizam os subtipos moleculares de CRC como aqueles que apresentam ou não hipermetilação em seu DNA. A maioria dos testes disponíveis define o fenótipo hipermetilador das ilhas CpG em genes específicos. Uma vez identificada a hipermetilação, os tumores são habitualmente divididos em duas categorias: os tumores colorretais não metilados ou CIMP negativos (CIMP-) e aqueles hipermetilados ou CIMP positivo (CIMP+).[60]

Segundo a quantidade de genes específicos metilados em sua região promotora, propôs-se que neoplasias colorretais poderiam ser agrupadas em três subgrupos segundo o número de genes hipermetilados: quando nenhum desses genes-alvo estiver metilado os tumores são considerados CIMP-0; quando a região promotora de um a cinco de oito genes-alvo estiver hipermetilada esses tumores são considerados como CIMP-low (CIMP-L); no terceiro grupo estariam incluídos os tumores que apresentam a região promotora de seis ou mais genes-alvo hipermetilados, esses tumores seriam classificados como CIMP-alto (CIMP-H).[68]

Carcinogênese das Lesões Serrilhadas

Os diferentes tipos histológicos de pólipos que se desenvolvem a partir da via serrilhada já sugeriam que, provavelmente, eles deveriam se desenvolver por meio de alterações genéticas específicas e distintas.[12,13,60] Com a maior compreensão dos mecanismos genéticos envolvidos na formação dessas lesões, essas suspeitas foram gradativamente confirmadas.[60] Os avanços da pesquisa genética com a introdução dos painéis multigênicos permitiu conhecer, com maior detalhe, as alterações genéticas específicas que ocorrem em cada uma dessas lesões.[12] Estudos foram publicados elucidando cada uma dessas alterações genéticas e relacionando-as com o padrão histológico de cada tipo e subtipo de lesão serrilhada que se desenvolve no intestino grosso.[12,13,60,69,70]

Com o objetivo de melhor compreender essas alterações moleculares específicas, separamos cada uma das lesões oriundas da via serrilhada, detalhando as alterações moleculares que acontecem em cada uma dessas lesões.

Pólipos Hiperplásicos (HP)

A classificação histopatológica proposta pela OMS para a classificação das lesões serrilhadas distingue dois tipos de pólipos hiperplásicos (HP): pólipos hiperplásicos ricos em células caliciformes (GCHP) e pólipos hiperplásicos microvesiculares (MVHP). A principal vantagem de se conhecer as características moleculares envolvidas na formação de cada tipo de pólipo formado a partir da via serrilhada é a possibilidade de se diferenciar os SSL dos HP, bem como diferenciar os dois subtipos de HP que diferem na velocidade em progredir para CCR.

Quando se consideram os aspectos moleculares, os MVHP geralmente possuem uma mutação no gene *BRAF*, altos índices de metilação de ilhas de CpG (CIMP-H), porém a região promotora do gene *MLH1* não se encontra hipermetilada. Em outras palavras os MVPH não apresentam **instabilidade de microssatélites**. Esses achados sugerem que, provavelmente, os HP possam ser considerados como lesões precursoras das SSL.[71,72]

Por outro lado, os GCHP geralmente apresentam mutações no gene *KRAS* e baixos índices de metilação nas ilhas CpG (CIMP-L). Essas lesões, também não apresentam hipermetilação do gene *MLH1*, sendo, portanto, microssatélites estáveis (MSS).[73] É importante destacar que em todas as lesões serrilhadas mutações dos genes *BRAF* ou *KRAS* são mutuamente exclusivas e ativam constitutivamente a via MAPK, induzindo proliferação descontrolada e bloqueio da apoptose programada das células epiteliais da mucosa cólica.[11]

Lesões Sésseis Serrilhadas (SSL)

Quando se estuda a o perfil molecular das lesões serrilhadas sésseis (SSL), cuja lesão percussora é o MVHP, verifica-se que elas apresentam mutação no gene *BRAF* e altos índices de metilação nas ilhas CpG (CIMP-H), são MSS e o gene *MLH1* não se encontra metilado.[74] A alteração da proteína BRAFV600E, em conjunto com o fenótipo CIMP-H, é considerado um achado característico das SSL, sendo um importante facilitador da progressão da mucosa normal para CRC.[75] Mutações no gene *BRAF* e fenótipo CIMP-H são achados fortemente associados às SSL. Mesmo que tenham ação sinérgica na carcinogênese dessas lesões, o mecanismo subjacente ainda é motivo de controvérsia.[60] Evidências recentes sugerem que a mutação no gene *BRAF* não é um pré-requisito necessário para o desenvolvimento de hipermetilação em ilhas de CpG nas SSL. Estima-se que a mutação do gene *BRAF* esteja presente em 63% a 100% das SSL.[60,76]

Lesões Serrilhadas Sésseis com Displasia (SSLD)

O desenvolvimento de CCR a partir de SSL implica na progressão inicial para adenomas com graus progressivos de displasia. Quando isso ocorre, passamos a denominar essas SSL com displasia de lesões sésseis serrilhadas com displasia (SSLD).[60] O estudo molecular desses pólipos mostra que as SSLD apresentam mutação no gene *BRAF* que, em conjunto o fenótipo CIMP-H é considerado como um evidente marcador de que essas lesões sejam formadas a partir da via serrilhada.[77]

O genótipo CIMP-H determina o silenciamento de vários genes relacionados com a progressão para CCR, devido à hipermetilação de suas regiões promotoras.[60] Para evoluir para um padrão displásico, o silenciamento do gene *MLH1*, pelo mecanismo descrito acima, parece ser uma condição necessária.[78] O silenciamento do gene *MLH1* determina altos índices de instabilidade de microssatélites (MSI-H). Essa alteração no sistema MMR pode ocasionar o desenvolvimento de mutações em vários outros genes relacionados com a carcinogênese colorretal.[79] Com silenciamento do gene *MLH1* e o *status* MSI-H em SSL existe uma maior propensão para a formação de SSLD que pode evoluir, mais rapidamente, para CRC.[60] Cabe destacar que a hipermetilação do gene *MLH1* associado ao padrão CIMP-H é encontrada frequentemente em grandes SSL localizadas no cólon proximal, particularmente nos enfermos mais idosos.[80]

Adenomas Serrilhados Tradicionais (TSA)

Na última década, o avanço na compreensão das características do processo de carcinogênese dos adenomas serrilhados tradicionais (TSA) e dos mecanismos envolvidos na sua progressão para o CRC foi bem significativo.[60] Um consenso Britânico passou a chamar de **via serrilhada tradicional** as alterações genéticas que fazem uma mucosa normal transformar-se em um TSA e, posteriormente, em CCR.[81] Hoje em dia já se sabe que a formação de TSA pode ocorrer por duas vias completamente distintas.

Na primeira, a principal característica se encontra relacionada com a mutação do gene *KRAS*, enquanto na segunda a principal alteração genética é a mutação do gene BRAF.[60,82,83] Quando uma célula epitelial da mucosa colônica sofre uma mutação no gene *KRAS*, ela pode evoluir para um TSA mutante para o gene *KRAS*. Demonstrou-se que os TSA que se desenvolvem a partir de mutações no gene *KRAS* habitualmente localizam-se no cólon distal. Como a maioria dos TSA são encontrados no cólon esquerdo, a maioria dessas lesões se encontram relacionadas a **via serrilhada de carcinogênese** onde ocorre a mutação do gene *KRAS*. Essas lesões que surgem a partir de mutações no gene *KRAS*, na maioria das vezes, apresentam baixos índices de metilação em ilhas CpG (CIMP-L) ou CIMP-0.[83]

No segundo mecanismo carcinogênico as células do epitélio normal do cólon sofrem mutação no gene *BRAF*, mas, da mesma forma, essa mutação também leva à formação de TSA. De modo distinto dos TSA desenvolvidos a partir de mutação no gene *KRAS*, os TSA que se desenvolvem a partir de mutações no gene *BRAF* distribuem-se de maneira mais frequente no cólon proximal.[84] É possível que os TSA formados a partir da mutação em *BRAF* possam evoluir a partir de SSL ou de HP. Um aspecto fenotípico que reforça essa evidência é a constatação de que tanto os HP quanto as SSL costumam apresentar maior distribuição no cólon proximal.[60,70] Outro aspecto que reforça, ainda mais, essa evidência reside no fato de que os HP e as SSL costumam ser encontradas próximo aos TSA que apresentam mutações no gene *BRAF*.[84]

Cabe lembrar ainda que os TSA formados a partir de mutações no gene *BRAF* frequentemente apresentam altos índices de metilação de ilhas CpG (CIMP-H), de modo semelhante ao que ocorre com as SSL e com os HP.[60] Do ponto de vista histopatológico, a principal diferença que existe entre as SSLD e os TSA que apresentam mutação no gene *BRAF* é que neste último, a expressão do gene *MLH1* se encontra preservada, não obstante os elevados índices de metilação em ilhas CpG (CIMP-H).[83]

Alguns aspectos são semelhantes nos TSA formados a partir das duas vias de carcinogênese. Tanto os TSA, que evoluem com mutação em *KRAS*, quanto aqueles com mutação no gene *BRAF*, para formarem adenomas serrilhados com altos graus de displasia, necessitam de um comprometimento da via de sinalização *Wnt*.[60,83,84] Ao contrário do que ocorre nos adenomas convencionais, a ativação da via *Wnt* não surge a partir de mutações no gene *APC*. Essas lesões geralmente se desenvolvem a partir de mutações no gene *RNF43* localizado no braço longo do cromossomo 17 (17q22).[85] O *RNF43* codifica a proteína *Ring Finger 43*, que possui um papel importante na regulação negativa da via de sinalização Wnt.[85] Mutações nesse gene supressor de tumor foram encontradas em doentes com CCR e de endométrio. Outro aspecto interessante e que merece destaque é que TSA com mutações em *KRAS* ou em *BRAF* podem evoluir para CCR quando sofrem mutações no gene *TP53*.[11,60]

Síndrome da Polipose Serrilhada (SPS)

A síndrome da polipose serrilhada (SPS) é caracterizada por um acúmulo de múltiplas e/ou grandes lesões serrilhadas colorretais, incluindo HP, SSL e TSA.[86,87] A SPS simboliza a maior expressão da **via serrilhada de carcinogênese**, levando a um alto risco de desenvolvimento de CCR quando não detectada e tratada a tempo. Embora anteriormente considerada incomum, atualmente a SPS é reconhecida como a polipose colorretal mais prevalente sendo responsável por cerca de um terço de todos os casos de CCR.[88]

Esta síndrome vem despertando um interesse crescente na última década tornando-se um importante tópico no campo da oncologia gastrointestinal.[60] No entanto, nenhuma base genética para SPS foi identificada até o momento para a carcinogênese da SPS. Portanto, a validação exata de um conjunto de critérios clínicos associados a um risco aumentado de CCR ainda representa um desafio.[88] Uma pequena porcentagem (< 3%) dos doentes portadores da SPS apresenta mutações germinativas no gene *RNF43*.[60] Outros genes também foram relacionados a SPS e, entre eles, destacam-se os genes *EPHB2, ATM, PIF1, RBL1, TELO2 e XAF1*.[89] Todavia, na maioria dos casos de SPS não se identifica nenhuma mutação-padrão. A maioria dos autores acredita que fatores epigenéticos e ambientais, especialmente o tabagismo, possam estar relacionados com o desenvolvimento desta síndrome.[89] Pacientes com SPS têm um risco elevado de CRC sugerindo a importância do diagnóstico precoce da síndrome para modificar o curso inevitável para CRC. O risco persistentemente elevado de CCR durante a vigilância apoia as diretrizes atuais que recomendam protocolos de vigilância intensificados para os portadores da SPS.[60]

Em 2010 a WHO propôs critérios para a caracterização da SPS. Contudo, esses critérios foram revisados posteriormente. Atualmente a SPS é dividida em dois tipos. No tipo 1 o doente deve apresentar um número maior ou igual a cinco pólipos serrilhados proximais ao reto, todos com tamanho maior que 5 mm e, pelo menos, duas lesões com mais de 10 mm de tamanho. No tipo 2 os doentes devem apresentar mais de 20 pólipos serrilhados distribuídos por todo o cólon com um número mínimo de cinco lesões localizadas proximais ao reto.[60] Estudo avaliando 279 doentes com SPS diagnosticados entre 2010 e 2019 mostrou que a maioria dos pacientes com SPS preenchia os critérios propostos para o diagnóstico de SPS com apenas 5% a 10% de pacientes que não atendiam aos critérios propostos.[90]

A imunocoloração para a proteína MLH1 está ausente em 3% dos pólipos serrilhados e em 53% dos portadores da SPS que evoluíram para CCR.[91] Além disso, a **instabilidade de microssatélites** está presente em 40% dos casos de CRC nos portadores de SPS.[60] A presença do fenótipo CIMP-H, que leva à inativação de vários genes supressores de tumor, também tem sido associada à SPS e, particularmente, na progressão para CCR.[91]

Resumidamente, as lesões que se desenvolvem a partir da **via serrilhada de carcinogênese** apresentam características moleculares próprias que podem ajudar na sua correta identificação, bem como na avaliação dos mecanismos genéticos envolvidos na sequência adenoma serrilhado-CCR. Mezzapesa *et al.*, em 2022,[60] propuseram um algoritmo detalhado e muito didático que explica detalhadamente a **carcinogênese da via serrilhada** para cada uma das lesões serrilhadas que acometem o intestino grosso.

Em conclusão, as lesões serrilhadas colorretais, outrora definidas como pólipos hiperplásicos com possibilidade de transformação neoplásica, hoje em dia constituem um conjunto variado de lesões passíveis de transformação neoplásica com prognósticos ora favoráveis, ora muito desfavoráveis. Assim, o conhecimento das vias moleculares envolvidas nos mecanismos da **via serrilhada de carcinogênese** é um considerável campo de pesquisa com importantes implicações clínicas e prognósticas. É possível que no futuro outras alterações moleculares possam ser incluídas permitindo definir a melhor forma de tratamento e seguimento para cada subtipo molecular de CCR originado a partir da **via serrilhada de carcinogênese**.

OUTRAS VIAS DE CARCINOGÊNESE

Com o advento dos modernos painéis genéticos que analisam um grande número de genes simultaneamente, bem como, com a redução progressiva dos custos desses exames, a avaliação dos mecanismos de carcinogênese colorretal vem criando novas fronteiras. Esses grandes painéis genéticos disponíveis para investigar o CCR, de maneira frequente vêm identificando mutações recorrentes em genes que, anteriormente, não estavam relacionados com a carcinogênese colorretal.[12] Estudos demonstraram que além das mutações em genes já relacionados com a tumorigêse colorretal pelas vias CIN (*APC, KRAS, DCC, TP53, SMAD4* etc.), MSI (*MLH1, MSH2, MSH3, MSH6, PMS1, PMS2* e EPCAM) e pela *via serrilhada*, com uma certa frequência vem sendo descritas mutações em outros genes (*BRCA1, BRCA2, POLE, POLD1, MUTYH, OGG1 ARID1A, SOX9, FAM123b, RET etc.).*

Estudos vêm demonstrando que os genes *BRCA1* e *BRCA2*, habitualmente relacionados com os cânceres de mama e ovário, também podem ter um papel importante como fator de risco para o CCR, câncer gástrico e do esôfago.[92] Esses dois genes supressores de tumores estão envolvidos em diferentes vias de sinalização celular que atuam no reparo do DNA, controle de proliferação celular e apoptose. Os genes *BRCA1* e *BRCA2* estão envolvidos, principalmente, no processo de recombinação homóloga responsável pela manutenção da integridade do genoma, agindo por meio de uma via de reparo que atua quando ocorrem quebras de fita dupla de DNA em resposta a diferentes tipos de danos no DNA.[93] A perda de função decorrente de mutações nesses genes pode levar a um acúmulo de quebras do DNA e resultar em instabilidade genômica com o consequente desenvolvimento de tumores.[93,94] Não obstante existirem diferenças entre essas doenças, em particular o *BRCA1* parece ser muito mais frequentemente mutado no CRC, enquanto o *BRCA2* parece estar mais alterado nos tumores do esôfago e estômago. Outro aspecto que merece atenção é a maior incidência de mutações nos genes *BRCA1* e *BRCA2* no CCR de início precoce, o que torna relevante sua inclusão em painéis genéticos relacionados com o estudo do CCR.[95]

A identificação de mutações na proteína da DNA-polimerase levou especificamente à caracterização de uma nova via molecular.[96] Mutações nos genes *POLE* e *POLD1* geram CCR com fenótipo hipermutado com alta frequência de variantes de nucleotídeos únicos na ausência de aneuploidia ou MSI.[96] Mutações do gene *APC* parecem ser o evento inicial desta via de carcinogênese, mas o espectro completo das mutações seguintes que ocasionam este fenótipo hipermutado ainda é conhecido. Embora esses tumores não tenham MSI, o meio hipermutado, no entanto, faz com que esses tumores possam ser potenciais candidatos à imunoterapia.[97]

Um subgrupo novo de CCR foi proposto recentemente. Nesse grupo, os tumores apresentam MSS, sem níveis significativos de alterações cromossômicas ou hipermetilação. Esse grupo de CCR, também se inicia por mutações no gene *APC* e apresentam baixos índices de hipermetilação do DNA (CIMP-L), porém adquirem mutações nos genes *KRAS*, *PIK3CA*, *SOX9*, e *PCBP1*. O padrão de expressão gênica desses de tumores assemelha-se ao padrão encontrados no subtipo metabólico (CMS-3), onde existe ativação frequente do gene *KRAS*. As mutações no gene *TP53*, também foram descritas, porém com menor frequência.

PERSPECTIVAS FUTURAS

É importante destacar que a melhor compreensão de todos os mecanismos envolvidos na carcinogênese colorretal ainda estão dando seus primeiros passos. À medida que entendemos como o estilo de vida mais saudável e os fatores de riscos ambientais interferem na gênese do CRC, passaremos a compreender melhor como as características da dieta, a obesidade, a mioesteatose e o comportamento sedentário atuam na carcinogênese humana.[98] Estudos analisando a associação de vários gêneros bacterianos presentes na microbiota levarão ao melhor conhecimento de como a composição do microbioma interfere na carcinogênese colorretal.[99] A descoberta do papel dos inibidores de anticorpos anti-PD1 possibilitou um avanço significativo no tratamento dos portadores de neoplasias MSI-H. Da mesma forma, estudos também mostraram a importância dos anti-inflamatórios não esteroidais e os inibidores de COX-2 na redução do risco de CRC. É provável que com o maior conhecimento das alterações moleculares envolvidas nos diferentes subtipos moleculares de CCR, a exemplo do que aconteceu com a descoberta das drogas inibidoras dos receptores PD1, passaremos a contar com um tipo de tratamento específico para cada tipo molecular de CCR. O cirurgião colorretal deverá estar suficientemente atualizado com relação às diferenças moleculares de cada subtipo de CCR para poder oferecer ao doente a estratégia terapêutica mais adequada.

REFERÊNCIAS BIBLIOGRÁFICAS

1. Fearon ER, Vogelstein B. A genetic model for colorectal tumorigenesis. Cell. 1990;61(5):759-67.
2. De Palma FDE, D'Argenio V, Pol J, Kroemer G, Maiuri MC, Salvatore F. The molecular hallmarks of the serrated pathway in colorectal cancer. Cancers (Basel). 2019;11(7):1017.
3. Geigl JB, Obenauf AC, Schwarzbraun T, Speicher MR. Defining "chromosomal instability". Trends Genet. 2008;24(2):64-9.
4. Pino MS, Chung DC. The chromosomal instability pathway in colon cancer. Gastroenterology. 2010;138(6):2059-72.
5. Gupta, R, Sinha S, Paul RN. The impact of microsatellite stability status in colorectal cancer. Curr Probl Cancer. 2018;42(6):548-59.
6. Soreide K, Janssen EAM, Soiland H, Korner H, Baak JPA. Microsatellite instability in colorectal cancer. Br J Surg. 2006;93(4):395-406.
7. Longacre TA, Fenoglio-Preiser C.M. Mixed hyperplastic adenomatous polyps/serrated adenomas. A distinct form of colorectal neoplasia. Am J Surg Pathol. 1990;14(6):524-37.
8. Torlakovic E, Snover DC. Serrated adenomatous polyposis in humans. Gastroenterology. 1996;110(3):748-55.
9. Ajioka Y, Watanabe H, Jass JR, Yokota Y, Kobayashi M, Nishikura K. Infrequent K-ras codon 12 mutation in serrated adenomas of human colorectum. Gut. 1998;42(5):680-4.
10. Bettington M, Walker N, Clouston A, Brown I, Leggett B, Whitehall V. The serrated pathway to colorectal carcinoma: Current concepts and challenges. Histopathology. 2013;62(3):367-86.
11. Jass JR. Classification of colorectal cancer based on correlation of clinical, morphological and molecular features. Histopathology. 2007;50(1):113-30.
12. Nguyen LH, Goel A, Chung DC. Pathways of colorectal carcinogenesis. Gastroenterology. 2020;158(2):291-302.
13. Currais P, Rosa I, Claro I. Colorectal cancer carcinogenesis: From bench to bedside. World J Gastrointest Oncol. 2022;14(3):654-63.
14. Cancer Genome Atlas Network. Comprehensive molecular characterization of human colon and rectal cancer. Nature. 2012;487(7407):330-7.
15. De Sousa E Melo F, Wang X, Jansen M, Fessler E, Trinh A, de Rooij LP, et al. Poor-prognosis colon cancer is defined by a molecularly distinct subtype and develops from serrated precursor lesions. Nat Med. 2013;19(5):614-8.
16. Sadanandam A, Lyssiotis CA, Homicsko K, Collisson EA, Gibb WJ, Wullschleger S, et al. A colorectal cancer classification system that associates cellular phenotype and responses to therapy. Nat Med. 2013;19(5):619-25.
17. Marisa L, de Reyniès A, Duval A, Selves J, Gaub MP, Vescovo L, et al. Gene expression classification of colon cancer into molecular subtypes: characterization, validation, and prognostic value. PLoS Med. 2013;10(5):e1001453.

18. Guinney J, Dienstmann R, Wang X, de Reyniès A, Schlicker A, Soneson C, et al. The consensus molecular subtypes of colorectal cancer. Nat Med. 2015;21(11):1350-6.
19. Vogelstein B, Fearon ER, Hamilton SR, Kern SE, Preisinger AC, Leppert M et al. Genetic alterations during colorectal-tumor development. N Engl J Med; 1988;319(9):525-32.
20. Knudson AG Jr. Hereditary cancer, oncogenes, and antioncogenes. Cancer Res. 1985;45(4):1437-43.
21. Vogelstein B, Papadopoulos N, Velculescu VE, Zhou S, Diaz LA, Kinzler KW. Cancer genome landscapes. Science. 2013;339(6127):1546-58.
22. Grady WM, Carethers JM. Genomic and epigenetic instability in colorectal cancer pathogenesis. Gastroenterology. 2008;135(4):1079-99.
23. Sparks AB, Morin PJ, Vogelstein B, Kinzler KW. Mutational analysis of the APC/beta-catenin/Tcf pathway in colorectal cancer. Cancer Res. 1998;58(6):1130-4.
24. Davies H, Bignell GR, Cox C, Stephens P, Edkins S, Clegg S, et al. Mutations of the BRAF gene in human cancer. Nature. 2002;417(6892):949-54.
25. Tria SM, Burge ME, Whitehall VLJ. The therapeutic landscapefor KRAS-mutated colorectal cancers. Cancers (Basel). 2023;15(8):2375.
26. Guo YJ, Pan WW, Liu SB, Shen ZF, Xu Y, Hu LL. ERK/MAPK signalling pathway and tumorigenesis. Exp Ther Med. 2020;19(3):1997-2007.
27. Lièvre A, Bachet JB, Le Corre D, Boige V, Landi B, Emile JF, et al. KRAS mutation status is predictive of response to cetuximab therapy in colorectal cancer. Cancer Res. 2006;66(8):3992-5.
28. Russo A, Bazan V, Iacopetta B, Kerr D, Soussi T, Gebbia N; TP53-CRC Collaborative Study Group. The TP53 colorectal cancer international collaborative study on the prognostic and predictive significance of p53 mutations: influence of tumor site, type of mutation, and adjuvant treatment. J Clin Oncol. 2005;23(30):7518-28.
29. Martinez CA, Bartocci PC, do Carmo CV, Pereira JA, Miranda DD, Ribeiro ML. The effects of oxidative DNA damage and mutations in the p53 protein on cells of the colonic mucosa with and without the fecal stream: an experimental study in rats. Scand J Gastroenterol. 2010;45(6):714-24.
30. Ribeiro ML, Priolli DG, Miranda DD, Arçari DP, Pedrazzoli J Jr, Martinez CA. Analysis of oxidative DNA damage in patients with colorectal cancer. Clin Colorectal Cancer. 2008;7(4):267-72.
31. Lane DP. P53 guardian of the genome. Nature. 1992;358(6381):15-16.
32. Leslie A, Carey FA, Pratt NR, Steele RJ. The colorectal adenoma-carcinoma sequence. Br J Surg. 2002;89(7):845-60.
33. Martinez CAR, Priolli DG, Cardinalli IA, Pereira JA, Portes AV, Margarido NF. Influência da localização do tumor na expressão tecidual da proteína p53 em doentes com câncer colorretal: estudo de 100 casos. Rev Col Bras Cir. 2008;35(4): 235-43.
34. Yurgelun MB, Masciari S, Joshi VA, et al. Germline TP53 Mutations in patients with early-onset colorectal cancer in the colon cancer family registry. JAMA Oncol. 2015;1(2):214-21.
35. Boland CR, Sato J, Appelman HD, Bresalier RS, Feinberg AP. Microallelopyping defines the sequence and tempo of allelic losses at tumor supressor gene loci during colorectal cancer progression. Nat Med. 1995;1(9):902-9.
36. Fearon ER, Cho KR, Nigro JM, Kern SE, Simmons JW, Ruppert JM, et al. Identification of a chromossome 18q gene that is altered in colorectal cancer. Science. 1990;247(4938):49-56.
37. Duff EK, Clarke AR. SMad4 (DPC4) – a potent tumor supressor? Br J Cancer. 1998;78(12):1615-19,
38. Riggins GJ, Kinzler KW, Vogelstein B, Thiagalingam S. Frequency of Smad4 gene mutations in human cancer. Cancer Res. 1997;57(13):2578-80.
39. Howe JR, Roth S, Ringold JC, Summers RW, Jarvinen HJ, Sistonen P, et al. Mutations in SMAD4/DPC4 gene in juvenile polyposis. Science. 1998;280(5366):1086-8.
40. Ramsay RG, Whitehall V, Flood MP. Technological advances define shifting pathway signaling from normal to primary and metastatic colorectal cancer. Growth Factors. 2023;23:1-13. .
41. Santos JC, Funck A, Silva-Fernandes IJ, Rabenhorst SH, Martinez CA, Ribeiro ML. Effect of APE1 T2197G (Asp148Glu) polymorphism on APE1, XRCC1, PARP1 and OGG1 expression in patients with colorectal cancer. Int J Mol Sci. 2014;15(10):17333-43.
42. Boland CR, Goel A. Microsatellite instability in colorectal cancer. Gastroenterology. 2010;138(6):2073-87.
43. Hampel H, Kalady MF, Pearlman R, Stanich PP. Hereditary colorectal câncer. Hematol Oncol Clin North Am. 2022;36(3):429-47.
44. Sheng JQ, Zhang H, Ji M, Fu L, Mu H, Zhang MZ, et al. Genetic diagnosis strategy of hereditary non-polyposis colorectal cancer. World J Gastroenterol. 2009;15(8):983-9.
45. Rasuk CG, Leite SMO, Komatsuzaki F, Ferreira ACS, Oliveira VC, Gomes KB. Association between methylation in mismatch repair genes, V600E BRAF mutation and microsatellite instability in colorectal cancer patients. Mol Biol Rep. 2012;39(3):2553-60.
46. Farinha-Sarasqueta A, Van Lijnschoten G, Moerland E, Creemers GJ, Lemmens VEPP, Rutten HJT, et al. The BRAF V600E mutation is an independent prognostic factor for survival in stage II and stage III colon cancer patients. Ann Oncol. 2010;21(12):2396-402.
47. Benlloch S, Payá A, Alenda C, Bessa X, Andreu M, Jover R, et al. Detection of BRAF V600E mutation in colorectal cancer: Comparison of automatic sequencing and real time chemistry methodology. J Mol Diagn. 2006;8(5):540-3.
48. Toyota M, Ahuja N, Ohe-Toyota M, Herman JG, Baylin SB, Issa JP. CpG island methylator penothype in colorectal cancer. Proc Natl Acad Sci U S A. 1999;96(15):8681-6.
49. Ogino S, Nosho K, Kirkner GJ, Kawasaki T, Meyerhardt JA, Loda M, et al. CpG island methylator phenotype, microsatellite instability, BRAF mutation and clinical outcome in colon cancer. Gut. 2009;58(1):90-6.
50. Imai K, Yamamoto H. Carcinogenesis and microsatellite instability: the interrelationship between genetics and epigenetics. Carcinogenesis. 2008;29(4):673-80.
51. Boland CR, Thibodeau SN, Hamilton SR, Sidransky D, Eshleman JR, Burt RW, et al. A National Cancer Institute Workshop on microsatellite instability for cancer detection and familial predisposition: development of international criteria for the determination of microsatellite instability in colorectal cancer. Cancer Res. 1998;58(22):5248-57.
52. Jarry A, Masson D, Cassagnau E, Parois S, Laboisse C, Denis MG. Real-time allelespecific amplification for sensitive detection of the BRAF mutation V600E. Mol Cell Probes. 2004;18(5):349-52.
53. Al-Sukhni W, Aronson M, Gallinger S. Hereditary colorectal cancer syndromes: Familial Adenomatous Polyposis and Lynch syndrome. Surg Clin North Am. 2008;88(4):819-44.
54. Deng G, Bell I, Crawley S, Gum J, Terdiman JP, Allen BA, et al. BRAF mutation is frequently present in sporadic colorectal cancer with methylated hMLH1, but not in hereditary nonpolyposis colorectal cancer. Clin Cancer Res. 2004;10(1):191-5.
55. Ueda M, Toji E, Nunobiki O, Izuma S, Okamoto Y, Torii K, Noda S. Mutational analysis of the BRAF gene in human tumor cells. Hum Cell. 2008;21(2):13-7.
56. Giannakis M, Hodis E, Jasmine Mu X, Yamauchi M, Rosenbluh J, Cibulskis K, et al. RNF43 is frequently mutated in colorectal and endometrial cancers. Nat Genet. 2014;46(12):1264-6.

57. Mei WJ, Mi M, Qian J, Xiao N, Yuan Y, Ding PR. Clinicopathological characteristics of high microsatellite instability/mismatch repair-deficient colorectal cancer: A narrative review. Front Immunol. 2022;13:1019582.
58. Sargent DJ, Marsoni S, Monges G, Thibodeau SN, Labianca R, Hamilton SR, et al. Defective mismatch repair as a predictive marker for lack of efficacy of fluorouracil-based adjuvant therapy in colon cancer. J Clin Oncol. 2010;28(20):3219-26.
59. Cercek A, Lumish M, Sinopoli J, Weiss J, Shia J, Lamendola-Essel M, et al. PD-1 blockade in mismatch repair-deficient, locally advanced rectal cancer. N Engl J Med. 2022;386(25):2363-76.
60. Mezzapesa M, Losurdo G, Celiberto F, Rizzi S, D'Amati A, Piscitelli D, et al. Serrated colorectal lesions: an up-to-date review from histological pattern to molecular pathogenesis. Int J Mol Sci. 2022;23(8):4461.
61. Torlakovic EE, Gomez JD, Driman DK, Parfitt JR, Wang C, Benerjee T, et al. Sessile serrated adenoma (SSA) vs. traditional serrated adenoma (TSA). Am J Surg Pathol. 2008;32(1):21-9.
62. Mori Y, Yin J, Rashid A, Leggett BA, Young J, Simms L, et al. Instabilotyping: Comprehensive identification of frameshift mutations caused by coding region microsatellite instability. Cancer Res. 2001;61(16):6046-49.
63. WHO Classification of Tumours Editorial Board. WHO Classification of Tumors: Digestive System Tumours, 5th ed.; International Agency for Research on Cancer: Lyon, France; 2019.
64. Nazemalhosseini Mojarad E, Kuppen PJ, Aghdaei HA, Zali MR. The CpG island methylator phenotype (CIMP) in colorectal cancer. Gastroenterol Hepatol Bed Bench. 2013;6(3):120-8.
65. Crockett SD, Nagtegaal ID Terminology, molecular features, epidemiology, and management of serrated colorectal neoplasia. Gastroenterology. 2019;157(4):949-66.
66. Lao VV, Grady WM. Epigenetics and colorectal cancer. Nat Rev Gastroenterol Hepatol. 2011;8(12):686-700.
67. Hughes LA, Khalid-de Bakker CA, Smits KM, van den Brandt PA, Jonkers D, Ahuja N, et al. The CpG island methylator phenotype in colorectal cancer: Progress and problems. Biochim Acta. 2012;1825(1):77-85.
68. Ogino S, Kawasaki T, Kirkner GJ, Kraft P, Loda M, Fuchs CS. Evaluation of markers for CpG island methylator phenotype (CIMP) in colorectal cancer by a large population-based sample. J Mol Diagn. 2007;9(3):305-14.
69. Kang X, Zhang R, Kwong TN, Lui RN, Wu WK, Sung JJ, et al. Serrated neoplasia in the colorectum: gut microbiota and molecular pathways. Gut Microbes. 2021;13(1):1-12.
70. Nakanishi Y, Diaz-Meco MT, Moscat J. Serrated Colorectal Cancer: The Road Less Travelled? Trends Cancer. 2019;5(11):742-54.
71. Gibson JA, Hahn HP, Shahsafaei A, Odze RD. MUC expression in hyperplastic and serrated colonic polyps: Lack of specificity of MUC6. Am J Surg Pathol. 2011;35:742-9.
72. Oliveira PSP, Carvalho RB, Magro DO, Camargo MG, Martinez CAR, Coy CSR. A retrospective analysis of colorectal serrated lesions from 2005 to 2014 in a single center: importance of the establishment of diagnostic patterns Gastroenterol Res Pract. 2018;5946057.
73. Murakami T, Mitomi H, Saito T, Takahashi M, Sakamoto N, Fukui N, et al. Distinct WNT/β-catenin signaling activation in the serrated neoplasia pathway and the adenoma-carcinoma sequence of the colorectum. Mod Pathol. 2015;28(1):146-58.
74. Rhee YY, Kim KJ, Kang GH. CpG island methylator phenotype-high colorectal cancers and their prognostic implications and relationships with the serrated neoplasia pathway. Gut Liver. 2017;11(1): 38-46.
75. Tao Y, Kang B, Petkovich DA, Bhandari YR, In J, Stein-O'Brien G, et al. Aging-like spontaneous epigenetic silencing facilitates Wnt activation, stemness, and BRAF(V600E)-induced tumorigenesis. Cancer Cell. 2019;35(2):315-28.
76. Mesteri I, Bayer G, Meyer J, Capper D, Schoppmann SF, von Deimling A, Birner P. Improved molecular classification of serrated lesions of the colon by immunohistochemical detection of BRAFV600E. Mod Pathol. 2014;27(1):135-44.
77. Murakami T, Akazawa Y, Yatagai N, Hiromoto T, Sasahara N, Saito T, et al. Molecular characterization of sessile serrated adenoma/polyps with dysplasia/carcinoma based on immunohistochemistry, next-generation sequencing, and microsatellite instability testing: A case series study. Diagn Pathol. 2018;13(1):88.
78. Kim JH, Kang GH. Molecular and prognostic heterogeneity of microsatellite-unstable colorectal cancer. World J Gastroenterol. 2014;20(15):4230-43.
79. Hashimoto T, Yamashita S, Yoshida H, Taniguchi H, Ushijima T, Yamada T, et al. WNT pathway gene mutations are associated with the presence of dysplasia in colorectal sessile serrated adenoma/polyps. Am J Surg Pathol. 2017;41(9):1188-97.
80. Bettington M, Brown I, Rosty C, Walker N, Liu C, Croese J, et al. Sessile serrated adenomas in young patients may have limited risk of malignant progression. J Clin Gastroenterol. 2019;53(3):113-6.
81. East JE, Atkin WS, Bateman AC, Clark SK, Dolwani S, Ket SN, et al. British Society of Gastroenterology position statement on serrated polyps in the colon and rectum. Gut. 2017;66(7):1181-96.
82. Bettington ML, Walker NI, Rosty C, Brown IS, Clouston AD, McKeone DM, et al. A clinicopathological and molecular analysis of 200 traditional serrated adenomas. Mod Pathol. 2015;28(3):414-27.
83. Tsai JH, Liau JY, Lin YL, Lin LI, Cheng YC, Cheng ML, et al. Traditional serrated adenoma has two pathways of neoplastic progression that are distinct from the sessile serrated pathway of colorectal carcinogenesis. Mod Pathol. 2014;27(10):1275-85.
84. Kim MJ, Lee EJ, Suh JP, Chun SM, Jang SJ, Kim DS, et al. Traditional serrated adenoma of the colorectum: Clinicopathologic implications and endoscopic findings of the precursor lesions. Am J Clin Pathol. 2013;140(6):898-911.
85. Sekine S, Yamashita S, Tanabe T, Hashimoto T, Yoshida H, Taniguchi H, et al. Frequent PTPRK-RSPO3 fusions and RNF43 mutations in colorectal traditional serrated adenoma. J Pathol. 2016;239(2):133-8.
86. Fousekis FS, Mitselos IV, Christodoulou DK. Diagnosis, epidemiology and management of serrated polyposis syndrome: a comprehensive review of the literature. Am J Transl Res. 2021;13(6):5786-95.
87. Muller C, Yamada A, Ikegami S, Haider H, Komaki Y, Komaki F, et al. Risk of colorectal cancer in serrated polyposis syndrome: A systematic review and meta-analysis. Clin Gastroenterol Hepatol. 2021;20(3):622-30e7, ;
88. Carballal S, Balaguer F, IJspeert JEG. Serrated polyposis syndrome; epidemiology and management. Best Pract Res Clin Gastroenterol. 2022;58-59:101791.
89. Gala MK, Mizukami Y, Le LP, Moriichi K, Austin T, Yamamoto M, et al. Germline mutations in oncogene-induced senescence pathways are associated with multiple sessile serrated adenomas. Gastroenterology. 2014;146(2):520-9.
90. McWhinney CD, Lahr RE, Lee CJ, El-Rahyel A, Rex DK. Impact of changing diagnostic criteria on the diagnosis of serrated polyposis syndrome. Endosc Int Open. 2023;11(1):E39-E42.
91. Quintana I, Mejías-Luque R, Terradas M, Navarro M, Piñol V, Mur P, et al. Evidence suggests that germline RNF43 mutations are a rare cause of serrated polyposis. Gut. 2018;67(12):2230-2.
92. Maccaroni E, Giampieri R, Lenci E, Scotichini L, Bianchi F, Belvederesi L, et al. BRCA mutations and gastrointestinal

cancers: When to expect the unexpected? World J Clin Oncol. 1 2021;2(7): 565-80.
93. Soyano AE, Baldeo C, Kasi PM. BRCA mutation and its association with colorectal cancer. Clin Colorectal Cancer. 2018;17(4): e647-e650.
94. Moynahan ME, Pierce AJ, Jasin M. BRCA2 is required for homology-directed repair of chromosomal breaks. Mol Cell. 2001;7(2):263-72.
95. Chang PY, Chang SC, Wang MC, Chen JS, Tsai WS, You JF, et al. Pathogenic germline mutations of DNA repair pathway components in early-onset sporadic colorectal polyp and cancer patients. Cancers (Basel). 2020;12(12):3560.
96. Liu Y, Sethi NS, Hinoue T, Schneider BG, Cherniack AD, Sanchez-Vega F, et al. Comparative molecular analysis of gastrointestinal adenocarcinomas. Cancer Cell. 2018;33(4):721-35e8.
97. Bourdais R, Rousseau B, Pujals A, Boussion H, Joly C, Guillemin A, et al. Polymerase proofreading domain mutations: New opportunities for immunotherapy in hypermutated colorectal cancer beyond MMR deficiency. Crit Rev Oncol Hematol. 2017;113:242-48.
98. Pozzuto L, Silveira MN, Mendes MCS, Macedo LT, Costa FO, Martinez CAR, et al. Myosteatosis differentially affects the prognosis of non-metastatic colon and rectal cancer patients: An Exploratory Study Front Oncol. 2021;11:762444.
99. Berbert L, Santos A, Magro DO, Guadagnini D, Assalin HB, Lourenço LH, et al. Metagenomics analysis reveals universal signatures of the intestinal microbiota in colorectal cancer, regardless of regional differences. Braz J Med Biol Res. 2022;55:e11832.

ESTADIAMENTO ANATOMOPATOLÓGICO DO CÂNCER COLORRETAL

CAPÍTULO 21

Tiago Leal Ghezzi ▪ Carolina Rigatti Hartmann
Fábio Daniel Molinari ▪ Roberto El Ibrahim

INTRODUÇÃO

O estudo anatomopatológico dos espécimes provenientes de cirurgias para o tratamento de carcinomas colorretais é uma ferramenta indispensável para a definição de prognóstico e planejamento terapêutico dos pacientes afligidos por essa doença. O número de informações que um laudo anatomopatológico convencional disponibiliza excede os parâmetros avaliados pelos principais sistemas de estadiamento. Técnicas ancilares, como a imunoistoquímica e a biologia molecular, complementam o estudo e fornecem informações para protocolos de tratamento oncológico.

Há inúmeras propostas diferentes para o estadiamento do câncer colorretal. O denominador comum a todos os esquemas de estadiamento é a avaliação do nível de profundidade de infiltração na parede intestinal e a presença, ou não, de metástases linfonodais regionais.[1] Os principais sistemas de estadiamento são os propostos pela União Internacional de Combate ao Câncer (*International Union Against Cancer - UICC*) e a classificação de Dukes, tendo esse último atualmente importância meramente histórica.[1-3]

SISTEMA DE ESTADIAMENTO TNM

História, Regras e Princípios Gerais do Sistema TNM para Classificação de Neoplasias Malignas

O sistema TNM para classificação de neoplasias malignas foi desenvolvido por Pierre Denoix entre os anos de 1943 e 1952, sendo adotado pela UICC em 1950.[4,5] Atualmente, o sistema TNM está na 8ª edição, publicada em 2017.[6]

O princípio geral do sistema TNM é estratificar as neoplasias de acordo com a localização anatômica e o estágio de progressão da doença (localizada *versus* avançada), de maneira a prover médicos e pacientes com informações relevantes para o prognóstico e tratamento.[4,5,7]

A lógica do sistema TNM envolve primeiro a classificação dos dados clínicos e patológicos de acordo com a tríade "tumor, nódulo linfático, metástase" e subsequente estratificação em estádios. Em linhas gerais avaliam-se:

- *T:* extensão da neoplasia primária. Em geral dividido em T0 a T4.
- *N:* presença ou ausência de comprometimento metastático de linfonodos regionais. Divide-se, dependendo do sítio anatômico, em N0 a N3.
- *M:* presença (M1) ou ausência de metástases (M0) à distância.

Usa-se o prefixo "p" para classificação patológica e "c" para classificação clínica. De acordo com as informações obtidas, estratifica-se o paciente em estádios de 0 a IV. Há, ainda, elementos descritivos adicionais/opcionais descritos na sequência:[7]

- *Símbolo m:* descreve a presença de neoplasias múltiplas em um mesmo local.
- *Símbolo y:* denota que a classificação ocorre na vigência ou após tratamento.
- *Símbolo r:* determina que a neoplasia é recorrente, após tempo livre de doença.
- *Símbolo a:* classificação feita originalmente durante autópsia.
- *L:* invasão linfática.
- *V:* invasão venosa.
- *Pn:* invasão perineural.

Classificação TNM para Carcinomas Colorretais (8ª Edição)

A nova classificação TNM objetiva estadiar os carcinomas colorretais, bem como carcinomas neuroendócrinos de alto grau e carcinomas de células escamosas (epidermoides) do cólon e reto. Para tumores estromais gastrointestinais (Gist), neoplasias neuroendócrinas bem diferenciadas (carcinoides), carcinomas de apêndice, carcinomas anais e linfomas, há grupos diferentes de regras. O Quadro 21-1 apresenta esquematicamente a proposta de classificação adotada na 8ª edição do sistema TNM.[4,8] O partir dessas informações, estadiam-se os carcinomas colorretais em cinco grupos (0 a IV) conforme o Quadro 21-2.

Quadro 21-1. Classificação TNM (8ª edição)

TX	Tumor primário
T0	Sem evidência de tumor primário
Tis	Carcinoma *in situ*, carcinoma intramucoso
T1	Tumor invade a submucosa
T2	Tumor invade a muscular própria
T3	Tumor invade através da muscular própria para os tecidos pericolorretais
T4a	Tumor invade através do peritônio visceral
T4b	Tumor invade diretamente ou adere a outros órgãos ou estruturas adjacentes
NX	Linfonodos regionais não podem ser avaliados
N0	Sem metástase de linfonodos regionais
N1	Metástase em 1 a 3 linfonodos regionais
N1a	Metástase em 1 linfonodo regional
N1b	Metástase em 2 a 3 linfonodos regionais
N1c	Nenhum linfonodo regional é positivo, mas há depósitos tumorais na subserosa, mesentério ou tecidos pericólicos ou perirretais/mesorretais não peritonealizados
N2	Metástase em 4 ou mais linfonodos regionais
N2a	Metástase em 4 - 6 linfonodos regionais
N2b	Metástase em 7 ou mais linfonodos regionais
M0	Sem metástase à distância
M1	Metástase à distância
M1a	Metástase confinada a 1 órgão ou local sem metástase peritoneal
M1b	Metástase para 2 ou mais locais ou órgãos é identificada sem metástase peritoneal
M1c	Metástase para a superfície peritoneal é identificada isoladamente ou com metástases de outros locais ou órgãos

Quadro 21-2. Grupos de Estadiamento (8ª Edição)

Estádio 0	Tis	N0	M0
Estádio I	T1 - T2	N0	M0
Estádio IIA	T3	N0	M0
Estádio IIB	T4a	N0	M0
Estádio IIC	T4b	N0	M0
Estádio IIIA	T1 - T2	N1/N1c	M0
	T1	N2a	M0
Estádio IIIB	T3 - T4a	N1/N1c	M0
	T2 - T3	N2a	M0
	T1 - T2	N2b	M0
Estádio IIIC	T4a	N2a	M0
	T3 - T4a	N2b	M0
	T4b	N1 - N2	M0
Estádio IVA	Qualquer T	Qualquer N	M1a
Estádio IVB	Qualquer T	Qualquer N	M1b
Estádio IVC	Qualquer T	Qualquer N	M1c

Avaliação do Tumor Primário (T)

A avaliação do nível de infiltração neoplásica na parede colorretal costuma ser de avaliação direta dependendo, geralmente, de uma análise macro e microscópica minuciosa. A primeira fase da avaliação da profundidade tumoral é o exame macroscópico adequado e amostragem dos sítios suspeitos de maior infiltração, confirmada pela análise microscópica. Em geral, não há dificuldade em precisar o nível de invasão parietal, mas podem ocorrer discrepâncias na avaliação do comprometimento da serosa, causado, por vezes, por perfuração da parede intestinal.[9,10]

Avaliação dos Linfonodos Regionais (N)

A avaliação do comprometimento metastático de linfonodos regionais costuma ser um dos assuntos mais debatidos no estadiamento do carcinoma colorretal, tanto na literatura médica quanto na prática clínica. Não são incomuns pedidos de revisão do espécime cirúrgico pelos cirurgiões e oncologistas em virtude do número insatisfatório de linfonodos dissecados. A origem do debate reside no fato que o correto estadiamento do carcinoma colorretal depende fundamentalmente do número de linfonodos encontrados. Mesmo quando metástases são identificadas, o número total de linfonodos dissecados é importante para a avaliação prognóstica do paciente. Apesar das controvérsias, o número mínimo de linfonodos correntemente aceitos como satisfatórios para o correto estadiamento oscila entre doze e quinze.[11,12] Inúmeros fatores contribuem para a variação do número de nódulos linfáticos encontrados em espécimes cirúrgicos.[13-15] Os fatores mais comumente associados com maior ou menor número de linfonodos dissecados são o tipo de procedimento, experiência do cirurgião e experiência do patologista.[13] Em outras palavras, o correto estadiamento nodal é uma tarefa multidisciplinar que envolve uma estreita colaboração entre toda equipe comprometida com o atendimento ao paciente.[16]

Avaliação das Margens Cirúrgicas e Graduação da Qualidade do Mesorreto

A avaliação das margens proximal e distal costuma ser de fácil execução e, raramente, representa problema tanto para o cirurgião quanto para o patologista. O principal desafio reside na avaliação da margem radial de ressecção em neoplasias retais ou de segmentos colônicos não revestidos por peritônio. Em relação à avaliação das margens radiais em neoplasias retais, considera-se margem comprometida, e com alta relação estatística com recorrência local do tumor, quando a

Quadro 21-3. Graduação de Qualidade de Espécimes de Excisão Total do Mesorreto

	Mesorreto	Defeitos	Conização	Margem circunferencial
Completo	Intacto	Menos profundos que 5 mm	Ausente	Regular
Quase completo	Volume moderado, irregular	Mais profundos que 5 mm, sem muscular própria visível	Moderada	Irregular
Incompleto	Pequeno volume	Muscular própria visível	Marcada	Irregular

lesão dista menos de um ou dois milímetros da área de ressecção.[10] A graduação do espécime de excisão total do mesorreto, por meio da avaliação da integridade do mesorreto (Quadro 21-3), é atualmente considerada um dado relevante uma vez que apresenta importância prognóstica (relaciona-se com o risco de recorrência local) e fornece informação para análise crítica da *performance* técnica do cirurgião.[17]

FATORES PROGNÓSTICOS INDEPENDENTES DO ESTADIAMENTO

Apesar de prover inúmeras informações indispensáveis, todos os sistemas de estadiamento são incompletos. Há outras variáveis analisáveis no exame histopatológico que podem trazer dados relevantes ao prognóstico do paciente. Entre elas há o tipo histológico da neoplasia, o grau de diferenciação, a infiltração perineural/linfática, o *budding* tumoral, entre outros.

A maioria dos tipos histológicos do carcinoma colorretal não oferece diferença prognóstica significante independentemente do estádio. Há, entretanto, subtipos histológicos com pior prognóstico (carcinoma em anel de sinete, carcinoma de pequenas células) e melhor prognóstico (carcinoma medular).[18]

O grau de diferenciação neoplásico também tem papel no prognóstico; carcinomas pouco diferenciados costumam ter prognóstico pior.[19] Invasão vascular, seja ela linfática ou venosa, é outro fator que está relacionado com o prognóstico pior nos carcinomas colorretais.[20] *Budding* tumoral (isto é, presença de células isoladas, "brotando" na margem infiltrativa da neoplasia) também está relacionado com prognóstico adverso, em especial pela associação com metástases nodais/a distância.[21,22] A última classificação de tumores gastrointestinais da Organização Mundial de Saúde já inclui o *budding* tumoral como fator prognóstico independente.[23] Tal fato é possível pela publicação do consenso internacional que padronizou o método histológico de avaliação, bem como pontos de corte com relevância clínica, sendo dividido em Bd1, Bd2 e Bd3.[24]

EFEITO DO TRATAMENTO NO ESTADIAMENTO DO CARCINOMA COLORRETAL

Efeito do Tratamento na Avaliação de Neoplasia Residual (yT)

Após o tratamento, o principal papel do patologista na avaliação dos carcinomas colorretais é identificar a presença de neoplasia viável remanescente. A presença apenas de sinais de regressão, como fibrose, tecido de granulação e lagos de mucina não é considerada neoplasia remanescente na atual classificação TNM.[9] A premissa também vale para linfonodos exibindo lagos de mucina, não sendo considerados como neoplasia residual.[25] Para a adequada aplicação do protocolo, faz-se necessário tanto indicação clínica do local original da neoplasia, bem como a sua dimensão original, pelo cirurgião, para amostragem consoante das áreas suspeitas.[26,27] Importante ressaltar que o estadiamento após o tratamento tem a tendência de subestimar a extensão da neoplasia.[9] O escore modificado de Ryan é o modelo recomendado pelo protocolo do Colégio Americano de Patologia para graduar a resposta ao tratamento neoadjuvante, variando do escore 0 ao 3, conforme detalhado no Quadro 21-4.[28]

Efeito do Tratamento na Avaliação Linfonodal (yN)

Um efeito comum da terapia neoadjuvante é a diminuição do número de linfonodos positivos.[29] É importante o fato que o tratamento neoadjuvante acarreta diminuição no número de linfonodos dissecáveis, ao ponto de se sugerir que o número mínimo de linfonodos adequados para o estadiamento deva ser menor que doze.[30] A literatura aponta, ainda, para a possibilidade da relação entre número pequeno de linfonodos dissecados e melhor prognóstico.[31-34] Entretanto, os dados são conflitantes e nada substitui a pesquisa cuidadosa de nódulos linfáticos pelo patologista. A utilização de substâncias clareadoras, isoladas ou em combinações, como ferramentas auxiliares na identificação de linfonodos adicionais, já está bem documentada na literatura e minimiza extremamente a pouca amostragem nodal.[35-38]

Efeito do Tratamento na Avaliação das Metástases à Distância (yM)

Assim como ocorre com a avaliação da neoplasia primária após o tratamento, a detecção de neoplasia viável em sítios metastáticos tem valor prognóstico. A ausência de neoplasia viável nos órgãos com lesões suspeitas de metástase traz valor prognóstico positivo.[39,40]

Quadro 21-4. Escore Modificado de Ryan para Avaliação do Grau de Regressão Tumoral

Escore	Resposta	Definição
0	Completa	Ausência de células tumorais viáveis
1	Quase completa	Células tumorais isoladas ou em pequenos grupos
2	Parcial	Câncer residual com regressão tumoral evidente, maior que células tumorais isoladas ou em pequenos grupos
3	Ausente ou pouca	Câncer residual extenso sem sinal de regressão tumoral

ACRÉSCIMOS E ALTERAÇÕES RELEVANTES DA CLASSIFICAÇÃO TNM PARA CARCINOMAS COLORRETAIS (8ª EDIÇÃO)

Dentre as alterações mais significativas entre a 7ª e 8ª edições está a classificação detalhada da displasia/carcinoma *in situ*, bem como os adenocarcinomas intramucosos. A categoria T4 foi dividida em T4a e T4b, sendo a primeira restrita a áreas peritonizadas, com perfuração da serosa, e a segunda, a invasão a órgãos e estruturas adjacentes em áreas sem revestimento peritoneal. A avaliação de *status* nodal trouxe as definições de células tumorais isoladas (ou em pequenos agrupamentos menores do que 0,2 mm), micrometástases (depósitos tumorais medindo entre 0,2 mm e 2 mm) e os nódulos tumorais sem tecido linfoide associado – designados como depósitos tumorais – classificados como N1c, devendo os mesmos ser contados.[25,41] Foi adicionada a categoria M1c para metástases peritoneais, a qual determina pior prognóstico.[42]

Outros dois relevantes acréscimos são a avaliação de risco por calculadoras, demonstrando a importância da medicina de precisão na tomada de decisão, e os estudos imunoistoquímicos, para instabilidade de microssatélites, e moleculares, de, pelo menos, KRAS, NRAS e BRAF, este em casos específicos,[43] que refinam a classificação histomorfológica das neoplasias.[44] A classificação molecular das neoplasias colorretais foram a base para a mudança da avaliação desses pacientes.[45]

AVALIAÇÃO DAS RESSECÇÕES LOCAIS DE ADENOCARCINOMAS PT1

Adenocarcinomas restritos à camada submucosa, como os observados em pólipos colorretais malignos, e sem metástase linfonodal podem ser passíveis de ressecção local com intuito curativo por colonoscopia (mucosectomia ou excisão por dissecção submucosa) ou cirurgia transanal (convencional ou endoscópica) no caso de lesões localizadas no cólon ou no reto, respectivamente. Nestes casos, para fins de decisão de conduta terapêutica (ressecção local *versus* ressecção cirúrgica radical), o risco de metástase linfonodal pode ser estimado a partir de dados do exame anatomopatológico, como grau de diferenciação, presença de invasão angiolinfática, grau de *budding*, profundidade de invasão submucosa e *status* da margem de ressecção.[46] Para tal, o manejo dos espécimes de ressecção local deve seguir regras estabelecidas de coleta, armazenamento, fixação, avaliação macro e microscópica específicas.[47] São consideradas lesões passíveis de ressecção local com intuito curativo os tumores bem (G1) ou moderadamente (G2) diferenciados, sem invasão angiolinfática, sem *budding* ou com *budding* de baixo grau, com invasão da submucosa inferior a 1.000 micras (< 1 milímetro) e com margens de ressecção negativas.[46]

ANÁLISE CRÍTICA DOS LAUDOS ANATOMOPATOLÓGICOS

Na prática clínica, cirurgiões e oncologistas confrontam-se diariamente com laudos anatomopatológicos provenientes de laboratórios distintos. A relação entre a equipe multidisciplinar que presta assistência aos pacientes é fundamental nesse aspecto. Entretanto, muitas vezes, em virtude do número cada vez maior de demandas que a equipe multidisciplinar é submetida, há falhas na comunicação entre os médicos responsáveis pelo diagnóstico e tratamento dos pacientes.

Um laudo anatomopatológico tem de ser, ao mesmo tempo, sucinto e completo, para evitar, o máximo possível, problemas de comunicação entre a equipe médica. Refletindo essa tendência, a Sociedade Brasileira de Patologia (SBP) concentrou esforços na padronização dos laudos patológicos.[48]

Tanto a SBP quanto o Colégio Americano de Patologistas (CAP) oferecem uma lista de informações mínimas que um laudo deve conter.[25] Além disso, laboratórios individuais montam protocolos próprios para o reporte de peças cirúrgicas.

Todo o laudo anatomopatológico é estruturado de maneira a conter, minimamente, as seguintes informações:

- Dados de identificação do paciente;
- História clínica disponibilizada;
- Descrição macroscópica;
- Descrição microscópica e conclusão diagnóstica.

Muitas vezes relegada a segundo plano, a descrição macroscópica do espécime é de suma importância. Primeiro porque permite ao cirurgião a conferência entre os achados cirúrgicos e patológicos. Nesse aspecto, é de crucial importância a identificação minuciosa dos espécimes enviados, bem como a história clínica do paciente. O segundo grupo de informações que a descrição macroscópica oferece é a amostragem. A análise histopatológica depende primordialmente da qualidade da descrição macroscópica e da amostragem das diversas lesões. Infelizmente, não há protocolos universalmente aceitos para a amostragem das neoplasias. Contudo, aceita-se uma amostragem mínima de dois ou três blocos de neoplasias menores que 5 centímetros.[48-51]

A descrição microscópica, em geral acompanhada das conclusões diagnósticas, deve contemplar as informações brevemente descritas neste capítulo. Como observado, nenhum sistema de estadiamento é completo; logo, a descrição do tipo histológico, grau de diferenciação e informações adicionais (como invasão angiolinfática, *budding* tumoral, entre outros) deve ser contemplada no laudo final. Em suma, a análise dos componentes do laudo patológico oferece não apenas dados sobre a doença, mas também informações importantes relacionadas com a qualidade do laboratório de patologia cirúrgica. E nada substitui uma interface próxima entre os médicos assistentes e os médicos patologistas. Discussões anatomoclínicas, mesmo no contexto da prática privada, são essenciais para o manejo adequado dos pacientes.

REFERÊNCIAS BIBLIOGRÁFICAS

1. Fenoglio-Preiser CM. Gastrointestinal pathology: an atlas and text. 3. ed. New York: Lippincott Williams & Wilkins;2008. p. 1017-20.
2. Goldblum JR. Surgical pathology of the GI tract, liver, biliary tract, and pancreas. 2. ed. Philadelphia: Saunders;2009. p. 597-637.
3. Hamilton SR, Aaltonen LA (eds.). Tumours of the colon and rectum. In World Health Organization Classification of Tumours. Pathology and Genetics of Tumours of the Digestive system. ARC Press: Lyon;2000.
4. Denoix PE. Nomenclature des cancers. Bull Inst Nat Hyg (Paris) 1944;69-73;1945;82-4;1950: 81-4;1952;743-8.
5. World Health Organization. Technical report series. 1952 July;56:47-8.

6. Amin MB, Greene FL, Edge SB, Compton CC, Gershenwald JE, Brookland RK, et al. AJCC Cancer Staging Manual. 8th ed. New York: Springer; 2017.
7. Sobin LH, Gospodarowicz MK, Wittekind CH. TNM classification of Malignant Tumors. 7. ed. Wiley-Blackwell; 2009.
8. Washington K, Berlin J, Branton P, Burgart JL, Carter DK, Frankel WL, et al. Protocols for examination of specimens from patients with primary colon and rectum. Disponivel em: <http://www.cap.org/apps/docs/committees/cancer/cancer_protocols/2011/Colon_11 protocol.pdf Acesso em: 12 março 2011.
9. Puppa G, Sonzogini A, Colombari R, Pelosi G. TNM staging system of colorectal carcinoma. A critical appraisal of challenging issues. Arch Pathol Lab Med 2010 June; 134.
10. Washington MK. Colorectal carcinoma selected issues in pathologic examination and staging and determination of prognostic factors. Arch Pathol Lab Med 2008 Oct.; 132.
11. Downing SR, Cadogan KA, Ortega G, Jaji Z, Bolorunduro OB, Oventunji TA, et al. The number of lymph nodes examined debate in colon cancer: how much is enough? J Surg Res. 2010 Oct; 163(2):264-9.
12. Senthil M, Trisal V, Paz IB, Lai LL. Prediction of the adequacy of lymph node retrieval in colon cancer by hospital type. Arch Surg 2010 Sep;145(9):840-3.
13. Valsecchi ME, Leighton J Jr, Tester W. Modifiable factors that influence colon cancer lymph node sampling and examination. Clin Colorectal Cancer 2010 Jul;9(3):162-7.
14. Senthil M, Trisal V, Paz IB, Lai LL. Prediction of the adequacy of lymph node retrieval in colon cancer by hospital type. Arch Surg 2010 Sep;145(5):840-3.
15. Nash GM, Row D, Weiss A, Shia J, Guillem G, Paty PB, et al. A predictive model for lymph node yield in colon cancer resection specimens. Ann Surg 2010 Dec 16.
16. Chen SL, Steele SR, Eberhardt J, Zhu K, Bilchik A, Stojadinovic A. Lymph node ratio as a quality and prognostic indicator in stage Ill colon cancer. Ann Surg 2011 Jan;253(1):82-7.
17. Parfitt JR, Driman DK. (2006). The total mesorectal excision specimen for rectal cancer: a review of its pathological assessment. Journal of Clinical Pathology; 60(8):849-55.
18. Compton CC. Colorectal carcinoma: diagnostic, prognostic, and molecular features. Mod Pathol 2003;16(4): 376-88.
19. Compton CC. Updated protocol for the examination of specimens removed from patients with colorectal carcinoma. Arch Pathol Lab Med 2000;124:1016-25.
20. Compton CC. The pathology report in colon cancer: what's prognostically important? Dig Dis 1999;17:67-79.
21. Jass JR, O'Brien J, Riddell RE, Snover DC. Recommendations for the reporting of surgically resected specimens of colorectal carcinoma: Association of Directors of Anatomic and Surgical Pathology. Am J Clin Pathol 2008;129(1):13-23.
22. Choi HJ, Park KJ, Shin JS, Roh MS, Kiwon HC, Lee HS. Tumor budding as a prognostic marker in stage-III rectal carcinoma. Int J Colorectal Dis 2007;22(8):863-8.
23. WHO Classification of Tumours Editorial Board. In: Digestive system tumours. 5th ed. IARC; 2019.
24. Lugli A, Kirsch R, Ajioka Y, Bosman F, Cathomas G, Dawson H, et al. Recommendations for reporting tumor budding in colorectal cancer based on the international tumor budding consensus conference (ITBCC) 2016. Mod Pathol 2017;30:1299-311.
25. Burgart LJ, Chopp WV, Jain D. Protocols for examination of specimens from patients with primary colon and rectum. 06/2022. Disponivel em: https://documents.cap.org/protocols/ColoRectal_4.2.0.2.REL_CAPCP.pdf Acesso em: 21 de maio de 2023.
26. Quirke P, Morris E. Reporting colorectal cancer. Histopathology 2007;50(1):103-12.
27. Rutten H, Sebag-Montefiore D, Glynne-Jones R, Rullier E, Peeters M, Brown G, et al. Capecitabine, oxaliplatin, radiotherapy, and excision (Core) in patients with MRI-defined locally advanced rectal adenocarcinoma: results of an international multicenter phase II study (abstract). J Clin Oncol 2006;24(suppl):3528.
28. Ryan R, Gibbons D, Hyland JM, Treanor D, White A, Mulcahy HE, et al. Pathological response following long-course neoadjuvant chemoradiotherapy for locally advanced rectal cancer. Histopathology 2005;47(2):141-6.
29. Leibold T, Shia J, Ruo L, Minsky BD, Akhurst T, Gollub MJ, et al. Prognostic implications of the distribution of lymph node metastases in rectal cancer after neo-adjuvant chemoradiotherapy. J Clin Oncol 2008;26(13): 2106-11.
30. Wichmann MW, Müller C, Meyer G, Strauss T, Hornung HM, Lau-Werner U, et al. Effect of preoperative radiochemotherapy on lymph node retrieval after resection of rectal cancer. Arch Surg 2002;137(2):206-10.
31. Kim YW, Kim NK, Min BS, Lee KY, Sohn SK, Cho CH, et al. The prognostic impact of the number of lymph nodes retrieved after neoadjuvant chemoradiotherapy with mesorectal excision for rectal cancer. J Surg Oncol 2009 Jul 1;100(1):1-7.
32. Habr-Gama A, Perez RO, Proscurshim I, Rawet V, Pereira DD, Sousa AH, et al. Absence of lymph nodes in the resected specimen after radical surgery for distal rectal cancer and neoadjuvant chemoradiation therapy: what does it mean? Dis Colon Rectum 2008 Mar;51(3):277-83.
33. Perez RO, Pereira DD, Proscurshim I, Gama-Rodrigues I, Rawvet V, São Julião GP, et al. Lymph node size in rectal cancer following neoadjuvant chemoradiation - can we rely on radiologic nodal staging after chemoradiation? Dis Colon Rectum 2009 Jul;52(7):1278-84.
34. Simunovic M, Smith AJ, Heald RJ. Rectal cancer surgery and regional lymph nodes. J Surg Oncol 2009 Mar 15;99(4):256-9.
35. Dias AR, Pereira MA, de Mello ES, Nahas SC, Cecconello I, Ribeiro U Jr. Lymph node yield after neoadjuvant chemoradiotherapy in rectal cancer specimens: A randomized trial comparing two fixatives. Dis Colon Rectum. 2018 Aug;61(8):888-96.
36. Athanasiou C, Hafiz F, Tsigka A, Hernon J, Stearns A. Comparative effectiveness of pathological techniques to improve lymph node yield from colorectal cancer specimens: a systematic review and network meta-analysis. Histopathology 2022 Apr;80(5):752-61.
37. Flynn SM, Burchette RJ, Ghassemi M, Ratner O, Mandel D, Tomassi MJ, et al. Carnoy's solution fixation with compression significantly increases the number of lymph nodes yielded from colorectal cancer specimens. J Surg Oncol 2019 May;119(6):766-70.
38. Ghezzi TL, Pereira MP, Corleta OC, Kalil AN. Carnoy solution versus GEWF solution for lymph node revealing in colorectal cancer: a randomized controlled trial. Int J Colorectal Dis 2019 Dec;34(12):2189-93.
39. Rubbia-Brandt L, Giostra E, Brezault C, Roth AD, Andres A, Audard V, et al. Importance of histological tumor response assessment in predicting the outcome in patients with colorectal liver metastases treated with neo-adjuvant chemotherapy followed by liver surgery. Ann Oncol 2007;18(2):299-304.
40. Blazer DG 3rd, Kishi Y, Maru DM, Kopetz S, Chun YS, Overman MJ, et al. Pathologic response to preoperative chemotherapy: a new outcome end point after resection of hepatic colorectal metastases. J Clin Oncol 2008;26(33):5344-51.
41. Weiser MR. AJCC 8th Edition: Colorectal Cancer. Annals of Surgical Oncology 2018;25(6):1454-5.
42. Tong GJ, Zhang GY, Liu J, Zheng ZZ, Chen Y, Niu PP, et al. Comparison of the eighth version of the American Joint Committee on Cancer manual to the seventh version for colorectal cancer: A retrospective review of our data. World Journal of Clinical Oncology 2018;9(7):148-61.

43. Up to Date. Disponível em https://www.uptodate.com/contents/pathology-and-prognostic-determinants-ofcolorectacancer?search=colorectal%20adenocarcinoma%20staginig&source=search_result&selectedTitle=14~150&usage_type=default&display_rank=14 . Acesso em 21 de maio de 2023.
44. Amin MB, Greene FL, Edge SB, Compton CC, Gershenwald JE, Brookland RK, et al. (2017). The Eighth Edition AJCC Cancer Staging Manual: Continuing to build a bridge from a population-based to a more "personalized" approach to cancer staging. CA: A Cancer Journal for Clinicians 2017;67(2):93-9.
45. The Cancer Genome Atlas Network. Comprehensive molecular characterization of human colon and rectal cancer. Nature 2012;487:330-7.
46. Kajiwara Y, Oka S, Tanaka S, Nakamura T, Saito S, Fukunaga Y, et al. Nomogram as a novel predictive tool for lymph node metastasis in T1 colorectal cancer treated with endoscopic resection: a nationwide, multicenter study. Gastrointest Endosc 2023;97(6):1119-27.
47. Tanaka S, Kashida H, Saito Y, Yahagi N, Yamano H, Saito S, et al. (2019). JGES guidelines for colorectal endoscopic submucosal dissection/endoscopic mucosal resection. Digestive Endoscopy 2019.
48. Bacchi BE, Almeida PCC, Franco M. Manual de padronização de laudos histopatológicos. Sociedade Brasileira de Patologia. 3. ed. São Paulo: Reichmann & Autores Editores;2005.
49. Westra HW, Hruban RH, Phelps TH, Isacson C. Surgical pathology dissection an illustrated guide. 2. ed. New York: Springer; 2003.
50. Allen CD, Cameron RI. Histopathology specimens: Clinical, pathological and laboratory aspects. New York: Springer; 2004.
51. Cheng L, Bostwick DG. Essentials of anatomic pathology. 3. ed. New York: Springer; 2011.

CAPÍTULO 22

PREVENÇÃO E RASTREAMENTO DE CÂNCER COLORRETAL

Angelita Habr-Gama ▪ Fábio Guilherme Campos
Rodrigo Oliva Perez ▪ Guilherme Pagin São Julião

O conteúdo deste capítulo (págs. 383 a 390), encontra-se disponível on-line.

Para acessá-lo, aponte a câmera do seu smartphone ou tablet para a imagem acima.

CAPÍTULO 23

ASPECTOS CLÍNICOS DO CÂNCER COLORRETAL

Marcelo Alves Raposo da Camara

O conteúdo deste capítulo (págs. 391 a 394), encontra-se disponível on-line.

Para acessá-lo, aponte a câmera do seu smartphone ou tablet para a imagem acima.

CAPÍTULO 24

PREPARO PRÉ-OPERATÓRIO

SEÇÃO 24-1

PLANEJAMENTO DA INVESTIGAÇÃO

Fábio Guilherme Campos ▪ Angela Hissae Motoyama Caiado
Rodrigo Ambar Pinto

O conteúdo desta seção (págs. 395 a 405), encontra-se disponível on-line.

Para acessá-lo, aponte a câmera do seu smartphone ou tablet para a imagem acima.

SEÇÃO 24-2

RESSONÂNCIA MAGNÉTICA DEDICADA NO CÂNCER DE RETO

Cinthia D. Ortega ▪ André Leopoldino Bordini ▪ Patrícia Pérola Dantas

INTRODUÇÃO

A ressonância magnética (RM) é o método de escolha para estadiamento locorregional do adenocarcinoma de reto.[1-3] Trata-se de estudo que permite seleção do tratamento mais adequado ao paciente por possibilitar estratificação de risco da doença e individualização das melhores opções terapêuticas, além de fornecer informações anatômicas relevantes para planejamento operatório.

Entre as particularidades que o paciente com neoplasia de reto vivencia, destacam-se: o risco de recidiva local e a doença metastática como principais desfechos oncológicos, e o risco de colostomia definitiva ou maus resultados funcionais após a cirurgia como principais fatores que afetam a qualidade de vida. A RM contribui nos diversos momentos do tratamento dos pacientes, desde o estadiamento inicial, reestadiamento após neoadjuvância e detecção de recidiva pélvica. A seguir, ilustraremos os principais papéis da RM nestes cenários.

PROTOCOLO DO EXAME

O exame de RM para avaliação da neoplasia de reto não é um estudo rotineiro para varredura da pelve. É realizado de forma dirigida, com imagens de alta resolução e angulação perpendicular ao eixo longitudinal do reto. Deve-se investir em ótima qualidade dos estudos, visto que um exame feito com protocolo adequado é determinante para interpretação correta e boa acurácia no estadiamento.

O estudo é feito com imagens ponderadas em T2 sem supressão de gordura, focadas no reto, englobando um campo restrito de 16 a 18 cm que não inclui a pelve toda, utilizando cortes finos de 3 mm de espessura e com matriz de alta resolução espacial.[4-6] Não são necessários preparo intestinal, distensão do reto ou utilização de contraste endovenoso, embora agentes antiespasmódicos melhorem a qualidade do estudo por reduzir artefatos de movimentação intestinal.

No exame, inicialmente são feitas imagens sagitais do reto para localização da lesão e determinação da relação com o anel anorretal e a reflexão peritoneal. A seguir são adquiridas as imagens axiais anguladas, as quais são essenciais para estabelecer a extensão da lesão nas camadas da parede do reto e na gordura mesorretal (Fig. 24-2-1). Além disso, as imagens coronais do canal anal nos tumores baixos permitem avaliar a relação da lesão com o complexo esfincteriano (Fig. 24-2-2).[7]

A partir deste tipo de imagem, em que há boa resolução de contraste entre as camadas da parede do reto, a gordura mesorretal e a fáscia mesorretal, e alta resolução espacial com detalhamento anatômico compreensível, a RM é ferramenta indispensável no estadiamento e no planejamento terapêutico.

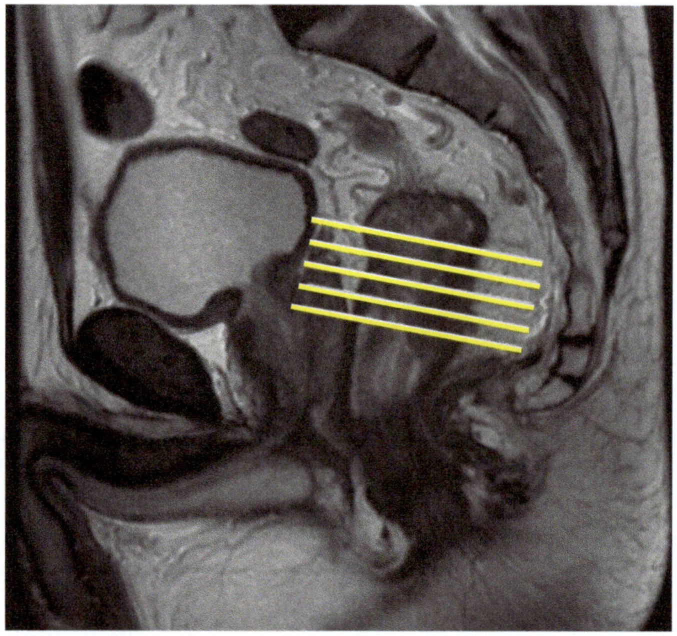

Fig. 24-2-1. Imagem sagital ponderada em T2 mostra o plano axial do reto, perpendicular à parede do reto e que deve ser a angulação dos cortes da RM.

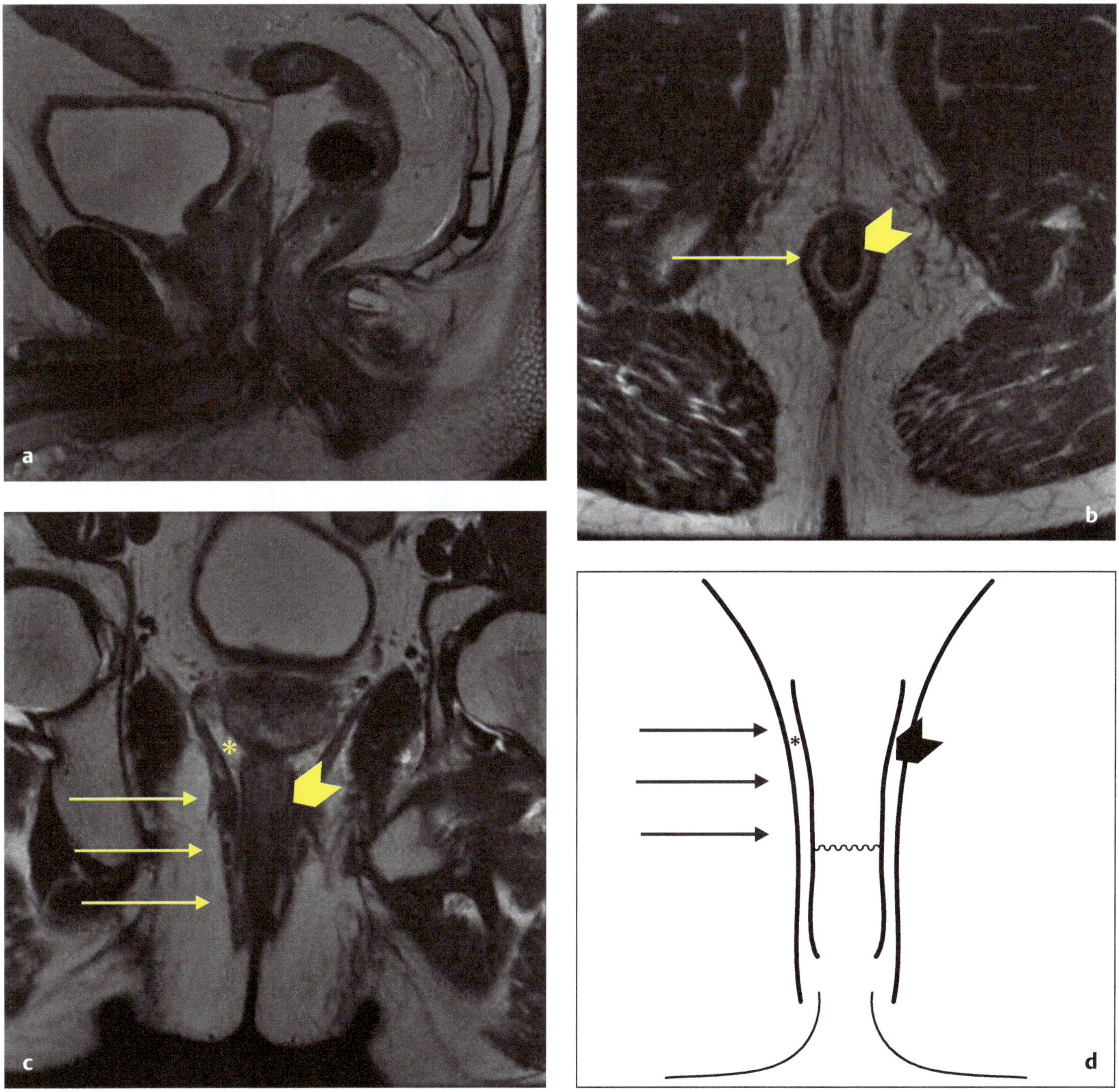

Fig. 24-2-2. Aquisições ponderadas em T2 nos planos sagital (a) axial (b) e coronal (c, d) mostram com detalhes a anatomia do canal anal. É possível identificar nas imagens o esfíncter externo (setas) e o esfíncter interno (pontas de setas), caracterizados por baixo sinal em T2, assim como o plano interesfincteriano (asterisco), caracterizado por alto sinal em T2.

ANATOMIA E ANÁLISE DAS IMAGENS

Considerando a excelente resolução de contraste entre as estruturas do mesorreto, a RM auxilia a estabelecer a relação entre a lesão neoplásica com as diversas camadas da parede do reto, a gordura e a fáscia mesorretal.[8,9]

Nas sequências axiais ponderadas em T2 sem supressão de gordura com protocolo de alta resolução, é possível delimitar as camadas da mucosa, submucosa, muscular própria, a gordura mesorretal e a fáscia mesorretal (Fig. 24-2-3).

A fáscia mesorretal é vista como estrutura linear de baixo sinal circundando o mesorreto do plano da reflexão peritoneal para as porções caudais e delimitando a porção posterior dos segmentos intraperitoneais do reto (Fig. 24-2-4).

As lesões neoplásicas costumam apresentar-se como pólipos com pedículo ou como uma lesão semianular/anular com bordas elevadas e arrendondadas (Figs. 24-2-5 e 24-2-6), por vezes com porção central ulcerada (correspondente à margem mais infiltrativa do tumor).

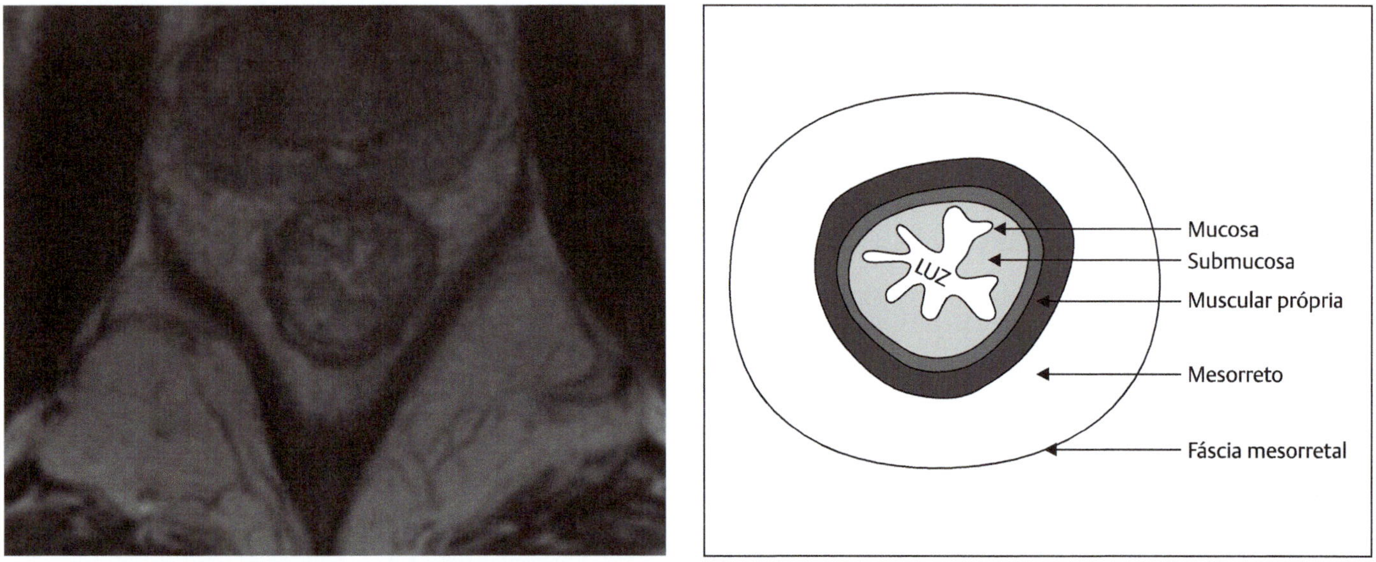

Fig. 24-2-3. camadas da parede do reto podem ser avaliadas pela ressonância magnética: mucosa (linha interna de baixo sinal), submucosa (camada intermediária de alto sinal), duas camadas da muscular própria (linhas externas de baixo sinal). É possível identificar também a gordura mesorretal (alto sinal) e a fáscia mesorretal (fina linha de baixo sinal, ao redor da gordura mesorretal).

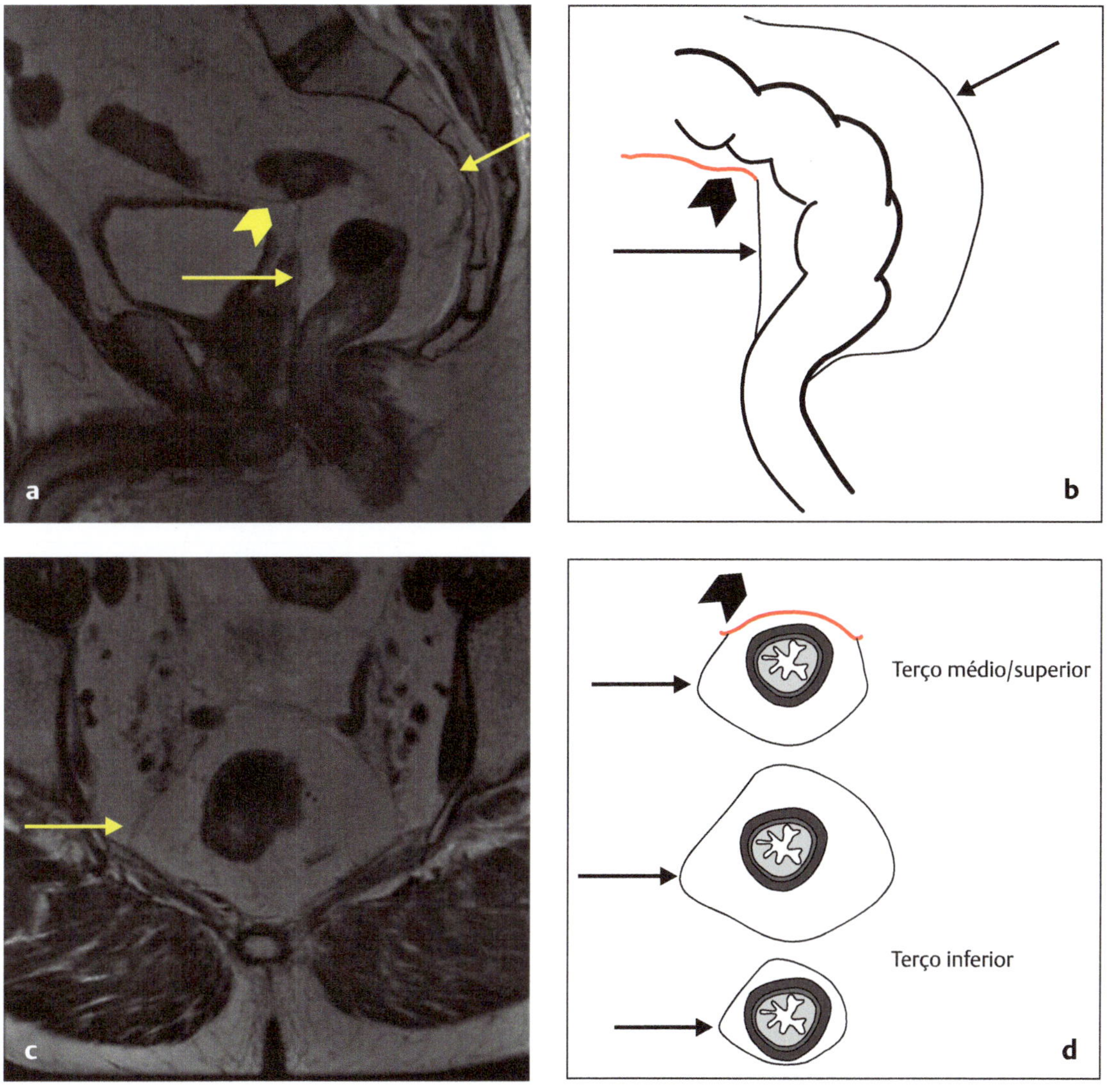

Fig. 24-2-4. Aquisições ponderadas em T2 no plano sagital (a, b) e axial (c, d) do reto, mostram a fáscia mesorretal (setas). Os terços médio e superior do reto apresentam contato anteriormente com o peritônio (pontas de setas).

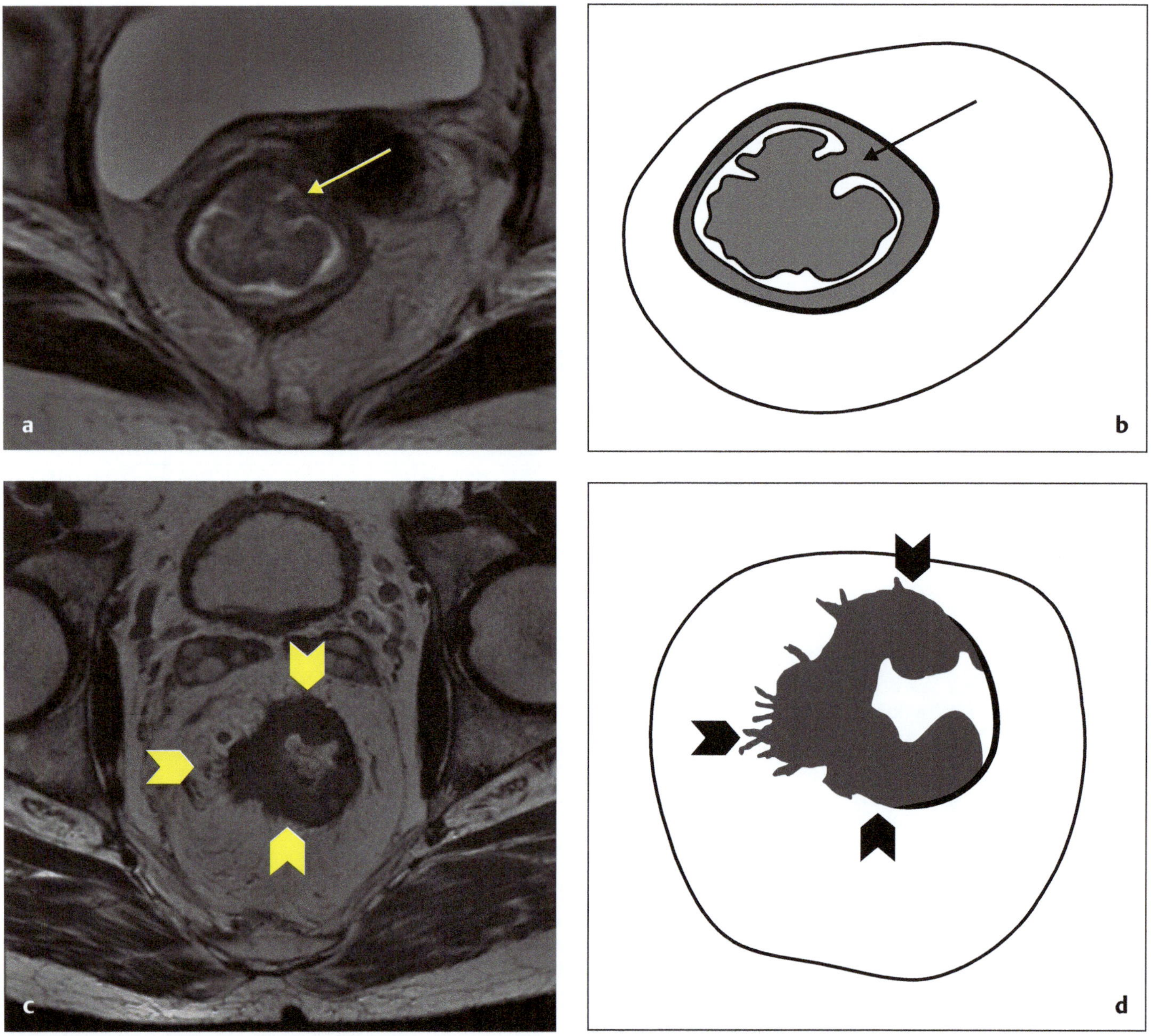

Fig. 24-2-5. Lesão com morfologia polipoide (a, b) , com pedículo (seta). Lesão com morfologia semianular e bordas elevadas (c, d) , com maior infiltração tumoral entre 7 h e 12 h (pontas de seta).

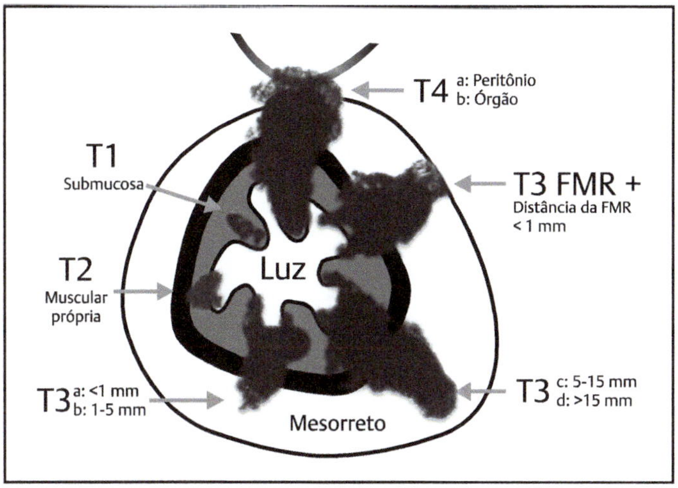

Fig. 24-2-6. O estadiamento T pela ressonância magnética é determinado pelo grau de infiltração das camadas do reto, da fáscia mesorretal (FMR), acometimento peritoneal e infiltração de órgãos adjacentes.

ESTUDO MERCURY

O estudo MERCURY é o estudo mais robusto que respalda a utilização da RM como método de avaliação do adenocarcinoma de reto. Foi realizada coorte prospectiva multicêntrica para avaliação dos fatores de risco vistos pela RM e que predizem diversos desfechos clínicos. Como particularidades deste trabalho, destacam-se a boa qualidade dos exames, a avaliação por radiologistas treinados com análise padronizada, auditoria das peças cirúrgicas, correlação anatomopatológica e longo tempo de seguimento, com análise de recidiva pélvica e sobrevida.[4,10]

Os resultados do estudo mostraram que a RM de alta resolução prediz a profundidade de infiltração da gordura mesorretal com boa acurácia e avalia o acometimento da fáscia mesorretal de forma precisa.[4,10]

A sensibilidade e especificidade para predizer fáscia mesorretal livre foi de 94% e 92%, respectivamente. Em análise multivariada, a positividade de acometimento da fáscia mesorretal pela RM foi preditor independente de recidiva pélvica no seguimento dos pacientes em 5 anos.[11]

O grau de infiltração da gordura dos tumores T3 medido pela RM foi considerado equivalente ao da análise histopatológica com erro de ±0,5 mm.[10] Portanto, há boa acurácia na subclassificação dos tumores T3, sendo possível avaliar no estadiamento inicial quais são os tumores T3 mais avançados (Fig. 24-2-7).

Além da relação do tumor com as paredes do reto e do grau de infiltração da gordura mesorretal, outras informações que têm valor prognóstico são fornecidas pela RM: acometimento linfonodal, invasão vascular extramural, linfonodos na cadeia pélvica lateral.[12]

Os critérios de acometimento de linfonodos pela RM são: irregularidade dos contornos e heterogeneidade do sinal (Fig. 24-2-8). Para linfonodos fora do envelope mesorretal, que se localizam nas cadeias ilíacas e obturatórias, menor diâmetro com 7 mm ou mais também é critério de acometimento no estadiamento inicial.[13,14]

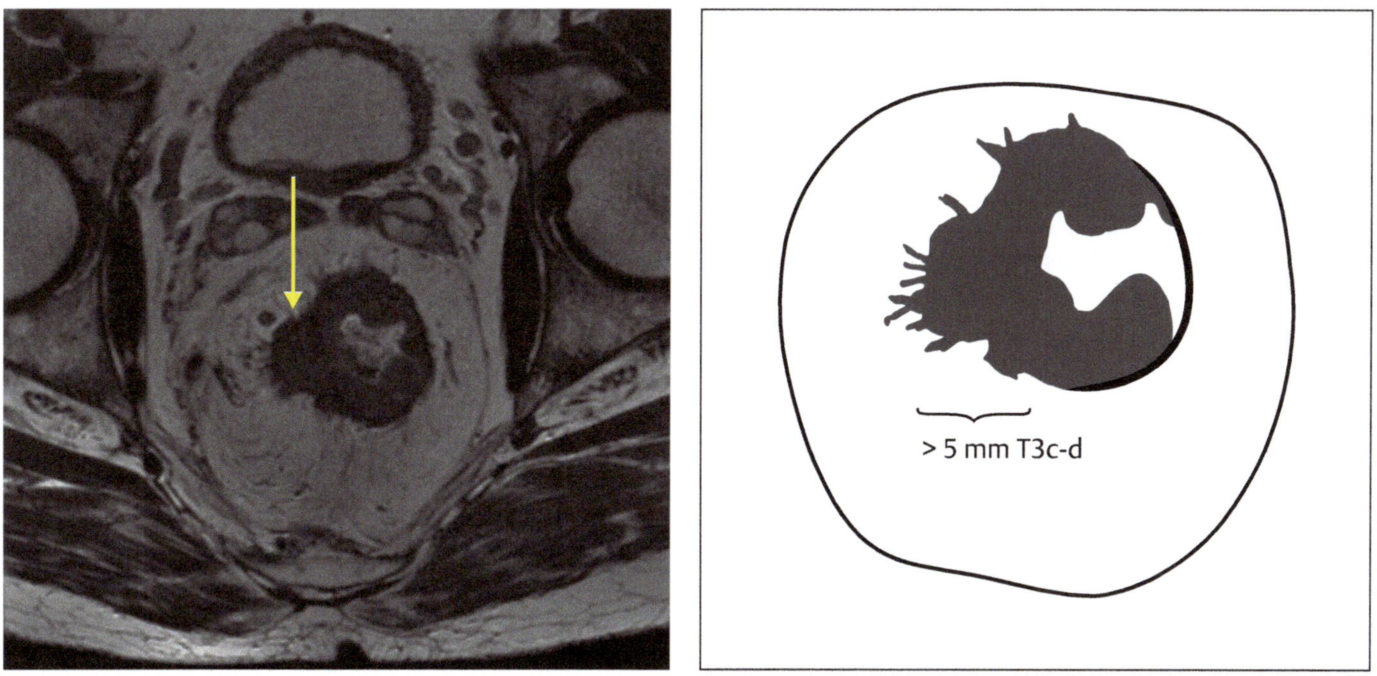

Fig. 24-2-7. Exemplo de lesão semicircunferencial, com infiltração do mesorreto (seta) e extensão além da camada muscular própria por 9 mm (T3c).

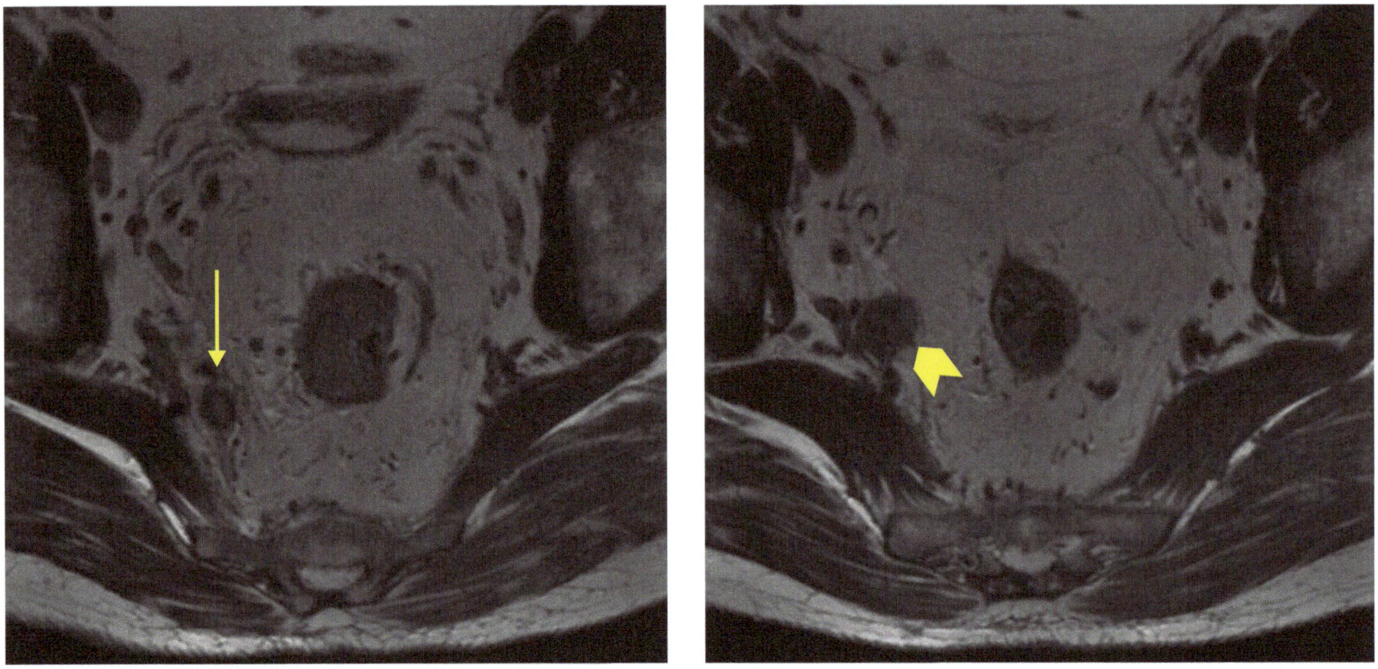

Fig. 24-2-8. Linfonodos ilíacos internos acometidos, com sinal heterogêneo (seta), contornos irregulares (ponta de seta) e dimensões aumentadas (maiores que 7 mm no menor eixo).

ESTADIAMENTO INICIAL

Após avaliação clínica pelo exame proctológico, colonoscopia e biópsia, procede-se para estadiamento pélvico com RM. O estadiamento sistêmico é adequadamente avaliado por tomografia computadorizada de tórax, abdome e pelve com contraste venoso.

Tumor Acima do Anel Anorretal

Neste momento, o objetivo da RM é a detecção de fatores de mau prognóstico que indiquem necessidade de tratamento neoadjuvante com quimiorradioterapia. Sabe-se que a neoadjuvância reduz o risco de recidiva local nos pacientes com lesões avançadas e fatores de mau prognóstico. O principal fator de risco avaliável por RM que prediz recidiva local é o acometimento da fáscia mesorretal. Trata-se de preditor independente como concluído pelo estudo MERCURY.[11]

A fáscia mesorretal é classificada como acometida nos casos em que o próprio tumor, os focos de invasão vascular extramural ou os depósitos tumorais mesorretais estão a 1 mm ou menos da fáscia.

A extensão do tumor para a gordura mesorretal por mais de 5 mm de profundidade (T3c-d), a invasão do peritônio ou de outros órgãos, invasão vascular extramural, acometimento linfonodal mesorretal e depósitos tumorais mesorretais descontínuos constituem outros fatores de mau prognóstico avaliáveis por imagem (Fig. 24-2-9).

Linfonodos externos ao envelope mesorretal, nos espaços pélvicos laterais, também são importantes de serem avaliados durante o exame de estadiamento inicial, visto que não são ressecados rotineiramente, apenas quando apresentam morfologia suspeita (Fig. 24-2-10).

Caso não haja fatores de mau prognóstico, é possível que o paciente seja candidato a cirurgia *upfront* sem neoadjuvância com bom resultado oncológico.[15,16]

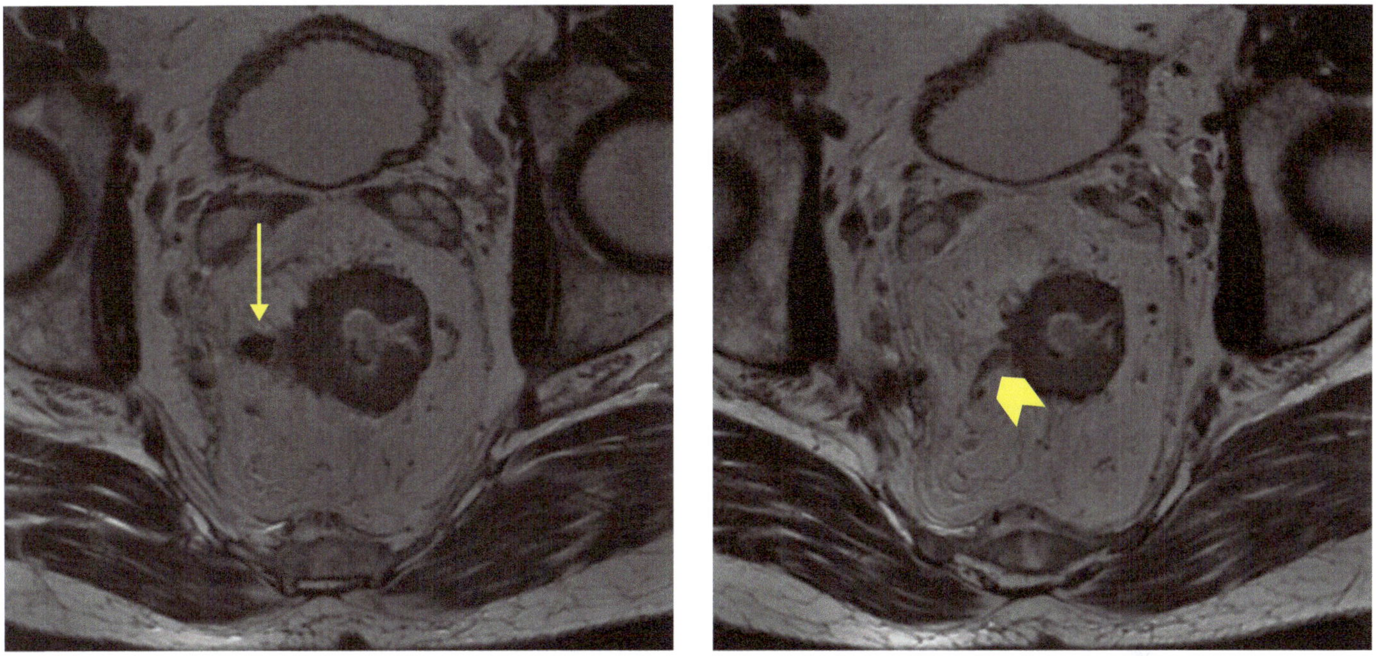

Fig. 24-2-9. Depósito tumoral descontínuo (seta) e invasão venosa extramural (ponta de seta) são fatores de mau prognóstico.

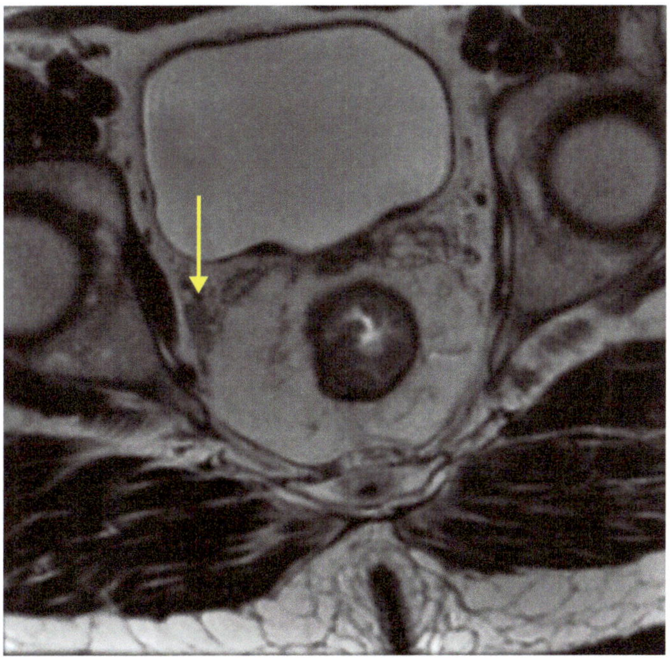

Fig. 24-2-10. Linfonodo obturatório acometido, com contornos irregulares.

Tumores no Plano ou Abaixo do Anel Anorretal

Neste contexto, o tratamento neoadjuvante não tem o objetivo exclusivo de melhorar os desfechos oncológicos, e sim o grande benefício de permitir a estratégia de preservação de órgão. Para aumentar a probabilidade de resposta clínica completa, cada vez mais tem se optado pelo uso do protocolo de neoadjuvância total (TNT).[17,18] Mesmo em tumores mais iniciais, como os T2N0, quando situados no plano ou abaixo do anel anorretal, podem receber intensificação do tratamento para potencializar as chances de atingir resposta clínica completa.[19,20]

Nos tumores que têm a borda distal no plano ou abaixo do anel anorretal, as sequências coronais do canal anal facilitam o estadiamento do plano interesfincteriano para auxílio no planejamento cirúrgico. Tumores localizados no plano interesfincteriano que infiltram toda a espessura da parede ou além têm alto risco de acometimento da margem de ressecção durante a cirurgia de amputação abdominoperineal ou na abordagem interesfincteriana (Fig. 24-2-11), ao passo que tumores mais superficiais, que acometem parte da espessura da muscular própria ou restritos à submucosa podem ser tratados por ressecção interesfincteriana (Figs. 24-2-12 e 24-2-13).[21]

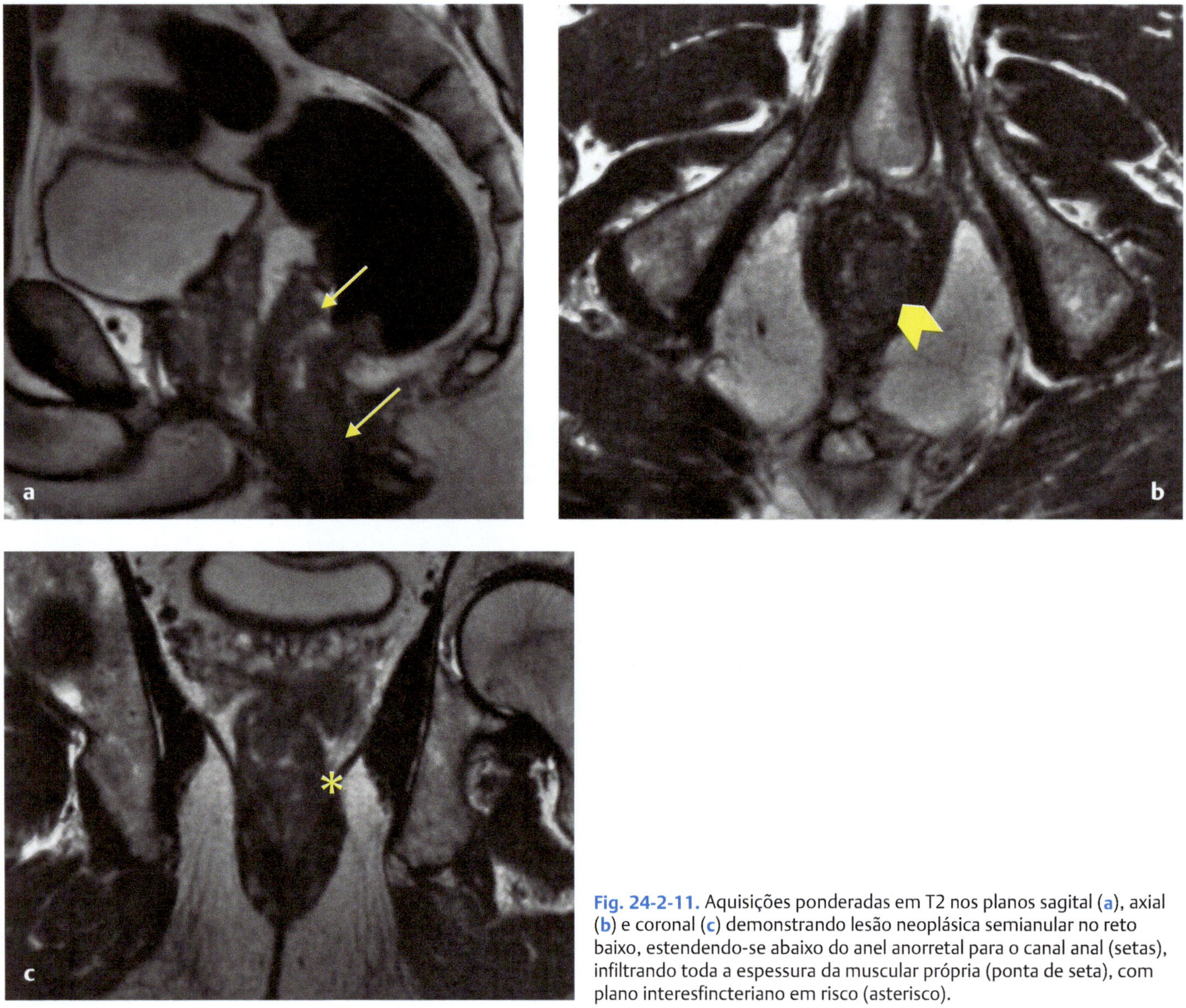

Fig. 24-2-11. Aquisições ponderadas em T2 nos planos sagital (a), axial (b) e coronal (c) demonstrando lesão neoplásica semianular no reto baixo, estendendo-se abaixo do anel anorretal para o canal anal (setas), infiltrando toda a espessura da muscular própria (ponta de seta), com plano interesfincteriano em risco (asterisco).

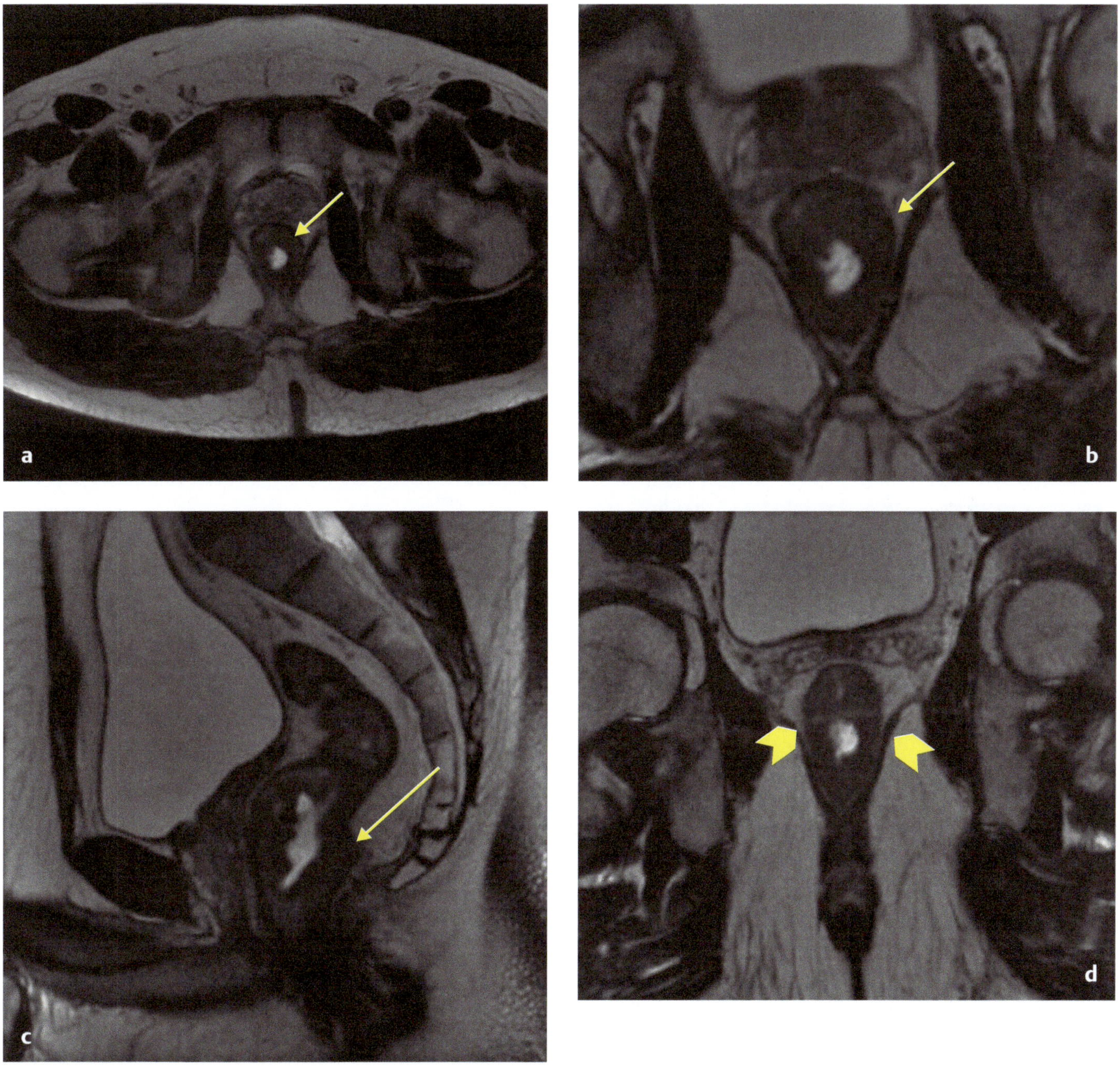

Fig. 24-2-12. (a-d) As imagens mostram uma lesão de reto baixo (setas), que atinge o plano do anel anorretal. A avaliação do plano interesfincteriano pode ser limitada na aquisição axial em T2 com FOV amplo (a), sendo que nas aquisições dirigidas com FOV e espessura de corte adequados no plano axial (b) e coronal (d), podemos perceber que o plano interesfincteriano (pontas de setas) mantém o alto sinal característico, e que a lesão não interrompe o baixo sinal da camada muscular própria, indicando que o plano interesfincteriano está livre.

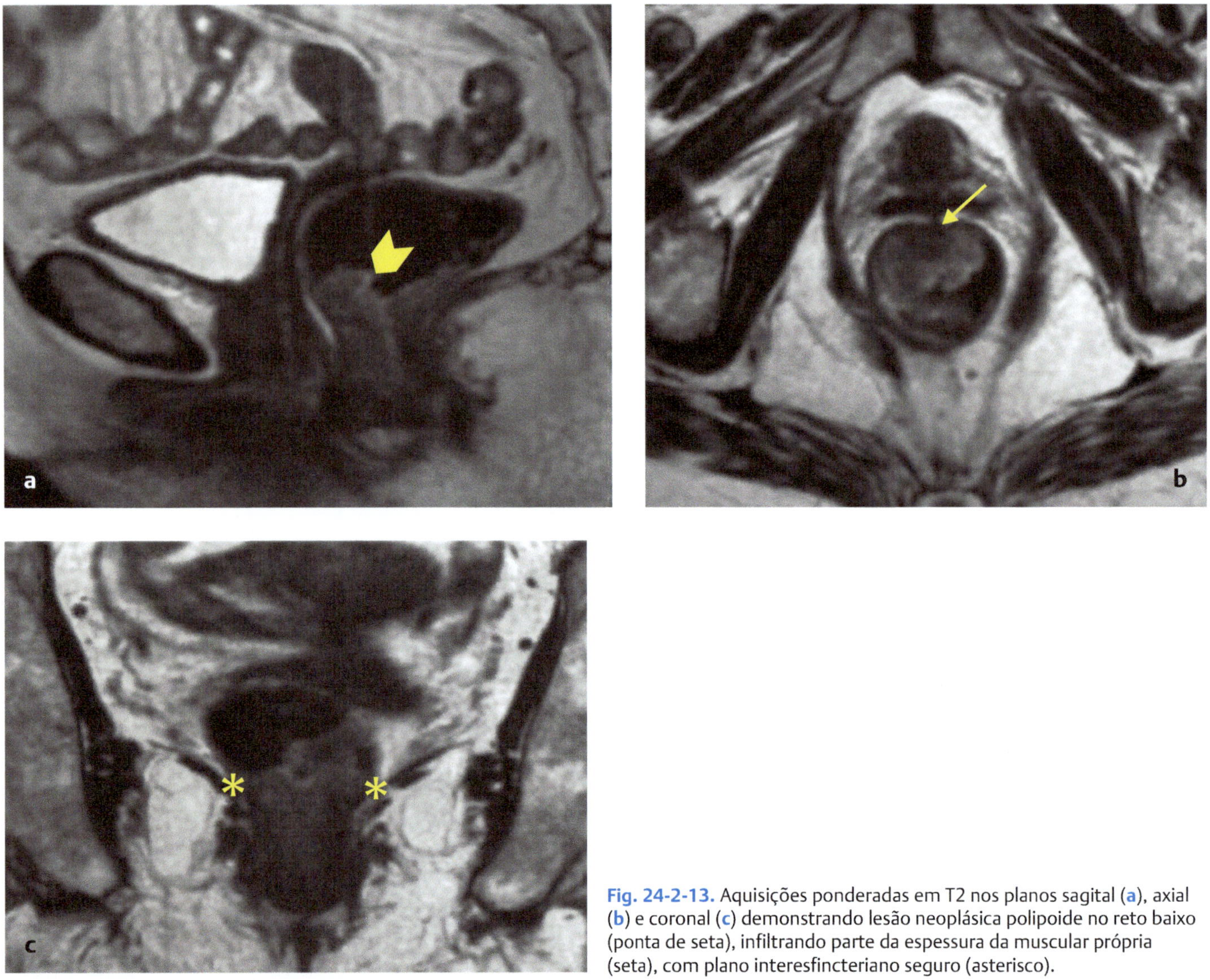

Fig. 24-2-13. Aquisições ponderadas em T2 nos planos sagital (a), axial (b) e coronal (c) demonstrando lesão neoplásica polipoide no reto baixo (ponta de seta), infiltrando parte da espessura da muscular própria (seta), com plano interesfincteriano seguro (asterisco).

Um subgrupo de pacientes com tumores bem precoces pode ser candidato à ressecção local, evitando a morbidade da excisão total do mesorreto. Nestes pacientes em que há suspeita clínica de lesões iniciais, com tumores móveis ao toque digital, avaliação endoscópica que mostre padrão de criptas condizente com invasão superficial ou com biópsia mostrando resultado anatomopatológico de adenoma, o papel da RM é estadiar principalmente o mesorreto, na busca de lesões que contraindiquem o tratamento com ressecção local. A RM pode contribuir principalmente em casos selecionados no estadiamento da lesão parietal, quando é possível caracterizar o alto sinal da camada submucosa ininterrupto (Figs. 24-2-14 e 24-2-15), aumentando a suspeita de lesão T1 superficial.[22] Quando esta camada não é visível, não é possível classificar a lesão como T1 e não é infrequente o risco de superestadiamento na classificação da lesão como T1 profundo ou T2. De maneira geral, para lesões precoces, o estudo endoscópico mostra melhores resultados para o estadiamento T.[23,24]

Desta forma, a RM contribui durante o estadiamento inicial para:

A) Seleção dos candidatos a cirurgia *upfront*.
B) Detecção de fatores de mau prognóstico que indiquem benefício de tratamento neoadjuvante.
C) Detecção de eventual doença mesorretal que contraindique ressecção local nos pacientes com lesões precoces.
D) Avaliação do plano interesfincteriano nos tumores baixos.

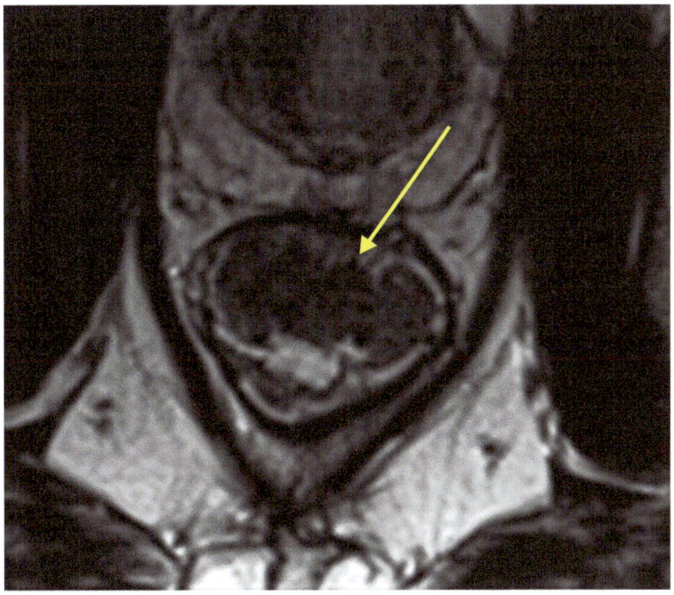

Fig. 24-2-14. T2 axial do reto mostra lesão anterior e o alto sinal da camada submucosa entre a lesão e a muscular própria preservado (seta), condizente com lesão T1 superficial.

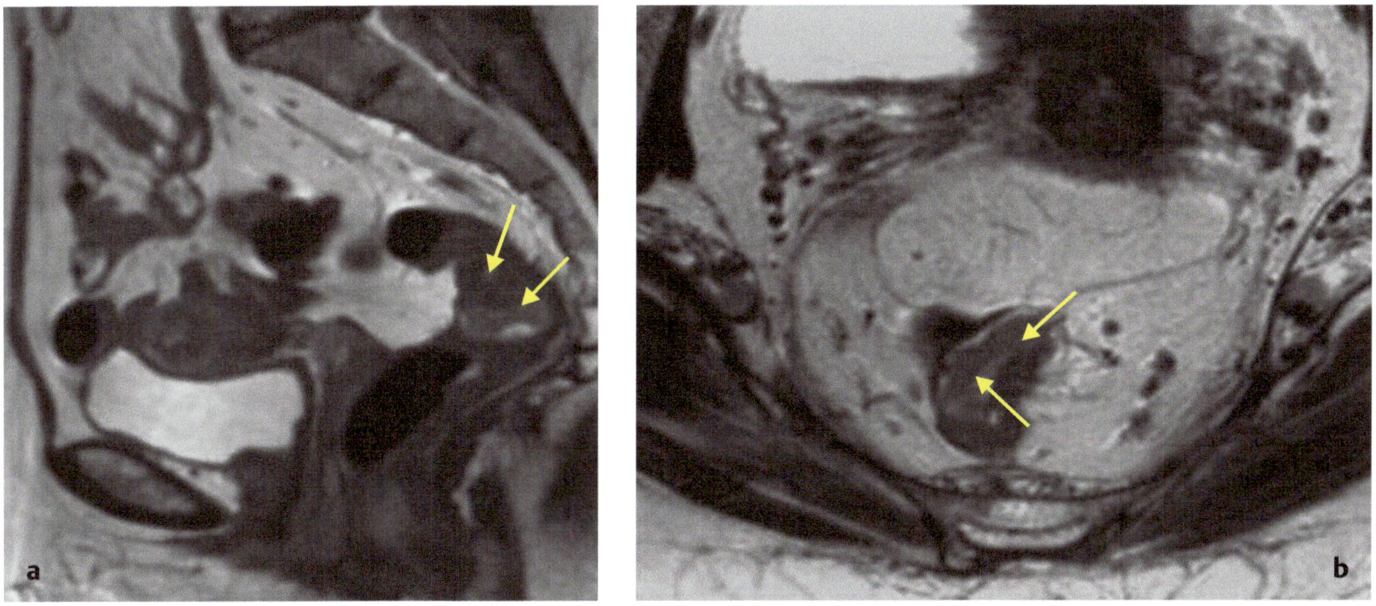

Fig. 24-2-15. Aquisições ponderadas em T2 nos planos sagital (a) e axial (b), evidenciando lesão polipoide restrita à camada mucosa (estadiamento T1), sendo possível caracterizar o alto sinal da camada submucosa ininterrupto (setas).

REESTADIAMENTO APÓS TRATAMENTO NEOADJUVANTE

Após tratamento neoajuvante, o paciente é reavaliado por RM, exame endoscópico, e toque retal nas lesões acessíveis para verificação da resposta, diferenciando os maus e os bons respondedores. Na RM, a lesão que responde mostra-se fibrótica, com baixo sinal nas sequências ponderadas em T2 (Figs. 24-2-16 e 24-2-17). Assim como há gradação da resposta patológica ao tratamento neoadjuvante, são utilizadas escalas de regressão do tumor avaliada por RM.[25,26] A escala utilizada pelo estudo MERCURY é o tumor *regression grade* (TRG) (Quadro 24-2-1):

Os maus respondedores em geral são encaminhados à cirurgia e a RM terá papel de planejamento. Neste momento, é fundamental avaliar a fáscia mesorretal: caso esteja livre, a excisão total do mesorreto será a escolha.[27] Nos casos em que a fáscia estiver acometida, provavelmente abordagens mais exenterativas serão necessárias para atingir margem de ressecção livre (Fig. 24-2-18). A detecção de doença extramesorretal, como persistência de linfonodos nas cadeias pélvicas laterais, facilita a decisão de proceder com linfadenectomia lateral (Fig. 24-2-19).

Nas lesões baixas, localizadas no plano ou abaixo do anel anorretal, destaca-se a importância da avaliação do plano interesfincteriano pela RM, que guiará a abordagem cirúrgica por amputação extraelevador nos casos em que esteja acometido, e de abordagem pelo plano interesfincteriano nos casos em que seja seguro (Fig. 24-2-20).[21]

Os bons respondedores, por sua vez, podem ser candidatos à preservação de órgão. Para aqueles que se enquadram nos critérios de resposta clínica completa, tanto pela endoscopia, pelo toque e pela RM (TRG1) (Figs. 24-2-16 e 24-2-17), o protocolo de *watch-and-wait* é uma alternativa.[28-30] Este subgrupo de pacientes com resposta clínica completa será monitorado com frequência para detecção precoce de recrescimento da lesão primária e eventual doença no mesorreto.

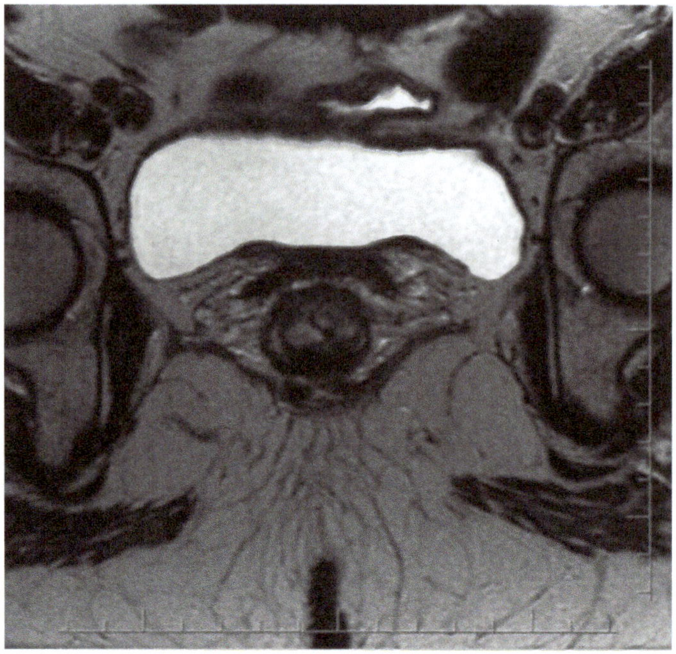

Fig. 24-2-16. Axial T2 mostra lesão tratada com sinal de fibrose na parede posterior do reto.

Os pacientes que apresentam boa resposta, quase completa (TRG1-2), podem ser reavaliados mais tardiamente para que seja verificado se a resposta ao tratamento neoadjuvante ainda está em curso.[31,32] A categoria resposta quase completa é temporária, e a lesão pode continuar regredindo até evoluir para resposta completa, ou ao contrário, pode reforçar que não está havendo mais resposta. Ainda que não atinjam a resposta clínica completa, bons respondedores com resposta quase completa ainda podem ser candidatos à preservação de órgão e submetidos à ressecção local.[33-35] Também para estes casos, seguimento para detecção de recidivas é recomendado.

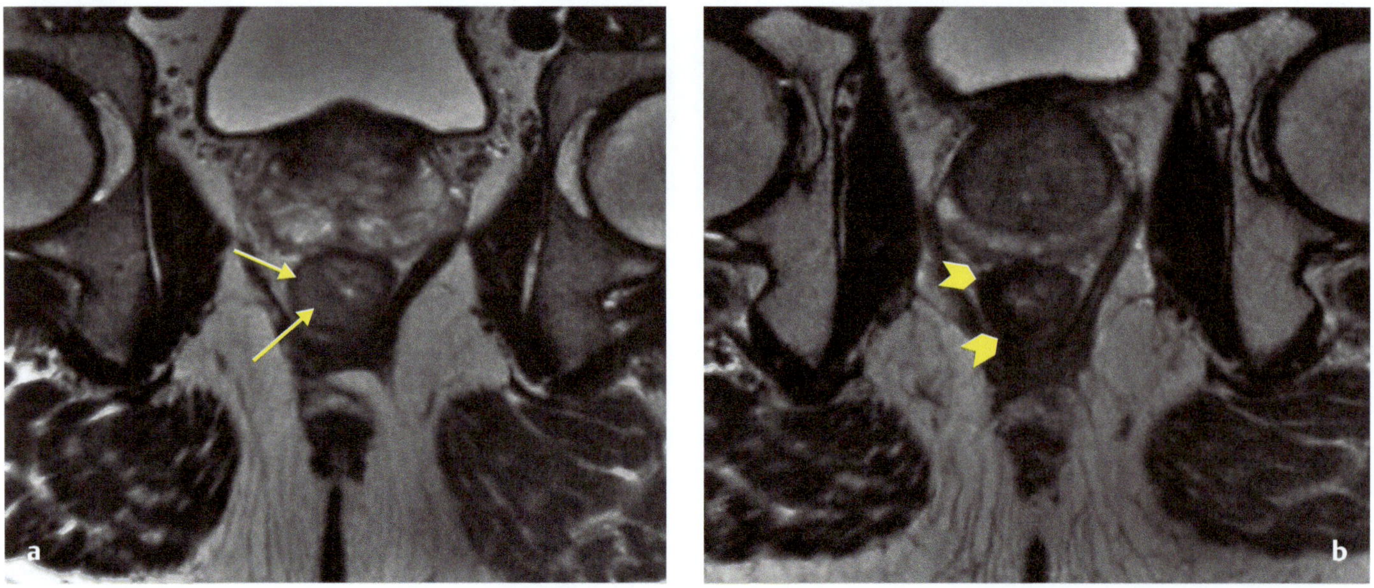

Fig. 24-2-17. Aquisições ponderadas em T2 no plano coronal pré-tratamento (a), observando-se lesão semianular com sinal intermediário no reto baixo (seta); e pós-tratamento (b), com resposta completa (TRG 1), não sendo mais caracterizado sinal de tumor, apenas o baixo sinal da fibrose (ponta de seta).

Quadro 24-2-1. Tumor *Regression Grade* (TRG)

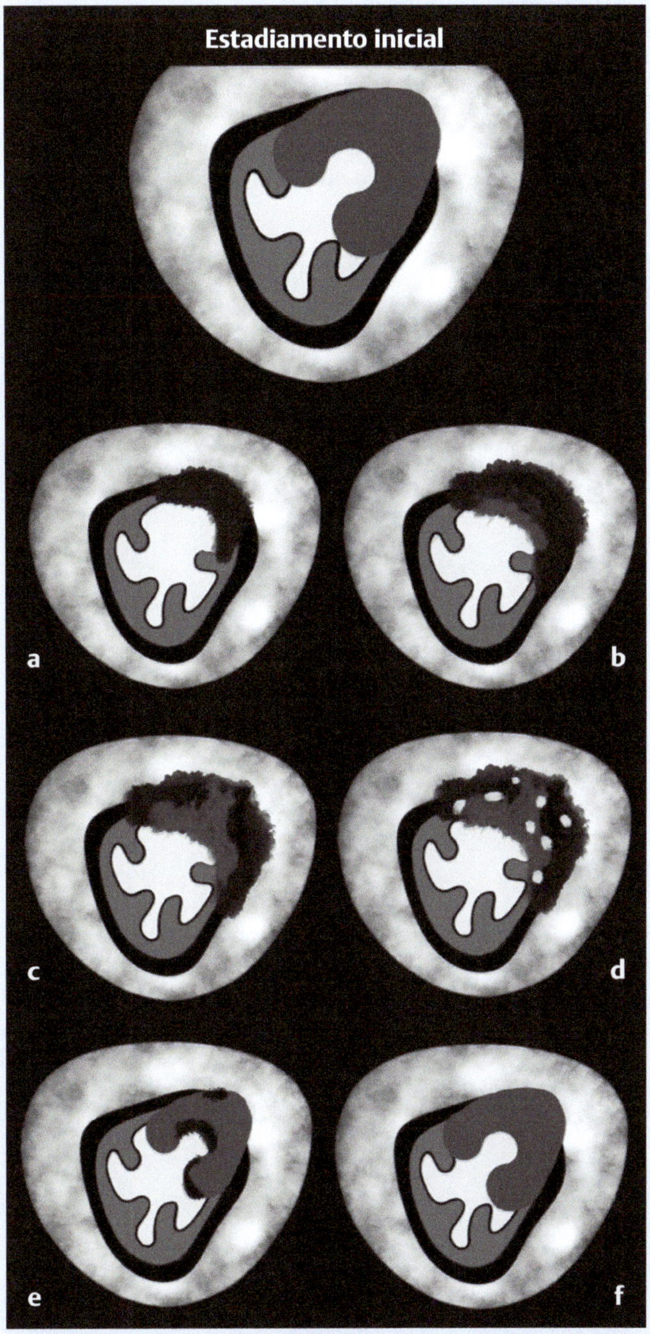

Grau 1	**Resposta radiológica completa:** sem evidência de intensidade de sinal de tumor ou somente fibrose (A)
Grau 2	**Boa resposta**: fibrose densa e hipointensa, com mínimo sinal residual de tumor (B)
Grau 3	**Resposta moderada:** fibrose e/ou mucina com sinal intermediário de tumor residual, com predomínio de fibrose (C; D)
Grau 4	**Resposta pobre:** fibrose mínima ou sinal de mucina, tumor predominante (E)
Grau 5	**Sem resposta:** tumor com o mesmo padrão do estadiamento inicial (F)

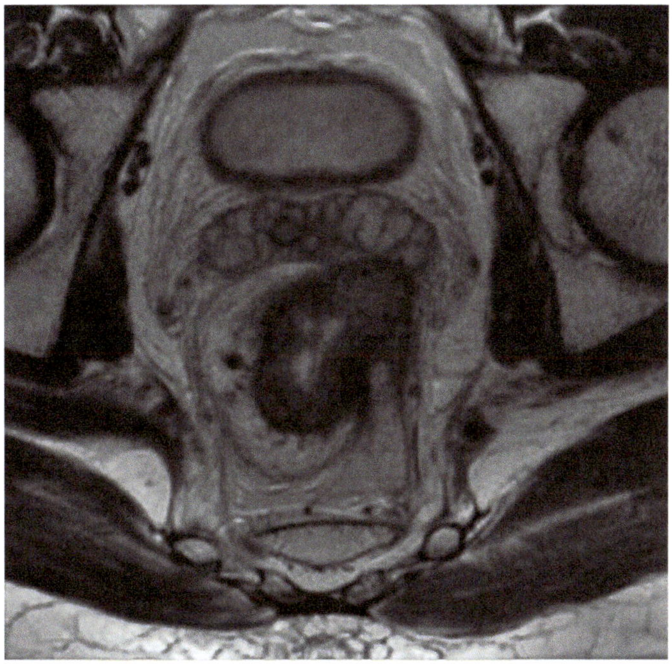

Fig. 24-2-18. Reavaliação após tratamento neoadjuvante mostra persistência de sinal de tumor, com lesão que acomete a fáscia mesorretal e tem contato com a vesícula seminal esquerda. A cirurgia de ressecção deve retirar a vesícula seminal esquerda em bloco, ou há risco de acometimento da margem de ressecção circunferencial.

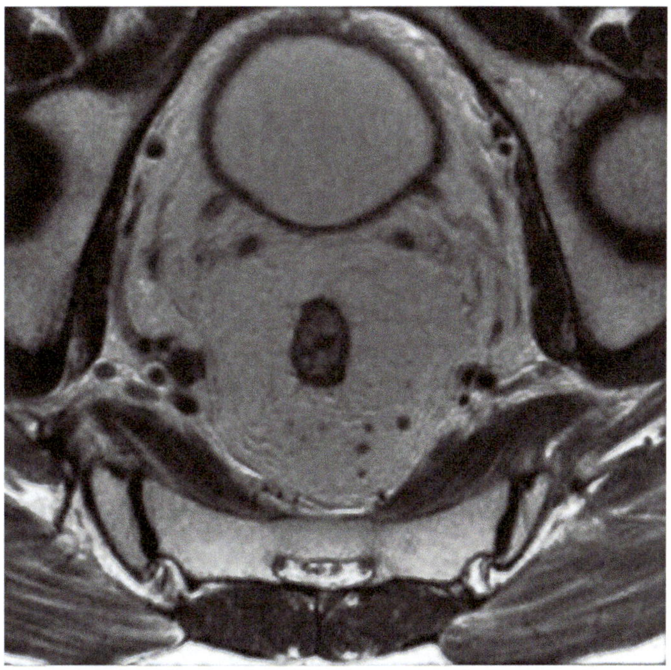

Fig. 24-2-19. Axial T2 mostra persistência de linfonodo lateral pélvico à direita na cadeia ilíaca interna.

Portanto, a RM contribui durante o reestadiamento para (Fig. 24-2-21):

A) Avaliação dos maus respondedores e mapear o tratamento cirúrgico.
B) Detecção de acometimento da fáscia mesorretal e planejar cirurgias mais exenterativas.
C) Análise de linfonodos da cadeia pélvica lateral para indicar linfadenectomia lateral.
D) Avaliação do plano interesfincteriano para guiar amputação de reto ou abordagem interesfincteriana.
E) Seleção dos bons respondedores candidatos à estratégia de preservação de órgão.
F) Seleção dos pacientes com resposta quase completa para reavaliação mais tardia ou para ressecção local.

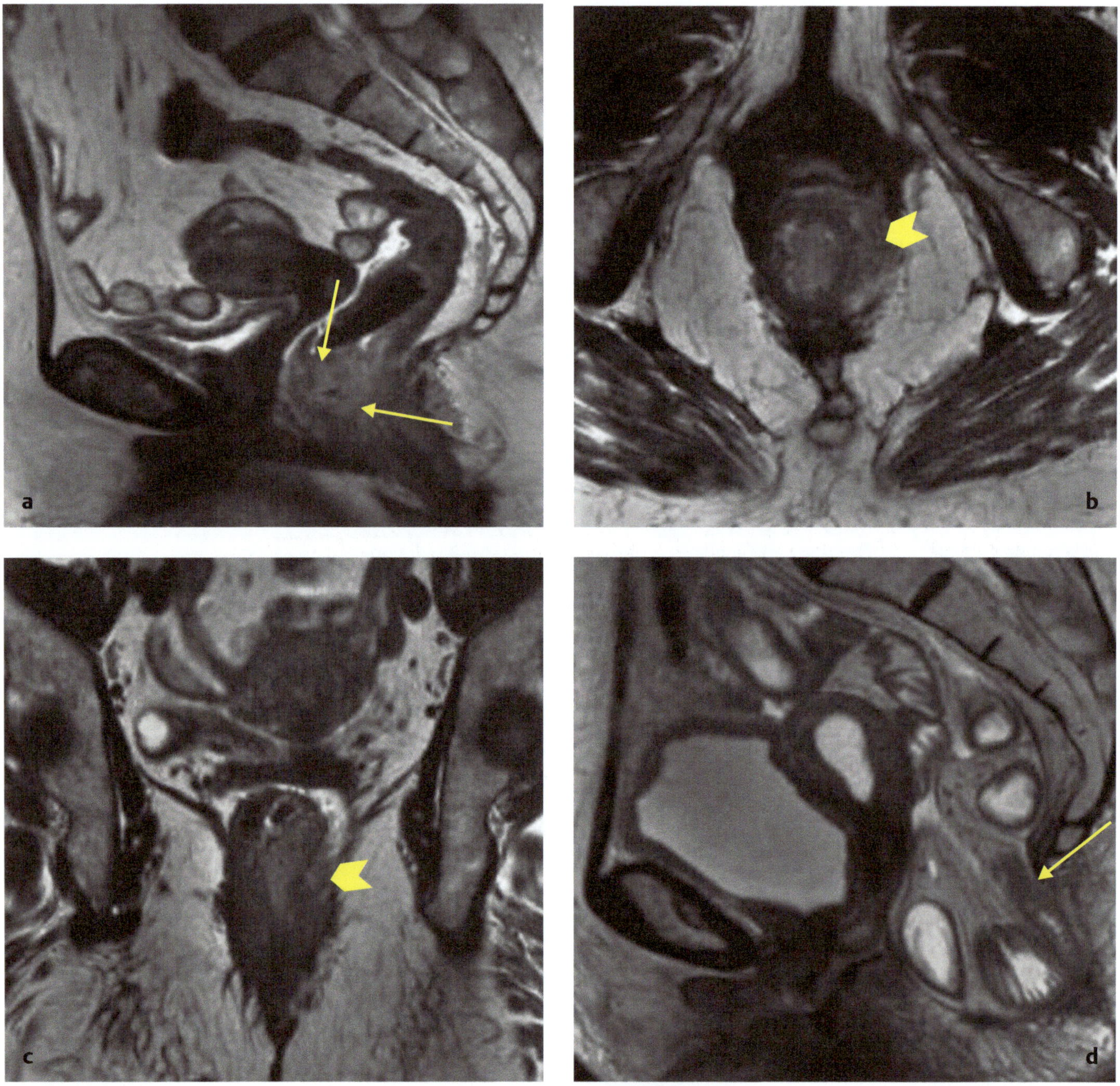

Fig. 24-2-20. Aquisições ponderadas em T2 nos planos sagital (a), axial (b) e coronal (c) demonstrando lesão neoplásica semianular no reto baixo, estendendo-se abaixo do anel anorretal (setas), infiltrando toda a espessura da muscular própria e da musculatura elevadora do ânus à esquerda (ponta de seta). (d) Paciente submetido à amputação abdominoperineal extraelevadores complicando com hérnia perineal (seta).

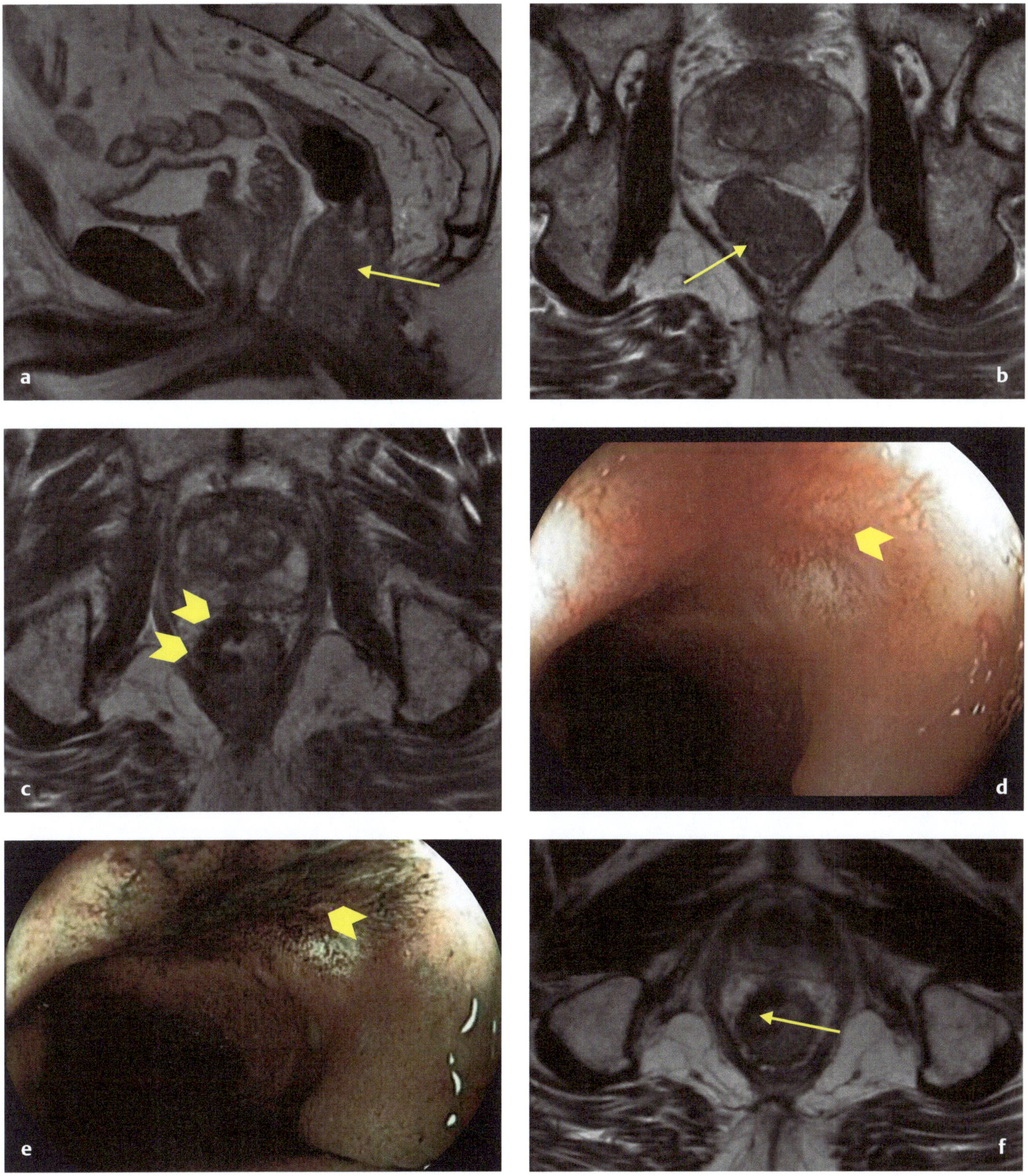

Fig. 24-2-21. Aquisições ponderadas em T2 nos planos sagital (a) e axial (b) de lesão polipoide de reto baixo (setas), estadiamento T2N0, submetida à neoadjuvância (c) e evidenciada resposta completa TRG 1 (ponta de seta). (d, e) Imagens endoscópicas mostram a cicatriz esbranquiçada com telangiectasia na mucosa (ponta de seta) da lesão tratada. (f) Durante o seguimento, surgiu área de sinal intermediário em T2 de permeio à fibrose da lesão tratada, suspeita para recrescimento neoplásico, confirmado após cirurgia (ypT2N0).

SEGUIMENTO DA RESPOSTA CLÍNICA COMPLETA

Nos pacientes com resposta clínica completa em seguimento, o exame endoscópico frequentemente é o primeiro a detectar recrescimento, visto que a maioria é luminal.[36-38] No entanto, alguns recrescimentos mais profundos na parede podem ser inicialmente detectados por RM (Fig. 24-2-22). Além disso, raras lesões exclusivas no mesorreto também podem ser detectadas somente pela RM.

As sequências que mais auxiliam na detecção de recrescimentos luminais são a axial T2 de alta resolução e a difusão (Fig. 24-2-23).[39] Os recrescimentos são mais frequentes nos dois primeiros anos após atingir resposta clínica completa, portanto nos dois primeiros anos é recomendado seguimento mais rigoroso.[40]

Ainda nestes pacientes, novamente a RM pode ter papel de planejamento cirúrgico. Vale lembrar que é recomendado estadiamento sistêmico visto que apresentam maior risco de doença metastática.[41]

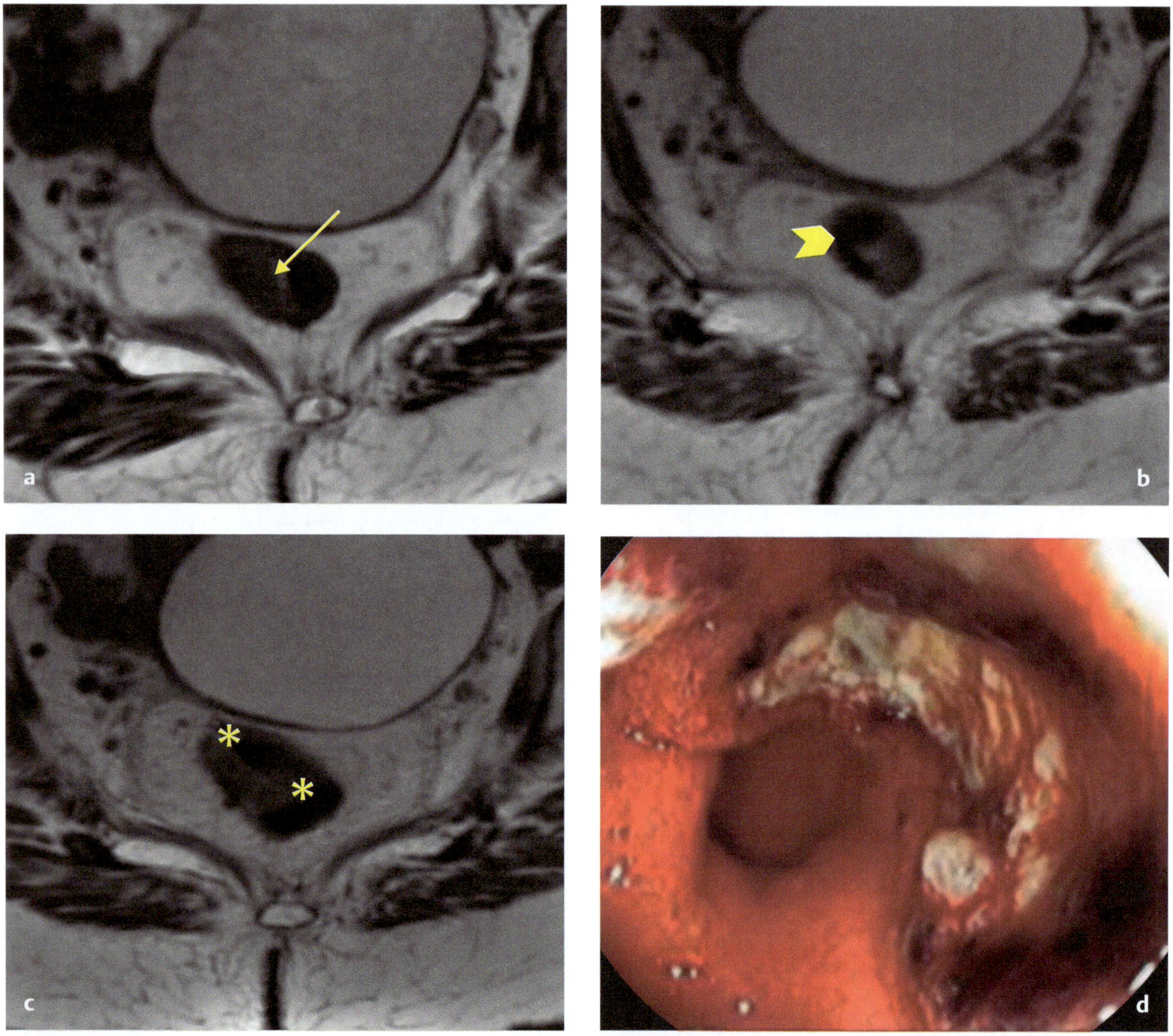

Fig. 24-2-22. Aquisições ponderadas em T2 nos planos axiais, observando-se em (a) lesão semianular com sinal intermediário em T2 no estadiamento inicial (seta), apresentando resposta completa pós-tratamento (b), notando-se apenas sinal de fibrose (ponta de seta). Durante o seguimento, houve recrescimento luminal, surgindo sinal intermediário em T2 em meio à fibrose (asterisco). (d) imagem de colonoscopia do recrescimento da lesão primária.

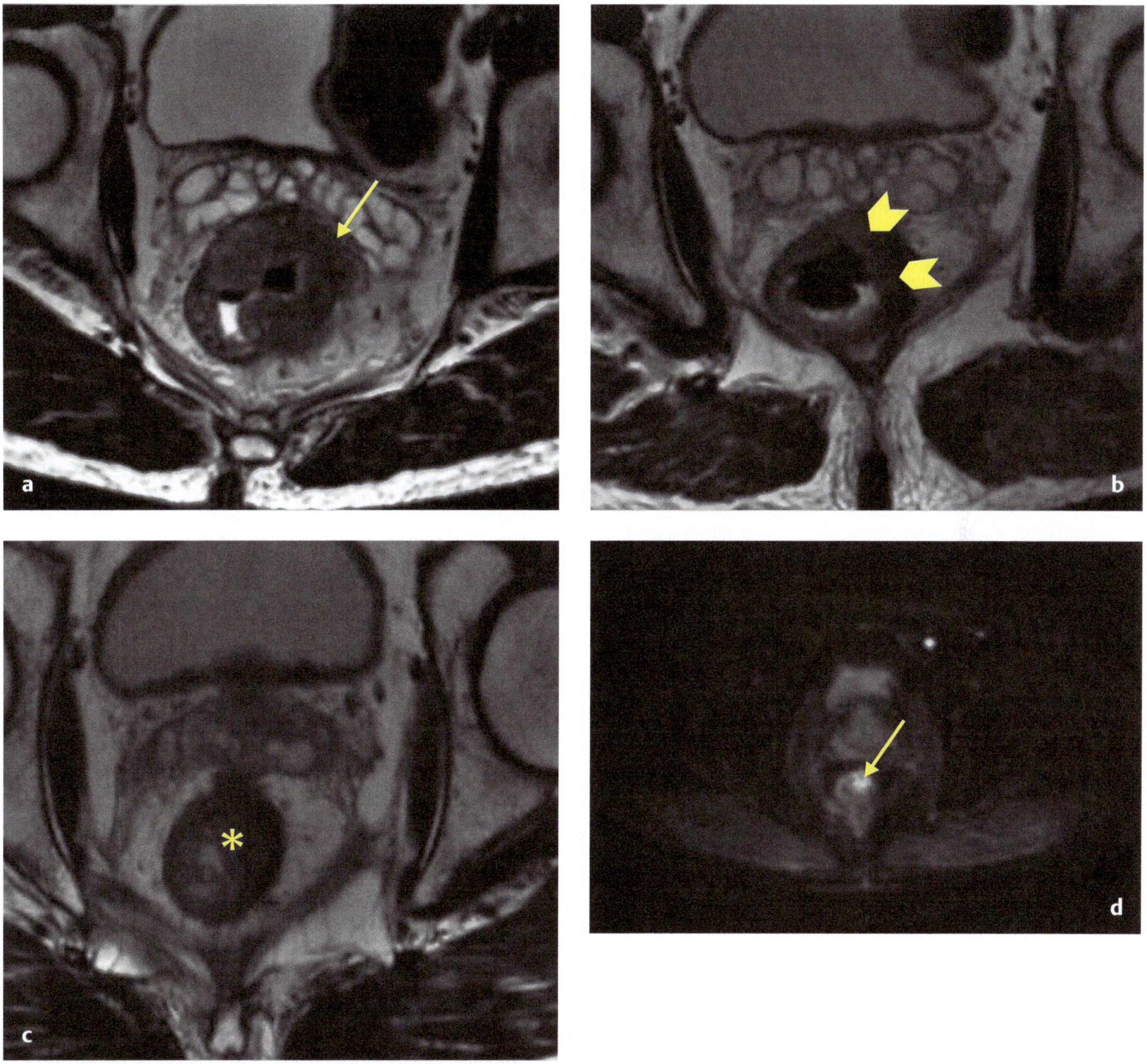

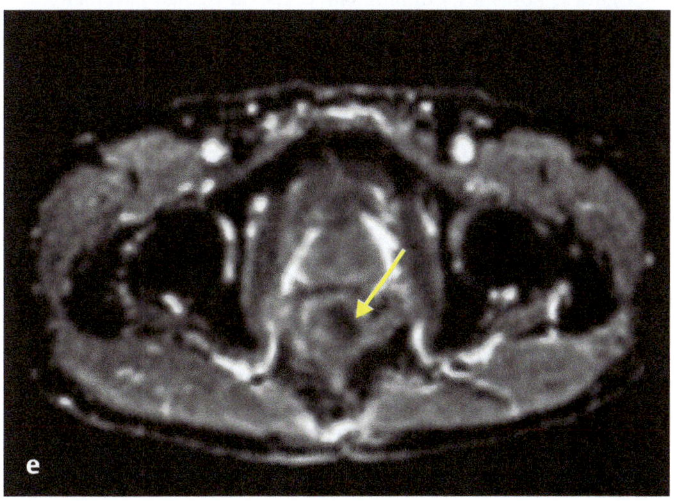

Fig. 24-2-23. Aquisições ponderadas em T2 nos planos axiais. (**a**) Estadiamento inicial de adenocarcinoma de reto (seta), e (**b**) seguimento pós-tratamento evidenciando lesão tratada com predomínio de sinal de fibrose (TRG2) (ponta de seta). Durante o seguimento (**c**) houve recrescimento do tecido tumoral (asterisco). (**d**) O recrescimento pode ser detectado pelo alto sinal no DWI e baixo sinal no ADC, representando restrição à difusão (seta).

SEGUIMENTO PÓS-OPERATÓRIO

No acompanhamento pós-operatório, a RM apresenta importante papel na avaliação de complicações cirúrgicas e diagnóstico das recidivas pélvicas. A análise das imagens de RM neste contexto é desafiadora devido às distorções anatômicas e as alterações actínicas na pelve, podendo dificultar a diferenciação de tecido tumoral viável precocemente.

A RM pode auxiliar na detecção de recidiva na pelve ao longo das margens cirúrgicas, nos espaços pélvicos laterais e na anastomose. Destaca-se a importância da comparação de todos os exames prévios, incluindo os de estadiamento e se disponível, a correlação com o anatomopatológico da peça cirúrgica, com o objetivo de identificar se existem fatores de risco prévios preditores de recidiva que podem nos auxiliar na avaliação da imagem pós-operatória, como por exemplo: casos de tumores de reto baixo; fáscia mesorretal acometida; tumores avançados, adenocarcinoma mucinoso; baixa resposta a neoadjuvância; invasão vascular extramural positiva; linfonodos laterais pélvicos acometidos; ressecção incompleta do mesorreto; margem de ressecção circunferencial positiva e deiscência de anastomose.[44]

Nos casos de ressecção local, a análise do leito cirúrgico é dificultada pela presença de alterações relacionadas com manipulação cirúrgica, assim a mudança do padrão da cicatriz ao longo do tempo, com crescimento de lesão sólida não fibrótica pode levantar suspeita de recidiva após ressecção local.[42] Após cirurgia radical de excisão total do mesorreto ou de amputação de reto que apresentam maiores distorções anatômicas, a detecção de recidiva também pode se apresentar desafiadora. Dessa forma, muitas vezes as mudanças ao longo do tempo são mais perceptíveis do que uma alteração pontual do estudo, e a comparação com exames sequenciais é fundamental para aumentar a suspeição de recidivas.[43]

Após o diagnóstico da recidiva pélvica, a RM é importante para o planejamento cirúrgico, avaliando a ressecabilidade da lesão. Os principais critérios de irressecabilidade são: invasão sacral proximal (S1/S2); raízes do plexo sacral; vasos ilíacos bilaterais; extensão através do forame isquiático e infiltração extensa da parede lateral pélvica. Portanto, a RM no seguimento pós-operatório apresenta papel fundamental para a detecção e o planejamento terapêutico das recidivas pélvicas.[45,46]

Os papéis da RM neste cenário são:

A) Detecção de lesões suspeitas para recidiva.
B) Estadiamento para detecção de critérios de irressecabilidade.
C) Planejamento cirúrgico nos casos ressecáveis.

CONCLUSÃO

A RM pode contribuir de diversas formas significativas para o paciente com neoplasia de reto.[27] Envolver os radiologistas nas discussões multidisciplinares pode melhorar os desfechos dos pacientes na medida em que as informações relevantes são reportadas de forma mais clara,[9] existindo a possibilidade de auditar os resultados e a correção de possíveis erros decisórios.

REFERÊNCIAS BIBLIOGRÁFICAS

1. Bhoday J, Balyasnikova S, Wale A, Brown G. How Should Imaging Direct/Orient Management of Rectal Cancer? Clin Colon Rectal Surg. 2017;30(5):297-312.
2. Glynne-Jones R, Tan D, Goh V. Pelvic MRI for guiding treatment decisions in rectal cancer. Oncology (Williston Park). 2014;28(8):667-77.
3. Glynne-Jones R, Wyrwicz L, Tiret E, Brown G, Rödel C, Cervantes A, et al. Rectal cancer: ESMO Clinical Practice Guidelines for diagnosis, treatment and follow-up. Ann Oncol. 2017;28(suppl_4):iv22-iv40.
4. Group MS. Diagnostic accuracy of preoperative magnetic resonance imaging in predicting curative resection of rectal cancer: prospective observational study. BMJ. 2006;333(7572):779.
5. Brown G, Richards CJ, Newcombe RG, Dallimore NS, Radcliffe AG, Carey DP, et al. Rectal carcinoma: thin-section MR imaging for staging in 28 patients. Radiology. 1999;211(1):215-22.
6. Brown G, Daniels IR, Richardson C, Revell P, Peppercorn D, Bourne M. Techniques and trouble-shooting in high spatial resolution thin slice MRI for rectal cancer. Br J Radiol. 2005;78(927):245-51.
7. Shihab OC, Moran BJ, Heald RJ, Quirke P, Brown G. MRI staging of low rectal cancer. Eur Radiol. 2009;19(3):643-50.
8. Brown G, Kirkham A, Williams GT, Bourne M, Radcliffe AG, Sayman J, et al. High-resolution MRI of the anatomy important in total mesorectal excision of the rectum. AJR Am J Roentgenol. 2004;182(2):431-9.
9. Taylor FG, Swift RI, Blomqvist L, Brown G. A systematic approach to the interpretation of preoperative staging MRI for rectal cancer. AJR Am J Roentgenol. 2008;191(6):1827-35.
10. Group MS. Extramural depth of tumor invasion at thin-section MR in patients with rectal cancer: results of the MERCURY study. Radiology. 2007;243(1):132-9.
11. Taylor FG, Quirke P, Heald RJ, Moran BJ, Blomqvist L, Swift IR, et al. Preoperative magnetic resonance imaging assessment of circumferential resection margin predicts disease-free survival and local recurrence: 5-year follow-up results of the MERCURY study. J Clin Oncol. 2014;32(1):34-43.
12. Brown G, Radcliffe AG, Newcombe RG, Dallimore NS, Bourne MW, Williams GT. Preoperative assessment of prognostic factors in rectal cancer using high-resolution magnetic resonance imaging. Br J Surg. 2003;90(3):355-64.
13. Brown G, Richards CJ, Bourne MW, Newcombe RG, Radcliffe AG, Dallimore NS, et al. Morphologic predictors of lymph node status in rectal cancer with use of high-spatial-resolution MR imaging with histopathologic comparison. Radiology. 2003;227(2):371-7.
14. Ogura A, Konishi T, Cunningham C, Garcia-Aguilar J, Iversen H, Toda S, et al. Neoadjuvant (Chemo)radiotherapy With Total Mesorectal Excision Only Is Not Sufficient to Prevent Lateral Local Recurrence in Enlarged Nodes: Results of the Multicenter Lateral Node Study of Patients With Low cT3/4 Rectal Cancer. J Clin Oncol. 2019;37(1):33-43.
15. Kennedy ED, Simunovic M, Jhaveri K, Kirsch R, Brierley J, Drolet S, et al. Safety and Feasibility of Using Magnetic Resonance Imaging Criteria to Identify Patients With "Good Prognosis" Rectal Cancer Eligible for Primary Surgery: The Phase 2 Nonrandomized QuickSilver Clinical Trial. JAMA Oncol. 2019.
16. Taylor FG, Quirke P, Heald RJ, Moran B, Blomqvist L, Swift I, et al. Preoperative high-resolution magnetic resonance imaging can identify good prognosis stage I, II, and III rectal cancer best managed by surgery alone: a prospective, multicenter, European study. Ann Surg. 2011;253(4):711-9.
17. Habr-Gama A, Perez RO, Sabbaga J, Nadalin W, São Julião GP, Gama-Rodrigues J. Increasing the rates of complete response to neoadjuvant chemoradiotherapy for distal rectal cancer: results

of a prospective study using additional chemotherapy during the resting period. Dis Colon Rectum. 2009;52(12):1927-34.
18. Garcia-Aguilar J, Patil S, Gollub MJ, Kim JK, Yuval JB, Thompson HM, et al. Organ Preservation in Patients With Rectal Adenocarcinoma Treated With Total Neoadjuvant Therapy. J Clin Oncol. 2022;40(23):2546-56.
19. Habr-Gama A, São Julião GP, Vailati BB, Sabbaga J, Aguilar PB, Fernandez LM, et al. Organ Preservation in cT2N0 Rectal Cancer After Neoadjuvant Chemoradiation Therapy: The Impact of Radiation Therapy Dose-escalation and Consolidation Chemotherapy. Ann Surg. 2017.
20. Ortega CD, Perez RO. Role of magnetic resonance imaging in organ-preserving strategies for the management of patients with rectal cancer. Insights Imaging. 2019;10(1):59.
21. Battersby NJ, How P, Moran B, Stelzner S, West NP, Branagan G, et al. Prospective Validation of a Low Rectal Cancer Magnetic Resonance Imaging Staging System and Development of a Local Recurrence Risk Stratification Model: The MERCURY II Study. Ann Surg. 2016;263(4):751-60.
22. Balyasnikova S, Read J, Wotherspoon A, Rasheed S, Tekkis P, Tait D, et al. Diagnostic accuracy of high-resolution MRI as a method to predict potentially safe endoscopic and surgical planes in patients with early rectal cancer. BMJ Open Gastroenterol. 2017;4(1):e000151.
23. Kawaguti FS, Franco MC, Martins BC, Segateli V, Marques CFS, Nahas CSR, et al. Role of Magnification Chromoendoscopy in the Management of Colorectal Neoplastic Lesions Suspicious for Submucosal Invasion. Dis Colon Rectum. 2019;62(4):422-8.
24. Kawaguti FS, Kimura CMS, Moura RN, Safatle-Ribeiro AV, Nahas CSR, Marques CFS, et al. Impact of a Routine Colorectal Endoscopic Submucosal Dissection in the Surgical Management of Nonmalignant Colorectal Lesions Treated in a Referral Cancer Center. Dis Colon Rectum. 2022.
25. Patel UB, Taylor F, Blomqvist L, George C, Evans H, Tekkis P, et al. Magnetic resonance imaging-detected tumor response for locally advanced rectal cancer predicts survival outcomes: MERCURY experience. J Clin Oncol. 2011;29(28):3753-60.
26. Patel UB, Blomqvist LK, Taylor F, George C, Guthrie A, Bees N, et al. MRI after treatment of locally advanced rectal cancer: how to report tumor response--the MERCURY experience. AJR Am J Roentgenol. 2012;199(4):W486-95.
27. Burton S, Brown G, Daniels IR, Norman AR, Mason B, Cunningham D, et al. MRI directed multidisciplinary team preoperative treatment strategy: the way to eliminate positive circumferential margins? Br J Cancer. 2006;94(3):351-7.
28. Habr-Gama A, Perez RO, Nadalin W, Sabbaga J, Ribeiro U, Silva e Sousa AH, et al. Operative versus nonoperative treatment for stage 0 distal rectal cancer following chemoradiation therapy: long-term results. Ann Surg. 2004;240(4):711-7; discussion 7-8.
29. Habr-Gama A, Perez RO, Wynn G, Marks J, Kessler H, Gama-Rodrigues J. Complete clinical response after neoadjuvant chemoradiation therapy for distal rectal cancer: characterization of clinical and endoscopic findings for standardization. Dis Colon Rectum. 2010;53(12):1692-8.
30. Habr-Gama A, Sabbaga J, Gama-Rodrigues J, São Julião GP, Proscurshim I, Bailão Aguilar P, et al. Watch and wait approach following extended neoadjuvant chemoradiation for distal rectal cancer: are we getting closer to anal cancer management? Dis Colon Rectum. 2013;56(10):1109-17.
31. Perez RO, Habr-Gama A, São Julião GP, Gama-Rodrigues J, Sousa AH, Campos FG, et al. Optimal timing for assessment of tumor response to neoadjuvant chemoradiation in patients with rectal cancer: do all patients benefit from waiting longer than 6 weeks? Int J Radiat Oncol Biol Phys. 2012;84(5):1159-65.
32. Habr-Gama A, São Julião GP, Fernandez LM, Vailati BB, Andrade A, Araújo SEA, et al. Achieving a Complete Clinical Response After Neoadjuvant Chemoradiation That Does Not Require Surgical Resection: It May Take Longer Than You Think! Dis Colon Rectum. 2019.
33. Rullier E, Rouanet P, Tuech JJ, Valverde A, Lelong B, Rivoire M, et al. Organ preservation for rectal cancer (GRECCAR 2): a prospective, randomised, open-label, multicentre, phase 3 trial. Lancet. 2017;390(10093):469-79.
34. Lynn PB, Strombom P, Garcia-Aguilar J. Organ-Preserving Strategies for the Management of Near-Complete Responses in Rectal Cancer after Neoadjuvant Chemoradiation. Clin Colon Rectal Surg. 2017;30(5):395-403.
35. Garcia-Aguilar J, Renfro LA, Chow OS, Shi Q, Carrero XW, Lynn PB, et al. Organ preservation for clinical T2N0 distal rectal cancer using neoadjuvant chemoradiotherapy and local excision (ACOSOG Z6041): results of an open-label, single-arm, multi-institutional, phase 2 trial. Lancet Oncol. 2015;16(15):1537-46.
36. Habr-Gama A, Perez RO, Proscurshim I, Campos FG, Nadalin W, Kiss D, et al. Patterns of failure and survival for nonoperative treatment of stage c0 distal rectal cancer following neoadjuvant chemoradiation therapy. J Gastrointest Surg. 2006;10(10):1319-28; discussion 28-9.
37. Habr-Gama A, São Julião GP, Gama-Rodrigues J, Vailati BB, Ortega C, Fernandez LM, et al. Baseline T Classification Predicts Early Tumor Regrowth After Nonoperative Management in Distal Rectal Cancer After Extended Neoadjuvant Chemoradiation and Initial Complete Clinical Response. Dis Colon Rectum. 2017;60(6):586-94.
38. Chadi SA, Malcomson L, Ensor J, Riley RD, Vaccaro CA, Rossi GL, et al. Factors affecting local regrowth after watch and wait for patients with a clinical complete response following chemoradiotherapy in rectal cancer (InterCoRe consortium): an individual participant data meta-analysis. Lancet Gastroenterol Hepatol. 2018.
39. Lambregts DM, Lahaye MJ, Heijnen LA, Martens MH, Maas M, Beets GL, et al. MRI and diffusion-weighted MRI to diagnose a local tumour regrowth during long-term follow-up of rectal cancer patients treated with organ preservation after chemoradiotherapy. Eur Radiol. 2016;26(7):2118-25.
40. Fernandez LM, São Julião GP, Figueiredo NL, Beets GL, van der Valk MJM, Bahadoer RR, et al. Conditional recurrence-free survival of clinical complete responders managed by watch and wait after neoadjuvant chemoradiotherapy for rectal cancer in the International Watch & Wait Database: a retrospective, international, multicentre registry study. Lancet Oncol. 2021;22(1):43-50.
41. Fernandez LM, São Julião GP, Renehan AG, Beets GL, Papoila AL, Vailati BB, et al. The Risk of Distant Metastases in Patients With Clinical Complete Response Managed by Watch and Wait After Neoadjuvant Therapy for Rectal Cancer: The Influence of Local Regrowth in the International Watch and Wait Database. Dis Colon Rectum. 2023;66(1):41-9.
42. São Julião GP, Ortega CD, Vailati BB, Habr-Gama A, Fernandez LM, Gama-Rodrigues J, et al. Magnetic resonance imaging following neoadjuvant chemoradiation and transanal endoscopic microsurgery for rectal cancer. Colorectal Dis. 2017;19(6):O196-O203.
43. Kusters M, Marijnen CA, van de Velde CJ, Rutten HJ, Lahaye MJ, Kim JH, et al. Patterns of local recurrence in rectal cancer; a study of the Dutch TME trial. Eur J Surg Oncol. 2010;36(5):470-6.
44. Ganeshan D. Locally recurrent rectal cancer: what the radiologist should know. Abdom Radiol. 2019;44(11): 3709-3725.
45. Moore HG, Shoup M, Riedel E, et al. Colorectal Cancer Pelvic Recurrences: Determinants of Resectability. Dis Colon Rectum. 2004;47(10):1599-1606.
46. Sagebiel TL, Viswanathan C, Patnana M, Devine CE, Frumovitz M, Bhosale PR. Overview of the Role of Imaging in Pelvic Exenteration. RadioGraphics. 2015;35(4):1286-1294.

TRATAMENTO CIRÚRGICO DO CÂNCER COLÔNICO

CAPÍTULO 25

SEÇÃO 25-1

PRINCÍPIOS TÉCNICOS E RESULTADOS

Olival de Oliveira Jr. ■ Renato Araújo Bonardi

O conteúdo desta seção (págs. 427 a 432), encontra-se disponível on-line.

Para acessá-lo, aponte a câmera do seu smartphone ou tablet para a imagem acima.

SEÇÃO 25-2

EXCISÃO COMPLETA DO MESOCÓLON

Sergio Eduardo Alonso Araujo ■ Victor Edmond Seid
Rafael Vaz Pandini ■ Ana Sarah Portilho
Francisco Tustumi ■ Lucas de Araujo Horcel

INTRODUÇÃO

O câncer colorretal é ameaça significativa à saúde global, sendo responsável por um número considerável de mortes a cada ano.[1] Embora os avanços nas terapias adjuvantes tenham melhorado as taxas de sobrevivência, a intervenção cirúrgica continua sendo a pedra angular do tratamento curativo para o câncer colorretal localizado. A técnica cirúrgica eficaz desempenha um papel vital em vários aspectos do tratamento do câncer colorretal. O princípio oncológico a ser respeitado na cirurgia do câncer colorretal com intenção curativa corresponde à remoção completa do tumor primário e dos linfonodos regionais além de órgãos acometidos secundariamente por disseminação direta, linfática ou hematogênica. Técnicas cirúrgicas como a excisão total do mesorreto (ETM) para câncer do reto e a excisão completa do mesocólon (ECM) para envolvem dissecção meticulosa ao longo dos planos embriológicos, garantindo margens de ressecção adequadas e reduzindo o risco de recidiva local.

Somente entre 2020 e 2021 9 revisões sistemáticas seguidas de metanálise foram publicadas sobre o tema da ECM.[2] A importância que a cirurgia de ECM atingiu entre os especialistas é muito significativa. Embora a ECM não conste como uma obrigação de fazer de acordo com as diretrizes da Sociedade Americana de Cirurgiões de Cólon e Reto,[3] recente consenso europeu recomenda a adoção da técnica para todos os pacientes portadores de câncer do intestino grosso estadiamentos II a IV.[4] Como resultado, a consulta ao *site clinicaltrials.gov* resulta no achado de pelo menos 5 ensaios prospectivos randomizados multicêntricos sobre o assunto (os estudos chineses SLRC, LCME, RELARC e os estudos russos RICON e COLD).

No presente capítulo abordaremos conceitos, técnica e resultados da ECM. A técnica proposta por Hohenberger, em 2009, introduziu mais um princípio oncológico na cirurgia radical do câncer colorretal, qual seja a importância de preservar a integridade mesocólica e conseguir sua completa remoção.[5] Embora a ECM seja originalmente descrita para os adenocarcinomas de cólon direito e esquerdo, há mais dificuldade em entendê-la como uma abordagem especial no câncer do cólon esquerdo, nesse caso devido à sua semelhança com a colectomia esquerda oncológica convencional. A ECM envolve a dissecção fina entre o mesocólon e o retroperitônio, tendo como marco o plano embriológico resultante da fusão da fáscia de Toldt e da fáscia de Fredet, seguida da ligadura vascular central (LVC) – outro conceito que discutiremos – dos vasos ileocólicos, vasos cólicos direitos e ramo direito dos vasos cólicos médios.[9] Implementando a ECM, Hohenberger *et al.*[5] foram capazes de reduzir pela metade a taxa de recorrência local em 5 anos em sua instituição (6,5% *vs.* 3,6% antes e após o uso de ECM).

CONCEITOS

Seguindo a descrição da ECM, que pode ser combinada com linfadenectomia D3, o papel de ressecção extensa ou mais radical para câncer do cólon tem gerado interesse crescente, resultando em vários estudos, sendo publicados com o objetivo de otimizar as ressecções do cólon direito para câncer. No entanto, a definição dos procedimentos utilizados não tem sido consistentemente utilizada nas publicações. Temos observado que numerosos estudos (até mesmo ensaios randomizados multicêntricos onde a definição precisa do que o cirurgião deve ou precisa fazer deveria estar clara) têm sobreposto ou confundido conceitos como RCM, LVC e linfadenectomia D3. Sica *et al.*,[6] em revisão sistemática recentemente publicada através de um trabalho extremamente completo pela consulta de 99 estudos incluídos, chegaram à conclusão de que apesar da existência de descrições padronizadas e sistemáticas que foram produzidas ao longo dos anos, pelo menos 35 combinações diferentes de componentes-chave de uma colectomia direita oncológica podem ser observadas. Apesar de a LVC ser unanimemente considerada indispensável, há grande heterogeneidade e consistente confusão nos conceitos envolvendo cirurgia radical do câncer do cólon direito. Daí a necessidade de tentar definir conceitos nessa sessão.

Excisão Completa do Mesocólon e Ligadura Vascular Central

O conceito de ECM com CVL consiste na mobilização do cólon e mesocólon dentro do plano embriológico entre a fáscia visceral e a fáscia parietal através de meticulosa dissecção que pode ser realizada por laparotomia (conforme a descrição original), por videolaparoscopia ou por meio de cirurgia robótica. No manuscrito original,[5] a manobra de Kocher deve ser incluída na colectomia direita e a mobilização do ângulo esplênico na colectomia esquerda. Durante essas mobilizações o mesocólon não deve ser danificado. Para os cânceres do cólon direito e transverso, os vasos ileocólicos são transeccionados após a mobilização completa. A seguir, os vasos cólicos direitos são transeccionados, se presentes. Como habitual, somente o ramo direito da artéria cólica média é seccionado para a colectomia direita não ampliada. A artéria cólica esquerda é transeccionada em sua origem na artéria mesentérica inferior para o câncer de cólon descendente. Como resultado, no câncer do descendente, a artéria mesentérica inferior geralmente é preservada. A veia mesentérica inferior é habitualmente seccionada ao nível da borda inferior dividida do pâncreas. Para o cólon sigmoide, a artéria mesentérica inferior é dividida em sua origem.

A auditoria pós-operatória do plano cirúrgico é um dos fatores mais importantes para prever resultados prognósticos em pacientes submetidos a tratamento curativo da ressecção do câncer de cólon.[7] Deve ser avaliado objetivamente por um patologista, de preferência em todo o espécime fresco. O plano de cirurgia no câncer de cólon é classificado como plano mesocólico (mesocólon intacto), plano intramesocólico (mesocólon sem defeitos significativos ou que não exponham a muscular própria), ou plano da camada muscular própria (defeitos significativos e extensos que expõem áreas de muscular própria). O registro fotográfico do plano cirúrgico tem fundamental importância nessa auditoria.

Extensões de Linfadenectomia

O estadiamento linfonodal fornece informações prognósticas essenciais e orienta as decisões de tratamento subsequentes. A técnica cirúrgica influencia a profundidade da dissecção dos linfonodos, afetando o número de linfonodos recuperados. A avaliação adequada dos linfonodos ajuda a determinar o estágio da doença com precisão e garante a seleção adequada da terapia adjuvante. Esses são conceitos que possivelmente não discutimos mais. Se desejarmos revisitar os padrões de dissecção linfonodal preconizados pela escola japonesa,[8] Beltersen *et al.* sumarizaram recentemente de forma bastante precisa a descrição desses padrões de dissecção linfonodal como se segue:[9]

- *Dissecção linfonodal D1:* dissecção completa dos linfonodos epicólicos ligados ao cólon e paracólicos ao longo da artéria marginal nos segmentos relevantes do cólon e dissecção incompleta ou ausente ao longo das artérias que irrigam o tumor.
- *Dissecção linfonodal D2:* dissecção completa D1 com a dissecção dos linfonodos intermediários ao longo das artérias que irrigam o tumor (ileocólica, cólica direita, cólica média, cólica esquerda, sigmoideanas ou mesentérica inferior desde a origem da última artéria sigmoideana até a origem da artéria cólica esquerda).
- *Dissecção linfonodal D3:* dissecção completa D1 e D2 mais os linfonodos centrais, para tumores do lado esquerdo ao longo da artéria mesentérica inferior entre a aorta e a artéria cólica esquerda e para o lado direito, incluindo tumores transversais médios, linfonodos ao longo da veia mesentérica superior e lateralmente à artéria mesentérica superior.
- *Dissecção linfonodal D4:* dissecção completa D1 a D3 e ao longo da aorta e veia cava inferior ou artéria mesentérica superior/veia mesentérica superior central à origem da artéria cólica média.

Como resultado, não parece razoável admitir como automático que as colectomias com LVC levem sempre a um nível de linfadenectomia considerado D3. Em outras palavras operações de ECM com LVC podem ser realizadas de forma associada a linfadenectomias do tipo D2, como defende o grupo holandês de estudo do câncer colorretal.

TÉCNICA OPERATÓRIA PARA A COLECTOMIA DIREITA COM EXCISÃO COMPLETA DO MESOCÓLON

Em que pese haja significativa variabilidade entre autores no que tange a conceitos e passos técnicos desenhados para a realização de uma operação de colectomia direita radical com ECM e LVC, Sica *et al.*[6] produziram revisão sistemática que oferece várias contribuições para a compreensão da cirurgia. Definições comumente usadas para essa cirurgia podem ser consultadas abaixo. Alguns desses passos cirúrgicos são adotados de maneira bastante uniforme por todos os autores, enquanto outros parecem não ser considerados fundamentais.

- *Ligadura vascular central:* ligadura da artéria ileocólica, da cólica direita e do ramo direito da cólica médica (para cânceres do ceco e do ascendente até a flexura cólica direita) nas suas respectivas origens e na origem da artéria cólica média se a lesão estiver situada distal à flexura hepática ou no cólon transverso.
- *Preservação da integridade do mesocólon:* dissecção ao longo do plano embriológico com excisão completa do mesocólon, conservando a integridade de suas fáscias anterior e posterior.
- *Dissecção ao longo do plano da veia mesentérica superior (VMS):* o plano de dissecção é oferecido pela face anterior e lateral da VMS.
- *Dissecção ao longo da borda esquerda da artéria mesentérico superior (AMS):* o plano de dissecção oferecido pela AMS é dorsal e lateral ao da VMS. Isto requer uma dissecção da borda esquerda da VMS e da superfície anterior da aorta.
- Dissecção do tronco gastrocólico de Henle (TGCH): o TGCH apresenta inúmeras e frequentes variações anatômicas. Na maioria dos casos, a veia cólica direita/média pode ser dissecada e dividida individualmente enquanto preservar as veias pancreaticoduodenais e gastroepiploicas.
- *Dissecção dos linfonodos subpilóricos:* remoção de tecido linfoadiposo ao redor da origem dos vasos gastroepiplóicos. Essa manobra geralmente inclui a secção dessas estruturas vasculares.
- *Manobra completa de Kocher:* mobilização completa da primeira à terceira porções do duodeno de seus anexos para atingir a rotação de 180° do duodeno e da cabeça pancreática para acessar linfonodos retropancreáticos e cavais.
- *Omentectomia:* ressecção do omento maior juntamente com a peça cirúrgica.

IMPACTO SOBRE A SEGURANÇA ONCOLÓGICA

De forma análoga ao que ocorre para a excisão total do mesorreto (ETM), a ECM é, do ponto de vista do racional, atraente. Vários estudos iniciais haviam descrito a qualidade oncológica superior dos espécimes ressecados seguindo a abordagem ECM/LVC.[10-12] Comparada à ETM, no entanto, a aceitação da ECM/LVC tem sido relativamente lenta em países ocidentais, provavelmente devido a vários conflitos iniciais em relatos bem como ao risco percebido de morbidade intra e pós-operatória. Dessa forma, a ECM/LVC ainda não foi universalmente reconhecida como a abordagem padrão ouro para o câncer de cólon.[3]

Revisões Sistemáticas de Estudos Comparativos Retrospectivos ou Prospectivos

A maioria das evidências até o momento sobre as operações de ECM/LVC deriva de estudos de coorte. Estes são, geralmente, heterogêneos, sendo muitos deles comparando casos de ECM/LVC com coortes históricas de pacientes operados sem ECM/LVC. Avanços nas modalidades de diagnóstico, cuidados perioperatórios e outras tecnologias ou técnicas cirúrgicas afetam de forma diferente as coortes escolhidas, em vez do próprio procedimento de ECM/LVC. Associadamente, diferenças consideráveis na técnica também existem mesmo dentro do mesmo país. Finalmente, a evidência gerada por ensaios comparativos retrospectivos ou prospectivos não randomizados, mesmo quando considerado pareamento empregando técnicas especiais como *propensity escore matching* não gera evidência científica considerada como modificadora da prática, especialmente em estudos que contemplam técnica operatória, pois muito frequentemente, nesses estudos, uma das técnicas está sob efeito de curva de aprendizado. Como resultado, por mais sofisticado que seja o pareamento, quando existente, é impossível afastar a presença de vieses que favoreçam a intervenção sob estudo. Como resultado, em vez de analisar individualmente as evidências geradas por ensaios comparativos em separado, optamos por analisar as revisões sistemáticas desses ensaios como um todo, para depois partirmos para as poucas evidências disponíveis em ensaios randomizados. Seow-En *et al.*[2] identificaram 9 revisões sistemáticas seguidas de metanálise e indexadas no PubMed. Nessas revisões, as colectomias com ECM/LVC com comparadas a colectomias convencionais.[13-21] Essas revisões foram publicadas entre agosto de 2020 e junho de 2021.

A análise dos dados provenientes de revisões sistemáticas e bem delineados na publicação de Seow-En *et al.* demonstra que:[2]

- As revisões incluíram entre 7 e 31 estudos. Como resultado, infere-se que critérios diferentes de inclusão foram usados em cada um dos estudos.
- Com exceção das revisões publicadas por Balciscueta *et al.*[18] e Ferri *et al.*[19], a maioria dos trabalhos inclui estudos de coorte retrospectiva.
- Com relação ao número de pacientes operados incluídos em cada uma das revisões, estas incluíram entre 1.595 e 26.640 pacientes.[13,17] Partindo do princípio de que a maioria das revisões incluiu os mesmos trabalhos, deve haver significativa heterogeneidade na comparação dos resultados.
- A operação de colectomia direita com ECM/LVC é a intervenção padrão estudada nessas revisões em comparação à colectomia convencional.
- A extensão da linfadenectomia é consistentemente maior entre os pacientes submetidos a colectomias com ECM/LVC. Esses resultados favorecem resultados de qualidade associados à técnica uma vez que existe a evidência acerca do melhor prognóstico associado a linfadenectomias estendidas (não necessariamente linfadenectomias D3) mesmo entre pacientes sem acometimento linfonodal comprovado (estágio 2 da classificação TNM).[22]
- Ao contrário do que ocorre quando analisamos a excisão total do mesorreto, o relato consistente acerca da integridade do mesocólon resultante de um plano cirúrgico de dissecção adequado ainda carece de consistência nos estudos sobre ECM/LVC. Apenas uma metanálise examinou a qualidade do plano de dissecção via resultados de quatro dos 27 estudos onde este resultado foi relatado.[20]
- Os resultados de segurança oncológica obtidos a partir de metanálises indicam que há uma superioridade associada das operações de colectomia com ECM/LVC quando comparadas às dissecções convencionais. Foi possível observar redução na ocorrência de recidiva local após ECM/LVC em três metanálises.[14,16,18] Associadamente, observou-se melhor sobrevida global associada a ECM/LVC após 5 anos em 6 metanálises e melhor sobrevida livre de doença após 5 anos em 5 metanálises.[14-20]

Ensaios Prospectivos Randomizados

A pesquisa de ensaios randomizados comparando as operações com ECM/LVC com colectomias convencionais no programa norte-americano de registro de ensaios clínicos *clinicaltrials.gov* revelava registros de 5 ensaios randomizados. Desses 5, o ensaio chinês SLRC ainda não estava recrutando no momento da produção desse texto, o ensaio chinês LCME tinha completado recrutamento, o chinês RELARC tem resultados parciais publicados assim como o russo COLD trial.[23,24] Por fim, o estudo russo RICON se encontrava em fase de recrutamento.

Não é raro, sobretudo mais modernamente, que mesmo quando um ensaio clínico randomizado multicêntrico demonstra a superioridade de uma intervenção sobre a outra, não haja adoção universal da intervenção que se demonstrou superior. Apesar de indesejável, essa ocorrência tem múltiplos fatores causais. Muitos deles têm origem na concepção do ensaio randomizado. E, ato contínuo, isso infelizmente tem ocorrido também no estudo da ECM/LVC, como veremos adiante.

Nesse sentido, o desafio advém de imediato da comparação entre a técnica de ECM/LVC nos dois diferentes ensaios randomizados com resultados imediatos. No russo COLD *trial*,[24] a exposição da face ventral da veia mesentérica superior é obrigatória, mas não a da artéria. Por outro lado, no estudo RELARC, cujo protocolo com a descrição da técnica operatória da ECM/LVC foi publicado previamente em 2016 por Lu *et al.*,[25] a descrição exige que haja exposição da face ventral da artéria mesentérica superior, o que pode ser interpretado como uma linfadenectomia D4. Como resultado, mesmo em um ambiente de ensaio clínico controlado, dificilmente estaremos comparando intervenções similares quando juntarmos pacientes de diferentes estudos.

O estudo COLD é um ensaio multicêntrico randomizado sem cegamento de investigadores ou participantes onde pacientes com câncer do cólon nos estágios T1 a 4A, N0 ou 1 ou M0-1 (metástases ressecáveis) são randomizados para serem submetidos à colectomia com dissecção linfonodal D2 ou submetidos à colectomia D3. Nesse estudo requeria-se dos cirurgiões participantes um volume anual de colectomias oncológicas não inferior a 50 e era exigido um volume prévio comprovado de 20 colectomias D2 e 20 colectomias D3. Os resultados preliminares relativos a 100 pacientes recrutados entre fevereiro e novembro de 2017 demonstraram uma taxa significativamente maior de acometimento linfonodal (46%

versus 26%) no grupo submetido à dissecção linfonodal D3 quando se comparou aos pacientes submetidos à colectomia com D2.[24] No entanto, surpreendentemente, não houve diferença estatística entre o número médio de linfonodos coletados nos dois grupos, respectivamente, de 28 e de 27. A frequência de acometimento linfonodal em linfonodos centrais (D3) nesse estudo foi de 7%. Os resultados oncológicos a longo prazo persistem pendentes.

O estudo chinês RELARC multicêntrico de fase 3 randomizou 1.072 pacientes entre janeiro de 2016 e dezembro de 2019 com adenocarcinoma localizado entre o ceco e o terço proximal do cólon transverso em 17 hospitais chineses para serem submetidos à colectomia direita laparoscópica com dissecção linfonodal D2 ou colectomia direita com ECM e LVC.[23] A frequência de acometimento linfonodal central nesse estudo foi de somente 3%, tendo sido verificada em 13 de 394 pacientes submetidos à ECM com LVC.

Os resultados patológicos favoreceram significativamente o grupo de pacientes submetidos à ECM/LVC em termos de área de mesocólon ressecado, qualidade da excisão mesocólica e número de linfonodos obtidos (26 *versus* 23). Como no estudo COLD, os dados de sobrevivência para o estudo RELARC permanecem indisponíveis no momento.

IMPACTO SOBRE A OCORRÊNCIA DE COMPLICAÇÕES

A ECM é entendida como uma operação tecnicamente mais complicada quando comparada à colectomia convencional com dissecção linfonodal D2. A dissecção no território D3 aumenta potencialmente o risco de lesão vascular importante. Essas lesões, quando não controladas podem levar a sangramento importante. E mesmo quando controladas, cirurgicamente podem levar à isquemia de segmentos significativos do intestino delgado e grosso, sendo que os procedimentos de revascularização são de difícil realização técnica e com resultados ainda ruins, pois exigem, entre outros fatores, a prontidão de um time de cirurgia vascular experiente na revascularização venosa.

Contribuem potencialmente para a ocorrência de lesão vascular durante as colectomias com ECM/LVC as variações na anatomia vascular do cólon direito como as verificadas nas tributárias da VMS, o TGCH e a veia cólica média.[26]

Dados do grupo dinamarquês de câncer colorretal, de autoria de Bertelsen *et al.*,[27] apontam para um risco maior (1,7% *vs.* 0,2%; $p < 0{,}001$) de lesão da VMS após 529 operações de colectomia com ECM/LVC comparativamente a 1.701 operações de colectomia D2. Associadamente, em pelo menos duas revisões sistemáticas seguidas de metanálise,[20,28] complicações pós-operatórias foram mais frequentes após as operações de colectomia com RECM/LVC. A análise da evidência preliminar gerada pelo ensaio randomizado chinês RELARC resultou em maior número de lesões vasculares (3% *vs.* 1%) após as operações com ECM e LVC.

Enquanto a evidência acerca da morbidade específica associada à ECM com LVC se torna mais robusta, persiste a discussão sobre se a dissecção cirúrgica com exposição da VMS previne ou aumenta o risco de lesões vasculares. Opositores da dissecção alargada entendem que pode haver diminuição do risco de lesão vascular se a VMS não for dissecada. Por outro lado, defensores dessa abordagem apontam-na como o caminho para a prevenção de lesão vascular intraoperatória.

Há evidência relevante, de certa forma, acerca de dados de mundo real sobre a morbidade após colectomias com ECM/LVC. Essa evidência científica foi produzida em Erlangen, na Alemanha, e tem origem no grupo do Prof. Hohenberger, autor da primeira publicação sobre ECM com LVC.[5] Nessa publicação, Merkel *et al.*[29] separam cronologicamente a introdução da ECM em Erlangen em 6 períodos diferentes. Ainda que o desfecho primário da publicação seja endereçar os resultados de segurança oncológica, que, de fato, melhoraram com a progressão da experiência da equipe, os resultados de morbidade começaram em 17,2%, tendo evoluído para 14,1%, 20,5%, 22% e, finalmente, 21,3% no último período considerado (2010-2014). Embora os autores tenham atribuído esse resultado a fatores "não elucidados, diferentes formas de registro das complicações, ou mesmo a idade dos pacientes", fica claro que a morbidade especificamente associada à ECM não diminuiu com o passar do tempo. Tendo vindo de Erlangen, esse é um resultado para todos os que se encontram trilhando a curva de aprendizado, ou seja, o tamanho do ***trade-off*** que se quer obter aqui: quantos linfonodos acometidos e com qual ganho de segurança oncológica resultante é possível conseguir pela ECM de rotina, mas às custas de qual incremento na morbidade.

CONSIDERAÇÕES SOBRE O PAPEL DAS VIAS DE ACESSO MINIMAMENTE INVASIVAS NA ECM

De forma análoga ao que ocorre para a videocirurgia nas colectomias por doenças benignas, a ECM feita pelas via de acesso laparoscópica e robótica levam, potencialmente, à menor ocorrência de complicações pós-operatórias imediatas. Com relação aos aspectos técnicos da ECM com LVC, os princípios a serem respeitados durantes as operações realizadas pelas vias de acesso laparoscópica e robótica são precipuamente os mesmos da via convencional. A maioria das evidências citadas nesse capítulo advêm de estudos onde a ECM com LVC foi realizada de forma laparoscópica ou convencional.

Quando se considera a via de acesso minimamente invasiva, de modo geral, maior grau de padronização é esperado uma vez que a falta de padronização afeta negativamente a duração do procedimento. Ainda que haja variações técnicas, a maioria dos cirurgiões favorece antes a realização da LVC antes da ECM e não segue a proposta de mobilização do duodeno pela manobra de Kocher, conforme proposto por Hohenberger *et al.*[5] Para tanto, foram corretamente sumarizados por Petz *et al.*[30] 4 técnicas para os tempos iniciais de realização da colectomia direita minimamente com ECM/LVC.

Via "Medial para Lateral"

Da descrição atribuída a Strey *et al.*,[31] corresponde à técnica operatória mais frequentemente adotada para a realização da colectomia direita com ECM e LVC. Embora seja muito difícil precisar os passos, uma variante inicial objetivando dissecar o processo uncinado do pâncreas, ou mesmo via mesentério do íleo terminal, são consideradas variações da mesma técnica. Uma diferença técnica importante a ressaltar aqui que confronta a abordagem "*SMV first*" é que na abordagem medial para lateral, os vasos ileocólicos e sua junção na VMS e AMS são identificados antes da dissecção da VMS com o objetivo teórico de mitigar o risco de lesão inadvertida dessa última.

Via *Bottom-to-up* ou "Caudal para Cranial"

De descrição atribuída a Zou *et al.*[32] para a ECM laparoscópica, e a Schulte *et al.*[33] para a cirurgia robótica, representa, possivelmente, a segunda abordagem técnica mais frequentemente realizada e, provavelmente, uma exceção à regra da realização da LVC antes da ECM, como se lê a seguir. Na primeira etapa do procedimento ocorre a mobilização caudal e lateral do cólon direito, iniciada com a clivagem da "linha branca de Toldt" lateral ao ceco, ao longo do cólon ascendente e ao nível da flexura hepática. A dissecção ocorre entre a interface retrofascial e a mesofascial. Isso resulta em um amplo descolamento retromesocólico, de baixo para cima, ao longo da fáscia de Toldt, e ventral ao duodeno e a cabeça do pâncreas ao longo da fáscia de Fredet, expondo todos os planos essenciais para ECM e LVC de vasos ileocólicos antes da dissecção ao longo dos vasos mesentéricos superiores e dos ramos do TGCH. O objetivo aqui é tirar vantagem da mobilização inicial completa do espaço retromesocólico, o que facilita a identificação dos vasos mesentéricos superiores e ramos ao longo das etapas seguintes.

Via *Top-to-down*

Nessa forma de acesso,[34] o cirurgião inicia a dissecção pela transecção do grande omento e acesso à retrocavidade dos epíploos. Trata-se de uma opção descrita como vantajosa para pacientes obesos.

CONCLUSÃO

A evidência existente na literatura e com base na experiência pessoal com a técnica, as conclusões que julgamos mais corretas sobre a técnica de ECM/LVC para o tratamento cirúrgico radical do câncer do cólos, sobretudo para os tumores de cólon direito, são:

- Que, geralmente, encontramos dificuldades para comparar os resultados imediatos e tardios associados a essa técnica, pois persistem imprecisões sobre a extensão da linfadenectomia e sobre o conceito de LVC.
- Como resultado, não é possível favorecer hoje sua realização de rotina se não sabemos exatamente o que se está propondo.
- O ganho imediato associado à realização da técnica parece resultar da extensão maior da linfadenectomia associada à LVC.
- A qualidade da excisão mesocólica, apesar de definida na técnica, não foi garantida na auditoria do espécime em algumas séries.
- A evidência mais robusta sobre a ECM/LVC provém de estudos de coorte comparativos retro ou prospectivos e, nesse ambiente, não é possível dissociar os resultados superiores associados à ECM da melhor técnica e experiência da equipe cirúrgica.
- Os resultados da ECM/LVC provenientes de ensaios randomizados são preliminares e não permitem qualquer conclusão.
- Há morbidade específica associada à técnica, conforme demonstrado por autores, porém, em muitas séries, a técnica pôde ser realizada sem incremento na ocorrência de complicações.
- Há significativa maior dificuldade técnica associada à realização da operação, o que impõe desafios para os cirurgiões em treinamento, para os *proctors* e, sobretudo, para os pacientes.

REFERÊNCIAS BIBIOGRÁFICAS

1. Siegel RL, Wagle NS, Cercek A, Smith RA, Jemal A. Colorectal cancer statistics, 2023. CA Cancer J Clin. 2023;73(3):233-54.
2. Seow-En I, Chen WTL. Complete mesocolic excision with central venous ligation/D3 lymphadenectomy for colon cancer - A comprehensive review of the evidence. Surg Oncol. 2022; 42:101755.
3. Vogel JD, Felder SI, Bhama AR, Hawkins AT, Langenfeld SJ, Shaffer VO, et al. The American Society of Colon and Rectal Surgeons Clinical Practice Guidelines for the Management of Colon Cancer. Dis Colon Rectum. 2022;65(2):148-77.
4. Søndenaa K, Quirke P, Hohenberger W, Sugihara K, Kobayashi H, Kessler H, et al. The rationale behind complete mesocolic excision (CME) and a central vascular ligation for colon cancer in open and laparoscopic surgery : proceedings of a consensus conference. Int J Colorectal Dis. 2014;29(4):419-28.
5. Hohenberger W, Weber K, Matzel K, Papadopoulos T, Merkel S. Standardized surgery for colonic cancer: complete mesocolic excision and central ligation-technical notes and outcome. Colorectal Dis 2009;11(4):354-64; discussion 364-365.
6. Sica GS, Vinci D, Siragusa L, Sensi B, Guida AM, Bellato V, et al. Definition and reporting of lymphadenectomy and complete mesocolic excision for radical right colectomy: a systematic review. Surg Endosc. 2023;37(2):846-61.
7. Kobayashi H, West NP. CME versus D3 dissection for colon cancer. Clin Colon Rectal Surg. 2020;33(6):344-8.
8. Watanabe T, Itabashi M, Shimada Y, Tanaka S, Ito Y, Ajioka Y, et al. Japanese Society for Cancer of the Colon and Rectum (JSCCR) guidelines 2010 for the treatment of colorectal cancer. Int J Clin Oncol. 2012;17(1):1-29.
9. Bertelsen CA, Kirkegaard-Klitbo A, Nielsen M, Leotta SMG, Daisuke F, Gögenur I. Pattern of Colon Cancer Lymph Node Metastases in Patients Undergoing Central Mesocolic Lymph Node Excision: A Systematic Review. Dis Colon Rectum. 2016; 59(12):1209-21.
10. Hogan AM, Winter DC. Complete mesocolic excision--a marker of surgical quality? J Gastrointest Surg; 2009;13(10):1889-91.
11. West NP, Hohenberger W, Weber K, Perrakis A, Finan PJ, Quirke P. Complete mesocolic excision with central vascular ligation produces an oncologically superior specimen compared with standard surgery for carcinoma of the colon. J Clin Oncol. 2010;28(2):272-8.
12. West NP, Kobayashi H, Takahashi K, Perrakis A, Weber K, Hohenberger W, et al. Understanding optimal colonic cancer surgery: comparison of Japanese D3 resection and European complete mesocolic excision with central vascular ligation. J Clin Oncol. 2012;30(15):1763-9.
13. Dai Q, Tu S, Dong Q, Chen B. Laparoscopic complete mesocolic excision versus noncomplete mesocolic excision: a systematic review and meta-analysis. Surg Laparosc Endosc. 2020; 5;31(1):96-103.
14. Ow ZGW, Sim W, Nistala KRY, Ng CH, Koh FHX, Wong NW, et al. Comparing complete mesocolic excision versus conventional colectomy for colon cancer: A systematic review and meta-analysis. Eur J Surg Oncol. 2021;47(4):732-7.
15. De Simoni O, Barina A, Sommariva A, Tonello M, Gruppo M, Mattara G, et al. Complete mesocolic excision versus

conventional hemicolectomy in patients with right colon cancer: a systematic review and meta-analysis. Int J Colorectal Dis. 2021;36(5):881-92.
16. Kong JC, Prabhakaran S, Choy KT, Larach JT, Heriot A, Warrier SK. Oncological reasons for performing a complete mesocolic excision: a systematic review and meta-analysis. ANZ J Surg. 2021; 91(1-2):124-31.
17. Crane J, Hamed M, Borucki JP, El-Hadi A, Shaikh I, Stearns AT. Complete mesocolic excision versus conventional surgery for colon cancer: A systematic review and meta-analysis. Colorectal Dis. 2021; 23(7):1670-86.
18. Balciscueta Z, Balciscueta I, Uribe N, Pellino G, Frasson M, García-Granero E, et al. D3-lymphadenectomy enhances oncological clearance in patients with right colon cancer. Results of a meta-analysis. Eur J Surg Oncol. 2021;47(7):1541-51.
19. Ferri V, Vicente E, Quijano Y, Duran H, Diaz E, Fabra I, et al. Right-side colectomy with complete mesocolic excision vs conventional right-side colectomy in the treatment of colon cancer: a systematic review and meta-analysis. Int J Colorectal Dis. 2021;36(9):1885-904.
20. Díaz-Vico T, Fernández-Hevia M, Suárez-Sánchez A, García-Gutiérrez C, Mihic-Góngora L, Fernández-Martínez D, et al. Complete Mesocolic Excision and D3 Lymphadenectomy versus Conventional Colectomy for Colon Cancer: A Systematic Review and Meta-Analysis. Ann Surg Oncol. 2021;28(13):8823-37.
21. Anania G, Davies RJ, Bagolini F, Vettoretto N, Randolph J, Cirocchi R, et al. Right hemicolectomy with complete mesocolic excision is safe, leads to an increased lymph node yield and to increased survival: results of a systematic review and meta-analysis. Tech Coloproctol. 2021; 25(10):1099-113.
22. Chang GJ, Rodriguez-Bigas MA, Skibber JM, Moyer VA. Lymph node evaluation and survival after curative resection of colon cancer: systematic review. J Natl Cancer Inst. 2007;99(6):433-41.
23. Xu L, Su X, He Z, Zhang C, Lu J, Zhang G, et al. Short-term outcomes of complete mesocolic excision versus D2 dissection in patients undergoing laparoscopic colectomy for right colon cancer (RELARC): a randomised, controlled, phase 3, superiority trial. Lancet Oncol. 2021;22(3):391-401.
24. Karachun A, Panaiotti L, Chernikovskiy I, Achkasov S, Gevorkyan Y, Savanovich N, et al. Short-term outcomes of a multicentre randomized clinical trial comparing D2 versus D3 lymph node dissection for colonic cancer (COLD trial). Br J Surg. 2020;107(5):499-508.
25. Lu JY, Xu L, Xue HD, Zhou WX, Xu T, Qiu HZ, et al. The Radical Extent of lymphadenectomy - D2 dissection versus complete mesocolic excision of LAparoscopic Right Colectomy for right-sided colon cancer (RELARC) trial: study protocol for a randomized controlled trial. Trials. 2016;17(1):582.
26. Kuzu MA, İsmail E, Çelik S, Şahin MF, Güner MA, Hohenberger W, et al. Variations in the Vascular Anatomy of the Right Colon and Implications for Right-Sided Colon Surgery. Dis Colon Rectum. 2017;60(3):290–8.
27. Bertelsen CA, Neuenschwander AU, Jansen JE, Kirkegaard-Klitbo A, Tenma JR, Wilhelmsen M, et al. Short-term outcomes after complete mesocolic excision compared with "conventional" colonic cancer surgery. Br J Surg. 2016;103(5):581-9.
28. Wang C, Gao Z, Shen K, Shen Z, Jiang K, Liang B, et al. Safety, quality and effect of complete mesocolic excision vs non-complete mesocolic excision in patients with colon cancer: a systemic review and meta-analysis. Colorectal Dis. 2017;19(11):962-72.
29. Merkel S, Weber K, Matzel KE, Agaimy A, Göhl J, Hohenberger W. Prognosis of patients with colonic carcinoma before, during and after implementation of complete mesocolic excision. Br J Surg. 2016;103(9):1220-9.
30. Petz W, Borin S, Fumagalli Romario U. Updates on Robotic CME for Right Colon Cancer: A Qualitative Systematic Review. J Pers Med. 2021;11(6):550.
31. Strey CW, Wullstein C, Adamina M, Agha A, Aselmann H, Becker T, et al. Laparoscopic right hemicolectomy with CME: standardization using the "critical view" concept. Surg Endosc. 2018;32(12):5021-30.
32. Zou L, Xiong W, Mo D, He Y, Li H, Tan P, et al. Laparoscopic radical extended right hemicolectomy using a caudal-to-cranial approach. Ann Surg Oncol. 2016;23(8):2562-3.
33. Schulte Am Esch J, Iosivan SI, Steinfurth F, Mahdi A, Förster C, Wilkens L, et al. A standardized suprapubic bottom-to-up approach in robotic right colectomy: technical and oncological advances for complete mesocolic excision (CME). BMC Surg. 2019;19(1):72.
34. Levard H, Denet C, Gayet B. Laparoscopic right colectomy from top to bottom. J Visc Surg. 2012;149(1):e34-37.

INDICAÇÕES E RESULTADOS DO TRATAMENTO ADJUVANTE PARA O CÂNCER NO CÓLON

Rodrigo Ramella Munhoz ▪ Paulo Marcelo Gehm Hoff

O conteúdo deste capítulo (págs. 439 a 448), encontra-se disponível on-line.

Para acessá-lo, aponte a câmera do seu smartphone ou tablet para a imagem acima.

CÂNCER NO RETO: TÉCNICAS OPERATÓRIAS FUNDAMENTAIS

Angelita Habr-Gama ▪ Rodrigo Oliva Perez ▪ Guilherme Pagin São Julião

ASPECTOS GERAIS

O objetivo do tratamento do câncer de reto é conseguir a cura com o mínimo de complicações e de recidivas, preservando-se a qualidade de vida. Os melhores resultados dependem da precocidade do diagnóstico, do correto estadiamento, da boa técnica cirúrgica, bem como da assistência multidisciplinar que envolve a participação de profissionais especializados em oncologia, radioterapia, cuidados nutricionais e de estomaterapia e de assistência psicológica, se necessário.

O tratamento cirúrgico permanece como a melhor modalidade de tratamento. Houve muito progresso nos seus resultados nos últimos anos, devido aos melhores conhecimentos sobre a evolução natural da doença, de suas complicações, dos mecanismos de recidivas, da sistematização do seguimento pós-operatório com diagnóstico mais precoce das recidivas e indicação mais frequente de ressecção das metástases, além dos recursos modernos farmacológicos, tecnológicos e, particularmente do uso criterioso de quimioterapia e/ou radioterapia, tanto em modalidade adjuvante como neoadjuvante.[1]

O tratamento pode ter indicação eletiva ou de urgência, ter caráter curativo ou paliativo, podendo ser realizado para o tratamento do tumor primário, das recidivas locais, das metástases, bem como para os tumores metacrônicos.

A ressecção cirúrgica do tumor representa ainda a única possibilidade de cura e deverá ser realizada da forma mais radical sempre que for considerada com probabilidade curativa obedecendo-se a princípios oncológicos já bem estabelecidos.[2]

A avaliação pré-operatória global do doente é mandatória, devendo ser reconhecidas e tratadas as doenças associadas, bem como serem tomadas medidas preventivas de complicações cardiovasculares, respiratórias e tromboembólicas, que representam as causas mais comuns de óbito perioperatório.

Alguns aspectos são considerados fundamentais para a obtenção de melhores resultados. O preparo intestinal foi reconhecido, há muitos anos, como indispensável para redução das complicações infecciosas após cirurgia. No entanto, nos últimos anos, diversos trabalhos foram publicados na literatura, incluindo os de metanálise, documentando não ser indispensável o preparo mecânico do cólon.[3] A maioria dos cirurgiões, entretanto, ainda o utiliza. O tipo de preparo mecânico variou muito nos últimos anos sendo progressivamente o preparo convencional, realizado pela ingestão de líquidos, laxativos e lavagens intestinais, substituído pelo realizado apenas pela ingestão de soluções com efeito osmótico.[4] Diversas soluções foram sucessivamente empregadas. Na disciplina de coloproctologia do HC-FMUSP foram testadas, pioneiramente, em estudos comparativos, as soluções de manitol a 10%, de polietilenoglicol e da solução fosfatada. A partir de 1998 passou a ser usado de rotina o preparo intestinal com a solução de fosfosoda administrada na véspera da operação.[5-8]

Para a realização da maioria das operações, a posição adotada é a de litotomia com colocação de perneiras. Esta posição permite o posicionamento de um dos auxiliares durante todo o ato operatório e a do cirurgião durante o descolamento do ângulo esplênico, a irrigação do reto antes de se realizar anastomose, bem como a colocação de grampeadores intraluminais.

As ressecções podem ser realizadas por via laparotômica (convencional) ou por via laparoscópica. Esta última via, apesar de muito discutida, tem sido recentemente reconhecida como capaz de proporcionar resultados oncológicos equivalentes aos obtidos por via aberta desde que executada por cirurgiões de experiência e obedecendo aos mesmos princípios oncológicos.[9]

Quando por via laparotômica a incisão preferencial é a mediana quando não houver intenção de confecção de colostomia definitiva, já que neste caso, frequentemente tem sido preferida a incisão paramediana direita quando uma colostomia terminal definitiva é exigida, como na amputação abdominoperineal do reto.

Após indução da anestesia é feita a administração de antibióticos por via endovenosa, de ação contra flora bacteriana aeróbica e anaeróbica. Pode ter finalidade profilática, cujo uso deverá ser mantido por período curto de até 48 horas, ou por terapêutica nas operações de urgência em doentes idosos, imunodeprimidos, desnutridos ou submetidos à radioterapia ou em situações especiais de contaminação intraoperatória. Os antibióticos deverão ser mantidos, neste caso, por período mínimo de 7 dias.[10-13]

Independentemente da via de acesso laparoscópica ou aberta, após o acesso à cavidade peritoneal faz-se a exploração sistemática das vísceras abdominais, a fim de se avaliar a extensão do tumor, comprometimento de outros órgãos e presença de metástases e decidir-se sobre a ressecabilidade e caráter curativo ou paliativo da ressecção. A inspeção começa pelo fígado e, se houver dúvida nesta investigação, é aconselhável a realização de ultrassonografia intraoperatória. Segue-se o exame e a palpação do reto intraperitoneal, para avaliação de lesões sincrônicas, bem como da presença de tumor ou de implante no fundo de saco de Douglas, e dos anexos, bem como do mesentério e mesocólon para identificação de linfonodos. Em toda esta etapa deve-se evitar manipulação e disseminação do tumor. No caso de haver contato direto com o tumor, o cirurgião deve proceder imediatamente à troca de luvas.

PRINCÍPIOS TÉCNICOS GERAIS DA CIRURGIA DO CÂNCER DO RETO – CARÁTER CURATIVO

1. A ressecção cirúrgica deve incluir o tumor e a área de drenagem linfática locorregional correspondente com margens lateral mínima maior do que 1 mm e distal mínima de 2 cm.[2,14,15]
2. Manipulação mínima do tumor, sua proteção quando de situação intraperitoneal e ligaduras vasculares no início do procedimento.[2,14,15]
3. Ressecção em monobloco: se o tumor estiver aderido às estruturas ou órgãos vizinhos não deve ser realizado seu descolamento, dissecção ou biópsia porque esta manobra favorece a disseminação. A ressecção em monobloco objetiva a obtenção de margens cirúrgicas livres de tumor para reduzir a possibilidade de recidiva locorregional. Embora cerca de 50% das peças ressecadas não mostrem tumor nos órgãos aderidos, esta retirada poderá resultar em intervenção curativa, sem aumentar significativamente a complexidade e a morbilidade, obtendo-se índices de sobrevida de até cerca de 80%, similar ou mesmo melhor que a de doentes com tumor T3N1.[2,14-17]
4. Ligaduras vasculares: discute-se ainda a importância da altura da ligadura do pedículo vascular principal; entretanto, recomenda-se, (e é a conduta que preferimos) a ligadura alta da artéria mesentérica inferior, nas operações do reto com caráter curativo e em doentes não muito idosos.[14,15]
5. Anastomoses: podem ser realizadas manualmente ou por sutura mecânica com uso de grampeadores circulares. Em geral, empregam-se anastomoses terminoterminais nas ressecções retais. No caso de ressecções transanais do reto pode-se proceder ao fechamento primário ou não do defeito na parede do reto.[2,14]
6. Drenagem: a drenagem é aconselhável nas ressecções em que haja descolamento do reto com anastomose colorretal extraperintoneal ou coloanal, muito embora não exista demonstração científica do benefício do uso de drenos na ocorrência ou no diagnóstico de complicações.[18]

TRATAMENTO CIRÚRGICO

Há vários aspectos importantes especificamente envolvidos no tratamento cirúrgico do câncer de reto.

As operações usualmente oferecem maior dificuldade técnica que aquelas para o câncer do cólon, devido à própria situação anatômica do reto inserido em uma estrutura óssea e muscular que pode limitar a radicalidade oncológica da ressecção. As operações se acompanham de maiores índices de recidivas locais, de complicações pós-operatórias, bem como há o potencial de disfunções intestinais, sexuais e urinárias e o fator emocional limitante da realização dos estomas temporários ou definitivos. Requer o câncer do reto, para seu tratamento correto, uma abordagem multidisciplinar com profissionais bem treinados.[2]

Esta impressão encontra-se ilustrada nos achados de McArdle e Hole, quando demonstraram que as taxas de recidiva local após o tratamento cirúrgico do câncer no reto, conforme realizado por 30 cirurgiões escoceses, variam de 0 a 21%, indicando que a técnica operatória utilizada desempenha papel importante na definição do prognóstico.[19]

Dentre os aspectos técnicos de interesse nas operações oncológicas sobre o reto e que resultam em melhora dos resultados de sobrevida, destacam-se a preservação das margens intramural distal ao tumor e da margem circunferencial, bem como a excisão total do mesorreto (ETM).[20,21]

O mesorreto é o tecido gorduroso que envolve o reto na fáscia endopélvica e contém a maior parte da sua drenagem linfática. Vários estudos mostraram que a disseminação tumoral nos vasos linfáticos do mesorreto ocorrem até 2 a 4 cm abaixo da lesão, podendo ser observada de maneira descontínua.[22]

A essência da ETM baseia-se na contínua e precisa dissecção do plano cirúrgico avascular existente entre as estruturas viscerais da pelve (reto e mesorreto) revestidas pela fáscia visceral que representa a camada mais externa do envelope de tecido gorduroso que o envolve circunferencialmente e as estruturas somáticas (plexos nervosos e nervos autonômicos simpáticos e parassimpáticos) revestidas pela fáscia pélvica.[20] Através desta manobra objetiva-se a inclusão na ressecção de quaisquer micrometástases presentes no tecido linfovascular.

A melhora bem documentada da taxa de recidiva local, atingindo-se índices de até 4%, torna esta técnica um padrão para o tratamento do câncer do reto baixo e reto médio. Para o tumor de reto alto a excisão do mesorreto não necessita ser total, sendo suficiente a ressecção parcial incluindo uma margem distal de 5 cm do mesorreto adjacente ao tumor.[21,23]

A realização de suturas mecânicas, cujo primeiro relato é de 1908 na Hungria e, em 1967, nos EUA, após seguidos aperfeiçoamentos, talvez represente um dos mais importantes avanços tecnológicos em cirurgia colorretal. O uso de grampeadores cirúrgicos otimiza o tempo operatório destinado a reconstruir o trânsito intestinal no reto inferior ou no ânus, reduz o trauma tecidual e ao aparelho esfinctérico uma vez que minimiza a manipulação, facilita a anastomose e diminui ou evita a contaminação do campo operatório. As técnicas de sutura mecânica permitiram a realização de procedimentos complexos antes de difícil execução pela técnica manual. A realização de técnicas radicais de ressecções do reto com preservação esfincteriana é atraente tanto para o cirurgião como para o paciente. Nos últimos anos, é crescente o número de pacientes submetidos a essa técnica e o número de pacientes portadores de colostomias definitivas é cada vez menor.[24-26]

Este entusiasmo pelas operações de conservação esfincteriana só foi possível pelo desenvolvimento e uso de novos antibióticos, nas técnicas de preparo intestinal e na introdução dos grampeadores cirúrgicos.

SELEÇÃO DOS TIPOS DE OPERAÇÃO

São diversos os tipos de operações que podem ser empregados. A escolha depende de fatores pré-operatórios dependentes do doente, do tumor e do próprio cirurgião e que podem ser mensuráveis com acurácia razoável.

A opção varia para cada caso e deve ser muito bem ponderada para que possa ser escolhida a ideal para erradicar o tumor e preservar o máximo de função sexual e esfincteriana.

Quanto ao doente, a idade, as condições clínicas adversas, a constituição corpórea, a obesidade e a insuficiência esfincteriana anal influenciam tanto na escolha do porte como no tipo de operação. Naturalmente, frente à doença avançada ou às condições clínicas inadequadas, a opção é para procedimentos de menor risco com o objetivo de melhorar os sintomas e a qualidade de vida. Operações radicais como as retossigmoidectomias com anastomoses colorretais baixas ou coloanais devem ser reservadas para doentes hígidos ou com risco cirúrgico baixo e que sejam informados sobre as vantagens, desvantagens e das possibilidades de complicações que podem ocorrer. A decisão de realizar uma ressecção com anastomose muito baixa só pode ser feita após histórico sobre o ritmo intestinal, continência anal e exame físico do doente, pois são parâmetros preditivos de que os doentes terão problemas pós-operatórios de incontinência.

A avaliação da função anal com eletromanometria, principalmente o valor da pressão máxima de repouso, bem como o ultrassom intra-anal podem detectar lesão esfincteriana oculta, principalmente em doentes do sexo feminino.

Quanto ao tumor, os fatores de maior influência na seleção de técnica incluem grau de diferenciação celular, localização, tamanho, fixação, estadiamento local e à distância.

Quanto à diferenciação celular, embora o assunto ainda não esteja bem definido, reconhece-se que tumores cujas biópsias indiquem tumor indiferenciado ou em células de sinete, o prognóstico é mais adverso, e consequentemente pode representar, em presença de outros fatores associados, contraindicação para conservação esfincteriana.

A localização anatômica do tumor é fator da maior importância tanto sob o ponto de vista da dificuldade na realização da técnica cirúrgica como na incidência de recidivas locorregionais. A distribuição linfática da porção proximal e média do reto é feita ao longo dos vasos retais superiores enquanto a da porção distal segue os vasos retais médios e frequentemente os vasos ilíacos fato que dificulta a inclusão de linfonodos metastáticos na área de ressecção. A própria configuração da pelve, por sua limitação anatômica, aumenta a possibilidade de extensão direta do tumor para estruturas adjacentes bem como aumenta a dificuldade de ressecção completa dos tecidos peritumorais. Diversos estudos têm demonstrado que os tumores situados na porção distal do reto apresentam maior incidência de recidiva local que os da porção proximal mesmo após cirurgia tecnicamente bem executada.

Convencionalmente as operações de conservação esfincteriana eram indicadas apenas para tumores situados na porção mais proximal do reto, sendo a grande maioria dos tumores do terço médio e particularmente do terço distal tratados por amputação do reto. Atualmente, entretanto, há consenso entre os cirurgiões e patologistas que, salvo os tumores fixos ou localmente invasivos de outras estruturas, a maioria das lesões do reto pode ser tratada por operação de conservação esfincteriana (OCE) representada por retossigmoidectomia com anastomose colorretal ou coloanal e, em alguns casos, por excisão local. O estadiamento local do tumor pré-tratamento, tanto na sua penetração na parede retal como quanto na presença de metástase linfonodal regional, é fator de influência direta no prognóstico do doente e, consequentemente, na opção cirúrgica.

O cirurgião tem influência importante na seleção da técnica bem como nos resultados obtidos com cada uma delas. Tem sido relatado na literatura que melhores resultados do tratamento do câncer do reto no que se refere aos índices de recidivas e de sobrevivência, são obtidos por cirurgiões especialistas em coloproctologia, desde que tenham sido devidamente treinados e com bom volume operatório, do que por cirurgiões gerais.[27,28]

Os principais tipos de operações empregados para o tratamento do câncer do reto são: a ressecção abdominoperineal ou amputação do reto; retocolectomias com reconstrução do trânsito e anastomose colorretal ou coloanal, a operação de Hartmann e a ressecção local. Quando o tumor é considerado irressecável recorre-se à realização de uma colostomia para desvio do trânsito intestinal.

TIPOS DE OPERAÇÕES

Ressecção Abdominoperineal (Amputação Abdominoperineal do Reto)

Este procedimento, descrito de maneira padronizada por Miles em 1908,[29] envolve a completa ressecção do reto e de sua drenagem linfática correspondente. Este procedimento inclui a excisão em bloco do reto em conexão com os tecidos perineais que envolvem o ânus e a musculatura do assoalho pélvico com a confecção de colostomia permanente por abordagem abdominal e perineal.

A ressecção abdominoperineal é necessária em pacientes cuja lesão envolve o complexo esfincteriano e permanece como opção valiosa em pacientes com disfunção esfincteriana pré-operatória, bem como em alguns doentes com doença metastática.[30] Pode incluir a ressecção parcial ou total de ovário, útero, vagina e bexiga.

A ressecção abdominoperineal é o padrão a que outras modalidades cirúrgicas são comparadas em relação à sobrevida e recorrência local. Entretanto, nos trabalhos relatados, pacientes submetidos à APR têm pior prognóstico e maior morbidade quando comparados com pacientes tratados por ressecção anterior baixa. Estes resultados, efetivamente, estão relacionados com pior prognóstico dos tumores de reto baixo em relação aos de reto médio ou alto, além disso, com morbidade aumentada em decorrência de complicações da dissecção perineal. As taxas de mortalidade operatória deste procedimento variam de 0 a 8%, enquanto as taxas de sobrevida em 5 anos variam de 39 a 73%.[31]

Descrição da Técnica

Tempo Abdominal

A posição adotada é a períneo litotomia com as coxas abduzidas e estendidas, os joelhos fletidos e coxim na região lombossacral (posição de Lloyd-Davies – modificação). Os membros inferiores devem ficar fletidos e os joelhos devem estar na mesma altura (Fig. 27-1).

A incisão por nós preferida, quando no pré-operatório,não há dúvida quanto à indicação da amputação do reto, é a paramediana direita. O objetivo desta conduta é realizar colostomia definitiva em área distante da incisão cirúrgica para facilitar a futura colocação da bolsa coletora.

O peritônio da face lateral do reto e do sigmoide é incisado, liberando-se o cólon até o cólon descendente. Identifica-se o ureter esquerdo e o folheto da face medial é incisado, identificando-se o ureter direito.

A artéria mesentérica inferior é ligada não necessariamente em sua origem, tomando-se o cuidado de não incluir na ligadura a artéria cólica esquerda com o objetivo de não comprometer a irrigação do segmento proximal do sigmoide que será seccionado e exteriorizado como colostomia terminal.

As incisões dos folhetos peritoneais são juntadas na base da bexiga ou no ápice da vagina no sexo feminino.

Inicia-se a dissecção do reto ao nível do promontório do sacro cuidando-se para não incluir a fáscia visceral e não lesar os plexos hipogástricos e nervos pélvicos da maneira bem definida na prática da excisão total do mesorreto.

A dissecção prossegue em plano avascular, sob visão direta, com eletrocautério. O plano de dissecção é anterior à identificação do septo retovesical ou retovaginal (nas mulheres), bem como a fáscia de Denonvilliers que é seccionada, identificando-se a próstata e vesículas seminais.

Uma válvula chanfrada tipo St. Mark's afasta a bexiga ou a vagina, o reto é tracionado no sentido posterior de modo a permitir a dissecção abaixo da fáscia, em plano avascular. Complementa-se então a dissecção das faces laterais. Quando identificadas, as artérias retais médias devem ser ligadas ou cauterizadas. A dissecção prossegue até o plano dos músculos elevadores do ânus.

O cólon sigmoide, na transição com o descendente, é seccionado após ligadura dos vasos sigmoides e arcada marginal.

Procede-se então ao preparo do local para realização da sigmoidostomia, excisando-se com bisturi 2 cm de pele, incluindo-se na ressecção o tecido adiposo correspondente determinando idealmente, trajeto transretal (através do músculo reto abdominal) (Figs. 27-2 e 27-3).

Faz-se uma incisão em cruz na aponeurose; divulsiona-se o músculo reto anterior do abdome e abre-se o peritônio. A abertura da pele, músculo e peritônio deve permitir a passagem de dois dedos para que o cólon seja facilmente exteriorizado (Figs. 27-4 e 27-5).

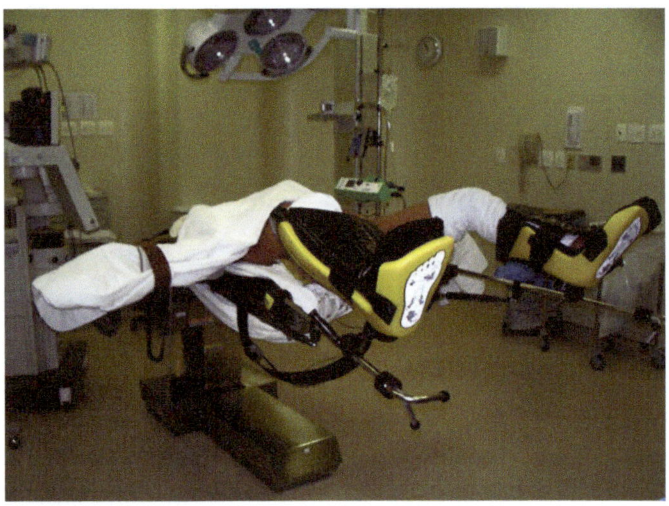

Fig. 27-1. Posicionamento do paciente com as perneiras de Lloyd-Davies.

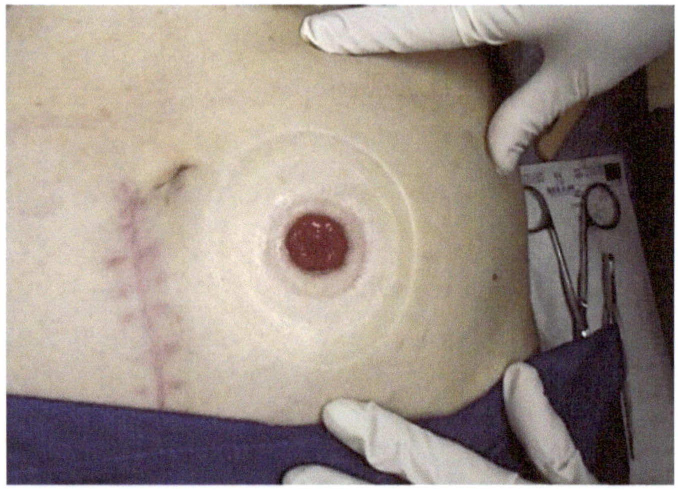

Fig. 27-2. Posicionamento da colostomia em situação lateral esquerda, através do músculo reto abdominal.

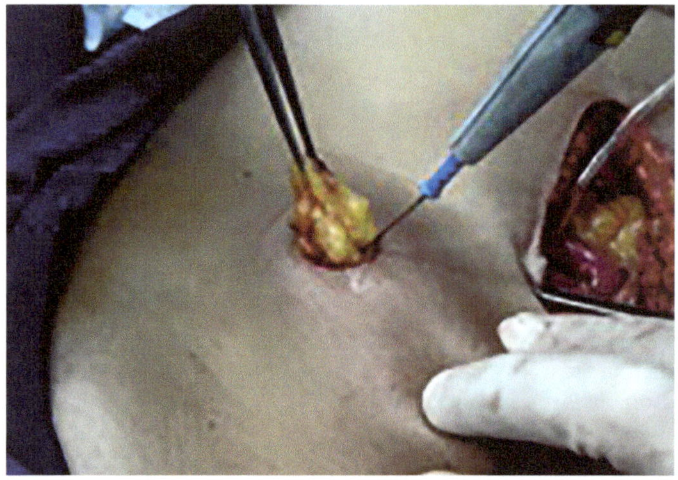

Fig. 27-3. Ressecção cilíndrica do tecido gorduroso para permitir passagem confortável do segmento de cólon.

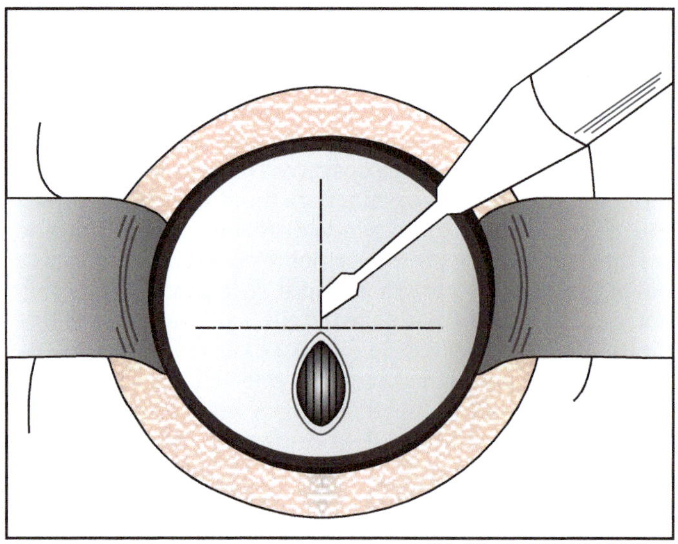

Fig. 27-4. Incisão em forma de cruz na aponeurose anterior do músculo reto abdominal.

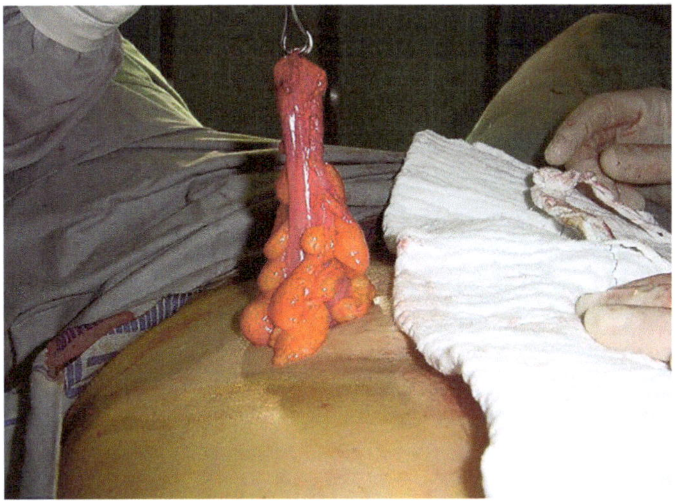

Fig. 27-5. Mobilização do cólon e abertura da parede abdominal devem permitir saída de segmento suficiente e confortável para confecção da colostomia.

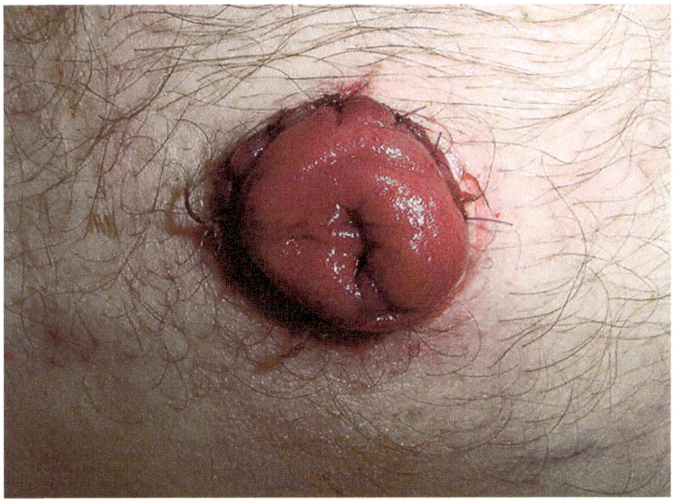

Fig. 27-6. Aspecto final do estoma.

Depois do fechamento da parede abdominal, o excedente do cólon exteriorizado é seccionado de maneira que, após sua eversão e fixação das bordas na pele, a colostomia seja plana (Fig. 27-6).

Costuma-se fechar o espaço entre a parede lateral do abdome e o segmento do cólon exteriorizado para evitar a ocorrência de hérnia.

Tempo Perineal

Os dois tempos da ressecção abdominoperineal do reto podem ser feitos de maneira quase sincrônica quando há duas equipes experientes. Nestas condições o tempo perineal é iniciado após a mobilização do reto pelo cirurgião abdominal, estando o cirurgião perineal sentado entre as pernas do doente. Após o fechamento do orifício anal, é feita uma incisão elíptica ampla por fora do plano esfincteriano. As bordas da pele perianal são tracionadas com pinças de Kocher e a dissecção prossegue com eletrocautério até ser alcançada a fossa isquiorretal. Neste ponto é conveniente a colocação de um afastador de Lace, como é usado no Hospital St. Mark's para facilitar a exposição. A fossa isquiorretal é amplamente esvaziada e as artérias isquiáticas de ambos os lados, quando identificadas, são ligadas. O músculo transverso do períneo é identificado e incisado liberando-se o reto anteriormente. Prossegue-se na face posterior, entrando-se no espaço pré-sacral até o nível do cóccix. Quando o tumor é muito volumoso e infiltrativo, o cóccix deve ser incluído na ressecção. Cuida-se para não lesar a fáscia pré-sacral para evitar sangramento que, quando ocorre, é de difícil resolução, bem como para não perfurar o reto, que prejudica os resultados oncológicos. O cirurgião abdominal orienta o cirurgião do períneo para manter o plano correto da dissecção. Os músculos elevadores do ânus são seccionados de ambos os lados, próximos à parede isquiática no sentido do plano posterior ao anterior, cuidando-se para não lesar a porção distal do ureter.

A dissecção prossegue pela tração anterior do reto e divisão dos músculos e da fáscia retouretral, cuidando-se para não lesar a uretra. Neste ponto da dissecção, o cólon do sigmoide que foi seccionado pelo cirurgião abdominal é tracionado ao períneo a fim de facilitar a finalização da dissecção anterior. Visualiza-se a próstata no doente do sexo masculino e com a divisão da fáscia de Denonvilliers penetra-se na cavidade peritoneal com consequente liberação da peça cirúrgica.

Após a retirada da peça, as cavidades abdominal e perineal são revisadas para complementação da hemostasia e irrigadas com solução salina.

O peritônio pélvico é fechado pelo cirurgião abdominal. Se houver dificuldade na sua aproximação pode-se interpor epíploo ou recorrer ao uso de tela, sendo nossa escolha para a dura-máter.

É nossa escolha drenar as cavidades pélvica e perianal através da cavidade abdominal com dreno de sucção. As bordas da pele da ferida perineal são suturadas sem aproximação dos músculos elevadores.

No sexo feminino, nos tumores situados na face anterior e em todos os casos de tumores muito volumosos, a porção posterior da vagina deve ser incluída na ressecção (Fig. 27-7).

Quando, eventualmente, ocorrer perfuração do reto com contaminação da cavidade ou hemostasia de difícil contenção, o períneo é mantido aberto e tamponado.

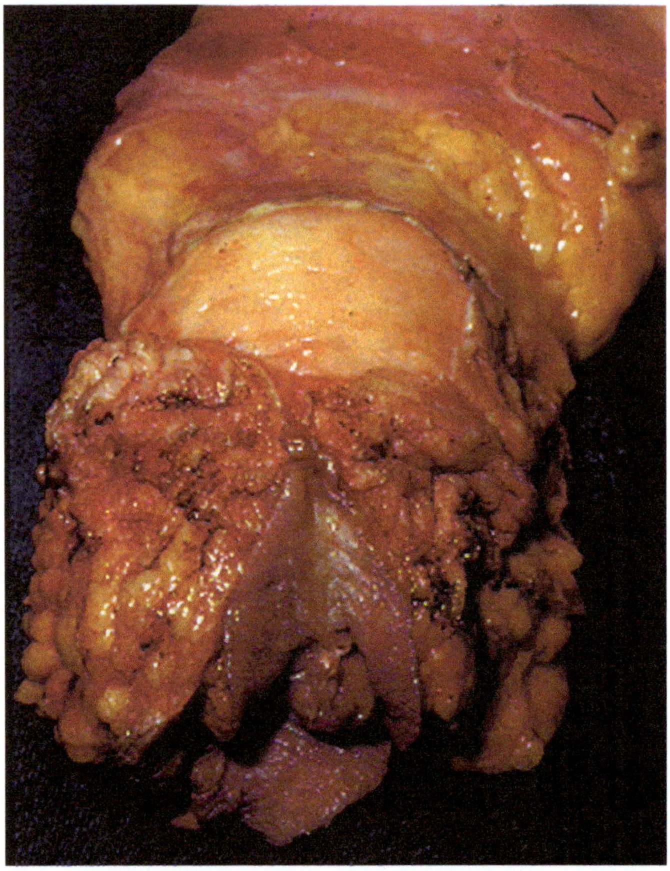

Fig. 27-7. Aspecto de espécime cirúrgico após amputação do reto com inclusão da parede posterior da vagina.

Posição de Decúbito Ventral

A amputação abdominoperineal do reto habitualmente é realizada no seu tempo perineal com o paciente em posição de decúbito dorsal com as perneiras elevadas. A revisão dos achados de anatomia patológica dos espécimes cirúrgicos dos pacientes incluídos no estudo holandês (*Dutch trial*) revelou que, em todos os estádios, a APR determinava taxas significativamente maiores de margem circunferencial comprometida e de recidiva local da doença.[32] O exame macroscópico dos espécimes cirúrgicos sugeria que havia frequente "acinturamento" (do termo inglês, *waisting*) na região da inserção dos músculos elevadores do ânus. Neste contexto, alguns autores sugeriram que este "acinturamento" do espécime cirúrgico poderia ser decorrente da exposição cirúrgica determinada pela posição do paciente em decúbito dorsal. Assim sendo, estes autores propuseram a execução da fase perineal da APR com o paciente em posição de decúbito ventral (posição de canivete ou *jack-knife*).[33] Neste caso, o procedimento abdominal é realizado em posição habitual até atingir o plano dos músculos elevadores. Neste momento, interrompe-se o procedimento e posiciona-se o paciente em decúbito ventral para complementar com o tempo perineal. Estudos preliminares têm indicado melhor aspecto macroscópico dos espécimes cirúrgicos ressecados bem como menores taxas de margem circunferencial comprometida com esta técnica quando comparada à técnica ou ao acesso em posição ventral.[34] No entanto, resultados em termos de controle local da doença ainda são aguardados.

Ressecção Anterior (Retossigmoidectomia Abdominal)

Neste procedimento a dissecção é feita através de uma abordagem abdominal e o cólon sigmoide e o reto são ressecados em bloco incluindo sua drenagem linfática. O termo ressecção anterior é comumente utilizado para ressecções que envolvem o reto acima da reflexão peritoneal. O termo ressecção anterior baixa implica que o reto abaixo da reflexão peritoneal anterior tenha sido removido, e ressecção anterior ultrabaixa é quando é realizada uma anastomose entre o cólon e a porção mais distal do reto ou com o canal anal (anastomose coloanal).

Durante a dissecção, sempre que possível, os nervos autonômicos que se encontram próximos ao reto e junto aos vasos mesentéricos superiores devem ser preservados, pois a lesão da inervação simpática resultará em disfunção ejaculatória em homens. Lesão da inervação simpática e parassimpática mista pode resultar em impotência sexual e disfunção urinária.

Este tipo de operação com preservação esfincteriana é válido e possível, pois a drenagem linfática ocorre, preferencialmente, no sentido cranial e a disseminação intramural distal é incomum. A incidência e a significância da disseminação tumoral intramural distal têm sido avaliadas desde os anos 1940. Em 1943, Dukes examinou 1.500 espécimes de câncer de reto removidos pela técnica APR e encontrou disseminação distal em 6,5%. A necessidade de ressecção distal de 5 cm, regra dos 5 cm foi preconizada por muitos anos; entretanto, mais recentemente, estudos mostraram resultados semelhantes em relação à recorrência local e sobrevida de 5 anos nos casos em que a margem distal era 2 cm ou menos, em comparação aos de margem maior que 5 cm. Estes resultados sugerem que margens distais menores que 2 cm não comprometem a taxa de sobrevida e nem, recidiva local. Atualmente, uma margem distal de 2 cm do tumor é considerada adequada para a ressecção anterior, não comprometendo a sobrevida nem tampouco a recidiva local em comparação com a APR.[30] Isto significa que a maioria dos tumores acima de 6 cm da borda anal ou 2 a 3 cm acima da junção anorretal, pode ser tratada por procedimentos com preservação esfincteriana. A preservação esfincteriana é contraindicada quando há invasão do complexo esfincteriano e quando é possível a ressecção do tumor sem permanência de lesão residual e quando não há referência de incontinência anal pelo doente.[35,36]

A RA foi associada à menor taxa de complicações e mortalidade perioperatória comparável à APR. Os resultados oncológicos em longo prazo, quanto às taxas de sobrevidas são semelhantes aos da ressecção abdominoperineal. Na literatura, as taxas de mortalidade operatória deste procedimento variam de 1 a 7% e as taxas de sobrevida em 5 anos variam de 36 a 81%.

Descrição da Técnica

Para a realização da RA a posição adotada é a mesma que para amputação do reto. O cirurgião se posiciona à esquerda, o primeiro auxiliar à direita, o segundo auxiliar entre as pernas do doente.

A incisão é a mediana, iniciando-se no púbis, continuando através da cicatriz umbilical até próximo do apêndice xifoide. Comprovada a ressecabilidade do tumor, inicia-se a mobilização do cólon sigmoide incisando-se o folheto peritoneal na goteira parietocólica esquerda. Identifica-se o ureter e os vasos espermáticos ou ováricos esquerdos. Cuida-se para não lesar os ramos do plexo nervoso hipogástrico sobre os grandes vasos no retroperitônio. Prossegue-se o descolamento do cólon descendente por dissecção através da fáscia de Toldt até o nível do ângulo esplênico.

Libera-se a flexura esplênica e porção distal do cólon transverso com bisturi elétrico. Cuida-se para não tracionar exageradamente o cólon descendente, bem como o cólon transverso e seus ligamentos para evitar lesão acidental do baço.

Identifica-se e liga-se a veia mesentérica inferior na altura do ângulo duodenojejunal de Treitz. Exposição e exérese dos linfonodos pré-aórticos.

Ligadura da artéria mesentérica inferior junto à sua origem na aorta, procurando-se poupar os nervos do plexo.

Incisão do folheto peritoneal medial do mesossigmoide e do reto com visualização do ureter direito. Início da dissecção da face posterior do reto, liberando-se suas aderências da lâmina aponeurótica pré-sacral. Identifica-se o promontório sacral, a bifurcação da aorta e da veia cava.

Com a tração do reto sigmoide no sentido anterior, expõe-se a área vascular na linha média entre o retroperitônio e o folheto do mesossigmoide que continua com o mesorreto, mantendo-se intata a fáscia visceral que envolve o reto. Continua-se com a mobilização lateral do reto, incisando-se com margens laterais amplas junto à parede pélvica, mantendo-se o plano que é contínuo ao espaço pré-sacral, usando-se bisturi elétrico. A artéria retal média é ligada apenas quando ela é identificada.

Inicia-se a dissecção no plano anterior completando-se a incisão do peritônio na linha média ao nível da reflexão peritoneal, unindo-se os limites anterolaterais. No homem a reflexão peritoneal deve ser incisada, incluindo-se pelo menos um centímetro posterior entre o espaço formado pela parede anterior do reto e pela parede posterior da bexiga e da próstata. Quando os tumores são infiltrativos e baixos, a dissecção anterior deve ser feita no plano anterior à fáscia de Denonvilllier, que deverá ser incluída na peça ressecada. As vesículas seminais e a próstata são então bem identificadas. Na mulher, o peritônio é incisado na parte mais baixa do fundo de saco de Douglas. Quando o tumor adere ao útero ou à vagina, a ressecção deve ser em monobloco com histerectomia e secção parcial da vagina (Fig. 27-8).

O limite distal da liberação do reto pela excisão total do mesorreto é determinado pela altura do tumor. Quando o tumor é situado no reto baixo ou médio deve chegar até o plano dos elevadores. Quando é no reto alto a ressecção deve incluir uma extensão de 5 cm do mesorreto e a secção deve ser feita com margem distal mínima de 2 cm (Fig. 27-9). Antes da secção do reto o segundo auxiliar faz a irrigação do reto com solução fisiológica.

A secção do reto pode ser feita da maneira habitual com bisturi, ou por grampeamento dependendo do tipo de anastomose de anastomose planejada, se manual ou por sutura mecânica por grampeamento simples ou duplo.

O cólon descendente é preparado para ser seccionado em um nível acima da ligadura da artéria mesentérica inferior, ligando-se as arcadas vasculares. Cuida-se para fazer o teste da suplência arterial (costumamos fazer seccionando-se a artéria da arcada entre duas pinças de Kelly e observando o fluxo sanguíneo) na altura do cólon descendente que deverá alcançar a pelve sem tensão.

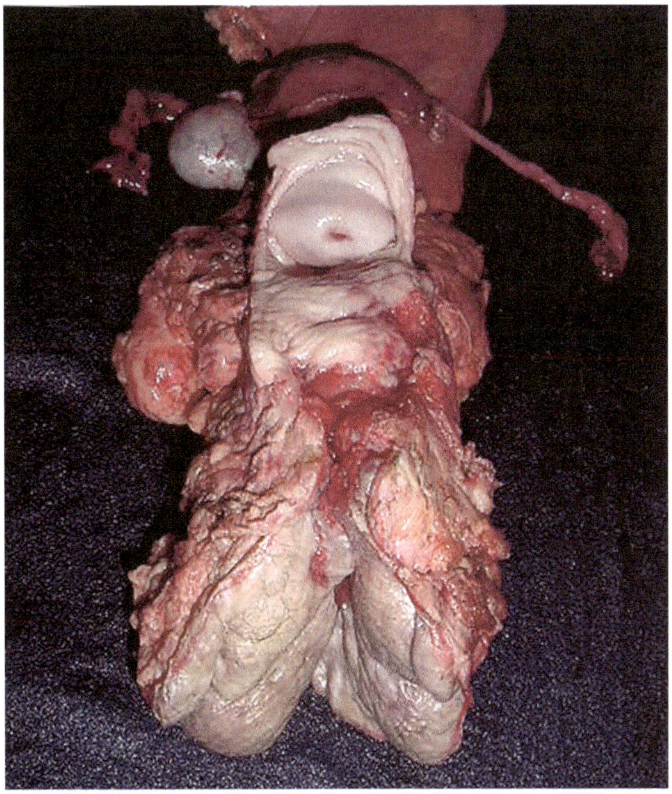

Fig. 27-8. Produto de protectomia com ressecção em bloco do útero, vagina e anexos.

A realização da anastomose colorretal via manual é atualmente realizada, mas raramente para anastomoses intraperitoneais altas. Preferimos sutura contínua em plano único, extramucoso com fios inabsorvíveis ou de absorção tardia, mono ou multifilamentoso.

Quando a anastomose colorretal intraperitoneal ou extraperitoneal é realizada de maneira mecânica pode-se utilizar a técnica do grampeamento circular único ou duplo. Com maior frequência usa-se a técnica do duplo grampeamento (Figs. 27-10 e 27-11).

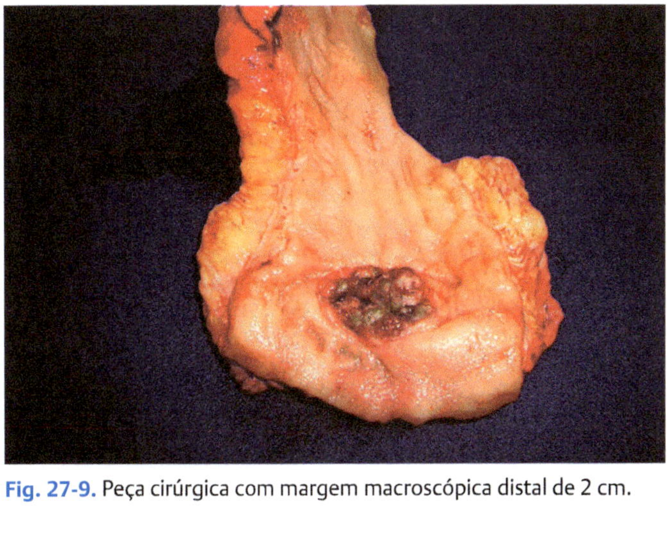

Fig. 27-9. Peça cirúrgica com margem macroscópica distal de 2 cm.

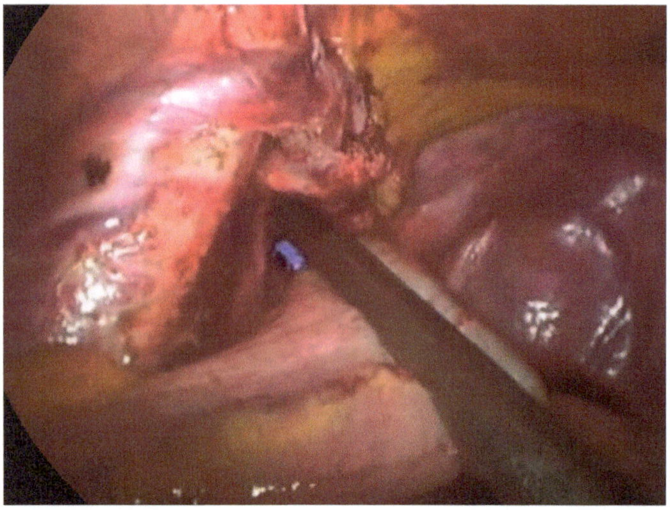

Fig. 27-10. Grampeamento da margem distal com grampeador laparoscópico linear.

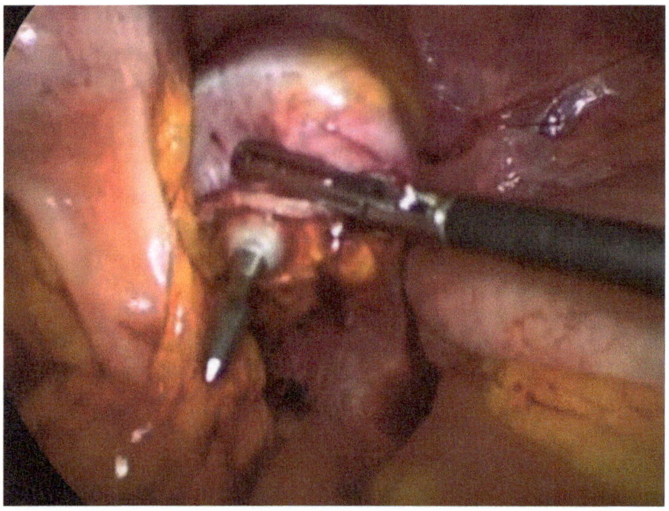

Fig. 27-11. Perfuração da linha de grampeamento linear com lança do grampeador circular para realização de anastomose em duplo grampeamento.

As anastomoses coloanais podem ser feitas também de maneira manual ou por técnica de duplo grampeamento ou por grampeamento circular simples. Nesta eventualidade, após secção do reto por via abdominal ou perineal a sutura em bolsa é feita por via transanal (Figs. 27-12 e 27-13).

Emprega-se a derivação intestinal, na maioria das anastomoses colorretais muito baixas ou coloanais, particularmente nos doentes previamente submetidos à radioterapia.

Preferimos a derivação por ileostomia em alça pela melhor aceitação dos doentes por seu tamanho, falta de odor e, particularmente, para não haver compromisso da arcada vascular que pode ocorrer quando se faz colostomia em alça.

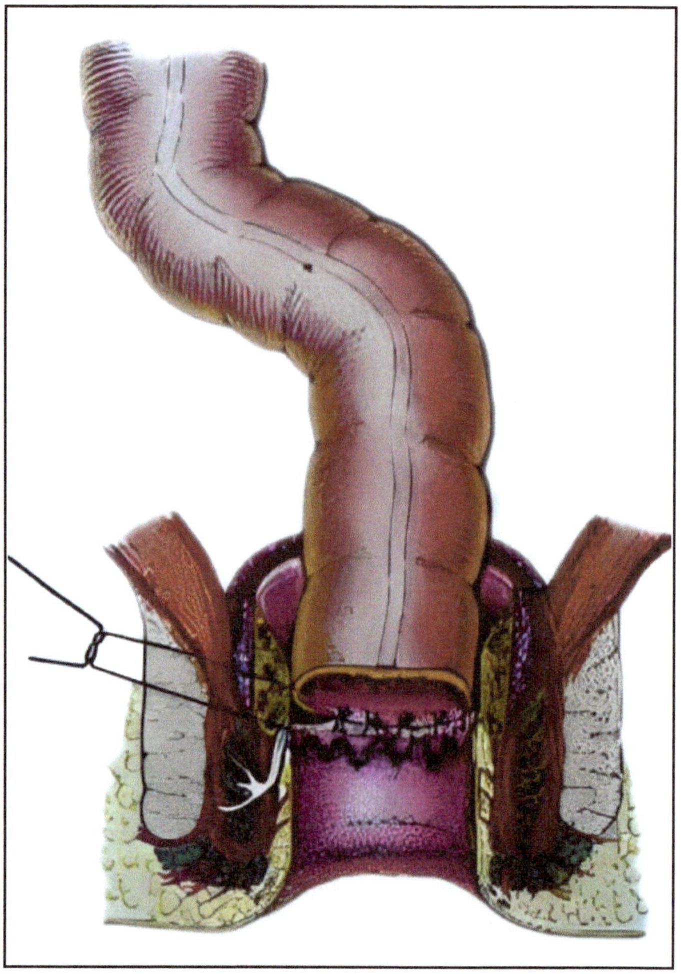

Fig. 27-12. Esquema do aspecto final de anastomose coloanal manual.

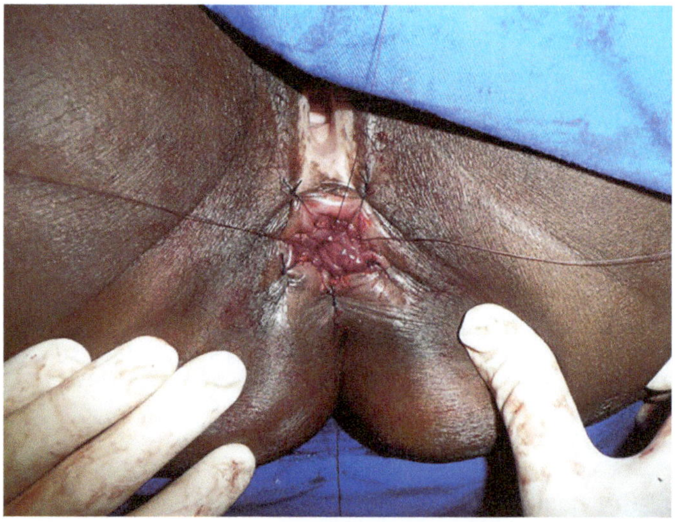

Fig. 27-13. Aspecto final externo de anastomose coloanal manual.

Ressecção Anterior com Reservatório Colônico

A ressecção do reto seguida de anastomose colorretal muito baixa ou coloanal associa-se a razoáveis indicações de alterações na frequência e tipo de evacuações, urgência, e vários graus de incontinência anal. As principais alterações resultam da perda do reservatório retal, lesão do esfíncter interno do ânus e sensação alterada da sensibilidade anorretal.

A construção de um reservatório colônico como técnica complementar à ressecção anterior baixa e ultrabaixa tem sido recomendada para reduzir estas alterações principalmente no que diz respeito à sua duração.

O reservatório colônico pode ser feito de várias maneiras. As técnicas mais utilizadas são as chamadas em J e a coloplastia transversa.

O reservatório em J foi proposto pioneiramente por Lazorthes *et al.* e Parc *et al.*.[37,38] Numerosos seguidores com pequenas modificações relataram resultados bastante satisfatórios. Deve ter tamanho curto não excedendo 7,5 cm, as suturas podendo ser feitas de forma manual ou mecânica (Fig. 27-14). Apresenta como desvantagem principal a de ser, algumas vezes, difícil sua realização por dificuldades técnicas relacionadas ao comprimento do cólon para alcançar a pelve sem tensão e à dificuldade da passagem da bolsa pela pelve estreita principalmente em doentes do sexo masculino, e obesos.

A coloplastia transversa proposta inicialmente por Z'Graggen *et al.*[39,40] evita estas desvantagens. Consiste na feitura de uma incisão longitudinal abrangendo todas as camadas do cólon de 7-9 cm de extensão iniciada a 4 cm acima da extremidade a ser anastomosada no canal anal (Fig. 27-15).

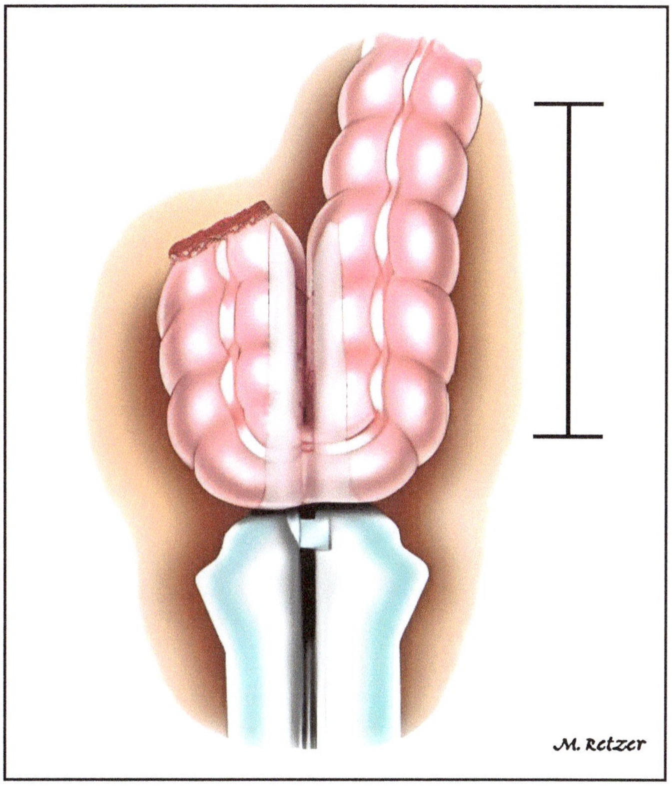

Fig. 27-14. Desenho de bolsa colônica em "J" com extensão aproximada de 7,5 cm.

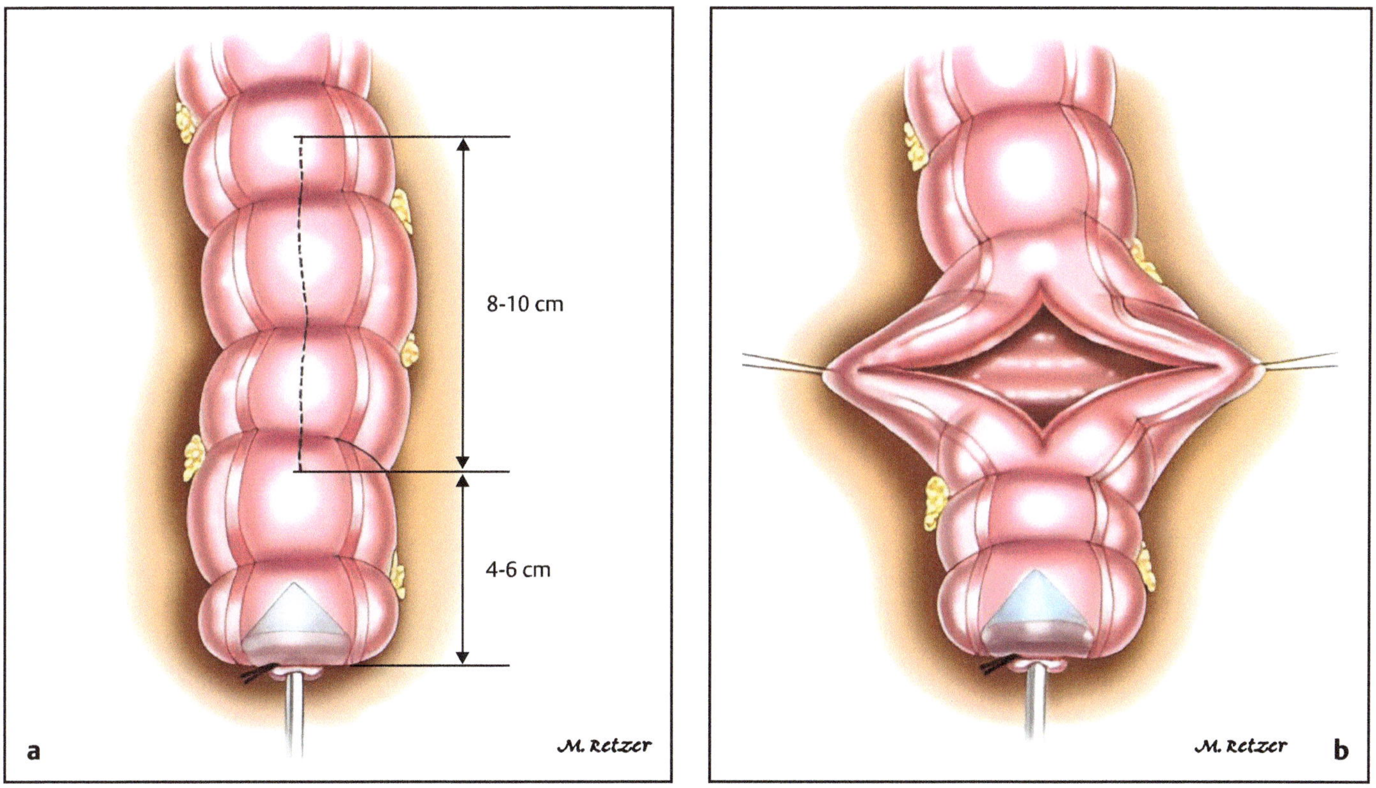

Fig. 27-15. Esquema para confecção de coloplastia transversa com incisão longitudinal do cólon (a) e fechamento transversal (b).

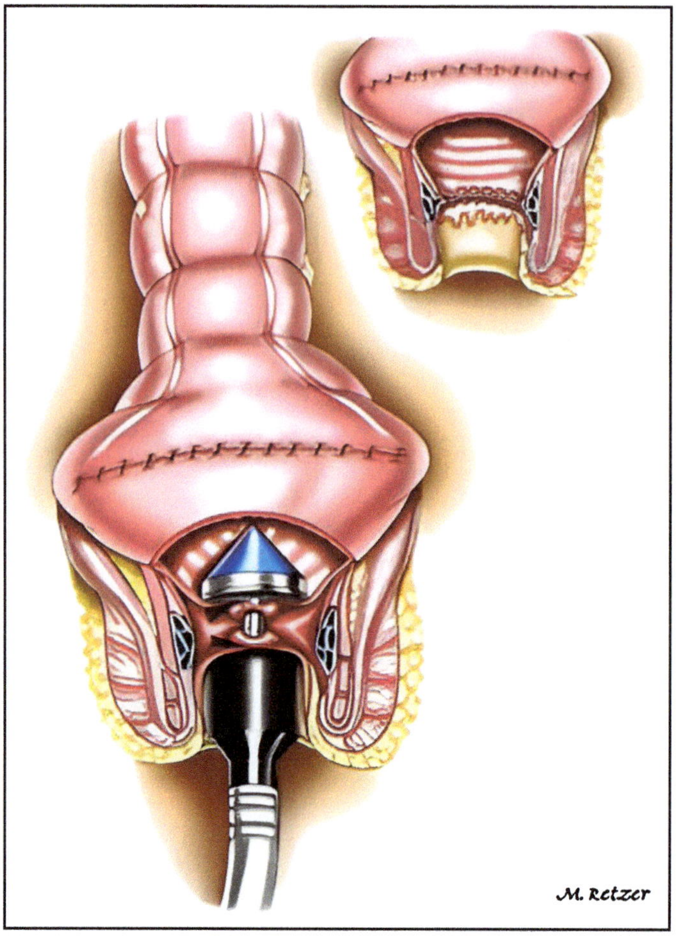

Fig. 27-16. Esquema de sutura mecânica coloanal após coloplastia transversa.

É tecnicamente de fácil construção, dispensa o uso de mais uma sutura mecânica. O reservatório assim obtido é pequeno, sem dificuldade de ser trazido ao canal anal. A anastomose coloanal é realizada de maneira habitual, com sutura manual ou mecânica (Fig. 27-16).

Em um trabalho de metanálise recente, tanto a bolsa colônica em J como a coloplastia transversa trouxeram benefício funcional em relação à anastomose direta quando avaliadas precocemente.[41] Entretanto, quando comparadas as duas modalidades cirúrgicas, não foram encontradas diferenças significativas entre as técnicas.[42] Além disso, aparentemente os resultados funcionais tardios (3 anos) são semelhantes entre as três técnicas.

Ressecção Interesficteriana

A obtenção de margem distal apropriada pode ser crítica em pacientes com tumores muito distais. Neste caso a aplicação de grampeadores por acesso abdominal ou laparoscópico torna-se muito difícil. Assim sendo, em casos selecionados de tumores precoces ou com efeito de regressão tumoral ao tratamento neoadjuvante muito pronunciado, pode-se lançar mão de um artifício técnico conhecido como ressecção interesfincteriana.[43] Nesta técnica o cirurgião estabelece a extensão da margem distal por acesso transanal através de incisão da mucosa (mucosectomia) ou interesfincteriana (parcial, quando há preservação de um segmento distal de musculatura interna ou total, quando a incisão resseca completamente a musculatura interna do ânus preservando-se apenas a musculatura externa) (Fig. 27-17). Uma vez realizada a incisão circunferencial do reto nas suas camadas superficiais, procede-se ao fechamento da sua luz. A dissecção por via abdominal deverá comunicar com a dissecção transanal, com o auxílio de uma compressa pequena colocada pelo ânus depois do fechamento do reto incisado. Finalmente, a anastomose coloanal é habitualmente realizada com sutura manual como habitualmente feita em outras situações de anastomose coloanal.

Do ponto de vista oncológico, este procedimento tem demonstrado resultados semelhantes às ressecções convencionais além de resultados funcionais aceitáveis sem prejuízo significativo da qualidade de vida.[44]

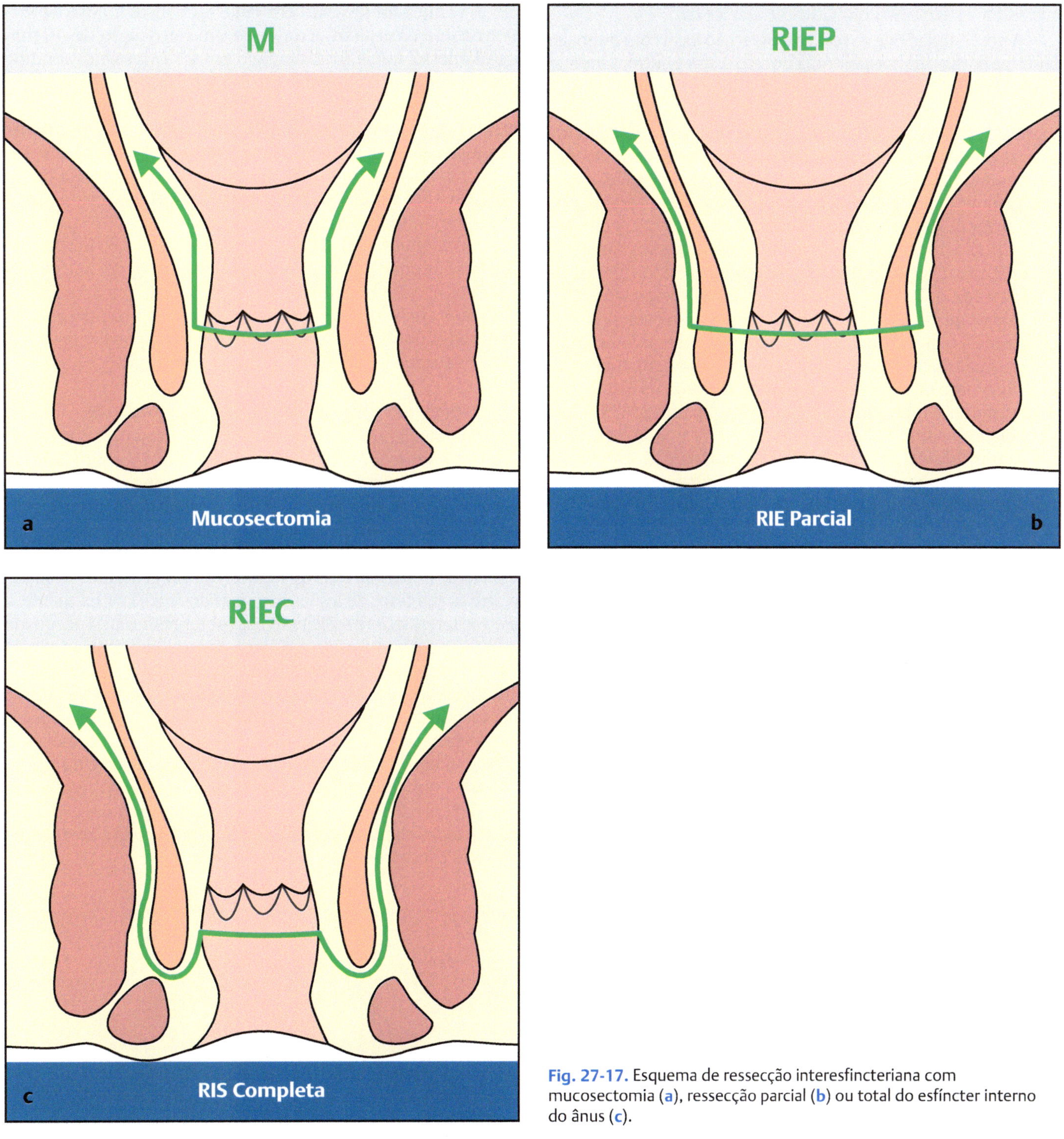

Fig. 27-17. Esquema de ressecção interesfincteriana com mucosectomia (a), ressecção parcial (b) ou total do esfíncter interno do ânus (c).

Excisão Transanal do Câncer de Reto

A possibilidade de se realizar ressecção local com intenção curativa para o adenocarcinoma do reto distal é extremamente desejável, uma vez que está associada à morbidade mínima e mortalidade virtualmente nula, não há risco de comprometimento da função sexual ou urinária e não há necessidade de se realizar colostomia. Entretanto, existe o risco de ressecção incompleta e de haver doença regional não suspeitada, particularmente quando à ressecção não se associou terapia neo ou adjuvante. Entretanto, reconhece-se que nos casos em que o tumor não pode ser estadiado ou apresentar características histológicas adversas (como margem comprometida, pouca diferenciação celular ou invasão linfovascular), terapia adicional (quimioterapia ou cirurgia radical ou ambas) deve ser indicada. Entretanto, é digno de nota o fato de que mesmo o estadiamento T patológico coincidindo com o estadiamento pré-operatório, o risco de metástases linfonodais regionais é de 0-12% para tumores T1, 12-28% para T2 e 36-79% para T3.[45,46] O risco de metástases linfonodais também aumenta na presença de achados morfológicos e histológicos adversos.[46]

O estadiamento pré-operatório com ultrassonografia endorretal deve ser realizado quando há intenção de se fazer ressecção local. Os critérios de inclusão devem ser rigorosamente respeitados e incluir tumores pequenos e móveis, Tis e T1, bem ou moderadamente diferenciados situados a menos do que 6 a 8 cm da borda anal, envolvendo menos que um quadrante do reto, sem invasão angiolinfática e possibilidade de obter uma margem de segurança de 5 mm.[47] Os pacientes portadores de tumores com estadiamento patológico T2 ou maior não são bons candidatos a esta modalidade terapêutica. Acredita-se que se estes critérios forem seguidos, menos que 5% dos pacientes com tumores retais podem se beneficiar deste procedimento. Em nossa série a ressecção local representou 3,2% das operações para câncer do reto.

Os resultados da excisão local do câncer retal têm ampla variabilidade nos trabalhos relatados e são obtidos a partir de estudos retrospectivos em uma única instituição. As taxas de recidiva local variam de 0 a 32%. Esta variação pode ser explicada por diferenças na seleção dos pacientes, técnica cirúrgica e duração e frequência do seguimento. Em estudo recente a taxa de recidiva local de 18 e 37% foi verificada em pacientes com tumores T1 e T2, respectivamente, após um acompanhamento de 54 meses. Esta taxa de recidiva mostrou-se significativamente maior quando comparado com pacientes em que foi realizada a cirurgia radical (T1 = 0% e T2 = 6%).[48,49] Os resultados reforçam a necessidade de se indicar com muito critério a ressecção local, indicação esta atualmente limitada ao tumor estádio T1 sem fatores de risco, sendo eles a presença de linfonodos ou o comprometimento de margem de ressecção. As margens de ressecção devem ser amplas e devem ser fixadas para correto exame histopatológico.

Microcirurgia Endoscópica Transanal

A técnica de microcirurgia endoscópica transanal (MET) foi desenvolvida para tratar tumores que seriam tratadas pela técnica de excisão transanal, mas se localizam em uma porção muito alta do reto para serem abordadas por tal técnica.

A técnica foi descrita em 1988 e consiste no uso de instrumentos cirúrgicos através de um retoscópio de 40 mm de diâmetro, que é inserido pelo ânus.[50] O reto é distendido através da infusão de dióxido de carbono pelo retoscópio e os instrumentos ópticos permitem visão estereoscópica. A ressecção precisa da lesão no reto proximal, normalmente inacessível pela técnica transanal padrão, resulta em desconforto e morbidade mínimos. Embora este método seja preferencialmente usado em lesões benignas, ele tem sido usado em lesões malignas em casos selecionados.

Os resultados de 10 anos de experiência com o MET foram publicados por diversos centros. A compilação de todos os resultados obtidos pelos diversos centros demonstra resultados similares em termos de recidiva local quando comparado aos resultados obtidos com ressecção transanal convencional (9% para os tumores pT1 e 20% para os tumores pT2).[51]

Princípios Técnicos da Ressecção Transanal

Independentemente do acesso convencional ou por microcirurgia endoscópica, a ressecção transanal deve ser realizada através da incisão da parede do reto, preferencialmente na sua espessura total atingindo a gordura perirretal nos casos de neoplasia maligna. Antes do início da ressecção o cirurgião deve demarcar a área de ressecção respeitando margem lateral não inferior a 1 cm (Fig. 27-18). Ressecções superficiais devem ser restritas aos casos de lesões benignas do reto. Habitualmente, a eletrocauterização é suficiente para obter hemostasia adequada da parede de espessura total do reto. Apesar disso, fontes de energia alternativas como o bisturi harmônico podem ser utilizadas com bons resultados. Uma vez ressecada a lesão com margem lateral mínima de 1 cm, pode-se realizar o fechamento do defeito criado na parede do reto através de sutura com fio absorvível com pontos separadas nos casos de defeitos maiores ou sutura contínua nos casos defeitos menores na parede do reto. Alternativamente, defeitos da parede do reto extraperitoneal podem ser deixados abertos para cicatrização por segunda intenção sem maiores consequências clínicas relevantes.

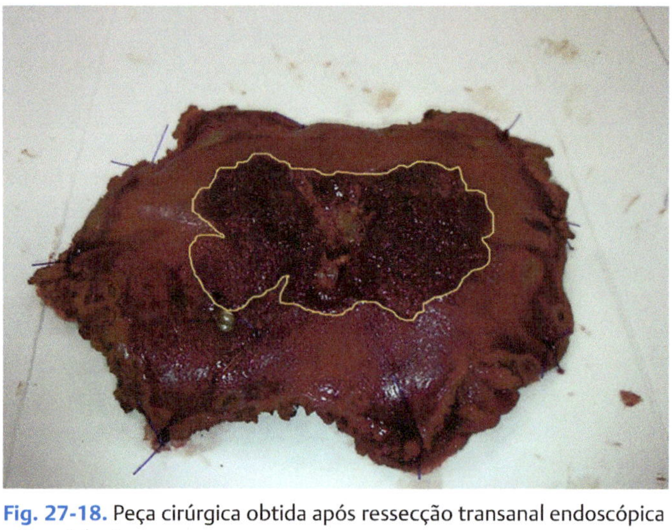

Fig. 27-18. Peça cirúrgica obtida após ressecção transanal endoscópica microcirúrgica.

REFERÊNCIAS BIBLIOGRÁFICAS

1. Balch GC, De Meo A, Guillem JG. Modern management of rectal cancer: a 2006 update. World J Gastroenterol. 2006;12(20):3186-95.
2. Jeong SY, Chessin DB, Guillem JG. Surgical treatment of rectal cancer: radical resection. Surg Oncol Clin N Am. 2006;15(1):95-107, vi-vii.
3. Wille-Jorgensen P, Guenaga KF, Castro AA, Matos D. Clinical value of preoperative mechanical bowel cleansing in elective colorectal surgery: a systematic review. Dis Colon Rectum. 2003;46(8):1013-20.
4. Brunetti-Netto C, Habr-Gama A, Sousa-Junior AHS, Bocchini SF, Pinotti HW. Estudo prospectivo randomizado de preparo intestinal para operações efetivas do cólon e reto pelo método convencional de laxativos e enemas e pela administração oral de solução de Manitol a 10%. Rev Bras Colo-Proct. 1988;8(1):17-21.
5. Habr-Gama A, Teixeira MG, Alves PRA, Ventura TCM, Gama-Rodrigues JJ. Emprego de solução de Manitol a 10% no preparo do intestino grosso para colonoscopia e cirurgias. Rev Hosp Clín Fac Med S Paulo. 1981;36(6):239-43.
6. Habr-Gama A, Vieira MJF, Sousa Junior AHS, Alves PA, Travassos VHCR, Gama-Rodrigues JJ, et al. Bowel preparation for elective colorectal surgery. A prospective study using electrolyte solution containing polyethylene glycol. ABCD Arq Bras Cir Dig. 1987;2(1):3-8.
7. Alves PRA, Sousa Junior AHS, Habr-Gama A, Gama-Rodrigues J, Pinotti HW. "Express manitol": a safe and fast bowel preparation for colonoscopy used on 3,400 consecutive patients. ABCD Arq Bras Cir Dig. 1991;6(1):20-3.
8. Habr-Gama A, Kiss DR, Araújo SEA, Bringel RWA. Preparo intestinal para cirurgia colorretal eletiva: Polietileno (PEG) x Fosfato de sódio (FS) – Resultados de estudo prospectivo e randomizado. Rev Bras Colo-Proct. 1998;18:85-9.
9. Jayne DG, Thorpe HC, Copeland J, Quirke P, Brown JM, Guillou PJ. Five-year follow-up of the Medical Research Council CLASICC trial of laparoscopically assisted versus open surgery for colorectal cancer. Br J Surg. 97(11):1638-45.
10. Nelson RL, Glenny AM, Song F. Antimicrobial prophylaxis for colorectal surgery. Cochrane Database Syst Rev. 2009;(1):CD001181.
11. Habr-Gama A, Nóbrega TV, Gama-Rodrigues JJ, Teixeira MG, Campos F, Mucerino D, et al. Profilaxia da infecção em cirurgia colo-retal eletiva - Cefoxitina ou Metronidazol em 3 doses. Rev Bras Colo-Proct 1983;3(3):83-9.
12. Gama-Rodrigues JJ, Habr-Gama A, Sousa Junior AHS, Pinotti HW. Análise de fatores determinantes da seleção dos antibióticos pelos cirurgiões. Rev Bras Med. 1985;42(4):59-65.
13. Habr-Gama A, Alves PRA, Vieira MJF, Bertevello PL, Gama-Rodrigues JJ. Prophylactic short course of Metronidazole and Netilmicin used in two schemes for elective colorectal surgery. ABCD Arq Bras Cir Dig. 1992;7(2):33-9.
14. Tjandra JJ, Kilkenny JW, Buie WD, Hyman N, Simmang C, Anthony T, et al. Practice parameters for the management of rectal cancer (revised). Dis Colon Rectum. 2005;48(3):411-23.
15. Nelson H, Petrelli N, Carlin A, Couture J, Fleshman J, Guillem J, et al. Guidelines 2000 for colon and rectal cancer surgery. J Natl Cancer Inst. 2001;93(8):583-96.
16. Rodriguez-Bigas MA, Petrelli NJ. Pelvic exenteration and its modifications. Am J Surg. 1996;171(2):293-8.
17. Davies GC, Ellis H. Radical surgery in locally advanced cancer of the large bowel. Clin Oncol. 1975;1(1):21-6.
18. Sagar PM, Hartley MN, Macfie J, Mancey-Jones B, Sedman P, May J. Randomized trial of pelvic drainage after rectal resection. Dis Colon Rectum. 1995;38(3):254-8.
19. McArdle CS, Hole DJ. Influence of volume and specialization on survival following surgery for colorectal cancer. Br J Surg. 2004;91(5):610-7.
20. Heald RJ, Husband EM, Ryall RD. The mesorectum in rectal cancer surgery--the clue to pelvic recurrence? Br J Surg. 1982;69(10):613-6.
21. Heald RJ, Ryall RD. Recurrence and survival after total mesorectal excision for rectal cancer. Lancet. 1986;1(8496):1479-82.
22. Wang C, Zhou ZG, Wang Z, Chen DY, Zheng YC, Zhao GP. Nodal spread and micrometastasis within mesorectum. World J Gastroenterol. 2005;11(23):3586-90.
23. Zaheer S, Pemberton JH, Farouk R, Dozois RR, Wolff BG, Ilstrup D. Surgical treatment of adenocarcinoma of the rectum. Ann Surg. 1998;227(6):800-11.
24. Williams NS, Price R, Johnston D. The long term effect of sphincter preserving operations for rectal carcinoma on function of the anal sphincter in man. Br J Surg. 1980;67(3):203-8.
25. Luke M, Kirkegaard P, Lendorf A, Christiansen J. Pelvic recurrence rate after abdominoperineal resection and low anterior resection for rectal cancer before and after introduction of the stapling technique. World J Surg. 1983;7(5):616-9.
26. Williams NS, Johnston D. Survival and recurrence after sphincter saving resection and abdominoperineal resection for carcinoma of the middle third of the rectum. Br J Surg. 1984;71(4):278-82.
27. Porter G. Surgeon-related factors and outcome in rectal cancer treatment. Int J Surg Investig. 1999;1(3):257-8.
28. Porter GA, Soskolne CL, Yakimets WW, Newman SC. Surgeon-related factors and outcome in rectal cancer. Ann Surg. 1998;227(2):157-67.
29. Miles WE. A method of performing abdomino-perineal excision for carcinoma of the rectum and of the terminal portion of the pelvic colon (1908). CA Cancer J Clin. 1971;21(6):361-4.
30. Ferulano GP, Dilillo S, La Manna S, Forgione A, Lionetti R, Yamshidi AA, et al. Influence of the surgical treatment on local recurrence of rectal cancer: a prospective study (1980-1992). J Surg Oncol. 2000;74(2):153-7.
31. Cruz G, Ferreira R, Neves P. Amputação abdominoperineal: uma cirurgia fora de moda? Estudo retrospectivo de 135 cirurgias realizadas ao longo de quatro décadas. Rev bras Coloproct; 2004;24(2):103-18.
32. Nagtegaal ID, van de Velde CJ, Marijnen CA, van Krieken JH, Quirke P. Low rectal cancer: a call for a change of approach in abdominoperineal resection. J Clin Oncol. 2005;23(36):9257-64.
33. West NP, Finan PJ, Anderin C, Lindholm J, Holm T, Quirke P. Evidence of the oncologic superiority of cylindrical abdominoperineal excision for low rectal cancer. J Clin Oncol. 2008;26(21):3517-22.
34. West NP, Anderin C, Smith KJ, Holm T, Quirke P. Multicentre experience with extralevator abdominoperineal excision for low rectal cancer. Br J Surg. 97(4):588-99.
35. Ruo L, Guillem JG. Surgical management of primary colorectal cancer. Surg Oncol. 1998;7(3-4):153-63.
36. Habr-Gama A. Indicações e resultados da retocolectomia abdominoendoanal no tratamento do câncer do reto. Tese de Docência Livre São Paulo, Faculdade de Medicina da Universidade de São Paulo, 1972
37. Lazorthes F, Fages P, Chiotasso P, Lemozy J, Bloom E. Resection of the rectum with construction of a colonic reservoir and colo-anal anastomosis for carcinoma of the rectum. Br J Surg. 1986;73(2):136-8.
38. Parc R, Tiret E, Frileux P, Moszkowski E, Loygue J. Resection and colo-anal anastomosis with colonic reservoir for rectal carcinoma. Br J Surg. 1986;73(2):139-41.

39. Z'Graggen K, Maurer CA, Birrer S, Giachino D, Kern B, Buchler MW. A new surgical concept for rectal replacement after low anterior resection: the transverse coloplasty pouch. Ann Surg. 2001;234(6):780-5; discussion 5-7.
40. Z'Graggen K, Maurer CA, Buchler MW. Transverse coloplasty pouch. A novel neorectal reservoir. Dig Surg. 1999;16(5):363-6.
41. Heriot AG, Tekkis PP, Constantinides V, Paraskevas P, Nicholls RJ, Darzi A, et al. Meta-analysis of colonic reservoirs versus straight coloanal anastomosis after anterior resection. Br J Surg. 2006;93(1):19-32.
42. Brown CJ, Fenech DS, McLeod RS. Reconstructive techniques after rectal resection for rectal cancer. Cochrane Database Syst Rev. 2008;(2):CD006040.
43. Schiessel R, Karner-Hanusch J, Herbst F, Teleky B, Wunderlich M. Intersphincteric resection for low rectal tumours. Br J Surg. 1994;81(9):1376-8.
44. Schiessel R, Novi G, Holzer B, Rosen HR, Renner K, Holbling N, et al. Technique and long-term results of intersphincteric resection for low rectal cancer. Dis Colon Rectum. 2005;48(10):1858-65; discussion 65-7.
45. Sitzler PJ, Seow-Choen F, Ho YH, Leong AP. Lymph node involvement and tumor depth in rectal cancers: an analysis of 805 patients. Dis Colon Rectum. 1997;40(12):1472-6.
46. Rawet V. Carcinoma colorretal: estadiamento e parâmetros prognósticos (thesis). São Paulo: Faculdade de Medicina, Universidade de São Paulo, 1998.
47. Gonzalez QH, Heslin MJ, Shore G, Vickers SM, Urist MM, Bland KI. Results of long-term follow-up for transanal excision for rectal cancer. Am Surg. 2003;69(8):675-8; discussion 8.
48. Garcia-Aguilar J, Mellgren A, Sirivongs P, Buie D, Madoff RD, Rothenberger DA. Local excision of rectal cancer without adjuvant therapy: a word of caution. Ann Surg. 2000;231(3):345-51.
49. Sengupta S, Tjandra JJ. Local excision of rectal cancer: what is the evidence? Dis Colon Rectum. 2001;44(9):1345-61.
50. Buess G, Kipfmuller K, Hack D, Grussner R, Heintz A, Junginger T. Technique of transanal endoscopic microsurgery. Surg Endosc. 1988;2(2):71-5.
51. Suppiah A, Maslekar S, Alabi A, Hartley JE, Monson JR. Transanal endoscopic microsurgery in early rectal cancer: time for a trial? Colorectal Dis. 2008;10(4):314-27; discussion 27-9.

EVOLUÇÃO TÉCNICA NO TRATAMENTO DO CÂNCER DO RETO

CAPÍTULO 28

SEÇÃO 28-1

PRESERVAÇÃO AUTONÔMICA

Pedro Carlos Basilio ▪ Marleny Figueiredo

INTRODUÇÃO

O tratamento cirúrgico do câncer de reto sofreu importantes evoluções que se iniciaram no início do século passado com *Sir* Ernest Miles, e continuaram até os nossos dias. Nas pioneiras amputações abdominoperineais do reto no Reino Unido, as cirurgias eram realizadas por via perineal com complementação abdominal.[1,2] Em seguida, passaram a ser iniciadas pelo tempo abdominal, utilizando, desta forma, duas equipes cirúrgicas a partir de 1934.

Posteriormente foram desenvolvidas técnicas para preservação esfincteriana, com o grupo liderado por C. F. Dixon (*Mayo Clinic*, 1930). Entretanto, consequências indesejadas ainda se faziam presentes com a utilização de ambas as técnicas tais quais; impotência sexual, ejaculação retrógrada e distúrbios da micção, especialmente a incontinência urinária.

Essas sequelas apareciam como importantes fatores na piora da qualidade de vida dos pacientes tratados com cirurgia para câncer de reto. O surgimento dos grampeadores permitiu que a cirurgia para tumores de reto com preservação esfincteriana se estendesse aos tumores do reto alto e até do terço médio.

No início dos anos 1970, a anastomose coloanal desenvolvida por *Sir.* Alan Parks possibilitou a preservação esfincteriana em tumores ainda mais baixos do reto, a despeito dos pobres resultados do ponto de vista funcional. Tais resultados vieram a melhorar após a utilização da técnica de duplo grampeamento com reservatório em bolsa colônica e anastomose coloanal.

Nas últimas três décadas, relevantes esforços foram feitos no sentido de minimizar os danos causados à inervação autonômica do reto e do aparelho geniturinário sem, no entanto, comprometer a radicalidade cirúrgica e o resultado oncológico.

Grande atenção a este tema foi dada por grupos na América do Norte, destacando-se os da *Mayo Clinic* e do *Memorial Sloan-Kettering Cancer Center* de Nova Iorque que, após iniciarem experiência com cirurgias de preservação esfincteriana, verificaram também uma menor taxa de lesão aos nervos autônomos pélvicos.[3,4]

Com a chegada da década de 1980, duas modificações técnicas alteraram de sobremaneira o tratamento cirúrgico do câncer do reto. A excisão total do mesoreto (TME – *Total Mesorectal Excision*), proposta e popularizada pelo grupo de Richard J. Heald em *North Hampshire*, Inglaterra, também trazia como proposta, além de melhorar o controle local e a sobrevida livre de doença, preservar as funções sexual e urinária através da preservação nervosa autonômica (ANP – *A utonomic Nerve Preservation*).[5,6]

A combinação destas duas técnicas tornou-se o padrão de excelência em tratamento cirúrgico do câncer do reto, sendo tais trabalhos reproduzidos com reluzente sucesso na Suécia, Holanda, e outros centros do Reino Unido.

A dissecção lateral da pelve no plano avascular, entre os fáscias parietal e visceral, resulta na conservação do plexo esplâncnico sacral bilateralmente. Tal plexo recebe os nervos hipogástricos inferiores (simpáticos) e os nervos erigentes (parassimpáticos) e são, dessa forma, mantidos intactos na parede lateral da pelve.

Para esta finalidade é necessário que o cirurgião seja adequadamente treinado a identificar e evitar a lesão a estas estruturas nervosas. Tal treinamento pode ser obtido com a orientação e a supervisão de tutores cirúrgicos já familiarizados ao método. Este modelo de treinamento deve ser iniciado na residência médica, quando do início do treinamento em cirurgia colorretal oncológica, prorrogando-se até a fase madura do cirurgião através de observação de *experts* mais afeitos e com mais experiência nesta particular dissecção.

TÉCNICA CIRÚRGICA DE PRESERVAÇÃO SIMPÁTICA

O primeiro passo para uma preservação autonômica eficiente é o bom reconhecimento da anatomia local, com identificação precoce no ato cirúrgico dos plexos autonômicos pélvicos e dos compartimentos fasciais ainda no início da dissecção pélvica proximal.

A dissecção começa no nível do promontório, onde está localizado o plexo hipogástrico superior. A porção proximal do plexo mesentérico e o plexo pré-aórtico são preservados de tal forma que, no momento da ligadura na origem da artéria mesentérica inferior junto à aorta, seja deixado um coto de 1 a 1,5 cm e da mesma forma se preserve o tecido conectivo pré-aórtico distal a este ponto, removendo apenas o material constituído de tecido linfático. Passamos a adotar essa manobra após longo período realizando a ligadura junto à adventícia aórtica sem, no entanto, obter benefícios de radicalidade.

No nível do promontório, o plano avascular pré-sacro (*Holly Plane* de Heald) deve ser obtido, deixando então os ramos direito e esquerdo do plexo hipogástrico aderidos lateral e dorsalmente, junto à fáscia pré-sacral. Segue-se por este plano a dissecção mesorretal distal, até que se atinjam os ligamentos laterais do reto, aos quais a fáscia mesorretal está aderida anterior e lateralmente. Neste ponto os plexos hipogástricos estão localizados grosseiramente às 10 e 2 horas ou em um ângulo de aproximadamente 60 graus em ambos os lados, partindo-se da sínfise púbica. A este nível é possível realizar a dissecção dos 4 a 6 ramos e selecionar quais podem ser preservados.

Os ligamentos são cuidadosamente seccionados na fáscia endopélvica, preservando os ramos do plexo autonômico pélvico, alcançando a fáscia de Denonvillier onde, segundo Walsh, o plexo autonômico se une ao feixe vasculonervoso.[7]

RESULTADOS

Os resultados cirúrgicos de preservação autonômica variam em grande escala na literatura; no entanto, de uma forma geral, as taxas de preservação se mantêm altas. Na maioria dos casos varia entre 80% e 90% de sucesso. Nas amputações abdominoperineais o percentual de lesão neural é mais elevado do que nas de preservação esfincteriana (Fig. 28-1-1 e Quadro 28-1-1).[4,8]

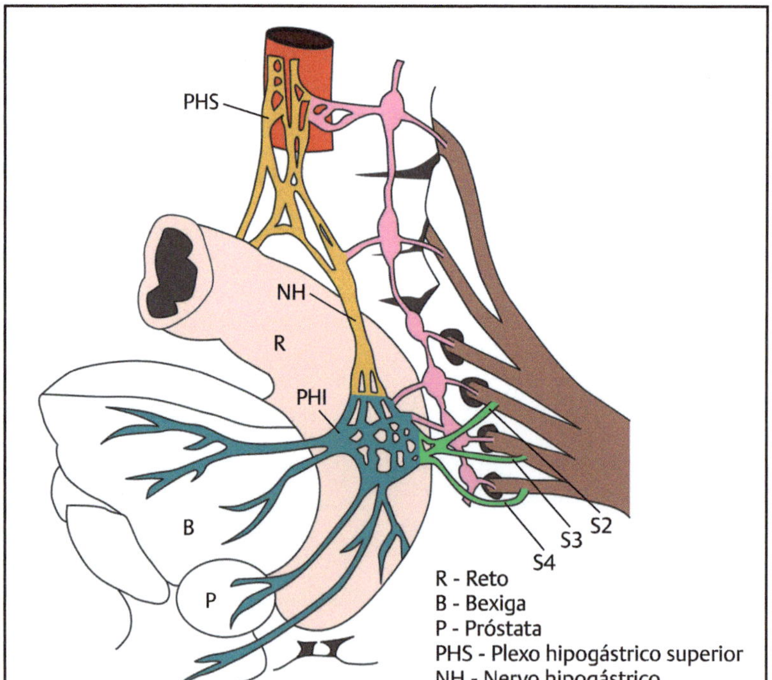

Fig. 28-1-1. Representação esquemática da inervação pélvica masculina.

Quadro 28-1-1. Resultados de Preservação Autonômica

Autores	N	Preservação efetiva (%)	Ejaculação/orgasmo preservados (%)	Boa continência urinária (%)
Liang 2007[8]	98	90,8	56	71,6%
Enker 1997[4]	136	75 (AAP) e 85 (ETM, PNA)	88 (AAP) 91 (ETM, PNA)	n/a

AAP: amputação abdominoperineal, ETM: excisão total do mesorreto, PNA: preservação nervosa autonômica.

CONSEQUÊNCIAS DA LESÃO

A lesão do plexo autonômico pélvico leva a importante morbidade com significativo decréscimo na qualidade de vida dos pacientes, sendo em algumas circunstâncias considerada ainda pior do que a doença que motivou o tratamento cirúrgico. Inicialmente se verifica paresia vesical que, em certos casos, pode ser transitória e perdurar por até 6 meses. Depois deste intervalo de tempo, na maioria dos casos, torna-se irreversível.

O autocateterismo limpo é o tratamento de escolha, sendo superior ao autocateterismo asséptico em função de apresentarem as mesmas taxas de infecção de trato urinário com o passar do tempo, além de ser muito mais prático. A bacteriúria assintomática é invariavelmente presente e, no caso de aparecimento de sintomas, o tratamento com antibióticos está indicado.

A impotência por disfunção erétil também pode ocorrer da mesma forma, transitória ou definitiva. Em ambas as situações, são utilizadas drogas vasodilatadoras seja pela via oral ou injeção intracavernosa.

A ejaculação retrógrada ocorre por disfunção na musculatura detrussora da bexiga e refluxo do produto seminoespermático para o interior da bexiga. O diagnóstico se dá pela identificação de esperma ou frutose no aspirado vesical pós-ejaculatório.

De forma que, estudadas todas as consequências da lesão aos nervos autonômicos durante as ressecções do reto, depreendemos que o esmero e a dedicação à preservação neural, mais do que um detalhe técnico, são cuidados que cabem ao cirurgião colorretal desempenhar com concentração, treinamento e esforço.

REFERÊNCIAS BIBLIOGRÁFICAS

1. Miles WE. A method of performing abdomino-perineal excision for carcinoma of the rectum and of the terminal portion of the pelvic colon. Lancet. 1908;2:1812-13.
2. Miles WE. Cancer of the Rectum: The Lettsomian Lectures. London, England: Harrison & Sons; 1923.
3. Barabout DG, Wong WD. Current management of rectal cancer: total mesorectal excision (nerve sparing) technique and clinical outcome.Surg Oncol Clin N Am. 2005;14(2):137-55.
4. Enker WE, Havenga K, Polyak T, Thaler H, Cranor M. Abdominoperineal Resection via Total Mesorectal Excision and Autonomic Nerve Preservation for Low Rectal Cancer. W J Surg. 1997;21;715-720.
5. Heald RJ, Husband EM, Ryall RDH. The mesorectum in rectal cancer surgery: the clue to pelvic recurrence? Br J Surg. 1982;69:613-616.
6. Heald RJ, Moran BJ, Ryall RD, Sexton R, MacFarlane JK. Rectal Câncer. The Basingstoke Experience of Total Mesorectal Excision, 1978 - 1998. Arch Surg. 1998;133:894-898.
7. Walsh PC, Donker PJ. Anatomical description of the anatomy of the pelvic plexus and surgical technique to prevent impotence during radical pelvic surgery. J Urol. 1982;128:492-497.
8. Liang JT, Lai HS, Lee PH. Laparoscopic pelvic autonomic nerve-preserving surgery for patients with lower rectal cancer after chemoradiation therapy Ann Surg Oncol. 2007 Apr;14(4):1285-7

SEÇÃO 28-2

ANASTOMOSES COLORRETAIS BAIXAS

Antônio Lacerda Filho ▪ Leonardo Maciel da Fonseca

INTRODUÇÃO

O tratamento do câncer de reto baixo apresentou vários avanços nos últimos 30 anos. Operações radicais foram substituídas por tratamentos multidisciplinares, que não só propiciaram melhores resultados oncológicos, bem como a possibilidade de preservação da musculatura esfincteriana e do próprio reto. A melhor compreensão da anatomia da pelve, da anatomofisiologia do assoalho pélvico, o desenvolvimento dos grampeadores cirúrgicos, a adoção de tratamento neoadjuvante com associação de rádio e quimioterapia e o aprimoramento e o desenvolvimento de novas técnicas operatórias para o câncer de reto baixo por acesso laparoscópico e robótico propiciaram a realização de anastomoses coloanais e colorretais ultrabaixas, antes consideradas impossíveis no tratamento dessa doença.

O tratamento do câncer de reto é embasado em quatro premissas: controle locorregional da doença com consequente diminuição da recidiva pélvica, aumento da sobrevida, preservação dos esfíncteres anais e da função genitourinária. Tudo isso implica em manutenção da qualidade de vida, ponto cada vez mais valorizado pelos pacientes, juntamente com o resultado oncológico.

Anteriormente, acreditava-se que a preservação da musculatura esfincteriana, impossibilitava ressecções oncologicamente seguras nos tumores mais distais. Atualmente é possível realizar o tratamento do câncer de reto baixo com radicalidade oncológica e sem de colostomia definitiva. Com a operação de ressecção anterior do reto e preservação esfincteriana são observadas taxas de recidiva local e mortalidade significativamente inferiores aos obtidos com a amputação abdominoperineal do reto (AAPR), que por décadas foi considerado o tratamento cirúrgico de escolha para tumores do reto extraperitoneal.[1]

O presente capítulo discute sobre a evolução do tratamento operatório do câncer de reto baixo, em especial a operação para preservação esfincteriana, por meio da realização de anastomoses coloanais e colorretais baixas, as técnicas disponíveis e seus resultados oncológicos e funcionais.

EVOLUÇÃO E MUDANÇAS DE PARADIGMAS NO TRATAMENTO DO CÂNCER DE RETO BAIXO

Durante a maior parte do século passado, pacientes com tumores de reto tocáveis eram submetidos a APPR de forma exclusiva. O temor do comprometimento pelo câncer da margem distal era considerado empecilho para a preservação esfincteriana e confecção de anastomose. Acreditava-se que eram necessários no mínimo 5 cm de margem distal para que a ressecção fosse considerada como oncologicamente radical.[2,3] Tumores retais extraperitoneais eram quase obrigatoriamente tratados com a ressecção da musculatura esfincteriana, independentemente do seu acometimento. Com esse tratamento, os pacientes tinham que conviver com uma colostomia definitiva, além de, muitas vezes, resultados oncológicos insatisfatórios.

Por volta de 1980, a necessidade de se manter uma margem distal de segurança de 5 cm foi questionada.[3-5] Evidenciou-se que o principal fator prognóstico associado à recidiva local é o crescimento lateral do tumor, com comprometimento da margem radial, e não da margem distal.[6] Posteriormente, Heald *et al.* difundiram a realização da ressecção anterior do reto pela técnica de excisão total do mesorreto (ETM).[7] De acordo com essa técnica, o mesorreto deve ser ressecado de forma íntegra, através da dissecção do tecido areolar que separa a fáscia parietal pélvica da fáscia visceral do reto. O objetivo é preservar a fáscia visceral íntegra e, consequentemente, resguardar as margens radiais.

Com emprego da ETM, além da possibilidade de obtenção de margens radiais seguras, evidenciou-se que é possível obter margens distais igualmente seguras, mesmo quando exíguas, de até 2 cm.[8-10] Com margens distais de até 1 a 2 cm, a radicalidade oncológica é preservada, o que possibilita a realização de anastomoses baixas e ultrabaixas.[8,11-14] Evidenciou-se também que, caso seja necessária a ampliação da margem distal, as anastomoses coloanais podem ser realizadas através da dissecção do plano interesfincteriano, ressecção do esfíncter anal interno e confecção da anastomose coloanal *per anum* (Fig. 28-2-1)

As incômodas taxas de recidiva locorregional do câncer de reto, que alcançavam taxas superiores a 20%,[15,16] foram drasticamente melhoradas a partir do emprego da técnica de ETM. Heald *et al.*, em série retrospectiva de pacientes, relataram taxas de recidiva local de 4%.[13] Outros estudos também demonstraram bons resultados com emprego dessa técnica, sendo relatadas taxas de recorrência local inferiores a 10%.[17-19]

A melhora dos resultados oncológicos no tratamento do câncer retal não se deu exclusivamente pelo aprimoramento da técnica operatória. O tratamento neoadjuvante com rádio e quimioterapia levou à redução das taxas de recorrência local e aumento da sobrevida.[20-22] Além disso, a radioterapia pré-operatória possibilita que tumores grandes, localizados próximos a linha pectínea, possam regredir de volume, sendo possível à realização da anastomose baixa. Pacientes com tumores que regrediram significativamente com radio-quimioterapia neoadjuvante, apresentam maior chance de terem seu esfíncter anal preservado e de apresentar maior sobrevida.[23,24]

Contudo não há consenso se, após regressão tumoral obtida pela radioquimioterapia, pode ser indicada uma ressecção anterior do reto com preservação esfincteriana, para pacientes com indicação prévia de AAPR. Dados retrospectivos indicam que, se o paciente foi operado pela técnica de ETM, a neoadjuvância poderia compensar margens exíguas,

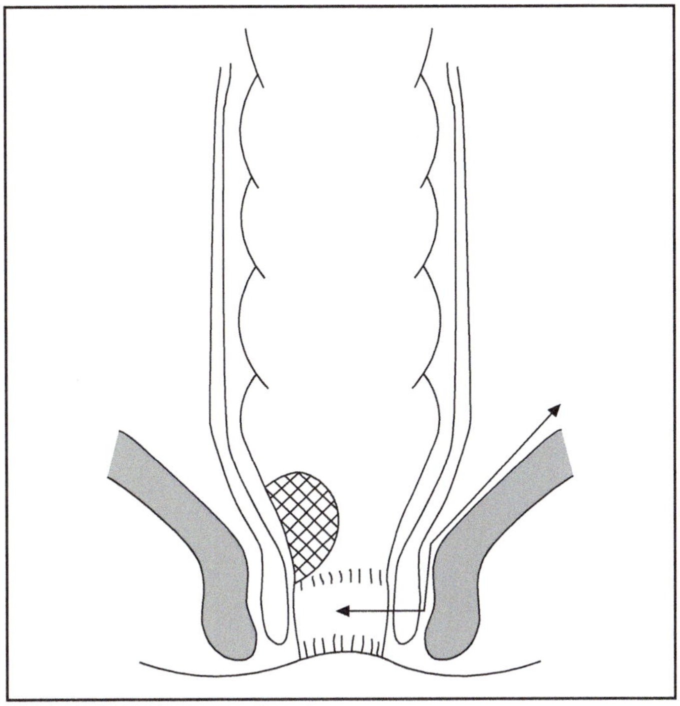

Fig. 28-2-1. Dissecção do plano interesfincteriano para ampliação da margem distal. (Acervo dos autores.)

mesmo as inferiores a 1 cm.[25] Não se observou diferença em relação ao controle oncológico local, quando as margens livres de tumor foram maiores que 2 cm, entre 2 e 1 cm e inferiores a 1 cm.

Ainda mais recentemente, importantes estudos prospectivos randomizados demonstraram que, em pacientes com tumores retais localmente avançados em que está programada a preservação dos esfíncteres, o tratamento neoadjuvante baseado em quimioterapia com oxaliplatina, em comparação com as tradicionais rádio e quimioterapia, não se mostra inferior em relação à sobrevida livre de doença,[26] resposta patológica completa e grau de redução tumoral.[27] A possibilidade da não utilização da radioterapia com seus potenciais efeitos colaterais diretos e indiretos, como maior dificuldade cirúrgica e piora funcional pós-operatória, sem prejuízo oncológico, faz com que a possibilidade da preservação fique ainda mais factível.

ANASTOMOSES COLOANAIS E COLORRETAIS BAIXAS

A melhor compreensão do comportamento biológico dos tumores distais e do entendimento do mecanismo de continência anal permitiram que anastomoses colorretais baixas ou coloanais fossem realizadas com resultados funcionais satisfatórios. Evidenciou-se que a ressecção dos 2 centímetros distais do reto e mesmo da porção superior do esfíncter anal interno, em alguns pacientes, não comprometia de forma significativa a continência.[4] Estudos demonstraram que, mesmo quando a anastomose é realizada com o canal anal, ou quando o esfíncter interno é ressecado, resultados funcionais satisfatórios podem ser obtidos.[12,28-31]

As anastomoses colorretais podem ser divididas em altas, realizadas no nível do promontório, normalmente entre 8 e 16 cm da borda anal, dependendo da constituição física do paciente, baixas, localizadas abaixo da reflexão peritoneal, entre 5 e 8 cm da borda anal, e ultrabaixas, confeccionadas na junção anorretal, localizadas entre 3 e 5 cm da borda anal.

As taxas de operações com preservação esfincteriana para tumores de reto baixo são bastantes variáveis. Serviços especializados em cirurgia colorretal relatam índices de 70% a 90%,[32,33] enquanto em serviços não especializados, ou com pequeno volume cirúrgico, esses índices são bastantes inferiores.[34-36] Estudo multicêntrico norte-americano, envolvendo sete centros especializados em operações oncológicas, com 674 pacientes com diagnóstico de câncer de reto, relatou taxa de 77% de preservação esfincteriana.[37] Já estudo populacional norte-americano, que avaliou amostra de 20% dos pacientes submetidos à ressecção anterior do reto por tumores retais, durante o período de 16 anos, englobou 41.631 pacientes e mostrou taxa de preservação de esfíncteres de aproximadamente 40%.[38] Em análise dos pacientes operados pelo grupo de coloproctologia do Hospital das Clínicas da UFMG, a taxa de preservação esfincteriana no tratamento do câncer retal é de aproximadamente 85%.[39]

Os fatores mais comumente associados à manutenção dos esfíncteres anais são: presença de tumores retais mais altos, tumores não fixos, operação realizada por cirurgiões colorretais, em hospitais com grande volume de operações para tratamento de tumores do reto, pacientes com idade mais jovem ao diagnóstico, de classes econômicas mais elevadas e do gênero feminino.[37,38,40,41]

Para que a operação de preservação esfincteriana tenha sucesso, obtendo-se radicalidade oncológica e bons resultados funcionais, é fundamental que o cirurgião tenha experiência com a técnica e conheça as diferentes opções cirúrgicas. Além disso, o paciente deve passar por avaliação pré-operatória adequada e minuciosa.

Avaliação Pré-Operatória

Antes de tomar a decisão de se realizar uma anastomose colorretal baixa com preservação esfincteriana, o cirurgião deve realizar avaliação anatômica e funcional da musculatura esfincteriana do paciente a ser tratado.

Apesar de já largamente demonstrado que são técnica e funcionalmente factíveis, essas anastomoses podem apresentar resultados funcionais ruins, em caso de presença de algum grau de incontinência anal prévia. Pacientes, com continência fecal marginal, podem não ser candidatos a essa operação. O benefício em se realizar uma anastomose colorretal baixa ou coloanal é questionável, caso esses pacientes apresentem função anal alterada. Em termos de qualidade de vida, uma colostomia bem-feita e bem funcionante é melhor do que a ocorrência de incontinência pós-operatória franca.[41,42] Ressalta-se, que pacientes com tumores retais, muitas vezes são submetidos à radioterapia, que por si só interfere no mecanismo de continência, e também à quimioterapia pós-operatória, que pode predispor a diarreia, dificultando ainda mais a manutenção da continência fecal.

A anamnese dirigida para avaliação da continência fecal prévia, associada ao exame retal, realizado por cirugião experiente, são considerados bons preditores do estado da continência no pós-operatório de ressecções anteriores do reto

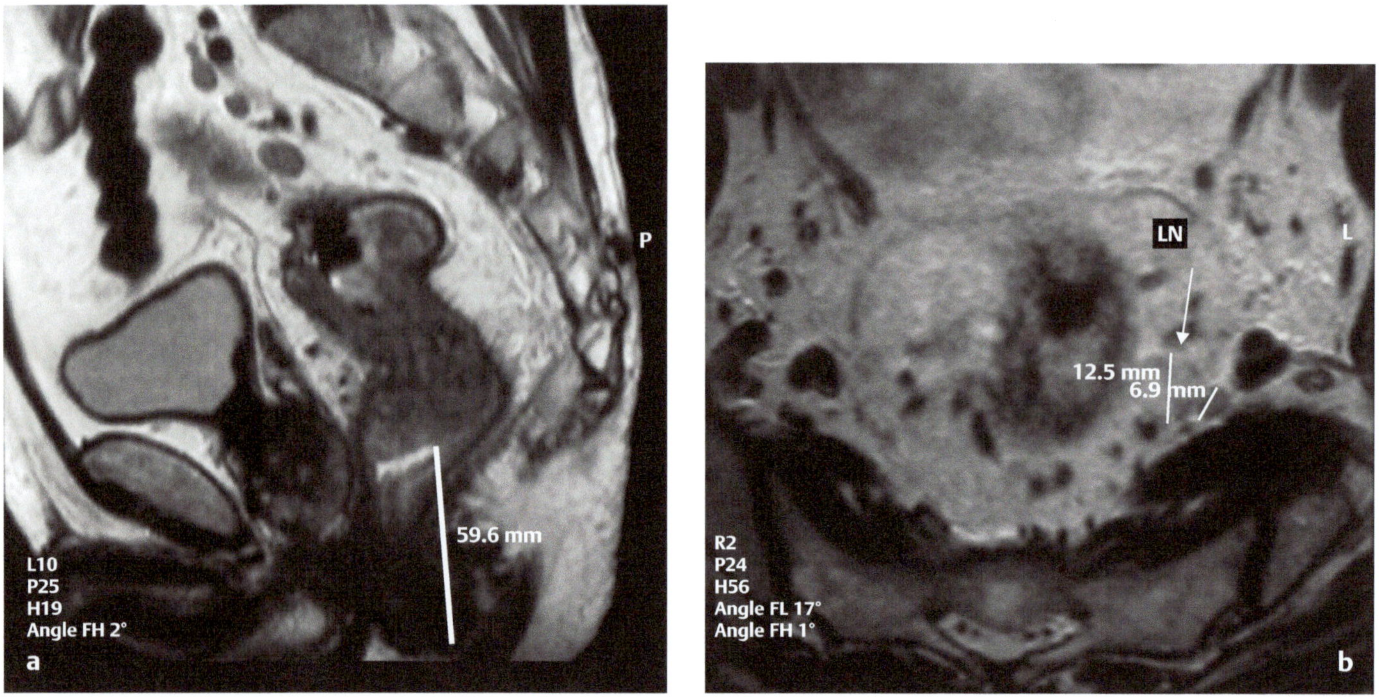

Fig. 28-2-2. Ressonância nuclear magnética, utilizada no estadiamento do câncer de reto. (a) Distância da porção distal do tumor retal à borda anal. (b) Tumor retal com linfonodo aumentado, supostamente metastático (LN). (Acervo dos autores.)

com anastomoses baixas. Em caso de dúvida, a manometria anal e a ultrassonografia transanal podem indicar disfunções e defeitos imperceptíveis do mecanismo esfincteriano.[43] Essas investigações são particularmente importantes em mulheres, que apresentam canal anal mais curto que o dos homens, e muitas vezes já sofreram várias agressões à musculatura do assoalho pélvico, relacionadas com partos laboriosos, operações perineais e hipoestrogenismo, comum nas faixas etárias de maior incidência do câncer colorretal.

A avaliação anatômica do tumor retal deve ser realizada inicialmente através de exame retal minucioso. O toque retal ainda é considerado ferramenta essencial para a avaliação da altura do tumor em relação à margem anal e ao grau de acometimento parietal. Essa avaliação deve ser obrigatoriamente complementada por métodos de imagem, principalmente a ressonância nuclear magnética e, menos comumente, pela ultrassonografia transretal, capazes de definir o grau de invasão tumoral e a presença de acometimento linfonodal (Fig. 28-2-2). Esses métodos também são importantes para definir a distância da margem distal do tumor em relação à musculatura esfincteriana, assim como o acometimento do plano interesficnteriano. Tais informações são imprescindíveis para definição do plano terapêutico, já que a indicação de qual operação será realizada, na maioria dos centros especializados, é realizada no pré-operatório, independente dos resultados obtidos com a neoadjuvância.

Neorreto

Após a realização da protectomia, é necessária a reconstrução do trânsito, seja através de anastomose do cólon abaixado diretamente ao reto inferior ou ao canal anal ou através da confecção de um novo reservatório fecal. O bom funcionamento desse **neorreto**, principalmente com boa capacidade e complacência, é fundamental para que se obtenham resultados funcionais efetivos. Não é possível, principalmente quando a anastomose se dá ao nível do canal anal, reproduzir o complexo mecanismo sensitivo de receptores neurais presentes na parede retal. O principal objetivo é a confecção de um reservatório que minimize a sintomatologia relacionada com a "síndrome da ressecção anterior do reto", que se caracteriza por tenesmo, urgência e incontinência.[44] Além da perda do reto com sua função de reservatório, a síndrome da ressecção anterior do reto também tem sido atribuída a possíveis danos causados aos nervos hipogástricos e erigentes durante à dissecção pélvica.[45]

As duas técnicas mais comuns para a reconstrução do trânsito por via anal são a anastomose terminoterminal sem reservatório e anastomose lateroterminal com ou sem reservatório colônico em forma de J. Habitualmente em ambas as técnicas são realizadas ostomias de proteção pelo elevado risco de fístula na anastomose, especialmente após a realização de radioterapia neoadjuvante.[46] Dificuldades técnicas, complicações e resultados funcionais devem ser levados em consideração ao se escolher a técnica de reconstrução.

A anastomose terminoterminal do cólon descendente diretamente com o canal anal, é o método com piores resultados funcionais a curto prazo (Fig. 28-2-3). Apesar de ser tecnicamente mais simples, os pacientes apresentam incidência aumentada de sintomas decorrentes da falta de um reservatório fecal, descritos na síndrome da ressecção anterior do reto. Vários estudos comparativos têm demonstrado que, em relação à bolsa colônica em J, a reconstrução do trânsito intestinal realizada por meio de anastomose terminoterminal, acarreta maior número de evacuações por dia, escapes noturnos e pior qualidade de vida.[45-47] Contudo essa diferença é

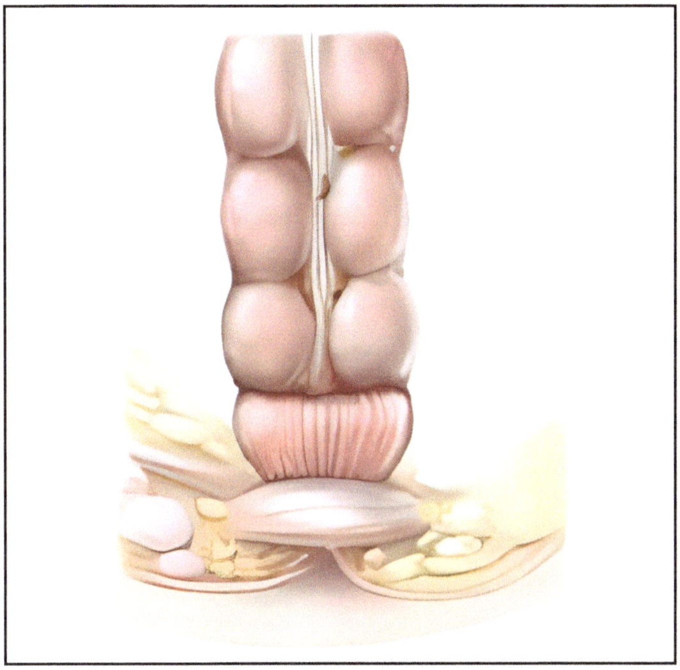

Fig. 28-2-3. Anastomose colorretal baixa terminoterminal. (Acervo dos autores.)

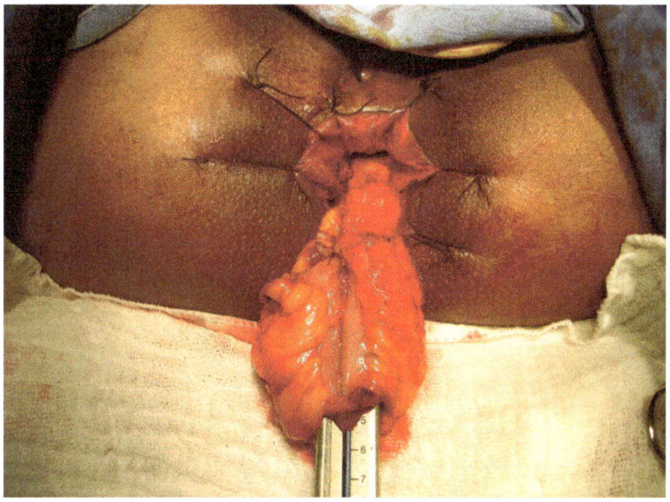

Fig. 28-2-4. Confecção da bolsa colônica em J com grampeador linear cortante. (Acervo dos autores.)

mais pronunciada nos primeiros 18 meses após a operação.[48,49] Nesse período, pacientes com bolsa colônica apresentam, em média, três evacuações ao dia, enquanto pacientes com anastomose colorretal terminoterminal costumam apresentar até seis evacuações/dia. Após o primeiro ano, pacientes operados com ou sem confecção de reservatório colônico apresentam em média uma evacuação por dia, sendo que a necessidade de medicamentos antidiarreicos é mínima.

A bolsa colônica em J, construída com o cólon descendente, aumenta o volume do cólon pré-anastomótico, configurando um bom reservatório fecal. Tal técnica melhora os resultados funcionais da anastomose baixa e, consequentemente, da qualidade de vida pós-operatória (Fig. 28-2-4). Inicialmente confeccionada com 15 cm de extensão e com duas cargas do grampeador linear cortante, apresentava boa complacência e capacidade. Estudos prospectivos randomizados demonstraram menor frequência evacuatória em comparação com a anastomose terminoterminal.[50,51] Contudo, outros trabalhos relataram alta incidência de dificuldade evacuatória com as bolsas de 15 cm de extensão, destacando-se esforço aumentado e sensação de evacuação incompleta, sendo que em alguns casos se fazia necessária a utilização de enemas para o esvaziamento do.[45,50,52]

Os melhores resultados funcionais da bolsa colônica em J foram obtidos com aquelas de cerca de 6 cm de extensão, confeccionadas com apenas uma carga de grampeador linear cortante. Dessa forma, obtém-se uma boa frequência evacuatória, sem problemas de esvaziamento do reservatório. Bolsas muito curtas, menores do que 5 cm, também apresentaram resultados funcionais inferiores.[53,54]

Estudo prospectivo randomizado que comparou a anastomose terminoterminal com a bolsa colônica em J, através dos questionários de qualidade de vida QLQ-C30 e QLQ-C38 da European Organization for Research and Treatment of Cancer, constatou melhor qualidade de vida nos pacientes que foram submetidos à reconstrução através da confecção de bolsa colônica em J.[47] Também já foi demonstrado que pacientes que tiveram trânsito intestinal reconstruído com bolsa colônica em J, em relação à anastomose terminoterminal, apresentam menor incidência de fístulas.[55] Isto se deve provavelmente à realização da anastomose lateroterminal em região mais bem vascularizada do que a extremidade da alça colônica. Também foi aventada a possibilidade de ocorrer menor incidência de fístula pelo fato de a bolsa colônica preencher melhor a cavidade pélvica, diminuindo o espaço para a formação de seromas e hematomas, que poderiam ser precursores da fístula anastomótica.[56]

Com a realização cada vez mais comum das retossigmoidectomias baixas por vias laparoscópica ou robótica, a confecção do reservatório em J tem sido reservada para as anastomoses coloanais manuais, quando se secciona o cólon e confecciona-se o reservatório e a anastomose por via anal. A reintrodução do cólon na cavidade após sua secção externa e a confecção de reservatórios através de incisão suprapúbica apresenta-se dificultada, o que faz com que a maioria absoluta dos cirurgiões descarte sua realização, atualmente.

Uma outra técnica que já foi descrita, contudo hoje menos utilizada devido elevadas taxas de fístulas e resultados funcionais similares à anastomose terminolateral, é a técnica conhecida como coloplastia. Nessa técnica, uma incisão longitudinal de 7 cm é realizada sobre a tênia na borda antimesentérica, a cerca de 4 cm da margem distal do cólon abaixado, extensão suficiente para acomodar a ogiva do grampeador endoluminal. Essa incisão é fechada no sentido transversal, aumentando assim o volume interno da extremidade do cólon (Fig. 28-2-5).[57-59] A anastomose é do tipo terminoterminal pela técnica de duplo grampeamento.

E mais recentemente tem sido retomada a técnica utilizada na era pré-grampeadores, que consiste em maturação tardia da anastomose anal, sem utilização de ileostomia de proteção, em semelhança à técnica descrita por Cutait e Turnbull (Fig. 28-2-6).[60-62] Os desfechos ainda são conflitantes, contudo, metanálise mostrou complicações e resultados

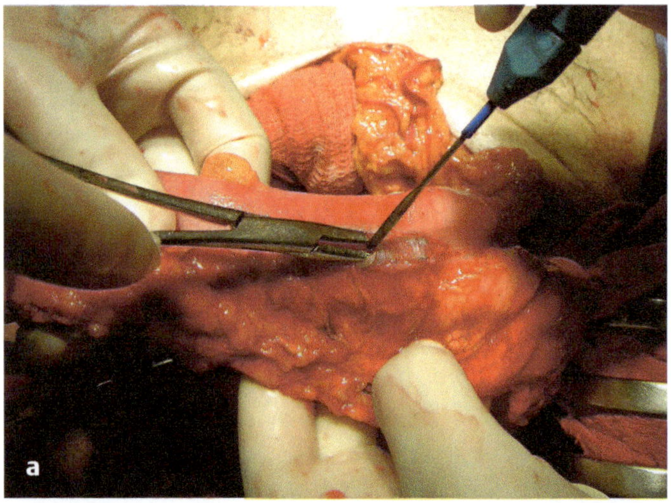

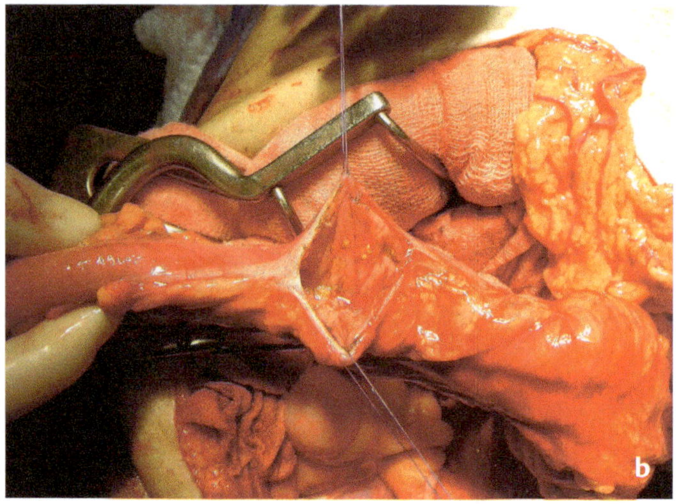

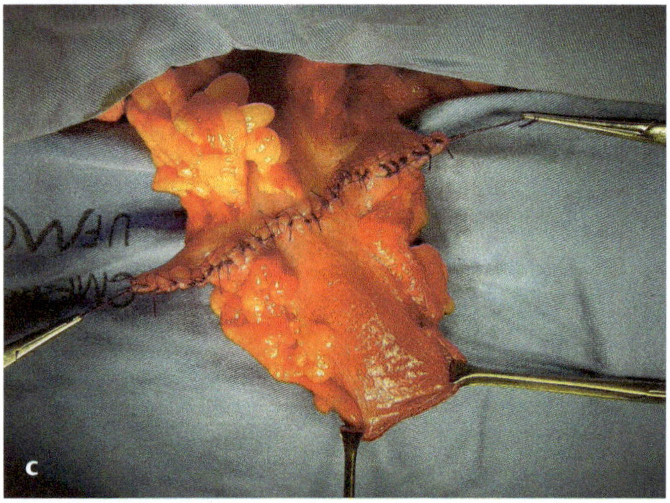

Fig. 28-2-5. Coloplastia. (**a**) Incisão longitudinal; (**b**, **c**) sutura transversal.

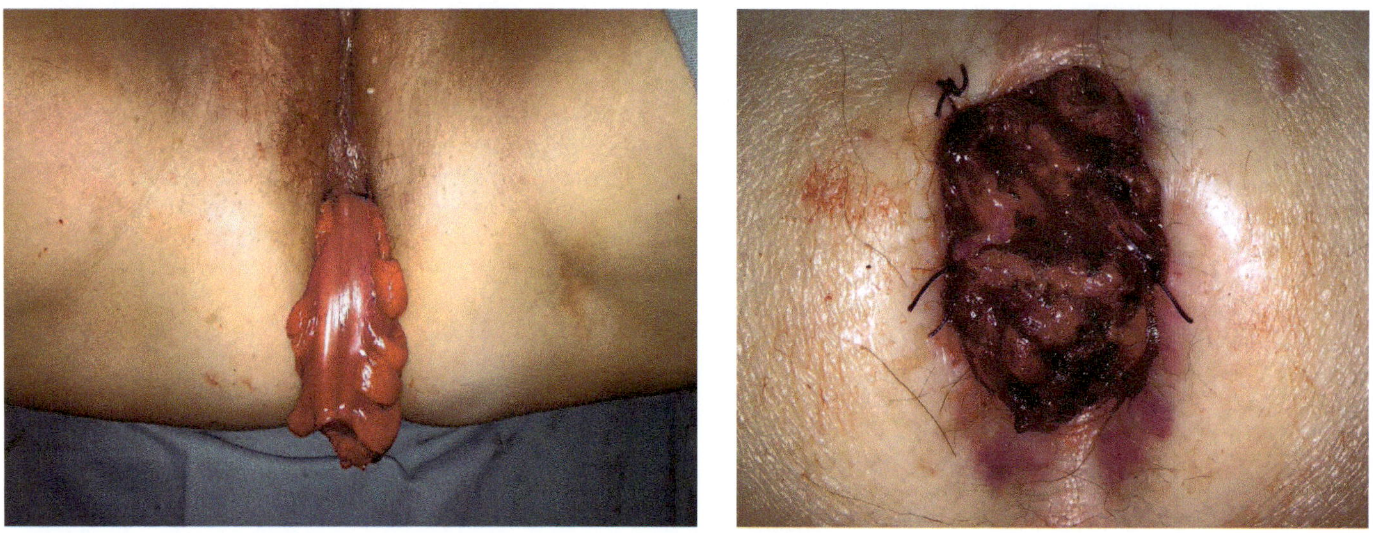

Fig. 28-2-6. (**a**) Colostomia perianal (1° tempo), (**b**) Anastomose coloanal por maturação tardia (2° tempo). (Cortesia do Dr. J. Aguiar Pupo-Neto.)

funcionais semelhantes à realização de anastomose e ileostomia de proteção, concluindo que essa técnica pode ser uma alternativa quando se quer evitar uma ostomia, mesmo que temporária. Há que se levar em consideração a morbidade deste tipo de procedimento, que implica na manutenção do coto cólico exteriorizado por via anal por período de pelo menos 7 dias e a necessidade de um segundo tempo cirúrgico para amputação do coto e confecção da anastomose, já parcialmente consolidada por segunda intenção.

Em conclusão, para pacientes submetidos à ressecção anterior e anastomose colorretal baixa ou coloanal, a reconstrução do trânsito com reservatório colônico em J oferece os melhores resultados funcionais em curto prazo. Entretanto, tecnicamente, a anastomose colorretal baixa sem reservatório é mais simples e não acarreta dificuldades para reintrodução do cólon na cavidade abdominal, além de apresentar resultados funcionais semelhantes àqueles obtidos com o reservatório, a médio e longo prazos.

Tipos de Anastomoses

As opções para confecção de anastomoses colorretais baixas são por via abdominal, manuais ou grampeadas, ou transanais, realizadas manualmente, de um modo geral.

A confecção de anastomoses colorretais baixas ou coloanais, por via abdominal, é um procedimento tecnicamente difícil. Um dos mais importantes avanços tecnológicos, que possibilitaram a difusão dessas anastomoses foi a introdução dos grampeadores cirúrgicos. Os grampeadores utilizados atualmente foram desenvolvidos por cirurgiões da antiga União Soviética que publicaram o primeiro trabalho com a realização de anastomoses colorretais baixas com o uso destes dispositivos (Fig. 28-2-7).[63] Nesse estudo 60 pacientes foram submetidos à ressecção anterior do reto, com anastomose terminoterminal com grampeador circular KC-28, sendo algumas dessas a 5 cm da borda anal. Desses pacientes, três apresentaram deiscência da anastomose, dois deles tratados sem reoperação.

Atualmente, para confecção das anastomoses colorretais baixas, utilizam-se grampeadores circulares e endogrampeadores retos articulados nas cirurgias laparoscópicas e robóticas e curvocortantes nas cirurgias por via aberta (Fig. 28-2-8), sendo conhecida como técnica do duplo grampeamento. Essa técnica possibilita a realização de anastomoses colorretais baixas e mesmo coloanais, em pélvis profundas e estreitas, como visto frequentemente em homens, por via abdominal. Ela consiste na secção do reto com um endogrampeador reto ou curvocortante e a anastomose é completada com utilização do grampeador circular, introduzido pelo ânus (Fig. 28-2-9).[64]

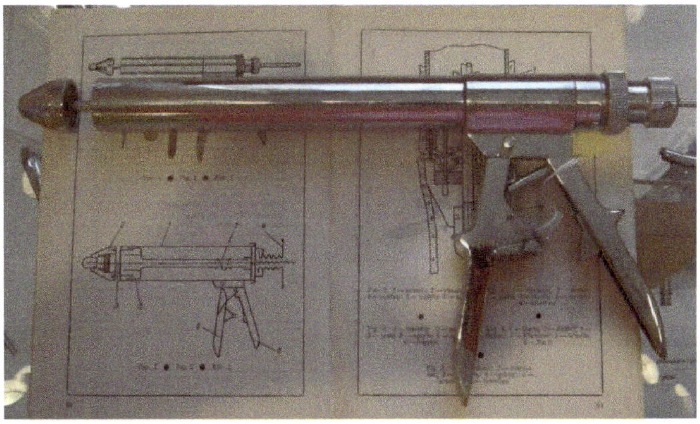

Fig. 28-2-7. Primeiro grampeador circular, denominado KC-28, desenvolvido por cirurgiões Soviéticos. (Acervo dos autores; foto obtida no Museu do Colégio Americano de Cirurgiões em Chicago/EUA.)

As anastomoses colorretais ultrabaixas ou coloanais manuais, para tratamento do câncer retal, são preferencialmente realizadas por via transanal. Parks, um dos mais iminentes cirurgiões colorretais ingleses, foi o primeiro a descrever esse procedimento em 1972.[65] Nesses casos é realizado o afastamento das margens anais, e a anastomose é realizada ao nível da linha pectínea (Fig. 28-2-10). A utilização de afastadores, como o de Lone-Star® (Fig. 28-2-11) auxilia bastante a exposição da linha pectínea ou do coto do canal anal após uma dissecção interesfincteriana. Na ausência de tais afastadores, podem ser utilizados pontos perianais para facilitar a realização da anastomose coloanal manual (Fig. 28-2-10). Com essa técnica são relatados resultados funcionais satisfatórios, mas também taxas consideráveis de fístulas.[66]

Mesmo com acometimento superficial do músculo esfíncter interno, sem invasão, portanto, do espaço interesfincteriano, é possível se evitar colostomia definitiva em casos selecionados. Por volta de 1990, tornou-se bem estabelecido que tumores retais muito baixos, podem ser ressecados com margens distais livres e preservação esfincteriana.[67,68] Essa técnica é realizada associada à ETM, por meio da dissecção interesfincteriana, ressecção do esfíncter interno para ampliação da margem distal e confecção da anastomose *per anum*. Os estudos que avaliam a dissecção interesfincteriana são ainda pouco robustos. Desfechos oncológicos iniciais mostraram-se satisfatórios, contudo, os resultados funcionais nem sempre são bons, sobretudo em pacientes idosos ou que tenham sido submetidos a radioterapia neoadjuvante ou prévia. Além disso, faltam dados que permitam estabelecer a ressecção interesfincteriana como uma técnica adequada para o tratamento cirúrgico do câncer de reto distal, em longo prazo.[69,70]

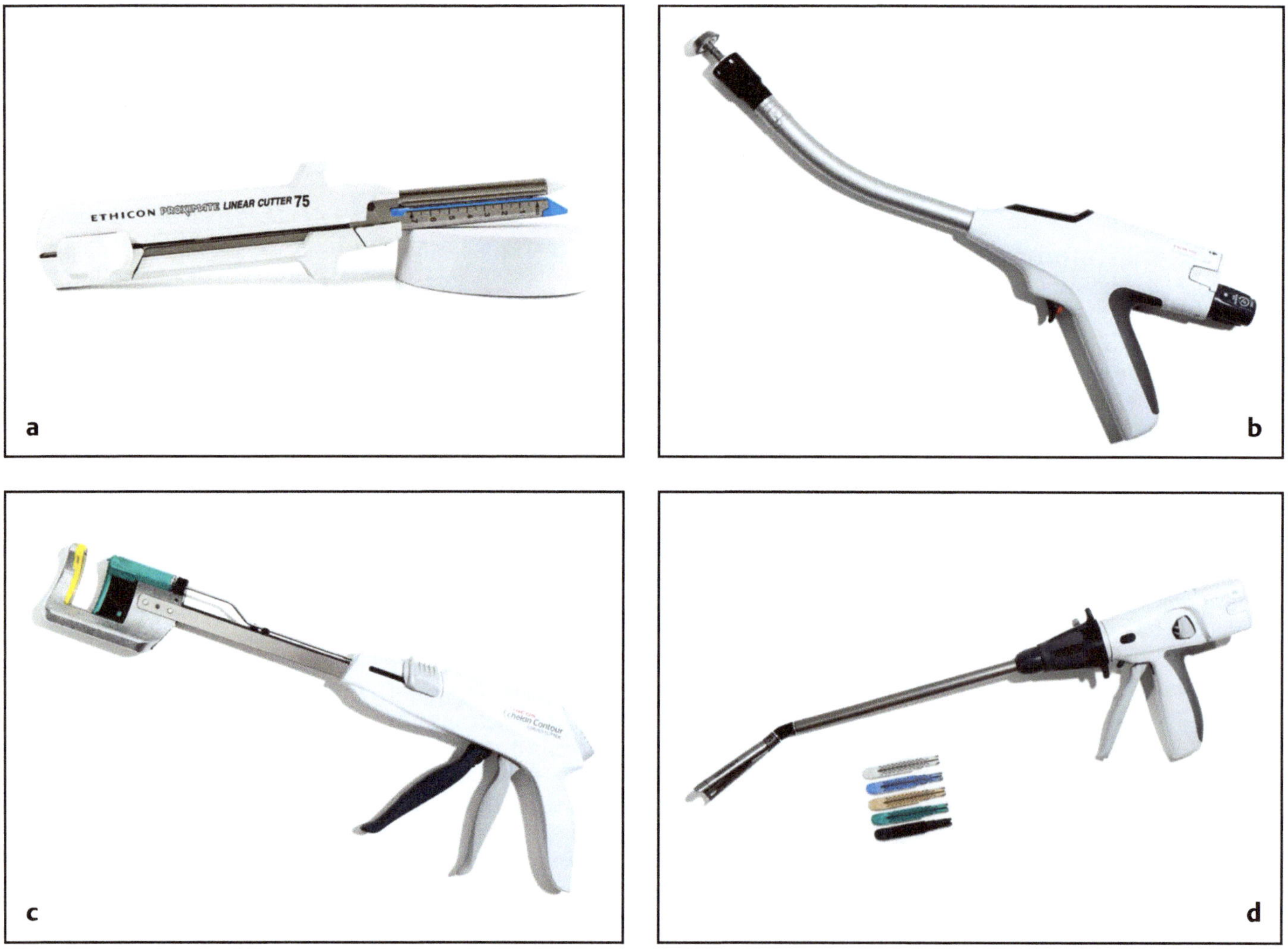

Fig. 28-2-8. Modernos grampeadores gastrointestinais. (a) Grampeador linear cortante; (b) circular; (c) curvo cortante; (d) endogrampeador linear cortante. (Imagem gentilmente cedida da *Ethicon Endosurgery*.)

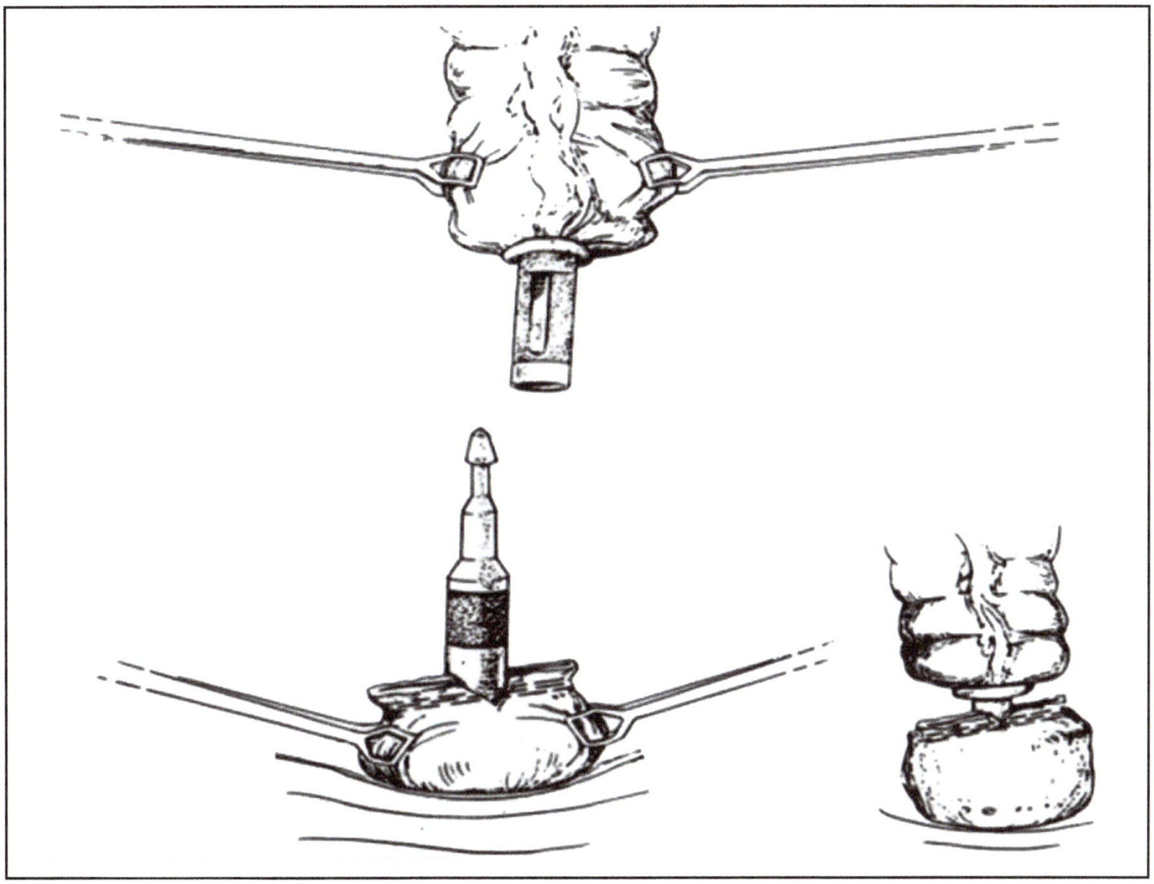

Fig. 28-2-9. Técnica de duplo grampeamento para confecção de anastomoses colorretais baixas. (Acervo dos autores.)

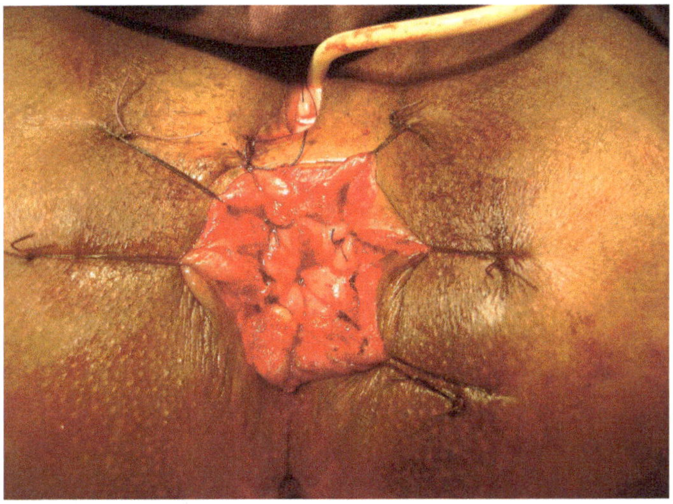

Fig. 28-2-10. Anastomose coloanal *per anum.* (Acervo dos autores.)

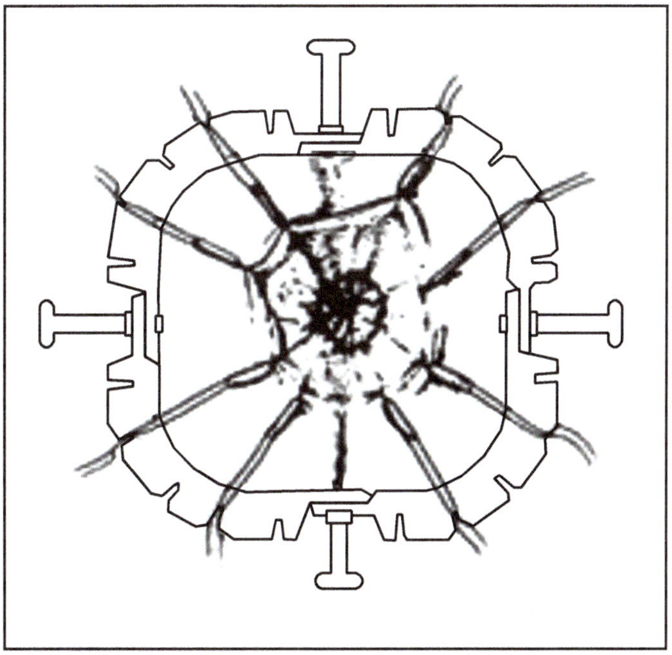

Fig. 28-2-11. Afastador anal para confecção de anastomose coloanal *per anum.*

Fístulas de Anastomose e Ostomia de Proteção

Fístula de anastomose é uma das complicações mais temidas após proctectomias. Quanto mais baixa a anastomose, maior o risco de deiscência. A incidência de fístulas diagnosticadas clinicamente varia ente 5% e 10%, já a incidência das diagnosticadas por métodos radiológicos chega a 17%.[71,72] Os principais fatores associados à deiscência anastomótica são: distância do tumor menor que 5 cm em relação à margem anal, gênero masculino, presença de desnutrição, obesidade, alcoolismo, tabagismo e uso de corticoides.[73,74]

Com relação ao tipo de reconstrução, ou seja, confecção de bolsa colônica em J, de coloplastia ou de anastomose sem reservatório, a incidência de fístulas é significativamente menor quando confeccionada a bolsa colônica, sendo similar nos outros tipos de reconstrução retoanal.[59,75] Estudos com Doppler mostram melhor suprimento vascular quando a anastomose sem reservatório é realizada pela técnica lateroterminal. Com relação à coloplastia, a realização da incisão transversal na parede do cólon parece influenciar negativamente o suprimento vascular na anastomose.[75]

As anastomoses colorretais baixas ou coloanais são realizadas em associação com ETM e apresentam grande risco de deiscência, sendo indicada a realização de ostomias de proteção. Após radioterapia, o risco é ainda maior, sendo altamente indicada a proteção destes tipos de anastomoses.

Uma ostomia de proteção não diminui a incidência de fístulas, mas reduz o risco de peritonite e a necessidade de reoperação.[76] Karanjia *et al.* relataram incidência de 18% de fístulas clinicamente diagnosticadas em pacientes sem proteção, contra 8% naqueles que tiveram a anastomose protegida por uma ostomia.[77]

Taxas mais elevadas de fístula foram relatadas por autores suecos em trabalho multicêntrico, randomizado e prospectivo comparando pacientes com anastomose colorretal baixa com e sem ostomia protetora. Naqueles sem proteção, a taxa de fístula sintomática foi significativamente maior naqueles com ostomia protetora (28% contra 10%) Eles concluem que a realização da ostomia protetora reduz a incidência de fístula sintomática e seu uso está recomendado em anastomoses colorretais baixas ou coloanais.[78] O processo séptico decorrente da deiscência da anastomose provoca sepse pélvica e fibrose. Essa fibrose pode provocar rigidez do cólon abaixado, comprometendo sua complacência e levando a resultados funcionais insatisfatórios. Além disso, esse processo inflamatório pode levar a estenose da anastomose, sendo em alguns casos, necessário realizar novo abaixamento cólico.[78]

FUNÇÃO INTESTINAL, CONTINÊNCIA E QUALIDADE DE VIDA

A opção de se evitar uma colostomia definitiva, de maneira geral, é um meio aceito de preservar a qualidade de vida após ressecções anteriores do reto,[79] sobretudo após a realização de anastomoses colorretais mais altas.[80,81] Entretanto, este ponto ainda é controverso com relação às anastomoses colorretais baixas ou coloanais. Sabe-se que após ressecção anterior do reto, entre 13% e 80% dos pacientes vão apresentar algum déficit de continência anal.[82,83] Esses resultados tão variáveis podem ser atribuídos ao estudo de populações não uniformes, analisadas nas diferentes séries publicadas. São muitas as causas capazes de influenciar diretamente esses resultados. Dentre elas podemos citar a quantidade de esfíncter interno seccionada para fornecer margem de segurança, o estado de continência prévia do paciente, a ocorrência de deiscência da anastomose, o gênero, e, de forma importante, a realização de tratamento radioterápico tanto no pré, quanto no pós-operatório.

A opção de preservação esfincteriana deve ser considerada somente em caso de bom funcionamento dos esfíncteres anais. A realização de colostomia terminal é mais bem aceita e pode proporcionar boa qualidade de vida, comparada com graus mais significativos de incontinência anal. É importante diferenciar distúrbios prévios da continência com alterações causadas pelo próprio tumor. Isto porque graus menores de incontinência podem ser atribuídos à presença de tumor retal mais baixo e volumoso, provocando drenagem contínua de muco e fezes diarreicas.

Há que se salientar que pacientes com tumores retais baixos que não comprometem o canal anal ou o aparelho esfincteriano e que são portadores de incontinência anal pré-operatória, nos quais se cogita a realização de colostomia terminal, a amputação abdominoperineal deve ser evitada. Além de acarretar maior morbidade, seus resultados oncológicos têm sido considerados inferiores às cirurgias de preservação esfincteriana. Desta forma, deve-se realizar colostomia terminal com fechamento do coto retoanal (Hartmann baixo).

Gamagami *et al.* avaliaram o grau de continência em 125 pacientes submetidos à ressecção anterior do reto, de acordo com quanto do canal anal foi ressecado.[84] Dentre os grupos, foram analisados em separado aqueles pacientes submetidos a tratamento radioterápico neoadjuvante e se foi confeccionada ou não bolsa colônica em J. Os autores encontraram que quando 1 cm ou menos do canal anal foi seccionado, 80% dos pacientes permaneciam totalmente continentes. Proporção similar à daqueles em que o canal anal permaneceu íntegro. Daqueles pacientes em que 1 a 2,5 cm do canal anal foram ressecados, com anastomoses entre meio e 2 cm da borda anal, somente 50% apresentaram continência anal totalmente preservada em 2 anos após a operação.

Além dos fatores próprios do câncer de reto e do seu tratamento, qualidade de vida é um fator difícil de mensurar. Comparar aumento do número de evacuações diárias ou incontinência, com o trauma físico e psicológico causado por uma colostomia é bastante impreciso. A confecção de uma colostomia definitiva era tida como um marcador de qualidade de vida ruim. Estudos mais antigos, que avaliavam qualidade de vida em pacientes submetidos à AAPR confirmavam essa impressão, demonstrando principalmente grande incidência de quadros depressivos.[85] Muitos dos estudos apresentavam falhas metodológicas e trabalhos mais recentes não encontraram grandes diferenças em relação a critérios de qualidade de vida em pacientes com diagnóstico de câncer de reto baixo submetidos à AAPR ou ressecção anterior com anastomose baixa.[86-88]

Estudo norte americano, utilizando os questionários de qualidade de vida QLQ-C30 e QLQ-C38 da European Organization for Research and Treatment of Cancer, avaliou 85 pacientes submetidos à ressecção anterior do reto com anastomose colorretal baixa e 83 pacientes submetidos à AAPR. Os autores não encontraram diferenças significativas entre os dois grupos de pacientes em relação a critérios de qualidade de vida enumerados por esses questionários.[89] Metanálise com 11 estudos e 1.433 pacientes, também não mostrou diferenças entre pacientes submetidos à ressecção anterior com anastomoses colorretais baixas ou entre aqueles com colostomia definitiva.[90] Por outro lado, pacientes submetidos à confecção de anastomoses baixas e que evoluem com deiscência, apresentam piores resultados em questionários de avaliação de qualidade de vida.[66]

Há que se ressaltar ainda que um número significativo de pacientes com ileostomia protetora de anastomoses baixas apresentam complicações e/ou outras intercorrências que impedem seu fechamento.[91,92] Isto implica na permanência de uma ostomia de débito aumentado e com maior risco de ocorrência de disfunções e comprometimento cutâneo, quando comparada com uma colostomia ilíaca terminal.

CONCLUSÕES

O tratamento do câncer de reto passou por várias alterações recentes. Atualmente é possível a ressecção de tumores de reto baixo, que se estendem até o canal anal, com bons resultados oncológicos e preservação da musculatura esfincteriana. A confecção de anastomoses colorretais baixas e coloanais, associadas à confecção de reservatório fecal, principalmente com bolsa colônica em J, assegura bons resultados funcionais em muitos pacientes. É imprescindível uma apurada investigação pré-operatória tanto funcional, quanto anatômica. Além de proporcionar menores índices de recidiva local, a radioquimioterapia neoadjuvante parece aumentar as possibilidades de preservação esfincteriana.

Ressecções de tumores retais baixos com preservação esfincteriana são procedimentos de grande demanda técnica, mas altamente desejáveis e factíveis com os conhecimentos atuais e com a maior disponibilidade de cirurgiões proficientes com essa técnica.

REFERÊNCIAS BIBLIOGRÁFICAS

1. Miles WE. A method of performing abdomino-perineal excision for carcinoma of the rectum and of the terminal portion of the pelvic colon. Lancet. 1908: 1812-13.
2. Goligher JC, Dukes CE, Bussey HJ. Local recurrences after sphincter saving excisions for carcinoma of the rectum and rectosigmoid. Br J Surg. 1951 Nov;39(155):199-211.
3. Williams NS, Dixon MF, Johnston D. Reappraisal of the 5 centimetre rule of distal excision for carcinoma of the rectum: a study of distal intramural spread and of patients' survival. Br J Surg. 1983 Mar;70(3):150-4.
4. Williams NS, Johnston D, Dixon MF. Anal function after low rectal stapled anastomoses. Br J Surg. 1984 Jun;71(6):478.
5. Pollett WG, Nicholls RJ. The relationship between the extent of distal clearance and survival and local recurrence rates after curative anterior resection for carcinoma of the rectum. Ann Surg. 1983 Aug;198(2):159-63.
6. Adam IJ, Mohamdee MO, Martin IG, Scott N, Finan PJ, Johnston D, et al. Role of circumferential margin involvement in the local recurrence of rectal cancer. Lancet. 1994 Sep 10;344(8924):707-11.
7. Heald RJ, Husband EM, Ryall RD. The mesorectum in rectal cancer surgery--the clue to pelvic recurrence? Br J Surg. 1982 Oct;69(10):613-6.
8. Karanjia ND, Schache DJ, North WR, Heald RJ. 'Close shave' in anterior resection. Br J Surg. 1990 May;77(5):510-2.
9. Scott N, Jackson P, al-Jaberi T, Dixon MF, Quirke P, Finan PJ. Total mesorectal excision and local recurrence: a study of tumour spread in the mesorectum distal to rectal cancer. Br J Surg. 1995 Aug;82(8):1031-3.
10. Phillips RK, Hittinger R, Blesovsky L, Fry JS, Fielding LP. Local recurrence following 'curative' surgery for large bowel cancer: II. The rectum and rectosigmoid. Br J Surg. 1984 Jan;71(1):17-20.
11. Kwok SP, Lau WY, Leung KL, Liew CT, Li AK. Prospective analysis of the distal margin of clearance in anterior resection for rectal carcinoma. Br J Surg. 1996 Jul;83(7):969-72.
12. Rullier E, Zerbib F, Laurent C, Bonnel C, Caudry M, Saric J, et al. Intersphincteric resection with excision of internal anal sphincter for conservative treatment of very low rectal cancer. Dis Colon Rectum. 1999 Sep;42(9):1168-75.
13. Heald RJ, Moran BJ, Ryall RD, Sexton R, MacFarlane JK. Rectal cancer: the Basingstoke experience of total mesorectal excision, 1978-1997. Arch Surg. 1998 Aug;133(8):894-9.
14. Rullier E, Laurent C, Bretagnol F, Rullier A, Vendrely V, Zerbib F. Sphincter-saving resection for all rectal carcinomas: the end of the 2-cm distal rule. Ann Surg. 2005 Mar;241(3):465-9.
15. Rubbini M, Vettorello GF, Guerrera C, Mari C, De Anna D, Mascoli F, et al. A prospective study of local recurrence after resection and low stapled anastomosis in 183 patients with rectal cancer. Dis Colon Rectum. 1990 Feb;33(2):117-21.
16. Twomey P, Burchell M, Strawn D, Guernsey J. Local control in rectal cancer. A clinical review and meta-analysis. Arch Surg. 1989 Oct;124(10):1174-8; discussion 8-9.
17. Arbman G, Nilsson E, Hallbook O, Sjodahl R. Local recurrence following total mesorectal excision for rectal cancer. Br J Surg. 1996 Mar;83(3):375-9.
18. Cecil TD, Sexton R, Moran BJ, Heald RJ. Total mesorectal excision results in low local recurrence rates in lymph node-positive rectal cancer. Dis Colon Rectum. 2004 Jul;47(7):1145-9; discussion 9-50.
19. Scott NA, O'Flynn KJ, Carlson GL. Local recurrence following total mesorectal excision for rectal cancer. Br J Surg. 1996 Aug;83(8):1162-3.
20. Improved survival with preoperative radiotherapy in resectable rectal cancer. Swedish Rectal Cancer Trial. N Engl J Med. 1997 Apr 3;336(14):980-7.
21. Kapiteijn E, Marijnen CA, Nagtegaal ID, Putter H, Steup WH, Wiggers T, et al. Preoperative radiotherapy combined with total mesorectal excision for resectable rectal cancer. N Engl J Med. 2001 Aug 30;345(9):638-46.
22. Ruo L, Tickoo S, Klimstra DS, Minsky BD, Saltz L, Mazumdar M, et al. Long-term prognostic significance of extent of rectal cancer response to preoperative radiation and chemotherapy. Ann Surg. 2002 Jul;236(1):75-81.
23. Garcia-Aguilar J, Hernandez de Anda E, Sirivongs P, Lee SH, Madoff RD, Rothenberger DA. A pathologic complete response to preoperative chemoradiation is associated with lower local recurrence and improved survival in rectal cancer patients treated by mesorectal excision. Dis Colon Rectum. 2003 Mar;46(3):298-304.
24. Weiser MR, Quah HM, Shia J, Guillem JG, Paty PB, Temple LK, et al. Sphincter preservation in low rectal cancer is facilitated by preoperative chemoradiation and intersphincteric dissection. Ann Surg. 2009 Feb;249(2):236-42.
25. Sauer R, Becker H, Hohenberger W, Rodel C, Wittekind C, Fietkau R, et al. Preoperative versus postoperative chemoradiotherapy for rectal cancer. N Engl J Med. 2004 Oct 21;351(17):1731-40.
26. Schrag D, Shi Q, Weiser MR, Gollub MJ, Saltz LB, Musher BL, et al. Preoperative Treatment of Locally Advanced Rectal Cancer. N Engl J Med. 2023 June 4 10.1056/NEJMoa2303269. Epub ahead of print.

27. Mei WJ, Wang XZ, Li YF, Sun YM, Yang CK, Lin JZ, et al. Neoadjuvant Chemotherapy With CAPOX Versus Chemoradiation for Locally Advanced Rectal Cancer With Uninvolved Mesorectal Fascia (CONVERT): Initial Results of a Phase III Trial. Ann Surg. 2023 Apr;277(4):557-64.
28. Braun J, Treutner KH, Winkeltau G, Heidenreich U, Lerch MM, Schumpelick V. Results of intersphincteric resection of the rectum with direct coloanal anastomosis for rectal carcinoma. Am J Surg. 1992 Apr;163(4):407-12.
29. Teramoto T, Watanabe M, Kitajima M. Per anum intersphincteric rectal dissection with direct coloanal anastomosis for lower rectal cancer: the ultimate sphincter-preserving operation. Dis Colon Rectum. 1997 Oct;40(10 Suppl):S43-7.
30. Bretagnol F, Rullier E, Laurent C, Zerbib F, Gontier R, Saric J. Comparison of functional results and quality of life between intersphincteric resection and conventional coloanal anastomosis for low rectal cancer. Dis Colon Rectum. 2004 Jun;47(6):832-8.
31. Schiessel R, Novi G, Holzer B, Rosen HR, Renner K, Holbling N, et al. Technique and long-term results of intersphincteric resection for low rectal cancer. Dis Colon Rectum. 2005 Oct;48(10):1858-65; discussion 65-7.
32. Lim SB, Heo SC, Lee MR, Kang SB, Park YJ, Park KJ, et al. Changes in outcome with sphincter preserving surgery for rectal cancer in Korea, 1991-2000. Eur J Surg Oncol. 2005 Apr;31(3):242-9.
33. Gerard JP, Chapet O, Nemoz C, Hartweig J, Romestaing P, Coquard R, et al. Improved sphincter preservation in low rectal cancer with high-dose preoperative radiotherapy: the lyon R96-02 randomized trial. J Clin Oncol. 2004 Jun 15;22(12):2404-9.
34. Abraham NS, Davila JA, Rabeneck L, Berger DH, El-Serag HB. Increased use of low anterior resection for veterans with rectal cancer. Aliment Pharmacol Ther. 2005 Jan 1;21(1):35-41.
35. Purves H, Pietrobon R, Hervey S, Guller U, Miller W, Ludwig K. Relationship between surgeon caseload and sphincter preservation in patients with rectal cancer. Dis Colon Rectum. 2005 Feb;48(2):195-202; discussion -4.
36. Hodgson DC, Zhang W, Zaslavsky AM, Fuchs CS, Wright WE, Ayanian JZ. Relation of hospital volume to colostomy rates and survival for patients with rectal cancer. J Natl Cancer Inst. 2003 May 21;95(10):708-16.
37. Temple LK, Romanus D, Niland J, Veer AT, Weiser MR, Skibber J, et al. Factors associated with sphincter-preserving surgery for rectal cancer at national comprehensive cancer network centers. Ann Surg. 2009 Aug;250(2):260-7.
38. Ricciardi R, Virnig BA, Madoff RD, Rothenberger DA, Baxter NN. The status of radical proctectomy and sphincter-sparing surgery in the United States. Dis Colon Rectum. 2007 Aug;50(8):1119-27; discussion 26-7.
39. Silva, TB. Impacto da introdução da técnica de excisão total do mesorreto na recidiva locorregional e na sobrevida de pacientes com adenocarcinoma de reto operados no Hospital das Clínicas da Universidade Federal de Minas Gerais. Dissertação (mestrado) – Universidade Federal de Minas Gerais, Faculdade de Medicina. Belo Horizonte, 148 p, 2006.
40. Martinez SR, Chen SL, Bilchik AJ. Treatment disparities in Hispanic rectal cancer patients: a SEER database study. Am Surg. 2006 Oct;72(10):906-8.
41. Rogers SO, Jr., Wolf RE, Zaslavsky AM, Wright WE, Ayanian JZ. Relation of surgeon and hospital volume to processes and outcomes of colorectal cancer surgery. Ann Surg. 2006 Dec;244(6):1003-11.
42. Kasparek MS, Hassan I, Cima RR, Larson DR, Gullerud RE, Wolff BG. Quality of Life after Rectal Excision and Coloanal Anastomosis for Distal Rectal Cancers: Sphincter Preservation Versus Quality of Life. Colorectal Dis. 2010 Jun 8.
43. Hallbook O, Nystrom PO, Sjodahl R. Physiologic characteristics of straight and colonic J-pouch anastomoses after rectal excision for cancer. Dis Colon Rectum. 1997 Mar;40(3):332-8.
44. Keighley MR, Matheson D. Functional results of rectal excision and endo-anal anastomosis. Br J Surg. 1980 Oct;67(10):757-61.
45. Rao GN, Drew PJ, Lee PW, Monson JR, Duthie GS. Anterior resection syndrome is secondary to sympathetic denervation. Int J Colorectal Dis. 1996;11(5):250-8.
46. Xynos E, Tekkis P, Gouvas N, Vini L, Chrysou E, Tzardi M, et al. Clinical practice guidelines for the surgical treatment of rectal cancer: a consensus statement of the Hellenic Society of Medical Oncologists (HeSMO). Ann Gastroenterol. 2016 ;29(2):103–26.
47. Mortensen NJ, Ramirez JM, Takeuchi N, Humphreys MM. Colonic J pouch-anal anastomosis after rectal excision for carcinoma: functional outcome. Br J Surg. 1995 May;82(5):611-3.
48. Sailer M, Fuchs KH, Fein M, Thiede A. Randomized clinical trial comparing quality of life after straight and pouch coloanal reconstruction. Br J Surg. 2002 Sep;89(9):1108-17.
49. Parc R, Tiret E, Frileux P, Moszkowski E, Loygue J. Resection and colo-anal anastomosis with colonic reservoir for rectal carcinoma. Br J Surg. 1986;73(2):139-41.
50. Seow-Choen F, Vijayan V, Keng V. Prospective randomized study of sulindac versus calcium and calciferol for upper gastrointestinal polyps in familial adenomatous polyposis. Br J Surg. 1996 Dec;83(12):1763-6.
51. Ho YH, Tan M, Seow-Choen F. Prospective randomized controlled study of clinical function and anorectal physiology after low anterior resection: comparison of straight and colonic J pouch anastomoses. Br J Surg. 1996 Jul;83(7):978-80.
52. Ortiz H, De Miguel M, Armendariz P, Rodriguez J, Chocarro C. Coloanal anastomosis: are functional results better with a pouch? Dis Colon Rectum. 1995 Apr;38(4):375-7.
53. Hallbook O, Pahlman L, Krog M, Wexner SD, Sjodahl R. Randomized comparison of straight and colonic J pouch anastomosis after low anterior resection. Ann Surg. 1996 Jul;224(1):58-65.
54. Dehni N, Tiret E, Singland JD, Cunningham C, Schlegel RD, Guiguet M, et al. Long-term functional outcome after low anterior resection: comparison of low colorectal anastomosis and colonic J-pouch-anal anastomosis. Dis Colon Rectum. 1998 Jul;41(7):817-22; discussion 22-3.
55. Hida J, Yasutomi M, Fujimoto K, Okuno K, Ieda S, Machidera N, et al. Functional outcome after low anterior resection with low anastomosis for rectal cancer using the colonic J-pouch. Prospective randomized study for determination of optimum pouch size. Dis Colon Rectum. 1996 Sep;39(9):986-91.
56. Lazorthes F, Gamagami R, Chiotasso P, Istvan G, Muhammad S. Prospective, randomized study comparing clinical results between small and large colonic J-pouch following coloanal anastomosis. Dis Colon Rectum. 1997 Dec;40(12):1409-13.
57. Z'Graggen K, Maurer CA, Buchler MW. Transverse coloplasty pouch. A novel neorectal reservoir. Dig Surg. 1999;16(5):363-6.
58. Furst A, Suttner S, Agha A, Beham A, Jauch KW. Colonic J-pouch vs. coloplasty following resection of distal rectal cancer: early results of a prospective, randomized, pilot study. Dis Colon Rectum. 2003 Sep;46(9):1161-6.
59. Ho YH, Brown S, Heah SM, Tsang C, Seow-Choen F, Eu KW, et al. Comparison of J-pouch and coloplasty pouch for low rectal cancers: a randomized, controlled trial investigating functional results and comparative anastomotic leak rates. Ann Surg. 2002 Jul;236(1):49-55.
60. Cutait DE, Figliolini FJ. A new method of colorectal anastomosis in abdominoperineal resection. Dis Colon Rectum. 1961;4:335-42.

61. Turnbull RB Jr, Cuthbertson A. Abdominorectal pull-through resection for cancer and for Hirschsprung's disease. Delayed posterior colorectal anastomosis. Cleve Clin Q. 1961;28:109-15.
62. Lin SY, Ow ZGW, Tan DJH, Tay PWL, Lim SY, Xiao J, et al. Delayed coloanal anastomosis as a stoma-sparing alternative to immediate coloanal anastomosis: A systematic review and meta-analysis. ANZ J Surg 2021 Mar;92(3):346-354.
63. Rygick AN, Juchvidova GM, Rivkin VL, Gureeva CF, Militarev JM. Colo-rectal anastomosis with a suturing apparatus in resection of the rectum and colon. Gut. 1967 Apr;8(2):189-91.
64. Knight CD, Griffen FD. An improved technique for low anterior resection of the rectum using the EEA stapler. Surgery. 1980 Nov;88(5):710-4.
65. Parks AG. Transanal technique in low rectal anastomosis. Proc R Soc Med. 1972 Nov;65(11):975-6.
66. Fischer A, Tarantino I, Warschkow R, Lange J, Zerz A, Hetzer FH. Is sphincter preservation reasonable in all patients with rectal cancer? Int J Colorectal Dis. Apr;25(4):425-32.
67. Basso N, Minervini S, Marcelli M. Modified abdominotransanal resection for cancer of the lower third of the rectum. Dis Colon Rectum. 1987 Aug;30(8):641-3.
68. Schiessel R, Karner-Hanusch J, Herbst F, Teleky B, Wunderlich M. Intersphincteric resection for low rectal tumours. Br J Surg. 1994 Sep;81(9):1376-8.
69. Moore HG, Riedel E, Minsky BD, Saltz L, Paty P, Wong D, et al. Adequacy of 1-cm distal margin after restorative rectal cancer resection with sharp mesorectal excision and preoperative combined-modality therapy. Ann Surg Oncol. 2003 Jan-Feb;10(1):80-5.
70. Gamagami RA, Liagre A, Chiotasso P, Istvan G, Lazorthes F. Coloanal anastomosis for distal third rectal cancer: prospective study of oncologic results. Dis Colon Rectum. 1999 Oct;42(10):1272-5.
71. Davies AH, Bartolo DC, Richards AE, Johnson CD, Mc CMNJ. Intra-operative air testing: an audit on rectal anastomosis. Ann R Coll Surg Engl. 1988 Nov;70(6):345-7.
72. Akyol AM, McGregor JR, Galloway DJ, George WD. Early postoperative contrast radiology in the assessment of colorectal anastomotic integrity. Int J Colorectal Dis. 1992 Sep;7(3):141-3.
73. Rullier E, Laurent C, Garrelon JL, Michel P, Saric J, Parneix M. Risk factors for anastomotic leakage after resection of rectal cancer. Br J Surg. 1998 Mar;85(3):355-8.
74. Sorensen LT, Jorgensen T, Kirkeby LT, Skovdal J, Vennits B, Wille-Jorgensen P. Smoking and alcohol abuse are major risk factors for anastomotic leakage in colorectal surgery. Br J Surg. 1999 Jul;86(7):927-31.
75. Joo JS, Latulippe JF, Alabaz O, Weiss EG, Nogueras JJ, Wexner SD. Long-term functional evaluation of straight coloanal anastomosis and colonic J-pouch: is the functional superiority of colonic J-pouch sustained? Dis Colon Rectum. 1998 Jun;41(6):740-6.
76. Vignali A, Fazio VW, Lavery IC, Milsom JW, Church JM, Hull TL, et al. Factors associated with the occurrence of leaks in stapled rectal anastomoses: a review of 1,014 patients. J Am Coll Surg. 1997 Aug;185(2):105-13.
77. Karanjia ND, Corder AP, Bearn P, Heald RJ. Leakage from stapled low anastomosis after total mesorectal excision for carcinoma of the rectum. Br J Surg. 1994 Aug;81(8):1224-6.
78. Matthiessen P, Hallbook O, Rutegard J, Simert G, Sjodahl R. Defunctioning stoma reduces symptomatic anastomotic leakage after low anterior resection of the rectum for cancer: a randomized multicenter trial. Ann Surg. 2007 Aug;246(2):207-14.
79. Frigell A, Ottander M, Stenbeck H, Pahlman L. Quality of life of patients treated with abdominoperineal resection or anterior resection for rectal carcinoma. Ann Chir Gynaecol. 1990;79(1):26-30.
80. Whynes DK, Neilson AR, Robinson MH, Hardcastle JD. Colorectal cancer screening and quality of life. Qual Life Res. 1994 Jun;3(3):191-8.
81. Jess P, Christiansen J, Bech P. Quality of life after anterior resection versus abdominoperineal extirpation for rectal cancer. Scand J Gastroenterol. 2002 Oct;37(10):1201-4.
82. McDonald PJ, Heald RJ. A survey of postoperative function after rectal anastomosis with circular stapling devices. Br J Surg. 1983 Dec;70(12):727-9.
83. Nakahara S, Itoh H, Mibu R, Ikeda S, Oohata Y, Kitano K, et al. Clinical and manometric evaluation of anorectal function following low anterior resection with low anastomotic line using an EEA stapler for rectal cancer. Dis Colon Rectum. 1988 Oct;31(10):762-6.
84. Gamagami R, Istvan G, Cabarrot P, Liagre A, Chiotasso P, Lazorthes F. Fecal continence following partial resection of the anal canal in distal rectal cancer: long-term results after coloanal anastomoses. Surgery. 2000 Mar;127(3):291-5.
85. Pachler J, Wille-Jorgensen P. Quality of life after rectal resection for cancer, with or without permanent colostomy. Cochrane Database Syst Rev. 2005(2):CD004323.
86. Allal AS, Gervaz P, Gertsch P, Bernier J, Roth AD, Morel P, et al. Assessment of quality of life in patients with rectal cancer treated by preoperative radiotherapy: a longitudinal prospective study. Int J Radiat Oncol Biol Phys. 2005 Mar 15;61(4):1129-35.
87. Arndt V, Stegmaier C, Ziegler H, Brenner H. A population-based study of the impact of specific symptoms on quality of life in women with breast cancer 1 year after diagnosis. Cancer. 2006 Nov 15;107(10):2496-503.
88. Rauch P, Miny J, Conroy T, Neyton L, Guillemin F. Quality of life among disease-free survivors of rectal cancer. J Clin Oncol. 2004 Jan 15;22(2):354-60.
89. Kasparek MS, Hassan I, Cima RR, Larson DR, Gullerud RE, Wolff BG. Quality of Life after Rectal Excision and Coloanal Anastomosis for Distal Rectal Cancers: Sphincter Preservation Versus Quality of Life. Colorectal Dis. Jun 8.
90. Cornish JA, Tilney HS, Heriot AG, Lavery IC, Fazio VW, Tekkis PP. A meta-analysis of quality of life for abdominoperineal excision of rectum versus anterior resection for rectal cancer. Ann Surg Oncol. 2007 Jul;14(7):2056-68.
91. Wong NY, Eu KW. A defunctioning ileostomy does not prevent clinical anastomotic leak after a low anterior resection: a prospective, comparative study. Dis Colon Rectum. 2005 Nov;48(11):2076-9.
92. Khan AA, Wheeler JM, Cunningham C, George B, Kettlewell M, Mortensen NJ. The management and outcome of anastomotic leaks in colorectal surgery. Colorectal Dis. 2008 Jul;10(6):587-92.

SEÇÃO 28-3

RESSECÇÃO INTERESFINCTÉRICA

José Reinan Ramos

O conteúdo desta seção (págs. 478 a 488), encontra-se disponível on-line.

Para acessá-lo, aponte a câmera do seu smartphone ou tablet para a imagem acima.

SEÇÃO 28-4

ATUALIZAÇÃO SOBRE ACESSO MINIMAMENTE INVASIVO

Sergio Eduardo Alonso Araujo ■ Victor Edmond Seid
Alexandre Bruno Bertoncini ■ Fábio Guilherme Campos

INTRODUÇÃO

Diversos estudos em grande escala ou multicêntricos randomizados em diversos países provaram que ressecções laparoscópicas para câncer de cólon são comparáveis às operações convencionais no tocante ao resultado oncológico.[1-4] No entanto, a cirurgia colorretal por videolaparoscopia não resultou em significativa aceitação quando comparada com outros procedimentos laparoscópicos. Diversos fatores provavelmente contribuíram para essa diferença, incluindo uma curva de aprendizado mais difícil, maior tempo cirúrgico, exigências técnicas necessárias para realizar o procedimento e preocupações quanto à segurança oncológica nas doenças neoplásicas.[5] De 2000 a 2004, a proporção das colectomias realizadas por videolaparoscopia permaneceu abaixo das expectativas e aumentou somente de 3% para 6,5%.[5]

Quase 20 anos após o primeiro relato de colectomia laparosópica,[6] as indicações de ressecção laparoscópica do reto e excisão total do mesorreto laparoscópica (ETML) estão continuamente aumentando ao redor do mundo já que a viabilidade e a segurança da cirurgia laparoscópica do reto têm sido continuamente demonstradas. Além disso, um número maior de cirurgiões já adquiriu as habilidades necessárias para realizar uma colectomia laparoscópica. No COST *trial*,[1] as taxas de recidiva tumoral foram semelhantes após colectomias videoassistidas e colectomias abertas,[7] sugerindo que a abordagem laparoscópica é uma alternativa aceitável para a cirurgia aberta no câncer de cólon. A verdade é que, para o câncer de cólon, uma avaliação da extensão da excisão é difícil de ser obtida e, aliada a isso, recorrência local é relativamente incomum. Isso contrasta com o que ocorre no câncer de reto, no qual a técnica cirúrgica e a excisão radical do tumor têm um impacto significativo na recidiva local. Além disso, existem várias questões específicas no tocante a cirurgia laparoscópica do reto que não permitem inferir sobre uma conclusão simplificada quanto à sua segurança oncológica a partir da mera análise dos resultados dos estudos sobre o câncer de cólon. Essas questões são principalmente o conceito da excisão total do mesorreto (ETM) para a cirurgia radical no reto, o uso e a indicação da terapia neoadjuvante, a questão da preservação esfincteriana quando possível, as dificuldades anatômicas concernentes ao tratamento videocirúrgico na pelve e o risco de recidiva local. Por esses motivos e em função da evidência científica disponível, permanece sob debate se a ressecção laparoscópica do câncer de reto é comparável à cirurgia aberta no tocante aos resultados oncológicos.

Hartley *et al.*[8] publicaram um dos primeiros relatos sobre ETML. Na sua publicação, eles declararam que "as normas estabelecidas por Heald *et al.* são aquelas pelas quais qualquer nova técnica deve ser avaliada". Naquela época, era consenso que o carcinoma do reto deveria ser operado apenas por cirurgiões especializados em cirurgias colorretais, utilizando a técnica cirúrgica convencional. Além disso, até 2001, durante ressecções anteriores videoassistidas, a dissecção da pelve era frequentemente realizada durante o tempo aberto da cirurgia.[9]

Apesar da viabilidade e segurança da cirurgia laparoscópica do reto ter sido documentada repetidamente ao longo dos últimos 15 anos,[10-26] dificuldades técnicas foram encontradas na cirurgia laparoscópica para o tratamento do câncer do reto. Até hoje, a Sociedade Americana de Cirurgiões de Cólon e Reto (ASCRS) aguarda a aprovação da protectomia laparoscópica para o manejo do câncer do reto por causa da preocupação acerca da capacidade de se obter uma excisão adequada do mesorreto e margens cirúrgicas livres usando essa técnica.[27] Alguns estudos sobre a ETML resultaram em margens circunferenciais positivas e na ocorrência de complicações da anastomose colorretal após a cirurgia laparoscópica do reto.[3,28] Esses resultados sugerem que procedimentos inadequados na cirurgia laparoscópica do reto poderiam levar a um aumento na taxa de complicações e pior sobrevida. Além disso, a constatação de uma menor frequência da ETM, inclusive em centros especializados, é provavelmente secundária a desafios técnicos da dissecção do reto em pelves estreitas e a necessidade de uma incisão adequada para secção do reto e retirada da peça na maioria das cirurgias de preservação esfincteriana.

A despeito da falta de resultados oncológicos que permitam uma melhor definição sobre o emprego da ETML com intenção radical, no Reino Unido o National Institute for Health and Clinical Excellence (NICE) mudou sua recomendação para o manejo do câncer colorretal. Em 2000, a diretriz do NICE recomendava que o tratamento por laparotomia deveria ser preferido ao tratamento cirúrgico por videolaparoscopia. Em 2006, a mesma diretriz atualizada sugeria que, para o tratamento cirúrgico radical do câncer do reto, o tratamento por vídeo surge como uma alternativa ao tratamento convencional para os pacientes com câncer colorretal para os quais ambas as vias de acesso fossem consideradas factíveis.

Já que parece ser consenso que não há atualmente informações adequadas para fundamentar a decisão sobre o tratamento, buscamos analisar adiante todas as evidências existentes sobre ETML, adequação da ressecção, resultados a curto e longo prazos no tratamento do câncer do reto.

ETML: TÉCNICA

Pouco é conhecido sobre o papel da laparoscopia no tratamento do câncer do reto já que, por diversos motivos, os resultados são mais intimamente relacionados com a técnica cirúrgica. A posição anatômica do reto faz o acesso ser mais difícil. A ETM é importante para reduzir a recidiva local e aumentar a sobrevida, e a preservação dos nervos autonômicos e aparato esfincteriano são importantes para manter a sua função e a qualidade de vida após a cirurgia.[5]

O mesorreto é o tecido adiposo que envolve o reto, contendo os vasos sanguíneos e linfáticos, linfonodos e nervos autonômicos. A maioria dos pacientes com câncer de reto apresenta doença confinada ao envelope do mesorreto. A remoção deste pacote intacto parece ser necessária para obter a cura para a doença.[29] Esse conceito da ETM na cirurgia do câncer do reto foi introduzido por Heald em 1979.[30] Resumidamente, a técnica da ETM é baseada na dissecção meticulosa e sob visualização direta do tecido areolar que fica entre os planos parietal e visceral do reto. Esse plano (*holy plane*) é avascular e uma vez que a inervação autonômica dos órgãos pélvicos repousa sob a fáscia pélvica, o caminho da ETM leva a uma cirurgia segura, sem sangramento, oncologicamente adequada e que acaba por levar à preservação da inervação autonômica.[31]

É provavelmente verdade que a ETM é realizada de maneira similar por diferentes cirurgiões submetidos a treinamento em diferentes escolas cirúrgicas. No entanto, através da padronização da técnica cirúrgica, a curva de aprendizado pode ser reduzida. Para a ressecção do reto, uma abordagem laparoscópica em etapas faz a cirurgia ser reprodutível. Adiante será descrita a proposta de padronização técnica para o tratamento cirúrgico de pacientes a serem submetidos a ETML no Serviço de Cirurgia de Cólon e Reto do Hospital das Clínicas da Faculdade de Medicina da Universidade de São Paulo.

Para a cirurgia colorretal laparoscópica, fórceps (pinças) intestinais fenestrados atraumáticas de 5 mm são utilizados em todos os portais. Apesar do plano correto entre a fáscia pélvica parietal e a visceral ser avascular e a correta dissecção nesse plano ser facilmente realizada com o emprego do eletrocautério monopolar, a dissecção é mais frequentemente realizada empregando instrumentos que utilizam diferentes fontes de energia como o Harmonic Ace® ou o Ligasure Advance®. Além de serem utilizados para a dissecção na cavidade abdominal (mobilização do ângulo esplênico, descolamente intercoloepiploico e ligadura vascular arteriovenosa) e não somente na pelve, proporcionam ao cirurgião um campo cirúrgico limpo de forma garantida e segura.

Depois da anestesia geral, da inserção do tubo orogástrico e da sondagem vesical, o paciente é colocado na posição de Lloyd-Davies com as pernas em perneiras e com o braço esquerdo aberto. Uma técnica com seis portais é utilizada. O cirurgião e o assistente que manipulará a ótica ficam do lado direito do paciente. Um portal de 11 mm é inserido no umbigo pela técnica fechada (ótica angulada 30º de 10 mm). Um portal de 12 mm é colocado no quadrante inferior direito (mão direita do cirurgião para instrumento de dissecção), medialmente, a fim de garantir que o instrumento de dissecção irá alcançar a pelve sem ser limitado pelo promontório. Um portal de 5 mm é colocado no quadrante superior direito (mão esquerda do cirurgião; instrumento de apreensão) e dois portais de 5 mm são colocados no quadrante superior (mão esquerda do câmera com instrumento de apreensão) e inferior (mão direita do auxiliar com instrumento de apreensão) esquerdos. Um portal suprapúbico de 11 mm é rotineiramente utilizado para a ETML. Ele permite o auxílio à dissecção do reto distal com um afastador de reto ou outro instrumento de 5 mm. Para obter a apresentação em pacientes do sexo feminino, nós rotineiramente elevamos o útero à parede abdominal com dois pontos colocados ao longo do ligamento largo. Nós utilizamos seletivamente uma pinça com gaze montada ou o manipulador uterino introduzidos no interior da cavidade vaginal para tracionar anteriormente a parede vaginal posterior e revelar com mais facilidade o plano de dissecção na face anterior do reto.

Depois da ligadura da veia mesentérica inferior realizada na borda inferior do pâncreas, à esquerda do ligamento de Treitz e da mobilização completa do ângulo esplênico com secção do mesocólon transverso até a margem esquerda da artéria cólica média, o paciente é posicionado em Trendelemburg e decúbito lateral direito. Depois de afastar as alças do intestino delgado, a bifurcação da aorta é identificada. O assistente, manuseando a pinça no quadrante inferior esquerdo apreende e traciona anteriormente o mesocólon do sigmoide na topografia da artéria retal superior e o assistente manipulando a pinça no quadrante superior esquerdo apreende o coto da veia mesentérica inferior. Isso permite a exposição do peritônio sobre a bifurcação da aorta. A dissecção se inicia no promontório pélvico com exposição e preservação do plexo hipogástrico superior. O peritônio parietal é incisado 1 cm medialmente à artéria ilíaca comum direita. A tração e a contratração adequadas permitem a dissecção no tecido areolar entre as fáscias parietal e visceral em direção à artéria mesentérica inferior.[32] A artéria é completamente dissecada e ligada 1 cm distal à sua origem com o emprego de clipe. O plexo hipogástrico superior é identificado poupando-se o tecido conjuntivo pré-aórtico e deixando um coto de 1 cm da artéria mesentérica inferior *in situ*. A ETML apropriada demanda uma dissecção adequada da artéria mesentérica inferior. Dissecção pélvica e ETML adequadas iniciam-se no controle vascular. A dissecção da aorta abdominal excessivamente junto à origem da artéria mesentérica inferior, com ressecção do tecido linfovascular que a recobre ventralmente, leva à amputação inadvertida do plexo hipogástrico inferior e também leva o cirurgião a adentrar a pelve em um plano mais posterior do que o adequado, dorsal ao plano sagrado, o que coloca o paciente sob risco de sangramento pré-sacral e continuidade da lesão autonômica colocando a seguir o plexo hipogástrico inferior sob risco de ressecção.

A ETML é realizada inicialmente na face posterior do reto. Enquanto a dissecção continua caudalmente, o espaço retrorretal é aberto. O pneumoperitônio auxilia na abertura do plano avascular. A cirurgia de preservação dos nervos autonômicos é o guia para a ETML. A dissecção da face posterior do reto progressivamente desloca os nervos hipogástricos superiores direito e esquerdo dorsal e lateralmente e, portanto, preserva-os e visa atingir a fáscia retossacral (Waldeyer). A tração anterior adequada do reto é conseguida utilizando-se sempre os três portais auxiliares. Como mencionado anteriormente, afastadores endoscópicos articulados de reto especialmente desenhados em formato de T ou H (Karl Storz®) podem ser utilizados através do portal suprapúbico, especialmente em homens e em pacientes com pelve estreita. O aspirador cirúrgico e também instrumentos como o afastador de fígado podem ser utilizados com esse objetivo. Quando a ETML planejada envolve uma operação da ressecção abdominoperineal do reto (RAP), o nível de dissecção distal na face posterior do reto deve ser definido pelo retossacral. A continuidade da disseção no sentido distal após se ter identificado a fáscia de Waldeyer coloca o cirurgião sob risco de não realizar a excisão de uma peça de formato cilíndrico.[33] O motivo é que, para se conseguir esse objetivo, faz-se necessário proceder a uma ressecção do reto extraelevadores durante o tempo perineal. Portanto, na RAP, quando a fáscia de Waldeyer é alcançada no tempo laparoscópico, cirurgião deve abandonar a fase abdominal e iniciar a dissecção perineal.

Para a dissecção lateral, a incisão do peritônio do fundo de saco é estendida lateralmente no sentido anterior. O guia para a extensão da incisão do peritônio é a reflexão peritoneal. Na ETM convencional, a reflexão peritoneal deve ser ressecada junto com o espécime. O racional para esse expediente, no entanto, pode ser questionado. O peritônio do fundo de saco pode ser aberto em sua reflexão. Anteriormente, a incisão pode ser ventral à reflexão a depender da opção do cirurgião. A face lateral direita do reto é inicialmente dissecada. Para se evitar a abertura da fáscia visceral, a apreensão direta do reto com pinças laparoscópicas deve ser evitada. Por isso utilizamos uma pinça com gaze dobrada na mão esquerda do cirurgião com o objetivo de se poder aplicar tensão ao se deslocar o reto medialmente para longe da parede pélvica do lado a ser dissecado sem causar violação da fáscia visceral. Para a dissecção das faces laterais do mesorreto no nível do reto distal, o emprego do eletrocautério monopolar com gancho (*hook*) tem alguma vantagem sobre as fontes alternativas de energia devido a maior rapidez. A desvantagem é a formação de fumaça que pode ser drenada ou aspirada. Quando o plano posterior previamente dissecado é identificado no nível dos elevadores, a dissecção lateral direita termina. O mesmo procedimento é feito na face lateral esquerda. Alguns cirurgiões usam os trocartes da esquerda para introduzir a tesoura ou o gancho com o cautério ou os instrumentos de energia, o que pode ser uma boa opção para os cirurgiões canhotos. O principal desafio na dissecção da face lateral esquerda do reto e mesorreto é de ordem técnica. Quando dissecando o lado esquerdo utilizando um instrumento de diérese passado pelo portal da fossa ilíaca direita, a angulação do instrumental disposto dessa forma favorece a progressão da dissecção para uma posição mais lateral do que a desejada colocando o cirurgião sob risco de violação inadvertida da fáscia pélvica do lado esquerdo e consequente lesão da inervação autonômica ou lesão de vasos obturadores. A dissecção na face lateral esquerda é estendida posterior e lateralmente até ser obtida a mobilização circunferencial do reto no nível dos elevadores.

A dissecção anterior do reto representa o último e provavelmente o mais importante passo da ETML. A exposição adequada tem importância central e a cirurgia não deve prosseguir sem apresentação adequada. Depois de abrir completamente a lâmina peritoneal no fundo de saco anterior, suspender o útero e utilizar, ou não, o manipulador uterino deve ser considerado. Após a abertura do folheto peritoneal na face anterior do reto, a margem de secção do peritônio anterior à direita e à esquerda da linha média devem ser apreendidas e tracionadas anterolateralmente por pinças de 5 mm introduzidas pelos trocartes do lado esquerdo. Essa apresentação permite garantir a visualização adequada do plano entre a parede anterior do reto e vesículas seminais/vagina. Após a progressão inicial nesse plano com identificação das vesículas seminais no homem, uma das pinças de 5 mm pode ser substituída por um afastador endoscópico para o reto. O emprego de instrumental desse tipo permite tracionar anterior e cranialmente o conjunto da próstata e da bexiga que pode facilitar sobremaneira o tratamento cirúrgico na pelve, sobretudo masculina. A dissecção anterior do reto é conduzida com cautela até o plano dos elevadores.

A ETML é realizada após quimiorradioterapia neoadjuvante para lesões extraperitoneais T2 ou mais avançadas definidas por RNM. A tatuagem endoscópica nunca é feita para lesões do reto pois a sua ressecção é rotineiramente realizada até o plano dos elevadores. Se a técnica de duplo-grampeamento é considerada para a anastomose, o grampeador é inserido através do portal suprapúbico. A laparotomia de auxílio na nossa prática é rotineiramente suprapúbica após a ampliação do portal suprapúbico e permite a transecção retal utilizando um grampeador convencional quando necessário e a extração da peça através de um protetor para incisão. Nos casos em que é realizada a mucosectomia ou dissecção interesfincteriana, a extração da peça pode ser feita através do ânus e a anastomose coloanal manual direta é construída. Depois da ETML, a ileostomia de proteção é rotineiramente utilizada.

RESULTADOS IMEDIATOS

A literatura de língua inglesa foi pesquisada para identificar estudos relatando a eficácia da ETML comparada com a convencional para o câncer de reto. As bases de dados eletrônicos Medline e Embase foram pesquisadas por relatos feitos entre janeiro 1966 e junho 2005, utilizando as estratégias de busca *total mesorectal excision* e *rectal cancer and laparoscopy*. Os primeiros resultados selecionados foram: morbidade, mortalidade e adequação da radicalidade oncológica. Apenas ensaios comparativos ou randomizados foram considerados para análise. Artigos com resultados publicados sobre o tratamento cirúrgico do câncer de retossigmoide e aqueles que não selecionaram cânceres do reto inferior não foram incluídos (Quadro 28-4-1).

A avaliação dos resultados publicados no Quadro 28-4-1 traz luz à conclusão sobre a falta de evidências de boa qualidade sobre os resultados oncológicos e cirúrgicos após a ETML. Vinte e oito estudos foram selecionados. Apenas sete ensaios randomizados foram identificados (Quadro 28-4-1).[3,12,14,18,49-51] Quando consideramos estudos não randomizados para a análise dos resultados cirúrgicos comuns, existem diversas limitações para se traçar qualquer conclusão para esses dados devido à probabilidade de viés de tratamento. Esses vieses resultam na maior parte da experiência da equipe cirúrgica e da seleção dos casos. Além disso, outra questão essencial que deve ser considerada é a extensão da ETM que foi realmente realizada pela laparoscopia e se, no momento da incisão, o procedimento deveria ser considerado uma conversão. Num desenho de estudo retrospectivo essa resposta pode ser impossível.

Quadro 28-4-1. Morbidade, Mortalidade e Qualidade da Cirurgia após ETML (Ensaios Comparativos ou Randomizados em Literatura Publicada em Inglês)

Ensaios comparativos não randomizados							
Primeiro Autor	**Ano**	**Cirurgias**	**LAP CONV**	**Morbidade (%)**	**Mortalidade (%)**	**LN dissecados**	**MR (+) (%)**
Tate[34]	1993	AR	11 14	45 29	ns	10 13	ns
Darzi[35]	1995	RAP	12 16	33 56	8 25	9,5 6	0 2
Seow-Choen[36]	1995	RAP	16 11	ns	0 0	10 10	0 0
Ramos[37]	1997	RAP	18 18	44 66	0 5,5	11,1 7,8	ns
Fleshman[13]	1999	RAP	42 152	69 50	0 0	10 8	12 12,5
Leung[38]	2000	RAP	25 34	48 62	0 0	10 12	8 3
Pasupathy[39]	2001	AR	11 22	18 9	0 0	ns	ns
Hartley[8]	2001	AR e RAP	21 22	28,5 18	0 0	6 7	0 0
Baker[40]	2002	RAP	28 61	ns	3,6 3,3	5,2 5,7	6 5
Lezoche[41]	2002	AR e RAP	42 26	ns	0 0	ns	ns
Anthuber[42]	2003	AR e RAP	101 334	10,8 24,8	0 1,5	15 22	ns
Feliciotti[23]	2003	AR e RAP	81 43	ns	ns	10,3 9,8	ns
Hu[43]	2003	AR	20 25	0 8	0 0	ns	ns
Wu[44]	2004	AR e RAP	18 18	5,6 27,8	ns	7,8 8,2	0 0
Breukink[45]	2005	AR e RAP	31 10	37 50	0 2	8 8	7 12
Morino[46]	2005	AR e RAP	74 24	24 23,6	1 2,2	12 10	ns
Veenhof[17]	2007	AR and RAP	50 50	12 30	2 2	7 6	ns
Laurent[21]	2009	AR and RAP	238 233	22,7 20	0,8 2,6	ns	7 6
Ding[47]	2009	AR e RAP	115 220	15,7 17,3	0 0.9	8 9	ns
Denoya[48]	2010	AR e RAP	32 32	15,6 0,3	0 0	19 19	ns
Lam[19]	2010	AR	97 24	28,9 45,8	ns	ns	3,1 9,1

(Continua)

Quadro 28-4-1. Morbidade, Mortalidade e Qualidade da Cirurgia após ETML (Ensaios Comparativos ou Randomizados em Literatura Publicada em Inglês) *(Cont.)*

Ensaios randomizados							
Primeiro Autor	**Ano**	**Cirurgias**	**LAP CONV**	**Morbidade (%)**	**Mortalidade (%)**	**LN dissecados**	**(+) MCC (%)**
Araujo[49]	2003	RAP	13 15	69 46,7	0 0	6 12	0 0
Zhou[50]	2004	AR	82 89	6,1 12,4	0 0	ns	ns
Guillou[3]	2005	AR e RAP	193 97	14 13	ns	ns	16 14
Braga[15]	2007	AR e RAP	83 85	40 28,9	1,2 1,2	12,7 13,6	2,4 1,2
Ng[12]	2008	RAP	51 48	45 52	2 2	12,4 13	5,9 4,2
Lujan[51]	2009	AR e RAP	101 103	33,7 33	2 3	13,6 11,5	4 3
Kang[18]	2010	AR e RAP	170 170	21,2 23,5	0 0	17 18	2,9 4,1

RAP: ressecção abdominoperineal, AR: ressecção anterior, LAP: cirurgia laparoscópica, CONV: cirurgia convencional, n: número de pacientes, ns: não consta, LN: linfonodo, MR (+): margem radial comprometida.

Na revisão de literatura desse capítulo, a morbidade da ETML variou de 0% a 69%;[13,43,49] e de 8%[43] a 66% após ETM convencional.[37] Esses resultados indicam uma tendência a menor morbidade no grupo de ETML apesar da maioria desses estudos não relatarem se foi realizado um teste estatístico de significância. Nos ensaios randomizados, as taxas de morbidade variaram entre 6,1% e 69% para ETML e entre 12,4% e 53% para a ETM convencional.[12,49,50] A metanálise conduzida por Gao *et al.*[52] sobre 11 estudos comparativos publicados até 2005 demonstraram que a ETML está significativamente associada a menor morbidade [OR 0,63 (0,41-1,96) p = 0,03].

Dos 28 estudos selecionados, apenas cinco não relataram taxas de mortalidade. Para os estudos comparativos não randomizados, a mortalidade cirúrgica era mais frequentemente nula após ETML, mas variou de 0% a 8% e de 0% a 25% para as cirurgias convencionais.[35] Essas taxas relativamente altas de mortalidade foram publicadas após um dos primeiros estudos sobre a RAP laparoscópica que revelou ser pequeno. [35] Para os ensaios randomizados sumarizados no Quadro 28-4-1, a mortalidade variou entre 0% e 2% após ETML e entre 0% e 3% após ETM convencional.[51] É provavelmente correto concluir que não foram encontradas diferenças significativas entre ETML e ETM convencional no tocante a taxas de mortalidade perioperatória.

Em seis artigos, a extensão da linfadenectomia não pôde ser obtida. Com exceção do artigo publicado pelo nosso grupo (5,5 *vs.* 11,9 – p = 0,04) em 2003, nenhuma diferença significativa pode ser observada na linfadenectomia, como demonstrado em 17 estudos.[7,12,15,17-19,23,34-38,42,44-49,51] Uma avaliação metanalítica da extensão da linfadenectomia não foi realizada no estudo de Gao *et al.*[52] já que não foi mencionada a abrangência ou desvio-padrão em vários estudos. No pequeno estudo randomizado publicado pelo nosso grupo em 2003,[49] a quimiorradioterapia neoadjuvante foi utilizada em todos os pacientes com tumores T2 ou mais avançados do reto distal com indicação de RAP.[53] A diferença na média da extensão da linfadenectomia observada no nosso estudo pode resultar do pequeno número de pacientes. Além disso, esse fenômeno pode refletir uma diferença de resposta na regressão tumoral. No grupo de ETML, a não detecção de nenhum linfonodo no espécime ocorreu em quatro casos; no grupo da ETM convencional, ocorreu em dois casos. Apesar da extensão da linfadenectomia durante a cirurgia radical ser considerada de importância maior para garantir o estadiamento adequado e a ressecção radical, a aplicação desses conceitos em um número pequeno de casos após terapia neoadjuvante pode ser difícil. Tem sido demonstrado que a ausência de linfonodos recuperados em peças cirúrgicas é associada a características patológicas favoráveis e boas taxas de sobrevida livre de doença.[54] Neste estudo, após uma média de seguimento de 47,2 meses, a recorrência local foi observada em dois pacientes submetidos a ETM convencional e em nenhum paciente submetido a cirurgia laparoscópica.

O comprometimento da margem radial foi identificado como fator determinante independente de recidiva neoplásica.[55-57] Margem radial comprometida pode resultar da técnica cirúrgica não adequada, mas também pode estar relacionada com o estadiamento tumoral avançado e a falta de resposta à terapia neoadjuvante. Dos 27 ensaios comparativos analisados, não pudemos obter informações sobre comprometimento neoplásico da margem radial – MR (+) – em 12. MR (+) variou de 0% a 16% após ETML e de 0% a 14% após a ETM convencional.[3] Quando considerados apenas os ensaios randomizados, a amplitude da variação foi a mesma. Na metanálise avaliada por Gao *et al.*[52] sobre 11 estudos, nenhuma diferença significativa foi encontrada entre a ETML e a ETM convencional [OR 0,71 (0,24-2,17) p = 0,55]. Nos resultados em curto prazo relatados do UK MRC CLASICC *trial*,[3] a MR (+)

foi um dos desfechos primários. Trezentos e oitenta e um pacientes recrutados tinham câncer do reto. Desses, 132 (48%) foram submetidos a cirurgias abertas e 160 (46%) a cirurgias laparoscópicas. Oitenta e sete pacientes foram submetidos a ETM convencional; 189 pacientes foram submetidos a ETML. Margens circunferenciais comprometidas foram identificadas em 14% dos pacientes que foram submetidos a cirurgias abertas e 16% nos submetidos a cirurgia laparoscópica (p = 0,8). Entre os pacientes submetidos a ressecções anteriores, a MR (+) foi de 12% após a ETML e de 6% após a ETM convencional (p = 0,19). Uma hipótese recente foi levantada de que nesse ensaio, a maior proporção de pacientes submetidos a ETM no grupo de ressecção anterior laparoscópica pode estar relacionada com a inabilidade de se identificar o tumor durante a cirurgia laparoscópica.[58] Isso pode não ser exatamente verdade sobre esses achados desde que a indicação da ETM não depende dos achados cirúrgicos, mas sim da avaliação clínica e radiológica realizadas antes e após a terapia neoadjuvante. No entanto, o que deve ser observado nos primeiros resultados do UK MRC CLASICC *trial* é que apesar da diferença não significativa (12% *vs.* 6%) na MR (+), o resultado levantou a questão sobre a possível associação entre ETML e o risco de recorrência local, o que não foi depois confirmado nos resultados publicados após o seguimento de 5 anos.[59,60] Além disso, o efeito da curva de aprendizado da ETML foi evidente já que as taxas de conversão estavam caindo a cada ano estudado. No CLASICC *trial*, a taxa de conversão intraoperatória caiu a cada ano, de 38% no ano 1 para 16% no ano 6.

Apesar de existirem algumas evidências nos dados mencionados acima de que a ETML é superior à ETM aberta no tocante aos resultados cirúrgicos precoces, nenhuma das vantagens a curto prazo seria importante se a incidência de recorrência local e a sobrevida fossem comprometidas.

RESULTADOS ONCOLÓGICOS

O critério definitivo para a avaliação da ETML como técnica terapêutica bem estabelecida na cirurgia curativa do reto é o resultado em longo prazo, particularmente na sobrevida livre de doença após 5 anos e as taxas de recorrência local. Foram encontrados dados de seguimento tardio em 12 ensaios comparativos não randomizados e em seis ensaios randomizados para o tratamento cirúrgico laparoscópico radical do câncer do reto (Quadro 28-4-2).

Achados comuns no tocante aos resultados oncológicos tardios entre os estudos selecionados no Quadro 28-4-2 são o número reduzido de pacientes estudados e a curta duração do seguimento. Para os ensaios comparativos não randomizados, o número de pacientes estudados no grupo da ETML variou de 16 a 238, e para os ensaios randomizados, variou entre 13 e 193.[21,36,49,59] A duração do seguimento oncológico variou entre 12 e 49,7 meses para os estudos comparativos e entre 34 e 56,3 meses para os ensaios randomizados.[36,46,51,60] Para estudos com seguimento reduzido, os dados de sobrevida a longo prazo não puderam ser obtidos. De todos os estudos, apenas dois apresentaram os resultados de recidiva e sobrevida após 5 anos, totalizando análise relativa a 211 pacientes operados por vídeo, o que, pode-se dizer, com provável consenso, é muito pouco.[12,60]

Quando considerados apenas ensaios comparativos não randomizados, a recorrência local após a ETML variou entre 0% e 24,1% e entre 0% e 25% para a ETM aberta.[11,41] Quando levados em consideração os resultados de ensaios randomizados, a recorrência local após a ETML variou entre 0% e 10,8% e entre 5,2% e 15,3% após ETM aberta.[15,49,60] Essa revisão não demonstra nenhum indicativo de pior resultado em longo prazo ou maior taxa de recorrência local para a ETML comparada com a ETM aberta, apesar de o número de pacientes randomizados ainda ser reduzido assim como a duração do seguimento. Apesar de não haver dados nos ensaios randomizados sobre recorrência local e sobrevida, o nível de evidência dos estudos sobre a segurança e a eficácia da ETML permanece baixa, principalmente devido ao pequeno número de pacientes e reduzido seguimento.

Outro tema importante a ser considerado a respeito dos ensaios sobre a ETML pode ser o efeito da curva de aprendizado nos resultados cirúrgicos e oncológicos. Park *et al.*[61] revisaram retrospectivamente os resultados cirúrgicos e oncológicos de 381 pacientes submetidos à cirurgia laparoscópica para o câncer de reto. A experiência de um único cirurgião foi dividida em quatro períodos. Nesse estudo, o tempo cirúrgico diminuiu após 90 cirurgias. As taxas de conversão foram de 5,6% no primeiro período, 4,3% no segundo, 1,1% no terceiro e 1,5% no quarto período. As taxas de extravasamento da anastomose diminuíram de 10,3% para 1,6%. Além disso, a taxa de recorrência local era de 8,9% inicialmente, mas diminuiu para 1,4% após o segundo período. Foi concluído que a curva de aprendizado para a ETML mudou ao longo do tempo e que a curva de aprendizado para a segurança oncológica era mais longa. No entanto, os resultados de Park não devem ser considerados inesperados. Em 1998, Porter *et al.*[62] publicaram resultados sobre fatores relacionados com o cirurgião e os resultados no câncer de reto. Eles estudaram taxas de recorrência local e sobrevida livre de doença após tratamento cirúrgico convencional no câncer retal em 663 pacientes de Edmonton (Canadá). Resultados oncológicos superiores foram obtidos por cirurgiões especializados com um número anual de cirurgias retais superior a 21. Apesar da experiência da equipe poder ter contado para a melhora nos resultados cirúrgicos e para a diminuição das taxas de recorrência local, a seleção dos casos pode ter desempenhado um papel e adiciona mais uma variável de confusão quando analisadas a morbidade e a mortalidade da ETML e seu impacto nos resultados oncológicos. Ito *et al.*[63] publicaram a respeito de 200 pacientes que foram agendados para serem submetidos a tratamento cirúrgico por vídeo para o câncer do reto. A experiência de cada cirurgião participante foi dividida em três grupos: 1-20 casos, 21-40 casos e 41 casos ou mais. Além disso, os pacientes foram divididos cronologicamente em quatro grupos de 50 pacientes cada. Eles foram avaliados retrospectivamente a respeito da morbidade geral, complicações com a anastomose e taxas de reoperação para cirurgiões com menos de 20 casos (115 cirurgias analisadas), para cirurgiões com 21-40 casos (45 cirurgias analisadas) e, finalmente, para cirurgiões que tinham operado em mais de 10 casos de câncer retal (140 cirurgias analisadas). Respectivamente para os três grupos, a morbidade pós-operatória não diminuiu (23% *vs.* 29% *vs.* 35%). O mesmo efeito foi observado sobre a deiscência da anastomose (3% *vs.* 9% *vs.* 13%) que não diminuiu. Além disso, as taxas de reoperação aumentaram (2% *vs.* 4% *vs.* 8%) para os cirurgiões mais experientes. Os autores concluíram que para a ETML, a possível associação entre a experiência do cirurgião e a ocorrência de

Quadro 28-4-2. Recorrência Local e Sobrevida Geral e Livre de Doença após Excisão Total do Mesorreto Laparoscópica e Convencional (Ensaios Comparativos e Randomizados em Literatura Publicada em Inglês)

Ensaios comparativos não randomizados						
Primeiro Autor	**Ano**	**LAP CONV**	**Média de seguimento (meses)**	**Recorrência local (%)**	**Sobrevida geral (%)**	**Sobrevida livre de doença (%)**
Seow-Choen[36]	1995	16 11	12 33	0 0	ns	ns
Ramos[37]	1997	18 18	20	6 17	ns	ns
Fleshman[13]	1999	42 152	55	21,4 17	54 60	ns
Pasupathy[39]	2001	11 22	12	0 4	ns	ns
Lezoche[41]	2002	42 26	49,4	24,1 25	ns	55,2 40
Feliciotti[23]	2003	81 43	43,8	20 18,2	ns	62,5 60,6
Breukink[45]	2005	31 10	14	0 0	100 100	ns
Morino[46]	2005	74 24	46,3 49,7	3,2 12,6	80 68,9	65,4 58,9
Veenhof[17]	2007	50 50	17 22	4 12	98 72	79 57
Laurent[21]	2009	238 233	52	3,9 5,5	83 72	82 79
Ding[47]	2009	115 220	20	3,7 4,9	ns	ns
Ensaios randomizados						
Primeiro Autor	**Ano**	**LAP CONV**	**Média de seguimento (meses)**	**Recorrência local (%)**	**Sobrevida geral (%)**	**Sobrevida livre de doença (%)**
Araujo[49]	2003	13 15	47,2	0 15,3	100	100
Jayne[59]	2007	193 97	36,8	10 9,7	73,6 80,5	46,9 49,8
Braga[15]	2007	83 85	53,6	4 5.2	ns	ns
Ng[12]	2008	51 48	90	5 11.1	75.2 76,5	78,1 73,6
Lujan[51]	2009	101 103	34	4,8 5,3	72,1 75,3	84,8 81
Lam[19]	2010	97 24	31,5	ns	ns	70 60
Jayne[60]	2010	160 132	56,3	10,8 8,7	57,9 58,1	55,3 58,6

LAP: cirurgia laparoscópica; CONV: cirurgia convencional; n: número de pacientes; ns: não consta complicações pode ser difícil de ser demonstrada. Por outro lado, esses resultados podem lançar uma luz diferente sobre o efeito da experiência cirúrgica na seleção dos casos. Equipes cirúrgicas mais experientes podem ser mais flexíveis quando selecionando pacientes para a ETML e o tratamento cirúrgico de pacientes mais complexos pode por sua vez ter impedido alguns grupos de observar melhora nos resultados cirúrgicos após a ETML. Os resultados interessantes publicados por Ito *et al.*[63] podem apoiar a visão de que a tarefa de demonstrar a segurança e a efetividade da ETML quando comparada com a ETM convencional pode demandar mais pesquisa em quantidade e delineamentos do que se pensou anteriormente. Nesse aspecto, enquanto os resultados do estudo japonês JCOG 0404 são aguardados, o estudo *The Cólon Cancer Laparoscopic or Open Resection* (COLOR II) continua a recrutar pacientes na Europa.[64] O ensaio COLOR II é um estudo internacional, randomizado e multicêntrico, focando a comparação dos resultados do tratamento cirúrgico radical laparoscópico e aberto do câncer de reto.[65] Nos Estados Unidos, o American College of Surgeons Oncology Group (ACOSOG) Z6051 é um ensaio prospectivo randomizado comparando a ressecção do câncer de reto laparoscópica com a aberta, iniciado em agosto de 2008.[65]

Os resultados oncológicos do CLASICC *trial* recentemente publicados em novembro de 2010 demonstraram os dados comparativos sobre as taxas de sobrevida global, sobrevida livre de doença, recorrência local e recorrência à distância entre as operações oncológicas sobre o reto laparoscópicas e convencionais após um seguimento de 5 anos.[60] As taxas de sobrevida global não foram diferentes entre os dois grupos sendo de 52,9% para cirurgia aberta e 60,3% para cirurgia laparoscópica [diferença de 7,4% (3,4 – 18,3) p = 0,132]. A sobrevida global para pacientes submetidos a tratamento cirúrgico por vídeo ou pela via convencional não foi diferente entre os pacientes submetidos à ressecção anterior [56,7% para convencional e 62,8% para laparoscópica – diferença de 6,0% (6,4-18,5) p = 0,247] nem entre aqueles submetidos a RAP [41,8% para convencional e 53,2% para laparoscópica – diferença de 11,4% (10,3-33,1) p = 0,310] para qualquer estágio da doença. Foi, no entanto, observada pior sobrevida global após 5 anos para os pacientes inicialmente submetidos a videocirurgia e que tiveram necessidade de conversão (49,6%) quando comparados com os pacientes submetidos à cirurgia convencional (58,5%) e essa diferença se manteve mesmo após ajustar os dados por sexo, idade e estadiamento (p = 0,003). A associação entre conversão e pior sobrevida global resistiu à análise desse parâmetro somente entre os cirurgiões com baixa taxa de conversão; e esse resultado indica que provavelmente não se pode dizer que houve associação entre pior sobrevida global e pouca experiência do cirurgião. As taxas de sobrevida livre de doença também não mostraram diferença entre as duas abordagens e foram de 52,1% para cirurgia convencional e de 53,2% para a laparoscópica [diferença de 1,1% (11,2-13,4%) p = 0,953], sendo após a ressecção anterior de 57,6% para via convencional e de 57,7% para a via laparoscópica [diferença 0,05% (14,2-14,3) p = 0.832]. Para os pacientes submetidos a RAP, a sobrevida livre de doença foi de 36,2% após cirurgia convencional e de 41,4% após cirurgia laparoscópica [diferença 5,2% (17,7-28,1) p = 0,618]. Diferentemente ao observado nas taxas de sobrevida global, não houve piora na taxa de sobrevida livre de doença para os pacientes que tiveram suas cirurgias convertidas durante o procedimento laparoscópico. As taxas de recidiva local também não foram dependentes da via de acesso, tendo sido de 8,7% após cirurgia convencional e de 10,8% [diferença 2,1% (-7,3-3,2) p = 0,594] após cirurgia laparoscópica. Para o câncer de reto, a recidiva local foi de 8,9% após ressecções anteriores laparoscópicas e de 17,7% após RAP laparoscópicas, com uma diferença de 8,8% (1,3-18,8) em 5 anos de seguimento. Ocorreram 111 recidivas à distância após 5 anos de seguimento, o que resultou em uma taxa de 20,9%, não sendo observada diferença entre o procedimento aberto (20,6%) e o laparoscópico (21,0%), com diferença de -0,4% [(-7,8-7,1) p = 0,820]. Os resultados após 5 anos do CLASICC *trial* demonstraram que não houve diferença na sobrevida global, sobrevida livre de doença e recidiva local ou a distância após um seguimento de 5 anos entre a ETML ou convencional no tratamento cirúrgico do câncer do reto sendo a primeira uma opção segura do ponto de vista oncológico.

CONCLUSÃO

Os dados publicados apóiam o uso da ETML para o tratamento do câncer de reto. Há evidências apoiando a conclusão sobre a segurança e a eficácia da ETML em mãos experientes. Baseado em evidências principalmente de estudos não randomizados, a ETML aparenta ter mensuráveis vantagens clínicas a curto prazo em pacientes com câncer de reto ressecáveis primariamente quando comparado com a ETM convencional. No entanto, resultados oncológicos em longo prazo sobre a ETML são ainda limitados pois dizem respeito a um pequeno número de pacientes. Sendo assim, a hipótese de insuficiência da amostra (ou em outras palavras, de baixo poder do ensaio para demonstrar uma diferença quando ela na realidade existe) ainda não pode ser descartada. Os resultados após 5 anos do CLASICC *trial* trazem luz à questão da ETML seguida de conversão. Os resultados de piora na sobrevida global associados à conversão para pacientes com câncer do reto permitem concluir pela indicação da ETML para pacientes selecionados e trazem uma nova atribuição à equipe cirúrgica. Apesar de ser possível que essa diferença não resulte da via de acesso, mas de variáveis relacionadas ao tumor, parece ser importante decidir precocemente pela conversão na dissecção pélvica pelo menos até que seja descartada a hipótese de que o comprometimento no resultado oncológico não resulte de acometimento da margem circunferencial durante a videocirurgia como resultado de pouca experiência do cirurgião, tumor desfavorável a tratamento videocirúrgico, ou ambos.

ATUALIZAÇÃO

Por suas características minimamente invasivas, os acessos laparoscópico e robótico oferecem vantagens únicas, a despeito de suas limitações. Na medida em que as tecnologias evoluem, as técnicas cirúrgicas vão continuar a aperfeiçoar os métodos existentes, provendo novas opções que possam otimizar os resultados finais.

Diversos estudos comparativos já demonstraram que o acesso robótico leva a menos conversões e tem uma curva de aprendizado menor que o laparoscópico.[66] Enquanto os resultados iniciais são melhores, os índices de complicações tardias são similares. Sendo que a grande desvantagem ainda parece ser o custo. Como em toda área cirúrgica, a melhor escolha

Quadro 28-4-3. Comparação entre Acesso por Cirurgia Aberta, Laparoscopia e Robótica no Manuseio do Câncer Colorretal

Acesso	Vantagens	Desvantagens
Aberta	Melhor alternativa nas complicações como obstrução, perfuração e hemorragia. Ideal em pacientes com cirurgias múltiplas e aderências	Trauma cirúrgico. Dor e desconforto que influem na recuperação. Maior risco de sangramento, íleo paralítico e complicações pulmonares
	Visualização direta e acesso ao sítio cirúrgico. Importante em cirurgias complexas, grandes tumores ou com achados inesperados	Recuperação mais lenta, mais dolorosa, maior internação, mais infecção de sítio e incisões
LAP	Menor incisão, menos dor, melhor recuperação e aspecto cosmético	Imagem bidimensional do campo cirúrgico. Controle de lesões inadvertidas (vasos, ureter e bexiga) é mais difícil
	Câmeras de alta qualidade, imagens magnificadas com maior precisão, melhoram resultados e riscos	Maior risco de trombose venosa em pacientes de risco. Seleção pré-operatória dos doentes é fundamental
ROBOT	Combina vantagens da LAP (dor e recuperação) com as da aberta (visão 3-D de alta qualidade), maior precisão e controle instrumental	Maior custo envolvido em treinamento e materiais. Perda da sensação tátil, podendo potencializar complicações. Disponibilidade restrita
	Maior ergonomia, movimentos mais precisos, articulados, com maior destreza e acurácia cirúrgica, que reproduzem os das mãos	Curva de aprendizado para cirurgiões e profissionais do hospital. Limitação específica da utilização individual dos instrumentos

vai continuar dependendo das características do doente, da preferência e da experiência individual de cada cirurgião, e também da disponibilidade dos recursos.

Numa metanálise reunindo 15 RCTs e 11 estudos prospectivos comparativos publicados até o final de 2022,[67] os dados de 6.922 pacientes revelaram que a robótica sangra menos, determina menor infecção de sítio cirúrgico, menos conversão, menor hospitalização, menores taxas de reoperação e maiores taxas de margem circunferencial negativas. Entretanto, tempo operatório e custos foram maiores, com índices de mortalidade e sobrevida similares aos outros acessos. Algumas características essenciais das três vias de acesso podem ser observadas no Quadro 28-4-3.

Da mesma forma que o acesso laparoscópico representou um avanço necessário às limitações da cirurgia aberta, o desenvolvimento da tecnologia robótica visa romper barreiras, vencer obstáculos e prover vantagens técnicas. Estima-se que, com o tempo, a via robótica será a via "convencional" para o manuseio daqueles com câncer no reto, seja por via abdominal (pela realização da excisão total do mesorreto) ou transanal (pela TaTME ou técnicas de ressecção local). Estudos sobre essa viabilidade estão sendo continuamente conduzidos, associando ao sistema robótico técnicas de fluorescência com infravermelho, tecnologia de navegação estereotática em tempo real e plataformas de inteligência artificial.[68]

Mesmo para cirurgias complexas, os sistemas robóticos têm o potencial de oferecer maior segurança, rapidez e efetividade. Na medida em que os custos se reduzam pela expansão de sua indicação e pela competitividade de diferentes plataformas, haverá a possibilidade de prover benefícios clínicos a maior número de doentes e reduzir os custos sociais.

REFERÊNCIAS BIBLIOGRÁFICAS

1. Nelson H, Sargent DJ, Wieand S, Flesman J, Anvari M, Stryker SJ, et al. A comparison of laparoscopically assisted and open colectomy for colon cancer. N Engl J Med. 2004;350(20):2050-9.
2. Veldkamp R, Kuhry E, Hop WC, Jeekel J, Kazemier G, Bonjer HJ, et al. Laparoscopic surgery versus open surgery for colon cancer: short-term outcomes of a randomised trial. Lancet Oncol. 2005;6(7):477-84.
3. Guillou PJ, Quirke P, Thorpe H, Walker J, Jayne DG, Smith AM, et al. Short-term endpoints of conventional versus laparoscopic-assisted surgery in patients with colorectal cancer (MRC CLASICC trial): multicentre, randomised controlled trial. Lancet. 2005;365(9472):1718-26.
4. Braga M, Vignali A, Gianotti L, Zuliani W, Radaelli G, Gruarin P, et al. Laparoscopic versus open colorectal surgery: a randomized trial on short-term outcome. Ann Surg. 2002;236(6):759-66; disscussion 767.
5. Kemp JA, Finlayson SR. Nationwide trends in laparoscopic colectomy from 2000 to 2004. Surg Endosc 22(5):1181-7, 2008
6. Jacobs M, Verdeja JC, Goldstein HS. Minimally invasive colon resection (laparoscopic colectomy). Surg Laparosc Endosc.1991;1(3):144-50.
7. Fleshman J, Sargent DJ, Green E, Anvari M, Stryker SJ, Beart RW Jr, et al. Laparoscopic colectomy for cancer is not inferior to open surgery based on 5-year data from the COST Study Group trial. Ann Surg. 2007;246(4):655-62; discussion 662-4.
8. Hartley JE, Mehigan BJ, Qureshi AE, Duthie GS, Lee PW, Monson JR. Total mesorectal excision: assessment of the laparoscopic approach. Dis Colon Rectum; 2001;44(3):315-21.
9. MacFarlane JK, Ryall RD, Heald RJ. Mesorectal excision for rectal cancer. Lancet. 1993;341(8843):457-60.
10. Palanivelu C, Sendhilkumar K, Jani K, Rajan PS, Maheshkumar GS, Shetty R, et al. Laparoscopic anterior resection and total mesorectal excision for rectal cancer: a prospective nonrandomized study. Int J Colorectal Dis. 2007;22(4):367-72.
11. Liang JT, Lai HS, Lee PH. Laparoscopic pelvic autonomic nerve-preserving surgery for patients with lower rectal cancer after chemoradiation therapy. Ann Surg Oncol. 2007;14(4):1285-7.
12. Ng SS, Leung KL, Lee JF, Yiu RY, Li JC, Teoh AY, et al. Laparoscopic-assisted versus open abdominoperineal resection for low rectal cancer: a prospective randomized trial. Ann Surg Oncol. 2008;15(9):2418-25.
13. Fleshman JW, Wexner SD, Anvari M, LaTulippe JF, Birnbaum EH, Kodner IJ, et al. Laparoscopic vs. open abdominoperineal resection for cancer. Dis Colon Rectum. 2009;42(7):930-9.
14. Pugliese R, Di Lernia S, Sansonna F, Scandroglio I, Maggioni D, Ferrari GC, et al. Results of laparoscopic anterior resection for rectal adenocarcinoma: retrospective analysis of 157 cases. Am J Surg. 2008;195(2):233-8.

15. Braga M, Frasson M, Vignali A, Zuliani W, CRAPetti G, Di Carlo V, et al. Laparoscopic resection in rectal cancer patients: outcome and cost-benefit analysis. Dis Colon Rectum. 2007;50(4):464-71.
16. Bianchi PP, Rosati R, Bona S, Rottoli M, Elmore U, Ceriani C, et al. Laparoscopic surgery in rectal cancer: a prospective analysis of patient survival and outcomes. Dis Colon Rectum. 2007;50(12):2047-53.
17. Veenhof AA, Engel AF, Craanen ME, Meijer S, de Lange-de-Klerk ES, van der Peet DL, et al. Laparoscopic versus open total mesorectal excision: a comparative study on short-term outcomes. A single-institution experience regarding anterior resections and abdominoperineal resections. Dig Surg. 2007;24(5):367-74.
18. Kang SB, Park JW, Jeong SY, Nam BH, Choi HS, Kim DW, et al. Open versus laparoscopic surgery for mid or low rectal cancer after neoadjuvant chemoradiotherapy (COREAN trial): short-term outcomes of an open-label randomised controlled trial. Lancet Oncol. 2010;11(7):637-45.
19. Lam HD, Stefano M, Tran-Ba T, Tinton N, Cambier E, Navez B. Laparoscopic versus open techniques in rectal cancer surgery: a retrospective analysis of 121 sphincter-saving procedures in a single institution. Surg Endosc; 2010.
20. Sartori CA, Dal Pozzo A, Franzato B, Balduino M, Sartori A, Baiocchi GL. Laparoscopic total mesorectal excision for rectal cancer: experience of a single center with a series of 174 patients. Surg Endosc; 2010
21. Laurent C, Leblanc F, Wutrich P, Scheffler M, Rullier E. Laparoscopic versus open surgery for rectal cancer: long-term oncologic results. Ann Surg. 2009;250(1):54-61.
22. da Luz Moreira A, Mor I, Geisler DP, Remzi FH, Kiran RP. Laparoscopic resection for rectal cancer: a case-matched study. Surg Endosc. 2011;25(1):278-83.
23. Feliciotti F, Guerrieri M, Paganini AM, De Sanctis A, Campagnacci R, Peretta S, et al. Long-term results of laparoscopic versus open resections for rectal cancer for 124 unselected patients. Surg Endosc. 2003;17(10):1530-5.
24. Poulin EC, Schlachta CM, Gregoire R, Seshadri P, Cadeddu MO, Mamazza J. Local recurrence and survival after laparoscopic mesorectal resection forrectal adenocarcinoma. Surg Endosc. 2002;16(6):989-95.
25. Rullier E, Sa Cunha A, Couderc P, Rullier A, Gontier R, Saric J. Laparoscopic intersphincteric resection with coloplasty and coloanal anastomosis for mid and low rectal cancer. Br J Surg. 2003;90(4):445-51.
26. Dulucq JL, Wintringer P, Stabilini C, Mahajna A. Laparoscopic rectal resection with anal sphincter preservation for rectal cancer: long-term outcome. Surg Endosc. 2005;19(11):1468-74.
27. Tjandra JJ, Kilkenny JW, Buie WD, Hyman N, Simmang C, Anthony T, et al. Practice parameters for the management of rectal cancer (revised). Dis Colon Rectum. 2005;48(3):411-23.
28. Scheidbach H, Schneider C, Konradt J, Bärlehner E, Köhler L, Wittekind CH, et al. Laparoscopic abdominoperineal resection and anterior resection with curative intent for carcinoma of the rectum. Surg Endosc. 2002;16(1):7-13.
29. Havenga K, Grossmann I, DeRuiter M, Wiggers T. Definition of total mesorectal excision, including the perineal phase: technical considerations. Dig Dis. 2007;25(1):44-50.
30. Heald RJ. A new approach to rectal cancer. Br J Hosp Med. 1979;22(3):277-81.
31. Heald RJ, Husband EM, Ryall RD. The mesorectum in rectal cancer surgery – the clue to pelvic recurrence? Br J Surg 69(10):613-6, 1982
32. Heald RJ. The 'Holy Plane' of rectal surgery. J R Soc Med. 1988;81(9):503-8.
33. Marr R, Birbeck K, Garvican J, Macklin CP, Tiffin NJ, Parsons WJ, et al. The modern abdominoperineal excision: the next challenge after total mesorectal excision. Surg. 2005;242(1):74-82.
34. Tate JJ, Kwok S, Dawson JW, Lau WY, Li AK. Prospective comparison of laparoscopic and conventional anterior resection. Br J Surg. 1993;80(11):1396-8.
35. Darzi A, Lewis C, Menzies-Gow N, Guillou PJ, Monson JR. Laparoscopic abdominoperineal excision of the rectum. Surg Endosc. 1995;9(4):414-7.
36. Seow-Choen F, Eu KW, Ho YH, Leong AF. A preliminary comparison of a consecutive series of open versus laparoscopic abdomino-perineal resection for rectal adenocarcinoma. Int J Colorectal Dis. 1995;12:88-90.
37. Ramos JR, Petrosemolo RH, Valory EA, Polania FC, Peçanha R. Abdominoperineal resection: laparoscopic versus conventional. Surg Laparosc Endosc. 1997;7(2):148-52.
38. Leung KL, Kwok SP, Lau WY, Meng WC, Chung CC, Lai PB, et al. Laparoscopic-assisted abdominoperineal resection for low rectal adenocarcinoma. Surg Endosc. 2000;14(1):67-70.
39. Pasupathy S, Eu KW, Ho YH, Seow-Choen F. A comparison between open versus laparoscopic assisted colonic pouches for rectal cancer. Tech Coloproctol. 2001;5(1):19-22.
40. Baker RP, White EE, Titu L, Duthie GS, Lee PW, Monson JR. Does laparoscopic abdominoperineal resection of the rectum compromise long-term survival? Dis Colon Rectum. 2002;45(11):1481-5.
41. Lezoche E, Feliciotti F, Paganini AM, Guerrieri M, De Sanctis A, Campagnacci R, et al. Results of laparoscopic versus open resections for non-early rectal cancer in patients with a minimum follow-up of four years. Hepatogastroenterology. 2002;49(47):1185-90.
42. Anthuber M, Fuerst A, Elser F, Berger R, Jauch KW. Outcome of laparoscopic surgery for rectal cancer in 101 patients. Dis Colon Rectum. 2003;46(8):1047-53.
43. Hu JK, Zhou ZG, Chen ZX, Wang LL, Yu YY, Liu J, et al. Comparative evaluation of immune response after laparoscopical and open total mesorectal excisions with anal sphincter preservation in patients with rectal cancer. World J Gastroenterol. 2003;9(12):2690-4.
44. Wu WX, Sun YM, Hua YB, Shen LZ. Laparoscopic versus conventional open resection of rectal carcinoma: World J Gastroenterol. 2004;10(8):1167-70.
45. Breukink SO, Pierie JP, Grond AJ, Hoff C, Wiggers T, Meijerink WJ. Laparoscopic versus open total mesorectal excision: a case-control study. Int J Colorectal Dis. 2005;20(5):428-33.
46. Morino M, Allaix ME, Giraudo G, Corno F, Garrone C. Laparoscopic versus open surgery for extraperitoneal rectal cancer: a prospective comparative study. Surg Endosc. 2005;19(11):1460-7.
47. Ding KF, Chen R, Zhang JL, Li J, Xu YQ, Lv L, et al. Laparoscopic surgery for the curative treatment of rectal cancer: results of a Chinese three-center case-control study. Surg Endosc. 200923(4):854-61.
48. Denoya P, Wang H, Sands D, Nogueras J, Weiss E, Wexner SD. Short-term outcomes of laparoscopic total mesorectal excision following neoadjuvant chemoradiotherapy. Surg Endosc. 2010;24(4):933-8.
49. Araujo SE, da Silva e Sousa Jr AH, Campos FG, Habr-Gama A, Dumarco R, Caravatto PP, et al. Conventional approach x laparoscopic abdominoperineal resection for rectal cancer treatment after neoadjuvant chemoradiation: results of a prospective randomized trial. Rev Hosp Clin Fac Med Sao Paulo. . 2003;58(3):133-40.
50. Zhou ZG, Hu M, Li Y, Lei WZ, Yu YY, Cheng Z, et al. Laparoscopic versus open total mesorectal excision with anal sphincter preservation for low rectal cancer. Surg Endosc. 2004;18(8):1211-5.

51. Lujan J, Valero G, Hernandez Q, Sanchez A, Frutos MD, Parrilla P. Randomized clinical trial comparing laparoscopic and open surgery in patients with rectal cancer. Br J Surg. 2009;96(9):982-9.
52. Gao F, Cao YF, Chen LS. Meta-analysis of short-term outcomes after laparoscopic resection for rectal cancer. Int J Colorectal Dis. 2006;21(7):652-6.
53. Habr-Gama A, de Souza PM, Ribeiro U, Jr, Nadalin W, Gansl R, Sousa AH Jr, et al. Low rectal cancer: impact of radiation and chemotherapy on surgical treatment. Dis Colon Rectum; 1998;41(9):1087-96.
54. Habr-Gama A, Perez RO, Proscurshim I, Rawet V, Pereira DD, Sousa AH, et al. Absence of lymph nodes in the resected specimen after radical surgery for distal rectal cancer and neoadjuvant chemoradiation therapy: what does it mean? Dis Colon Rectum. 2008;51(3):277-83.
55. Wiggers T, van de Velde CJ. The circumferential margin in rectal cancer. Recommendations based on the Dutch Total Mesorectal Excision Study. Eur J Cancer. 2002;38(7):973-6.
56. Wibe A, Rendedal PR, Svensson E, NorsteinJ, Eide TJ, Myrvold HE, et al. Prognostic significance of the circumferential resection margin following total mesorectal excision for rectal cancer. Br J Surg. 2002;89(3):327-34.
57. Nagtegaal ID, Marijnen CA, Kranenbarg EK, van de Velde CJ, van Krieken JH, Pathology Review Committee, et al. Circumferential margin involvement is still an important predictor of local recurrence in rectal carcinoma: not one millimeter but two millimeters is the limit. Am J Surg Pathol. 2002;26(3):350-7.
58. Row D, Weiser MR. An update on laparoscopic resection for rectal cancer. Cancer Control. 2010;17(1):16-24.
59. Jayne DG, Guillou PJ, Thorpe H, Quirke P, Coperland J, Smith AM, et al. Randomized trial of laparoscopic-assisted resection of colorectal carcinoma: 3-year results of the UK MRC CLASICC Trial Group. J Clin Oncol. 2007;25(21):3061-8.
60. Jayne DG, Thorpe HC, Coperland J, Quirke P, Brown JM, Guillou J. Five-year follow-up of the Medical Research Council CLASICC trial of laparoscopically assisted *versus* open surgery for colorectal cancer. Br J Surg. 2010;97(11):1638-45.
61. Park IJ, Choi GS, Lim KH, et al. Multidimensional analysis of the learning curve for laparoscopic resection in rectal cancer. J Gastrointest Surg. 2009;13(2):275-81.
62. Porter GA, Soskolne CL, Yakimets WW, Newman SC. Surgeon-related factors and outcome in rectal cancer. Ann Surg. 1998;227(2):157-67.
63. Ito M, Sugito M, Kobayashi A, Nishizawa Y, Tsunoda Y, Saito N. Influence of learning curve on short-term results after laparoscopic resection for rectal cancer. Surg Endosc. 2009;23(2):403-8
64. Kitano S, Inomata M, Sato A, Yoshimura K, Moriya Y, Japan Clinical Oncology Group Study. Randomized controlled trial to evaluate laparoscopic surgery for colorectal cancer: Japan Clinical Oncology Group Study JCOG 0404. Jpn J Clin Oncol. 2005;35(8):475-7.
65. Nandakumar G, Fleshman JW. Laparoscopy for rectal cancer. Surg Oncol Clin N Am. 2010;19(4):793-802.
66. Vilsan J, Maddineni SA, Ahsan N, Mathew M, Chilakuri N, Yadav N, Munoz EJ, Nadeem MA, Abbas K, Razzaq W, Abdin ZU, Ahmed M. Open, Laparoscopic, and Robotic Approaches to Treat Colorectal Cancer: A Comprehensive Review of Literature. Cureus. 2023;15(5):e38956.
67. Khajeh E, Aminizadeh E, Dooghaie Moghadam A, Nikbakhsh R, Goncalves G, Carvalho C, Parvaiz A, Kulu Y, Mehrabi A. Outcomes of Robot-Assisted Surgery in Rectal Cancer Compared with Open and Laparoscopic Surgery. Cancers (Basel). 2023;15(3):839.
68. Bae Sung UK. Current Status and Future of Robotic Surgery for Colorectal Cancer-An English Version. Anus Rectum Colon. 2022;6(4):221-230.

SEÇÃO 28-5

LINFADENECTOMIA PÉLVICA LATERAL

Carlos Augusto Rodrigues Veo ▪ Luís Gustavo Capochin Romagnolo
Marcos Vinicius Araújo Denadai ▪ Carlos Augusto Real Martinez
Fabio Guilherme Campos

INTRODUÇÃO

Nas últimas décadas ocorreram significativos avanços na abordagem do câncer de reto, seja em relação ao diagnóstico, opções de tratamento e seguimento desses pacientes, implicando em maiores taxas de preservação esfincteriana, menores morbidades pós-operatórias e principalmente uma redução da recidiva local. Contribuíram para isso diversos fatores como o refinamento dos exames de imagem, a sistematização operatória proposta por Heald na excisão completa do mesorreto, o emprego de métodos minimamente invasivos de cirurgia e a evolução da terapia neoadjuvante.[1-3]

Dados disponíveis evidenciam que as taxas de recidiva pélvica, que nas décadas anteriores se encontravam próximas a 20%, atualmente estão entre 4% e 7%, decorrentes geralmente da presença de tumores com margem circunferencial comprometida ou linfonodos pélvicos metastáticos e não ressecados. Assim, nos países ocidentais padronizou-se, como estratégia de tratamento, a excisão completa do mesorreto e, em casos mais avançados (tumores T3, T4 ou N+), indicadas radioterapia e quimioterapia no pré-operatório.[4,5]

Estudo de Kim *et al.* constatou a ocorrência de recidiva pélvica em 7,9% em pacientes submetidos à terapia neoadjuvante e excisão total do mesorreto. Nessa casuística com 366 pacientes, os autores relataram o padrão topográfico da recidiva pélvica, sendo 20,7% central e, em 82,7% dos casos, recidiva lateral, evidenciando assim a importância das metástases em linfonodos não ressecados nesses pacientes submetidos à terapia neoadjuvante e cirurgia.[6]

No Japão, desde a década de 1970, padronizou-se a linfadenectomia pélvica lateral (LPL) como parte integrante do tratamento cirúrgico do câncer de reto. No Oriente, a presença de metástases em linfonodos extra mesorretais é considerada doença locorregional e, assim, sua remoção seria acompanhada por melhor controle local e aumento da sobrevida. Esse dado é baseado em estudos anatômicos que evidenciaram a presença de vasos linfáticos que comunicam a parede retal às regiões laterais da pelve, constituindo-se assim em via de disseminação neoplásica.[7-9]

De acordo com o *Guidelines* 2014 da Japanese Society for Cancer of the Cólon and Rectum (JSCCR), a LPL deve ser indicada tumores extraperitoneais T3/T4 ou N+ ou classificados como pouco ou indiferenciados.[10]

A ocorrência de metástases pélvicas laterais é relatada entre 16,7% e 27% sendo mais frequente quanto mais distal estiver a lesão.[11] Ueno *et al.* correlacionaram com a localização do tumor com a frequência de acometimento em linfonodos laterais e constataram nas lesões localizadas entre 6 e 8 cm da linha pectínea era de 10,6%, mas que alcançava 42% nos tumores situados entre 0 e 2 cm.[12]

Por meio de avaliação com exames de imagem, pode-se constatar que a presença de metástases em linfonodos laterais é relativamente alta. Com o emprego de biópsia aspirativa guiada por ultrassonografia em linfonodos suspeitos de acometimento foi possível identificar a ocorrência de 13% de acometimento em linfonodos laterais.[13] Em 2011, o estudo Mercury estimou o acometimento em linfonodos pélvicos laterais em 11,7% por meio de ressonância nuclear magnética.[14]

Estudos retrospectivos japoneses evidenciam que a LPL tem impacto positivo na sobrevida,[5,15] com relato de melhora em 8% e redução da recidiva pélvica em 50% em estádio III.[16] Especula-se que a LPL seja acompanhada por melhores resultados, pela remoção de micrometástases em linfonodos laterais não detectadas pelos métodos usuais de diagnóstico, relatadas entre 15,5% e 20,0%.[17,18]

DETALHES TÉCNICOS

Atualmente existem diferentes acessos para a realização da linfadenectomia pélvica lateral (LPL) no tratamento do câncer do reto, e podemos dizer que o mais comum ainda é o acesso aberto ou por laparotomia; entretanto, com o avanço das novas tecnologias, o acesso minimamente invasivo (laparoscópico e robótico) vem ganhando grande espaço, visto que já demonstrou (em estudos de seguimento curto) menor perda sanguínea, recuperação mais rápida e menor morbidade.

Discutindo particularmente a técnica em si, o primeiro passo é já ter em mente toda a anatomia da dissecção a ser realizada, e na nossa preferência ela acontece após a finalização da excisão total do mesorreto (ETM), o que propicia uma melhor visão, mais acesso de trabalho.

Dessa forma, a anatomia para a dissecção é seguida de acordo com a JSCCR, que divide a região pélvica lateral em seis compartimentos:

A) Parte cranial da artéria Ilíaca interna até a artéria vesical superior.
B) Parte caudal da artéria ilíaca interna até a artéria vesical superior.
C) Área obturatória.
D) Área da artéria ilíaca externa.
E) Artéria ilíacas comum.
F) Bifurcação da aorta.

Entretanto, quando vamos acessar somente a cadeia lateral, a área a ser abordada seria somente a A, B e C.

Uma vez identificada a área a ser ressecada, iniciaremos os planos de dissecção e o caminho a ser seguido é definido pela identificação do ureter, após o cruzamento do mesmo sobre a artéria ilíaca direita ou esquerda e mantendo ele medialmente, de forma a manter um parâmetro medial, pois abaixo dele se preservam os nervos hipogástricos e seus ramos, como se fosse uma cortina.

Após a identificação e a reparação do ureter com uma tração medial, realiza-se toda a ressecção em bloco dos tecidos linfáticos e gordura ao redor das estruturas que se mantém como trajeto da artéria ilíaca interna, com os seguintes ramos: 1°) artéria umbilical e 2°) artéria obturatória.

No momento da identificação da artéria obturatória, há que se lembrar que bem próximo a ela e atrás está o nervo obturador. Algumas dissecções param nele, mas quando falamos em linfadenectomia pélvica lateral para tratamento do câncer do reto devemos ir além desse parâmetro anatômico e continuar indo mais distal, encontrando a artéria vesical inferior até a artéria glútea inferior. Esse é o ponto final, pois abaixo dela estão os músculos piriforme e obturador. Se ampliarmos a dissecção, já estaremos além dos nossos limites.

Assim sendo, medialmente encontraremos a face do mesorreto antes dissecada e finalizamos nosso plano de dissecção. Detalhadamente, esses são os planos anatômicos de dissecção:

- *Proximal:* bifurcação da ilíaca interna.
- *Distal:* forame obturador e canal de Alcock.
- *Lateralmente:* vasos ilíacos externos e obturador.
- *Medialmente:* fáscia uretero-hipogástrica.

Alguns detalhes técnicos devem ser ressaltados quando se introduz a técnica minimamente invasiva, que são:

- Realizar a dissecção de forma romba e cautelosa.
- Utilizar energia avançada com extrema cautela para evitar dispersão de energia e lesões iatrogênicas nas estruturas que estão próximas.
- Não ressecar em pedaços, realizar a ressecção em blocos.
- A qualquer sinal de sangramento inadvertido, não usar energia sem saber a origem.
- Utilizar compressão para uma melhor definição do tratamento.

A utilização da plataforma robótica vem apresentando um crescente importante, mas a perda da sensibilidade durante sua utilização traz alguns desafios, assim como a dissecção deve ser mais delicada e com cautela. Por outro lado, essas dificuldades podem ser compensadas pela imagem 3D e alta definição, câmera estável e movimentos mais precisos.

Além disso, a presença do terceiro braço comandado pelo cirurgião facilita a abertura do campo e, em caso de sangramento, auxilia na compressão enquanto se ajusta uma solução para a complicação.

COMENTÁRIOS

Estudos anatômicos clássicos e mais recentes demonstraram que tumores retais localmente avançados abaixo da reflexão peritoneal drenam de forma retrógrada via linfonodos ao longo dos vasos arteriais.[7,19-21] A disseminação pode ocorrer pela via linfática superior (via artéria retal superior para a artéria mesentérica inferior) ou drenagem linfática lateral (via artéria retal média para as ilíacas internas e obturadoras). Assim, os nódulos linfáticos pélvicos laterais (LPLN) no espaço extramesentérico são afetados principalmente em associação com tumores distais, não sendo incluídos na excisão total do mesorreto (TME).

Atualmente, uma das principais dúvidas diz respeito ao que fazer com esses gânglios linfáticos laterais. Embora sejam considerados nódulos regionais e cirurgicamente removíveis no Japão, são definidos como uma doença avançada no ocidente, resultando no uso prioritário de tratamento neoadjuvante.[22-24]

Devido à falta de estudos, ainda não está claro se os linfonodos aumentados no compartimento lateral são mais bem tratados com radioterapia mais agressiva ou remoção cirúrgica. A mais recente classificação TNM (AJCC, 8ª edição) considera o acometimento de linfonodos laterais uma doença metastática. No entanto, os cirurgiões japoneses ainda reconhecem a presença desse acometimento como uma doença local e, portanto, como uma doença ressecável. Assim, além de uma TME, as diretrizes japonesas recomendam a realização de uma linfadenectomia lateral sistemática quando houver suspeita de envolvimento dos gânglios linfáticos laterais ou em casos de doença em estágios II-III.[25,26]

Embora as diferenças físicas de peso corporal possam ter favorecido a aceitação da linfadenectomia no oriente ao longo dos anos, essa escolha é corroborada por relatos que sugerem que a dissecção lateral do LPLN pode efetivamente reduzir a recorrência local, com melhores taxas de sobrevida. Outra diferença importante é que os cirurgiões orientais costumam definir como câncer retal baixo aqueles abaixo da reflexão peritoneal, lesões que no ocidente seriam chamadas de tumores retais médios.[16,27,28]

No Japão, o tamanho dos gânglios laterais é considerado o critério mais importante na avaliação radiológica. Pacientes com linfonodos maiores são considerados de maior risco. Kim *et al.*[5] relataram taxas de recorrência de 1,8%, 8,3% e 59,9% em pacientes com linfonodos menores que 5 mm, 5-10 mm e maiores que 10 mm ($p < 0,001$), respectivamente. Em outro trabalho, Kusters *et al.* informaram uma taxa de recorrência de 33,3% em linfonodos maiores que 10 mm contra 10,1% nos menores, apesar da radioterapia. Mesmo após a neoadjuvância, o risco de recrescimento lateral pode variar entre 10% e 80%, dependendo do tamanho.[29]

Considerado o método radiológico de primeira linha, a ressonância magnética (RM) ajudou a definir outras características importantes das metástases do LPLN. No *Rectal Cancer European Equivalence Study Group*, a RM usou a presença de intensidade de sinal misto ou uma borda irregular em vez do tamanho, critério que poderia identificar 11,7% dos pacientes com pior sobrevida.[14]

Assim, critérios e experiência em imagem radiológica certamente auxiliam no estabelecimento do prognóstico e na definição do tratamento. Em uma direção oposta às diretrizes-padrão da Sociedade Japonesa, que recomendam a dissecção profilática do LPLN,[10] outros pensam que a evidência é insuficiente para realizar a dissecção em pacientes sem linfonodos aumentados.[30,31] No entanto, outros acreditam que a dissecção do LPLN pode remover micrometástases não detectadas pelos métodos usuais. Micrometástases foram detectadas em 15,5%

de 387 LPLN histologicamente negativos. Além disso, em uma revisão multicêntrica de pacientes em estágio II, a dissecção do LPLN levou a uma melhor sobrevida (87,1% *vs.* 78%), uma vantagem atribuída à remoção de micrometástases não detectadas na histopatologia-padrão.[16-18]

A resposta linfonodal após a rádio e a quimioterapia é considerada outro importante fator de risco. Inoue *et al.* descreveram piores resultados oncológicos (73 *vs.* 84% de sobrevida e 32 *vs.* 78% de recidiva) em pacientes que permaneceram com linfonodos positivos (diâmetro > 7 mm) após rádio e a quimioterapia após 52 meses de seguimento. Além disso, os pacientes que apresentaram redução dos linfonodos para < 7 mm não tiveram recorrência. Os autores sugerem a redução do LPLN para < 7 mm como marcador prognóstico para evitar dissecção lateral após neoadjuvância.[32]

Em um estudo retrospectivo multicêntrico de 1.216 pacientes com câncer retal cT3/4 baixo (até 8 cm), a taxa de recorrência linfonodal (RL) lateral em 5 anos em linfonodos com 7 mm ou maior medido no seu menor diâmetro, identificado pela ressonância magnética inicial, foi de 19,5%, apesar do uso de terapia neoadjuvante e TME. Quando a linfadenectomia lateral foi realizada no momento da TME, a taxa de RLs laterais foi reduzida para 5,7%, no entanto, as amostragens limitadas de linfonodos não mostrou o mesmo benefício, com mais da metade dos pacientes desenvolvendo RLs no mesmo compartimento. A diminuição do tamanho dos linfonodos após radioterapia e quimioterapia neoadjuvante não reduziu significativamente a probabilidade de RLs laterais sem dissecções linfonodais. Além disso, os linfonodos laterais aumentados não influenciaram as taxas de recorrência à distância, o que indica que os linfonodos laterais aumentados não são marcadores de metástases distantes ou prognósticos ruins, mas sim um problema local que é mais bem abordado por meio de tratamento direcionado.[33]

A TME é o padrão-ouro para o tratamento de tumores do reto médio e baixo. Hemorragias e complicações funcionais sexuais e disfunções urinárias podem ocorrer com o uso da abordagem japonesa; no entanto, estes podem ser reduzidos com a técnica de preservação do nervo. Além disso, RLs podem ocorrer após a radioterapia, especialmente quando linfonodos laterais aumentados são encontrados no estadiamento pré-operatório do câncer retal baixo avançado.[34-36]

A dissecção profilática do compartimento lateral tem sido defendida mesmo para pacientes com linfonodos laterais clinicamente negativos. Resultados derivados do estudo JCOG0212, um estudo randomizado que comparou TME com ou sem dissecção LPND para câncer retal baixo em estágios II/III, não confirmou a não inferioridade da TME isolada quando comparada com a TME com dissecção nodal pélvica lateral (LPND). TME com LPND teve uma menor recorrência local, especialmente na pelve lateral, em comparação com TME isolada.[37]

A vantagem da linfadenectomia lateral em termos de sobrevida ainda precisa ser demonstrada. Assim, considerando as estratégias ocidentais e japonesas, é necessário dar mais atenção aos achados pré-operatórios para identificar o envolvimento linfonodal e oferecer linfadenectomias a um grupo de pacientes mais selecionado e adequado. O uso de linfadenectomias laterais de rotina ainda é motivo de debate, pelo menos nos países ocidentais, no qual o uso de terapia neoadjuvante continua sendo o padrão-ouro.[38-40]

REFERÊNCIAS BIBLIOGRÁFICAS

1. Heald RJ, Moran BJ, Ryall RD, Sexton R, MacFarlane JK. Rectal cancer: the Basingstoke experience of total mesorectal excision, 1978-1997. Arch Surg. 1998;133(8):894-9.
2. Folkesson J, Birgisson H, Pahlman L, Cedermark B, Glimelius B, Gunnarsson U. Swedish Rectal Cancer Trial: long lasting benefits from radiotherapy on survival and local recurrence rate. J Clin Oncol. 2005 20;23(24):5644-50.
3. Gérard JP, Conroy T, Bonnetain F, Bouché O, Chapet O, Closon-Dejardin MT, et al. Preoperative radiotherapy with or without concurrent fluorouracil and leucovorin in T3-4 rectal cancers: results of FFCD 9203. J Clin Oncol. 2006;24(28):4620-5.
4. Heald RJ, Moran BJ, Ryall RD, Sexton R, MacFarlane JK. Rectal cancer: the Basingstoke experience of total mesorectal excision, 1978 – 1997. Arch Surg. 1998;133:894-988.
5. Kim TG, Park W, Choi DH, Park HC, Kim SH, Cho YB, et al. Factors associated with lateral pelvic recurrence after curative resection following neoadjuvant chemoradiotherapy in rectal cancer patients. Int J Colorectal Dis. 2014;29(2):193-200.
6. Kim TH, Jeong SY, Choi DH, Kim DY, Jung KH, Moon SH, et al. Lateral lymph node metastasis is a major cause of locoregional recurrence in rectal cancer treated with preoperative chemoradiotherapy and curative resection. Ann Surg Oncol. 2008; 15(3):729-37.
7. Villemin F, Huard P, Montagn'e M. Recherches anatomiques sur les lymphatiques du rectum et de l'anus: leur applications dans le traitement chirurgical du cancer. Rev Chir. 1925;63:39-80.
8. Senba Y. An anatomical study of lymphatic system of the rectum (in Japanese) J Hukuoka Med Coll. 1927;20:1213-68.
9. Kusters M, Wallner C, Lange MM, DeRuiter MC, van de Velde CJ, Moriya Y, et al. Origin of presacral local recurrence after rectal cancer treatment. Br J Surg. 2010;97(10):1582-7.
10. Watanabe T, Itabashi M, Shimada Y, Tanaka S, Ito Y, Ajioka Y, et al. Japanese Society for Cancer of the Colon and Rectum (JSCCR) Guidelines 2014 for treatment of colorectal cancer. Int J Clin Oncol. 2015;20(2):207-39.
11. Watanabe T, Itabashi M, Shimada Y, Tanaka S, Ito Y, Ajioka Y, Hamaguchi T, et al. Japanese Society for Cancer of the Colon and Rectum (JSCCR) guidelines 2010 for the treatment of colorectal cancer. Int J Clin Oncol. 2012 Feb;17(1):1-29.
12. Ueno M, Oya M, Azekura K, Yamaguchi T, Muto T. Incidence and prognostic significance of lateral lymph node metastasis in patients with advanced low rectal cancer. Brit J Surg. 2005;92:756-763.
13. Gleeson FC, Clain JE, Rajan E, Topazian MD, Wang KK, Levy MJ. EUS-FNA assessment of extramesenteric lymph node status in primary rectal cancer. Gastrointest Endosc. 2011;74(4):897-905.
14. MERCURY Study Group; Shihab OC, Taylor F, Bees N, Blake H, Jeyadevan N, et al. Relevance of magnetic resonance imaging-detected pelvic sidewall lymph node involvement in rectal cancer. Br J Surg. 2011;98(12):1798-804.
15. Ishihara S, Kawai K, Tanaka T, Kiyomatsu T, Hata K, Nozawa H, et al. Oncological Outcomes of Lateral Pelvic Lymph Node Metastasis in Rectal Cancer Treated With Preoperative Chemoradiotherapy. Dis Colon Rectum. 2017;60(5):469-476.
16. Sugihara K, Kobayashi H, Kato T, Mori T, Mochizuki H, Kameoka S, et al. Indication and benefit of pelvic sidewall dissection for rectal cancer. Dis Colon Rectum. 2006;49(11):1663-72.
17. Matsumoto T, Ohue M, Sekimoto M, Yamamoto H, Ikeda M, Monden M. Feasibility of autonomic nerve-preserving surgery for advanced rectal cancer based on analysis of micrometastases. Br J Surg. 2005;92(11):1444-8.
18. Coy CS, Meirelles LR, Leal RF, Ayrizono ML, Góes JR, Fagundes JJ. Evaluation of lateral lymph node metastases in advanced distal rectal cancer. Hepatogastroenterology. 2010 Nov-Dec;57(104):1363-6.

19. Sauer I, Bacon HE. A new approach for excision of carcinoma of the lower portion of the rectum and anal canal. Surg Gynecol Obstet. 1952 Aug;95(2):229-42.
20. Stearns MWJr, Deddish MR. Five-year results of abdominopelvic lymph node dissection for carcinoma of the rec- tum. Dis Colon Rectum 1959;2:169-172.
21. Takahashi T, Ueno M, Azekura K, Ohta H. Lateral node dissection and total mesorectal excision for rectal cancer. Dis Colon Rectum. 2000 Oct;43(10 Suppl):S59-68.
22. Bray F, Ferlay J, Soerjomataram I, Siegel RL, Torre LA, Jemal A. Global cancer statistics 2018: GLOBOCAN estimates of incidence and mortality worldwide for 36 cancers in 185 countries. CA Cancer J Clin. 2018;68:394-424.
23. Akiyoshi T, Watanabe T, Miyata S, Kotake K, Muto T, Sugihara K, et al. Results of a Japanese Nationwide Multi-Institutional Study on lateral pelvic lymph node metastasis in low rectal cancer. Ann Surg. 2012;255:1129-1134.
24. van de Velde CJ, Boelens PG, Borras JM, Coebergh JW, Cervantes A, Blomqvist L, et al. EURECCA color- ectal: multidisciplinary management: European consensus conference colon & rectum. Eur J Cancer. 2014;50:1.e1-1.e34.
25. Weiser MR. AJCC 8th Edition: Colorectal Cancer. Ann Surg Oncol. 2018 Jun;25(6):1454-1455.
26. Watanabe T, Muro K, Ajioka Y, Hashiguchi Y, Ito Y, Saito Y, et al. Japanese Society for Cancer of the Colon and Rectum (JSCCR) guidelines 2016 for the treatment of colorectal cancer. Int J Clin Oncol. 2018;23:1-34.
27. Kobayashi H, Mochizuki H, Kato T, Mori T, Kameoka S, Shirouzu K, et al. Outcomes of surgery alone for lower rectal cancer with and without pelvic sidewall dissection. Dis Colon Rectum. 2009;52:567-576.
28. Ozawa H, Kotake K, Hosaka M, Hirata A, Sigihara K. Impact of Lateral Pelvic Lymph Node Dissection on the Survival of Patients with T3 and T4 Low Rectal Cancer. World J Surg. 2016;40(6):1492-9.
29. Kim MJ, Kim TH, Kim DY, Kim SY, Baek JY, Chang HJ, et al. Can chemoradiation allow for omission of lateral pelvic node dissection for locally advanced rectal cancer? J Surg Oncol. 2015;111:459-464.
30. Nelson H, Petrelli N, Carlin A, Couture J, Fleshman J, Guillem J, et al. Guidelines 2000 for colon and rectal cancer surgery. J Natl Cancer Inst. 2001;93:583-596.
31. Akiyoshi T, Ueno M, Matsueda K, Konishi T, Fujimoto Y, Nagayama S, et al. Selective lateral pelvic lymph node dissection in patients with advanced low rectal cancer treated with preoperative chemoradiotherapy based on pretreatment imaging. Ann Surg Oncol. 2014;21:189-196.
32. Inoue Y, Saigusa S, Hiro J, Toiyama Y, Araki T, Tanaka K, et al. Clinical significance of enlarged lateral pelvic lymph nodes before and after preoperative chemoradiotherapy for rectal cancer. Mol Clin Oncol. 2016;4(6):994-1002.
33. Ogura A, Konishi T, Cunningham C, Garcia-Aguilar J, Iversen H, Toda S, et al. Neoadjuvant (Chemo) radiotherapy with total mesorectal excision only is not sufficient to prevent lateral local recurrence in enlarged nodes: results of the multicenter lateral node study of patients with Low cT3/4 rectal cancer. J Clin Oncol. 2019;37:33-43.
34. Huang YQ, Liang CH, He L, Tian J, Liang CS, Chen X, et al. Development and validation of a radiomics nomogram for preoperative prediction of lymph node metastasis in colorectal cancer. J Clin Oncol. 2016;34:2157-2164.
35. Toiyama Y, Inoue Y, Shimura T, Fujikawa H, Saigusa S, Hiro J, et al. Serum angiopoietin-like protein 2 improves preoperative detection of lymph node metastasis in colorectal cancer. Anticancer Res. 2015;35:2849-2856.
36. Konishi T, Shimada Y, Lee LH, Cavalcanti MS, Hsu M, Smith JJ, et al. Poorly differentiated clusters predict colon cancer recurrence. Am J Surg Pathol. 2018;42:705-714.
37. Fujita S, Mizusawa J, Kanemitsu Y, Ito M, Kinugasa Y, Komori K, et al. Mesorectal Excision With or Without Lateral Lymph Node Dissection for Clinical Stage II/III Lower Rectal Cancer (JCOG0212): A Multicenter, Randomized Controlled, Noninferiority Trial. Ann Surg. 2017;266(2):201-207.
38. Heald RJ, Moran BJ, Ryall RDH, Sexton R, MacFarlane JK. Rectal cancer. Arch Surg. 1998;133:133.
39. Madabhushi A, Lee G. Image analysis and machine learning in digital pathology: challenges and opportunities. Med Image Anal. 2016;33:170-175.
40. Wang Z, Loh KY, Tan K-Y, Woo EC-H. The role of lateral lymph node dissection in the management of lower rectal cancer. Langenbecks Arch Surg. 2012;397:353-361.

SEÇÃO 28-6

TRANSANAL TOTAL MESORECTAL EXCISION FOR RECTAL CANCER: TOWARD STANDARDIZATION OF SURGICAL TECHNIQUE

Daichi Kitaguchi ▪ Hiro Hasegawa ▪ Masaaki Ito

INTRODUCTION

Laparoscopic surgery for rectal cancer is widely spread; however, the difficulty of the surgical technique is high due to the tapering of the mesorectum in the pelvis and the forward angle of the distal rectum rendering this part of the rectum less accessible from the abdominal cavity, leading concerns have been raised regarding its curability. Recently, transanal total mesorectal excision (TaTME), which endoscopically performs total mesorectal excision (TME) retrogradely from the anal side, has been attracted worldwide as a solution to this problem. TaTME has several advantages. First, adequate distal margin (DM) and circumferential resection margin (CRM) can be secured under a good surgical field of view. Second, visibility and preservation of the autonomic nerves. Third, a highly reproducible surgical field can be obtained even in difficult cases, such as obese male patients with narrow pelvis or bulky tumors. TaTME has the potential to be superior to the conventional laparoscopic approach for rectal cancer in terms of both oncologically and functional preservation. This article reviews the changes in surgical treatment for rectal cancer with a focus on TaTME and describes indication, surgical techniques, and training curriculum for TaTME.

CHANGES IN SURGICAL TREATMENT OF RECTAL CANCER

Surgical treatment of rectal cancer has undergone major evolutions. Ontologically, Heald *et al.*[1] proposed TME in 1982, and Quirke *et al.*[2] reported the importance of CRM in 1986. In rectal cancer surgery, completion of TME and securing of CRM greatly contribute to the improvement of the local control rate.

In terms of surgical technique, Miles' operation, which was reported in the early 20th century, was the mainstream of surgery for low rectal cancer. However, with the development of surgical devices, including linear stapler and circular stapler, anal preservation surgery became widespread, and in 1994, Schiessel *et al.*[3] proposed Intersphincteric resection (ISR), which has become a new surgical option for patients with low rectal cancer to avoid permanent colostomy.

The introduction of laparoscopic surgery is another major advancement. The laparoscopic approach has enabled us to recognize fine anatomy by its magnifying visual effect and to perform precise dissection, which could not be achieved by open surgery. The ability to share surgical visual information among surgeons in real-time has also contributed greatly to surgical education. However, the current status of laparoscopic surgery for rectal cancer is not yet firmly established. A randomized controlled trial (CRT) comparing open surgery *versus* laparoscopic surgery has been conducted internationally. The COLOR II trial demonstrated that the pathological CRM (pCRM)-positive rate was equivalent between the open and laparoscopic surgery group,[4] and that the laparoscopic surgery group showed non-inferiority in 3-year local recurrence rate and 3-year disease-free survival rate. These results were consistent with the COREAN trial.[5] On the other hand, the ALaCaRT and ACOSOG Z6051 trial demonstrated a higher pCRM-positive rate in the laparoscopic surgery group in terms of short-term oncological outcomes, which indicates concerns about the curability of laparoscopic surgery for rectal cancer.[6,7]

Laparoscopic surgery for rectal cancer is difficult, partly because the deep and narrow pelvic space limits surgical maneuverability. Robotic surgery has the potential to overcome some of the limitations of laparoscopic rectal cancer surgery, providing an immersive 3-dimensional depth of field, articulating instruments, and a stable camera platform. Although the ROLARR trial failed to demonstrate the superiority of robotic surgery for rectal cancer compared with conventional laparoscopic surgery, the REAL trial successfully demonstrated that robotic surgery for middle and low rectal cancer had the better oncological quality of resection than conventional laparoscopic surgery,[8,9] with less surgical trauma, and better postoperative recovery. TaTME, the subject of this article, was also developed to solve the problems associated with laparoscopic surgery for rectal cancer.

CHANGES IN TRANSANAL ENDOSCOPIC SURGERY

Transanal endoscopic resection of rectal tumors began with transanal local excision under direct vision, followed by transanal endoscopic microsurgery (TEMS) and transanal minimally invasive surgery (TAMIS), and then evolved into TaTME.

Transanal local excision was not only limited to lower rectal tumors but also had the risk for oncologically incomplete resection. To address these problems, Buess *et al.*[10] proposed the TEMS in 1983, which enabled en-bloc resection of rectal tumors with a stable endoscopic view. However, TEMS has several limitations, including the equipment being expensive, a complex specialized instrument being required, and the technique being difficult and taking time to master.

Recently, an access platform developed for single-incision laparoscopic surgery (SILS) has been applied to transanal endoscopic surgery. Atallah *et al.*[11] named this surgical technique TAMIS and reported its outcomes in 2010. TAMIS is cost-effective and easy to operate because it uses the same instruments used in laparoscopic surgery. This technique has since been applied to a variety of procedures and has evolved into TaTME.[12]

INDICATIONS FOR TATME

Our institution introduced TaTME for early-stage lower rectal cancer in 2012 and has been expanding the indication to include advanced rectal cancer within 10 cm from the anal verge, recurrent rectal cancer, and multi-visceral resection including total pelvic exenteration. When introducing TaTME it is advisable to start with early-stage middle rectal cancer to safely implement this technique. On the other hand, one of the potential advantages of TaTME is the ability to control the dissection plane in the deep and narrow pelvis, which has been considered difficult with the conventional transabdominal approach. Therefore, we believe that the advantages of TaTME will be demonstrated in cases with difficult conditions for deep pelvic manipulation, such as males, narrow pelvis, high obesity, huge tumors, enlarged prostate, huge uterine myoma, and pelvic surgical history.

SURGICAL TECHNIQUE FOR TATME

A two-team surgery with a simultaneous transabdominal and transanal approach can maximize the advantages of TaTME. Because TaTME requires a unique anatomical understanding that differs from laparoscopic TME, there is sometimes a risk of misidentification for the dissection plane, leading to autonomic nerve and urethral injury. According to a report on the postoperative outcomes of 720 TaTME cases by the TaTME registry collaborative,[13] the dissection plane was misidentified in 7.8% of cases, organ injury was observed in 1.5% of cases, and urethral injury in 0.7% of cases. The two-team surgery reduces the risk of misidentification of the dissection plane by sharing information about the dissection plane between the transabdominal and transanal teams. It also reduces surgical invasiveness by shortening the operation time.

Purse-String Closure for Rectum

Lone Star Self-Retaining Retractor (CooperSurgical, Inc., Trumbull, CT, USA) is applied to the anal verge to expose the transanal surgical field (Fig. 28-6-1a). Next, the GelPOINT Path Transanal Access Platform (Applied Medical Resources Corp., Rancho Santa Margarita, CA, USA) is applied (Fig. 28-6-1b). These procedures should be performed gently, being careful not to injure the rectal mucosa. Because fogging due to mist and bellowing due to suction are problematic with standard insufflation devices in TaTME, AirSeal iFS (CONMED Corp., Largo, FL, USA), a CO2 circulatory insufflation device with a pressure sensor, should be used. The tumor location is confirmed endoscopically, marking is made at a sufficient distal margin from the lower edge of the tumor, and the rectum on the anal side of the tumor is closed with a purse-string suture at the depth of the submucosa (Fig. 28-6-2). The double purse-string closure is always performed because intraoperative closure failure can cause local recurrence due to tumor cell dissemination. In 2019, Norway reported oncological concerns following TaTME, i. e., multifocal local recurrence in the early postoperative period.[14] Because incomplete purse-string closure is considered to be a contributing factor, mastering the technique of purse-string closure is essential for performing TaTME. After purse-string closure is complete, the transanal surgical field should be thoroughly irrigated to prevent tumor cell implantation.

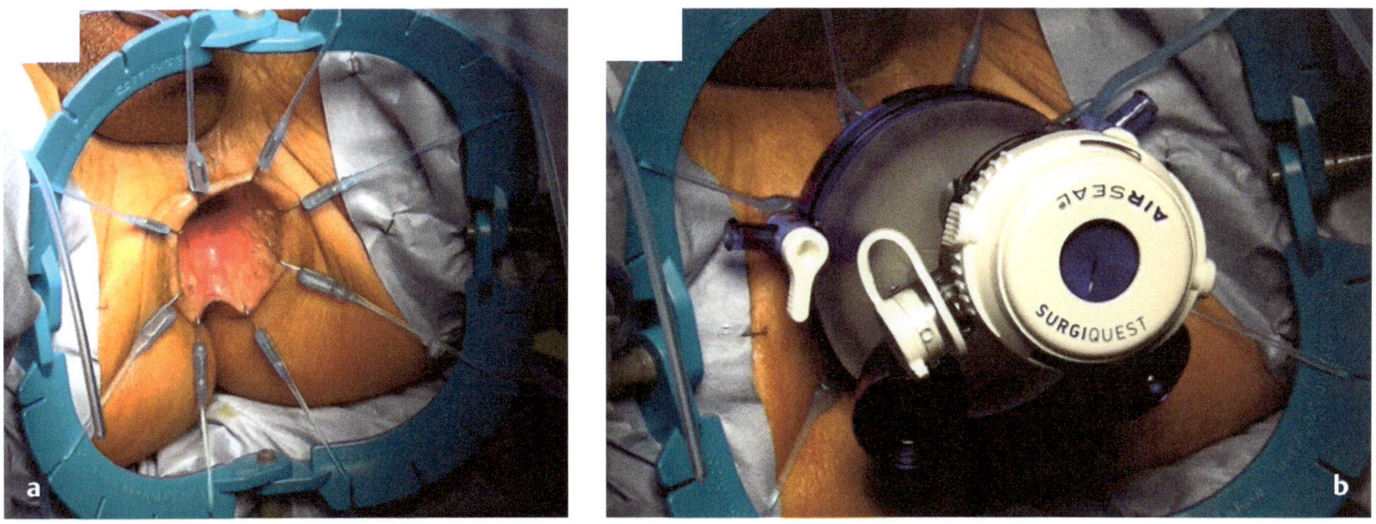

Fig. 28-6-1. Installation of (a) Lone Star Self-Retaining Retractor (CooperSurgical, Inc., Trumbull, CT, USA) and (b) GelPOINT Path Transanal Access Platform (Applied Medical Resources Corp., Rancho Santa Margarita, CA, USA).

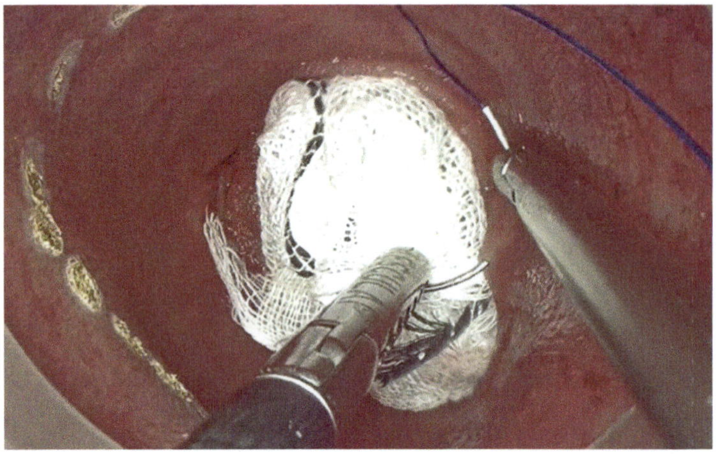

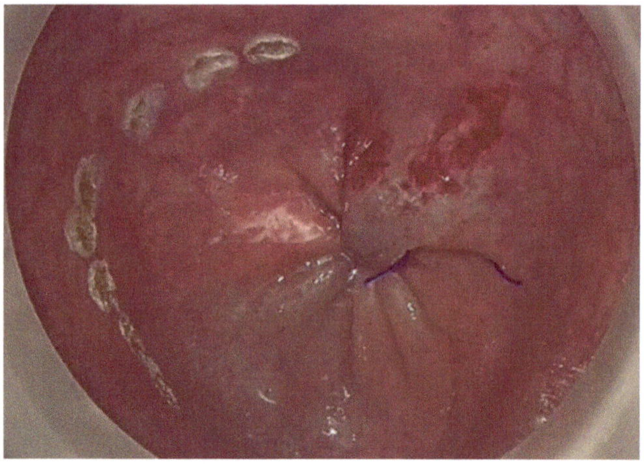

Fig. 28-6-2. Marking and purse-string closure for the distal rectal stump.

Rectotomy

Rectotomy is performed using the previously placed markings as landmarks. The angle of entry of the electrocautery tends to be oblique, causing it to be close to the tumor. Therefore, it is important to make a perpendicular full-thickness incision to the rectal wall to secure the CRM. The incision is made from the luminal side in the order of the rectal mucosa, submucosa, internal circular muscle, and external longitudinal muscle from the medial side (Fig. 28-6-3). It is important to incise equally and circumferentially while being aware of the current location, i. e., which plane is being incised at the moment.

Anterior Dissection

The landmarks for anterior dissection are the recto-urethral muscle, Denonvilliers' fascia, and prostate in male cases, and the recto-vaginal muscle, recto-vaginal septum, and posterior wall of the vagina in female cases. The visibility of the anterior side tends to be particularly poor in laparoscopic TME, whereas a uniform and reproducible surgical field is easily obtained in TaTME. The surgical procedures in male cases are described in this article.

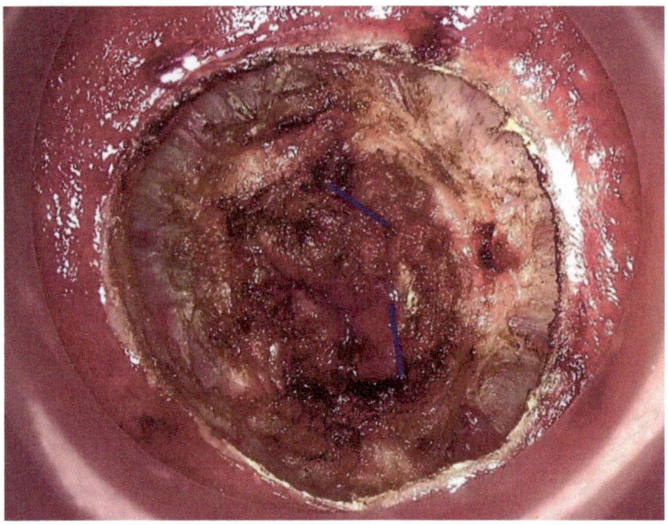

Fig. 28-6-3. The external longitudinal muscles are circumferentially exposed and radial direction of smooth muscle fiber can be observed.

Avoiding 12 o'clock, where relatively thick smooth muscle tissue exists, the longitudinal muscle is incised at 1 and 11 o'clock to enter the so-called sweet space, a space with only sparse areolar tissue on the dorsal side of the prostate (Fig. 28-6-4). After identification of the sweet space on both sides, the relatively thick smooth muscle tissue that remains at 12 o'clock connecting the rectal wall and urethra is the recto-urethral muscle (Fig. 28-6-5), and this smooth muscle tissue is all dissected to widely expose the dorsal side of the prostate (Fig. 28-6-6). The dorsal prostate area is difficult to obtain good visibility with a conventional laparoscopic approach. The Recto-urethral muscle, which is approximately 5-10 mm thick, is an important anatomical structure to secure the CRM on the anterior side. Thus, one of the advantages of TaTME is the ability to control the dissection line or plane according to the localization and depth of the tumor.

The plane between the rectum and the prostate is dissected to identify the Denonvilliers' fascia, followed by a dissection of this fascia to identify the seminal vesicle (Fig. 28-6-7). Dissection then proceeds to reach the peritoneal reflection. Because once the peritoneal reflection is incised and rendezvoused with the abdominal cavity, stable insufflation pressure cannot be maintained, it should not be incised at an early phase.

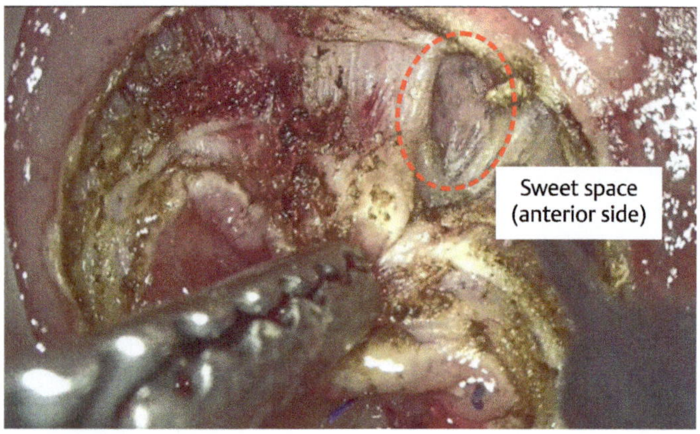

Fig. 28-6-4. The longitudinal muscle is incised at 1 o'clock to enter the so-called sweet space, a space with only sparse areolar tissue on the dorsal side of the prostate.

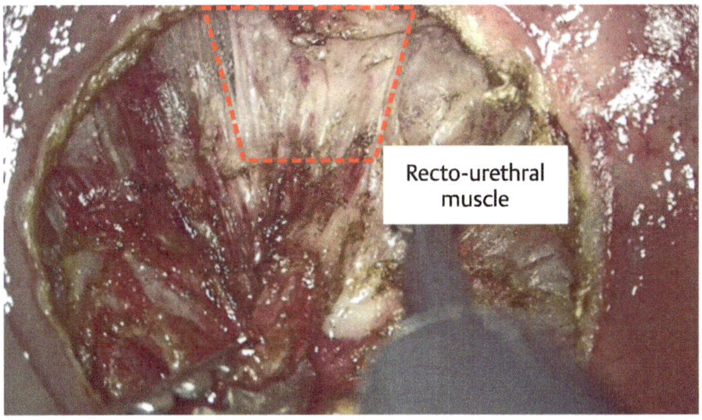

Fig. 28-6-5. The relatively thick smooth muscle tissue that remains at 12 o'clock connecting the rectal wall and urethra is the recto-urethral muscle

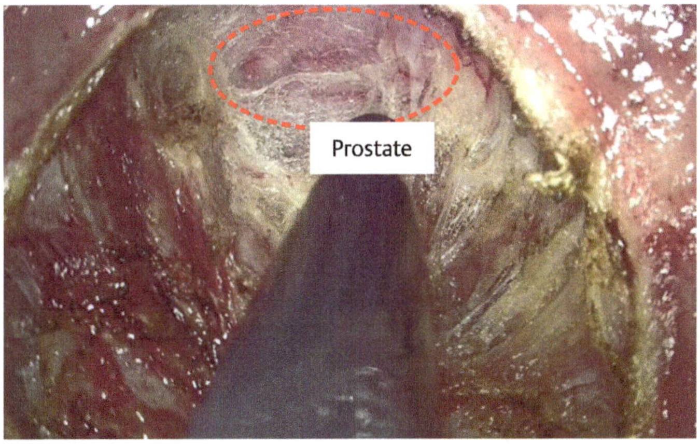

Fig. 28-6-6. Dorsal side of the prostate is widely exposed after dissecting recto-urethral muscle.

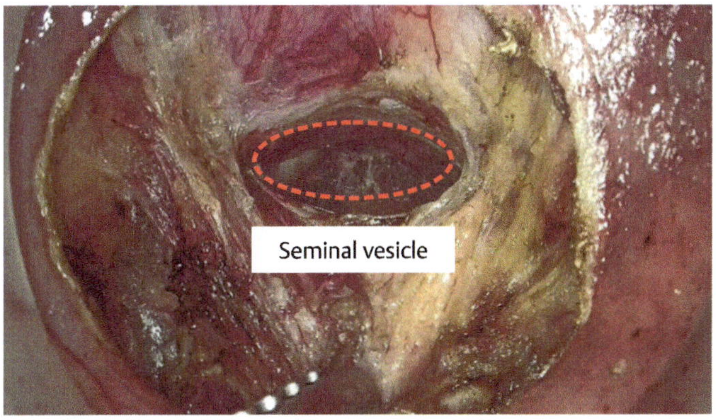

Fig. 28-6-7. The incisional hole on the Denonvilliers' fascia incised on the dorsal side of the prostate and the seminal vesicle is observed on the far side of the fascia.

Posterior Dissection

The landmarks for posterior dissection are the levator ani muscle, recto-coccygeal muscle, and endopelvic fascia.

The longitudinal muscle is incised at 5 and 7 o'clock, where the connective tissue is sparse, to enter the sweet space. The relatively thick smooth muscle tissue that remains at 6 o'clock connecting the rectum and coccyx is the recto-coccygeal muscle (Fig. 28-6-8). Dissection for the recto-coccygeal muscle followed by the identification of the sweet space on both sides is better to avoid misidentification of the dissection plane.

The endopelvic fascia is defined differently in each special field; however, in the field of rectal surgery, it is often referred to as the fascia of the levator ani muscle. In TaTME, depending on the localization and depth of the tumor, it is possible to select either above or below the dissection plane of the endopelvic fascia. In cases with early-stage cancer or cancer on the anterior wall, the plane that preserves the endopelvic fascia, i. e., above the endopelvic fascia, should be selected. On the other hand, in cases with advanced cancer on the posterior or lateral wall, the plane that exposes the surface of levator ani muscle, i. e., below the endopelvic fascia, should be selected (Fig. 28-6-9). Dissection below the endopelvic fascia can contribute to securing the CRM; however, after passing the tumor, changing the dissection plane from below to above the endopelvic fascia is necessary because proceeding dissection on this plane can be the risk of autonomic nerve injury, especially the fourth pelvic splanchnic nerve.

The posterior dissection is proceeded and the recto-sacral fascia, which connects the mesorectal fascia and the anterior surface of the sacrum, is identified at the level of S4 (Fig. 28-6-10). After incising this fascia, the dissection direction should be changed ventrally along the sacral fold; otherwise, the median sacral vein may be at risk of injury. Then, posterior dissection proceeds along the mesorectal fascia.

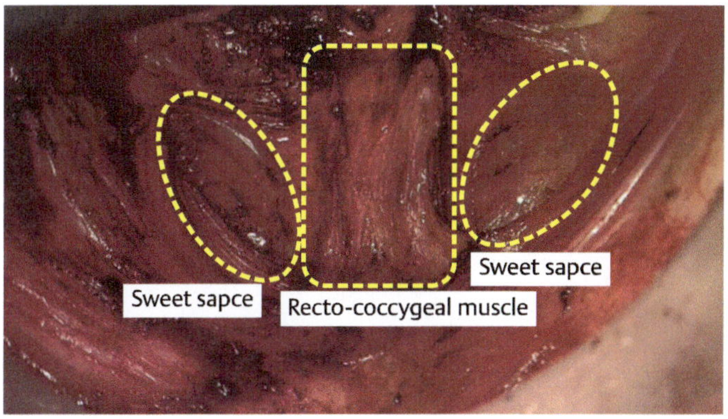

Fig. 28-6-8. After the incision for the longitudinal muscle at 5 and 7 o'clock to enter the sweet space, the relatively thick smooth muscle tissue that remains at 6 o'clock connecting the rectum and coccyx is the recto-coccygeal muscle

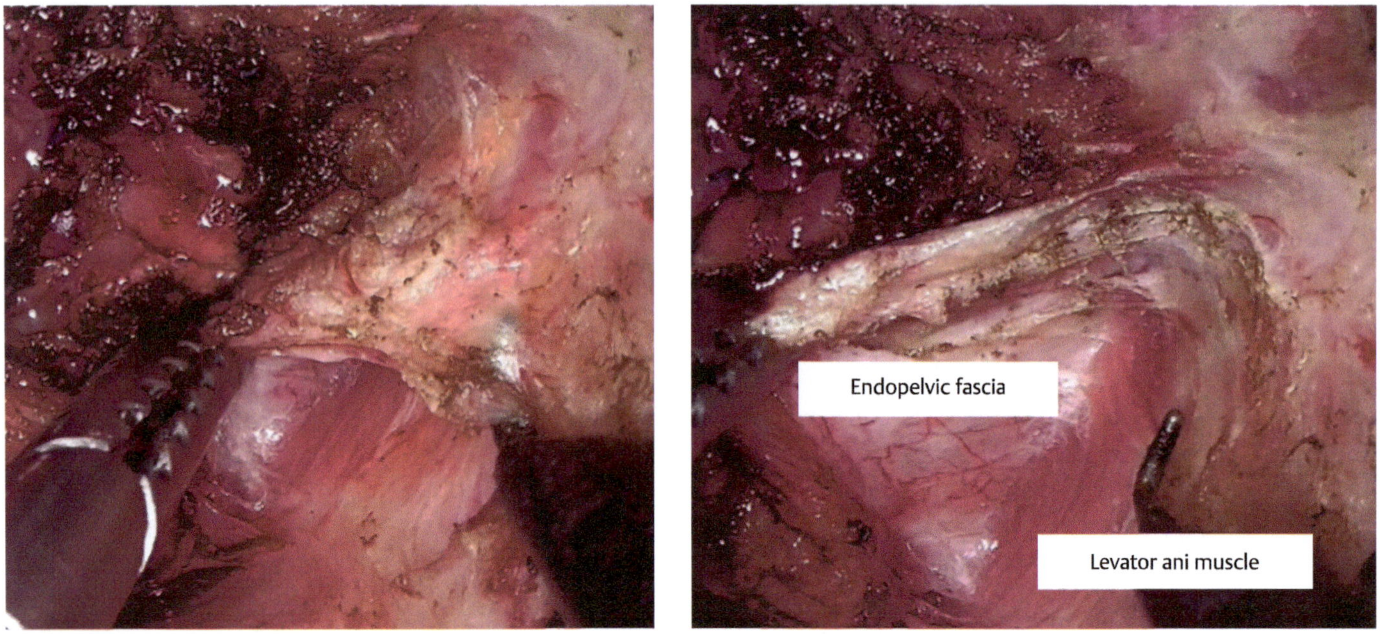

Fig. 28-6-9. The plane that exposes the surface of levator ani muscle, i. e., below the endopelvic fascia, is dissected.

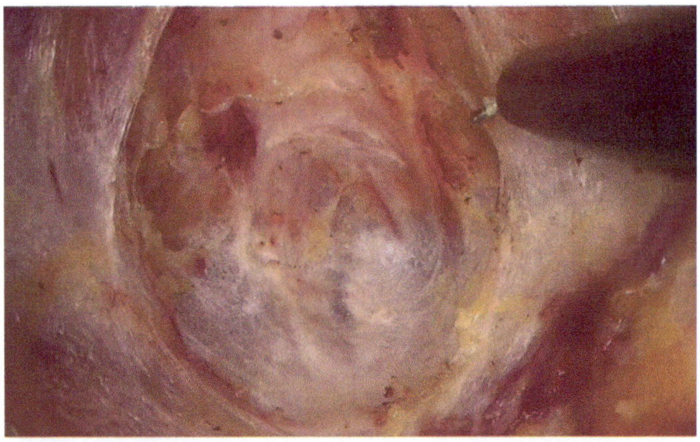

Fig. 28-6-10. The recto-sacral fascia, which connects the mesorectal fascia and the anterior surface of the sacrum is incised, and the mesorectal fascia can be seen (through the prehypogastric nerve fascia).

Lateral Dissection

The anatomy of the lateral dissection becomes clear after proceeding with the anterior and posterior dissection. The landmarks for lateral dissection are the neurovascular bundle (NVB) and pelvic splanchnic nerve.

The rectal branch of the NVB (Fig. 28-6-11a) and the fourth pelvic splanchnic nerve (Fig. 28-6-11b) are highly visible in TaTME. The autonomic nerves can be preserved by proceeding with the lateral dissection with a clear recognition of these autonomic nerves, contributing to the preservation of postoperative sexual and urinary function.

Dissection around the NVB and pelvic splanchnic nerves is one the most difficult steps in TaTME, and the selection of the dissection plane is often difficult. In such a situation, the transanal team should cooperate with the transabdominal team, instead of proceeding with the transanal approach alone.

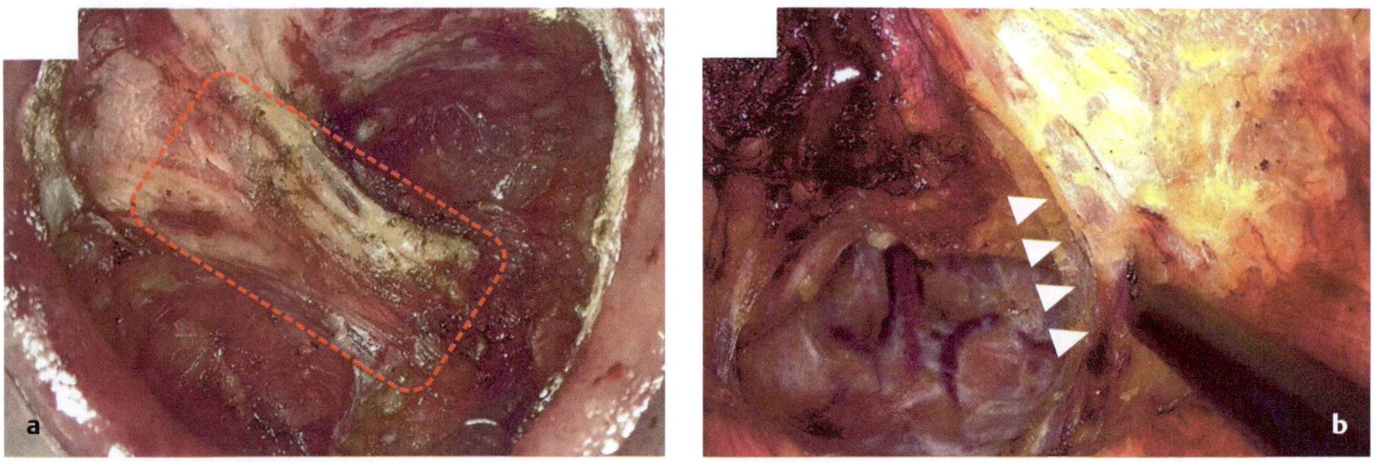

Fig. 28-6-11. Surgical view of the lateral dissection. (**a**) The rectal branch of the neurovascular bundle on the right side. (**b**) The fourth pelvic splanchnic nerve on the left side.

Anastomosis

The distance between the rectal stump and the edge of the GelPOINT Path Transanal Access Platform is adjusted to 1 to 2 cm, and a purse-string suture is performed circumferentially. A key aspect to ensure a reliable anastomosis is a full-thickness purse-string suture of the open rectal stump and gaps in the purse-string need to be avoided as this can lead to defects in the anastomosis.[15] Anastomosis is formed by a single stapling technique using a circular stapler with a double purse-string suture.[15] A potential drawback of this technique is that it demands good visualization of the pelvic floor and the rectal stump from the abdominal side to dock the anvil from the abdominal side. In the narrow pelvis with a short rectal stump, this exposure is sometimes limited. To overcome problems with abdominal exposure in such difficult situations, the pull-through method which relies on a transanal view rather than abdominal should be utilized.[15] After circular stapled anastomosis, reinforcement suture is circumferentially performed.

TRAINING CURRICULUM FOR TATME

Understanding the transanal anatomy and training in surgical techniques are essential for the safe implementation of TaTME. In addition to the basic laparoscopic techniques, SILS-specific techniques and suture and ligation techniques for transanal endoscopic surgery are required.

The international TaTME educational collaborative group recommends that the trainee met the following pre-requisite when implementing TaTME. Completion of training and accreditation in laparoscopic colorectal surgery; ≥ 30 laparoscopic TME cases performed; > 5 cases of TEMS or TAMIS; ≥ 2 surgeons TaTME trained per unit; Case volume to allow at least 20 TaTME cases per year per unit.[16]

CONCLUSIONS

TaTME has the potential to be superior to the conventional laparoscopic approach for rectal cancer in terms of both oncologically and functional preservation. On the other hand, the shallowlearning curve caused by the unfamiliar anatomical view from the anal side is a challenge, especially for novices, therefore, an efficient educational system needs to be established. Randomized controlled trials comparing the conventional laparoscopic TME *versus* TaTME, such as the COLOR III trial and the ETAP-GRECCAR 11 trial [18] is currently underway, which are expected to prove the usefulness of TaTME.[17,18]

REFERENCES

1. Heald RJ, Husband EM, Ryall RD. The mesorectum in rectal cancer surgery - the clue to pelvic recurrence? Br J Surg. 1982;69:613-616.
2. Quirke P, Durdey P, Dixon MF, Williams NS. Local recurrence of rectal adenocarcinoma due to inadequate surgical resection. Histopathological study of lateral tumour spread and surgical excision. Lancet. 1986;2:996-999.
3. Schiessel R, Karner-Hanusch J, Herbst F, Teleky B, Wunderlich M. Intersphincteric resection for low rectal tumours. Br J Surg. 1994;81:1376-1378.
4. Bonjer HJ, Deijen CL, Abis GA, Cuesta MA, van der Pas MH, de Lange-de Klerk ES. A randomized trial of laparoscopic versus open surgery for rectal cancer. N Engl J Med. 2015;372:1324-1332.
5. Jeong SY, Park JW, Nam BH, Kim S, Kang SB, Lim SB, et al. Open versus laparoscopic surgery for mid-rectal or low-rectal cancer after neoadjuvant chemoradiotherapy COREAN trial: survival outcomes of an open-label, non-inferiority, randomised controlled trial. Lancet Oncol. 2014;15:767-774.
6. Stevenson AR, Solomon MJ, Lumley JW, Hewett P, Clouston AD, Gebski VJ, et al. Effect of Laparoscopic-assisted resection vs open resection on pathological outcomes in rectal cancer: the AlaCaRT randomized clinical trial. JAMA. 2015;314:1356-1363.
7. Fleshman J, Branda M, Sargent DJ, Boller AM, George V, Abbas M, et al. Effect of Laparoscopic-assisted resection vs open resection of stage II or III rectal cancer on pathologic outcomes: the ACOSOG Z6051 randomized clinical trial. JAMA. 2015;314:1346-1355.
8. Jayne D, Pigazzi A, Marshall H, Croft J, Corrigan N, Copeland J, et al. Effect of Robotic-Assisted vs Conventional Laparoscopic Surgery on Risk of Conversion to Open Laparotomy Among Patients Undergoing Resection for Rectal Cancer: The ROLARR Randomized Clinical Trial. JAMA. 2017;318:1569-1580.
9. Feng Q, Yuan W, Li T, Tang B, Jia B, Zhou Y, et al. Robotic versus laparoscopic surgery for middle and low rectal cancer (REAL): short-term outcomes of a multicentre randomised controlled trial. Lancet Gastroenterol Hepatol. 2022;7:991-1004.
10. Buess G, Kipfmüller K, Hack D, Grüssner R, Heintz A, Junginger T. Technique of transanal endoscopic microsurgery. Surg Endosc. 1988;2:71-75.
11. Atallah S, Albert M, Larach S. Transanal minimally invasive surgery: a giant leap forward. Surg Endosc. 2010;24:2200-2205.
12. de Lacy AM, Rattner DW, Adelsdorfer C, Tasende MM, Fernández M, Delgado S, et al. Transanal natural orifice transluminal endoscopic surgery (NOTES) rectal resection: "down-to-up" total mesorectal excision (TME)--short-term outcomes in the first 20 cases. Surg Endosc. 2013;27:3165-3172.
13. Penna M, Hompes R, Arnold S, Wynn G, Austin R, Warusavitarne J, et al. Transanal Total Mesorectal Excision: International Registry Results of the First 720 Cases. Ann Surg. 2017;266:111-117.
14. Wasmuth HH, Faerden AE, Myklebust TÅ, Pfeffer F, Norderval S, Riis R, et al. Transanal total mesorectal excision for rectal cancer has been suspended in Norway. Br J Surg. 2020;107:121-130.
15. Penna M, Knol JJ, Tuynman JB, Tekkis PP, Mortensen NJ, Hompes R. Four anastomotic techniques following transanal total mesorectal excision (TaTME). Tech Coloproctol. 2016;20:185-191.
16. Francis N, Penna M, Mackenzie H, Carter F, Hompes R; International TaTME Educational Collaborative Group. Consensus on structured training curriculum for transanal total mesorectal excision (TaTME). Surg Endosc. 2017;31:2711-2719.
17. Deijen CL, Velthuis S, Tsai A, Mavroveli S, de Lange-de Klerk ES, Sietses C, et al. COLOR III: a multicentre randomised clinical trial comparing transanal TME versus laparoscopic TME for mid and low rectal cancer. Surg Endosc. 2016;30:3210-3215.
18. Lelong B, de Chaisemartin C, Meillat H, Cournier S, Boher JM, Genre D, et al. A multicentre randomised controlled trial to evaluate the efficacy, morbidity and functional outcome of endoscopic transanal proctectomy versus laparoscopic proctectomy for low-lying rectal cancer (ETAP-GRECCAR 11 TRIAL): rationale and design. BMC Cancer. 2017;11:253.

SEÇÃO 28-7

COLOSTOMIA PERINEAL – TÉCNICA E RESULTADOS

Lusmar Veras Rodrigues ▪ Armando Geraldo Franchini Melani
Carolina Vannucci Diógenes

O conteúdo desta seção (págs. 510 a 514), encontra-se disponível on-line.

Para acessá-lo, aponte a câmera do seu smartphone ou tablet para a imagem acima.

TERAPIA NEOADJUVANTE E ADJUVANTE NO CÂNCER DO RETO

CAPÍTULO 29

SEÇÃO 29-1

EVOLUÇÃO HISTÓRICA DAS INDICAÇÕES E CONTROVÉRSIAS

Rodrigo Oliva Perez ▪ Fábio Guilherme Campos

O conteúdo desta seção (págs. 515 a 521), encontra-se disponível on-line.

Para acessá-lo, aponte a câmera do seu smartphone ou tablet para a imagem acima.

SEÇÃO 29-2

TERAPIA NEOADJUVANTE TOTAL

Bruna Borba Vailati ▪ Guilherme Pagin São Julião ▪ Rodrigo Oliva Perez

A estratégia de terapia neoadjuvante total (TNT) surgiu com o objetivo de oferecer todo tratamento quimioterápico antes do tratamento cirúrgico. O principal objetivo desta estratégia é melhorar os resultados oncológicos, já que um percentual maior de pacientes terminará o tratamento quimioterápico. Na estratégia TNT, a quimioterapia sistêmica é administrada antes (quimioterapia de indução) ou depois (quimioterapia de consolidação) da radioterapia/radioquimioterapia. No contexto adjuvante, Bosset *et al.* demonstraram pouca tolerância à quimioterapia com menos da metade dos pacientes tendo recebido toda a dose proposta no intervalo programado.[1] Além disso, mais de um quarto dos pacientes nem iniciaram a quimioterapia adjuvante, pois tiveram complicações cirúrgicas ou persistência/progressão da doença, além dos que negaram o tratamento. Em revisão sistemática de dez estudos que avaliaram a quimioterapia neoadjuvante, a taxa de conformidade do tratamento foi de 86-100%.[2]

Outra vantagem é que, nos pacientes com resposta clínica incompleta, que tenham sido submetidos a excisão total do mesorreto com preservação de esfíncter e ileostomia de proteção, a finalização da quimioterapia antes do tratamento cirúrgico torna mais curto o intervalo para a reconstrução do trânsito intestinal.[3] Nessa situação, o fechamento da ileostomia não precisa ser postergado para o término da quimioterapia ou para os intervalos entre os ciclos, com potencial atraso na realização dos ciclos seguintes e na cicatrização completa da anastomose.

Por outro lado, a indicação de quimioterapia adjuvante é, em geral, definida pelo resultado anatomopatológico da peça final, enquanto, na TNT, é definida por critérios sugeridos pela ressonância magnética, que, apesar de boa acurácia, pode superestimar a doença. Em resumo, um percentual considerável de pacientes pode receber um super tratamento, sendo exposta a toxicidade associada à quimioterapia, principalmente relacionada com o uso oxaliplatina.

RESPOSTA LOCAL

Outro ponto importante levantado pelos estudos que utilizam TNT é o aumento da resposta local do tumor ao tratamento, com incremento nas taxas de resposta clínica e patológica completa. Garcia-Aguilar demonstrou, em estudo não randomizado, que a adição de 2, 4 e 6 ciclos de FOLFOX à radioquimioterapia convencional aumentou significativamente as taxas de resposta patológica completa – 18% no grupo do tratamento convencional, atingindo até 38% no grupo que recebeu 6 ciclos de FOLFOX. Também, o maior intervalo entre o término da radioterapia e do tratamento cirúrgico pode estar associado ao aumento de reposta local observado neste estudo.[4]

O estudo OPRA, que comparou quimioterapia de consolidação com quimioterapia de indução (ambas com FOLFOX associado à radioquimioterapia de curso longo), demonstrou uma taxa de sobrevida livre de excisão total do mesorreto (preservação de órgão) de 53% no grupo que realizou quimioterapia de consolidação e 41% na de indução, mostrando que a primeira está associada à maior chance de preservação de órgão.[5] Essas taxas de reposta são comparáveis ao uso de radioquimioterapia de curso longo seguida de consolidação com 5-FU (sem adição de oxaliplatina) quando a taxa de resposta completa sustentada foi de 57%.[6] O real papel da oxaliplatina em aumentar as taxas de resposta completa ainda é questionável e está sendo atualmente investigado no estudo prospectivo randomizado CCHOWW.

Os regimes de TNT associados à radioterapia de curso curto não mostraram resultados satisfatórios quanto a resposta e controle local. O estudo RAPIDO comparou pacientes submetidos a radioquimioterapia convencional com pacientes que receberam radioterapia de curso curto seguida de 6 ciclos de FOLFOX (consolidação). Nesse estudo, apesar de o grupo experimental apresentar o dobro de resposta patológica completa, a aplicabilidade para estratégias de preservação de órgão é limitada, considerando que a resposta clínica não foi avaliada.[7] A radioterapia de curso curto no contexto de preservação de órgão tem evidência cientifica insuficiente para sua recomendação, pois pouco se sabe sobre os denominadores de pacientes tratados com curso curto e que apresentaram resposta completa, assim como sobre seu comportamento e evolução no seguimento. Além disso, quando associada à quimioterapia de consolidação, a radioterapia de curso curto apresentou 28% de resposta patológica completa, contrastando com os em média 50% de resposta clínica completa descritos para as terapias de curso longo. Outro ponto limitante para o emprego dessa estratégia são as descrições mais recentemente publicadas de maiores taxas de recidiva local nos pacientes que receberam curso curto, mesmo após cirurgia R0 (7,2% × 3,9%).[8]

SOBREVIDA

Os estudos randomizados que comparam TNT com o tratamento convencional não demonstraram melhora da sobrevida global no grupo que recebeu TNT, entretanto observou-se ganho significativo na sobrevida livre de doença. O estudo PRODIGE 23, que comparou o tratamento convencional com TNT com FOLFIRINOX de indução, observou sobrevida livre de doença em 3 anos de 69% *versus* 76% respectivamente.[9] Essa diferença pode ser atribuída a melhor sobrevida livre de doença metastática no grupo TNT, já que não houve diferença significativa quanto a recorrência local entre os grupos. O já mencionado estudo RAPIDO também não melhorou as taxas de sobrevida no grupo experimental, mas a taxa de doença metastática foi significativamente menor em 3 anos de seguimento (20 *vs.* 26,8%).[7]

INDICAÇÕES DE TRATAMENTO NEOADJUVANTE

A quimioradioterapia neoadjuvante tornou-se uma das estratégias de tratamento inicial preferidas para o tratamento do câncer de reto localmente avançado. Originalmente, o principal argumento para optar por esta abordagem foi a observação de melhor controle local. Até hoje, nenhum estudo foi capaz de demonstrar qualquer benefício da quimioradioterapia neoadjuvante na sobrevida desses pacientes. Por mais que os estudos incialmente tenham demonstrado benefício do tratamento neoadjuvante em pacientes com T3/T4 e/ou N+ clínicos, atualmente aceita-se critérios mais refinados para indicar o tratamento, considerando a melhora dos exames de estadiamento (especialmente da ressonância magnética). Estudos prospectivos subsequentes (não randomizados) mostram que o principal fator para o aumento do risco de recorrência local após a excisão total do mesorreto é a fáscia mesorretal ameaçada (≤ 1 mm de distância do tumor à fáscia), visualizado em estudos de ressonância magnética em protocolo dedicado.[10] Tais estudos sugerem que o prognóstico local dos pacientes é menos dependente do estágio clínico T ou mesmo N. Portanto, o papel da radioterapia foi questionado em pacientes com fáscia mesorretal livre (particularmente em T3a/b e N1), em que o risco de recorrência local após cirurgia adequada é consideravelmente baixo. Os estudos MERCURE e OCUM indicaram cirurgia como tratamento inicial em pacientes cT2-T3a/b, independente do estadiamento N, com fáscia mesorretal livre e sem EMVI (invasão vascular extramural). Neste grupo de pacientes, a taxa de recorrência local foi de 2,0-3,3%, sem a realização de tratamento neoadjuvante.[11,12]

Essa estratégia só é recomendada para pacientes com tumores acima do anel anorretal (determinado pela RM) – portanto, excluindo pacientes candidatos a amputação de reto ou a anastomoses muito baixas, com resultados funcionais pobres. Nesse grupo de pacientes, a quimioradioterapia neoadjuvante tem o potencial de gerar resposta clínica completa e o benefício potencial do uso de estratégias de preservação de órgãos, como *Watch and Wait*.

Assim, pacientes com tumores acima do anel anorretal e com fáscia mesorretal livre (definidos por RM) não parecem ser bons candidatos à quimiorradioterapia neoadjuvante por diversos motivos. Esses pacientes não são candidatos ideais para estratégias de preservação de órgão devido à impossibilidade de vigilância clínica por exame de toque retal; os resultados funcionais de pacientes com tumores mais altos submetidos à excisão total do mesorreto são mais aceitáveis; o risco de recorrência local após cirurgia sem radioterapia é muito pequeno (2-5%) e não justificaria o uso de radiação para esse fim; a radioterapia pode ser prejudicial para a função anorretal pós-operatória e aumenta a morbidade do procedimento.

Finalmente, o benefício de controle sistêmico foi observado nos estudos de TNT contra QRT convencional. Ainda não existem estudos que mostraram o mesmo benefício quando comparados a pacientes que realizaram cirurgia diretamente, sem nenhum tratamento neoadjuvante. Se estes pacientes que não precisam de radioterapia se beneficiarão de quimioterapia neoadjuvante em vez de adjuvante ainda deverá ser investigado.

REFERÊNCIAS BIBLIOGRÁFICAS

1. Bosset JF, Calais G, Mineur L, Maingon P, Stojanovic-Rundic S, Bensadoun RJ, et al. EORTC Radiation Oncology Group. Fluorouracil-based adjuvant chemotherapy after preoperative chemoradiotherapy in rectal cancer: long-term results of the EORTC 22921 randomised study. Lancet Oncol 2014;15:184-90.
2. Zaborowski A, Stakelum A, Winter DC. Systematic review of outcomes after total neoadjuvant therapy for locally advanced rectal cancer. Br J Surg 2019;106:979-87.
3. Cercek A, Roxburgh CSD, Strombom P, Smith JJ, Temple LKF, Nash GM, et al. Adoption of total neoadjuvant therapy for locally advanced rectal cancer. JAMA Oncol 2018;4:e180071.
4. Garcia-Aguilar J, Chow OS, Smith DD, Marcet JE, Cataldo PA, Varma MG et al. Timing of rectal cancer response to chemoradiation consortium. Effect of adding mFOLFOX6 after neoadjuvant chemoradiation in locally advanced rectal cancer: a multicentre, phase 2 trial. Lancet Oncol 2015;16:957-66.
5. Garcia-Aguilar J, Patil S, Gollub MJ, Kim JK, Yuval JB, Thompson HM, et al. Organ preservation in patients with rectal adenocarcinoma treated with total neoadjuvant therapy. J Clin Oncol 2022 Aug 10;40(23):2546-56.
6. Habr-Gama A, Sabbaga J, Gama-Rodrigues J, São Julião GP, Proscurshim I, Bailão Aguilar P, et al. Watch and wait approach following extended neoadjuvant chemoradiation for distal rectal cancer: are we getting closer to anal cancer management? Dis Colon Rectum 2013 Oct;56(10):1109-17.
7. Bahadoer RR, Dijkstra EA, van Etten B, Marijnen CAM, Putter H, Kranenbarg EM, et al. Short-course radiotherapy followed by chemotherapy before total mesorectal excision (TME) *versus* preoperative chemoradiotherapy, TME, and optional adjuvant chemotherapy in locally advanced rectal cancer (RAPIDO): a randomized, open-label, phase 3 trial. Lancet Oncol. 2021 Jan;22(1):29-42. dErratum in: Lancet Oncol 2021 Feb;22(2):e42.
8. Dijkstra EA, Nilsson PJ, Hospers GAP, Bahadoer RR, Meershoek-Klein Kranenbarg E, Roodvoets AGH, et al. Locoregional failure during and after short-course radiotherapy followed by chemotherapy and surgery compared to long-course chemoradiotherapy and surgery - A five-year follow-up of the RAPIDO Trial. Ann Surg 2023 Jan 20.
9. Conroy T, Bosset JF, Etienne PL, Rio E, François É, Mesgouez-Nebout N, et al. Neoadjuvant chemotherapy with FOLFIRINOX and preoperative chemoradiotherapy for patients with locally advanced rectal cancer (UNICANCER-PRODIGE 23): a multicentre, randomised, open-label, phase 3 trial. Lancet Oncol 2021 May;22(5):702-15.
10. Taylor FG, Quirke P, Heald RJ, Moran BJ, Blomqvist L, Swift IR, et al. Preoperative magnetic resonance imaging assessment of circumferential resection margin predicts disease-free survival and local recurrence: 5-year follow-up results of the MERCURY study. J Clin Oncol 2014;32(1):34-43.
11. Taylor FG, Quirke P, Heald RJ, Moran B, Blomqvist L, Swift I, et al. Preoperative high-resolution magnetic resonance imaging can identify good prognosis stage I, II, and III rectal cancer best managed by surgery alone: a prospective, multicenter, European study. Ann Surg 2011 Apr;253(4):711-9.
12. Stelzner S, Ruppert R, Kube R, Strassburg J, Lewin A, Baral J, et al. Selection of patients with rectal cancer for neoadjuvant therapy using pre-therapeutic MRI - Results from OCUM trial. Eur J Radiol 2022;147:110113.

SEÇÃO 29-3

PRESERVAÇÃO DE ÓRGÃO

Bruna Borba Vailati ▪ Leonardo Ervolino Corbi
Guilherme Pagin São Julião ▪ Rodrigo Oliva Perez ▪ Angelita Habr-Gama

INTRODUÇÃO

A observação do desaparecimento completo do adenocarcinoma primário de reto (resposta clínica completa - cCR) após a radioquimioterapia neoadjuvante (nQRT) levou os cirurgiões a considerarem evitar o procedimento cirúrgico imediato. Desde os resultados iniciais descritos para os pacientes que apresentaram cCR e não foram operados inicialmente, estratégia nomeada de *Watch & Wait* (WW), muitas mudanças aconteceram em termos de avaliação inicial, regimes de tratamento neoadjuvante, métodos e tempo de avaliação. Além disso, os resultados do seguimento a longo prazo fornecem mais informações sobre os desfechos oncológicos desse tratamento.

A razão pela qual o tratamento não cirúrgico do câncer de reto é atraente está relacionada com o fato de que a excisão total do mesorreto (ETM) está associada a significativa morbidade, mortalidade e consequências funcionais. Distúrbios significativos associados à função urinária e sexual foram relatados. No entanto, o mais relevante são as consequências associadas à função intestinal após a cirurgia. Dependendo da altura do tumor no reto, nível da anastomose e necessidade de ressecção interesfincteriana (parcial ou total), os pacientes podem apresentar graus variáveis de sintomas associados à síndrome de ressecção anterior baixa.[1] Finalmente, a exigência de um estoma temporário ou definitivo pode ser crítica para muitos desses pacientes e o desejo de evitá-lo continua sendo uma importante, senão a mais importante, expectativa em relação ao tratamento.[2] Aqui, deve-se considerar ainda que muitos pacientes submetidos à anastomose primária com um estoma temporário podem, ao longo de sua evolução, desenvolver uma falha na anastomose e necessitar de um estoma definitivo. As razões para uma falha na anastomose podem incluir deiscências, estenose, recorrência da doença e mau funcionamento. Com o tempo, a taxa de estomas definitivos pode quase triplicar as estimativas iniciais.[3]

As estratégias de preservação de órgão, especialmente o WW, eliminam muitos desses problemas ao evitar a ETM. No entanto, deve-se ter cautela, pois uma proporção de pacientes que entram no protocolo WW desenvolverá um recrescimento local do tumor primário que exigirá ressecção cirúrgica. Isso significa que nem todos os pacientes com cCR irão evitar a ETM no seu seguimento. Em segundo lugar, embora os resultados funcionais entre os pacientes submetidos a WW sejam claramente e muito melhores do que a ETM, a função pode não ser perfeita. Dados interessantes sugerem que os resultados funcionais de pacientes submetidos a WW podem ser comprometidos pelos efeitos da radioterapia (RT) no reto e na musculatura esfincteriana.[4]

SELEÇÃO DE PACIENTES

Outro conceito com mudança significativa nos últimos anos foi a melhor avaliação das características iniciais dos pacientes com câncer de reto para avaliar os melhores "candidatos" para o WW. A experiência inicial com essa estratégia foi conseguida antes da ampla disponibilidade de métodos com boa acurácia para avaliação inicial e reavaliação após o tratamento neoadjuvante.

Objetivo da Indicação Terapia Neoadjuvante

Os exames de estadiamento evoluíram ao longo do tempo e a interpretação da RM tornou-se padronizada, permitindo a estratificação de pacientes e tumores com base em fatores de risco para recorrência local e para surgimento de metástases.[5,6] Isso permitiu uma distinção mais clara entre os pacientes com características de alto risco - exigindo nQRT para fins oncológicos - e aqueles com características de baixo risco – nos quais o único benefício da nQRT seria a obtenção de uma cCR na tentativa de evitar a cirurgia de ETM.[7,8] Nesse segundo grupo, é importante ressaltar que, nos pacientes que não apresentam indicação de nQRT por razões oncológicas, a realização do tratamento neoadjuvante com intenção de reposta completa deve ficar mais restrita a pacientes com tumores mais baixos, pois esses pacientes exigem anastomoses coloanais, com resultados funcionais piores ou amputação de reto. Ou seja, esse grupo de pacientes com tumores mais baixos apresentam maior benefício com estratégias de preservação de órgão.

Embora esses cenários sejam nomeados como preservação de órgão "acidental" (paciente que fez nQRT por razões oncológicas e apresentou cCR) e "intencional" (paciente submetido a nQRT com intenção evitar cirurgia), é fundamental ressaltar que o WW nunca é verdadeiramente "intencional", pois a certeza da obtenção de cCR após a nQRT ainda não é possível. Em vez disso, a diferença entre esses cenários é que o último se relaciona com o conceito de que a única razão ou o único benefício para o uso da terapia neoadjuvante é atingir uma cCR.

Avaliação do Estadiamento Inicial

Além da estratificação inicial adequada, considerando que os achados de cCR são subjetivos, é altamente recomendado que métodos comparáveis sejam usados tanto na avaliação inicial quanto no momento da reavaliação.[9] Para isso, a definição detalhada das características clínicas, endoscópicas e radiológicas na avaliação inicial pode ser crítica na avaliação da resposta pós-tratamento e identificação de cCR ou resposta incompleta.[10]

Em segundo lugar, a resposta à terapia parece ser dependente do tempo e nem todos os pacientes atingem cCR ao mesmo tempo.[11,12] Alguns estudos sugerem que tumores maiores demoram mais para responder. Nesse contexto, é fundamental entender a magnitude da resposta a cada exame de reavaliação. Isso só é possível quando os resultados da avaliação inicial e das reavaliações são comparáveis, o que só acontece quando a avaliação pré-tratamento fornece informações detalhadas usando as mesmas ferramentas que serão utilizadas nas demais reavaliações.[13]

Finalmente, uma característica importante diz respeito à posição desses tumores no reto. Desde a sua descrição original, a indicação de WW era restrita a tumores acessíveis no exame de toque retal. A razão para esse critério de seleção é a relação risco-benefício. Tumores além do alcance do dedo provavelmente serão mais bem tratados pela ETM com menos consequências funcionais, menos morbidade e menor risco de estomas definitivos. Por outro lado, como já mencionado, os tumores distais têm um risco consideravelmente maior de piores resultados funcionais e necessidade de estoma definitivo.[14] À medida em que a RM se torne amplamente disponível, além de acessível ao toque retal, os tumores devem idealmente estar localizados no nível ou abaixo da inserção dos músculos elevadores no ânus, na avaliação pela RM. Tumores com borda distal localizada 1 cm acima/além deste marco anatômico são, na maioria dos casos, mais adequados para ETM com ou sem nQRT, indicados por questões oncológicas.[14]

Além da distância do tumor do anel anorretal, a RM também é fundamental para a classificação de risco dos tumores de reto. O critério avaliado na RM que está mais claramente relacionado com o risco de recorrência local é o *status* da fáscia mesorretal (ameaçado quando os tumores estão a 1 mm ou menos da fáscia mesorretal).[8,15] Enquanto tumores com invasão venosa extramural (EMVI), linfonodos metastáticos, depósitos tumorais e T4a também podem ser considerados de alto risco, até o momento não está claro se essas características estão independentemente associadas ao risco de recorrência local quando há margens não ameaçadas.[8] Portanto, nos casos de fáscia mesorretal comprometida, a terapia neoadjuvante é claramente necessária (para melhor controle local da doença no caso de ser preciso ETM), e a preservação de órgãos pode ser um benefício adicional desta abordagem. A presença de qualquer característica de alto risco não exclui necessariamente a possibilidade de WW quando a cCR é atingida. Dentre essas, podemos citar características patológicas adversas, como adenocarcinoma de alto grau ou tumores mucinosos (tanto na patologia quanto em imagens da RM) frequentemente observados na avaliação inicial. No entanto, há uma exceção a essa regra: a presença de características adversas (linfonodos metastáticos, EMVI ou depósitos tumorais) além dos limites do campo de radiação são claramente um critério de exclusão, independentemente da resposta do tumor primário.

Em resumo, a avaliação inicial é crítica para a seleção de pacientes que estão sendo considerados para WW. Os seguintes critérios são necessários para considerar a adoção de estratégia de preservação de órgão nesses pacientes:

A) Avaliações clínica (pelo toque retal) e endoscópica devem apresentar achado evidente de câncer invasivo e não de pólipos benignos ou tumores de disseminação lateral passíveis de ressecção local.
B) A obtenção de biópsias endoscópicas é obrigatória. Além da confirmação da histologia do adenocarcinoma, atualmente é recomendado que esses tumores sejam testados rotineiramente para instabilidade de microssatélites.[16,17]
C) A RM é obrigatória para o estadiamento adequado desses pacientes, assim como a estratificação em categorias de baixo/alto risco.
D) A localização do tumor e a distância da borda anal (por toque retal) e da inserção do elevador do ânus (por RM) são informações muito relevantes a serem consideradas em pacientes para WW no caso de obtenção de uma cCR.[14]

ESTRATÉGIA DE TRATAMENTO

Uma vez que os pacientes tenham sido devidamente avaliados, devemos distinguir aqueles que estão em terapia neoadjuvante com o único propósito de alcançar cCR (distal e de baixo risco) daqueles que precisam de terapia devido ao alto risco de recorrência local (distal, fáscia mesorretal ameaçada).[8] Em ambas as situações, a resposta máxima é necessária para obter cCR ou uma ressecção R0 (se a cirurgia for necessária). O tratamento capaz de gerar resposta máxima do tumor primário foi investigado em vários estudos, principalmente pela avaliação da taxa de resposta patológica completa (pCR) como um substituto para cCR. Originalmente, as primeiras experiências com cCR e WW foram derivadas de séries usando nQRT com radioterapia de curso longo e quimioterapia concomitante baseada em 5-FU.[18] Embora a oxaliplatina tenha sido associada a taxas ligeiramente mais altas de pCR quando usada em combinação com 5-FU durante a RT, as taxas de toxicidade significativamente mais altas limitaram seu uso na prática clínica.[19]

O conceito de usar quimioterapia sistêmica no pré-operatório foi expandido para abordar a possibilidade de tratar a doença micrometastática antecipadamente (além de melhorar a resposta do tumor primário) e potencialmente melhorar a sobrevida dos pacientes.[20] Este conceito, denominado terapia neoadjuvante total (TNT), incorporou a quimioterapia sistêmica sendo administrada imediatamente antes (indução) ou após (consolidação) a quimiorradioterapia na tentativa de melhorar a sobrevida e a resposta do tumor primário.[21] Ensaios clínicos randomizados demonstraram claramente que os regimes de TNT resultaram em maiores chances de atingir pCR quando comparados a pacientes submetidos a regimes padrão de nQRT.[22] Quando os regimes de TNT foram comparados entre eles, os regimes de quimioterapia de consolidação (no cenário de RT de longa duração) foram mais propensos a resultar em pCR ou mesmo cCR se comparados aos regimes de indução.[23,24]

Diversos estudos sugeriram que períodos de intervalo mais longos entre o final da RT e a ressecção cirúrgica estavam associados a taxas mais altas de pCR.[25,26] O conceito de usar intervalos mais longos e quimioterapia adicional durante o período de repouso foi investigado e resultou em taxas significativamente mais altas de pCR em pacientes com câncer de reto.[27] Os ciclos adicionais de quimioterapia administrados entre a conclusão da RT e a avaliação da resposta do tumor foram rotulados como quimioterapia de consolidação e foram originalmente concebidos para melhorar a resposta do tumor primário.[27] Em comparação com regimes nQRT padrão atingindo taxas de pCR e cCR de quase 15-30%, nQRT com quimioterapia de consolidação inicialmente relatou taxas de pCR e cCR na faixa de 30-50%.[28-30]

Com relação a RT, os regimes de curso curto teriam o benefício potencial de menor tempo de tratamento (conveniente para os pacientes e permitindo o uso mais racional de recursos para lidar com o número considerável de pacientes que necessitam de tratamento).[31] Entretanto, ainda há uma dúvida sobre a efetividade dos regimes de tratamento incluindo RT de curso curto em gerar cCR e levar à preservação de órgãos. Nesse contexto, o uso de RT de curta duração seguida de intervalos prolongados (em vez do clássico intervalo de 1 semana para a ETM) foi sugerido como uma alternativa para alcançar taxas semelhantes de pCR em comparação com nQRT padrão usando RT de longa duração.[32] Embora o intervalo mais prolongado tenha resultado em taxas mais altas de pCR, a experiência com cCR e WW nunca foi adequadamente descrita usando esse regime específico. Pouco se sabe sobre os denominadores de pacientes tratados por RT de curso curto e quimioterapia de consolidação que atingem um cCR e passam com sucesso pela preservação de órgãos. Nenhum ensaio randomizado usando RT de curta duração utilizou cCR como desfecho primário. Com esse objetivo há estudos em andamento comparando esses dois regimes frente a frente no cenário de quimioterapia de consolidação. Uma desvantagem importante dessa estratégia de tratamento usando RT de curso curto foi recentemente relatada em um estudo randomizado.[33] Embora os pacientes tratados no braço experimental apresentassem características de estadiamento inicial semelhantes, fossem submetidos a ressecções R0 semelhantes e obtivessem uma pCR duas vezes mais frequentemente do que na nQRT padrão usada no braço de controle, a recorrência local foi significativamente pior no braço experimental.[34] Isso contrasta com as estimativas recentes de quase 50-60% dos pacientes com doença localmente avançada que evitam a cirurgia no contexto de RT de curso longo e quimioterapia de consolidação.[24]

Estudos também relataram os resultados dos regimes de TNT para a doença cT2N0. Aparentemente, os pacientes com cT2N0 recebendo TNT com RT de curso longo e quimioterapia de consolidação têm uma chance significativamente maior de atingir uma cCR e evitar ETM.[35]

Mais recentemente, os regimes de nCRT incorporando técnicas de escalonamento de dose de RT usando radiação de contato/braquiterapia (CxB) foram comparados a nQRT padrão em ensaios randomizados usando a preservação de órgãos como seu objetivo primário. Apesar dos pacientes com cCR tenham sido agrupados com aqueles que obtiveram resposta clínica quase completa, as taxas de preservação de órgãos foram significativamente maiores no braço experimental usando CxB. Embora a taxa de preservação de órgãos de 80% no braço experimental neste estudo seja bastante notável, a falta de ampla disponibilidade da máquina CxB necessária e de experiência pode limitar consideravelmente sua implementação na prática clínica.[36]

AVALIAÇÃO DA RESPOSTA TUMORAL

A avaliação clínica ao toque retal permanece sendo de extrema importância. Achados consistentes com cCR são de uma superfície lisa na área que incialmente abrigava o tumor e endurecimento mínimo da parede retal. A presença de ulceração, massa palpável ou estenose do reto não é compatível com cCR.[9] Às vezes, irregularidades sutis são sentidas melhor pelo toque retal do que vistas na endoscopia ou nas modalidades de imagem radiológica. É recomendado que os cirurgiões que avaliaram a lesão inicialmente sejam os mesmos a realizar a reavaliação da resposta do tumor ao tratamento para fornecer a melhor comparação possível. Deve-se enfatizar que tumores além do alcance do dedo durante o toque retal talvez não sejam candidatos ideais para WW, pois perde-se esse parâmetro tão importante. A avaliação endoscópica é o segundo pilar na reavaliação da resposta a nQRT. Os achados endoscópicos consistentes com cCR incluem uma cicatriz branca, com telangiectasias, sem ulceração ou irregularidades da mucosa. O terceiro pilar na reavaliação é a imagem radiológica do reto, mesorreto e compartimento pélvico lateral. Originalmente, a imagem após o tratamento neoadjuvante foi direcionada para avaliar quase exclusivamente o compartimento mesorretal e pélvico lateral na busca de doença residual nos linfonodos, nas estruturas vasculares (invasão vascular extramural –EMVI) e/ou depósitos tumorais (substituição por tecido tumoral dentro dos gânglios linfáticos, vasos sanguíneos e linfáticos ou nervos). No entanto, como as técnicas de imagem e a interpretação melhoraram ao longo dos anos, a radiologia pode fornecer informações precisas sobre a própria parede retal.[37] Um sistema de classificação proposto tem sido comumente usado para classificar a resposta (semelhante ao sistema de classificação patológica; grau de regressão do tumor MRI - TRG) de acordo com a presença de áreas de baixa intensidade de sinal. Geralmente, mrTRG1-2 são associados com resposta tumoral completa ou quase completa (sugerindo uma substituição significativa por tecido fibrótico) em contraste com mrTRG3-5.[38] As áreas de baixa intensidade de sinal podem ser regulares ou irregulares e a comparação com características de imagem inicial pode ser útil na avaliação da resposta.

A PET-CT tem sido utilizada para fins de avaliação da resposta tumoral em vários estudos e pode ser útil para a identificação de candidatos apropriados para WW neste cenário.[39] No entanto, como mencionado anteriormente, a reavaliação por PET-CT requer preferencialmente uma avaliação inicial usando PET-CT. Considerando as limitações na resolução da imagem neste estudo (inferior às imagens de ressonância magnética de alta resolução), custos consideráveis e a necessidade de radiação associada a PET-CT (em contraste com a ressonância magnética), o estudo radiológico de escolha tem sido a ressonância magnética de alta resolução na maioria dos casos. As biópsias endoscópicas não estão incluídas como um dos pilares para o diagnóstico de uma cCR. Isso significa que uma biópsia endoscópica negativa não é necessária para selecionar pacientes para uma estratégia de WW se uma cCR tiver sido alcançada.[40] Isso deve ser abordado com cuidado, pois os cirurgiões geralmente consideram que uma biópsia endoscópica é inútil para a avaliação da resposta. Este claramente não é o caso e, muitas vezes, as biópsias endoscópicas podem auxiliar no processo de decisão em situações individuais. Em geral, uma biópsia endoscópica negativa não deve ser considerada como diagnóstico de resposta completa se houver resposta clínica incompleta. No entanto, uma biópsia endoscópica positiva pode ser informativa e útil em tais pacientes com respostas muito significativas, porém incompletas (respostas "quase completas").

INTERVALO PARA AVALIAÇÃO

Primeira Avaliação

A resposta tumoral é um fenômeno dependente do tempo. Ainda assim, parece que a resposta não é linear ao longo do tempo e a maioria das respostas é geralmente observada no início, durante ou imediatamente após a conclusão da RT.[11] É improvável que tumores com resposta ruim após a conclusão ou 6 semanas após a conclusão da RT apresentem resposta importante depois desse período.[11] Nesse cenário, recomendamos uma primeira avaliação da resposta entre 6-8 semanas para atestar uma resposta significativa ocorrendo no início como um sinal de resultados promissores na obtenção de uma cCR.[14] Como o recrescimento local da lesão é um risco entre esses pacientes, uma avaliação inicial precoce da resposta pode ser bastante útil. Muitos desses pacientes podem realmente apresentar uma resposta excelente nesta primeira avaliação e subsequentemente desenvolver um recrescimento local (que permanece muito pequeno na 2ª reavaliação). O fato de uma primeira reavaliação ter sido realizada pode permitir a identificação correta e precoce de recrescimento local.[14] Se uma primeira avaliação precoce da resposta não tivesse sido realizada, esse pequeno recrescimento precoce poderia ter sido confundido com uma resposta quase completa, levando a um atraso adicional no diagnóstico e subsequente tratamento definitivo do recrescimento.

Mesmo que a maioria das respostas seja observada inicialmente após a conclusão da RT, pode levar intervalos mais longos para os tumores atingirem todos os critérios para cCR. Um estudo retrospectivo indicou que a maioria das cCR foram atingidas apenas após 16 semanas da conclusão da RT em pacientes recebendo CRT e quimioterapia de consolidação.[13] Portanto, deve-se considerar que muitos desses pacientes apresentarão respostas clínicas significativas, porém incompletas, em uma ou mais reavaliações. Sempre que os pacientes obtêm uma resposta clínica quase completa, a reavaliação subsequente poderá levar ao diagnóstico de cCR em uma proporção bastante alta de pacientes.[13] No entanto, a resposta "quase completa" é uma entidade clínica mal definida com muito pouco consenso em sua definição.[41] Ao classificar os pacientes como apresentando resposta clínica "quase completa" devemos considerar a presença das seguintes características ao decidir pela reavaliação subsequente da resposta antes da ressecção cirúrgica definitiva do tumor primário: Primeiro, os tumores devem ter exibido uma resposta significativa em sua primeira avaliação. A comparação com as informações da avaliação inicial pode ser útil na identificação de pacientes que realmente exibem respostas muito significativas (quase 75-80% do volume do tumor desaparece na avaliação endoscópica e apenas uma pequena irregularidade é detectada).[12] Deve-se ter cuidado, pois pequenos tumores que permanecem pequenos podem ser menos responsivos quando comparados a grandes tumores basais que quase desaparecem. O toque retal deve apresentar irregularidade mínima e a RM deve identificar apenas mrTRG1-2.[38]

Em segundo lugar, deve haver resposta contínua entre as avaliações, o que significa que não pode haver piora ou estabilidade das áreas de tumor residual. Em terceiro lugar, a resposta endoluminal parece ser o principal indicador da resposta. Isso significa que a endoscopia e o toque retal demonstrando o desaparecimento completo do tumor devem ser considerados mais significativos do que o resposta radiológica completa. Em outras palavras, se não houver evidência de câncer durante o toque retal e a endoscopia, mesmo que haja suspeita de câncer residual na RM, acreditamos que uma reavaliação posterior pode ser inofensiva e oferecer a oportunidade de atingir todos os critérios de cCR (inclusive radiológicos). No entanto, pacientes com mrTRG1 e presença de ulceração com bordas elevadas e áreas altamente suspeitas palpáveis durante o toque retal provavelmente devem ser submetidos à ressecção da doença primária. Finalmente, a maioria das cCR é geralmente alcançada dentro de 6 meses após a conclusão da RT.[13] Se a resposta incompleta ainda for óbvia após 24-26 semanas da conclusão da RT, é recomendada a ressecção cirúrgica do tumor primário.[42]

RECRESCIMENTO LOCAL

O recrescimento local é, por definição, o reaparecimento dos tumores primários na parede do reto, mesorreto ou no compartimento lateral da pelve após a obtenção de cCR.[43] Em torno de 25-30% dos pacientes que atingem cCR e são seguidos sem cirurgia imediata irão desenvolver recrescimento local.[44] Esse risco é maior nos 3 anos iniciais de seguimento.[44] O termo recrescimento em vez de recidiva tem o objetivo de distinguir essa entidade clínica de recorrências locais após cirurgia radical para tentar evitar a ideia associada a recorrência local após ETM frequentemente associada a resultados ruins, muitas vezes tumores irressecáveis e associados a condições debilitantes.[43] Em vez disso, o recrescimento local é, na maioria dos casos, passível de cirurgia de resgate, com ressecção R0 em quase 90% dos casos.[45] O resgate cirúrgico do recrescimento local fornece excelente controle local da doença com subsequente recorrência em 5% dos casos. Por outro lado, as taxas de amputação de reto em pacientes com recrescimento local após WW parecem ser maiores do que em pacientes que seguem direto para ETM após a conclusão do tratamento e resposta clínica incompleta.[46] Essa diferença pode ser justificada pelas características distintas dos pacientes em WW relacionados com a localização do tumor. Uma vez que os candidatos ideais para WW são aqueles com tumores localizados ao alcance do dedo durante o toque retal e localizados no nível ou abaixo da do anel anorretal, não é surpreendente que o crescimento local neste nível frequentemente exija amputação de reto.[47]

Ainda assim, uma proporção desses pacientes também pode ter outra oportunidade de preservação do órgão: a excisão local transanal do recrescimento. Essa estratégia de tratamento foi relatada recentemente em duas séries independentes. Curiosamente, a sobrevida livre de doença entre os pacientes com recrescimento local submetidos a ressecção local foi melhor do que em pacientes submetidos a ETM como resgate cirúrgico. No entanto, esses pacientes tinham doença em estágio mais precoce na avaliação inicial e tais diferenças na sobrevivência podem estar refletindo diferenças intrínsecas dos estágios da doença.[48]

FATORES DE RISCO

Os fatores de risco para o desenvolvimento de recrescimento local após cCR parecem estar relacionados exclusivamente com o estágio T basal.[49] Aparentemente, parece haver um aumento de 10% no risco de recrescimento local para cada aumento na categoria do estágio T: 20% para cT2, 30% para cT3 e 40% para cT4.[50] Curiosamente, o estágio N não foi associado ao risco de recrescimento local.[51] Outro ponto importante é que, quando os pacientes mantêm cCR por mais de 3 anos, o risco de recorrência local torna-se mínimo e fatores de risco como estágio T basal tornam-se irrelevantes.[52]

DOENÇA METASTÁTICA

O risco de doença metastática nos pacientes que atingem cCR é consideravelmente baixo.[44] Entretanto, quando consideramos o desenvolvimento de recrescimento do tumor, esse risco é consideravelmente mais alto.[53] De fato, o recrescimento é o único fator de risco associado ao desenvolvimento de metástases.[54] A justificativa para esse comportamento é que os pacientes são biologicamente diferentes: cCR que nunca desenvolvem recrescimento local são verdadeiros respondedores completos e os pacientes com recrescimento local são necessariamente respondedores incompletos que foram confundidos com uma cCR.[55]

No entanto, o risco de metástases após cCR torna-se muito baixo após 5 anos de acompanhamento da RT, mas, nos casos de recrescimento local, o risco de metástases é descrito até que se completem 5 anos, não do tratamento inicial, mas do recrescimento local.[54] Isso sugere que adiar o tratamento cirúrgico da resposta incompleta pode aumentar o risco de metástases.

Para avaliar o prejuízo causado pelo atraso na realização do procedimento cirúrgico, nos pacientes com recrescimento local tratados por cirurgia de resgate ao diagnóstico da recidiva, foram comparadas a respostas incompletas tratadas por cirurgia logo após a conclusão do tratamento. Não houve diferenças na sobrevida tanto em séries retrospectivas quanto prospectivas.[24] Ainda assim, tal comparação pode também não ser justa, pois os pacientes com recrescimento tiveram excelente resposta inicial ao tratamento (até confundida com uma cCR) e o grupo de controle (ETM logo após o tratamento) não necessariamente tem excelente resposta. Um estudo ainda mais recente comparou os resultados da cirurgia de resgate para o recrescimento local com a ETM logo após o tratamento em casos com excelente resposta do tumor. Neste estudo, dois fatores de risco independentes para metástases foram identificados: recrescimento local e ypT3-4 no espécime ressecado. A combinação de ambas as características recrescimento e ypT3-4 – no espécime ressecado levou a sobrevida livre de metástases significativamente pior. Isso sugere que pacientes com resposta excelente (mas incompleta) submetidos a ETM logo após o tratamento tem resultados melhores do que os que são submetidos a resgate no momento do recrescimento local.

SEGUIMENTO

Considerando que o risco de recrescimento local é mais frequente dentro de 3 anos de acompanhamento após a cCR e o maior risco de metástases nesse subgrupo de pacientes, a vigilância foi adaptada para tentar minimizar esses riscos.[52] Primeiro, a vigilância é mais intensa durante os primeiros 3 anos de acompanhamento. Normalmente, esses pacientes são avaliados a cada 8 semanas. Em segundo lugar, a vigilância é recomendada por toda a vida, embora o risco de recrescimento se torne muito baixo após 3 anos sem doença. Levando em consideração essas informações, os pacientes devem ser preferencialmente submetidos a toque retal, retoscopia, dosagem de CEA e ressonância magnética a cada 8 a 12 semanas durante os primeiros 3 anos. Após esses 3 anos, o acompanhamento talvez possa ser reduzido para cada 6 meses.[14] A vigilância da doença metastática deve seguir as diretrizes usuais e só deve ser intensificada no caso de: 1) recrescimento local e/ou 2) suspeita clínica. Após o 5º ano, os pacientes podem fazer acompanhamento anual.[55,56]

Este programa de vigilância resulta em visitas frequentes necessárias para avaliação clínica, endoscópica e radiológica, principalmente durante os primeiros 3 anos de acompanhamento. Os pacientes devem ser informados de forma clara e completa sobre o acompanhamento recomendado e entender as possíveis consequências clínicas e oncológicas do recrescimento local.

As estratégias de vigilância podem diferir entre diferentes instituições e mudaram ao longo do tempo. O não cumprimento do acompanhamento adequado é considerado uma contraindicação relativa para qualquer estratégia de preservação de órgão.

TUMORES DE RETO COM INSTABILIDADE DE MICROSSATÉLITE E WW

Historicamente, paciente com adenocarcinoma de reto com instabilidade de microssatélites apresentam piores taxas de reposta completa à quimiorradioterapia neoadjuvante.[17] O desenvolvimento de inibidores de PD-1 foi associado à observação de altas taxas de resposta completa em diversos tumores com instabilidade de microssatélites pela ativação de uma resposta imune específica, gerando um grande efeito antitumoral. Um estudo recente em pacientes com adenocarcinoma primário do reto e com instabilidade de microssatélites administrou inibidores de PD-1 gerando uma taxa de resposta completa em 100% dos casos (14 pacientes), sem uso de químio ou radioterapia.[16] Apesar de um percentual pequeno de pacientes com câncer de reto apresentarem instabilidade de microssatélites, esse estudo ter pouco tempo de seguimento e o número de participantes pequeno, os resultados parecem bastante promissores, podendo potencialmente evitar a necessidade de ETM na maioria desses pacientes (talvez em todos).

REFERÊNCIAS BIBLIOGRÁFICAS

1. Chen L, Glimelius I, Neovius M, Eloranta S, Ekberg S, Martling A, et al. Risk of disability pension in patients following rectal cancer treatment and surgery. Br J Surg 2015;102(11):1426-32.
2. Wrenn SM, Cepeda-Benito A, Ramos-Valadez DI, Cataldo PA. Patient perceptions and quality of life after colon and rectal surgery: What do patients really want? Dis Colon Rectum 2018;61(8):971-8.
3. Celerier B, Denost Q, Van Geluwe B, Pontallier A, Rullier E. The risk of definitive stoma formation at 10 years after low and ultralow anterior resection for rectal cancer. Colorectal Dis 2016;18(1):59-66.
4. van der Sande ME, Hupkens BJP, Berbée M, van Kuijk SMJ, Maas M, Melenhorst J, et al. Impact of radiotherapy on anorectal function in patients with rectal cancer following a watch and wait programme. Radiother Oncol. 2019 Mar;132:79-84.

5. Taylor F, Swift R, Blomqvist L, Brown G. A systematic approach to the interpretation of preoperative staging MRI for rectal cancer. AJR Am J Roentgenol 2008;191:1827-35.
6. Brown G, Radcliffe A, Newcombe R, Dallimore N, Bourne M, Williams G. Preoperative assessment of prognostic factors in rectal cancer using high-resolution magnetic resonance imaging. Br J Surg 2003;90:355-64.
7. Habr-Gama A, Juliao GS, Gama-Rodrigues J, Vailati B, Ortega C, Fernandez L, et al. Baseline T Classification predicts early tumor regrowth after nonoperative management in distal rectal cancer after extended neoadjuvant chemoradiation and initial complete clinical response. Dis Colon Rectum 2017;60:586-94.
8. Taylor F, Quirke P, Heald R, Moran B, Blomqvist L, Swift I, et al. Preoperative high-resolution magnetic resonance imaging can identify good prognosis stage I, II, and III rectal cancer best managed by surgery alone: A prospective, multicenter, European study. Ann Surg 2011;253:711-19.
9. Habr-Gama A, Perez R, Wynn G, Marks J, Kessler H, Gama-Rodrigues J. Complete clinical response after neoadjuvant chemoradiation therapy for distal rectal cancer: Characterization of clinical and endoscopic findings for standardization. Dis Colon Rectum 2010;53:1692-8.
10. Maas M, Lambregts DMJ, Nelemans PJ, Heijnen LA, Martens MH, Leijtens JWA, et al. Assessment of clinical complete response after chemoradiation for rectal cancer with digital rectal examination, endoscopy, and MRI: Selection for organ-saving treatment. Ann Surg Oncol 2015;22:3873-80.
11. Perez RO, Habr-Gama A, Julião GPS, Gama-Rodrigues J, Sousa AH, Campos FG, et al. Optimal timing for assessment of tumor response to neoadjuvant chemoradiation in patients with rectal cancer: Do all patients benefit from waiting longer than 6 weeks? Int J Radiat Oncol Biol Phys 2012;84:1159-65.
12. Perez R, Habr-Gama A, Juliao GS, Lynn P, Sabbagh C, Proscurshim I, et al. Predicting complete response to neoadjuvant CRT for distal rectal cancer using sequential PET/CT imaging. Tech Coloproctol 2014;18:699-708.
13. Habr-Gama A, Juliao GS, Fernandez L, Vailati B, Andrade A, Araujo S, et al. Achieving a complete clinical response after neoadjuvant chemoradiation that does not require surgical resection: It may take longer than you think! Dis Colon Rectum 2019;62:802-8.
14. Cerdan-Santacruz C, Vailati B, Juliao GS, Habr-Gama A, Perez R. Watch and wait: Why, to whom and how. Surg Oncol 2022;43:101774.
15. Stelzner S, Ruppert R, Kube R, Strassburg J, Lewin A, Baral J, et al. Selection of patients with rectal cancer for neoadjuvant therapy using pre-therapeutic MRI-Results from OCUM trial. Eur J Radiol 2022;147:110113.
16. Cercek A, Lumish M, Sinopoli J, Weiss J, Shia J, Lamendola-Essel M, et al. PD-1 blockade in mismatch repair-deficient, locally advanced rectal cancer. N Engl J Med 2022;386:2363-76.
17. Cercek A, Fernandes GDS, Roxburgh C, Ganesh K, Ng S, Sanchez-Vega F, et al. Mismatch repair-deficient rectal cancer and resistance to neoadjuvant chemotherapy. Clin Cancer Res 2020; 26:3271-9.
18. Habr-Gama A, Perez R, Nadalin W, Sabbaga J, Ribeiro U Jr, Sousa AS Jr, et al. Operative versus nonoperative treatment for stage 0 distal rectal cancer following chemoradiation therapy: Long-term results. Ann Surg 2004;240:711-17; discussion 717-18.
19. Diefenhardt M, Ludmir E, Hofheinz R, Ghadimi M, Minsky B, Rodel C, et al. Association of treatment adherence with oncologic outcomes for patients with rectal cancer: A Post Hoc Analysis of the CAO/ARO/AIO-04 Phase 3 Randomized Clinical Trial. JAMA Oncol 2020;6:1416-21.
20. Juliao GS, Habr-Gama A, Vailati B, Aguilar P, Sabbaga J, Araujo S, et al. Is neoadjuvant chemoradiation with dose-escalation and consolidation chemotherapy sufficient to increase surgery-free and distant metastases-free survival in baseline cT3 rectal cancer? Eur J Surg Oncol 2018;44:93-9.
21. Fernandez-Martos C, Garcia-Albeniz X, Pericay C, Maurel J, Aparicio J, Montagut C, et al. Chemoradiation, surgery and adjuvant chemotherapy versus induction chemotherapy followed by chemoradiation and surgery: Long-term results of the Spanish GCR-3 phase II randomized trialdagger. Ann Oncol 2015;26:1722-8.
22. Fokas E, Allgauer M, Polat B, Klautke G, Grabenbauer G, Fietkau R, et al. German rectal cancer study, randomized phase II trial of chemoradiotherapy plus induction or consolidation chemotherapy as total neoadjuvant therapy for locally advanced rectal cancer: CAO/ARO/AIO-12. J Clin Oncol 2019;37:3212-22.
23. Fokas E, Schlenska-Lange A, Polat B, Klautke G, Grabenbauer G, Fietkau R, et al. German rectal cancer study, chemoradiotherapy plus induction or consolidation chemotherapy as total neoadjuvant therapy for patients with locally advanced rectal cancer: Long-term Results of the CAO/ARO/AIO-12 Randomized Clinical Trial. JAMA Oncol 2022;8:e215445.
24. Garcia-Aguilar J, Patil S, Gollub M, Kim J, Yuval J, Thompson H, et al. Organ preservation in patients with rectal adenocarcinoma treated with total neoadjuvant therapy. J Clin Oncol 2022;40:2546-56.
25. Yu M, Wang D, Li S, Huang L, Wei J. Does a long interval between neoadjuvant chemoradiotherapy and surgery benefit the clinical outcomes of locally advanced rectal cancer? A systematic review and meta-analyses. Int J Colorectal Dis 2022;37:855-68.
26. Foster J, Jones E, Falk S, Cooper E, Francis N. Timing of surgery after long-course neoadjuvant chemoradiotherapy for rectal cancer: A systematic review of the literature. Dis Colon Rectum 2013;57:921-30.
27. Habr-Gama A, Perez R, Sabbaga J, Nadalin W, Juliao GS, Gama-Rodrigues J. Increasing the rates of complete response to neoadjuvant chemoradiotherapy for distal rectal cancer: Results of a prospective study using additional chemotherapy during the resting period. Dis Colon Rectum 2009;52:1927-34.
28. Gao Y, Zhang X, An X, Cai M, Zeng Z, Chen G, et al. Oxaliplatin and capecitabine concomitant with neoadjuvant radiotherapy and extended to the resting period in high risk locally advanced rectal cancer. Strahlenther Onkol 2014;190:158-64.
29. Habr-Gama A, Perez R, Juliao GS, Proscurshim I, Fernandez L, Figueiredo M, et al. Consolidation chemotherapy during neoadjuvant chemoradiation (CRT) for distal rectal cancer leads to sustained decrease in tumor metabolism when compared to standard CRT regimen. Radiat Oncol 2016;11:24.
30. Asoglu O, Tokmak H, Bakir B, Demir G, Ozyar E, Atalar B, et al. The impact of total neo-adjuvant treatment on nonoperative management in patients with locally advanced rectal cancer: The evaluation of 66 cases. Eur J Surg Oncol 2020;46:402-9.
31. Chakrabarti D, Rajan S, Akhtar N, Qayoom S, Gupta S, Verma M, et al. Short course radiotherapy with consolidation chemotherapy versus conventionally fractionated long-course chemoradiotherapy for locally advanced rectal cancer: Randomized clinical trial. Br J Surg; 2021;108:511-20.
32. Erlandsson J, Holm T, Pettersson D, Berglund A, Cedermark B, Radu C, et al. Optimal fractionation of preoperative radiotherapy and timing to surgery for rectal cancer (Stockholm III): A multicentre, randomised, non-blinded, phase 3, non-inferiority trial. Lancet Oncol 2017; 18:336-46.
33. Bahadoer RR, A Dijkstra E, van Etten B, Marijnen CAM, Putter H, Kranenbarg EM-K, et al. Short-course radiotherapy followed by

chemotherapy before total mesorectal excision (TME) versus preoperative chemoradiotherapy, TME, and optional adjuvant chemotherapy in locally advanced rectal cancer (RAPIDO): A randomised, open-label, phase 3 trial. Lancet Oncol 2021;22:29-42.

34. Dijkstra EA, Nilsson PJ, Hospers GA, Bahadoer RR, Kranenbarg EM-K, Roodvoets AG, et al. Locoregional failure during and after short-course radiotherapy followed by chemotherapy and surgery compared to long-course chemoradiotherapy and surgery—A five-year follow-up of the RAPIDO Trial. Ann Surg 2023.
35. Habr-Gama A, Juliao GS, Vailati B, Sabbaga J, Aguilar P, Fernandez L, et al. Organ preservation in cT2N0 rectal cancer after neoadjuvant chemoradiation therapy: The impact of radiation therapy dose-escalation and consolidation chemotherapy. Ann Surg 2019;269:102-7.
36. Gerard J, Barbet N, Schiappa R, Magne N, Martel I, Mineur L, et al. Neoadjuvant chemoradiotherapy with radiation dose escalation with contact x-ray brachytherapy boost or external beam radiotherapy boost for organ preservation in early cT2-cT3 rectal adenocarcinoma (OPERA): A phase 3, randomised controlled trial. Lancet Gastroenterol Hepatol 2023;8:356-67.
37. Patel U, Brown G, Rutten H, West N, Sebag-Montefiore D, Glynne-Jones R, et al. Comparison of magnetic resonance imaging and histopathological response to chemoradiotherapy in locally advanced rectal cancer. Ann Surg Oncol 2012;19:2842-52.
38. Patel U, Blomqvist L, Taylor F, George C, Guthrie A, Bees N, et al. MRI after treatment of locally advanced rectal cancer: How to report tumor response–the MERCURY experience. AJR Am J Roentgenol 2012;199:W486–W495.
39. Perez R, Habr-Gama A, Gama-Rodrigues J, Proscurshim I, Juliao G, Lynn P, et al. Accuracy of positron emission tomography/ computed tomography and clinical assessment in the detection of complete rectal tumor regression after neoadjuvant chemoradiation: Long-term results of a prospective trial (National Clinical Trial 00254683). Cancer 2012;118:3501-11.
40. Perez RO, Habr-Gama A, Pereira GV, Lynn PB, Alves PA, Proscurshim I, et al. Role of biopsies in patients with residual rectal cancer following neoadjuvant chemoradiation after downsizing: Can they rule out persisting cancer? Color Dis 2012;14:714-20.
41. Custers PA, Geubels BM, Beets GL, Lambregts DMJ, E van Leerdam M, van Triest B, et al. Defining near-complete response following (chemo)radiotherapy for rectal cancer: Systematic review. Br J Surg 2022;110:43-9.
42. Deidda S, Elmore U, Rosati R, De Nardi P, Vignali A, Puccetti F, et al. Association of delayed surgery with oncologic long-term outcomes in patients with locally advanced rectal cancer not responding to preoperative chemoradiation. JAMA Surg 2021;156:1141-9.
43. Heald R, Beets G, Carvalho C. Report from a consensus meeting: Response to chemoradiotherapy in rectal cancer-predictor of cure and a crucial new choice for the patient: On behalf of the Champalimaud 2014 Faculty for 'Rectal cancer: When NOT to operate'. Color Dis 2014;16:334-7.
44. Dattani M, Heald R, Goussous G, Broadhurst J, Julião GS, Habr-Gama A, et al. Oncological and survival outcomes in watch and wait patients with a clinical complete response after neoadjuvant chemoradiotherapy for rectal cancer: A systematic review and pooled analysis. Ann Surg 2018;268:955-67.
45. Habr-Gama A, Gama-Rodrigues J, Juliao GS, Proscurshim I, Sabbagh C, Lynn P, et al. Local recurrence after complete clinical response and watch and wait in rectal cancer after neoadjuvant chemoradiation: Impact of salvage therapy on local disease control. Int J Radiat Oncol Biol Phys. 2014;88:822-8.
46. Nasir I, Fernandez L, Vieira P, Parés O, Santiago I, Castillo-Martin M, et al. Salvage surgery for local regrowths in Watch & Wait-Are we harming our patients by deferring the surgery? Eur J Surg Oncol 2019;45:1559-66.
47. Smith FM, Ahad A, Perez RO, Marks J, Bujko K, Heald RJ. Local Excision techniques for rectal cancer after neoadjuvant chemoradiotherapy: What are we doing? Dis Colon Rectum 2017;60:22839.
48. Garcia-Aguilar J, Chow OS, Smith DD, Marcet JE, Cataldo PA, Varma MG, et al. Timing of rectal cancer response to chemoradiation, effect of adding mFOLFOX6 after neoadjuvant chemoradiation in locally advanced rectal cancer: A multicentre, phase 2 trial. Lancet Oncol 2015;16:957-66.
49. Juliao GS, Karagkounis G, Fernandez L, Habr-Gama A, Vailati B, Dattani M, et al. Conditional survival in patients with rectal cancer and complete clinical response managed by Watch and Wait after chemoradiation: Recurrence risk over time. Ann Surg 2020;272:138–144.
50. Chadi S, Malcomson L, Ensor J, Riley RD, A Vaccaro C, Rossi GL, et al. Factors affecting local regrowth after watch and wait for patients with a clinical complete response following chemoradiotherapy in rectal cancer (InterCoRe consortium): An individual participant data meta-analysis. Lancet Gastroenterol Hepatol 2018;3:825-36.
51. Habr-Gama A, Julião GPS, Vailati BB, Fernandez LM, Ortega CD, Figueiredo N, et al. Organ preservation among patients with clinically node-positive rectal cancer: Is it really more dangerous? Dis Colon Rectum 2019;62:675-83.
52. Fernandez LM, Julião GPS, Figueiredo NL, Beets GL, van der Valk MJM, Bahadoer RR, et al. Conditional recurrence-free survival of clinical complete responders managed by watch and wait after neoadjuvant chemoradiotherapy for rectal cancer in the International Watch & Wait Database: A retrospective, international, multicentre registry study. Lancet Oncol 2021;22:43-50.
53. Smith JJ, Strombom P, Chow OS, Roxburgh CS, Lynn P, Eaton A, et al. Assessment of a Watch-and-Wait strategy for rectal cancer in patients with a complete response after neoadjuvant therapy. JAMA Oncol 2019;5:e185896.
54. Fernandez LM, Julião GPS, Renehan AG, Beets GL, Papoila AL, Vailati BB, et al. The Risk of distant metastases in patients with clinical complete response managed by Watch and Wait after neoadjuvant therapy for Rectal Cancer: The Influence of local regrowth in the International Watch and Wait Database. Dis Colon Rectum 2023;66:41-9.
55. Cerdán-Santacruz C, Vailati BB, Julião GPS, Habr-Gama A, Perez RO. Local tumor regrowth after clinical complete response following neoadjuvant therapy for rectal cancer: What happens when organ preservation falls short. Tech Coloproctol 2023;27:1-9.
56. Kennedy E, Zwaal C, Asmis T, Cho C, Galica J, Ginty Aet al. An evidence-based guideline for surveillance of patients after curative treatment for colon and rectal cancer. Curr Oncol 2022;29:724-40.

CAPÍTULO 30

ASPECTOS ESPECIAIS DO TRATAMENTO DO CÂNCER COLORRETAL

SEÇÃO 30-1

PRINCÍPIOS E RESULTADOS DAS RESSECÇÕES ALARGADAS

Fábio Guilherme Campos ▪ Maria Célia Calijuri Hamra

O conteúdo desta seção (págs. 531 a 535), encontra-se disponível on-line.

Para acessá-lo, aponte a câmera do seu smartphone ou tablet para a imagem acima.

SEÇÃO 30-2

MANUSEIO DA CARCINOMATOSE PERITONEAL

Rodrigo Gomes da Silva ▪ Bernardo Hanan

O conteúdo desta seção (págs. 536 a 543), encontra-se disponível on-line.

Para acessá-lo, aponte a câmera do seu smartphone ou tablet para a imagem acima.

SEÇÃO 30-3

SITUAÇÕES EMERGENCIAIS: OBSTRUÇÃO E PERFURAÇÃO

José Hyppolito da Silva ▪ Fábio Guilherme Campos

O conteúdo desta seção (págs. 544 a 550), encontra-se disponível on-line.

Para acessá-lo, aponte a câmera do seu smartphone ou tablet para a imagem acima.

SEGUIMENTO PÓS-OPERATÓRIO NO CÂNCER COLORRETAL

CAPÍTULO 31

Silvio Augusto Ciquini

O conteúdo deste capítulo (págs. 551 a 556), encontra-se disponível on-line.

Para acessá-lo, aponte a câmera do seu smartphone ou tablet para a imagem acima.

CAPÍTULO 32

TRATAMENTO CIRÚRGICO DAS METÁSTASES HEPÁTICAS DO CÂNCER COLORRETAL

Renato Arioni Lupinacci ▪ Fabrício F. Coelho
Marcos V. Perini ▪ Paulo Herman

O conteúdo deste capítulo (págs. 557 a 562), encontra-se disponível on-line.

Para acessá-lo, aponte a câmera do seu smartphone ou tablet para a imagem acima.

CAPÍTULO 33

TUMORES COLORRETAIS POUCO FREQUENTES

Adriana Lúcia Agnelli Meirelles Costa
Fábio Guilherme Campos

O conteúdo deste capítulo (págs. 563 a 574), encontra-se disponível on-line.

Para acessá-lo, aponte a câmera do seu smartphone ou tablet para a imagem acima.

PARTE VI CÂNCER COLORRETAL HEREDITÁRIO

SÍNDROME DE LYNCH (SL)

CAPÍTULO 34

SEÇÃO 34-1

HISTÓRICO, CARACTERIZAÇÃO CLÍNICA E ASPECTOS MOLECULARES

Benedito Mauro Rossi ▪ Fabio de Oliveira Ferreira
Felipe Cavalcanti Carneiro da Silva

HISTÓRICO

Em 1895, o patologista Aldred Warthin descobriu que sua costureira estava deprimida por sentir-se convencida de que morreria de câncer ginecológico ou do intestino, já que todos em sua família faleciam em decorrência dessas neoplasias. Conforme sua previsão, ela morreu jovem de câncer do endométrio. Em 1913, Warthin publicou a descrição dessa família, a qual denominou Família G.[1] A importância clínica e genética da Família G não foi compreendida até meados de 1960, quando duas linhagens semelhantes foram descritas sob a denominação de síndrome do câncer familiar (Família N – Nebraska; Família M – Michigan). Relatos sobre as famílias N e M foram feitos em 1966 por Lynch e colaboradores.[2] Subsequentemente, A. James French, médico sucessor de Warthin na diretoria do Departamento de Patologia da Escola de Medicina da Universidade de Michigan, entregou a Henry Lynch os dados clínicos e de anatomia patológica, além de informações sobre a genealogia da Família G. Em 1965, em colaboração com Ann Krush, Lynch começou a revisar o material. Os investigadores foram até Stuttgart, no sul da Alemanha, onde membros da Família G que não migraram para os Estados Unidos ainda moravam. A história familiar foi então expandida por meio do rastreamento dos parentes que ainda residiam na Alemanha, somados àqueles que haviam migrado para os Estados Unidos. Os achados sobre a Família G revelaram a ocorrência de um grande número de adenocarcinomas do cólon e do endométrio.[3] No ano 2000, em consequência do progresso ocorrido na genética do câncer, a mutação germinativa responsável pela predisposição ao câncer na Família G foi identificada.[4]

Em função da diversidade de apresentação clínica da síndrome de Lynch (SL), e com a finalidade de possibilitar a uniformização diagnóstica em estudos colaborativos, como relatado por Vasen *et al.*,[5] um esforço bem-sucedido do Grupo Colaborativo Internacional em HNPCC (ICG-HNPCC) ocorreu no encontro de Amsterdam em 1990. Foram estabelecidos os critérios para a caracterização clínica das famílias com SL (Critérios de Amsterdam). No entanto, alguns investigadores postularam que os critérios devessem excluir famílias com a ocorrência de tumores extracolônicos. Em 1997, em Noordwijk (Holanda), e em 1998, em Coimbra (Portugal), novos critérios de seleção foram propostos, incluindo os sítios de tumores extracolônicos associados: endométrio, estômago, ovário, intestino delgado, ureter, pelve renal, cérebro e trato hepatobiliar. Entre essas neoplasias primárias, endométrio, ureter/pelve renal e intestino delgado apresentavam maior risco relativo e por isso foram consideradas mais específicas para SL. No encontro de 1998, chegou-se ao consenso de que esses três sítios primários seriam incluídos entre os critérios para a classificação clínica da síndrome (Critérios de Amsterdam II).[6] Também foi proposto que os critérios clássicos fossem mantidos, referidos como Critérios de Amsterdam: 1. pelo menos três parentes com diagnóstico histológico confirmado de câncer colorretal; 2. um indivíduo afetado deve ser parente em primeiro grau dos outros dois; 3. pelo menos duas gerações sucessivas afetadas; 4. pelo menos um indivíduo afetado com câncer colorretal com diagnóstico realizado antes dos 50 anos; e 5. excluir polipose adenomatosa familiar.

Em 1997, o Instituto Nacional de Câncer (NCI) dos Estados Unidos propôs os Critérios de Bethesda. Tais critérios, menos restritivos, funcionam ainda hoje como método de rastreamento para a SL. Indivíduos que preenchem tais critérios clínicos têm indicação de pesquisa de instabilidade de microssatélites (MSI). O diagnóstico de MSI serve como um teste de rastreamento para o subsequente sequenciamento dos principais genes de reparo do DNA.[7] O Quadro 34-1-1 demonstra os critérios usados para a caracterização clínica da SL.

Quadro 34-1-1. Critérios Usados para a Suspeita Clínica de SL

Critérios de Amsterdam
▪ Pelo menos três parentes com CCR verificado histologicamente ▪ Um deve ser parente de 1º grau dos outros dois ▪ Pelo menos duas gerações sucessivas com CCR ▪ Pelo menos um paciente com CCR antes dos 50 anos ▪ Polipose adenomatosa familiar deve ser excluída
Critérios de Amsterdam II
▪ Pelo menos três parentes com câncer associado à SL (CCR, endométrio, ureter ou pelve renal, intestino delgado) ▪ Um deve ser parente de 1º grau dos outros dois ▪ Pelo menos duas gerações sucessivas com um dos tumores associados ▪ Pelo menos um dos pacientes com câncer antes dos 50 anos ▪ Polipose adenomatosa familiar deve ser excluída ▪ Verificação histológica dos tumores sempre que possível
Critérios de Bethesda
▪ CCR diagnosticado antes dos 50 anos ▪ Presença de CCR sincrônico e/ou metacrônico ou outros tumores relacionados com a SL, independente da idade ▪ CCR com instabilidade de microssatélite alta antes dos 60 anos ▪ Paciente com CCR e um parente com tumor relacionado com a SL, com um dos cânceres diagnosticados antes dos 50 anos ▪ Paciente com CCR com dois ou mais parentes de 1º ou 2º grau com tumores relacionados com a SL, independente da idade

CARACTERIZAÇÃO CLÍNICA

Desde a primeira descrição da família G, os tumores extracolônicos estiveram relacionados à SL. Assim, o termo **câncer colorretal hereditário sem polipose**, ou **HNPCC**, tem sido menos utilizado para designar a clássica síndrome autossômica dominante de predisposição ao câncer.[8] A predisposição ocorre para tumores de diferentes sítios primários, e não somente para o câncer colorretal (CCR), portanto, a denominação de **Síndrome de Lynch** (SL) torna a designação mais adequada. A SL é caracterizada por um padrão de herança autossômica dominante de suscetibilidade para o desenvolvimento de CCR e tumores associados, em idade precoce, predileção pelo cólon proximal e risco aumentado de tumores colônicos múltiplos.[9,10]

A SL é responsável por 1-5% dos casos de CCR.[11] Na prática, acredita-se que cerca de um quarto dos pacientes com CCR apresentam algum tipo de predisposição genética, porém sem pré-requisitos necessários para a classificação de uma síndrome bem definida, segundo critérios pré-estabelecidos. Mas mesmo na ausência de caracterização típica, pacientes jovens ou com casos de câncer na família devem ser rastreados. Nesse contexto, o correto julgamento do espectro de tumores extracolônicos na SL assume grande importância. Nas palavras de Henry Lynch: **"o espectro completo da síndrome permanece enigmático"**.

O constante progresso observado na caracterização clínica e molecular da SL nos leva a uma interpretação dinâmica dos fatos. Assim, olhando para o futuro, pode-se antever a ocorrência de variações na formulação dos critérios utilizados para o diagnóstico. Nesse sentido, definir o espectro de tumores extracolônicos como algo imutável certamente nos levaria a erros de interpretação. A descoberta de novos achados moleculares permitirá uma melhor definição da correlação genótipo-fenótipo.

A determinação do espectro de tumores que fazem parte da SL está relacionada à instituição de programas de rastreamento. Nos anos 1980, uma alta frequência de tumores de diferentes sítios primários foi descrita em famílias com diagnóstico de clínico de SL: endométrio, ovário, sistema nervoso central (SNC), trato hepatobiliar, intestino delgado, trato urológico, mama;[12,13] estômago,[14] pâncreas,[15] sistema linfático e hematopoiético.[16] Esse passou a ser o tema central em diversas publicações.[17-23] Watson *et al.*[24] avaliaram os dados familiares de três grandes registros de SL, demonstrando risco acumulativo de 30% para o desenvolvimento de câncer de endométrio aos 70 anos em portadoras de mutações nos genes de reparo. Watson e Lynch calcularam a frequência de câncer em outros sítios específicos em mais de 1.300 indivíduos de alto risco pertencentes a 23 famílias de SL.[25] Demonstrou-se um significativo aumento do risco de desenvolvimento de câncer de estômago (RR:4,1), intestino delgado (RR:25), rim (RR:3,2), ureter (RR:22) e ovário (RR:3,5). Pacientes com SL também podem apresentar adenomas sebáceos, carcinomas sebáceos e múltiplos queratoacantomas, achados consistentes com a variante conhecida como síndrome de Muir-Torre.[26-29]

Sabidamente, variações genéticas populacionais, interações gene-ambiente e diferentes padrões familiares de exposição ambiental devem contribuir para a expressão diferencial de genes, justificando em parte a heterogeneidade quanto ao espectro de tumores extracolônicos observado na SL.[30,31]

A transição adenoma-carcinoma, inicialmente caracterizada em pacientes com polipose adenomatosa familiar (FAP) também se aplica a SL.[32] Um recente estudo mostrou que pacientes com mutações nos genes de reparo desenvolvem adenomas mais frequentemente que controles, onde indivíduos da síndrome têm uma razão adenoma-carcinoma de 1:1 enquanto que a população geral seria 30:1. Desta forma, acredita-se que qualquer pólipo não tratado de pacientes com mutação nos genes MMR irá sofrer uma transformação maligna.[33]

Adenomas encontrados em portadores de mutações apresentam características histológicas que estão associadas com um alto risco de malignização, tais como: alto grau de displasia e presença de arquitetura vilosa.[34] Adenomas e carcinomas na SL estão predominantemente localizados no cólon proximal. As idades medianas de surgimento do primeiro pólipo e do primeiro carcinoma são respectivamente de 43 e 46 anos. Na análise de Candido *et al.*,[35] no Brasil, foram avaliadas 43 famílias com SL, sendo que tumor do cólon proximal foi o achado mais frequente, com uma média de idade de 46 anos.

Risco de Câncer

Alguns estudos em portadores de SL demonstram risco acumulativo de câncer durante a vida de 78% CCR, 40%-60% para câncer de endométrio, 19% para câncer gástrico, 17,5% para câncer do trato biliar, 10% para câncer do trato urinário e 10-12% para câncer de ovário. O risco de qualquer tumor metacrônico chega a 90% após tratamento do CCR e 75% após câncer de endométrio. O segundo tumor primário mais provável é um novo CCR ou câncer de endométrio.[36-38]

Vasen *et al.*[39] analisaram o risco de câncer em uma grande série de portadores de mutação em genes de reparo de DNA.

Significativa heterogeneidade na expressão fenotípica do câncer extracolônico entre os portadores de mutação em *MLH1* e *MSH2* foi demonstrada. O risco de CCR foi o mesmo nos dois grupos (80%). O risco de câncer de endométrio foi maior em portadores de mutação no gene *MSH2* em comparação com portadores de mutação no *MLH1* (61% *vs.* 42%), mas a diferença não foi estatisticamente significativa. Um risco relativo muito alto de câncer de intestino delgado (RR:>100) foi observado. Somente os portadores de mutações em *MSH2* tiveram um aumento do risco relativo de câncer do trato urinário (rim e ureter) (RR:75,3), estômago (RR:19,3) e ovário (RR:8).

Lin *et al.*[40] demonstraram que o risco de desenvolvimento de câncer extracolônico durante a vida em portadores de mutações nos genes *MLH1* e *MSH2* é de 48% e 11%, respectivamente. O risco de câncer extracolônico em homens e mulheres com mutações em *MSH2* foi significativamente diferente (69% e 34%, respectivamente). A idade média de diagnóstico de câncer extracolônico foi significativamente maior em homens do que em mulheres com mutação no *MSH2* (55,4 *vs.* 39). Não houve diferença nos riscos de CCR e câncer extracolônico segundo o gênero nos portadores de mutação em *MLH1*. As diferenças de gênero no risco de CCR e câncer extracolônico foram observadas apenas nos portadores de mutações de *MSH2*. O risco de câncer extracolônico aos 60 anos foi maior em portadores de mutações nos genes *MLH1*.

Hendriks *et al.*[41] estudaram o risco acumulativo de desenvolver câncer em 146 portadores de mutação em *MSH6*. O risco para CCR foi de 69% em homens e 30% em mulheres, sendo de 71% para carcinoma de endométrio em mulheres aos 70 anos de idade. O risco de tumores relacionados à SL foi significativamente menor nos portadores de mutação em *MSH6* quando comparado aos portadores de mutação em *MLH1* ou *MSH2*. Nas mulheres portadoras de mutação em *MSH6*, o risco de CCR foi significativamente menor e o risco de câncer endometrial significativamente maior do que nas portadoras de mutação em *MLH1* ou *MSH2*.

Vasen *et al.*,[42] comparando o risco de desenvolver CCR, câncer de endométrio e outros tumores em famílias portadoras de mutações em genes de reparo de DNA, demonstraram que o risco de desenvolvimento câncer ao longo da vida em qualquer sítio primário foi significativamente maior nos portadores de mutação em *MSH2* em relação a *MLH1*. Os portadores de mutação em *MSH2* apresentaram maior risco de desenvolver câncer do trato urinário. O risco de câncer de ovário, estômago e cérebro também foi maior nos portadores de mutação em *MSH2*, porém sem diferença estatística.

Plaschke *et al.*[43] analisaram manifestações fenotípicas em famílias portadoras de mutações em *MSH6*. Em cerca de metade delas, pelo menos um paciente desenvolveu CCR ou câncer de endométrio antes dos 40 anos.

Atualmente, a estimativa de risco de câncer em indivíduos com SL trem base em dados provenientes de famílias definidas por critérios clínicos. Hampel *et al.*[44] estudaram a penetrância dos genes de reparo na SL usando um banco de dados abrangente de uma região geográfica definida, com 70 famílias, 88 probandos e 373 familiares com mutação identificada. A idade média do diagnóstico de câncer de endométrio foi de 62 anos, com um risco de câncer de 54%. Concluem que os riscos de CCR e câncer de endométrio ao longo da vida parecem ser menores que os anteriormente assumidos.

Tumores Extracolônicos

Endométrio

Estima-se que 5% dos casos de câncer de endométrio estão associados a uma causa hereditária, sendo a neoplasia extracolônica mais comum associada à SL.[45] Watson *et al.*[46] demonstraram que a incidência cumulativa é de aproximadamente 20% aos 70 anos de idade, em comparação com 3% na população geral. Em mulheres portadoras de mutação nos genes de reparo, durante a idade 40-60 anos, o risco médio anual ultrapassou 1%. Algumas mutações estão relacionadas a aumento de risco para 40%-50%. Em mais de 50% das mulheres com SL, o carcinoma do endométrio é o primeiro câncer a se manifestar.[47] Semelhante ao CCR, a idade de diagnóstico de carcinoma de endométrio na SL é significativamente menor que a idade média na população geral.[48] Mulheres com SL têm o diagnóstico em torno de 48 a 49 anos para o câncer de endométrio e 42 anos para o câncer de ovário, com a maioria dos casos após os 35 anos de idade.[49-51]

Semelhante ao CCR, o achado de instabilidade de microssatélites (*MSI-high*) em carcinoma endometrial pode ser resultado de mutação germinativa nos genes *MLH1, MSH2 ou MSH6*, ou, no cenário esporádico, de metilação de *MLH1*.[52]

Schmeler *et al.*[53] estudaram 315 mulheres com SL. Neste grupo, 107 mulheres (34%) receberam diagnóstico de CCR, sendo que 51% receberam diagnóstico de câncer ginecológico após a primeira cirurgia. O tempo médio entre o diagnóstico de CCR e o câncer ginecológico foi de 5 anos (1-25 anos). Mutações em *MLH1* foram encontradas em 137 (43,5%) mulheres, em *MSH2* em 174 (55,2%), em *MSH6* em 3 (0,9%), e um caso (0,3%) apresentou mutações em *MLH1* e *MSH2*.

No Brasil, em 2004, Oliveira Ferreira *et al.*[54] analisaram 29 famílias classificadas como SL pelos Critérios de Amsterdam, sendo que 201 pacientes com câncer foram identificados entre 1.241 indivíduos (589 homens e 652 mulheres). Nos 201 pacientes, 223 tumores foram observados, sendo 137 CCR (55 homens e 82 mulheres) e 86 extracolônicos (37 em homens e 49 mulheres). Os sítios extracolônicos mais frequentes nas mulheres foram: endométrio (26,5%) e mama (26,5%). Vinte e um pacientes apresentaram um segundo tumor primário: CCR (7), endométrio (4), mama (3), estômago (2), ovário (2), hepatobiliar e próstata (1). Um paciente apresentou três diferentes tumores primários: cólon (26 anos), endométrio (31 anos) e carcinoma sebáceo (31 anos). Em 2010 o mesmo grupo expandiu a análise, relatando a frequência de tumores extracolônicos em 60 famílias com SL, confirmando a alta frequência de tumores de mama e endométrio nas mulheres.[55]

Broks *et al.*[56] compararam as taxas de sobrevida de pacientes com SL portadoras de câncer de endométrio com as portadoras da mesma neoplasia em situação esporádica. As taxas de sobrevida global de 5 anos foram semelhantes nos dois grupos (82% *vs.* 88%). Não houve diferença significativa na distribuição dos subtipos histológicos entre os dois grupos.

Trato Urinário

Sijmons *et al.*[57] investigaram o risco de câncer do trato urinário em pacientes com SL utilizando rastreamento e calcularam o risco relativo e o risco acumulativo. O risco relativo de desenvolver câncer de células transicionais da pelve renal ou ureter foi 14,04 (IC: 95%; 6,69-29,45, $p < 0,05$) e o risco cumulativo foi de 2,6%. Os riscos de câncer renal (excluindo pelve renal) e bexiga não foram significativamente aumentados. O câncer do trato urinário foi diagnosticado em idade relativamente jovem, com mais mulheres afetadas.

Intestino Delgado

O adenocarcinoma do intestino delgado é muito raro, representando cerca de 1% de todos os cânceres do trato gastrointestinal, no entanto, pacientes com SL apresentam risco aumentado.[58] Vasen *et al.*[59] e Lynch *et al.*[60] relatam a associação de adenocarcinoma do intestino delgado com a SL, com idade média de diagnóstico de 47 anos (31-56). Rodriguez-Bigas *et al.*,[61] analisando dados do registro do Grupo Colaborativo Internacional encontraram 42 indivíduos de 40 famílias de SL que desenvolveram 42 tumores primários do intestino delgado e 7 metacrônicos. Havia 46 adenocarcinomas e 3 tumores carcinoides. A idade média ao diagnóstico foi de 49 anos. Embora o local mais frequente tenha sido duodeno (36%), observou-se distribuição homogênea ao longo do intestino delgado. Mutações em genes de reparo do DNA estavam presentes em 15 dos 42 pacientes (36%), sendo 9 em *MLH1* e 6 em *MSH2*. O intestino delgado foi o primeiro sítio de carcinoma em 24 pacientes (57%). A sobrevida média para os 42 pacientes foi de 47 meses (0-447), com taxas de sobrevida em 5 e 10 anos respectivamente de 44% e 33%. Comparando com a população geral, os adenocarcinomas de intestino delgado em pacientes com SL ocorrem em uma idade mais precoce e parecem ter melhor prognóstico. Na série de Rodriguez-Bigas *et al.*,[62] a idade média ao diagnóstico foi de 49 anos, aproximadamente 19 anos mais cedo que na população geral. A relação entre homens e mulheres foi de 3:1.

Schulmann *et al.*[63] analisaram as características do câncer de intestino delgado na SL em 31 pacientes não relacionados (32 tumores). A idade média ao diagnóstico foi de 39 anos (apenas um caso aos 15 anos). Vinte e dois pacientes (69%) eram homens. Metade dos tumores estava localizada no duodeno, com uma frequência decrescente, do duodeno ao íleo. Os critérios de Amsterdam foram cumpridos em metade dos casos, sendo que 15 pacientes apresentavam pelo menos um dos critérios de Bethesda (2, 3 ou 4) e 45% dos pacientes não tinham história pessoal de neoplasias malignas. Dois pacientes (6%) tinham história familiar positiva para câncer do intestino delgado. A neoplasia foi a primeira manifestação clínica da SL em 14 pacientes (45%). Dezessete pacientes (55%) tinham uma história prévia de neoplasia associada à SL. Havia 24 adenocarcinomas, um adenoma, e um tumor carcinoide (sete tumores não foram classificados histologicamente).

Na série de Schulmann *et al.*[64] o estadiamento demonstrou 5 lesões T2, 11 T3 e 10 T4. Dezessete pacientes eram N0 e 8 apresentavam metástases linfonodais. A taxa de sobrevida global em 10 anos foi de 87%. Mutações germinativas patogênicas foram identificadas em 81% dos casos. MSI alta foi detectada em 95% e a perda de expressão de proteínas de genes de reparo de DNA em 89% dos casos. Um padrão de crescimento expansivo na fronteira do tumor e um intenso infiltrado linfocítico intratumoral estavam presentes em 75% lãs lesões.

Cérebro

A associação entre SL e tumores cerebrais foi relatada em diferentes estudos. Vasen *et al.*[65] estudaram 1.321 indivíduos de 50 famílias com SL que satisfazem os critérios de Amsterdam, sendo que 312 tiveram CCR. O registro revelou 14 casos de tumores de cérebro: 5 astrocitomas, 3 oligodendrogliomas, 1 ependimoma e 5 tumores para os quais o relatório patológico não estava disponível. O risco relativo de tumor no cérebro em pacientes com SL e seus parentes de primeiro grau foi 6 vezes maior que na população geral (IC: 95%; RR 3,5-10,1). Após a exclusão dos casos cujo diagnóstico foi baseado apenas na história da família, o risco relativo foi de 4,3 (IC: 95%; RR 2,3-8,0). Embora o risco relativo de tumor cerebral seja aumentado, não é recomendado o rastreamento.

Estômago

Algumas evidências sugerem que o carcinoma gástrico é a segunda neoplasia extracolônica mais comum associada à SL. O risco cumulativo de carcinoma de estômago em supostos portadores de mutação nos genes relacionados à SL foi estimado em 19%. O carcinoma gástrico manifesta-se em idades mais jovens na SL do que em casos esporádicos. Na série de Aarnio *et al.*[66] a frequência de câncer gástrico foi de 11% entre os portadores de mutação. A média de idade dos 45 pacientes (24 homens e 21 mulheres) ao diagnóstico de câncer gástrico foi de 56 anos (31-85). Dezenove tumores (79%) apresentaram características do tipo intestinal. Seis (32%) foram pouco diferenciados e outros quatro (17%) foram classificados como difusos (3) ou mucinoso (1). Quanto aos tipos histológicos, a distribuição foi diferente do padrão usual (51% do tipo intestinal e 37% do tipo difuso).

No Brasil, a prevalência de câncer gástrico é elevada. Na série de Oliveira Ferreira *et al.*,[54] nas famílias de SL estudadas foram encontrados 10,2% de câncer de estômago em mulheres e 35,1% em homens.

Trato Hepatobiliar e Pâncreas

Mecklin *et al.*[67] avaliaram 18 pacientes com carcinoma biliopancreático em 15 diferentes famílias com câncer familiar. Em 11 (79%), o diagnóstico foi de carcinoma de vias biliares ou da papila de Vater, e, em 3 (21%) carcinoma de pâncreas. Vernez *et al.*[68] relatam um caso de síndrome de Muir-Torre com colangiocarcinoma intra-hepático associado com uma mutação missense do gene *MSH2* (c.2026T> C).

Mama

O câncer de mama ocorre com uma frequência relativamente alta na população geral, por isso sua inclusão como tumor integrante da SL é controversa. Contegiacomo *et al.*[69] relatam que a presença de instabilidade de microssatélites é significativamente correlacionada com a histologia lobular e envolvimento linfonodal. Uma tendência também foi observada na associação de instabilidade de microssatélites e o tamanho do tumor. Alguns estudos sugerem que a história pregressa de câncer de mama constitui um fator de risco para o desenvolvimento do CCR, no entanto, outros estudos não confirmam a associação.[70]

A maior parte dos casos de câncer de mama familiar estão associadas a mutações de nos genes *BRCA1* e *BRCA2* e uma pequena fração à mutações germinativas de *TP53* (síndrome de Li-Fraumeni), no entanto alguns autores consideram que uma fração desconhecida esteja relacionada à SL.[71] Os dados do Registro de Câncer Colorretal Hereditário do Hospital do Câncer A.C. Camargo demonstram que mama e de endométrio foram os tumores extracolônicos mais frequentes entre as mulheres com diagnóstico clínico de SL (26,5% cada), classificadas pelos Critérios de Amsterdam.[54] A alta frequência de câncer de mama observada nas famílias estudadas requer investigação molecular mais aprofundada.

ASPECTOS MOLECULARES

A função primária do sistema de reparo de DNA é eliminar erros de pareamento de bases únicas. Inserções e deleções que surgem como consequência de falha da enzima polimerase durante a síntese de DNA. Os genes de reparo cumprem diversas funções na estabilização genética, seja corrigindo erros na síntese de DNA, garantindo a fidelidade da recombinação genética ou participando nos passos iniciais de respostas apoptóticas a diferentes classes de danos ao DNA.[72,73]

Os primeiros estudos de genes de reparo foram desenvolvidos em *Escherichia coli*, que se caracteriza pela ausência de metilação de adenina no sítio d(GATC) dentro do novo DNA sintetizado. Assim, o funcionamento da fita hemimetilada em *E. coli* direciona o corte na fita não metilada, servindo como um sinal para a reação.[74] O sinal que dirige a correção do erro de replicação em eucariotos ainda não é bem definido, porém, similarmente, um corte específico da fita, ou abertura, é suficiente para direcionar o reparo em extratos de células de mamíferos. Essa descoberta, aliada ao fato de que o reparo é mais eficiente na fita descontínua da forquilha de replicação, sugere que o término do DNA, que ocorre como intermediador natural durante a replicação (termino 3' na fita contínua e termino 3' e 5' da fita descontínua), pode ser suficiente para funcionar como sinalização para correção dos erros em células eucarióticas.[75]

Os homodímeros responsáveis pela iniciação do reparo do erro de pareamento em *E. coli* são o MUTS e MUTL. MUTS faz o reconhecimento do erro de pareamento e recruta o MUTL para o local do reparo, iniciando uma cascata de atividades.[75,76] As células de mamíferos possuem a atividade de dois MUTS homólogos que funcionam como heterodímeros, onde o MUTSα é formado pelo complexo MSH2-MSH6 e o MUTSβ formado pelo complexo MSH2-MSH3.[77] Peltomaki (2006) identificou seis homólogos ao MUTS em células de eucariotos.[76]

O complexo MSH2-MSH6 representa 80% a 90% do nível celular de MSH2 e sua função é reconhecer erros de pareamento base-base, inserções e deleções que contenham um ou dois nucleotídeos não pareados, além de reconhecer grandes deleções e inserções.[75] Acredita-se que a proteína MSH6 seja a subunidade responsável pelo reconhecimento de erros de pareamento.[78]

O complexo MSH2-MSH3 é responsável pelo reconhecimento e reparo de inserções e deleções de dois a oito nucleotídeos. Estudos experimentais não demonstram associação do gene *MSH3* com a SL,[79,80] embora o gene apresente frequentes mutações somáticas em tumores e sua inativação possa potencializar mutações em outros genes de reparo.

As células eucarióticas apresentam três complexos homólogos ao MUTL de *E. Coli*: MLH1-PMS2 (MUTLα); MLH-1-PMS1 (MUTLβ); MLH1-MLH3 (MUTLγ). O complexo MUTLα é o mais ativo em seres humanos e atua como suporte para o reparo iniciado pelo complexo MUTS.[74] O complexo MUTLβ já foi isolado, porém, seu envolvimento no reparo de DNA ainda não está bem esclarecido, assim como o envolvimento do gene *MLH3* no desenvolvimento de tumores colorretais.[81]

Genes de Reparo do DNA

O entendimento clínico da SL tem sido complementado pelos grandes avanços da genética molecular. A primeira caracterização molecular no início dos anos 1990, com o estudo da instabilidade de microssatélites.[82] Pacientes com a síndrome apresentavam variações no número de repetições nas unidades de microssatélites ocasionadas pela falha no sistema de correção de genes de reparo de DNA.

A definição molecular da Síndrome de Lynch requer a demonstração de um defeito herdado nos genes de reparo. Assim, mutações germinativas em pelo menos um dos genes de reparo podem ser encontradas em mais de 80% dos indivíduos com diagnóstico clínico de SL.[76]

O gene *MLH1* (MIM#120436) localiza-se no cromossômo 3p21, possui dezenove éxons com 57.36 Kb. Com mais de 250 diferentes mutações germinativas descritas, é considerado o gene mais importante relacionado à SL.[76] Diversos pesquisadores têm reportado a presença de mutações no *MLH1* variando segundo a região geográfica. Os principais tipos de mutações são: *missense*, *nonsense*, *frameshift* e mutações de *splice junctions*, que podem ser facilmente detectáveis pelo sequenciamento automático.[83,84]

O gene *MSH2* (MIM#120435) encontra-se no cromossomo 2p22-p21, possui dezesseis éxons e 80.10 Kb.[85] *MSH2* e *MLH1* representam, juntos, mais de 80% das mutações germinativas em SL.[86,87]

Rossi *et al.* (2002), avaliando vinte e cinco famílias brasileiras suspeitas de SL, analisaram mutações nos genes *MLH1* e *MSH2* e verificaram que das dez mutações encontradas (40%), oito delas foram encontradas no gene *MLH1* (80%) e duas em *MSH2* (20%). As principais mutações foram: *missense* (5), *nonsense* (1), *frameshift* (3) e sítio de *splicing* (1).

O gene *MSH6* (**MIM**#600678) encontra-se no cromossomo 2p16, com 10 éxons. Mais recentemente tem sido reconhecido como frequente causa de SL atípica, ou seja, sem preencher Critérios de Amsterdam. Os primeiros estudos sobre mutações no gene *MSH6* indicaram que o fenótipo clínico de famílias afetadas se difere dos indivíduos com SL clássica, causados por mutações em *MLH1* e *MSH2*. A frequência relativa de CCR diminui e o câncer endometrial parece ser a mais importante manifestação neoplásica. Além disso, indivíduos portadores de mutação em *MSH6* têm reduzida incidência de instabilidade de microssatélites.[88-93] Os genes *PMS1* e *PMS2* estão localizados no cromossomo 2q31-q33 e 7p22, respectivamente. Representam cerca de 5% dos casos de SL.[92] Apesar do gene *PMS2* ser crucial no papel de reparo, mutações têm sido raramente reportadas.[94]

Nicolaides *et al.* (1994) sugeriram pela primeira vez o papel dos genes *PMS1* e *PMS2* como parte da SL. Esses autores identificaram uma deleção *inframe* para *PMS2* e uma mutação *nonsense* em *PMS1* em duas famílias não relacionadas.[95]

Existe um gene homólogo ao *PMS2*, também localizado no cromossomo 7p22-23, denominado *PMS2CL*, com 97% de similaridade ao *PMS2*, principalmente na região de interação da proteína PMS2 com a proteína MHL1, formando o complexo MLH1-PMS2. Verificou-se que esse gene é capaz de gerar falsos alelos não mutados (*wild-type*), o que dificulta bastante o rastreamento de mutações em *PMS2*.[93] De acordo com dados da *National Center for Biotechnology Information Database* (NCBI) existem pelo menos treze sequências homólogas ao *PMS2* em diferentes regiões. Diante disso, Nakagawa e colaboradores concluem que a presença do gene *PMS2CL* dificulta a detecção de mutações *frameshift* pelo método de sequenciamento. O fato de poucas mutações serem encontradas nos éxons 1 a 5 do *PMS2* pode ser devido à existência de outras regiões homólogas. Esse achado sugere que as mutações em *PMS2* podem ser mais comuns do que se imagina.

Com o surgimento da Multiplex Ligation-Dependent Probe Amplification (MLPA) foi possível reconhecer, surpreendentemente, uma grande proporção de mutações deletérias resultantes de rearranjos genômicos de uma ou de várias deleções de exons afetando o gene *MLH1* e *MSH2*.[96] Ainsworth *et al.* (2004) verificaram uma taxa significativa de rearranjos genômicos em 10 de 67 indivíduos ingleses (15%), sendo 5 diferentes rearranjos.[97] Zhang *et al.* (2006) avaliaram 16 indivíduos suíços suspeitos de SL que não apresentavam mutações germinativas nos genes *MLH1* e *MSH2* e encontraram 5 (31%) com diferentes deleções genômicas.[98]

Segundo Pistorius *et al.* (2007) os rearranjos genômicos representam uma significante proporção de todas as mutações patogênicas nos genes de reparo em pacientes com SL.[99] Os rearranjos genômicos compreendem de 15% a 55% de todas as mutações nos genes de reparo.[100-106] Pistorius *et al.* (2007) encontraram 14 rearranjos genômicos em 85 indivíduos (16,5%), sendo 4 em *MLH1* e 10 em *MSH2*.[99]

Alterações em Regiões Reguladoras

Além das regiões codificadoras, as alterações genéticas podem ocorrer também nas regiões regulatórias dos genes de reparo. Estudos recentes têm definido e caracterizado mutações germinativas na região central dos promotores desses genes. Shin *et al.* (2002) avaliou 141 pacientes coreanos com SL e encontrou três novas mutações na região promotora do gene *MSH2* em indivíduos com mutações germinativas não detectadas. Essas mutações afetam o inicio do sítio de transcrição e o sítio de ligação do fator transcricional, resultando num novo complexo DNA-proteína. Esse achado é indicativo de que mutações na região promotora de *MSH2* podem ser responsáveis pelo processo neoplásico em SL.[107]

Alterações Epigenéticas

Gazoli *et al.* (2002) demonstraram que 60% a 90% das ilhas CpG são metiladas no resíduo de citosina no genoma humano,[108] embora regiões ricas em CG sem metilação são frequentemente associadas a genes ativos.[109] Alterações epigenéticas no genoma humano podem afetar a citosina como também a estrutura da cromatina.[110,111] O resíduo de citosina pode adquirir um grupo metil no seu carbono 5, ocorrendo na fita contrária a sequência palindrômica de CpG. Na grande maioria dos genes expressos, as ilhas CpG são encontradas na região promotora. Quando a metilação ocorre, os fatores de transcrição são impedidos de se ligarem na região promotora, inibindo a transcrição, e como consequência, o gene é silenciado.

Estudos têm demonstrado que a hipermetilação do gene *MLH1*, conhecida também como epimutação, não está limitado a células neoplásicas. Em certos indivíduos a hipermetilação de um único alelo é originada durante a germinação e é amplamente distribuída nas células somáticas.[109,112,113]

Embora mutações germinativas em sequências de genes sejam fielmente transmitidas de uma geração a outra num padrão mendeliano, as epimutações não envolvem mudanças na sequência de DNA e são relativamente instáveis devido ao processo de reprogramação epigenética nas células gaméticas. Hitchins *et al.* (2007) avaliou 24 pacientes com CCR e câncer de endométrio com menos de 50 anos e com instabilidade de microssatélites, porém sem mutações germinativas identificadas nos genes de reparo. Duas pacientes apresentavam uma típica epimutação germinativa em *MLH1*, com todas as suas células somáticas hemimetiladas. Um dos filhos de uma das pacientes apresentou uma metilação parcial de *MLH1*, porém, a análise dos espermatozoides do menino não demonstrou qualquer perfil de metilação nesse gene. Na outra paciente, apesar de ter doado seu haplótipo a um de seus filhos, não foi encontrada evidência de metilação, provavelmente devido a uma reversão durante a gametogênese. Esses resultados sugerem uma reversão incompleta da epimutação, com a possibilidade de uma maior susceptibilidade do alelo doado sofrer uma subsequente metilação somática na geração seguinte.[113]

Hitchins *et al.* (2005) avaliaram 160 indivíduos suspeitos para SL e verificaram que uma paciente apresentou hemimetilação no gene *MLH1* e que esse alelo foi herdado por sua mãe. Esses resultados sugerem que erros epigenéticos podem surgir mais frequentemente durante a oogênese ou se manterem de uma maneira mais forte durante esse processo.[114] Essa hipótese pode ser confirmada pela reversão da epimutação no filho da paciente, embora não possamos excluir a herança paterna, visto que Suter *et al.* (2004) tenham verificado a presença de metilação nos espermatozoides de um dos descendentes de uma das pacientes portadoras de hipermetilação, mesmo que a uma baixa proporção (<1%).[112]

Até o momento, essas observações sugerem que a hipermetilação associada ao silenciamento do *MLH1* representa uma alternativa no modelo de *two-hit*.[110,113]

Mutações Bialélicas

Indivíduos com SL, com padrão de herança autossômico dominante, carregam mutações germinativas em heterozigose. Porém, há relatos na literatura descrevendo mais de 30 famílias com indivíduos apresentando mutações homozigóticas ou compostas nos genes *MLH1*, *MSH2*, *MSH6* e *PMS2*, conhecida como *Constitutional mismatch repair deficiency* (CMMR-D). Há relatos de pelo menos 10 famílias com mutações em *MLH1*, 3 em *MSH2*, 6 em *MSH6* e 11 em *PMS2*. Diferentemente da SL, indivíduos que herdam mutações bialélicas em um dos genes de reparo, não produzindo qualquer proteína funcional, em geral desenvolvem cânceres hematológicos ou tumores cerebrais já na primeira década de vida. É comum a ocorrência de sinais semelhantes à neurofibromatose tipo 1 (NF1), principalmente manchas café com leite (*café au lait spots*).[115,116]

Estudos sugerem que pacientes com SL e mutações em *MSH6* frequentemente apresentam tumores em idade mais tardia. Além disso, apresentam penetrância menor, quando comparados a indivíduos com mutações nos genes *MLH1* e *MSH*. No entanto, quando mutações em homozigose ou compostas no gene *MSH6* são herdadas, o fenótipo é similar a indivíduos deficientes constitutivos em *MLH1* ou *MSH2*, com maior risco de tumores cerebrais e hematológicos.[117]

Outros Genes

Mutações herdadas em outros genes também influenciam o risco de CCR. A manutenção da integridade genômica, após um dano ao DNA, depende da coordenação do reparo do DNA e do controle da progressão do ciclo celular. Desse modo, *CHEK2* é crítico nas vias de sinalização ao dano no DNA.[118,119] O papel dessa proteína é fosforilar e regular a função de BRCA1 e p53.[120] Além disso, mutações germinativas em *CHEK2* tem sido identificadas em pacientes pertencentes a SL, síndrome de Li-Fraumeni (LFS), Câncer de mama e ovário hereditário (HBOC) e câncer de mama-cólon hereditário (HBCC).[121-123] Recentemente, alelos relativamente raros foram encontrados e tem sido associados ao CCR, incluindo *CHEK2* 1100delC, I157T, IV2+1G>A e del5395.[122]

Imunoistoquímica (IHC) e Instabilidade de Microssatélites (MSI)

O diagnóstico clínico da SL tem sido realizado com base nos critérios de Amsterdam. Atualmente, os testes de imunoistoquímica e instabilidade de microssatélites são fundamentais na confirmação do diagnóstico molecular.[124]

A instabilidade de microssatélite (MSI) é caracterizada por inserções e deleções em pequenas repetições de 1 a 5 nucleotídeos no DNA do tumor quando comparado ao DNA do tecido normal. A detecção da instabilidade de microssatélites (MSI) é uma das técnicas mais usadas em pacientes com suspeita de SL, podendo ser encontrada em mais de 90% dos casos. Pacientes com MSI indiretamente apresentam falhas nos genes do sistema de reparo de DNA, causando proteínas deficientes e perda do reparo no DNA.[33]

Os tumores podem ser classificados em três tipos, de acordo com a NSI: tumores com alta instabilidade (MSI-H), quando mais de 30% dos marcadores avaliados estiverem instáveis; baixa instabilidade (MSI-L), quando menos de 30% dos marcadores estiverem instáveis; estáveis (MSS) quando nenhum marcador estiver instável. Aproximadamente 10%-15% dos CCR esporádicos e 90% dos casos de SL podem apresentar MSI-H.

A MSI é bastante sensível para a SL, mas não específica. Embora o teste de MSI seja bastante sensível para a SL, não é positivo em cerca de 5% dos pacientes com mutaçoes germinativas, com sensibilidade de 86% em pacientes com mutações no gene *MSH6*.[125] Por essa razão, o uso da imunoistoquímica (IHC) torna-se um valioso complemento ao teste de MSI no diagnóstico da SL.

As proteínas produzidas pelos genes de reparo funcionam em heterodímeros, onde as "principais" proteínas, MLH1 e MSH2, são estabilizadas através de interações com outras proteínas "menores", incluindo MSH6 e PMS2. As proteínas menores são dependentes da ligação com seus parceiros para serem expressas, desta forma, quando um tumor perde sua expressão de MSH2 há uma concomitante perda da expressão de MSH6. Similarmente, a perda de MLH1 leva a perda de PMS2. No entanto, quando há a perda de MSH6 ou PMS2, o tecido apresenta perda isolada dessas proteínas.[126] O Quadro 34-1-2 demonstra uma sugestão para a interpretação e conduta dos resultados dos testes de IHC.

Quadro 34-1-2. Interpretação dos Testes de Imuno-histoquímica (IHC) das Proteínas de Reparo em Tecido Tumoral em Relação a Prováveis Mutações Germinativas nos Genes de Reparo (MMR) do DNA em Pacientes com SL

MMR	Marcação de IHC			
Mutação	MLH1	MSH2	MSH6	PMS2
MLH1	–	+	+	–
MSH2	+	–	–	+
MSH6	+	+	–	+
PMS2	+	+	+	–

A imunoistoquimica apresenta sensibilidade da ordem de 95%, porém ela pode estar sujeita a uma regulação fisiológica. Assim, é um exame requer experiência por parte do patologista no momento de interpretar os dados, pois pode haver marcações ambíguas no tecido.[100] Anticorpos estão disponíveis comercialmente para as proteínas de *MSH2*, *MSH6*, *MLH1* e *PMS2*.

Diagnóstico Molecular

A SL é definida pela presença de mutações germinativas em um dos genes de reparo de DNA.[127] Porém, não é padrão avaliar mutações germinativas nesses genes em qualquer paciente com CCR. Se houver alteração nos testes de imunoistoquimica das proteínas de reparo ou no *status* da MSI, o sequenciamento dirigido dos genes de reparo pode precisamente identificar mutações e facilitar o rastreamento dos membros familiares.[128]

REFERÊNCIAS BIBLIOGRÁFICAS

1. Warthin AS. Heredity with reference to carcinoma. Arch Intern Med 12:546-555,1913.
2. Lynch HT, Shaw MW, Magnuson CW, Larsen AL, Krush AJ. Hereditary factors in cancer: study of two large Midwestern kindreds. Arch Intern Med. 1966;117:206-212.
3. Lynch HT, Krush AJ. Cancer family "G" revisited: 1895-1970. Cancer 27:1505-1511, 1971.
4. Yan H, Papadopoulos N, Marra G, Perrera C, Jiricny J, Boland CR, et al. Conversion of diploidy to haploidy. Nature. 2000;403:723-724, 2000.
5. Vasen HF, Mecklin JP, Khan PM, Lynch HT. The International Collaborative Group on Hereditary Non-Polyposis Colorectal Cancer (ICG-HNPCC). Dis Colon Rectum. 1991;34(5):424-5.
6. Vasen HF, Watson P, Mecklin JP, Lynch HT. New clinical criteria for hereditary nonpolyposis colorectal cancer (HNPCC, Lynch syndrome) proposed by the International Collaborative group on HNPCC. Gastroenterology. 1999;116(6):1453-6.

7. Rodriguez-Bigas MA, Boland CR, Hamilton SR, Henson DE, Jass JR, Khan PM,et al. National Cancer Institute Workshop on Hereditary Nonpolyposis Colorectal Cancer Syndrome: Meeting Highlights and Bethesda Guidelines. J Natl Cancer Inst. 1997;89:23.
8. Jass JR. Hereditary Non-Polyposis Colorectal Cancer: the rise and fall of a confusing term. World J Gastroenterol. 2006;12(31):4943-50.
9. Lynch HT, Watson P, Kriegler M, Lynch JF, Lanspa SJ, Marcus J, et al. Differential diagnosis of hereditary nonpolyposis colorectal cancer (Lynch syndrome I and Lynch syndrome II). Dis Colon Rectum. 1988;31(5):372-7.
10. Lynch HT, Watson P, Lanspa SJ, Marcus J, Smyrk T, Fitzgibbons RJ Jr, et al. Natural history of colorectal cancer in hereditary nonpolyposis colorectal cancer (Lynch syndromes I and II). Dis Colon Rectum. 1988;31(6):439-44.
11. Aarnio M, Mecklin JP, Aaltonen LA, Nystrom-Lahti M, Jarvinen HJ. Life-time risk of different cancers in hereditary non-polyposis colorectal cancer (HNPCC) syndrome. Int J Cancer. 1995;64(6):430-3.
12. Lynch HT, Ens J, Lynch JF, Watson P. Tumor variation in three extended Lynch syndrome II kindreds. Am J Gastroenterol. 1988;83(7):741-7.
13. Lynch HT, Ens JA, Lynch JF. The Lynch syndrome II and urological malignancies. J Urol. 1990;143(1):24-8.
14. Cristofaro G, Lynch HT, Caruso ML, Attolini A, DiMatteo G, Giorgio P, et al. New phenotypic aspects in a family with Lynch syndrome II. Cancer. 1987;60(1):51-8.
15. Lynch HT, Voorhees GJ, Lanspa SJ, McGreevy PS, Lynch JF. Pancreatic carcinoma and hereditary nonpolyposis colorectal cancer: a family study. Br J Cancer. 1985;52(2):271-3.
16. Love RR. Small bowel cancers, B-cell lymphatic leukemia, and six primary cancers with metastases and prolonged survival in the cancer family syndrome of Lynch. Cancer. 1985;55(3):499-502.
17. Mecklin JP, Jarvinen HJ, Peltokallio P. Identification of cancer family syndrome. Gastroenterology. 1986;90(4):1099.
18. Mecklin JP, Jarvinen HJ. Clinical features of colorectal carcinoma in cancer family syndrome. Dis Colon Rectum. 1986;29(3):160-4.
19. Ponz de Leon M, Sassatelli R, Sacchetti C, Zanghieri G, Scalmati A, Roncucci L. Familial aggregation of tumors in the three-year experience of a population-based colorectal cancer registry. Cancer Res. 1989;49(15):4344-8.
20. Fitzgibbons RJ Jr, Lynch HT, Stanislav GV, Watson PA, Lanspa SJ, Marcus JN, et al. Recognition and treatment of patients with hereditary nonpolyposis colon cancer (Lynch syndromes I and II). Ann Surg. 1987;206(3):289-95.
21. Vasen HF, Offerhaus GJ, den Hartog Jager FC, Menko FH, Nagengast FM, Griffioen G, et al. The tumour spectrum in hereditary non-polyposis colorectal cancer: a study of 24 kindreds in the Netherlands. Int J Cancer. 1990;46(1):31-4.
22. Mecklin JP, Jarvinen HJ. Tumor spectrum in cancer family syndrome (hereditary nonpolyposis colorectal cancer). Cancer. 1991;68(5):1109-12.
23. Benatti P, Sassatelli R, Roncucci L, Pedroni M, Fante R, Di Gregorio C, et al. Tumour spectrum in hereditary non-polyposis colorectal cancer (HNPCC) and in families with "suspected HNPCC". A population-based study in northern Italy. Colorectal Cancer Study Group. Int J Cancer. 1993;54(3):371-7.
24. Watson P, Vasen HF, Mecklin JP, Jarvinen H, Lynch HT. The risk of endometrial cancer in hereditary nonpolyposis colorectal cancer. Am J Med. 1994;96(6):516-20.
25. Watson P, Lynch HT. Extracolonic cancer in hereditary nonpolyposis colorectal cancer. Cancer. 1993;71(3):677-85.
26. Lynch HT, de la Chapelle A. Genetic susceptibility to non-polyposis colorectal cancer. J Med Genet. 1999;36:801-18.
27. Fusaro RM, Lemon SJ, Lynch HT. The Muir-Torre syndrome: a variant of the hereditary nonpolyposis colorectal cancer syndrome. J Tumor Marker Oncol. 1996;11:19-31.
28. Vasen HFA, Watson P, Mecklin J-P, Lynch HT. New clinical criteria for hereditary nonpolyposis colorectal cancer (HNPCC, Lynch syndrome) proposed by the International Collaborative Group on HNPCC. Gastroenterology. 1999;116:1453-6.
29. Lynch HT, de la Chapelle A. Hereditary colorectal cancer. N Engl J Med. 2003;348(10):919-32.
30. Watson P, Lynch HT. The tumor spectrum in HNPCC. Anticancer Res. 1994;14:1635-9.
31. Aarnio M, Sankila R, Pukkala E, Salovaara R, Aaltonen LA, de la Chapelle A, et al. Cancer risk in mutation carriers of DNAmismatch-repair genes. Int J Cancer. 1999;81:214-8.
32. Fearon ER, Vogelstein B. A genetic model for colorectal tumorigenesis. Cell. 1990;61(5):759-67.
33. Silva FC, Valentin MD, Ferreira F de O, Carraro DM, Rossi BM. Mismatch repair genes in Lynch syndrome: A review. São Paulo Med J. 2009;127(1):46-51.
34. Jass JR, Stewart SM, Stewart J, Lane MR. Hereditary non-polyposis colorectal cancer-morphologies, genes and mutations. Mutat Res. 1994;310:125-33.
35. Candido PBM, Santos EMM, Rossi CS. Frequency of colorectal cancer and extra- colonic tumors in families that meet amsterdam criteria I and II: Results from Hospital A. C. Hereditary Colorectal Cancer Registry. Applied Cancer Res. 207;27:18-22.
36. Aarnio M, Mecklin JP, Aaltonen LA, Nystrom-Lahti M, Jarvinen HJ. Life-time risk of different cancers in hereditary non-polyposis colorectal cancer (HNPCC) syndrome. Int J Cancer. 1995;64(6):430-3.
37. Aarnio M, Sankila R, Pukkala E, Salovaara R, Aaltonen LA, de la Chapelle A, et al. Cancer risk in mutation carriers of DNA-mismatch-repair genes. Int J Cancer. 1999;81:214-8.
38. Dunlop MG, Farrington SM, Carothers AD, Wyllie AH, Sharp L, Burn J, et al. Cancer risk associated with germline DNA mismatch repair gene mutations. Hum Mol Genet. 1997;6:105-10.
39. Vasen HF, Wijnen JT, Menko FH, Kleibeuker JH, Taal BG, Griffioen G, et al. Cancer risk in families with hereditary nonpolyposis colorectal cancer diagnosed by mutation analysis. Gastroenterology. 1996;110(4):1020-7.
40. Lin KM, Shashidharan M, Thorson AG, Ternent CA, Blatchford GJ, Christensen MA, et al. Cumulative incidence of colorectal and extracolonic cancers in MLH1 and MSH2 mutation carriers of hereditary nonpolyposis colorectal cancer. J Gastrointest Surg. 1998;2(1):67-71.
41. Hendriks YM, Wagner A, Morreau H, Menko F, Stormorken A, Quehenberger F, et al. Cancer risk in hereditary nonpolyposis colorectal cancer due to MSH6 mutations: impact on counseling and surveillance. Gastroenterology. 2004;127(1):17-25.
42. Vasen HF, Stormorken A, Menko FH, Nagengast FM, Kleibeuker JH, Griffioen G, et al. MSH2 mutation carriers are at higher risk of cancer than MLH1 mutation carriers: a study of hereditary nonpolyposis colorectal cancer families. J Clin Oncol. 2001;19(20):4074-80.
43. Plaschke J, Engel C, Kruger S, Holinski-Feder E, Pagenstecher C, Mangold E, et al. Lower incidence of colorectal cancer and later age of disease onset in 27 families with pathogenic MSH6 germline mutations compared with families with MLH1 or MSH2 mutations: the German Hereditary Nonpolyposis Colorectal Cancer Consortium. J Clin Oncol. 2004;22(22):4486-94.

44. Hampel H, Stephens JA, Pukkala E, Sankila R, Aaltonen LA, Mecklin JP, et al. Cancer risk in hereditary nonpolyposis colorectal cancer syndrome: later age of onset. Gastroenterology. 2005;129(2):415-21.
45. Boyd J. Estrogen as a carcinogen: the genetics and molecular biology of human endometrial carcinoma. Prog Clin Biol Res. 1996;394:151-73.
46. Watson P, Vasen HF, Mecklin JP, Jarvinen H, Lynch HT. The risk of endometrial cancer in hereditary nonpolyposis colorectal cancer. Am J Med. 1994;96(6):516-20.
47. Lu KH, Dinh M, Kohlmann W, Watson P, Green J, Syngal S, et al. Gynecologic malignancy as a "sentinel cancer" for women with HNPCC. Obstet Gynecol. 2005;105:569-574.
48. Vasen HF, Watson P, Mecklin JP, Jass JR, Green JS, Nomizu T, et al. The epidemiology of endometrial cancer in hereditary nonpolyposis colorectal cancer. Anticancer Res.1994;14:1675-1678.
49. Vasen HF, Stormorken A, Menko FH, Nagengast FM, Kleibeuker JH, Griffioen G, et al. MSH2 mutation carriers are at higher risk of cancer than MLH1 mutation carriers: a study of hereditary nonpolyposis colorectal cancer families. J Clin Oncol. 2001;19:4074-80.
50. Boks DE, Trujillo AP, Voogd AC, Morreau H, Kenter GG, Vasen HF. Survival analysis of endometrial carcinoma associated with hereditary nonpolyposis colorectal cancer. Int J Cancer. 2002;102:198-200.
51. Watson P, Butzow R, Lynch HT, Mecklin JP, Järvinen HJ, Vasen HF, et al. The clinical features of ovarian cancer in hereditary nonpolyposis colorectal cancer. Gynecol Oncol. 2001;82:223-8.
52. Estellar M, Levine R, Baylin SB, Ellenson LH, Herman JG. MLH1 promoter hypermethylation is associated with the microsatellite instability phenotype in sporadic endometrial carcinomas. Oncogene. 1998;17:2413-2417.
53. Schmeler KM, Lynch HT, Chen LM, Munsell MF, Soliman PT, Clark MB, et al. Prophylactic surgery to reduce the risk of gynecologic cancers in the Lynch syndrome.N Engl J Med. 2006;354(3):261-9.
54. Oliveira Ferreira F, Napoli Ferreira CC, Rossi BM, Toshihiko Nakagawa W, Aguilar S Jr, Monteiro Santos EM, et al. Frequency of extra-colonic tumors in hereditary nonpolyposis colorectal cancer (HNPCC) and familial colorectal cancer (FCC) Brazilian families: An analysis by a Brazilian Hereditary Colorectal Cancer Institutional Registry. Fam Cancer. 2004;3(1):41-7.
55. Silva FC, Oliveira LP, Santos EM, Nakagawa WT, Aguiar-Junior S, Valentin MD, et al. Frequency of extracolonic tumors in Brazilian families with Lynch syndrome: analysis of a hereditary colorectal cancer institutional registry. Fam Cancer. 2010;9(4):563-70.
56. Boks DE, Trujillo AP, Voogd AC, Morreau H, Kenter GG, Vasen HF. Survival analysis of endometrial carcinoma associated with hereditary nonpolyposis colorectal cancer. Int J Cancer. 2002;102(2):198-200.
57. Sijmons RH, Kiemeney LA, Witjes JA, Vasen HF. Urinary tract cancer and hereditary nonpolyposis colorectal cancer: risks and screening options. J Urol. 1998;160(2):466-70.
58. Love RR. Small bowel cancers, B-cell lymphatic leukemia, and six primary cancers with metastases and prolonged survival in the cancer family syndrome of Lynch. Cancer. 1985;55(3):499-502.
59. Vasen HFA, den-Hartog-Jager FCA, Memnko FH, Nagengast FM. Screening for hereditary non-polyposis colorectal cancer: a study of 22 kindreds in the Netherlands. Am J Med. 1989;86:278-81.
60. Lynch HT, Smyrk TC, Lynch PM, Lanspa SJ, Boman BM, Ens J, et al. Adenocarcinoma of the small bowel in lynch syndrome II. Cancer. 1989;64(10):2178-83.
61. Rodriguez-Bigas MA, Vasen H F, Lynch HT, Watson P, Myrhoj T, Jarvinen HJ, et al. Characteristics of small bowel carcinoma in hereditary nonpolyposis colorectal carcinoma. International Collaborative Group on HNPCC. Cancer. 1998;83(2):240-4.
62. Rodriguez-Bigas MA, Vasen H F, Lynch HT, Watson P, Myrhoj T, Jarvinen HJ, et al. Characteristics of small bowel carcinoma in hereditary nonpolyposis colorectal carcinoma. International Collaborative Group on HNPCC. Cancer. 1998;83(2):240-4.
63. Schulmann K, Brasch FE, Kunstmann E, Engel C, Pagenstecher C, Vogelsang H, et al. HNPCC-associated small bowel cancer: clinical and molecular characteristics. Gastroenterology. 2005;128(3):590-9.
64. Schulmann K, Brasch FE, Kunstmann E, Engel C, Pagenstecher C, Vogelsang H, et al. HNPCC-associated small bowel cancer: clinical and molecular characteristics. Gastroenterology. 2005;128(3):590-9.
65. Vasen HF, Sanders EA, Taal BG, Nagengast FM, Griffioen G, Menko FH, et al. The risk of brain tumours in hereditary non-polyposis colorectal cancer (HNPCC). Int J Cancer. 1996;65(4):422-5.
66. Aarnio M, Salovaara R, Aaltonen LA, Mecklin JP, Jarvinen HJ. Features of gastric cancer in hereditary non-polyposis colorectal cancer syndrome. Int J Cancer. 1997;74(5):551-5.
67. Mecklin JP, Jarvinen HJ, Virolainen M. The association between cholangiocarcinoma and hereditary nonpolyposis colorectal carcinoma. Cancer. 1992;69(5):1112-4.
68. Vernez M, Hutter P, Monnerat C, Halkic N, Gugerli O, Bouzourene H. A case of Muir-Torre syndrome associated with mucinous hepatic cholangiocarcinoma and a novel germline mutation of the MSH2 gene. Fam Cancer. 2007;6(1):141-5.
69. Contegiacomo A, Palmirotta R, De Marchis L, Pizzi C, Mastranzo P, Delrio P, et al. Microsatellite instability and pathological aspects of breast cancer. Int J Cancer. 1995;64(4):264-8.
70. Newschaffer CJ, Topham THE, Herzberg T, Weiner S, Weinberg DS. Risk of colorectal cancer after breast cancer. Lancet. 2001;357(9259):837-40.
71. Risinger JI, Barrett JC, Watson P, Lynch HT, Boyd J. Molecular genetic evidence of the occurrence of breast cancer as an integral tumor in patients with the hereditary nonpolyposis colorectal carcinoma syndrome. Cancer. 1996;77(9):1836-43.
72. Peltomäki P. DNA mismatch repair and cancer. Mutat Res. 2001;488(1):77-85.
73. Jiricny J, Nyström-Lahti M. Mismatch repair defects in cancer. Curr Opin Genet Dev. 2000;10(2):157-61.
74. Iyer RR, Pluciennik A, Burdett V, Modrich PL. DNA mismatch repair: functions and mechanisms.Chem. Ver. 2006;106:302-323.
75. Modrich P. Mechanisms in Eukariotic mismatch repair. Journal of Biological Chemistry. 2006;281(41):30305-30309.
76. Peltomaki P. Lynch syndrome genes. Familial Cancer. 2005;4:227-232.
77. Kolodner RD, Marsischky GT. Eukariotic DNA mismatch repair. Current Opinion in Genetics & Development. 1999;9:89-95.
78. Laccarino I, Marra G, Palombo F, Jirincny J. hMSH6 play distinct roles in mismatch binding and contribute differently to the ATPase activity of hMUTSα. EMBO J. 1998;17:2677-2686.
79. Huang J, Kuismanen SA, Liu T, Chadwick RB, Johnson CK, Stevens MW, et al. MSH6 and MSH3 are rarely involved in genetic predisposition to non-polipotic colon cancer. Cancer Res. 2001;61:1619-1623.
80. Ohmiya N, Matsumoto S, Yamamoto H, Baranovskaya S, Malkhosyan SR, Perucho M. Germeline and somatic

mutations in hMSH6 and hMSH3 in gastrointestinal cancers of the microsatellite mutator phonotype. Gene. 2001;272(1-2):301-313.
81. Loukola A, Vilkki S, Singh J. Germeline and somatic mutation analysis of MLH3 in MSI-Positive colorectal câncer. Am J Pathol. 2000;157:347-352.
82. Thibodeau SN, Bren G, Schaid D. Microsatellite instability in cancer of the proximal colon. Science. 1993;260:846-819.
83. Grady WM. Molecular basis for subdividing hereditary colon cancer? Gut. 2006;54:1676-1678.
84. Liu B, Parsons R, Papadopoulos N, Nicolaides NC, Lynch HT, Watson P, et al. Analysis of mismatch repair genes in hereditary non-polyposis colorectal cancer patients. Nat Med. 1996;2:169-174.
85. Peltomaki P. Role of DNA mismatch repair defects in the pathogenesis of human cancer. J Clin Oncol. 2003;21(6):1174-1179.
86. Wijnen J, Khan PD, Vasen H, van der Klift H, Mulder A, van Leeuwen-Cornelisse I, et al. Hereditary nonpolyposis colorectal câncer families nor complying with the Amsterdam criteria show extremely low frequency of mismatch-repair-gene mutations. Am J Hum. 1997;Genet 61:329-335.
87. Rossi BM, Lopes A, Ferreira FO, Nakagawa WT, Napoli Ferreira CC, et al. hMLH1 and hMSH2 gene mutation in Brazilian families with suspected hereditary nonpolyposis colorectal cancer. Ann Surg Oncol. 2002;9(6):555-561.
88. Wijnen J, de Leeuw W, Vasen H, van der Klift H, Møller P, Stormorken A, et al. Familial endometrial cancer in female carriers of MSH6 germline mutations. Nat Genet. 1999;23:142-4.
89. Miyaki M, Nishio J, Konishi M, Kikuchi-Yanoshita R, Tanaka K, Muraoka M, et al. Drastic genetic instability of tumors and normal tissues in Turcot syndrome. Oncogene. 1197;15(23):2877-81.
90. Akiyama M, Sato H, Yamada T, Nagasaki H, Tsuchiya A, Abe R, et al. Germ-line mutation of the hMSH6/GTBP gene in an atypical hereditary nonpolyposis colorectal cancer kindred. Cancer Res. 1997;57:3920-3923.
91. Plaschke J, Kruppa C, Tischler R, Bocker T, Pistorius S, Dralle H, et al. Sequence analysis of the mismatch repair gene hMLH6 in the germiline of pacientes with familial and sporadic colorectal cancer. Int J Cancer. 2000;85(5):606-613.
92. Kolodner RD,Tytell JD, Schmeits JL, Kane MF, Gupta RD, Weger J, et al. Germ-line msh6 mutations in colorectal cancer families. Cancer Res. 1999;59:5068-74.
93. Nakagawa H, Lockman JC, Frankel WL, Hampel H, Steenblock K, Burgart LJ, et al. Mismatch repair gene PMS2: Disease-causing germline mutations are frequent in pacients whose tumors stain negative for PMS2 protein, but paralogous genes abscure mutation detection and interpretation. Cancer Res. 2004;64:4721-4727.
94. Jass JR. Hereditary non-polyposis colorectal cancer: The rise and fall of a confusing term. World J Gastroenterol. 2006;12(31):4943-4950.
95. Nicolaides NC, Papadopoulos N, Liu B, Wei YF, Carter KC, Ruben SM, et al. Mutations of two PMS homologues in hereditary nonpolyposis colon cancer. Nature. 1994;371(6492):75-80.
96. Nakagawa H, Hampel H, La Chapelle A. Identification and characterization of genomic rearrangments of MSH2 and MLH1 in Lynch syndrome (HNPCC) by novel techniques. Hum Mutat. 2003;22:258.
97. Ainsworth PJ, Koscinski D, Frasier BP, Stuart JA. Family cancer histories predictive of a high risk of hereditary non-polyposis colorectal cancer associate significantly with a genomic rearrangement in HMSH2 or HMLH1. Clin Genet. 2004;66:183-188.
98. Zhang J, Lindroos A, Ollila S, Russell A, Marra G, Mueller H, et al. Gene conversion is a frequent mechanism of inactivation of the wild-type allele in cancers from MLH1/MSH2 deletion carries. Cancer Res. 2006;2:659-664.
99. Pistorius S, Görgens H, Plaschke J, Hoehl R, Krüger S, Engel C, et al. Genomic rearrangements in MSH2, MLH1 or MSH6 are rare in HNPCC patients carrying point mutations. Cancer Lett. 2007;48(1):89-95.
100. Baudhuin LM, Ferber MJ, Winters JL, Steenblock KJ, Swanson RL, French AJ, et al. Characterization of hMLH1 and hMSH2 gene dosage alterations in Lynch syndrome patients. Gastroenterology. 2005;129(3):846-854.
101. Bunyan DJ, Eccles DM, Sillibourne J, Wilkins E, Thomas NS, Shea-Simonds J, et al. Dosage analysis of cancer predisposition genes by multiplex ligation-dependent probe amplification. Br. J. Cancer. 2004;91(6):1155-1159.
102. Grabowski M, Mueller-Koch Y, Grasbon-Frodl E, Koehler U, Keller G, Vogelsang H, et al. Deletions account for 17% of pathogenic germline alterations in MLH1 and MSH2 in hereditary nonpolyposis colorectal cancer (HNPCC) families. Genet Test. 2005;9(2):138-146.
103. Wang Y, Friedl W, Lamberti C, Jungck M, Mathiak M, Pagenstecher C, et al. Hereditary nonpolyposis colorectal cancer: frequent occurrence of large genomic deletions in MSH2 and MLH1 genes. Int J Cancer. 2003;103(5):636-641.
104. Wagner A, Barrows A, Wijnen JT, van der Klift H, Franken PF, Verkuijlen P, et al. Molecular analysis of hereditary nonpolyposis colorectal cancer in the United States: high mutation detection rate among clinically selected families and characterization of an American founder genomic deletion of the MSH2 gene. Am J Hum Genet. 2003;72(5):1088-1100.
105. Gille JJ, Hogervorst FB, Pals G, Wijnen JT, van Schooten RJ, Dommering CJ, et al. Genomic deletions of MSH2 and MLH1 in colorectal cancer families detected by a novel mutation detection approach. Br J Cancer. 2002;87(8):892-897.
106. Wijnen J, van der Klift H, Vasen H, Khan PM, Menko F, Tops C, et al. MSH2 genomic deletions are a frequent cause of HNPCC. Nat Genet. 1998;20(4):326-328.
107. Shin K, Shin J, Kim J, Park J. Mutational analysis of promoters of mismatch repair genes hMSH2 and hMLH1 in hereditary nonpolyposis colorectal câncer and early onset colorectal câncer patients: identification of three novel germ-line mutations in promoter of the hMSH2 gene. Cancer Res. 2002;62:38-42.
108. Gazolli I, Loda M, Syngal S, Klodner RD. A hereditary nonpolyposis colorectal carcinoma case associated with hypermethylation of the MLH1 gene in normal tissue and loss of heterozygosity of the unmethylated allele in the resulting microsatellite instability-high tumor. Cancer Res. 2002;62:3925-3928.
109. Tate, PH, Bird AP. Effects of DNA methylation on DNA-binding proteins and gene expression. Curr. Opin Genet Dev. 1993;3:226-231.
110. Rountree MR, Bachman KE, Herman JG, Baylin SB. DNA methylation, chromatin inheritance, and cancer. Oncogene. 2001;20:3156-3165.
111. Miyakura Y, Sugano K, Akasu T, Yoshida T, Maekawa M, Saitoh S, et al. Extensive but hemiallelic methylation of the hMLH1 promoter region in early-onset sporadic colon cancers with microsatellite instability. Clin Gastroenterol Hepatol. 2004;2(2):147-56.
112. Suter CM, Martin DI, Ward RL. Germ-line epimutation of MLH1 in individuals with multiple cancers. Nat Genet. 2004;36:497-501.
113. Hitchins MP, Wong JJ, Suthers G, Suter CM, Martin DI, Hawkins NJ, et al. Inheritance of a cancer-associated MLH1 germ-line epimutation. N Engl J Med. 2007;356(7):697-705.

114. Hitchins M, Williams R, Cheong K, Halani N, Lin VA, Packham D, et al. MLH1 germline epimutations as a factor in hereditary nonpolyposis colorectal cancer. Gastroenterology. 2005;129:1392-1399.
115. Felton KEA, Gilchrist DM, Andrew SE. Constitutive deficiency in DNA mismatch repair. Clin Genet. 2007;71:483-498.
116. Bandipalliam P. Syndrome of early onset colon cancers, hematologic malignancies & features of neurofibromatosis in HNPCC families with homozygous mismatch repair gene mutations. Familial Cancer. 2005;4:323-333.
117. Menko FH, Kaspers GL, Meijer GA, Claes K, van Hagen JM, Gille JJP. A homozygous MSH6 mutation in a child with cafe´-au-lait spots, oligodendroglioma and rectal cancer. Familial Cancer. 2004;3:123-127.
118. Chaturvedi P, Eng WK, Zhu Y, Mattern MR, Mishra R, Hurle MR, et al. Mammalian Chk2 is a downstream effector of the ATM-dependent DNA damage checkpoint pathway. Oncogene. 1999;18:4047-4054.
119. Brown AL, Lee CH, Schwarz JK, Mitiku N, Piwnica-Worms H, Chung JH. A human Cds1-related kinase that functions downstream of ATM protein in the cellular response to DNA damage. Proc. Natl Acad Sci. 1999;USA.96:3745-3750.
120. Lee JS, Collins KM, Brown AL, Lee CH, Chung JH. hCds1-mediated phosphorylation of BRCA1 regulates the DNA damage response. Nature. 2000;404:201-204.
121. Wasielewski M, Vasen H, Wijnen J, Hooning M, Dooijes D, Tops C, et al. CHEK2 1100delC is a susceptibility allele for HNPCC-related colorectal cancer. Clin Cancer Res. 2008;4(15):4989-94.
122. Suchy J, Cybulski C, Wokołorczyk D, Oszurek O, Górski B, Debniak T, et al. CHEK2 mutations and HNPCC-related colorectal cancer. Int J Cancer. 2010;126(12):3005-9.
123. Bachinski LL, Olufemi SE, Zhou X, Wu CC, Yip L, Shete S, et al. Genetic mapping of a third Li-Fraumeni syndrome predisposition locus to human chromosome 1q23 Cancer Res. 2005;65(2):427-31.
124. Mueller-Koch Y, Vogelsang H, Kopp R, Lohse P, Keller G, Aust D, et al. Hereditary non-polyposis colorectal cancer: clinical and molecular evidence for a new entity of hereditary colorectal cancer. Gut. 2005;54(12):1733-40.
125. Hendriks YM, Wagner A, Morreau H, Menko F, Stormorken A, Quehenberger F, et al. Cancer risk in hereditary nonpolyposis colorectal cancer due to MSH6 mutations: impact on counseling and surveillance. Gastroenterology. 2004;127(1):17-25.
126. Boland CR, Koi M, Chang DK Carethers JM. The biochemical basis of microsatellite instability and abnormal immunohistochemistry and clinical behavior in Lynch syndrome: bench to bedside. Fam Cancer 2008;7:41-52.
127. Boland CR. Evolution of the nomenclature for the hereditary colorectal cancer syndromes. Fam Cancer. 2005;4:211-8.
128. Tanyi M, Olasz J, Lukács G, Csuka O, Tóth L, Szentirmay Z, et al. Pedigree and genetic analysis of a novel mutation carrier patient suffering from hereditary nonpolyposis colorectal cancer. World J Gastroenterol. 2006;12(8):1192-7.

SEÇÃO 34-2

TRATAMENTO CIRÚRGICO DA SÍNDROME DE LYNCH

Raul Cutait ■ Guilherme Cutait de Castro Cotti

INTRODUÇÃO

A síndrome de Lynch, principal síndrome hereditária de predisposição ao câncer colorretal, é causada pela mutação germinativa em genes de reparo do DNA do complexo MMR (*mismatch repair*). Estima-se que o risco de um indivíduo com uma mutação identificada em um desses genes de desenvolver câncer colorretal seja de 28-75% para homens e 24-52% para mulheres.[1] O Quadro 34-2-1 traz os principais tipos de câncer associados à síndrome de Lynch e o risco de desenvolvimento de cada um dele.

Praticamente todas as principais recomendações cirúrgicas sobre pacientes acometidos pela Síndrome de Lynch são baseadas em escassa evidência científica. Ainda assim, esses pacientes são submetidos frequentemente a cirurgias com caráter curativo, paliativo e profilático.[2]

CÓLON E RETO

Na síndrome de Lynch, os pacientes apresentam um risco aumentado para o desenvolvimento de tumores colorretais sincrônicos e metacrônicos. O risco de tumor colorretal sincrônico nestes pacientes é estimado entre 6 a 18%, enquanto o risco de tumor colorretal metacrônico pode chegar a 40% (após 10 anos da ressecção da lesão primária) e 72% (após 40 anos da cirurgia do tumor primário).[3-5] De fato, estudos reportam um risco de câncer de cólon metacrônico variando entre 17% a 45% em pacientes com Síndrome de Lynch submetidos à tratamento de câncer de reto.[6,7] Os membros de famílias sabidamente com síndrome de Lynch podem se apresentar nas seguintes condições:

1. *Pacientes com tumor de cólon:* devido ao risco de desenvolvimento de tumores metacrônicos, a colectomia total com confecção de anastomose ileorretal intraperitoneal é frequentemente mencionada como uma alternativa para esses pacientes. Contudo, não existe evidência científica prospectiva ou mesmo retrospectiva que comprove benefício de sobrevida para pacientes submetidos à essa cirurgia quando comparados com pacientes submetidos à colectomia segmentar e colonoscopias periódicas de controle.[2] Recente estudo retrospectivo demonstrou maior incidência de câncer colorretal metacrônico e maior incidência de reoperações abdominais em pacientes com síndrome de Lynch submetidos à colectomias segmentares do que naqueles tratados por meio de colectomias totais. Contudo, não houve benefícios em termos de sobrevida entre os dois grupos analisados.[8] Da mesma forma, há modelos matemáticos publicados que julgam a colectomia total equivalente à colectomia segmentar com seguimento endoscópico mesmo quando avaliada a questão de qualidade de vida.[9]
No presente, a Society of Surgical Oncology e a American Society of Clinical Oncology recomendam que sejam oferecidas aos pacientes ambas as alternativas: colectomia total com ileorreto anastomose ou colectomia segmentar com colonoscopias anuais de seguimento,[10] devendo ser ponderados os receios e a vontade do paciente.
É importante lembrar que, mesmo quando submetidos à colectomia total com ileorretoanastomose, existe a necessidade de seguimento endoscópico do reto remanescente, uma vez que o risco de câncer no reto é de cerca de 12% após 10 a 12 anos de seguimento.[11]
2. *Pacientes com tumor de reto:* o tumor de reto deve ser tratado de acordo com as melhores práticas (neoadjuvância e cirurgia, ou apenas cirurgia), com preservação esfincteriana quando possível em função da localização e outras características do tumor, lembrando que devido à faixa etária de muitos desses pacientes o mecanismo esfincteriano pode estar comprometido na sua qualidade funcional, o que requer a amputação de reto.[2] Caso prevaleça a proposta de se evitar um futuro tumor metacrônico, a cirurgia indicada é a proctocolectomia com anastomose ileoanal e bolsa ileal em J. De fato, estudos reportam um risco de câncer de cólon metacrônico variando entre 17% a 45% em pacientes com Síndrome de Lynch submetidos à tratamento de câncer de reto.[6,7] Contudo, devido à considerável morbidade dessa cirurgia e suas consequências funcionais, com impacto na qualidade de vida, é de se considerar a ressecção segmentar com colonoscopias anuais como uma alternativa mais atraente. Mesmo assim, a *Society of Surgical Oncoloy* e a *American Society of Clinical Oncology* sugerem expor as duas alternativas

Quadro 34-2-1. Risco de Desenvolvimento de Câncer na Síndrome de Lynch em Famílias com Mutações Identificadas em Algum dos Genes de Reparo

Câncer colorretal (homens)	28-75%
Câncer colorretal (mulheres)	24-52%
Câncer de endométrio	27-71%
Câncer de ovário	3-13%
Câncer gástrico	2-13%
Câncer de urotélio	1-12%
Câncer de sistema nervoso central	1-4%
Câncer de vesícula biliar/via biliar	2%
Câncer de intestino delgado	4-7%

*Adaptado de Vasen HF *et al.* J Med Genet 2007.[1]

para os pacientes, realçando que não existem vantagens em sobrevida entre uma e outra cirurgia.[10]

3. Pacientes com tumores sincrônicos: nos pacientes com síndrome de Lynch diagnosticados com tumores sincrônicos, a localização dos tumores acaba por determinar a conduta. Frequentemente estes pacientes serão submetidos a colectomia total com confecção de anastomose ileorretal intraperitoneal. Contudo, eventualmente, no caso de ambos tumores serem muito próximos, o cirurgião pode considerar a realização de colectomia segmentar. Da mesma forma, se um dos tumores estiver localizado no reto, a conduta deverá ser individualizada caso a caso. O raciocínio que suporta estas condutas baseia-se na argumentação apresentada acima nos itens 1 e 2.
4. *Pacientes já submetidos à colectomia segmentar:* essa situação pode ocorrer quando o diagnóstico de síndrome de Lynch não era conhecido no momento da cirurgia ou, então, por ter sido a preferência do paciente quando do tratamento da neoplasia. Embora possa ser indicada a colectomia complementar, a tendência é indicar o seguimento periódico por meio de colonoscopias anuais ou bienais.[12] No caso de se diagnosticar uma segunda neoplasia cólica (metacrônica), recomenda-se a totalização da colectomia com confecção de anastomose ileorretal intraperitoneal. Nos casos onde o tumor metacrônico se localiza no reto, aspectos técnicos específicos da colectomia prévia (localização do tumor e quais artérias foram ligadas na origem) bem como a possibilidade de preservação esfincteriana (e qualidade da função evacuatória prevista) acabam definindo a extensão do procedimento a ser realizado.
5. *Pacientes com mutação sem tumor colorretal:* o risco de um portador de mutação relacionada com a síndrome de Lynch vir a desenvolver câncer colorretal é de até 75%.[1] Assim, cabe a discussão de se indicar a colectomia total profilática. Entretanto, não há subsídios científicos para se concluir que essa conduta seja superior em termos de sobrevida ao acompanhamento periódico com colonoscopias anuais ou bienais. Assim, diferentemente da polipose adenomatosa familiar onde se preconiza a realização de cirurgia antes do aparecimento de câncer colorretal, na Síndrome de Lynch discute-se a extensão da ressecção no momento do diagnóstico de adenocarcinoma colorretal ou adenoma grande [10]. Ambas as alternativas têm suas vantagens e desvantagens. A colectomia profilática elimina o risco de câncer de cólon, mas não o de reto, além de poder trazer alterações funcionais significantes. O advento da via laparoscópica, que se associa a melhor recuperação pós-operatória, resultados estéticos mais satisfatórios e um menor índice de hérnias incisionais poderia ser considerada um fator que favoreceria a indicação de cirurgia.[13] Já as colonoscopias a intervalos relativamente curtos teoricamente permitem que se faça o diagnóstico de lesões tumorais na fase de pólipos e, através de polipectomias, poder-se-ia eliminar o risco do câncer. Essa alternativa depende da adesão do paciente ao exame e, na prática, do acesso a ele ao longo da vida.[7,10,14] Pacientes com mutação identificada em genes do complexo MMR e cólon e reto sem lesões, dificilmente são candidados à cirurgia profilática. Justificar-se-ia tal conduta neste cenário apenas se o paciente tiver baixa aderência à colonoscopias periódicas ou se o seguimento colonoscópico fosse impraticável por outras justificativas.[7,10]

ÚTERO E OVÁRIOS: CIRURGIA PROFILÁTICA

Mulheres de famílias com síndrome de Lynch têm um risco cumulativo de 27% a 71% de desenvolverem câncer de endométrio até os 70 anos de idade e risco de até 13% de desenvolverem câncer de ovário.[1,15,16] Quando mulheres de famílias portadoras de mutações no gene *MSH6* são analisadas, o risco de câncer de endométrio é maior que o de câncer colorretal.[15] A idade média de diagnóstico de câncer de endométrio é de 48 anos (mutação em *MLH1*), 49 anos (mutação em *MSH2*) e 54 anos (mutação em *MSH6*).[15] Assim, tendo em vista essas informações, deve-se discutir com mulheres portadoras de mutações em genes de reparo a indicação de histerectomia e salpingooforectomia bilateral profiláticas, levando-se em conta a fase da mulher (menopausa ou pós-menopausa). Em estudo retrospectivo, Schmeler *et al.*[16] mostraram que a cirurgia profilática reduziu dramaticamente o risco de câncer de endométrio e ovário, quando comparando o grupo operado com grupo pareado, onde 33% das mulheres desenvolveram câncer de endométrio e 5,5% câncer de ovário. É interessante notar que não existem estudos prospectivos avaliando a eficácia das diretrizes do rastreamento de câncer de endométrio em pacientes com síndrome de Lynch, o que dificulta sua comparação com os resultados de cirurgia profilática, também escassos.[2]

REFERÊNCIAS BIBLIOGRÁFICAS

1. Vasen HF, Möslein G, Alonso A, Bernstein I, Bertario L, Blanco I, et al. Guidelines for the clinical management of Lynch syndrome (hereditary non-polyposis cancer). J Med Genet. 2007;4(6):353-62.
2. Cutait R, Rodriguez-Bigas M. Surgical Management in Lynch Syndrome. In. Hereditary Colorectal Cancer. Ed. Rodriguez-Bigas M, Cutait R, Lynch P, Tomlinson I, Vasen H. Editora Springer. 2010; 301-311.
3. Fitzgibbons RJ Jr, Lynch HT, Stanislav GV, Watson PA, Lanspa SJ, Marcus JN, et al. Recognition and treatment of patients with hereditary nonpolyposis colon cancer (Lynch syndromes I and II). Ann Surg. 1987;206(3):289-95.
4. Aarnio M, Mecklin JP, Aaltonen LA, Nyström-Lahti M, Järvinen HJ. Life-time risk of different cancers in hereditary non-polyposis colorectal cancer (HNPCC) syndrome. Int J Cancer. 1995;0;64(6):430-3.
5. Box JC, Rodriguez-Bigas MA, Weber TK, Petrelli NJ. Clinical implications of multiple colorectal carcinomas in hereditary nonpolyposis colorectal carcinoma. Dis Colon Rectum. 1999;42(6):717-21.
6. Lee JS, Petrelli NJ, Rodriguez-Bigas MA. Rectal cancer in hereditary nonpolyposis colorectal cancer. Am J Surg. 181(3):207-10.
7. Vasen HF, Nagengast FM, Khan PM. Interval cancers in hereditary non-polyposis colorectal cancer (Lynch syndrome). Lancet. 1995;345(8958):1183-4.
8. Natarajan N, Watson P, Silva-Lopez E, Lynch HT. Comparison of extended colectomy and limited resection in patients with Lynch syndrome. Dis Colon Rectum. 2010;53(1):77-82.
9. Maeda T, Cannom RR, Beart RW Jr, Etzioni DA. Decision model of segmental compared with total abdominal colectomy

for colon cancer in hereditary nonpolyposis colorectal cancer. J Clin Oncol. 2010;1;28(7):1175-80.
10. Guillem JG, Wood WC, Moley JF, Berchuck A, Karlan BY, Mutch DG, et al. ASCO/SSO review of current role of risk-reducing surgery in common hereditary cancer syndromes. J Clin Oncol. 2006;24(28):4642-60.
11. Rodriguez-Bigas MA, Vasen HF, Pekka-Mecklin J, Myrhøj T, Rozen P, Bertario L, et al. Rectal cancer risk in hereditary nonpolyposis colorectal cancer after abdominal colectomy. International Collaborative Group on HNPCC. Ann Surg. 1997;225(2):202-7.
12. Vasen HF, Abdirahman M, Brohet R, Langers AM, Kleibeuker JH, van Kouwen M, et al. One to 2-year surveillance intervals reduce risk of colorectal cancer in families with Lynch syndrome. Gastroenterology. 2010;138(7):2300-6.
13. Pocard M, Pomel C, Lasser P. Laparoscopic prophylactic surgery for HNPCC gene mutation carrier: has the time come? Lancet Oncol. 2003;4(10):637-8.
14. de Vos tot Nederveen Cappel WH, Buskens E, van Duijvendijk P, Cats A, Menko FH, Griffioen G, et al. Decision analysis in the surgical treatment of colorectal cancer due to a mismatch repair gene defect. Gut. 2003;52(12):1752-5.
15. Hendriks YM, Wagner A, Morreau H, Menko F, Stormorken A, Quehenberger F, et al. Cancer risk in hereditary nonpolyposis colorectal cancer due to MSH6 mutations: impact on counseling and surveillance. Gastroenterology. 20004;27(1):17-25.
16. Schmeler KM, Lynch HT, Chen LM, Munsell MF, Soliman PT, Clark MB, et al. Prophylactic surgery to reduce the risk of gynecologic cancers in the Lynch syndrome. N Engl J Med. 2006;354(3):261-9.

SEÇÃO 34-3

RASTREAMENTO E ACONSELHAMENTO GENÉTICO

Vanessa Nascimento Kozak

RASTREAMENTO UNIVERSAL: "*EVERYONE IS THE NEW 3-2-1*"

Desde a publicação da primeira edição do Tratado da nossa Sociedade, em 2012, vem ocorrendo uma evolução exponencial das tecnologias de Biologia Molecular. Com isso, houve importante redução dos custos e ampliação do acesso a técnicas como o sequenciamento genético, que permite a identificação de mutações (que daqui em diante chamaremos de variantes) genéticas causais de doenças hereditárias. Toda essa evolução, embora um pouco distante da realidade do cirurgião, impacta diretamente na forma como a síndrome de Lynch (SL) deve ser diagnosticada e manejada atualmente, trazendo a necessidade de melhor compreensão do processo de identificação desses pacientes pelo profissional que está na porta de entrada do câncer colorretal no sistema de saúde: o Coloproctologista.

Historicamente, os livros-textos e aulas sobre a síndrome de Lynch citam os critérios clínico de Amsterdam I,[1] Amsterdam II[2] e Bethesda[3] para a caracterização clínica da SL (vide capítulo 34.1). De fato, tais critérios, além da importância histórica, ajudam a identificar pacientes e famílias que merecem atenção diferenciada. Porém, a associação persistente desses critérios com a SL ao longo dos anos traz um possível efeito indesejado: a percepção errônea de que apenas os casos que os preencham mereceriam prosseguir com a investigação. Essa conclusão não poderia estar mais equivocada, já que diversos estudos já demonstraram a baixa sensibilidade desses critérios na identificação de pacientes com a síndrome,[4] o que leva ao subdiagnóstico.[5] É papel do Coloproctologista evitar falhas na identificação de famílias com SL, visto que o diagnóstico desses indivíduos e a sua inserção em programas de rastreamento adequados resultam numa significativa diminuição da incidência e da mortalidade por câncer colorretal.[6,7] Considerando todos esses fatores, a National Comprehensive Cancer Network (NCCN) recomenda, desde a versão publicada em 2016, a estratégia conhecida como **rastreamento universal** da síndrome de Lynch.[8]

O rastreamento universal consiste em realizar imuno-histoquímica (IHQ) e/ou pesquisa molecular de instabilidade de microssatélites (MSI) em TODOS os adenocarcinomas colorretais (assim como os endometriais), independentemente da idade, da presença de outros tumores ou da história familiar do paciente. Conforme explicado no Capítulo 34-1, a deficiência de proteínas *mismatch repair* (dMMR) na IHQ ou a presença de alta instabilidade de microssatélites (MSI-h) na pesquisa molecular de MSI representam os marcos moleculares da SL, estando presentes em cerca de 90% dos tumores colorretais desses pacientes.[9] Sendo assim, a ideia do rastreamento universal é se utilizar dessas características frequentes nos tumores de pacientes com SL para identificar a maior quantidade possível de portadores da síndrome. Apesar da MSI-h não ser um achado exclusivo da SL,[10] a adoção dessa estratégia de "varredura" é de suma importância na jornada contra o subdiagnóstico, considerando que muitos casos não atendem aos critérios clínicos e portanto poderiam passar despercebidos,[11] resultando na perda da oportunidade diagnóstica não só daquele paciente, mas também dos seus familiares saudáveis, que poderiam se beneficiar da adoção de medidas de prevenção adequadas ao seu risco. Atualmente, a NCCN recomenda que o rastreamento universal com IHQ e/ou pesquisa molecular de MSI seja realizada não só nos tumores colorretais e de endométrio, mas também nos de intestino delgado, ovário, estômago, pâncreas, vias biliares, sistema nervoso central, bexiga, urotélio, córtex da adrenal e neoplasias sebáceas. A presença de dMMR ou MSI-h nesses tumores, ou em qualquer tumor de qualquer sítio, deve desencadear a continuidade da investigação.[8] É importante notar que a pesquisa de MSI em diversos tumores se difundiu muito desde a aprovação sítio-agnóstica do uso do pembrolizumabe (anticorpo monoclonal anti-PD1) para tratamento de tumores metastáticos ou irressecáveis apresentando MSI-h,[12] e pacientes com tumores dMMR/MSI-h identificados nesse cenário deveriam seguir para investigação de SL. Sobre a técnica utilizada para rastreamento (IHQ *versus* pesquisa molecular de MSI), é bem conhecida a alta taxa de concordância entre elas, com evidências recentes demonstrando uma discreta vantagem da pesquisa de MSI em termos de sensibilidade, embora a IHQ seja em geral mais factível[9]; podem também ser realizadas ambos os métodos de maneira complementar.[8] Devido às raras mas possíveis divergências entre as técnicas, a diretriz de utilização técnica atual da Agência Nacional de Saúde Suplementar (ANS) orienta que, em pacientes que iniciaram sua investigação para SL através de IHQ e tiveram resultado normal, deve-se seguir com pesquisa de MSI.[13]

Conforme já citado acima, apesar da dMMR/MSI-h ser frequentemente encontrada nos tumores de pacientes com SL, é importante lembrar que não se trata de um achado exclusivo da síndrome. Inclusive, ao contrário do que se possa imaginar, a maioria dos tumores dMMR/MSI-h tem essa característica devido a mecanismos esporádicos (ou seja, sem relação com hereditariedade), como hipermetilação da região promotora do gene *MLH1* ou mutação somática bialélica ("*double hit*") de um dos genes MMR.[9,10] Pode parecer confuso, mas a conta é simples: conforme citado no capítulo 34.1, a instabilidade de microssatélites está presente em cerca de 90% dos CCR de pacientes com SL e em 10-15% dos CCR esporádicos[14]; porém, a SL representa apenas 3-5% do total de casos de CCR[9]. A Figura 34-3-1 demonstra, de forma proporcional, a ocorrência de dMMR/MSI-h esporádica e por SL.

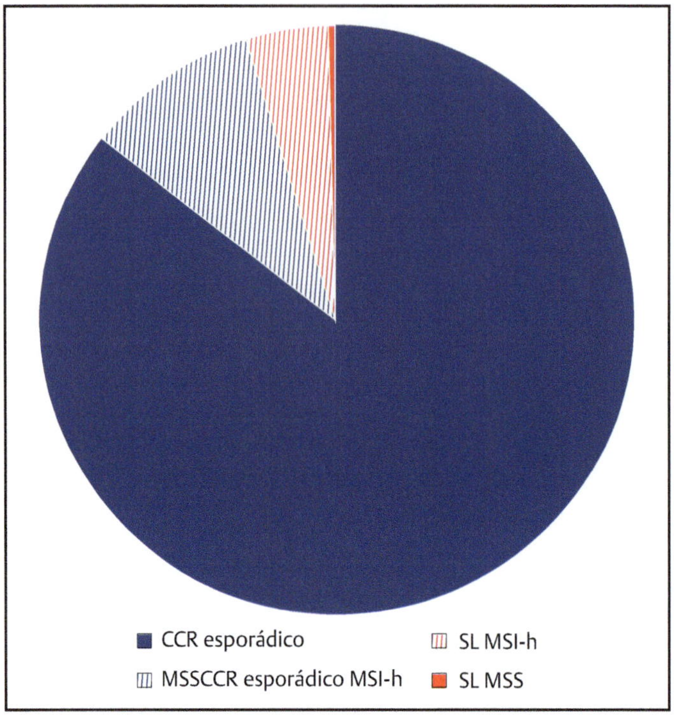

Fig. 34-3-1. Incidência de dMMR/MSI-h em tumores colorretais esporádicos e relacionados com a síndrome de Lynch. Os tons de azul representam os tumores esporádicos e os tons de vermelho representam os tumores por SL. As cores sólidas representam os tumores MSS e as cores com listras, os tumores MSI-h. Para fins de simplificação, foi desconsiderada a ocorrência de outros tipos de tumores hereditários (5% Lynch em vermelho, 95% não Lynch em azul).

Tendo em vista que a maioria dos casos de dMMR/MSI-h não se deve à SL, estratégias adicionais para descartar a necessidade de investigação adicional nesses casos são bem-vindas. Nesse contexto, em paciente cuja IHQ demonstre perda de *MLH1/PMS2*, pode ser realizada a pesquisa da mutação *BRAF* V600E no tumor. Em tese, a presença dessa mutação e a SL são mutuamente exclusivas, de modo que, não havendo outros comemorativos que sugiram hereditariedade, a investigação poderia ser interrompida na presença da mutação.[8] A mutação *BRAF* V600E denota perda de *MLH1/PMS2* por hipermetilação da região promotora de *MLH1*, evento especialmente frequente em pacientes mais idosos, do sexo feminino e com tumores no cólon direito.[15]

Uma vez entendida e adotada a estratégia de rastreamento universal, é essencial também manter em mente que nem todos os tumores de pacientes com SL terão dMMR/MSI-h. Por várias razões, que vão das lacunas técnicas da IHQ e da pesquisa molecular de MSI até a possibilidade de carcinogênese por outras vias em pacientes com SL,[16-18] tumores com IHQ normal (pMMR, do inglês, *proficient mismatch repair*) ou com estabilidade de microssatélites (MSS – *microsatellite stable*) podem ser encontrados em poucos casos. Além disso, existem outras síndromes de predisposição a câncer colorretal clinicamente relevantes, mas com tumores pMMR/MSS.[19] Portanto, um paciente que seja suspeito para predisposição hereditária a câncer, seja por sua história pessoal ou familiar, deve ser encaminhado para aconselhamento genético independente do resultado do rastreamento universal da SL. O fluxograma na Figura 34-3-2 resume a jornada de investigação para predisposição hereditária ao câncer colorretal, se iniciando pelo rastreamento universal e se desdobrando em diversos desfechos, do câncer esporádico à síndrome de Lynch, passando por outras síndromes.

Ressalta-se, por fim, que idealmente a realização de IHQ e/ou pesquisa molecular de MSI deveria ser feita no material de biópsia da colonoscopia, o que traria vantagens como a possibilidade de discussão de colectomia ampliada em pacientes com a síndrome (conforme exposto no capítulo 34-2), além de evitar resultados alterados por exposição a quimioterapia e radioterapia em tumores retais.[8] Porém, apesar da sua grande relevância, a estratégia de rastreamento universal ainda é subutilizada – e provavelmente pouco conhecida – no nosso meio.[20,21] Estudos norte-americanos demonstram que apenas 15-30% dos pacientes com CCR são testados,[9] sendo a estratégia de rastreamento universal mais bem estabelecida em grandes centros acadêmicos e menos disponível para populações minoritárias.[22,23] Concluímos então que o Coloproctologista tem um papel primordial no diagnóstico da SL através da divulgação e instituição do rastreamento universal na sua prática clínica, podendo inclusive representar a única oportunidade de identificação e manejo adequado desses pacientes.

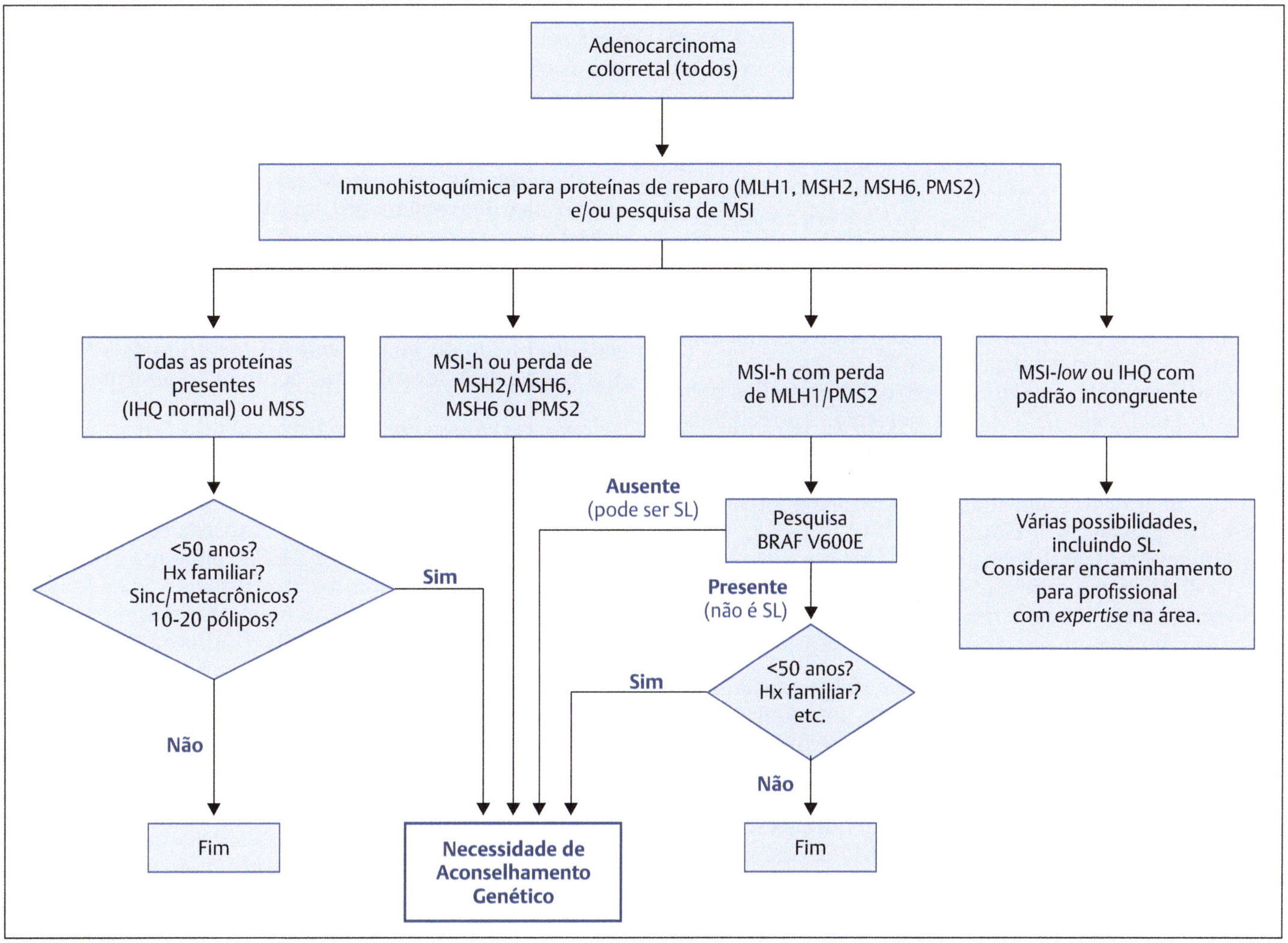

Fig. 34-3-2. Investigação de SL ou outras formas hereditárias de predisposição a câncer no paciente com câncer colorretal. A jornada dos pacientes com câncer colorretal se inicia com o rastreamento universal da SL, mas independente do resultado, outras possibilidades de predisposição devem ser descartadas antes de se encerrar a investigação de hereditariedade.

DIAGNÓSTICO MOLECULAR E NOMENCLATURA

Uma vez identificados os pacientes suspeitos para SL através do rastreamento universal em material tumoral, o próximo passo é a testagem molecular germinativa (que chamaremos, daqui em diante, de teste genético), ou seja: sequenciamento de DNA extraído de sangue ou saliva, para buscar se há alguma variante (mutação) de origem germinativa em um dos genes *MMR* (*MLH1, MSH2, MSH6, PMS2*) ou *EPCAM*. Devido à já comentada difusão das técnicas de Biologia Molecular, nos últimos anos ocorreu uma redução vertiginosa dos custos do sequenciamento de DNA. O sequenciamento do mesmo genoma que consumiu 10 anos de trabalho e bilhões de dólares no Projeto Genoma, hoje é realizado em horas a um custo de cerca de mil dólares.[24] Com isso, torna-se progressivamente mais acessível a testagem genética de pacientes com câncer. No caso de rastreamento universal positivo, está indicada a realização de teste genético que investigue minimamente os cinco genes relacionados à SL, mas os testes comercialmente disponíveis em geral incluem não só os cinco, mas sim os principais genes clinicamente acionáveis relacionados a predisposição a câncer – são os chamados painéis multigene.[25] Muito embora nem sempre o Coloproctologista se sinta apto para solicitar e interpretar esses testes, podendo ser necessária a ajuda de colegas com o devido expertise, é interessante saber, para fins de orientação dos pacientes, que o preço aproximado desses testes no Brasil hoje (2023) é de cerca de 1.500 reais. No caso de CCR dMMR/MSI-h, é prevista cobertura do teste genético englobando os genes da SL pelos planos de saúde, segundo o rol da ANS publicado em 2021.[13]

Os testes genéticos se fizeram mais disponíveis nos últimos 5 a 10 anos, podendo haver uma resistência inicial em relação à necessidade do diagnóstico molecular por parte dos profissionais que por muitos anos manejaram famílias de alto risco sem ter essa tecnologia em mãos. Apesar disso, atualmente a realização de testagem molecular germinativa está formalmente indicada para pacientes suspeitos[8] e o termo "síndrome de Lynch" deve ser reservado para pacientes que realizaram teste genético que detectou uma variante em um dos genes *MMR* ou em *EPCAM*, pois os critérios de Amsterdam podem ser encontrados em famílias com outras síndromes de predisposição a câncer, assim como tumores dMMR/

MSI-h podem ocorrer em câncer esporádico ou em outras síndromes.[26,27] Sendo assim, podemos elencar uma lista de bons motivos para se fazer o diagnóstico molecular, entre eles:

1. *Sobreposição de fenótipos:* algumas famílias que preenchem critérios de Amsterdam podem ter mutações em outros genes, incluindo *CHEK2, BRCA1, BRCA2* e *TP53*, entre outros.[28] Além disso, tumores dMMR/MSI-h podem ocorrer em pacientes com mutações em *MUTYH, POLE* e *POLD1*.[29,30]
2. *Seguimento personalizado do paciente e de familiares:* o diagnóstico molecular pode determinar o intervalo adequado entre colonoscopias, outros órgãos em risco que necessitem de rastreamento diferenciado e também define o padrão de herança na família.
3. *Identificação de familiares em risco:* outro motivo nobre para a realização da testagem molecular é possibilidade de identificação de familiares saudáveis portadores da variante que aumenta seu risco para câncer. O diagnóstico molecular desses indivíduos oferece uma oportunidade real de prevenção de câncer.[31]
4. *A síndrome de Lynch é uma entidade heterogênea:* conforme discutiremos a seguir, hoje, mais do que nunca, está bem estabelecida a diferença de apresentação da SL causada por cada um dos diferentes genes MMR.[32]

Ressalte-se aqui também que, além da importância da realização de teste genético, existe atualmente uma nomenclatura em câncer colorretal hereditário que é pouco conhecida, mas muito importante para compreender as possibilidades listadas acima (e também a literatura científica) e para definir condutas clínicas. Para iniciar, devemos compreender que câncer colorretal hereditário não polipose (HNPCC) e SL não são sinônimos – o termo HNPCC engloba todas as famílias que preenchem critérios de Amsterdam, enquanto a SL é um diagnóstico molecular definido pela presença de variante germinativa em gene MMR, independente da história familiar.[26,27] Famílias que preenchem critérios clínicos de Amsterdam (HNPCC) mas cujos tumores são pMMR/MSS são denominadas "Câncer Colorretal Familial do Tipo X" (CCFTX). Essa denominação engloba um grupo provavelmente heterogêneo do ponto de vista molecular, mas com importância clínica devido ao risco maior de CCR do que a população geral (embora menor que para SL), a princípio sem risco de câncer extracolônico.[33,34] A realização de teste genético desses pacientes pode revelar variantes em genes cujo manejo de risco é completamente diferente da SL.[28] Existem também pacientes com tumores dMMR/MSI-h que, quando submetidos a teste genético, não tem mutação germinativa nos genes MMR detectada. Esses casos são definidos como síndrome Lynch-*like* (LLS).[20,26,27] Existem várias possíveis explicações para esses casos, entre elas: 1. presença de mutação germinativa nos genes MMR não detectável pelos métodos atuais; 2. presença de mutação germinativa em outros genes (conhecidos ou não) que leva à dMMR/MSI-h; 3. tumores com inativação bialélica somática de um dos genes de reparo que, por se tratar de evento somático (esporádico), não necessitariam de seguimento diferenciado (alguns autores defendem que se não houver critérios de Amsterdam, essa última hipótese poderia ser assumida[26]). Um estudo recente sugere que uma grande parte da LLS se deve à ocorrência de ***double hit***,[9] porém, se não for possível descartar mecanismos somáticos e a história familiar preencher critérios de Amsterdam, é prudente manter o plano de rastreamento semelhante ao realizado para pacientes com SL até que haja mais evidência sobre a LLS.[8,35] Fica então bem demonstrado que as condutas diferem amplamente entre esses diferentes casos, e que a categorização que dá origem à nomenclatura é útil tanto para auxiliar no entendimento dos mecanismos de doença quanto para definição de manejo clínico.

Cabe reforçar novamente que, caso o Coloproctologista não tenha tido treinamento em sua formação para solicitar e interpretar testes genéticos, não deve hesitar em recorrer à ajuda de colegas Coloproctologistas, Oncologistas ou Geneticistas com expertise na área, visto que o teste genético não deve ser prescrito sem a realização de aconselhamento genético prévio. Ao contrário, a IHQ/pesquisa de MSI no tumor pode e deve ser solicitada por todo Coloproctologista.

ACONSELHAMENTO GENÉTICO: MANEJO GENE-ESPECÍFICO

Historicamente, são conhecidas e citadas as particularidades fenotípicas relacionadas à SL causada por cada um dos diferentes genes: a relação de *MSH2* com a maior ocorrência de tumores extracolônicos[36]; os tumores de endométrio como a principal manifestação em portadores de variantes em *MSH6*[37]; e a aparente menor penetrância da SL por *PMS2*.[38] Talvez, em um dado momento, essas diferenças fossem entendidas como pormenores – o famoso "rodapé de livro". Porém, com a maior disponibilidade do diagnóstico molecular e avanço dos bancos de dados de câncer hereditário, incluindo o *Prospective Lynch Syndrome Database* (PLSD), um registro europeu que atualmente reúne dados de mais de oito mil pacientes com SL de 25 países,[39] ficou claro que as diferenças de manifestação da SL pelos diferentes genes são muito gritantes para serem ignoradas.[32] Dessa forma, a partir de 2020, a NCCN, que até então publicava um protocolo único de rastreamento para pacientes SL, passou a desmembrá-lo em tabelas de riscos e de condutas individualizadas para cada um dos quatro genes MMR,[8] em compasso com a nova era da Medicina de Precisão. Para fins de riscos e rastreamento, *EPCAM* é descrito juntamente com *MSH2*, visto que o mecanismo pelo qual *EPCAM* causa a SL é por inativação epigenética de *MSH2*.

O Quadro 34-3-1 detalha os riscos atualizados de câncer por gene para os principais órgãos acometidos pela síndrome de Lynch.[32] A grosso modo, de forma didática e resumida, poderíamos "dividir" a SL em três apresentações:

1. *MLH1* e *MSH2/EPCAM* causam um fenótipo de alta penetrância, com riscos de ocorrência de qualquer câncer ao longo da vida de até 70-80%, sendo os sítios gastrointestinais (colorretal, estômago, delgado e vias biliares) os mais afetados por variantes em *MLH1*, enquanto os extracolônicos em geral (principalmente os uroteliais e as neoplasias sebáceas) tem maior ocorrência em *MSH2*.
2. *MSH6* causa um fenótipo de moderada penetrância, com riscos de ocorrência de qualquer câncer ao longo da vida em torno de 40-60%, às custas de uma diminuição dos riscos de CCR, mas risco de tumores ginecológicos quase mantidos em relação a *MLH1* e *MSH2*.
3. B*PMS2* causa um fenótipo de baixa penetrância, com riscos de ocorrência de qualquer câncer ao longo da vida em torno de 35%, sendo o risco de CCR de apenas 10-20%, sem aumento de risco observado antes dos 50 anos de idade.

Quadro 34-3-1. Risco e Idade Média de Apresentação de Câncer por Órgão na SL por Diferentes Genes. Para fins de Interpretação, os Números Devem ser Comparados com os Riscos de cada Câncer na População Geral, Apresentados entre Parênteses na Primeira Coluna

Órgão (risco de câncer para a população geral)	*MLH1*		*MSH2/EPCAM*		*MSH6*		*PMS2*	
	Idade[1]	Risco[2]	Idade[1]	Risco[2]	Idade[1]	Risco[2]	Idade[1]	Risco[2]
Colorretal (4,1%)	44 anos	46-61%	44 anos	33%-52%	42-69 anos	10-44%	61-66 anos	8,7-20%
Endométrio (3,1%)	49 anos	34-54%	47-48 anos	21-57%	53-55 anos	16-49%	49-50 anos	13-26%
Ovário (1,1%)	46 anos	4-20%	43 anos	8-38%	46 anos	≤ 1-13%	51-59 anos	1,3-3%
Urotelial alto (DND)	59-60 anos	0,2-5%	54-61 anos	2,2-28%	65-69 anos	0,7-5,5%	DND	≤ 1-3,7%
Bexiga (2,3%)	59 anos	2-7%	59 anos	4,4-12,8%	71 anos	1,0-8,2%	71 anos	≤ 1-2,4%
Estômago (0,8%)	52 anos	5-7%	52 anos	0,2-9,0%	DND	≤ 1-7,9%	DND	DND
Int. delgado (0,3%)	47 anos	0,4-11%	48 anos	1,1-10%	54 anos	≤ 1-4%	DND	0,1-0,3%
Pâncreas (1,7%)	DND	6,2%	DND	0,5-1,6%	DND	1,4-1,6%	DND	≤ 1-1,6%
Vias biliares (DND)	50 anos	1,9-3,7%	57 anos	0,02-1,7%	DND	0,2 -≤ 1%	DND	0,2- ≤ 1%
Próstata (12.6%)	63 anos	4,4-13,8%	59-63 anos	3,9-23,8%	63 anos	2,5-11,6%	DND	4,6-11,6%
Mama (12%)	Dados insuficientes no momento para afirmar risco aumentado de câncer de mama em SL							
SNC (0,5%)	DND	0,7-1,7%	DND	2.5-7.7%	43-54 anos	0,8-1,8%	40 anos	0,6-≤ 1%
Pele (DND)	O risco de ceratoacantomas e adenomas/adenocarcinomas sebáceos é aumentado em pacientes com SL, mas dados específicos de riscos cumulativos e idade não estão disponíveis							

1. A coluna "idade" representa a idade média de diagnóstico do câncer para aquele órgão, por gene.
2. A coluna "risco" representa o risco cumulativo de diagnóstico do câncer para aquele órgão até os 80 anos de idade.
DND: dados específicos não disponíveis.
Adaptado de NCCN Clinical Practice Guidelines in Oncology. Genetic / Familial High-Risk Assessment: Colorectal 1.2023.

Dessa forma, podemos dizer que nos dias de hoje, seria errado informar os mesmos riscos e oferecer as mesmas estratégias de rastreamento para um paciente com SL por *MLH1* e outro com SL por *PMS2*, por exemplo.

Nas estratégias de rastreamento e prevenção de CCR, as mudanças propostas com os protocolos gene-específicos são que, enquanto os pacientes com mutações de *MLH1* e *MSH2/EPCAM* permanecem com indicação de iniciar suas colonoscopias aos 20-25 anos com intervalos de 1 a 2 anos, para *MSH6* e *PMS2* a idade de início foi postergada para 30-35 anos com intervalos de 1 até 3 anos.[8] Em relação à discussão sobre a extensão da colectomia para pacientes com SL e CCR, conforme discutido no capítulo 34.2, sabe-se que a realização da colectomia total em detrimento da segmentar é uma boa opção, a depender da idade e condições clínicas do paciente, devido ao risco significativo de lesões metacrônicas. Porém, o novo protocolo gene-específico coloca que para *PMS2*, pela ausência de evidências de aumento de risco de lesões metacrônicas na literatura, a colectomia segmentar pode ser a primeira escolha.[8]

Já para o câncer de endométrio, a discussão de histerectomia após a constituição da prole (em geral por volta dos 35-40 anos) deve ser considerada para todos os genes, enquanto a salpingo-ooforectomia poderia ser suprimida na SL por *PMS2*, dada a evidência insuficiente de risco aumentado de câncer de ovário para esse gene.[8] Devido à idade mais avançada de aparecimento de câncer nos pacientes com variantes em *PMS2* e os riscos relacionados à menopausa precoce, alguns estudos sugerem que, caso se opte por realizá-la, a histerossalpingo-ooforectomia poderia eventualmente ser postergada para mais próximo dos 50 anos de idade para esse gene.[40] É importante lembrar que o ultrassom transvaginal não tem sensibilidade suficiente para a detecção precoce de câncer de endométrio nem de ovário, devendo ficar claro para as mulheres com SL que essa não é a opção recomendada de rastreamento. Em mulheres que optem por não realizar a cirurgia, a histeroscopia com biópsia endometrial a cada 1-2 anos a partir dos 30-35 anos é uma opção com maior sensibilidade que o ultrassom, que pode ser considerada (reforçando que a cirurgia redutora de risco continua sendo a primeira escolha).[8,41] Além disso, as pacientes devem ser educadas em relação aos sintomas de tumores pélvicos, principalmente sangramento uterino anormal, para investigação precoce caso os apresentem.

Para tumores que não os colorretais e ginecológicos, as orientações de rastreamento são menos bem estabelecidas, muitas vezes definidas por opinião de especialistas. Um ótimo exemplo são os tumores uroteliais altos – embora a NCCN recomende se considerar realização de exame parcial de urina anual, principalmente em homens com variantes em *MSH2*, para buscar hematúria microscópica,[8] um estudo recente da *Cleveland Clinic* demonstrou que nenhum dos 19 pacientes com SL apresentando hematúria microscópica no rastreamento foi diagnosticado com câncer urotelial na investigação mais extensiva, enquanto 5 pacientes que foram diagnosticados com câncer urotelial no período tinham exames de rastreamento prévios normais.[42] Em relação aos tumores gástricos, recomenda-se realização de endoscopia digestiva alta (EDA) a partir dos

30-40 anos, com intervalos de 2 a 4 anos; a idade de início e os intervalos podem ser diminuídos em caso de forte história familiar de tumor gastrointestinal alto ou conforme achados. É recomendado realização de biópsias para pesquisa de *Helicobacter pylori* no exame inicial de pacientes com SL, e recomendado tratamento se presente, independente de sintomas.[8] Não há recomendação formal de rastreamento do intestino delgado, mas caso disponível, pode ser considerada a realização de *push enteroscopy* ao invés da EDA (incremento diagnóstico ainda desconhecido, recomendação não formal).[8] Para câncer de pâncreas, recomenda-se rastreamento para pacientes com variantes em *MLH1*, *MSH2* e *MSH6*, mas apenas caso haja pelo menos um parente de 1° ou 2° grau afetado por câncer de pâncreas; o rastreamento deve se iniciar aos 50 anos, anualmente, e os únicos exames estabelecidos para esse fim são a colangio--ressonância magnética e o ultrassom endoscópico.[8,43] Para todos os genes, pode-se considerar, em conjunto com o paciente, início de rastreamento de câncer de próstata aos 40 anos, sem mudanças do métodos utilizados (toque retal e PSA anuais).[8] Para tumores de sistema nervoso central, não há evidência de benefício de exames de rastreamento, não havendo portanto recomendação. Para os tumores de pele típicos da síndrome, pode-se considerar exame com Dermatologista com expertise no reconhecimento dessas lesões a cada 1-2 anos, principalmente nas famílias com histórico de neoplasias sebáceas ou ceratoacantomas (Muir-Torre).[8] Atualmente, não há evidência para seguimento diferenciado de mamas em pacientes com SL, e não cabe discussão de mastectomia redutora de risco em SL.[8]

Em relação a quimioprevenção, o estudo *Colorectal Adenoma/carcinoma Prevention Programme 2* (CAPP2) investiga, há anos, os possíveis efeitos antineoplásicos do uso da aspirina e do amido resistente (um componente das fibras dietéticas não digerível no delgado) em pacientes com SL. Esse estudo demonstrou que o grupo que utilizou 600 mg de aspirina ao dia por mais de dois anos evoluiu com menos casos de CCR em relação ao grupo controle (*hazard ratio* de 0,65; intervalo de confiança 95% 0,43-0,97; p = 0.035), com efeito aparente após 5 anos do início do uso.[44] Embora não tenha sido observada ocorrência significativa de efeitos colaterais com o uso de 600 mg de aspirina ao dia nesse estudo, a dose por óbvio causa desconforto na prescrição, sendo que a maior parte dos profissionais da área hoje recomenda doses menores aos seus pacientes, mesmo sem evidência – a individualização da dose é apoiada pela NCCN.[8] O estudo CAPP3, que investiga a eficácia de doses menores, está em andamento, mas sem resultados previstos antes de 2024. Recentemente, também tem ganhado destaque uma publicação sobre diminuição de risco de tumores gastrointestinais altos no grupo que utilizou amido resistente. Logo, uma dieta rica em fibras, que já é nossa recomendação clássica em Coloproctologia, deve ser estimulada em pacientes com SL, com destaque para bananas pouco maduras ("verdes") como uma fonte rica de amido resistente.[45]

No aconselhamento genético de pacientes com SL, há de se lembrar que além do risco de 50% de herança da síndrome de Lynch para a prole, caso dois indivíduos com síndrome de Lynch se casem, há um risco de 25% que tenham um filho com mutação bialélica (em homozigose) de gene MMR – a chamada deficiência constitucional de *mismatch repair* (DCMMR). A DCMMR é rara, relatada principalmente em famílias consanguíneas, e é considerada uma das síndromes mais agressivas de predisposição a câncer (vide capítulo 34-1).[46]

Por fim, concluímos que com o avanço da genômica e maior disponibilidade dos testes genéticos, é de suma importância que o Coloproctologista se familiarize cada vez mais com a nomenclatura em HNPCC, com a interpretação de testes genéticos, e com as recomendações cada vez mais personalizadas para pacientes com SL e outras formas de predisposição ao câncer colorretal. Devemos lembrar que somos os profissionais que recebem o CCR na sua porta de entrada, e eventualmente os únicos profissionais a tratar esses pacientes, estando nas nossas mãos, portanto, o importante papel de lutar contra o subdiagnóstico do CCR hereditário e de prevenir verdadeiramente o câncer colorretal.

REFERÊNCIAS BIBLIOGRÁFICAS

1. Vasen HFA, Mecklin JP, Meera Khan P, Lynch HT. The International Collaborative Group on Hereditary Non-Polyposis Colorectal Cancer (ICG-HNPCC). Dis Colon Rectum. 1991;34(5):424-425.
2. Vasen HFA, Watson P, Mecklin JP, Lynch HT. New clinical criteria for hereditary nonpolyposis colorectal cancer (HNPCC, Lynch syndrome) proposed by the International Collaborative Group on HNPCC. Gastroenterology. 1999;116(6):1453-1456.
3. Umar A, Boland CR, Terdiman JP, Syngal S, de la Chapelle A, Rüschoff J, et al. Revised Bethesda Guidelines for hereditary nonpolyposis colorectal cancer (Lynch syndrome) and microsatellite instability. J Natl Cancer Inst. 2004;96(4):261-268.
4. Syngal S, Fox EA, Eng C, Kolodner RD, Garber JE. Sensitivity and specificity of clinical criteria for hereditary non-polyposis colorectal cancer associated mutations in MSH2 and MLH1. J Med Genet. 2000;37(9):641-645.
5. Singh H, Schiesser R, Anand G, Richardson PA, El-Serag HB. Underdiagnosis of Lynch Syndrome Involves More Than Family History Criteria. Clin Gastroenterol Hepatol. 2010;8(6):523-529.
6. De Jong AE, Hendriks YMC, Kleibeuker JH, de Boer SY, Cats A, Griffioen G, et al. Decrease in mortality in Lynch syndrome families because of surveillance. Gastroenterology. 2006;130(3):665-671.
7. Engel C, Rahner N, Schulmann K, Holinski-Feder E, Goecke TO, Schackert HK, et al. Efficacy of Annual Colonoscopic Surveillance in Individuals With Hereditary Nonpolyposis Colorectal Cancer. Clin Gastroenterol Hepatol. 2010;8(2):174-182.
8. NCCN. NCCN Clinical Practice Guidelines in Oncology. Genetic / Familial High-Risk Assessment: Colorectal 1.2023. Published online 2023.
9. Pearlman R, Frankel WL, Swanson BJ, Jones D, Zhao W, Yilmaz A, et al. Prospective Statewide Study of Universal Screening for Hereditary Colorectal Cancer: The Ohio Colorectal Cancer Prevention Initiative. JCO Precis Oncol. 2021;5:779-791.
10. Haraldsdottir S, Hampel H, Tomsic J, Frankel WL, Pearlman R, de la Chapelle A, et al. Colon and endometrial cancers with mismatch repair deficiency can arise from somatic, rather than germline, mutations. Gastroenterology. 2014;147(6):1308-1316.
11. Espenschied CR, LaDuca H, Li S, McFarland R, Gau CL, Hampel H. Multigene panel testing provides a new perspective on Lynch syndrome. J Clin Oncol. 2017;35(22):2568-2575.
12. Lemery S, Keegan P, Pazdur R. First FDA approval agnostic of cancer site — When a biomarker defines the indication. N Engl J Med. 2017;377(15):1409-1412.
13. ANS. Rol de Procedimentos e Eventos em Saúde. Agência Nacional de Saúde Suplementar. Published 2021. https://www.gov.br/ans/pt-br/arquivos/assuntos/consumidor/o-que-seu-plano-deve-cobrir/Anexo_II_DUT_2021_RN_465.2021_TEA.AL.pdf

14. Chapelle AD La. Microsatellite Instability. N Engl J Med. 2003;349(3):209-210.
15. Ogino S, Nosho K, Kirkner GJ, Kawasaki T, Meyerhardt JA, Loda M, et al. CpG island methylator phenotype, microsatellite instability, BRAF mutation and clinical outcome in colon cancer. Gut. 2009;58:90-96.
16. Zhang L. Immunohistochemistry versus microsatellite instability testing for screening colorectal cancer patients at risk for hereditary nonpolyposis colorectal cancer syndrome: Part II. The utility of microsatellite instability testing. J Mol Diagnostics. 2008;10(4):301-307.
17. Shia J. Immunohistochemistry versus microsatellite instability testing for screening colorectal cancer patients at risk for hereditary nonpolyposis colorectal cancer syndrome: Part I. The utility of immunohistochemistry. J Mol Diagnostics. 2008;10(4):293-300.
18. Srinivasan P, Bandlamudi C, Jonsson P, Kemel Y, Chavan SS, Richards AL, et al. The context-specific role of germline pathogenicity in tumorigenesis. Nat Genet. 2021;53:1577-1585.
19. Yurgelun MB, Kulke MH, Fuchs CS, Allen BA, Uno H, Hornick JL, et al. Cancer susceptibility gene mutations in individuals with colorectal cancer. J Clin Oncol. 2017;35(10):1086-1095.
20. Campos FG, Figueiredo MN, Martinez CAR. Current evidence for universal molecular testing for colorectal cancer patients. J Coloproctology. 2017;37(3):174-178.
21. Kozak VN, de Souza Fonseca Ribeiro EM, Kozonoe MM, Ioshii SO, Casali da Rocha JC. When guidelines face reality - Lynch syndrome screening in the setting of public health system in a developing country. J Community Genet. 2022;13(1):19-29.
22. Karlitz JJ, Hsieh MC, Liu Y, Blanton C, Schmidt B, Jessup JM, et al. Population-based Lynch Syndrome Screening by Microsatellite Instability in Patients ≤50: Prevalence, Testing Determinants, and Result Availability Prior to Colon Surgery. Am J Gastroenterol. 2015;110(7):948-955.
23. Shaikh T, Handorf EA, Meyer JE, Hall MJ, Esnaola NF. Mismatch Repair Deficiency Testing in Patients With Colorectal Cancer and Nonadherence to Testing Guidelines in Young Adults. JAMA Oncol. 2018;4(2):e173580.
24. The cost of sequencing a human genome. National Human Genome Research Institute. Published 2016. https://www.genome.gov/27565109/the-cost-ofsequencing-a-human-genome/
25. Gallego CJ, Shirts BH, Bennette CS, Guzauskas G, Amendola LM, Horike-Pyne M, et al. Next-generation sequencing panels for the diagnosis of colorectal cancer and polyposis syndromes: A cost-effectiveness analysis. J Clin Oncol. 2015;33(18):2084-2091.
26. Kravochuck SE, Church JM. Hereditary non-polyposis colorectal cancer/Lynch syndrome in three dimensions. ANZ J Surg. 2017;87(12):1006-1010.
27. Kravochuck SE, Kalady MF, Burke CA, Heald B, Church JM. Defining HNPCC and Lynch syndrome: What's in a name? Gut. 2014;63(9):1525-1526.
28. Yurgelun MB, Allen B, Kaldate RR, Bowles KR, Judkins T, Kaushik P, et al. Identification of a Variety of Mutations in Cancer Predisposition Genes in Patients with Suspected Lynch Syndrome. Gastroenterology. 2015;149(3):604-613.
29. Jansen AM, Van Wezel T, Van Den Akker BE, Ventayol Garcia M, Ruano D, Tops CM, et al. Combined mismatch repair and POLE/POLD1 defects explain unresolved suspected Lynch syndrome cancers. Eur J Hum Genet. 2016;24(7):1089-1092.
30. Morak M, Heidenreich B, Keller G, Hampel H, Laner A, de la Chapelle A, et al. Biallelic MUTYH mutations can mimic Lynch syndrome. Eur J Hum Genet. 2014;22:1334-1337.
31. Hampel H. Genetic counseling and cascade genetic testing in Lynch syndrome. Fam Cancer. 2016;15(3):423-427.
32. Dominguez-Valentin M, Sampson JR, Seppälä TT, Ten Broeke SW, Plazzer JP, Nakken S, et al. Cancer risks by gene, age, and gender in 6350 carriers of pathogenic mismatch repair variants: findings from the Prospective Lynch Syndrome Database. Genet Med. 2020;22(1):15-25.
33. Lindor NM, Rabe K, Petersen GM, Haile R, Casey G, Baron J, et al. Lower cancer Incidence in Amsterdam-I Criteria Families Without Mismatch Repair Deficiency: Familial Colorectal Cancer Type X. J Am Med Assoc. 2005;293(16):1979-1985.
34. Bucksch K, Zachariae S, Aretz S, Büttner R, Holinski-Feder E, Holzapfel S, et al. Cancer risks in Lynch syndrome, Lynch-like syndrome, and familial colorectal cancer type X: A prospective cohort study. BMC Cancer. 2020;24(1):460.
35. Valle L. Recent Discoveries in the Genetics of Familial Colorectal Cancer and Polyposis. Clin Gastroenterol Hepatol. 2017;15(6):809-819.
36. Evans DG, Woodward ER, Lalloo F, Møller P, Sampson J, Burn J, et al. Are women with pathogenic variants in PMS2 and MSH6 really at high lifetime risk of breast cancer? Genet Med. 2018;21(8):1878-1879.
37. Møller P, Seppälä TT, Bernstein I, Holinski-Feder E, Sala P, Gareth Evans D, et al. Cancer risk and survival in path-MMR carriers by gene and gender up to 75 years of age: A report from the Prospective Lynch Syndrome Database. Gut. 2018;67(7):1306-1316.
38. Ten Broeke SW, van der Klift HM, Tops CMJ, Aretz S, Bernstein I, Buchanan DD, et al. Cancer Risks for PMS2 -Associated Lynch Syndrome. J Clin Oncol. 2018;36(29):2961-2968.
39. Dominguez-Valentin M, Haupt S, Seppälä TT, Sampson JR, Sunde L, Bernstein I, et al. Mortality by age, gene and gender in carriers of pathogenic mismatch repair gene variants receiving surveillance for early cancer diagnosis and treatment: a report from the prospective Lynch syndrome database. eClinicalMedicine. 2023;58:101909.
40. Petelin L, Trainer AH. Exploring Gene-Specific Guidelines for Risk Management of Gynecological Cancer in Lynch Syndrome. JAMA Netw Open. 2021;4(9):e2124384.
41. Lim N, Hickey M, Young GP, MacRae FA, Kelly C. Screening and risk reducing surgery for endometrial or ovarian cancers in Lynch syndrome: a systematic review. Int J Gynecol Cancer. 2022;32:646-655.
42. Chouhan H, Abbass MA, Hrabe JE, Ferrandon S, DeVecchio J, Mankaney G, et al. Evaluation of Urinalysis-Based Screening for Urothelial Carcinoma in Patients with Lynch Syndrome. Dis Colon Rectum. 2022;65(1):40-45.
43. Goggins M, Overbeek KA, Brand R, Syngal S, Del Chiaro M, Bartsch DK, et al. Management of patients with increased risk for familial pancreatic cancer: updated recommendations from the International Cancer of the Pancreas Screening (CAPS) Consortium. Gut. 2020;69(1):7-17.
44. Burn J, Sheth H, Elliott F, Reed L, Macrae F, Mecklin JP, et al. Cancer prevention with aspirin in hereditary colorectal cancer (Lynch syndrome), 10-year follow-up and registry-based 20-year data in the CAPP2 study: a double-blind, randomised, placebo-controlled trial. Lancet. 2020;395:1855-1863.
45. Mathers JC, Elliott F, Macrae F, Mecklin JP, Möslein G, McRonald FE, et al. Cancer Prevention with Resistant Starch in Lynch Syndrome Patients in the CAPP2-Randomized Placebo Controlled Trial: Planned 10-Year Follow-up. Cancer Prev Res. 2022;14:623-634.
46. Aronson M, Colas C, Shuen A, Hampel H, Foulkes WD, Baris Feldman H, et al. Diagnostic criteria for constitutional mismatch repair deficiency (CMMRD): Recommendations from the international consensus working group. J Med Genet. 2022;59(4):318-327.

SEÇÃO 34-4

CÂNCER COLORRETAL DE INÍCIO PRECOCE: CARACTERÍSTICAS CLÍNICAS, MOLECULARES E PROGNÓSTICO

Rita Barroca ▪ Filipa Campos Costa ▪ Nuno Figueiredo

INTRODUÇÃO

A incidência de câncer colorretal (CRC) diminuiu em todo o mundo, principalmente devido à implementação do rastreio populacional, mas está aumentando entre adultos jovens (menores de 50 anos). Prevê-se que até 2030, 1 em cada 10 cânceres de cólon e 1 em cada 4 cânceres retais serão diagnosticados em indivíduos com menos de 50 anos - câncer colorretal de início precoce (EOCRC).[1,2] Embora não seja universalmente consensual, esta nomenclatura foi assim definida dado que a maioria dos programas de rastreio começava nesta idade (50 anos).

A causa deste aumento desproporcional não é totalmente conhecida devido à falta de dados epidemiológicos robustos. A predisposição genética é um fator preponderante, mas consegue explicar apenas uma minoria dos casos. Nesta faixa etária, o curto tempo de exposição aos fatores de risco ambientais, conhecidos como pró-carcinogênicos, não podem, por si só, explicar o aumento da incidência observado. A apresentação clínica e o perfil molecular do EOCRC são diferentes dos habituais. Os indivíduos mais jovens tendem a apresentar-se em estágios mais avançados, com características histopatológicas mais desfavoráveis e potencialmente com prognóstico mais reservado. A eficácia dos tratamentos oncológicos para o EOCRC é incerta devido à falta de dados de sobrevida estratificados para esta idade e a resultados oncológicos contraditórios. A idade, como fator independente, não é atualmente considerada nas estratégias de tratamento modernas, nem nas linhas de orientação internacionais, apesar do consenso de que estamos perante uma doença com perfil biomolecular diferente do câncer esporádico.

Para prevenir e tratar o EOCRC, nomeadamente selecionar qual a melhor arma terapêutica entre a quimioterapia, radioterapia, imunoterapia ou até mesmo futuras terapêuticas dirigidas, devem ser mais bem compreendidos os mecanismos causais envolvidos e os seus perfis moleculares.

EPIDEMIOLOGIA

A implementação de políticas de rastreio populacional levou a uma redução geral na incidência de câncer colorretal. Entretanto, nos últimos anos, a incidência de CRC em adultos jovens com menos de 50 anos tem aumentado de modo alarmante. Dados da iniciativa *Global Cancer Observatory* (GLOBOCAN) da Organização Mundial da Saúde documentaram taxas de incidência entre 4,7 e 6,5 casos por 100.000 habitantes para esta faixa etária.[3] Estudos baseados em registros europeus relatam que a taxa de câncer retal aumentou 1,8% anualmente de 1990 a 2016, com a maior mudança percentual anual (3,5%) ocorrendo entre adultos com idades entre 20 e 29 anos.[4] Tendências semelhantes foram observadas em outros países, incluindo os EUA, Austrália e Ásia.[5,6] O EOCRC representa 1 em cada 10 diagnósticos de CRC e é o segundo câncer mais comum e a terceira causa de morte associada ao câncer nesta faixa etária.[7] Estima-se que até 2030, as incidências de câncer de cólon e reto terão aumentado significativamente entre adultos jovens. De acordo com as tendências atuais, espera-se um aumento de 90% e 124% para adultos com idades entre 20 e 34 anos, e um aumento de 27% e 46% para aqueles com idades entre 35 e 49 anos, respectivamente. Isso significa que 1 em cada 10 cânceres de cólon e 1 em cada 4 cânceres retais serão diagnosticados em indivíduos com menos de 50 anos.[5] Embora a melhoria na notificação de novos casos de CRC possa contribuir para o aumento da incidência, este fenômeno é global e observado em muitos países que adotam políticas de rastreio populacional.

Pontos-chave
A incidência de câncer colorretal tem diminuído globalmente, mas tem aumentado abaixo dos 50 anos. Nesta faixa etária, o CRC é o 2º mais comum e a 3ª causa de morte por câncer. Até 2030, 10% dos cânceres do cólon e 25% do reto serão diagnosticados antes dos 50 anos.

APRESENTAÇÃO CLÍNICA

A apresentação clínica do EOCRC difere da doença de início tardio nos seguintes aspetos:

Localização

Os tumores de início precoce geralmente ocorrem no cólon esquerdo e no reto.[8-10] Dados da América do Norte fornecidos pelo banco de dados do *Surveillance, Epidemiology and End Results Program* (SEER) mostraram que, entre homens e mulheres, respectivamente, 41% e 36% dos tumores estavam localizados no reto e 26% e 25% no cólon proximal.[11] A localização anatômica do EOCRC pode fornecer pistas importantes sobre os mecanismos causais subjacentes, processos de doença e resposta ao tratamento destes cânceres, já que existe cada vez maior evidência de que os cânceres do cólon ascendente diferem biologicamente dos do cólon descendente e reto. Os tumores do ascendente estão associados à idade avançada, estágio avançado e sexo feminino,[12,13] são frequentemente lesões exofíticas, polipoides e volumosas que crescem para o lúmen do cólon e podem apresentar anemia ferropriva. Os tumores do lado esquerdo tendem a se apresentar como lesões infiltrativas, estenosantes, causando sintomas obstrutivos.[14,15] Taxas mais altas de envolvimento linfonodal, invasão linfovascular e piores resultados oncológicos são mais frequentes em tumores do cólon ascendente.[13,14]

Quadro Clínico ao Diagnóstico

Os sinais e sintomas mais comuns de EOCRC são hematoquezia (46%), anemia por deficiência de ferro (ferritina <15 ng/dL) (13,0%), e perda de peso (10,0%).[16] Em um estudo de EOCRC com 1025 pacientes,[17] 886 (86,4%) foram sintomáticos no diagnóstico. Pacientes com câncer retal eram mais propensos a serem sintomáticos do que aqueles com câncer de cólon (449 de 499 [90,0%] *vs.* 435 de 524 [83,0%]; P < .001). Nos assintomáticos foi identificada anemia em 19 (13,7%), resultado positivo de sangue oculto em 10 (7,2%), massa abdominal em 3 (2,2%), massa palpável no toque retal em 3 (2,2%) e outras queixas em 110 (79,1%).[16,17] Os sinais e sintomas mais comuns de EOCRC são hematoquezia (46%), anemia por deficiência de ferro (ferritina < 15 ng/dL) (13,0%), e perda de peso (10,0%).[16]

No caso da hematoquezia e da anemia ferropriva, há maior probabilidade de CRC para os homens do que para as mulheres.[18] Foram observados mais cancêres retais nos doentes com hematoquezia do que nos com anemia por deficiência de ferro (38% *vs.* 20%, respetivamente).[18]

Em um estudo de caso-controle de EOCRC, dos quais 40% eram cânceres retais, a perda de peso de 5 kg em 5 anos foi associada ao dobro da probabilidade de se tratar de EOCRC.[19]

Outros sintomas comuns no diagnóstico do CRC incluem dor abdominal, distensão abdominal, mudança nos hábitos intestinais e fadiga.[16]

Estágio do Diagnóstico

Pacientes mais jovens com CRC geralmente apresentam estágios de doença mais avançados no momento da apresentação e são mais propensos a ter lesões sincrônicas e metacrônicas, em comparação com pacientes mais velhos.[9,20,21]

Vários estudos populacionais de larga escala mostraram uma proporção preocupante de doença de estágios III e IV, variando entre 54% e 61,8%.[22-25] Pacientes mais jovens são mais propensos a apresentarem-se com doença locorregional mais avançada ou já com doença disseminada, relativamente aos seus homólogos mais velhos.[26] Embora o rastreio populacional possa explicar os estágios mais precoces de diagnóstico em pacientes mais velhos, fatores associados ao paciente e aos protocolos nacionais de rastreio podem atrasar a identificação dos sintomas, contribuindo para o estágio mais avançado ao diagnóstico observado entre os jovens. O baixo limiar para a suspeita de câncer (tanto pelo paciente como pelo médico), a falta de conhecimento sobre a doença ou a falha em reconhecer sintomas preocupantes podem levar a uma avaliação tardia, relatada como uma média superior a 6 meses.[27] O peso relativo do atraso no diagnóstico associado ao médico pode variar entre 15% e 50%.[27]

Num estudo com 1514 pacientes com câncer de reto, a mediana do tempo decorrido desde o início dos sintomas até o tratamento foi de 217 dias entre aqueles com menos de 50 anos, em comparação com 30 dias para aqueles com mais de 50 anos.[28] Estes dados ressaltam a importância de considerar o CRC como um diagnóstico potencial em adultos com menos de 50 anos, independentemente do histórico familiar.

Pontos-chave

O EOCRC mais frequentemente:
- É distal (cólon esquerdo e reto), muitas vezes estenosante,
- É diagnosticado mais tardiamente, em estágios mais avançados,
- Se manifesta por hematoquezia, anemia ferropriva e/ou perda de peso.

EXAMES COMPLEMENTARES DE DIAGNÓSTICO

As linhas de orientação da Associação Americana de Gastroenterologia recomendam a avaliação gastrointestinal para homens e mulheres na pós-menopausa com anemia por deficiência de ferro. Nas mulheres pré-menopáusicas a decisão de proceder a esta avaliação é dependente das preferências da doente.[29]

A colonoscopia é recomendada para a avaliação diagnóstica de indivíduos com sintomas de alto risco para CRC como a hematoquezia, a anemia por deficiência de ferro ou a perda de peso inexplicáveis. A colonoscopia deve ser completa, até ao cego, e de alta qualidade.[30] A avaliação endoscópica não está indicada nos pacientes com sintomas isolados de dor abdominal, mudança nos hábitos intestinais ou fadiga por estes serem comuns e inespecíficos, devendo a decisão ser individualizada.

O uso de modalidades de diagnóstico alternativas, incluindo os testes imunoquímicos fecais (FIT), para indivíduos sintomáticos, continuam sendo controversos. A FIT tem um bom desempenho em pacientes < 50 anos, tanto sintomáticos como assintomáticos.[31,32] Um resultado positivo de FIT exige uma colonoscopia, o que pode levar a atrasos no diagnóstico. Os atrasos na obtenção de uma colonoscopia estão associados a um maior risco de doença em estágio avançado.[33,34] Portanto, a FIT não é o exame de escolha para pacientes com sintomas de alto risco. No entanto, a triagem de pacientes com sintomas de baixo risco (mudança nos hábitos intestinais ou dor abdominal) com FIT pode ser uma opção.

Pontos-chave

Quando há suspeita clínica de EOCRC, é essencial que a colonoscopia seja atempada, completa e de alta qualidade.

CARACTERÍSTICAS HISTOPATOLÓGICAS

Os cânceres colorretais de início precoce apresentam frequentemente características histopatológicas adversas como fraca diferenciação, invasão perineural e invasão venosa, morfologia mucinosa e/ou com células em anel de sinete. Estas características sugerem uma biologia tumoral desfavorável e estão associadas a piores resultados oncológicos (Quadro 34-4-1).[35] Segundo uma revisão dos dados do *SEER* (1991-1999), pacientes com idade entre 20 e 40 anos

Quadro 34-4-1. Características histopatológicas no EOCRC

- Má diferenciação
- Invasão perineural e venosa
- Tumores mucinosos
- Células em anel de sinete

com câncer de cólon têm mais risco de apresentar fraca diferenciação, doença anaplástica e tumores mucinosos e com células em anel de sinete, do que seus homólogos mais velhos.[27] Uma análise da *US National Cancer Database* também encontrou que pacientes abaixo dos 50 anos com cânceres de cólon exibiam com mais frequência diferenciação pobre, morfologia mucinosa e em anel de sinete.[22]

O subtipo mucinoso é um indicador prognóstico negativo, associado a uma fraca resposta à terapêutica neoadjuvante, taxas mais altas de margens positivas e pior sobrevida em comparação com os tumores não mucinosos.[36,37]

PERFIL MOLECULAR E CARACTERÍSTICAS GENÉTICAS

Nas últimas décadas, a pesquisa em câncer colorretal tem tido um foco significativo no estudo dos processos biomoleculares subjacentes com objetivo de orientar a tomada de decisão terapêutica e otimizar resultados. Várias formas de instabilidade genética têm sido descritas no câncer colorretal. A instabilidade cromossômica verifica-se em 85% dos casos, enquanto a instabilidade de microssatélites (MSI) é identificada em aproximadamente 15%.[38] A MSI, uma característica bem definida da reparação defeituosa de erros de pareamento de DNA (MMR), pode ser devido a silenciamento epigenético esporádico do gene *MLH1* (MutL homolog 1) ou a mutações constitutivas num dos genes de reparação do DNA MMR – síndrome de Lynch.[39] A classificação dos tumores como deficientes ou proficientes em proteínas MMR depende da imuno-histoquímica, enquanto a PCR é frequentemente usada para identificar o estado MSI.

O câncer retal de início precoce tem mais chances de ocorrer no contexto de uma síndrome hereditária de câncer, mas a maioria dos casos é esporádica e microsatélite estável (MSS).[40,41]

Atualmente, de acordo com as diretrizes do *National Comprehensive Cancer Network*, a divisão do CRC em doença microsatélite estável e doença com instabilidade de microssatélites é recomendada rotineiramente para todos os pacientes, independentemente da idade ou da história familiar.[42]

Pacientes com perda de proteínas de reparo do DNA - *MLH1*, *MSH2* (MutL homolog 2), *MSH6* (MutS homolog 6) e PMS2 (PMS1 homolog 2) – devem realizar rastreamento genético subsequente para síndrome de Lynch, após o aconselhamento e o consentimento apropriados.

Existem cada vez mais evidências a apontar o EOCRC como um processo nosológico distinto, com perfis moleculares específicos e mutações oncogênicas pouco comuns. Estudos têm sido realizados para definir o cenário molecular do EOCRC esporádico e, embora alguns fatores sejam comuns entre a doença de início precoce e a de início tardio, já foram identificadas algumas diferenças notáveis. Em geral, pacientes mais jovens tendem a apresentar tumores MSS e, mais frequentemente, hipometilação de elementos nucleares intercalados longos (LINE-1) e variações da sequência da proteína tumoral 53 (TP53). Eles são menos propensos a ter variações da sequência de genes *K-Ras* (KRAS), *B-Raf* (BRAF) *V600E*, do gene da polipose adenomatosa cólica (APC) ou mostrar metilação de promotores de ilhas CpG (CIMP). A CIMP leva ao silenciamento transcricional pela metilação de regiões ricas em CpG no promotor de genes supressores de tumores, e é responsável pela grande maioria dos tumores MSI esporádicos através do silenciamento do promotor do gene *MMR MLH1* (Quadro 34-4-2).[9,43]

É raro encontrar inativação somática de *MLH1* em tumores com instabilidade de microssatélites na EOCRC, sendo que quase todos estão associados à síndrome de Lynch.[44] Curiosamente, foram também observadas diferenças significativas entre os tumores MSS de início precoce e tardio. A análise de expressão genética revelou que o gene Wnt/beta catenina 1 (CTNNB1) está entre os genes mais sobre-expressos em pacientes mais jovens em comparação com pacientes mais velhos com doença associada a MSS.[45] Diferentes vias canônicas, incluindo a via do CTNNB1, MAP-quinase, vias de sinalização do fator de crescimento, como o receptor do fator de crescimento epidérmico (EGFR), fator de crescimento hepático (HGF) e fator de crescimento derivado de plaquetas (PDGF), bem como a via do receptor 1 do fator de necrose tumoral (TNF-R1), foram implicadas na EOCRC esporádica[45]. Essas vias estão associadas a doenças de início precoce e desempenham um papel importante na adesão e motilidade celular, apoptose e inflamação, influenciando provavelmente o potencial metastático e a sensibilidade à quimiorradioterapia. É importante destacar que o perfil molecular tem implicações clínicas, prognósticas e terapêuticas importantes e a subclassificação da EOCRC de acordo com assinaturas genômicas foi proposta para esse fim.[46]

A subclassificação baseada na expressão gênica levou à definição do CRC em quatro subtipos moleculares de consenso (CMS) com base em características distintas.[38] Um estudo retrospectivo de pacientes com CRC revelou que o subtipo CMS1 (instabilidade de microsatélite com infiltração e ativação imune) foi o mais comum, presente em 46% dos pacientes com menos de 40 anos e em 23% dos pacientes com mais de 70 anos, sugerindo uma relação direta com as faixas etárias extremas.[9] Em contraste, os subtipos CMS3 (denominado metabólico, com desregulação metabólica e variações da sequência KRAS) e CMS4 (denominado mesenquimal, com marcada infiltração estromal, ativação do fator de crescimento transformador-β e angiogênese) foram menos comuns, presentes em apenas 4% e 13%, respectivamente. Por seu lado, o subtipo molecular de consenso 2 (denominado canônico, com ativação do proto-oncogene WNT e MYC) apresentou-se relativamente estável em todos os grupos etários.

De referir que a maioria dos pacientes com EOCRC apresenta tumores esporádicos, com estabilidade de

Quadro 34-4-2. Perfil Molecular no EOCRC

Mais frequente	Menos frequente
Estabilidade de microssatélites	Variações da sequência de genes *KRAS, BRAF, APC*
Hipometilação LINE-1 e variações sequência p53	Metilação de promotores de ilhas CpG (CIMP)

APC: Polipose cólica adenomatosa; BRAF: proto-oncogene B-Raf; KRAS: homólogo do oncogene viral do sarcoma do rato Kirsten; LINE-1: elementos nucleares intercalados longos; p53: proteína tumoral p53.

microsatélites e sem fatores predisponentes, como a doença inflamatória intestinal. O papel do sistema imunológico na doença de início precoce ainda não está totalmente esclarecido, mas uma das hipóteses é que possa ocorrer uma estimulação específica da resposta imunológica intratumoral, característica do subtipo CMS1.

Apesar de tudo, os EOCRC, quando são MSI, têm mais *budding* tumoral, mutações *KRAS/BRAF* e metástases linfonodais (N+), quando comparados com os doentes mais idosos também MSI.[47]

Pontos-chave

1. Embora a predisposição genética desempenhe um papel no EOCRC, a maioria dos casos é esporádica.
2. O espectro completo de variações somáticas e germinativas implicadas é ainda desconhecido.
3. A maioria dos casos é esporádica e microssatélite estável (MSS) A instabilidade de microssatélites (MSI) é identificada em 15%.
4. Pacientes com perda de proteínas de reparo do DNA devem realizar rastreamento genético para a síndrome de Lynch.
5. O espetro completo de variações somáticas e germinativas implicadas é ainda desconhecido.

HEREDITARIEDADE NO EOCRC

O início do câncer numa idade jovem é um dos indicadores de predisposição hereditária. A prevalência das síndromes hereditárias de câncer no EOCRC é de 5 a 35%, enquanto na população geral é de apenas 2 a 5%.[35,48-50] Diagnosticar uma síndrome de câncer hereditário tem implicações significativas tanto para o paciente quanto para seus familiares. Estas síndromes podem ser subdivididas em síndrome de Lynch (anteriormente conhecida como HNPCC - síndrome de câncer colorretal não polipósico hereditário) e em uma das síndromes de polipose (incluindo polipose adenomatosa familiar, polipose adenomatosa familiar atenuada e polipose adenomatosa associada ao gene MutY DNA glicosilase [*MUTYH*]).[51]

A síndrome de Lynch é a síndrome hereditária de câncer mais comumente implicada na patogênese do EOCRC. Esta síndrome é caracterizada pela acumulação de mutações de tipo *frame-shift* em sequências de microssatélites, devido a mutações nos genes de reparo de DNA (MMR), sendo transmitida de forma autossômica dominante (Lynch *et al.*, 2015).[52] Em indivíduos com a síndrome de Lynch, o risco de desenvolver câncer colorretal ao longo da vida varia de 50% a 70%. Além disso, em cerca de 40% desses pacientes, o início do câncer colorretal ocorre antes dos 40 anos de idade.[53] Um terço dos doentes com CRC diagnosticado antes dos 35 anos tem síndrome de Lynch.[54]

Os dados de um estudo observacional prospectivo multicêntrico mostraram que para as variantes *MLH1* e *MSH2* existem riscos semelhantes de desenvolvimento de CRC,[55] carcinoma do endométrio e do ovário. No caso da variante patológica *MSH2* em idosos, o risco de desenvolverem tumores do trato digestivo superior, urinário superior, e especialmente da próstata, é mais elevado. No caso dos portadores de variantes *PMS2* patogênicas não foi demonstrado um aumento significativo de risco de câncer. Finalmente, para a variante *MSH6* verificou-se uma especificidade de gênero, com alto risco de desenvolvimento de câncer endometrial, mas apenas um aumento moderado do risco de câncer colorretal em ambos os gêneros. Estas caraterísticas de especificidade da variante genética e do sexo, na expressão de CRC na síndrome de Lynch, devem ser incorporadas nas linhas de orientação terapêuticas mais modernas.[55] Desde a introdução dos testes de rastreio multigênicos, o espectro de variações de sequência germinal predispondo indivíduos ao EOCRC se expandiu para incluir o gene *SMAD Family member 4* (*SMAD4*), o gene *Checkpoint Kinase 2* (*CHEK2*) e o gene *DNA polymerase epsilon catalytic subunit* (*POLE*), além de alterações genéticas de significado clínico indeterminado, ou seja, variantes de significado ainda desconhecido.

No entanto, existe uma proporção considerável de pacientes diagnosticados com EOCRC que não têm história familiar, mas que são portadores de uma mutação genética associada a uma predisposição hereditária ao câncer.[56] Stoffel *et al.* reportaram que apenas metade dos doentes com mutações da linha germinativa apresentam um parente em primeiro grau com diagnóstico de CRC. Este grupo de alto risco não corresponde aos critérios atuais das linhas de orientação para rastreio precoce.

Os pacientes jovens com CRC associados a síndromes hereditárias têm uma maior taxa de câncer metacrônico após a resseção parcial do cólon. Nesse grupo é necessária atenção especial à decisão cirúrgica adequada quanto à extensão da colectomia e à vigilância familiar.

Abordagem Cirúrgica na Síndrome de Lynch

Nesta síndrome, a abordagem cirúrgica é baseada tanto na localização do câncer primário como no risco de desenvolvimento de câncer colorretal metacrônico (que depende da variante genética que o portador tem). Os dados disponíveis sobre o risco de cânceres metacrônicos neste grupo de pacientes são pouco robustos do ponto de vista científico, limitados e apenas baseados em estudos retrospectivos. Seria necessário realizar ensaios clínicos prospectivos e estratificados de acordo com a variante patogênica MMR, para se poder determinar a melhor estratégia terapêutica nos vários subtipos. As diretrizes do European Hereditary Tumour Group e da European Society of Coloproctology recomendam a resseção segmentar padrão para um primeiro câncer colorretal em indivíduos portadores de variantes patogênicas *MSH6* ou *PMS2*, enquanto a resseção cirúrgica extensa (colectomia subtotal com ileo-sigmoidostomia ou colectomia total e ileo-proctostomia) é preferível naqueles que carregam variantes patogênicas *MLH1* ou *MSH2*.[57] A cirurgia mais extensa é recomendada para um câncer colorretal metacrônico com colectomia segmentar prévia, independentemente da variante patogênica. Para um primeiro câncer retal, a resseção anterior ou resseção abdominoperineal (de acordo com a distância do tumor à margem anal/esfíncter anal interno, da invasão tumoral do complexo esfincteriano ou mesmo da continência fecal prévia ao diagnóstico) é aconselhada para todas as variantes.[57]

No caso de um câncer colorretal sincrônico, a cirurgia extensa deve ser sempre considerada.

Todas as decisões cirúrgicas devem ser individualizadas e partilhadas com os pacientes, levando em conta a idade, o sexo, o resultado funcional esperado, a qualidade de vida e outras prioridades pessoais (como por exemplo, a fertilidade).

Pontos-chave

1. 5-35% dos indivíduos com EOCRC têm uma síndrome hereditária de câncer (síndrome de Lynch ou síndromes de polipose).
2. A síndrome de Lynch é a mais frequente, com mutações nos genes de reparo do DNA.
3. A abordagem cirúrgica na síndrome de Lynch:
   - Deve ser individualizada
   - Se variantes *MSH6* ou *PMS2*, optar por resseção segmentar padrão
   - Se *MLH1* ou *MSH2*, CRC síncrono ou com colectomias prévias, a resseção cirúrgica extensa é indicada.
4. Apenas metade dos pacientes com mutações da linha germinativa têm um familiar em 1º grau com CRC.

EXPOSIÇÃO AMBIENTAL NO EOCRC

O aumento da incidência de EOCRC não é explicado apenas pela predisposição genética e síndromes hereditários de CRC, dado que a grande maioria dos casos são esporádicos, apesar de poderem coexistir mutações somáticas. A exposição ambiental é cumulativa, ocorre desde o período fetal até à idade adulta, sendo caracterizada por fatores externos (como por ex. dieta, álcool, tabagismo, infeções e toma de antibióticos) e internos (ex: obesidade, microbioma intestinal).[58]

Entre os fatores de risco mais conhecidos encontram-se a dieta ocidental, a obesidade, a toma de antibióticos, a infecção/inflamação crónica e, ultimamente, um fenômeno descrito como disbiose (desequilíbrio desfavorável na composição e diversidade do microbioma intestinal).

As dietas ocidentais, tipicamente ricas em gorduras saturadas, açucares processados, carnes vermelhas e com baixo teor de fibra, são sobejamente conhecidas como promotoras de CRC.[59] Este tipo de dieta promove a disbiose e é responsável pela geração de produtos finais de glicação avançada (AGEP) que são pró-inflamatórios e pró-carcinogênicos. Os níveis elevados de AGEPs, de padrões empíricos de inflamação dietética (EDIP),[59] e alguns aditivos alimentares foram implicados na carcinogênese em modelos animais e podem contribuir para o desenvolvimento de EOCRC.[58]

A obesidade (Índice de Massa Corporal > 30 kg/m^2) é um fator de risco bem conhecido para a carcinogênese ao longo da vida, mas também se encontra envolvido no aumento da incidência da EOCRC. A obesidade nas crianças e adolescentes tem sido associada ao EOCRC, especialmente no câncer do cólon.[60] No entanto, o EOCRC ocorre tanto em pessoas obesas quanto em pessoas não obesas e a crescente incidência é global.

Os dados epidemiológicos suportam uma correlação linear entre a taxa de incidência ajustada por idade e o uso de antibióticos em todas as faixas etárias, com coeficientes de correlação diferentes para o câncer colorretal precoce e tardio. Postula-se que o início precoce do câncer colorretal pode ser atribuído ao uso indiscriminado de antibióticos entre jovens em países desenvolvidos.[61]

A ação dos antibióticos pode estar diretamente relacionada com a disbiose no microbioma intestinal. Pacientes com câncer colorretal de início precoce apresentam um desequilíbrio diferente da microbiota intestinal em comparação com pacientes com câncer colorretal de início tardio. Esta disbiose pode ser refletida na diversidade de espécies da microbiota (*Fusobacteria* no EOCRC vs *Bacteroidetes* nos doentes mais idosos), na abundância relativa de bactérias e na sua função anormal.[62] É possível que esta alteração no microbioma intestinal possa influenciar os padrões de expressão gênica e o microambiente imunológico do trato gastrointestinal, tornando-o suscetível à carcinogênese na vida adulta precoce.[63] Estudos adicionais dos perfis de microbiota intestinal no EOCRC e no CRC de início tardio podem fornecer uma nova visão sobre os biomarcadores de diagnóstico do CRC.

Independentemente do peso isolado de cada um dos fatores acima discutidos, a evidência científica reforça a importância da educação da população para a modificação do estilo de vida e a implementação de estratégias preventivas.[1]

RESULTADOS ONCOLÓGICOS E PROGNÓSTICO

Os resultados publicados sobre sobrevida nos doentes com EOCRC são escassos e pouco concordantes. Quando os pacientes jovens são comparados com os mais velhos, os resultados são díspares: alguns estudos relatam um prognóstico pior,[64] outros demonstram resultados equivalentes e outros superiores.[23,24,40,65] Os pacientes mais jovens geralmente são diagnosticados em estágios mais avançados de doença e com piores características patológicas, mas apresentam resultados melhores ou equivalentes a curto e longo prazo. A idade precoce na ocorrência da doença ainda não é considerada como um fator independente nos algoritmos terapêuticos atuais para o CRC, seja localizado ou metastático. Os pacientes mais jovens são mais facilmente propostos para receber terapia neoadjuvante e adjuvante fora das linhas de orientação atuais (como por exemplo em estágios I e II), mas apenas se verificam ganhos mínimos na sobrevida ajustada, em comparação com os seus homólogos mais velhos que receberam menos tratamento.[25,40] Por exemplo, as linhas convencionais de quimioterapia parecem conferir apenas um ganho mínimo de sobrevida no contexto pós-operatório.[25]

Desconhecem-se os motivos pelos quais o aumento dos tratamentos realizados não se traduz num melhor resultado específico da doença. Postula-se que a biologia e os perfis moleculares únicos de pacientes mais jovens possam estar a influenciar esta resposta menos favorável ao tratamento. Devido à baixa proporção de pacientes com menos de 50 anos nos grandes ensaios clínicos de terapêutica neoadjuvante e adjuvante, a sensibilidade desta terapêutica no EOCRC é ainda pouco conhecida. Um trabalho de investigação suportado por dados da *National Cancer Data Base* (NCDB) dos EUA, questionou quais eram as variações de tratamento e respectivos resultados, ajustadas à idade nos doentes com câncer do cólon e fora do contexto de ensaios clínicos.[25] Nestes dados da vida real, e em hospitais acreditados pela American College of Surgeons Commission on Cancer, foi patente que se administra mais frequentemente quimioterapia adjuvante em doentes mais jovens do que em idosos (50,5% *vs*. 19,1%, para doença em estágio II). Além disso, os pacientes mais jovens receberam frequentemente regimes de dupletos e tripletos, em vez de quimioterapia com agente único. Também neste estudo, os tratamentos mais intensificados recebidos pelos pacientes mais jovens não foram igualados por nenhum ganho de sobrevivência, que foi nulo para o estágio II e apenas marginal para o estágio III e IV.

Este possível sobretratamento de pacientes com doença de baixo risco deve ser questionado na ausência de um benefício oncológico definitivo, assim como devem ser também ponderadas as necessidades no seguimento destes sobreviventes de câncer mais jovens. As suas especificidades e carências ao longo da vida serão distintas dos seus homólogos idosos.[25]

Outro facto interessante é a presença de instabilidade de microssatélites estar associada a uma melhor sobrevida específica da doença, apesar do câncer de cólon com MSI apresentar uma resistência relativa à quimioterapia com 5-fluorouracil e o câncer de reto uma menor resposta à quimiorradioterapia neoadjuvante.[47]

Imunoterapia

Alguns dos alvos terapêuticos modernos são a ativação da resposta imunitária antitumoral, como por exemplo utilizando anticorpos ou agentes que bloqueiam a via da *"programmed death 1"* (PD-1) – sistema de recontrole negativo que reprime a resposta imunitária citotóxica Th1 – em doentes com defeitos dos genes MMR.[66] Esta imunoterapia tem demonstrado resultados impressionantes no CRC com instabilidade de microssatélites, não só no cólon com também no câncer retal mesmo em estágio II.[67] Infelizmente, os pacientes com menos de 50 anos representaram apenas uma minoria da população estudada.

Neste momento, alguns grupos de investigação tentam perceber se alguns fármacos potenciadores de marcadores estaminais (como o PD-1) conseguem reverter o mecanismo de escape imunitário e progressão tumoral, tornando estes CRC, que são MSS e proficientes em MMR, passíveis de serem controlados por associações de quimio-imunoterapia.[68]

Dado que a resposta do sistema imunitário diminui com a idade, é possível que em indivíduos com EOCRC a resposta imune peritumoral seja mais robusta, resultando potencialmente numa maior sensibilidade à imunoterapia.[69]

Pontos-chave

1. Os dados de sobrevivência são limitados e controversos.
2. Os pacientes mais jovens geralmente são diagnosticados em estágios de doença mais avançados e com piores características patológicas, mas apresentam resultados melhores ou equivalentes a curto e longo prazo.
3. A idade precoce na ocorrência da doença ainda não é considerada como um fator independente nos algoritmos terapêuticos atuais para o CRC.
4. Apesar de serem submetidos mais frequentemente a quimioterapia, têm resultados de sobrevida específica de doença comparáveis aos dos seus pares mais idosos.
5. A imunoterapia pode ter melhores respostas em indivíduos jovens.

RASTREIO E PREVENÇÃO

À medida que se verificam alterações epidemiológicas no CRC, as estratégias de rastreio populacional têm de ser ajustadas. Devido à crescente incidência, as recomendações atuais da Sociedade Americana de Câncer para indivíduos sem risco acrescido são para iniciar o rastreio colorretal aos 45 anos através de um teste fecal - teste fecal imuno-quimico (FIT),[70] teste fecal para sangue oculto (FOBT) ou teste de DNA fecal (mt-sDNA) – ou através de um teste visual/estrutural – avaliação endoscópica ou colonografia por TC.

Alguns modelos matemáticos tentam fazer a predição de quantos anos ganhos de vida se podem obter através do rastreio mais precoce, tendo em conta o número de colonoscopias necessário e o potencial das diferentes estratégias de rastreio.[71] No entanto, estes modelos podem estar incorretos dado que a grande alteração na taxa de incidência de EOCRC está a ocorrer nas idades entre 20 e 39 anos. Um melhor conhecimento do risco imputado aos fatores ambientais e ao histórico familiar será fundamental para ajustar a estratégia de rastreio ideal para cada população. O grande desafio para cada país será determinar como melhor racionalizar os métodos de rastreio em jovens assintomáticos. No futuro, testes de fragmentos de DNA tumoral ou moleculares não invasivos poderão ser uma realidade com maior sensibilidade/especificidade e de elevada eficiência no rastreio de doentes com EOCRC.

Educação para a Prevenção

Além da aposta em estratégias de rastreio, é importante enfatizar, junto dos clínicos, a suspeição de CRC em pacientes jovens, uma vez que a maioria deles apresenta sintomas e tem doença esporádica. Iniciativas educacionais para aumentar a consciencialização entre os jovens adultos, os médicos de cuidados primários e todos os clínicos são imperativas para garantir o diagnóstico e a intervenção atempados.

DISCUSSÃO

O câncer colorretal de início em idades jovens é complexo e apresenta muitos desafios. O perfil molecular subjacente e os fatores desencadeantes são ainda pouco compreendidos. Embora já se conheçam algumas das diferenças entre o CRC de início precoce e o tardio, ainda não foram identificados perfis moleculares ou de expressão gênica específicos que permitam guiar o tratamento personalizado. O pleno potencial do sistema imunitário como alvo terapêutico ainda é desconhecido. O diagnóstico nesta idade tem consequências significativas para os pacientes e seus familiares, e devem-se considerar tanto as implicações oncológicas do tratamento quanto as funcionais, bem como as necessidades específicas desta população na sobrevivência. É imperativo partilhar as decisões terapêuticas com os doentes e suas famílias, tentando alcançar o equilíbrio entre o melhor resultado oncológico e a preservação das funções intestinais, urinárias, sexuais e da fertilidade.

Só através de futuros ensaios clínicos estratificados, com análise isolada desta população jovem, será possível estabelecer algoritmos terapêuticos, evitar a morbilidade de sobretratamentos inúteis e melhorar a qualidade de vida e a sobrevivência.

REFERÊNCIAS BIBLIOGRÁFICAS

1. REACCT Collaborative; Zaborowski AM, Abdile A, Adamina M, Aigner F, d'Allens L, et al. Characteristics of Early-Onset vs Late-Onset Colorectal Cancer: A Review. JAMA Surg. 2021;156(9):865-874.
2. Bailey CE, Hu CY, You YN, Bednarski BK, Rodriguez-Bigas MA, Skibber JM, et al. Increasing Disparities in the Age-Related Incidences of Colon and Rectal Cancers in the United States, 1975-2010. JAMA Surg. 2015;150(1):17-22.

3. Ervik M LF. Global Cancer Observatory: Cancer Over Time. International Agency for Research on Cancer. Accessed February 26, 2023.
4. Vuik FER, Nieuwenburg SAV, Bardou M, et al. Increasing incidence of colorectal cancer in young adults in Europe over the last 25 years. Gut. 2019;68(10):1820-1826.
5. Bailey CE, Hu CY, You YN, Bednarski BK, Rodriguez-Bigas MA, Skibber JM, et al. Increasing Disparities in the Age-Related Incidences of Colon and Rectal Cancers in the United States, 1975-2010. JAMA Surg. 2015;150(1):17-22.
6. Lui RN, Tsoi KKF, Ho JMW, Lo CM, Chan FCH, Kyaw MH, et al. Global increasing incidence of young-onset colorectal cancer across 5 continents: A joinpoint regression analysis of 1,922,167 cases. Cancer Epidemiology Biomarkers and Prevention. 2019;28(8):1275-1282.
7. Bhandari A, Woodhouse M, Gupta S. Colorectal Cancer is A Leading Cause of Cancer Incidence and Mortality among Adults Younger than 50 Years in the Usa: A Seer-Based Analysis with Comparison to Other Young-Onset Cancers.
8. Siegel RL, Jemal A, Ward EM. Increase in Incidence of Colorectal Cancer Among Young Men and Women in the United States. Cancer Epidemiology, Biomarkers & Prevention. 2009;18(6):1695-1698.
9. Willauer AN, Liu Y, Pereira AAL, Willauer AN, Liu Y, Pereira AAL, Lam M, Morris JS, Raghav KPS, et al. Clinical and molecular characterization of early-onset colorectal cancer. Cancer. 2019;125(12):2002-2010.
10. Meyer JE, Narang T, Schnoll-Sussman FH, Pochapin MB, Christos PJ, Sherr DL. Increasing incidence of rectal cancer in patients aged younger than 40 years. Cancer. 2010;116(18):4354-4359.
11. Siegel RL, Miller KD, Fedewa SA, Ahnen DJ, Meester RGS, Barzi A, et al. Colorectal cancer statistics, 2017. CA Cancer J Clin. 2017;67(3):177-193.
12. Saltzstein SL, Behling CA. Age and time as factors in the left-to-right shift of the subsite of colorectal adenocarcinoma: A study of 213,383 cases from the California Cancer Registry. J Clin Gastroenterol. 2007;41(2):173-177.
13. Suttie SA, Shaikh I, Mullen R, Amin AI, Daniel T, Yalamarthi S. Outcome of right- and left-sided colonic and rectal cancer following surgical resection. Colorectal Disease. 2011;13(8):884-889.
14. Lim DR, Kuk JK, Kim T, Shin EJ. Comparison of oncological outcomes of right-sided colon cancer versus left-sided colon cancer after curative resection. Medicine (United States). 2017;96(42).
15. Powell AGMT, Wallace R, Mckee RF, Anderson JH, Going JJ, Edwards J, et al. The relationship between tumour site, clinicopathological characteristics and cancer-specific survival in patients undergoing surgery for colorectal cancer. Colorectal Disease. 2012;14(12):1493-1499.
16. Cavestro GM, Mannucci A, Balaguer F, Hampel H, Kupfer SS, Repici A, et al. Delphi Initiative for Early-Onset Colorectal Cancer (DIRECt) International Management Guidelines. Clinical Gastroenterology and Hepatology. 2023;21(3):581-603.e33.
17. Dozois EJ, Boardman LA, Suwanthanma W, Limburg PJ, Cima RR, Bakken JL, et al. Young-onset colorectal cancer in patients with no known genetic predisposition: Can we increase early recognition and improve outcome? Medicine. 2008;87(5):259-263.
18. Demb J, Liu L, Murphy CC, Doubeni CA, Martínez ME, Gupta S. Young-onset colorectal cancer risk among individuals with iron-deficiency anaemia and haematochezia. Gut. 2021;70(8):1529-1537.
19. Low EE, Demb J, Liu L, Earles A, Bustamante R, Williams CD, et al. Risk Factors for Early-Onset Colorectal Cancer. Gastroenterology. 2020;159(2):492-501.e7.
20. Strum WB, Boland CR. Characterization and Identification of Colorectal Cancer in Persons Younger Than 50 Years. Clin Gastroenterol Hepatol. 2019;17(12):2600-2602.
21. Liang JT, Huang KC, Cheng AL, Jeng YM, Wu MS, Wang SM. Clinicopathological and molecular biological features of colorectal cancer in patients less than 40 years of age. British Journal of Surgery. 2003;90(2):205-214.
22. Nancy You Y, Xing Y, Feig BW, Chang GJ, Cormier JN. Young-Onset Colorectal Cancer: Is It Time to Pay Attention? Arch Intern Med. 2012;172(3):287-289.
23. O'Connell JB, Maggard MA, Liu JH, Etzioni DA, Livingston EH, Ko CY. Do young colon cancer patients have worse outcomes? World J Surg. 2004;28(6):558-562.
24. Saraste D, Järås J, Martling A. Population-based analysis of outcomes with early-age colorectal cancer. British Journal of Surgery. 2020;107(3):301-309.
25. Kneuertz PJ, Chang GJ, Hu CY, Rodriguez-Bigas MA, Eng C, Vilar E, et al. Overtreatment of Young Adults With Colon Cancer: More Intense Treatments With Unmatched Survival Gains. JAMA Surg. 2015;150(5):402-409.
26. Abdelsattar ZM, Wong SL, Regenbogen SE, Jomaa DM, Hardiman KM, Hendren S. Colorectal cancer outcomes and treatment patterns in patients too young for average-risk screening. Cancer. 2016;122(6):929-934.
27. O'Connell JB, Maggard MA, Livingston EH, Yo CK. Colorectal cancer in the young. Am J Surg. 2004;187(3):343-348.
28. Connell LC, Mota JM, Braghiroli MI, Hoff PM. The Rising Incidence of Younger Patients With Colorectal Cancer: Questions About Screening, Biology, and Treatment. Curr Treat Options Oncol. 2017;18(4):1-20.
29. Kaunitz JD, Ganz T. AGA Clinical Practice Guidelines on the Gastrointestinal Evaluation of Iron Deficiency Anemia. Gastroenterology. 2021;161(1):362-365.
30. Cavestro GM, Mannucci A, Balaguer F, Hampel H, Kupfer SS, Repici A, et al. Delphi Initiative for Early-Onset Colorectal Cancer (DIRECt) International Management Guidelines. Clin Gastroenterol Hepatol. 2023;21(3):581-603.e33.
31. Jung YS, Park CH, Kim NH, Park JH, Park D Il, Sohn C Il. Colorectal cancer screening with the fecal immunochemical test in persons aged 30 to 49 years: focusing on the age for commencing screening. Gastrointest Endosc. 2017;86(5):892-899.
32. D'Souza N, Hicks G, Benton SC, Abulafi M. The diagnostic accuracy of the faecal immunochemical test for colorectal cancer in risk-stratified symptomatic patients. Ann R Coll Surg Engl. 2020;102(3):174-179.
33. San Miguel Y, Demb J, Martinez ME, Gupta S, May FP. Time to Colonoscopy After Abnormal Stool-Based Screening and Risk for Colorectal Cancer Incidence and Mortality. Gastroenterology. 2021;160(6):1997-2005.e3.
34. Corley DA, Jensen CD, Quinn VP, Doubeni CA, Zauber AG, Lee JK, et al. Association Between Time to Colonoscopy After a Positive Fecal Test Result and Risk of Colorectal Cancer and Cancer Stage at Diagnosis. JAMA. 2017;317(16):1631-1641.
35. Chang DT, Pai RK, Rybicki LA, Dimaio MA, Limaye M, Jayachandran P, et al. Clinicopathologic and molecular features of sporadic early-onset colorectal adenocarcinoma: an adenocarcinoma with frequent signet ring cell differentiation, rectal and sigmoid involvement, and adverse morphologic features. Modern Pathology. 2012;25(8):1128-1139.
36. McCawley N, Clancy C, O'Neill BDP, Deasy J, McNamara DA, Burke JP. Mucinous Rectal Adenocarcinoma Is Associated with a Poor Response to Neoadjuvant Chemoradiotherapy: A Systematic Review and Meta-analysis. Dis Colon Rectum. 2016;59(12):1200-1208.
37. Shin US, Yu CS, Kim JH, Kim TW, Lim SB, Yoon SN, et al. Mucinous rectal cancer: Effectiveness of preoperative chemoradiotherapy and prognosis. Ann Surg Oncol. 2011;18(8):2232-2239.

38. Guinney J, Dienstmann R, Wang X, de Reyniès A, Schlicker A, Soneson C, et al. The consensus molecular subtypes of colorectal cancer. Nature Medicine 2015 21:11. 2015;21(11):1350-1356.
39. Lynch HT, Snyder CL, Shaw TG, Heinen CD, Hitchins MP. Milestones of Lynch syndrome: 1895-2015. Nat Rev Cancer. 2015;15(3):181-194.
40. Zaborowski AM, Murphy B, Creavin B, Rogers AC, Kennelly R, Hanly A, et al. Clinicopathological features and oncological outcomes of patients with young-onset rectal cancer. British Journal of Surgery. 2020;107(5):606-612.
41. Pearlman R, Frankel WL, Swanson B, Zhao W, Yilmaz A, Miller K, et al. Prevalence and Spectrum of Germline Cancer Susceptibility Gene Mutations Among Patients With Early-Onset Colorectal Cancer. JAMA Oncol. 2017;3(4):464-471.
42. Eriksson J, Amonkar M, Al-Jassar G, Lambert J, Malmenäs M, Chase M, Sun L, et al. Mismatch Repair/Microsatellite Instability Testing Practices among US Physicians Treating Patients with Advanced/Metastatic Colorectal Cancer. Journal of Clinical Medicine 2019, Vol 8, Page 558. 2019;8(4):558.
43. Lieu CH, Golemis EA, Serebriiskii IG, Newberg J, Hemmerich A, Connelly C, et al. Comprehensive genomic landscapes in early and later onset colorectal cancer. Clinical Cancer Research. 2019;25(19):5852-5858.
44. Serebriiskii IG, Connelly C, Frampton G, Newberg J, Cooke M, Miller V, et al. Comprehensive characterization of RAS mutations in colon and rectal cancers in old and young patients. Nature Communications 2019 10:1. 2019;10(1):1-12.
45. Kirzin S, Marisa L, Guimbaud R, De Reynies A, Legrain M, Laurent-Puig P, et al. Sporadic Early-Onset Colorectal Cancer Is a Specific Sub-Type of Cancer: A Morphological, Molecular and Genetics Study. PLoS One. 2014;9(8):e103159.
46. Arriba M, García JL, Rueda D, Pérez J, Brandariz L, Nutu OA, et al. Unsupervised Analysis of Array Comparative Genomic Hybridization Data from Early-Onset Colorectal Cancer Reveals Equivalence with Molecular Classification and Phenotypes. Neoplasia. 2017;19(1):28-34.
47. REACCT Collaborative, Zaborowski AM, Abdile A, Adamina M, Aigner F, d'Allens L, et al. Microsatellite instability in young patients with rectal cancer: Molecular findings and treatment response. British Journal of Surgery. 2022;109(3):251-255.
48. Pearlman R, Frankel WL, Swanson B, Zhao W, Yilmaz A, Miller K, et al. Prevalence and Spectrum of Germline Cancer Susceptibility Gene Mutations Among Patients With Early-Onset Colorectal Cancer. JAMA Oncol. 2017;3(4):464-471.
49. Goel A, Nagasaka T, Spiegel J, Meyer R, Lichliter WE, Boland CR. Low frequency of lynch syndrome among young patients with non-familial colorectal cancer. Clinical Gastroenterology and Hepatology. 2010;8(11):966-971.e1.
50. Mork ME, You YN, Ying J, Bannon SA, Lynch PM, Rodriguez-Bigas MA, et al. High prevalence of hereditary cancer syndromes in adolescents and young adults with colorectal cancer. Journal of Clinical Oncology. 2015;33(31):3544-3549.
51. Mork ME, You YN, Ying J, Bannon SA, Lynch PM, Rodriguez-Bigas MA, et al. High prevalence of hereditary cancer syndromes in adolescents and young adults with colorectal cancer. Journal of Clinical Oncology. 2015;33(31):3544-3549.
52. Lynch HT, Snyder CL, Shaw TG, Heinen CD, Hitchins MP. Milestones of Lynch syndrome: 1895–2015. Nature Reviews Cancer 2015 15:3. 2015;15(3):181-194.
53. Sehgal R, Sheahan K, O'Connell PR, Hanly AM, Martin ST, Winter DC. Lynch Syndrome: An Updated Review. Genes 2014, Vol 5, Pages 497-507. 2014;5(3):497-507.
54. Stoffel EM, Koeppe E, Everett J, Ulintz P, Kiel M, Osborne J, et al. Germline Genetic Features of Young Individuals With Colorectal Cancer. Gastroenterology. 2018;154(4):897-905.e1. doi:10.1053/j.gastro.2017.11.004
55. Dominguez-Valentin M, Sampson JR, Seppälä TT, Ten Broeke SW, Plazzer JP, et al. Cancer risks by gene, age, and gender in 6350 carriers of pathogenic mismatch repair variants: findings from the Prospective Lynch Syndrome Database. Genetics in Medicine. 2020;22(1):15-25.
56. Mäkelä JT, Kiviniemi H. Clinicopathological features of colorectal cancer in patients under 40 years of age. Int J Colorectal Dis. 2010;25(7):823-828.
57. Seppälä TT, Latchford A, Negoi I, Sampaio Soares A, Jimenez-Rodriguez R, Sánchez-Guillén L, et al. European guidelines from the EHTG and ESCP for Lynch syndrome: an updated third edition of the Mallorca guidelines based on gene and gender. Br J Surg. 2021;108(5):484-498.
58. Hofseth LJ, Hebert JR, Chanda A, Chen H, Love BL, Pena MM, et al. Early-onset colorectal cancer: initial clues and current views. Nature Reviews Gastroenterology & Hepatology 2020 17:6. 2020;17(6):352-364.
59. Wang P, Song M, Eliassen AH, Wang M, Giovannucci EL. Dietary patterns and risk of colorectal cancer: a comparative analysis. Int J Epidemiol. 2023;52(1):96-106.
60. Hidayat K, Yang CM, Shi BM. Body fatness at an early age and risk of colorectal cancer. Int J Cancer. 2018;142(4):729-740.
61. Li LB, Wang LY, Chen DM, Liu YX, Zhang YH, Song WX, et al. A systematic analysis of the global and regional burden of colon and rectum cancer and the difference between early- and late-onset CRC from 1990 to 2019. Front Oncol. 2023;13.
62. Xiong H, Wang J, Chang Z, Hu H, Yuan Z, Zhu Y, Hu Z, et al. Gut microbiota display alternative profiles in patients with early-onset colorectal cancer. Front Cell Infect Microbiol. 2022;12.
63. Abdullah M, Sukartini N, Nursyirwan SA, Pribadi RR, Maulahela H, Utari AP,et al. Gut Microbiota Profiles in Early- and Late-Onset Colorectal Cancer: A Potential Diagnostic Biomarker in the Future. Digestion. 2021;102(6):823-832.
64. Habib R, Burgess NG, Bourke MJ, Wong M, Wilcken N, Toh J, et al. Outcomes of young patients diagnosed with locally advanced rectal cancer. J Gastrointest Oncol. 2021;12(2):592-601.
65. Kolarich A, George TJ, Hughes SJ, Delitto D, Allegra CJ, Hall WA, et al. Rectal cancer patients younger than 50 years lack a survival benefit from NCCN guideline–directed treatment for stage II and III disease. Cancer. 2018;124(17):3510-3519.
66. Le DT, Uram JN, Wang H, Bartlett BR, Kemberling H, Eyring AD, et al. PD-1 Blockade in Tumors with Mismatch-Repair Deficiency. New England Journal of Medicine. 2015;372(26):2509-2520.
67. Cercek A, Lumish M, Sinopoli J, Weiss J, Shia J, Lamendola-Essel M, et al. PD-1 Blockade in Mismatch Repair–Deficient, Locally Advanced Rectal Cancer. New England Journal of Medicine. 2022;386(25):2363-2376.
68. Taib N, Merhi M, Inchakalody V, Mestiri S, Hydrose S, Makni-Maalej K, et al. Treatment with decitabine induces the expression of stemness markers, PD-L1 and NY-ESO-1 in colorectal cancer: potential for combined chemoimmunotherapy. J Transl Med. 2023;21(1):235.
69. Montecino-Rodriguez E, Berent-Maoz B, Dorshkind K. Causes, consequences, and reversal of immune system aging. J Clin Invest. 2013;123(3):958-965.
70. American Cancer Society updates its colorectal cancer screening guideline: New recommendation is to start screening at age 45 years. Cancer. 2018;124(18):3631-3632.
71. Peterse EFP, Meester RGS, Siegel RL, Chen JC, Dwyer A, Ahnen DJ, et al. The impact of the rising colorectal cancer incidence in young adults on the optimal age to start screening: Microsimulation analysis I to inform the American Cancer Society colorectal cancer screening guideline. Cancer. 2018;124(14):2964-2973.

SEÇÃO 34-5

TESTES GENÉTICOS PARA CÂNCER COLORRETAL HEREDITÁRIO

Leonardo de Castro Durães ▪ Mikhael Belkovsky ▪ Lucas Faraco Sobrado

INTRODUÇÃO

O câncer colorretal (CCR) é o terceiro tipo de câncer mais prevalente no mundo.[1] Aproximadamente 80% dos casos são esporádicos, ou seja, possuem mutações genéticas no tumor, mas que não são transmitidas de forma hereditária, pois não possuem alterações nas células germinativas. Outros 20% dos casos possuem mutações germinativas que predispõem ao desenvolvimento de câncer e são transmitidos através das gerações.[2] É importante ressaltar que todo CCR, seja ele esporádico ou hereditário, apresenta mutações genéticas que justificam o seu desenvolvimento.

A síndrome de Lynch e a polipose adenomatosa familiar são as síndromes genéticas mais conhecidas e representativas de CCR hereditário, no entanto outras síndromes, como a polipose associada ao gene *MUTYH*, síndrome de Peutz-Jeghers (gene *STK 11*), síndrome Li-Fraumeni (gene *TP53*), síndrome de Cowden (gene *PTEN*), polipose juvenil (genes *BMPRA* e *SMAD4*), aumentam o risco do CCR. Além desses, outros genes têm sido associados ao CCR, como *RPS20, POLE, POLD1, AXIN2, NTHL1, MSH3, RNF43* e *GREM 1*.[3]

A grande variedade de mutações e a complexidade das apresentações clínicas limitam o diagnóstico das síndromes familiares apenas com anamnese e exame clínico. Dessa forma, é de grande importância a utilização do painel genético, onde vários genes são testados simultaneamente por meio de sequenciamento. O barateamento do painel vem levando ao uso cada dia mais frequente desse teste para detecção de síndromes hereditárias.

POLIPOSES NÃO ADENOMATOSAS/SÍNDROME DE LYNCH

Abordagem Geral

O diagnóstico de síndrome de Lynch exige a detecção de mutações germinativas em um dos genes de reparo: *MLH1, MSH2, MH6, PMS2* e *EPCAM*.[4] Entretanto, como ensaios de sequenciamento germinativo são limitados, são realizadas estratégias de testagem para um uso racional dos recursos.

Os critérios de Amsterdam são os mais utilizados para rastreamento da síndrome de Lynch. Pacientes que preenchem os critérios são classificados como portadores de HNPCC (*Hereditary Non Polyposis Colorectal Cancer*). No entanto, sua sensibilidade é de aproximadamente 70% para a detecção de síndrome de Lynch (defeito germinativo nos genes de reparo). Pacientes com critérios de Amsterdam positivos sem mutação germinativa são classificados como portadores de câncer colorretal familial tipo X (Fig. 34-5-1).[5]

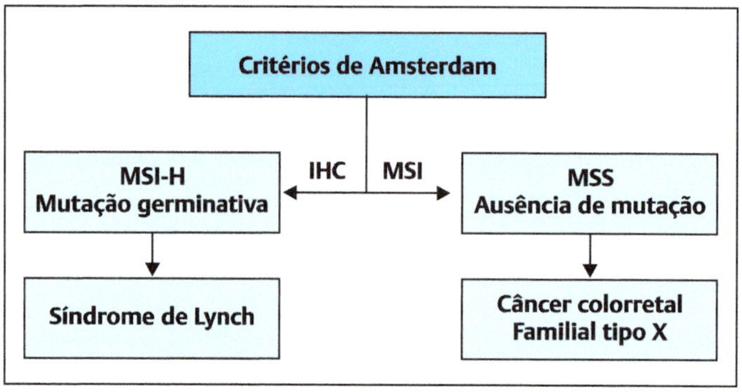

Fig. 34-5-1. Esquema demonstrando a utilização de imuno-histoquímica no diagnóstico de síndrome de Lynch.

Os testes mais utilizados para identificar pacientes com síndrome de Lynch são: 1) teste de instabilidade de microssatélites (MSI) realizado por reação em cadeia de polimerase (PCR); (2) imuno-histoquímica (IHC) para detecção das proteínas de genes de reparo (MMR); (3) análise de metilação do promotor *MLH1* (ou análise somática da mutação *BRAF*).[4]

Teste de Instabilidade de Microssatélites (MSI)

No teste de MSI, cinco *loci* de microssatélites do tecido tumoral são avaliados por PCR. Se mais de 30% são instáveis, o tumor é considerado como tendo alta instabilidade de microssatélites (MSI-H). A instabilidade em si é definida como alterações no comprimento de sequências repetitivas de DNA (usualmente mono ou dinucleotídeos) em comparação com o comprimento dos mesmos *loci* de microssatélites em tecido não neoplásico.[6,7]

Imuno-Histoquímica (IHC) para Proteínas de Genes de Reparo

A IHC permite corar as proteínas de genes de reparo (*MLH1, MSH2, MH6, PMS2*) em tecido tumoral. Curiosamente, existem padrões de expressão IHC da deficiência das proteínas de reparo. Como *MSH6* e *PMS2* são dependentes da ligação com seus parceiros *MLH1* e *MSH2* para serem expressas, em geral, quando um tumor perde sua expressão de *MSH2*, há uma concomitante perda da expressão de *MSH6*. Similarmente, a perda de *MLH1* leva à perda de *PMS2*. No entanto, quando há a perda de *MSH6* ou *PMS2*, o tecido tipicamente apresenta perda isolada dessas proteínas.[8]

É importante notar que a deficiência de genes de reparo na imuno-histoquímica do tumor não é necessariamente uma deficiência na linhagem germinativa, mas também pode ser decorrente de inativação epigenética ou somática.[8-10]

Análises de Metilação MLH1 e Mutação BRAF

A maioria dos CCR com MSI não apresenta mutação germinativa dos genes de reparo (síndrome de Lynch), mas inativação epigenética adquirida da função dos genes de reparo, principalmente no *MLH1* e *PMS2*.[11]

Uma vez que a metilação do promotor do gene *MLH1* é tão comum,[12] é de praxe descartá-la antes do teste genético da linhagem germinativa nesse subgrupo particular de pacientes (MSI-H com *MLH1* ou *PMS2* negativos). Essa testagem economiza testes da linha germinativa.[4] Essa análise pode ser feita no tecido tumoral de duas formas: (1) diretamente, avaliando a metilação da região promotora de *MLH1*, ou (2) indiretamente, testando a presença de mutações no gene *BRAF* (Fig. 34-5-2).[10,11]

POLIPOSES ADENOMATOSAS

A polipose adenomatosa familiar (PAF) é causada por mutação germinativa no gene *APC*. A proteína APC é um supressor tumoral, e está associada a tumores colorretais e tumores extracolônicos, como câncer duodenal, câncer gástrico, tumor desmoide, osteomas e câncer papilar de tireoide. A apresentação clínica da PAF pode ser clássica (mais de 100 pólipos) ou atenuada (menos de 100 pólipos). A mutação do gene *APC* é uma herança autossômica dominante, no entanto 20% dos pacientes com PAF apresentam mutações germinativas *de novo*, e, portanto, não apresentam antecedentes familiares.[13]

A polipose associada ao *MYH* é causada por uma mutação do gene *MUTYH*. Essa é uma herança autossômica recessiva com uma grande variedade de fenótipos, incluindo polipose adenomatosa com menos de 100 pólipos.[14] Naqueles pacientes com poliposes adenomatosas, o teste do gene *APC* deve ser realizado como primeira escolha. Se negativo, o teste do gene *MUTYH* deve ser realizado.

Outras mutações estão associadas a poliposes, como, por exemplo, *RPS20, POLE, POLD1, AXIN2, NTHL1, MSH3, RNF43* e *GREM 1*, e esses testes devem ser realizados nos pacientes com polipose sem mutação nos genes *APC* e *MUTYH*.[15]

Atualmente, com o advento do sequenciamento de nova geração e o custo diminuído dos painéis genéticos, o mais indicado é a realização do painel genético para os pacientes com polipose. Apesar dos avanços no conhecimento das síndromes hereditárias, mutações com funções desconhecidas podem ser encontradas, e são denominadas variantes de significado desconhecido (VUS).[16]

POLIPOSES HAMARTOMATOSAS

Esse tipo de polipose é caracterizada pela presença de pólipos hamartomatosos. Apesar destes pólipos serem considerados não neoplásicos, a presença destas síndromes predispõe ao desenvolvimento do CCR. É também a ocorrência de complicações como sangramento e obstrução intestinal decorrente da presença de múltiplos pólipos.[17]

As síndromes hamartomatosas são de herança autossômica dominante e são causadas por mutação do gene *STK 11* (síndrome de Peutz-Jeghers), gene *PTEN* (síndrome de Cowden), ou genes *SMAD4* ou *BMPR1A* (síndrome de polipose juvenil).[18]

Essas mutações podem ser pesquisadas isoladamente ou como parte do painel genético.

COMENTÁRIOS FINAIS

O CCR hereditário pode ser causado por diferentes mutações genéticas. Algumas síndromes como a síndrome de Lynch e a polipose adenomatosa familiar são conhecidas por décadas, mas outras condições genéticas vêm sendo identificadas recentemente como causadoras de CCR.

Essas novas mutações devem ser pesquisadas sempre que possível, e as análises tradicionais de genes únicos apresentam

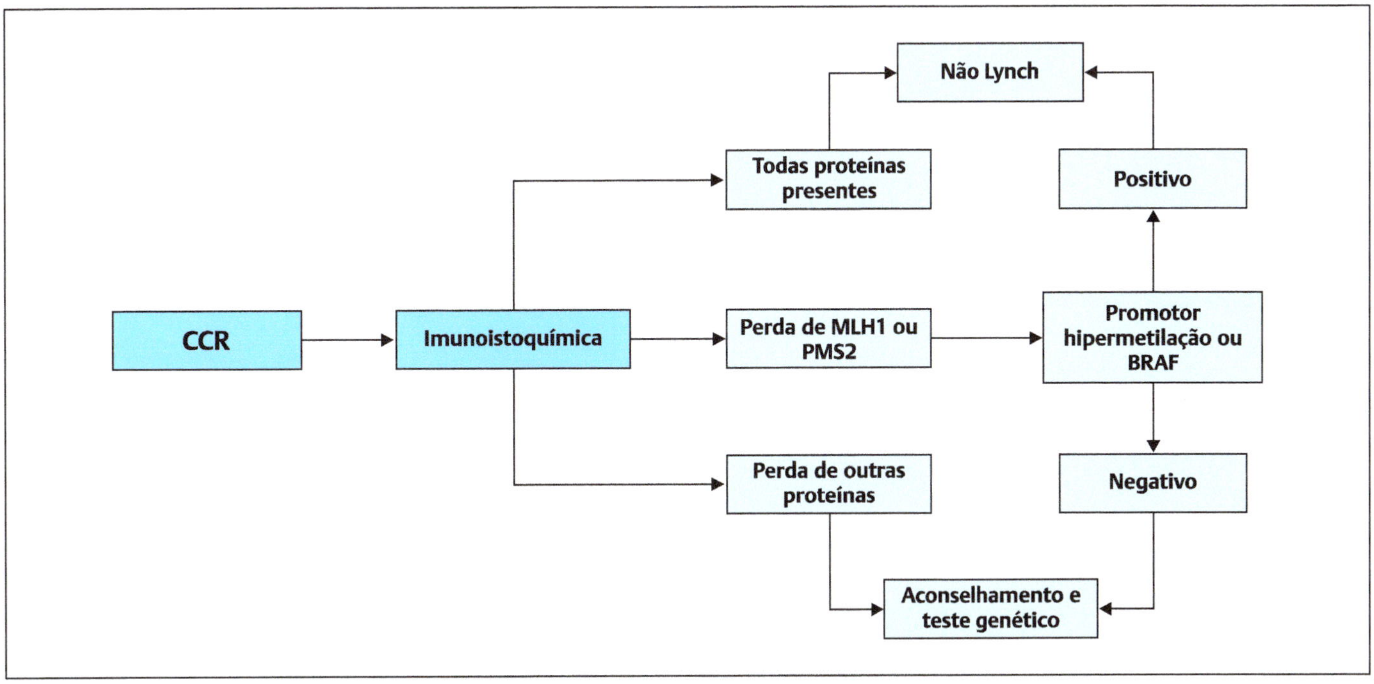

Fig. 34-5-2. Critérios para aconselhamento genético.

um alto custo. O painel genético, no entanto, é uma alternativa com menor custo e resultados mais rápidos. Essa nova abordagem pode criar oportunidades diagnósticas, terapêuticas e tratamentos personalizados com base nas características genéticas de cada paciente.

REFERÊNCIAS BIBLIOGRÁFICAS

1. Siegel RL, Miller KD, Jemal A. Cancer statistics. CA Cancer J Clin. 2019;69:7-34.
2. Fischer J, Walker LC, Robinson BA, Frizelle FA, Church JM, Eglinton TW. Clinical implications of the genetics of sporadic colorectal cancer. ANZ J Surg. 2019;89(10):1224-9.
3. Rebuzzi F, Ulivi P, Tedaldi G. Genetic predisposition to colorectal cancer: How many and which genes to test? Int J Mol Sci. 2023;24(3):2137-50.
4. Yurgelun MB, Hampel H. Recent advances in Lynch syndrome: Diagnosis, treatment, and cancer prevention. American Society of Clinical Oncology Educational Book. American Society of Clinical Oncology. Annual Meeting 2018;38:101-9.
5. Nejadtaghi M, Jafari H, Farrokhi E, Samani KG. Familial colorectal cancer type X (FCCTX) and the correlation with various genes—A systematic review. Curr Probl Cancer. 2017;41(6):388-97.
6. Rodriguez-Bigas M, Boland C, Hamilton S, Henson DE, Jass JR, Khan PM, et al. National Cancer Institute Workshop on Hereditary Nonpolyposis Colorectal Cancer Syndrome: meeting highlights and Bethesda guidelines. J Natl Cancer Inst. 1997;89:1758-62.
7. Umar A, Boland CR, Terdiman JP, Syngal S, de la Chapelle A, Rüschoff J, et al. Revised Bethesda guidelines for hereditary nonpolyposis colorectal cancer (Lynch syndrome) and microsatellite instability. J Natl Cancer Inst. 2004;96:261-8.
8. Dietmaier W, Wallinger S, Bocker T, Kullmann F, Fishel R, Rüschoff J. Diagnostic microsatellite instability: definition and correlation with mismatch repair protein expression. Cancer Res. 1997;57:4749-56.
9. Leach FS, Polyak K, Burrell M, Johnson KA, Hill D, Dunlop MG, et al. Expression of the human mismatch repair gene hMSH2 in normal and neoplastic tissues. Cancer Res. 1996;56:235-40.
10. Thibodeau SN, French AJ, Roche PC, Cunningham JM, Tester DJ, Lindor NM, et al. Altered expression of hMSH2 and hMLH1 in tumors with microsatellite instability and genetic alterations in mismatch repair genes. Cancer Res. 1996;56:4836-40.
11. Hampel H, Frankel W, Panescu J, Lockman J, Sotamaa K, Fix D, et al. Screening for Lynch syndrome (hereditary nonpolyposis colorectal cancer) among endometrial cancer patients. Cancer Res. 2006;66:7810-17.
12. Adar T, Rodgers LH, Shannon KM, Yoshida M, Ma T, Mattia A, et al. A tailored approach to BRAF and MLH1 methylation testing in a universal screening program for Lynch syndrome. Mod Pathol. 2017; 30:440-7.
13. Aelvoet AS, Buttitta F, Ricciardiello L, Dekker E. "Management of familial adenomatous polyposis and MUTYH-associated polyposis; new insights. Best Pract Res Clin Gastroenterol. 2022;58-9.
14. Sereno M, Merino M, López-Gómez M, Gómez-Raposo C, Zambrana Tébar F, Moreno Rubio J, et al. MYH polyposis syndrome: clinical findings, genetics issues and management. Clin Transl Oncol 2014;16(8): 675-9.
15. Kidambi TD, Kohli DR, Samadder NJ, Singh A. Hereditary polyposis syndromes. Curr. Treat. Options Gastroenterol. 2019;17(4):650-65.
16. Bouvet D, Bodo S, Munier A, Guillerm E, Bertrand R, Colas C, et al. Methylation tolerance-based functional assay to assess variants of unknown significance in the MLH1 and MSH2 genes and identify patients with Lynch syndrome. Gastroenterology. 2019;157(2):421-31.
17. Campos FG, Figueiredo MN, Martinez CAR. Colorectal cancer risk in hamartomatous polyposis syndromes. World J Gastrointest Surg. 2015;7(3):25-32.
18. Boland CR, Idos GE, Durno C, Giardiello FM, Anderson JC, Burke CA, et al. Diagnosis and management of cancer risk in the gastrointestinal hamartomatous polyposis syndromes: Recommendations from the US multi-society task force on colorectal cancer. Gastroenterology. 2022;162(7):2063-85.

CAPÍTULO 35

POLIPOSE ADENOMATOSA FAMILIAR

SEÇÃO 35-1

ASPECTOS MOLECULARES E CLÍNICOS DA PAF ASSOCIADA AO GENE APC

Fábio Guilherme Campos ▪ Carlos Augusto Real Martinez
Mauro de Souza Leite Pinho

O conteúdo desta seção (págs. 609 a 620), encontra-se disponível on-line.

Para acessá-lo, aponte a câmera do seu smartphone ou tablet para a imagem acima.

SEÇÃO 35-2

MANIFESTAÇÕES EXTRACOLÔNICAS E CAUSAS DE MORTALIDADE

Fábio Guilherme Campos ▪ Rodrigo Blanco Dumarco

O conteúdo desta seção (págs. 621 a 625), encontra-se disponível on-line.

Para acessá-lo, aponte a câmera do seu smartphone ou tablet para a imagem acima.

SEÇÃO 35-3

SURGICAL TREATMENT: RATIONALE AND RESULTS

Fábio Guilherme Campos ■ Paula Gabriela Melo Morais Ribeiro
Pablo Veloso Martins ■ Carlos Augusto Real Martinez

INTRODUCTION

Familial adenomatous polyposis (FAP) is genetic complex syndrome that may affect 1 to 8 per 10 000 persons. Clinically, it is characterized by early development of a wide range of adenomatous polyps throughout the cólon and rectum after the second decade of life and many extracolonic manifestations. If not treated by prophylactic colectomy, patients will have an almost 100% risk of developing a colorectal cancer (CRC).

Classic FAP and the attenuated form (AFAP) result from germline *APC* (*adenomatous polyposis coli*) mutations. FAP is an inherited autosomal dominant disease in which the majority of patients will be affected in a context of familial history, and almost 30% may have a "de novo" mutation. The less aggressive variant AFAP exhibits fewer colorectal adenomatous polyps (usually 10 to 100), later age of adenoma appearance and a lower cancer risk.[1] A subset of patients will exhibit a mutation in the base-excision-repair *MUTYH* gene, whose carriers may present a less severe and later polyposis when compared to FAP. Discovered in 2002, this recessive syndrome is called *MUTYH* associated polyposis (MAP), and CRC are frequent and discovered at the same moment as the polyposis.[2]

FAP patients must be operated in face of the almost inevitable adenoma-carcinoma sequence, and surgery has a positive impact on life expectancy.[3] In the past, most patients died from CRC, but this risk has been gradually reduced since the founding of the first Polyposis Registry by Lockhart-Mummery in St Mark's Hospital in 1925 (Fig. 35-3-1). Subsequently, the establishment of National Polyposis Registries in many countries changed morbidity patterns through early diagnosis and prophylactic colectomy, with a resulting improved prognosis.[4] Besides this, extracolonic manifestations such as desmoid disease, duodenal and pouch neoplasia may still pose important challenges to patients and surgeons.

Genetic testing and familial counseling should follow clinical and endoscopic diagnosis. Certain genotypes have been linked to specific extracolonic manifestations and may influence polyposis severity; moreover, it has been suggested to use these associations in surveillance and therapeutic decisions (Table 35-3-1).[5-11]

After diagnosis, surgery is considered the mainstay of treatment for FAP patients (Fig. 35-3-2). Surgical options include total colectomy with ileorectal anastomosis (IRA), total proctocolectomy with ileostomy (TPI), and restorative proctocolectomy (RPC) with or without mucosectomy and ileal-pouch anal anastomosis (IPAA).

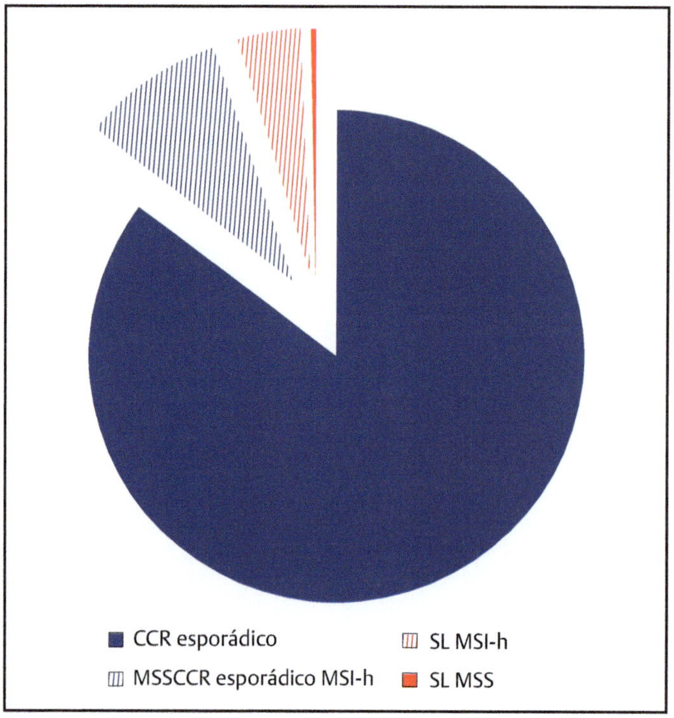

Fig. 35-3-1. Incidence of deficiency MMR/MSI-H in sporadic colorectal tumors related to Lynch syndrome. Blue tones represent sporadic tumors and shades of red represent tumors by LS. Solid colors represent MSS tumors and stripe colors, MSI-H tumors. For simplification purposes, other types of hereditary tumors (5% LS in red, 95% non-LS in blue) were disregarded.

Table 35-3-1. Phenotype-Genotype Correlations in FAP Patients

Phenotype	Mutations	Authors
AFAP	*APC* extreme ends (exons 3,4,5) and exon 9	Spirio *et al*, 1993[5]
Profuse polyposis (~5000 polyps)	between codons 1250-1464	Nagase *et al*, 1992[6]
Severe polyposis and early CRC onset	deletion in codon 1309	Caspari *et al*[7]
Desmoid tumor	between codons 1444 - 1580	Caspari *et al*, 1995[7]
CHRPE	between codons 463 - 1387	Olschwang *et al*, 1993[8]
Thyroid cancer	5' to codon 1220	Cetta *et al*, 2000[9]
Duodenal adenomas	between codons 976 - 1067	Bertario *et al*, 2003[10]
Rectal cancer	codons 1250 to 1464	Bertario *et al* 2000[11]

AFAP: Attenuated Familial Adenomatous Polyposis, APC: adenomatous polyposis coli, CRC: colorectal cancer, CHRPE: congenital hypertrophy of the retinal pigment epithelium.

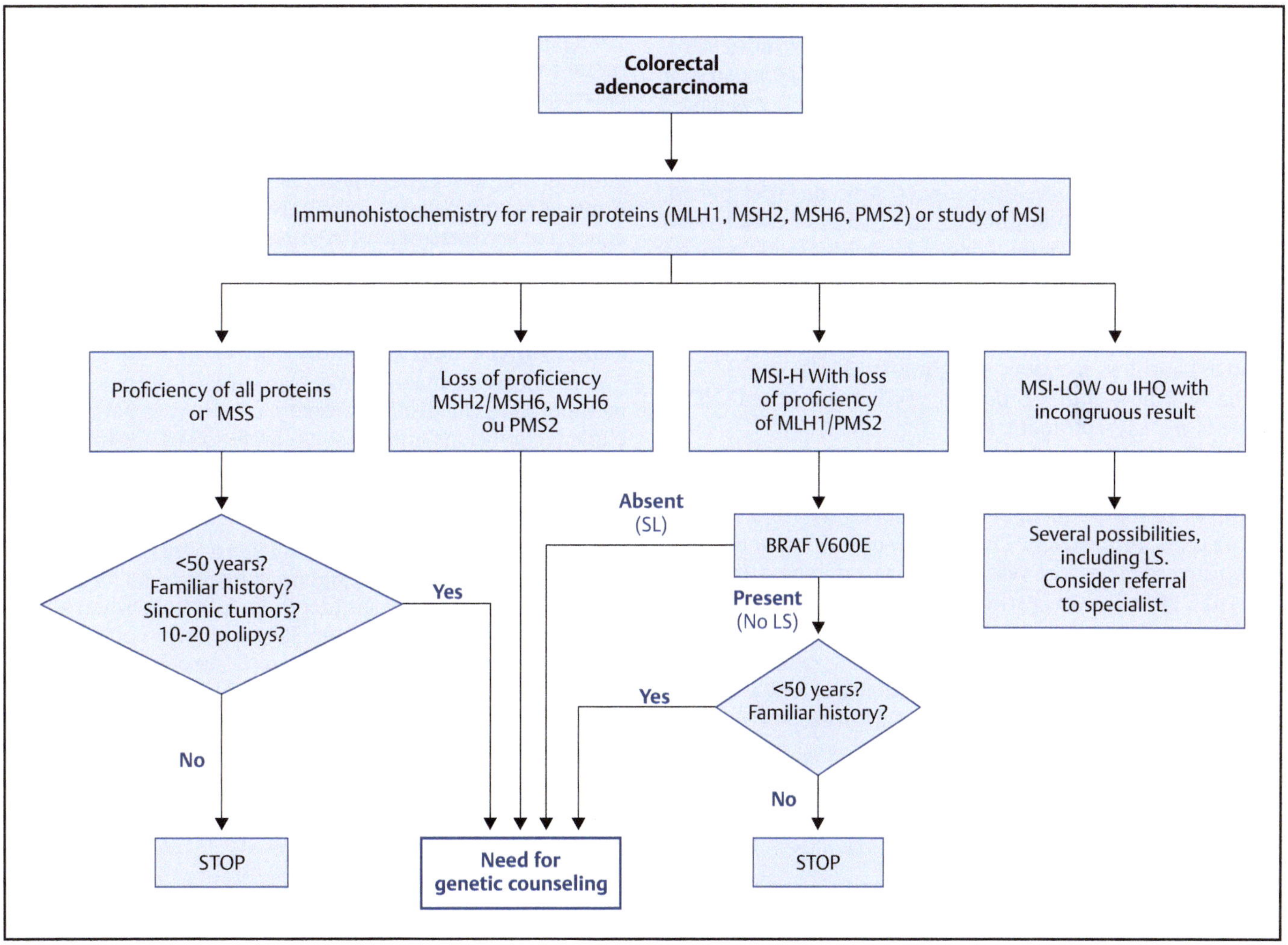

Fig. 35-3-2. SL investigation or other forms of hereditary predisposition to cancer in patients with colorectal cancer. Subtitle: The journey of patients with colorectal cancer begins with the universal SL tracking, but regardless of the result, other predisposition possibilities should be discarded before the investigation of heredity is ended.

SURGICAL DECISION MAKING

As a rare and complex genetic disease, it is well recognized that FAP is better managed by a collaborative group of specialists. Several clinical and genetic features may influence surgical decisions regarding timing and extension of resection.

The present manuscript aims to raise and discuss several controversial issues concerning the surgical treatment of patients diagnosed with FAP.

Timing for Surgery

There are no guidelines regarding the best timing for surgery and most classical FAP patients undergo surgery between 15 and 25 years of age. Preferably prophylactic, an elective resection may be planned taking into account individual and family features, as well as patient's preferences.[12] The main factors involved in timing of surgery are listed in Table 35-3-2.

Obviously, adenoma-associated symptoms such as diarrhea, bleeding, malnutrition or growth retard may encourage surgical indication on the next available opportunity. Also, specific endoscopic and histological features (presence of numerous adenomas, sized lesions or high-grade dysplasia) represent good reasons to indicate a prophylactic colectomy as soon as possible. Even asymptomatic patients with severe polyposis should not have their surgical procedure postponed.

It is important to emphasize that patients with severe polyposis or CRC are more likely to be symptomatic. Among our own patients, CRC incidence was much lower in asymptomatic patients (1.1% vs. 65.8%). Moreover, patients without CRC presented a shorter length of symptoms (15.2 vs. 26.4 months) and less frequent weight loss (11.4% vs. 33.9%).[13] Similarly, Bulow *et al.*[14] reported a 60% incidence of CRC in patients with symptomatic FAP.

Besides symptoms, age is also an important factor related with CRC risk. In untreated patients, the mean age of CRC diagnosis and subsequent death have been reported to be 39 and 42 years, respectively.[15] In a review of 1,073 patients from European countries, the risk of having a carcinoma at an age less than 20 years was estimated to be approximately 1%.[16] Within our own series, average age of patients without CRC was lower at treatment (29.5 vs. 40.0 years; p=0.001).[13] Age distribution revealed a cumulative incidence of 1.9% and 32.1% in patients with less than 20 and 30 years of age, respectively. This data is similar to the 15% incidence in patients before the age of 25 years at the St Mark's Hospital.[17]

These data explain why surgery may be deferred till the late teens or beginning of the third decade in most patients,[18] after physical, emotional and social maturation are established.[19] Once FAP is diagnosed, there is a recommendation for immediate surgery for severe cases (> 1000 colonic and/or > 20 rectal polyps) as soon as practicable.[20] A similar approach should be employed in patients with family history of severe disease.[12]

In another situations, FAP diagnosis does not require the need to perform surgery immediately. For example, an elective procedure may be delayed if an asymptomatic (at-risk or mutation carrier) young patient is compliant with surveillance and polyposis is not severe, since he understands there is a risk for CRC. In this setting, a personal decision based on psychological well-being and patient/family preferences related to school education or professional issues may also affect the planning of surgery. Considering that most patients will be treated around their twenties, doctors should discuss with young patients the possibility of sexual dysfunction following rectal resection, a technique-associated complication due to pelvic plexus lesion occurring in less than 4% of the patients.[1]

Also, patients presenting an AFAP (by phenotype or genotype) or with a suggestive family history may be operated later, as CRC will generally occur in the early to mid-50s.[21] Another reason to delay surgery would be a preoperative diagnosis or the treatment of high-risk patients (positive family history or genetically susceptible) for desmoid tumor, if there is no imminent risk for CRC.[22]

Selecting the Best Procedure: IPAA or IRA?

The decision-making process to surgical alternatives must be tailored to the disease severity as well as to patient's age, clinical conditions and personal preferences. Certainly, surgeon's experience and technical skills may influence the final choice.[21] Factors that may affect surgical decision are listed in Table 35-3-3.

Proctocolectomy and terminal ileostomy is the less common operation performed and must be reserved for patients with low rectal cancer, sphincter dysfunction, when a mesenteric desmoid prevents pouch construction or when it is impossible to pull the pouch down to the pelvis. This operative choice may lead to profound body image and emotional alterations related to the stoma and sexual dysfunction after

Table 35-3-2. Factors to be Considered in the Timing Decision for Surgery

Reasons to indicate or postpone surgery	Timing for surgery
Presence of symptoms (> risk of CRC)	As soon as possible
Asymptomatic patient with mild disease	Discuss opportunity (before 20 years?)
Sized lesions or with high-grade dysplasia, not amenable to endoscopic resection	Immediately
Severe disease at colonoscopy or by family history/ genotype	As soon as practicable
Attenuated polyposis at colonoscopy or by family history/genotype	Personal decision (16-20 years if mild or 21-25 years if attenuated polyposis)
Preoperative diagnosis, positive family history or genetically susceptible for desmoids	Delay surgery (after evaluating CRC risk)

Table 35-3-3. Patient's and Disease Factors Affecting Operative Choices

Patient	Disease
Age, sex, obesity, prior surgery	Number and location of polyps
Genetics - family history	Colorectal cancer or metastatic disease
Female fecundity	Presence or risk of desmoid disease
Compliance with follow-up	AFAP (Attenuated Polyposis)
Acceptance of a temporary stoma	MAP (MYH-Associated Polyposis)

pelvic dissection. Differently, surgical decision for most patients will confront IRA and RPC, and until now the published literature reached no consensus about this issue, making the choice between RPC and IRA a continuous matter of debate.[23] Discussion of the pros and cons of these techniques must not be oversimplified, cause several operative, oncological and functional variables must come into debate (see Table 35-3-4).

IRA is generally recommended for patients with few rectal polyps, with AFAP, a family history of mild phenotype and for those young women with desire to be pregnant. IRA should not be performed in patients with a diseased rectum (adenomas >3 cm, with severe dysplasia, cancer or sphincter dysfunction) or cólon cancer. Patients with other features should undergo RPC.[24-26]

Besides being a rectal sparing prophylactic colectomy, IRA provides good surgical and functional outcomes, but requires long-term follow-up of the rectum. During the prepouch era, metachronous rectal cancer rates varied from 15 to 40%, decreasing to less than 10% after pouch surgery came into practice.[21,25] After IRA, development of rectal cancer risk depends on several risk factors such as length of follow-up, chronologic age and local of APC mutation.[11,26]

Certainly, bad selection criteria in the era before RPC accounts for the high rates of rectal recurrence after IRA. Today it is possible to select better candidates for IRA, once the risk of proctectomy is much lower in those presenting less than 20 rectal or 1000 colonic polyps.[27] In a series of 776 IRA from a multicenter Scandinavian study, proctectomy was performed in 229 of 576 patients (40%) during the prepouch period vs. 26 of 200 (13%) during the pouch period.[25]

Thus, IRA may provide good results in AFAP, MAP and mild FAP patients that agree to undergo follow-up, and RPC should be reserved for those with profuse polyposis.[21,22] Consequently, a policy of blanket RPC is not a good idea for patients with mild or attenuated disease, mainly for those asymptomatic and young.

During the last decades, RPC progressively turned out to be the most common procedure despite its surgical morbidity. For this reason, candidates to RPC must be aware of its technical complexity and the reported high complication rates.[28] Comparative studies with IRA have reported higher complications after RPC,[29,30] although this has not been an unanimous finding.[31] In our own series,[26] we also observed more complications after RPC (48.1%) compared to proctocolectomy with ileostomy (26.6%) and IRA (19.0%) (P = 0,03).

Furthermore, pelvic dissection may lead to urinary and sexual dysfunction such decreased fecundity in women (but it doesn't risk pregnancy) and male impotence.[32,33] Indeed, it has been reported a 50% reduction in female fecundity after RPC.[32] As IRA doesn't involve pelvic dissection, young females of childbearing age must be informed of this fact in order to refine the decision-making process.

Although not yet proven, RPC has been associated with a greater risk of desmoid disease when compared to IRA.[34] If this information turns to be true, this chance must be critically evaluated as desmoid disease is an important cause of mortality among FAP patients.

Long-term functional results have been generally better after IRA.[35,36] In a meta-analysis of 12 selected studies (1002 FAP) comparing functional outcome and quality of life between RPC and IRA,[37] bowel frequency, night defecation and use of incontinence pads were significantly less in the IRA group, although fecal urgency was more frequent with IRA compared with IPAA. Reoperation within 30 days was more common after IPAA. There was no significant difference between the procedures in terms of sexual dysfunction, dietary restriction or postoperative complications (bowel obstruction, hemorrhage, intra abdominal sepsis, and anastomotic leak). Rectal cancer was only observed in the IRA group (5%).

Table 35-3-4. Recommendations for Surgical Treatment Based on Clinical and Genetic Features

Operation	IRA	RPC
indications	▪ Mild FAP or MAP (<20 rectal and < 1000 colonic polyps) ▪ AFAP by family history, endoscopy or genetic testing ▪ No colorectal carcinoma ▪ Young women without definitive offspring ▪ Metastatic CRC	▪ Many (> 20) rectal adenomas or > 3 cm or high-grade dysplasia ▪ Severe colonic phenotype ▪ (> 1000) or family history ▪ Colorectal carcinoma ▪ Mutations in codon 1309 ▪ Mesenteric desmoid or family history or APC mutation (codons 1403-1578)
pros	▪ Technically simple, good function, low morbidity, no pelvic dissection	▪ Removes all colorectal mucosa ▪ Good function and quality of life
cons	▪ Metachronous rectal cancer	▪ Technically demanding ▪ High morbidity

AFAP: Attenuated familial adenomatous polyposis, MAP: MYH associated polyposis, APC: adenomatous polyposis coli

In addition, abdominal reoperation on the rectum was more frequent after IRA (28%) *versus* IPAA (3%). The study demonstrated the individual merits and weaknesses of IRA and IPAA. Generally, better functional results are attributed to IRA, although quality of life is comparable.[35,38]

Another capital issue regarding RPC is oncological. Although it was initially thought that RPC would abolish the risk of neoplasia, adenomas may develop within the ileal pouch many years after the surgical treatment.[39] Furthermore, there is a risk of malignant transformation attested by reports of cancer at the ileal pouch or at the ATZ.[40,41] These data clearly reflect that RPC is not a cancer-free procedure.

Then, surgical experience with RPC assumes a great importance. FAP patients should be advised to have the operation performed in medical centers that are familiar with FAP and by surgeons experienced with this procedure.

CONTROVERSIAL ISSUES

Should Genetic Guide Surgery?

As already stated, the final decision depends on many factors that include participation of a patient fully informed. However, no consensus has been reached regarding the use of genotype to guide surgical option, mainly in patients with a polyp-free rectum. This idea is based on the relations between *APC* genotype and colonic polyposis. There exist mutations associated with severe (between codons 1250 and 1464, especially at codon 1309), mild (extreme ends of the gene and in the alternatively spliced part of exon 9) and intermediate (mutations in the remaining parts of the gene) forms of the disease.[42]

In an important study containing data from four National Polyposis Registries, there were analyzed cumulative risks of proctectomy and cancer twenty years after primary colectomy in four hundred and seventy-five polyposis patients.[43] The authors registered cumulative risks of secondary proctectomy of 10%, 39%, and 61% in the attenuated, intermediate, and severe genotype groups, respectively ($P < 0.05$). Risks of cancer were not different. This data clearly shows that mutation analysis may be used to predict the risk of secondary proctectomy, and thus may help select the best option in patients with a few rectal adenomas.

Surgical trauma, hormonal influences in women, family history and genotype (*APC* mutation between codons 1445 and 1578) have been listed into a desmoid risk scoring system for FAP patients.[44] This genotype also predisposes to an attenuated phenotype. Recognition of these genotype–phenotype relations has influenced surgical decision-making and has also served as an alert to delay or avoid surgery in order to prevent desmoid disease. This recommendation is especially important in those with 3′ *APC* mutations, which are associated with a 65% risk of developing mesenteric desmoids.[45]

Patients at risk for desmoid disease should preferably submitted to ileal-pouch anastomosis, cause desmoid development in the mesentery may not allow a proctectomy after ileal-rectal anastomosis.

Handsewn or Mechanical Anastomosis?

IPAA may be accomplished either by handsewn or stapled anastomosis, and the relative benefits of each technique are a source of intense debate, as these two options may impact the outcome after RPC.

At the beginning, IPAA was performed manually after anorectal mucosectomy above the dentate line. Subsequently, this supposed advantage of removing all at-risk mucosa in UC and FAP patients proved to be insufficient after reports of islands of rectal mucosa left behind during dissection. A natural technical advance in FAP surgery was achieved with the introduction of stapled anastomosis. Besides been technically easier and faster, it promotes better function when compared to hand-sewn anastomosis due to the less sphincter manipulation and the preservation of a small rectal *cuff* above the anastomosis.

Against the premise that RPC would eliminate cancer risk, there is accumulating evidence that adenomas may develop within the pouch in 8- 74% and also at the anal transition zone (ATZ). Still controversial, potential factors for the development of pouch polyposis have been investigated. Ileal pouch adenomas are more common in patients older than 50 years of age or those presenting more than 1000 colonic adenomas. Age of the pouch is also important, with risk varying from 7-16% after 5 years to 35-42% after 10 years and 75% after 15 years.[40,46]

As shown in Table 35-3-5, the incidence of polyps at the ATZ is usually lower after handsewn when compared to double-stapled anastomosis.[36,47-49] The presumable thinking that the remnant mucosal left behind after stapled anastomosis carries the same risk of malignization as the original disease, one could think that mucosectomy is probably the ideal choice. The risk of malignization within the pouch is probably low, as there are only thirty cases of cancer reported both at the anastomotic site and in the ileal pouch so far.[39] But since invasive cancer has been reported to occur either from the preserved ATZ or from retained mucosal remnants, a reduction of the cancer risk should not guide solely the operative

Table 35-3-5. Incidence of Adenomatous Polyps at the ATZ or Anastomotic Site After Handsewn or Double-stapled Anastomosis

study	Handsewn anastomosis	Double-stapled anastomosis	Follow-up
Remzi *et al.*[47]	21% in the pouch 14.3% in the ATZ	11% in the pouch 28% in the ATZ	5.8 years
Von Roon *et al.*[48]	27%	54%	10 years
Friederich *et al.*[49]	29%	64%	7 years
Van Duijvendijk *et al.*[36]	10%	31%	7 years

choice. Consequently, as the natural course and significance of pouch polyps are better understood, the facts discussed here raise the need for long-term endoscopic pouch surveillance regardless of the anastomosis performed.

Another important question regarding handsewn and stapled anastomosis is the confrontation of functional results and morbidity. As already reported, even though mucosectomy may reduce the risk of adenoma and cancer formation, it has been related to worse functional outcomes.[50]

Is it Safe to Perform an Ileal-pouch Anastomosis Without a Diverting Ileostomy?

Despite its intrinsic technical complexity, RPC is safe (mortality: 0.5-1%) and carries an acceptable risk of non-life-threatening complications (10-25%), achieving good long-term functional outcome with excellent patient satisfaction (over 95%).

A temporary protective ileostomy proximal to pouch has been classically performed in order to mitigate the effects of anastomosis leakage and to prevent pelvic sepsis (reported in 6% and 37%), fistulization and thus compromise pouch function. Consequently, it should also prevent the need for re-laparotomy and, most importantly, pouch failure.[51] Although most patients exhibit a very good acceptance of this temporary stoma, it may be a source of several complications.

Ileostomy omission has been advocated in selected cases, with the rationale that it is associated with similar rates of septic complications and may also provide economic advantages.[52] Selection criteria should exclude clinical (high doses of steroids, malnutrition, toxicity or anemia) and technical factors (difficult procedures with intraoperative complications). Furthermore, surgeons must be sure that the ileoanal anastomosis is tension-free, that it is supplied with adequate blood flow, that the tissue rings are intact and that air leaks are absent.[53,54]

Several studies identified the underlying disease (ulcerative colitis) as a risk factor for pouch-related sepsis.[50,51] Within this context, its omission is attributed to the general fewer RPC complications rates in FAP than in UC. At diagnosis, FAP patients usually present with few symptoms and good general conditions, a different picture from those with UC. And when comparing septic complications with and without ileostomy, most cases have been attributed to steroid use.

In a paper from Saint Antoine Hospital,[55] the authors reported their experience with 71 patients (38 females) who underwent laparoscopic RPC between November 2004 and February 2010. Indications were FAP (34), ulcerative colitis (35), indeterminate colitis (1) and Lynch syndrome (1). Laparoscopic RPC was performed as a one-stage procedure in 49 patients, and after a subtotal colectomy in 22. Seven patients in each group underwent the formation of a diverting stoma. Sixteen patients experienced at least one postoperative complication. The postoperative morbidity was 29% (n = 4/14) and 21% (n = 12/21) in patients with and without a stoma (p = 0.8), and the rate of fistula was 21% and 5%, respectively (p = 0.08). Seven percent of patients with a stoma and 16% without stoma had an intra-abdominal collection (p = 0.7). Nine patients required reoperation, which was not influenced by the presence or absence of a diverting stoma. The results of this study are similar to other laparoscopic RPC series.

The omission of ileostomy may have a great impact on young patients, who are usually studying and valorize their body aspect. Once large-bowel techniques are evolving rapidly, the selection criteria for omitting an ileostomy after laparoscopic RPC, especially in FAP, still remain to be clarified. Lopez-Rosales *et al.*[56] reported good results in eight out of ten patients who underwent IPAA without protection. Ky *et al.*[57] registered 11 postoperative complications and three reoperations among 32 patients. In our own series, one patient who had undergone one-stage procedure developed a postoperative fistula successfully treated with intestinal deviation. So far, we have preferred to perform laparoscopic RPC with ileostomy, and this choice is also based on the potential risk of desmoid tumors in FAP, which has been associated with surgical trauma among other predictive factors.[58]

The review of the pertinent literature leads to the recognition that selective omission of a protective ileostomy may be safe and associated with similar septic complications and failure rates when compared with stoma patients. However, this finding forces us to critically evaluate FAP patient selection criteria, in which an experienced surgical team, a patient with a good clinical status and a procedure without adverse intraoperative outcomes should necessarily be included.[59]

Laparoscopic or Open?

During the last decade, surgical technique has evolved significantly, mainly with the crescent incorporation of laparoscopic techniques to accomplish complex procedures such as total abdominal (procto) colectomy. Acceptance of laparoscopic extensive resections is still controversial due to obstacles such as technical intraoperative difficulties, greater length of surgical procedure and the need for specialized training and instruments. Furthermore, most of the current literature includes case-matched studies and case series that deal with patients suffering from different diseases.

Regardless of the limitations, many publications have demonstrated the feasibility, safety, and good functional outcome in patients with ulcerative colitis and FAP. These patients are ideal candidates for a minimally invasive approach as these diseases usually affect young, motivated and body image conscious patients. Thus, the laparoscopic approach may be a useful mean to minimize morbidity in this population.[60]

A review of the literature concerning laparoscopy usually reveals greater operative time, no difference in mortality, complication, reoperation and readmission rates; higher cosmesis scores and less blood loss have also been widely reported.[61-63] In our own experience with 49 patients, we registered a very low conversion rate (2%) and no patient required blood transfusion. Moreover, we observed 24.5% complications, 2% mortality and only 14.3% reoperations. Median length of hospital stay was only 6.2 days.[58]

Besides lessening the body image impact, another potential advantages may be associated with laparoscopy. There exists an amount of evidence suggesting a reduction in abdominal and pelvic adhesions, which could result in less small bowel obstruction (SBO) and improved fertility.[64,65] But the idea regarding a lower incidence of SBO has been critically debated.[66,67] RPC is known to be associated with postoperative infertility in open surgery, which may be caused by pelvic adhesions affecting the fallopian tubes. However, fertility after laparoscopic IPAA has been rarely assessed. The group from Paris analyzed 63 patients aged 45 or less by questionnaire.[65] The results were compared with those of controls undergoing laparoscopic appendectomy. Most patients (73%) suffered from ulcerative colitis. The authors found that 73% of the patients who attempt pregnancy after IPAA were able to conceive, and suggest that the infertility rate appears to be lower after laparoscopic IPAA than after open surgery.

Another important conclusion came from another institution where 50 patients were evaluated by questionnaire after attempting to conceive.[68] This study grouped patients with FAP (12), ulcerative colitis (37) and colonic ischemia (1). Comparison of open (23; 46%) and laparoscopic (27; 54%) RPC revealed a higher pregnancy rate after laparoscopic IPAA (log-rank, P = 0.023), suggesting laparoscopy to be the approach of choice in young women.

Taking into account all the controversial issues, one could argue if those complex procedures should be performed only in specialized centers and by skilled and experienced surgical teams. The analysis of a greater number of patients allocated in randomized controlled trials may adequately elucidate the real dimension of the supposed advantages of laparoscopy for estended colorectal resections.

Is there a Role for Chemoprevention?

When facing an inherited cancer syndrome, management may be accomplished by genetic counseling, screening for at risk lesions, chemoprevention, prophylactic surgery and lifetime surveillance. Current guidelines recommend that patients at risk for FAP should initiate endoscopic examination at 10-12 years of age, with continuing regular endoscopic surveillance until colectomy is advisable due to polyp burden, size or degree of dysplasia.[16] During this period, all significant sized adenomas should be removed if surgery has not been advised yet.

Ideally, FAP treatment would be pharmacological, as the NSAIDS, sulindac, celecoxib (selective cyclo-oxygenase-2 inhibitor) and aspirin may cause regression of established adenomatous polyps in individuals with FAP and may also reduce the number and size of colorectal adenomas. Thus, these drugs may act as an adjunct to postpone surgery in patients with mild polyposis or after ileal-rectal anastomosis. Besides these potential effects, chemoprevention alone is not suitable since CRC may develop even in patients with polyp suppression with NSAIDs.[16]

Otherwise, chemoprevention with celecoxib may be an acceptable therapeutic option in cautiously selected FAP patients who present a high risk of rectal or duodenal cancer but a low risk of cardiovascular and thromboembolic events.[69] Within a context of primary therapy, it may be indicated for those who refuse surgery or have a high surgical risk, for patients with extensive desmoid disease or for ileal pouch polyposis whose treatment means an end-ileostomy.[70]

Due to these properties, celecoxib was approved by the Food and Drug Administration (FDA) in 1999 and by the European Medicines Agency (EMEA) in 2003 to reduce the number of adenomatous colorectal polyps in individuals with FAP in conjunction with usual care (p. ex., endoscopic surveillance and surgery).[69] As an alternative to chemoprevention with celecoxib, it has been recognized that sulindac may present a stronger effect on the number of colorectal adenomas (although it doesn't prevent them), and that its gastrointestinal-related toxicity may be managed with proton pump inhibitors.[16]

CONCLUDING POINTS

All the data presented here clearly show how complex are the decisions regarding FAP surgical treatment. In this context, many disease and patient factors must be considered when taking the final choice. As a genetic disease associated with a great risk of CRC, the rationale of performing a prophylactic colectomy is a mainstay of FAP management. Patients should undergo an appropriate clinical evaluation and receive psychological support, since a great part of this population is young and recognize they suffer from a hereditary condition that usually affects other family members and deserves surveillance for life. In this way, the challenge of the working team (surgeon, gastroenterologist, genetic counselors and others) is to take individual decisions through out the disease evolution based on the best available evidences and recommendations.

REFERENCES

1. Half E, Bercovich D, Rozen P. Familial adenomatous polyposis. Orphanet Journal of Rare Diseases 2009; 4:22.
2. Bolocan A, Ion D, Stoian RV, Serban MB. Map syndrome (MYH Associated Polyposis) colorectal cancer, etiopathological connections. J Med Life 2011; 4(1):109-11.
3. Phillips R, Clark SK. Polyposis Syndromes. In: Wolf BC et al. The ASCRS Textbook of Colon and Rectal Surgery. Springer, New York, 2007. p. 373-384
4. Bulow S. Results of national registration of familial adenomatous polyposis. Gut 2003; 52(5):742–6.
5. Spirio L, Olschwang S, Groden J, Robertson M, Samowitz W, Joslyn G, et al. Alleles of the APC gene: an attenuated form of familial polyposis. Cell 1993; 75: 951-7.
6. Nagase H, Miyoshi Y, Horii A, Aoki T, Ogawa M, Utsunomiya J, et al. Correlation between the location of germ-line mutations in the APC gene and the number of colorectal polyps in familial adenomatous polyposis patients. Cancer Res 1992; 52:4055-7.
7. Caspari R, Olschwang S, Friedl W, Mandl M, Boisson C, Boker T, et al. Familial adenomatous polyposis: desmoid tumours and lack of ophthalmic lesions (CHRPE) associated with APC mutations beyond codon 1444. Hum Mol Genet 1995; 4:337-40.
8. Olschwang S, Tiret A, Laurent-Puig P, Muleris M, Parc R, Thomas G. Restriction of ocular fundus lesions to a specific subgroup of APC mutations in adenomatous polyposis coli patients. Cell 1993; 75: 959-68.
9. Cetta F, Montalto G, Gori M, Curia MC, Cama A, Olschwang S. Germline mutations of the APC gene in patients with familial adenomatous polyposis-associated thyroid carcinoma: results from a European cooperative study. J Clin Endocrinol Metab 2000; 85:286-92.
10. Bertario L, Russo A, Sala P, Varesco L, Giarola M, Mondini P, et al. Multiple approach to the exploration of genotype-phenotype correlations in familial adenomatous polyposis. J Clin Oncol 2003; 21: 1698-707.

11. Bertario L, Russo A, Radice P, Varesco L, Eboli M, Spinelli P, et al. Genotype and phenotype factors as determinants for rectal stump cancer in patients with familial adenomatous polyposis. Ann Surg. 2000; 231(4):538-43.
12. Ellis CN. Colonic Adenomatous Polyposis Syndromes: Clinical Management. Clin Colon Rectal Surg 2008;21:256–262.
13. Campos FG, Nicácio De Freitas I, Imperiale AR, Seid VE, Perez RO, Nahas SC, et al. Colorectal cancer in familial adenomatous polyposis: Are there clinical predictive factors?. Cir Esp. 2010; 88(6):390-7.
14. Bülow S. Results of national registration of familial adenomatous polyposis. Gut 2003; 52(5):742-6.
15. Bussey HJR. Familial polyposis coli. Baltimore: The Johns Hopkins University Press; 1975.
16. Vasen HF, Möslein G, Alonso A, Aretz S, Bernstein I, Bertario L, et al. Guidelines for the clinical management of familial adenomatous polyposis (FAP). Gut 2008;57(5):704–13.
17. Nugent KP, Phillips RK. Rectal cancer risk in older patients with familial adenomatous polyposis and an ileorectal anastomosis: a cause for concern. Br J Surg. 1992; 79:1204–1206.
18. McGrath DR, Spigelman AD. In the beginning there was colectomy: current surgical options in familial adenomatous polyposis. Hered Cancer Clin Pract. 2004; 15;2(4):153-60.
19. Warrier SK, Kalady MM. Familial Adenomatous Polyposis: Challenges and Pitfalls of Surgical Treatment. Clinics in Colon and Rectal Surgery 2012; 25 (2): 83-89
20. Church JM, McGannon E, Burke C, Clark B. Teenagers with familial adenomatous polyposis: what is their risk for colorectal cancer? Dis Colon Rectum 2002; 45(7):887–889
21. Smith KD, Rodriguez-Bigas MA. Role of Surgery in Familial Adenomatous Polyposis and Hereditary Nonpolyposis Colorectal Cancer (Lynch Syndrome). Surg Oncol Clin N Am 2009; 18: 705–715.
22. Church JM. Desmoid tumours in patients with familial adenomatous polyposis. Semin Colon Rectal Surg 1995; 6:29–32.
23. Wolthuis AM, Leonard D, Kartheuser A, Bruyninx L, Van De Stadt J, Van Cutsem E, et al. Different surgical strategies in the treatment of familial adenomatous polyposis: what's the role of the ileorectal anastomosis? Acta Gastroenterol Belg. 2011; 74(3):435-7. Review.
24. Church J, Burke C, McGannon E, Pastean O, Clark B. Risk of rectal cancer in patients after colectomy and ileorectal anastomosis for familial adenomatous polyposis: a function of available surgical options. Dis Colon Rectum. 2003; 46(9):1175-81
25. Bülow S Bülow C, Vasen H, Järvinen H, Björk J, Christensen IJ. Colectomy and ileorectal anastomosis is still an option for selected patients with familial adenomatous polyposis. Dis Colon Rectum. 2008; 51:1318-23
26. Campos FG, Perez RO, Imperiale AR, Seid VE, Nahas SC, Cecconello I. Surgical treatment of familial adenomatous polyposis: ileorectal anastomosis or restorative proctolectomy? Arq Gastroenterol. 2009;46(4):294-9.
27. Church J, Burke C, McGannon E, Pastean O, Clark B. Predicting polyposis severity by proctoscopy: how reliable is it? Dis Colon Rectum. 2001; 44(9):1249-54.
28. Fazio VW, Kiran RP, Remzi FH, Coffey JC, Heneghan HM, Kirat HT, et al. Ileal pouch anal anastomosis: analysis of outcome and quality of life in 3707 patients. Ann Surg. 2013; 257(4):679-85.
29. Björk J, Akerbrant H, Iselius L, Svenberg T, Oresland T, Påhlman L, et al. Outcome of primary and secondary ileal pouch-anal anastomosis and ileorectal anastomosis in patients with familial adenomatous poly- posis. Dis Colon Rectum 2001;44:984–92.
30. Tonelli F, Valanzano R, Monaci I, Mazzoni P, Anastasi A, Ficari F. Restorative proctocolectomy or rectum-preserving surgery in patients with familial adenomatous polyposis: results of a prospective study. World J Surg 1997;21:653–9.
31. Ambroze WL Jr, Dozois RR, Pemberton JH, Beart RW Jr, Ilstrup DM. Familial adenomatous polyposis: results following ileal pouch-anal anastomosis and ileorectostomy. Dis Colon Rectum 1992;35:12–5.
32. Olsen KØ, Juul S, Bülow S, Järvinen HJ, Bakka A, Björk J, et al. Female fecundity before and after operation for familial adenomatous polyposis. Br J Surg 2003;90:227–31.
33. Church J. Surgery for Familial Adenomatous Polyposis. In: Hereditary Colorectal Cancer, 2010.
34. Vogel J, Church JM, LaGuardia L. Minimally invasive pouch surgery predisposes to desmoid tumor formation in patients with familial adenomatous polyposis [abstract]. Dis Colon Rectum. 2005; 48:662.
35. Soravia C, Klein L, Berk T, O'Connor BI, Cohen Z, McLeod RS. Comparison of ileal pouch-anal anastomosis and ileorectal anastomosis in patients with familial adeno- matous polyposis. Dis Colon Rectum 1999;42:1028–33.
36. Van Duijvendijk P, Slors JF, Taat CW, Oosterveld P, Vasen HF. Functional outcome after colectomy and ileorectal anastomosis compared with proctocolectomy and ileal pouch-anal anastomosis in familial adenomatous polyposis. Ann Surg 1999;230:648–54.
37. Aziz O, Athanasiou T, Fazio VW, Nicholls RJ, Darzi AW, Church J, et al. Meta-analysis of observa- tional studies of ileorectal versus ileal pouch-anal anastomosis for familial adenomatous polyposis. Br J Surg 2006;93(4):407–417.
38. Van Duijvendijk P, Slors JF, Taat CW, Oosterveld P, Sprangers MA, Obertop H, et al. Quality of life after total colectomy with ileorectal anastomosis or proctocolectomy and ileal pouch-anal anastomosis for familial adenomatous polyposis. Br J Surg. 2000; 87(5):590-6.
39. Wasmuth HH, Tranø G, Myrvold HE, Aabakken L, Bakka A. Adenoma formation and malignancy after restorative proctocolectomy with or without mucosectomy in patients with familial adenomatous polyposis. Dis Colon Rectum. 2013; 56(3):288-94.
40. Tonelli F, Ficari F, Bargellini T, Valanzano R. Ileal pouch adenomas and carcinomas after restorative proctocolectomy for familial adenomatous polyposis. Dis Colon Rectum. 2012; 55(3):322-9.
41. Campos FG, Imperiale AR, Seid VE, Perez RO, da Silva e Sousa AH Jr, Kiss DR, et al. Rectal and pouch recurrences after surgical treatment for familial adenomatous polyposis. J Gastrointest Surg. 2009;13(1):129-36.
42. Nieuwenhuis MH, Mathus-Vliegen LM, Slors FJ, Griffioen G, Nagengast FM, Schouten WR, et al. Genotype–phenotype correlations as a guide in the management of familial adenomatous polyposis. Clin Gastroenterol Hepatol 2007;5:374–8.
43. Nieuwenhuis MH, Douma KF, Bleiker EM, Bemelman WA, Aaronson NK, Vasen HF. Female fertility after colorectal surgery for familial adenomatous polyposis: a nationwide cross-sectional study. Ann Surg. 2010;252(2):341-4.
44. Sinha A, Tekkis PP, Gibbons DC, Phillips RK, Clark SK. Risk factors predicting desmoid occurrence in patients with familial adenomatous polyposis: a meta analysis. Colorect Dis 2011; 13: 1222–1229.
45. Speake D, Evans DG, Lalloo F, Scott NA, Hill J. Desmoid tumours in patients with familial adenomatous polyposis and desmoid region adenomatous polyposis coli mutations. British Journal of Surgery 2007; 94: 1009–1013.
46. Tajika M, Niwa Y, Bhatia V, Tanaka T, Ishihara M, Yamao K. Risk of ileal pouch neoplasms in patients with familial adenomatous polyposis. World J Gastroenterol. 2013 28;19(40):6774-83.

47. Remzi FH, Church JM, Bast J, Lavery IC, Strong SA, Hull TL, et al. Mucosectomy vs. stapled ileal pouch-anal anastomosis in patients with familial adenomatous polyposis: functional outcome and neoplasia control. Dis Colon Rectum. 2001;44(11):1590-6.
48. von Roon AC, Will OC, Man RF, Neale KF, Phillips RK, Nicholls RJ, et al. Mucosectomy with handsewn anastomosis reduces the risk of adenoma formation in the ano- rectal segment after restorative proctocolectomy for familial adenomatous polyposis. Ann Surg 2011; 253(2):314–317
49. Friederich P, de Jong AE, Mathus-Vliegen LM, Dekker E, Krieken HH, Dees J, et al. Risk of developing adenomas and carcinomas in the ileal pouch in patients with familial adenomatous polyposis. Clin Gastroenterol Hepatol. 2008; 6:1237–42.
50. Lovegrove RE, Constantinides VA, Heriot AG, Athanasiou T, Darzi A, Remzi FH, et al. A comparison of handsewn versus stapled ileal pouch anal anastomosis (IPAA) following proctocolectomy. A meta-analysis of 4183 patients. Ann Surg 2006;244(1):18–26
51. Heuschen UA, Hinz U, Allemeyer EH, Autschbach F, Stern J, Lucas M, et al. Risk Factors for Ileoanal J Pouch-Related Septic Complications in Ulcerative Colitis and Familial Adenomatous Polyposis. Ann Surg. 2002; 235(2): 207– 216.
52. Joyce MR, Kiran RP, Remzi FH, Church J, Fazio VW. In a select group of patients meeting strict clinical criteria and undergoing ileal pouch-anal anastomosis, the omission of a diverting ileostomy offers cost savings to the hospital. Dis Colon Rectum. 2010;53(6):905-10.
53. Remzi FH, Fazio VW, Gorgun E, Ooi BS, Hammel J, Preen M, et al. The outcome after restorative proctocolectomy with or without defunctioning ileostomy. Dis Colon Rectum 2006; 49:470–7.
54. Banasiewicz T, Marciniak R, Kaczmarek E, Krokowicz P, Paszkowski J, Lozynska-Nelke A, et al. The prognosis of clinical course and the analysis of the frequency of the inflammation and dysplasia in the intestinal J-pouch at the patients after restorative proctocolectomy due to FAP. Int J Colorectal Dis. 2011; 26(9): 1197– 1203.
55. Hor T, Zalinski S, Lefevre JH, Shields C, Attal E, Tiret E, et al. Feasibility of laparoscopic restorative proctocolectomy without diverting stoma. Dig Liver Dis (2011).
56. Lopez-Rosales F, González-Contreras Q, Muro LJ, Berber MM, de León HT, Fernandez OV, et al. Laparoscopic total proctocolectomy with ileal pouch anal anastomosis for ulcerative colitis and familial adenomatous polyposis: initial experience in Mexico. Surg Endosc. 2007; 21(12):2304-7.
57. Ky AJ, Sonoda T, Milsom JW. One-stage laparoscopic restorative proctocolectomy: an alternative to the conventional approach? Dis Colon Rectum 2002; 45 (2):207-10.
58. Campos FG, Araújo SE, Melani AG, Pandini LC, Nahas SC, Cecconello I. Surgical outcomes of laparoscopic colorectal resections for familial adenomatous polyposis. Surg Laparosc Endosc Percutan Tech. 2011;21(5):327-33.
59. Campos FG. Current trends regarding protective ileostomy after restorative proctocolectomy. J Coloproctol. 2013;33(1): 1-15.
60. da Luz Moreira A, Church JM, Burke CA. The evolution of prophylactic colorectal surgery for familial adenomatous polyposis. Dis Colon Rectum. 2009;52(8):1481-6.
61. Ahmed Ali U, Keus F, Heikens JT, Bemelman WA, Berdah SV, Gooszen HG, et al (2009). Open versus laparoscopic (assisted) ileo pouch anal anastomosis for ulcerative colitis and familial adenomatous polyposis. Cochrane Database Syst Rev. 2009 Jan 21;(1):CD006267.
62. Tilney HS, Lovegrove RE, Heriot AG, Purkayastha S, Constantinides V, Nicholls RJ, et al (2007). Comparison of short-term outcomes of laparoscopic vs open approaches to ileal pouch surgery. Int J Colorectal Dis. 22(5):531-42.
63. Antolovic D, Kienle P, Knaebel HP, Schmidt J, Gutt CN, Weitz J, Koch M, Büchler MW, Seiler CM (2006). Totally laparoscopic versus conventional ileoanal pouch procedure-- design of a single-centre, expertise based randomized controlled trial to compare the laparoscopic and conventional surgical approach in patients undergoing primary elective restorative proctocolectomy--LapConPouch-Trial. BMC Surg. 2006; 6:13.
64. Dolejs S, Kennedy G, Heise CP.c Small bowel obstruction following restorative proctocolectomy: affected by a laparoscopic approach? J Surg Res. 2011;170(2):202-8.
65. Beyer-Berjot L, Maggiori L, Birnbaum D, Lefevre JH, Berdah S, Panis Y. A total laparoscopic approach reduces the infertility rate after ileal pouch-anal anastomosis: a 2-center study. Ann Surg. 2013; 258(2): 275-82.
66. El-Gazzaz G, Kiran R, Remzi F, et al. Outcomes for case-matched laparoscopically assisted versus open restorative proctocolectomy. British J of Surg. 2009;96:522.
67. Fraser JD, Garey CL, Laituri CA, Sharp RJ, Ostlie DJ, St Peter SD. Outcomes of laparoscopic and open total colectomy in the pediatric population. J. Laproendosc Adv Surg Tech A. 2010;20:659.
68. Bartels SA, D'Hoore A, Cuesta MA, Bensdorp AJ, Lucas C, Bemelman WA. Significantly increased pregnancy rates after laparoscopic restorative proctocolectomy: a cross-sectional study. Ann Surg. 2012; 256(6):1045-8.
69. Huang K, Gutierrez LP, Bülow S, Gallinger S, Castells A, Eagle C, et al. Clinical characteristics and outcomes in familial adenomatous polyposis patients with a long-term treatment of celecoxib:a matched cohort study. Familial Cancer (2011) 10:303–308.
70. Lynch HT, Thorson AG, Smyrk T. Rectal cancer after prolonged sulindac chemoprevention. A case report. Cancer 1995;75:936–8.

CAPÍTULO 36

POLIPOSE ASSOCIADA AO GENE *MUTYH* (PAM)

Carlos Augusto Real Martinez ▪ Fábio Guilherme Campos

CÂNCER COLORRETAL HEREDITÁRIO

As síndromes hereditárias com alta predisposição para o desenvolvimento do câncer colorretal (CCR), habitualmente são divididas em duas entidades clínicas distintas mais prevalentes: a polipose adenomatosa familiar (PAF) (OMIN 175100), causada por mutações no gene supressor de tumor *APC* (***Adenomatous Polyposis Coli***) e a síndrome de Lynch (OMIN 120436), consequente às mutações (em mais de 80% dos casos) localizadas nos genes *MLH1, MSH2, MSH6, PMS2 e EPCAM*, que compõem um dos sistemas de reparo do DNA (*MMR – mismatch repair*).[1] Ambas as condições são doenças autossômicas, com transmissão dominante, acompanhadas por uma história familiar na qual o desenvolvimento do CCR ocorre em doentes mais jovens (< 50 anos) quando comparada com o CCR esporádico. Nessas duas síndromes hereditárias relacionadas com o desenvolvimento do CCR, a possibilidade de se encontrar a mutação genética herdada é elevada (70% a 90% dos casos).[2-5] No passado, embora, tenham sido descritas inicialmente como doenças genéticas específicas, as síndromes de Gardner e Turcot II são hoje consideradas variantes da PAF. Com o avanço do conhecimento genético, outras síndromes hereditárias relacionadas com a presença de pólipos no cólon, também se mostraram relacionadas com a maior possibilidade do desenvolvimento de CCR. Dentre elas, merecem destaque: as poliposes adenomatosas decorrentes de mutações nos genes *MUTYH, POLE, POLD1, NTHL1*, a polipose associada à oligodontia que se desenvolve a partir de mutações no gene *AXIN2* e a polipose mista, comum em judeus Ashkenazi, que surge a partir de mutações no gene *GREM1*.[6] Também merecem destaque as poliposes que se desenvolvem no trato gastrointestinal, onde os pólipos são hamartomas.[6,7] Essas poliposes ditas hamartomatosas são principalmente representadas pela polipose juvenil (*SMAD4* ou *BMPR1A*), síndrome de Peutz-Jeghers (*STK11*), síndrome de Cowden (*PTEN*). Caracteristicamente todas essas síndromes hereditárias associadas ao desenvolvimento do CCR apresentam padrão de herança autossômica dominante. Exceção se faz apenas às poliposes decorrentes de mutações nos genes *MUTYH* e *NHTL1*.[6] Contudo, a PAF e a síndrome de Lynch respondem pela maioria dos casos.

POLIPOSE ADENOMATOSA FAMILAR (PAF)

A PAF clássica é uma doença caracterizada pelo desenvolvimento de centenas ou até mesmo milhares de pólipos adenomatosos no cólon e no reto que geralmente surgem a partir da segunda década de vida.[6] A maioria dos doentes torna-se sintomática na terceira década e, caso não se ofereça o tratamento cirúrgico profilático, 100% deles evoluem para CCR ao redor dos 40 anos.[8,9] Os portadores das formas clássicas da PAF também têm risco aumentado para o desenvolvimento de câncer do duodeno, particularmente na região circunvizinha à papila maior (4-12%), câncer papilífero de tireoide (< 2%), câncer gástrico (0,5-1,3%), meduloblastoma, câncer de pâncreas (< 1%) e hepatoblastoma (1-2%).[6]

A PAF é considerada uma síndrome, pois a maioria dos doentes apresenta manifestações extraintestinais. Essas manifestações comprometem diferentes órgãos e tecidos e, dentre as mais frequentes, destacam-se: a formação de pólipos gástricos e duodenais, a hipertrofia congênita do epitélio pigmentado da retina (CHRPE), osteomas habitualmente localizados na mandíbula, exostoses ósseas, cistos epidermoides subcutâneos, malformações dentárias ou dentes supranumerários e maior possibilidade do desenvolvimento de tumores desmoides.[1,10-13]

A PAF surge a partir de mutações no gene *APC*, um gene supressor de tumor, localizado no cromossomo 5 na região 5q21-22. O gene *APC* possui 8.535 pares de bases que codificam uma proteína com peso molecular de 300 kD, formada por 2.843 aminoácidos.[3] É formado por 21 éxons, sendo que o longo éxon 15 contém mais de 75% de toda sequência codificadora da proteína.[8] A proteína traduzida foi batizada com o mesmo nome do gene (APC) possuindo múltiplas funções celulares e interações que incluem: a transdução de sinal na via de sinalização Wnt (*wingless*); participação nos mecanismos de adesão intercelular agindo em conjunto com as proteínas α-catenina e β-catenina para formar as junções aderentes; na manutenção da estabilidade do citoesqueleto e, possivelmente, na regulação do ciclo celular e apoptose.[8] Como é parte integrante de tantas vias celulares importantes e com diferentes funções, torna-se um alvo ideal para a ocorrência de mutações.[14] A mutação do gene *APC* é considerada uma etapa precoce na carcinogênese colorretal, sendo inclusive detectada na maioria dos doentes que desenvolvem o CCR esporádico.

O gene *APC* encontra-se mutado em aproximadamente 80% dos doentes que apresentam o fenótipo clássico da PAF. Já se demonstrou que nos portadores de PAF, existe uma relação entre o genótipo e o fenótipo da doença.[3] Dependendo do local no gene onde ocorre a mutação, o doente poderá desenvolver fenótipos distintos, associados à formação de um maior ou menor número de pólipos adenomatosos no cólon e no reto, bem como à presença de diferentes manifestações extraintestinais.[3] O sequenciamento do gene *APC* mostrou que mutações localizadas nos códons 1309, 1407, 1601 e 1464, localizados no éxon 15 do gene, encontram-se associadas a fenótipos mais graves da doença, caracterizados pela formação de um elevado número de pólipos adenomatosos, que surgem mais cedo e sofrem degeneração maligna numa faixa etária mais precoce da vida.[15,16] Da mesma forma com o que ocorre com a formação de pólipos, os tipos de manifestações extraintestinais, também se relacionam com o local onde ocorre a mutação no gene. Mutações no mesmo éxon 15 do gene, mas localizadas após o códon 1445, por exemplo, encontram-se associadas a maior possibilidade de desenvolvimento de tumores desmoides.

POLIPOSE ADENOMATOSA FAMILIAR ATENUADA (PAFA)

De modo interessante, alguns doentes com PAF apresentam um fenótipo mais atenuado da doença, no qual ocorre a formação de um menor número de pólipos adenomatosos no cólon e no reto (10-100) e, obviamente, representam um grupo heterogêneo e ainda mal caracterizado de portadores de PAF.[1] Muitos desses doentes, principalmente os que apresentam número reduzido de pólipos, em algumas ocasiões, nem são suspeitos de serem portadores de formas atenuadas de PAF. Esse padrão fenotípico da PAF, onde existem menos de 100 pólipos adenomatosos passou a ser estudado à parte, e os doentes classificados como portadores de polipose adenomatosa familiar atenuada (PAFA). Do ponto de vista clínico, na PAFA a formação de adenomas colorretais e as manifestações clínicas surgem mais tarde quando comparada com a forma clássica da doença. Com isso, a possibilidade de transformação maligna dos adenomas, apesar de manter-se elevada, ocorre numa faixa etária mais avançada da vida. Do mesmo modo que ocorre nos portadores da forma clássica da PAF, estudos demonstraram que o fenótipo do portador de PAFA, também se encontra associado ao local onde ocorre a mutação no gene *APC*. Mutações localizadas no éxon 9, tanto na região 5' quanto na 3' do gene *APC*,[11,17-20] geralmente, apresentam o fenótipo atenuado da doença.[21,22]

POLIPOSE ASSOCIADA AO GENE *MUTYH* (PAM)

Estudos de sequenciamento do gene *APC* nos portadores de PAF e, principalmente, nos doentes com fenótipo de PAFA, mostraram que apenas em 20% a 30% dos casos sequenciados encontravam-se mutações germinativas no gene.[23-25] Em alguns desses doentes com fenótipo indistinguível dos portadores de PAFA e que foram submetidos ao sequenciamento completo de todo gene, não era possível encontrar mutações germinativas no gene *APC*. Os baixos índices de detecção de mutações do gene *APC* nesse grupo de doentes levantou a possibilidade de que mutação em outros genes pudesse ser responsabilizada por esse fenótipo mais atenuado.[26] A partir dessas evidências houve interesse crescente em estudar a participação de outros genes no desenvolvimento dessas formas atenuadas de PAF. Essa possibilidade tornou-se uma realidade com o advento dos equipamentos modernos para a realização do sequenciamento genético (*Next-Generation Sequencing*) e dos painéis genéticos desenvolvidos para o estudo de uma série de genes relacionados com o CCR hereditário.

Ao realizar-se o sequenciamento do gene *APC*, verificou-se que alguns enfermos apresentavam sucessivos erros de pareamento de bases, principalmente transversões do tipo guanina-citosina para timina-adenina (G-C→TA) que, geralmente, surgem devido a estresse oxidativo ao DNA nuclear, provocado por radicais livres de oxigênio (RLO). Normalmente, esses erros são corrigidos por proteínas de reparo do sistema BER (***B**ase **E**xcision **R**epair*). Esses achados levantaram a possibilidade de que algum dos genes envolvidos nessa via de reparo do DNA pudesse estar alterado. O sequenciamento dos genes *OGG1* e *MUTHY* (antes denominado *MYH*), componentes de uma das vias do sistema BER, mostrou que muitos desses doentes apresentavam mutações herdadas em ambos os alelos do gene *MUTYH*, importante componente do sistema de reparo de bases. Nesses indivíduos, apesar de se identificarem mutações do gene *MUTYH*, não se encontrava qualquer tipo de mutação herdada no gene *APC*.[24] Outro aspecto curioso é que esses doentes não apresentavam herança familiar ou transmissão vertical da mutação com características semelhantes às encontradas nos portadores de PAF, PAFA ou síndrome de Lynch, na qual o modelo de herança é dominante. Ao se estudar o heredograma familiar desses doentes, constatou-se que essa nova síndrome relacionada com o CCR hereditário apresentava transmissão da mutação às gerações futuras de forma autossômica, porém recessiva.[23,24]

Essa nova síndrome hereditária relacionada com o desenvolvimento CCR decorrente de mutações do gene *MUTYH*, com transmissão autossômica e recessiva, passou a ser conhecida como polipose associada a mutações do gene *MUTYH* (PAM) (OMIM 608456) e descrita como uma doença que apresenta mecanismos carcinogênicos distintos da PAF, PAFA e síndrome de Lynch.

Histórico

A possibilidade dessa nova via carcinogênica para o desenvolvimento de CCR em doentes que apresentavam um menor número de pólipos no cólon, semelhante ao que ocorria nos doentes com PAFA foi descrita a duas décadas. Em 2002, Al-Tassan *et al.*[27] estudaram uma família britânica (denominada *Família N*) na qual verificaram que três de sete irmãos apresentavam CCR e pólipos adenomatosos no cólon com distribuição fenotípica semelhante à que ocorria nos portadores de PAFA.[24] Todavia, verificaram que esses doentes não apresentavam herança familiar dominante semelhante à que ocorria em portadores de PAF ou PAFA.

Corroborando com esses achados, ao realizarem o sequenciamento do gene *APC*, não identificaram mutações habitualmente relacionadas com a PAF. Entretanto, observaram que no tecido tumoral o gene *APC* apresentava sucessivos erros de pareamento de bases, particularmente transversões do tipo guanina-citosina para timina-adenina (G-C→TA). Constataram que esses erros somáticos de pareamento de bases no gene *APC* ocorriam principalmente em códons que apresentassem a sequência de nucleotídeos GAA (guanina-adenina-adenina). Nesses locais, em lugar dos nucleotídeos GAA ocorria transversão das bases para TAA (timina-adenina-adenina). Esta sequência de bases geralmente se encontra associada à formação de um códon que determina o truncamento da tradução da proteína a ser codificada por um determinado gene (*stop codon*). Nessa época já se sabia que esse padrão de erro adquirido de pareamento de bases ocorria quando existiam mutações em genes responsáveis pelo sistema BER de reparo do DNA. Esses achados sugeriam que talvez pudesse existir uma mutação herdada não no gene *APC*, mas em algum gene responsável pelo sistema de reparo relacionado com a excisão da base guanina oxidada, a 8-oxo-7,8-dihidroxil-2'-desoxiguanosina (8-oxoG). A 8-oxoG é formada pela exposição da guanina à RLO, constantemente produzidos durante o processo de respiração celular. Como se trata de uma base oxidada com potencial capacidade de induzir erros de pareamento, deve ser rapidamente removida pelos sistemas de reparo do DNA. Quando isso não ocorre pode haver erros de pareamento de base.

Diante dessas evidências, suspeitou-se que talvez esses enfermos pudessem apresentar mutações herdadas nos genes *OGG1* e *MUTYH* componentes de uma das vias de reparo do DNA do sistema BER.[24] Ao se processar o sequenciamento do gene *MUTYH* (homólogo ao gene *mutY* da *Escherichia coli*, que apresenta a mesma função), verificou-se que os doentes apresentavam mutação germinativa em ambos os alelos do gene *MUTYH*, que tem como função transcrever a proteína DNA-glicosilase. A DNA-glicosilase é considerada a principal proteína responsável pela excisão da base adenina erroneamente pareada com 8-oxoG, formada pelo dano oxidativo. Confirmou-se que os três irmãos da *Família N*, apresentavam duas mutações no gene *MUTYH*, nos códons 494 e 1145, que traduziam uma proteína com dois aminoácidos erroneamente incorporados a sua molécula (pTir165Cis e pGli382Asp). Essa mutação ficou conhecida como Y165C e G382D, e ainda hoje representa a principal mutação encontrada nos doentes portadores da PAM e responsável por mais de 80% de todas as mutações descritas no gene *MUTYH*.[27]

Mutações no gene *MUTYH* causando a PAM foram descritas principalmente em imigrantes oriundos do norte e do noroeste da Europa. Recentemente, pudemos acompanhar uma família oriunda da Itália, mas radicada no Brasil há duas gerações, na qual três irmãos apresentavam mutação no éxon 13 do gene *MUTYH* (c.1187G>A), em homozigose, considerada patogênica, que determinava alteração da proteína MUTYH transcrita. O painel genético demonstrou que na proteína MUTYH transcrita havia substituição do aminoácido glicina por uma molécula de ácido aspártico na posição 396 (Gly396Asp). Esta variante é uma alteração conhecida de PAM em imigrantes do norte da Europa e foi relatada em indivíduos com CCR e polipose com número de pólipos no cólon variando de 10 a > 100. Estima-se que aproximadamente 1,5-2% da população do norte da Europa carrega uma variante patogênica no gene *MUTYH*. A variante encontrada também é conhecida como c. 1145G>A (p.Gly382Asp) na literatura. O arquivo público e de livre acesso ClinVar (https://www.ncbi.nlm.nih.gov/clinvar/), contém uma entrada para esta variante (variação ID: 5294). Cabe destacar que dois desses irmãos que pudemos acompanhar já apresentavam CCR (Fig. 36-1).

Estudos subsequentes confirmaram a maior prevalência desse tipo de mutação consequentes ao dano oxidativo do DNA, acrescentando novas variantes, localizadas em diferentes éxons e códons do gene *MUTYH*. Os resultados encontrados confirmaram as suspeitas de Al-Tassan *et al.*[27] de que alguns doentes, previamente diagnosticados como portadores de PAFA e, até mesmo, formas mais brandas de PAF, onde não se detectavam mutações herdadas no gene *APC*, na realidade apresentam

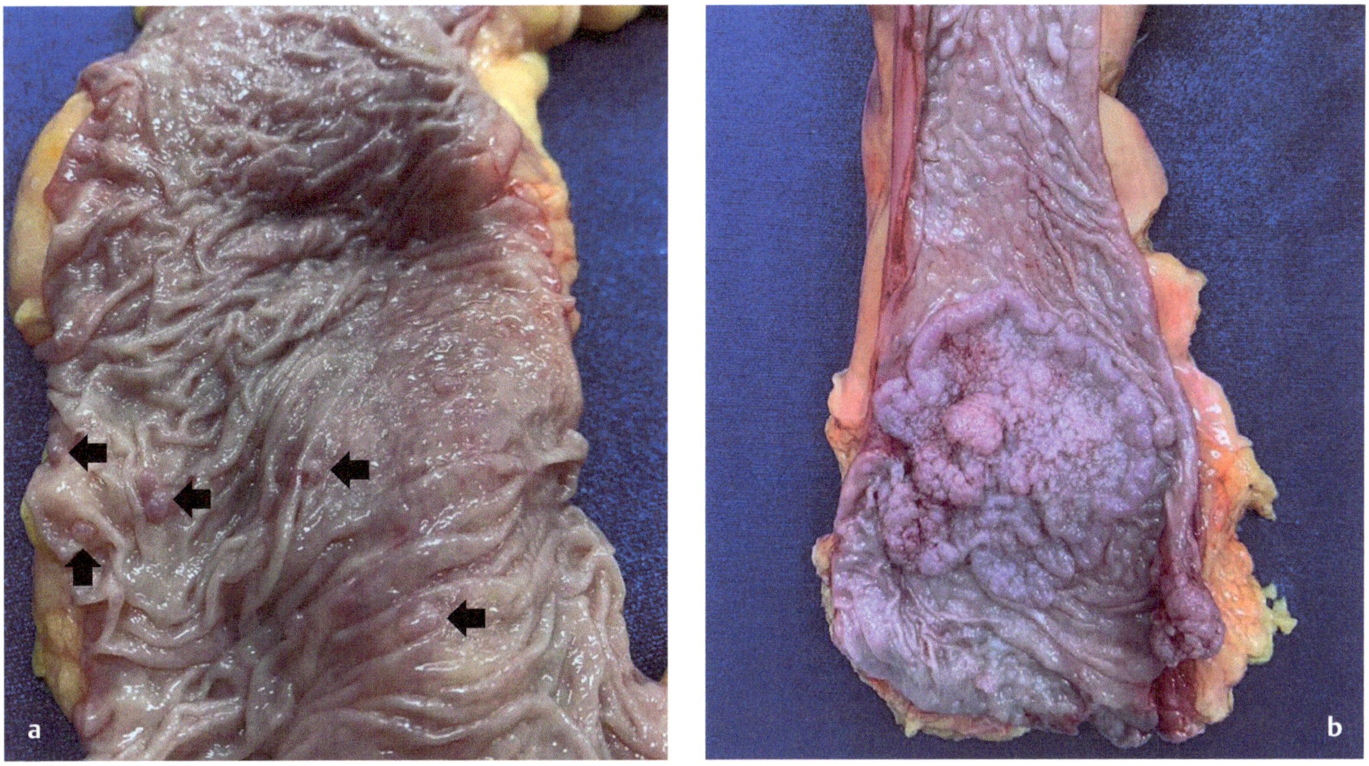

Fig. 36-1. (a) Pólipos adenomatosos no cólon (setas pretas). (b) Adenocarcinoma no cólon sigmoide.

mutações no gene *MUTYH*.[28-31] Estudos de sequenciamento genético mostraram que a ocorrência de mutações em ambos os alelos do gene *MUTYH* podia ser identificada em aproximadamente 20-30% dos doentes que apresentavam entre 15 e 100 adenomas colorretais.[27,30,32-34]

Todavia, restava ainda explicar os motivos pelos quais a transmissão dessa nova forma de síndrome hereditária associada ao CCR apresentava um padrão de transmissão recessiva. Apesar de vários estudos terem confirmado que os doentes com mutações em ambos os alelos do gene *MUTYH* cursavam com risco aumentado para a ocorrência de CCR, existiam dúvidas se os portadores de mutações herdadas em apenas um dos alelos do gene também apresentavam maior possibilidade de desenvolverem pólipos e, consequentemente, CCR.[24,27,31] Como a transmissão da doença não se dava de modo semelhante à que acontecia nos doentes com PAF e PAFA, existia preocupação de que um grande número de parentes de indivíduos com mutação em um único alelo do gene e ainda assintomáticos pudesse desenvolver pólipos ou, até mesmo, CCR. Essa possibilidade traria implicações relevantes nas estratégias de rastreamento e seguimento desses familiares.

Recentemente, os resultados de uma metanálise e de um grande estudo caso-controle realizado com doentes pertencentes ao registro de polipose no Canadá confirmaram que o risco de desenvolvimento de CCR nos portadores de mutação em apenas um alelo do gene apresentavam um risco três vezes maior (HR, 2,9%; intervalo de confiança de 95%, 1,2-7; p = 0,02) para desenvolverem CCR,[35] enquanto nos portadores de mutação em ambos os alelos, como ocorreu na família que acompanhamos, esse risco aumenta 50 vezes (HR, 53%, intervalo de confiança 95%, 14-200; p < 0,0001) quando comparado a população geral.[35] Também verificou-se que mutações em ambos os alelos e, principalmente as do tipo Y165C e G382D, encontram-se fortemente relacionadas com o risco aumentado para o desenvolvimento de CCR.[35] Quando esse padrão de mutação comprometia apenas um alelo do gene, também relacionava-se com o maior risco de CCR. Os autores também mostraram que doentes com CCR associado a mutações do gene *MUTYH*, com mutação em um ou nos dois alelos, tinham um maior número de descendentes de primeiro e segundo grau com CCR.[35] O estudo mostrou que nos portadores de CCR com mutações do *MUTYH* existia maior número de indivíduos heterozigotos para as mutações Y165C e G382D, quando comparados com a população normal, confirmando que a presença desses dois tipos de mutação possa estar associada a variantes fenotípicas do CCR. Com o objetivo de calcular o risco de desenvolvimento de CCR nos portadores de mutação em um único alelo, os autores somaram seus resultados com os de outros estudos. Estudaram 38 doentes heterozigotos para com mutação Y165C e 67 com a mutação G382D. Constataram risco de 2,1 (IC 95% = 1,0 a 4,4) para os que apresentavam mutação Y165C, e de 1,4 (IC 95% = 0,8 a 2,4) para os portadores da mutação G382D. Concluíram que indivíduos portadores de mutações em apenas um dos alelos do gene apresentam risco aumentado para CCR, e maior possibilidade de terem parentes de primeiro e segundo graus com CCR Esses achados tornam-se extremamente relevantes na proposta de aconselhamento genético desses familiares.

Gene *MUTYH*

O gene *MUTYH* localiza-se no cromossomo 1, na região 1p34.3–p32-1. É formado por 15 íntrons e 16 éxons constituídos de 1.608 (GenBank: U63329.1) ou 1.641 (GenBank: NM_012222.1) pares de base. Alguns autores julgam que a abreviatura ideal para nomenclatura do gene seria *MUTYH*, uma vez que a antiga nomenclatura (*MYH*) utilizada para descrever o gene responsável pela PAM, habitualmente se refere ao gene que transcreve a cadeia pesada da proteína miosina.[23] Assim, a utilização da abreviatura *MYH* para descrever os indivíduos portadores de PAM poderia causar confusões. Dessa maneira, apesar de ainda ser empregada por alguns autores, a nomenclatura *MYH* para o gene relacionado com a PAM deve ser evitada.

O gene *MUTYH* codifica uma proteína denominada DNA-glicosilase específica para correção de bases erroneamente pareadas em oposição a 8-oxoG. O gene faz parte, juntamente com os genes *OGG1* e *MTH1* de uma das vias que formam o sistema BER de reparo do DNA por excisão de bases.[36] Este complexo sistema de reparo apresenta como função primordial corrigir mutações provocadas por estresse oxidativo ao DNA durante o metabolismo anaeróbico da célula.[36]

Cada uma das três enzimas traduzidas a partir dos três genes e que compõem essa via do sistema BER, apresenta funções específicas na proteção contra a formação da 8-oxoG, decorrente do estresse oxidativo. A proteína transcrita pelo gene *OGG1* remove o complexo formado entre pareamento 8-oxoG e a citosina na dupla fita do DNA.[37] A proteína transcrita a partir da tradução do gene *MUTYH*, a adenina DNA-glicosilase, remove a base adenina erroneamente pareada com 8-oxoG e não reparada durante a replicação.[38] A seguir, a enzima transcrita a partir da tradução do gene *MTH1*, uma 8-oxo-dGTPase, impede que ocorra a inserção de novas moléculas de 8-oxoG no DNA recém-corrigido.[39,40]

Importância dos Radicais Livres de Oxigênio (RLO)

O termo radical livre refere-se ao átomo ou à molécula que contenha número ímpar de elétrons na sua última camada eletrônica.[41] A denominação RLO é adotada porque a maioria dos radicais livres é gerada a partir do metabolismo celular da molécula de oxigênio.[41] Os RLO são constantemente formados durante o processo de respiração celular. Contudo, quando sua produção é excessiva, tornam-se nocivos às células, danificando proteínas, membranas celulares, organelas e, principalmente, bases nitrogenadas do DNA.[42,43] As células do organismo humano possuem defesas antioxidantes naturais, enzimáticas e não enzimáticas, que atuam contra essa toxicidade mantendo o equilíbrio entre a produção e a neutralização dos RLO.[44] Todavia, em certas condições, quer pela diminuição do sistema antioxidante do organismo, quer pelo aumento exagerado na produção dos RLO, ocorre desequilíbrio, determinando o aparecimento do fenômeno conhecido como estresse oxidativo.[43,44] Já se demonstrou que a capacidade dos sistemas antioxidantes da mucosa do cólon é relativamente deficiente, quando comparada com a de outros órgãos e tecidos, tornando-a particularmente vulnerável à ação de RLO, que ocorre de forma mais frequente e intensa quando comparada com outros órgãos e tecidos.[43,44]

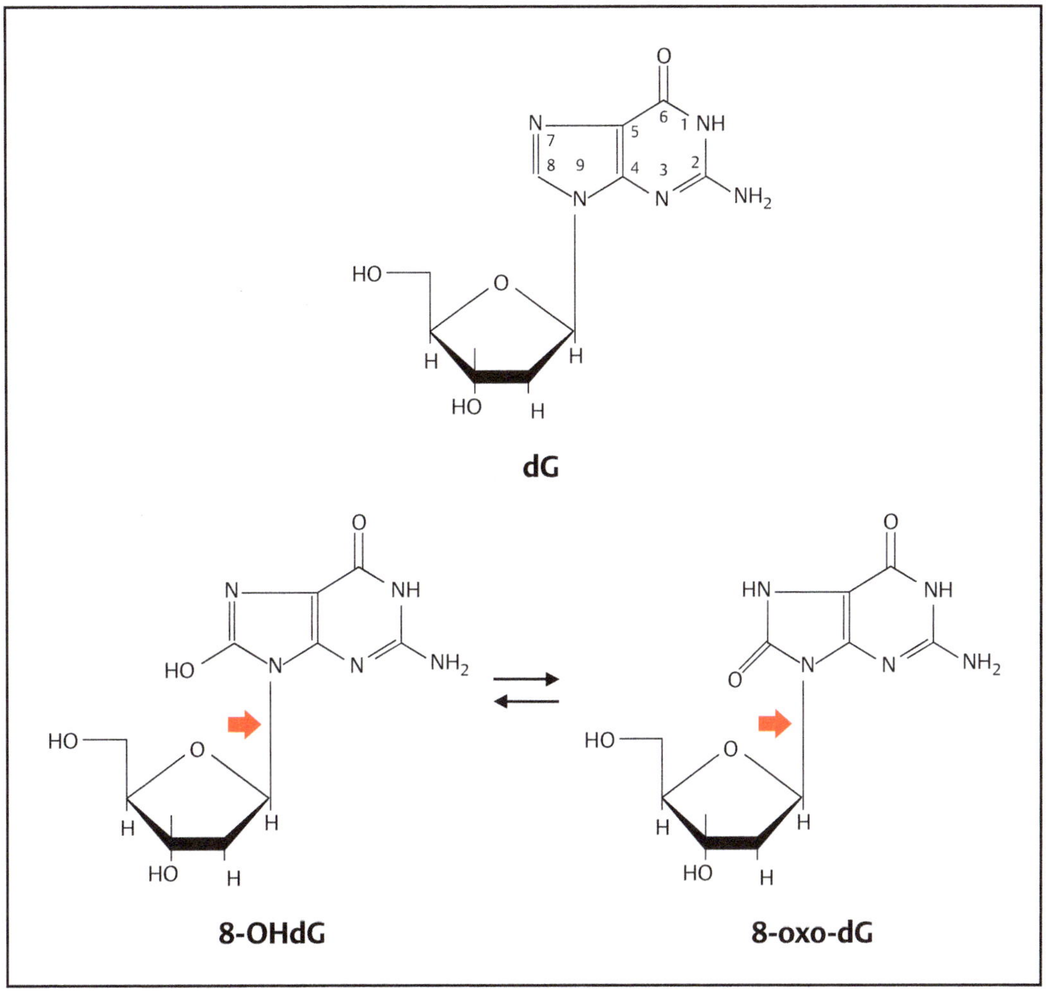

Fig. 36-2. Formação da 8-oxoG pela incorporação de um RLO no carbono 8 da molécula da guanina.

Os RLO vêm sendo implicados como fator etiopatogênico de diversas enfermidades que acometem o homem. No adulto, o estresse oxidativo encontra-se relacionado com as moléstias cardiovasculares e doenças inflamatórias intestinais.[45,46] A avaliação do papel representado pelos RLO nas etapas iniciais da carcinogênese humana vêm mostrando que eles ocasionam inflamação crônica da mucosa cólica por modificarem o metabolismo celular, oxidarem proteínas intracelulares e provocarem dano oxidativo nas bases nitrogenadas do DNA.[45-47] O estresse desencadeado pelos RLO provoca instabilidade em vários cromossomos no homem, facilitando o desenvolvimento de mutações em diferentes genes que controlam o ciclo células e os sistemas de reparo.[43]

Os RLO são moléculas formadas a partir da adição ou perda de elétrons em um átomo neutro, fazendo com que na sua órbita externa existam elétrons desemparelhados, o que torna a molécula altamente reativa.[48] Normalmente, são produzidos a partir do metabolismo celular, da atividade bacteriana sobre substratos alimentares e, principalmente, pela agressão inflamatória à mucosa cólica.[43,44] De todos os RLO produzidos durante o metabolismo, os que apresentam maior potencial agressivo para as células da mucosa intestinal são o radical superóxido ($O_2^{\bullet}$) e a hidroxila ($OH^{\bullet}$).[44] Como apresentam intensa reatividade com moléculas que possuem alta densidade de elétrons em sua estrutura química como as bases nitrogenadas do DNA reagem com elas formando bases anômalas oxidadas.[49] Dos mecanismos mais bem estudados de dano oxidativo ao DNA encontra-se a oxidação da base guanina, na qual ocorre a incorporação de RLO no carbono 8 da molécula da guanina, formando a 8-OHdG ou a 8-oxo-G (Fig. 36-2).[50]

Carcinogênese nos Portadores de Mutação no Gene *MUTYH*

Durante o processo de replicação do DNA, a base guanina normalmente pareia-se com a molécula de citosina (G:C). Contudo, caso ocorra a formação da 8-oxoG, por um mecanismo conhecido como transversão de bases, a 8-oxoG pareia-se, de forma errônea, com uma molécula de adenina (G:C → TA). Na eventualidade de não haver correção por meio das proteínas de reparo do DNA do sistema BER, no local onde ocorreu a inserção da 8-oxoG, poderá haver erro de pareamento de bases do tipo C:G → T:A, com a consequente transcrição de uma proteína defeituosa. Caso a proteína alterada se encontre relacionada com os mecanismos de controle do ciclo celular, tal como o gene *APC*, um importante gene supressor de tumor, a célula poderá ganhar autonomia proliferativa, formando um clone de células mutantes com capacidade de divisão celular descontrolada. O consequente desequilíbrio do ciclo celular, com proliferação celular descontrolada, em detrimento a apoptose programada, pode se constituir em umas das explicações moleculares para o início de formação dos pólipos adenomatosos nos portadores de PAM.[43,44]

As bases nitrogenadas do DNA estão continuamente expostas à ação nociva dos RLO. Assim sendo, encontram-se permanentemente vulneráveis ao estresse oxidativo e, consequentemente, a erros de pareamento de bases durante sua replicação. Para que esses erros de pareamento não determinem o aparecimento de mutações, as bases oxidadas devem ser prontamente removidas pelos diferentes sistemas de reparo do organismo.[43] Essas bases oxidadas são corrigidas pelo mecanismo de reparo por excisão de bases BER. O mecanismo molecular do sistema BER inicia-se, primeiramente, por reconhecimento e excisão de bases danificadas pelas DNA glicosilases com ou sem atividade 3'-AP-liase associada. A excisão da base resulta em um sítio abásico, apurínico ou apirimidínico que é reconhecido por outro grupo de enzimas, as AP-endonucleases, que fazem a incisão na extremidade 3' ou 5' do sítio AP, gerando uma lacuna. Esta lacuna é então preenchida pela base correta e ligada por polimerização à sequência correta de nucleotídeos do DNA.[8] No sistema BER as enzimas responsáveis por esse processo são traduzidas pelas células a partir da expressão dos genes componentes do sistema BER, *OGG1*, *MUTYH* e *MTH1*.

Os genes *OGG1*, *MUTYH*, e *MTH1* têm papel importantíssimo no reparo das transversões decorrentes da formação de 8-oxoG, por estresse oxidativo. Quando o sistema BER encontra-se alterado, como ocorre na PAM, onde existe mutação herdada em um dos seus genes componentes, o *MUTYH*, a remoção da 8-oxoG erroneamente incorporada não se dá tornando o sistema de reparo ineficaz. Como consequência poderá haver o aparecimento de mutações em diferentes genes com consequente transcrição de proteínas defeituosas. Na PAM, uma forte evidência que corrobora essa via carcinogênica é a grande quantidade erros de pareamento no gene *APC* e no gene *K-RAS*. Estudo identificou vários códons desses genes que apresentavam a sequência de nucleotídeos TAA (timina-adenina-adenina), no lugar da sequência GAA (guanina-adenina-adenina). Essa mutação quando ocorre no gene *APC* pode formar um *stop codon* transcrevendo, consequentemente, uma proteína APC truncada.[23]

Geralmente, as mutações no gene *MUTYH* são do tipo *missence*, onde ocorre substituição de um nucletotídeo, o que faz com que o códon resultante codifique um aminoácido a menos.[48] As consequências deste tipo de mutação pontual podem variar segundo a intensidade com que afetam a funcionalidade da proteína transcrita. Nas duas mutações herdadas mais comuns que acometem o gene *MUTYH* (Y165C e G382D), ocorrem por esse tipo de mutação.[51] Entretanto, outros autores encontraram mutações do tipo *frameshift* em portadores de PAM.[48] Na mutação do tipo *frameshift*, existe a alteração completa da leitura dos três nucleotídeos que formam um códon, podendo resultar, também, na formação de um *"stop codon"* a jusante da mutação, com consequente truncamento da proteína transcrita. Na PAM, este tipo de mutação no gene *MUTYH* (1103delC) que produz a parada da tradução da proteína já foi descrito anteriormente.[51]

Estudo analisando os principais tipos de mutações encontradas nos portadores de PAM, também encontrou mutações do tipo: inserção/deleção *in frame*, *splice site* (troca do nucleotídeo G por T na posição de consenso do sítio de reconhecimento de *splice*).

O conhecimento desse padrão de distribuição das mutações no gene *MUTYH* é de extrema importância com relação ao rastreamento dos casos de PAM. Embora possam ocorrer variações no local da mutação, a maioria dos doentes (cerca de 70%) com CCR associados à PAM apresenta mutação do tipo Y165C e G382D.[1] Cabe destacar que a mutação identificada na família que pudemos acompanhar é associada ao maior risco de câncer colorretal como demonstrado na literatura.[35,52] Em 93% dos doentes que apresentam mutações em ambos os alelos do gene *MUTYH*, pelo menos um desses códons onde as mutações incidem com maior frequência (***hotspots***) encontra-se mutado.[1] Como estes códons se localizam nos éxons 7 e 13 do gene *MUTYH*, respectivamente, o rastreamento das mutações associadas ao gene *MUTYH* devem dedicar especial atenção a esses éxons.[53]

Outro aspecto que também deve ser considerado na pesquisa do sítio da mutação no gene *MUTYH* é a etnia do doente. Estudos demonstraram que a etnia parece estar relacionada com maior ou menor prevalência de um tipo de mutação.[54,55] Os defeitos no gene *MUTYH* com mutações *missense* Y165C e do tipo G382D são mais frequentes em pacientes com ascendência europeia representando 53% e 32%, respectivamente, enquanto mutações *nonsense* tipo E466X e Y90X prevalecem entre indianos e paquistaneses.[1,23,29,50,51,56,57] Entretanto, com o melhor conhecimento da PAM uma série de novas mutações vem sendo descrita.[25] Estudo recente encontrou em doentes italianos sete novos tipos de mutação relacionadas com a PAM.[55]

Aspectos Clínicos e Anatomopatológicos

Como a PAM é uma enfermidade rara e pouco descrita, ainda existem informações limitadas com relação aos principais aspectos relacionados com as manifestações clínicas, alterações histopatológicas, moleculares, relação entre o genótipo e o fenótipo da doença, risco de desenvolvimento de CCR em familiares, melhor forma de acompanhamento desses doentes e, principalmente, quanto as diretrizes em relação ao rastreamento da mutação e ao aconselhamento genético dos portadores da mutação.[1]

Revisando a literatura, a maioria dos estudos refere que geralmente a média etária dos que recebem o diagnóstico de PAM e que apresentam mais de 100 pólipos adenomatosos no cólon é de 45 anos.[1] Tratam-se de indivíduos pertencentes a uma faixa etária mais elevada quando comparada com os doentes que apresentam as formas clássicas de PAF.[1,27,28,52,58] Em 2003, Sampson *et al.*[29] analisando 25 doentes e Sieber *et al.*[30], 14 doentes, portadores de mutações bialélicas do gene *MUTYH*, verificaram que a média de idade no diagnóstico da PAM foi de 46 e 51,3 anos, respectivamente. Estudo com casuística considerável que analisou as mutações do gene *MUTYH* em 4.085 indivíduos, sendo 2.239 portadores de CCR e 1.845 indivíduos sãos, mostrou que um em cada 50 doentes com menos de 40 anos, diagnosticados com CCR, e 1 em cada 150 doentes com menos de 55 anos, eram portadores de mutações em ambos os alelos do gene *MUTYH*.[59] Outro estudo avaliando 36 portadores de CCR que apresentavam mutação no gene *MUTYH* (sendo 14 com mutações em ambos os alelos e 22 em apenas um alelo) mostrou que a média de idade para o diagnóstico de PAM nos doentes que apresentavam de 10 a 100 pólipos era de 51 anos e 59 anos, respectivamente, ou seja, duas décadas mais tarde do que acontece com os doentes com formas clássicas da PAF.[56] Esses resultados sugerem que o doente com mutação em ambos os alelos do gene desenvolve CCR numa faixa etária mais precoce.

Quando comparados com a população normal, onde a média de idade para o desenvolvimento de CCR era de 62 anos, contatou-se que a PAM se encontra relacionada com o aparecimento do CCR numa faixa etária mais precoce.[57,59] Embora o surgimento dos pólipos no cólon aconteça mais tardiamente nos portadores de PAM quando comparados com os doentes com as formas clássicas de PAF, podem surgir numa faixa etária que se superpõe à dos doentes portadores de mutações no gene *APC* que determinem um fenótipo típico de PAFA.[1]

A PAM representa 10% a 47% dos casos das formas atenuadas de poliposes adenomatosas não associadas a mutações do gene *APC* e a uma parte ainda menor dos casos de PAF com fenótipo clássico, mas, também, negativas para mutação do gene *APC*. Geralmente os portadores de PAM apresentam entre 15 e 100 pólipos adenomatosos no cólon (Fig. 36-3). Ocasionalmente, encontram-se doentes que apresentam mais de 100 pólipos distribuídos no cólon, entretanto a possibilidade de PAM em doentes com mais de 1.000 adenomas colorretais sincrônicos é mais rara.[1,49]

Atualmente, aceita-se que exista um risco aumentado para o desenvolvimento de tumores malignos extraintestinais como os cânceres de ovário, bexiga, mama, endométrio, pele e tireoide[35]. A presença de pólipos duodenais, à semelhança do que ocorre na PAF e na PAFA, também faz parte do fenótipo da PAM.[49,60] Adenomas duodenais são encontrados em 17-34% dos casos PAM, com 4% de risco de transformação maligna.[61] As outras manifestações extracolônicas comuns nos portadores de PAF (hipertrofia congênita do epitélio pigmentado da retina, osteomas de mandíbula, tumores desmoides, cistos epidermoides e malformações dentárias) são achados raros nos portadores de PAM.[55] Estudo avaliando 329 doentes portadores de PAF nos quais não foi possível encontrar a mutação no gene *APC* após sequenciamento completo, encontrou 55 doentes com mutação do gene *MUTYH*.[1] O número de pólipos no cólon variava entre 20 a poucas centenas, porém apenas um doente apresentava mais de 1.000 pólipos.[1] Em 40% dos doentes os pólipos localizavam-se no cólon proximal, enquanto em apenas 3% os pólipos tinham localização distal.[1] Outros estudos não encontraram distribuição preferencial em um segmento cólico específico.[55] Portadores de mutação do tipo c1105delC, caracteristicamente, apresentam maior possibilidade de cursarem com a formação de um número maior de pólipos no cólon, sugerindo que possa existir relação entre genótipo e fenótipo da doença. Estudo constatou que 20% dos doentes com mutação bialélica cursavam com 15 a 100 adenomas no cólon, enquanto 15% apresentavam mais de 100.[1] Os autores não encontraram doentes com mutações em ambos os alelos do gene que possuíssem menos 15 adenomas no cólon. Todavia, cabe destacar que 50% dos doentes considerados já apresentavam CCR quando do diagnóstico da doença. Esse achado mostra a importância do diagnóstico precoce da PAM.

Poucos estudos analisaram os principais aspectos histológicos dos pólipos e tumores obtidos de portadores de PAM, comparando-os com portadores de CCR esporádico.[1,56,57] Da mesma forma, são raros os que compararam os achados histológicos em doentes com PAM com mutação em um ou em ambos os alelos do gene *MUTYH*.[56,57] Quando se dividem os portadores da mutação entre os que apresentam a mutação em um ou em ambos os alelos do gene *MUTYH*, verifica-se que os que apresentam mutação em apenas um alelo têm maior tendência a desenvolver adenomas serrilhados, o que geralmente não ocorre nos doentes que possuem a mutação em ambos os alelos.[62] Quando se consideram as neoplasias malignas nesses estudos, o adenocarcinoma de padrão tubular foi o tipo histológico mais encontrado (50% dos casos), seguido pelo padrão papilar (22,8%) e cribidiforme (17,5%).[55] A análise dos padrões histológicos categorizando os tumores segundo apresentarem o padrão típico dos adenocarcinomas (tubular, cribriforme ou papilar) ou

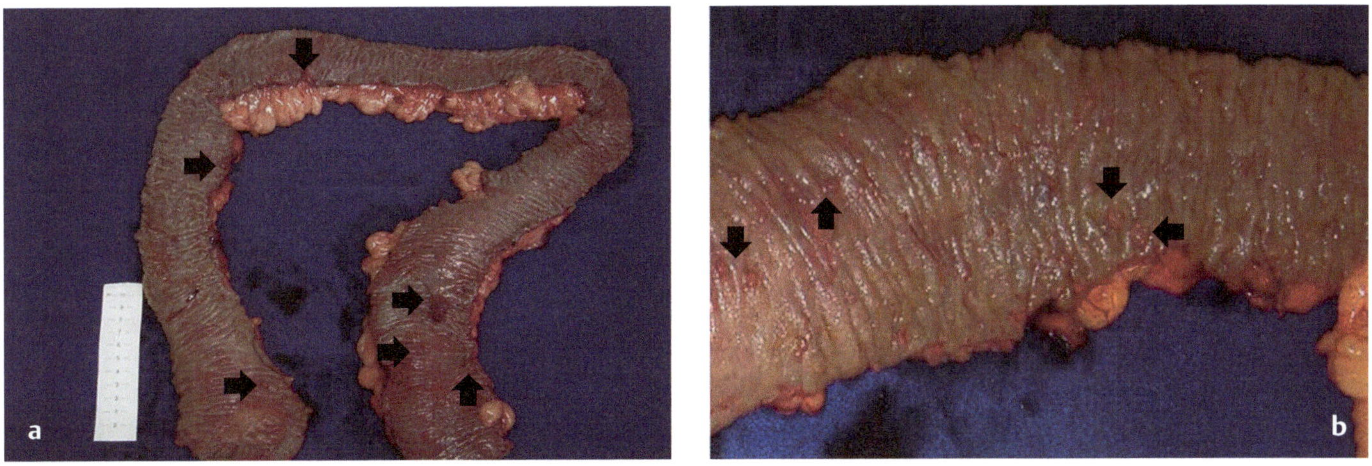

Fig. 36-3. (**a**) Produto de colectomia total em doente com 39 anos portador de PAM, mostrando a presença de pólipos adenomatosos comprometendo toda a extensão do cólon. (**b**) Fotografia do mesmo paciente demonstrando pólipos adenomatosos sincrônicos no cólon direito.

padrão de instabilidade de microssatélites (IMS), carcinomas mucinosos, em células de anel de sinete ou indiferenciados, mostrou que os tumores originários de doentes com mutação em ambos os alelos do gene, apresentam o padrão típico dos adenocarcinomas, comparado com apenas 80% dos heterozigotos e 63% dos portadores de CCR esporádico. O padrão histológico característico de tumores com IMS foi encontrado em 8% dos doentes com mutação em um alelo e em 37% dos portadores de CCR esporádico.[55,57,58] Esses achados confirmam que a via carcinogênica dos portadores de PAM, apesar de envolver o sistema de reparo do DNA, é diferente da dos doentes com síndrome de Lynch quando se considera o tipo histológico do tumor.

Quanto ao tamanho e ao padrão de distribuição dos pólipos e tumores no cólon, os achados são controversos. Enquanto alguns autores não encontraram diferenças em relação ao tamanho e à localização dos pólipos, outros mostraram que, à semelhança do que ocorre com a PAFA, a distribuição dos adenomas é mais comum no cólon proximal.[1,55]

A presença de adenomas sincrônicos em doentes que apresentam a mutação em ambos os alelos do gene *MUTYH* é de 64%.[61] A comparação de doentes com mutação do gene *MUTYH* em um ou ambos os alelos demonstra que existe uma maior tendência à formação de pólipos sincrônicos nos doentes com mutação nos dois alelos comparados com os heterozigotos e a população normal.[61] Quanto ao tipo histológico dos pólipos encontrados nos portadores de mutação em ambos os alelos, o padrão é variado, descrevendo-se adenomas tubulares, túbulo-vilosos, adenomas serráteis, pólipos hiperplásicos e pólipos com padrão misto. Cabe destacar que 25% dos doentes com a mutação em ambos os alelos podem não apresentar pólipos.

Com relação ao grau histológico do CCR, a maior parte dos doentes com mutação nos dois alelos do gene apresenta carcinomas bem diferenciados, enquanto 16% dos doentes com mutação em apenas um alelo têm neoplasias pouco diferenciadas.[58] Não se encontraram diferenças quanto ao grau de invasão do tumor na parede cólica, entretanto os portadores de mutação dos dois alelos do gene apresentam menor grau de invasão linfonodal quando comparados com os doentes com CCR esporádico. A pesquisa de IMS mostrou menor positividade nos doentes com mutações dos dois alelos do gene quando comparados com os heterozigotos ou com portadores de CCR esporádico (18%, 29% e 25%, respectivamente).[58]

À semelhança da PAF e da PAFA, já se descreveu a possibilidade de manifestações extraintestinais em doentes com PAM.[1] Dentre elas, merecem destaque os pólipos duodenais, adenocarcinoma de duodeno, adenoma de glândulas sebáceas, CHRPE, pilomatricomas e o câncer gástrico de aparecimento precoce.[25,32,49] Existem relatos mostrando um fenótipo mais grave da doença, inclusive com formação de pólipos duodenais quando uma mutação do tipo *frameshift* ocorria na região 1103delC.[49] É possível, assim como ocorre na PAF, que exista uma relação entre o local da mutação no gene *MUTYH* e a expressão fenotípica das manifestações extraintestinais da doença, mas seguramente de uma maneira menos evidente da que ocorre com os portadores de PAF ou PAFA.

Recomendações dos Testes Genéticos na PAM

As estratégias para as indicações para o sequenciamento do gene *MUTYH* ainda não se encontram completamente definidas.[59,60] Ainda não existem diretrizes internacionais universalmente aceitas para o rastreamento e o acompanhamento dos portadores de PAM, bem como para os familiares em risco de desenvolverem a doença.[54] Com o conhecimento atual, e a maior disponibilidade do painéis genéticos, a pesquisa das mutação germinativas no gene *MUTYH* vem sendo proposta para todos os doentes que apresentem mais de 15 pólipos adenomatosos colorretais sincrônicos ou metacrônicos.[59-61]

Indivíduos que demonstrem as seguintes características devem ser encaminhados para aconselhamento genético e, sempre que possível, teste genético para pesquisa de PAM: pacientes que apresentam entre 1 e 10 pólipos adenomatosos aos 40 anos ou mais jovens; doentes com mais de 10 pólipos entre 40 e 60 anos; mais de 20 pólipos em pacientes com mais de 60 anos; presença de adenomas no cólon e/ou pólipos hiperplásico ou pólipos sésseis serrilhados entre 20 e algumas centenas; CCR diagnosticado antes dos 40 anos de idade; história familiar de CCR, com ou em pólipos consistentes com uma doença autossômica com padrão de herança recessiva.[63]

Do mesmo modo, doentes que apresentem fenótipo atenuado de PAF e que não mostrem o padrão de transmissão dominante característico da doença também devem ser rastreados.[6] Estes aspectos são importantes ao se considerar a pouca disponibilidade de centros especializados em testes genéticos em nosso país.[7] Com relação ao fenótipo, doentes com padrão familiar de transmissão autossômica e dominante que apresentem mais de 100 pólipos no cólon associados a manifestações extraintestinais, terão menor possibilidade de portarem PAM.[34] Em indivíduos que apresentam mais de 1.000 adenomas colorretais, a possibilidade de que sejam portadores da forma clássica de PAF é maior, devendo ser conduzidos, segundo as diretrizes disponíveis, para o diagnóstico clínico e genético dessa doença.[2,3,8]

Com relação à indicação dos testes genéticos, é importante destacar que existem outros tipos de poliposes que cursam com o desenvolvimento de múltiplos adenomas colorretais e que não se encontram associadas a mutações dos genes *APC* e *MUTYH*. Assim, testes negativos para esses genes não afastam a possibilidade que o doente seja portador de outra síndrome de polipose adenomatosa também relacionada com o CCR hereditário. Como exemplo, merecem destaque as mutações encontradas nos genes *POLE, POLD1, NTHL1 e AXIN2*.[6] O uso de painéis genéticos que identifiquem os portadores de mutações nos genes relacionados com as poliposes adenomatosas é importante, pois já se demonstrou que esses doentes podem ser excelentes candidatos para terapia com inibidores de *checkpoint* e apresentam um prognóstico mais favorável quando desenvolvem CCR.[64]

Rastreamento Genético em Familiares

Um aspecto preocupante da PAM é a possibilidade de que parentes de primeiro ou segundo grau de um portador da enfermidade venham desenvolver CCR.[32-35] Pelo padrão de herança recessiva existe dificuldade na seleção de quais desses parentes têm maior risco de serem portadores da doença. Os descendentes de um indivíduo que seja portador de uma mutação em ambos os alelos do gene terão 100% de possibilidade de herdarem um alelo defeituoso do gene.[32,33] Essa evidência assume importância quando se demonstrou que os indivíduos heterozigotos para mutação (apenas com um alelo do gene mutado) apresentam maior risco de desenvolvimento do CCR.[1,26,29,30,32,33] Os irmãos de um indivíduo com mutação em ambos os alelos do gene apresentam 25% de chance de possuir a mutação nos dois alelos do gene.

Estima-se que doentes portadores da mutação em ambos os alelos do gene *MUTYH* nos dois principais *hotspots* (pY165C e p.G382D) apresentam um risco relativo de 1,54% (I.C.95% - 1,10 a 2,16) de terem um parente de primeiro ou segundo grau que poderão desenvolver CCR.[32] Doentes que apresentam mutação apenas em um alelo do gene *MUTYH* apresentam um risco relativo de 1,57 (IC 95% - 1,05 a 2,36) de terem um parente de primeiro ou segundo grau que desenvolverão CCR quando comparados com aqueles que não possuam a mutação.[32] Esses achados mostram que familiares de indivíduos com mutações em ambos os alelos do gene *MUTYH*, apesar de apresentarem mutação em apenas um alelo, possuem risco aumentado do desenvolvimento de CCR quando comparados com a população normal. Sugere-se que após o diagnóstico genético da PAM, os parentes de primeiro e segundo grau do indivíduo portador da mutação bialélica devam ser informados e, se possível, submetidos a investigação para a presença de pólipos colorretais e adenomas duodenais por meio de exames endoscópicos. Caso apresentem adenomas múltiplos colorretais esses doentes devem ser encaminhados para vigilância ou para realização de testes genéticos. Com relação aos testes genéticos, a maioria dos autores prefere identificar a mutação do *MUTYH* no doente afetado e, apenas nos casos positivos, discutir a possibilidade de rastreamento com os parentes de primeiro e segundo graus.[60] À semelhança do que ocorre com todas as doenças genéticas hereditárias, a indicação desses testes genéticos deve ser orientada por especialistas e realizados em centros especializados.[60]

Tratamento

Obedecendo a uma mesma linha de raciocínio adotada para os portadores de PAF, o especialista deve ter em mente que toda a mucosa do trato gastrointestinal, particularmente a mucosa do cólon, de um indivíduo afetado pela mutação do gene *MTUYH* encontra-se em risco potencial do desenvolvimento de adenomas e CCR.[60] Assim, somente a remoção de todo o cólon e reto permitiria assegurar o não desenvolvimento do CCR. Apesar da remoção cirúrgica do cólon, preferentemente profilática, ainda ser considerada a melhor forma de conduzir os doentes com poliposes adenomatosas hereditárias, somente os resultados de estudos populacionais poderiam referendar esta opção nos portadores de PAM.

O momento oportuno e a escolha do tipo de estratégia a ser recomendada devem, obrigatoriamente, levar em conta o fenótipo da doença no enfermo e, eventualmente, em seus familiares. Nos portadores de PAM onde se identificam menos de 20 pólipos no cólon e um número reduzido de pólipos no reto, é possível optar-se por sessões programadas de polipectomias com o objetivo de remover os adenomas presentes. Essa opção tem importância, principalmente nos doentes jovens, com vida sexual ativa, onde a colectomia total com ileorretoanastomose (IRA) e, principalmente, a retocolectomia total com confecção de um reservatório ileal e anastomose reservatório-anal (IPAA) pode cursar com maiores índices de distúrbios funcionais intestinais, assim como disfunções urogenitais graves.[65] Este impacto é ainda maior nas mulheres jovens com prole não definida, onde a IPAA cursa com altos índices de infertilidade.[65] Entretanto, quando se opta pela remoção endoscópica periódica dos adenomas, os doentes devem estar suficientemente esclarecidos com relação aos riscos de desenvolverem CCR, pois, permanecendo com o intestino grosso, o risco do CCR persiste.[65] Os doentes encaminhados para este tipo de estratégia devem ser rigorosamente acompanhados com colonoscopias periódicas. Como existe o risco de desenvolvimento de pólipos adenomatosos no estômago e no duodeno, com risco de transformação maligna, esses doentes também devem ser seguidos com endoscopias digestivas altas periódicas.[59-61]

Nos doentes que apresentam muitos adenomas localizados no cólon e poucos pólipos no reto, a colectomia total com IRA é a opção cirúrgica mais indicada. Essa mesma estratégia pode ser oferecida aos indivíduos portadores de PAM e que não aderem aos princípios da ressecção endoscópica programada. Essa mesma opção cirúrgica, também pode estar indicada nos portadores de PAM que não possuem capacidade de compreensão da importância do seguimento vigiado rigoroso. Nesses doentes o tratamento cirúrgico torna-se a opção mais segura. Os doentes que se apresentam no momento do diagnóstico com câncer do cólon devem ser tratados com colectomia total e IRA. Após a ressecção do cólon, o monitoramento frequente do reto remanescente deve continuar após a colectomia com avaliação endoscópica anual. Nos doentes que desenvolveram câncer no reto ou naqueles que apresentam muitos adenomas no reto, sem possibilidade de controle endoscópico, a IPAA é a opção cirúrgica mais segura.[65]

Com relação à via de acesso para o tratamento cirúrgico, atualmente existe tendência crescente para se indicar o acesso minimamente invasivo, por via laparoscópica e quando disponível com auxílio das plataformas robóticas.[66] Entretanto, é importante lembrar que a via de acesso convencional pode ser utilizada com segurança nos portadores de PAM. Embora ainda não existam estudos específicos em portadores de PAM, o acesso laparoscópico provavelmente apresenta as mesmas vantagens quando utilizado em outras afecções colorretais.[66]

Seguimento dos Doentes com PAM

As principais recomendações de triagem e prevenção nos indivíduos com PAM são:

1. Colonoscopia a cada 1 ou 2 anos começando entre 21 e 25 anos de idade, na qual deve ser realizada a remoção de todos os pólipos suspeitos até que esta abordagem não consiga mais reduzir o tamanho e a quantidade de pólipos. Nesta eventualidade, a colectomia subtotal com IIRA ou a retocolectomia total com IPAA deve ser considerada.[26,67]
2. Endoscopia alta com duodenoscopia de visão lateral (para a avaliação precisa da região da papila duodenal) deve ser realizada a cada 3 a 5 anos começando entre 30 e 35 anos de idade.

3. Não há recomendações de triagem específicas para cânceres e condições extracolônicas além dos protocolos existentes e oferecidos à população geral.

Na falta de um programa de vigilância regular, o risco durante a vida dos portadores de PAM desenvolverem CCR varia ente 45% e 100%.[6,62,68] Pólipos duodenais são encontrados entre 17% e 25% dos portadores de PAM, com um risco de desenvolvimento de câncer do duodeno de aproximadamente 4%.[6,69] Um risco aumentado para o desenvolvimento de pólipos gástricos de glândulas fúndicas e câncer vem sendo descrito, embora sem significância estatística.[6]

É sempre prudente lembrar que as estratégias de vigilância devem ser sempre compartilhadas com os familiares de uma forma objetiva. O profissional deve ter sempre em mente a angústia provocada pela necessidade de se realizarem exames endoscópicos invasivos com frequência. Da mesma forma, os aspectos éticos e psicológicos envolvidos no diagnóstico da PAM, também devem ser considerados. O doente dever ser referenciado para o aconselhamento genético, preferencialmente com um geneticista, para orientação com relação ao risco de transmissão da mutação aos descendentes.

Os descendentes diretos dos indivíduos portadores de mutação em ambos os alelos do gene *MUTYH* apresentam 100% de chance de terem a mutação, enquanto os irmãos desses indivíduos apresentam 50% de chance de portarem a mutação em apenas um alelo.[26,28] Diferentes estudos epidemiológicos tentam avaliar o risco do desenvolvimento de CCR comparando os portadores de mutação em um ou em ambos os alelos. O menor risco de desenvolvimento de CCR nos portadores de mutação em apenas um alelo fizeram com que alguns grupos propusessem que o seguimento desses doentes fosse semelhante ao orientado para qualquer indivíduo que tenha um parente de primeiro grau com CCR, ou seja, colonoscopia a cada 5 anos, caso a colonoscopia inicial tenha sido normal.[60] Esse intervalo deve ser reduzido para 3 anos no caso de remoção de pólipos adenomatosos com maior risco de neoplasia (pólipos múltiplos, maiores que 1 cm, com componente predominância do padrão histológico viloso e nos pólipos com displasia de alto grau).[60]

Ainda com relação às melhores estratégias para o diagnóstico, rastreamento e seguimento dos portadores de síndromes relacionadas com o CCR hereditário, a criação de um registro brasileiro de câncer colorretal hereditário (à semelhança do que ocorre nos EUA e na maioria dos países desenvolvidos da Europa) já se faz tarde. Essa estratégia poderia criar no Brasil centros de referência que trariam maior uniformidade e qualidade no tratamento e seguimento, não só dos portadores de PAM, mas de todas as síndromes associadas ao CCR hereditário. Como o padrão das mutações do gene *MUTYH* apresenta prevalência racial, é possível que a grande miscigenação existente na população brasileira possibilite a identificação novas mutações. Apenas com a criação de um registro nacional unificado, será possível estabelecer o padrão de mutação do gene *MUTYH* mais prevalente no Brasil, bem como possibilitar o acesso aos testes genéticos a todos os envolvidos. A disponibilidade dos testes genéticos para a pesquisa dos principais genes relacionados com o CCR hereditário, a redução progressiva dos custos desses exames, o papel das sociedades médicas que cuidam dos portadores dessas síndromes torna-se fundamental para obrigar o Sistema Único de Saúde a oferecer, de forma compulsória, os painéis genéticos para todo o doente suspeito de portar uma síndrome de CCR hereditária. Somente assim, em longo prazo, será possível reduzir os custos gerais do tratamento e do seguimento desses doentes, pois passariam a ser oferecidos exames de seguimento apenas aos portadores da mutação.

Quimioprevenção

Como a PAM é uma doença rara e descrita há duas décadas, não existem estudos, com bom nível de evidência, avaliando o papel de substâncias, tais como anti-inflamatórios não hormonais, particularmente os inibidores seletivos de COX-2, no tratamento ou prevenção da formação de pólipos nos portadores de PAM. Como esses doentes apresentam pólipos adenomatosos em menor número quando comparados com os portadores da PAF é possível que o uso dessas substâncias possa ser uma estratégia interessante no seguimento pós-polipectomias. Contudo, a falta de estudos randomizados ainda não permite recomendar com segurança essa abordagem terapêutica.

COMENTÁRIOS FINAIS

A polipose adenomatosa associada a mutações do gene *MUTYH* é uma síndrome hereditária rara associada ao CCR. Aspectos relacionados com o genótipo e com o fenótipo da doença ainda vêm sendo esclarecidos. Pelo seu caráter de transmissão autossômica e recessiva, as estratégias de rastreamento e vigilância dos parentes diretos é diferente da PAF. Por se tratar de doença genética descrita há duas décadas, as diretrizes de seguimento ainda não estão universalmente estabelecidas com relação às melhores estratégias para indicação dos testes genéticos, opção terapêutica, seguimento e rastreamento dos familiares. As semelhanças da PAM com a PAF atenuada e, até mesmo, com a síndrome de Lynch acrescentam mais dificuldades ao diagnóstico final dos pacientes. Assim, o especialista deve estar familiarizado com os principais aspectos clínicos e genéticos da PAM, pois a cada dia mais indivíduos com adenomas colorretais múltiplos deverão ser diagnosticados com portadores da mutação do gene *MUTYH*.

REFERÊNCIAS BIBLIOGRÁFICAS

1. Aretz S, Uhlhaas S, Goergens H , Siberg K, Vogel M, Pagenstecher C, et al. MUTYH-associated polyposis: 70 of 71 patients with biallelic mutations present with an attenuated or atypical phenotype. Int J Cancer. 2006;119:807-14.
2. Wallis YL, Morton DG, McKeown CM, Macdonald F. Molecular analysis of the APC gene in 205 families: extended genotype-phenotype correlations in FAP and evidence for the role of APC amino acid changes in colorectal cancer predisposition. J Med Genet. 1999;36:14-20.
3. van der Luijt RB, Khan PM, Vasen HF, Tops CM, van Leeuwen-Cornelisse IS, Wijnen JT, et al. Molecular analysis of the APC gene in 105 Dutch kindreds with familial adenomatous polyposis: 67 germline mutations identified by DGGE, PTT, and southern analysis. Hum Mutat. 1997;9:7-16.
4. Vasen HF, Watson P, Mecklin JP, Lynch HT. New clinical criteria for hereditary nonpolyposis colorectal cancer (HNPCC, Lynch syndrome) proposed by the International Collaborative group on HNPCC. Gastroenterology. 1999;116:1453-6.

5. Mangold E, Pagenstecher C, Friedl W, Mathiak M, Buettner R, Engel C, et al. Spectrum and frequencies of mutations in MSH2 and MLH1 identified in 1721 German families suspected of hereditary nonpolyposis colorectal cancer. Int J Cancer. 2005;116:692-702.
6. Hampel H, Kalady MF, Pearlman R, Stanich PP. Hereditary colorectal cancer. Hematol Oncol Clin N Am. 2002;36: 429-47.
7. Campos FG, Figueiredo MN, Martinez CA. Colorectal cancer risk in hamartomatous polyposis syndromes. World J Gastrointest Surg. 2015;7:25-32.
8. Fearnhead NS, Britton MP, Bodmer WF. The ABC of the APC. Hum Mol Genet 10: 721-33, 2001
9. Campos FG, Imperiale AR, Seid VE, et al. Rectal and pouch recurrences after surgical treatment for familial adenomatous polyposis. Gastrointest Surg. 2009;13:129-36.
10. Lynch HT, de La Chapelle A. Hereditary colorectal cancer. N Engl J Med. 2003;348:919-32.
11. Sieber OM, Howarth KM, Thirlwell C, et al. Myh deficiency enhances intestinal tumorigenesis in multiple intestinal neoplasia (ApcMin/+) mice. Cancer Res. 2004;64:8876-81.
12. Campos FG, Martinez CAR, Bustamante-Lopez LA, Mendonça RLDS, Kanno DT. Intra-abdominal desmoid tumors in familial adenomatous polyposis: How much do clinical and surgical variables interfere with their development? Clinics (Sao Paulo). 2022;78:100144.
13. Campos FG, Martinez CA, Novaes M, Nahas SC, Cecconello I. Desmoid tumors: clinical features and outcome of an unpredictable and challenging manifestation of familial adenomatous polyposis. Fam Cancer. 2015;14:211-9.
14. Morin PJ. Beta-catenin signaling and cancer. Bioessays. 1999;21:1021-30.
15. Caspari R, Friedl W, Mandl M, Möslein G, Kadmon M, Knapp M, et al. Familial adenomatous polyposis: mutation at codon 1309 and early onset of colon cancer. Lancet. 1994;343:629-32.
16. Nugent KP, Phillips RK, Hodgson SV, Cottrell S, Smith-Ravin J, Pack K, et al. Phenotypic expression in familial adenomatous polyposis: partial prediction by mutation analysis. Gut. 1994;35:1622-3.
17. Friedl W, Meuschel S, Caspari R, Lamberti C, Krieger S, Sengteller M, et al. Attenuated familial adenomatous polyposis due to a mutation in the 3' part of the APC gene. A clue for understanding the function of the APC protein. Hum Genet. 1996;97:579-84.
18. van der Luijt RB, Meera Khan P, Vasen HF, Breukel C, Tops CM, Scott RJ, et al. Germline mutations in the 3' part of APC exon 15 do not result in truncated proteins and are associated with attenuated adenomatous polyposis coli. Hum Genet. 1996;98:727-34.
19. Giardiello FM, Brensinger JD, Luce MC, Petersen GM, Cayouette MC, Krush AJ, et al. Phenotypic expression of disease in families that have mutations in the 5' region of the adenomatous polyposis coli gene. Ann Intern Med. 1997;126:514-19.
20. Brensinger JD, Laken SJ, Luce MC, Powell SM, Vance GH, Ahnen DJ, et al. Variable phenotype of familial adenomatous polyposis in pedigrees with 3' mutations in the APC gene. Gut. 1998;43:548-52.
21. Soravia C, Berk T, Madlensky L, Mitri A, Cheng H, Gallinger S, et al. Genotype-phenotype correlations in attenuated adenomatous polyposis coli. Am J Hum Genet. 1998;62:1290-301.
22. van der Luijt RB, Vasen HF, Tops CM, Breukel C, Fodde R, Meera Khan P. APC mutation in the alternatively spliced region of exon 9 associated with late onset familial adenomatous polyposis. Hum Genet. 1995;96:705-10.
23. Spirio L, Olschwang S, Groden J, Robertson M, Samowitz W, Joslyn G, et al. Alleles of the APC gene: an attenuated form of familial polyposis. Cell. 1993;75:951-7.
24. Albuquerque C, Cravo M, Cruz C, Lage P, Chaves P, Fidalgo P, et al. Genetic characterization of patients with multiple colonic polyps. J Med Genet. 2002;39:297-302.
25. Friedl W, Caspari R, Sengteller M, Uhlhaas S, Lamberti C, Jungck M, et al. Can APC mutation analysis contribute to therapeutic decisions in familial adenomatous polyposis? Experience from 680 FAP families. Gut. 2001;48:515-21.
26. Sampson JR, Jones S, Dolwani S, Cheadle JP. MutYH (MYH) and colorectal cancer. Biochem Soc Trans. 2005;33(Pt 4):679-83.
27. Al-Tassan N, Chmiel NH, Maynard J, Fleming N, Livingston AL, Williams GT, et al. Inherited variants of MYH associated with somatic G:C-->T:A mutations in colorectal tumors. Nat Genet. 2002;30:227-32.
28. Jones S, Emmerson P, Maynard J, Best JM, Jordan S, Williams GT, et al. Biallelic germline mutations in MYH predispose to multiple colorectal adenoma and somatic G:C-->T:A mutations. Hum Mol Genet. 2002;11:2961-7.
29. Sampson JR, Dolwani S, Jones S, Eccles D, Ellis A, Evans DG, et al. Autosomal recessive colorectal adenomatous polyposis due to inherited mutations of MYH. Lancet. 2003;362:39-41.
30. Sieber OM, Lipton L, Crabtree M, Heinimann K, Fidalgo P, Phillips RK, et al. Multiple colorectal adenomas, classic adenomatous polyposis, and germ-line mutations in MYH. N Engl J Med. 2003;348:791-9.
31. Gismondi V, Meta M, Bonelli L, Radice P, Sala P, Bertario L, et al. Prevalence of the Y165C, G382D and 1395delGGA germline mutations of the MYH gene in Italian patients with adenomatous polyposis coli and colorectal adenomas. Int J Cancer. 2004;109:680-4.
32. Croitoru ME, Cleary SP, Di Nicola N, Manno M, Selander T, Aronson M, et al. Association between biallelic and monoallelic germline MYH gene mutations and colorectal cancer risk. J Natl Cancer Inst. 2004;96:1631-4.
33. Halford SE, Rowan AJ, Lipton L, Sieber OM, Pack K, Thomas HJ, et al. Germline mutations but not somatic changes at the MYH locus contribute to the pathogenesis of unselected colorectal cancers. Am J Pathol. 2003;162:1545-8.
34. Enholm S, Hienonen T, Suomalainen A, Lipton L, Tomlinson I, Kärjä V, et al. Proportion and phenotype of MYH-associated colorectal neoplasia in a population-based series of Finnish colorectal cancer patients. Am J Pathol. 2003;163:827-32.
35. Jenkins MA, Croitoru ME, Monga N, Cleary SP, Cotterchio M, Hopper JL, et al. Risk of colorectal cancer in monoallelic and biallelic carriers of MYH mutations: a population-based case-family study. Cancer Epidemiol Biomarkers Prev . 2006;5:312-4.
36. Boldogh I, Milligan S, Soog Lee M, Basset H, Lloyd RS, McCullough AK. hMYH cell cycle-dependent expression, subcellular localization and association with replication foci: evidence suggesting replication-couples repair of adenine:8-oxoguanine mispairs. Nucleic Acid Res. 2001;29:2802-9.
37. Roldán-Arjona T, Wei YF, Carter KC, Klungland A, Anselmino C, Wang RP, et al. Molecular cloning and functional expression of a human cDNA encoding the antimutator enzyme 8-hydroxyguanine-DNA glycosylase. Proc Natl Acad Sci USA. 1997;94:8016-20.
38. Slupska MM, Baikalov C, Luther WM, Chiang JH, Wei YF, Miller JH. Cloning and sequencing a human homolog (hMYH) of the Escherichia coli MUTY gene whose function is required for the repair of oxidative DNA damage. J Bacteriol. 1996;178:3885-92.
39. Sakumi K, Furuichi M, Tsuzuki T, Kakuma T, Kawabata S, Maki H, et al. Cloning and expression of cDNA for a human enzyme that hydrolyzes 8-oxodGTP, a mutageenic substrate for DNA-synthesis. J Biol Chem. 1993;268:23524-30.
40. David SS, O'Shea VL, Kundu S. Base-excision repair of oxidative DNA damage. Nature. 2007;447: 941-50.

41. Gutteridge JM, Halliwell B. Free radicals and antioxidants in the year 2000. A historical look to the future. Ann N Y Acad Sci. 2000;899:136-47.
42. Cadenas E, Davies KJ. Mitochondrial free radical generation, oxidative stress, and aging. Free Rad Biol Med. 2000;29(3-4):222-30.
43. Ribeiro ML, Priolli DG, Miranda DDC, Arçari DP, Pedrazzoli Júnior J, Martinez CAR. Analysis of oxidative DNA damage in patients with colorectal cancer. Clin Colorectal Cancer. 2008;7:267-72.
44. Martinez CAR, Ribeiro ML, Gambero A, Miranda DDC, Pereira JA, Nadal SR. The importance of oxygen free radicals in the etiopathogenesis of diversion colitis in rats. Acta Cir. Bras. 2010;25: 387-95.
45. Seril DN, Liao J, Yang GY, Yang CS. Oxidative stress and ulcerative colitis-associated carcinogenesis: studies in humans and animals' models. Carcinogenesis. 2003;24:353-62.
46. Ames B, Shigenaga M, Hagen T. Oxidants, antioxidants, and the degenerative diseases of aging. Proc Natl Acad Sci. 1993;90:7915-22.
47. Ribeiro ML, Priolli DG, Miranda DDC, Arçari DP, Pedrazzoli Júnior J. Martinez CAR. Avaliação do dano oxidativo ao DNA de células normais e neoplásicas da mucosa cólica de doentes com câncer colorretal. Rev Bras Coloproct. 2007;27:391-402.
48. Pilcher J. Free radicals. Neonatal Netw. 2002;21:33-7.
49. Battacharya PK, Barton JK. Influence of intervening mismatches on long range guanine oxidation in DNA duplexes. J Am Chem Soc. 2001;123:8649-56.
50. Kasai H, Nishimura S. Hydroxylation of the C-8 position of deoxyguanosine by reducing agents in the presence of oxygen. Nucleic Acids Symp Ser. 1983;12:165-7.
51. Mão de Ferro S, Lage P, Suspiro A, Fidalgo P, Fragoso F, Baltazar C, et al. Polipose associada ao MYH. Fenótipo grave na homozigotia para a mutação 1103delC. Acta Med Port. 2007;20:243-7.
52. Win AK, Cleary SP, Dowty JG, Baron JA, Young JP, Buchanan DD, et al. Cancer risks for monoallelic MUTYH mutation carriers with a family history of colorectal cancer. Int J Cancer. 2011;29:2256-62.
53. Venesio T, Molatore S, Cattano F, Arrigoni A, Risio M, Ranzani GN. High frequency of MYH gene mutations in a subset of patients with familial adenomatous polyposis. Gastroenterology. 2004;126:1861-5.
54. Ellis CN. Colonic adenomatous polyposis syndromes: clinical management. Clin Colon Rectal Surg. 2008;21:256-62.
55. Aceto G, Curia MC, Veschi S, De Lellis L, Mammarella S, Catalano T, et al. Mutations of APC and MYH in unrelated Italian patients with adenomatous polyposis coli. Hum Mutat 2005;26:394-401.
56. Cheadle JP, Sampson JR. Exposing the MYtH about base excision repair and human inherited disease. Hum Mol Genet. 2003;12:159-165.
57. Alhopuro P, Parker AR, Lehtonen R, Enholm S, Järvinen HJ, Mecklin JP, et al. A novel functionally deficient MYH variant in individuals with colorectal adenomatous polyposis. Hum Mut. 2005;26:4;393.
58. O'Shea AM, Cleary SP, Croitoru MA, Kim H, Berk T, Monga N, et al. Pathological features of colorectal carcinomas in MYH-associated polyposis. Histopathology. 2008;53:184-94.
59. Bouguen G, Manfredi S, Blayau M, Dugast C, Buecher B, Bonneau D, et al. Colorectal adenomatous polyposis associated with MYH mutations: genotype and phenotype characteristics. Dis Colon Rectum. 2007;50:1612-7.
60. Buecher B. Polyposes adénomateuses et mutations MYH. Gastroenterol Clin Biol. 2007;31:775-8.
61. Walton SJ, Kallenberg FGJ, Clark SK, Dekker E, Latchford A. Frequency and features of duodenal adenomas in patients with MUTYH-associated polyposis. Clin Gastroenterol Hepatol. 2016;14: 986-92.
62. Farrington SM, Tenesa A, Barnetson R, Wiltshire A, Prendergast J, Porteous M, et al. Germline susceptibility to colorectal cancer due to Base-Excision Repair genes defects. Am J Hum Genet. 2005;77:112-9.
63. Snyder C, Hampel H. Herditary colorectal cancer syndromes. Sem Oncol Nurs. 2019;35;58-78.
64. Zhu M, Cui H, Zhang L, Zhao K, Jia X, Jin H. Assessment of POLE and POLD1 mutations as prognosis and immunotherapy biomarkers for stomach adenocarcinoma. Transl Cancer Res. 2022;1:193-205.
65. Campos FG. Surgical treatment of familial adenomatous polyposis: dilemas and current recommendations. World J Gastroenterol. 2014;20:16620-9.
66. Campos FG, Real Martinez CA, Monteiro de Camargo MG, Cesconetto DM, Nahas SC, Cecconello I. J Laparoendosc Adv Surg Tech A. 2018;28:47-52.
67. Lipton L, Tomlinson I. The genetics of FAP and FAP-like syndromes. Fam Cancer. 2006;5:221-6.
68. Balaguer F, Castellví-Bel S, Castells A, Andreu M, Muñoz J, Gisbert JP, et al. Identification of MYH mutation carriers in colorectal cancer: a multicenter, case-control, population-based study. Clin Gastroenterol Hepatol. 2007;5:379-387.
69. Vogt S, Jones N, Christian D, Engel C, Nielsen M, Kaufmann A, et al. Expanded extracolonic tumor spectrum in MUTYH-associated polyposis. Gastroenterology. 2009;137:1976-1985.

POLIPOSES HAMARTOMATOSAS E OUTRAS SÍNDROMES

Fábio Guilherme Campos ■ Carlos Augusto Real Martinez

INTRODUÇÃO

As síndromes poliposas gastrointestinais representam um grupo de doenças pouco frequentes cujo diagnóstico é inicialmente suspeitado com base em história familiar, achados endoscópicos e histologia dos pólipos. Podem se manifestar em pacientes de qualquer idade e suas características clínicas variam amplamente, mesmo em membros da mesma família. Portadores de síndromes poliposas têm em comum um alto risco de neoplasias gastrointestinais (especialmente câncer colorretal), além de se associarem a um grande espectro de tumores extracolônicos.

Assim, seu reconhecimento precoce e o estabelecimento de diagnóstico diferencial tornam-se essenciais, uma vez que hoje existem métodos efetivos de rastreamento, tratamento e vigilância. Reconhecem-se formas hereditárias e não hereditárias. Mesmo nas poliposes em que não se reconhece uma mutação, uma causa de origem genética é provável, porque a ocorrência de numerosos pólipos não pode ser satisfatoriamente explicada unicamente por fatores exógenos.

Nesse contexto, o conhecimento dos fatores hereditários subjacentes assume papel relevante na compreensão de como os tumores se desenvolvem e nas estratégias de aconselhamento genético dos familiares. Para tanto, torna-se necessária uma ampla colaboração entre geneticistas, patologistas, gastroenterologistas e cirurgiões.

Didaticamente, as síndromes poliposas podem ser estratificadas conforme a histologia dos pólipos predominantes ou de acordo com seu caráter hereditário. As principais características das poliposes adenomatosas, que são responsáveis por cerca de 1% dos tumores malignos colorretais, estão relacionadas no Quadro 37-1. Não serão aqui discutidas as poliposes adenomatosas, que constituem foco de outro capítulo.

Já as poliposes hamartomatosas reúnem um grupo de doenças que compartilham duas características em comum (Quadro 37-2): a presença de pólipos benignos (hamartomas) do trato gastrintestinal e um risco aumentado de malignização destes. As poliposes hamartomatosas (PH) incluem as síndromes de polipose juvenil, Peutz-Jeghers, Bannayan-Riley-Ruvalcaba, Cowden, Cronkhite-Canadá e a polipose hereditária mista. Os hamartomas se formam a partir de um crescimento desregulado de tecido mesenquimal ou estromal, e a carcinogênese pode ser resultado direto de uma deleção em gene supressor de tumor (síndromes de Peutz-Jeghers e Cowden) ou de mutações estromais por gene envolvido na transdução de sinais (polipose juvenil).[1] Com exceção da extremamente rara síndrome de Cronkhite-Canada, as PH são herdadas por mecanismo autossômico dominante, constituindo um grupo diversificado de doenças com variados graus de sobreposição fenotípica e genética.[2]

O conhecimento dos mecanismos moleculares ainda está evoluindo em relação aos aspectos de heterogeneidade, vias de sinalização e maneira pela qual esses genes funcionam no desenvolvimento das respectivas síndromes. Essas síndromes expõem os indivíduos afetados a um maior risco de desenvolver neoplasias em vários órgãos e sistemas tais como o gastrointestinal, urogenital, mamas e tireoide. Assim, o conhecimento das bases genéticas e das diferentes formas de expressão fenotípica das PH permitirá formular táticas uniformes de rastreamento, vigilância e tratamento, que devem ser distintas daquelas da população geral.[3]

No Quadro 37-3 estão relacionadas outras síndromes poliposas gastrointestinais não hereditárias ou de mecanismo genético ainda não elucidado.

Quadro 37-1. Síndromes Poliposas Adenomatosas

Síndrome	Gene	Identificação da mutação	Padrão de herança	Número pólipos	Penetrância	Risco CCR*	Critérios diagnósticos
PAF clássica	*APC*	80-90%	AD	100 a milhares	~ 100%	100%	Início precoce e MEC
PAF atenuada	*APC*	20-30%	AD	10 a 100	~ 100%	80-100%	Início tardio
MAP (mutyH)	*MUTYH*	15-20%	AR	20 a centenas	~ 100%	80-100%	Neoplasias extracolônicas
BHD	*BHD*	80-90%	AD	múltiplos	alta	alta	Tumores de pele e renais

PAF: polipose adenomatosa familiar, MEC: manifestações extracolônicas, AD: autossômica dominante, AR: autossômica recessiva, CCR: câncer colorretal, MEC: manifestações extracolônicas, MAP: mutyH associated polyposis, BHD: Birt-Hogg-Dubé syndrome.
*risco de CCR em pacientes não tratados.

Quadro 37-2. Principais Características das Poliposes Hamartomatosas

Síndrome	Gene e Identificação MUT	Distribuição dos pólipos	Risco de CCR (%)	Critérios diagnósticos
Polipose Juvenil	*SMAD4* (60%)	Colorretais (98%), estômago (13,6%), duodeno (2,3%) e jejuno/íleo (6,5%)	20-70%	Sintomas abaixo dos 20 anos; história familiar em 20-50%; defeitos congênitos associados
Peutz-Jeghers	*STK11/LKB1* (90%)	Delgado (95%), cólon (27%), estômago (24%) e reto (24%)	40%	Pólipos de Peutz-Jeghers; pigmentação mucocutânea perioral; história familiar
BRRS	*PTEN*	Íleo distal e cólon (45%)	Não	Lesões dermatológicas típicas e hamartomas na língua
Cowden	*PTEN* (80%)	Gastrointestinais (35-60%)	Desconhecido	Tumores mucocutâneos, mama, endométrio, tireoide
Cronkhite-Canada	Não hereditária	TGI (exceto esôfago)	Não	Alta mortalidade por desnutrição

BRRS: Síndrome de Bannayan-Riley-Ruvalacaba, MUT: mutação, TGI: trato gastrointestinal

Quadro 37-3. Outras Síndromes Poliposas

Doença	Distribuição dos pólipos	Histologia dos pólipos	Idade na 1ª manifestação	MEC	Comentário sobre doença
Polipose hiperplásica	Cólon (proximal > distal)	Hiperplásicos, adenomas, serrilhados	Usualmente > 50 anos	Não	Remover pólipos e examinar histologia
Polipose mista hereditária (HMPS)	Cólon	juvenis atípicos, hiperplásicos, adenomas serrated	Usualmente > 20 anos	Não	Alguns casos são PJ e CS atípicas
Polipose gânglio-neuromatosa	Todo TGI	Hamartomas (cel. ganglionares)	Usualmente adultos	Lipomas cutâneos e adrenal	Às vezes acompanha MEN II, NF1 ou CS
Polipose lipomatosa	Delgado e cólon	Lipomas submucosos e adenomas sincrônicos	Usualmente > 40 anos	Não	Rara, assintomática, diagnosticada como PAF
Polipose linfoproliferativa	Delgado e cólon (estômago raro)	Linfoma, hiperplasia linfoide	Usualmente adultos	Depende da doença	Geralmente assintomática
Leiomiomatose intestinal	Delgado e cólon (esôfago raro)	Proliferação células músculo liso	Adultos	Às vezes pigmentação mucocutânea	Malignização muito rara
Pneumatose cistoide intestinal	Delgado (íleo terminal) e cólon	Pseudopólipos submucosos sésseis	Usualmente 30-40	Escleroderma, polimiosite, lúpus	Pneumoperitônio frequente (conservador)
Hemangiomatose intestinal	Delgado, estômago e cólon	Hemangiomas cavernosos na mucosa e submucosa	Variável	Depende da doença	Aspecto endoscópico característico
Pseudopolipose inflamatória	Cólon	Pólipos inflamatórios	Variável	Doença inflamatória intestinal	DD com polipose juvenil

JPS: *juvenile polyposis syndrome*, CS: Cowden *syndrome*, MEN: *multiple endocrine neoplasia*, NF1: *neurofibromatosis type* 1, PAF: polipose adenomatosa familiar, DD: *diagnostic diferencial*

SÍNDROME DE PEUTZ-JEGHERS (SPJ)

A síndrome de Peutz-Jeghers é uma doença polipoide autossômica dominante caracterizada por associação de pigmentação mucocutânea e polipose gastrintestinal. Foi primeiramente descrita pelo médico inglês *Sir.* Jonathan Hutchinson, em 1896, que evidenciou o desenvolvimento de pigmentações ao redor dos lábios em duas irmãs com 9 anos de idade. A síndrome recebeu seu nome devido os trabalhos do holandês Peutz em 1921 e do americano Jeghers (1944),[4,5] que firmaram os caracteres da doença. Desta forma a associação entre pigmentação mucocutânea e polipose gastrintestinal passou a ser denominada síndrome de Peutz-Jeghers (SPJ).

Inicialmente, os pólipos foram descritos como lesões adenomatosas pré-malignas,[6] porém hoje sabemos que os pólipos apresentam características histológicas de hamartomas. Os pólipos da SPJ são caracterizados por componente muscular liso infiltrando o tecido conectivo em padrão de ramificações, distinta de outras hamartomatoses.

Essa desordem apresenta incidência de 1:120.000 pessoas, afetando igualmente os sexos. É transmitida por gene anômalo autossômico dominante responsável tanto pela polipose quantoo pela pigmentação cutaneomucosa. A mutação genética ocorre no gene supressor que codifica a proteína serina/treonina quinase (*LKB1* ou *STK11*) localizada no cromossomo 19p13.3 (ou em outro loco 19q13.4).[7] Mutações germinativas deste gene levam à formação de hamartomas, e as mutações somáticas deste e outros genes transformam os hamartomas em adenomas e depois carcinomas.[8] As múltiplas mutações identificadas no gene *LKB1* são responsáveis pela variabilidade fenotípica da SPJ, incluindo o desenvolvimento de casos mais agressivos e outros que nunca desenvolvem câncer.

Quadro Clínico

A SPJ é uma entidade clínica caracterizada pela tríade: pigmentação melânica mucocutânea, polipose intestinal e história familiar. As alterações pigmentares benignas da pele e da mucosa levaram a SPJ a ser classificada em conjunto com outras síndromes lentiginosas como a BRR.

A pigmentação manifesta-se por manchas pretas ou azuis ao redor dos lábios, olhos e extremidades (palma das mãos e planta dos pés), sendo encontradas também no pescoço, no tórax e no períneo. São formadas por depósito de melanina, assumindo formas arredondadas ou ovais, raramente confluentes, lisas e de no máximo 1 cm (Fig. 37-1). Podem aparecer desde o período neonatal ou mesmo após o início dos sintomas gastrointestinais, não apresentando potencial maligno.[9]

As manifestações clínicas mais importantes da SPJ são secundárias aos pólipos. Estes têm tamanho variável, são geralmente múltiplos e afetam o intestino delgado (95%), o cólon (27%), o estômago (24%) e o reto (24%); o jejuno é mais comumente envolvido do que o duodeno e o íleo.[10,11] Pólipos escassos ou mesmo solitários são de ocorrência excepcional.

O quadro clínico varia na dependência da localização, do tamanho e do número de pólipos. Os sintomas surgem em qualquer idade, predominando na segunda e na terceira décadas. Os pacientes se apresentam com dor em cólica recorrente, resultado de hiperperistaltismo ou invaginação de pólipos do intestino delgado (Fig. 37-2). Lesões grandes podem determinar sintomas obstrutivos ou se prolapsar pelo reto. Outros apresentam hemorragia discreta ou oculta, levando à anemia, principalmente quando os pólipos são múltiplos. Eventualmente ocorre hemorragia maciça.

O diagnóstico é simples, desde que se conheça a síndrome, sendo a pigmentação com as características já descritas o elemento básico. A comprovação é feita pelo estudo radiológico e endoscópico de todo o trato gastrintestinal, e análise histológica da natureza dos pólipos.

Raramente pólipos solitários tipo Peutz-Jeghers se desenvolvem em pacientes na ausência de outras características da SPJ. Esses pólipos não estão associados a risco de câncer gastrointestinal e não são uma indicação para rastreamento específico.[12]

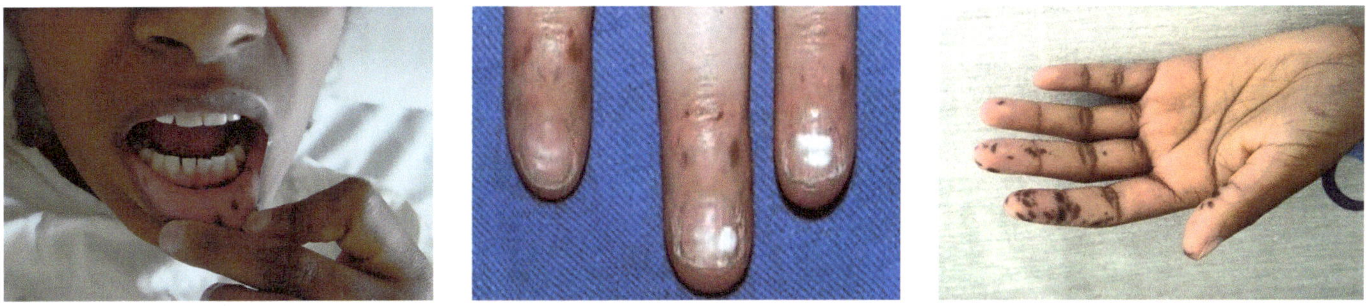

Fig. 37-1. Pigmentação característica da síndrome de Peutz-Jeghers em lábios, dedos e mãos.

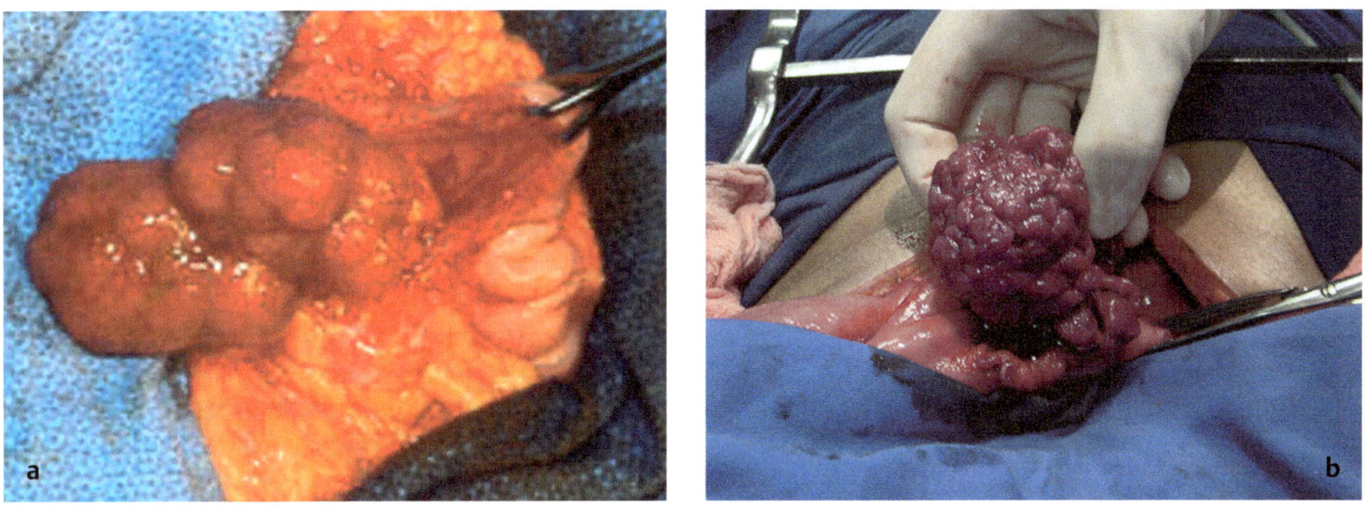

Fig. 37-2. Síndrome de Peutz-Jeghers: pólipo duplo em intestino delgado (a) e grande pólipo causando intussuscepção (b).

Potencial de Malignidade

Hoje se aceita que o risco cumulativo de CCR seja de 10% a 20%.[2,13,14] Em relação à população geral, estima-se que este risco na SPJ seja 18 vezes maior e o risco de neoplasias pancreáticas seja 100 vezes superior.[15] Outra questão importante diz respeito à origem dos carcinomas nesses pacientes, se a partir dos pólipos hamartomatosos ou de adenomas pré-existentes. Uma sequência progressiva de hamartoma para adenoma e para carcinoma foi proposta baseada no modelo de carcinogênese colorretal, tendo em vista que a existência de dois tipos de pólipos no mesmo paciente tem sido reconhecida por numerosos autores.[7,9,11,16]

Admite-se também que os carcinomas digestivos podem se originar a partir de zonas de replicação celular ou de displasias em pólipos hamartomatosos de várias localizações.[17,18]

Tratamento

A conduta na SPJ está baseada no tratamento de condições benignas sintomáticas, pólipos de grandes dimensões e na vigilância para tumores malignos. Tratamento expectante deve ser reservado aos pacientes assintomáticos ou pouco sintomáticos.[9]

A tática cirúrgica deve ser a mais econômica possível, variando desde a polipectomia até a enterectomia segmentar. Os pólipos do reto e os pediculados do cólon podem ser ressecados endoscopicamente. Pólipos sésseis, de maior tamanho e acima da reflexão peritoneal são mais bem abordados por laparotomia, podendo ser retirados por colotomia ou ressecções segmentares. Excepcionalmente há a necessidade de ressecar todo o cólon.

A realização de enteroscopia durante laparotomia no manejo da SPJ foi relatada por Van Coevorden *et al.*[19] em 1986, com objetivo de obter uma maior "limpeza" dos pólipos e assim reduzir o número de laparotomias subsequentes. Edwards *et al.*[20] reportaram a experiência do Hospital St. Marks de Londres em 35 pacientes em que a enteroscopia identificou 350 pólipos não detectados pela palpação ou transiluminação, reduzindo de maneira significativa a necessidade de enterotomias adicionais e a frequência de laparotomias neste grupo.

Embora a maioria das operações seja indicada por condições benignas, o aspecto mais importante na abordagem da SPJ diz respeito ao diagnóstico e ao tratamento de neoplasias malignas. Todos os pólipos maiores que 1,5 cm devem ser removidos, mesmo em pacientes assintomáticos. Este risco não justifica, porém, que sejam necessárias ressecções profiláticas de segmentos intestinais envolvidos pela polipose. No entanto, pacientes tratados conservadoramente ou operados devem submeter-se periodicamente a exames clínicos, radiológicos e endoscópicos a partir dos 30 anos. A investigação deve incluir exame endoscópico bienal dos tratos digestivos superior e inferior, ultrassom anual da região pélvica, testicular e pancreática; e mamografia anual após 25 anos. Todos os membros da família devem igualmente ser investigados.[1]

POLIPOSE JUVENIL

As características patológicas de lesões polipoides em crianças foram descritas na metade do século passado, simultaneamente à adoção do termo "pólipo juvenil" por Horrilleno *et al.*[21] em 1957. Poucos anos depois, foram classificados como hamartomas,[22] e em 1964 foi distinguido das outras síndromes hamartomatosas.[23]

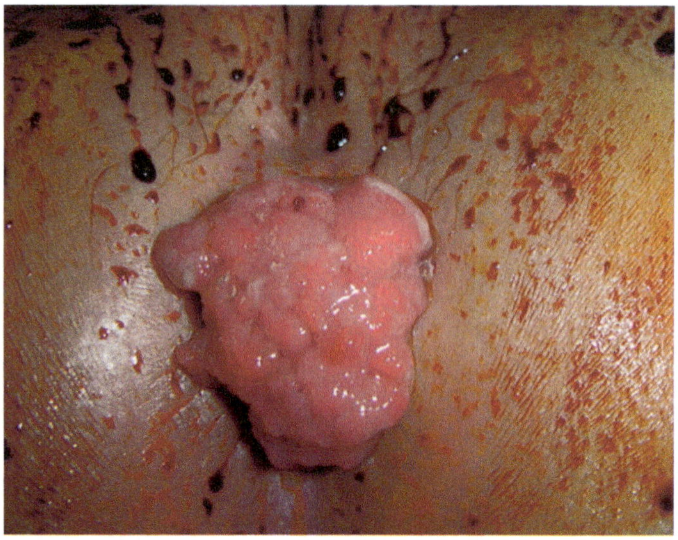

Fig. 37-3. Pólipo prolapsado pelo ânus em paciente com polipose juvenil.

Os pólipos hamartomatosos são redondos ou ovais, apresentando superfície lisa que contrasta com a dos adenomas, geralmente granular. São constituídos por tecido com estroma vascular abundante, infiltrado com células inflamatórias onde predominam os eosinófilos. Este tecido apresenta ainda espaços císticos característicos, de diferentes tamanhos, alinhados por células epiteliais secretoras de muco.

Na maioria das vezes, os pólipos juvenis são encontrados no sigmoide e no reto, provocando sangramento retal ou presença de sangue nas fezes. Predominam no sexo masculino. A maioria dos pólipos juvenis é pedunculada e frequentemente se autoamputa. O sangramento retal recorrente é devido à torção de seu pedúnculo, inflamação ou ulceração. Intussuscepção e prolapso através do ânus ocorrem menos frequentemente (Fig. 37-3).

Pólipos juvenis podem ocorrer de forma isolada ou múltipla. Pólipos esporádicos ocorrem isoladamente, são diagnosticados predominantemente na infância, estimando-se que possam ocorrer de maneira assintomática em até 1% de crianças, sendo o risco de transformação maligna extremamente baixo nessa situação. Por outro lado, a síndrome da polipose juvenil (PJ) é uma condição ainda mais rara, caracterizada pela ocorrência de múltiplos pólipos juvenis no trato gastrointestinal.

Características Clínicas e Genéticas

Sachatello *et al.*[24] sugeriram que o diagnóstico da PJ poderia ser feito pelo achado de uma das seguintes situações: a) mais de 10 pólipos juvenis no cólon; b) pólipos juvenis ao longo do trato gastrointestinal; c) qualquer número de pólipos juvenis em indivíduo com história familiar de PJ. Outros propõem menor número de pólipos para esta caracterização.[25]

Nesta síndrome, distinguem-se três formas de apresentação clínica: a PJ da infância, a PJ generalizada e a PJ do cólon. A primeira se manifesta ao redor dos 4 anos, e é associada a diarreia, hemorragia, intussuscepção, prolapso retal e enteropatia perdedora de proteínas. Acomete todo o trato gastrointestinal, sendo o prognóstico dependente deste envolvimento. Eventualmente pode ter evolução fatal precoce e não apresenta história familiar.[24]

Nas outras formas clínicas, a polipose pode se iniciar em idades variadas, mais frequentemente na primeira e na segunda décadas, e em 15% dos casos em adultos. Manifesta-se por sangramento retal, prolapso e anemia. Os pólipos podem estar limitados ao intestino grosso ou ocorrer simultaneamente no estômago e no intestino delgado. Pode haver história familiar, indicando mecanismo de herança autossômico dominante.[26]

Descreveram-se alguns defeitos congênitos associados, como anormalidades cardíacas congênitas, do palato, dentes supranumerários, macrocefalia, polidactilia, alopecia e outros. Estas alterações são mais frequentes em casos em que não há história familiar da síndrome.

Na suspeita diagnóstica, deve-se realizar a retossigmoidoscopia e colonoscopia para avaliação da extensão da doença e exérese de alguns pólipos para exame histológico. Existe um número variável de pólipos, usualmente entre 50 e 200, distribuídos em todo trato gastrointestinal, mais comumente no cólon e no reto. Em 262 casos de PJ, Hofting *et al.*[27] encontraram lesões colorretais em 98% dos casos, estômago em 13,6%, duodeno em 2,3% e jejuno/íleo em 6,5%.

A PJ é uma síndrome rara, de caráter autossômico dominante, com penetrância incompleta e heterogeneidade genética. História familiar é encontrada em 20% a 50% dos pacientes. Foram identificadas mutações germinativas no gene *SMAD4* (*MADH4*) – também conhecido como DPC4, localizado no cromossomo 18q21.1 e no gene *BMPR1A* (*bone morphogenetic protein receptor type 1[A]*), que se localiza no cromossomo 10q 21-22.[14,28] Estudos recentes indicam que pacientes com mutações germinativas *SMAD4* ou *BMPR1A* apresentam um fenótipo mais proeminente que pacientes com PJ sem esta mutação;[29] além disso, mutações *SMAD4* predispõem a polipose no trato digestivo superior.[30]

Mutações germinativas do *SMAD4* são responsáveis pela minoria dos casos da PJ, enquanto as mutações *BMPR1A* são encontradas em 40% a 100% das famílias sem mutação *SMAD4*. O gene *BMPR1A* tem 11 éxons e se localiza perto do gene *PTEN* no cromossomo 10q21-22, demonstrando que dois genes que causam poliposes hamartomatosas estão fortemente ligados no braço longo do cromossomo 10.[2]

Uma cuidadosa avaliação clínica e genética é necessária para o diagnóstico diferencial com outras duas síndromes hamartomatosas que apresentam mutações do gene *PTEN* (síndrome de Cowden e síndrome de Bannayan-Ruvalcaba-Riley).

Potencial de Malignidade

Os pólipos juvenis gastrointestinais são os mais frequentemente encontrados na população pediátrica, tendo sido classicamente caracterizados como crescimentos hamartomatosos ou proliferação inflamatória reativa. Entretanto, a associação com carcinomas e displasia na PJ levou à caracterização desta entidade como uma condição pré-maligna.

Carcinomas de diversas localizações (colorretais, estômago, intestino delgado, pâncreas) têm sido diagnosticados em associação à PJ em incidências significativas. Hofting *et al.*[27] diagnosticaram 48 carcinomas em 272 pacientes (18%). Estima-se que o risco para câncer gástrico seja de 21%.[13] Em estudo do Hospital St. Mark's, Jass *et al.*[31] encontraram 15% de carcinomas colorretais em pacientes abaixo de 35 anos, estimando que o risco cumulativo de CCR seria de 68% aos 60 anos. Mais recentemente, estimou-se que o risco cumulativo de degeneração maligna na PJ ao longo da vida é de aproximadamente 30% a 50% para cólon e reto e 10% para o trato digestivo superior.[14,28] É possível que este risco diminua com o aumento da idade, uma vez que os pacientes vão sendo tratados e submetidos a colectomias, com diminuição do número de pólipos.

Os carcinomas eventualmente associados à PJ ocorrem em idade precoce, em média entre 35 a 40 anos. A maioria destes tumores é do tipo mucinoso e/ou pouco diferenciados, configurando prognóstico desfavorável.[32]

Serviços especializados mostraram que 2% a 15% dos pacientes com PJ podem apresentar pólipos juvenis com características adenomatosas ou adenomas puros.[31,33] Subsequentemente, numerosas alterações displásicas foram documentadas em pólipos hamartomatosos ou nos adenomas associados à síndrome, achados que sugerem um possível mecanismo histogênico para a evolução de um câncer na PJ.

Não se sabe, porém, se estes adenomas são derivados da conversão total de um pólipo juvenil ou se constituem adenomas "de novo". Revendo as características histológicas de 1.032 pólipos juvenis, Jass *et al.*[31] encontraram somente 21 adenomas (2%) sem qualquer característica de pólipo juvenil, reforçando a ideia de que a origem dos adenomas, a partir de um pólipo juvenil, seja a mais provável, estabelecendo o desenvolvimento dos carcinomas em focos de displasia adenomatosa localizados em pólipos juvenis.

Tratamento

O tratamento dos pólipos juvenis na criança é o mesmo realizado em pólipos no adulto. Quando isolados, podem ser completamente excisados cirurgica ou endoscopicamente, dependendo de sua localização.

Embora tenha sido preconizada colectomia profilática em portadores de PJ,[32] a realização regular do exame colonoscópico e endoscópico para polipectomia pode representar uma alternativa mais conservadora, principalmente naqueles que aderem ao seguimento. Nesses casos, é necessária atenção especial ao aparecimento de pólipos juvenis com características adenomatosas, pelo maior risco de degeneração neste grupo de pacientes.[34]

A tendência atual é basear o manuseio do doente na gravidade dos sintomas e no número de pólipos, reservando-se o tratamento cirúrgico para os pacientes com diarreia, sangramentos recidivantes, com mais de 20 pólipos, ou quando estes apresentarem crescimento acelerado ou displasia. As opções técnicas são a ileorretoanastomose ou proctocolectomia com bolsa ileal.

Existem aqueles que defendem o tratamento cirúrgico após os 20 anos de idade para prevenir o desenvolvimento de câncer,[32] enquanto outros defendem o acompanhamento endoscópico como uma alternativa razoável.[25] Parentes de primeiro grau devem ser rastreados por colonoscopia a partir da segunda década.[26]

SÍNDROME DE COWDEN (CS)

A síndrome de Cowden (CS) é doença multissistêmica herdada por mecanismo autossômico dominante com penetrância incompleta e expressão variável. É também conhecida como síndrome de múltiplos hamartomas, tendo sido descrita por Lloyd e Dennis na família de Rachel Cowden em 1963. Caracteriza-se por uma combinação de alterações ectodérmicas, mesodérmicas e endodérmicas que podem envolver a pele, membranas mucosas, mamas, trato digestivo e tireoide (Fig. 37-4).

O defeito genético localiza-se no cromossomo 10q22-23 e envolve o gene que codifica a proteína PTEN (*tyrosine phosphatase and tensin homolog*).[10] Hoje se reconhece que uma variação de alelos determina outra síndrome, a BRRS, uma vez que se descreveu uma família com duas mulheres portadoras de CS e dois homens com BRRS.[35] Mutações germinativas foram identificadas em até 80% dos portadores da CS. O achado de mutações somáticas do *PTEN* em vários tumores esporádicos faz desta síndrome um importante modelo clínico e genético de carcinogênese.[36]

O diagnóstico geralmente é feito na terceira década. As alterações mucocutâneas características permitem o reconhecimento precoce da doença, e frequentemente estão presentes antes do desenvolvimento de neoplasias internas, o que facilita a identificação de lesões assintomáticas em outros órgãos.[37] Manifestam-se em 80% dos pacientes e são representadas por triquilemomas faciais múltiplos, papilomatose da mucosa oral e queratose palmoplantar (Fig. 37-5).

Além da polipose hamartomatosa gastrointestinal, tireoide, mamas e endométrio são os órgãos mais afetados. Na tireoide ocorre bócio, adenomas e carcinoma folicular. Câncer de mama é a neoplasia mais comum nesses pacientes (30% a 50%), ocorrendo em idade mais jovem que a população geral. Uma proporção menor (10%) apresenta tumores do SNC, macrocefalia e discreto retardo mental.[36]

Os pólipos ocorrem em 35% a 65% dos pacientes. São sésseis, menores e menos exofíticos do que os encontrados na síndrome de Peutz-Jeghers, sendo assintomáticos na maioria dos pacientes. Embora ainda não tenha sido estabelecido

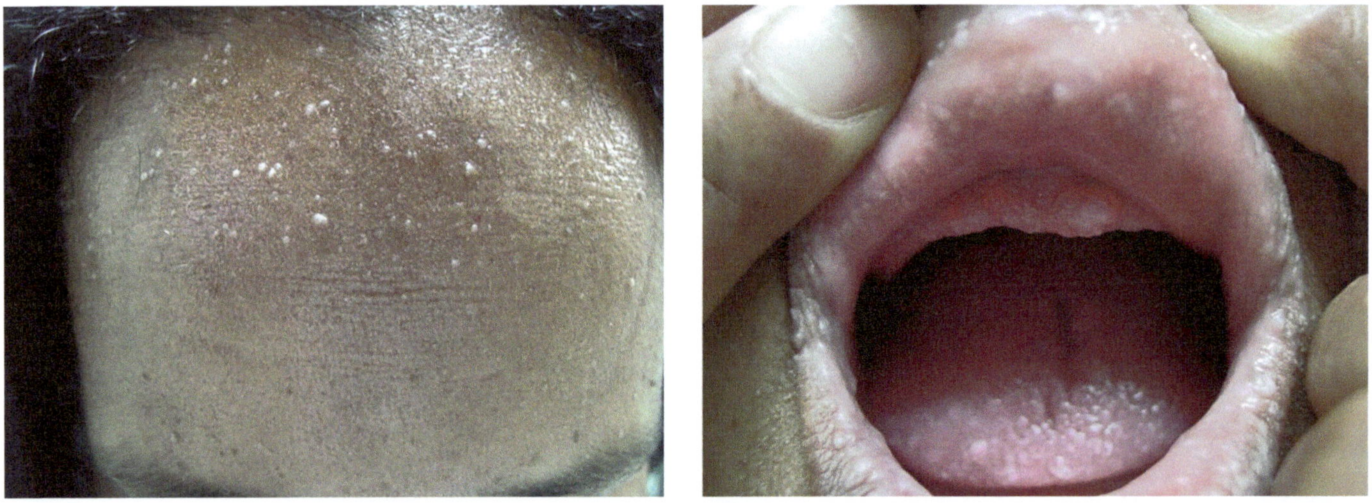

Fig. 37-4. Síndrome de Cowden: pápulas em região facial e oral.

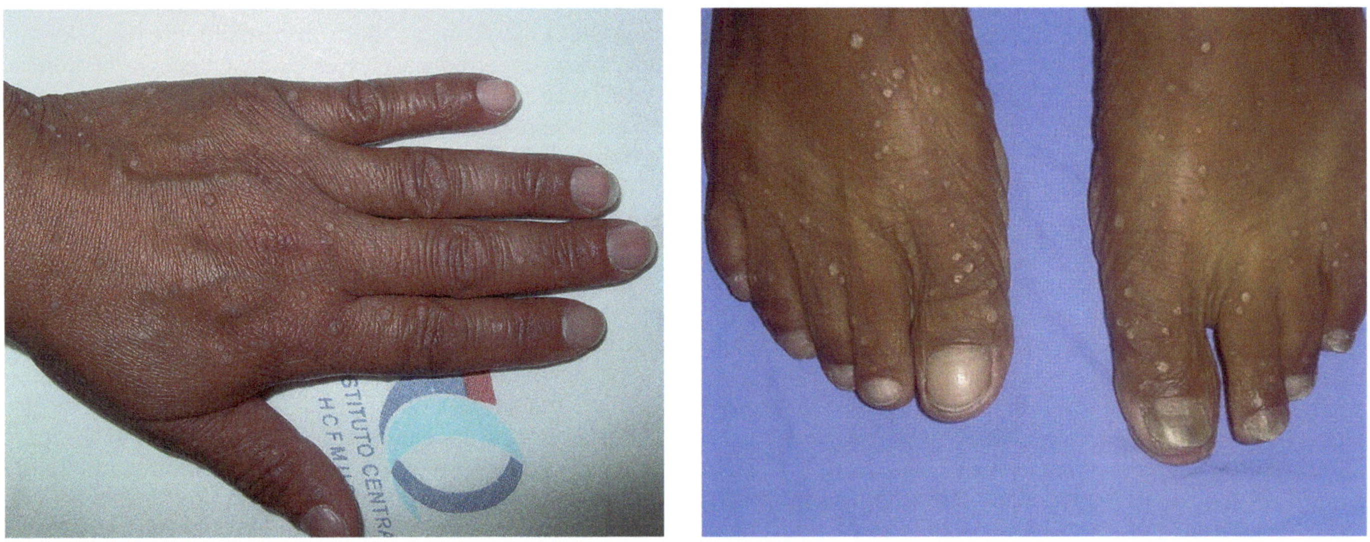

Fig. 37-5. Queratose palmoplantar da síndrome de Cowden.

o risco de câncer nesta afecção, recomenda-se colonoscopia cada 3 a 5 anos. Deve-se também realizar exame clínico anual das mamas e da tireoide, mamografia anual (a partir dos 25 anos) e ultrassom de tireoide anual.[1]

SÍNDROME DE BANNAYAN-RILEY-RUVALCABA (BRRS)

A síndrome de Bannayan-Riley-Ruvalcaba (BRR) é também denominada síndrome Bannayan-Zonana, tendo sido primeiramente descrita por Riley e Smith em 1961, a seguir por Bannayan em 1971, e posteriormente caracterizada por Zonana *et al.* em 1975.

Constitui síndrome autossômica dominante causada por mutação no gene *PTEN* no cromossomo 10q23, ocorrendo como resultado de uma variação alélica da síndrome de Cowden (CS).[38] Caracteriza-se por polipose intestinal hamartomatosa associada a lesões dermatológicas típicas (aspecto lentiginoso do pênis e vulva, verrugas, *acantose nigrans* e hiperpigmentação da pele peniana) e hamartomas na língua.[39,40]

Foram descritas também manifestações extraintestinais como macrocefalia, lipomas subcutâneos e viscerais, malformações vasculares e anormalidades esqueléticas. Alterações na retina ocorrem em até 35% dos pacientes. Pelo menos 50% dos afetados apresentam anormalidades do SNC como deficiência mental, hipotonia e retardo do desenvolvimento psicomotor.[17]

A polipose intestinal é diagnosticada em até 45% dos pacientes, ocorrendo no íleo distal e no cólon. Como ainda não foi descrita transformação maligna dos pólipos nesses pacientes, não há recomendações para rastreamento gastrointestinal. Devido à estreita associação entre BRRS e CS, pacientes com diagnóstico incerto devem fazer exames de rastreamento para pulmão e tireoide.

SÍNDROME DE CRONKHITE-CANADA (CCS)

Esta síndrome extremamente rara foi descrita por Cronkhite e Canada em 1955 (primeiros dois casos), e caracteriza-se por polipose gastrointestinal não hereditária associada a alterações ectodérmicas.[41] Sua etiologia é desconhecida, não havendo dados que expliquem os distúrbios sincrônicos que ocorrem em dois epitélios. Consequentemente, ainda não foram devidamente estabelecidos os fatores associados à sua progressão ou remissão e as bases de seu tratamento. Admite-se que os estresses mental e físico tenham alguma participação, e não há evidências que sugiram uma base genética ou infecciosa.[42]

Nos EUA foram reportados apenas 15 casos, enquanto dois terços dos 150 casos relatados foram diagnosticados no Japão (sem justificativa aparente), onde a incidência estimada é de 1 caso em 1 milhão. Depois do Japão, a maioria dos relatos envolve indivíduos brancos da América do Norte e na Europa ocidental.

Dados epidemiológicos mostram que a distribuição etária varia de 31 a 85 anos, com a doença se manifestando mais comumente em pacientes entre 50 a 60 anos.[43] No Japão, a afecção predomina no sexo masculino (2:1); em outros países, o pequeno número de casos não demonstra predileção sexual.[44]

As alterações gastrointestinais são representadas por lesões polipoides hamartomatosas generalizadas interpostas por mucosa anormal. Os pólipos são frequentemente encontrados no estômago, no duodeno e no cólon, ocorrendo também no intestino delgado e no esôfago. Já se observou regressão tanto dos pólipos gástricos quanto dos colônicos. Esses pólipos apresentam risco significativo de malignização, já tendo sido descritos vários casos de câncer colorretal.[45]

Esta proliferação mucosa resulta em malabsorção e enteropatia perdedora de proteínas, características fisiopatológicas que determinam alterações hidroeletrolíticas, desnutrição, sangramento e complicações cirúrgicas. Os sintomas mais comuns são diarreia aquosa (às vezes com sangue e muco), náuseas, anorexia, cólicas e esteatorreia eventual.

A doença usualmente evolui de maneira rápida em alguns meses, na qual os sintomas gastrointestinais inicialmente moderados podem progredir para perda de peso significativa e edema periférico. As consequências da desnutrição podem ser potencialmente fatais. Exames bioquímicos revelam anemia, hipoproteinemia e queda dos níveis séricos de cálcio e potássio.

A diarreia é multifatorial e ocorre em 90% dos pacientes. Glândulas mucosas dilatadas liberam secreções ricas em proteína na luz intestinal, e a mucosa alterada é incapaz de digerir dissacarídeos e absorver carboidratos e lipídios. Muitos acreditam que os pólipos contribuem para a diarreia, embora algumas modalidades terapêuticas e casos de remissão espontânea tenham obtido melhora do quadro diarreico sem afetar o número de pólipos.[46,47]

Apesar da maioria dos relatos associarem as alterações ectodérmicas à desnutrição, muitos sintomas e sinais aparecem ou entram em remissão de maneira inconsistente com esta teoria. As manifestações epidérmicas podem se instalar antes ou depois do início do quadro diarreico. Caracterizam-se por alopecia, hiperpigmentação cutânea, alterações do cabelo e atrofia das unhas.

A alopecia é inicialmente irregular, progredindo rapidamente para perda total do cabelo. Pode também haver perda nas sobrancelhas, face, axila, região púbica e extremidades. Nas unhas pode ocorrer adelgaçamento, rachaduras e alterações da cor nas mãos e pés. Máculas e placas hiperpigmentadas acastanhadas distribuem-se difusamente, sendo mais comuns nas mãos e nos braços.

A abordagem terapêutica inclui medidas gerais de suporte, terapia nutricional, antibióticos, corticosteroides ou tratamento cirúrgico. Para atenuar a diarreia empregam-se dietas de eliminação e agentes anti-peristálticos. Na vigência de distensão abdominal, restringe-se a ingestão de dissacarídeos, especialmente a lactose. Corticoides são indicados para quadros de deterioração progressiva, podendo eventualmente induzir remissão da doença. Dietas elementares e nutrição parenteral são empregadas para correção das deficiências nutricionais.

O comprometimento das condições clínicas pré-operatórias contribui para as altas taxas de morbi-mortalidade operatória. Assim, o tratamento é cirúrgico reservado para em casos de câncer ou complicações como sangramento intenso, perfuração ou obstrução (intussuscepção).[17]

SÍNDROME DA POLIPOSE MISTA HEREDITÁRIA (HMPS)

Muitas síndromes hereditárias predispõem ao desenvolvimento de pólipos colônicos juvenis e câncer colorretal, com importância potencial para a compreensão da carcinogênese de tumores esporádicos. Na maioria dos pacientes com polipose intestinal é possível diferenciar as síndromes PAF, PJ e SPJ. Entretanto, em raros casos tal distinção não pode ser feita com base na histologia do pólipo, caracterizando-se a chamada síndrome da polipose mista hereditária (HMPS).

O termo vago HMPS reúne um grupo de doentes que, ao redor dos 40 anos, apresentam múltiplos pólipos colorretais de diferentes tipos histológicos incluindo uma mistura de pólipos juvenis atípicos, hiperplásicos e adenomas. Outros indivíduos desenvolvem mais de um tipo de pólipo, assim como pólipos individuais podem conter mais de uma característica histológica. Tipicamente são encontrados poucos pólipos à colonoscopia (menos de 15), e não há associação com manifestações extraintestinais. Acredita-se que exista um risco aumentado de malignização.

Embora o termo polipose familiar mista tenha sido proposto em 1987, foi somente em 1997 que Whitelaw sugeriu o termo HMPS para indicar que se trata de uma síndrome distinta transmitida de maneira autossômica dominante.[48] No registro de poliposes do Hospital St. Mark's identificou-se uma grande família com HMPS em que a análise de 104 pólipos do *pedigree* revelou adenomas, pólipos juvenis, hiperplásicos, pólipos Peutz-Jeghers e adenomas planos.[48]

Uma vez que o gene responsável pela HMPS ainda não foi claramente identificado, os pacientes devem fazer sequenciamento para genes da PJ (*SMAD4* e *BMPR1A*) e talvez genes associados à síndrome de Lynch. Os pacientes devem fazer rastreamento colonoscópico cada 1-2 anos para ressecar pólipos suspeitos e prevenir a malignização. Quando se desenvolve CCR, recomenda-se colectomia total ou subtotal.

POLIPOSE HIPERPLÁSICA

Pólipos hiperplásicos são lesões muito comuns às quais não se associa a possibilidade de malignização. Por outro lado, a polipose hiperplásica é doença rara, geralmente de caráter esporádico e cuja base genética ainda é pouco conhecida. Acredita-se que exista um risco aumentado de degeneração pela via pólipo hiperplásico-adenoma serrilhado-carcinoma.[49] Séries de pequeno número de casos realçam a importância de reconhecer esses pacientes de risco.[50]

Os critérios diagnósticos incluem a presença de 20-30 pólipos hiperplásicos, alguns maiores que 1 cm e com tendência a localização proximal.[51] Outros consideram a presença de:

1. Pelo menos cinco pólipos hiperplásicos proximais ao sigmoide, dois dos quais maiores que 1 cm.
2. Qualquer número de pólipos hiperplásicos proximais ao sigmoide em indivíduo com parente de primeiro grau com polipose hiperplásica.
3. Mais que 30 pólipos hiperplásicos de qualquer tamanho distribuídos ao longo do cólon.[50]

A maior incidência de polipose hiperplásica em parentes de primeiro grau (em comparação com a população geral) justifica a necessidade de colonoscopias de rastreamento nesse grupo.[52]

RECOMENDAÇÕES PARA RASTREAMENTO E SEGUIMENTO

Como mensagem final, é importante lembrar que muitas poliposes exibem grande variabilidade na gravidade da doença e que, quando não tratadas, estão associadas a um risco aumentado de tumores gastrointestinais e de outros órgãos. O exercício diagnóstico inicial deve incluir endoscopia, histologia, história familiar e a pesquisa de manifestações extraintestinais.

A identificação de uma mutação em um indivíduo sintomático deve ser um pré-requisito para a investigação dos familiares no contexto de aconselhamento genético. Pacientes com poliposes devem ser examinados em intervalos regulares em centros especializados multidisciplinares, segundo recomendações vigentes em programas de vigilância e de prevenção de câncer.

No Quadro 37-4 são apresentadas as recomendações atuais e os critérios para rastreamento e seguimento de pacientes com poliposes hamartomatosas colorretais.

Quadro 37-4. Recomendações de Rastreamento e Seguimento em Poliposes Hamartomatosas

Síndrome	Risco de câncer	Início do rastreamento	Exames	Intervalo
SPJ	TGI, pulmões, testículo, endométrio, tireoide, mamas	8 a 12 anos	EDA e colono US/TC/mamografia	2 a 3 anos anual
PJ	Colorretal, estômago, duodeno, pâncreas	10 a 15 anos	EDA Colonoscopia	1 a 3 anos 1 a 3 anos
CS	Mama, tireoide, endométrio	Acima de 25 anos	Colonoscopia Mamografia/US tireoide	3 a 5 anos anual
BRRS	Não existe	–	–	–

TGI: trato gastrointestinal, US: ultrassom, TC: tomografia computadorizada.

REFERÊNCIAS BIBLIOGRÁFICAS

1. Wirtzfeld DA, Petrelli NJ, Rodriguez-Bigas MA. Hamartomatous polyposis syndromes: molecular genetics, neoplastic risk, and surveillance recommendations. Ann Surg Oncol. 2001.8(4):319-27.
2. Marsh D, Zori R. Genetic insights into familial cancers-- update and recent discoveries. Cancer Lett. 2002;181(2):125-64.
3. Allen BA, Terdiman JP. Hereditary polyposis syndromes and hereditary non-polyposis colorectal cancer. Best Pract Res Clin Gastroenterol. 2003;17(2):237-58.
4. Peutz JLA. Very remarkable case of familial polyposis of mucous membrane of intestinal tract and nasopharynx accompanied by peculiar pigmentations of skin and mucous membrane. Ned Maandschr Gneesk. 1921;10:134-46.
5. Jeghers H. Pigmentation of the skin. N Engl J Med. 1944;231:181-4.
6. Jeghers H, Mc KV, Katz KH. Generalized intestinal polyposis and melanin spots of the oral mucosa, lips and digits; a syndrome of diagnostic significance. N Engl J Med. 1949;241(26):1031-6.
7. Hemminki A, Tomlinson I, Markie D, Järvinen H, Sistonen P, Björkqvist AM, et al. Localization of a susceptibility locus for Peutz-Jeghers syndrome to 19p using comparative genomic hybridization and targeted linkage analysis. Nat Genet. 1997;15(1):87-90.
8. Miyaki M, Iijima T, Hosono K, Ishii R, Yasuno M, Mori T, et al. Somatic mutations of LKB1 and beta-catenin genes in gastrointestinal polyps from patients with Peutz-Jeghers syndrome. Cancer Res. 2000;60(22):6311-3.
9. Habr-Gama A, Gama-Rodrigues JJ, Warde P. Síndrome de Peutz-Jeghers. Apresentação de dois casos. Arq Gastroent S Paulo. 1975;12:53-62.
10. Corredor J, Wambach J, Barnard J. Gastrointestinal polyps in children: advances in molecular genetics, diagnosis, and management. J Pediatr. 2001;138(5):621-8.
11. Dodds WJ, Schulte WJ, Hensley GT, Hogan WJ. Peutz-Jeghers syndrome and gastrointestinal malignancy. Am J Roentgenol Radium Ther Nucl Med. 1972;115(2):374-7.
12. Oncel M, Remzi FH, Church JM, Goldblum JR, Zutshi M, Fazio VW. Course and follow-up of solitary Peutz-Jeghers polyps: a case series. Int J Colorectal Dis. 2003;18(1):33-5.
13. Dunlopp MG. Guidance on gastrointestinal surveillance for hereditary non-polyposis colorectal cancer, familial adenomatous polypolis, juvenile polyposis, and Peutz-Jeghers syndrome. Gut. 2002;51:21-7.
14. Eng C, Ji H. Molecular classification of the inherited hamartoma polyposis syndromes: clearing the muddied waters. Am J Hum Genet. 1998;62(5):1020-2.
15. Soravia C, Berk T, McLeod RS, Cohen Z. Desmoid disease in patients with familial adenomatous polyposis. Dis Colon Rectum. 2000;43(3):363-9.
16. Dozois RR, Judd ES, Dahlin DC, Bartholomew LG. The Peutz-Jeghers syndrome. Is there a predisposition to the development of intestinal malignancy? Arch Surg. 1969;98(4):509-17.
17. Goldberg JE, Rafferty JF. Other polyposis syndromes. Clin Colon Rectal Surg. 2002;15:113-9.
18. Konishi F, Wyse NE, Muto T, Sawada T, Morioka Y, Sugimura H, et al. Peutz-Jeghers polyposis associated with carcinoma of the digestive organs. Report of three cases and review of the literature. Dis Colon Rectum. 1987;30(10):790-9.
19. van Coevorden F, Mathus-Vliegen EM, Brummelkamp WH. Combined endoscopic and surgical treatment in Peutz-Jeghers syndrome. Surg Gynecol Obstet. 1986;162(5):426-8.
20. Edwards DP, Khosraviani K, Stafferton R, Phillips RK. Long-term results of polyp clearance by intraoperative enteroscopy in the Peutz-Jeghers syndrome. Dis Colon Rectum. 2003;46(1):48-50.
21. Horrilleno EG, Eckert C, Ackerman LV. Polyps of the rectum and colon in children. Cancer. 1957;10(6):1210-20.
22. Morson BC. Some peculiarities in the histology of intestinal polyps. Dis Colon Rectum. 1962;5:337-44.
23. McColl I, Busxey HJ, Veale AM, Morson BC. Juvenile Polyposis Coli. Proc R Soc Med. 1964;57:896-7.
24. Sachatello CR, Hahn IS, Carrington CB. Juvenile gastrointestinal polyposis in a female infant: report of a case and review of the literature of a recently recognized syndrome. Surgery. 1974;75(1):107-14.
25. Giardiello FM, Hamilton SR, Kern SE, Offerhaus GJ, Green PA, Celano P, et al. Colorectal neoplasia in juvenile polyposis or juvenile polyps. Arch Dis Child.1991;66(8):971-5.
26. Desai DC, Neale KF, Talbot IC, Hodgson SV, Phillips RK. Juvenile polyposis. Br J Surg. 1995;82(1):14-7.
27. Hofting I, Pott G, Stolte M. [The syndrome of juvenile polyposis]. Leber Magen Darm. 1993;23(3):107-8, 11-2.
28. Howe JR, Mitros FA, Summers RW. The risk of gastrointestinal carcinoma in familial juvenile polyposis. Ann Surg Oncol
29. 1998;5(8):751-6.
30. Sayed MG, Ahmed AF, Ringold JR, Anderson ME, Bair JL, Mitros FA, et al. Germline SMAD4 or BMPR1A mutations and phenotype of juvenile polyposis. Ann Surg Oncol. 2002;9(9):901-6.
31. Friedl W, Uhlhaas S, Schulmann K, Stolte M, Loff S, Back W, et al. Juvenile polyposis: massive gastric polyposis is more common in MADH4 mutation carriers than in BMPR1A mutation carriers. Hum Genet. 2002;111(1):108-11.
32. Jass JR, Williams CB, Bussey HJ, Morson BC. Juvenile polyposis--a precancerous condition. Histopathology. 1988;13(6):619-30.
33. Jarvinen H, Franssila KO. Familial juvenile polyposis coli; increased risk of colorectal cancer. Gut. 1984;25(7):792-800.
34. Bussey HJR. Familial polyposis coli: family studies, histopathology, differential diagnosis and results of treatment. Baltimore, Maryland: Johns Hopkins University Press; 1975.
35. Jarvinen HJ. Genetic testing for polyposis: practical and ethical aspects. Gut 52 Suppl. 2003;2:ii19-22.
36. Celebi JT, Tsou HC, Chen FF, Zhang H, Ping XL, Lebwohl MG, et al. Phenotypic findings of Cowden syndrome and Bannayan-Zonana syndrome in a family associated with a single germline mutation in PTEN. J Med Genet. 1999;36(5):360-4.
37. Fistarol SK, Anliker MD, Itin PH. Cowden disease or multiple hamartoma syndrome--cutaneous clue to internal malignancy. Eur J Dermatol. 2002;12(5):411-21.
38. Hildenbrand C, Burgdorf WH, Lautenschlager S. Cowden syndrome-diagnostic skin signs. Dermatology. 2001;202(4):362-6.
39. Blum RR, Rahimizadeh A, Kardon N, Lebwohl M, Wei H. Genital lentigines in a 6-year-old boy with a family history of Cowden's disease: clinical and genetic evidence of the linkage between Bannayan-Riley-Ruvacalba syndrome and Cowden's disease. J Cutan Med Surg. 2001;5(3):228-30.
40. Cohen MM. Bannayan-Riley-Ruvalacaba syndrome: renaming three fomerly recoggnized syndromes as one etiologic entity. Am J Med Genet. 1992;44:307-14.
41. Hanssen AM, Fryns JP. Cowden syndrome. J Med Genet. 1195;32(2):117-9.
42. Cronkhite LW, Jr., Canada WJ. Generalized gastrointestinal polyposis; an unusual syndrome of polyposis, pigmentation, alopecia and onychotrophia. N Engl J Med. 1955;252(24):1011-5.
43. Freeman K, Anthony PP, Miller DS, Warin AP. Cronkhite Canada syndrome: a new hypothesis. Gut. 1985;26(5):531-6.
44. Johnson GK, Soergel KH, Hensley GT, Dodds WJ, Hogan WJ. Cronkite-Canada syndrome: gastrointestinal pathophysiology and morphology. Gastroenterology. 1972;63(1):140-52.

45. Goto A. Cronkhite-Canada syndrome: epidemiological study of 110 cases reported in Japan. Nippon Geka Hokan. 1995;64(1):3-14.
46. Yamaguchi K, Ogata Y, Akagi Y, Sasatomi T, Ozaki K, Ohkita A, et al. Cronkhite-Canada syndrome associated with advanced rectal cancer treated by a subtotal colectomy: report of a case. Surg Today. 2001;31(6):521-6.
47. Daniel ES, Ludwig SL, Lewin KJ. The Cronkhite-Canada Syndrome. An analysis of clinical and pathologic features and therapy in 55 patients. Medicine (Baltimore). 1982;61(5):293-309.
48. Russell DM, Bhathal PS, St John DJ. Complete remission in Cronkhite-Canada syndrome. Gastroenterology. 1983;85(1):180-5.
49. Whitelaw SC, Murday VA, Tomlinson IP, Thomas HJ, Cottrell S, Ginsberg A, et al. Clinical and molecular features of the hereditary mixed polyposis syndrome. Gastroenterology. 1997;112(2):327-34.
50. Aretz S. The differential diagnosis and surveillance of hereditary gastrointestinal polyposis syndromes. Dtsch Arztebl Int. 2010;107(10):163-73.
51. Hyman NH, Anderson P, Blasyk H. Hyperplastic polyposis and the risk of colorectal cancer. Dis Colon Rectum. 2004;47(12):2101-4.
52. Chow E, Lipton L, Lynch E, D'Souza R, Aragona C, Hodgkin L, et al. Hyperplastic polyposis syndrome: phenotypic presentations and the role of MBD4 and MYH. Gastroenterology. 2006;131(1):30-9.
53. Boparai KS, Reitsma JB, Lemmens V, van Os TA, Mathus-Vliegen EM, Koornstra JJ, et al. Increased colorectal cancer risk in first-degree relatives of patients with hyperplastic polyposis syndrome. Gut. 2010;59(9):1222-5.

PARTE VII NEOPLASIAS DO ÂNUS E CANAL ANAL

CAPÍTULO 38

ETIOPATOGENIA, DIAGNÓSTICO E ESTADIAMENTO

Fábio César Atuí

O conteúdo deste capítulo (págs. 659 a 662), encontra-se disponível on-line.

Para acessá-lo, aponte a câmera do seu smartphone ou tablet para a imagem acima.

ABORDAGENS TERAPÊUTICAS: RESULTADOS E PERSPECTIVAS

CAPÍTULO 39

Maurilio Toscano de Lucena

O principal objetivo do tratamento do câncer anal é alcançar a cura com controle locorregional e preservação da função esfincteriana com a melhor qualidade de vida possível. A associação de agentes quimioterápicos como mitomicina C (MMC) e 5-fluorouracil (5-FU) com radioterapia, é considerado o tratamento-padrão, levando à regressão tumoral completa em 80-90% dos pacientes, com falência locorregional em torno de 15%; outros agentes citotóxicos (principalmente cisplatina) podem ser considerados, se clinicamente indicados.[1,2]

A abordagem multidisciplinar é mandatória e deve envolver radioterapeuta, oncologista clínico, coloproctologista, radiologista e patologista.[3]

CARCINOMA DE CÉLULAS ESCAMOSAS (CEC) PERIANAL

A região perianal é definida como o epitélio escamoso queratinizado que se estende da borda anal radialmente por uma distância de 5 cm. Esta área era anteriormente classificada como margem anal. Os tumores da região perianal são cinco vezes menos comuns do que os tumores do canal anal e ocorrem com uma frequência de 1-1,5 por 100.000 pessoas. Representam 15% de todos os tumores da região anal. Acredita-se que os tumores perianais possuem origem histogenética diferente daqueles situados no canal anal.[4-6]

De modo geral, o prognóstico do CEC perianal é considerado melhor quando comparado ao do CEC de canal anal. Os tumores são tipicamente de crescimento lento e bem diferenciados, com predomínio em mulheres e pico de incidência na sétima e oitava décadas de vida. A ocorrência de metástase é incomum, sendo as recidivas tipicamente locorregionais. Lesões pequenas, com menos de 2 cm (Fig. 39-1), raramente apresentam metástase linfonodal, enquanto 25% das lesões de 2 a 5 cm de tamanho apresentam comprometimento linfonodal e tumores ainda maiores, demonstraram disseminação nodal em 67% dos casos.[7-9]

O tratamento primário do CEC perianal em estadio I consiste em ampla excisão local com margem de 1 cm, quando tecnicamente viável. A re-excisão é recomendada quando a margem for positiva, o que acontece em 20-40% dos casos. Lesões mais avançadas muitas vezes não são passíveis de excisão local sem lesão ao esfíncter anal e necessitam de radio e/ou quimioterapia.[10,11]

A radioterapia ou quimiorradioterapia pode ser considerada como tratamento primário quando o tumor perianal é grande e/ou ameaça o músculo esfíncter anal ou como adjuvante ao tratamento cirúrgico quando há margem próxima ou positiva e a re-excisão exigiria ressecção parcial do esfíncter anal. Os regimes de radioterapia e quimiorradioterapia para tumores perianais, quando utilizados, são semelhantes aos utilizados no CEC de canal anal.[11,12]

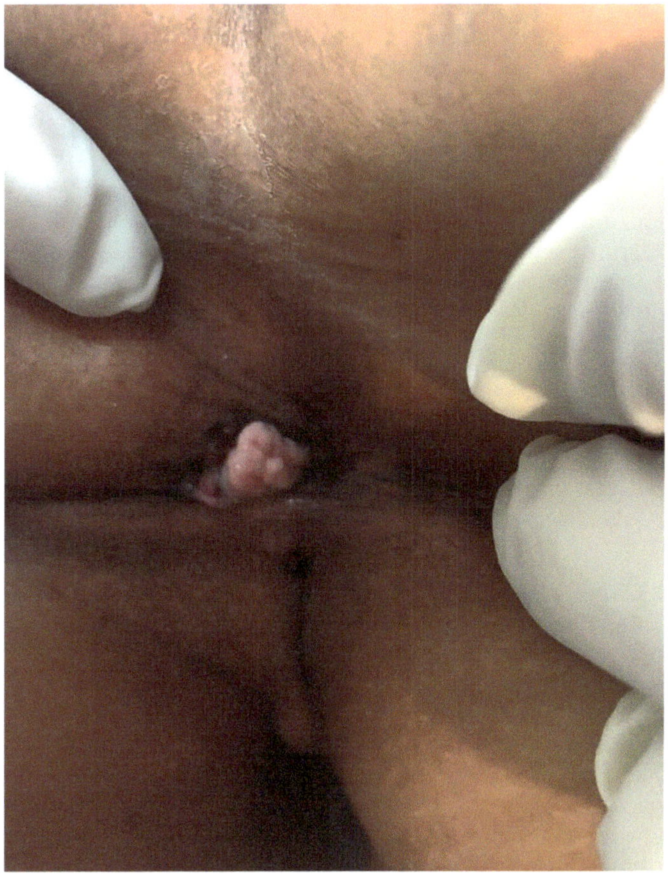

Fig. 39-1. Carcinoma de células escamosas inicial da região perianal. (Foto gentilmente cedida pela Dra. Aline Teixeira.)

CARCINOMA DE CÉLULAS ESCAMOSAS (CEC) DO CANAL ANAL

Antes de 1974, a maioria dos CEC do canal anal era tratada com excisão local ampla ou ressecção abdominoperineal do reto (RAP). As taxas de sobrevida global eram baixas, mesmo após ressecção radical, variando de 30% a 70% na maioria das séries pequenas com taxas de recorrência local de 25-70%, dependendo do estadiamento. No início da década de 1970, Norman Nigro, cirurgião colorretal da Wayne State University, em Detroit, começou a usar quimiorradioterapia neoadjuvante antes da RAP e observou uma resposta histológica completa (pCR) em uma fração considerável de pacientes após o tratamento neoadjuvante com uma dose modesta (3000 Gy) de radiação e 5-fluorouracil (5-FU) e mitomicina C.[1,13]

Subsequentemente em 1984, o próprio Nigro publicou seus resultados iniciais em que 38 de 45 pacientes obtiveram resposta clínica completa após tratamento radioquimioterá-pico exclusivo, sem cirurgia, com esquema similar ao proposto no seu relato inicial. Com estes dados, ele concluiu que a excisão cirúrgica dos tumores do canal anal, com realização de ressecção abdominoperineal do reto seria desnecessária naqueles pacientes em que o tumor, ao exame clínico, regredisse completamente.[14]

Devido à riqueza da vascularização e drenagem linfática da região, este tipo de neoplasia necessitaria de um tratamento mais efetivo que a cirurgia, já que o carcinoma de células escamosas, notadamente do canal anal, é reconhecidamente bastante sensível à radiação. A quimioterapia, em associação a radioterapia, agiria como radiossensibilizante, possibilitando a diminuição do volume de radiação a ser administrada e, portanto, dos seus efeitos colaterais, especialmente a radiodermite.[1,14-17]

Os resultados de Nigro estimularam outros autores a tentar reproduzir os resultados de sua série, tendo vários deles obtido êxito semelhante.[17-23]

QUIMIOTERAPIA

Em estudos realizados na Europa (EORTC Fase III e o UKCCCR ACT I) comparando o uso de 5-FU e mitomicina com radioterapia isolada, foram demostrados definitivamente que, tanto o controle locorregional quanto a sobrevida global eram positivamente afetados pela adição de um regime de quimiossensibilização ao uso da radioterapia. Demonstrou-se ainda nesses estudos, uma taxa 18% maior de controle local em 5 anos e um aumento na sobrevida mediana de 5,4 na radioterapia isolada para 7,6 anos naqueles tratados com quimiorradioterapia.[24,25]

Estudos objetivando determinar o regime quimioterápico mais eficaz, recomendaram o uso de 5-FU ou capecitabina combinado com mitomicina C. Os esquemas que omitiram a mitomicina C resultaram em uma menor taxa de sobrevida livre de doença de 4 anos de 51% vs 73% comparado àqueles que utilizaram a terapia combinada. Além disso, a necessidade de cirurgia de resgate aumentou de 9% para 22%.[26]

A capecitabina tem sido utilizada de forma eficaz no tratamento do adenocarcinoma retal como alternativa ao 5-UF infusional, e, estudos retrospectivos que a utilizam como substituto ao 5-FU infusional no tratamento do CEC, sustentam seu uso em combinação com a mitomicina C. Em várias revisões retrospectivas menores, a eficácia é idêntica, sendo a toxicidade de alto grau significativamente reduzida. A sobrevida global, a sobrevida livre de colostomia, as taxas de recorrência locorregional e as taxas de resposta clínica completa são as mesmas, com controle locorregional de 6 meses para cânceres no estadio I-IIII, de 86%. Em resumo, a capecitabina é uma alternativa aceitável ao 5-FU infusional em esquemas de tratamento para CEC do canal anal estadio I-III.[27-31]

O papel da cisplatina no tratamento do CEC de canal anal, tem sido objeto de numerosas investigações em um esforço para identificar o regime mais eficaz e menos tóxico. O estudo de fase III ACT I UK comparou diretamente o uso de cisplatina com mitomicina C. Ambos os braços do ensaio utilizaram 5-UF infusional, assim como radioterapia na dose 50,4 Gy. Além disso, este estudo testou a hipótese que, ao administrar mais quimioterapia após a quimiorradioterapia (5-FU com cisplatina por dois ciclos), seria benéfico. O estudo concluiu que não houve diferença em nenhum dos desfechos primários ou secundários (sobrevida livre de doença, sobrevida global, recorrência locorregional ou sobrevida livre de colostomia) entre os dois grupos. Além disso, a adição de mais quimioterapia como tratamento adjuvante não conseguiu melhorar os desfechos específicos da doença a longo prazo. Da mesma forma, o estudo RTOG 98-11 comparou a mitomicina com cisplatina, porém, adicionando os dois ciclos de 5-FU e cisplatina antes da quimiorradiação. Em contraste com o estudo ACT I, o estudo RTOG 98-11 demonstrou que o braço da mitomicina apresentava sobrevida livre de doença de 5 anos e sobrevida global superiores, com tendências a uma melhor sobrevida livre de colostomia de 5 anos.[32,33]

Estudos retrospectivos e uma meta-análise recente, examinaram o uso de quimioterapia sem radioterapia no cenário neoadjuvante do tratamento do câncer anal, não tendo sido demonstrado vantagem clara nesta abordagem. No entanto, pacientes com lesões T4, em circunstâncias especiais, podem se beneficiar de quimioterapia de indução, tais como, pacientes que foram tratados com radiação pélvica prévia e que são minimamente sintomáticos ou têm doença sistêmica generalizada. Outras abordagens à quimioterapia para CEC do canal anal, associaram cisplatina à mitomicina, bem como um regime que incluiu o uso do inibidor do receptor do fator de crescimento epidérmico (EGFR) cetuximabe. Ambas as estratégias resultaram em toxicidade inaceitável, obrigando a interrupção dos ensaios clínicos.[34-39]

O NCCN (National Comprehensive Cancer Network) na sua última diretriz (Guidelines Version 1.2023), recomenda como terapia sistêmica para o câncer anal localizado, os seguintes esquemas:

A) Esquemas preferenciais:
   - 5-FU + mitomicina + radioterapia.
   - Capecitabina + mitomicina + radioterapia.

B) Outros esquemas recomendados:
   - 5-FU + cisplatina + radioterapia.

Em uma revisão de 108 casos de câncer do canal anal tratados com radio e quimioterapia, utilizando-se a associação de 5-fluorouracil com o cisplatino no Serviço de Coloproctologia do Hospital Barão de Lucena em Recife-PE, demonstrou-se um índice de resposta inicial completa de 89,8%, com 13% de recidiva tumoral, sendo 7,4% de recidiva local e 5,5% de recidiva em linfonodos e à distância. Após seguimento médio de 51 meses, 80 pacientes (76,9%) não apresentavam evidência de doença (Fig. 39-2). Os resultados são semelhantes aos encontrados na literatura, apesar de se tratar de doença clinicamente mais avançada, com 70% dos casos considerados T3 e T4 na época do diagnóstico. As razões da utilização do cisplatino no lugar da mitomicina-C na época do início do estudo em 1989, foram relacionadas à menor toxicidade e menor custo do cisplatino

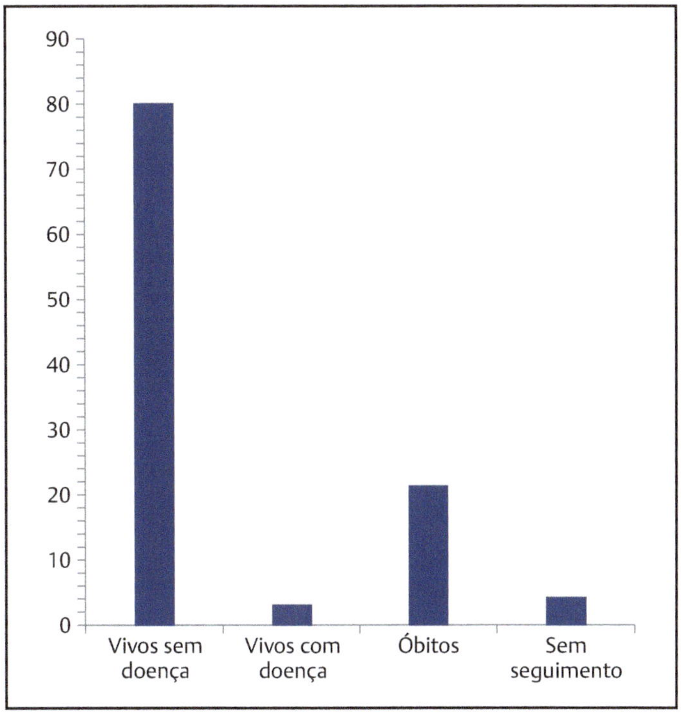

Fig. 39-2. Resultados da quimiorradioterapia para CEC de canal anal no serviço de coloproctologia do Hospital Barão de Lucena/Recife-PE.

aliado ao fato de à época ainda existirem dúvidas acerca da melhor associação de quimioterápicos como radiosensibilizante para o CEC de canal anal. Com a divulgação dos resultados do US Gastrointestinal Intergroup Trial RTOG 98-11 em 2008, o protocolo atualmente em uso já substituiu o cisplatino pela mitomicina-C e os resultados com este novo esquema, serão analisados posteriormente.[16]

RADIOTERAPIA

A dose mais eficaz de radiação associada à menor toxicidade é desejada no tratamento do câncer anal. Em geral, doses crescentes de radiação correlacionam-se com o aumento do controle local e da sobrevida livre de doença; no entanto, o aumento da dosagem pode ser acompanhado por sintomas que requerem interrupções no tratamento, como toxicidade local, fadiga, náuseas e dor. A dose ideal de radioterapia para quimiorradioterapia curativa não é clara; no entanto, para pacientes com câncer anal localmente avançado, a dose de radioterapia deve ser maior que 50,4 Gy.[35,40,41]

As interrupções no tratamento radioterápico estão associadas à redução no controle locorregional. O estudo RTOG 98-11 estabeleceu protocolos que são considerados ideais tanto para o controle do tumor quanto para a redução dos sintomas, e as recomendações sobre a dosagem seguem a técnica multicampo usada neste estudo. Todos os pacientes devem receber uma dose mínima de radiação de 45 Gy para o tumor primário. A dose inicial recomendada é de 30,6 Gy para a pelve, ânus, períneo e linfonodos inguinais, com pacientes clinicamente estadiados com linfonodos positivos ou T2-T4 recebendo um impulso adicional de 9-14 Gy. A radioterapia de intensidade modulada (IMRT) é preferida à radioterapia conformacional 3D no tratamento do carcinoma anal, conforme descrito pelas diretrizes da NCCN.[42-45]

As complicações da radioterapia são particularmente desafiadoras naqueles com câncer do canal anal. Os campos de radiação afetam o períneo, o complexo esfincteriano e os ossos da pelve. Toxicidade aguda e crônica pode resultar da radiação e está relacionada à dose. A lesão aguda por radiação na pele perineal, vagina e bexiga urinária pode produzir dor, sangramento e aumento na frequência urinária. A lesão crônica pode resultar em estenose vaginal, incontinência fecal, impotência e fraturas pélvicas ou de quadril.[11]

LINFONODO INGUINAL METASTÁTICO

Dados recentes sugerem que metástases linfonodais inguinais detectadas por palpação ou por imagem estão presentes em cerca de 13% dos pacientes que apresentam CEC do canal anal (Fig. 39-3). Evidências de séries de casos indicam que a presença de metástases linfonodais inguinais aumenta com o tamanho ou estágio do tumor e com a idade do paciente. Pacientes mais velhos com tumores maiores apresentam metástases em linfonodos inguinais em 20-25% dos casos. Esses dados suportam a administração de radiação inguinal de rotina como parte da terapia inicial. A recorrência do tumor no linfonodo inguinal é dependente do estágio – para pacientes com doença N0 ou N1 na apresentação, a taxa de desenvolvimento de adenopatia inguinal maligna pós-radiação é inferior a 2%. Para aqueles que apresentam doença N3 ou N4, essa taxa aumenta para 11-15%. A radiação é eficaz no tratamento da doença inguinal tanto oculta e latente quanto naqueles casos detectados através do exame físico ou por imagem.[46,47]

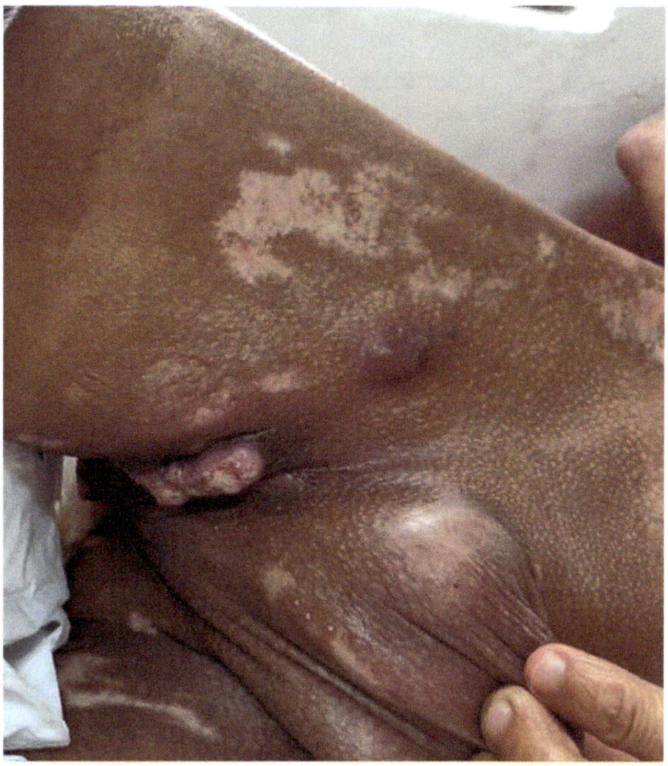

Fig. 39-3. Metástase inguinal de carcinoma de células escamosas do canal anal. (Foto gentilmente cedida pela Dra. Aline Teixeira.)

A aspiração por agulha fina (PAAF) de linfonodos inguinais aumentados palpáveis antes do tratamento do CEC de canal anal tem sido defendido por alguns. Se for positiva, a PAAF estabelece um parâmetro base no caso da cadeia inguinal ser resistente ao tratamento ou desenvolva uma recorrência pós-terapia. Também pode ajudar no estadiamento preciso nos casos em que o tumor primário é inacessível (completamente extirpado, por exemplo), ou na suspeita de malignidade associada ou diferente. A infecção concomitante prejudica o diagnóstico histopatológico. A PAAF não é útil em casos de rotina, dada a possibilidade de erro de amostragem, da precisão relativa da PET-CT e do fato de que o tratamento raramente muda com base nos resultados da PAAF.[11]

A ressecção de linfonodos suspeitos não é necessária, assim como a dissecção da região inguinal pré-quimiorradioterapia – a morbidade e a alta taxa de complicações da ferida nesta cirurgia podem comprometer o início da terapia que é muito eficaz para o tratamento da metástase nodal primária e inguinal. Os pacientes com metástases linfonodais inguinais não palpáveis, mas suspeitos pelos achados da tomografia computadorizada, não necessitam de PAAF. As diretrizes da NCCN sugerem que o planejamento ou simulação da radioterapia seja acompanhada pelo PET-CT; portanto, o sinal metabólico seria visto antes do tratamento no caso de envolvimento neoplásico, pois os tumores escamosos anais são tipicamente ávidos por FDG e sinalizam fortemente com imagens PET. A comparação de imagens pré e pós-PET pode, na maioria desses casos, estabelecer o diagnóstico e ser utilizada para vigilância.[48]

CIRURGIA

Aproximadamente 10% a 20% dos pacientes com câncer anal necessitarão de colostomia pré-tratamento. As duas principais indicações são dor anorretal e incontinência fecal ou a possibilidade da mesma durante a quimiorradioterapia. Ao contrário do câncer retal superior, a obstrução intestinal é rara no câncer anal.[3]

Comumente, a incontinência fecal ou estenose anal persiste devido à alta dose de radioterapia nos esfíncteres anais e, portanto, os pacientes devem ser alertados da alta probabilidade de que sua colostomia pré-tratamento seja permanente. A confecção de colostomia em alça é desencorajada devido às altas taxas de hérnias paraostomais e prolapsos. A técnica de escolha é a colostomia terminal, realizada por cirurgia aberta ou laparoscópica. A quimiorradioterapia pode ser iniciada 2 semanas após a confecção da colostomia.[3]

A excisão local é raramente utilizada no tratamento do CEC de canal anal, embora seja a terapia predominante usada para os tumores escamosos perianais. No entanto, existem algumas situações em que a excisão local seguida de uma vigilância local rigorosa pode ser apropriada, por exemplo, cânceres anais superficialmente invasivos, pequenos (diâmetro máximo menor ou igual a 2 cm) e bem diferenciados, excisados com margens negativas. Embora isso às vezes seja feito intencionalmente, a excisão local é muitas vezes feita involuntariamente durante a ressecção de lesões anais por razões terapêuticas ou diagnósticas.[11]

Embora a quimiorradioterapia seja um tratamento inicial eficaz para o CEC de canal anal, cerca de 10 a 30% dos pacientes evoluem com persistência/recorrência tumoral, principalmente num padrão locorregional. O risco de persistência/recorrência é relacionado diretamente ao estágio da doença. Antes de iniciar a terapia de resgate, os pacientes devem ser re-estadiados, geralmente com exame físico e biópsia confirmando a presença do tumor, PET-CT e RNM pélvica em casos selecionados de doença localmente avançada. As contraindicações para a cirurgia de resgate incluem um "*performance status*" muito ruim combinado com idade avançada, doença metastática à distância incurável e invasão da parede lateral pélvica/elevadores ou da raiz nervosa. Para os demais pacientes, a RAP é adequada antes da administração de quimioterapia sistêmica (Fig. 39-4). Com a RAP, a taxa de sobrevida em 5 anos é de cerca de 50-60%, melhor do que com quimioterapia de resgate ou quimiorradioterapia, onde as taxas de resgate em s séries menores são de apenas 30%.[46,47]

Margens positivas, linfonodos envolvidos e doença metastática à distância são indicadores prognósticos ruins no pós-operatório. A ressecção em bloco de estruturas ressecáveis invadidas localmente (vagina, próstata, sacro distal) é possível e aconselhável com planejamento e envolvimento de uma equipe multidisciplinar. A reconstrução por retalho de tecidos moles do períneo é frequentemente necessária com ou sem envolvimento adicional de órgãos (Fig. 39-5). O tecido perineal altamente irradiado torna a cicatrização de feridas desafiadora, e esses pacientes têm uma maior taxa de infecção e deiscência da ferida perineal quando comparados àqueles submetidos à RAP para adenocarcinoma retal. A comparação do fechamento da ferida perineal com e sem retalho mostra que aqueles fechados com retalhos também estão sujeitos a infecção ou deiscência, embora a uma taxa menor, e a cicatrização da ferida progride mais rapidamente com os retalhos do que com o fechamento primário. Em outras palavras, o

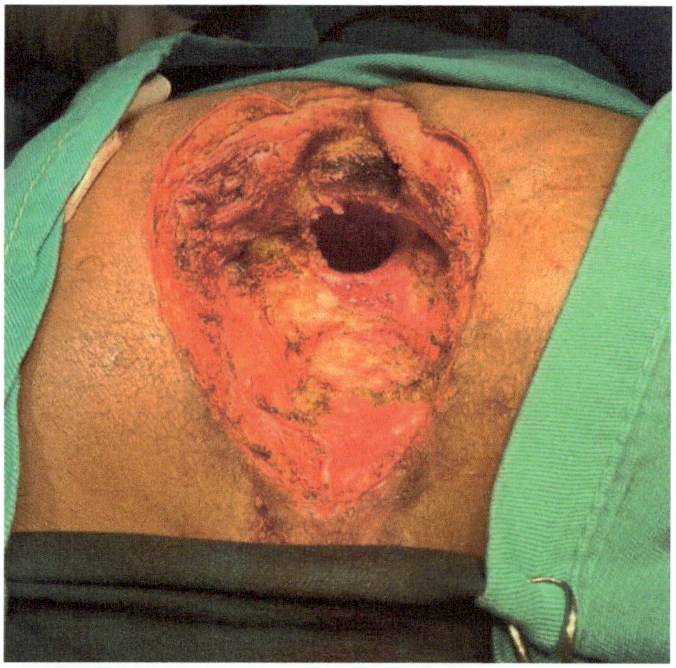

Fig. 39-4. Aspecto do períneo após ressecção abdominoperineal do reto extraelevadora para carcinoma de células escamosas do canal anal. (Foto gentilmente cedida pela Dra. Aline Teixeira.)

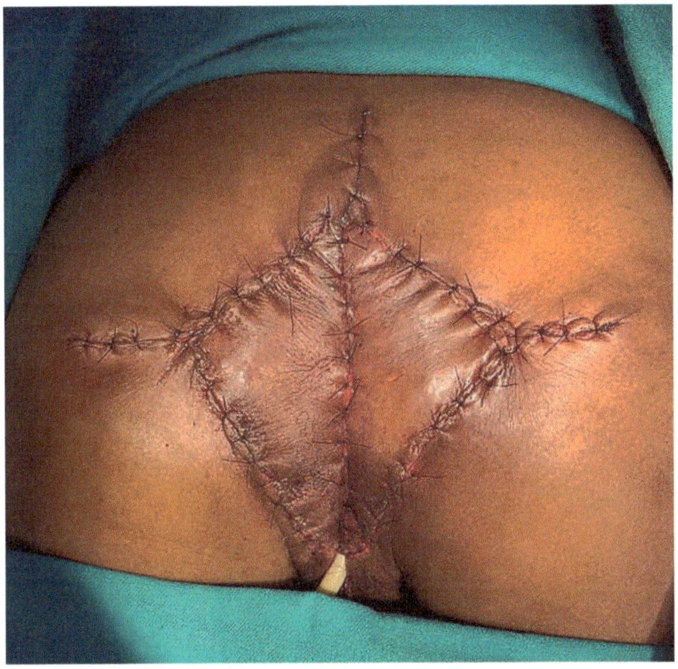

Fig. 39-5. Aspecto do períneo após retalho para reconstrução do períneo pós-ressecção abdominoperineal do reto extraelevadora para carcinoma de células escamosas do canal anal. (Foto gentilmente cedida pela Dra. Aline Teixeira.)

fechamento do retalho não impede necessariamente que a infecção da ferida ocorra, mas reduz o tamanho da ferida, e sua presença acelera a cicatrização da ferida se ocorrer infecção ou deiscência superficial.[49]

MANEJO DA DOENÇA AVANÇADA/METASTÁTICA

Aproximadamente 10%-20% dos pacientes com CEC de canal anal evoluem com recidiva à distância e em torno de 10% apresentam doença metastática *de novo*. Vinte por cento dos pacientes desenvolvem falhas locais após quimiorradioterapia, e a cirurgia de resgate só é viável para uma parcela desses pacientes. Os locais mais comuns de disseminação metastática são os linfonodos para-aórticos e o fígado, enquanto os pulmões, ossos, peritônio e pele são envolvidos em menor frequência. O prognóstico de todos os pacientes com metástases é ruim, com uma taxa de sobrevida relativa de 5 anos de 30%. Os pacientes com doença metastática ou recorrente sintomática não candidatos à cirurgia, devem ser considerados para quimioterapia. Apesar da falta de evidências prospectivas de alta qualidade, várias séries menores de casos têm demonstrado eficácia em favor da terapia combinada com cisplatina e 5-FU.[2,50-55]

CÂNCER ANAL E HIV

Pacientes portadores do HIV apresentam maior incidência de câncer anal e constituem um grupo conhecido de alto risco. As comparações da população de portadores do HIV com coortes HIV-negativas provenientes de análise de banco de dados maiores, confirmaram que a sobrevida global de 5 anos e as taxas de resposta completa eram semelhantes. As diretrizes do NCCN para o câncer em portadores do HIV, recomendam que esses pacientes devem ser tratados de acordo com as diretrizes usadas para pacientes HIV-negativos e que as modificações no tratamento não devem ser feitas apenas com base no *status* do HIV. Recomenda-se o uso de técnicas de radioterapia poupadoras de tecido normais (IMRT), assim como, deve-se considerar causas não malignas de linfadenopatia nesta coorte, juntamente com a necessidade de exames anais de vigilância pós-tratamento mais frequentes.[48,56,57]

VIGILÂNCIA

O acompanhamento dos pacientes após o tratamento do CEC de canal anal primário ou câncer perianal é essencial. O exame físico inicial é tipicamente feito 8-12 semanas após a última dose de radiação. O exame do canal anal ou da área perianal pelo toque retal e a inspeção visual direta da área por anuscopia (se a lesão originalmente se estendeu para o canal anal) devem ser realizados. Recomenda-se a realização de tomografia computadorizada com contraste do tórax, abdômen e pelve anualmente por 3 anos para os casos de tumores grandes ou com linfonodos clinicamente positivos. O toque retal com anuscopia e palpação nodal inguinal deve ser feito a cada 3-6 meses durante 4-5 anos.[48]

A justificativa de se esperar por até 6 meses para realizar biópsia em pacientes cujos tumores estão estáveis ou regredindo é que o efeito ionizante da radiação nas células tumorais se estende até o período pós-tratamento. Os dados que apoiam esta estratégia provêm de estudos observacionais e do ensaio ACT II. A biópsia de rotina não é indicada na ausência de massa ou úlcera. No entanto, os pacientes que apresentam tumoração crescente ou outra evidência de progressão ao exame físico, devem ter uma biópsia realizada quando a progressão é observada e os resultados histológicos interpretados no contexto da situação clínica.[11]

A maioria da persistência/recorrência tumoral geralmente ocorre nos primeiros 24 meses após a conclusão da quimiorradioterapia. No caso de haver progressão da doença, recomenda-se a cirurgia de resgate. O tumor residual ou "recorrente" deve ser confirmado histologicamente antes de se considerar a possibilidade de cirurgia radical (RAP do reto extraelevador).[58,59]

NEOPLASIAS INFREQUENTES DA REGIÃO ANORRETAL

Outras neoplasias menos comuns da região anorretal compreendem: adenocarcinoma, doença de Paget, melanoma, tumor de células estromais gastrointestinais (GIST), tumores neuroendócrinos e o tumor de Buschke-Lowenstein. As estratégias de tratamento são baseadas na localização anatômica e na histopatologia.[60]

ADENOCARCINOMA ANAL

O adenocarcinoma anal difere do adenocarcinoma retal na localização e no prognóstico. Muitas vezes é difícil diferenciar entre um tumor retal distal que invade o canal anal e um adenocarcinoma anal primário O adenocarcinoma anal pode surgir diretamente de uma glândula anal ou pode ser encontrado na proximidade de trajetos de fístula crônica, particularmente em pacientes com doença de Crohn, o que pode levar a desafios diagnósticos com subsequentes atrasos no mesmo. O adenocarcinoma anal é responsável por aproximadamente

20% de todos os cânceres anais sendo morfologicamente parecidos com o adenocarcinoma retal, porém com risco aumentado de metástase linfonodal inguinal.[61-63]

O adenocarcinoma anal deve ser estadiado e tratado de forma semelhante ao câncer de reto. Na literatura não dispomos de grandes séries prospectivas devido à raridade da doença, no entanto, sabe-se que a radioterapia neoadjuvante ou quimiorradioterapia antes da RAP tem sido associada à melhora na sobrevida livre de doença e no controle local, comparado à cirurgia de início.[64,65]

Comparando-se a frequência e a sobrevida do adenocarcinoma anal com a do adenocarcinoma retal e do carcinoma espinocelular anal, nota-se que tanto a frequência quanto a sobrevida global do adenocarcinoma anal são menores. A análise da sobrevida (em todos os estágios) em 57.369 casos de câncer anorretal, revelou que o adenocarcinoma anal representava apenas 0,8% dos casos com sobrevida média de 33 meses, em comparação com o adenocarcinoma retal, representando 87,8% dos casos, com sobrevida média de 68 meses, enquanto o CEC de canal anal representava 11,4% dos casos, com sobrevida média de 118 meses.[66]

Um outro estudo baseado no National Cancer Database, demonstrou que pacientes com adenocarcinoma anal tiveram sobrevida estatisticamente pior quando comparados ao adenocarcinoma retal e ao CEC de canal anal. A diminuição da sobrevida no grupo de adenocarcinoma anal foi associada à proctectomia e ao uso de quimioterapia, provavelmente refletindo doença mais avançada no momento do diagnóstico.[67]

CARCINOMA VERRUCOSO

O carcinoma verrucoso do ânus também conhecido como tumor de Buschke-Lowenstein ou condiloma acuminado gigante, foi descrito pela primeira vez por Buschke e Lowenstein em 1925. Apresenta-se como uma grande lesão exofítica semelhante a uma couve-flor na pele perianal. Essas lesões são caracterizadas por seu grande tamanho e sua capacidade de se infiltrar nos tecidos circundantes (Fig. 39-6). Existem controvérsias se o tumor de Buschke-Lowenstein deve ser considerado benigno e definido por sua ausência de invasão da membrana basal, ou deve ser considerado um carcinoma de células escamosas de crescimento lento com tendência à invasão local.[68,69]

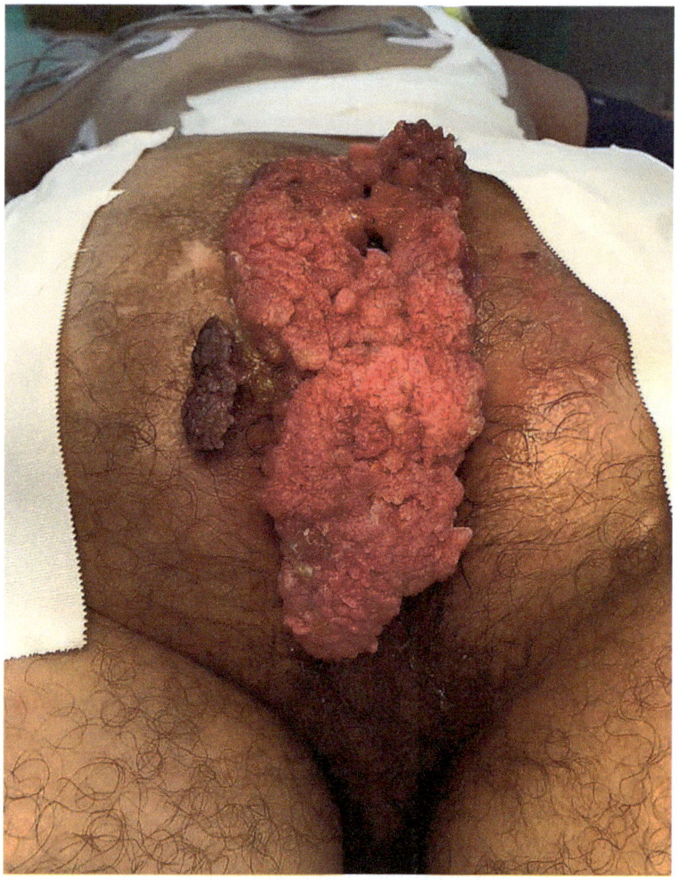

Fig. 39-6. Tumor de Buschke-Lowenstein. (Foto gentilmente cedida pela Dra. Aline Teixeira.)

Esses tumores são frequentemente associados aos tipos 6 e 11 do HPV. Após a ressecção, foram observadas taxas de recorrência local superiores a 50% numa metanálise. A transformação maligna é relatada em 40-60% dos casos. O tempo médio para a transformação maligna é de aproximadamente 5 anos após o diagnóstico inicial. A excisão cirúrgica ampla é a base do tratamento. Quimiorradioterapia, terapia a laser, terapia fotodinâmica, terapia antirretroviral e injeção intralesional foram relatadas com menor sucesso do que a excisão local. Nos casos de suspeita de metástase linfonodal mesorretal ou de destruição local do canal anal, uma abordagem mais agressiva do tratamento que inclui quimiorradioterapia e/ou ressecção abdominoperineal pode ser indicada.[70-76]

Em 2014 o serviço de coloproctologia do Hospital Barão de Lucena, Recife/PE, publicou uma série de seis casos de tumor de Buschke-Lowenstein e constatou predominância entre o sexo masculino (quatro casos), com idade-média de 43 anos, sendo os sintomas mais frequentes: tumoração e dor perianais, secreção purulenta, sangramento, disquezia e perda de peso. Fístulas anorretais foram observadas em cinco casos, inclusive com invasão de bolsa escrotal, próstata, fossa ísquiorretal, glúteos e vagina. A excisão local ampla foi realizada em cinco pacientes, sendo observado recidiva e mortalidade em 33% dos casos.[77]

MELANOMA

O melanoma do ânus é um tumor raro e agressivo. Descrito pela primeira vez em 1857 por Moore, a incidência relatada de melanoma mucoso está entre 1% e 2% de todos os melanomas que afetam aproximadamente 2:1.000.000 de pessoas por ano. Estima-se que o melanoma anal seja responsável por 0,05% de todas as neoplasias colorretais diagnosticadas a cada ano. O melanoma anal é mais comumente observado na sexta década de vida, com predomínio feminino.[78-81]

Uma massa ulcerada pigmentada na região aumenta a suspeição do melanoma; no entanto, reconhece-se que até 30% dos melanomas anais são amelanóticos. Esses tumores podem ser encontrados incidentalmente em espécimes de hemorroidectomia, sendo esse cenário uma das raras situações em que o tumor pode ser curável.[11,82]

A extensão da doença é avaliada através da ressonância magnética pélvica, tomografia computadorizada por PET, colonoscopia e exame dermatológico e oftalmológico completo.

O uso do mapeamento de linfonodos sentinela é controverso com benefícios de sobrevida não comprovados. A invasão nodal é variável na região inguinal e pode ser uni ou bilateral. Enquanto a disseminação hematológica ocorre, a disseminação linfática para os linfonodos mesorretais não é incomum. Não existe um sistema de estadiamento TNM específico para o melanoma anorretal. O estadiamento das lesões anorretais tem sido historicamente baseado em achados clínicos: estádio I e II, doença local; estádio III, envolvimento linfonodal regional; e estádio IV, doença metastática distante.[83,84]

O tratamento para o melanoma anorretal tem sido historicamente a ressecção abdominoperineal. No entanto, muitos estudos não mostraram nenhum benefício de sobrevida para este procedimento em comparação com a excisão local ampla, e reconhece-se que a maioria das falhas do tratamento são de doença metastática distante. Existe, no entanto, um melhor controle local com a RAP em comparação com a excisão local ampla em alguns estudos, e o uso da RAP para lesões maiores ou para resgate e paliação pode ser considerado em casos selecionados. A adição de radioterapia tem sido proposta para aumentar o controle local após ampla excisão local, mas não é utilizada rotineiramente, pois os melanomas não são considerados tumores radiossensíveis. Um estudo de 570 pacientes submetidos à ressecção cirúrgica (excisão local ampla em 67% *vs.* 33% de RAP) mostrou que a sobrevida global de 5 anos foi de 21% em ambos os grupos, independentemente da capacidade de atingir uma ressecção R0. Da mesma forma, uma revisão de 653 pacientes com melanoma anal encontrou sobrevida global comparável nos grupos de excisão radical e local. Essas estatísticas sombrias refletem o fato de que o óbito por melanoma anal, é mais frequentemente causado pela presença de doença metastática à distância, e não por falha do controle local.[85-91]

O teste diagnóstico molecular tem ganhado importância na caracterização e manejo do melanoma anal. As mutações que são mais comumente testadas são *BRAF* e *c-KIT*. As mutações BRAF podem direcionar a terapia com inibidores de *BRAF* em melanomas cutâneos. Os inibidores da tirosina quinase, como o imatinib, têm sido direcionados para o tratamento de pacientes com mutações *c-KIT* (+).[92,93]

DOENÇA DE PAGET PERIANAL (ADENOCARCINOMA INTRAEPITELIAL)

A doença de Paget perianal extramamária, ou adenocarcinoma intraepitelial, foi relatada pela primeira vez em 1889. É uma condição cutânea rara com origem nas glândulas apócrinas, apresentando-se frequentemente como uma lesão escamosa na pele perianal. Estima-se que 6% a 20% de todos os casos de doença de Paget extramamária ocorram na região perianal. É mais comum em mulheres com incidência crescente a partir da quinta década. A lesão pode ser exsudativa e ulcerativa e acompanhada de prurido, dor ou sangramento. O diagnóstico errôneo como outras condições cutâneas mais comuns não é incomum, sendo a biópsia solicitada geralmente após falha do tratamento tópico com esteroides. Três tipos de doença de Paget extramamária foram descritos: aqueles sem malignidade associada, aqueles associados a um tumor apócrino em proximidade e aqueles associados a malignidade gastrointestinal ou geniturinária. Isso ressalta a importância de uma busca completa por malignidades associadas.[94-100]

A obtenção de margens cirúrgicas adequadas é um desafio na doença de Paget perianal, porque é difícil de se detectar macroscopicamente. Histologicamente, a doença pode estar presente em tecidos circundantes de aparência normal devido ao padrão de crescimento multifocal ou através de projeção. As restrições anatômicas do canal anal podem impedir a excisão local adequada de lesões que se estendem proximalmente. O mapeamento de biópsias da região perianal tem se mostrado útil para evitar o tratamento excessivo e alcançar margens livres. Dependendo da extensão da excisão, a reconstrução pode ser necessária com enxertos de pele ou retalhos e pode exigir um desvio temporário para a cicatrização adequada. A cirurgia de Mohs com repetidas análises de congelamento tem sido usada como uma ferramenta para se conseguir excisão com margens patológicas apropriadas, mas a exposição é desafiadora, e o tempo que se leva para realizar a cirurgia na posição prona ou litotomia pode limitar a utilização dessa técnica. O foco central do tratamento é a ampla excisão local com margens livres. No entanto, se margens livres não puderem ser obtidas no canal anal com preservação da integridade do esfíncter ou se houver uma malignidade associada no ânus ou no reto, uma ressecção abdominoperineal pode ser necessária.[101,102]

O uso de imiquimod tópico tem sido relatado, assim como a radioterapia para doença primária e recorrente. A maioria dos estudos publicados são relatos de casos ou séries muito pequenas, impedindo conclusões orientadoras quanto à eficácia. Embora não exista um algoritmo de tratamento padronizado, os tratamentos não cirúrgicos que evitam a excisão cirúrgica desfigurante podem ser eficazes em casos selecionados. A terapia fotodinâmica tem sido utilizada para evitar a ressecção cirúrgica. Numa das maiores séries de pacientes com doença de Paget relatadas, no entanto, as taxas de recorrência foram significativas. Metade dos pacientes com doença de Paget invasiva e 25% daqueles com doença não invasiva, recorreram após a ressecção completa, ressaltando a importância de se investigar outros tratamentos não cirúrgicos para esta doença.[100,103-109]

CARCINOMA BASOCELULAR

O carcinoma basocelular é a neoplasia maligna mais frequente da pele, comprometendo 75% dos tumores não melanocíticos. Tumores que surgem em áreas não expostas ao sol, como a região perianal, são raros, representando 0,1% de todos os tumores basocelulares e 0,2% de todos os tumores perianais. Tem se observado associação desses tumores com lesões sincrônicas em outras localizações do corpo. Portanto, um exame completo de toda a superfície da pele deve ser realizado. Esses tumores não têm associação com o HPV. O tratamento é a excisão cirúrgica local com margens negativas.[109-111]

TUMOR ESTROMAL GASTROINTESTINAL (GIST)

Os tumores estromais gastrointestinais são os tumores mesenquimais mais comuns do trato gastrointestinal, mais frequentemente localizados no estômago e no intestino delgado. As células intersticiais de Cajal são as células de origem desses tumores. Os GISTs anorretais representam apenas 5%

de todos os GISTs, com aqueles localizados no canal anal compreendendo apenas 2% desse subgrupo. Há predominância entre os homens, sendo diagnosticados tipicamente na sexta a sétima décadas de vida.[112-114]

Ao exame físico, essas lesões podem se apresentar como inteiramente submucosas ou como uma massa ulcerada com um grande componente submucoso não luminal. A avaliação da proximidade das estruturas adjacentes como a vagina ou a próstata deve ser feita. A biópsia é adequada se a massa for grande e ulcerada, pois uma abordagem neoadjuvante com quimioterapia pode ser benéfica. O diagnóstico com ultrassonografia endoanal ou, mais comumente, ressonância nuclear magnética para o estadiamento loco-regional é recomendado, com uma tomografia computadorizada do tórax, abdome ou pelve ou uma PET-CT fornecendo informações do estadiamento à distância. Como a disseminação desses tumores mesenquimais é principalmente hematogênica, os GISTs raramente se espalham para os linfonodos locorregionais. A excisão cirúrgica é a base do tratamento para os tumores menores. A terapia direcionada com inibidores da tirosina quinase, como o imatinib (Gleevec©), é frequentemente utilizada para reduzir o tamanho dos GIST maiores, ulcerados ou com altos índices mitóticos, para facilitar a ressecção local nos tumores que são proto-oncogênicos c-KIT (CD117) positivos. Os GISTs de baixo risco com diâmetro < 2 cm e mitose < 5 por 50 por campo de maior aumento, podem ser considerados para excisão local se a cirurgia poupadora de esfíncter for tecnicamente viável com ou sem tratamento pré-operatório com inibidor da tirosina quinase.[115,116]

SARCOMAS

O sarcoma de Kaposi é uma neoplasia incomum, sendo a maioria dos casos encontrada em pacientes com AIDS. Esse tipo de neoplasia é radiossensível. A quimioterapia deve ser instituída nas situações de doença sistêmica.[117]

Os outros tipos histológicos de sarcomas que acometem a região anorretal, embora representem menos de 1% dos tumores desta localidade, são: leiomiossarcoma, fibrossarcoma e sarcoma anaplásico. Devido à sua radiorresistência, o tratamento de escolha é a RAP.[60]

TUMORES NEUROENDÓCRINOS

Para os tumores neuroendócrinos da região anorretal, o tratamento consiste na excisão cirúrgica com ou sem rádio e quimioterapia. Para os tumores no estádio III e IV é recomendado o tratamento com cisplatina e etoposide.[118-121]

REFERÊNCIAS BIBLIOGRÁFICAS

1. Nigro ND, Vaitkevicius VK, Considine B Jr. Combined therapy for cancer of the anal canal: a preliminary report. Dis Colon Rectum. 1974;17(3):354-6.
2. Glynne-Jones R, Nilsson PJ, Aschele C, Goh V, Peiffert D, Cervantes A, et al. Anal cancer: ESMO-ESSO- ESTRO clinical practice guidelines for diagnosis, treatment and follow-up. Eur J Surg Onco. 2014;40(10):1165-76.
3. Rao S, Guren MG, Khan K, Brown G, Renehan AG, Steigen SE, et al. Anal cancer: ESMO Clinical Practice Guidelines for diagnosis, treatment and follow-up. Ann Oncol. 2021;32(9):1087-100.
4. Cummings BJ, Brierley JD. Principles and practice of radiation oncology. 5th ed. Philadelphia: Lippincott Williams and Wilkins. 2008;1383-96.
5. Schlienger M, Touboul E. Anal margin tumours. In: Belkacémi Y, Mirimanoff RO, Ozsahin M, editors. Management of rare adult tumours. Paris: Springer; 2009.
6. Behrendt GC, Hansmann ML. Carcinomas of the anal canal and anal margin differ in their expression of cadherin, cytokeratins and p53. Virchows Arch. 2001;439(6):782-6.
7. Klencke BJ, Palefsky JM. Anal cancer: an HIV-associated cancer. Hematol Oncol Clin North Am. 2003;12:859-72.
8. Jiang Y, Ajani JA. Anal margin cancer: current situation and ongoing trials. Curr Opin Oncol. 2012;24(4):448-53.
9. Papillon J, Chassard JL. Respective roles of radiotherapy and surgery in the management of epidermoid carcinoma of the anal margin: series of 57 patients. Dis Colon Rectum. 1992;35:422-9.
10. Shridhar R, Shibata D, Chan E, Thomas CR. Anal cancer: current standards in care and recent changes in practice. CA Cancer J Clin. 2015;65:139-62.
11. Steele SR, Hull TL, Hyman N, Maykel JA, Read TE, Whitlow CB, editors. The ASCRS Textbook of Colon and Rectal Surgery. 4th ed. Switzerland: Springer; 2022.
12. Glynne-Jones R, Nilsson PJ, Aschele C, Goh V, Peiffert D, Cervantes A, et al. Anal cancer: ESMO-ESSO-ESTRO Clinical Practice Guidelines for diagnosis, treatment and follow-up. Ann Oncol. 2014;25 Suppl 3:iii10-20.
13. Chawla AK, Willett CG. Squamous cell carcinoma of the anal canal and anal margin. Hematol Oncol Clin North Am. 2001;15(2):321-44.
14. Nigro ND. An evaluation of combined therapy for squamous cell cancer of the anal canal. Dis Colon Rectum. 1984;27:763-6.
15. Chan E, Kachnic LA, Thomas CR Jr. Anal cancer: progress on combined-modality and organ preservation. Curr Probl Cancer. 2009;33(5):302-26.
16. Lucena MT, Barros A, Booz A, Loyo C, Uchoa C, Roesler E, et al. Tratamento com radio e quimioterapia do carcinoma epidermoide do canal anal: experiência do Hospital Barão de Lucena. Rev Bras Coloproct. 2010;2(30):167-74.
17. Martenson JA, Lipsitz SR, Lefkopoulou M, Engstrom PF, Dayal YY, Cobau CD, et al. Results of combined modality therapy for patients with anal cancer (E7283): an Eastern Cooperative Oncology Group study. Cancer. 1995;76(10):1731-6.
18. Fuchshuber PR, Rodriguez-Bigas M, Weber T, Petrelli NJ. Anal canal and perianal epidermoid cancers. J Am Coll Surgeo. 1997;185(5):494-505.
19. Leichman L, Nigro N, Vaitkevicius VK, Considine B, Buroker T, Bradley G, et al. Cancer of the anal canal: model for preoperative adjuvant combined modality therapy. Am J Med. 1985;78(2):211-5.
20. Sischy B. The use of radiation therapy combined with chemotherapy in the management of squamous cell carcinoma of the anus and marginally resectable adenocarcinoma of the rectum. International Journal of Radiation Oncology, Biology, Physics. 1985;11(9):1587-93.
21. Sischy B, Doggett RL, Krall JM, Taylor DG, Sause WT, Lipsett JA, Seydel HG. Definitive irradiation and chemotherapy for radiosensitization in management of anal carcinoma: interim report on Radiation Therapy Oncology Group study no. 8314. J Natl Cancer Inst. 1989 Jun 7;81(11):850-6.
22. Cummings BJ. Anal cancer. Internat Tournal Radiat Oncol Biol Phys. 1990;19(5):1309-15.
23. Zucali R, Doci R, Bombelli L. Combined chemotherapy-radiotherapy of anal cancer. Internat Tournal Radiat Oncol Biol Phys. 1990;19(5):1221-23.

24. Bartelink H, Roelofsen F, Eschwege F, Rougier P, Bosset JF, Gonzalez DG, et al. Concomitant radiotherapy and chemotherapy is superior to radiotherapy alone in the treatment of locally advanced anal cancer: results of a phase III randomized trial of the European Organization for Research and Treatment of Cancer Radiotherapy and Gastrointestinal Cooperative Groups. J Clin Oncol. 1997;15:2040-9.
25. UKCCCR Anal Cancer Trial Working Party. UK Co-ordinating Committee on cancer research epidermoid anal cancer: results from the UKCCCR randomised trial of radiotherapy alone versus radiotherapy, 5-fluorouracil, and mitomycin. Lancet. 1996;348:1049-54.
26. Flam M, John M, Pajak TF, Petrelli N, Myerson R, Doggett S, et al. Role of mitomycin in combination with fluorouracil and radiotherapy, and of salvage chemoradiation in the definitive nonsurgical treatment of epidermoid carcinoma of the anal canal: results of a phase III randomized intergroup study. J Clin Oncol. 1996;14:2527-39.
27. Glynne-Jones R, Meadows H, Wan S, Gollins S, Leslie M, Levine E, et al. EXTRA--a multicenter phase II study of chemoradiation using a 5 day per week oral regimen of capecitabine and intravenous mitomycin C in anal cancer. Int J Radiat Oncol Biol Phys. 2008;72:119-26.
28. Meulendijks D, Dewit L, Tomasoa NB, van Tinteren H, Beijnen JH, Schellens JH, et al. Chemoradiotherapy with capecitabine for locally advanced anal carcinoma: an alternative treatment option. Br J Cancer. 2014;111:1726-33.
29. Goodman KA, Julie D, Cercek A, Cambridge L, Woo KM, Zhang Z, et al. Capecitabine plus mitomycin in patients undergoing definitive chemoradiation for anal squamous cell carcinoma. Int J Radiat Oncol Biol Phys. 2014;90:S32-3.
30. Thind G, Johal B, Follwell M, Kennecke HF. Chemoradiation with capecitabine and mitomycin-C for stage I–III anal squamous cell carcinoma. Radiat Oncol. 2014;9:124.
31. Oliveira SC, Moniz CM, Riechelmann R, Alex AK, Braghirolli MI, Bariani G, et al. Phase II study of capecitabine in substitution of 5-FU in the chemoradiotherapy regimen for patients with localized squamous cell carcinoma of the anal canal. J Gastrointest Cancer. 2016;47:75-81.
32. James RD, Glynne-Jones R, Meadows HM, Cunningham D, Myint AS, Saunders MP, et al. Mitomycin or cisplatin chemoradiation with or without maintenance chemotherapy for treatment of squamous-cell carcinoma of the anus (ACT II): a randomised, phase 3, open-label, 2 x 2 factorial trial. Lancet Oncol. 2013;14:516-24.
33. Gunderson LL, Winter KA, Ajani JA, Pedersen JE, Moughan J, Benson AB 3rd, et al. Long-term update of US GI Intergroup RTOG 98-11 phase III trial for anal carcinoma: survival, relapse, and colostomy failure with concurrent chemoradiation involving fluorouracil/mitomycin versus fluorouracil/ cisplatin. J Clin Oncol. 2012;30:4344-51.
34. Moureau-Zabotto L, Viret F, Giovaninni M, Lelong B, Bories E, Delpero JR, et al. Is neoadjuvant chemotherapy prior to radio-chemotherapy beneficial in T4 anal carcinoma? J Surg Oncol. 2011;104:66-71.
35. Peiffert D, Tournier-Rangeard L, Gérard JP, Lemanski C, François E, Giovannini M, et al. Induction chemotherapy and dose intensification of the radiation boost in locally advanced anal canal carcinoma: final analysis of the randomized UNICANCER ACCORD 03 trial [published correction appears in J Clin Oncol Nov 1;30(31):3903, 2012]. J Clin Oncol. 2012;30(16):1941-8.
36. Deutsch E, Lemanski C, Pignon JP, Levy A, Delarochefordiere A, Martel-Lafay I, et al. Unexpected toxicity of cetuximab combined with conventional chemoradiotherapy in patients with locally advanced anal cancer: results of the UNICANCER ACCORD 16 phase II trial. Ann Oncol. 2013;24:2834-8.
37. Olivatto LO, Vieira FM, Pereira BV, Victorino AP, Bezerra M, Araujo CM, et al. Phase 1 study of cetuximab in combination with 5-fluorouracil, cisplatin, and radiotherapy in patients with locally advanced anal canal carcinoma. Cancer. 2013;119:2973-80.
38. Garg MK, Zhao F, Sparano JA, Palefsky J, Whittington R, Mitchell EP, et al. Cetuximab plus chemoradiotherapy in immunocompetent patients with anal carcinoma: a phase II Eastern Cooperative Oncology Group-American College of Radiology Imaging Network Cancer Research Group trial (E3205). J Clin Oncol. 2017;35:718-26.
39. Sparano JA, Lee JY, Palefsky J, Henry DH, Wachsman W, Rajdev L, et al. Cetuximab plus chemoradiotherapy for HIV-associated anal carcinoma: a phase II AIDS Malignancy Consortium trial. J Clin Oncol. 2017;5:727-33.
40. John M, Pajak T, Flam M, Hoffman J, Markoe A, Wolkov H, et al. Dose escalation in chemoradiation for anal cancer: preliminary results of RTOG 92-08. Cancer J Sci Am. 1996;2:205-11.
41. Ferrigno R, Nakamura RA, Dos Santos Novaes PE, Pellizzon AC, Maia MA, Fogarolli RC, et al. Radiochemotherapy in the conservative treatment of anal canal carcinoma: retrospective analysis of results and radiation dose effectiveness. Int J Radiat Oncol Biol Phys. 2005;61:1136-42.
42. Konski A, Garcia M Jr, John M, Krieg R, Pinover W, Myerson R, et al. Evaluation of planned treatment breaks during radiation therapy for anal cancer: update of RTOG 92-08. Int J Radiat Oncol Biol Phys. 2008;72:114-8.
43. Ajani JA, Winter KA, Gunderson LL, Pedersen J, Benson AB 3rd, Thomas CR Jr, et al. Fluorouracil, mitomycin, and radiotherapy vs fluorouracil, cisplatin, and radiotherapy for carcinoma of the anal canal: a randomized controlled trial. JAMA. 2008;299:1914-21.
44. Ortholan C, Resbeut M, Hannoun-Levi JM, Teissier E, Gerard JP, Ronchin P, et al. Anal canal cancer: management of inguinal nodes and benefit of prophylactic inguinal irradiation (CORS-03 Study). Int J Radiat Oncol Biol Phys. 2012;82(5):1988-95.
45. Tanabe T, Shida D, Komukai S, Nakamura Y, Tsukamoto S, Kanemitsu Y. Long-term outcomes after surgical dissection of inguinal lymph node metastasis from rectal or anal canal adenocarcinoma. BMC Cancer 19(1):733, 2019.
46. Rousseau DL Jr, Petrelli NJ, Kahlenberg MS. Overview of anal cancer for the surgeon. Surg Oncol Clin N Am. 2004;13(2):249-62.
47. Pocard M, Tiret E, Nugent K, Dehni N, Parc R. Results of salvage abdominoperineal resection for anal cancer after radiotherapy. Dis Colon Rectum. 1998;41(12):1488-93.
48. Benson AB, Venook AP, Al-Hawary MM, Cederquist L, Chen YJ, Ciombor KK, et al. Anal carcinoma, version 2.2018, NCCN clinical practice guidelines in oncology. J Natl Compr Canc Netw. 2018;16(7):852-71.
49. Hardt J, Mai S, Weiß C, Kienle P, Magdeburg J. Abdominoperineal resection and perineal wound healing in recurrent, persistent, or primary anal carcinoma. Int J Colorectal Dis. 2016;1(6):1197-203.
50. Bartelink H, Roelofsen F, Eschwege F, Rougier P, Bosset JF, Gonzalez DG, et al. Concomitant radiotherapy and chemotherapy is superior to radiotherapy alone in the treatment of locally advanced anal cancer: results of a phase III randomized trial of the European Organization for Research and Treatment of Cancer Radiotherapy and Gastrointestinal Cooperative Groups. J Clin Oncol. 1997;15(5):2040-2049.
51. Northover J, Glynne-Jones R, Sebag-Montefiore D, James R, Meadows H, Wan S, et al. Chemo- radiation for the treatment of epidermoid anal cancer: 13-year follow-up of the first randomised UKCCCR Anal Cancer Trial (ACT I). Br J Cancer. 2010;102(7):1123-1128.

52. Renehan AG, Saunders MP, Schofield PF, O'Dwyer ST. Patterns of local disease failure and outcome after salvage surgery in patients with anal cancer. Br J Surg. 2005;92(5):605-614.
53. Faivre C, Rougier P, Ducreux M, Mitry E, Lusinchi A, Lasser P, et al. 5-fluorouracile and cisplatinum combination chemotherapy for metastatic squamous-cell anal cancer. Bull Cancer. 1999;6(10):861-865.
54. Jaiyesimi IA, Pazdur R. Cisplatin and 5-fluorouracil as salvage therapy for recurrent metastatic squamous cell carcinoma of the anal canal. Am J Clin Oncol. 1993;16(6):536-540.
55. Eng C, Chang GJ, You YN, Das P, Rodriguez-Bigas M, Xing Y, et al. The role of systemic chemotherapy and multidisciplinary management in improving the overall survival of patients with metastatic squamous cell carcinoma of the anal canal. Oncotarget. 2014;5(22):11133-11142.
56. Chiao EY, Giordano TP, Richardson P, El-Serag HB. Human immunodeficiency virus- associated squamous cell cancer of the anus: epidemiology and outcomes in the highly active antiretroviral therapy era. J Clin Oncol. 2008;26:474-9.
57. Seo Y, Kinsella MT, Reynolds HL, Chipman G, Remick SC, Kinsella TJ. Outcomes of chemoradiotherapy with 5-Fluorouracil and mitomycin C for anal cancer in immunocompetent versus immunodeficient patients. Int J Radiat Oncol Biol Phys. 2009;75:143-9.
58. Koh DM, Dzik-Jurasz A, O'Neill B, Tait D, Husband JE, Brown G. Pelvic phased-array MR imaging of anal carcinoma before and after chemoradiation. Br J Radiol. 2008;81(962):91-98.
59. Renehan AG, O'Dwyer ST. Management of local disease relapse. Colorectal Dis. 2001;13(suppl 1):44-52.
60. Garrett K, Kalady MF. Anal neoplasms. Surg Clin N Am. 2010;90:147-61.
61. Chan DK, Tan KK. Anal adenocarcinoma presenting as a non-healing ischiorectal wound. J Gastrointest Surg. 2017;21(3):604-5.
62. AFIP. Atlas of tumor pathology. 3rd series. Fascicle 32. Washington: AFIP; 2003.
63. Kulkarni MP, Momin YA, Pandav AB, Sulhyan KR. Adenocarcinoma of the anal canal: a report of two cases with review of literature. Indian J Pathol Microbiol. 2016;59:404-6.
64. Hongo K, Kazama S, Sunami E, Kitayama J, Watanabe T. Perianal adenocarcinoma associated with anal fistula: a report of 11 cases in a single institution focusing on treatment and literature review. Hepatogastroenterology. 2013;60(124):720-6.
65. Díaz-Vico T, Fernández-Martínez D, García-Gutiérrez C, Suárez-Sánchez A, Cifrián-Canales I, Mendoza-Pacas GE, et al. Mucinous adenocarcinoma arising from chronic perianal fistula-a multidisciplinary approach. J Gastrointest Oncol. 2019;10(3):589-96.
66. Franklin RA, Giri S, Valasareddy P, Lands LT, Martin MG. Comparative survival of patients with anal adenocarcinoma, squamous cell carcinoma of the anus and rectal adenocarcinoma. Clin Colorectal Cancer. 2016;3:48-53.
67. McKenna NP, Bergquist JR, Habermann EB, Chua HK, Kelley SR, Mathis KL. Surgery and chemotherapy are associated with improved overall survival in anal adenocarcinoma: results of a national cohort study. Int J Colorectal Dis. 2019;34(4):607-12.
68. Buschke A, Lowenstein L. Uber carcinomahnliche condylomata Acuminata des penis. Kiln Wochenschr. 1925;4:726-8.
69. Knoblich R, Failing J. Giant condyloma acuminatum (Buschke Lowenstein tumor) of the rectum. Am J Clin Pathol. 1967;48(4):398-5.
70. Braga JC, Nadal SR, Stiepcich M, Framil VM, Muller H. Buschke-Loewenstein tumor: identification of HPV type 6 and 11. An Bras Dermatol. 2012;87(1):131-4.
71. Chu QD, Vezeridis MP, Libbey NP, Wanebo HJ. Giant condyloma acuminatum (Buschke-Lowenstein tumor) of the anorectal and perianal regions. Analysis of 42 cases. Dis Colon Rectum. 1994;37(9):950-7.
72. Papiu HS, Dumnici A, Olariu T, Onita M, Hornung E, Goldis D, et al. Perianal giant condyloma acuminatum (Buschke-Löwenstein tumor). Case report and review of the literature. Chirurgia. 2011;106(4):535-9.
73. Nambudiri VE, Mutyambizi K, Walls AC, Fisher DC, Bleday R, Saavedra AP. Successful treatment of perianal giant condyloma acuminatum in an immunocompromised host with sys- temic interleukin 2 and topical cidofovir. JAMA Dermatol. 149(9):1068-70.
74. Grodner C, Henn A, Lelièvre JD, Gallien S. Successful improvement of Buschke-Löwenstein tumour in an HIV-infected patient with antiretroviral therapy alone. BMJ Case Rep 2016:bcr2016217753.
75. Indinnimeo M, Impagnatiello A, D'Ettorre G, Bernardi G, Moschella CM, Gozzo P, et al. Buschke-Löwenstein tumor with squamous cell carcinoma treated with chemo-radiation therapy and local surgical excision: report of three cases. World J Surg Oncol. 2013;11:231.
76. Gholam P, Enk A, Hartschuh W. Successful surgical management of giant condyloma acuminatum (Buschke-Löwenstein tumor) in the genitoanal region: a case report and evaluation of current therapies. Dermatology. 2009;218(1):56-9.
77. Lucena MT, Góis LH, Apel A, Filho JF, Silva MJM, Justo CRE, et al. Buschke-Loewenstein Tumor: a case series from Brazil. J Coloproctol. 2014;34(4):202-9.
78. Moore W. Recurrent melanosis of the rectum after previous removal from the verge of the anus in a managed 65. Lancet. 1857;1:290-4.
79. Schaefer T, Satzger I, Guzmer R. Clinical prognosis and new therapeutic options in patients with mucosal melanoma. A retrospective analysis of 75 patients. Medicine. 2017;96:1-7.
80. Cagir B, Whiteford MH, Topham A, Rakinic J, Fry RD. Changing epidemiology of anorectal melanoma. Dis Colon Rectum. 199;42:1203-8.
81. Pessaux P, Pocard M, Elias D, Duvillard P, Avril MF, Zimmerman P, et al. Surgical management of primary anorectal melanoma. Br J Surg. 2004;1:1183-7.
82. Chang AE, Karnell LH, Menck HR. The National Cancer Data Base report on cutaneous and noncutaneous melanoma: a summary of 84,836 cases from the past decade. The American College of Surgeons Commission on Cancer and the American Cancer Society. Cancer. 1998;3:1664-78.
83. Iddings DM, Fleisig AJ, Chen SL, Faries MB, Morton DL. Practice patterns and outcomes for anorectal melanoma in the USA, reviewing three decades of treatment: is more extensive surgical resection beneficial in all patients? Ann Surg Oncol. 2010;17:40-4.
84. Singer M, Mutch MG. Anal melanoma. Clin Colon Rectal Surg. 2006;19(2):78-87.
Nusrath S, Thammineedi SR, Patnaik SC, Raju KVVN, Pawar S, Goel V, et al. Anorectal malignant melanoma-defining the optimal surgical treatment and prognostic factors. Indian J Surg Oncol. 2018;9(4):519-23.
85. Zhang S, Gao F, Wan D. Abdominoperineal resection or local excision? A survival analysis of anorectal malignant melanoma with surgical management. Melanoma Res. 2010;20(4):338-41.
86. Matsuda A, Miyashita M, Matsumoto S, Takahashi G, Matsutani T, Yamada T, et al. Abdominoperineal resection provides better local control but equivalent overall survival to local excision of anorectal malignant melanoma: a systematic review. Ann Surg. 2015;261(4):670-7.

87. Ramakrishnan AS, Mahajan V, Kannan R. Optimizing local control in anorectal melanoma. Indian J Cancer. 2008;45:13-9.
88. Ballo MT, Gershenwald JE, Zagars GK, Lee JE, Mansfield PF, Strom EA, et al. Sphincter-sparing local excision and adjuvant radiation for anal-rectal melanoma. J Clin Oncol. 2002;20:4555-8.
89. Ford MM, Kauffmann RM, Geiger TM, Hopkins MB, Muldoon RL, Hawkins AT. Resection for anal melanoma: is there an optimal approach? Surgery. 2018;164(3):466-72.
90. Fields AC, Goldberg J, Senturk J, Saadat LV, Jolissaint J, Shabat G, et al. Contemporary surgical management and outcomes for anal melanoma: a national cancer database analysis. Ann Surg Oncol. 2018;25(13):3883-8.
91. Davies H, Bignell GR, Cox C, Stephens P, Edkins S, Clegg S, et al. Mutations of the BRAF gene in human cancer. Nature 2002;417:949-54.
92. Knowles J, Lynch A, Warrier S. A case series of anal melanoma including the result of treatment with imatinib in selected patients. Colorectal Dis. 2015;18:877-82.
93. Marchesa P, FazioVW OS, GoldblumJR LIC, Milsom JW. Long-term outcome of patients with perianal Paget's disease. Ann Surg Oncol. 1997;4:475-80.
94. Lian P, Gu WL, Zhang Z, Cai GX, Wang MH, Xu Y, et al. Retrospective analysis of perianal Paget's disease with underlying anorectal carcinoma. World J Gastroenterol. 2010;16:2943-8.
95. Lopes Filho LL, Lopes IM, Lopes LR, Enokihara MM, Michalany AO, Matsunaga N. Mammary and extramammary Paget's disease. An Bras Dermatol. 2015;90:225–31, 2015.
96. Lo O, Li G, Law W. Management of extramammary Paget's disease involving the dentate line without abdominoperineal resection. Tech Coloproctol 20:419-22.
97. Amin R. Perianal Paget's disease. Br J Radiol. 1999;72(858):610-2.
98. Boehringer A, Leiter U, Metzler G, Moehrle M, Garbe C, Breuninger H. Extramammary Paget's disease: extended subclinical growth detected using three dimensional histology in routine paraffin procedure and course of the disease. Dermatol Surg. 2011;37:1417-26.
99. Vereecken P, Awada A, Ghanem G, Marques da Costa C, Larsimont D, Simoens C, et al. A therapeutic approach to perianal extramammary Paget's disease: topical imiquimod can be useful to prevent or defer surgery. Med Sci Monit. 2007;13(6):CS75-7.
100. King B, Park S, Chang H. The effectiveness of mapping biopsy in patients with extramammary Paget's disease. Arch Plast Surg. 2014;41:753-8.
101. Perez DR, Trakarnsanga A, Shia J, Nash GM, Temple LK, Paty PB, et al. Management and outcome of perianal Paget's disease: a 6-decade institutional experience. Dis Colon Rectum. 2014;57(6):747-51.
102. Nagai Y, Kazama S, Yamada D, Miyagawa T, Murono K, Yasuda K, et al. Perianal and vulvar extramammary Paget's disease: a report of six cases and mapping biopsy of the anal canal. Ann Dermatol. 2016;28:624-8.
103. Ho SJ, Aw DC. Extramammary Paget's disease treated with topical imiquimod 5% cream. Dermatol Ther. 2010;23:423-7.
104. Mann J, Lavaf A, Tejwani A, Ross P, Ashamalla H. Perianal Paget disease treated definitively with radiotherapy. Curr Oncol. 2012;19(6):e496-500.
105. Brown R, Lankester K, McCormack M, Power D, Spittle M. Radiotherapy for perianal Paget's disease. Clin Oncol. 2002;14:272-84.
106. Besa P, Rich TA, Delclos L, Edwards CL, Ota DM, Wharton JT. Extramammary Paget's disease of the perineal skin: role of radiotherapy. Int J Radiat Oncol Biol Phys. 1992;24:73-8.
107. Wollina U, Goldman A, Bieneck A, Abdel-Naser MB, Petersen S. Surgical treatment for extramammary Paget's disease. Curr Treat Options Oncol. 2018;19:27.
108. Bulur I, Boyuk E, Saracoglu ZN, Arik D. Perianal basal cell carcinoma. Case Rep Dermatol. 2015;7:25-8.
109. Espino-Urbina LA, Espinosa-de-los-Monteros A, Dominguez-Cherit J, Chable-Montero F, Vergara-Fernandez O. Basal cell carcinoma of the perianal region: a case report and literature review. Rev Gastroenterol Mex. 2013;78:52-4.
110. Paterson CA, Young-Fadok TM, Dozois RR. Basal cell carcinoma of the perianal region. Dis Colon Rectum. 1999;42:1200-2.
111. Azzaza M, Ammar H, Abdessayed N, Gupta R, Nakhli MS, Chhaider A, et al. Wide local excision for anal GIST: a case report and review of literature. Int J Surg Case Rep. 2017;30:97100.
112. Fletcher CD, Berman JJ, Corless C, Gorstein F, Lasota J, Longley BJ, et al. Diagnosis of gastrointestinal stromal tumors: a consensus approach. Hum Pathol. 2002;33(5):459-65.
113. Miettinen M, Furlong M, Sarlomo-Rikala M, Burke A, Sobin LH, Lasota J. Gastrointestinal stromal tumors, intramural leiomyomas, and leiomyosarcomas in the rectum and anus: a clinicopathologic, immunohistochemical, and molecular genetic study of 144 cases. Am J Surg
114. Pathol. 2001;25:1121-33.
115. Paramythiotis D, Bangeas P, Karakatsanis A, Karayannopoulou G, Michalopoulos A. Anal canal gastrointestinal stromal tumors – report of a rare case and review of the literature. Hippokratia. 2016;20(4):313-6.
116. Gold JS, Dematteo RP. Combined surgical and molecular therapy: the gastrointestinal stromal tumor model. Ann Surg. 2006;244(2):176-84.
117. Gordon PH. Current status – perianal e anal canal neoplasms. Dis Colon Rectum. 1990;33:799-808.
118. Bernick PE, Klimstra DS, Shia J, Minsky B, Saltz L, Shi W, et al. Neuroendocrine carcinomas of the colon and rectum. Dis Colon Rectum. 2004;47:163-9.
119. Enginner R, Mallik S, Mahantshetty U, Shrivastava S. Impact of radiation dose on locoregional control and survival on squamous cell carcinoma of anal canal. Radiotherapy and oncology. 2010;95:283-7.
120. Ajani JA, Winter KA, Gunderson LL, Pedersen J, Benson AB, Thomas Jr CR, et al. Fluorouracil, mitomycin and radiotherapy vs fluorouracil, cisplatin and radiotherapy of the anal canal. A randomized controlled trial. JAMA. 2008;299 (16):1914-21.
121. Akbari RP, Paty PB, Guillen JG, Weiser M, Temple LK, Minsky BD, et al. Oncologic outcomes of salvage surgery for epidermoid carcinoma of the anus initially managed with combined modality therapy. Dis Colon Rectum. 2004;47:1136-44.

OUTROS TUMORES ANORRETAIS E PERIANAIS

CAPÍTULO 40

Mario Jucá

O conteúdo deste capítulo (págs. 675 a 678), encontra-se disponível on-line.

Para acessá-lo, aponte a câmera do seu smartphone ou tablet para a imagem acima.

PARTE VIII DOENÇAS INFLAMATÓRIAS INTESTINAIS (DII) E COLITES

ASPECTOS ATUAIS DA EPIDEMIOLOGIA E ETIOPATOGENIA DAS DII

CAPÍTULO 41

SEÇÃO 41-1

EPIDEMIOLOGIA DAS DOENÇAS INFLAMATÓRIAS INTESTINAIS

Abel Botelho Quaresma ▪ Paulo Gustavo Kotze

O conteúdo desta seção (págs. 681 a 692), encontra-se disponível on-line.

Para acessá-lo, aponte a câmera do seu smartphone ou tablet para a imagem acima.

SEÇÃO 41-2

ETIOPATOGENIA – ASPECTOS ATUAIS

Leandro Minatel Vidal de Negreiros ▪ Raquel Franco Leal

O conteúdo desta seção (págs. 693 a 696), encontra-se disponível on-line.

Para acessá-lo, aponte a câmera do seu smartphone ou tablet para a imagem acima.

CAPÍTULO 42

FISIOPATOLOGIA APLICADA À TERAPIA CLÍNICA

Henrique Sarubbi Fillmann ▪ Heloísa Guedes Müssnich ▪ José Luiz Barbieux

O conteúdo deste capítulo (págs. 697 a 700), encontra-se disponível on-line.

Para acessá-lo, aponte a câmera do seu smartphone ou tablet para a imagem acima.

ASPECTOS CLÍNICOS E DIAGNÓSTICO DIFERENCIAL DAS DII

Sinara Mônica de Oliveira Leite

O conteúdo deste capítulo (págs. 701 a 712), encontra-se disponível on-line.

Para acessá-lo, aponte a câmera do seu smartphone ou tablet para a imagem acima.

POTENCIAL DE MALIGNIZAÇÃO NAS DOENÇAS INFLAMATÓRIAS

Fábio Guilherme Campos ▪ Francisco Sérgio Pinheiro Regadas

O conteúdo deste capítulo (págs. 713 a 716), encontra-se disponível on-line.

Para acessá-lo, aponte a câmera do seu smartphone ou tablet para a imagem acima.

PAPEL DA TERAPIA NUTRICIONAL

Maria Isabel Toulson Davisson Correia ▪ Talita Mayra Resende Ferreira

O conteúdo deste capítulo (págs. 717 a 724), encontra-se disponível on-line.

Para acessá-lo, aponte a câmera do seu smartphone ou tablet para a imagem acima.

TRATAMENTO CLÍNICO DAS DOENÇAS INFLAMATÓRIAS INTESTINAIS

CAPÍTULO 46

SEÇÃO 46-1

ATUALIZAÇÃO SOBRE TRATAMENTO CONVENCIONAL

Mariane Gouvêa Monteiro de Camargo ■ Adérson Omar Mourão Cintra Damião

INTRODUÇÃO

Quando nos referimos às doenças inflamatórias intestinais (DII), incluímos basicamente a retocolite ulcerativa (RCU) e a doença de Crohn (DC). Casos que não são caracterizados como RCU ou DC e não apresentam uma etiologia específica (p. ex., enterocolite actínica, colite isquêmica etc.) são englobados dentro da chamada colite indeterminada e representam menos de 5-10% dos casos de DII.[1-3]

Do ponto de vista etiopatogênico, a DII é hoje considerada o resultado da interação de vários fatores, a saber:[4-10]

1. Fatores genéticos (p. ex., no caso da doença de Crohn, mutações no gene *NOD2/CARD15*, no cromossomo 16, lócus IBD1 etc.).
2. Fatores relacionados com a deficiência no efeito de barreira intestinal (p. ex., alterações nas *tight junctions* ou "junções apertadas", que unem as células epiteliais, redução na produção de defensinas, mucina etc.).
3. Déficit de imunidade inata.
4. Amplificação da resposta imune adquirida.
5. Fatores ambientais (p. ex., consumo de anti-inflamatórios não esteroides, tabagismo piorando a DC etc.).
6. Redução da apoptose de células T e monócitos da lâmina própria intestinal, fazendo com que essas células permaneçam mais tempo na mucosa intestinal, exercendo seus efeitos pró-inflamatórios.
7. Redução da atividade T reguladora (diminuição da tolerância oral, incluindo os antígenos bacterianos que fazem parte da microbiota intestinal habitual).

O maior conhecimento desses fatores etiopatogênicos têm permitido o desenvolvimento de novas alternativas terapêuticas, como no caso dos medicamentos biológicos, e o aprofundamento nos mecanismos de ação de drogas há muito tempo usadas na terapêutica da DII.[11,12]

O tratamento da DII requer medidas pré-tratamento que são fundamentais para o sucesso terapêutico. O diagnóstico deve ser o mais preciso possível, embora nem sempre seja factível afirmar em qual das doenças o paciente se enquadra, e um percentual não desprezível de pacientes com retocolite ulcerativa (RCU) descobre-se portador de doença de Crohn (DC) após anos de acompanhamento. Além disso, determinar o grau de atividade inflamatória (RCU e DC), a extensão (RCU e DC) e o comportamento da doença (DC, formas inflamatória, estenosante e penetrante ou fistulizante) assumem igual relevância.[3,12]

ABORDAGEM GERAL NAS DII

A maioria dos pacientes com DII pode ser tratada em regime ambulatorial. Apenas os pacientes com critérios de gravidade ou infectados, com risco de desenvolvimento de sepse, devem ser internados. Nesses critérios estão incluídos os pacientes desidratados, taquicárdicos ou taquipneicos infectados, subocluídos, desnutridos e os que desenvolvem complicações sérias da doença, como megacólon tóxico, por exemplo.

Ao internar um paciente, o médico deve ter cuidado especial com a hidratação e reposição eletrolítica do paciente, bem como com seu suporte nutricional, especialmente nos que estão sendo preparados para procedimento cirúrgico.[2]

Antes de indicar as opções terapêuticas e orientar as condutas na DII, apresentaremos o arsenal terapêutico convencional disponível para o tratamento da DC e da RCU. Os biológicos serão abordados em outro capítulo. O tratamento clínico da DII visa à rápida e sustentada remissão dos sintomas, com a normalização dos escores de atividade da doença, dos exames laboratoriais e remissão endoscópica.[13]

DERIVADOS SALICÍLICOS

Neste grupo de medicamentos incluímos a tradicional sulfassalazina (SSZ) e a mesalazina. Quando ingerida, a SSZ é desdobrada, no cólon, por ação bacteriana, em sulfapiridina (grandemente absorvida) e ácido 5-aminossalicílico (5-ASA ou mesalazina ou mesalamina), que é pouco absorvido.

A mesalazina é o princípio ativo do medicamento, agindo de forma tópica. Entre os vários mecanismos de ação do 5-ASA estão a inibição da produção de leucotrienos e de anticorpos além da capacidade de assimilação de radicais livres.[14] Ácido fólico (2-5 mg/dia) deve ser dado concomitantemente à SSZ pelo risco de desenvolvimento de anemia macrocítica, um dos efeitos colaterais da SSZ.[12,14]

Além disso, constatou-se que a chance de desenvolvimento do câncer colorretal em pacientes com RCU pode ser substancialmente reduzida com o uso dos derivados salicílicos (p. ex., SSZ, mesalazina) como manutenção.[15] Neste caso, o 5-ASA agiria primariamente impedindo a transformação neoplásica celular e secundariamente reduzindo o processo inflamatório.[16] Efeitos colaterais com a SSZ têm sido relatados em até 45% dos pacientes.[14,17] São, geralmente, dose-dependentes, relacionados com altos níveis séricos de sulfapiridina, ocorrendo principalmente nos indivíduos com baixa capacidade genética de acetilação hepática da droga (acetiladores lentos) e incluem: dor abdominal, náusea, vômitos, anorexia, cefaleia, hemólise, infertilidade masculina, entre outros. Menos frequentemente, os efeitos colaterais com o tratamento com a SSZ podem ser por hipersensibilidade (alergia ou idiossincrasia): febre, *rash* cutâneo, linfadenopatia, Stevens-Johnson, agranulocitose, hepatite, pancreatite e exacerbação da diarreia, por exemplo. Assim, em virtude dos efeitos colaterais da SSZ, foram desenvolvidas estratégias de liberação do 5-ASA (mesalamina nos EUA ou mesalazina na Europa) no trato digestório.[17,18]

A maioria dos pacientes intolerantes ou alérgicos (80-90%) à SSZ tolera bem o 5-ASA, contudo, alguns pacientes (10-20%) reproduzem os efeitos colaterais com a SSZ ao utilizarem o 5-ASA, corroborando o fato de que alguns efeitos colaterais da SSZ são ocasionados pelo 5-ASA e não pela sulfapiridina.[12,14,17,18]

A mesalazina também pode ser empregada na forma de enema ou supositórios, 1 a 4 g/dia. Está indicada na RCU ativa distal (proctite e proctossigmoidite) com índices de melhora clínica, endoscópica e histológica em 60-90% dos casos nas primeiras semanas de tratamento.[12,14]

Embora o uso de derivados salicílicos seja eficaz no tratamento da RCU (fase ativa e em remissão),[19] seu emprego na DC não é recomendado pela falta de eficácia comparada ao placebo em metanálises e ensaios clínicos randomizados.[20-27]

CORTICOIDES

Os corticoides tradicionais (p. ex., prednisona, prednisolona e hidrocortisona) constituem medicamentos eficazes nos casos moderados e graves de DII, na fase ativa. Em 1955, Truelove & Witts publicaram os resultados finais do estudo controlado na RCU ativa, comparando cortisona oral (100 mg/dia) e placebo.[28] Ao final de 6 semanas, cerca de 70% dos pacientes apresentaram remissão (40%) ou melhora clínica (30%). No grupo placebo, os valores para remissão e melhora clínica foram 16% e 25%, respectivamente. Pacientes com o primeiro quadro de agudização de RCU responderam melhor do que os com recaída da doença. Os autores também observaram que os valores para remissão (30%) e melhora (22%) endoscópica foram um pouco menores do que os obtidos para a remissão e melhora clínica.

Na DC ativa, o tratamento com prednisona oral, na dose de 1 mg/kg/dia, levou à remissão clínica 92% dos pacientes ao final de 7 semanas. No entanto, destes pacientes em remissão clínica, somente 29% também apresentavam remissão endoscópica.[29] Ao final de 1 ano, entretanto, os índices de dependência e refratariedade ao corticoide podem atingir até 70%.[30]

De maneira geral, na RCU e DC ativas, de intensidade moderada a grave, prednisona oral (0,75-1 mg/kg/dia) pode ser empregada até a remissão clínica, quando então passamos a diminuir o corticoide (10 mg/semana, até 0,5 mg/kg/dia e, a seguir, 5 mg/semana, até sua retirada completa). Se durante o "desmame" houver recaída da doença, pode-se aumentar o corticoide para a penúltima dose que precedeu aquela em que ocorreu a recaída e proceder a uma nova tentativa de desmame. Contudo, vale ressaltar que atualmente não se admitem as "idas e vindas "com corticoides e, por isso, tão logo o paciente esboce dependência ou refratariedade ao corticoide, o melhor é introduzir medicação imunossupressora (p. ex., azatioprina, 6-mercaptopurina) para permitir o desmame do corticoide.[19,31-33]

Em casos graves, internados, hidrocortisona, 100 mg IV a cada 6 ou 8 horas, pode ser administrada e, em seguida, substituída por prednisona oral tão logo o estado do paciente assim o permita.[19,31-35]

Os efeitos colaterais dos corticoides tradicionais são bem conhecidos, particularmente quando utilizados por tempo prolongado, ainda que em baixas doses: aumento do apetite e do peso, edema, insônia, labilidade emocional, psicose, acne, Cushing, osteoporose, osteonecrose, retarde de crescimento, supressão do eixo hipotálamo-hipófise-suprarrenal, infecções, miopatia, catarata, atrofia de pele, estrias, equimose, fígado gorduroso, diabetes, hipertensão, glaucoma e pancreatite aguda.[12,14]

Por causa dos efeitos colaterais dos corticoides tradicionais, foram desenvolvidos novos corticoides numa tentativa de reduzir tais efeitos. O mais estudado tem sido a budesonida que é rapidamente metabolizada (cerca de 90%) em produtos inativos logo após sua primeira passagem pelo fígado. Um trabalho Canadense, multicêntrico, mostrou que a dose oral de 9 mg/dia de budesonida foi melhor que o placebo na indução da remissão em pacientes com DC moderada de localização ileal, ileocecal e cólon ascendente (51% *versus* 20%, $p < 0,001$), sem aumento dos efeitos colaterais no grupo tratado com a budesonida.[36] Budesonida é comercializada sob a forma de enema (2 mg/100 mL) e comprimidos (3 mg). Assim, budesonida é recomendada na indução da remissão em pacientes com DC leve/moderada do íleo terminal e/ou cólon direito, como alternativa à terapia com corticoides convencionais.[31-33]

ANTIBIÓTICOS

Com o racional de que bactérias intestinais desempenham papel crucial no desencadeamento e manutenção dos processos inflamatórios na DII, diversos antibióticos têm sido testados no seu tratamento.[37,38]

Embora não haja dúvida de que antibióticos sejam úteis em certas situações que podem complicar a DII, como fístulas, abscessos, sepse, infecções em geral e megacólon tóxico, seu uso como tratamento primário da RCU ou DC em atividade ou em remissão é controverso.[39] Os estudos com antibióticos são, em geral, não controlados e com pequeno número de pacientes, o que impede conclusões mais definitivas. Além disso, convém lembrar a preocupação com a infecção pelo *Clostridium difficile* que pode ocorrer com o uso de antibióticos, em especial ciprofloxacina, por sinal um dos antibióticos mais empregados na DII.[38]

Tratamentos com agentes antimicobacterianos, usados para tratamento da tuberculose, foram negativos ou inconclusivos.[38,39]

Metronidazol é um composto nitroimidazólico inicialmente introduzido para o tratamento da tricomoníase vaginal. Nos anos 1970 foi testado de forma não controlada em pacientes com DC ativa (doses de até 20 mg/kg/dia, via oral) com resultados positivos, em especial naqueles com envolvimento do cólon.[38-40] Os resultados animadores iniciais foram seguidos de estudos mais elaborados e controlados. O estudo cooperativo sueco evidenciou, em um modelo *cross-over*, que pacientes com doença predominantemente no cólon que não responderam à SSZ, o fizeram ao mudar para metronidazol (400 mg, 12/12 horas). O contrário, ou seja, os que falharam com metronidazol e migraram para SSZ (3 g/dia), não ocorreu.[41] Nos anos 1990, Sutherland *et al.*,[40] compararam metronidazol em duas dosagens (10 e 20 mg/kg/dia) com o placebo, por 4 meses. Ainda que tenha havido maior queda no índice de atividade da DC (CDAI) nos pacientes nas duas dosagens de metronidazol em relação ao placebo ($p = 0,002$), na mucoproteína ($p = 0,001$) e na proteína C reativa (neste caso os dois grupos de metronidazol em conjunto *versus* placebo, $p < 0,05$), não houve diferença estatisticamente significante em termos de taxa de remissão (CDAI ≤ 150). Os autores confirmaram que os resultados foram mais favoráveis nos pacientes com DC afetando o cólon (p. ex., forma ileocolônica, colônica) do que naqueles com doença restrita ao intestino delgado. Possíveis mecanismos descritos para o metronidazol incluem ação antibiótica (principalmente contra anaeróbios) com impacto na microbiota intestinal e microabscessos no tecido inflamado e inibição da imunidade mediada por células T.[40] Os efeitos colaterais do metronidazol, especialmente quando utilizado por período acima de 4 meses e em doses elevadas (20 mg/kg/dia) são náusea, gosto metálico, intolerância gastrointestinal e neuropatia periférica, por vezes irreversível, caracterizada por parestesia/hipoestesia, sensação de queimação em membros superiores e/ou inferiores.[38-40] Outros trabalhos, não controlados, revelaram benefício do metronidazol em pacientes com DC perianal, geralmente em doses elevadas (20 mg/kg/dia).[34] Metronidazol também foi testado no pós-operatório de pacientes com ressecção ileal/ileocolônica por DC:[42] na dose de 20 mg/kg/dia foi oferecido aos pacientes por 3 meses *versus* o placebo. A recorrência endoscópica em 1 ano foi menor no grupo metronidazol ($p = 0,02$). A recorrência clínica foi também estatisticamente menor após 1 ano, porém, o efeito não se manteve após 2 e 3 anos.[42] Os efeitos colaterais foram mais comuns no grupo metronidazol, o que levou os autores a realizarem estudo semelhante com ornidazol (1 g/dia, oral), por 1 ano.[43] Novamente os resultados mostraram benefício do ornidazol na redução da frequência de recorrências clínica e endoscópica, mas os efeitos colaterais foram também mais prevalentes no grupo ornidazol. A combinação de ciprofloxacina e metronidazol também tem sido testada na DC ativa, em especial na doença perianal.[44] A associação de ciprofloxacina (500 mg, 12/12 h) com metronidazol (1 g/dia) foi equivalente ao tratamento com metilprednisolona (0,7-1 mg/kg), por 12 semanas, na DC ativa, mas houve nítida tendência à superioridade do corticoide (remissão clínica com ciprofloxacina + metronidazol = 46%; corticoide = 63%, $p > 0,05$).[45,46] Em outro estudo, pacientes com DC ativa envolvendo o íleo, cólon direito ou ambos, receberam todos budesonida oral, 9 mg/dia, por 8 semanas. Um grupo também recebeu, concomitantemente, ciprofloxacina (1 g/dia) associada ao metronidazol (1 g/dia) ou placebo. Ao final das 8 semanas, a remissão clínica ocorreu em 33% no grupo antibiótico *versus* 38% no grupo placebo ($p = 0,55$).[47] A análise de subgrupos revelou tendência a um benefício do esquema antibiótico nos pacientes com doença envolvendo o cólon.

Na DC anal/perianal, estudos não controlados com metronidazol (20 mg/kg/dia) mostraram melhora e/ou fechamento de fístulas em 50-60% dos casos tratados.[44] Os resultados costumam surgir após 2 meses de tratamento. Dispepsia, gosto metálico, neuropatia periférica e reação dissulfiram-símile com ingestão alcoólica limitam seu uso prolongado (mais de 4-6 meses) e em doses elevadas (20 mg/kg/dia). A interrupção da medicação gera níveis elevados de recorrência sintomática, podendo alcançar até 78% de recorrência após 4 meses de suspensão da droga. Resultados semelhantes foram obtidos com ciprofloxacina (1-1,5 g/dia) por 3-12 meses.[44] Cefaleia, náusea, diarreia (incluindo a causada por *Clostridium difficile*), e "rash" cutâneo são efeitos colaterais descritos com o uso de ciprofloxacina. Rotura espontânea do tendão de Aquiles também já foi relatada com o uso de ciprofloxacina.[44] A associação ciprofloxacina (1-1,5 g/dia) com metronidazol (500-1.500 mg/dia) também mostrou benefício no tratamento de fístulas perianais em estudos não controlados (até 80% de redução de drenagem ou fechamento das fístulas em 3 meses de tratamento). Os pacientes, no entanto, recorreram após a suspensão da medicação.[44]

Mais recentemente, o uso de antibióticos tem sido avaliado na doença perianal como um elemento adjunto à terapia com imunossupressores ou infliximabe.[48,49] De fato, em estudos preliminares, a combinação de ciprofloxacina (1 g/dia) com infliximabe pareceu mais eficaz que infliximabe somente e o uso de ciprofloxacina (500-1.000 mg/dia) e/ou metronidazol (1-1,5 g/dia) incrementou a ação da azatioprina em pacientes com fístulas perianais.[48,49]

Outros antibióticos têm sido avaliados na DC, como rifaximina (600-1.600 mg/dia, 3 semanas a 6 meses) e claritromicina (500 mg/dia) com resultados iniciais promissores.[50,51]

Na RCU há menos estudos sobre os efeitos de antibióticos. Trabalhos preliminares revelaram algum benefício no curto prazo (em conjunto com a terapia com corticoide) em pacientes com RCU moderada/grave com a tobramicina (120 mg, oral, 8/8h, 7 dias).[52] Ciprofloxacina (500-750 mg, 2 vezes/dia, por 6 meses) também gerou resultados positivos, particularmente no curto prazo.[53]

Na bolsite (*pouchitis*), estudos, na maioria não controlados, têm demonstrado os efeitos benéficos dos antibióticos, a saber, ciprofloxacina (1 g/dia), metronidazol (800 mg-1,2 g/dia), rifaximina (2 g/dia), associação de rifaximina + ciprofloxacina, metronidazol + ciprofloxacina, rifaximina + ciprofloxacina e ciprofloxacina + tinidazol.[38]

IMUNOMODULADORES (OU IMUNOSSUPRESSORES)

Neste grupo de medicamentos comumente incluímos a azatioprina (AZA), a 6-mercaptopurina (6-MP), a cloroquina, a ciclosporina e o metotrexato. Mais recentemente, tacrolimus (FK 506) e micofenolato mofetil têm sido testados. A seguir consideraremos os mais estudados e utilizados: AZA e 6-MP, ciclosporina e metotrexato.[12,14]

Sem dúvida, os imunomoduladores mais estudados na DII e com os quais há considerável experiência acumulada, são a AZA e a 6-MP. Após absorção, a AZA é rapidamente convertida em 6-MP nas hemácias, havendo geração de metabólitos ativos do grupo dos 6-tioguanina nucleotídeos (6-TGN). AZA e 6-MP são potentes imunossupressores, inibindo a atividade de linfócitos T e B além de células NK (*natural killer*). AZA e 6-MP também induzem apoptose celular o que é benéfico para os pacientes com DII, em especial naqueles com DC, cujos linfócitos e monócitos têm redução de apoptose. Em altas doses, AZA também inibe a síntese de prostaglandinas.[12,14]

Na DII, AZA e 6-MP têm sido utilizadas na dose de 2,0-3,0 mg/kg/dia (média de 2,5 mg/kg/dia) e 1-1,5 mg/kg/dia, respectivamente. Ambas são drogas de ação retardada, sendo necessário tempo de uso de pelo menos 3-4 meses antes de qualificarmos a situação como insucesso terapêutico.[19,33]

Estudos bem controlados e metanálises têm revelado a importância da AZA e 6-MP no tratamento da DII. Com exceção das formas graves da DII (pela necessidade de uma resposta mais rápida), todas as situações envolvendo RCU e doença de Crohn (DC) podem ser beneficiadas com o tratamento com AZA ou 6-MP. De maneira geral, o uso de AZA e 6-MP está indicado nas formas corticoide-resistentes (ou refratárias) e corticoide-dependentes, facilitando a redução/suspensão do corticoide (*steroid-sparing effect*), promovendo manutenção da remissão, sendo útil na DC penetrante (fistulizante) e no pós-operatório da DC no sentido de evitar recaídas.[19,20-27,31-33,54]

Os efeitos colaterais da AZA e 6-MP ocorrem em torno de 15% e podem ser: a) de *natureza alérgica,* como febre, *rash* cutâneo, mal-estar, náuseas, vômitos, dor abdominal, diarreia, hepatite e pancreatite ou; b) *não alérgica,* como depressão medular (leucopenia, neutropenia, trombocitopenia, anemia), infecções, alterações de enzimas hepáticas e neoplasia. A frequência de infecções (7%) e de neoplasia (3%, por exemplo, câncer de cólon, de mama, testicular, melanoma e leucemia) é semelhante à esperada na população com DII sem uso de AZA ou 6-MP. Alguns autores, entretanto, têm mostrado um risco quatro vezes maior de desenvolvimento de linfoma não Hodgkin em pacientes que fazem uso de AZA ou 6-MP. Assim, o risco de neoplasia com AZA ou 6-MP, nas doses habitualmente usadas na DII, deve ser contraposto às complicações, limitações, incapacitações e efeitos deletérios da DII em atividade. Semelhantemente, AZA e 6-MP podem ser mantidas durante a gravidez caso o médico julgue a indicação necessária.[12,14]

Ciclosporina é um peptídeo extraído do fungo *Tolypocladium inflatum* que, sem dúvida, revolucionou os transplantes de órgãos e o tratamento de doenças autoimunes. Seu principal mecanismo de ação é a redução na produção de interleucina-2 (IL-2) pelas células T auxiliadoras ("*T-helper*"). Na DII, mostrou-se eficaz na RCU grave, não responsiva após 7-10 dias de corticoterapia e na DC refratária e fistulizante.[19,21,27] As doses normalmente usadas são 2-4 mg/kg/dia, IV, infusão contínua, por 1 a 2 semanas, seguidas da administração oral da droga na dose de 6-8 mg/kg/dia. Os resultados, em curto prazo, são favoráveis e oscilam entre 60-85%, principalmente na RCU.[19,32,35] Em médio e longo prazo, no entanto, a droga não produz bons resultados, a menos que seja acrescentado um imunossupressor do tipo AZA ou 6-MP. Durante o desmame da ciclosporina oral, haverá um período em que o paciente utilizará corticoide, ciclosporina e AZA ou 6-MP. Neste momento, está indicada a profilaxia da pneumonia por *Pneumocystis carinii* com sulfametoxazol/trimetropim. Os grandes óbices à terapêutica com ciclosporina são alto custo, necessidade de monitorização rígida dos seus níveis séricos (idealmente mantidos entre 150 e 350 ng/mL), interação com outras drogas e toxicidade.[19,32,35]

Os efeitos colaterais da ciclosporina são relativamente frequentes, podendo chegar a 50%. São relacionados, em geral, à dose e regridem na maioria das vezes com a redução ou suspensão da droga. São eles, em ordem de frequência: parestesia, hipertensão arterial, hipertricose, insuficiência renal, cefaleia, infecções oportunistas, hiperplasia gengival, tonturas e anafilaxia. Convulsões do tipo "grande mal" podem ocorrer em pacientes com níveis séricos baixos de colesterol (< 120 mg/dL) ou com hipomagnesemia.[19,32,35] Finalmente, existe a rara possibilidade da ciclosporina provocar colite ou jejunite e até mesmo o linfoma. Assim, o emprego da ciclosporina deve ser reservado aos centros com experiência no manejo da droga e com infraestrutura para acompanhar o paciente e tratar as complicações.

Metotrexato (MTX) é um antagonista do folato e interfere na síntese de DNA. Age sobre a atividade de citocinas e mediadores inflamatórios, bloqueando a ligação da IL-1 ao seu receptor e reduzindo a síntese de IL-2, IL-6, IL-8, interferon-gama e leucotrieno B_4.[39] É o principal substituto da AZA ou 6-MP, em casos de intolerância e efeito adverso. Na dose semanal de 15 a 25 mg por via intramuscular ou subcutânea, o MTX promoveu remissão em cerca de 40-60% dos pacientes com DC refratária, após 12 a 16 semanas de tratamento.[47,48] As reações adversas ocorrem em 10 a 25% dos pacientes e incluem: náusea, diarreia, estomatite, leucopenia, queda de cabelo, elevação de transaminases, pneumonia por hipersensibilidade, fibrose ou cirrose hepática. A administração concomitante de ácido fólico (1 a 2 mg/dia, via oral) auxilia na prevenção da estomatite, diarreia e toxicidade medular. Quando MTX é dado em conjunto com sulfametoxazol/trimetropim, AZA ou 6-MP, o risco de leucopenia grave torna-se ainda mais elevado. MTX é teratogênico e pode causar aborto, sendo, portanto, contraindicado em mulheres grávidas ou que desejam engravidar. Na RCU, o MTX não parece trazer benefício.[39]

ABORDAGEM TERAPÊUTICA DA RCU

Diante de um paciente com diagnóstico de RCU, deve-se estabelecer o grau de atividade da doença (leve, moderada ou grave) e a extensão da doença (RCU distal, de hemicólon esquerdo ou pancolite). Para tanto, vale a classificação de atividade da RCU preconizada por Truelove & Witts em 1955, com algumas modificações para o caso da forma grave e fulminante da doença.[1-3,28,35] No caso da avaliação da extensão da doença, a colonoscopia é o método recomendado, evitando-se o procedimento em surtos muito graves da doença.[3,12]

Inicialmente são recomendadas medidas gerais como esclarecimento a respeito da doença, incluindo informações sobre seu caráter crônico, necessidade de retornos e cultivo de uma boa relação médico-paciente. Antidiarreicos e antiespasmódicos devem ser usados com parcimônia pelo risco de desenvolvimento de megacólon tóxico. Tranquilizantes e antidepressivos, se necessários, podem ser prescritos. Atenção deve ser dada à condição nutricional do paciente e o uso de nutrição enteral e/ou parenteral está recomendado para correção da desnutrição e preparo para cirurgia.[55] A diarreia sanguinolenta pode gerar desidratação, anemia e distúrbios hidreletrolíticos, desequilíbrios estes que devem ser devidamente corrigidos. Antibióticos (p. ex., ciprofloxacina, 500 mg de 12/12 h, associada ao metronidazol, 250-500 mg de 8/8 h, ambos por via oral ou intravenosa) estão indicados, a critério médico, em casos graves ou quando há infecção comprovada.[10]

O tratamento medicamentoso da RCU obedece ao esquema tradicional denominado *step-up* ("de baixo para cima"), uma designação que corresponde ao uso inicial de medicamentos com baixo potencial para efeitos colaterais e, na medida em que a doença exigir, progride-se para alternativas mais potentes do ponto de vista terapêutico, porém, com potencial maior de efeitos colaterais (Fig. 46-1-1).[12,14,19]

Dessa forma, em pacientes com RCU leve/moderada, recomenda-se inicialmente o uso de derivados salicílicos (sulfassalazina, 3,0-4,0 g/dia ou mesalazina, 2,4-4,8 g/dia) por via oral. A associação com tratamento tópico (enema de mesalazina em uma dose de ≥ 1 g/d) favorece a indução de remissão na colite distal ativa independentemente da extensão da RCU.[19,32] Caso o paciente não responda a esse tratamento, os corticoides podem ser acrescentados (p. ex., prednisona oral, 0,75-1 mg/kg/dia, sem ultrapassar 60 mg/dia) e retirados paulatinamente (cerca de 5-10 mg/semana) tão logo o paciente entre em remissão clínica. Os derivados salicílicos devem ser mantidos indefinidamente para reduzir a chance de recaídas e prevenir o câncer colorretal (Quadro 46-1-1).[15,16,19,32]

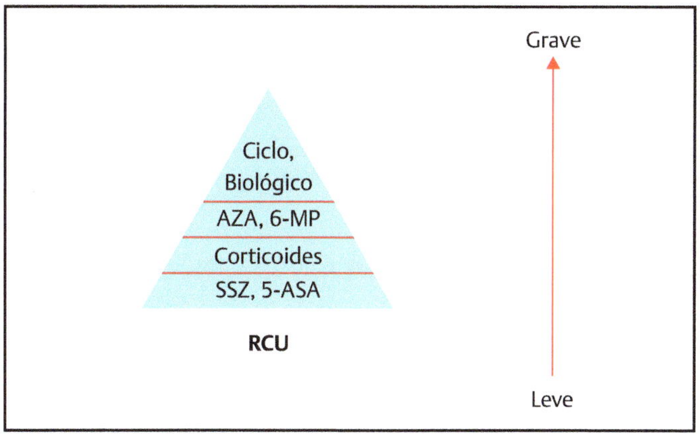

Fig. 46-1-1. Estratégia *step-up* para o tratamento da retocolite ulcerativa (RCU). SSZ: sulfassalazina; 5-ASA: mesalazina; AZA: azatioprina; 6-MP: 6-mercaptopurina; Ciclo: ciclosporina.

Os pacientes dependentes de corticoide (pacientes que requerem doses, ainda que baixas, de corticoide para se manterem oligo ou assintomáticos) e os refratários ao corticoide (pacientes que não respondem após 4-6 semanas de tratamento com corticoide em dose adequada) devem iniciar imunossupressor oral, azatioprina (AZA, 2,0-3,0 mg/kg/dia) ou 6-mercaptopurina (6-MP, 1,0-1,5 mg/kg/dia). Sugere-se iniciar com 50 mg/dia de AZA ou 6-MP e, a seguir, a depender dos exames de sangue periódicos (hemograma para avaliação de leucopenia, transaminases, amilase etc.), evoluir para a dose ideal. Pacientes não responsivos são candidatos à terapia com biológicos (p. ex., antifator de necrose tumoral – anti-TNF, como é o caso do infliximabe e do adalimumabe.[19,32,56] Ciclosporina é outra opção.[19,32]

Em pacientes com RCU moderada/grave, a recomendação é a utilização de corticoide já no início, inclusive por via intravenosa, se for necessário (p. ex., hidrocortisona, 100 mg, cada 6 ou 8 horas). Se o paciente não responder, ciclosporina ou biológico está indicado.[19,31,35] Em todas essas situações mais

Quadro 46-1-1. Derivados Salicílicos no Tratamento da Tetocolite Ulcerativa (RCU)

Droga	Nome Comercial	Doses	
		RCU ativa	RCU Remissão
Mesalazina tópica	Asalit (supositório – sup - 250 mg; enema 3 g)* Rowasa, Salofalk, Mesasal (enema 4 g) Pentasa (sup e enema 1 g)* Chron-ASA 5 (enema 2 e 3 g)* Mesacol (sup. 250 e 500 mg)*	1-4 g/dia	1 g/dia ou 1-4 g a cada 2 ou 3 dias
Mesalazina oral	Mesacol (400 mg, 800 mg)* Asalit (400 mg)* Pentasa (500 mg)* Mesacol MMX (1,2 g)* Pentasa sachê (1 g, 2 g)*	3-4,8 g/dia	2-3 g/dia
Sulfassalazina (oral)	Azulfin (500 mg)*	2-4 g/dia	2-4 g/dia
Olsalazina (oral)	Dipentum (500 mg)	2-3 g/dia	1-3 g/dia
Balsalazida (oral)	Colazal, Colazide (750 mg)	2,25-6,75 g/dia	2,25-6,75 g/dia

Produtos marcados com * são comercializados no Brasil.

graves ou não responsivas, o tratamento cirúrgico deve ser avaliado como uma possível opção. Caso o paciente responda clinicamente, é recomendável a manutenção dos derivados salicílicos. A dosagem maior de mesalazina por comprimido ou por sachê configura uma excelente alternativa para os pacientes com DII em uso de salicilatos, pois aumenta consideravelmente a aderência ao tratamento (Quadro 46-1-1).[18]

ABORDAGEM TERAPÊUTICA NA DOENÇA DE CROHN

Da mesma forma que na RCU, as medidas gerais devem ser seguidas. Semelhantemente, é importante reconhecer o grau de atividade da DC, sua extensão e o seu comportamento (inflamatório, estenosante e penetrante ou fistulizante). Para tanto, estão disponíveis índices de atividade para a doença de Crohn, como o CDAI (*Crohn's Disease Activity Index*) e o índice de Harvey e Bradshaw, entre outros.[1,3] Existem, também, classificações de comportamento da doença, como a de Viena e Montreal.[3] A extensão da doença é avaliada através de exames endoscópicos e de imagem, como tomografia e ressonância nuclear magnética.[11]

Além da estratégia tradicional (*step-up*), existe, na DC, também a sugestão de uma estratégia mais potente e precoce denominada *top-down* (Fig. 46-1-2).[51,52] Na abordagem *step-up*, iniciamos o tratamento com budesonida nos casos leves/moderados de DC ileocecal e/ou de cólon ascendente.[31-33] Em pacientes com doença moderada/grave ou naqueles não responsivos ao tratamento clínico inicial, prednisona pode ser empregada. Caso o paciente seja refratário ou se torne dependente de corticoide, AZA ou 6-MP está indicada.[28-30] Metotrexato (MTX) também é uma opção (25 mg por via intramuscular ou subcutânea/semana, por 12 semanas, seguida de manutenção com 15 mg/semana).[31-33,39,57,58] A não resposta a essas medidas coloca em foco a terapia biológica.[56,59] Em crianças e adolescentes, a terapia nutricional exclusiva, em geral por via enteral (dietas poliméricas ou oligoméricas) por 6-8 semanas, constitui medida primária eficaz na maioria dos casos (resposta clínica de 70-80%).[32,60,61]

A manutenção com AZA ou 6-MP é eficaz, inclusive no pós-operatório.[54] O mesmo se aplica à terapia de manutenção com os biológicos.[62-64] Os corticoides não são drogas úteis na manutenção da remissão na DC.[31-33] A estratégia *step-up*, apesar de amplamente difundida, não parece afetar a história natural da doença,[65] contudo melhora os índices de qualidade de vida.

Na estratégia *top-down* inicia-se o tratamento com biológicos e imunossupressores (p. ex., AZA, 6-MP ou MTX), evitando-se o uso de corticoides (Fig. 46-1-2b).[66,67] Tal estratégia mostrou-se mais eficaz que a *step-up* em pacientes com DC moderada/grave. De fato, a remissão endoscópica em dois anos com a estratégia *top-down* foi bem superior à obtida com a abordagem *step-up* (73,1% *top-down versus* 30,4% *step-up*, p < 0,002) (Fig. 46-1-3).[66] Também, pelo menos em curto prazo, houve redução nos índices de hospitalização e cirurgia com o uso de biológicos.[13,59,66,67] Em pacientes com DC moderada/grave, dependentes de corticoide ou refratários ao tratamento habitual, virgens de imunossupressores, a associação de biológico (infliximabe) a imunossupressor oral (AZA) foi mais eficaz que AZA ou infliximabe isoladamente (estudo SONIC).[68] Assim, em casos selecionados, como por exemplo, em pacientes jovens, pacientes com DC perianal e pacientes com DC suficientemente grave para merecer de início corticoide em altas doses, a estratégia *top-down* parece ser útil, com índices de remissão endoscópica apreciáveis e potencial para impactar a história natural da doença.[13,59,66,67]

Finalmente, a estratégia "*step-up* acelerado" também é hoje bem considerada. Consiste na utilização de imunossupressores orais (ou MTX) mais precocemente, por vezes já em combinação com corticoide, suspendendo-se o corticoide a seguir e mantendo-se o imunossupressor.[31-33] Os cursos prolongados de corticoide oral bem como a sua reintrodução frequentes não são mais aceitos hoje, devendo-se também evitar o seu uso na terapia de manutenção.

Atenção especial deve ser dada à questão da recorrência pós-operatória na DC e na possibilidade de se prevenir a recorrência clínica e/ou endoscópica com tratamento clínico.[54,62-64] D'Haens *et al.*[69] avaliaram pacientes com DC submetidos à ressecção ileal ou ileocecal, com anastomose ileocolônica. Os pacientes considerados de alto risco para recorrência (um

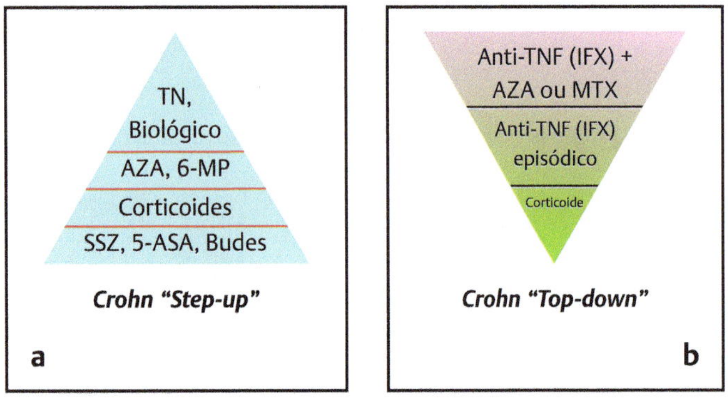

Fig. 46-1-2. Abordagem tradicional (*step-up*) da doença de Crohn (**a**) e estratégia *top-down* (**b**). SSZ: sulfassalazina; 5-ASA: mesalazina; AZA: azatioprina; 6-MP: 6-mercaptopurina; TN: terapia nutricional; Budes: budesonida; MTX = metotrexato; anti-TNF (no caso o infliximabe – IFX foi o biológico testado; foi usado de forma episódica depois da indução).

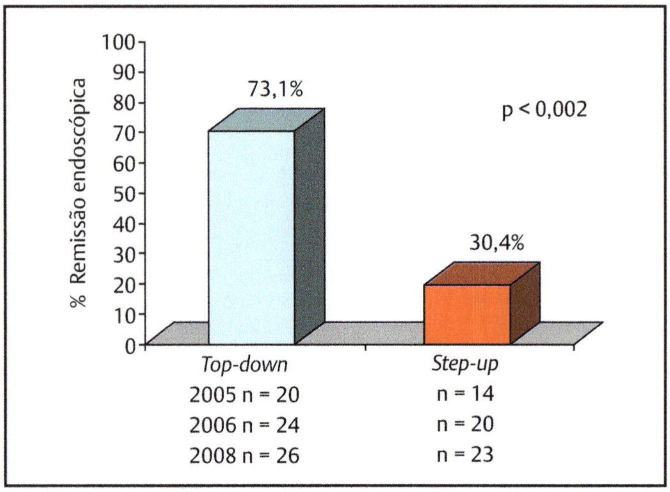

Fig. 46-1-3. Remissão endoscópica após 2 anos na doença de Crohn. Comparação entre a estratégia *step-up* e a *top-down*.

dado pelo menos dentre os seguintes: paciente com menos de 30 anos, tabagismo, uso de corticoide nos últimos 3 meses, ressecção intestinal anterior, doença penetrante) receberam, todos eles, no pós-operatório (dentro de 15 dias), metronidazol (750 mg/dia) por 3 meses. Um grupo também recebeu AZA (100 mg/dia, se peso < 60 kg, e 150 mg/dia, se peso > 60 kg) concomitantemente por 12 meses e outro recebeu placebo. Ao final de 1 ano a recorrência endoscópica foi menor no grupo metronidazol + AZA.[69] Os efeitos colaterais foram igualmente distribuídos nos dois grupos. Os autores concluíram pelo uso da estratégia metronidazol + AZA para prevenir recorrência pós-operatória em pacientes com alto risco para recorrência. Reinisch *et al.*[70] compararam mesalazina (4 g/dia) com AZA (2-2,5 mg/kg/dia) em pacientes com recorrência endoscópica pós-operatória (avaliada 6-24 meses após a cirurgia). Após 1 ano houve maior recorrência clínica no grupo mesalazina quando comparado à AZA e a melhora endoscópica foi mais evidente no grupo AZA. Entretanto, ao contrário do trabalho de D'Haens *et al.*,[69] houve mais efeitos colaterais no grupo AZA, talvez pela forma diferente de oferta da AZA. Apesar disso, os autores concluíram pelo uso de AZA nos pacientes com recorrência endoscópica importante (índices i2a, i3 e i4 na classificação modificada de Rutgeerts), avaliada preferencialmente 6-12 meses após o evento cirúrgico.[70] Agentes anti-TNF também têm evidência na prevenção de recorrência pós-operatória na DC.[62,63]

Finalmente, a terapia nutricional na DC é recomendada em pacientes desnutridos e naqueles que serão submetidos a tratamento cirúrgico.[55] A suplementação nutricional, vitamínica e de sais minerais frequentemente é requerida. Em crianças e adolescentes, como já mencionado, a terapia nutricional (via enteral com sonda ou por via oral, se tolerada) pode ser utilizada como medida exclusiva e primária, em substituição aos corticoides, com nítidas vantagens no ritmo de crescimento.[60,61]

REFERÊNCIAS BIBLIOGRÁFICAS

1. Damião AOMC, Sipahi AM. Doença inflamatória intestinal. In: Castro LP, Coelho LGV eds. Gastroenterologia. Rio de Janeiro: Editora MEDSI, 2004. p. 1105-49.
2. Damião AOMC, Rodrigues M, Damião EBC, Leite AZA, Sipahi AM. Doença inflamatória intestinal. Rev Bras Med. 2006;63:108-22.
3. Damião AOMC, Mazo DFC, Zanandréa EF. Doença inflamatória intestinal. In: Zaterka S, Magalhães AFN (eds). Guideline em Gastroenterologia da Federação Brasileira de Gastroenterologia. Rio de Janeiro, RJ: Elsevier Editora Ltda, 2008. p. 13-42.
4. Abraham C, Cho JH. Inflammatory bowel disease. N Engl J Med. 2009;361:2066-78.
5. Baumgart D, Carding SR. Inflammatory bowel disease: cause and immunobiology. Lancet. 2007;369:1627:1640.
6. Damião AOMC. Bases imunológicas e fisiopatológicas da doença inflamatória intestinal. In: Guia Prático da doença inflamatória intestinal. In: Quilici F (ed). Rio de Janeiro, RJ: Editora Elsevier Ltda, 2007. p. 29-48.
7. Ippoliti A, Devlin S, Mei L, Yang H, Papadakis KA, Vasiliauskas EA, et al. Combination of innate and adaptive immune alterations increased the likelihood of fibrostenosis in Crohn's disease. Inflamm Bowel Dis. 2010;16:1279-85.
8. Marks DJ, Harbord MW, MacAllister R, Rahman FZ, Young J, Al-Lazikani B, et al. Defective acute inflammation in Crohn's disease: a clinical investigation. Lancet. 2006:367:668-78.
9. Sartor RB. Mechanisms of disease: pathogenesis of Crohn's disease and ulcerative colitis. Nature Clin Pract. 2006;3:390-407.
10. Von der Weid P, Rainey KJ. Review article: lymphatic system and associated adipose tissue in the development of inflammatory bowel disease. Aliment Pharmacol Ther. 2010;32:697-711.
11. Damião AOMC. Doença de Crohn: novas opções terapêuticas. Cond Terap Gastroenterol. 2007;10:30-44.
12. Baumgart D, Sandborn WJ. Inflammatory bowel disease: clinical aspects and established and evolving therapies. Lancet. 2007;369:1641-57.
13. Van Assche G, Vermeire S, Rutgeerts P. The potential for disease modification in Crohn's disease. Nat Rev Gastroenterol Hepatol. 2010;7:79-85.
14. Damião AOMC. Doença Inflamatória Intestinal. In: Farmacologia. Silva P (ed). 8. ed. Rio de Janeiro, RJ: Editora Guanabara Koogan, 2010. p. 896-903.
15. Munkholm P, Loftus EV Jr, Reinacher-Schick A, Kornbluth A, Mittmann U, Esendal B. Prevention of colorectal cancer in inflammatory bowel disease: value of screening and 5-aminosalicylates. Digestion. 2006;73:11-9.
16. D'Haens G. Dysplasia and cancer in ulcerative colitis: too many questions, too few answers. Digestion. 2006;73:9-10.
17. Damião AOMC, Sipahi AM. Derivados salicílicos no tratamento clínico da doença inflamatória intestinal: novas perspectivas. Rev Hosp Clín Fac Med S Paulo. 1989;44:271-8.
18. Ng SC, Kamm MA. Review article: new drug formulations, chemical entities and therapeutic approaches for the management of ulcerative colitis. Aliment Pharmacol Ther. 2008;28:815-29.
19. Kornbluth A, Sachar DB. Ulcerative colitis practice guidelines in adults: American College of Gastroenterology, Practice Parameters Committee. Am J Gastroenterol. 2010;105:501-23.
20. Ford AC, Kane SV, Khan KJ, Achkar JP, Talley NJ, Marshall JK, et al. Efficacy of 5-aminosalicylates in Crohn's disease: systematic review and meta-analysis. Am J Gastroenterol. 2011;106:617-29.
21. Rasmussen SN, Lauritsen K, Tage-Jensen U, Nielsen OH, Bytzer P, Jacobsen O, et al. 5-Aminosalicylic acid in the treatment of Crohn's disease. A 16-week double-blind, placebo- controlled, multicentre study with Pentasa. Scand J Gastroenterol. 1987;22:877-83.
22. Singleton JW, Hanauer SB, Gitnick GL, Peppercorn MA, Robinson MG, Wruble LD, et al. Mesalamine capsules for the treatment of active Crohn's disease: results of a 16-week trial. Pentasa Crohn's Disease Study Group. Gastroenterology .1993;104:1293-301.
23. Tremaine WJ, Schroeder KW, Harrison JM, Zinsmeister AR. A randomized, double-blind, placebo-controlled trial of the oral mesalamine [5-ASA] preparation, Asacol, in the treatment of symptomatic Crohn's colitis and ileocolitis. J Clin Gastroenterol. 1994;19:278-82.
24. Malchow H, Ewe K, Brandes JW, Goebell H, Ehms H, Sommer H, et al. European Cooperative Crohn's Disease Study [ECCDS]: results of drug treatment. Gastroenterology. 1984;86:249-66.
25. Summers RW, Switz DM, Sessions JT Jr, Becktel JM, Best WR, Kern F Jr, et al. National cooperative Crohn's disease study: results of drug treatment. Gastroenterology. 1979;77:847-69.
26. Lim WC, Wang Y, MacDonald JK, Hanauer S. Aminosalicylates for induction of remission or response in Crohn's disease. Cochrane Database Syst ver. 2016;7:CD008870.
27. Truelove SC, Witts LJ. Cortisone in ulcerative colitis. Final report on a therapeutical trial. Br Med J. 1955;2:1041-8.
28. Modigliani R, Mary J, Simon J. Clinical, biological and endocopic picture of attacks of Crohn's disease. Evolution on prednisolone. Gastroenterology. 1990;98:811-8.

29. Munkholm P, Langholz E, Davidsen M, Binder V. Frequency of glucocorticoid resistance and dependency in Crohn's disease. Gut. 1994;35:360-2.
30. Lichtenstein GR, Hanauer SB, Sandborn WJ; Practice Parameters Committee of American College of Gastroenterology. Management of Crohn's disease in adults. Am J Gastroenterol. 2009;104:465-83.
31. Brazilian Study Group of Inflammatory Bowel Diseases. Consensus Guidelines for the management of inflammatory bowel disease. Arq Gastroenterol. 2010;47:313-25.
32. Torres J, Bonovas S, Doherty G, Kucharzik T, Gisbert JP, Raine T, et al. ECCO Guidelines on Therapeutics in Crohn's Disease: Medical Treatment. J Crohns Colitis. 2020 Jan 1;14(1):4-22.
33. Modigliani R. Optimal use of old drugs. In: Caprilli R, ed. Inflammatory Bowel Disease–Trigger Factors and Trends in Therapy. Stuttgart, Germany: Schattauer, 1997. p. 129-41.
34. Daperno M, Sostegni R, Rocca R, Rigazio C, Scaglione N, Castellino F, Ercole E, et al. Review article: medical treatment of severe ulcerative colitis. Alimen Pharmacol Ther. 2002;16 (Suppl 4):7-12.
35. Greenberg GR, Feagan BG, Martin F, Sutherland LR, Thomson AB, Williams CN, et al. Oral budesonide for active Crohn's disease. Canadian Inflammatory Bowel Disease Study Group. N Engl J Med. 1994;331:836-41.
36. Man SM, Kaakoush NO, Mitchell HM. The role of bacteria and pattern-recognition receptors in Crohn's disease. Nat Rev Gastroenterol Hepatol. 2011;8:152-68.
37. Keohane J, Shanahan F. Therapeutic manipulation of the microbiota in inflammatory bowel disease: antibiotics and probiotics. In: Inflammatory Bowel Disease: translating basic science into clinical practice. Targan SR, Shanahan F, Karp LC (ed.). Wiley-Blackwell Publishing Ltd, UK, 2010. p. 392-401.
38. Feagan B, McDonald JWD. Crohn's disease. In: McDonald JWD, Burroughs AK, Feagan BG, Fennerty MB (eds.). Evidence-based gastroenterology & hepatology. 3rd ed. Wiley-Blackwell Publishing Ltd, UK, 2010. p. 211-31.
39. Sutherland L, Singleton J, Sessions J, Hanauer S, Krawitt E, Rankin G, et al. Double-blind, placebo controlled trial of metronidazole in Crohn's disease. Gut. 1991;32:1071-5.
40. Ursing B, Alm T, Bárány F, Bergelin I, Ganrot-Norlin K, Hoevels J, et al. A comparative study of metronidazole and sulfasalazine for active Crohn's disease: the cooperative Crohn's disease study in Sweden. II . Result. Gastroenterology. 1982;83:550-62.
41. Rutgeerts P, Hiele M, Geboes K, Peeters M, Penninckx F, Aerts R, et al. Controlled trial of metronidazole treatment for prevention of Crohn's recurrence after ileal resection. Gastroenterology. 1995;108:1617-21.
42. Rutgeerts P, Van Assche G, Vermeire S, D'Haens G, Baert F, Noman M, et al. Ornidazole for prophylaxis of postoperative Crohn's disease recurrence: a randomized, double-blind, placebo-controlled trial. Gastroenterology. 2005;128:856-61.
43. Bressler B, Sands BE. Review article: medical therapy for fistulizing Crohn's disease. Aliment Pharmacol Ther. 2006;24:1283-93.
44. Colombel JF, Lémann M, Cassagnou M, Bouhnik Y, Duclos B, Dupas JL, et al. A controlled trial comparing ciprofloxacin with mesalazine for the treatment of active Crohn's disease. Groupe d'Etudes Therapeutiques des Affections Inflammatoires Digestives (GETAID). Am J Gastroenterol. 1999;94:674-8.
45. Prantera C, Zannoni F, Scribano ML, Berto E, Andreoli A, Kohn A, et al. An antibiotic regimen for the treatment of active Crohn's disease: a randomized, controlled clinical trial of metronidazole plus ciprofloxacin. Am J Gastroenterol. 1996;91:328-32.
46. Steinhart AH, Feagan BG, Wong CJ, Vandervoort M, Mikolainis S, Croitoru K, et al. Combined budesonide and antibiotics therapy for active Crohn's disease: a randomized controlled trial. Gastroenterology. 2002;123:33-40.
47. West RL, van der Woude CJ, Hansen BE, Felt-Bersma RJ, van Tilburg AJ, Drapers JA, et al. Clinical and endosonographic effect of ciprofloxacin on the treatment of perianal fistulae in Crohn's disease with infliximab: a double-blind placebo – controlled study. Aliment Pharmacol Ther. 2004;20:1329-36.
48. Dejaco C, Harrer M, Waldhoer T, Miehsler W, Vogelsang H, Reinisch W. Antibiotic and azathioprine for the treatment of perianal fistulas in Crohn's disease. Aliment Pharmacol Ther. 2003;18:1113-20.
49. Prantera C, Lochs H, Campieri M, Scribano ML, Sturniolo GC, Castiglione F, et al. Antibiotic treatment of Crohn's disease: results of a multicentre, double blind, randomized, placebo-controlled trial with rifaximin. Aliment Pharmacol Ther. 2006;23: 117-25.
50. Leiper K, Morris AI, Rhodes JM. Open label trial of oral clarithromycin in active Crohn's disease. Aliment Pharmacol Ther. 2000;14:801-6.
51. Burke DA, Axon AT, Clayden SA, Dixon MF, Johnston D, Lacey RW. The efficacy of tobramycin in the treatment of ulcerative colitis. Aliment Pharmacol Ther. 1990;4:123-9.
52. Turunen UM, Färkkilä MA, Hakala K, Seppälä K, Sivonen A, Ogren M, et al. Long-term treatment of ulcerative colitis with ciprofloxacin: a prospective, double-blind, placebo-controlled study. Gastroenterology. 1998;115:1072-8.
53. Regueiro M. Management and prevention of postoperative Crohn's disease. Inflamm Bowel Dis. 2009;15:1583-90.
54. Damião AOMC, Amarante D, Pinheiro-César M. Terapêutica nutricional nas doenças inflamatórias intestinais. In: Doenças inflamatórias intestinais. Retocolite ulcerativa e doença de Crohn. Cury DB, Moss AC (eds.). Rio de Janeiro, RJ: Editora Rubio Ltda, 2011. p. 151-70.
55. Damião AOMC. Doença inflamatória intestinal: terapêutica biológica. J Bras Gastroenterol. 2009;9:4-7.
56. Kozarek RA, Patterson DJ, Gelfand MD, Botoman VA, Ball TJ, Wilske KR. Methotrexate induces clinical and histologic remission in patients with refractory inflammatory bowel disease. Ann Intern Med 1989; 110: 353-356.
57. Feagan BG, Rochon J, Fedorak RN, Irvine EJ, Wild G, Sutherland L, et al. Methotrexate for the treatment of Crohn's disease. The North American Crohn's Study Group Investigators. N Engl J Med. 1995;332;292-7.
58. Van Assche G, Vermeire S, Rutgeerts P. Mucosal healing and anti TNFs in IBD. Curr Drug Targets. 2010;11:227-33.
59. Borrelli O, Cordischi L, Cirulli M, Paganelli M, Labalestra V, Uccini S, et al. Polymeric diet alone versus corticosteroids in the treatment of active pediatric Crohn's disease: a randomized controlled open-label trial. Clin Gastroenterol Hepatol. 2006;4:744-53.
60. Berni Canani R, Terrin G, Borrelli O, Romano MT, Manguso F, Coruzzo A, et al. Short- and long-term therapeutic efficacy of nutritional therapy and corticosteroids in paediatric Crohn's disease. Dig Liver Dis. 2006;38:381-7.
61. Regueiro M, Schraut W, Baidoo L, Kip KE, Sepulveda AR, Pesci M, et al. Infliximab prevents Crohn's disease recurrence after ileal resection. Gastroenterology. 2009;136:441-50.
62. Sorrentino D, Paviotti A, Terrosu G, Avellini C, Geraci M, Zarifi D. Low-dose maintenance therapy with infliximab prevents postsurgical recurrence of Crohn's disease. Clin Gastroenterol Hepatol. 2010;8:591-9.
63. Yamamoto T. Prevention of recurrence after surgery for Crohn's disease: efficacy of infliximab. World J Gastroenterol. 2010;16:5405-10.
64. Cosnes J, Cattan S, Blain A, Beaugerie L, Carbonnel F, Parc R, et al. Long-term evolution of disease behavior of Crohn's disease. Inflamm Bowel Dis. 2002;8:244-50.

65. D'Haens G, Baert F, van Assche G, Caenepeel P, Vergauwe P, Tuynman H, et al. Early combined immunosupression or conventional management in patients with newly diagnosed Crohn's disease: an open randomised trial. Lancet. 2008;371:660-7.
66. D'Haens GR. Top-down therapy for IBD: rationale and requisite evidence. Nat Rev Gastroenterol Hepatol. 2010;7:86-92.
67. Colombel JF, Sandborn WJ, Reinisch W, Mantzaris GJ, Kornbluth A, Rachmilewitz D, et al. Infliximab, Azathioprine, or combination therapy for Crohn's disease. N Engl J Med. 2010;362:1383-95.
68. D'Haens GR, Vermeire S, Van Assche G, Noman M, Aerden I, Van Olmen G, et al. Therapy of metronidazole with azathioprine to prevent postoperative recurrence of Crohn's disease: a controlled randomized trial. Gastroenterology. 2008;135:1123-9.
69. Reinisch W, Angelberger S, Petritsch W, Shonova O, Lukas M, Bar-Meir S, et al. Azathioprine versus mesalazine for prevention of postoperative clinical recurrence in patients with Crohn's disease with endoscopic recurrence: efficacy and safety results of a randomised, double-blind, double-dummy, multicentre trial. Gut. 2010;59:752-9.

SEÇÃO 46-2

TERAPIA BIOLÓGICA

Magaly Gemio Teixeira ▪ Alexandre Medeiros do Carmo
Maria Fernanda Zuttin Franzini

INTRODUÇÃO

Um grande progresso na compreensão das doenças inflamatórias intestinais tem ocorrido ao longo das últimas décadas. Aceita-se, atualmente, o fato de que estas doenças sejam o resultado da interação de vários fatores ambientais, da microbiota intestinal, de alterações das respostas imunes adaptativas e inatas e do resultado de múltiplas alterações genéticas. Estes fatores interagem em cada paciente de forma diversa levando à manifestação clínica personalizada, implicando um tratamento individualizado. A complexidade da doença demandará muitos estudos para que se obtenham resultados. A interação da genética com imunobiologia, bioquímica, biologia molecular e engenharia genética, além de tentar elucidar a etiopatogênese permite o desenvolvimento de novas drogas para seu tratamento. Este novo grupo de drogas, chamado de biológicos, abriu perspectivas para induzir e manter a remissão.

O estudo da reação inflamatória mostrou a importância do fator de necrose tumoral alfa (TNF-α). Sua habilidade em recrutar células inflamatórias circulantes para o local da inflamação, em induzir edema, ativar a coagulação, seu papel na formação de granuloma é de relevância na doença inflamatória intestinal. Tanto em modelos animais como em humanos a colite é caracterizada por expressão de altos níveis de TNF-α na mucosa intestinal.[1]

Estes conhecimentos levaram à produção de um anticorpo monoclonal quimérico, o infliximabe, inicialmente conhecido como cA2. No primeiro estudo clínico controlado, 108 pacientes com doença de Crohn moderada a grave, resistente à terapia tradicional, foram divididos em quatro grupos e receberam uma dose única de placebo ou cA2, nas doses de 5, 10 e 20 mg/kg de peso por infusão endovenosa. O objetivo primário do estudo era a obtenção de resposta clínica definida como redução de pelo menos 70 pontos no índice de atividade da doença de Crohn (IADC), 4 semanas após a administração. A resposta foi de 17% no placebo, 81% no grupo que recebeu 5 mg/kg, 50% no grupo de 10 mg/kg e de 64% no grupo de 20 mg/kg. A remissão foi mantida por 3 meses em quase todos os doentes que haviam respondido ao tratamento inicial.[2] Estudo multicêntrico demonstrou que o retratamento com infliximabe foi eficaz e bem tolerado.[3]

O grupo ACCENT 1 realizou estudo controlado randomizado para verificar o benefício da manutenção da terapia com infliximabe em 573 pacientes que haviam respondido à infusão única. Demonstrou que a possibilidade de manutenção da resposta nas semanas 30 e 54 era maior quando associada à terapia de manutenção. Comprovou, ainda, que a possibilidade de interromper os corticosteroides era maior quando o infliximabe era aplicado a intervalos bimensais.[4] Seguiu-se outro trabalho de destaque, pelo mesmo grupo. O objetivo deste era comparar pacientes que recebiam infliximabe de forma continuada a intervalos de oito semanas comparados àqueles que o recebiam de forma esporádica. Verificou-se que a resposta era melhor nos pacientes que recebiam a medicação de forma programada, inclusive com maior índice de cicatrização de mucosa, e que o desenvolvimento de anticorpos contra o infliximabe foi menor. O número de internações e operações também foi menor no grupo que recebeu tratamento contínuo.[5] Este achado foi confirmado por outros autores.[6,7]

Em resumo, esses trabalhos demonstraram que a melhor dose do infliximabe era a de 5 mg/kg de peso e que os melhores resultados eram obtidos com a aplicação programada bimensal.

Recomenda-se que os pacientes recebam anti-histamínico ou corticosteroides se tiverem história prévia de reação à infusão e pelo risco de reações do tipo hipersensibilidade tardia. É fundamental a exclusão de tuberculose antes do tratamento e de infecções em geral.[8] Estudo retrospectivo de 500 pacientes com acompanhamento médio de 17 meses na Clínica Mayo mostrou a ocorrência de reações agudas em 3,8% dos pacientes. Vinte pacientes apresentaram infecção grave: sepse fatal (2), pneumonia (8 sendo 2 casos fatais), infecção viral (6), abscesso intra-abdominal (2), necessitando tratamento cirúrgico, celulite em membro superior (1) e histoplasmose (1). Em conclusão, embora geralmente bem tolerado, é necessário estar atento para a possibilidade de infecções oportunistas, sepse e reações autoimunes.[9]

Outro motivo de preocupação no referente ao tratamento com infliximabe é a possibilidade de efeitos adversos, pelo fato de ser quimérico. Este fato ensejou a indicação do uso concomitante de terapia imunossupressiva, em geral, azatioprina ou 6-mercaptopurina (6-MP), para reduzir a eventual formação de anticorpos anti-infliximabe.[10] Esta associação também redundava melhor resultado terapêutico como comprovado em estudos ulteriores.[10,11]

As primeiras publicações do uso do infliximabe na retocolite ulcerativa (RCU) foram em 2001.[12] *Active Ulcerative Colitis Trials 1 and 2* (Act 1 e 2) avaliaram a eficácia da terapia de indução e manutenção com o infliximabe no tratamento da RCU de intensidade moderada a grave.[13] E, em 2006, o infliximabe foi liberado pela FDA (Food and Drug Administration) e, no mesmo ano, também no Brasil, pela ANVISA (Agência Nacional de Vigilância Sanitária) para o uso em RCU grave refratária aos tratamentos convencionais. As taxas de remissão clínica com o uso de infliximabe são inferiores na RCU, quando comparadas com a doença de Crohn.

INDICAÇÕES

As indicações para o uso do infliximabe foram paulatinamente ampliadas no decorrer do tempo. Analisaremos, apenas, as relacionadas com a doença inflamatória intestinal:

1. Doença intestinal inflamatória (doença de Crohn e retocolite ulcerativa) não responsiva à terapia convencional ou casos em que os pacientes tenham apresentado intolerância àqueles medicamentos.
2. Pacientes que apresentam resposta clínica com corticosteroides, mas estejam dependentes desta medicação.
3. Manifestações extraintestinais como articulares, dermatológicas, oftalmológicas.
4. Retardo de crescimento em crianças.
5. Manifestações perianais da doença de Crohn, como fístulas, fissuras, úlceras. O melhor resultado no tratamento das fístulas perianais está associado ao tratamento cirúrgico concomitante à colocação de sedenhos.[14-16] O infliximabe consegue fechar os orifícios externos, porém não os internos.[17]

   A persistência da inflamação residual no trajeto fistuloso causa recorrência das fístulas e mesmo abscessos pélvicos ao longo do tempo. Por esta razão, o tratamento cirúrgico bem conduzido das fístulas é importante para sua resolução.
6. Bolsite pós-retocolectomia total e feitura de reservatório ileal. Os resultados têm se mostrado promissores, embora poucos trabalhos tenham sido publicados.[18,19]
7. Pós-operatório de pacientes com doença de Crohn com alto risco de recorrência.[20]

Alguns autores sugerem que, mesmo com doses menores do que as tradicionais, os doentes possam se beneficiar no que tange à recorrência pós-operatória.[21]

QUANDO INTRODUZIR O TRATAMENTO?

No início do emprego da terapia biológica, as indicações eram restritas aos casos moderados ou graves que não respondiam à terapia convencional. Na verdade, o infliximabe era visto como terapia de resgate, ou seja, quando nada funcionava e ao doente só restava o tratamento cirúrgico, administrava-se o infliximabe. Mesmo nesta situação adversa, verificou-se a melhora do quadro clínico associada à cicatrização da mucosa. A cicatrização da mucosa, embora obtida por outros medicamentos no passado, nunca foi valorizada pela falta de correlação efetiva com a melhora do quadro clínico. No caso do infliximabe, no entanto, a elevada taxa de cicatrização da mucosa com melhora da sintomatologia, diminuição das internações hospitalares e menor número de indicações cirúrgicas suscitaram a possibilidade de mudar a história natural da doença, aspecto em que até recentemente não se cogitava. Se a droga era efetiva mesmo em casos de lesão já consolidada, fazia sentido supor que, ao se aplicar a droga na fase inicial da doença, antes da instalação de complicações graves, estas poderiam ser evitadas. Este raciocínio deu início à inversão do tratamento clínico da doença de Crohn. Em casos moderados a graves, em vez de se iniciar o tratamento com as drogas convencionais, fazê-lo com o infliximabe e depois, de acordo com o resultado, considerar a possibilidade de suspendê-lo e manter o paciente com outras drogas. Este tipo de abordagem é conhecido com o nome de terapia regressiva, do inglês, *top-down*.[22]

Acredita-se atualmente que a cicatrização da mucosa possa ser um marcador da doença, uma vez que parece refletir a inflamação e a lesão tecidual que leva à formação de fibrose e fístulas, que são as principais indicações para tratamento cirúrgico.[23]

CUIDADOS ANTES DA APLICAÇÃO

Por se tratar de imunossupressor potente, o infliximabe não deve ser administrado a pacientes com infecção, principalmente tuberculose latente ou ativa. Todos os pacientes devem ser submetidos à radiografia de tórax e PPD. O PPD (proteína derivada purificada) apresenta limitações quanto à sensibilidade e à especificidade. Há interferência com vacinação prévia pela BCG e interferência por outras doenças imunossupressoras. Se o resultado for positivo, o paciente deverá ser encaminhado ao infectologista. Se for comprovada a presença de tuberculose, o paciente deverá ser tratado previamente antes de receber o infliximabe.

Antes do início do tratamento, o paciente deverá atualizar sua vacinação. Após o início da terapia, estão contraindicadas as vacinas com vírus vivos: poliomielite, rubéola, sarampo, caxumba, febre amarela, cólera. As mulheres devem ser submetidas a exame ginecológico e a coleta de papanicolaou antes do início do tratamento.

EFEITOS COLATERAIS

Infecções graves podem ocorrer em 4,9 a 6% dos pacientes.[9,10] Estudo prospectivo envolvendo 6.290 pacientes, dos quais 3.179 recebiam infliximabe, avaliou a segurança do medicamento comparada à medicação convencional (prednisona e imunomoduladores). Concluiu que os índices de mortalidade foram similares e que o risco aumentado para o aparecimento de infecções no grupo tratado com infliximabe podia ser explicado mais provavelmente pela gravidade da doença e pelo uso de corticosteroides.[24]

A maior preocupação em relação ao medicamento em longo prazo é a probabilidade de desenvolvimento de linfoma. O assunto é controverso, uma vez que a própria doença inflamatória intestinal aumenta a incidência de linfoma, além de outros medicamentos utilizados, como a azatioprina.

CONTRAINDICAÇÕES

São contraindicações ao uso do infliximabe alterações desmielinizantes preexistentes, neoplasias presentes ou prévias, incluindo linfoma (devem ser orientadas por oncologista), abscessos, obstrução intestinal, síndrome da imunodeficiência adquirida, hepatite B e C, transplantados em uso de imunossupressores, intolerância aos componentes, antecedentes de hipersensibilidade ao infliximabe, a outras proteínas murinas ou a qualquer um dos excipientes, insuficiência cardíaca moderada ou grave (classe III ou IV de NYHA).

O mais importante, no entanto, é lembrar que a medicação não deve ser prescrita para os pacientes que têm indicação cirúrgica. A persistência da aplicação nesta circunstância só agrava o quadro clínico, permitindo o desenvolvimento de complicações graves que aumentam a morbimortalidade cirúrgica.

OUTRAS DROGAS

Adalimumabe

O adalimumabe (Humira®) é também um anticorpo monoclonal recombinante, do tipo IgG1, com alta afinidade e especificidade ao TNF solúvel humano, diferenciando-se do infliximabe por ser totalmente humano e por ter administração por via subcutânea.

O início da terapia com o adalimumabe foi para tratamento de artrite reumatoide, artrite psoriática, psoríase e espondilite anquilosante, sendo inicialmente liberado pelo FDA e ANVISA no Brasil, para estes fins. Somente em 2007 teve sua aprovação para o uso no tratamento da doença de Crohn.

O primeiro estudo sobre segurança e eficácia de indução da remissão clínica do adalimumabe na doença de Crohn foi publicado em 2006 e foi chamado CLASSIC I (Clinical assessment of Adalimumab Safety and eficacy Studied). Um total de 299 pacientes com doença de Crohn, nunca tratados com terapia biológica, foram randomizados para receber injeções subcutâneas nas semanas 0 e 2 com adalimumabe 40 mg/20 mg, 80 mg/40 mg, 160 mg/80 mg ou placebo. As taxas de remissão na 4ª semana, nas doses ora citadas, foram, respectivamente, 18, 24, 36 e 12%, sugerindo melhor resposta terapêutica com doses maiores do biológico.[25]

O estudo CLASSIC II teve como objetivo principal avaliar a manutenção da remissão clínica induzida pelo adalimumabe em 276 pacientes do estudo CLASSIC I. Após as induções da semana 0 e 2, os pacientes receberam mais duas doses quinzenais de 40 mg de adalimumabe. Os 55 pacientes que entraram em remissão foram randomizados em três grupos: manutenção do adalimumabe semanal, quinzenal ou placebo. Ao final de 56 semanas de acompanhamento, 83%, 79% e 44% dos pacientes ainda continuavam em remissão, respectivamente, nos grupos de uso semanal, quinzenal e placebo.[26] O estudo CHARM (*Crohn's trial of the fully Human antibody Adalimumab for Remission Maintenance*) também avaliou o melhor esquema de adalimumabe na manutenção da remissão clínica em 854 pacientes com doença de Crohn durante 56 semanas e não encontrou diferença entre adalimumabe 40 mg semanal ou quinzenal. Portanto, preconizou-se a dose de 40 mg a cada 2 semanas na manutenção da remissão clínica.[27] O tratamento com adalimumabe também demonstrou benefícios na cicatrização de fístulas por até dois anos, conforme demonstrado no estudo ADHERE (*Additional long-term Dosing with Humira to Evaluate sustained Remission and Efficacy*).[28]

Apesar da eficácia demonstrada dos agentes biológicos na remissão da doença de Crohn, alguns pacientes não respondiam ao tratamento com o primeiro biológico. Surgiu, então, a dúvida, se estes pacientes se beneficiariam com o segundo biológico. Assim, o estudo GAIN (*Gauging Adalimumab efficacy in Infliximab Nonresponders*) teve como objetivo avaliar a resposta do adalimumabe na indução da remissão em 325 pacientes com doença de Crohn não responsivos ou intolerantes ao infliximabe. Após quatro semanas de uso de adalimumabe ou placebo, o primeiro grupo apresentou remissão em 21%, comparado com 7% do grupo placebo.[29]

Com relação à retocolite ulcerativa (RCU), até o presente momento, o adalimumabe ainda não foi liberado para seu tratamento.[30,31]

Etanercept

O etanercept (Embrel®) é uma proteína humana geneticamente modificada composta por um dímero de porções extracelulares de receptores de TNF-α humano fusionadas. Não foi, porém, significativamente efetivo no tratamento, na doença de Crohn, por isso seu uso está liberado para doenças reumatológicas, mas não para DII.[32]

Certolizumabe Pegol

O certolizumabe pegol (Cimzia®) é um anticorpo monoclonal que combina o fragmento Fab' do anticorpo humano anti-TNF-α com polietileno glicol.[33] Foi aprovado pelo FDA em 2008 para o uso no tratamento da doença de Crohn em pacientes com doença moderada a grave que tiveram uma resposta inadequada à terapia convencional. Sua administração é subcutânea e deve ser realizada na dose de 400 mg nas semanas 0, 2 e 4 e, se houver resposta à terapia, manter 400 mg (duas injeções subcutâneas de 200 mg em locais diferentes) a cada 4 semanas.

O estudo multicêntrico PRECISE 1 evidenciou modesta melhora clínica na resposta, mas sem melhora nas taxas de remissão quando comparados o certolizumabe pegol e o placebo em pacientes com doença de Crohn moderada a grave.[34]

No estudo PRECISE 2, evidenciou-se que os pacientes que tinham obtido resposta ao tratamento nas seis semanas de indução apresentavam probabilidade maior de manter remissão nas 26 semanas do que os que tinham recebido placebo.[35] Trabalho de revisão confirma este resultado e um interessante estudo considera o certolizumabe pegol como uma possibilidade terapêutica nos pacientes intolerantes ou que se tornaram irresponsivos ao adalimumabe e ao infliximabe.[36,37] Esta droga ainda não foi liberada pela ANVISA.

Golimumabe

O golimumabe (Simponi®) é um anticorpo monoclonal humano anti TNF-α, do tipo IgG1, derivado de camundongos TNF-imunizados manipulados geneticamente para expressar IgGs humana. Sendo altamente estável com alta afinidade e capacidade de neutralizar TNF-α humano, permite o uso de doses equivalentes menores do que os outros agentes anti-TNF-α disponíveis atualmente.[38] A administração é subcutânea, mensal, porém, seu uso ainda não foi liberado para DII, mas alguns trabalhos demonstram resultados animadores inclusive para RCU.[39-41]

Natalizumabe

O natalizumabe (Tysabri®, previamente conhecido como Antegren) é um anticorpo monoclonal humanizado contra a integrina alfa 4, que inibe a adesão leucocitária e a migração para o tecido inflamado. A droga mostrou-se mais eficaz do que o placebo em manter remissão em doença de Crohn moderada a grave.

Foram descritos casos de leucoencefalopatia multifocal progressiva (LMP), que se caracteriza por doença do sistema nervoso central desmielinizante, associada ao poliomavírus JC humano e fatal. Este fato levou à retirada da droga do mercado em 2005, sendo, no entanto, reintroduzida em 2006 no mercado dos Estados Unidos, mas não no europeu. Em razão do risco de LMP, a droga pode ser administrada apenas em um programa restrito de distribuição (programa TOUCH).[42]

Em relação ao tratamento das doenças inflamatórias, enfrentam-se vários obstáculos. Os resultados para determinado paciente são imprevisíveis, duração limitada, de aderência difícil, não acessíveis a todos e caros. Há preocupação com efeitos colaterais a curto e longo prazos. Ainda faltam normas seguras baseadas em evidências para quando utilizar um determinado medicamento, em que momento iniciar sua prescrição e se o tratamento pode ou não ser interrompido e, em caso afirmativo, quando. As drogas biológicas injetaram otimismo e alento para médicos e pacientes e mostram-se promissoras para a obtenção de resultados ainda melhores no futuro com o advento de novos compostos.

REFERÊNCIAS BIBLIOGRÁFICAS

1. van Montfrans C, Camoglio L, van Deventer SJ. Immunotherapy of Crohn's disease. Mediators Inflamm. 1998;7(3):149-52.
2. Targan SR, Hanauer SB, van Deventer SJ, Mayer L, Present DH, Braakman T, et al. "A short-term study of chimeric monoclonal antibody cA2 to tumor necrosis factor alpha for Crohn's disease. Crohn's Disease cA2 Study Group." N Engl J Med. 1997;337(15):1029-35.
3. Rutgeerts P, D'Haens G, Targan S, Vasiliauskas E, Hanauer SB, Present DH, et al. Efficacy and safety of retratment with anti-tumor necrosis factor antibody (Infliximab) to maintain remission in Crohn's disease. Gastroenterology. 1999;117:761-9.
4. Hanauer SB, Feagan BG, Lichtenstein GR, Mayer LF, Schreiber S, Colombel JF, et al. Maintenance infliximab for Crohn's disease: the ACCENT I randomised trial. ACCENT I Study Group. Lancet. 2002;359(9317):1541-9.
5. Rutgeerts P, Feagan BG, Lichtenstein GR, Mayer LF, Schreiber S, Colombel JF, et al. Comparison of scheduled and episodic treatment strategies of infliximab in Crohn's disease. Gastroenterology. 2004;126(2):402-13.
6. Lichtenstein GR, Yan S, Bala M, Blank M, Sands BE. Infliximab maintenance treatment reduces hospitalizations, surgeries, and procedures in fistulizing Crohn´s disease. Gastroenterology. 2005;128:862-9.
7. Sands BE, Anderson FH, Bernstein CN, Chey WY, Feagan BG, Fedorak RN, et al. Infliximab maintenance therapy for fistulizing Crohn's disease. N Engl J Med. 2004;350:876-85.
8. Sandborn WJ, Hanauer SB. Infliximab in the treatment of Crohn´s disease: a user´s guide for clinicians. Am J Gastroenterol. 2002;97:2962-72.
9. Colombel JF, Loftus EV Jr, Tremaine WJ, Egan LJ, Harmsen WS, Schleck CD, et al. The safety profile of infliximab in patients with Crohn's disease: The Mayo clinic experience in 500 patients. Gastroenterology. 2004;126:19-31.
10. Colombel JF, Sandborn WJ, Reinisch W, Mantzaris GJ, Kornbluth A, Rachmilewitz D, et al. SONIC Study Group. Infliximab, azathioprine, or combination therapy for Crohn's disease. N Engl J Med. 2010;362(15):1383-95.
11. Sokol H, Seksik P, Carrat F, Nion-Larmurier I, Vienne A, Beaugerie L, et al. Usefulness of co-treatment with immunomodulators in patients with inflammatory bowel disease treated with scheduled infliximab maintenance therapy. Gut. 2010;59(10):1363-8.
12. Sands BE, Tremaine WJ, Sandborn WJ, Rutgeerts PJ, Hanauer SB, Mayer L, et al. Infliximab in the treatment of severe, steroid-refractory ulcerative colitis: a pilot study. Inflamm Bowel Dis. 2001;7:83-8.
13. Rutgeerts P, Sandborn WJ, Feagan BG, Reinisch W, Olson A, Johanns J, et al. Infliximab for induction and maintenance therapy for ulcerative colitis. N Engl J Med. 2005;353(23):2462-76.
14. Gaertner WB, Decanini A, Mellgren A, Lowry AC, Goldberg SM, Madoff RD, et al. Does infliximab infusion impact results of operative treatment for Crohn's perianal fistulas? Dis Colon Rectum. 2007;50(11):1754-60.
15. Sciaudone G, Di Stazio C, Limongelli P, Guadagni I, Pellino G, Riegler G, et al. Can treatment of complex perianal fistulas in Crohn disease: infliximab, surgery or combined approach. J Surg. 2010;53(5):299-304.
16. Tanaka S, Matsuo K, Sasaki T, Nakano M, Sakai K, Beppu R, et al. Clinical advantages of combined seton placement and infliximab maintenance therapy for perianal fistulizing Crohn's disease: when and how were the seton drains removed? Hepatogastroenterology. 2010;57(97):3-7.
17. Van Assche G, Vanbeckevoort D, Bielen D, Coremans G, Aerden I, Noman M, et al. Magnetic resonance imaging of the effects of infliximab on perianal fistulizing Crohn's disease. Am J Gastroenterol. 2003;98(2):332-9.
18. Calabrese C, Gionchetti P, Rizzello F, Liguori G, Gabusi V, Tambasco R, et al. Short-term treatment with infliximab in chronic refractory pouchitis and ileitis. Aliment Pharmacol Ther. 2008;27:759-64,.
19. Viscido A, Kohn A, Papi C, Caprilli R. Management of refractory fistulizing pouchitis with infliximab. Eur Rev Med Pharmacol Sci. 2004;8(5):239-46.
20. 20.Swoger JM, Regueiro M. Preventive therapy in postoperative Crohn's disease. Curr Opin Gastroenterol. 2010;26(4):337-43.
21. Sorrentino D, Paviotti A, Terrosu G, Avellini C, Geraci M, Zarifi D. Low-dose maintenance therapy with infliximab prevents postsurgical recurrence of Crohn's disease. Clin Gastroenterol Hepatol. 2010;8(7):591-9.
22. Lin MV, Blonski W, Lichtenstein GR. What is the optimal therapy for Crohn's disease: step-up or top-down? Expert Rev Gastroenterol Hepatol. 2010;4(2):167-80.
23. Schnitzler F, Fidder H, Ferrante M, Noman M, Arijs I, Van Assche G, et al. Mucosal healing predicts long-term outcome of maintenance therapy with infliximab in Crohn's disease. Inflamm Bowel Dis. 2009;15(9):1295-301.
24. Lichtenstein GR, Feagan BG, Cohen RD, Salzberg BA, Diamond RH, Chen DM, et al. Serious infrctions and mortality in association with therapies for Crohn´s Disease: TREAT registry. Clin Gastroenterol Hepatol 4: 621-630, 2006.
25. Hanauer SB, Sandborn WJ, Rutgeerts P, Fedorak RN, Lukas M, MacIntosh D, et al. Human anti-tumor necrosis factor monoclonal antibody (adalimumab) in Crohn's disease: the CLASSIC-I Trial. Gastroenterology. 2006;130:323-33.
26. Sandborn WJ, Hanauer SB, Rutgeerts P, Fedorak RN, Lukas M, MacIntosh DG, et al. Adalimumab for maintenance treatment of Crohn's disease: results of the CLASSIC II trial. Gut. 2007;56(9):1232-9.
27. Colombel JF, Sandborn WJ, Rutgeerts P, Enns R, Hanauer SB, Panaccione R, et al. Adalimumab for maintenance of clinical response and remission in patients with Crohn's disease: the CHARM trial. Gastroenterology. 2007;132(1):52-65.
28. Panaccione R, Colombel JF, Sandborn WJ, Rutgeerts P, D'Haens GR, Robinson AM, et al. Adalimumab sustains clinical remission and overall clinical benefit after 2 years of therapy for Crohn's disease. Aliment Pharmacol Ther. 2010;31(12):1296-309.
29. Sandborn WJ, Rutgeerts P, Enns R, Hanauer SB, Colombel JF, Panaccione R, et al. Adalimumab induction therapy for Crohn disease previously treated with infliximab: a randomized trial. Ann Intern Med. 2007;146(12):829-38.
30. Afif W, Leighton JA, Hanauer SB, Loftus EV Jr, Faubion WA, Pardi DS, et al. Open-label study of adalimumab in patients with ulcerative colitis including those with prior loss of response or intolerance to infliximab. Inflamm Bowel Dis. 2009;15:1302-7.
31. Gies N, Kroeker K I, Wong K, Fedorak RN. Treatment of ulcerative colitis with adalimumab or infliximab: long-term

follow-up of a single-centre cohort. Aliment Pharmacol Ther. 2010;32(4):522-8.

32. Sandborn WJ, Hanauer SB, Katz S, Safdi M, Wolf DG, Baerg RD, et al. Etanercept for active Crohn's disease: a randomized, double-blind, placebo-controlled trial. Gastroenterology. 2001;121(5):1088-94.
33. Schreiber S, Rutgeerts P, Fedorak RN, Khaliq-Kareemi M, Kamm MA, Boivin M, et al. CDP870 Crohn's Disease Study Group A randomized, placebo-controlled trial of certolizumab pegol (CDP870) for treatment of Crohn's disease. Gastroenterology. 2005;129(3):807-18.
34. Sandborn WJ, Feagan BG, Stoinov S, Honiball PJ, Rutgeerts P, Mason D, et al. Certolizumab pegol for the treatment of Crohn's disease. N Engl J Med. 2007;357:228-38.
35. Schreiber S, Khaliq-Kareemi M, Lawrance IC, Thomsen OØ, Hanauer SB, McColm J, et al. For the PRECISE 2 Study Investigators. Maintenance therapy with certolizumab pegol for Crohn's disease. N Engl Med. 2007;357:239-50.
36. Allez M, Vermeire S, Mozziconacci N, Michetti P, Laharie D, Louis E, et al. The efficacy and safety of a third anti-TNF monoclonal antibody in Crohn's disease after failure of two other anti-TNF antibodies. Aliment Pharmacol Ther. 2010;31(1):92-101.
37. Rivkin A. Certolizumab pegol for the management of Crohn's disease in adults. Clin Ther. 2009;31(6):1158-76.
38. Shealy DJ, Cai A, Staquet K, Baker A, Lacy ER, Johns L, et al. Characterization of golimumab, a human monoclonal antibody specific for human tumor necrosis factor alpha. MAbs. 2010;8;2.
39. Emery P, Fleischmann RM, Moreland LW, Hsia EC, Strusberg I, Durez P, et al. Golimumab, a human anti-tumor necrosis factor alpha monoclonal antibody, injected subcutaneously every four weeks in methotrexate-naive patients with active rheumatoid arthritis: twenty-four-week results of a phase III, multicenter, randomized, double-blind, placebo-controlled study of golimumab before methotrexate as first-line therapy for early-onset rheumatoid arthritis. Arthritis Rheum. 2009;60(8):2272-83.
40. Hutas G. Golimumab as the first monthly subcutaneous fully human anti-TNF-alpha antibody in the treatment of inflammatory arthropathies. Immunotherapy. 2010;2(4):453-60.
41. Mazumdar S, Greenwald D. Golimumab. MAbs. 2009;1(5):422-31.
42. Bickston SJ, Muniyappa K. Natalizumab for the treatment of Crohn's disease. Expert Rev Clin Immunol. 2010;6(4):513-9.

SEÇÃO 46-3

ATUALIZAÇÃO NO EMPREGO DE MEDICAMENTOS BIOLÓGICOS

SUBSEÇÃO 46-3-1

AGENTES ANTI-TNF

Fábio Vieira Teixeira

A doença inflamatória intestinal (DII) já deve ser considerada uma doença global. Em 2017, o *Global Burden Diseases* reportou que quase 1% da população do mundo é portadora de DII.[1] Observamos o mesmo fenômeno de aumento exponencial na incidência da DII na América Latina.[2] No Brasil, em um levantamento do DATASUS com mais de 210.000 pacientes incluídos, Quaresma *et al.* estimaram uma prevalência de 103 casos/100.000.[3] O estado de São Paulo teve uma prevalência ainda maior, 182/100.000, mais próxima à observada em países de maior prevalência em todo o mundo.[3] Tais achados são alarmantes uma vez que as DII têm uma história natural caracterizada por ser mais prevalente em uma população jovem, ser uma doença com comportamento indolente com manifestação de remissão e atividade ao longo dos anos e estar associada à hospitalização a necessidade de cirurgia. Portanto, a DII causa uma redução na qualidade de vida e, com isso, consequências sociais irreparáveis. Ademais, o absenteísmo associado à necessidade de tratamento recorrente, hospitalização e cirurgias, tem impacto econômico, principalmente por atingir uma população economicamente ativa. Tais fatos são um grande problema no sistema de saúde e previdenciário de qualquer país.[4]

Nas últimas duas décadas ficou clara a necessidade de tratarmos nossos pacientes além dos sintomas.[5] A chegada dos medicamentos biológicos anti-TNF, no final da década de 1990, fez com que identificássemos que a cicatrização da mucosa intestinal era fundamental em longo prazo.[6] A resposta ao tratamento não deveria ter como base o controle do sintoma, mas a cicatrização da mucosa (CM). Rutgerts *et al.*, pela primeira vez, observaram que pacientes com doença de Crohn (DC) com CM foram menos hospitalizados e submetidos a menor número de cirurgias.[6] A cicatrização endoscópica da mucosa já se mostrava como um alvo terapêutico que poderia mudar a história natural da DC. Hoje esse conceito é muito bem definido e baliza nossas decisões terapêuticas no tratamento das DII. Abordaremos mais a importância da cicatrização da mucosa e do monitoramento clínico ao longo desse texto além de apresentar um caso clínico de um paciente portador de DC tratado com adalimumabe que exemplifica nossa prática clínica diária.[6-10]

Portanto, é certo que ocorreu uma revolução no tratamento da DII com aprovação do infliximabe para o tratamento da doença de Crohn no começo da década de 2000. Até então, o tratamento das DII era baseado tão somente no controle dos sintomas (dor, diarreia, sangramento). A história natural da doença não fora modificada e eram observadas taxas altas de hospitalização e cirurgias. O uso do infliximabe quebrou esse ciclo. Foi identificado pela primeira vez que a cicatrização da mucosa intestinal estava relacionada diretamente com a melhora clínica, controle da doença e consequente redução das taxas de internação, assim como no número de cirurgias.[6] Tanto na doença de Crohn quanto na retocolite ulcerativa. Hoje temos dados robustos quanto à redução sistemática nas taxas de cirurgia relacionadas às DII, tanto com publicações que abrangeram o mundo de maneira geral como com dados da América Latina e Brasil.[1-3]

É certo que a incorporação do anti-TNF no arsenal terapêutico da DII trouxe com ele novos conceitos e quebra de paradigmas. O tratamento da DII não seria mais o mesmo e estaríamos entrando em uma nova era. A pergunta que fica é: o que nós aprendemos nessas últimas décadas com a introdução dos anti-TNF no tratamento das DII?

JANELA DE OPORTUNIDADE NO TRATAMENTO

Existem duas janelas principais de oportunidade para o tratamento da doença de Crohn (DC): no início do curso da doença e no pós-operatório. Esse conceito é mais utilizado na DC; o tratamento deve ser indicado antes que o paciente desenvolva dano estrutural (estenose, abscesso, fístula), ou seja, quando a doença está limitada à mucosa com um processo inflamatório. Na evolução da doença isso se observa quando o diagnóstico é realizado com menos de 2 anos e definimos com DC precoce.

O que dá suporte a essa afirmação é o observado em alguns estudos clássicos publicados na literatura. O estudo ESTEND recrutou pacientes com doença de Crohn moderada-grave que receberam adalimumabe e foram comparados a um grupo tratado com placebo. Esse estudo randomizado avaliou a eficácia do adalimumabe e, à época, em minha opinião, de forma audaciosa e de vanguarda, estabeleceu-se como desfecho principal, a cicatrização endoscópica (ausência de úlceras ao final de 52 semanas).[11] Decorrido um ano de tratamento, as taxas de cicatrização da mucosa foram superiores no grupo que recebeu adalimumabe (24% *versus* placebo = 0, P < 0,001).[11] Posteriormente, o estudo CALM (***Crohn's disease Al**gorithm for adjusting* *therapy based on objective **M**onitoring*) avaliou pacientes portadores DC considerada precoce (diagnóstico ≤ 2 anos) com doença ativa, endoscópica (escore endoscópico CDEIS > 6 e soma dos subescores CDEIS de > 6 em um ou mais segmentos com úlceras) e clínica (Índice de Atividade da Doença de Crohn (CDAI) de 150–450).[8] O *endpoint* primário desse estudo foi a cicatrização da mucosa (CDEIS < 4) com ausência de úlceras profundas, 48 semanas após a randomização. Nesse estudo o controle rigoroso do tratamento - *tight control* (monitoramento por meio de visitas clínicas programadas, dosagem de PCR e calprotectina e otimização precoce, quando identificado perda de resposta) – revelou, de forma científica, a eficácia ao longo do tratamento em relação a um acompanhamento convencional. Maior número de pacientes do grupo-controle rigoroso atingiu o desfecho primário na semana 48 (46%) comparado àqueles do grupo de manejo clínico (30%), p = 0,0010. Essa diferença foi 51% maior naqueles submetidos ao *tight control* comparado ao manejo clínico. Ademais, em um longo prazo, essa estratégia se mostrou sustentável e impactou na história natural da doença, além de ser custo-efetiva.[8,10,12] Mais recentemente, em 2022, o estudo SEAVUE (*Study Group Ustekinumab versus adalimumab for induction and maintenance therapy in biologic-naive patients with moderately to severely active Crohn's disease*) avaliou portadores de DC com média de 6 meses de diagnóstico. Talvez o SEAVU seja um dos estudos com biológicos na DII que recrutou pacientes com diagnóstico de doença mais precoce, em média 5 meses.[13] No caso do SEAVU, o surpreendente para um *trial* foram as taxas de remissão de doença após o tratamento. Normalmente esses estudos têm critérios de inclusão muito restritos e recrutam doentes com doença diagnosticada tardiamente. Dos tratados com adalimumabe (n = 195), ao final de 12 meses, 61% estavam em remissão clínica *versus* 65% daqueles tratados com ustequinumabe (n = 191); essa diferença não foi estaticamente significativa. Todavia, o achado mais importante deste estudo foi observar que as taxas de remissão em 1 ano de tratamento foram bem superiores às observadas em estudos pivotais realizados com infliximabe, adalimumabe, certalizumabe no final da década de 1990 e nos anos 2000, que gira em torno de 30 a 40%. No SEAVU, por incluírem pacientes com doença muito precoce, o controle rápido e efetivo da inflamação conseguiu mudar a história da doença e foram observadas taxas de remissão 20% mais elevadas às observadas em outros pivotais.[13] Está claro nos dias de hoje. Aprendemos a identificar aqueles pacientes que precisam ser tratados precocemente. Portanto, observar a janela de oportunidade e tratar precocemente a doença quando ainda não temos doença estrutural pode ser a melhor estratégia para interromper a história natural com redução de hospitalização e de cirurgias.[6,13-15] Estou seguro de que ao compararmos as taxas de cirurgia na DII da década passada (2010-2019) com a da década atual, observaremos significativa redução nas taxas de cirurgias relacionadas com a DII. Uma opinião pessoal minha.

"TREAT-TO-TARGET" E "TIGHT CONTROL"

Esse conceito *treat-to-target* foi "importado" da reumatologia e significa tratar estabelecendo um alvo antes de iniciar a terapia.[14] No caso das DII, remissão profunda e a cicatrização da mucosa, ou cicatrização endoscópica, é nosso alvo. Todavia, antes de iniciar o tratamento temos que avaliar o prognóstico da doença e saber quem são aqueles que podem ter uma doença mais agressiva.

Hoje temos conhecimento de algumas características de uma doença grave com evolução ruim e mau prognóstico (Quadros 46-3-1-1 e 46-3-1-2).

O quão cedo estabelecermos a gravidade da doença e iniciarmos a terapia, melhor será o desfecho que buscamos. Recentemente, o consenso STRIDE 2 estabeleceu algumas etapas que devem ser respeitadas para se alcançar o alvo terapêutico (Fig. 46-3-1-1).[15]

Estabelecer um alvo terapêutico desde a escolha da estratégia de tratamento é fundamental. O Estudo CALM avaliou pacientes com diagnóstico precoce de DC (em média 1 ano) tratados com adalimumabe e comparou duas estratégias distintas: tratar buscando a remissão clínica profunda, tendo como base os sintomas e marcadores biológicos, e a outra baseada somente em sintomas clínicos. Para tanto, após indicada a terapia, os pacientes foram monitorados por meio de avaliações clínicas rigorosas e medida de marcadores biológicos (PCR e calprotectina fecal) e comparados a um grupo em que foi estabelecida uma estratégia de tratar e otimizar a terapia com base somente em sintomas.[8] A otimização da terapia (aumento da dose) foi estabelecida tão logo identificada a necessidade. No grupo com acompanhamento rigoroso (*tight control*) a cada 3 meses observou-se melhor desfecho em 1 ano de tratamento, uma proporção significativamente maior de pacientes no grupo de controle rígido atingiu o desfecho primário na semana 46% *versus* 30% do outro grupo. Em uma análise dos dados de acompanhamento do estudo CALM, a indução de remissão profunda na DC inicial, moderada a grave observada, independentemente do controle rígido ou da estratégia de tratamento convencional estabelecida, esteve relacionada com a diminuição do risco de progressão da doença em um tempo médio de 3 anos.[8,9] Ademais, a análise de custo efetividade das 2 estratégias comparadas no estudo

Quadro 46-3-1-1. Critérios de Mau Prognóstico na Doença de Crohn

Desidratação	Jovem (< 40 anos)
Sepse	Fumante
Perda de mais de 10% do peso	Doença perianal
Dificuldade de crescimento	Doença penetrante
Doença perianal	Necessidade de esteroides
Obstrução intestinal	Cirurgia para Crohn

Quadro 46-3-1-2. Critérios de Mau Prognóstico na Retocolite Ulcerativa

Pancolite	Jovem (< 40 anos)
Dificuldade de crescimento	ANCA positivo
Necessidade de corticoide na primeira recaída	Colangite esclerosante primária
Ulcerações profundas na mucosa	Falta de cicatrização da mucosa após indução

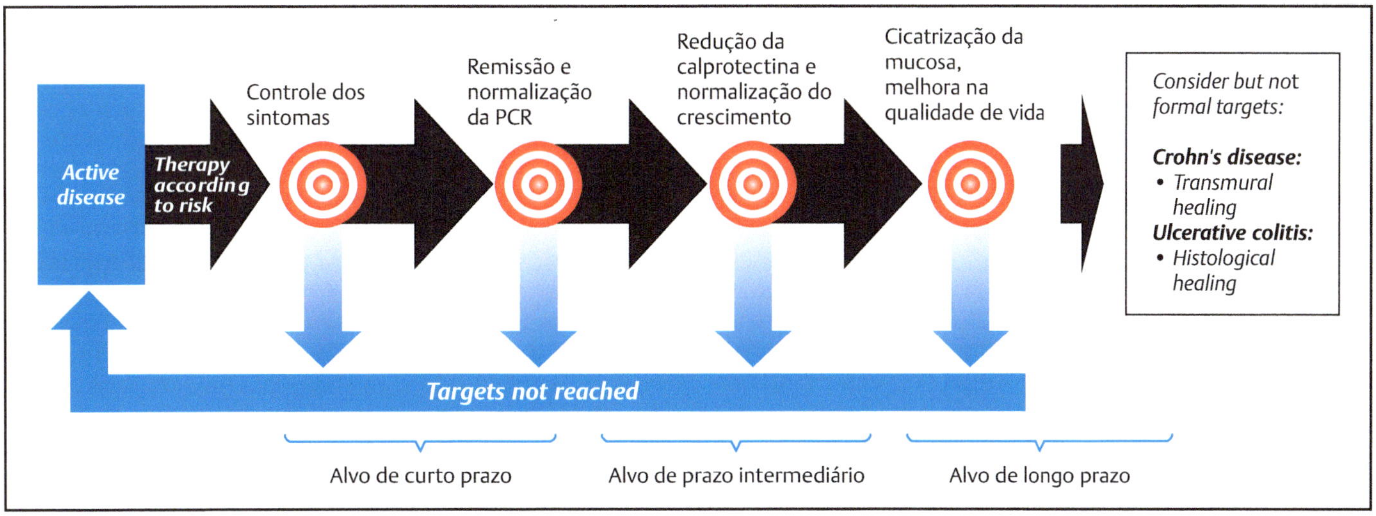

Fig. 46-3-1-1. STRIDE 2 e alvos terapêuticos.

CALM revelaram que, apesar do uso de biológicos ser um grande componente dos custos do tratamento da DC, a indicação de um tratamento com um acompanhamento rigoroso tipo *tight control* traz benefícios clínicos significativos de maneira custo-efetiva em nível clínico e social uma vez o alvo terapêutico seja atingido.[12]

De forma resumida, a estratégia *treat-to-target* envolve avaliar o prognóstico da doença, tratar precocemente, tratar de forma eficaz, avaliar regularmente (*tight control*) e otimizar sempre que preciso. Ao ser atingido o alvo terapêutico e a manutenção da remissão profunda da doença, a história natural da doença pode ser modificada e o tratamento é custo-efetivo.

OTIMIZAÇÃO DA TERAPIA

Como já abordado em outro capítulo desse livro, a otimização da terapia se dá sempre que identificamos uma falha terapêutica ou perda da resposta. Tal mudança de estratégia, quando se trata de agentes anti-TNF, se dá pela introdução de uma droga imunossupressora (azatioprina ou 6-mercaptopurina) ou pelo aumento da dose (infliximabe: de 5 para 10 mg/kg; adalimumabe: de 40 para 80 mg a cada 14 dias) ou redução no intervalo de infusão (infliximabe) ou injeção (adalimumabe) (ver capítulo de otimização).

MANEJO PÓS-OPERATÓRIO DA DOENÇA DE CROHN

A segunda oportunidade de tratamento é o pós-operatório para prevenir a recorrência da doença. A cirurgia pode remover toda a doença macroscópica ou deixar pouco processo inflamatório após a ressecção intestinal ou após as plastias. Assim, como podemos tratar precocemente a doença sem que exista um dano estrutural ou prevenir que a inflamação apareça, o uso de um biológico no pós-operatório da doença de Crohn pode ser uma oportunidade ímpar de tratamento. Sabendo-se que se trata de um paciente de risco para recorrência da doença, a utilização de um medicamento com o objetivo de profilaxia é um avanço no manejo da doença.

A recorrência pós-operatória da doença de Crohn é comum e requer uma abordagem multidisciplinar entre cirurgiões e gastroenterologistas no período perioperatório e pós-operatório. É sabido que a recorrência endoscópica precede a recorrência clínica e cirúrgica e o monitoramento endoscópico é crucial para orientar o manejo pós-operatório. A estratificação de risco dos pacientes é recomendada para orientar o manejo profilático precoce, e o monitoramento endoscópico pode orientar a otimização ou a mudança da terapia até então escolhida. A recorrência pós-operatória é comum e geralmente afeta o íleo terminal e a anastomose ileocolônica. A recorrência clínica ocorre em 30-60% dos pacientes dentro de 3-5 anos após a cirurgia inicial, aproximadamente 50% dos pacientes requerem nova cirurgia, ou por atividade da doença ou devido a uma complicação (geralmente estenose). Portanto, a identificação do grupo de pacientes com maior risco de recorrência e monitoramento pós-operatório é imperativa.[16]

Hoje já foram identificados quais os grupos de risco para a recorrência pós-operatória (Quadro 46-3-1-3).[16]

Assim como observado no tratamento da DII, a inclusão do anti-TNF no nosso arsenal terapêutico também revolucionou o manejo da doença de Crohn no pós-operatório. Em comparação com agentes não biológicos, a terapia com anti-TNF parece ser o tratamento mais eficaz na prevenção DC pós-operatória.[16-20]

A maior evidência da eficácia dos anti-TNFs na prevenção da DC pós-operatória é o estudo PREVENT. Esse estudo randomizado e multicêntrico avaliou a eficácia do infliximabe em

Quadro 46-3-1-3. Fatores de Risco para Recorrência Pós-Operatória na Doença de Crohn

Grupo de risco	Fatores de risco
Baixo risco	▪ > 50 anos ▪ Não fumante ▪ Primeira cirurgia para doença de segmento curto (< 10 cm) ▪ Duração da doença (> 10 anos)
Alto risco	▪ < 30 anos ▪ Fumante ▪ ≥ 2 cirurgias anteriores

pacientes com alto risco de recorrência (fumante, ressecção prévia, doença perfurante, fistula perianal). O desfecho primário foi a recorrência clínica definida como uma pontuação CDAI ≥ 200 e um aumento de 70 pontos ou mais desde o início, e o desfecho secundário foi a recorrência endoscópica definida como uma pontuação de Rutgeerts de ≥ i2 em 18 meses. A recorrência endoscópica geral (Rutgeerts ≥ i2) foi significativamente reduzida no grupo tratado em comparação com o grupo placebo (22,4% *versus* 51,3%, p < 0,001, respectivamente).[20] Outro estudo avaliou uma estratégia de tratamento da DC pós-operatória. O estudo POCER (*Post-Operative Crohn's Disease Endoscopic*). Os pacientes foram estratificados por risco (alto vs baixo) para recorrência de DC e então randomizados para fazer uma colonoscopia inicial em 6 meses após a ressecção ileocólica ou nenhuma colonoscopia até 18 meses. Todos os pacientes receberam metronidazol por 3 meses, se tolerado, e os pacientes de alto risco foram tratados com tiopurina no pós-operatório ou, se previamente intolerantes, adalimumabe. Os pacientes submetidos a uma colonoscopia de 6 meses foram iniciaram ou receberam tratamento adicional para recorrência endoscópica. O desfecho primário do estudo POCER foi a recorrência endoscópica pós-operatória em 18 meses. A taxa de recorrência endoscópica de 18 meses em pacientes previamente submetidos a uma colonoscopia em 6 meses foi de 49% em comparação com 67% naqueles que não fizeram uma colonoscopia de 6 meses. A taxa de recorrência endoscópica de 6 meses em pacientes de alto risco recebendo tiopurina foi de 45% em comparação com 21% com terapia anti-TNF e é semelhante à taxa de recorrência endoscópica de 18 meses no estudo PREVENT (51,3% em placebo e 22,4% em infliximabe). Portanto, pode ser razoável abordar pacientes de baixo risco submetidos à primeira ressecção para DC de forma conservadora e iniciar o tratamento apenas se houver recorrência endoscópica em 6 meses. Pacientes de alto risco com ressecção intestinal recorrente para DC devem ser sempre considerados para terapia anti-TNF pós-operatória.

Portanto, aprendemos muito com a introdução do anti-TNF na DII. No passado, pacientes submetidos à ressecção intestinal, somente eram tratados se apresentassem sintomas. Todavia, os sintomas somente aparecem 3-5 anos após a cirurgia. Invariavelmente, esses pacientes eram novamente operados devido a complicações. Hoje sabemos que poderíamos prevenir essa necessidade de cirurgia com um tratamento efetivo no pós-operatório. Com as publicações do PREVENT e do POCCER nossa estratégia é muito mais baseada em evidência científica robusta. Devemos estratificar por risco de recorrência. Todos os pacientes devem receber tratamento com metronidazol por 3 meses, independente do grupo de risco. Pacientes de alto risco, são tratados com terapia biológica no pós-operatório, tão logo seja possível. Em média, 1 mês após o ato cirúrgico. Pacientes de baixo risco, por outro lado, são submetidos a uma colonoscopia em média 6 a 9 meses após a ressecção. No diagnóstico de recorrência endoscópica pós-operatória, a terapia com anti-TNF está indicada.[20,21]

COMENTÁRIOS FINAIS

Na verdade, a chegada do anti-TNF foi o início da quebra de paradigmas no manejo da DII. Até duas décadas atrás, somente dispúnhamos de corticoide, sulfassalazina e imunossupressores. O tratamento da retocolite tinha o objetivo de controlar a diarreia com sangue com o uso de altas doses de sulfassalazina e corticoide. No caso da doença de Crohn, também se tratava sintomas na maioria das vezes com corticoide usado sob demanda e se operavam as complicações como fístulas, abscessos e estenoses. Pacientes se apresentavam em grave estado de desnutrição e muitos deles eram mutilados e evoluíam para uma síndrome do intestino curto. Fica claro que o tratamento era tardio e não tinha qualquer tipo de alvo a não ser tratar sintomas e complicações.

Os estudos com o anti-TNF (em especial o infliximabe) trouxeram o conceito de que cicatrizar a mucosa intestinal completamente era fundamental para mudar a história natural da doença. Van Dullemen *et al.*, dos Países Baixos, foram os primeiros a apresentar para o mundo um anticorpo monoclonal conhecido como cA2 que, posteriormente, seria chamado de infliximabe. No trabalho original publicado, os 10 pacientes graves com Crohn, internados no Centro médico AMC em Amsterdam, receberam somente uma dose do cA2 e a resposta terapêutica foi expressiva. Estava aberta a era do imunobiológico na DII.[22]

Muita coisa se desenvolveu e evoluiu desde então. Chamo atenção para outra mudança de paradigma. O uso precoce do infliximabe no tratamento da doença de Crohn em comparação ao tratamento com um imunossupressor, a azatioprina. O estudo SONIC, publicado em 2009, quebrou o paradigma e introduziu o conceito que o tratamento deveria ser precoce e que o uso do infliximabe associado a um imunossupressor era superior ao imunossupressor em mono terapia. O mais importante nessa publicação foi que os pacientes incluídos nesse estudo tinham menos de 2 anos de diagnóstico, ou seja, uma doença precoce. Quando os estudos anteriores com anti-TNF incluíram doentes com doença antiga com resposta terapêutica bem inferior à constatada no estudo SONIC. Estava aberta a era do tratamento precoce.[23]

Para finalizar, não restam dúvidas da revolução do tratamento das DII desde a chegada dos agentes anti-TNF que inauguraram a era dos agentes imunobiológicos no manejo da doença de Crohn e da retocolite ulcerativa.[24] O futuro é ainda mais promissor. Hoje temos outros biológicos com mecanismos de ação distintos dos anti-TNF como os agentes anti-integrina (vedolizumabe) assim como os bloqueadores de interleucina 12 e 23 e, mais recentemente, os anti-interleucina 23. Ademais, vivemos para presenciar a introdução das moléculas pequenas no arsenal terapêutico, tofacitinibe e mais recentemente o upadacitinibe.[25]

Finalmente, não podemos nos esquecer do custo desses agentes no tratamento da DII.[26] A introdução dos agentes biossimilares (infliximabe e adalimumabe) trouxe uma redução no custo de tratamento e com certeza trará aumento no acesso a essas drogas. Isso fará com que mais pacientes possam trazer um impacto na qualidade de vida de nossos pacientes.[27]

REFERÊNCIAS BIBLIOGRÁFICAS

1. GBD 2017 Inflammatory Bowel Disease Collaborators. The global, regional, and national burden of inflammatory bowel disease in 195 countries and territories, 1990-2017: a systematic analysis for the Global Burden of Disease Study 2017. Lancet Gastroenterol Hepatol. 2020;5(1):17-30.

2. Kotze PG, Underwood FE, Damião AOMC, Ferraz JGP, Saad-Hossne R, Toro M, et al. Progression of inflammatory bowel diseases throughout Latin America and the Caribbean: a systematic review. Clin Gastroenterol Hepatol. 2020;18(2):304-12.
3. Quaresma AB, Damiao AOMC, Coy CSR, Magro DO, Valverde DA, Panaccione R, et al. DOP41 Temporal Trends in the epidemiology of Inflammatory Bowel Diseases in the public healthcare system in Brazil: A large population-based study, Journal of Crohn's and Colitis, Volume 15, Issue Supplement_1, May 2021, Pages S079–S080.
4. de SB Fróes R, Carvalho ATP, de V Carneiro AJ, de Barros Moreira AMH, Moreira JPL, Luiz RRet al. The socio-economic impact of work disability due to inflammatory bowel disease in Brazil. Eur J Health Econ. 2018;19(3):463-70.
5. Sandborn WJ, Hanauer S, Van Assche G, Panés J, Wilson S, Petersson J, et al. Treating beyond symptoms with a view to improving patient outcomes in inflammatory bowel diseases. J Crohns Colitis. 2014 Sep;8(9):927-35.
6. Rutgeerts P, Feagan BG, Lichtenstein GR, Mayer LF, Schreiber S, Colombel JF, et al. Comparison of scheduled and episodic treatment strategies of infliximab in Crohn's disease. Gastroenterology. 2004;126(2):402-13.
7. Allen PB, Bonovas S, Danese S, Peyrin-Biroulet L. Evolving primary and secondary endpoints in randomized controlled trials leading to approval of biologics and small molecules in IBD: an historical perspective. Expert Opin Biol Ther. 2020;20(2):151-61.
8. Colombel JF, Panaccione R, Bossuyt P, Lukas M, Baert F, Vaňásek T, et al. Effect of tight control management on Crohn's disease (CALM): a multicentre, randomised, controlled phase 3 trial. Lancet. 2018;390(10114):2779-89.
9. Ungaro RC, Yzet C, Bossuyt P, Baert FJ, Vanasek T, D'Haens GR, et al. Deep remission at 1 year prevents progression of early Crohn's disease. Gastroenterology. 2020;159(1):139-47.
10. Peyrin-Biroulet L, Sandborn W, Sands BE, Reinisch W, Bemelman W, Bryant RV, et al. Selecting therapeutic targets in inflammatory bowel disease (STRIDE): determining therapeutic goals for treat-to-target. Am J Gastroenterol. 2015 Sep;110(9):1324-38.
11. Rutgeerts P, Van Assche G, Sandborn WJ, Wolf DC, Geboes K, Colombel JF, et al. Adalimumab induces and maintains mucosal healing in patients with Crohn's disease: data from the EXTEND trial. Gastroenterology. 2012 May;142(5):1102-111.e2.
12. Panaccione R, Colombel JF, Travis SPL, Bossuyt P, Baert F, Vaňásek T, et al. Tight control for Crohn's disease with adalimumab-based treatment is cost-effective: an economic assessment of the CALM trial. Gut. 2020 Apr;69(4):658-64.
13. Sands BE, Irving PM, Hoops T, Izanec JL, Gao LL, Gasink C, et al. SEAVUE Study Group. Ustekinumab versus adalimumab for induction and maintenance therapy in biologic-naive patients with moderately to severely active Crohn's disease: a multicentre, randomised, double-blind, parallel-group, phase 3b trial. Lancet. 2022 Jun 11;399(10342):2200-11.
14. van Vollenhoven R. Treat-to-target in rheumatoid arthritis – are we there yet? Nat Rev Rheumatol. 2019;15:180-6
15. Turner D, Ricciuto A, Lewis A, D'Amico F, Dhaliwal J, Griffiths AM, et al. STRIDE-II: An Update on the Selecting Therapeutic Targets in Inflammatory Bowel Disease (STRIDE) Initiative of the International Organization for the Study of IBD (IOIBD): Determining Therapeutic Goals for Treat-to-Target strategies in IBD. Gastroenterology. 2021;160(5):1570-83.
16. Shah RS, Click BH. Medical therapies for postoperative Crohn's disease. Therap Adv Gastroenterol. 2021; 14:1756284821993581.
17. Yoshida K, Fukunaga K, Ikeuchi H, Kamikozuru K, Hida N, Ohda Y, et al. Scheduled infliximab monotherapy to prevent recurrence of Crohn's disease following ileocolic or ileal resection: a 3-year prospective randomized open trial. Inflamm Bowel Dis. 2012;18:1617-3.
18. Regueiro M, Kip KE, Baidoo L, Swoger JM, Schraut W. Postoperative therapy with infliximab prevents long-term Crohn's disease recurrence. Clin Gastroenterol Hepatol 2014;12:1494-1502.e1.
19. Armuzzi A, Felice C, Papa A, Marzo M, Pugliese D, Andrisani G, et al. Prevention of postoperative recurrence with azathioprine or infliximab in patients with Crohn's disease: an open-label pilot study. J Crohns Colitis. 2013;7:e623–e629.
20. Regueiro M, Feagan BG, Zou B, Johanns J, Blank MA, Chevrier M, *et al.* Infliximab reduces endoscopic, but not clinical, recurrence of Crohn's disease after ileocolonic resection. Gastroenterology. 2016;150:1568-78´.
21. De Cruz P, Kamm MA, Hamilton AL, Ritchie KJ, Krejany EO, Gorelik A, et al. Crohn's disease management after intestinal resection: a randomised trial. Lancet. 2015;385:1406-17.
22. van Dullemen HM, van Deventer SJ, Hommes DW, Bijl HA, Jansen J, Tytgat GN, et al. Treatment of Crohn's disease with anti-tumor necrosis factor chimeric monoclonal antibody (cA2). Gastroenterology. 1995;109(1):129-35.
23. Colombel JF, Sandborn WJ, Reinisch W, Mantzaris GJ, Kornbluth A, Rachmilewitz D, et al. Infliximab, azathioprine, or combination therapy for Crohn's disease. N Engl J Med. 2010;362(15):1383-95.
24. Melsheimer R, Geldhof A, Apaolaza I, Schaible T. Remicade® (infliximab): 20 years of contributions to science and medicine. Biologics. 2019;13:139-78.
25. Cai Z, Wang S, Li J. Treatment of inflammatory bowel disease: a comprehensive review. Front Med (Lausanne). 2021; 20;8:765474.
26. van Linschoten RCA, Visser E, Niehot CD, van der Woude CJ, Hazelzet JA, van Noord D, et al. Systematic review: societal cost of illness of inflammatory bowel disease is increasing due to biologics and varies between continents. Aliment Pharmacol Ther. 2021;54(3):234-48.
27. Buchner AM, Schneider Y, Lichtenstein GR. Biosimilars in Inflammatory Bowel Disease. Am J Gastroenterol. 2021;116(1):45-56.

SUBSEÇÃO 46-3-2

USTEQUINUMABE

Idblan Carvalho de Albuquerque

As doenças inflamatórias intestinais (DII) ocorrem em indivíduos com susceptibilidade genética, que provocam distúrbios na regulação imune do trato gastrointestinal. Atualmente, esse estado inflamatório pode ser desencadeado por fatores ambientais como o tabagismo, a qualidade dos alimentos, alguns medicamentos, alterações na microbiota intestinal e o estresse da vida moderna.[1,2]

As interleucinas (IL) 12 e 23 foram descritas em 1989 e em 2000, respectivamente. Elas possuem em comum nas suas moléculas a subunidade p40. Essas IL são produzidas pelas células apresentadoras de antígenos, como os monócitos, macrófagos e células dendríticos e, são responsáveis pela ativação dos linfócitos auxiliares (Th)1 e (Th)17 na cascata inflamatória. Em estudos *in vitro* e *in vivo* foram observados elevados níveis séricos de IL12 e IL23 nos quadros de enterite e colite.[2,3]

O ustequinumabe (UST) é um anticorpo monoclonal que faz o bloqueio da subunidade p40 das IL12/23. Esse agente biológico é indicado para a RCU e DC moderada a grave que não responde ou é intolerante a terapia convencional. A outra indicação para o uso do UST é naqueles pacientes que evoluíram com perda de resposta ou intolerância a outro agente biológico.[4-7]

A efetividade e a segurança do ustequinumabe na RCU foram comprovados pelos estudos UNIFI E UNIFI-LTE.[7,8] e na CD foi por meio do UNITI-1, UNITI-2 e IM-UNITI.[6,9-12] No Brasil, o UST foi aprovado pela ANVISA, em 2017 para o tratamento da DC e em 2019 para a RCU.[6,7]

A prescrição do UST para o tratamento da doença de Crohn como para a RCU tem como objetivo a indução e a manutenção da remissão. Na fase de indução a primeira aplicação do UST é endovenosa na dose 6 mg/kg e a segunda aplicação na dose fixa de 90 mg por via subcutânea é administrada na oitava semana. A posologia para a manutenção da remissão, que começa com a terceira dose do UST, é por meio da dose fixa por via subcutânea de 90 mg a cada oito semana (Quadro 46-3-2-1). Nos pacientes com doença moderada e sem fatores de mau prognóstico, a manutenção pode ser feita a cada 12 semanas.[6,7,13]

No momento em que os pacientes em tratamento com UST apresentam resposta clínica ou laboratorial inadequada na fase de indução, ou naqueles que evoluem com perda na resposta durante a fase de manutenção, a otimização do tratamento é recomendada, para aumentar o nível sérico do fármaco com o objetivo de melhorar a efetividade do tratamento. A otimização pode ser por meio da redução de quatro semanas nos intervalos das doses fixas por via subcutânea, ou através de nova dose endovenosa (6 mg/kg). Na prática clínica a redução do intervalo é a conduta mais utilizada. A associação de imunomoduladores ao UST, como a azatioprina (AZA) ou metotrexato (MTX), pode ser benéfica nos pacientes com necessidade de otimização do tratamento. No entanto, estudos são necessários para esclarecer a efetividade do anti-IL12/23 em comboterapia.[6,7,14]

Quadro 46-3-2-1. Descrição da Posologia do UST na DC e na RCU

Fase de indução	Ampola (130 mg) ou seringa (90 mg)
Semana 0, EV*	6 mg/kg
< 55 kg**	260 mg
55 até 85 kg**	390 mg
> 85 kg**	520 mg
Semana 8, SC***	90 mg
Fase de manutenção	Seringa
Dose 8 em 8 semanas	90 mg
Dose 12 em 12 semanas	90 mg
Dose otimizada	90 mg de 4 em 4 semanas

* EV: via endovenosa.
** peso do paciente.
*** SC: via subcutânea.

REFERÊNCIAS BIBLIOGRÁFICAS

1. Zhou M. New frontiers in genetics, gut microbiota, and immunity: a rosetta stone for the pathogenesis of inflammatory bowel disease. BioMed Res Int. 2017;2017(1):1-17.
2. Ramos GP, Papadakis KA. Mechanisms of disease: inflammatory bowel diseases. Mayo Clin Proc. 2019;94(1):155-65.
3. Wilson NJ, Boniface K, Chan JR, McKenzie BS, Blumenschein WM, Mattson JD, et al. Development, cytokine profile and function of human interleukin 17-producing helper T cells. Nat Immunol. 2007;8(9):950-7.
4. Coskun M, Vermeire S, Nielsen OH. Novel targeted therapies for inflammatory bowel disease. Trends Pharm Sci. 2017;38:127-42.
5. Imbrizi M. Second Brazilian Consensus on the Management of Crohn's disease in adults: a consensus of the Brazilian Organization for Crohn's Disease and Colitis (GEDIIB). Arq Gastroenterol. 2022. V59. Suplemento. doi.org/10.1590/S0004-2803.2022005S1-02.
6. Baima JP. Second Brazilian consensus on the management of ulcerative colitis in adults: a consensus of the Brazilian Organization for Crohn's Disease and Colitis (GEDIIB). Arq Gastroenterol. 2022. V59. Suplemento. doi.org/10.1590/S0004-2803.2022005S1-03.
7. Sands BE, Sandborn WJ, Panaccione R, O'Brien CD, Zhang H, Johanns J, et al. Ustekinumab as induction and maintenance therapy for ulcerative colitis. N Engl J Med. 2019;381:1201-14.

8. Feagan BG, Sandborn WJ, Gasink C, Jacobstein D, Lang Y, Friedman JR, et al. Ustekinumab as Induction and Maintenance Therapy for Crohn's Disease. N Engl J Med. 2016;375:1546-60.
9. Sandborn WJ, Rutgeerts P, Gasink C, Jacobstein D, Zou B, Johanns J, et al. Long-term efficacy and safety of ustekinumab for Crohn's disease through the second year of therapy. Aliment Phamacol Ther. 2018;48:65-77.
10. Hanauer SB, Sandborn WJ, Feagan BG, Gasink C, Jacobstein D, Zou B, et al. IM-UNITI: Three-year efficacy, safety, and immunogenicity of ustekinumab treatment of Crohn's disease. J Crohns Colitis. 2020;14(1):23-32.
11. D'Amico F. Ustekinumab in Crohn's disease: new data for positioning in treatment algorithm. Journal of Crohn's and Colitis. 2022;16:ii30–ii41.
12. Sandborn WJ. Clin gastroenterol hepatol. 2022 Mar;20(3):578-90.e4. doi:10.1016/j.cgh.2021.02.025.
13. Chaparro M. Effectiveness and safety of ustekinumab in ulcerative colitis: real-world evidence from the ENEIDA registry. J Crohns Colitis. 2021 Nov 8;15(11):1846-51.
14. Meserve J. Effectiveness of re-induction and/or dose escalation of ustekinumab in Crohn's disease: a systematic review and meta-analysis. Clin Gastroenterol Hepatol. 2022;20(12):2728–2740.e1.

SUBSEÇÃO 46-3-3

TOFACITINIBE

Marcia Henriques de Magalhães Costa

INTRODUÇÃO

Os imunobiológicos revolucionaram a terapêutica tanto da RCU como da DC. Até o início dos anos 2000 poucas eram as medicações disponíveis para o tratamento da DII e as existentes não se mostravam efetivas na alteração da história natural da doença a médio e longo prazos.[1] O primeiro imunobiológico liberado para tratamento da DII foi o infliximabe, no final da década de 1990 e início dos anos 2000.[2] Desde então, outros anticorpos monoclonais da classe anti-TNF foram incluídos no rol de medicações recomendadas para tratamento de indução e manutenção de remissão de pacientes com DII em atividade moderada a grave.[3] A não resposta terapêutica a estes agentes, bem como a intolerância a eles ou mesmo a perda de resposta secundária tornou imprescindível o desenvolvimento de novas classes terapêuticas com diferentes mecanismos de ação e direcionadas a outras citocinas envolvidas no processo inflamatório, como a anti-integrina α4β7 (vedolizumabe) e as anti-interleucinas IL12/IL23 (ustequinumabe).[4,5] Em 2019 o arsenal terapêutico da DII aumentou com a entrada no Brasil da primeira pequena molécula indicada no tratamento da RCU moderada a grave, um inibidor da *Janus*-quinase (JAK), o tofacitinibe.[2-4]

A utilização de imunobiológicos e pequenas moléculas no tratamento da DII atualmente é denominda terapia avançada.[6,7] Medicações disponíveis no Brasil e seus respectivos alvos terapêuticos e é sobre elas que discorreremos a seguir.

Atualmente recomendado para o tratamento da RCU moderada a grave após intolerância, resposta inadequada ou perda de resposta à terapia convencional ou biológica, o tofacitinibe foi a primeira pequena molécula liberada mundialmente na terapêutica da DII.[6-8]

MECANISMO DE AÇÃO

Diferentemente dos biológicos mencionados anteriormente que tem como alvo componentes extracelulares como as citocinas e receptores celulares, o tofacitinibe é uma pequena molécula oral que atua no interior celular, inibindo a *Janus* (JAK) quinase de forma reversível e competitiva.[9] A via da *Janus*-quinase (JAK) interfere na sinalização JAK-STAT, podendo modular não apenas o sistema imunológico inato como também o adaptativo.[11] Existem quatro tipos de JAKs: JAK1, JAK2, JAK3 e a TYK2.[10] O tofacitinibe inibe seletivamente e de forma reversível e competitiva a JAK1 e JAK3. Desta forma, as citocinas inflamatórias ligam-se aos seus receptores na membrana celular, mas não conseguem alcançar a fosforilação e a ativação da via STAT, incapacitando a regulação da transcrição gênica e a consequente produção de citocinas pró-inflamatórias.[10,11]

FARMACOCINÉTICA

Esta pequena molécula sintética oral tem como características rápida absorção, início e término de ação. Essa rapidez é conferida por sua meia-vida de aproximadamente 3 horas e eliminação de 95% da medicação em até 24 horas (70% através do metabolismo hepático e 30% excreção renal).[12]

Esse rápido *clearance* do tofacitinibe traz vantagens também nos casos de eventos adversos que necessitem de suspensão do tratamento. Por não se tratar de anticorpo monoclonal, outra grande vantagem desta classe de drogas é a ausência de imunogenicidade, sem formação de anticorpos antidroga o que garante a medicação uma resposta sustentada mais duradoura e permite sua utilização em monoterapia, sem associação a imunomoduladores.[13]

INTERAÇÕES MEDICAMENTOSAS

Como o metabolismo hepático é mediado, principalmente, pela CYP3A4, a administração concomitante com inibidores desta enzima, como imidazólicos ou claritromicina, pode aumentar o nível sérico do tofacitinibe. Nestes casos a dose do inibidor da JAK deve ser ajustada. O efeito contrário é observado no uso concomitante com indutores potentes CYP como a rifampicina, quando a redução importante da biodisponibilidade do tofacitinibe afeta consideravelmente sua eficácia, o que acende um alerta para o tratamento da tuberculose ativa ou latente.[12]

TOFACITINIBE NA DII

Como não foi demonstrado benefício significativo do tofacitinibe na doença de Crohn, a medicação foi aprovada apenas para o tratamento da RCU moderada a grave, tanto na fase de indução como na manutenção de remissão.[14,15] Sua eficácia na indução de remissão foi comprovada principalmente através dos estudos OCTAVE 1, 2 e *Sustain*. Nesses estudos de fase 3, duplo-cegos e placebo-controlados, mais de 500 pacientes com RCU moderada a grave, independente da terapêutica prévia, foram randomizados entre tofacitinibe 10 mg 2 vezes ao dia por via oral e comparados a um grupo placebo.[15] O OCTAVE 1 mostrou diferença estatisticamente significativa a favor do tofacitinibe em relação ao placebo quando avaliado o objetivo primário de remissão clínica na semana 8 (18,5 e 8,2%, respectivamente, $p = 0,007$).[15] Já no OCTAVE 2 esta diferença foi ainda maior, com 16,6% para os pacientes em uso de tofacitinibe e apenas 3,6% para o grupo placebo ($p < 0,001$). Quando avaliada a cicatrização de mucosa, esta foi observada em 31,1 e 28,4% dos pacientes em uso de tofacitinibe *versus* 15,6 e 11,6% no grupo placebo ($p < 0,001$), nos estudos OCTAVE 1 e 2, respectivamente.[15] Subanálises desses estudos não mostraram diferença de resposta entre os pacientes previamente expostos ou não à terapia imunobiológica, especialmente anti-TNF.[16]

Outra característica importante observada em análises *pos hoc* desses estudos foi a rapidez de ação, constatada através da redução dos escores clínicos (índice de Mayo parcial) já no terceiro dia do tratamento.[17]

A manutenção de remissão foi avaliada, principalmente, no ensaio OCTAVE *Sustain* e foi observada em 34,3% dos pacientes em uso de tofacitinibe 5 mg e 40,6% na dose de 10 mg, ambas 2 vezes ao dia, *versus* apenas 11,1% no grupo placebo ($p < 0,001$) na semana 52.[15] A cicatrização de mucosa neste estudo também foi significativamente maior nos pacientes do braço ativo tanto na dose de 5 mg (37,4%) como de 10 mg (45,7%) quando comparados ao placebo (13,1%), $p < 0,001$.[15] Pacientes respondedores ou não nos estudos anteriores foram incluídos em um estudo estendido aberto com doses de 5 mg (respondedores) e 10 mg (não respondedores), com observação de até 7 anos. A resposta clínica com 3 anos foi de 66,9% dos pacientes com dose de 5 mg de tofacitinibe *vs* 40,3% na dose de 10 mg, ambas 2 vezes ao dia. Considerando estas mesmas doses, as frequências de melhora endoscópica e remissão sustentada foram, respectivamente, de 64,6% *vs.* 37,1% e 58,9% *vs.* 33,7%.[18]

POSOLOGIA RECOMENDADA

A seleção da posologia foi baseada em estudos que demonstraram melhores resultados clínicos nas doses de 10 e 15 mg, contudo, como o aumento dos eventos adversos foi associado a aumento da dose da medicação, a dose final preconizada foi de 10 mg, 2 vezes ao dia, por via oral, durante 8 semanas, podendo ser reduzida, em caso de resposta, para 5 mg, 2 vezes ao dia, na manutenção.[15]

AJUSTE DE DOSE

O estudo aberto OCTAVE permitiu a avaliação do ajuste de doses durante a manutenção dos pacientes. O escalonamento terapêutico foi realizado nos pacientes respondedores a indução com 10 mg/dose e perda de resposta após redução para 5 mg/dose durante a manutenção. O resgate de resposta foi observado em 57,9% (2 meses), 64,9% (12 meses) e 54,7% (24 meses) dos pacientes e a cicatrização da mucosa em 40,4%, 57,9% e 47,2%, respectivamente. Os pacientes em remissão após 52 semanas com 10 mg/dose de tofacitinibe tiveram sua posologia reduzida para 5 mg/dose, com 80,3% dos pacientes mantendo a remissão clínica após 2 meses e 74,6% em 12 meses.[19]

EXPERIÊNCIA NO MUNDO REAL

Os estudos de vida real corroboram a eficácia do tofacitinibe na indução e manutenção de remissão dos pacientes com RCU moderada a grave. Como esperado, os resultados neste contexto são ainda melhores do que os observados nos estudos pivotais, incluindo taxas de resposta clínica de 74% na semana 8. Outro dado importante confirmado por estes estudos foi a não interferência da exposição prévia ao anti-TNF ou ao vedolizumabe no resultado final.[20] Os principais fatores relacionados com a não resposta ao tofacitinibe foram: pacientes jovens ao início da medicação ($p = 0,014$) e valores elevados de proteína C reativa (PCR) no início do tratamento (valor médio de 9 mg/L; $p = 0,004$).[20]

SEGURANÇA

Nos estudos OCTAVE, a frequência de eventos adversos associados ao uso do tofacitinibe foi semelhante à do grupo placebo (56,5% *vs* 59,8% e 54,1% *vs.* 52,7%). Os eventos mais relatados foram: piora da RCU, nasofaringites, artralgias e cefaleia.[15] Em relação ao risco de infecções sérias foi observada uma frequência de 0,9%, sem nenhum caso relatado no grupo-controle, com uma tendência a relação com doses mais elevadas da medicação.[21]

EVENTOS TROMBOEMBÓLICOS

O uso do tofacitinibe foi inicialmente associado a maior risco de eventos tromboembólicos, principalmente com doses mais elevadas. Estudos mais recentes, entretanto, não confirmaram esse maior risco quando comparados grupos de pacientes em uso de tofacitinibe com pacientes em uso de anti-TNF.[22,23]

INFECÇÕES OPORTUNISTAS

Os pacientes com RCU em uso de tofacitinibe não apresentaram aumento no risco de infecções oportunistas a longo prazo (coorte de 1.157 pacientes, IR = 0,16, 95% CI 0,04--0,42), com apenas 4 casos relatados de colite e hepatite por CMV, criptococose pulmonar e histoplasmose.[21]

Apesar de não ter sido reportado nenhum caso de tuberculose nos estudos de indução e manutenção, devido à altíssima prevalência no nosso país, em especial em algumas regiões, os cuidados no rastreio e acompanhamento dos pacientes deve ser seguido.[15]

A complicação infecciosa mais frequente foi a infecção pelo herpes-zóster, sem associação clara à posologia da medicação. Essa infecção, na maioria dos casos, não foi grave e não houve necessidade da suspensão da medicação. Fatores associados a maior risco de infecção pelo *herpes-zóster* em pacientes com RCU em uso de tofacitinibe foram: idade avançada, baixo peso corpóreo, norte-americanos nativos e uso prévio de anti-TNF.[24] O maior risco de infecção pelo *herpes-zóster* pode ser minimizado pela vacinação, atualmente disponível, inclusive, para imunossuprimidos.

NEOPLASIAS

A maior parte dos estudos, inclusive envolvendo pacientes com artrite reumatoide, onde o tofacitinibe já é utilizado há mais tempo, não mostra maior risco de neoplasias associado ao uso da medicação. O risco de neoplasias, excluindo câncer de pele não melanoma, reportados nos pacientes em uso de tofacitinibe foi de 0,69 (95% CI 0,4-1,11). As principais neoplasias relatadas foram de: mama, cólon, fígado, vias biliares, linfoma e rim. Em uma coorte de mais de 6 anos de acompanhamento, o risco associado foi de 0,69 (95% IC 0,4-1,11), contudo, deve ser considerado como viés de confundimento o fato de que grande parte destes pacientes já havia utilizado tiopurinas e até anti-TNF.[25]

ALTERAÇÕES LABORATORIAIS

Apesar do mecanismo ainda não compreendido, o tofacitinibe pode estar associado a elevação reversível dos níveis séricos de lipídeos, tanto colesterol quanto triglicerídeos, sem, contudo, aumentar os riscos cardiovasculares. Essa possibilidade faz com que exista uma recomendação de monitorização dos níveis de colesterol e triglicerídeos, 4 a 8 semanas após o início da medicação.[26]

Durante os estudos de indução não foram observadas quaisquer alterações no hemograma, todavia, alguns ocorreram relatos de anemia, desta forma, a recomendação atual é de que seja realizado monitoramento com hemograma completo ao início do tratamento, com 4 a 8 semanas de uso da medicação e posteriormente a cada 3 meses.[25]

SITUAÇÕES ESPECIAIS

Colite aguda grave – o rápido início de ação do tofacitinibe trouxe uma expectativa quanto a utilização da medicação como mais uma possibilidade de terapia de resgate no arsenal terapêutico da colite aguda grave não responsiva a corticosteroide e anti-TNF. Após a terapia de resgate com tofacitinibe, 13% dos pacientes necessitaram de colectomia na mesma internação, enquanto em mais 20% o procedimento precisou ser realizado no acompanhamento de 6 meses.[26] A real eficácia, segurança e posologia do tofacitinibe nesta situação especial ainda requerem ser estabelecidos através de estudos controlados. É importante considerar a alta taxa de mortalidade e gravidade desta situação, não devendo ser postergada cirurgia na tentativa de medidas clínicas heroicas. Os casos devem sempre ser acompanhados de perto por equipe multidisciplinar e avaliados individualmente.[25,28]

EXPOSIÇÃO PÓS-OPERATÓRIA

Os resultados, até o momento, dos estudos envolvendo a utilização do tofacitinibe no paciente em pós-operatório relacionado com DII são conflitantes. Alguns mostram aumento do risco de eventos tromboembólicos e complicações pós-operatórias, como: infecções de sitio cirúrgico, pneumonia e abscesso perianal.[27] Esses resultados, entretanto, não foram confirmados em outros estudos, que referem taxas de complicações semelhantes as observadas em pacientes com exposição prévia ao anti-TNF.[29]

MANIFESTAÇÕES EXTRAINTESTINAIS

Como inicialmente o tofacitinibe foi aprovado para tratamento da artrite reumatoide e psoriásica, torna-se racional sua utilização na presença destas manifestações associadas. Seu emprego ainda parece promissor na espondiloartropatia axial e em manifestações cutâneas como o pioderma gangrenoso e o eritema nodoso, principalmente nos casos de refratariedade aos anti-TNFs, contudo, mais estudos ainda são necessários para esta recomendação.[30]

GESTAÇÃO E AMAMENTAÇÃO

Apesar de ser notório que a DII em atividade está associada a maior risco de resultados adversos gestacionais, como abortamento espontâneo, baixo peso ao nascer e prematuridade, outro dado importante a ser lembrado é que até 1/3 das pacientes em remissão pode reativar a doença durante a gestação, principalmente na RCU. Torna-se, assim, de suma importância, o conhecimento dos possíveis efeitos das medicações utilizadas no tratamento da DII, tanto na mãe como no feto, nos períodos pré, per e pós-gestacional. As pequenas moléculas, classe a que o tofacitinibe pertence, são capazes de atravessar a barreira placentária desde o início da gestação e são secretadas no leite materno. Com dados ainda limitados e tendo demonstrado efeito teratogênico e de redução da fertilidade em animais, apesar de em doses bastante superiores às utilizadas na prática clínica, ainda não temos dados de segurança para recomendar a utilização do tofacitinibe durante a gestação, amamentação e a concepção até 6 semanas após sua interrupção.[31]

VACINAÇÃO

Devido ao maior risco de infecções graves nos pacientes com DII em atividade, especialmente quando expostos à terapia avançada, medidas preventivas como a vacinação já entram como orientações obrigatórias neste grupo de pacientes. O ideal é que sejam seguidas as recomendações regionais, lembrando que o uso de vacinas de vírus vivo atenuado não deve ser recomendado, preferencialmente, até 4 semanas antes do início do tofacitinibe.[12]

Com o reconhecido maior risco de herpes-zóster associado à utilização do tofacitinibe, a recentemente liberada vacina inativada recombinante se torna uma excelente opção para esse grupo de pacientes.

PEDIATRIA

Não houve, ainda, liberação do tofacitinibe para uso em pediatria e pacientes com menos de 18 anos devido à ausência de estudos comprovando a eficácia e a segurança da medicação neste grupo especial de pacientes.

IDOSOS

Devido à maior frequência de comorbidades nos pacientes acima de 65 anos, como lesões hepáticas e renais, e ao maior risco de infecções, a recomendação é do uso do tofacitinibe apenas nos casos de falha das outras terapias disponíveis.

POSICIONAMENTO

A ausência de estudos comparativos *head-to-head* com os biológicos utilizados como terapia avançada dificulta um real posicionamento terapêutico para o tofacitinibe. Os principais fatores a serem considerados para escolha desta pequena molécula são sua: rapidez de ação, atividade de doença, não influência de exposição prévia a biológicos, ausência de imunogenicidade e via de administração, não se devendo esquecer do perfil de segurança da medicação.[8] A recomendação atual no consenso brasileiro de tratamento da RCU e do *Guideline* da ECCO é de utilização do tofacitinibe para induzir a remissão nos pacientes com RCU moderada a grave com resposta inadequada ou intolerância à terapia convencional ou à terapia avançada, devendo ser mantido nos pacientes com boa resposta à indução.[32,33]

COMBINAÇÃO

Nos últimos anos a possibilidade de combinação de biológicos entre si ou com pequenas moléculas vem ganhando espaço, principalmente, nos casos de refratariedade terapêutica. Apesar de poucos dados disponíveis, sendo, em sua maioria, relatos ou séries de casos, os resultados sugerem um ganho tanto na resposta e remissão clínica como na cicatrização de mucosa, com a associação do tofacitinibe a qualquer uma das classes de biológicos disponíveis para tratamento da RCU. Não foi observado aumento dos eventos adversos nas terapias combinadas quando comparadas à monoterapia.[34]

NOVOS INIBIDORES DA JAK

Duas novas pequenas moléculas estão para serem liberadas para o tratamento da DII, o filgotinibe e o upadacitinibe. Ambos são inibidores seletivos da JAK1 e têm-se mostrado promissores no tratamento, inclusive, da DC moderada a grave, principalmente naqueles pacientes sem resposta ou intolerantes à terapia convencional ou biológica.[35]

CONCLUSÃO

O tofacitinibe mostrou-se eficaz no tratamento de indução e manutenção de remissão dos pacientes com RCU moderada a grave, mesmo nos não respondedores à terapia convencional ou imunobiológica. Como uma pequena molécula apresenta a vantagem da administração oral, com rápido início de ação e meia-vida curta, sem também a desvantagem da imunogenicidade presente nos biológicos. Estudos a longo prazo de vida real confirmam a segurança da medicação, contudo, cuidados especiais em relação a infecções, em especial herpes-zóster, dislipidemia, gestação, amamentação, vacinação, doença hepática e renal (metabolismo da droga) e risco cardiovascular (obesidade, diabetes melito, hipertensão arterial sistêmica, dislipidemia, acidente vascular cerebral e doença coronariana), devem ser observados.

REFERÊNCIAS BIBLIOGRÁFICAS

1. Feuerstein JD, Cheifetz AS. Crohn disease: epidemiology, diagnosis and management. Mayo Clin Proc. 2017;92(7):1088-103.
2. Mulder DJ, Noble AJ, Justinich CJ, Duffin JM. A tale of two diseases: the history of inflammatory bowel disease. J Crohns Colitis. 2014 May;8(5):341-8.
3. Hedin CRH, Sonkoly E, Eberhardson M, Ståhle M. Inflammatory bowel disease and psoriasis: modernizing the multidisciplinary approach. J Intern Med. 2021 Aug;290(2):257-278.
4. Danese S, Vuitton L, Peyrin-Biroulet L. Biologic agents for IBD: practical insights. Nat Rev Gastroenterol Hepatol. 2015 Sep;12(9):537-45.
5. Marafini I, Sedda S, Dinallo V, Monteleone G. Inflammatory cytokines: from discoveries to therapies in IBD. Expert Opin Biol Ther. 2019 Nov;19(11):1207-1217.
6. Lichtenstein GR, Loftus EV, Isaacs KL, Regueiro MD, Gerson LB, Sands BE. ACG clinical guideline: management of Crohn's disease in adults. Am J Gastroenterol. 2018;113(4):481-517.
7. Rubin DT, Ananthakrishnan AN, Siegel CA, Sauer BG, Long MD. ACG clinical guideline: ulcerative colitis in adults. Am J Gastroenterol. 2019;114(3):384-413.
8. Liu E, Aslam N, Nigam G, Limdi JK. Tofacitinib and newer JAK inhibitors in inflammatory bowel disease-where we are and where we are going. Drugs Context. 2022 8; 11:2021-11-4.
9. Hodge JA, Kawabata TT, Krishnaswami S, Clark JD, Telliez JB, Dowty ME, et al. The mechanism of action of tofacitinib - an oral Janus kinase inhibitor for the treatment of rheumatoid arthritis. Clin Exp Rheumatol. 2016;34(2):318-28. Epub 2016 Mar 10. PMID: 26966791.
10. Magro F, Estevinho MM. Is tofacitinib a game-changing drug for ulcerative colitis? United European Gastroenterol J. 2020 Aug;8(7):755-63.
11. Hammitzsch A, Lorenz G, Moog P. Impact of Janus kinase inhibition on the treatment of axial spondyloarthropathies. Front Immunol. 2020 21;11:591176.
12. European Medicines Agency. Ficha técnica de tofacitinib (Xeljanz®) [consultado 11 Feb 2020]. Disponible en: https://ec.europa.eu/health/documents/community-register/2020/20200131146843/anx 146843 es.pdf
13. Lefevre PLC, Vande Casteele N. Clinical Pharmacology of Janus Kinase Inhibitors in Inflammatory Bowel Disease. J Crohns Colitis. 2020 1;14(Supplement_2):S725-S736.
14. Sandborn WJ, Ghosh S, Panes J, Vranic I, Wang W, Niezychowski W; Study A3921043 Investigators. A phase 2 study of tofacitinib, an oral Janus kinase inhibitor, in patients with Crohn's disease. Clin Gastroenterol Hepatol. 2014;12(9):1485-93.e2.
15. Sandborn WJ, Su C, Sands BE, D'Haens GR, Vermeire S, Schreiber S, et al. Tofacitinib as induction and maintenance therapy for ulcerative colitis. N Engl J Med. 2017;376(18):1723-36.
16. Sandborn WJ, Ghosh S, Panes J, Vranic I, Su C, Rousell S, et al. Tofacitinib, an oral Janus kinase inhibitor, in active ulcerative colitis. N Engl J Med. 2012;367(7):616-24.
17. Hanauer S, Panaccione R, Danese S, Cheifetz A, Reinisch W, Higgins PDR, et al. Tofacitinib induction therapy reduces symptoms within 3 days for patients with ulcerative colitis. Clin Gastroenterol Hepatol. 2019;17(1):139-47.
18. Sandborn WJ, Lawendy N, Danese S, Su C, Loftus EV Jr, Hart A, et al. Safety and efficacy of tofacitinib for treatment of ulcerative colitis: final analysis of OCTAVE Open, an open-label, long-term extension study with up to 7.0 years of treatment. Aliment Pharmacol Ther. 2022;55(4):464-78. Sands BE, Armuzzi A, Marshall JK, Lindsay JO, Sandborn WJ, Danese S, et al. Efficacy and safety of tofacitinib dose de-escalation and dose escalation for patients with ulcerative colitis: results from OCTAVE Open. Aliment Pharmacol Ther. 2020 Jan;51(2):271-80. Honap S, Chee D, Chapman TP, Patel M, Kent AJ, Ray S, et al. Real-world effectiveness of tofacitinib for moderate to severe ulcerative colitis: a Multicentre UK experience. J Crohns Colitis. 2020;14(10):1385-93.
19. Winthrop KL, Loftus EV, Baumgart DC, Reinisch W, Nduaka CI, Lawendy N, et al. Tofacitinib for the treatment of ulcerative colitis: analysis of infection rates from the ulcerative colitis clinical programme. J Crohns Colitis. 2021;15(6):914-29.
20. Desai RJ, Pawar A, Khosrow-Khavar F, Weinblatt ME, Kim SC. Risk of venous thromboembolism associated with tofacitinib in patients with rheumatoid arthritis: a population-based cohort study. Rheumatology (Oxford). 2021;61(1):121-30.
21. Desai RJ, Pawar A, Khosrow-Khavar F, Weinblatt ME, Kim SC. Risk of venous thromboembolism associated with tofacitinib in patients with rheumatoid arthritis: a population-based cohort study. Rheumatology (Oxford). 2021;61(1):121-30.
22. Winthrop KL, Melmed GY, Vermeire S, Long MD, Chan G, Pedersen RD, et al. OP197 Herpes zoster infection in patients with ulcerative colitis receiving tofacitinib: results from the phase 2 and phase 3 clinical programs. UEG J. 2021;9(S1).
23. López-Sanromán A, Esplugues JV, Domènech E. Pharmacology and safety of tofacitinib in ulcerative colitis. Gastroenterol Hepatol. 2021 Jan;44(1):39-48. English, Spanish.
24. Pfizer. Dosing and administration in UC. Lab Monitoring. [Accessed November 2, 2021]. https://www.xeljanzhcp.com/uc/dosing/lab-monitoring
25. Taxonera C, Olivares D, Alba C. Real-World Effectiveness and Safety of Tofacitinib in Patients With Ulcerative Colitis: Systematic Review With Meta-Analysis. Inflamm Bowel Dis. 2022; 28(1):32-40.
26. Deepak P, Alayo QA, Khatiwada A, Lin B, Fenster M, Dimopoulos C, et al. Safety of Tofacitinib in a Real-World Cohort of

Patients With Ulcerative Colitis. Clin Gastroenterol Hepatol. 2021;19(8):1592-1601.e3.
27. Kani HT, Esen E, Chang S, Hudesman D, Remzi FH, Axelrad JE. Su1857 Safety of tofacitinib on postoperative outcomes after subtotal colectomy in ulcerative colitis. Gastroenterology. 2020;158(6):S-677. Greuter T, Rieder F, Kucharzik T, Peyrin-Biroulet L, Schoepfer AM, Rubin DT, et al. Emerging treatment options for extraintestinal manifestations in IBD. Gut. 2021;70(4):796-802.
28. Mahadevan U, Robinson C, Bernasko N, Boland B, Chambers C, Dubinsky M, et al. Inflammatory bowel disease in pregnancy clinical care pathway: a report from the American Gastroenterological Association IBD Parenthood Project Working Group. Gastroenterology. 2019;156(5):1508-24.
29. Imbrizi M, Baima JP, Azevedo MFC, Andrade AR, Queiroz NSF, Chebli JMF, et al. Second Brazilian Consensus on the Management Of Crohn's Disease In Adults: A Consensus Of The Brazilian Organization For Crohn's Disease and Colitis (GEDIIB). Arq Gastroenterol. 2023;59 (1):20-50.
30. Raine T, Bonovas S, Burisch J, Kucharzik T, Adamina M, Annese V, et al. ECCO Guidelines on Therapeutics in Ulcerative Colitis: Medical Treatment, Journal of Crohn's and Colitis 2022;16(1): 2-17.
31. Alayo QA, Khatiwada A, Patel A, Zulfiqar M, Gremida A, Gutierrez A, et al. Effectiveness and safety of combining tofacitinib with a biologic in patients with refractory inflammatory bowel diseases. Inflamm Bowel Dis. 2021;27(10):1698-702.
32. Sandborn WJ, Feagan BG, Loftus EV Jr, Peyrin-Biroulet L, Van Assche G, D'Haens G, et al. Efficacy and safety of upadacitinib in a randomized trial of patients with Crohn's disease. Gastroenterology. 2020; 158(8):2123-38.e8.

SUBSEÇÃO 46-3-4

VEDOLIZUMABE

Rogério Serafim Parra

INTRODUÇÃO

As doenças inflamatórias intestinais (DII), como a retocolite ulcerativa (RCU) e a doença de Crohn (DC), são doenças crônicas do trato digestório, que, sob a ação de fatores ambientais, alterações no microbioma intestinal, em indivíduos geneticamente suscetíveis, podem levar à ativação excessiva do sistema imune, resultando em respostas inflamatórias exacerbadas e contribuindo para a etiopatogenia das dessas patologias.[1,2] São doenças que causam um impacto negativo na qualidade de vida e levam a um aumento do risco de hospitalizações, cirurgias e custos.[3,4]

No Brasil, atualmente, são aprovados os seguintes medicamentos biológicos: os medicamentos bloqueadores do fator de necrose tumoral alfa (anti-TNF), como o infliximabe (IFX), o adalimumabe (ADA), o certolizumabe pegol (CZP) e o golimumabe (GOLI); os inibidores da interleucina, tal como o ustequinumabe (UST); e finalmente os inibidores da integrina, como o vedolizumabe (VEDO). Esse capítulo será dedicado a falar sobre a experiência atual sobre indicações, benefícios e resultados com o VEDO no tratamento na DC e da RCU.

MECANISMO DE AÇÃO

Avanços recentes no conhecimento da patologia das doenças inflamatórias intestinais (DII) possibilitaram o desenvolvimento de drogas que apresentam ação seletiva no intestino. A aprovação do VEDO marcou uma revolução no tratamento clínico das DIIs. O VEDO é uma anti-integrina e seu mecanismo de ação leva à inibição do recrutamento de células T efetoras para o intestino.[5] Essencial para o tráfico de linfócitos, as interações das integrinas medeiam a ligação de linfócitos ao endotélio intestinal, promovendo migração para o tecido inflamado. O VEDO é um anticorpo monoclonal específico para o heterodímero de integrina $\alpha4\beta7$, a integrina $\alpha4$, a integrina $\beta7$ e a molécula de adesão celular de endereçamento da mucosa-1 [MAdCAM-1]. Ao ligar-se à integrina $\alpha4\beta7$, expressa nos linfócitos alojados no intestino, VEDO tem um efeito imunossupressor específico no intestino. Por conta de sua ação seletiva, além de reduzir a carga inflamatória, tanto na RCU como na DC, esse medicamento biológico está associado a melhor perfil de segurança.[6]

VEDOLIZUMABE NO TRATAMENTO DAS DOENÇAS INFLAMATÓRIAS INTESTINAIS

Retocolite Ulcerativa

A eficácia do VEDO para induzir e manter a remissão em pacientes com RCU foi demonstrada no estudo GEMINI 1, um estudo envolvendo mais de 800 pacientes com RCU moderada a grave, definida como um escore de Mayo de 6 a 12, com uma subpontuação endoscópica ≥ 2. Nesse estudo, uma taxa significativamente maior de pacientes tratados com VEDO obteve resposta clínica, remissão clínica e cicatrização da mucosa após 6 semanas em comparação ao placebo. O desfecho primário da fase de indução (resposta clínica na semana 6) foi alcançado por 47,1% dos pacientes tratados com VEDO *versus* 25,5% dos pacientes no grupo placebo (P < 0,001).[7] A remissão clínica sustentada (definida como remissão na semana 6 e na semana 52) também foi relatada por um número significativamente maior de pacientes nos grupos de VEDO (24,0% no grupo de VEDO a cada 4 semanas, 20,5% no grupo de VEDO a cada 8 semanas e 8,7% no grupo placebo; P = 0,001 e P = 0,008, respectivamente, *vs* placebo). O VEDO também foi associado a maiores taxas de cicatrização da mucosa (P < 0,001 para ambos os grupos de VEDO *versus* placebo) e taxas significativamente mais altas de remissão livre de esteroides (P < 0,001 para ambos os grupos de VEDO *versus* placebo).

Estudos subsequentes confirmaram a eficácia e segurança do VEDO no tratamento de pacientes com RCU moderada a grave. Uma recente metanálise com revisão sistemática mostrou que o VEDO foi o agente com melhor desempenho para resultados de segurança.[8] Além disso, o primeiro estudo *head to head* (VARSITY) entre biológicos na RCU comparou o ADA *versus* o VEDO em pacientes portadores de RCU moderada a grave, bio-naïves e falhados ao anti-TNF.[9] O estudo VARSITY mostrou a superioridade do VEDO em relação à ADA, principalmente no subgrupo bio-naïves de anti-TNF. A exposição prévia aos anti-TNFs foi associada à redução da eficácia do VEDO.[10] Pacientes com RCU tratados com VEDO foram mais propensos a se manter em tratamento até o final do acompanhamento, quando comparados com os pacientes em uso de ADA (p = 0,04).[11]

Outra recente metanálise em pacientes com RCU mostrou que IFX e VEDO foram os agentes com maiores taxas de indução da melhora endoscópica. Da mesma forma, a mesma metanálise mostrou que o VEDO foi superior ao ADA para manutenção da remissão clínica e melhora endoscópica, sendo que o VEDO foi classificado como o mais alto (SUCRA) para manutenção da remissão clínica e melhora endoscópica, além de ser classificado como o mais seguro, com menor taxa de infecções entre os biológicos no tratamento da RCU.[12]

O último consenso da Organização Pan-Americana de Crohn e Colite (PANCCO) mostrou que o uso do VEDO é recomendado para indução da remissão e na manutenção dos pacientes com RCU moderada a grave.[13] Da mesma forma, o consenso da Organização Brasileira de Crohn e Colite (GEDIIB) recentemente publicado recomenda o uso de IFX ou VEDO para indução da remissão de pacientes ambulatoriais, adultos, com RCU moderada a grave, virgens de uso prévio de agentes biológicos.[14] Entretanto, o estudo VARSITY não mostrou superioridade do VEDO frente ao ADA nas taxas de remissão clínica ao final de um ano, em pacientes previamente expostos ao anti-TNF.[15]

Entretanto, no estudo VARSITY não foi permitida a otimização de dose, algo que é realizado rotineiramente na prática clínica.[11] Desta forma, o consenso do PANCCO recomenda o uso do VEDO para indução da remissão clínica em pacientes previamente aos anti-TNFs, quando UST ou TOFA não estão disponíveis.[13] O consenso do GEDIIB descreve que em pacientes com exposição prévia aos anti-TNFs, UST ou TOFA são melhores opções como terapia de segunda linha na indução da remissão.[14] No quesito segurança, ou seja, pacientes com RCU moderada a grave e com tenham fatores de risco associados, como comorbidades, idade avançada, histórico de infecções graves ou histórico de neoplasia, devem ser preferencialmente tratados do UST ou VEDO. Vale ressaltar que ambos os consensos relatam que nos pacientes que responderam à terapia de indução, o VEDO deve ser mantido como terapia de manutenção.

Apesar de ser uma medicação de ação seletiva no intestino, vários estudos mostram que o VEDO é capaz de melhorar os sintomas relatados pelos pacientes portadores de RCU já na semana 2 de tratamento, com melhora contínua até a semana 6 - especialmente para pacientes virgens de biológicos. Esses achados têm implicações para o posicionamento ideal do VEDO em algoritmos de tratamento. A rápida melhora dos sintomas de RCU em pacientes virgens de TNF apoia o uso de VEDO como um agente biológico de primeira linha.[16]

Doença de Crohn

A eficácia do VEDO para induzir e manter a remissão em pacientes com DC moderada a grave foi demonstrada no estudo GEMINI 2 e nos estudos de longo prazo (*long-term extension* – LTS).[6] Os melhores resultados com o VEDO na DC são observados nos pacientes bio-naïves, e naqueles com DC moderada. Um recente estudo brasileiro mostrou que o VEDO foi eficaz no manejo de pacientes com DC leve a moderada em pacientes virgens de terapia biológica, ou seja, quando o VEDO foi utilizado como primeiro agente biológico. As taxas de remissão clínica, de acordo com o índice de Harvey-Bradshaw (IHB) após 1 ano de tratamento chegaram a 88,1%. A cicatrização da mucosa foi observada em 62,3% dos pacientes e a cirurgia abdominal de grande porte foi necessária em apenas 4,5% dos pacientes. Este foi um dos primeiros estudos internacionais focados no uso do VEDO como opção de tratamento biológico de primeira linha na prática clínica na DC leve a moderada.[17] Esses achados também têm implicações para o posicionamento ideal do VEDO em algoritmos de tratamento. Vale ressaltar que, da mesma forma que na RCU, pacientes com DC em uso de VEDO podem apresentar melhora os sintomas já na semana 2 de tratamento, com melhora contínua até a semana 6, especialmente para pacientes virgens de biológicos.[16]

O VEDO também pode ser utilizado em pacientes com DC moderada a grave previamente expostos ao anti-TNF, e nesses casos recomenda-se a dose adicional de 300 mg EV na semana 10. Nos pacientes que não alcançaram remissão clínica, há a possibilidade de otimização da dose de VEDO para 300 mg a cada 4 semanas, a partir da semana 14. Da mesma forma, para os pacientes que perderem resposta durante o acompanhamento, há a possibilidade de otimização do tratamento na dose de 300 mg, EV a cada 4 semanas associado ou não ao uso de imunossupressores.[18] Os primeiros dados de vida real com uso de VEDO em pacientes da América Latina mostrou que o VEDO foi eficaz na indução e manutenção da resposta e remissão clínicas na população refratária na DC e RCU, com perfil de segurança favorável.[19] Foram incluídos 90 pacientes (52 com DC e 38 com RCU), a maioria com exposição prévia a agentes anti-TNF (88,46% na DC e 76,31% na RCU). Na DC (na análise conforme observado), as taxas de remissão nas semanas 12, 26 e 52 foram 42,89% (21/49), 61,9% (26/42) e 46,15% (12/26), respectivamente. Em pacientes com RCU, as taxas de remissão nas semanas 12, 26 e 52 foram de 28,94% (11/38), 36,66% (11/30) e 41,17% (7/17). As taxas de cicatrização da mucosa foram 36,11% na DC e 43,4% na RCU. Durante o período do estudo, 7/52 pacientes com DC foram submetidos à cirurgia abdominal maior e 4/38 pacientes com RCU necessitaram de colectomia.

O consenso do GEDIIB publicado em 2023 ressaltou que em pacientes com DC moderada a grave e fatores de risco relacionados com a segurança (p. ex., idade avançada, comorbidades relevantes e infecções graves anteriores) podem ser tratados preferencialmente com VEDO ou UST.[20] Da mesma forma, o consenso recomenda o uso do VEDO durante a indução de pacientes com DC moderada a grave que tenha resposta inadequada à terapia convencional e/ou à terapia anti-TNF. Se uma resposta sub ótima é observada após as 3 doses de indução, recomenda-se o uso da quarta dose na semana 10.[20] O VEDO é recomendado como terapia de manutenção em pacientes com DC moderada a grave que alcançaram a remissão com VEDO e, se houver resposta insuficiente ou perda de resposta durante o tratamento, encurtar o intervalo de aplicações para 300 mg a cada 4 semanas deve ser considerado.

IMUNOGENICIDADE E SUSTENTABILIDADE AO TRATAMENTO E DADOS DE CICATRIZAÇÃO DE MUCOSAS

Uma das vantagens do VEDO em relação aos medicamentos anti-TNF é sua baixa taxa de imunogenicidade.[21] Apesar da maioria dos estudos mostrar que a comboterapia (ou seja, uso do VEDO associado a um imunossupressor) não melhore as taxas de remissão clínica e endoscópica em pacientes com DII,[21,22] há situações especiais, como em pacientes mais graves, previamente expostos a múltiplos tratamentos, incluindo os anti-TNFs, portadores de DC perianal, onde se recomenda, a critério clínico, manutenção da comboterapia até alcançar remissão clínica e endoscópica.

Outro ponto positivo do VEDO é a persistência do tratamento, em longo prazo.[6] Por conta da sua baixa imunogenicidade, os pacientes respondedores ao tratamento, geralmente, tem menor taxa de perda de resposta, se comparado, por exemplo, com os medicamentos anti-TNFs.[23] Dados de 2 anos mostram sustentabilidade de resposta e perfil de segurança favorável da molécula.[24]

Finalmente, o VEDO apresenta dados de cicatrização de mucosas tanto na DC como na RCU. O estudo VERSIFY demonstrou que os pacientes que receberam VEDO para o tratamento da DC virgens de anti-TNF eram mais propensos a ter melhora na ressonância nuclear magnética se comparados com pacientes previamente expostos e/ou falhados aos anti-TNFs.[25] Dados recentes (estudo EARNEST) mostram melhora nos resultados endoscópicos e histológicos nos pacientes com bolsite e melhoria nos biomarcadores.[26]

PERFIL DE SEGURANÇA

A segurança comparativa das terapias é importante para informar o posicionamento relativo dentro do algoritmo terapêutico. Os medicamentos anti-TNFs estão associados a um risco aumentado de infecções, incluindo a tuberculose. Apesar da experiência com os anti-TNFs, essas medicações apresentam várias necessidades não atendidas, como perda de resposta ao longo do tratamento e maiores taxas de imunogenicidade (com consequente formação de anticorpos antidroga), se comparado com os novos biológicos, como o VEDO.[27,28] Além disso, cerca de 20% dos pacientes com DII podem apresentar contraindicações (absolutas [11,5%] ou relativas [9,0%]) ao uso de drogas anti-TNFs (neoplasias, tuberculose ativa, neurite óptica, esclerose múltipla, e doenças desmielinizantes, de insuficiência cardíaca de classes funcionais III e IV, entre outras).[29] Nesses casos, há preferência pelo uso de moléculas mais seguras, como o VEDO e o UST.[30] Tal como acontece com todos os medicamentos biológicos, a triagem apropriada para infecção grave deve ser realizada antes do início do tratamento. Isso inclui a triagem de neoplasias e infecções como tuberculose, vírus da imunodeficiência adquirida (HIV), hepatite B e hepatite C e tratamento, se identificado.

Dados de segurança do uso do VEDO nas DIIs foram recentemente publicados. O EVOLVE foi um estudo comparativo de vida real de longo prazo (24 meses) de eficácia e segurança que preencheu uma lacuna importante na escolha do primeiro biológico em pacientes com DII virgens de biológico (bio-naïves).[30] Dados retrospectivos de mais de 1.000 pacientes bio-naïves com DC (n = 491) e RCU (n = 604) mostraram que os tratamentos com VEDO e os anti-TNF apresentaram taxas semelhantes no controle dos sintomas da doença, sendo que a coorte em uso de VEDO foi significativamente menos propensa a apresentar eventos adversos ou eventos adversos graves, confirmando que o VEDO tem um perfil de segurança mais favorável que os anti-TNFs. Os resultados do estudo EVOLVE apoiam a eficácia e a segurança a longo prazo do VEDO como tratamento biológico de primeira linha em pacientes com DII. Além disso, existem estudos na população idosa mostrando perfil de segurança favorável do VEDO.[31] Apesar de ser a molécula mais segura, hoje, no tratamento das DIIs, há raros relatos de eventos adversos graves associados ao VEDO.[32]

POSOLOGIA E FORMA DE ADMINISTRAÇÃO

A posologia do VEDO tanto na DC como na RCU é similar. A dose de indução é de 300 mg, EV, nas semanas 0, 2 e 6. Em pacientes com DC que não alcançaram boa resposta após a indução, há recomendação de bula para aplicação de uma quarta dose de 300 mg, EV na semana 10. Isso acontece naqueles previamente expostos aos biológicos, especialmente aos anti-TNF, nos corticodependentes ou corticorrefratários, na presença de doença perianal fistulizante, e em pacientes com fator de risco de recorrência, como tabagistas, com cirurgias prévias de ressecção intestinal, entre outros. A dose de otimização é de 300 mg EV a cada 4 semanas e pode ser indicada logo após a indução, na semana 14, em pacientes respondedores parciais ou durante a manutenção, nos pacientes que perderam resposta. Da mesma forma que previamente mencionado, apesar da baixa imunogenicidade, pacientes mais graves ou previamente expostos a um ou mais tratamentos avançados prévios, podem se beneficiar, a critério clínico, da associação com imunossupressor. Em média, espera-se 3 meses após a otimização para reavaliação sobre a manutenção da dose otimizada, ou troca de classe terapêutica.[33]

Espera-se que, em breve, haja a incorporação da apresentação subcutânea (SC) do VEDO como terapia de manutenção.[34] Isso pode levar a um impacto financeiro positivo no nosso país, já que estudos em outros países (França) mostraram que, com a introdução do VEDO SC como terapia de manutenção após a indução EV, houve uma economia substancial de custos para um plano de saúde do ponto de vista do pagador em comparação com um mundo sem VEDO SC.[35]

SITUAÇÕES ESPECIAIS

Doença de Crohn da Bolsa Ileal e na Bolsite Crônica Refratária

A DC da bolsa ileal e a bolsite crônica representam as complicações, em longo prazo, mais comuns da proctocolectomia total e anastomose anal da bolsa ileal (IPAA) no tratamento da RCU refratária. Estudos mostraram que o VEDO é seguro e eficaz no manejo da DC da bolsa ileal e no tratamento da bolsite crônica refratária.[36] A dose é a mesma recomendada para a DC, podendo-se fazer a dose extra na semana 10, nos pacientes não respondedores ou respondedores parciais.

Manifestações Extraintestinais

Por conta de seu mecanismo de ação seletivo, o VEDO tem eficácia apenas no tratamento de MEI associadas à atividade da DII. Não há fortes evidências que sugiram que o VEDO possa ser eficaz no tratamento de MEIs preexistentes (especialmente colangite esclerosante primária [CEP], manifestações reumáticas e cutâneas), embora possa reduzir a ocorrência de novas MEI.[37] Há, entretanto, outros estudos que descrevem que a administração de VEDO possa estar associada a um novo surgimento ou reativação de MEIs, entre as quais a artralgia é a mais proeminente. Pacientes com RCU extensa apresentam maior risco de artralgia de início recente, enquanto o tratamento concomitante com azatioprina parece ser protetor. Geralmente tais manifestações articulares secundárias ao uso do VEDO não são limitantes. Essas associações podem ser mediadas pelo tráfego de linfócitos redirecionado e podem apoiar a administração concomitante de imunomoduladores em subpopulações específicas de pacientes que iniciam o tratamento com VEDO.[38]

Uso do VEDO na Gestação e na População Pediátrica

As evidências sobre a segurança de novos produtos biológicos, como o VEDO durante a gravidez são limitadas. Um recente estudo relatou 73 gestações em pacientes recebendo VEDO ou UST sem um sinal negativo nos resultados maternos ou neonatais.[39] Em outro estudo, o uso do UST e VEDO na gravidez parece ser seguro, com resultados favoráveis na gravidez e pós-natal do bebê. A transferência placentária diferiu entre esses dois medicamentos, com UST tendo níveis de medicamentos semelhantes e VEDO tendo uma proporção inversa de níveis de medicamentos entre bebês e mães em comparação com as medicações anti-TNF.[40] Desta forma, mais estudos prospectivos são necessários sobre os resultados de gestações com novos medicamentos biológicos.

Há poucos dados disponíveis sobre o uso de VEDO em crianças com DII. O VEDOKIDS foi um estudo de coorte prospectivo, multicêntrico e pediátrico. O estudo apresentou os resultados de 14 semanas como as primeiras análises do acompanhamento planejado de 3 anos da coorte VEDOKIDS. Crianças (de 0 a 18 anos) com DII que iniciaram VEDO foram acompanhadas no início do estudo e em 2, 6 e 14 semanas.[41] Ao final, o estudo mostrou que o VEDO tem boa segurança e eficácia na indução de remissão em crianças com DII em 14 semanas, especialmente naquelas com RCU. O VEDO pode ser considerado em crianças quando outras intervenções medicamentosas aprovadas para DII não obtiverem sucesso. Em crianças com peso inferior a 30 kg, o VEDO deve ser administrado de acordo com a superfície corporal da criança (200 mg/m^2) ou peso (10 mg/kg).

RECORRÊNCIA PÓS-OPERATÓRIA E DADOS EM CIRURGIAS

Uma análise *post-hoc* dos estudos GEMINI 2 e GEMINI LTS (estudo de segurança de longo prazo mostrou que o uso precoce do VEDO na DC reduziu as taxas de cirurgia relacionada com a doença (ressecção intestinal) em 39% naqueles pacientes com duração de doença de 5 anos, se comparados com pacientes com duração de doença superior a 5 anos.[42] Outra análise *post hoc* dos estudos GEMINI 2 e 3 identificou a duração da DC < 2 e < 5 anos como preditores significativos para alcançar melhora sintomática (dor abdominal e fezes amolecidas), indicando que o uso precoce do VEDO no tratamento da DC tem os melhores resultados. Finalmente, um estudo do mundo real, o VDZ iniciado dentro de 2 anos após o diagnóstico de DC foi associado a menos crises e maior tempo médio para a primeira crise em comparação com quando o tratamento foi iniciado ≥ 2 anos após o diagnóstico.[43] Além disso, outro estudo de vida real comparou taxas de cirurgias em pacientes com DC virgens de terapia biológica e mostrou que o VEDO está associado a uma maior eficácia na redução da taxa de cirurgia relacionada à DC do que o UST.[44] Por fim, dados recentes mostram que o VEDO pode ser uma estratégia eficaz na prevenção da recorrência pós-operatória na DC.[45] O estudo REPREVIO foi um estudo prospectivo, multicêntrico e randomizado, controlado por placebo que avaliou duas estratégias de tratamento (VEDO, 300 mg a cada 8 semanas, iniciado até 4 semanas após o procedimento cirúrgico *versus* placebo) após cirurgia de ileocolectomia direita para tratamento da DC ileocecal. O tratamento com VEDO foi altamente eficaz na redução da incidência e gravidade da recorrência pós-operatória na DC. O VEDO foi seguro no período de pós-operatório recente da DC. Esses dados sugerem que o VEDO possa ser utilizado para prevenção da recorrência pós-operatória na DC.

CONCLUSÃO

Como até o momento não existe um algoritmo validado para a escolha dos biológicos na DII, a individualização do tratamento ainda é peça chave para o sucesso do tratamento no curto, médio e longo prazo. O VEDO pode ser considerado como agente biológico de primeira linha na RCU e na DC, a depender do perfil do paciente. Pode ser usado como monoterapia, com perfil de segurança muito favorável. A individualização do tratamento é a chave para o sucesso do tratamento dos pacientes com DC e RCU. Os dados mostram que o VEDO é eficaz, tanto no tratamento da DC como no tratamento da RCU.

REFERÊNCIAS BIBLIOGRÁFICAS

1. Faye AS, Allin KH, Iversen AT, Agrawal M, Faith J, Colombel JF, et al. Antibiotic use as a risk factor for inflammatory bowel disease across the ages: a population-based cohort study. Gut. 2023 Jan 09.
2. Fiocchi C, Iliopoulos D. Inflammatory bowel disease therapy: beyond the immunome. Front Immunol. 2022;13:864762.
3. Parra RS, Chebli JMF, Amarante HMBS, Flores C, Parente JML, Ramos O, et al. Quality of life, work productivity impairment and healthcare resources in inflammatory bowel diseases in Brazil. World J Gastroenterol. 2019 Oct;25(38):5862-82.
4. Parra RS, Feitosa MR, Ribeiro LCH, Castro LA, Rocha JJR, Féres O. Infliximab trough levels and quality of life in patients with inflammatory bowel disease in maintenance therapy. Gastroenterol Res Pract. 2018;2018:1952086.
5. Wyant T, Fedyk E, Abhyankar B. An overview of the mechanism of action of the monoclonal antibody vedolizumab. J Crohns Colitis. 2016 Dec;10(12):1437-44.
6. Loftus EV Jr, Feagan BG, Panaccione R, Colombel JF, Sandborn WJ, Sands BE, et al. Long-term safety of vedolizumab for inflammatory bowel disease. Aliment Pharmacol Ther. 2020;52(8):1353-65.
7. Feagan BG, Rutgeerts P, Sands BE, et al. Vedolizumab as induction and maintenance therapy for ulcerative colitis. N Engl J Med. 2013 Aug 22;369(8):699-710.
8. Lasa JS, Olivera PA, Danese S, Peyrin-Biroulet L. Efficacy and safety of biologics and small molecule drugs for patients with moderate-to-severe ulcerative colitis: a systematic review and network meta-analysis. Lancet Gastroenterol Hepatol. 2022 Feb;7(2):161-70.
9. Sands BE, Peyrin-Biroulet L, Loftus EV Jr, Danese S, Colombel JF, Törüner M, et al. Vedolizumab versus adalimumab for moderate-to-severe ulcerative colitis. N Engl J Med. 2019 Sep 26;381(13):1215-26.
10. Narula N, Peerani F, Meserve J, Kochhar G, Chaudrey K, Hartke J, et al. Vedolizumab for ulcerative colitis: treatment outcomes from the VICTORY Consortium. Am J Gastroenterol. 2018 Sep;113(9):1345.
11. Moens A, Verstockt B, Alsoud D, Sabino J, Ferrante M, Vermeire S. Translating results from VARSITY to Real World: adalimumab vs vedolizumab as first-line biological in moderate to severe IBD. Inflamm Bowel Dis. 2021Nov 09.
12. Singh S, Murad MH, Fumery M, Dulai PS, Sandborn WJ. First- and second-line pharmacotherapies for patients with moderate to severely active ulcerative colitis: an updated network meta-analysis. Clin Gastroenterol Hepatol. 2020 Sep;18(10):2179-91. e6.
13. Juliao-Baños F, Grillo-Ardila CF, Alfaro I, Andara-Ramírez MT, Avelar-Escobar O, Barahona-Garrido J, et al. Update of the PANCCO clinical practice guidelines for the treatment of ulcerative colitis in the adult population. Rev Gastroenterol Mex (Engl Ed). 2022;87(3):342-61.
14. Baima JP, Imbrizi M, Andrade AR, Chebli LA, Argollo MC, Queiroz NSF, et al. Second Brazilian consensus on the management of ulcerative colitis in adults: a consensus of the Brazilian Organization for Crohn's Disease and Colitis (GEDIIB). Arq Gastroenterol 2023.
15. Narula N, Wong ECL, Dulai PS, Marshall JK, Jairath V, Reinisch W. Vedolizumab and Adalimumab in biologic-naïve ulcerative colitis: comparison of patient-level clinical trial data and VARSITY for week 6 clinical remission. Dig Dis Sci. 2023 Jan 16.

16. Feagan BG, Lasch K, Lissoos T, Cao C, Wojtowicz AM, Khalid JM, et al. Rapid response to vedolizumab therapy in biologic-naive patients with inflammatory bowel diseases. Clin Gastroenterol Hepatol. 2019 Jan;17(1):130-38.e7.
17. Dotti A, Vilela EG, Chebli JMF, Magro DO, Steinwurz F, Argollo M, et al. P586 vedolizumab in mild to moderate Crohn's disease patients naïve to biological therapy: a multicentric observational study. Journal of Crohns & Colitis. 2023;17:i714-i715.
18. Perry C, Fischer K, Elmoursi A, Kern C, Currier A, Kudaravalli P, et al. vedolizumab dose escalation improves therapeutic response in a subset of patients with ulcerative colitis. Dig Dis Sci. 2021 Jun;66(6):2051-8.
19. Perin RL, Damião AOMC, Flores C, Ludvig JC, Magro DO, Miranda EF, et al. Vedolizumab in the management of inflammatory bowel diseases: a brazilian observational multicentric study. Arq Gastroenterol. 2019;56(3):312-7.
20. Imbrizi M, Baima JP, Azevedo MFC, Andrade AR, Queiroz NSF, Chebli JMF, et al. Second Brazilian Consensus on the Management of Crohn's disease in adults: a consensus of the Brazilian Organization for Crohn's Disease and Colitis (GEDIIB). Arq Gastroenterol. 2023.
21. Yamashita N, Imai T, Kawahara M, Inatomi O, Andoh A. Low immunogenicity of vedolizumab determined by a simple drug-tolerant assay in patients with ulcerative colitis. J Clin Biochem Nutr. 2022 Jan;70(1):72-8.
22. Hu A, Kotze PG, Burgevin A, Tan W, Jess A, Li PS, et al. Combination therapy does not improve rate of clinical or endoscopic remission in patients with inflammatory bowel diseases treated with vedolizumab or ustekinumab. Clin Gastroenterol Hepatol. 2021 Jul;19(7):1366-76.e2.
23. Pudipeddi A, Ko Y, Paramsothy S, Leong RW. Vedolizumab has longer persistence than infliximab as a first-line biological agent but not as a second-line biological agent in moderate-to-severe ulcerative colitis: real-world registry data from the Persistence Australian National IBD Cohort (PANIC) study. Therap Adv Gastroenterol. 2022;15:17562848221080793.
24. Danese S, Subramaniam K, Van Zyl J, Adsul S, Lindner D, Roth J, et al. Vedolizumab treatment persistence and safety in a 2-year data analysis of an extended access programme. Aliment Pharmacol Ther. 2021 Jan;53(2):265-72.
25. Bressler B. Update on the use of vedolizumab in patients with Crohn's disease. Gastroenterol Hepatol (NY). 2021 Oct;17(10):491-3.
26. Jairath V, Feagan BG, Silverberg MS, Danese S, Gionchetti P, Löwenberg M, et al. OP08 Mucosal healing with vedolizumab in inflammatory bowel disease patients with chronic pouchitis: Evidence from EARNEST, a randomized, double-blind, placebo-controlled trial. Journal of Crohn's and Colitis. 2023 Feb;17 (Issue Supplement 1):i13-i14.
27. Zhang QW, Shen J, Zheng Q, Ran ZH. Loss of response to scheduled infliximab therapy for Crohn's disease in adults: a systematic review and meta-analysis. J Dig Dis. 2019 Feb;20(2):65-72.
28. Juillerat P, Grueber MM, Ruetsch R, Santi G, Vuillèmoz M, Michetti P. Positioning biologics in the treatment of IBD: a practical guide. Curr Res Pharmacol Drug Discov. 2022;3:100104.
29. Amiot A, Seksik P, Reimund JM, Nachury M, Altwegg R, Bourreille A, et al. Prevalence of anti-TNF contraindications in Crohn's disease: a cross-sectional survey from the GETAID. Dig Liver Dis. 2022 May 14.
30. Bressler B, Yarur A, Silverberg MS, Bassel M, Bellaguarda E, Fourment C, et al. Vedolizumab and anti-tumour necrosis factor α real-world outcomes in biologic-naïve inflammatory bowel disease patients: results from the EVOLVE Study. J Crohns Colitis. 2021 Oct 07;15(10):1694-706.
31. Ibraheim H, Samaan MA, Srinivasan A, Brain O, Digby-Bell J, Irving PM, et al. Effectiveness and safety of vedolizumab in inflammatory bowel disease patients aged 60 and over: an observational multicenter UK experience. Ann Gastroenterol. 2020;33(2):170-7.
32. de Freitas LF, Feitosa MR, Féres O, Parra RS. Cutaneous vasculitis associated with vedolizumab in ulcerative colitis. Inflamm Bowel Dis. 2020 Oct.
33. Osterman MT, Rosario M, Lasch K, Barocas M, Wilbur JD, Dirks NL, et al. Vedolizumab exposure levels and clinical outcomes in ulcerative colitis: determining the potential for dose optimisation. Aliment Pharmacol Ther. 2019 Feb;49(4):408-18.
34. Wiken TH, Høivik ML, Buer L, Warren DJ, Bolstad N, Moum BA, et al. Switching from intravenous to subcutaneous vedolizumab maintenance treatment in patients with inflammatory bowel disease followed by therapeutic drug monitoring. Scand J Gastroenterol. 2023 Feb 17:1-11.
35. Oppe M, Muresan B, Chan K, Radu X, Schultz BG, Turpin RS, et al. Budget impact of introducing subcutaneous vedolizumab as a maintenance therapy in biologic-naïve and biologic-experienced patients with ulcerative colitis in France. Expert Rev Pharmacoecon Outcomes Res. Jan 05 2023:1-9.
36. Gregory M, Weaver KN, Hoversten P, Hicks SB, Patel D, Ciorba MA, et al. Efficacy of vedolizumab for refractory pouchitis of the ileo-anal pouch: results from a multicenter US cohort. Inflamm Bowel Dis. 2019 Aug 20;25(9):1569-76.
37. Chateau T, Bonovas S, Le Berre C, Mathieu N, Danese S, Peyrin-Biroulet L. Vedolizumab treatment in extra-intestinal manifestations in inflammatory bowel disease: a systematic review. J Crohns Colitis. 2019 Dec;13(12):1569-77.
38. Kokkotis G, Zampeli E, Tzouvala M, Giotis I, Orfanos P, Benetou V, et al. Prevalence and predictors of arthralgia after initiation of vedolizumab in patients with inflammatory bowel disease: a retrospective cohort study. Eur J Gastroenterol Hepatol. 2023 Apr 01;35(4):371-75.
39. Wils P, Seksik P, Stefanescu C, Nancey S, Allez M, Pineton de Chambrun G, et al. Safety of ustekinumab or vedolizumab in pregnant inflammatory bowel disease patients: a multicentre cohort study. Aliment Pharmacol Ther. 2021 02;53(4):460-70.
40. Mitrova K, Pipek B, Bortlik M, Bouchner L, Brezina J, Douda T, et al. Safety of ustekinumab and vedolizumab during pregnancy-pregnancy, neonatal, and infant outcome: a prospective multicentre study. J Crohns Colitis. 2022 Dec 05;16(12):1808-15.
41. Atia O, Shavit-Brunschwig Z, Mould DR, Stein R, Matar M, Aloi M, et al. Outcomes, dosing, and predictors of vedolizumab treatment in children with inflammatory bowel disease (VEDOKIDS): a prospective, multicentre cohort study. Lancet Gastroenterol Hepatol. 2023 Jan;8(1):31-42.
42. Dulai PS, Peyrin-Biroulet L, Demuth D, Lasch K, Hahn KA, Lindner D, et al. Early intervention with vedolizumab on longer term surgery rates in Crohn's disease: post hoc analysis of the gemini phase 3 and long-term safety programs. J Crohns Colitis. 2020 Jul 21.
43. Haridarshan P, Mireia R-C, Berger A, Robert D. Patient characteristics and clinical outcomes in biologic-naïve patients with Crohn's disease initiating vedolizumab treatment early versus later after diagnosis. Am J Gastroenterol. 2018;113:S8.
44. Vu M, Ghosh S, Umashankar K, Weber L, Landis C, Candela N, et al. Comparison of surgery rates in biologic-naïve patients with Crohn's disease treated with vedolizumab or ustekinumab: findings from SOJOURN. BMC Gastroenterol. 2023 Mar 25;23(1):87.
45. D'Haens G, Taxonera C, Lopez-Sanroman A, Nos Mateu P, Danese S, Armuzzi A, et al. OP14 Prevention of postoperative recurrence of Crohn's disease with vedolizumab: First results of the prospective placebo-controlled randomised trial REPREVIO. Journal of Crohn's and Colitis. 2023 Feb;17(Issue Supplement_1):i19.

SUBSEÇÃO 46-3-5

GOLIMIMABE

Henrique Sarubbi Fillmann

O fator de necrose tumoral (TNF) é uma citocina pró-inflamatória produzida por macrófagos ativados, linfócitos T, monócitos, neutrófilos, mastócitos, células endoteliais e fibroblastos. O TNF é conhecido por ser uma das mais importantes citocinas inflamatórias e a sua expressão está significativamente aumentada em inúmeras doenças imunomediadas, como a colite ulcerativa e a doença de Crohn. Várias drogas que bloqueiam os receptores TNF vêm sendo usadas há muito tempo no tratamento das doenças intestinais inflamatórias com bons resultados. O golimumabe surge como mais uma opção no arsenal terapêutico da classe dos anti-TNFs.[1]

Existem, atualmente, cinco apresentações comerciais de anti-TNF disponíveis: infliximabe, adalimumabe, etanercept, certolizumabe e golimumabe.

O golimumabe é produzido através da produção de imunoglobulinas humanas em ratos transgênicos, razão pela qual se supõe terá uma imunogenicidade mais baixa. A proteína originada neste processo é bivalente e tem a capacidade de se ligar aos dois tipos de receptor TNF conhecidos: sTNF e tmTNF.[2]

Estudos pré-clínicos avaliaram a segurança do golimumabe em animais com doses que variaram de 10 a 50 mg/kg subcutânea 2 vezes por semana. Não houve alteração histopatológica em tecidos linfoides ou toxicidade nestas doses nos animais estudados.[3]

Em 2013 o golimumabe foi aprovado nos EUA e Europa para uso em colite ulcerativa moderada e grave. A prescrição recomendada é de 200 mg SC no primeiro dia, 100 mg SC após 2 semanas e então a dose de manutenção de 100 mg 1 vez ao mês.[4]

COLITE ULCERATIVA

Estudos para avaliar a eficácia e segurança do golimumabe foram incluídos no programa "PURSUIT" (*Program of Ulcerative Colitis Research Studies Utilizing an Investigacional Treatment*). Os estudos foram divididos em dois grupos: Indução (PURSUIT-SC) e manutenção (PURSUIT-M).[5]

PURSUIT-SC

Estudo multicêntrico, randomizado, controlado e duplo-cego. Diferentes posologias foram testadas em diferentes estudos. Na fase 3, com 774 pacientes com 400 mg/200 mg no dia zero e 200 mg/100 mg na segunda semana foram os regimes encontrados com a melhor resposta clínica, cicatrização de mucosa e melhora da qualidade de vida dos pacientes. A administração intravenosa da dose de indução, apesar de mostrar picos mais altos de concentração da droga, não apresentou resultados satisfatórios. A administração subcutânea se mostrou mais estável.[6,7]

PURSUIT-M

Estudo clínico randomizado, multicêntrico, controlado e duplo-cego em que, após a dose de manutenção, os pacientes foram alocados em diferentes grupos recebendo placebo ou 50/100 mg SC de golimumabe a cada 4 semanas. Ao final de 54 semanas a resposta clínica dos pacientes recebendo 100 mg SC foi de 49,7% comparada a 31,2% do grupo placebo. A cicatrização de mucosa foi alcançada em 42,4% dos pacientes em comparação a 26,6% do grupo placebo. Um estudo japonês (PURSUIT-J) encontrou resultados muito similares, 56,3% de resposta comparado a 49,7% do estudo PURSUIT-M.[8,9]

DOENÇA DE CROHN

A maior parte dos estudos envolvendo golimumabe na doença de Crohn ainda é retrospectiva.[10] O primeiro foi um estudo retrospectivo observacional com 45 pacientes, onde 97,7% já haviam utilizado outro anti-TNF sem sucesso. Estes pacientes apresentaram melhora clínica em 6 meses de 71,1% e em 12 meses de 70,9%.[11] Outro estudo semelhante com 115 pacientes que já haviam sido tratados com pelo menos dois biológicos diferentes demonstrou uma melhora clínica de 55,8% em 4 meses. O sucesso na manutenção da terapia sem necessidade de otimização das doses foi de 54,6% em 6 meses e 34,9% em 12 meses. Nenhum efeito adverso importante foi relatado nesse estudo.[12]

Estudos prospectivos randomizados com um número maior de pacientes são necessários para melhor avaliar o esquema terapêutico, resposta clínica e efeitos adversos. Até o momento os estudos disponíveis sugerem que o golimumabe é uma opção eficaz para o tratamento da doença de Crohn.

CONCLUSÃO

O golimumabe é um anti-TNF comprovadamente eficaz no tratamento da colite ulcerativa, bem tolerado e com poucos efeitos colaterais. Seu uso na doença de Crohn, apesar de promissor, ainda carece de estudos mais consistentes.

REFERÊNCIAS BIBLIOGRÁFICAS

1. Wong M, Ziring D, Korin Y, Desai S, Kim S, Lin J, et al. TNFalpha blockade in human diseases: mechanisms and future directions. Clin Immunol. 2008 Feb;126(2):121-36.
2. Shealy DJ, Cai A, Staquet K, Baker A, Lacy ER, Johns L, et al. Characterization of golimumab, a human monoclonal antibody specific for human tumor necrosis factor α. MAbs. 2010. August;2(4):428-39.
3. Martin PL, Cornacoff J, Prabhakar U, Lohr T, Treacy G, Sutherland JE, et al. Reviews preclinical safety and immune-modulating effects of therapeutic monoclonal antibodies to interleukin-6 and tumor necrosis factor-alpha in cynomolgus macaques. J Immunotoxicol. 2005 Jul 1;1(3):131-9.

4. Boyce EG, Halilovic J, Stan-Ugbene O. Golimumab: review of the efficacy and tolerability of a recently approved tumor necrosis factor-α inhibitor. Clin Ther. 2010 Sep;32(10):1681-703.
5. Sandborn WJ, Feagan BG, Marano C. Achieving clinical response and remission in moderate-to-severe ulcerative colitis with golimumab. Gastroenterol Hepatol. 2014 July;10(7):452-4.
6. Dragoni G, Le Grazie M, Orlandini B, Rogai F. Golimumab in inflammatory bowel diseases: present and future scenarios. Clin J Gastroenterol. 2019 Feb;12(1):1-9.
7. Rutgeerts P, Feagan BG, Marano CW, Padgett L, Strauss R, Johanns J, et al. Randomised clinical trial: a placebo-controlled study of intravenous golimumab induction therapy for ulcerative colitis. Aliment Pharmacol Ther. 2015 Sep;42(5):504-14.
8. Sandborn WJ, Feagan BG, Marano C, Zhang H, Strauss R, Johanns J, et al. Subcutaneous golimumab maintains clinical response in patients with moderate-to-severe ulcerative colitis. Gastroenterology. 2014 Jan 1;146(1):96-109.e1.
9. Hibi T, Imai Y, Senoo A, Ohta K, Ukyo Y. Efficacy and safety of golimumab 52-week maintenance therapy in Japanese patients with moderate to severely active ulcerative colitis: a phase 3, double-blind, randomised, placebo-controlled study-(PURSUIT-J study). J Gastroenterol. 2017;52(10):1101-11.
10. Russi L, Scharl M, Rogler G, Biedermann L. The efficacy and safety of golimumab as third- or fourth-line anti-tnf therapy in patients with refractory crohn's disease: a case series. Inflamm Intest Dis. 2017 Nov;2(2):131-8.
11. Greener T, Boland K, Steinhart AH, Silverberg MS. The unfinished symphony: golimumab therapy for anti-tumour necrosis factor refractory Crohn's Disease. J Crohns Colitis. 2018 Mar28;12(4):458-64.
12. Efficacy and safety of golimumab in Crohn's disease: a French national retrospective study. Abstract - Europe PMC [Internet]. [cited 2020 June 20].

SEÇÃO 46-4

QUANDO E COMO OTIMIZAR OS BIOLÓGICOS? ESTRATÉGIAS ATUAIS

Fábio Vieira Teixeira ▪ Paulo Gustavo Kotze

INTRODUÇÃO

A terapia com anticorpos monoclonais, conhecidos de maneira geral como biológicos, revolucionou o tratamento das doenças inflamatórias intestinais (DII) nas últimas décadas, desde o lançamento do infliximabe, em 1999.[1-6]

Tanto a eficácia quanto a segurança desses medicamentos biológicos foram fundamentais nas mudanças de paradigma do tratamento das DII. O controle dos sintomas, por si só (dor, diarreia, sangramento), já não era mais o objetivo principal da terapia. Foi preciso definir um alvo terapêutico: a cicatrização da mucosa. Essa estratégia foi nomeada *treat-to-target*, antes de iniciar o tratamento, primeiro é preciso definir qual alvo terapêutico que se deseja atingir. Ademais, uma vez atingido o objetivo previamente determinado, se torna imperativo mantê-lo, ou seja, manter a cicatrização da mucosa. É fundamental assegurar que o paciente esteja em remissão da doença por meio de monitoramento clínico e laboratorial rigoroso (avaliação clínica a cada 3-4 meses, dosagem de PCR e calprotectina fecal). A essa estratégia de monitoramento rigoroso deu-se o nome de *tight control*.[7-9]

Tal mudança de paradigma de estratégias como o *treat-to-traget* e o *tight control* é a grande revolução no tratamento das DII no século XXI. Do ponto de vista clínico, com a notável redução no número de hospitalizações, redução no número de cirurgias e na morbidade das doenças, se constatou um impacto econômico na terapia com significativa redução no custo do tratamento com essas estratégias.[7-9]

OTIMIZAR É PRECISO, SEMPRE QUE NECESSÁRIO

Como já exposto nesse capítulo, para que possamos manter a remissão da doença é fundamental monitorar parâmetros clínicos e de biomarcadores de inflamação. Uma vez confirmado que o tratamento não está sendo mais efetivo (aparecimento de sinais clínicos, aumento de biomarcadores, evidência de inflamação em exames de imagem e/ou de endoscopia), se torna imperativo otimizar. Otimizar um tratamento de um biológico é um termo, que nesse contexto em especial, significa promover mudanças na dose e/ou na periodicidade da administração do medicamento (infusão ou injeção) e/ou, na associação com outra droga (por exemplo imunomoduladores, em especial a azatioprina). Quando nos referimos a otimização da terapia biológica, a estratégia a ser adotada vai depender do tipo de medicamento em uso, conforme descrito no Quadro 46-4-1.[1-5,10-22]

Até cerca de pouco mais de uma década atrás, a otimização da terapia biológica se dava de forma empírica, após serem identificados sinais de reativação da doença (dor, diarreia, sangramento, tenesmo). Mais recentemente na última década, o uso de marcadores biológicos ajudou na constatação da atividade inflamatória da DII (elevação sérica da PCR e do VHS e aumento da calprotectina fecal). Além disso, a reativação da doença é confirmada por meio de exames endoscópicos, bem como por exames de imagem (enterro-RMN e a enterro-TC). Cabe-nos ressaltar, todavia, que o uso de endoscopia sempre foi mais utilizado na retocolite ulcerativa (pelo fácil acesso ao cólon). Na doença de Crohn, os exames seccionais de imagem (enterro-RMN e enterro-TC) são mais indicados. Somado a isso, em casos de doença perianal, a presença de dor, sinais de inflamação e drenagem podem indicar reativação da doença.

Mais recentemente, uma nova estratégia de monitoramento vem sendo descrita na literatura especializada: o *therapeutic drug monitoring* (TDM – monitoramento terapêutica da droga). Pela primeira vez a otimização da terapia biológica começou a incluir a farmacocinética da droga nessa equação. Uma vez identificada a reativação da doença, é indicado dosar o nível sérico da droga e/ou a presença de anticorpos antidroga. Esses achados podem determinar se é necessário aumentar a dose ou modificar a terapia com a escolha de outro medicamento.[22]

Quadro 46-4-1. Medicamentos Biológicos Principais e Suas Respectivas Otimizações

Droga	Otimização na dose	Otimização na posologia	Associação de medicamentos
Infliximabe	5 para 10 mg	Infusão a cada 8 semanas para 6 semanas ou 4 semanas	Azatioprina 6-Mercaptoporina Metotrexato
Adalimumabe	40 para 80 mg	Injeção a cada 2 semanas para injeção semanal	Azatioprina
Vedolizumabe		Infusão a cada 8 semanas para 4 semanas	
Ustequinumabe		Injeção de 90 mg a cada 12 semanas para injeção a cada 8 semanas para injeção mensal	

OTIMIZAÇÃO DA TERAPIA COM AGENTES ANTI-TNF

Infliximabe

Uma metanálise publicada em 2017 avaliou 86 estudos com pacientes com Crohn tratados com anti-TNF. A taxa de perda de resposta variou de 8% a 71% com uma mediana de 33% em 1 ano de acompanhamento, com um risco anual 20,9% por paciente-ano. A taxa de perda de resposta ao IFX foi de 38% e de adalimumabe 36%, por ano. O risco anual de necessidade de otimização da terapia (intensificação da dose) foi de 14,9% e 26,3% por paciente/ano para IFX e ADA, respectivamente. O infliximabe (IFX) é um anticorpo monoclonal murínico (75% de origem humana e 25% de origem do camundongo). Sua aprovação ocorreu no final da década de 1990 e, sem dúvida, uma das terapias biológicas mais utilizada em todo o mundo. O IFX foi aprovado para o tratamento de várias doenças imunomediadas como atrite reumatoide, artrite psoriática, espondilite anquilosante e psoríase. Foi aprovado para o tratamento da doença de Crohn em 1998 e para a retocolite ulcerativa, no ano de 2005. Muito do que sabemos sobre o manejo de terapia biológica na DII foi aprendido pelos anos de uso do infliximabe. Na otimização da terapia não é diferente.

No início dos anos 2000, a maioria dos médicos utilizava o infliximabe em associação a um imunomodulador, em especial, a azatioprina (AZA). Após um estudo clássico publicado pelo grupo de Leuven, na Bélgica, ficou constatado que tal associação IFX + AZA pouco trazia vantagens quanto à eficácia e estava mais associado a um risco maior por ser a combinação de dois imunossupressores potentes.[4]

O registro TREAT revelou tal risco aumentado nessa população. Frente a esses achados, a comunidade científica abandonou a terapia combinada IFX + AZA e instituiu a monoterapia de IFX. Todavia, nos estudos de Leuven já havia sido demonstrado que aqueles que receberam terapia combinada tinham nível sérico de IFX maior comparado àqueles em monoterapia com IFX. Entretanto, o marco da terapia biológica em nossa era se deu pela publicação do estudo SONIC em 2010. Esse estudo comparou três estratégias de tratamento (AZA monoterapia, IFX monoterapia e combinação IFX + AZA), em pacientes com no máximo 2 anos de diagnóstico de Crohn. Ao final de 6 meses, o estudo demonstrou que aqueles que receberam a terapia IFX + AZA obtiveram resultados superiores aos tratados com monoterapia tanto de AZA como com IFX). Uma percentagem maior de pacientes com IFX + AZA atingiram a remissão da doença assim como a cicatrização da mucosa. Interessante também, nesse estudo ficou demonstrado de forma incontestável que aqueles que atingiram melhores desfechos ao final do estudo foram aqueles com maior nível sérico de IFX.[6]

Uma vez identificada a perda de resposta ao IFX o aumento da dose de 5 mg/kg para 10 mg kg é a estratégia descrita na bula do produto. Uma revisão de 16 estudos calculou a incidência da perda de resposta ao IFX em pacientes com DII, em aproximadamente 13% ao ano. Nos estudos incluídos nessa revisão, a resposta à intensificação (5 mg para 10 mg/kg) da dose foi observada em 54-90%. Desses, 1/3 dos pacientes alcançaram a remissão sintomática.[21]

Entretanto, a otimização pode ser feita com a redução no intervalo de infusão de 8 semanas para 6 ou para 4 semanas. Kopylov *et al.*, em um estudo multicêntrico e retrospectivo analisou pacientes com Crohn que necessitaram de otimização por perda de resposta ao IFX. O resultado clínico daqueles que receberam intensificação da dose intensificação para 5 mg/kg a cada 6 semanas (grupo de 6 semanas) foi comparado com o resultado de pacientes tratados com dose de 10 mg ou com dose de 5 mg a cada 4 semanas. A resposta precoce à intensificação da dose ocorreu em 69% dos pacientes no grupo de 6 semanas e 67% no grupo de dose dupla (P = N.S.) A resposta recuperada foi mantida por 12 meses em 40% em comparação com 29% dos pacientes, respectivamente (P = N.S.).[23] Em outro estudo, Cesarine *et al.* avaliaram a otimização da terapia em pacientes com RCU. Nesse estudo retrospectivo, foi analisada a resposta rápida a terapia definida como uma diminuição de pelo menos 30% da linha de base no subescore clínico parcial de Mayo, sem pontuação parcial superior a 2 pontos. A resposta rápida foi alcançada em 37/41 pacientes (90,2%). Na semana 52 de tratamento, 70% dos pacientes foram mantidos em remissão clínica, e 10% foram submetidos à colectomia. Não se observou diferença na resposta do tratamento quando se comparou o aumento da dose *versus* a redução no intervalo de infusão. Todavia, as taxas de remissão clínica, numericamente, foram superiores naqueles que receberam uma dose mais elevada em comparação aos que reduziram o intervalo de infusão.[24]

Outro estudo também avaliou o aumento da dose de IFX *versus* a redução no intervalo de infusão. Katz *et al.* analisaram 168 pacientes com Crohn com perda de resposta ao IFX. A resposta precoce ao escalonamento da dose foi positiva em 77% dos casos tratados com o aumento da dose para 10 mg *versus* 66% no grupo submetido (*odds ratio* [OR] 1,7, 95% intervalo de confiança [IC] 0,8-3,4, P 1/4 0,14). Parece que aqueles pacientes que têm sintomas precocemente após a infusão são os mais beneficiados com a redução no intervalo *versus* o aumento da dose de 5 para 10 mg.[26] Resumindo, tanto a estratégia de se reduzir o intervalo quanto o aumento da dose são efetivos na otimização da terapia com infliximabe. É evidente o benefício com o controle do sintoma e até a redução de necessidade de cirurgia após a otimização. Parece, contudo, que se os sintomas de atividade aparecerem precocemente após a infusão, a redução no intervalo é a melhor estratégia.[25,26]

Adalimumabe

Assim como observado nos tratados com IFX, os pacientes com DII que fazem uso do adalimumabe também experimentam perda de resposta ao longo do tempo. Em um estudo retrospectivo de banco de dados no Brasil, Kotze *et al.* revelaram uma taxa de perda de resposta numericamente menor nos pacientes com Crohn tratados com ADA *versus* aqueles tratados com IFX, mas sem significância estatística. Ademais, a perda de resposta foi semelhante tanto nos pacientes com doença precoce (< 24 meses) quanto naqueles com doença, mas antiga (> 60 meses).[27]

A otimização do ADA se dá pela redução intervalo das injeções (40 mg a cada 2 semanas para 40 mg semanais) assim como pelo aumento da dose a cada 2 semanas (40 mg a cada 2 semanas para 80 mg). Ambas as estratégias são válidas e a pergunta que permanece é: qual seria a melhor?

Duveau *et al.*, em 2017, na França, realizaram um estudo retrospectivo e observacional e incluíram incluindo todos os pacientes com doença de Crohn submetidos a escalonamento de dose de adalimumabe após uma perda secundária de resposta. A resposta clínica após a otimização foi observada em 99/124 (79%) pacientes em 3 meses e em 62/107 (61%) pacientes aos 12 meses. Os fatores preditivos de resposta ao escalonamento da dose de ADA em 12 meses na análise multivariada foram: terapia de manutenção de 40 mg a cada semana em vez de 80 mg a cada 2 semanas (OR 3,64, IC 95%: 1,28-10,37) e um nível de PCR ≤ 5 mg/L no escalonamento da dose de adalimumabe (OR 6,64, IC 95%: 1,40-27,53). Os autores concluíram que a otimização é efetiva e o regime otimizado de 40 mg por semana foi preditivo para melhor resposta ao escalonamento da dose de ADA.[28] Como contraponto, manter injeções semanais como otimização pode trazer o inconveniente da falta de adesão. Hoje existe evidência de que a adesão ao tratamento parece ser maior entre os pacientes que usam uma posologia de 80 mg quinzenalmente, por razões óbvias: menor frequência de injeções, o que pode impactar na aderência do tratamento. Um estudo observacional multicêntrico realizado em quatro hospitais universitários franceses entre 4 de abril de 2008 e 1° de janeiro de 2010 avaliou as causas de não adesão ao tratamento com adalimumabe. Os pacientes foram sistematicamente questionados, em cada visita clínica, se atrasaram ou deixaram de adalimumabe nos últimos 3 meses. Dos 108 pacientes analisados, 33 (30,6%) atrasaram a administração de pelo menos uma injeção e 16 (14,8%) perderam pelo menos uma injeção nos últimos 3 meses. Os principais motivos para a não adesão geral foram: esquecimento (24,6%), infecção (24,6%) e viagem (20%). Outras razões para a não adesão foram a não adesão intencional (10,8%). O regime de adalimumabe de 40 mg a cada 2 semanas foi um preditor positivo para atrasos na injeção (P 1 = 0,02, *odds ratio* [OR] 1 = 3,76, intervalo de confiança [IC] de 95%, 1,28-11,05).[29] Parece, portanto, que se tivermos a opção de injeções de 80 mg a cada 2 semanas a taxas de não adesão são menores nesses grupos. Ademais, outros estudos analisaram a farmacocinética da droga quando injetada semanalmente ou a cada 2 semanas e não se constatou diferenças nos níveis séricos. Paul *et al.*, na França, em um estudo prospectivo, analisaram a equivalência farmacocinética da intensificação da dose com adalimumabe 80 mg em semanas alternadas (em comparação com 40 mg semanais). O objetivo foi comparar o nível sérico mínimo de ADA e a ocorrência de anticorpos anti-ADA entre esses dois regimes de tratamento. Um total de 62 pacientes (60% DC, idade média de 35 anos) foi incluído. Antes e dez semanas após as mudanças do regime de ADA, não houve diferenças na mediana de níveis séricos do ADA (6,9 μg/mL *versus* 7,0 μg/mL, respectivamente; P = 0,34) e nos níveis de anticorpos antidrogas (3,4 μg/mL-eq *versus* 3,0 μg/mL-eq, respectivamente; P = 0,25).[30] Ao se estratificar todos os pacientes em 4 grupos com base nos níveis de drogas/anticorpos (imunogênicos, subterapêuticos, terapêuticos ou supraterapêuticos), nenhum paciente precisou retornar ao regime semanal anterior. Em termos de aceitabilidade, mais de 60% dos pacientes preferiram uma injeção a cada 2 semanas em comparação com uma vez por semana. Frente a esses dados muito relevantes que incorporam na equação a adesão ao tratamento, parece claro que a melhor estratégia na otimização do adalimumabe é a injeção de 80 mg a cada 2 semanas em comparação a 40 mg semanais. O acesso a essa dose pode ser um problema, principalmente no Brasil, onde somente a dose semanal de 40 mg está disponível no sistema público como forma de otimização.[28-30]

OTIMIZAÇÃO COM VEDOLIZUMABE

O vedolizumabe (VEDO) é um anticorpo monoclonal IgG1 humanizado que tem como alvo apenas a integrina $\alpha4\beta7$. A integrina $\alpha4\beta7$ é responsável pela modulação do tráfego de linfócitos no intestino e seu bloqueio seletivo previne uma imunossupressão sistêmica. Os estudos principais GEMINI confirmaram a eficácia de VEDO em pacientes com RCU e DC em pacientes virgens de anti-TNF e previamente expostos a essa classe de biológicos. O VEDO é administrado por infusão em uma dose baseada no peso de 300 mg IV para a fase de indução (em zero, duas e seis semanas) e durante a fase de manutenção a cada oito semanas. Assim como observado com agentes anti-TNF, a perda de resposta também acontece nos pacientes tratados com vedolizumabe. Parece que a resposta à otimização também é uma realidade nesse grupo. Todavia, parece que o mecanismo não é, necessariamente, a imunogenicidade. A otimização proposta é a redução dos intervalos de infusão, ou seja, vedolizumabe em vez da posologia de 300 mg IV a cada 8 semanas, vedolizumabe a cada 4 semanas.[31]

Dados da vida real relativos à farmacocinética do vedolizumabe em doentes que necessitam de otimização da dose são escassos. Um estudo *post-hoc* compilou dados do GEMINI. O objetivo foi investigar a relação exposição-resposta ao vedolizumabe após o ajuste para potenciais variáveis de confusão e verificar se as concentrações séricas iniciais de vedolizumabe foram associadas a resultados clínicos de curto e longo prazo em adultos com RCU.[31] Nessa análise foram incluídos 693 pacientes com dados farmacocinéticos na semana 6, as potenciais concentrações-alvo de vedolizumabe nas semanas 6 e 14. A semana 6 foi identificada como o primeiro momento em que as concentrações de vedolizumabe foram consistentemente associadas à remissão clínica nas semanas 14 e 52. Nesta análise ajustada de forma abrangente, as concentrações de vedolizumabe na semana 6 foram associadas à remissão em curto e longo prazo. As concentrações-alvo de indução e manutenção potenciais foram propostas para estudos adicionais.[31]

Um estudo multicêntrico publicado em 2021 avaliou o resultado do aumento da dose em associação com os níveis pré-escalonamento em pacientes tratados com vedolizumabe. Um total de 161 pacientes com doença inflamatória intestinal foi incluído. Entre 129/161 pacientes intensificados durante a manutenção (semana 14 em diante), os níveis mínimos antes da otimização foram comparáveis ou superiores entre aqueles que posteriormente atingiram remissão clínica. Resultados semelhantes foram demonstrados para aqueles com dose otimizada durante a indução [semana 6, n = 32]. Esses resultados não podem atribuir á farmacocinética o mecanismo responsável pela perda de resposta ao vedolizumabe, bem como, portanto, podem justificar a necessidade de maior concentração do medicamento para se aumentar os efeitos imunológicos do vedolizumabe. Níveis mais altos de pré-escalonamento podem indicar menos depuração (doença menos grave) e maior probabilidade de resposta subsequente recuperada, independentemente do escalonamento da terapia. Concluindo, os mecanismos de não resposta ou perda de resposta ao vedolizumabe não são tão claros como o observado nos anti-TNF e nem estão relacionados com a imunogenicidade.[32]

Além disso, parece que o vedolizumabe demonstrou exercer efeitos substanciais nas populações de macrófagos e na expressão de moléculas envolvidas na detecção microbiana, quimioatração e regulação da resposta efetora inata, sugerindo pelo menos um papel para o sistema imunológico inato na eficácia terapêutica do vedolizumabe.[33] É certo, entretanto, que otimização da dose de vedolizumabe restaura a capacidade de resposta em metade dos pacientes com perda secundária de resposta.[34] Uma metanálise conseguiu compilar 10 estudos que avaliaram a perda de resposta ao vedolizumabe. As taxas de incidência estimadas de perda de resposta ao vedolizumabe (por 100 pessoas-anos de acompanhamento) foram de 47,9 entre pacientes com DC e 39,8 entre aqueles com RCU. A eficácia combinada da intensificação da dose de vedolizumabe em pacientes com perda secundária de resposta foi de 53,8%. Cabe-nos ressaltar, no entanto, os dados eram escassos o que revelou um intervalo de confiança amplo.[34] Portanto, assim como no caso dos anti-TNF, existe espaço para a otimização quando identificada perda de resposta. Entretanto, a causa da está não está relacionada com fenômenos imunomediados.

OTIMIZAÇÃO COM USTEQUINUMABE

O ustequinumabe (UST) é um anticorpo monoclonal humano, anti-interleucina 12 e 23 e indicado no tratamento da DC e da RCU. Assim como observado com os anti-TNF, parece que existe uma relação entre nível sérico e desfecho com o UST. Quanto maior o nível sérico da droga, melhor o desfecho obtido.[35] Recentemente, uma metanálise avaliou a perda de resposta ao uso do UST. Foram incluídos 14 estudos (DC: 13; RCU: 1). Em pacientes com DC, o risco anual de perda de resposta para o UST para necessidade de otimização foi de 21% (intervalo de confiança [IC] de 95% 12-31%, 1.530 pessoas-ano, n = 9) por pessoa-ano e 25% (95% CI 12-32%, 657 pessoas-ano, n = 5) por pessoa-ano, respectivamente. A resposta clínica foi recuperada em 58% (IC 95% 49-67%, 279 pacientes, n = 8) dos não respondedores secundários após o escalonamento da dose (redução do intervalo ou reindução intravenosa). Em pacientes com UC, nenhum estudo forneceu dados sobre perda secundária de resposta, mas apenas um estudo mostrou que 35% (100/284) dos pacientes sofreram escalonamento de dose (ou ajuste de dose simulado), levando a um risco anual de escalonamento de dose de 18% por pessoa- ano. Após o escalonamento da dose, 58% (14/24) dos pacientes recuperaram a remissão sintomática.[36]

A otimização do tratamento em pacientes que usam UST se dá pela redução no intervalo de injeção de 90 mg SC de 12 semanas para 8 semanas, pela reindução do medicamento na dose de 6 mg/kg ou pela redução do intervalo das injeções de 8 semanas para 90 mg SC mensalmente. É certo que a maioria dos pacientes iniciam a manutenção com 90 mg SC e sobra pouco espaço para estudos que analisaram o escalonamento de dose para 90 mg a cada 8 semanas. A maioria dos estudos analisou a otimização para 90 mg de UST de 8 semanas para 4 semanas.[37]

Um estudo recrutou 38 pacientes com doença de Crohn refratários aos anti-TNF que foram tratados com UST 90 mg a cada 8 semanas. Desses, quase 50% necessitaram de escalonamento de dose a cada 4 semanas.[37] A otimização foi efetiva em manter resposta clínica em 61% dos casos. Outro estudo francês avaliou pacientes com Crohn em atividade após serem tratados UST m dose habitual de 90 mg a cada 8 semanas. Foram analisados 100 pacientes que foram submetidos à otimização de UST para doses mensais de 90 mg. A intensificação da dose foi realizada após uma mediana de 5,0 [2,8-9,0] meses de tratamento com UST. A resposta clínica de curto prazo e remissão clínica foram observadas em, respectivamente, 61% e 31% após uma média de 2,4 [1,3-3,0] meses. Após um acompanhamento médio de 8,2 [5,6-12,4] meses, 61% dos pacientes ainda eram tratados com ustequinumabe e 26% estavam em remissão clínica sem esteroides. Portanto, parece claro que cerca de 50% dos pacientes tratados com UST deverão ser submetidos, em algum momento, à otimização para 90 mg mensalmente. Cabe-nos destacar que, assim como observado com outros biológicos, a otimização foi efetiva em quase 2/3 dos pacientes.[38]

CONSIDERAÇÕES FINAIS

A otimização das doses de biológicos é uma realidade no manejo das DII atualmente. Os conceitos aprendidos com os agentes anti-TNF são transpostos aos biológicos com diferentes mecanismos de ação, como vedolizumabe e ustequinumabe. Há relativa controvérsia se a utilização da mensuração de concentrações séricas dos biológicos rotineira seja essencial no manejo da perda secundária de resposta. As evidências são mais concentradas nos agentes anti-TNF, mas há benefício na otimização com os biológicos mais recentemente aprovados, com redução do intervalo das doses. O tratamento individualizado é a regra, mas conclui-se que antes da troca de um medicamento, uma otimização possa ser necessária caso os anticorpos antidroga não estejam presentes. Assim, pode-se extrair o máximo possível das terapias e esgotá-las em termos de eficácia, já que as opções disponíveis são relativamente escassas.

REFERÊNCIAS BIBLIOGRÁFICAS

1. Hanauer SB, Feagan BG, Lichtenstein GR, Mayer LF, Schreiber S, Colombel JF, et al. Maintenance infliximab for Crohn's disease: the ACCENT I randomised trial. Lancet. 2002 May 4;359(9317):1541-9.
2. Sands BE, Anderson FH, Bernstein CN, Chey WY, Feagan BG, Fedorak RN, et al. Infliximab maintenance therapy for fistulizing Crohn's disease. N Engl J Med. 2004 Feb 26;350(9):876-85.
3. Rutgeerts P, Van Assche G, Vermeire S. Optimizing anti-TNF treatment in inflammatory bowel disease. Gastroenterology. 2004 May;126(6):1593-610.
4. Colombel JF, Sandborn WJ, Reinisch W, Mantzaris GJ, Kornbluth A, Rachmilewitz D, et al. Infliximab, azathioprine, or combination therapy for Crohn's disease. N Engl J Med. 2010 Apr 15;362(15):1383-95.
5. Van Assche G, Magdelaine-Beuzelin C, D'Haens G, Baert F, Noman M, Vermeire S, et al. Withdrawal of immunosuppression in Crohn's disease treated with scheduled infliximab maintenance: a randomized trial. Gastroenterology. 2008 Jun;134(7):1861-8.
6. Lichtenstein GR, Feagan BG, Cohen RD, Salzberg BA, Diamond RH, Price S, et al. Serious infection and mortality in patients with Crohn's disease: more than 5 years of follow-up in the TREAT™ registry. Am J Gastroenterol. 2012 Sep;107(9):1409-22.
7. Colombel JF, Panaccione R, Bossuyt P, Lukas M, Baert F, Vaňásek T, et al. Effect of tight control management on Crohn's disease (CALM): a multicentre, randomised, controlled phase 3 trial. Lancet. 2017 Dec 23;390(10114):2779-2789.

8. Ungaro RC, Yzet C, Bossuyt P, Baert FJ, Vanasek T, D'Haens GR, et al. Deep Remission at 1 Year Prevents Progression of Early Crohn's Disease. Gastroenterology. 2020 Jul;159(1):139-47.
9. Lakatos PL, Kaplan GG, Bressler B, Khanna R, Targownik L, Jones J, et al. Cost-effectiveness of tight control for Crohn's disease with adalimumab-based treatment: economic evaluation of the CALM trial from a canadian perspective. J Can Assoc Gastroenterol. 2022 Mar 10;5(4):169-76.
10. Paul S, Williet N, Nancey S, Veyrard P, Boschetti G, Phelip JM, et al. No difference of adalimumab pharmacokinetics when dosed at 40 mg every week or 80 mg every other week in ibd patients in clinical remission after adalimumab dose intensification. Dig Dis Sci. 2021 Aug;66(8):2744-9.
11. Dart RJ, Irving PM, Samaan MA. Vedolizumab dose escalation: in for a penny, in for a pound? Dig Dis Sci. 2021 Jun;66(6):1772-4.
12. Ungar B, Malickova K, Hanžel J, Abu Arisha M, Paul S, Rocha C, et al. Dose optimisation for Loss of Response to Vedolizumab- Pharmacokinetics and Immune Mechanisms. J Crohns Colitis. 2021 Oct 7;15(10):1707-19.
13. Patel D, Martin S, Luo M, Ursos L, Lirio RA, Kamble P, et al. Real-world effectiveness of vedolizumab dose escalation in patients with inflammatory bowel disease: a systematic literature review. Crohns Colitis 360. 2022 Jul 8;4(3):otac020.
14. Motoya S, Watanabe M, Wallace K, Lazar A, Nishimura Y, Ozawa M, et al. Efficacy and safety of dose escalation to adalimumab 80 mg every other week in japanese patients with crohn's disease who lost response to maintenance therapy. Inflamm Intest Dis. 2018;2(4):228-35.
15. Yang H, Li B, Guo Q, Tang J, Peng B, Ding N, et al. Systematic review with meta-analysis: loss of response and requirement of ustekinumab dose escalation in inflammatory bowel diseases. Aliment Pharmacol Ther. 2022 Apr;55(7):764-77.
16. Meserve J, Ma C, Dulai PS, Jairath V, Singh S. Effectiveness of reinduction and/or dose escalation of ustekinumab in Crohn's disease: a systematic review and meta-analysis. Clin Gastroenterol Hepatol. 2022 Dec;20(12):2728-2740.e1.
17. Heron V, Li Fraine S, Panaccione N, Restellini S, Germain P, Candido K, et al. Efficacy of intravenous ustekinumab reinduction in patients with crohn's disease with a loss of response. J Can Assoc Gastroenterol. 2022 May 26;5(5):208-13.
18. Adedokun OJ, Xu Z, Marano C, O'Brien C, Szapary P, Zhang H, et al. Ustekinumab Pharmacokinetics and exposure response in a phase 3 randomized trial of patients with ulcerative colitis. Clin Gastroenterol Hepatol. 2020 Sep;18(10):2244-55.e9.
19. Qiu Y, Chen BL, Mao R, Zhang SH, He Y, Zeng ZR, et al. Systematic review with meta-analysis: loss of response and requirement of anti-TNFα dose intensification in Crohn's disease. J Gastroenterol. 2017 May;52(5):535-54.
20. Savelkoul EHJ, Thomas PWA, Derikx LAAP, den Broeder N, Römkens TEH, Hoentjen F. Systematic review and meta-analysis: loss of response and need for dose escalation of infliximab and adalimumab in ulcerative colitis. Inflamm Bowel Dis. 2022 Nov 1:izac200.
21. Gisbert JP, Panés J. Loss of response and requirement of infliximab dose intensification in Crohn's disease: a review. Am J Gastroenterol. 2009 Mar;104(3):760-7.
22. Yao J, Jiang X, You JHS. A systematic review on cost-effectiveness analyses of therapeutic drug monitoring for patients with inflammatory bowel disease: from immunosuppressive to anti-TNF therapy. Inflamm Bowel Dis. 2021 Jan 19;27(2):275-82.
23. Shmais M, Regueiro M, Hashash JG. Proactive versus reactive therapeutic drug monitoring: why, when, and how? Inflamm Intest Dis. 2021 Sep 6;7(1):50-8.
24. Cesarini M, Katsanos K, Papamichael K, Ellul P, Lakatos PL, Caprioli F, et al. Dose optimization is effective in ulcerative colitis patients losing response to infliximab: a collaborative multicentre retrospective study. Dig Liver Dis. 2014 Feb;46(2):135-9.
25. Kopylov U, Mantzaris GJ, Katsanos KH, Reenaers C, Ellul P, Rahier JF, *et al.* The efficacy of shortening the dosing interval to once every six weeks in Crohn's patients losing response to maintenance dose of infliximab. Aliment Pharmacol Ther. 2011;33:349-57.
26. Katz L, Gisbert JP, Manoogian B, Lin K, Steenholdt C, Mantzaris GJ, et al. Doubling the infliximab dose versus halving the infusion intervals in Crohn's disease patients with loss of response. Inflamm Bowel Dis. 2012 Nov;18(11):2026-33.
27. Kotze PG, Yamamoto T, Danese S, Suzuki Y, Teixeira FV, de Albuquerque IC, et al. Direct retrospective comparison of adalimumab and infliximab in preventing early postoperative endoscopic recurrence after ileocaecal resection for crohn's disease: results from the MULTIPER database. J Crohns Colitis. 2015 Jul;9(7):541-7.
28. Duveau N, Nachury M, Gerard R, Branche J, Maunoury V, Boualit M, et al. Adalimumab dose escalation is effective and well tolerated in Crohn's disease patients with secondary loss of response to adalimumab. Dig Liver Dis. 2017 Feb;49(2):163-9.
29. Billioud V, Laharie D, Filippi J, Roblin X, Oussalah A, Chevaux JB, et al. Adherence to adalimumab therapy in Crohn's disease: a French multicenter experience. Inflamm Bowel Dis. 2011 Jan;17(1):152-9.
30. Paul S, Williet N, Claudez P, Fauvet M, Del Tedesco E, Jarlot C, et al. Sa1939 Serum Vedolizumab Assay at Week 6 Predicts Sustained Clinical Remission and Lack of Recourse to Optimisation in IBD. Gastroenterology. 2016;150:S410.
31. Osterman MT, Roblin X, Glover SC, Navaneethan U, Popa MA, Wyant T, et al. 512 Association of vedolizumab drug concentrations at or before week 6 with remission at week 14 in moderately to severely active ulcerative colitis patients from GEMINI 1. Gastroenterology. 2016;150:S105. [CrossRef]
32. Ungar B, Kopylov U, Yavzori M, Fudim E, Picard O, Lahat A, et al. Association of vedolizumab level, anti-drug antibodies, and α4β7 occupancy with response in patients with inflammatory bowel diseases. Clin Gastroenterol Hepatol. 2018 May;16(5):697-705.e7.
33. Zeissig S, Rosati E, Dowds CM, Aden K, Bethge J, Schulte B, et al. Vedolizumab is associated with changes in innate rather than adaptive immunity in patients with inflammatory bowel disease. Gut. 2019 Jan;68(1):25-39.
34. Peyrin-Biroulet L, Danese S, Argollo M, Pouillon L, Peppas S, Gonzalez-Lorenzo M, et al. Loss of response to vedolizumab and ability of dose intensification to restore response in patients with crohn's disease or ulcerative colitis: a systematic review and meta-analysis. Clin Gastroenterol Hepatol. 2019 Apr;17(5):838-46.e2.
35. Adedokun OJ, Xu Z, Marano C, O'Brien C, Szapary P, Zhang H, et al. Ustekinumab pharmacokinetics and exposure response in a phase 3 randomized trial of patients with ulcerative colitis. Clin Gastroenterol Hepatol. 2020 Sep;18(10):2244-55.e9.
36. Yang H, Li B, Guo Q, Tang J, Peng B, Ding N, et al. Systematic review with meta-analysis: loss of response and requirement of ustekinumab dose escalation in inflammatory bowel diseases. Aliment Pharmacol Ther. 2022 Apr;55(7):764-77.
37. Kopylov U, Afif W, Cohen A, Bitton A, Wild G, Bessissow T, et al. Subcutaneous ustekinumab for the treatment of anti-TNF resistant Crohn's disease--the McGill experience. J Crohns Colitis. 2014 Nov;8(11):1516-22.
38. Fumery M, Filippi J, Abitbol V, Biron A, Laharie D, Serrero M, et al. Effectiveness and safety of ustekinumab maintenance therapy in 103 patients with ulcerative colitis: a GETAID cohort study. Aliment Pharmacol Ther. 2021 Oct;54(7):944-51.

SEÇÃO 46-5

MANUSEIO DOS BIOLÓGICOS NO PRÉ-OPERATÓRIO

Abel Botelho Quaresma ▪ Omar Ferres

A introdução dos agentes anti-TNF representou um avanço no tratamento da DII (doença inflamatória intestinal), com melhor eficácia e segurança quando comparado ao tratamento convencional.[1-5] Outras terapias, como os novos agentes biológicos com diferentes mecanismos de ação e o surgimento das pequenas moléculas direcionados à inflamação intestinal foram recentemente aprovados e atualmente completam o arsenal terapêutico para tratamento da DII.[6-10]

O aumento do uso da terapia biológica contribuiu para o declínio das taxas cirúrgicas nas DII.[11,12] No entanto, um número significativo de pacientes em uso de biológicos necessitará de cirurgia. Aproximadamente 30 a 50% dos pacientes com doença de Crohn (DC) provavelmente estarão em uso de terapia biológica no momento da cirurgia.[13] Com relação à retocolite ulcerativa (RCU), sabe-se que atualmente a maioria dos pacientes submetidos à colectomia eletiva para RCU já foi previamente exposta a algum tipo de agente biológico.[14]

Existe controvérsia em relação ao possível impacto do tratamento pré-operatório com biológicos antes de cirurgias nas DII. Algumas questões ainda são bastante discutidas na literatura como: biológicos são perigosos no pré-operatório? Devemos suspendê-los antes de uma cirurgia eletiva? Quanto tempo antes? E na urgência? Quando ostomizar e quando fazer uma anastomose primária nesses casos?

Este capítulo tem por objetivo discutir os possíveis riscos das complicações pós-operatórias em cirurgias abdominais, em pacientes usuários prévios de terapia biológica e pequenas moléculas na DC e na RCU e como manusear essas medicações no período pré-operatório.

MECANISMO TEÓRICO DE INTERFERÊNCIA DAS DROGAS NAS CIRURGIAS POR DII

Atualmente, como os biológicos representam a terapia mais eficaz para alcançar resultados satisfatórios nas DII. É possível que a frequência de uso desses agentes possa estar diretamente relacionada com diferentes desfechos, tanto para o bem, com redução de cirurgias abdominais e hospitalizações, quanto para o mal, com o aumento do número de complicações pós-operatórias.[11,12]

A maioria dos pacientes com indicação cirúrgica de tratamento da DC no século XXI foi exposta anteriormente ou está sendo tratada com agentes biológicos.[15] A imunossupressão sistêmica pode, teoricamente, afetar os resultados pós-operatórios. Por exemplo, o fator de necrose tumoral (TNF)-α tem papel importante na angiogênese, na síntese de colágeno e na cicatrização de feridas ou anastomose.[16] Assim, a inibição do TNF pode estar implicada no aumento de complicações infecciosas e/ou cirúrgicas após um procedimento cirúrgico.[17]

O VDZ demonstrou eficácia no manejo clínico da RCU e DC.[6,7] Em virtude de o receptor integrina α4β7 ser encontrado apenas no endotélio intestinal, teoricamente, este pode ter menos efeitos sistêmicos negativos, mas poderia afetar a função dos linfócitos na cicatrização de feridas, pois bloqueia a migração de leucócitos para o intestino, que é o componente principal da cicatrização. Portanto, existe um risco teórico de que o vedolizumabe (VDZ), no pré-operatório, poderia aumentar a morbidade pós-operatória.

Um estudo da Alemanha demonstrou que a redução de monócitos clássicos (macrófagos M2) na circulação sistêmica é observada com a inibição da integrina α4-β7, causada por VDZ, que poderia impactar na cicatrização de feridas.[18] Portanto, devido a esse importante conceito de ciência básica, além do fato de que nenhum estudo prospectivo com VDZ foi publicado até o momento, as decisões devem ser individualizadas com cautela na prática clínica.

Nos estudos de fase 2 e 3 que demonstram a eficácia do ustequinumabe (UST) para a indução e manutenção da remissão em pacientes com DC moderada a grave não houve aumento em eventos adversos,[8,19,20] ressaltando o perfil de segurança desta droga. No entanto, quando avaliamos pacientes cirúrgicos em relação às complicações pós-operatórias, esta segurança permanece desconhecida. Como existe notada interferência na cascata inflamatória dos pacientes submetidos ao UST e está é essencial para uma boa cicatrização e controle de infecções, o possível mecanismo de prejuízo pós-operatório em tese estaria ligado ao bloqueio das interleucinas e, consequentemente, com prejuízo dos mecanismos de defesa. Isso, no entanto, até hoje não foi provado.[21]

No caso das pequenas moléculas, a via JAK-STAT permite a comunicação direta dos receptores transmembrana para o núcleo.[22] Quando os JAKs, associados ao receptor, se tornam ativados, eles fosforilam um ao outro e a cauda intracelular de seus receptores, criando assim locais de ancoragem para fatores de transcrição citoplasmáticos latentes denominados transdutores de sinal e ativadores de transcrição (STATs). Tanto os modelos animais como as observações clínicas de defeitos de JAKs e STATs revelaram respostas imunes prejudicadas a interferons e suscetibilidade a infecção microbiana.[22] Essas observações levaram a preocupações legítimas na comunidade cirúrgica em relação aos efeitos dos inibidores de JAK nos resultados perioperatórios. A taxa geral de complicações infecciosas cirúrgicas em um estudo americano chegou a 11%, número comparável a estudos pós-operatórios anteriores de exposição biológica pré-operatória e complicações infecciosas pós-operatórias.[22]

Tudo isso gera controvérsia se os pacientes previamente expostos a agentes biológicos e as pequenas moléculas precisariam interromper a terapia antes da cirurgia.[21]

INIBIDORES DO FATOR DE NECROSE TUMORAL ALFA (TNF) NAS DII

Agentes Anti-TNF na DC

Diversos estudos retrospectivos foram publicados na literatura avaliando um possível impacto negativo dos anti-TNF nas complicações pós-operatórias na DC.[23-25] Os estudos traziam conclusões diferentes e existe significativa controvérsia sobre o tema.

No Brasil Kotze *et al.* concluíram não haver influência do uso prévio de agentes biológicos até 8 semanas antes do procedimento, nos índices de complicações cirúrgicas e clínicas pós-operatórias, achado compatível com a maioria dos estudos publicados.[26]

Lin *et al.*[27] publicaram uma metanálise em 2019 que tinha como objetivo avaliar os efeitos da terapia pré-operatória dos anti-TNF no pós-operatória de pacientes com DC submetidos à cirurgia abdominal. Vinte estudos com 7.115 pacientes foram incluídos e a terapia pré-operatória com anti-TNF foi significativamente associada tanto ao aumento das taxas de complicações totais e quanto infecciosas (OR ajustada, 1,53 e 2,09; IC95%, 1,11-2,09 e 1,19-3,65, respectivamente). Os autores concluíram que a exposição a agentes anti-TNF é um fator de risco independente para complicações infecciosas pós-operatórias em pacientes com DC, especialmente em países com alta incidência da doença. Sugeriram, assim, adiar a cirurgia eletiva ou monitorar cuidadosamente esses pacientes no pós-operatório, quando possível.[27]

Várias outras metanálises foram publicadas sobre o assunto, com resultados igualmente conflitantes. Vale salientar que essas metanálises incluíram os mesmos estudos, e por diferentes metodologias chegavam a conclusões diferentes. Algumas metanálises incluíram apenas pacientes com DC, outras apenas com RCU e algumas com ambas as doenças, demonstrando a heterogenicidade ao redor do tema.

Lau *et al.*[28] publicaram o primeiro estudo prospectivo analisando complicações pós-operatórias em DC e uso prévio de IFX com avaliação de níveis séricos. Os autores mediram o nível sérico do IFX 7 dias antes da cirurgia, para correlacionar com as taxas de complicações. As complicações gerais pós-operatórias (OR 2,5, $p = 0,03$) e infecciosas (OR 3,0, $p = 0,03$) foram mais prevalentes nos pacientes com maior nível sérico da droga.[28] Maiores taxas de complicações pós-operatórias em geral e readmissões hospitalares nos pacientes com níveis de IFX 8 ug/mL em relação aos com níveis < 3 ug/mL. Outro estudo prospectivo realizado pelo grupo francês de DII (GETAID) demonstrou maior risco de sepse abdominal em usuários de anti-TNF em ileocolectomias direitas por DC.[25]

Agentes Anti-TNF na RCU

A maioria dos dados da literatura é derivada de estudos com IFX, poucos estudos com outros agentes anti-TNFs são descritos.

Ward *et al.*[29] estudaram 6.225 pacientes submetidos à colectomia subtotal, sendo que 753 receberam terapia anti-TNF até 12 semanas antes da cirurgia. Destes, 418 num período ainda menor que 4 semanas. Os autores concluíram que não houve qualquer associação entre a terapia anti-TNF pré-operatória e complicações pós-operatórias nos pacientes com RCU submetidos à colectomia subtotal.[29] Outro estudo relevante é o de Kulaylat *et al.*,[30] em que 950 pacientes (38,4%) foram submetidos à colectomia subtotal ou colectomia total, 354 (14,3%) foram submetidos à proctocolectomia total com ileostomia e 1.172 (47,3%) realizaram anastomoses ileoanais com reservatórios ileais. Este estudo concluiu que o uso de anti-TNF dentro de 90 dias antes da cirurgia, em pacientes submetidos à cirurgia de reservatório ileal, foi associado a maiores taxas de complicação pós-operatórias.[30]

A associação entre os anti-TNF e complicações cirúrgicas ainda é controversa e algumas questões necessitam ainda ser respondidas.[31] Os biológicos aumentariam as complicações cirúrgicas por seu mecanismo intrínseco de ação? Ou seriam as complicações consequentes a pacientes exaustos de tratamento clínico, desnutridos e com uso prévio de corticoides? Seriam as complicações ligadas à dificuldade técnica e porte das cirurgias? Atualmente recomenda-se a cirurgia em estágios para pacientes com RCU em doentes crônicos e pacientes com terapia medicamentosa de longa duração e estado nutricional comprometido, o que impacta positivamente a segurança dos procedimentos. Quando a cirurgia é eletiva, uma boa opção é operar o paciente no final do ciclo (de 8 semanas IFX e 2 semanas ADA) quando o nível sérico da droga é mais baixo.

Vedolizumabe e Complicações Pós-Operatórias

Lightner *et al.*[32] compararam, retrospectivamente, o desfecho de 94 pacientes com DII, destes, 22 com RCU e 71 com DC que receberam VDZ, com aqueles que receberam anti-TNF ou nenhuma terapia biológica no pré-operatório e encontraram taxas mais altas de infecções pós-operatórias no grupo que recebeu VDZ. Especificamente, o VDZ foi um preditor significativo de infecções de sítio cirúrgico (infecções superficiais, profundas, deiscência anastomose, separação mucocutânea) durante os 30 dias de pós-operatório ($p < 0,001$).[32] Esta população foi incluída em outro estudo retrospectivo, observacional e multicêntrico, que avaliou 146 pacientes tratados com VDZ (46 com RCU e 97 com DC) que demonstrou resultados semelhantes.[33] O aumento das taxas de complicações, em pacientes tratados com VDZ, poderia ser reflexo da maior gravidade da doença nos indivíduos analisados.[34]

Outros estudos não mostraram esse aumento das taxas de complicações pós-operatórias com o VDZ quando comparados aos usuários de anti-TNF ou aqueles que não receberam terapia biológica.[35] Mais recentemente, uma análise de *Propensity escore matching*, que incluiu 186 pacientes, não encontrou diferença significativa entre pacientes expostos a anti-TNF e VDZ em relação a infecções de sítio cirúrgico, indicando que a desnutrição foi o único fator de risco para o desenvolvimento de infecções nessa localização.[36]

De acordo com a revisão sistemática e metanálise, publicada por Yung *et al.*, pacientes com DII tratados com VDZ não apresentaram risco significativamente, aumentado de complicações no pós-operatório quando comparados com pacientes não expostos à terapia biológica. Achados semelhantes também foram encontrados quando se comparam pacientes expostos a anti-TNF com pacientes expostos a VDZ. Esses achados resumem as conclusões da maior parte dos estudos da literatura. Persiste a controvérsia sobre um possível impacto do VDZ no pós-operatório nas DII, e estudos mais detalhados prospectivos são aguardados.[37] A mesma estratégia usada com os anti-TNFs de fazer a cirurgia no final do ciclo (8ª semana de aplicação do VDZ), quando temos pouca droga em circulação pode ser utilizada em casos mais difíceis e com comprometimento nutricional.

Ustequinumabe e Complicacões Pós-Operatórias

Um estudo multicêntrico retrospectivo analisou o desfecho pós-operatório em relação a infecções do sítio cirúrgico: infecção superficial (pele e subcutâneo), abscesso intra-abdominal, deiscência de anastomose, além da separação mucocutânea do estoma em pacientes que receberam terapia biológica 12 semanas antes da cirurgia. 44 pacientes tratados com UST foram comparados com 169 que estavam utilizando terapia anti-TNF. Os autores não encontraram nenhuma diferença estatística no desfecho. Desta forma, concluíram que o tratamento com UST, até 12 semanas da cirurgia, não parece aumentar o risco de infecções no pós-operatório.[38]

Um estudo de dois centros de referência canadense (Calgary e Edmonton), pela metodologia caso-controle, chegou às mesmas conclusões, não atribuindo impacto negativo do UST em complicações pós-operatórias.[13] Entretanto, um recente estudo da Mayo Clinic acenou que os pacientes com uso prévio de UST apresentariam maior risco de sepse abdominal em análise multivariada.[38]

Numa revisão sistemática e metanálise, Garg *et al.*[39] avaliaram o risco de complicações pós-operatórias em paciente expostos ao UST e submetidos à cirurgia abdominopélvica de grande porte. Foram estimadas e comparadas as taxas agrupadas de complicações pós-operatórias, incluindo sepse intra-abdominal, infecção do sítio cirúrgico, qualquer infecção, qualquer evento adverso, readmissão e reoperação. Um total de 5 estudos foram incluídos na análise. A última dose do medicamento foi, no máximo, 16 semanas antes da cirurgia abdominopélvica. Um total de 172 pacientes com DC (61% do sexo feminino; idade média de 35 anos) foram incluídos. A taxa combinada de qualquer complicação e qualquer complicação infecciosa foi de 23,5% (intervalo de confiança [IC] 95% 16-33,1) e 20,2% (IC 95% 10,3-35), respectivamente. Não houve diferença nas taxas de sepse intra-abdominal entre o grupo UST (7,2%, IC 95% 3-16,4) e o grupo anti-TNF (11,9%, IC 5% 5,9-22,5; P = 0,4). As taxas de readmissão e reoperação no grupo UST foram de 17,4% (IC 95% 7,9-34) e 14,6% (IC 95% 9-22,7), respectivamente. Os autores concluíram que a taxa de complicações pós-operatórias em pacientes com exposição pré-operatória ao UST pode ser semelhante à dos anti-TNFs. O achado mais importante deste estudo é que a exposição pré-operatória à UST influencia o risco de complicações pós-operatórias.[39] Se isso foi causado pela droga em si ou pela gravidade maior dos casos analisados, ainda precisa ser mais bem discutido.

Novelo *et al.*[40] compararam as complicações pós-operatórias em pacientes que receberam UST no pré-operatório *versus* VDZ num estudo retrospectivo em bancos de dados avaliando pacientes com DC submetidos à cirurgia colorretal e ao pré-tratamento com UST ou VDZ em até 12 semanas após a cirurgia. Os pacientes tratados com UST foram pareados com os pacientes tratados com VDZ com base no sexo, idade ± 5 anos, data da operação ± 3 anos e tipo de cirurgia. Foram realizadas análise univariada pareada e regressão logística condicional dos pares. O desfecho primário foi a taxa de complicações pós-operatórias em curto prazo. Os desfechos secundários incluíram complicações infecciosas, readmissão, reoperação e tempo de internação. Um total de 103 pacientes com DC preencheram os critérios de inclusão (idade média 38,7 ± 13,4 anos; sexo masculino 51,2%). No geral, 30 pacientes receberam UST pré-operatório e 73 VDZ. Na análise univariada, os pacientes tratados com VDZ apresentaram maior taxa de complicações pós-operatórias (p = 0,009) e taxa de íleo (p = 0,015). Após o pareamento, 26 pares pareados foram comparados e os modelos de regressão logística não demonstraram diferença significativa no desfecho primário. Os autores concluíram que a escolha do tratamento biológico pré-operatório entre UST e VDZ não deve ser influenciada pelo medo de complicações cirúrgicas.[40]

Tofacitinibe e Complicações Pós-Operatórias

O tofacitinibe (TOFA) é um inibidor oral da Janus quinase (JAK) que foi aprovado em 2018 pelo FDA para o tratamento de RCU moderada a grave. Tecnicamente, é uma pequena molécula e não um biológico, mas devido à sua importância no tratamento da RCU moderada a grave e com o crescimento de seu uso, resolvemos abordá-lo neste capítulo.

Os ensaios clínicos randomizados de fase III OCTAVE 1 e 2 para TOFA mostraram melhora na indução e manutenção da remissão endoscópica em comparação com o placebo e um perfil de segurança em linha com a terapia anti-TNF.[41] Os eventos adversos mais comumente relatados nesses estudos foram nasofaringite, artralgia e cefaleia, com menos de 5% apresentando infecção grave não oportunista.[9,10] No entanto, nenhum estudo investigou a exposição pré-operatória ao TOFA e os resultados pós-operatórios.

Apesar da controvérsia existente sobre anticorpos monoclonais e aumento das complicações pós-operatórias na DII, nenhum estudo prospectivo investigou ainda o TOFA. Retrospectivamente, Lightner *et al.*[42] procuraram determinar a exposição pré-operatória ao TOFA e resultados pós-operatórios. Foi realizada uma revisão de todos os pacientes adultos expostos ao TOFA dentro de 4 semanas após colectomia abdominal total para RCU refratária a medicamentos entre janeiro de 2018 e setembro de 2020 em quatro centros de referência para DII. Os dados coletados incluíram dados demográficos do paciente e morbidade pós-operatória de 90 dias, taxas de readmissão e reoperação. Cinquenta e três pacientes (32 homens; 60%) com RCU foram submetidos à colectomia abdominal total (n=50 laparoscópica; 94%) por doença refratária ao tratamento clínico com anticorpo monoclonal anterior. A exposição incluiu IFX (n = 34), ADA (n = 35), CTZ (n = 5), VEDO (n = 33) e UST (n = 10). Vinte e sete (51%) pacientes estavam em uso concomitante de prednisona em uma dose média de 30 mg por via oral diariamente (intervalo, 5-60 mg). Não houve óbitos pós-operatórios. As complicações pós-operatórias de 90 dias incluíram íleo paralítico (n = 7; 13,2%), infecção superficial do sítio cirúrgico (n = 4; 7,5%), abscesso intra-abdominal (n = 2; 3,8%) e tromboembolismo venoso (TEV) (n = 7; 13,2%). As localizações de TEV incluíram trombo venoso portomesentérico (PMVT) (n = 4), veia ilíaca interna (n = 2) e embolia pulmonar (EP) (n = 1). Nove (17%) pacientes foram readmitidos no hospital e 5 (9%) pacientes foram reoperados. A principal limitação deste estudo é o pequeno tamanho da amostra, apenas 53 pacientes.

Os autores concluíram que espelhando o parecer recentemente emitido pela Food and Drug Administration sobre um risco aumentado de TEV em pacientes com colite ulcerosa, que foram clinicamente tratados com TOFA, a exposição pré-operatória pode apresentar um risco aumentado de eventos de TEV pós-operatórios. Deve-se considerar a profilaxia prolongada de TEV na alta hospitalar.[42]

O QUE HÁ DE NOVO?

Estudo GETECCU (2021)

Um estudo retrospectivo do GETECCU foi realizado em 37 centros da Espanha em 2021.[43] Os pacientes tratados com biológicos até 12 semanas antes da cirurgia foram considerados "expostos". O impacto da exposição sobre o risco de complicações pós-operatórias (CP) em 30 dias e o risco de infecções foi avaliado por regressão logística e análise pareada por escore de propensão. Foram analisadas 1.535 cirurgias em 1.370 pacientes. Destas, 711 cirurgias foram realizadas na coorte exposta (584 anti-TNF, 58 VDZ e 69 UST). Na análise multivariada, sexo masculino (OR: 1,5; IC 95%: 1,2-2,0), cirurgia de urgência (OR: 1,6; IC 95%: 1,2-2,2), abordagem por laparotomia (OR: 1,5; IC 95%: 1,1-1,9) e anemia grave (OR: 1,8; IC 95%: 1,3-2,6) tiveram maior risco de CP, enquanto hospitais acadêmicos tiveram risco significativamente menor. A exposição a produtos biológicos (seja anti-TNF, VDZ ou UST) não aumentou o risco de CP (OR: 1,2; IC 95%: 0,97-1,58), embora possa ser um fator de risco para infecções pós-operatórias (OR 1,5; 95% CI: 1,03-2,27). A conclusão deste estudo mostrou que a administração pré-operatória de biológicos não parece ser fator de risco para CP geral, embora, paradoxalmente, possa sê-lo para infecções pós-operatórias.[43]

Estudo Puccini (2022)

Em 2022, um estudo prospectivo multicêntrico americano, intitulado PUCCINI TRIAL, foi publicado por Cohen *et al.*[44] Neste, pacientes com cirurgias intra-abdominais foram acompanhados, prospectivamente, em 17 centros. Em todos os pacientes expostos a agentes anti-TNF, níveis séricos de droga foram coletados. Um total de 947 pacientes foi incluído, 382 em uso de terapia biológica. Dos que usavam terapia biológica, apenas 224 apresentavam níveis séricos de droga detectáveis no momento do exame. Não houve diferença entre as taxas de qualquer tipo de infecção em pacientes expostos ou não aos anti-TNF. Na análise multivariada, nenhum dos biológicos estudados (IFX ou ADA) com níveis detectados ou não, foram associados com qualquer infecção. O estudo concluiu que o uso pré-operatório de anti-TNFs, determinado por história clínica ou níveis séricos, não foi um fator de risco independente para infecções pós-operatórias, portanto, não deveria afetar a decisão cirúrgica na maioria dos pacientes com DII.[44]

OS BIOLÓGICOS NA CIRURGIA DA DC

O desenvolvimento de agentes biológicos de diferentes classes nas últimas duas décadas foi um marco no manejo da DC.[1,2,4,8] Esses agentes podem induzir e manter a remissão clínica, cicatrizar a mucosa e alterar o estado natural curso da doença, se usado em tempo hábil, evitando a progressão da doença para estenose e formação de fístula.[45] Na era biológica, as taxas cirúrgicas diminuíram ao longo do tempo.[11,12,46] No entanto, mesmo com a notável melhora nos algoritmos terapêuticos, a cirurgia ainda é necessária em uma proporção significativa de pacientes com DC.[15]

As taxas de complicações pós-operatórias são maiores em pacientes com DC em comparação com outras doenças benignas ou malignas em cirurgia colorretal.[47]

Fatores de confusão, como uso prévio de esteroides, desnutrição, bem como a gravidade da doença no momento da cirurgia, têm um efeito definitivo nos resultados pós-operatórios.[15,48] Esse aumento nas taxas de complicações na DC provavelmente deve ser observado em um cenário mais amplo, onde o uso de biológicos é fator coincidente de pacientes mais graves e terapêutica médica exaustiva.

A demora na indicação cirúrgica devido a um amplo painel de opções terapêuticas médicas também contribui para complicações pós-operatórias significativas na DC.[49]

Várias publicações anteriores demonstraram a controvérsia sobre a relação entre agentes biológicos e resultados pós-operatórios em cirurgia de DC.[13,33,50,51] A maioria desses estudos é uma série de casos retrospectivos[52-55] e algumas metanálises também foram publicadas.[25,56-58] Poucos estudos prospectivos foram publicados e, até o momento,[28,44,59,60] nunca foi demonstrada uma relação direta de causa e efeito entre o uso anterior de biológicos e aumento nas taxas de complicações, e não há consenso sobre se os biológicos afetam os resultados pós-operatórios.

Alguns estudos incluíram pacientes com exposição prévia a IFX, ADA e CER sugerindo um possível efeito de classe da inibição do TNF nessa relação com a cirurgia.[52,61] Apenas um estudo incluiu exclusivamente pacientes com ADA, com amostra limitada de pacientes, mas com conclusões semelhantes às de coortes maiores.[62]

Apesar das diferentes metodologias utilizadas nos estudos (a maioria sendo coortes retrospectivas unicêntricas ou multicêntricas), a influência dos agentes anti-TNF na evolução pós-operatória na DC apresenta resultados conflitantes. Isso pode ser ilustrado com as diferentes metanálises, que incluíram, principalmentem, os mesmos estudos de coorte retrospectivos e chegaram a resultados opostos.[23,25,27,56,57,63,64] Isso pode ser explicado por diferentes métodos de realização de meta análises, mas principalmente pelos diferentes resultados de cada publicação. Alguns analisaram complicações infecciosas, outros analisaram fístulas anastomóticas, complicações gerais, entre outros desfechos. Essa heterogeneidade de resultados é consequência dessas diferentes abordagens das publicações.[51]

Dados incluindo biológicos com diferentes mecanismos de ação ainda são incipientes na literatura internacional, devido à relativamente recente aprovação de VDZ e UST na prática clínica. Nos achados desta revisão, apesar do alarmante estudo inicial da Mayo Clinic,[33] que descreveu um possível aumento de complicações com o uso prévio de VDZ, a maioria dos estudos publicados mais recentemente descreveu resultados opostos, posicionando VDZ como uma terapia segura no período perioperatório.[35,36]

Um problema semelhante é observado com UST. Apenas três estudos foram publicados até o momento, e o último que descreveu um possível impacto nas taxas de complicações sépticas intra-abdominais após operações abdominais em pacientes com DC com uso pré-operatório de UST foi possivelmente influenciado pela inclusão de uma população de pacientes gravemente refratários.[38] Isso pode significar um viés semelhante ao observado com VDZ em estudo da mesma instituição. Apesar do adequado perfil de segurança do UST proveniente dos ensaios clínicos, aguardam-se mais estudos, com metodologia aprimorada, para avaliar melhor o efeito do UST no período perioperatório.

Em uma revisão narrativa publicada em 2020 no Brasil, os autores descreveram detalhadamente os principais estudos sobre a relação entre o uso pré-operatório de biológicos e complicações pós-operatórias após cirurgia abdominal na DC.[21] A conclusão deste estudo foi que os biológicos parecem seguros para serem usados no período perioperatório, mas os dados disponíveis ainda são controversos. Decisões individualizadas multidisciplinares devem ser tomadas caso a caso, adequando a estratégia cirúrgica de acordo com os fatores de risco envolvidos.[21]

Vários outros fatores de confusão podem afetar as complicações pós-operatórias em ressecções intestinais em pacientes com DC. Os mais importantes são o uso prévio de esteroides,[26] estado nutricional prejudicado e ambiente abdominal desfavorável.[21,48]

Normalmente a maioria dos pacientes com indicação cirúrgica para DC já faz uso de agentes biológicos, também podendo estar presente mais de um desses fatores. Portanto, em pacientes desnutridos, com corticoterapia prévia e/ou anemia, a abordagem cirúrgica pode ser prejudicada. Isso é ilustrado na Figura 46-5-1.

Mais importante, quando condições abdominais desfavoráveis são encontradas na cirurgia, como abscessos, dilatações intestinais e obstrução intestinal parcial ou total, a estratégia cirúrgica precisa ser mais bem definida. De fato, uma mudança na abordagem cirúrgica para confecção de estomas em vez de anastomoses primárias pode ser a regra em pacientes nessas condições, não pelo uso do agente biológico *per se*, mas para casos mais graves e com maior risco de complicações por definição.

OS BIOLÓGICOS NA CIRURGIA DA RCU

Na RCU a colectomia representa um grande desafio para o cirurgião devido à gravidade da doença e aos fatores associados. Apesar desse cenário comum, após duas décadas de uso dessas medicações no tratamento das DII, ainda não foi estabelecida uma relação de causa e efeito entre um possível aumento de complicações cirúrgicas decorrentes da exposição pré-operatória a esses agentes, nem na DC nem na RCU.

As publicações anteriores sobre o tópico são baseadas principalmente em estudos de coorte retrospectivos com IFX.[30,65-68] e poucos estudos incluíram pacientes com outros biológicos.[31,33,69] A maioria desses estudos foi realizada em pacientes com DC, seguidos por pacientes com DII (RCU e DC na mesma análise).

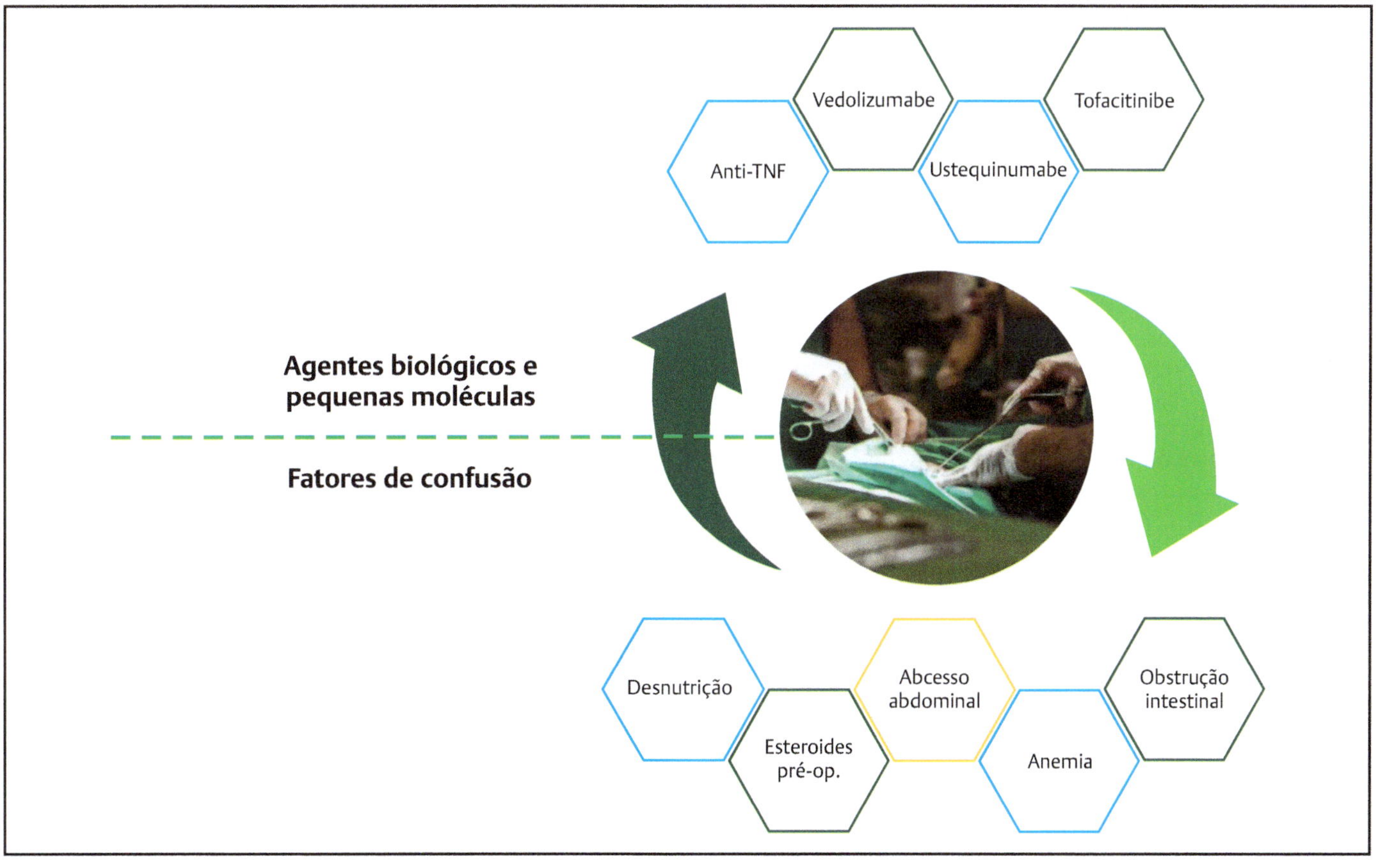

Fig. 46-5-1. Fatores de confusão a serem avaliados na tomada de decisões.

Em uma recente revisão sistemática nacional, Quaresma *et al.*[70] correlacionaram complicações pós-operatórias e exposição pré-operatória a biológicos em pacientes com RCU, e sintetizou esses dados qualitativamente para verificar o possível impacto dos biológicos na morbidade cirúrgica pós-operatória nessa população.[70] Foram identificados 608 estudos, dos quais 22 foram selecionados para avaliação qualitativa. Destes, 19 estudos (17 retrospectivos e dois prospectivos) incluíram anti-TNF pré-operatório. Sete descreveram risco aumentado de complicações pós-operatórias e 12 não mostraram aumento significativo da morbidade pós-operatória. Apenas três estudos incluíram pacientes com RCU cirúrgica com uso prévio de VDZ, dois retrospectivos e um prospectivo, todos sem correlação significativa entre a droga e aumento nas taxas de complicações pós-operatórias. O estudo conclui que apesar dos resultados conflitantes, a maioria dos trabalhos não mostrou aumento taxas de complicações após procedimentos cirúrgicos abdominais em pacientes com RCU e exposição pré-operatória a produtos biológicos.

Mais estudos prospectivos são necessários para estabelecer melhor o impacto dos biológicos pré-operatórios e complicações cirúrgicas na RCU[21,26,71-74], pois existem poucos trabalhos publicados baseados exclusivamente em pacientes com RCU que visam analisar o possível impacto dos biológicos nas complicações pós-operatórias,[30,33,75-78] como desnutrição, infecções, anemia e uso prévio de corticosteroides.[21]

Existem poucas diretrizes que recomendam um período ideal de *wash out* entre a última dose de anti-TNF e a cirurgia para minimizar as complicações pós-operatórias. A Organização Gastroenterológica Mundial (WGO) afirmou que, se a cirurgia eletiva relacionada com a DII for necessária, não deve ser adiada devido ao uso prévio de anti-TNFs.[29] A Organização Europeia de Crohn e Colite (ECCO) recomenda um procedimento cirúrgico em três estágios em pacientes com RCU com biológicos anteriores. Entretanto, não há indicações precisas sobre o tempo de interrupção do uso desses agentes no período pré-operatório.[14]

A cirurgia para RCU pode ser tecnicamente exigente. A colectomia abdominal total ou a proctocolectomia restauradora são consideradas procedimentos difíceis. O proctocolectomia total com bolsa ileoanal é provavelmente a operação mais complicada em cirurgia colorretal, pois está associado a complicações mesmo em pacientes com polipose adenomatosa. Um ponto importante adicional é que possíveis complicações da bolsa podem afetar o seu funcionamento futuro, abordando a importância da decisão para o momento adequado de sua construção. Portanto, se os biológicos *per se* constituem o principal fator de risco para aumento da morbidade pós-operatória em pacientes com RCU, isso ainda precisa ser comprovado com mais precisão.

O estudo prospectivo PUCCINI descreveu com o melhor nível de evidência disponível que os agentes anti-TNF são provavelmente seguros no período perioperatório.[44] Uma relação de causa e efeito entre anti-TNFs prévios e aumento de complicações pós-operatórias não foi identificado com o uso dos níveis séricos pré-operatórios dos agentes como biomarcadores. Apesar de poucos estudos exclusivamente com pacientes com RCU, os dados com VDZ e UST sugerem uma conclusão semelhante, que são, até o momento, consideradas terapias seguras antes da cirurgia.

Apesar de não existirem estudos prospectivos avaliando o uso do TOFA em pacientes operados, as recomendações atuais apontam para o risco aumentado de eventos de TEV pós-operatórios. Deve-se, portanto, considerar a profilaxia prolongada de TEV na alta hospitalar.[42]

Há grande heterogeneidade nos estudos com anti-TNF, com resultados diversos, variação na definição dos desfechos, amostra limitada de pacientes e gravidade dos casos. Vários fatores de confusão, como uso prévio de corticosteroides, desnutrição e anemia, geralmente estão presentes em pacientes com RCU submetidos à colectomia com terapia biológica prévia e podem contribuir para o aumento da morbidade. Se os biológicos *per se* aumentam as taxas de complicações pós-operatórias na RCU, isso ainda precisa ser comprovado.

Uma equipe multidisciplinar individualizada, incluindo cirurgiões e gastroenterologistas, em associação a aumento do uso de procedimentos de três estágios em pacientes com RCU, pode levar a resultados otimizados e maior segurança, pois o cenário complexo da colectomia inclui não apenas medicamentos, mas outros fatores que devem ser considerados na tomada de decisão.

FATORES DE CONFUSÃO

Vale ressaltar novamente que diferentes fatores de confusão podem afetar as taxas de complicações pós-operatórias após colectomia em pacientes com RCU. Os mais importantes são o uso prévio de corticosteroides, estado nutricional comprometido e condições sistêmicas desfavoráveis, como anemia.[21,48] No geral, a maioria dos pacientes submetidos à cirurgia por RCU ou DC já está usando agentes biológicos no momento da cirurgia, e mais de um desses fatores também pode estar presente. Além disso, outra questão importante que não foi incluída na maioria dos estudos revisados foi o momento da intervenção cirúrgica. O tempo de doença (tempo desde o diagnóstico até a cirurgia) certamente influencia os resultados pós-operatórios, pois pacientes com maior tempo de doença podem ser operados em piores condições clínicas (desnutridos, anêmicos e em uso de corticosteroides).

MENSAGENS FINAIS

A controvérsia com um possível impacto negativo de anticorpos monoclonais nas complicações pós-operatórias ainda existe. Essas drogas são comumente usadas em pacientes mais graves, o que, por si só, já é um fator de confusão, pois condições como desnutrição e anemia coexistem com a doença de base. A maioria dos autores acredita que no cenário perioperatório em pacientes com DII em uso de biológicos, os agentes biológicos não são o único fator envolvido na tomada de decisão, pois nenhuma relação de causa e efeito foi demonstrada até o momento.

Se os pacientes têm indicação de cirurgia eletiva, geralmente fazemos a cirurgia do meio para o fim do ciclo do medicamento (entre as doses). Em pacientes usando IFX, VDZ ou UST, isso geralmente é feito entre 4 e 8 semanas após a última infusão/injeção. Os pacientes tendem a se recuperar após 4 semanas, quando a próxima dose já pode ser administrada e o tratamento é retomado, o que pode reduzir o risco de surtos. Os pacientes que usam ADA muitas vezes perdem uma ou duas doses porque o tempo entre as injeções é curto (1 ou 2 semanas).

No caso do uso de pequenas moléculas o tratamento para prevenção de TVP deve ser sempre lembrado, mas não temos evidencias que sugiram a sua interrupção enquanto o paciente tiver a via oral disponível.

A decisão entre uma anastomose *versus* um estoma de desvio é baseada na presença de fatores de confusão, como condições nutricionais prejudicadas, esteroides anteriores e presença de doença perfurante. Se um desses fatores estiver presente, pode-se considerar uma tendência a desviar os estomas. Em emergências, geralmente são realizados procedimentos mais conservadores, e a tendência de desvio de estomas não é baseada na droga em si, mas no amplo cenário de infecção e condições intra-abdominais. A Figura 46-5-1 mostra os fatores de confusão que devem ser avaliados na tomada de decisões.

Assim, recomenda-se decisão individualizada da estratégia cirúrgica e de cobertura antibiótica em portadores de DII que passarão por operações abdominais.

REFERÊNCIAS BIBLIOGRÁFICAS

1. Hanauer SB, Feagan BG, Lichtenstein GR, Mayer LF, Schreiber S, Colombel JF, et al. Maintenance infliximab for Crohn's disease: The ACCENT I randomised trial. Lancet. 2002;359:1541-9.
2. Colombel JF, Sandborn WJ, Rutgeerts P, Enns R, Hanauer SB, Panaccione R, et al. Adalimumab for maintenance of clinical response and remission in patients with Crohn's disease: The CHARM Trial. Gastroenterology. 2007;132:52-65.
3. Rutgeerts P, Sandborn WJ, Feagan BG, Reinisch W, Olson A, Johanns J, et al. Infliximab for induction and maintenance therapy for ulcerative colitis. N Engl J Med. 2005;353:2462-76.
4. Sandborn WJ, Colombel JF, D'Haens G, Van Assche G, Wolf D, Kron M, et al. One-year maintenance outcomes among patients with moderately-to-severely active ulcerative colitis who responded to induction therapy with adalimumab: Subgroup analyses from ULTRA 2. Aliment Pharmacol Ther. 2013;37:204-13.
5. Quaresma AB, Coy CSR, Damião AOMC, Kaplan GG, Kotze PG. Biological Therapy Penetration for Inflammatory Bowel Disease in Latin America: Current Status and Future Challenges. Arq Gastroenterol. 2019;56(3):318-22.
6. Feagan BG, Rutgeerts P, Sands BE, Hanauer S, Colombel J-F, Sandborn WJ, et al. Vedolizumab as induction and maintenance therapy for ulcerative colitis. N Engl J Med. 2013;369:699-710.
7. Sandborn WJ, Feagan BG, Rutgeerts P, Hanauer S, Colombel JF, Sands BE, et al. Vedolizumab as induction and maintenance therapy for Crohn's disease. N Engl J Med. 2013 Aug 22;369(8):711-21.
8. Feagan BG, Sandborn WJ, Gasink C, Jacobstein D, Lang Y, Friedman JR, et al. Ustekinumab as Induction and maintenance therapy for Crohn's disease. N Engl J Med. 2016;375:1946-60.
9. Sandborn WJ, Su C, Sands BE, Dhaens GR, Vermeire S, Schreiber S, et al. Tofacitinib as induction and maintenance therapy for ulcerative colitis. N Engl J Med. 2017;376:1723-36.
10. Sandborn WJ, Su C, Panes J. Tofacitinib as induction and maintenance therapy for ulcerative colitis. N Engl J Med 2017;377:496-7.
11. Ma C, Moran GW, Benchimol EI, Targownik LE, Heitman SJ, Hubbard JN, et al. Surgical rates for crohn's disease are decreasing: a population-based time trend analysis and validation study. Am J Gastroenterol. 2017;112:1840-8.
12. Quaresma AB, Kotze PG. Reduction of surgical rates in inflammatory bowel diseases biologic era: Similarities between Spain and Latin America. J Gastroenterol Hepatol. 2020;35(8):1453.
13. Shim HH, Ma C, Kotze PG, Seow CH, Al-Farhan H, Al-Darmaki AK, et al. Preoperative ustekinumab treatment is not associated with increased postoperative complications in Crohn's disease: a Canadian multi-centre observational cohort study. J Can Assoc Gastroenterol. 2018;1:115-23.
14. Øresland T, Bemelman WA, Sampietro GM, Spinelli A, Windsor A, Ferrante M, et al. European evidence based consensus on surgery for ulcerative colitis. J Crohn's Colitis. 2015;9:4-25.
15. Bemelman WA, Warusavitarne J, Sampietro GM, Serclova Z, Zmora O, Luglio G, et al. ECCO-ESCP consensus on surgery for Crohn's disease. J Crohn's Colitis. 2018;12:1-16.
16. El-Hussuna A, Krag A, Olaison G, Bendtsen F, Gluud LL. The effect of anti-tumor necrosis factor alpha agents on postoperative anastomotic complications in Crohn's disease: a systematic review. Dis Colon Rectum. 2013;56:1423-33.
17. El-Hussuna A, Qvist N, Zangenberg MS, Langkilde A, Siersma V, Hjort S, et al. No effect of anti-TNF-α agents on the surgical stress response in patients with inflammatory bowel disease undergoing bowel resections: a prospective multi-center pilot study 11 medical and health sciences 1103 clinical sciences. BMC Surg. 2018;18:91.
18. Schleier L, Wiendl M, Heidbreder K, Binder MT, Atreya R, Rath T, et al. Non-classical monocyte homing to the gut via α4β7 integrin mediates macrophage-dependent intestinal wound healing. Gut. 2020;69:252-63.
19. Sandborn WJ, Feagan BG, Fedorak RN, Scherl E, Fleisher MR, Katz S, et al. A randomized trial of Ustekinumab, a human interleukin-12/23 monoclonal antibody, in patients with moderate-to-severe Crohn's disease. Gastroenterology. 2008;135:1130-41.
20. Sandborn WJ, Gasink C, Gao LL, Blank MA, Johanns J, Guzzo C, et al.; CERTIFI Study Group. Ustekinumab induction and maintenance therapy in refractory Crohn's disease. N Engl J Med. 2012;367:1519-28.
21. Quaresma AB, Yamamoto T, Kotze PG. Biologics and surgical outcomes in Crohn's disease: Is there a direct relationship? Ther Adv Gastroenterol. 2020;13.
22. Lightner AL, Vaidya P, Holubar S, Warusavitarne J, Sahnan K, Carrano FM, et al. Perioperative safety of tofacitinib in surgical ulcerative colitis patients. Colorectal Disease. 2021;23(8):2085-90.
23. Huang W, Tang Y, Nong L, Sun Y. Risk factors for postoperative intra-abdominal septic complications after surgery in Crohn's disease: A meta-analysis of observational studies. J Crohns Colitis. 2015;9(3):293-301.
24. Kopylov U, Ben-Horin S, Zmora O, Eliakim R, Katz LH. Antitumor necrosis factor and postoperative complications in Crohn's disease: systematic review and metaanalysis. Inflamm Bowel Dis. 2012;18(12):2404-13.
25. Billioud V, Ford AC, Tedesco ED, Colombel JF, Roblin X, Peyrin-Biroulet L. Preoperative use of anti-TNF therapy and postoperative complications in inflammatory bowel diseases: a meta-analysis. J Crohns Colitis. 2013;7:853-67.
26. Kotze PG, Saab MP, Saab B, da Silva Kotze LM, Olandoski M, Pinheiro LV, et al. Tumor necrosis factor alpha inhibitors did not influence postoperative morbidity after elective surgical resections in Crohn's disease. Dig Dis Sci. 2017;62:456-64.
27. Lin YS, Cheng SW, Wang YH, Chen KH, Fang CJ, Chen C. Systematic review with meta-analysis: risk of post-operative complications associated with pre-operative exposure to anti-tumour necrosis factor agents for Crohn's disease. Aliment Pharmacol Ther. 2019;49:966-77.
28. Lau C, Dubinsky M, Melmed G, Vasiliauskas E, Berel D, McGovern D, et al. The impact of preoperative serum anti-TNFα therapy levels on early postoperative outcomes

in inflammatory bowel disease surgery. Ann Surg. 2015;261:487-96.
29. Ward T, Mytton J, Henderson L, Amin V, Tanner JR, Evison F, et al. Anti-TNF therapy is not associated with an increased risk of post-colectomy complications, a population-based study. Color Dis. 2018;20:416-23.
30. Kulaylat AS, Kulaylat NA, Schaefer EW, Tinsley A, Williams E, Koltun W, et al. Association of preoperative anti-tumor necrosis factor therapy with adverse postoperative outcomes in patients undergoing abdominal surgery for ulcerative colitis. JAMA Surg. 2017;152:e171538.
31. Argollo MC, Kotze PG, Spinelli A, Gomes TNF, Danese S. The impact of biologics in surgical outcomes in ulcerative colitis. Best Practice and Research Clinical Gastroenterology. 2018.
32. Lightner AL, Raffals LE, Mathis KL, Cima RR, Tse CS, Pemberton JH, et al. Postoperative outcomes in vedolizumab-treated patients undergoing abdominal operations for inflammatory bowel disease. J Crohns Colitis 2016.
33. Lightner AL, Raffals LE, Mathis KL, Cima RR, Tse CS, Pemberton JH, et al. Postoperative outcomes in vedolizumab-treated patients undergoing abdominal operations for inflammatory bowel disease. J Crohns Colitis. 2017;11:185-90.
34. Lightner AL, Mathis KL, Tse CS, Pemberton JH, Shen B, Kochhar G, et al. "Postoperative outcomes in vedolizumab-treated patients undergoing major abdominal operations for inflammatory bowel disease: retrospective multicenter cohort study. Inflamm Bowel Dis. 2018;24(4):871-6.
35. Yamada A, Komaki Y, Patel N, Komaki F, Aelvoet AS, Tran AL, et al. Risk of postoperative complications among inflammatory bowel disease patients treated preoperatively with vedolizumab. Am J Gastroenterol. 2017;112:1423-9.
36. Park KT, Sceats L, Dehghan M, Trickey AW, Wren A, Wong JJ, et al. Risk of post-operative surgical site infections after vedolizumab vs anti-tumour necrosis factor therapy: a propensity score matching analysis in inflammatory bowel disease. Aliment Pharmacol Ther. 2018;48:340-6.
37. Yung DE, Horesh N, Lightner AL, Ben-Horin S, Eliakim R, Koulaouzidis A, et al. "Systematic review and meta-analysis: vedolizumab and postoperative complications in inflammatory bowel disease. Inflamm Bowel Dis. 2018;24(11):2327-38.
38. Lightner AL, McKeena NP, Tse CS, Hyman N, Smith R, Ovsepyan G, et al. Postoperative outcomes in ustekinumab - treated patients undergoing abdominal operations for Crohn's disease. J Crohn's Colitis. 2018 Mar 28;12(4):402-7.
39. Garg R, Mohan BP, Ponnada S, Regueiro M, Lightner AL, Click B. Postoperative outcomes after preoperative ustekinumab exposure in patients with Crohn's disease: a systematic review and meta-analysis. Ann Gastroenterol. 2021 Sep-Oct;34(5):691-8.
40. Novello M, Stocchi L, Holubar S, Shawki S, Lipman J, Gorgun E, et al. Surgical outcomes of patients treated with ustekinumab vs. vedolizumab in inflammatory bowel disease: a matched case analysis. Int J Colorectal Dis. 2019;34:451-7.
41. Bonovas S, Lytras T, Nikolopoulos G, Peyrin-Biroulet L, Danese S. Systematic review with network meta-analysis: comparative assessment of tofacitinib and biological therapies for moderate-to-severe ulcerative colitis. Aliment Pharmacol Ther. 2018;47:454-65.
42. Lightner AL, Vaidya P, Holubar S, Warusavitarne J, Sahnan K, Carrano FM, et al. Perioperative safety of tofacitinib in surgical ulcerative colitis patients. Colorectal Disease. 2021;23(8): 2085-90.
43. García MJ, Rivero M, Miranda-Bautista J, Bastón-Rey I, Mesonero F, Leo-Carnerero E, et al. Impact of biological agents on postsurgical complications in inflammatory bowel disease: a multicentre study of geteccu. J Clin Med. 2021.
44. Cohen BL, Fleshner F, Kane SV, Herfarth HH, Palekar N, Farraye FA, et al. Prospective cohort study to investigate the safety of preoperative tumor necrosis factor inhibitor exposure in patients with inflammatory bowel disease undergoing intra-abdominal surgery. Gastroenterology. 2022;163(Issue 1):204-21.
45. Danese S, Roda G, Peyrin-Biroulet L. Evolving therapeutic goals in ulcerative colitis: towards disease clearance. Nat Rev Gastroenterol Hepatol. 2020;17:1-2.
46. Olivera P, Spinelli A, Gower-Rousseau C, Danese S, Peyrin-Biroulet L. Surgical rates in the era of biological therapy: up, down or unchanged? Curr Opin Gastroenterol. 2017;33:246-53.
47. El-Hussuna A, Theede K and Olaison G. Increased risk of post-operative complications in patients with Crohn's disease treated with antitumour necrosis factor α agents - a systematic review. Dan Med J. 2014;61:A4975.
48. Yamamoto T, Shimoyama T, Umegae S, Kotze PG. Impact of preoperative nutritional status on the incidence rate of surgical complications in patients with inflammatory bowel disease with vs without preoperative biologic therapy: a case-control study. Clin Transl Gastroenterol. 2019;10:e00050.
49. Kotze PG, Magro DO, Martinez CAR, Spinelli A, Yamamoto T, Warusavitarne J, et al. Long time from diagnosis to surgery may increase postoperative complication rates in elective CD intestinal resections: an observational study. Gastroenterol Res Pract. 2018;2018:4703281.
50. Kotze PG, Ghosh S, Bemelman WA, Panaccione R. Preoperative use of anti-tumor necrosis factor therapy in Crohn's disease: Promises and pitfalls. Intest Res. 2017;15:160-5.
51. El-Hussuna A. Biological treatment and the potential risk of adverse postoperative outcome in patients with inflammatory bowel disease: an open source expert panel review of the current literature and future perspectives. Crohn's Colitis. 2019;360;1:otz021.
52. Nasir BS, Dozois EJ, Cima RR, Pemberton JH, Wolff BG, Sandborn WJ, et al. Perioperative anti-tumor necrosis factor therapy does not increase the rate of early postoperative complications in Crohn's disease. J Gastrointest Surg. 2010;12:1859-66.
53. Appau KA, Fazio VW, Shen B, Church JM, Lashner B, Remzi F, et al. Use of infliximab within 3 months of ileocolonic resection is associated with adverse postoperative outcomes in Crohn's patients. J Gastrointest Surg. 2008;12:1738-44.
54. Nørgård BM, Nielsen J, Qvist N, Gradel KO, de Muckadell OB, Kjeldsen J. Pre-operative use of anti-TNF-α agents and the risk of post-operative complications in patients with Crohn's disease - a nationwide cohort study. Aliment Pharmacol Ther. 2013;37:214-24.
55. Kotze PG, Saab MP, Saab B, da Silva Kotze LM, Olandoski M, Pinheiro LV, et al. Tumor necrosis factor alpha inhibitors did not influence postoperative morbidity after elective surgical resections in Crohn's disease. Dig Dis Sci. 2017;62:456-64.
56. Yang ZP, Hong L, Wu Q, Wu KC, Fan DM. Preoperative infliximab use and postoperative complications in Crohn's disease: a systematic review and metaanalysis. Int J Surg. 2014;12:224-30.
57. Rosenfeld G, Qian H, Bressler B. The risks of post-operative complications following preoperative infliximab therapy for Crohn's disease in patients undergoing abdominal surgery: a systematic review and meta-analysis. J Crohns Colitis. 2013;7:868-77.
58. Papaconstantinou I, Zeglinas C, Gazouli M, Nastos K, Yiallourou A, Papalois A, et al. The impact of peri-operative anti-tnf treatment on anastomosis-related complications in Crohn's disease patients. A critical review. J Gastrointest Surg. 2014;18:1216-24.
59. Brouquet A, Maggiori L, Zerbib P, Lefevre JH, Denost Q, Germain A, et al. AntiTNF therapy is associated with an increased risk

of postoperative morbidity after surgery for ileocolonic Crohn disease: results of a prospective nationwide cohort. Ann Surg. 2018;267:221-8.

60. Fumery M, Seksik P, Auzolle C, Munoz-Bongrand N, Gornet JM, Boschetti G, et al. Postoperative complications after ileocecal resection in Crohn's disease: a prospective study from the REMIND group. Am J Gastroenterol. 2017;112:337-45.
61. Waterman M, Xu W, Dinani A, Steinhart AH, Croitoru K, Nguyen GC, et al. Preoperative biological therapy and short-term outcomes of abdominal surgery in patients with inflammatory bowel disease. Gut. 2013;62:387-94.
62. Kotze PG, Magro DO, Martinez CAR, Saab B, Saab MP, Pinheiro LV, et al. Adalimumab and postoperative complications of elective intestinal resections in Crohn's disease: a propensity score case-matched study. Color Dis. 2018;20:211-8.
63. Ahmed Ali U, Martin ST, Rao AD, Kiran RP. Impact of preoperative immunosuppressive agents on postoperative outcomes in Crohn's disease. Dis Colon Rectum. 2014;57:663-74.
64. Xu Y, Yang L, An P, Zhou B, Liu G. Meta-analysis: the influence of reoperative infliximab use on postoperative complications of Crohn's disease. Inflamm Bowel Dis. 2019;25:261-9.
65. Selvasekar CR, Cima RR, Larson DW, Dozois EJ, Harrington JR, Harmsen WS, et al. Effect of infliximab on short-term complications in patients undergoing operation for chronic ulcerative colitis. J Am Coll Surg. 2007;204:956-62.
66. Mor IJ, Vogel JD, Moreira ADL, Shen B, Hammel J, Remzi FH. Infliximab in ulcerative colitis is associated with an increased risk of postoperative complications after restorative proctocolectomy. Dis. Colon Rectum. 2008;51:1202-10.
67. Feuerstein JD, Jiang ZG, Belkin E, Lewandowski JJ, Martinez-Vazquez M, Singla A, et al. Surgery for ulcerative colitis is associated with a high rate of readmissions at 30 days. Inflamm Bowel Dis. 2015;21:2130-6.
68. Schluender SJ, Ippoliti A, Dubinsky M, Vasiliauskas EA, Papadakis KA, Mei L, et al. Does infliximab influence surgical morbidity of ileal pouch-anal anastomosis in patients with ulcerative colitis? Dis Colon Rectum. 2007;50:1747-53.
69. Ferrante M, Overstraeten ADBV, Schils N, Moens A, Van Assche G, Wolthuis A, et al. Perioperative use of vedolizumab is not associated with postoperative infectious complications in patients with ulcerative colitis undergoing colectomy. J Crohn's Colitis. 2017;11:1353-61.
70. Quaresma AB, Baraúna FDSB, Teixeira FV, Saad-Hossne R, Kotze PG. Exploring the relationship between biologics and postoperative surgical morbidity in ulcerative colitis: a review. J Clin Med. 2021;10(4):710.
71. Ali T, Yun L, Rubin DT. Risk of post-operative complications associated with anti-TNF therapy in inflammatory bowel disease. World J Gastroenterol. 2012;18:197-204.
72. Holubar SD, Holder-Murray J, Flasar M, Lazarev M. Anti-tumor necrosis factor-α antibody therapy management before and after intestinal surgery for inflammatory bowel disease: A CCFA position paper. Inflamm Bowel Dis. 2015;21:2658-72.
73. Narula N, Charleton D, Marshall JK. Meta-analysis: Peri-operative anti-TNFα treatment and post-operative complications in patients with inflammatory bowel disease. Aliment Pharmacol Ther. 2013;37:1057-64.
74. Ferrante M, D'hoore A, Vermeire S, Declerck S, Noman M, Van Assche G, et al. Corticosteroids but not infliximab increase short-term postoperative infectious complications in patients with ulcerative colitis. Inflamm. Bowel Dis. 2009;15:1062-70.
75. Kim JY, Zaghiyan K, Lightner A, Fleshner P. Risk of postoperative complications among ulcerative colitis patients treated preoperatively with vedolizumab: a matched case-control study. BMC Surg. 2020;20:1-8.
76. Monsinjon M, Mege D, Maggiori L, Treton X, Bouhnik Y, Panis Y. Postoperative course of laparoscopic subtotal colectomy is affected by prolonged preoperative anti-TNF therapy in patients with acute colitis complicating inflammatory bowel disease. Int J Color Dis. 2017;32:1499-502.
77. Uchino M, Ikeuchi H, Matsuoka H, Bando T, Ichiki K, Nakajima K, Tomita N, et al. Risk factors for surgical site infection and association with infliximab administration during surgery for Crohn's disease. Dis Colon Rectum. 2013;56:1156-65.
78. Ward S, Monsinjon M, Mege D, Maggiori L, Treton X, Bouhnik Y, et al. Postoperative course of laparoscopic subtotal colectomy is affected by prolonged preoperative anti-TNF therapy in patients with acute colitis complicating inflammatory bowel disease. Int J Color Dis. 2017;32:1499-502.

SEÇÃO 46-6

PREVENÇÃO DA RECORRÊNCIA PÓS-OPERATÓRIA NA DOENÇA DE CROHN

Rogério Saad Hossne ▪ Gilmara Pandolfo Zabot ▪ Ornella Sari Cassol

INTRODUÇÃO

A doença de Crohn (DC), assim como a colite ulcerativa (RCU) e a colite indeterminada fazem parte do grupo de doenças inflamatórias intestinais (DII), e pode acometer qualquer segmento do tubo digestório, desde a boca até o ânus. A causa exata é desconhecida, mas fatores genéticos e ambientais desempenham um papel significativo na etiologia e na patogênese. Na Europa, a incidência de DC é de 3 a 8 novos casos por 100.000 pessoas por ano, com maior distribuição etária entre 15 e 25 anos.[1] Já no Brasil, a incidência é de 2,68 novos casos por 100.000 habitantes/ano.[2]

Com o advento da terapia biológica, o tratamento da DC avançou rapidamente. Entretanto, atualmente cerca da metade dos pacientes necessitam de cirurgia na primeira década do seu diagnóstico, 15 a 25% requerem uma segunda operação, sendo a ressecção cirúrgica a modalidade mais empregada. Embora a cirurgia para a RCU possa ser curativa, na DC a maioria dos pacientes pode apresentar recorrência pós-operatória (RPO), ou seja, o reaparecimento das lesões.[3]

Após a ressecção curativa do íleo terminal e parte do cólon, as taxas de recorrência variam de 17 a 81% e podem ser menores em pacientes com colite de Crohn do que naqueles com acometimento do intestino delgado.[4] A recorrência histológica precede a recorrência endoscópica, que por sua vez precede a recorrência dos sintomas clínicos. A recorrência endoscópica é, atualmente, o principal aspecto a ser avaliado no pós-operatório desses pacientes, com significado muito importante na sua classificação para a tomada de decisão; ela gira em torno de 70% em 6 meses, razão pela qual o monitoramento endoscópico precoce e a terapia farmacológica profilática são princípios fundamentais no manejo pós-operatório de pacientes com DC.[3]

ESCORES ENDOSCÓPICOS

O escore de Rutgeerts (proposto pelo Prof. Paul Rutgeerts em 1990) foi desenvolvido especificamente para monitorar a recorrência da doença no pós-operatório da ressecção ileocolônica e na anastomose ileocolônica ou ileorretal. O sistema de pontuação de Rutgeerts categoriza os achados endoscópicos em cinco categorias (i0-i4) com base na extensão e gravidade das lesões: i0 – sem lesões; i1 – até 5 úlceras aftosas; i2 – mais de 5 úlceras aftosas com mucosa intermediária normal ou lesões omitidas ou confinadas à anastomose ileocólica; i3 – ileíte aftosa difusa e mucosa inflamada difusamente; i4 – inflamação ileal difusa com grandes úlceras, nódulos e/ou estreitamento.[4]

Esse escore foi modificado em 1997, sendo a principal modificação a subdivisão do escore i2 em i2a, lesões confinadas à anastomose ileocolônica e i2b, lesões em neo íleo terminal intercaladas com mucosa de aspecto normal (Quadro 46-6-1).[5]

Quadro 46-6-1. Escore de Rutgeerts Modificado

i0	Sem lesões endoscópicas em íleo distal
i1	< 5 erosões/ulcerações aftoides no neo-íleo terminal
	5 lesões/ulcerações com mucosa normal entre lesões, áreas com grandes ulcerações
i2	Lesões confinadas à anastomose ileocolônica
i2a	Lesões no neo-íleo terminal entremeadas com mucosa normal (com ou sem ulcerações anastomose)
i2b	Ileíte aftosa difusa com mucosa difusamente inflamada
i3	Inflamação difusa com grandes ulcerações, nódulos ou estenose no neo-íleo terminal

Mais recentemente, um sistema de pontuação endoscópico modificado, com capacidade preditiva aprimorada para recorrência pós-operatória, foi desenvolvido por Hammoudi *et al.* no grupo de Recherche sur les Maladies Inflammatoires Digestives (grupo REMIND).[6] Este grupo classificou lesões anastomóticas e ileais separadamente, observando que a recorrência clínica foi determinada principalmente por lesões ileais, não por lesões anastomóticas; lesões anastomóticas foram associadas apenas com complicações oclusivas. O grupo REMIND definiu a recorrência clínica como "(i) manifestações clínicas relacionadas à DC confirmadas por ileocolonoscopia, imagem (lesões ativas do intestino delgado ou cólon) ou intensificação terapêutica (otimização do tratamento ou troca de drogas), (ii) complicações relacionadas à DC (abscesso intra-abdominal ou manifestação oclusiva), ou (iii) cirurgia subsequente relacionada com DC.[6]

CIRURGIA NA DOENÇA DE CROHN

As opções cirúrgicas são baseadas na ressecção ou na preservação intestinal, em especial quando o intestino delgado está comprometido. As cirurgias de ressecção incluem ressecção ileocolônica e anastomose ileocolônica ou ileorretal, ressecção do intestino delgado com anastomose e colectomia parcial com anastomose, com base nos segmentos intestinais afetados. Apesar de essas técnicas melhorarem a qualidade de vida, elas resultam em diminuição da área de absorção com consequentes déficits nutricionais a esses pacientes. Desta forma, quando se trata do intestino delgado, sempre que possível é aconselhável optar por técnicas de preservação como as estenoplastias, diferentemente das cirurgias do cólon, onde este conceito não se aplica. O desvio do trânsito intestinal também é uma opção terapêutica em casos selecionados, como na DC perianal, e, em geral, com intuito temporário, pois muitas vezes é seguido de baixas taxas de sucesso na restauração intestinal (16,6%); naqueles com tentativas de restauração, recidiva grave pode acontecer em mais de 25% dos pacientes e necessitaram de novo desvio para controle dos sintomas.[3]

RECORRÊNCIA DE ACORDO COM A TÉCNICA CIRÚRGICA REALIZADA

A maioria dos estudos analisa a RPO após a cirurgia de ressecção. Uma metanálise recente evidenciou taxa de recorrência clínica, após colectomia subtotal ou total ou proctocolectomia com ileostomia permanente de 28%, com um intervalo de confiança (IC) de 95%, considerável heterogeneidade e taxas médias de recorrência clínica cumulativa em 5 e 10 anos de 23,5% e 40%, respectivamente. Encontrou taxas semelhantes de recorrência clínica em estudos da era pré-biológica < 1998 *versus* a era biológica > 1998.[7]

Em geral, os estudos mostraram taxas de recorrência endoscópica após a cirurgia de ressecção em 70% em 6 meses, 73 a 95% em 1 ano e 83 a 100% em 3 anos.[3] A taxa de recorrência endoscópica (escore de Rutgeerts > i1) após a ressecção ileocólica com anastomose é de 70%, evidenciada na ileocolonoscopia após 6 meses.[8]

Outro tema de debate na literatura é em relação ao tipo de anastomose na ressecção ileocoica. Em 2011 Kono descreveu uma técnica anastomótica funcional, antimesentérica, terminoterminal, manual, em pacientes com DC e comparou, retrospectivamente, com os resultados das técnicas convencionais, ou seja, terminoterminal manual ou laterolateral e terminoterminal grampeada, com baixa probabilidade de recorrência anastomótica (0% × 15%, p = 0,0013) e reduzido escore de recorrência endoscópica (mediana 2,6 × 3,4).[9] Porém, uma recente revisão sistemática, com aproximadamente 900 pacientes, concluiu que esta nova técnica é segura e pode reduzir a recorrência endoscópica e cirúrgica, mas o nível de evidência é baixo até o momento. Eles ressaltam que uma das variáveis que pode prejudicar a recorrência, com a Kono-S é a preservação do mesentério, cujo papel ainda não está totalmente esclarecido em relação à recorrência no pós-operatório destes pacientes. Nessa mesma revisão sistemática, os autores encontraram evidências de um único estudo, de baixa qualidade, sugerindo que a excisão mesentérica pudesse reduzir as taxas de recorrência. Desta forma, eles concluem que estudos de maior qualidade são necessários para investigar essas técnicas.[10]

Devido ao fato de as ressecções cirúrgicas poderem levar à síndrome do intestino curto na DC, as técnicas conservadoras, como as plastias, ganharam espaço. A extensão da estenose e as características do intestino acometido determinam a técnica a ser utilizada, e essas foram classificados em convencionais (procedimentos curtos e intermediários [p. ex., Heineke-Mikulicz, Finney]) e não convencionais (enteroenterostomias longas [p. ex., Michelassi]). Uma recente metanálise e revisão sistemática, publicada pelo grupo do ECCO (European Crohn's and Colitis Organisation) concluiu que o resultado das estenoplastias não convencional não diferiu da técnica convencional em relação à segurança e recorrência em longo prazo.[10]

PRINCÍPIOS DE MONITORAMENTO

Os pacientes pós-cirúrgicos devem ser monitorados clínica e endoscopicamente, através de exames laboratoriais e de imagem, independentemente do tipo de cirurgia realizada. O método de exame mais preciso na detecção da recorrência pós-operatória, Grau A de recomendação, para monitorar a doença 6 a 12 meses após, é a ileocolonoscopia.[11]

Utilizando-se o escore de Rutgeerts, foi observado que a inflamação da mucosa de baixo grau (i0 e i1) se correlaciona com uma baixa taxa de recorrência sintomática, de 9% em 7 anos, e doença de alto grau (i3-i4) com quase 100% de taxa de recorrência sintomática em 4 anos. Uma pontuação de i2 e superior define a recorrência endoscópica.[12]

Atualmente, não há consenso sobre a definição de recorrência da DC em estenose. No monitoramento endoscópico do cólon e reto desviados, os marcos anatômicos incluem a área desviada e a bolsa ileal desviada, e a doença pode incluir colite por desvio ou estenose associada ao desvio. Existem poucos dados sobre a necessidade, frequência e técnicas de endoscopia no intestino desviado; além disso, a classificação da inflamação é difícil devido à mucosa friável.[11]

ESTRATIFICAÇÃO DE RISCO

Está claro que existem vários fatores que tornam os indivíduos de alto ou baixo risco de recorrência pós-operatória. Esses são divididos em fatores de risco relacionados ao paciente, à doença e à cirurgia.

Relacionado ao paciente, o principal fator é o tabagismo, com uma razão de chance entre 2 e 3 para recorrência clínica ou cirúrgica em 10 anos de acompanhamento. As outras variáveis como idade, sexo e idade de início da doença são inconclusivas na literatura.[3]

Os fatores relacionados à doença incluem o tempo de duração da DC antes do primeiro procedimento cirúrgico, história de cirurgia prévia associada à DC, extensão do envolvimento do trato gastrointestinal (TGI) e complicações da DC, incluindo os fenótipos penetrante, fistulizante e estenosante. A doença penetrante confere uma taxa de risco de 1,5 para recorrência quando comparada à doença não penetrante. A doença fistulizante confere uma razão de chances de 4 para a recorrência pós-operatória.[3] Um estudo mais recente concluiu, através de análise multivariada, que a duração da doença antes da primeira cirurgia de < 9,5 meses foi um fator independente para a recidiva clínica.[13]

Os fatores de risco relacionados à cirurgia incluem a duração da ressecção, o tipo de anastomose e plexite mioentérica no espécime ressecado. Variáveis como, o tempo cirúrgico e o tipo de anastomose ainda são temas controversos na literatura.

Em síntese, os fatores de risco com maior número de evidência para recorrência pós-operatória na DC são tabagismo, doença penetrante, história prévia de cirurgia de ressecção e presença de plexite mioentérica na amostra ressecada.[14]

A estratificação de risco faz parte do manejo dos pacientes com DC submetidos a procedimento cirúrgico. O ensaio de recorrência endoscópica pós-operatória de Crohn (POCER) estratificou os indivíduos, após a cirurgia de ressecção, em baixo ou alto risco de recorrência pós-operatória da DC, categorizando os indivíduos que faziam uso de tabaco, apresentassem fenótipo penetrante ou fistulizante, ou com história de ressecção prévia como alto risco. Por outro lado, os que não tinham estes fatores, foram considerados como de baixo risco.[15]

Todos os pacientes foram tratados com metronidazol, enquanto os pacientes de alto risco foram tratados com tiopurina ou adalimumabe (se intolerante à tiopurina). O tratamento ativo foi definido como colonoscopia aos 6 meses, com terapia intensificada em caso de recorrência (adição de adalimumabe para pacientes de alto risco recebendo inicialmente tiopurina e adalimumabe semanal para pacientes de alto risco inicialmente com adalimumabe quinzenal). Esse estudo descobriu que 51% dos pacientes de alto risco, tratados com cuidados ativos, estavam em remissão endoscópica (i0-i1) *versus* 30% dos pacientes de alto risco tratados com cuidados padrão. Enquanto isso, 50% dos pacientes de alto risco tratados com tratamento ativo tiveram recorrência endoscópica em comparação com 70% tratados com tratamento padrão. Em síntese, os dados do POCER enfatizam a importância do monitoramento endoscópico precoce e da terapia endoscópica personalizada na prevenção da recorrência pós-operatória na DC.[15]

MONITORAMENTO

Baixo Risco de Recorrência Pós-Operatória

Todos os pacientes devem ser monitorados endoscopicamente 6 a 12 meses após a cirurgia com ileocolonoscopia, além do acompanhamento clínico quanto a quaisquer sintomas que possam levar à ileocolonoscopia precoce. A calprotectina fecal e a proteína C reativa (PCR) são marcadores não invasivos que avaliam a atividade da doença. Estes podem ser rastreados a cada 6 meses durante os primeiros 2 anos após a cirurgia, e depois todos os anos. Valores anormais de calprotectina fecal devem levar à ileocolonoscopia. Um nível de 100 lg/g de calprotectina fecal tem uma precisão de remissão endoscópica, pelo escore de Rutgeerts, de 77%.[3]

Inicialmente, pacientes de baixo risco devem receber metronidazol por 3 meses por ajudar na prevenção da recorrência clínica e endoscópica pós-operatória. Nos casos de intolerância gastrointestinal, efeitos adversos ou recusa do uso pelo paciente, a monitorização será clínica e endoscópica em 6–12 meses. Na ileocolonoscopia de 6 a 12 meses, se houver evidência de recorrência endoscópica, os pacientes deverão receber terapia médica adicional com agentes anti-TNF ou azatioprina (AZA) e ou 6-mercaptopurina (6-MP). Se houver remissão endoscópica, os pacientes poderão ser agendados para a próxima ileocolonoscopia em 1 a 3 anos.[3]

Alto Risco de Recorrência Pós-Operatória

As opções de tratamento clínico incluem agentes anti-TNF ou uma combinação de 6-MP ou AZA com metronidazol por demonstrarem redução no risco de recorrência clínica.[3]

Este grupo de pacientes, assim como os demais, deve ser monitorado endoscopicamente em 6-12 meses, e a calprotectina fecal e a PCR devem ser verificadas como nos pacientes de baixo risco discutidos acima. Se houver recorrência endoscópica, a terapia medicamentosa deve ser modificada ou otimizada. Se houver remissão endoscópica, o paciente deve continuar o tratamento e repetir a ileocolonoscopia em 1-3 anos.[3]

Se o paciente já havia sido tratado anteriormente com AZA ou 6-MP ou anti-TNF, ele deve iniciar um agente anti-TNF dentro de 4 a 8 semanas após a cirurgia de ressecção. O infliximabe foi estudado extensivamente no cenário pós-operatório, assim como o adalimumabe através do estudo POCER.[3]

Se houver recorrência endoscópica na ileocolonoscopia de 6 a 12 meses, a terapia clínica deve ser modificada ou otimizada. Os pacientes em uso de AZA ou 6-MP podem mudar para um agente anti-TNF ou um agente anti-TNF pode ser adicionado ao seu regime. Pacientes que já estavam tomando anti-TNF ou outro biológico podem ter sua dose otimizada, trocada para outro agente anti-TNF, ou podem continuar seu anti-TNF atual com a adição de AZA ou 6-MP (Quadro 46-6-2).[3]

EXAMES DE IMAGEM NA PREVENÇÃO DA RECORRÊNCIA PÓS-OPERATÓRIA

Uma recente revisão sistemática e metanálise evidenciaram e salientaram a importância do ultrassom intestinal (US), os dados mostraram um excelente desempenho na detecção da recorrência pós-operatória: sensibilidade de 0,94 (IC de 95%, 0,86-0,97) e especificidade de 0,84 (95% CI, 0,62-0,94).[17]

Carmona *et al.* correlacionaram os achados endoscópicos com os ultrassonográficos, na avaliação da recorrência pós-operatória da DC e concluíram que o ultrassom tem alta eficácia diagnóstica na detecção de recorrência e pode ser considerado uma alternativa não invasiva válida à endoscopia.[18]

Quadro 46-6-2. Recomendação baseada na classificação de risco[16]

Risco	Fatores de risco	Risco de recorrência clínica (> 18 meses após a cirurgia)	Risco de recorrência endoscópica (> 18 meses após a cirurgia)
Baixo risco	> 50 anos Não tabagistas Primeira cirurgia de segmento curto fibroestenótico (< 10 cm) Duração de doença > 10 anos	20%	30%
Alto risco	< 30 anos Tabagista ≥ 2 cirurgias prévias Doença perianal	50%	80%

A enterorressonância também apresentou elevada sensibilidade e especificidade: 97% e 84%, respectivamente, em uma revisão sistemática e metanálise atual.[19] O índice MONITOR foi validado para predizer a recorrência pós-operatória da DC. Sete itens (espessura da parede intestinal, realce do contraste, aumento do sinal T2, aumento do sinal ponderado em difusão, edema, úlceras e comprimento do segmento doente) tiveram um coeficiente Gwet ≥ 0,5 e foram significativamente associados ao escore de Rutgeerts, levando à sua inclusão. Um índice ≥ 1 apresentou sensibilidade de 87%, especificidade de 75%, um valor preditivo positivo de 84,6% e um valor preditivo negativo de 75% para recidiva pós-operatória.[20]

Da mesma forma, vários estudos relataram boa correlação entre recorrência endoscópica e enterorressonância, com alta sensibilidade e especificidade para recorrência de DC em 92% e 83%, respectivamente.[21]

CALPROTECTINA FECAL NO MONITORAMENTO PÓS-OPERATÓRIO

A calprotectina fecal é um teste sensível na avaliação da inflamação da mucosa em pacientes com DII. Ela é uma forma barata e não invasiva de testar a inflamação intestinal ativa. Portanto, é usada para triagem, monitoramento da atividade da doença e monitoramento da resposta à intervenção terapêutica na DII. Além disso, também é útil para prever o curso clínico da doença. Desta forma, vários estudos prospectivos avaliaram o valor da calprotectina fecal para monitorar a atividade endoscópica em pacientes após ressecção ileocólica para DC.[22]

Em um pequeno estudo de coorte, 20 pacientes que permaneceram em remissão clínica no pós-operatório foram investigados. Após 6-12 meses de pós-operatório, os pacientes foram submetidos à ileocolonoscopia para avaliação da atividade endoscópica no neo íleo terminal, e amostras de fezes foram coletadas para dosagem de calprotectina. Os níveis de calprotectina correlacionaram-se positivamente com os escores endoscópicos. Os valores médios de calprotectina fecal foram significativamente maiores em pacientes com recorrência endoscópica (escore de Rutgeerts ≥ i2) do que naqueles sem recorrência endoscópica (escore de Rutgeerts i0 ou i1). Um valor de corte de 140 μg/g teve uma sensibilidade de 70% (95% IC 42 98%), uma especificidade de 70% (95% IC 42 98%), um valor preditivo negativo de 70% (95% IC 42 98%) e uma precisão diagnóstica de 70% (95% IC 50 90%) para detectar recorrência endoscópica. Este estudo também descobriu que a calprotectina fecal foi útil para a previsão de recorrência clínica futura após a ileocolonoscopia.[23]

Em um estudo maior, incluindo 135 pacientes, investigações semelhantes foram realizadas. Um valor de corte de calprotectina fecal > 100 μg/g detectou recorrência endoscópica (escore de Rutgeerts ≥ i2) com sensibilidade de 89%, especificidade de 58% e valor preditivo negativo de 91%; o que significa que a colonoscopia poderia ser evitada em 47% dos pacientes.[24]

Em outro estudo observacional, 86 pacientes assintomáticos tiveram ileocolonoscopia e medição de calprotectina fecal dentro de 18 meses (mediana de 7 meses) após a ressecção ileocólica para DC. As concentrações de calprotectina fecal foram significativamente maiores em pacientes com recorrência endoscópica (escore de Rutgeerts ≥ i2) em comparação com aqueles em remissão endoscópica (escore de Rutgeerts i0 ou i1). O nível de corte ideal para calprotectina fecal para distinguir entre recorrência endoscópica e remissão foi de 100 μg/g, e sua sensibilidade, especificidade, valores preditivos positivos e negativos e precisão geral foram de 95%, 54%, 69%, 93% e 77%, respectivamente.[25]

Revisões sistemáticas e metanálises confirmam que a medição de calprotectina fecal mostra precisão suficiente para detectar recorrência endoscópica em pacientes assintomáticos após ressecção ileocólica para DC. A medição da calprotectina fecal pode ser uma ferramenta não invasiva alternativa para prever o curso clínico da DC pós-operatória. A calprotectina fecal é, portanto, útil para monitorar a atividade endoscópica e prever o curso clínico futuro em pacientes com DC pós-operatória.[22]

Estratégias de longo prazo após uma ileocolonoscopia inicial para monitorar a recorrência pós-operatória não foram estabelecidas. Os pacientes em remissão clínica relutam em repetir os exames endoscópicos porque a endoscopia é invasiva e demorada. Acredita-se que um simples teste não invasivo, de calprotectina fecal, é valioso como uma ferramenta de monitoramento ideal para recorrência pós-operatória após a ileocolonoscopia inicial. Para pacientes em remissão endoscópica, confirmada por uma ileocolonoscopia inicial aos 6-12 meses após a cirurgia, o teste de calprotectina fecal é realizado regularmente a cada 2-3 meses. Quando o nível de calprotectina fecal é elevado, a ileocolonoscopia é repetida. Para pacientes com recorrência endoscópica, o tratamento médico é intensificado, e para aqueles em remissão endoscópica, o tratamento médico contínuo é continuado. Quando a calprotectina fecal permanece em um nível baixo, a medicação em curso é continuada sem repetir os exames endoscópicos. Com essas estratégias, muitos pacientes podem evitar exames endoscópicos invasivos desnecessários.[22]

NOVOS BIOLÓGICOS NA PREVENÇÃO DA RECORRÊNCIA PÓS-OPERATÓRIA

Em geral, os biológicos mais recentes, como o vedolizumabe e o ustequinumabe, são reservados para pacientes que falharam à terapia anti-TNF ou têm contraindicações para estes agentes. Existem estudos, na grande maioria retrospectivos, que mostram resultados semelhantes destas novas moléculas aos anti-TNF na prevenção da recorrência pós-operatória na DC. Entretanto, estudos mais robustos, preferencialmente ensaios clínicos randomizados, comparando esses biológicos mais recentes com os biológicos anteriores, serão essenciais para determinar o esquema terapêutico ideal para este grupo de pacientes.[26]

Vedolizumabe

O primeiro estudo multicêntrico de mundo real publicado na *Digestive and Liver Disease* sobre a efetividade do vedolizumabe como opção terapêutica na prevenção da recorrência, onde foram avaliados 58 pacientes com um acompanhamento médio de 24,8 meses, mostra como sendo uma terapia eficaz.[27]

Macaluso *et al.* acompanharam 58 pacientes por 2 a 3 anos e obtiveram um sucesso endoscópico em aproximadamente 48% dos casos. O insucesso terapêutico foi observado em 19% em 1 ano e 32,8% ao final do acompanhamento. Uma nova ressecção foi necessária em 7 pacientes (12,1%).[28]

Um estudo multicêntrico, retrospectivo, europeu avaliou a profilaxia precoce em adultos com DC após ressecção curativa. 297 pacientes com menos de 40 anos, 8,5% fumantes, 27,6% virgens de terapia biológica, 65,7% falhados de anti-TNF, um terço de dois ou mais biológicos e 17,2% com cirurgias prévias. 224, 39 e 34 pacientes receberam anti-TNF, vedolizumabe (VDZ) ou ustequinumabe (UST), respectivamente. As conclusões foram de que a prevenção da recorrência pós-operatória, após um ano da cirurgia, foi bem-sucedida em 60% dos pacientes. O grupo mais refratário foi tratado com VDZ ou UST, porém, não foram observadas diferenças no risco de recorrência entre os três grupos de terapia biológica.[29]

Ustequinumabe

O registro ENEIDA do grupo GETECCU publicou este ano os resultados do tratamento de 40 pacientes com ustequinumabe e 25 com vedolizumabe na prevenção da recorrência pós-operatória. Oitenta por cento tinha pelo menos um fator de risco, como ressecções prévias, tabagismo, doença perianal e fenótipo penetrante. Todos os pacientes já tinham utilizados anti-TNF. Após um acompanhamento de 17 e 26 meses, a probabilidade cumulativa de recorrência clínica pós-operatória, 12 meses após a cirurgia foi de 32% e 30% para ustequinumabe e vedolizumabe, respectivamente. A taxa de recorrência endoscópica foi de 42% para ustequinumabe e 40% para vedolizumabe. Um paciente tratado com ustequinumabe e dois com vedolizumabe foram submetidos à nova ressecção intestinal.[30]

O estudo USTEK analisou retrospectivamente o uso do UST na profilaxia da recorrência pós-operatória em nove centros. O grupo-controle recebeu azatioprina em monoterapia. O *endpoint* primário era a recorrência endoscópica (índice de Rutgeerts ≥ i2) aos 6 meses. A conclusão deste estudo foi que o UST é mais eficaz do que a azatioprina na prevenção da recorrência pós-operatória em pacientes com DC.[31]

CONSIDERAÇÕES FINAIS

A recorrência pós-operatória da DC geralmente se manifesta através de achados clínicos, endoscópicos e histológicos. Dessa forma, é de fundamental relevância ressaltar a importância de um monitoramento precoce, com 6 a 12 meses após a cirurgia, através da realização de uma ileocolonoscopia. Além do tratamento medicamentoso personalizado com base nos achados endoscópicos. Existem vários fatores de risco que podem ajudar a estratificar os pacientes como de baixo ou alto risco; alto risco inclui pacientes tabagistas, com cirurgia prévia de DC ou fenótipo penetrante. Pacientes de baixo risco podem receber antibioticoterapia com metronidazol. Pacientes de alto risco devem receber terapia anti-TNF ou terapia 6-MP/AZA juntamente com metronidazol. Todos os pacientes, independentemente do risco, devem submeter-se à ileocolonoscopia pós-cirúrgica em torno de 6 a 12 meses e ajustar a terapia com base na evidência de recorrência endoscópica.

REFERÊNCIAS BIBLIOGRÁFICAS

1. Romberg-Camps MJL, Dagnelie PC, Kester ADM, Hesselink-Van De Kruijs MAM, Cilissen M, Engels LGJB, et al. Influence of phenotype at diagnosis and of other potential prognostic factors on the course of inflammatory bowel disease. Am J Gastroenterol. 2009;104(2):371-83.
2. Quaresma AB, Kaplan GG, Kotze PG. The globalization of inflammatory bowel disease. Curr Opin Gastroenterol. 2019 Jul;35(4):259-64.
3. Lee KE, Cantrell S, Shen B, Faye AS. Post-operative prevention and monitoring of Crohn's disease recurrence. Gastroenterology Report. Oxford University Press; 2022. v. 10,
4. Rutgeerts P, Geboes K, Vantrappen G, Kerremans R, Coenegrachts JL, Coremans G. Natural history of recurrent Crohns disease at the ileocolonic anastomosis after curative surgery. Gut. 1984;25(6):665-72.
5. Chongthammakun V, Fialho A, Fialho A, Lopez R, Shen B. Correlation of the Rutgeerts score and recurrence of Crohn's disease in patients with end ileostomy. Gastroenterol Rep (Oxf). 2017 Nov 1;5(4):271-6.
6. Hammoudi N, Auzolle C, Tran Minh ML, Boschetti G, Bezault M, Buisson A, et al. Postoperative Endoscopic Recurrence on the Neoterminal Ileum But Not on the Anastomosis Is Mainly Driving Long-Term Outcomes in Crohn's Disease. Am J Gastroenterol. 2020 Jul;115(7):1084-93.
7. Fumery M, Dulai PS, Meirick P, Farrell AM, Ramamoorthy S, Sandborn WJ, et al. Systematic review with meta-analysis: recurrence of Crohn's disease after total colectomy with permanent ileostomy. Vol. 45, Alimentary Pharmacology and Therapeutics. Blackwell Publishing Ltd; 2017. p. 381-90.
8. Rivière P, Vermeire S, Irles-Depe M, Van Assche G, Rutgeerts P, Denost Q, et al. Rates of Postoperative Recurrence of Crohn's Disease and Effects of Immunosuppressive and Biologic Therapies. Clin Gastroenterol Hepatol. 2021 Apr;19(4):713-720.e1.
9. Kono T, Ashida T, Ebisawa Y, Chisato N, Okamoto K, Katsuno H, et al. A new antimesenteric functional end-to-end handsewn anastomosis: surgical prevention of anastomotic recurrence in Crohn's disease. Dis Colon Rectum. 2011 May;54(5):586-92.
10. Bislenghi G, Sucameli F, Fieuws S, Ferrante M, Sabino J, Wolthuis A, et al. Non-conventional versus conventional strictureplasties for Crohn's disease. A systematic review and meta-analysis of treatment outcomes. J Crohns Colitis. 2022 Feb 23;16(2):319-30.
11. Shen B, Kochhar GS, Navaneethan U, Cross RK, Farraye FA, Iacucci M, et al. Endoscopic evaluation of surgically altered bowel in inflammatory bowel disease: a consensus guideline from the Global Interventional Inflammatory Bowel Disease Group. Lancet Gastroenterol Hepatol. 2021 Jun;6(6):482-97.
12. Chongthammakun V, Fialho A, Fialho A, Lopez R, Shen B. Correlation of the Rutgeerts score and recurrence of Crohn's disease in patients with end ileostomy. Gastroenterol Rep (Oxf). 2017 Nov 1;5(4):271-6.
13. Hammami A, Harbi R, Elleuch N, Meddeb K Ben, Ameur W Ben, Dahmani W, et al. Predictors of postoperative recurrence in a cohort of Tunisian patients with Crohn's disease. Ther Adv Gastrointest Endosc. 2022 Jan 19;15:263177452110606.
14. Simillis C, Yamamoto T, Reese GE, Umegae S, Matsumoto K, Darzi AW, et al. A meta-analysis comparing incidence of recurrence and indication for reoperation after surgery for perforating versus nonperforating Crohn's disease. Am J Gastroenterol. 2008 Jan;103(1):196-205.
15. De Cruz P, Kamm MA, Hamilton AL, Ritchie KJ, Krejany EO, Gorelik A, et al. Crohn's disease management after intestinal resection: a randomised trial. The Lancet. 2015 Apr;385(9976):1406-17.
16. Shah RS, Click BH. Medical therapies for postoperative Crohn's disease. Therap Adv Gastroenterol. 2021 Jan 15;14:175628482199358.
17. Rispo A, Imperatore N, Testa A, Nardone OM, Luglio G, Caporaso N, et al. Diagnostic accuracy of ultrasonography in the detection of postsurgical recurrence in Crohn's disease:

a systematic review with meta-analysis. Inflamm Bowel Dis. 2018 Apr 23;24(5):977-88.
18. Yebra Carmona J, Poza Cordón J, Suárez Ferrer C, Martín Arranz E, Lucas Ramos J, Andaluz García I, et al. Correlación entre la endoscopia y la ecografía intestinal para la evaluación de la recurrencia posquirúrgica de la enfermedad de Crohn. Gastroenterol Hepatol. 2022 Jan;45(1):40-6.
19. Yung DE, Har-Noy O, Tham YS, Ben-Horin S, Eliakim R, Koulaouzidis A, et al. Capsule endoscopy, magnetic resonance enterography, and small bowel ultrasound for evaluation of postoperative recurrence in Crohn's disease: systematic review and meta-analysis. Inflamm Bowel Dis. 2018 Jan 1;24(1):93-100.
20. Schaefer M, Laurent V, Grandmougin A, Vuitton L, Bourreille A, Luc A, et al. A magnetic resonance imaging index to predict crohn's disease postoperative recurrence: The MONITOR Index. Clin GAstroenterol Hepatol. 2022 May;20(5):e1040-9.
21. Choi IY, Park SH, Park SH, Yu CS, Yoon YS, Lee JL, et al. CT enterography for surveillance of anastomotic recurrence within 12 months of bowel resection in patients with Crohn's disease: an observational study using an 8-year registry. Korean J Radiol. 2017;18(6):906.
22. Queiroz NSF, Yamamoto T, Kotze PG. Optimal strategies to prevent recrudescent Crohn's disease after resection. Semin Colon Rectal Surg. 2020 Jun;31(2):100746.
23. Yamamoto T, Shiraki M, Bamba T, Umegae S, Matsumoto K. Faecal calprotectin and lactoferrin as markers for monitoring disease activity and predicting clinical recurrence in patients with Crohn's disease after ileocolonic resection: A prospective pilot study. United European Gastroenterol J. 2013 Oct;1(5):368-74.
24. Wright EK, Kamm MA, De Cruz P, Hamilton AL, Ritchie KJ, Krejany EO, et al. Measurement of fecal calprotectin improves monitoring and detection of recurrence of crohn's disease after surgery. Gastroenterology. 2015 May;148(5):938-47.e1.
25. Boschetti G, Laidet M, Moussata D, Stefanescu C, Roblin X, Phelip G, et al. Levels of fecal calprotectin are associated with the severity of postoperative endoscopic recurrence in asymptomatic patients with Crohn's disease. Am J Gastroenterol. 2015 Jun;110(6):865-72.
26. Dragoni G, Ding N, Gecse KB, Mansfield JC, Kopylov U, Beaugerie L, et al. The prevention and management of Crohn's disease postoperative recurrence: results from the Y-ECCO/ClinCom 2019 Survey. Eur J Gastroenterol Hepatol. 2020 Aug 10;32(8):1062-6.
27. Macaluso FS, Cappello M, Crispino F, Grova M, Privitera AC, Piccillo G, et al. Vedolizumab may be an effective option for the treatment of postoperative recurrence of Crohn's disease. Digestive and Liver Disease. 2022 May;54(5):629-34.
28. Macaluso FS, Cappello M, Crispino F, Grova M, Privitera AC, Piccillo G, et al. Vedolizumab may be an effective option for the treatment of postoperative recurrence of Crohn's disease. Digestive and Liver Disease. 2022 May;54(5):629-34.
29. Yanai H, Kagramanova A, Knyazev O, Sabino J, Haenen S, Mantzaris GJ, et al. Endoscopic postoperative recurrence in crohn's disease after curative ileocecal resection with early prophylaxis by anti-TNF, vedolizumab or ustekinumab: a Real-World Multicentre European Study. J Crohns Colitis. 2022 Dec 5;16(12):1882-92.
30. Mañosa M, Fernández-Clotet A, Nos P, Martín-Arranz MD, Manceñido N, Carbajo A, et al. Ustekinumab and vedolizumab for the prevention of postoperative recurrence of Crohn's disease: results from the ENEIDA registry. Digestive and Liver Disease. 2023 Jan;55(1):46-52.
31. Buisson A, Nancey S, Manlay L, Rubin DT, Hebuterne X, Pariente B, et al. Ustekinumab is more effective than azathioprine to prevent endoscopic postoperative recurrence in Crohn's disease. United European Gastroenterol J. 2021 Jun 5;9(5):552-60.

SEÇÃO 46-7

COLONOSCOPIA NAS DOENÇAS INFLAMATÓRIAS INTESTINAIS

Maria Cristina Sartor ■ Guilherme Mattioli Nicollelli

O conteúdo desta seção (págs. 778 a 798), encontra-se disponível on-line.

Para acessá-lo, aponte a câmera do seu smartphone ou tablet para a imagem acima.

TRATAMENTO CIRÚRGICO DA DOENÇA DE CROHN

CAPÍTULO 47

SEÇÃO 47-1

PRINCÍPIOS BÁSICOS E INDICAÇÕES CIRÚRGICAS

Raquel Franco Leal

INTRODUÇÃO

Os melhores resultados no tratamento do paciente com doença inflamatória intestinal, em especial a doença de Crohn, dependem da interação entre gastroenterologistas clínicos e cirurgiões, o que influenciará na qualidade de vida do doente. Os limites entre o tratamento clínico, que envolve o manejo de medicamentos cada vez mais específicos e o cirúrgico, cujos princípios fundamentam-se, de forma geral, em ressecções intestinais econômicas e realização de plastias intestinais e drenagem de abscessos, não são fáceis de estabelecer. Isto se deve ao fato de que a doença de Crohn constitui doença crônica, recidivante, cuja etiologia não é totalmente elucidada, de tal forma que as indicações cirúrgicas se restringem ao tratamento das complicações próprias da doença, além dos casos de intratabilidade clínica, visando sempre à melhora da qualidade de vida.

Cerca de 70 a 80% serão submetidos a algum procedimento cirúrgico ao longo de seu acompanhamento.[1,2] A cirurgia não promove a cura da doença e por isso a decisão de operar pode ser difícil e depende da experiência do cirurgião no manejo deste tipo de afecção. Na última década, o emprego da terapia biológica e o uso mais frequente de drogas imunossupresoras têm influenciado no momento da indicação cirúrgica, retardando-a ou mesmo evitando-a, diminuindo assim os custos de internações, havendo indícios de que possa alterar a evolução natural da doença.[3-5] Estudo recente mostrou que, apesar de ter ocorrido aumento dos procedimentos cirúrgicos para correção de fístulas do intestino delgado, o número de ressecções intestinais desse segmento do trato gastrointestinal se manteve ou mesmo diminuiu após o uso do infliximabe, dependendo da casuística estudada.[6] No entanto, mesmo com o emprego de medicações mais complexas, a recidiva da doença de Crohn após cirurgia pode ocorrer naqueles pacientes considerados de alto risco, como idade precoce de aparecimento da afecção, antecedente de tabagismo, história familiar da doença de Crohn, número de ressecções prévias e forma fistulizante.[7]

Neste sentido, a decisão pela cirurgia depende da agressividade da doença e sua localização, bem como o acometimento predominante: perianal, cólico e/ou do intestino delgado. Além disso, é importante estabelecer a forma de manifestação da doença de Crohn, que pode ser inflamatória, estenosante ou fistulizante, sendo comum o aparecimento de mais de uma apresentação clínica concomitante. A forma fistulizante da doença, no entanto, está relacionada à maior incidência de recidivas e indicações de novas cirurgias durante o seguimento, sendo a forma mais frequentemente encontrada à medida que o tempo de evolução da doença progride.[8,9]

Hemorragia grave e obstrução intestinal não responsivas ao tratamento clínico, perfuração intestinal livre para o peritônio e presença de displasia de alto grau ou câncer na colite de Crohn, são situações em que há indicação absoluta de cirurgia.[10-12] A obstrução intestinal pode ser decorrente tanto do acometimento direto do intestino pela doença de Crohn, principalmente na forma estenosante, como também da presença de tumores inflamatórios ou abscessos abdominais que comprimem de forma extrínseca a alça intestinal, diminuindo seu lúmen.

O desenvolvimento de câncer colorretal em pacientes com doença de Crohn está associado a estágios mais avançados ao diagnóstico, a tumor sincrônico e áreas de displasia de alto grau concomitante, por isso, é preciso seguimento e vigilância endoscópica cuidadosa.[13] Outra causa menos comum de indicação cirúrgica é a colite tóxica com ou sem megacólon associado que não responde ao manejo clínico inicial, no qual se emprega o uso de corticoide e ciclosporina intravenosos, além de estabilização clínica com hidratação endovenosa, antibióticos e correção de distúrbios hidroeletrolíticos.[14]

Algumas manifestações extraintestinais são indicações relativas para tratamento cirúrgico da colite por doença de Crohn.[15] Estas ocorrem em 25% dos casos, sendo que o pioderma gangrenoso, as enteroartropatias e as doenças oftalmológicas como a uveíte, as manifestações que usualmente melhoram após ressecção do segmento intestinal acometido, porém, raramente constituem-se em indicação cirúrgica primária e, geralmente, estão associadas a acometimento intestinal que também requer tratamento cirúrgico.

Os princípios cirúrgicos no tratamento da doença de Crohn constituem: o reconhecimento da extensão da doença, utilizando exames complementares, definindo o quanto de intestino será ressecado; planejamento da incisão abdominal, recomendando-se a mediana, pois os quadrantes inferiores do abdome devem ser preservados pela eventual necessidade de estomas; realizar enteroplastias prioritariamente às ressecções intestinais e, caso sejam necessárias, devem ser econômicas; evitar anastomoses em doentes desnutridos ou na vigência de infecção intraperitoneal.[16,17]

O objetivo dos próximos tópicos é abordar as indicações cirúrgicas da doença de Crohn, considerando-se a forma predominante de apresentação, assim como o segmento intestinal acometido, além de expor algumas controvérsias relacionadas com o tratamento operatório.

FORMA INFLAMATÓRIA

A necessidade de cirurgia na forma inflamatória da doença de Crohn depende da caracterização da refratariedade ao tratamento clínico, ou seja, pacientes que não respondem a medicações mais complexas como a terapia biológica e/ou imunossupressores, ou naqueles dependentes de corticoides. O fracasso do tratamento medicamentoso é definido como manutenção de sintomas que não podem ser controlados ou até mesmo piorar apesar da terapia medicamentosa, presença de efeitos adversos das drogas empregadas e/ou pouca aderência do paciente ao tratamento clínico.[16] Estudo recente mostrou que 50% das cirurgias de ressecções intestinais poderiam ser evitadas, e os principais fatores determinantes desta ocorrência seriam a manutenção do tabagismo e o tratamento clínico prévio inadequado, quer a utilização de doses não terapêuticas de imunossupressores e biológicos, ou o uso incorreto de estratégias que otimizam o tratamento como: diminuição do intervalo entre as aplicações dos biológicos ou aumento da dose dos mesmos, antes da indicação cirúrgica (Fig. 47-1-1).[18]

Além disso, situações como doença localizada em pacientes que recusam ou se mostram intolerantes ao uso de imunossupressores podem ter como opção o tratamento cirúrgico. No entanto, na doença de Crohn de acometimento mais difuso, prefere-se esgotar todas as opções terapêuticas clínicas para evitar ressecções intestinais múltiplas ou extensas e consequente síndrome do intestino curto.

A melhora do desenvolvimento ponderoestatural e sexual em crianças e adolescentes é evidente após ressecção do segmento acometido pela doença de Crohn refratária ao tratamento clínico, uma vez que o fator de manutenção do processo inflamatório é removido. A cirurgia possibilita que o paciente deixe de ser dependente de corticoides, evitando os efeitos adversos da droga como retardo do crescimento pôndero-estatural, *moon face*, osteoporose, hipertensão e alterações oftalmológicas como glaucoma e catarata. Nestes casos a cirurgia deve ser considerada.[19]

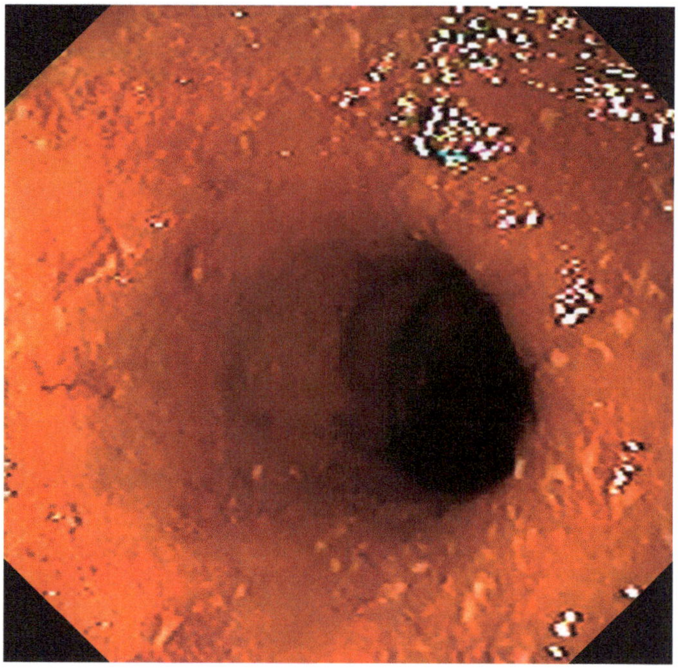

Fig. 47-1-1. Forma inflamatória da doença de Crohn – aspecto colonoscópico.

FORMA ESTENOSANTE

A apresentação estenosante da doença de Crohn deve ser entendida nas suas formas inicial e tardia. Inicialmente, a estenose que se desenvolve por ação do processo inflamatório com acúmulo de células da imunidade inata, representadas pelos macrófagos, e da imunidade adquirida, da qual os linfócitos fazem parte, além de seus produtos como citocinas e fatores de quimiotaxia de neutrófilos, causando proliferação celular, edema local e diminuição do lúmen intestinal. Nesta fase, a terapêutica clínica medicamentosa possui papel fundamental e na maioria dos casos ocorre resposta clínica favorável com cicatrização da mucosa. No entanto, nas fases de estenose avançada, de longa evolução, nas quais há o depósito de fibras de colágeno com proliferação de fibroblastos, dificilmente a terapêutica clínica será capaz de induzir remissão da doença fibroestenosante, havendo indicação cirúrgica.[20] Nestes casos, em se tratando de doença de Crohn de intestino delgado, a ressecção econômica com anastomose laterolateral ampla ou a realização de enteroplastias são opções cirúrgicas que devem ser empregadas.[21,22] No caso de estenose cólica, neoplasia associada é uma possibilidade diagnóstica e deve ser descartada antes da indicação de ressecção econômica. A anastomose, neste caso, pode ser terminoterminal, devido ao calibre maior do cólon. A ressecção oncológica, ou seja, retirada do segmento acometido juntamente com sua drenagem linfática, é imperativa nos pacientes em que se confirme neoplasia de cólon (Fig. 47-1-2).

O reconhecimento da estenose inflamatória, diferenciando-a da fibroestenosante, não é sempre evidente, pois podem aparecer conjuntamente. De qualquer maneira, na prática, os pacientes com suboclusão intestinal podem inicialmente ser manejados de forma efetiva com terapia clínica medicamentosa, como a utilização de corticoides, antibióticos e mesmo

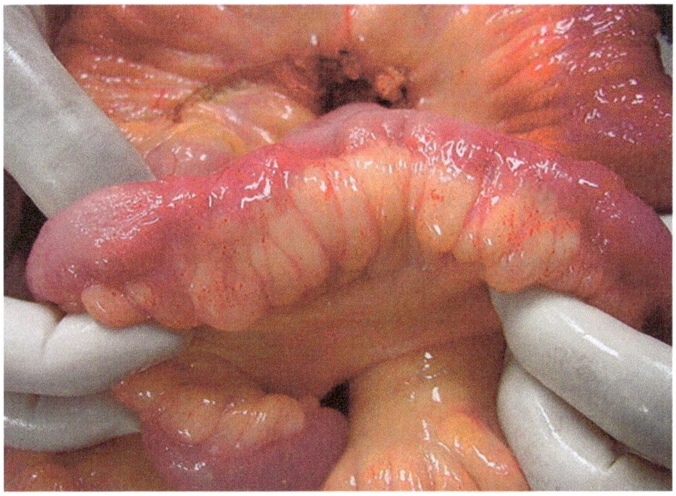

Fig. 47-1-2. Forma estenosante da doença de Crohn – aspecto cirúrgico.

a terapia biológica (infliximabe, adalimumabe). Mesmo na doença fibroestenosante, esta conduta pode resolver grande parte dos casos, induzindo remissão da doença e melhorando os sintomas de obstrução intestinal. A presença de episódios de suboclusão intestinal recorrente constitui também indicação para cirurgia.[20]

A operação de urgência na obstrução intestinal deve ser realizada quando não há resposta às medidas clínicas, tais como, descompressão gástrica com sonda, jejum via oral, reposição de fluídos endovenosos e uso de antibióticos. Devem-se realizar radiografias de abdome seriadas, além da contagem das células brancas sanguíneas e eletrólitos para acompanhamento do quadro clínico e auxílio na decisão de eventual cirurgia.

A dilatação de estenoses com cateter flexível acoplado ao balão hidrostático é uma opção para doença fibroestenosante que não responde aos medicamentos de uso habitual, antes de se indicar um procedimento cirúrgico. A dilatação endoscópica é recomendada para estenoses não complicadas de até 4 cm de extensão e deve ser feita sob visão direta pelo endoscópio. Os locais do trato gastrointestinal mais comuns de estenose por doença de Crohn são o íleo (32%), região jejunoileal (36%) e jejuno (24%). Estenoses com diâmetro menor que 1 cm geralmente requerem dilatação, o que é factível em 90% dos casos, com melhora dos sintomas em 62% dos pacientes. No entanto, em longo prazo, cerca de 40% recidivam, havendo necessidade de cirurgia.[23] A associação da dilatação endoscópica à injeção local de corticoides não é utilizada de rotina e cursa com resultados incertos.[24] O risco de perfuração após dilatação pode ocorrer em mais de 10% dos casos, e o paciente deve estar ciente desta complicação e da possibilidade de cirurgia após o procedimento endoscópico.

Estenose do canal anal pode ser resolvida com dilatações sob anestesia ou sedação. Entretanto, a doença de Crohn perianal com estenose do canal anal, muitas vezes, é acompanhada do acometimento inflamatório do reto com estenose do mesmo, e dependendo da gravidade, apenas as dilatações não são efetivas, sendo necessária ostomia, que frequentemente é definitiva ou mesmo a proctectomia.

FORMA FISTULIZANTE

As principais indicações de cirurgia na doença de Crohn são decorrentes da forma fistulizante da doença, que compreende tanto as fístulas abdominais quanto as perineais (Fig. 47-1-3).

Os abscessos abdominais são formados pela presença da solução de continuidade que se forma na parede da alça intestinal, devido à característica transmural da doença de Crohn, geralmente sendo bloqueado por órgãos adjacentes. Com o auxílio da radiologia intervencionista é possível a drenagem das coleções abdominais guiadas por ultrassonografia ou tomografia computadorizada, melhorando as condições clínicas do paciente para uma eventual indicação cirúrgica eletiva, caso seja necessária. Desta forma, a cirurgia para drenagem de abscessos abdominais fica reservada para os casos de insucesso da drenagem por punção percutânea (Fig. 47-1-4).[25]

As fístulas abdominais ou pélvicas compreendem as enterocutâneas ou colocutâneas, assim como aquelas com comunicação para os órgãos genitais ou urinários. A resposta

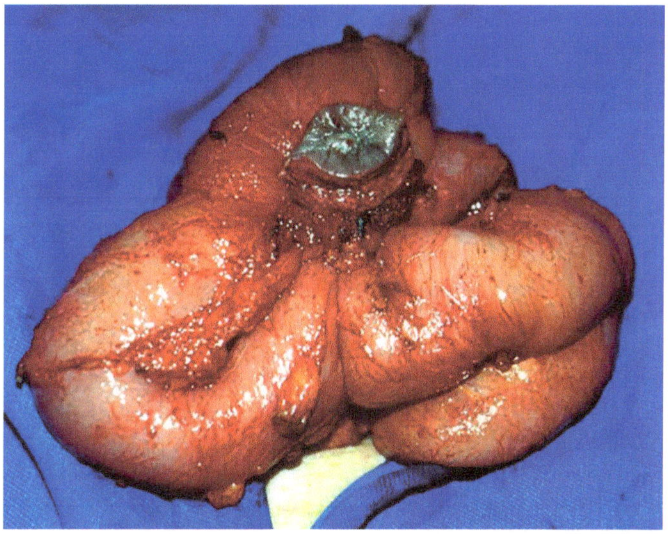

Fig. 47-1-3. Forma fistulizante da doença de Crohn – aspecto cirúrgico.

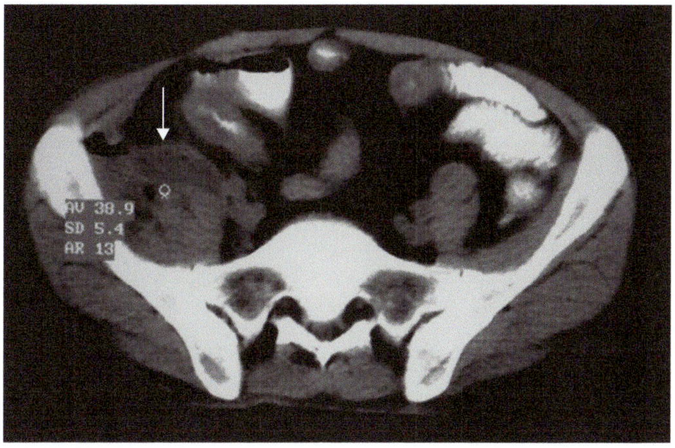

Fig. 47-1-4. Tomografia computadorizada evidenciando abscesso abdominal.

completa à terapia medicamentosa, em se tratando de fístulas abdominais, mesmo com o uso da terapia biológica, é reduzida, ou seja, a cicatrização da fístula não ocorre na maioria dos casos e invariavelmente há necessidade de cirurgia.[26] É comum a presença da fístula abdominal associada a abscessos e a tumor inflamatório no local acometido.

A indicação cirúrgica na doença de Crohn perineal inclui a presença de abscessos e trajetos fistulosos que se mantêm ativos mesmo com o uso de imunossupressores e/ou de terapia biológica. Um estudo com 170 pacientes com doença de Crohn com manifestação perianal na forma de abscesso mostrou que apenas 40% desenvolveram trajeto fistuloso após a drenagem e que 10% apresentaram recidiva do abscesso.[27] Por isso, na ocorrência de abscesso perianal sem evidência de trajeto fistuloso, muitas vezes, a melhor conduta é apenas a drenagem (Fig. 47-1-5).

A realização de exames de imagem como a ressonância nuclear magnética do canal anal e a ultrassonografia endoanal auxiliam no pré-operatório, identificando os abscessos que por vezes são pequenos e mais profundos, mas sintomáticos, delimitando a sua localização com relação aos esfíncteres anais e com a porção do canal anal envolvida. Além disso, estes exames possibilitam a identificação do trajeto das fístulas perianais e anovaginais, evidenciando o grau de acometimento da musculatura esfincteriana. A limitação da ultrassonografia endoanal ocorre nos casos de estenose importante do canal anal, pela impossibilidade de introdução do aparelho (Figs. 47-1-6 e 47-1-7).

O exame sob anestesia e os procedimentos cirúrgicos, nestes casos, devem ser drenagem de abscessos e exploração de trajetos fistulosos com colocação de sedenhos, como os de silicone, que podem permanecer por longo período. A fistulotomia sem colocação de reparos deve-se restringir apenas aos trajetos muito superficiais que não comprometem a musculatura esfincteriana. Os melhores resultados podem ser obtidos pela associação da terapêutica clínica, em especial o uso de imunossupresor e/ou terapia biológica, com a abordagem cirúrgica.[28] O uso de cola de fibrina no tratamento de fístula perianal na doença de Crohn mostrou eficácia no tratamento das fístulas complexas, porém sem vantagens no caso das fístulas simples, quando comparado ao tratamento cirúrgico convencional.[29]

As fístulas retovaginais ou anovaginais na doença de Crohn são verdadeiros desafios tanto para o clínico quanto para o cirurgião. As cirurgias de avanço mucoso para correção da fístula cursam com 40% de taxa de insucesso.[30] A derivação intestinal pode ser necessária em casos de cirurgia para recidiva da fístula retovaginal.

Não raro, as fístulas perineais, assim como as estenoses do canal anal, são acompanhadas de acometimento extenso do reto com a doença de Crohn, o que pode levar a perda do reto e canal anal, mesmo esgotando-se o que há de melhor na terapêutica clínica, sendo necessária ostomia ou proctectomia.

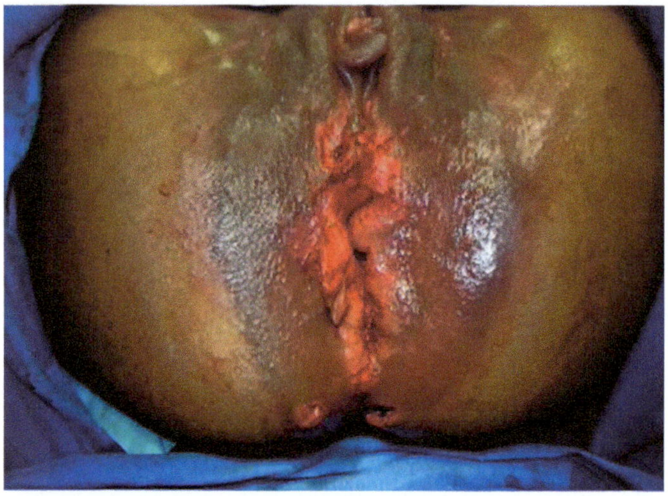

Fig. 47-1-5. Acometimento perianal da doença de Crohn.

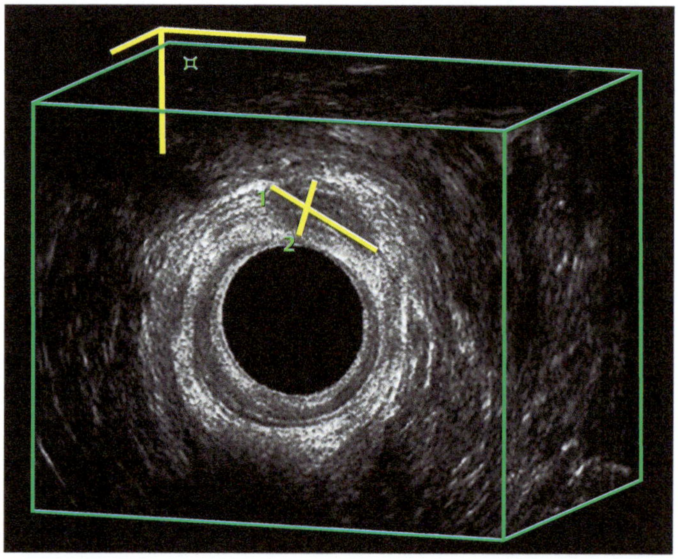

Fig. 47-1-6. Abscesso perianal visto por ultrassom endoanal.

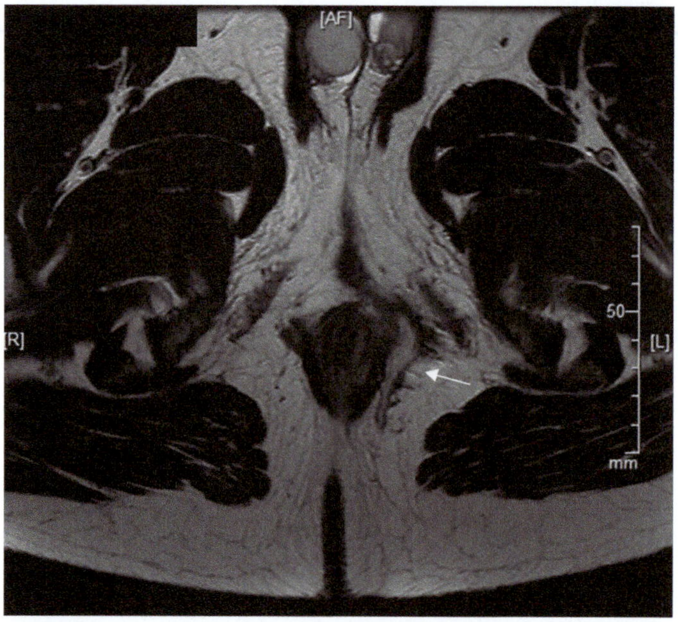

Fig. 47-1-7. Aspecto da ressonância nuclear magnética evidenciando fístula perianal complexa.

CONTROVÉRSIAS DA INDICAÇÃO CIRÚRGICA NA DOENÇA DE CROHN

Algumas controvérsias versam sobre a doença de Crohn ileocecal ou ileal localizada, que não responde ao uso de salicilatos e imunossupressores. O questionamento que se faz diz respeito ao uso de terapia biológica ou à opção por intervenção cirúrgica precoce, o que poderia estabelecer mais rapidamente a recuperação clínica do paciente. A recidiva da doença poderia ser evitada com o uso de terapêutica profilática no pós-operatório, caso seja paciente de alto risco para recidiva, como a presença de doença fistulizante.[31] Por outro lado, não há estudos evidenciando que a cirurgia precoce no acometimento ileal localizado altere a evolução natural da doença.

Outra controvérsia seria a via de acesso cirúrgico, laparoscópica ou aberta, nas cirurgias abdominais. A via laparoscópica é factível na maioria dos casos e sem aumento das complicações no pós-operatório, porém depende da curva de aprendizado do cirurgião, devendo-se sempre ser utilizada quando possível.[32] As vantagens incluem incisões pequenas, menor formação de aderências, reduzido tempo de hospitalização, menos dor, retorno precoce dos movimentos intestinais, além do resultado cosmético melhor.[33] Estudo recente com 124 pacientes submetidos à ressecção ileocólica por via laparoscópica (sendo 54 com doença de Crohn complexa, ou seja, com acometimento intestinal grave) demostrou que, apesar da doença complexa estar associada à maior tempo cirúrgico e maior taxa de conversão para via aberta, a morbidade pós-operatória e o tempo de internação foram semelhantes em ambos os grupos.[34] Como a maioria dos pacientes com Crohn pode necessitar de mais de um procedimento cirúrgico ao longo da evolução da doença, o acesso videolaparoscópico ou videoassistido é boa opção, principalmente, na doença ileocólica, de acometimento inicial mais comum.[35]

A evidência de que o emprego de infliximabe poderia piorar a suboclusão intestinal por doença de Crohn estenosante tem sido vista com mais critério, uma vez que estudos não confirmaram que a terapia biológica leva a aumento de indicações cirúrgicas por agravarem estenoses intestinais existentes, resultando em obstrução intestinal. Isto poderia ocorrer em menos que 10% dos casos.[36]

A indicação de reservatório ileal com anastomose ao canal anal na doença de Crohn colorretal é motivo de controvérsia. A recidiva da doença quando se realiza anastomose ileorretal ocorre em mais de 50% dos casos em 10 anos de acompanhamento pós-operatório; desta maneira poderia se advogar que seria inapropriada a reconstrução com reservatório ileal e anastomose anal na doença de Crohn. Entretanto, a maior experiência dos Serviços com estas situações ocorre no tratamento de pacientes inicialmente diagnosticados com retocolite ulcerativa inespecífica e que no acompanhamento após a retocolectomia total com confecção do reservatório ileal, mostraram tratar-se de doença de Crohn.[37,38] Os resultados são variados na literatura e vão desde a excisão do reservatório da pelve ou desfuncionalização do mesmo e alta taxa de morbidade na maioria dos casos, até acompanhamentos mais de 10 anos, sem evidências de complicações em 65% dos pacientes. Estudo com 41 doentes acometidos com colite de Crohn, sem doença perianal ou de delgado, mostrou que em apenas 10% houve necessidade de retirada do reservatório ileal.[39] Desta forma, o reservatório ileal pode ser indicado apenas em casos muito selecionados, não devendo ser uma prática de rotina.

REFERÊNCIAS BIBLIOGRÁFICAS

1. Munkholm P, Langholz E, Davidsen M, Binder V. Intestinal cancer risk and mortality in patients with Crohn's disease. Gastroenterology. 1993;105:1716-23.
2. Hancock L, Windsor AC, Mortensen NJ. Inflammatory bowel disease: the view of the surgeon. Colorectal Dis. 2006;8:10-4.
3. Pedersen N, Duricova D, Lenicek M, Elkjaer M, Bortlik M, Andersen os, et al. Infliximabe dependency is related to decreased surgical rates in adult Crohn s disease patients. Eur J Gastroenterol Hepatol. 2010;25.
4. Assasi N, Blackhouse G, Xie F, Marshall JK, Irvine EJ, Gaebel K, et al. Patient outcomes after anti-TNF-alpha drugs for Crohn`s disease. Expert Rev Pharmacoecon Outcomes Res. 2010;10:163-75.
5. Van Assche G, Vermeire S, Rutgeerts P. The potential for disease modification in Crohn's disease. Nat Rev Gastroenterol Hepatol. 2010;7:79-85.
6. Jones DW, Finlayson SRG. Trends in surgery for Crohn's disease in the era of Infliximabe. Ann Surg. 2010;252:307-12.
7. Gisbert JP, Gomollón F. Postoperative Crohn's disease recurrence: a practical approach. World J Gastroenterol. 2008;14:5540-8.
8. Simillis C, Yamamoto T, Reese GE, Umegae S, Matsumoto K, Darzi AW, et al. A meta-analysis comparing incidence of recurrence and indication for reoperation after surgery for perforating versus nonperforating Crohn's disease. Am J Gastroenterol. 2008;103:196-205.
9. Cosnes J, Cattan S, Blain A, Beaugerie L, Carbonnel F, Parc R, et al. Inflamm Bowel Dis. 2002;8:244-50.
10. Werbin N, Haddad R, Greenberg R, Karin E, Skornick Y. Free perforation in Crohn's disease. IMAJ. 2003;5:175-7.
11. Fernández-Blanco JI, Jalón JMM. ¿Cuándo es demasiado pronto y cuándo demasiado tarde para la cirugía em la enfermedad de Crohn? Rev Esp Enferm Dig. 2008;100:35-44.
12. Itzkowitz SH, Harpaz N. Diagnosis and management of dysplasia in patients with inflammatory bowel diseases. Gastroenterology. 2004;126:1634-48.
13. Kiran RP, Khoury W, Church JM, Lavery IC, Fazio VW, Remzi FH. Colorectal cancer complicating inflammatory bowel disease: similarities and differences between Crohn's and ulcerative colitis based on three decades of experience. Ann Surg. 2010;252:330-5.
14. Dziki A, Galbfach P. Crohn's disease – When to operate? Acta Chir Iugosl. 2004;51:61-8.
15. Bernstein CN, Blanchard JF, Rawsthorne P, Yu N. The prevalence of extraintestinal diseases in inflammatory bowel disease: a population-based study. Am J Gastroenterol. 2001;96:1116-22.
16. Hwang JM, Varma MG. Surgery for inflammatory bowel disease. World J Gastroenterol. 2008;7;14:2678-90.
17. Dolgin SE. Surgical management of upper gastrointestinal and small bowel Crohn's disease. Semin Pediatr Surg. 2007;16:172-7.
18. Gapasin J, Van Langenberg DR, Holtmann G, Hetzel DJ, Andrews JM. Potentially avoidable surgery in IBD: What proportion of patients come to resection without optimal preoperative therapy? A guidelines-based audit. Intern Med J. 2010;30[No prelo].
19. Saha Mt, Ruuska T, Laippala P, Lenko HL. Growth of prepuberal children with inflammatory bowel disease. J Pediatr Gastroenterol Nutr. 1998;26:310-4.

20. Spinelli A, Correale C, Szabo H, Montorsi M. Intestinal fibrosis in Crohn's disease: medical treatment or surgery? Curr Drug Targets. 2010;11:242-8.
21. Ayrizono MLS, Leal RF, Coy CSR, Fagundes JJ, Góes JRN. Plastias de estenoses de intestino delgado na doença de Crohn; resultados imediatos e tardios. Arq Gastroenterol. 2007;44:215-20.
22. Fazio VW, Galandiuk S, Jagelman DG, Lavery IC. Stricturoplasty in Crohn's disease. Ann Surg. 1989;210:621-5.
23. Couckuyt H, Gevers AM, Coremans G, Hiele M, Rutgeerts P. Efficacy and safety of hydrostatic balloon dilatation of ileocolonic Crohn's strictures: a prospective long term analysis. Gut. 1995;36:577-80.
24. Erkelens GW, van Deventer SJH. Endoscopic treatment of strictures in Crohn's disease. Best Pract Research Clin Gastroenterol. 2004;18:201-7.
25. Neufeld D, Keidar A, Gutman M, Zissin R. Abdominal wall abscesses in patients with Crohn's disease: clinical outcome. J Gastrointest Surg. 2006;10:445-9.
26. Poritz LS, Rowe WA, Kolten WA. Remicade does not abolish the need for surgery in fistulizing Crohn´s disease. Dis Colon Rectum. 2002;45:771-5.
27. Kari Pekko J, Hamalainen P, Saino P. Incidence of fistulae after drainage for acute anorectal abscess. Dis Colon Rectum. 1998;41:13597.
28. Regueiro M, Mardini H. Treatment of perianal fistulizing Crohn's disease with Infliximab alone or as an adjunct to exam under anesthesia with seton placement. Inflamm Bowel Dis. 2003;9:98-103.
29. Lindsey I, Smilgin-Humphies MM, Cunningham C, Mortensen NJ, George BD. A randomized control trial of fibrin glue versus conventional treatment for anal fistula. Dis Colon Rectum. 2002;45:1608-15.
30. Sonoda T, Hull T, Piedmonte MR, Fazio VW. Outcomes of primary repair of anorectal and rectovaginal fistula using the endorectal advancement flap. Dis Colon Rectum. 2002;45:1622-8.
31. Scott NA, Hughes LE. Timing of ileocolonic resection for symptomatic Crohn's disease: the patient´s view. Gut. 1994;35:656-7.
32. Evans J, Poritz L, Macrae H. Influence of experience on laparoscopic ileocolic resection for Crohn´s disease. Dis Colon Rectum. 2002;45:1595-600.
33. Ohki S, Terashima S, Sekikawa K, Takenoshita S, Gotoh M. Recent indications and methods of surgery for inflammatory bowel disease. Curr Drug Targets Inflamm Allergy. 2003;2:113-8.
34. Goyer P, Alves A, Bretagnol F, Bouhnik Y, Valleur P, Panis Y. Impact of complex Crohn's disease on the outcome of laparoscopic ileocecal resection: a comparative clinical study in 124 patients. Dis Colon Rectum. 2009;52:205-10.
35. Soop M, Larson DW, Malireddy K, Cima RR, Young-Fadok TM, Dozois EJ. Safety, feasibility, and short-term outcomes of laparoscopically assisted primary ileocolic resection for Crohn's disease. Surg Endosc. 2009;23:1876-81.
36. Toy LS, Scherl EJ, Present DH. Complete bowel obstruction following initial response to infliximab therapy for Crohn's disease. Gastroenterology. 2000;85:69.
37. Ayrizono MLS, Meirelles LR, Leal RF, Coy CSR, Fagundes JJ, Góes JRN. Resultados da cirurgia de reservatórios ileais em pacientes com doença de Crohn. Arq Gastroenterol. 2008;45:204-7.
38. Hartley JE, Fazio VW, Remzi FH, Lavery IC, Church JM, Strong SA, et al. Analysis of the outcome of ileal pouch-anal anastomosis in patients with Crohn´s disease. Dis Colon Rectum. 2004;47:1808-15.
39. Regimbeau JM, Panis Y, Pocard M, Bouhnik Y, Lavergne-Slove A, Rufat P. Long term results of ileal pouch anal anastomosis for colorectal Crohn´s disease. Dis Colon Rectum. 2001;44:769-78.

SEÇÃO 47-2

INTESTINO DELGADO

Arceu Scanavini Neto

INTRODUÇÃO

A doença de Crohn de delgado acomete aproximadamente 65% dos pacientes com doença de Crohn. Dos pacientes operados, entre 50 a 72% têm acometimento de delgado, seja na forma ileocecal, ileocolônica ou jejunoileal.[1]

Tentativas de selecionar, ou melhor, antever a evolução de determinado paciente com doença de Crohn através de inúmeras estratégias ainda é uma perspectiva futura distante.[2]

Reoperações para os doentes com acometimento em delgado são uma possibilidade e tornam o assunto desafiador ao cirurgião que se interesse pelo acompanhamento destes pacientes.

EVOLUÇÃO DA DOENÇA DE DELGADO E TRATAMENTO CLÍNICO

As lesões inflamatórias evoluem para estenose e/ou para a fistulização do segmento de intestino delgado. Em cada uma destas etapas podemos interferir na complicação e, embora não possamos atuar no fator causal da doença de Crohn, podemos, com o tratamento cirúrgico adequado, melhorar a qualidade de vida dos pacientes.

Notamos avanços no tratamento clínico dos pacientes nos últimos 30 anos, que passaram a ser acompanhados em serviços especializados, o que direcionou o tratamento para terapias mais específicas e tidas anteriormente como mais agressivas. Nos últimos 20 anos, associamos os imunosupressores e nos últimos 10 anos passamos a contar com os anti-TNFs.

O uso mais frequente de imunosupressores tornou mais comum o controle clínico dos pacientes. Entretanto não é tão fácil comprovar impacto semelhante na redução do número de indicações cirúrgicas, uma vez que encontramos séries com dados conflitantes.[1,3]

Estudo de Schnitzler *et al.* que acompanharam 547 pacientes com doença de Crohn que utilizaram anti-TNF por período médio de 55 meses mostrou redução de indicação de cirurgia nos pacientes que utilizaram a droga de modo programado em comparação aos que o fizeram esporadicamente. Comparativamente aos dados disponíveis para imunosupressores, estes têm acompanhamentos maiores de até 30 anos que este estudo que foi realizado de modo prospectivo.[4]

Como já observamos a estenose seria consequência do processo inflamatório crônico que atingiria a camada submucosa, com redução do fluxo sanguíneo e alterações cicatriciais como consequência. As medicações utilizadas para indução de remissão da atividade da doença de Crohn devem causar redução da atividade inflamatória nos locais de estenose. Paradoxalmente, algumas drogas utilizadas para o tratamento do processo inflamatório podem influenciar negativamente este processo de formação da estenose, talvez até mesmo por possibilitar isquemia muito aguda nos tecidos inflamados. É sabido que os anti-TNFs têm sido acusados de se associar com obstrução intestinal, embora isto não ocorra em todos os pacientes. Tal associação, entretanto, pode ser devida a viés de seleção de pacientes e não efeito direto da medicação, como aponta o estudo de Lichtenstein *et al.*[5] De qualquer forma, sempre que iniciamos esta medicação para pacientes com estenoses longas de delgado o fazemos sob regime de internação hospitalar para observação da evolução.

Outras abordagens relevantes nos pacientes com doença de Crohn de intestino delgado potencialmente candidatos a tratamento cirúrgico são enumeradas a seguir:

- Dieta líquida oligomérica exclusiva e a pausa alimentar por via oral são táticas válidas que podem reduzir sintomas obstrutivos e, especialmente em crianças, pode levar à remissão dos sintomas inflamatórios.
- Complementação com glutamina na dose de 10 gramas costuma ser recomendada nestes pacientes no período pré-operatório;
- Os benefícios da suspensão do tabagismo devem encorajar todos os esforços por parte da equipe médica e dos pacientes a terapias que possam ajudá-los nesta empreitada.
- Redução do estresse, atividades físicas regulares, empatia com a equipe médica e multidisciplinar, tratamento concomitante de condições psiquiátricas devem ser utilizados não como âncoras para frear a "nau desgovernada" em momentos de exacerbação, mas como porto seguro para manter a embarcação atracada nos momentos de calmaria.
- Embora a maioria dos estudos seja inconclusiva em relação ao papel dos salicilatos na manutenção de pacientes com doença de Crohn, nós os utilizamos com frequência em nossos pacientes. Lembrar que em se tratando de doença localizada em delgado devemos preferencialmente escolher formulações que liberem o princípio-ativo nesta topografia. Revisão recente da Cochrane mostrou resultados favoráveis aos salicilatos quando comparados com placebo.[6]

TRATAMENTO CIRÚRGICO

Estenoplastias

Como 65 a 80% dos pacientes com doença de delgado são operados e até 50% em 20 anos podem ser reoperados, as ressecções de delgado são indicadas com parcimônia de modo a evitar riscos de síndrome do intestino curto. Assim, ganha corpo recentemente o uso das estenoplastias em comparação às ressecções de grandes porções de delgado.

A estenoplastia surgiu como adaptação da piloroplastia à Heineke-Mikulicz para tratamento de múltiplas estenoses intestinais secundárias à tuberculose intestinal em 1977, por Katariya.[7]

Através da interpretação de que margens livres ou comprometidas pela doença de Crohn nas peças de ressecção intestinal não se correlacionavam com risco de recorrência da doença,[8-11] ressecções mínimas passaram a ser defendidas de modo a minimizarem o risco de intestino curto. Com este conceito em mente, Lee e Papanoiannou, em 1982, relataram a primeira série em que a estenoplastia havia sido utilizada para alívio de sintomas obstrutivos em pacientes com **doença de Crohn.**[12]

Consideramos indicações precisas para estenoplastia os casos de múltiplas estenoses curtas, especialmente em pacientes sob o risco de síndrome do intestino curto.

Yamamoto em 2005 analisou sob a forma de metanálise 1.112 pacientes submetidos a 3.259 estenoplastias.[13] Complicações sépticas (fístula, abscesso) ocorreram em 4% dos pacientes. Segundo os cálculos do estudo, o risco de recorrência em 5 anos ficou em torno de 28%, sendo que em 90% das vezes as recorrências não ocorreram em sítios das estenoplastias prévias. As complicações se correlacionaram com nível de albumina no pré-operatório, casos de urgência, abscessos intra-abdominais e idade maior dos pacientes. Não se estudou uso de medicamentos como forma de prevenção neste estudo.

Dentre as séries analisadas neste estudo, aqueles que fizeram comparação de pacientes com estenoplastia *versus* ressecção mostraram resultados favoráveis às plastias.[14-18]

Como forma de se evitar ressecção de longos segmentos de delgado em pacientes já operados e, portanto, com alto risco par desenvolver **síndrome do intestino curto**, algumas técnicas de enteroplastia foram propostas, sendo que a de Michelassi é a que mais nos agrada e cujos resultados estão estabelecidos.[19]

Ressecções Intestinais

Como já apontamos, esta conduta é aceitável na forma ileocecal e em primeiras abordagens de casos com estenoses longas. Em relação a esta modalidade do tratamento cirúrgico, a principal discussão diz respeito à modalidade de anastomose utilizada. Classicamente se defende a anastomose laterolateral mecânica como a melhor uma vez que se computa a ela taxas menores de recorrência que a anastomose terminoterminal manual.[20-22]

Acredita-se que a exposição do conteúdo intestinal está associado à recorrência e anastomoses mais amplas evitariam estase neste ponto, contribuindo, portanto, para a redução do aparecimento das recorrências. Estudo de D'Haens *et al.* analisou as anastomoses ileocecais de 3 antecedendo o momento de fechamento de estoma a montante da anastomose. No período pós-operatório não havia sinal inflamatório perianastomótico, mas a partir do momento quando se iniciou a infundir o conteúdo intestinal pela boca distal da estomia, sinais inflamatórios apareceram no íleo pré-anastomótico na análise microscópica, sem evidência, entretanto, na visão endoscópica.[23]

Estudo multicêntrico recente que se propôs a estudar a recorrência pós-operatória de 2 grupos randomizados prospectivamente que foram submetidos à anastomose laterolateral mecânica ou terminoterminal manual mostrou resultados semelhantes entre as duas técnicas.[24] Diferentemente dos estudos mostrados acima, a análise da recidiva foi baseada não em sintomas, mas em achados da colonoscopia. Na análise endoscópica em colonoscopia realizada 12 meses após a operação a despeito dos sintomas. Na análise dos dados, apareceu diferença estatística no tempo utilizado para confeccionar a anastomose, maior para a anastomose manual, mas que obviamente apresenta custo menor, tendo-se em vista o custo de 1 grampeador linear cortante com 3 cargas utilizadas para a anastomose laterolateral.

Como apontaram os autores, o índice endoscópico que utilizaram neste estudo para classificar recorrência endoscópica foi o proposto por Ruetgeerts, com modificações.[25] Segundo os autores, em estudo prévio, 65% dos pacientes que apresentavam nível do processo inflamatório endoscópico a partir de 2, de 5 possíveis, apresentaram recorrência clínica em média após 28 meses.[26] Tal estratégia, de utilizar critério endoscópico e não clínico, foi baseada em critérios de cálculo da amostra do estudo e possibilidade de realizar análises com tempo mais curto.

Pacientes estudados no Hospital das Clínicas da Faculdade de Medicina da Universidade de São Paulo totalizando 141 pacientes e 185 procedimentos encontrou significativa vantagem para pacientes submetidos à anastomose laterolateral em comparação com a terminoterminal. Chama atenção o fato de que os pacientes que se submeteram a anastomose laterolateral se encontram com significativamente menos medicações após acompanhamento pós-operatório.[27]

Laparoscopia *versus* Laparotomia

O uso da laparoscopia deve ser encorajado para o tratamento dos pacientes com doença de Crohn de intestino delgado uma vez que frente ao risco de recorrência, uma reoperação pode ser facilitada pelo uso da laparoscopia na primeira abordagem. De modo análogo, primeira abordagem convencional, isto é, por laparotomia, não é fator de contraindicação para uma segunda abordagem por acesso videoassistido. Em que se pesem os custos envolvidos, para pacientes jovens a nossa preferência tem sido o uso da laparoscopia de modo rotineiro.[28-30] Melhor resultado estético, preservação da parede abdominal para futura necessidade de estoma são pontos inquestionáveis a favor da laparoscopia.[28]

Ao se pensar nesta via é necessário termos estadiamento o mais preciso possível do número de lesões e provável localização das mesmas de modo o planejamento da abordagem laparoscópica.

No caso de reoperações, lembrar sempre da preferência pelo acesso aberto, para aqueles que não o utilizam de modo rotineiro, para início do pneumoperitônio em detrimento do acesso com agulha de Veress.

PROFILAXIA DA RECORRÊNCIA

Embora não fosse objetivo primário ou secundário do estudo, no estudo de Mc Leod citado anteriormente detectou-se tendência a menores resultados de recorrência em pacientes que se engajaram em alguma estratégia para profilaxia de recorrência, particularmente com uso de Azatioprina.[24] Tal achado vai de encontro a algumas outras séries que podem ser encontradas na literatura e atualmente para pacientes jovens temos utilizado esta droga com esta finalidade. Estudos de acompanhamento de fármaco-vigilância com até 4 anos de acompanhamento autorizam seu uso desde com acompanhamento estrito.[31]

Os anti-TNF têm sido sugeridos como drogas para profilaxia associada ou não à azatioprina, mas os estudos têm acompanhamento menor.

Revisão sistemática Cochrane encontrou dados que suportam imunosupressores, antibióticos imidazólicos, salicilatos, e anti-TNF, confrontados a placebo como formas aceitáveis de profilaxia.[32]

Outra abordagem possível pode ser o uso de medicamentos conforme o achado da colonoscopia em 6 a 12 meses. Se normal e paciente assintomático discutir-se-ia manter o paciente sem medicação. Na ocorrência de lesões leves (até i2 de Rutgeerts), discutir-se-ia o uso de salicilatos ou até mesmo imunosupressores. Nos casos de lesões mais intensas de discutiria o uso de imunosupressores associadamente a anti-TNF.

REFERÊNCIAS BIBLIOGRÁFICAS

1. Ramadas AV, Gunesh S, Thomas GA, Williams GT, Hawthorne AB. Natural history of Crohn's disease in a population-based cohort from Cardiff (1986-2003): a study of changes in medical treatment and surgical resection rates. Gut. 2010;59(9):1200-6.
2. Weiss B, Lebowitz O, Fidder HH, Maza I, Levine A, Shaoul R, et al. Response to medical treatment in patients with Crohn's disease: the role of NOD2/CRAD15, disease phenotype, and age of diagnosis. Dig Dis Sci. 2010;55(6):1674-80.
3. Cosnes J, Nion-Larmurier I, Beaugerie L, Tiret E, Gendre JP. Impact of the increasing use of immunosuppressants in Crohn's disease on the need for intestinal surgery. Gut. 2005;54:237-41.
4. Schnitzler F, Fidder H, Ferrante M, Noman M, Arijs I, Van Assche G, et al. Long-term outcome of treatment with infliximab in 614 patients with Crohn's disease: results from a single-centre cohort. Gut. 2009;58(4):492-500.
5. Lichtenstein GR, Olson A, Travers S, Diamond RH, Chen DM, Pritchard ML, et al. Factors associated with the development of intestinal strictures or obstructions in patients with Crohn's disease. Am J Gastroenterol. 2006;101(5):1030-8.
6. Gordon M, Naidoo K, Thomas AG, Akobeng AK. Oral 5-aminosalicylic acid for maintenance of surgically-induced remission in Crohn's disease. Cochrane Database Syst Rev. 2011 19;(1):CD008414.
7. Katariya RN, Sood S, Rao PG, Rao PL. Stricure-plasty for tubercular strictures of the gastro-intestinal tract. Br J Surg. 1977;64:496-8.
8. Chardavoyne R, Flint GW, Pollack S, Wise L. Factors affecting recurrence following resection for Crohn_s disease. Dis Colon Rectum. 1986;29:495-502.
9. Adolff M, Arnaud JP, Ollier JC. Does the histologic appearance at the margin of resection affect the postoperative recurrence rate in Crohn_s disease? Am Surg. 1987;53:543-6.
10. Kotanagi H, Kramer K, Fazio VW, Petras RE. Do microscopic abnormalities at resection margins correlate with increased anastomotic recurrence in Crohn's disease? Retrospective analysis of 100 cases. Dis Colon Rectum. 1991;34:909-16.
11. Fazio VW, Marchetti F, Church JM, Goldblum JR, Lavery C, Hull TL, et al. Effect of resection margins on the recurrence of Crohn's disease in the small bowel: a randomized controlled trial. Ann Surg. 1996;224:563-73.
12. Lee EC, Papaioannou N. Minimal surgery for chronic obstruction in patients with extensive or universal Crohn_s disease. Ann R Coll Surg Engl. 1982;64:229-33.
13. Yamamoto T, Fazio VW, Tekkis PP. Safety and efficacy of strictureplasty for Crohn's disease: a systematic review and meta-analysis. Dis Colon Rectum. 2007;50(11):1968-86.
14. Sayfan J, Wilson DA, Allan A, Andrews H, Alexander-Williams J. Recurrence after strictureplasty or resection for Crohn's disease. Br J Surg. 1989;76:335-8.
15. Sampietro GM, Cristaldi M, Porretta T, Montecamozzo G, Danelli P, Taschieri AM. Early perioperative results and surgical recurrence after strictureplasty and miniresection for complicated Crohn's disease. Dig Surg. 2000;17:261-7.
16. Broering DC, Eisenberger CF, Koch A, Bloechle C, Knoefel WT, Izbicki JR. Quality of life after surgical therapy of small bowel stenosis in Crohn's disease. Dig Surg. 2001;18:124-30.
17. Stebbing JF, Jewell DP, Kettlewell MG, Mortensen NJ. Recurrence and reoperation after strictureplasty for obstructive Crohn's disease: long-term results [corrected]. Br J Surg. 1995;82:1471-4.
18. Ozuner G, Fazio VW, Lavery IC, Milsom JW, Strong SA. Reoperative rates for Crohn's disease following strictureplasty. Long-term analysis. Dis Colon Rectum. 1996;39:1199-203.
19. Michelassi F, Taschieri A, Tonelli F, Sasaki I, Poggioli G, Fazio V, et al. An international, multicenter, prospective, observational study of the side-to-side isoperistaltic strictureplasty in Crohn's disease. Dis Colon Rectum. 2007;50(3):277-84.
20. Munoz-Juarez M, Yamamoto T, Wolff BG, Keighley MR. Wide-lumen stapled anastomosis vs. conventional end-to-end anastomosis in the treatment of Crohn's disease. Dis Colon Rectum. 2001;44:20Y6.
21. Cameron JL, Hamilton SR, Coleman J, Sitzman JV, Bayless TM. Patterns of ileal recurrence in Crohn's disease. A prospective randomized study. Ann Surg. 1992;215:546Y51.
22. Kusonoki M, Ikeuchi H, Yanagi H, Shoji Y, Yamamura T. A comparison of stapled and hand-sewn anastomoses in Crohn's disease. Dig Surg. 1998;15:679Y82.
23. D FHaens GR, Geboes K, Peeters M, Baert F, Penninckx F, Rutgeerts P. Early lesions of recurrent Crohn's disease caused by infusion of intestinal contents in excluded ileum. Gastroenterology. 1998;114:262Y7.
24. McLeod RS, Wolff BG, Ross S, Parkes R, McKenzie M; Investigators of the CAST Trial. Recurrence of Crohn's disease after ileocolic resection is not affected by anastomotic type: results of a multicenter, randomized, controlled trial. Dis Colon Rectum. 2009;52(5):919-27.
25. Rutgeerts P, Geboes K, Vantrappen G, Kerremans R, Coenegrachts JL, Coremans GL. Natural history of recurrent Crohn's disease at the ileocolonic anastomosis after curative surgery. Gut. 1984;25:665Y72.
26. McLeod RS, Wolff BG, Steinhart AH, Carryer PW, O'Rourke K, Andrews DF, et al. Risk and significance of endoscopic/radiological evidence of recurrent Crohn's disease. Gastroenterology. 1997;113:1823Y7.
27. Sanfront FA. Resultados das anastomoses término-terminais e látero-laterais no tratamento da enterite de Crohn. São Paulo, 2006. Dissertação de Mestrado-Faculdade de Medicina da Universidade de São Paulo.
28. Duepree HJ, Senagore AJ, Delaney CP, Brady KM, Fazio VW. Advantages of laparoscopic resection for ileocecal Crohn's disease. Dis Colon Rectum. 2002;45(5):605-10.
29. Tan JJ, Tjandra JJ. Laparoscopic surgery for Crohn's disease: a meta-analysis. Dis Colon Rectum. 2007;50(5):576-85.
30. Dasari BV, McKay D, Gardiner K. Laparoscopic versus open surgery for small bowel Crohn's disease. Cochrane Database Syst Rev. 2011 19;(1):CD006956. Review.
31. Lemann M, Mary JY, Colombel JF, Duclos B, Soule JC, Lerebours E, et al . A randomized, double-blind, controlled withdrawal trial in Crohn's disease patients in long-term remission on azathioprine. Gastroenterology. 2005;128(7):1812-8.
32. Doherty Glen, Bennett Gayle, Patil Seema, Cheifetz Adam, Moss Alan C. Interventions for prevention of post-operative recurrence of Crohn's disease. Cochrane Database of Systematic Reviews. In: The Cochrane library, Issue 03, Art. No. CD006873.

SEÇÃO 47-3

TRATAMENTO CIRÚRGICO DAS COLITES DE CROHN

Paulo Gustavo Kotze ▪ Idblan Carvalho de Albuquerque

INTRODUÇÃO

A doença de Crohn (DC) é uma entidade inflamatória autoimune, de etiologia inespecífica, sistêmica, que pode ocorrer em qualquer segmento do tubo digestório. Classicamente, sabe-se que os primeiros relatos desta fascinante entidade foram publicados por Crohn, Ginzburg e Oppenheimer em tradicional artigo do JAMA de 1932.[1] Entretanto, coube a Lockhart-Mummery e Morson, do Hospital São Marcos, em Londres, a primeira descrição do acometimento cólico isolado da DC e sua diferenciação com a retocolite ulcerativa inespecífica (RCUI).[2]

A topografia mais afetada pela doença sabidamente é o íleo terminal e transição ileocecal, com acometimento variando entre 43 a 60% dos casos.[3-6] O acometimento de todo o cólon pela DC de localização no intestino grosso ocorre em cerca de 2/3 dos pacientes, e o envolvimento do reto em metade dos portadores de colite de Crohn.[7] Sua ocorrência foi estimada em 32% em estudo populacional da década de 1990, com aumento significativo em relação à década anterior.[6] Além disso, este trabalho mostra que parece estar havendo uma redução da incidência do acometimento perianal e do intestino delgado com observação crescente do acometimento cólico.[6] Este aumento da incidência das colites de Crohn pode ser justificado por um maior número de colonoscopias realizadas (maior acesso da população a este método complementar), assim como uma melhora no diagnóstico histológico, com a transição de supostos portadores de RCUI para um diagnóstico final de DC.

O objetivo deste capítulo é sumarizar as principais indicações cirúrgicas para o tratamento das colites de Crohn e discutir quais as melhores opções técnicas para o seu tratamento, com seus respectivos resultados.

INDICAÇÕES CIRÚRGICAS

As principais indicações cirúrgicas no tratamento das colites de Crohn estão sumarizadas no Quadro 47-3-1.

Quadro 47-3-1. Principais Indicações Cirúrgicas das Colites de Crohn

- Intratabilidade clínica
- Estenoses cólicas
- Obstrução intestinal
- Perfuração bloqueada e abscesso abdominal
- Perfuração livre e peritonite
- Fístulas externas (colocutâneas)
- Fístulas internas (enterocólicas, colovesicais)
- Manifestações extraintestinais
- Retardo do crescimento
- Megacólon tóxico
- Colite fulminante
- Hemorragia digestiva baixa
- Neoplasias

Adaptado de Nivatvongs e Gordon, 2007.[7]

Algumas destas indicações são bastante óbvias, como por exemplo, quadros de urgência com obstrução, perfuração e infecção secundária. Entretanto, outras situações como intratabilidade clínica e manifestações extraintestinais de difícil controle podem exigir um raciocínio clínico mais detalhado para a indicação do tratamento cirúrgico. Ainda em relação às manifestações extraintestinais, sabe-se que estão aumentadas em frequência na DC de localização cólica, porém, nem todas têm atividade paralela à atividade da doença no intestino. Manifestações como as artropatias periféricas, eritema nodoso e episclerite apresentam clara associação. Entretanto, outras como colangite esclerosante primária e espondilite anquilosante não apresentam ligação em relação à atividade intestinal, e não desenvolvem melhora após o tratamento cirúrgico.[8] Hemorragia digestiva baixa por colites de Crohn e colites fulminantes (megacólon tóxico) são situações mais raras na DC, e são encontradas mais frequentemente na RCUI. Entretanto, podem surpreender o clínico em casos graves e a participação do cirurgião na discussão dos casos deve ser feita precocemente. Mais detalhes sobre as indicações cirúrgicas em geral na DC foram ilustrados no Capítulo 47-1 deste tratado.

ILEOCOLECTOMIA DIREITA

Como previamente citado, as localizações mais frequentemente acometidas pela DC são o íleo terminal e transição ileo-cecal (Fig. 47-3-1). Por questões técnicas, principalmente pela impossibilidade de anastomoses no íleo terminal muito próximas à válvula ileocecal, pelo risco de deiscência nos casos de válvula competente, a operação usualmente empregada tanto

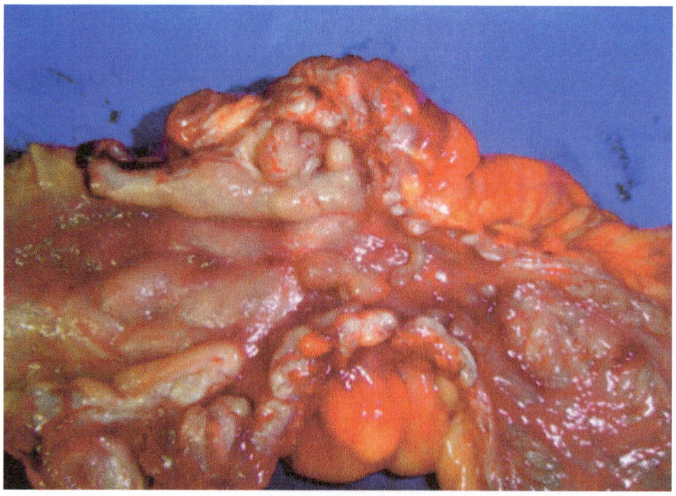

Fig. 47-3-1. Espécime cirúrgico de ressecção de DC de íleo terminal, ceco e ascendente, após ileocolectomia direita convencional. (Foto de acervo pessoal – Dr. Paulo Gustavo Kotze.)

no acometimento do íleo terminal e/ou cólon direito é a ileocolectomia direita, com anastomose ileocólica. Trata-se do procedimento mais comum realizado sobre a DC de acometimento cólico, pela alta frequência encontrada nesta topografia. O acometimento isolado do cólon direito (ceco, ascendente ou ambos) apresenta comportamento semelhante à DC do íleo terminal, e por este motivo apresenta a mesma forma de tratamento.

Este procedimento pode ser realizado tanto por via convencional quanto por via laparoscópica, na dependência dos critérios de indicação da laparoscopia (ausência de múltiplas incisões prévias, aderências e casos mais complexos de recidiva, entre outros) e na experiência da equipe cirúrgica. A maioria dos trabalhos demonstra as clássicas vantagens da via laparoscópica em pacientes portadores de DC do cólon direito, como menor tempo de internamento e melhor cosmese.[9-11] Um estudo holandês demonstrou ainda um menor índice de hérnias incisionais na via laparoscópica.[10] Uma metanálise de um grupo australiano, comparando a laparoscopia nas ileocolectomias na DC com a via convencional, demonstrou, ainda, menor morbidade nos pacientes submetidos à ressecção laparoscópica em ileocolectomias direitas na DC. Apesar de apresentarem maior tempo cirúrgico, as vantagens no pós-operatório foram nítidas, com alta mais precoce em relação aos pacientes da via convencional. Em 10 estudos incluídos nesta metanálise que estudaram esta variável, a taxa de conversão média neste procedimento foi de 11,2%.[11]

Salienta-se que a DC na topografia da transição ileocólica pode apresentar diferentes formas de apresentação. Obviamente que casos menos complexos, com estenoses, sem abscessos bloqueados no mesocólon, em pacientes com menor índice de massa corpórea e sem cirurgias prévias, se tornam melhores candidatos à via laparoscópica (Fig. 47-3-2). Casos mais complexos, com fístulas internas e externas ligadas à DC, entre outras complicações da doença, podem-se tornar um verdadeiro desafio à via laparoscópica nas ileocolectomias na DC, e devem ser realizados por equipes com experiência nesta via de acesso. Eventualmente, por inflamação importante do mesocólon direito, a abordagem laparoscópica não segue o tradicional padrão medial-lateral de dissecção, por dificuldades técnicas. O cirurgião deve estar preparado para alternativas de abordagem, bem como alertado para os altos índices de conversão em casos mais complexos. Entretanto, a literatura mostra a factibilidade de se realizar a ressecção laparoscópica mesmo em pacientes com DC recorrente, com

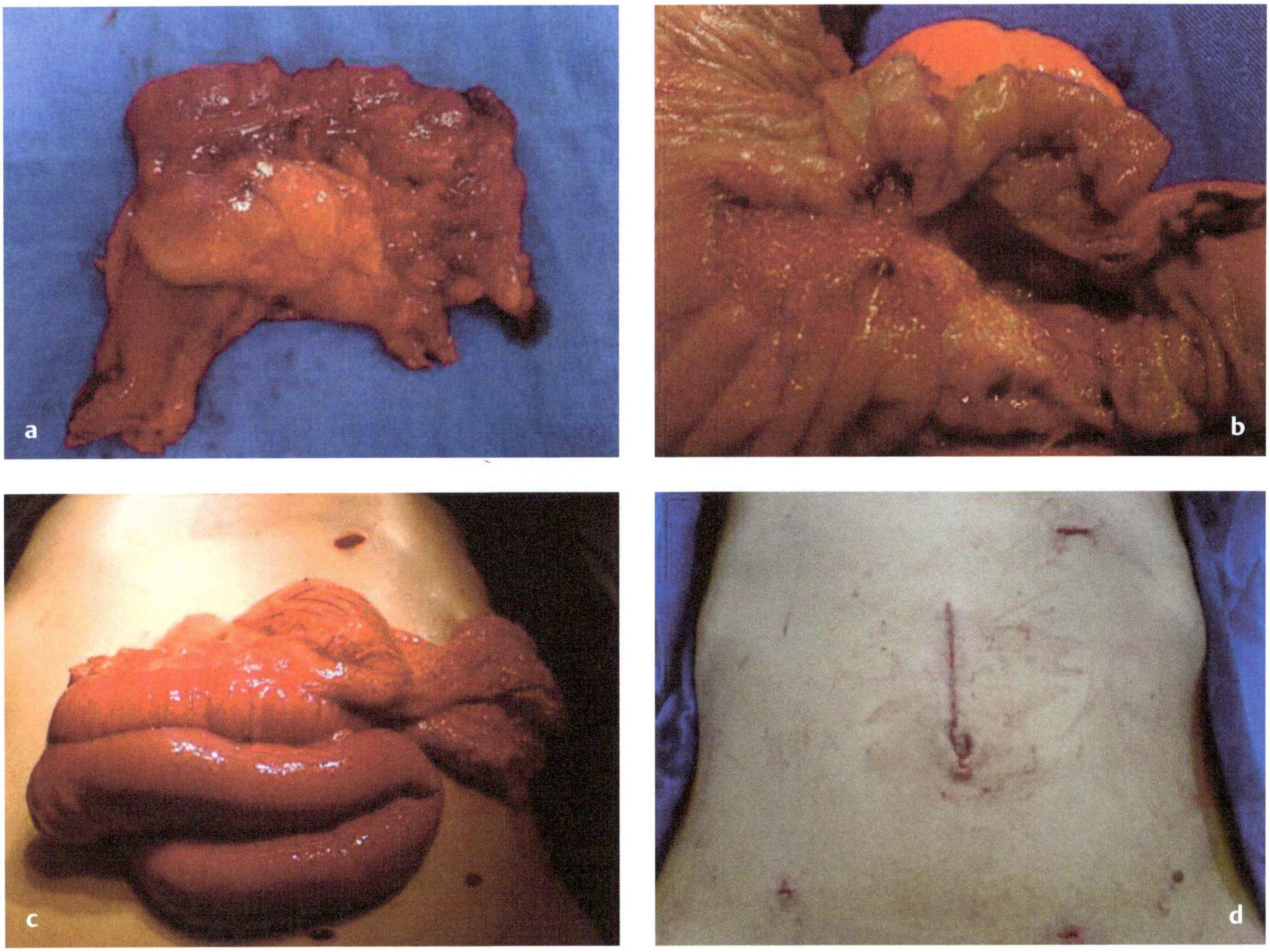

Fig. 47-3-2. Ileocolectomia direita laparoscópica, com anastomose extracorpórea mecânica laterolateral. (a,b) Espécime cirúrgico, (c) aspecto da anastomose e (d) aspecto final do fechamento das incisões. (Fotos de acervo pessoal – Dr. Paulo Gustavo Kotze.)

bons resultados. Em recente estudo retrospectivo realizado na Mayo Clinic, observou-se que pacientes selecionados podem apresentar os benefícios da via laparoscópica mesmo em reoperações na DC. Nos casos de conversão, não houve aumento da morbidade.[12]

Após as ressecções, independentemente da via de acesso, o padrão nutricional e o grau de complicações encontrado nas operações, determinará a viabilidade de se realizar ou não uma anastomose. Em casos de operações de urgência no acometimento do cólon direito na DC, a possibilidade de realização de uma ileostomia terminal ou em duplo cano deve ser sempre aventada, com demarcação do sítio do estoma no pré-operatório. Além disso, os pacientes devem ser previamente alertados desta possibilidade, evitando-se desta forma desgaste na relação médico-paciente no pós-operatório.

Caso as condições clínicas do paciente e o grau de complicações da DC permitam, uma anastomose deve ser realizada sempre que possível. Devido aos altos índices de recidiva da DC, que chegam mais de 40% após um ano de cirurgia, opta-se pela confecção de anastomose ileoascendente ou ileotransversa, realizada de forma laterolateral, terminoterminal funcional (Fig. 47-3-3). Esta anastomose pode ser realizada por via manual ou de forma mecânica, com grampeadores lineares cortantes. Independentemente da forma de realização, deve-se optar por uma anastomose ampla, com no mínimo 7 a 8 cm de comprimento, para prevenção de futuras estenoses e necessidade de reoperações a médio e longo prazo. Um estudo randomizado, realizado por um grupo canadense, comparando a anastomose manual com a anastomose mecânica nas ileocolectomias na DC, demonstrou índice semelhante de complicações, de recorrência clínica e endoscópica entre as duas técnicas. Como o tempo de acompanhamento deste trabalho foi de apenas um ano, não houve diferença na necessidade de reoperações entre os dois grupos. Entretanto, com um tempo de acompanhamento maior, espera-se que a questão da recidiva cirúrgica da DC possa ser finalmente respondida com o bom nível de evidência deste estudo, e

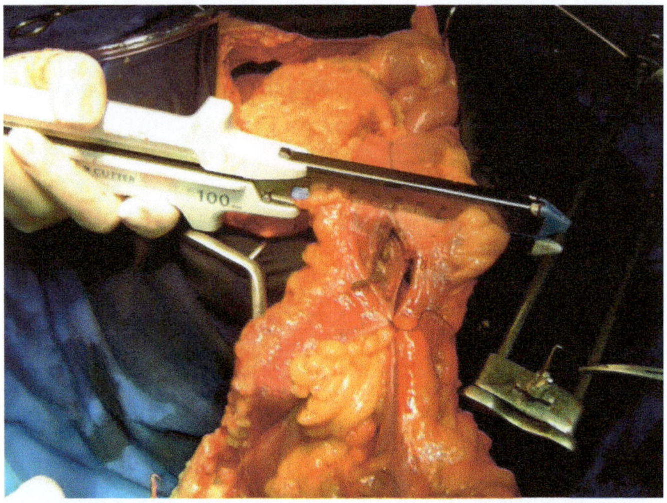

Fig. 47-3-3. Detalhe técnico da anastomose laterolateral grampeada, recomendada nas ileocolectomias direitas na doença de Crohn. Grampeador linear o mais amplo possível, para uma boca anastomótica larga, para se evitar estenoses e reoperações no futuro. (Foto de acervo pessoal – Dr. Paulo Gustavo Kotze.)

Quadro 47-3-2. Princípios Técnicos das Ileocolectomias na DC que Devem Ser Respeitados para Otimização dos Resultados Cirúrgicos

Princípios técnicos nas ileocolectomias direitas na DC
1. Extensa investigação com exames de imagem e endoscópicos no pré-operatório
2. Via de acesso laparoscópica sempre que possível, de acordo com características do paciente e experiência da equipe cirúrgica
3. Conversão para via convencional sempre que necessário
4. Ressecção econômica, preservando-se ao máximo o comprimento intestinal para prevenção da síndrome do intestino curto
5. Anastomoses mecânicas laterolaterais com ampla boca anastomótica
6. Atenção para complicações pós-operatórias

a diferença entre as anastomoses manual e mecânica possa ser elucidada.[13] Por outro lado, há um estudo que demonstrou menores índices de deiscência, complicações em geral e óbitos com a anastomose mecânica em relação à manual.[14] Desta forma, nossa opção nas anastomoses ileocólicas na DC é pela anastomose mecânica, com grampeador de 100 mm, pelas vantagens previamente citadas e pelo menor tempo cirúrgico necessário para sua confecção.

Os resultados em longo prazo das ressecções ileocólicas são bons, com índices de recorrência endoscópica altos, porém, com baixos índices de necessidade de reoperações, caso sejam respeitados os princípios técnicos descritos nesta sessão do capítulo (Quadro 47-3-2). A evolução dos pacientes é independente da via de acesso do procedimento, não havendo, desta forma, diferença nos resultados em longo prazo entre a via convencional e a via laparoscópica.[9-11]

COLECTOMIAS SEGMENTARES

Alguns portadores da DC podem apresentar uma forma peculiar da doença, a colite segmentar, que ocorre em cerca de 6% dos casos.[7] Trata-se do acometimento de apenas uma parte do cólon, com um sem associação com outras localizações, como íleo terminal ou região perianal. A extensão deste acometimento pode ser variável, e as indicações cirúrgicas podem ocorrer principalmente por estenoses inflamatórias secundárias, fístulas internas ou externas, bem como por intratabilidade clínica. Como as plastias de estenose estão contraindicadas nas estenoses do cólon, pelo risco real de neoplasia colorretal nestes sítios, a ressecção é a via de regra nas colites segmentares de Crohn.[15]

Quando o acometimento ocorre em apenas um local do cólon, não se tem muitas dúvidas quanto ao tipo de operação realizada. Recomenda-se a ressecção segmentar com anastomose primária e posterior acompanhamento clínico (Fig. 47-3-4). A despeito de muitos trabalhos salientarem índices de recidiva mais precoce em colectomias segmentares em comparação a colectomias totais com ileorreto anastomose, observa-se que estes trabalhos foram realizados antes da era da terapia biológica.[16] Atualmente o armamentário clínico no manejo da DC está fortalecido com os anticorpos monoclonais inibidores do fator de necrose tumoral-alfa, e a utilização destas drogas no pós-operatório, sempre que indicadas, sabidamente muda a história natural da doença prevenindo recidivas. Aguarda-se resultados de estudos prospectivos em

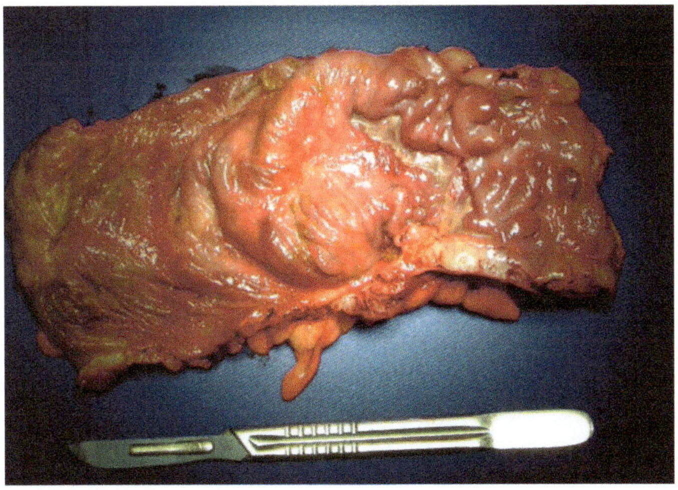

Fig. 47-3-4. Espécime cirúrgico de colectomia segmentar de descendente por colite focal de Crohn. (Foto de acervo pessoal – Dr. Paulo Gustavo Kotze.)

relação a este tema, porém as colectomias segmentares são excelentes opções por serem procedimentos mais econômicos, que resultam em baixos índices de complicações e boa função intestinal, o que é útil, principalmente, em pacientes mais idosos, com disfunção esfincteriana. Podem, ainda, ser realizadas por videolaparoscopia com resultados equivalentes em respeito à recidiva e complicações, com as vantagens e consequências da via de acesso minimamente invasiva.[17]

COLECTOMIAS SUBTOTAIS

Colectomias subtotais, com preservação de cotos de reto maiores, ou até do sigmoide, podem ser realizadas em casos selecionados, obviamente, na presença de doença no cólon direito, transverso e descendente, sem doença distal (Fig. 47-3-5). Estão perfeitamente indicadas nos casos de doença acometendo dois sítios distintos, com preservação do reto e sigmoide. A possibilidade de uma anastomose mais alta vai de encontro a uma melhor qualidade de vida, com menores índices de diarreia e menor número de evacuações, pela preservação de um reservatório distal mais amplo. Salienta-se que a decisão por colectomias subtotais proximais, com anastomoses ileossigmoideanas, deve ser individualizada para cada caso, não sendo um procedimeto de rotina.

Nas situações de acometimento de dois ou mais locais do cólon pela DC, com acometimento mais distal (sigmoide), o tipo de operação indicada depende da presença ou não da doença no reto. Resumidamente, nos casos de reto preservado pela inflamação, sem doença perianal, recomenda-se a colectomia total com ileorreto anastomose. Nos casos de reto acometido pela DC, com presença de doença perianal, os resultados da ileorreto anastomose não são bons, pela possibilidade de diarreia recorrente, recidiva precoce e tenesmo, além de possível piora do quadro anorretal, com dermatites, assaduras e má qualidade de vida. Nestas situações há indicação de proctocolectomia total e ileostomia terminal definitiva. Considerações sobre estas duas alternativas cirúrgicas serão discutidas a seguir.

COLECTOMIAS TOTAIS

As colectomias totais com ileorreto anastomose são operações interessantes nos casos de reto preservado (Fig. 47-3-6), com doença perianal mínima ou ausente, sem comprometimento esfincteriano. Estas características ocorrem entre 25 e 50% dos portadores de colite de Crohn.[7] Evitam estomas definitivos e podem dar relativa melhora à qualidade de vida dos pacientes. As colectomias totais podem ser realizadas tanto por via convencional como por via laparoscópica, e seus resultados em longo prazo são semelhantes.[17] Um estudo retrospectivo da Cleveland Clinic demonstrou que em 131 pacientes submetidos à ileorretoanastomose após colectomia total na DC, 118 casos foram operados sem ileostomias de proteção. Em período de acompanhamento médio de 9,5 anos, 72 pacientes tiveram a função evacuatória preservada, com bons resultados em longo prazo.[18] As recidivas após ileorreto anastomose também são relativamente comuns, uma característica intrínseca da própria DC. Goligher, em estudo com acompanhamento médio de 15 anos (variando entre 7 e 25 anos) após ileorreto anastomoses, demonstrou que 71% dos casos apresentaram recidiva, e destes, 80% acabaram sendo submetidos a ileostomias, com ou sem proctectomias associadas.[19] Salienta-se que este trabalho

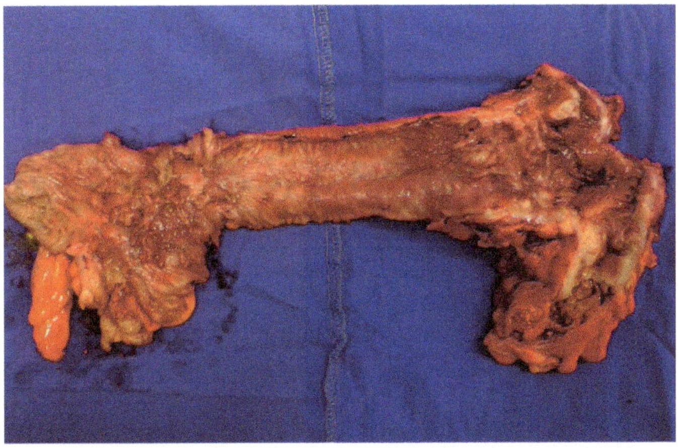

Fig. 47-3-5. Espécime de colectomia subtotal proximal em portador de Crohn do cólon direito, preservação do transverso e acometimento do descendente. Alternativa de anastomose mais alta para melhor função evacuatória. (Foto de acervo pessoal – Dr. Paulo Gustavo Kotze.)

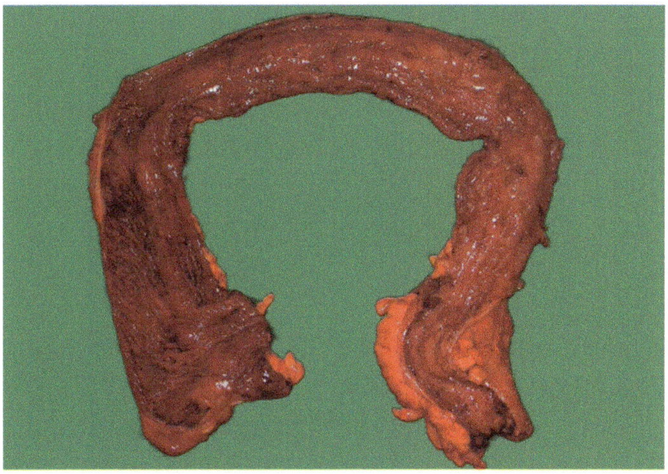

Fig. 47-3-6. Espécime cirúrgico de colectomia total por doença de Crohn. (Foto de acervo pessoal – Dr. Idblan Carvalho de Albuquerque.)

clássico da coloproctologia foi realizado antes da era dos biológicos, e que estes números podem não ser compatíveis com nossa realidade atual, com os avanços no tratamento clínico, principalmente nos últimos 10 anos.

PROCTOCOLECTOMIA TOTAL COM ILEOSTOMIA TERMINAL

Nos casos de acometimento de todo o cólon pela DC, associado ao acometimento do reto e com doença perianal, pode haver indicação de proctocolectomia total com ileostomia terminal definitiva (Fig. 47-3-7). Sabe-se que este procedimento apresenta altos índices de rejeição por parte dos pacientes, pela necessidade de estoma permanente e deturpação da imagem corporal, principalmente em indivíduos jovens no auge de sua produtividade (o que é comum na DC). Entretanto, em casos severos da doença, com pancolite e fístulas perianais associadas, é a opção de escolha para o controle da doença, principalmente se a incontinência fecal é resultante pelo acometimento perineal. Salienta-se o detalhe técnico da dissecção perineal interesfincteriana, por não haver necessidade de margens oncológicas amplas, como nas amputações do reto por câncer.

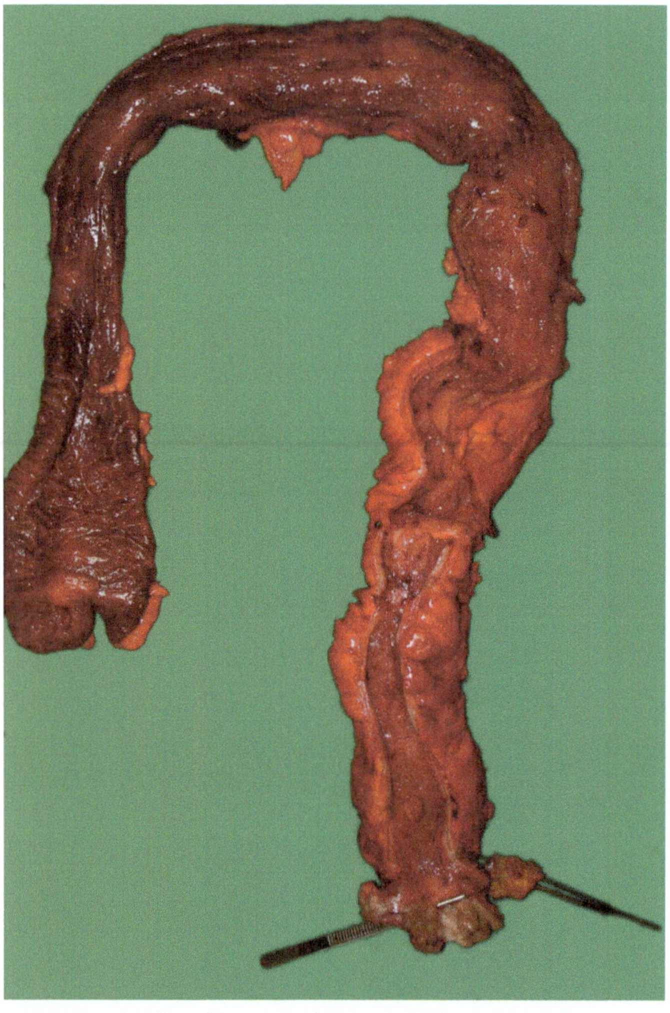

Fig. 47-3-7. Produto de proctocolectomia total com ileostomia terminal definitiva por doença de Crohn. (Foto de acervo pessoal – Dr. Idblan Carvalho de Albuquerque.)

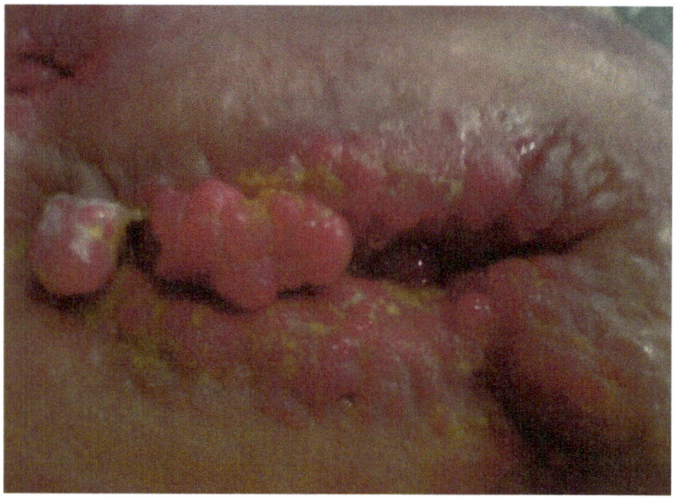

Fig. 47-3-8. Recidiva típica de doença de Crohn na ileostomia terminal de paciente submetido à proctocolectomia total após alguns anos da cirurgia. (Foto de acervo pessoal – Dr. Paulo Gustavo Kotze.)

Apesar de a proctocolectomia total remover radicalmente a doença no cólon e no reto, os índices de recidiva são consideráveis, e podem chegar a até 20% após 12 anos da ressecção.[19] A recorrência da doença comumente ocorre nos 25 cm distais do íleo terminal, proximalmente ao local da ileostomia, podendo inclusive acometer o próprio estoma (Fig. 47-3-8).[7] Outra questão pertinente em relação a esta operação é a dificuldade na cicatrização do períneo após a amputação do reto. A cicatrização no local é deficiente em até 40% dos portadores de DC o que leva a aumento do tempo de fechamento da ferida,[19] que pode chegar a anos. Isto deve ser bem esclarecido com os pacientes no pré-operatório, e terapias associadas, como a oxigenoterapia hiperbárica, podem promover aceleração da cicatrização, em serviços que dispõem desta forma de tratamento auxiliar.

Salienta-se ainda que os reservatórios ileais após retocolectomias totais na DC constituem raríssima exceção. A maioria dos portadores de bolsas ileais, que apresentam diagnóstico de DC, o fazem após cirurgia para uma suposta RCUI, que após determinado período evolui para fenótipo de Crohn. Estes procedimentos, mesmo que realizados em pacientes altamente selecionados, sem doença perianal concomitante, apresentam resultados em longo prazo piores que os portadores de RCUI, e a princípio devem ser evitados na DC até que se prove o contrário.[15]

CONCLUSÃO: SOMENTE A RECORRÊNCIA INTERESSA?

A maioria dos trabalhos da literatura demonstra que os índices de recidiva da doença são maiores e mais precoces nos pacientes submetidos a colectomias segmentares em relação aos submetidos a colectomias totais e proctocolectomias com ileostomias terminais. Um estudo prospectivo realizado em 179 pacientes demonstrou que os índices de recidiva cirúrgica das colectomias segmentares foram significativamente maiores que os das proctocolectomias totais.[20] Na comparação

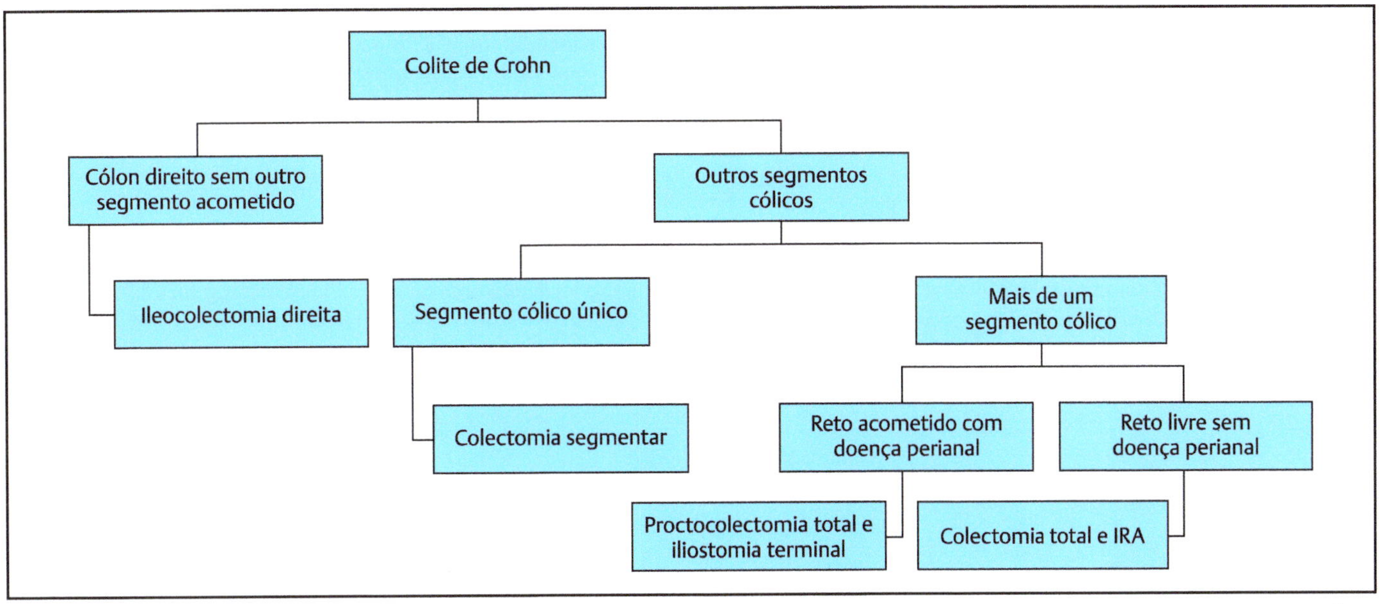

Fig. 47-3-9. Algoritmo de tratamento das colites de Crohn. IRA: Ileorreto anastomose. Opções cirúrgicas sem levar em conta a continência anal dos pacientes, apenas acometimento da DC.

com colectomias totais, não houve significância estatística, apesar de números absolutos maiores. Entretanto, questiona-se se somente a recorrência é a variável que deve auxiliar na decisão pelo tipo de operação a ser realizada. Em indivíduos jovens, em plena produtividade, outras variáveis como a cosmese (não somente pelas incisões mar também por estomas) e acesso a medicamentos no pós-operatório devem ser levadas em conta. Nestes, uma colectomia segmentar laparoscópica, com anastomose primária, com um bom acompanhamento clínico e utilização de imunossupressores ou terapia biológica após as operações pode resultar em prolongado intervalo livre de doença ativa. Por outro lado, pacientes idosos, com comprometimento da função esfincteriana, podem ser excelentes candidatos a proctocolectomia total com ileostomia terminal definitiva, com significativo incremento em sua qualidade de vida.

Não se pode esquecer que a DC ainda é incurável no século XXI, e a recidiva fatalmente ocorrerá independentemente do tipo de operação realizada, em maior ou menor grau. O algoritmo que encerra este capítulo pretende ajudar os cirurgiões na tomada de decisão pelo tipo de procedimento a ser realizado (Fig. 47-3-9). Cada caso deve ser amplamente discutido com os clínicos que cuidarão do paciente no pós-operatório, bem como com o próprio paciente e seus familiares, para uma otimização no tratamento e melhora da qualidade de vida física, mental e alimentar nos portadores desta sofrida e instigante doença.

REFERÊNCIAS BIBLIOGRÁFICAS

1. Crohn BB, Ginzburg L, Oppenheimer GD. Regional Ileitis: a pathologic and clinical entity. JAMA 1932;99:1323-9.
2. Lockhart-Mummery HE, Morson BC. Crohn's disease (regional enteritis) of the large intestine and its distinction from ulcerative colitis. Gut 1960;1:87-105.
3. Souza MHLP, Troncon LEA, Rodrigues CM, Viana CFG, Onofre PHC, Monteiro RA, et al. Trends in the occurrence (1980-1999) and clinical features of Crohn's disease and ulcerative colitis in a university hospital in southeastern Brazil. Arq Gastroenterol 2002;39(2):98-105.
4. Molinie F, Gower-Rousseau C, Yzet T, Merle V, Grandbastien B, Marti R, et al. Opposite evolution in incidence of Crohn's disease and ulcerative colitis in Northern France (1988-1999). Gut 2004;53(6):843-8.
5. Cabral VL, de Carvalho L, Miszputen SJ. Importance of serum albumin values in nutritional assessment and inflammatory activity in patients with Crohn's disease. Arq Gastroenterol 2001;38(2):104-8.
6. Lapidus A. Crohn's disease in Stockholm County during 1990-2001: an epidemiological update. World J Gastroenterol 2006;12(1):75-81.
7. Nivatvongs S, Gordon PH. Crohn's disease. In: Principles and practice of surgery for the colon, rectum and anus. 3rd ed. New York: Informa Healthcare, 2007. p. 819-907.
8. Mota ES, Kiss DR, Teixeira MG, Almeida MG, Sanfront FA, Habr-Gama A, et al. Manifestações extra-intestinais em doença de Crohn e retocolite ulcerativa: prevalência e correlação com o diagnóstico, extensão, atividade, tempo de evolução da doença. Rev Bras Coloproct 2007;27(4):349-63.
9. Stocchi L, Milsom JW, Fazio VW. Long-term outcomes of laparoscopic versus open ileocolic resection for Crohn's disease: follow-up of a prospective randomized trial. Surgery 2008;144(4):622-7.
10. Eshuis EJ, Slors JF, Stokkers PC, Sprangers MA, Ubbink DT, Cuesta MA, et al. Long-term outcomes following laparoscopically assisted versus open ileocolic resection for Crohn's disease. Br J Surg 2010;97(4):563-8.
11. Tan JJ, Tjandra JJ. Laparoscopic surgery for Crohn's disease: a meta-analysis. Dis Colon Rectum 2007;50(5):576-85.
12. Holubar SD, Dozois EJ, Privitera A, Cima RR, Pemberton JH, Young-Fadok T, et al. Laparoscopic surgery for recurrent ileocolic Crohn's disease. Inflamm Bowel Dis 2010;16(8):1382-6.
13. McLeod RS, Wolff BG, Ross S, Parkes R, McKenzie M; Investigators of the CAST Trial. Recurrence of Crohn's disease after ileocolic resection is not affected by anastomotic type: results of a multicenter, randomized, controlled trial. Dis Colon Rectum 2009;52(5):919-27.

14. Resegotti A, Astegiano M, Farina EC, Ciccone G, Avagnina G, Giusstetto A, et al. Side-to-side stapled anastomosis strongly reduces anastomotic leak rates in Crohn's disease surgery. Dis Colon Rectum 2005;48:464-8.
15. Dignass A, Van Assche G, Lindsay JO, Lémann M, Söderholm J, Colombel JF, et al. The second European evidence-based consensus on the diagnosis and management of Crohn's disease: current management. Journal of Crohn's and Colitis 2010;4:28-62.
16. Tekkis PP, Purkayastha S, Lanitis S, Athanasiou T, Heriot AG, Orchard TR, et al. A comparison of segmental vs subtotal/ total colectomy for colonic Crohn's disease: a meta-analysis. Colorectal Dis 2006;8(2):82-90.
17. Moreira AL, Stocchi L, Remzi FH, Geisler D, Hammel J, Fazio VW. Laparoscopic surgery for patients with Crohn's colitis: A case-matched study. J Gastrointest Surg 2007;11:1529-33.
18. Longo WE, Oakley JR, Lavery IC, Church JM, Fazio VW. Outcome of ileorectal anastomosis for Crohn's colitis. Dis Colon Rectum 1992;35(11):1066-71.
19. Goligher JC. Surgical treatment of Crohn's disease affecting mainly or entirely the large bowel. World J Surg 1988;12:186-90.
20. Fichera A, McCormack R, Rubin MA, Hurst RD, Michelassi F. Long-term outcome of surgically treated Crohn's colitis: a prospective study. Dis Colon Rectum 2005;48(5):963-9.

SEÇÃO 47-4

DOENÇA PERIANAL

Eron Fábio Miranda ■ Idblan Carvalho de Albuquerque ■ Magaly Gemio Teixeira
Maria Fernanda Zuttin Franzini ■ Alexandre Medeiros do Carmo

INTRODUÇÃO

O primeiro relato da doença de Crohn perianal provavelmente foi feito por Abraham Colles, de DubliN, em 1830, que descreveu doença fistulizante na região perianal associada à fístula retovaginal e retovesical em crianças.[1] Os primeiros casos de inflamação granulomatosa não caseosa na região anorretal foram descritos em 1921, por Gabriel.[2] Após 13 anos, Bissel relacionou a ileíte regional com as manifestações perianais da doença de Crohn (DC).[3] E, finalmente, em 1938, Penner e Crohn descreveram a doença de Crohn perianal fistulizante (DCPF).[4]

A inflamação das criptas e na sequência das glândulas anais é o mecanismo mais conhecido na patogenia das fístulas em geral e pode ocorrer na DCPF. Porém, a inflamação retal causa úlceras, que se estendem mais profundamente por conta da pressão causada pela defecação.[5,6] Dentre outros fatores, a produção aumentada de fator transformador de crescimento β (TGF- β), fator de necrose tumoral (TNF) e de interleucina-13 (IL-13) no infiltrado inflamatório determinada por resposta imune geneticamente modificada, induz a transição epitelial para mesenquimal e regulação positiva de metaloproteinases da matriz, levando à remodelação tecidual e à formação de fístulas. Com base no conhecimento de que a atividade inflamatória no reto é um importante fator desencadeador e mantenedor da DCPF, a otimização do tratamento clínico é fator fundamental para o sucesso terapêutico.[7]

A manifestação perianal da doença de Crohn se constitui em agravante importante da doença. É a maior responsável pela perda da qualidade de vida do paciente, em razão da incapacidade que causa e pela angústia que representa pelo perigo da perda da função esfincteriana anal, o que motivaria a necessidade de estomia geralmente definitiva. Associa-se a pior prognóstico.[8] As complicações perianais da doença de Crohn constituem parte importante do quadro clínico, acometendo até 58,5% dos doentes.[9] As diferentes incidências são determinadas pelas lesões incluídas nos diversos estudos, pela forma como estes foram conduzidos, se retrospectivos ou prospectivos, e pela população de doentes estudada. Os valores obtidos nestes estudos não são exatos, uma vez que parte das complicações perianais diagnosticadas representa afecção anal inespecífica. Por outro lado, a gravidade global da complicação perianal torna-se menor pela inclusão de doença anal com pouca gravidade como seria o caso de doença hemorroidária simples, fístula ou fissura inespecíficas. A razão da frequência alta da manifestação da doença de Crohn na região perianal é desconhecida.

As complicações perianais aparecem em qualquer momento da evolução da doença. Podem constituir-se na manifestação inicial ou como é mais comum ao longo da evolução da doença. A maioria dos doentes apresenta simultaneidade das manifestações intestinais. Há associação significativa à doença colônica, sendo quase uma regra quando o acometimento for retal.[10]

As lesões perianais são geralmente recorrentes. Entre 35 e 59% dos pacientes apresentam recidiva em 2 anos.[11] A recorrência da manifestação perianal já cicatrizada pode sinalizar a ativação da doença intestinal e obriga a estudo detalhado do trato intestinal do doente.

Williamson *et al.* afirmaram, após revisão de 20 anos dos resultados do tratamento cirúrgico da complicação perianal da doença de Crohn, que o tratamento intensivo e precoce pode diminuir o risco da necessidade de proctectomia.[12] Em nossa experiência, 16,9% dos pacientes foram submetidos à proctocolectomia total devido à manifestação perianal associada à incontinência anal.[13]

As manifestações mais comuns são os plicomas inflamatórios, fissuras, úlceras, abscessos, fístulas, estenose anal e incontinência anal.

PLICOMAS INFLAMATÓRIOS

São frequentes, podem ser únicos ou múltiplos e variam em tamanho e características. Associam-se a linfedema ou a fissuras e fístulas.

Causam dor, dificuldade para sentar e andar e dificultam a higiene. Devem ser removidos através de incisões mínimas que devem ser suturadas com fio inabsorvível.

FISSURAS

A fissura da doença de Crohn ocorre em qualquer localização. As margens da fissura apresentam- se edemaciadas, azuladas e minadas profundamente. O assoalho pode constituir-se pelas fibras da musculatura esfincteriana exposta, com plicoma sentinela, em geral, edemaciado. O aspecto mais surpreendente é a natureza indolor da lesão. Em alguns casos, formam- se "bolsas" abaixo da pele, acumulando-se fezes que são forçadas para o tecido subcutâneo durante a evacuação. Este processo mecânico de manutenção da fissura persiste mesmo com doença quiescente e constitui- se, portanto, em indicação para tratamento cirúrgico.[6] Raramente ocorre hipertonia esfincteriana nestes doentes. Pode ocorrer discreta estenose provocada por processos de cicatrização que cedem com dilatação anal. Outros autores descreveram a necessidade de esfincterotomia interna motivada por dor sem a ocorrência de incontinência anal. Fleshner *et al.* demonstraram que 88% das fissuras operadas cicatrizaram contra 49% após tratamento clínico. A cicatrização ocorre com maior frequência em doentes do sexo masculino, e em fissuras indolores e agudas. Demonstraram, ainda, que fissuras não cicatrizadas tendem a complicar associando-se a fístulas ou abscessos.[14]

ÚLCERAS

Úlceras profundas com erosão de tecido, penetrando na parede do canal anal entre os músculos esfincterianos também podem ser encontradas. Estas úlceras provocam dor à evacuação e ao exame. Estas lesões estão estreitamente ligadas à atividade da doença de Crohn. Úlceras profundas, com destruição de tecido, complicadas por fístulas, tendem a não cicatrizar mesmo que a doença esteja sob controle. Geralmente associam-se a lesões múltiplas. A infiltração com corticosteroide local associada ao tratamento medicamentoso ou cirúrgico do intestino doente colabora para sua cicatrização.

ABSCESSOS

Os abscessos devem ser tratados por drenagem simples. Apresentam boa evolução no início da doença. As recorrências são frequentes, mas são facilmente resolvidas, na maioria dos casos, com tratamento clínico associado à drenagem.

FÍSTULAS

As fístulas são as complicações anais mais encontradas na doença de Crohn perianal e que com maior frequência necessitam de tratamento cirúrgico. São responsáveis por sintomas importantes levando a sepse local e, geralmente, estão associadas a outras complicações. As fístulas tendem a recidivar em 48% dos casos em um ano e em 59% após dois anos.[11]

As fístulas são, em geral, baixas, envolvendo pouca massa esfincteriana, mas tendem a ser múltiplas, dificultando o tratamento cirúrgico. O melhor resultado é obtido no tratamento das fístulas baixas, seguidas pelo tratamento das fístulas transesfincterianas e, por último, pelas ísquiorretais. Os resultados cirúrgicos variam de acordo com vários fatores, como por exemplo, presença de doença no reto e localização da fístula. Nas fístulas baixas, a técnica cirúrgica de escolha é a abertura do trajeto fistuloso. Nas fístulas múltiplas a melhor opção é a colocação de sedenhos. Podem ser colocados tantos sedenhos quanto necessários. O tempo de permanência pode ser longo, sem alteração da continência fecal.[15]

A tentativa de colocação de retalho mucoso endoanal deve ser feita, uma vez que, às vezes, é bem-sucedida. Sua indicação fica restrita a casos selecionados em que o reto está preservado e não há associação com outras complicações perianais. Em nosso entender, qualquer tentativa no sentido de preservar a função esfincteriana pelo maior espaço de tempo possível é justificada. Eventualmente, o tratamento cirúrgico mesmo bem conduzido pode resultar em incontinência anal, estenose ou recidiva, mas mesmo assim deverá ser indicado sempre que pertinente, antecedendo a eventual indicação de proctocolectomia.

As fístulas retovaginais são pouco frequentes. Podem-se tentar retalhos com mucosa retal e/ou vaginal. Os resultados são pouco satisfatórios. As fístulas altas principalmente retovaginais acompanhadas de doença retal acabam motivando proctectomia.

ESTENOSE ANAL

A estenose anal é consequência da evolução ou da cicatrização de lesões perianais ou da evolução da doença localizada no reto. Raramente, determina por si só indicação para tratamento cirúrgico além de dilatação local. Trata-se de complicação que preocupa mais ao médico que o doente. É preciso lembrar que a derivação intestinal isolada não se constitui em tratamento adequado para esta complicação. A estomia associada à estenose retal pode determinar retenção de secreção agravando o quadro clínico.

INCONTINÊNCIA ANAL

A incontinência anal pode ser determinada pela evolução da própria doença como nos casos de múltiplos trajetos fistulosos, abscessos com sepse local, úlceras profundas com destruição de tecido ou em decorrência de operações malconduzidas.

A oxigenoterapia hiperbárica foi utilizada pela primeira vez, por Brady *et al.*, em um doente com complicação perianal extensa, mostrando-se benéfica.[16] Desde então, tem sido utilizada por vários autores, como tratamento adjuvante à cirurgia e ao tratamento clínico. Tem indicação, principalmente, nos casos de lesões extensas, como mais uma tentativa antes da indicação de proctectomia ou no pós-operatório de desbridamentos extensos.

A complicação perianal associada à doença colônica é motivo para indicação de estomia em número considerável de doentes. Observamos melhora da sepse local com a derivação intestinal. No entanto, verificamos que ela não é suficiente para tratar definitivamente esta complicação. Por esta razão, em alguns casos, não conseguimos fechar a estomia. Além da persistência da doença perianal, somam-se as alterações que se instalam no reto desfuncionalizado, tornando difícil o diagnóstico diferencial entre a doença inflamatória intestinal e a retite de desuso. O processo inflamatório que se instala é outra razão para impedir o fechamento da estomia e, muitas vezes, é a causa da indicação da proctectomia. Entre 10 a 20% dos pacientes com manifestações perianais acabam por necessitar de proctectomia.[17]

Quando se examina doentes previamente operados deve-se lembrar de que há retardo da cicatrização de até 6 meses. Portanto, o achado de lesão não cicatrizada neste intervalo de tempo não implica obrigatoriamente em recidiva da doença.

Embora tenhamos observado índice de recidiva elevado, a ausência de complicações graves, como incontinência anal resultante do tratamento cirúrgico, nos leva a inferir que o tratamento local é benéfico para muitos doentes, minorando seu sofrimento.[18]

Além do mais, aliviando a dor e secreção locais, acaba por postergar a eventual indicação de proctectomia. Como se trata de doença cuja cura ainda permanece desconhecida, ganhar tempo pode se constituir em tática interessante de tratamento. Não se podem esperar resultados espetaculares com o tratamento local e é preciso ser cuidadoso para evitar iatrogenias. É melhor fazer um tratamento em várias sessões que determinar incontinência anal em uma única intervenção cirúrgica. O tratamento deve se restringir ao mínimo necessário para resolver a infecção local ou a dor. A operação deve ser precedida de exame local cuidadoso sob anestesia para programar a melhor tática cirúrgica. Os abscessos podem mostrar-se mais extensos do que previamente imaginados e os trajetos fistulosos caprichosos e múltiplos.

A doença hemorroidária não é manifestação de doença de Crohn. Porém, as hemorroidas podem-se tornar sintomáticas devido ao aumento do número de evacuações. O tratamento cirúrgico deve ser evitado se possível, devido à má cicatrização.

NOVAS ESTRATÉGIAS NO TRATAMENTO DA DOENÇA DE CROHN PERIANAL FISTULIZANTE (DCPF)

Abordagem Terapêutica

Atualmente, os objetivos do tratamento cirúrgico e clínico da DCPF são a remissão perianal sustentada e redução da incidência de complicações com melhora da qualidade de vida.[17,19]

Tratamento Clínico

Há significativas limitações no tratamento clínico convencional da DCPF com uso de corticosteroides, imunomoduladores e antibióticos. Os índices de cicatrização das fístulas são baixos e a recorrência é frequente.[20]

Corticosteroides e Aminossalicilatos

Os corticosteroides (CTC) e os derivados do ácido-5-aminossalicílico (5-ASA) não são indicados no tratamento da DCPF, pois não resultam no fechamento das fístulas e podem precipitar a formação de abscessos.[19,21,22]

Antimicrobianos

São frequentemente usados no início do diagnóstico da DCPF no controle da infecção associada à atividade inflamatória, embora não apresentem maior eficácia na indução da remissão da atividade inflamatória das fístulas.[23] Quando associados à terapia biológica com IFX ou ADA, foi comprovada redução na drenagem das fístulas e melhora na resposta clínica, embora sem efeito sustentado.[24-26] Devem, portanto, ser utilizados principalmente como uma ponte para a terapia definita.

Tiopurinas

Devido ao tempo de resposta de 3 meses e à falta de evidências mais robustas para seu uso em monoterapia, devem ser iniciados em combinação com os anti-TNF, de maneira a aumentar a eficácia na indução e manutenção do tratamento na DCPF.[27]

Inibidores de Calcineurina e Metotrexato

A Ciclosporina tem mostrado discreta eficácia na DCPF em vários ensaios não controlados, tendo, a maioria dos estudos, mostrado melhora na sintomatologia e taxas de fechamento, embora não sustentada após suspensão da droga. Da mesma maneira, foi comprovada eficácia do Tacrolimus na melhora na drenagem das fístulas, mas não no seu fechamento. Tais agentes, no entanto, têm efeitos colaterais significativos, incluindo nefrotoxicidade e a necessidade de monitoramento rigoroso, o que torna sua indicação pouco atrativa.[28-30] O metotrexato (MTX) na DCPF foi avaliado em pequenas séries de estudos não controlados e atualmente não é recomendado como terapia de primeira linha, principalmente após a comprovação de eficácia dos anti-TNF.[31]

Terapia Biológica

Infliximabe

O primeiro estudo controlado randomizado com biológicos para o tratamento da DCPF foi realizado por Present *et al.*, onde foi comprovada a eficácia do IFX no fechamento de fístulas abdominais e perianais.[32] Sands *et al.*, no estudo ACCENT 2 apresentado em 2004, demonstraram a eficácia da terapia de manutenção IFX em 306 pacientes adultos com DC, com uma ou mais fístulas com drenagem ativa, abdominal ou perianal, onde foi observada remissão clínica das fístulas em 46% dos casos após 54 semanas, em comparação com 23% daqueles que não receberam a terapia de manutenção.[33] O estudo SONIC revelou a superioridade da terapia combinada de IFX com AZA na remissão livre de CTC e na cicatrização da mucosa, em pacientes adultos com DC moderada a grave, que não foram expostos imunossupressor ou a outros biológicos.[34] D'Haens *et al.* comprovaram que o tratamento inicial mais intensivo da DC com AZA e IFX (estratégia *top-down*) poderia resultar em melhores desfechos, quando comparados aos pacientes em tratamento convencional.[35]

Adalimumabe

A eficácia do uso do ADA na DCPF foi também comprovada por metanálise que demonstrou fechamento completo de fístulas anais em 36% e resposta parcial em 31% dos pacientes.[36] Outras subanálises de estudos pivotais de fase III e alguns estudos de vida real demonstraram a eficácia do ADA na DCPF, embora não haja, até o momento, comprovação por meio de estudos prospectivos randomizados.[37,38]

Certolizumabe Pegol

O certolizumabe pegol (CZP) foi avaliado em subanálises de dois estudos prospectivos randomizados, onde não apresentou benefício em comparação com placebo para indução de remissão na DCPF. A ineficácia do CZP foi ainda apoiada pelas evidências indiretas das limitações na indução da remissão na DC luminal moderada a grave.[39]

Vedolizumabe

O Vedolizumabe (VDZ) foi avaliado em subanálise do único estudo prospectivo randomizado com pacientes que tiveram resposta clínica à doença luminal, mas apresentavam DCPF ativa. O VDZ pareceu ser mais eficaz do que placebo para alcançar o fechamento completo das fístulas em 14 semanas, mas sem significância estatística.[40] Em outro estudo retrospectivo multicêntrico de coorte que avaliou os efeitos do VDZ na DCPF, com tempo médio de acompanhamento de 52 semanas, foi verificada baixa taxa de sucesso do VDZ em pacientes com DCPF ativa e quase um terço dos pacientes com DCPF inativa tiveram recidiva da doença.[41]

Ustequinumabe

O Ustequinumabe (UST) foi avaliado em quatro estudos na terapia de indução em pacientes com DCPF ativa. UST foi mais eficaz que placebo na obtenção de remissão das fístulas (RR, 0,85; IC 95%, 0,73-1,99), embora com nível de evidência de baixa qualidade devido ao risco de viés (randomização não foi estratificada pela presença ou ausência de fístulas).[42] Um estudo multicêntrico retrospectivo de coorte foi realizado em pacientes com DCPF ativa ou inativa com uso de UST, com tempo médio de acompanhamento de 48 semanas. Nos pacientes com DCPF ativa, o sucesso foi alcançado em 38,5% pacientes. Em pacientes com DCPF inativa no início, a probabilidade de sobrevida livre de recorrência foi de 86,2% e 75,1% nas semanas 26 e 52, respectivamente. O UST aparece como uma opção terapêutica potencial na DCPF refratária.[43]

Tratamento Cirúrgico

No paciente com DCP séptica os procedimentos cirúrgicos são sempre indicados para drenar abscessos e fístulas antes do início da terapia medicamentosa, e tem como principal finalidade propiciar condições locais para a maior eficácia do tratamento medicamentoso.[17,44]

Até 62% dos pacientes com DCPF desenvolvem abscesso anorretal.[45] [Wolff BG] Podem ser afetados os espaços perianal, isquiorretal, interesfincteriano e supraelevador, sendo os abscessos ísquiorretais os mais comuns.[46] Abscessos mais profundos interesfincterianos e supraelevadores podem causar poucos sinais clínicos e os estudos de imagem, como TC, US endorretal e RM frequentemente são necessários para o diagnóstico.[47] O exame sob anestesia, além de ser diagnóstico, permite o tratamento adequado da sepse perianal e dos trajetos fistulosos.

A drenagem cirúrgica imediata de abscessos perianais é crucial para controlar a sepse e limitar os danos aos esfíncteres e aos tecidos e órgãos perianais e perirretais, como bexiga e vagina.[39] Quando o orifício fistuloso interno é identificado no momento da drenagem do abscesso, a colocação de sedenho frouxo deve ser preferencial à fistulotomia. A coleta de material para encaminhamento para cultura e antibiograma pode ser útil em pacientes imunossuprimidos ou gravemente comprometidos. Após o controle da sepse, objetivo do tratamento deve ser oferecer procedimentos destinados à cura das fístulas. A colocação de sedenhos deve ser o primeiro passo, de forma a manter adequada drenagem a assim favorecer melhores condições locais para o tratamento sistêmico da DC. Há pouca evidência de alta qualidade para as intervenções cirúrgicas utilizadas na DCPF, o que contribui para a grande variedade das taxas de controle da doença nas diversas técnicas disponíveis.[22]

O procedimento LIFT (*ligation of intersphincteric tract*) envolve a ligadura e secção do trajeto da fístula dentro do espaço intersfincteriano. Seu uso na DCPF foi reportado em poucos estudos. Gingold *et al.* relataram a estratégia de colocação de sedenho por 4-6 semanas antes do LIFT, com o objetivo de se melhorar os resultados de cicatrização. Foi obtida taxa de 67% de cura clínica aos 12 meses em 15 pacientes, sem nenhum paciente com incontinência, embora três tivessem desenvolvido novas fístulas em outros locais.[48] Kaminski *et al.* relataram cura em 6 de 8 (75%) pacientes com menos de 1 ano de acompanhamento e 5 de 15 (33%) pacientes com mais de 1 ano de acompanhamento. A melhor escolha para o LIFT na DCPF seria nos pacientes sem proctite, em fístulas laterais longas, com colocação prévia de sedenhos e nos pacientes com DC no intestino delgado. Estudos prospectivos comparativos com outras técnicas são necessários, a fim de se definir melhor o papel desse procedimento nos algoritmos de tratamento.[49]

O tratamento por meio da cola de fibrina envolve a injeção de cola biodegradável no trajeto da fístula, a fim de estimular os fibroblastos a preencher o trajeto fistuloso. Tem a vantagem de manter a integridade dos esfíncteres anais e pela possibilidade de repetição do procedimento. A taxa de sucesso é variada e os dados em pacientes com DCPF são limitados. O primeiro estudo prospectivo com cola fibrina na DCPF foi publicado por Grimaud *et al.* A remissão clínica foi observada em 38% (13/34) no grupo da cola fibrina em comparação com 16% (6/37) do grupo-controle (OR 3,2; IC 95%1,1 a 9,8, P = 0,04). A diferença nas taxas de remissão foi mais notável no subgrupo de fístulas simples entre os dois grupos (50% em cola fibrina *versus* 18% no controle, P = 0,08) em comparação com fístulas complexas (25% *vs.* 11%, P = 0,26). Em uma análise de longo prazo, 83% (13/11) dos pacientes em remissão clínica na semana 8, mantiveram remissão na semana 16.[50]

Os plugues anais agem basicamente no preenchimento dos trajetos fistulosos. Fornecem uma base de colágeno sobre a qual as células endógenas proliferam. Semelhantemente à cola de fibrina, os resultados publicados variam amplamente. Um estudo multicêntrico foi realizado com 106 pacientes com DCPF. Todos os pacientes anteriormente foram submetidos à colocação de sedenhos e não tinham sepse perianal. Após a randomização em uma proporção de 1:1, os pacientes do grupo do plugue tiveram sua inserção após a retirada do sedenho. Nos pacientes do grupo-controle os sedenhos foram removidos e foi mantida a terapia médica atual. A remissão clínica ocorreu em 33,3% das fístulas complexas e em 30,8% das fístulas simples do grupo do plugue, em comparação com 15,4% e 25,6% nos controles, respectivamente (Risco Relativo = 2,17 em fístulas complexas e RR = 1,20 em fístulas simples; P = 0,45). Em resumo, os autores concluíram que o uso do plugue não foi superior ao grupo-controle e recomendaram que seu uso fosse individualizado para pacientes com DCPF.[51] Cabe ressaltar que existem variáveis que podem justificar a heterogeneidade dos resultados entre a maioria dos estudos, como a presença de proctite ativa, terapia medicamentosa associada e variação da complexidade das fístulas. Apesar disso, o plugue anal continua sendo uma alternativa no tratamento das fístulas perianais complexas e seu uso pode ser ditado pela experiência do cirurgião. O risco de sepse pós-procedimento e de consequências funcionais de longo prazo são improváveis.[22]

A injeção de células-tronco mesenquimais pode se tornar uma alternativa no manejo da DCPF refratária. Podem ser utilizados autoenxertos (células-tronco derivadas de tecido adiposo, plasma rico em plaquetas), aloenxertos (matriz dérmica acelular) e xenoenxertos.[52] O procedimento cirúrgico envolve curetagem da fístula, injeção das células e sutura do orifício interno. Um grande estudo multicêntrico mostrou maior proporção de pacientes tratados com células-tronco mesenquimais derivadas de adipócitos (Cx601) que alcançaram remissão (53/107 - 51%) em relação ao grupo placebo (36/105 – 34%). No entanto, as altas taxas de remissão do grupo placebo poderiam ser justificadas pela sutura do orifício interno.[53] Em uma revisão sistemática e metanálise de 11 estudos, Lightner *et al.* relataram melhora na cicatrização com células-tronco mesenquimais em comparação com placebo nos objetivos primários de 6 a 24 semanas [OR = 3,06 (IC 95%, 1,05-8,90); *p* = 0,04] e 24-52 semanas [OR = 2,37 (IC 95%, 0,90-6,25); *p* = 0,08].[54] Até o momento há diversas limitações nos estudos disponíveis, como população heterogêna de pacientes, dose variável dos medicamentos, não padronização da aplicação das soluções e pelas diferentes definições de sucesso na terapia.

O procedimento VAAFT (*video-assisted anal fistula treatment*) é uma técnica de preservação do esfíncter que foi inicialmente descrita em fístulas não relacionadas à DC.[55] É realizado em duas fases, diagnóstica e terapêutica. A fase de diagnóstico permite ao cirurgião determinar com precisão a localização da abertura interna e a possível existência de trajetos secundários, que muitas vezes podem ser perdidos à palpação. A fase terapêutica começa com a destruição do trajeto e cauterização, seguida pela limpeza do tecido necrosado. Finalmente, o fechamento da abertura interna pode ser realizado com dispositivos de grampeamento ou com suturas simples. Schwander *et al.* demonstraram os primeiros resultados da utilização da técnica VAAFT na DCPF. Em uma série de 13 pacientes em que o procedimento foi tentado, pode ser concluído em 11 casos (idade mediana de 34 anos, 64% do sexo feminino). O fechamento do orifício interno foi realizado com a adição de um retalho de avanço em todos os casos, tendo sido realizada estomia de desvio em 4/11 pacientes. Com a técnica VAAFT foram identificados trajetos secundários não detectados anteriormente à palpação em 64% (7/11) dos casos. Após acompanhamento médio de 9 meses, a cura completa das fístulas ocorreu em 82% (11/09) e não foram detectadas alterações no escore incontinência da Cleveland Clinic ($P > 0,05$).[56] O procedimento VAAFT é uma técnica promissora, embora o papel desse procedimento na DCPF ainda precise ser determinado, em análise comparativa com outras técnicas.[22]

O retalho de avanço endoanal é provavelmente a técnica mais utilizada e originalmente descrita para o tratamento das fístulas criptoglandulares. A taxa de cicatrização ocorreu em até 64% dos pacientes, de acordo com a análise de diversas publicações por Soltani *et al.* Embora o sucesso de 64% pareça promissor, os autores apontaram a qualidade limitada dos estudos. Além disso, foi observada taxa de incontinência de 9,4%.[57] A sua execução na DCPF por vezes é desafiadora pela presença de estenoses, cicatrizes, fibrose e deformidades de procedimentos prévios. No entanto, foi reconhecido como solução cirúrgica adequada em um estudo sobre tratamento multimodal na DCPF.[58]

O fechamento das fístulas por *laser* (FiLaC) é uma técnica de preservação do esfíncter que usa uma fonte de laser de diodo e uma sonda laser emissora radial (FiLaC TM, Biolitec, Viena, Alemanha), que funciona destruindo o revestimento da fístula e escarificando o tecido ao redor.[59] Seu princípio básico é destruir o epitélio, com consequente obliteração no trajeto da fístula, de forma semelhante ao VAAFT, mas sem visualização direta do trajeto. Os primeiros casos com fístulas relacionadas à DCPF tratados com laser foram descritos em dois pacientes de uma série inicial de 33 casos de fístulas perianais globais, por Giamundo *et al.* e Wilhelm *et al.* publicaram a experiência com o método em 13 pacientes com DCPF como um subgrupo de um total de 117 pacientes com fístulas. A remissão primária completa foi observada em 69,2% (9/13) dos pacientes com DCPF. Ao final do período de estudo, observou-se a cura secundária (após uma segunda operação) em 92,3% (12/13) pacientes com DCPF. Todos os casos apresentaram retalho de avanço associada para cobrir a abertura interna após o procedimento de laser.[60,61]

A derivação fecal por ostomia deve ser considerada para pacientes com sepse grave e naqueles que não responderam à drenagem ou colocação de seton. Pode inclusive ser usada como um método temporário para melhorar a condição clínica geral e a qualidade de vida até o ponto da terapia medicamentosa ou da proctectomia.[62] Em uma metanálise, 64% dos pacientes tiveram uma resposta clínica precoce após a derivação fecal para DC perianal refratária. Infelizmente, a restauração do trânsito intestinal foi bem-sucedida em apenas 17% dos casos e 26,5% daqueles que tiveram o trânsito fecal restabelecido precisaram de nova derivação por causa de recidiva grave. No geral, 42% dos pacientes necessitaram de proctectomia após falha na ostomia temporária.[62,63]

A proctectomia com estoma permanente é indicada naqueles pacientes que falharam às modalidades de tratamento anteriores e, portanto, é considerada uma alternativa final para a DCPF refratária grave. Estudos demonstraram que é necessária em 10 a 20% dos pacientes com doença refratária.[64] Complicações, como má cicatrização de feridas e formação de sinus perineal podem ocorrer em até 25 a 50% dos pacientes. Feridas que não cicatrizam levam à morbidade significativa e podem necessitar de enxerto de pele ou reconstrução com retalho miocutâneo.[65]

Tratamento Combinado

A terapia combinada com o uso de anti-TNF e a manipulação cirúrgica dos trajetos fistulosos, com erradicação de sepse perianal, tornaram-se, atualmente, a conduta padrão na DCPF. O estudo de Regueiro *et al.* demonstrou que o uso de infliximabe associado ao tratamento cirúrgico levou a melhores resultados em longo prazo no fechamento das fístulas, quando comparado ao tratamento cirúrgico ou clínico de forma isolada.[66] De acordo com Gaertner *et al.*, a utilização de IFX associada à colocação de sedenhos foi superior à colocação exclusiva de sedenhos.[67] O estudo randomizado controlado PISA, referente ao tratamento multimodal da DCPF, comparou a utilização de sedenhos, com ou sem utilização de anti-TNF e anti-TNF associado a retalho de avanço ou LIFT. Após a colocação de sedenhos e drenagem da sepse, os pacientes foram randomizados em três grupos: sedenhos + 6-MP; anti-TNF + 6MP (retirada de sedenho após 6 semanas) e plastia de avanço mucoso ou LIFT após 2 meses de anti-TNF. O grupo que utilizou sedenhos esteve associado à maior taxa de reintervenção cirúrgica [15/10, contra 6/15 anti-TNF e 3/14 pacientes com retalho de avanço, $p = 0,02$]. Não foram observadas diferenças substanciais na atividade da doença perianal e na qualidade de vida entre os três grupos de tratamento. Porém, os resultados sinalizaram que o uso exclusivo de sedenhos não deve ser recomendado no tratamento da DCPF.[58]

O estudo multicêntrico randomizado PISA-II avaliou a remissão radiológica por RM em 2 grupos que foram randomizados de acordo com a preferência dos pacientes. Em um dos braços da análise foi realizado tratamento com anti-TNF em curto prazo e retalho de avanço ou LIFT e no outro os pacientes receberam tratamento anti-TNF exclusivo e sedenhos (terapia com anti-TNF por 4 meses, com retalho de avanço *versus* terapia anti-TNF por 1 ano, após a inserção de seton). Após 18 meses, a remissão radiológica foi significativamente maior no grupo cirúrgico ($p = 0,005$). Em contrapartida, a remissão clínica avaliada não teve diferença estatística. Significativamente menos pacientes necessitaram de reintervenção no grupo cirúrgico, assim como o PDAI foi significativamente menor. Da mesma maneira que o estudo PISA, os resultados confirmaram que a utilização de sedenho exclusivo não deve ser recomendada.[68]

Muito embora o sucesso na cicatrização das DCPF seja por meio do tratamento clínico e cirúrgico atuando em conjunto, os agentes biológicos para o manejo da DC podem ter efeitos imunogênicos, com consequente perda secundária de resposta. O papel do monitoramento dos níveis séricos como estratégia potencial ainda precisa de mais evidências. Há dados que sugerem associação de maiores níveis séricos de anti-TNF a maiores taxas de cicatrização de fístulas perianais na DC, com o uso de IFX e ADA, em pacientes adultos e pediátricos.[69-76] Estudos prospectivos com monitoramento proativo, manejo cirúrgico padronizado antes da indução e parâmetros objetivos para medição de resultados por remissão radiológica são necessários.[77]

Em resumo, as complicações perianais motivam grande número de operações orificiais e laparotomias, além de tratamento clínico intensivo. Concluímos que o tratamento local é importante para aliviar a sintomatologia do doente e postergar a indicação de eventual proctectomia. As operações devem ser realizadas com critério para não determinar incontinência anal.

A associação de tratamentos, como uso de medicamentos diversos, oxigenoterapia hiperbárica, infiltração de corticosteroide e procedimentos cirúrgicos, deve ser cuidadosamente programada.

REFERÊNCIAS BIBLIOGRÁFICAS

1. Colles A. Practical observations upon certain diseases of intestines, colon and rectum. Dublin Hospital. Reports and Communications in Medicine and Surgery 1818-1830, v. 5, n. 1830, p. 422.
2. Gabriel WB. Results of an Experimental and Histological Investigation into Seventy- of Rectal Fistulae. Proc R Soc Med. 1921;14(Surg Sect):156-61.
3. Bissell AD. Localized chronic ulcerative ileitis. Ann Surg. 1934;99(6):957-66.
4. Penner A, Crohn BB. Perianal fistulae as a complication of regional ileitis. Ann Surg. 1938 Nov;5:867-73.
5. Parks AG, Gordon PH, Hardcastle JD. A classification of fistula-in-ano. Br J Surg. 1976 Jan;63(1):1-12.
6. Hughes LE. Surgical pathology and management of anorectal Crohn's disease. J R Soc Med 1978 Sep;71(9):644-511978.
7. Schwartz DA, Ghazi LJ, Regueiro M, Fichera A, Zoccali M, Ong EM, et al. Guidelines for the multidisciplinary management of Crohn's perianal fistulas: summary statement. Inflamm Bowel Dis. 2015 Apr;21(4):723-30.
8. Beaugerie L, Seksik P, Nion-Larmurier I, Gendre JP, Cosnes J. Predictors of Crohn's disease. Gastroenterology 2006 Mar;130(3):650-6.
9. Teixeira MG, Habr Gama A, Takiguti CK, Rocha MES, Santos HAL, Oliveira ALP. Manifestações perianais na doença de Crohn. Rev Hosp Clín Fac Med S Paulo 1996 Jul-Ago;51(4):125-30.
10. Schwartz DA, Loftus EV Jr, Tremaine WJ, Panaccione R, Harmsen WS, Zinsmeister AR, et al. The natural history of fistulizing Crohn's disease in Olmsted County, Minnesota. Gastroenterology 2002;122(4):875-80.
11. Makowiec F, Jehle EC, Starlinger M. Clinical course of perianal fistulas in Crohn's disease. Gut 1995 Nov;37(5):696-701.
12. Williamson PR, Hellinger MD, Larach SW, Ferrara A. Twenty-year review of the surgical management of perianal Crohn's disease. Dis Colon Rectum. 1995 Apr;38(4):389-92.
13. Teixeira MG, Sousa M, Almeida MG, Silva Filho E, Ponte A, Calache JE, et al. Resultados da proctocolectomia total com ileostomia definitiva (PCT) na doença de Crohn (DC). Rev Bras Coloproct 2002 Apr;22(4):233-382002.
14. Fleshner PR, Schoetz DJ Jr, Roberts PL, Murray JJ, Coller JA, Veidenheimer MC. Anal fissure in Crohn's disease: a plea for aggressive management. Dis Colon Rectum 1995 Nov;38(11):1137-43.
15. Thornton M, Solomon MJ. Long-term indwelling seton for complex anal fistulas in Crohn's disease. Dis Colon Rectum 2005 Nov;48(3):459-63.
16. Brady CE, Coley BJ, Davis JC. Healing of severe perineal and cutaneous Crohn's disease with hyperbaric oxygen. Gastroenterology 1989 Set;97(3):756-60.
17. Sandborn WJ, Fazio VW, Feagan BG, Hanauer SB; American Gastroenterological Association Clinical Practice Committee. AGA technical review on perianal Crohn's disease. Gastroenterology 2003 Nov;125(5):1508-30.
18. Teixeira MG. Tratamento Cirúrgico da Doença de Crohn. S. Paulo, 2000. Tese (Livre Docência) - Faculdade de Medicina da Universidade de São Paulo.
19. Van Assche G, Dignass A, Reinisch W, van der Woude CJ, Sturm A, De Vos M, et al. The second European evidence-based Consensus on the diagnosis and management of Crohn's disease: Special situations. J Crohns Colitis. 2010 Fev;4(1):63-101.
20. Tozer PJ, Burling D, Gupta A, Phillips RK, Hart AL. Review article: medical, surgical and radiological management of perianal Crohn's fistulas. Alimentary Pharmacology & Therapeutics. 2011 Jan;33(1):5-22.
21. Gecse KB, Sebastian S, Hertogh Gd, Yassin NA, Kotze PG, Reinisch W, et al. Results of the fifth scientific workshop of the ECCO [II]: clinical aspects of perianal fistulising crohn's disease-the unmet needs. J Crohn's Colitis. 2016 Jul;10(7):758-65.
22. Kotze PG, Shen B, Lightner A, Yamamoto T, Spinelli A, Ghosh S, et al. Modern management of perianal fistulas in Crohn's disease: future directions. Gut. 2018 Jun;67(6):1181-94.
23. Thia KT, Mahadevan U, Feagan BG, Wong C, Cockeram A, Bitton A, et al. Ciprofloxacin or metronidazole for the treatment of perianal fistulas in patients with Crohn's disease: a randomized, double-blind, placebo-controlled pilot study. Inflamm Bowel Dis. 2009 Jan;15(1):17-24.
24. West RL, van der Woude CJ, Hansen BE, Felt-Bersma RJ, van Tilburg AJ, Drapers JA, *et al.* Clinical and endosonographic effect of ciprofloxacin on the treatment of perianal fistulae in Crohn's disease with infliximab: a double-blind placebo-controlled study. Alimentary Pharmacology & Therapeutics. 2004 Dez;20(11-12):1329-36.
25. Dewint P, Hansen BE, Verhey E, Oldenburg B, Hommes DW, Pierik M, et al. Adalimumab combined with ciprofloxacin is superior to adalimumab monotherapy in perianal fistula closure in Crohn's disease: a randomised, double- blind, placebo controlled trial (ADAFI). Gut. 2014 Fev;63(2):292-9.
26. Khan KJ, Ullman TA, Ford AC, Abreu MT, Abadir A, Marshall JK, et al. Antibiotic therapy in inflam-matory bowel disease: a systematic review and meta-analysis. The American J Gastroenterol. 2011 Abr;106(4):661-73.
27. Lamb CA, Kennedy NA, Raine T, Hendy PA, Smith PJ, Limdi JK, et al. British Society of Gastroenterology consensus guidelines on the management of inflammatory bowel disease in adults. Gut 2019 Dez;68(suppl. 3):S1-S106. *Erratum in*: Gut. 2021 Apr;70(4):1.
28. Present DH, Korelitz BI, Wisch N, Glass JL, Sachar DB, Pasternack BS. Treatment of Crohn's disease with 6-mercaptopurine. A long-term, randomized, double-blind study. N Engl J Med. 1980 May;302(18):981-7.
29. Sandborn WJ, Present DH, Isaacs KL, Wolf DC, Greenberg E, Hanauer SB, et al. Tacrolimus for the treatment of fistulas in patients with Crohn's disease: a randomized, placebo-controlled trial. Gastroenterology. 2003 Aug;125(2):380-8.
30. Cat H, Sophani I, Lemann M, Modiglani R, Solue JC. Cyclosporin treatment of anal and perianal lesions associated with Crohn's disease. Turkish J Gastroenterol. 2003 Jun;14(2):121-7.

31. Panés J, Rimola J. Perianal fistulizing Crohn's disease: pathogenesis, diagnosis and therapy. Nature Rev Gastroenterol Hepatol. 2017 Aug;14(11):652-64.
32. Present DH, Rutgeerts P, Targan S, Hanauer SB, Mayer L, van Hogezand RA, et al. Infliximab for the treatment of fistulas in patients with Crohn's disease. N Engl J Med. 1999 May;340(18):1398-405.
33. Sands BE, Anderson FH, Bernstein CN, Chey WY, Feagan BG, Fedorak RN, et al. Infliximab maintenance therapy for fistulizing Crohn's disease. N Engl J Med. 2004 Feb;350(9):876-85.
34. Colombel JF, Sandborn WJ, Reinisch W, Mantzaris GJ, Kornbluth A, Rachmilewitz D, et al. Infliximab, azathioprine, or combination therapy for Crohn's disease. N Engl Jo Med. 2010 Apr;362(15):1383-95.
35. D'Haens G, Baert F, van Assche G, Caenepeel P, Vergauwe P, Tuynman H, et al. Early combined immunosuppression or conventional management in patients with newly diagnosed Crohn's disease: an open randomised trial. Lancet 2008 Feb;371(9613):660-7.
36. Fu YM, Chen M, Liao AJ. A meta-analysis of adalimumab for fistula in crohn's disease. Gastroenterol Res Pract. 2017 Oct:1745692.
37. Colombel JF, Schwartz DA, Sandborn WJ, Kamm MA, D'Haens G, Rutgeerts P, et al. Adalimumab for the treatment of fistulas in patients with Crohn's disease. Gut. 2009 Jul;58(7):940-8.
38. Castaño-Milla C, Chaparro M, Saro C, Barreiro-de Acosta M, García-Albert AM, Bujanda L, *et al.* Effectiveness of adalimumab in perianal fistulas in crohn's disease patients naive to anti-TNF therapy. J Clin Gastroenterol. 2015 Jan;49(1):34-40.
39. Feuerstein JD, Ho EY, Shmidt E, Singh H, Falck-Ytter Y, Sultan S, et al. AGA Clinical Practice Guidelines on the Medical Management of Moderate to Severe Luminal and Perianal Fistulizing Crohn's Disease. Gastroenterology. 2021 Jun;160(7):2496-508.
40. Feagan BG, Schwartz D, Danese S, Rubin DT, Lissoos TW, Xu J, et al. Efficacy of vedolizumab in fistulising crohn's disease: exploratory analyses of data from GEMINI 2. J Crohn's Colitis. 2018 Apr;12(5):621-6.
41. Chapuis-Biron C, Bourrier A, Nachury M, Nancey S, Bouhnik Y, Serrero M, et al. Vedolizumab for perianal Crohn's disease: a multicentre cohort study in 151 patients. Alimentary Pharmacology & Therapeutics. 2020 Apr;51(7):719-27.
42. Feuerstein JD, Ho EY, Shmidt E, Singh H, Falck-Ytter Y, Sultan S, et al. AGA Clinical Practice Guidelines on the Medical Management of Moderate to Severe Luminal and Perianal Fistulizing Crohn's Disease. Gastroenterology. 2021 Jun;160(7):2496-508.
43. Chapuis-Biron C, Kirchgesner J, Pariente B, Bouhnik Y, Amiot A, Viennot S, et al. Ustekinumab for Perianal Crohn's Disease: The BioLAP Multicenter Study From the GETAID. Am J Gastroenterol. 2020 Nov;115(11):1812-20.
44. Yassin NA, Askari A, Warusavitarne J, Faiz OD, Athanasiou T, Phillips RK, et al. Systematic review: the combined surgical and medical treatment of fistulising perianal Crohn's disease. Aliment Pharmacol Ther. 2014 Jul;40(7):741-9.
45. Wolff BG, Culp CE, Beart RW Jr, Ilstrup DM, Ready RL. Anorectal Crohn's disease. A long-term perspective. Dis Colon & Rectum. 1985 Oct;28(10):709-11.
46. Solomon MJ. Fistulae and abscesses in symptomatic perianal Crohn's disease. Internat J Colorectal Dis. 1996;11(5):222-6.
47. Adamina M, Bonovas S, Raine T, Spinelli A, Warusavitarne J, Armuzzi A, et al. ECCO Guidelines on Therapeutics in Crohn's Disease: Surgical Treatment. J Crohn's Colitis. 2020 Feb;14(2):155-68.
48. Gingold DS, Murrell ZA, Fleshner PR. A prospective evaluation of the ligation of the intersphincteric tract procedure for complex anal fistula in patients with Crohn disease. Ann Surg. 2013 Dec;260(6):1057-61.
49. Kaminski JP, Zaghiyan K, Fleshner P. Increasing experience of LIFT procedure for patients with Crohn's disease: what have we learned? Colorectal Dis. 2017 Aug;19(8):750-5.
50. Grimaud JC, Munoz-Bongrand N, Siproudhis L, Abramowitz L, Sénéjoux A, Vitton V, et al. Fibrin glue is effective healing perianal fistulas in patients with Crohn's disease. Gastroenterology. 2010 Feb;138(7):2275-81.
51. Senéjoux A, Siproudhis L, Abramowitz L, Munoz-Bongrand N, Desseaux K, Bouguen G, et al. Fistula plug in fistulising anoperineal Crohn's disease: a randomised controlled trial. J Crohn's Colitis. 2016 Feb;10(2):141-8.
52. Narang SK, Keogh K, Alam NN, Pathak S, Daniels IR, Smart NJ. A systematic review of new treatments for cryptoglandular fistula in ano. Surgeon. 2017 Feb;15(1):30-9.
53. Panés J, García-Olmo D, Van Assche G, Colombel JF, Reinisch W, Baumgart DC, *et al.* Expanded allogeneic adipose-derived mesenchymal stem cells (Cx601) for complex perianal fistulas in Crohn's disease: a phase 3 randomised, double-blind controlled trial. Lancet. 2016;388(10051):1281-1290.
54. Lightner AL, Wang Z, Zubair AC, Dozois EJ. A systematic review and meta-analysis of mesenchymal stem cell injections for the treatment of perianal crohn's disease: progress made and future directions. Dis Colon Rectum. 2018;61(5):629-640.
55. Meinero P, Mori L. Video-assisted anal fistula treatment (VAAFT): a novel sphincter-saving procedure for treating complex anal fistulas. Techniq Coloproctol. 2011;15(4):417-422.
56. Schwandner O. Video-assisted anal fistula treatment (VAAFT) combined with advancement flap repair in Crohn's disease. Techniq Coloproctol. 2013;17(2):221-225.
57. Soltani A, Kaiser AM. Endorectal advancement flap for cryptoglandular or Crohn's fistula-in-ano. Dis Colon Rectum. 2010;51(4):486–95.
58. Wasmann KA, de Groof EJ, Stellingwerf ME, D'Haens GR, Ponsioen CY, Gecse KB, *et al.* Treatment of perianal fistulas in Crohn's Disease, Seton Versus Anti-TNF Versus Surgical Closure Following Anti-TNF [PISA]: A Randomised Controlled Trial. J Crohn's Colitis. 2020;14(8):1049-1056.
59. Giamundo P, Esercizio L, Geraci M, Tibaldi L, Valente M. Fistula-tract Laser Closure (FiLaCTM): long-term results and new operative strategies. Techniq Coloproctol. 2015;19(8):449-453.
60. Giamundo P, Geraci M, Tibaldi L, Valente M. Closure of fistula-in-ano with laser–FiLaCTM: an effective novel sphincter-saving procedure for complex disease. Colorectal Disease. 2014;16(2):110-115.
61. Wilhelm A, Fiebig A, Krawczak M. Five years of experience with the FiLaCTM laser for fistula-in-ano management: long-term follow-up from a single institution. Techniq Coloproctol. 2017;21(4):269-276.
62. Singh S, Ding NS, Mathis KL, Dulai PS, Farrell AM, Pemberton JH, et al. Systematic Review with Meta-Analysis: Faecal Diversion for Management of Perianal Crohn's Disease. Alimentary Pharmacology & Therapeutics. 2015;42(7):783-792.
63. Kasparek MS, Glatzle J, Temeltcheva T, Mueller MH, Koenigsrainer A, Kreis ME. Long-Term Quality of Life in Patients with Crohn's Disease and Perianal Fistulas: Influence of fecal diversion. Dis Colon Rectum. 2007;50(12):2067-2074.
64. Lightner AL, Ashburn JH, Brar MS, Carvello M, Chandrasinghe P, van Overstraeten AB, *et al.* Fistulizing Crohn's Disease. Current Problems in Surgery. 2020;57(11).
65. Yamamoto T, Bain IM, Allan RN, Keighley MR. Persistent perineal sinus after proctocolectomy for Crohn's Disease. Dis Colon Rectum. 1999;42(1): 96-101.
66. Regueiro M, Mardini H. Treatment of perianal fistulizing Crohn's disease with infliximab alone or as an adjunct to

exam under anesthesia with seton placement. Inflamm Bowel Diseases. 2003;9(2):98-103.

67. Gaertner WB, Burgess PL, Davids JS, Lightner AL, Shogan BD, Sun MY, et al. The American Society of Colon and Rectal Surgeons Clinical Practice Guidelines for the Management of Anorectal Abscess, Fistula-in-Ano, and Rectovaginal Fistula. Dis Colon Rectum. 2022;65(8):964-985.
68. Meima-van Praag EM, van Rijn KL, Wasmann KATGM, Snijder HJ, Stoker J, D'Haens GR, *et al.* Short-term anti-TNF therapy with surgical closure versus anti-TNF therapy in the treatment of perianal fistulas in Crohn's disease (PISA-II): a patient preference randomised trial. Lancet. 2022;7(7):617-626.
69. Davidov Y, Ungar B, Bar-Yoseph H, Carter D, Haj-Natour O, Yavzori M, *et al.* Association of induction infliximab levels with clinical response in perianal Crohn's disease. J Crohns Colitis. 2017;11(5):549-555.
70. Yarur AJ, Kanagala V, Stein DJ, Czul F, Quintero MA, Agrawal D, *et al.* Higher infliximab trough levels are associated with perianal fistula healing in patients with Crohn's disease. Alimentary Pharmacology & Therapeutics. 2017;45(7):933-940.
71. Strik AS, Löwenberg M, Buskens CJ, B Gecse K, I Ponsioen C, Bemelman WA, et al. Higher anti-TNF serum levels are associated with perianal fistula closure in Crohn's disease patients. Scandinavian J Gastroenterol. 2019;54(4):453-458.
72. El-Matary W, Walters TD, Huynh HQ, deBruyn J, Mack DR, Jacobson K, et al. Higher postinduction infliximab serum trough levels are associated with healing of fistulizing perianal Crohn's disease in children. Inflamm Bowel Disease. 2019;25(1):150-155.
73. Ruemmele FM, Rosh J, Faubion WA, Dubinsky MC, Turner D, Lazar A, et al. Efficacy of adalimumab for treatment of perianal fistula in children with moderately to severely active Crohn's disease: results from IMAgINE 1 and IMAgINE 2. J Crohn's Colitis. 2018;12(10):1249-1254.
74. Plevris N, Lyons M, Jenkinson PW, Chuah CS, Merchant LM, Pattenden RJ, *et al.* Higher adalimumab drug levels during maintenance therapy for Crohn's disease are associated with biologic remission. Inflamm Bowel Disease. 2019;25(6):10336-1043.
75. Papamichael K, Vande Casteele N, Jeyarajah J, Jairath V, Osterman MT, Cheifetz AS. Higher Postinduction Infliximab Concentrations Are Associated With Improved Clinical Outcomes in Fistulizing Crohn's Disease: An ACCENT-II Post Hoc Analysis. The Am J Gastroenterol. 2021;116(5):1007-1014.
76. De Gregorio M, Lee T, Krishnaprasad K, Amos G, An YK, Bastian-Jordan M. Higher anti-tumor necrosis factor-α levels correlate with improved radiologic outcomes in Crohn's perianal fistulas. Clini Gastroenterol Hepatol. 2022;20(6):1306-1314.
77. Miranda EF, Nones RB, Kotze PG. Correlation of serum levels of anti-tumor necrosis factor agents with perianal fistula healing in Crohn's disease: a narrative review. Intest Res. 2021;19(3):255-264.

SEÇÃO 47-5

AVANÇOS RECENTES NO TRATAMENTO CIRÚRGICO DA DOENÇA DE CROHN

Carlos Walter Sobrado ▪ Lucas Rodrigues Boarini ▪ Lucas Faraco Sobrado

A doença de Crohn (DC) é uma afecção inflamatória crônica que oscila entre períodos de atividade e remissão, pode acometer todo o trato digestório e não apresenta etiopatogênese totalmente elucidada. A inflamação transmural progressiva leva nos casos mais graves a ulcerações profundas, podendo favorecer o desenvolvimento de estenoses, obstruções e fístulas abdominais e ou perineais.[1]

O tratamento da DC deve ser feito logo após o diagnóstico e em bases clínicas, no período de 6 a 18 meses após o início dos sintomas (período denominado "janela de oportunidades"), tendo como objetivo a remissão clínica e a cicatrização da mucosa. Nesta última década, já foi demonstrado que o diagnóstico precoce, com identificação de fatores de risco preditores de gravidade e a instituição de terapêutica com medicamentos adequados (esteroides, imunossupressores e imunobiológicos), consegue-se reduzir significativamente as taxas de complicações, de internações e de cirurgias.[2]

Os pacientes que não respondem à terapia farmacológica e nutricional e que evoluem com complicações, devem ser submetidos a tratamento cirúrgico.[3]

Os principais avanços ocorridos no tratamento cirúrgico na doença de Crohn são:

- Estudo LIR!C (LIR!C Trial).
- Ressecção estendida do mesentério.
- Técnica Kono-S.
- Robótica na DII
- Células-tronco na DC fistulizante perianal.

LIRIC TRIAL

Com relação ao tratamento da DC, a publicação do European Crohn's Colitis Organization (ECCO).[4,5] recomenda para casos leves de doença de Crohn ileocecal moderadamente ativa, um curso de corticoide (budesonida ou prednisona/prednisolona) indicado juntamente com o início de um imunomodulador (AZA/6-MP). Para doença gravemente ativa, a primeira escolha é um agente biológico, associação à prednisona e a um imunomodulador também pode ser considerado, em casos selecionados.[4,5]

A ressecção cirúrgica é geralmente reservada para pacientes que são refratários ou intolerantes à terapia médica, ou tem complicações clinicamente relevante como abscessos, doença fibrostenótica ou fistulizante.[6]

Até 80% de pacientes com DC ileocecal são submetidos à ressecção cirúrgica ao longo da vida,[6] embora recentemente a necessidade de ressecção cirúrgica em geral parece ter diminuído aproximadamente 30% desde o início do uso de agentes biológicos.[7] Os imunobiológicos apesar de recentemente terem se tornado os medicamentos primordiais no controle das DII, eles apresentam altas taxas de falha primária (30%) e falha secundária (10 a 13% ao ano devido a imunogenicidade), sem falar no risco de infecções oportunísticas principalmente quando associado aos imunomoduladores.[8-11]

Metanálise publicada por Frolkis *et al.* identificou que a taxa de ressecção cirúrgica decorrente da falha da terapia medicamentosa (biológicos e umunomoduladores) é alta, com 16, 33 e 47% após 1, 3 e 5 anos de acompanhamento.[12]

Nova ressecção para DC recorrente tem sido demonstrado ocorrer em 10-22% das pessoas após 5 a 8,5 anos de acompanhamento.[13,14] Esse achado sugere que a ressecção pode ser uma alternativa valiosa aos agentes biológicos, objetivando a indução e manutenção prolongada da remissão clínica.

Além dos sintomas associados à doença de Crohn, a medicação usada para o tratamento de manutenção em longo prazo não é isenta de complicações sérias, podendo proporcionar efeito profundo na qualidade de vida.[15-17]

Com base nos dados acima, o Liric Study Group iniciou pesquisa tendo como hipótese que a ressecção intestinal nos pacientes com DC ileocecal com comportamento inflamatório e falha no tratamento convencional (corticoides, tiopurinas e metotrexato) poderia proporcionar melhores resultados e qualidade de vida superior, em relação aos biológicos.

O estudo Liric demonstrou que em pacientes com DC ileocecal, com menos de 40 cm de extensão de lesão e comportamento inflamatório, o tratamento precoce com a ressecção ileocecal por videolaparoscopia foi opção melhor do que o uso de anti-TNF, após um período médio de acompanhamento de 4 anos.[18]

No grupo terapia com IFX (n = 65 pacientes), 47,7% necessitaram ressecção ileocólica, 13,9% terapia combinada (IFX e imunossupressor) e 38,4% mantiveram com IFX. No grupo ressecção ileocólica, 42% permaneceram sem medicação para DII, 31,9% estavam em uso de imunossupressor e 26,1 necessitaram IFX.

O *Liric trial* sugeriu mudança de paradigma, nos mostrando, que o tratamento cirúrgico precoce na DC ileocecal comportamento inflamatório, é uma interessante opção terapêutica, podendo ser indicada antes da introdução dos biológicos, após a falha da terapia convencional.

De Groof *et al.* avaliaram a relação custo/efetividade e qualidade de vida nos dois grupos do estudo Liric: ressecção intestinal vs. infliximabe. Os desfechos avaliados foram anos de vida ajustados pela qualidade (QALYs) com base no questionário EuroQol (EQ) e no Questionário de Doenças Inflamatórias Intestinais (IBDQ). Os custos foram mensurados a partir de uma perspectiva social.

Os custos diretos médios de saúde da DC por paciente em um ano foram menores no grupo cirurgia em comparação com IFX, com diferença média de 8.931 euros. Os custos sociais totais também foram menores no grupo cirurgia, porém, não significantes estatisticamente, diferença média de 5.729 euros.

Os autores concluíram que em pacientes com doença de Crohn ileocecal com comportamento inflamatório, que a terapia convencional falhou, a ressecção ileocólica precoce por videolaparoscopia é opção custo/efetiva, com significativamente mais QALYs e pontuações mais altas no IBDQ.[19]

RESSECÇÃO ESTENDIDA DO MESENTÉRIO NA DOENÇA DE CROHN

Anormalidades do mesentério em portadores de doença de Crohn não é recente, trabalho pioneiro publicado em 1932 por Burrill Crohn *et al.* já descrevia a presença de gordura rastejante/envolvente (*Crepping fat*) envolvendo o segmento intestinal inflamado.[20]

Vários trabalhos foram publicados associando o mesentério inflamado com a atividade e recidiva do processo inflamatório da doença de Crohn.[21,22]

Apesar de alguns autores sugerirem a ressecção alargada do mesentério ainda hoje,[23,24] os *guidelines* e consensos não recomendam a ressecção estendida do mesentério, sendo tema ainda controverso. Importante ressaltar que a hipertrofia do mesentério não está presente em todos os pacientes com DC submetidos a tratamento cirúrgico, e as operações têm sido conservadoras com relação ao mesentério durante as ressecções intestinais na doença de Crohn.[25]

Coffey *et al.* em 2018 publicaram estudo multicêntrico, onde procuraram avaliar a taxa de recorrência cirúrgica em pacientes com DC ileocólica, submetidos à ressecção extensa do mesentério e comparam com uma coorte histórica com ressecção conservadora do mesentério.[24]

A coorte A, é a histórica, composta por 30 consecutivos pacientes, submetidos à ressecção ileocólica conservadora no período de janeiro de 2004 a abril 2010, período médio de acompanhamento médio de 69,9 ± 48,47 meses.

A coorte B foi avaliada de modo prospectivo, foi composta por 34 consecutivos pacientes, onde foram realizadas ressecções ileocólicas com excisão extensa do mesentério, no período após agosto de 2010, com período de acompanhamento médio: 51,7 ± 20,98 meses.

Os autores avaliaram as taxas de recorrência cirúrgica (definida como recorrência que requer intervenção cirúrgica) entre os dois grupos. A taxa de recorrência foi significativamente reduzida naqueles com ressecção extensa do mesentério: 2,9% *versus* 40%, e a técnica cirúrgica foi um fator independente determinante do resultado.

Observaram que tanto nos casos de mesentério hipertrófico macroscópico quanto nos casos sem mesenterite, havia intensa atividade inflamatória que se correlacionava com lesão na mucosa intestinal, e com aumento substancial dos fibrócitos circulantes. A presença de doença mesentérica avançada (mesentério espessado e > 50 de *fat wrapping*) foi fator independente de recorrência cirúrgica e redução do tempo para recorrência.

No entanto, encontraram alguns achados não esperados, por exemplo: apesar de o mesentério ter sido ressecado ao nível da raiz, esperava-se que o comprimento do espécime cirúrgico fosse maior neste grupo, mas foi menor.

Outro achado inesperado foi o fato da ressecção estendida do mesentério, com ligadura dos vasos na raiz, não ter afetado a vascularização, e não ter sido observado aumento na taxa de complicações pós-operatórias.

Achados esperados também foram observados neste estudo, a taxa de linfonodos ressecados foi maior no grupo com ressecção extensa, e o índice de atividade inflamatória na mucosa intestinal e clínica foram mais intensos e associados com o tabagismo.

Ponto interessante para debater, seria a interpretação desses excelentes resultados clínicos, decorrente apenas da modificação da técnica operatória, proporcionando intensa redução de recorrências cirúrgicas de 40% para 3%.

Os achados observados no trabalho de Coffey *et al.* enfatizaram e deram suporte à inclusão do mesentério em ressecções para doença de Crohn ileocólica, trazendo este longevo tema para discussão.

Neste estudo, alguns fatores devem ser analisados, por exemplo: o grupo de ressecção convencional as operações foram feitas entre abril de 2004 e abril de 2010, e os dados colhidos no prontuário, de modo retrospectivo, enquanto no grupo com ressecção extensa do mesentério, as operações realizadas após agosto de 2010, e os dados obtidos prospectivamente.

Outro dado que poderia ser fator de confusão, é o tempo de acompanhamento pós-operatório, maior no grupo com ressecção conservadora. Apesar de Coffey *et al.* afirmarem que a maioria das recidivas cirúrgicas ocorra nos primeiros 24 meses de pós-operatório - PO, a literatura médica indica que a recorrência clínica ocorre neste período, mas a recorrência cirúrgica é geralmente diagnosticada após 5 anos de acompanhamento.[26] No grupo com ressecção extensa do mesentério o período de acompanhamento foi menor: 51,7 ± 20,9 meses *vs.* 69,9 ± 48,4 meses.

Outro ponto de discussão é o fato que neste estudo não fica claro qual o critério utilizado para realizar a reoperação, seria interessante saber se foi realizado uma colonoscopia entre 6 e 12 meses de pós-operatório (hoje em dia recomendado) e qual a taxa de recorrência clínica e endoscópica.[27] Os protocolos de profilaxia e tratamento da recorrência evoluíram nestas últimas duas décadas, recomendam vigilância mais rigorosa, e a inflamação na anastomose em fases precoces podem ser manejadas com novos medicamentos, dilatação endoscópica e infiltração de esteroides, diminuindo a necessidade de reintervenção. As indicações de reoperação em pacientes já submetidos à anastomose ileocólica parecem ser claras e fáceis, mas, na prática clínica diária, muitas vezes é complexa e subjetiva.

No entanto (outro ponto de discussão), alguns autores sugerem que esta anormalidade mesentérica, denominada "gordura rastejante/envolvente" é imunologicamente protetora, e deveria ser retirada apenas em casos selecionados, pois a ressecção radical pode associar-se piores resultados clínicos.[28-30]

Já Coffey *et al.* descrevem que no acometimento ileocólica, a anormalidade "hipertrofia mesentérica" se estende na camada externa do intestino devido ao caráter transmural da doença de Crohn, e que sua excisão poderia diminuir a entrada de células mesenquimais inflamatórias com melhores resultados clínicos. Do mesmo modo, a retirada extensa do mesentério contempla uma linfadenectomia maior, interrompendo o recrutamento local de precursores de fibroblastos, ou seja, os fibrócitos que podem se diferenciar em adipócitos ou fibroblastos.[31,32]

Embora o mesentério tenha sido implicado na fisiopatologia e, provavelmente, desempenhe um papel patogênico na DC ileocecal por ser reconhecido como um orgão imune ativo com produção e modulação de TNF alfa, é também importante para a vascularização intestinal e remoção extensa pode comprometer o tecido intestinal, e o neste estudo não fica claro quanto deve ser ressecado.

E, por fim, o conceito de ressecção estendida do mesentério é controverso, e está em oposição ao benefício observado nas estenoplastias, onde se presencia boa cicatrização e baixa recorrência.[33,34]

Outro dado que deve ser analisado neste estudo, é com relação às margens cirúrgicas, na coorte A (ressecção conservadora) a margem mucosa acometida pela DC foi de 79% *versus* 16% na coorte B (ressecção extensa), sendo a positividade de doença na margem é fator de riscopara recorrência cirúrgica. Duas séries de pacientes operados com DC, demonstraram forte associação entre margem intestinal de ressecção positiva e risco aumentado de recorrência cirúrgica.[35]

Estes dados extremos (2,9% *vs.* 40%) com relação à recorrência cirúrgica relatados no trabalho de Coffey *et al.* devem ser vistos com ressalvas, e novas pesquisas multi-institucionais são esperadas, objetivando confirmar ou não estes resultados.

OPERAÇÃO PELA TÉCNICA KONO-S

Em setembro de 2003, Toru Kono *et al.*, do hospital universitário Asahikawa (Japão), iniciam pesquisa realizando uma nova técnica operatória com objetivo de reduzir a recorrência pós-operatória, realizando anastomose Kono-S após ressecção intestinal em pacientes com DC no intestino delgado ou cólon. Pretendiam avaliar os resultados de curto e longo prazo, as complicações e a recorrência pós-operatória.[36,37]

Realizaram estudo multicêntrico, no período de setembro de 2003 a setembro de 2011, onde 187 pacientes consecutivos com DC foram submetidos à ressecção intestinal com anastomose pela técnica Kono-S, sendo 144 no Japão e 43 nos EUA.

Nos pacientes operados no Japão, após acompanhamento médio de 65 meses, ocorreram apenas duas recorrências. A análise estatística Kaplan-Meier demonstrou que a taxa de sobrevida livre de doença após período de 5 e 10 anos foi 98,6% em ambos os períodos. Nos pacientes operados nos EUA (Medical Center Universidade de Chicago) nenhuma recorrência foi observada após período de acompanhamento médio de 32 meses.

Os autores concluíram que a anastomose Kono-S é uma técnica que parece ser segura e eficaz na redução de recorrência pós-operatória na doença de Crohn.[37]

Neste trabalho publicado em 2016, Kono *et al.* relataram recorrência foi de 1,6%, e citam como motivos: a coluna de suporte que mantém o diâmetro da anastomose intacta, prevenindo a torção e consequente estenose. Relatam, também, que do ponto de vista funcional é uma anastomose terminoterminal, o que facilita a avaliação endoscópica e o tratamento com dilatação e aplicação de corticosteroides. Outras duas vantagens citadas pelos autores é o fato da anastomose ser bem ampla e ser antimesentérica, mantendo o mesentério longe, afastado de anastomose. O lado mesenterial é geralmente o local onde estão localizadas as lesões e onde se inicia a recidiva na DC, e mantê-lo distante da anastomose é fator primordial.

Outro benefício da técnica é por seccionar o mesentério junto da parede intestinal, ocorre preservação da inervação e do suprimento sanguíneo, fatores importantes para cicatrização adequada de anastomoses, com menor risco de reoperação.

Além disto, o uso de grampeadores cria anastomoses de lúmen uniforme, que são menos flexíveis, apresentam maior incidência de sangramento, induzem resposta inflamatória exacerbada e maior tendência a estenose.[38-40]

Kono *et al.* recomendam sempre realizar a anastomose com sutura manual e não com grampos metálicos.[37]

Importante deixar claro que o trabalho publicado por Kono *et al.*, em 2016, tem algumas limitações, é retrospectivo, uma série de casos, não randomizado, com período de acompanhamento pequeno.

Revisão sistemática foi recentemente publicada, procurando avaliar a importância potencial da ressecção estendida do mesentério e a técnica Kono-S na recorrência pós-operatória clínica e cirúrgica na DC, com relação à segurança e eficácia. Com relação à técnica Kono-S, os autores concluíram que a literatura existente indica que a técnica é segura e reduz a recorrência endoscópica e cirúrgica, mas o nível de evidência é baixo.

Com relação a preservação ou ressecção estendida do mesentério, o tema ainda é controverso, necessitando melhores estudos com acompanhamento de longo prazo.[41]

Em 2022, Stefan Holubar da Cleveland Clinic (CCF-Ohio) publicou a sua experiência de curto prazo de acompanhamento associando as duas técnicas, tendo como objetivo avaliar a viabilidade técnica e segurança da combinação de técnicas: excisão radical mesentérica associada à anastomose Kono-S.

Foi realizado um estudo descritivo de centro único (CCF-Ohio), com 22 adultos consecutivos, portadoresc de DC, submetidos à ressecção intestinal e excisão radical do mesentério, no período de setembro de 2020 a junho de 2021. Estenose estava presente em 100% dos pacientes, 59% fístulas, 81% estavam em uso de biológicos e 27% já tiveram ressecção ileocólica anterior. A exposição a medicamentos e a dilatação endoscópica por balão antes da cirurgia foram registradas.

Setenta e dois por cento foram submetidos a procedimentos laparoscópicos, um defeito mesentérico foi fechado em 86%, retalhos omentais foram confeccionados em 77% e 3 pacientes foram desviados. O tempo operatório mediano foi de 175 minutos. A mediana de permanência pós-operatória foi de 4 dias. Aos 30 dias, ocorreram 2 reinternações para reintervenção: uma colocação de seton e uma drenagem percutânea de coleção estéril. Não houve casos de sepse intra-abdominal ou deiscência de anastomose.

Os autores concluíram que a ressecção radical do mesentério associada à operação Kono-S, é abordagem conservadora e promissora, altamente factível e segura. Mais estudos são necessários para avaliar a segurança e resultados em longo prazo.[42]

PLATAFORMA ROBÓTICA NA DII

O processo inflamatório da doença de Crohn e colite ulcerativa apresenta um desafio técnico no campo cirúrgico, e essas operações podem ser repletas de altas taxas de complicações.[43]

Os pacientes geralmente apresentam espessamento do mesentério, tecidos friáveis e endurecidos, difícil de manipular, podendo resultar em aumento da perda sanguínea, aderências ao peritônio e entre alças, abscessos, fístulas entre orgãos e para parede abdominal.[44] Pacientes com DII também são mais propensos a morbidades, como anemia crônica, desnutrição e imunossupressão, fatores que podem interferir na cicatrização pós-operatória e contribuir para complicações.

Assim, operar pacientes com DII pode representar um desafio para o cirurgião.

Os benefícios da cirurgia minimamente invasiva (CMI) em coloproctologia e doenças retais têm sido bem documentados por vários autores.[45-49]

No entanto, apesar das vantagens bem conhecidas de uma abordagem CMI, 77% das ressecções ileocólicas para DC ainda hoje são realizada através de laparotomia.[48] Aumentar a taxa de abordagem com CMI é particularmente importante nos pacientes com DII, que podem potencialmente sofrer múltiplas cirurgias durante a vida. A tecnologia robótica pode melhorar a capacidade do cirurgião de lidar com os casos desafiadores de DII, e poderia possivelmente aumentar o número de operações assistidas por robótica (RAS).

Embora haja uma escassez de dados sobre o uso de robótica em DII, esta tecnologia tem sido demonstrada em vários estudos, ter um perfil de segurança semelhante à videolaparoscopia, com taxas de conversão mais baixas.[43,50-55]

A plataforma robótica quer seja DaVinci Si ou Xi pode ser aplicada no tratamento das DII, e as operações mais comumente realizadas na DC são ressecção ileocólica, enterectomias e colectomias, e para retocolite ulcerativa a colectomia, protectomia e proctocolectomia restauradora.

Os dados sobre cirurgia robótica para DC ainda estão evoluindo. A literatura atual sobre o tema nos ensina que uma abordagem minimamente invasiva para as DII, oferece benefícios ao paciente, mas está associada a altas taxas de conversão. Acreditamos que a melhor visualização, desenvolvimento e aperfeiçoamento de instrumentos, melhor ergonomia e destreza oferecida pela abordagem robótica permitirá aos cirurgiões superar essas dificuldades e em curto espaço de tempo, e ser oferecida a mais pacientes com DII.

TERAPIA COM CÉLULAS-TRONCO NA DOENÇA DE CROHN FISTULIZANTE PERIANAL

As fístulas perianais na DC frequentemente se apresentam com múltiplos trajetos, numerosos orifícios externos e internos, acometimento retovaginal, que podem estar associadas a abscessos ou estenoses, levando a uma redução substancial na qualidade de vida dos pacientes.[56] Apesar da variedade de opções terapêuticas disponíveis (medicamentoso e cirúrgico), o tratamento de fístulas perianais permanece com baixas taxas de cura, recidivas frequentes e alta recorrência.

O infliximabe-IFX, um anticorpo monoclonal, é recomendado como terapia medicamentosa de primeira linha após drenagem do processo infeccioso local, mas apesar de fechar o orifício externo, diminuindo a drenagem de secreção, a inflamação permanece no interior do trajeto, sendo a principal causa de recidiva.[57]

O IFX é o imunobiológico que demonstrou ser mais eficaz em um estudo randomizado controlado por placebo realizado em indivíduos com doença de Crohn perianal sintomática. Estudo realizado por Daniel Present *et al.* em 94 portadores de DC fistulizante perianal e controlado por placebo demonstrou remissão com completo fechamento das fístulas em 55% dos pacientes após acompanhamento de 14 semanas, mas após 54 semanas apenas 33% mantinham as fístulas cicatrizadas.[58]

Para alcançar maiores taxas de cicatrização, orienta-se primeiro o tratamento cirúrgico da sepse perianal em associação a antibióticos e em seguida IFX associado ou não a imunossupressor.

Estudo realizado por El-Gazzaz *et al.*, da Cleveland Clinic, subdividiram 218 pacientes portadores de DC e fístulas perianais em dois grupos, de acordo com a terapia empregada: Grupo A (tratamento cirúrgico) com 117 pacientes (53,7%) e o Grupo B (cirurgia + biológico) com 101 pacientes. Após acompanhamento médio de 32 meses, observaram melhor resposta com cicatrização no grupo B: 71,3% *versus*. 35,9% (Grupo Cirurgia).[59]

Após o controle da proctite e do processo infeccioso local, e com persistência do trajeto fistuloso, algumas opções cirúrgicas podem ser realizadas agentes de preenchimento (cola fibrina, plugue de colágeno), *laser*, avanço de retalho miomucoso, *lift* (Ligation Intersphincteric Fistula Tract), VAAFT (Video Assist Anal Fistula Treatment) entre outros, com resultados díspares.[60]

Apesar do uso de antibióticos, imunomoduladores, biológicos e procedimentos cirúrgicos, aproximadamente 40% dos pacientes permanecem com a fístula ativa, e com péssima qualidade de vi.[61]

Recentemente as células-tronco mesenquimais (CTM) surgiram como uma opção terapêutica, poupadora de esfíncter, para DC perianal fistulizante. Elas são células pluripotentes que se diferenciam em tecidos de linhagens mesodérmicas, a depender do local de sua inserção. As células-tronco derivadas do tecido adiposo humano desempenham importante função na regulação da resposta imune, como a redução no infiltrado inflamatório e na regulação negativa de mediadores inflamatórios em órgãos alvos. Através da conversão das células imaturas em fibroblastos, as CTMs são capazes de reduzir a ativação de linfócitos T CD4 e anticorpos produzidos por linfócitos B, diminuem a ação pró-inflamatória de células dendríticas e a toxicidade de células *Natural Killer*, além de aumentarem a produção de células T regulatórias. Este conjunto de ações auxilia no controle inflamatório local induzindo a cicatrização. As CTMs podem ser extraídas de células adiposas, de origem autóloga ou alogênica. A quantidade de células aplicadas, o número de aplicações e a técnica utilizada ainda não estão bem definidos e é bem variável nos estudos analisados.

O uso de CTM para o tratamento da DC perianal foi relatado pela primeira vez em 2003 por Garcia-Olmo *et al.*, que trataram com sucesso fístula retovaginal refratária usando injeção autóloga de células-tronco.[62]

Posteriormente, novas pesquisas, de fase I e II, investigaram a segurança e a eficácia do uso de CTMs para tratar a DC perianal.[63,64]

Revisão sistemática avaliou 11 estudos de injeção de células mesenquimais dos quais, três apresentavam grupo-controle. Não houve diferença estatística no que tange eventos adversos (OR = 1,07 (95% CI, 0,61-1,89) p = 0,81) ou eventos adversos graves (OR = 0,53 (95% CI, 0,28-0,98); p = 0,04) nos pacientes que utilizaram células mesenquimais. A injeção de células-tronco apresentou melhor índice de cicatrização se comparado com o grupo-controle nas entre as semanas 6 a 24 (OR = 3,06 (95% CI, 1,05-8,90); p = 0,04) e entre as semanas 24 a 52 (OR = 2,37 (95% CI, 0,90-6,25); p = 0,08). As limitações deste estudo consistem na multiplicidade dos centros realizados, heterogeneidade nos critérios de inclusão, origem das células mesenquimais, dose e frequência das injeções, e definição da cicatrização das fístulas.[65]

Outro estudo avaliou a injeção autóloga de células adiposas mesenquimais em pacientes com fístulas perianais complexas e relatou 82% de cicatrização na semana 8, e a remissão foi mantida por um ano em 88%.[66] Apesar das variações nos protocolos utilizados, os resultados de todos os ensaios concluídos têm sido encorajadores em relação tanto para a segurança quanto para a eficácia, porém a grande dificuldade consiste em obter as células-tronco autógenas e mantê-las até sua aplicação. A dificuldade em convencer o paciente a extrair a célula-tronco de forma autóloga estimulou a pesquisa em células-tronco alogênicas como o darvadstrocel (DVS).

O Darvadstrocel (DVS) consiste em uma suspensão de células-tronco mesenquimais derivadas de tecido adiposo alogênico humano expandido. É a primeira terapia avançada de células-tronco mesenquimais (MSC) aprovada na Agência Europeia de Medicamentos (EMA) para o tratamento de fístulas perianais complexas em pacientes adultos com doença de Crohn luminal não ativa/levemente ativa, quando as fístulas mostraram uma resposta inadequada a ≥ 1 tratamento convencional ou biológico. O DVS deve ser aplicado apenas após o tratamento da fístula com curetagem e posicionamento do sedenho. A sua aplicação deve ser realizada em até 72 horas da sua produção. Em decorrência do seu elevado custo, alguns países europeus, como por exemplo, a Holanda, exigem a falha pregressa a pelo menos um método cirúrgico para resolução da fístula (LIFT e avanço de retalho), para autorizar sua aplicação.

A aprovação para o DVS foi concedida com base nos resultados do ensaio ADMIRE-CD de Fase III que foi originalmente publicado em 2016. Este ensaio clínico randomizado placebo controlado, duplo-cego envolveu a inscrição de 212 pacientes adultos com 18 anos ou mais e que apresentavam fístulas perianais complexas, foram excluídos pacientes com proctite ativa e fístula retovaginal. Para serem incluídos no estudo, os pacientes deveriam ter tido uma resposta inadequada a mais de uma terapia convencional ou biológica. Todos os pacientes foram submetidos previamente à curetagem e à colocação de sedenho, pelo menos 2 semanas antes da injeção. No momento da injeção, o sedenho foi removido, e 120 milhões de Cx601 células em 24 mL (ou um volume equivalente de solução salina normal) foram distribuídos no tecido adjacente à fístula e orifício interno, associado a fechamento do orifício interno com sutura. O desfecho primário foi a confirmação clínica de fechamento de todos os orifícios externos tratados, que estavam drenando antes do tratamento, e ausência de coleção > 2 cm confirmado por ressonância magnética. O índice de remissão, no grupo *intention to treat*, na semana 24 foi estatisticamente maior no grupo submetido à aplicação local de células mesenquimais em relação ao placebo (50% *vs.* 34%, p = 0,024). A eficácia do DVS no estudo ADMIRE-CD levanta a questão de seu potencial como terapia de primeira linha, isoladamente ou em combinação com terapia anti-inflamatória sistêmica, como anti-TNF ou outros produtos biológicos. Dezoito (17%) de 103 pacientes no grupo Cx601 *vs* 30 (29%) de 103 pacientes no grupo placebo apresentaram eventos adversos relacionados ao tratamento, os mais comuns foram abscesso anal (seis no grupo Cx601 vs nove no grupo placebo) e proctalgia (5 *vs* 9).[67]

Um total de 131 pacientes completou o acompanhamento de 52 semanas no estudo ADMIRE-CD, 40 pacientes optaram por permanecer no acompanhamento estendido até a semana 104, 25 no grupo DVS e 15 no grupo placebo. Nas semanas 24, 56 e 104, remissão clínica foi reportada em 16/25 (64%), 20/25 (80%), e 14/25 (56%) pacientes no grupo DVS *vs* 7/15 (47%), 7/15 (47%), e 6/15 (40%) pacientes no grupo-controle. A diferença proporcional entre os grupos foi de 17,3% (95% IC, −14,2 a 48,8), 33,3% (95% IC, 3,6 a 63,1) e 16,0% (95% IC, −15,5 a 47,5) nas semanas 24, 52, e 104, respectivamente.[68]

O estudo INSPECT teve como objetivo avaliar se as respostas ao DVS observadas durante o estudo ADMIRE-CD foram mantidas além de 104 semanas, após o tratamento por meio de uma avaliação retrospectiva de revisão de prontuários. Dados retrospectivos sobre a remissão clínica e recidiva da fístula foram obtidos nas semanas 104 e 156 após o tratamento. Além disso, eventos adversos, como malignização e formação de tecido ectópico, foram monitorados de perto e registrados até 208 semanas após o tratamento. Oitenta e nove pacientes foram incluídos (43 pacientes com DVS e 46 controles). Nas semanas 52, 104 e 156 após o tratamento, a remissão clínica foi observada em 29/43 (67,4%), 23/43 (53,5%) e 23/43 (53,5%) pacientes tratados com DVS em comparação com 24/46 (52,2%), 20/46 (43,5%) e 21/46 (45,7%) controles, respectivamente. Em pacientes com remissão clínica na semana 52, esta remissão foi mantida nas semanas 104 e 156 em 19/29 (65,5%) e 16/29 (55,2%) pacientes tratados com DVS e em 17/24 (70,8%) e 13/24 (54,2%) indivíduos do grupo-controle, respectivamente. A transformação maligna foi relatada em 1 (2,2%) paciente do grupo-controle (carcinoma epidermoide maligno). Nenhuma formação de tecido ectópico foi relatada durante o período investigado.[69]

Os estudos de vida real confirmaram os bons resultados identificados nos estudos pivotais. Cabalzar-Wondberg D *et al.* obtiveram fechamento completo do trajeto fistuloso em 8/11 pacientes (72,7%) em um acompanhamento médio de 41,5 semanas. Um paciente apresentou viremia por CMV e outro carcinoma testicular como evento adverso, porém pouco provável que tenha relação com a aplicação do DVS.[70]

Schwandner em série de casos com 12 pacientes, obteve cicatrização da fístula em 66,7% em 12 meses, e 50% em 24 meses de acompanhamento.[71]

O INSPIRE (EUPAS24267) é um estudo observacional pós-marketing multicêntrico de vida real com intuito de avaliar eficácia e segurança do DVS por um período superior a 36 meses. Uma pró-análise dos pacientes que tinham dados avaliáveis com 6 meses, 74% (51/69) deles apresentaram resposta clínica e 65% (45/69) remissão clínica, quando avaliados por protocolo. Os autores concluíram que esses dados de análise intermediária são consistentes com o estudo principal ADMIRE-CD em termos de eficácia e segurança. Entretanto, o *status* contínuo do registro e o pequeno número de pacientes avaliáveis até o momento, sugerem que estes dados devem ser interpretados com cautela, aguardando análises futuras com grandes casuísticas e longo acompanhamento.[72]

A injeção de células-tronco mesenquimais se apresenta como método seguro, eficaz e preservador de esfíncter, para o tratamento de fístulas anorretais complexas na DC perianal. O seu elevado custo, necessidade de laboratórios especializados com boas práticas de fabricação, gastos para expansão de células *in vitro*, restrições relacionadas com a manipulação de células e o pequeno prazo de validade das células-tronco mesenquimais derivadas de adipócitos (DVS) entre a produção e a data de aplicação, são algumas condições que ainda limitam sua maior aplicabilidade na prática clínica.

REFERÊNCIAS BIBLIOGRÁFICAS

1. Sobrado CW, Cardozo WS. Tratamento da doença de Crohn perineal fistulizante. Doença inflamatória intestinal. 2 ed. Editores: Cardozo WS & Sobrado CW. Editora Manole, 2015. P. 469-94.
2. Sobrado CW, Sousa Freitas NQ, Almeida Perez C. Inhibitors of Tumoral Necrosis Factor Alpha in Inflammatory Bowel Disease [Internet]. Biological Therapy for Inflammatory Bowel Disease. IntechOpen. 2020;1-23. Available from: http//dx.doi.org/10.5772/intechopen.90204.
3. Sobrado CW, Cardozo WS. Tratamento Cirúrgico na Doença de Crohn. In: Doença inflamatória intestinal. Ed. Cardozo WS, Sobrado CW. 2. ed. Editora Manole. 2015. P. 435-68.
4. Gomollón F, Dignass A, Annese V, Tilg H, Van Assche G, Lindsay JO, et al. 3rd European evidence-based consensus on the diagnosis and management of Crohn's disease 2016: part 1: diagnosis and medical management. J Crohns Colitis. 2017;11:3-25.
5. Torres J, Bonovas S, Doherty G, Kucharzik T, Gisbert JP, Raine T, et al. ECCO Guidelines on Therapeutics in Crohn's Disease: Medical Treatment. Journal of Crohn's and Colitis 2020 Jan;14(1):4-22.
6. Gionchetti P, Dignass A, Danese S, Magro Dias FJ, Rogler G, Lakatos PL, et al. 3rd European evidence-based consensus on the diagnosis and management of Crohn's disease 2016: part 2: surgical management and special situations. J Crohns Colitis. 2017;11:135-49.
7. Eshuis EJ, Peters CP, van Bodegraven AA, Bartelsman JF, Bemelman W, Fockens P, et al. Ten years of infliximab for Crohn's disease. Inflamm Bowel Dis. 2013;19:1622-30.
8. Hanauer SB, Feagan BG, Lichtenstein GR, Mayer LF, Schreiber S, Colombel JF, et al. Maintenance Infliximab for Crohn´s Disease: the ACCENT -1 randomized trial. Lancet. 2002;359:1541-9.
9. Hanauer SB, Sandborn WJ, Rutgeerts P, Fedorak RN, Lukas M, MacIntosh D, et al. Human anti-tumor necrosis factor monoclonal antibody (adalimumabe) in Crohn's disease: the CLASSIC-I trial. Gastroenterology. 2006;130:323-33.
10. Bonovas S, Fiorino G, Allocca M, Lytras T, Nikolopoulos GK, Peyrin-Biroulet L, et al. Biologic therapies and risk of infection and malignancy in patients with inflammatory bowel disease: a systematic review and network meta-analysis. Clin Gastroenterol Hepatol. 2026;14:1385-397.
11. Ben-Horin S. Loss of response to anti-tumor necrosis factor: what is the next step? Dig Dis. 2011;32:384-8.
12. Frolkis AD, Dykeman J, Negrón ME, Debruyn J, Jette N, Fiest KM, et al. Risk of surgery for inflammatory bowel diseases has decreased over time: a systematic review and meta-analysis of population-based studies. Gastroenterology. 2013;145:996-1006.
13. Lowney JK, Dietz DW, Birnbaum EH, Kodner IJ, Mutch MG, Fleshman JW. Is there any difference in recurrence rates in laparoscopic ileocolic resection for Crohn's disease compared with conventional surgery? A long-term, follow-up study. Dis Colon Rectum. 2006;49:58-63.
14. Eshuis EJ, Slors JF, Stokkers PC, Sprangers MA, Ubbink DT, Cuesta MA, et al. Long-term outcomes following laparoscopically assisted versus open ileocolic resection for Crohn's disease. Br J Surg. 2010;97:563-8.
15. Bernklev T, Jahnsen J, Aadland E, Sauar J, Schulz T, Lygren I, et al. Health-related quality of life in patients with inflammatory bowel disease five years after the initial diagnosis. Scand J Gastroenterol. 2004;39:365-73.
16. van der Have M, van der Aalst KS, Kaptein AA, Leenders M, Siersema PD, Oldenburg B, et al. Determinants of health-related quality of life in Crohn's disease: a systematic review and meta-analysis. J Crohns Colitis. 2014;8:93-106.
17. Li J, Zhang Z, Wu X, Zhou J, Meng D, Zhu P. Risk of adverse events after anti-TNF treatment for inflammatory rheumatological disease. A meta-analysis. Front Pharmacol. 2021;1;12:746396.
18. Ponsioen CY, de Groof EJ, Eshuis EJ, Gardenbroek TJ, Bossuyt PMM, Hart A, et al. Laparoscopic ileocecal resection versus infliximab for terminal ileitis in Crohn's disease: a randomised controlled, open-label, multicentric trial. Lancet Gastroenterol Hepatol. 2017;2(11):e7.
19. de Groof EJ, Stevens TW, Eshuis EJ, Gardenbroek TJ, Bosmans JE, van Dongen JM, et al. Cost-effectiveness of laparoscopic ileocaecal resection versus infliximab treatment of terminal ileitis in Crohn's disease: the LIR!C Trial. Gut. 2019;68:1774-80.
20. Crohn BB, Ginzburg L, Oppenheimer GD. Regional ileitis: a pathological and clinical entity. JAMA. 1932;99:1323-9.
21. Sheehan AL, Warren BF, Gear MW, Shepherd NA. Fat-wrapping in Crohn's disease: pathological basis and relevance to surgical practice. Br J Surg. 1992;79(9):955-8.
22. Peyrin-Biroulet L, Chamaillard M, Gonzalez F, Beclin E, Decourcelle C, Antunes L, et al. Mesenteric fat in Crohn's disease: a pathogenetic hallmark or an innocent bystander? Gut. 2007;56(4):577-83.
23. Cameron JL, Hamilton SR, Coleman J, Sitzmann JV, Bayless TM. Patterns of ileal recurrence in Crohn's disease. A prospective randomized study. Ann Surg. 1992;215:546-51.
24. Coffey CJ, Kiernan MG, Sahebally SM, Jarrar A, Burke JP, Kiely PA, et al. Inclusion of the Mesentery in Ileocolic Resection for Crohn's Disease is Associated With Reduced Surgical Recurrence. J Crohns Colitis. 2018;9;12(10):1139-50.
25. Strong SA. Surgical management of Crohn's disease. In: Holzheimer RG, Mannick JA, editors. Surgical Treatment: Evidence-Based and Problem-Oriented. Munich: Zuckschwerdt; 2001.
26. Frolkis AD, Lipton DS, Fiest KM, Negrón ME, Dykeman J, deBruyn J, et al. Cumulative incidence of second intestinal resection in Crohn´s disease: a systematic review and meta-analysis of population-based studies. Am J Gastroenterol. 2014;109:1739-48.
27. Bemelman WA, Warusavitarne J, Sampietro GM, Serclova Z, Zmora O, Luglio G, et al. ECCO-ESCP Consensus on Surgery for Crohn's disease. J Crohns Colitis. 2018;12:1-16.
28. Batra A, Heimesaat MM, Bereswill S, Fischer A, Glauben R, Kunkel D, et al. Mesenteric fat - control site for bacterial translocation in colitis? Mucosal Immunol. 2012;5:580-591.

29. Gewirtz AT. Deciphering the role of mesenteric fat in inflammatory bowel disease. Cell Mol Gastroenterol Hepatol. 2015;1:352-3.
30. Olivier I, Théodorou V, Valet P, Castan-Laurell I, Guillou H, Bertrand-Michel J, et al. Is Crohn's creeping fat an adipose tissue? Inflamm Bowel Dis. 2011;17:747-57.
31. Bucala R, Spiegel LA, Chesney J, Hogan M, Cerami A. Circulating fibrocytes define a new leukocyte subpopulation that mediates tissue repair. Mol Med. 1994;1(1):71-81.
32. Hong KM, Belperio JA, Keane MP, Burdick MD, Strieter RM. Differentiation of human circulating fibrocytes as mediated by transforming growth factor-β and peroxisome proliferator-activated receptor γ. J Biol Chem. 2007;282:22910-20.
33. Michelassi F, Hurst RD, Melis M, Rubin M, Cohen R, Gasparitis A, et al. Side-to-side isoperistaltic strictureplasty in extensive Crohn's disease: a prospective longitudinal study. Ann Surg. 2000;232(3):401-8.
34. de Buck van Overstraeten A, Wolthuis AM, D'Hoore A. Modified side-to-side isoperistaltic strictureplasty over the ileocaecal valve: An alternative to ileocaecal resection in extensive terminal ileal Crohn's disease. J Crohns Colitis. 2016;10:437-42.
35. Caprino P, Sacchett F, Sofo L. A warning about the role of extended mesenteric excision in crohn's disease recurrence. J Crohns Colitis. 2019;10;13(12):1583.
36. Kono T, Ashida T, Ebisawa Y, Chisato N, Okamoto K, Katsuno H, et al. A new antimesenteric functional end-to-end handsewn anastomosis: sugical prevention of anastomotic recurrence in Crohn´s disease. Dis Colon Rectum. 2011;54:586-92.
37. Kono T, Fichera A, Maeda K, Sakai Y, Ohge H, Krane M, et al. Kono-S anastomosis for surgical prophylaxis of anastomotic recurrence in Crohn's disease: an international multicenter study. J Gastrointest Surg. 2016;20(4):783-90.
38. Dziki AJ, Duncan MD, Harmon JW, Saini N, Malthaner RA, Trad KS, et al. Advantages of handsewn over stapled bowel anastomosis. Dis Colon Rectum. 1991;34:442-8.
39. Galandiuk S. Stapled and hand-sewn anastomoses in Crohn's disease. Dig Surg. 1998;15(6):655. Resegotti A, Astegiano M, Farina EC, Ciccone G, Avagnina G, Giustetto A, et al. Side-to-side stapled anastomosis strongly reduces anastomotic leak rates in Crohn's disease surgery. Dis Colon Rectum. 2005;48:464-8.
40. He X, Chen Z, Huang J, Lian L, Rouniyar S, Wu X, et al. Stapled side-to-side anastomosis might be better than handsewn end-to-end anastomosis in ileocolic resection for Crohn's disease: a meta-analysis. Dig Dis Sci. 2014;59:1544-51.
41. Holubar SD, Gunter RL, Click BH, Achkar JP, Lightner AL, Lipman JM, et al. Mesenteric excision and exlusion for ileocolic Crohn´s disease: Feasibility and safety of an innovative, combined surgical approach with extended mesenteric excision and Kono-S anastomosis. Dis Colon Rectum. 2022;65:e5-e13.
42. Moghadamyeghaneh Z, Phelan M, Smith BR, Stamos MJ. Outcomes of open, laparoscopic, and robotic abdominoperineal resections in patients with rectal cancer. Dis Colon Rectum. 2015;58(12):1123-9.
43. Holder-Murray J, Marsicovetere P, Holubar SD. Minimally invasive surgery for inflammatory bowel disease. Inflamm Bowel Dis. 2015;21(06):1443-58.
44. Lujan J, Valero G, Hernandez Q, Sanchez A, Frutos MD, Parrilla P. Randomized clinical trial comparing laparoscopic and open surgery in patients with rectal cancer. Br J Surg. 2009;96(09):982-9.
45. Lacy AM, García-Valdecasas JC, Delgado S, Castells A, Taurá P, Piqué JM, et al. Laparoscopy assisted colectomy versus open colectomy for treatment of non-metastatic colon cancer: a randomised trial. Lancet. 2002;359(9325):2224-9.
46. Lacy AM, Delgado S, Castells A, Prins HA, Arroyo V, Ibarzabal A, et al. The long-term results of a randomized clinical trial of laparoscopy-assisted versus open surgery for colon cancer. Ann Surg. 2008;248(01):1-7.
47. Lee Y, Fleming FJ, Deeb AP, Gunzler D, Messing S, Monson JR. A laparoscopic approach reduces short-term complications and length of stay following ileocolic resection in Crohn's disease: an analysis of outcomes from the NSQIP database. Colorectal Dis. 2012;14(05):572-7.
48. Tan JJ, Tjandra JJ. Laparoscopic surgery for Crohn's disease: a meta-analysis. Dis Colon Rectum. 2007;50(05):576-85.
49. Park JS, Choi GS, Park SY, Kim HJ, Ryuk JP. Randomized clinical trial of robot-assisted versus standard laparoscopic right colectomy. Br J Surg. 2012;99(09):1219-26.
50. Melich G, Hong YK, Kim J, Hur H, Baik SH, Kim NK, et al. Simultaneous development of laparoscopy and robotics provides acceptable perioperative outcomes and shows robotics to have a faster learning curve and to be overall faster in rectal cancer surgery: analysis of novice MIS surgeon learning curves. Surg Endosc 2015;29(03):558-68.
51. Baik SH, Kwon HY, Kim JS, Hur H, Sohn SK, Cho CH, et al. Robotic versus laparoscopic low anterior resection of rectal cancer: short-term outcome of a prospective comparative study. Ann Surg Oncol. 2009;16(06):1480-7.
52. Cho MS, Baek SJ, Hur H, Min BS, Baik SH, Lee KY, et al. Short and long-term outcomes of robotic versus laparoscopic total mesorectal excision for rectal cancer: a case-matched retrospective study. Medicine (Baltimore). 2015;94(11):e522.
53. Bhama AR, Obias V, Welch KB, Vandewarker JF, Cleary RK. A comparison of laparoscopic and robotic colorectal surgery outcomes using the American College of Surgeons National Surgical Quality Improvement Program (ACS NSQIP) database. Surg Endosc. 2016;30(04):1576-84.
54. Scarpinata R, Aly EH. Does robotic rectal cancer surgery offer improved early postoperative outcomes? Dis Colon Rectum. 2013;56(02):253-62.
55. Aguilera-Castro L, Ferre-Aracil C, Garcia-Garcia-de-Paredes A, Rodriguez-de-Santiago E, Lopez-Sanroman A. Management of complex perianal Crohn's disease. Ann Gastroenterol. 2017;30:33-44.
56. Van Assche G, Vanbeckevoort D, Bielen D, Coremans G, Aerden I, Noman M, et al. Magnet Ressonance Imaging of the effects of infliximabe on perianal fistulizing Crohn´s disease. Am J Gastroenterol. 2003;98:332-9.
57. Present DH, Rutgeerts P, Targan S, Hanauer SB, Mayer L, van Hogezand RA, et al. Infliximab for the treatment of fistulas in patients with Crohn´s disease. N Engl J Med. 1999;340(18):1398-405.
58. El-Gazzaz G, Hull T, Church JM. Biological immunomodulators improve the healing rate in surgically treated perianal Crohn's fistulas. Colorectal Dis. 2012;14(10):1217-23.
59. Zabot GP, Cassol O, Saad-Hosne R, Bemelman W. Modern surgical strategies for perianal Crohn´s disease. World J Gastroenterol. 2020;26(42):6572-81.
60. Molendijk I, Nuij VJ, van der Meulen-de Jong AE, van der Woude CJ. (2014). Disappointing durable remission rates in complex Crohn's disease fistula. Inflamm Bowel Dis. 2014;20(11): 2022-8.
61. García-Olmo D, García-Arranz M, García LG, Cuellar ES, Blanco IF, Prianes LA, et al. Autologous stem cell transplantation for treatment of rectovaginal fistula in perianal Crohn's disease: a new cell-based therapy. Int J Colorectal Dis. 2003;18(5):451-4.

62. de la Portilla F, Alba F, García-Olmo D, Herrerías JM, González FX, Galindo A. Expanded allogeneic adipose-derived stem cells (eASCs) for the treatment of complex perianal fistula in Crohn's disease: results from a multicenter phase I/IIa clinical trial. Int J Colorectal Dis 2013;28:313-23.
63. Cho YB, Lee WY, Park KJ, Kim M, Yoo HW, Yu CS. Autologous adipose tissue-derived stem cells for the treatment of Crohn's fistula: a phase I clinical study. Cell Transplant. 2013;22:279-88.
64. Lightner AL, Wang Z, Zubair AC, Dozois EJ. A Systematic Review and Meta-analysis of Mesenchymal Stem Cell Injections for the Treatment of Perianal Crohn's Disease: Progress Made and Future Directions. Dis Colon Rectum. 2018;61(5):629-40.
65. Lee WY, Park KJ, Cho YB, Yoon SN, Song KH, Kim DS, et al. Autologous adipose tissue-derived stem cells treatment demonstrated favorable and sustainable therapeutic effect for Crohn's fistula. Stem Cells. 2013;31:2575-81.
66. Panés J, García-Olmo D, Van Assche G, Colombel JF, Reinisch W, Baumgart DC, et al. Expanded allogeneic adipose-derived mesenchymal stem cells (Cx601) for complex perianal fistulas in Crohn's disease: a phase 3 randomised, double-blind controlled trial. Lancet. 2016;24;388(10051):1281-90.
67. Garcia-Olmo D, Gilaberte I, Binek M, D Hoore AJL, Lindner D, Selvaggi F, et al. Follow-up study to evaluate the long-term safety and efficacy of darvadstrocel (mesenchymal stem cell treatment) in patients with perianal fistulizing Crohn's disease: ADMIRE-cd phase 3 randomized controlled trial. Dis Colon Rectum. 2022;1;65(5):713-20.
68. Panés J, Bouma G, Ferrante M, Kucharzik T, Nachury M, de la Portilla de Juan F, et al. INSPECT: A retrospective study to evaluate long-term effectiveness and safety of darvadstrocel in patients with perianal fistulizing Crohn's disease treated in the ADMIRE-CD trial. Inflamm Bowel Dis. 2022;2;28(11):1737-45.
69. Cabalzar-Wondberg D, Turina M, Biedermann L, et al. Allogeneic expanded adipose-derived mesenchymal stem cell therapy for perianal fistulas in Crohn's disease: a case series. Colorectal Dis. 2021;23(6):1444-50.
70. Schwandner O. Stem cell injection for complex anal fistula in Crohn's disease: a single-center experience. World J Gastroenterol. 2021;28;27(24):3643-53.
71. Zmora O, Baumgart DC, Faubion W, Ferrante M, Gecse K, Genestin E, et al. P603 INSPIRE: 6-month interim analysis from an observational post-marketing registry on the effectiveness and safety of darvadstrocel in patients with Crohn's disease and complex perianal fistulas. Poster presentations: Clinical Therapy and Observation 2022.

SEÇÃO 47-6

PRESERVAÇÃO INTESTINAL NA JEJUNOILEÍTE DIFUSA

Lucas Faraco Sobrado ▪ Stefan D. Holubar ▪ Leonardo de Castro Durães

INTRODUÇÃO

A doença de Crohn (DC) é caracterizada pela inflamação crônica transmural do trato gastrointestinal, podendo acometer desde a região oral até a região perianal, mas mais comumente afetando a região do íleo terminal e ileo-cecal. Com relação à apresentação clínica, a DC pode ser classificada em três fenótipos distintos: inflamatório, estenosante e penetrante. A maioria dos pacientes, apresenta-se, inicialmente com o fenótipo inflamatório da doença, mas sabe-se que ao longo do acompanhamento, eles podem progredir para os fenótipos mais agressivos.[1,2]

Ao longo das últimas décadas houve um grande avanço no tratamento desses doentes, em particular com as terapias biológicas, que em muitos casos evitam ou ao menos postergam a necessidade de intervenção cirúrgica. Alguns pacientes, no entanto, não respondem ao tratamento clínico ou têm perda de resposta ao longo do segmento, frequentemente desenvolvendo complicações como as fístulas e estenoses intestinais e consequentemente necessitando de tratamento cirúrgico. No caso dos pacientes com envolvimento do intestino delgado, múltiplos segmentos podem estar afetados, caracterizando-se assim a doença jejunoileal difusa. Estes casos são desafiadores, pois ressecções intestinais extensas podem levar à síndrome do intestino curto e as complicações decorrentes. Portanto, ao se deparar com a DC multifocal do intestino delgado, o cirurgião deve ter como objetivo não apenas a resolução do quadro obstrutivo e melhora da qualidade de vida, mas também a preservação intestinal. Neste capítulo abordaremos o manejo destes doentes e as diferentes técnicas cirúrgicas para a doença fibroestenosante do intestino delgado.

APRESENTAÇÃO E DIAGNÓSTICO

Uma vez que o diagnóstico da DC é estabelecido, deve-se documentar o local, o fenótipo e a extensão da doença. Deve-se atentar também para a presença de manifestações extraintestinais, que podem influenciar o tratamento clínico.[2]

Classificação de Montreal:

- Idade do diagnóstico:
  - A1 – < 16 anos.
  - A2 – entre 17 e 40 anos.
  - A3 – > 40 anos.
- Localização:
  - L1 – ileal.
  - L2 – colônico.
  - L3 – ileocolônico.
  - L4 – trato digestório superior isolado.
- Comportamento (fenótipo):
  - B1 – inflamatório (não estenosante, não penetrante).
  - B2 – estenosante.
  - B3 – penetrante (fistulizante).

* "p" é modificador para doença perianal.

* L4 é modificador que pode ser acrescentado à L1-L3 quando coexiste doença do trato digestório superior.

Estudos endoscópicos (ileocolonoscopia e endoscopia digestiva alta) e radiológicos (enterotomografia computadorizada e enteroressonância magnética) são os principais exames utilizados para diagnóstico e estadiamento da doença.[2] Existem múltiplos escores endoscópicos e radiológicos que podem ser utilizados para mensurar a atividade da doença e monitorar a resposta ao tratamento.[3]

Estudos populacionais que avaliaram a evolução natural da DC mostram que até 30% dos doentes apresentam estenoses e fístulas no momento do diagnóstico, 20% são hospitalizados no primeiro ano, e 50% necessitam de cirurgia com até 10 anos de acompanhamento.[4,5] Estes dados mostram a importância do diagnóstico e tratamento precoces, como forma de prevenir o surgimento de complicações da doença.

TRATAMENTO

O manejo inicial da DC não complicada envolve imunossupressores e terapia biológica. Estenoses devem ser diferenciadas entre as predominantemente inflamatórias ou as fibróticas, uma vez que as últimas são preferencialmente tratadas com intervenções endoscópicas e cirúrgicas, pois geralmente não respondem ao tratamento clínico.[6]

A dilatação endoscópica com balão ou estenotomia por *needle knife* pode ser considerada em estenoses fibróticas curtas (< 5 cm), não associada à doença penetrante, ou em estenoses de anastomoses prévias, mais comumente após ressecções ileocecais. A maioria dos pacientes necessita de duas ou mais sessões e 27% requer tratamento cirúrgico com alguns anos de acompanhamento. O risco de complicações graves como perfuração intestinal e hemorragia é de 4%, o que, na maioria dos casos, requer cirurgia.[7,8] Esta é uma boa técnica para pacientes com múltiplas ressecções prévias e estenose única, mas raramente é aplicável para doença jejunoileal, tanto pela apresentação multifocal quanto pela acessibilidade do endoscópio.

O tratamento cirúrgico ainda é a principal forma de tratamento para a maioria dos doentes com DC jejunoileal fibroestenosante. Seus princípios incluem a resolução do quadro obstrutivo e a preservação intestinal, o que requer familiaridade do cirurgião com as diferentes técnicas de estenoplastia. É importante ressaltar que recidivas da doença são a regra e muitos pacientes necessitarão de outras abordagens ao longo de suas vidas. Com isso em mente, não se deve considerar apenas a extensão da doença e a quantidade de intestino residual na cirurgia índice, mas também os riscos de novas intervenções em longo prazo. Nos pacientes com doença multifocal, é comum a associação de diferentes técnicas cirúrgicas, por exemplo, combinando ressecções parciais limitadas das áreas mais doentes e diferentes técnicas de estenoplastias nas demais áreas. Diversos estudos demonstraram que a estenoplastia é uma técnica eficaz e segura para a doença fibroestenótica, com taxas de recorrências similares às ressecções, mas com as vantagens da preservação intestinal.[9]

PREPARAÇÃO PRÉ-OPERATÓRIA

Pacientes com doença fibroestenótica comumente apresentam algum grau de desnutrição, refletido por baixa aceitação da dieta via oral, anemia, perda ponderal e hipoalbuminemia. Estes pacientes devem ser otimizados no período pré-operatório, o que inclui desmame de corticosteroides, reposição de ferro intravenoso, quando necessário, cessação do tabagismo, nutrição enteral exclusiva ou parenteral a depender da tolerância por via oral. Tipicamente, essa pré-habilitação deve durar entre 2 e 4 semanas. Neste período, descrições cirúrgicas prévias, estudos radiológicos, endoscópicos e laudos anatomopatológicos são obtidos e revisados, permitindo um planejamento cirúrgico adequado. Como rotina, estes casos devem ser discutidos em reunião multidisciplinar.

Tratamento Cirúrgico (Fig. 47-6-1)

Ressecção de Intestino Delgado

Enterectomias devem ser consideradas como tratamento de escolha em casos de perfuração intestinal, massas inflamatórias (abscesso ou flegmão), fístulas ou suspeita de malignidade. Por se tratar de doença benigna, ressecções extensas com margens livres são desnecessárias e não devem ser realizadas, uma vez que o envolvimento microscópico das margens cirúrgicas não se relaciona com maiores taxas de recorrência da doença.[10] Com relação a anastomose, nossa preferência é pela término-terminal manual, pois é a que sacrifica menos intestino em caso de recorrências anastomóticas ou deiscências. Quando há uma discrepância no diâmetro do intestino, pode-se realizar uma pequena incisão na borda antimesentérica como forma de aumentar o diâmetro do intestino (*cheatle slit*), facilitando a boa coaptação dos dois segmentos.

Estenoplastia Heineke-Mikulicz (HM)

Esta é a técnica mais comumente utilizada para estenoplastias. HM é ideal para segmentos estenóticos curtos, comumente menores que 10 cm. A primeira etapa é a enterotomia com eletrocautério. O segmento estenótico é incisado longitudinalmente através da sua borda antimesentérica, estendendo-se até o segmento sadio de intestino. Neste momento, percebe-se uma queda abrupta da resistência, evidenciando-se que a área fibrótica foi totalmente incisada. A enterotomia é fechada de maneira transversa com fios absorvíveis em 1 ou 2 planos, aumentando-se assim o diâmetro do lúmen intestinal (Fig. 47-6-2). Não é incomum que sejam necessárias múltiplas estenoplastias em um mesmo paciente. Alternativamente, esta técnica também pode ser realizada com o auxílio de grampeadores cirúrgicos. A taxa de deiscência da estenoplastia HM é de 6%, e de recorrência clínica, necessitando de nova estenoplastia ou ressecção, é de 25% em 2 anos. No entanto, raramente a recorrência ocorre no mesmo local onde foi realizada a estenoplastia.[11,12]

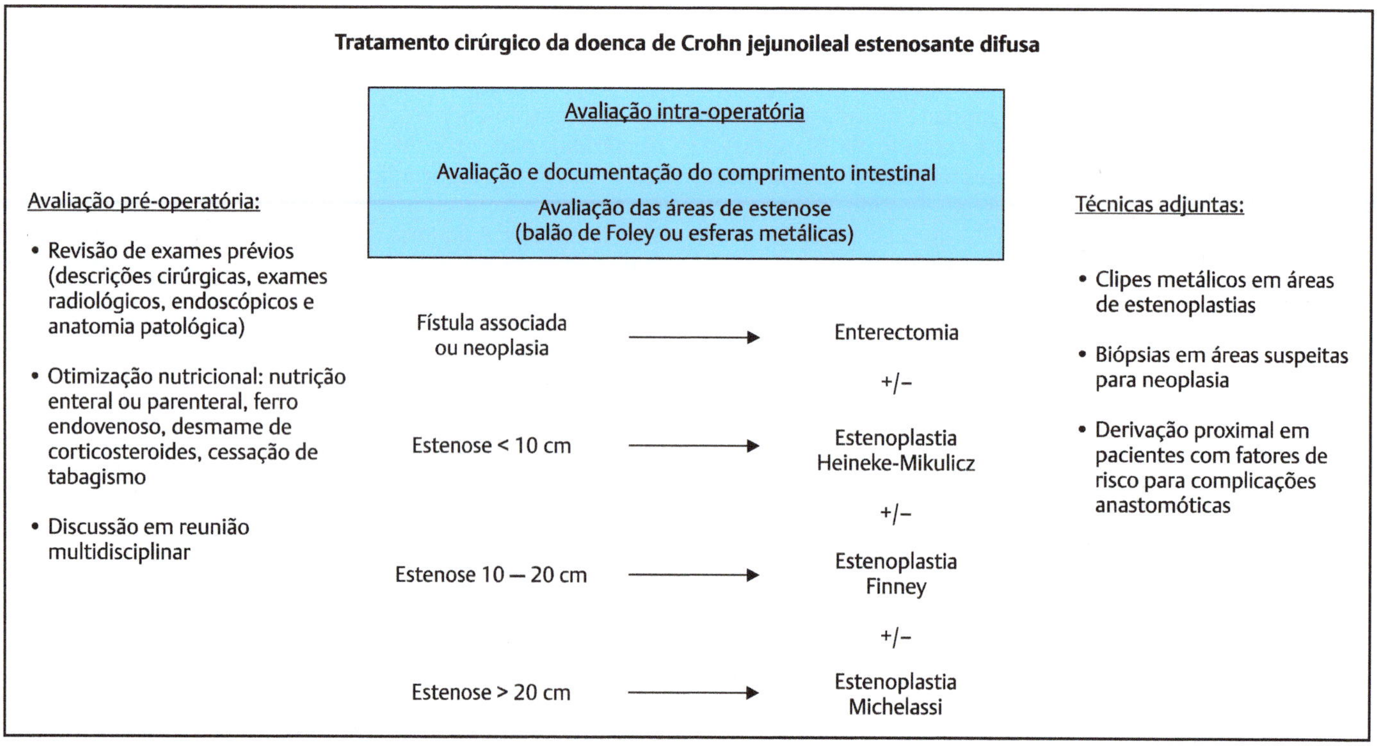

Fig. 47-6-1. Tratamento cirúrgico da doença de Crohn jejunoileal estenosante difusa.

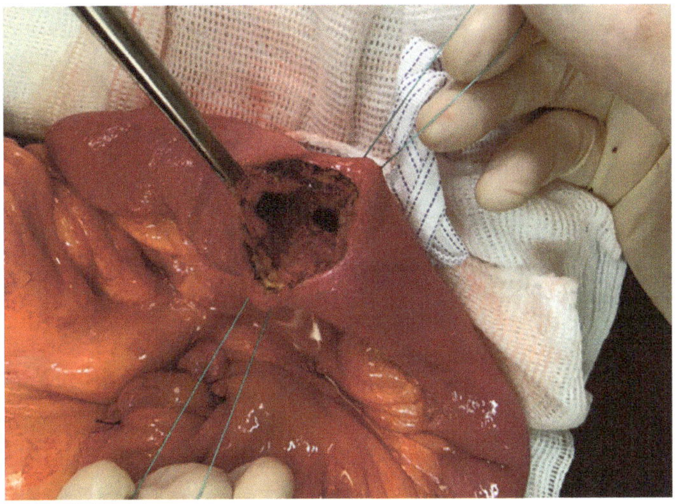

Fig. 47-6-2. Estenoplastia à Heineke-Mikulicz.

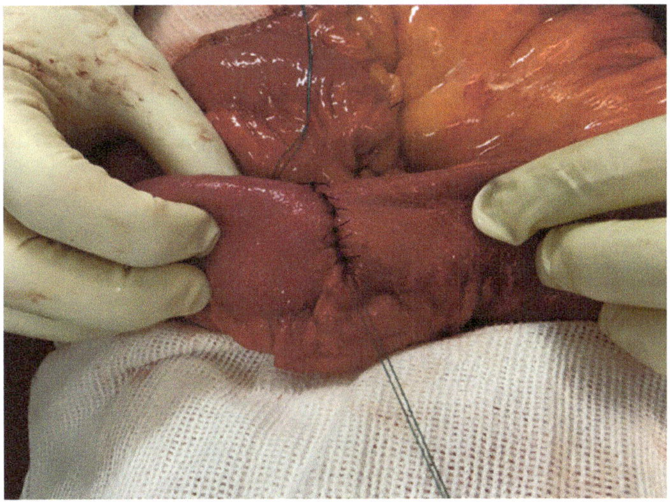

Estenoplastia Finney

A técnica de Finney é indicada para estenoses mais longas ou múltiplos segmentos estenóticos curtos e próximos que não permitem múltiplas estenoplastias à HM. Primeiramente, é realizada uma incisão longitudinal na borda antimesentérica de todo segmento estenótico. Em seguida, o intestino é dobrado em si mesmo, sob a forma de um ômega. Então, a enterotomia é fechada em dois planos com sutura absorvível de maneira similar a uma anastomose laterolateral (Fig. 47-6-3). De maneira similar à HM, também podem ser empregados grampeadores para a realização desta técnica, com o cuidado de não se causar estenose da alça aferente. Um maior risco de sangramento é associado com esta técnica, ocorrendo em até 10% dos casos. A taxa de recorrência reportada na literatura varia entre 0 e 25%.[12] Existem também receios com estase de conteúdo entérico e supercrescimento bacteriano associadas com esta técnica.

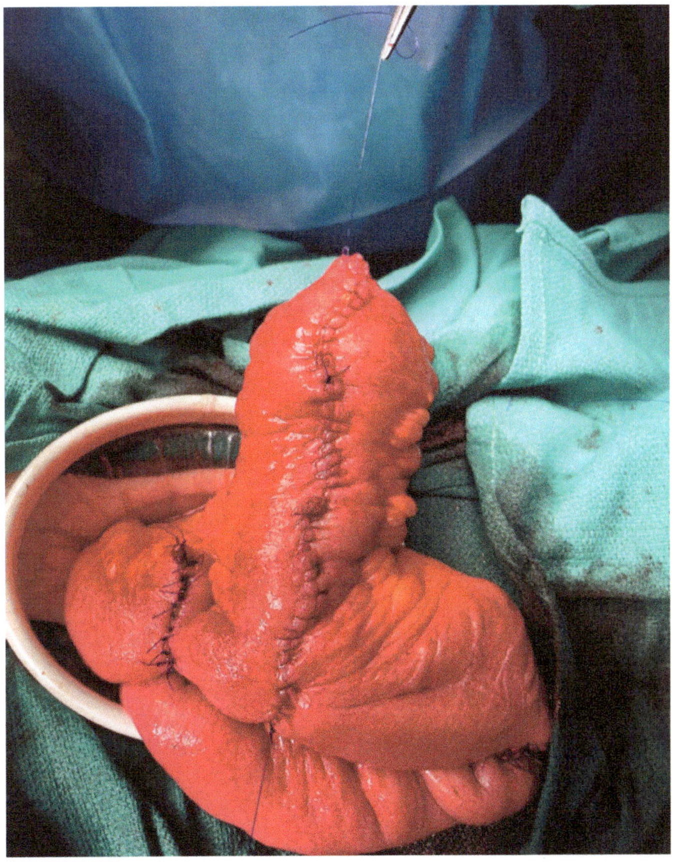

Fig. 47-6-3. Estenoplastia à Finney.

Estenoplastia Laterolateral Isoperistáltica (Técnica de Michelassi)

A técnica de Michelassi é pouco utilizada fora de centros especializados. É indicada para segmentos mais longos de doença, geralmente maiores que 20 cm. Nesta técnica, a área estenótica é dividida ao meio, incisando o intestino e o seu mesentério extensão transversal. Os dois segmentos são abertos longitudinalmente na sua borda antimesentérica e sobrepostos de maneira isoperistáltica. Então, ambos os segmentos são aproximados com sutura absorvível em 2 planos, similar à uma anastomose laterolateral (Fig. 47-6-4). Em alguns casos

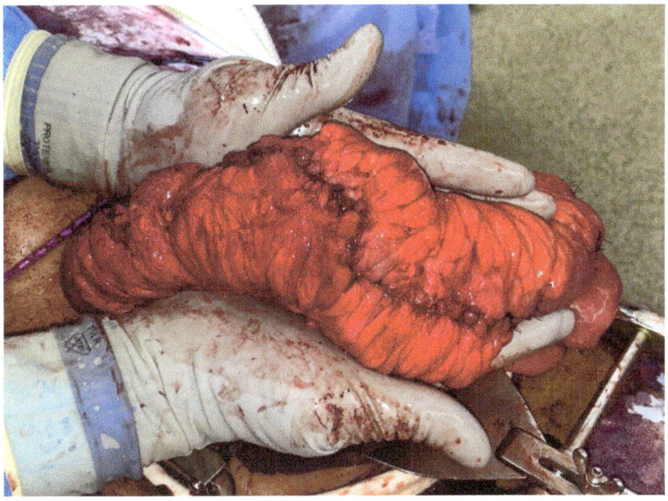

Fig. 47-6-4. Estenoplastia laterolateral isoperistáltica (técnica de Michelassi).

é necessário associar à ressecção do segmento mais doente, permitindo assim a boa sobreposição dos dois segmentos de intestino. Complicações ocorrem entre 5,7 e 20,8% dos casos, e a taxa de recorrência é de aproximadamente 22% em 3 anos.[13] Mais recentemente está técnica também tem sido utilizada para estenose ileocecal quando longos segmentos do intestino delgado estão envolvidos.[14]

OUTRAS TÉCNICAS ADJUNTAS

- *Avaliação sistematizada do intestino:* é essencial a avaliação manual de todo o intestino delgado durante a cirurgia, pois áreas subestenóticas menos evidentes podem passar despercebidas. Exames de imagens recentes não substituem a avaliação intraoperatória, visto que estenoses distais ao ponto crítico de obstrução podem passar despercebidas. Assim, no local de estenose crítica, onde será realizado uma estenoplastia ou ressecção intestinal, pode-se inserir um cateter de Foley, que é introduzido pelo lúmen do intestino até sua porção mais proximal e distal, sendo então tracionado com o balão insuflado, permitindo identificar outras áreas de estenoses menos evidentes.[15,16] Esta mesma técnica pode ser realizada com o uso de esferas metálicas.[17] Estenoplastias geralmente são recomendadas para áreas que impedem a passagem do cateter de Foley. Áreas intermediárias devem ser avaliadas caso a caso pelo cirurgião. É importante documentar no relatório cirúrgico o número e local das estenoplastias, assim como a extensão do segmento ressecado e do intestino residual.
- *Marcação do local de estenoplastia:* classicamente recomenda-se a demarcação das áreas de estenoplastias com o uso de clips metálicos que permitem a sua identificação em caso de sangramento no pós-operatório, ou caso haja suspeita de neoplasia e tenha sido realizada biópsia. Isso permite a identificação do segmento em caso de novas intervenções.
- *Exame de congelação:* a atividade inflamatória crônica na parede intestinal aumenta a chance do desenvolvimento de adenocarcinoma do intestino delgado. Em áreas suspeitas deve-se realizar exame de congelação intraoperatória. Caso positivo para malignidade, deve-se proceder a ressecção do segmento afetado. A taxa de adenocarcinoma em áreas de estenose é de aproximadamente 0,1%.[18]
- *Derivação intestinal:* o uso de derivações intestinais em pacientes com doença jejuno-ileal difusa é realizado de maneira seletiva. Nestes casos, mais importante que o número de estenoplastias, é a condição clínica do doente, seu estado nutricional e a qualidade dos tecidos. Por vezes é melhor uma derivação proximal temporária (ileostomia ou jejunostomia) do que o risco de deiscência anastomótica e complicações sépticas em um paciente já fragilizado.
- *Laparoscopia/robótica:* técnicas minimamente invasivas devem ser utilizadas sempre que factível para a doença inflamatória intestinal. No entanto, no caso da DC multifocal do intestino delgado seus benefícios são mais limitados, visto que é possível avaliar todo o intestino através de uma pequena incisão transumbilical. Estenoplastias mais complexas (Finney e Michelassi) são geralamente realizadas via laparotomia.

ACOMPANHAMENTO PÓS-OPERATÓRIO

O acompanhamento deve ser realizado por equipe multidisciplinar, o que inclui o gastroenterologista, o cirurgião e a equipe de nutrição. A periodicidade dos exames de imagem e endoscópicos depende do tempo de evolução da doença e dos sintomas do paciente. O manejo da terapia biológica no período transoperatório é discutido caso a caso. Evidências recentes sugerem que não há maior risco de deiscência anastomótica com o uso de biológicos.

CONCLUSÕES

Na doença de Crohn com jejunoileíte difusa, o tratamento cirúrgico deve ter como princípio a preservação intestinal, evitando-se ressecções extensas que podem evoluir para síndrome do intestino curto e têm grande impacto na qualidade de vida dos pacientes. É essencial para o cirurgião que lida com doença inflamatória intestinal o conhecimento das diferentes técnicas de estenoplastias e suas indicações.

REFERÊNCIAS BIBLIOGRÁFICAS

1. Baumgart DC, Sandborn WJ. Crohn's disease. Lancet 2012;380:1590-605.
2. Satsangi J, Silverberg MS, Vermeire S, Colombel JF. The Montreal classification of inflammatory bowel disease: controversies, consensus, and implications. Gut 2006;55:749-53.
3. Al-Bawardy B, Hansel SL, Fidler JL, Barlow JM, Bruining DH. Endoscopic and radiographic assessment of Crohn's disease. Gastroenterol Clin North Am 2017;46:493-513.
4. Thia KT, Sandborn WJ, Harmsen WS, Zinsmeister AR, Loftus EV, Jr. Risk factors associated with progression to intestinal complications of Crohn's disease in a population-based cohort. Gastroenterology 2010;139:1147-55.
5. Aniwan S, Park SH, Loftus EV, Jr. Epidemiology, natural history, and risk stratification of Crohn's disease. Gastroenterol Clin North Am 2017;46:463-80.
6. Yoo JH, Holubar S, Rieder F. Fibrostenotic strictures in Crohn's disease. Intest Res 2020;18:379-401.
7. Navaneethan U, Lourdusamy V, Njei B, Shen B. Endoscopic balloon dilation in the management of strictures in Crohn's disease: a systematic review and meta-analysis of non-randomized trials. Surg Endosc 2016;30:5434-43.
8. Chen M, Shen B. Endoscopic therapy in Crohn's disease: principle, preparation, and technique. Inflamm Bowel Dis 2015;21:2222-40.
9. Dietz DW, Fazio VW, Laureti S, Strong SA, Hull TL, Church J, et al. Strictureplasty in diffuse Crohn's jejunoileitis: safe and durable. Dis Colon Rectum 2002;45:764-70.
10. Fazio VW, Marchetti F, Church M, Goldblum JR, Lavery C, Hull TL, et al. Effect of resection margins on the recurrence of Crohn's disease in the small bowel. A randomized controlled trial. Ann Surg. 1996 Oct;224(4):563-71; discussion 571-3.
11. Lightner AL, Vogel JD, Carmichael JC, Keller DS, Shah SA, Mahadevan U, et al. The American Society of Colon and Rectal Surgeons Clinical Practice Guidelines for the Surgical Management of Crohn's Disease. Dis Colon Rectum 2020;63:1028-52.
12. Tichansky D, Cagir B, Yoo E, Marcus SM, Fry RD. Strictureplasty for Crohn's disease: meta-analysis. Dis Colon Rectum 2000;43:911-9.
13. Michelassi F, Taschieri A, Tonelli F, Sasaki I, Poggioli G, Fazio V, et al. An international, multicenter, prospective, observational study of the side-to-side isoperistaltic strictureplasty in Crohn's disease. Dis Colon Rectum 2007;50:277-84.

14. de Buck van Overstraeten A, Vermeire S, Vanbeckevoort D, Rimola J, Ferrante M, Van Assche G, et al. Modified side-to-side isoperistaltic strictureplasty over the ileocaecal valve: an alternative to ileocaecal resection in extensive terminal ileal Crohn's disease. J Crohns Colitis. 2016 Apr;10(4):437-42.
15. Strong SA. Strictureplasty in complex Crohn's disease: beyond the basics. Clin Colon Rectal Surg 2019;32:243-8.
16. Tjandra JJ, Fazio VW. Strictureplasty for ileocolic anastomotic strictures in Crohn's disease. Dis Colon Rectum 1993;36:1099-103; discussion 103-4.
17. Duraes LC, Lee CHA, Holubar SD. Use of intraoperative calibration spheres for endoluminal stricture assessment to facilitate heineke-mikulicz strictureplasty in diffuse stricturing Crohn's jejunoileitis. Dis Colon Rectum 2022.
18. Bislenghi G, Sucameli F, Fieuws S, Ferrante M, Sabino J, Wolthuis A, et al. Non-conventional versus conventional strictureplasties for Crohn's disease. A systematic review and meta-analysis of treatment outcomes. J Crohns Colitis 2022;16:319-30.

SEÇÃO 47-7

PAPEL DA VIDEOCIRURGIA

Sergio Eduardo Alonso Araujo ▪ Antonio Rocco Imperiale
Fábio Guilherme Campos

O conteúdo desta seção (págs. 836 a 844), encontra-se disponível on-line.

Para acessá-lo, aponte a câmera do seu smartphone ou tablet para a imagem acima.

TRATAMENTO CIRÚRGICO DA RETOCOLITE ULCERATIVA

CAPÍTULO 48

SEÇÃO 48-1

PRINCÍPIOS BÁSICOS, INDICAÇÕES E OPÇÕES CIRÚRGICAS

Desidério Roberto Kiss ■ Maristela Gomes de Almeida

Apesar do tratamento da RCU ser primordialmente clínico, 25% a 40% dos pacientes necessitam de tratamento cirúrgico.[1] Este deve ser realizado por coloproctologista experiente no manuseio das doenças inflamatórias do intestino e, no caso da RCU em especial, deve conhecer bem as indicações cirúrgicas, o momento adequado da realização da operação, bem como seus princípios básicos.

PRINCÍPIOS BÁSICOS

O princípio básico a norteá-lo é de que a doença é restrita ao intestino grosso, às suas camadas mucosa e submucosa, sendo o reto sempre acometido; de fato, a válvula ileocecal permanece, por motivos desconhecidos, uma barreira à progressão proximal da enfermidade. Isso ensejou a ideia de que a RCU teria cura definitiva desde que todo o intestino grosso fosse extirpado (proctocolectomia total com ileostomia definitiva), ou como nas modernas técnicas de preservação do aparelho esfincteriano anorretal em que se procura evitar estomia definitiva (retocolectomia total e anastomose ileoanal), nas quais ou se extirpa toda a mucosa retal, ou se preserva apenas o epitélio transicional anorretal.

O acúmulo de grande experiência internacional com as cirurgias de preservação esfincteriana na RCU tem mostrado, porém, que a longo prazo, apesar da remoção integral da sede anatômica da doença, em muitos pacientes surgem manifestações inflamatórias no reservatório ileal anastomosado ao canal anal, sugerindo que permanecem em atividade os influxos etiopatogênicos ainda não esclarecidos, atuando agora sobre o epitélio normal do reservatório ileal. Levanta-se então a suspeita de que muitos pacientes não se beneficiarão de cura definitiva pelo tratamento cirúrgico.[2]

Outro princípio básico, do tratamento cirúrgico da RCU é obedecer a radicalidade oncológica, quando da coexistência de câncer colorretal. De modo sucinto e abrangente, as ligaduras vasculares deverão ser feitas na origem dos troncos arteriais, e no caso de câncer dos terços médio e distal do reto, deverá ser praticada a excisão total do mesorreto.

Considerações adicionais serão feitas ao discorrermos sobre as opções cirúrgicas.

INDICAÇÕES

Quando Operar?

Eis questão simples de responder em circunstâncias específicas, em que o tratamento clínico é afastado de imediato, quer pela complicação emergencial da doença, ou quando se escancara a ineficácia da insistência no tratamento medicamentoso. Muitas vezes, porém, os limites entre os tratamentos clínico e cirúrgico se esmaecem, entrando em jogo a experiência e a perspicácia do médico, com a participação ativa do paciente na escolha do tratamento, mediante seu consentimento livre e esclarecido, baseado na clara compreensão da morbidade pós-operatória, precoce e tardia, bem como de que a etiopatogenia da doença é ainda bastante limitada. Com finalidade didática, a indicação cirúrgica será dividida nos seguintes tópicos: intratabilidade clínica, retardo de crescimento, manifestações extraintestinais, malignização e indicações de urgência.

Intratabilidade Clínica

A intratabilidade clínica chega a responder por até 77% das indicações cirúrgicas na RCU, sendo a causa operatória mais frequente nessa doença.[3-5]

Fala-se em intratabilidade clínica quando os medicamentos deixam de ser eficazes, ou quando exigem suspensão de seu uso, por causarem dependência e/ou efeitos colaterais importantes. Assim, rotular de intratável clinicamente aquele paciente, que a despeito de tratamento medicamentoso correto e rigoroso, torna-se um pária socioeconômico devido aos seus sintomas intensos, exuberantes e praticamente contínuos, é tarefa simples. Há, porém, um outro grupo de pacientes que desenvolve dependência ao medicamento, expondo-se aos seus efeitos colaterais e indesejáveis, muitas vezes graves. É o que ocorre com os doentes necessitando uso quase contínuo de corticosteroides, e que desenvolvem patologias colaterais, como síndrome *cushingoide*, hipertensão arterial, úlceras gastrointestinais, osteoporose, fraturas patológicas, diabetes melito, alterações psicóticas, catarata, entre outras.

Também é intratável clinicamente, aquele paciente que exige numerosas internações e não consegue manter nível nutricional adequado; ou, ainda, aqueles raros doentes que, alérgicos, limitam drasticamente o uso dos medicamentos recomendados. E, ainda, aqueles pacientes que receiam infertilidade, devido à azoospermia potencialmente indutível pela sulfassalazina e aminossalicilatos.

Torna-se fácil entender, a importância do informe consentido e esclarecido do paciente, que deve participar ativamente da indicação cirúrgica, balanceando as vantagens e morbi-mortalidade da operação, bem como os riscos de insistir no tratamento clínico, protelando indevidamente o ato cirúrgico.

Retardo do Crescimento

O retardo do crescimento em crianças e adolescentes acometidos pela enfermidade pode ser causa de até 3% das indicações cirúrgicas na RCU, segundo dados da literatura. É indicação formal de cirurgia e deve ser feita enquanto o paciente ainda tiver condições de voltar a crescer, para evitar a baixa estatura no futuro.

Manifestações Extraintestinais

As manifestações extraintestinais podem ser causa de até 3% das indicações cirúrgicas na RCU, como, por exemplo, as artrites incapacitantes (artralgias periféricas) e afecções dermatológicas, como o pioderma gangrenoso, que não respondem ao tratamento convencional. Lembrar que raramente as manifestações extraintestinais são a causa única da indicação cirúrgica.[5]

Malignização

A RCU é doença pré-maligna, sendo o risco de degeneração carcinomatosa muito maior do que o da população geral, mormente naqueles pacientes com duração da doença maior do que 10 anos, e principalmente nas colites de longa duração e que acometem todo o órgão (pancolite). Lembrar que a degeneração maligna pode ser multifocal. A presença de câncer é indicação formal de cirurgia, podendo responder por até 2,7% das indicações cirúrgicas.

Devemos ainda mencionar o estado de "câncer iminente" (*impending cancer*), em que biópsias seriadas de mucosa cólica em colonoscopias anuais de seguimento, especialmente nas pancolites de longa duração, podem detectar displasias graves, levando à indicação cirúrgica profilática do câncer.

Indicações de Urgência

As principais indicações de urgência são o megacólon tóxico e a hemorragia maciça.

O megacólon tóxico, rigorosamente monitorado clínica, laboratorial e radiologicamente, e que não responde a tratamento clínico correto e intenso, é de indicação cirúrgica imediata, pelo risco de perfuração intestinal, que é quadro extremamente grave.

A hemorragia maciça, com repercussão hemodinâmica aguda e grave é de ocorrência rara na RCU, e deve ser tratada cirurgicamente.

OPÇÕES CIRÚRGICAS

Historicamente, várias operações foram tentadas empiricamente, sem sucesso, quando ainda nada se conhecia da etiopatogenia da doença, tais como: apendicectomia, ileossigmoidostomia, ileostomia, vagotomia, secção dos nervos pélvicos e lobotomia frontal.[6]

O tratamento cirúrgico eletivo atual se baseia em três técnicas: a proctocolectomia total com ileostomia definitiva, a colectomia total com ileorretoanastomose e a retocolectomia total com anastomose ileal (essa última será alvo de outro capítulo).

Proctocolectomia Total

A proctocolectomia total foi a primeira operação realizada com intuito curativo, visto que procurava extirpar toda a sede anatômica da doença. A ileostomia definitiva era inicialmente deixada para maturar tardiamente, daí resultando, muitas vezes, em graves complicações, como estenose e disfunção com altos débitos do estoma, advindo sérios transtornos hidroeletrolíticos e nutricionais.

Um grande avanço técnico concretizou-se pela introdução da técnica de maturação precoce da ileostomia. Agora, no próprio ato cirúrgico, pratica-se a eversão da mucosa que é suturada à pele, recobrindo-se então a serosa da ileostomia, que fica protegida da exposição ao ar ambiente. Este resultado imediato era atingido apenas de 10 a 14 dias após a realização da ileostomia pela técnica de maturação tardia, mas à custa de uma serosite que, por processo inflamatório, fibrótico e retrátil, evertia a mucosa da ileostomia, podendo redundar em estenose e disfunção da estomia.

A proctocolectomia total com ileostomia definitiva tem as seguintes vantagens: cura a doença, é operação em um único tempo e impede a degeneração maligna do intestino grosso.

A maior desvantagem é a ileostomia definitiva, que é um pesado ônus psicossocial aos pacientes, a maioria jovem. Em 10% a 20% dos enfermos, a ileostomia apresenta complicações (retração, prolapso e estenose); a cicatrização da ferida perineal é viciosa ou retardada em 10% a 50% dos casos; obstrução intestinal pode ocorrer em até 15% e disfunção sexual em 5% a 12% dos doentes, principalmente no sexo masculino, em razão da proctectomia.[7,8]

Atualmente, essa operação é excepcionalmente feita para o tratamento da retocolite ulcerativa, restringindo-se sua indicação aos pacientes em que há câncer associado no reto distal ou àqueles em que há grave disfunção esfincteriana, situação em que a anastomose ileoanal condicionaria incontinência fecal incompatível com o mínimo aceitável de qualidade de vida.[3,9]

Na tentativa de melhorar a qualidade de vida desses pacientes, foi proposta a ileostomia continente. Construía-se um reservatório ileal, cujo conduto eferente invaginado no seu interior era implantado na pele. Desta maneira, o efluxo ileal não mais seria contínuo, exigindo, para o esvaziamento do reservatório, vários autocateterismos diários.

Apesar de diferentes variantes técnicas terem sido propostas para a feitura de ileostomias continentes, numerosas complicações foram relatadas: deiscência de sutura (4% a 40%); fístula de bolsa ileal (4% a 10%); extrusão da válvula, com perda da continência e impossibilidade de cateterização (4% a 40%); estenose (5% a 8%); bolsite (7% a 30%), devendo-se por último mencionar a perfuração iatrogênica da bolsa ileal pelo cateterismo repetido, que exige intervenção cirúrgica em até 50% dos casos.[6,10-12]

Em nosso meio, a ileostomia continente foi raramente executada, havendo apenas notícias de tentativas isoladas feitas por alguns cirurgiões.

Pode hoje, eventualmente se indicar ileostomia continente em casos em que há falha de bolsa ileal pélvica, ou quando o enfermo solicitar a conversão de uma ileostomia definitiva à Brooke.[13]

Colectomia Total com Anastomose Ileorretal

Para evitar a ileostomia definitiva e o potencial risco de disfunção urogenital condicionadas pela proctectomia, foi proposta a colectomia total com ileorreto anastomose, com a finalidade de preservar o reto, evitando-se sua dissecção extraperitoneal.[14,15]

Essa operação, porém, não recebeu reconhecimento acadêmico internacional, pois, o reto, sempre acometido pela doença, poderia perpetuar os sintomas intestinais e as manifestações extraintestinais, exigindo a manutenção de medicamentos, e o que seria pior, ser sede de degeneração maligna, exigindo, portanto, seguimento rigoroso. Entretanto, tornou-se bastante claro, hoje em dia, que esta operação é muito útil naqueles doentes em que o reto, apesar de acometido, o é de forma moderada. A cirurgia é de baixa morbidade, pode no futuro, se necessário, ser convertida para operação mais radical, como a retocolectomia com anastomose ileoanal.

Há contraindicações para esta operação: reto inelástico, doença de longa evolução, presença de displasias no intestino grosso ou de câncer no reto, colite aguda grave e nas situações de urgência. A mortalidade varia na literatura, de 0% a 5%, e a morbidade de 5,7% a 20%.[2,14-18]

O câncer no reto remanescente varia de 0% a 3,8% na literatura. A proctectomia, por câncer no reto, ou por persistência da doença é necessária em 10% a 38% dos casos, segundo a literatura.[18-20]

Conduta na Urgência

Nas situações de urgência, como megacolo tóxico, perfuração intestinal e hemorragia maciça, a melhor operação é a colectomia total com ileostomia terminal e sepultamento do coto retal.

Para viabilizar e facilitar a reconstrução futura do trânsito intestinal, mediante a proctectomia e anastomose de reservatório ileal ao canal anal, dois aspectos técnicos devem ser obedecidos. O íleo deve ser seccionado próximo ao ceco, para fornecer suficiente intestino para confecção da bolsa ileal e seu abaixamento até o canal anal. Em segundo lugar, o reto deve ser sepultado em nível intraperitoneal, evitando-se a dissecção de sua porção extraperitoneal, o que pode dificultar muito, ou mesmo impedir, a proctectomia e a anastomose ileoanal.[21]

REFERÊNCIAS BIBLIOGRÁFICAS

1. Kumar S, Ghoshal UC, Aggarwal R, Saraswat VA, Choudhuri G. Severe ulcerative colitis. Prospective study of parameters determining outcome. J Gastroenterol Hepatol. 2004;19(11):1247-52.
2. Kiss DR, Teixeira MG, Habr-Gama A. Retocolite Ulcerativa. In: Clínica Cirúrgica. Editores: Joaquim José Gama-Rodrigues, Marcel Cerqueira Cesar Machado, Samir Rasslan. São Paulo: Editora Manole; 2008, p: 930-44.
3. Cima RR, Pemberton JH. Surgical indications and procedures in ulcerative colitis. Curr Treat Options Gastroenterol. 2004;7(3):181-90.
4. Cima RR, Pemberton, JH. Medical and surgical management of chronic ulcerative colitis. Arch Surg. 2005;140(3):300-10.
5. Teixeira MG, Quilici FA. Tratamento cirúrgico. In Guia Prático. Doença Inflamatória Intestinal. Editores Flávio Quilici, Aderson Damião et al. Rio de Janeiro: Editora Elsevier; 2007. p:173-82.
6. Goligher J. Surgery of the anus, rectum and colon. 5. ed. London, Baillière Tindall, 1984.
7. Bauer JJ, Gelernt IM, Salk BA, Kreel I. Proctectomy for inflammatory bowel disease. Am J Surg. 1986;151:157-62.
8. Ritchie JK. Ileostomy and excisional surgery for chronic inflammatory disease of the colon: a survey of one hospital region. Gut. 1971;12:528.
9. Dozois EJ. Proctocolectomy and Brooke ileostomy for chronic ulcerative colitis. Clin Colon Rectal Surg. 1971;17(1):64-70.
10. Kock NG. Intra-abdominal reservoir in patients, with permanent ileostomy: preliminary observation on a procedure resulting in fecal continence in Five ileostomy patients. ARCH Surg. 1969;99:223-31.
11. Kock NG, Myrvold HE, Nilsson I. Construction lf a stable nipple valve for the continent ileostomy. Ann Clin Gynaec. 1980;69:112.
12. Halvorsen JF, Hoel R, Nygaard K. The continent reservoir ileostomy review of a collective series of 36 patients from three surgical departments. Surgery. 1978;83:252.
13. Behrens DT, Paris M, Luttrell JN. Conversion of failed ileal pouch-anal anastomosis to continent ileostomy. Dis Colon Rec tum. 1999;42:490-6.
14. Aylett SO. Total colectomy and íleo-rectal anastomosis in diffuse ulcerative colitis. Br Med J. 1957;2:489-92.
15. Aylett SO. Three hundred cases of diffuse ulcerative colitis treated by total colectomy and ileo-rectal anastomosis. Br Med J. 1966;1:1001-5.
16. Hawley PR. Ileorectal anastomosis. Br J Surg. 1985;72:S75-82.
17. Khubchandani IT, Sonfert MR, Rosen L. Current status of ileorectal anastomosis for inflammatory bowel disease. Dis Colon Rectum. 1989;32:400-3.
18. Pastore RLO, Wolff RG, Hodge D. Total abdominal colectomy and ileorectal anastomosis for inflammatory bowel disease. Dis Colon Rectum. 1997;40:1455-64.
19. Aylett, SO. Diffuse chronic ulcerative colitis and its treatment by ileorectal anastomosis. Ann R Coll Surg Eng. 1960;27:260-84.
20. Oakley JR, Jagelman DG, Fazio VW, Lavery IC, Weakley FL, Easley K, et al. Complications and quality of life after ileorectal anastomosis for ulcerative colitis. Am J Surg. 1985;149:23-30.
21. Kiss DR Almeida MG, Bocchini SF. Megacólon tóxico. In Urgências Clínicas e Cirúrgicas. Editor Andy Petroianu. Rio de Janeiro: Guanabara Koogan; 2002. p: 1131-3 21.

SEÇÃO 48-2

BOLSAS ILEAIS: TÉCNICA, RESULTADOS E COMPLICAÇÕES

Cláudio Saddy Rodrigues Coy ■ Maria de Lourdes Setsuko Ayrizono

INTRODUÇÃO

Dentre as doenças inflamatórias intestinais, a retocolite ulcerativa (RCU) apresenta-se como um modelo teórico ideal para o tratamento cirúrgico em função do acometimento restrito aos segmentos colorretais. A terapêutica cirúrgica deve basear-se em procedimentos que:

1. Melhorem os sintomas e promovam a recuperação do organismo acometido pelas manifestações locais e sistêmicas. Isto pode ser obtido pela retocolectomia, resultando na remoção do principal foco inflamatório.
2. Possibilitem a melhora da qualidade de vida com a preservação das funções fisiológicas.

Assim, a remoção de toda a mucosa colorretal seria, em tese, suficiente para a obtenção da cura desta grave enfermidade. Esta visão simplista secundária ao desconhecimento da fisiopatologia desta doença e aliada às limitações da terapêutica de alguns anos atrás, influenciou por várias décadas o destino de muitos pacientes, resultando dessa forma em grande número de procedimentos cirúrgicos.

Ravich e Sabiston em 1947 propuseram a realização de anastomose ileoanal após realização de retocolectomia como forma de manutenção do trânsito intestinal pelo canal anal, mas esta cirurgia foi abandonada devido aos maus resultados funcionais.[1] Assim, por quatro décadas, o médico assistente deparou-se com o dilema entre uma condição clínica de difícil controle e a necessidade de derivação intestinal definitiva.

Porém, o grande avanço cirúrgico para o tratamento da RCU foi a proposta de confecção de reservatório ileal com anastomose ileoanal por Parks e Nicholls,[2] em 1978. Vislumbrou-se, então, opção que finalmente atenderia a aspectos relacionados com fisiopatologia, manutenção do trânsito intestinal pelo canal anal e, consequentemente, boa qualidade de vida. Assim, a partir da década de 1980, a cirurgia de bolsa ileal tornou-se a opção cirúrgica preferencial. Em nosso meio, Góes *et al.*[3] fizeram o primeiro relato na literatura nacional em 1984, apresentando os três primeiros casos de bolsa ileal em tripla alça, e, em 1992, Habr-Gama *et al.*[4] demonstraram bons resultados funcionais com 56 doentes.

O entusiasmo por essa importante operação, ainda a mais utilizada, diminuiu parcialmente em função do melhor controle clínico da doença pelo uso de drogas mais eficazes, da alta morbidade do procedimento cirúrgico e da constatação de um efeito adverso improvável e ainda hoje pouco compreendido, ou seja, a inflamação da bolsa ileal ou bolsite.

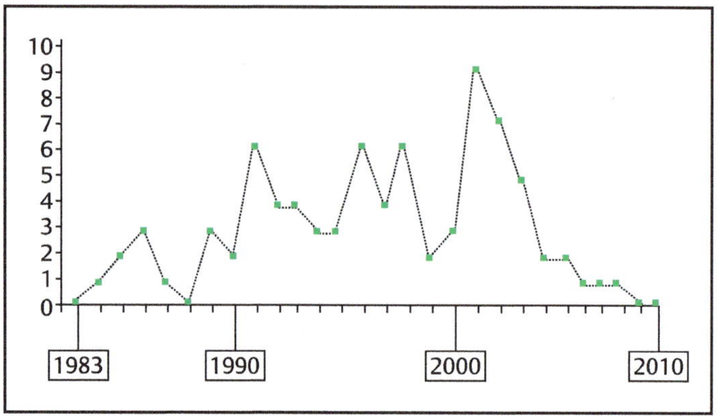

Fig. 48-2-1. Número de cirurgias de bolsa ileal por RCUI na UNICAMP.

Assim, a indicação cirúrgica por intratabilidade clínica vem decaindo em todo o mundo e no Grupo de Coloproctologia da Universidade Estadual de Campinas (UNICAMP) esta tendência também tem sido observada (Fig. 48-2-1). Porém, o tratamento cirúrgico ainda ocupa um papel importante em casos de complicações como megacólon tóxico, ocorrência de displasia e/ou câncer, e o risco cumulativo de cirurgias em portadores de pancolite pode atingir 35%.[5,6]

Assim, a proposta de confecção de reservatório ileal em portadores de RCU implica atualmente em grande responsabilidade pela equipe assistente. Devem-se considerar tanto a familiaridade da mesma com o manejo clínico e o uso adequado das várias opções medicamentosas disponíveis quanto a experiência da equipe cirúrgica com este procedimento.

TÉCNICA

As cirurgias de reservatório ileal implicam em vários detalhes técnicos que visam facilitar o abaixamento do íleo à pelve, minimizar a ocorrência de complicações e preservação funcional. Em termos gerais, pode-se iniciar o procedimento pela mobilização do cólon direito, seguida da preparação do mesentério ileal e da confecção do reservatório. Assim, antes da ressecção do reto, o cirurgião deverá avaliar se a bolsa ileal atingirá o canal anal sem tensão. Segue-se então, com a colectomia dos segmentos distais e mobilização do reto, tendo-se o cuidado em preservar a inervação autonômica pélvica. Considera-se como ponto de referência importante para este fim a identificação dos nervos hipogástricos situados imediatamente abaixo da bifurcação da aorta. Nos pacientes do sexo masculino também se deve evitar a lesão dos nervos erigentes situados entre a parede anterior do reto e a próstata.

Tipos de Reservatórios

Inicialmente, os reservatórios em S eram confeccionados com tamanhos maiores e alça eferente longa, porém este formato dificultava seu esvaziamento, sendo que, em muitos doentes, tornava-se necessário o uso de sondas evacuatórias. Além disso, a necessidade de mucosectomia em toda a extensão do reto dificultava em muito o procedimento, e a ocorrência de bolsite foi atribuída, em muitos casos, à persistência de resíduo fecal pós-evacuação.

Após os primeiros relatos de Parks e Nicholls,[2] vários tipos de reservatórios foram desenvolvidos visando melhores resultados funcionais, destacando-se os tipos em S com alça eferente curta, com 1 a 2 cm e em J. No Brasil, Góes *et al.*[7] (Figs. 48-2-2 a 48-2-4). desenvolveram a técnica em dupla câmara que visa associar a maior capacidade do reservatório em S com a melhor função de esvaziamento do reservatório em J, sendo utilizado pelo Grupo de Coloproctologia da UNICAMP.

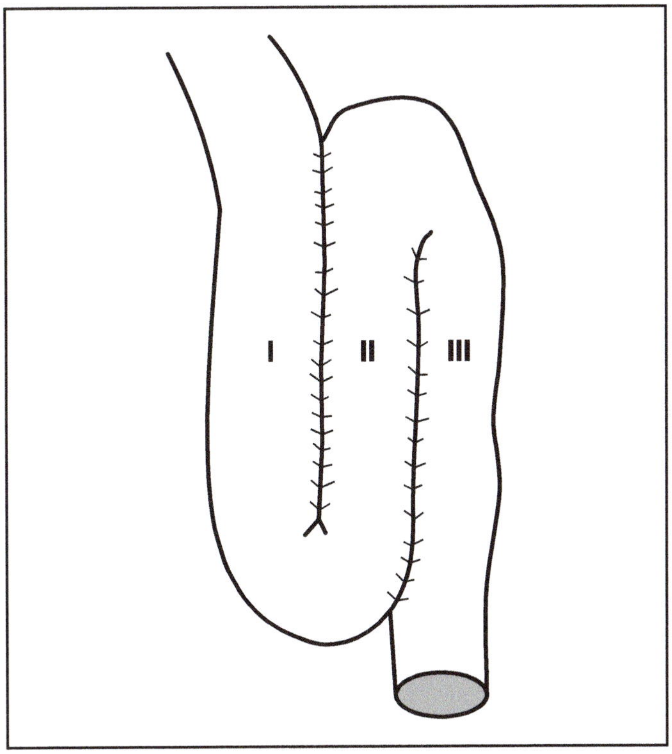

Fig. 48-2-2. Esquema de reservatório em dupla câmara.

Atualmente, o formato mais utilizado é o reservatório em J, com 15 cm de comprimento, proposto por Utsunomiya *et al.*,[8] em 1980, por sua simplicidade e seus bons resultados funcionais (Fig. 48-2-5). Sabe-se que o formato da bolsa interfere pouco na frequência de evacuações e durante o primeiro ano de pós-operatório há aumento progressivo de sua capacidade volumétrica,[9-11] diminuindo então, o número de evacuações.[12-14]

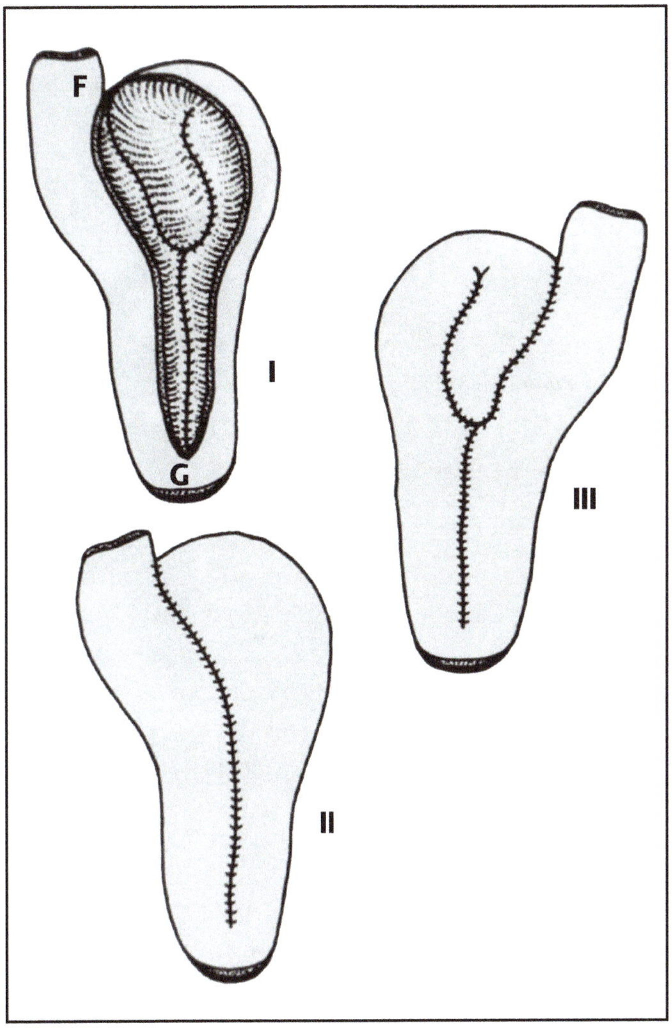

Fig. 48-2-3. Reservatório em dupla câmara.

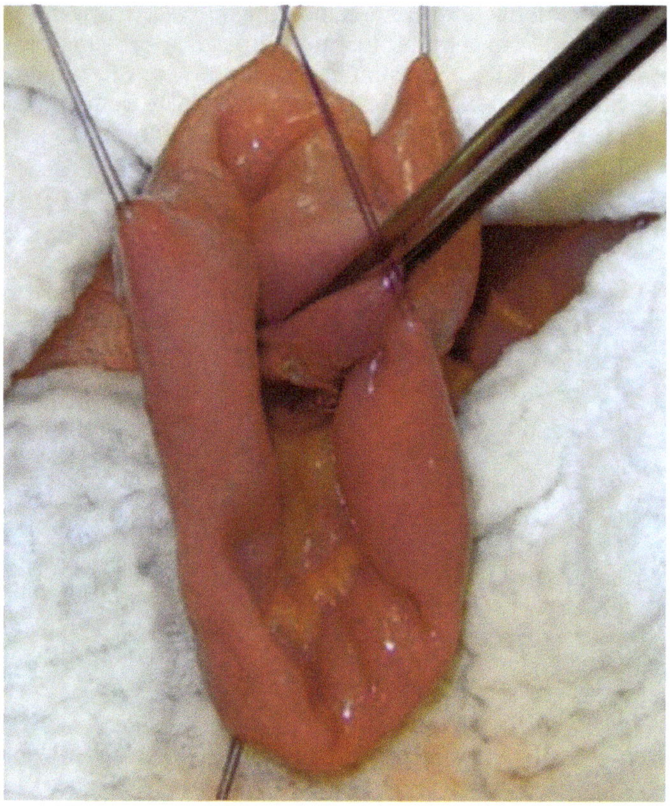

Fig. 48-2-4. Reservatório em dupla câmara.

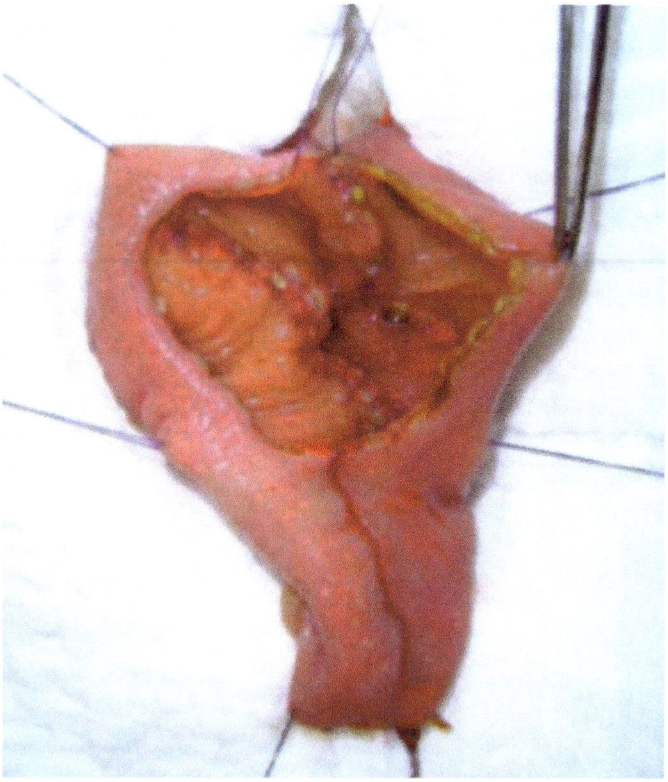

Fig. 48-2-5. Reservatório em J.

Técnicas de Alongamento Mesenterial

A mobilização do íleo para que atinja o canal anal pode ser tecnicamente difícil e impossibilitar que se complete a cirurgia em até 4,1% dos casos (Fig. 48-2-6).[15] A isquemia da bolsa secundária à realização de ligaduras vasculares no mesentério e tensão na anastomose frequentemente ocorrem em associação e podem ser acompanhadas por retração e contaminação local, causando sepse pélvica. Para que não haja tensão na anastomose, é recomendado que a porção distal do reservatório tenha um alcance de pelo menos 5 cm abaixo da sínfise púbica. Técnicas de alongamento mesenterial foram desenvolvidas para que não houvesse comprometimento da viabilidade do reservatório. Góes *et al.*[16] propuseram a manutenção da arcada marginal do cólon direito a partir do ramo direito da artéria cólica média, como irrigação arterial suplementar ao íleo distal (Figs. 48-2-7 e 48-2-8). Essa técnica, empregada de forma rotineira pelo Grupo de Coloproctologia da UNICAMP, possibilita a ligadura de ramos secundários da arcada ileal com maior segurança, diminuindo, assim a ocorrência de isquemia ileal, pois a irrigação arterial passa a ser fornecida tanto pelos ramos terminais da artéria mesentérica superior assim como pela artéria cólica média por meio da arcada do cólon direito.

Nas situações em que o posicionamento do reservatório no canal anal ocorre com tensão ou acompanhado por sinais de isquemia, o abaixamento da bolsa ao canal anal deve ser evitado. Pode-se então, realizar manobra tática em que o reservatório é exteriorizado na forma de derivação intestinal para que o mesmo seja abaixado em segundo tempo, após

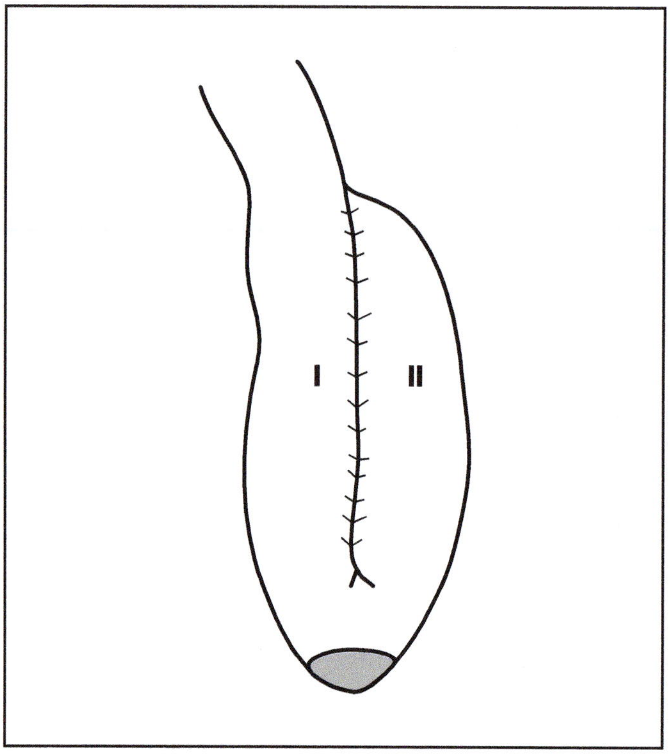

Fig. 48-2-6. Preparação do mesentério ileal.

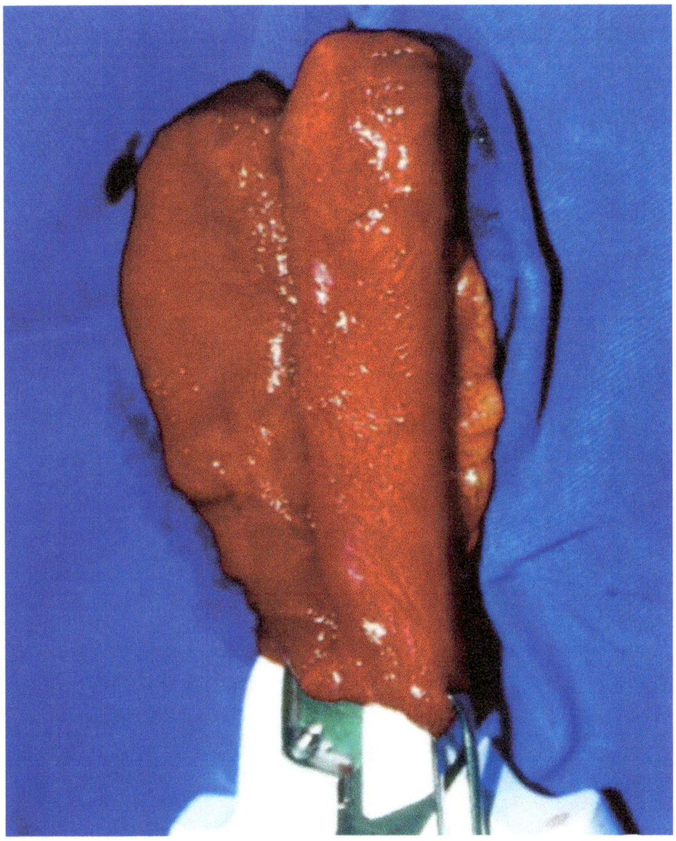

Fig. 48-2-7. Esquema de preservação da arcada marginal do cólon direito.

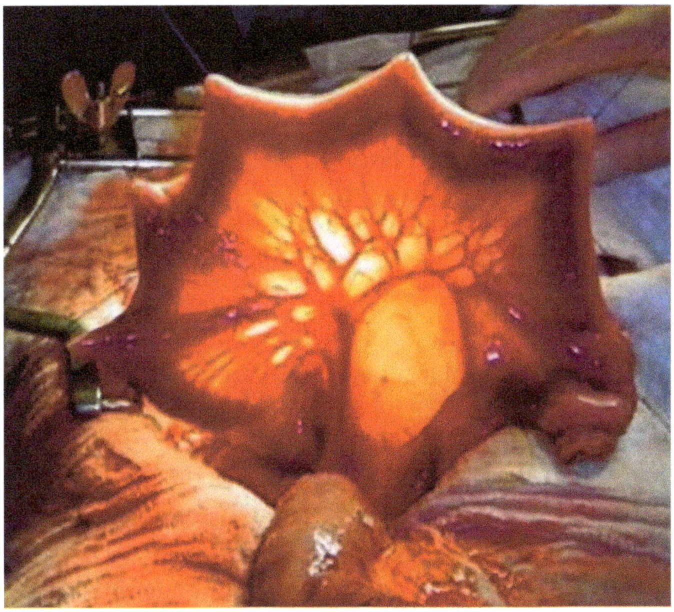

Fig. 48-2-8. Aspecto intraoperatório da preservação da arcada marginal do cólon direito.

alguns meses. Observa-se, frequentemente, que nesse período ocorre alongamento mesenterial de forma natural, surpreendendo o cirurgião com a facilidade com que, na maioria dos casos, a bolsa ileal alcance então o canal anal.

Considerando-se que em alguns pacientes a mobilização do íleo possa ser ainda mais difícil, pela presença de mesentério curto, obesidade, arcadas vasculares insuficientes ou pelve estreita e profunda, o Grupo de Coloproctologia da UNICAMP prioriza a confecção da bolsa antes da retocolectomia. Tem-se então opção de preservação de 2 a 3 cm do reto e, desta forma, possibilita-se a realização de anastomose em posição mais proximal, consequentemente sem tensão e com menor ocorrência de complicações.

Anastomose Manual ou Mecânica

A anastomose com técnica de duplo grampeamento torna o procedimento mais rápido, fácil e tem sido associada a melhores resultados funcionais. Quando localizada em situação mais proximal, preserva-se maior extensão do esfíncter interno, assim como 2 a 3 cm da mucosa do retal, sede de terminações nervosas sensitivas, importantes para a melhor função evacuatória. Apresenta como viés, a manutenção de extensão variável de mucosa doente, que poderá ser sede de neoplasia ou de manutenção do processo inflamatório. Se realizada no nível da linha pectínea, o emprego do grampeador causará a secção da porção superior da musculatura esfincteriana, encurtando assim o canal anal e associando-se à incontinência fecal.

Em estudo randomizado, envolvendo 41 doentes submetidos à cirurgia de reservatório ileal com anastomose manual e mecânica, avaliados 6 meses após o fechamento da ileostomia, não se constatou diferenças com relação ao número de evacuações ou episódios de incontinência fecal, apesar da presença de valores maiores de pressão anal de repouso no grupo com anastomose mecânica.[17] De forma semelhante, outros trabalhos randomizados, porém com número limitado de pacientes, também não demonstraram benefícios claros em relação à anastomose endoanal manual.[17-19]

Lovegrove,[20] em uma metanálise com 4.183 pacientes, sendo 2.699 com anastomose manual e 1484 com anastomose mecânica, também não evidenciou diferenças em relação ao número de evacuações ou uso de drogas antidiarréicas, porém a ocorrência de incontinência fecal foi mais frequente em portadores de anastomose manual.

Complicações sépticas decorrentes de deiscência de anastomose são descritas nos dois tipos de anastomoses, porém é duas vezes mais frequente com a manual, aumentando também a ocorrência de falência da bolsa assim como a necessidade de derivação definitiva.[20-23]

A presença de processo inflamatório acima da linha pectínea está bem documentada e a incidência de inflamação no canal anal por endoscopia é relatada em até 22% e com persistência de manifestações clínicas em até 14,7%.[24] Vários estudos que avaliaram a ocorrência de displasia na mucosa remanescente evidenciam que a ocorrência de displasia é

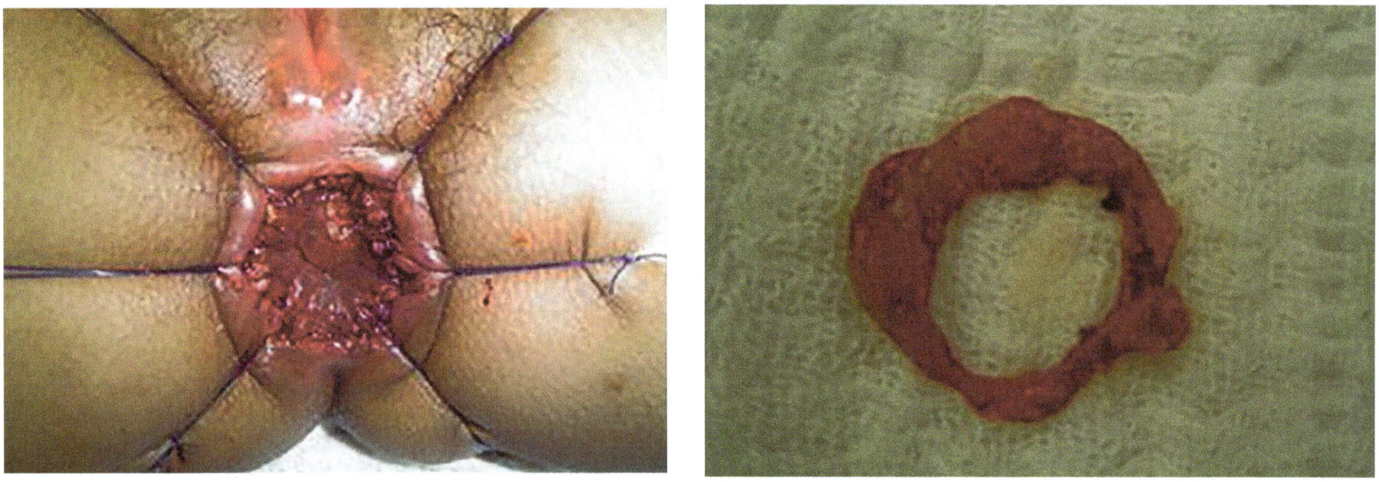

Fig. 48-2-9. Anastomose íleo anal e peça de mucosectomia.

pequena, entre 0% e 4,5%, sendo que o principal fator de risco é a presença de displasia ou câncer no espécime cirúrgico.[25-27]

Deve-se considerar que na presença de displasia ou câncer em que seja possível a preservação esfincteriana, a remoção de toda mucosa torna-se necessária. Nestes casos, realiza-se a ressecção da mucosa a partir da linha pectínea, em extensão variável entre 1 a 2 cm, seguida de anastomose endoanal manual. Esta, na maioria das vezes, é realizada sem dificuldade técnica e com dano mínimo aos esfíncteres anais (Fig. 48-2-9).

Realização de Derivação Intestinal

A confecção de ileostomia de proteção também tem sido motivo de controvérsias. Emprega-se a derivação intestinal para se evitar a evacuação pelo canal anal até que ocorra a completa cicatrização das suturas e da anastomose ileoanal, minimizando-se assim complicações decorrentes de deiscências.

Aspectos relacionados com morbidade, maior custo e necessidade de cirurgia em dois tempos, são justificativas para a não realização da mesma. Complicações relacionadas com oo fechamento da ileostomia são relatadas entre 11% e 28%, porém com índices de complicações graves com taxas inferiores a 5% e tempo médio de permanência hospitalar de apenas 3 dias.[28,29] Por outro lado, fatores como a presença de comorbidades, idade avançada, dificuldades técnicas, uso de corticoides no período pré-operatório e experiência do cirurgião, devem ser considerados para sua realização.[30]

Estudos evidenciam que não há maior incidência de deiscência da anastomose ou sepse pélvica quando é realizada ileostomia,[31,32] entretanto, a ocorrência de complicações graves e a necessidade de reoperações pode ser mais frequente em pacientes sem derivação.[33,34] Outros aspectos devem ser considerados, justificando seu uso de forma rotineira pelo Grupo de Coloproctologia da UNICAMP:

1. As consequências decorrentes da deiscência da anastomose ileoanal podem ser bastante graves na presença de continuidade do trânsito intestinal, implicando muitas vezes na ocorrência de peritonite fecal. Quando da necessidade de remoção do reservatório da pelve, haverá comprometimento funcional decorrente da estenose, que se desenvolve no canal anal desfuncionalizado. Nestas condições, o reabaixamento do íleo é tecnicamente difícil e frequentemente ocorre em segmento mais proximal devido à perda do reservatório.
2. Imediatamente após a colectomia, o conteúdo ileal é mais líquido. Além disso, em função da anastomose no canal anal, a musculatura esfincteriana está com sua função comprometida nesse período mais precoce de pós-operatório. Tais achados implicam em elevado número de evacuações associados à graus variados de incontinência fecal nos primeiros meses após a cirurgia, trazendo desconforto aos pacientes.
3. Diminuir a ocorrência de complicações em pacientes crônicos, submetidos a procedimento considerado tecnicamente difícil, que podem estar associadas a comprometimento funcional ou realização de derivação definitiva, deve ser uma preocupação constante. A realização de derivação intestinal de proteção deve ser incluída de forma rotineira como parte do procedimento, pois apresenta baixa morbidade e minimiza a ocorrência de complicações graves.

Confecção de Bolsa Ileal por Laparoscopia

As vantagens da cirurgia laparoscópica, amplamente conhecidas, estão relacionadas com menor morbidade, menor uso de analgésicos e melhor aspecto corporal. Uma vez que um número significativo de pacientes pode ser de adolescentes ou adultos jovens, cirurgias menos invasivas podem facilitar a aceitação do procedimento.

A confecção de bolsa ileal por laparoscopia tem-se mostrado factível,[35,36] porém com maior tempo de procedimento cirúrgico. Este está relacionado com a curva de aprendizado, implicando em custos elevados e não necessariamente a menor tempo de hospitalização.[37]

Os resultados demonstram benefícios a curto prazo, como menor tempo de íleo adinâmico, menor necessidade de transfusões e aceitação mais precoce de dieta líquida, porém, com índices de complicações semelhantes à cirurgia convencional e bons resultados funcionais.[38]

RESULTADOS

A remoção do cólon implica em menor absorção de água e consequentemente aumento do número de evacuações, enquanto que a proctectomia está associada com a perda de segmento intestinal funcionalmente importante, ou seja, com alta capacidade de armazenamento e complacência e que será substituído por alça ileal com atividade propulsora. Além disso, a mobilização retal causará alterações esfincterianas, secundárias a lesões neurogênicas ou estruturais, que podem implicar em incontinência pós-operatória. Todos estes aspectos devem ser considerados para a adequada seleção dos pacientes e, uma vez que a maioria dos portadores de RCU são adultos jovens, esses se tornam candidatos em potencial para cirurgias de abaixamento e anastomose ileoanal.

Assim, os resultados funcionais podem ser avaliados pelo número de evacuações e ocorrência de incontinência fecal. Relatos da literatura demonstram a presença de excelentes e bons resultados na maioria dos casos, com média de seis evacuações diurnas e uma evacuação noturna, e continência completa em até 79% dos pacientes além de elevado grau de satisfação e boa qualidade de vida.[31-42]

COMPLICAÇÕES

A confecção da bolsa ileal pode ser realizada em até três tempos e apresenta vários detalhes técnicos, que aumentam a ocorrência de complicações. Algumas bastante peculiares a este tipo de procedimento, podem inclusive levar à necessidade de remoção da bolsa.

A complicação mais frequente é a obstrução intestinal, estando associada à necessidade de laparotomia em até 24% dos pacientes no pós-operatório precoce e risco cumulativo de 31% com 10 anos de pós-operatório.[43-45] A mobilização do íleo pode também causar complicação obstrutiva menos comum, secundária à compressão duodenal pela artéria mesentérica superior (Fig. 48-2-10).[46]

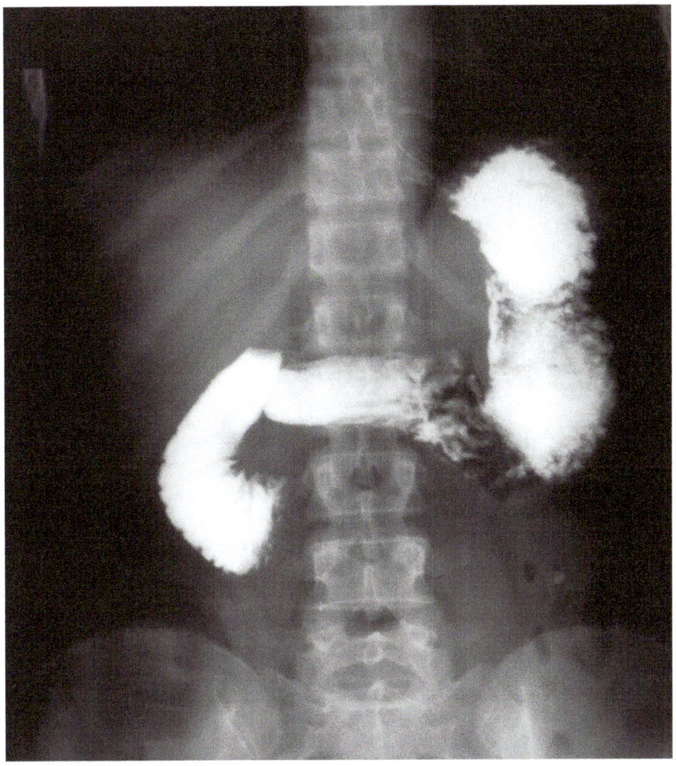

Fig. 48-2-10. Pinçamento aortomesentérico pós-cirurgia de reservatório ileal.

Porém, a complicação mais temida é a sepse pélvica, com incidência variando entre 5% e 14%.[43,47] É causada por isquemia ou deiscência da sutura do reservatório ou da anastomose ileoanal. O tratamento visa a manutenção da bolsa ileal *in loco* e deve ser instituído o mais rapidamente possível, seja por meio de laparotomia ou drenagem guiada por exame de imagem (Figs. 48-2-11 e 48-2-12).

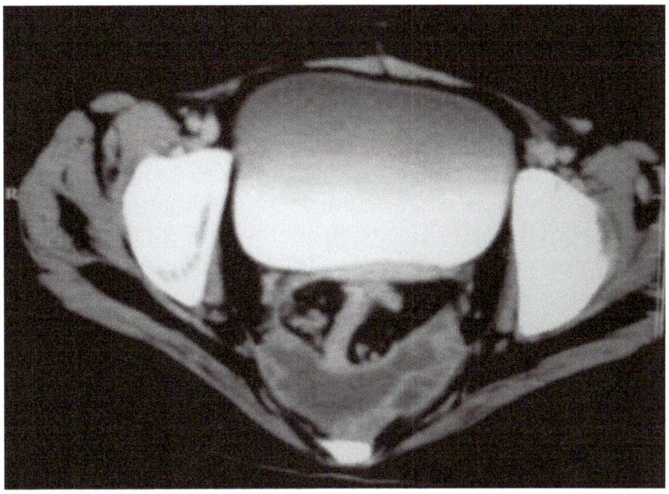

Fig. 48-2-11. Abscesso pélvico.

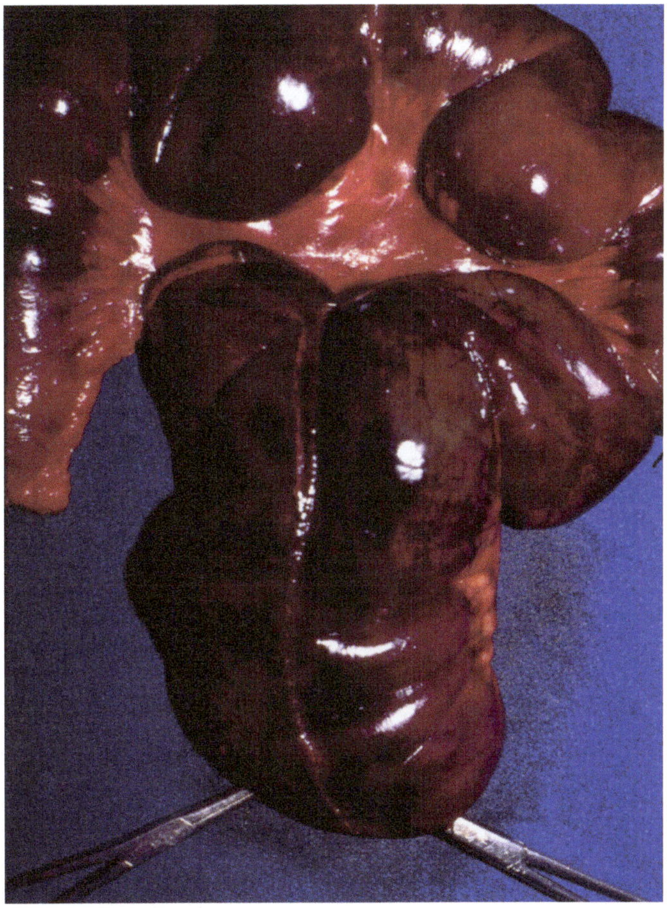

Fig. 48-2-12. Isquemia do reservatório.

Fístula Reservatório-Vaginal

A ocorrência de fístula reservatório-vaginal pode ser decorrente de deiscência de sutura ou sepse pélvica. Quando de ocorrência tardia, deve-se pensar na possibilidade de doença de Crohn.

Em posição distal, a correção pode ser realizada tanto por via endoanal quanto por vaginal e procura-se interpor tecido viável entre as duas estruturas, com taxas de sucesso entre 10% e 78%.[48,49] Quando no segmento proximal, a abordagem geralmente é por via abdominal, podendo ser necessária a retirada do reservatório e novo abaixamento.

Bolsite

A ocorrência de inflamação da bolsa ileal, apresentou-se como ocorrência inesperada com aumento de incidência ao longo dos anos de pós-operatório, podendo atingir até 50% dos pacientes com RCU.[50,51] Considera-se como fator de risco, a ocorrência de manifestações extraintestinais da doença e portadores de sorologia positiva para pANCA.[52,53] Caracteriza-se clinicamente por aumento da frequência de evacuações, dor abdominal, tenesmo, sangramento anal e eventualmente febre (Fig. 48-2-13).

Uma vez que é mais frequente em pacientes com RCU em relação aos portadores de polipose adenomatosa familiar (PAF) com esta mesma cirurgia, especulou-se que seria consequente à reativação do processo inflamatório, estímulo antigênico pela microbiota da bolsa ileal ou estase fecal. Leal *et al.*[54] comparam a expressão de citocinas pró-inflamatórias em portadores de RCUI e PAF sem bolsite e identificaram níveis mais elevados de IL-1beta, IL-6, IL-8 e TNF-α em pacientes com doença inflamatória intestinal, demonstrando assim a persistência de estado inflamatório latente nestes indivíduos. Agentes específicos como *Clostridium difficile*, *Cytomegalovirus*, **uso de anti-inflamatórios e isquemia também são considerados fatores patogênicos para o desenvolvimento da inflamação.**

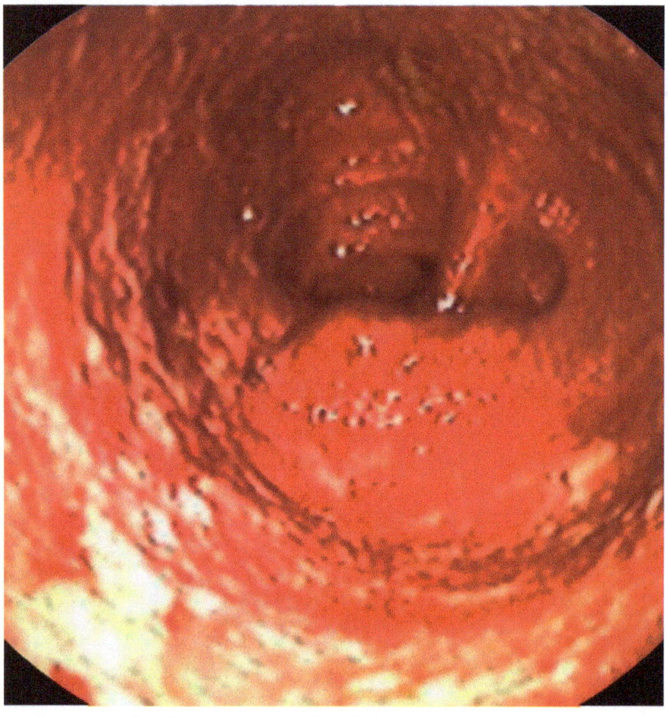

Fig. 48-2-13. Bolsite, aspecto endoscópico.

O tratamento clínico consiste no emprego de antibióticos, salicilatos, corticoides e eventualmente terapia biológica.[55] Na maioria dos casos, o episódio de bolsite tem duração inferior a 4 semanas, com taxa de recidiva após o primeiro episódio de até 64,%,[43,56] porém pode tornar-se crônico em até 8% dos casos com necessidade de remoção da bolsa em metade dos pacientes.[44]

Falência da Bolsa Ileal

Diversos fatores podem estar relacionados com a perda do reservatório, sejam elas complicações operatórias, disfunção pós-operatória, bolsa de pequeno tamanho, diagnóstico tardio de doença de Crohn ou ocorrência de bolsite,[55] em incidência variando entre 1% e 20%.[43,57,58] Isquemia da bolsa é a causa mais frequente de exérese da mesma relacionada com complicação pós-operatória, enquanto sepse pélvica crônica, bolsite e aumento do número de evacuações associadas à incontinência fecal e dermatite perianal estão relacionadas com falhas tardias.[43,58]

O tratamento implica na realização de ileostomia ou retirada da bolsa. A confecção de novo reservatório, está associada a bons resultados em até 60% dos casos, entretanto 20% dos pacientes permanecerão com ileostomia definitiva.[59]

CONSIDERAÇÕES FINAIS

A confecção da bolsa ileal remove toda a mucosa doente, previne a ocorrência de neoplasia e mantém a evacuação pelo canal anal com bons resultados funcionais, sendo o procedimento cirúrgico-padrão para os portadores de RCUI, porém é de alta complexidade. Nos últimos anos, o melhor conhecimento da evolução dos reservatórios ileais em longo prazo, particularmente, a ocorrência de bolsite, assim como a possibilidade de melhor controle terapêutico da doença, diminuíram as indicações para o tratamento cirúrgico em portadores de RCUI. Porém, a cirurgia de bolsa ileal ainda tem um importante papel no tratamento destes pacientes, e para que haja um real benefício, a equipe responsável deve ter experiência e conhecimento com relação às possibilidades e limitações tanto do tratamento clínico quanto dos resultados pós-operatórios.

REFERÊNCIAS BIBLIOGRÁFICAS

1. Ravitch MM, Sabiston DC Jr. Anal ileostomy with preservation of the sphincter; a proposed operation in patients requiring total colectomy for benign lesions. Surg Gynecol Obstet.1947;84:1095-9.
2. Parks AG, Nicholls RJ. Proctocolectomy without ileostomy for ulcerative colitis. Br Med J. 1978;2:85-8.
3. Góes JRN, Medeiros RR, Fagundes JJ. Colectomia total, proctomucosectomia e anastomose íleo-anal com resevatório ileal. Rev Bras Colo-Proct. 1984;4:138-9.
4. Habr-Gama A, Teixeira MG, Brunetti-Netto C, Souza Jr AHS, Alves ORA, Pinotti HW. Restorative proctocolectomy wiyh ileo-anal J pouch anastomosis for treatment of ulcerative colitis. ABCD Arq Bras Cir Dig. 1992;7:72-8.
5. Henriksen, M, Jahnsen J, Lygren I, Sauar J, Schul T, Vatn M H, et al. Ulcerative colitis and clinical course: results of a 5-year population-based follow-up study (the IBSEN study). Inflamm Bowel Dis. 2006;12:543-50.

6. Langholz E, Munkholm P, Davidsen M, Binder V. Course of ulcerative colitis: analysis of changes in disease activity over years. Gastroenterology. 1994;107: 3-11.
7. Goes R N, Fagundes JJ, Coy C S, Amaral C A, Peres MA, Medeiros RR. The two-chamber ileal pelvic reservoir--an alternative design. Dis Colon Rectum. 1993;36: 403-4.
8. Utsunomiya J, Iwama T, Imajo M, Matsuo S, Sawai S, Yaegashi K, et al. Total colectomy, mucosal proctectomy, and ileoanal anastomosis. Dis Colon Rectum. 1980;23:459-66.
9. de Silva HJ, de Angelis CP, Soper N, Kettlewell MG, Mortensen NJ, Jewell DP. Clinical and functional outcome after restorative proctocolectomy. Br J Surg. 1991;78:1039-44.
10. OreslandT, Fasth S, Nordgren S, Akervall S, Hulten L. Pouch size: the important functional determinant after restorative proctocolectomy. Br J Surg. 1990;77:265-9.
11. Johnston D, Williamson ME, Lewis WG, Miller AS, Sagar PM, Holdsworth P J. Prospective controlled trial of duplicated (J) versus quadruplicated (W) pelvic ileal reservoirs in restorative proctocolectomy for ulcerative colitis. Gut. 1996;39:242-76.
12. Pezim ME, Nicholls RJ. Quality of life after restorative proctocolectomy with pelvic ileal reservoir. Br J Surg. 1985;72:31-3.
13. Becker JM, McGrath KM, Meagher MP, Parodi JE, Dunnegan DA, Soper NJ. Late functional adaptation after colectomy, mucosal proctectomy, and ileal pouch-anal anastomosis. Surgery. 1991;110:18-24;discussion 725.
14. Harms BA, Andersen AB, Starling JR. The W ileal reservoir: long-term assessment after proctocolectomy for ulcerative colitis and familial polyposis. Surgery. 1991;112:638-46; discussion 646-8.
15. Browning SM, Nivatvongs S. Intraoperative abandonment of ileal pouch to anal anastomosis--the Mayo Clinic experience. J Am Coll Surg. 1998;186:441-5; discussion 445-6.
16. Góes JRN, Fagundes JJ, Coy CSR, Amaral CAR, Oliveira C, Ayrizono MLS, et al. O emprego da artéria cólica média e da arcada vascular do cólon direito na irrigação dos reservatórios ileais. Rev Bras de Colo Proct. 1998;17:169-71.
17. 17.Reilly WT, Pemberton JH, Wolff BG, Nivatvongs S, Devine RM, Litchy WJ, et al. Randomized prospective trial comparing ileal pouch-anal anastomosis performed by excising the anal mucosa to ileal pouch-anal anastomosis performed by preserving the anal mucosa. Ann Surg. 1997;225:666-76; discussion 676-7.
18. Choen S, Tsunoda A, Nicholls RJ. Prospective randomized trial comparing anal function after hand sewn ileoanal anastomosis with mucosectomy versus stapled ileoanal anastomosis without mucosectomy in restorative proctocolectomy. Br J Surg. 1991;78:430-4.
19. Luukkonen P, Jarvinen H. Stapled vs hand-sutured ileoanal anastomosis in restorative proctocolectomy. A prospective, randomized study. Arch Surg. 1993;128:437-40.
20. Lovegrove RE, Constantinides VA, Heriot AG, Athanasiou T, Darzi A, Remzi FH, et al. A comparison of hand-sewn versus stapled ileal pouch anal anastomosis (IPAA) following proctocolectomy: a meta-analysis of 4183 patients. Ann Surg. 2006;244: 18-26.
21. Fukushima T, Sugita A, Koganei K, Shinozaki M. The incidence and outcome of pelvic sepsis following handsewn and stapled ileal pouch anal anastomoses. Surg Today. 2000;30:223-7.
22. Ziv Y, Fazio VW, Church JM, Lavery IC, King TM, Ambrosetti P. Stapled ileal pouch anal anastomoses are safer than handsewn anastomoses in patients with ulcerative colitis. Am J Surg. 1996;171:320-3.
23. MacRae HM, McLeod RS, Cohen Z, O'Connor BI, Ton EN. Risk factors for pelvic pouch failure. Dis Colon Rectum. 1997;40:257-62.
24. Lavery IC, Sirimarco MT, Ziv Y, Fazio VW. Anal canal inflammation after ileal pouch-anal anastomosis. The need for treatment. Dis Colon Rectum. 1995;38:803-6.
25. 25 Silvestri MT, Hurst RD, Rubin MA, Michelassi F, Fichera A. Chronic inflammatory changes in the anal transition zone after stapled ileal pouch-anal anastomosis: is mucosectomy a superior alternative? Surgery. 2008;144:533-7; discussion 537-9.
26. Ziv Y, Fazio VW, Strong SA, Oakley JR, Milsom JW, Lavery IC. Ulcerative colitis and coexisting colorectal cancer: recurrence rate after restorative proctocolectomy. Ann Surg Oncol. 1994;1:512-5.
27. Remzi FH, Fazio VW, Delaney CP, Preen M, Ormsby A, Bast J, et al. Dysplasia of the anal transitional zone after ileal pouch-anal anastomosis: results of prospective evaluation after a minimum of ten years. Dis Colon Rectum. 2003;46:6-13.
28. Phang PT, Hain JM, Perez-Ramirez JJ, Madoff RD, Gemlo BT. Techniques and complications of ileostomy takedown. Am J Surg. 1999;177:463-6.
29. Wong KS, Remzi FH, Gorgun E, Arrigain S, Church JM, Preen M, et al. Loop ileostomy closure after restorative proctocolectomy: outcome in 1,504 patients. Dis Colon Rectum. 2005;48:243-50.
30. Sugerman HJ, Sugerman EL, Meador JG, Newsome HH Jr, Kellum JM Jr, DeMaria EJ. The ileal pouch anal anastomosis: to divert or not to divert? The case for diversion. J Gastrointest Surg. 2009;13:399-400.
31. Sugerman HJ, Sugerman EL, Meador JG, Newsome HH Jr, Kellum JM Jr, DeMaria EJ. Ileal pouch anal anastomosis without ileal diversion. Ann Surg. 2000;232:530-41.
32. Heuschen UA, Hinz U, Allemeyer EH, Lucas M, Heuschen G, Herfarth C. One- or two-stage procedure for restorative proctocolectomy: rationale for a surgical strategy in ulcerative colitis. Ann Surg. 2001;234:788-94.
33. Tjandra JJ, Fazio VW, Milsom JW, Lavery IC, Oakley JR, Fabre JM. Omission of temporary diversion in restorative proctocolectomy--is it safe? Dis Colon Rectum. 1993;36:1007-14.
34. Williamson ME, Lewis WG, Sagar PM, Holdsworth PJ, Johnston D. One-stage restorative proctocolectomy without temporary ileostomy for ulcerative colitis: a note of caution. Dis Colon Rectum. 1997;40:1019-22.
35. 35 Marcello PW, Milsom JW, Wong SK, Hammerhofer KA, Goormastic M, Church JM, et al. Laparoscopic restorative proctocolectomy: case-matched comparative study with open restorative proctocolectomy. Dis Colon Rectum. 2000;43:604-8.
36. Larson DW, Dozois EJ, Piotrowicz K, Cima RR, Wolff BG, Young-Fadok TM. Laparoscopic-assisted vs. open ileal pouch-anal anastomosis: functional outcome in a case-matched series. Dis Colon Rectum. 2005;48:1845-50.
37. Maartense S, Dunker MS, Slors JF, Cuesta MA, Gouma DJ, van Deventer SJ, et al. Hand-assisted laparoscopic versus open restorative proctocolectomy with ileal pouch anal anastomosis: a randomized trial. Ann Surg. 2004;240:984-91; discussion 991-2.
38. Fichera A, Silvestri MT, Hurst RD, Rubin MA, Michelassi F. Laparoscopic restorative proctocolectomy with ileal pouch anal anastomosis: a comparative observational study on long-term functional results. J Gastrointest Surg. 2009;13:526-32.
39. Bullard KM, Madoff RD, Gemlo BT. Is ileoanal pouch function stable with time? Results of a prospective audit. Dis Colon Rectum. 2002;45:299-304.
40. Meagher AP, Farouk R, Dozois RR, Kelly KA, Pemberton JH. J ileal pouch-anal anastomosis for chronic ulcerative colitis: complications and long-term outcome in 1310 patients. Br J Surg. 1998;85:800-3.
41. Fazio VW, O'Riordain MG, Lavery IC, Church JM, Lau P, Strong SA, et al. Long-term functional outcome and quality of life after

stapled restorative proctocolectomy. Ann Surg. 1999;230:575-84; discussion 584-6.
42. Brunel M, Penna C, Tiret E, Balladur P, Parc R. Restorative proctocolectomy for distal ulcerative colitis. Gut. 1999;45:542-5.
43. Meagher AP, Farouk R, Dozois RR, Kelly KA, Pemberton JH. J ileal pouch-anal anastomosis for chronic ulcerative colitis: complications and long-term outcome in 1310 patients. Br J Surg. 1998;85:800-3.
44. Fazio VW, Ziv Y, Church JM, Oakley JR, Lavery IC, Milsom JW, et al. Ileal pouch-anal anastomoses complications and function in 1005 patients. Ann Surg. 1995;1995;222:120-7.
45. MacLean AR, Cohen Z, MacRae HM, O'Connor BI, Mukraj D, Kennedy E D. Risk of small bowel obstruction after the ileal pouch-anal anastomosis. Ann Surg. 2002;235:200-6.
46. Goes RN, Coy CS, Amaral CA, Fagundes JJ, Medeiros RR. Superior mesenteric artery syndrome as a complication of ileal pouch-anal anastomosis. Report of a case. Dis Colon Rectum. 1995;8:543-4.
47. Marcello PW, Roberts PL, Schoetz DJ Jr, Coller JA, Murray JJ, Veidenheimer MC. Long-term results of the ileoanal pouch procedure. Arch Surg. 1993;128:500-3; discussion 503-4.
48. Wexner SD, Rothenberger DA, Jensen L, Goldberg SM, Balcos EG, Belliveau P, et al. Ileal pouch vaginal fistulas: incidence, etiology, and management. Dis Colon Rectum. 1989;32:460-5.
49. Lee PYM, Fazio VW, Church JM, Hull TL, Eu KW, Lavery IC. Vaginal fistula following restorative proctocolectomy. Dis Colon Rectum. 1997;40:752-9.
50. Hurst RD, Molinari M, Chung TP, Rubin M, Michelassi F. Prospective study of the incidence, timing and treatment of pouchitis in 104 consecutive patients after restorative proctocolectomy. Arch Surg. 1996;131:497-500; discussion 501-2.
51. Stahlberg D, Gullberg K, Liljeqvist L, Hellers G, Lofberg R. Pouchitis following pelvic pouch operation for ulcerative colitis. Incidence, cumulative risk, and risk factors. Dis Colon Rectum. 1996;39:1012-8.
52. Fleshner PR, Vasiliauskas EA, Kam LY, Fleshner NE, Gaiennie J, Abreu-Martin MT, et al. High level perinuclear antineutrophil cytoplasmic antibody (pANCA) in ulcerative colitis patients before colectomy predicts the development of chronic pouchitis after ileal pouch-anal anastomosis. Gut. 2001;49:671-7.
53. Kuisma J, Jarvinen H, Kahri A, Farkkila M. Factors associated with disease activity of pouchitis after surgery for ulcerative colitis. Scand J Gastroenterol. 2004;9:544-8.
54. Leal RF, Coy CS, Ayrizono ML, Fagundes JJ, Milanski M, Saad MJ, et al. Differential expression of pro-inflammatory cytokines and a pro-apoptotic protein in pelvic ileal pouches for ulcerative colitis and familial adenomatous polyposis. Tech Coloproctol. 2008;12:33-8.
55. Johnson MW, Das P, Dewar DH, Forbes A, Ciclitira PJ, Nicholls RJ. Medical management of patients with ileal pouch anal anastomosis after restorative procto-colectomy. Eur J Gastroenterol Hepatol. 2009;21:9-17.
56. Farouk R, Pemberton JH, Wolff BG, Dozois RR, Browning S, Larson D. Functional outcomes after ileal pouch-anal anastomosis for chronic ulcerative colitis. Ann Surg. 2000;231:919-26.
57. Dayton MT, Larsen KP. Outcome of pouch-related complications after ileal pouch-anal anastomosis. Am J Surg. 1997;174:728-31; discussion 731-2.
58. Korsgen S, Keighley MR. Causes of failure and life expectancy of the ileoanal pouch. Int J Colorectal Dis. 1997;12:4-8.
59. Mathis KL, Dozois EJ, Larson DW, Cima RR, Wolff BG, Pemberton JH. Outcomes in patients with ulcerative colitis undergoing partial or complete reconstructive surgery for failing ileal pouch-anal anastomosis. Ann Surg. 2009;249:409-13.

SEÇÃO 48-3

HÁ LUGAR PARA COLECTOMIA TOTAL E SEGMENTAR NA DOENÇA DE CROHN?

Marcelo Rodrigues Borba ■ Carolina Bortolozzo Graciolli Facanali

INTRODUÇÃO

A doença de Crohn (DC) é uma doença inflamatória intestinal (DII) descrita em 1932 e não tem sua etiologia totalmente elucidada. Entretanto, uma das teorias mais aceitas na atualidade é a interação do interatoma da doença, levando à perpetuação do processo inflamatório.[1]

Por ser um distúrbio inflamatório crônico não infeccioso e imunomediado, pode comprometer todo o trato gastrointestinal, desde a boca até o ânus, atingindo principalmente o segmento distal do intestino delgado e proximal do colón.

Essa enfermidade afeta milhões de indivíduos em todo o mundo,[2] e as taxas de incidência e prevalência vêm aumentando no Brasil.[3] Embora tenhamos dois picos de incidência por faixa etária na DC, independente do sexo,[4] geralmente a maior faixa de incidência fica fase economicamente produtiva do indivíduo . E podem levar a incapacidade no trabalho, redução da qualidade de vida e trazer consequências não só sociais e econômicas, como também pessoais.

O manejo da DC é complexo. A doença por ser descontínua, transmural e apresentar complicações como estenoses, abcessos e fistulas. Por isso, seu manejo requer habilidades técnicas e pensamento clínico apurado.

Na última década, o tratamento da DC passou do controle dos sintomas, que visa suprimir as exacerbações inflamatórias, para prevenção da progressão da doença, visando além da remissão clínica, a remissão laboratorial e endoscópica com cicatrização da mucosa e,[5] como mais recentemente discutido, a remissão profunda da doença através de remissão histológica.

Estudos mostraram que a cicatrização da mucosa está intimamente associada a remissão clínica, menor taxa de internação e ressecção cirúrgica.[6]

Apesar de todo avanço da terapia medicamentosa obtido recentemente no tratamento das DII, estudos populacionais revelam que as taxas de intervenção cirúrgica para doença refratária ao tratamento clínico podem chegar a 47% após 5 anos do diagnóstico da doença.[7]

Tendo como base a apresentação clínica ou local da doença, atualmente se acredita que existam diferentes fenótipos da doença de Crohn, e a colite de Crohn isolada tem sido considerada uma entidade clínica distinta.[8,9]

Apesar dos avanços no arsenal terapêutico e novas drogas biológicas, aproximadamente um terço dos pacientes não respondem adequadamente ao tratamento medicamentoso.[10] E quase 50% dos pacientes precisam de cirurgia dentro de 10 anos após o diagnóstico.[11,12]

De acordo com recente publicação da Organização Brasileira de Doença de Crohn e Colite (GEDIIB,) mais de 70% dos pacientes com diagnóstico de DC necessitarão algum procedimento cirúrgico ao longo da vida.[13] E é estimado que uma segunda ressecção intestinal ocorra em 35% dos pacientes.[14]

Na colite de Crohn isolada, qualquer parte do cólon e do reto pode ser afetada, sendo o cólon distal o mais comumente envolvido.[15] A DC que compromete somente esse segmento constitui um desafio para os especialistas que tratam as DIIs, pois pode ocorrer um comprometimento segmentar ou difuso do cólon, frequentemente há lesões perianais complexas. E a cirurgia invariavelmente pode levar a uma ostomia temporária ou definitiva.

Assim, o tratamento cirúrgico ideal de pacientes com colite de Crohn isolada permanece incerta e, há muitos anos, novas alternativas cirúrgicas têm sido buscadas e discutidas para esse fenótipo. Discutir qual a abordagem cirúrgica devemos ter na colite de Crohn é um tema vasto e peculiar e, portanto, a estratégia de abordagem cirúrgica deve ser baseada na extensão, atividade e história da doença.

A colectomia segmentar leva a possibilidade de novas cirurgias, com a falha do tratamento clínico, apesar de toda evolução da terapia biológica nos últimos anos. Já a colectomia total ou mesmo a proctocolectomia total com ileostomia, não cura a doença e ainda faz com que o paciente fique com um estoma definitivo, desde muito jovem.

É uma decisão difícil a escolha do manejo cirúrgico adequado para esses pacientes. Nesse aspecto, os autores trazem dados para auxiliar na tomada da melhor decisão.

DISCUSSÃO

É bem conhecido que o fenótipo da doença de Crohn pode ser dividido em 30% de doença ileal, 40% de doença ileocolônica e 30% de doença colônica. Cerca de 25% dos pacientes que chegam à cirurgia para DC têm envolvimento isolado do cólon.[16]

Abordar informações relevantes com a finalidade de orientar e discutir como e quando decidir por uma destas cirurgias levando em conta não só o arsenal de drogas biológicas disponíveis atualmente, mas também pensando nos melhores resultados e na qualidade de vida que daremos aos nossos pacientes, é de fundamental importância.

Como sabemos, a doença de Crohn não pode ser curada por terapia medicamentosa ou cirúrgica, e isso também ocorre na colite de Crohn, mas a remissão pode ser mantida através de cuidados focados não somente na remissão clínica, como também no controle de atividade de doença laboratorial e endoscópica.

O tratamento cirúrgico é geralmente indicado quando as terapias medicamentosas parecem ineficazes na progressão da doença ou associadas a eventos adversos importantes, incluindo infecções e malignidade.

Algumas indicações cirúrgicas clássicas são:

- Intratabilidade clínica.
- Fístulas colocutâneas, enterocólicas ou colovesicais.
- Abscessos cavitários.
- Causas de urgência: perfuração, peritonite difusa e colite fulminante.
- Hemorragia digestiva baixa.
- Estenoses cólicas.
- Neoplasia.

Os objetivos da cirurgia na colite de Crohn incluem a remissão da doença com a menor morbidade possível e a preservação ou maximização da função. No entanto, o cerne da questão é a recorrência da doença após a cirurgia,[17] sendo que os dados são conflitantes pois taxas de recorrência após cirurgia na colite de Crohn são muito variados.

A atividade da doença no reto ou retossigmoide ocorre em cerca de 25% dos pacientes, sendo que a inflamação microscópica, em todo o cólon, ocorre em 25% desses casos.

Com alto nível de recomendação pelo consenso brasileiro, dependendo evidentemente da experiência do profissional, a cirurgia laparoscópica deve ser considerada como primeira linha.[18-20] Entretanto, nos casos de recorrência ou doença complicada com estenoses e fístulas, a evidência não é clara quanto à via de escolha. Evidências com cirurgia robótica também são limitadas na doença de Crohn.

As várias técnicas de abordagens cirúrgicas eficazes para a colite de Crohn incluem a colectomia segmentar, a colectomia subtotal e a proctocolectomia total (Figs. 48-3-1 e 48-3-2).

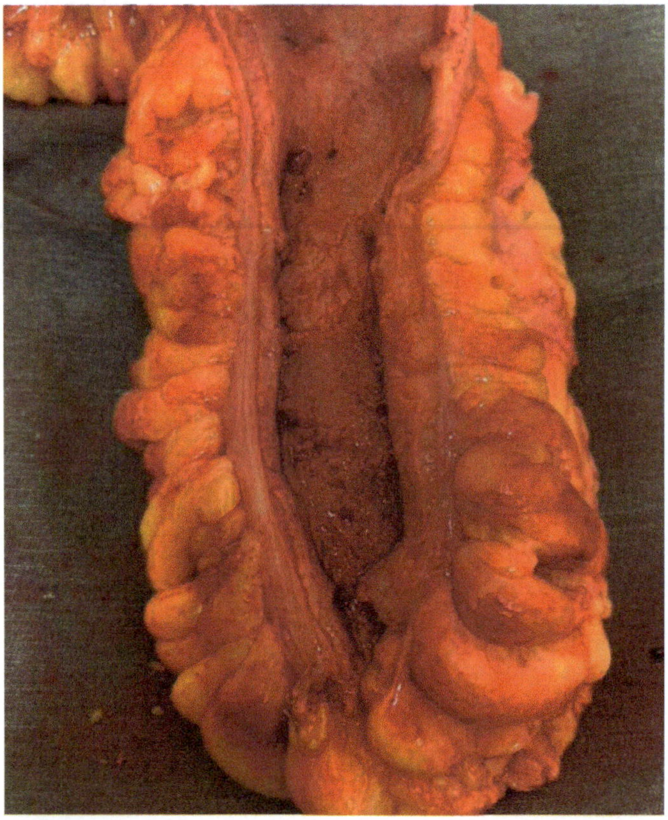

Fig. 48-3-1. Peça aberta com atividade de doença em colectomia segmentar.

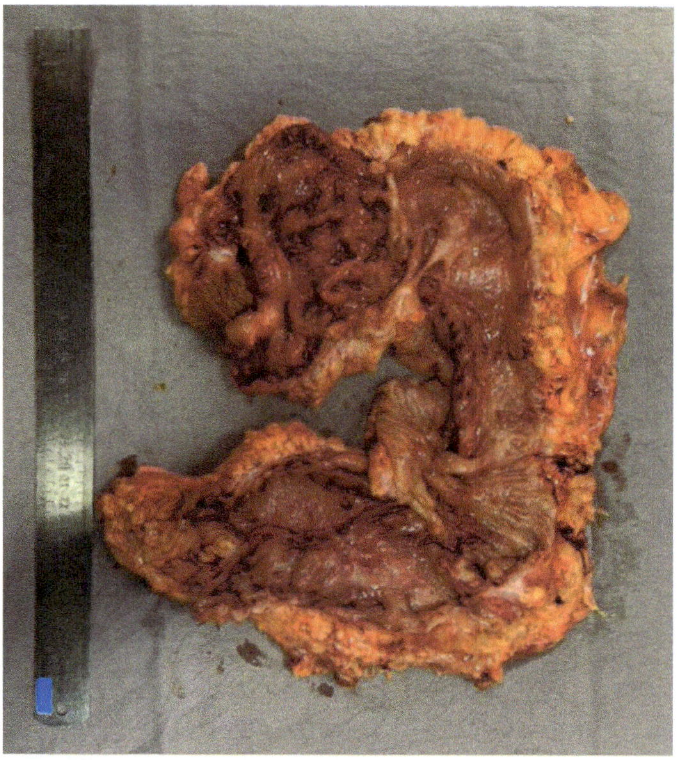

Fig. 48-3-2. Peça aberta com atividade de doença em colectomia subtotal.

A colectomia segmentar é preferivelmente indicada para pacientes com doença limitada, na qual há um envolvimento em menos de um terço do cólon.[21,22] E a anastomose primária pode ser realizada com segurança nesses pacientes. A estenoplastia no cólon não é recomendada.[23]

A qualidade de vida e os resultados funcionais são fortes argumentos a favor da ressecção segmentar. A mortalidade operatória geralmente é baixa (1%) e não relacionada com a própria DC ou a técnica cirúrgica.[24]

Embora saibamos que a recorrência ocorre, todo esforço deve ser feito para preservar o funcionamento do cólon e retardar a necessidade de um estoma definitivo. A colectomia segmentar pode mostrar-se uma alternativa viável em casos selecionados, com a colite de Crohn limitada, com melhor qualidade de vida na preservação da funcionalidade do reto e aânus, principalmente em pacientes jovens em idade fértil.

É importante enfatizar que o tratamento profilático após cirurgia, com imunomoduladores e/ou biológicos, deve ser considerado.

Maior sobrevida livre de reoperação e uma tendência a maior sobrevida livre de sintomas foi encontrada em pacientes submetidos à colectomia segmentar quando comparados com a colectomia total.[25]

Resultados funcionais da ressecção segmentar também são superiores à colectomia subtotal, com menor número de evacuações, fezes com melhor consistência e melhor continência fecal.

Embora uma metanálise realizada comparando a técnicas de colectomia segmentar e colectomia subtotal com anastomose ileorretal tenha evidenciado que ambas são igualmente eficazes no tratamento de DC colônica em pacientes com ausência e atividade retal e doença perianal ausente,[9] a colectomia total ou a subtotal devem ser consideradas naqueles com doença colônica mais grave e extensa, como por exemplo dois segmentos diferentes afetados pela atividade de doença.

Ou seja, na ausência de doença perianal concomitante, a colectomia total com anastomose ileorretal é preconizada (Figs. 48-3-3 e 48-3-4).[26] E muitas vezes, a depender do estado geral do paciente, o estoma de proteção pode ser considerado.

Em casos de doença colônica extensa e ausência de doença retal, a colectomia total com anastomose ileorretal pode ser recomendada.[20,27] Atentando sempre para função esfincteriana competente. Caso a doença não seja tão extensa, o cirurgião pode optar por uma colectomia subtotal com anastomose ileorretal, oferecendo melhor qualidade de vida a médio prazo.[18]

À medida que a doença progride e ocorrem complicações, mesmo com terapias medicamentosas que modificaram significativamente o curso da doença, há pacientes que irão precisar de cirurgia.[28]

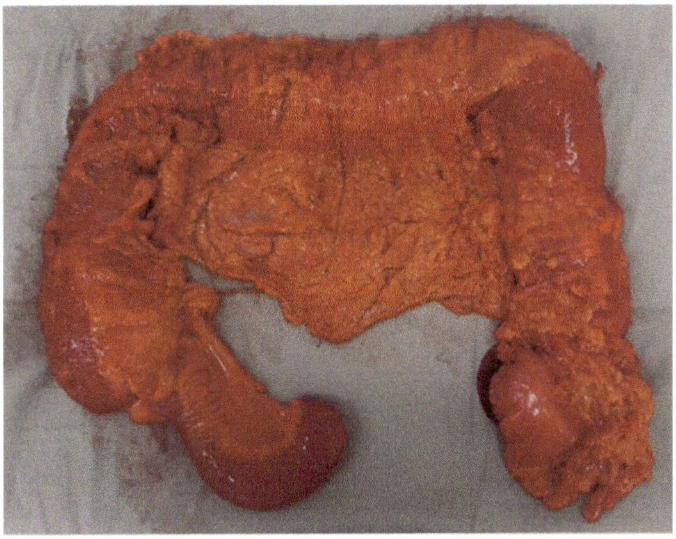

Fig. 48-3-3. Colectomia total (peça fechada).

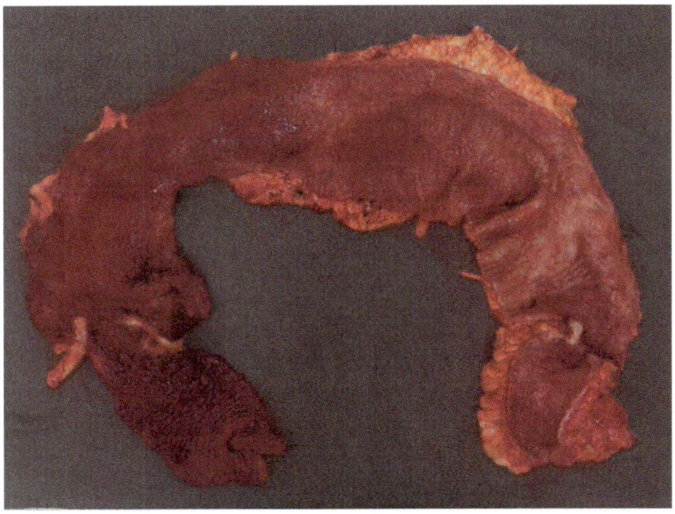

Fig. 48-3-4. Colectomia total (peça aberta).

Em um estudo de coorte retrospectivo realizado na Universidade de Tel Aviv, verificou-se um risco aumentado de recorrência clínica nos pacientes de sexo masculino, um menor tempo de duração da doença e tabagistas.[25] Assim como outros estudos.[29,30]

Em um estudo com seguimento de 35 anos que descreveu o curso clínico de 507 pacientes com colite de Crohn, taxas de envolvimento colônico segmentar e pancolite foram encontrados em 40% e 31% dos pacientes, respectivamente.[8] E resultados semelhantes foram encontrados por Handler.[25]

A proctocolectomia total está associada a risco reduzido de recorrência da doença; no entanto, também está associada a taxas de complicações mais altas em comparação com a colectomia subtotal.

No entanto, proctocolectomia total e ileostomia terminal devem ser consideradas quando a indicação cirúrgica for câncer, para eliminar o risco de doença metacrônica. E naqueles com manifestações perianais extensas, pela maior probabilidade de progressão de doença colônica complicada e complicações perianais frequentemente devastadoras.

Sua indicação juntamente a uma ileostomia terminal definitiva é recomendada em pacientes com comprometimento retal grave, sepse perirretal grave e incontrolável, associados a colite proximal ou pancolônica refratários ao uso de medicações.[19]

Se houver abscessos perineais e fístulas, a ferida perineal é deixada aberta, para cicatrizar por segunda intenção. Nas demais situações, sempre que possível, o fechamento primário da ferida perineal acelera a recuperação.

Se houver sepse perineal grave ou o paciente estiver toxemiado, a colectomia total com ileostomia definitiva é preconizada, mas não totalizando a protectomia. O planejamento da remoção do reto não funcionante, para prevenção do câncer, em um segundo momento, deve ser realizada.

O tema abordado nesse capítulo representa um dos assuntos debatidos e com grande discrepância entre os cirurgiões especializados em DII. A literatura é escassa e as novas modalidades de tratamento como portal único ou cirurgia robótica assistida ainda não possuem nível de evidência para sugerir suas recomendações.

O curso da doença após a cirurgia é difícil prever, mas a realização precoce de colonoscopia e profilaxia da recorrência em indivíduos de risco são imperativos.[31]

Estudos multicêntricos, prospectivos randomizados, com seguimento a longo prazo são necessários para determinar o desfecho e as taxas de recorrência pós-operatória, tendo em foco não somente as características da doença, mas também a qualidade de vida, para ter um maior nível de evidência.

No geral, a escolha da melhor técnica terapêutica empregada dependerá principalmente da extensão da doença colônica e da ponderação dos riscos e benefícios.

REFERÊNCIAS BIBLIOGRÁFICAS

1. Fiocchi C. Integrating omics: the future of IBD? Dig Dis. 2014;32 Suppl 1:96-102.
2. Ng SC, Shi HY, Hamidi N, Underwood FE, Tang W, Benchimol EI, et al. Worldwide incidence and prevalence of inflammatory bowel disease in the 21st century: a systematic review of population-based studies. Lancet. 2017 Dec 23;390(10114):2769-78.

3. Quaresma AB, Kaplan GG, Kotze PG. The globalization of inflammatory bowel disease: the incidence and prevalence of inflammatory bowel disease in Brazil. Curr Opin Gastroenterol. 2019 Jul;35(4):259-64.
4. Loftus CG, Loftus E V, Harmsen WS, Zinsmeister AR, Tremaine WJ, Melton LJ, et al. Update on the incidence and prevalence of Crohn's disease and ulcerative colitis in Olmsted County, Minnesota, 1940-2000. Inflamm Bowel Dis. 2007 Mar;13(3):254-61.
5. Klenske E, Bojarski C, Waldner M, Rath T, Neurath MF, Atreya R. Targeting mucosal healing in Crohn's disease: what the clinician needs to know. Therap Adv Gastroenterol [Internet]. 2019 Jan 14;12:175628481985686. Available from: http://journals.sagepub.com/doi/10.1177/1756284819856865
6. Cushing K, Higgins PDR. Management of Crohn Disease. JAMA. 2021 Jan 5;325(1):69.
7. Zabot GP, Cassol OS, Quaresma AB, Gonçalves Filho FA, Baima JP, Imbrizi M, et al. Surgical Management Of Adult Crohn's Disease And Ulcerative Colitis Patients: A Consensus From The Brazilian Organization Of Crohn's Disease And Colitis (GEDIIB). Arq Gastroenterol. 2023 Mar 24;
8. Lapidus A, Bernell O, Hellers G, Löfberg R. Clinical course of colorectal Crohn's disease: A 35-year follow-up study of 507 patients. Gastroenterology. 1998 Jun;114(6):1151-60.
9. Angriman I, Pirozzolo G, Bardini R, Cavallin F, Castoro C, Scarpa M. A systematic review of segmental vs subtotal colectomy and subtotal colectomy vs total proctocolectomy for colonic Crohn's disease. Colorectal Dis. 2017 Aug;19(8):e279-87.
10. Palacio FGM, de Souza LMP, Moreira JP de L, Luiz RR, de Souza HSP, Zaltman C. Hospitalization and surgery rates in patients with inflammatory bowel disease in Brazil: a time-trend analysis. BMC Gastroenterol. 2021 Dec 27;21(1):192.
11. Peyrin-Biroulet L, Loftus E V, Colombel JF, Sandborn WJ. The Natural History of Adult Crohn's Disease in Population-Based Cohorts. American Journal of Gastroenterology. 2010 Feb;105(2):289-97.
12. Frolkis AD, Dykeman J, Negrón ME, deBruyn J, Jette N, Fiest KM, et al. Risk of Surgery for Inflammatory Bowel Diseases Has Decreased Over Time: A Systematic Review and Meta-analysis of Population-Based Studies. Gastroenterology. 2013 Nov;145(5):996-1006.
13. Imbrizi M, Baima JP, Azevedo MFC de, Andrade AR, Queiroz NSF, Chebli JMF, et al. Second Brazilian Consensus on the Management of Crohn's Disease in Adults: A Consensus of the Brazilian Organization for Crohn's Disease And Colitis (GEDIIB). Arq Gastroenterol. 2023 Mar 24;
14. Baran B, Karaca C. Practical Medical Management of Crohn's Disease. ISRN Gastroenterol. 2013 Nov 7;2013:1-12.
15. Friedman S, Blumberg RS. Inflammatory Bowel Disease. In: In: Longo DL KDJJFAHSLJ (eds), editor. Harrison's principles of internal medicine . New York,: McGraw-Hill Companies Inc.,; 2012. p. 2477-95.
16. Longo WE. Treatment of Crohn's Colitis. Archives of Surgery. 1988 May 1;123(5):588.
17. Stern HS, Goldberg SM, Rothenberger DA, Nivatvongs S, Schottler J, Christenson C, et al. Segmental versus total colectomy for large bowel Crohn's disease. World J Surg. 1984 Feb;8(1):118-21.
18. Brown SR, Fearnhead NS, Faiz OD, Abercrombie JF, Acheson AG, Arnott RG, et al. The Association of Coloproctology of Great Britain and Ireland consensus guidelines in surgery for inflammatory bowel disease. Colorectal Disease. 2018 Dec;20:3-117.
19. Bemelman WA, Warusavitarne J, Sampietro GM, Serclova Z, Zmora O, Luglio G, et al. ECCO-ESCP Consensus on Surgery for Crohn's Disease. J Crohns Colitis. 2017 May 11;
20. Adamina M, Bonovas S, Raine T, Spinelli A, Warusavitarne J, Armuzzi A, et al. ECCO Guidelines on Therapeutics in Crohn's Disease: Surgical Treatment. J Crohns Colitis. 2020 Feb 10;14(2):155-68.
21. Goligher JC. Surgical treatment of Crohn's disease affecting mainly or entirely the large bowel. World J Surg. 1988 Apr;12(2):186-90.
22. Andersson P, Olaison G, Hallböök O, Sjödahl R. Segmental Resection or Subtotal Colectomy in Crohn's Colitis? Dis Colon Rectum. 2002 Jan;45(1):47-53.
23. Gionchetti P, Dignass A, Danese S, Magro Dias FJ, Rogler G, Lakatos PL, et al. 3rd European Evidence-based Consensus on the Diagnosis and Management of Crohn's Disease 2016: Part 2: Surgical Management and Special Situations. J Crohns Colitis. 2017 Feb 1;11(2):135-49.
24. Martel P, Betton PO, Gallot D, Malafosse M. Crohn's Colitis: Experience with Segmental Resections; Results in A Series of 84 Patients. J Am Coll Surg. 2002 Apr;194(4):448-53.
25. Handler M, Dotan I, Klausner JM, Yanai H, Neeman E, Tulchinsky H. Clinical recurrence and re-resection rates after extensive vs. segmental colectomy in Crohn's colitis: a retrospective cohort study. Tech Coloproctol. 2016 May 17;20(5):287-92.
26. Group BS, Diseases IB. Consenso / Consensus Management of Brazilian Study Group of Inflammatory Bowel Diseases *. 2010;(3):313-25.
27. Lightner AL, Vogel JD, Carmichael JC, Keller DS, Shah SA, Mahadevan U, et al. The American Society of Colon and Rectal Surgeons Clinical Practice Guidelines for the Surgical Management of Crohn's Disease. Dis Colon Rectum. 2020 Aug;63(8):1028-52.
28. Hanauer SB, Sandborn W, Practice Parameters Committee of the American College of Gastroenterology. Management of Crohn's disease in adults. Am J Gastroenterol. 2001 Mar;96(3):635-43.
29. Sachar DB, Wolfson DM, Greenstein AJ, Goldberg J, Styczynski R, Janowitz HD. Risk factors for postoperative recurrence of Crohn's disease. Gastroenterology. 1983 Oct;85(4):917-21.
30. Cottone M, Rosselli M, Orlando A, Oliva L, Puleo A, Cappello M, et al. Smoking habits and recurrence in Crohn's disease. Gastroenterology. 1994 Mar;106(3):643-8.
31. Regueiro M, Feagan BG, Zou B, Johanns J, Blank MA, Chevrier M, et al. Infliximab Reduces Endoscopic, but Not Clinical, Recurrence of Crohn's Disease After Ileocolonic Resection. Gastroenterology. 2016 Jun;150(7):1568-78.

SEÇÃO 48-4

MANUSEIO CLÍNICO DO PACIENTE COM COLITE AGUDA GRAVE

Henrique Sarubbi Fillmann ▪ Lúcio Sarubbi Fillmann

INTRODUÇÃO

A definição de colite aguda grave segue usualmente um sistema de graduação baseado nas características clínicas do paciente. Vários escores podem ser utilizados, sendo os mais conhecidos os de "Truelove & Witts", "Mayo Clinic" e "Classificação de Montreal".[1]

Na prática clínica a definição de colite aguda grave mais utilizada é a que segue:

A) Fezes sanguinolentas mais de 6 vezes ao dia.
B) Associado a pelo menos um dos elementos abaixo:
   - Febre (temperatura acima de 37,8 graus Celsius.
   - Taquicardia (FC acima de 90 bpm).
   - Anemia (hemoglobina < 10,5 g/dL).
   - Marcadores inflamatórios elevados (PCR, VSG).

Alguns pacientes se apresentam em um pequeno subgrupo chamado de colite fulminante. Estes pacientes se caracterizam por apresentar frequência evacuatória acima de 10 evacuações por dia, acompanhadas por dor e distensão abdominal, além dos fatores anteriormente citados de colite aguda severa.

TRATAMENTO DA COLITE AGUDA GRAVE

Objetivos do Tratamento

O objetivo imediato do tratamento dos pacientes com colite aguda severa é obter estabilidade hemodinâmica e melhorar os sintomas dos pacientes. Diminuição da febre, frequência evacuatória, sangramento e melhora do estado geral do paciente, além da normalização do quadro laboratorial. Após atingido este objetivo primário, passaremos então ao objetivo secundário que seria a remissão do quadro inflamatório intestinal.[2]

Medidas Gerais

Pacientes com colite aguda grave devem ser tratados a nível hospitalar sendo, eventualmente, necessária internação em unidade de tratamento intensivo. O manejo inicial é habitualmente clínico, mas eventualmente pode ser necessária a abordagem cirúrgica. Por esta razão sempre se recomenda o apoio de uma equipe multidisciplinar.[3]

Monitorização

É fundamental a monitorização contínua dos sinais vitais, bem como da dor abdominal, frequência evacuatória e presença de sangue nas fezes. O acompanhamento diário dos exames laboratoriais é fundamental para detectar precocemente qualquer sinal de piora.[4]

Fluidos e Eletrólitos

Normalmente a reposição de volume e o controle de eletrólitos é necessário para manter o balanço hidroeletrolítico em um paciente com múltiplos episódios de diarreia associados a uma dificuldade de ingesta por conta do quadro clínico abdominal.[5]

Tromboembolismo Venoso

A administração de medicações para prevenção do tromboembolismo venoso é fundamental. Pacientes com doença intestinal inflamatória em atividade têm o risco aumentado para o desenvolvimento de fenômenos tromboembólicos. Pacientes acima de 18 anos que não apresentem sangramento significativo devem ser medicados profilaticamente. A principal sugestão é o uso de heparina de baixo peso molecular. Aqueles pacientes que apresentam sangramento importante podem ser tratados com medidas profiláticas mecânicas.[6]

Nutrição

Caso o paciente tolere a ingesta normal por via oral, esta deve ser mantida. É importante que o paciente seja capaz de tolerar corretamente a ingesta calórica diária. A dieta por via oral altera a quantidade de evacuações diárias, mas não tem qualquer influência na evolução da doença. Entretanto, naqueles pacientes com doença muito severa, especialmente associada à dor abdominal, a ingesta calórica costuma estar prejudicada. Nestes casos, a nutrição parenteral total pode e deve ser implantada. A recuperação costuma ser lenta, demorada e muitos destes pacientes necessitarão de cirurgia, situações em que o bom estado nutricional fará muita diferença no prognóstico.[7]

Antibióticos

O uso rotineiro de antibióticos não é necessário em todos os pacientes com colite severa. Entretanto deve ser administrado naqueles pacientes com peritonismo, febre, com colite fulminante e na suspeita de megacólon tóxico. Para estes pacientes, o uso de ciprofloxacin e metronidazol é uma combinação perfeitamente aceitável e com eficácia comprovada. É importante salientar que o uso de antibióticos não melhora o resultado do tratamento clínico específico e não reduz os índices de colectomia.[8]

Tratamento Clínico Específico da Colite Aguda Severa

Atualmente o tratamento inicial da colite aguda grave envolve fundamentalmente duas opções que podem ser escalonadas ou utilizadas simultaneamente. São elas: glicocorticoides e infliximabe.

Glicocorticoide

O uso de glicocorticoide intravenoso é uma excelente opção para o tratamento inicial da colite aguda grave. Normalmente, utiliza-se hidrocortisona na dose de 100 mg intravenoso de 6/6 h ou de 8/8 h. Outra opção recomendada é a metilprednisolona intravenosa na dose de 40-60 mg/dia. A maioria dos pacientes responde a este tratamento no período de 3 a 5 dias com diminuição dos sintomas, melhora dos sinais infecciosos e dos parâmetros inflamatórios laboratoriais. Observa-se também uma diminuição significativa no número de colectomias após a instituição deste protocolo. O uso de corticosteroides por 7 ou mais dias em pacientes que não apresentaram resposta não se mostrou útil. Em uma grande revisão sistemática com 26 trabalhos e 1.429 pacientes tratados com glicocorticoide durante um episódio de colite aguda severa, o índice de resposta foi de 67%. Apesar de poucos estudos demonstrarem claro benefício do uso de glicocorticoide tópico neste cenário, habitualmente ele pode ser utilizado na forma de enema ou supositório duas vezes ao dia. Os pacientes que não respondem ao tratamento com glicocorticoide no período de 3 a 5 dias são candidatos a troca de medicamento ou cirurgia.[9,10]

Infliximabe

O infliximabe é habitualmente a primeira escolha após a falha dos glicocorticoides nos pacientes com colite aguda grave. A dose utilizada inicialmente é a dose-padrão de 5 mg/kg nas semanas 0, 2 e 6. Os pacientes devem apresentar melhora clínica após 3 a 5 dias da primeira dose. Aqueles pacientes que não melhoram com infliximabe no período de 3 a 5 dias normalmente recebem uma segunda dose de 10 mg/kg. Caso haja uma resposta satisfatória, a próxima dose será repetida em 4 semanas. Assim que o paciente entrar em remissão retorna-se à dose-padrão de 5 mg/kg. Os pacientes que não apresentam melhora com a dose otimizada de infliximabe devem ser considerados para colectomia. Alguns estudos demonstram a eficácia do infliximabe no tratamento da colite aguda grave e sua capacidade de evitar a necessidade de cirurgia. Em um estudo com 45 pacientes com colite aguda grave o grupo que recebeu infliximabe apresentou uma taxa de cirurgia de 30% comparado com os 67% do grupo-controle.[11] Em um outro estudo observacional, 211 pacientes com colite aguda grave que receberam infliximabe apresentaram um índice de tempo livre de colectomia em 12 e 60 meses de 64% e 53%, respectivamente. Pacientes que recebem a dose inicial otimizada de infliximabe parecem ter uma diminuição da necessidade de cirurgia quando comparados com os que recebem a dose-padrão.[12-14] As contraindicações mais comuns para o uso de infliximabe nos pacientes com colite aguda grave são:

- Infecção ativa não controlada.
- Tuberculose latente.
- Doenças desmielinizantes.
- Insuficiência cardíaca.
- Malignidade.

Ciclosporina

A ciclosporina é normalmente indicada para aqueles pacientes que não apresentaram resposta ao corticoide intravenoso ou como uma ponte para o uso de medicações de início mais lento de ação como a azatioprina. A dose inicial é de 2 mg/kg intravenosa divididas em duas aplicações diárias. Desta forma consegue-se diminuir a sua toxicidade e efeitos colaterais quando comparados com as doses mais altas de 4 mg/kg.[15] Estes pacientes devem ser hospitalizados e cuidadosamente monitorizados para alterações hidroeletrolíticas, nefrotoxicidade, hipertensão, neurotoxicidade e infecções. Os níveis séricos de ciclosporina devem ser avaliados a cada 1 ou 2 dias após o início do tratamento e a cada 3 dias após a estabilização do quadro clínico. Os níveis séricos devem permanecer inferiores a 300 ng/mL. O platô de nível terapêutico é normalmente atingido após a terceira aplicação do fármaco. O nível sérico de ciclosporina de estar entre 200 ng/mL e 300 ng/mL, níveis abaixo de 200 ng/mL estão normalmente associados à perda de resposta.[16] Pacientes respondedores à ciclosporina normalmente apresentam melhora em 2 ou 3 dias. Especificamente estes pacientes devem apresentar uma diminuição da frequência evacuatória para menos de seis vezes ao dia, sem sangramento e sem dor abdominal. Aqueles pacientes que não apresentaram melhora neste período devem ser avaliados quanto à possibilidade de colectomia. Estudos pequenos avaliando a resposta imediata de pacientes com colite aguda grave que receberam ciclosporina demonstraram índice de resposta superior a 80%; no entanto, estudos a longo prazo nestes pacientes demonstraram índices de colectomia que variaram de 35% a 58%.[17,18] As contraindicações para o uso de ciclosporina são:

- Hipertensão arterial.
- Insuficiência renal.
- Colesterol total abaixo de 120 mg/dL.
- Hipomagnesemia.
- Albumina abaixo de 2,3 g/dL.
- Perda de resposta à azatioprina e infliximabe.

Tofacitinibe

O tofacitinibe, inibidor da Janus Kinase (JAK), foi aprovado para uso em pacientes com retocolite de moderada a grave, particularmente para aqueles pacientes intolerantes ou não responsivos aos anti-TNF. De acordo com as evidências atuais, o tofacitinibe é recomendado em três situações relacionadas com a retocolite ulcerativa: a) Primeira linha em pacientes que nunca tenham utilizado anti-TNF. b) Segunda linha nos pacientes que já tenham utilizado anti-TNF. c) Terceira linha nos pacientes refratários ao vedolizumabe. O seu uso na colite aguda grave ainda não está totalmente definido, pois alguns pacientes apresentam resposta clínica muito rápida, em até 1 semana; outros demoram até 16 semanas para apresentar melhora. A dose inicial recomendada é de 10 mg duas vezes ao dia por 8 semanas, caso a melhora em 8 semanas seja apenas parcial, pode-se manter o tratamento por mais 8 semanas. Uma vez atingida a remissão, a dose é diminuída para 5 mg duas vezes ao dia. Nos pacientes que perderam resposta aos anti-TNF previamente, pode-se manter a dose de 10 mg duas vezes ao dia, mas deve-se levar em consideração os riscos e benefícios. O índice de depuração plasmática do tofacitinibe é muito rápido; assim sendo, rapidamente seus níveis terapêuticos caem. Em caso da necessidade de cirurgia de urgência diminuiriam seus potenciais riscos trans e pós-operatórios. Importante lembrar dos riscos e sérios efeitos adversos relacionados com o uso de tofacitinibe, especialmente os fenômenos tromboembólicos e cardiovasculares em pacientes acima de 50 anos. O uso de inibidores da JAK também está associado à hipercolesterolemia, infecção por herpes-zóster e algumas neoplasias malignas, especialmente de pulmão e linfoma.[19-22]

CONCLUSÃO

O tratamento clínico da colite aguda grave é complexo e multifatorial. Deve ser individualizado baseado nas características próprias de cada paciente e da apresentação clínica da doença. Internação hospitalar, monitorização clínica, laboratorial e medidas gerais de suporte são essenciais para obter-se o melhor resultado. A base do tratamento medicamentoso inicial ainda são os glicocorticoides, pois são de fácil acesso, uso rotineiro, ação rápida e baixo custo. Sua eficácia é amplamente constatada e, a despeito dos seus efeitos colaterais, é utilizado nesta situação para a grande maioria dos pacientes. Naqueles pacientes resistentes ao corticoide e nos pacientes em que se pretenda utilizá-lo apenas como uma ponte para outro tratamento, o uso de anti-TNF, especialmente o infliximabe, está muito bem indicado. O infliximabe tem comprovada eficácia nos casos de colite aguda grave e apresenta-se como uma excelente opção de tratamento medicamentoso no manejo inicial destes pacientes.

REFERÊNCIAS BIBLIOGRÁFICAS

1. Truelove SC, Witts LJ. Cortisone in ulcerative colitis report on a therapeutic trial. Br Med J. 1955;2(4947):1041.
2. Rubin DT, Ananthakrishnan AN, Siegel CA, Sauer BG, Long MD. ACG Clinical Guideline: Ulcerative Colitis in Adults. Am J Gastroenterol 2019; 114:384.
3. Murthy SK, Steinhart AH, Tinmouth J, Austin PC, Nguyen GC. Impact of gastroenterologist care on health outcomes of hospitalised ulcerative colitis patients. Gut, 2012;61(10):1410.
4. Lamb CA, Kennedy NA, Raine T, Hendy PA, Smith PJ, Limdi JK, et al. British Society of Gastroenterology consensus guidelines on the management of inflammatory bowel disease in adults. Gut 2019;68(suppl 3) 2019 sep 27.
5. Carter MJ, Lobo AJ, Travis SP, IBD section, British Society of gastroenterology. Guidelines for the management of inflammatory bowel disease in adults. Gut. 2004;53 Suppl 5:V1.
6. Kappelman MD, Horvath-Puho E, Sandler RS, Rubin DT, Ullmann TA, Pdersen L, et al Thromboembolic risk among children and adults with inflammatory bowel diseases: a population-based Nationwide study. Gut 2011;60(7):937.
7. Dickinson RJ, Ashton MG, Axon AT, Smith RC, Yeung CK, Hill GL. Controlled trial of intravenous hyperalimentation and total bowel rest as an adjunt to the routine therapy of acute colitis. Gastroenterology 1980;79(6):1199.
8. Solomkin JS, Mazuski JE, Bradley JS, Rodvold KA, Goldstein EJ, Baron EJ, et al. Diagnosis and management of complicated intra-abdominal infection in adults and children: guidelines by the surgical Infecyion Society and the Infection Society and the Infectious Diseases Society of America. Clin Infect Dis. 2010; 50(2):133.
9. Turner D, Walsh CM, Steinhart AH, Griffiths AM. Response to corticosteroids in severe ulcerative colitis: a systematic review of the literature and a meta-regression. Clin Gastroenterol Hepatol 2017;5(1):103.
10. Feuerstein JD, Isaacs KL, Schneider Y, Falck-Ytter Y. AGA clinical practice guideline on the management of moderate to severe colitis. Gastroenterology 2020;158(5):1450.
11. Singh S, Allegretti JR, Siddique SM, Terdiman JP. AGA Technical. Review on management of moderate to severe ulcerative colitis. Gastroenterology; 2020.
12. American Gastroenterological Association. Pharmacological Management of Adult Outpatients with Moderate to Severely Active Ulcerative Colitis. Clinical Decision Support Tool. Gastroenterology. 2020;158(5):1462-1463.
13. Hindryckx P, Novak J, Vande Casteel N, Laukens D, Parker C, Jairath V. Review article: dose optimisation of infliximab for acute severe colitis. Aliment Pharmacol Ther. 2017;45(5):617
14. Järnerot G, Hertervig E, Friis-Liby I, Blomquist L, Karlén P, Grännö C, et al. Infliximab as a rescue therapy in severe to moderately severe ulcerative colitis: a randomised, placebo-controlled study. Gastroenterology. 2005;128(7):1805.
15. Van Assche G, D'Haens G, Norman M, Vermeire S, Hiele M, Asnong K, et al. Randomised, double blind comparision of 4mg/Kg versus 2mg/Kg intravenous cyclosporine in severe acute colitis. Gastroenterology. 2003;125(4):1025.
16. Rayner CK, McCormack G, Emmanuel AV, Kamm MA. Long-term results of low-dose intravenous ciclosporine for acute severe colitis. Aliment Pharmacol Ther. 2003;18(3):303.
17. Travis S, Satsangi J, Lèmann M. Predicting the need for colectomy in severe ulcerative colitis: a critical appraisal of clinical parameters and currently available biomarkers. Gut. 2011, Jan;60(1):3-9.
18. Evirgen S, İliaz R, Akyüz F, Çavuş B, Göktürk S, Örmeci A, et al. Cyclosporine Therapy as a Rescue Treatment in Steroid Refractory Acute Severe Ulcerative Colitis: A Real Life Data From a Tertiary Center. Turk J Gastroenterol 2022 Jun;33(6): 463-469.
19. Magro F, Estevinho MM. Is tofacitinib a game-changing drug for ulcerative colitis? Gastroenterol J. Aug 2020.
20. Lair-Mehiri L, Stefanescu C, Vaysse T, Laharie D, Roblin X, Rosa I, et al. Real-world evidence of tofacitinib effectiveness and safety in patients with refractory ulcerative colitis. Dig Liver Dis 2020; 52: 268-273.
21. Kotwani P, Terdiman J, Lewis S. Tofacitinib for rescue therapy in acute severe colitis: A real-world experinece. J Crohn's Colitis 2020 Feb 5.
22. Agrawal M, Kim E, Colombel J. JAK inhibitors safety in ulcerative colitis: Practical implications. J Crohn's Colitis 2020 Feb 1.

SEÇÃO 48-5

MANUSEIO CIRÚRGICO DA COLITE AGUDA

Manoel Alvaro de Freitas Lins Neto ▪ Camilo Barros de Souza Câmara

INTRODUÇÃO

Uma das grandes preocupações e desafios para os profissionais que lidam diretamente com as doenças inflamatórias intestinais (DII), retocolite ulcerativa (RCU) e doença de Crohn (DC), diz respeito a qual o melhor momento para indicar o tratamento cirúrgico, seja ele eletivo ou emergencial, e nesse contexto a retocolite ulcerativa enquadra-se.

A retocolite ulcerativa representa uma vertente dentro do espectro das doenças inflamatórias intestinais. Trata-se de afecção inflamatória crônica, imunomediada, que acomete as camadas mais internas do intestino grosso, comumente partindo do reto em propagação ascendente e contínua, com extensão variável, acarretando manifestações típicas como: diarreia, sangramento, eliminação de secreções, dor e desconforto abdominal.

O tempo de doença e a extensão do acometimento são fatores que contribuem para o risco aumentado de neoplasia colorretal em seus portadores, podendo tornar-se incapacitante ou levar a um prejuízo na qualidade de vida, afetando a capacidade laborativa devido aos sintomas debilitantes.[1,2]

Essa afecção possui dois picos de incidência, inicialmente em adultos jovens, a faixa mais prevalente, e um segundo pico após os 50 anos, que vem aumentando conforme estudos recentes.[3] A maioria dos pacientes apresenta curso leve a moderado da doença, sendo que em 50% há chance de uma internação ao longo da vida, com risco cumulativo de colectomia em 5 a 10 anos girando em torno de 10% a 15%.[4]

A incidência de DII parece estar aumentando nas últimas décadas. Ng *et al.* (2018) relataram que os valores de prevalência mais altos foram na Europa (RCU 505 por 100.000 na Noruega; DC 322 por 100.000 na Alemanha) e América do Norte (RCU 286 por 100.000 nos EUA; DC 319 por 100 000 no Canadá). A prevalência de DII excedeu 0,3% na América do Norte, Oceania e muitos países da Europa. No geral, a maioria dos estudos sobre DC e RCU relata incidência estável ou decrescente de DII na América do Norte e na Europa. Desde 1990, a incidência vem aumentando em países recém-industrializados, na África, Ásia e América do Sul, incluindo o Brasil.[5]

Na última década, a DII emergiu como um desafio de saúde pública em todo o mundo. Na América do Norte e na Europa, mais de 1,5 milhão e 2 milhões de pessoas, respectivamente, sofrem da doença. Fora do mundo ocidental (ou seja, países influenciados por uma herança cultural da Europa Ocidental, incluindo EUA, Canadá, Austrália e Nova Zelândia), o número de indivíduos acometidos por inflamação intestinal permanece obscura.[6]

A RCU é uma doença imunologicamente mediada crônica e progressiva. Até um terço dos pacientes com RCU necessitará de hospitalização por doença grave denominada, colite aguda grave (CAG), geralmente no primeiro ano após o diagnóstico. Os avanços na terapia da RCU com a disponibilidade de produtos biológicos eficazes revolucionaram o tratamento médico desta afecção, melhorando a capacidade de alcançar a remissão e reduzindo a necessidade de colectomia para doença refratária. No entanto, apesar desse progresso geral, os pesquisadores não testemunharam uma melhora temporal correspondente nos resultados da doença entre aqueles com a doença mais grave. Além disso, não existe uma forma de 'personalizar' o atendimento para RCU, prevendo antecipadamente quais pacientes podem desenvolver CAG ou falhar na terapia médica e poderem beneficiar-se da cirurgia precoce, evitando morbidade prolongada.[7]

O Brasil, um país de dimensões continentais e um dos maiores do mundo, composto de 26 estados e 5.570 municípios, apresenta uma grande diversidade de incidência e prevalência nas doenças inflamatórias intestinais, sendo mais frequente na região Sul, Sudeste e Centro-Oeste.[7] A falta de resposta a este tipo de patologia é mal compreendida e pode ser multifatorial com fatores relacionados com o paciente e o medicamento. Um fator chave que limita o estudo de CAG é a falta de disponibilidade de grandes coortes com informações clínicas detalhadas.[8]

DIAGNÓSTICO E COMPLICAÇÕES

O diagnóstico de colite ulcerativa não pode ser estabelecido definitivamente por qualquer estudo isoladamente e requer uma abordagem multidisciplinar. É realizado com base em uma interpretação global das manifestações clínicas, exames laboratoriais, achados endoscópicos, histológicos e radiológicos. Uma causa infecciosa deve ser descartada no momento do diagnóstico inicial. Os patógenos microbianos clássicos devem ser considerados, em particular *Clostridioides difficile* (toxinas A e B devem ser solicitadas). Os testes laboratoriais devem incluir a medição de parâmetros inflamatórios no sangue (contagem e diferencial de leucócitos, contagem de plaquetas, PCR) e nas fezes (concentração de calprotectina ou lactoferrina).[9]

O principal diagnóstico diferencial é a doença de Crohn, seguida de formas mais raras de colite, como colite induzida por anti-inflamatórios não esteroidais (AINE) e colite isquêmica, linfogênica, colagenosa ou eosinofílica. Doenças proctológicas também devem ser descartadas em casos de hematoquezia isolada.

História e exame físico são fundamentais para auxiliar no diagnóstico da CAG, sendo a manifestação mais proeminente a diarreia sanguinolenta (> 90%), frequentemente combinada com dor tipo cólica (> 70%) no quadrante inferior esquerdo ou ao longo de toda a extensão do cólon em pacientes com pancolite. Urgência fecal também é comum (> 70%). Em pacientes com colite grave, sensibilidade abdominal juntamente com febre e sinais de irritação peritoneal como sinal de alarme para um prognóstico pior, com o desenvolvimento potencial de colite fulminante, incluindo um megacólon tóxico.[10] A indicação de exames endoscópicos fica reservada nos casos de hemorragia, diarreia intensa e dor abdominal sem sinais de distensão ou irritação peritoneal em que há suspeita de colite fulminante ou megacólon toxico. Os exames de imagens utilizados como: ultrassonografia, tomografia computadorizada e RX para rotina de abdômen agudo, são de grande valia para diagnóstico da colite aguda, podendo evidenciar pneumoperitônio, distensão de alças e sinais de obstrução intestinal (estenoses ou suspeita de neoplasia).

Alguns centros de emergência não dispõem de recursos adequados para uso no auxílio diagnóstico da colite ulcerativa aguda, como, tomografia computadorizada, ressonância magnética e colonoscopias, fazendo com que o profissional ou a equipe médica tenham muita dificuldade para fazer um diagnóstico mais assertivo desta patologia.

INDICAÇÕES DA CIRURGIA NA COLITE ULCERATIVA AGUDA

As condutas na colite agudam grave englobam internamento hospitalar, suporte clínico multidisciplinar, nutricional, correção de deficiências de ferro, profilaxia antitrombótica e terapêutica específica com corticoide, com a opção do uso de infliximabe ou ciclosporina como resgate, na tentativa de salvamento do cólon, sendo a colectomia indicada diante de falha, em até 7 dias de monitoramento sem melhora relevante. Culturas para patógenos entéricos e a pesquisa de *Clostridium difficile* são obrigatórias neste contexto.[9,10] A avaliação de gravidade segue-se por parâmetros clínicos e a classificação de Truelove e Witts (conforme Quadro 48-5-1) sendo uma das ferramentas usualmente utilizadas baseando-se no número de evacuações, dados sistêmicos, como temperatura e frequência cardíaca, além de dados laboratoriais representados por taxa de hemoglobina e velocidade de hemossedimentação.[11]

Deve-se considerar a cirurgia de emergência nos casos em que, apesar de todo suporte clínico oferecido nas 48-72 h, o paciente não apresente nenhuma melhora significativa com o tratamento médico adequado. Nos casos de megacólon tóxico, a cirurgia de urgência se impõe e está indicada se o paciente não melhorar em 48-72 horas.

Outras indicações para a cirurgia incluem perfuração e hemorragia colorretal maciça. A decisão para cirurgia não deve ser adiada, pois isso pode aumentar a morbidade e a mortalidade.

Em pacientes submetidos à cirurgia de emergência por falha no tratamento clínico, observou-se mortalidade maior naqueles em que a intervenção foi adiada para depois de 5 dias de uma não resposta à terapia com corticosteroide IV, comparada com a verificada naqueles operados antes dos 5 dias ($p = 0{,}03$).

As complicações são mais frequentes quando a cirurgia é adiada para depois de 8 dias, após a falha com uso de corticosteroide intravenoso (29%) mais ciclosporina. No caso de cirurgia de emergência a colectomia subtotal com uma ileostomia terminal deve ser considerada como primeira opção no tratamento cirúrgico da RCU grave, permitindo ao paciente uma melhora do estado geral, normalizar o estado nutricional e dar tempo para considerar a opção de proctocolectomia total com anastomose ileoanal e bolsa ileal ou, talvez, ileostomia permanente. Existem evidências mostrando a segurança da cirurgia minimamente invasiva ou laparoscópica na colectomia subtotal de emergência nos pacientes com RCU grave. A cirurgia reconstrutiva é mais bem executada 6 meses após a cirurgia primária.

Suporte hidroeletrolítico e nutricional, bem como a correção da anemia pode levar o paciente a uma melhor condição no momento da cirurgia. O uso de antibióticos deve ser avaliado se profilático ou terapêutico mediante a indicação da cirurgia eletiva ou de urgência, mas não com intenção de indução de remissão. Profilaxias gerais para úlceras gástricas de *stress* e trombose venosa são recomendadas.[12-14]

Há trabalhos publicados no sentido de avaliar o uso de probióticos com a intenção de remissão de atividade na colite ulcerosa, assim como a execução de apendicectomia profilática, muito embora para o primeiro caso encontramos apenas evidências de baixa qualidade, e para o segundo caso, trabalhos com baixa casuística.[15,16]

As opções cirúrgicas diante de pacientes portadores de retocolite ulcerativa dependerão essencialmente de duas condições: o motivo principal da indicação de intervenção e das

Quadro 48-5-1. Classificação de Atividade Inflamatória

Classificação da retocolite ulcerativa (RCU) quanto à gravidade do surto agudo			
	Leve	**Moderado**	**Grave**
1. Número de evacuações com sangue/dia	< 4	≥ 4	≥ 6 e
2. Pulso (bpm)	< 90 bpm	90	> 90 ou
3. Temperatura (ºC)	< 37,5ºC	≤ 37,8	> 37,8
4. Hemoglobina (g/dL)	> 11,5 g/dL	10,5	< 10,5 ou
5. VHS (mm/primeira hora)	< 20 mm/h	≤ 30	> 30 ou
6. PCR (mg/L)	Normal	≤ 30 mg/L	> 30

VHS: Velocidade de hemossedimentação, PCR: proteína C-reativa
Adaptado de Trulove SC, Witts LJ[11]

Quadro 48-5-2. Complicações Envolvidas a Procedimentos Cirúrgicos para Retocolite Ulcerativa.

Procedimento	Colectomia subtotal com ileostomia terminal	Proctocolectomia com bolsa ileal
Complicações	▪ Dermatites ▪ Prolapso de ostomia ▪ Retração de ostomia ▪ Distúrbios hidroeletrolíticos ▪ Hérnias paraestomais	▪ Fístulas ▪ Abscessos ▪ Bolsites ▪ Estenose ▪ Disfunção sexual ▪ Infertilidade ▪ Diarreia/incontinência

condições clínicas do paciente. Procedimentos indicados de maneira eletiva com o paciente em condições minimamente estáveis, permitem uma programação mais adequada, com preparação do paciente e maiores chances de sucesso com recuperação mais rápida. Porém, diante de uma condição de urgência ou emergência cirúrgica, usualmente se opta por condutas mais rápidas e conservadoras.

As vias de abordagem podem ser laparotômicas, laparoscópica (minimamente invasiva), ou mais recentemente a cirurgia por via robótica. Sendo esta última, robótica, avaliada em estudos recentes e demonstrando bons resultados funcionais, taxas de complicações e reoperações semelhantes a laparoscopia, apesar de tempo cirúrgico maior.[17,18]

As opções técnicas cirúrgicas relatadas na literatura compreendem: a proctocolectomia com ileostomia terminal à Brooke e a proctocolectomia com confecção de bolsa ileal ou anastomose anal da bolsa ileal (IPAA), como sendo as alternativas principais na abordagem eletiva da retocolite ulcerativa. A colectomia subtotal com ou sem anastomose ileorretal, trata-se de opções de exceção, sendo reservadas para os casos de urgência e emergência cirúrgica. A manutenção do reto propicia atividade de doença, por vezes acentuada, ou desenvolvimento de câncer no coto retal remanescente, portanto é fundamental o seguimento desse paciente com vigilância do coto retal. A proctocolectomia com confecção de bolsa ileal relaciona-se com o mais próximo do ideal por permitir a restauração da função com fezes sendo eliminadas pelo ânus e é mais comumente confeccionada por meio de uma bolsa em J, podendo ser realizada em dois ou três tempos.[19]

Por isso a importância da decisão compartilhada no momento da indicação. Trabalhos destacam melhora da qualidade de vida diante de pacientes após cirurgia eletiva em pacientes com intratabilidade clínica após confecção de bolsa ileal.[19] Destacamos no Quadro 48-5-2 as principais complicações após os procedimentos cirúrgicos eletivos.

A indicação cirúrgica diante de um paciente portador de retocolite ulcerativa é sempre um desafio. A diversidade de manifestações e a variedade da intensidade dos sintomas requer cada vez mais indicações individualizadas, as quais devem ser discutidas em ambiente multidisciplinar e compartilhando com os pacientes a indicação e escolha da melhor técnica, respeitando à vontade, momento de vida e as condições clínicas no período da cirurgia. Sempre que possível, a programação de cirurgia eletiva deve ficar a cargo de um centro de referência no manejo desta patologia, com planejamento e otimização pré-operatória, visando desfechos mais satisfatórios.

PERSPECTIVAS FUTURAS

As perspectivas futuras para a colite ulcerativa aguda incluem avanços em pesquisas que visam melhorar o tratamento e a qualidade de vida dos pacientes no sentido de tornar uma medicina mais personalizada. Alguns dos desenvolvimentos mais promissores incluem:

1. Terapias biológicas: medicamentos biológicos que visam a inflamação em níveis moleculares específicos estão sendo desenvolvidos e aprimorados. Esses medicamentos têm como alvo as proteínas envolvidas no processo inflamatório e ajudam a controlar a doença em muitos pacientes de maneira mais assertiva.
2. Medicamentos de liberação controlada: medicamentos que têm uma ação prolongada e podem ser administrados com menos frequência estão sendo desenvolvidos, o que pode melhorar a adesão dos pacientes ao tratamento.
3. Intervenções cirúrgicas menos invasivas: técnicas cirúrgicas menos invasivas estão sendo desenvolvidas, a exemplo da cirurgia robótica, o que pode reduzir a dor e o tempo de recuperação dos pacientes.
4. Diagnóstico precoce: métodos de diagnóstico mais precisos e menos invasivos, podemos citar a metabolômica, a metagenômica, técnicas não invasivas que estão sendo desenvolvidas para detectar a doença em seus estágios iniciais, o que pode permitir um tratamento mais eficaz.
5. Pesquisa em microbioma: estudos sobre o microbiota intestinal, que são as bactérias saudáveis que vivem no intestino, estão sendo realizados para entender melhor o papel desses microrganismos na colite ulcerativa e para desenvolver tratamentos que possam ajudar a restaurar o equilíbrio microbiológico do intestino. Atualmente o consenso para realizar o transplante de microbiota intestinal acontece nas colites pseudomembranosas causadas pelo *C. dificille*. Alguns centros estão realizando o transplante de microbiota intestinal nas doenças inflamatórias intestinais com resultados promissores.
6. A colite ulcerativa aguda é uma condição complexa e crônica, mas os avanços na pesquisa e no tratamento oferecem esperança para melhorias na qualidade de vida dos pacientes e para uma eventual cura.

REFERÊNCIAS BIBLIOGRÁFICAS

1. Bernstein CN, Ng SC, Lakatos PL, Moum B, Loftus EV Jr; Epidemiology and Natural History Task Force of the International Organization of the Study of Inflammatory Bowel Disease. A review of mortality and surgery in ulcerative colitis: milestones of the seriousness of the disease.

Inflamm Bowel Dis. 2013;19(9):2001-10. doi: 10.1097/MIB.0b013e318281f3bb. PMID: 23624887.

2. Cosnes J, Gower-Rousseau C, Seksik P, Cortot A. Epidemiology and natural history of inflammatory bowel diseases. Gastroenterology. 2011;140(6):1785-94. doi: 10.1053/j.gastro.2011.01.055. PMID: 21530745.
3. Asscher VER, Lee-Kong FVY, Kort ED, van Deudekom FJ, Mooijaart SP, Maljaars PWJ. Systematic Review: Components of a Comprehensive Geriatric Assessment in Inflammatory Bowel Disease-A Potentially Promising but Often Neglected Risk Stratification. J Crohns Colitis. 2019;13(11):1418-1432. doi: 10.1093/ecco-jcc/jjz082. PMID: 31002331; PMCID: PMC6821240.
4. Fumery M, Singh S, Dulai PS, Gower-Rousseau C, Peyrin-Biroulet L, Sandborn WJ. Natural History of Adult Ulcerative Colitis in Population-based Cohorts: A Systematic Review. Clin Gastroenterol Hepatol. 2018;16(3):343-356.e3. doi: 10.1016/j.cgh.2017.06.016. PMID: 28625817; PMCID: PMC6658168.
5. Ng SC, Shi HY, Hamidi N, Underwood FE, Tang W, Benchimol EI, et al. Worldwide incidence and prevalence of inflammatory bowel disease in the 21st century: a systematic review of population-based studies. Lancet. 2018. 390 (10114):2769–78. https://doi.org/10.1016/S0140-6736(17)32448-0 Epub 2017.
6. Ng SC, Shi HY, Hamidi N, Underwood FE, Tang W, Benchimol EI, et al. Worldwide incidence and prevalence of inflammatory bowel disease in the 21st century: a systematic review of population-based studies. Lancet 2017; 390: 2769–78.
7. Moreira AL, Lobato LC, Moreira JPL, Raggio LR, Celeste E, Fiocchi C, et al. Características Geossociais e Perda de Biodiversidade Subjacentes Taxas variáveis de doença inflamatórias intestinal em um grande País em desenvolvimento: Um estudo de base populacional. Doenças Inflamatórias Intestinais, 2022, XX, 1– https://doi.org/10.1093/ibd/izab346. Crohn's & Colitis Foundation
8. Albuquerque IC, Saad Hossne R, Damião AOMC, Vieira A, Vilela EG, Teixeira FV, et al. Int J Inflam Bowel Dis, vol-5, N- 1. Diretriz sobre Retocolite Ulcerativa, 2019.
9. Spinelli A, Bonovas S, Burisch J, Kucharzik T, Adamina M, Annese V, et al. ECCO Guidelines on Therapeutics in Ulcerative Colitis: Surgical Treatment. J Crohns Colitis. 2022;16(2):179-189. doi: 10.1093/ecco-jcc/jjab177. PMID: 34635910.
10. Chen JH, Andrews JM, Kariyawasam V, Moran N, Gounder P, Collins G, et al. Review article: acute severe ulcerative colitis - evidence-based consensus statements. Aliment Pharmacol Ther. 2016;44(2):127-44. doi: 10.1111/apt.13670. Epub 2016 May 26. PMID: 27226344.
11. Truelove SC, Witts LJ. Cortisone in ulcerative colitis; final report on a therapeutic trial. Br Med J. 1955;2(4947):1041-8. doi: 10.1136/bmj.2.4947.1041. PMID: 13260656; PMCID: PMC1981500.
12. Adamina M, Gerasimidis K, Sigall-Boneh R, Zmora O, de Buck van Overstraeten A, Campmans-Kuijpers M, et al. Perioperative Dietary Therapy in Inflammatory Bowel Disease. J Crohns Colitis. 2020 May 21;14(4):431-444. doi: 10.1093/ecco-jcc/jjz160. Erratum in: J Crohns Colitis. 2022: PMID: 31550347.
13. Dwyer JP, Javed A, Hair CS, Moore GT. Venous thromboembolism and underutilisation of anticoagulant thromboprophylaxis in hospitalised patients with inflammatory bowel disease. Intern Med J. 2014;44(8):779-84. doi: 10.1111/imj.12488. PMID: 24893756.
14. Mishra S, Mandavdhare HS, Singh H, Choudhury A, Shah J, Ram S, et al. Adjuvant use of combination of antibiotics in acute severe ulcerative colitis: A placebo controlled randomized trial. Expert Rev Anti Infect Ther. 2021;19(7):949-955. doi: 10.1080/14787210.2021.1856656. Epub 2020 Dec 14. PMID: 33245002.
15. Kaur L, Gordon M, Baines PA, Iheozor-Ejiofor Z, Sinopoulou V, Akobeng AK. Probiotics for induction of remission in ulcerative colitis. Cochrane Database Syst Rev. 2020;3(3):CD005573. doi: 10.1002/14651858.CD005573.pub3. PMID: 32128795; PMCID: PMC7059959.
16. Sahami S, Wildenberg ME, Koens L, Doherty G, Martin S, D'Haens GRAM, et al. Appendectomy for Therapy-Refractory Ulcerative Colitis Results in Pathological Improvement of Colonic Inflammation: Short-Term Results of the PASSION Study. J Crohns Colitis. 2019;13(2):165-171. doi: 10.1093/ecco-jcc/jjy127. PMID: 30285094.
17. Renshaw S, Silva IL, Hotouras A, Wexner SD, Murphy J, Bhan C. Perioperative outcomes and adverse events of robotic colorectal resections for inflammatory bowel disease: a systematic literature review. Tech Coloproctol. 2018;22(3):161-177. doi: 10.1007/s10151-018-1766-5. Epub 2018 Mar 15. PMID: 29546470; PMCID: PMC5862938.
18. Lee GC, Bhama AR. Minimally Invasive and Robotic Surgery for Ulcerative Colitis. Clin Colon Rectal Surg. 2022;35(6):463-468. doi: 10.1055/s-0042-1758137. PMID: 36591398; PMCID: PMC9797258.
19. Peyrin-Biroulet L, Germain A, Patel AS, Lindsay JO. Systematic review: outcomes and post-operative complications following colectomy for ulcerative colitis. Aliment Pharmacol Ther. 2016;44(8):807-16. doi: 10.1111/apt.13763. Epub 2016 Aug 17. PMID: 27534519.

COLITE INDETERMINADA

Fábio Alves Soares ▪ João Bosco Soares Júnior

O conteúdo deste capítulo (págs. 869 a 878), encontra-se disponível on-line.

Para acessá-lo, aponte a câmera do seu smartphone ou tablet para a imagem acima.

OUTRAS COLITES

SEÇÃO 50-1

COLITES INFECCIOSAS

Manoel Álvaro de Freitas Lins Neto

O conteúdo desta seção (págs. 879 a 884), encontra-se disponível on-line.

Para acessá-lo, aponte a câmera do seu smartphone ou tablet para a imagem acima.

SEÇÃO 50-2

COLITES ISQUÊMICAS

João Batista Pinheiro Barreto ▪ José Ribamar Baldez

O conteúdo desta seção (págs. 885 a 888), encontra-se disponível on-line.

Para acessá-lo, aponte a câmera do seu smartphone ou tablet para a imagem acima.

SEÇÃO 50-3

RETOCOLITE POR IRRADIAÇÃO

Magaly Gemio Teixeira ■ Maria Fernanda Zuttin Franzini
Alexandre Medeiros do Carmo

O conteúdo desta seção (págs. 889 a 892), encontra-se disponível on-line.

Para acessá-lo, aponte a câmera do seu smartphone ou tablet para a imagem acima.

SEÇÃO 50-4

RETOCOLITE DE EXCLUSÃO

Carlos Augusto Real Martinez ▪ Danilo Toshio Kanno
Roberta Laís Mendonça de Mattos ▪ Fábio Guilherme Campos

DERIVAÇÃO DO TRÂNSITO INTESTINAL

Muitas vezes, na prática cotidiana, o cirurgião é obrigado a realizar intervenções cirúrgicas que desviam o trânsito intestinal. A necessidade de se realizar uma operação de derivação intestinal pode-se dar em decorrência das diferentes doenças que acometem os intestinos delgado e grosso. Assim, a necessidade de se realizar um estoma, seja temporária ou permanente, é uma operação muito utilizada.[1]

Nas situações clínicas de urgência e emergência, principalmente representadas pelos traumas abdominais que ocasionam comprometimento do intestino delgado, cólon, reto ou a região anoperineal, as operações de derivação do trânsito intestinais podem representar uma opção mais segura. Da mesma forma, nas enfermidades agudas ou crônicas que acometem o intestino grosso, principalmente representadas pela diverticulite aguda do cólon sigmoide, complicações das doenças inflamatórias intestinais (DII), câncer colorretal (CCR) obstrutivo ou perfurado e nas infecções perineais graves, muitas vezes a derivação do trânsito intestinal é uma estratégia cirúrgica muito utilizada. Todas essas situações representam apenas, algumas das condições que mais frequentemente necessitam este tipo de intervenção cirúrgica.[1]

A exclusão do trânsito intestinal, também, é muito empregada como operação preventiva, com o intuito de minimizar desfechos infecciosos graves decorrentes de fístulas de anastomoses colorretais confeccionadas a jusante para restabelecer a continuidade do trânsito fecal após uma ressecção anterior, principalmente, nos doentes cujo reto foi irradiado.[2,3] Metanálise demonstrou que a confecção de um estoma de proteção, após a ressecção anterior para o tratamento do câncer retal distal, diminui os índices de fístulas em um terço e os de reoperação em um quarto.[4] Com a indicação dos novos protocolos de quimiorradioterapia neoadjuvante para o tratamento do câncer do reto avançado localizado abaixo da reflexão peritoneal, em que a dose de radioterapia foi aumentada e acrescentou-se mais drogas quimioterápicas, a confecção de ileostomia ou, mais raramente, de uma colostomia de proteção tornou-se procedimento quase que obrigatório.[5] Já se mostrou que a realização de uma derivação intestinal nos doentes submetidos à excisão total do mesorreto e anastomose colorretal baixa ou coloanal, particularmente naqueles que receberam quimiorradioterapia neoadjuvante, resulta em menor índice de deiscência e risco de estoma permanente.[5]

Com o aumento da violência urbana, bem como a incidência cada vez maior de CCR, DII e diverticulite aguda do cólon sigmoide, a necessidade de realizar-se cirurgias de derivações intestinal vem aumentando paralelamente.[6] Como exemplo, quando se considera apenas a doença de Crohn estima-se que 10% dos doentes necessitarão a confecção de estoma permanente ao longo da vida.[7]

Desse modo, as operações de derivações do trânsito intestinal realizadas nas porções finais do íleo (ileostomias) e as realizadas nos diferentes segmentos do cólon (colostomias) são operações cirúrgicas que fazem parte do cotidiano dos cirurgiões. Todavia, apesar da frequência com que os estomas intestinais são confeccionados, as complicações relacionadas com eles são relativamente frequentes e associadas ao aumento da morbidade, mortalidade e dos custos para os sistemas de saúde.[8] Complicações precoces, como a necrose do estoma, deiscência na sua fixação cutânea, retração, abscessos cutâneos, sangramento, assim como o desenvolvimento de dermatites periestomais com graus variados de intensidade, são as mais frequentemente descritas.[8] Dentre as complicações tardias merecem destaque a estenose, o prolapso e o desenvolvimento de hérnias paraestomais. Essas complicações impactam negativamente a qualidade de vida dos doentes, muitas vezes necessitando de reoperações que podem incrementar mais os índices de mortalidade.[6]

É importante ressaltar que boa parte dos doentes são submetidos as operações de derivação do trânsito intestinal com propósito temporário, o que possibilitaria no futuro a restauração do trânsito fecal em um momento oportuno. Contudo, nem sempre o restabelecimento do trânsito intestinal é possível de ser realizado. Estudo multicêntrico que incluiu 6.859 doentes mostrou que a reversão de estomas em 1 e 3 anos foi de 70,3% e 74,3%, respectivamente.[9] Esses resultados mostram que, pelo menos, ¼ dos doentes em que se realizou derivações temporárias, o restabelecimento do trânsito intestinal não foi possível de ser realizado, condenando esses enfermos a permanecerem, além do estoma, com um segmento de intestino desprovido do fluxo fecal pelo resto de suas vidas.[9] No Brasil, demonstrou-se que, nos doentes com câncer do reto submetidos a ressecção anterior e confecção de um estoma de proteção, o índice de reconstrução do trânsito intestinal foi de apenas 58,7%.[10]

Embora a realização de ileostomia em alça, após as operações de ressecção anterior do reto, esteja associada à redução na prevalência e gravidade das fístulas das anastomoses colorretais ou coloanais, a chance de que esse estoma se torne permanente pode ultrapassar 30%, principalmente nos doentes idosos em que pode chegar a 50%.[11,12] A presença de comorbidades associadas, como obesidade, diabetes, insuficiência renal crônica, progressão da doença neoplásica, recidiva locorregional do câncer, estenoses das anastomoses, em muitos enfermos, não permite o restabelecimento da continuidade intestinal.[13] Some-se a isso questões sociais como a dificuldade de agendamento desses procedimentos nos sistemas de saúde, continuamente sobrecarregado. Cabe lembrar que a recusa do doente em submeter-se a uma nova intervenção cirúrgica também deve ser considerada.

O tipo de procedimento cirúrgico utilizado para estabelecer a derivação intestinal, também, pode ser um fator relacionado com a maior dificuldade de reconstituição do trânsito fecal pelos altos índices de complicação ou complexidade técnica.[14] Como exemplo, o restabelecimento do trânsito intestinal após a cirurgia de Hartmann, procedimento cirúrgico muito utilizado, representa grande desafio técnico para o cirurgião.[14] Em muitos doentes, a dificuldade é tanta que a restauração do trânsito intestinal se torna impossível de ser realizada. Já se demonstrou que a reversão do estoma terminal após a cirurgia de Hartmann cursa com índices de complicação que variam entre 18% e 46,5%.[15] Assim, muitos doentes submetidos a derivação intestinal temporária vão conviver com o estoma pelo resto de suas vidas. Os cirurgiões devem sempre esclarecer aos seus doentes da possibilidade de que a colostomia temporária realizada após a cirurgia de Hartmann possa se tornar definitiva.[15]

Quando estomas temporários se tornam definitivos, invariavelmente permanece um segmento de cólon ou reto, a jusante do estoma, desprovido da passagem do conteúdo fecal. Com o progredir das semanas, paulatinamente vai se desenvolvendo um processo inflamatório crônico, de intensidade variável, nos segmentos desprovidos de trânsito fecal. Essa doença inflamatória que se instala nesses segmentos ficou conhecida com várias sinonímias, sendo as mais comuns: colite de desuso, colite de exclusão, colite pós-derivação e colite do cólon excluso. Como a doença pode acometer tanto o cólon quanto o reto acreditamos que o termo retocolite de desuso (RCE) seja o mais indicado para definir a enfermidade, principalmente nos doentes submetidos a cirurgia proposta por Hartmann. Assim, adotamos essa nomenclatura no presente capítulo.

RETOCOLITE DE EXCLUSÃO (RCE)

A RCE foi descrita pela primeira vez por Morson e Dawson, em 1974, como um processo inflamatório inespecífico que se desenvolvia em segmentos do colón desprovidos de trânsito fecal.[16] Essa nova forma de doença inflamatória intestinal ficou esquecida por quase 10 anos quando Glotzer *et al.*, em 1981, publicaram uma série de 10 enfermos, sem antecedentes de DII, que, após terem sido submetidos a derivação do trânsito intestinal, desenvolveram processo inflamatório na mucosa colorretal desprovida de trânsito.[17] Essa inflamação dos segmentos exclusos do trânsito fecal em muito se assemelhava, tanto do ponto de vista endoscópico quanto histopatológico, aos encontrados nos doentes com quadros leves de colite ulcerativa.[17] Na descrição original, os autores destacaram que o processo inflamatório mucoso persistiu em cinco doentes nos quais a continuidade do trânsito intestinal não pode ser restaurada. De modo distinto, nos cinco restantes em que a continuidade do trânsito intestinal foi restabelecida, houve completa remissão da inflamação mucosa.[3] A evolução clínica desses pacientes, em conjunto com as características histológicas inespecíficas do processo inflamatório, sugeria que a inflamação pudesse estar relacionada com a falta do trânsito fecal. Os autores sugeriram que a enfermidade pudesse ser uma nova forma de colite específica ou idiopática ainda não diagnosticada e relacionada com a falta da passagem das fezes por esses segmentos intestinais. Denominaram a enfermidade de colite relacionada com a derivação intestinal.[17]

Portanto, por definição, consideraram a RCE como uma doença inflamatória que acometia especificamente a mucosa do intestino grosso desprovida da passagem de fezes.[18] Nos anos subsequentes, relatos semelhantes foram publicados.[19,20] A cada publicação, um novo termo era utilizado para denominar a doença, o que causava alguma confusão.[21-25] Curiosamente a inflamação da mucosa cólica também ocorre nos segmentos cólicos exclusos utilizados para reconstituição do trânsito urinário ou confecção de neovaginas.[26,27] Com o aumento da incidência do câncer das vias urinárias, a frequência dessa possibilidade parece estar também aumentada.[28]

Epidemiologia

A RCE tem maior prevalência no sexo masculino. É provável que a maior incidência da doença entre os homens esteja relacionada com a maior exposição aos traumatismos cólicos (fechados ou penetrantes), o que acaba aumentando a necessidade de realização de estomas em caráter de urgência. Apesar da faixa etária mais acometida situar-se entre os 60 e 70 anos pela maior frequência de complicações da DDC e do CCR, com aumento dos traumas abdominais, a RCE vem sendo diagnosticada em faixas etárias cada vez mais precoces.[29]

A RCE é diagnosticada em 91% dos pacientes submetidos ao exame endoscópico sistemático do segmento de intestino grosso excluso de trânsito, após três meses da confecção do estoma.[30] Apresenta intensidade leve em 52% dos doentes, moderada em 44% e grave em 4%.[15] Talvez, a incidência esteja subestimada ao constatar-se que o trânsito intestinal somente é restabelecido em 57% dos portadores de colostomia.[31] Nos doentes cujo trânsito intestinal é restabelecido, o período médio para isso ocorra varia de seis a oito meses, podendo chegar até 60 meses, tempo mais do que suficiente para o desenvolvimento da doença. No Brasil, é provável que a incidência da RCE seja ainda maior, ao considerar-se a maior exposição da população de baixa renda à violência urbana e as dificuldades do Sistema Único de Saúde em atender essa faixa população.

Quadro Clínico

O quadro clínico da RCE é variável, e encontra-se relacionado com a extensão do cólon excluso de trânsito fecal e com o tempo decorrido desde a confecção do estoma.[17] Nos casos iniciais, quando o comprometimento da mucosa é menor, a doença pode cursar de forma assintomática.[17,32] Nos doentes sintomáticos, as queixas mais comuns incluem dor abdominal, principalmente localizada na região pélvica, tenesmo, eliminação de sangue e muco pelo segmento excluso. A formação de mucocele nos segmentos exclusos por longos períodos também pode ocorrer. Episódios de febre e bacteremia são raros e podem estar associados à maior possibilidade de translocação bacteriana pela mucosa inflamada.[33] Nos casos mais graves, pode haver hemorragias de maior monta, formação de fissuras, escape de muco ou sangue à noite, abscessos ou fístulas perianais e distúrbios da continência que pioram com o progredir da idade.[17,34] Quando o comprometimento retal é mais intenso, os sintomas afastam o doente do convívio social, tornando-o recluso e, não raramente, depressivo. Esses mesmos sintomas são referidos por aqueles cujo cólon foi interposto para reconstituição do trato urogenital.[26,27] Revisão de casuística analisando 145 doentes mostrou que os sinais e sintomas da RCE estavam presentes em mais de 70% dos enfermos, sendo que a dor abdominal pélvica leve e o tenesmo foram os sintomas iniciais, enquanto a perda de muco e sangue apareceram com o progredir do tempo de exclusão.

Diagnóstico

O diagnóstico da RCE é feito pelo exame endoscópico e estudo histopatológico da mucosa desprovida de trânsito intestinal. A mucosa mostra-se hiperemiada, congesta, edemaciada, friável, com nítido apagamento dos vasos sanguíneos da submucosa, petéquias, sufusões hemorrágicas, formação de rolhas de muco que ficam superpostas à mucosa cólica que apresenta sangramento espontâneo ao menor contato do aparelho.[34,35] A superfície mucosa torna-se finamente granular devido à hiperplasia linfoide que se desenvolve na camada submucosa.[36,37] O apagamento dos vasos da submucosa é observado em 90% dos doentes, a friabilidade e o sangramento em 80%, o edema da mucosa exclusa em 60% dos casos. A presença de erosões epiteliais é um achado menos frequente. Nos casos graves, pode haver sangramento de maior monta, formação de úlceras aftoides e pseudopólipos inflamatórios, aspectos endoscópicos indistinguíveis daqueles encontrados na colite ulcerativa, tornando problemático o diagnóstico diferencial (Fig. 50-4-1).[36-38] Macroscopicamente o segmento excluso fica espástico e suas paredes podem ficar espessas quando a derivação é recente ou atrofiadas quando a derivação é antiga. Todos esses aspectos, associados à atrofia da parede retal pela exclusão prolongada, fazem com que a realização do exame do segmento excluso de trânsito deva ser feita com cautela para evitar traumatismo mucoso e, até mesmo, perfuração da parede intestinal.[39]

O estudo histopatológico apresenta aspectos controversos, entretanto o segmento excluso de trânsito cursa com estruturais na maioria dos espécimes examinados. Como não existe uma alteração histológica específica da doença, o estudo histopatológico, geralmente, traz como conclusão o diagnóstico de colite ou retite crônica inespecífica. Essa situação muitas vezes faz com que o profissional acredite que o enfermo seja, na realidade, portador de colite ulcerativa. Todavia cabe lembrar que a derivação intestinal geralmente melhora o processo inflamatório decorrente das DII, enquanto, de maneira oposta, nos doentes com RCE, o processo inflamatório habitualmente se agrava com o decorrer do tempo de exclusão.[35]

A exclusão do trânsito causa atrofia e distorções das glândulas intestinais. As células epiteliais da superfície luminal assumem arranjo viloso semelhante a franjas, com aspecto semelhante a uma borda de escova.[35] É possível encontrar-se modificações na espessura das demais camadas da parede cólica acompanhada ou não de depleção de células caliciformes e acúmulo de muco sobre o epitélio intestinal (Fig. 50-4-2a).[40,41] Displasias nas criptas cólicas e metaplasia das células de Paneth podem ser observadas, principalmente, nos doentes submetidos à exclusão intestinal por períodos prolongados. Na lâmina basal, encontra-se infiltrado inflamatório composto por neutrófilos, linfócitos, macrófagos, plasmócitos e eosinófilos.[35,42] É possível observar abscessos na base das criptas e áreas de hiperplasia linfoide nodular, considerada a alteração histológica mais característica da RCE (Fig. 50-4-2b).[35,36] Nessas áreas, existe predomínio dos linfócitos B, em relação aos do tipo T, sugerindo que a resposta inflamatória da mucosa seja mais do tipo humoral, pela estimulação antigênica

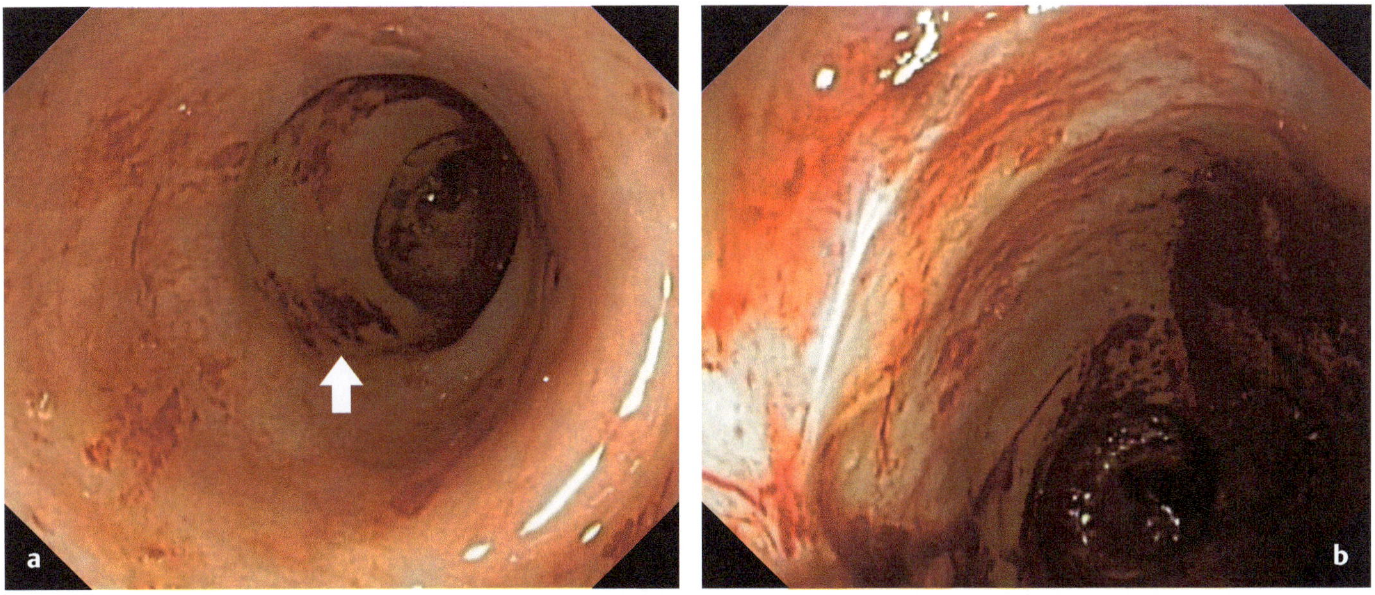

Fig. 50-4-1. (a) Aspecto endoscópico de segmento retal desprovido de trânsito intestinal mostrando apagamento dos vasos da submucosa, edema, formação de pequenas áreas de hiperemia e sufusões hemorrágicas superficiais (seta branca). (b) Retossigmoidoscopia em um doente com RCE grave comprometendo com áreas de sufusões hemorrágicas com sangramento.

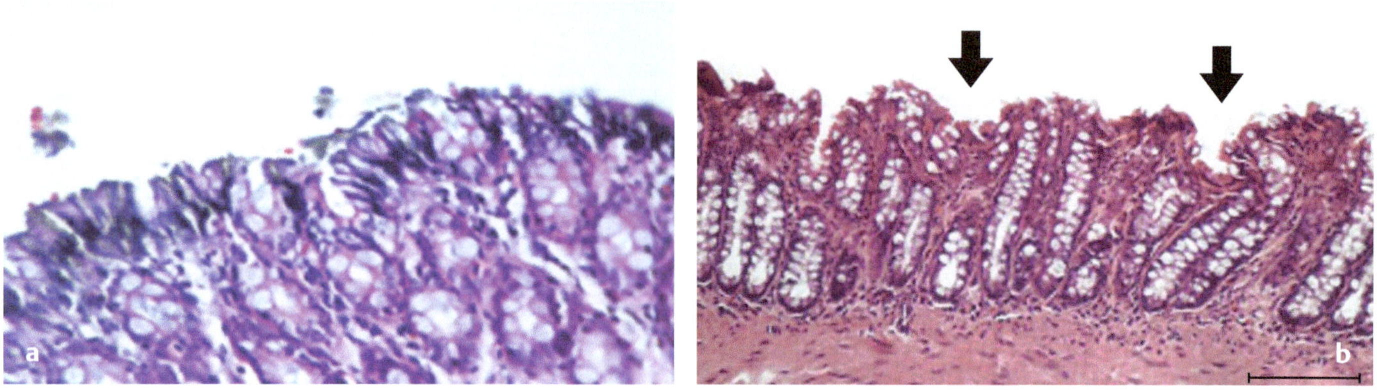

Fig. 50-4-2. (a) Mucosa cólica de segmento desprovido de trânsito intestinal mostrando erosões e perda epitelial as células da superfície mucosa cólica (HE- 400×). (b) Superfície mucosa de segmento sem trânsito intestinal mostrando ulceração da mucosa (seta preta) e infiltrado inflamatório na base das criptas (HE-200×).

persistente, do que celular, pela infiltração bacteriana.[42] Mais raramente encontram-se granulomas semelhantes aos encontrados na doença de Crohn, o que dificulta o diagnóstico diferencial naqueles doentes submetidos à derivação intestinal. Excepcionalmente, podem aparecer microcarcinoides nessas áreas, sobretudo naqueles doentes com maior tempo de exclusão; entretanto, o aparecimento das neoplasias de origem epitelial em RCE por moléstias não relacionadas às DII é uma possibilidade rara.[43]

Com objetivo de identificar alguma alteração histopatológica característica da RCE, estudos empregando métodos histoquímicos mostraram que, no epitélio cronicamente inflamado desprovido de trânsito fecal, ocorrem modificações no conteúdo e padrão de expressão das mucinas produzidas pelas células caliciformes das glândulas intestinais que recobrem a mucosa cólica.[41,44,45] A quantificação por morfometria computadorizada do conteúdo de mucinas ácidas e neutras, comparando segmentos com e sem trânsito intestinal, demonstrou que nos segmentos sem trânsito fecal existe redução significativa de ambos os subtipos de mucinas.[44,45] Quando se estudou os dois principais subtipos de mucinas ácidas, sulfomucinas e sialomucinas, verificou-se que, apesar de ocorrer redução significativa de ambos os subtipos, a redução das sialomucinas é mais evidente (Fig. 50-4-3).[45] Cabe destacar que o predomínio das sulfomucinas na RCE é o oposto do que ocorre na colite ulcerativa e no câncer colorretal em que existe predomínio das sialomucinas. Esses achados sugerem que esse padrão de expressão das mucinas na mucosa cólica sem trânsito talvez possa se tornar um marcador histológico útil para caracterização da RCE.[45]

Embora a colonoscopia com biópsia seja considerada o exame padrão ouro para o diagnóstico da RCE, o enema opaco, empregando a técnica do duplo contraste, pode ser sugestivo ao demonstrar pequenas irregularidades nodulares na superfície mucosa, características da hiperplasia linfoide folicular, alteração histológica encontrada em mais de 80% dos doentes.[36] Estudos manométricos demonstraram redução significante da capacidade retal de retenção de volume sem haver, contudo, alteração do reflexo evacuatório ou da continência fecal.[46]

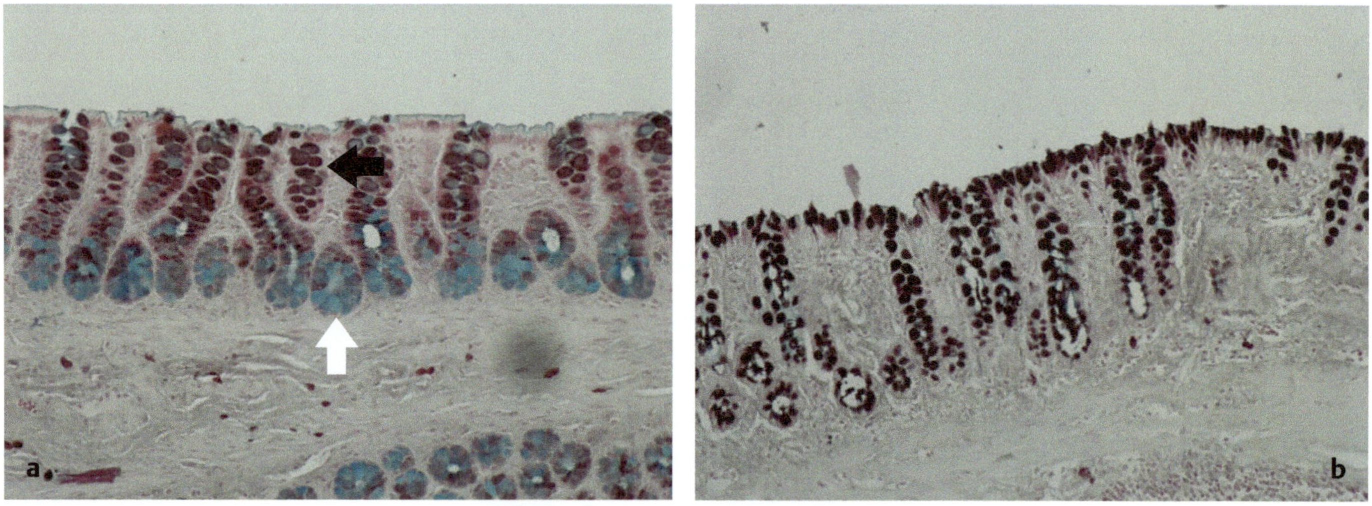

Fig. 50-4-3. (a) Mucosa cólica provida de trânsito intestinal demonstrando expressão de sulfomucinas na porção superior das glândulas cólicas (seta preta) e sialomucinas na base das criptas intestinais (seta branca) (HE- 200×). (b) Mucosa cólica de segmento desprovido de trânsito mostrando apenas a expressão de sulfomucinas ao longo de toda glândula cólica (HE- 200×).

Etiopatogenia

As bases fisiopatológicas para o desenvolvimento de RCE ainda não se encontram totalmente esclarecidas. Já se propôs que a doença tenha origem isquêmica, ou se deva a mudanças na quantidade e nas características da flora do cólon excluso, com redução da população bacteriana e predomínio das bactérias redutoras de nitrato.[47,48] Estudos mais recentes, analisando por sequenciamento genético os principais gêneros de bactérias nos doentes com sintomas greves ou leves de RCE, identificaram que a flora intestinal dos enfermos com as formas leves mostrava maior presença dos gêneros *Bifidobacteriales* e *Prevotella*, enquanto nos doentes com as formas graves havia maior quantidade de bactérias dos gêneros *Providencia* e *Dorea*.[49]

Entretanto, a maioria dos autores propõe que a doença ocorre pela deficiência de ácidos graxos de cadeia curta (AGCC) na luz intestinal, provocada pela derivação do trânsito fecal.[50,51] Essa possibilidade fica mais evidente quando se demonstrou que a reconstituição do trânsito fecal e a irrigação dos segmentos exclusos de trânsito, com soluções nutricionais ricas em AGCC, regridem as alterações clínicas e histopatológicas da CE.[52-54] Os AGCC, representados pelo butirato, acetato e propionato, são formados a partir da fermentação das fibras vegetais dietéticas e dos carboidratos pelas bactérias anaeróbicas existentes na luz intestinal (*Clostridium sp., Eubacterium sp* e *Fusobacterium sp.*), e respondem por 90% de todo o substrato utilizado pelas células da mucosa cólica para a obtenção de energia.[55,56] Depois de formados, são rapidamente absorvidos para que esse epitélio, por meio de reações oxidativas, obtenha a energia necessária para seu funcionamento normal.[55,56]

Dentre os substratos existentes na luz intestinal, capazes de serem utilizados pelos colonócitos como combustível energético, o butirato é o mais usado, seguido pelo propionato, acetato, cetonas, aminoácidos e glicose. Há três décadas, demonstrou-se que células isoladas da mucosa cólica são capazes de aumentar intensamente seu metabolismo energético (oxidativo) quando o butirato é acrescido ao meio, confirmando ser o combustível mais utilizado por essas células.[57] Quando é o único AGCC disponível, o butirato aumenta significativamente a taxa celular de consumo de oxigênio em mais de 80%, confirmando sua importância como fonte de energia. Já se demonstrou os efeitos protetores dos AGCC contra o dano tecidual provocado pelos radicais livres de oxigênio (RLO) por reduzirem os níveis de oxigênio tecidual.[58] A falta do suprimento regular de AGCC provoca importante modificação nos mecanismos de β-oxidação para produção da energia necessária para prover as diferentes fases do ciclo celular.[59] Quando existe carência no suprimento regular de AGCC, como ocorre nas operações de derivação do trânsito intestinal, as células da mucosa do cólon modificam seus mecanismos para obtenção de energia e passam a formar grande quantidade de radicais livres de oxigênio RLO.[60] A maior formação de RLO, aliada às deficiências dos sistemas antioxidantes presentes na mucosa cólica, determina estresse oxidativo tecidual.[61]

Na RCE, como não existe um fornecimento regular de AGCC ao segmento excluso, as células epiteliais ficam desprovidas do seu principal substrato energético e, portanto, são obrigadas a usar como fonte energética açúcares e aminoácidos fornecidos a partir da circulação sanguínea à mucosa cólica.[62] Essa fonte de energia alternativa não é suficiente para suprir as necessidades energéticas dos colonócitos ocasionando importantes modificação nos mecanismos de respiração celular mitocondrial, o que determina a formação de maior quantidade de RLO e radicais livres de nitrogênio (RLN). Essas evidências sugerem que a etiopatogenia da RCE esteja provavelmente relacionada com uma síndrome de deficiência energética.[63]

Estudos experimentais observaram que substâncias que inibem a oxidação dos AGCC pela mucosa cólica, impedindo seu metabolismo energético, como o 2-bromo-octanoato sódico ou o ibuprofeno, provocam alterações histológicas características da colite, sugerindo que a deficiência energética seja um evento inicial na etiopatogenia da doença.[64,65] O desvio do trânsito intestinal, impedindo a passagem dos AGCC para o segmento excluso, faz com que as células da mucosa cólica não disponham de seu principal substrato nutritivo. Dessa forma, passam a usar a glutamina oferecida pela circulação sistêmica como fonte energética alternativa. Todavia, o conteúdo de glutamina oferecido pelo suprimento sanguíneo parece ser insuficiente para suprir todo substrato necessário, modificando, substancialmente, os mecanismos celulares para obtenção de energia (fosforilação oxidativa). Reforçam essas evidências os resultados de estudos experimentais, demonstrando que a administração intrarretal de butirato ou glutamina, provavelmente por restabelecer o substrato energético à mucosa exclusa, é capaz de reduzir a formação de RLO e melhorar o processo inflamatório.[66]

Apesar da falta no fornecimento de AGCC ser responsabilizada pela inflamação que caracteriza a RCE, os mecanismos moleculares pelos quais determina a agressão epitelial ainda não foram totalmente esclarecidos.[67,68] Várias teorias relacionando a etiopatogenia da RCE a diferentes origens foram propostas. Entretanto, nenhuma delas apresenta bases experimentais concretas para esclarecer a alteração molecular que determina a agressão inicial ao epitélio mucoso, nem é capaz de explicar todos os aspectos histopatológicos e bioquímicos encontrados.[67] A infiltração inflamatória epitelial que ocorre nos doentes com RCE é evento secundário mediado pelas diferentes células inflamatórias presentes no organismo. Contudo, existiam dúvidas quanto aos motivos pelos quais ocorre a quebra da barreira epitelial cólica, formada pela camada de muco que recobre a mucosa cólica, às junções intercelulares (junções de oclusão, aderentes e comunicantes), membranas celulares, membrana basal, e a consequente infiltração neutrofílica.[67] Nenhuma teoria explicava, satisfatoriamente, o mecanismo inicial da quebra da barreira epitelial que possibilita a migração das bactérias para o interior da submucosa estéril, desencadeando a resposta inflamatória. Diante dessas dúvidas, foi proposta a teoria de indução da colite por radicais livres para explicar os fenômenos iniciais que precedem e desencadeiam a infiltração inflamatória da mucosa nos portadores de colite.[67]

A teoria propôs que a agressão inicial à mucosa intestinal se deve à formação dos RLO pela própria célula epitelial com alterações no seu metabolismo energético oxidativo. Como são moléculas tóxicas para as células, a produção exagerada dos RLO ocasionaria quebra das diferentes linhas de defesa que compõem a barreira mucosa. A ruptura da barreira mucosa permite a infiltração de bactérias existentes no interior da luz intestinal para a intimidade estéril da submucosa. Na tentativa de combater essa infecção, leucócitos migrariam para o interior da parede intestinal, dando origem ao processo inflamatório característico da doença.[67]

Estudos experimentais confirmaram a importância dos RLO na etiopatogenia da RCE.[68] Verificou-se que existe aumento significante na produção de RLO pelas células epiteliais dos segmentos exclusos de trânsito intestinal e, consequentemente, maior dano tecidual pelo estresse oxidativo resultante.[68] A administração de substâncias químicas capazes de formarem grandes quantidades de RLO, como o peróxido de hidrogênio (H_2O_2), aumentam o dano tecidual no cólon exposto determinando alterações histológicas semelhantes às encontradas na RCE.[69] A aplicação intrarretal de H_2O_2 foi um dos primeiros modelos experimentais de colite, pois a substância é capaz de danificar os sistemas de defesa da mucosa cólica desencadeando a inflamação da parede cólica. De modo diferente, a aplicação intrarretal de clisteres contendo substâncias, com reconhecida ação antioxidante, não só reduz os níveis de estresse oxidativo tecidual como melhora as alterações inflamatórias encontradas na CE.[70-72]

Confirmando a capacidade dos RLO danificarem as diferentes linhas de defesa da mucosa cólica estudos demonstraram que a redução da camada de muco que recobre o epitélio cólico encontra-se diretamente relacionada com o aumento da produção de RLO.[73,74] Estudos experimentais também demonstraram que existe redução no conteúdo e padrão de expressão das proteínas E-caderina, β-catenina, claudina-3 e ocludina, principais constituintes das junções aderentes intercelulares no cólon excluso de trânsito fecal.[75-78] A redução do conteúdo tecidual dessas proteínas encontra-se relacionada com os maiores níveis de RLO.[79] A importância desses achados relaciona-se a maior possibilidade da migração de bactérias e antígenos existentes na luz do segmento excluso pela barreira mucosa cólica.

Outro aspecto peculiar a CE é que, embora a mucosa seja submetida a processo inflamatório crônico, muitas vezes por longos períodos, o desenvolvimento de CCR nos segmentos exclusos de trânsito, por enfermidades diferentes das DII, CCR ou polipose, do melhor do nosso conhecimento, ainda não foi descrito. É sabido que nos doentes com DII, em particular a RCUI, quanto mais precoce for o aparecimento da enfermidade, quanto maior o tempo de evolução e a atividade da doença, o risco de desenvolvimento de CCR torna-se cada vez mais elevado.[80] Estima-se que o risco de desenvolvimento de CCR em portadores de RCUI é de 2% após 10 anos, 8% após 20 anos e 18% após 30 anos de atividade da doença. Apesar de existirem maiores níveis de dano oxidativo ao DNA de células epiteliais desprovidas de trânsito fecal, o que teoricamente aumenta o risco de mutações genéticas o desenvolvimento de câncer na RCE, do melhor do nosso conhecimento, ainda não foi descrito. Estudo experimental em modelo experimental de RCE que avaliou a presença de mutações na proteína p53, uma das principais proteínas mutadas no processo de carcinogênese colorretal, não identificou mutações, mesmo após longos períodos de exclusão intestinal.[81] Esses achados talvez reforcem a importância de antígenos oriundos da microbiota intestinal na carcinogênese colorretal.

Outros aspectos ainda devem ser considerados com relação à etiopatogenia da CE. A presença dos AGCC na luz intestinal regula a expressão de vários genes relacionados com a síntese das diferentes proteínas envolvidas na produção de muco, na aderência entre as células epiteliais, na sinalização celular e, principalmente, na homeostase do binômio proliferação/apoptose celular.[82] Estudo analisando simultaneamente a expressão de 19.400 genes, nas células epiteliais da mucosa cólica, demonstrou que os AGCC são capazes de regular a expressão de 221 deles.[82] Os AGCC aumentam a síntese das mucinas pelo epitélio cólico, por estimular a expressão dos genes que transcrevem a fração proteica das mucinas.[83] Elevam em cerca de 20 vezes a expressão do MUC-2, o principal gene relacionado com a produção das mucinas pelo epitélio cólico.[84] Estudo demonstrou que camundongos silenciados (*knockout-mice*) para o gene MUC-2 desenvolveram quadros graves de colite, reafirmando a importância dos AGCC na adequada produção mucinas.[85] A deficiência do butirato na luz intestinal altera a permeabilidade das junções intercelulares, por modificar a expressão intercelular de genes relacionados com os mecanismos de adesão celular, facilitando a penetração de bactérias e antígenos na camada submucosa estéril. A ausência dos AGCC promove a liberação das enzimas proteolíticas que destroem as proteínas que compõem a membrana basal e a matriz extracelular.[86] Os resultados de todos esses estudos sugerem, em última análise, que os RLO produzidos em excesso nos segmentos colorretais sem trânsito fecal pode determinar quebra da função da barreira epitelial exercida pela mucosa cólica, favorecendo o desenvolvimento da colite. O melhor conhecimento de toda etiopatogenia da RCE têm importância fundamental na indicação da melhor opção terapêutica para muitos doentes que já convivem com os inconvenientes da presença de um estoma.

Tratamento

Considerações Gerais

Embora as formas leves de RCE possam ser tratadas de forma expectante, a reconstrução do trânsito intestinal, desde que factível, representa sempre a melhor opção terapêutica.[82] Desde a descrição inicial da RCE, já se sabia que o restabelecimento do trânsito fecal era capaz de reverter totalmente os sinais e sintomas da doença, resultados confirmados posteriormente por estudos experimentais. Preconiza-se que o restabelecimento do trânsito fecal seja realizado o mais precocemente possível, pois na maioria dos doentes já é possível identificar as alterações endoscópicas e histológicas que caracterizam a RCE após três anos da exclusão de trânsito. Essas alterações tendem a se agravar com o progredir do tempo de exclusão fecal. Assim sendo, o restabelecimento do trânsito intestinal de ser realizado, se possível, antes desse período.

Tratamento Conservador

Quando não é possível restabelecer a continuidade do trânsito intestinal por uma série de razões (doentes sem condições clínicas, cirurgias de derivação intestinal paliativas em doentes com neoplasias avançadas), o tratamento conservador da RCE com a aplicação tópica ou administração sistêmica de uma série de substâncias vem sendo estudado.[70-72,87-90]

Como a RCE é uma deficiência nutricional decorrente da interrupção do suprimento de AGCC, a mucosa intestinal do cólon excluso, parece óbvio que o a aplicação de soluções nutricionais ricas em AGCC nos segmentos exclusos de trânsito fecal possam melhorar os sintomas da doença e reverter as alterações histopatológicas.[52,54,57] Harig *et al.*, em 1989,[91] foram os primeiros autores a demonstrar essa possibilidade. Avaliaram quatro doentes com CE, que não apresentavam diagnóstico prévio de RCUI, doença de Crohn ou colite de origem infecciosa. Inicialmente, aplicaram clisteres contendo D-glicose, não constatando melhora clínica. De modo diferente, quando aplicaram clisteres contendo AGCC, verificaram que após quatro a seis semanas de intervenção havia remissão completa dos sintomas e das alterações endoscópicas.[91] Para confirmar esses resultados suspenderam os clisteres com AGCC e aplicou-se apenas solução fisiológica, constatando que os sintomas rapidamente reapareceram.[91] Todavia, posteriormente, estudo prospectivo, duplo-cego e randomizado, comparando, em 13 doentes, a administração intrarretal de solução ricas em AGCC (acetato: 60 mmol/L; propionato: 30 mmol/L; and N-butirato: 40 mmol/L) ou solução salina isotônica, não encontrou diferenças no estudo histológico ao compararem-se fragmentos colhidos no primeiro e 14º dia de irrigação, independente da solução de intervenção adotada.[92] Contudo, cabe destacar que, nesse estudo, os autores estudaram apenas sete doentes no braço tratado com AGCC e incluíram portadores de DII, o que pode explicar os resultados encontrados.[92] Posteriormente, estudo endoscópico avaliando 11 doentes submetidos a derivação intestinal em alça, exclusivamente realizada em consequência à traumatismo abdominal, excluindo, portanto, portadores de DII, verificou que após a administração de AGCC havia melhora do processo inflamatório durante a colonoscopia e melhora acentuada das alterações histológicas durante o exame microscópico.[93] Concluíram que a irrigação com AGCC melhora a inflamação do cólon excluso de trânsito fecal.[93] Reforçando ainda mais esses achados, estudos em doentes submetidos à reconstituição do trato urogenital com o emprego de segmentos cólicos desprovidos de trânsito intestinal, também, confirmaram os efeitos benéficos da aplicação AGCC para o tratamento do processo inflamatório que se desenvolvia no cólon interposto.[94] Recentemente demonstrou-se que a aplicação intrarretal de AGCC apresenta melhores efeitos quando utilizada com objetivo terapêutico do que quando é utilizada como medida preventiva.[95]

Reforçando o papel do estresse oxidativo na etiopatogenia da RCE, pesquisas constataram que a aplicação de substâncias químicas que impedem a oxidação dos AGCC, aumentando a formação de RLO, pode ocasionar o aparecimento da RCE. De modo diferente, a administração de ácidos graxos de cadeia média, como o valerato (C5), hexanoato (C6) e o octanoato (C8), excelentes substratos para a oxidação e obtenção de energia pelas células epiteliais do cólon, a semelhança do butirato (C4), propionato (C3) e acetato (C2), regride o processo inflamatório detectado na RCE. Os resultados dessas observações sugerem que alterações do suprimento de AGCC às células dos segmentos sem trânsito fecal modificam o metabolismo energético dessas células, fazendo com que passem a produzir maiores quantidades de RLO. A maior produção de RLO é responsável pelo inevitável dano epitelial decorrente do estresse oxidativo. Com o objetivo de verificar se segmentos colorretais desprovidos de trânsito fecal poderiam produzir maiores níveis de RLO, uma série de estudo não só confirmou essa capacidade como demonstrou que o estresse oxidativo pode danificar os diferentes sistemas de defesa da barreira mucosa cólica.[35,40,41,54,58,68,70,71]

Quando se supõe que os RLO formados pelo metabolismo respiratório celular alterado dos segmentos sem trânsito fecal, gerando estresse oxidativo tecidual, podem ser responsáveis pelas alterações histológicas encontradas na CE, é lícito supor que substâncias com propriedades antioxidantes possam melhorar os sintomas da doença. Já se demonstrou que o emprego de substâncias antioxidantes, como a n-acetilcisteína, deferoxamina, rofecoxibe e curcumina, são capazes de diminuir, em animais de experimentação, o estresse oxidativo na colite quimicamente induzida por DSS.[96-98]

Da mesma forma, demonstrou-se que o emprego do ácido 5-aminosalicílico (5-ASA), um potente antioxidante, frequentemente utilizado no tratamento da RCUI, também mostrou eficácia tanto no tratamento da colite quimicamente induzida, quanto em modelo experimental de RCE. Recente estudo utilizando modelo experimental de RCE confirmou os efeitos benéficos do 5-ASA na redução dos níveis de dano oxidativo nas células da mucosa cólica exclusas de trânsito, mesmo após a exposição ao H_2O_2, potente agente oxidante70. Os autores concluíram que o uso do ácido 5-ASA por meio de enemas é uma alternativa válida para o tratamento e prevenção da RCE 70.

As evidências de que substâncias com atividade antioxidante possam apresentar efeitos benéficos no tratamento da RCE vem fazendo que princípios ativos obtidos de extratos naturais tenham seu potencial terapêutico testado em modelos de colite quimicamente induzida e de RCE. Caso esses produtos apresentem efeitos positivos, o baixo custo e grande biodisponibilidade dessas substâncias poderiam tornar-se alternativas interessantes no tratamento das diferentes formas de colite. Já se demonstrou os efeitos antioxidantes da curcumina (*Curcuma longa*) e do extrato aquoso de *Camelia sisnensis* no tratamento da colite quimicamente induzida.[99-101] Da mesma forma, recentemente demonstrou-se que polifenóis existentes no extrato aquoso da *Ilex paraguariensis* (erva mate), como os ácidos cafeico, cafeoilquínico e feruloilquínico, são capazes de reduzir os níveis de peroxidação lipídica (estresse oxidativo) em modelo experimental de RCE.[71]

Com objetivo de propor um algoritmo para o tratamento, avaliou-se 145 doentes, sendo que 70% deles apresentavam algum dos sintomas da RCE. Para elaborar o algoritmo terapêutico, os autores dividiram os doentes em três grupos.[53] No primeiro grupo, alocaram os doentes que não apresentam sintomatologia clínica, sinais endoscópicos ou histopatológicos de RCE. No segundo, os doentes que apresentam sinais clínicos moderados da doença (tenesmo, perda de muco ocasional, dor abdominal pélvica) e alterações endoscópicas leves (apagamento da vascularização submucosa, edema, hiperplasia linfoide moderada, ausência de petéquias ou formação de úlceras). No terceiro grupo, colocaram os doentes com sinais e sintomas mais graves da doença (perda de muco e sangue frequente, febre, formação de fissuras ou fístulas perianais) e alterações endoscópicas intensas (formação de úlceras aftoides, hiperplasia linfoide extensa, sangramento mucoso abundante ao menor contato do colonoscópio, enrijecimento das paredes do segmento excluso dando um arranjo tubular ao cólon). Segundo os autores, os indivíduos estratificados no grupo 1 devem ser acompanhados clinicamente sob contínua supervisão especializada, pelo risco de virem desenvolver formas mais graves da RCE.[53] Pacientes classificados nos grupos 2 e 3, caso possível, devem ser referenciados para o restabelecimento cirúrgico do trânsito intestinal. Essa indicação deve ser incentivada nos doentes classificados no grupo 3, pela péssima qualidade de vida.[53]Todavia, os autores não definem alguma opção de tratamento para os casos em que não é possível restabelecer o trânsito intestinal por diferentes situações clínicas.

Várias substâncias com efeito anti-inflamatório e antioxidante aplicadas por meio de clisteres nos segmentos sem trânsito fecal vêm sendo avaliadas experimentalmente. Dentre elas, a aplicação de sucralfato (SCF) mostrou resultados promissores. O SCF já vem sendo utilizado há décadas no tratamento de diferentes doenças gastrointestinais com o objetivo de reduzir a inflamação da superfície epitelial e favorecer o processo de cicatrização.[102] O SCF possui uma alta capacidade adesiva juntando-se firmemente às erosões da mucosa inflamada, formando uma camada estável e insolúvel que recobre o epitélio danificado.[103,104] O SCF melhora a cicatrização da mucosa inflamada por estimular a produção do fator de crescimento epitelial, aumenta a redução de muco pelas células do epitélio do trato gastrointestinal por aumentar a produção de prostaglandinas, além de apresentar propriedades antioxidantes e anti-inflamatórias.[105-109] Estudos que avaliaram a ação do SCF em modelos de colite induzida quimicamente mostraram que a aplicação de clisteres com a substância favorece a reparação da mucosa cólica, provavelmente por estimular a produção de muco, o que favorece a cicatrização epitelial.[109,110] Devido a essas propriedades farmacocinéticas, o uso de enemas com SCF vem sendo proposto como uma estratégia promissora para o tratamento de outras formas de colite.[110] Estudos clínicos confirmam os benefícios dos clisteres contendo SCF para o tratamento da retite por radiação e colite ulcerosa.[111,112]

Recentemente, a eficácia da aplicação de enemas com SCF vem sendo avaliada em modelos experimentais de RCE.[105-108] Esses estudos mostraram que o SCF foi capaz de estimular a cicatrização da mucosa, aumentar a produção de muco, diminuir a infiltração de neutrófilos reduzindo o processo inflamatório, assim como o estresse oxidativo tecidual nos segmentos cólicos desprovidos de trânsito fecal.[105-108] Demostrou-se que a aplicação de clisteres com SCF, cria uma película protetora firmemente aderida à mucosa cólica.[107-108] Além dessa capacidade adesiva, a aplicação intrarretal do SCF aumentou significativamente a produção dos vários subtipos de mucinas favorecendo a cicatrização da mucosa ulcerada.[107,108] A capacidade do SCF estimular a produção de mucinas possibilita o restabelecimento da camada de muco destruída pelos RLO, favorecendo a cicatrização da mucosa inflamada. Essas evidências confirmam a eficácia do SCF na recuperação da primeira linha de defesa da barreira cólica representada pela camada de muco. O SCF também melhora as junções de adesão celular em segmentos colorretais desprovidos de trânsito fecal que desenvolvem RCE, pois a droga aumenta o conteúdo tecidual das principais proteínas presentes nas junções intercelulares.[113]

Entretanto, cabe destacar que, apesar do SCF ver sendo utilizado em seres humanos com boa eficácia e pequenos efeitos colaterais mostrando um bom perfil de segurança, a aplicação intrarretal de SCF para o tratamento da RCE ainda tem como base estudos experimentais. Estudos em seres humanos com maior número de doentes ainda são necessários para o emprego do SCF na RCE humana.

Buainaim *et al.*, em 2019, fundamentados nas semelhanças do processo inflamatório mucoso dos doentes com RCE e os portadores de colite ulcerativa, elaboraram um modelo experimental em que aplicaram o infliximab (um anticorpo monoclonal quimérico anti-TNF-α) em duas doses distintas em ratos submetidos à derivação intestinal por duas e quatro semanas.[89] Os autores verificaram que os animais que receberam o infliximab, independente da dose utilizada, apresentavam acentuada melhora quando comparados com os animais que receberam apenas solução fisiológica. Assim, pela primeira vez na literatura, propôs-se o emprego do infliximab para o tratamento da RCE experimental. Esses resultados foram posteriormente confirmados em dois outros estudos experimentais que mostraram que o infliximab além de reduzir o processo inflamatório mucoso era capaz de reduzir os níveis teciduais de TNF-α e aumentar o conteúdo de colágeno do tipo I e do tipo III.[88,90] Pouco após, outro estudo experimental demonstrou que a intervenção com infliximab foi capaz de reduzir o processo inflamatório, diminuir o conteúdo tecidual de colagenase (metaloproteína-9) e aumentar o conteúdo total de colágeno.[86] Quando se considera os altos índices de fístulas que ocorrem após a reconstituição do trânsito fecal ao se realizar uma anastomose entre um segmento cólico com trânsito com um segmento sem trânsito que desenvolve a RCE, uma estratégia que aumente o conteúdo de colágeno tecidual no cólon excluso e reduza o conteúdo de colagenases poderia ser uma estratégia interessante para ser utilizada antes de se restabelecer o trânsito fecal. A associação de drogas com essa característica, associada à aplicação intrarretal de soluções ricas em AGCC, poderia apresentar eficácia ainda maior, pois o fornecimento dos AGCC poderia fornecer o substrato necessário para que as células do cólon excluso voltem a sintetizar colágeno numa maior quantidade.

Kido *et al.* utilizaram, pela primeira vez na literatura, o infliximab para tratar um caso grave de RCU em um doente que se mostrou refratário as estratégias clínicas convencionais.[114] O paciente apresentou uma melhora tão importante que foi possível restabelecer a continuidade do trânsito fecal.

O transplante da microbiota fecal é uma estratégia que vem sendo utilizada no tratamento da RCE humana.[115] Os autores realizaram o transplante autólogo fecal em cinco doentes. Constataram que a microbiota no cólon sem trânsito foi significativamente afetada pelo transplante fecal, com melhora do processo inflamatório mucoso. Concluem que o transplante fecal pode ser considerado um tratamento promissor.[115] Resultados semelhantes já tinham sido previamente descritos.[116-118] Contudo, a maior dificuldade do uso do transplante fecal autólogo é a adesão do doente ao tratamento.

Tratamento Cirúrgico

Existe consenso na literatura que evitar sempre que possível a confecção de um estoma e restabelecer o trânsito intestinal o mais rápido possível representam as melhores estratégias para evitar o desenvolvimento da RCE.[119-121] Todavia, como referido anteriormente, o trânsito intestinal somente é restabelecido em 57% dos portadores de colostomia temporária. Dessa forma, o número de indivíduos que desenvolverão a RCE torna-se preocupante. Deve-se lembrar que o período médio para que isso ocorra varia de seis a oito meses, podendo chegar até 60 meses, tempo mais do que suficiente para instalação da doença. Esse fato torna-se mais relevante ao considerar-se que o reto é o segmento intestinal mais frequentemente excluído de trânsito, em virtude da maior prevalência de estomas confeccionados por doenças localizadas no cólon distal e reto. Acrescente-se ainda que a cirurgia de Hartmann para o tratamento de urgência da diverticulite, do câncer obstrutivo do cólon sigmoide e dos traumatismos do reto e perineais é o procedimento mais utilizado nessas enfermidades. Estudos mostram que a reconstituição do trânsito fecal após a cirurgia de Hartmann nem sempre consegue restabelecer o trânsito fecal. Outro estudo analisando 255 doentes submetidos à cirurgia de Hartmann mostrou que a reconstituição do trânsito intestinal só pode ser realizada em 49 doentes (19,2%) e que 20,4% dos casos evoluíram com complicações pós-operatórias graves.[120] Uma revisão de todos os casos de cirurgia de Hartmann, realizadas na Inglaterra num período de 1 ano, avaliou 3.950 doentes. Os autores constataram que 23,3% tiveram seu trânsito intestinal restabelecido.[121] Cabe lembrar que a reconstituição do trânsito intestinal, sobretudo após a cirurgia de Hartmann, não é um procedimento isento de risco com mortalidade, estimada em 18%. Uma das principais complicações do restabelecimento do trânsito fecal nesses doentes é o aparecimento de fístulas. Nos portadores de RCE, principalmente naqueles doentes em que a reconstituição do trânsito foi postergada por muito tempo, a atrofia da parede do cólon excluso, a alteração do metabolismo proteico e o processo inflamatório são fatores relacionados com a maior possibilidade de deiscência da anastomose. Para minimizar esses riscos estudos avaliaram as vantagens da aplicação prévia de clisteres com AGCC antes do restabelecimento do trânsito fecal.[122-124] Os resultados mostraram que a aplicação de clisteres antes da cirurgia estimula a proliferação de células da mucosa cólica apresentando efeitos tróficos benéficos além de aumentar a resistência das anastomoses, diminuindo, consequentemente, a possibilidade de fístulas. Os resultados desses estudos sugerem que a aplicação de enemas contendo AGCC é uma estratégia válida antes da reconstrução do trânsito intestinal, principalmente nos doentes que apresentam quadros graves de RCE.

CONSIDERAÇÕES FINAIS

A RCE é uma doença mais frequente do que se imagina e com uma tendência crescente em todo mundo. A maior necessidade de confecções de estomas e a menor possibilidade de realizar-se a reconstituição do trânsito intestinal, em virtude da demanda crescente por assistência médica, justamente da população mais exposta a violência urbana, torna a CE um verdadeiro problema de Saúde Pública.

Quando se sabe que a melhor forma de se prevenir o desenvolvimento da RCE é evitar a derivação do trânsito fecal, sempre que possível, o especialista evita a confecção de estomas. Quando não for possível, a reconstituição do trânsito intestinal, o mais rápido possível, ainda é a melhor estratégia para o desenvolvimento da doença. Quando o trânsito intestinal não pode ser restabelecido, o uso de clisteres ou supositórios com AGCC ou substâncias com atividade anti-inflamatória e antioxidante tem-se demonstrado uma estratégia útil para prevenção e tratamento da RCE.

A procura por substâncias que demonstrem eficácia no tratamento da RCE, que apresentem baixo custo, boa biodisponibilidade, aceitação pelo doente, sem efeitos colaterais importantes deve ser incentivada com o objetivo de tratar os doentes, ou diminuir o risco das operações de restabelecimento do trânsito intestinal, bem como minimizar o impacto financeiro no Sistema Público de Saúde.

REFERÊNCIAS BIBLIOGRÁFICAS

1. Doughly D. Principles of ostomy management on the oncology patient. J Support Oncol. 2005;3(1):59-69.
2. Wang F-G, Yan W-M, Yan M, Song M-M. Comparison of anastomotic leakage rate and reoperation rate between transanal tube placement and defunctioning stoma after anterior resection: A network meta-analysis of clinical data. Eur J Surg Oncol. 2019;45(8):1301-9.
3. Pisarska M, Gajewska N, Małczak P, Wysocki M, Witowski J, Torbicz G, et al. Defunctioning ileostomy reduces leakage rate in rectal cancer surgery - systematic review and meta-analysis. Oncotarget. 2018;9(29):20816-25.
4. Garg PK, Goel A, Sharma S, Chishi N, Gaur MK. Protective diversion stoma in low anterior resection for rectal cancer: A meta-analysis of randomized controlled trials. Visc Med. 2019;35(3):156-60.
5. Räsänen M, Renkonen-Sinisalo L, Carpelan-Holmström M, Lepistö A. Low anterior resection combined with a covering stoma in the treatment of rectal cancer reduces the risk of permanent anastomotic failure. Int J Colorectal Dis. 2015;30(10):1323-8.
6. Malik TAM, Lee MJ, Harikrishnan AB. The incidence of stoma related morbidity – a systematic review of randomised controlled trials. Ann R Coll Surg Engl. 2018;100(7):501-8.
7. Cosnes J, Gower-Rousseau C, Seksik P, Cortot A. Epidemiology and natural history of inflammatory bowel diseases. Gastroenterology.2011;140(6):1785-94.
8. Krishnamurty DM, Blatnik J, Mutch M. Stoma complications. Clin Colon Rectal Surg. 2017;30(3):193-200.
9. Jørgensen JB, Erichsen R, Pedersen BG, Laurberg S, Iversen LH. Stoma reversal after intended restorative rectal cancer resection in Denmark: nationwide population-based study. BJS Open. 2020;4(6):1162-71.
10. Da Fonseca LM, Buzatti KCLR, Castro LL, Lacerda Filho A, Correia MITD, da-Silva RG. Fatores associados a não reconstrução do trânsito intestinal em pacientes com câncer retal submetidos à ressecção anterior do reto e ileostomia de proteção. Rev Col Bras Cir. 2018;45(6):e1998.
11. Dodgion CM, Neville BA, Lipsitz SR, Hu YY, Schrag D, Breen E, Greenberg CC. Do older Americans undergo stoma reversal following low anterior resection for rectal cancer? J Surg Res. 2013;183(1):238-45.
12. Gustafsson CP, Gunnarsson U, Dahlstrand U, Lindforss U. Loop-ileostomy reversal- patient-related characteristics influencing time to closure. Int J Color Dis. 2018;33(5):593-600.
13. Zeman M, Czarnecki M, Chmielarz A, Idasiak A, Grajek M, Czarniecka A. Assessment of the risk of permanent stoma after low anterior resection in rectal cancer patients. World J Surg Oncol. 2020;18(1):207.
14. Whitney S, Gross BD, Mui A, Hahn S, Read B, Bauer J. Hartmann's reversal: factors affecting complications and outcomes. Int J Colorectal Dis. 2020;35(10):1875-80.

15. Horesh N, Lessing Y, Rudnicki Y, Kent I, Kammar H, Ben-Yaacov A, et al. Considerations for Hartmann's reversal and Hartmann's reversal outcomes-a multicenter study. Int J Colorectal Dis. 2017;32(11):1577-98.
16. Morson CB, Dawson IMP. Gastrointestinal pathology. 1st.ed. London: Blackwellfic Publications;1972.
17. Glotzer DJ, Glick ME, Goldman H. Proctitis and colitis following diversion of fecal stream. Gastroenterology. 1981;80(3):438-41.
18. Edwards CM, George B, Warren B. Diversion colitis – new light through old windows. Histopatology. 1999;34(1):15.
19. Winslet MC, Poxon V, Youngs DJ, Thompson H, Keighley MR. A pathophysiologic study of diversion proctitis. Surg Gynecol Obstet. 1993;177(1):57-61.
20. Korelitz BI, Cheskin LJ, Sohn N, Sommers SC. The fate of the rectal segment after diversion of the fecal stream in Crohn's disease: its implications for surgical management. J Clin Gastroenterol. 1985;7(1):37-43.
21. Geraghty JM, Talbot IC. Diversion colitis: histological features in the colon and rectum after defunctioning colostomy. Gut. 1991;32:1020-3.
22. Sato DT, Campos FG, Kotze PG, Mendonça RLS, Kanno DT, Pereira JA, Martinez CAR. Sucralfate enemas reduce the oxidative tissue damage and preserves the contents of E-cadherin and β-catenin in colonic mucosa without fecal stream. Acta Cir Bras. 2021;36(10).
23. Lavoine E, Vissuzaine C, Cadiot G, Sobhani I, Benhamou G, Mignon M, et al. Proctitis of diversion on an excluded rectum in patients with hemorrhagic rectocolitis. Gastroenterol Clin Biol. 1996;20:243-7.
24. Frisbie JH, Ahmed N, Hirano I, Klein MA, Soybel DI. Diversion colitis in patients with myelopathy: clinical, endoscopic, and histopathological findings. J Spinal Cord Med. 2000;23:142-9.
25. Bax TW, McNevin MS. The value of diverting loop ileostomy on the high-risk colon and rectal anastomosis. Am J Surg. 2007;193:585-7.
26. Dyer JP, Featherstone JM, Solomon LZ, Crook TJ, Cooper AJ, Malone PS. The effect of short-chain fatty acids butyrate, propionate, and acetate on urothelial cell kinetics in vitro: potential therapy in augmentation cystoplasty. Pediatr Surg Int. 2005;21:521-6.
27. Abbasakoor F, Mahon C, Boulos PB. Diversion colitis in sigmoid neovagina. Colorectal Dis. 2004;6:290-1.
28. Curi A, Mascarenhas JCS, Moreira Junior H, Almeida AC, Moreira JPT, Azevedo IF, Louza LR, Moreira H. Morbimortalidade associada à reconstrução do trânsito intestinal - Análise de 67 casos. Rev bras Coloproct. 2002;22:88-97.
29. Haas PA, Fox TA Jr, Szilagy EJ. Endoscopic examination of the colon and rectum distal to a colostomy. Am J Gastroenterol. 1990;85:850-4.
30. Whelan RL, Abramson D, Kim DS, Hashmi HF. Diversion colitis: a prospective study. Surg Endosc. 1994;8:19-24.
31. Habr-Gama A, Teixeira MG, Vieira MJF, Miléu LF, Laurino Neto R, Pinotti HW. Operação de Hartmann e suas conseqüências. Rev bras Coloproctol. 1997;17:5-10.
32. Eggenberger JC, Farid A. Diversion colitis. Curr Treat Options Gastroenterol. 2001;4:255-9.
33. Pinto FE Jr, Brandt CT, Medeiros Ada C, de Oliveira AJ, Jerônimo SM, de Brito HM. Bacterial translocation in rats nonfunctioning diverted distal colon. Acta Cir Bras. 2007;22:195-201.
34. Ona FV, Boger JN. Rectal bleeding due to diversion colitis. Am J Gastroenterol. 1985;80:40-1.
35. Sousa MV, Priolli DG, Portes AV, Cardinalli IA, Pereira JA, Martinez CAR. Evaluation by computerized morphometry of histopathological alterations of the colon wall in segments with and without intestinal transit in rats. Acta Cir Bras. 2008;23:417-24.
36. Lechner GL, Frank W, Jantsch H, Pichler W, Hall DA, Waneck R, et al. Lymphoid follicular hyperplasia in excluded colonic segments: a radiologic sign of diversion colitis. Radiology.1990;176:135-6.
37. Murray FE, O'Brien MJ, Birkett DH, Kennedy SM, LaMont JT. Diversion colitis: pathologic findings in a resected sigmoid colon and rectum. Gastroenterology. 1997;93:1404-8.
38. Geraghty JM, Charles AK. Aphthoid ulceration in diversion colitis. Histopathology. 1994;24:395-7.
39. Violi V, Cobianchi F, Adami M, Torri T, Ferraro G, Roncoroni L. Human defunctionalized colon: a histopathological and pharmacological study of muscularis propria in resection specimens. Dig Dis Sci. 1998;43:616-23.
40. Kissmeyer-Nielsen P, Christensen H, Laurberg S. Diverting colostomy induces mucosal and muscular atrophy in rat distal colon. Gut. 1994;35:1275-82.
41. Keli E, Bouchoucha M, Devroede G, Carnot F, Ohrant T, Cugnenc PH. Diversion-related experimental colitis in rats. Dis Colon Rectum. 1997;40:222-8.
42. Chetty R, Hafezi S, Montgomery E. An incidental enterocolic lymphocytic phlebitis pattern is seen commonly in the rectal stump of patients with diversion colitis superimposed on inflammatory bowel disease. J Clin Pathol. 2009;62:464-7.
43. Griffiths AP, Dixon MF. Microcarcinoids and diversion colitis in a colon defunctioned for 18 years. Report of a case. Dis Colon Rectum. 1992;35:685-8.
44. Nonose R, Spadari APP, Priolli DG, Máximo FR, Pereira JA, Martinez CAR. Tissue quantification of neutral and acid mucins in the mucosa of the colon with and without fecal stream in rats. Acta Cir Bras. 2009;24:267-75.
45. Martinez CAR, Nonose R, Spadari AP, Máximo FR, Priolli DG, Pereira JA, Margarido NF. Quantification by computerized morphometry of tissue levels of sulfomucins and sialomucins in diversion colitis in rats. Acta Cir Bras. 2010;25:231-40.
46. Roe AM, Warren BF, Brodribb AJ, Brown C. Diversion colitis and involution of the defunctioned anorectum. Gut. 1993;34:382-5.
47. Neut C, Colombel JF, Guillemot F, Cortot A, Gower P, Quandalle P, Ribet M, Romond C, Paris JC. Impaired bacterial flora in human excluded colon. Gut. 1989;30:1094-8.
48. Villanacci V, Talbot IC, Rossi E, Bassotti G. Ischaemia: a pathogenetic clue in diversion colitis? Colorectal Dis. 2007;9:601-5.
49. Sun Q, Shi Y, Liang X, Lu H, Huang Y, Zhu L, Wang W, Zhang W, Hu Z, Li X. Interaction between the intestinal flora and the severity of diversion colitis after low anterior resection of rectal cancer. Front Oncol. 2023;13:1001819.
50. Scheppach W, Weiler F. The butyrate story: old wine in new bottles? Curr Opin Clin Nutr Metab Care. 2004;7:563-7.
51. Wong JM, de Souza R, Kendall CW, Emam A, Jenkins DJ. Colonic health: fermentation and short chain fatty acids. J Clin Gastroenterol. 2006;40:235-43.
52. Nassri CGG, Nassri AB, Favero E, Rotta CM, Martinez CAR, Margarido NF. Influência da irrigação de soluções nutricionais no colo excluso de trânsito intestinal. Estudo experimental em ratos. Rev bras Coloproct. 2008;28:306-14.
53. Szczepkowski M, Kobus A, Borycka K. How to treat diversion colitis? Current state of medical knowledge, own research and experience. Acta Chir Iugosl. 2008;55:77-81.
54. Lameiro TMM, Silva CMG, Marques LHS, Cunha FL, Almeida MG, Pereira JA, Martinez CAR. Efeitos do butirato nos níveis de peroxidação lipídica em células da mucosa cólica sem trânsito fecal: estudo experimental em ratos. Rev Bras Colo-Proctol. 2011;31: 155-64.
55. Velazquez OC, Lederer HM, Rombeau JL. Butyrate and colonocyte. Production, absorption, metabolism and therapeutic implications. Adv Exp Med Biol. 1997;427:123-34.

56. Campos FG, Waitzberg DL, Plopper C, Terra RM, Habr-Gama A. Ácidos graxos de cadeia curta e doenças colorretais. Rev Bras Nutr Clin. 1998;13:276-85.
57. Mortensen PB, Clausen MR. Short-chain fatty acids in the human colon: relation to gastrointestinal health and disease. Scand J Gastroenterol Suppl. 1996;216:132-48.
58. Liu Q, Shimoyama T, Suzuki K, Umeda T, Nakaji S, Sugawara K. Effect of sodium butyrate on reactive oxygen species generation by human neutrophils. Scand J Gastroenterol. 2001;36:744-50.
59. Hamer HM, Jonkers DM, Bast A, Vanhoutvin SA, Fischer MA, Kodde A, Troost FJ, Venema K, Brummer RJ. Butyrate modulates oxidative stress in the colonic mucosa of healthy humans. Clin Nutr. 2009;28(1):88-93.
60. Campos FG, Mucerino DR, Waitzberg DL, Logulo AF, El Ibrahim R, Nadalin W, Habr-Gama, A. Efeitos protetores da glutamina e dieta elementar na enterocolite actínica aguda avaliação histológica. Rev Ass Med Brasil. 1994;40(3):143-9.
61. Lih-Brody L, Powell SR, Collier KP, Reddy GM, Cerchia R, Kahn E, Weissman GS, Katz S, Floyd RA, McKinley MJ, Fisher SE, Mullin G. Increased oxidative stress and decreased antioxidant defenses in mucosa of inflammatory bowel disease. Dig Dis Sci. 1996;41(10):2078-86.
62. .Krishnamurty DM, Blatnik J, Mutch M. Stoma complications. Clin Colon Rectal Surg. 2017;30(3):193-200.
63. Harty RF. Energy, oxidative stress, and inflammation in the colon. Dig Dis Sci. 2013;58(12):3386-8.
64. Agarwal VP, Schimmel EM. Diversion colitis: a nutritional deficiency syndrome? Nutr Rev. 1989;47:257-61.
65. Roediger WE, Millard S. Selective inhibition of fatty acid oxidation in colonocytes by ibuprofen: a cause of colitis? Gut. 1995;36:55-9.
66. Matés JM, Pérez-Gómez C, Núñez de Castro I, Asenjo M, Márquez J. Glutamine and its relationship with intracellular redox status, oxidative stress and cell proliferation/death. Int J Biochem Cell Biol. 2002;34:439-58.
67. Pravda J. Radical induction theory of ulcerative colitis. World J Gastroenterol. 2005;11;2371-84.
68. Martinez CAR, Ribeiro ML, Gambero A, Miranda DDC, Pereira JA, Nadal SR. The importance of oxygen free radicals in the etiopathogenesis of diversion colitis in rats. Acta Cir. Bras. 2010;25:387-95.
69. Marques LHS, Silva CMG, Lameiro TMM, Almeida MG, Cunha FL, Pereira JA, Martinez CAR. Avaliação dos níveis de peroxidação lipídica em células da mucosa cólica após aplicação de enemas com peróxido de hidrogênio: estudo experimental em ratos. Rev Bras Colo-Proctol. 2010;30:272-80.
70. Caltabiano C, Máximo FR, Spadari AP, da Conceição Miranda DD, Serra MM, Ribeiro ML, Martinez CA. 5-aminosalicylic acid (5-ASA) can reduce levels of oxidative DNA damage in cells of colonic mucosa with and without fecal stream. Dig Dis Sci. 2011;56:1037-46.
71. Cunha FL, Silva CMG, Almeida MG, Lameiro TMM, Marques LHS, Margarido NF, Martinez CAR. Reduction in oxidative stress levels in the colonic mucosa without fecal stream after the application of enemas containing aqueous Ilex paraguariensis extract. Acta Cir Bras. 2011;26: 289-96
72. Martinez CAR, Almeida MG, da Silva CMG, Ribeiro, ML da Cunha FL, Rodrigues MR, Sato DT, Pereira JA. Enemas with n-acetylcysteine can reduce the level of oxidative damage in cells of the colonic mucosa diverted from faecal stream. Dig Dis Sci. 2013;58:3452-9.
73. Mello RO, Silva CMG, Fonte FP, Silva DLF, Pereira JA, Margarido NF, Martinez CAR. Avaliação do número de células caliciformes nas criptas da mucosa colônica com e sem trânsito intestinal. Rev Col Bras Cir. 2012;39(2):139-45.
74. Fernandez OOA, Pereira JA, Campos FG, Araya CM, Marinho GE, Novo RS, Oliveira TS, Franceschi YT, Martinez CAR. Evaluation of enemas containing sucralfate in tissue content of MUC-2 protein in experimental model of diversion colitis. Arq Bras Cir Dig. 2017;30(2):132-8.
75. Martinez CAR, de Campos FG, de Carvalho VR, de Castro Ferreira C, Rodrigues MR, Sato DT, Pereira JA. Claudin-3 and occludin tissue content in the glands of colonic mucosa with and without a fecal stream. J Mol Histol. 2015;46(2):183-94.
76. Kadri CJ, Pereira JA, da Silva CM, Nonose R, Nascimento EF, Jacomo AL, Martinez CA. E-cadherin expression in colonic mucosa with and without fecal stream. J Invest Surg. 2013;26(2):72-9.
77. Martinez CAR, Fabris FM, Silva CMG, Rodrigues MR, Sato DT, Ribeiro ML, Pereira JA. Oxidative stress and changes in the content and pattern of tissue expression of β-catenin protein in diversion colitis. J Coloproctol. 2013;32(4): 343-58.
78. Martinez CAR, Campos FGCM, Carvalho VR, Ferreira CC, Rodrigues MR, Sato, DT, Pereira JA. Claudin-3 and occludin tissue content in the glands of colonic mucosa with and without a fecal stream. J Mol Histol. 2015;46:183-94.
79. Martinez CAR. Avaliação dos níveis de estresse oxidativo e modificações no conteúdo e padrão de expressão das proteínas E-caderina e β-catenina na mucosa cólica sem trânsito intestinal. Estudo experimental em ratos. [Tese - Livre-Docência]. São Paulo: Faculdade de Medicina, Universidade de São Paulo; 2010. 140 p.
80. Bernstein CN, Blanchard JF, Kliewer E, Wajda A. Cancer risk in patients with inflammatory bowel disease: a population-based study. Cancer. 2001;91:854-62.
81. Martinez CA, Bartocci PC, do Carmo CV, Pereira JA, Miranda DD, Ribeiro ML. The effects of oxidative DNA damage and mutations in the p53 protein on cells of the colonic mucosa with and without the fecal stream: an experimental study in rats. Scand J Gastroenterol. 2010;45:714-24.
82. Daly K, Shirazi-Beechey SP. Microarray analysis of butyrate regulated genes in colonic epithelial cells. DNA Cell Biol. 2006;25:49-62, 2006.
83. Shimotoyodome A, Meguro S, Hase T, Tokimitsu I, Sakata T. Short chain fatty acids but not lactate or succinate stimulate mucus release in the rat colon. Comp Biochem Physiol A Mol Integr Physiol. 2000;125:525-31.
84. Gaudier E, Rival M, Buisine MP, Robineau I, Hoebler C. Butyrate enemas upregulate Muc genes expression but decrease adherent mucus thickness in mice colon. Physiol Res. 2009;58:111-9.
85. Van der Sluis M, De Koning BA, De Bruijn AC, Velcich A, Meijerink JP, Van Goudoever JB, et al. Muc2-deficient mice spontaneously develop colitis, indicating that MUC2 is critical for colonic protection. Gastroenterology. 2006;131:117-29.
86. Alves Júnior AJT, Pereira JA, D'Ávila MG, Domingues FA, Sato DT, Martinez CAR. Tissue content of metalloproteinase-9 and collagen in the colon with and without fecal stream after intervention with infliximab in rats subjected to Hartmann's surgery. Acta Cir Bras. 2021;36(4):e360401.
87. Martinez CAR, Kadri CJ, Kanno DT, Alves AJT, Coy CSR, Pereira JA. Claudin- 3 and occludin content in the glands of colonic mucosa devoid from fecal stream submitted to topical intervention with oil extract of Curcuma longa. Acta Cir Bras. 2017;32(1):65–73.
88. de Paula Freitas BZ, Campos FG, Kanno DT, Delben AG, Pereira JA, dos Santos Mendonça RL, Martinez CAR. Infliximab increases the tissue contentes of type-I and type-III collagen in colorectal segments without fecal stream after Hartmann's procedure. J Gastrointest Surg.2022;26(3):662-4.
89. Buanaim RP, Pereira JA, Campos FG, Kotze PG, Goto EFK, Mendonça RLS, Kanno DT, Martinez CAR. Effects of

anti-TNF-α in experimental diversion colitis. Acta Cir Bras. 2019;34(10):e201901004.
90. Delben AG, Martinez CAR, Sato DT, Pereira JA, Dos Santos Mendonça RL, Kanno DT, de Lourdes Setsuko Ayrizono M. Evaluation of the effects of biological therapy with infliximab in an experimental model of diversion colitis. J Gastrointest Surg.25(10):2681-83, 2021.
91. Harig JM, Soergel KH, Komorowski RA, Wood CM. Treatment of diversion colitis with short-chain-fatty acid irrigation. N Engl J Med. 320:23-8, 1989.
92. Guillemot F, Colombel JF, Neut C, Verplanck N, Lecomte M, Romond C, Paris JC, Cortot A. Treatment of diversion colitis by short-chain fatty acids. Prospective and double-blind study. Dis Colon Rectum. 34:861-4, 1991.
93. Kiely EM, Ajayi NA, Wheeler RA, Malone M. Diversion procto-colitis: response to treatment with short-chain fatty acids.J Pediatr Surg. 36:1514-7, 2001.
94. Syed HA, Malone PS, Hitchcock RJ. Diversion colitis in children with colovaginoplasty. BJU Int. 87:857-60, 2001.
95. de Oliveira-Neto JP, de Aguilar-Nascimento JE. Intraluminal irrigation with fibers improves mucosal inflammation and atrophy in diversion colitis. Nutrition. 20:197-9, 2004.
96. Cetinkaya A, Bulbuloglu E, Kurutas EB, Ciralik H, Kantarceken B, Buyukbese MA. Beneficial effects of N-acetylcysteine on acetic acid-induced colitis in rats. Tohoku J Exp Med. 206:131-9., 2005
97. Aoi Y, Terashima S, Ogura M, Nishio H, Kato S, Takeuchi K. Roles of nitric oxide (NO) and NO synthases in healing of dextran sulfate sodium-induced rat colitis. Physiol Pharmacol. 59:315-36, 2008.
98. Triantafillidis JK, Nicolakis D, Mountaneas G, Pomonis E. Treatment of diversion colitis with 5-aminosalicylic acid enemas: comparison with betamethasone enemas. Am J Gastroenterol. 86:1552-3, 1991.
99. Hanai H, Sugimoto K. Curcumin has bright prospects for the treatment of inflammatory bowel disease. Curr Pharm Des. 15:2087-94, 2009.
100. Irving GR, Karmokar A, Berry DP, Brown K, Steward WP. Curcumin: the potential for efficacy in gastrointestinal diseases. Best Pract Res Clin Gastroenterol. 25:519-34, 2011.
101. Mazzon E, Muià C, Paola RD, Genovese T, Menegazzi M, De Sarro A, Suzuki H, Cuzzocrea S.Green tea polyphenol extract attenuates colon injury induced by experimental colitis. Free Radic Res. 39:1017-25, 2005.
102. Vejdan AK, Khosravi M, Amirian Z, Daneshmande M, Babak B, Khorashdi S,et al. Evaluation of the efficacy of topical sucralfate on healing haemorrhoidectomy incision wounds and reducing pain severity: a randomised clinical trial. Int Wound J.17:1047-51, 2020.
103. Chatterjee S, Sen S, Hazra A, Das AK. Randomized controlled trial of topical mupirocin versus mupirocin with sucralfate combination in chronic skin ulcers. Indian J Pharmacol. 51:316-22, 2019.
104. Wilairat P, Kengkla K, Kaewpanan T, et al. Comparative efficacy and safety of interventions for preventing chemotherapy-induced oral mucositis in adult cancer patients: a systematic review and network meta-analysis. Eur J Hosp Pharm. 27(2):103-10, 2020.
105. Pereira JA, Rodrigues MR, Sato DT, Silveira Júnior PP, Dias AM, Silva CMG, Martinez CAR. Evaluation of sucralfate enema in experimental diversion colitis. J Coloproctol (Rio J.). 33(4):182-90, 2013.
106. Chaim FM, Sato DT, Rodrigues MR, Dias AM, Silveira Júnior PP, Pereira JA, Martinez CAR. Evaluation of the application of enemas containing sucralfate in tissue content of neutral and acid mucins in experimental model of diversion colitis. Acta Cir Bras. 29(9):544-52, 2014.
107. Martinez CAR, Rodrigues MR, Sato DT, Silva CMG, Kanno DT, Mendonça RLS, Pereira JA. Evaluation of the anti-inflammatory and antioxidant effects of the sucralfate in diversion colitis. J Coloproctol (Rio J.). 35(2):90-9, 2015.
108. Bonassa CEG, Pereira JA, Campos FGCM, Rodrigues MR, Sato DT, Chaim FDM, Martinez CAR. Tissue content of sulfomucins and sialomucins in the colonic mucosa, without fecal stream, undergoing daily intervention with sucralfate. Acta Cir Bras. 30(5):328-38, 2015.
109. Shindo K, Iizuka M, Sasaki K, et al. Sucralfate prevents the delay of wound repair in intestinal epithelial cells by hydrogen peroxide through NF-kappaB pathway. J Gastroenterol. 41(5):450-61, 2006.
110. Wright JP, Winter TA, Candy S, Marks IS. Sucralfate and methylprednisolone enemas in active ulcerative colitis: a prospective, single-blind study. Dig Dis Sci. 44(9):1899-901, 1999.
111. Val-Antoñana A del, López Serrano A, Ortiz Polo I, Moreno-Osset E. Treatment of radiation-induced colitis with sucralfate enemas. Rev Esp Enferm Dig. 94(7):439-40, 2002.
112. Ispas-Szabo P, Friciu MM, Nguyen P, Dumoulin Y, Mateescu MA. Novel self-assembled mesalamine-sucralfate complexes: preparation, characterization, and formulation aspects. Drug Dev Ind Pharm. 42(7):1183-93, 2016.
113. Sato DT, Campos FG, Kotze PG, Mendonça RLS, Kanno DT, Pereira JA, Martinez CAR. Sucralfate enemas reduce the oxidative tissue damage and preserves the contents of E-cadherin and β-catenin in colonic mucosa without fecal stream. Acta Cir Bras. 36(10): e361007, 2021.
114. Kido M, TamuraR, Yasui Y, Ogima H. Novel aplication of infliximab for diversion colitis. BMJ Case Rep. 14(10):e243284, 2021.
115. Tominaga K, Tsuchiya A, Mizusawa T, Matsumoto A, Minemura A, Oka K, et al. Utility of autologous fecal microbiota transplantation and elucidation of microbiota in diversion colitis. DEN Open. 2(1):e63, 2021.
116. Gundling F, Tiller M, Agha A, Schepp W, Iesalnieks I. Successful autologous fecal transplantation for chronic diversion colitis. Tech Coloproctol. 19:51-52, 2015.
117. Kalla R, Pitt M, Sharma A. The role of autologous fecal microbiota transplantation in diversion colitis: a case report. Inflamm Bowel Dis. 25:E29–E30, 2019.
118. Donahoue CA, Chaudhry V, Mantilla M. Autologous fecal transplant for the treatment of microcolon due to diversion colitis. Tech Coloproctol. 26(1):79-81, 2022.
119. Roig JV, Cantos M, Balciscueta Z, Uribe N, Espinosa J, Roselló V, García-Calvo R, Hernandis J, Landete F; Sociedad Valenciana de Cirugía Cooperative Group.Hartmann's operation: how often is it reversed and at what cost? A multicentre study. Colorectal Dis. 13:e396-402, 2011.
120. Tan WS, Lim JF, Tang CL, Eu KW. Reversal of Hartmann's procedure: experience in an Asian population. Singapore Med J. 53:46-51, 2012.
121. David GG, Al-Sarira AA, Willmott S, Cade D, Corless DJ, Slavin JP. Use of Hartmann's procedure in England. Colorectal Dis, 11(3):308-12, 2009.
122. Mortensen FV, Langkilde NC, Joergensen JC, Hessov I. Short-chain fatty acids stimulate mucosal cell proliferation in the closed human rectum after Hartmann's procedure. Int J Colorectal Dis. 14:150-5, 1999.
123. Mortensen FV, Hessov I, Birke H, Korsgaard N, Nielsen H. Microcirculatory and trophic effects of short chain fatty acids in the human rectum after Hartmann's procedure. Br J Surg. 78:1208-1, 1991
124. Rolandelli RH, Koruda MJ, Settle MJ, Rombeau JL. Effects of intraluminal infusion of short-chain fatty acids on the healing of colonic anastomosis in the rat. Surgery.100:198-204, 1996.

PARTE IX DOENÇAS ANORRETAIS E PERINEAIS

CAPÍTULO 51

DOENÇA HEMORROIDÁRIA: INCIDÊNCIA, ETIOPATOGENIA E ASPECTOS CLÍNICOS

Luciana Maria Pyramo Costa ▪ Thaísa Barbosa-Silva

O conteúdo deste capítulo (págs. 907 a 912), encontra-se disponível on-line.

Para acessá-lo, aponte a câmera do seu smartphone ou tablet para a imagem acima.

TRATAMENTO DA DOENÇA HEMORROIDÁRIA

CAPÍTULO 52

SEÇÃO 52-1

ASPECTOS GERAIS DO TRATAMENTO DA DOENÇA HEMORROIDÁRIA

Geraldo Magela Gomes da Cruz

INTRODUÇÃO SOBRE CIRURGIA PARA DOENÇA HEMORROIDÁRIA

A doença hemorroidária (DH) interna é a causa real dos sintomas que mais levam o paciente ao médico: sangramento, descargas de muco com ardência e prurido, exteriorização a evacuações entre outros sintomas. As hemorroidas externas ou plicomas causam sintomas mais relacionados à presença de uma massa no ânus, dificuldade para higiene entre outros sintomas.

A DH é uma alteração anatômica e fisiopatológica, determinada pela perda de elasticidade e pelo aumento de volume das estruturas dos coxins hemorroidários, fato que ocasiona sua turgescência, sua dilatação vascular e seu deslizamento. Assim, o tratamento da DH inclui diminuir a exuberância destes tecidos e fixação dos tecidos adjacentes. Há, basicamente, três formas não clínicas para se abordar a DH:

1. Tratamento intervencionista não cirúrgico.
2. Hemorroidopexia – PPH (*Procedure for Prolapsed Haemorrhoids*).
3. Hemorroidectomia.

TRATAMENTO INTERVENCIONISTA NÃO CIRÚRGICO

Alguns tratamentos ditos "intervencionistas não cirúrgicos" não incluem a fixação dos tecidos adjacentes, a ressecção dos tecidos exuberantes ou a remoção de tecidos externos (plicomas ou hemorroidas externas), mas a destruição dos plexos internos, que pode ser de várias naturezas.[1-10]

A) Por meios químicos (escleroterapia).[1,2,11,12]
B) Por meios mecânicos (ligadura elástica).[3,4,8,9]
C) Macroligadura elástica.[8,9]
D) Por meios elétricos (fotocoagulação – IRC).[2,4,5,10]
E) Por meios térmicos (crioterapia).[13]
F) Desarterialização doppler-guiada.[6,7]

Em um questionário respondido pelos coloproctologistas brasileiros sobre DH foi a seguinte a resposta à pergunta sobre "qual método de tratamento intervencionista não cirúrgico preferido pelo colega":[11] ligadura elástica (94%), escleroterapia (5,2%) e a fotocoagulação (2,6%), crioterapia (0%).

Escleroterapia[1,2,11,12]

A escleroterapia produz destruição dos plexos internos por meio de injeção de agentes químicos (p. ex., ethamolin, ácido fênico a 12%) na submucosa, logo acima da linha pectínea. Tem as mesmas indicações da ligadura elástica, que veio substituir as injeções esclerosantes com melhores resultados e com menores efeitos adversos, motivos de seu desuso.

Ligadura Elástica[3,4,8,9]

A ligadura elástica (LE), tratamento introduzido por Barron, em 1963, estrangula os plexos hemorroidários,[3] que, por falta de irrigação, terminam por serem "amputados" por necrose tissular; não tendo ação sobre o componente externo. Os tratamentos não agressivos têm sido usados com maior frequência, especialmente para os pacientes com hemorroidas internas, com grau de sintomas considerados leves ou moderados.

O objetivo da ligadura elástica é promover a fibrose da submucosa com a consequente fixação do epitélio anal ao esfíncter anal subjacente, impedindo, desta forma, o deslocamento para baixo da almofada vascular.

Macroligadura Elástica[8,9]

Tendo por objetivo o mesmo princípio de se promover a fixação alta do canal anal, uma nova técnica de ligadura elástica foi desenvolvida, diferenciando-se do método convencional em dois aspectos básicos:

A) Promover uma melhor fibrose e fixação do estroma elástico e do tecido colágeno por intermédio de uma ligadura elástica com apreensão de maior volume de tecido (mucosa e submucosa).
B) Promover esta fixação na origem do canal anal, ou seja, na origem do deslocamento descendente da almofada vascular.

Fotocoagulação[2,4,5,10]

A fotocoagulação infravermelha destina-se à coagulação de vasos sanguíneos, evitando a aderência dos tecidos ao cautério, algo normalmente obtido com a diatermia. Este método foi adaptado ao tratamento eletivo da DH por Neiger, em 1979.[2] O tratamento fundamenta-se no emprego de pulsos de 1,5 segundo de irradiação infravermelha para aumentar a temperatura tecidual a até 100°C e produzir uma área de coagulação proteica de três milímetros de diâmetro por três milímetros de profundidade. O tecido queimado reage da mesma forma que o tecido criodestruído e o tecido estrangulado por um anel de ligadura.[2] A resposta tecidual ocorre no plano existente entre os tecidos necrótico e preservado. Após 10 a 14 dias o tecido necrótico separa-se deixando uma úlcera recoberta por tecido de granulação. O índice de reepitelização varia de acordo com o tamanho da úlcera, mas em geral se completa ao cabo de 4 semanas.

HEMORROIDOPEXIA – PPH (*PROCEDURE FOR PROLAPSED HAEMORRHOIDS*)[14-16]

O PPH remove uma faixa anular e circular de mucosa e submucosa situada acima da linha pectínea, suspendendo e fixando os vasos hemorroidários, que sofreriam, adicionalmente, interrupção do fluxo sanguíneo, persistindo os mamilos externos. No final dos anos 1990, Longo descreveu um novo método de tratamento cirúrgico da DH sem a ressecção dos mamilos hemorroidários através da anopexia mecânica com grampeador circular adaptado para este procedimento.[6] O PPH remove uma faixa anular e circular de mucosa e submucosa situada acima da linha pectínea, suspendendo e fixando os vasos hemorroidários, que sofreriam, adicionalmente, interrupção do fluxo sanguíneo, persistindo os mamilos externos. A partir do próprio conceito, a técnica não é uma hemorroidectomia, mas uma hemorroidopexia. Mas, a partir dos estudos e dos resultados de Longo, outros cirurgiões começaram a estudar esta nova cirurgia, seus resultados e complicações. Várias séries foram apresentadas ao redor do mundo, e hoje já foram feitos mais de cinco milhões de casos.

HEMORROIDECTOMIA[11-13,17-51]

Significa remoção dos mamilos hemorroidários internos e externos, com posterior fixação dos tecidos adjacentes, debelando os sintomas apresentados pelo paciente portador de DH. A diferença, portanto, entre "hemorroidectomia" e "tratamento invasivo não cirúrgico da DH", repousa no fato de que, na primeira, os mamilos hemorroidários internos e externos são ressecados, removidos, extirpados, com posterior fixação dos tecidos adjacentes; no segundo os mamilos hemorroidários não são ressecados. Este capítulo visa explicar cada técnica hemorroidária com seus resultados e suas complicações, e a experiência do autor. Para melhor compreensão o capítulo é dividido nas seguintes partes:

A) Técnicas de hemorroidectomia de acordo com o leito de ressecção dos mamilos hemorroidários.
B) Técnicas de hemorroidectomia de acordo com instrumentos usados para ressecção dos mamilos.
C) Complicações específicas da hemorroidectomia.
D) Resultados e complicações com as várias técnicas cirúrgicas, de acordo com o leito de ressecção dos mamilos hemorroidários.
E) Resultados e complicações com os vários instrumentos de corte utilizados:
F) Experiência do autor – resultados e complicações de 2.840 hemorroidectomias.

Técnicas de Hemorroidectomia de Acordo com o Leito de Ressecção dos Mamilos Hemorroidários

A hemorroidectomia é a cirurgia para erradicação da DH, que consiste na ressecção dos mamilos externos (cutâneos) e dos mamilos internos (mucosos) através de secção da pele em volta do mamilo, ligadura e excisão dos mamilos hemorroidários externos e internos, que pode ser usado, em tese, para quaisquer DH, independente de sua forma e seu grau de evolução. Isto pode ser feito deixando-se as bordas cutaneomucosas sem sutura, com cicatrização do leito cruento por segunda intenção (hemorroidectomia aberta); suturando-se as bordas cutaneomucocas (hemorroidectomia fechada) ou suturando parte dos leitos cruentos (hemorroidectomia semifechada).

Técnica de Hemorroidectomia Aberta (Milligan-Morgan)

A hemorroidectomia pela técnica aberta de Milligan-Morgan tornou-se um clássico na literatura coloproctológica.[33] E, da mesma forma, tornou-se uma técnica clássica, extremamente espalhada pelo mundo todo, sendo, sem sombras de dúvidas, a técnica mais usada pelos especialistas pelo mundo a fora.[13,17,18,20-24,26-28,31,34,35] Basicamente ela se baseia na excisão do tecido hemorroidário, a partir da pele em direção à mucosa, com ligadura do seu pedículo vascular, mantendo-se o leito cruento da dissecção aberto para cicatrização por segunda intenção, repetindo-se o mesmo ato tantas vezes quantos forem os mamilos hemorroidários a serem ressecados. As modificações de cunho pessoais, introduzidas pelos especialistas, contam-se às centenas, sendo comum o residente modificar a técnica que ainda mal acabou de aprender com seu preceptor. E as mudanças vão desde o posicionamento do paciente na mesa cirúrgica, à anestesia usada, ao preparo intestinal ou não, ao fio usado para ligadura de pedículos e vasos, ao instrumento de corte (bisturi, tesoura, cautério, laser etc.), ao sentido da ressecção (da pele para a mucosa ou da mucosa para a pele) (Fig. 52-1-1).

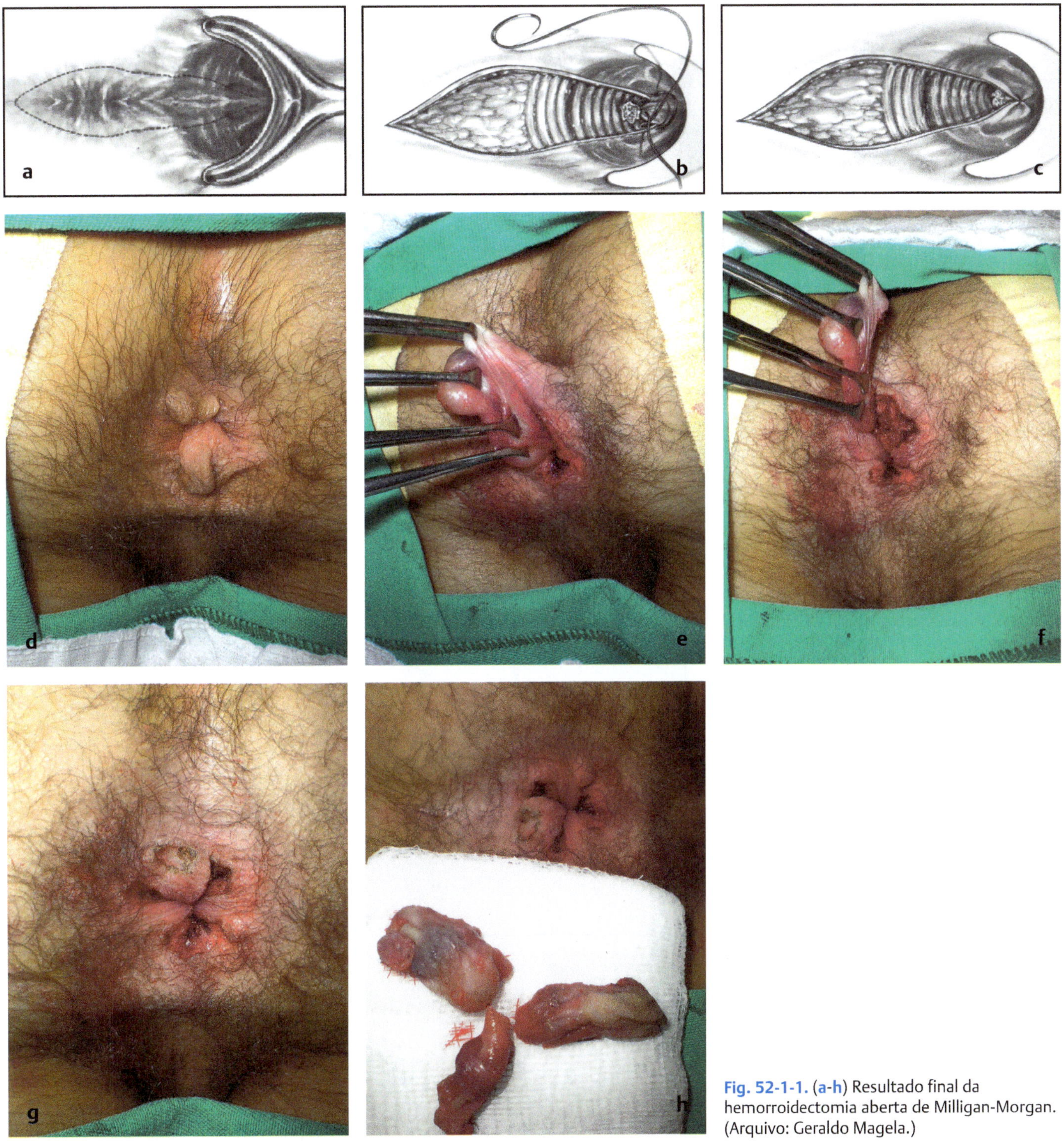

Fig. 52-1-1. (a-h) Resultado final da hemorroidectomia aberta de Milligan-Morgan. (Arquivo: Geraldo Magela.)

Técnicas de Hemorroidectomia Fechada (Ferguson)

A hemorroidectomia pela técnica fechada, 22 anos depois de a técnica aberta de Milligan-Morgan ter entrado em cena, tornou-se um clássico na literatura coloproctológica.[25] E, da mesma forma que a técnica aberta, tornou-se uma técnica clássica, usada por inúmeros especialistas mundo afora.[11,18-21,24,25,27-32,34,35] Basicamente ela se baseia na excisão do tecido hemorroidário, a partir da pele em direção à mucosa, com ligadura do pedículo vascular, nos moldes da técnica de Milligan-Morgan,[33] mas os leitos das ressecções dos mamilos, em vez de serem mantidos abertos, são suturados, com aproximação das bordas cutaneo-mucosas, com fio monofilamentar, através de sutura contínua. Da mesma forma, modificações de cunho pessoais têm sido introduzidas pelos especialistas que lidam com esta doença. A dissecção pode ser realizada com tesoura ou com bisturi elétrico.

Após a retirada do mamilo, sua base é ligada com fio absorvível monofilamentar 4-0 (quando é volumoso), ou simplesmente é seccionado com o bisturi elétrico, o que ocorre na maioria das vezes. Deve-se tomar cuidado para não ressecar a mucosa em grande extensão lateral para evitar o desenvolvimento de estenose. O fechamento das feridas é executado com o mesmo fio monofilamentar, através de sutura contínua que engloba as duas bordas da mucosa e o leito da ferida, para evitar o desenvolvimento de abscesso local e fístula (Fig. 52-1-2).

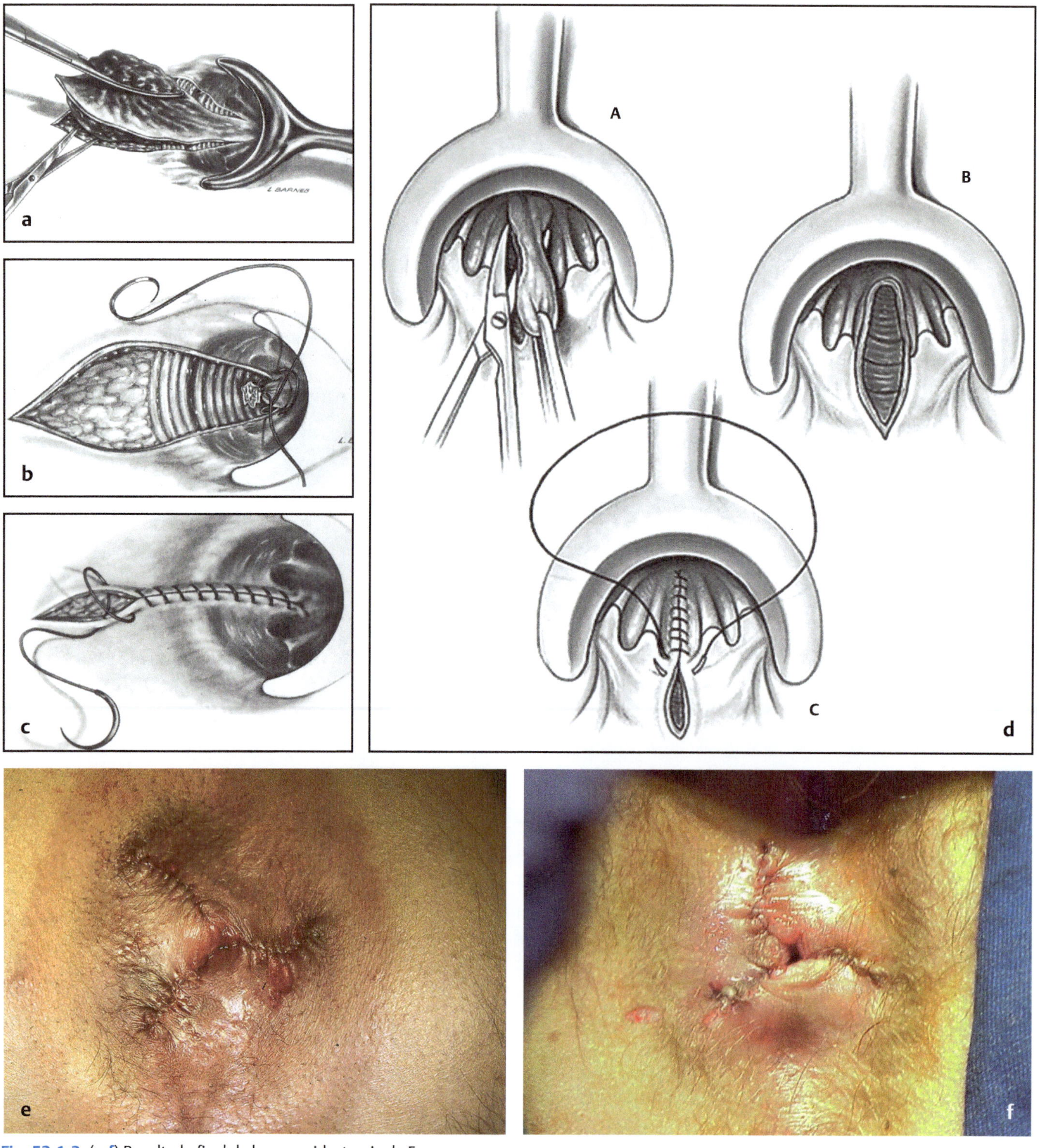

Fig. 52-1-2. (a-f) Resultado final da hemorroidectomia de Ferguson.

Técnica de Hemorroidectomia Mista (Leitos Abertos e Leitos Fechados)

Como foi visto, na técnica de hemorroidectomia aberta (Milligan-Morgan),[33] faz-se a excisão do tecido hemorroidário, a partir da pele em direção à mucosa, com ligadura do seu pedículo vascular, mantendo-se o leito cruento da dissecção aberto para cicatrização por segunda intenção, repetindo-se o mesmo ato tantas vezes quantos forem os mamilos hemorroidários a serem ressecados. Todavia há autores que preferem operar, removendo alguns mamilos e deixando seus leitos abertos e deixando outros fechados, à Ferguson.[25] Se, de um lado, alguns praticam esta modalidade de hemorroidectomia como rotina, a maioria pratica na dependência de haver excesso ou falta de pele entre os leitos de ressecção. Assim, havendo excesso de pele o leito é suturado, como se fosse a técnica de Ferguson; havendo falta de pele o leito é deixado aberto para cicatrização por segunda intenção.

Técnicas Semifechadas e Variações de Técnicas Abertas e Fechadas[36-43]

As técnicas semifechadas são derivadas das ideias originais de Milligan-Morgan e Ferguson,[25,33] sendo as técnicas mais difundidas entre os especialistas as de Sokol,[36,39] René Obando (Reis Neto-Obando),[37,39,40,42] Ruiz-Moreno e submucosa de Parks.[38,39,41,43]

Cirurgia de Sokol[36,39]

Na década de 1970, Sokol desenvolveu uma técnica variante da técnica fechada de Ferguson,[25] popularizada em nosso meio por Borba.[36] Consiste em se fazer uma sutura com fio de ácido poliglicólico 000 na base do mamilo hemorroidário, que é deixado reparado para uso posterior; incisa-se um retalho mucocutâneo em forma de triângulo, sendo o mamilo dissecado até próximo ao fio previamente suturado; a pele residual é suturada sobre a ferida na base do triângulo com o fio inicial; e as bordas da pele e mucosa são suturadas com sutura contínua com fio de ácido poliglicólico 000 (Fig. 52-1-3).

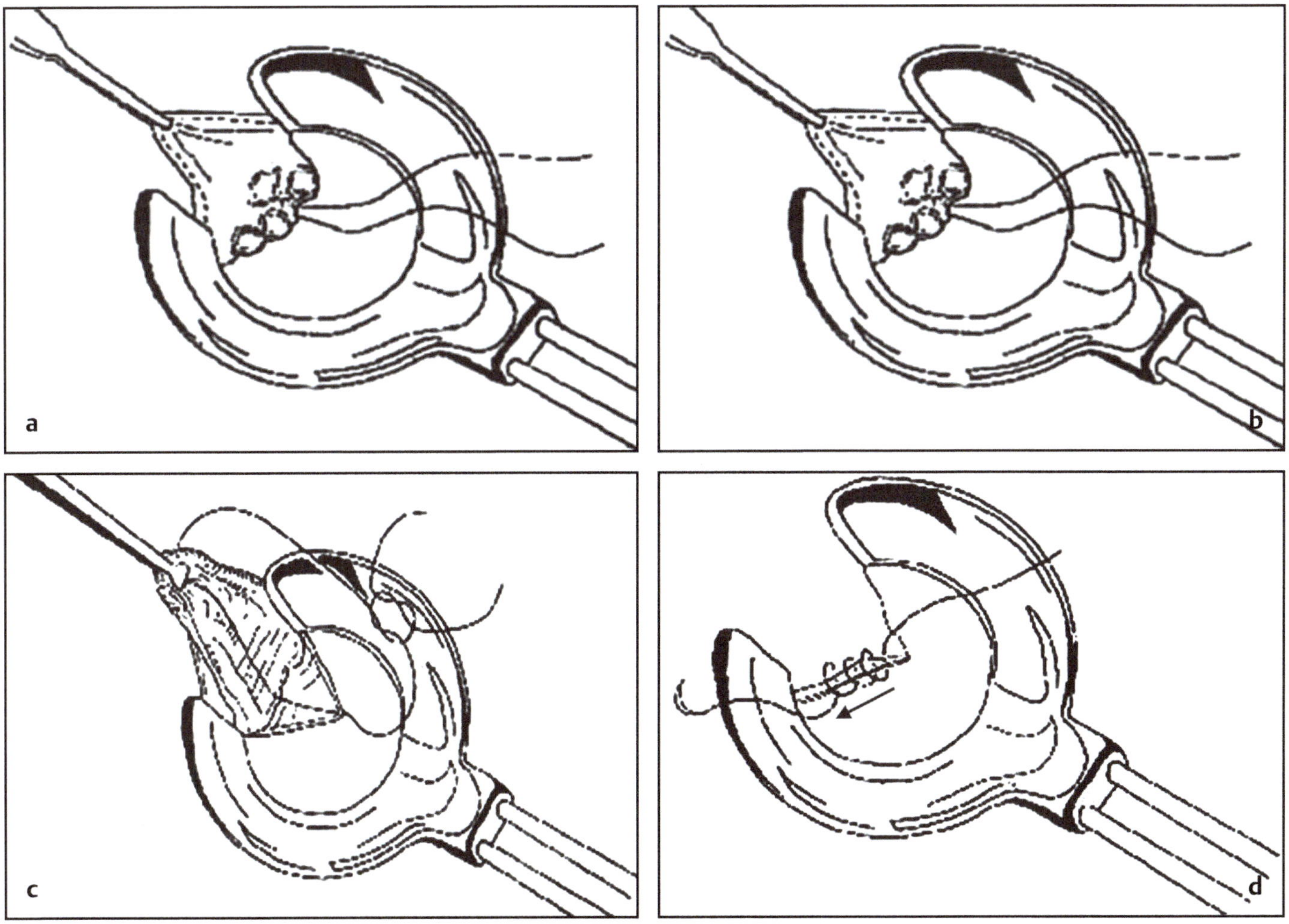

Fig. 52-1-3. (a-d) Resultado da hemorroidectomia semifechada de Sokol.

Técnica Semifechada de Ruiz-Moreno[39,43]

Após a ressecção dos três mamilos hemorroidários procede-se à fixação da mucosa e da pele na área cruenta através de sutura contínua com fio de ácido poliglicólico ou categute cromado, aproximando-a da linha mediana, diminuindo sua área, diminuindo, assim, a superfície cruenta e ensejando uma ferida limpa com as bordas aproximadas, o que facilita a cicatrização. O objetivo é reduzir a área cruenta, encurtando o tempo de cicatrização e dificultando a formação de plicomas no pós-operatório. É, assim, semelhante à hemorroidectomia submucosa de Parks, diferindo apenas em um ponto básico, que é a marsupialização da parte externa das feridas, tratando-se, portanto, de uma técnica semifechada. Os resultados desta operação são semelhantes aos descritos para a hemorroidectomia fechada.[11,18-21,24,25,27-32,34,35,39,43]

Técnica de Obando (Reis Neto-Obando)[37,39,40,42]

A cirurgia inicia-se pelo reparo da linha pectínea, com o qual o mamilo hemorroidário interno é tracionado, sendo totalmente exposto; e pelo reparo da mucosa retal, limite superior do mamilo interno; aplicam-se três a quatro pontos separados transfixantes de categute cromado atraumático ou ácido poliglicólico 00 ou 000, no sentido radial, apanhando a mucosa e a submucosa, abrangendo toda a extensão craniocaudal do mamilo hemorroidário a ser ressecado; secciona-se a mucosa e a submucosa entre as ligaduras; remove-se a parte externa da DH da pele até a linha pectínea por incisão triangular ou em raquete com base externa. É utilizada no tratamento da DH interna volumosa e extensa proximalmente, cuja dissecção completa do mamilo implicará em ressecção muito alta da mucosa retal com todos os seus inconvenientes.

Técnica Submucosa de Parks[38,41]

Técnica descrita por Alan Parks,[41] que consiste em uma hemorroidectomia com preservação da mucosa do canal anal, diminuindo as dimensões da ferida operatória, levando a um menor tempo de cicatrização, além de índices de estenose menores que os verificados nas técnicas convencionais. Tecnicamente, a cirurgia começa pela aplicação do afastador de Parks e injeção de solução de adrenalina na diluição de 1:250.000, a fim de diminuir o sangramento; segue-se uma incisão em "Y" na junção mucocutânea, entre a mucosa superior do canal anal e a junção anorretal, em forma de raquete invertida; separa-se o pedículo vascular da mucosa e do plano esfincteriano, ligando-o, em seguida; sutura-se a mucosa com pontos contínuos com fio absorvível, interrompendo-se a sutura de forma a deixar uma pequena área aberta na região perianal para drenagem.

Técnica Semifechada Subdérmica com Ligadura Escalonada (Modificação de Obando) de Ferraz e Pupo Neto[37,39,40,42]

O conceito fundamental da cirurgia é combinar o tratamento dos mamilos internos pela técnica de Obando - ligadura escalonada,[40] à síntese da ferida externa, realizada por uma modificação técnica denominada, então, fechamento subdérmico. O ponto mais proeminente do mamilo externo ou plicoma é reparado com pinça e tracionado, auxiliando assim a realização da sutura escalonada do mamilo interno. São aplicados três a quatro pontos no mamilo interno, no eixo longitudinal do canal anal, iniciando no segmento mais distal. Entre ligaduras, na mucosa que aparentar retenção sanguínea realiza-se uma diminuta incisão transversal com tesoura Metzenbaum, promovendo assim sua drenagem. A remoção do mamilo externo é feito com uma incisão elíptica com bisturi frio, interessando o anoderma imediatamente abaixo da linha pectínea. Completa-se a ressecção do mamilo externo com bisturi eletrônico, respeitando o plano esfincteriano e evitando esqueletizar suas fibras. A ferida é aproximada por chuleio helicoidal que interessa o plano dermos-subdérmico, com poliglecaprone 4/0, evitando transfixar o esfíncter. O chuleio é iniciado no ângulo proximal e, ao alcançar o ângulo distal da ferida, deve-se exteriorizar o fio que sair distante do ângulo por cerca de três centímetros. Finaliza-se por um nó com folga de fio. Esta aproximação da ferida pretende, diferentemente do conceito da técnica de Ferguson, não ser hermética. Por volta do quinto ao sétimo dia de pós-operatório a parte exteriorizada do fio é removida com secção sob suave tração (Fig. 52-1-4).

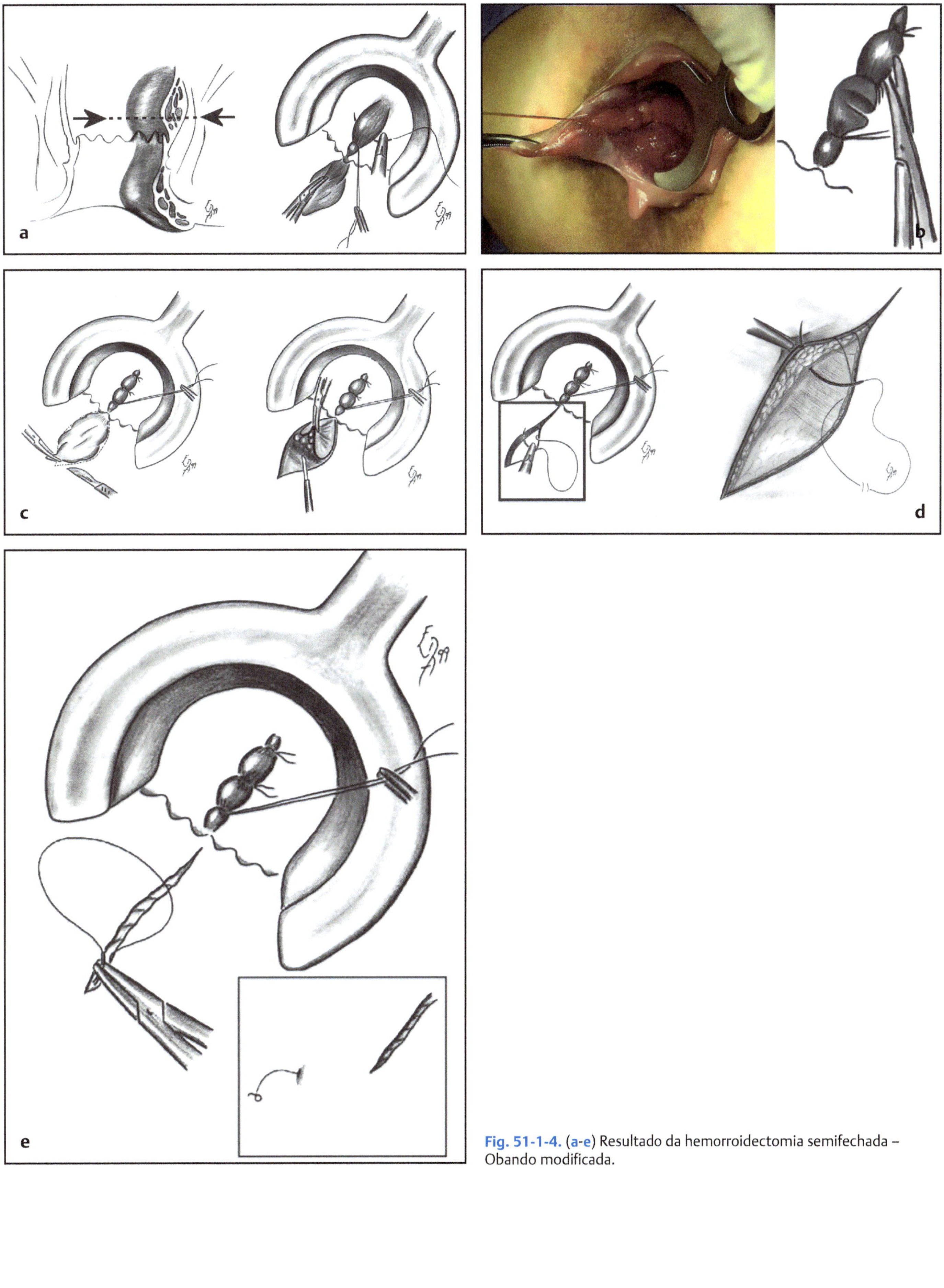

Fig. 51-1-4. (a-e) Resultado da hemorroidectomia semifechada – Obando modificada.

Técnica Amputativa de Whitehead[44-49]

Whitehead descreveu a sua técnica de hemorroidectomia, em 1882,[47] apresentando sua casuística de 300 pacientes operados, em 1887, pela sua técnica, mostrando bons resultados.[48] A cirurgia tem início pela eversão da pele perianal com pinças de Allis para expor a porção terminal do canal anal. Começa-se a dissecção logo acima da linha pectínea, circunferencialmente, delimitando-se a porção de pele a ser utilizada posteriormente como retalho; leva-se a dissecção profundamente, até a visualização do esfíncter externo e a borda inferior do esfíncter interno do ânus; retiram-se as pinças de Allis, que são recolocadas na borda distal da dissecção efetuada para facilitar a eversão do excesso de pele; cuidado para não se desvascularizar o retalho cutâneo a ser usado posteriormente; dissecam-se os mamilos hemorroidários internos, que se faz até a borda superior dos mamilos hemorroidários internos; com pinças de Allis o manguito mucoso dissecado é tracionado e dividido em quatro quadrantes, com uma incisão longitudinal, até o ponto onde terminou a dissec-ção da mucosa; o excesso de pele perianal é delicadamente levado para dentro do canal anal, sem tensão, fazendo-se a sutura cutaneomucosa, de modo a recobrir o canal anal; a fixação é feita com ácido poliglicólico, que deve ser ancorado ao músculo esfíncter interno do ânus, e assim, sucessivamente, nos quatro pontos da dissecção mais profunda, sendo que cada um dos quatro pontos deve ficar em alturas ligeiramente diferentes, evitando-se a linha contínua, que pode causar estenose anal; o manguito mucoso, dividido longitudinalmente, é seccionado entre cada um dos pontos cardinais anteriormente estabelecidos; Procede-se à sutura cutaneomucosa com pontos separados de ácido poliglicólico repetindo-se a sutura cutaneomucosa dos demais quadrantes; se houver pele perianal e excesso, deve ser ressecado de modo radial, formando-se uma área de drenagem (Fig. 52-1-5).

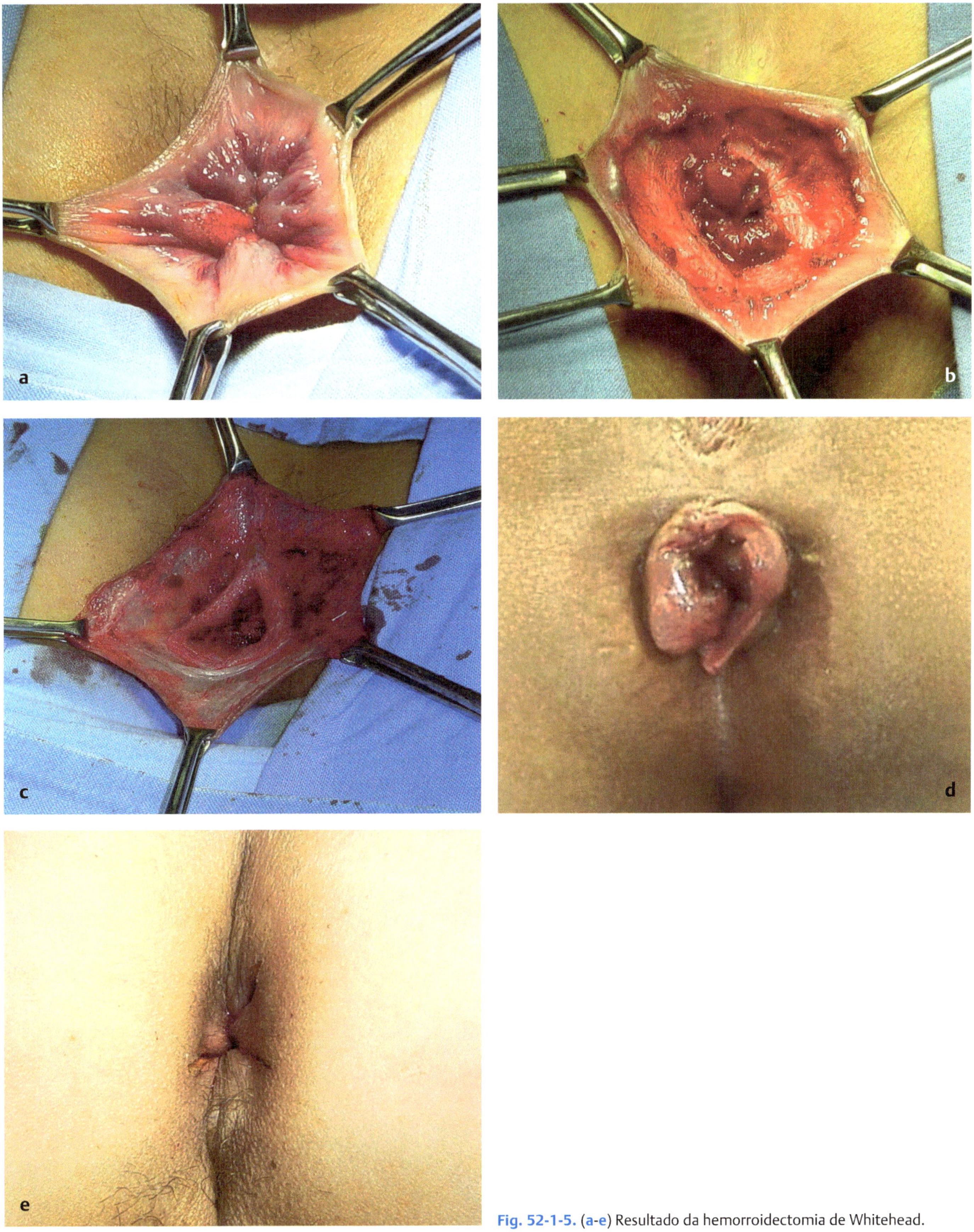

Fig. 52-1-5. (a-e) Resultado da hemorroidectomia de Whitehead.

Hemorroidectomia Híbrida (Ligadura Elástica de Mamilos Internos Associada à Ressecção Cirúrgica dos Mamilos Externos[50,51]

Santos vem utilizando a LE como tratamento de escolha para as hemorroidas internas, desde 1980,[50,51] com uma casuística atualizada de 3.000 pacientes num total de cerca de 10.000 ligaduras. A elevada incidência de DH externa ou plicomas em seus pacientes, exigindo ressecções das partes externas em um segundo tempo, aliada aos conceitos da constituição anatômica do assoalho do canal anal, levaram-no, desde 1986, a indicar o que ele denominou "hemorroidectomia híbrida".[50] Consiste esta técnica em se proceder à LE convencional para erradicação da DH interna e à hemorroidectomia externa ou plicomectomia para erradicação do componente externo da DH. A ressecção dos plicomas pode ser concomitante ou posterior à LE da DH interna. Baseou-se Santos, ainda, em trabalhos de Barron sobre ligadura elástica,[3] e de Parks,[41] sobre hemorroidectomia submucosa, em que os tecidos eram ressecados cirurgicamente por dissecção submucosa, como alternativa de se preservar, ainda que parcialmente, a integridade do assoalho do canal anal. Santos reportou sua técnica e seus bons resultados em dois trabalhos publicados na Revista Brasileira de Coloproctologia (Fig. 52-1-6).[50,51]

Questionário Respondido pelos Coloproctologistas Brasileiros sobre DH foi a Seguinte a Resposta à Pergunta sobre qual a Cirurgia Preferida pelo Colega[13]

Técnica de Milligan-Morgan (65,79%), fechada de Ferguson (21,5%), PPH (2,63%), técnica de Obando (2,63%), associação de ligadura elástica à plicomectomia (1,31%), amputativa ou circular de Whitehead (0%), semifechada de Sokol (0%), semifechada de Ruiz-Moreno (0%), submucosa de Parks (0%).

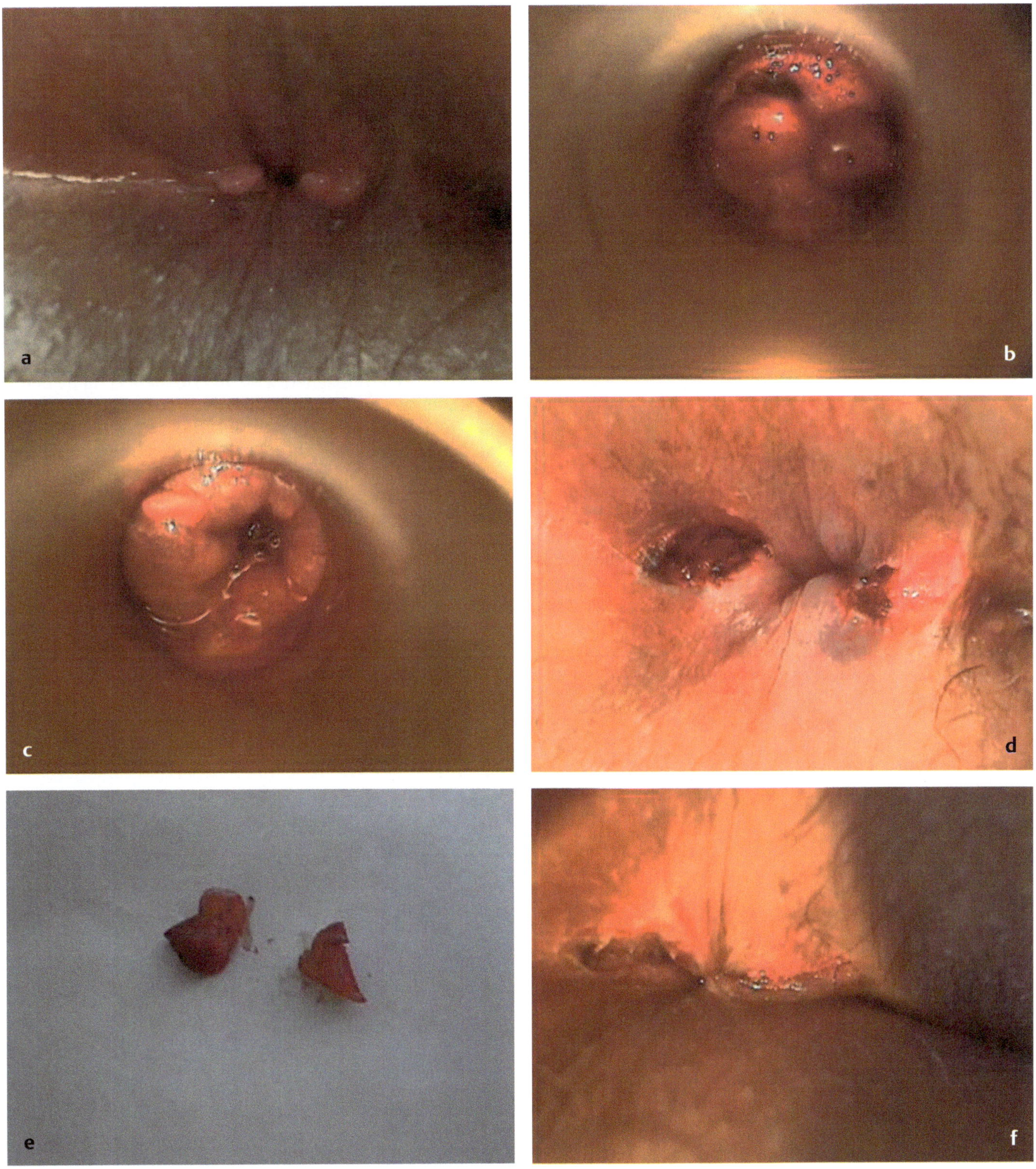

Fig. 52-1-6. (a-f) Resultado da hemorroidectomia híbrida (ligadura elástica e plicomectomia).

Técnicas de Hemorroidectomia de Acordo com Instrumentos usados para Ressecção dos Mamilos

Quaisquer das técnicas cirúrgicas descritas de hemorroidectomia podem ser executadas com instrumentos os mais variados e disponíveis em nosso arsenal terapêutico: bisturi de lâmina fria e tesoura,[11-13,17-35] diatermia,[52-56] bisturi harmônico,[57-61] bisturi a *laser*[62-70] entre outros. As maiores facilidades e dificuldades de execução, os maiores índices de dor e/ou complicações pós-operatórias, são alvos de discussão por parte de muitos especialistas que testam e praticam estes vários recursos.[11-13,17-70]

Hemorroidectomia com Bisturi de Lâmina Fria ou Tesoura[11-13,17-35]

Historicamente a abordagem da DH, independente da técnica usada (Milligan-Morgan ou Ferguson),[25,33] como tais técnicas foram desenvolvidas antes de outros recursos de corte, os instrumentos usados eram o bisturi e a tesoura para corte e ligaduras com fios para sangramento. Recursos outros advieram posteriormente. Todavia, muitos – talvez mesmo a maioria dos especialistas (entre os quais o autor do livro e sua equipe) – continuam usando tais recursos de corte, pois, após tentarem outros dos recursos enumerados, não tenham encontrado vantagens que justificassem a mudança. Os especialistas que mudaram de instrumentos de corte, certamente o fizeram em decorrência de terem tido melhores resultados com os mesmos (hemorragia, dor, estenose entre outros fatores). Na verdade, o melhor recurso de corte e coagulação é o que enseja melhores resultados nas mãos de um especialista, mesmo sendo uma catástrofe nas mãos de outros. Nada como uma boa experiência vivida com uma técnica para dificultar sua mudança.

Hemorroidectomia com Diatermia[52-56]

A diatermia é uma forma de cirurgia em que o calor produzido pela resistência à passagem de corrente elétrica ou de radiação eletromagnética de alta frequência ou de ondas ultrassônicas pelos tecidos corporais. A forma de produção de diatermia do capítulo referido é a corrente elétrica, usando-se aparelho produzido pela *Valley-Lab, Boulder, CO*. A proposta da diatermia é a de produzir dor de menor intensidade no pós-operatório, baseado no fato de que o corte pela diatermia (ao contrário do corte pelo bisturi de lâmina fria) assemelha-se à queimadura de terceiro grau. Outro fator para o que contribui, ainda, a diatermia é o fato de que não haja ligadura de pedículos vasculares com apreensão de feixes nervosos no aglomerado de massa tissular ligada. Os usuários do método afirmam que a hemorroidectomia com diatermia é mais segura, causa menos dor e menos complicações pós-operatórias que a hemorroidectomia com bisturi frio (Fig. 52-1-7).

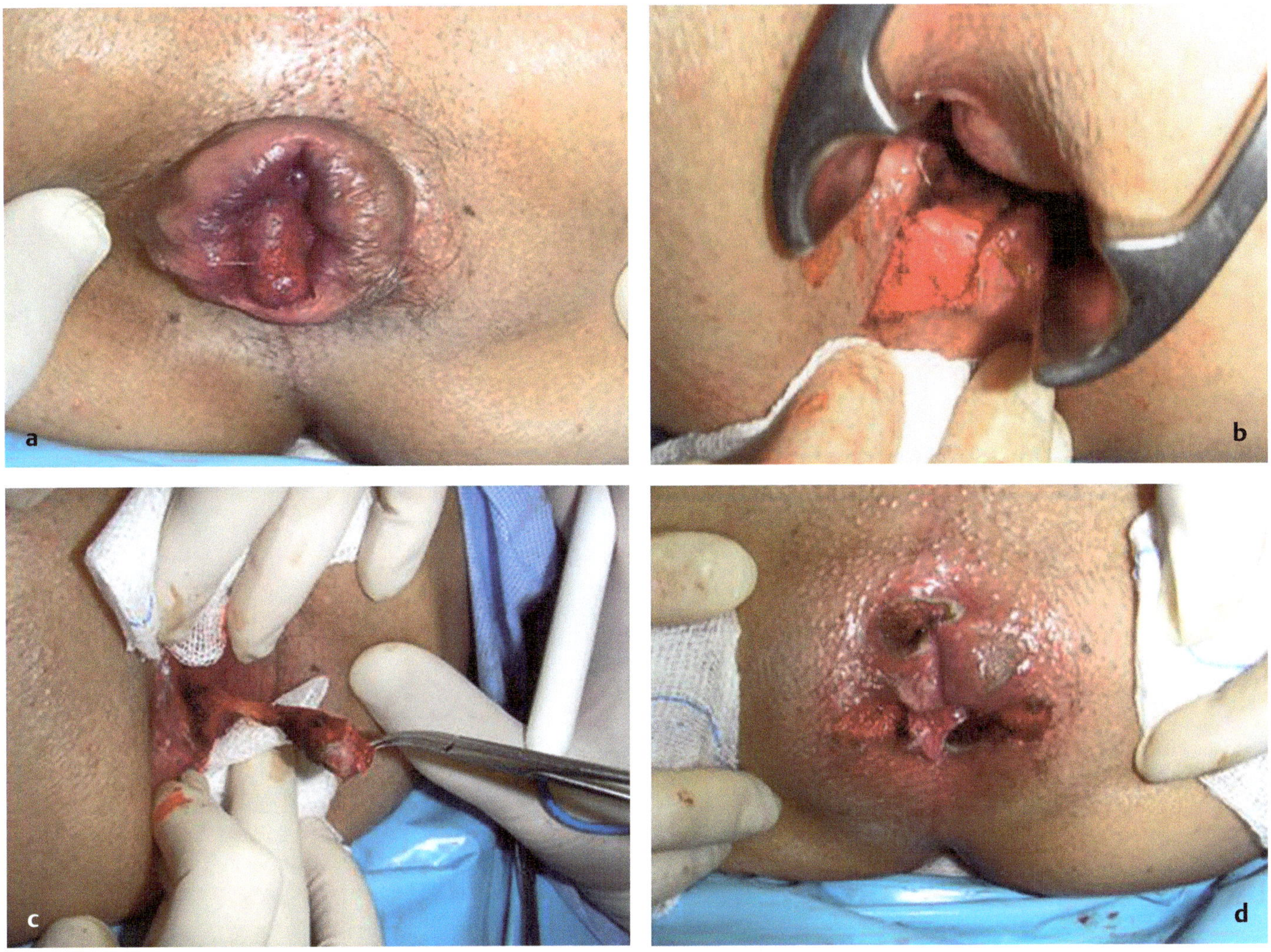

Fig. 52-1-7. (a-d) Resultado da hemorroidectomia aberta com diatermia.

Hemorroidectomia com Bisturi Harmônico[57-61]

O bisturi harmônico ou ultrassônico está disponível, desde 1992, sendo utilizado em cirurgias de várias especialidades. Transforma energia elétrica em ondas ultrassônicas de alta frequência, causam um gel insolúvel de material necrótico que sela os vasos e disseca os tecidos. Sua ação ocorre através de energia mecânica (vibração da ponta do bisturi) e térmica, sendo esta última bem menor que a do eletrocautério. A coagulação e o corte dos tecidos ocorrem sem que haja passagem de corrente elétrica através do paciente. O corte ocorre na frequência de cinco, e a coagulação, na frequência de 2 ou 3. Quaisquer das técnicas de hemorroidectomia podem ser executadas com o bisturi harmônico, embora sejam preferíveis às técnicas abertas (Fig. 52-1-8).[59]

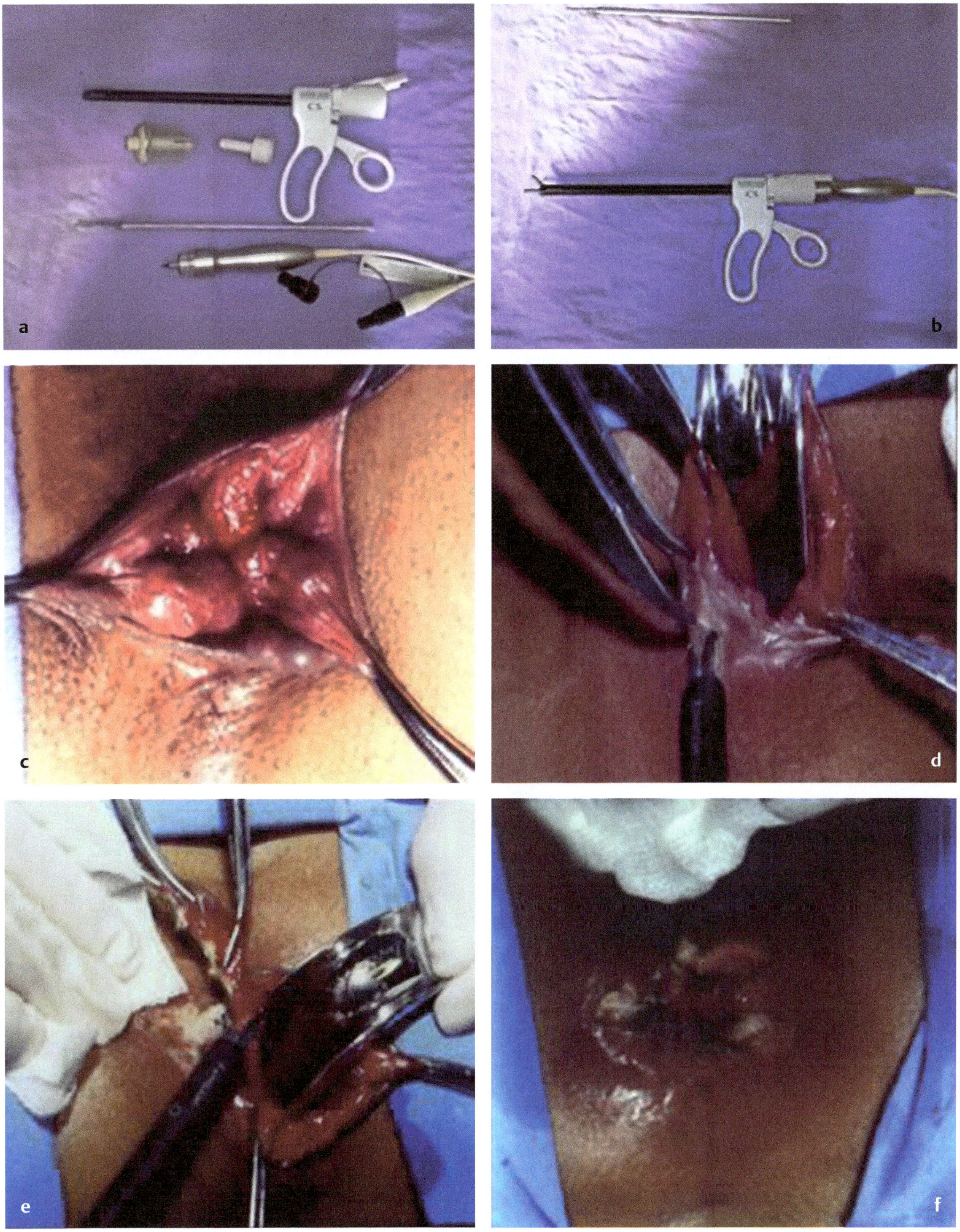

Fig. 52-1-8. (a-f) Resultado da hemorroidectomia aberta com bisturi harmônico.

Hemorroidectomia Utilizando Laser de CO_2, o Laser de Argônio e o Nd:YAG-Laser[62-70]

O *laser* pode ser usado em qualquer técnica de hemorroidectomia. Os três tipos de *laser* disponíveis, atualmente, são o *laser*-CO_2,[62,66-68] o *laser* de Argônio e o Nd:YAG-*laser* (Fig. 52-1-9).[63-65,68-70]

Complicações da Hemorroidectomia

Deixando-se de lado as complicações clínicas decorrentes do próprio paciente e não diretamente à técnica cirúrgica da hemorroidectomia (p. ex., cardiopatias, diabetes, obesidade, pneumopatias, imunodepressão); e deixando-se de lado complicações inerentes à anestesia (p. ex., cefaleia após bloqueios intrarraquianos, vômitos, retenção urinária, hipotensão, choque cardiogênico, crise hipertensiva); e, finalmente, deixando-se de lado pequenas complicações resolvidas pelo próprio serviço de enfermagem (p. ex., dor intensa, diarreia, pequenos sangramentos, retenção urinária, cefaleia, vômitos); ficam as complicações cirúrgicas, que devem ser abordadas cirurgicamente. Destacam-se, dentre elas, as complicações agudas e aquelas que ocorrem em curto ou longo prazo, a saber:

- Complicações agudas:
  - Hemorragia
- Complicaçõesem curto ou longo prazo:
  - Hemorragia.
  - Estenose.
  - Fissura anal.
  - Incontinência fecal.
  - Hemorroida residual.
  - Plicomas.
  - Fecaloma.
  - Abscesso perianal.
  - Sepse.
  - Síndrome de Fournier (fasciíte necrosante).
  - Prolapso e procidência.
  - Trombose e necrose de pontes de pele.

Hemorragia

A hemorragia anal de grande porte, resistente às manobras clínicas eventuais (p. ex., bolsa de gelo) e que comprometem o estado geral do paciente requer abordagem cirúrgica. Essas hemorragias podem ocorrer imediatamente após o ato cirúrgico, mas podem sobrevir 10, 15 ou até 30 dias após a cirurgia. As causas podem ser cirúrgicas (p. ex., ligaduras vasculares insuficientes, coagulação de vasos que melhor seria terem sido ligados, pedículos não transfixados), mas podem decorrer de ocorrências eventuais, como grande esforço

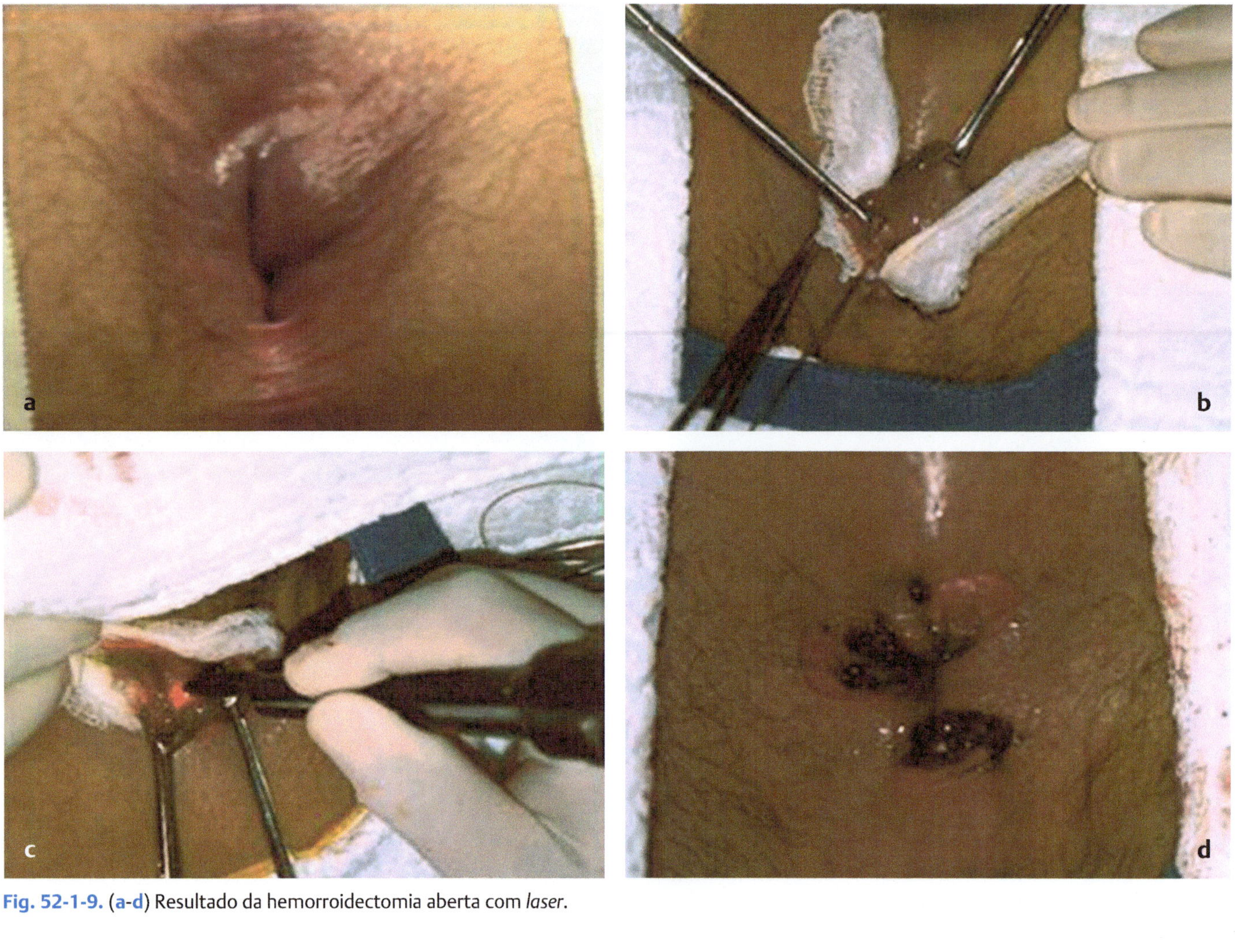

Fig. 52-1-9. (a-d) Resultado da hemorroidectomia aberta com *laser*.

defecatório ou evacuação de fezes muito grossas e ressecadas, com arrancamento de ligaduras vasculares ou escaras ou aplicação intempestiva de clisteres ou supositórios evacuatórios. Sendo o sangramento de grande porte e não cedendo às medidas clínicas, a indicação cirúrgica se impõe, devendo o paciente ser levado ao bloco cirúrgico para exploração da cirurgia. Detectando-se o vaso que sangra, deve ele ser transfixado; não se detectando vaso que sangra, a conduta varia entre os especialistas, havendo os que nada fazem até os que procedem às ligaduras transfixantes dos vários pedículos dos vários mamilos ressecados. Recomendações especiais devem ser passadas ao paciente hemorroidectomizado para evitar esta desagradável ocorrência: dieta para manter o bom funcionamento intestinal, evitar permanecer tempo muito longo assentado em vaso sanitário, evitar a constipação intestinal, evitar aplicação de clisteres e supositórios bem como de papel higiênico.

Estenose

As estenoses se apresentam de formas variadas: anulares e tubulares, que cedem ou resistem ao toque retal ou à aplicação de velas dilatadoras (p. ex., velas de Hegar), associadas ou não à hipertonia anal, precoces (2 a 3 dias após a cirurgia) ou tardias (vários dias e mesmo semanas ou meses) (Fig. 52-1-1). Existem vários fatores que atuam na etiologia das estenoses anais pós-hemorroidectomia. Quando, durante as hemorroidectomias, as ressecções são ampliadas exageradamente, as pontes cutâneas ficam estreitas e insuficientes para garantir cicatrização normal. A técnica de Whitehead, em que o anoderma é ressecado em toda a circunferência anal, leva à retração cicatricial e alta incidência de estenose. Ocasionalmente, o trauma operatório leva à desvascularização e necrose das pontes cutâneas, o que agrava mais a situação. Algumas vezes desenvolve-se no pós-operatório espasmo da musculatura esfincteriana. Pode ocorrer fibrose substituindo o espasmo, transformando a estenose funcional em orgânica, de forma permanente. Nestes casos está indicado o toque retal pós-operatório periódico. Mas, mesmo em condições cirúrgicas ideais, a estenose pode decorrer de condições ligadas ao próprio paciente (p. ex., distúrbio de metabolismo de colágeno). A estenose nada tem a ver com a musculatura anal, não tendo relação com eventuais hipertonias esfincterianas. O toque retal no pós-operatório de hemorroidectomia é um aspecto muito controverso: um grande número de especialistas dispensa o toque retal no pós-operatório; todavia, o principal motivo pelo qual alguns especialistas praticam o toque retal de rotina no pós-operatório de hemorroidectomia (entre os quais eu me coloco) é evitar uma estenose ou diagnosticá-la precocemente, usando o próprio toque retal como arma terapêutica. Consolidada a estenose anal, sua resolução passa a ser cirúrgica, dispondo o especialista de vários recursos técnicos para contornar o problema:

A) Anotomia simples e excisão de área de fibrose e/ou fissurectomia sem esfíncterotomia.
B) Anotomia dupla e excisão de área de fibrose e/ou fissurectomia sem esfíncterotomia.
C) Anotomia simples e excisão de área de fibrose e/ou fissurectomia com esfíncterotomia anal interna (e da porção subcutânea do esfíncter externo).
D) Anotomia dupla e excisão de área de fibrose com esfíncterotomia anal interna (e da porção subcutânea do esfíncter externo).
E) Anoplastia com retalho cutâneo em "V".
F) Anoplastia com retalho cutâneo retangular.
G) Anoplastia com retalho mucoso ou abaixamento mucoso.
H) Anoplastia com duplo retalho ou retalho misto ou retalhos cutâneo e mucoso.

Fissura Anal

A fissura anal iatrogênica oriunda de uma hemorroidectomia pode ter três causas fundamentais: desenvolvimento de constipação intestinal pelo paciente, fixação da mucosa anal e formação de tecido de granulação que não cicatriza e estenose anal.

Constipação Intestinal e Fezes Ressecadas

O médico deve estar atento para o medo do paciente de defecar (o que o leva a reter fezes que ressecam), à constipação intestinal que ele já tinha mesmo antes da cirurgia e que se agrava com ela e até ao uso de medicamentos que levam ao ressecamento das fezes, como os antiácidos à base de hidróxido de alumínio, os bloqueadores de receptores H2, os antidepressivos, os ansiolíticos, os antibióticos e tantos outros.

Fixação de Mucosa e Formação de Tecido de Granulação

É notório que cirurgias orificiais, principalmente aquelas que se caracterizam por grandes desnudamentos da mucosa do canal anal, como as hemorroidectomias, podem resultar na formação de uma mucosa de revestimento do canal anal muito fixa aos planos profundos e mesmo na formação de tecido de granulação, dificultando um bom deslizamento da mucosa pela passagem do bolo fecal. Este fato pode levar ao traumatismo do revestimento anal, gerando a fissura anal.

Estenose Anal

Da mesma forma podem cirurgias anais, como a hemorroidectomia, redundar na formação de estenose anal, quer por falha técnica (p. ex., remoção de quantidade demasiada de pele e mucosa, eliminação de pontes de pele, uso de fios inadequados), quer por desvios constitucionais do próprio paciente. A estenose anal é rígida, não elástica, inextensível, tornando o ânus com o calibre diminuido e estático. Disto resulta traumatismo anal diante do atrito das fezes com o epitélio de revestimento do ânus, formando-se a fissura anal.

A abordagem clínica é fundamental para se compreender bem a fissura anal. A cronologia do aparecimento dos vários sintomas contribui sobremaneira para esclarecimento etiopatogênico da fissura, permitindo ao médico abordar de forma mais científica os sintomas decorrentes desta desagradável doença de origem traumática. Assim, é muito importante pesquisar ocorrências que antecederam os sintomas da fissura anal, no caso, pós-operatório de hemorroidectomia. Entre os sintomas desenvolvidos pelo paciente sobressaem a dificuldade e a dor anal às evacuações (que se prolongam por algum tempo depois de completada a exoneração intestinal), a presença de sangue vermelho vivo nas fezes, o afilamento das fezes e a constipação intestinal com fezes ressecadas. O diagnóstico da fissura anal é de natureza eminentemente clínica, raramente não se constatando, ao exame proctológico, a fissura suspeitada pela descrição dos sintomas pelo paciente, que são inconfundíveis. O paciente demonstra grande temor pela simples possibilidade de ser examinado, de ser tocado, o que o leva a se contrair ante à perspectiva do toque retal, antevendo dores horríveis. Ante a impossibilidade de se examinar o paciente, é preferível medicá-lo para que saia da fase aguda, diminua a hipertonia anal, possibilitando um exame criterioso, sem sofrimentos, evitando-se exames dolorosos intempestivos ou exames intempestivos sob anestesia geral ou bloqueios. Sendo conveniente, pode-se fazer o exame sob anestesia e em ambiente hospitalar ou ambulatorial, quando o tratamento também pode ser tentado. Evidentemente se a fissura for diagnosticada, não na fase aguda (quando ainda há possibilidade de abordagem clínica), mas na fase crônica, meses após a cirurgia, a indicação terapêutica deve ser cirúrgica.

Incontinência Anal e Agravamento da Incontinência Preexistente

A cirurgia para DH é um procedimento extremamente anatômico – devendo os planos de clivagem da hemorroidectomia serem extramusculares, isto é, o cirurgião deve operar hemorroidas sem ver (e se ver, sem cortar!) a musculatura dos esfíncteres. A incontinência anal pode decorrer de lesão dos esfíncteres, fato que inclui lesão inadvertida pela perda do plano de clivagem e secção no intuito de vencer uma hipertonia esfincteriana ou evitar dor intensa no pós-operatório. Mas, pode decorrer, também, da perda de sensibilidade do canal anal por motivos ainda carentes de perfeita explicação. Deve-se dar atenção especial aos pacientes que vão ser operados de DH e que já trazem consigo história de experimentar perdas involuntárias de gases e até mesmo dificuldade de reter eventuais fezes liquefeitas (p. ex., mulheres multíparas com episiotomias, idosos, pessoas portadoras de hipotonia muscular). Há especialistas que praticam a esfincterotomia rotineiramente, visando prevenir dores intensas no pós-operatórios, fato que tem seguidores e contestadores (incluindo-me entre os últimos). Todo cuidado deve ser tomado na prática da esfíncterotomia, merecendo ser enumerados os seguintes: não seccionar o esfíncter biseladamente, não seccionar o esfíncter em mais de um terço de sua espessura, não seccionar o esfíncter em mais de um ponto ao mesmo tempo, não seccionar o esfíncter na comissura anterior ou posterior, preferindo-se as laterais.

As lesões traumáticas do aparelho esfincteriano situam-se como uma das principais causas de incontinência fecal. Este grupo de pacientes apresenta em geral um quadro clínico particularmente dramático pelo início abrupto dos sintomas, sendo na maior parte dos casos diretamente relacionado a lesões de natureza iatrogênica (hemorroidectomia). A fisiopatologia deste distúrbio resulta da secção parcial ou total das estruturas que compõem o chamado anel esfincteriano, ou seja, esfíncteres interno e externo e o músculo puborretal. A simples secção do esfíncter interno, como realizada no tratamento das fissuras anais, dificilmente causaria sintomas severos de incontinência, embora possam ser observados, eventualmente, em pacientes idosos, mulheres multíparas, que já apresentavam incontinência para gases ou pequenos e ocasionais escapes líquidos antes da cirurgia realizada. O mesmo pode ser dito em relação à secção parcial do esfíncter externo, em especial o feixe subcutâneo, para tratamento de fistulas perianais com pouco envolvimento muscular. Uma incontinência fecal grave somente sobreviria a uma hemorroidectomia, em casos de ressecções muito alargadas, invadindo planos de clivagem, pois incluiria lesão do anel esfincteriano em níveis mais baixos, nos quais a secção em um tempo do esfíncter certamente determina uma perigosa abertura do anel anorretal. Todavia, a incontinência pode resultar, ainda, no pós-operatório de hemorroidectomia, de um procedimento perigoso: a dilatação anal forçada, utilizada por alguns autores no tratamento de fissura anal ou hemorroidas. Hemorroidectomias são procedimentos que apresentam um reduzido risco de incontinência pós-operatória, estando estas complicações em sua maior parte relacionadas a deformidades cicatriciais oriundas de fistulectomias complicadas e complexas. Eventualmente, no entanto, podemos observar distúrbios de função resultantes de inadvertida ressecção de tecido muscular. Em relação ao quadro clínico, a incontinência fecal por ruptura esfincteriana tem sua etiologia facilmente determinada, uma vez que os sintomas surjam imediatamente após a ocorrência da lesão, e podem variar desde pequenos e ocasionais escapes fecais até incontinência completa para fezes sólidas.

Hemorroida Residual

É uma ocorrência desagradável a comprovação de mamilo hemorroidário depois da cirurgia para abordagem da DH. Quando isto ocorre são dois os possíveis motivos. O primeiro é uma falha técnica, tendo o cirurgião realmente deixado um mamilo sem abordagem. E o segundo é a eventualidade de se terem ressecados um ou dois mamilos que o paciente apresentava por ocasião da cirurgia, vindo um terceiro ou quarto mamilo desenvolver-se logo após a cirurgia. A solução é a ressecção do mamilo remanescente ou neoformado.

Plicomas

Não devem ser confundidos com edemas de pregas cutâneas que são comuns no pós-operatório e que tendem a desaparecer por completo um ou dois meses após a cirurgia. O plicoma é o resultado de fibrose e espessamento de pontes de pele deixados pelo cirurgião no afã de se evitar estenose, mas que podem desenvolver e até mesmo exigir ressecção.

Fecaloma

Dieta adequada, de alto resíduo, associada a fibras e laxantes higroscópicos e mesmo de contato podem evitar esta ocorrência. Mas, o medo de evacuar e/ou dieta inadequada com ressecamento das fezes pode levar à formação de fecaloma. Quando isto ocorre no pós-operatório imediato, acrescenta-se o desconforto da dor ao toque que deve ser vigoroso no sentido de fragmentar o fecaloma. Além disto, podem ser necessários supositórios ou clisteres ou até mesmo lavagens intestinais.

Abscesso Perianal

Embora seja muito raro, pode ocorrer, sobretudo em hemorroidectomias fechadas, e, ainda mais, quando a sutura é estanque e total, não permitindo boa drenagem da região, que é contaminada por natureza. Abscessos nesta região decorrem da flora bacteriana mista que habita a parte distal do intestino grosso (Gram +, Gram -, aeróbios, anaeróbios). A história clínica referida pelo paciente e o exame proctológico permitem, na imensa maioria das vezes, o diagnóstico e a localização do abscesso. Raramente, o coloproctologista terá necessidade de complementar o exame propedêutico com outros procedimentos subsidiários para o diagnóstico dos processos infecciosos dos tecidos perineais, sobretudo em paciente em pós-operatório de hemorroidectomia. Qualquer lesão no canal anal (aqui se inclui a lesão cirúrgica da hemorroidectomia) pode representar a porta de entrada de uma infecção bacteriana na origem do abscesso. Além dos fatores etiológicos locais, devem ser considerados fatores e doenças sistêmicas que determinam uma baixa da resistência (p. ex., diabéticos, tuberculosos, aidéticos, portadores de leucose, pacientes submetidos à radio e quimioterapia), favorecendo a formação de abscessos, que não ocorreriam em pacientes saudáveis submetidos à hemorroidectomia. Exceção feita aos pacientes que apresentaram drenagem espontânea do abscesso pelo próprio leito cirúrgico da hemorroidectomia, o tratamento recomendado é sempre cirúrgico (drenagem).

Infecção

Os leitos remanescentes dos mamilos ressecados e deixados para cicatrizar por granulação secretam, fato que é normal, caracterizando uma infecção drenada ou aberta, portanto, de cura espontânea.

Síndrome de Fournier

A fasciíte necrosante ou doença de Fournier é definida como uma infecção polibacteriana sinérgica, necrosante, que envolve os tecidos celulares subcutâneos, particularmente a fáscia superficial e frequentemente a fáscia profunda. É uma entidade patológica pouco frequente que acomete a região perineal, a inguinal e a genitália. Inicia-se de modo agudo, deixando graves mutilações e acompanhando-se de elevado índice de mortalidade. Atualmente há fortes tendências em substituir-se o epônimo "Doença de *FOURNIER*" pelo termo **Fasciíte Necrosante do Períneo**, pois este expressa muito mais a fisiopatologia desta infecção como recomendam diversos autores.

A gangrena de Fournier se difunde acompanhando as fáscias perineais sendo duas as principais vias de disseminação: periuretral ou perirretal. A primeira via é através da fáscia de Buck, a partir da infecção das glândulas periuretrais, seguindo pelo dartos, atingindo a fáscia de Colles no períneo, e a de Scarpa, na parede abdominal; e a segunda, quando originário de processos anorretais (o que inclui cirurgias anorretais), progride pela fáscia de Colles, envolvendo o pênis e escroto, alastrando-se como descrito anteriormente. A competição bacteriana seria o principal mecanismo para caracterizar o sinergismo bacteriano, onde está fundamentada toda a fisiopatogenia da doença de Fournier. Este sinergismo bacteriano seria o principal responsável pela extensão da infecção que se prolonga pelos planos fasciais e não compromete o músculo abaixo deste. A necrose fascial se estende além da área com manifestação cutânea ocorrendo também abaixo de área de pele normal. A pele do escroto reage à infecção com edema, o que pode interferir com sua perfusão. Se o processo permanecer sem tratamento, as arteríolas do subcutâneo sofrem um processo de trombose, o qual é a alteração histológica característica da fasciíte necrosante. Esta trombose levaria a um quadro clínico típico de gangrenas perineal e escrotal. Outro mecanismo sinérgico de importância secundária responsável pelo início das infecções polibacterianas seria a diminuição das resistências local e sistêmica por destruição das barreiras anatômicas ou físicas (fáscias, compartimentos musculares), resultando na impossibilidade de os fagócitos e anticorpos irem ao foco de infecção (deficiência na quimiotaxia e fagocitose leucocitárias), agravada ainda mais pela isquemia em nível capilar, resultando em hipóxia tecidual. A bacteriologia da fasciíte necrosante do períneo é altamente complexa, em parte devido à localização das lesões e multiplicidade de fatores predisponentes. A elucidação bacteriológica tem sido dificultada devido à raridade da condição e dificuldades de estudos dos germes anaeróbios. Usualmente um primeiro estudo de coloração pelo Gram mostra uma flora polimicrobiana com predominância de germes Gram-negativos e cocos Gram-positivos. As bactérias anaeróbias agem em sinergismo com os aeróbios. Os *Bacteroides* sp., especialmente *Bacteroides fragilis* e *Peptostreptococos*, estão quase sempre presentes. *Clostridios* apenas raramente são vistos nestes tipos de infecções. Em outros estudos, o germe mais comum tem sido a *Escherichia coli*. Outras bactérias comumente encontradas incluem: *Enterococcus, Staphylococcus, Streptococcus, Proteus, Pseudomonas e Klebsiella*.

Alguns autores admitem que as fasciítes necrosantes englobam duas entidades do ponto de vista bacteriológico: a) Tipo I: com participação de anaeróbios (mais frequentemente *Bacteroides* e *Peptostreptococcus sp.*) em associação a germes aeróbios, como estreptococos outros (como os do grupo A) e *Enterobacteriaceae (E. coli, Klebsiella, Enterobacter, Proteus* etc.). A presença isolada de anaeróbios é rara; e b) Tipo II: corresponde à chamada gangrena hemolítica estreptocócica, em que os estreptococos do grupo A, isolados ou em associação a outras espécies, especialmente *Staphylococcus aureus*. O diagnóstico está fundamentado no quadro clínico de gangrena e na identificação de múltiplos germes patogênicos pelo Gram ou cultura de secreções. A origem da infecção é perineal e progride fulminantemente, acometendo o escroto e se estendendo aos tecidos adjacentes e evoluindo com toxemia sistêmica.

Na fase inicial da doença, o diagnóstico pode ser difícil devido à ausência das características das manifestações cutâneas, particularmente naqueles pacientes sem uma causa reconhecida para a infecção. Nestes casos, em que fatores predisponentes ou desencadeantes não são encontrados, o diagnóstico deve ser suspeitado quando o paciente apresenta dor nos tecidos moles desproporcional aos achados físicos. Ultimamente o diagnóstico das fasciítes necrosantes tem se fundamentado também no critério histológico. Os achados caraterísticos são: a) necrose da fáscia superficial,

b) infiltração de células polimorfonucleares na derme profunda e fáscia, c) trombose fibrinosa das artérias e veias que passam através da fascia, d) angeíte com necrose fibrinoide das paredes das artérias e veias, e) ausência de envolvimento muscular. Os microrganismos estão presentes na fáscia e na derme profunda. O uso da biópsia por congelamento para estabelecer o diagnóstico tem resultado em diagnóstico e tratamento cirúrgicos precoces e melhores resultados em pequenas séries de pacientes.

O tratamento consiste em desbridamento extenso e repetido das áreas acometidas, com retirada de todo o tecido necrótico, antibioticoterapia sistêmica de largo espectro visando germes Gram-positivos, Gram-negativos, anaeróbios, e controle de condições debilitantes associadas. O tratamento cirúrgico deve ser feito o mais breve possível, tão logo o diagnóstico clínico tenha sido feito. Deve-se colher material para estudo bacteriológico pelo método de Gram e cultura para germes aeróbios e anaeróbios. Os tecidos devem ser biopsiados e enviados para histocultura e histopatologia. Em alguns casos uma colostomia proximal e/ou cistostomia se faz necessária. O tratamento complementar deve ser realizado por curativos diários, e, quando necessário, novos desbridamentos programados. O tratamento com oxigenoterapia hiperbárica baseia-se no combate de germes anaeróbios, porém sua utilização ainda é controversa. No entanto estudos recentes vêm mostrando um índice de mortalidade mais baixa com o uso do método. A cirurgia plástica reparadora tem seu papel quando é necessária a realização de autoenxertos, e rotações de retalhos.

Prolapso

O prolapso retal ocorre em todas as faixas etárias, sendo que o prolapso mucoso é mais comum em crianças e o prolapso completo ou procidência em idosos, com predominância nas mulheres, e, sobremaneira, em mulheres multíparas e com partos vaginais levados a termo sem assistência médica conveniente e/ou com episiotomia inadequadas e/ou episiorrafias igualmente inadequadas. Assim, o cirurgião deve ter muito cuidado na abordagem (hemorroidectomia) de pacientes que preenchem os quesitos citados, pois podem já ser portadores de prolapsos retais que confundem o médico com prolapsos hemorroidários. O desastre ocorre no pós-operatório, quando a paciente, já livre do processo hemorroidário, passa a apresentar prolapso retal em volume ainda maior que o anterior à cirurgia. A desobstrução do canal anal (onde o processo hemorroidário funcionava como tampão) enseja uma saída mais fácil do prolapso, levando a paciente a atribuir o mesmo à cirurgia realizada para extirpação da DH.

Trombose e Necrose de Pontes de Pele

É outro acidente que pode ocorrer, sobretudo quando dois fatores entram em cena, quais sejam, pontes cutâneas estreitas e mal irrigadas e espasmo anal. Havendo trombose pode o trombo ser abordado por medidas clínicas que incluem banhos quentes de assento e relaxantes musculares; ou pode ser abordado por ressecção do trombo (da ponte de pele), substituindo-se a ponte removida por um retalho deslizado.

Resultados e Complicações da Hemorroidectomia com as Várias Técnicas Cirúrgicas

Técnicas Aberta e Fechada e Mista[11-13,17-35]

A série mais recente e de maior amostragem de hemorroidectomia à Milligan-Morgan é a de Cruz *et al.*,[12] em série pessoal de grande porte, com 2.417 hemorroidectomias, das quais 2.014 pela técnica aberta (Milligan-Morgan),[33] 232 pela técnica fechada (Ferguson) e 171 cirurgias mistas (leitos de hemorroidectomia abertos e leitos fechados).[11,12,21-23,25] Segundo os autores,[12] das 2.014 cirurgias pela técnica aberta resultaram 55 complicações anais (2,7%), sendo 38 estenoses anais (1,9%), 9 hemorragias (0,4%) e 8 outras complicações (0,4%). Das 232 cirurgias fechadas resultaram 7 complicações (3,0%), sendo 4 estenoses (1,7%), 1 hemorragia (0,4%) e 2 outras complicações (0,9%). Das 171 cirurgias mistas resultaram 4 complicações (2,4%), sendo 2 estenoses (1,2%), 1 hemorragia (0,6%) e 1 outra complicação anal (0,6%). Não houve, portanto, nesta série, diferença estatisticamente significativa, no tocante às complicações pós-operatórias, entre as duas técnicas cirúrgicas (aberta e fechada) e a mistura das duas técnicas em um mesmo paciente.

A maior série de hemorroidectomia à Ferguson registrada na literatura,[25] embora antiga, é a série de Ganchrow *et al.*:[27] 2.038 pacientes operados, em que os autores agrupam as complicações pós-operatórias em imediatas (82 casos, 4,0%) e tardias (99 casos, 4,8%), contabilizando complicações sistêmicas, desde pneumonias até cistites. Atendo-se apenas às complicações anais foram as seguintes as incidências de complicações: fissura anal (54 casos, 2,7%), estenose anal (24 casos, 1,2%), hemorragia cirúrgica 27 casos (1,3%), abscesso anal (17 casos, 0,8%), fístula anal (5 casos, 0,2%), totalizando 127 complicações anais (6,2%). Comparando-se a série de 2.014 pacientes submetidos à hemorroidectomia pela técnica de Milligan-Morgan de Cruz *et al.*[12] com a série de 2.038 à Ferguson de Ganchrow *et al.*[27] verifica-se que a incidência de complicações da técnica aberta foi exatamente a metade (76 casos, 3,1% na série de Cruz) dos da série de Ganchrow (127 casos, 6,2%).[33]

Complicações pós-operatórias são observadas em incidências inferiores a 5% na literatura médica, fato ressaltado por Khubchandani *et al.*[32] e Cruz *et al.*,[11,12,21-24] não sendo aceitáveis números superiores a estes, sendo as principais intercorrências de estenose, sangramento, infecção, recorrência, cicatrização retardada, fissura no leito da ferida, incontinência e fístulas. Na série de Khubchandani de 441 pacientes operadas pela técnica fechada de Ferguson,[25,32] com seguimento entre 1 e 7 anos, infelizmente foram separadas as complicações pós-operatórias das complicações tardias, bem a como complicações da cirurgia e complicações sistêmicas por comorbidades, o que fez com que os índices subissem aos 7,5%.

Em série recente de 514 pacientes submetidos à hemorroidectomia fechada, Guenin *et al.*[29] observaram que apenas sete pacientes desenvolveram hemorragia (e apenas dois foram reoperados, 0,4%), dois pacientes apresentaram escapes fecais ocasionais (0,9%), tendo sido reoperados. O grau de satisfação dos pacientes seguidos até sete anos foi classificado como excelente (70,5%) e bons (87%), levando estes autores a concluírem que a cirurgia de Ferguson é uma cirurgia "padrão ouro", com a qual as outras técnicas devem ser comparadas.[25]

Arbman *et al.*,[17] em uma série de 77 hemorroidectomias pela técnica aberta (39) e fechada (38), notaram sangramento em 4 e 0 pacientes, cicatrização de 18% e 86% após 2 semanas, infecção local em 1 e 0, e recidiva em 10% em ambos os grupos após 12 meses, respectivamente, concluindo que ambos os métodos se equivalem, embora a cicatrização pela técnica fechada seja mais rápida e desencadeie menos sangramento. Todavia trata-se de uma série muito restrita perante o volume que os especialistas têm ao redor do mundo.

You *et al.*,[35] em série de 80 pacientes hemorroidectomizados, observaram que a dor foi menos intensa no grupo operado pela técnica fechada, em que a cicatrização ocorreu mais rapidamente no grupo fechado, 3 semanas (75%) em relação ao aberto (18%).

Alguns autores consideram que a técnica aberta é superior à fechada e vice-versa, mas sempre sem significado estatístico, mesmo com amostras grandes. Gençosmanoglu *et al.*,[28] Carapeti *et al.*,[20] Ho *et al.*[30,31] e Wolfe *et al.*[34] afirmam, baseados em suas séries comparativas, que tanto os itens dor e tempo de cicatrização são melhores na técnica aberta que na fechada.

Todavia a grande série de Cruz *et al.*[12,23,24] não evidencia qualquer vantagem de uma técnica (fechada e aberta) sobre a outra, mesmo em casos em que, em um mesmo paciente, leitos são fechados e leitos permanecem abertos (cirurgia mista).

Técnica Semifechada de Sokol[36,39]

Borba *et al.*[36] analisaram uma série de 322 pacientes submetidos à técnica de Sokol, descrevendo resultados muito bons e índices desprezíveis de complicações, que se resumiram a dois casos de subestenose anal (0,6%). Tanto os referidos autores, quanto Nahas *et al.*[39] assim descrevem as vantagens desta cirurgia sobre as tradicionais técnicas abertas e fechadas: "neste procedimento de Sokol há benefícios do fechamento da ferida, pois o fechamento é sem tensão, e, assim, leva a menor risco de estenose anal, pois usa a pele residual para cobrir a ferida operatória". Além disso, assinalam eles,[36,39] "em DH avançada com componente externo exuberante, que o procedimento tem boa indicação e consequentemente resultados satisfatórios".

Técnica Submucosa de Parks[36,39,41]

A maior série desta técnica é a de Milito *et al.*,[38] com 1.315 pacientes submetidos à hemorroidectomia pela técnica submucosa de Parks, admitindo 82 casos de recidivas (7%), 75 casos de plicomas (6,5%), 1,6% de estenose anal (19 pacientes), 3,2% de graus mínimos de incontinência para gases (36 pacientes). A vantagem reside no fato de a mucosa não ser englobada na ligadura, fato que leva à menor dor no pós-operatório. Uma desvantagem é o tempo cirúrgico, mais longo que as técnicas fechadas e abertas. Mas, certamente há maiores índices de recidiva e maior risco de sangramento no peroperatório e no pós-operatório, como comprova a série de Milito *et al.*.[38]

Técnica Semifechada de Ruiz-Moreno[39,43]

A técnica descrita por Fidel Ruiz-Moreno é muito semelhante à hemorroidectomia submucosa de Parks,[43] diferindo apenas na marsupialização da parte externa das feridas, tratando-se, portanto, de uma técnica semifechada. O propósito da marsupialização é diminuir a incidência de infecção e ensejar uma área de drenagem para pequenos sangramentos. Os resultados desta operação são semelhantes aos descritos para a hemorroidectomia fechada. A técnica apresenta as vantagens de cicatrização da ferida cirúrgica em um curto espaço de tempo (como na técnica fechada) sem os inconvenientes de infecção e de deiscência, visto que estabelece uma pequena zona de drenagem. É, no entanto, uma técnica elaborada e que requer os mesmos cuidados de conservação de pele, quando da ressecção dos mamilos.

Técnica Semifechada Subdérmica com Ligadura Escalonada (Modificação de Obando)

Na série de 38 casos de técnica de Obando associada ao fechamento subdérmico, quando comparado aos pacientes operados pela técnica de Milligan-Morgan (dois grupos randômicos) não foi observada diferença significativa entre os dois grupos quanto à dor. Nenhum abscesso ou fleimão infeccioso foi observado como decorrência do fechamento. A técnica foi mais exangue que a aberta, especialmente por estar associada à ligadura escalonada de Obando. Por outro lado, as observações com o emprego da técnica indicam que o tipo de fechamento da ferida externa contribui para a redução dos plexos residuais entre as pontes de anoderma, nos casos de congestão externa importante. O sangramento pós-operatório não ocorreu em nenhum dos grupos. O tratamento dos mamilos internos, na forma de ligadura escalonada, mostrou ser de fácil execução técnica.

Técnica de Whitehead[44-49]

Segundo Bonardi *et al.*,[45] Matthews,[45] Andrews,[44] Kelsey *et al.*[45] descreveram várias complicações ocorridas com esta cirurgia, que rendeu à técnica a alcunha indesejável de "deformidade de Whitehead", e mais tarde, do "ânus de Whitehead".[45] As principais críticas foram a grande perda de sangue durante o procedimento, distúrbio da continência fecal, ectrópio da mucosa e cicatrização viciosa da junção cutaneomucosa e estenose anal. Para os defensores da técnica de Whitehead a técnica oferece os mesmos resultados que as outras, desde que bem indicada e bem executada.[47,48] A indicação formal são os processos hemorroidários externos volumosos e com "excesso de pele" em torno de toda a região perianal, pois a cirurgia se baseia na ressecção do manguito hemorroidário em forma tubular e a utilização do excesso de pele perianal para recobrir o canal anal. Bonello,[46] Wolff e Bonardi *et al.*[45] defendem a técnica de Whitehead,[49] desde que o procedimento seja bem indicado e bem executado. Bonardi *et al.*[45] relatam experiência com 144 pacientes operados por esta técnica, salientando queixas comuns no pós-operatório - dificuldade de higiene anal (72%), sangramento (60%), ânus úmido (49%) e a ardência anal (27%) e admitem algumas complicações, como hemorragia em dois pacientes, estenose assintomática em dois e plicomas em cinco pacientes.

Técnica Híbrida

Santos afirma que,[50,51] independente de seus bons resultados, há necessidade de trabalhos multicêntricos e randomizados, com um protocolo bem elaborado, que permita conclusões mais amplas e abrangentes.

Resultados e Complicações com os Vários Instrumentos de Corte Utilizados

Hemorroidectomia com Diatermia

Em nosso meio vem sendo feito, desde 1995, por Barone e Habr-Gama,[54] que contabilizam uma grande experiência com o método, com uma casuística pessoal (356 hemorroidectomias com diatermia sem ligadura do pedículo), relatando complicações em apenas quatro pacientes (hemorragia precoce), e uma reoperação, e 17 casos de plicomas residuais, que foram ressecados com anestesia local. Não houve variação de resultados em trabalhos posteriores.[53] Todavia resultados bons não são uma constante: Seow-Choen *et al.*[56] não observaram diferença em relação à intensidade da dor, mas, o grupo com diatermia, recebeu menor quantidade de analgésicos orais; a hemorroidectomia com diatermia foi mais rápido, e o número de complicações no seguimento tardio foi semelhante. Andrews *et al.*,[52] em 20 pacientes operados com diatermia, não constataram vantagens sobre o bisturi de lâmina fria. Bassi e Bergami,[55] em 135 pacientes operados com diatermia, não constataram resultados superiores ao bisturi de lâmina fria. Seow-Choen compararam 50 pacientes operados de DH com diatermia com outros tantos pacientes operados com bisturi harmônico, não tendo verificado vantagens de uma sobre a outra.[56]

Laser

Independente do tipo de *laser*, alguns autores que os testam, como Pujol *et al.*,[68] Iwagaki *et al.*,[64] dentre outros, atestam suas vantagens sobre outros tipos de material cortante, sobretudo o bisturi de lâmina fria; enquanto outros autores, como Leff,[65] Senagore *et al.*[69] e Enriquez-Navascues *et al.*,[63] contradizem esta afirmação. As vantagens do *laser* são relacionadas ao método, como a vaporização tissular, a hemostasia, a ausência de lesões térmicas do tecido adjacente, o menor tempo de cicatrização, os efeitos bactericidas e a menor dor pós-operatória.

No Brasil há dois estudos recentes e interessantes com o uso do *laser* de CO_2 em hemorroidectomia: o Grupo de Coloproctologia de Belo Horizonte avaliou uma série de 124 hemorroidectomias com *laser* CO_2,[62] praticadas pelo saudoso Dr. Zerbini, tanto por técnica fechada (26%) quanto aberta (74%). Os resultados cirúrgicos foram excelentes, com os seguintes índices de complicações pós-operatórias: edema acentuado das pontes cutaneomucosas (38%), dor local intensa (35%), sangramento (0,8%), estenose anal (2,4%) e fissura anal (2,4%). Constatou-se que a hemorroidectomia a *laser* causa menor edema que as hemorroidectomias convencionais com bisturi de lâmina fria, a dor pós-operatória pode estar mais relacionada ao paciente que à técnica empregada, a recuperação é discretamente mais rápida e que o *Laser* CO_2 é um grande fator que causa bem-estar, aceitação e talvez influencie para uma melhor recuperação pós-operatória.

Pandini *et al.*,[66,67] em um estudo prospectivo e randomizado com 40 pacientes, comparando a hemorroidectomia com *laser* CO_2 e com bisturi de lâmina fria (Milligan-Morgan), não encontrou diferença significativa no escore de dor e uso de analgésicos orais e parenterais pós-operatórios, não notando, também, diferença nas complicações, tempo de cicatrização, retorno às atividades habituais e satisfação do paciente.

Bisturi Harmônico

Em nosso meio Seixas e Pupo Neto e Seixas e Almeida atestam bons resultados com o uso do bisturi harmônico,[59,60] sobretudo na dor pós-operatória nas primeiras 24 horas, sendo seus altos custos a grande desvantagem. São opiniões idênticas as de Armstrong *et al.*,[57] Riegler *et al.*[58] e Tan e Seow[61] entre outros.

Experiência do Autor – Resultados e Complicações de 2.840 Hemorroidectomias

Incidência de DH

Após 10 anos de um levantamento de uma casuística de 9.289 casos de DH atendidas em consultório em 34 anos, com 2.214 hemorroidectomias, procedemos a um novo levantamento, traduzindo 44 anos de atividades totalmente voltadas à Coloproctologia. Assim, o levantamento atual envolve cerca de 40.000 pacientes, tendo feito diagnóstico de DH como a doença de fundo e motivo da consulta em 11.043 pacientes (27,6%), dos quais 2.840 (25,7%) foram submetidos à hemorroidectomia por mim. E foram os seguintes os resultados observados, de forma muito sumarizada:

Gênero

A DH foi mais comum entre mulheres (5.945 casos; 53,8%) que em homens (5.108 casos; 46,2%).

Idade

Prevaleceu a quarta década com 3.243 casos (29,4%), seguida pela terceira (2.451 casos; 22,2%) e quinta (2.442 casos; 22,1%) décadas, respondendo estas três décadas por 8.136 pacientes (73,7%).

Sintomas

Os sintomas mais frequentes, em amostragem de 200 casos, foram os seguintes: mamilos anais (90,5%), sangue vermelho vivo nas fezes (83,0%), exteriorização ou prolapso ao ato defecatório (71,0%), ardência ou queimação anal (56,0%) e *soiling* ou secreção nas roupas íntimas (31%).

Graus da DH

Mais comum do terceiro grau (3.938; 35,8%), seguidos do segundo grau (3.085; 27,9%) e quarto grau (2.301 casos; 20,8%).

Doenças Anais Concomitantes à DH

Ocorreram em 1.289 pacientes (11,7%) dos 11.043 pacientes, sobressaindo a fissura anal (5,7%), a hipertrofia de papilas anais (351 casos; 3,2%) e a fístula anal (132 casos; 1,2%).

Técnicas de Hemorroidectomia

A técnica de Milligan-Morgan foi utilizada na maioria dos casos (2.189 casos, 77,1%), secundada pela técnica fechada de Ferguson (341 casos, 12,0%) e por técnica mista (leitos hemorroidários abertos e fechados) (310 casos, 10,9%).

Distribuição das Hemorroidectomias pelas DH Diagnosticadas e pelos Graus da DH

Em 183 pacientes a DH era do segundo grau (6,4%), em 1.238 era do terceiro grau (43,6%), em 1.342 era do quarto grau (47,3%) e em 77 eram plicomas (2,7%).

Distribuição dos Graus de DH Operadas

Foram operados 5,9% dos portadores de DH de segundo grau, 31,4% dos portadores de DH do terceiro grau, 58,3% dos portadores de DH do quarto grau e 24,6 dos portadores de plicomas anais.

Anestesias

Os bloqueios foram as anestesias mais usadas (1.654 casos, 58,2%), dos quais 1.223 (43,0%) foram peridurais e 431 (15,4%) foram raquianos, seguindo a anestesia local com sedação (852 casos, 30,0%), a anestesia local sem sedação (11,2%) e a anestesia geral com intubação (16 casos, 0,6%).

Posicionamentos de Pacientes em Mesa Cirúrgica

A posição mais usada foi a de Sims (1.824 casos, 64,2%), seguida da posição "em canivete" (979 casos, 34,5%) e posição ginecológica (37 casos, 1,3%).

Complicações Pós-Operatórias Globais

Houve 87 complicações cirúrgicas (3,0%) nas 2.840 hemorroidectomias: 50 casos de estenose anal (1,8%), 23 casos de hemorragia grave (0,8%), sete casos de agravamento da hipotonia anal (0,2%), quatro casos de sepse (0,1%) e outras (três casos, 0,1%).

Complicações Cirúrgicas pela Técnica de Milligan-Morgan

Das 2.189 hemorroidectomias 67 (3%) desenvolveram as seguintes complicações cirúrgicas: estenose (41 casos; 1,9%), hemorragia grave (20 casos, 1,9%), agravamento da hipotonia anal (quatro casos; 0,2%) e outras (um caso – crise hipertensiva grave com hemorragia anal, 0,04%).

Complicações Cirúrgicas pela Técnica de Ferguson

Das 341 hemorroidectomias 12 (3,5%) desenvolveram as seguintes complicações cirúrgicas: estenose (seis casos; 1,7%), hemorragia grave (dois casos, 0,6%), agravamento da hipotonia anal (dois casos; 0,6%) e sepse (dois casos, 0,6%).

Complicações Cirúrgicas pela Técnica Mista (Aberta e Fechada)

Das 310 hemorroidectomias com leitos abertos e fechados oito (2,5%) desenvolveram as seguintes complicações cirúrgicas: estenose (três casos; 1,0%), hemorragia grave (um caso, 0,3%), agravamento da hipotonia anal (um caso, 0,3%), sepse (um caso, 0,3%) e outras (um caso de crise hipertensiva com hemorragia anal e um caso de choque anafilático com parada cardíaca e ressuscitação peroperatória, 0,3%).

Complicações e Tipos de Complicações das Hemorroidectomias pelos Gêneros dos Pacientes

Das 87 complicações cirúrgicas nas 2.840 hemorroidectomias, 46 foram em mulheres (3,0%) e 41 em homens (3,2%): 50 casos (1,8%) de estenose anal (31 mulheres, 2,0%; 19 homens, 1,5%), 23 casos (0,8%) de hemorragia grave (nove em mulheres, 0,6%; 14 em homens, 1,1%), sete casos (0,2%) de agravamento da hipotonia anal (seis mulheres; 0,4%), quatro casos (0,2%) de sepse (nenhuma mulher; quatro homens, 0,3%) e três casos (0,1%) de outras complicações (nenhuma mulher; três em homens, 0,2%, especificamente dois casos de crise hipertensiva com hemorragia cirúrgica e um caso de choque anafilático com parada cardíaca e ressuscitação).

Complicações e Tipos de Complicações das Hemorroidectomias pelas Faixas Etárias dos Pacientes

Das 87 complicações cirúrgicas nas 2.840 hemorroidectomia: das 161 hemorroidectomias na segunda década decorreram quatro complicações (2,5%), sendo todas estenose anal (5; 2,5%). Das 596 hemorroidectomias na terceira década decorreram 20 complicações (3,4%), sendo 14 estenoses (2,3%) seis hemorragias (1,0%). Das 786 hemorroidectomias na quarta década decorreram 27 complicações (3,4%), sendo 18 estenoses (2,3%) seis hemorragias (0,8%), dois agravamentos de hipotonia anal (0,2%) e uma sepse anal (0,1%). Das 622 hemorroidectomias na quinta década ocorreram 15 complicações (2,4%), sendo nove estenoses (1,4%), cinco hemorragias (0,8%) e um agravamento de hipotonia anal (0,2%). Das 362 hemorroidectomias na sexta década decorreram oito complicações (2,2%), sendo quatro estenoses (1,1%) três hemorragias (0,8%) e uma complicação sistêmica (crise hipertensiva com hemorragia anal) (0,3%). Das 182 hemorroidectomias na sétima década decorreram sete complicações (3,8%), sendo uma estenose (1,5%) duas hemorragias (1,1%), um agravamento de hipotonia anal (0,5%), uma sepse (0,5%) e duas complicações sistêmicas, sendo uma crise hipertensiva com hemorragia anal e um choque anafilático com parada cardíaca e ressuscitação (1,1%). Das 118 hemorroidectomias na oitava década decorreram seis complicações (5,1%), sendo uma estenose (0,8%) uma hemorragia (0,8%), três agravamentos de hipotonia anal (2,5%) e duas sepses anais (1,1%). Das 13 hemorroidectomias na nona década não decorreu qualquer complicação.

Exame Proctológico (Tônus Anal e Fissura Anal)

A hipertonia anal ocorreu em 18 pacientes (36%), dos quais 14 (28%) com fissura anal e quatro (8%) sem fissura anal; e a hipotonia anal ocorreu em 32 pacientes (64%), dos quais 24 tinham fissura anal (48%) e oito não tinham (16%).

Exame Proctológico (Extensão e Forma da Estenose)

A grande maioria das estenoses era anular (35 casos, 70%), seguindo as estenoses tubulares (10 casos, 20%) e semianulares (cinco casos, 10%).

Estenose – Incidência por Gêneros

Entre as 1.573 mulheres operadas (55,4%) desenvolveram 31 estenoses (2%) e 1.267 homens (44,6%) desenvolveram 19 estenoses (1,5%).

Estenose – Incidência por Décadas Etárias

A média etária foi de 38,2 anos; das 50 estenoses dois eram da segunda década (1,2%), 14 da terceira década (2,3%), 18 da quarta década (2,3%), 13 da quinta década (2,1%), dois da sexta década (0,5%) e um da sétima década (0,5%).

Estenose – Técnicas Cirúrgicas e Resultados

Em 12 pacientes (24,0%) foram feits anotomia simples e excisão de área de fibrose sem esfincterotomia; em 11 pacientes (22,0%), anotomia dupla e excisão de área de fibrose sem esfincterotomia; em oito pacientes (16,0%), anotomia simples e excisão de área de fibrose com esfincterotomia anal interna (e da porção subcutânea do esfíncter externo); em oito pacientes (16,0%), anotomia dupla e excisão de área de fibrose com esfincterotomia anal interna (e da porção subcutânea do esfíncter externo); em nove pacientes (18%), anoplastia com retalho cutâneo em "V"; em dois pacientes (4%), anoplastia com retalho cutâneo retangular; e nenhum caso de anoplastia com retalho mucoso ou abaixamento mucoso e anoplastia com duplo retalho ou retalho misto ou retalhos cutâneo e mucoso.

Estenose – Recidiva Global

A incidência de recidiva da estenose anal relacionados às técnicas usadas foi de 8% (quatro casos): duas recidivas (4%) com o uso da "anotomia simples e excisão de área de fibrose sem esfíncterotomia"; uma recidiva (2%) com o uso da "anotomia dupla e excisão de área de fibrose sem esfíncterotomia"; e uma recidiva (2%) com o uso da "anoplastia com retalho cutâneo em "V".

Estenose – Recidiva por Técnica Cirúrgica

Das 12 anotomias simples com excisão de área de fibrose e fissurectomia sem esfíncterotomia duas recidivaram (16,7%); das 11 anotomias duplas com excisão de área de fibrose e fissurectomia sem esfíncterotomia uma recidivou (9,1%); e das nove anoplastias com retalho em "V" uma recidivou (11,1%).

Hemorragia Anal Pós-Operatória

Vinte e três (0,8%) dos 2.840 pacientes submetidos à hemorroidectomia desenvolveram hemorragia anal grave que exigiu intervenção cirúrgica, e todos foram submetidos à transfixação dos pedículos ligados na cirurgia de base.

Agravamento da Hipotonia Anal (Incontinência Fecal)

Sete (0,2%) dos 2.840 pacientes submetidos à hemorroidectomia apresentaram piora marcante da continência fecal, e quatro foram submetidos à esfíncteroplastia "em jaquetão", com dois sucessos.

Sepse Anal Grave

Três (0,1%) dos 2.840 pacientes submetidos à hemorroidectomia desenvolveram sepse anal grave, todos abordados com amplo desbridamento e antibioticoterapia, sem ocorrência de óbitos.

Mortalidade

Nenhum óbito decorrente de hemorroidectomia em 2.840 pacientes operados em um período de 44 anos.

REFERÊNCIAS BIBLIOGRÁFICAS

1. Ambrose MS, Morris D, Alexander Williams J, Keighley MRB. A randomized trial of Photocoagulation or injection sclerotherapy for the treatment of first and second degree haemorrhoids. Dis. Colon Rectum. 1983;28:238-240.
2. Baldez JR. Tratamento da Doença Hemorroidária pela Fotocoagulação com Raio Infravermelho – Conceito e Experiência Pessoal. In: Cruz GMG. Doença Hemorroidária. São Paulo: Ed. Yendis. 2008. p. 187-91.
3. Barron J. Office Ligation treatment of hemorrhoids. Dis Colon Rectum. 1963;6:109-12.
4. Johanson JF, Riomm A. Optimal non-surgical therapy of hemorrhoids: meta-analysis of the comparative efficacy of infrared coagulation, injection sclerotherapy and rubber-band Ligation. Am J Gastroenterol. 1992;87:1601-6.
5. Leicester RJ, Nicholls RJ, Mann CV. Infra red coagulation: a new treatment for haemorrhoids. Dis Colon Rectum. 1981;24:602.
6. Misici R. Abordagem da Doença Hemorroidária pela Desarterialização Doppler Guiada. In: Cruz GMG. Doença Hemorroidária. São Paulo: Ed. Yendis. 2008. p. 354-71.
7. Misici R. Abordagem da Doença Hemorroidária pela Desarterialização Doppler Guiada. In: Cruz GMG. Doença Hemorroidária. São Paulo: Ed. Yendis. 2008. p. 354-71.
8. Reis Neto JA, Quilici FA, Cordeiro F, Reis Junior JA, Kagohara O, Simões Neto J, et al. Macroligadura alta: um novo conceito no tratamento ambulatorial das hemorroidas. Rev Bras Coloproctologia. 2003;23(1):9-14.
9. Reis Neto JA, Reis Jr JA. Tratamento da Doença Hemorroidária por Ligadura e Macroligadura Elástica. In: Cruz GMG. Doença Hemorroidária. São Paulo: Ed. Yendis. 2008. p. 191-201.
10. Walker AJ, Leivster RN, Nicholls RJ, Mann CV. A prospective study of infra red coagulation, injection and rubber band ligation in the treatment of haemorrhoids. Int J Colorrectal Dis. 1990;5:113-16.
11. Cruz GMG. Doença Hemorroidária. São Paulo: Ed. Yendis. 2008.
12. Cruz GMG, Santana JL, Santana SKAA, Ferreira RMRS, Neves PM, Faria MNZ. Hemorroidectomia: Estudo de 2.417 Pacientes Submetidos à Cirurgia para Tratamento de Doença Hemorroidária. Rev Bras Coloproctologia. 2006;26(3):253-68.
13. Alvarenga IM, Cruz GMG, Chamone BC, Constantino JRM, Andrade MMA, Gomes DMBM. Minha Experiência com Doença Hemorroidária. In: Cruz GMG. Doença Hemorroidária. São Paulo: Ed. Yendis. 2008. p. 536-42.
14. Longo A. Anopexia Mecânica com Grampeador (PPH). Treatment of hemorrhoid disease bu reduction of mucosa and haemorrhoidal prolapse with a Circular Suturing Device – A New Procedure. In: Sixth World Congress of endoscopic Surgery. Rome, Italy. 1998. p. 777-90.
15. Regadas FSP, Regadas SM. Hemorroidectomia Grampeada pelo PPH. In: Cruz GMG. Doença Hemorroidária. São Paulo: Ed. Yendis. 2008. p. 301-5.
16. Senagore AJ, Singer M, Abcarian H, Fleshman J, Corman M, Wexner S, et al. A prospective, randomized, controlled multicenter trial comparing stapled hemorrhoidopexy and Ferguson hemorrhoidectomy: perioperative and one-year results. Dis Colon Rectum. 2004;47(11):1824-36.

17. Arbman G, Krook H, Haapaniemi S. Closed vs. open hemorrhoidectomy--is there any difference? Dis Colon Rectum. 2000;43(1):31-4.
18. Arroyo A, Pérez F, Miranda E, Serrano P, Candela F, Lacueva J, et al. Open versus closed day-case haemorrhoidectomy: is there any difference? Results of a prospective randomised study. Int J Colorectal Dis. 2004;19(4):370-3.
19. Campos FGCM, Araujo SEA, Seid VE, Imperiale AC. Hemorroidectomia Fechada pela Técnica de Ferguson. In: Cruz GMG. Doença Hemorroidária. São Paulo: Ed. Yendis. 2008. p. 280-7.
20. Carapeti EA, Kamm MA, McDonald PJ, Phillips RK. Randomized trial of open versus closed day-case haemorrhoidectomy. Br J Surg. 1999;86:612-3.
21. Cruz GMC. Hemorroidectomia pela Técnica Aberta de Milligan-Morgan. In: Cruz GMG. Doença Hemorroidária. São Paulo: Ed. Yendis. 2008. p. 252-79.
22. Cruz GMG, Ferreira RMRS & Neves PM. Estenose Anal Pós-Hemorroidectomia de Indicação Cirúrgica. Rev Bras Coloproctologia. 2004;24(1):20-32.
23. Cruz GMG, Santana SKAA, Santana JL, Ferreira RMRS, Neves PM, Faria MNZ. Complicações Pós-Operatórias cirúrgicas da Hemorroidectomia: Revisão de 76 Casos de Complicações. Rev Bras Coloproctologia. 2007;27(1):42-57.
24. Cruz GMG. Complicações Cirúrgicas Pós-Operatórias da Hemorroidectomia. In: Cruz GMG. Doença Hemorroidária. São Paulo: Ed. Yendis, 2008. p. 389-419.
25. Ferguson JA, Heaton JR. Closed hemorrhoidectomy. Dis Colon Rectum. 1959;2:176-9.
26. Fillmann EE, Fillmann LS, Fillmann HS. Minha Experiência com Doença Hemorroidária. In: Cruz GMG. Doença Hemorroidária. São Paulo: Ed. Yendis. 2008. p. 536-42.
27. Ganchrow MI, Mazier WP, Friend WG, Ferguson JA. Hemorrhoidectomy revisited – a computer analysis of 2.038 cases. Dis Colon Rectum. 1971;14:128-133.
28. Gençosmanoglu R, Sad O, Koc D, Inceoğlu R. Hemorrhoidectomy: open or closed technique? A prospective, randomized clinical trial. Dis Colon Rectum. 2002;45(1):70-5.
29. Guenin MO, Rosenthal R, Kern B, Peterli R, von Flüe M, Ackermann C. Ferguson hemorrhoidectomy: long-term results and patient satisfaction after Ferguson's hemorrhoidectomy. Dis Colon Rectum. 2005;48(8):1523-7.
30. Ho KS, Ho YH. Prospective randomized trial comparing stapled hemorrhoidopexy versus closed Ferguson hemorrhoidectomy. Tech Coloproctol. 2006;10(3):193-7.
31. Ho YH, Seow-Choen F, Tan M, Leong AF. Randomized controlled trial of open and closed haemorrhoidectomy. Brit J Surg. 1997; 84:1729-30.
32. Khubchandani IT, Trimpi HD, Sheets JA. Closed hemorrhoidectomy with local anesthesia. Surg Gynecol Obstet. 1972;135(6):955-7.
33. Milligan ETC, Morgan CN. Surgical anatomy of the anal canal and the operative treatment of hemorrhoids. Lancet. 1937;ii:1119-24.
34. Wolfe JS, Muñoz JJ, Rocín JD. Survey of hemorrhoidectomy practices: open versus closed techniques. Dis Colon Rectum. 1979;22:536-8.
35. You SY, Kim SH, Chung CS, Lee DK. Open vs. closed hemorrhoidectomy. Dis Colon Rectum. 2005;48(1):108-13.
36. Borba MR, Sobrado Jr CW, Sokol S. Hemorroidectomia pela técnica de Sokol – Análise de 322 Doentes. Rev Bras Coloproctologia. 1977;17(2):98-100.
37. Ferraz ED, Pupo Neto JA. Hemorroidectomia Semifechada Subdérmica Combinada com Ligadura Escalonada à Obando. In: Cruz GMG. Doença Hemorroidária. São Paulo: Ed. Yendis. 2008. p. 295-300.
38. Milito G, Cortese F, Brancaleone C, Casciani CU. Submucosal Hemorrhoidectomy (Parks) – Surgical Results and Complications in 1315 Patients. Techniques in Coloproctology. 1997;1:128-132.
39. Nahas SC, Borba MR, Marques CFS, Nahas CSR. Outras Técnicas de Hemorroidectomia – Sokol, Parks, Ruiz-Moreno). In: Cruz GMG. Doença Hemorroidária. São Paulo: Ed. Yendis. 2008. P. 334-7.
40. Obando RN. Hemorrhoids. An Alap. 1966;1:110.
41. Parks AG. The surgical treatment of haemorrhoids. Br J Surg. 1956;43:337-51.
42. Reis Neto JA, Reis Jr JA. Hemorroidectomia Semifechada – René Obando & Reis Neto. In: Cruz GMG. Doença Hemorroidária. São Paulo: Ed. Yendis. 2008. p. 543-7.
43. Ruiz-Moreno F. Hemorrhoidectomy--how I do it: semiclosed technique. Dis Colon Rectum. 1977;20(3):177-82.
44. Andrews E. Disastrous results following Whitehead's operation and the so-called American operation. Columbus Med J. 1985; 15:97-106.
45. Bonardi RA, Oliveira Jr O, Bonardi MA. Hemorroidectomia Amputativa de Whitehead. In: Cruz GMG. Doença Hemorroidária. São Paulo: Ed. Yendis. 2008. p. 288-94.
46. Bonello JC. Who's afraid of the dentate line? The Whitehead hemorrhoidectomy. Am J Surg. 1988;156(3):182-6.
47. Whitehead W. The surgical treatment of haemorrhoids. Br Med J. 1882;1:148-50.
48. Whitehead W. Three hundred consecutive cases of haemorrhoids cured by excision. Br Med J (Clin Res). 1887;1:449-51.
49. Wolff G, Culp CE. The Whitehead hemorrhoidectomy. An unjustly maligned procedure. Dis Colon Rectum. 1988;8;31:567-9.
50. Santos AH. Hemorroidectomia Híbrida. In: Cruz GMG. Doença Hemorroidária. São Paulo: Ed. Yendis. 2008. p. 305-21.
51. Santos HA. Hemorroidectomia Híbrida. Uma Nova Abordagem no Tratamento das Hemorróidas Mistas. Santos HA. Rev Bras Coloproctologia. 2006;4(28):377-88.
52. Andrews BT, Layer GT, Jackson BT, Nichols RJ. Randomized Trial Comparing Diathermy Hemorrhoidectomy with The Scissor Dissection Milligan-Morgan Operation. Dis Colon Rectum. 1993; 36(6):580-3.
53. Barone B, Deak E. Hemorroidectomia com Uso de Diatermia In: Cruz GMG. Doença Hemorroidária. São Paulo: Ed. Yendis. p. 338-41.
54. Barone B. Hemorroidectomia com o uso de diatermia e sem ligadura do pedículo. In: Habr-Gama e Barone B. Atualização em Coloproctologia. 1995. p. 203-5.
55. Bassi R, Bergami G. The surgical treatment of hemorrhoids: diathermocoagulation and traditional technics. A prospective randomized study. Minerva Chir. 1997;52(4):387-91.
56. Seow-Choen F, Ho YH, Ang HG, Goh HS. Prospective, Randomized Trial Comparing Pain and Clinical Function After Conventional Scissors Excision/Lligation *vs.* Diathermy Excision Without Ligation for Symptomatic Prolapsed Hemorrhoids. Dis Colon Rectum. 1992;35:1165-69.
57. Armstrong DN, Frankum C, Schertzer ME, Ambroze WL, Orangio GR. Harmonic scalpel hemorrhoidectomy. Five hundred consecutive cases. Dis. Colon Rectum. 2002; 45: 354-9.
58. Riegler M, Cosentini E, Bischof G. Review: update and economic aspects of the harmonic scalpel in general surgery. Eur Surg. 2004;36:172-179.
59. Seixas IV, Almeida EC. Hemorroidectomia com Bisturi Harmônico. In: Cruz GMG. Doença Hemorroidária. São Paulo: Ed. Yendis. 2008. p. 351-3.
60. Seixas IV, Pupo Neto JA. Hemorroidectomia com bisturi harmônico. Rev Bras Coloproctologia. (Sup) P22.
61. Tan JJY, Seow-Choen F. Prospective, randomized trial comparing diathermy and harmonic scalpel hemorrhoidectomy. Dis. Colon Rectum. 2001;44:677-679.

62. Braga ACG, Chamone BC, Faria JCZ, Cruz GMG. Hemorroidectomia com Laser de CO2 In: Cruz GMG. Doença Hemorroidária. São Paulo: Ed. Yendis. 2008. p. 342-6.
63. Enriquez-Navascues JM, Devesa-Mugica JM, Bucheh-Proano R. Hemorrhoidectomy: conventional or by Nd:Yag contact laser? A prospective and randomized study. Rev Esp Enferm Dig. 1993; 84:235–9.
64. Iwagaki H, Higuchi Y, Fuchimoto S, Orita K. The laser treatment of hemorrhoids: results of a study on 1816 patients. Jpn J Surg. 1989;19:658-61.
65. Leff EI. Hemorrhoidectomy – laser vs. nonlaser: outpatient surgical experience. Dis Colon Rectum. 1992; 35:743–6.
66. Pandini LC, Nahas SC, Nahas CSR, Marques CFS, Sobrado CW, Kiss DR. Surgical treatment of haemorrhoidal disease with CO2 laser and Milligan–Morgan cold scalpel technique. Colorectal Dis. 2006;8:592-5.
67. Pandini LC, Nahas SC, Nahas CSR. Minha Experiência com Hemorroidectomia à Laser de CO2. In: Cruz GMG. Doença Hemorroidária. São Paulo: Ed. Yendis. 2008. p. 551-63.
68. Pujol Soler R, Aran-Rigau J. Indications for the use of laser in colorectal surgery. Rev Esp Enferm Apar Dig. 1987; 71:223–7.
69. Senagore A, Mazier P, Luchtefeld MA, Mackeigan JM, Wengert T. Treatment of advanced hemorrhoidal disease: a prospective, randomized comparison of cold scalpel *vs.* contact Nd:YAG laser. Dis Colon Rectum. 1993;36:1042–9.
70. Zahir KS, Edwards RE, Vecchia A, Dudrick SJ, Tripodi G. Use of the Nd-YAG laser improves quality of life and economic factors in the treatment of hemorrhoids. Conn Med. 2000;64(4):199-203.

SEÇÃO 52-2

TÉCNICAS EXCISIONAIS

Virgínio C. Tosta de Souza ▪ Elísio Meirelles de Miranda
Carlos Roberto Amorim

TÉCNICAS EXCISIONAIS

O tratamento cirúrgico clássico está indicado para aqueles pacientes que têm hemorroidas de terceiro ou quarto grau, ou hemorroidas mistas, além daqueles que não obtiveram resposta com tratamentos menos agressivos. A indicação do tratamento cirúrgico deve-se basear principalmente nas queixas do paciente.

A hemorroidectomia pode ser realizada com uma variedade de técnicas, e a maioria destas são variações ou adaptações das técnicas aberta (técnica de Milligan-Morgan) ou fechada (técnica de Ferguson). Alguns Serviços de Coloproctologia utilizam a técnica de Whitehead ou adaptações desta técnica que envolve a excisão circunferencial do plexo hemorroidário interno, mas tem sido cada vez menos utilizada pela dificuldade técnica e pelo risco de ectrópio de mucosa. A escolha da técnica deve ser individualizada, levando-se em conta a experiência do cirurgião, as condições do paciente e a escolha conjunta.

TÉCNICA DE MILLIGAN-MORGAN

Esta técnica descrita por Milligan e Morgan em 1937, foi baseada em profundo estudo anatômico da margem e canal anais.

A referida técnica preferencialmente deve ser realizada em ambiente hospitalar com paciente internado, mas também pode ser realizada em nível ambulatorial, desde que em clínicas adequadas.

Originalmente, esta técnica é realizada com paciente em posição de litotomia, com um coxim baixo sob a região sacral e o períneo bem exposto sob bloqueio anestésico (anestesia raquimedular ou peridural).

Não há necessidade de tricotomia para esta cirurgia, desde que os pelos não sejam densos ou extremamente abundantes.

A antissepsia pode ser realizada com clorexidina ou soluções com iodo.

Eventualmente podem-se usar injeções de solução de adrenalina 1:200.000 em plano subcutâneo para facilitar a dissecção, desde que o anestesista esteja ciente e de acordo com o procedimento. Esta medida tem o intuito de auxiliar a dissecção do plano correto e diminuir os pequenos sangramentos.

Inicia-se fazendo uma dilatação gentil do canal anal e uma avaliação dos plexos com auxílio de uma calha ou um espéculo anal.

A exposição dos mamilos hemorroidários é feita por tração com pinça. São usadas pinças de Allis ou Kelly, apreendendo a transição entre o anoderma e a mucosa onde se encontra a porção mais ingurgitada dos mamilos. Estas pinças devem apreender os plexos hemorroidários primários e, eventualmente, algum plexo secundário volumoso. Deve-se tomar o cuidado de identificar bem os plexos que deverão ser excisados, com planejamento cuidadoso antes das incisões. Toda a cirurgia deve ser feita com a tração destas pinças, formando o "triângulo de exposição" (Fig. 52-2-1).

O espéculo é então retirado para facilitar a dissecção do mamilo. Normalmente inicia-se a dissecção pelo maior mamilo. Uma pinça de Kelly apreende a porção de anoderma do mamilo hemorroidário, e é feita a incisão elipsoide interessando pele, subcutâneo e plexos hemorroidários externo e interno, com o cuidado de não lesionar a porção subcutânea do esfíncter externo (Fig. 52-2-2). Estas pinças que apreendem o anoderma deverão tracionar o mamilo para fora do canal anal, para auxiliar na dissecção. Deve-se tomar cuidado para manter as pontes de anoderma entre as feridas para diminuir o risco de estenose. A dissecção se faz até alguns milímetros cranial à borda do esfíncter interno que deve ser sempre visualizado para evitar sua lesão (Fig. 52-2-3). Esta dissecção é realizada mais facilmente com o indicador do cirurgião pressionando o pedículo apreendido por dentro da luz do canal anal. É feito então o afinamento do mamilo, e, com fio absorvível 3-0, é feito um ponto transfixante no polo superior do mamilo e depois (Fig. 52-2-4), com o mesmo fio, é feita uma aproximação das bordas do pedículo (ponto em "8"), deixando o nó em direção à luz do canal anal (Fig. 52-2-5).

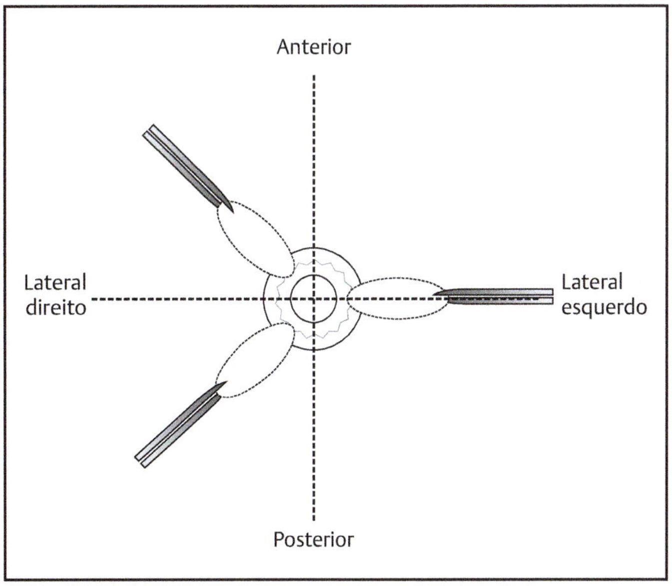

Fig. 52-2-1. Exposição dos mamilos primários

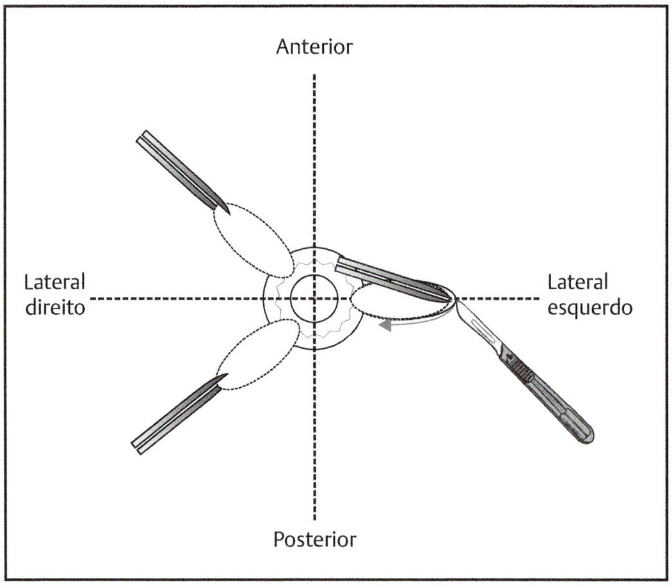

Fig. 52-2-2. Dissecção cutânea do mamilo.

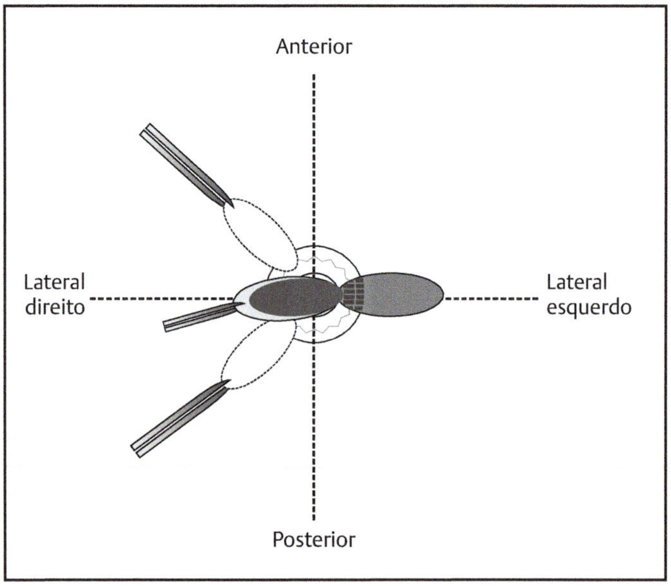

Fig. 52-2-3. Exposição do esfíncter externo.

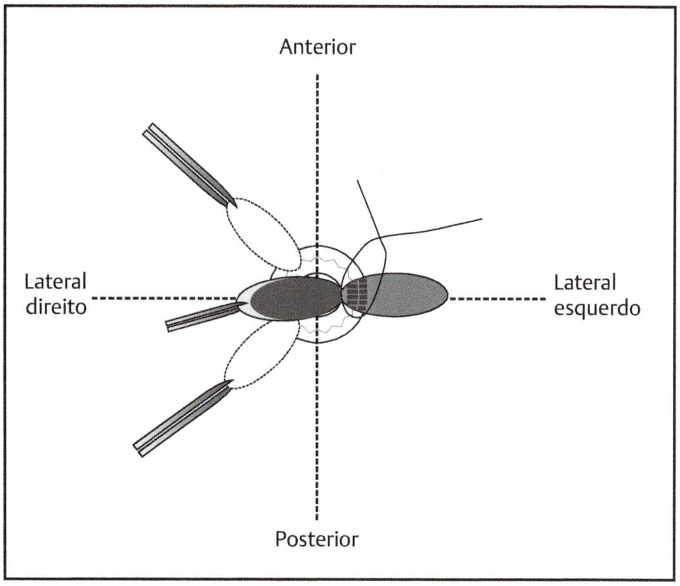

Fig. 52-2-4. Ligadura do mamilo dissecado.

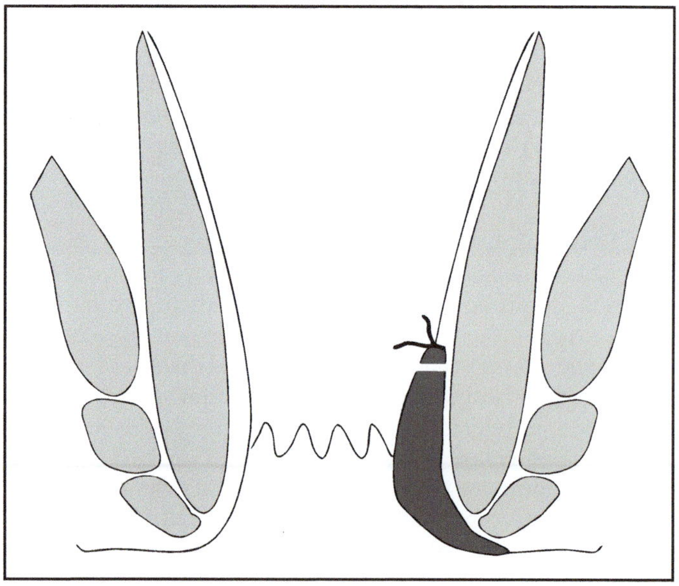

Fig. 52-2-5. Posição e altura do nó no pedículo.

O processo é repetido nos outros mamilos hemorroidários e, após a revisão da hemostasia, é feita a ressecção dos mamilos, com o cuidado de não incluir na secção o ponto que foi dado na base do mamilo. Por fim é realizado um toque retal gentil, e são aplicadas pequenas tiras de gaze embebidas em vaselina no leito das feridas, e um curativo oclusivo. O aspecto final mostra as feridas abertas em forma de hélice na margem anal (Fig. 52-2-6).

Várias adaptações foram feitas na técnica de Milligan, e basicamente em todas está incluída a dissecção dos plexos interno e externo dos mamilos principais. Os instrumentos de dissecção e o tipo de ligadura podem variar.

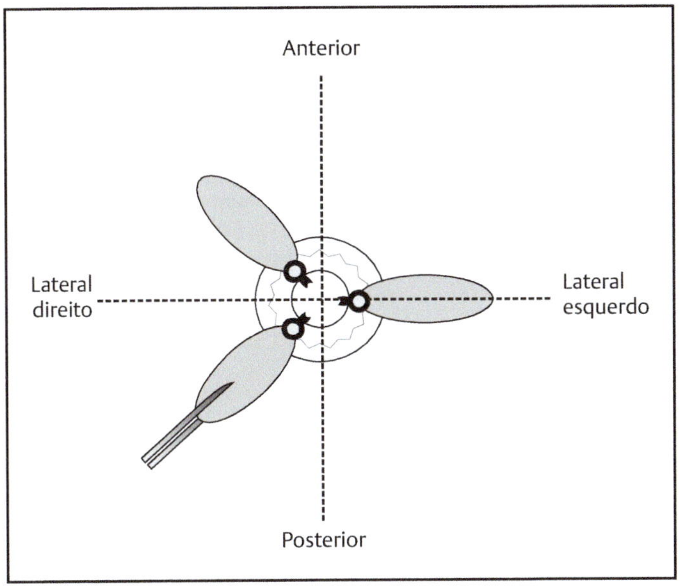

Fig. 52-2-6. Aspecto final da ferida operatória.

CIRURGIA FECHADA (TÉCNICA DE FERGUSON)

A Técnica de Ferguson (1956) originalmente é feita com o paciente em posição de Sims modificada, mas atualmente a maioria dos cirurgiões realiza esta técnica em posição de canivete. A anestesia pode ser local ou por bloqueio regional. O princípio da cirurgia de Ferguson é ressecar os mamilos hemorroidários principais sem distorcer o canal anal pela tração destes mamilos. Para isso é usada uma calha (afastador de Ferguson-Hill ou anuscópio de Fansler), e os mamilos são dissecados *in situ* em sentido cranial (Fig. 52-2-7). Após a dissecção, o pedículo é ligado com categute cromado 3-0, e o fio não é cortado (Fig. 52-2-8), para que possa ser usado na sutura das margens da ferida.

Os tecidos vasculares exuberantes que ficam sob as pontes de anoderma podem ser aparados para diminuir as chances de recidiva. Ocasionalmente é necessária uma pequena dissecção subcutânea nas margens das feridas para conferir mobilidade para que a sutura se faça sem tensão. Inicia-se então a sutura (com aquele mesmo fio da ligadura do pedículo) em forma de chuleio contínuo ao longo de toda a ferida (Fig. 52-2-9). Em casos selecionados, indica-se esfíncterotomia parcial interna. Após o tratamento dos mamilos selecionados, é feita uma inspeção do canal anal, e qualquer sangramento deve ser debelado com pontos com fio absorvível.

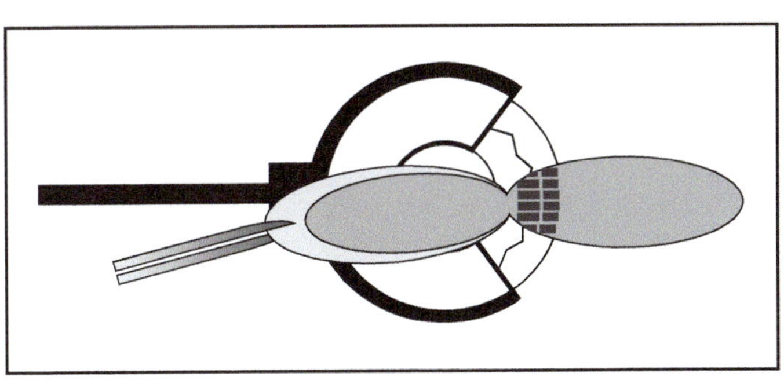

Fig. 52-2-7. Dissecção do mamilo.

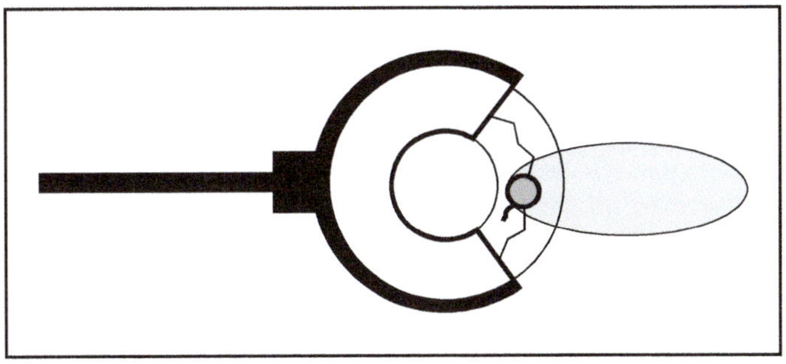

Fig. 52-2-8. Ligadura do pedículo.

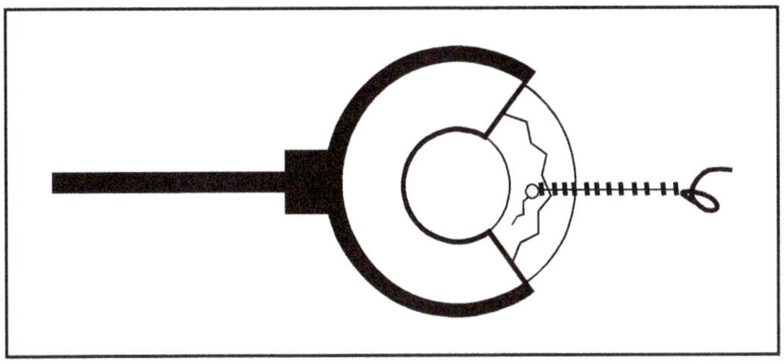

Fig. 52-2-9. Sutura da ferida.

TÉCNICAS SEMIFECHADAS

As técnicas semifechadas mesclam detalhes das técnicas aberta e fechada, e basicamente incluem a ligadura do pedículo vascular e resseção dos plexos hemorroidários externo, interno ou ambos. O tratamento da ferida cruenta pode variar com sutura parcial ou marsupialização.

BIBLIOGRAFIA

Arbman G, Krook H, Haapaniemi S. Closed vs. open hemorrhoidectomy – is there any difference? Dis Colon Rectum. 2000;43:31-4.

Borba MR, Sobrado CW, Sokol S. Hemorroidectomia pela técnica fechada: técnica de Sokol: análise de 322 doentes. Rev Bras Coloproctol. 1997;17(2):98-100.

Corman ML. Classic articles in colonic and rectal surgery – Walter Whitehead 1840-1913: The surgical treatment of heamorrhoids. Dis Colon Rectum. 1980;23(2):125-8.

Cruz GMG, Alvarenga IM, Constantino JRM, Andrade MMA, Gomes DMBM, Faria FF, Oliveira RG. Como o coloproctologista vê a doença hemorroidária: análise de dados colhidos de questionário dirigido aos especialistas filiados à sociedade brasileira de coloproctologia. Rev. bras. Coloproctol. 2009;29(2):174-91.

Ferguson JA. Diverse methods of managing hemorrhoids. Dis Colon Rectum. 1976;19(3):225-32.

Ferguson JA, Heaton JR. Closed Hemorrhoidectomy. Dis Colon Rectum. 1959;2:176-9.

Gençosmanoglu R, Sad O, Koç D, Inceoglu R. Hemorrhoidectomy: open or closed tecnique? A prospective, randomized clinical trial. Dis Colon Rectum. 2002;45:70-5.

Jucá MJ, Gomes EG, Arraes CC. Estudo Comparativo entre duas técnicas de hemorroidectomia: aberta e semifechada- análise de 40 casos. Rev Bras Coloproct. 2000;20(1):14-18.

Machado SAB, Bunchmann M, Seara RG – Hemorroidectomia peã anorretoplastia setorial. Excisão e sutura primária mucosa-muscular. Estudo comparativo com a técnica de Milligan & Morgan. Rev Bras Coloproct. 1985;5(4):190-5.

Milligan ETC, Morgan NC, Jones LE, Oficer R. Surgical anatomy of anal canal and operative tratament of haemorrhoids. Lancet. 1937;2:1119-24.

Monteiro ELC, Santana EM. Técnica cirúrgica. Rio de Janeiro: Guanabara Koogan. 2006.

Moreira Junior H, Moreira JPT, Iguma CS, Almeida AC, Magalhães CN. Esfincterotomia lateral interna associada à hemorroidectomia no tratamento da doença hemorroidária. Vantagem ou desvantagem? Rev Bras Coloproct. 2007;27(3):293-303.

Reis Neto JA, Quilici FA, Oliveira LAR, Cordeiro F. Hemorroidectomia semifechada. Rev Bras Coloproct. 1988;8(1):25-7.

Souza VCT. Coloproctologia. 4. ed. Rio de Janeiro: Medsi. 1999.

Wolff BG, Culp CE. The Whitehead hemorrhoidectomy: na unjustly maligned procedure. Dis Colon Rectum. 1988;31:587-90.

SEÇÃO 52-3

ANORRETOPEXIA MECÂNICA: TÉCNICA E RESULTADOS

Fábio Guilherme Campos ■ Paula Gabriela Melo Morais Ribeiro
Pablo Veloso Martins

NTRODUÇÃO

A doença hemorroidária (DH) é uma condição anorretal extremamente frequente em adultos, com estimativas atuais de acometer 4,4% da população e incidência maior entre 45 e 65 anos de idade. Sua fisiopatologia inclui alterações vasculares (*shunts* capilares), inflamação (irritação crônica), fatores mecânicos (constipação crônica, movimentos intestinais frequentes), obesidade, posição supina, gravidez, exercícios físicos), degenerativos (destruição dos tecidos de suporte conectivo e muscular) e hormonais (gravidez).[1]

A prevalência dos sintomas é maior com a idade e entre as mulheres. Episódios de trombose determinam dor, desconforto local e formação de plicomas, podendo acumular mais edema, ulcerar e sangrar. Em outros pacientes, mamilos hemorroidários internos podem se prolapsar pela borda anal, causar sangramento e irritação local. Embora um tratamento conservador inicial (suplementação de fibras, banhos de assento, supositórios e pomadas) possa atenuar os sintomas, uma parcela dos pacientes vai requerer outras formas de tratamento.[2]

A escolha da melhor forma de tratamento depende de experiência pessoal, da apresentação clínica da DH e de aspectos individuais do paciente. Enquanto pacientes com doença de I e II graus possam ser manuseados com medidas conservadoras (como ligadura elástica), os portadores de formas mais avançadas irão provavelmente requerer tratamento cirúrgico (por técnicas excisionais ou não excisionais).

As técnicas clássicas de hemorroidectomia ainda são consideradas o estado da arte no tratamento da DH. Dados recentes sugerem que a técnica fechada (Ferguson) é superior à aberta (Milligan-Morgan) em termos de reduzir sangramento, dor importante e cicatrização mais rápida.[3] Entretanto, a dor e recuperação mais lenta associadas às técnicas excisionais levaram ao desenvolvimento de procedimentos inovadores não excisionais, como a Hemorroidopexia mecânica (SH) e a Desarterialização hemorroidária com mucopexia para manuseio de pacientes com doença de III e IV graus.[2]

CONCEITO DE HEMORROIDOPEXIA GRAMPEADA

A hemorroidopexia mecânica (também chamada de hemorroidectomia mecânica ou anopexia mecânica, anorretopexia grampeada ou simplesmente retopexia mecânica) foi introduzida por Longo, em 1998.[3] A busca de uma nova alternativa deveu-se ao reconhecimento de que o prolapso interno contribui de maneira decisiva para o desenvolvimento de sintomas da DH e pelo fato de que as técnicas excisionais, apesar de sua efetividade, estavam associadas a grande desconforto pós-operatório.

A aplicação do grampeador de sutura mecânica especialmente desenvolvida para esse fim permite ressecar uma faixa circular de mucosa circunferencial do reto, reduzir o prolapso e reposicionar os mamilos hemorroidários à sua posição original. Assim, a mucosectomia corrige o prolapso (retopexia), reduz o suprimento vascular submucoso ao plexo hemorroidário (induzindo uma diminuição do volume) e preserva a anoderme. Em conjunto, essas modificações podem controlar sintomas e restaurar a função e anatomia do canal anal. A difusão dessa proposta na prática clínica oscilou entre conservadorismo natural dos cirurgiões e a possibilidade de oferecer uma alternativa à técnica convencional, universalmente reconhecida como muito dolorosa.

A despeito dessas vantagens, índices maiores de recidiva e complicações importantes foram reportados, especialmente nos primeiros momentos do uso dessa técnica.[4-6] Entretanto, ao longo do tempo, melhorias nos aparelhos, a atenção especial a detalhes técnicos e a progressiva experiência permitiram obter resultados melhores.

Nesse capítulo, iremos apresentar os detalhes técnicos que julgamos essenciais e as modificações conceituais que ocorreram, permitindo melhorar os resultados e indicar um tratamento seletivo de acordo com a apresentação clínica.

A despeito de ser considerada uma técnica rápida e "fácil", o aprendizado para confeccionar a retopexia mecânica é necessário. O conhecimento e a aplicação de detalhes técnicos certamente melhoram os resultados e evitam complicações, além de se indicar corretamente a utilização dos grampeadores.

TÉCNICA CIRÚRGICA

Posicionamento do Paciente e Anestesia

Costumamos incluir no preparo pré-operatório uma pequena lavagem intestinal (principalmente em pacientes constipados) e profilaxia antibiótica endovenosa uma hora antes do procedimento. Nossa rotina é colocar o paciente em posição de litotomia (com um leve Trendelenburg de 10-15 graus de inclinação). Idealmente, a mesa operatória deve ser colocada numa altura pouco abaixo dos olhos do cirurgião, para permitir a visualização confortável da região endoanal.

Sedação e raquianestesia determinam um relaxamento muscular excelente e evitam a movimentação involuntária do paciente. Entretanto, existem outros que preferem anestesia geral.

Retopexia Clássica e Modificada com o PPH (Johnson & Johnson)

Inicia-se o procedimento acessando o prolapso anorretal interno pelo exame digital e por movimento de introdução-retirada de uma gaze na luz do reto. O prolapso é então reduzido com a introdução do Dilatador Anal Circular (CAD) lubrificado por via endoanal, que é retirado para permitir a fixação do obturador externo à pele do paciente e a visualização anorretal. Às vezes pode haver dificuldade para posicionar o CAD devido à proximidade das tuberosidades isquiáticas, principalmente em homens. Esse correto posicionamento é fundamental para a continuidade do procedimento.

Em seguida posiciona-se o anuscópio para realização da sutura em bolsa, contínua, interessando apenas camada submucosa, em sentido horário, com fio de Prolene 2-0. Essa sutura pode ser iniciada às 12 horas (classicamente), terminando no mesmo ponto. Após passagem suave e introdução da cabeça do grampeador 33 lubrificado proximalmente à sutura, cada uma das pontas do fio de Prolene (a que iniciou e a que terminou a sutura) é tracionada para permitir aproximação ao redor do eixo do aparelho. Cada uma delas é passada pelas 2 aberturas laterais do aparelho, sendo amarradas entre si (na forma de um arco), de modo a forçar a entrada da mucosa do reto para dentro da cabeça oca do grampeador.

Este é então fechado até que as superfícies dos tecidos a serem grampeados estejam devidamente acopladas e com compressão adequada, indicativo que é mostrado no próprio grampeador pela posição verde do marcador. Assim, promove-se o disparo do grampeador com as duas mãos, em movimento único, ouvindo-se um barulho característico. Em mulheres, deve-se ter o especial cuidado de checar se o grampeamento está erroneamente incluindo a parede vaginal posterior, o que acarretaria a formação de uma fístula anovaginal.

Abre-se o grampeador com movimento circular anti-horário, para removê-lo da luz retal e observar a linha de grampeamento na mucosa, assim como do espécime de mucosectomia circular assim obtido no eixo do grampeador. Checam-se a integridade e a ocorrência eventual de sangramento na linha de grampeamento, que deve estar situada acima da linha pectínea. Esses problemas na linha de grampeamento podem facilmente ser corrigidos com o uso de sutura com fio monofilamentar fino (4-0 ou 5-0) e absorvível. O espécime (mucosectomia) é então retirado da luz do grampeador, observando-se sua integridade e forma.

Nossa experiência ao longo do tempo e a observação de que a mucosectomia obtida era às vezes pequena e irregular nos fez introduzir uma modificação técnica na realização da retopexia mecânica.[7] Essa proposta visa amplificar a altura da mucosectomia e simultaneamente obter uma peça mais regular. Para tanto, iniciamos a sutura em bolsa com Prolene 2-0 às 3 horas (Fig. 52-3-1) e progredimos até às 9 horas. Nesse ponto, esse fio é laçado (reparado) com outro fio 2-0 forte (Fig. 52-3-2), e a sutura submucosa progride até chegar ao ponto inicial às 3 horas. Ao final, teremos 2 fios de Prolene às 3 horas (o que iniciou e o que terminou a sutura) e um fio (de algodão, por exemplo) às 9 horas, tracionando a outra extremidade do fio

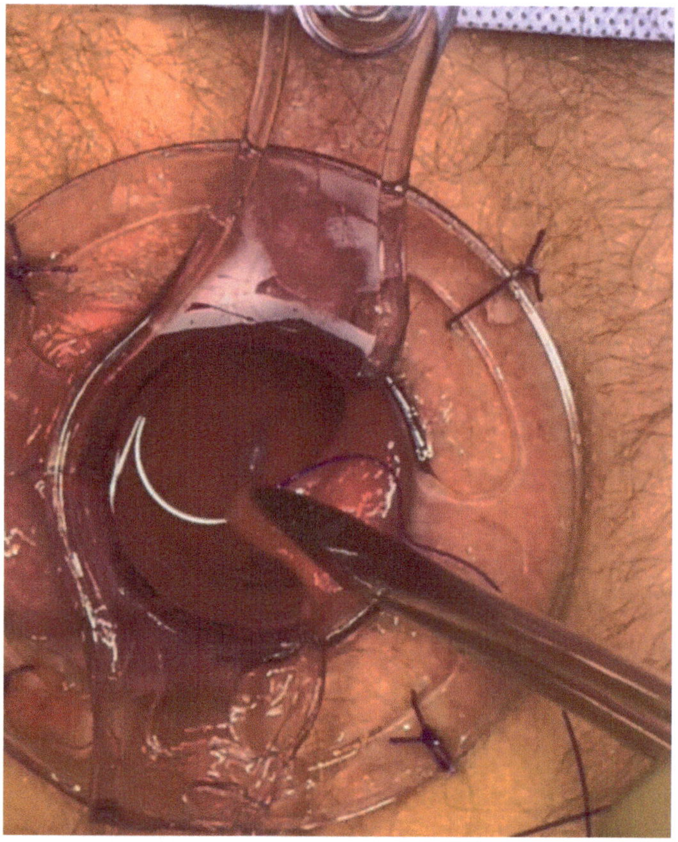

Fig. 52-3-1. Início da sutura em bolsa às 3 horas.

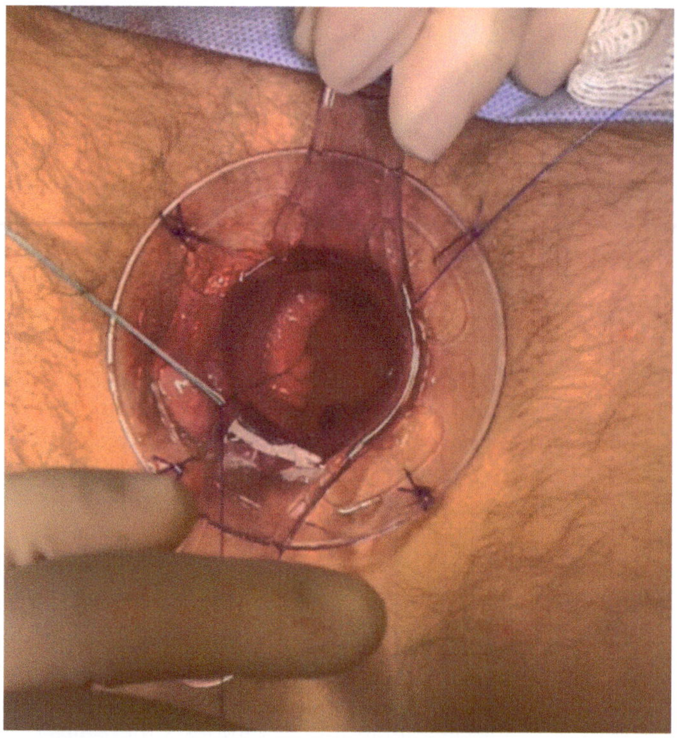

Fig. 52-3-2. Reparo da sutura em bolsa às 9 horas.

de Prolene. Obtemos, dessa forma, dois pontos de tração (um à direita e outro à esquerda) para o mesmo fio que faz a sutura circular (Fig. 52-3-3). Para a formação do arco de tração, os 2 fios de Prolene (às 3 h) passam no orifício do grampeador juntos (como um fio só), e o fio de algodão passa igualmente à esquerda, sendo amarrados um ao outro (Figs. 52-3-4 e 52-3-5).

Imaginamos e temos constatado que essa modificação permite uma tração mais efetiva e uniforme da mucosa que vai adentrar a cabeça do grampeador (Fig. 52-3-6).

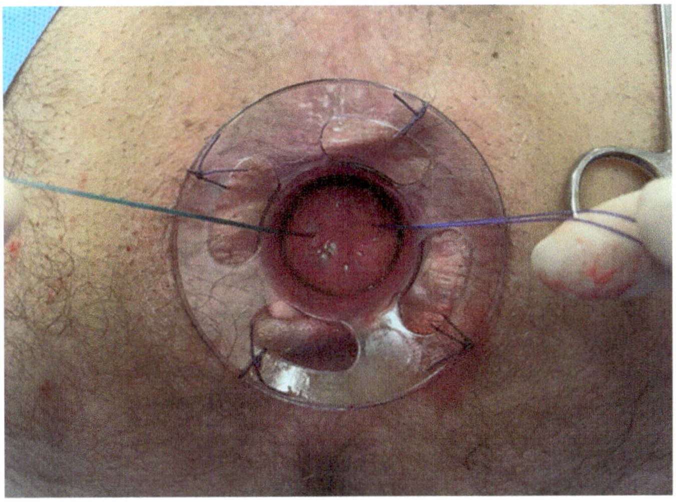

Fig. 52-3-3. Resultado final da sutura em bolsa com reparo às 9 h.

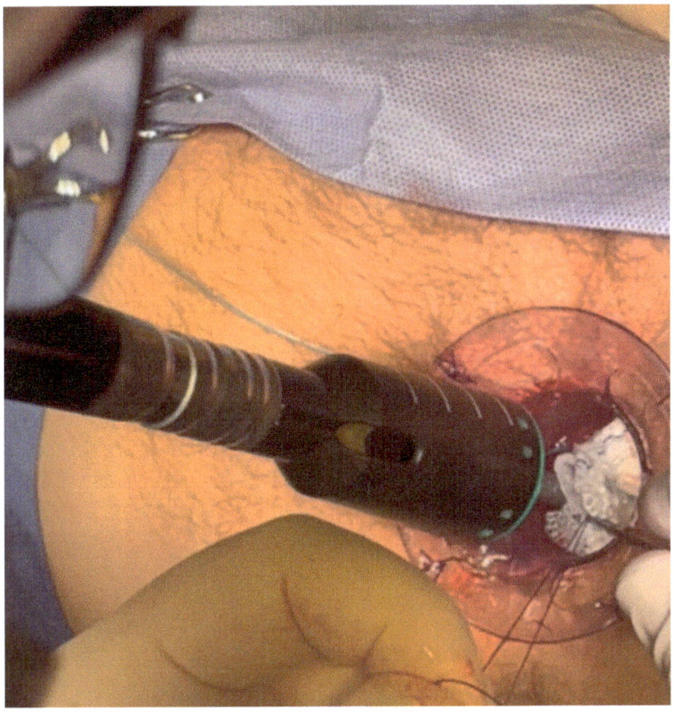

Fig. 52-3-4. Ajuste da sutura antes da passagem das extremidades do Prolene por um único orifício lateral do grampeador.

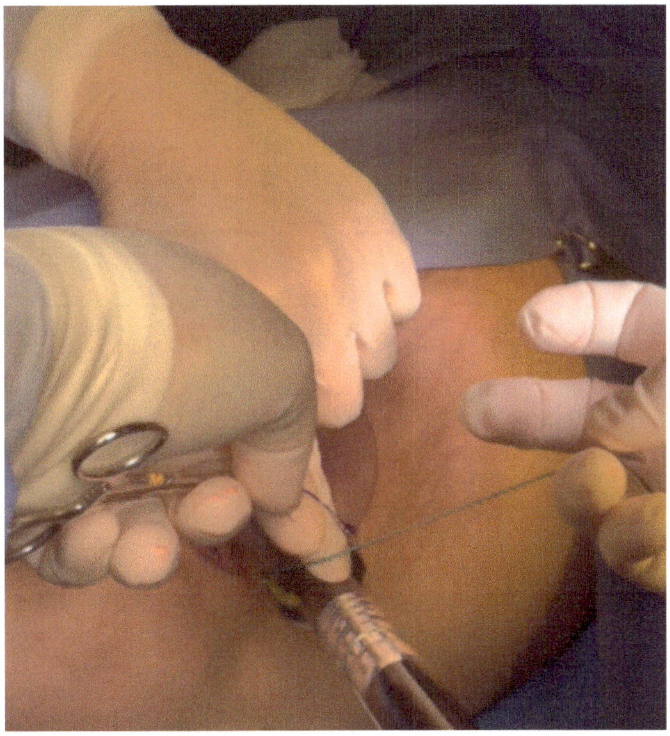

Fig. 52-3-5. Formação do arco de tração após passagem do fio de algodão pelo orifício contralateral do grampeador.

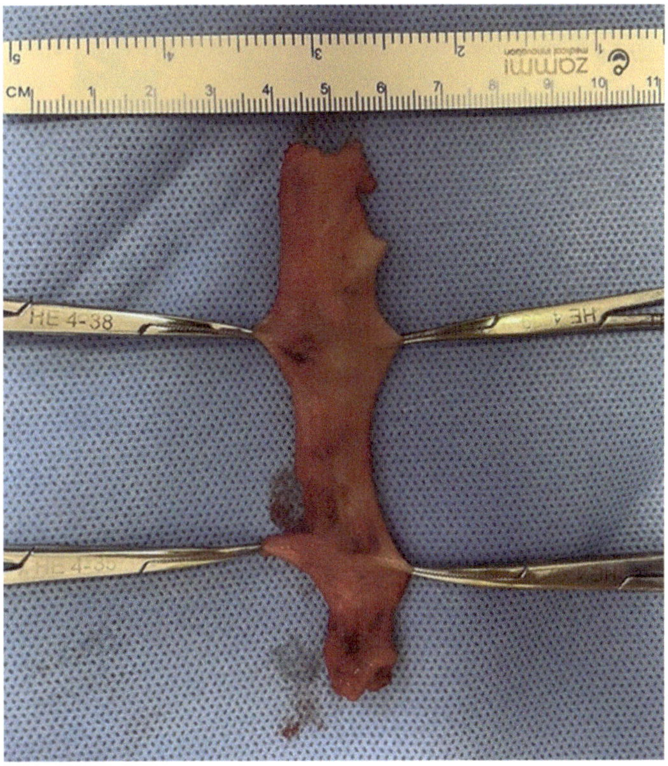

Fig. 52-3-6. Produto de mucosectomia uniforme com a técnica modificada.

Retopexia com o EEA (Medtronic)

O procedimento é muito semelhante à retopexia com PPH. No caso do EEA, não é usual haver dificuldades na fixação do obturador externo, uma vez que o mesmo seja composto por apenas duas abas de fixação (anterior e posterior).

Antes de iniciar a sutura em bolsa, é necessário transpor a extremidade distal do fio de Prolene 2-0 através da abertura distal do anuscópio e por fora da ponte transparente presente nesse tipo de aparelho, reparando o fio em seguida. O anuscópio é então introduzido no obturador, e a sutura em bolsa é iniciada englobando mucosa e submucosa. Usando-se as marcações no anuscópio, é possível confeccionar a sutura a uma altura que se adeque à quantidade de tecido removido, necessária para corrigir o prolapso, mas que mantenha a linha de grampo proximal à linha pectínea.

O anuscópio é retirado, e a ogiva, previamente desacoplada da haste, é introduzida proximal à sutura em bolsa, que é então ajustada e fixada em torno da cabeça da ogiva. Em seguida, as extremidades do fio da bolsa são passadas pelo orifício central presente na haste da ogiva (cada extremidade em direções opostas) e são novamente amarradas junto ao orifício e seccionadas.

Com uma pinça posicionada no sítio de apreensão da ogiva, a haste do grampeador com sua ponta exposta é acoplada, ouvindo-se um som característico, assegurando que houve encaixe adequado. O grampeador é fechado girando sua manivela de ajuste no sentido horário até que apareça a marcação verde em sua haste, indicando que o mesmo está apto ao disparo. Lembrar sempre de verificar a cúpula vaginal nesse tempo cirúrgico.

Após liberar a trava de segurança na haste, o disparo é realizado ouvindo-se outro som característico. A trava é reposicionada, e o aparelho retirado delicadamente após um único giro da manivela de ajuste no sentido anti-horário. Ao retirar o grampeador, deve-se checar a hemostasia na linha de grampo, realizando pontos hemostáticos com fios absorvíveis quando necessário, e verificar se o produto da mucosectomia no aparelho está íntegro. O obturador é finalmente retirado, e o procedimento encerrado.

Evolução Temporal das Indicações Operatórias

A introdução da retopexia mecânica à prática clínica permitiu obter resultados melhores em termos de conforto pós-operatório e recuperação.[4] A melhora dos sintomas é atribuída à interrupção do fluxo sanguíneo, melhora na drenagem linfática e reposicionamento anatômico dos mamilos hemorroidários. Apesar disso, sua representatividade numérica no total de procedimentos realizados pelas equipes médicas ainda é muito variável, como expressão das escolhas individuais e da possibilidade econômicas de dispor dos grampeadores.

Quando a técnica foi originalmente descrita, casos de prolapso interno de 3º e 4º graus exibindo doença discreta e considerados refratários ao manuseio conservador eram considerados os candidatos ideias. Pelo contrário, aqueles apresentando mamilos prolapsados volumosos, endurecidos, com plicomas fibróticos e passado de múltiplos episódios de trombose externa eram preferencialmente tratados por técnicas de ressecção. Ou seja, a presença de doença externa era considerada uma contraindicação à retopexia.

Ao longo do tempo, os critérios de indicação foram sendo ampliados e fatores anatômicos (um ou dois mamilos prolapsados, trombose externa), sintomas (sangramento ou trombose prévia) ou doenças associadas (defecação obstruída, *anismus*) deixaram de ser considerados obstáculos para indicar grampeamento para tratar a DH.[5] Em nossa experiência pessoal, um número gradativamente maior de pacientes portadores de doença externa tem sido submetido à retopexia associada à ressecção de mamilos ou de plicomas, tática que se mostrou efetiva em melhorar resultados em termos de recidiva e atenuar as dores pós-operatórias.[7]

ANÁLISE CRÍTICA DOS RESULTADOS E COMPLICAÇÕES

Na execução de qualquer técnica operatória (especialmente na retopexia mecânica), reconhece-se que a observação meticulosa de detalhes técnicos é crucial para evitar complicações e recidiva. Nós acreditamos firmemente que a aplicação correta da técnica operatória influencia os índices de recidiva. Revisões de literatura já reportaram cifras maiores após retopexia mecânica quando comparada às técnicas excisionais. Existe alguma controvérsia entre aqueles que acreditam que esses números maiores se devem à inclusão de plicomas nesses dados.[6]

Consequentemente, a retopexia mecânica deve ser oferecida aos pacientes após informação desses dados e confirmação da experiência do cirurgião. Em nossa experiência pessoal, apenas 10% dos pacientes operados apresentaram sintomas ocasionais de recidiva,[7] semelhante ao observado em outras séries.[8] Mas existem relatos de resultados distintos.[9]

Acreditamos que a realização de um procedimento misto (ou cirurgia combinada, com retopexia e ressecção simultâneas) possa adequar a técnica operatória à apresentação clínica da doença, quando necessário. Entre nossos pacientes, apenas 5% daqueles com sintomas recorrentes e 3% com complicações necessitaram novo tratamento cirúrgico. Nossos resultados foram semelhantes entre aqueles que fizeram retopexia pura e os tratados com cirurgia combinada. Se imaginarmos que a cirurgia combinada foi indicada para pacientes portadores de doença mais avançada (com trombose externa, plicomas ou recidiva pós-retopexia), deveríamos esperar resultados piores nesse grupo, o que não ocorreu devido ao fato de oferecermos uma ressecção associada à retopexia.

Essa é mais uma evidência que uma doença heterogênea como a DH não pode receber um tratamento padrão em todos os casos. Reportes prévios já sugeriram que, em casos selecionados, estratégias distintas podem ser empregadas na presença de mamilos internos sem elasticidade ou externos não tolerados pelo paciente.[10-12] Mesmo em pacientes com doença de IV grau, em que classicamente se reconhecem piores resultados,[9] a associação de procedimentos pode ser mais efetiva no controle dos sintomas. Os índices de satisfação com essa tática têm sido bastante altos, com números de 84%, 81%, 63%, 94% e 86%.[4,5,8,12,13]

MANUSEIO DAS COMPLICAÇÕES PÓS-OPERATÓRIAS

As complicações reportadas após SH variam de eventos mínimos a complicações graves e fatais. Seu reconhecimento deve influenciar as medidas de prevenção e os esforços para reconhecimento e tratamento precoces. Índices de morbidade de 9%-15% têm sido relatados, incluindo sangramento, dor retal persistente, urgência para defecar, estenose parcial, trombose externa, deiscência da sutura e abscessos locais.[4]

Sangramento

Logo no início após o lançamento da técnica, essa era uma complicação frequente e grave. Entretanto, o lançamento de grampeadores novos e remodelados tornou o sangramento pós-operatório uma ocorrência bastante rara hoje em dia. Certamente, a avaliação cuidadosa da linha de grampeamento após o disparo pode levantar a necessidade de uma sutura manual facilmente realizável e que evite sangramento maior no pós-operatório imediato.[5]

Estenose na Linha de Grampeamento

Queixas relacionadas à dor local e tenesmo pós-operatório são bastante frequentes nos primeiros dias de recuperação, e geralmente tendem a desaparecer gradativamente. Isso ocorre pois existe uma redução temporária da capacidade retal motivada por uma sutura mecânica circular e com pouca elasticidade em seus primeiros dias. Entretanto, essa queixa pode ser devida a uma estenose parcial, que raramente vai requerer tratamento cirúrgico. Essa complicação tende a ocorrer mais quanto mais baixa ficar a linha de grampeamento (mais próxima de linha pectínea), e nesses casos o paciente vai se queixar também de urgência fecal.

Por isso, advogamos exame digital pós-operatório para identificar e tratar esses casos precocemente. Sua correção poderá ser feita por toques retais repetidos para dilatação progressiva, plastia via anal da estenose ou mesmo remoção cirúrgica do tecido cicatricial. Essa complicação poderá ser corrigida cirurgicamente com baixa morbidade e alta eficácia, principalmente quando a cirurgia revisional é realizada dentro do período de 3 meses após a cirurgia inicial.[4] A identificação mais tardia geralmente requer remoção cirúrgica da escara cicatricial contendo a linha de grampeamento.

Outra complicação que pode estar relacionada à altura do grampeamento é a dor crônica, que se desenvolve raramente. Eventualmente pode ser devida à incorporação da musculatura do reto na sutura que deveria ser submucosa. O manuseio inicial pode ser feito com analgésicos, anti-inflamatórios e ansiolíticos, sem dispensar higiene anal adequada e a manutenção de uma boa evacuação diária. No período inicial, deve-se pesquisar se a linha de grampeamento ficou baixa e envolve a linha pectínea. Se houver uma cicatriz exuberante local, pode-se tentar sua remoção cirúrgica e também de grampos identificados no local.

Dessa forma, visando sua prevenção, é fundamental enfatizar que a sutura em bolsa não pode ser muito alta (que não promova retração adequada do prolapso), muito profunda (para evitar inclusão da camada muscular) ou muito baixa (quando a linha de grampeamento poderia ficar muito próxima da linha denteada). De maneira geral, a linha de sutura deve ser confeccionada 2,5 a 3,5 cm proximalmente à linha pectínea.[14] Como a extensão do epitélio de transição pode variar individualmente, alguns pacientes podem experimentar desconforto ocasional e disfunções leves e transitórias.

Hematoma, Abscesso e Sepse Pélvica

Esses pacientes podem-se apresentar clinicamente com sensação de peso retal, dificuldade para urinar, febre, dor importante, taquicardia e hipotensão. Constitui complicação grave, devido à infecção local, deiscência anastomótica ou mesmo a perfuração do reto.[15]

Os hematomas geralmente drenam através da linha de sutura e podem ser tratados de maneira conservadora com antibioticoterapia endovenosa e controle radiológico por tomografia. Mais raramente vão requerer drenagem cirúrgica pela linha de grampeamento. A vigilância endoscópica e a clínica são fundamentais para tomar uma decisão terapêutica nesses casos. Nos casos em que o hematoma evolui para abscesso local, drenagem local torna-se necessária.

A sepse pélvica pode ser consequente à perfuração retal induzida por sutura circular muito profunda na parede do reto (levando à transecção da parede total do reto), por deiscência da sutura ou mesmo perfuração direta pelo grampeador. O diagnóstico aqui deve ser o mais precoce possível.

Fístula Retovaginal

Geralmente deve-se a erro intraoperatório, quando a parede vaginal posterior é incluída na linha de grampeamento do circular. Mas pode ocorrer como uma evolução de um abscesso local também, ou de isquemia local. Pode-se tornar evidente apenas em alguns dias após a operação.

O tratamento cirúrgico dessa rara complicação é difícil e deve incluir a remoção de grampos para fazer o fechamento da comunicação. A amplitude da comunicação e a altura da fístula podem interferir no tratamento. Eventualmente pode até necessitar a realização de um estoma temporário.

CONSIDERAÇÕES FINAIS

Tendo em vista o conceito que o prolapso retal interno (intussuscepção) participa decisivamente do processo de desenvolvimento da doença, a experiência atual nos permite considerar a retopexia mecânica um real avanço que revolucionou o tratamento da DH. De maneira similar, as opções técnicas de desarterialização com doppler e mucopexia também tratam o mesmo problema. Essas alternativas interessantes devem merecer indicação correta e execução adequada por cirurgiões experientes que conheçam os detalhes técnicos e morbidade potencial.[16]

No momento, a comparação dessas 2 técnicas ainda leva a conclusões diferentes. Em estudo comparativo recente,[17] os resultados precoces e tardios de retopexia (50) e THD (100) de pacientes com graus III e IV após 2 anos de seguimento demonstraram maior recidiva (16% *vs.* 4%), índices de dor, tempo operatório e período de recuperação para o THD. Esses resultados dificultam a ampla adoção da desarterialização.[18,19]

Em relação à técnica combinada (ou mista), sua adoção permite a ampliação dos critérios de indicação (incluindo aqueles com mamilos grandes, trombose externa e plicomas). Assim, um tratamento seletivo e específico para a DH parece ser uma alternativa efetiva e segura para reduzir as recidivas em pacientes que sofrem por doença mais avançada, apesar de a combinação de técnicas trazer mais dor pós-operatória em relação à retopexia isolada.

Em médio prazo, é necessário provar por estudos comparativos se a modificação técnica com a presença de dois pontos de tração opostos na sutura submucosa realmente determina maior altura da mucosectomia, apesar de acreditarmos que essa otimização da técnica provavelmente contribuiu para os excelentes resultados entre nossos pacientes. De maneira similar, a experiência com os grampeadores de maior volume é crescente e poderá melhorar ainda mais os resultados para aqueles com hemorroidas circunferenciais associadas a prolapso interno.[20]

PERSPECTIVAS

Nos últimos anos, o tratamento da DH conheceu muitas inovações, e sua evolução se direcionou no sentido de agredir menos o paciente. Hoje se reconhece que a retopexia mecânica é uma alternativa segura, efetiva e que traz menos dor e recuperação mais rápida. A eventual associação à ressecção de um grande mamilo hemorroidário, uma trombose ou um plicoma (cirurgia combinada ou mista) otimiza os resultados em longo prazo em termos de reoperações e recidiva, inclusive em pacientes com DH de IV grau, embora acrescente pouca dor. Esse reconhecimento certamente trará benefícios em longo prazo.

Mas o cirurgião deve estar ciente de que eventuais complicações dos métodos de grampeamento podem trazer complicações mais graves, cuja prevenção passa por treinamento e curva de aprendizado. O avanço tecnológico dos grampeadores deve manter o procedimento técnico fácil, reprodutível e seguro, permitindo realizar uma cirurgia adaptada a cada caso, com diferentes níveis de adaptação tecidual ao volume do grampeador. Melhores resultados serão certamente obtidos por equipes treinadas, que possam ampliar as indicações, confeccionar um procedimento padronizado e manusear as complicações com mais eficácia.

REFERÊNCIAS BIBLIOGRÁFICAS

1. Abramowitz L, Benabderrahmane M, Pospait D, Philip J, Laouénan C. The prevalence of proctological symptoms amongst patients who see general practitioners in France. Eur J Gen Pract. 2014;20:301-6.
2. Gallo G, Sacco R, Sammarco G. Epidemiology of hemorrhoidal disease. Coloproctology. 2018;2:3-7.
3. Longo A. Treatment of hemorrhoids disease by reduction of mucosa and hemorrhoidal prolapse with a circular-suturing device: a new procedure. In: Proceedings of the sixth world congress of endoscopic surgery. 1998. Rome, Italy.
4. Sturiale A, Fabiani B, Menconi C, Cafaro D, Fusco F, Bellio G, et al. Long-term results after stapled hemorrhoidopexy: a survey study with mean follow-up of 12 years. Tech Coloproctol. 2018;22:689-96.
5. Yen MH, Kiu TK, Chang TC. Learning curve of stapled Hemorrhoidopexy. Asian J Surg. 2021;44(5):786-7.
6. Gao XH, Fu CG, Nabieu PF. Residual skin tags following procedure for prolapse and hemorrhoids differentiation from recurrence. World J Surg. 2010;34(2):344-52.
7. Campos FG, Cavalari-Mancuzo D, Bustamante-Lopez LA, Morais PGM, Martinez CAR. Is it possible to optimize stapled hemorrhoidopexy outcomes by enlarging operative criteria indications? Results of a tailored procedure with associated resection in a comparative personal series. Arquivos Brasileiros de Cirurgia Digestiva: ABCD = Brazilian Archives of Digestive Surgery. 2022;35:e1696.
8. Araujo SE, Horcel LA, Seid VE, Bertoncini AB, Klajner S. Long term results after stapled Hemorrhoidopexy alone and complemented by excisional hemorrhoidectomy: a retrospective cohort study. Arq Bras Cir Dig. 2016;29(3):159-63.
9. Emile SH, Elfeki H, Sakr A, Shalaby M. Transanal hemorrhoidal dearterialization (THD) versus stapled hemorrhoidopexy (SH) in treatment of internal hemorrhoids: a systematic review and meta-analysis of randomized clinical trials. Int J Colorectal Dis. 2019;34(1):1-11.
10. Elbetti C, Giani I, Novelli E, Martellucci J, Feroci F. Symptomatoic pile tailored procedure. A new perspective of symptomatic pile tailored procedure. A new perspective for hemorrhoidal disease treatment. Ann Ital Chir. 88:348-51. PMID: 29051401.
11. Chen YY, Cheng YF, Wang Q, Bo W, Huang C, Zhou C, et al. Modified procedure for prolapse and hemorrhoids: Lower recurrence, higher satisfaction. W J Clin Cases. 2021;9:36-46.
12. Puia IC, Puia A, Florea ML, Cristea G, Stanca M, Fetti A, et al. Stapled Hemorrhoidopexy: Technique and Long Term Results. World J Clin Cases. 2021;9(1):36-46.
13. Schneider R, Jäger P, Ommer A. Long-Term Results After Stapled Hemorrhoidopexy: A 15-Year Follow-Up. World J Surg. 2019;43(10):2536-43.
14. Eberspacher C, Magliocca FM, Pontone S, Mascagni P, Fralleone L, Gallo G, et al. Stapled Hemorrhoidopexy: "Mucosectomy or Not Only Mucosectomy, This Is the Problem". Front Surg 2021;8:655257.
15. Pescatori M, Gagliardi G. Postoperative complications after procedure for prolapsed hemorrhoids (PPH) and stapled transanal rectal resection (STARR) procedures. Tech Coloproctol. 2008 Mar;12(1):7-19.
16. Figueiredo MN, Campos FG. Doppler-guided hemorrhoidal dearterialization/transanal hemorrhoidal dearterialization: Technical evolution and outcomes after 20 years. World J Gastrointest Surg. 2016 Mar 27;8(3):232-7.
17. Giarratano G, Toscana E, Toscana C, Petrella G, Shalaby M, Sileri P. Transanal Hemorrhoidal Dearterialization Versus Stapled Hemorrhoidopexy: Long-Term Follow-up of a Prospective Randomized Study. Surg Innov. 2018;25(3):236-41.
18. Brown SR, Tiernan JP, Watson AJM, Biggs K, Shephard N, Wailoo AJ, et al. Haemorrhoidal artery ligation versus rubber band ligation for the management of symptomatic second-degree and third-degree haemorrhoids (HubBLe): a multicentre, open-label, randomised controlled trial. Lancet. 2016;388(10042):356-64.
19. Ratto C, Campennì P, Papeo F, Donisi L, Litta F, Parello A. Transanal hemorrhoidal dearterialization (THD) for hemorrhoidal disease: a single-center study on 1000 consecutive cases and a review of the literature. Tech Coloproctol. 2017;21:953-62.
20. Trompetto M, Clerico G, Cocorullo GF, Giordano P, Marino F, Martellucci J, et al.Evaluation and management of hemorrhoids: Italian society of colorectal surgery (SICCR) consensus statement. Tech Coloproctol. 2015;19:567-575.

SEÇÃO 52-4

TRATAMENTO DA ESTENOSE ANAL

Geraldo Magela Gomes da Cruz

O conteúdo desta seção (págs. 949 a 964), encontra-se disponível on-line.

Para acessá-lo, aponte a câmera do seu smartphone ou tablet para a imagem acima.

SEÇÃO 52-5

NOVAS PERSPECTIVAS DE TRATAMENTO CIRÚRGICO

Eduardo de Paula Vieira

A doença hemorroidária é uma patologia muito frequente no mundo ocidental, constituindo a patologia proctológica mais comum. A prevalência varia de 4%-10%.[1]

O tratamento da doença hemorroidária vem sendo discutido no mundo todo de longa data. Desde a introdução das técnicas de hemorroidectomias, descritas por Milligam e Morgam e Ferguson (aberta e fechada), pouca coisa mudou significativamente no tratamento desta afecção, altamente prevalente na população em geral.

A hemorroidectomia aberta é o procedimento cirúrgico de excisão e ligadura mais comumente realizado, sendo, inicialmente, descrito por Milligam e Morgam, em 1937,[2] e, em 1959, uma variação fechada desta técnica, descrita por Ferguson.[3] Estes procedimentos normalmente são realizados com o paciente internado e cursam normalmente com dor no período pós-operatório.

Em função do anteriormente exposto, foram desenvolvidos métodos ambulatoriais para o tratamento das hemorroidas, como a ligadura elástica, a aplicação de raios infravermelhos e a escleroterapia. A introdução da ligadura elástica, descrita por Barrom, em 1963,[4] foi um fator impactante no tratamento da doença hemorroidária, diminuindo significativamente as indicações cirúrgicas e a técnica anteriormente descrita de escleroterapia e similares. O bom resultado, principalmente para hemorroidas de 2º grau, com a aplicação ambulatorial do método, fez com que se tornasse o método de escolha para este grau de hemorroidas, porém ainda permanecendo as hemorroidas de 4º, e algumas de 3º grau sem possibilidade da aplicação deste método, mantendo com isso a necessidade de cirurgia para estes casos.[5]

A hemorroidectomia convencional, incluindo métodos abertos e fechados, é aceita como o tratamento "ouro" para o tratamento cirúrgico da doença hemorroidária em todo o mundo. O grande problema destas técnicas é sem dúvida a dor no pós-operatório. As complicações da hemorroidectomia convencional são mínimas, incluindo retenção urinária, sangramento, infecção, estenoses e incontinência.

Logo, a dor no período pós-operatório é, na verdade, o grande desafio, na cirurgia da doença hemorroidária, visto que os resultados em longo prazo são satisfatórios com ambas as técnicas cirúrgicas (técnicas abertas e fechadas). Esta preocupação fez com que fossem desenvolvidas técnicas recentes no sentido, primariamente, de diminuí-la. As mais populares e estudadas são as técnicas da utilização de métodos menos traumáticos, com a utilização de seladores vasculares de baixa energia (LigaSure e Bisturi harmônico), além da técnica de fixação por grampeamento, sendo a mais divulgada a técnica de PPH (Procedure for Prolapsed Hemorrhoids).

Logo, a excisão do tecido hemorroidário pode ser realizada por diversas técnicas. O Bisturi harmônico (Ethicon Endo-Surgery) utiliza ondas de ultrassom que permitem a realização de corte e coagulação do tecido hemorroidário com temperaturas mais baixas em um ponto específico, com reduzido efeito térmico lateral. Ao usar eletrocautério, coagulação é alcançada a temperaturas superiores a 150° C, resultando na formação de escaras que cobre e selos da área de sangria. Contudo, em um estudo prospectivo, comparando o bisturi harmônico ao eletrocautério tradicional, o primeiro não mostrou qualquer vantagem em dor pós-operatória, incontinência fecal, tempo operacional, qualidade de vida, ou outras complicações em comparação à hemorroidectomia fechada tradicional.[6] O sistema de selamento de vasos "LigaSure" (Valleylab, Tyco Health Care Group) é uma técnica relativamente nova, a qual utiliza um aparelho de eletrocauterização bipolar. Este sistema teoricamente oferece a possibilidade da realização da hemorroidectomia em um menor tempo e com menos dor no período pós-operatório.

Em um estudo prospectivo, duplo-cego, Chung *et al.* compararam diferentes técnicas excisionais para hemorroidectomia: bipolar, harmônico e tradicional com tesoura. O estudo incluiu 84 pacientes, com hemorroidas de 4º grau. O estudo demonstrou que o bisturi harmônico é tão eficiente, quanto a cirurgia tradicional, na redução do sangramento pós-operatório. Mostrou ainda que o bisturi harmônico é superior aos outros métodos em relação a período pós-operatório. O tempo de recuperação foi similar entre todas as técnicas.[7,8]

Recentemente, uma técnica pouco invasiva tem despertado grande interesse, e alguns estudos já têm sido publicados. Chamada de desarterilização hemorroidária transanal (THD – sigla em inglês) ou Ligadura da artéria hemorroidária guiada por Doppler.

Esta técnica baseia-se na fisiopatologia da doença hemorroidária, descrita por Thomson, em 1975, na qual ele sugere que o prolapso hemorroidário e da mucosa anal é o fator predisponente para o desenvolvimento da doença hemorroidário em vez de ser consequência da mesma. Como resultado do prolapso a drenagem venosa do mamilo hemorroidário ficaria dificultada, levando a uma subsequente dilatação e perda dos ligamentos suspensórios.[9] Em estudos anatômicos recentes foi demonstrado que a artéria retal superior é a única a contribuir com o suprimento arterial do plexo hemorroidário.[10] Foi demonstrado também que pacientes com doença hemorroidária têm os vasos que a nutrem dilatados, e com um aumento do fluxo sanguíneo. E, demonstrando, também, que quanto mais dilatado fica o mamilo o fluxo sanguíneo é proporcionalmente maior, sugerindo ser o fluxo arterial um importante fator na fisiopatologia do desenvolvimento da hiperplasia vascular.[11]

Esta técnica foi descrita inicialmente por Morinaga *et al.*,[12] com relato da utilização do método sem anestesia e observando melhora de todos os aspectos referentes à doença hemorroidária.

A técnica é baseada na obstrução ao fluxo arterial que irriga o plexo hemorroidário, através da identificação arterial guiada por um aparelho de *Doppler*, inserido no reto/canal anal através de um anuscópio especialmente confeccionado para este fim. Na porção distal deste aparelho existe uma pequena janela, que proporciona a possibilidade da sutura da mucosa retal, cerca de 2 a 3 cm acima da linha pectínea. Com uma rotação horária do aparelho, o *probe* determina a exata localização de cada tronco arterial, que são sequencialmente ligados. A redução do fluxo sanguíneo leva teoricamente à diminuição do mamilo.

Esse procedimento anteriormente descrito pode ser complementado com uma mucopexia, deslizando-se a anoscopia em direção ao canal anal e realizando-se suturas contínuas até a linha pectínea com posterior tração de toda esta região cranialmente pelo ponto fixado no início.

Gradualmente esta técnica tem despertado interesse em cirurgiões, com diversos trabalhos já publicados.[13-25]

Em razão do pouco tempo, desde que a técnica de deartearilização foi descrita, a maioria dos trabalhos publicados na literatura é apenas observacional, consistindo em relato de casos ou pequenas séries, realizados por um número muito pequeno de cirurgiões pioneiros no método, levando a uma evidência clínica ainda muito limitada, impossibilitando conclusões definitivas e dificultando muito qualquer tipo de comparação aos métodos já estabelecidos.

Em um estudo retrospectivo, Ratto *et al.* observaram evolutivamente 170 pacientes submetidos à técnica THD. A operação consistiu na desarterialização de seis artérias do plexo hemorroidário em todos os pacientes, e em 56 pacientes (32,9%) complementada por uma pexia da mucosa/submucosa. Os 11 pacientes iniciais foram submetidos ao procedimento cirúrgico com anestesia geral e/ou bloqueio, e nos demais pacientes uma sedação com propofol associado ao fentanil. Os graus das hemorroidas operadas foram: 13 pacientes do 2º grau (7,6%); 141 do 3º grau (82,7%); e 16 do 4º grau (9,6%). Os pacientes foram reavaliados na segunda semana, primeiro e terceiro meses e finalmente com 1 ano de pós-operatório. Ocorreu trombose hemorroidária em quatro pacientes. Não houve relato de dor, nem de incontinência no pós-operatório. Relata ainda parada de sangramento em 159 pacientes (93,5%), e controle do prolapso em 152 pacientes (89,5%). Refere recorrência, com necessidade de nova cirurgia em apenas sete pacientes (4,1%). O autor conclui que o método THD parece ser bastante efetivo, sendo minimamente invasivo e podendo ser realizado em um sistema de *Day Clinic*.[26]

Em uma revisão sistemática das técnicas de desarterialização, com enfoques primários em dor no pós-operatório e recorrência da doença hemorroidária, foram avaliados e incluídos 17 estudos, totalizando 1.996 pacientes. Embora se tenha avaliado uma pobre qualidade na maioria dos estudos, a dor foi relatada em 18,5% dos pacientes, e uma taxa de recorrência de 9% para prolapso, 9,7% para sangramento e 4,7% para dor às evacuações. Não foram relatadas complicações graves. Os autores concluíram que a técnica de desarterialização parece ser uma boa alternativa para o tratamento da doença hemorroidária de 2º e 3º graus, porém necessitando novos estudos comparativos e com maior *follow-up* para estabelecer-se a real indicação desta técnica.[27]

Em um ensaio randomizado comparando a técnica de PPH com a técnica THD, enfatizando resultados em curto prazo e complicações pós-operatórias, foram alocados 16 pacientes para serem submetidos à técnica do PPH, e 23 pacientes à técnica do THD.O objetivo foi avaliar dor e resolução dos sintomas em 1 dia, 1 semana e 3 meses após a cirurgia de hemorroidas dos 3º e 4º graus. Os pacientes, submetidos à técnica do THD, apresentaram significativamente menos dor no 1º dia e na 1ª semana, igualando-se na comparação do 3º mês de pós-operatório. Ocorreram complicações hemorrágicas, necessitando readmissão hospitalar em caráter de urgência em 12% dos pacientes com PPH em 4% dos pacientes com THD. Os autores concluem que ambas as técnicas são tratamentos seguros para hemorroidas dos 3º e 4º graus com taxa de complicações aceitáveis e bom resultado em curto prazo, e que a técnica THD pode tornar-se a de preferência pela menor dor apresentada no pós-operatório, assim como menos invasiva, de melhor aprendizado e menor custo.[28]

Pelos estudos atuais podemos concluir que a técnica de desarterialização parece ser uma técnica, com baixa morbidade e bons resultados em longo prazo, necessitando, contudo, estudos mais impactantes para podermos definir quando e em que casos devemos realizá-la.

Com base nos estudos desenvolvidos até o momento, podemos afirmar que diferentes técnicas cirúrgicas são eficazes para o tratamento da doença hemorroidária. A técnica ideal seria aquela, na qual houvesse uma resolução completa dos sintomas, sem dor e minimamente invasiva, proporcionando um rápido retorno do paciente às suas atividades habituais. Provavelmente com um melhor entendimento da fisiopatologia da doença hemorroidária, área na qual vem sendo verificada uma alteração do colágeno tipo III como um dos fatores do desenvolvimento da doença hemorroidária, poderemos num futuro próximo realizar o tratamento preventivo desta moléstia, assim como associar técnicas cirúrgicas cada vez menos invasivas.

REFERÊNCIAS BIBLIOGRÁFICAS

1. Kaidar-Person O, Person B, Wexner SD. Hemorrhoidal disease: a comprehensive review. J Am Coll Surg. 2007;204(1):102-17.
2. Milligan ETC, Morgan CN, Jones LE, Officer R. Surgical anatomy of the anal canal and the operative treatment of haemorrhoids. Lancet II. 1937:1119-23.
3. Ferguson JA, Heaton JR. Closed hemorrhoidectomy. Dis Colon Rectum. 1959;2:176-9.
4. Barron J. Office ligation treatment of hemorrhoids. Dis Colon Rectum. 1963;6:109-13.
5. Chew SS, Marshall L, Kalish L, Tham J, Grieve DA, Douglas PR, et al. Short-term and long-term results of combined sclerotherapy and rubber band ligation of hemorrhoids and mucosal prolapse. Dis Colon Rectum. 2003;46:1232-7.
6. Khan S, Pawlak SE, Eggenberger JC, Lee CS, Szilagy EJ, Wu JS, et al. Surgical treatment of hemorrhoids: prospective, randomized trial comparing closed excisional hemorrhoidectomy and the Harmonic Scalpel technique of excisional hemorrhoidectomy. Dis Colon Rectum. 2001 Jun;44(6):845-9.
7. Chung YC, Wu HJ. Clinical experience of sutureless closed hemorrhoidectomy with LigaSure. Dis Colon Rectum. 2003;46:87-92.
8. Chung CC, Ha JP, Tai YP, Tsang WW, Li MK. Double-blind, randomized trial comparing Harmonic Scalpel hemorrhoidectomy, bipolar scissors hemorrhoidectomy, and scissors excision: ligation technique. Dis Colon Rectum. 2002;45:789-94.

9. Thomson WH. The nature of haemorrhoids. Br J Surg. 1975;62:542-52.
10. Aigner F, Bodner G, Conrad F, Mbaka G, Kreczy A, Fritsch H. The superior rectal artery and its branching pattern with Regard to its clinical influence on ligation techniques for internal hemorrhoids. Am J Surg. 2004;187:102- 8.
11. Aigner F, Bodner G, Gruber H, Conrad F, Fritsch H, Margreiter R, et al. The vascular nature of hemorrhoids. J Gastrointest Surg. 2006;10:1044-50.
12. Morinaga K, Hasuda K, Ikeda T. A novel therapy for internal hemorrhoids: ligation of the hemorrhoidal artery with a newly devised instrument (Moricorn) in conjunction with a Doppler flow meter. Am J Gastroenterol. 1995;90:610-3.
13. Sohn N, Aronoff JS, Cohen FS, Weinstein MA. Transanal hemorrhoidal dearterialization is an alternative to operative hemorrhoidectomy. Am J Surg. 2001;182:515-9.
14. Charúa Guindic L, Fonseca Muñoz E, García Pérez NJ, Osorio Hernández RM, Navarrete Cruces T, Avendaño Espinosa O, et al. Hemorrhoidal dearterialization guided by Doppler. A surgical alternative in hemorrhoidal disease management. Rev Gastroenterol Mex. 2004;69:83-7.
15. Bursics A, Morvay K, Kupcsulik P, Flautner L. Comparison of early and 1-year follow-up results of conventional hemorrhoidectomy and hemorrhoid artery ligation: a randomized study. Int J Colorectal Dis. 2004;19:176-80.
16. Ramirez JM, Gracia JA, Aguilella V, Elia M, Casamayor MC, Martinez M. Surgical management of symptomatic haemorrhoids: to cut, to hang or to strangle? A prospective randomized controlled trial. Colorectal Dis. 2005;7:52.
17. Ramirez JM, Aguilella V, Elía M, Gracia JA, Martínez M. Doppler-guided hemorrhoidal artery ligation in the management of symptomatic hemorrhoids. Rev Esp Enferm Dig. 2005;97:97-103.
18. Felice G, Privitera A, Ellul E, Klaumann M. Doppler-guided hemorrhoidal artery ligation: an alternative to hemorrhoidectomy. Dis Colon Rectum. 2005;48:2090-3.
19. Scheyer M, Antonietti E, Rollinger G, Mall H, Arnold S. Doppler-guided hemorrhoidal artery ligation. Am J Surg. 2006;191:89-93.
20. Greenberg R, Karin E, Avital S, Skornick Y, Werbin N. First 100 cases with Doppler-guided hemorrhoidal artery ligation. Dis Colon Rectum. 2006;49:485-9.
21. Wallis de Vries BM, van der Beek ES, de Wijkerslooth LR, van der Zwet WC, van der Hoeven JA, Eeftinck Schattenkerk M, et al. Treatment of grade 2 and 3 hemorrhoids with Doppler-guided hemorrhoidal artery ligation. Dig Surg. 2007;24:436-40.
22. Abdeldaim Y, Mabadeje O, Muhammad KM, Mc Avinchey D. Doppler-guided haemorrhoidal arteries ligation: preliminar clinical experience. Ir Med J. 2007;100:535-7.
23. Arnold S, Antonietti E, Rollinger G, Scheyer M. Doppler ultrasound assisted hemorrhoid artery ligation. A new therapy in symptomatic hemorrhoids. Chirurg. 2002;73:269 -73.
24. Lienert M, Ulrich B. Doppler-guided ligation of the hemorrhoidal arteries. Report of experiences with 248 patients. Dtsch Med Wochenschr. 2004;129:947-50.
25. Narro JL. Hemorrhoid therapy with Doppler guided hemorrhoidal artery ligation via proctoscope KM-25. A new alternative to hemorrhoidectomy and rubber band ligation? Zentralbl Chir. 2004;129:208-10.
26. Ratto C, Donisi L, Parello A, Litta F, Doglietto G. Evaluation of transanal hemorrhoidal dearterialization as a minimally invasive therapeutic approach to hemorrhoids. Dis Colon Rectum. 2010 May;53(5):803-11.
27. Giordano P, Overton J, Madeddu F, Zaman S, Gravante G. Transanal hemorrhoidal dearterialization: a systematic review. Dis Colon Rectum. 2009;52:1665-71.
28. Festen S, van Hoogstraten MJ, van Geloven AA, Gerhards MF. Treatment of grade III and IV haemorrhoidal disease with PPH or THD: a randomized trial on postoperative complications and short-term results. Int J Colorectal Dis. 2009;24:1401-5.

SEÇÃO 52-6

EVOLUÇÃO E RESULTADOS DAS TÉCNICAS DE DESARTERIALIZAÇÃO HEMORROIDÁRIA

Carlos Mateus Rotta ▪ Lara Souza Lemos
Gabriel Barbosa Huszcz ▪ Made William Suarta

A doença hemorroidária é uma das enfermidades mais comuns no ambulatório de coloproctologia. Estima-se que nos países industrializados aproximadamente 50% dos indivíduos com mais de 50 anos desenvolverão ou já desenvolveram algum sintoma relacionado à doença hemorroidária e, portanto, trata-se de uma enfermidade com peso significativo para a medicina, as entidades públicas e privadas de saúde, operadoras de planos de saúde e o mercado econômico em geral. Portadores da doença em estágio inicial podem-se beneficiar de medidas conservadoras, todavia, a doença em estágio mais avançado necessita, na maioria das vezes, de tratamento cirúrgico.

Atualmente, os métodos cirúrgicos convencionais mais utilizados no tratamento da doença hemorroidária são as técnicas de hemorroidectomia aberta de Milligan-Morgan ou fechada de Ferguson, que cursam com baixas complicações pós-operatórias, bons resultados em termos de resolução da doença e índices de recidiva aceitáveis. Todavia, esses procedimentos apresentam como principal problemática a intensa dor pós-operatória e o período prolongado de afastamento das atividades cotidianas, questões decorrentes da ferida cirúrgica no anoderma, região rica em terminações nervosas sensitivas. O medo da conhecida dor pós-operatória faz com que muitos pacientes evitem o tratamento cirúrgico, preferindo continuar convivendo com os sintomas da doença, que tendem a piorar ao longo do tempo.

Em busca da redução dos inconvenientes característicos da hemorroidectomia convencional, a partir da década de 1990, foram propostos novos métodos de tratamento cirúrgico, entre eles a anorretopexia mecânica, através da qual se realiza a ressecção de um manguito circular de mucosa e submucosa na região inferior do reto, reconstituindo e fixando as bordas de mucosa retal remanescente com sutura mecânica circular. Como neste caso não se realizam incisões na mucosa do canal anal, os pacientes evoluem com poucos sintomas dolorosos pós-operatórios. Porém, podem ocorrer complicações graves, como a hemorragia e perfuração da parede retal, apresentando também maiores índices de recidiva em longo prazo, quando comparados aos da hemorroidectomia convencional.

O Surgimento da Desarterialização Hemorroidária se iniciou, em 1995, foi introduzida a ligadura da artéria hemorroidária guiada por Doppler, com o objetivo de interromper diretamente o fluxo sanguíneo sobre os ramos arteriais hemorroidários, evitando a penetração profunda da sutura na parede retal, assim foi criada e proposta a técnica da desarterialização hemorroidária.

Através desse método é possível interromper o fluxo sanguíneo sobre os ramos distais, evitando incisões cirúrgicas abaixo da linha pectínea, principal causa da dor pós-operatória do tratamento cirúrgico convencional - hemorroidectomias aberta e fechada. A desarterialização hemorroidária associada à pexia retal, englobando as camadas mucosa e submucosa, permite a fixação e, consequentemente, a correção de prolapso dos mamilos hemorroidários internos.

Um estudo utilizando a técnica de desarterialização com pexia alta no tratamento da doença hemorroidária, realizado no Hospital Escola da Faculdade de Medicina da Universidade de Mogi das Cruzes (UMC), com duração de sete anos, mostrou que a técnica pode ser realizada nos diferentes graus da classificação de Golliger, sendo que em 20% dos casos houve opção pela complementação do procedimento com a ressecção de mamilos externos e/ou plicomas não patológicos, porém intolerados pelo paciente.

A opção pelo tratamento cirúrgico da doença hemorroidária e a justificativa da técnica_devem ter como principais preceitos: proporcionar a remissão completa dos sintomas, execução técnica simplificada, custo acessível, boa tolerância por parte dos pacientes e oferecer baixos índices de complicações pós-operatória e de recidiva.

A desarterialização hemorroidária seletiva tem como proposta tratar a doença hemorroidária através da interrupção do fluxo sanguíneo direcionado ao plexo hemorroidário e à diminuição do prolapso mucoso por meio da pexia retal e canal anal, envolvendo mucosa e submucosa, restabelecendo a anatomia anorretal normal.

Com a interrupção do fluxo sanguíneo arterial para o plexo venoso hemorroidário através de ligadura arterial, guiada por Doppler, e fixação do excesso de mucosa retal prolapsada no interior do reto. A desarterialização com pexia alta cursa com baixos índices de complicações, diminuição da dor e do sangramento no pós-operatório. Tal procedimento não oferece risco como uma anastomose retorretal ultrabaixa em um reto sem preparo prévio e, ainda, sem a proteção de um estoma proximal, o que poderia ocasionar o desenvolvimento de infecções abdominopélvicas graves.

Em contrapartida, mesmo sem registros de complicações graves, podem ocorrer como queixas pós-operatórias da desarterialização hemorroidária seletiva: dor anorretal, tenesmo, retenção urinária e, mais raramente, sangramento. Como complicações tardias podem ocorrer trombose e/ou papila hipertrófica. Este procedimento apresenta índices de recidiva aceitáveis, sendo mais comuns nos portadores de hemorroidas do grau IV.

Foram registrados casos na literatura de abscessos, possivelmente relacionados à execução da técnica de forma inadequada, tendo sido atingida a musculatura anorretal durante a realização do *lifting*. Em toda nossa experiência de mais de 12 anos nunca tivemos um único abscesso.

Para a correta realização do procedimento é fundamental a utilização de anuscópio próprio para esta cirurgia, equipamento Doppler, lanterna e agulha com características específicas.

O anuscópio deve oferecer janela operatória que permita a visualização e ligadura arterial de forma segura (Fig. 52-6-1).

O transdutor eco acústico (Doppler) apropriado deve ser capaz de captar as ondas emitidas mesmo por pequenos ramos localizados na superfície da parede retal, aumentando a precisão da ligadura dos vasos. Recomenda-se o Doppler de 20 MHz.

A lanterna focal tem como objetivo fornecer a melhor iluminação possível na visibilização do alvo cirúrgico e faz-se necessária, pois a iluminação fornecida pelo foco cirúrgico padrão é insuficiente para este fim.

Recomenda-se a utilização de agulha com calibre 25, 26 ou 27, cilíndrica, curva de 5/8 de circunferência, acoplada a fio monofilamentar absorvível 2-0, para evitar o aprofundamento da agulha até a camada muscular.

O uso do Doppler para localização exata de onde passa cada ramo arterial faz com que a sutura e a posterior pexia da mucosa retal sejam realizadas exatamente sobre o vaso ao longo do eixo longitudinal do reto (Fig. 52-6-1), deixando um espaço livre entre cada pexia. Esse preceito diminui a chance do bloqueio completo do fluxo venoso pelo plexo venoso hemorroidário, responsável pelos casos pós-operatórios de trombose hemorroidária externa. Ou seja, o intervalo entre os pontos e a pexia longitudinal reduz a possibilidade de obliteração total da luz do reto.

O anuscópio apropriado e a luz focal facilitam a aplicação dos pontos transfixantes sob visão direta. Por não haver ressecção de um manguito da mucosa e submucosa retal, a possibilidade de se seccionar completamente a parede retal inexiste.

SELETIVIDADE

A possibilidade de se identificar e se realizar a desarterialização individual de cada ramo arterial (1 a 6 ramos) pode explicar as diferenças no número de ligaduras quando se compara a técnica de desarterialização seletiva à pexia alta com outros métodos de desarterialização e ligadura elástica (onde não é possível identificar com precisão exata o local no qual passa o ramo arterial). Pela seletividade na localização dos ramos arteriais, o número de pontos aplicados (ligaduras) varia segundo os diferentes pacientes.

Em trabalho realizado por Rotta *et al.* (2021), quando comparado o número de mamilos operado entre a técnica THD e a desarterialização seletiva com pexia alta, revelou-se que na primeira a cirurgia é sempre realizada nos seis mamilos, isto é, 100%, enquanto na desarterialização seletiva com pexia alta as cirurgias foram realizadas em apenas um mamilo em 2,2% dos pacientes, dois mamilos em 16,48%, três mamilos em 43,96%, quatro mamilos em 31,87%, cinco mamilos 5,49% e, em nenhuma das vezes necessitou ser realizada nos seis mamilos hemorroidários.

Quanto às localizações dos mamilos operados no paciente em posição de litotomia, o mamilo na posição de 1 hora teve 6,04% de intervenção, 3 horas 80,21% de intervenção, 5 horas

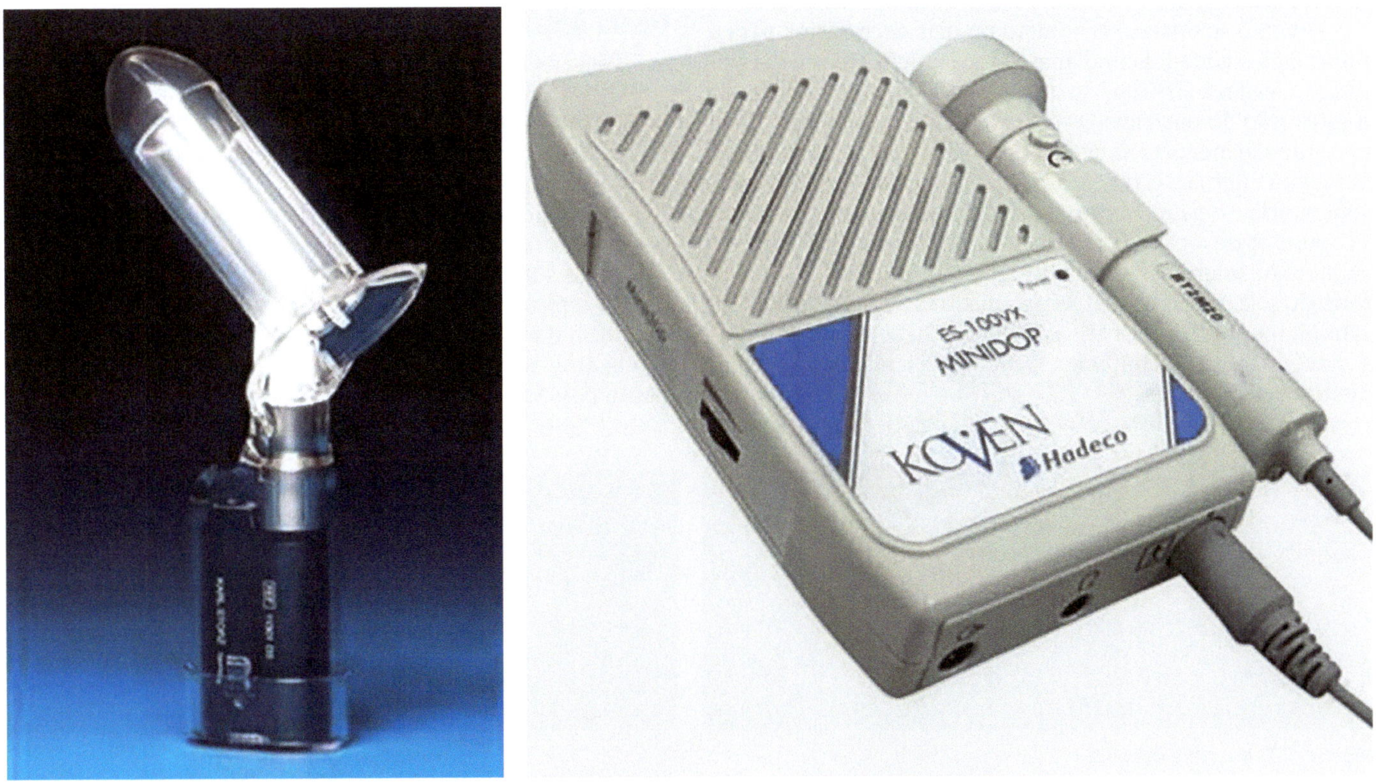

Fig. 52-6-1. Endopex – anuscópio próprio para desarterialização com iluminação especial e Doppler 20MHZ.

53,29% de intervenção, 7 horas 85,71% de intervenção, 9 horas 8,79% de intervenção e 11 horas 79,67% de intervenção. Portanto, as posições de 3, 7 e 11 horas foram as que mais necessitaram da desarterialização, em consonância com o trabalho clássico "*Surgical anatomy of the anal canal and the operative treatment of haemorrhoids*" de Milligan ET, Morgan CN, Jones LE *et al.*, publicado no Lancet, em 1937.

Também foi observado que os agrupamentos de mamilos submetidos à desarterialização seletiva com pexia alta foram: 3, 5, 7 e 11 em 25,27%; 5, 7 e 11 em 4,94%; 3, 5 e 7 em 3,29%; 5 e 11 em 3,29%; 3 e 7 em 2,74%.

Em relação à sintomatologia, quando comparada a desarterialização com pexia alta seletiva com a não seletiva temos que a dor foi referida em 11,8% dos casos nos quais foi realizada a técnica não seletiva e em 10,4% dos casos nos quais foi realizada a técnica na seletiva, com nível de significância de $p < 0,03$; tenesmo intenso em 23,6% da técnica não seletiva e 3,8% na técnica seletiva, com nível de significância de $p < 0,00000002$; sangramento em 2,7% na não seletiva e 0,5% na seletiva, com nível de significância de $p < 0,001$; trombose em 5,5% na não seletiva e 0,5% na seletiva, com nível de significância de $p < 0,000006$; recidiva em 5,5% na não seletiva e 5% na seletiva, com nível de significância de $p < 0,4$.

ANESTESIA E RECUPERAÇÃO

A desarterialização pode ser realizada sob anestesia troncular, máscara laríngea, anestesia local e associação de sedação com anestesia local.

A realização dessa técnica em nível ambulatorial pode ocorrer em local adequado e com indicação precisa; as indicações são para pacientes com doença hemorroidária graus II e III e no máximo três mamilos sem outras doenças graves associadas.

Quando se observa o número de dias necessários para o retorno às atividades cotidianas, dor e complicações pós-operatórias levam a um impacto de custo/efetividade, melhorando a satisfação do paciente. Os custos diretos médios totais por paciente são menores na cirurgia em Hospital Dia quando comparados à internação, porém são essenciais o exame clínico pré-operatório e a classificação da hemorroidas para elegibilidade.

Apesar de a classificação ser importante, o tamanho e o número de mamilos a serem tratados são fundamentais, para que não seja necessário fazer mais que três desarterializações. A implementação da cirurgia ambulatorial para hemorroidas é viável, segura e econômica, podendo ser realizada em pacientes selecionados.

PASSO A PASSO DO PROCEDIMENTO

Identificação dos Mamilos Adoecidos

Realizar a identificação dos mamilos hemorroidários adoecidos através da **Manobra de Rotta**, que consiste na introdução via anal de duas gazes secas dobradas e presas à pinça Allis, sem qualquer produto que facilite a sua introdução, para simulação do processo de evacuação, que revelará as localizações dos mamilos que se prolapsam (Fig. 52-6-2).

Introdução do Anuscópio

Fazer o toque retal com gel à base de hialuronato de sódio – visando à hidratação e preservação da mucosa – e introduzir, cuidadosamente, anuscópio próprio para a realização do procedimento com a janela operatória voltada para a posição do mamilo a ser tratado, até atingir a porção inferior do reto, aproximadamente sete centímetros acima da borda anal.

Localização do Alvo Cirúrgico

Utilizando aparelho Doppler, preferencialmente de 20 MHz (mais adequado para localização de fluxos na submucosa), identificar a posição exata do fluxo arterial aumentado através do sinal acústico.

Realização da Ligadura Arterial

Após a identificação precisa do *locus* no qual será realizada a ligadura arterial, utilizando porta-agulha com agulha com calibre 25 ou 26, cilíndrica, curva de 5/8 de circunferência, acoplada a fio monofilamentar absorvível 2-0, aplicar dois pontos transfixantes em "X" amarrados manualmente no local.

Pexia Alta

Após a ligadura em "X", realizar sutura contínua cranial com duas passadas de 1 cm de distância cada, seguidas de nova amarradura manual.

Lifting

Tendo sido realizado o chuleio cranial, o prolapso mucoso deve ser corrigido por sutura contínua, abrangendo apenas mucosa e submucosa sob visão direta no sentido longitudinal do reto no sentido craniocaudal, chegando até 1 cm de distância da parte superior da linha pectínea, concluindo o *lifting* através da amarradura manual do primeiro ao último ponto passado.

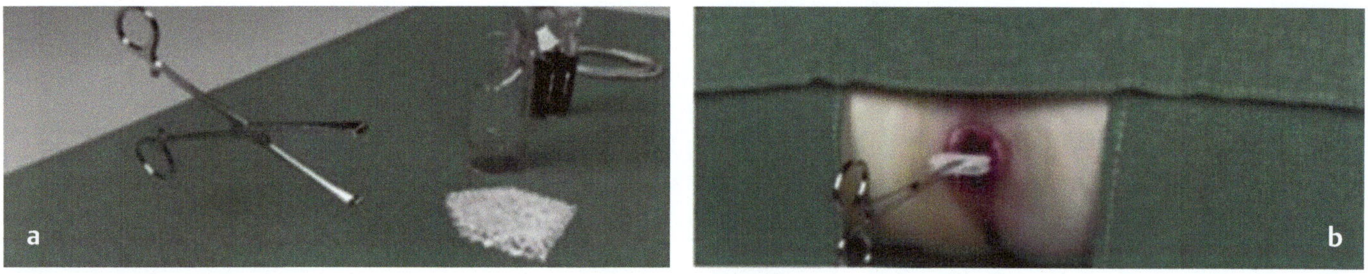

Fig. 52-6-2. Manobra de Rotta.

Plicomas e Hemorroidas Externas

Quando associada a plicomas, mamilos externos e/ou plicomas fazemos a ressecção dos mesmos com utilização de *laser* de CO².

Com o advento do *laser* de CO² ultrapulsado, a sua utilização foi aceita por haver redução significativa ou até mesmo definitiva da problemática de exposição da mucosa do canal anal e da borda anal e pele perianal ao dano térmico lateral, carbonização e efeito inflamatório pós-operatório.

Este novo recurso é recomendado e pode ser utilizado para ressecção de plicomas não tolerados e hemorroidas externas, evitando sangramentos e promovendo uma cirurgia mais limpa, e facilitando a cicatrização, porém para estas ressecções podem-se também usar outros materiais mais convencionais, mas com danos térmicos laterais e maior demora na cicatrização.

A opção cirúrgica para o tratamento da Doença Hemorroidária deve proporcionar a remissão completa dos sintomas, execução de técnica simples, ter custo acessível, ser bem tolerada e cursar com baixos índices de complicações e de recidiva.

A desarterialização hemorroidária seletiva tem como proposta tratar a doença hemorroidária pela interrupção do fluxo sanguíneo ao plexo hemorroidário doente e redução do prolapso mucoso pela pexia (mucosa e submucosa), restabelecendo a anatomia anorretal normal. O procedimento leva a esses objetivos pela interrupção do fluxo sanguíneo arterial para o plexo venoso hemorroidário através de ligadura arterial dirigida por Doppler e fixação do excesso de mucosa retal prolapsada no interior do reto. A desarterialização hemorroidária seletiva cursa com baixos índices de complicações e sem complicações graves. Como queixas pós-operatórias mais frequentes, dor anorretal, tenesmo e retenção urinária e, mais raramente, sangramento. Como complicação tardia Trombose e papila hipertrófica, sem nenhuma complicação grave. Cursa com índices de recidiva aceitáveis, sendo mais comum nos portadores de Hemorroidas do 4º grau. Sendo indicada sempre que houver necessidade do tratamento cirúrgico.

BIBLIOGRAFIA

Altomare DF, Roveran A, Pecorella G, Gaj F, Stortino E. The treatment of hemorrhoids: guidelines of the Italian Society of Colorectal Surgery. Tech Coloproctol. 2006;10(03):181-6.

Ascanelli S, Solari S, Rubbini M, Aisoni F, Forini ME, Carcoforo P. Impact of Ambulatory Surgery for Hemorrhoidal Disease on Clinical Outcomes and Institutional Costs. J Coloproctol. 2021;41(1): 014-022.

Bellio G, Pasquali A, Schiano DI, Visconte M. Stapled Hemorrhoidopexy: Results at 10-Year Follow-up. Dis of Colon Rectum. 2018;61(4):491-8.

Cantero R, María Balibrea J, Ferrigni C, García Pérez JC, Pérez R, Luffiego Á, et al. Desarterialización hemorroidal transanal guiada por Doppler. Una alternativa en el tratamiento de las hemorroides. Cirugía Española. 2008;83(5):252-5.

Cataldo P, Ellis CN, Gregorcyk S, Hyman N, Buie WD, Church J, et al. Practice Parameters for the Management of Hemorrhoids (Revised). Dis Colon Rectum. 2005;48(2):189-94.

Davis BR, Lee-Kong SA, Migaly J, Feingold DL, Steele SR. The American Society of Colon and Rectal Surgeons Clinical Practice Guidelines for the Management of Hemorrhoids. Dis Colon Rectum. 2018;61(3):284-92.

Ferguson JA, Heaton RJ. Closed hemorrhoidectomy. Dis Colon Rectum. 1959;2(2):176-9.

Ferrandis C, De Faucal D, Fabreguette JM, Borie F. Efficacy of Doppler-guided hemorrhoidal artery ligation with mucopexy, in the short and long terms for patients with hemorrhoidal disease. Techniq Coloproctol. 2020;24(2):165-71.

Figueiredo MN, Campos FG. Doppler-guided hemorrhoidal dearterialization/transanal hemorrhoidal dearterialization: Technical evolution and outcomes after 20 years. W J Gastrointest Surg. 2016;8(3):232.

Giordano P, Nastro P, Davies A, Gravante G. Prospective evaluation of stapled haemorrhoidopexy versus transanal haemorrhoidal dearterialization for stage II and III haemorrhoids: three-year outcomes. Techniq Coloproctol. 2011;15(1):67-73.

Giordano P, Schembari E. Transanal Hemorrhoidal Dearterialization (THD) Anolift-Prospective Assessment of Safety and Efficacy. Frontiers Surg. 2021;8.

Goligher JC Ed. Surgery of the anus, rectum and colon. 5. Aufl age. W. B. Saunders; 1983.

Gupta PJ, Kalaskar S, Taori S, Heda PS. Doppler-guided hemorrhoidal artery ligation does not offer any advantage over suture ligation of grade 3 symptomatic hemorrhoids. Techniq Coloproctol. 2011; 15(4):439-44.

Johanson JF, Sonnenberg A. The prevalence of hemorrhoids and chronic constipation. Gastroenterology. 1990; 98(2):380-6.

Kaidar-Person O, Person B, Wexner SD. Hemorrhoidal Disease: A Comprehensive Review. J Am Coll Surgeons. 2007;204(1):102-17.

Lienert M, Ulrich B. [Doppler-guided ligation of the hemorrhoidal arteries. Report of experiences with 248 patients]. Dtsch Med Wochenschr. 2004;129(17):947-50.

Longo A. Treatment of hemorrhoidal disease by reduction of mucosa and hemorrhoidal prolapse with a circular suturing device: a new procedure. In: Proceedings of the sixth world congress of endoscopic surgery,. Bologna, Italy: Monduzzi Publishing Co. 1998. p. 777-84.

Monte AI. Colour Doppler-guided Haemorrhoidal Artery Ligation: a possible evolution of Transanal Haemorrhoidal Dearterialisation. La Clinica terapeutica. 2021;172(4).

Morinaga. A novel therapy for internal hemorrhoids: ligation of the hemorrhoidal artery with a newly devised instrument (Moricorn) in conjunction with a Doppler flowmeter. Am J Gastroenterol. 2015;90(4).

Pol RA, van der Zwet WC, Hoornenborg D, Makkinga B, Kaijser M, Eeftinck Schattenkerk M, et al. Results of 244 Consecutive Patients with Hemorrhoids Treated with Doppler-Guided Hemorrhoidal Artery Ligation. Digestive Surgery. 2010;27(4):279-84.

Ratto C, Campennì P, Papeo F, Donisi L, Litta F, Parello A. Transanal hemorrhoidal dearterialization (THD) for hemorrhoidal disease: a single-center study on 1000 consecutive cases and a review of the literature. Techniq Coloproctol. 2017;21(12):953-62.

Rotta CM, Drago S, Sousa Jr AHS, Martinez CAR, Bernardino MCC. Selective Hemorrhoidal Dearterialization with High Mucopexy in the Surgical Treatment of Hemorrhoidal Disease. J Coloproctol. 2021; 41(03):234-41.

Rotta CM, Machado LR, Uwada PM, Mizael RD, Faxina RO, Bittencourt G, et al. Postoperative results of 407 patients submitted to Doppler-guided transanal hemorrhoidal dearterialization. J Coloproctol. 2019;39(3):11-16.

Rotta CM, Moraes FO, Neto AFV, Rotta TCA, Gregório JVAM, Jacomo AL, et al. Doppler-guided hemorrhoidal artery ligation with rectal mucopexy technique: initial evaluation of 42 cases. J Coloproctol (Rio de Janeiro) [online]. 2012;32(04).

Takada S, Tsunoda A, Takahashi T, Kusanagi H. Early postoperative outcomes of a novel nonexcisional technique using aluminum

potassium sulfate and tannic acid sclerotherapy with mucopexy on patients with grade III hemorrhoids. Ann Coloproctol. 2022;38(4):290-6.
Ul Ain Q, Bashir Y, Eguare E. Evaluation of the effectiveness and patients' contentment with transanal haemorrhoidal artery dearterialisation and mucopexy (THD) for treatment of haemorrhoidal disease: a 6-year study. Irish J Med Sci (1971). 2017;187(3):647-55.
Venara A, Podevin J, Godeberge P, Redon Y, Barussaud ML, Sielezneff I et al. A comparison of surgical devices for grade II and III hemorrhoidal disease. Results from the LigaLongo Trial comparing transanal Doppler-guided hemorrhoidal artery ligation with mucopexy and circular stapled hemorrhoidopexy. Internat J Colorectal Dis. 2018;33 (10):1479-83.
Vincent de Parades, et al. Surgical anatomy of the anal canal, and the operative. Mogi das Cruzes – SP- Brasil: Research Gateio Prestes 240. 1937.
Zagriadskiĭ EA. [Trans-anal disarterization of internal hemorrhoids under Doppler control with mucopexy and lifting in treatment of stage III-IV hemorrhoids]. Khirurgiia. 2018;2.

SEÇÃO 52-7

PROLAPSO MUCOSO RETAL: DIAGNÓSTICO E TRATAMENTO

Francisco Sergio Pinheiro Regadas Filho ▪ Francisco Sergio Pinheiro Regadas

INTRODUÇÃO

O prolapso mucoso retal caracteriza-se pelo deslizamento da mucosa retal através do canal anal, podendo ou não exteriorizar-se completamente e sem que haja evidência de doença hemorroidária associada. Em seu processo de formação, inicia-se habitualmente pela mucosa da parede anterior, seguindo-se a descida da mucosa dos demais quadrantes, quando não tratado na fase inicial. Nos casos mais avançados, o prolapso mucoso circular associa-se à intussuscepção retal que consiste na invaginação da parede do Reto sem protrusão além do canal anal.[1] Esta disfunção ocorre usualmente em pacientes já portadores da síndrome do descenso perineal, descrita por Parks, em 1966, que ocorre devido à alteração do assoalho pélvico relacionada aos músculos, ligamentos, fáscia e nervos, cuja etiologia é complexa e multifatorial, podendo estar relacionada com constipação crônica, cirurgia pélvica prévia, indivíduos idosos com atonia e relaxamento dos esfíncteres anais e pessoas do sexo feminino, sobretudo quando submetidas a múltiplos partos por via vaginal.[2]

A síndrome do descenso perineal caracteriza-se pela descida do assoalho pélvico mesmo quando o paciente se encontra em repouso. O orifício anal permanece abaixo de sua posição habitual, podendo atingir ou mesmo ultrapassar o nível das tuberosidades isquiáticas nos casos mais avançados e/ou quando o examinador solicita para o paciente realizar esforço. Ao toque retal, o tônus esfincteriano encontra-se reduzido, o canal anal curto ou ausente, sendo o músculo puborretal facilmente tracionável digitalmente. À anuscopia, identifica-se a mucosa retal prolapsando pela luz do anuscópio.

Em geral, estes pacientes portadores de prolapso mucoso apresentam distúrbio no processo evacuatório, podendo ser em grande ou pequena intensidade. Alguns indivíduos permanecem por vários dias sem apresentarem qualquer desejo para evacuar, enquanto outros já apresentam desejo para evacuar, mas não conseguem expelir o bolo fecal. Permanecem então realizando esforço, provocando em vez do bolo fecal, a entrada da mucosa da parede anterior do Reto para dentro do canal anal, e tal fenômeno vai acentuando-se em frequência e intensidade até que, após algum tempo, a mucosa passa a alojar-se constantemente dentro do canal anal, provocando relaxamento do tônus dos músculos esfincterianos e, em consequência, perda da eficácia do reflexo pós-defecação. A redução do tônus implica na entrada da mucosa retal dentro do canal anal, seguindo-se à evacuação, ocluindo assim o canal anal e impedindo a progressão normal do bolo fecal. Sua presença no interior do canal anal desperta o desejo evacuatório, fazendo com que o indivíduo se esforce, elevando a pressão intra-abdominal e em consequência a mucosa adentra mais ainda através do canal anal; forma-se assim um ciclo vicioso, ocasionando disquesia, tenesmo e desconforto anal.

DIAGNÓSTICO

Quadro Clínico

Os sintomas clínicos apresentados pelos pacientes têm grande relevância, pois constituem-se os verdadeiros parâmetros para a indicação cirúrgica dos prolapsos mucosos circulares. É frequente observarem-se indivíduos com importantes alterações anatômicas do períneo, incluindo o prolapso mucoso, sem, no entanto, apresentarem um quadro clínico que justifique a indicação cirúrgica. O sintoma inicial é discreta dificuldade para evacuar (disquesia). No entanto, com a evolução do prolapso, os sintomas tornam-se mais evidentes, evoluindo com disquesia intensa, tenesmo e exteriorização da mucosa durante a evacuação, caracterizando a síndrome da defecação obstruída (SDO). À medida que aumenta o tamanho do prolapso, com exteriorização circunferencial, a mucosa pode tornar-se edemaciada e até friável, resultando em sangramento durante a evacuação, sintoma já frequente em pacientes portadores de varizes hemorroidárias associada.

Exame Proctológico

Consiste na inspeção da região perianal, no toque retal e na anorretossigmoidoscopia e também se reveste de grande importância, pois possibilita avaliar a intensidade do prolapso além de detectar outras alterações anátomo-funcionais inerentes ao segmento anorretal. Um exame proctológico rigoroso é, portanto, indispensável nestes pacientes, pois a ressecção circular da mucosa é indicada somente se não houver concomitância de outras doenças anorretais, sobretudo as hemorroidas.

Inspeção Anal

Deve-se realizar a inspeção anal de forma estática e dinâmica no sentido de observar-se a existência de descenso perineal e/ou prolapso mucoso. Usualmente, há intenso relaxamento com descida dos músculos perineais, permanecendo o orifício anal, na maioria das vezes, ao nível das tuberosidades isquiáticas. Quando a mucosa é exteriorizada por esforço físico, observa-se a presença de pregas longitudinais que se irradiam do centro para a periferia e não ultrapassam 5 cm de comprimento. Quando comprimido delicadamente entre o polegar e o indicador, o tecido prolapsado apresenta-se duro, correspondendo a uma dupla camada de mucosa retal. Sua superfície externa continua diretamente com a pele da margem anal (Fig. 52-7-1). Estes sinais o diferenciam do prolapso retal completo ou procidência, que se caracteriza, por sua

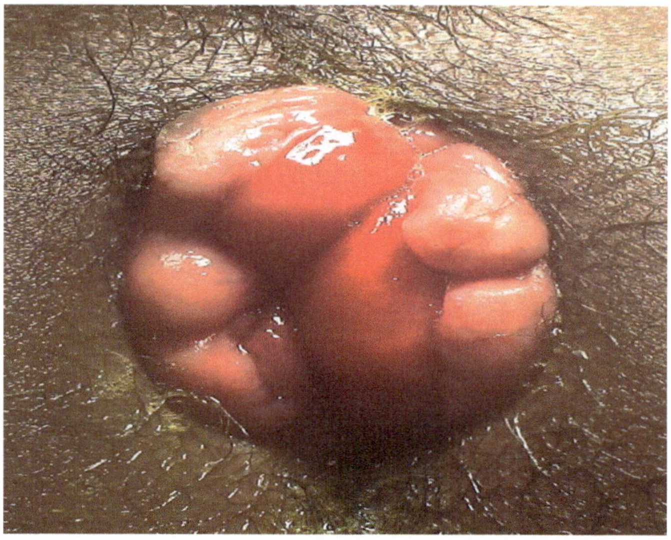

Fig. 52-7-1. Prolapso mucoso circular.

vez, pela invaginação de toda a parede do intestino através do canal anal. As pregas da mucosa são circulares, o segmento exteriorizado é maior e apresenta consistência mais firme e uma maior espessura.

Toque Retal

Os esfíncteres anais são frequentemente hipotônicos, o ângulo anorretal permanece reduzido ou ausente, e o canal anal encurtado. É importante avaliar digitalmente se há presença associada de anorretocele.

Anuscopia

A mucosa encontra-se frequentemente edemaciada, raramente friável e deslizando facilmente para o interior do anuscópio. Sempre solicitar para o paciente realizar esforço evacuatório no sentido de identificar-se o grau do prolapso mucoso.

Exames Complementares

- *Manometria anal:* é mandatória a avaliação da pressão dos esfíncteres anais interno e externo para identificar o grau de hipotonia e avaliar o reflexo retoesfinctérico para identificar se o paciente apresenta reflexo normal ou se é portador de *anismus*, pois se identificar esta disfunção, deverá ser inicialmente tratado através de sessões de *biofeedback*.
- *Ecodefecografia ou defecografia:* é fundamental a avaliação dinâmica com exames de imagem no sentido de identificar e quantificar o tamanho da intussuscepção como demonstrado no exame de ecodefecografia (Fig. 52-7-2,) ou se existe associação à anorretocele (Fig. 52-7-3), avaliando ainda o grau destas disfunções.

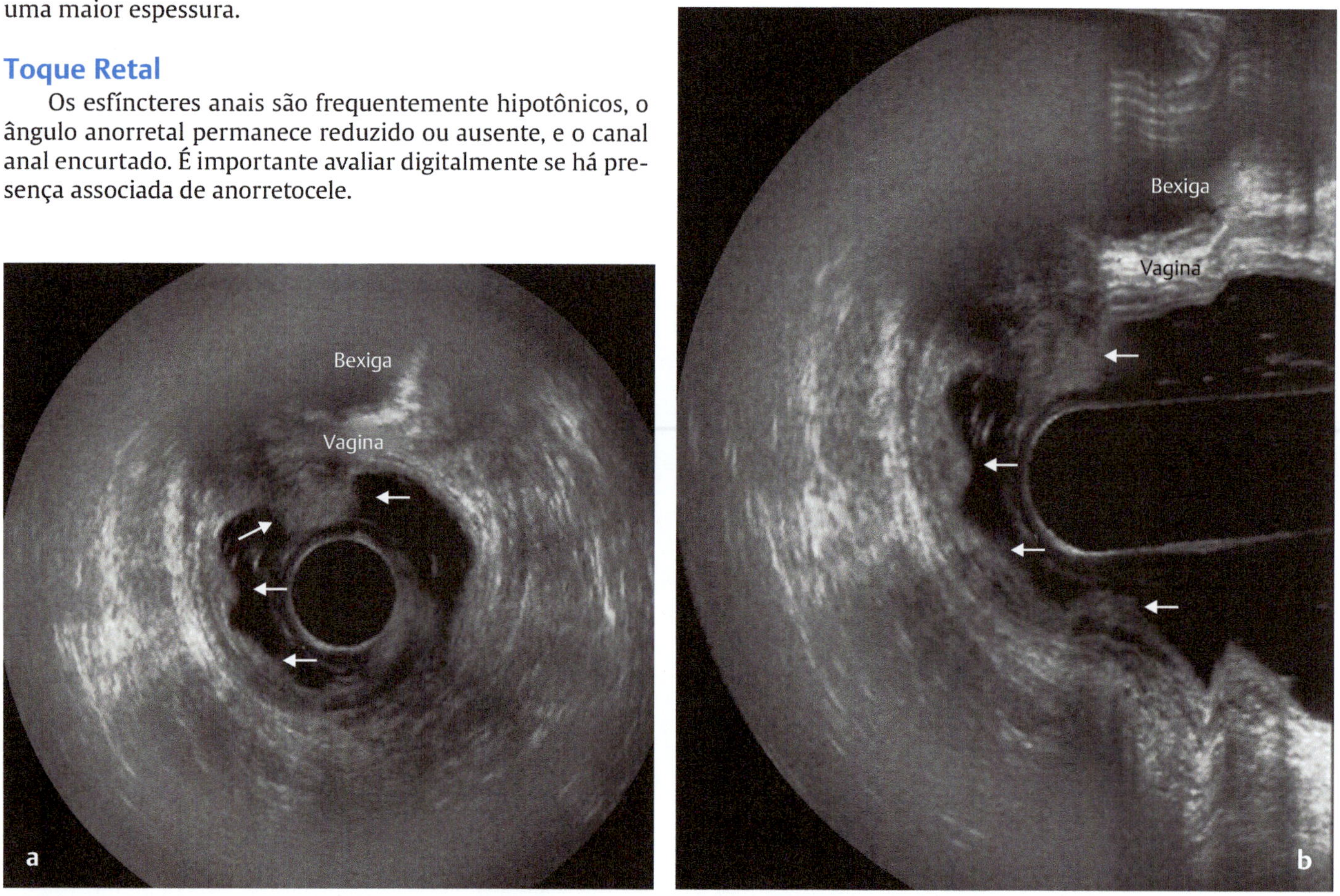

Fig. 52-7-2. Intussuscepção retal anterior (ecodefecografia). (a) Plano axial. (b) Plano sagital.

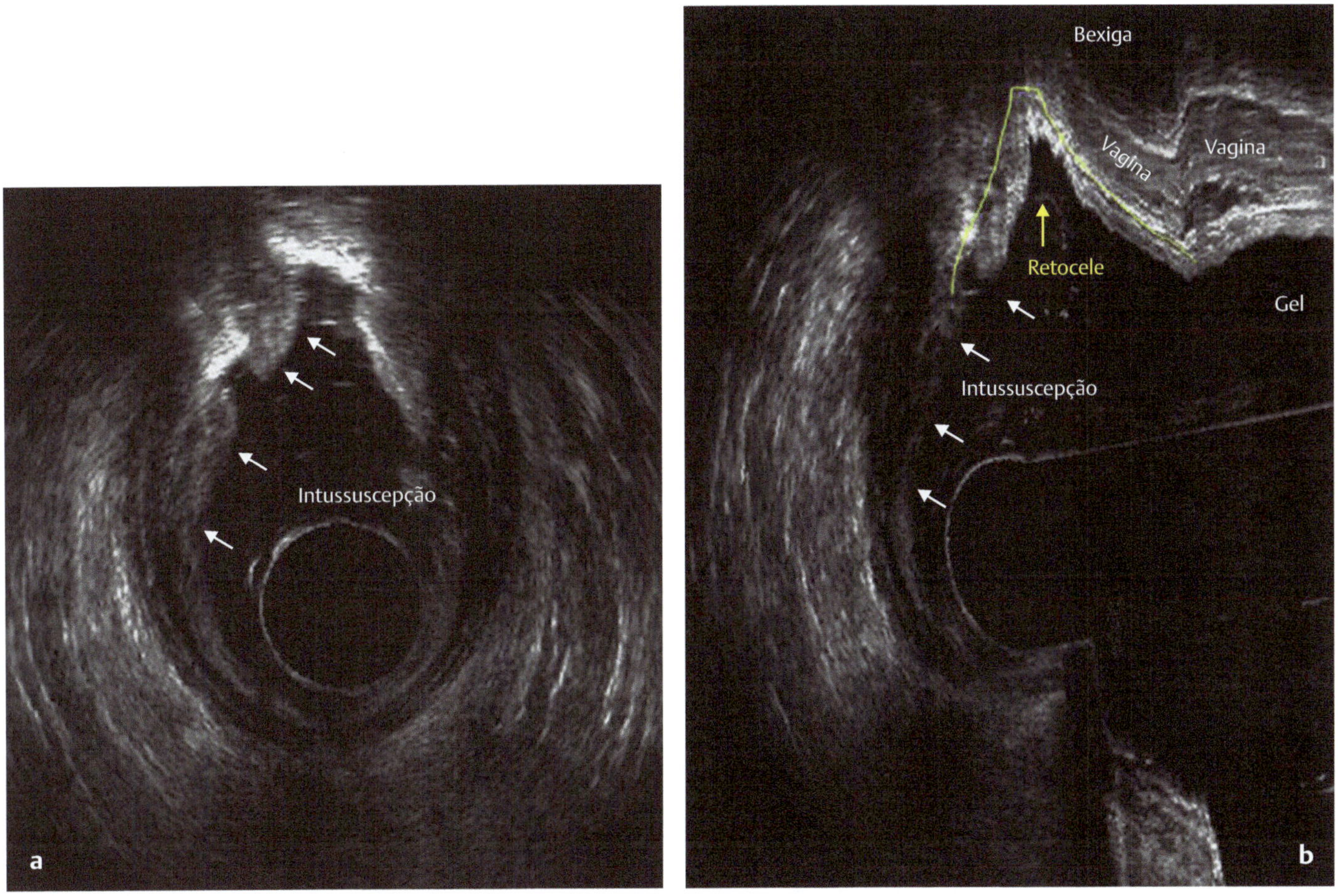

Fig. 52-7-3. Ecodefecografia (plano sagital): prolapso mucoso circular com intussuscepção e anoretocele.

TRATAMENTO

Clínico

Constitui-se no método de escolha inicial. Consiste na utilização de uma dieta rica em fibras e prescrição de medicamentos, visando ao controle do hábito intestinal e dos sintomas de tenesmo e disquesia. E nos pacientes com reduzido prolapso mucoso, é indicado o tratamento inicial com aplicação de ligadura elástica.

Cirúrgico

Indicado para os pacientes que não respondem ao tratamento clínico e naqueles com prolapso mucoso circular, associado ou não à intussuscepção retal. Várias técnicas já foram descritas, como a técnica do clampeamento e cautério (1876), técnica de cauterização linear (1881), cerclagem anal (1891), técnica de Bacon (1932) e Milligan-Morgan (1937) que foi inicialmente descrita para o tratamento de hemorroida e que consiste na excisão segmentar de pele perianal e mucosa, preservando duas ou três pontes mucocutâneas e mantendo a ferida cirúrgica aberta para cicatrização por segunda intenção. Nesta mesma época era indicada em poucos centros a técnica de Whitehead que consiste na incisão circunferencial ao nível da junção da pele com a mucosa anal, em seguida ressecando circunferencialmente a mucosa retal prolapsada e com posterior sutura da mucosa com a pele perianal. Foi uma técnica pouco utilizada, pois apresentava elevado índice deslizamento de mucosa para a margem anal. No entanto, em 1982, com o objetivo de aprimorar o tratamento desta disfunção, Regadas desenvolveu uma nova técnica para o tratamento do prolapso mucoso circular volumoso,[3] ultrapassando o canal anal (Fig. 52-7-4). É uma técnica operatória de fácil execução por cirurgiões

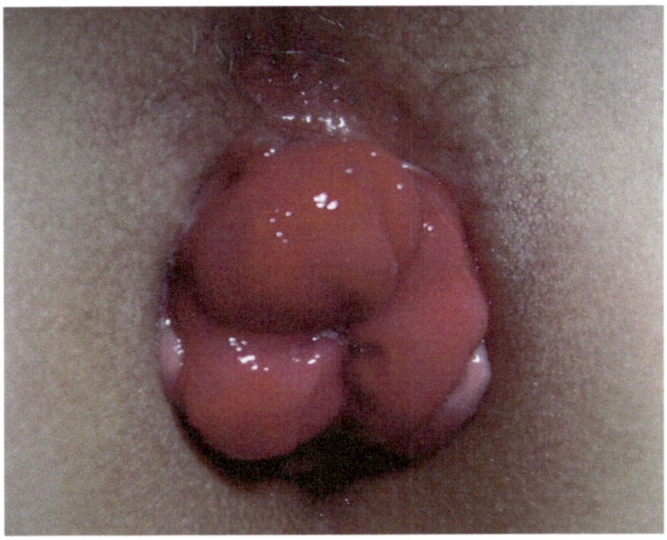

Fig. 52-7-4. Volumoso prolapso mucoso circular com intussuscepção retal.

colorretais, pois a hipotonia existente e o fácil deslizamento da mucosa retal através do canal anal proporcionam ao cirurgião um campo operatório com excelente exposição, pois a área a ser operada permanece sempre à altura do orifício anal.

Descrição da Técnica

É inicialmente introduzido um dilatador anal e, em seguida, realiza-se uma incisão circunferencial da mucosa retal, 1 cm acima da linha pectínea, infiltra-se solução de adrenalina na submucosa para afastar a camada muscular da mucosa, e realiza-se a dissecção circunferencial de toda a mucosa prolapsada, mantendo sempre o plano de dissecção entre a camada muscular lisa por um lado e a mucosa com a trama vascular pelo outro (Fig. 52-7-5), pois utilizando-se este plano, praticamente não ocorre sangramento. Concluída a dissecção do segmento mucoso prolapsado, a mucosa é seccionada proximalmente (Fig. 52-7-6), e a sutura mucosa-mucosa é confeccionada, realizando pregueamento contínuo na camada muscular lisa (Fig. 52-7-7), pois evita tensão na linha de sutura, como também esgarçamento da borda da mucosa quando de sua tração no sentido caudal (Fig. 52-7-8).

Em estudo inicial envolvendo 20 pacientes, 4 do sexo masculino e 16 do sexo feminino, com idade média de 45 anos, foi demonstrada completa recuperação dos sintomas em 19 (95%) pacientes. Ocorreu deiscência parcial da sutura (1-2 cm) em 3 (15%) pacientes, evoluindo, no entanto, com completa cicatrização. Foi observada a presença de fibrose ao nível da sutura em 4 (20%) pacientes, mas sem desenvolvimento de estenose.

Mais recentemente, foram desenvolvidas técnicas operatórias de mucosectomia retal utilizando grampeadores circulares. Foi inicialmente proposto por Pescatori *et al.*,[4] em 1997, para tratamento de prolapso mucoso e, em seguida, Longo desenvolveu um grampeador circular específico (*PPH Kit, Ethicon Endo-Surgery*) para tratar hemorroidas com prolapso mucoso, realizando ressecção circunferencial da mucosa retal com anopexia, restaurando assim a anatomia do canal anal.[5] Em seguida, Longo desenvolveu uma nova técnica, a STARR, utilizando dois grampeadores circulares (*PPH*), específica para o tratamento do prolapso mucoso circular com intussuscepção associado ou não à retocele.[6] Boccasanta *et al.*[7] publicaram o primeiro estudo prospectivo multicêntrico, demonstrando que a técnica *STARR* é segura e eficaz para o tratamento da evacuação obstruída causada pela intussuscepção retal e retocele, demonstrando ausência de retocele e intussuscepção em todos os pacientes através da defecografia pós-operatória. Consideram ainda como ótimo resultado em 48 (53,3%) e bom em 33 (36,6%) dos pacientes. Em outro estudo avaliando 25 pacientes após um tempo médio de 24 meses de pós-operatório,[8] foi demonstrado resultado funcional satisfatório com relação a sintomas de evacuação obstruída em 22 (91,6%), sendo 4 (18,1%) considerados como excelente, 15 (68,1%) bom e 3 (13,6%) regular. Outros trabalhos também demonstraram resultados satisfatórios.[9-14]

Em 2005, após desenvolver um novo modelo de grampeador circular (*HEM EEA-33* Hemorrhoid and Prolapse Stapler Set, Covidien, New Haven, CT), Regadas desenvolveu também uma nova técnica cirúrgica, "*TRREMS procedure*",[15] demonstrando resultados satisfatórios no tratamento da anorretocele associada a prolapso mucoso, apresentando ainda a vantagem de ser um procedimento com menor custo, pois requer o uso de somente um grampeador circular.[16,17] Em recente estudo

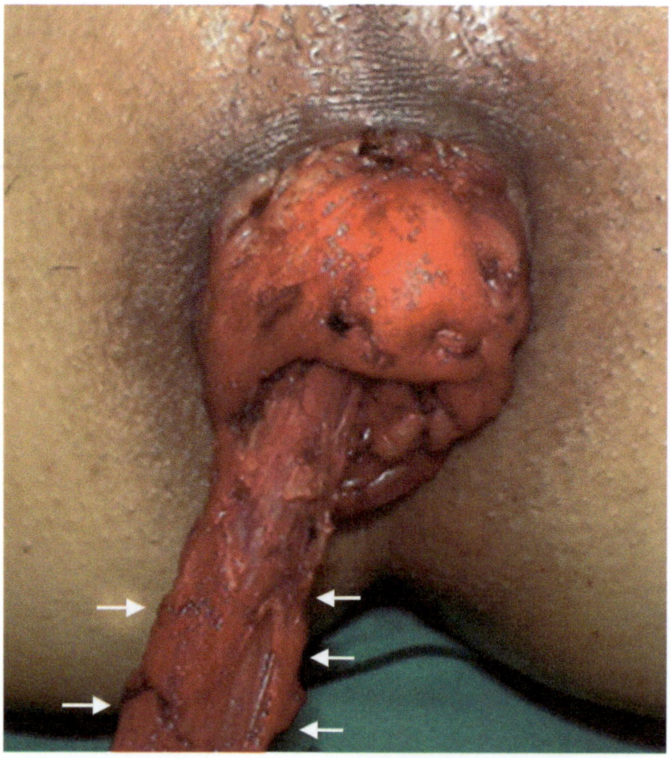

Fig. 52-7-5. Dissecção circunferencial da mucosa retal (setas) através do plano submucoso.

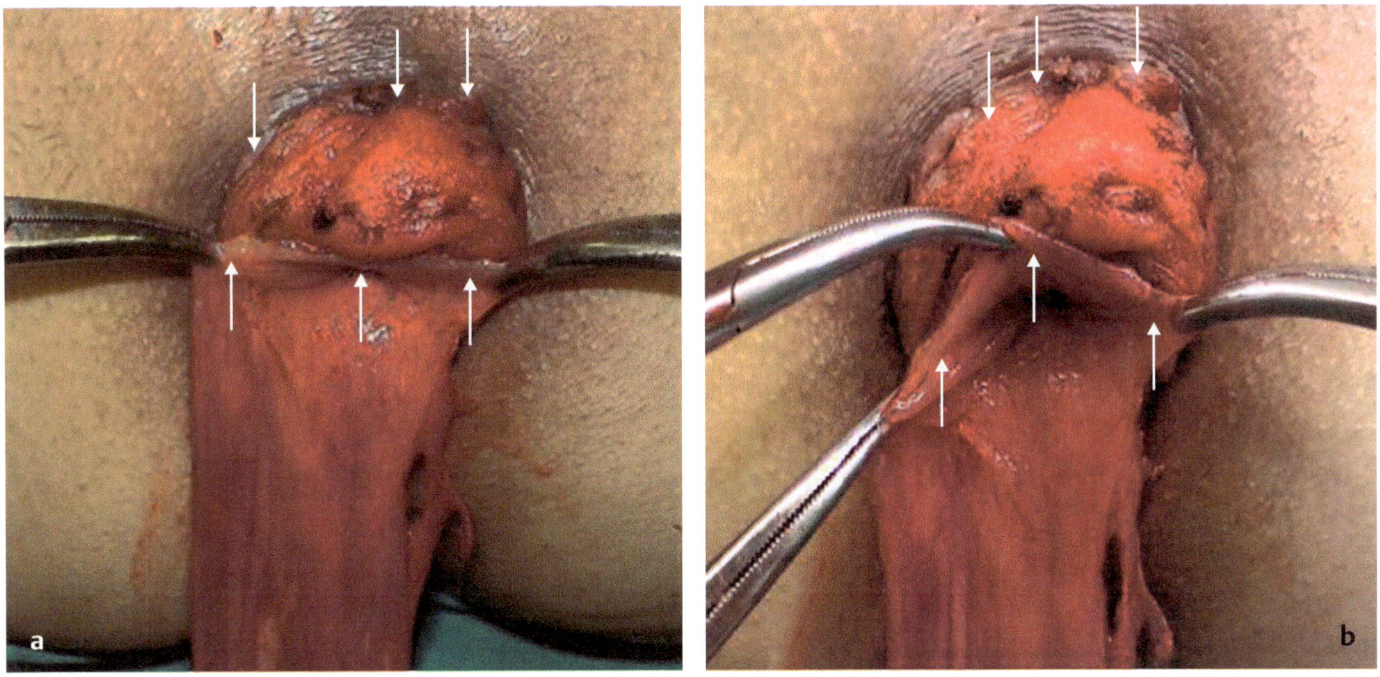

Fig. 52-7-6. (a, b) Secção da mucosa proximalmente (setas).

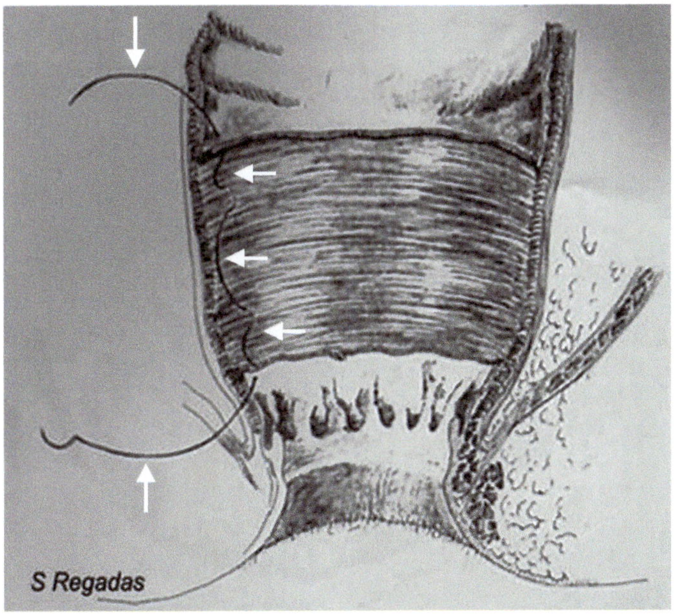

Fig. 52-7-7. Sutura mucosa proximal com a distal realizando pregueamento na camada muscular (setas).

envolvendo 81 pacientes submetidos à técnica TRREMS para tratamento de evacuação obstruída devido a prolapso mucoso/intussuscepção associado à anorretocele,[18] foi demonstrado significativa resposta clínica com redução média do escore de constipação da Cleveland Clínica de 13 para 4 em 79 (97,5%) e somente 2 (2,5%) apresentaram resultado insatisfatório com relação à dificuldade para evacuar. Foi também demonstrado neste estudo que o *anismus* constitui-se num fator responsável pela redução do índice de melhora dos sintomas de evacuação obstruída.

No entanto, as técnicas grampeadas demonstraram resultados satisfatórios para o tratamento da retocele associada a prolapso mucoso retal, mas nos pacientes com prolapso mucoso circular muito volumoso, geralmente associado à intussuscepção retal, as técnicas grampeadas não eram suficientes para quantificar exatamente a quantidade de tecido a ser removido. Baseado nesta limitação, Regadas *et al.*[19] desenvolveram uma nova técnica (*APEX technique*), capaz de quantificar a quantidade de tecido necessário para ressecção.

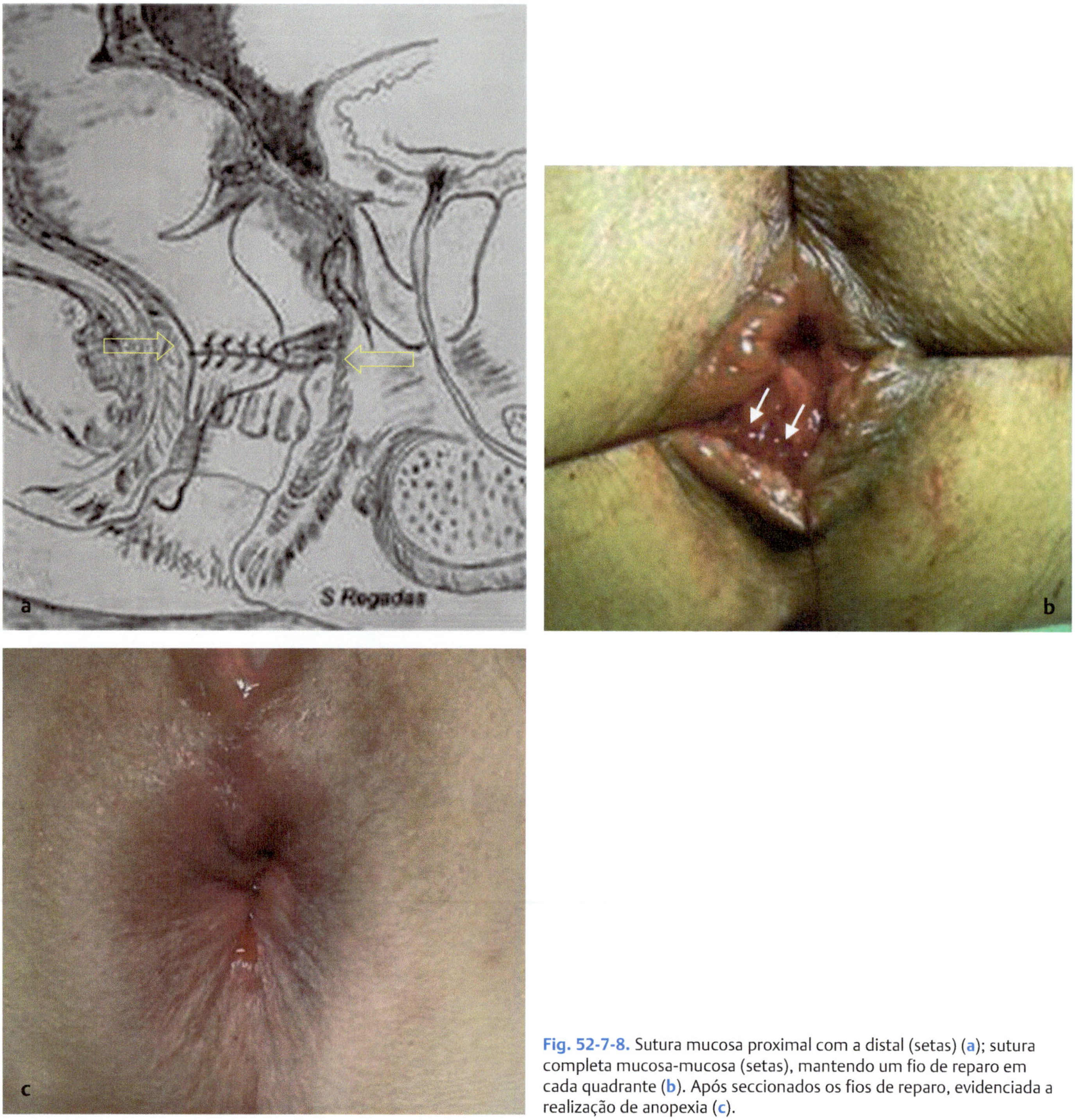

Fig. 52-7-8. Sutura mucosa proximal com a distal (setas) (a); sutura completa mucosa-mucosa (setas), mantendo um fio de reparo em cada quadrante (b). Após seccionados os fios de reparo, evidenciada a realização de anopexia (c).

Descrição da Técnica APEX

Após a introdução do dilatador anal, a mucosa retal prolapsada é tracionada utilizando dois fórceps atraumáticos. Identifica-se o ápice do prolapso mucoso e aplica-se um ponto de sutura com fio de *nylon* em cada quadrante (Fig. 52-7-9). Em seguida, realiza-se a primeira sutura contínua em bolsa, envolvendo mucosa e submucosa e seguindo a posição dos pontos de reparo que são posicionados no ápice da mucosa prolapsada (Fig. 52-7-10). Concluída a sutura, coloca-se a ogiva destacável do grampeador, e a sutura contínua é atada em torno do eixo e através do último orifício (Fig. 52-7-11). Uma segunda sutura contínua é realizada a 1 cm proximalmente da sutura prévia e também atada em torno do eixo do grampeador, possibilitando assim a ressecção de forma simétrica de todo o tecido que será removido (Fig. 52-7-12). O grampeador é então fechado e disparado, mantendo a sutura grampeada próxima à linha pectínea (Fig. 52-7-13), e removendo simetricamente todo o tecido retal prolapsado (Fig. 52-7-14).

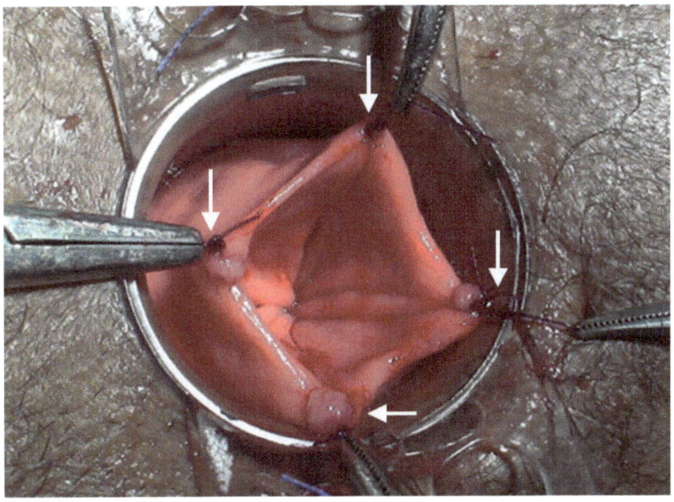

Fig. 52-7-9. Técnica APEX: identificado o ápice do prolapso mucoso, mantendo um fio de sutura em cada quadrante (setas).

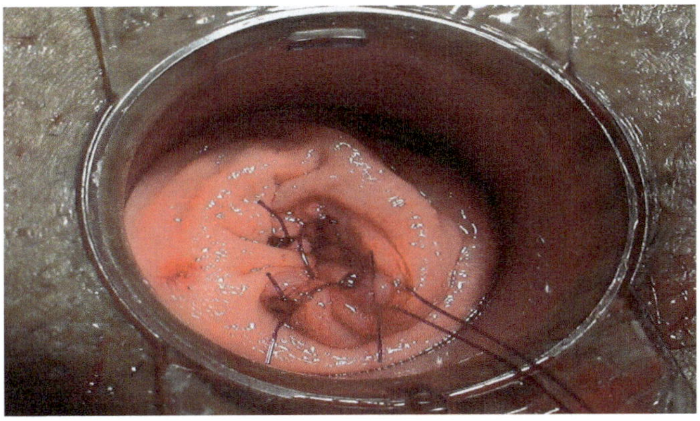

Fig. 52-7-10. Técnica APEX: concluída a sutura manual, em bolsa, envolvendo mucosa e submucosa.

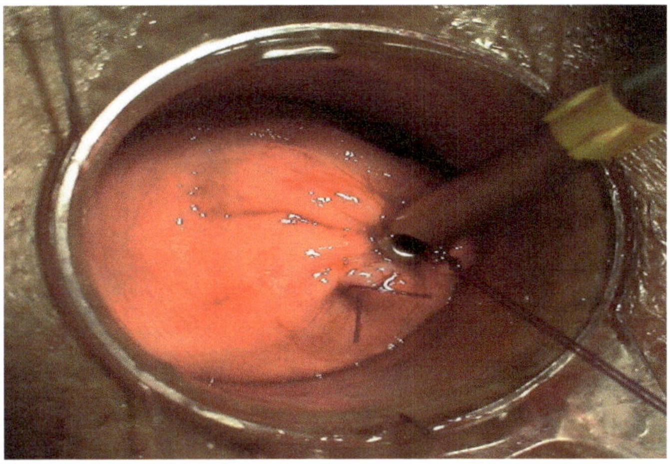

Fig. 52-7-11. Técnica APEX: a sutura em bolsa é passada em torno do eixo do grampeador e atada após transpassar pelo orifício mais distal.

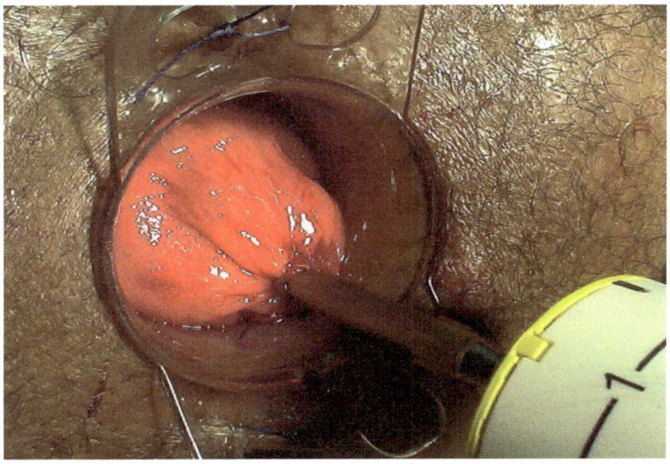

Fig. 52-7-12. Técnica APEX: a 2ª sutura em bolsa é também atada em torno do eixo do grampeador.

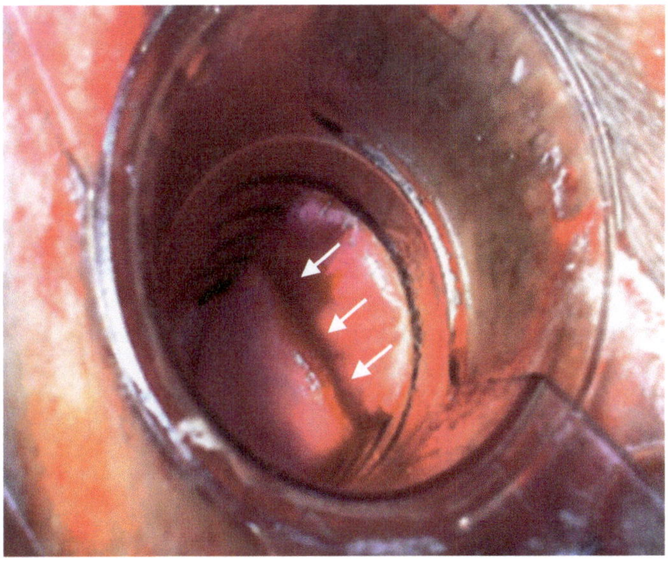

Fig. 52-7-13. Técnica APEX: sutura grampeada posicionada acima da linha pectínea (setas).

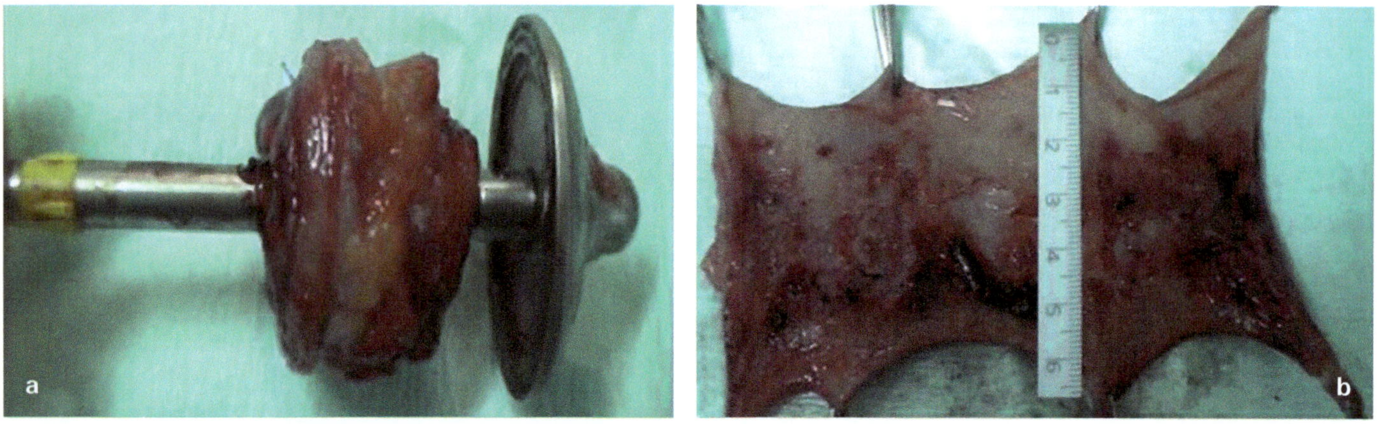

Fig. 52-7-14.- Técnica APEX: tecido ressecado envolvendo todas as camadas da parede do reto (**a**), banda do tecido ressecado simétrica e com > 6,0cm de largura (**b**).

Neste estudo inicial multicêntrico, avaliando 45 pacientes com síndrome de evacuação obstruída devida a prolapso mucoso circular e submetidos a tratamento cirúrgico com a técnica *APEX* em três centros (Hospital das Clínicas da Universidade Federal do Ceará, Hospital da Santa Casa de Porto Alegre e Hospital das Clínicas da Universidade do Chile), o tempo operatório médio foi de 17 minutos. Vinte e cinco pacientes (55,6%) não relataram dor no pós-operatório, e todos os pacientes permaneceram somente 24 horas no hospital. Ocorreu estenose na linha de sutura em quatro pacientes (8,9%) sendo três tratados com dilatação digital, e um requereu dilatação sob anestesia.

COMENTÁRIOS

O prolapso mucoso retal curto e principalmente com localização somente no quadrante anterior deve ser inicialmente tratado com ligadura elástica ou, se necessário, através de mucosectomia pela técnica de Milligan-Morgan ou Ferguson. Já os prolapsos mucosos volumosos, envolvendo toda a circunferência do Reto devem ser tratados cirurgicamente. Se houver associação à anorretocele, as técnicas mais recomendadas atualmente são a *STARR* e a *TRREMS*, pois promovem a ressecção do prolapso e trata a anorretocele. Já nos pacientes portadores somente de prolapso mucoso circular, indica-se a técnica *APEX* utilizando um grampeador circular *HEM EEA-33*, pois apresenta resultados anatômico e funcional bastante satisfatórios e com menor custo. No entanto, nos prolapsos volumosos com exteriorização através do orifício anal (Fig. 52-7-4), é mais recomendável realizar o tratamento cirúrgico através da ressecção circular da mucosa retal de forma manual. É recomendado também para todos os pacientes portadores de *anismus* o tratamento através de *biofeedback* antes da indicação do tratamento cirúrgico.

REFERÊNCIAS BIBLIOGRÁFICAS

1. Felt-Bersma RJ, Cuesta MA Rectal prolapse, rectal intussusception, rectocele and solitary ulcer syndrome. Gastroenterol Clin North Am. 2001;30:199-222.
2. Parks AG, Porter NH, Hardcastle J. The Syndrome of the descending perineus. Proc. Royal Soc Med. 1966;59:477.
3. Regadas FSP. Ressecção Circular da Mucosa Retal. Alternativa no tratamento do Prolapso Mucoso Retal. Ceará Médico. 1982;4(2):19-23.
4. Pescatori M, Favetta V, Dedola S, Orsini S. Stapled transanal excision of rectal mucosa prolapse. Tech Coloproctol. 1997;1:96-98.
5. Longo A. Treatment of hemorrhoidal disease by reduction of mucosa and hemorrhoidal prolapse with a circular suturing device: a new procedure. Proceedings of the Sixth World Congress of Endoscopic Surgery, June 3-6, 1998, Rome, Italy. Bologna: Monduzzi. 1998. p. 777-84.
6. Longo A. Obstructed defecation because of rectal pathologies. Novel surgical treatment: stapled transanal resection (STARR). Proceedings of the 14th Annual International Colorectal Disease Symposium. Florida: Cleveland Clinic, Ft Lauderdale. 2004 February. p. 13-15.
7. Boccasanta P, Venturi M, Stuto A, Bottini C, Caviglia A, Carriero A, et al. Stapled transanal rectal resection for outlet obstruction: a prospective, multicenter trial. Dis Colon Rectum. 2004;47:1285-96; discussion 1296-1287.
8. Frascio M, Stabilini C, Ricci B. Stapled transanal rectal resection for outlet obstruction syndrome: results and follow-up. World J Surg. 2008;2(6):1110-5.
9. Hasan HM, Hasan HM. Stapled transanal rectal resection for the surgical treatment of obstructed defecation syndrome associated with rectocele and rectal intussusception. ISRN Surg. 2012;652345.
10. Renzi A, Izzo D, Di Sarno G, Izzo G, Di Martino N. Stapled transanal rectal resection to treat obstructed defecation caused by rectal intussusception and rectocele. Int J Colorectal Dis. 2006;21:661-7.
11. Reboa G, Gipponi M, Ligorio M, Marino P, Lantieri F. The impact of stapled transanal rectal resection on anorectal function in patients with obstructed defecation syndrome. Dis Colon Rectum. 2009;52:1598-1604.
12. Arroyo A, González-Argenté FX, García-Domingo M, Espin-Basany E, De-la-Portilla F, Pérez-Vicente F, et al. Prospective multicentre clinical trial of stapled transanal rectal resection for obstructive defaecation syndrome. Br J Surg. 2008;95:1521-27.
13. Jayne DG, Schwandner O, Stuto A. Stapled transanal rectal resection for obstructed defecation syndrome: one-year results of the European STARR Registry. Dis Colon Rectum. 2009;52:1205-12; discussion 1212-1204.
14. Schwandner O, Hillemanns P. Indications, technique and results of the STARR procedure; Review Chirurg. 2016;87(11):909-17.

15. Regadas FS, Regadas SM, Rodrigues LV, Misici R, Silva FR, Regadas Filho FS. Transanal repair of rectocele and full rectal mucosectomy with one circular stapler: a novel surgical technique. Tech Coloproctol. 2005;9:63-66.
16. Cruz JV, Regadas FS, Murad-Regadas SM, Rodrigues LV, Benicio F, Leal R, et al. TRREMS procedure (transanal repair of rectocele and rectal mucosectomy with one circular stapler): a prospective multicenter trial. Arq Gastroenterol. 2011;48:3-7.
17. Leal VM, Regadas FS, Regadas SM, Veras LR. Clinical and functional evaluation of patients with rectocele and mucosal prolapse treated with transanal repair of rectocele and rectal mucosectomy with a single circular stapler (TRREMS). Tech Coloproctol. 2010;14:329-35.
18. Regadas FSP, Murad-Regadas SM, Rodrigues LV, Regadas Filho FSP, Vilarinho AS, Morano DP. Impact of TRREMS on symptoms of obstructed defecation due to rectocele: predictive factors and outcomes. Tech Coloproctol. 2020;24:65-73.
19. Regadas FSP, Abedrapo M, Cruz JV, Regadas SMM, Regadas Filho FSP. Apex Technique in the Treatment of Obstructed Defecation Syndrome Associated With Rectal Intussusception and Full Rectal Mucosa Prolapse. Dis Colon Rectum. 2014; 57:1324-8.

ABSCESSOS E FÍSTULAS ANORRETAIS

CAPÍTULO 53

SEÇÃO 53-1

ETIOLOGIA, CLASSIFICAÇÃO E INVESTIGAÇÃO RADIOLÓGICA

Paulo Cesar Lopes Jiquiriçá

O conteúdo desta seção (págs. 983 a 985), encontra-se disponível on-line.

Para acessá-lo, aponte a câmera do seu smartphone ou tablet para a imagem acima.

SEÇÃO 53-2

TRATAMENTO CIRÚRGICO DOS ABSCESSOS ANORRETAIS

Ronaldo Coelho Salles

INTRODUÇÃO

Da mesma forma que um abscesso em qualquer outra parte do corpo, o abscesso anorretal deve ser tratado pelo esvaziamento do seu conteúdo.

Uma possível exceção a esta regra é o abscesso do recém-nato que pode ser acompanhado clinicamente até sua remissão espontânea.[1] Usualmente uma incisão em forma de cruz ou elipse na pele acima da coleção é o método empregado. Se presentes, as trabeculações da cavidade do abscesso devem ser desfeitas para proporcionar drenagem completa da supuração. Pode ou não ser colocado um dreno para evitar o fechamento precoce da pele.

Em pacientes saudáveis, com abscesso superficial sem grande dano dos tecidos cutâneo e muscular, não há indicação para o uso de antibióticos. Em portadores de doença valvular cardíaca, diabéticos, imunocomprometidos ou ainda nos casos de abscessos com celulite extensa ou sinais sistêmicos de infecção grave, o uso de antibióticos tem um papel importante.[2]

A fistulotomia concomitante à drenagem do abscesso é uma decisão controversa. Se por um lado evitamos a formação de uma fístula ou a recidiva do abscesso, por outro aumentamos a possibilidade de secção muscular desnecessária, já que menos da metade dos abscessos resultará em fístula. Uma conduta mais prudente seria a drenagem simples da maioria dos abscessos, reservando-se a fistulotomia concomitante para os abscessos recidivados com trajeto fistuloso superficial e bem delimitado.[3]

Nos casos de doença de Crohn, confirmada ou suspeitada, um cateter ou um seton pode ser colocado sem prazo para sua retirada, e devem ser enviados fragmentos para análise histológica.

A Figura 53-2-1 mostra as diferentes formas de apresentação dos abscessos anorretais.

ABSCESSO PERIANAL

Os abscessos perianais pequenos e bem delimitados, cerca de metade do total de casos, podem ser drenados em regime ambulatorial sob anestesia local. Caso haja algum problema do paciente em aceitar a manipulação da região afetada, seja por dor excessiva, imaturidade ou mesmo desequilíbrio psíquico, deve-se optar pela intervenção em regime hospitalar sob anestesia geral ou regional.[4]

Após a drenagem o paciente é orientado a manter o local limpo através de banhos de assento, e o dreno, se colocado, é removido em poucos dias, quando a infecção dá mostras de ter regredido.

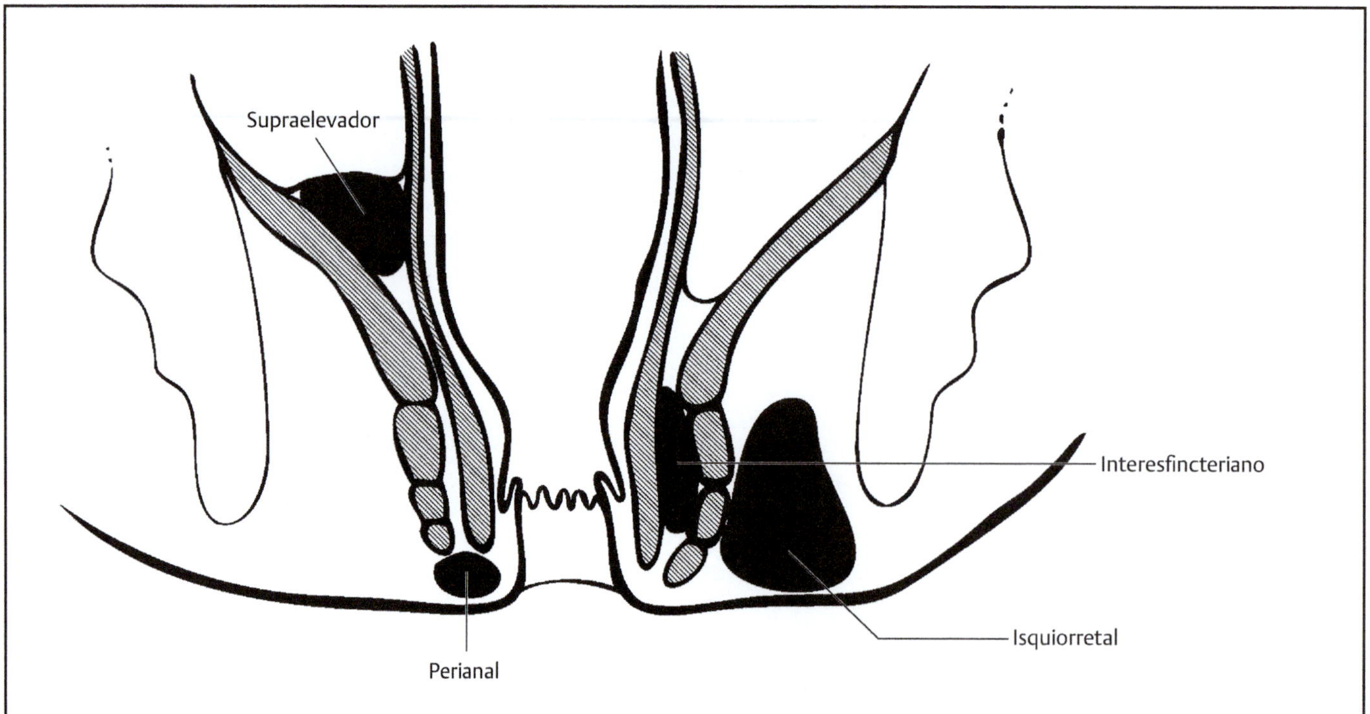

Fig. 53-2-1. Formas de apresentação dos abscessos anorretais".

ABSCESSO ISQUIORRETAL

Da mesma forma que o abscesso perianal, o isquiorretal também pode ser tratado ambulatorialmente sob anestesia local, mantidas as ressalvas do caso anterior. No entanto, nesta modalidade de abscesso, com alguma frequência, o caso se apresentará com maior extensão superficial e profunda, eventualmente tomando a forma de abscesso em ferradura, quando através do espaço pós-anal profundo cria-se uma comunicação com a fossa isquiorretal do lado oposto. Desta forma, o cirurgião muitas vezes decidirá pela drenagem em centro cirúrgico para maior segurança e também para poder realizar a exploração local mais detalhada e drenagem ampla, permitidas pela anestesia geral ou regional. A incisão – ou incisões – de drenagem será realizada no ponto mais próximo possível do ânus, evitando-se assim longos trajetos numa eventual fístula resultante do abscesso.[5]

Em 1960, numa curiosa comunicação,[6,7] Ellis advogava que após a incisão e drenagem do abscesso, a cavidade resultante deveria ser suturada primariamente, e o paciente receberia uma cobertura de antibióticos de largo espectro durante cinco dias. Seus resultados apontavam um índice de recidivas inferior a 20%. Outros autores reproduziram o estudo, mas não conseguiram resultados semelhantes, quando estendiam o tempo de seguimento para 3 ou 5 anos.[8]

Não tenho notícia de que a técnica de Ellis receba nos dias de hoje a mesma aceitação, mas fica o registro como uma alternativa ao método mais usual de drenagem aberta.

ABSCESSO INTERESFINCTERIANO

De ocorrência mais rara, costuma apresentar-se com dor aguda e persistente, mas sem sinais externos de massa ou inflamação. Nestes casos, o diagnóstico é estabelecido mais corretamente, examinando-se o paciente sob anestesia. A massa é encontrada, confirmada por aspiração com agulha, e o abscesso é tratado pela incisão do esfíncter interno que recobre a cavidade da coleção. As bordas da incisão podem ser marsupializadas com a finalidade de manter aberta a ferida de drenagem. Por definição, nestes casos é realizada a fistulotomia primária. Caso a coleção purulenta descole principalmente a mucosa retal, sem maior comprometimento do espaço intermuscular, o abscesso pode ser denominado submucoso e é tratado de forma análoga.

ABSCESSO SUPRAELEVADOR

De ocorrência rara, resulta da extensão cefálica de um abscesso interesfincteriano ou de um isquiorretal. Deve também ser considerada uma causa intra-abdominal para estes abscessos. A diverticulite do sigmoide ou apendicite com supuração para a pelve, ou ainda complicações de doença inflamatória intestinal, podem resultar em quadro em tudo semelhante aos de origem criptoglandular. Nestes casos, os exames de imagem têm papel importante no diagnóstico e na decisão da forma de drenagem.[9] Quando de origem criptoglandular é feita a drenagem por via retal ou perineal, dependendo das características da apresentação (Fig. 53-2-2) ,e quando de origem abdominal pode ser resolvido por drenagem transretal ou punção guiada por tomografia computadorizada. Ainda, naqueles casos de origem abdominal, havendo persistência da sepse após a drenagem inicial pode ser necessária a derivação do trânsito intestinal.

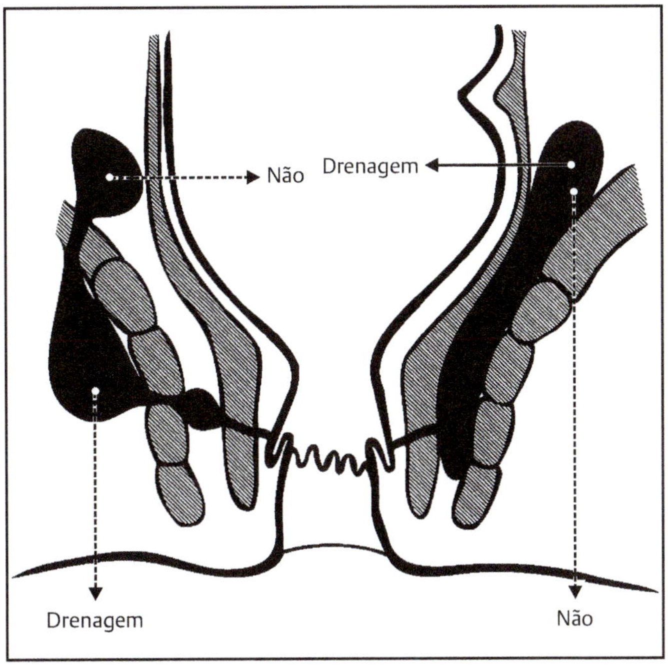

Fig. 53-2-2. Drenagem do abscesso supraelevador de origem criptoglandular".

COMPLICAÇÕES

A não resolução do processo infeccioso por falha na identificação de uma loja do abscesso ou por fechamento prematuro da ferida de drenagem constitui a complicação mais frequente. Sangramento da ferida ou retenção urinária também podem ser esperados, como em qualquer outra intervenção anorretal. Perturbação da continência não é comum, exceto nos casos em que se tenta a fistulotomia concomitante à drenagem do abscesso.[10]

Mais raramente a infecção pode evoluir de forma muito grave, surgindo sinais de necrose e extensa celulite na região afetada. Geralmente existe algum fator subjacente, como diabetes, desnutrição, imunocomprometimento e outros que precipitam esta gravíssima complicação. Tais pacientes devem ser tratados agressivamente com desbridamento de todo o tecido comprometido, cobertura antibiótica ampla para aeróbios e anaeróbios e medidas gerais de suporte adequadas ao caso.

Dependendo da extensão do dano em direção à parede abdominal e do grau de destruição das estruturas perineais, uma ostomia pode ser necessária.

O atraso no início do tratamento aumenta muito o risco destes pacientes. Alguns autores relatam índices de mortalidade acima de 60% nesta complicação.[11]

ABSCESSO ANORRETAL E LEUCEMIA

Constitui um caso à parte o abscesso anorretal do paciente com leucemia aguda. A apresentação mais comum é febre e dor sem uma localização clara do abscesso. Uma induração imprecisa sem flutuação evidente compõe o quadro. Abscesso anorretal e contagem de neutrófilos abaixo de 500 por milímetro cúbico é sinal de extrema gravidade. A recomendação mais frequente é tratar apenas com antibióticos, reservando a drenagem cirúrgica para os casos que não respondem ao tratamento clínico. São relatadas taxas de mortalidade de até 78% nestes pacientes.[12]

REFRÊNCIAS BIBLIOGRÁFICAS

1. Rosen NG, Gibbs DL, Soffer SZ, Hong A, Sher M, Peña A. The nonoperative management of fistula-in-ano. J Pediatr Surg. 2000;35:938-9.
2. Hyman N. Anorectal abscess and fistula. Prim Care. 1999;26:69-80.
3. Hamalainen KP, Sainio AP. Incidence of fistulas after drainage of acute anorectal abscesses. Dis Colon Rectum. 1998;41:1357-61.
4. Corman ML, Colon & Rectal Surgery. 5. ed. Philadelphia: Lippincott Williams & Wilkins. 2005. p. 279.
5. Oliver I, Lacueva FJ, Perez-Vicente F, Arroyo A, Ferrer R, Cansado P, et al. Randomized clinical trial comparing simple drainage with and without fistula track treatment. Int J Colorectal Dis. 2003;18:107-10.
6. Ellis M. Incision and primary suture of abscesses in the anal region. Proc R Soc Med. 1960;53:652-4.
7. Goligher JC. Surgery of the anus rectum and colon. 3. ed. London: Bailliere Tindall. 1975. p. 192.
8. Lundhus E, Gottrup F. Outcome of three to five years of primary closure of perianal and pilonodal abscess; a prospective, randomized, double blind clinical trial. Eur J Surg. 1993;159:555-8.
9. Maier AG, Funovics MA, Lechner GL. Evaluation of perianal sepsis: comparision of anal endosonography and magnetic resonance imaging. J Magn Reson Imaging. 2001;14:254-60.
10. Tang CL, Chew SP, Seow-Choen F. Prospective randomized trial of drainage alone vs. drainage and fistulotomy for acute perianal abscess with proven internal opening. Dis Colon Rectum. 1996;39:1415-17.
11. Bode WE, Ramos R, Page CP. Invasive necrotizing infection secondary to anorectal abscess. Dis Colon Rectum. 1982;25:416-19.
12. Wolff BG, Fleshman JW, Beck DE, Pemberton JH, Wexner SD. The ASCRS Textbook of Colon and Rectal Surgery. New York, NY: Springer Science. 2007. p. 198.

SEÇÃO 53-3

TRATAMENTO CIRÚRGICO DAS FÍSTULAS ANAIS

Edna Delabio-Ferraz ■ Leonardo Machado de Castro ■ João de Aguiar Pupo Neto

INTRODUÇÃO

Os primeiros relatos sobre fístula anal são atribuídos a Hipócrates de Cós (460 a.C.-377 a.C.) que, além de reconhecer a correlação desta entidade com os abscessos anorretais, teria concebido a técnica de sedenho cortante, cateterizando o trajeto fistuloso com um galho de alho fresco e envolvendo a musculatura esfincteriana com crina de cavalo.[1,2] Mais tarde, na Idade Média, John de Arderne (1307-1390) descreveu a fistulotomia.[3]

Um dos relatos históricos mais emblemáticos sobre o tratamento de fístulas anais envolveu o Rei Luís XIV, operado pelo cirurgião Charles-François Felix quando aperfeiçoou a técnica de seccionar o esfíncter (fistulotomia).[4] Até os dias atuais, muitos destes conceitos são utilizados em nossa prática clínica diária.

As fístulas anais são caracterizadas por trajetos que comunicam duas superfícies epitelizadas, canal anal com a pele perianal ou perineal, como consequência de um abscesso anorretal. A diversidade de apresentação dos abscessos perianais (Fig. 53-3-1) explica as múltiplas possibilidades dos trajetos fistulosos, mais comumente classificadas em interesfincterianas, transefincterianas, supraesfincterianas e extraesfincterianas.[5]

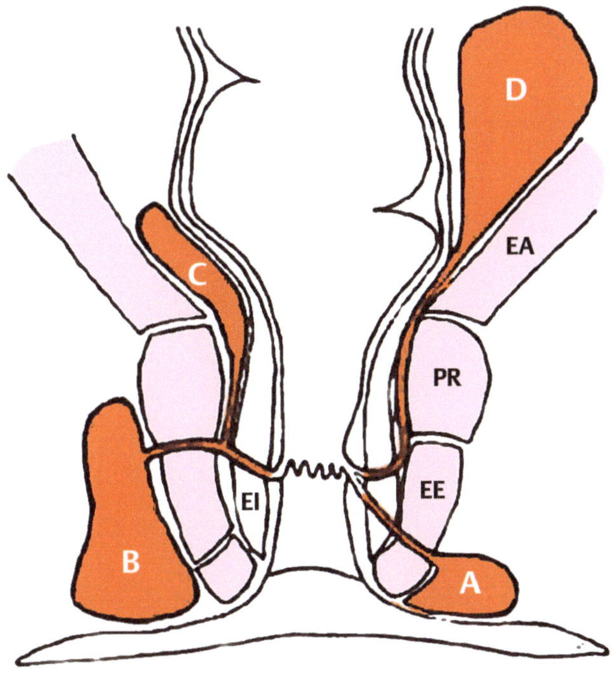

Fig. 53-3-1. Sítios mais comuns de ocorrência de abscessos criptogênicos. No alto à esquerda: representação esquemática da localização dos abscessos anorretais: A. perianal; B. isquiorretal; C. interesfincteriano; D. supraelevatório. EI: Esfíncter interno, EE: esfíncter externo, PR: músculo puborretal, EA: músculo elevador do ânus.

As técnicas para o diagnóstico e tratamento das fístulas anorretais têm avançado com refinamento nas últimas duas décadas. O advento de cirurgias que preservam o aparelho esfincteriano, de tecnologia envolvendo biomateriais e de recursos de imagem que auxiliam o diagnóstico das fístulas complexas, modificou substancialmente seus fundamentos terapêuticos.

O tratamento cirúrgico da condição ainda é associado ao risco de recorrência e aos distúrbios da função esfincteriana – consequências que mais afligem o cirurgião. De modo geral, a recidiva tem sido registrada com índices que chegam a 57%, e os distúrbios da continência podem ser encontrados em até 45% dos casos, de acordo com a revisão sistemática de Jacob *et al.*[6] Nas fístulas complexas, as repetidas tentativas de reparo com técnicas desapropriadas podem levar a graves deformidades do canal anal de tal forma a torná-lo irreparável. A seguir, apresentam-se, ao cirurgião especialista, algumas considerações sobre as técnicas cirúrgicas mais comumente empregadas, assim como sobre outros recursos recentemente desenvolvidos para o tratamento da fístula anal.

FISTULOTOMIA E FISTULECTOMIA

A fistulotomia é a simples secção e abertura do trajeto da fístula, incluindo uma porção variável de esfíncter. Pode ser um método eficaz destinado a fístulas não complicadas, com pouca ou nenhuma massa muscular comprometida. Este é um método clássico, inicialmente descrito por John de Arderne e até hoje muito utilizado.[3] A técnica operatória é relativamente simples e pode ser realizada, inclusive, com sedação e bloqueio pudendo periférico tanto quanto raquianestesia. A cateterização cuidadosa do trajeto com estilete, a partir do orifício externo, deve ser realizada com atenção para não formar falsos trajetos (Fig. 53-3-2).

O teste com peróxido de hidrogênio pode auxiliar esta identificação. Encontrado o orifício interno, inicia-se incisão linear no anoderma com o bisturi elétrico indo ao encontro do estilete, o que permite visualizar toda a porção do músculo a ser seccionado (Fig. 53-3-3).

A visualização de pequenas porções de fibras do esfíncter externo permite realizar o diagnóstico de fístula transesfincteriana baixa. A não identificação precisa do orifício interno propicia uma chance de recidiva 20 vezes maior em comparação àqueles pacientes quando esta identificação é correta.[7] Em seguida, realiza-se curetagem de todo tecido cicatricial circunjacente e revisão cuidadosa da hemostasia. Algumas variações foram recentemente publicadas, como a fistulotomia por radiofrequência e a marsupialização da

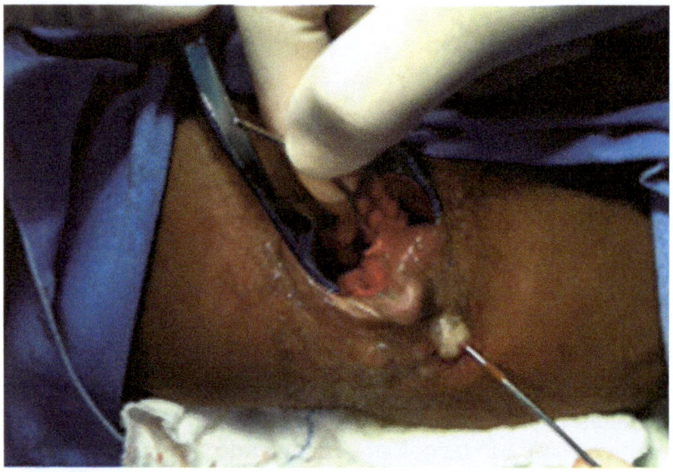

Fig. 53-3-2. Fístula interesfincteriana. Fotografia transoperatória: identificação do trajeto com estilete.

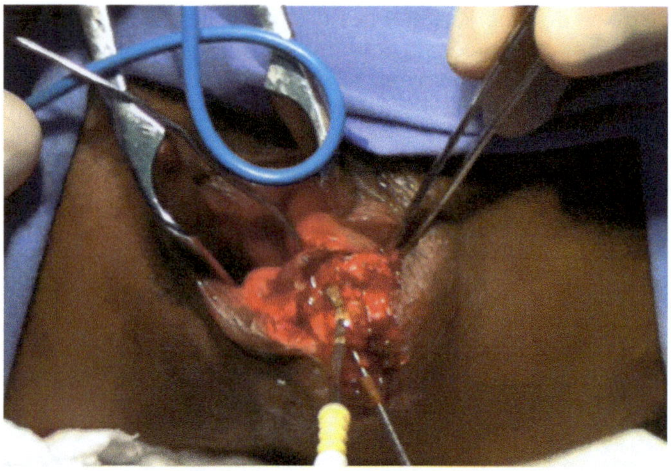

Fig. 53-3-3. Fístula interesfincteriana. Foto transoperatória: momento em que se realiza a fistulotomia, que é seguida de curetagem da ferida.

ferida após fistulotomia ou fistulectomia que, apesar de poucos trabalhos, apresentam maior velocidade de cicatrização com baixo índice de recidiva.[8-10] Embora alguns autores analisem os resultados com a continência, a comparação entre as duas técnicas (fistulotomia *versus* fistulectomia) ainda não revelou consenso.[11-13]

SEDENHO (*SETON**)

Conforme já citado os primeiros relatos deste método foram descritos por Hipócrates de Cós em sua obra *Des fistulis*.[1,2] Ele advogou o uso de crina de cavalo para envolver o trajeto fistuloso e assim tratá-lo. Várias técnicas de sedenho serão descritas a seguir. Muitos materiais podem ser utilizados, como, por exemplo: seda, *nylon*, polipropileno, fita cardíaca, drenos de látex (Penrose), sondas de nelaton, reparos vasculares de silicone, cateteres urinários e fios de algodão.

* [Latin *seta*, cerda] Sedenho; uma mecha de fios, uma faixa de gaze, um pedaço de fio, ou outro material estranho passado pelos tecidos subcutâneos ou por um cisto para formar um seio ou uma fístula. (Fonte: Dicionário Médico Ilustrado Stedman, 25ª. ed.)

Sedenho Cortante

A utilização do sedenho com aplicação de compressão gradual tem por finalidade a secção gradual da musculatura esfincteriana, propiciando necrose e fibrose local, a fim de ancorar as fibras musculares, impedindo assim a ruptura abrupta das fibras do aparelho esfincteriano (Fig. 53-3-4).

Com a finalidade de ajustar gradualmente o sedenho, podem ser utilizados vários modos: confecção de "nós de força" com apertos graduais; aplicação de anéis elásticos, utilizando o mesmo equipamento proposto para ligadura elástica de hemorroidas; amarradura direta envolvendo o próprio sedenho; ou, ainda, troca periódica do sedenho com novas amarraduras gradualmente mais tensas.[14] Apesar da vantagem de aliviar o paciente de uma reoperação para retirada do dispositivo, esta técnica pode estar associada a índices maiores de deformidades, como o defeito em "buraco de fechadura" (*key hole deformity*). Garcia-Aguillar *et al.*[15] compararam este método com a fistulotomia em dois tempos e não encontraram diferenças entre elas, tanto para incontinência, quanto para recidiva. O tempo de cicatrização das feridas também foi semelhante.

Fistulotomia em Dois Tempos

Este método tem por finalidade seccionar o trajeto fistuloso envolvido pelo sedenho 4-6 semanas após sua aplicação, a fim de permitir a proliferação de processo fibrótico/cicatricial e ancoragem do músculo. Neste caso, o sedenho também pode servir à drenagem do trajeto fistuloso remanescente, enquanto se aguarda pelo momento apropriado para o segundo tempo. Uma desvantagem desta técnica é o fato de o paciente permanecer com secreção até o momento da segunda cirurgia. As revisões sistemáticas da literatura são inconclusivas nas comparações entre sedenho cortante e a fistulotomia em dois tempos.[16,17]

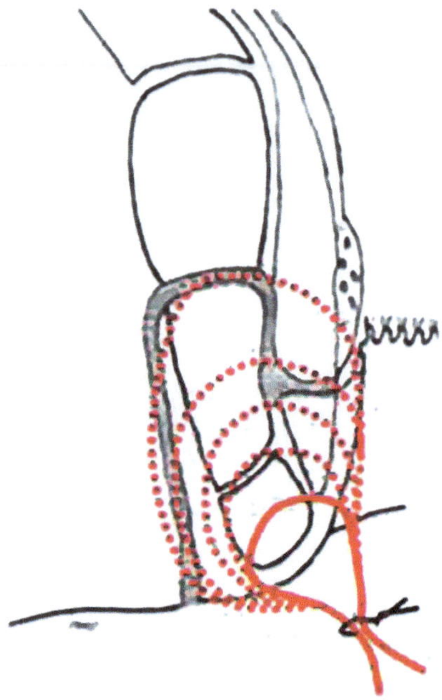

Fig. 53-3-4. Representação esquemática do sedenho cortante, utilizado frequentemente em fístulas altas.

Sedenho Frouxo, de Drenagem e de Longo Prazo (*Indwelling Seton*)

Quando não se pretende seccionar músculo, esta é a técnica de eleição para prevenir a formação de novos abscessos e sanear os trajetos existentes. Nos pacientes portadores de doença de Crohn este método é bastante utilizado.[18]

AVANÇO DE RETALHO ENDOANAL MIOMUCOSO

A contribuição do retalho mucoso endoanal parece ter oferecido uma boa alternativa terapêutica para as fístulas anais. A experiência foi iniciada e inspirada na experiência de Noble (1902) com o tratamento de fístulas retovaginais.[19] Posteriormente, Laird (1948) recomendou o emprego de fibras musculares no retalho.[20]

A indicação desta técnica se detém às fístulas complexas e/ou recidivadas, caracterizadas por longos e/ou múltiplos trajetos, fístulas em ferradura ou com envolvimento de 2/3 da massa esfincteriana. Seguem excluídas as fístulas subcutâneas e transesfincterianas baixas, devido ao pouco ou nenhum acometimento da massa muscular.

Em nossa observação com a técnica, o emprego de antibioticoprofilaxia empregado rotineiramente e o paciente posicionado em litotomia, exceto para as fístulas mais anteriores. O preparo mecânico de cólon antes do procedimento e a prescrição de dieta constipante também foram recursos utilizados. O afastador do tipo Lone Star ou Hill-Fergunson são a preferência do grupo (Fig. 53-3-5).

A identificação do trajeto com estilete pode ser auxiliada com instilação de água oxigenada, tomando-se o cuidado para não injetar a solução em demasia, pelo risco de infiltrar os tecidos adjacentes, o que poderia comprometer a viabilidade do retalho a ser confeccionado. Segue-se a fistulectomia a partir do orifício externo, com excisão máxima do tecido fibroso. A infiltração prévia de solução de adrenalina 1:200.000 na submucosa pode ajudar, mas é opcional e deve ser econômica. O descolamento do retalho miomucoso (mucosa, submucosa e fibras musculares) deve ter formato em "U" invertido, tendo sua base mais larga que a altura. Concluída a excisão do trajeto fibrótico, assim como o levantamento do retalho, o orifício interno é, então, fechado com nó sepultado ou invertido. Após revisão da hemostasia criteriosa o retalho é fixado, sem tensão, com pontos separados, utilizando-se fio absorvível, iniciando-se pelos ângulos e laterais. O ápice do retalho contendo o orifício primário é, finalmente, excisado, e conclui-se a fixação junto à linha pectínea.[21]

Pulo do gato (grifo nosso): a) nos casos em que o trajeto é longo e tortuoso preferimos drenar a ferida externa da fistulectomia durante 24-48 horas, evitando assim coleções serosas ou hemáticas que possam contribuir para o descolamento do retalho; b) em fístulas profundas com múltiplos trajetos e com sinais inflamatórios persistentes, pode ser útil curetar os trajetos secundários e deixar um sedenho por alguns dias, antes da cirurgia com retalho como sugerido por van der Hagen *et al.*;[22] c) nos casos de maior complexidade onde há fibrose demasiada e orifício interno alto (p. ex: fístula após Fournier) impedindo que o retalho avance de forma a ocupar todo o leito preparado, é possível fixar o retalho sem tensão, realizar o fechamento simples do orifício interno e confeccionar uma ferida de drenagem que vai desde o ápice do leito remanescente do retalho até a margem anal, promovendo assim a drenagem do recesso formado. Aplicamos esta tática em três casos operados, em que a fístula se apresentava com estas características, e obtivemos sucesso. Alguns autores relatam a possibilidade de fechamento simples sem retalho, mas em situações mais favoráveis.[23,24]

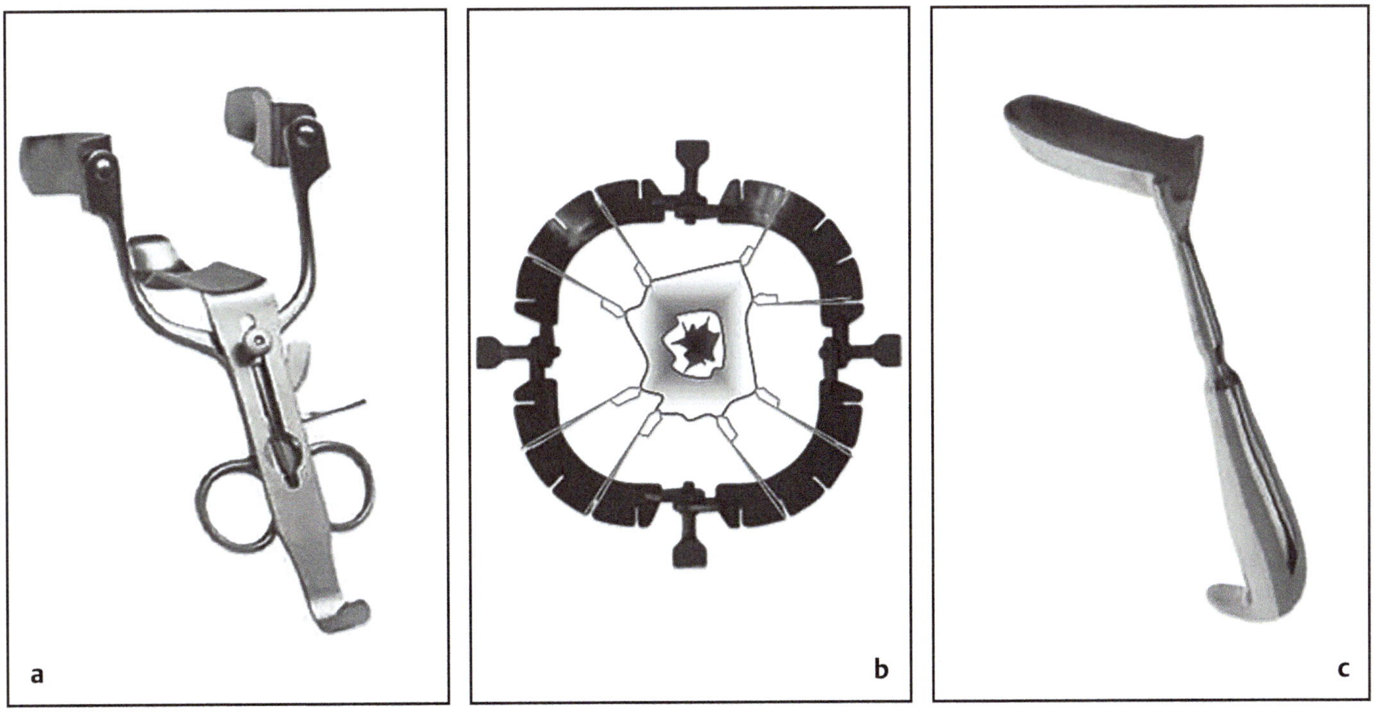

Fig. 53-3-5. Afastadores mais comumente utilizados nas cirurgias de retalho miomucoso endoanal. (a) Parks; (b) Lone Star; (c) Hill-Ferguson.

Alguns estudos mostraram taxas de distúrbio da continência variando de 8%-15%,[25,26] mas em outras séries não houve nenhum caso de incontinência para fezes sólidas.[27-30] Entretanto, outros grupos revelaram maior incidência de alterações da função esfincteriana, tendo como possível fator de impacto para este resultado o emprego dos afastadores do tipo Parks,[31-33] que inserem tração excessiva à musculatura esfincteriana. Outro fator implicado pelo mesmo grupo é o tabagismo, que também influenciou o aumento da taxa de recidiva.[34] Todavia, tem sido claro que o avanço de retalho miomucoso chega a falhar em um a cada três pacientes, e nenhum fator de risco tem sido bem definido para tal resultado.[35-37]

Em estudo retrospectivo (2007) foi possível observar os resultados de 41 cirurgias em 37 pacientes operados.[38] Em um seguimento médio de 6,7 meses foi observada uma taxa de sucesso de 76% e nove recidivas (24%). Destes casos, dois pacientes abandonaram o tratamento, sendo um deles sorotipo positivo para HIV. Os outros sete foram reoperados obtendo cura (quatro deles com novo retalho miomucoso). Não houve incontinência para sólidos, e somente um paciente apresentou *soiling*. Não houve complicações pós-operatórias significativas. Uma das vantagens observadas foi a possibilidade de reoperar, aplicando-se novamente o retalho pela segunda vez, na falha da primeira cirurgia. Em todos os casos desta série foi empregado o afastador de Hill-Ferguson.

INJEÇÃO DE COLA DE FIBRINA

O conceito de uso de selantes derivados de fibrina data desde a década de 1940. Inicialmente, a FDA autorizou o uso de fibrina autóloga nos EUA. Entretanto, Cintron *et al.*[39] mostraram que não havia diferença significativa nas taxas de cura e complicações entre a fibrina autóloga e a comercialmente disponível (Tissucol®, Baxter™ Healthcare Corporation) composta por fibrina humana, aprotinina bovina e trombina humana. Neste estudo, 79 pacientes foram tratados com identificação e curetagem do trajeto fistuloso seguido de injeção de cola de fibrina através do orifício externo, constataram uma taxa de cicatrização de 62%.

A ideia é imitar a última fase da cascata de coagulação através da polimerização do fibrinogênio pela trombina, conduzindo a formação de um coágulo de fibrina semirrígida e estável o suficiente para auxiliar no processo de obliteração do trajeto. Ademais, o uso da cola não prejudica a realização de outros procedimentos como o avanço de retalho miomucoso ou em caso de insucesso, a utilização de outras técnicas num segundo tempo.[40]

PLUGUE ANAL

Este dispositivo é confeccionado a partir de matriz extracelular da submucosa intestinal de suínos composta por fibras colágenas (I, III, IV, V e VI), glicosaminoglicanos, proteoglicanos, glicoproteínas e fatores de crescimento (VEGH e PDGF) que pode-se tornar biocompatível com o tecido hospedeiro entre 4 a 12 semanas.[41] Encontra-se disponível no Brasil com o nome comercial de Surgisis® AFP Biodesign™ (Cook Medical Inc, Bloomington, Indiana, EUA).

A revisão de várias publicações recentes quanto à eficácia do tratamento pela inserção deste plugue de colágeno absorvível mostra taxas de sucesso que variam de 13,9% a 83%,[42-49] numa população heterogênea, englobando pacientes com doença de Crohn, fístulas de origem criptogênica (em sua maioria transesfincterianas), fístulas recidivadas, fístulas tratadas com uso prévio de sedenho e fístulas retovaginais. As taxas de sucesso para o fechamento da fístula são maiores nos pacientes com fístulas de origem criptogênica (Quadro 53-3-1).[42-49] As principais causas de insucesso foram: complicações sépticas locais e deslocamento do dispositivo. El-Gazzaz mostrou que as maiores taxas de sucesso se apresentaram em pacientes afro-americanos e naqueles com uso de sedenho na ocasião de sua aplicação.[43] Adamina comparou o uso do plugue ao avanço de retalho endoanal miomucoso em 24 pacientes,[1] 12 em cada grupo revelou que a primeira técnica é mais custo-efetiva, mostrando taxas de sucesso de 50% (plugue) e 33% (avanço miomucoso). Assim como ocorre com a cola de fibrina, este dispositivo não prejudica a realização de novo procedimento para tratamento da fístula, em caso de insucesso. Uma revisão incluiu 12 estudos (4 retrospectivos e 8 prospectivos), calculando taxas de sucesso e insucesso na resolução de fístulas anorretais, com o emprego do plugue, equivalente a 54% e 46%, respectivamente. O escape do plugue ocorreu em 14% (44/311), e a formação de abscesso em 6,7% (21/311).

Nenhum dos estudos aplicou qualquer teste de avaliação objetiva para confirmação do fechamento da fístula (US, RM,

Quadro 53-3-1. Taxa de Sucesso após Inserção de Plugue Anal Surgisis®

Autor/Ano da publicação	Nº de pacientes	Tempo de observação	Taxa de sucesso
Chirstoforidis, *et al.* (2009)[42]	10	24 meses	70%
El-Gazzaz, *et al.* (2010)[43]	33	221,5 dias	25%
Lupinacci, *et al.* (2010)[44]	15	7 meses	53%
O'Connor, *et al.* (2006)[45]	20	24 meses	80%
Owen, *et al.* (2010)[46]	32	15 meses	37%
Safar B, *et al.* (2009)[47]	36	126 dias	13,9%
Thekkinkattil, *et al.* (2009)[48]	43	47 semanas	44%
Zubaidi, *et al.* (2009)[49]	22	12 meses	83%

fistulografia etc.). Considerando o baixo índice de ocorrência de supuração, o trabalho conclui a favor do método, como uma alternativa relativamente segura no tratamento de fístulas anorretais.[50] O histórico de alergia a produtos provenientes de carne suína contraindica sua aplicação.

FÍSTULA NA DOENÇA DE CROHN

Em pacientes portadores de doença de Crohn, não há impedimento formal para o tratamento cirúrgico, devendo-se sempre atentar para um pior resultado em termos de continência fecal.[51]

Em situações especiais e de exceção, como a doença de Crohn, fístulas pós-traumáticas, congênitas, multitrajetos, retovaginais recidivadas, associação de radioterapia, pode ser necessária a indicação radical de estoma para desvio temporário. Um caso é relatado em paciente multitrajetos reoperada 40 vezes. A colostomia mostrou-se uma boa solução para o caso.[52] Entretanto, a derivação em pacientes portadores de doença de Crohn pode não apontar para uma boa solução, considerando que estes pacientes podem apresentar no curso de sua doença algum comprometimento de delgado ou cólon.[53]

Tratamento cirúrgico combinando sedenho frouxo de silastic e infliximab tem sido reportado como uma boa alternativa, melhorando as chances de resposta.[54] Além disso, o emprego de células-tronco derivadas de tecido adiposo aspirado tem sido tentado, especialmente em portadores de Crohn, com resultados interessantes.[55]

OUTRAS PERSPECTIVAS

A utilização de biomateriais em comunhão com técnicas tradicionais tem sido assunto de bastante interesse. Um grupo italiano demonstrou 11 casos de um procedimento em dois tempos que consiste em aplicar sedenho não cortante seguido de avanço de retalho miomucoso e obliteração do trajeto com injeção de matriz de derme de porcinos, mostrando alta eficácia com esta técnica.[56] Outro grupo europeu utilizou cola sintética composta por cianoacrilato e metacrilosisolfolano (Glubran® 2, GEM Srl. Viareggio, Itália) para o fechamento dos trajetos, mostrou uma taxa de sucesso de 67,6% para os 34 pacientes que participaram do estudo.[57] Mitalas *et al.*[58] compararam o avanço de retalho endoanal miomucoso isolado em pacientes que foram submetidos à colocação prévia de seton. Quanto à taxa de sucesso para cicatrização do trajeto, não houve diferença estatística entre os dois métodos. Mais recentemente, o mesmo grupo realizou avanço de retalho miomucoso concomitante à injeção da cola BioGlue® Surgical Adhesive (albumina sérica bovina purificada associada a glutaraldeído, CryoLife®, Inc, Kennesaw, GA), evidenciando várias complicações infecciosas locais relacionadas ao método que motivou a interrupção do estudo.[59]

LIFT (*Ligation of Intershincteric Fistula Tract*), um novo método poupador de esfíncter, sugerido pelo tailandês Rojanasakul, em 2007, tem revelado bons resultados na literatura apesar da pequena quantidade de trabalhos publicados.[60,61] Consiste na identificação e abordagem do trajeto fistuloso através de incisão circular no sulco interesfincteriano e ligadura e remoção do trajeto próximo ao orifício interno seguido da excisão do tecido criptoglandular infectado. Seguem-se o desbridamento e curetagem do restante do trajeto, sutura do defeito no músculo esfíncter externo e fechamento da ferida operatória.

Podem-se acrescentar à técnica LIFT outros procedimentos, como enxertos de biopróteses, chamados de BioLIFT. Um grupo norte-americano que apresentou esta variante técnica mostrou uma taxa de sucesso de 94% dos 31 pacientes arrolados no estudo.[62]

Técnicas que pretendem seccionar o esfíncter e realizar o reparo imediato apresentaram bons resultados. Roig *et al.*[62] compararam retrospectivamente o avanço de retalho miomucoso com o reparo imediato do esfíncter pós-fistulotomia. Não houve diferença quanto à função esfincteriana entre estes grupos. Jivapaisarnpong realizou 33 procedimentos de fistulectomia com esfincterotomia seguido da reconstrução esfincteriana, revelando também ser um procedimento seguro sem perturbação da função esfincteriana.[63] Vale ressaltar que estes trabalhos tiveram período de observação máximo de 13 meses, e a avaliação da função foi mensurada por questionários clínicos.

COMPLICAÇÕES PÓS-OPERATÓRIAS

Incontinência fecal, feridas com cicatrização tardia, deformidades anatômicas do canal (incluindo deformidade em "buraco de fechadura"), recidiva, infecção local e sangramento são as principais complicações relacionadas às técnicas descritas, tendo a primeira como a mais temida.

Algumas deformidades podem ser reparadas por anoplastias, avanço de retalho miomucoso ou retalhos cutâneos. Feridas com cicatrização prolongada podem levar meses para fecharem, tendo como aliados: cuidados locais, higiene adequada, banhos, pomadas e cauterizações químicas.

Recidivas variam em relação à técnica realizada, conforme já citado. Vale ressaltar que a não identificação correta do orifício interno está associada a altas taxas de recidiva, este é um quesito primordial do tratamento.

Incontinência para fezes sólidas, líquidas ou gás, em grau variável pode ocorrer, dependendo dos métodos já descritos. A grande maioria dos trabalhos avaliou os distúrbios da continência pós-operatória, o período de observação não ultrapassou 18 meses. Assim, não sabemos ainda qual o real impacto das técnicas poupadoras de esfíncter em longo prazo, especialmente considerando expectativa de vida populacional gradativamente maior. Termos de consentimento informado dando ênfase aos distúrbios da continência podem ser interessantes sobre o aspecto legal.

REFERÊNCIAS BIBLIOGRÁFICAS

1. Adams F. The genuine works of Hippocrates translated from Greek with a preliminary discourse and annotation. New York: William Wood Company. 1849.
2. Corman M. Classic Articles in Colonic and Rectal Surgery. Hippocrates: On fistulae. Dis Colon Rectum. 1980;23(1):56-9.
3. Corman M. Classic Articles in Colonic and Rectal Surgery. Treatises of fistula in ano: haemorrhoids, and clysters. John Arderne, 1307-1380(?). Dis Colon Rectum. 1983;26(3):197-210.
4. De Parades V. Une fistule royale aux consequences inattendue. A royal fistula in unexpected consequences. Gastroenterol Clin Biol. 2008;32(6-7):665-6. [acessado em outubro, 2010]. Disponível em http://www.em-consulte.com/article/176139.

5. Parks AG, Gordon PH, Hardcastel JD. A classification of fistula-in-ano. Br J Surg. 976;63:1.
6. Jacob TJ, Perakath B, Keighley MRB. Surgical intervention for anorectal fistula. Cochrane Database of Systematic Reviews Issue 5. Art. No.: CD006319. 2010.
7. Sygut A, Mik M, Trzcinski R, Dziki A. How the location of the internal opening of anal fistulas affect the treatment results of primary transsphincteric fistulas. Langenbecks Arch Surg. 2010;395(8):1055-9.
8. Gupta PJ. Radiofrequency fistulotomy: a better alternative for treating low anal fistula. São Paulo Med J. 2004;122(4):172-4.
9. Maiik AI, Nelson RL. Surgical management of anal fistulae: a systematic review. Colorectal Disease. 2008;10(5):420-30.
10. Pescatori M, Ayabaca SM, Cafaro D, Iannello A, Magrini S. Marsupialization of fistulotomy and fistulectomy wounds improves healing and decreases bleeding: a randomized controlled trial. Colorectal Dis. 2006;8(1):11-4.
11. Belmonte Montes C, Ruiz Galindo GH, Montes Villalobos JL, Decanini Terán C. Fistulotomy vs fistulectomy. Ultrasonographic evaluation of lesion of the anal sphincter function. Rev Gastroenterol Mex. 1999;64(4):167-70.
12. Kronborg O. To lay open or excise a fistula-in-ano: a randomized trial. Br J Surg. 1985;72(12):970.
13. Toyonaga T, Matsushima M, Tanaka Y, Suzuki K, Sogawa N, Kanyama H, et al. Non-sphincter splitting fistulectomy *vs.* conventional fistulotomy for high trans-sphincteric fistula-in-ano: a prospective functional and manometric study. Int J Colorectal Dis. 2007;22(9):1097-102.
14. Cirocco RW, Rusin LC. Simpified Seton management for complex anal fistulas: a novel use for rubber band ligator. Dis Colon Rectum. 1991;34(12):1135-7.
15. Garcia-Aguillar J, Belmonte C, Wong DW, Goldberg SM, Madoff RD. Cutting seton versus two-stage seton fistulotomy in the surgical management of high anal fistula. Br J Surg. 1998;85(2):243-5.
16. Hämäläinen KP, Sainio AP. Cutting seton for anal fistulas: high risk of minor control defects. Dis Colon Rectum. 1997;40(12):1443-6.
17. Van Tets WF, Kuijpers JH. Seton treatment of perianal fistula with high anorectal opening. Br J Surg. 1995;82:895-7.
18. Van Assche G, Dignass A, Reinisch W, van der Woude CJ, Sturm A, De Vos M, et al. The second European evidence-based Consensus on the diagnosis and management of Crohn`s disease: Special situations. J Crohns Colitis. 2010;4(1):63-101.
19. Noble GH. A new operation for complete laceration of the perineum designed for the purpose of eliminating danger of infection from the rectum. Trans Am Gynecol Soc. 1902;27:357-63.
20. Laird DR. Procedures used in the treatment of complicated fistulas. Am J Surg. 1948;76:701-8.
21. Zimmerman DD, Gosselink MP, Hop WC, Darby M, Briel JW, Schouten WR. Impact of two different types of anal retractor on fecal continence after fistula repair: a prospective, randomized, clinical trial. Dis Colon Rectum. 2003;46(12):1674-9.
22. Van der Hagen SJ, Baeten CG, Soeters PB, Beets-Tan RG, Russel MG, van Gemert WG. Staged mucosal advancement flap for the treatment of complex anal fistulas: pretreatment with noncutting Setons and in case of recurrent multiple abscesses a diverting stoma. Colorectal Dis. 2005;7(5):513-8.
23. Mitalas LE, van Wijk JJ, Gosselink MP, Doornebosch P, Zimmerman DD, Schouten WR. Seton drainage prior to transanal advancement flap repair: useful or not? Int J Colorectal Dis. 2010;25(12):1499-502.
24. Thomson WH, Fowler AL. Direct appositional (no flap) closure of deep anal fistula. Colorectal Dis. 2004;6(1):32-6.
25. Aguilar PS, Plascencia G, Hardy TG Jr, Hartman RF, Stewart WR. Mucosal advancement in the treatment of anal fistula. Dis of Colon Rectum. 1985;28(7):496-8.
26. Ortiz H, Marzo J. Endorectal flap advancement repair and fistulectomy for high trans-sphincteric e suprasphincteric fistulas. Br J Surg. 2000;87(12):1680-3.
27. Golub RW, Wise WE, Kerner BA. Endorectal mucosal advancement flap: the preferred method for complex cryptoglandular fistula-in-ano. J Gastrointest Surg. 1997;1(5):487-91.
28. Shemesh EI, Kodner IJ, Fry RD, Neufeld DM. Endorectal sliding flap repair of complicated anterior anoperineal fistulas. Dis Colon Rectum. 1998;31(1):22-4.
29. Wedell J, Meizer zu Eissen P, Banzhaf G, Kleine L. Sliding flap advancement for the treatment of high level fistula. Br J Surg. 1987;74(5):390-1.
30. Miller GV, Finan PJ. Flap advancement and core fistulectomy for complex rectal fistula. Br J Surg. 1998;85(1):108-110.
31. Schouten WR, Zimmerman DD, Briel JW. Transanal advancement flap repair of transsphincteric fistulas. Dis Colon Rectum. 1999;42(11):1419-22.
32. Zimmerman DD, Gosselink MP, Hop WC, Darby M, Briel JW, Schouten WR. Impact of two different types of anal retractor on fecal continence after fistula repair: a prospective, randomized, clinical trial. Dis Colon Rectum. 2003;46(12):1674-79.
33. Van Tets WF, Kuijpers JH, Tran K, Mollen R, van Goor H. Influence of Parks' anal retractor on anal sphincter pressures. Dis Colon Rectum. 1997;40(9):1042-45.
34. Zimmerman DD, Delemarre JB, Gosselink MP, Hop WC, Briel JW, Schouten WR. Smoking affects the outcome of transanal mucosal advancement flap repair of trans-sphincteric fistulas. Br J Surg. 2003;90(3):351-4.
35. van der Hagen SJ, Baeten CG, Soeters PB, van Gemert WG. Long-term outcome following mucosal advancement flap for high perianal fistulas and fistulotomy for low perianal fistulas: recurrent perianal fistulas: failure of treatment or recurrent patient disease? Int J Colorectal Dis. 2006;21(8):784-90.
36. Mizrahi N, Wexner SD, Zmora O, Da Silva G, Efron J, Weiss EG, et al. Endorectal advancement flap: are there predictors of failure? Dis Colon Rectum. 2002;45(12):1616-21.
37. Sonoda T, Hull T, Piedmonte MR, Fazio VW. Outcomes of primary repair of anorectal and rectovaginal fistulas using the endorectal advancement flap. Dis Colon Rectum. 2002;45(12):1622-28.
38. Delabio-Ferraz E, Del Cueto G, Quintas CM, Castro LM, Silva EV, Souza Pinto FE, et al. Tratamento da Fístula Anal com Retalho Endoanal Miomucoso. Proctosite. Ed nº 6 – Dezembro 2007. [acessado em novembro, 2010]. Disponível em http://www.proctosite.com.
39. Cintron JR, Park JJ, Orsay CP, Pearl RK, Nelson RL, Sone JH, et al. Repair of Fistulas in ano using fibrin adhesive. Dis Colon Rectum. 2000;43(7):944-50.
40. Lopes-Paulo F. O emprego de Cola de Fibrina no Tratamento das Fístulas Anais. Rev Bras Coloproct. 2006;26(1):86-88.
41. Hodde J, Janis A, Hiles M. Effects of sterilization on an extracellular matrix scaffold: Part II. Bioactivity and matrix interaction. J Mater Sci Mater Med. 2007;18(4):545-50.
42. Chirstoforidis D, Pieh MC, Madoff RD, Melligren AF. Treatment of transsphincteric anal fistulas by endorectal advancement flap or collagen fistula plug: a comparative study. Dis Colon Rectum. 2009;52(1):18-22.
43. El-Gazzaz G, Zutshi M, Hull T. A retrospective review of chronic anal fistulae treated by anal fistulae plug. Colorectal Dis. 2010;12(5):442-7.
44. Lupinacci RM, Vallet C, Parc Y, Chafai N, Tiret E. Treatment of fistula-in-ano with the Surgisis□ AFP™ anal fistula plug. Gastroenterol Clin Biol. 2010;34(10):549-53.

45. O´Connor L, Champagne Bj, Fergunson MA, Orangio GR, Schertzer ME, Armstrong DN. Efficacy of anal fistula plug in closure of Crohn's anorectal fistulas. Dis Colon Rectum. 2006;49(10):1569-73.
46. Owen G, Keshava A, Stewart P, Patterson J, Chapuis P, Bokey E, et al. Plugs unplugged. Anal fistula plug: the Concord experience. ANZ J Surg. 2010;80(5):341-3.
47. Safar B, Jobanputra S, Sands D, Weiss EG, Nogueras JJ, Wexner SD. Anal fistula plug: initial experience and outcomes. Dis Colon Rectum. 2009;52(2):248-52.
48. Thekkinkattil DK, Botterill I, Ambrose NS, Lundby L, Sagar PM, Buntzen S, et al. Efficacy of the anal fistula plug in complex anorectal fistulae. Colorectal Dis. 2009;11(6):584-7.
49. Zubaidi A, Al-Obeed O. Anal fistula plug in high fistula-in-ano: an early Saudi experience. Dis Colon Rectum. 2009;52(9):1584-8.
50. Shih SS, Edden Y, Pinto RA, Silva E, Canedo JA, Weiss EG, et al. Metanálise sobre Plug de Fístula Anorretal: Qual a atual taxa de sucesso? Rev Bras de Coloproct. 2009;29(Supl 1):55.
51. Van Koperen PJ, Safiruddin F, Bemelman WA, Slors JF. Outcome of surgical treatment for fistula in ano in Crohn's disease. Br J Surg. 2009;96(6):675-9.
52. Onița M, Dumnici A, Hornung E, Papiu H, Tarța C, Aiordachioaei G, et al. [Temporary total fecal diversion--ultimate solution for complex recurrent anal fistula]. Chirurgia (Bucur). 2009;104(6):757-60. Artigo em Romeno.
53. Mueller MH, Geis M, Glatzle J, Kasparek M, Meile T, Jehle EC, et al. Risk of fecal diversion in complicated perianal Crohn's disease. J Gastrointest Surg. 2007;11(4):529-37.
54. Sciaudone G, Di Stazio C, Limongelli P, Guadagni I, Pellino G, Riegler G, et al. Treatment of complex perianal fistulas in Crohn disease: infliximab, surgery or combined approach. Can J Surg. 2010;53(5):299-304.
55. Garcia-Olmo D, Garcia-Arranz M, Herreros D. Expanded adipose-derived stem cells for the treatment of complex perianal fistula including Crohn's disease. Expert Opin Biol Ther. 2008;8(9):1417-1423.
56. Sileri P, Franceschilli L, Del Vecchio Blanco G, Stolfi VM, Angelluci GP, Gaspari AL. Porcine dermal collagen matrix injection may enhance flap repair surgery for complex anal fistula. Int J Colorectal Dis. 2011;26(3):345-9.
57. Queralto M, Portier G, Bonnaud G, Chotard JP, Cabarrot P, Lazorthes F. Efficacy of synthetic glue treatment of high cryptoglandular fistula-in-ano. Gastroenterol Clin Biol. 2010;34(8-9):477-82.
58. Mitalas LE, van Wijk JJ, Gosselink MP, Doornebosch P, Zimmerman DD, Schouten WR. Seton drainage prior to transanal advancement flap repair: useful or not? Int J Colorectal Dis. 2010;25(12):1499-502.
59. Mitalas LE, Gosselink MP, Oorn DM, Zimmerman DD, Schouten WR. Adverse effect of BioGlue on the outcome of transanal advancement flap repair. Dis Colon Rectum. 2009;52(4):754.
60. Rojanasakul A, Pattanaarun J, Sahakitrungruang C, Tantiphlachiva K. Total anal sphincter saving technique for fistula-in-ano; the ligation of intersphincteric fistula tract. J Med Assoc Thail. 2007;90(3):581-6.
61. Rojanasakul A. LIFT procedure: a simplified technique for fistula-in-ano. Tech Coloproct. 2009;13(3):237-40.
62. Roig JV, García-Armengol J, Jordán JC, Moro D, García-Granero E, Alós R. Fistulectomy and sphincteric reconstruction for complex cryptoglandular fistulas. Colorectal Dis. 2010;12(7 Online):e145-52.
63. Jivapaisarnpong P. Core out fistulectomy, anal sphincter reconstruction and primary repair of internal opening in the treatment of complex anal fistula. J Med Assoc Thai. 2009;92(5):638-42..

SEÇÃO 53-4

FISTULECTOMIA E FISTULOTOMIA COM ESFINCTEROPLASTIA

Carlos Costa Pereira ■ Nuno Gonçalves ■ Joaquim Costa Pereira

INTRODUÇÃO

A fistulotomia com reparação primária de esfíncter topo a topo foi inicialmente descrita por Parkash, em 1985,[1] tendo sido descrita em artigos posteriores com variações técnicas minor e focada nos dois principais objetivos do tratamento cirúrgico da fístula anal:[2–5] baixa taxa de recidiva e taxas aceitáveis de continência, atingindo o balanço desejado (Figura 53-4-1).

Pela sua baixa taxa de recidiva, a fistulotomia é o padrão-ouro no tratamento da fístula anal.[5,6] Apresenta taxas de cura que atingem os 95%.[6] No entanto, em fístulas complexas a fistulotomia condiciona uma taxa de alterações de continência fecal inaceitável. A realização de fistulotomia é o maior fator de risco para o desenvolvimento de graus variáveis de incontinência fecal pós-operatória no tratamento da fístula anal.[7] Assim, na tentativa de preservação de continência tem havido desenvolvimento de várias técnicas cirúrgicas baseadas na interrupção do trajeto fistuloso (LIFT – *Ligation of the intersphincteric fistula tract*), encerramento do orifício interno (retalho endoanal de avanço e OSTC – *Over the Scope Clip*), obliteração do trajeto fistuloso com plugue de colágeno, aplicação de cola de fibrina ou uso de *laser*. A generalidade destes avanços poupadores de esfíncter permite uma cirurgia sem alteração de continência fecal prévia, mas com taxas de recidiva superiores à da fistulotomia, variando esta recorrência entre 25% a 70%.[5,7–10]

A esfincteroplastia foi durante muitos anos utilizada para o tratamento cirúrgico primário de incontinência fecal associada a defeitos esfincterianos, os resultados tendem a piorar ao longo dos anos.[11] A esfincteroplastia imediata após fistulotomia é realizada num contexto diferente em que não há tecido cicatricial, o que permite uma identificação clara dos esfíncteres, uma melhor técnica de esfincteroplastia e cicatrização correta mais rápida. Estes fatores podem melhorar os resultados em longo prazo. Melhores estudos (com coortes e tempos de seguimento maiores) deverão ser realizados para compreender a evolução de continência em longo prazo de pacientes submetidos à fistulotomia.

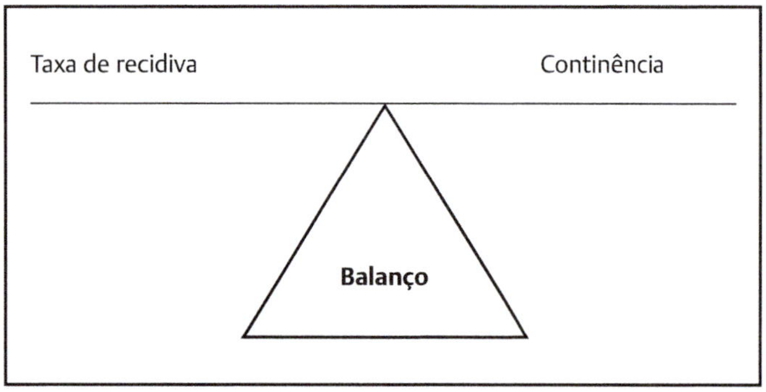

Fig. 53-4-1. Objetivos da cirurgia da fístula anal.

PREPARAÇÃO E PROCEDIMENTO

- Avaliação pré-operatória:
  - Recolha de história clínica completa.
    - História obstétrica e cirurgias perianais prévias.
    - História de fístula prévia, recidiva e/ou outras patologias relevantes (p. ex. : doença de Crohn).
    - Incontinência prévia.
  - Exame físico:
    - Denotar simetria esfincteriana, defeitos anatômicos.
    - Cicatrizes de cirurgias prévias.
    - Localização e número de orifícios externos e trajetos fistulosos.
    - Patologia perianal associada (hemorroidas, prolapso rectal entre outros).
  - Exames de imagem:
    - Na nossa prática clínica não são solicitados de rotina ficando reservados para casos de fístulas recidivadas ou associadas à doença de Crohn.
    - O exame imageológico preferencial é a RM, poderá ser solicitada também ecografia endoanal.
- Anestesia:
  - Na nossa prática clínica, os pacientes são submetidos ao procedimento maioritariamente sob anestesia geral, sendo que é possível também a utilização de anestesia locorregional ou até só local. A escolha da técnica anestésica depende das preferências do anestesista e do cirurgião, tendo como fatores mais importantes a complexidade da fístula e as comorbidades do paciente.
- Preparação intestinal e antibioticoterapia:
  - Não é necessário proceder à preparação intestinal anterógrada, podendo ser feitos enemas prévios à cirurgia.
  - Não está indicada a antibioticoterapia profilática.
- Técnica cirúrgica:
  - Posicionamento em litotomia ou em decúbito ventral, dependendo da preferência do cirurgião.
  - Identificação dos orifícios externo e interno da fístula.
  - Referenciação e canulação do trajeto com recurso à sonda de Lockhart-Mummery.
  - Abertura ao longo do trajeto fistuloso da abertura externa para a abertura interna.
  - Desbridamento e curetagem com remoção de todo o tecido de granulação no leito da fístula (evitando lesão adicional no esfíncter anal e impedindo que a epitelização do trajeto atrase ou até impeça o correto encerramento).
  - No caso de se optar por fistulectomia, o trajeto é excisado na sua totalidade.
  - Identificação e referenciação dos topos esfincterianos.
  - Esfincteroplastia topo a topo com sutura absorvível (ou em casos mais raros, com sobreposição) e aproximação

da mucosa e submucosa. A porção externa é habitualmente deixada para encerramento por segunda intenção, permitindo drenagem e diminuindo o risco de infecção.
- A sutura poderá ser efetuada contínua ou por pontos separados, devendo ser utilizado fio absorvível de curta ou longa duração de acordo com a preferência do cirurgião (habitualmente são utilizados fios de PDS® ou Vicryl® 2-0 ou 3-0 e com agulha 5/8).

- Cuidados pós-operatórios:
  - Se não houver contraindicação anestésica, os pacientes são operados em regime de ambulatório, não havendo necessidade de internamento.
  - Não há necessidade de tratamento de pensos específicos, sendo recomendável a lavagem frequente (uma a duas vezes por dia) com secagem e aplicação de cicatrizante tópico. Não há evidência para utilização rotineira de antibioticoterapia profilática.

Relativamente à escolha entre fistulotomia e fistulectomia note-se que fistulectomia implica a excisão do trajeto fistuloso em bloco em vez da abertura do trajeto realizada na fistulotomia. A literatura não revelou diferenças entre procedimentos nos resultados pós-operatórios.[5,12,13]

A esfincteroplastia pode ser realizada topo a topo realizando uma sutura direta das extremidades livres do esfíncter, ou por sobreposição, o que implica a sutura de uma extremidade do esfíncter sobre a outra numa extensão de pelo menos 1 cm.[14] Apesar de a esfincteroplastia de sobreposição ser recomendada na reparação secundária de esfíncter após lesões obstétricas,[15] na literatura, a reparação topo a topo é a técnica mais utilizada na fistulotomia e esfincteroplastia. Esta é também a prática habitual na nossa instituição, uma vez que a ausência de tecido cicatricial permita uma boa identificação muscular e uma boa aposição dos topos com menos tensão. Não encontramos evidência científica para suportar a escolha de uma técnica sobre a outra, sendo que há literatura que demonstra maiores taxas de deiscência de sutura na técnica topo a topo.[5]

INDICAÇÕES

Este tipo de técnica tem aplicabilidade principal em três tipos de situações:

1. Fístulas simples que seriam submetidas à fistulotomia.
2. Fístulas associadas a defeitos esfincterianos já presentes.
3. Fístulas complexas ou recidivadas.

As vantagens e desvantagens da fistulotomia com esfincteroplastia variam de acordo com a situação em que esta técnica é utilizada.

Fístulas Simples

As fístulas simples em que a fistulotomia será o procedimento a realizar a reparação imediata do esfíncter são um procedimento adicional. A associação da esfincteroplastia à fistulotomia, nestes casos, tem como objetivo diminuir a probabilidade de incontinência pós-operatória. O risco reportado de agravamento de continência no pós-operatório de fistulotomia em fístulas simples é de 12%,[5] sendo mais frequente o desenvolvimento de incontinência para gases e de *soiling*

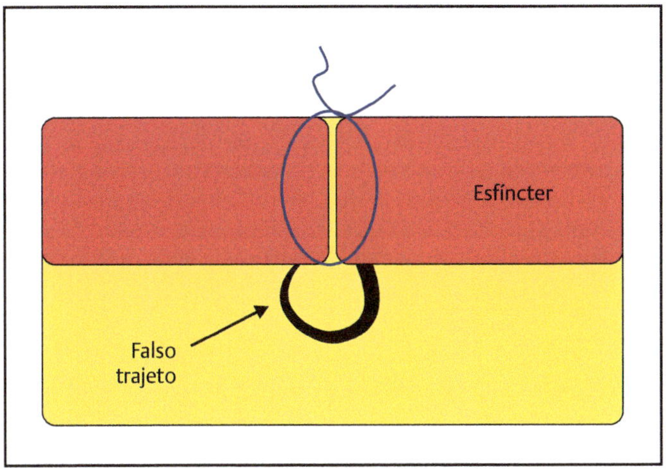

Fig. 53-4-2. Representação da criação de falso trajeto após realização de fistulotomia com esfincteroplastia.

pós-defecatório.[7] As vantagens da associação da esfincteroplastia à fistulotomia incluem melhoria cosmética e menor sintomatologia (prurido, *soilling*, dificuldades de limpeza, maior conforto pós-operatório). Estas vantagens estão relacionadas à prevenção de defeito *key-hole* e à manutenção da pressão anal em repouso com a reparação do esfíncter anal interno.[16]

A principal desvantagem teórica é o aumento da taxa de recorrência.[7] O racional dos bons resultados da fistulotomia em termos de cura é que a abertura dos trajetos permite que estes cicatrizem sem criar falsos trajetos. Ao realizar a esfincteroplastia há um encerramento do espaço cirúrgico e, se não for utilizada uma técnica correta, pode ser criado um falso trajeto por baixo da esfincteroplastia que perpetue a fístula (Fig. 53-4-2). Apesar de não haver estudos comparativos entre fistulotomia com e sem esfincteroplastia, a realização de esfincteroplastia não parece estar associada a aumento da recorrência que se mantém inferior a 10%.[5]

Fístulas Associadas a Defeitos Esfincterianos

Já no caso de fístulas associadas a defeitos esfincterianos prévios a utilização de esfincteroplastia simultânea pretende resultar numa melhoria da continência.

Perez *et al.*[17] conduziram um estudo prospectivo randomizado da utilização de fistulotomia e esfincteroplastia de sobreposição em fístulas complexas com estudo manométrico e utilização da escala de continência de *Wexner* pré e pós-operatória. Embora tenham avaliado poucos pacientes, verificaram uma melhoria do escore médio de continência nos pacientes com incontinência prévia. Um estudo mais amplo obteve resultados semelhantes com a melhoria das pressões manométricas de repouso e contração em pacientes com incontinência pré-operatória.[18]

Fístulas Complexas e Recidivadas

Em fístulas complexas, com envolvimento de grande porção do esfíncter anal, a realização de fistulotomia pode levar ao desenvolvimento de incontinência anal. A utilização de técnicas alternativas apresenta ainda maior taxa de recorrência neste tipo de fístulas, com taxas de cura que variam entre os 40% e 90%[5,7–10]. A associação de esfincteroplastia em fístulas complexas ou recidivadas permite a manutenção de taxas de cura elevadas com a diminuição da taxa de incontinência. Em fístulas complexas, a taxa de cura descrita ronda os 86%.[6] A recorrência deste tipo de fístulas está associada à presença de trajetos fistulosos acessórios não identificados e à dificuldade técnica da realização de técnicas alternativas. A fistulotomia permite uma melhor exposição e identificação de trajetos acessórios, o que pode explicar a menor taxa de recidiva.

Mesmo com a realização de esfincteroplastia, a incidência de incontinência anal pós-operatória é de 16%.[5,19] Neste tipo de fístulas, pela elevada taxa de incontinência, esta técnica é considerada como uma alternativa, e os pacientes devem ter conhecimento desse risco.

Uma revisão sistemática, conduzida por C. Ratto, em 2015,[5] reporta uma alteração de continência major pré para pós-operatória de 1,1% para 2,7% e de continência minor de 8,6% para 15,4% com uma taxa global de deterioração de continência de 12,4%. Uma metanálise mais recente confirma estes resultados reportando uma taxa global de incontinência de 11% e de piora da continência em 8% dos pacientes.[19] Em fístulas complexas a taxa de incontinência sobe para 16%. O desenvolvimento de alterações de continência pós-operatória é um dos fatores de descontentamento com a técnica cirúrgica reportados pelos pacientes.[20]

OUTRAS COMPLICAÇÕES

A complicação mais comum do procedimento é a deiscência da sutura da esfincteroplastia, ocorrendo em cerca de 2%.[5,19] A deiscência da esfincteroplastia torna o procedimento equivalente a uma fistulotomia isolada. O cirurgião poderá optar pela cicatrização por segunda intenção ou pela tentativa de reparação cirúrgica.

As complicações menos comuns incluem dor anal, retenção urinária, obstrução defecatória, abscesso anal e infecção e deformidade da pele.

CONCLUSÃO

A fistulotomia é padrão-ouro no tratamento de fístulas simples, sendo que o acrescento da reparação primária de esfíncter representa melhores resultados funcionais, estéticos e com altas taxas de cura. A fistulotomia com esfincteroplastia deve ser utilizada também em fístulas associadas a defeitos esfincterianos por permitir a reparação do esfíncter em simultâneo. No caso de fístulas complexas esta técnica obtém altas taxas de cura com sacrifício de continência. Os pacientes devem ser avisados previamente dessa possibilidade.

Há necessidade de realização de estudos prospetivos randomizados que comparem a fistulotomia com esfincteroplastia imediata a diferentes técnicas cirúrgicas.

REFERÊNCIAS BIBLIOGRÁFICAS

1. Parkash S, Lakshmiratan V, Gajendran V. Fistula-in-Ano: Treatment by Fistulectomy, Primary Closure and Reconstitution*. Australian and New Zealand. Journal of Surgery. 1985;55:23-7.
2. Ratto C, Litta F, Parello A, Zaccone G, Donisi L, De Simone V. Fistulotomy with end-to-end primary sphincteroplasty for anal fistula: results from a prospective study. Dis Colon Rectum. 2013;56:226-33.
3. Christiansen J, Rønholt C. Treatment of recurrent high anal fistula by total excision and primary sphincter reconstruction. Int J Colorectal Dis. 1995;10:207-9.
4. Hirschburger M, Schwandner T, Hecker A, Kierer W, Weinel R, Padberg W. Fistulectomy with primary sphincter reconstruction in the treatment of high transsphincteric anal fistulas. Int J Colorectal Dis. 2014;29:247-52.
5. Ratto C, Litta F, Donisi L, Parello A. Fistulotomy or fistulectomy and primary sphincteroplasty for anal fistula (FIPS): a systematic review. Tech Coloproctol. 2015;19:391-400.
6. Garg P, Kaur B, Goyal A, Yagnik VD, Dawka S, Menon GR. Lessons learned from an audit of 1250 anal fistula patients operated at a single center: A retrospective review. World J Gastrointest Surg. 2021;13:340-54.
7. Visscher AP, Schuur D, Roos R, Van der Mijnsbrugge GJH, Meijerink WJHJ, Felt-Bersma RJF. Long-term follow-up after surgery for simple and complex cryptoglandular fistulas: fecal incontinence and impact on quality of life. Dis Colon Rectum. 2015;58:533-9.
8. Sirikurnpiboon S. The risk factors for failure and recurrence of LIFT procedure for fistula in ano. Turk J Surg. 2023;39:27-33.
9. Emile SH. Recurrent anal fistulas: When, why, and how to manage? World J Clin Cases. 2020;8:1586-91.
10. Bondi J, Avdagic J, Karlbom U, Hallböök O, Kalman D, Šaltytė Benth J, et al. Randomized clinical trial comparing collagen plug and advancement flap for trans-sphincteric anal fistula. Br J Surg. 2017;104:1160-6.
11. Glasgow SC, Lowry AC. Long-Term Outcomes of Anal Sphincter Repair for Fecal Incontinence: A Systematic Review. Dis Colon Rectum. 2012;55:482..
12. Kronborg O. To lay open or excise a fistula-in-ano: a randomized trial. Br J Surg. 1985;72:970.
13. Jain BK, Vaibhaw K, Garg PK, Gupta S, Mohanty D. Comparison of a fistulectomy and a fistulotomy with marsupialization in the management of a simple anal fistula: a randomized, controlled pilot trial. J Korean Soc Coloproctol. 2012;28:78-82.
14. Fernando RJ, Sultan AH, Kettle C, Thakar R. Methods of repair for obstetric anal sphincter injury. Cochrane Database of Systematic Reviews. 2013.
15. Barbosa M, Glavind-Kristensen M, Moller Soerensen M, Christensen P. Secondary sphincter repair for anal incontinence following obstetric sphincter injury: functional outcome and quality of life at 18 years of follow-up. Colorectal Dis. 2020;22:71-9.
16. De Hous N, Van den Broeck T, de Gheldere C. Fistulectomy and primary sphincteroplasty (FIPS) to prevent keyhole deformity in simple anal fistula: a single-center retrospective cohort study. Acta Chir Belg. 2021;121:308-13.
17. Perez F, Arroyo A, Serrano P, Candela F, Perez M-T, Calpena R. Prospective clinical and manometric study of fistulotomy with primary sphincter reconstruction in the management of recurrent complex fistula-in-ano. Int J Colorectal Dis. 2006;21:522-6.
18. Arroyo A, Pérez-Legaz J, Moya P, Armañanzas L, Lacueva J, Pérez-Vicente F, et al. Fistulotomy and sphincter reconstruction in the treatment of complex

fistula-in-ano: long-term clinical and manometric results. Ann Surg. 2012;255:935-9. https://doi.org/10.1097/SLA.0b013e31824e9112.

19. Iqbal N, Dilke SM, Geldof J, Sahnan K, Adegbola S, Bassett P, et al. Is fistulotomy with immediate sphincter reconstruction (FISR) a sphincter preserving procedure for high anal fistula? A systematic review and meta-analysis. Colorectal Dis. 2021;23:3073-89..
20. Litta F, Parello A, De Simone V, Grossi U, Orefice R, Ratto C. Fistulotomy and primary sphincteroplasty for anal fistula: long-term data on continence and patient satisfaction. Tech Coloproctol. 2019;23:993-1001.

SEÇÃO 53-5

FÍSTULAS RETOVAGINAIS

Fábio Guilherme Campos

INTRODUÇÃO

As fístulas retovaginais (FRV) representam uma comunicação ou trajeto epitelizado entre o reto e vagina (Fig. 53-5-1). É doença rara que constitui menos de 5% das fístulas anorretais, determinando importante impacto físico e emocional relacionado aos sintomas de escape de fezes e gases pela vagina, frequentemente associado à incontinência fecal. Mais ainda, pode-se desenvolver no contexto de outra afecção, como Doença de Crohn ou carcinomas. Torna-se, dessa forma, uma afecção estressante para paciente e um grande desafio para cirurgião.

Após realizar o controle do processo inflamatório-infeccioso local e a adequada avaliação da musculatura esfincteriana, a escolha do procedimento terapêutico deve ser seletiva para cada paciente. Essa opção deve levar em conta suas condições clínicas, a etiologia da FRV e o reconhecimento de que os índices de falha aumentam com número de reparos prévios.

Os desafios diagnósticos impostos pelas FRV só são superados pelas dificuldades em se obter sucesso cirúrgico em longo prazo. Fístulas obstétricas ou traumáticas podem ser manuseadas por acesso transanal ou perineal, dependendo da presença de incontinência. Nesses casos, espera-se uma evolução favorável devido aos tecidos usualmente sãos próximos da fístula. Por outro lado, fístulas por irradiação ou Doença de Crohn são mais problemáticas pela qualidade dos tecidos adjacentes. Assim, um algoritmo de tratamento não pode ser sugerido, pois as decisões finais devem levar em conta dados individuais de cada situação clínica.

ETIOLOGIA

As FRV podem resultar de uma malformação congênita (raramente) ou de uma variedade de distúrbios adquiridos (Quadro 53-5-1).

A incidência das diversas causas varia entre as publicações, destacando-se que as mais comuns são aquelas de origem obstétrica e por doença inflamatória intestinal. As de pior prognóstico as resultantes de radiação, neoplasias ou doença inflamatória.

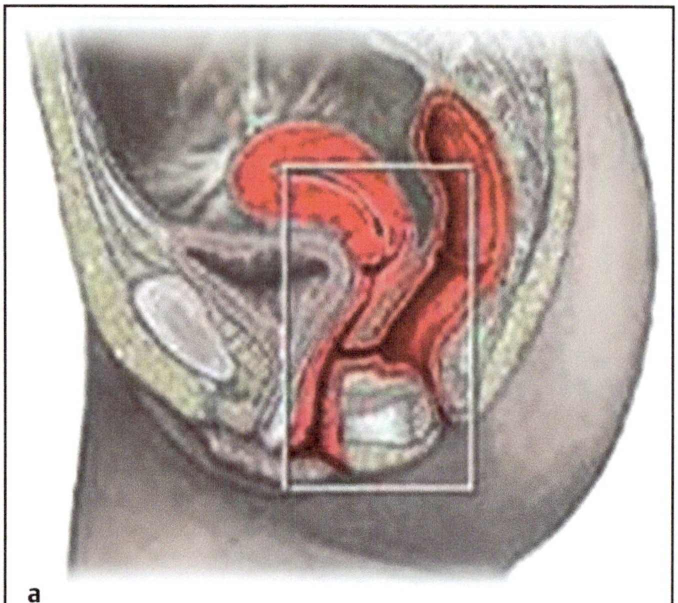

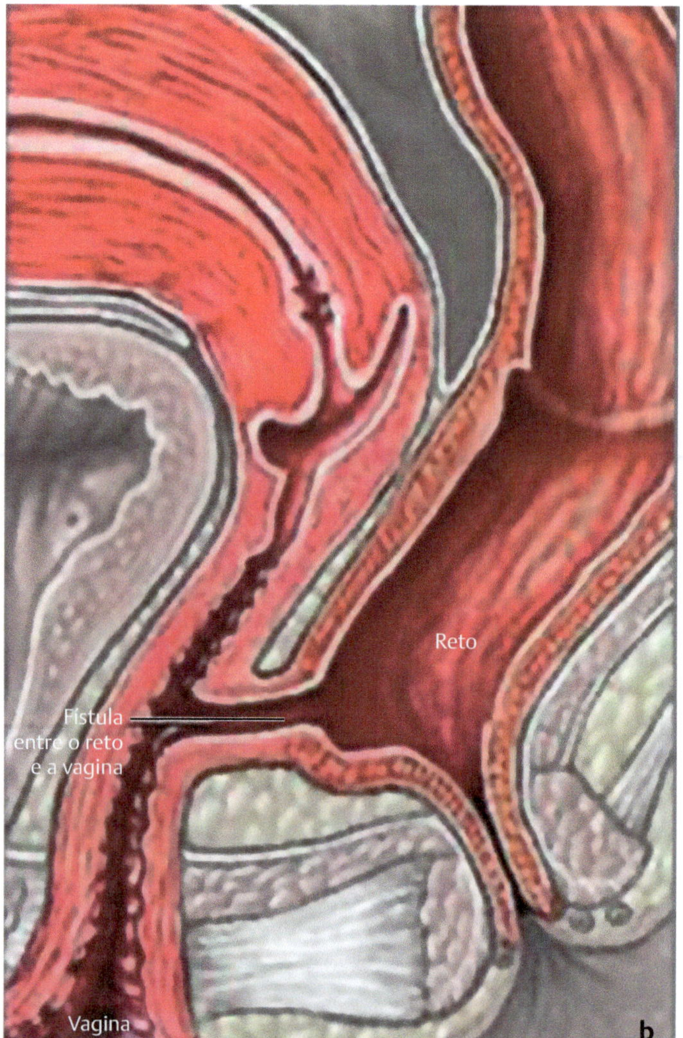

Fig. 53-5-1. Aspecto anatômico demonstrando a comunicação entre reto e vagina.

Quadro 53-5-1. Etiologia das Fístulas Retovaginais

Causa genérica	Afecções
Trauma	Obstétrico, corpo estranho, coito forçado
Inflamação	Doença de Crohn, colite ulcerativa, radioterapia pélvica, uso tópico de formalina
Tumores	Neoplasias pélvicas (cérvix, reto, vagina) e hematológicas (leucemia)
Iatrogênica	Operações colorretais, ginecológicas, anorretais, complicações após anastomoses baixas
Infecção	Criptoglandular, abscesso de Bartholin, complicação de diverticulite

- *Obstétrica:* as lesões resultantes de trauma pós-parto geralmente são as causas mais comuns, podendo representar até 88% dos pacientes.[1] Entretanto, a incidência relativa depende de características específicas. Numa série da Mayo Clinic,[2] 11% das FRV eram secundárias à lesão obstétrica, enquanto 24% eram decorrentes de doenças inflamatórias. Na Cleveland Clinic da Flórida, as doenças inflamatórias intestinais representaram 45,6% dos casos, contra 20,3% de causas obstétricas.[3] Aproximadamente 1% a 2% das lacerações perineais de terceiro e quarto graus após trabalho de parto podem levar a uma FRV persistente. As lacerações são mais comuns em primigestas, em partos prematuros, em trabalho de parto prolongado (pressão no septo revovaginal com consequente necrose) ou naqueles em que foi necessária extração com fórceps. A chance de desenvolver FRV aumenta quando há falha no reconhecimento e correto tratamento das lacerações, assim como quando existe infecção secundária. As FRV podem-se manifestar imediatamente após o trauma obstétrico, mas geralmente aparecem 7-10 dias após o parto. Estima-se que 0,06% a 0,1% dos partos vaginais desencadeiem a formação de FRV em países desenvolvidos. Além do trauma obstétrico, outros eventos traumáticos, como introdução de corpos estranhos ou coito forçado, também podem determinar FRV.
- *Iatrogênica (pós-operatório):* as FRV podem também ocorrer após operações abdominoperineais (ressecção anterior baixa), ginecológicas (histerectomia por endometriose), anorretais (hemorroidectomias) ou vaginais.[4] Fístulas altas são geralmente resultantes de grampeamento de anastomoses colorretais baixas ou ileoanais. Admite-se que uma porção da parede vaginal posterior seja incluída na anastomose ou que um abscesso local secundário de uma deiscência drene para a vagina. Os fatores preditivos para a ocorrência de FRV são anastomoses baixas, uso da técnica de duplo grampeamento e ressecção combinada do útero ou parcial da vagina durante a proctectomia. A realização de estomas não previne a ocorrência de FRV. O uso de grampeadores endorretais no tratamento da doença hemorroidária ou retocele.
- *Doenças inflamatórias intestinais:* a doença de Crohn (DC) é especialmente considerada uma importante causa de FRV devido à sua natureza transmural, embora também ocorra na retocolite ulcerativa. A fístula pode ser primária ou, mais comumente, pode ser resultante de abscesso perirretal e se manifestar como sepse perianal complicada. A FRV por DC é tida como complicação grave e temida, podendo representar 10% das fístulas perianais por esta doença; seu aparecimento pode, inclusive, preceder os sintomas da doença (Fig. 53-5-2).[5,6]

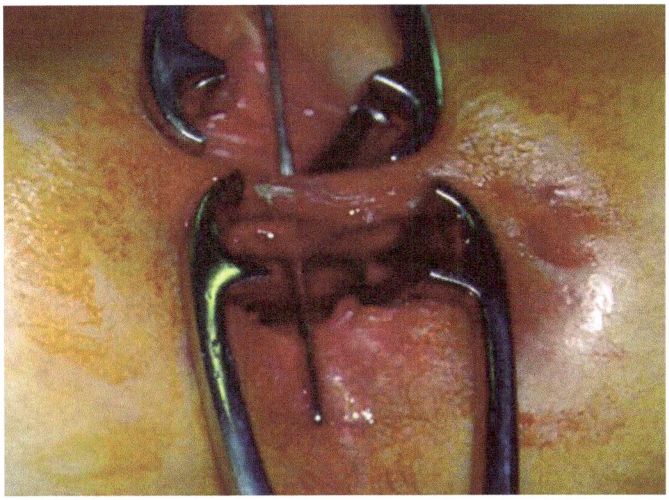

Fig. 53-5-2. Fístula retovaginal demonstrada por estilete em paciente portador de doença de Crohn. Notar a presença de outra fístula perianal se exteriorizando à esquerda da borda anal.

- *Infecciosa:* a causa mais comum é a infecção criptoglandular, sucedendo a formação de um abscesso para a vagina. Outras causas, como sepse pélvica, tuberculose, linfogranuloma venéreo, esquistossomose, abscesso de glândula de Bartholin e complicações da diverticulite já foram reportadas.
- *Radioterapia:* irradiação pélvica para tratamento de neoplasias primárias (cervical, canais anal e retal), recorrentes ou metastáticas. A FRV se origina de uma inflamação local (proctite) que evolui para ulceração e fístula, processo que geralmente se desenvolve em período variável de 6 meses a 2 anos após tratamento. As fístulas que se desenvolvem durante a terapia usualmente resultam de regressão tumoral, associam-se a altas doses e são mais comuns em pacientes com histerectomia prévia. A realização de biópsia para diferenciar fístula actínica de um tumor recorrente é imperativa.
- *Câncer:* tumores anorretais, perineais ou pélvicos podem causar FRV, independente de tratamento cirúrgico ou radioterapia.

CLASSIFICAÇÃO

As FRV podem ser classificadas de acordo com vários critérios, como tamanho, local e etiologia. Quanto às dimensões, as consideradas pequenas apresentam tamanho menor que 0,5 cm de diâmetro, as médias têm 0,5-2,5 cm, e as maiores excedem 2,5 cm.[4]

De maneira mais simples, são também classificadas de acordo com referências anatômicas. A maioria das FRV localiza-se na linha pectínea (LP) ou logo acima dela. Quando abaixo da LP, a comunicação é considerada uma fístula anovaginal, cujo manuseio é similar às FRV, sendo, assim, catalogada conjuntamente. As fístulas baixas (ou transesfincterianas) são aquelas localizadas entre o terço inferior do reto e a metade inferior da vagina, mais próximas do complexo esfincteriano anal. Já as altas estão localizadas entre o terço médio do reto e o fórnix vaginal posterior, tendo geralmente origem retal proximal ao complexo esfincteriano anorretal.

Assim, a altura das fístulas no septo retovaginal tem importância capital na estratégia terapêutica. O septo retovaginal constitui uma fina camada que separa as paredes anterior do reto e posterior da vagina. Sua porção mais caudal é o corpo perineal, em cuja porção posterior estão os esfíncteres anais. O músculo transverso do períneo atravessa o corpo perineal e é frequentemente utilizado na esfincteroplastia anal e no reparo de FRV. A extensão mais baixa da cavidade peritoneal na mulher está localizada na pelve e pode-se localizar tanto na parte anterior, como posterior da cérvix uterina. A ocupação desse espaço é chamada enterocele (intestino delgado) ou sigmoidocele (pelo cólon sigmoide).

O septo retovaginal apresenta extensão aproximada de 8 a 10 cm (Fig. 53-5-3), definindo as zonas baixa (na LP ou logo acima), alta (abertura atrás ou perto da cérvix) e média (abertura localizada entre as duas regiões). Do ponto de vista fisiopatológico, fístulas baixas podem ser causadas por episiotomias medianas, penetração de corpo estranho, DC ou neoplasias. As da porção média podem ser consequentes a abscesso isquiorretal, DC, ressecção de tumor retal, radiação, trauma obstétrico ou neoplasias. Já as altas são mais comumente causadas por DC, radiação, trauma operatório, diverticulite ou neoplasias. Dessa forma, genericamente as fístulas altas irão requerer laparotomia, enquanto as baixas e médias poderão ser tratadas por acesso perineal.

De outro modo, as FRV podem ainda ser catalogadas como aquelas suscetíveis de reparo local (por serem circundadas por tecido saudável) e outras que provavelmente irão requerer ressecção ou interposição tecidual:[7]

- *Simples* (porção baixa ou média do septo vaginal, menores que 2,5 cm de diâmetro e causadas por trauma ou infecção);
- *Complexas* (altas – perto da cérvix, maiores que 2,5 cm de diâmetro, causadas por doenças inflamatórias, radioterapia ou neoplásica ou que falharam a reparos prévios múltiplos).

AVALIAÇÃO E INVESTIGAÇÃO

Embora poucos pacientes sejam assintomáticos, portadores de FRV queixam-se da passagem de gases ou fezes pela vagina, usualmente quando existe diarreia. Além disso, o paciente pode apresentar descarga vaginal malcheirosa, vaginite recorrente, cistite, dispareunia e dor perineal.

No interrogatório, devem-se interrogar os antecedentes obstétricos, cirúrgicos, pesquisar sintomas intestinais pertinentes a doenças inflamatórias ou carcinoma e avaliar associação a diferentes graus de incontinência fecal, que pode estar presente em significativo número de casos, especialmente após laceração perineal.

Constituem-se objetivos do diagnóstico confirmar a presença da fistula, verificar sua exata localização, verificar lesões associadas, avaliar os tecidos vizinhos e checar a musculatura esfincteriana. Ao exame físico local, a inspecção com exame bidigital e retoscopia pode não detectar a fístula; às vezes revela apenas uma pequena depressão, massa irregular no septo ou então detecta uma lesão claramente visível (Fig. 53-5-4). É fundamental pesquisar sinais de doença subjacente que possam sugerir a etiologia, como infecção perianal, inflamação anorretal (proctite), irradiação, neoplasia, adenomegalia inguinal etc.

Além da história clínica e exame físico, o diagnóstico pode requerer a realização de exames complementares. O tipo de investigação necessária pode variar de acordo com etiologia da FRV. Fístulas altas podem não ser imediatamente aparentes ao exame físico ou à inspecção vaginal, podendo ser até omitidas em exames endoscópicos. Quando visível, nota-se o contraste entre a mucosa retal avermelhada e a palidez da mucosa vaginal.

A realização de testes e exames complementares se faz necessária, quando a paciente apresentar sintomas, e o exame físico for negativo. Os testes usados consistem em preencher a vagina com água e insuflar ar no reto ou fazer enema com azul de metileno no reto e preencher a vagina com tampão (observação após 15-20 minutos). Se o tampão não ficar marcado, outra parte do tubo digestório pode estar envolvida.

A vaginografia com contraste hidrossolúvel apresenta alta sensibilidade (79%-100%).[4] Consiste em insuflar contraste na

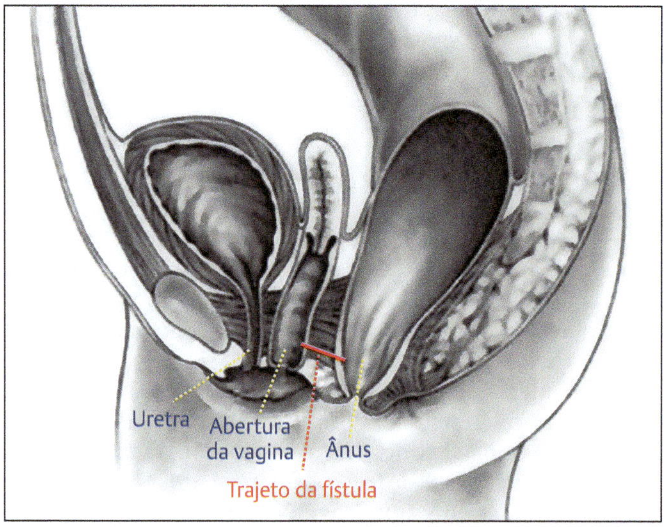

Fig. 53-5-3. Septo retovaginal e fístula retovaginal baixa.

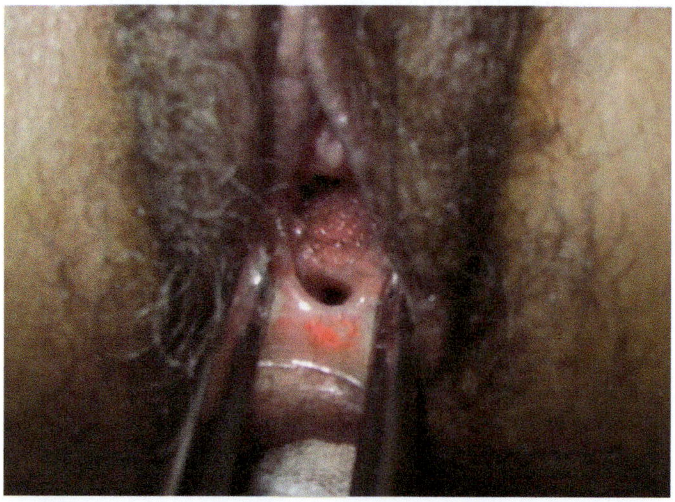

Fig. 53-5-4. Fístula retovaginal verificada ao exame clínico em paciente com passado de múltiplos partos.

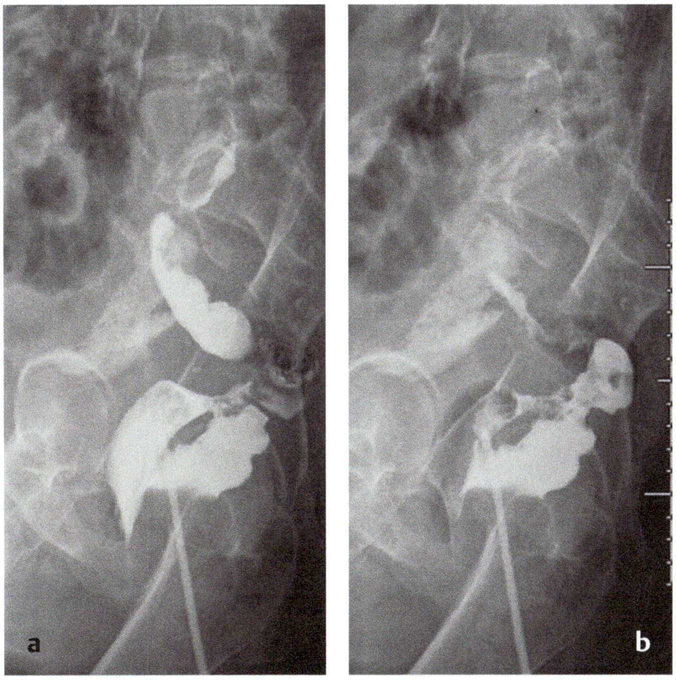

Fig. 53-5-5. (a, b) Enema opaco demonstrando a passagem de contraste do reto para a vagina.

vagina com o balão do cateter de Foley insuflado para tampar o orifício.

Os exames complementares que podem ser solicitados são a retossigmoidoscopia, colonoscopia, enema opaco (Fig. 53-5-5), trânsito intestinal, ultrassonografia endorretal/endovaginal, tomografia computadorizada, ressonância magnética e estudos funcionais (Fig. 53-5-6). Os exames endoscópicos visam descartar doenças inflamatórias e neoplasia. Os enemas baritados podem demonstrar a presença de fístula, especialmente aquela causada por diverticulite. Os exames radiológicos que visualizem contraste vaginal após a administração oral ou retal fecham o diagnóstico e fornecem informações sobre os tecidos vizinhos.

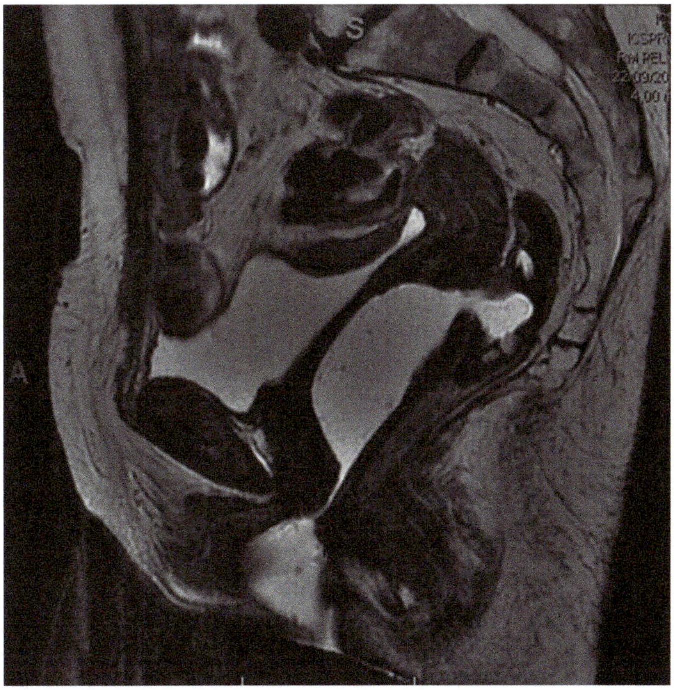

Fig. 53-5-6. Aspecto de fístula retovaginal demonstrada por ressonância magnética.

Todos os pacientes com FRV devem ser pesquisados quanto à presença de defeitos esfincterianos ocultos por ultrassonografia endoanal e/ou manometria anorretal.[8] A ultrassonografia endoanal permite visualizar a FRV e documentar a presença de eventuais defeitos musculares, principalmente nos casos de trauma obstétrico ou quando houver incontinência. A TC ou RM endoanal contribuem para determinar a localização e curso da fístula, localizar abscessos secundários e detectar lesões musculares ocultas.

BASES DO TRATAMENTO CIRÚRGICO

Em qualquer paciente com FRV, a instituição de tratamento conservador pode ser uma opção, se os sintomas forem toleráveis. Para os casos mais sintomáticos, a escolha do procedimento dependerá de sua etiologia.

Quando se instala uma FRV, recomenda-se aguardar a resolução do processo inflamatório entre 3 a 6 meses antes de se indicar o tratamento, quando algumas fístulas podem cicatrizar espontaneamente. Nesse período, as medidas gerais consistem em tratar a infecção ou inflamação subjacentes com antibióticos ou drenagem nas FRV de origem traumática (obstétricas ou por trauma) e FRV complicadas por infecção secundária. A suplementação com fibras pode diminuir os sintomas.

A confecção de estoma fecal é raramente usada, principalmente nas FRV simples, devendo ser reservada aos casos de fístulas recorrentes, pacientes em uso de esteroides, casos de dificuldade técnica ou grande inflamação tecidual. Em casos de neoplasia, a indicação de um estoma pode dar mais conforto ao paciente.

É importante ressaltar que as opções de tratamento devem ser consideradas cuidadosamente, uma vez que os índices de falha aumentem após a primeira tentativa de reparo,[1] razão pela qual se deve aguardar um mínimo de 3 meses entre sucessivos procedimentos de reparo.[9] A recidiva é influenciada pela etiologia da fístula.[2]

PREPARO DOS PACIENTES E VIAS DE ACESSO

As FRV podem ser corrigidas por acesso abdominal, retal, vaginal, perineal, trans-esfincteriano, trans-sacral ou pela combinação de métodos. Enquanto as FRV altas são apenas acessadas por via abdominal, as fístulas baixas podem ser tratadas por qualquer um dos acessos.

Postulou-se que uma FRV representa o encontro de uma zona de alta pressão do reto (25-85 cmH_2O) com a de baixa pressão da vagina (atmosférica). O acesso retal provê a melhor exposição do lado de alta pressão da fístula.[10]

Os reparos transabdominais requerem preparo intestinal completo, assim com alguns reparos locais. Além disso, o paciente deve receber antibioticoterapia profilática endovenosa, limpeza do lúmen vaginal com soluções antissépticas e cateterização urinária. A escola americana prefere realizar os acessos transanais e perianais com o paciente em posição de "canivete" (*prone jackknife*) por acreditar que promove melhor exposição. Por outro lado, a escola europeia prefere a posição de litotomia. Para facilitar a visualização, podem-se empregar dispositivos com luz frontal, afastamento das nádegas e afastadores específicos (*Lone Star retractor*).

Quando a avaliação revelar que se trata de FRV por doença de Crohn (DC), torna-se fundamental estabelecer sua exata localização (alta ou baixa). Nesse contexto, as FRV podem ser múltiplas, de difícil manuseio e têm alto risco de recidiva (25% a 50%). Quando os sintomas forem discretos, a intervenção cirúrgica pode não ser indicada; por outro lado, pacientes com sintomas importantes podem requerer proctectomia. São considerados fatores preditivos de falha a presença concomitante de inflamação anorretal (estenose, ulcerações) e doença ativa no reto ou cólon.[1]

Dentre as opções de tratamento devem ser consideradas as medicações anti-inflamatórias clássicas, imunomoduladores (MTX, azatioprina, ciclosporina), terapia biológica (Infliximabe e adalimumabe) e cirurgia (retalhos, proctectomia, derivação).[9]

O reparo cirúrgico pode ser realizado enquanto o paciente está sob tratamento com esteroides, entendendo-se que o risco de falha é maior. É interessante controlar os surtos diarreicos, pois fezes amolecidas podem transformar uma fístula pequena em um grande problema para o paciente. O uso clínico de infliximabe sugere que poucas fístulas cicatrizam completamente, mas a maioria dos pacientes experimenta melhora sintomática expressiva. Os índices de cicatrização das FRV com biológicos são menores do que outras fístulas anorretais provavelmente devido ao septo fino e pobremente vascularizado.

Classicamente, o acesso vaginal tem sido criticado por determinar significativos índices de recidiva. Subsequentemente, passou-se a dar ênfase ao acesso transanal, descrito por Noble.[11] Pacientes com mucosa relativamente normal são bons candidatos para reparos de avanço de retalho.

Em pacientes com FRV por irradiação, existem outras comorbidades, como cistite, complicações ureterais, oclusão vascular, malabsorção e estenose intestinal, complicações ósseas etc. São fístulas de difícil tratamento cirúrgico que frequentemente requerem a confecção de estomas intestinais. Muitas vezes é útil empregar retalhos vascularizados para interpor entre os tecidos irradiados.

OPÇÕES TÉCNICAS PARA TRATAMENTO CIRÚRGICO

O tratamento das FRV deve ser individualizado, onde seu manuseio e sucesso dependem de vários fatores, como tamanho, local, causa, função esfincteriana, presença de inflamação/infecção e condições gerais do paciente. O tratamento cirúrgico pode ser executado por reparos locais, transposição muscular ou laparotomia. As fístulas baixas (no terço inferior do reto ou metade inferior da vagina) podem ser tratadas por métodos de reparo local executados por via transvaginal, transperineal, transanal ou transesfincteriana (York-Mason). Os reparos locais variam de colocação de setons ou instilação de cola de fibrina até procedimentos mais avançados, como retalhos de avanço.

Os diversos procedimentos estão resumidos no Quadro 53-5-2.

Quadro 53-5-2. Opções Cirúrgicas para Tratamento Cirúrgico das Fístulas Retovaginais

Reparos por acesso endorretal
▪ Avanço de retalho ▪ Excisão da fístula e sutura por camadas (com ou sem interposição muscular) (acesso vaginal, retal, perineal ou transesfincteriano – York-Mason) ▪ Fistulotomia simples
Reparos por acesso transvaginal
▪ Retalho de deslizamento ▪ Inversão da fístula
Reparos por via transperineal
▪ Reparo transverso com preservação muscular ▪ Reparo com prótese biológica ▪ Períneo-retotomia (conversão para laceração completa e sutura)
Opções por via transabdominal
▪ Mobilização sem ressecção intestinal (com ou sem interposição) ▪ Ressecção intestinal (com ou sem interposição) ▪ *Sleeve anastomosis* (Parks) ▪ Amputação do reto ▪ Colostomia
Outras formas de tratamento
▪ Colocação de plugues ▪ Cola de fibrina

O reparo por avanço de retalho por via transanal é a técnica mais popular no reparo de FRV baixas pelos coloproctologistas (com ou sem esfincteroplastia), enquanto os ginecologistas preferem o acesso transvaginal com interposição muscular. O acesso perineal por fistulotomia pode determinar lesão no corpo perineal, embora proporcione excelente exposição, sendo indicado em casos de falha após acesso transanal ou transvaginal. Retalhos musculares não são geralmente usados no reparo de pequenas fístulas secundárias a trauma obstétrico ou trauma ginecológico, a não ser que a fístula já tenha sido reparada sem sucesso outras vezes.

A técnica de avanço de retalho por via endorretal é indicada para fístulas da zona baixa, com boa musculatura, não sendo recomendadas para fístulas persistentes ou com inflamação retal ativa. Determina sucesso variável de 43%-100%,[12-15] podendo ser associada à esfincteroplastia.

No pós-operatório de reparos locais, deve-se ter atenção com os hábitos intestinais do paciente, pois constipação ou diarreia podem romper o reparo. O objetivo é obter fezes macias, bem formadas, o que pode ser obtido com dietas ricas em fibras, adequada ingestão de líquidos e uso de emolientes fecais. Devem-se evitar atividades sexual e física pesada. A ocorrência de sangramento é rara quando se toma cuidado com hemostasia, mas quando ocorre através do retalho, há maior chance de recidiva da fístula. Infecção é uma complicação temida, resultando em falha do reparo.

Fístulas recidivadas ou de maior dimensão são tratadas por interposição muscular (*gracilis*, reto abdominal, bulbocavernoso). Quando não se dispõe de músculo, podem-se utilizar próteses biológicas.

Já as FRV altas e complexas (entre o terço médio do reto e fórnix vaginal posterior) são mais bem manuseadas por via transabdominal (laparotomia). O acesso abdominal permite realizar divisão da fístula com ou sem ressecção intestinal (ressecção anterior baixa com anastomose coloanal ou ressecção abdominoperineal) ou ainda derivação intestinal com interposição tecidual (omento, *gracilis*, *sartorius*, glúteos, reto abdominal).[13]

Quando todas as opções falham, as opções remanescentes são proctectomia ou colostomia permanente.

Reparos por Acesso Endorretal

Os avanços de retalho podem ser confeccionados por vias retal, vaginal ou perineal. A vantagem da via transanal é a possibilidade de acessar a fístula do lado retal, que é o lado onde existe maior pressão. Os melhores resultados têm sido reportados com esse reparo, que pode ser executado com anestesia geral, regional ou local, com o paciente em posição de litotomia (ou canivete) e afastamento dos glúteos. O avanço da parede retal anterior foi descrito inicialmente por Noble, em 1902,[11] sofrendo modificações técnicas ao longo do tempo.

Após identificação da fístula com um anuscópio, desenha-se retalho em forma de U, que deve se estender distalmente abaixo do orifício fistuloso até 4 cm em direção cefálica à fístula, mantendo sua base com o dobro da largura de seu ápex para garantir adequado fluxo sanguíneo. Para facilitar o levantamento do retalho, pode-se injetar solução de epinefrina submucosa, que ajuda na hemostasia.

O retalho pode incluir apenas a mucosa e submucosa, embora alguns cirurgiões incluam a musculatura circular. Após dissecção profunda no septo retovaginal, o esfíncter interno é mobilizado de sua posição lateral e aproximado sobre a fístula. Deve ser ressecada a ponta do retalho, incluindo a abertura da fístula; sutura-se o retalho com pontos separados usando fios absorvíveis para tampar a abertura no reto. A abertura vaginal é deixada aberta para drenagem. Esta técnica separa a linha de sutura da fístula, interpondo músculo sadio entre as paredes do reto e vagina. Os proponentes argumentam que a relativa alta pressão do reto serve para reforçar o reparo, em contraste com o reparo vaginal, no qual a pressão retal tenderia a romper o reparo.

Sua melhor indicação são as FRV medianas baixas com tônus esfincteriano normal. Os resultados são bons ou excelentes, com índices de sucesso variando entre 77%-100% dos pacientes em várias séries.[14] Os relatos têm destacado a importância da avaliação da integridade muscular e, quando indicada, a esfincteroplastia pode ser realizada concomitantemente, melhorando os resultados. Embora não haja aumento da recidiva em partos vaginais após reparo de FRV, muitos cirurgiões recomendam parto por cesárea para gravidez subsequente para evitar ruptura da esfincteroplastia.

No caso de falha deste procedimento, uma nova tentativa de avanço de retalho terá maior chance de insucesso, devido à fibrose e má circulação sanguínea da área. Os índices de sucesso são maiores no início (80% após o primeiro e segundo reparos e 55% nos subsequentes).[1] Por outro lado, outras séries retrospectivas apontam que a presença de doença de Crohn é a principal causa de insucesso.[3,15,16]

Nos casos de insucesso, pode-se realizar anastomose coloanal com interposição de tecido no septo. Por isso, o avanço de retalho não tem sido recomendado em fístulas complexas persistentes ou mesmo fístulas simples que tenham recidivado após reparo prévio.[7]

Uma técnica transretal alternativa é o avanço de retalho circunferencial do reto distal (*rectal sleeve advancement*), que é mobilizado por incisão circunferencial na linha pectínea, progredindo em direção cranial até expor o esfíncter interno, tornando-se excisão de parede total logo abaixo do anel anorretal. A mobilização progride até atingir tecido saudável que possa ser abaixado até a linha pectínea sem tensão. O reto é então tracionado pelo canal anal, excisa-se a porção doente, e o tecido são é suturado na anoderme abaixo da linha pectínea. Esta técnica foi utilizada em pessoas com FRV e com inflamação do canal anal e reto distal por Doença de Crohn, como uma alternativa à proctectomia, com 60% de sucesso.[17]

Outra opção é excisar o trato fistuloso e fazer o fechamento por camadas. O fechamento pode ser feito pelo reto, vagina ou períneo. Na vagina ou reto, faz-se uma incisão elíptica na fístula, e excisa-se o trajeto. Sucessivamente são fechados a mucosa vaginal, septo retovaginal, músculo e mucosa retais. Quando realizada pelo períneo, faz-se uma incisão transversa até atingir o trato fistuloso, que é seccionado e desligado das paredes do reto e da vagina. O fechamento por camadas determina sucesso em 80%-100% dos pacientes em pequenas séries.[14]

Mais raramente pode-se empregar a fistulotomia simples. Este procedimento dá bons resultados em fistulas anovaginais verdadeiras sem envolvimento esfincteriano. Se a técnica for utilizada para FRV, pode resultar em incontinência fecal parcial ou total, não sendo considerada uma opção dividir uma grande quantidade de esfíncter e esperar a cicatrização por segunda intenção.

Finalmente, a técnica de instilação de cola de fibrina (à semelhança do que é utilizado nas fístulas anorretais) tem apresentado resultados insatisfatórios nas FRV, com índices de sucesso variando entre 0%-33% em número muito reduzido de pacientes.[14]

Reparos por Acesso Transvaginal

Os retalhos de deslizamento também podem ser realizados por via vaginal. A dissecção lateral deve-se estender até as tuberosidades isquiáticas para permitir mobilidade adequada. A aproximação dos músculos elevadores na linha mediana é considerada um tempo fundamental nesta técnica. Os avanços de retalho por via vaginal são mais realizados pelos ginecologistas.

Outra técnica passível de ser realizada por esta via é a inversão da fístula. Inicia-se esta operação pela elevação circunferencial da mucosa da parede posterior da vagina ao redor da fístula, expondo a fístula. Excisa-se o trato fistuloso até a parede retal, após o que se eleva a parede vaginal para separá-la do septo retovaginal. Duas ou três suturas concêntricas são feitas para inverter a abertura da fístula na direção do lúmen retal, e a mucosa vaginal é reaproximada sobre a sutura invertida.

Este método só deve ser usado em fístulas pequenas e baixas, com tecido sadio e corpo perineal intacto. Seu uso tem sido bastante seletivo atualmente, apesar de a literatura registrar índices de sucesso entre 84% e 100%.[10,14] Retalhos anocutâneos são uma opção para fístulas retovaginais ou anovaginais distais, onde um retalho de pele da anoderme ou perineal é elevado e avançado em direção ao canal anal.

Reparos por Acesso Transperineal

Neste tipo de acesso, uma das opções é o reparo transverso com preservação muscular. É realizado por meio de incisão transversa pelo corpo perineal, preservando a musculatura esfincteriana que é deixada abaixo deste plano de dissecção. Progride-se entre a parede retal anterior e a vagina, lateralmente ao trato fistuloso, que é por fim seccionado. Faz-se a aproximação da mucosa vaginal longitudinalmente em duas camadas. O defeito no reto é fechado transversalmente. O músculo puborretal e o tecido perineal são reaproximados na linha mediana.

Outra opção é o reparo com próteses biológicas. A interposição de próteses biológicas é feita com uma incisão transversa sobre a porção média do corpo perineal e dissecção através do tecido subcutâneo. O trato fistuloso é seccionado, e a dissecção continua até 2 cm proximal à fístula e lateralmente. As aberturas da fístula são fechadas com suturas separadas e absorvíveis de fio fino (3/0). Um plugue bioprostético é introduzido pelo reto até a vagina, fixando-se o excesso do plugue na parede retal com fio 2/0 absorvível. O uso deste tipo de técnica ainda é novo, e a experiência inicial tem apontado resultados equivalentes ao reparo de avanço.[18]

A perineorretotomia representa uma conversão para laceração perineal completa e posterior fechamento por camadas. O trato fistuloso é identificado, e secciona-se a ponte de pele perineal, gordura, esfíncter (caso presente). Após divisão das paredes do reto e vagina, converte-se a fístula em uma cloaca perineal e resseca-se o trato fistuloso. Em seguida, repara-se o septo em diferentes camadas, de maneira idêntica a reparos obstétricos clássicos de uma laceração de quarto grau. Após o reparo dos defeitos retal e vaginal, o esfíncter externo é reaproximado (após a devida mobilização), imbrincando a parede retal para aumentar o tônus anal. Este procedimento deve ser reservado a mulheres que têm defeitos esfincterianos associados ou que tenham sido submetidas a tentativas prévias de reparo sem sucesso, quando há exposição limitada para repetir o acesso transanal. Este método é descrito na literatura ginecológica, sendo raramente empregado por cirurgiões colorretais pelo receio de justaposição de linhas de sutura.[19]

Reparos por Acesso Transabdominal

O acesso transabdominal é geralmente usado para FRV altas quando a fístula se origina de uma neoplasia, irradiação e ocasionalmente doenças inflamatórias. Também é empregado com doenças concomitantes (por exemplo, diverticulite) que requerem um acesso abdominal ou por complicações de anastomoses colorretais.

O tipo de reparo mais simples compreende apenas a divisão da fístula sem ressecção intestinal. Disseca-se o septo retovaginal, divide-se a fístula, e o reto e vagina são fechados primariamente. A interposição de tecido sadio (omento) pode ser necessária para reforçar o reparo e separar as linhas de sutura. Bons resultados têm sido reportados quando a fístula não é grande, e os tecidos disponíveis para fechamento são sadios.

Quando os tecidos são anormais devido à irradiação, inflamação ou neoplasia, recomenda-se fazer ressecções intestinais (ressecção anterior baixa, técnicas de abaixamento, amputação do reto) como um tempo essencial do reparo, a fim de melhorar os resultados. Como alternativa em casos de alto risco ou com sobrevida limitada, uma simples derivação fecal (ileostomia ou colostomia) pode ser empregada.

Procedimentos auxiliares têm sido descritos em casos de pelve difícil, com a utilização de retalhos de variedade de músculos, fáscias e retalhos musculocutâneos, a fim de interpor tecido entre o reto e vagina, sendo mais descritos na literatura de cirurgia plástica.[20]

CONSIDERAÇÕES SOBRE AS FORMAS DE TRATAMENTO

As FRV representam uma condição grave para mulheres em qualquer idade, constituindo um desafio ao médico experiente. A escolha do método de reparo pode variar com a localização, tamanho, etiologia da FRV, número de reparos prévios, anormalidades associadas (disfunção esfincteriana, estenose retal ou vaginal, fístulas em outros órgãos), fatores de risco e experiência do cirurgião. Dentre todos esses, a etiologia da fístula muitas vezes é o determinante primário na seleção do reparo apropriado. Entretanto, a experiência do cirurgião e a complexidade de cada caso podem também influir na escolha da melhor opção técnica.

Eventualmente, a melhor opção técnica pode ser aquela com a qual o cirurgião tem maior intimidade. Mas a aderência a princípios cirúrgicos, como ampla dissecção ao redor da fístula, adequada mobilização de tecidos vizinhos, remoção de escaras, remoção de todo o trajeto fistuloso e reparo sem tensão, representa a melhor forma de se obter a correção das FRV.

Fístula de Causa Obstétrica

Com exceção das FRV que fecham espontaneamente, as outras fístulas devem ser operadas, considerando-se as alterações de continência presentes. Em mulheres com musculatura íntegra (a minoria), recomenda-se um simples reparo local, baseado na experiência do cirurgião, visto que inexistem estudos comparativos. Por outro lado, quando houver defeito esfincteriano, a realização de esfincteroplastia pode fechar a fístula e corrigir o defeito, sendo a escolha mais aceita. Da mesma forma, a realização de perineorretotomia por acesso perineal pode ser adequada, promovendo excelente exposição, mas tendo o risco de incontinência, se músculo intacto for seccionado.

Fístula Secundária à Infecção Criptoglandular

Após a drenagem do foco séptico, a melhor opção é o retalho de avanço retal. Podem ainda ser considerados a instilação de cola de fibrina, avanço de retalho vaginal ou cutâneo, embora não existam estudos comparativos.

Fístula por Doença de Crohn

Nesses casos, o controle dos sintomas mais do que o tratamento da fístula em si assume maior importância, devido à natureza da doença. O tratamento medicamentoso pode eventualmente melhorar os sintomas, mas raramente promove o fechamento do trajeto. Embora a administração de medicamentos biológicos (infliximabe e adalimumabe) seja promissora no controle das fístulas perianais, sua efetividade nas FRV é menor.

FRV por Doença de Crohn são consideradas fator de risco para evolução desfavorável e recidiva após tratamento cirúrgico. Em série recente de 125 pacientes tratados por FRV, a Doença de Crohn e colite ulcerativa foram responsáveis pelos maiores índices de recidiva dentre todas as causas (56% e 42%, respectivamente).[3] As opções cirúrgicas variam de reparos locais (com ou sem estoma) à proctectomia, devido à proctite associada.

Entretanto, têm sido reportados índices variados de sucesso entre 30%-70% com técnicas de avanço de retalho retal ou vaginal.[15] Pode ser indicado em FRV baixas, sem estenose anal e com reto preservado. Embora controversa, a realização de derivação geralmente é indicada nos casos com proctite ativa, tomando imunossupressores ou desnutridos. A proctectomia é a opção cirúrgica mais definitiva na presença de proctite intensa e reparos prévios sem sucesso, podendo-se esperar cicatrização lenta da ferida perineal no pós-operatório.

Fístula por Radioterapia

A avaliação desses pacientes deve ser mais pormenorizada, devido à idade mais avançada desse grupo, morbidades associadas e à eventual possibilidade de recidiva. Além de exames radiológicos, o exame sob narcose com biópsias dirigidas pode dirimir dúvidas. Muitas vezes torna-se necessário realizar uma derivação por 6 meses para diminuir a inflamação local. Não raramente, a estimativa da relação custo-benefício em cada caso torna a derivação intestinal a opção mais razoável.

Nos casos em que houver grande comprometimento retal (estenose, lesão inflamatória actínica), torna-se necessário ressecar o reto, apesar da alta morbidade operatória em até ¼ dos pacientes.[21] Pacientes com FRV por radioterapia não são suscetíveis de reparo local devido à lesão vascular dos tecidos remanescentes. Assim, o princípio de qualquer reparo deve ser o de prover deslocamento de tecido bem vascularizado para a região. Isso pode ser obtido pelo abaixamento do cólon e anastomose coloanal, conforme preconizado por Parks,[22] ressecando o reto irradiado e a mucosa retal.

Quando possível, a presença de fístula baixa em reto aparentemente normal permite uma interposição muscular por via perineal. Quando a fístula é alta, a interposição muscular é feita pela via abdominal. A interposição de pedículo vascularizado de omento ou músculo entre o reto e vagina após divisão da fístula evita a aposição de linhas de sutura e diminui a chance de recidiva. Outros usaram o pedículo de *Martius* (músculo bulbocavernoso).

Fístulas Recidivadas

As fístulas retovaginais persistentes ou recidivadas representam um grande desafio, onde a escolha do procedimento cirúrgico deve levar em conta não somente a doença subjacente, mas também o tipo de reparo utilizado previamente. Creditam-se menores índices de sucesso a pacientes com múltiplos reparos.[1,3] Em série recente, Pinto *et al.*[3] registraram índices de sucesso de 69,6%, 52,9% e 50% em pacientes no primeiro reparo, terceira tentativa ou com mais de três tentativas prévias, respectivamente.

O tratamento desses casos deve ser postergado por 3-6 meses a fim de avaliar a musculatura esfincteriana, drenar os focos sépticos e melhorar as condições dos tecidos vizinhos.[14]

Fístulas baixas com musculatura íntegra podem ser tratadas com novo reparo de avanço ou avanço de todo o reto (*sleeve*). Outras alternativas seriam inserção de cola de fibrina, conversão para laceração de quarto grau e fechamento por camadas. Em casos com mais de dois reparos prévios, pode-se considerar a interposição tecidual com o bulbocavernoso.

Fístulas acima do terço médio da vagina quase sempre requerem interposição tecidual. Em pacientes obesos ou com fístulas mais altas o bulbocavernoso pode não atingir o local, sendo necessário então usar o músculo *gracilis* como alternativa. Fístulas mais altas requerem ressecção ou interposição tecidual por meio de acesso abdominal.

Quando Realizar Derivação Intestinal

A indicação de colostomia no tratamento das FRV suscita debates e controvérsias. No passado, uma colostomia era rotineiramente confeccionada no reparo das FRV,[23] mas hoje se reconhece que a derivação intestinal não é necessária na maioria das vezes.

Existe a ideia de que se pode omitir a realização de colostomia nas FRV baixas causadas por trauma, infecção ou doença intestinal inflamatória inativa. Por outro lado, podem ser necessárias em casos de FRV alta, complicadas por irradiação, neoplasia, doença inflamatória ativa ou processos infecciosos mal controlados.[24] Nesses casos, pode ser interessante estadiar o tratamento, realizando-se a derivação intestinal e postergando-se o reparo direto da FRV cerca de 6-12 meses até que haja controle da sepse e melhora local.

Defende-se a colostomia também em casos de fístulas recidivadas complexas em que o reparo operatório requeira dissecção extensa ou eventualmente interposição muscular.

REFERÊNCIAS BIBLIOGRÁFICAS

1. Lowry AC, Thorson AG, Rothenberger DA. Repair of simple rectovaginal fistula. Influence of previous repairs. Dis Colon Rectum. 1988;31:676-8.
2. Lescher TC, Pratt JH. Vaginal repair of the simple rectovaginal fistula. Surg Gynecol Obstet. 1967;124:1317--21.
3. Pinto RA, Peterson TV, Shawki S, Davila GW, Wexner SD. Are there predictors of outcome following rectovaginal fistula repair? Dis Colon Rectum. 2010;53(9):1240-7.
4. Palanivelu C, Rangarajan M, Sethilkumar R, Madankumar MV, Kalyanakumari V. Laparoscopic management of iatrogenic high rectovaginal fistulas (Type VI). Singapore Med J. 2007;48(3):e96-8.
5. Andreani SM, Dang HH, Grondona P, Khan AZ, Edwards DP Rectovaginal fistula in Crohn's disease. Dis Colon Rectum. 2007;50(12):2215-22.
6. Radcliffe AG, Ritchie JK, Hawley PR, Lennard-Jones JE, Northover JM. Anovaginal and rectovaginal fistulas in Crohn's disease. Dis Colon Rectum. 1988;31(2):94-9.

7. MacRae HM, McLeod RS, Cohen Z. Treatment of rectovaginal fistulas that has failed previous repair attempts. Dis Colon Rectum. 1995;38(9):921-5.
8. Tsang CB, Madoff RD, Wong WD. Anal sphincter integrity and function influences outcome in rectovaginal fistula repair. Dis Colon Rectum. 1998;41(9):1141-6.
9. Hannaway CD, Hull TL. Current considerations in the management of rectovaginal fistula from Crohn's disease. Colorectal Dis. 2008;10(8):747-55.
10. Hoexter B, Labow SB, Moseson MD. Transanal rectovaginal fistula repair. Dis Colon Rectum. 1985; 28:572–5.
11. Noble GH. A new operation for complete laceration of the perineum designed for the purpose of eliminating danger of infection from the rectum. Trans Am Gynecol Soc. 1902;27:357-63.
12. Rothenberger DA, Goldberg SM. The management of rectovaginal fistulae. Surg Clin North Am. 1983;63(1):61-79.
13. Wexner SD, Ruiz DE, Genua J, Nogueras JJ, Weiss EG, Zmora O. Gracilis muscle interposition for the treatment of rectourethral, rectovaginal, and pouch-vaginal fistulas: results in 53 patients. Ann Surg. 2008;248(1):39-43.
14. Lowry AC, Hoexter B. Benign Anorectal: Rectovaginal Fistulas. In: The ASCRS Textbook of Colorectal Surgery. In: Wolff B, Fleshman J, Beck D, Pemberton J, Wexner S (Eds.). New York: Springer. 2007. p. 215-27.
15. Sonoda T, Hull T, Piedmonte MR, Fazio VW. Outcomes of primary repair of anorectal and rectovaginal fistulas using the endorectal advancement flap. Dis Colon Rectum. 2002;45:1622–8.
16. Mizrahi N, Wexner SD, Zmora O, et al. Endorectal advancement flap: are there predictors of failure? Dis Colon Rectum. 2002;45:1616–21.
17. Hull TL, Fazio VW. Surgical approaches to low anovaginal fistula in Crohn's disease. Am J Surg. 1997;173:95-8.
18. Ellis CN. Outcomes after repair of rectovaginal fistulas using bioprosthetics. Dis Colon Rectum. 2008;51(7):1084-8.
19. Casadesus D, Villasana L, Sanchez IM, Diaz H, Chavez M, Diaz A. Treatment of rectovaginal fistula: a 5-year review. Aust N Z J Obstet Gynaecol. 2006;46 (1):49-51.
20. Jasonni VM, La Marca A, Manenti A. Rectovaginal fistula repair using fascia graft of autologous abdominal muscles. Int J Gynaecol Obstet. 2006;92(1):85-6.
21. Nowacki MP. Ten years of experience with Parks' coloanal sleeve anastomosis for the treatment of post-irradiation rectovaginal fistula. Eur J Surg Oncol. 1991;17:563-6.
22. Parks AG, Allen CL, Frank JD, McPartlin JF. A method of treating post-irradiation rectovaginal fistulas. Br J Surg. 1978;65:417-21.
23. Goligher JC. Surgery of the Anus, Rectum and Colon. 5. ed. London: Bailliere Tindall . 1984. p. 208-11.
24. Gordon PH. Rectovaginal fistula. In: Gordon P, Nivatvongs S (Eds.). Principles and Practice of Surgery for the Colon, Rectum and Anus 3. ed. New York: Informa Healthcare. 2007. p. 333-52.

SEÇÃO 53-6

FÍSTULA ANORRETAL RECIDIVADA: CAUSAS, INVESTIGAÇÃO E RECOMENDAÇÕES

José Américo Bacchi Hora ▪ Paulo Boarini

INTRODUÇÃO

As clássicas falhas no tratamento das fístulas anorretais são definidas como recorrência ou persistência. Em uma revisão sistemática sobre os desfechos mais utilizados em pesquisas sobre fístulas anorretais, Machielsen *et al.* relataram que os mais comuns foram cura (77%), incontinência (63%), recorrência (40%) e dor (26%).[1] Mais recentemente, a piora da continência anal, as baixas satisfação e a qualidade de vida têm sido incluídas entre os desfechos de insucesso mais importantes.[2]

A recidiva ou recorrência é definida como o reaparecimento de uma fístula anorretal previamente cicatrizada. Ela pode ser decorrente de uma nova fístula, da reabertura de um trajeto parcialmente cicatrizado ou ser a persistência após um erro no diagnóstico de cicatrização. Para atenuar esta última situação, tem sido sugerido que as pesquisas clínicas incluam os desfechos de curas clínica e radiológica.[3] De qualquer forma, para nós cirurgiões, tanto a persistência quanto a recidiva têm o mesmo significado: o paciente persiste com a fístula e deve ser reoperado. São casos por definição complexos, com maior risco de falha e de complicações.

CAUSAS

Muitos fatores podem estar relacionados à falha no tratamento da fístula. Trajetos múltiplos, tortuosos, curvilíneos, com abcessos ou lojas de permeio podem ser acompanhados de ressecções e drenagens incompletas ou da criação de falsos trajetos, iatrogenias, que contribuem para as recidivas. Recebemos em nossos serviços muitos pacientes operados por médicos não afeitos a essa afecção, com sedenhos mal colocados que dificultam a continuidade do tratamento. Em recente metanálise, Mei *et al.* identificaram como fatores relacionados à recorrência, em trabalhos de alta qualidade, fístula transesfincteriana alta, orifício interno não identificado e trajetos em ferradura. Com menor evidência, também identificaram operações anais prévias, colocação prévia de sedenho e trajetos múltiplos.[4] Num posterior consenso de especialistas, também conduzido por Mei *et al.*, com base em dados de literatura, foram identificados fatores relacionados à recorrência das fístulas relacionados ao paciente, à operação e à própria fístula (Quadro 53-6-1). Posteriormente, foram discutidos outros eventuais fatores de risco definidos por método consensual, totalizando 14 fatores (Quadro 53-6-2).[5]

Quadro 53-6-1. Fatores Associados à Recorrência Segundo Mei *et al.*[5]

Relacionado ao paciente	Relacionado à fístula
▪ Acompanhada de colite ▪ Doença Inflamatória intestinal ▪ Uso de Imunossupressores	▪ Fistula transesfincteriana ▪ Número de trajetos ▪ Trajeto em ferradura ▪ Orifício interno não identificado
Relacionado à cirurgia	**Localização da fistula anal**
▪ Tipo de cirurgia ▪ Cirurgia prévia para fístula ▪ Cirurgião	▪ Fístula recorrente ▪ Fístula supraesfincteriana ▪ Altura do orifício interno

Quadro 53-6-2. Fatores de Risco Essenciais Finais, Classificados por Importância em Ordem Decrescente, Segundo Mei *et al.*[5]

Fatores de risco	% Não importância (1-3)	% Importância (4-6)	% Critico (7-9)	CV	*Status* de consenso
1. Doença inflamatória intestinal	0	3,23	96,77	0,09	Concordância
2. Orifício interno não identificado	0	3,23	96,77	0,09	Concordância
3. Fístula recorrente	0	6,45	93,55	0,14	Concordância
4. Fístula em ferradura	3,23	3,23	93,55	0,16	Concordância
5. Médico operador	3,23	3,23	93,55	0,18	Concordância
6. Fístula supraesfincteriana	3,23	3,23	93,55	0,19	Concordância
7. Fístula transesfincteriana	3,23	6,45	90,32	0,2	Concordância
8. Complicado com colite	3,23	9,68	87,10	0,2	Concordância
9. Número de trajetos	3,23	9,68	87,10	0,2	Concordância
10. Localização da fístula anorretal	9,68	3,23	87,10	0,23	Concordância
11. Altura do orifício interno	3,23	12,9	83,87	0,24	Concordância
12. Cirurgia prévia para fístulas	0	22,58	77,42	0,15	Concordância
13. Uso de imunossupressores	3,23	19,35	77,42	0,22	Concordância
14. Tipo de cirurgia	0	29,03	70,97	0,21	Concordância

INVESTIGAÇÃO

Antes de operarmos um caso recidivado, é importante estabelecermos uma relação de confiança com o paciente, deixando claro as reais expectativas, potenciais complicações e eventual necessidade de múltiplas reabordagens.[6]

Devemos conhecer a história clínica com detalhes. O número de operações realizadas é um fator importante. Emile *et al.*[7] observaram que pacientes que tiveram mais de duas operações anteriores para fístula anal tiveram uma taxa significativamente maior de incontinência fecal, do que pacientes submetidos a uma ou duas cirurgias anteriores, mas as taxas de cura foram comparáveis.[7] É preciso conhecer as técnicas utilizadas, de preferência com a descrição cirúrgica, se tiver sido realizada por outro cirurgião, o passado de abscesso com ou sem necessidade de drenagem e outras operações anais prévias.

É necessário conhecermos a situação atual e pregressa da continência anal, utilizando-se escores de continência, pois alterações da anatomia e fisiologia podem estar presentes tanto pela doença, quanto por procedimentos prévios.

A investigação de eventuais etiologias específicas, como a tuberculose, trauma, e as doenças inflamatórias intestinais entre outras, deve ser novamente realizada, pois pode ser a causa da falha no tratamento. Os pacientes com doença de Crohn (DC) são tratados de forma distinta dos demais e enquadrados como portadores de DC perianal e, além das fístulas, podem apresentar fissuras, *sinus*, úlceras e abscessos, sendo uma importante causa de recidiva. Os pacientes com DC perineal são abordados de forma diferente dos demais, segundo consensos e diretrizes específicos.[8-10]

Um exame físico geral e abdominal, para exclusão de outras afecções que possam estar associadas à fístula, deve ser realizado. O exame proctológico deve ser minucioso e completo. Inspeção anal deve buscar cicatrizes, orifícios externos que tenham passado despercebidos, sinais flogísticos e deformidades. O exame dinâmico pode mostrar assimetria esfincteriana ou prolapso mucosos que levam à mucorreia e confundem o diagnóstico. A palpação perineal pode ajudar na identificação de trajetos, áreas de fibrose e pontos dolorosos. O toque retal mostra-se importante na identificação de orifícios internos, áreas endurecidas, tônus esfincteriano e a contração voluntária. A anuscopia e a retossigmoidoscopia devem atentar à presença de orifícios internos e a afecções que podem comprometer a mucosa. É importante ressaltar que muitas vezes o exame realizado sob anestesia nos traz informações novas.

A colonoscopia deve ser realizada em todos os pacientes, ao menos uma vez, para investigação de doença inflamatória intestinal. Os exames complementares devem ser solicitados de forma individualizada. A manometria anorretal é indicada por muitos cirurgiões, para avaliar a função esfincteriana e assim minimizar a chance de incontinência fecal, nos casos que requerem secção do esfíncter.[8] Caso haja comprometimento prévio da continência, uma técnica de preservação esfincteriana deverá ser indicada.

A avaliação por exame de imagem é recomendada para todos os pacientes com fístulas recidivadas, preferencialmente por ressonância magnética ou ultrassonografia endoanal. Estes exames definem os trajetos da fístula, sua relação com o aparelho esfincteriano, a presença de lojas crônicas ou agudas e a integridade anatômica da musculatura.

A ressonância magnética demonstrou importância na avaliação das fístulas recidivadas, com identificação de lesão esfincteriana e de trajetos ocultos, em maior número que nas

Quadro 53-6-3. Classificação de Parks *et al.*[14] somente com os Quatro Tipos Principais

Tipo	Fístula
I	Interesfincteriana
II	Transesfincteriana
III	Supraesfincteriana
IV	Extraesfincteriana

Quadro 53-6-4. Classificação do SJUH[16]

Grau	Fístula
I	Fístula interesfincteriana linear simples
II	Fístula interesfincteriana com abscesso ou trajeto secundário
III	Fístula transesfincteriana
IV	Fístula transesfincteriana com abscesso ou trajeto secundário na fossa isquiorretal
V	Doença supraelevadora ou transelevadora

fístulas virgens de tratamento.[9] Modelos em 3D e videolaudos têm ajudado no planejamento cirúrgico.[10,11]

A ultrassonografia endoanal tem ótimos resultados na definição anatômica de fístulas recidivadas, principalmente com o uso do peróxido de hidrogênio.[12] A melhor identificação do orifício interno e de trajetos ocultos pelo ultrassom demonstrou diminuir a taxa de recidiva após tratamento cirúrgico.[13]

As fístulas recidivadas devem também ser classificadas anatomicamente. A classificação mais importante e mais difundida das fístulas anais, entre os médicos cirurgiões, é a classificação de Parks *et al.*[14,15] (Quadro 53-6-3). Entre os médicos radiologistas, a classificação de Saint James University Hospital (SJUH) é a mais utilizada e por isto é importante que o médico cirurgião esteja familiarizado com ela (Quadro 53-6-4).[16] Segundo a divisão entre fístulas simples e complexas pela ASCRS, a maioria delas será classificada como complexa.[17]

Propusemos um método mnemônico dos aspectos importantes antes do tratamento das fístulas anorretais, que leva em conta a anatomia (classificação de Parks), a continência (C), a presença de abscesso (A), a recorrência (R) e a etiologia(E): O Parks-CARE.[18] Ele pode ser aplicado nas fístulas recidivadas (Quadro 53-6-5).

RECOMENDAÇÕES

É muito difícil propor um algoritmo único que se adeque a todas as fístulas recidivadas. Mas é possível, a partir de dados obtidos na avaliação pré-operatória, propor condutas mais adequadas.

A doença recidivante tem impactos sociais, econômicos e na relação médico-paciente. O insucesso ou número excessivo de abordagens pode levar o paciente à perda de confiança e a buscar outro profissional. Por isso é importante uma abordagem clara e realista sobre o prognóstico do tratamento, de suas complicações e limitações, envolvendo o paciente nas decisões e passos a serem tomados.

Em princípio, todos os casos de fístulas recidivadas têm indicação de tratamento cirúrgico. Aqueles com infecção ativa, sejam abscessos ou lojas crônicas, devem ser tratados por drenagem e, se houver trajeto bem identificado, passagem de sedenho frouxo.[19-21] São procedimentos considerados intermediários e não definitivos para o tratamento da fístula.

Nos pacientes com trajetos sem infecção importante, com ou sem sedenho frouxo, podemos pensar no tratamento definitivo. Inúmeras técnicas são propostas e podem ser divididas grosseiramente em dois grandes grupos: as fistulotomias sem reconstrução e as técnicas ditas de preservação esfincteriana.

As fistulotomias simples, em dois tempos e com sedenho cortantes, devem ser indicadas em casos selecionados em fístulas complexas e recidivadas, quando houver mínimo risco de incontinência. O sedenho cortante pode ter bons resultados em fístulas recidivadas, em termos de cicatrização sem recidiva, mas não deve ser utilizado pelo risco elevado de incontinência em fístulas complexas.[22] As fistulectomias isoladas, sem reparo muscular, não são indicadas.

Nos pacientes com comprometimento da anatomia esfincteriana ou da continência anal, a opção deve ser por uma técnica de preservação esfincteriana. O retalho de avanço miomucoso,[23] o LIFT (Ligadura interesfincteriana do trajeto fistuloso) e,[24,25] em menor grau a fistulotomia ou fistulectomia com esfincteroplastia primária devem ser indicados.[26] A preferência depende da experiência do cirurgião e de aspectos da própria fístula. Aquelas com trajeto retilíneo mais baixo normalmente são tratadas pela técnica de LIFT, enquanto as fístulas de orifício interno mais alto são tratadas preferencialmente pela técnica de avanço de retalho. Os retalhos são realizados há várias décadas para fístulas recidivadas com bons resultados.[27] Xu e Tang demonstraram resultados melhores

Quadro 53-6-5. Método Mnemônico Parks-CARE[18] e Proposta de Avaliação Pré-operatória para Fístulas Aplicadas às Fístulas Recidivadas

Parks	Anatomia e classificação	Avaliação da anatomia (exame proctológico, exame de imagem - RM ou USG endoanal- e avaliação sob anestesia) e classificação da fístula (Parks ou St James)
C	Continência	Avaliação da continência anal (escalas clínicas, exame físico e manometria, se possível)
A	Abscesso	Avaliação e controle da infecção local (sedenho frouxo, se necessário)
R	Recorrência	Histórico de tratamento prévio, fístulas e abscessos (nº de cirurgias, técnicas utilizadas)
E	Etiologia	Confirmação da etiologia pela história e exames complementares (traumatismo e operações anais, neoplasia, radioterapia, doença infecciosa, doença inflamatória intestinal e idiopática ou criptoglandular)

com o LIFT em pacientes com fístulas recidivadas com um ou dois procedimentos prévios, em comparação àqueles com mais de duas operações.[28]

Apesar de haver muitos outros procedimentos com relatos de séries com bons resultados, até em nossas próprias casuísticas, segundo as diretrizes atuais das melhores sociedades, outras técnicas devem ter indicação mais restrita.[19,20] Os agentes de preenchimento têm resultados muito díspares para fístulas complexas e não são recomendados. Resultados pobres em fístulas recidivadas, com 14% de cura, foram descritos com cola de fibrina.[29] O VAAFT foi utilizado com bons resultados em fístulas complexas e recidivadas,[30] mas não é recomendado rotineiramente fora de protocolos de pesquisa, exceto pela sociedade italiana.[21] O *laser* foi utilizado com sucesso em fístulas recidivadas, mas ainda não atingiu o grau de recomendação rotineira.[31] Células-tronco e OSTC são consideradas experimentais, e não há grandes séries em fístulas recidivadas, por isso devem ser usadas muito seletivamente, pois não passaram pelo crivo do tempo.

Além disso, no tratamento das fístulas recidivadas, deve-se levar em consideração a técnica utilizada previamente, pelo risco de eventuais lesões esfincterianas antigas e em novas abordagens ou pela dificuldade técnica em utilizar a mesma via de acesso devido à fibrose. A experiência do cirurgião acaba por definir a melhor opção.

CONCLUSÃO

As fístulas recidivadas são um grande desafio para o cirurgião colorretal. Os casos devem ser minuciosamente estudados, para que se tenha os substratos necessários à decisão mais adequada. Devem ser conduzidos por equipes experientes no tema, que consigam passar ao paciente segurança e uma visão realista das expectativas com o tratamento. Os cirurgiões que se prestem a tratar desses casos devem dedicar tempo ao estudo e cuidado das fístulas anorretais e ter o preparo para executar múltiplas técnicas, a fim de escolher a que melhor se adapte a cada caso.

REFERÊNCIAS BIBLIOGRÁFICAS

1. Machielsen A, Iqbal N, Kimman ML, Sahnan K, Adegbola SO, Kane G, et al. Heterogeneity in outcome selection, definition and measurement in studies assessing the treatment of cryptoglandular anal fistula: findings from a systematic review. Tech Coloproctol. 2021;25(7):761-830.
2. Ferrer-Márquez M, Espínola-Cortés N, Reina-Duarte A, Granero-Molina J, Fernández-Sola C, Hernández-Padilla JM. Design and Psychometric Evaluation of the Quality of Life in Patients With Anal Fistula Questionnaire. Dis Colon Rectum. 2017;60(10):1083-91.
3. Iqbal N, Machielsen A, Kimman ML, Kane G, Woodcock R, Grossi U, et al. AFCOS: The Development of a Cryptoglandular Anal Fistula Core Outcome Set. Ann Surg. 2022.
4. Mei Z, Wang Q, Zhang Y, Liu P, Ge M, Du P, et al. Risk Factors for Recurrence after anal fistula surgery: A meta-analysis. Int J Surg. 2019;69:153-64.
5. Mei Z, Li Y, Wang Q, Shao Z, Du P, Zhu J, et al. Risk factors for postoperative recurrence of anal fistula identified by an international, evidence-based Delphi consultation survey of surgical specialists. Int J Surg. 2021;92:106038.
6. Vogel JD, Johnson EK, Morris AM, Paquette IM, Saclarides TJ, Feingold DL, et al. Clinical Practice Guideline for the Management of Anorectal Abscess, Fistula-in-Ano, and Rectovaginal Fistula. Dis Colon Rectum. 2016;59(12):1117-33.
7. Emile SH, Khafagy W, Elbaz SA. Impact of number of previous surgeries on the continence state and healing after repeat surgery for recurrent anal fistula. J Visc Surg. 2022;159(3):206-11.
8. Pescatori M, Maria G, Anastasio G, Rinallo L. Anal manometry improves the outcome of surgery for fistula-in-ano. Dis Colon Rectum. 1989;32(7):588-92.
9. Augustine A, Patel PG, Augustine A, John R, Simon B, Eapen A, et al. MRI of Recurrent Fistula-in-Ano: Is it Different from Treatment-Naïve Fistula-in-Ano and How Does it Correlate with Anal Sphincter Morphology? Indian J Radiol Imaging. 2023;33(1):19-27.
10. Navkar NV, Balakrishnan S, Kharbech S, Sabawi M, Abinahed J, Ahmed A, et al. 3D visualization of perianal fistulas using parametric models. Tech Coloproctol. 2022;26(4):291-300.
11. Garg P, Kaur B, Yagnik VD, Dawka S. Including video and novel parameter-height of penetration of external anal sphincter-in magnetic resonance imaging reporting of anal fistula. World J Gastrointest Surg. 2022;14(4):271-5.
12. Cheong DM, Nogueras JJ, Wexner SD, Jagelman DG. Anal endosonography for recurrent anal fistulas: image enhancement with hydrogen peroxide. Dis Colon Rectum. 1993;36(12):1158-60.
13. Milone M, Pesce G, Leongito M, Milone F. [Role of endoanal ultrasonography in reducing anal fistula recurrence]. Chir Ital. 2009;61(4):461-5.
14. Parks AG, Gordon PH, Hardcastle JD. A classification of fistula-in-ano. Br J Surg. 1976;63(1):1-12.
15. Chen Q, Li Y, Wang X, Li H. Hot topics in global perianal fistula research: A scopus-based bibliometric analysis. Medicine (Baltimore). 2020;99(17):e19659.
16. Morris J, Spencer JA, Ambrose NS. MR imaging classification of perianal fistulas and its implications for patient management. Radiographics. 2000;20(3):623-35; discussion 35-7.
17. Williams JG, Farrands PA, Williams AB, Taylor BA, Lunniss PJ, Sagar PM, et al. The treatment of anal fistula: ACPGBI position statement. Colorectal Dis. 2007;9 Suppl 4:18-50.
18. Hora JAB, Sobrado Jr CW, Cirenza CF, Nahas SC. Parks - *CARE*: novo método mnemônico para orientar o tratamento das fístulas anorretais. XXI SBAD - Semana Brasileira do Aparelho Digestivo; Florianópolis - SC.2022.
19. Ommer A, Herold A, Berg E, Fürst A, Post S, Ruppert R, et al. German S3 guidelines: anal abscess and fistula (second revised version). Langenbecks Arch Surg. 2017;402(2):191-201.
20. Gaertner WB, Burgess PL, Davids JS, Lightner AL, Shogan BD, Sun MY, et al. The American Society of Colon and Rectal Surgeons Clinical Practice Guidelines for the Management of Anorectal Abscess, Fistula-in-Ano, and Rectovaginal Fistula. Dis Colon Rectum. 2022;65(8):964-85.
21. Amato A, Bottini C, De Nardi P, Giamundo P, Lauretta A, Realis Luc A, et al. Evaluation and management of perianal abscess and anal fistula: SICCR position statement. Tech Coloproctol. 2020;24(2):127-43.
22. Tocchi A, Mazzoni G, Lepre L, Costa G, Liotta G, Maggiolini F. [Recurrent high anal fistula: treatment with the use of seton]. G Chir. 1997;18(6-7):375-7.
23. Soltani A, Kaiser AM. Endorectal advancement flap for cryptoglandular or Crohn's fistula-in-ano. Dis Colon Rectum. 2010;53(4):486-95.
24. Rojanasakul A. LIFT procedure: a simplified technique for fistula-in-ano. Tech Coloproctol. 2009;13(3):237-40.
25. Malakorn S, Sammour T, Khomvilai S, Chowchankit I, Gunarasa S, Kanjanasilp P, et al. Ligation of Intersphincteric Fistula

Tract for Fistula in Ano: Lessons Learned From a Decade of Experience. Dis Colon Rectum. 2017;60(10):1065-70.
26. Ratto C, Litta F, Donisi L, Parello A. Fistulotomy or fistulectomy and primary sphincteroplasty for anal fistula (FIPS): a systematic review. Tech Coloproctol. 2015;19(7):391-400.
27. Oh C. Management of high recurrent anal fistula. Surgery. 1983;93(2):330-2.
28. Xu Y, Tang W. Ligation of Intersphincteric Fistula Tract Is Suitable for Recurrent Anal Fistulas from Follow-Up of 16 Months. Biomed Res Int. 2017;2017:3152424.
29. Gisbertz SS, Sosef MN, Festen S, Gerhards MF. Treatment of fistulas in ano with fibrin glue. Dig Surg. 2005;22(1-2):91-4.
30. Stazi A, Izzo P, D'Angelo F, Radicchi M, Mazzi M, Tomassini F, et al. Video-assisted anal fistula treatment in the management of complex anal fistula: a single-center experience. Minerva Chir. 2018;73(2):142-50.
31. Wilhelm A. A new technique for sphincter-preserving anal fistula repair using a novel radial emitting laser probe. Tech Coloproctol. 2011;15(4):445-9.

SEÇÃO 53-7

PAPEL DAS CÉLULAS-TRONCO NAS FÍSTULAS ANAIS COMPLEXAS

Carlos Mateus Rotta ▪ Lara Souza Lemos
Gabriel Barbosa Huszcz ▪ Made William Suarta

O conteúdo desta seção (págs. 1014 a 1024), encontra-se disponível on-line.

Para acessá-lo, aponte a câmera do seu smartphone ou tablet para a imagem acima.

FISSURA ANAL

CAPÍTULO 54

SEÇÃO 54-1

INCIDÊNCIA, ETIOPATOGENIA E ASPECTOS CLÍNICOS

Arminda Caetano de Almeida Leite ■ Geanna Mara Lino e Silva Guerra

O conteúdo desta seção (págs. 1025 a 1032), encontra-se disponível on-line.

Para acessá-lo, aponte a câmera do seu smartphone ou tablet para a imagem acima.

SEÇÃO 54-2

ATUALIZAÇÃO SOBRE O TRATAMENTO CONSERVADOR

Juvenal da Rocha Torres Neto ▪ Euler de Medeiros Azaro Filho
Thamy Cristine Santana Marques ▪ Mayara Maraux Maranhão

INTRODUÇÃO

A fissura anal primária corresponde à ferida de canal anal tendo como limite proximal a linha pectínea, estendendo-se até a margem anal, podendo ser aguda ou crônica. A ferida comumente ocorre após o trauma da passagem das fezes ressecadas, criando, sequencialmente, uma espiral cumulativa com dor anal à evacuação, espasmo esfincteriano, trauma adicional e piora da constipação. Em alguns pacientes, essa espiral cumulativa leva à formação de uma fissura anal crônica com aparecimento de papila hipertrófica, hemorróidas (plicoma) sentinela, espessamento dos bordos da fissura e maior profundidade da mesma com exposição do músculo esfíncter interno do ânus, caracterizando o fundo esbranquiçado da fissura anal crônica, geralmente, com evolução superior a seis semanas.[1] Estudos recentes têm dado atenção adicional ao fluxo sanguíneo diminuído no local da fissura. A taxa de perfusão é ainda inversamente proporcional à pressão do canal anal, sendo esta aumentada nos pacientes com fissura anal. A demonstração da redução do fluxo sanguíneo no anoderma vai se constituir no racional para uso de medicações vasodilatadores tópicas.[2,3] Além da hipertonia esfincteriana, da diminuição do fluxo sanguíneo no anoderma, há ainda a hipótese do arranjo elíptico das fibras do esfíncter anal interno permitindo um menor suporte do canal anal posterior e maior chance de lesão na comissura posterior. O tratamento da fissura anal depende, inicialmente, da classificação entre aguda ou crônica. da mesma em aguda ou crônica de a fissura anal ser aguda ou crônica. O objetivo do tratamento é interromper o ciclo vicioso: ferida do anoderma, espasmo esfincteriano e dor à evacuação.

TRATAMENTO DA FISSURA ANAL AGUDA

A fissura anal aguda pode ser tratada conservadoramente com maior ingestão de fibra na dieta, uso adicional de farelo de trigo, banhos de assento com água morna, higiene local sem uso de papel higiênico e uso de pomadas locais com anestésico ou corticoide, com elevada taxa de cura e baixa incidência de recorrência.[1] Embora a utilização de pomadas seja utilizada no tratamento conservador da fissura anal aguda, não se mostrou superior ao uso de fibra e banhos de assento com água morna.[4] O uso de fibra tem sido utilizado para prevenir a recorrência da fissura anal aguda, quando ingerido na dose de 5 g três vezes ao dia.[5] Os laxantes formadores de massa são constituídos por fibras solúveis (como o psyllium) e insolúveis (como o farelo de trigo e derivados da celulose). Estes agentes não são digeríveis, promovendo a retenção hídrica no lúmen intestinal, com aumento do volume e fluidez das fezes e redução do tempo de trânsito cólico.[6-8] Não existem dados que suportem um tipo de fibra relativamente a outro.[9]

Embora haja uma elevada taxa de cicatrização das fissuras anais agudas com o tratamento conservador, todas as drogas para o tratamento de fissura anal crônica podem ser utilizadas no tratamento de fissura anal aguda com redução do tempo de cicatrização e melhora da dor.

TRATAMENTO DA FISSURA ANAL CRÔNICA

A terapia medicamentosa da fissura anal consiste no relaxamento do esfíncter interno do ânus, instituição e manutenção da evacuação atraumática e alívio da dor. O tratamento da constipação é parte obrigatória da abordagem clínica da fissura anal. O tratamento conservador eficiente da fissura anal pode evitar a realização de uma a esfincterotomia cirúrgica com risco de lesão esfincteriana definitiva e, consequentemente, incontinência anal. O inconveniente do tratamento clínico é o efeito colateral da medicação utilizada e a maior taxa de recorrência quando comparado com o tratamento cirúrgico.

Neste sentido, apesar da esfincterotomia lateral interna continuar sendo o procedimento padrão ouro para tratamento da fissura anal, uma ampla gama de procedimentos inovadores não cirúrgicos está sendo estudada para tratar a fissura sem submeter o paciente ao trauma cirúrgico, as suas morbidades pós-operatórias (ferida, dor, sangramento) e ao risco de incontinência fecal.

Esfincterotomia Química

Esse termo se refere à manipulação farmacológica do tônus esfincteriano anal como uma alternativa à cirurgia para o tratamento da fissura anal. O objetivo é induzir temporariamente a redução da pressão no canal anal para promover a cicatrização sem interrupção permanente da função esfincteriana. A redução no tônus anal pode ser conseguida aumentando o relaxamento esfíncter interno. Esses mecanismos servem para reduzir o Ca^{2+} intracelular o qual reduz o tônus muscular. Isto pode ocorrer por doação do óxido nítrico, depleção direta do Ca^{2+} intracelular, estimulação do receptor muscarínico, inibição alfa-adrenérgica ou estimulação beta-adrenérgica.

Nitroglicerina Tópica

A nitroglicerina tópica aumenta o fluxo sanguíneo e reduz a pressão do esfíncter anal interno, facilitando a cicatrização da fissura, fato este demonstrado em trabalhos científicos, mostrando-se superior ao placebo. Hasegawa *et al.*, em 2000, realizaram um estudo com o objetivo de esclarecer o papel do uso tópico de trinitrato de glicerina no tratamento da fissura anal. Quarenta e seis pacientes foram incluídos no trabalho, dezesseis com fissura anal aguda e quarenta pacientes com fissura anal crônica, utilizando nitroglicerina a 0,2%. Dez dos dezesseis (63%) pacientes com fissura anal aguda tinham cicatrizado com 4 semanas de tratamento, e treze (81%) com oito semanas de tratamento. Treze (33%) dos quarenta pacientes com fissura anal crônica com 8 semanas de tratamento e vinte (50%) com 12 semanas de tratamento. Os efeitos colaterais (cefaleia) estiveram presentes em 15% dos pacientes.[10]

Em 2003, Scholefield *et al.*, publicaram um estudo utilizando a nitroglicerina tópica nas concentrações de 0,1, 0,2 e 0,4% comparadas com o placebo e demonstraram uma taxa de cicatrização maior que o placebo, ocorrendo entre a quarta e oitava semana. Não conseguiram demonstrar a concentração ideal da nitroglicerina. Mostraram, no entanto, um índice elevado de cicatrização espontâneo (37%).[11]

O principal efeito colateral é a cefaleia que se inicia em 10 a 15 min e dura em média 30 min, gerando má adesão ao tratamento (com até 20% de abandono).

A cefaleia ocorre mais frequentemente após duas semanas de terapia e diminui posteriormente. Outro efeito colateral observado é a hipotensão postural, especialmente em pacientes em uso de sildenafil (Viagra).[12]

O tratamento tópico com nitroglicerina pode ser também útil em pacientes com fissura anal aguda, com a cicatrização média em 14 dias.

Nem todos os estudos mostram efeito benéfico da nitroglicerina. Um estudo envolvendo 132 pacientes não encontrou diferença na taxa de cicatrização entre o placebo e a nitroglicerina.[13] Outro estudo examinou variáveis associadas com a falência da resposta ao uso tópico do trinitrato de glicerina num grupo de 64 pacientes. Eles experimentaram uma recorrência elevada num seguimento de 16 meses. As fissuras com plicoma sentinela tiveram maior dificuldade de permanecerem cicatrizadas.[14] Kenny *et al.*, em 2001, realizaram um estudo para determinar a eficácia e segurança do trinitrato de glicerina no tratamento de fissura aguda em criança. Quarenta crianças foram randomizadas e 31 completaram o estudo, 13 no grupo do trinitrato de glicerina e 18 no grupo placebo. Concluíram que a nitroglicerina foi ineficaz no tratamento da fissura anal aguda em crianças.[15]

Estudos mais atuais, mostram uso de doses variáveis de 0,05- 0,4%, sendo a mais comumente prescrita de 0,2%, 2-3×/dia,[16] com taxas de cura que chegam até 69%.[17] Quanto à recorrência, Salati *et al.*, em 2021, mostrou variação de de 16-46%, dependendo do tempo de uso (2-16 semanas) e do tempo de seguimento dos pacientes.[16,18]

Uma meta-análise a respeito dos diversos tratamentos para fissura anal, avaliou um total de 117 estudos acerca do tratamento não cirúrgico. Evidenciou-se que a maior comparação de droga única foi com gliceril trinitrato (GTN), mostrando uma eficácia maior que nos grupos controle, com significância estatística e intervalo de confiança de 95%. Entretanto, o estudo ratifica os dados dos artigos mais antigos que descrevem amostras bastante heterogêneas no tocante à classificação, doses e *follow-up*, além de confirmar que, ainda não há consenso sobre as concentrações, composições e posologia padronizadas para obter-se os melhores resultados.[19]

Dinitrato de Isossorbida

Agente tópico comumente utilizado na prática clínica para tratamento da fissura anal crônica, a Isossorbida é considerada uma droga com eficácia similar aos outros agentes tópicos à base de Nitrato. Quanto à taxa de cicatrização, os estudos mostram dados extremamente variados (30-86%). Tais variações podem ser explicadas devido às diversas definições de cronicidade utilizadas (duração dos sintomas – 6 a 16 semanas-, presença de plicoma sentinela e/ou papila hipertrófica, exposição de musculatura do esfíncter interno anal [EIA], bordas elevadas e fibróticas). Esta heterogeneidade dos estudos acaba refletindo na ausência de padronização e, portanto, na variação das concentrações das formulações dessa (0,2%- 2%), assim como da duração do tratamento. Quanto aos efeitos colaterais, observa-se hipotensão, queimação anal e, principalmente, cefaleia que costuma ser transitória, levando a interrupção do tratamento em 10% dos casos.[2,20]

Nifedipina

Bloqueadores dos canais de cálcio, oral ou tópico, são capazes de relaxar o esfíncter anal interno, reduzindo a pressão de repouso. Estudos experimentais indicam que a nifedipina tem um efeito modulador sobre a microcirculação e um efeito local anti-inflamatório em adição ao efeito relaxante do esfíncter anal. A fluxometria por Doppler mostra que a comissura posterior do anoderma é menos perfundida e que o aumento do tônus esfincteriano reduz o fluxo sanguíneo principalmente na linha médio posterior. Baseado nestes achados a fissura anal seria uma ulceração isquêmica. O uso tópico de nifedipina é capaz de cicatrizar 96,7% das fissuras anais.[21] No entanto, o problema é que após a "esfincterotomia química" há um aumento da pressão esfincteriana, resultando numa elevada taxa de recorrência.

Katsinelos *et al.* investigaram a eficácia da nifedipina a 0,5% tópica aplicada três vezes ao dia em 31 pacientes com fissura anal. Vinte e sete (85,2%) apresentaram completa remissão. Dois dos quatro pacientes que não apresentaram cura foram submetidos à esfincterotomia e dois permaneceram em tratamento com diltiazem com cicatrização da fissura. Recorrência dos sintomas ocorreu em quatro (16%) dos 25 pacientes e dois (7,4%) apresentaram cefaleia com efeito colateral.[22]

Estudos subsequentes demonstram uma taxa de cura entre 70 e 94,5%, utilizando Nifedipina em concentração que varia de 0,3-0,5%.[23-25]

Em relação à recorrência da fissura a longo prazo, dados mais recentes apontam para taxas em comparação com os nitratos, a literatura traz resultados semelhantes ou superiores da Nifedipina,[26] com menor ocorrência de efeitos colaterais, levando a melhor adesão ao tratamento.[27]

Revisão sistemática publicada em 2017, avaliou os diversos tipos de tratamentos para fissura anal crônica e demonstrou eficácia e segurança dos BCC superiores aos nitratos, além de menores taxas de efeitos colaterais.[18]

Diltiazem

Bloqueador do canal de cálcio também age na musculatura vascular provocando relaxamento e dilatação. Diltiazem a 2% reduz a pressão de repouso em aproximadamente 28% e este efeito dura três a cinco horas após a aplicação. Estudos de Carapeti *et al.* e Knighth *et al.*, relataram taxa de cicatrização da fissura anal crônica 67 e 73% respectivamente. Os efeitos colaterais com diltiazem são mínimos e incluem dermatite perianal. A preparação tópica de diltiazem é uma boa alternativa de tratamento de fissura anal com elevada taxa de cicatrização e baixa taxa de recorrência.[28,29]

Um estudo com 71 pacientes mostrou 75% de cicatrização da fissura anal com um tratamento com diltiazem por dois a três meses. Trinta e sete (66%) dos 41 pacientes que responderam ao tratamento permaneceram assintomáticos em média por 32 semanas. Seis dos sete pacientes com sintomas recorrentes responderam a um novo ciclo de diltiazem.[29]

Existem dados que sugerem ser o diltiazem uma opção para tratamento de fissuras resistentes ao tratamento com a nitroglicerina. Dezenove dos 39 pacientes que não responderam à nitroglicerina cicatrizaram com uso do diltiazem.[30]

Estudos recentes apontam que o diltiazem tem melhor resultado em termos de cura da fissura anal crônica e redução dos sintomas em comparação com Nitrato tópico. Diltiazem tem menos efeitos colaterais, uma maior taxa de cura e menor recorrência.[31]

Betanecol

Usando betanecol 1%, Carapeti *et al.* mostraram redução na pressão de repouso do canal anal com uma taxa de cicatrização de 60%. Um estudo envolvendo 30 pacientes sugere que diltiazem 2% tópico ou betanecol 0,1% tópico aplicado três vezes ao dia foram eficazes em cicatrizar a fissura em 67 e 60% respectivamente. Esses resultados são compatíveis à nitroglicerina tópica sem os efeitos colaterais tais como a cefaleia.[28]

A evidência científica acerca da eficácia do Cloreto de Betanecol para o tratamento da fissura anal crônica é pouco robusta na literatura mundial e nula em nosso meio. Potanto, não há dados atuais que embasem o uso desta droga como tratamento conservador usual para fissura anal, apesar de estudos mais antigos apontarem como uma opção terapêutica.[32]

Indoramin

Pitt *et al.* conduziram um trabalho usando indoramin oral que mostrou capacidade de reduzir a pressão de repouso do canal anal. Porém, o índice de cicatrização da fissura foi muito baixo na sexta semana (apenas um paciente (7%) comparado com dois pacientes do grupo placebo) com elevada taxa de efeito colateral: tontura, fadiga, cefaleia, boca seca, congestão nasal e ejaculação retrógrada.[14]

Não foram encontrados dados recentes na literatura mundial que possam corroborar o uso como droga de escolha.

Toxina Botulínica

O *Clostridium botulinum* foi identificado como uma toxina alimentar em 1895 por Van Ermengem. A toxina botulínica é produzida pelo *Clostridium botulinum*, bactéria anaeróbica gram-positiva. É uma neurotoxina que interfere com a liberação pré-sináptica da acetilcolina das terminações nervosas e interrompe a transmissão neuromuscular. Em adição exerce um bloqueio da ação no sistema nervoso parassimpático e pode inibir outros neurotransmissores ou afetar a transmissão de impulso neuronal aferente. Este efeito é temporário e há recuperação da função neuromuscular.[33,34]

Neste contexto, tem sido usada injeção de toxina botulínica no esfíncter anal interno com intensão de tratar o espasmo muscular e melhorar a cicatrização da fissura anal crônica.

Em um estudo realizado em 30 pacientes com fissura anal crônica, foram randomizados para injeção de toxina botulínica ou solução salina. Foram injetados 0,4 mL de toxina botulínica num total de 20 unidades cada lado da fissura anal. Após 2 meses um maior número de pacientes com fissura cicatrizada estava no grupo com injeção de toxina botulínica (73 *versus* 13%). Quatro pacientes que não haviam cicatrizado receberam nova dose de toxina botulínica e cicatrizaram. Não houve nenhuma remissão em 16 meses.

Incontinência para flatos ocorreu em um paciente.[35]

A toxina botulinica pode, portanto, ser repetida com o objetivo de conseguir maior índice de cicatrização ou menor índice de recidiva. Jost e Schrank, em 1999, relataram o retratamento de pacientes com falência do tratamento. Em vinte pacientes a dose foi a mesma da inicial, de cinco unidades. Dezenove dos 20 (95%) que foram tratados com 5 unidades estavam sem dor com uma semana e 70% com cicatrização da fissura em três meses. No grupo tratado com dez unidades, 22 de 30 pacientes (73%) estavam sem dor após uma semana e 63% estavam curados em três meses. Incontinência moderada foi observada em dois (7%) pacientes.[36]

Inicialmente, os resultados de longo prazo de pacientes tratados com toxina botulínica não foram bem descritos, mas a recorrência parecia ser comum. O relato com maior seguimento incluía 57 pacientes que tinham curado completamente após seis meses da injeção e foram seguidos por 42 meses.

Fissura recorrente foi observada em 22 (42%) pacientes. Os pacientes com recorrência mais comumente tinham fissura anterior, doença de longa duração, necessidade de reinjeção ou requeriam maior dose total para cura, e não naqueles onde não houve grande diminuição da pressão máxima após injeção.[37] Porém, estudos mais recentes demonstram melhores resultados, como o publicado por Brisinda *et al.* em 2022, que demonstrou ausência de recorrência da fissura após três anos de seguimento de 950 pacientes tratados com toxina botulínica.

Dados recentes sugerem eficácia similar entre a TB, a Nitroglicerina e os BCC, com taxas de cicatrização em torno de 60–80%.[38] Outros trabalhos, porém, apontam para superioridade da toxina botulínica quando comparada aos relaxantes tópicos.[39-41]

Desta forma, a toxina botulínica (TB) tem sido cada vez mais usada como uma abordagem alternativa para o relaxamento temporário do esfíncter interno do ânus e, consequente, tratamento da fissura anal crônica. Uma das vantagens deste tipo de tratamento consiste na ação reversível por novo crescimento de terminais nervosos em poucos meses, preservando assim o esfíncter intacto de lesões. Rashid Ibrahim *et al.*, publicaram metanálise envolvendo um total de 626 pacientes em 2021, que comparou incidência de incontinência anal entre pacientes tratados com toxina botulínica ou esfincterotomia lateral interna, sendo demonstrada menor taxa de incontinência no grupo tratado com toxina botulínica.[42] Há consenso que a esfincterotomia tem maior taxa de cura e menor recorrência,[43-45] porém com menor segurança em relação à manutenção da continência fecal.[43,45]

Há divergências na literatura quanto ao aumento progressivo da recorrência da fissura após aplicação da toxina botulínica, com alguns estudos mostrando aumento desta taxa a partir de 6 meses de aplicação.[46] Outras publicações mostram não haver aumento do retorno dos sintomas durante um seguimento de 5 anos.[47]

Em relação a doses e sítios de aplicação, Bobkiewicz *et al.* publicaram em 2016 uma meta-análise que demonstrou não haver eficiência dose-dependente e a taxa de incontinência pós-operatória não foi relacionada à dosagem de TB. Além disso, nenhuma diferença na taxa de cicatrização foi observada em relação ao local e número de injeções por sessão.[48] Entretanto, estudo envolvendo 1003 pacientes e publicado em 2022, demonstrou que há maior taxa de cura (79,3-83,9 %) quando utilizado doses entre 30-50 UI, em contraste a taxa de 29,2% quando utilizado 15 UI. Esta mesma série concluiu que a aplicação na comissura anterior é mais eficaz do que na comissura posterior, com significância estatística.[38] Ao mesmo tempo, metanálise envolvendo 1880 pacientes e também publicada em 2022, demonstrou que baixas doses (até 20 UI) tem eficácia similar as altas doses (mais de 20 UI), com menor ocorrência de incontinência fecal. Em relação ao local de aplicação, foi demonstrado superioridade quando injetado fora do leito fissurário, porém com maior recorrência quando utilizado este sítio em comparação à injeção em ambos os lados da fissura. Considerando os 26 estudos envolvidos, há um uso médio de 20 UI, com diluição de 50 UI/mL, portanto um volume de 0,4 mL, sendo mais comumente utilizado o sítio de aplicação fora da fissura.[49] Já em enquete publicada em 2023 pela American Society of Cólon and Rectal Surgeons, envolvendo 216 especialistas, 90% deles injetam 50-100 UI e a maioria nos quatro quadrantes do esfíncter interno.[50]

A aplicação da TB pode ser feita em consultório, entretanto, é, mais comumente, realizada sob sedação em hospital-dia, especialmente quando a curetagem do leito da fissura torna-se necessária.[16]

Fisioterapia do Assoalho Pélvico

A fisioterapia do assoalho pélvico pode ser considerada como terapia adjuvante nos pacientes com dissinergia e-ou hipertonia. Em estudo randomizado na Holanda, van ReijnBaggen *et al.* avaliaram 140 pacientes refratários a tratamento clínico com fibras-laxantes associados a Diltiazen ou Dinitrato de isossorbida tópicos. Após 8 semanas de fisioterapia, houve cura em 55,7% dos casos, comparado a 22,5% no grupo controle, com significância estatística 18. A amostra também obteve melhora em relação a dissinergia, hipertonia da musculatura pélvica, dor e qualidade de vida. Tais resultados apontam para a necessidade de avaliação criteriosa dos pacientes com fissura crônica refratários ao tratamento inicial no que diz respeito a disfunção do assoalho pélvico. Nestes casos, a fisioterapia pode ser mais uma opção não invasiva antes da indicação de tratamento cirúrgico.[51]

Estimulação do Nervo Sacral

Yakovlev *et al.* publicaram em 2011 um estudo piloto envolvendo 5 pacientes com fissura anal crônica, no qual estes foram submetidos a implante de neuroestimulador sacral (Interstim, Medtronic). Após 3 semanas o eletrodo era retirado. Durante este período, o gerador estava programado para realizar estímulo na raiz do nervo sacral durante 20 minutos, 3 vezes ao dia. Foi relatada melhora imediata da dor em todos os pacientes, assim como cura da fissura após 3 semanas. Não houve recorrência após 1 ano de seguimento.[52] Outro estudo envolvendo a mesma terapêutica foi publicado em 2017 por Muñoz-Duyos *et al.*, com resultados semelhantes.[53] Diante do pequeno número de pacientes envolvidos em ambas as séries, ainda não é possível concluir sobre o real potencial desta técnica, sendo necessário aguardar publicações mais consistentes. Porém, por tratar-se de procedimento minimamente invasivo, a estimulação sacral pode tornar-se importante adjuvante no tratamento da fissura anal crônica no futuro.

Transplante Autólogo de Tecido Adiposo

Evidências recentes sugerem que o transplante autólogo de tecido adiposo promove a cicatrização de lesões induzidas por isquemia. Os estudos possuem ainda pequena casuística, mas os resultados demonstrados têm sido promissores. A indicação tem sido limitada a casos nos quais houve falha com outras técnicas de tratamento. A gordura autóloga purificada é retirada do hipogástrio e transplantada para a fissura. A taxa de cicatrização gira em torno de 75%.[54] Andjelkov *et al.* extraíram células regenerativas derivadas de tecido adiposo autólogo da gordura recuperada por lipoaspiração e injetadas por via subcutânea na borda da fissura e no esfíncter anal interno. A cicatrização completa da fissura anal e o desaparecimento dos sintomas foram alcançados em todos os pacientes.[54] O tempo médio para cessação completa da dor foi de 33,7 ± 15,0 dias. Todas as fissuras cicatrizaram após 3 meses e permaneceram cicatrizadas 12 meses após o procedimento. Não houve complicações relacionadas ao método. O estudo concluiu que a aplicação de tecido adiposo autólogo pode ser uma alternativa à esfincterotomia lateral, sendo um procedimento confiável e poupador de esfíncter.[55]

Estimulação Transcutânea do Nervo Tibial Posterior (TENS)

A neuroestimulação do nervo tibial posterior vem sendo, aos poucos, estudada na cicatrização das fissuras anais crônicas, com excelentes resultados, não só na taxa de cicatrização, mas também quanto no tempo decorrido para isso. Um estudo mostra a aplicação durante 10 dias em adição ao tratamento médico convencional em dez pacientes. A dor e o sangramento desapareceram em todos os pacientes 2 dias após o tratamento, e a cicatrização da mucosa foi observada em seis pacientes após 10 dias. O estudo concluiu que a aplicação de TENS no nervo tibial posterior tem potencial para ser uma alternativa de tratamento para pacientes com FAC que buscam modalidade não invasiva.[56]

Aho *et al.* em um estudo recente em 2019 denominou essa técnica como estimulação percutânea do nervo tibial (PTNS) e descobriu que ela melhora a cicatrização da fissura anal crônica e reduz a dor e o sangramento com uma melhora associada na função intestinal.[57] Ruiz Tovar *et al.* compararam a taxa de adesão dos pacientes que receberam tratamento tópico com Nitroglicerina com a dos pacientes que receberam PTNS e descobriram que o PTNS é mais seguro e eficaz.[58] Youssef *et al.* após um ensaio clínico randomizado de estimulação elétrica transcutânea do nervo tibial posterior *versus* esfincterotomia lateral interna (ELI) para tratamento de FAC concluiu que a estimulação do nervo tibial posterior é um procedimento novo, não invasivo e isento de complicações. Porém devido à maior taxa de melhora clínica, cicatrização da fissura e menor recorrência, a ELI continua sendo o padrão ouro para o tratamento da fissura anal crônica (FAC).[59]

Metronidazol Tópico

Hasaan Shahid publicou em 2022 um estudo randomizado envolvendo 137 pacientes, demonstrando eficácia estatisticamente significante do uso de Metronidazol tópico associado a trinitrato de glicerina (TNG) quando comparado ao uso isolado do TNG, quando considerado cicatrização completa e dor anal. Houve melhores resultados no grupo experimental já na primeira semana de seguimento. Na terceira semana, houve cura completa da fissura em 68,1% dos pacientes submetidos à associação com metronidazol, em comparação a 23,5% do grupo tratado com monodroga.[60]

Outros estudos demonstraram resultados semelhantes. Grekova *et al.* avaliaram melhora da dor e cura precoce em fissuras anais agudas que tinham culturas positivas, concluindo que a associação de antibioticoterapia tópica é efetiva.[61] Um trabalho conduzido por Karapolat concluiu que esta estratégia é simples, segura, rápida e com menor dor para resolução dos sintomas associados a fissura, além de promover aceleração da cura. Eles concordam que esta associação pode evitar a evolução da fissura aguda para a crônica e nos casos já crônicos evitar intervenções cirúrgicas.[62]

Podemos citar também a associação do Metronidazol tópico com Diltiazen, como trazido pelo estudo de Mert *et al.*, que demonstraram cura completa da fissura em 66% da amostra após 4 semanas de uso.[63]

Tais dados apontam para um importante papel da infecção local na etiopatogenia das fissuras anais, podendo ser adotado este regime de combinação entre os agentes tópicos padrões e antimicrobiano tópico.

Dilatação Anal

A dilatação anal digital era a primeira linha de tratamento na década de 60, sendo substituída pela esfincterotomia lateral interna nos anos seguintes, após alguns estudos demonstrarem elevadas taxas de incontinência anal temporária e permanente.[64,65] Porém, nas décadas seguintes, importantes estudos apontaram para elevada morbidade da esfincterotomia,[66,67] levando ao resgate do uso da dilatação anal, desta vez com uso de técnicas menos traumáticas. Uma delas consiste no uso de balão pneumático, descrito desde 1992, sendo o instrumental mais usado o dilatador de Sohn, podendo o tamanho variar mais comumente entre 30-40 mm.[68]

Em 2008, Renzi *et al.* mostraram que, assim como a esfincterotomia, o balão pneumático gera altas taxas de cura da fissura e menor ocorrência de incontinência anal, com significância estatística.[69]

Boschetto *et al.* avaliaram a taxa de cura com uso da dilatação hidropneumática, demonstrando resolução em 79.8% após 10 dias e 94,5% após 30 dias. Não houve recorrência ou complicações em 2 anos de seguimento. Este estudo comparou ainda esta técnica ao uso de nitroglicerina tópica, trazendo taxa de cura de 94,5% *versus* 38,9% respectivamente.[70] Tais publicações concluem que a dilatação anal pneumática com dilatadores padronizados é técnica simples, menos traumática, não operador dependente e barata, com efeitos benéficos comparáveis à esfincterotomia lateral interna, sem necessidade de incisão e, portanto, minimizando risco de complicações e de comprometimento da função esfincteriana.

REVISÃO SISTEMÁTICA

Nelson *et al.* realizaram revisão sistemática para avaliar a eficácia do tratamento não cirúrgico da fissura anal.[19] Foram incluídos estudos em que os pacientes foram randomizados para um tratamento não cirúrgico para fissura anal. O grupo controle poderia incluir um tratamento cirúrgico, um tratamento medicamentoso alternativo ou placebo. Foram incluídos trabalhos com fissura anal aguda, fissura anal crônica ou fissuras anais em crianças. Fissuras atípicas, associadas com doença inflamatória intestinal, câncer ou infecção anal foram excluídos. Quarenta e oito comparações de terapias clínicas foram relatadas em 53 trabalhos. Onze agentes foram usados: nitroglicerina tópica, dinitrato de isossorbida, toxina botulinica, diltiazem, nifedipina, hidrocortisona, lignocaina, farelo de trigo, Minoxidil, indoramin ou placebo. A nitroglicerina foi marginalmente, mas significativamente melhor que o placebo em cicatrizar a fissura anal (48 *versus* 37%, $p < 0,004$), mas a recorrência foi comum, observada em torno de 50% das fissuras inicialmente curadas. Toxina botulina e bloqueadores de canais de cálcio foram equivalentes à nitroglicerina em eficácia com menos efeito adverso. Nenhum tratamento clínico chegou perto da eficácia da esfincterotomia cirúrgica. Nenhum desses trabalhos foi associado com o risco de incontinência. O autor concluiu que a terapia clínica para fissura anal crônica, fissura aguda e fissura anal em criança pode ser aplicada com chance de cura que é marginalmente melhor que o placebo e para fissura anal crônica em adultos é bem menos efetiva que a cirurgia. O risco do uso das terapias não é alto, sendo principalmente cefaleia com uso da nitroglicerina, sem efeito adverso de longo prazo. A recorrência após a terapia medicamentosa é comum. Não há evidência de que a terapia cirúrgica deva ser usada como terapia definitiva em fissura anal aguda ou na criança. A terapia com nitroglicerina com *patch* distante do ânus é tão efetiva quanto aplicada no local da fissura.[18]

CONCLUSÃO

Em decorrência do risco de incontinência anal com a terapia cirúrgica, o tratamento conservador deve ser oferecido a todos os pacientes portadores de fissura anal. Na fissura anal aguda, o tratamento conservador é capaz de promover o alívio mais rápido da dor e cicatrização mais precoce. Nos casos crônicos a "esfincterotomia química" é responsável por uma taxa significativa de cicatrização. Os casos refratários ou recorrentes podem se beneficiar de tratamento prolongado (oito semanas de aplicação) ou uso de droga alterativas como resgate do tratamento inicial. A associação de terapias pode potencializar a eficácia da abordagem conservadora, evitando-se a realização de cirurgia traumática ao esfíncter anal.

REFERÊNCIAS BIBLIOGRÁFICAS

1. Bhardwaj R, Parker MC. Modern perspectives in the treatment of chronic anal fissures. Ann R Coll Surg Engl. 2007 Jul;89(5):472-8.
2. Schouten WR, Briel JW, Auwerda JJ. Relationship between anal pressure and anodermal blood flow. The vascular pathogenesis of anal fissures. Dis Colon Rectum. 1994 Jul;37(7):664-9.
3. Klosterhalfen B, Vogel P, Rixen H, Mittermayer C. Topography of the inferior rectal artery: a possible cause of chronic, primary anal fissure. Dis Colon Rectum. 1989 Jan;32(1):43-52.
4. Jensen SL. Treatment of first episodes of acute anal fissure: prospective randomised study of lignocaine ointment versus hydrocortisone ointment or warm sitz baths plus bran. Br Med J (Clin Res Ed). 1986 May 3;292(6529):1167-9.
5. Jensen SL. Maintenance therapy with unprocessed bran in the prevention of acute anal fissure recurrence. J R Soc Med. 1987 May;80(5):296-8.
6. Bharucha AE, Pemberton JH, Locke GR. American Gastroenterological Association technical review on constipation. Gastroenterology 2013;144(1):218-238.
7. Medhi B, Rao RS, Prakash A, Prakash O, Kaman L, Pandhi P. Recent advances in the pharmacotherapy of chronic anal fissure: An update. Asian J Surg. 2008;31(3):154-163.
8. Portalatin M, Winstead N. Medical management of constipation. Clin Colon Rectal Surg. 2012;25(1):12-19.
9. Stewart DB, Gaertner W, Glasgow S, Migaly J, Feingold D, Steele SR. Clinical Practice Guideline for the Management of Anal Fissures. Dis Colon Rectum. 2017;60(1):7-14.
10. Hasegawa H, Radley S, Morton DG, Dorricott NJ, Campbell DJ, Keighley MR. Audit of topical glyceryl trinitrate for treatment of fissure-in-ano. Ann R Coll Surg Engl. 2000 Jan;82(1):27-30.
11. Scholefield JH, Bock JU, Marla B, Richter HJ, Athanasiadis S, Pröls M, et al. A dose finding study with 0.1%, 0.2%, and 0.4% glyceryl trinitrate ointment in patients with chronic anal fissures. Gut. 2003 Feb;52(2):264-9.
12. Bacher H, Mischinger HJ, Werkgartner G, Cerwenka H, El-Shabrawi A, Pfeifer J, et al. Local nitroglycerin for treatment of anal fissures: an alternative to lateral sphincterotomy? Dis Colon Rectum. 1997 Jul;40(7):840-5.
13. Altomare DF, Rinaldi M, Milito G, Arcanà F, Spinelli F, Nardelli N, et al. Glyceryl trinitrate for chronic anal fissure-healing or headache? Results of a multicenter, randomized, placebo-controled, double-blind trial. Dis Colon Rectum. 2000 Feb;43(2):174-9; discussion 179-81.
14. Pitt J, Williams S, Dawson PM. Reasons for failure of glyceryl trinitrate treatment of chronic fissure-in-ano: a multivariate analysis. Dis Colon Rectum. 2001 Jun;44(6):864-7.
15. Kenny SE, Irvine T, Driver CP, Nunn AT, Losty PD, Jones MO, et al. Double blind randomised controlled trial of topical glyceryl trinitrate in anal fissure. Arch Dis Child. 2001 Nov;85(5):404-7.
16. Salati SA. Anal Fissure - an extensive update. Pol Przegl Chir. 2021 Mar 12;93(4):46-56.
17. Nevins EJ, Kanakala V. Topical diltiazem and glyceryl-trinitrate for chronic anal fissure: A meta-analysis of randomised controlled trials. Turk J Surg. 2020 Dec 29;36(4):347-352.
18. Van Kemseke C, Belaiche J. Medical treatment of chronic anal fissure. where do we stand on reversible chemical sphincterotomy? Acta Gastroenterol Belg. 2004 Jul-Sep;67(3):265-71.
19. Nelson RL, Manuel D, Gumienny C, Spencer B, Patel K, Schmitt K, et al. A systematic review and meta-analysis of the treatment of anal fissure. Tech Coloproctol. 2017;21:605-625.
20. Nelson RL, Thomas K, Morgan J, Jones A. Non surgical therapy for anal fissure. Cochrane Database Syst Rev. 2012 Feb 15;2012(2):CD003431.
21. Katsinelos P, Papaziogas B, Koutelidakis I, Paroutoglou G, Dimiropoulos S, Souparis A, et al. Topical 0.5% nifedipine vs. lateral internal sphincterotomy for the treatment of chronic anal fissure: long-term followup. Int J Colorectal Dis. 2006 Mar;21(2):179-83.
22. Katsinelos P, Kountouras J, Paroutoglou G, Beltsis A, Chatzimavroudis G, Zavos C, et al. Aggressive treatment of acute anal fissure with 0.5% nifedipine ointment prevents its evolution to chronicity. World J Gastroenterol. 2006 Oct 14;12(38):6203-6.
23. Perrotti P, Bove A, Antropoli C, Molino D, Antropoli M, Balzano A, et al. Topical nifedipine with lidocaine ointment vs. active control for treatment of chronic anal fissure: Results of a prospective, randomized, double-blind study. Dis Colon Rectum. 2002;45:1468-75.
24. Antropoli C, Perrotti P, Rubino M, Martino A, De Stefano G, Migliore G, et al. Nifedipine for local use in conservative treatment of anal fissures: Preliminary results of a multicenter study. Dis Colon Rectum. 1999;42:1011-5.
25. Golfam F, Golfam P, Khalaj A, Mortaz SSS. The effect of topical nifedipine in treatment of chronic anal fissure. Act Med Iranica. 2010;48:295-9.
26. Poh A, Tan KY, Seow-Choen F. Innovations in chronic anal fissure treatment: a systematic review. World J Gastrointest Surg. 2010;2(7):231-241.
27. Khaledifar B, Mahmoudi MY, Mobasheri M. A Double-Blind Randomized Trial Comparing the Effectiveness and Safety of Nifedipine and Isosorbide Dinitrate in Chronic Anal Fissure. Malays J Med Sci. 2015 Sep;22(5):42-49.
28. Carapeti EA, Kamm MA, Phillips RK. Topical diltiazem and bethanechol decrease anal sphincter pressure and heal anal fissures without side effects. Dis Colon Rectum. 2000 Oct;43(10):1359-62.
29. Knight JS, Birks M, Farouk R. Topical diltiazem ointment in the treatment of chronic anal fissure. Br J Surg. 2001 Apr;88(4):553-6.
30. Jonas M, Speake W, Scholefield JH. Diltiazem heals glyceryl trinitrateresistant chronic anal fissures: a prospective study. Dis Colon Rectum. 2002 Aug;45(8):1091-5. doi:
31. Khan MS, Akbar I, Zeb J, Ahmad S, Khan A. Outcome Of 0.2% Glyceryltrinitrate Cream Versus 2% Diltiazem Cream In The Treatment Of Chronic Anal Fissure. J Ayub Med Coll Abbottabad. 2017 AprJun;29(2):280-284.
32. Sousa MM. Tratamento clínico da fissura anal crônica. Estudo comparativo entre diltiazem 2% e betanecol 0,1%. 2008. Dissertação (Mestrado em Cirurgia do Aparelho Digestivo) - Faculdade de Medicina, Universidade de São Paulo, São Paulo, 2008.
33. Volknandt W. The synaptic vesicle and its targets. Neuroscience. 1995 Jan;64(2):277-300.
34. Erbguth FJ. Historical note on the therapeutic use of botulinum toxin in neurological disorders. J Neurol Neurosurg Psychiatry. 1996 Feb;60(2):151.
35. Maria G, Casseta E, Gui D. A comparison of botulinum toxin and saline for the treatment of chronic analfissure. N Engl J Med. 1998, 338(4)-217-20.

36. Jost WH, Schrank B. Repeat botulinum toxin injections in anal fissure in patients with relapse and after insuficiente effect of first treatment. Dig Dis Sci. 1999, 44- 1588.
37. Minguez M, Herreros B, Espi A. Long-term follow-up (42 months) of chronic anal fissure after healing with botulinum toxin. Gastroenterology. 2002;123:112-7.
38. Brisinda G, Chiarello MM, Crocco A, Bentivoglio AR, Cariati M, Vanella S. Botulinum toxin injection for the treatment of chronic anal fissure: uni- and multivariate analysis of the factors that promote healing. Int J Colorectal Dis. 2022 Mar;37(3):693-700.
39. Brisinda G, Cadeddu F, Brandara F, Marniga G, Maria G. Randomized clinical trial comparing botulinum toxin injections with 0.2 per cent nitroglycerin ointment for chronic anal fssure. 2007. Br J Surg 94:162–7.
40. Mathur N, Qureshi W. Anal fssure management by the gastroenterologist. Curr Opin Gastroenterol. 2020;36:19-24.
41. Berkel AE, Rosman C, Koop R, van Duijvendijk P, van der Palen J, Klaase JM. Isosorbide dinitrate ointment vs botulinum toxin A (Dysport) as the primary treatment for chronic anal fissure: a randomized multicentre study. 2014. Colorectal Dis 16:0360-0366.
42. Ibrahim R, Abounozha S, Mohamedahmed AYY, Alawad A, Abdel Rahim A. Incidence of anal incontinence among patients with anal fissure treated with Botox injection versus lateral sphincterotomy. Ann Med Surg (Lond). 2021 Jul 29;68:102636.
43. Chen HL, Woo XB, Wang HS, Lin YJ, Luo HX, Chen YH, et al. Botulinum toxin injection versus lateral internal sphincterotomy for chronic anal fissure: a meta-analysis of randomized control trials. Tech Coloproctol. 2014 Aug;18(8):693-8.
44. Gandomkar H, Zeinoddini A, Heidari R, Amoli HA. Partial lateral internal sphincterotomy versus combined botulinum toxin A injection and topical diltiazem in the treatment of chronic anal fissure: a randomized clinical trial. Dis Colon Rectum. 2015 Feb;58(2):228-34.
45. Shao WJ, Li GC, Zhang ZK. Systematic review and meta-analysis of randomized controlled trials comparing botulinum toxin injection with lateral internal sphincterotomy for chronic anal fissure. Int J Colorectal Dis. 2009 Sep;24(9):995-1000.
46. Minguez M, Herreros B, Espi A, Garcia-Granero E, Sanchiz V, Mora F, et al. Long-term follow-up (42 months) of chronic anal fssure after healing with botulinum toxin. Gastroenterology. 2002;123:112-117.
47. Barbeiro S, Atalaia-Martins C, Marcos P, Goncalves C, Canhoto M, Arroja B, et al. Long-term outcomes of Botulinum toxin in the treatment of chronic anal fssure: 5 years of follow-up. United European Gastroenterol J. 2017;5:293-297.
48. Bobkiewicz A, Francuzik W, Krokowicz L, Studniarek A, Ledwosiński W, Paszkowski J, et al. Botulinum Toxin Injection for Treatment of Chronic Anal Fissure: Is There Any DoseDependent Efficiency? A Meta-Analysis. World J Surg. 2016;40(12):3064-3072.
49. Vitoopinyoparb K, Insin P, Thadanipon K, Rattanasiri S, Attia J, McKay G, et al. Comparison of doses and injection sites of botulinum toxin for chronic anal fissure: A systematic review and network metaanalysis of randomized controlled trials. Int J Surg. 2022 Aug;104:106798.
50. Borsuk DJ, Studniarek A, Park JJ, Marecik SJ, Mellgren A, Kochar K. Use of Botulinum Toxin Injections for the Treatment of Chronic Anal Fissure: Results From an American Society of Colon and Rectal Surgeons Survey. Am Surg. 2023 Mar;89(3):346-354.
51. van Reijn-Baggen DA, Elzevier HW, Braak JPBM, Putter H, Pelger RCM, Han-Geurts IJM. Pelvic floor physical therapy in the treatment of chronic anal fissure (PAF trial): quality of life outcome. Tech Coloproctol. 2023 Feb;27(2):125-133.
52. Yakovlev A, Karasev SA, Dolgich OY. Sacral nerve stimulation: a novel treatment of chronic anal fissure. Dis Colon Rectum. 2011 Mar;54(3):324-7.
53. Muñoz-Duyos A, Lagares-Tena L, Delgado-Rivilla S. Treatment of chronic anal fissure with sacral neuromodulation: a pilot study. Tech Coloproctol. 2017 Sep;21(9):761-762.
54. Lolli P, Malleo G, Rigotti G. Treatment of chronic anal fissures and associated stenosis by autologous adipose tissue transplant: a pilot study. Dis Colon Rectum, 2010;53(4):460-466.
55. Andjelkov K, Sforza M, Barisic G, Soldatovic I, Hiranyakas A, Krivokapic Z. A novel method for treatment of chronic anal fissure: adipose-derived regenerative cells – a pilot study. Colorectal Dis. 2017;19(6):570-575.
56. Altunrende B, Sengul N, Arisoy O, Yilmaz EE. Transcutaneous electrical posterior tibial nerve stimulation for chronic anal fissure: a preliminary study. Int J Colorectal Dis., 2013;28(11):1583-1589.
57. Aho Fält U, Lindsten M, Strandberg S, Dahlberg M, Butt S, Nilsson E, et al. Percutaneous tibial nerve stimulation (PTNS): an alternative treatment option for chronic therapy resistant anal fissure. Tech Coloproctol., 2019;23(4):361365.
58. Ruiz-Tovar J, Llavero C. Percutaneous Posterior Tibial Nerve Stimulation vs Perianal Application of Glyceryl Trinitrate Ointment in the Treatment of Chronic Anal Fissure: A Randomized Clinical Trial. Dis Colon Rectum. 2017;60(1):81-86.
59. Youssef T, Youssef M, Thabet W, Lotfy A, Shaat R, Abd-Elrazek E, et al. Randomized clinical trial of transcutaneous electrical posterior tibial nerve stimulation versus lateral internal sphincterotomy for treatment of chronic anal fissure. Int J Surg. 2015;22:143-148.
60. Shahid MH, Javed S, Javed S, Khan AZ, Kaiser A, Mithany RH. Comparative Efficacy of Topical Metronidazole and Glyceryl Trinitrate Versus Topical Glyceryl Trinitrate Alone in the Treatment of Acute Anal Fissure: A Randomized Clinical Trial. Cureus. 2022 Nov 23;14(11):e31812
61. Grekova NM, Maleva EA, Lebedeva Y, Bordunovsky VN, Telesheva LF, Bychkovskikh VA. The effects of topical application of metronidazole for treatment of chronic anal fissure: a randomized, controlled pilot study. Indian J Gastroenterol. 2015;34:152-7.
62. Karapolat B. Could local antibiotics be included in the treatment of acute anal fissure? Turk J Surg. 2018;34:286-9.
63. Mert T. The importance of topical metronidazole in the treatment of acute anal fissure: a double-blind study controlled for prospective randomization [PREPRINT]. Ann Coloproctol; 2022.
64. Watts JM, Bennett RC, Goligher JC. Stretching of anal sphincters in treatment of fissure-in-ano. Br Med J. 1964;2:342-3.
65. Nielsen MB, Rasmussen OO, Pedersen JF, Christiansen J. Risk of sphincter damage and anal incontinence after anal dilatation for fissure-inano: an endosonographic study. Dis Colon Rectum. 1993.

66. Gordon PH, Vasilevsky CA. Symposium on outpatient anorectal procedures: lateral internal sphincterotomy: rationale, technique and anesthesia. Can J Surg. 1985;28:228-30.
67. Walker WA, Rothenberger DA, Goldberg SM. Morbidity of internal sphincterotomy for anal fissure and stenosis. Dis Colon Rectum. 1985;28:832-5.
68. Sohn N, Eisenberg MM, Weinstein MA, Lugo RN, Ader J. Precise anorectal sphincter dilatation: its role in the therapy of anal fissures. Dis Colon Rectum. 1992;35:322-7.
69. Renzi A, Izzo D, Di Sarno G, Talento P, Torelli F, Izzo G, et al. Clinical, manometric, and ultrasonogr;l fissure: a prospective, randomized, controlled trial. Dis Colon Rectum. 2008;51:121-7.
70. Boschetto S, Giovannone M, Tosoni M, Barberani F. Hydropneumatic anal dilation in conservative treatment of chronic anal fissure: clinical outcomes and randomized comparison with topical nitroglycerin. Tech Coloproctol. 2004;8:89-92.

SEÇÃO 54-3

FISSURA ANAL: TÉCNICAS E RESULTADOS DO TRATAMENTO CIRÚRGICO

Olival de Oliveira Jr.

O tratamento cirúrgico da fissura anal já foi estabelecido a quase 200 anos e poucas modificações ocorreram na sua essência. Esta forma de tratamento visa diminuir a pressão esfincteriana e levar a cicatrização da fissura anal. A cirurgia em geral está indicada aos casos de fissura anal refratária ao tratamento clínico e a fissura anal crônica onde há um componente externo importante, o plicoma sentinela; a papila anal hipertrófica; e a profundidade da lesão com exposição do esfíncter interno. Nos pacientes com intenso processo inflamatório e cronicidade da fissura existe a possibilidade da formação de pequenos abscessos abaixo do plicoma sentinela que em muitos casos forma um pequeno trajeto fistuloso entre a fissura e a porção externa na base do plicoma anal; nestes casos o tratamento clínico está contraindicado.

DILATAÇÃO ANAL FORÇADA

O tratamento cirúrgico da fissura anal foi primeiramente descrito por Récamier em 1838; através da dilatação anal forçada para tratar os pacientes com proctalgia fugaz e fissura anal.[1] Este tratamento pode ser feito com anestesia local, mas é melhor com anestesia geral. Consiste na introdução dos dedos indicadores do cirurgião no ânus e tração em direção oposta lateralmente provocando uma dilatação forçada do ânus, isto deve ser mantido por 30 segundos. Em seguida o cirurgião, juntamente com os dedos indicadores, deve introduzir os dois dedos médios e realizar a tração associada a massagem do canal anal por quatro minutos.

O controle de força e dilatação nesta técnica são subjetivos e depende da experiência do cirurgião, contudo existe grande possibilidade de causar danos a musculatura esfincteriana que levarão a incontinência.

Estudo prospectivo avaliando os resultados da dilatação anal forçada com 99 pacientes com seguimento de 5 meses apresentou melhora dos sintomas em menos de 48 horas em 75% dos pacientes e melhora da dor em 2 semanas.[2] Entretanto em 6 pacientes houve a persistência da fissura anal e em cinco os sintomas se mantiveram. A incontinência para gases e escapes fecais ocorreram em 28 pacientes isoladamente ou associados. Em meta-análise com 2727 pacientes houve um índice de recidiva e incontinência significativos nos pacientes submetidos a dilatação anal forçada quando comparados a esfincterotomia lateral interna.[3]

A dilatação anal pode ser feita com balão pneumático (40 mm). Um estudo realizado em 33 pacientes com dilatação anal pneumática e avaliação com manometria e ultrassonografia ano-retal demonstrou cicatrização após 1 mês em 31 pacientes com recorrência em um indivíduo. A manometria ano-retal sofreu redução da pressão esfincteriana de repouso e a ultrassonografia não apresentou danos significativos a musculatura esfincteriana.[4]

Especialmente em pacientes acima de 60 anos a manipulação esfincteriana deve ser muito criteriosa pois a possibilidade de incontinência aumenta consideravelmente pois estes indivíduos têm um processo inflamatório natural de fibrose da porção distal do esfíncter interno que auxilia no processo de continência anal. Danos nesta área denominada pectinose invariavelmente vão levar a algum grau de incontinência esfincteriana.[5,6]

Entretanto, avaliações ultrassonográficas anorretal em indivíduos submetidos a dilatação anal forçada digital ou com balão pneumático demonstraram lesões esfincterianas únicas ou múltiplas de esfíncter interno e externo;[7,8] demonstrando que o método da dilatação é de difícil controle, indivíduos tem canal anal de espessura diferente, comprimentos diferentes, e pressões diferentes tornando a padronização do método difícil.

Antibioticoterapia profilática deve ser instituída em todos os procedimentos cirúrgicos anorretais devido a bacteremia transitória. Em estudo com 100 pacientes submetidos a dilatação anal forçada houve positividade na hemocultura em oito indivíduos.[9] Nos métodos invasivos este número é ainda maior.

Sucessivas meta-análises, com mais de 3.000 pacientes, realizadas na última década demonstram que a dilatação anal forçada tem maior índice de recorrência e incontinência comparado a outras modalidades de tratamento cirúrgicos; estes estudos recomendam que a dilatação anal forçada, como forma de tratamento da fissura anal crônica, deve ser abandonada.[10-13]

ESFINCTEROTOMIA INTERNA

A esfincterotomia foi executada e descrita primeiramente por Brodie em 1839.[14] Eisenhammer foi o primeiro autor a individualizar e indicar a esfincterotomia do esfíncter interno como tratamento de fissura anal.[15]

A esfincterotomia interna foi originalmente descrita na linha média posterior, porém isto levou a incontinência fecal devido a uma deformidade anal causada pela secção do esfíncter interno denominada ânus em buraco de fechadura. Esta deformidade apresenta altos índices de incontinência a gases, 34%; e incontinência para fezes, 15%.[16]

Eisenhammer modificou o posicionamento da esfincterotomia interna para a porção lateral do ânus, de forma aberta com identificação e secção de metade do músculo deixando a ferida aberta para evitar infecção e formação de abscessos.[15]

Em 1969, Notaras descreveu a técnica da esfincterotomia fechada onde uma lamina de bisturi fina é introduzida entre a mucosa e o esfíncter interno com a parte cortante da lamina paralela a mucosa e o musculo com a presença do dedo do cirurgião dentro do canal anal. Após determinado que a lamina encontra-se na posição e altura correta faz-se uma rotação de 90° para que a porção cortante da lamina fique em contato com o esfíncter interno e realiza-se a secção somente do musculo esfíncter interno. A ferida de menos de cinco milímetros é deixada aberta.[17] Este procedimento pode ser realizado em consultório com anestesia local ou sob anestesia venosa. Modificação da técnica é indicada por Corman que faz a inserção da lâmina no espaço interesfincteriano e a secção do esfíncter interno se faz em direção a mucosa prevenindo assim riscos de secções inadvertidas do esfíncter exteno.[18]

A grande maioria dos cirurgiões prefere realizar a esfincterotomia aberta com visibilização direta do esfíncter interno, podendo a incisão ser radial ou acompanhar a borda anal. Infiltração com vasoconstritor pode ou não ser utilizada, mas previne sangramentos. Quando ocorre sangramento são pequenos e a simples compressão por alguns minutos é suficiente para formar o coágulo. A ferida pode ficar aberta ou ser suturada com fio absorvível. A possibilidade de hematoma na região deve ser considerada como uma possível complicação do método, apesar de não ser frequente.

Estudos prospectivos, randomizados e controlados comparando a esfincterotomia aberta *versus* a esfincterotomia fechada demonstram resultados semelhantes o que torna a escolha da técnica uma preferência do cirurgião.[19-22]

A dor pós esfincterotomia geralmente é menor que antes do procedimento e facilmente controlada com anti-inflamatórios não esteroides ou analgésicos comuns. Os pacientes retornam as atividades 24 ou 48 horas após o procedimento.

A secção muscular, esfincterotomia, diminui a pressão esfincteriana melhorando o fluxo sanguíneo e favorecendo a cicatrização da fissura. Entretanto múltiplos estudos na literatura tentam definir o grau e percentual de sequelas do tratamento. Há aproximadamente uma década uma meta-análise com mais de 4.500 pacientes com seguimento entre 2 e 10 anos, demonstrou diferentes graus de incontinência; chegando a um total de 14% e cita na conclusão que outros estudos com seguimento mais prolongado devem ser realizados.[23] Seguindo na mesma linha de raciocínio, mas 07 anos após. Uma revisão sistemática de estudos randomizados e controlados com 9 trabalhos e 775 pacientes demonstrou índices de incontinência de 6,9%. Este mesmo estudo conclui que os benefícios da esfincterotomia tem o custo de aumento de complicações, notadamente a incontinência permanente.[24]

FISSURECTOMIA ASSOCIADA A ESFINCTEROTOMIA

A esfincterotomia lateral interna isolada como forma de tratamento da fissura anal crônica mantém o leito da fissura, que cicatrizará por 2ª intensão, deixando plicoma sentinela e a papila anal hipertrófica. Para alguns pacientes o plicoma sentinela pode ter implicações de higiene, irritações por atrito, e ainda em muitas ocasiões na porção inferior do plicoma existe um processo inflamatório e infeccioso crônico com microabscesso. Este pequeno abscesso em geral produz um trajeto em fundo cego, tipo sinus, ou trajeto fistuloso atravessando a base do plicoma.[25] Portanto quando associa-se fissurectomia à esfincterotomia lateral interna retira-se o plicoma e a papila anal hipertrófica deixando a ferida menos profunda com bordos planos, sem processo inflamatório o que facilita a cicatrização.

A fissurectomia associada a esfincterotomia tem ótimos resultados quanto a cicatrização e baixo indice de recidiva. Trabalhos da literatura médica demonstraram que associando ao tratamento cirúrgicos drogas como diltiazen, oxido nítrico e toxina botulínica tem resultados semelhantes a cirurgia isolada.[26]

Um estudo da clínica Mayo demonstrou que 487 pacientes submetidos a esfincterotomia como tratamento da fissura anal crônica tem índice de cicatrização em três semanas de 96%; recorrência em 8%. Contudo a incontinência anal ocorre em 45% dos pacientes no período pós-operatório sendo mais frequente no sexo feminino, a incontinência para gases 31%, para líquidos 39% e pastosos ou sólidos em 23%. Neste mesmo estudo após mais de 5 anos de acompanhamento ficou demonstrado que 6% dos pacientes tinham incontinência para gases, 8% para líquidos ou escapes fecais e 1% para fezes sólidas.[27]

FISSURECTOMIA ISOLADA OU ASSOCIADA A AVANÇO DE RETALHO CUTÂNEO

Alguns estudos publicados recentemente, apesar do número de casos pequenos, demonstram a fissurectomia isolada ou associada a avanço de retalho cutâneo tem bons resultados quanto a cicatrização com menor índice de incontinência fecal.[28]

Um estudo inicial com manometria pré e pós-tratamento em 227 pacientes com fissura anal crônica demonstrou que 30% não apresentavam hipertonia esfincteriana sendo retirados do estudo. Nos pacientes com hipertonia, um total de 157 indivíduos, 56 foram tratados com esfincterotomia lateral interna, 56 tratados com fissurectomia isolada e 51 com dinitrato de isossorbida 2%. Os pacientes tratados com isossorbida tiveram um índice de cicatrização de apenas 28% comparados com os pacientes submetidos a tratamento cirúrgico que obtiveram um índice de cicatrização de 98% em quatro semanas. Contudo; nos pacientes submetidos a esfincterotomia, a manometria pós-tratamento demonstrou uma queda na pressão de repouso de 10% abaixo do valor normal devido a esfincterotomia, já nos pacientes submetidos a fissurectomia isolada as pressões retornaram aos nives normais. Esta perda pressórica em individuos jovens não tem nenhuma significância clínica, mas se acompanhados até a velhice pode ter repercussão clínica.[29] Este estudo demonstra ainda que nem todos os pacientes com fissura anal crônica tem hipertonia esfincteriana e que talvez a hipertonia possa ser consequência da fissura anal e não seu fator causal.

REFERÊNCIAS BIBLIOGRÁFICAS

1. Récamier JCA. Extension, massage et percussion cadencée dans le traitement des contractures musculaires. Rev Med Fr1838;1:74.
2. Watts JM, Bennett RC, Goligher JC. Stretching of Anal Sphincters in Treatment of Fissure-in-Ano. Br Med J1964 Aug 8;2(5405):342-3.
3. Nelson RL. Meta-analysis of operative techniques for fissure-in-ano. Dis Colon Rectum1999;42(11):1424-8.

4. Renzi A, Brusciano L, Pescatori M, Izzo D, Napolitano V, Rossetti G, et al. Pneumatic balloon dilatation for chronic anal fissure: a prospective, clinical, endosonographic, and manometric study. Dis Colon Rectum2005 Jan;48(1):121-6.
5. Goligher JC, editor. Surgery of the anus, rectum and colon. New York1980.
6. Milles WE, editor. Rectal Surgery. London: Cassell & Co; 1939.
7. Nielsen MB, Rasmussen OO, Pedersen JF, Christiansen J. Risk of sphincter damage and anal incontinence after anal dilatation for fissure-in-ano. An endosonographic study. Dis Colon Rectum1993 Jul;36(7):677-80.
8. Speakman CT, Burnett SJ, Kamm MA, Bartram CI. E. Sphincter injury after anal dilatation demonstrated by anal endosonography. Br J Surg1991;78:1429.
9. Goldman G, Zilberman M, Werbin N. Bacteremia in anal dilatation. Dis Colon Rectum1986;29:304.
10. Nelson R. Operative procedures for fissure in ano. Cochrane Database Syst Rev 2001;(3):CD0021992001.
11. Nelson R. Operative procedures for fissure in ano. Cochrane Database Syst Rev 2002;(1):CD0021992002.
12. Nelson R. Operative procedures for fissure in ano. Cochrane Database Syst Rev 2005 Apr 18;(2):CD0021992005.
13. Nelson RL. Operative procedures for fissure in ano. Cochrane Database Syst Rev 2010 Jan 20;(1):CD0021992010.
14. Brodie BC. Preternatural contraction of the sphincter ani. London Med Gazette1939;16:26.
15. Eisenhammer S. The evaluation of the internal anal sphincterotomy operation with special reference to anal fissure. Surg Gynecol Obstet1959 Nov;109:583-90.
16. Bennett RC, Goligher JC. Results of internal sphincterotomy for anal fissure. Br Med J1962 Dec 8;2(5318):1500-3.
17. Notaras MJ. Lateral subcutaneous sphincterotomy for anal fissure--a new technique. Proc R Soc Med1969 Jul 7;62(7):713.
18. Corman ML, editor. Colon & Rectal Surgery. Stony Brook: Lippincott Williams & Wilkins; 2005.
19. Boulos PB, Araujo JG. Adequate internal sphincterotomy for chronic anal fissure: subcutaneous or open technique? Br J Surg1984 May;71(5):360-2.
20. Kortbeek JB, Langevin JM, Khoo RE, Heine JA. E. Chronic fissure in ano: a randomized study comparing open and subcutaneous lateral internal sphincterotomy. Dis Colon Rectum1992;35:835-7.
21. Arroyo A, Perez F, Serrano P, Candela F, Calpena R. Open versus closed lateral sphincterotomy performed as an outpatient procedure under local anesthesia for chronic anal fissure: prospective randomized study of clinical and manometric longterm results. J Am Coll Surg2004 Sep;199(3):361-7.
22. Wiley M, Day P, Rieger N, Stephens J, Moore J. E. Open vs. closed lateral internal sphincterotomy for idiopathic fissure in ano: a prospective, randomized, controlled trial. Dis Colon Rectum. 2004;47:847-52.
23. Garg P, Garg M, Menon GR. Long-term continence disturbance after lateral internal sphincterotomy for chronic anal fissure: a systematic review and meta-analysis. Colorectal Dis 2013 mar;15(3):104-17.
24. Boland PA, Kelly ME, Donlon NE, Bolger JC, Larkin JO, Mehigan BJ, et al. Managemente options for chronica anal fissure: a systematic review of randomisede controlled trials. Int J Colorectal Dis. 2020 Oct; 35(10):1807-1815.
25. Pelta AE, Davis KG, Armstrong DN. Subcutaneous Fissurotomy: A Novel Procedure for Chronic Fissure-in-ano. A Review of 109 Cases Diseases of the Colon & Rectum2007;50(10):1662-7.
26. Perry SB, Dykes SL, Buie D, Rafferty JF. Practice parameters for the management of anal fissure (3rd revision). Dis Colon Rectum2010;53(8):1110-5.
27. Nyam DC, Pemberton JH. Long-term results of lateral internal sphincterotomy for chronic anal fissure with particular reference to incidence of fecal incontinence. Dis Colon Rectum 1999 Oct; 42(10):306-10.
28. Patti R, Fama F, Barrera T, Migliore G, Di Vita G. Fissurectomy and anal advancement flap for anterior chronic anal fissure without hypertonia of the internal anal sphincter in females. Colorectal Dis 2010 Nov; 12(11):1127-30.
29. Oliveira Jr. O. Tese de doutorado. Analise pré e pós tratamento, através da manometria ano-retal, em pacientes submetidos a três diferentes formas terapêuticas da fissura anal crônica. Universidade Federal do Paraná; 2005.

DOENÇA PILONIDAL SACROCOCCÍGEA

CAPÍTULO 55

SEÇÃO 55-1

RESULTADOS DO TRATAMENTO CIRÚRGICO CONVENCIONAL

Miguel Arcanjo Gialluisi da Silva Sá ▪ André da Luz Moreira

DEFINIÇÃO

A típica doença pilonidal consiste em um ou múltiplos orifícios recobertos por epitélio escamoso na região interglútea, criando uma cavidade subcutânea com tecido de granulação e pelos (Fig. 55-1-1). A partir dessa cavidade subcutânea, surgem trajetos que se exteriorizam na pele. Os trajetos mais frequentes obedecem ao sentido cefálico tanto na linha média quanto em posições laterais. Na minoria dos casos, estes se estendem em direção ao ânus (Fig. 55-1-1).[1]

ETIOLOGIA

Herbert Mayo, em 1833, foi o primeiro autor a descrever uma doença que envolvia um "cisto" contendo pelos localizado na base do cóccix.[2] Em 1880, Hodge criou o nome "pilonidal" derivado do Latim "*pilus*" e "*nidus*" que significam "pelo" e "ninho", respectivamente.[3] Inicialmente, acreditava-se que a etiologia da doença pilonidal era congênita e consequentemente seu tratamento era radicalmente com base nos princípios embriológicos. Entretanto, durante a segunda guerra mundial, mais de 80.000 soldados do exército americano foram hospitalizados com a doença pilonidal. Devido a maioria desses soldados terem percorrido longas distâncias em terrenos muito acidentados, e dentro de jipes, imaginou-se que esta fosse, na realidade, de etiologia adquirida, causada pela pressão ou irritação na região sacrococcígea, sendo, então, denominada de "doença dos jipeiros".[4]

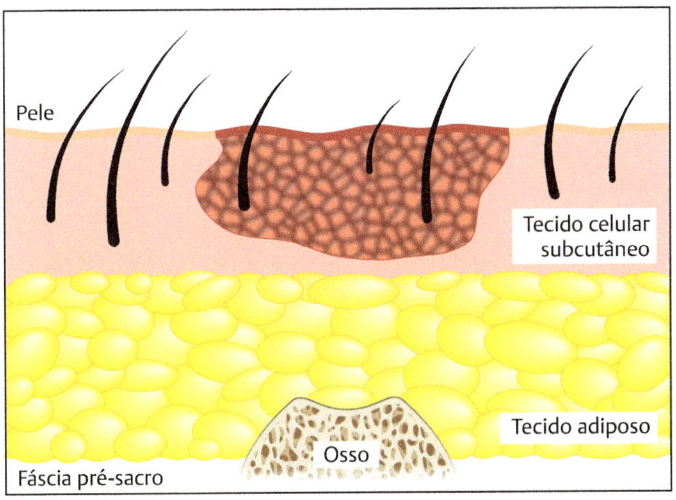

Fig. 55-1-1. Ilustração mostrando a doença restrita ao espaço subcutâneo.

Atualmente, a teoria mais aceita é a de uma patologia adquirida relacionada com a presença de pelos na região sacrococcígea. Segundo Karydakis, os pelos acumulados nessa área, associados à sua inserção na linha mediana por alguma força de atrito, causariam uma reação de corpo estranho levando à formação de pequenos orifícios nesse local e, posteriormente, a cavidades recobertas por células epiteliais.[5] Essas cavidades acarretam infecção crônica no espaço subcutâneo, trajetos fistulosos e *sinus* com folículos pilosos. Já a "teoria congênita" como causa da doença vem das primeiras descrições, resultando em excisões radicais. Na atualidade, a chamada "ressecção em bloco" está ainda apoiada nos resquícios das descrições pretéritas.

O termo "cisto" pilonidal ainda é muito utilizado em nosso meio. Porém, considerando que, por definição, "cisto" é uma cavidade contendo fluído e envolvida por uma membrana definida,[6] esse termo não é o mais adequado e deve ser substituído por "doença pilonidal".

APRESENTAÇÃO E DIAGNÓSTICO

A doença pode-se apresentar, na fase aguda, com abscesso e dor, e, na fase crônica, com assintomáticas elevações e orifícios na linha mediana até extensos trajetos, prolongamentos laterais e fístulas com saída de secreção. A forma de apresentação somada aos sintomas irá determinar o tipo de abordagem, que poderá ser não cirúrgico, cirurgia econômica ou procedimentos mais extensos normalmente executados nas formas recidivadas.

Trata-se de uma condição comum que afeta milhares de indivíduos jovens. A doença ocorre mais frequentemente na segunda década de vida e os fatores predisponentes estão intimamente relacionados a indivíduos com maior presença de pelos e o sulco interglúteo mais profundo, ocasionando inserção de pelos nesse local. O sulco interglúteo profundo é uma área favorável ao suor, maceração, contaminação por fungos e bactérias, e penetração de pelos. Ela (a doença) afeta mais homens que mulheres na proporção de 4:1, sem predominância por grupo racial. O *sinus* origina-se de um pequeno orifício na linha mediana da região sacrococcígea e é recoberto por epitélio escamoso estratificado. Mais de um desses *sinuses* são encontrados com frequência e podem apresentar orifícios laterais com drenagem de secreção purulenta. Essas cavidades contêm tecido de granulação crônico, tufos de pelos e restos de células epiteliais.

Seu diagnóstico pode ser a partir de um *sinus* simples, um abscesso agudo com ou sem a presença de celulite, ou como um *sinus* crônico com drenagem purulenta. Os abscessos agudos, inicialmente, apresentam dor, eritema e edema na linha média da região sacrococcígea e podem drenar espontaneamente, aliviando temporariamente os sintomas. Outros evoluem para a forma crônica com drenagem purulenta recorrente. Alguns pacientes chegam ao consultório médico com história de repetidos procedimentos cirúrgicos, podendo apresentar múltiplos pontos de drenagem e extensas áreas de tecido cicatricial.

Outras patologias anorretais devem ser incluídas no diagnóstico diferencial. As mais importantes são as fístulas anais complexas, a hidradenite supurativa, o pioderma gangrenoso e as patologias congênitas, especialmente os tumores retrorretais (p. ex. cistos dermoides e epidermoides). Exames de imagem, como ultrassonografia e ressonância nuclear magnética da região afetada, não devem ser realizados de rotina, a menos que a história e o exame clínico nos leve a suspeitar de alguma outra condição que necessite de investigação, o que normalmente não acontece.

A doença e seu tratamento são responsáveis por piora da qualidade de vida, interferindo nas atividades profissionais e escolares, com grave comprometimento emocional e econômico. Quando acomete os jovens em plena atividade, devemos tentar não "errar" na abordagem primária para não permitir que esses percorram uma verdadeira *via crucis* (muitos por 3 a 5 anos) pela insistência do cirurgião que, no desejo de solucionar o caso, repete seguidamente o mesmo procedimento inicial acarretando múltiplas passagens pelos consultórios médicos e centros cirúrgicos. Em tais casos as cirurgias mais complexas têm lugar de eleição.

TRATAMENTO CONSERVADOR OU NÃO CIRÚRGICO

Quando assintomática, em alguns casos pode não necessitar inicialmente de tratamento cirúrgico com base no conhecimento que hoje temos da reação de corpo estranho pela presença de pelos no sulco mediano. A conduta (olhar e esperar) é particularmente verdadeira em mulheres jovens com poucos pelos e sulco interglúteo plano. Portanto, apenas a remoção desses pelos por meio de raspagem, assim como outros meios de depilação (p. ex. *laser*), pode ser utilizada como forma conservadora. A observação clínica, associada a raspagem dos pelos e uma boa higiene local, pode eliminar a necessidade de intervenção e, consequentemente, de internação hospitalar, que, além de atender ao binômio tempo/economia, não interfere nas atividades profissionais e acadêmicas dos pacientes. Essa estratégia é indicada principalmente naqueles pacientes que apresentam doença pilonidal assintomática ou oligossintomática. Um pequeno e único abscesso pode ser drenado e, com os cuidados locais, a doença autolimitada pode ser conduzida sem grande impacto na qualidade de vida.

TRATAMENTO CIRÚRGICO

O tratamento cirúrgico torna-se a principal alternativa naqueles pacientes sintomáticos com infecção recorrente. A estratégia ideal deveria ser simples, com tempo de internação curto, apresentando baixas taxas de recidiva, possibilitando o retorno do paciente a sua vida produtiva o mais precoce possível. Assim, diferentes técnicas cirúrgicas foram desenvolvidas e testadas até os dias de hoje, incluindo desde a simples drenagem nos casos de abscessos agudos até a excisão local com ou sem reconstrução.

No entanto, ainda não existe um consenso e nenhuma técnica é universalmente aceita como melhor ou superior as demais, e deve ser individualizada, dependendo da história, tempo com a doença, avaliação criteriosa de como foi tratada e sua apresentação.

Abordagem Primária

Durante muitos anos a abordagem primária foi a ressecção da área acometida aprofundada até a fáscia pré-sacral, a chamada ressecção em bloco. Essa técnica baseava-se nos princípios embriológicos, acreditando-se na teoria congênita da doença. Entretanto, esse procedimento resulta em uma ferida operatória grande e profunda (Fig. 55-1-2), de cicatrização demorada por segunda intenção. Sabemos hoje que, por se tratar de uma condição adquirida, a ressecção em bloco é absolutamente desnecessária, causando grande desconforto ao paciente.[7] Alguns cirurgiões optam pelo fechamento primário na linha mediana na tentativa de minimizar esse desconforto. Poucos trabalhos randomizados foram realizados comparando a técnica fechada com a aberta após ressecção mediana. As taxas de recidiva no pós-operatório chegam a 25%, e não foram encontradas diferenças estatísticas entre as duas. Entretanto, a técnica de fechamento primário está associada a uma maior possibilidade de infecção pós-operatória. Ou seja, não há grandes benefícios em realizar um fechamento primário após a excisão mediana da doença.[8-10] Com base nesses estudos, observações e consequentes trabalhos que se seguiram, acreditamos que a técnica de ampla ressecção em bloco deve ser abandonada.[7] Não parece lógico empregar uma ressecção tão extensa, posto que não será esta que atenderá aos princípios da etiologia adquirida de localização subcutânea (Fig. 55-1-2).

Lord e Millar, em 1965, descreveram a técnica de simples incisão e curetagem da cavidade acometida, seguida de intensa higiene local e raspagem dos pelos no pós-operatório, visando a diminuir as taxas de recidivas.[11] Nessa técnica, somente os tecidos nitidamente acometidos são abordados,

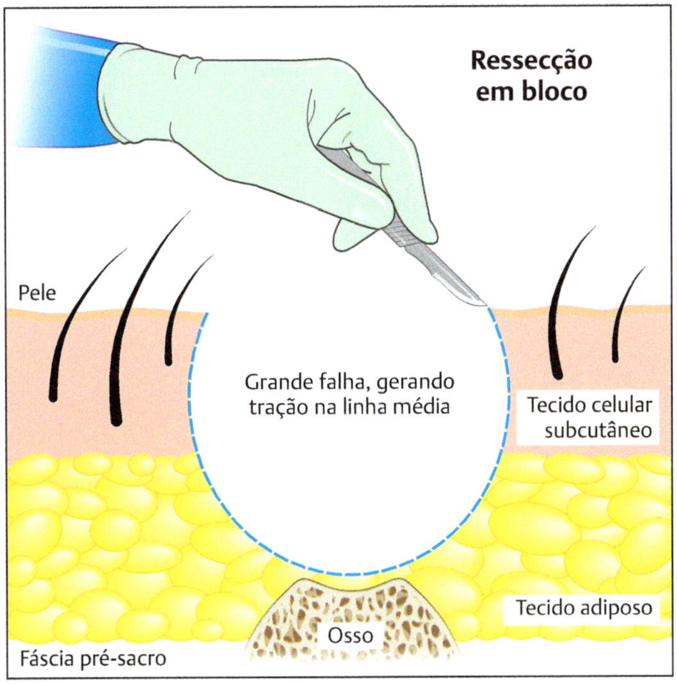

Fig. 55-1-2. Ilustração da ressecção em bloco que, por se apoiar na teoria congênita, retira desnecessariamente uma camada profunda sem doença.

sem a necessidade de aprofundar a ressecção até a fáscia pré-sacral, uma vez que a área comprometida está circunscrita ao espaço subcutâneo (Fig. 55-1-3).

Aproximadamente 60% dos pacientes que se apresentam inicialmente com um abscesso agudo e são tratados com incisão e curetagem atingem a cicatrização sem outras intervenções.[12] Após a curetagem, uma maneira de reduzir o volume da ferida é a marsupialização de seus bordos por meio de sutura das margens da pele na base da ferida, prevenindo assim a epitelização prematura além de sangramento nos bordos da ferida (Fig. 55-1-4). Não há necessidade, na incisão, curetagem e marsupialização (ICM), de se deixar muitos dias

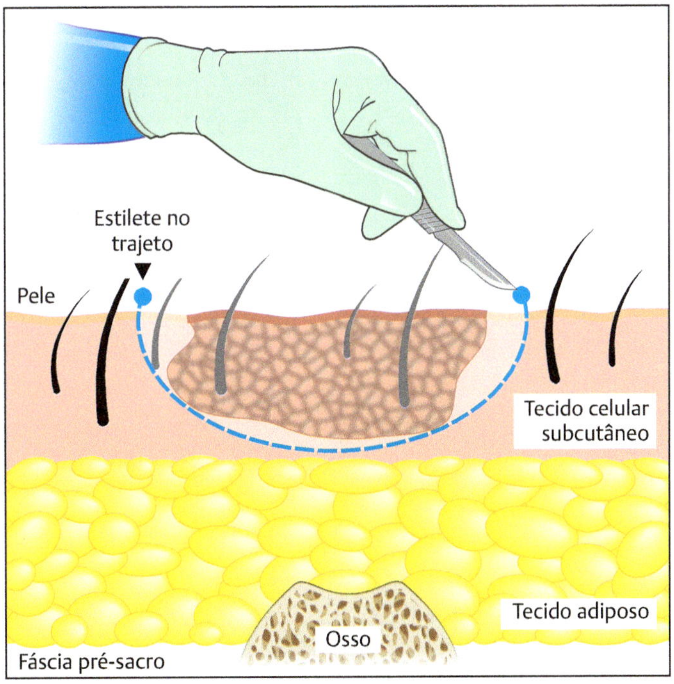

Fig. 55-1-3. Técnica de incisão e curetagem descrita por Lord e Millar, em 1965, abrangendo somente a região subcutânea onde se localiza a doença.

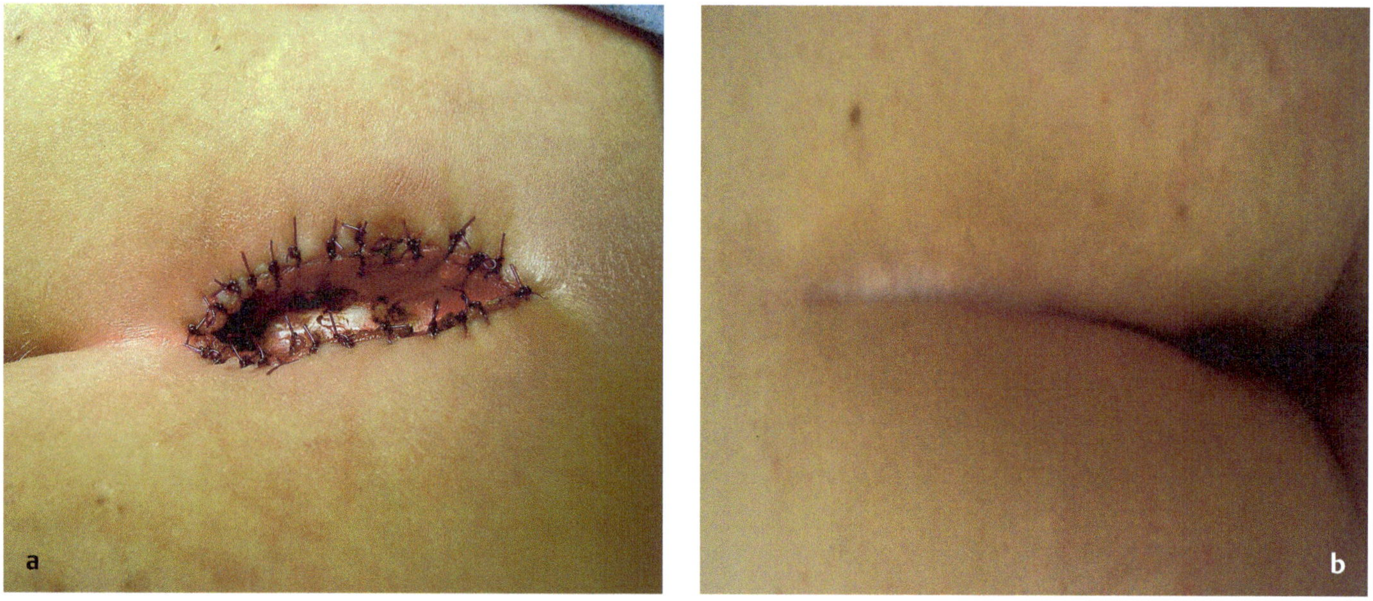

Fig. 55-1-4. (a) Técnica de incisão/curetagem e marsupialização. (b) Ferida cicatrizada por volta do 37º dia.

as gazes comprimindo o local, como de costume na ressecção em bloco, originando um odor fétido no local. Na técnica ICM, costumamos, em 48 horas, fazer novo curativo.

A ICM deve ser o procedimento inicial de escolha para os pacientes com infecções agudas ou naqueles com doença crônica que apresentam menos orifícios na linha média e menos trajetos laterais.[13] Mesmo nos casos com trajetos laterais, estes podem ser curetados e não ressecados após o tratamento da cavidade mediana com evolução clínica satisfatória. Como, por exemplo, nesses dois casos em que o trajeto lateral não foi incluído, poupando o tamanho da ferida pós-operatória (Figs. 55-1-5 e 55-1-6).

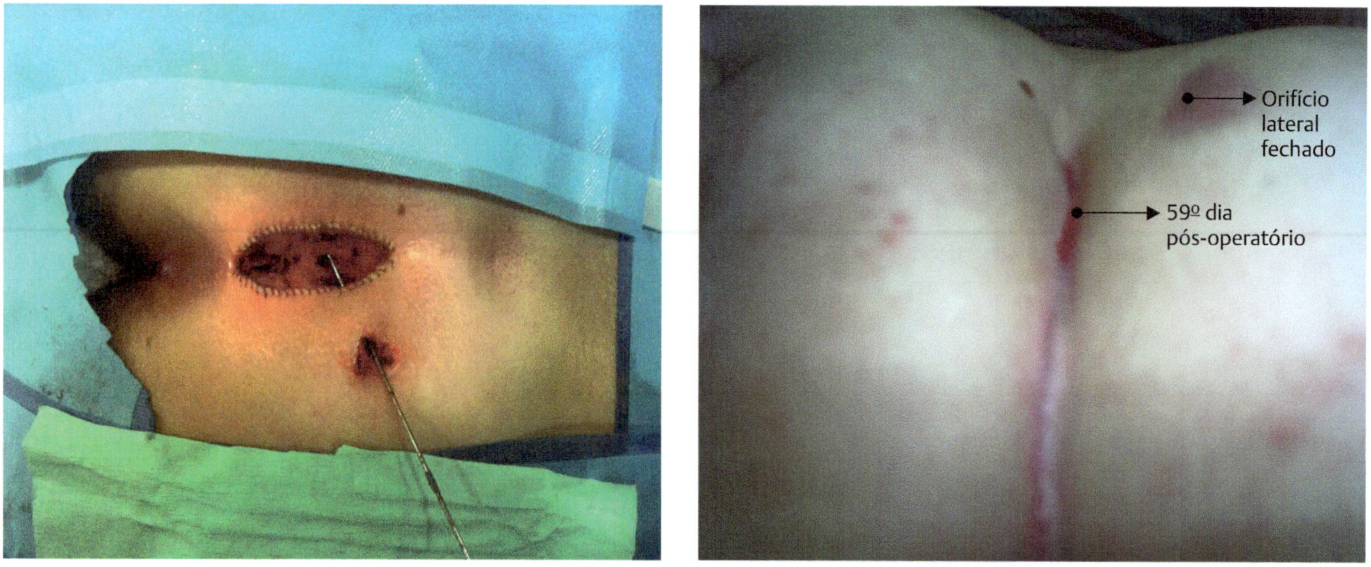

Fig. 55-1-5. Caso 1. Mostrando que após a técnica de incisão/curetagem/marsupialização, o trajeto lateral foi somente curetado.

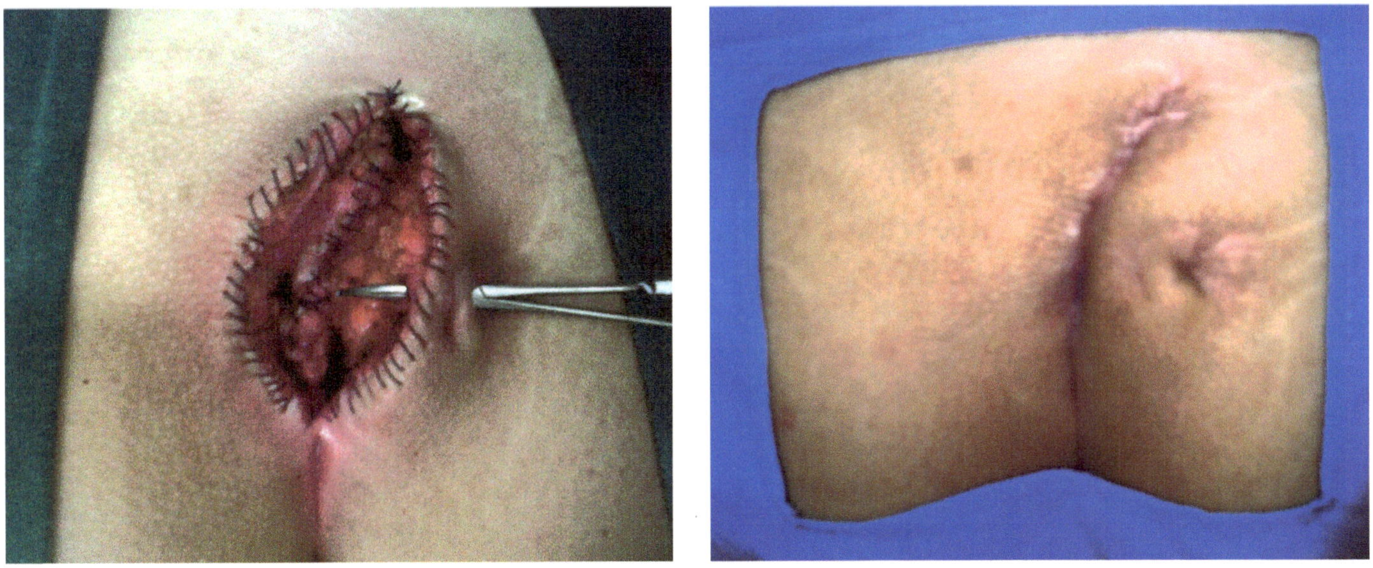

Fig. 55-1-6. Caso 2. Mostrando a mesma tática e a ferida totalmente fechada por volta do 70º dia.

Manejo Pós-Operatório na Abordagem Primária

A infecção de ferida operatória pode ocorrer em até 38% dos casos, sendo mais comum na excisão mediana com fechamento primário. A recidiva da doença pilonidal também é alta após o tratamento cirúrgico, podendo chegar a 25% dos casos.[14] Por isso, os cuidados pós-operatórios são de extrema importância e absolutamente mandatórios. Ressaltamos que pacientes operados nos serviços públicos são seguidos por vários profissionais, em intervalos e cuidados não correspondentes ao que recomendamos, resultando num acompanhamento deficiente e irregular, com uma maior possibilidade de recidiva.

Nas feridas abertas resultantes da abordagem primária, o uso de pomadas é opcional, embora nossa conduta seja a de lavar a cavidade diariamente com soro fisiológico, deixando-a levemente úmida e colocando colagenase, que tem uma melhor atuação em áreas úmidas. Importante orientar para que, no curativo diário, a cavidade seja totalmente preenchida com gazes, para evitar o espaço morto. Antibióticos são necessários apenas nos casos de celulite extensa e em pacientes imunodeprimidos. Os germes isolados nos abscessos pilonidais são aeróbios e anaeróbios, porém predominam os bacterioides.

As recomendações principais estão listadas abaixo e devem ser seguidas até a cicatrização completa da ferida operatória:

- Higiene local rigorosa.
- Raspar os pelos ao redor 1 ou 2 vezes por semana.
- Revisão no consultório 1 vez por semana.
- Curativos diários com orientação (por se tratar de jovens haverá normalmente um parente que os cuidará).
- Manter a ferida sem tunelização preenchida por gazes.
- Manter o local livre de pelos no mínimo por 6 meses após o fechamento total.

Não há contraindicação alguma por volta do 6º ao 7º dia retomar suas atividades, independente da ferida estar aberta, não impedindo o paciente de sentar como muitos acreditam.

A falta de acompanhamento cuidadoso nesta fase aumenta enormemente a chance de recidiva.

MÉTODOS DIVERSOS DE ABORDAGEM CIRÚRGICA

Vários métodos foram estudados e descritos, principalmente por Karydakis e Bascom, tanto para o tratamento primário quanto para doença recidivada.[5,15] Na abordagem primária (como já descrito), optamos pelo método de ICM. Descreveremos com figuras esquemáticas as várias técnicas, e, em seguida, mostraremos as de nossa preferência, após avaliação de todas, pela zetaplastia e pelo retalho romboide (Limberg) para recidivas menores e V-Y para as de maior extensão.

Técnica de Bascom

A técnica consiste na excisão dos orifícios na linha média em forma de cilindros, e drenagem da cavidade principal realizada por meio de incisão lateral. Embora seja descrita como simples e realizada ambulatorialmente com anestesia local, não achamos que seja a melhor forma para abordagem inicial. Alguns autores relatam que não obtiveram o sucesso descrito por Bascom, e abandonaram o método como primeira opção.[16]

A incisão paralela à linha média é prolongada e aprofundada em direção ao interior da cavidade da doença. São curetados o tecido de granulação e os pelos da cavidade. Os vários orifícios cutâneos e os trajetos são removidos e suturados (Fig. 55-1-7).

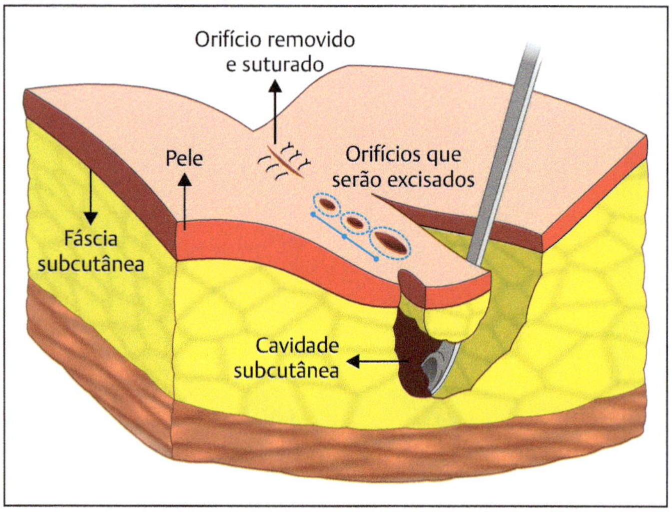

Fig. 55-1-7. É realizada uma incisão lateral e paralela ao sulco interglúteo e a cavidade curetada. Os trajetos e orifícios são excisados com bisturi na forma de cilindros e fechados.

Fechamento Primário

Inspirado na operação de Karydakis, Bascom a modificou uma vez que o tecido adiposo não é retirado e não é mobilizado. A cavidade acometida é curetada sendo retirado todo o tecido de granulação e pelos.

As camadas adiposas são justapostas, o excesso de pele é retirado e suturado. A colocação de dreno é opcional (Fig. 55-1-8).

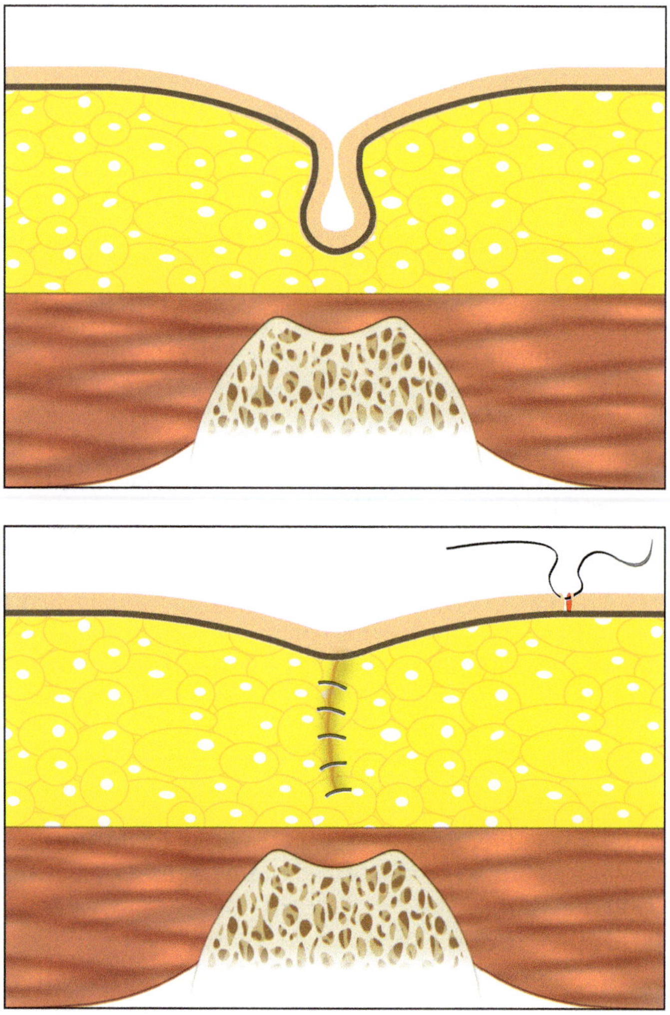

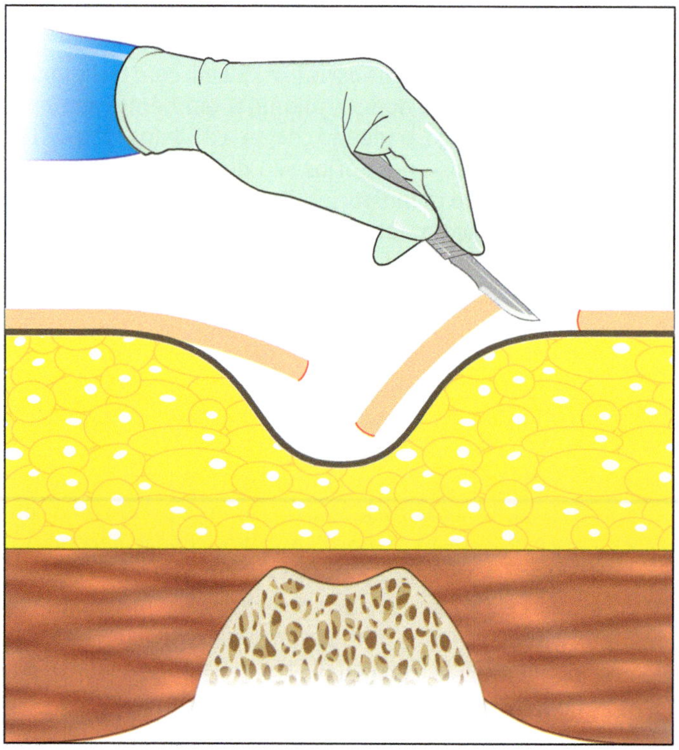

Fig. 55-1-8. Idealizada por Bascom. As camadas adiposas não são excisadas e, em seguida, justapostas; a pele é mobilizada e o excedente é retirado em um ou nos dois lados, e, em seguida, suturada.

Técnica de Karydakis

Técnica de Karydakis, em que a doença central é excisada elipticamente, retirando por completo a região acometida com pelos e tecido de granulação. Karydakis acreditava que, com essa técnica, a interrupção do local de inserção de pelos seria a chave para prevenir a doença. A ferida é fechada lateralmente à linha média, fazendo com que a sutura fique totalmente posicionada fora do plano central (Fig. 55-1-9).

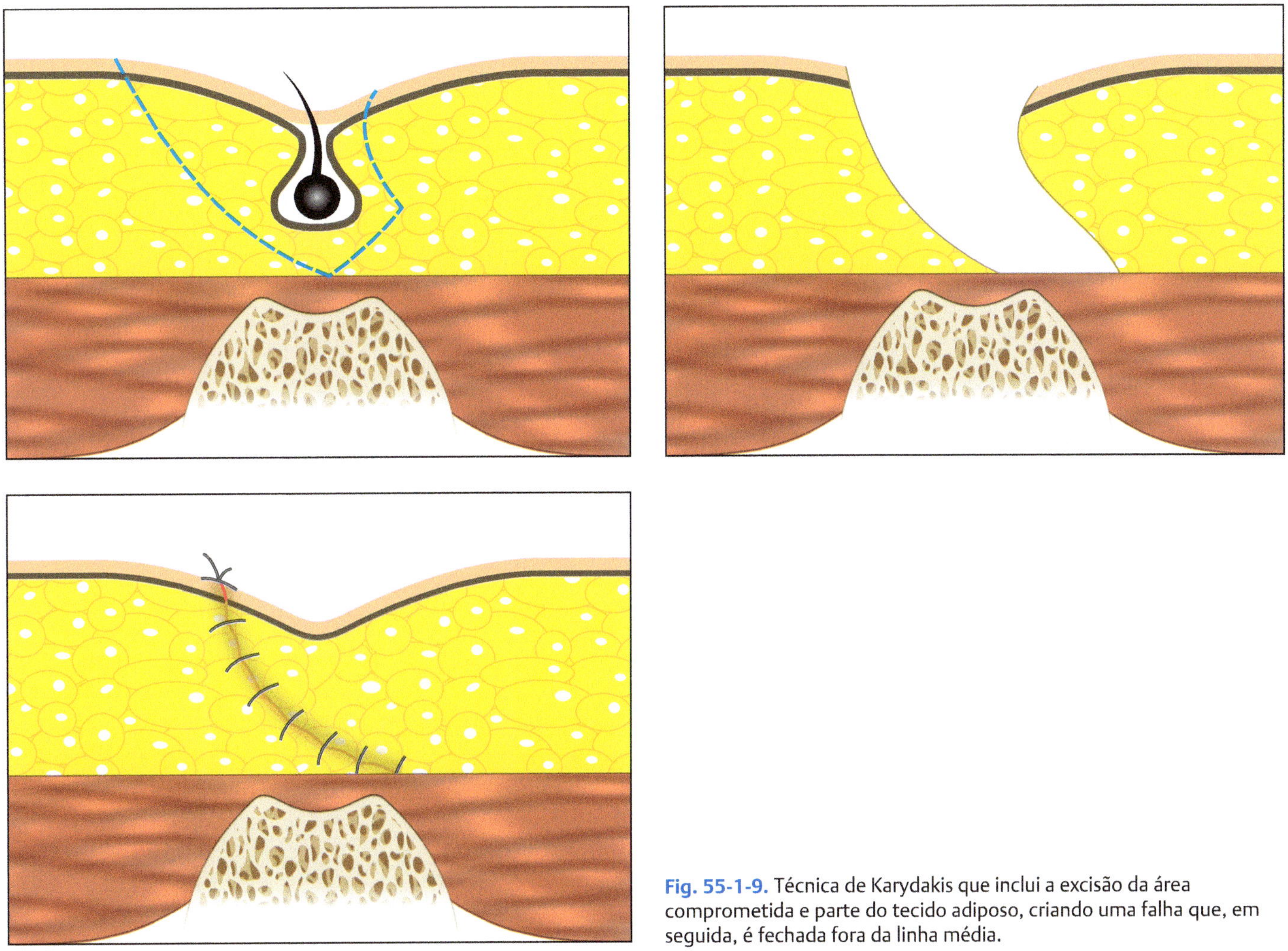

Fig. 55-1-9. Técnica de Karydakis que inclui a excisão da área comprometida e parte do tecido adiposo, criando uma falha que, em seguida, é fechada fora da linha média.

Retalho do Glúteo Máximo

Após excisão elíptica da doença, a partir de seu ápice, é criado um largo e espesso retalho circular por meio de uma ampla rotação glútea. Essa técnica permite uma radical excisão para preenchimento da falha. Porém, trata-se de um procedimento pouco usado pela grande dificuldade e potencial morbidade, sendo então considerada uma técnica de exceção em caso de falhas de outras opções. Em nossa opinião, a técnica de V-Y também abrange grandes falhas com muito mais segurança (Fig. 55-1-10).

Zetaplastia

Tem a vantagem de obliterar a ferida interglútea eliminando o sulco mediano. A doença é excisada, criando-se, após, dois retalhos laterais, sendo importante lembrar que devem ter espessura adequada para preservar a boa vascularização e preencher a falha central criada. Após a inversão, assumirão a forma de "Z" (Fig. 55-1-11).

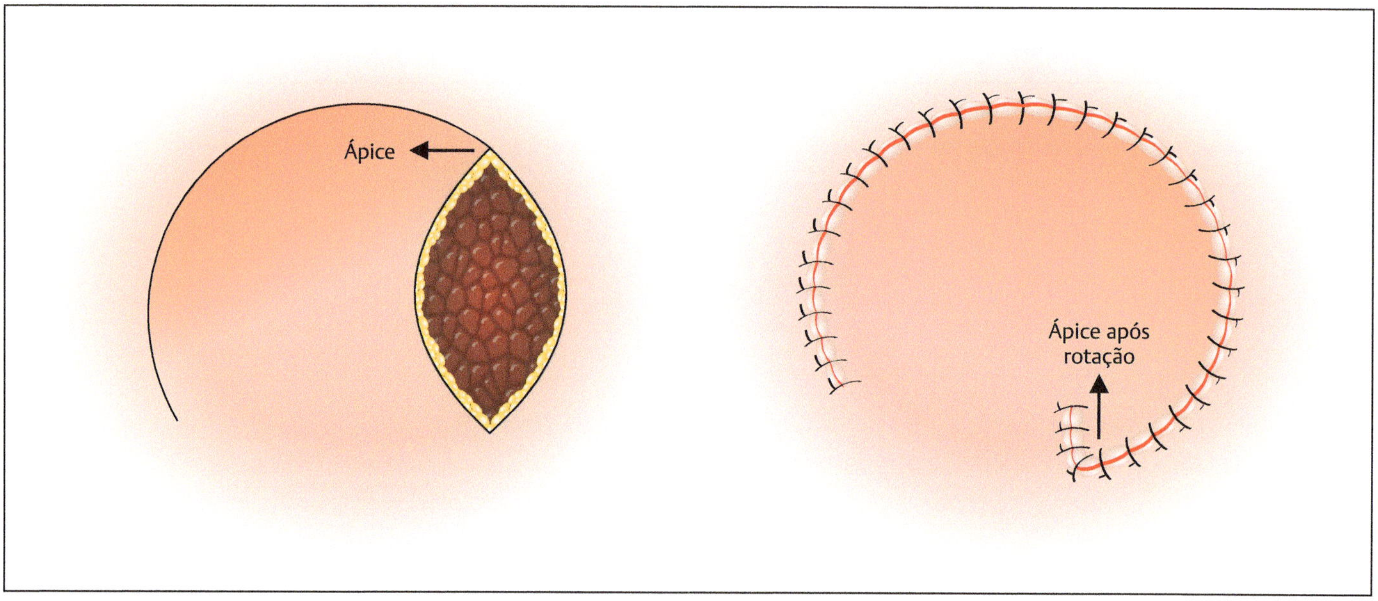

Fig. 55-1-10. Realiza-se uma incisão elíptica envolvendo toda área comprometida. Em seguida, é mobilizado um retalho circular aprofundando até o plano muscular para preencher a falha criada.

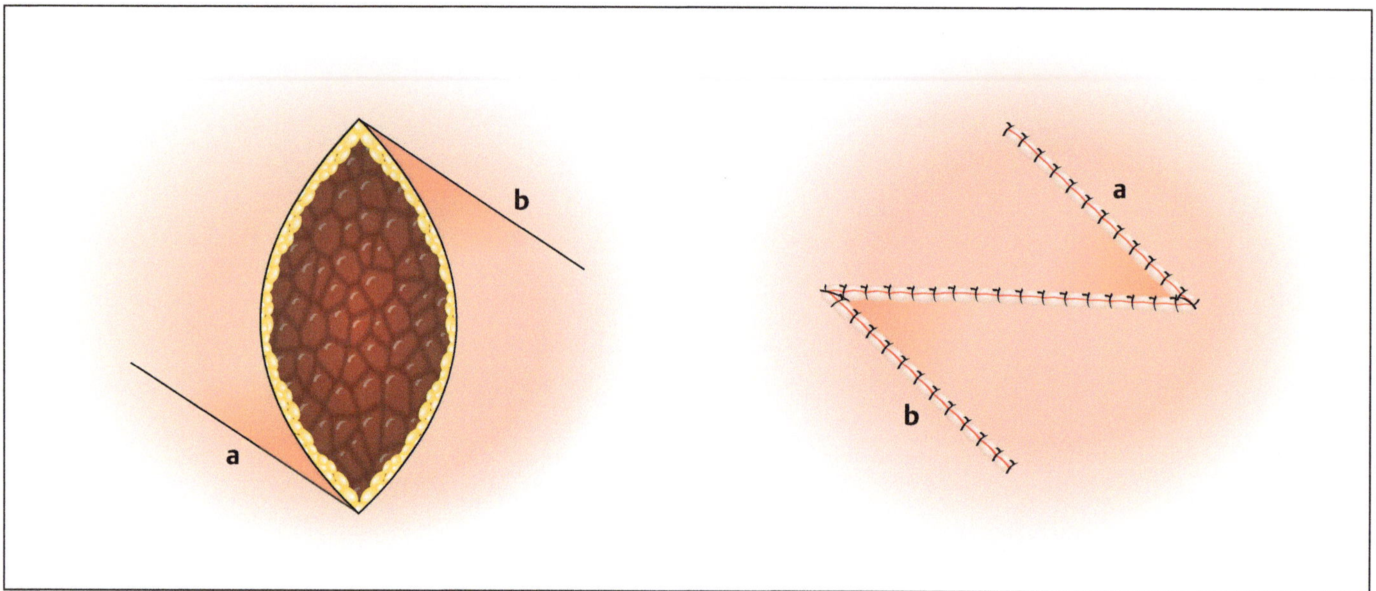

Fig. 55-1-11. Excisão da área afetada e criação de dois retalhos que, em seguida, serão invertidos.

Retalho Romboide (Limberg)

Após cuidadosa medição e marcação, procede-se uma incisão com formato romboide até a fáscia pré-sacral, removendo-se a doença. O retalho envolve pele e tecido adiposo, estendendo-se até a fáscia da musculatura glútea. Depois é deslocado em direção à ferida criada na forma romboide, obedecendo às etapas da figura (Fig. 55-1-12).

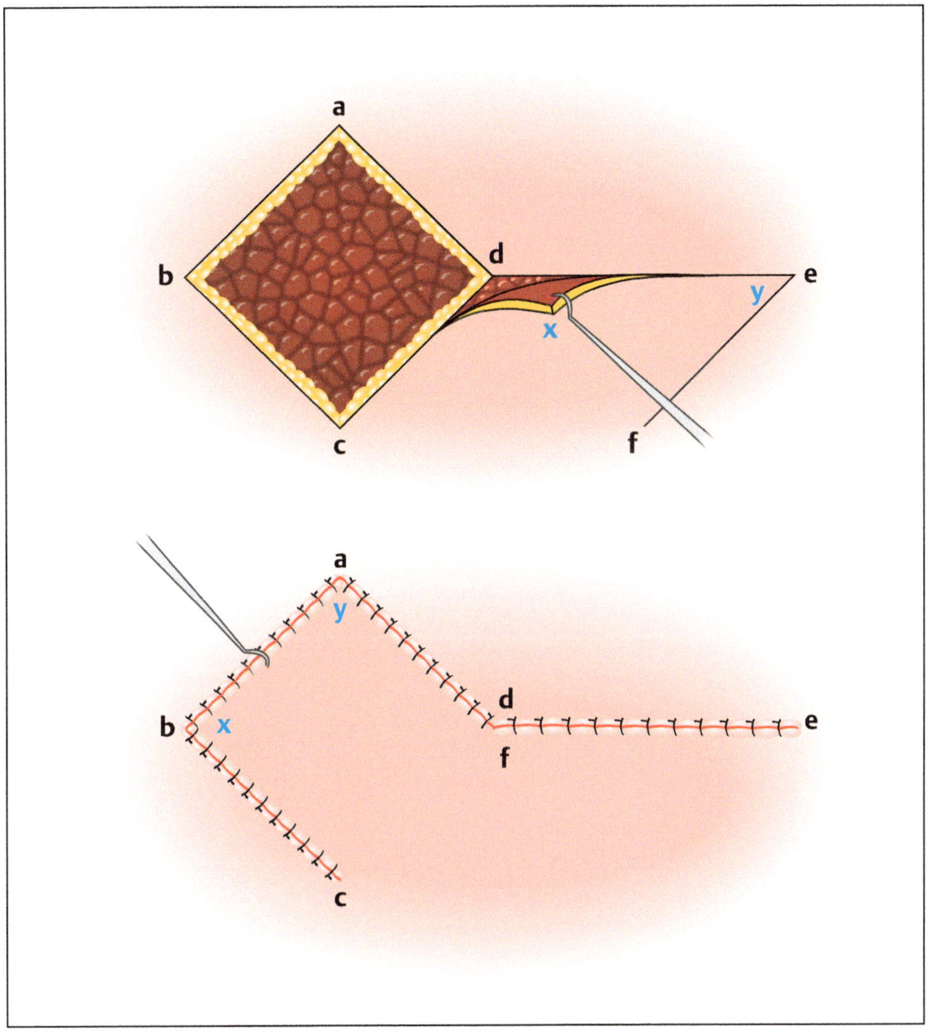

Fig. 55-1-12. Demarcação em forma romboide com prolongamento tipo Limberg. Excisão da área afetada criando, no final, uma ferida sem tensão e bem vascularizada.

Técnica V-Y

Pode ser uni ou bilateral. Os retalhos são compostos da pele e do tecido adiposo, indo até o fáscia glúteo, aprofundando-se na musculatura (retalho miocutâneo).

É um método bastante seguro principalmente para lesões extensas. E, por ser um deslizamento de retalhos e não o isolamento destes, oferece maior garantia na vascularização. No final, o V assumirá o formato de um ou dois Y (Fig. 55-1-13).

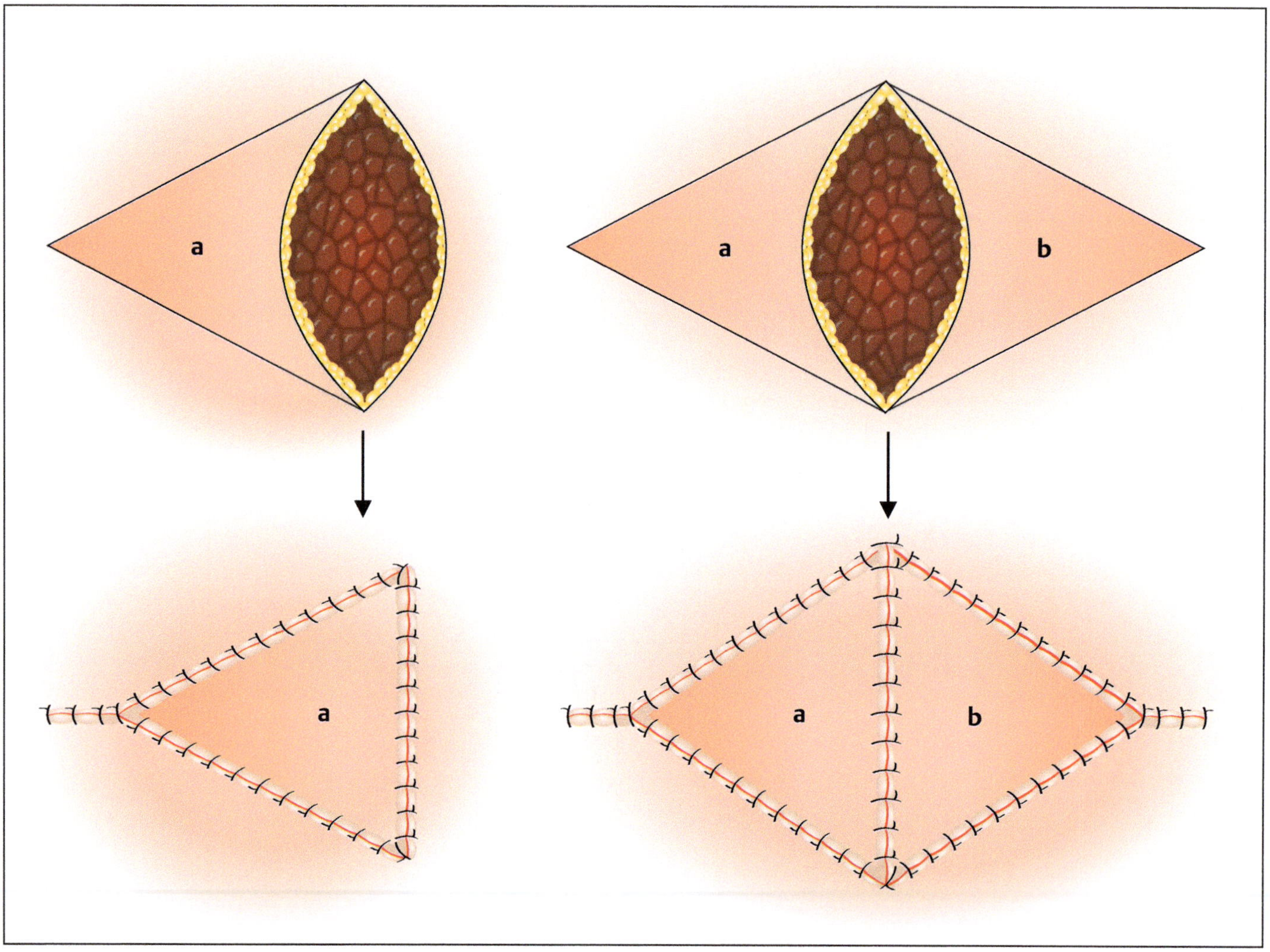

Fig. 55-1-13. O procedimento pode ser uni ou bilateral, tendo a grande vantagem de ser um "deslizamento" de retalhos. Excelente técnica para recidivas mais complexas.

MÉTODOS PREFERENCIAIS NA DOENÇA RECIDIVADA OU COMPLICADA

O tratamento das recidivas cirúrgicas e da doença pilonidal complicada representam um desafio para o cirurgião. Esses pacientes normalmente apresentam múltiplas operações malsucedidas, ocasionando cicatrização pobre e defeituosa, cavidades e fístulas complexas, doença de longa duração, *sinus* com quantidade abundante de folículos pilosos, tecido de granulação exuberante e tração na linha média.

Nesses casos, o uso de técnicas mais complexas envolvendo a rotação de retalhos podem resultar em taxas de recidiva menos frequentes que outras técnicas empregadas.[14,17,18] Os retalhos utilizados em nossa preferência incluem a zetaplastia, o retalho em V-Y e o retalho romboide (Limberg). Essas técnicas evitam ou amenizam a sutura na linha média, diminuindo a tensão da ferida operatória por meio da mobilização de tecidos laterais espessos e bem vascularizados, e preenchendo as falhas criadas pela excisão da doença recidivada. As maiores desvantagens descritas nesses métodos, além de um tempo cirúrgico mais prolongado, seriam a possibilidade de deiscência e isquemia dos retalhos; embora, na prática, mesmo com os cuidados pertinentes, pequenas deiscências nos ápices podem acontecer, mas que tratadas apenas com manuseio local são de solução muito simples. Porém, "isquemia dos retalhos" nas técnicas que optamos, com todos os cuidados voltados a garantir o bom suprimento destes, não acontece. A despeito das citadas desvantagens, as técnicas com rotação de retalhos apresentam menos deiscência de sutura e menor taxa de infecção da ferida operatória quando comparadas ao fechamento primário na linha mediana.[14]

Zetaplastia

A zetaplastia envolve retalhos subcutâneos mobilizados até o nível da fáscia pré-sacral e contrapostos em diagonal, obliterando a falha na linha mediana, formando uma incisão horizontalizada após o fechamento da pele (Fig. 55-1-14).

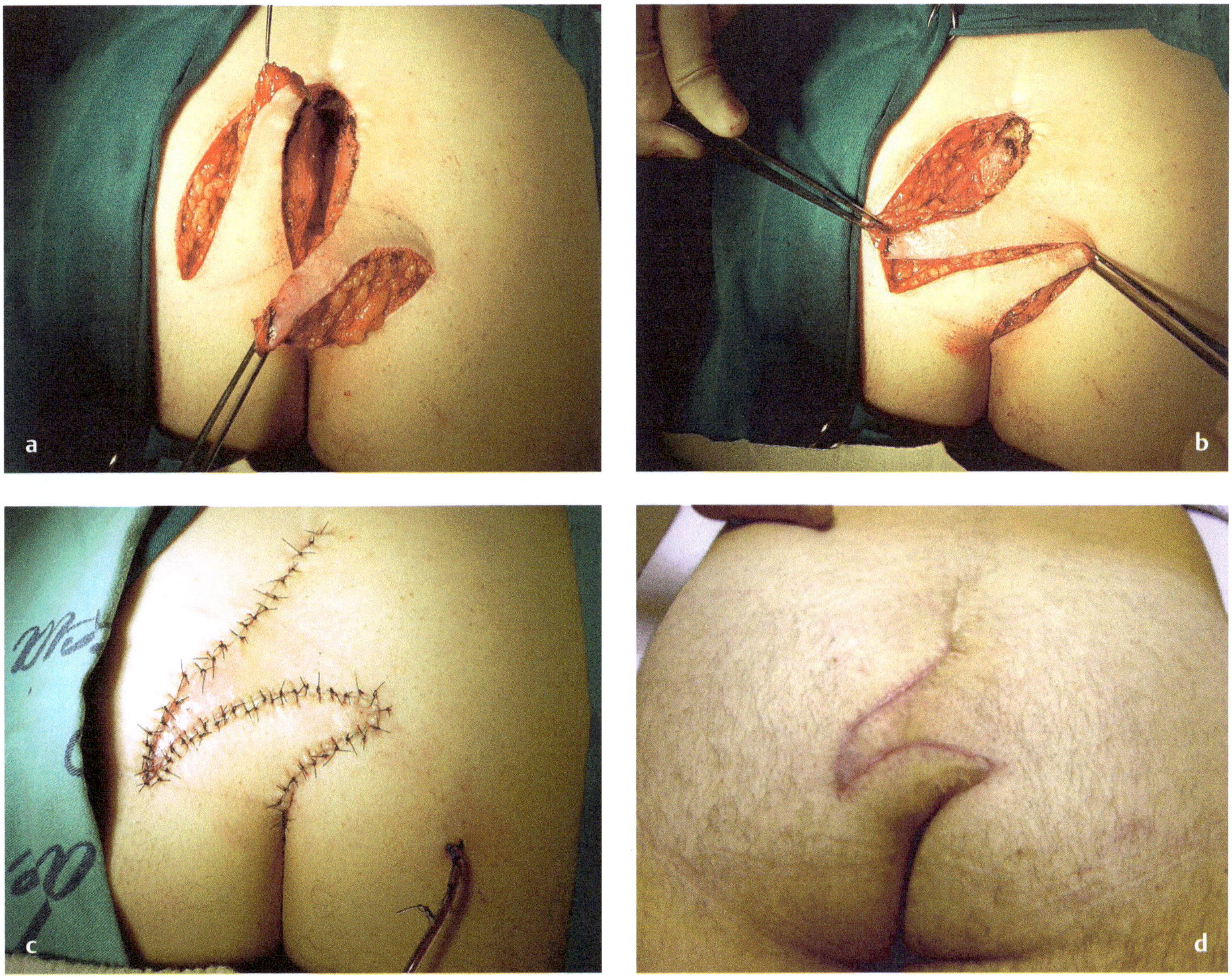

Fig. 55-1-14. (**a-d**) Sequência da Zetaplastia mostrando a importância da espessura do retalho, sua inversão, aspecto final da operação e resultado tardio. Esse paciente anteriormente operou nove vezes por várias técnicas e manobras que não envolviam rotação de retalhos.

Retalho Romboide – Limberg

A técnica de retalho romboide (Limberg) inicia-se com a excisão da cavidade acometida até a fáscia pré-sacral utilizando uma incisão romboide. O retalho consiste em pele e tecido adiposo e a incisão é estendida até a fáscia da musculatura glútea. A vantagem desse retalho está em ocupar a linha mediana sem tensão e ser bem vascularizado. As complicações mais comuns são deiscência da sutura, especialmente no ângulo próximo ao ânus e formação de seromas. Por isso, o uso de drenos (usamos de rotina nas rotações) é recomendado (Fig. 55-1-15).

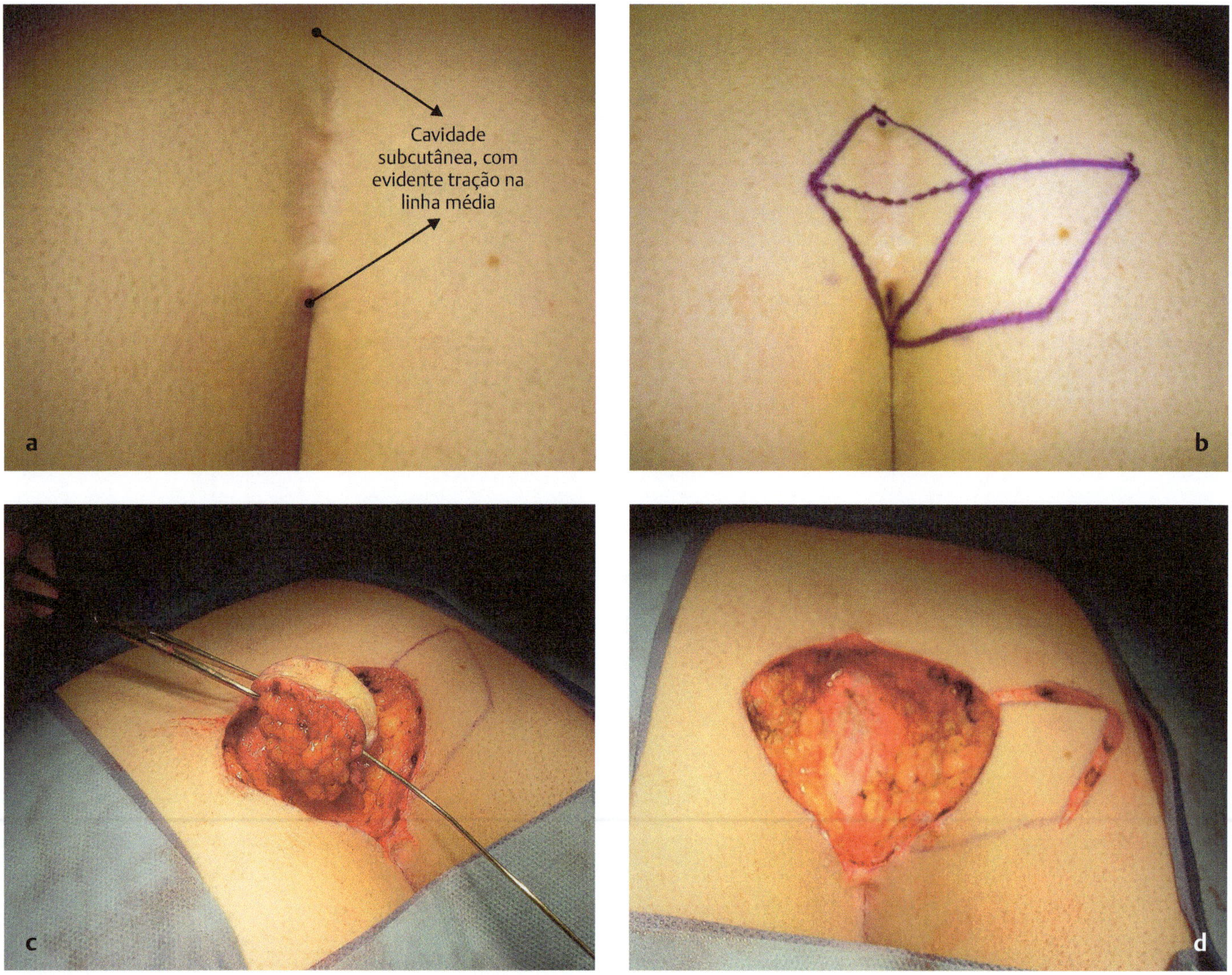

Fig. 55-1-15. (a-h) Ótima opção para recidivas menos extensas. Observar, na figura com estiletes, a profundidade da cavidade. A técnica elimina o sulco mediano e com um resultado estético excelente. *(Continua)*

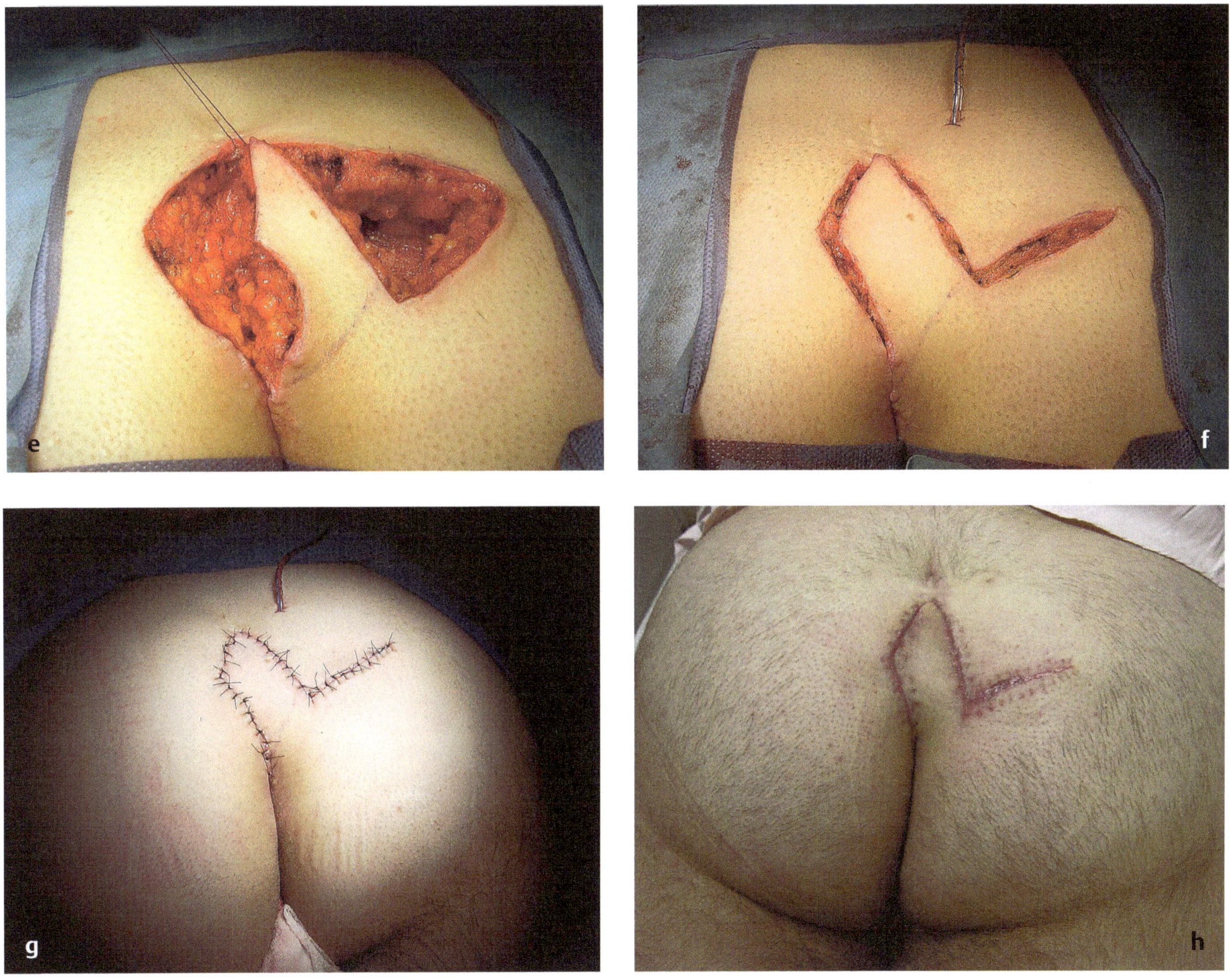

Fig. 55-1-15. *(Cont.)*

Técnica de V-Y Uni/Bilateral

A técnica de retalho em V-Y unilateral pode ser utilizada para defeitos menores, em torno de 3 a 4 cm, principalmente quando o não fechamento da doença recidivada se perpetua à custa da tração na linha média e sem cavidade profunda (Fig. 55-1-16).

Retalhos bilaterais são capazes de cobrir os defeitos bem maiores, sendo nossa preferência para as recidivas complexas. Esses retalhos são compostos de pele, tecido gorduroso, fáscia da musculatura glútea e parte da própria musculatura, por se tratar de retalhos miocutâneos. A grande vantagem dessa técnica, além de eliminar totalmente a tensão na linha média, é a nosso ver ser a mais apropriada na reconstrução de grandes defeitos, preenchendo o espaço morto com muita segurança em relação ao bom suprimento vascular, por se tratar de um deslizamento de retalhos e não do isolamento destes. Atende, portanto, as mais complexas recidivas, seja em casos com fístulas complexas (Fig. 55-1-17), assim como largos defeitos, quando temos que extirpar uma grande área afetada (Fig. 55-1-18). Normalmente são pacientes com múltiplas operações, com anos de sofrimento, carregando consigo gravíssimos problemas, sociais/econômicos/profissionais e emocionais. São situações que desafiam a ingenuidade do cirurgião que reluta na decisão de uma abordagem mais "agressiva" da doença persistente.[19] Ratificamos que o rigorosíssimo acompanhamento até o fechamento total, obedecendo aos princípios que já listamos, é condição *sine qua non* para sucesso da operação.

É importante, quando realizamos essas grandes abordagens, que tenhamos bastante cuidado, tanto na secção parcial da musculatura glútea, apenas o suficiente para o deslizamento dos retalhos, quanto na proximidade do ânus. Devemos ter cuidados também com a musculatura esfincteriana e com o próprio reto, pois, embora seja bastante improvável que aconteça uma iatrogenia, é prudente que façamos toque retal a nos orientar em que plano estamos trabalhando (Fig. 55-1-17).

Nessa outra sequência, utilizando a mesma técnica, observe a grande extensão lateral da área afetada e a proximidade com o ânus (Fig. 55-1-18).

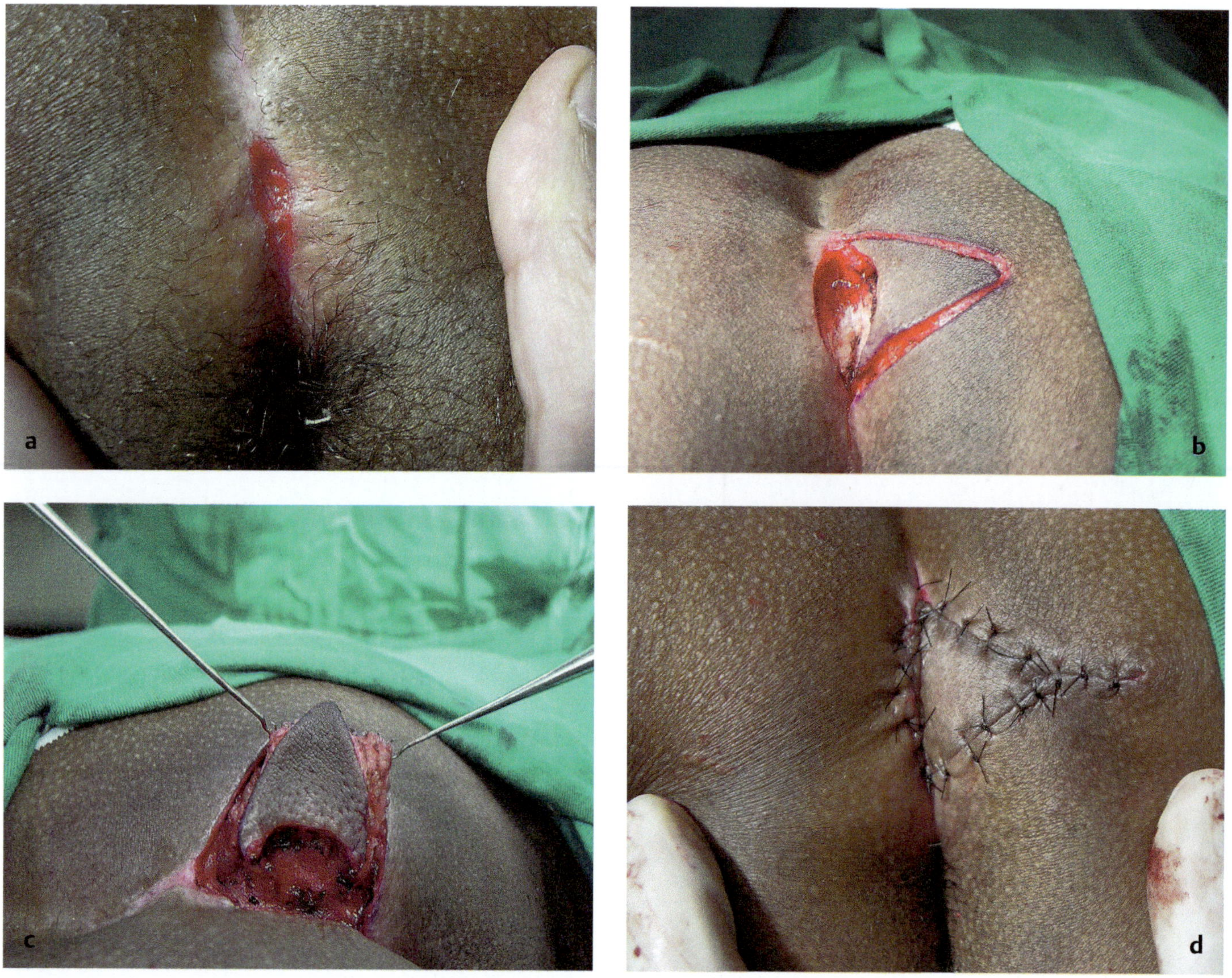

Fig. 55-1-16. (a-d) Técnica V-Y para pequenas recidivas bastando apenas a rotação de um retalho.

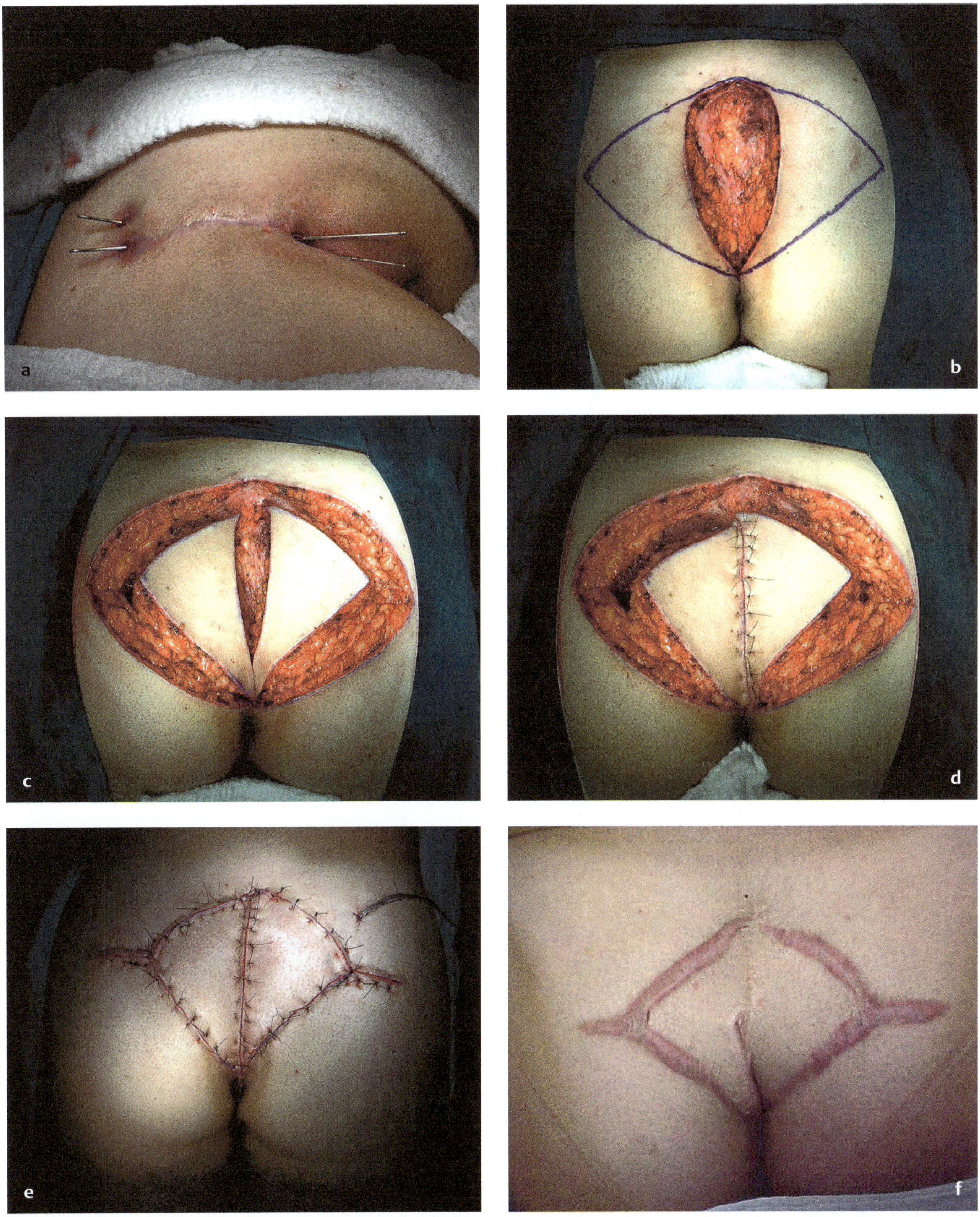

Fig. 55-1-17. (a-f) Técnica V-Y (bilateral), nossa preferência para recidivas complexas. Nesse primeiro caso, chamamos atenção para os trajetos fistulosos complexos após quatro operações malsucedidas num período de 4 anos. Observamos também um trajeto longo próximo ao ânus. A formação queloide, por ser de uma jovem, é facilmente tratada (ainda não feita) com remoção da mesma e sutura subdérmica.

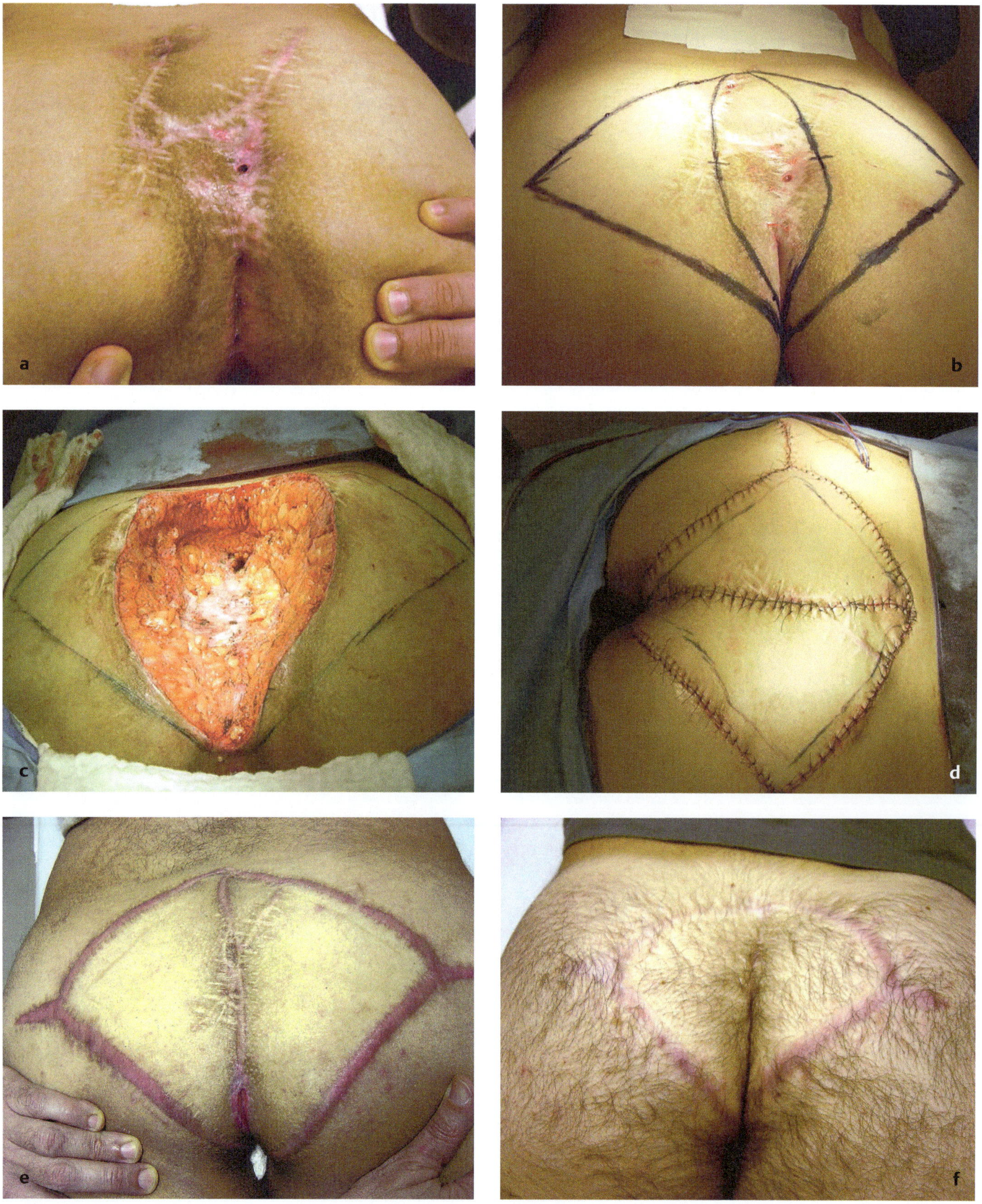

Fig. 55-1-18. (a-f) V-Y (segundo caso), extensa área acometida por cinco operações. Parte das cicatrizes anteriores não incluídas na ressecção, chamando atenção que a secção da doença é feita em bisel, objetivando que os retalhos deslizem com bom suprimento. Na penúltima foto, existe mínima deiscência cuidada localmente. Parte das cicatrizes remanescentes foram mantidas. Na última foto tardia, nota-se retração de todas as cicatrizes do retalho e da área central. Por se tratar de um jovem, os pelos encobrem a área sem a necessidade de ressecção da cicatriz queloide.

Abordagem Primária com Rotação de Retalhos

Em casos selecionados, quando a doença primária já se apresenta de forma extensa com múltiplos orifícios fistulosos, podemos optar primariamente pela rotação de retalhos. Existem alguns critérios nessa avaliação para que essa decisão seja tomada: tempo de doença, idade do paciente, trajetos múltiplos assimétricos decorrente do tempo, história de abscessos drenados de forma espontânea ou cirúrgica e *status* profissional que demanda em procedimento de acompanhamento que não necessite de curativos mais elaborados, que nos autoriza a essa opção inicial (Fig. 55-1-19).

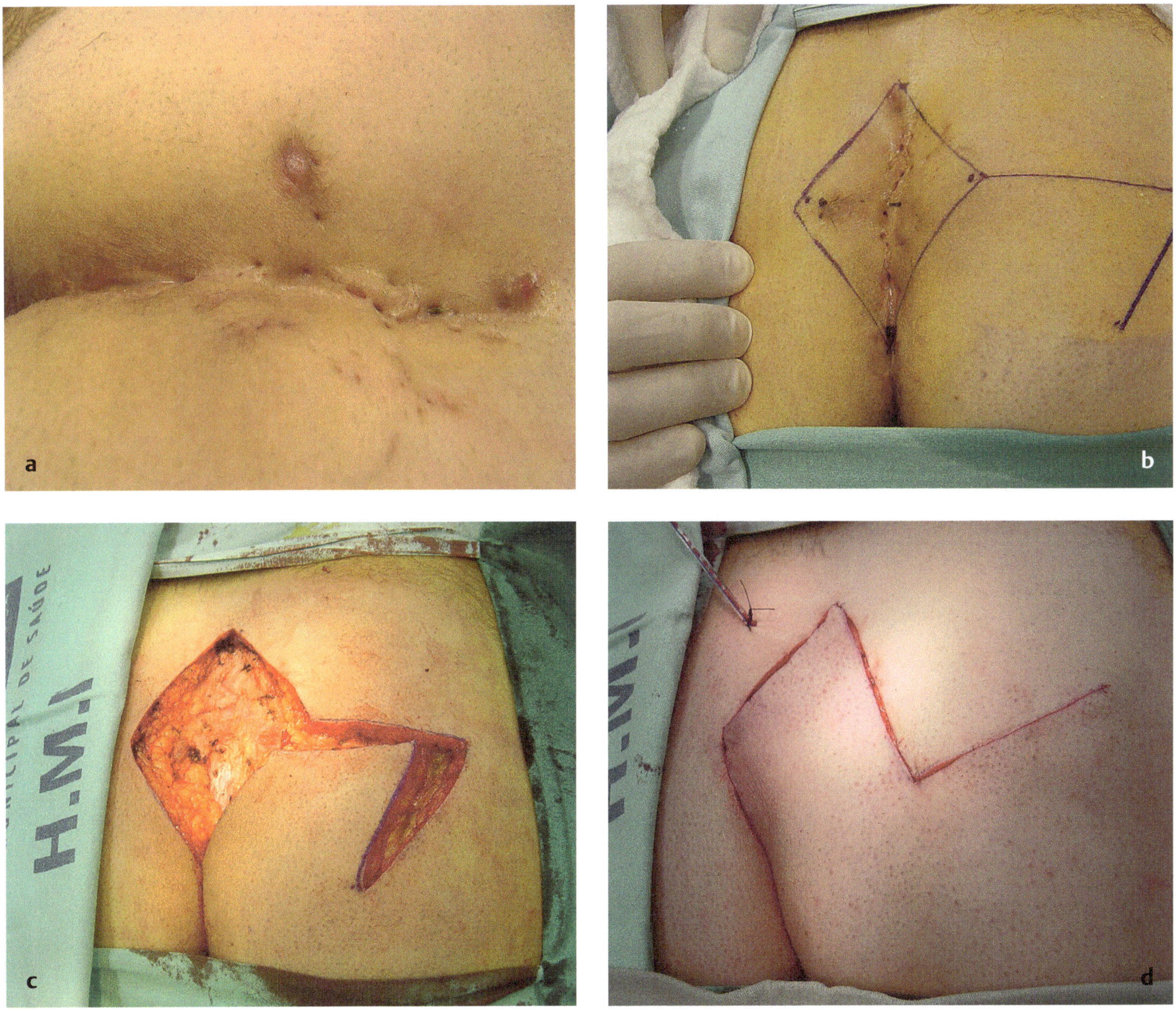

Fig. 55-1-19. Paciente de 56 anos. (a-e) Em função da idade, tempo da doença e múltiplas fístulas, optamos por primariamente abordá-lo com rotação de retalhos. *(Continua)*

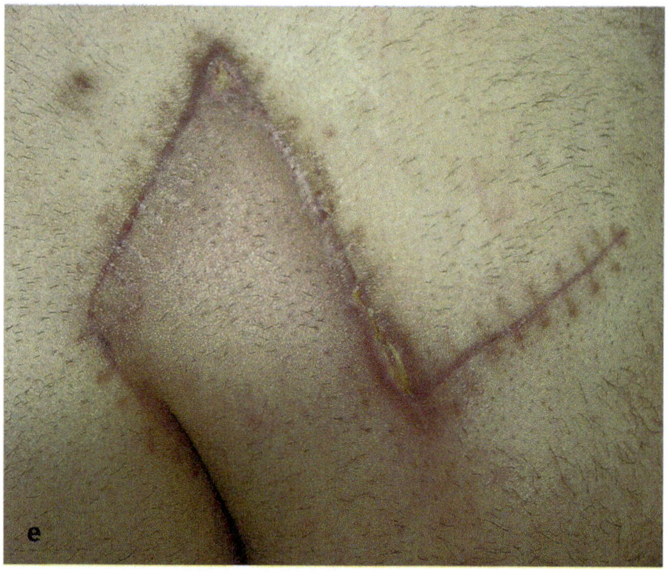

Fig. 55-1-19. *(Cont.)*

Tratamento com Abordagens Combinadas

Neste caso, com três recidivas, optamos por uma abordagem combinada, considerando que, por ser um trajeto muito extenso, redundaria em grandes retalhos, além da extrema proximidade ao ânus. Após examinar com muita dificuldade pelo excesso de pelos e raspar toda a região, constatamos que 2/3 do trajeto a partir do ânus se devia a falta de cuidados e com apresentação linear sem cavidades, ao passo que no 1/3 cranial havia uma cavidade. Usamos um tratamento combinado, sendo conservador nos 2/3 distais e cirúrgico no 1/3 cranial (Fig. 55-1-20).

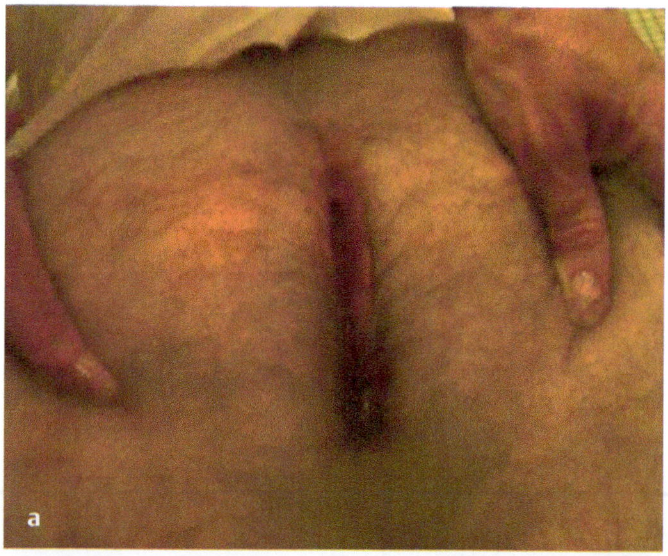

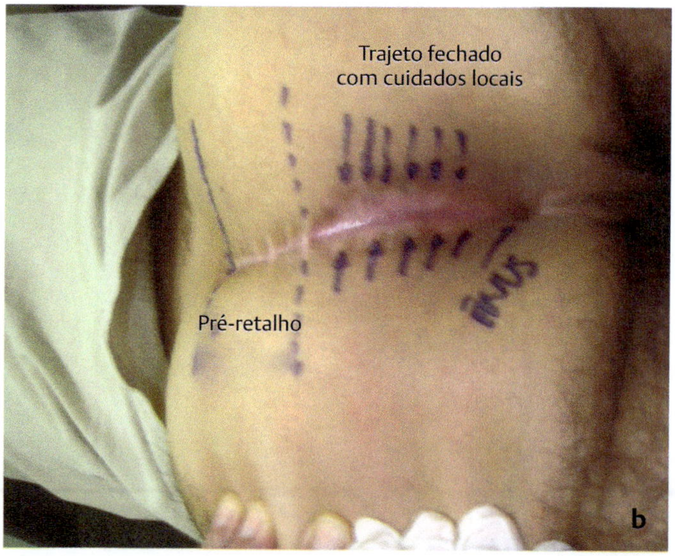

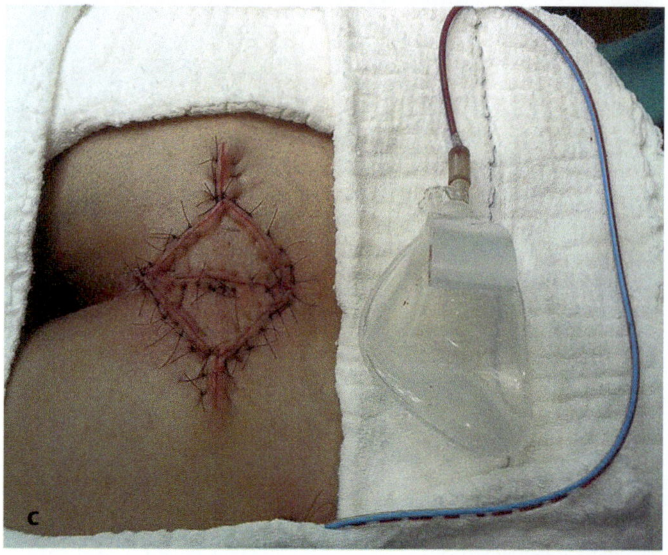

Fig. 55-1-20. (a-c) Três operações malsucedidas, falta de cuidados pós-operatórios, com difícil visualização pelo excesso de pelos no sentido caudocranial. Apresentava trajeto caudal muito longo, porém raso e linear. Optamos por cuidados locais até seu fechamento. No sentido cranial, havia uma cavidade que foi preenchida por rotação de retalhos.

Complicações

As mais comuns, embora não com frequência, são pequenas deiscências nos ápices dos retalhos, facilmente conduzidas com cuidados locais (Fig. 55-1-18e). Necrose dos retalhos é condição extremamente rara, respeitado-se os princípios básicos na sua criação (espessura adequada com boa vascularização). Porém, a falta de acompanhamento rigoroso gera situações em que se impõe a necessidade de cuidados e pequenas intervenções complementares.

Na figura a seguir, observamos uma ferida pós-operatória tardia conduzida de forma totalmente incorreta (Fig. 55-1-21). Repare a falta de higiene, a presença de pelos, o tecido de granulação e a secreção purulenta na região sacrococcígea, em jovem operado de doença recidivada (retalho romboide) que abandonou o acompanhamento, por volta do 19º dia, para viajar. Em seu retorno após 70 dias, embora apresentando a área bastante afetada, essa foi cuidada sem necessidade de refazer o retalho.

Com a demonstração desse caso ratificamos e insistimos que o rigorosíssimo acompanhamento até o fechamento total, obedecendo aos princípios que já listamos e comentamos inúmeras vezes, é condição *sine qua non* para sucesso da operação (Fig. 55-1-21).

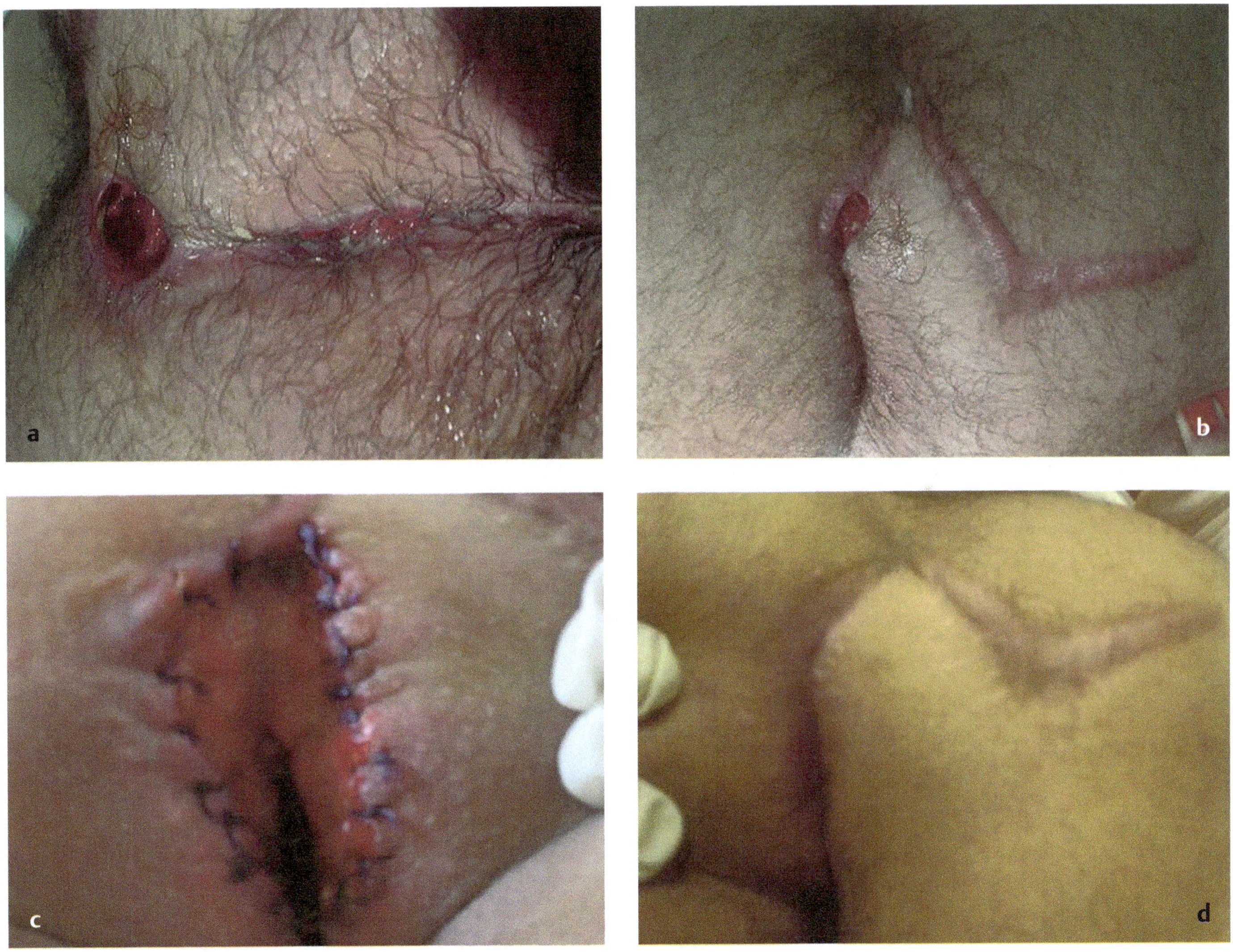

Fig. 55-1-21. (a-d) Três recidivas e após operado com retalho de Limberg. Por volta do 19º dia de pós-operatório viajou, abandonando o seguimento. No seu retorno cuidamos da área afetada não sendo necessário refazer a operação inicial. Ratificamos, com esse caso, a extrema importância dos cuidados no pós-operatório.

Manejo Peroperatório/Pós-Imediato

Nos casos de rotação de retalhos é feito antibiótico no pré-anestésico continuando por via oral até a retirada do dreno (Blake de 10 French), que se dá por volta do 10° dia. É feito curativo no dia seguinte observando a viabilidade dos retalhos. Recomendamos que por 48 horas, desde a saída do centro cirúrgico, não comprimir a região operada, deitando em decúbito ventral, mas podendo mexer-se a vontade. Logo após a inspeção e o curativo, no dia seguinte o paciente terá alta, com orientação de um familiar de como manejar o dreno, que não apresenta grande dificuldade, além de como efetuar os curativos diários. Por volta do 5° dia após a retirada do dreno, ele está liberado para voltar as suas atividades, sendo apenas recomendado para sentar-se em local macio.

SUMÁRIO

A doença pilonidal sacrococcígea acomete adultos jovens podendo interferir na qualidade de vida de forma negativa e levando a importantes restrições sobretudo nos casos mais graves. As estratégias no tratamento cirúrgico são múltiplas e devem ser indicadas conforme a complexidade de cada caso. Os índices de recidiva ainda são grandes, principalmente, na ressecção em bloco. Achamos que a simples técnica de incisão, curetagem e marsupialização (ICM) deve sempre ser a 1ª escolha na fase crônica da doença.[20] Algumas complicações, como tunelizações na técnica aberta e pequenas áreas de deiscências nas rotações de retalhos, resolvem-se facilmente com cuidados locais e/ou procedimentos ambulatoriais. Nas recidivas que consideramos, duas ou mais operações malsucedidas, cicatrização pobre e defeituosa, cavidades e fístulas complexas, anos de duração, *sinus* com grandes quantidades de folículos, tecido de granulação exuberante e tração na linha média constituem condição imperiosa de uma nova e adequada abordagem, não insistindo-se na mesma técnica para não levar a condição de doença persistente com anos de duração, causando uma verdadeira paralisia nas vidas dos pacientes, e redundando em grave comprometimento social, econômico, emocional e profissional dos que com ela padecem.

REFERÊNCIAS BIBLIOGRÁFICAS

1. Morson B. Diseases of the colon, rectum and anus. Textbook; 1969.
2. Mayo OH. Observations on injuries and diseases of the rectum. London: Burgess and Hill; 1833. p. 45-6.
3. Hodges RM. Pilonidal sinus. Boston Med Surg J 1880;130:485-6.
4. Buie L. Jeep disease. South Med J 1944;37:103.
5. Karydakis GE. Easy and successful treatment of pilonidal sinus after explanation of its causative process. Aust N Z J Surg 1992;62(5):385-9.
6. Anderson WAD, Scotti TM. Synopsis of pathology. Textbook; 1970.
7. Tejirian T, Lee JJ, Abbas MA. Is wide local excision for pilonidal disease still justified? Am Surg 2007;73(10):1075-8.
8. Kronborg O, Christensen K, Zimmermann-Nielsen C. Chronic pilonidal disease: a randomized trial with a complete 3-year follow-up. Br J Surg 1985;72(4):303-4.
9. Füzün M, Bakir H, Soylu M, Tansuğ T, Kaymak E, Hafmancioğlu O. Which technique for treatment of pilonidal sinus--open or closed? Dis Colon Rectum 1994;37(11):1148-50.
10. Søndenaa K, Nesvik I, Andersen E, Søreide JA. Recurrent pilonidal sinus after excision with closed or open treatment: final result of a randomised trial. Eur J Surg 1996;162(3):237-40.
11. Lord PH, Millar DM. Pilonidal sinus: A simple treatment. Br J Surg 1965;52:298-300.
12. Jensen SL, Harling H. Prognosis after simple incision and drainage for a first-episode acute pilonidal abscess. Br J Surg 1988;75(1):60-1.
13. Kepenekci I, Demirkan A, Celasin H, Gecim IE. Unroofing and curettage for the treatment of acute and chronic pilonidal disease. World J Surg 2010;34(1):153-7.
14. Petersen S, Koch R, Stelzner S, Wendlandt T, Ludwig K. Primary closure techniques in chronic pilonidal sinus: A survey of the results of different surgical approaches. Dis Colon Rectum 2002;45(11):1458-67.
15. Bascom J. Pilonidal disease: origin from follicles of hairs and results of follicle removal as treatment. Surgery 1980;87(5):567-72.
16. Fazio VW, Church JM, Delaney CP. Current therapy in colon and rectal surgery. 2nd ed. 2000. p. 44.
17. Eryilmaz R, Okan I, Coskun A, Bas G, Sahin M. Surgical treatment of complicated pilonidal sinus with a fasciocutaneous V-Y advancement flap. Dis Colon Rectum 2009;52(12):2036-40.
18. Horwood J, Hanratty D, Chandran P, Billings P. Primary closure or rhomboid excision and Limberg flap for the management of primary sacrococcygeal pilonidal disease? A meta-analysis of randomized controlled trials. Colorectal Dis. [Epub ahead of print] 2010.
19. Keighley MRB, Pemberton JH, Fazio VW, Parc R. Atlas de cirurgia colorretal. Tradução de Geraldo Magela G. Cruz. Editora Revinter; 1999. p. 128
20. Silva JH. Pilonidal cyst cause and treatment. Dis Colon Rectum 2000;43:1146-56.

SEÇÃO 55-2

COMO TRATAR A DOENÇA PILONIDAL RECIDIVANTE

Sthela Maria Murad Regadas ▪ Francisco Sergio Pinheiro Regadas Filho

INTRODUÇÃO

O tratamento da doença pilonidal recidivante é sempre mais complexo que a doença primária, pois inclui pacientes com ferida não cicatrizada após o tratamento primário e com persistência dos sintomas residuais devido à fístula recidivada após um período com resultado insatisfatório.

Estudos associam o índice de recidiva com a técnica operatória utilizada, sendo os princípios técnicos disponíveis com base em duas opções técnicas: excisão aberta com cicatrização secundária ou excisão com fechamento primário (fechamento na linha média ou fora da linha média) e excisão com reconstrução com retalho.[1,2] Adicionalmente às técnicas cirúrgicas distintas, somam-se a extensão do tempo de seguimento e a região geográfica.[2] No entanto, não se descreve em valores absolutos o tempo de cicatrização em cada tipo de técnica utilizada, e os índices de recorrência são descritos sem mencionar o tempo individual de recidiva.[1]

Em estudo multicêntrico randomizado, o índice de recidiva após 12 meses foi semelhante comparando pacientes submetidos a técnica aberta (16%) com a fechada fora da linha média (11,1%).[1] No entanto, uma metanálise envolvendo estudos controlados randomizados e não randomizados descrevendo opções técnicas distintas para a fístula pilonidal demonstrou que o índice de recidiva variou de acordo com a técnica operatória utilizada e a extensão do tempo de seguimento. O índice de recorrência no tratamento cirúrgico de todas as fístulas pilonidais foi identificado em 4,3% após 24 meses e 20,3% após 60 meses. Adicionalmente, o índice de recidiva relacionado com cada técnica, como a sutura primária na linha média (sem uso de avanço ou rotação de retalho) foi 3,4% após 12 meses; 7,0% em 24 meses; 16,8% em 60 meses; 32,0% em 120 meses e 67,9% em 240 meses. Nos pacientes submetidos a sutura primária assimétrica (fora da linha média), houve índice de recidiva em 7,3% após 12 meses. A recorrência após a utilização da técnica com uso da rotação de retalho, como Limberg/Dufourmentel *flap*, foi 0,4% após 12 meses; 1,6% em 24 meses; 5,2% em 60 meses e 11,4% em 120 meses, enquanto os pacientes submetidos à técnica de Karydakis/Bascom foi 0,2% após 12 meses e 0,6% em 24 meses de pós-operatório. O índice de recidiva após a técnica de marsupialização foi 1,0% em 12 meses e 14,3% em 24 meses.[2] Portanto, a correlação entre recidiva na doença pilonidal e o tempo de seguimento eleva o índice de forma específica com a técnica cirúrgica utilizada.

DIAGNÓSTICO

Quadro Clínico

Na maioria das vezes, não é fácil diferenciar o diagnóstico entre falha da cicatrização e recorrência com base na história clínica. Recorrência é considerada nos pacientes submetidos ao tratamento cirúrgico com completa cicatrização da ferida, enquanto a falha é a persistência de uma ferida aberta que nunca cicatrizou após o procedimento cirúrgico.

É importante identificar os fatores de risco preexistentes que possam contribuir para a falha ou recidiva, como também reconhecer a presença de afecções, como: hidrosadenite supurativa, tuberculose, herpes, HIV e doença inflamatória intestinal (especificamente doença de Crohn), que possa fazer o diagnóstico diferencial.

Exame Físico

Consiste na avaliação da região interglútea, presença de feridas abertas, orifícios e abscesso.

A presença de uma ferida aberta que nunca cicatrizou após o procedimento cirúrgico pode sugerir uma falha no tratamento. No entanto, uma recidiva clássica irá sempre produzir o aparecimento de um ou múltiplos orifícios na linha média e pode estar associada a pequenas ou grandes feridas abertas.

No caso de abscesso agudo, sempre está associada com a presença de dor local ou sensibilidade dolorosa, eritema e flutuação.

Os exames de imagem são solicitados em situações de exceção, no sentido de oferecer melhor esclarecimento nos casos de abscessos com cavidades profundas e suspeita de acometimento do osso sacro, e casos de trajeto fistuloso com suspeita de envolvimento do canal anal. Podem ser utilizados ultrassom de partes moles, ultrassom anorretal e/ou ressonância nuclear magnética.

TRATAMENTO

Não há consenso com relação a melhor técnica cirúrgica para o tratamento da doença pilonidal crônica, como também para uma lesão primária ou recidivante. O tratamento é variável e ainda motivo de discussões. Os princípios para tratamento da doença primária ou persistente são semelhantes, requerendo excisão do trajeto fistuloso, com cicatrização completa da pele, e prevenindo uma nova recidiva.[3,4]

Os cirurgiões devem estar preparados para o tratamento da doença pilonidal, pois há uma variedade de técnicas descritas, mas nenhuma é considerada como melhor opção para ser recomendada para a maioria dos casos, pois índices de recidiva têm sido relatados em várias técnicas cirúrgicas e não há ainda evidência que mantenha superioridade entre as técnicas.[1-4] Adicionalmente, o cirurgião deve decidir sobre a melhor técnica para cada caso e deve estar devidamente treinado e experiente com a técnica a ser adotada. Contudo, alguns fatores como diabetes, imunossupressão, trajeto fistuloso, características específicas, como o número de orifícios na linha média e orifícios fistulosos secundários, a distância entre a linha média e os orifícios secundários, o grau de hirsutismo (qualitativamente classificados como leve/médio/importante), assim como a experiência do cirurgião, ajudarão na decisão quanto a escolha da melhor técnica cirúrgica para cada caso.

Em estudo retrospectivo revisando os casos de fístula pilonidal primária e acessando os fatores preditivos do índice de recidiva, os mais predominantes associados à recidiva foram pessoas obrigadas a permanecer sentadas durante longos períodos em seus empregos, pacientes jovens e obesos.[5] Adicionalmente, Alptekin *et al.*[6] demonstraram maior índice de recidiva, alcançando até 7,2% em pacientes submetidos a procedimento cirúrgico associado a excisão de tecido volumoso e trajetos fistulosos associados a período de seguimento maior que 1,6 anos.

Os princípios para a escolha da melhor técnica cirúrgica para o tratamento da fístula pilonidal não cicatrizada ou recidivada é semelhante ao tratamento da fístula pilonidal primária, incluindo um procedimento com menor tempo de hospitalização, menor tempo de recuperação e baixo índice de recidiva. Adicionalmente, a depilação manual ou a *laser* dos pelos no espaço interglúteo e na pele lateral contribui para a obtenção de melhor resultado.[3,4]

De acordo com a experiência do cirurgião, as características do paciente e da fístula pilonidal recidivada, a escolha da técnica cirúrgica deve ser baseada em dois acessos: excisão aberta com cicatrização secundária da ferida (Fig. 55-2-1) e excisão com fechamento primário, realizando a sutura na linha média ou lateralmente, ou excisão e sutura com rotação de retalho. No grupo de pacientes com doença recidivada, as técnicas cirúrgicas alteram de acordo com o tipo de fechamento da ferida. Todas as técnicas apresentam desvantagens, sendo que a excisão aberta requer maior cuidado para cicatrização da ferida e curativos sequenciais, enquanto o fechamento primário da ferida após a reconstrução com rotação de retalho pode evoluir com deiscência e infecção da ferida devido à formação de seroma ou hematoma.

Algumas técnicas de reconstrução com rotação de retalho têm sido utilizadas no tratamento da doença pilonidal não cicatrizada ou recidivada:

1. *Excisão romboide:* incorpora a pele comprometida e os trajetos fistulosos com variada profundidade e estende-se através da fáscia pré-sacral, definindo o tamanho da excisão em forma de losango e, em seguida, realizando o fechamento com rotação de retalho, proposto por Alexander Limberg. É um retalho extremamente útil para os mais diversos tipos de reconstrução. Os retalhos são confeccionados levando-se em conta tamanho e localização do defeito original, linhas de força e elasticidade dos tecidos adjacentes. O retalho de Limberg utiliza a rotação da fáscia glútea até a área excisada (Fig. 55-2-2). As desvantagens desta técnica incluem a mobilização de grande área de tecido, elevando o risco de formação de hematoma ou seroma, necrose de pele e deiscência da ferida.[7]

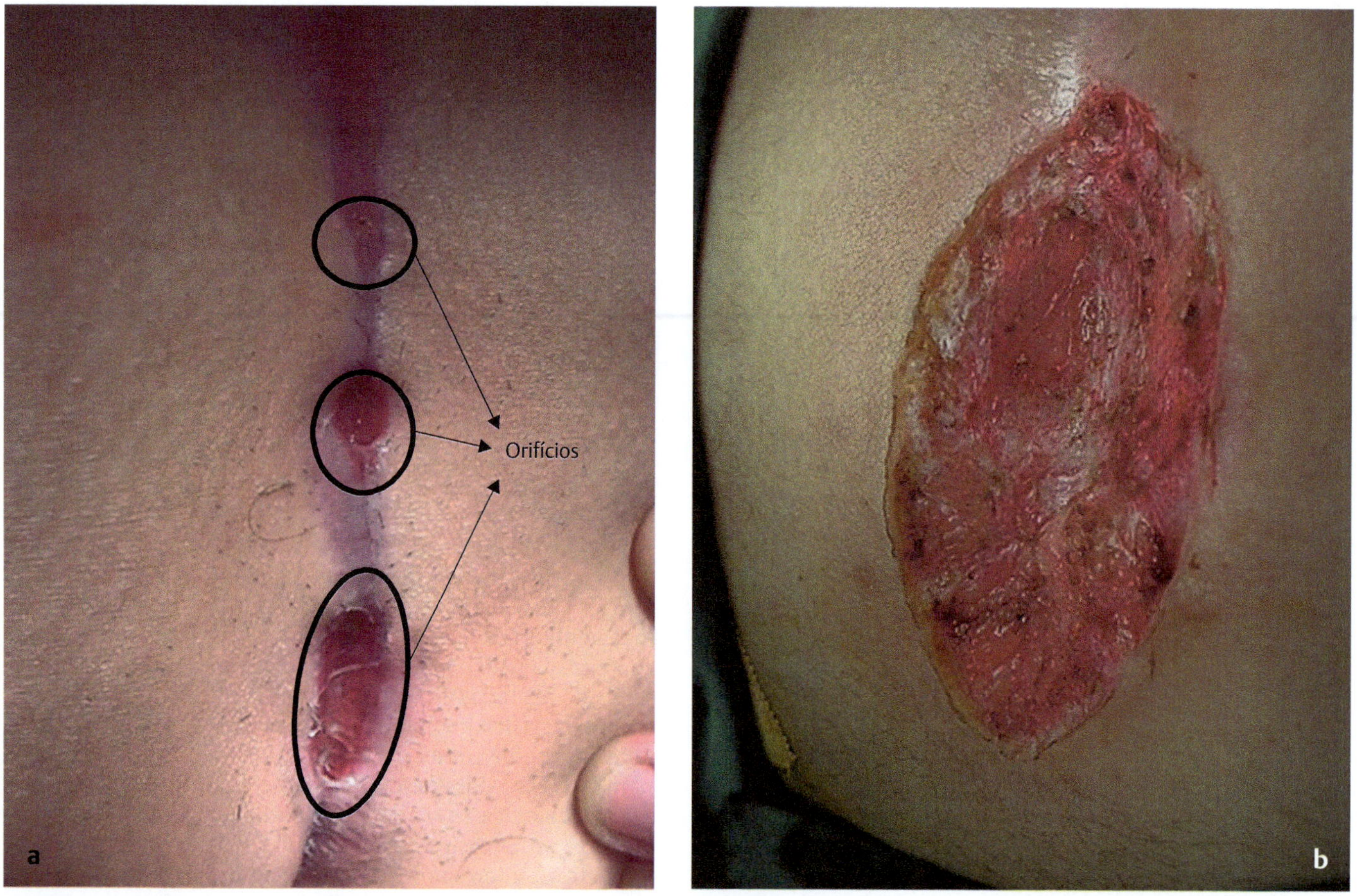

Fig. 55-2-1. Excisão aberta com cicatrização secundária da ferida. (**a**) Identificação dos orifícios. (**b**) Excisão de trajeto(s) e abertura ampla com cicatrização secundária da ferida.

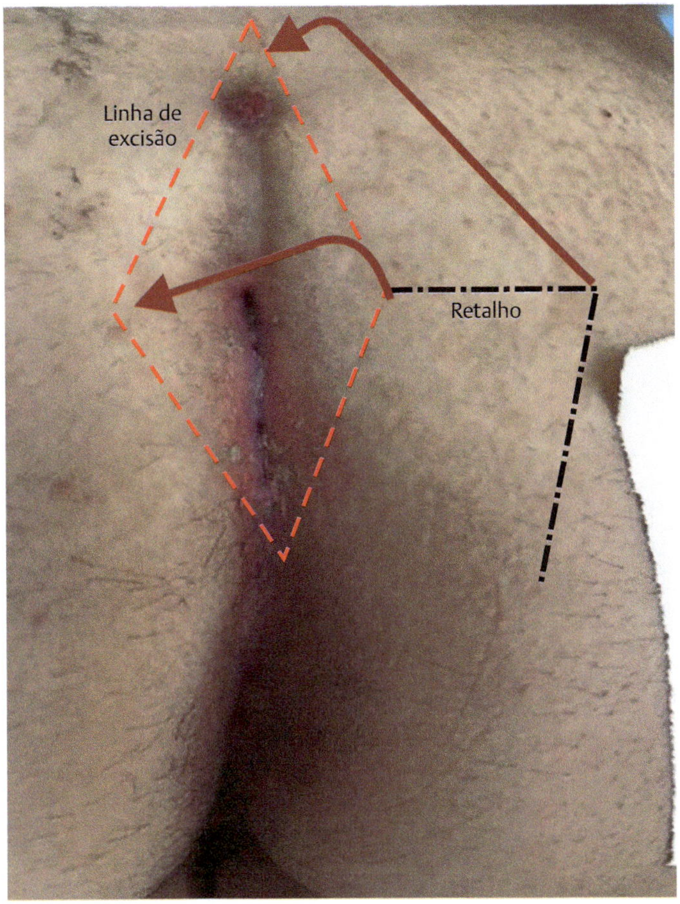

Fig. 55-2-2. Desenho esquemático. Linha de excisão em losangos, marcação do Limberg *flap*.

Estudos controlados demonstram elevado índice de deiscência de feridas associado a este tipo de retalho, sendo muitas dessas deiscências em menor tamanho, com autorresolução e sem elevação no índice de recidiva.[7-11]

2. *Técnica Karydakis:* consiste na realização de uma incisão elíptica excêntrica, desviada 2,0 cm da linha média. Em seguida, realiza-se a excisão da lesão até a fáscia pré-sacral para rotação de retalho, que é posicionado acima da fáscia glútea, correspondendo a borda mais interna da loja cirúrgica, com o objetivo de posicionar a nova linha de sutura para fora. Karydakis publicou os resultados iniciais em 1992,[12] incluindo mais de 6.000 pacientes, com resultados satisfatórios, apresentando índice de recidiva < 2,0%, como também complicações na ferida cirúrgica em 8,0% dos pacientes. Outros estudos utilizando a mesma técnica relataram resultados semelhantes, com recidiva menor que 5,0%, e índice de complicações locais variando entre 9,0 a 21,0%.[13,14] Também em estudos randomizados e controlados, comparando a técnica de Karydakis com a técnica aberta, os resultados foram superiores com a técnica de rotação de retalho Karydakis, apresentando menor índice de recorrência (1,2% a 6,0%) e complicações de ferida cirúrgica entre 18,0% a 20,0% após tempo de seguimento de 3 a 4 anos.[15,16]
3. *Técnica Bascom & Basom:*[17] propuseram que a doença pilonidal recidivada ocorre devido à lesão da epiderme no espaço interglúteo profundo decorrente da umidade e presença de bactérias em associação ao formato da fenda glútea, ou ainda decorrente da formação de saliência pós-cirúrgica que cria um ambiente úmido e quente que é favorável às bactérias. Adicionalmente, estudos demonstram que, quando a lesão da linha média é transferida lateralmente, ela cicatriza normalmente, melhor que no espaço interglúteo profundo. Esse novo paradigma sugere que o foco do tratamento deve ser na utilização de técnicas capazes de evitar agressão na epiderme do espaço interglúteo, em vez de realizar ampla excisão envolvendo grande quantidade de tecidos superficiais e mais profundos. Essa técnica também é denominada de elevador da fenda interglútea. A técnica consiste numa incisão orientada verticalmente, fora do centro e um tanto elíptica, de modo que toda a linha média seja ressecada juntamente com quaisquer aberturas ou massas próximas ao trato sinusal e a pele de um lado da fenda interglútea, com o objetivo de remover a parte lateral com a doença mais visível (Figs. 55-2-3 a 55-2-5), ressecando o mínimo possível de tecido subcutâneo, enquanto remove qualquer trato sinusal, cabelo e detritos. Após ressecado todo o segmento medial correspondente à área comprometida pela doença, um retalho de pele é construído no sentido lateral em ambos os lados, com espessura aproximada de 1,0 cm e seguindo até a linha previamente demarcada, correspondendo ao tamanho aproximado de 4,0 cm. É importante construir parcialmente o retalho nesta etapa inicial e, se necessário, estender um pouco mais a dimensão. No entanto, um retalho muito largo ou muito espesso pode produzir efeito estético negativo. Concluída a formação dos retalhos, realiza-se a sutura da gordura subcutânea em um ou dois planos com drenagem adequada e fechamento da pele com pontos intradérmico separados e posicionados discretamente lateral à fenda glútea.

Situações em que a ferida, cavidade ou aberturas do trato sinusal próximas ao ânus, podendo alcançar ou sobrepor o anoderma sem pele normal entre a ferida e a pele perianal necessitam utilizar modificações na técnica do retalho: a parte perianal do retalho deve ter a forma de um arco rodado para baixo e lateralmente, e a incisão deve-se curvar em direção ao ânus do lado oposto ao retalho, aproximando-se do ânus na 10ª ou 11ª posição das horas para doença à esquerda e na posição de 1 ou 2 horas para doença à direita (Fig. 55-2-4).

Estudos têm demonstrado elevado índice de cicatrização (96% a 100%) em pacientes tratados com fístula pilonidal recidivada.[17,18] Outros estudos envolvendo pacientes com fístulas primárias ou recidivadas demonstraram resultados semelhantes, com índice de cicatrização entre 85% a 97%.[19-21] Em estudo recente avaliando um grupo com 700 pacientes submetidos à técnica de Bascom com elevação do espaço interglúteo para tratamento da doença pilonidal simples e recidivada (46,0%), foi demonstrado resultado satisfatório em 96,9%.[22] As complicações ocorreram mais frequentemente nos pacientes operados previamente. No entanto, o número total de complicações foi reduzido, como leve separação da ferida (10,9%), infecção da ferida (2,6%), hematoma (1,1%) e deiscência (0,7%). Contudo, mesmo nos pacientes com cirurgia prévia recidivada, o índice de insucesso foi reduzido (5,3%).

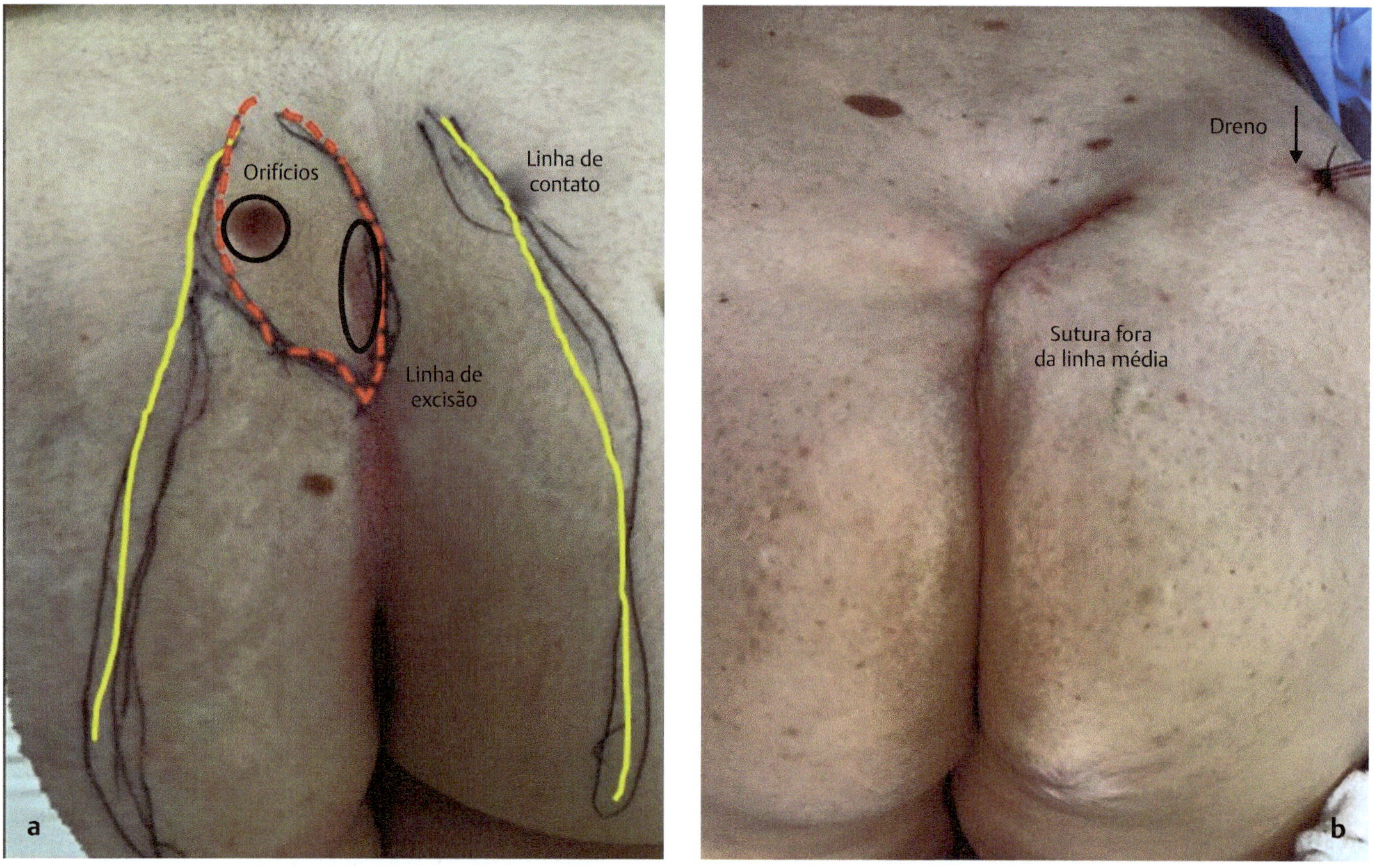

Fig. 55-2-3. Técnica de Bascom. A área proposta para excisão envolve o espaço interglúteo com trajeto(s) e orifício(s). (**a**) Linha de excisão (vermelha) e linha de contato (amarela) entre os glúteos (marcação realizada no pré-operatório, solicitando ao paciente realizar contração máxima, marcando a junção entre os glúteos que irá orientar na extensão do avanço (**b**).

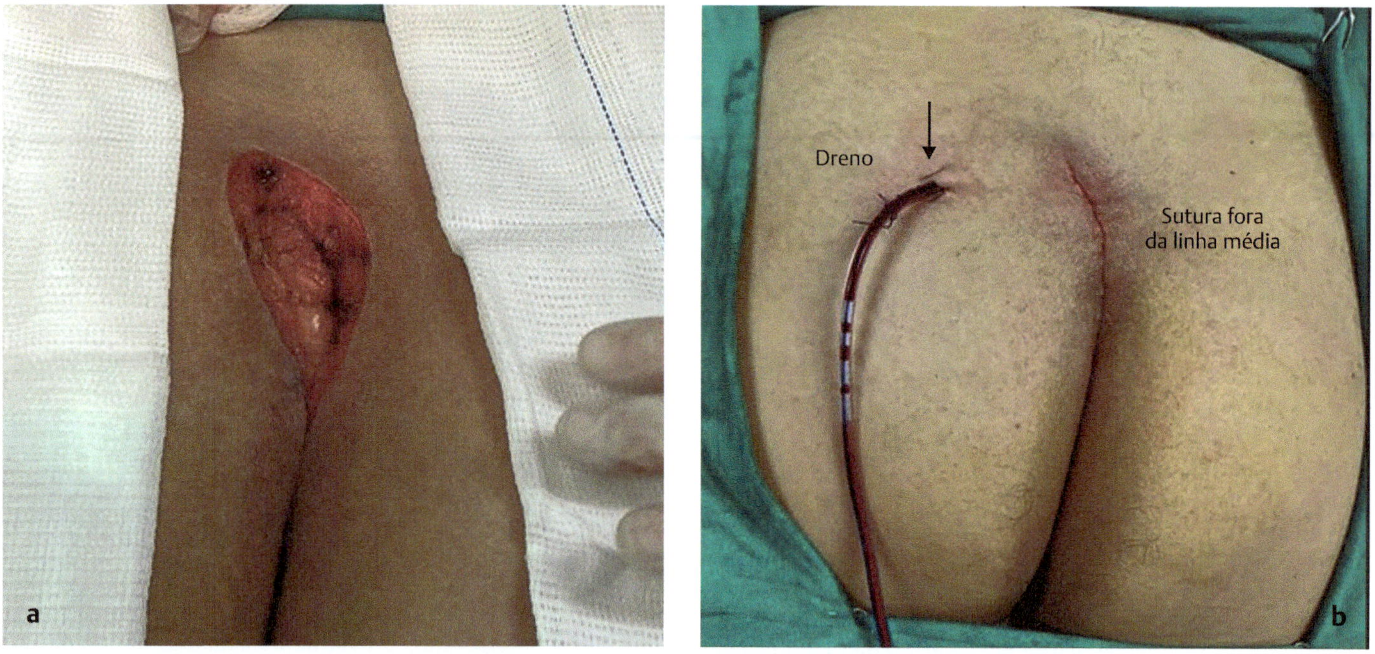

Fig. 55-2-4. Técnica de Bascom. Fístula pilonidal recidivada com localização no lado esquerdo do espaço interglúteo (**a**). Após excisão cirúrgica, realizado o avanço e sutura fora da linha média (**b**).

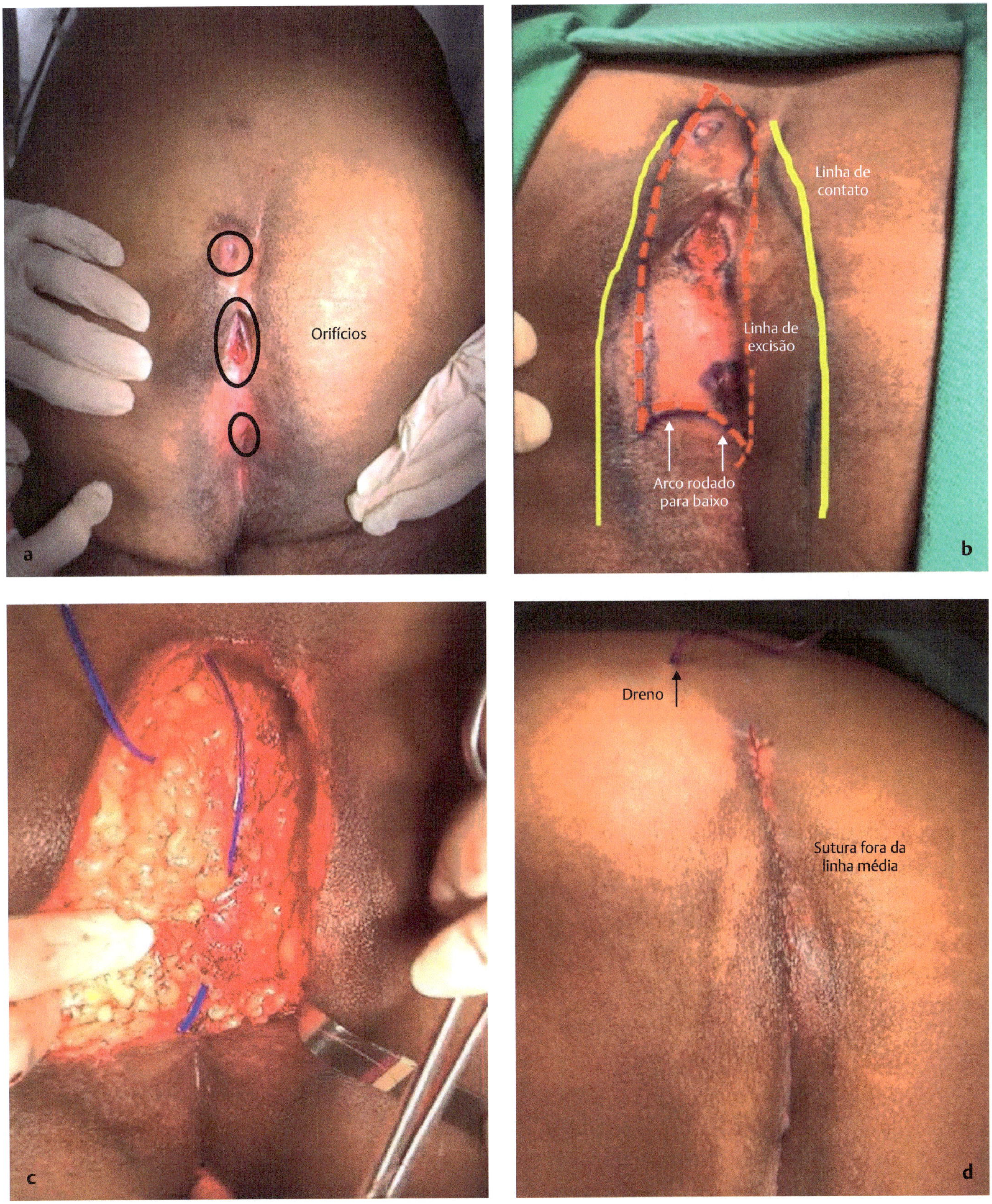

Fig. 55-2-5. Técnica de Bascom - Fístula pilonidal recidivada com maior extensão à esquerda e próxima ao ânus, no espaço interglúteo (**a**). Linha de excisão (vermelha) e linha de contato (amarela) entre os glúteos (**b**). Após excisão cirúrgica (**c**), realizado o avanço e sutura fora da linha média (**d**).

A abordagem minimamente invasiva para tratar a doença pilonidal, utilizando acesso endoscópico ou por vídeo, tem como principal objetivo promover a remoção completa de pelos e detritos de todos os trajetos fistulosos envolvidos com ablação por energia de radiofrequência dos tecidos dentro dos trajetos por um endoscópio rígido. No entanto, o resultado dos estudos inclui pacientes com doença pilonidal crônica não recorrente.[23,24]

Poucos estudos têm relatado o tratamento não cirúrgico, como aplicação de fenol cristalizado nos trajetos presentes na doença primária ou recidivada, tendo apresentado cura completa em 67% a 100% dos pacientes e sem recidiva em ≥ 80%. Adicionalmente, o índice de complicações é reduzido, como infecção e queimação da pele em menos de 15,0% dos pacientes.[25-28] A associação de injeção de fenol e aplicação de creme depilatório local mesmo em trajetos crônicos recidivados, têm apresentado reduzido índice de recidiva (0-11%) após um tempo de seguimento prolongado.[28]

Em caso de formação de abscesso na doença pilonidal primária ou recidivada, o tratamento de escolha é a drenagem, mantendo a ferida aberta, e com seguimento para tratamento definitivo após a completa redução do processo inflamatório local.[4]

Em metanálise incluindo 89.583 pacientes de estudos randomizados e não randomizados, identificou-se uma relação diferente entre recorrência de doença pilonidal com tempos de seguimento para cada abordagem terapêutica. Relataram que a escolha da técnica cirúrgica influencia no índice de recorrência, bem como varia por um fator de 19 a 29 dentro de uma determinada terapêutica cirúrgica, se comparados os resultados de 12 meses com maior tempo de seguimento. Apesar dos dados heterogêneos, demonstraram índice de recidiva de somente 0,2% com as técnicas de Karydakis e Bascom após 12 meses e 0,6% após 24 meses do procedimento cirúrgico, e o fechamento primário da linha média apresentou recidiva a longo prazo de até 67,9% após 240 meses do procedimento cirúrgico. Mencionaram ainda que a opção de sutura primária da linha média está em desuso, enquanto tratamentos anteriores, como a marsupialização, podem ser reconsideradas e os procedimentos com avanço de retalho (Karydakis ou Bascom) e retalho rotacional (Limberg/Dufourmentel) constituem-se na melhor opção para a doença pilonidal que requer procedimentos cirúrgicos com excisão assimétrica.[29]

As recomendações para doença pilonidal não cicatrizada ou recidivada seguem os mesmos princípios técnicos, como sutura sem tensão, seguimento no processo de cicatrização da ferida e orientação adequada do paciente no período pré e pós-operatório imediato. Adicionalmente, a identificação de fatores de risco, como obesidade, trauma local, predisposição familiar, espaço interglúteo profundo, sudorese, presença de pelos soltos e má higiene, com o auxílio do vácuo criado pelos movimentos do quadril, contribuem para a formação de novos núcleos capilares. De acordo com uma série de estudos que relataram os resultados de técnicas cirúrgicas para tratamento de pacientes com doença pilonidal não cicatrizada ou recidivada,[12-21,30,31] recomenda-se a reconstrução com avanço de retalho ou técnicas cirúrgicas com fechamento da ferida de acordo com a experiência do cirurgião. Nos pacientes tratados com técnicas cirúrgicas abertas, é importante a manutenção de boa higiene pessoal, depilação periódica, cuidado diário com a ferida cirúrgica e orientação apropriada para o paciente.

REFERÊNCIAS BIBLIOGRÁFICAS

1. Enriquez-Navascues JM, Emparanza JI, Alkorta M, Placer C. Meta-analysis of randomized controlled trials comparing different techniques with primary closure for chronic pilonidal sinus. Tech Coloproctol 20143;18:863-72.
2. Doll D, Orlik A, Maier K, Kauf P, Schmid M, Diekmann M, et al. Impact of geography and surgical approach on recurrence in global pilonidal sinus disease. Sci Rep 2019;9:15111.
3. Johnson EK, Vogel JD, Cowan ML, Feingold DL, Steele SR. Clinical Practice Guidelines Committee of the American Society of Colon and Rectal Surgeons. The American Society of Colon and Rectal Surgeons' Clinical Practice Guidelines for the Management of Pilonidal Disease. Dis Colon Rectum 2019;62:146-157.
4. Yoldas T, Karaca C, Unalp O, Uguz A, Caliskan C, Akgun E, et al. Recurrent pilonidal sinus: Lay open or flap closure, does it differ? Int Surg 2013;98:319-23.
5. Almajid FM, Alabdrabalnabi AA, Almulhim KA. The risk of recurrence of pilonidal disease after surgical management. Saudi Med J 2017;38:70-4.
6. Alptekın H, Acar F, Sahın M, Yilmaz H, Kafali ME, Beyhan S. Specimen index may be a predictive factor for recurrence after primary closure of pilonidal disease. J Korean Surg Soc 2012;83:367-73.
7. Käser SA, Zengaffinen R, Uhlmann M, Glaser C, Maurer CA. Primary wound closure with a Limberg flap vs. secondary wound healing after excision of a pilonidal sinus: a multicentre randomized controlled study. Int J Colorectal Dis 2015;30:97-103.
8. Abu Galala KH, Salam IM, Abu Samaan KR, El Ashaal YI, Chandran VP, Sabastian M, et al. Treatment of pilonidal sinus by primary closure with a transposed rhomboid flap compared with deep suturing: a prospective randomized clinical trial. Eur J Surg 1999;165:468-72.
9. Akca T, Colak T, Ustunsoy B, Kanik A, Aydin S. Randomized clinical trial comparing primary closure with the Limberg flap in the treatment of primary sacrococcygeal pilonidal disease. Br J Surg 2005;92:1081-4.
10. Ertan T, Koc M, Gocmen E, Aslar AK, Keskek M, Kilic M. Does technique alter quality of life after pilonidal sinus surgery? Am J Surg 2005;90:388-92.
11. Osman G. Recurrent sacrococcygeal pilonidal sinus treatment by rhomboid excision with Limberg flap vs lay open method. Al-Azhar Assiut Medical Journal 2015;13:1687-93.
12. Karydakis GE. Easy and successful treatment of pilonidal sinus after explanation of its causative process. Aust N Z J Surg 1992;62:385-9.
13. Kitchen PR. Pilonidal sinus: experience with the Karydakis flap. Br J Surg 1996;83:1452-5.
14. Petersen S, Aumann G, Kramer A, Doll D, Sailer M, Hellmich G. Short-term results of Karydakis flap for pilonidal sinus disease. Tech Coloproctol 2007;11:235-40.
15. Testini M, Piccinni G, Miniello S, Di Venere B, Lissidini G, Nicolardi V, et al. Treatment of chronic pilonidal sinus with local anaesthesia: a randomized trial of closed compared with open technique. Colorectal Dis 2001;3:427-30.
16. Keshvari A, Keramati MR, Fazeli MS, Kazemeini A, Meysamie A, Nouritaromlou MK. Karydakis flap versus excision-only technique in pilonidal disease. J Surg Res 2015;198:260-6.
17. Bascom J, Bascom T. Failed pilonidal surgery: new paradigm and new operation leading to cures. Arch Surg 2002;137:1146-51.
18. Bascom J, Bascom T. Utility of the cleft lift procedure in refractory pilonidal disease. Am J Surg 2007;193:606-9.
19. Gendy AS, Glick RD, Hong AR, Dolgin SE, Soffer SZ, Landers H, et al. A comparison of the cleft lift procedure vs wide excision and packing for the treatment of pilonidal disease in adolescents. J Pediatr Surg 2011;46:1256-9.

20. Senapati A, Cripps NP, Flashman K, Thompson MR. Cleft closure for the treatment of pilonidal sinus disease. Colorectal Dis 2011;3:333-6.
21. Ortega PM, Baixauli J, Arredondo J, Bellver M, Sánchez-Justicia C, Ocaña S, et al. Is the cleft lift procedure for non-acute sacrococcygeal pilonidal disease a definitive treatment? Long-term outcomes in 74 patients. Surg Today 2014;44:2318-23.
22. Immerman SC. The Bascom cleft lift as a solution for all presentations of pilonidal disease. Cureus 2021;13:e13053.
23. Meinero P, Stazi A, Carbone A, Fasolini F, Regusci L, La Torre M. Endoscopic pilonidal sinus treatment: a prospective multicentre trial. Colorectal Dis 2016;18:O164–O170.
24. Milone M, Fernandez LM, Musella M, Milone F. Safety and efficacy of minimally invasive video-assisted ablation of pilonidal sinus: a randomized clinical trial. JAMA 2016;Surg 151:547-53.
25. Dogru O, Camci C, Aygen E, Girgin M, Topuz O. Pilonidal sinus treated with crystallized phenol: an eight-year experience. Dis Colon Rectum 2004;47:1934-8.
26. Kaymakcioglu N, Yagci G, Simsek A, Unlu A, Tekin OF, Cetiner S, et al. Treatment of pilonidal sinus by phenol application and factors affecting the recurrence. Tech Coloproctol 2005;9:21-4.
27. Aygen E, Arslan K, Dogru O, Basbug M, Camci C. Crystallized phenol in nonoperative treatment of previously operated, recurrent pilonidal disease. Dis Colon Rectum 2010;53:932-5.
28. Stansby G, Greatorex R. Phenol treatment of pilonidal sinuses of the natal cleft. Br J Surg 1989;76:729-30.
29. Stauffer VK, Luedi MM, Kauf P, Schmid M, Diekmann M, Wieferich K, et al. Common surgical procedures in pilonidal sinus disease: a meta-analysis, merged data analysis, and comprehensive study on recurrence. Sci Rep 2018;8:3058.
30. Berkem H, Topaloglu S, Ozel H, Avsar FM, Yildiz Y, Yuksel BC, et al. V-Y advancement flap closures for complicated pilonidal sinus disease. Int J Colorectal Dis 2005;20:343-8.
31. Lieto E, Castellano P, Pinto M, Zamboli A, Pignatelli C, Galizia G. Dufourmentel rhomboid flap in the radical treatment of primary and recurrent sacrococcygeal pilonidal disease. Dis Colon Rectum 2010;53:1061-8.

SEÇÃO 55-3

NOVAS FORMAS DE TRATAMENTO

Carlos Ramon da Silveira Mendes ■ Daniel de Barcellos Azambuja

ENDOSCÓPICO (*ENDOSCOPIC PILONIDAL SINUS TREATMENT* – EPSIT)

O procedimento chamado *endoscopic pilonidal sinus treatment* (EPSiT) é um dos novos tratamentos minimamente invasivos para cisto pilonidal.[1] O fundamento por trás dessa abordagem é operar endoscopicamente e cortar toda a área infectada, independentemente de sua dimensão, por meio de uma pequena incisão circular de 0,5 cm.[2] Sucintamente, sob anestesia, introduz-se um fistuloscópio endoscopicamente no cisto pilonidal e o material necrótico, tecido de granulação e pelos são removidos sob visão direta. O componente mais importante dessa abordagem é a limpeza adequada da cavidade.[3] Essa limpeza é seguida pela expansão da abertura externa para garantir uma drenagem excelente da ferida e cicatrização secundária.[3]

Materiais

Para a realização do procedimento, utiliza-se um fistuloscópio de Meinero, o qual é fabricado por Karl Storz GmbH (Tuttlingen, Alemanha).[2] Esse equipamento é um *kit* composto por: um obturador, um eletrodo monopolar, uma escova e pinças endoscópicas.[2] Outras características deste material incluem uma ocular com um ângulo de 8 graus, um canal de irrigação, um canal de trabalho e um canal óptico.[2] Quanto às suas dimensões, o fistuloscópio de Meinero apresenta um diâmetro de 3,2 × 4,8 mm e um comprimento útil de 18 cm.

A técnica preconizada por Meinero *et al.* sugere que o paciente receba uma dose única de profilaxia com antibiótico e que a escolha de anestesia local ou raquidiana irá depender da extensão da área infectada.[2] Quanto a posição do paciente, utiliza-se uma posição pronada com as pernas ligeiramente separadas, sendo o cirurgião principal normalmente posicionado entre as pernas do paciente ou a direita do paciente.

Técnica Operatória

O EPSiT pode ser dividido em dois tempos cirúrgicos, um de diagnóstico e um de operação.[2] Nesse primeiro momento, busca-se determinar a forma anatômica do cisto pilonidal, bem como a presença ou não de tratos secundários e as cavidades de abscesso. De modo geral, encontramos sob a fenda mediana a abertura de drenagem espontânea, a qual deve ser removida por meio de uma incisão circular de 0,5 cm. Destaca-se que o número de incisões varia conforme a conformação anatômica dos cistos. O fistuloscópio de Meinero é inserido através da abertura externa. Com o auxílio do obturador, realiza-se o avanço por meio de movimentos superiores/inferiores e laterais que permitem que a área infectada possa ser delineada com clareza.

Posteriormente, inicia-se a fase operatória a qual tem como objetivo ablacionar e limpar a região do cisto pilonidal. Para se remover totalmente os cabelos e folículos pilosos, remove-se o obturador e insere-se as pinças. Solução de glicina-manitol em jato contínuo garante não só um campo visual claro quanto a eliminação do material por meio da incisão durante o procedimento. Ao final, o eletrodo monopolar é utilizado para cauterizar o tecido de granulação do cisto, começando pelo trato principal e tratos secundários e cavidades de abscesso quando necessário.

Vantagens e Desvantagens

O tratamento pelo método EPSiT apresenta diversas vantagens. O paciente recebe alta no mesmo dia da cirurgia e apresenta pouca influência nas atividades diárias, uma vez que o pós-operatório demonstra redução de dor e drenagem pelo local de fechamento.[1] Entretanto, essa técnica apresenta limitação de uso já que a sua utilização depende da disponibilidade do fistuloscópio de Meinero.[4]

LASER (*SINUS LASER THERAPY* – SILAT)

Dentro das técnicas minimamente invasivas, a utilização de *laser* surgiu como uma nova alternativa de tratamento para cisto pilonidal. O método chamado *sinus laser therapy* (SiLaT) promove a cicatrização por meio do efeito térmico do diodo *laser*.[3] A aplicação do *laser* é controlada e limitada a 2-3 mm ao redor da fibra. A sua utilização é ampla e pode ser utilizada em pacientes com todos os estágios da doença. Além disso, SiLaT apresenta boa resposta para pacientes com recorrência por falha terapêutica anterior. O tempo do procedimento varia de 20 a 30 minutos e pode ser realizado com anestesia local.

Técnica Operatória

Inicia-se o procedimento por meio da aplicação de anestésico local e uma incisão ao longo da linha média do cisto pilonidal ou do seu orifício preexistente.[3] A partir dessa abertura inicial, detritos são removidos por meio de uma escova ou pinças de biópsia tipo *punch*. Além disso, por meio de uma cureta, remove-se o tecido inflamatório e o epitélio revestimento. Posteriormente, conecta-se uma fibra radial atuando ao *laser* de diodo, o qual é ajustado para uma frequência de 1.470 nm. A energia do *laser* é entregue de forma contínua para que se obtenha a ablação homogênea, promovendo encolhimento progressivo e destruição total de qualquer tecido de granulação. De modo geral, utiliza-se uma entrega média de 200 ± 30 J de energia a *laser* por centímetro quadrado. Destaca-se a importância do uso contínuo de água destilada fria sobre pele a fim de reduzir a propagação térmica do *laser* para a pele.[5]

Vantagens e Desvantagens

O tratamento pelo método SiLaT apresenta diversas vantagens. Dentre elas incluem-se: procedimento de rápida execução, pouco invasivo e de fácil realização.[3] Além disso, o SiLaT pode ser realizado com anestesia local e sem a necessidade de curativos pós-operatórios, resultando em um rápido retorno às atividades diárias. Em contrapartida, a falta de visualização clara do local no qual o *laser* é aplicado é uma das desvantagens.[5]

CÉLULAS-TRONCO

Novas técnicas surgiram a partir da aplicação de métodos utilizados, por exemplo, no fechamento de fístulas perianais em pacientes com e sem doença de Crohn.[6,7] A injeção de tecido adiposo autólogo mostrou-se eficaz e seguro em situações de difícil cicatrização. Frente a isso, o uso de tecido adiposo autólogo também já tem sido aplicado em casos de infecção e inflamação.[8] O efeito baseia-se na capacidade de autorrenovação advindo das células-tronco derivadas do tecido adiposo autólogo em conjunto com o multipotencial de diferenciação.

Estudos aplicando essa nova técnica no tratamento de cistos pilonidais complicados já se mostraram eficientes.[8] A técnica baseia-se no uso combinado de duas terapêuticas, uma vez que se utiliza a técnica cirúrgica para remover o tecido de granulação e outros resíduos com posterior aplicação de tecido adiposo autólogo.) Dessa forma, busca-se reduzir resquícios do cisto pilonidal e aumentar as chances de cicatrização afetiva.

Técnica Operatória

A fim de manter a posição prona do paciente desde o início do procedimento, normalmente realiza-se a coleta do tecido adiposo autólogo na região lombar do paciente por meio de uma pequena incisão lateral. Após o processamento desse material, utiliza-se a porção líquida já homogeneizada. A segunda etapa consiste na remoção cirúrgica completa do cisto pilonidal e injeção de forma circunferencial do material produzido na coleta de tecido adiposo autólogo. Por fim, utiliza-se o mesmo material para sistematicamente cobrir todas as superfícies da lesão.[8]

Vantagens e Desvantagens

As pesquisas com células-tronco em adultos têm avançado como uma forma terapêutica nos últimos anos.[9] O uso desse tipo de tratamento se mostra mais acessível do que o uso de células-tronco alogênicas disponíveis comercialmente.[7] Porém, ainda existem barreiras para o uso seguro e eficaz das terapias com células-tronco.[9] A utilização desse tipo de técnica terapêutica mostrou uma diminuição significativa nos sintomas rapidamente após o procedimento, mesmo que a lesão ainda esteja em processo de cicatrização.[8]

REFERÊNCIAS BIBLIOGRÁFICAS

1. Meinero P, Stazi A, Carbone A, Fasolini F, Regusci L, La Torre M. Endoscopic pilonidal sinus treatment: a prospective multicentre trial. Colorectal Dis 2016;18(5):0164-70.
2. Meinero P, Mori L, Gasloli G. Endoscopic pilonidal sinus treatment (E.P.Si.T.). Tech Coloproctol 2014;18(4):389-92.
3. Pappas AF, Christodoulou DK. A new minimally invasive treatment of pilonidal sinus disease with the use of a diode laser: a prospective large series of patients. Colorectal Dis 2018;20(8):0207-0214.
4. Mendes CRS, Ferreira LS de M, Sapucaia RA, Lima MA. Endoscopic pilonidal sinus treatment (E.P.Si.T.): a minimally invasive approach. J Coloproctol (Rio J) 2015;35(1):72-5.
5. Abdelnaby M, Fathy M, Emile SH, Arnous M, Balata M, Abdelmawla A, et al. Sinus laser therapy versus sinus lay open in the management of sacrococcygeal pilonidal disease. Colorectal Dis 2021;23(9):2456-65.
6. Naldini G, Sturiale A, Fabiani B, Giani I, Menconi C. Microfragmented adipose tissue injection for the treatment of complex anal fistula: a pilot study accessing safety and feasibility. Tech Coloproctol 2018;22(2):107-13.
7. Dige A, Hougaard HT, Agnholt J, Pedersen BG, Tencerova M, Kassem M, et al. Efficacy of injection of freshly collected autologous adipose tissue into perianal fistulas in patients with Crohn's Disease. Gastroenterology 2019;156(8):2208-16.e1.
8. Sophie VG, Marlene SJ, Helene HT, Lilli L, Allan PG, Susanne H. Injection of freshly collected autologous adipose tissue in complicated pilonidal disease: a prospective pilot study. Tech Coloproctol 2022;26(11):883-91.
9. Banyard DA, Salibian AA, Widgerow AD, Evans GR. Implications for human adipose-derived stem cells in plastic surgery. J Cell Mol Med 2015;19(1):21-30.

CAPÍTULO 56

PRURIDO ANAL

Magda Maria Profeta da Luz ▪ Sérgio Alexandre da Conceição
Kelly Cristine de Lacerda Rodrigues Buzatti ▪ Luiza Rogério

INTRODUÇÃO

O prurido anal é um sintoma que se caracteriza por sensação cutânea desagradável e socialmente embaraçosa, que provoca o desejo, em graus variados, de coçar a região.

É uma das queixas mais frequentes em consultas proctológicas, fazendo parte de praticamente todas as afecções desta localização e pode, também, ser manifestação local de doença sistêmica. Tem como característica uma sensação localizada persistente, mesmo após a cessação do estímulo prurítico de origem local ou central que a gerou, com tendência de provocar coçadura ou sensação de queimação.[1-4]

FISIOPATOLOGIA

Toda superfície do corpo responde a estímulos pruríticos. A mais elevada sensibilidade prurítica ocorre ao redor das aberturas naturais desta superfície, onde existem tecidos de transição entre pele e mucosa. Não se consegue provocar prurido em áreas de pele desnudada de sua epiderme.

Esta sensação pode ser provocada por irritação local advindas de escoriações, secreções e irritantes químicos.

Os receptores de dor e prurido estão localizados nas junções dermoepiteliais da pele e consistem em plexos de terminações nervosas livres. Danos às células próximas a estes nervos causam liberação de histamina, que é o principal mediador. Entretanto, compostos como serotonina, prostigmina, neuropeptídeos e opioides endógenos também podem estimular estes receptores. As fibras C (neurônios de condução lenta) transmitem a sensação de coçar, assim como a dor, para o trato espinotalâmico lateral através de sinapses que se conectam com fibras secundárias e enviam a sensação ao tálamo. Quanto maior o dano tecidual gerado pela coçadura, maior é o estímulo e o desejo de coçar (Fig. 56-1).[3-5]

O prurido anal é uma sensação que se irradia sobre ampla área perianal e perineal hiperemiada, asfíxica ou isquêmica, hipo ou hiperalgésica, com ou sem liquenificação, mas, às vezes, aparentemente normal. A principal região acometida geralmente é o ânus, mas pode estender-se por toda vizinhança. Muitas vezes, o acometimento é inverso, sendo a região perianal e o ânus atingidos secundariamente pela irradiação de lesões ou doenças advindas do restante do organismo.[3]

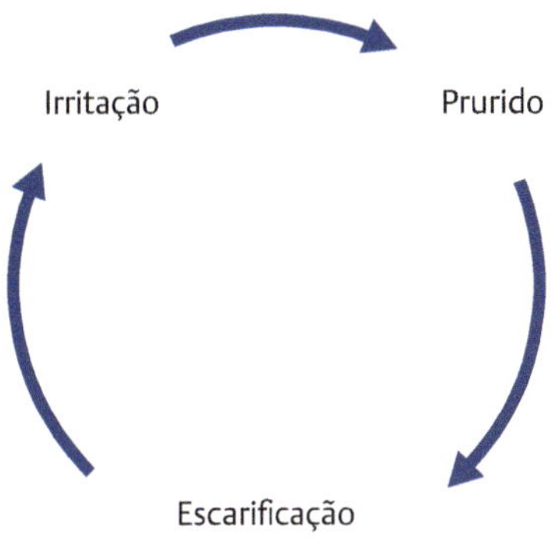

Fig. 56-1. Mecanismo de manutenção do prurido.

EPIDEMIOLOGIA

Acomete aproximadamente 1% a 5% da população, sendo os homens mais atingidos, em uma proporção de 4:1. Cerca de 50% a 90% dos casos de prurido são idiopáticos, embora ele possa ser a manifestação de doenças locais ou sistêmicas.[5-9] É mais comum na quinta e na sexta décadas de vida, porém pode ser encontrado em adultos jovens e crianças.[6] É mais frequente à noite, quando desaparecem as outras percepções (estímulos) das atividades diárias que podem mascarar total ou parcialmente este sintoma.[10] Aparentemente ele ocorre mais nos meses de verão.

Pelos fatos de ser um sintoma inespecífico com ampla variedade de possíveis etiologias, ter diagnóstico difícil, tratamento nem sempre efetivo e geralmente com várias recidivas, o paciente muitas vezes chega ao médico após peregrinação por vários consultórios, já cansado, descrente, desanimado, irritado, frequentemente preocupado com o câncer e, o que é pior, já rotulado como "paciente difícil" ou mesmo como sendo portador de alterações psicológicas (psicossomáticas). A situação pode tornar-se dramática em pacientes com sintoma com pouca ou nenhuma resposta ao tratamento instituído. Casos extremos podem até mesmo desencadear tendências suicidas.[11]

O sucesso na condução destes pacientes começa na abordagem. Devemos dispensar a eles atenção especial, evitando classificá-los pelos insucessos de tratamentos anteriores, como "caso difícil" ou "sem solução".

Cabe ao médico fazer uma explanação minuciosa sobre as possíveis causas da doença. Falar das dificuldades quanto ao diagnóstico e ao tratamento, fazendo uma abordagem sistemática do problema. Devem ser levantadas todas as possibilidades etiológicas e programar seguimento cuidadoso do paciente. As promessas de curas rápidas (milagrosas) geralmente são infundadas e só tendem a frustar o paciente, alterando sua relação de confiança com o médico.[3,5,12]

ETIOLOGIA

A etiologia do prurido anal pode ser dividida em dois grandes grupos: prurido primário ou idiopático e prurido secundário.[13,14] A grande maioria é idiopática, ou seja: não se encontra nenhuma causa aparente mesmo após exaustiva propedêutica. No restante dos casos, alterações sistêmicas ou proctológicas estarão sempre envolvidas.

Dieta, principalmente à base de alimentos que interferem no hábito intestinal, pode estar envolvida na gênese dos sintomas.[12,15] O uso excessivo de cremes à base de corticosteroides e anestésicos, geralmente prescritos para controle do próprio prurido, podem levar a uma dermatite atrófica,[16] assim como o uso de sabões, detergentes etc. (Fig. 56-2).[7]

Pode ainda ser manifestação de doenças sistêmicas que levam à alteração da continência, mantendo a região úmida e, devido a outros fatores associados, favorecer o desenvolvimento de infecções secundárias, sobretudo fúngicas. Uremia, colestase e doenças mieloproliferativas podem também ser causa de prurido anal.

Causas psicológicas podem estar presentes, porém não devem figurar como primeira hipótese diagnóstica, sendo mais um diagnóstico de exclusão. Não é incomum encontrarmos pacientes com quadro de prurido secundário exacerbado por problemas familiares ou financeiros.[11,12,17] Pode ainda ser expressão da homossexualidade, estresse ou depressão. Os distúrbios psicológicos primários incluem dermatite artefacta, escoriação neurótica, parasitofobia, prurido senil e neurodermatite localizada.[18]

Higiene Pessoal

A má higiene pessoal expõe cronicamente as regiões anal e perianal à ação crônica de resíduos irritantes como fezes e secreções, contribuindo para o surgimento do prurido.[8,19,20] Isto é frequentemente constatado em pacientes hisurtos, com ânus infundibuliforme e em portadores de plicomas perianais que dificultam a higiene. Por outro lado, a limpeza excessiva com material abrasivo pode também ser causa de prurido, pela fricção constante aliada ao uso de sabões e materiais inadequados, que se tornam agentes irritantes numa pele traumatizada.[8]

Acredita-se que um dos grandes vilões na história do prurido seja exatamente o excesso de umidade na região anal, que resulta em maceração e escoriação da pele, levando ao desenvolvimento dessa condição.[21,22] O pH alcalino das fezes irritando a pele pode também ser um fator contribuinte.

Isto se deve à ação da lisozima, que é um dos componentes da mucossecreção intestinal.[8] É importante salientar que o uso do papel na higiene anal contribui para a manutenção de resíduos fecais e irritação local.

Pacientes muito obesos, devido à própria dificuldade anatômica, ficam sem condições de se limparem adequadamente.[8] O mesmo acontece com as pessoas senis, debilitados e com insanidade mental.

Doenças Anorretais

Estima-se que 25% dos pacientes com prurido anal tenham como causa uma alteração anorretal.[8,16] Lesões como fístula, fissura, prolapso, hemorroida, cisto pilonidal, abscessos, tuberculose, sífilis, hidradenite perianal e doenças inflamatórias como a doença de Crohn e retocolite cursam com liberação de fluidos pelo ânus e pele da região perianal, levando, principalmente, a inflamação e ulceração, situações estas que, geralmente, ocasionam o prurido anal (Figs. 56-3 e 56-4).

Alterações anatômicas do ânus por trauma ou cirurgia, bem como alterações da musculatura esfincteriana decorrentes da idade, podem alterar a continência, permitindo a saída de conteúdo intestinal.

Importante salientar o papel de cirurgias mais complexas como abaixamento endoanal e anastomoses ileorretais,

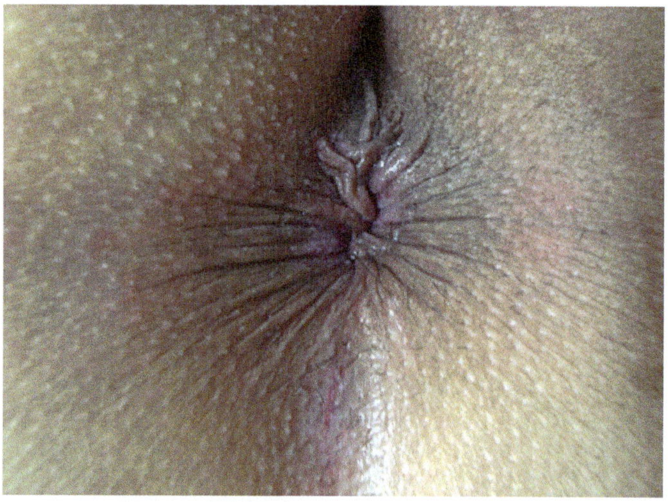

Fig. 56-2. Dermatite atrófica.

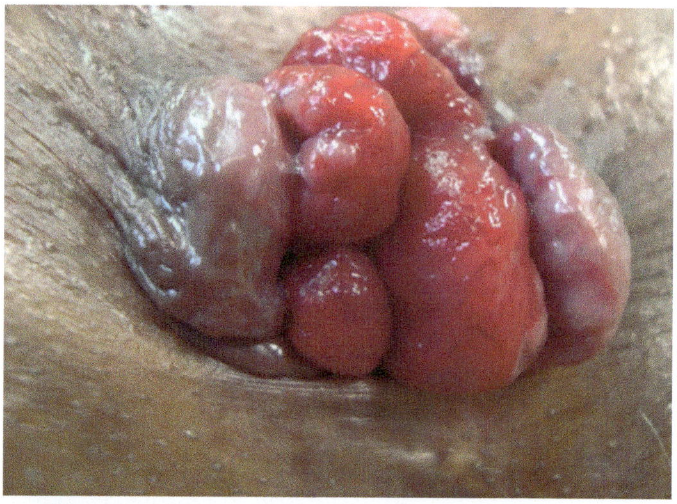

Fig. 56-3. Doença hemorroidária com prolapso mucoso.

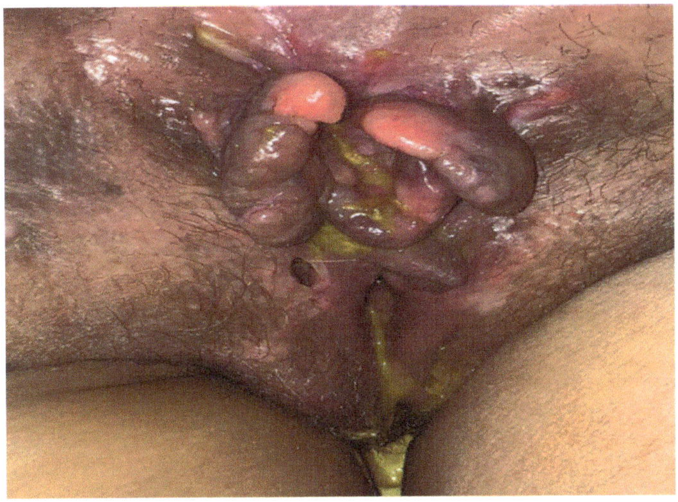

Fig. 56-4. Fístulas perianais na doença de Crohn.

que aumentam a frequência e alteram a continência e a consistência fecais.

Estudos com manometria anorretal demonstraram que o extravasamento de secreções pelo ânus era mais comum nos pacientes que apresentavam o prurido como um dos sintomas, independentemente de serem ou não portadores de doenças proctológicas.[21] Acredita-se que este fato se deva a doença anal coexistente ou a um exagerado reflexo inibitório retoanal. Outra teoria é que a presença de relaxamento transitório do esfíncter interno propicia a saída de secreção e a consequente instalação do prurido.[8,23,24]

Alterações Dermatológicas

São também bastante frequentes. Podem estar ou não associadas a afecções proctológicas, propiciando ou agravando o prurido.

Dermatite de Contato

É uma lesão eczematosa que tem como causa básica vários alergenos, entre os quais se destacam: tecidos sintéticos, papel higiênico, sabonetes e desodorantes íntimos. O uso abusivo de cremes a base de corticosteroides induz a uma fragilidade no anoderma,[17] propiciando uma invasão secundária por fungos e perpetuando o prurido, mesmo que o motivo que determinou seu uso já tenha desaparecido. A utilização de cremes à base de lanolina, lidocaína e antimicrobianos pode também perpetuar os sintomas, pois é comum que estas preparações contenham esteroides e uma base gordurosa. Essa combinação de drogas é particularmente propensa a alterar a sensibilidade local.[25] Consequentemente, embora essas preparações sejam usadas com frequência para o tratamento do prurido anal, elas podem potencializar o sintoma ao invés de aliviá-lo, devendo os agentes tópicos ser eliminados de imediato como primeiro pré-requisito para o tratamento do prurido.

Dermatite de contato pode também ser desencadeada por preservativos em pacientes que praticam intercurso anal.[24]

O *patch test* é um teste de contato padrão-ouro para o diagnóstico dessas dermatites. Sua importância se mantém para o diagnóstico de afecções de causa irritativa anal, uma vez que os pacientes com prurido podem apresentar até 20% de positividade a agentes testados. Sendo necessária a retirada do mesmo do cuidado diário.[26]

Psoríase

Pode ser uma causa de prurido refratário.[27] Tem etiologia desconhecida e apresenta-se como placas avermelhadas, bem delimitadas, espessas, algumas vezes maceradas e geralmente associadas a lesões em outras partes do corpo, como couro cabeludo, joelhos, cotovelos e outras proeminências ósseas. A lesão perianal pode ser a primeira ou única manifestação da doença. Nesta região a psoríase é descrita como inversa, apresentando-se mais pálida e menos definida. O diagnóstico definitivo é dado através de biópsia cutânea. Como não é uma condição curável, seus sintomas podem ser aliviados com creme de hidrocortisona a 1% (Fig. 56-5).[5]

Líquen

É um espessamento de todas as camadas da epiderme. A etiologia é desconhecida e afeta mais mulheres que homens, em uma proporção 5:1.[5,8] Aparece na região perianal e estende-se para as outras áreas tardiamente. As lesões são brilhantes e se apresentam sob a forma pigmentada. Algumas vezes, aparecem como pápulas hexagonais. O líquen escleroatrófico é geralmente encontrado em mulheres de idade avançada. As lesões aparecem como manchas brancas, brilhantes, fissuradas, podendo estender-se para a vulva, configurando a clássica imagem em "8" destas lesões. O quadro é crônico, com exacerbações e remissões. É importante explicar ao paciente que a aparência da região pode nunca mudar mesmo com o alívio dos sintomas. O uso de esteroides potentes na forma de creme como clobetasol, por um curto período, seguido por creme de hidrocortisona mostrou-se como bom tratamento.[5] A longo prazo, a medicação leva ao adelgaçamento da pele.

Todos os pacientes não respondedores ao tratamento e aqueles que recidivam com facilidade devem ter a região biopsiada pelo risco (em torno de 5%) de apresentarem carcinoma de células escamosas concomitante.[5]

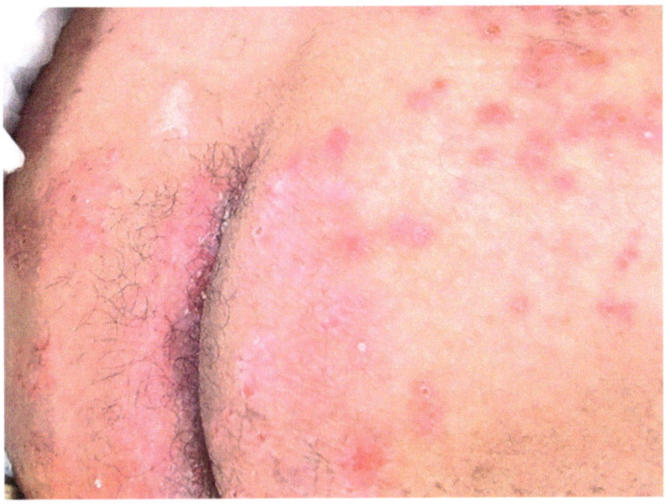

Fig. 56-5. Psoríase perianal.

Seborreia

Causa incomum de prurido anal, pode ser encontrada no períneo. Sua cor é um vermelho não brilhante com diversas rágades. Outras áreas do corpo devem ser pesquisadas como couro cabeludo, região suprapúbica, ouvidos, tórax e região da barba.

O tratamento pode ser feito com loção de hidrocortisona a 1% ou de miconazol. Se o paciente é imunossuprimido deve-se optar pelo uso de cetoconazol. A resposta geralmente é boa.[5]

Estados Diarreicos

Pacientes com várias dejeções ao dia com fezes líquidas ou semilíquidas fatalmente terão irritação local devido à ação constante das fezes levando a alterações físicas e químicas na região e, consequentemente, ao prurido.[7,12,28] Este pode também ser causado pelas tentativas repetidas e traumáticas de se obter uma higiene anal satisfatória. Na condução destes pacientes, devemos tentar reverter o processo, com correção, se possível, das causas da diarreia, mantendo a consistência das fezes adequada.[7]

Dieta

Fatores dietéticos podem ser uma causa importante de prurido secundário. A dieta pode afetar e piorar os sintomas quando:

1. Altera a consistência das fezes levando ao *soiling*.
2. Os componentes da dieta determinam irritação secundária devido aos seus componentes químicos.
3. Existe ingesta muito grande de água, determinando fezes diarreicas, que causam irritação por contato.

Substâncias como café (cafeinado e descafeinado), chocolate, cítricos, condimentados, chá, cerveja, leite e derivados entre outros, têm sido implicados como promovedor de prurido.[7,8,12]

A quantidade de café ingerida está relacionada com os sintomas. Acredita-se que, em volume elevado (acima de dois copos), proporcione relaxamento do esfíncter interno, com saída de secreção. Pruridos causados por chocolate, chá e cola são devidos à liberação da substância xantina contida nestes produtos.[8,29]

Paciente com deficiência de vitaminas A e D são predispostos à prurido anal.

Uma das medidas adotadas para averiguar se há atuação dos elementos da dieta na gênese do prurido é a suspensão de todos estes possíveis agressores durante 2 semanas. Caso haja desaparecimento do sintoma, retornam-se os alimentos um a um e, havendo recidiva dos sintomas, o alimento introduzido por último é retirado.[8]

Causas Ginecológicas

O prurido anal pode ter sua origem em secreções vaginais (leucorreia) causada por endocervicites, vaginites por tricomonas ou por cândida e também pela presença de urina, que irrita a pele anal em pessoas incontinentes – dermatite amoniacal.[8]

O prurido pode aparecer em mulheres durante a menopausa sem causa aparente, provavelmente secundário à deficiência de estrógeno.

Doenças Sistêmicas

A icterícia colestática tem sido associada a anticoncepcionais orais, testorena e clorpromazina. Acredita-se que a causa do prurido seja o excesso de sais biliares no sangue e na pele. A administração de colestiramina é frequentemente útil nesse grupo de pacientes.

Pacientes renais crônicos apresentam prurido (em torno de 90% dos pacientes em hemodiálise), mas a etiologia não é clara.

No diabetes melito, a associação com prurido deve-se a uma maior tendência ao aparecimento de candidíase. Acredita-se, também, que possa haver um relaxamento esfincteriano, que promoveria o escape de secreções.[6]

O prurido pode estar associado a deficiência de ferro e a reposição deste elemento químico geralmente melhora o sintoma.

Pacientes com tireotoxicose ou mixedema são predispostos a apresentarem prurido generalizado. Os portadores de doença de Hodgkin têm prurido exacerbado pela ingestão de álcool.

Na síndrome da imunodeficiência adquirida (AIDS), há a possibilidade de se desenvolverem infecções secundárias intestinais,[24] que se caracterizam pela exagerada proliferação intestinal de bactérias, vírus, fungos, protozoários etc., que levam não só ao prurido, mas sintomas anais e perianais como dor, queimação, hiperestesia cutânea e anestesia.

A doença inflamatória intestinal cursa com aumento do número de evacuações, prejudicando a higiene local. A doença de Crohn pode manifestar-se na região perianal com fístula,[1] fissuras e ulcerações secretantes, mantendo a região úmida e macerada.[28] O tratamento se faz direcionado ao controle da doença com costicosteroides, sulfa, aminossalicilatos, imunossupressores e drogas antifator de necrose tumoral.

Na maioria destes pacientes, o aparecimento do prurido está relacionado com baixa de imunidade proporcionada pela doença e infecção secundária que, assim, tem campo fértil para se instalar.

Neoplasias

Várias neoplasias, benignas ou malignas, podem ser causas de prurido anal.[8] Uma vez existindo esta possibilidade, o médico assistente deve estar sempre atento a ela e realizar exame cuidadoso da região.[30] Tumores polipoides anorretais podem ser responsáveis por alterações anatômicas, provocando o *soiling* ou o aumento da secreção de muco – como é o caso do tumor viloso –, irritando a região anal.

A doença de Bowen caracteristicamente permanece de um mesmo tamanho durante muito tempo, podendo ser confundida com a psoríase.[31] Apresenta-se como placa hiperceratótica, que vai de alguns milímetros a vários centímetros. Quando pigmentada pode ser confundida com melanoma.[32]

O melhor tratamento é a ressecção local com margem de segurança.

A doença de Paget (adenocarcinoma cutâneo *in situ*) é formada por lesão vermelha, endurada e com placas eczematoides, na região perianal. Acomete pacientes em torno dos 70 anos.[5,7,32] O seu tratamento (lesões não invasivas) é a ressecção local com margem de segurança.

O carcinoma espinocelular também pode ser causa de prurido.[32] Na fase inicial pode ser confundido com o condiloma acuminado. O tratamento é feito com rádio e quimioterapia, cirurgias radicais de resgate podem ser necessárias. Importante salientar que o tratamento radioterápico, levando a dermatite actínica, por si só, é causa de prurido, além de facilitar a contaminação fúngica (Fig. 56-6).[8]

O carcinoma basocelular anal é raro e sua aparência é basicamente a mesma encontrada no restante do corpo.

O melanoma é um tumor extremamente agressivo, metastatizante, porém raro nesta localização, não respondem a radio e quimioterapia e o resultado cirúrgico é frustrante.

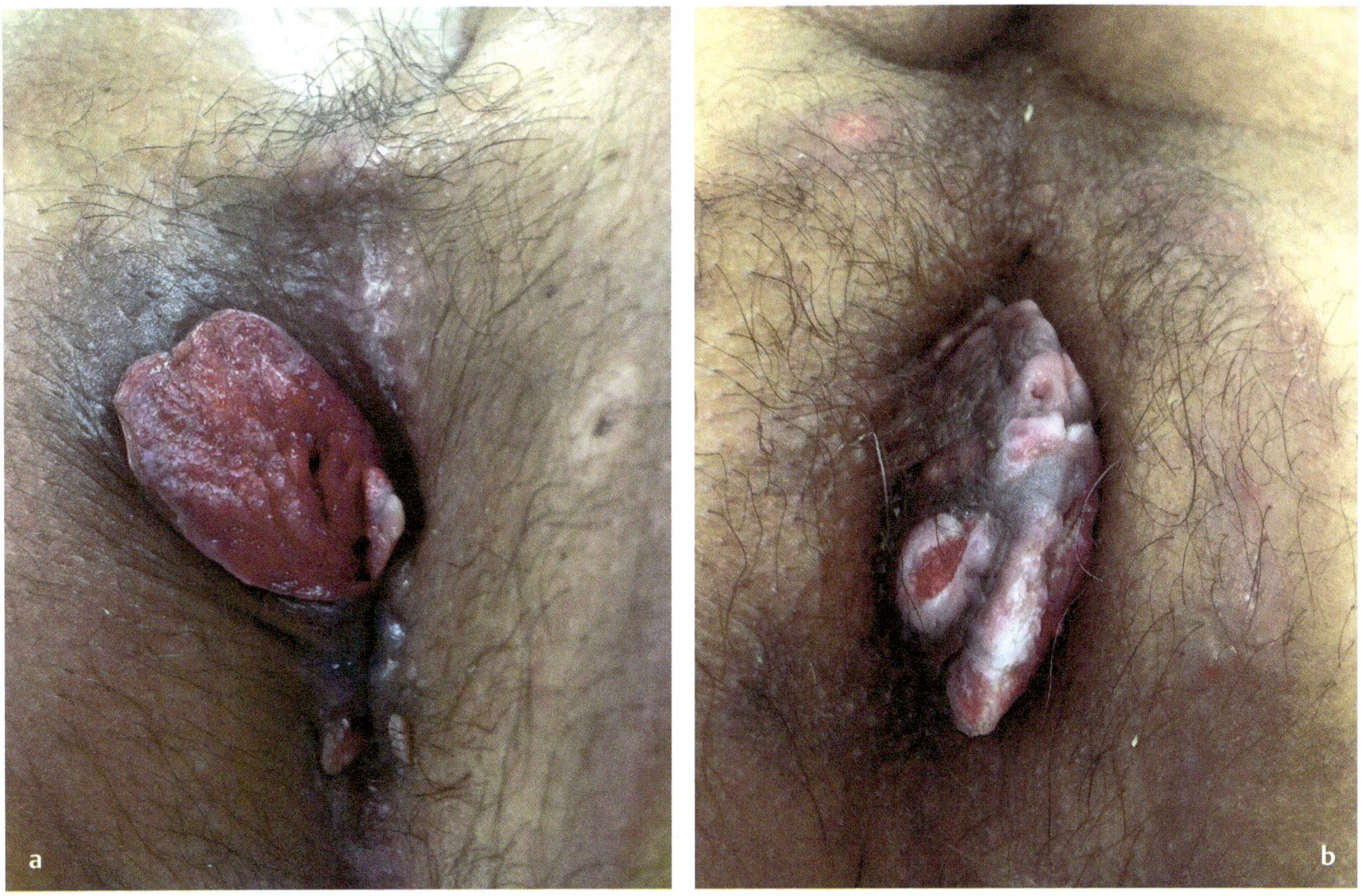

Fig. 56-6. Carcinoma espinocelular.

Infecções

Virais

O herpes simples é uma das infecções virais mais comuns; 90% da população é portadora de anticorpos contra herpes vírus tipo 1 e mais de 30% contra o herpes vírus tipo 2.[6] Apresentam-se como vesículas dolorosas, que se rompem em 48 horas, transformando-se em úlceras. A cultura viral confirma o diagnóstico. O uso de aciclovir é o tratamento de escolha.

O herpes zóster é causado pelo vírus varicela-zóster, e afeta, normalmente, pacientes imunossuprimidos (Fig 56-7).

O molusco contagioso da família do poxvírus se apresenta como pápula elíptica de 3 a 4 mm de tamanho, na cor rosada, com depressão central.

O condiloma acuminado é a causa mais frequente de prurido anal de etiologia viral. Causado pelo papiloma vírus, suas dimensões variam de pequenas verrugas até lesões gigantescas, que impedem a higiene adequada, favorecendo a maceração da pele devido à umidade, presença de restos fecais e ao trauma mecânico oriundo do ato de se coçar. Importante sempre se lembrar de condiloma subclínico em pruridos sem causa aparente (Figs. 56-8 e 56-9).

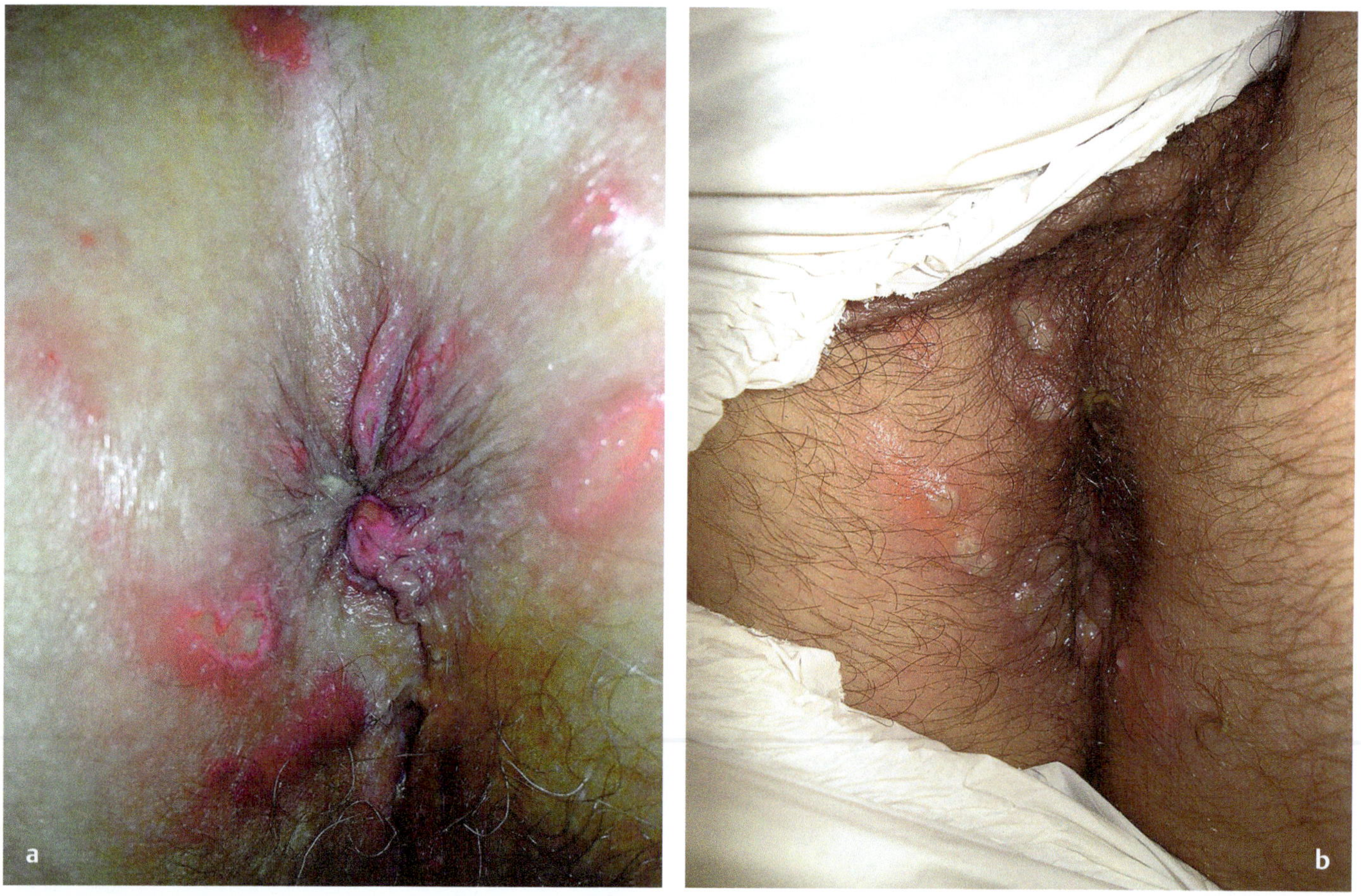

Fig. 56-7. Herpes perianal.

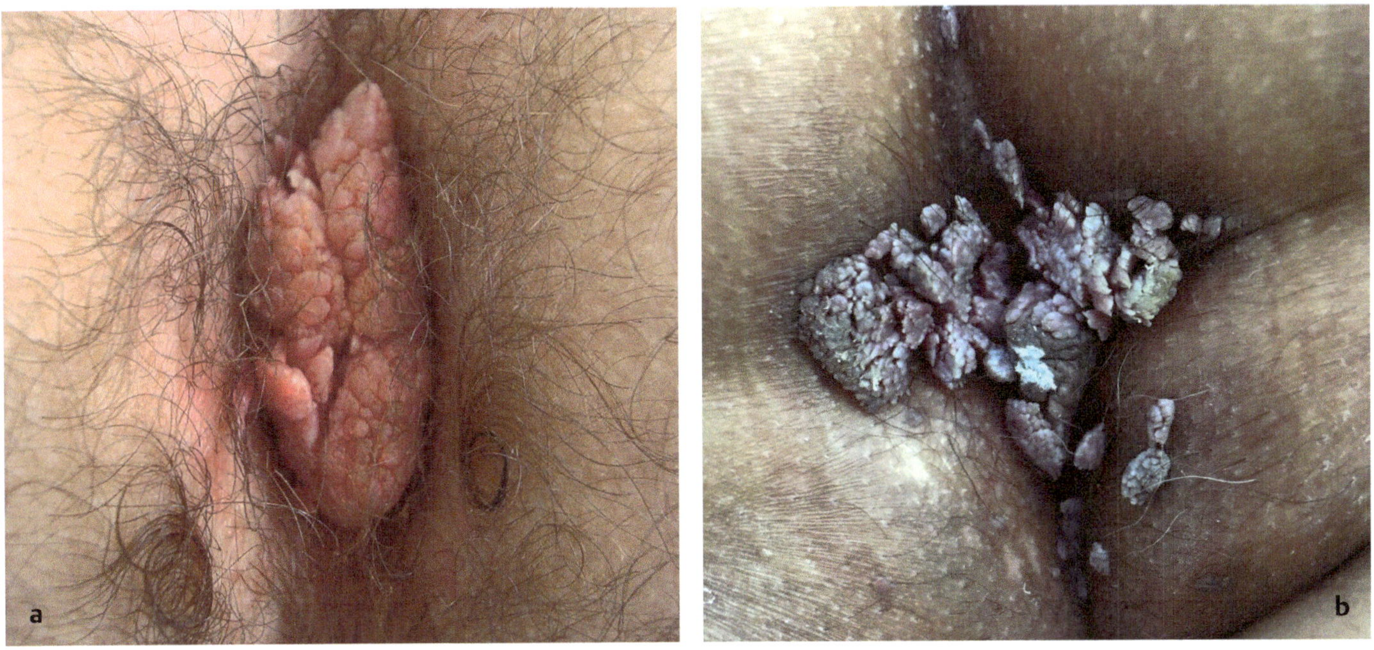

Fig. 56-8. Condiloma acuminado.

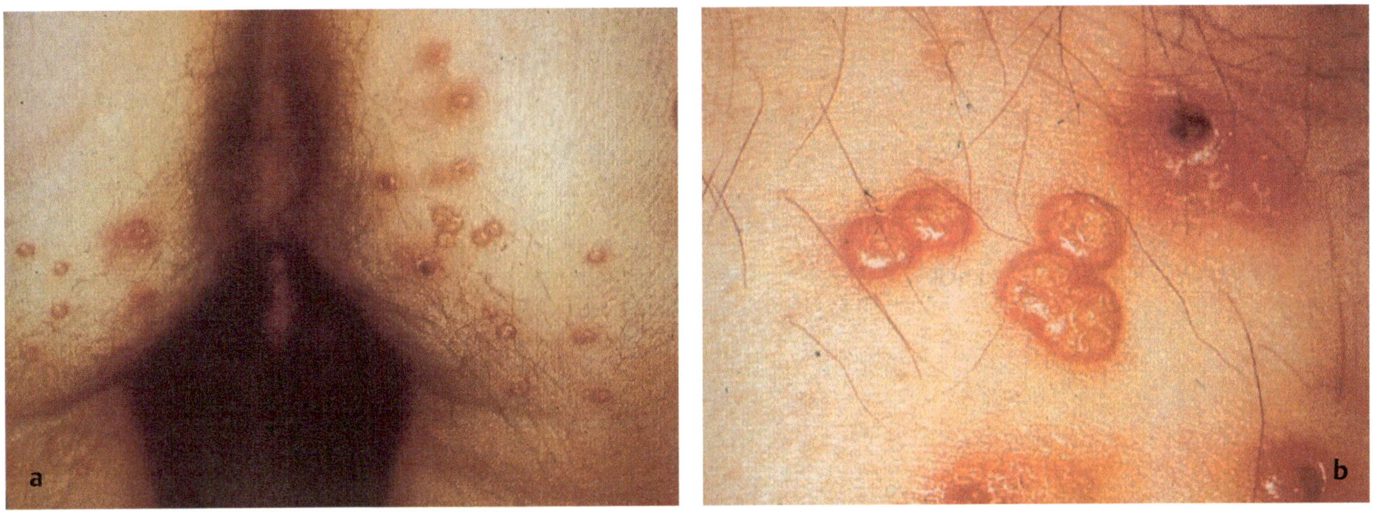

Fig. 56-9. Molusco contagioso.

Parasitoses

Os parasitas causadores de prurido anal mais comuns são o *Sarcoptes scabiei* (escabiose); *Phithirus púbis* que infesta os pelos da região pubiana e perianal e o *Enterobius vermiculares*, o mais conhecido entre todos.[33,34] Este afeta mais as crianças com reinfestação frequente devido ao convívio dentro de um meio (contexto) social de baixa higiene (paciente se coça, não lava as mãos e manuseia seus alimentos). O tratamento de faz com 100 mg de albendazol (dose única) se o paciente tiver idade inferior a 2 anos e 400 mg se tiver idade superior. A dose deve ser repetida em 2 semanas. A filariose também é citada como causadora de prurido, embora seja mais rara.

Micóticas

O agente fúngico mais comum é a *Candida albicans*.[32,35] A invasão pela monilíase não ocorre apenas quando preexiste lesão dérmica traumática, mas quando há reações de hipersensibilidade a medicamentos – locais ou sistêmicos – e quando há alterações na microflora intestinal pelo uso de antibióticos de largo espectro. O uso de drogas imunossupressoras, como esteroides, antimetabólicos, antineoplásicos e outros favorecem a invasão perianal deste saprófita comum da pele e da flora intestinal. Doenças sistêmicas como neoplasias, diabetes e a depressão psicogênica, também favorecem ao aparecimento de candidíase devido à imunossupressão inerente a elas. Ao exame, a pele apresenta-se avermelhada, hiperemiada, macerada com placas esbranquiçadas, embora as lesões possam apresentar um dimorfismo.

Outros fungos como a *Tinea cruris* e a *Tinea imbbricata*, o *Epidermophytoflocosum*, o *Triccophyton rubrum*, o *Triccophyton metagrophytes* e a *Malassecia furfur* podem ser causadores de prurido anal. O raspado anal com exame micológico diagnostica a maioria destas doenças.

Bacteriana

O *Corynebacterium minutissimum* bactéria incomum, é causador de eritrasma, que pode ocorrer em regiões perianais e axilares, sendo mais comum entre os dedos dos pés. É uma mancha inicialmente rosada irregular, evoluindo para uma tonalidade amarronzada, que pode ser facilmente diagnosticada sob a luz ultravioleta ao projetar imagens fluorescentes, devido a produção de porfirina.[9] O uso de eritomicina por 10 dias costuma aliviar os sintomas, que podem retornar.[4,5]

O *Treponema pallidum* é o causador da sífilis. Nos estágios primários – pela presença de ulceração – ou secundário – pela presença de condiloma plano –, estão relacionados com a presença de um exsudato, que leva à maceração e, consequentemente, ao prurido. Outras doenças sexualmente transmitidas cursam com proctites e drenagem abundante de secreção.

A tuberculose perianal pode apresentar-se com ulcerações, *sinus* ou fístulas, que drenam secreção purulenta. O agente etiológico é o *Micobacterium tuberculosis*.

Em crianças, infecções pelo estreptococo beta-hemolítico do grupo A podem causar prurido perianal e celulites com eritema.[36]

Em crianças, a cura é obtida por administração oral de penicilina ou eritromicina por 10 a 14 dias.

Em adultos, o curso é prolongado. Acredita-se que a contaminação fecal seja a causa básica. O *Staphylococos aureus* pode proliferar em qualquer lesão pré-existente. Tanto este quanto *a Pseudomonas sp.* ocasionam impetigo, furúnculo e o carbúnculo, que são lesões perianais secretantes e podem causar prurido.

Drogas

Várias drogas podem ser causa de prurido anal devido a alterações na consistência das fezes, irritação local, diminuição da imunidade etc. Drogas como a colchicina e a quinidina geralmente são incriminadas.[5,8] Normalmente, com a suspensão da droga o prurido cessa. Óleos minerais podem causar prurido, principalmente pela sua alteração na consistência das fezes. A ingestão de tetraciclina é outra causa de prurido pela irritação intestinal, levando à formação de fezes diarreicas. Ela também propicia a invasão secundária pela cândida na região perianal. Outra droga que potencialmente pode causar prurido é o fosfato de hidrocortisona. A aplicação de cremes tópicos, agentes de limpeza, desodorantes, álcool, perfumes e de adstringentes aumenta a sensibilidade e a irritação da pele, além de diminuir a sua acidez natural, o que facilita a instalação do prurido. As pessoas devem ser orientadas quanto ao uso de produtos não irritantes e atraumáticos nesta região. Drogas quimioterápicas como a gemcitabina podem causar prurido intenso.[37]

ABORDAGEM DO PACIENTE

Na abordagem do paciente com sintomas de etiologias tão abrangentes é necessária uma definição do diagnóstico, para condução correta e segura. Evitar erros grosseiros se faz mister e o conhecimento das várias causas deixa-nos à vontade para até mesmo classificá-lo como idiopático ou de origem psicogênica.[11] Importante reforçar que o paciente deve estar a par de tudo durante o processo, inclusive das dificuldades diagnósticas e terapêuticas, estando disposto a colaborar com o tratamento.

Alguns itens devem ser valorizados:[29]

- História clínica minuciosa, com ênfase nas características do prurido (hora do dia, relação com alimentação, evacuações, estresse etc.).
- Hábito alimentar (mudanças, novos ingredientes, bebidas etc.).
- Uso de medicamentos.
- Mudança recente de costumes.
- Função intestinal.
- Hábitos higiênicos.
- História sexual.
- Operações e outros traumas sofridos na região perianal.
- Estresse.

O exame físico deve ser minucioso, procurando alterações em pele, unhas e outras regiões do corpo. O exame proctológico deve ser completo, atento a alterações específicas perianais (dermatológicas ou não). Deve-se pesquisar a tonicidade dos esfíncteres e observar a presença de cicatrizes de cirurgias prévias. A avaliação do canal anal e do retossigmoide através do exame endoscópico é mandatória, quando possível.

Antecedentes mórbidos devem ser pesquisados cuidadosamente (pessoais e familiares) e exames laboratoriais e/ou de imagem devem ser solicitados sempre que se suspeite de doença sistêmica. Eventualmente poderão ser solicitados exames micológicos, esfregaços e colorações especiais, biópsias, testes sorológicos para doenças sexualmente transmissíveis e testes alérgicos.

TRATAMENTO

O sucesso do tratamento do prurido anal reside primeiramente na abordagem do paciente (conscientização, esclarecimento, colaboração).

Como em alto percentual é idiopático, infelizmente, na grande maioria dos pacientes, não conseguimos encontrar uma causa definida para o prurido anal.[14] Outra limitação é o longo tempo necessário para se chegar a alguns diagnósticos e também a demora terapêutica, com número considerável de doentes abandonando o tratamento ou mudando de médico.

O tratamento inicial geralmente é feito sem o uso de medicamentos. Pelo contrário; uma das primeiras providências é, sempre que possível, suspender as medicações em uso, afastar todos os agentes alergênicos e irritantes, principalmente os medicamentos de uso tópico como cremes à base de lidocaína ou corticosteroides.[5]

Existem medidas que devem ser tomadas de rotina e que ajudam os pacientes no alívio de seus sintomas:[5,8,13]

- Manter a região perianal limpa e seca, livre de quaisquer resíduos fecais. A melhor maneira de se alcançar este objetivo é com uso da ducha após a evacuação, evitando-se uso de papel higiênico e de fricção com sabonetes. Lembrar que estes, na grande maioria das vezes, contêm substâncias alergênicas, além de serem muito alcalinos e os resíduos, acumulando-se nas pregas, produzem irritação e alteram a acidez natural da região.

- É importante que a secagem da região, após higiene, seja feita com toalha macia ou algodão, evitando a fricção. Às vezes, pode ser usado um secador de cabelos no auxílio da secagem.
- As roupas íntimas devem ser folgadas, bem ventiladas e, de preferência, de algodão.
- Naqueles casos em que o prurido piora após a evacuação é porque pode existir secreção "pós-evacuação". O ideal é fazer uma irrigação anal com água morna através de uma seringa ou pêra de 100 mL.
- Fazer banhos de assento com água morna por 20 minutos, duas vezes ao dia.

Os elementos da dieta que podem estar associados com irritação do intestino, relaxamento do esfíncter interno, produção de muco e aumento de secreção (frutas e sucos cítricos, café – regular e sem cafeína –, álcool, chocolate, cebola, tomate, nozes, pipoca, leite e derivados e produtos que produzam gás), devem ser suspensos ou, pelo menos, diminuídos.[13]

Quando a causa primária for identificada, a terapêutica específica deve ser instituída. Nas dermatomicoses usamos antimicóticos tópicos, principalmente o cetoconazol, o miconazol ou a nistatina. O eritrasma é tratado eficazmente com eritromicina na dose de 250 mg quatro vezes ao dia por 10 a 14 dias. O aciclovir – oral (200 mg cinco vezes ao dia por 7 a 10 dias) e tópico, está indicado no herpes simples.

As doenças infecciosas devem ser tratadas, os estados diarreicos corrigidos e as lesões dermatológicas refratárias seguidas por dermatologistas.[5,7]

As doenças anorretais devem ser tratadas, principalmente aquelas que propiciem umidade na região ou que afetem a continência.

Em pacientes com fístulas, condilomas, procidência de reto, hemorróidas prolapsadas, tumores vilosos, e outros tumores o tratamento cirúrgico se impõe.[32]

Na presença de plicomas anais, papilite e cripitite a conduta pode ser expectante. O mesmo acontece no caso das hemorróidas não complicadas, já que nestas condições, raramente, elas são causa de prurido.

Nas causas sistêmicas, o tratamento é geralmente específico, mas mesmo assim a resposta pode não ser esperada.

Na icterícia obstrutiva, a administração de colestiramina é frequentemente útil, embora a melhora completa só se realize com a cura do estado ictérico.

Os diabéticos devem ter sua glicemia controlada e a candidíase oportunista debelada.

Nas doenças inflamatórias, o tratamento depende da remissão da doença, cicatrização e fechamento das fissuras e fístulas, o que nem sempre é fácil de se conseguir.

As neoplasias merecem cuidado especial. Este diagnóstico não deve ser passado despercebido, por isso a necessidade de biópsias nos casos em que haja dúvidas. Na maioria das vezes o tratamento cirúrgico se impõe.

Nas formas crônicas de prurido anal idiopático, onde a alteração estrutural do derma torna-se evidente, além dos cuidados de higiene e orientação dietética, o tratamento exige apoio farmacológico.

O uso de costicosteroides está indicado para as dermatites crônicas. A hidrocortisona a 1% ou a fluocinalona em creme ou loção, poderão ser bem eficientes na diminuição do processo inflamatório e do processo de hiperqueratinização perianal,[29] se usadas por tempo determinado, não prolongado. O uso de cremes e soluções por longo tempo, mantém a região úmida e favorece a maceração local, mantendo o prurido.

Podem ser associados tranquilizantes e anti-histamínicos para os pacientes em que o prurido é muito intenso à noite.

Nos casos idiopáticos com intratabilidade clínica, lança-se mão da injeção de azul de metileno.[5,7,12,15,21,38-40] Em casos refratários a utilização de azul de metileno deve ser considerada. A injeção leva à lesão das terminações das fibras C desmielinizadas, causando redução da sensação do prurido.[41] Inicialmente os resultados eram bastante desanimadores devido, provavelmente, às altas doses da solução (anestésico local e azul de metileno), em torno de 30 a 40 mL injetados no subcutâneo, o que levava à necrose da pele.

Atualmente a dose utilizada é em torno de 10 a 15 mL de solução com lidocaína (7 a 8 mL de solução de azul de metileno a 2% e igual volume de lidocaína a 0,5%). A aplicação deve ocorrer na derme, a fim de que não cause ulceração e necrose do epitélio, e que não ocorra a absorção rápida pelo subcutâneo. Alguns estudos observaram que a taxa de recidiva é menor nos pacientes em que a tatuagem permaneceu de 4-6 semanas.[41] O acompanhamento se faz com 1 e 6 meses e, a partir daí, anualmente. Pode haver necessidade de reaplicação, mesmo assim, 77% dos pacientes permanecem livres dos sintomas.[5,37,40]

Outra técnica descrita para o tratamento do prurido idiopático de difícil controle é o uso de capsaicina tópica em forma de creme a 0,006%.[4,5,7,12,15] O mecanismo de ação não é totalmente claro, porém evidências mostram diminuição na síntese, estoque, transporte e liberação de substância "P", neuropeptídeo que deflagra o desejo de coçar. É usada em três aplicações diárias. Efeito colateral indesejável é a sensação de queimação local intensa, que tende a regredir com o tempo, porém pode limitar o seu uso. Concentrações maiores não devem ser usadas pela irritação local. Não houve sucesso no uso em crianças.[4]

Apesar de não terem sido feitos estudo especificadamente para a região anal, novos tratamentos para prurido sistêmico têm sido postulados atuando através dos fatores da cascata que desencadeiam a coçadura.

O uso de dupilumabe que bloqueia os efeitos das interleucinas IL-4 e IL-13 trazendo melhora dos sintomas nos pacientes com dermatite atópica ou prurigo *nodularis*, mostrou ótimos resultados levando à redução dos sintomas em até 89% dos pacientes.[42]

Inibidores da JAK também que atrapalham a liberação de interleucinas têm apresentado bons resultados, porém o uso sistêmico tem relação com infecções severas. Dois estudos utilizaram delgocitinibe e ruxolitinibe de forma tópica apresentando eficácia e poucos efeitos colaterais para as dermatites não perianais.[43-45]

Um dos efeitos colaterais do uso de opioides é o prurido. Observaram que atuando sobre os receptores *kappa* e *mu* desta cascata, poderiam ser bloqueados tais sintomas.

Alguns estudos têm utilizado esses medicamentos (naloxone, natrexone, nalfurefin) para tratar o prurido associado a pacientes dialíticos com melhora do quadro.[46,47]

COMENTÁRIOS FINAIS

A dificuldade diagnóstica é sem dúvida o grande vilão na condução do tratamento do prurido anal. O médico deve, portanto, se nortear pela história clínica completa e exame físico minucioso. No tratamento, acredita-se que medidas como o restabelecimento da higiene local, a retirada dos fatores alergênicos, a alteração da dieta no intuito de se manter o ânus seco e a acidez da pele perianal normal, contribuam para resolver grande parte do problema. O diagnóstico e o tratamento das causas específicas devem ser feitos com cuidado.

Entretanto, não devemos desanimar com possíveis insucessos terapêuticos inerentes à doença, contando, inclusive, com opiniões de outros especialistas como dermatologistas e endocrinologistas, que poderão fazer mais clara a solução desse quadro tão comum e muitas vezes angustiante.[16,48]

REFERÊNCIAS BIBLIOGRÁFICAS

1. Freitas JA. Prurido Anal - Alergia e Alergose. Rev Bras Coloproct. 1994;14:(1)26-40.
2. Freitas JA. Prurido Anal - Alergia e Alergose. Rev Bras Coloproct. 1994;14(2):100-26.
3. Profeta da Luz MM, Conceição SA. Prurido anal: desafio diagnóstico e terapêutico. In: Castro LP, Savassi-Rocha PR, Lacerda Filho A, Conceição SA. Tópicos em Gastroenterologia 11 (Avanços em Coloproctologia). Rio de Janeiro: MED; 2001. p. 27-49.
4. Stermer E, Sukhotnic I, Shaoul R. Pruritus ani: an approach to an itching condition. J Pediatr Gastroenterol Nutr. 2009;48(5):513-6.
5. Markell KW, Billingham RP. Pruritus ani: etiology and management. Surg Clin N Am. 2010;90:125-35.
6. Giordano M, Rebesco B, Torelli L, Blanco G, Cattarini G. Pruritus ani. Minerva Chir. 1999;54:885-91.
7. Siddiq S, Vijay V, Ward M, Mahedran R, Warren S. Pruritus ani. Ann R Surg Engl. 2008;90:457-63.
8. Hicks TC, Stamos MJ. Pruritos ani. Diagnosis and Treatment. 2nd ed. London, WB Saunders; 1998. p. 198-208.
9. Smith LE. Perianal Dermatologic Disease. In: Gordon PH, Nivatvongs S. Principles and practice of surgery colon, rectum and anus. 2nd ed. St Louis – Missouri: QMP editing; 1999. p. 12:303-21.
10. Jones DJ. Pruritus ani. ABC Colorect Dis. 1992;305:575-7.
11. Cruz GMG. Prurido anal. In: Cruz GMG. Coloproctologia: Propedêutica Nosológica. Rio de Janeiro: Revinter; 1999. p. 1235-45.
12. MacLean J, Russell D. Pruritus ani. Australian Family Physician. 2010;39(6):366-70.
13. Metcalf A. Anorectal disorders. Five common causes of pain, itching and bleeding. Postgrad Med. 1995;98(5):81-94.
14. Pecorella G, Pepe G, Pepe F, Gula A, Cannamela G, Calabrese C, et al. Current trends in the diagnosis and therapy of anal pruritus: review of 238 cases. Minerva Med. 1985;76:1221-6.
15. Heard S. Pruritus ani. Australian Family Physician. 2004;33(7):511-3.
16. Dasan S, Neill SM, Donaldson DR, Scott HJ. Treatment of persistent pruritus ani in a combined colorectal and dermatological clinic. Brit J Surg. 1999;86:1337-40.
17. Goldman L, Kitzmiller KW. Perianal atrophoderma from topical corticosteroids. Arch Dermatol. 1973;107(4):611-2.
18. Krause R, Reisinguer EC, Zenahlik P, Krejs GJ. The Beetle Anthrerus verbasei causing proctitis and perianal itching.scand. J Gastroenterol. 1998;33(8):894-5.
19. Alexander-Willians J. Pruritus ani. What to do, what not to do to control this infernal itch. Postgrad Med. 1985;77:56-9.
20. Caplan RM. The irritant role of feces in the genesis of perianal itch. Gastroenterology. 1966;50:19-23.
21. Khubchandani IT. Pruritus ani. In: Anais of 7th Annual Colorectal Disease Symposium. Florida: Cleveland clinic; 1996. p. 409-14..
22. Silverman SH, Young DJ, Allan A, Ambrose NS, Keighley MR. The fecal microflora in pruritus ani. Dis Colon Rectum. 1989;32(6):466-8.
23. Farouk R, Duthie GS, Pryde A, Bartolo DC. Abnormal transient internal sphincter relaxation in idiopathic pruritus ani: physiological evidence from ambulatory. Brit J Surg. 1994;81(4):603-6.
24. Keighley MRB, Williams NS. Pruritis ani. In: Keighley MRB, Williams NS. Surgery of the Anus Rectum and Colon. London: WB Saunders; 1997;20(1):503-15.
25. Oliet EJ, Estes AS. Perianal comedones associated with chronic topical fuorinated steroid use. J Am Acad Dermatol. 1982;7(3):405-7.
26. Abu-Asi MJ, White IR, McFadden JP, White JML. (2016), Patch testing is clinically important for patients with peri-anal dermatoses and pruritus ani. Contact Dermatitis. 74: 298-300.
27. Lochridge Jr E. Pruritis aniperianal psoriasis. South Med J. 1969;62:450-2.
28. Grosshans E, Jenn P, Baumann R, Weill JP, Basset A. Anal symptoms of gastrointestinal diseases. Ann Dermatol Venereol. 1979;106:25-30.
29. Cordeiro F, Silveira GM, Santos JCM, Nogueira LAL, Moreira C. Tribuna livre: como eu faço .Rev Bras Coloproct. 1996;16(3):155-8.
30. Lee KC, Su WP, Muller AS. Multicentric cloacogenic carcinoma: report of a case with anogenital pruritus at presentation. J Am Acad Dermatol. 1990;23:1005-8.
31. Stevens HP, Ostlere LS, Rustin MH. Perianal bowenoid papulosis presenting with pruritus ani. Br J Dermatol. 1993;129:648-9.
32. Pirone E, Infantino A, Masin A, Melega F, Pianon P, Dodi G, et al. Can proctological procedures resolve perianal pruritus and mycosis? A prospective study of 23 cases. Int J Clorectal Dis. 1992;7(1):18-20.
33. Devera R, Pérez C, Ramos Y. Enterobiasis en escolares de Ciudad Bolivar, Estado Bolivar, Venezuela. Bol Chil Parasitol. 1998;53:14-18.
34. Nuñez FA, Hernández M, Finely CM. A longitudinal study of enterobiases in three they care centers of Havana city. Rev Inst Med Trop. 1996;38(2):129-32.
35. Dodi G, Pirone E, Bettin A, Veller C, Infantino A, Pianon P, et al. The mycotic flora in proctological patients with and without pruritus ani. Br J Sung. 1985;72:967-9.
36. Weismann K, Petersen CS, Roder B. Pruritus ani caused by Beta-Haemolytic Streptococci. Letter Acta Derm Venereol. 1996;76:415.
37. Hejna M, Valencak J, Raderer M. Anal pruritus after cancer chemotherapy with gemcitabine. (Letter). N Engl J Med. 1999;340(8):655-6.
38. Godoy JA, Mazon E. Tratamento do prurido anal. In: Cruz GMG. Coloproctologia Terapêutica. Rio de Janeiro: Revinter; 2000. p. 2229-37.
39. Ball CB. The rectum: Its desease, and developmental defect. Londom: Hodder and Stoughton; 1908.
40. Farouk R, Lee PWR. Intradermal methylene blue injection for the treatment of intratable idiopathic pruritus ani. Brit J Surg. 1997;4:670.

41. Eusebio EB, Graham J, Mody N. Treatment of intractable pruritus ani. Dis Colon Rectum. 1990;33:770-2.
42. Kim JH, Kim DH, Lee YP. Long-term follow-up of intradermal injection of methylene blue for intractable, idiopathic pruritus ani. Tech Coloproctol. 2019;23:143-149.
43. Fourzali K, Golpanian RS, Yosipovitch G. Dupilumab use in atopic der_matitis and beyond in skin diseases. Immunotherapy. 2020;12:1221-35.
44. Bissonnette R, Papp KA, Poulin Y, Gooderham M, Raman M, Mallbris L, et al. Topical tofacitinib for atopic dermatitis: a phase II a randomized trial. Br J Dermatol. 2016;175:902-11.
45. Nakagawa H, Nemoto O, Igarashi A, Saeki H, Kaino H, Nagata T. Delgocitinib ointment, a topical Janus kinase inhibitor, in adult patients with moderate to severe atopic dermatitis: a phase 3, randomized, double-blind, vehicle-controlled study and an open-label, long-term extension study. J Am Acad Dermatol. 2020;82:823-31
46. Kim BS, Sun K, Papp K, Venturanza M, Nasir A, Kuligowski ME. Efects of ruxolitinib cream on pruritus and quality of life in atopic dermatitis: results from a phase 2, randomized, dose-ranging, vehicle- and active-controlled study. J Am Acad Dermatol. 2020;82:1305-13
47. Lee J, Shin JU, Noh S, Park CO, Lee KH. Clinical efcacy and safety of naltrexone combination therapy in older patients with severe pruritus. Ann Dermatol. 2016;28:159.
48. Elmariah S, Chisolm S, Sciascia T, Kwatra SG. Modulation of the kappa and mu opioid axis for the treatment of chronic pruritus: a review of basic science and clinical implications. JAAD Int. 2022;7:156-63.

INFECÇÕES SEXUALMENTE TRANSMISSÍVEIS

CAPÍTULO 57

SEÇÃO 57-1

ASPECTOS GERAIS, DOENÇAS MAIS COMUNS E NEOPLASIAS MALIGNAS

Sidney Roberto Nadal ▪ Carmen Ruth Manzione Nadal

INTRODUÇÃO: ASPECTOS GERAIS E DOENÇAS MAIS COMUNS

O segmento anorretal tem sido utilizado cada vez mais para proporcionar prazer erótico. Como consequência, houve aumento da incidência das doenças sexualmente transmissíveis (DST) na região. Afecções clássicas como gonorreia, sífilis e cancroide estavam quase desaparecidas na maioria dos países industrializados, devido às campanhas de prevenção e ao tratamento com antimicrobianos. Entretanto, têm aumentado em taxas epidêmicas decorrentes da pobreza, desinformação, desintegração social, prostituição, promiscuidade sexual e automedicação.[1] Aliado a esses fatores, a infecção pelo vírus da imunodeficiência humana (HIV) influencia na aquisição, na gravidade, na transmissão e na resposta do hospedeiro para ampla variedade de DST que, por sua vez, auxiliam na contaminação pelo HIV.[2]

Segundo a Organização Mundial da Saúde (OMS), o tratamento das DST deve obedecer alguns critérios ideais para a seleção de medicamentos, tais como: alta eficácia (índice de cura pelo menos 95%); baixo custo; nível de toxicidade aceitável; resistência microbiana improvável ou retardada; dosagem única e ausência de contraindicação para gestantes ou mulheres que estejam amamentando.[3] Infelizmente, os antimicrobianos e quimioterápicos de baixo custo não têm mais a elevada taxa de cura que apresentavam, provavelmente devido ao uso impróprio e à automedicação, que induzem à resistência ao medicamento.[3] Entretanto, a eficácia é o fator crítico para a escolha do melhor esquema entre os disponíveis. Seguindo esses critérios, comentaremos as doenças venéreas mais comuns e suas opções de tratamento.

DOENÇAS ULCERATIVAS

O perfil etiológico das úlceras anogenitais parece estar mudando. O agente etiológico mais comum é o HSV-2 e o *Haemophilus ducrey* tem sido menos frequente.[4] Na África subsahariana, a incidência do cancroide caiu de 25%, em 1993, para 1%, em 2002, enquanto as lesões herpéticas aumentaram de 23% para 58%.[5] Mas, alguns autores citaram o cancroide como doença fortemente associada à transmissão do HIV e que sua incidência é subestimada.[5] A proporção dos cancros sifilíticos permaneceu similar, embora haja relatos do aumento de 10 vezes na sua prevalência, entre 1999 e 2003, principalmente entre os homossexuais masculinos HIV-positivo.[4] Além disso, as úlceras anogenitais aumentam o risco de infecção pelo HIV e, o HSV-2 foi detectado em taxas mais altas entre os doentes infectados pelo HIV, quando comparados com os não infectados.[2]

As DST do tipo úlcera têm períodos de incubação e aspectos clínicos diferentes. No entanto, a associação das várias DST e a presença de infecção secundária dificulta o diagnóstico clínico correto. Dessa maneira, é importante pesquisar o agente etiológico de maneira rápida, simples e pouco onerosa, possibilitando diagnóstico seguro e tratamento eficaz.

As lesões ulceradas da região anal podem apresentar vários agentes etiológicos concomitantes. Dessa forma, utilizamos o citodiagnóstico de Tzanck para diagnóstico dessas DST. Para pesquisa de *Haemophilus ducrey*, agente etiológico do cancro mole, podemos colher a secreção e submetê-la à coloração de Gram. A seguir, tentamos identificar o *Treponema pallidum*, agente etiológico do cancro duro. Nesses casos, retiramos material da úlcera após umedecê-la com gaze embebida em éter e, em seguida, acrescentar gota de solução fisiológica na lesão. Devemos evitar que haja sangramento na hora da coleta para não dificultar a leitura no microscópio. Aguardamos 30 segundos antes de coletar, com alça de platina, a linfa que surge no meio da úlcera, e examinamos com microscopia de campo escuro. Também procuramos o *Calymmatobacterium granulomatis*, agente etiológico da Donovanose, corando o material com os métodos de Leishman ou de Giemsa. Por fim, avaliamos a presença da célula de Tzank, indicadora da presença de inclusão viral, cujo agente etiológico mais comum é o HSV-2. Todavia, o diagnóstico do herpes simples deve ser confirmado com testes sensíveis, como cultura do vírus em tecido ou teste específico do HSV-2.[5]

Em relação ao citomegalovírus, alguns autores citaram-no como agente oportunista, proveniente de lesões clínicas à distância.[5] Já as úlceras provocadas pelo HPV não são comuns e podem ser confirmadas com biópsia e técnicas de biologia molecular.

Acreditamos que a abordagem etiológica define o tratamento mais eficaz e, com a possibilidade dos exames microbiológicos no momento da consulta, evitará a disseminação da doença. Temos conseguido os resultados em até 30 minutos e sugerimos a implantação de laboratórios para esse rastreamento. Nos casos duvidosos, nas falhas terapêuticas ou na suspeita de neoplasia, sugerimos biópsias da lesão para o diagnóstico correto.

Gonorreia

Também conhecida como blenorragia, é doença bacteriana causada pela ***Neisseria gonorrhoeae***, o gonococo, diplococo Gram-negativo que tem predileção por infectar epitélio colunar ou membranas epiteliais de transição, permitindo alcançar o reto e o canal anal. Embora seja mais diagnosticada sob a forma de retite, pode provocar úlceras rasas, irregulares com hiperemia na borda. A contaminação ocorre por contato direto, mas mulheres com doença genital podem contaminar a região anal por continuidade ou autoinoculação.[6]

Após 36 horas de inoculação, o gonococo atravessa o epitélio e atinge a submucosa, provocando criptite ou retite em 5 a 7 dias. Os doentes referem tenesmo acentuado e secreção retal mucossanguinolenta ou mucoide. A presença de retite com secreção espessa e amarelada é característica da doença.[6] O anuscópio deve ser lubrificado com água, pois muitos géis e cremes contêm antimicrobianos que podem prejudicar o resultado das culturas.

O diagnóstico é clínico e laboratorial. A pesquisa do diplococo Gram-negativo na bacterioscopia da secreção confirma a hipótese diagnóstica e o meio de Thayer-Martin é o específico para a cultura.

Há resistência do agente aos antimicrobianos convencionais. Várias são as drogas utilizadas para o tratamento. Entretanto, devemos estar cientes do alto índice de infecção concomitante por Clamídia. Por este motivo, o Ministério da Saúde recomenda ciprofloxacina, 500 mg, dose única, mais azitromicina 1 g, dose única e via oral, ou doxiciclina 100 mg, 12/12 horas, durante 7 dias.[7] Tem sido descrita a resistência à ciprofloxacina em até 10% dos doentes, o que fez com que sua prescrição isolada venha sendo evitada para essa doença. A ceftriaxona, 250 mg, ou espectinomicina, 2 g, ambas em dose única e por via intramuscular também podem ser usadas.[2] Uma das vantagens da ceftriaxona é sua eficácia na doença associada na faringe. O tratamento deve ser o mesmo para os infectados pelo HIV.

Sabe-se que 35% dos doentes têm recidivas. Para melhor combate da doença e para evitar reincidência devemos, ainda, procurar identificar e tratar os parceiros sexuais. A persistência dos sintomas, após tratamento adequado, alerta para a possibilidade de doenças associadas e o reto deverá ser minuciosamente examinado.[4]

Sífilis

A sífilis anal primária é comum nos praticantes do sexo anal receptivo sem proteção. É causada pelo ***Treponema pallidum***, espiroqueta que provoca úlcera (cancro duro), geralmente única, no ânus ou no canal anal, 2 a 6 semanas após o contato.[8] Os cancros não tratados cicatrizam espontaneamente em 3 ou 4 semanas. Após 2 a 8 semanas poderá instalar-se o secundarismo sifilítico e, em 10% a 20% dos casos, aparecem lesões elevadas nas áreas de contato (margem anal e sulco interglúteo), chamadas de condilomas planos.[9]

Como a doença revela lesões de morfologia variada, devemos suspeitar de sífilis naqueles que praticam sexo anal receptivo e que tenham úlceras perianais. Nos doentes HIV-positivo, a evolução para as formas tardias, incluindo a neurossífilis, é mais frequente e ocorre de maneira muito rápida. Por esse motivo, a pesquisa no líquor está indicada nessa população.[10] É comum haver a concomitância da doença primária e das formas tardias, pela imunodepressão.

O diagnóstico na fase primária é feito com a pesquisa do treponema em campo escuro ou com a coloração com sais de prata do material colhido do fundo da lesão. Os testes sorológicos são úteis após 4 ou 6 semanas e confirmam a doença nas fases mais tardias.[9]

O tratamento de escolha, na fase primária, é a penicilina benzatina, 2,4 milhões de unidades, em dose única, por via intramuscular. Não foram descritas cepas resistentes. Nos doentes alérgicos à penicilina, eritromicina ou tetraciclina, 2 g diárias (500 mg, em intervalos de 6 horas), ou doxiciclina, 100 mg, a cada 12 horas, por via oral durante 15 a 20 dias são preconizados. O tratamento nos doentes HIV-positivo deverá ser o mesmo.[7] Entretanto, apesar da penicilina diminuir os títulos séricos do VDRL, mostrou-se inadequada, em alguns doentes HIV-positivo, na prevenção de recidiva clínica e sorológica.

Em metade dos doentes tratados aparece reação caracterizada por febre, lesões cutâneas, artralgia e adenopatia. Recebe o nome de reação de Jarisch-Herxheimer e ocorre por ocasião da destruição dos espiroquetas, cujas proteínas determinam reação antígeno-anticorpo.[11] É autolimitada e deve ser tratada com analgésicos e hidratação endovenosa. Corticosteroides podem ser necessários.

Para controle de cura é necessária a dosagem dos títulos de VDRL pelo menos a cada 3 meses até completar 1 ano. Entretanto, podem manter-se elevados até 18 meses. O importante é que venham decrescendo. É desejável que os títulos permaneçam positivos até em 1:4.[9] Nos doentes HIV-positivo, com imunodepressão, tanto os testes treponêmicos quanto os não treponênicos podem ser falso-negativos. Os doentes imunocompetentes, com VDRL que permanece elevado, devem ter o líquor examinado para afastar neurossífilis.[10]

A invasão do líquido cefalorraquidiano (LCR) pode ocorrer nas fases iniciais da doença, após bacteremia, em 20% dos casos. A infecção persistirá em poucos doentes, com risco de evoluir para neurolues quando não tratados. Em outros, o agente persistirá por meses após o tratamento, sem causar sinais ou sintomas neuropsiquiátricos, mesmo quando os testes treponêmicos indicarem cura sorológica.[10]

As formas clínicas da neurolues apresentam diversos padrões. A forma primária surge desde poucas semanas a anos depois da infecção inicial e acomete as meninges. As síndromes incluem a meningite sifilítica (geralmente associada a neuropatias cranianas), a sífilis meningovascular (associada a acidentes isquêmicos), ou a neurossífilis assintomática. A fase tardia ocorre desde anos até décadas após o contágio sob a forma de doença gomosa cerebral, como as formas parenquimatosas clássicas que afetam o cérebro (paresia geral e encefalite sifilítica), ou espinhal, atacando a medula espinhal e as raízes nervosas (*tabes dorsalis*). Essa última manifestação tornou-se incomum após o início da era dos antibióticos. Pode ainda apresentar deterioração cognitiva progressiva com episódios de delírio semelhante ao mal de Alzheimer, como também quadro focal agudo similar a um íctus, ou como quadro multifocal recidivante que lembra a esclerose múltipla. Alguns indivíduos mostram distúrbios psiquiátricos associados, como depressão, mania, psicose indistinguível de esquizofrenia e transtornos de personalidade. Esse polimorfismo faz com que essa enfermidade faça parte do diagnóstico diferencial de quase todas as síndromes neurológicas.[10]

O diagnóstico da neurolues ou sua exclusão continuam de difícil solução. O *T. pallidum* não pode ser cultivado *in vitro* e as técnicas microscópicas são trabalhosas. Então, o diagnóstico depende dos testes sorológicos e do exame do LCR. É descrito que a análise liquórica pode ser benéfica em portadores da sífilis primária. Estudos avaliando portadores de sífilis latente ou de duração desconhecida observaram VDRL positivo no líquor, confirmando neurolues entre 16,2% e 21% dos doentes. E o agente foi isolado no líquor de 30% dos doentes de sífilis primária ou secundária não tratados. Entretanto, a neurolues é improvável quando o VDRL sérico estiver negativo. Nesses casos, a punção do líquor não é recomendada.[10]

O exame do LCR deveria ser realizado em todos os doentes com sorologia positiva para sífilis, ou doença neuropsiquiátrica, ou oftálmica, ou terciária, naqueles em que a terapia falhou e nos doentes infectados pelo HIV com sífilis latente ou de duração ignorada. O diagnóstico pode ser feito com razoável certeza quando houver síndrome neuropsiquiátrica associada com VDRL liquórico positivo. Mesmo com VDRL negativo no líquor, mas com FTA-abs (*fluorescent treponemal antibody absorption test*) positivo, quando associado ao aumento liquórico das células, das proteínas ou do IgG, a doença está confirmada.[10] O CDC (Center for Disease Control, EUA) e outros órgãos recomendam que os indivíduos com titulações plasmáticas não decrescentes por duas ou mais diluições em 3 meses pós-tratamento para sífilis primária ou secundária devem ser avaliados por falha de tratamento e a punção lombar estará indicada. As sequelas severas observadas após falha terapêutica descrita em alguns doentes soropositivos indicam a importância de seguimento rigoroso.[2] Para tratamento está indicada a penicilina cristalina, 4 milhões UI, endovenosas, a cada 4 horas, durante 10 a 14 dias, ou, em caso de impedimento da penicilina, ceftriaxona, 2 g, endovenosas, ao dia, durante o mesmo período.[2]

Nos doentes HIV-positivos, espera-se que o VDRL liquórico normalize 2,5 vezes mais lentamente que na população soronegativa. E, quando as contagens séricas dos linfócitos T CD4+ forem inferiores a 200 células/mm^3, esse teste regulariza menos 3,7 vezes que naqueles que têm mais que 200 dessas células/mm^3. Doentes soropositivos para o HIV têm maior chance de desenvolver neurolues, sendo importante afastar o diagnóstico em todos esses casos, mesmo na doença primária.[10]

Entretanto, punção liquórica em todos os coinfectados HIV/sífilis é controversa. Diretrizes atuais especificam indicações para a mesma, mas são pouco claras quanto à recomendação em certas situações clínicas como sífilis precoce sem envolvimento neurológico. De qualquer forma, os testes treponêmicos não reativos no LCR auxiliam na exclusão do diagnóstico de neurolues em doentes com sífilis primária, evitando complicações neurológicas e psiquiátricas no futuro.

Cancroide

O cancroide, também chamado de cancro mole, é incomum na região anorretal. É causado pelo ***Haemophilus ducreyi***, bactéria Gram-negativa. Após 2 a 30 dias de inoculação, determina pequenas úlceras dolorosas cobertas por exsudato necrótico. É descrito que o cheiro característico de "peixe podre". São invasivas e podem causar abscesso secundário e fístula. A adenite inguinal, eventualmente com supuração, ocorre em 30% a 50% dos doentes.[12]

O diagnóstico é clínico e laboratorial. A pesquisa do bacilo Gram-negativo intracelular na secreção do fundo da úlcera ou do material aspirado do bubão. A cultura éo método mais sensível, porém, mais difícil pelas características do hemófilo. A PCR é o padrão-ouro para diagnóstico, todavia, é menos solicitada pelo custo elevado.[4]

O tratamento pode ser feito com azitromicina, 1 g, via oral, dose única; ou ciprofloxacina, 500 mg, via oral, a cada 12 horas, durante 3 dias; ou eritromicina (estearato), 500 mg, por via oral, quatro vezes ao dia por 7 dias, ou ceftriaxona, 250 mg, por via intramuscular, dose única.[7]

Nos Estados Unidos, para os doentes infectados pelo HIV, é indicado o uso de ceftriazona 250 mg, intramuscular, dose única, associado ou não à eritromicina, 500 mg, quatro vezes ao dia durante 7 dias. Os pacientes com supuração dos linfonodos inguinais deverão ser tratados com aspiração.[2]

Linfogranuloma Inguinal

O linfogranuloma venéreo (LGV) é causado pelos sorotipos L1, L2 ou L3 da bactéria Gram-negativa intracelular ***Chlamydia trachomatis.*** Possui caráter endêmico em partes da África, Ásia, América do Sul e Caribe, e é rara em países industrializados.[13] No entanto, a partir de vários casos diagnosticados em homossexuais masculinos, na Holanda, em 2004, essa doença vem sendo notificada por outros países europeus, da América do Norte e Austrália.[14]

As lesões causadas por clamídia não LGV deixam a mucosa eritematosa e raramente causam úlceras. Já, os doentes com LGV têm a mucosa mais friável e semelhante à da doença de Cröhn. Geralmente, o local da inoculação passa despercebido e a adenopatia é o achado clínico mais importante.[13] A proctite aparece 1 a 2 semanas após o contato sexual anal penetrante.[14]

Após período de incubação, que dura de 3 a 30 dias, na doença primária, surge pápula que pode ulcerar no local da inoculação, na margem anal. Entretanto, essa etapa pode não ocorrer ou passar despercebida. A linfadenopatia inguinal é a manifestação clínica mais comum, surgindo semanas após a lesão primária. Tratam-se de gânglios dolorosos e unilaterais que podem formar abscessos e perfurar (bubões). A biópsia dos linfonodos revela área de necrose rodeada por proliferação epitelioide e endotelial. As proctites hemorrágicas ocorrem por inoculação direta e são mais comuns naqueles que praticam sexo anal. As lesões simulam aquelas das doenças inflamatórias dos intestinos. Nesses casos, não há comprometimento inguinal, uma vez que a drenagem linfática não segue para esse local. O envolvimento anorretal no LGV é raro, porém os recentes surtos da doença dos países desenvolvidos possuem essa característica.[13]

O LGV pode tornar-se crônico quando não tratado e provocar obstrução linfática por fibrose causando elefantíase genital em ambos os sexos. Além disso, o acometimento retal pode levar à formação de fístulas, abscessos e causar estenose do reto e do canal anal.

O reconhecimento dos casos de LGV é prejudicado, pois a doença não é comum e os profissionais de saúde não estão familiarizados com seus sinais e sintomas. O diagnóstico deve ser feito com base nas manifestações clínicas dos doentes, associado à identificação da *C. trachomatis* no local da infecção, por sorologia ou preferencialmente pela reação em cadeia da polimerase (PCR) no material colhido com *swab*, que pode detectar o agente e seus sorotipos L1, L2 e L3.[13] Na prática clínica habitual, a detecção pelo DNA não tem sido feita rotineiramente, pois está vinculada somente aos centros de pesquisa. Por isso, o método mais usado, apesar da baixa especificidade, é a sorologia com imunofluorescência direta, ou fixação de complemento, associada ao quadro clínico.[4] Pela falta de um teste diagnóstico rápido e de uso difundido, os doentes com quadros sugestivos de LGV devem receber terapia antimicrobiana durante pelo menos 3 semanas.[13] Há autores fazendo a mesma recomendação nas retites detectadas durante a retoscopia, na presença de mais de 10 leucócitos por campo nas amostras colhidas com *swab*.[14]

O tratamento cura a infecção e previne danos aos tecidos. O antimicrobiano de escolha é a doxiciclina, 100 mg, usada por via oral duas vezes ao dia durante 3 semanas.[7] Outros antimicrobianos são o tianfenicol, 1,5 g/dia, 14 dias; ou sulfametoxazol 800 mg + trimetoprim 160 mg, 2 × ao dia, 14 dias, ambos por via oral. A azitromicina 1 g, via oral, uma vez por semana, durante 3 semanas, mostrou sucesso, segundo alguns, embora não haja estudos bem controlados confirmando sua eficácia em doentes soropositivos para o vírus da imunodeficiência humana (HIV). A eritromicina oral de 500 mg, tomadas quatro vezes ao dia, durante 3 semanas, é tratamento alternativo, mais bem indicado para gestantes.[2] Os pacientes serão acompanhados até que os sinais e sintomas desapareçam. Os gânglios inflamados devem ser drenados ou aspirados através da pele íntegra, para evitar a ocorrência de fístulas e ulcerações.

Tão importante quanto a cura é a pesquisa da infecção nos parceiros sexuais dos últimos 30 dias antes do aparecimento dos primeiros sintomas. Essas pessoas devem ser examinadas e testadas para infecção pela *Chlamydia*, além de receber medicação em caráter profilático.[2,4]

Donovanose

É uma infecção granulomatosa crônica causada pelo ***Calymmatobacterium granulomatosis*** (***Donovania granulomatosis***), bacilo Gram-negativo. A doença tem evolução lenta e necessita de vários meses para o aparecimento dos tumores endurecidos, de cor avermelhada brilhante, na região anorretal. Tende a formar fibrose, provocando deformação e estenose anorretal. As lesões de longa duração poderão ser infectadas por outros microrganismos, que são os responsáveis pela formação de úlceras e necrose, tendo como consequência as deformações e a fistulização.[15] O aspecto de carcinoma pode induzir ao erro diagnóstico, e terapêutico, e faz parte do diagnóstico diferencial da donovanose.

O diagnóstico é firmado pela observação dos corpúsculos de Donovan no esfregaço obtido da úlcera, bem como pela coloração de Giemsa ou Whight nos cortes histopatológicos.[5]

Para tratamento, recomendam-se antimicrobianos até a cura do processo, pelo menos 21 dias. Estão indicados: doxiciclina 100 mg, 12/12 h; sulfametoxazol 800 mg + trimetoprim 160 mg, 12/12 h; ciprofloxacina 750 mg 12/12 h; tianfenicol granulado 2,5 g, no primeiro dia, e 500 mg, 12/12 h; eritromicina (estearato), 500 mg, 6/6 h; ou tetraciclina, 500 mg, 6/6 h.[2,7]

A extirpação cirúrgica pode ser feita como coadjuvante do tratamento medicamentoso, nos doentes com lesões exuberantes. Felizmente, a doença tornou-se rara.

Herpes Simples

O herpes simples perianal é causado por vírus de nome semelhante à doença: ***Herpes simplex*** (HSV). São dois os genotipos do HSV, o tipo 1, mais associado ao herpes labial, e o tipo 2, que determina lesões anogenitais. Entretanto, devido ao hábito orogenital, o HSV tipo 1 tem sido responsável por 10% das lesões perianais.[16] As lesões herpéticas típicas mostram-se como múltiplas ulcerações arredondadas e rasas localizadas na margem e no canal anal. As lesões surgem entre 4 dias e 3 semanas após a inoculação. A doença manifesta-se inicialmente com o surgimento de múltiplas vesículas que, ao se romperem, formam ulcerações dolorosas, arredondadas e rasas, acompanhadas por prurido e secreção, que tendem a coalescer, formando úlceras maiores.[5] Todavia, pelo fato de raramente observamos vesículas, por ocasião do exame, e pela elevada frequência de infecções secundárias, há necessidade de alto índice de suspeição para o diagnóstico.[5] Pode haver linfadenopatia inguinal bilateral. Quando as lesões atingem o canal anal ou a mucosa retal, o doente queixa-se de tenesmo e dor à evacuação. A retoscopia mostra proctite ulcerativa, geralmente confinada ao reto. A doença, porém, pode curar-se espontaneamente após 2 ou 3 semanas. A infecção tem caráter recidivante, na dependência de inúmeros fatores que causam queda da imunidade, incluindo as afecções sistêmicas, exposição demasiada aos raios ultravioleta, tensão emocional e traumas mecânicos.[4,5,16]

O diagnóstico é feito pelo isolamento do HSV em cultura, mas o exame antomopatológico, revelando células gigantes e multinucleadas, e a imunofluorescência direta, feita no material de biópsia, são sugestivos.

O tratamento de escolha é feito com aciclovir oral, 200 mg, 4/4 h, 5× por dia, ou 400 mg, 8/8 h, durante 7 dias.[7] Pode-se associar o produto tópico, também aplicado a cada 4 horas, 5x por dia.[5] Ou valaciclovir, 500 mg, via oral, 12/12 horas, durante 7 dias, ou ainda o famciclovir, 250 mg, 8/8 horas, durante 7 dias.[5] O uso crônico de aciclovir tópico parece evitar ou aumentar o período entre as recidivas. Nos casos refratários, o aciclovir, 5 a 10 mg/kg, endovenoso, 8/8 h durante 5 a 7 dias, ou até o desaparecimento das lesões, pode ser usado, bem como a ressecção cirúrgica.

Na experiência de nossa equipe, a presença de múltiplas ulcerações rasas, arredondadas, secretantes e dolorosas na margem anal sugere a etiologia herpética. Nas lesões com essas características, fazemos o raspado da ferida, ou da vesícula, para coloração de Giemsa e diagnóstico de certeza. Como pode haver demora no início do tratamento, prolongando a sintomatologia, iniciamos o tratamento empírico. Praticamos a biópsia nos casos duvidosos e o estudo imuno-histoquímico esclarece o diagnóstico. Utilizamos aciclovir creme tópico, cinco aplicações diárias, até 3 dias após a epitelização completa de todas as feridas, o que ocorre em até 2 semanas. Não associamos a medicação por via oral, pois notamos que o desaparecimento das lesões ocorre em tempo semelhante ao dos doentes que recebem apenas o aciclovir creme tópico. É comum observarmos infecções secundárias e associação com outras doenças, principalmente condilomas, fissuras, monilíase e sífilis, que poderão ser causas de falha no tratamento do herpes.

DOENÇAS TUMORAIS

Molusco Contagioso

O molusco contagioso é causado pelo poxvírus, que é transmitido por contato direto. Caracteriza-se por lesão indolor, arredondada, elevada e umbilicada, com até 3 milímetros de diâmetro. Quando localizado na região perianal pode ter sido inoculado por contato sexual. Nos doentes portadores da síndrome da imunodeficiência adquirida (AIDS) são observadas lesões múltiplas que acometem principalmente o rosto e o pescoço. Nestes doentes, toda a extensão da pele deve ser examinada para mapeamento e tratamento.[17]

A biópsia confirma o diagnóstico e deve ser feita principalmente nos portadores do HIV, nos quais as infeções criptocócicas cutâneas podem simular o molusco contagioso.

Apesar do caráter benigno e autolimitante, o tratamento previne a progressão da doença e pode ser indicado por razões estéticas ou higiênicas. A destruição pelo fenol, a remoção cirúrgica, a cauterização ou a crioterapia são as modalidades terapêuticas utilizadas.[17]

Doenças Causadas pelo Papilomavírus Humano (HPV)

É o agente sexualmente transmitido mais comum. Dados da literatura especializada referem que 70% da população adulta mundial, sexualmente ativa, já teve contato com esse agente infeccioso. Mais de 100 tipos de HPV já foram descritos e cerca de 30 deles acometem a região anogenital. Destes, os mais comuns são os tipos 6 e 11, que estão associados à baixo risco para neoplasias, os tipos 16, 18, 35, 53, com alto risco.[18] Os outros tipos causam doenças em vários locais do organismo, incluindo a pele e as mucosas. Na região anogenital, o agente pode causar doenças com variada morfologia.

Condilomas Acuminados

Atualmente, é a DST mais comum, cuja incidência, relatada na literatura varia de 15,7% a 38%. Além disso, 50% dos homens que fazem sexo com homens (HSH) e portadores de condilomas acuminados perianais são soropositivos para o HIV.[19]

O diagnóstico na maioria das vezes é clínico. Apresentam morfologia variada. Mostram lesões papilares, geralmente múltiplas, que podem coalescer formando grandes tumores vegetantes, ou ainda achatadas, cobrindo a superfície cutaneomucosa, com aspecto aveludado. O exame histopatológico revela os coilócitos, células com número grande e halo claro, que são características da doença. As verrugas também podem ocorrer à distância e observamos associação com condilomas na cavidade oral em 8% dos casos, no pênis de 30% dos homens e na vulva e na vagina em 40% das mulheres, sugerindo que devam ser pesquisadas de rotina.[20]

Existem diversas modalidades de tratamento incluindo medicações tópicas, como o ácido tricloroacético (ATA), podofilina, 5-fluoruracil (5FU), podofilotoxina e métodos ablativos como a excisão cirúrgica e fulguração, crioterapia e ablação com *laser*, além de drogas imunomoduladoras como o imiquimode e o interferon, associados ou não aos tratamentos convencionais.[20]

A podofilina é o agente citotóxico mais utilizado. A aplicação semanal da substância a 20% ou 25% em etanol, vaselina líquida, óleo de amêndoa doce ou tintura de benjoim pode ser eficaz na maioria das verrugas externas. Quando diluído em álcool tem ação mais rápida, porém é mais agressiva à pele. Já, a solução oleosa, apesar de ação mais lenta, é menos lesiva por fixar-se mais sobre as lesões verrucosas. O produto de ser lavado após 4 a 6 horas para prevenir lesões dérmicas dolorosas. Tem baixo custo e a vantagem de ser aplicável com um mínimo de sintomas locais. Tem a desvantagem de não poder ser indicado em superfícies mucosas e em gestantes. Quando em dosagem excessiva, principalmente se pincelada em mucosas, pode determinar efeitos sistêmicos nefrotóxicos e neurotóxicos, como neurites, paralisias, parestesias e coma. Durante a gravidez pode provocar abortamento, parto prematuro, morte fetal e alterações mutagênicas.[20] Também é descrito o aparecimento de lesões displásicas nas biópsias após seu uso, sendo que há retorno à normalidade em 3 meses. Devido a isso, devemos ser cautelosos ao interpretar o resultado do exame histológico, caso o produto tenha sido utilizado naquele intervalo de tempo.

O ATA, usado na concentração de 40% a 60%, é agente muito cáustico, podendo causar dor e danos à pele sadia. Entretanto, não provoca alterações sistêmicas ou no feto, podendo ser aplicado durante a gestação e em verrugas localizadas no canal anal e na mucosa retal. É usado semanalmente e muitas vezes são necessárias várias sessões para a destruição completa das lesões.

O 5FU é medicação quimioterápica que pode causar lesões cutâneas dolorosas sem ser mais eficaz que os demais métodos. É utilizado na forma de creme tópico ou em solução e está mais indicado em lesões uretrais e vesicais, embora não exista esquema terapêutico ideal.

A solução de podofilotoxina a 0,5% é utilizada em duas aplicações diárias por 3 dias, repetindo-se semanalmente, até o desaparecimento dos condilomas. A literatura refere eficácia semelhante à da podofilina, ressaltando o seu custo mais elevado.[21]

Os interferons (IFN) têm mostrado propriedades antivirais contra essas infecções. O IFN-beta intralesional, 3 milhões de unidades, aplicado 3 vezes por semana, num total de 12 injeções, mostrou eficácia, reduzindo em até 50% a área dos condilomas, com poucos sintomas colaterais, que incluem cefaleia e astenia. Já, o IFN-alfa pode ser indicado para condilomas, mas é caro, de ação muito lenta, de difícil uso, associado com efeitos colaterais sistêmicos e taxa de recidiva elevada (50% a 85%). O IFN-beta mostrou-se mais efetivo e menos tóxico que os IFN-alfa ou gama.[21]

O imiquimode é quimioterápico, imunoestimulante com atividade antitumoral e antiviral. Tem ação imunomoduladora, através da atividade agonista no receptor 7 dos monócitos, macrófagos e células dendríticas (Langerhans), ativando a imunidade inata e a celular pela indução das citocinas pró-inflamatórias, potencializando a resposta imunológica contra as células alteradas pelo HPV.[21]

A medicação é aplicada três vezes por semana, em noites alternadas, antes de dormir, lavando-se bem pela manhã, durante 8 a 16 semanas. Efeitos adversos ocorrem em 50% dos usuários da medicação, sendo a maioria deles efeitos locais como vermelhidão, queimação, irritação, ulceração e dor. Entre os sistêmicos (3% a 18%), os mais comuns são: a síndrome gripal, a cefaleia, tonturas e as alterações do trato gastrointestinal.[21]

O imiquimode promove redução qualitativa (diminuição de cepas mais virulentas) e quantitativa (redução do número dos tipos infectantes que coexistem) do HPV, diferente das outras formas de tratamento que não são imunomoduladoras. Comparando o tratamento tópico convencional (podofilina) com o imiquimode, observou-se a mesma efetividade em relação ao índice de cura, porém, com maior custo do segundo.

Os condilomas acuminados anogenitais tratados com imiquimode mostraram remissão entre 74% e 84%, sendo completa entre 25% e 77% dos doentes. Em imunocompetentes, atingiu 50% a 64% de resposta completa com até 16 semanas de tratamento e 13% de recidivas. Já, os imunodeprimidos mostraram menores taxas de remissão completa (31% a 46%), com índice de recidiva maior (29%).[21] Optamos pelo uso do imiquimode em pacientes com lesões multirrecidivadas e, como primeira opção, na papulose bowenoide. De qualquer forma, precisamos de estudos com maiores casuísticas para avaliar a eficácia dessa medicação, incluindo a incidência de recidivas e o tempo livre de novas lesões.

Em doentes imunodeprimidos com verrugas grandes e multicêntricas, o tratamento tópico geralmente falha e a ressecção com eletrofulguração é o tratamento de escolha por minimizar a perda tecidual. Ocorre menos recidiva com este método que após o tratamento medicamentoso tópico. O tratamento dos condilomas acuminados é frustrante porque a maioria das opções apresenta altas taxas de recidiva e causa desconforto para o paciente.[22]

As taxas de recidiva, que variam de 10% a 75%, não são muito precisas pois é difícil diferenciar as recidivas verdadeiras dos casos de reinfecção.[22] Os condilomas desaparecem em até 77% dos doentes tratados com podofilina e que a excisão cirúrgica foi eficaz em 93%, havendo recidivas em 65% e 29%, respectivamente, no seguimento de 1 ano.[22] O *laser* é acompanhado por mais dor e aparecimento mais rápido de recidivas que com eletrocautério. Outro risco é representado pelas partículas virais aerossolizadas na fumaça do *laser*, que podem acometer as vias respiratórias do operador. São recomendadas as máscaras especiais e os dispositivos com filtros próprios para evacuar a fumaça. A fumaceira proveniente do eletrocautério consiste em partículas maiores e parece não constituir problema.[20]

Vários fatores são associados à maior probabilidade dos doentes com condilomas acuminados perianais de desenvolver displasias. Homossexualismo masculino e soropositividade para HIV, imunodepressão, lesões verrucosas acima da linha pectínea e contagens de linfócitos T CD4 inferiores a 500/mm^3. Os estudos especializados mostraram entre 15% e 60% de displasias associadas à presença de condilomas acuminados perianais, 12% a 29% de displasias acentuadas ou neoplasias intraepiteliais de alto grau (NIAA) (carcinoma *in situ*) e carcinomas invasivos diagnosticados.[23] Entretanto, o tempo de aparecimento dos condilomas, tratamento tópico anterior e associação com outras doenças sexualmente transmissíveis não representam fatores de risco. Ainda restam dúvidas quanto à progressão da NIA de alto grau para carcinoma invasivo.[23] Segundo alguns autores, essa transformação era descrita apenas ocasionalmente devido à sobrevivência limitada dos doentes soropositivos e que, com o prolongamento do tempo de vida, os pacientes HIV-positivos ficarão expostos a risco aumentado de desenvolver neoplasias anais.[24] Nenhum de nossos doentes evoluiu para carcinoma invasivo em um seguimento variando de 10 a 14 anos, o que também foi relatado por outros autores.[25] Também observamos a associação de condilomas com sarcoma de Kaposi, a exemplo do citado na literatura. Em vários de nossos casos houve concomitância de condiloma com *papulose bowenoide*, fato este não registrado na literatura compulsada.

Acredita-se que a NIA seja a lesão precursora do carcinoma anal. Segundo a literatura, são encontradas entre 11% e 52% dos homens infectados pelo HIV, de 6% a 20% dos homens e 1% a 2,8% das mulheres sem essa infecção. Entre 8,5% e 13% das NIA de alto grau evoluirão para carcinoma invasivo, indicando a necessidade do rastreamento e do seguimento desses doentes para prevenção.[26] Não há tratamento satisfatório com baixos índices de morbidez e a recidiva é comum. Em geral, as formas de tratamento podem ser divididas em tópicas, entre elas, ácido tricloroacético, podofilina, podofilotoxina, imiquimod, terapia fotodinâmica, e ablativas, ou seja, excisão cirúrgica, ablação pelo *laser*, coagulação pelo infravermelho e eletrofulguração. Há, ainda, os que consideram aceitável a conduta expectante. O tratamento tópico se justifica pelo caráter multifocal da lesão e os ablativos têm taxas de complicação e recidiva muito semelhantes. De qualquer forma, doentes com qualquer anormalidade histológica necessitam seguimento adequado, principalmente com colposcopia e citologia anal.[27,28]

No Instituto de Infectologia Emílio Ribas, o tratamento consiste, inicialmente, de aplicações semanais de podofilina a 25%, em vaselina sólida, nas lesões da margem anal e de ATA a 95% nos condilomas localizados acima da linha pectínea. Devido à ação corrosiva do ATA, caso o doente refira dor, aplicamos solução de bicarbonato de sódio a 10%, que confere pronto alívio. Avaliamos os doentes após a quarta aplicação. Utilizamos esse esquema em todos os doentes, mesmo naqueles com verrugas volumosas e com indicação de tratamento cirúrgico.

As verrugas regrediram totalmente em 37,2% e diminuíram em tamanho e número em 43,1% de 105 doentes estudados prospectivamente. As aplicações de podofilina foram eficazes em 48,9% dos casos e de ATA em 33,3%. As lesões pequenas da margem anal desapareceram com essa conduta. Constatamos diminuição das lesões volumosas o que posteriormente facilitou a operação. O tratamento foi inútil em outros 9,6%. Neste grupo de pacientes, não observamos associação do estádio do HIV com a efetividade do tratamento tópico, nem com o aparecimento das recidivas.

Operamos os condilomas remanescentes. Os doentes foram submetidos à raquianestesia e colocados em posição de litotomia. Utilizamos técnica semelhante à de Thomson e Grace, na qual se injeta solução infinitesimal de adrenalina em água destilada, no subcutâneo, de modo que os condilomas estufem, expondo melhor os pedículos. As lesões verrucosas são seccionadas com tesoura, rente à pele, e a hemostasia dos pontos sangrantes é feita por eletrocoagulação. As lesões muito pequenas são tratadas por eletrofulguração. Enviamos os condilomas para exame anatomopatológico.

Encontramos frequências de NIA de baixo grau (19,2%) e de alto grau (16,4%), semelhantes à literatura. Embora a terapia antirretroviral para os doentes com HIV tenha providenciado melhora da imunidade, não reduziu a incidência das NIAs. Observamos que os doentes nas fases mais avançadas da infecção pelo HIV têm maior probabilidade de desenvolver displasias.

Indicamos o exame histológico em todos os doentes pela possibilidade de displasias e neoplasias, e seguimento ambulatorial longo e rigoroso devido à frequência das recidivas. Este último é realizado com o colposcópio e ácido acético a 3% para avaliar a margem e o canal anal e o raspado do canal anal para citologia oncótico.[27,28] Os exames são indicados quando as verrugas são erradicadas e a cada 6 meses, até que três avaliações consecutivas estejam normais. Temos observado lesões subclínicas em metade dos doentes, que são submetidos a novos tratamentos com tópicos.[28,29] A recidiva das verrugas em 12 meses reduziu de 51% para 22% com esse método de seguimento.[30]

Atualmente, não há forma efetiva para prevenção ou cura das manifestações do HPV. A infecção só pode ser evitada pela completa abstinência sexual, já que o tratamento consiste na remoção das células acometidas e no seguimento para detecção das recidivas.[31,32] As vacinas profiláticas prometem reduzir a incidência das doenças pelo HPV. Metanálise sugeriu que 80% dos carcinomas anais poderiam ser evitados pela vacinação contra os tipos 16 e 18,[33] assim como estudos prospectivos mostraram eficácia das vacinas bivalente e quadrivalente contra esses mesmos tipos virais, em 60% dos vaginais, 40% dos vulvares e em quase a totalidade dos carcinomas cervicais,[34] em mulheres com até 26 anos de idade. A vacina quadrivalente, que, além dos tipos 16 e 18 inclui o 6 e o 11, também se revelou eficaz contra as verrugas anogenitais.[35] Atualmente, essas vacinas estão disponíveis e podem potencialmente reduzir a incidência de todos esses carcinomas, mas apenas se aplicadas antes do início das atividades sexuais.[36]

Baseado nesses aspectos, a melhor estratégia seria vacinar as meninas entre os 8 e os 14 anos de idade.[36] A Agência Nacional de Vigilância Sanitária (ANVISA) aprovou a vacinação de mulheres entre os 10 e os 25 anos de idade. Todavia, a vacina quadrivalente foi eficaz em mulheres entre os 24 e os 45 anos que ainda não estavam infectadas pelos vírus pelos quais foram imunizadas.[37] A taxa de novas infecções diminui com a idade e tipicamente não evoluem para neoplasia intraepitelial de alto grau em mulheres mais velhas. Devido a isso, o potencial benefício da vacinação profilática nas idades mais avançadas é baixo.[12] As vacinas usam partículas semelhantes às virais (VLP = *virus-like particles*) para gerar anticorpos neutralizantes contra a L1, a maior proteína do capsídeo viral.[17] Entretanto, não possuem efeito terapêutico contra as infecções HPV pré-existentes e lesões HPV induzidas. Para tal, vacinas terapêuticas vêm sendo desenvolvidas, com o objetivo de estimular a imunidade celular contra as células infectadas.[36]

Tumor de Buschke-Lowenstein

O condiloma gigante, também conhecido por Buschke-Lowenstein (BL), é considerado um carcinoma verrucoso. É causado predominantemente pelos tipos 6 e 11 do HPV. É apenas invasivo localmente e as metástases para linfonodos regionais são raras. O aspecto macroscópico é semelhante ao dos condilomas acuminados, entretanto, ao contrário desses, que têm vários pequenos pedículos, o tumor BL tem pedículo único, que infiltra o epitélio. A natureza infiltrativa da lesão pode determinar múltiplos seios e trajetos fistulosos, que podem invadir a fáscia, os músculos e o reto.[38]

A transformação maligna é relatada em 30% dos casos e quando a lesão estiver associada a tipos oncogênicos do HPV, a evolução da doença pode ser agressiva e a ressecção deve ser indicada o mais precocemente possível.[38]

O tratamento é cirúrgico e a ressecção local é recomendada, mantendo as margens livres de doença residual. Havendo acometimento dos esfíncteres, a amputação abdominoperineal está indicada. O tratamento paliativo com 5-FU tópico, bem como com imiquimode, é descrito como eficaz, na redução da área tumoral, embora não afete a evolução da doença.[38]

Papulose Bowenoide

Caracteriza-se por múltiplas pequenas pápulas, de coloração que varia do róseo ao acastanhado escuro, localizadas na margem anal. As lesões são semelhantes às da doença de Bowen, exceção feita à sua multiplicidade. Os adultos jovens são os mais afetados, principalmente homens, sendo rara acima dos 40 anos. Em 30% dos pacientes há história prévia de verrugas perianais ou infecção herpética. A coexistência de *papulose bowenoide* e condiloma acuminado tem sido observada. Há associação com infecção pelo HPV, principalmente os tipos 16 e 18, e com o HSV. Histologicamente é indistinguível da doença de Bowen. Pode apresentar os diferentes graus de NIA. A epiderme torna-se acantótica, perde sua estratificação e os núcleos são maiores, hipercromáticos, pleomórficos e dispostos em arranjos desordenados. Observam-se ceratinócitos multinucleados com tendência à ceratinização individual, bem como mitoses atípicas.[39]

A *papulose bowenoide* tem curso benigno e o tratamento deve ser realizado para alívio dos sintomas. O tratamento é feito com excisão ou destruição, à semelhança do indicado para os condilomas acuminados. O tratamento com baixas doses de interferon tem sido descrito. As lesões regridem com o tratamento, mas podem recidivar.[39] Temos usado o imiquimode como tratamento inicial com bons resultados, reservando a ressecção para a doença refratária.

Todavia, persistem dúvidas quanto ao seu potencial de malignização, por isso, o exame ambulatorial periódico é recomendado e a biópsia das lesões suspeitas deve ser realizada.

Doença de Bowen

A doença de Bowen é um carcinoma espinocelular intraepitelial (sinônimo de NIA de alto grau) e pertence ao grupo dos tumores não queratinizados da pele da margem anal. Tem crescimento lento e evolui para carcinoma invasivo em 2% a 10% dos doentes. São mais comuns entre os 40 e 50 anos de idade e predominam no sexo feminino. As evidências sugerem que há associação com o HPV, principalmente os tipos 16 e 18. Prurido é a queixa mais frequente, seguida de sangramento discreto e área endurecida notada pelo doente. A lesão tem aspecto de placa eczematoide elevada, com bordos irregulares e de cor vermelha escura que, em casos mais avançados, apresenta ulcerações serpiginosas e degeneração central. O exame histológico faz o diagnóstico de certeza. O tratamento de escolha é a ablação cirúrgica. A fulguração elétrica, a curetagem e a crioterapia são as técnicas mais empregadas. Entretanto, a amputação abdominoperineal do reto pode ser indicada nos casos mais avançados. A fulguração por *laser* é outro método aceito. As aplicações repetitivas com 5FU creme tópico foram efetivas. A maioria dos doentes fica curada e o prognóstico é bom. A taxa de recidiva em 5 anos é de 31% a 38% e, portanto, o seguimento ambulatorial deve ser feito.[40]

Herpes Hipertrófico

Apesar da forma ulcerativa ser a mais conhecida, a literatura relata o aparecimento de lesões tumorais, nodulares ou hipertróficas relacionadas com o vírus. Esse aspecto vem sendo observado em doentes imunodeprimidos, entre eles, os transplantados em uso de medicação imunodepressora e os portadores do vírus da imunodeficiência adquirida (HIV).[41] Macroscopicamente, tratam-se de tumores dolorosos, achatados, com superfície recoberta por ulceração rasa e com bordas bem delimitadas, elevadas e lobuladas, localizados na margem anal e/ou no sulco interglúteo, algumas vezes imitando condilomas virais ou carcinomas.[42] Lesões semelhantes também foram descritas no lóbulo da orelha e na ponta dos dedos, na língua, nas tonsilas, no pênis e na bolsa escrotal, endobronquial, e no colo do útero.[42] O quadro clínico mostra instalação insidiosa com crescimento lento e progressivo, além da história de tratamentos anteriores com aciclovir para úlceras de etiologia herpética. Muitos desses doentes recebiam drogas antirretrovirais e as contagens séricas dos linfócitos T CD4+ variavam entre 13 e 500/mm^3, o que mostra não haver correlação com estádios extremos da imunodepressão.

O motivo dessa evolução anômala não está definido, mas provavelmente o mecanismo deve ser imunológico. Entre as hipóteses, há referências sobre a deficiência das células dendríticas plasmocitoides em produzir interferon-alfa, o que ocorre em doentes com AIDS e predispõe às doenças oportunistas. No entanto, foi citado que as mesmas células dendríticas da pele produzem fator de necrose tumoral alfa (TNF-alfa) induzindo proliferação dos queratinócitos que provocam hiperqueratose e acantose. Além disso, outros autores referiram que essas lesões podem ocorrer na síndrome da hiper IgE, doença causada por alteração congênita que causa infecções recidivantes por estafilococos, eczema, anormalidades ósseas e elevação dos níveis de imunoglobulina E (IgE). Nesses casos, há diminuição dos linfócitos T CD4+ e da produção das citocinas relacionadas com o processo inflamatório, propiciando às infecções. Entretanto, o herpes tumoral foi descrito em parcela mínima dos portadores das doenças que provocam imunodepressão.[41]

O diagnóstico diferencial com carcinoma impõe a realização de biópsia para confirmação histológica. Esse exame revela hiperplasia epitelial moderada e denso processo inflamatório que inclui a hipoderme. A inflamação é composta principalmente por linfócitos e plasmócitos. Células gigantes e multinucleadas foram observadas na epiderme. Os testes imuno-histoquímicos mostraram células positivas para HSV-2 e localizadas principalmente nas camadas média e superior do epitélio, sendo raras na camada basal. Todavia, o HSV do tipo 1 foi isolado em um dos nossos casos.[42] Outros agentes virais podem causar lesões verrucosas. Além daquelas induzidas pelo papilomavírus (HPV), as provocadas pelo vírus varicela-zóster (VZV), pelo citomegalovírus (CMV), pelo Ebstein-Barr (EBV) e o molusco contagioso causado pelo poxvírus devem ser afastadas.

A opção terapêutica inicial deve ser o tratamento medicamentoso. O aciclovir oral foi efetivo em alguns doentes, e ineficaz em outros, após uso contínuo durante 4 meses. O valacidovir e o famciclovir, ambos de uso oral, erradicaram as lesões em até 30 dias. O interferon-beta, usado durante 5 semanas, reduziu a área doente, mas não aliviou os sintomas. A brivudina, agente virustático, eliminou a doença em poucos dias. O ganciclovir endovenoso tratou um dos doentes. Há relatos sobre a eficácia do imiquimode tópico no tratamento de lesões genitais. A biópsia excisional, extirpando toda área comprometida, foi realizada em tumores pequenos e a ressecção cirúrgica com rotação de retalho em lesão muito grande em região sacral, antes do diagnóstico definitivo, com alívio da síndrome dolorosa. Algumas recidivas ocorreram entre três e 12 meses. Nesses casos, o aciclovir tópico combinado com o produto por via oral foi eficaz. Importante definir o diagnóstico etiológico para aliviar o desconforto e evitar operação radical desnecessária, e introduzir medicação antirretroviral nos portadores do HIV para melhora da imunidade.[41]

NEOPLASMAS MALIGNOS DE TRANSMISSÃO SEXUAL

Os portadores do HIV têm tido sobrevivência maior devida às novas drogas antirretrovirais e à profilaxia das infecções oportunistas. Por esse motivo, e por causa da sua imunodeficiência, têm maior risco para desenvolver câncer.[43] Um sexto dos doentes com AIDS, tanto na Europa quanto nos Estados Unidos, desenvolve neoplasias malignas, particularmente o carcinoma espinocelular (CEC), o sarcoma de Kaposi (SK) e o linfoma não Hodgkin.[44] Esses tumores são quase inexistentes na população em geral, sendo quase exclusivos dos homossexuais que praticam sexo anal receptivo.[45] A história natural dos tumores em doentes HIV-positivo difere da população soronegativa. Os aspectos incomuns da localização, maneira de crescimento e resposta terapêutica distingue-se dos tumores da população em geral.[46] Na região anorretal, o sarcoma de Kaposi, apareceu com maior frequência nos primeiros anos da epidemia da AIDS, entretanto, após a introdução do atual esquema de tratamento antirretroviral, os carcinomas espinocelulares são os mais comuns.[43,46]

Sarcoma de Kaposi

O sarcoma de Kaposi foi o tumor anorretal mais comum nos doentes HIV-positivo, sendo anterior ao atual esquema de drogas antirretrovirais. Tem incidência muito maior em homossexuais e bissexuais do que nos heterossexuais masculinos, sendo 20.000 vezes mais frequente que na população geral. O achado mais comum é o de tumorações hiperpigmentadas e de consistência fibrosa na pele e na mucosa do tubo digestivo. A lesão pode ser única, mas frequentemente é múltipla. Os nódulos aumentam gradativamente em tamanho e coalescem formando grandes tumores dolorosos que podem ulcerar, sangrar e sofrer infecção secundária.[43]

Apesar das evidências epidemiológicas sugerindo que o SK tem origem infecciosa, a associação com um vírus específico não havia sido detectada até recentemente, quando dois novos fragmentos de DNA foram identificados em tecidos tumorais de paciente com AIDS. Esses fragmentos pertenciam a um herpesvírus humano sem prévia identificação, chamado herpesvírus associado ao KS (KSHV) ou herpesvírus humano 8 (HHV8). Esse vírus está geralmente ausente em tecidos normais, processos inflamatórios e outros tipos de tumor, mas tem sido encontrado em doentes HIV-positivo e soronegativos com SK, sugerindo não ser simplesmente uma infecção oportunista.[43]

A histologia faz o diagnóstico e mostra cordões de células endoteliais com extravasamento de hemácias, depósitos de hemossiderina, polimorfonucleares e plasmócitos.

O tratamento depende do número e da localização das lesões. Quando existem até cinco lesões em pele, a ressecção cirúrgica está indicada. Na presença de mais de cinco lesões em pele, comprometimento do tubo digestivo ou invasão linfonodal, a quimioterapia com vincristina e vinblastina, associadas ou não, é empregada. A resposta é lenta e ocorre em 25% a 60% dos casos, estando na dependência do número de linfócitos T CD4 (desejável que estejam acima de 200/mm^3), da presença de infecções oportunistas, do número e da localização das lesões (o SK pulmonar é rapidamente fatal) e da sensibilidade às drogas utilizadas. A radioterapia é usada com finalidade paliativa, sendo indicada nas doses de 1,8 a 3,0 Gy, principalmente nos tumores muito extensos que causem linfedema. As recidivas são comuns. O tempo de sobrevivência variava de 12 a 18 meses, quando não havia infecção oportunista, e de 6 a 9 meses, na presença destas. Atualmente, com a melhora da imunodepressão, provocada pela infecção pelo HIV, com o atual terapia antirretroviral (TARV), a incidência desse tumor vem diminuindo, bem como o tratamento se tornou efetivo.[47]

Linfoma Não Hodgkin (LNH)

A maioria dos linfomas intestinais da AIDS é da variedade não Hodgkin, tem origem nas células B, são de alto grau e de aspecto imunoblástico e tem comportamento agressivo. Os aspectos patológicos e virológicos dos linfomas relacionados com o HIV são próprios e a classificação, baseada em características morfológicas, divide-os em blásticos e anaplásticos. Há evidências sugerindo sua associação com o vírus de Epstein-Barr.[43] A localização retal é a segunda mais frequente dentro do tubo digestivo, superado em incidência pelo estômago. A localização anal é rara, e geralmente ocorre por invasão de tumores localizados no reto.[48]

Manifesta-se como massa difusa e profunda, acompanhada de eritema e endurecimento na região perianal, ou percebida pelo toque retal. A maioria dos doentes desenvolve abscesso perianal ou perirretal como primeira manifestação do tumor. O LHN pode, ainda, apresentar sintomas incaracterísticos como hipertermia, suores noturnos e perda de peso, semelhantes a outras afecções relacionadas com AIDS. O exame anatomopatológico faz o diagnóstico de certeza.

O tratamento é controverso e não é claro se a terapia convencional é capaz de modificar a história natural dessas neoplasias. Tampouco, há terapia ideal. Ademais, o comportamento agressivo e a terapêutica imunossupressiva em doentes imunodeprimidos, altera o estado geral, facilitando a instalação de novas doenças oportunistas e a recidiva de outras já controladas.[48]

O tratamento consiste em esquemas quimioterápicos agressivos. Entretanto, os resultados são piores em doentes HIV-positivo, provavelmente pela falta de reserva da medula óssea e pelas frequentes doenças por germes oportunistas. A colostomia pode ser necessária nos casos de obstrução, sepse, sangramento ou incontinência. A resseção cirúrgica não é recomendada, pois o prognóstico é ruim. A história natural da doença modificou-se nos doentes HIV-positivo em uso de TARV. A incidência dos tumores persiste a mesma, porém, o prognóstico é melhor.[48]

Carcinoma Espinocelular (CEC)

O carcinoma espinocelular (CEC), ou de células escamosas, da margem e do canal anal tem maior incidência entre os homossexuais masculinos portadores do HIV. O risco nesse grupo é 25 a 50 vezes maior que na população em geral. A associação de infecção pelo HPV, sexo anal passivo, inflamações crônicas não infecciosas e tabagismo são descritos como fatores de risco para o CEC perianal nos doentes portadores do HIV. A associação de infecção pelo HPV e o CEC *in situ* (NIAA) parece ser frequente e acredita-se que evolua para carcinoma invasivo.[43] O DNA dos tipos 16 e 18 do HPV tem sido localizado no núcleo das células tumorais. Talvez o HIV seja o cofator que o HPV precisa para induzir à displasia e à neoplasia.[43]

O tratamento de eleição é a associação de radioterapia e quimioterapia. Os pequenos tumores e as áreas de NIAA são passíveis de excisão local. A cirurgia radical fica reservada para a doença residual ou recidivada. A radioterapia consiste de 4,5 Gy, divididos em 20 aplicações, sendo associada a dois ciclos de 5-fluorouracil e mitomicina C. A toxicidade do esquema é maior que na população em geral, podendo ocorrer mielossupressão e dermatopatia. O esquema é efetivo, mas, nas fases mais avançadas da AIDS, sua indicação é questionável pelo risco de piora da imunodepressão. Nos doentes HIV-positivo, há mais comprometimento linfonodal, esquema neoadjuvante é menos eficaz e determina mais efeitos colaterais, o tempo de sobrevivência é menor e a necessidade de colostomia é maior. Há necessidade de esquemas de rastreamento das lesões subclínicas e de seguimento das lesões induzidas pelo HPV tratadas, para diagnóstico precoce e tratamento em fase cuja cura seja possível.[49,50]

LESÕES NOS DOENTES HIV-POSITIVO/AIDS

A síndrome da imunodeficiência adquirida (AIDS/AIDS), causada pelo HIV, predispõe a quadro de imunodepressão permitindo que germes oportunistas provoquem infecções em todos os órgãos e sistemas do organismo humano. A região anorretal não é poupada e acredita-se que 30% desses doentes apresentarão afecções perianais na evolução da AIDS.

Apresentam tanto condições comuns quanto hemorroidas, fístulas, fissuras e DST, comum entre os soronegativos para o HIV, também mostram candidíase, úlcera anal idiopática e tumores malignos, principalmente o sarcoma de Kaposi, linfomas não Hodgkin e carcinomas espinocelulares, esses últimos associados à infecção pelo papilomavírus humano (HPV). A terapia antirretroviral (TARV) instituída a partir de 1996, mudou a incidência das doenças anorretais dessa população. Nos últimos anos, a incidência das doenças provocadas pelo HPV triplicou (de 25% para 75%), e houve diminuição das úlceras, embora o HSV continue como a causa mais frequente. O sarcoma de Kaposi, anteriormente o mais comum, cedeu lugar para o CEC anal. As úlceras idiopáticas do canal anal só são diagnosticadas naqueles com graus extremos de imunodepressão e temos visto *herpes simplex* na forma hipertrófica, bem como mais casos de sífilis nas suas fases mais tardias.[51]

O conhecimento dos meios diagnósticos e terapêuticos dessas lesões ganha importância pelo número crescente de casos de infecção pelo HIV comunicados no Brasil, 580.000 até julho de 2010. Devido a isso, acreditamos que todos os médicos devam familiarizar-se com o manejo desses doentes.

REFERÊNCIAS BIBLIOGRÁFICAS

1. Nadal SR, Manzione CR. Identificação dos grupos de risco para as doenças sexualmente transmitidas. Rev Bras Coloproct. 2003;23:128-129.
2. Workowski KA, Berman S; Centers for Disease Control and Prevention (CDC). Sexually transmitted diseases treatment guidelines, 2010. MMWR Recomm Rep. 2010;59(RR-12):1-110.
3. Brasseur O, Ronald A, Piot P. Medicamentos para as DST. In: Dallabetta G, Laga M, Lamptey P. Controle das Doenças Sexualmente Transmissíveis. Manual de planejamento e coordenação de programas. Belo Horizonte: Editora Te Corá; 1997. p. 129-148.
4. Baillif A, Low N. Clinical settings and specialties notifying cases of bacterial sexually transmitted infections in Switzerland: cross-sectional study. Swiss Med Wkly. 2011. p. 140:w13143.
5. Nadal SR, Framil VMS. Diagnóstico das úlceras anorretais sexualmente transmissíveis. Rev Bras Coloproct. 2005;25(4):370-3..
6. Mann J, Kropp R, Wong T, Venne S, Romanowski B; Expert Working Group for the Canadian STI Guidelines. Gonorrhea treatment guidelines in Canada: 2004 update. CMAJ. 2005;71(11):1345-6.
7. Manual de Bolso das Doenças Sexualmente Transmissíveis. Ministério da Saúde. Secretaria de Vigilância em Saúde. Programa Nacional de DST e AIDS. Brasília. Ministério da Saúde, 108 pp. 2006.
8. Lewis DA, Young H. Syphilis. Sex Transm Infect. 2006;82 Suppl 4:iv13-5.
9. Nadal SR, Framil VMS. Interpretação dos exames de sorologia para diagnóstico e seguimento pós-terapêutico da sífilis. Rev bras Coloproct. 2007;27(4):479-82.
10. Nadal LRM, Nadal SR. Quando pesquisar neurossífilis. Rev Bras Coloproct. 2007;6(4):459-62.
11. Yang CJ, Lee NY, Lin YH, Lee HC, Ko WC, Liao CH, et al. Jarisch-Herxheimer reaction after penicillin therapy among patients with syphilis in the era of the hiv infection epidemic: incidence and risk factors. Clin Infect Dis. 2010;1(8):976-9.
12. Lewis DA, Ison CA. Chancroid. Sex Transm Infect. 2006;82 Suppl 4:iv19-20.
13. Herring A, Richens J. Lymphogranuloma venereum. Sex Transm Infect. 2006;82 Suppl 4:iv23-5.
14. Hernani BL, Nadal SR. Linfogranuloma venéreo: aumento da incidência sugere surto mundial da doença. Rev Bras Coloproct. 2007;27(2):224-227.
15. Whitlow CB. Bacterial sexually transmitted diseases. Clin Colon Rectal Surg. 2004;17(4):209-14.
16. Van Kemseke C. Sexually transmitted diseases and anorectum. Acta Gastroenterol Belg. 2009;72(4):413-9.
17. Villa L, Varela JA, Otero L, Sánchez C, Junquera ML, Río JS, et al. Molluscum contagiosum: A 20-year study in a sexually transmitted infections unit. Sex Transm Dis. 2009;7(7):423-4.
18. Goldstone S, Palefsky JM, Giuliano AR, Moreira ED Jr, Aranda C, Jessen H, et al. Prevalence of and risk factors for human papillomavirus (HPV) infection among HIV-seronegative men who have sex with men. J Infect Dis. 2011;03(1):66-74.
19. Kreuter A, Wieland U. Human papillomavirus-associated diseases in HIV-infected men who have sex with men. Curr Opin Infect Dis. 2009;2(2):109-14.
20. Nadal SR, Manzione CR, Horta SHC. Sistematização do atendimento dos portadores de infecção perianal pelo Papilomavirus humano. Rev Bras Coloproct. 2004;24(4):322-8.
21. Manzione CR, Formiga FB, Nadal SR. Uso de imiquimode tópico no tratamento da infecção anal pelo papilomavírus humano. Rev Bras Coloproct 2010;30(1):92-4.
22. D'Ambrogio A, Yerly S, Sahli R, Bouzourene H, Demartines N, Cotton M, et al. Human papilloma virus type and recurrence rate after surgical clearance of anal condylomata acuminata. Sex Transm Dis. 2009;6(9):536-40.
23. Manzione CR, Nadal SR, Calore EE. Oncogenicidade do Papilomavirus humano e o grau de neoplasia intraepitelial anal em doentes HIV positivo. Rev Assoc Med Bras. 2004;0(3):282-5.
24. Nadal SR, Calore EE, Manzione CR, Assakawa MA, Felix LM, Horta SHC. Incidência de neoplasias intraepiteliais anais em doentes HIV-positivo portadores de condilomas acuminados comparando períodos anterior e posterior aos inibidores da protease. Rev Bras Coloproct. 2005;25(3):217-22.
25. Manzione CR, Nadal SR, Calore EE. Postoperative follow-up of anal condylomata acuminata in HIV+ patients. Dis Colon Rectum. 2003;46(10):1358-1365.
26. Nadal SR, Manzione CR. Manejo das neoplasias intraepiteliais anais. Rev Bras Coloproct. 2008;28(4):462-4.
27. Nadal SR, Manzione CR. Uso do colposcópio para avaliar a região perianal e o canal anal. Padronização técnica e indicações. Rev Bras Coloproct. 2008;24(4):379-81.
28. Nadal SR, Manzione CR. A citologia como método para detecção de lesões precursoras do carcinoma anal. Rev Bras Coloproct. 2005;25(1):72-74.
29. Nadal SR, Calore EE, Nadal LRM, Horta, SHC, Nadal SR, Manzione CR. Citologia anal para rastreamento de lesões pré-neoplásicas. Rev Assoc Med Bras. 2007;53(2):147-151.
30. Nadal SR, Calore EE, Manzione CR, Arruda CN, Cha JD, Formiga FB, et al. Sensibilidade e especificidade da citologia anal com escova no diagnóstico das lesões clínicas provocadas pelo papilomavirus humano, comparando um com duas coletas. Rev Bras Coloproct. 2009;29(3):297-302.
31. Calore EE, Nadal SR, Manzione CR, Horta SHC, Santos RR, Nadal LRM. Anal citology in patients with AIDS. Diagnostic Cytopathol. 2010;38(4):260-263.
32. Nadal SR, Manzione CR. Rastreamento e seguimento dos portadores de lesões anais induzidas pelo papilomavirus

humano como prevenção do carcinoma anal. Seção DST. Rev Bras Coloproct. 2009;29(2):250-3.
33. Abbas A, Yang G, Fakih M. Management of anal cancer in 2010. Part 1: Overview, screening, and diagnosis. Oncology (Williston Park). 2010;4(4):364-9.
34. De Vuyst H, Clifford GM, Nascimento MC, Madeleine MM, Franceschi S. Prevalence and type distribution of human papillomavirus in carcinoma and intraepithelial neoplasia of the vulva, vagina and anus: a meta-analysis. Int J Cancer. 2009;24(7):1626-36.
35. Franceschi S, De Vuyst H. Human papillomavirus vaccines and anal carcinoma. Curr Opin HIV AIDS. 2009;(1):57-63.
36. Stefanaki C, Rozakou A, Stavropoulos P, Gregoriou S, Hadjivassiliou M. Buschke-Löwenstein tumour. Int J STD AIDS. 2010;1(11):787-8.
37. Rose SB, Lawton BA, Lanumata T, Hibma M, Baker MG. HPV/ cervical cancer vaccination: parental preferences on age, place and information needs. J Prim Health Care. 2010;(3):190-8.
38. Nadal SR Formiga FB, Manzione CR. Papulose bowenóide - um aspecto da infecção pelo HPV. Rev Bras Coloproct. 2009;29(4):505-7.
39. Abbas A, Yang G, Fakih M. Management of anal cancer in 2010. Part 1: Overview, screening, and diagnosis. Oncology (Williston Park). 2010;24(4):364-9.
40. Nadal LRM, Nadal SR. Indicações para a vacina contra o papilomavirus humano (HPV). Rev Bras Coloproct. 2008;28(1):124-6.
41. Nadal SR, Nadal LRM. Tumores perianais provocados pelo Herpes simplex. Rev Bras Coloproct. 2007;27(1):93-95.
42. Nadal SR, Calore EE, Manzione CR, Horta SHC, Ferreira AF, Almeida LV. Hypertrofic herpes simplex simulating neoplasias in AIDS patients. Dis Colon Rectum. 2005;48(12):2289-93.
43. Nadal SR, Manzione CR. Os agentes sexualmente transmissíveis e o câncer anorretal. Rev Bras Coloproct. 2004;24(3):274-277.
44. Simard EP, Pfeiffer RM, Engels EA. Spectrum of cancer risk late after AIDS onset in the United States. Arch Intern Med. 2010;170(15):1337-45.
45. Wietfeldt ED, Thiele J. Malignancies of the anal margin and perianal skin. Clin Colon Rectal Surg. 2009;22(2):127-35.
46. Clifford GM, Franceschi S. Cancer risk in HIV-infected persons: influence of CD4(+) count. Future Oncol. 2009;5(5):669-78.
47. Osmond DH, Buchbinder S, Cheng A, Graves A, Vittinghoff E, Cossen CK, et al. Prevalence of Kaposi sarcoma-associated herpesvirus infection in homosexual men at beginning of and during the HIV epidemic. JAMA. 2002;287(2):221-5.
48. Tanaka PY, Pracchia LF, Calore EE. Non-Hodgkin's lymphoma among patients infected with human immunodeficiency virus: the experience of a single center in Brazil. Int J Hematol. 2006;4(4):337-42.
49. Fleshner PR, Chalasani S, Chang GJ, Levien DH, Hyman NH, Buie WD, et al. Practice parameters for anal squamous neoplasms. Dis Colon Rectum. 2008;51(1):2-9.
50. Nadal SR, Calore EE, Manzione CR, Horta SHC. Tratamento do carcinoma anal e seu precursor em doentes HIV-positivo e os resultados obtidos. Rev Assoc Med Bras. 2007;53(4):269-273.
51. Nadal SR, Manzione CR, Horta SHC. Comparison of perianal diseases in HIV-positive patients in periods before and after HAART use. Dis Colon Rectum. 2008;51(10):1491-4.

SEÇÃO 57-2

DIAGNÓSTICO DAS DOENÇAS CAUSADAS PELO HPV

Valéria Uellner ▪ Maria Roberta Meneguetti Seravali Ramos

INTRODUÇÃO

A infecção pelo papilomavírus humano (HPV) é a infecção sexualmente transmissível (IST) mais comum no mundo, acometendo cerca de 85% dos adultos sexualmente ativos em algum momento de suas vidas.[1] No Brasil, o Ministério da Saúde divulgou em 2017 o resultado do Estudo Epidemiológico sobre a Prevalência Nacional de Infecção pelo HPV (POP-Brasil),[2] realizado em 26 capitais e no Distrito Federal com homens e mulheres entre 16 e 25 anos, sexualmente ativos e não vacinados para o HPV. A pesquisa demonstrou uma prevalência geral de HPV em 54,6% da população estudada, estando os HPV de alto risco oncológico presentes em 38,4% dos participantes.[3]

Os tipos genitais de HPV infectam a pele e as mucosas anogenitais podendo se espalhar de uma superfície epitelial para outra, inclusive para a mucosa orofaríngea.[1] Felizmente, na maioria das pessoas com o sistema imunológico competente, as infecções serão transitórias ou permanecerão latentes,[4] não evoluindo para doença clinicamente significativa.[1] Entretanto, se um indivíduo com uma infecção latente pelo HPV se tornar imunossuprimido, a infecção pode reativar causando uma lesão intraepitelial escamosa (SIL) ou até mesmo um câncer.[1,5] Embora o câncer anal seja raro na população geral, com uma taxa de 1,9 por 100.000 habitantes conforme o National Cancer Institute dos Estados Unidos,[6] sua incidência tem aumentado em países desenvolvidos nos últimos 50 anos.[7] No Brasil, não há dados epidemiológicos precisos sobre a incidência de câncer anal, mas há estimativas que representem 1% a 2% dos cânceres colorretais.[8]

O carcinoma espinocelular (CEC) é o tipo histológico de câncer anal mais frequente, presente em 85% dos casos de câncer.[8] O risco de câncer anal, varia amplamente nos diferentes grupos populacionais sendo particularmente mais elevado em pessoas vivendo com HIV,[9,10] homens que têm sexo com homens (HSH),[11] mulheres com antecedentes de lesões intraepiteliais de alto grau (HSIL) ou carcinoma escamoso do trato genital inferior e pacientes sob tratamento imunossupressor prolongado,[12] especialmente transplantados de órgãos sólidos.[9,13,14] Outros fatores de risco incluem antecedente de verrugas anogenitais e tabagismo.[15]

Tanto o carcinoma espinocelular anal (CECA), quanto o seu precursor, a HSIL, estão associados à infecção persistente pelo HPV. O CECA está associado em mais de 90% dos casos,[16] sendo o subtipo 16 o mais comumente encontrado.[17] Em uma metanálise, De Vuist *et al.* (2019) evidenciaram uma prevalência geral de HPV em 92,7% das neoplasias intraepiteliais anais (NIAs), sendo 91,5% em 671 NIA 1 e 93,9% em 609 NIA 2/3 (94,0% em 234 NIA 3).[18]

Recentemente, o estudo ANCHOR demonstrou que o tratamento da HSIL reduz significativamente o risco de progressão para o CECA em pessoas vivendo com o HIV acima de 35 anos.[19] Como até o momento não existe consenso sobre quais grupos de risco devem ser rastreados e os exames utilizados para isso, esforços têm sido feitos pela International Anal Neoplasia Society (IANS) no sentido de padronizar o rastreio do câncer anal bem como a metodologia empregada para o mesmo. Nesse capítulo serão abordados os exames disponíveis para detecção de lesões HPV induzidas e para o rastreio do CECA.

MARCOS ANATÔMICOS E COLPOSCÓPIOS DA REGIÃO PERIANAL E DO CANAL ANAL

O conhecimento dos marcos anatômicos e colposcópicos da região perianal e do canal anal, tais como a margem anal (MA), linha pectínea (LP), junção escamocolunar (JEC) e zona de transformação anal (ZTA), irá possibilitar descrições precisas da localização das lesões encontradas durante os exames de DARE e AAR.[20,21]

A região perianal engloba uma área com cerca de 5 cm de pele circunferencial à margem anal e é composta por um epitélio estratificado escamoso queratinizado contendo anexos cutâneos como glândulas e folículos pilosos. Nas mulheres há uma sobreposição entre a região perianal anterior e a região posterior da vulva. Para evitar confusões ao descrever lesões encontradas entre o ânus e a vulva na AAR, considera-se o ponto médio entre a borda anal e a comissura dos grandes lábios como o limite anterior da região perianal.[22]

Na margem anal encontra-se a linha anocutânea, marco que separa a região perianal do canal anal. A esse nível encontra-se o sulco interesfincteriano, localizado entre o esfíncter anal interno e o esfíncter anal externo e facilmente palpável como uma goteira ao DARE. O canal anal tem um comprimento variável de acordo com a idade e o sexo, geralmente em torno de 4 cm de extensão, e inicia-se na margem anal e estende-se até junção anorretal. A linha pectínea está localizada a 1,5 a 2 cm da margem anal e é composta por papilas e criptas o que lhe confere uma aparência denteada.[23] Ela é considerada um dos mais importantes marcos ao exame do canal anal com o anuscópio.

Entre a linha anocutânea e a linha pectínea encontra-se o anoderma caracterizado por um epitélio escamoso estratificado modificado desprovido de anexos cutâneos.[24,25] A Figura 57-2-1 mostra os principais marcos anatômicos do canal anal.

A junção entre o epitélio estratificado escamoso de coloração rosa claro do ânus e o epitélio simples colunar vermelho escuro do reto identificada sob visualização colposcópica após a aplicação do ácido acético é conhecida como junção escamocolunar (JEC) (Fig. 57-2-2a).[25-27] Ela pode ser abrupta ou gradual e geralmente se localiza 1 a 2 cm acima

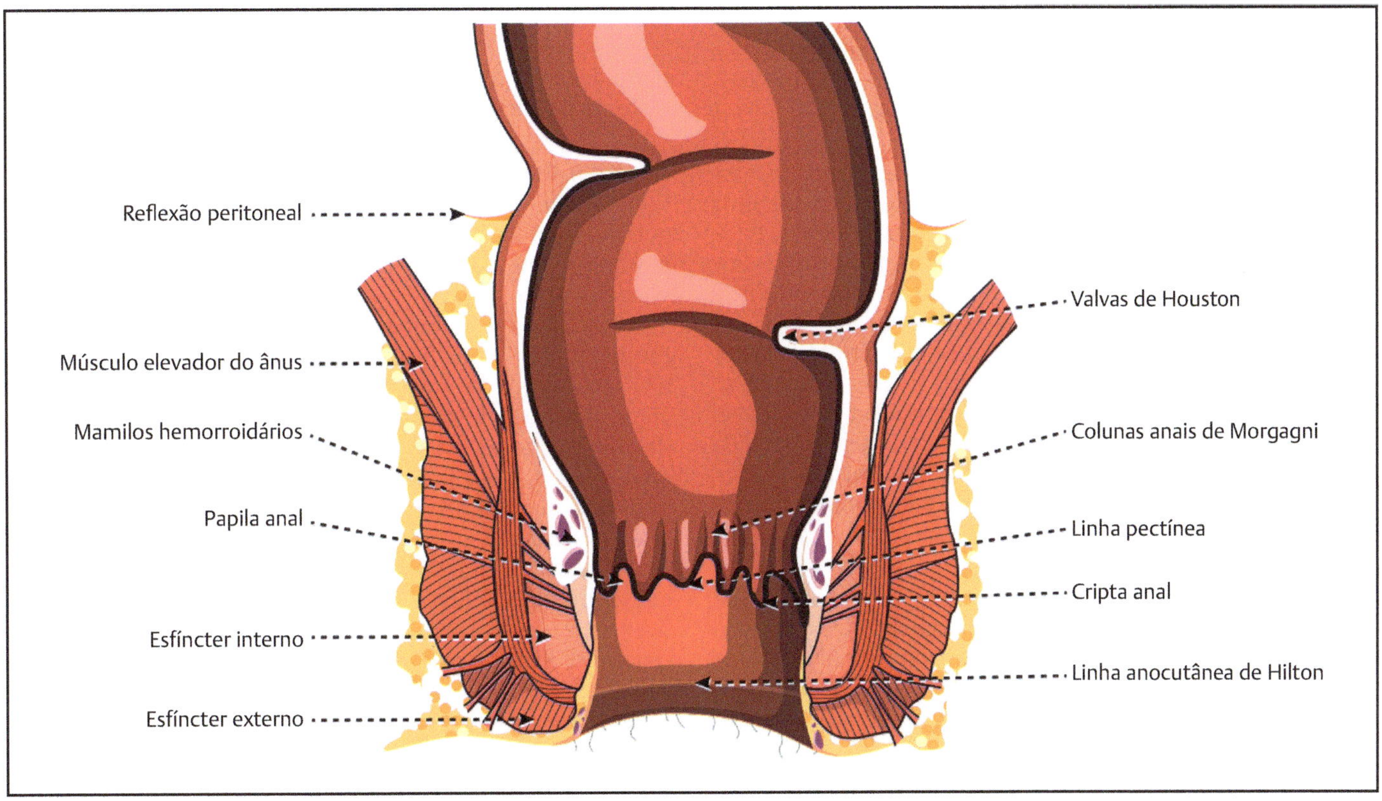

Fig. 57-2-1. Marcos anatômicos do canal anal. (Fonte: Uellner V & Nadal SR. Manual de anuscopia de alta resolução. Di Livros, 2022.)

da LP,[27] embora possa estar tão próxima a LP que seja difícil distingui-las.[28]

À medida que o epitélio do canal anal sofre metaplasia a JEC desloca-se no sentido proximal (cranial). Esta área com aparência e extensão variável compreendida entre a JEC original e a JEC atual é chamada de zona de transformação anal (ZTA).[26,27] Características colposcópicas tais como aberturas glandulares e ilhas de epitélio colunar demonstram que o epitélio sofreu metaplasia e permitem a identificação da ZTA (Fig. 57-2-2).[25,26]

A metaplasia, presente em vários órgãos do corpo humano, é a transformação de um tipo celular maduro em outro completamente diferente.[29] A metaplasia escamosa anal (MEA) é um processo normal com fatores desencadeantes desconhecidos no qual a superfície do epitélio colunar do reto distal é substituída pelo epitélio estratificado escamoso anal.[27,28] A metaplasia localizada na ZTA é vulnerável à infecção pelo HPV e tem gerado um crescente interesse por ser o local do desenvolvimento da maioria das lesões intraepiteliais precursoras do CECA.[4,27,30,31]

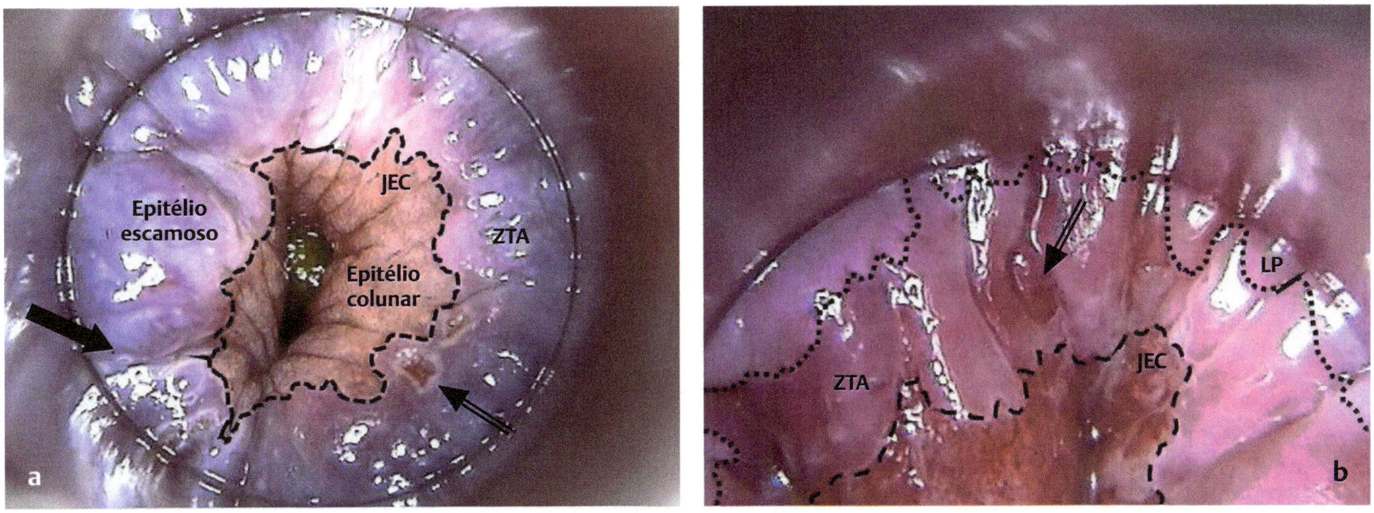

Fig. 57-2-2. (**a**, **b**) Junção escamocolunar – JEC (linha tracejada) e a zona de transformação anal – ZTA. A presença de aberturas glandulares com anel acetobranco (seta) e ilhas de epitélio colunar em meio a epitélio escamoso (seta dupla) possibilitam a identificação da ZTA. (**b**) Também é possível visualizar a linha pectínea – LP (linha pontilhada). (Fonte: Imagem do acervo fotográfico da Dra. Valéria Uellner.)

EXAME DIGITAL ANORRETAL (DARE)

O exame digital anorretal (*digital anal rectal examination* – DARE) é um exame simples, barato, disponível universalmente e bem tolerado pela população de maior risco.[32,33] Ele pode possibilitar a detecção de um câncer anal em um estágio precoce, antes mesmo de o paciente apresentar sintomas,[34] permitindo assim melhores taxas de sobrevida e uma diminuição da morbidade secundária ao tratamento. Pode ser utilizado como ferramenta inicial no rastreio do CECA e da HSIL anal ou como único método diagnóstico na ausência de outros exames mais sensíveis e específicos.[35]

O DARE assemelha-se ao toque anorretal empregado por coloproctologistas e gastrenterologistas no nosso país, diferindo somente pela maior atenção dispendida ao canal anal e à região perianal.[36] Em 2019 a Sociedade Internacional da Neoplasia Anal (International Anal Neoplasia Society – IANS) publicou um documento com as competências mínimas para a prática clínica do DARE.[37]

Definição

O DARE consiste na inspeção região perianal (5 cm radial da borda anal) seguida da palpação circunferencial da região perianal, do canal anal e do reto distal.[37] Ele visa encontrar alterações sugestivas do CECA ou de suas lesões precursoras, sendo capaz de detectar lesões acima 3 mm.[35]

Indicação

O DARE está indicado em pacientes com sinais e/ou sintomas sugestivos de patologia anorretal. Ele pode ser utilizado como método de rastreio em populações de alto risco de desenvolver CECA ou para avaliar a persistência ou a recorrência após o tratamento do CECA com radioterapia e quimioterapia.[33,38,39] Recomendado ainda como coadjuvante antes de outros procedimentos diagnósticos como colonoscopia e anuscopia de alta resolução.

A IANS sugere diferentes intervalos de tempo para a realização do DARE, de acordo com os riscos de cada grupo populacional que poderiam beneficiar-se do exame,[37] como visto no Quadro 57-2-1.

Técnica do Exame

O DARE deve ser realizado em um ambiente reservado, que proporcione privacidade para o paciente. Antes de iniciar o exame, é importante explicar o procedimento com uma linguagem apropriada.[37]

O paciente é colocado geralmente em decúbito lateral esquerdo com os joelhos fletidos (ou decúbito lateral direito no caso de um examinador canhoto), embora outras posições como a genupeitoral ou litotomia posam também ser usadas, desde que tanto o paciente quanto o examinador estejam confortáveis. Caso seja necessária à coleta de material para citologia, microbiologia ou biologia molecular, esta deve ser realizada antes do DARE.[37]

O exame inicia com a inspeção da região perianal, perineal e interglútea, sob iluminação adequada, com vistas a identificar áreas de pele alteradas. No paciente em decúbito lateral esquerdo, a região perianal é exposta separando suavemente a nádega direita com ajuda da mão esquerda do examinador.[27] Toda essa área também deve ser palpada, com o dedo indicador da mão direita enluvada, a procura de espessamentos ou retrações (Fig. 57-2-3a). Com o uso de lubrificante com ou sem anestésico tópico (como lidocaína 2%) o dedo indicador do examinador é então colocado sobre a margem anal exercendo uma suave pressão enquanto aguarda o relaxamento esfincteriano e, em seguida, é inserido gradativamente pelo canal anal, avaliando o tônus do esfíncter à medida que progride no sentido proximal (cranial), passando pelo anel anorretal até atingir a ampola retal. A distância da margem anal alcançada dependerá do comprimento do dedo do examinador, da constituição física do paciente e do grau de relaxamento muscular.[40] Toda a

Quadro 57-2-1. Frequência Proposta para o DARE, conforme o Grupo de Potencial Benefício

Grupo	Frequência do DARE[a]
Presença de sintomas sugestivos de câncer anal[b]	Imediatamente[c]
Seguimento após tratamento de CECA	A cada 4 meses nos dois primeiros anos após completar a radioterapia, a cada 6 meses até nos próximos 3 anos e anualmente após os 5 anos do tratamento
Diagnóstico citológico ou histológico de HSIL	Pelo menos anualmente
HSH HIV+	Pelo menos anualmente após os 35 anos
HSM HIV+, mulheres HIV+	Pelo menos anualmente após os 50 anos
Outros pacientes imunossuprimidos, como transplantados de órgãos sólidos	Pelo menos anualmente após os 50 anos
HSH HIV-	A cada 2 a 5 anos após os 50 anos
Mulheres com história de neoplasia ou câncer cervical, vaginal ou vulvar	A cada 2 a 5 anos

CECA: Carcinoma espinocelular anal; HSIL: lesão escamosa intraepitelial de alto grau; HSH: homens que fazem sexo com homens; HIV: vírus da imunodeficiência humana; HSW: homens que fazem sexo com mulheres.
[a] A frequência pode aumentar dependendo da avaliação de risco como idade, histórico anal, grau de imunossupressão e tabagismo.
[b] Sinais e sintomas que sugerem câncer anal são dor, tenesmo, sangramento, alteração do hábito intestinal e massa anal/perianal palpável.
[c] Se o DARE for negativo, o exame deve ser complementado com anuscopia convencional ou anuscopia de alta resolução.
Adaptada de Hillman *et al.*, 2019.[38]

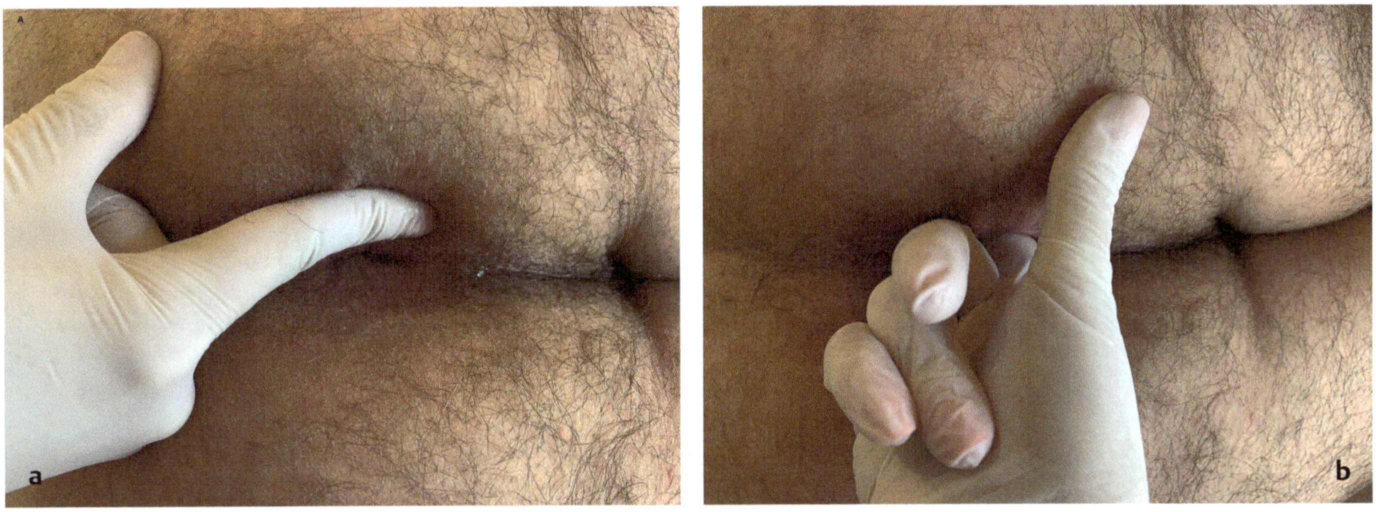

Fig. 57-2-3. Exame digital anorretal (DARE). (a) Inspeção e palpação perianal. (b) Toque retal. (Fonte: Uellner V & Nadal SR. Manual de anuscopia de alta resolução. Di Livros, 2022.)

circunferência do canal anal e do reto deve ser tocada a procura de lesões elevadas, espessamentos, erosões, ulcerações, estenoses e cicatrizes, deixando áreas sensíveis para serem avaliadas por último (Fig. 57-2-3b). Ocasionalmente, a presença de fissuras ou úlceras anais dolorosas impedem que o DARE seja realizado, sendo indicado postergar o exame para uma consulta após o tratamento ou realizar um exame anorretal sob sedação anestésica. O procedimento é geralmente rápido, não demorando mais do que 1 minuto para sua execução.[38] Ao concluir o exame, observar se a luva contém sangue, pus ou muco e, quando presente, avaliar as características do material fecal. Todos achados identificados durante o exame devem ser registrados no prontuário ou em uma ficha de atendimento do paciente.

Como o câncer precoce pode ser sutil, com apenas mínimas alterações ao DARE,[27] qualquer anormalidade detectada deve ser correlacionada com um exame visual seja de anuscopia convencional, seja de alta resolução, conforme indicação. Para alterações identificadas no reto, não visíveis à anuscopia, sugere-se complementar o DARE com um exame endoscópico de retossigmoidoscopia ou colonoscopia. Anormalidades em estruturas vizinhas tais como próstata, colo uterino e fundo de saco precisa ser investigadas e o paciente deve ser encaminhado a um especialista.

CITOLOGIA ANAL

Definição e Indicação

O *teste de Papanicolaou* foi desenvolvido e publicado em 1943 e a experiência de alguns países desenvolvidos mostra uma redução na incidência do câncer do colo do útero em torno de 80% onde o rastreamento citológico foi implantado com qualidade,[41] cobertura, tratamento e seguimento em mulheres.[42]

A citologia do canal anal foi descrita pela primeira vez em 1984 como um teste diagnóstico para detecção de infecção oculta pelo HPV em homens sendo introduzida no Colégio de Patologia Americano somente em 2005.[43,44] Os esfregaços anais eram realizados sob visão proctoscópica a partir do nível da linha denteada e processados dos mesma forma como proposto por Papanicolaou.[43]

Considerando o aumento do câncer anal nos HSH, suas semelhanças ao câncer cervical, a associação com o HPV, a maior ocorrência dessas lesões na zona de transformação e a possibilidade de diagnósticos iniciais com tratamentos menos agressivos, alguns autores propuseram um programa de rastreio que inclui exames citológicos usando esfregaços convencionais ou citologia em base líquida.[25,45-48]

A citologia anal então passou a ser recomendada por vários grupos de pesquisa, para uso em populações de alto risco para o câncer anal seguindo os mesmos princípios da triagem cervical uterina e possui um alto valor preditivo positivo para detecção de HSIL comprovada por biópsia.[45,49,50] Esses programas foram desenvolvidos em um esforço para detectar e erradicar lesões precursoras antes da possível progressão para o carcinoma escamoso invasor.[47]

Coleta de Material

Atualmente a coleta de amostras anais é realizada por meio de escovas ou *swabs* que foram elaborados para a citologia cervical e adaptados então para o exame anal sendo (Fig. 57-2-4), no Brasil, realizada com a "escova de Campos da Paz".[51,52]

Não existe preparo para a realização do método e a presença de cremes ou lubrificantes no canal anal podem interferir no processamento e interpretação do material.[25,53-55] O paciente deve ser orientado a manter abstinência sexual, não inserir objetos, cremes ou medicamentos no ânus por 24 horas antes da coleta.[25,56] Caso o paciente tenha sido submetido a algum tratamento local nos últimos 90 dias (aplicação de ácido tricloroacético ou eletrocauterização) é importante essa descrição no pedido médico para a ciência do citopatologista, evitando assim resultados falso-positivos.

A coleta normalmente é realizada sem a introdução do anuscópio e a visualização direta da ZTA,[25,48,57,58] com o paciente em posição de Sims (decúbito lateral esquerdo).[25] As nádegas devem ser afastadas pelo médico ou pelo próprio paciente para visualizar a abertura da margem anal e facilitar a introdução do dispositivo que pode ser previamente umedecido com soro fisiológico (Fig. 57-2-5).[25,59] Deve-se introduzir no canal anal a escova ou o *swab*, até cerca de 4-5 cm da borda anal para

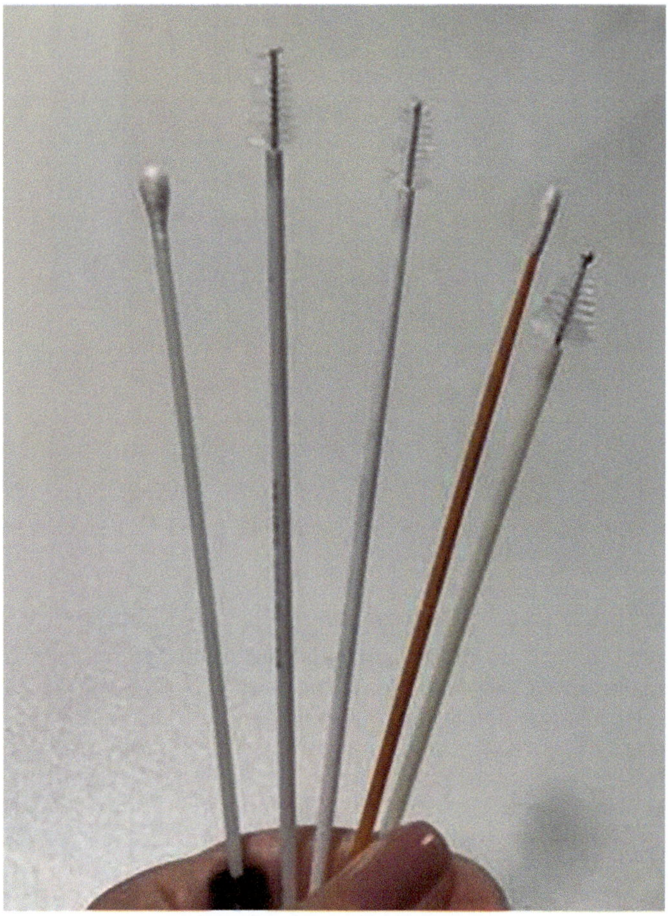

Fig. 57-2-4. Dispositivos utilizados para a coleta de citologia anal.

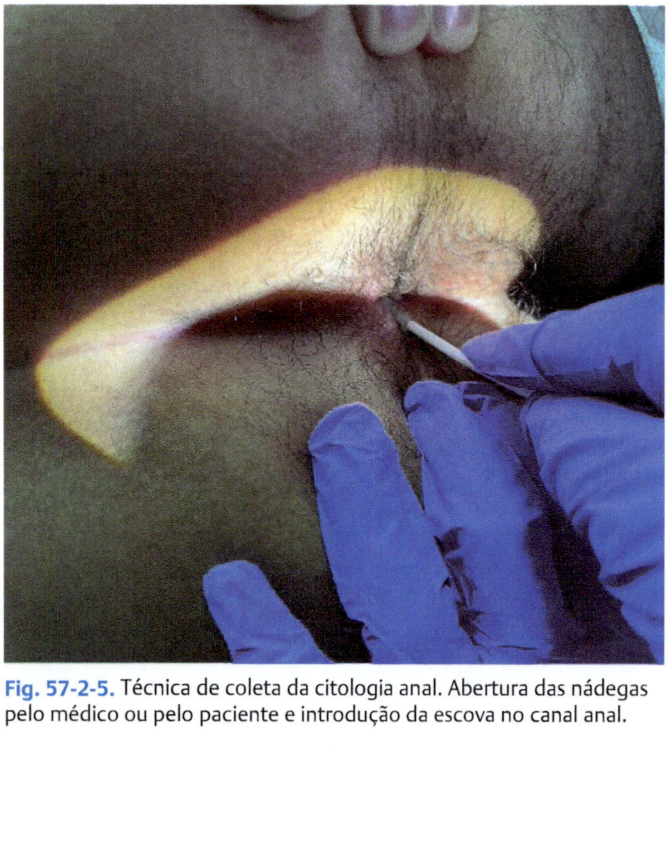

Fig. 57-2-5. Técnica de coleta da citologia anal. Abertura das nádegas pelo médico ou pelo paciente e introdução da escova no canal anal.

alcançar a ZTA (Fig. 57-2-5). A retirada é feita com movimentos de rotação (cerca de 3 a 5 voltas), aplicando uma leve pressão contra as paredes laterais do canal anal.[25,48-51,55,59-61]

Uma coleta celular considerada ideal consiste na presença de células escamosas anucleadas do canal anal distal, células escamosas nucleadas superficiais e intermediárias, células escamosas metaplásicas e/ou células colunares.[62]

Tipos de Citologia

A citologia anal pode ser realizada de maneira convencional através do esfregaço em lâminas de vidro ou em de base líquida, sendo a técnica de coleta do material a mesma, diferindo apenas na sua fixação.

Citologia Convencional

A técnica convencional vem sendo utilizada como padrão-ouro há mais de 50 anos no controle das SILs cervicais. Tem um custo operacional mais baixo que a citologia líquida e o material vai pronto para coloração, porém, exige que o médico coletador realize um esfregaço fino e homogêneo em lâminas de vidro (Fig. 57-2-6).[63]

As lâminas então são armazenadas em um frasco contendo álcool etílico a 70% ou fixadas com *spray* a base de polietilenoglicol.[59,63] O dessecamento celular ocorre mais facilmente com esse tipo de fixação, dificultando a interpretação médica, portanto a fixação deve ser rápida.[55,63] Para aumentar a sensibilidade do método e reduzir o número de resultados inadequados, uma segunda coleta pode ser realizada.[58,64]

As causas de um esfregaço inadequado são várias, como problemas na identificação da lâmina ou lâmina sem material, sangramento na coleta, dessecamento do material durante a fixação, presença de secreção purulenta abundante, material espesso, fixação inadequada, distribuição não uniforme de células na lâmina e variabilidade técnica na qualidade do esfregaço.[65,66]

O treinamento do médico coletador é uma etapa essencial na implementação do uso dessa prática nos estabelecimentos de saúde, a fim de reduzir o número de amostras inadequadas para a leitura do citopatologistas.[59,67]

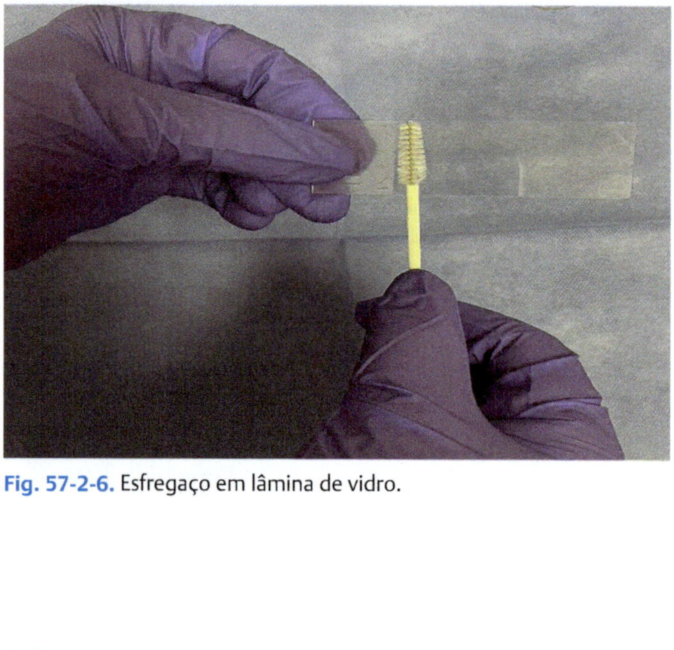

Fig. 57-2-6. Esfregaço em lâmina de vidro.

Citologia de Meio Líquido

A citologia de base líquida oferece leituras mais purificadas pela automação do processo, aumentando assim a acurácia diagnóstica, facilitando a interpretação e reduzindo o tempo de leitura da lâmina.[49,68] A técnica foi desenvolvida com o objetivo de corrigir ou minimizar os problemas da citologia convencional.[65] A fixação é feita imediatamente com a introdução do dispositivo de coleta em um frasco contendo preparações de base líquida (Fig. 57-2-7), sem a necessidade do esfregaço em lâminas de vidro, preservando assim a morfologia celular e removendo artefato por ressecamento.[49,55,65,69-71]

O frasco contendo a amostra pode ser preservado em temperatura ambiente por cerca de 3 semanas a 3 meses dependendo do fabricante. Posteriormente, a amostra é homogeneizada e centrifugada para uma melhor distribuição celular na lâmina e remoção de artefatos como muco, hemácias, debris, resíduo fecal e bactérias.[49,65]

Após a centrifugação, as lâminas são preparadas e coloradas com a técnica de Papanicolaou para análise citomorfológica.[48,65,66] A alíquota residual (cerca de 90%) fica disponível para outros testes como o de biologia molecular para DNA-HPV e outras ISTs (micoplasma, ureaplasma, cancroide, citomegalovírus, herpes, clamídia, gonorreia e sífilis) e testes imunocitoquímicos como p16 e Ki-67 (Fig. 57-2-8).[65,66,72]

A preparação da lâmina exige um treinamento da equipe de profissionais, equipamentos (citocentrífugas) e insumos para o processamento, apresentando assim, um custo mais elevado que o método convencional. A citologia líquida ainda não foi efetivamente implementada no sistema público de saúde de países como Brasil, em grande parte por causa deste custo.[49]

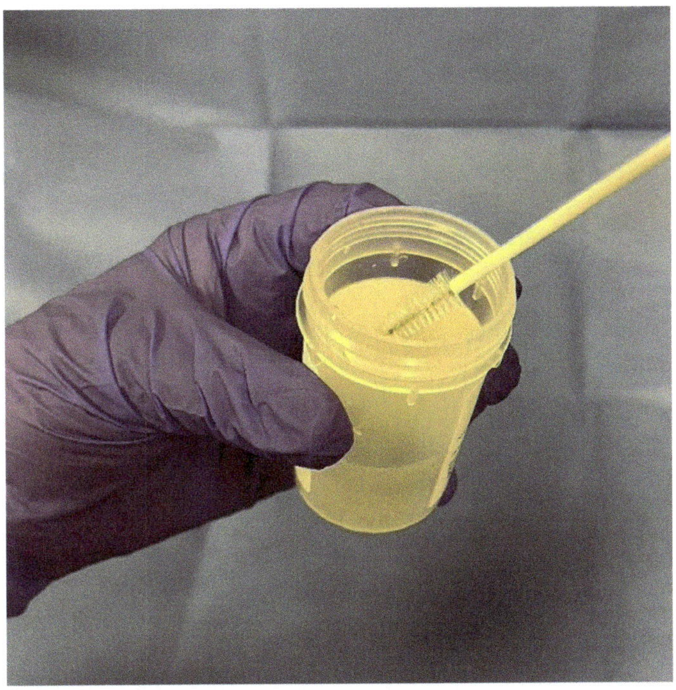

Fig. 57-2-7. Introdução da escova de coleta em frasco contendo meio líquido preservante.

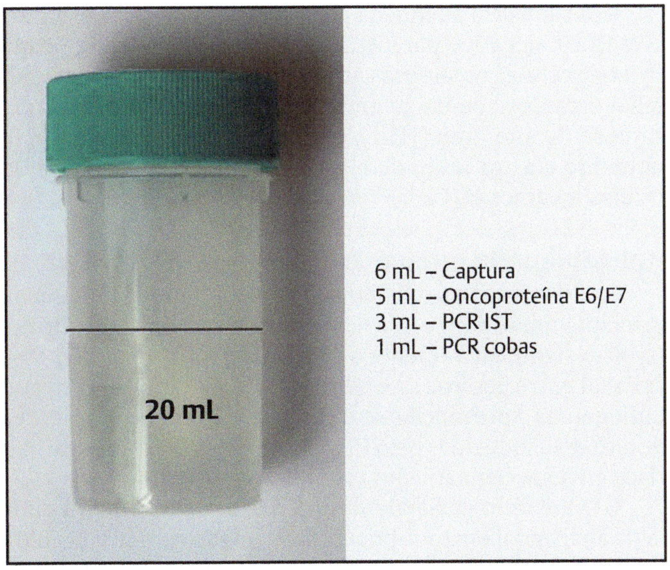

Fig. 57-2-8. Demonstração da utilização da alíquota da citologia líquida para outros testes.

Sistema Bethesda

A Nomenclatura Brasileira para Laudos de Citopatologia é baseada no Sistema de Bethesda que foi desenvolvido pelo Instituto Nacional de Câncer dos Estados Unidos em 1988 e é baseado em três princípios: a terminologia deve comunicar informações clinicamente relevantes a partir do laboratório para o médico responsável pelo atendimento; deve ser uniforme, reprodutível entre diferentes patologistas e laboratórios e, também, bastante flexível para se adaptar a uma grande variedade de situações laboratoriais e localizações geográfica.[73]

Devido a semelhança citomorfologica entre os epitélios de revestimento do trato genital inferior, assim como a maioria das lesões serem atribuídas ao HPV e pelo diagnóstico semelhante, os mesmos critérios são aplicados entre a citologia do canal anal e o colo uterino.[48]

A citologia anal foi incluída no sistema Bethesda pela primeira vez em 2001 com orientações sobre amostragem, adequação, uso da terminologia e características morfológicas básicas de SIL anais. Em 2015 a terminologia foi modificada, sendo a atualmente utilizada.[62]

A avaliação inclui uma interpretação citológica além de uma avaliação da adequação da amostra que varia conforme a técnica e o meio líquido utilizado. Para a citologia convencional, uma amostra adequada deve apresentar celularidade mínima de aproximadamente 2.000-3.000 células escamosas nucleadas por campo de alta potência. Para a citologia líquida, a celularidade varia de acordo com o meio utilizado sendo de 1-2 para o *ThinPrep* e 3-6 células escamosas nucleadas por campo de alta potência para *SurePath*.[62]

Amostras sem anormalidade de células epiteliais que contenham menos células escamosas nucleadas por campo de alta potência que os parâmetros citados devem ser consideradas insatisfatórias por pouca celularidade. A contaminação com bactérias e material fecal também podem comprometer a avaliação e levar a insatisfatoriedade.[62]

Uma amostra adequada pode receber as seguintes interpretações: negativo para lesão intraepitelial ou malignidade (NILM); células escamosas atípicas (ASC-US), lesão intraepitelial escamosa de baixo grau (LSIL), lesão intraepitelial escamosa de alto grau (HSIL), células escamosas atípicas não podendo afastar lesão de alto grau (ASC-H), carcinoma de células escamosas (CEC).[62]

Aplicabilidade Clínica

Estudos recentes mostram que o tratamento de HSIL anal, principalmente com o uso do eletrocautério em consultório, reduziu significativamente o risco de progressão para o câncer anal entre pessoas vivendo com o HIV,[19] fazendo com que indiquemos a prevenção, *screening* e o tratamento das lesões de alto grau induzidas pelo HPV e cofatores nos grupos de alto risco em especial naqueles vivendo com HIV.

O Ministério da Saúde recomenda o toque retal e a citologia anal anual em toda população vivendo com HIV seguida de anuscopia de alta resolução para aqueles pacientes com resultados citológicos alterados.[74]

Imunocitoquímica com Marcadores

A imunocitoquímica ainda é pouco utilizada na prática clínica, sendo útil principalmente em caso de discordância interobservadores, aumentando a sensibilidade do teste. O uso do p16 e Ki-67 na citologia anal pode melhorar a precisão do diagnóstico, especialmente para HSIL.[75,76]

ANUSCOPIA DE ALTA RESOLUÇÃO

Princípios

A anuscopia de alta resolução (AAR) é um dos exames fundamentais no rastreio e eventual tratamento ablativo das HSILs nos grupos considerados de risco para o desenvolvimento do CECA.

Os fundamentos técnicos da colposcopia cervical foram essenciais para o desenvolvimento da AAR.[26] Apesar das semelhanças entre os dois procedimentos, o exame colposcópico da região anal é mais complexo, demorado e com uma maior curva de aprendizado do que o realizado no colo uterino.[26,77-80] Isso se deve à presença no ânus de estruturas anatômicas e patológicas que podem dificultar e execução do exame ou encobrir lesões, tais como papilas, criptas anais, colunas de Morgagni e hemorroidas, além de uma maior extensão da junção escamocolunar anal.

Em 2016 foram publicadas diretrizes da IANS estabelecendo normas técnicas e critérios de qualidade para a prática da AAR. Embora se tenha evidenciado um crescente aumento das solicitações deste exame, o número de profissionais que realizam a AAR ainda é bastante reduzido.[81]

Definição

AAR utiliza um colposcópio para iluminação e ampliação da imagem da pele perianal e do canal anal e emprega soluções como o ácido acético 3% a 5% e Lugol para tornar visíveis ou mais proeminente as lesões intraepiteliais anais (SILs), sobretudo as HSILs potencialmente precursoras do CECA, orientando o local para a tomada de biópsias com vistas à confirmação histopatológica.[34,77,79-85]

Indicação

Um resultado de um citopatológico anal (CP-a) alterado, ou seja, igual ou maior que ASC-US, é a principal indicação para uma AAR.[46,86,87] No entanto, esta poderá ser considerada mesmo com um CP-a normal em grupos de maior prevalência de lesões precursoras do CECA, sobretudo em HSH vivendo com HIV, uma vez que a HSIL pode ser detectada inclusive com um CP-a normal.[46,85-89] O exame também está indicado em pacientes com achado incidental de HSIL ou de CECA, quer em uma peça de hemorroidectomia ou quer ainda durante uma colonoscopia.[90]

A AAR é recomendada no acompanhamento de pacientes após ressecção local de um carcinoma escamoso anal minimamente invasivo (SISCA).[91] Em pacientes candidatos à ressecção local de um CEC de margem anal ou perianal, o exame também precisa ser considerado pois em muitos deles poderá existir uma HSIL concomitante no canal anal.[26]

A AAR é utilizada para orientar o tratamento ablativo da HSIL, possibilitando a determinação da extensão da doença, ajudando a definir as bordas da lesão e preservando o epitélio normal, diminuindo assim o risco de estenose anal. Da mesma forma, aplicações de ácido tricloroacético para o tratamento também necessitam de orientação colposcópica.[92]

Por fim, a AAR pode ser considerada na investigação de pacientes com prurido anal sem causa definida ou no seguimento de pacientes tratados para condilomas anais e perianais para o diagnóstico do HPV anal na forma subclínica.[88,94-96]

Contraindicação

A AAR está contraindicada na existência de neutropenia grave (N < 1.000/μL). A trombocitopenia não é contraindicação para o exame, no entanto, a realização de biópsias deve ser adiada em pacientes com plaquetas < 65.000 ou sob terapia anticoagulante.[97,98]

Pacientes em vigência de infecções anorretais, tais como retite por *Chlamydia trachomatis* e *Neisseria gonorrhoeae*, precisam ser avaliados e devidamente tratados antes da AAR.[99]

Fundamentos Técnicos

Posição do Paciente

A AAR pode ser realizada na posição de litotomia, em decúbito lateral esquerdo (ou em decúbito lateral direito no caso de um examinador canhoto) com as pernas fletidas ou na posição genupeitoral. A escolha da posição vai depender da mesa disponível para o exame, da posição que seja mais confortável para o paciente e da preferência do examinador.[98]

Técnica do Exame

A AAR precisa ser realizada em um ambiente que permita uma privacidade adequada.[80] Além disso, a sala de exames deve conter espaço suficiente para acomodar confortavelmente a mesa de exames, uma mesa auxiliar, um banco para o examinador, o colposcópio, uma pia, lixeiras e armários para armazenar os instrumentos e suprimentos utilizados durante o exame (Figs. 57-2-9 e 57-2-10).[100]

A AAR inicia-se com a aplicação de uma gaze embebida em ácido acético a 5% na pele da região perianal, deixando a solução em contato com o epitélio durante 2 minutos. Uma

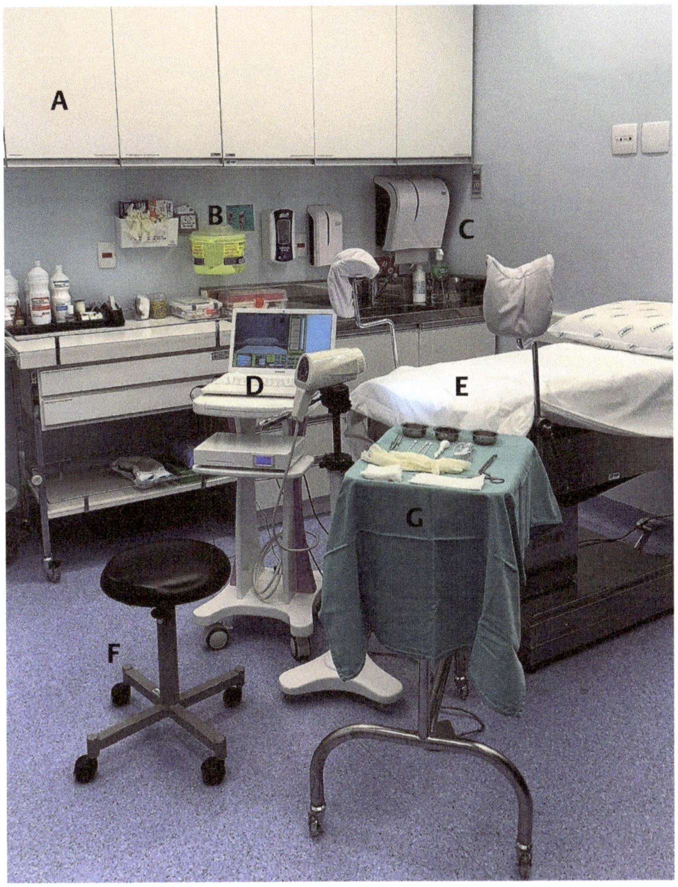

Fig. 57-2-9. Exemplo de sala de exame utilizada para a realização da AAR. *A.* armários; *B.* frasco coletor de materiais perfurocortantes; *C.* pia; *D.* videocolposcópio; *E.* mesa de exames; *F.* banco do examinador; *G.* mesa auxiliar montada com os materiais utilizados durante o exame. (Fonte: Imagem do acervo fotográfico da Dra. Valéria Uellner.)

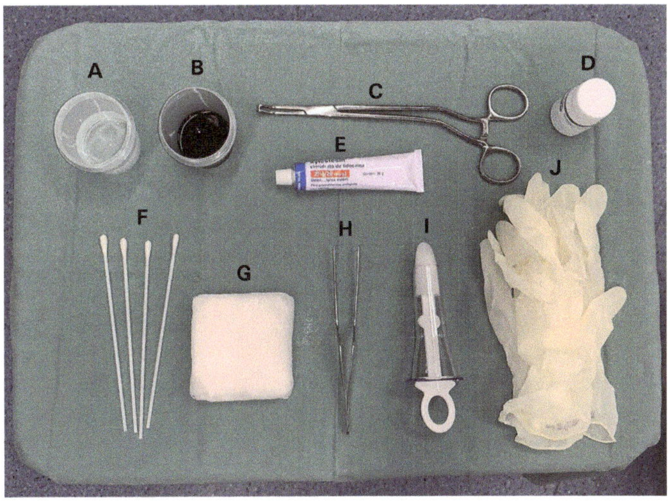

Fig. 57-2-10. Material utilizado na anuscopia de alta resolução. *A.* solução de ácido acético a 5%; *B.* solução de Lugol; *C.* pinça de biópsia; *D.* frasco com formalina; *E.* lidocaína gel a 2%; *F.* cotonetes longos; *G.* gazes cirúrgicas; *H.* pinça baioneta; *I.* anuscópio descartável; *J.* luvas de procedimento. (Fonte: Imagens do acervo fotográfico da Dra. Valéria Uellner.)

ardência leve e transitória pode ocorrer em locais de fissuras ou escoriações.[20] Com o colposcópio em baixa magnificação, a região perianal é avaliada, ampliando gradualmente a imagem à procura de alterações. Como o epitélio queratinizado perianal não absorve o iodo, a solução de Lugol não é utilizada nessa região.[27,28,101] A avaliação do canal anal começa com um toque retal (Fig. 57-2-11b), seguido da introdução de um anuscópio lubrificado com lidocaína gel a 2% (Fig. 57-2-11c). Retira-se o mandril e introduz-se, através do anuscópio, um cotonete longo envolto em gazes ou um chumaço feito com gazes embebido em ácido acético a 3% ou 5% (Fig. 57-2-11d). O anuscópio é retirado e o cotonete ou o chumaço é deixado em contacto com o epitélio do canal anal durante 1 a 2 minutos (Fig. 57-2-11e). O cotonete ou o chumaço é então removido e o anuscópio é novamente inserido até o reto distal. Sob visualização colposcópica e ajustando o foco do aparelho quando indicado, o anuscópio é tracionado lentamente até que a JEC seja identificada. Com o uso de um cotonete longo, o ácido acético é reaplicado quantas vezes forem necessárias para que a ZTA seja analisada em sua totalidade, buscando identificar áreas de acetobranqueamento, as quais devem ser avaliadas com um maior aumento de imagem, à procura de padrões vasculares e/ou epiteliais sugestivos de SIL (Fig. 57-2-12a). Além de uma ampliação de imagem adequada, a utilização de um filtro verde ou azul também contribui para a visualização dos padrões anormais dos vasos.[82,83,99,102,103] O anuscópio é retirado, visualizando circunferencialmente a linha pectínea, o anoderma e a margem anal até completar a adequada avaliação do canal anal. Após concluir essa etapa, a solução de Lugol é aplicada apenas na ZTA, também com a ajuda de um cotonete longo, observando-se o padrão de captação do iodo (Fig. 57-2-12b). Essa solução não deve ser utilizada em pacientes com história de alergia a iodo ou a frutos do mar.[36] Como as características das lesões observadas com o ácido acético serão obscurecidas quando o Lugol for aplicado, a biópsia de lesões com vasos atípicos precisa ser considerada antes da sua aplicação.[26]

A ordem de observação da região perianal e do canal anal é indiferente, podendo o exame ser iniciado primeiramente pela avaliação colposcópica do canal anal seguida da visualização da região perianal, se for mais conveniente ao examinador.

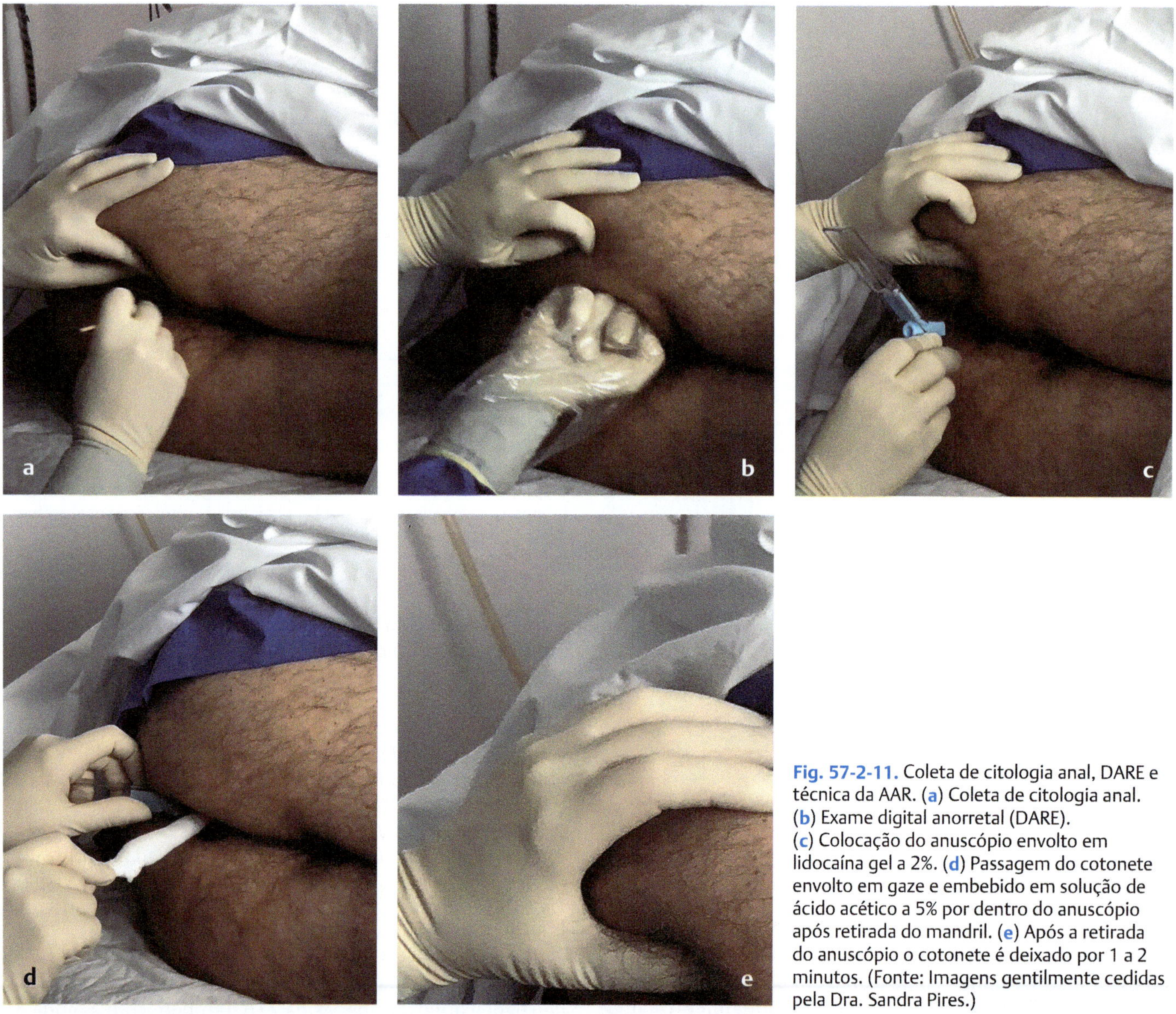

Fig. 57-2-11. Coleta de citologia anal, DARE e técnica da AAR. (a) Coleta de citologia anal. (b) Exame digital anorretal (DARE). (c) Colocação do anuscópio envolto em lidocaína gel a 2%. (d) Passagem do cotonete envolto em gaze e embebido em solução de ácido acético a 5% por dentro do anuscópio após retirada do mandril. (e) Após a retirada do anuscópio o cotonete é deixado por 1 a 2 minutos. (Fonte: Imagens gentilmente cedidas pela Dra. Sandra Pires.)

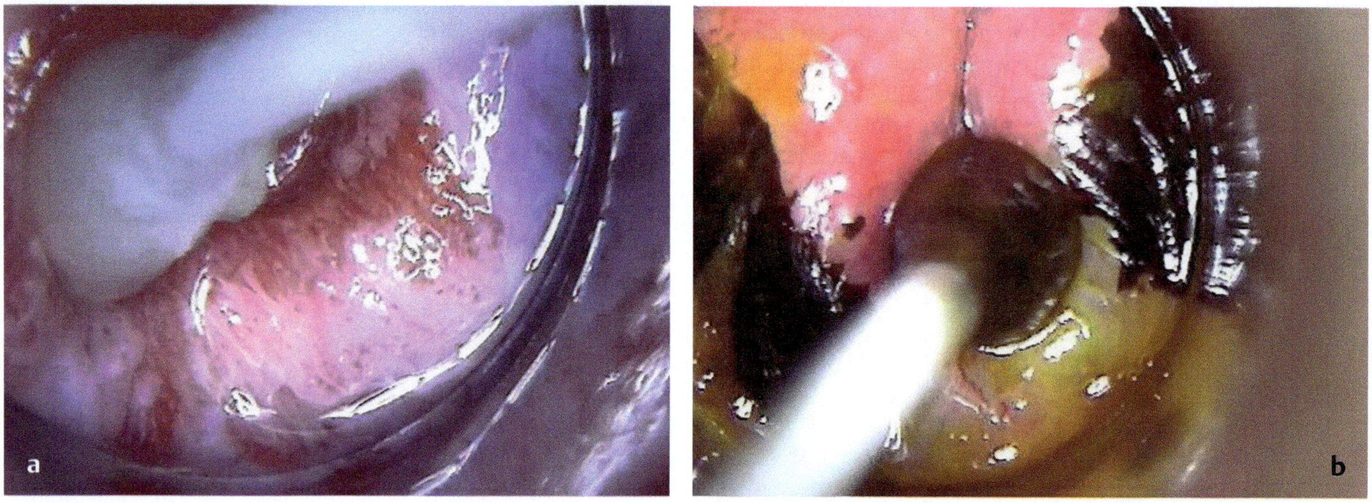

Fig. 57-2-12. Aplicação de soluções no canal anal na AAR. (a) Aplicação com o cotonete de solução de ácido acético a 5%. (b) Aplicação com o cotonete de solução de Lugol. (Fonte: Imagens do acervo fotográfico da Dra. Valéria Uellner.)

Descritores

O conhecimento das características colposcópicas das lesões é fundamental para uma impressão diagnóstica adequada.[104] As áreas identificadas durante o exame colposcópio tanto do canal anal quantoo da região perianal, suspeitas de lesões intraepiteliais, devem ser avaliadas individualmente utilizando descritores predefinidos no sentido de uniformizar a terminologia.

Os descritores utilizados na AAR são:

- *Coloração:* as lesões podem apresentar tons variáveis de branqueamento em resposta à aplicação do ácido acético tais como branco, branco neve, branco sujo, cinza ou amarelo (Fig. 57-2-13). Essa acetorreatividade pode ser transitória ou persistente e variar de leve a densa. A acetorreatividade branco neve e brilhante é mais comumente encontrada em LSILs, principalmente em condilomas.[105] Pode ser observada uma coloração perolada ou branco sujo nas HSILs e amarelada na necrose tecidual, condição está associada ao trauma, infecção ou câncer.[102,103,106-108] Um acetobranqueamento denso e persistente é mais sugestivo de HSIL, enquanto um leve e fugaz sugere uma LSIL ou MEA. Embora o epitélio acetobranco seja considerado o descritor mais comumente observado na AAR, ele não é, necessariamente, observado no CECA, exceto no SISCA.[28] **Tanto os condilomas quanto as HSILs podem apresentar-se com hiperpigmentação na região perianal.** Eritema também pode ser observado em lesões da região perianal.[28]
- *Contorno:* corresponde ao relevo das lesões e pode plano, espessado, elevado ou ulcerado (Fig. 57-2-14). O contorno plano é observado em muitas LSILs e na maioria das HSILs.[30,99] O contorno espessado pode ser encontrado nas HSILs, em alguns condilomas e no SISCA.[27,28] Lesões elevadas com características verrucosas tais como superfície papilar e vasos verrucosos estão muito frequentemente relacionadas a LSIL, embora possam estar associadas a uma HSIL (Fig. 57-2-14c).[99,109] Ulcerações podem ser decorrentes de infecções ou trauma, mas devem levantar a suspeita de HSIL ou câncer (Fig. 57-2-14d).[25,28]
- *Superfície:* as lesões podem apresentar superfície lisa ou granular. Superfícies granulares podem ser caracterizadas como micropapilares ou papilares. As HSILs possuem geralmente superfícies lisas.[99] Superfícies papilares ou micropapilares são sugestivas de LSILs.[27]

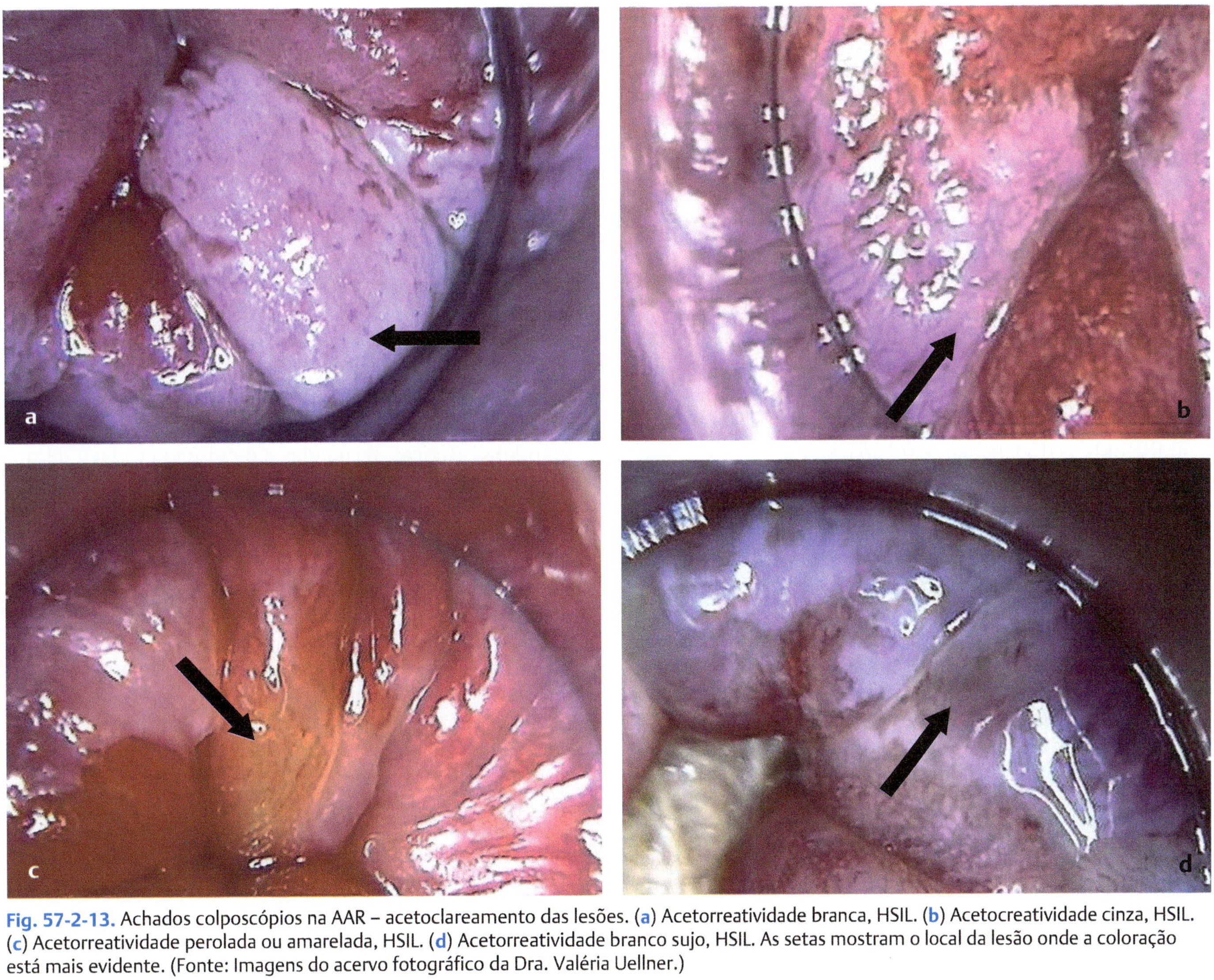

Fig. 57-2-13. Achados colposcópios na AAR – acetoclareamento das lesões. (a) Acetorreatividade branca, HSIL. (b) Acetocreatividade cinza, HSIL. (c) Acetorreatividade perolada ou amarelada, HSIL. (d) Acetorreatividade branco sujo, HSIL. As setas mostram o local da lesão onde a coloração está mais evidente. (Fonte: Imagens do acervo fotográfico da Dra. Valéria Uellner.)

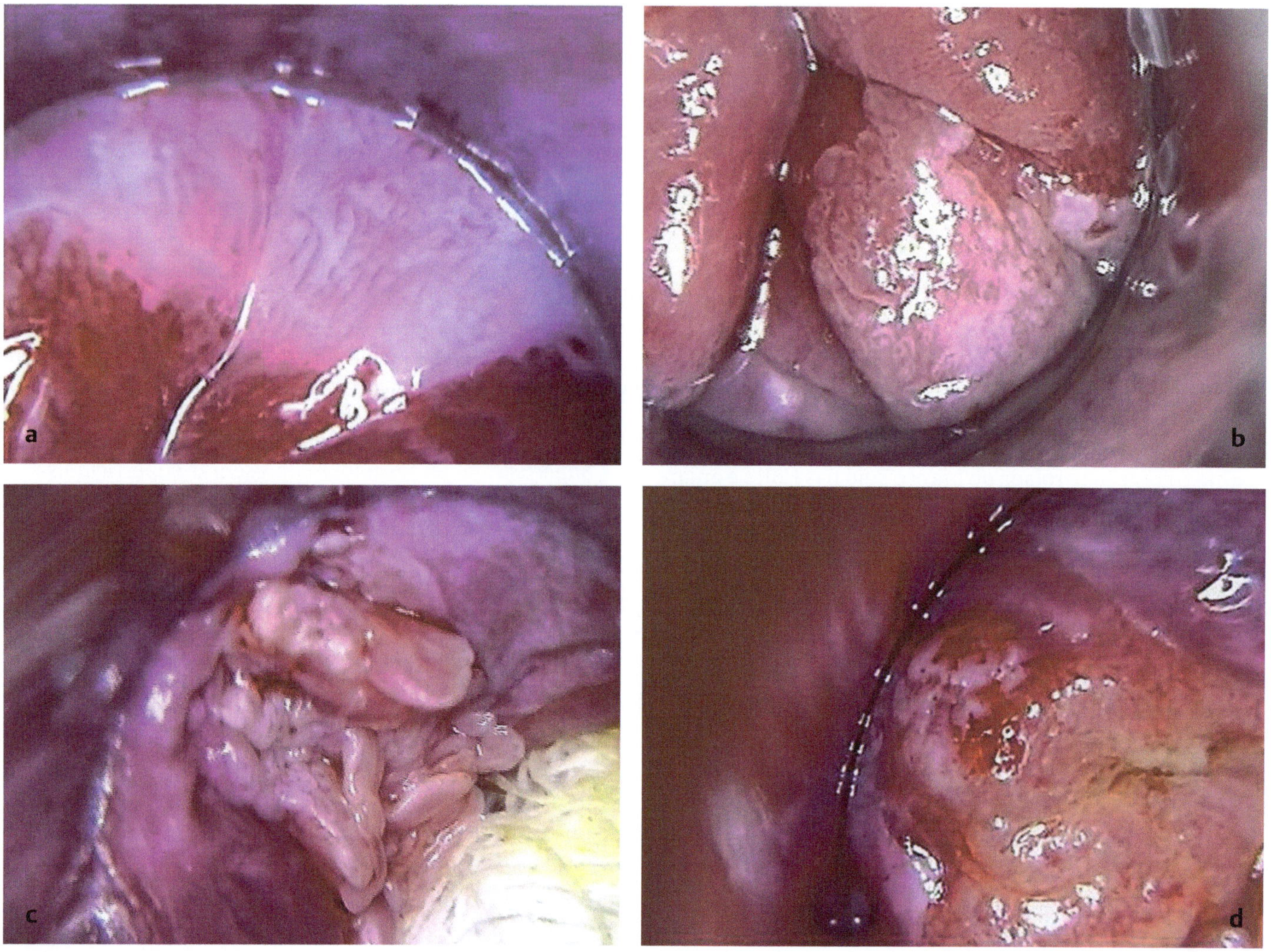

Fig. 57-2-14. Achados colposcópios na AAR – contorno das lesões. (a) Contorno plano, HSIL. (b) Contorno espessado, HSIL. (c) Contorno elevado, HSIL. (d) Ulcerações associadas a lesão de contorno espessado, HSIL. (Fonte: Imagens do acervo fotográfico da Dra. Valéria Uellner.)

- *Margens:* avalia o aspecto da borda das lesões que podem ser descritas como regulares ou irregulares e distintas ou indistintas. O tipo de margem não permite a diferenciação do grau de uma lesão na AAR uma vez que a maioria das lesões possui margens indistintas e uma margem distinta pode ser encontrada tanto nas LSILs quanto nas HSILs.[30] Margens descascadas, enroladas ou difíceis de serem avaliadas pela friabilidade podem ser vistas no câncer anal.[28]
- *Padrões vasculares:* diversos padrões vasculares podem ser visualizados durante o exame, tais como pontilhado (fino ou grosseiro), mosaico, estriações, vasos verrucosos e vasos atípicos (Fig. 57-2-15). O pontilhado grosseiro é frequentemente encontrado na HSIL e o fino na MEA ou na LSIL.[27] O mosaico é mais frequentemente observado na HSIL que na LSIL.[99] Padrões estriados são vistos com frequência em pacientes que foram submetidos a procedimentos ablativos. No entanto, são achados inespecíficos pois podem também ser encontrados nos processos inflamatórios e nas SILs.[25-27] Vasos atípicos podem ser vistos em processos inflamatórios, cicatrizes, HSIL, SISCA, CECA e depois de radioterapia.[25,110]
- *Padrões epiteliais:* as lesões podem apresentar alterações epiteliais como a metaplasia rendada, as glândulas atípicas agrupadas e o epitélio em favo de mel (Fig. 57-2-16). Alterações epiteliais atípicas como a metaplasia rendada, as glândulas atípicas agrupadas e o epitélio em favo de mel podem ser encontradas na MEA e em lesões intraepiteliais, sobretudo na HSIL.[26-28,111] Padrões vasculares são bem menos frequentes na região perianal que no canal anal e quando presentes sugerem uma HSIL.[101]
- *Resposta ao Lugol (teste de Schiller):* as lesões, em resposta à aplicação da solução de Lugol, podem captar integralmente o iodo ficando com uma coloração castanho-escura (iodo positivo ou teste de Schiller negativo), podem captar parcialmente apresentando uma aparência manchada ou de casco de tartaruga (iodo parcial ou teste de Schiller parcial) ou podem não captar adquirindo uma coloração amarelo mostarda (iodo negativo ou teste de Schiller positivo) (Fig. 57-2-17). Uma captação parcial do iodo à aplicação da solução de Lugol é associada frequentemente a LSIL.[28] Uma coloração amarelo-claro ou mostarda é geralmente observada nas HSILs, mas também pode ser encontrada nos tecidos cicatriciais, na MEA imatura e em algumas LSILs.[25,28,30,111] A MEA madura e algumas LSILs se coram totalmente pelo iodo.[27]

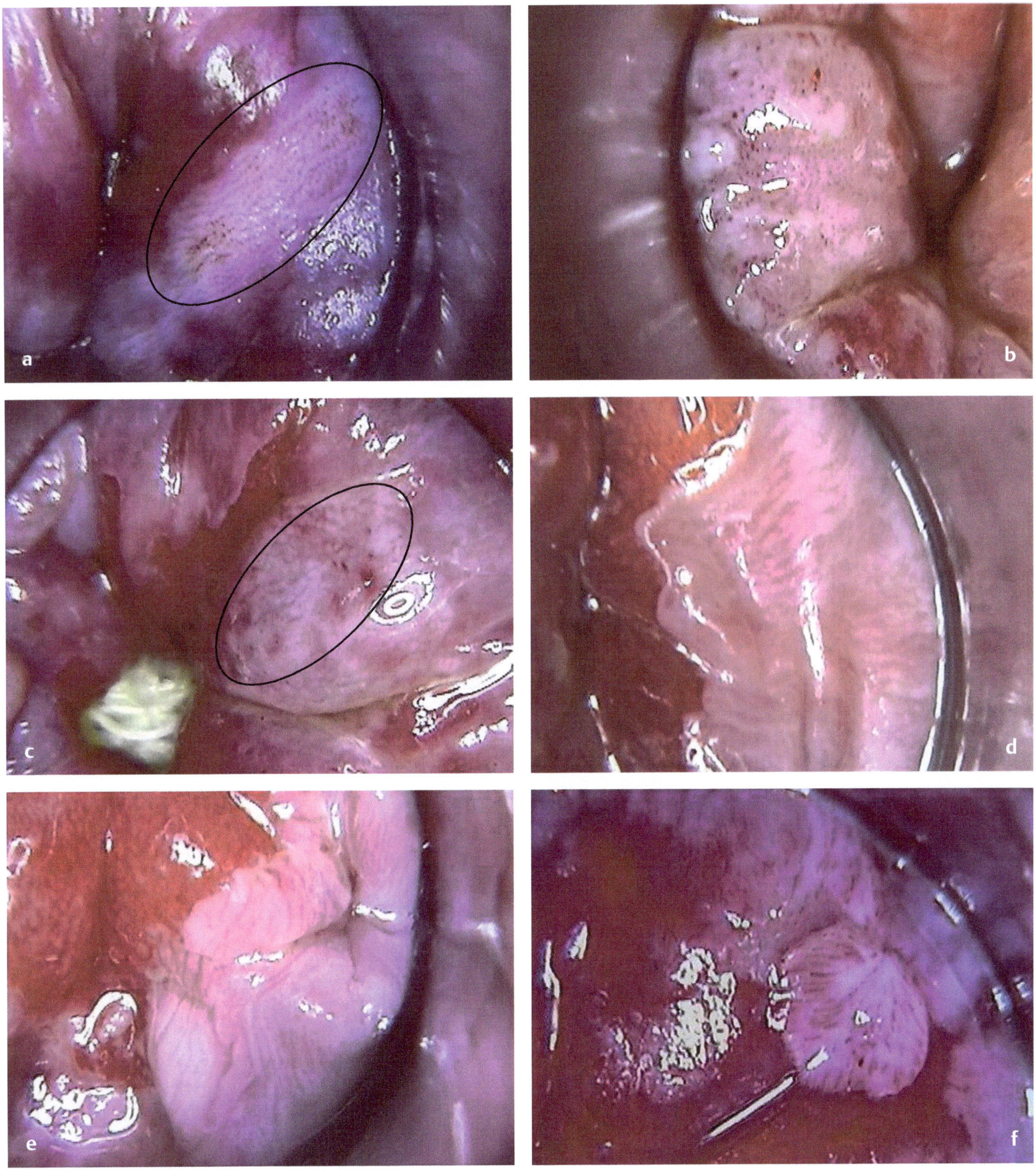

Fig. 57-2-15. Achados colposcópios na AAR – padrões vasculares das lesões. (a) Pontilhado fino (epipse), LSIL. (b) Pontilhado grosseiro, HSIL. (c) Mosaico (elipse), HSIL. (d) Estriações, LSIL. (e) Estriações, HSIL. (f) Vasos verrucosos, LSIL. *(Continua)*

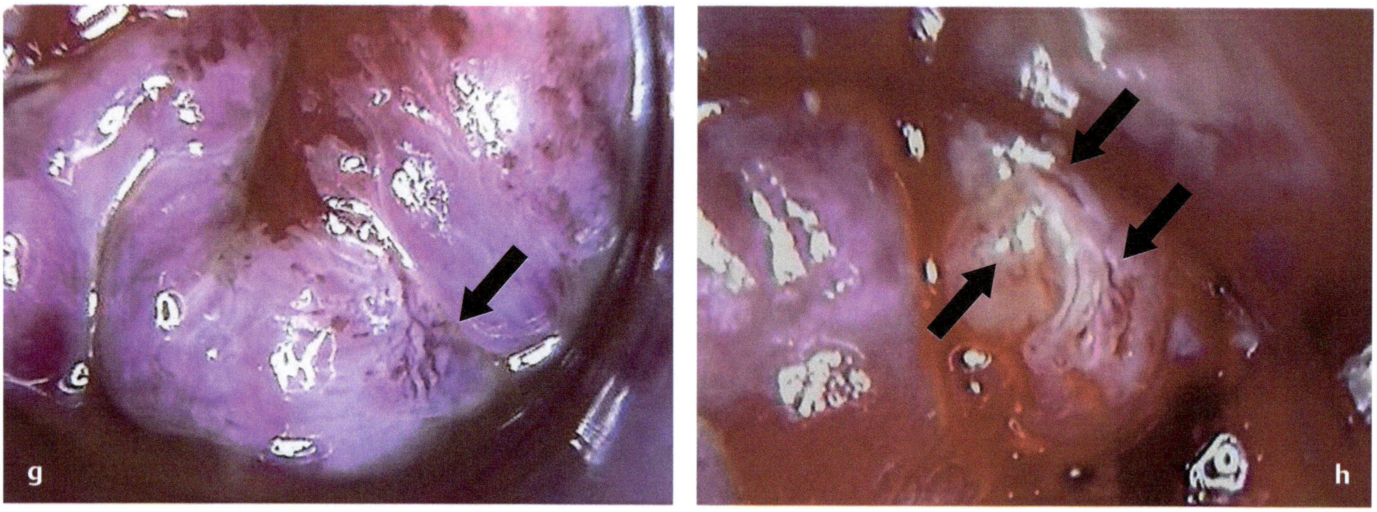

Fig. 57-2-15. *(Cont.)* (g) Vaso atípico (seta), HSIL. (h) Vasos atípicos (setas), CECA. (Fonte: Imagens do acervo fotográfico da Dra. Valéria Uellner.)

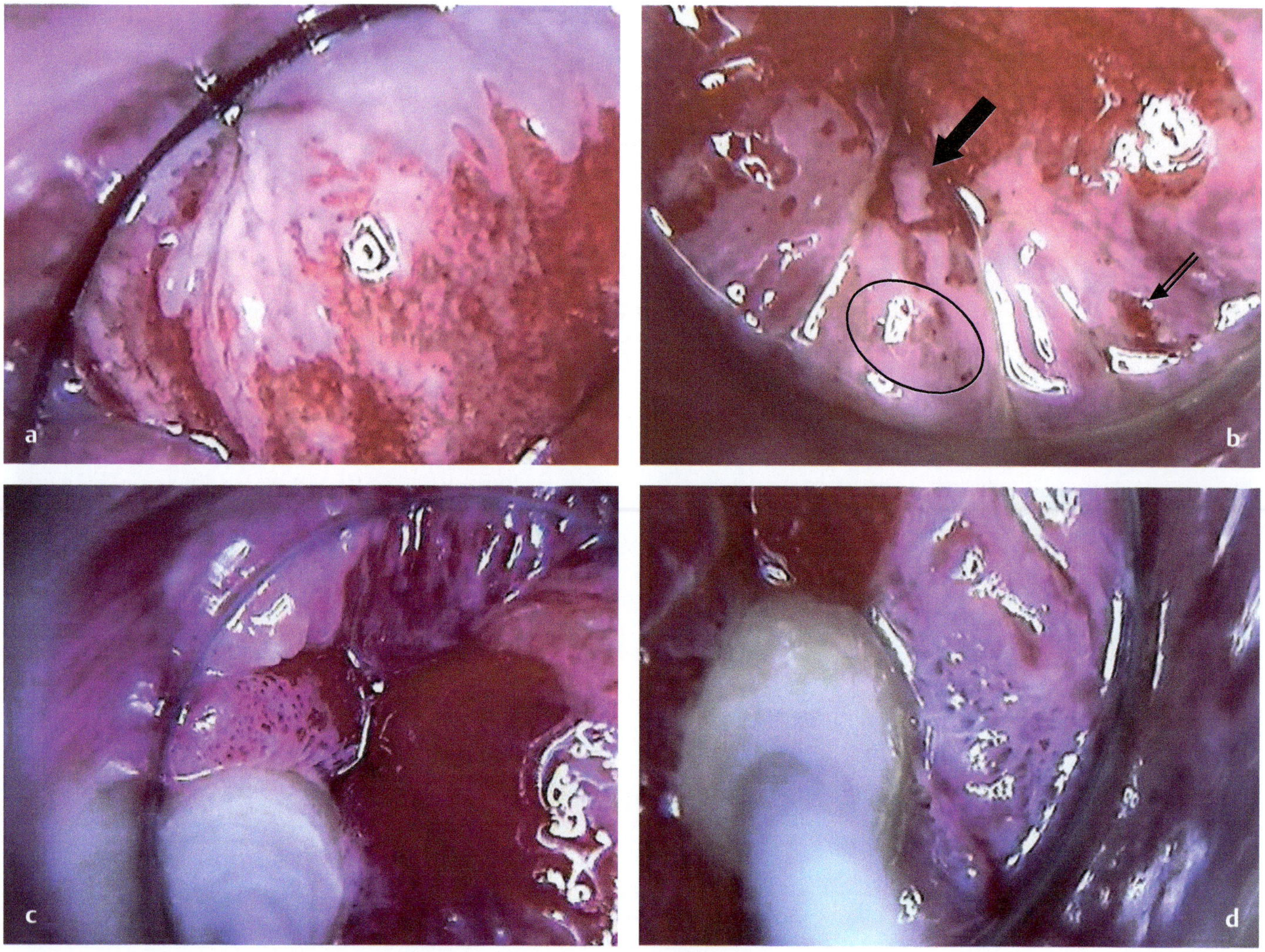

Fig. 57-2-16. Achados colposcópios na AAR – padrões epiteliais das lesões. (a) Metaplasia rendada, HSIL. (b) Glândulas atípicas agrupadas (elipse), pontes de acetoclareamento (seta simples) e ilha de epitélio colunar em meio a epitélio escamoso maduro (seta dupla), HSIL. (c) Glândulas atípicas agrupadas, HSIL. A lesão estava entre dobras, sendo visualizada apenas após o afastamento com um cotonete. (d) Favo de mel, HSIL. (Fonte: Imagens do acervo fotográfico da Dra. Valéria Uellner.)

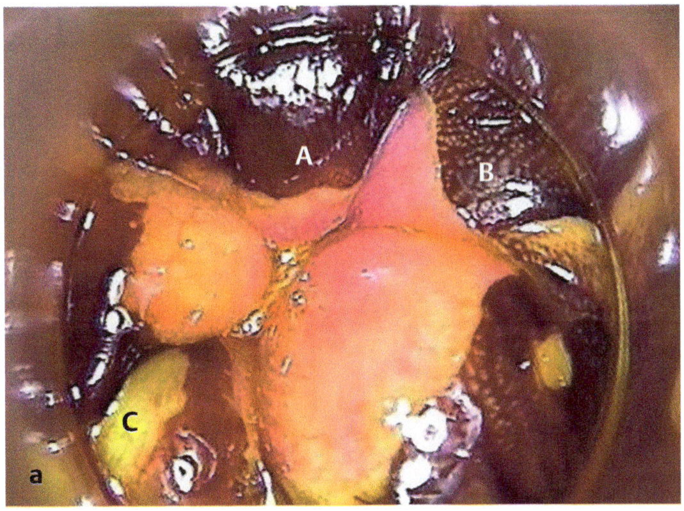

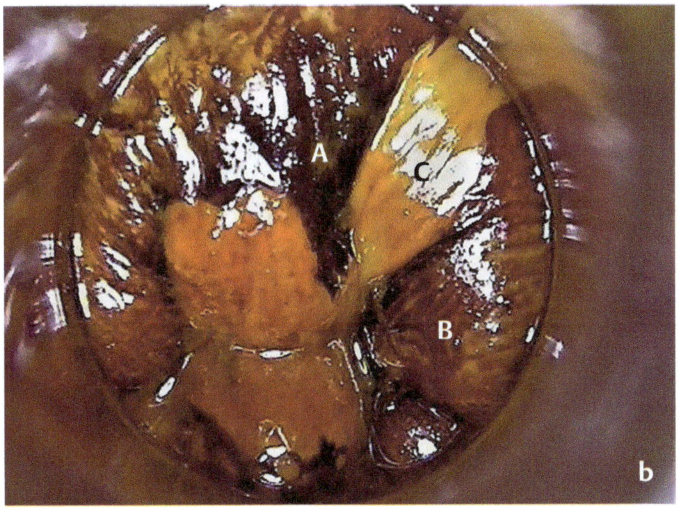

Fig. 57-2-17. Achados colposcópios na AAR – resposta à aplicação do lugol. *A*. Captação do iodo integral com coloração marron ou castalha escura – iodo positivo. *B*. Captação do iodo irregular com coloração malhada ou manchada – iodo parcial. *C*. Sem captação do iodo com coloração amarelada ou mostarda – iodo negativo. (Fonte: Imagens do acervo fotográfico da Dra. Valéria Uellner.)

Definição de Localização e Volume

A descrição da localização das lesões deve ser precisa para que elas sejam facilmente identificadas em exames de seguimento ou durante um tratamento ablativo.[81]

Em relação aos marcos do canal anal e região perianal, as lesões podem ser classificadas como localizadas no epitélio colunar proximal à JEC, na JEC, na ZTA, na linha pectínea, no anoderma (canal anal distal), na margem anal, na região perianal próxima à margem anal, na região perianal ou na região perineal.[112]

A descrição do local das lesões em relação aos ponteiros do relógio pode dar margem a confusões, devendo ser evitada.[80] O método de escolha para localização das lesões durante a AAR é o da divisão do ânus em oito partes iguais (anterior, anterior direito, anterior esquerdo, lateral direito, lateral esquerdo, posterior direito, posterior esquerdo e posterior) conhecidas como octantes.[27]

O volume total do canal anal afetado pelas lesões pode ser estimado referindo os octantes envolvidos ou a porcentagem da circunferência do canal anal comprometida (< 25%, 25-50%, 50-75% e > 75%).[80]

Fotodocumentação e Esquemas Gráficos

Os registros fotográficos são uma excelente forma de registrar o exame, facilitando a localização de lesões durante uma AAR realizada para ablação e permitindo uma comparação visual com exames futuros. Outra maneira de registrar a localização e o volume das lesões é através de desenhos em esquemas gráficos. As fotos e os esquemas gráficos complementam o laudo, no entanto não substituem o conteúdo redigido.[112]

Técnica de Biópsia

A biópsia provê o espécime para a avaliação histopatológica, permitindo confirmar a presença ou não de uma lesão intraepitelial anal e definindo se o paciente irá ser tratado ou apenas observado.[104] Dessa forma é importante escolher os locais mais adequados a serem biopsiados.

Amostras representativas das lesões evidenciadas durante a AAR suspeitas de lesões intraepiteliais ou CEC devem ser coletadas para avaliação histológica por meio de uma ou mais biópsias.[20] As primeiras lesões a serem biopsiadas devem ser as localizadas na parte de baixo (no canal anal esquerdo quando o paciente for examinado em decúbito lateral esquerdo e no canal anal posterior quando o paciente for examinado na posição de litotomia) para que o sangramento após as primeiras biópsias não acarrete dificuldade para as demais.[104]

As biópsias do canal anal podem ser realizadas com pinças Professor Medina, pinças *baby Tischler*, pinças otorrinolaríngeas, pinças de retossigmoidoscopia ou pinças de biópsia retal (Fig. 57-2-18a).[100] São empregadas para a AAR pinças, na maioria das vezes, menores que as usadas na colposcopia cervical.[27] Para as biópsias das regiões perianal e perineal pode ser utilizado o *punch* dermatológico de Keyes para lesões planas e uma tesoura de Íris ponta fina curva ou uma tesoura Metzenbaum curva delicada para lesões elevadas (Fig. 57-2-18b).[100]

As biópsias realizadas no canal anal acima da linha pectínea não necessitam de anestesia e são geralmente bem toleradas. Por outro lado, para as biópsias no nível da linha pectínea, do anoderma e da região perianal, deve ser efetuada anestesia local com lidocaína a 1% ou 2%.

O sangramento no procedimento é mínimo e autolimitado, parando espontaneamente após a retirada do anuscópio. Caso necessário, a hemostasia pode ser realizada com a aplicação da pasta de Monsel, do bastão de nitrato de prata ou do gel de cloreto férrico 50% (Hemogin®) ou ainda com a utilização do eletrocautério.[36]

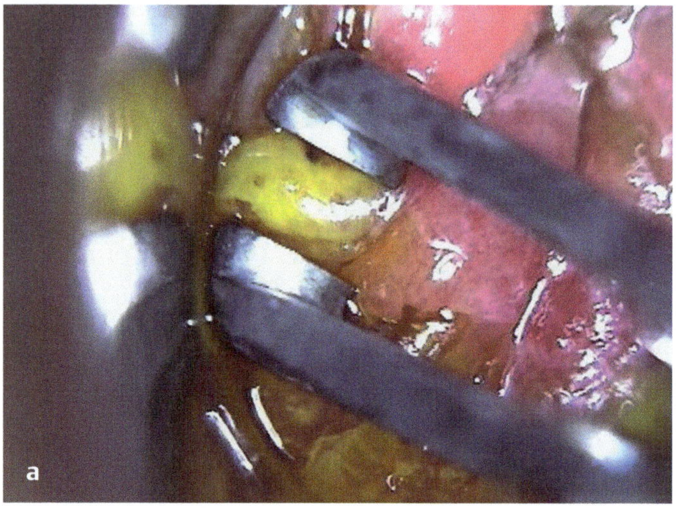

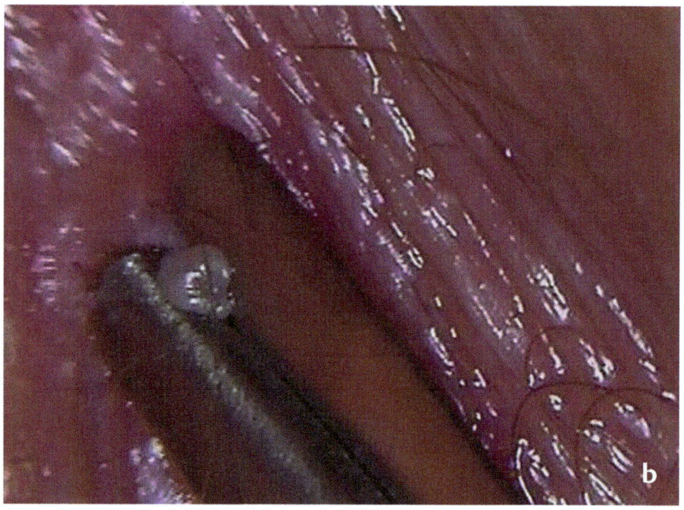

Fig. 57-2-18. Biópsias na AAR. (a) Biópsia de lesão em canal anal com pinça de Medina. (b) Biópsia de lesão perianal com tesoura Metzenbaum curva. Fonte: Imagens do acervo fotográfico da Dra. Valéria Uellner.

Complicações

A AAR é um exame seguro, apresentando baixos índices de complicações mesmo quando associada a biópsias. As complicações do exame são dor ou desconforto anal/perianal, hemorragia e infecção.[30] Os pacientes podem apresentar dor ou desconforto transitório na região anal, raramente necessitando de analgesia para o seu controle. Um sangramento em pequena quantidade é comum após a evacuação por vários dias após um procedimento com biópsia.[112] Sangramento intenso ou infecção são raros após a AAR, devendo ser investigados e tratados.[26,27,97]

HISTOPATOLOGIA E IMUNO-HISTOQUÍMICA

Sistema LAST

O projeto de padronização de terminologia da SIL do trato anogenital inferior (colo do útero, vulva, vagina, região perianal, ânus, pênis e bolsa escrotal) associadas ao HPV (projeto LAST) foi publicado pelo Colégio Americano de Colposcopia e Patologia Cervical em 2012 e teve como objetivo criar uma nomenclatura histopatológica unificada para facilitar comunicação entre as diversas especialidades que fazem o diagnóstico e os clínicos que se utilizam desses laudos para otimizar a gestão dos pacientes.[113]

Achados Histopatológicos

Para facilitar a nomenclatura e melhorar a precisão diagnóstica e terapêutica, o projeto LAST classificou a displasia anal em dois grupos em substituição à utilizada anteriormente: displasia de baixo e de alto grau.

As lesões consideradas não pré-cancerosas, denominadas previamente como NIA I, displasia de baixo grau, displasia leve e condiloma foram agrupadas como LSIL. As lesões perianais ou perineais denominadas anteriormente como doença de Bowen, papulose bowenoide, o carcinoma *in situ*, NIA II, NIA III, displasia moderada e displasia grave foram denominadas HSIL, sendo consideradas lesões precursoras do câncer, ou carcinoma espinocelular (CEC).[62]

A classificação do carcinoma de células escamosas minimamente invasivo (SISCA) também foi estabelecida e é definida conforme o diâmetro e a profundidade da lesão, sendo para o canal anal e região perianal a presença de invasão da membrana basal em profundidade menor ou igual a 3 mm, e extensão horizontal de no máximo 7 mm, tendo sido completamente excisado. No histopatológico deve ser incluída a presença ou a ausência de invasão linfovascular. O risco de metástase difere de acordo com o sítio e o tratamento consiste na cirurgia conservadora.[62]

Imuno-Histoquímica

Estudos demonstram que a HSIL anal constitui um grupo bastante heterogêneo de lesões pré-cancerosas, com biomarcadores complexos bem como o risco de progressão para o câncer anal e o objetivo dos marcadores imuno-histoquímicos como p16, Ki-67 e HPV-E4 é contribuir para definir a natureza dessa SIL.[114,115]

A expressão crescente da p16 E Ki-67 é associada à expressão decrescente de E4, sendo relacionada com o aumento da gravidade da displasia anal.[114,115] O p16 é um marcador de substituição para a atividade de HPV de alto risco E7 que tem atividade transformadora, mas que também é necessária para a produção de partículas virais.[116] A sua expressão-padrão pode em grande parte separar as infecções por HPV de baixo risco das infecções por HPV de alto risco para câncer.[114]

A heterogeneidade dos biomarcadores é maior na NIA II e pode explicar o ambíguo curso clínico destas lesões, que vão desde a regressão até a progressão como descrito no Estudo de Prevenção do Câncer Anal (SPANC), no qual a NIA II teve uma maior probabilidade de regressão em relação a NIA III.[117] A classificação proposta pelo projeto LAST em dois níveis (LSIL e HSIL) não cobriria, portanto, de forma suficiente, a heterogeneidade dentro das lesões de alto grau.[115]

Os biomarcadores imuno-histoquimicos podem ajudar a caracterizar as SILs anais, contudo o seu valor prognóstico para a estratificação do risco de câncer, junto a uma análise objetiva de metilação, ainda é limitado.[115]

MÉTODOS DE DETECÇÃO DO HPV

Existem diversos métodos moleculares disponíveis comercialmente para a detecção de HPV de alto risco, porém nenhum deles é aprovado pela FDA (U.S. Food and Drug Administration) e Agência Nacional de Vigilância Sanitária (ANVISA) para uso em amostras anais, apenas para as amostras cervicais.

Tipos de Testes Disponíveis

Hibridização de Ácidos Nucleicos

A hibridização de ácidos nucleicos detecta sequências específicas de DNA ou RNA utilizando sequência complementar de ácidos nucleicos (sonda) marcados radioativa ou quimicamente em uma amostra de células. A detecção ocorre dentro dos núcleos de células infectadas, o que faz dele o único método molecular que, de forma fiável, detecta e identifica a localização de sequências de ácido nucleico específico em tecidos, para avaliação microscópica.[118]

A técnica é altamente específica (100%) mas não tão sensível (83%) quanto os demais métodos, pois necessita de uma grande quantidade de DNA purificado para a detecção do HPV.[118,119]

Ensaios de Amplificação de Sinal

O teste foi desenvolvido pela Digene Corporation e é agora comercializado pela Qiagen sendo aprovado pela FDA em 1999, substituindo o ensaio original de captura híbrida. É realizado através de uma reação de amplificação de sinal e associa métodos de hibridização molecular a antígenos monoclonais. Foi o único teste disponível até 2009 e amplamente disseminado entre os laboratórios devido a sua facilidade de execução e alta sensibilidade.[120]

A captura híbrida (Digene) não especifica os tipos virais do HPV, e sim grupos, identificando a presença de HPV de alto ou baixo risco. Já o teste Cervista detecta a presença de 14 subtipos de HPV de alto risco separadamente.[121]

Ensaio de Amplificação de Ácidos Nucleicos

A reação em cadeia da polimerase (PCR) é uma técnica seletiva capaz de reproduzir e amplificar a quantidade de sequências de HPV presente em amostras de maneira exponencial após a repetição dos ciclos de amplificação.[122] São métodos bastante sensíveis na detecção de poucas cópias virais.

O teste Cobas consiste em um ensaio de amplificação de alvos de DNA através do PCR e a hibridização de ácidos nucleicos que detecta os mesmos 14 tipos de HPV de alto risco que o Cervista.[120,122,123] O ensaio APTIMA HPV detecta qualitativamente as transcrições de E6/E7 mRNA de 14 HPV de alto risco (16/18/31/33/35/39/45/51/52/56/58/59/66/68) e utiliza uma transcrição não infecciosa do RNA como controle de processos extrínsecos.[120]

Técnica de Coleta do Material

A técnica de coleta dos métodos moleculares de detecção para o HPV é a mesma utilizada para a citologia podendo ser realizada com uma alíquota da amostra da citologia líquida que varia de 1 mL (PCR) a 6 mL (captura híbrida) dependendo do teste. Cada teste vem com seu *kit* específico contendo geralmente uma escova ou *swab* e o meio líquido para transporte do material. Assim como na citologia, a coleta deve acontecer antes do exame proctológico e sem o uso de gel ou lubrificantes.

Relevância Clínica

Algumas instituições como a Sociedade Americana de Cirurgiões Colorretais e as Diretrizes Alemãs-Austríacas recomendam o teste de DNA-HPV como um adjunto a citologia.[124]

Os testes moleculares para detecção do HPV isoladamente não são a melhor estratégia de rastreio devido à sua baixa especificidade e à elevada prevalência da infecção por HPV no canal anal de populações de alto risco.[125,126] No entanto, podem ser úteis na triagem de pacientes com citologia NILM e ASC-US para a AAR, podendo ser utilizado como um algoritmo alternativo e reduzindo a elevada taxa de falso-negativos da citologia.[126]

RASTREAMENTO

Apesar da recomendação do rastreio anual na população de risco por diversos autores,[50,59,61,69,127,128] os dados da literatura ainda são insuficientes para a sua recomendação de rotina na população.[125]

Em países desenvolvidos, a citologia anal de base líquida vem sendo recomendada, seguindo os princípios da triagem cervical uterina, seguida pela AAR, para populações de alto risco para o câncer anal dentre elas: os HSH;[45] pessoas vivendo com o HIV; praticantes de sexo anal receptivo[47,129,130]; mulheres com SIL genital;[56,129-133] após tratamento de condilomas;[54] receptores de órgãos sólidos;[134] mulheres trans e outras causas de imunossupressão.[56,130,132,133]

Em 2007, o Instituto de Aids do Departamento de Saúde do Estado de Nova York passou a ser a primeira instituição a recomendar a citologia anal anual para pacientes HSH vivendo com HIV.[56] Um estudo norteamericano multicêntrico randomizado (ANCHOR *Study*) com 4446 participantes com objetivo de avaliar se o tratamento tópico ou ablativo das SILs de alto grau, através do monitoramento ativo em homens e mulheres vivendo com o HIV mostrou redução significativa no risco de progressão do câncer anal nesta população.[19] A taxa de progressão para câncer anal em participantes com HSIL anal comprovada por biópsia foi menor no grupo de tratamento (173 por 100.000 pessoas-ano) do que no grupo de monitoramento ativo (402 por 100.000 pessoas-ano) em 57% (IC 95%, p = 0,03). O estudo pode auxiliar na padronização e na implementação dos programas de rastreio para essa patologia.[19]

A Sociedade Brasileira de Cirurgia Oncológica publicou recentemente um *guideline* para manejo do câncer anal recomendando o rastreio para população de alto risco com exame de citologia anal e AAR (nível de evidência IIA) além do tratamento das HSILs e vacinação com nível de evidência IA.[135] Não existe consenso na literatura na orientação do rastreio por idade, no manejo após a citologia e em quais grupos o rastreamento pode ser custo-efetivo.[125]

CONCLUSÃO

O exame digital anorretal (DARE) é uma técnica de fácil realização para a detecção de um câncer anal em um estágio precoce, podendo ser utilizado como método de rastreio para a população de alto risco na qual a AAR ainda não está disponível. A citologia anal é uma ferramenta de triagem viável, amplamente disponível, de baixo custo, porém assim como os testes DNA HPV, apresenta limitações. Os imunomarcadores e os métodos moleculares podem aumentar a acurácia da técnica, principalmente na detecção da HSIL. Estudos recentes mostraram grande benefício no diagnóstico e no tratamento ambulatorial das HSILs anais com o auxílio da AAR na prevenção do CECA para a população de alto risco com baixa taxa de complicação. Apesar da recomendação da Sociedade Brasileira de Oncologia, ainda não dispomos de um programa nacional de rastreamento para o câncer anal devidamente implementado e é imprescindível ampliar o número de profissionais treinados em AAR. Pesquisas adicionais ainda são necessárias para melhorar e padronizar o diagnóstico e o rastreio das SILs anais.

REFERÊNCIAS BIBLIOGRÁFICAS

1. Palefsky JM. Human papillomavirus infection and its role in the pathogenesis of anal cancer. Sem Colon Rectal Surg. 2017;28(2):57-62.
2. Wendland EM, Caierão J, Domingues C, Maranhão AGK, De Souza FMA, Hammes LS, et al. POP-Brazil study protocol: A nationwide cross-sectional evaluation of the prevalence and genotype distribution of human papillomavirus (HPV) in Brazil. BMJ Open2018;8(6).
3. Estudo epidemiológico sobre a prevalência nacional de infecção pelo hpv. 1st ed. Porto Alegre: Associação Hospitalar Moinhos de Vento; 2017.
4. Darragh TM. HPV-associated disease of the anal canal: A pathology primer. Sem Colon Rectal Surg. 2017;28(2):63-68.
5. Maglennon GA, McIntosh PB, Doorbara J. Immunosuppression Facilitates the Reactivation of Latent Papillomavirus Infections. J Virol. 2014;88:710-16.
6. Surveillance, Epidemiology and End Results Program (SEER) In: National Cancer Institute (NCI). Cancer statistics/reportes on cancer/cancer stat facts: anal câncer. Disponível a partir de: https://seer.cancer.gov/statfacts/html/anus.html. Acesso em: 22 mar 2023.
7. Deshmukh AA, Suk R, Shiels MS, Sonawane K, Nyitray AG, Liu Y, et al. Recent trends in squamous cell carcinoma of the anus incidence and mortality in the United States, 2001-2015. J Natl Cancer Inst. 2020;112:829-38.
8. Ministério da Saúde - Instituto Nacional de Câncer (INCA). Câncer anal [Internet]. INCA - Instituto Nacional de Câncer. 2020 [publicado em 4 de junho de 2022]. Disponível a partir de: https://www.gov.br/inca/pt-br/assuntos/cancer/tipos/anal. Acesso em: 22 mar 2023.
9. Clifford GM, Georges D, Shiels MS, Engels EA, Albuquerque A, Poynten IM, et al. A meta-analysis of anal cancer incidence by risk group: toward a unified anal cancer risk scale. Int J Cancer. 2021;148:38-47.
10. Grulich AE, van Leeuwen MT, Falster MO, Vajdic CM. Incidence of cancers in people with HIV/AIDS compared with immunosupressed transplant recipients: a meta-analysis. Lancet. 200;370:59-67.
11. Machalek DA, Poynten M, Jin F, Fairley CK, Farnsworth A, Garland SM, et al. Anal human papillomavirus infection and associated neoplastic lesions in men who have sex with men: a systematic review and meta-analysis. Lancet Oncol. 2021;13:487-500.
12. Gilbert DC, Wakeham K, Langley RE, Vale CL. Increased risk of second cancers at sites associated with HPV after a prior HPV-associated malignancy, a systematic review and meta-analysis. Br J Cancer. 2019;120:256-68.
13. Sand FL, Munk C, Jensen SM, Svahn MF, Frederiksen K, Kjær SK. Long-term risk for noncervical anogenital cancer in women with previously diagnosed highgrade cervical intraepithelial neoplasia: a Danish nationwide cohort study. Cancer Epidemiol Biomarkers Prev. 2016;25:1090-7.
14. Albuquerque A, Stirrup O, Nathan M, Clifford GM. Burden of anal squamous cell carcinoma, squamous intraepithelial lesions and HPV16 infection in solid organ transplant recipients: a systematic review and meta-analysis. Am J Transplant. 2020.
15. Holly EA, Whittemore AS, Aston DA, Ahn DK, Nickoloff BJ, Kristiansen JJ. Anal cancer incidence: genital warts, anal fissure or fistula, hemorrhoids, and smoking. J Natl Cancer Inst. 1989;81:1726-31.
16. National Cancer Institute (NCI) In: National Institutes of Health (NIH). Home/about cancer/cancer causes and prevention/risk factors/infectious agents: HPV and cancer. https://www.cancer.gov/about-cancer/causes-prevention/risk/infectious-agents/hpv-and-cancer. Acesso em: 22 mar 2023.
17. Hoots BE, Palefsky JM, Pimenta JM, Smith JS. Human papillomavirus type distribution in anal cancer and anal intraepithelial lesions. Int J Cancer. 2009;124:2375-83.
18. De Vuyst H, Clifford GM, Nascimento MC, Madeleine MM, Franceschi S. Prevalence and type distribution of human papillomavirus in carcinoma and intraepithelial neoplasia of the vulva, vagina and anus: A meta-analysis. Int J Cancer. 2009;124:1626-36.
19. Palefsky JM, Lee JY, Jay N, Goldstone SE, Darragh TM, Dunlevy HA, et al. Treatment of anal high-grade squamous intraepithelial lesions to prevent anal cancer. N Engl J Med. 2002;386:2273-82.
20. Uellner V. Zona de transformação anal. In: Uellner V & Nadal SR. Manual de anuscopia de alta resolução. Rio de Janeiro: Di Livros. 2002;55-67.
21. Edge SB, Byrd DR, Compton CC, Fritz AG, Greene FL, Trotti A. AJCC Cancer Staging Manual. 7th ed. New York, NY: Springer; 2010.
22. Uellner V. Anatomia do canal anal e da região perianal aplicada à anuscopia de alta resolução. In: Uellner V & Nadal SR. Manual de anuscopia de alta resolução. Rio de Janeiro: Di Livros; 2022. p. 13-20.
23. Furtado, JP, Farina Jr R, Hexsel F, Tarta C. Pelve – Anatomia sistemática e radiológica. 2nd ed. Porto Alegre: Alcance; 2019.
24. Pinho MSL, Ferreira LC, Santiago A. Anatomia cirúrgica aplicada às operações sobre o reto e canal anal. In: Campos FGCM, Regadas FSP & Pinho M. Tratado de coloproctologia. São Paulo: Atheneu;2012. p. 35-51.
25. Darragh TM, Berry JM, Jay N, Palefsky JM. In: Apgar SB, Brotzman GL, Spitzer M. Colposcopia princípios e prática - atlas e texto. 2nd ed. Rio de Janeiro: Revinte; 2010. p. 451-96.
26. Darragh TM, Berry JM, Jay N, Palefsky JM. O canal anal e o periânus: doenças relacionadas com o HPV. In: Mayeaux EJ Jr & Cox JT. Tratado & atlas colposcopia moderna. 3rd ed. Rio de Janeiro: Di Livros; 2014. p. 507-63.
27. Palefsky JM. Practising high-resolution anoscopy. Sexual Health 9(6):580-86, dez 2012.
28. Jay N. High-resolution anoscopy: procedure and findings. Sem Colon Rectal Surg. 2017;28(2):75-80.
29. O'Connor DM. Zona de transformação normal. In: Apgar SB, Brotzman GL, Spitzer M. Colposcopia princípios e prática – atlas e texto. 2nd ed. Rio de Janeiro: Revinter; 2010. p. 125-47.
30. Jay N, Berry JM, Miaskowski C, Cohen M, Holly E, Darragh TM, et al. Colposcopic characteristics and Lugol's stainig differentiate and high-grade and low-grade squamous intraepithelial lesions during high resolution anoscopy. Papillomavirus Res. 2015;1(1)101-8.

31. Albuquerque A. High-resolution anoscopy: unchartered territory for gastroenterologists? World J Gastrointest Endosc. 2015;7(13):1083-7.
32. Ong JJ, Grulich A, Walker S, Hoy J, Read T, Bradshaw C, et al. Baseline findings from the anal cancer examination (ACE) study: screening using digital ano-rectal examination in HIV positive men who have sex with men. J Med Screen. 2016;23:70-6.
33. Read TR, Vodstrcil L, Grulich AE, Farmer C, Bradshaw CS, Chen MY, et al. Acceptability of digital anal cancer screening examinations in HIV-positive homosexual men. HIV Med. 2013;14:491-6.
34. Cuming T, Nathan M. Anal cancer screening: techniques and guidelines. Seminars in Colon and Rectal Surgery 28(2):69-74.
35. Nyitray AG, Hicks JT, Hwang LY, Baraniuk S, White M, Millas S, et al. A phase II clinical study to assess the feasibility of self and partner anal examinations to detect anal canal abnormalities including anal cancer. Sex Transm Infect. 2018;94:124-30.
36. Uellner V. Cuidados pré e pós-anuscopia de alta resolução. In: Uellner V, Nadal SR. Manual de anuscopia de alta resolução. Rio de Janeiro: Di Livros; 2022. p. 39-54.
37. Hillman RJ, Berry-Lawthorn M, Ong JJ, Cuming T, Nathan M, Goldstone S, et al. International Anal Neoplasia Society guidelines for practice of digital anal rectal examination. J Low Genit Tract Dis. 2019;23(2):138-46.
38. Nyitray AG, D'Souza G, Stier EA, Clifford G, Chiao EY. The utility of digital anal rectal examinations in a public health screening program for anal cancer. J Low Tract Dis. 2020;24:192-6.
39. Welton ML, Varma MG. Anal Cancer. In: ASCRS Textbook Colon Rectal Surg. 2007;482-500.
40. La Rosa L, López LS. Examen digital anorrectal (DARE). In: International Anal Neoplasia Society - IANS. Disponível em: https://www.iansoc.org/resources/Documents/IANS%20 Examen%20digital%20anorrectal%20revisado%20.pdf. Acesso em: 10 abr 2023.
41. Thoms H. Diagnosis of uterine cancer by the vaginal smear. The Yale journal of biology and medicine, New Haven 15(6):924,1943.
42. OMS. Cancer Control: Knowledge into action. WHO guide for efective pogrammes. Geneva, 2007.
43. Medley G. Anal smear test to diagnose occult anorectal infection with human papillomavirus in men. Br J Vener Dis. 1984;60(3):205.
44. Darragh TM, Winkler B, Souers RJ, Laucirica R, Zhao C, Moriarty AT, et al. Room for improvement: Initial experience with anal cytology. Arch Pathol Lab Med. 2013;137(11):1550-4.
45. Chiao EY, Giordano TP, Palefsky JM, Tyring S, El Serag H. Screening HIV-infected individuals for anal cancer precursor lesions: a systematic review. Clin Infectious Dis. 2006;43(2):223-33.
46. Park IU, Palefsky JM. Evaluation and management of anal intraepithelial neoplasia in HIV- negative and HIV-positive men who have sex with men. Curr Infect Dis Rep. 2010;12:126-33.
47. Bean SM, Chhieng D. Anal-rectal cytology: a review. Diagnostic Cytopathology. 2010;38(7):538-46.
48. Darragh TM, Winkler B. Anal cancer and cervical cancer screening: key differences. Cancer Cytopathology. 2011;119(1):5-19.
49. Ramos MRMS. Técnica de Coleta de Citologia Anal. In: Uellner V & Nadal SR. Manual de anuscopia de alta resolução. Rio de Janeiro: Di Livros. 2022;165-76.
50. Palefsky JM, Holly EA, Hogeboom CJ, Berry JM, Jay N, Darragh TM. Anal cytology as a screening tool for anal squamous intraepithelial lesions. J Acquir Immune Def Synd Human Retrovirolo. 1997;14(5):415-22.
51. Nadal SR, Horta SRC, Calore EE, Nadal LRM, Manzione CR. Quanto a escova deve ser introduzida no canal anal para avaliação citológica mais eficaz? Rev Assoc Med Bras. 2009;55(6):749-51.
52. Thuler LCS. Câncer do Colo do Útero no Brasil: Estado da Arte. Rev Bras Cancerol. 2012;8(3):321-37.
53. Nadal SR, Calore EE, Nadal LRM, et al. Citologia anal para rastreamento de lesões pré-neoplásicas. Rev Assoc Med Bras. 2007;53(2):147-51.
54. Marianelli R. Seguimento dos pacientes com colposcopia anal normal e citologia anal alterada após o tratamento do condiloma acuminado do ânus. Dissertação (Mestrado) – Santa Casa de São Paulo; 2013.
55. University of California, San Francisco. Obtaining a specimen for anal cytology; 2014. Disponível em: https://analcancerinfo.ucsf.edu/obtaining-specimen-anal-cytology. Acesso em: 20 fev 2023.
56. Departamento de Saude e Instituto de Aids do Estado de Nova York. Screening for Anal Dsyplasia and Cancer in Patients with HIV. 2020. Disponível em: http//www.hivguidelines.org/hiv-care/anal-dysplasia-cancer/ Acesso em: 20 fev. 2023.
57. Vajdic CM, Anderson JS, Hillman RJ, et al. Blind sampling is superior to anoscope guided sampling for screening for anal intraepithelial neoplasia. Sex Transm Infect. 2005;81(5):415-8.
58. Nadal SR, Calore EE, Manzione CR, et al. Sensibilidade e especificidade da citologia anal com escova no diagnóstico das lesões clínicas provocadas pelo papilomavírus humano, comparando uma com duas coletas. Rev Bras Coloproctol. 2009;29(3):297-302.
59. Barcellos LP, Russomano F, Coutinho JRH. Valor da citologia convencional na presença de lesões macroscópicas do canal anal. J Coloproctology. 2014;4(1):29-34.
60. Nadal SR, Manzione CR. Uso do colposcópio para avaliar a região perianal e o canal anal. Padronização técnica e indicações. Rev Bras Coloproct. 2004;24(4):379-81.
61. Coutinho JRH. Rastreamento de lesões pré-neoplásicas do ânus. Citologia anal e anuscopia de alta resolução novas armas para prevenção. Rev Col Bras Cir. 2006;33(5):311-7.
62. Darragh TM, Palefsky J. Anal Cytology. In: The Bethesda system for reporting cervical cytology: definitions, criteria, and explanatory notes. 3rd ed New York: Springer-Verlag; 2015.
63. Drew PA, Wilkinson EJ. Citologia Convencional. Em: Colposcopia Princípios e Prática. 2nd ed Rio de Janeiro: Revinter; 2008.
64. Guzella VR, Gonçalves AP, Nadal LRM, et al. Citologia oncótica do canal anal: uma segunda coleta torna o resultado mais efetivo? J Coloproctology. 2017;37:33.
65. Felix J. Citologia de Base Líquida, Monocamada. Em: Colposcopia Princípios e Prática. 2nd ed Rio de Janeiro: Revinter; 2010.
66. Araujo SR. A citologia em meio líquido. Em: Citologia Cervicovaginal. 2nd ed Rio de Janeiro: Di Livros; 2012.
67. Barcellos LP, Coutinho JRH, Cytryn A, et al., Conventional cytologic diagnosis of human papillomavirus-induced anal intraepithelial neoplasia: The experience of a referral center in Rio de Janeiro, Brazil. Diagnostic Cytopathology. 2023;51:166-73.
68. Maia LB. Estudo comparativo entre os exames de citologia esfoliativa convencional e em base líquida para o rastreamento de lesões intraepiteliais anais associadas à infecção pelo papilomavírus humano em pacientes infectados pelo vírus da imunodeficiência humana. Tese (doutorado)

- Universidade de Brasília, Faculdade de Medicina, Programa de Pós-Graduação em Ciências Médicas; 2013.
69. Darragh TM, Jay N, Tupkelewicz BA, et al. Comparison of conventional cytologic smears and ThinPrep preparations from the anal canal. Acta Cytol. 1997;41(4):1167-70.
70. Warner JN. Anal cytology: morphology, terminology, and management. The ASC Bulletin. 2008; 45(6):130-3.
71. Sherman ME, Friedman HB, Busseniers AE, et al. Cytologic diagnosis of anal intraepithelial neoplasia using smears and Cytyc Thin-preps. Mod Pathol. 1995;8:270-4.
72. Ramos MRMS. Escova Meneguetti para autocoleta de citologia anal. Tese (mestrado) Universidade do Estado do Rio Janeiro. Rio de Janeiro; 2019.
73. Ministerio da Saúde. Secretaria de Atenção à Saúde. Instituto Nacional de Câncer. Nomenclatura brasileira para laudos citopatológicos cervicais e condutas clínicas preconizadas. 2006. Disponível em: chrome-extension://efaidnbmnnnibpcajpcglclefindmkaj/https://citopatologia.org.br/nomeclaturas.pdf. Acesso em: 10 mar 2023.
74. Ministerio da Saúde. Protocolo Clínico e Diretrizes Terapêuticas, IST, Assistência e Tratamento, Saúde da Pessoa Vivendo, Medicamentos, Profissionais de Saúde IST. 2020. Disponível em: http://www.aids.gov.br/pt-br/pub/2015/protocolo-clinico-e-diretrizes-terapeuticas-para-atencao-integra l-pessoas-com-infeccoes. Acesso em: 13 fev. 2023.
75. Arora R, Pandhi D, Mishra K, et al. Anal cytology and p16 immunostaining for screening anal intraepithelial neoplasia in HIV-positive and HIV-negative men who have sex with men: a cross-sectional study. Int J STD AIDS. 2014;25:726-33.
76. Rufino LMS. O uso de dupla marcação imunocitoquímica para p16/Ki67 em amostras de citologia esfoliativa em base líquida no rastreio de lesões precursoras de câncer do canal anal em pacientes infectados pelo vírus da imunodeficiência humana. Dissertação (Mestrado) - Universidade de Brasília, Brasília; 2019.
77. Neukam K, Guisado YM, Fontillón M, Merino L. High-resolution anoscopy in HIV-infected men: assessment of the learning curve and factors that improve the performance. Papillomavirus Research. 2019;7:62-6.
78. Richel O, Prins JM, Vries HJC. Screenig for anal câncer precursors: what is the learning curve for the high-resolution anoscopy? AIDS. 2014;28(9):1376-7.
79. Roberts JR, Siekas LL, Kaz AM. Anal intraepithelial neoplasia: a review of diagnosis and management. World J Gastrointest Oncol. 2017;9(2):50-61.
80. Hillman RJ, Cuming T, Darragh T, Nathan M, Berry-Lawthorn M et al. 2016 IANS International guidelines for practice standards in the detection of anal câncer precursors. J Low Tract Dis. 2016;20(4):283-91.
81. Uellner V, Pires S. Anuscopia de alta resolução - exame no rastreio das lesões intraepiteliais escamosas anais. In: International Anal Neoplasia Society - IANS. Disponível em: https://www.iansoc.org/resources/Documents/HRA%20in%20Portuguese.pdf. Acesso em: 10 abr 2023.
82. Uellner V. Princípios da anuscopia de alta resolução. In: Uellner V, Nadal SR. Manual de anuscopia de alta resolução. 1st ed. Rio de Janeiro: Di Livros; 2022. p. 33-7.
83. Cho SD, Groves E, Lao VV. History of high-resolution anoscopy. Clin Colon Rectal Surg. 2018;31:336-46.
84. Berry-Lawhorn JM, Chrobak D, Jay N, Palefsky JM. Who is ready to screen for anal squamous intraepithelial lesions and why should they perform high-resolution anoscopy? Sex Transm Dis. 2014;41(4):254-6.
85. Steele SR, Varma MG, Melton GB, Ross HM, Rafferty JF et al. Practice parameters for anal squamous neoplasms. Dis Colon Rectum. 2012;55(7):735-49.
86. Sendagorta E, Herranz P, Guadalajara H, Zamora FX. Detección precoz de la neoplasia intraepitelial anal en pacientes de alto riesgo. Actas Dermosifiliogr. 2011;102:757-65.
87. Palefsky JM. Anal câncer prevention in HIV-positive men and women. Curr Opin Oncol. 2009;21:433-8.
88. Nadal SR, Nadal CRM. Infecção sexualmente transmissíveis em proctologia, Papilomavírus Humano (hpv). Rio de Janeiro: Di Livros; 2019. p. 39-113.
89. Nahas CSR, Silva-Filho EV, Segurado AAC, Genevcius RFF, Gerhard R et al. Screening anal dysplasia in HIV-infected patients: is there na agreement between anal pap smear and high-resolution anoscopy-guided biopsy? Dis Colon Rectum. 2009;52:1854-63..
90. Welton ML, Lightner AL. Incorporating anal dysplasia screening and management into a surgical practice. Sem Colon Rectal Surg. 2017;28(2):111-3..
91. Berry-Lawhorn J, Palefsky JM. Progression of anal high-grade squamous intraepithelial lesions to anal squamous cell carcinoma and clinical management of anal superficially invasive squamous cell carcinoma. Sem Colon Rectal Surg. 2017;28(2):91-6.
92. Megill C, Wilkin T. Topical therapies for the treatment of anal high-grade squamous intraepithelial lesions. Sem Colon Rectal Surg. 2017;28(2):86-90.
93. Magi JC, Rodrigues MRS, Guerra GM, Costa ACL, Formiga GJS. O papiloma humano (HPV), na forma subclínica como diagnóstico diferencial da etiologia do prurido anal. Rev Bras Coloproct. 2003;23:273-7.
94. Nadal SR. Imagens em anuscopia. In: Speck NMG. Atlas de colposcopia - Coleção Febrasgo. 1ed Rio de Janeiro: GEN/Guanabara Koogan; 2020. p. 148-54.
95. Magi JC, Magi DAS, Reche LMC, Falavinha T, Carvalho GT. Anuscopia com exacerbação para o diagnóstico de papilomavírus humano anorretal na forma subclínica. Rev Bras Coloproct. 2002;22(3):178-83.
96. Nadal SR, Manzione CR. Rastreamento e seguimento dos portadores das lesões anais induzidas pelo papilomavírus humano como prevenção do carcinoma anal. Rev Bras Coloproct. 2009;29(2):250-3.
97. Jay N, Rubin MM. Citologia anal e anuscopia de alta resolução. In: Mayeaux EJJr. Guia ilustrado de procedimentos médicos. Porto Alegre: Artmed. p. 695-706.
98. Pires S. Anuscopia de alta resolução. Rev Portuguesa Coloproct. 2019;16(2):10-14.
99. Jay N, Berry JM, Hogeboom CJ, Holly EA, Darragh TM, Palefsky JM. Colposcopic appearance of anal squamous intraepithelial lesions: relationship to histopathology. Dis Colon Rectum. 1997;40(8):919-28.
100. Uellner V. Materiais utilizados na anuscopia de alta resolução. In: Uellner V & Nadal SR. Manual de anuscopia de alta resolução. 1st ed. Rio de Janeiro: Di Livros; 2022. p. 21-31.
101. Scholefield JR, Ogunbiyi AO, Smith JHF, Rogers K, Sharp F. Anal colposcopy and the diagnosis of anal intraepithelial neoplasia in high-risk gynecologic patients. Int J Gynecol Cance. 1994;4:119-26.
102. Ferris DG, Mayeaux ED Jr, Cox JT. Características colposcópicas normais e anormais. In: Mayeaux EJ Jr, Cox JT. Tratado & atlas colposcopia moderna. 3rd ed. Rio de Janeiro: Di Livros; 2014. p. 159-241.
103. Rubin MM, Barbo D. Sistema de avaliação colposcópica de Rubin e Barbo. In: Apgar SB, Brotzman GL& Spitzer M. Colposcopia princípios e prática - atlas e texto. 2nd ed. Rio de Janeiro: Revinter; 2010. p. 166-74.
104. Coutinho JRH. Escolha do sítio para biópsia. In: Uellner V, Nadal SR. Manual de anuscopia de alta resolução. 1st ed. Rio de Janeiro: Di Livros; 2022. p. 55-67.

105. Uellner V. Terminologia dos achados na anuscopia de alta resolução. In: Uellner V & Nadal SR. Manual de anuscopia de alta resolução. 1st ed. Rio de Janeiro: Di Livros; 2022. p. 69-109.
106. Ferris DG, Cox JT, Mayeaux ED Jr. Colposcopia das neoplasias intraepiteliais cervicais. In: Mayeaux EJ Jr & Cox JT. Tratado & atlas colposcopia moderna. 3rd ed. Rio de Janeiro: Di Livros; 2014. p. 243-316.
107. Reid RI. Sistema de avaliação colposcópica de Reid. In: Apgar SB, Brotzman GL & Spitzer M. Colposcopia princípios e prática - atlas e texto. 2nd ed. Rio de Janeiro: Revinter; 2010. p. 175-87.
108. Reynolds RK. Câncer cervical escamoso. In: Apgar SB, Brotzman GL & Spitzer M. Colposcopia princípios e prática - atlas e texto. 2nd ed. Rio de Janeiro: Revinter; 2010. p. 261-82.
109. Richel O, Hallensleben NDL, Kreuter A, Van Noesel CJM, Prins JM, Vries HJC. High-resolution anoscopy: clinical features of anal intraepithelial neoplasia in HIV-positive men. Dis Colon Rectum. 2013;56:1237-42.
110. Brotzman GL, Apgar SB. Zona de transformação anormal. In: Apgar SB, Brotzman GL & Spitzer M. Colposcopia princípios e prática - atlas e texto. 2nd ed. Rio de Janeiro: Revinter; 2010. p. 150-63.
111. Camus M, Lesage AC, Fléjou JF, Hoyeau N, Atienza P, Etienney I. Which lesions shoud be biopsied during high-resolution anoscopy? Prospective descritive study of simple morphological criteria. J Low Tract Dis. 2015;19(2):156-60.
112. Uellner V. Padronizando laudos na anuscopia de alta resolução. In: Uellner V & Nadal SR. Manual de anuscopia de alta resolução. 1st ed. Rio de Janeiro: Di Livros; 2022. p. 153-64.
113. Darragh TM, Colgan TJ, Cox JT, et al. The Lower Anogenital Squamous Terminology Standardization Project for HPV-associated lesions: background and consensus recommendations from the College of American Pathologists and the American Society for Colposcopy and Cervical Pathology, Arch Pathol Lab Med. 2012;136(10):1266-97.
114. Leeman A, Jenkins D, Marra A, et al. Grading immunohistochemical markers p16INK4a and HPV E4 identifies productive and transforming lesions caused by low- and high-risk HPV within high-grade anal squamous intraepithelial lesions. Br J Dermatol. 2020;182(4):1026-1033.
115. Van der Zee RP, Meijer CJLM, Cuming T, et al. Characterisation of anal intraepithelial neoplasia and anal cancer in HIV-positive men by immunohistochemical markers p16, Ki-67, HPV-E4 and DNA methylation markers. Int J Cancer. 2021;149(10):1833-1844.
116. Klaes R, Friedrich T, Spitkovsky D, et al. Overexpression of p16(INK4A) as a specific marker for dysplastic and neoplastic epithelial cells of the cervix uteri. Int J Cancer. 2001;92(2):276-84.
117. Poyntem IM, Fengyi J, Roberts JM, et al. The natural history of anal highgrade squamous intraepithelial lesions in gay and bisexual men. Clin Infect Dis. 2021;72(5):853-861.
118. Venuti A, Paolini F. HPV Detection Methods in Head and Neck Cancer. Head Neck Pathol. 2012;6(1):63-74.
119. Jensen E. Technical Review: In Situ Hybridization. Anat Rec. 2014;297(8):1349-53.
120. Burd EM. Human Papillomavirus Laboratory Testing: The Changing Paradigm. Clin Microbiol Ver. 2016;29(2):291-319.
121. Pagliusi SR, Garland SR. International Standard Reagents for HPV Detection. Dis Markers. 2007;23(4):283-96.
122. Laudadio J. Human Papillomavirus Detection: Testing Methodologies and Their Clinical Utility in Cervical Cancer Screening. Adv Anatomic Pathol. 2013;20(3):158-67.
123. Westra, W.H. Detection of Human Papillomavirus (HPV) in Clinical Samples: Evolving Methods and Strategies for the Accurate Determination of HPV Status of Head and Neck Carcinomas. Oral Oncol. 2014;50(9):771-9.
124. Albuquerque A, Rios E, Schimitt F. Recommendations favoring anal cytology as a method for anal cancer screening: A systematic review. Cancers (Basel). 2019;11(12):1942.
125. Centro de Controle e Prevenção de Doenças (CDC). Sexually Transmitted Diseases Treatment Guidelines. 2021. Disponível em: https://https://www.cdc.gov/std/treatment-guidelines/default.htm. Acesso em: 15 mar.2023.
126. Kimura CMS, Nahas CSR, Silva-Filho EV, et al. High-risk human papillomavirus test in anal smears: can it optimize the screening for anal cancer? AIDS. 2021;35(5):737-745.
127. Nadal RS, Manzione CR. Citologia Como Método Para Detecção de Lesões Precursoras do Carcinoma Anal. Rev bras Coloproct. 200;25(1):72-74.
128. Stewart DB, Gaertner WB, Glasgow SC, et al. Prepared on Behalf of the Clinical Practice Guidelines Committee of the American Society of Colon and Rectal Surgeons. The American Society of Colon and Rectal Surgeons Clinical Practice Guidelines for Anal Squamous Cell Cancers (Revised 2018). Dis. Colon Rectum. 2018;61(7):755-774.
129. Jacyntho CMA, Giraldo PC, Horta AA, et al. Association between genital intraepithelial lesions and anal squamous intraepithelial lesions in HIV-negative women. Am J Obstet Gynecol. 2011;205(2):115.
130. Palefsky JM. Screening to prevent anal cancer: Current thinking and future directions. Cancer Cytopathology. 2015;123(9):509-510.
131. Giraldo P, Jacyntho CMA, Costa C, et al. Prevalence of anal squamous intra-epithelial lesion in women presenting genital squamous intra-epithelial lesion. Eur J Obstet Gynecol Reprod Biol. 200;142(1):73-75.
132. Internacinal Agency for Reserach on Cancer (IARC). List of classifications by cancer sites with sufficient or limited evidence in humans, volumes 1 to 124. Lyon, France: IARC, 2019. Disponível em: https://monographs.iarc.who.int/wp-content/uploads/2019/07/ Classifications_by_cancer_site.pdf. Acesso em: 25 mar. 2021.
133. Sterling J, Garcia MM. Cancer screening in the transgender population: a review of current guidelines, best practices, and a proposed care model. Transl Androl Urol. 2020;9(6):2771-2785.
134. Ching-Hong PV, Reid GE. Human papilomavírus infection in solid organ transplant recipients: Guidelines from the American Society of Transplantation Infectious Diseases Community of Practice. Clin. Transplant. 2019;33(9).
135. Valadão M, Riechelmann RP, Cunha e Silva JA, et al. Brazilian Society of Surgical Oncology: Guidelinesfor the management of anal canal câncer. J Surg Oncol. 2023;1-20.

SEÇÃO 57-3

TRATAMENTO E SEGUIMENTO DAS DOENÇAS CAUSADAS PELO HPV

Caio Sergio Rizkallah Nahas ■ Cintia Mayumi Sakurai Kimura
Vinicius Lacerda Ribeiro

HPV E CARCINOMA DO CANAL ANAL

O carcinoma espinocelular (CEC) do canal anal é uma doença que atinge os adultos de meia-idade e corresponde a 4% dos cânceres do trato gastrointestinal baixo. Na população geral a incidência é de 1 em 100.000 habitantes, e entre os homens que fazem sexo com homens (HSH) essa incidência atinge 35 por 100.000 habitantes, sendo que os portadores de HIV têm esse risco duplicado (70 por 100.000 habitantes).[1]

Os CECs estão intimamente associados à infecção crônica pelo papilomavírus humano (HPV), a um estado de imunossupressão (sorologia positiva para HIV, indivíduos transplantados em uso de imunossupressores etc.), ao intercurso anal receptivo e ao antecedente pessoal de neoplasias ou displasias de alto grau do colo uterino e/ou vulvar.[2]

Em analogia ao câncer do colo uterino, o câncer do canal anal é precedido por lesões pré-neoplásicas denominadas neoplasia intraepitelial anal (NIA) ou simplesmente displasia anal. O exame citológico do canal anal identifica essas lesões e as classifica em displasia de baixo grau (correspondente a NIA 1) ou de alto grau (correspondentes a NIA 2 e 3). Quanto maior o grau de displasia, maior é o risco de essa lesão evoluir para câncer.[3]

O PAPEL DO HPV NA CARCINOGÊNESE DO CÂNCER ANAL

O HPV é um DNA vírus pertencente à família *Papovaviridae*, gênero *Papiloma*, espécie papilomavírus humano. Seu genoma é composto por regiões codificadoras e regiões reguladoras. Estudos biomoleculares dos tipos oncogênicos de HPV mostraram que a atividade carcinogênica desse vírus pode ser atribuída principalmente pela ação das proteínas E6 e E7. Essas proteínas provocam mutações no gene *p53* e no gene codificador da proteína Rb. O *p53* codifica a proteína p53, que é um importante supressor tumoral, pois além de agir na interrupção do ciclo celular impedindo a progressão da divisão mitótica, também induz a apoptose de células mutadas. A proteína Rb, quando no estado hipofosforilado, impede a continuidade do ciclo celular, regulando seu início. Mutações nos genes codificadores dessas proteínas conferem ao tumor a propriedade de iniciar e progredir no ciclo celular independente dos sinais de crescimento.[4,5]

Existem mais de 100 tipos diferentes de HPV, com pelo menos 40 tipos capazes de infectar a região anogenital, dos quais aproximadamente 15 são oncogênicos. Os tipos 16 e 18 são os tipos oncogênicos mais frequentes.[6]

O HPV é o agente sexualmente transmissível mais frequente no mundo, sendo que 75% dos adultos sexualmente ativos contraem um ou mais dos 40 tipos durante sua vida.[7] No Brasil, infecção pelo HPV chegou a representar 23,4% das doenças sexualmente transmissíveis comunicadas ao Ministério da Saúde. Os principais fatores de risco para transmissão do HPV são o número de parceiros sexuais, o estado civil e os hábitos sexuais.[8]

Sabe-se que a infecção persistente por HPV é uma importante causa de desenvolvimento do carcinoma espinocelular (CEC) do colo uterino. O CEC de canal anal assemelha-se ao CEC do colo uterino de acordo com sua característica histopatológica e por isso estudos sugerem que a infecção por HPV também possa ser um importante fator de risco para esse câncer. Pacientes com displasia anal apresentam uma incidência aumentada de HPV na região anogenital e essa incidência é ainda maior quando associado à coinfecção pelo HIV.[9] Os tipos 16, 18, 33 e 35 podem ser encontrados em até 85% dos casos de carcinoma anal e em 80% a 90% dos casos de tumores de colo do útero.[10] Entretanto, discute-se ainda na literatura a realização rotineira deste exame para canal anal, uma vez que alguns autores não encontraram benefício na sua realização.[11]

HIV E CÂNCER ANAL

A infecção por HIV provoca uma intensificação da ação oncogênica do HPV. A diminuição da resposta imune, provocada pela diminuição de células CD4+, e a diminuição da imunidade local, facilitam a multiplicação viral e permitem o aparecimento de lesões mais graves que podem evoluir para displasia e câncer. Além disso, o vírus HIV aumenta a expressão das proteínas E6 e E7 do HPV. Normalmente, o DNA do HPV apresenta-se em nosso organismo na forma de um epissomo circular. Nessa forma o vírus não consegue expressar as proteínas oncogênicas (E6 e E7). A infecção por HIV diminui a expressão da proteína E2, que é responsável por manter o formato circular do DNA viral, e, portanto, aumenta a expressão de E6 e E7, potencializando seu poder carcinogênico[12]

A introdução do tratamento com terapia antiviral altamente ativa contribuiu significativamente para uma melhora do estado imunológico dos pacientes infectados pelo HIV, diminuindo significativamente a carga viral e contribuindo para a elevação dos níveis de linfócitos CD4+. O aumento da imunidade colaborou para a queda na prevalência de diversas doenças oportunistas tais como infecção pelo citomegalovírus, *herpes simplex* e molusco contagioso, assim como também contribuiu para a diminuição de neoplasias relacionadas com o HIV, como o sarcoma de Kaposi e os linfomas não Hodgkin. No entanto, a incidência de neoplasia intraepitelial anal e câncer de canal anal permaneceram em ascensão.[13] Supõe-se que o aumento da sobrevida dos indivíduos infectados pelo HIV permite que haja mais tempo para a displasia anal progredir para o carcinoma invasivo.

A prevalência de câncer anal em pacientes portadores do HIV é maior em relação à população geral.[8] Da mesma forma a prevalência do HPV também é aumentada, sendo que a maioria dos pacientes soropositivos pertencentes ao grupo de HSH é infectada pelo vírus e, frequentemente, há a contaminação por múltiplos tipos de HPV.

Apesar das fortes evidências, a literatura ainda carece de estudos que comprovem definitivamente a interação HIV, HPV e câncer anal. Em âmbito nacional, praticamente não existem dados sobre o assunto. A definição do grau de interação dessas entidades pode permitir um maior número de diagnósticos precoces do câncer anal e de suas lesões precursoras, melhorando seu prognóstico e até mesmo diminuindo sua incidência.

MANIFESTAÇÕES CLÍNICAS E SUBCLÍNICAS DA INFECÇÃO ANAL PELO HPV

A infecção por HPV pode apresentar lesões condilomatosas ou apresentar um quadro subclínico sem nenhuma alteração perceptível, sinal ou sintoma.

As lesões clínicas são representadas pelos condilomas acuminados, vulgarmente conhecidos por "crista de galo". São lesões que podem variar em número e tamanho, mas que de uma forma geral acabam levando o paciente a procurar atendimento médico por receio, desconforto, dificuldade para higiene local após evacuação, prurido, temor, e principalmente por ter sua vida sexual comprometida com a rejeição pelo parceiro.

Por outro lado, os tipos oncogênicos apresentam um quadro silencioso (subclínico) que se traduz por alterações do epitélio do canal anal, não ocasionando nenhuma lesão macroscópica, sinal ou sintoma. Por esta razão, muitas vezes o paciente não tem conhecimento de sua contaminação, não tem sua vida sexual comprometida, e assim não procura o atendimento médico favorecendo a persistência da infecção e o maior risco para o desenvolvimento de neoplasia.

Por esses motivos, nosso serviço vem realizando o rastreamento de rotina nos seguintes grupos de risco:

A) Imunossuprimidos (HIV positivos ou por outras causas, independentemente da prática do intercurso anal).
B) Praticantes do intercurso anal (incluindo homens e mulheres, independente do estado imunológico).
C) Indivíduos com displasia genital (diagnosticada por esfregaço vaginal, biópsia por colposcopia ou peniscopia).
D) Indivíduos com presença ou histórico de condilomas anais e/ou genitais.

MODOS DE RASTREAMENTO DE LESÕES PRECURSORAS DO CEC ANAL

Não existe ainda um consenso quanto ao melhor método e periodicidade que deve ser realizado o rastreamento na população HIV-positivo, tão menos com relação à população HIV-negativo (não existem algoritmos estabelecidos pelas sociedades brasileira ou americana de coloproctologia). Entretanto, existe uma sugestão de rastreamento (nível de evidência do tipo 2B). Como pode se ver na Figura 57-3-1, o rastreamento inicia-se pelo esfregaço anal, reservando-se a anuscopia com magnificação de imagem para aqueles indivíduos com um resultado alterado (qualquer resultado sugestivo de infecção pelo HPV ou displasia).

Descrição dos exames de rastreamento:

A) *Raspado anal (exame citológico):* o raspado anal pode ser colhido através de uma escova cervical-padrão para coleta de células (Vagispec R, Adlin Plasticos LTDA, SC – Brasil) por 3 cm no canal anal, girando-a três vezes no sentido horário em toda a parede do canal anal para obtenção de células. A escova é aplicada em uma lâmina de vidro convencional para leitura microscópica que será imersa em solução de álcool 70% para fixação do material (Fig. 57-3-2).
B) *Biópsia guiada por anuscopia de magnificação de imagem:* inicia-se o exame com um toque digital seguido da introdução do anuscópio para viabilizar a inserção de uma gaze embebida com ácido acético a 3%. O anuscópio é retirado e a gaze permanece por 40 segundos para garantir a absorção do ácido pela mucosa. Após a retirada da gaze, o anuscópio é reintroduzido e, então inicia-se o exame com o aparelho de magnificação de imagem. O canal anal é analisado em diferentes aumentos. Áreas do epitélio do canal anal que se coram com o ácido acético a 3% (áreas "acetobrancas positivas") e apresentam irrigação vascular anormal que confere ao epitélio um aspecto de pontilhado fino ou grosseiro, são consideradas suspeitas para displasia e, portanto, são biopsiadas (Fig. 57-3-3). O anuscópio é retirado e a área perianal é analisada também após a aplicação de uma gaze com ácido acético a 3%. Áreas evidenciadas pelo ácido, ou com mudança de pigmentação, ou consistência ou presença de ulcerações devem ser biopsiadas.

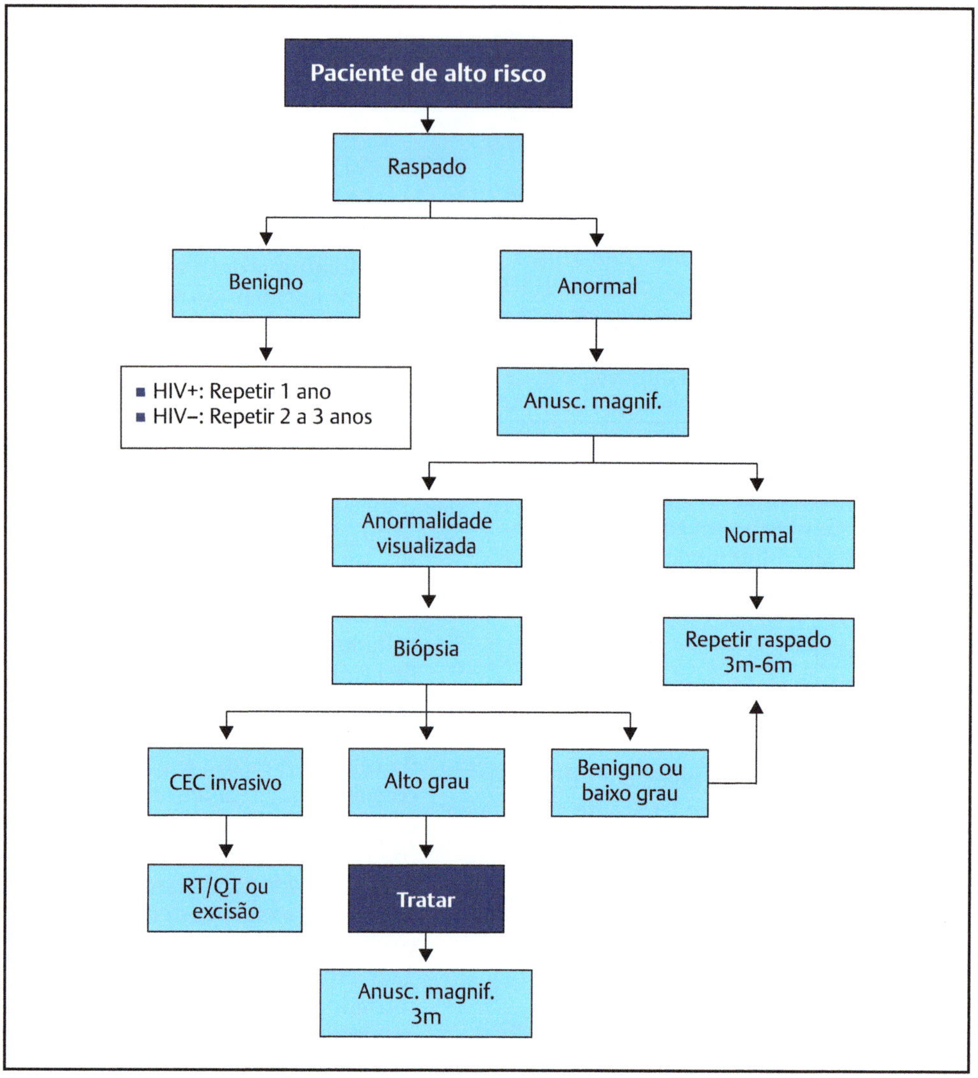

Fig. 57-3-1. Algoritmo de rastreamento.

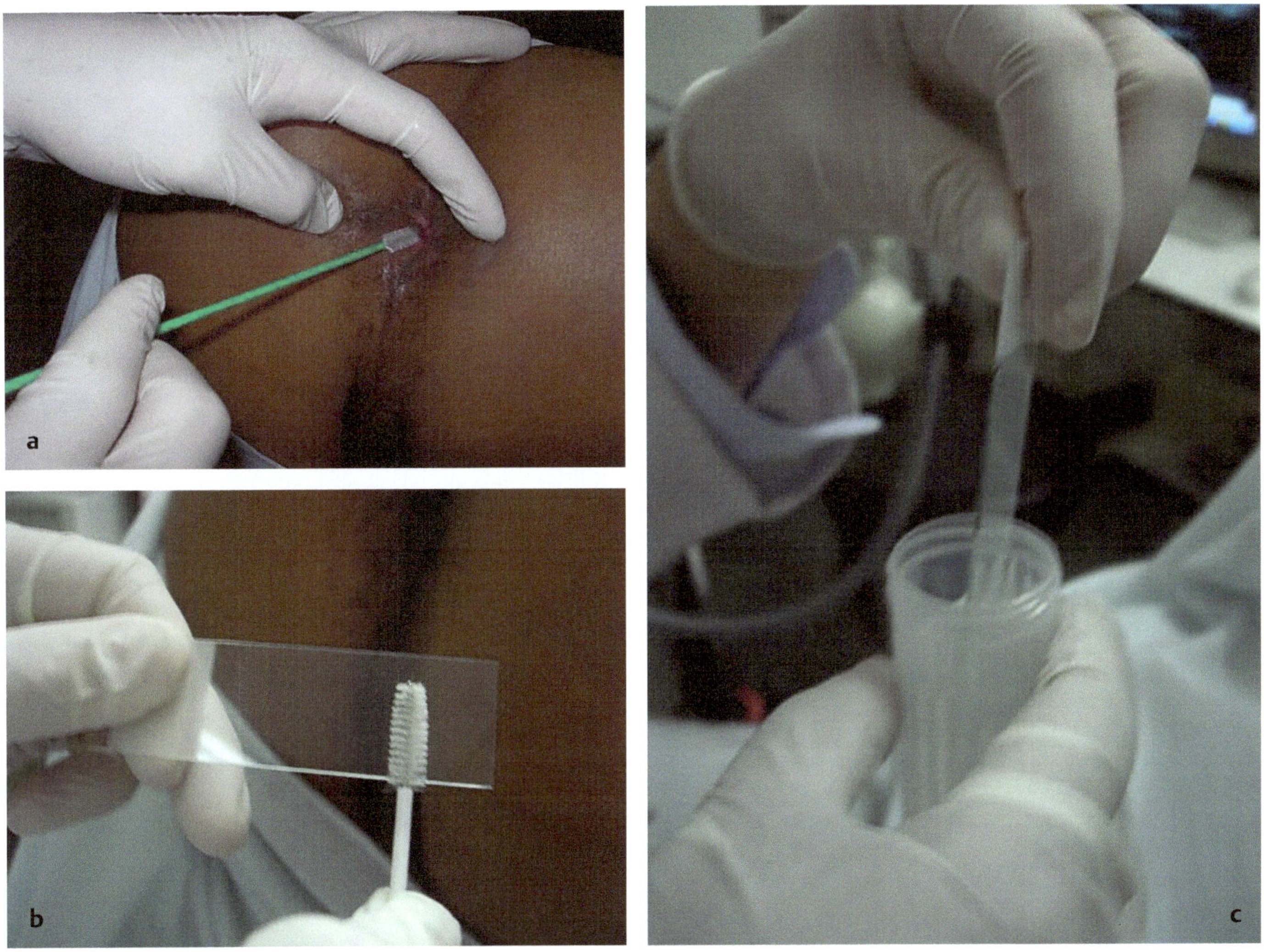

Fig. 57-3-2. (a-c) Raspado anal.

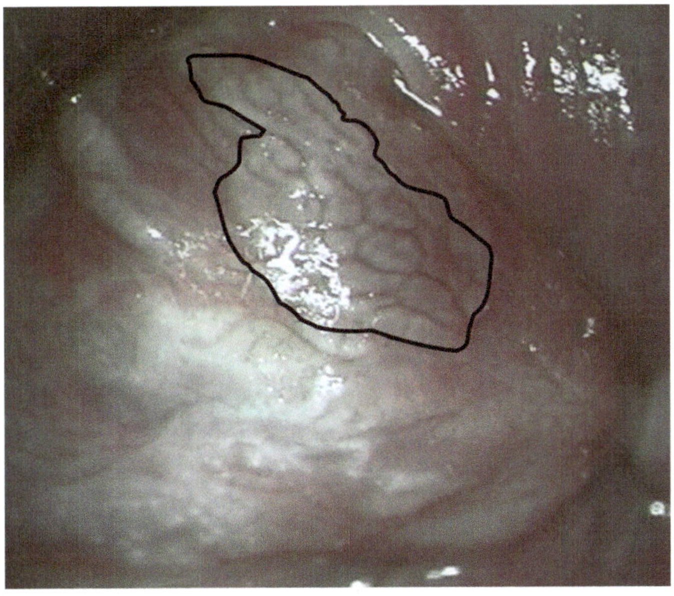

Fig. 57-3-3. Anuscopia com magnificação. Displasia de alto grau (NIA 2/3).

ACURÁCIA DO ESFREGAÇO ANAL NO RASTREAMENTO

Alguns estudos avaliaram a eficácia do exame citológico anal calculando a sensibilidade e a especificidade do teste através de uma comparação com resultados histológicos obtidos por biópsia guiada por anuscopia com magnificação de imagem.[11,14-18] Nesses estudos, a sensibilidade do exame citológico variou de 69% a 93%, e a especificidade variou de 32% a 59%. Além disso, esses estudos relataram uma concordância variável entre os dois métodos, não superando a marca de 74% (com *k ponderado* = 0,36)[17]. Esses resultados se assemelham aos encontrados em estudos comparativos de exame citológico cervical e de biópsias do colo uterino, que revelaram uma concordância de 64% a 91% (com *k* = 0,18 a 0,65).[19,20]

Frente ao exposto, realizamos em nosso serviço um estudo prospectivo com o intuito de avaliar a concordância entre a citologia oncótica por esfregaço e a biópsia por anuscopia com magnificação guiada pelo uso do ácido acético a 3% no diagnóstico de displasia anal em pacientes portadores de HIV.[21] Nesse estudo, 222 pacientes HIV-positivos foram submetidos a um total de 311 exames de esfregaço anal num período de 12 meses que revelaram os seguintes resultados:

A) A maioria dos pacientes era do sexo masculino (85%), com escolaridade acima do 2º grau (80%), praticantes de sexo anal receptivo (82%), em uso de antirretrovirais (79%) e com carga viral HIV indetectável (67%).
B) As biópsias (padrão-ouro) mostraram uma prevalência de 46% (IC 95%: 40-51%) de displasia anal na população estudada.
C) O esfregaço anal obteve uma sensibilidade de 61%, especificidade de 60%, valor preditivo positivo de 56% e valor preditivo negativo de 64%. O índice *kappa* ponderado de concordância entre os dois métodos empregados (esfregaço e biópsia) foi de 0,20 (IC 95%: 0,103-0,292).

Frente a nossos resultados, o uso do esfregaço anal isoladamente não foi suficiente para excluir displasia anal em nossos pacientes. Portanto, temos recomendado a realização de biópsias guiadas por anuscopia com magnificação de imagem como exame complementar no rastreamento de displasia anal em doentes de alto risco.

Vale lembrar que o rastreamento não se deve limitar ao canal anal exclusivamente, mas também à região perianal, onde com relativa frequência observamos desde leves alterações de pigmentação da epiderme, verrugas planas, até úlceras persistentes que podem simular infecções herpéticas ou sifilíticas, mas que na verdade representam lesões displásicas de alto grau, inclusive contendo focos de carcinoma microinvasivo de poucos milímetros como no caso reportado por nosso serviço (Fig. 57-3-4).[22] Em recente revisão de 52 pacientes HIV-positivos que procuraram o *Memorial Sloan Kettering Cancer Center* por queixas orificiais, 19 (37%) apresentavam anormalidades na região perianal notadas à anuscopia com magnificação de imagem e que foram biopsiadas. Dentre eles, 11 pacientes (21% do total) tinham lesões displásicas de alto grau ou carcinoma microinvasivo. Esse número poderia ser ainda maior, considerando que apenas foram biopsiados os indivíduos com lesões suspeitas, ressaltando-se assim a importância do exame minucioso da região perianal.[23]

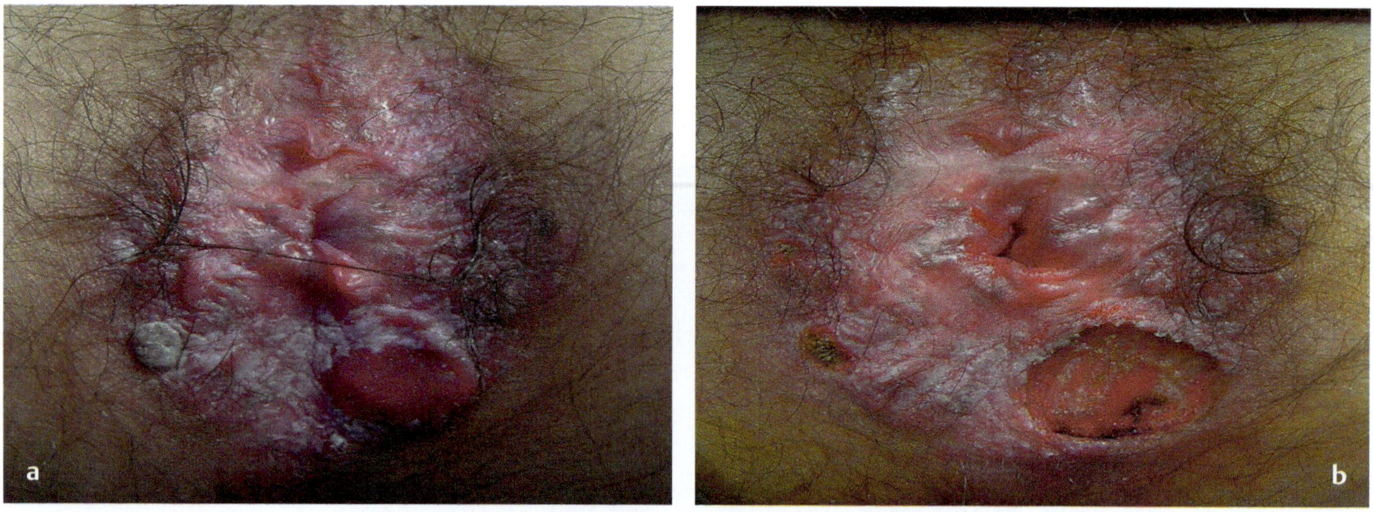

Fig. 57-3-4. Displasia perianal. (a) Masc, 34 a, HIV+, úlcera dolorosa. (b) AP: NIA 3 com foco de 2 mm de CEC invasivo.

EXAMES DE DETECÇÃO DO HPV

Especialmente em pacientes HIV-positivos e HSH, a prevalência de HPV na região anogenital é maior do que na população geral.[5] Portanto, embora tenha sido provado que o teste para HPV de alto risco seja mais eficiente que o Papanicolaou para o rastreamento do câncer de colo de útero, é questionável se o mesmo possa ser aplicado para o câncer de ânus.

De qualquer maneira, o estudo da infecção por HPV no ânus é importante, pois pode contribuir de diversas maneiras para a prática clínica, como na triagem e no seguimento de pacientes com citologia anormal, na avaliação do risco de uma lesão evoluir para neoplasia, ou mesmo para fins epidemiológicos a fim de avaliar o impacto da vacinação para HPV em diversas regiões do mundo.[24]

Métodos Disponíveis

Existem diversos métodos comercialmente disponíveis para testar amostras para HPV de alto risco. Embora esses testes não sejam liberados pelo *Food and Drugs Administration* (FDA) para uso em canal anal, eles já são utilizados para esse fim na prática clínica há mais de uma década.

As três principais classes de testes são:

- Ensaios de hibridização de ácidos nucleicos.
- Ensaios de amplificação de sinal.
- Ensaios de amplificação de ácidos nucleicos.

Ensaios de Hibridização de Ácidos Nucleicos

São aqueles nos quais uma sonda de DNA ou RNA é utilizada para localizar um gene ou uma molécula em uma amostra de células. Apesar de serem muito específicos, esses ensaios necessitam de que uma grande quantidade de DNA purificado esteja presente para que seja possível detectá-lo, o que limita sua sensibilidade em relação aos demais métodos. Além disso, são mais trabalhosos e consomem mais tempo, motivo pelo qual não são amplamente utilizados na prática clínica.[25] *Southern blot*, hibridização *in situ* e *dot blot* são exemplos de ensaios de hibridização de ácidos nucleicos.

Ensaios de Amplificação de Sinal

Nesses ensaios, uma molécula da sonda hibridizada com a sequência do ácido nucleico alvo gera um sinal, o qual é amplificado e detectado. Eles possuem uma alta sensibilidade para a detecção do HPV, com uma baixa taxa de falso-positivos.

São exemplos de ensaios de amplificação de sinal: HPV Digene® HPV, que utiliza Captura Híbrida–2 (HC2) e o teste HPV de alto risco da Cervista®. O primeiro detecta dois grupos de HPV: alto risco (16, 18, 31, 33, 35, 39, 45, 51, 52, 56, 58, 59 e 69) e baixo risco (6, 11, 42, 43 e 44), porém não especifica o subtipo presente. Já o último detecta a presença de 14 tipos de HPV de alto risco, especificando individualmente cada subtipo (16, 18, 31, 33, 35, 39, 45, 51, 52, 56, 58, 59, 66 e 68).[25]

Ensaios de Amplificação de Ácidos Nucleicos

Nesses ensaios, realiza-se a amplificação da sequência de ácidos nucleicos que se quer identificar na amostra. Depois desse procedimento, um probe é adicionado, gerando um sinal quando o mesmo adere ao fragmento de DNA ou RNA-alvo. A reação em cadeia da polimerase (PCR) é um exemplo clássico desse tipo de ensaio. Esses métodos são extremamente sensíveis e conseguem detectar a presença de poucas cópias do vírus. No entanto, podem gerar uma maior quantidade de falso-positivos.[26]

A maior parte dos testes para HPV comercialmente disponíveis são com base na amplificação de ácidos nucleicos. São exemplos: PapilloCheck®, Abbott RealTime High-Risk HPV, COBAS 4800® HPV, CLART® HPV 2, INNO-LiPA®, The Linnear Array®, Clinical Arrays® HPV e MCHA (*microplate colorimetric hybridization assay*).

Alguns testes de amplificação de ácidos nucleicos procuram identificar a presença do mRNA dos oncogenes E6 e E7. A proteína E6 promove proliferação celular e inibe a atividade da proteína p53, enquanto a E7 promove replicação e crescimento celular. Tanto HPVs de alto risco quanto de baixo risco possuem esses oncogenes, porém, nos HPVs de alto risco, eles são mais expressos. Além disso, a detecção da expressão dessas oncoproteínas reflete um estado de atividade carcinogênica. Em colo de útero, diversos estudos têm mostrado que pacientes com mRNA E6/E7 positivo têm maior chance de evoluir para câncer. Outra possível vantagem desses métodos é que a sequência de nucleotídeos E6 e E7 são menos variáveis que a sequência L1/E1, identificada nos outros ensaios.[9] São exemplos de testes: PreTect® Proofer, APTIMA® HPV array e NucliSENS EasyQ® HPV. Cada um desses testes detecta mRNA E6/E7 de diferentes subtipos de HPVs de alto risco.[27]

Embora não haja estudos suficientes comparando os diversos métodos em amostras de canal anal, diversos estudos comparando esses métodos em amostras de colo de útero demonstraram que a *performance* desses testes é bastante similar.[28,29]

Coleta do Material

O material a ser submetido para pesquisa de HPV pelos métodos antes descritos é coletado de maneira semelhante à citologia anal. Cada teste vem com seu próprio *kit* de coleta, que, em geral, consta de escova de coleta e meio de transporte líquido em uma quantidade já predeterminada, dentro de um recipiente adequado.

A coleta dessa amostra deve ser realizada antes do toque retal, a fim de que o gel lubrificante não prejudique a amostra. Pode-se umedecer a escova com soro fisiológico para diminuir o desconforto da coleta. A escova deve ser inserida no ânus por 3 cm-5 cm e rodada contra as paredes do canal anal em espiral, de proximal para distal, a fim de obter amostra representativa de toda a extensão do mesmo.

Em alguns casos, a própria ponta da escova deve ser colocada no meio da coleta e encaminhada para análise (Fig. 57-3-5). Em outros, basta submergir a escova no meio de transporte líquido, agitar, e encaminhar apenas o líquido. Na bula de cada teste é possível encontrar a orientação pertinente a cada caso.

Alguns meios líquidos preservam as células, enquanto outros provocam lise. Assim, a bula do teste também deve informar se é possível ou não fazer análise citológica na mesma mostra do teste para HPV.

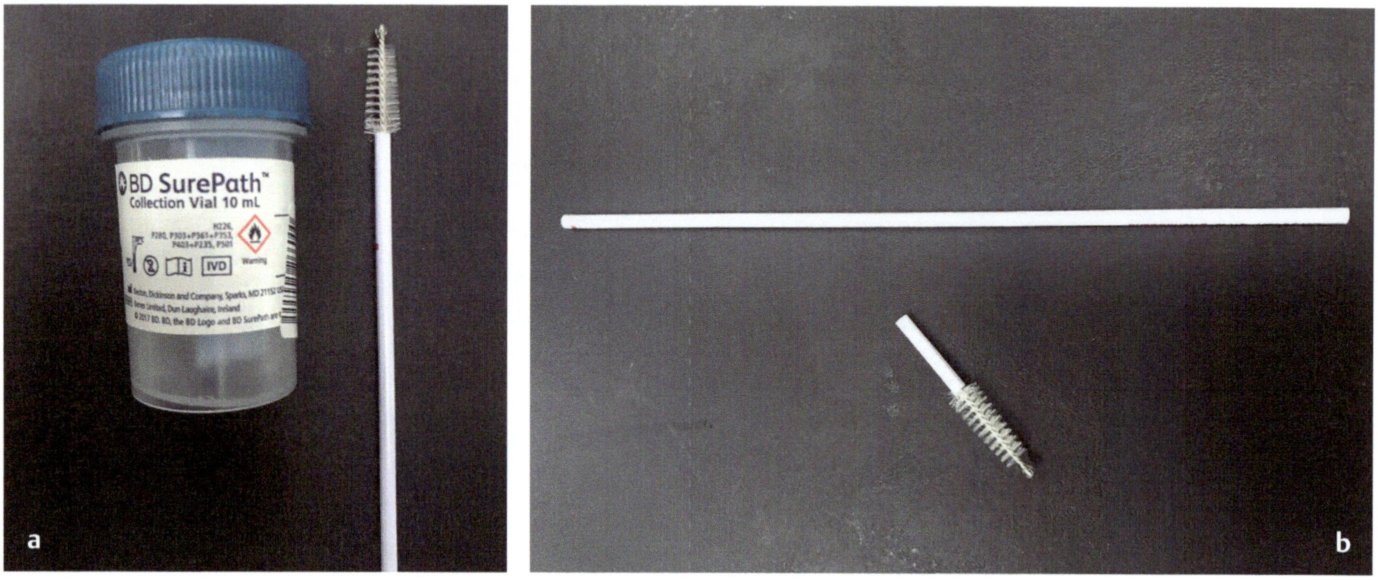

Fig. 57-3-5. (a) Meio de coleta e escova. (b) Escova destacada da haste para imersão em meio de coleta.

Relevância Clínica da Detecção do HPV no Canal Anal

Uma revisão da literatura dos últimos 10 anos sobre testes para detecção de HPV em canal anal mostrou que, de maneira geral, eles sozinhos têm uma sensibilidade alta para detectar displasia anal de alto grau (91% a 96%). No entanto, isso se dá às custas de uma baixa especificidade (20% a 40%).[30-34]

Muitos estudos também consideraram agregar o teste de HPV à citologia anal. A citologia anal tem diversas imperfeições - depende da experiência do patologista, tem uma sensibilidade mais baixa em relação ao Papanicolaou de colo de útero e os resultados apresentados na literatura apresentam uma grande variabilidade. Uma citologia alterada (qualquer resultado que não normal) e/ou positividade para HPV de alto risco tem uma sensibilidade de 93-100% para detectar displasia de alto grau, porém ainda com especificidade baixa 18-46%.[30-34] Isso porque as populações estudadas (predominantemente HSH e HIV-positivo) têm uma alta prevalência de infecção por HPV.

Tendo em vista que a infecção por HPV por si só não significa presença de displasia, Sambursky *et al.*[35] sugeriram que o resultado da genotipagem para HPV fosse interpretado de acordo com o resultado da citologia. Calculando o risco relativo de cada combinação de resultado "HPV + citologia" para a presença de displasia de alto grau, chegou à conclusão de que pacientes com citologia normal e infecção por HPV de alto risco que não o 16 ou o 18 tinham quase nenhum risco a mais de apresentarem displasia de alto grau. Por outro lado, pacientes com citologia normal e infecção por HPV 16 e/ou 18 tinham um risco relativo de 31 para apresentar displasia de alto grau, em relação aos pacientes com citologia normal e nenhum HPV de alto risco. Para pacientes com citologia ASCUS (células atípicas de significado indeterminado), a presença de qualquer HPV de alto risco representava um risco relativo de 64, contra apenas cinco, caso não fosse detectado HPV. Por sua vez, pacientes com displasia de baixo ou alto grau na citologia, o risco relativo já era de pelo menos 65, independente do resultado do HPV e, portanto, esses pacientes deveriam ser submetidos a anuscopia de alta resolução independentemente do resultado da genotipagem de HPV.[35]

No serviço de coloproctologia do Hospital das Clínicas da Faculdade de Medicina de São Paulo (HC-FMUSP), a experiência com o teste de HPV é semelhante. O teste disponível no momento é o Abbott RealTime High-Risk HPV. Em um estudo realizado recentemente com 364 pacientes (72% do sexo masculino e 82% HIV-positivo), o risco relativo para presença de displasia de alto grau (confirmada por biópsia guiada por anuscopia de magnificação de imagem) de pacientes com citologia normal e HPV de alto risco, que não 16 ou 18, era semelhante ao de pacientes com citologia normal sem HPV. Por outro lado, pacientes com citologia ASCUS e presença de qualquer HPV de alto risco tinham um risco relativo de 3,6 em relação aos pacientes com citologia normal e sem HPV. Pacientes com displasia de baixo ou alto grau na citologia, por sua vez, tinham um risco pelo menos 6,8 vezes maior de terem displasia de alto grau, independentemente de infecção por HPV. Outro dado interessante é que a coinfecção com mais de um subtipo de HPV de alto risco mostrou apresentar um risco ainda maior de displasia de alto grau, em relação à infecção com apenas um subtipo de HPV.[36]

O maior benefício de aliar o teste de HPV com a citologia anal da forma que Sambursky *et al.*[35] propõem é não só ganhar em sensibilidade, porém principalmente aumentar a especificidade. Em seu trabalho, a sensibilidade da citologia para detecção de displasia de alto grau foi 89% e a especificidade, 51%. O teste de HPV, isoladamente, mostrou sensibilidade de 96%, com especificidade de 48%. Quando interpretados em conjunto da maneira proposta (a citologia em conjunto com o teste de HPV), a sensibilidade do rastreamento se manteve em 96%, enquanto a especificidade subiu para 61%.[22] Assim, uma parcela de pacientes poderia ser poupada da anuscopia de magnificação de imagem, que nem sempre é disponível em alguns centros.

Na experiência no HC-FMUSP, observamos o mesmo fenômeno. Ao interpretar a citologia em conjunto com o teste de HPV e considerando como positivos: (I) pacientes com citologia normal e HPV 16/18; (II) citologia ASCUS e qualquer HPV de alto risco; ou (III) presença de displasia qualquer grau na citologia independentemente do resultado do teste de HPV, observa-se uma sensibilidade de 80,3% e especificidade de 63,7% na detecção de pacientes com displasia de alto grau confirmadas por biópsia guiada por anuscopia de magnificação de imagem. A experiência do serviço mostra que a citologia tem uma sensibilidade de 59% e especificidade de 73%, enquanto o teste de detecção de HPV tem uma sensibilidade de 70,5% e especificidade de 52,1%. Assim, combinando os dois métodos da maneira proposta é possível obter um bom equilíbrio entre sensibilidade e especificidade. Esses resultados foram semelhantes em pacientes HIV-positivos e HIV-negativos, bem como entre homens e mulheres. Outro dado importante de ser ressaltado é que, em todos os trabalhos citados, o valor preditivo negativo de uma citologia normal com ausência de HPV de alto risco é bastante alto, superior a 93%.[36]

Por fim, alguns estudos mostram que a identificação de HPV de alto risco pode ser útil também para determinar o intervalo de rastreamento em cada indivíduo, bem como analisar o risco individual de uma lesão evoluir para câncer. Em um estudo realizado por Goldstone *et al.*[37], HSH que permaneceram negativos para HPV de alto risco nos dois primeiros anos de seguimento tinham 77% menos chance de desenvolver lesão de alto grau, quando comparados com homens que permaneceram positivos para HPV de alto risco no mesmo período. Ao mesmo tempo, HSH que clarearam o HPV durante os dois primeiros anos de seguimento não tinham risco aumentado para lesão de alto grau em relação àqueles que se mantiveram sem HPV desde o início; e os que se tornaram HPV-positivos ao longo do seguimento apresentavam o mesmo risco para lesão de alto grau daqueles que já eram positivos desde o início. Portanto, é provável que, no seguimento de pacientes em rastreamento para câncer de ânus, pacientes positivos para HPV de alto risco devam ser rastreados com mais frequência dos que os negativos.[37]

Apesar desses resultados promissores, ainda são necessários mais estudos para definir como e se o teste para HPV deve realmente ser implementado como ferramenta para auxiliar no rastreamento do câncer de ânus e com que intervalo ele deve ser utilizado.

TRATAMENTO DAS LESÕES

A) *Condilomas anais/perianais:* o tratamento consiste na erradicação das lesões seja por agentes tópicos ou ablativos. Os agentes tópicos atualmente mais utilizados são o ácido tricloroacético a 90%, o imiquimod, e o creme de podofilotoxina. O ácido tricloroacético a 90% é altamente corrosivo e só deve ser aplicado pelo médico (sempre utilizando luvas de proteção) em uma ou sucessivas sessões ambulatoriais, sempre aplicando somente sobre as lesões visíveis, com o cuidado de não deixar escorrer excedente de ácido sobre a pele ou mucosa sadia, pois sua ação corrosiva é praticamente imediata e dolorosa. Os cremes de imiquimod e de podofilotoxina podem ser aplicados pelo próprio paciente (uso doméstico) nas regiões acometidas, por sucessivos dias conforme orientação médica. Não possuem efeito corrosivo imediato, mas requerem cuidados durante sua manipulação.

A cauterização com bisturi elétrico é a melhor opção quando as lesões condilomatosas são resistentes às formas de tratamento tópico, ou principalmente quando as lesões são de canal anal.

B) *Lesões intraepiteliais de alto grau:* o tratamento dessas lesões sempre gerou muita discussão na literatura, variando desde nenhum tratamento (mas mantendo um protocolo de vigilância ativo) até tratamentos ablativos. A baixa incidência do câncer anal, assim como o longo processo de progressão de lesões intraepiteliais até que se tornem neoplasias invasivas, certamente dificulta a realização de estudos que possam comprovar que o tratamento radical dessas lesões tenham um impacto na prevenção do CEC anal. Apenas um grande estudo randomizado fase 3 (estudo ANCHOR),[38] com a participação de 25 cidades americanas, publicado em 2022, com a participação de 4.459 participantes, conseguiu demonstrar o benefício do tratamento **de pacientes HIV-positivos** portadores de lesões de displasia de alto grau. A progressão para CEC anal ocorreu em nove casos do grupo tratado *versus* 21 casos do grupo que foi apenas monitorado, o que segundo o estudo equivaleria a um risco de 173/100.000 pessoas-ano *versus* 402/100.000 pessoas-ano, respectivamente. Os tratamentos foram variados incluindo ablação por *laser*, eletrocautério, coagulação por infravermelho (*infrared*), e tratamentos tópicos com creme de imiquimod ou fluoracil. Vale ressaltar que este estudo inclui apenas pacientes HIV-positivos, e, portanto, seus resultados não podem ser extrapolados para pessoas HIV-negativas.[38] Anteriormente ao estudo ANCHOR, inúmeros outros estudos tentaram demonstrar a eficácia dos variados métodos tópicos ou ablativos. Entretanto esses estudos foram realizados com menores casuísticas, nem sempre com uma população uniforme (misturando pacientes HIV-positivos com negativos), e com períodos de seguimento variáveis (geralmente não muito longos). Alguns estudos reportaram a eliminação de 75-80% das lesões de alto grau, porém com recidivas ao longo do seguimento de até 60%.[39,40] Um estudo mostrou equivalência de sucesso de tratamento ablativo entre bisturi elétrico, *infrared*, e bisturi a *laser*.[41] Um estudo prospectivo randomizado unicêntrico em pacientes HSH HIV-positivos demonstrou superioridade do uso do bisturi elétrico (39%) *versus* tratamento tópico com creme de imiquimod (24%) e tópico com fluoracil (17%).[42] Uma outra dificuldade na compreensão dos resultados de todos esses estudos é a interpretação das taxas de "recidiva" *versus* eventual persistência de doença que eventualmente não fora identificada no ato do tratamento, pela própria reconhecida limitação da anuscopia de magnificação de imagem na identificação da totalidade das lesões de alto grau no ato do tratamento.

CONCLUSÃO

- A infecção pelo HIV+ é um grande fator de risco no desenvolvimento de CEC anal em indivíduos infectados p/HPV.
- A avaliação desses pacientes não se deve restringir à erradicação de condilomas, mas principalmente incluir o rastreamento de lesões displásicas subclínicas potencialmente neoplásicas.

- Apesar dos métodos de rastreamento ainda não serem ideais, o grande benefício do rastreamento baseia-se no fato de existir um acompanhamento ativo e rigoroso desses pacientes, tornando possível à prevenção ou detecção cada vez mais precoce do CEC anal.
- Apesar de já utilizados na prática clínica, os métodos de detecção de HPV ainda precisam ser validados para uso em canal anal. Ainda são necessários mais estudos para determinar como e com qual intervalo os testes de detecção de HPV devem ser utilizados na triagem e seguimento dos pacientes com displasia anal

REFERÊNCIAS BIBLIOGRÁFICAS

1. Clark MA, Hartley A, Geh JI. Cancer of the anal canal. Lancet Oncol. 5(3):149-57, 2004.
2. Holly EA, Whittemore AS, Aston DA, Ahn DK, Nickoloff BJ, Kristiansen JJ. Anal cancer incidence: genital warts, anal fissure or fistula, hemorrhoids, and smoking. J Natl Cancer Inst. 1989;81(22):1726-31.
3. Melbye M, Sprogel P. Aetiological parallel between anal cancer and cervical cancer. Lancet. 1991;38(8768):657-9.
4. Indinnimeo M, Cicchini C, Stazi A, Giarnieri E, French D, Limiti MR, et al. Human papillomavirus infection and p53 nuclear overexpression in anal canal carcinoma. J Exp Clin Cancer Res. 1999;8(1):47-52.
5. Martin F, Bower M. Anal intraepithelial neoplasia in HIV positive people. Sex Transm Infect. 2001;77(5):327-31.
6. Tilston P. Anal human papillomavirus and anal cancer. J Clin Pathol. 50(8):625-34, 1997.
7. Palefsky J. Biology of HPV in HIV infection. Adv Dent Res. 2006;19(1):99-105.
8. Critchlow CW, Holmes KK, Wood R, Krueger L, Dunphy C, Vernon DA, et al. Association of human immunodeficiency virus and anal human papillomavirus infection among homosexual men. Arch Intern Med. 1992;152(8):1673-6.
9. Williams AB, Darragh TM, Vranizan K, Ochia C, Moss AR, Palefsky JM. Anal and cervical human papillomavirus infection and risk of anal and cervical epithelial abnormalities in human immunodeficiency virus-infected women. Obstet Gynecol. 1994;3(2):205-11.
10. Zur Hausen H. Papillomavirus in anogenital cancer: the dilemma of epidemiologic approaches. J Natl Cancer Inst. 1989;81(22):1680-2.
11. Fox PA, Seet JE, Stebbing J, Francis N, Barton SE, Strauss S, et al. The value of anal cytology and human papillomavirus typing in the detection of anal intraepithelial neoplasia: a review of cases from an anoscopy clinic. Sex Transm Infect. 2005;81(2):142-6.
12. Dyson N, Howley PM, Münger K, Harlow E. The human papilloma virus-16 E7 oncoprotein is able to bind to the retinoblastoma gene product. Science. 1989;243(4893):934-7.
13. Heard I, Palefsky JM, Kazatchkine MD. The impact of HIV antiviral therapy on human papillomavirus (HPV) infections and HPV-related diseases. Antivir Ther. 2004;9(1):13-22.
14. Salit I, Tinmouth J, Lytwyn A, Chapman W, Mahony J, Raboud J. Anal cancer screening: test characteristics of cytology and oncolgenic HPV testing for detection of anal dysplasia [abstract 899]. In Program and abstracts of the 12th Annual Conference on Retroviruses and Opportunistics Infections; 2005.
15. Palefsky JM, Holly EA, Hogeboom CJ, Berry JM, Jay N, Darragh TM. Anal cytology as a screening tool for anal squamous intraepithelial lesions. J Acquir Immune Defic Syndr Hum Retrovirol. 1997;4(5):415-22.
16. Lee A, Young T, Hanks D, Ung R, Stansell J. The evaluation of anal dysplasia with anal cytology (Pap) followed by high high resolution anoscopy (HRA) and biopsy in HIV-infected men [abstract THOrB1407]. Int Conf AIDS. 200;15.
17. Mathews WC, Sitapati A, Caperna JC, Barber RE, Tugend A, Go U. Measurement characteristics of anal cytology, histopathology, and high-resolution anoscopic visual impression in an anal dysplasia screening program. J Acquir Immune Defic Syndr. 2004;37(5):1610-5.
18. Panther LA, Wagner K, Proper J, Fugelso DK, Chatis PA, Weeden W, et al. High resolution anoscopy findings for men who have sex with men: inaccuracy of anal cytology as a predictor of histologic high-grade anal intraepithelial neoplasia and the impact of HIV serostatus. Clin Infect Dis. 2004;38(10):1490-2.
19. DiBonito L, Falconieri G, Tomasic G, Colautti I, Bonifacio D, Dudine S. Cervical cytopathology. An evaluation of its accuracy based on cytohistologic comparison. Cancer. 1993;72(10):3002-6.
20. Mayeaux EJ Jr, Harper MB, Abreo F, Pope JB, Phillips GS. A comparison of the reliability of repeat cervical smears and colposcopy in patients with abnormal cervical cytology. J Fam Pract. 1995;40(1):57-62.
21. Nahas CS, da Silva Filho EV, Segurado AA, Genevcius RF, Gerhard R, Gutierrez EB, et al. Screening anal dysplasia in HIV-infected patients: is there an agreement between anal pap smear and high-resolution anoscopy-guided biopsy? Dis Colon Rectum. 2009;52(11):1854-60.
22. 22.Nahas SC, Nahas CSR, Silva Filho EV, Levi JE, Atui FC, Marques CFS. Perianal squamous cell carcinoma with high-grade anal intraepithelial neoplasia in an HIV-positive patient using highly active antiretroviral therapy: case report. Sao Paulo Med J. 2007;125(5):292-4.
23. Nahas CS, Lin O, Weiser MR, Temple LK, Wong WD, Stier EA. Prevalence of perianal intraepithelial neoplasia in HIV-infected patients referred for high-resolution anoscopy. Dis Colon Rectum. 2006;49(10):1581-6.
24. Cuzick J, Arbyn M, Sankaranarayanan R, Tsu V, Ronco G, Mayrand MH, et al. Overview of human papillomavirus-based and other novel options for cervical cancer screening in developed and developing countries. Vaccine. 2008;26(10):29-41.
25. Abreu AL, Souza RP, Gimenes F, Consolaro ME. A review of methods for detect human Papillomavirus infection. Virol J. 2012;9:262.
26. Fakruddin M, Mannan KS, Chowdhury A, Mazumdar RM, Hossain MN, Islam S, et al. Nucleic acid amplification: Alternative methods of polymerase chain reaction. J Pharm Bioallied Sci. 2013;(4):245-52.
27. Dockter J, Schroder A, Hill C, Guzenski L, Monsonego J, Giachetti C. Clinical performance of the APTIMA HPV Assay for the detection of high-risk HPV and high-grade cervical lesions. J Clin Virol. 2009;45:55-61.
28. Cuschieri K, Geraets DT, Moore C, Quint W, Duvall E, Arbyn M. Clinical and analytical performance of the Onclarity HPV assay using the VALGENT framework. J Clin Microbiol. 2015;53:3272-9.
29. Arbyn M, Xu L, Verdoodt F, Cuzick J, Szarewski A, Belinson JL, et al. Genotyping for human papillomavirus types 16 and 18 in women with minor cervical lesions: a systematic review and meta-analysis. Ann Intern Med. 2017;166:118-27.
30. 30 Phanuphak N, Teeratakulpisarn N, Keelawat S, Pankam T, Barisri J, Triratanachat S, et al. Use of human papillomavirus DNA, E6/E7 mRNA, and p16 immunocytochemistry to detect and predict anal high-grade squamous intraepithelial lesions in HIV-positive and HIV-negative men who have sex with men. PLoS One. 2013;8(11):e78291.

31. Sambursky JA, Terlizzi JP, Goldstone SE. Testing for Human Papillomavirus Strains 16 and 18 Helps Predict the Presence of Anal High-Grade Squamous Intraepithelial Lesions. Dis Colon Rectum. 2018;1(12):1364-71.
32. Salit IE, Lytwyn A, Raboud J, Sano M, Chong S, Diong C, et al. The role of cytology (Pap tests) and human papillomavirus testing in anal cancer screening. AIDS. 2010;24(9):1307-13.
33. Hidalgo-Tenorio C, Rivero-Rodriguez M, Gil-Anguita C, Esquivias J, López-Castro R, Ramírez-Taboada J, et al. The role of polymerase chain reaction of high-risk human papilloma virus in the screening of high-grade squamous intraepithelial lesions in the anal mucosa of human immunodeficiency virus-positive males having sex with males [published correction appears in PLoS One. 2015; 10(5):e0128165]. PLoS One. 2015;10(4):e0123590.
34. Berry JM, Palefsky JM, Jay N, Cheng SC, Darragh TM, Chin-Hong PV. Performance characteristics of anal cytology and human papillomavirus testing in patients with high-resolution anoscopy-guided biopsy of high-grade anal intraepithelial neoplasia. Dis Colon Rectum. 2009;52(2):239-47.
35. Sambursky JA, Terlizzi JP, Goldstone SE. Testing for Human Papillomavirus Strains 16 and 18 Helps Predict the Presence of Anal High-Grade Squamous Intraepithelial Lesions. Dis Colon Rectum. 2018;61(12):1364-71.
36. Kimura CMS, Nahas CSR, Silva-Filho EV, Ribeiro VL, Segurado AC, Alcântara FFP, et al. High-risk human papillomavirus test in anal smears: can it optimize the screening for anal cancer? AIDS. 2021;35(5):737-45.
37. Goldstone SE, Moshier E. Detection of oncogenic human papillomavirus impacts anal screening guidelines in men who have sex with men. Dis Colon Rectum. 2010;53(8):1135-42.
38. Palefsky JM, Lee JY, Jay N, Goldstone SE, Darragh TM, Dunlevy HA, et al. ANCHOR Investigators Group. Treatment of Anal High-Grade Squamous Intraepithelial Lesions to Prevent Anal Cancer. N Engl J Med. 2022;386(24):2273-82.
39. Marks DK, Goldstone SE. Electrocautery ablation of high-grade anal squamous intraepithelial lesions in HIV-negative and HIV-positive men who have sex with men. J Acquir Immune Defic Syndr. 2012;59:259-65.
40. Burgos J, Curran A, Landolfi S, Navarro J, Tallada N, Guelar A, et al. The effectiveness of electrocautery ablation for the treatment of high-grade anal intraepithelial neoplasia in HIV-infected men who have sex with men. HIV Med. 2016;17:524-31.
41. Goldstone SE, Johnstone AA, Moshier EL. Long-term outcome of ablation of anal high-grade squamous intraepithelial lesions: recurrence and incidence of cancer. Dis Colon Rectum. 2014;7:316-23.
42. Richel O, de Vries HJ, van Noesel CJ, Dijkgraaf MG, Prins JM. Comparison of imiquimod, topical fluorouracil, and electrocautery for the treatment of anal intraepithelial neoplasia in HIV-positive men who have sex with men: an open-label, randomised controlled trial. Lancet Oncol. 2013;14:346-53.

SEÇÃO 57-4

SÍFILIS, GONORREIA E OUTRAS IST

Sylvia Heloísa Arantes Cruz ■ Thiago da Silveira Manzione

INTRODUÇÃO

As IST (infecções sexualmente transmissíveis) persistem como problema de Saúde Pública mundial. Em 2016, a Organização Mundial da Saúde (OMS) estimou uma incidência de 376,4 milhões de casos de IST curáveis em pessoas de 15 a 49 anos de idade, entre os quais se destacaram 127,2 milhões de casos de clamídia, 86,9 milhões de casos de gonorreia e 6,3 milhões de casos de sífilis.[1]

Estudos sobre prevalência de IST no Brasil com representatividade nacional revelam a magnitude do problema. Homens que procuraram atendimento em clínicas de IST em 2005, apresentaram uma prevalência de 13,1% de clamídia e 18,4% de gonorreia.[2] Em 2015, mulheres vivendo com HIV apresentaram prevalência de 2,1% de clamídia e 0,9% de gonorreia.[3] Em 2016, maiores prevalências de sífilis foram observadas em segmentos de populações-chave, como homens que fazem sexo com homens (9,9%),[4] trabalhadoras do sexo (8,5%) e pessoas presas em presídios (3,8%).[5,6]

Atualmente, está disponível método de prevenção pré-exposição (PrEP), usando Truvada (tenofovir mais emtricitabina), para pessoas com alto risco de infecção pelo HIV, entretanto, esse método não atua nas outras ISTs, favorecendo o aumento da sua incidência, associado ao fato de que os antimicrobianos não têm mais a elevada taxa de cura que apresentavam, provavelmente em função do uso impróprio e da automedicação, que favorecem resistência ao medicamento.[7]

A região anorretal tem apresentado aumento da incidência das ISTs, sendo que em muitos casos ela pode ser assintomática e seus portadores serem difusores, o que dificulta o controle.[8,9] A transmissão dos patógenos ocorre por inoculação direta no reto durante o intercurso receptivo anal sem uso de preservativos ou com rompimento destes. O uso de preservativos é um método eficaz de proteção contra a aquisição de IST, no entanto, deve-se levar em consideração que os agentes etiológicos podem disseminar-se sem a penetração peniana.[10] As relações sexuais com uso de dedos, instrumentos sexuais e prática boca-ânus também podem ser meios de transmissão. Isso torna necessária a adição de outras medidas de prevenção para uma prática sexual mais segura.

Do exposto, podemos concluir que praticamente toda a população sexualmente ativa possa contrair alguma IST. Sendo assim, o termo "grupo de risco" deve ser substituído pelo termo "comportamento de risco" o que torna o especialista em coloproctologia responsável pela orientação quanto às maneiras de prevenir, tratar e evitar as ISTs.

A presença de sinais e sintomas, associada ao relato de relações sexuais anais sem proteção de barreira, deve levar à suspeição clínica. Infecções polimicrobianas podem ocorrer, o diagnóstico presuntivo é indicador para o tratamento clínico e para as orientações de prevenção. Na presença de falha terapêutica ou na recidiva dos sintomas é importante a coleta de material clínico e do diagnóstico etiológico para o tratamento adequado.[11] A anuscopia sempre que possível deve ser realizada, mas a intensidade da dor anal pode ser uma contraindicação.

A seguir iremos comentar algumas ISTs que acometem a região anorretal, lembrando que toda vez que alguma IST for diagnosticada deve-se realizar a testagem para HIV, sífilis e hepatites B e C.

GONORREIA

A gonorreia é uma das mais antigas doenças humanas conhecidas, havendo referências da sua manifestação clínica nos escritos chineses e no Velho Testamento bíblico. O nome foi dado por Galeno (130-200 d.C.) (gonos = espermatozoide + rhoia = corrimento), pela semelhança do exsudato purulento com sêmen.[12] Somente em 1879 que Neisser descreveu o organismo e Leistikow e Loeffler o cultivaram em 1982, quando recebeu a denominação *de Neisseria gonorrhoea*.[12]

Transmitida quase que exclusivamente por contato sexual, a gonorreia é uma das infecções sexualmente transmissíveis que mais tem sido diagnosticada em todo o mundo.[13] A faixa etária mais comprometida situa-se entre 15 e 30 anos, com o maior número de casos em homens entre 20 e 24 anos.[14,15] Outros fatores de risco incluem baixo nível socioeconômico, nível inferior de educação e residência urbana.[16,17]

A bactéria *Neisseria gonorrhoeae* (gonococo, diplococo Gram-positivo) tem predileção por infectar epitélio colunar ou membranas epiteliais de transição, permitindo dessa forma o acometimento do reto e o canal anal, da orofaringe, da conjuntiva e do trato genital inferior, que é o local mais comumente acometido. Após 24-36 horas da contaminação, o gonococo penetra no organismo, através das células epiteliais, para depois chegar ao tecido submucoso, promovendo uma resposta vigorosa de polimorfonucleares, com descamação do epitélio, desenvolvimento de microabscessos submucosos e formação de exsudato purulento característico.[18] Dessa forma, as mucosas genital e anal, representam a porta de entrada e saída do agente etiológico.[19]

A anamnese com abordagem da história sexual é importante para o diagnóstico. A presença de sinais e sintomas, associada ao relato de relações sexuais anais sem proteção de barreira, deve levar a suspeição clínica. As infecções assintomáticas constituem a maioria dos casos, atuando como mantenedoras da cadeia de transmissão.[10,20] As manifestações clínicas na infecção anorretal compreendem hematoquezia (73%), dor anal (62%), corrimento anal mucopurulento (58%), tenesmo e constipação.[21]

A anuscopia não é obrigatória para o diagnóstico e tratamento de proctite por IST; entretanto, é importante para descartar outros diagnósticos e deve ser realizada sempre que houver dúvidas diagnósticas. Contudo, a intensidade da dor anal pode contraindicar o uso da anuscopia. Os achados mais comuns da anuscopia são presença de secreção mucopurulenta no reto, perda do padrão vascular, edema, friabilidade e, às vezes, ulceras ou tumores inflamatórios, como na sífilis e no linfogranuloma venéreo.[22-24] O anuscópio deve ser lubrificado com água, pois muitos géis e cremes contêm antimicrobianos que podem prejudicar o resultado das culturas.

O diagnóstico é clínico e laboratorial. O diagnóstico presuntivo é indicador para o tratamento clínico e para as orientações de prevenção.[11] O diagnóstico definitivo se estabelece quando da identificação do agente etiológico. O diagnóstico laboratorial da gonorreia depende da identificação da *N. gonorrhoeae* em um local infectado por meio do *swab*. Para amostras extragenitais, como no caso da proctitie, a cultura, embora possível, mostra-se menos sensível do que a biologia molecular.[11]

O tratamento pode ser feito com base no diagnóstico presuntivo,[25] pois leva à rápida resolução e diminui o risco de propagação da doença.[26] Quando o diagnóstico presuntivo é realizado, o tratamento deve ter cobertura para *N. gonorrhoeae* e *C. trachomatis*.[27,28] "Global Antimicrobial Resistance and Use Surveillance System", (GLASS, na sigla em inglês), da Organização Mundial da Saúde (OMS), alertou para o crescimento de bactérias resistentes aos antibióticos e fez menção à gonorreia. De acordo com o relatório, mais de 60% das cepas isoladas da *Neisseria gonorrhoeae*, mostraram resistência a ciprofloxacina. Em 2021, o *The Lancet Microbe* publicou os resultados de um estudo observacional retrospectivo da vigilância global da resistência antimicrobiana para *Neisseria gonorrhoeae*,[29] o documento, com dados de 73 países, confirmou que as cepas resistentes estão amplamente difundidas em todo o mundo. No Brasil, o Ministério da Saúde (MS) recomenda para os casos de proctite ceftriaxona 500 mg, IM, dose única, mais azitromicina 500 mg, dois comprimidos, VO, dose única, ou ceftriaxona 500 mg, IM, dose única, mais doxiciclina 100 mg, VO, 12/12 h, por 10 dias (doxiciclina está contraindicada durante a gestação).[11]

Após o tratamento adequado, espera-se a resolução dos sinais e sintomas clínicos. Nos casos de persistência ou recidivas, deve-se descartar reexposição. Em um segundo episódio, indica-se a coleta de material para identificação da etiologia. São fundamentais as orientações sobre a prática sexual anal e os cuidados de prevenção a serem iniciados, com o objetivo de interromper a cadeia de transmissão e evitar possíveis novas exposições.[11]

Para que a cadeia de transmissão seja interrompida, não basta tratar o paciente. A identificação dos parceiros sexuais (rede sexual) e sua adequada avaliação clínica é fundamental. A persistência de pessoas não identificadas e/ou não tratadas na rede sexual aumenta o risco de reinfecções e resistência bacteriana.[30] Para os casos assintomáticos, o MS recomenda o rastreamento semestral por meio de *swab* anal para detecção de clamídia e gonococo por biologia molecular, para todas as pessoas com prática anal receptiva sem proteção de barreira, além de teste para sífilis, HIV e hepatites B e C.

CANCROIDE

O cancroide é uma afecção provocada por *Haemophilus ducreyi*, mais frequente nas regiões tropicais. Nos países desenvolvidos, os surtos são frequentemente causados por pessoas que retornaram recentemente de áreas endêmicas, profissionais do sexo e consumidores de *crack*/cocaína.[31] Denomina-se também cancro mole, cancro venéreo ou cancro de Ducrey. O *Haemophilus ducreyi* é uma bactéria altamente contagiosa capaz de penetrar a pele através de microscópicas feridas, como aquelas causadas pelo atrito do ato sexual. Não é preciso haver ejaculação para ocorrer a transmissão. A bactéria pode ser transmitida através do sexo pela via anal, vaginal ou oral.

O período de incubação é geralmente de 3 a 5 dias, podendo estender-se por até 2 semanas. O cancro mole é cerca de 20 vezes mais comum em homens do que em mulheres. Entre os homens, quanto acomete a região peniana, a doença é mais comum naqueles não circuncidados.[32]

A doença inicia-se com o aparecimento de pápula tenra (fase papular) circundada por uma pequena zona eritematosa após 4 a 7 dias da relação sexual.[33] Após a fase papular, forma-se uma pústula que se rompe e forma uma úlcera de formato irregular com muitas projeções e depressões (fase ulcerativa). A úlcera pode estar cheia de exsudatos purulentos amarelos ou acinzentados e sangrar facilmente se raspada. As úlceras são geralmente dolorosas e seu tamanho e aparência podem variar. As lesões podem aparecer no prepúcio, frênulo, glande ou ânus nos homens e na vulva, colo do útero e área perianal nas mulheres. Em 30% a 50% dos pacientes, a bactéria atinge os linfonodos inguino-crurais (bubão), sendo unilaterais em 2/3 dos casos, observados quase exclusivamente no sexo masculino pelas características anatômicas da drenagem linfática.[34] No início, ocorre tumefação sólida e dolorosa, que evolui para liquefação e fistulização em 50% dos casos, tipicamente por orifício único. Raramente, apresenta-se sob a forma de lesão extragenital ou doença sistêmica.

Um diagnóstico definitivo de cancroide requer a identificação de *H. ducreyi* em meios de cultura especiais que não estão amplamente disponíveis e mesmo quando são usadas, a sensibilidade é < 80%.[35] Por outro lado, o diagnóstico com base na impressão clínica apresentou valores preditivos positivos baixos (32,7% para cancroide) de acordo com os achados do estudo de validação da abordagem sindrômica no Brasil.[36]

A coleta deve ser feita do exsudato seroso da base da lesão, livre de eritrócitos, outros organismos e restos de tecido. Na microscopia o material corado pela técnica de coloração de Gram evidência a presença de bacilos Gram-negativos típicos, de tamanho pequeno, agrupados em correntes dos tipos "cardume de peixes", "vias férreas" ou "impressões digitais", porém o resultado negativo não exclui a possibilidade de presença do patógeno, pois nem sempre é possível visualizar as morfologias típicas. Sendo assim, a maioria dos diagnósticos de cancroide acaba sendo feita com base no quadro clínico: múltiplas úlceras dolorosas e purulentas, aumento dos linfonodos da virilha e pesquisa negativa para sífilis e herpes genital.[11]

Primeira opção de tratamento é azitromicina 500 mg, dois comprimidos, VO, dose única, alternativa é ceftriaxona 250 mg, IM, dose única, OU ciprofloxacina 500 mg, um comprimido, VO, 2x/dia, por 3 dias. O tratamento sistêmico deve ser acompanhado de medidas locais de higiene. O tratamento dos parceiros sexuais é recomendado, mesmo quando estas forem assintomáticas.[11]

A azitromicina e a ceftriaxona oferecem a vantagem da terapia de dose única.[37] Em todo o mundo, a resistência intermediária à ciprofloxacina ou à eritromicina já foram relatados. No entanto, como as culturas não são realizadas rotineiramente e o cancroide é incomum, os dados são limitados em relação à prevalência da resistência antimicrobiana do *H. ducreyi.*

Os pacientes devem ser reexaminados 3 a 7 dias após o início da terapia. Se o tratamento for bem-sucedido, as úlceras geralmente melhoram dentro de 3 a 7 dias. Se nenhuma melhora clínica for evidente, deve-se considerar se o diagnóstico está correto, se outra IST está presente, se o paciente tem infecção por HIV concomitante, se o tratamento não foi usado corretamente ou se a cepa do *H. ducrey* que causa a infecção é resistente ao antimicrobiano prescrito. O tempo necessário para a cicatrização completa depende do tamanho da úlcera; úlceras grandes podem requerer > 2 semanas. A resolução clínica da linfadenopatia flutuante é mais lenta do que a das úlceras e pode exigir aspiração por agulha ou incisão e drenagem, apesar da terapia bem-sucedida.[38]

DANOVANOSE

É uma IST crônica progressiva, causada pela bactéria *Klebsiella granulomatis*. Acomete preferencialmente pele e mucosas das regiões genitais, perianais e inguinais. É pouco frequente, ocorrendo na maioria das vezes em climas tropicais e subtropicais. A donovanose (granuloma inguinal) está frequentemente associada à transmissão sexual, embora os mecanismos de transmissão não sejam bem conhecidos, sendo sua transmissibilidade baixa, diferentemente do cancro mole que tem o risco de infecção em uma relação sexual de 80%.[11]

O quadro clínico inicia-se com ulceração de borda plana ou hipertrófica, bem delimitada, com fundo granuloso, de aspecto vermelho vivo e de sangramento fácil, pois as lesões são altamente vascularizadas. A ulceração evolui lenta e progressivamente, podendo tornar-se vegetante ou ulcerovegetante. As lesões costumam ser múltiplas, sendo frequente a configuração em "espelho" nas bordas cutâneas e/ou mucosas.

Há predileção pelas regiões de dobras e região perianal. Não ocorre linfadenopatia inguinal, embora raramente possam formar-se pseudobubões (granulações subcutâneas) na região inguinal, quase sempre unilaterais. A localização extragenital é rara, mas pode ocorrer com extensão da infecção para a pelve, ou pode disseminar-se para órgãos intra-abdominais, ossos ou boca.

Múltiplos regimes antimicrobianos têm sido eficazes; no entanto, apenas um número limitado de estudos controlados foi publicado.[39] Relatou-se que o tratamento interrompe a progressão das lesões e a cicatrização normalmente ocorre a partir das margens da úlcera. A terapia prolongada geralmente é necessária para permitir a granulação e a reepitelização das úlceras. A recaída pode ocorrer de 6 a 18 meses após a terapia aparentemente eficaz.

O organismo causador do granuloma inguinal é difícil de cultivar, e o diagnóstico requer a visualização de corpúsculos de Donovan de coloração escura na preparação ou biópsia de tecido esmagado.

Para o tratamento está indicado como primeira opção azitromicina 500 mg, dois comprimidos, VO, 1x/semana, por pelo menos 3 semanas, ou até a cicatrização das lesões. Esquemas alternativos consistem no uso de doxiciclina 100 mg, um comprimido, VO, 2x/dia, por pelo menos 21 dias, ou até o desaparecimento completo das lesões, ou ciprofloxacinoa 500 mg, 1 e ½ comprimido, VO, 2x/dia, por pelo menos 21 dias, ou até a cicatrização das lesões (dose total: 750 mg), ou sulfametoxazoltrimetoprima (400/80 mg), dois comprimidos, VO, 2x/dia, por no mínimo 3 semanas, ou até a cicatrização das lesões. Ciproflaxacina e doxiciclina estão contraindicadas em gestantes.[11]

Em pacientes com HIV, sugerem-se os mesmos esquemas terapêuticos, mantendo o critério de cura como sendo o desaparecimento das lesões.

Há controversa na literatura em relação ao tratamento dos parceiros sexuais. Devido à baixa infectividade o valor da terapia empírica na ausência de sinais e sintomas clínicos não foi estabelecido, e por isso o MS não recomenda tratar os parceiros sexuais.

SIFILIS

A sífilis é uma infecção sexualmente transmissível causada pela bactéria espiroqueta *Treponema pallidum*. A lesão anal é causada pelo coito anal receptivo sem proteção que causa uma fissura, ou úlcera dolorosa e sem saída de secreção (cancro duro) aproximadamente de 2 a 6 semanas após o contato. Se não for tratado pode desaparecer espontaneamente após 3 a semanas e evoluir para a próxima fase de infecção deixando de ser uma primária e tornando-se secundária. Algumas lesões aparentam um condiloma plano durante a fase secundária da doença que também apresenta linfadenopatia inguinal, lesões mucocutâneas, irritação em pele com vermelhidão difusa. A sífilis terciária contêm comprometimento cardíaco, paresias, lesão gumatosa neurológica. A evolução para neurossífilis é mais comum em doentes imunossuprimidos. Pacientes podem apresentar sífilis latente sendo identificada em testes sorológicos sem identificar o momento correto da contaminação.[32]

O diagnóstico da fase primária pode ser obtido com identificação de treponema em material de biópsia de lesão visualizado em campo escuro ou coloração com sais de prata. Os testes sorológicos podem ser treponêmicos ou não treponêmicos. Os testes não treponêmicos são pesquisa de doença venérea em laboratório (sigla para *venereal disease research laboratory*, VDRL), ou reação rápida ao plasma (sigla para *rapid plasma reagin*, RPR). Os testes treponêmicos são aglutinação de partículas passivas (sigla para *passive particle agglutination*, TPPA) e anticorpo de absorção treponêmico fluorescente (sigla para *fluorescent treponemal antibody absorption test*, RTPA). Temos disponíveis no protocolo do ministério da saúde a coleta de testes de sífilis rápidos (TR) a fim de realizar triagem e tratamento precoce de sífilis.

As primeiras titulações que sobem na fase aguda são não treponêmicas e são elas que deverão ser usadas para acompanhar a evolução do paciente após o tratamento realizado. Os testes treponêmicos podem ser positivos durante toda a vida do paciente após o tratamento realizado e não são usados para avaliar doença ativa. No momento do diagnóstico, o ideal é que seja pedido um teste treponêmico e um não treponêmico. Se o doente evoluir com altas titulações de teste treponêmico após o tratamento realizado deve ser feita a pesquisa de neurossifilis e a coleta de líquor deverá ser realizada.

O tratamento de sífilis é feito com penicilina benzatina intramuscular nas fases iniciais e com penicilina cristalina endovenosa na neurossifilis. Pacientes imunocompetentes recebem 2.400.000 unidades de penicilina benzatina (1.200.000 unidades em cada glúteo) e pacientes imundeprimidos recebem 7.200.000 unidades de penicilina benzatina (1.200.000 em cada glúteo, uma vez por semana em um intervalo de 3 semanas). Caso o doente seja alérgico a penicilina é indicado o uso de doxicilina via oral 100 mg de 12 em 12 horas por 14 dias.[11]

CLAMÍDIA

A infecção sexualmente transmissível (IST) causada por *C. Trachomatis* é uma das mais comuns identificadas globalmente. Sua prevalência é maior entre pacientes com idade superior a 24 anos e a infecção pode causar múltiplas complicações tais como infertilidade e gravidez ectópica. Pode ser uma IST com sinais subclínicos e os doentes podem ser assintomáticos. Para realizar o diagnóstico em doentes assintomáticos, somente exames de rastreamento.[32] Os sinais clínicos que podem estar presentes são saídas de secreção anal, discreto sangramento local, retite discreta, tenesmo e obstipação intestinal com sensação de evacuação obstruída.

O diagnóstico laboratorial é obtido com a coleta de *swab* no reto e exame de reação em cadeia da polimerase (PCR) e pode ser feita a coleta de sororologia para *C. Trachomatis*. A coleta de *swab* oral costuma ter baixa positividade. O objetivo do tratamento, além de tratar a infecção, é prevenir as complicações decorrentes dela, tais como infertilidade, estenose de reto e tratar os parceiros para previnir as reinfecções. O tratamento é feito com doxiciclina na dosagem de 100 mg de 12 em 12 horas por via oral por 7 dias. A azitromicina pode ser usada com 1 g em dose única nas pacientes gestantes devido à contraindicação de uso de doxiciclina, porém tem se mostrado menos eficaz que a doxiciclina. O seguimento do paciente deve ocorrer para buscar reinfecções e se há persistência de sintomas.[11]

LINFOGRANULOMA VENÉREO

O linfagranunoma venéreo é uma infecção causada por uma infecção intracelular decorrente da bactéria Gram-negativa chamada *C. Trachomatis* sorotipos L1, L2 ou L3. A *C. Trachomatis* pode causar uma grave e invasiva infecção, e o mesmo não ocorre com os sorotipos A a K que causam uma infecção moderada e assintomática. Tem caráter endêmico em parte da África, da Ásia, da América do Sul e do Caribe.

As manifestações clínicas do linfagranuloma podem incluir linfadenopatia e/ou proctite devido a contaminação via retal. A proctite é a apresentação clínica mais comum e pode ser confundida com o diagnóstico de doença inflamatória intestinal. A proctite pode aparecer 1 a 2 semanas após a infecção inicial. O quadro clínico pode apresentar uma inflamação da mucosa, sangramento, dor retal, constipação, dor, linfadenopatia inguinal (geralmente unilateral), febre e tenesmo. Existe maior associação entre a infecção causada pelo HIV e a existência de coito anal receptivo. Se não for tratada precocemente pode causar fístulas anais e até artropatia reacional, porém pode ser assintomática. A lesão retal pode desaparecer se o diagnóstico for tardio e a linfadenopatia inguinal for o único sinal de infecção. A linfadenopatia pode ser até supurativa. Caso não seja tratado pode evoluir para elefantíase genital e estenose de ânus e reto.[32] As úlceras orais podem ter associação com linfadenopatia cervical.

O diagnóstico é clínico, as biópsias de lesão mostram área de necrose com proliferação endotelial e epitelioide. O diagnóstico definitivo é feito com dosagem de sorologia para *C. Trachomatis* e coleta de *swab* no local da lesão de exame de reação em cadeia da polimerase (PCR) para detectar os sorotipos L1, L2 ou L3.

O tratamento deve ser o mais precoce possível, assim que o diagnóstico ocorra, mas pode ser iniciado antes que os exames estejam prontos. Devido à gravidade do quadro, o tratamento antimicrobiano deverá ocorrer por 3 semanas e a escolha ocorre com doxiciclina na dosagem de 100 mg de 12 em 12 horas por via oral. O objetivo do tratamento é tratar a infecção e promover a cicatrização do tecido infectado que pode ter fibrose racional. A eritromicina 500 mg de 6 em 6 horas via oral pode ser usada como alternativa à doxiciclina nas doentes gestantes. Os pacientes devem ser acompanhados até o desaparecimento dos sintomas, e os linfonodos devem ser drenados se houver necessidade. Os parceiros sexuais que tiveram contato até 1 mês precisam ser rastreados, examinados e tratados.

MOLUSCO CONTAGIOSO

O molusco contagioso é uma infecção causada pelo poxvírus por transmissão direta. A consequência da infecção é uma lesão benigna, que pode aparecer em qualquer parte do corpo incluindo o rosto, pescoço, área genital e anal. Raramente ocorre em palmas das mãos e solas dos pés. A lesão geralmente é indolor, arredonda e elevada com aspecto perolado. Pode ser única ou múltipla. Pode ter resolução espontânea, ou ser tratado com crioterapia, cauterização ou biópsia excisional.[32]

HERPES SIMPLES

A infecção causada pelo herpes vírus genital é crônica e duradoura. Existem dois tipos de herpes vírus que acometem a região genital, tipos 1 e 2. A maioria dos casos de herpes genital é causada pelo tipo 2 e predominantemente são pacientes jovens. A maioria dos pacientes infectados não tem sinais e sintomas da doença, logo são pacientes assintomáticos quando ocorre a transmissão. As lesões podem ocorrer de 4 dias a 6 semanas após a inoculação.

O diagnóstico clínico pode ser difícil devido à ausência de lesões durante a avaliação. As lesões agudas são vesículas que podem causar úlceras, dolorosas, redondas e rasas (aspecto de uma afta). Paciente pode ter linfadenopatia inguinal bilateral, tenesmo, e dor para evacuar. O aspecto de retite aguda na retossigmoidoscopia desaparece espontaneamente após 3 semanas. A infecção pode ter recorrências devido à diminuição sistêmica da imunidade.

O diagnóstico laboratorial ocorre pela dosagem de sorologias. Podem ser feitas biópsias das lesões que revelará células gigantes multinucleadas.[32]

O tratamento com medicações antivirais deve ser usado em pacientes com sintomas a fim de melhorar qualidade de vida e diminuir recorrências. As medicações antivirais não erradicam vírus latente. O tratamento de escolha é feito com aciclovir 200 mg via oral de 4 em 4 horas por 7 dias ou valaciclovir 500 mg via oral de 12 em 12 horas por 7 dias. Existe discussão de protocolos de supressão de recorrência com uso crônico diário de aciclovir ou valaciclovir com sucesso discutível. Tratamento precoce no início dos sintomas com aciclovir ou valaciclovir aparenta ter melhor evolução e diminuir o ciclo viral de sintomas. Casos graves de herpes, meninigites, necessitam de internação e indicação de medicação endovenosa antiviral, nesses casos é indicado o aciclovir.[11]

REFERÊNCIAS BIBLIOGRÁFICAS

1. Rowley J, Vander Hoorn S, Korenromp E, Low N, Unemo M, Abu-Raddad LJ, et al. Chlamydia, gonorrhoea, trichomoniasis and syphilis: global prevalence and incidence estimates, 2016. Bull World Heal Organ [Internet]. 2019 Aug [cited 2020 Sep 10];97(8):548-62. Available from: https://dx.doi.org/10.2471%2FBLT.18.228486 [Links]
2. Barbosa MJ, Moherdaui F, Pinto VM, Ribeiro D, Cleuton M, Miranda AE. Prevalence of neisseria gonorrhoeae and chlamydia trachomatis infection in men attending STD clinics in Brazil. Rev Soc Bras Med Trop [Internet]. 2010 Sep-Oct [cited 2020 Sep 10];43(5):500-3. Available from: http://dx.doi.org/10.1590/S0037-86822010000500005
3. Miranda AE, Silveira MF, Travassos AG, Tenório T, Val ICC, Lannoy L, et al. Prevalence of chlamydia trachomatis and neisseria gonorrhea and associated factors among women living with Human Immunodeficiency Virus in Brazil: a multicenter study. Braz J Infect Dis [Internet]. 2017 Jul-Aug [cited 2020 Sep 10];21(4):402-7. Available from: http://dx.doi.org/10.1016/j.bjid.2017.03.014
4. Cunha CB, Friedman RK, Boni RB, Gaydos C, Guimarães MR, Siqueira BH, et al. Chlamydia trachomatis, neisseria gonorrhoeae and syphilis among men who have sex with men in Brazil. BMC Public Health [Internet]. 2015 Jul [cited 2020 Sep 10];15:686. Available from: https://doi.org/10.1186/s12889-015-2002-0 [Links]
5. Ferreira-Júnior ODC, Guimarães MDC, Damacena GN, Almeida WS, Souza-Júnior PRB, Szwarcwald CL, et al. Prevalence estimates of HIV, syphilis, hepatitis B and C among female sex workers (FSW) in Brazil, 2016. Medicine (Baltimore) [Internet]. 2018 May [cited 2020 Sep 10];97(1S Suppl 1):S3-8. Available from: https://doi.org/10.1097/md.0000000000009218 [Links]
6. Correa ME, Croda J, Castro ARCM, Oliveira SMVL, Pompilio MA, Souza RO, et al. High prevalence of treponema pallidum infection in Brazilian prisoners. Am J Trop Med Hyg [Internet]. 2017 Oct [cited 2020 Sep 10];97(4):1078-84. Available from: https://dx.doi.org/10.4269%2Fajtmh.17-0098 [Links]
7. CDC. Antibiotic resistance threats in the United States, 2019. Atlanta, GA: US Department of Health and Human Services, CDC; 2019. https://www.cdc.gov/drugresistance/pdf/threats-report/2019-ar-threats-report-508.pdf
8. Nadal, SR; Manzione, CR. Identificação dos Grupos de Risco para as Doenças Sexualmente Transmitidas. Rev Bras Coloproct, 2003;23(2):128-129.
9. Kent CK, Chaw JK, Wong W, Liska S, Gibson S, Hubbard G, et al. Prevalence of rectal, urethral, and pharyngeal chlamydia and gonorrhea detected in 2 clinical settings among men who have sex with men: San Francisco, California, 2003. Clin. Infect. Dis., v. 41, n. 1, p. 67-74, 2005.
10. Wiesner PJ, Tronca E, Bonin P, Pedersen AH, Holmes KK. Clinical spectrum of pharyngeal gonococcal infection. N. Engl J Med. 1973;288(4):181-185.
11. Brasil. Ministério da Saúde, Secretaria de Vigilância em Saúde, Departamento de Doenças de Condições Crônicas e Infecções Sexualmente Transmissíveis. Protocolo Clínico e Diretrizes Terapêuticas para Atenção Integral às Pessoas com Infecções Sexualmente. Transmissíveis – IST [recurso eletrônico] / Ministério da Saúde, Secretaria de Vigilância em Saúde, Departamento de Doenças de Condições Crônicas e Infecções Sexualmente Transmissíveis. – Brasília: Ministério da Saúde; 2022.
12. Handsfield HH, Sparling PF. Neisseria Gonnorrhoea In: Mandell GL, Bennett JE, Dolin R. Mandell, Douglas and Bennett. Principles and practice of infectious diseases, 4th edition, Churchill Livingstone; 1995. p. 1909-1927.
13. Nadal SR, Nadal CRM. Infeccoes Sexualmente Transmissiveis Em Proctologia – Nadal ISBN: 9788580532050. Edição: 1. Ano: 2019.
14. Centers for Disease Control and Prevention: Summary of notifiable diseases, United States, 1995. Morbidity and Mortality Weekly Report. 1996;44:4-5.
15. Communicable Disease Surveillance Centre: Sexually transmitted disease quarterly report: Gonorrhoea in England and Wales. Community Diseases Report CDR Wkly. 1997;7:225.
16. Hook EW III, Handsfield HH. Gonococcal infections in the adult. In: Holmes KK, Mardh PA, Sparling PF: Sexually Transmitted Diseases. New York, McGraw-Hill; 1990. p. 149.
17. Morello JM, Janda WM, Doern GV. Neisseria and Branhamella In: Balows A, Hausler WJ, Herrmann KL, Hagmann ZL (eds) Manual of Clinical Microbiology. 5th edition. Washington, DC. American Society for Microbiology. 1991. p. 258-276.
18. Britigan BE, Cohen MS, Sparling PF. Gonococcal infections: a model of molecular pathogenesis. New Engl J Med. 1985;312:1683-1694.
19. Dallabetta G, Hook EW III. Gonococcal infections. Infect Dis Clin North Am. 1987;1:25-54.
20. Kent CK, Chaw JK, Wong W, Liska S, Gibson S, Hubbard G, et al. Prevalence of rectal, urethral, and pharyngeal chlamydia an gonorrhea detected in 2 clinical settings among men who have sex with men: San Francisco, California, 2003. Clin Infect Dis. 2005; 41(1):67-74.
21. Davis TW, Goldstone SE. Sexually transmitted infections as a cause of proctitis in men who have sex with men. Dis Colon Rectum. 2009;52(3):507-512.
22. Nadal SR, Manzione CR. Sexually transmitted proctitis. J Coloproct. 2012;32(1):94-96.
23. Hamlyn E, Taylor C. Sexually transmitted proctitis. Postgrad Med J. 2006;82(973):733-736.
24. de Vries HJ, Zingoni A, White JA, Ross JD, Kreuter A. 2013 European Guideline on the management of proctitis, proctocolitis and enteritis caused by sexually transmissible pathogens. Int. J. STD. AIDS. 2014;24(7):465-474.
25. Shover CL, Beymer MR, Unger EM, Javanbakht M, Bolan RK. Accuracy of presumptive gonorrhea treatment for gay,bisexual, and other men who have sex with men: results from a large sexual health clinic in Los Angeles, California. LGBT Heal. 2018;5(2):139-144.
26. Davis TW, Goldstone SE. Sexually transmitted infections as a cause of proctitis in men who have sex with men. Dis Colon Rectum. 2009;52(3):507-512.
27. Ivens D, Macdonald K, Bansi L, Nori A. Screening for rectal chlamydia infection in a genitourinary medicine clinic. Int J STD AIDS. 2007;18(6):404-406.

28. Manavi K, McMillan A, Young H. The prevalence of rectal chlamydial infection amongst men who have sex with men attending the genitourinary medicine clinic in Edinburgh. Int. J. STD AIDS. 2004;15(3):162-164.
29. Unemo M, Lahra MM, Escher M, Eremin S, Cole MJ, Galarza P, et al. WHO global antimicrobial resistance surveillance for Neisseria gonorrhoeae 2017-18: a retrospective observational study. Lancet Microbe. 2021 Nov;2(11):e627-e636.
30. Kenyon C. Risks of antimicrobial resistance in N. gonorrhoeae associated with intensive screening programs in pre-exposure prophylaxis programs. Clin Infect Dis. 2018;67(1):154-155.
31. Pathogen Safety Data Sheets: Infectious Substances – Haemophilus ducreyi – Public Health Agency of Canada.
32. CDC. Vigilância de doenças sexualmente transmissíveis 2019 [Internet]. Atlanta GA: Departamento de Saúde e Serviços Humanos dos EUA, CDC; 2021. https://www.cdc.gov/std/statistics/2019/default.htm
33. Lewis, DA. Cancróide: manifestações clínicas, diagnóstico e tratamento. Infecções Sexualmente Transmissíveis. 20036;79(1):68-71.
34. Morse, SA (1989). Cancróide e Haemophilus ducreyi. Clin Microbiol Rev. 2(2):137-157.
35. Lockett AE, Dance DA, Mabey DC, Drasar BS. Serum-free media for isolation of Haemophilus ducreyi. Lancet 1991;338:326.
36. Moherdaui F, Vuylsteke B, Siqueira LF, dos Santos Júnior MQ, Jardim ML, de Brito AM, et al. Validation of national algorithms for the diagnosis of sexually transmitted diseases in Brazil: results from a multicentre study. Sex Transm Infect. 1998;74(Suppl. 1):S38-S43.
37. Romero L, Huerfano C, Grillo-Ardila CF. Macrolides for treatment of Haemophilus ducreyi infection in sexually active adults. Cochrane Database Syst Ver. 2017;12:CD012492. PMID:29226307external icon https://doi.org/10.1002/14651858.CD012492.pub2external icon
38. Sexually Transmitted Infections Treatment Guidelines, 2021 Recommendations and Reports / July 23, 2021/70(4);1-187.
39. O'Farrell N. Sex Transm Infect 2002;78:452-7.

SEÇÃO 57-5

PROCTITE POR INFECÇÃO POR MPOX: BASES DO DIAGNÓSTICO E TRATAMENTO

Vinícius Lacerda Ribeiro

PANORAMA HISTÓRICO E NOMENCLATURA

No final da década de 1950, foi descrita uma nova forma de infecção viral, inicialmente em primatas, semelhante à varíola humana. O surto ocorreu em animais infectados que eram mantidos em cativeiro para fins de estudo em um instituto na Dinamarca.[1] Foi denominada então como *monkeypox* ou varíola dos macacos ou varíola símia. Apesar de ter sido descrita inicialmente em primatas, o principal reservatório do vírus não são os macacos e sim, roedores como esquilos.

Na década de 1970, a *monkeypox* foi identificada também em humanos na República do Congo, onde se tornou endêmica, bem como em outros países da África Central e Ocidental.[2] Tais países possuíam uma baixa cobertura para a vacina da varíola comum, em comparação com outros países ocidentais, o que favoreceu surtos devido à transmissão de animais para humanos, principalmente. O primeiro caso descrito fora da África foi apenas em 2003, em um surto na região central dos Estados Unidos.[3,4]

Em maio de 2022 foi declarado um surto global de *monkeypox* pela Organização Mundial da Saúde (*OMS*), com os primeiros casos no Reino Unido e outros 11 países, sendo que a maioria dos casos ocorreu em homens que fazem sexo com homens (HSH) cuja principal forma de transmissão foi de humano para humano pela via sexual.

Até o dia 16 de março de 2023, foram notificados 10.878 casos no Brasil, com 15 óbitos relacionados à infecção, o segundo país com o maior número de casos, atrás apenas dos Estados Unidos da América com 30.262 casos e 38 óbitos.[5] Os estados brasileiros mais acometidos foram São Paulo, com 4.326 casos, seguido de Rio de Janeiro (1.384) e Minas Gerais (619).[6]

Desde a explosão do surto mais recente em 2022, há um esforço em tentar reduzir os estigmas relacionados com a nomenclatura da doença. A OMS recomenda o uso do nome Mpox, em vez de *monkeypox* ou varíola dos macacos/símia.[7] Isso porque pode ser feita uma associação da infecção com primatas, que não são a principal fonte de contaminação atualmente, podendo acarretar a morte ou agressões descabidas desses animais silvestres, além do estigma do nome de um animal em uma doença que acomete humanos.

AGENTE ETIOLÓGICO

O vírus *monkeypox* é um vírus de DNA do gênero *orthopoxvirus* da família *poxviridae*, sendo a mais prevalente infecção em humanos por vírus dessa família desde a erradicação da varíola humana.[8] Diferentemente do vírus da varíola comum, o *monkeypox* possui a capacidade de se hospedar em diferentes tipos de animais mamíferos como roedores, coelhos e primatas, que se tornam seus reservatórios.[3]

EPIDEMIOLOGIA

Após a explosão do surto global em 2022, houve uma mudança no perfil dos casos de Mpox. Inicialmente eram endêmicos em países da África Ocidental e Central, com transmissão ocorrendo principalmente entre animais silvestres e humanos. Desde maio de 2022, a transmissão ocorre principalmente entre humanos e está em sua maioria relacionada com algum tipo de contato sexual (Quadro 57-5-1).

Em uma revisão sistemática, 81,71% dos pacientes com Mpox identificaram-se como homens gays e bissexuais e não foi identificada transmissão animal-humano nesses casos. A transmissão pelo contato direto com pele e mucosas durante relação sexual também representa 81,71% dos casos.

Foi encontrada também uma grande proporção de pessoas vivendo com HIV (PVHIV), com uma mediana de prevalência em torno de 42,2%.[9]

DIAGNÓSTICO

As definições de caso suspeito para Mpox da Organização Mundial da Saúde (OMS), corroborado pelo Ministério da Saúde brasileiro estão apresentadas a seguir:

Caso suspeito: Indivíduo de qualquer idade que, a partir de 15 de março de 2022, apresente início súbito de erupção cutânea aguda sugestiva de monkeypox, única ou múltipla, em qualquer parte do corpo (incluindo região genital), associada ou não a adenomegalia ou relato de febre.

Quadro 57-5-1. Casos Confirmados e Prováveis de Mpox, segundo Características dos Casos nos Países até 28 de Fevereiro de 2023

Descrição	N	%	Valor desconhecido ou ausente
Homens que fazem sexo com homens	2.198	85,5%	50.566
HIV positivo	17.257	48,1%	46.486
Trabalhador da saúde	1.236	4,2%	53.098
História de viagem	3.394	14,3%	58.631
Transmissão sexual	15.194	68,8%	60.290
Hospitalizado	4.101	8,8%	35.777
Unidade de terapia intensiva	44	0,3%	65.771
Óbitos	30	0,1%	28.264

E um dos seguintes vínculos:

- Histórico de contato íntimo com desconhecido/a(s) e/ou parceiro/a(s) casual(is), nos últimos 21 dias que antecederam o início dos sinais e sintomas **OU**
- Ter vínculo epidemiológico com caso suspeito, provável ou confirmado de Mpox, desde 15 de março de 2022, nos 21 dias anteriores ao início dos sinais e sintomas **OU**
- Histórico de viagem a país endêmico ou com casos confirmados de Mpox nos 21 dias anteriores ao início dos sinais e sintomas **OU**
- Ter vínculo epidemiológico com pessoas com histórico de viagem a país endêmico ou país com casos confirmados de Mpox, desde 15 de março de 2022, nos 21 dias anteriores ao início dos sinais e sintomas.

Caso confirmado: Caso suspeito com resultado laboratorial "positivo/detectável" para *monkeypox virus* (MPXV) por diagnóstico molecular (PCR em tempo real e/ou sequenciamento).

Caso descartado: Caso suspeito com resultado laboratorial "negativo/não detectável" para *monkeypox virus* (MPXV) por diagnóstico molecular (PCR em tempo real e/ou sequenciamento) OU sem resultado laboratorial para MPXV E realizado diagnóstico complementar que descarta *monkeypox* como a principal hipótese de diagnóstico.

A coleta de amostras para que seja realizado o teste de qPCR para *monkeypox* deverá ser feita por meio de *swabs* de material vesicular (secreção da vesícula) ou de *swabs* de lesões orais, genitais ou anorretais ou de raspado das crostas. Devem ser coletados no mínimo dois *swabs* por paciente, preferencialmente de locais diferentes. No caso de coleta de crostas, deve-se realizar a raspagem e enviar as amostras de pelo menos quatro locais diferentes.[10]

Estudos mostraram uma alta positividade de testes coletados em *swabs* retais, sendo positiva em nove de nove amostras coletadas em pacientes com sintomas de proctite e sete em cada nove amostras de pacientes sem sintomas de proctite.[11]

MANIFESTAÇÕES CLÍNICAS

A infecção pelo *monkeypox* costuma cursar com um período prodrômico cujas queixas principais são febre e mal-estar, seguido de cefaleia, mialgia, lombalgia e linfoadenomegalia. Concomitantemente ou logo em seguida surgem lesões cutâneas. Tais lesões apresentam a seguinte evolução:

Máculas → Pápulas → Vesículas → Pústulas → Crostas → Cicatrizes

Após a fase de crostas, as lesões não são mais infectantes, podendo ser um critério para o paciente sair do isolamento.[8]

A complicação mais comum é a coalescência das lesões ulceradas com celulite. As formais mais graves da doença incluem broncopneumonia, sepse, encefalite, queratite com perda visual, proctite e a perfuração retal.[8]

MANIFESTAÇÕES ANORRETAIS

A *monkeypox* pode apresentar também lesões na região anorretal, na maioria dos casos por contato sexual direto. Os sintomas costumam ser dor anal muito intensa, lesões ulceradas perianais ou em borda anal ou na parede retal, hematoquezia e/ou muco nas fezes, constipação e tenesmo.[12-14]

Em São Paulo – SP, o grupo de Doenças Infecciosas e Parasitárias da Santa Casa de Misericórdia de São Paulo relatou um caso de síndrome de Fournier em um paciente com síndrome da imunodeficiência humana com imunossupressão grave (Figs. 57-5-1 e 57-5-2).

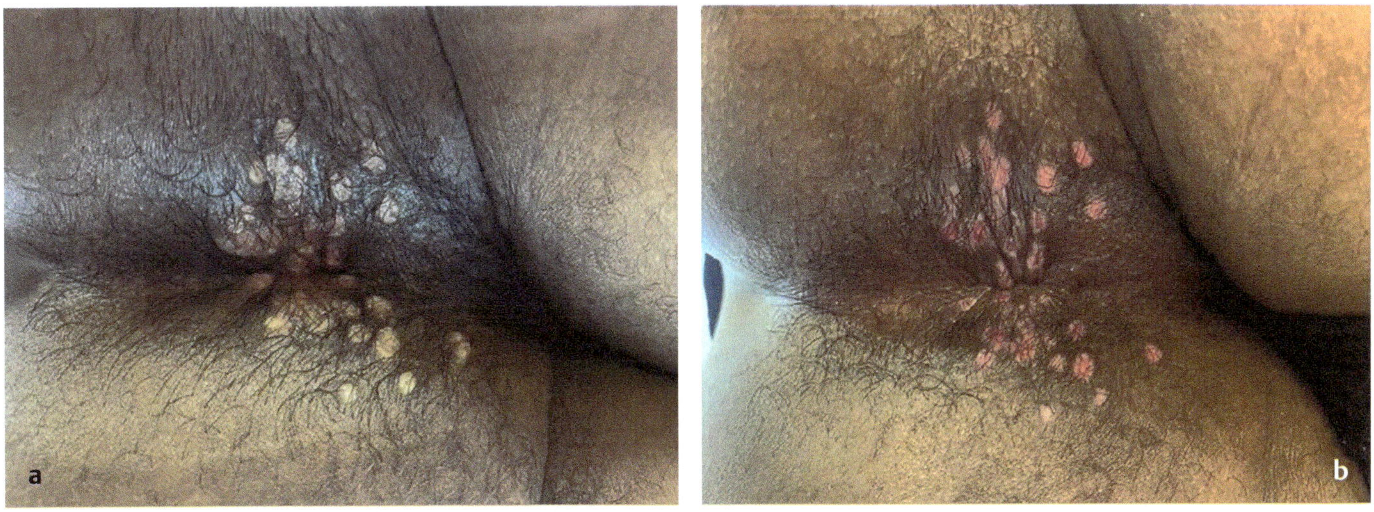

Fig. 57-5-1. Lesões por Mpox em região perianal. À esquerda, fase de pústulas e à direita, cicatrizes, após 7 dias.

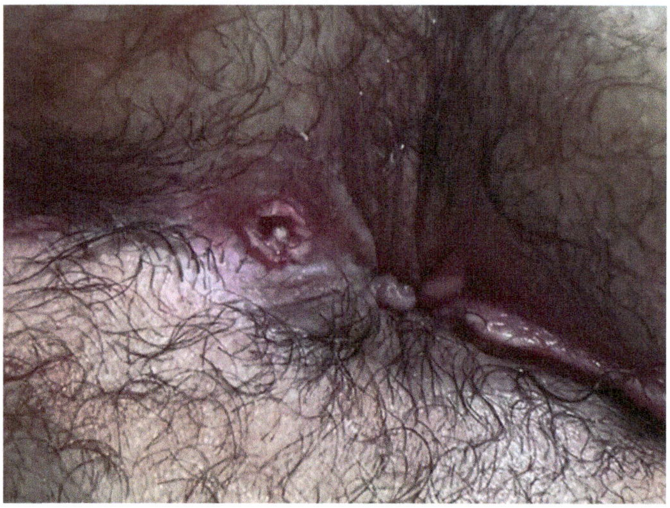

Fig. 57-5-2. Lesões ulcerada perianal, mimetizando diversas outras infecções sexualmente transmissíveis que cursam com ulcerações.

TRATAMENTO

O tratamento das lesões pelo Mpox consiste em medidas de suporte para aliviar sintomas, prevenir e tratar complicações e prevenir sequelas. O uso de antibióticos de amplo espectro deve ser destinado aos casos em que houver suspeita de infecção bacteriana concomitante, como celulites e/ou abscessos.

O uso do medicamento tecovirimat foi aprovado na Europa (EMA) e nos Estados Unidos (FDA), sendo administrado durante 14 dias em pacientes com sintomas persistentes ou com maior risco de evolução grave. Em agosto de 2022 a ANVISA autorizou o uso dessa medicação em caráter excepcional e temporário, porém o Brasil recebeu um lote com poucas unidades, que foram destinadas a casos graves internados.

Manejo das Lesões Anorretais

O tratamento das lesões perianais e da proctite pelo Mpox pode ser bastante desafiador. Por não haver tratamento específico para o agente etiológico viral disponível no Brasil, deve-se priorizar as medidas de suporte com analgesia potente, inclusive com opioides, suplementação da dieta com fibras e laxantes osmóticos, medidas higiênico dietéticas, como abolir o papel higiênico e banhos de assento com água morna. Os banhos de assento também podem ser realizados com um pouco de bicarbonato de sódio ou sal amargo (sulfato de magnésio).[15] Na prática clínica, o uso de salicilatos como a mesalazina supositório (nas apresentações 250, 500 ou 1.000 mg) e de pomadas anestésicas como a lidocaína em gel também foi benéfico.[16]

Em casos de suspeita de complicações relacionadas, como celulite, abscessos ou fístulas anorretais, o uso de antibióticos deve ser associado no tratamento.

O tratamento cirúrgico deve ser destinado a complicações como abscessos e fístulas que necessitam de drenagem e debridamento cirúrgico de tecido necrótico desvitalizado no caso de evolução para síndrome de Fournier.

PREVENÇÃO

Isolamento

O isolamento dos casos confirmados e suspeitos deverá ser realizado até o desaparecimento dos sinais e sintomas da Mpox, com queda de todas as crostas e completa cicatrização da pele. Esse tempo pode variar individualmente, podendo ser estendido caso haja manutenção das lesões.

O isolamento domiciliar deve ser feito principalmente evitando-se o contato direto com outras pessoas, evitar relações sexuais e evitar compartilhar objetos como roupas de cama, toalhas e louça. Quando possível, utilizar um banheiro separado ou então higienizar o local com desinfetante após o uso.

O uso do preservativo deve ser encorajado até 12 semanas após a recuperação do paciente, pois foi identificado o vírus *monkeypox* em amostras de esperma até 19 dias após início dos sintomas[18], e pouco se sabe sobre o potencial de contaminação dessas amostras virais no esperma.

Vacina

Pacientes previamente vacinados com a vacina da varíola comum apresentam proteção cruzada de 85% para o *monkeypox*.[19]

A vacinação deverá ser feita com duas doses do imunizante para varíola comum (vírus vaccínea modificado, da cepa Ankara) no intervalo de 30 dias entre eles.

Indicação de vacinação Mpox no Brasil (março/2023):

1. Pessoas que vivem com HIV/AIDS com contagem de CD4 < 200 nos últimos 6 meses (pré-exposição).
2. Profissionais que lidam diretamente em contato com o vírus em laboratório (pré-exposição).
3. Pessoas que tiverem contato direto com fluídos e secreções de casos suspeitos ou confirmados (pós-exposição).

CONSIDERAÇÕES FINAIS

A infecção pelo Mpox, antes pouco conhecida pela comunidade médica ocidental, agora se tornou uma nova realidade. Deve-se ficar atento aos casos suspeitos e realizar testagens para confirmação diagnóstica e adequado manejo e isolamento dos pacientes. Importante também frisar que apesar de os casos mais recentes terem se concentrado entre homens que fazem sexo com homens, qualquer pessoa pode se infectar pela Mpox. Isso evita a estigmatização desse grupo. Porém, é importante também os orientar corretamente sobre o isolamento e evitar práticas sexuais no período sintomático da doença, bem como vacinar parceiros que tiveram contato com casos suspeitos ou confirmados.

REFERÊNCIAS BIBLIOGRÁFICAS

1. Magnus PV, Andersen EK, Petersen KB, Birch-Andersen A. A Pox-Like Disease in cynomolgus monkeys. Acta Pathologica Microbiologica Scandinavica. 1959;46(2):156-76.
2. Foster SO, Brink EW, Hutchins DL, Pifer JM, Lourie B, Moser CR, et al. Human monkeypox. Bull World Health Organ. 1972;46(5):569-76.
3. Sharma A, Prasad H, Kaeley N, Bondalapati A, Edara L, Kumar YA. Monkeypox epidemiology, clinical presentation, and transmission: a systematic review. Int J Emerg Med. 2023;16(1):20.

4. Multistate outbreak of monkeypox--Illinois, Indiana, and Wisconsin, 2003. MMWR Morb Mortal Wkly Rep. 2003;52(23):537-40.
5. Center of Disease Control. Mpox Outbreak Global Map. Disponível na internet: https://www.cdc.gov/poxvirus/mpox/response/2022/world-map.html. (2022)
6. Ministério da Saúde. Boletim epidemiológico especial Mpox. Disponível na Internet: https://www.gov.br/saude/pt-br/centrais-de-conteudo/publicacoes/boletins/epidemiologicos/variola-dos-macacos/boletim-epidemiologico-de-monkeypox-no-20-coe/@@download/file/Boletim%20Epidemiol%C3%B3gico%20de%20Monkeypox%20n%C2%BA%2020%20(COE).pdf (16 mar. 2023).
7. World Heath Organization. WHO recommends new name for monkeypox disease. 2022. Disponível na internet: https://www.who.int/news/item/28-11-2022-who-recommends-new-name-for-monkeypox-disease (28 nov. 2022).
8. Giradkar J, Khatib MN. Human Monkeypox: An Emerging Zoonosis. Cureus. 14(11):e31736, 2022.
9. Liu Q, Fu L, Wang B, Sun Y, Wu X, Peng X, et al. Clinical Characteristics of Human Mpox (Monkeypox) in 2022: A Systematic Review and Meta-Analysis. Pathogens. 2023;12(1).
10. Ministério da Saúde. Protocolo de orientações de coleta, armazenamento, conservação e transporte para amostras para o diagnóstico de monkeypox. Disponível na Internet: https://www.gov.br/saude/pt-br/assuntos/variola-dos-macacos/publicacoes/protocolos-1/rotocolo-laboratorial-de-orientacoes-de-coleta-armazenamento-conservacao-e-transporte-de-amostras-para-o-diagnostico-de-monkeypox/@@download/file/Protocolo_laboratorial_08_setembro.pdf (08 set 2022).
11. Meyerowitz EA, Gendlina I, Desai VJ, Grossberg R, Nair SR, Pujar B, et al. Anorectal Testing for Mpox Virus Infection in Men Who Have Sex With Men With and Without Proctitis. Clin Infect Dis. 2023;76(5):934-7.
12. Larson J, Praus A, Mannon P. Monkeypox Manifesting as Rectal Pain and Constipation. ACG Case Rep J. 2022;9(12):e00911.
13. Lu T. Presentation of Monkeypox in Colorectal Clinic. Dis Colon Rectum. 202;5(12):1418-21.
14. Ramprasad C, Mgbako O, Sampson M, Passaretti C, Moshiree B. Perianal and Rectal Lesions in the Monkeypox Outbreak: Diagnosis and Proposed Management. Dis Colon Rectum. 65(12):1422-4, 2022
15. World Health Organization. Recovering from monkeypox at home. Disponível na internet: https://cdn.who.int/media/images/default-source/health-topics/monkeypox/monkeypox_infographic.png?sfvrsn=46890e20_17 (2022).
16. Brown L, Delaney C, Hainsworth A. Monkeypox-associated proctitis and rectal wall perforation. BMJ Case Rep. 2023;16(1).
17. Kearns C, Orsi M, Sanchez CJ, Calle F. Mpox (Monkeypox) Proctitis. Radiographics. 2023;3(3):e220198.
18. Lapa D, Carletti F, Mazzotta V, Matusali G, Pinnetti C, Meschi S, et al. Monkeypox virus isolation from a semen sample collected in the early phase of infection in a patient with prolonged seminal viral shedding. Lancet Infect Dis. 2022;22(9):1267-9.
19. Fine PE, Jezek Z, Grab B, Dixon H. The transmission potential of monkeypox virus in human populations. Int J Epidemiol.1988;7(3):643-50.

CAPÍTULO 58

HIDRADENITE SUPURATIVA

SEÇÃO 58-1

ETIOPATOGENIA, DIAGNÓSTICO E TRATAMENTO

Antonio Rocco Imperiale ▪ Sylvio de Figueiredo Bocchini ▪ Angelita Habr-Gama

O conteúdo desta seção (págs. 1139 a 1143), encontra-se disponível on-line.

Para acessá-lo, aponte a câmera do seu smartphone ou tablet para a imagem acima.

SEÇÃO 58-2

RESULTADOS COM O USO DE BIOLÓGICOS

Antonio Rocco Imperiale

No tratamento da hidradenite supurativa, é fundamental a compreensão do seu caráter inflamatório crônico, com períodos de exacerbação concomitantemente com a elevação de marcadores inflamatórios. Embora, nas lesões mais extensas, o tratamento preferencial ainda seja a resseção das áreas acometidas, o diagnóstico mais precoce e em fases iniciais permite a tentativa de tratamentos conservadores. A definição do tratamento ideal para as formas intermediárias e leves não é absoluto, e o leque de possibilidades farmacológicas vem-se expandindo nos últimos anos.

Os tratamentos medicamentosos usuais, nas últimas décadas, com antibióticos tópicos, queratolíticos (ácido-cis-retinoico), ou corticosteroides tópicos ou intralesionais, ainda têm seu espaço, entretanto, nos casos intermediários, seu real benefício ainda é duvidoso, inclusive no que diz respeito à manutenção dos resultados. Outro limitante na determinação do melhor tratamento ao paciente seguido pelo coloproctologista é a não existência de muitos estudos específicos no acometimento das regiões glútea e perianal. Além disso, em grande parte dos casos leves e moderados, o tratamento inicial é realizado pelo dermatologista. Nos últimos anos, é crescente o uso dos medicamentos biológicos.

Os medicamentos biológicos apresentam efetividade no controle de processos inflamatórios em geral, e a classe mais promissora é a dos inibidores de TNF-alfa. O Adalimumab (ADA) é o único biológico registrado pela FDA atualmente no tratamento da hidradenite supurativa. A dose habitualmente ministrada é de 160 mg por via subcutânea na indução, seguida por 80 mg na semana 2, e 40 mg semanalmente a seguir. A sua ligação ao TNF-alfa solúvel impede sua interação com os receptores celulares, e, desta forma, diminui a migração leucocitária, diminui os níveis séricos de Proteína C reativa, bem como interleucina-6. Estudos também demonstram que o ADA diminui a produção de citocinas nas lesões cutâneas de pacientes com hidradenite supurativa.[1] Estudos de fase III avaliam a eficácia do ADA, que demonstra redução do número das lesões quando comparado ao uso de placebo. Da mesma forma, aparentemente, a sintomatologia também diminuiu, bem como o número de lesões a médio prazo, e houve melhora da qualidade de vida.[2] Há estudos também com a utilização de ADA associadamente à ressecção cirúrgica, no pré, trans e pós-operatório, com bons resultados e resposta clínica.[3] Todos os estudos mostraram poucos efeitos colaterais e nenhuma complicação severa com o uso da medicação, entretanto cabe a ressalva de que grande parte das casuísticas envolvidas tem a hidradenite localizada nas regiões axilares e inguinais, sendo uma minoria as localizações glúteas e perianais. Esta raridade de distribuição também dificulta a avaliação real dos efeitos das medicações nas localizações em que a doença é tratada pelo coloproctologista.

O infliximab também tem estudos de sua utilização. Segundo o Guideline Europeu de 2015, seu uso se mostra efetivo, sendo a recomendação de terapia de resgate em casos moderados a severos não responsivos ao ADA.[4] Outros estudos mostram superioridade do infliximab se comparado ao placebo, após 8 semanas de utilização.[5-7] Outros inibidores do TNF-alfa (Etanercept, Golimimab, Certolizumab) não demonstraram resultados satisfatórios, tendo sido avaliados em séries muito pequenas, ou apenas relatos de caso.[8-11] Justamente devido à ausência de grandes casuísticas, não podemos ainda considerar evidências robustas que indiquem o uso destas medicações.

Os anticorpos monoclonais inibidores de interleucinas (IL-1, IL-17, IL-23) também apresentaram resultados variados em casuísticas pequenas ou ainda relatos de caso.[12-14] Seguem vários estudos ainda em andamento. Da mesma forma, os resultados dos estudos que envolvem estas classes de medicamentos são praticamente exclusivos para acometimento localizado em regiões axilares e inguinais, de maneira que o eventual sucesso de tratamento em região glútea e perianal não pode ser objetivamente avaliado.

Os medicamentos biológicos surgem como possibilidade promissora de tratamento em casos leves a moderados da hidradenite supurativa, com tendência a publicações progressivamente mais numerosas, à medida que sua disponibilidade se torne maior. A real eficácia de seu uso nas localizações glúteas e perianais, bem como a melhor extensão de doença para sua utilização, ainda persiste como objeto de estudo, com as dificuldades relativas à raridade de sua apresentação.

REFERÊNCIAS BIBLIOGRÁFICAS

1. Van Der Zee HH, Laman JD, De Ruiter L, Dik WA, Prens EP. Adalimumab (antitumour necrosis factor-α) treatment of hidradenitis suppurativa ameliorates skin inflammation: An in situ and ex vivo study. Br. J. Dermatol. 2012;166:298-305
2. Kimball AB, Okun MM, Williams DA, Gottlieb AB, Papp KA, Zouboulis CC, et al. Two Phase 3 Trials of Adalimumab for Hidradenitis Suppurativa. N Engl J Med. 2016;375:422-434
3. Bechara FG, Podda M, Prens EP, Horváth B, Giamarellos-Bourboulis EJ, Alavi A, et al Efficacy and Safety of Adalimumab in Conjunction with Surgery in Moderate to Severe Hidradenitis Suppurativa: The SHARPS Randomized Clinical Trial. JAMA Surg. 2021;156:1001-1009.
4. Zouboulis CC, Desai N, Emtestam L, Hunger RE, Ioannides D, Juhász I, et al. European S1 guideline for the treatment of hidradenitis suppurativa/acne inversa. J Eur Acad. Dermatol. Venereol. 2015;29:619-644
5. Grant A, Gonzalez T, Montgomery MO, Cardenas V, Kerdel FA. Infliximab therapy for patients with moderate to severe hidradenitis suppurativa: A randomized, double-blind, placebo-controlled crossover trial. J Am Acad Dermatol. 2010;62:205-217

6. Lesage C, Adnot-Desanlis L, Perceau G, Bonnet M, Palot J-P, Bernard P, et al. Efficacy and tolerance of prolonged infliximab treatment of moderate-to-severe forms of hidradenitis suppurativa. Eur J Dermatol. 2012;22:640-644
7. Ghias MH, Johnston AD, Kutner AJ, Micheletti RG, Hosgood HD, Cohen SR. High-dose, high-frequency infliximab: A novel treatment paradigm for hidradenitis suppurativa. J Am Acad Dermatol. 2020;82:1094-1101.
8. Adams DR, Yankura JA, Fogelberg AC, Anderson BE. Treatment of Hidradenitis Suppurativa with Etanercept Injection. Arch Dermatol. 2010;146:501-504.
9. Tursi A. Concomitant hidradenitis suppurativa and pyostomatitis vegetans in silent ulcerative colitis successfully treated with golimumab. Dig Liver Dis. 2016;48:1511-1512.
10. Van Der Zee HH, Prens EP. Failure of Anti-Interleukin-1 Therapy in Severe Hidradenitis Suppurativa: A Case Report. Dermatology. 2013;226:97-100.
11. Sand FL, Thomsen SF. Off-label use of TNF-alpha inhibitors in a dermatological university department: Retrospective evaluation of 118 patients. Dermatol Ther. 2015;28:158-165.
12. Gottlieb A, Natsis NE, Kerdel F, Forman S, Gonzalez E, Jimenez G, et al. A Phase II Open-Label Study of Bermekimab in Patients with Hidradenitis Suppurativa Shows Resolution of Inflammatory Lesions and Pain. J Investig Dermatol. 2020;140:1538-1545.e2.
13. Jaeger T, Andres C, Grosber M, Zirbs M, Hein R, Ring J, Traidl-Hoffmann C. Pyoderma gangrenosum and concomitant hidradenitis suppurativa—Rapid response to canakinumab (anti-IL-1β) Eur J Dermatol. 2013;23:408-410.
14. Glatt S, Jemec GB, Forman S, Sayed C, Schmieder G, Weisman J, et al. Efficacy and Safety of Bimekizumab in Moderate to Severe Hidradenitis Suppurativa: A Phase 2, Double-blind, Placebo-Controlled Randomized Clinical Trial. JAMA Dermatol. 2021;157:1279-1288.

PARTE X DOENÇA DIVERTICULAR DOS CÓLONS

CAPÍTULO 59

INCIDÊNCIA E ETIOPATOGENIA

Fernando Cordeiro ▪ Flávio Antonio Quilici

O conteúdo deste capítulo (págs. 1149 a 1150), encontra-se disponível on-line.

Para acessá-lo, aponte a câmera do seu smartphone ou tablet para a imagem acima.

CAPÍTULO 60

ORIENTAÇÕES GERAIS E RESULTADOS DO TRATAMENTO CLÍNICO

Carlos Augusto Real Martinez ▪ Rogério Tadeu Palma
Danilo Toshio Kanno ▪ Roberta Laís Mendonça de Mattos

O conteúdo deste capítulo (págs. 1151 a 1160), encontra-se disponível on-line.

Para acessá-lo, aponte a câmera do seu smartphone ou tablet para a imagem acima.

DIVERTICULITE AGUDA

CAPÍTULO 61

SEÇÃO 61-1

FISIOPATOLOGIA, ASPECTOS CLÍNICOS E BASES DO TRATAMENTO CONSERVADOR

Paulo Gonçalves de Oliveira ▪ João Batista de Sousa ▪ Flávia Berford

A diverticulite aguda é uma afecção abdominal inflamatória de instalação abrupta que acomete pessoas portadoras de divertículos em seus cólons. O grau de inflamação é variável, desde uma resposta inflamatória localizada até alterações mais complexas que podem levar à peritonite difusa e ao choque séptico.[1,2]

FISIOPATOLOGIA

Apenas a presença de divertículos não leva ao aparecimento de diverticulite. Isso irá ocorrer somente após haver uma micro ou macroperfuração através da parede do divertículo até os tecidos pericólicos.[3-6]

Diferentes graus de perfuração poderão levar à formação de pequenos abscessos, ao aparecimento de um flegmão (ou fleimão) ou mesmo ao desenvolvimento de grandes abscessos. Eventualmente ocorrerá perfuração em peritônio livre, o que é raro, sendo mais comum o bloqueio por outros órgãos ou vísceras adjacentes, podendo levar ao aparecimento de trajetos fistulosos. Na maioria das vezes a comunicação inicial com a luz do cólon é rapidamente obliterada pelo processo inflamatório, o que, geralmente, limita a extensão da doença.[3-6]

O mecanismo que leva ao desenvolvimento da diverticulite parece ser a inflamação do divertículo, que ocorre em consequência do estreitamento do cólon (ou colo) do mesmo ou da presença de matéria fecal retida, um fecalito. Ambas as formas levariam à estase, proliferação bacteriana, produção de toxinas, produção de gases, lesão da mucosa com subsequente inflamação, infecção e microperfuração.[3-6]

Provavelmente existem vários fatores que agem conjuntamente para promover a inflamação, muito embora se saiba que a perfuração possa ocorrer mesmo sem inflamação, porém, com pressão intraluminal muito elevada.[3-6]

A teoria de que um divertículo obstruído por um grande fecalito poderá resultar em inflamação, levou a associações com diversos fatores dietéticos. No passado havia uma crença de que a ingestão de sementes e de outros alimentos ricos em fibras contribuiria para o aparecimento da diverticulite. Hoje se reconhece que a ingestão desses alimentos, por serem importantes fontes de fibras, não interferirá no aparecimento ou curso da doença, podendo até mesmo se tratar de um fator de proteção contra o desenvolvimento da diverticulite.[3-6]

ASPECTOS CLÍNICOS

Avaliação Clínica

O diagnóstico de diverticulite aguda pode ser habitualmente feito com base na história clínica e nos achados do exame físico. Entretanto, muitas outras afecções devem ser consideradas no diagnóstico diferencial desse quadro, nos quais se destacam a síndrome do intestino irritável, gastroenterite, obstrução intestinal, doença inflamatória intestinal, apendicite, colite isquêmica, câncer colorretal, infecção do trato urinário, urolitíase e afecções ginecológicas.[7,8]

Considerando que a presença de divertículos é mais comum na população idosa, acima da sexta década de vida, ao avaliarmos um paciente nesta faixa etária com dor abdominal, localizada ou difusa, associada a sinais de síndrome inflamatória, o diagnóstico de diverticulite deve ser cogitado. É importante ressaltar que essa afecção pode acometer pacientes mais jovens, com quadros sépticos eventualmente mais graves.[7-9]

Muito embora a diverticulite possa ocorrer em qualquer segmento do cólon, ela ocorre com maior frequência no sigmoide.[10,11] Os pacientes poderão apresentar as formas simples ou complicada da doença. Uma diverticulite simples significa processo inflamatório limitado à região do cólon, sem manifestações secundárias da doença. Diverticulite complicada indica que há outros fatores envolvidos incluindo abscesso intra-abdominal, obstrução, fístula ou peritonite difusa.[2,7,8,12]

Alguns sistemas de classificação da diverticulite foram propostos e, embora nenhum deles deva ser utilizado isoladamente, eles podem contribuir para facilitar a comunicação acerca da gravidade do quadro entre as diversas equipes que cuidam do paciente, para comparação entre as diferentes propostas terapêuticas e também para estabelecer e acompanhar o tratamento instituído.

Uma classificação baseada na gravidade da doença e também na recorrência foi proposta pela European Association for Endoscopic Surgeons e está descrita no Quadro 61-1-1.[13]

Outro sistema de classificação da diverticulite amplamente empregado, que utiliza métodos de imagem na avaliação, foi descrito por Hinchey *et al.* em 1978 (Quadro 61-1-2).[14] A classificação de Hinchey estratifica a diverticulite na dependência do envolvimento abdominal local ou difuso. Essa classificação foi modificada por Wasvary *et al.* (1999) e acrescentou o estágio 0 para os casos apenas com manifestações clínicas de diverticulite e propôs uma divisão do estágio de Hinchey I em Ia, para inflamação ou flegmão pericólico e Ib, para o abscesso pericólico (Quadro 61-1-3).[15] Além disso, a European Association for Endoscopic Surgeons avalizou uma modificação na classificação de Hinchey com a divisão do estágio II em IIa, com abscesso à distância passível de drenagem percutânea e IIb, com abscesso complexo associado ou não à fístula.[13] Essas modificações visam estratificar os casos para a melhor escolha do tipo de tratamento.

Pacientes com diverticulite do sigmoide apresentam, tipicamente, dor no quadrante inferior esquerdo do abdome,

Quadro 61-1-1. Classificação da Diverticulite – European Association for Endoscopic Surgeons (EAES)

Grau	Gravidade da doença	Quadro clínico
I	Doença sintomática não complicada	Febre, cólica abdominal, evidência de diverticulite em TC
II	Doença sintomática recorrente	Recorrência do quadro clínico de Grau I
III	Doença complicada	Hemorragia Abscesso Flegmão Perfuração Peritonite fecal ou purulenta Estenose Fístula Obstrução

Köhler L, Sauerland S, Neugebauer E. Diagnosis and treatment of diverticular disease: results of a consensus development conference. The Scientific Committee of the European Association for Endoscopic Surgery Surg Endosc. 1999;13:430-6.[13] (EAES consensus statement).

Quadro 61-1-2. Classificação de Hinchey para Diverticulite

Estágio	Descrição
I	Abscesso pericólico ou mesentérico
II	Abscesso pélvico ou a distância
III	Peritonite purulenta generalizada
IV	Peritonite fecal generalizada

Hinchey EJ, Schaal PG, Richards GK: Treatment of perforated diverticular disease of the colon. Adv Surg. 1978;12:85-109[14]

Quadro 61-1-3. Classificação de Hinchey Modificada

Estágio	Descrição
0	Diverticulite leve (clinicamente)
Ia	Inflamação ou flegmão pericólico
Ib	Abscesso pericólico
II	Abscesso pélvico ou à distância
III	Peritonite purulenta generalizada
IV	Peritonite fecal generalizada

Wasvary H, Turfah F, Kadro O, Beauregard W. Same hospitalization resection for acute diverticulitis. Am Surg. 1999;65(7):632-6.15.

febre e leucocitose. A dor pode estar presente por vários dias antes da avaliação pelo médico e a história pregressa de episódios semelhantes de dor pode ajudar no diagnóstico diferencial. A febre é geralmente proporcional à gravidade da doença, sendo mais elevada nos casos de perfuração com abscesso ou peritonite. A ausência de febre e leucocitose não exclui o diagnóstico de diverticulite e aqueles com doença complicada poderão apresentar ainda taquicardia e hipotensão arterial.[2,7,9,12,16]

Nos países ocidentais, a dor se localiza no quadrante inferior esquerdo em cerca de 70% dos pacientes.[12,16] Nas pessoas com o cólon sigmoide redundante, a localização da dor é variável, condição na qual a dor poderá estar presente no quadrante inferior direito, dificultando o diagnóstico diferencial de apendicite aguda.[7,12] A diverticulite à direita ocorre em cerca de 1,5% dos pacientes de países ocidentais, enquanto que entre os asiáticos pode corresponder a até 75% dos casos.[12]

A dor é habitualmente constante e não do tipo cólica, a menos que o paciente apresente obstrução intestinal, ocasião em que poderá haver também náuseas e vômitos. Os casos mais graves poderão ainda estar associados ao íleo paralítico secundário e à distensão abdominal. [7,12,17]

O sangramento não é frequente nessa afecção e, quando presente, deve alertar para a possibilidade de câncer do intestino. Em decorrência da superposição de faixas etárias entre o câncer intestinal e a doença diverticular dos cólons, essa hipótese diagnóstica deve ser sempre considerada no diagnóstico diferencial, desde os quadros mais discretos até aqueles com tumor abdominal palpável e/ou obstrução intestinal. Isso implica que, mesmo com a resolução do quadro agudo, a investigação diagnóstica complementar deve ser estabelecida para a exclusão de câncer colorretal.[7,9,12,17]

As queixas de disúria e urgência urinária levantam a possibilidade de um possível envolvimento da bexiga, geralmente por conta do tumor inflamatório adjacente. As queixas de pneumatúria e fecalúria sugerem a presença de fístula colovesical e, nos casos de perda de gases ou fezes pela vagina, a presença de fístula colovaginal.[7,9,12,17]

O exame físico revela sensibilidade dolorosa localizada na doença não complicada, porém, na doença complicada, os achados poderão incluir tumor abdominal palpável, sinais evidentes de fístula ou obstrução e mesmo peritonite difusa. Os sinais do psoas e obturador estão em geral associados ao envolvimento inflamatório pélvico ou retroperitoneal.[7,9,12,17]

A palpação de um tumor localizado é mais difícil nas fases precoces da doença, habitualmente, após alguns dias de tratamento, o tumor que no início era um plastrão com limites imprecisos, torna-se mais evidente e localizado. A eventual piora abrupta da dor abdominal, que aumenta em intensidade ou se torna difusa, associada à rigidez abdominal, geralmente significa a ruptura de um abscesso que progrediu para a peritonite difusa.[7,9,12,17]

Avaliação Complementar

Após a história clínica e exame físico, os exames gerais como o hemograma completo, urinálise e rotina radiográfica para abdome agudo, geralmente contribuem para a avaliação inicial do caso.[1,2,17,18]

Em seguida, serão realizados exames de imagem visando confirmar o diagnóstico, avaliar a gravidade e extensão da doença, excluir outros diagnósticos e planejar e acompanhar o tratamento.[2,16,19]

A tomografia computadorizada (TC) de abdome e pelve é considerada o método de imagem mais apropriado para avaliação destes pacientes, com elevados índices de sensibilidade e especificidade, especialmente quando são utilizados contrastes orais, intravenosos e retais, apesar de não ser essa uma condição essencial.[1,2,12,20] Muito embora uma revisão sistemática recente tenha demonstrado que a melhor evidência recai sobre a avaliação por ultrassonografia, de fato existem poucos estudos comparativos entre os diversos métodos.[21]

O valor preditivo positivo do exame por TC na investigação de diverticulite é de aproximadamente 73% para presença de divertículos no sigmoide, 88% para inflamação pericólica, 85% para espessamento da parede intestinal entre 7 mm e 10 mm e em torno de 100% para espessamentos maiores que 10 mm.[1,21] Com esse exame, poderá rapidamente ser feita a classificação da diverticulite, segundo a proposta de Hinchey (Quadro 61-1-2) ou pela classificação de Ambrosetti, que foi desenvolvida especificamente para a TC (Quadro 61-1-4).[14,22]

Em avaliação por tomografia computadorizada (TC) helicoidal, com contraste oral apenas, de pacientes com suspeita clínica de diverticulite, foram relatados sensibilidade de 97%, especificidade de 100%, valor preditivo positivo de 100% e valor preditivo negativo de 98%.[12,23] Em aproximadamente 10% dos pacientes não será possível se distinguir, por exames de imagem, a diverticulite aguda de um câncer intestinal, uma vez que em ambos pode haver espessamento da parede intestinal.[12]

A TC poderá também mostrar coleções fluidas localizadas, obstruções, pneumoperitônio e mesmo achados indiretos de fístulas ao revelar a presença de ar extraluminal na bexiga, vagina ou parede abdominal.[12,21-24]

Quadro 61-1-4. Classificação de Ambrosetti para Diverticulite, por Exame de Tomografia Computadorizada

Leve	Grave
▪ Espessamento da parede do sigmoide ▪ Inflamação da gordura pericólica	▪ Abscesso (< 5 mm) ▪ Ar extraluminal ▪ Contraste extraluminal

Ambrosetti P, Jenny A, Becker C, Terrier TF, Morel P. Acute left colonic diverticulitis- compared performance of computed tomography and water-soluble contrast enema: prospective evaluation of 420 patients. Dis Colon Rectum. 2000;43(10):1363-7.[22]

Quando não for possível a avaliação por TC, outros métodos poderão ser utilizados, muito embora esses exames não tenham o mesmo grau de recomendação que a TC.[1]

O exame ultrassonográfico (US) do abdome poderá ajudar a distinguir entre um abscesso e um flegmão.[1] Como em muitos casos os pacientes apresentam distensão intestinal por gases, esse poderá ser um fator limitante de sua utilização. A realização de exame de alta resolução, com compressão, poderá melhorar a acuidade do método. Apesar de haver estudos que sugiram que a US possa apresentar resultados comparáveis aos da TC, a recomendação é que se aguarde novos estudos com melhor qualidade metodológica.[21]

A radiografia com enema contrastado poderá demonstrar a presença de divertículos nos cólons ou uma área de estenose ou espasmo com mucosa intestinal normal. Os sinais eventualmente encontrados são, pois, indiretos uma vez que apenas a detecção de divertículos nos cólons não significa diverticulite. Geralmente, os estreitamentos são mais extensos e regulares na diverticulite quando comparados com o carcinoma. Fístulas e abscessos poderão também ser detectados por esse método. Nos casos de pneumoperitônio ou peritonite generalizada, o uso do contraste com bário é contraindicado.[12]

O exame por ressonância nuclear magnética pode ser utilizado e tem sensibilidade relatada na literatura de 86% a 94% e especificidade de 88% a 92%. No entanto, apresenta algumas limitações, como por exemplo, não permitir a drenagem percutânea de abscessos, porém, é um método considerado extremamente promissor e que, com a incorporação de avanços tecnológicos, poderá ocupar lugar de destaque no manuseio do paciente com suspeita de diverticulite.[20]

De um modo geral, os exames endoscópicos não são utilizados nessa fase da doença, todavia, em casos selecionados em que o diagnóstico permanece duvidoso após o emprego de outros métodos, eles poderão ser realizados. Os principais receios de seu emprego são os riscos de exacerbar a inflamação e causar perfuração.[1,2,9,12,17,25]

Outros exames como a cistografia, por exemplo, apresentam emprego extremamente restrito, pois mesmo na presença de uma fístula essa poderá não ser demonstrada.[1,12]

BASES DO TRATAMENTO CONSERVADOR

A chave para o sucesso de um tratamento é que seja empregada a melhor estratégia para alcançar o resultado desejado com menores riscos e danos ao paciente.

Tendo em vista que a diverticulite apresenta diferentes graus de gravidade, o tratamento deve estar adequado a essas fases da doença. Para o estabelecimento de uma estratégia mais conservadora ou mais agressiva é fundamental, pois, que o diagnóstico clínico e por imagem esteja adequadamente estabelecido, com a correta distinção entre diverticulite complicada e não complicada.[1,2,12] Para isso, a classificação de Hinchey representa uma boa opção.[14]

O tratamento conservador caracteristicamente inclui a prescrição de antibióticos, por via oral ou intravenosa e modificação na dieta. Este é o procedimento de escolha para os casos de diverticulite não complicada, grau I de Hinchey, caso em que será bem-sucedido entre 70% e 100% dos pacientes.[2,26]

Por outro lado, algum tratamento operatório, seja por laparotomia ou laparoscopia, deverá ser empregado nos pacientes com doença complicada (Hinchey III e IV).[2,26]

Há um grupo específico de pacientes, classificados como Hinchey II, que poderão se beneficiar de um aporte conservador associado à drenagem de seus abscessos e, posteriormente, deverão ou não ser submetidos à algum procedimento operatório.[2,27-30]

Uma vez diagnosticado o paciente e feita a opção pelo tratamento conservador, algumas outras questões deverão ser avaliadas. O paciente deverá ser internado ou tratado ambulatorialmente? Quais antibióticos deverão ser utilizados e por quanto tempo? Que tipo de repouso intestinal ou modificação na dieta deverá ser recomendada?

A decisão de tratar o paciente internado ou sem internação é eminentemente baseada em critérios clínicos. A gravidade da doença, avaliada pelos exames físico, laboratorial e tomográfico, a capacidade de o paciente tolerar a antibioticoterapia oral e manter a hidratação e também as comorbidades apresentadas deverão ser consideradas para esse julgamento. A qualquer momento, caso o paciente não esteja melhorando ou mesmo piore seu quadro clínico, a internação será imposta e não deve ser protelada.

Embora haja relatos de pacientes com quadros leves de diverticulite tratados sem antibióticos, as melhores evidências recomendam a adoção de regime terapêutico com espectro de ação contra bactérias Gram-negativas e anaeróbias.[2,26,31,32] Esquemas com múltiplas ou monodrogas são igualmente efetivas, desde que essa flora esteja coberta.[29]

Como opções de tratamento por via oral, alguns esquemas podem ser citados: alguma fluoroquinolona, como por exemplo, ciprofloxacina ou levofloxacina ou o sulfametoxazol com trimetoprim em associação à metronidazol ou à clindamicina, representam uma boa combinação de drogas; a amoxicilina com clavulanato, a doxicilina ou a moxifloxacina podem ser utilizadas como drogas únicas.[29]

Vários outros esquemas podem ser utilizados por via intravenosa e podem ser citados: associações entre um aminoglicosídeo, cefalosporina de terceira geração, aztreonam ou fluoroquinolona e metronidazol ou clindamicina; ou como drogas únicas, incluindo a cefoxitina, o cefotetan, a moxifloxacina, a ampicilina com sulbactam, a ampicilina com clavulanato, a piperacilina com tazobactam, a ticarcilina com clavulanato, o imipenem com cilastatina, o meropenem ou o ertapenem.[29]

Há outras boas opções, porém, é importante a atualização constante do médico na escolha dos esquemas no sentido de utilizar fármacos eficazes, com melhor espectro de ação e menores efeitos colaterais e custos.

Outro aspecto relevante é que, após iniciar o tratamento por via parenteral, com a boa resposta clínica e evolução do paciente, essa via pode ser trocada para oral. Quanto ao momento para mudar de medicação venosa para oral, não há recomendação segura na literatura. O mesmo também ocorre quanto ao tempo total de antibioticoterapia, sendo que 7 a 10 dias representam períodos mínimos aceitáveis. Ambas as condutas deverão se basear no acompanhamento e resposta do paciente, sendo que em alguns casos haverá necessidade de se mudar o esquema de antibióticos ou mesmo estender o tempo de tratamento.[19,27,28,30,33]

Quanto às restrições dietéticas, provavelmente a maior parte dos pacientes tratados ambulatorialmente deverão, do primeiro ao terceiro dias, ingerir dieta pobre em resíduos, líquidos, soluções isotônicas e água de coco. Aqueles que requeiram internação poderão ser tratados da mesma maneira ou em dieta zero e hidratação venosa, a depender da gravidade de seus sintomas.[19,26]

À medida que a aceitação da dieta for melhorando, poderá evoluir até retornar ao padrão normal. A recomendação anterior de que, passado o episódio agudo, dever-se-ia evitar fazer uso de alimentos como milho, nozes, sementes ou pipoca, não encontra respaldo na literatura atual e, ao contrário, a ingestão de tais alimentos pode mesmo contribuir para prevenir o aparecimento de novas crises.[34]

Um grupo de pacientes com diverticulite complicada por abscesso, Hinchey II, pode seguramente ser tratado conservadoramente com antibioticoterapia, repouso intestinal e drenagem do abscesso guiada por exame de imagem.[1,16]

Cerca de 15% a 20% dos pacientes com diverticulite aguda desenvolverão abscessos pericólicos ou intramesentéricos. Para esses pacientes, a internação e a antibioticoterapia intravenosa são indicadas.[26,28,29]

De acordo com a American Society of Colon and Rectal Surgeons, a drenagem percutânea radiologicamente guiada é o tratamento mais adequado para pacientes com grandes abscessos e na grande maioria será evitada uma operação de emergência.[1] Os abscessos com até 2 cm de diâmetro podem ser tratados apenas com antibioticoterapia e repouso intestinal.[1]

A introdução do cateter é habitualmente guiada por TC ou US procurando-se o menor trajeto entre a pele e a loja do abscesso. Alguns abscessos profundos na pelve poderão ser acessados por via transglútea ou através do reto ou da vagina.[30]

Geralmente, o cateter é deixado no local até que o volume drenado em 24h seja de 10 mL ou menos, o que pode demorar até 30 dias. A injeção de contraste pelo cateter poderá avaliar alguma comunicação com o intestino ou mesmo avaliar a loja remanescente. A ultrassonografia, embora com menor acuidade diagnóstica, poderá ser utilizada no acompanhamento desses abscessos por não haver exposição à radiação.[1,20,21,26]

O ensinamento clássico de que pacientes mais jovens, especialmente com idade abaixo de 40 anos, tendem a apresentar quadros de diverticulite mais graves, associados mais frequentemente à perfuração, abscesso e outras complicações, recomendava a conduta de abordagem mais agressiva, com indicação mais precoce de operações. Essa conduta tem sido questionada e pode-se considerar atualmente que a gravidade da doença e não a idade do paciente seja o fator principal a ser considerado na indicação operatória.[18]

Caso o paciente não melhore, o tratamento operatório é adotado, sempre no sentido de oferecer ao paciente o tratamento mais adequado, de acordo com a gravidade de sua doença e seu quadro clínico.

Deve-se ressaltar que, pacientes sem peritonite generalizada, os tratamentos conservadores ou operatórios ainda não foram conclusivamente avaliados por estudos clínicos controlados randomizados. Embora o tratamento conservador possa resultar em mais readmissões por recorrência, é razoável se tentar evitar a terapia operatória para a grande maioria dos pacientes com diverticulite.[35]

REFERÊNCIAS BIBLIOGRÁFICAS

1. Rafferty J, Shellito P, Hyman NH, Buie WD, and the Standards Committee of American Society of Colon and Rectal Surgeons. Practice parameters for sigmoid diverticulitis. Dis Colon Rectum. 2006;49(7):939-44.
2. Thorson AG, Goldberg SM. Benign colon: diverticular disease. In: Wolff BG, Fleshman JW, Beck DE, Pemberton JH, Wexner SD, Church JM, et al., editors. The ASCRS textbook of colon and rectal surgery. 1st ed. New York: Springer;2007. p. 269-85.
3. Hobson KG, Roberts PL. Etiology and pathophysiology of diverticular disease. Clin Colon Rectal Surg. 2004;17(3):147-53.
4. Matrana MR, Margolin DA. Epidemiology and pathophysiology of diverticular disease. Clin Colon Rectal Surg. 2009;22(3):141-6.
5. Young-Fadok T, Pemberton JH. Epidemiology and pathophysiology of colonic diverticular disease. In: UpToDate. Basow DS (Ed): Wolters Kluwer; [Acesso em 2010].
6. Vermeulen J, van der Harst E, Lange JF. Pathophysiology and prevention of diverticulitis and perforation. Neth J Med. 2010;68(10):303-9.
7. Laurell H, Hansson LE, Gunnarsson U. Acute diverticulitis – clinical presentation and differential diagnostics. Colorectal Dis. 2007;9(6):496-502.
8. Lopez DE, Brown CVR. Diverticulitis: the most common colon emergency for the acute care surgeon. Scand J Surg. 2010;99(2):86-9.
9. Touzios JG, Dozois EJ. Diverticulosis and acute diverticulitis. Gastroenterol Clin North Am. 2009;38(3):513-25.
10. Rodkey GV, Welch CE. Changing patterns in the surgical treatment of diverticular disease. Ann Surg. 1984;200(4):466-78.
11. Parks TG. Natural history of diverticular disease of the colon. A review of 521 cases. Br Med J 4:639-42, 1969.
12. Young-Fadok T, Pemberton JH. Clinical manifestation and diagnosis of colonic diverticular disease. In: UpToDate. Basow DS (Ed): Wolters Kluwer; [Acesso em 2010].
13. Köhler L, Sauerland S, Neugebauer E. Diagnosis and treatment of diverticular disease: results of a consensus development conference. The Scientific Committee of the European Association for Endoscopic Surgery. Surg Endosc. 1999;13:430-6.
14. Hinchey EJ, Schaal PG, Richards GK. Treatment of perforated diverticular disease of the colon. Adv Surg. 1978;12:85-109.
15. Wasvary H, Turfah F, Kadro O, Beauregard W. Same hospitalization resection for acute diverticulitis. Am Surg. 1999;65(7):632-6.
16. Hall J, Hammerich K, Roberts P. New paradigms in the management of diverticular disease. Curr Probl Surg. 2010;47(9):680-735.
17. Floch CL. Diagnosis and management of acute diverticulitis. J Clin Gastroenterol. 2006;40 Suppl 3:S136-44.
18. Welling DR. Medical treatment of diverticular disease. Clin Colon Rectal Surg. 2004;17(3):163-8.
19. Bauer VP. Emergency management of diverticulitis. Clin Colon Rectal Surg. 2009;22(3):161-8.
20. Destigter KK, Keating DP. Imaging update: acute colonic diverticulitis. Clin Colon Rectal Surg. 2009;22(3):147-55.
21. Liljegren G, Chabok A, Wickbom M, Smedh K, Nilsson K. Acute colonic diverticulitis: a systematic review of diagnostic accuracy. Colorectal Dis. 2007;9(6):480-8.
22. Ambrosetti P, Jenny A, Becker C, Terrier TF, Morel P. Acute left colonic diverticulitis – compared performance of computed tomography and water-soluble contrast enema: prospective evaluation of 420 patients. Dis Colon Rectum. 2000;43(10):1363-7.
23. Rao PM, Rhea JT, Novelline RA, Dobbins JM, Lawrason JN, Sacknoff R, et al. Helical CT only colonic contrast material for diagnosing diverticulitis: prospective evaluation of 150 patients. AJR Am J Roentgenol. 1998;170(6):1445-9.
24. Kaiser AM, Jiang JK, Lake JP, Ault G, Artinyan A, Gonzalez-Ruiz C, et al. The management of complicated diverticulitis and the role of computed tomography. Am J Gastroenterol. 2005;100(4):910-7.
25. Jacobs D. Clinical practice. Diverticulitis. N Engl J Med. 2007;357(20):2057-66.
26. Young-Fadok T, Pemberton JH. Treatment of acute diverticulitis. In: UpToDate. Basow DS (Ed): Wolters Kluwer; [Acesso em 2010].
27. Shaikh S, Krukowski ZH. Outcome of a conservative policy for managing acute sigmoid diverticulitis. Br J Surg. 2007;94(7):876-9.
28. Dias AR, Gondim ACN, Nahas SC. Atualização no tratamento da diverticulite aguda do cólon. Rev Bras Coloproct. 2009;29(3):363-71.
29. Beckham H, Whitlow CB. The medical and nonoperative treatment of diverticulitis. Clin Colon Rectal Surg. 2009;22(3):156-60.
30. Schaffzin DM, Wong WD. Nonoperative management of complicated diverticular disease. Clin Colon Rectal Surg. 2004;17(3):169-76.
31. Hjern F, Josephson T, Altman D, Holmström B, Mellgren A, Pollack J, et al. Conservative treatment of acute colonic diverticulitis: are antibiotics always mandatory? Scand J Gastroenterol. 2007;42(1):41-7.
32. Ünlu Ç, Korte N, Daniels L, Consten ECJ, Cuesta MA, Gerhards MF, et al. A multicenter randomized clinical trial investigating the cost-effectiveness of treatment strategies with or without antibiotics for uncomplicated acute diverticulitis (DIABOLO trial). BMC Surg. 2010;10:23. Disponível em: http://www.biomedcentral.com/1471-2482/10/23.
33. Evans J, Kozol R, Frederick W, Voytavich A, Pennoyer W, Lukianoff A, et al. Does a 48-hour rule predict outcomes in patients with acute sigmoid diverticulitis? J Gastrointest Surg. 2008;12(3):577-82.
34. Strate LL, Liu YL, Syngal S, Aldoori WH, Giovannucci EL. Nut, corn, and popcorn consumption and the incidence of diverticular disease. JAMA 2008;300(8):907-14.
35. Peppas G, Bliziotis IA, Oikonomaki D, Falagas ME. Outcomes after medical and surgical treatment of diverticulitis: a systematic review of the available evidence. J Gastroenterol Hepatol. 2007;22(9):1360-8.

SEÇÃO 61-2

RECOMENDAÇÕES ATUAIS PARA O EMPREGO DE ANTIBIÓTICOS

Maurilio Toscano de Lucena

O conteúdo desta seção (pág. 1166), encontra-se disponível on-line.

Para acessá-lo, aponte a câmera do seu smartphone ou tablet para a imagem acima.

SEÇÃO 61-3

ANÁLISE CRÍTICA DAS INDICAÇÕES OPERATÓRIAS

Janedson Baima Bezerra

INTRODUÇÃO

As decisões e indicações terapêuticas das diferentes enfermidades, que afetam o corpo humano, clamam pelo completo entendimento das suas bases etiopatogênicas, epidemiológicas e fisiopatológicas. Não menos importantes são os aspectos propedêuticos – história clínica e exame físico – e a atual, farta investigação diagnóstica por exames complementares, todos interligados na busca da correta sugestão diagnóstica. Vale ressaltar que a história clínica do paciente é a nossa mais antiga e das mais confiáveis ferramentas diagnósticas. De fato, estudos demonstram que a maioria dos diagnósticos médicos – cerca de 70 a 90% – é feita com base, apenas, na anamnese.[1] Nos pacientes cujas histórias isoladas não revelam o diagnóstico, o correto exame físico levou ao acerto diagnóstico em cerca da metade dos casos.[2]

Os aspectos clínicos das doenças, consubstanciados por estes padrões como que arquetípicos, definem os correspondentes diagnósticos e, por conseguinte, as propostas terapêuticas cientificamente testadas. A terapia eficaz depende de um diagnóstico preciso. O perfeito domínio dessas ferramentas é indispensável, visando minorar a ocorrência de conflitos intoleráveis da relação diagnóstico-tratamento. A possibilidade de erro está sempre presente. Como dificuldades acrescentadas a essa relação surgem os diagnósticos diferenciais, haja vista à similaridade dos arquétipos clínicos de algumas doenças.

Desde tempos idos, sabemos que a prática médica combina ciência e arte. A contribuição da ciência é inquestionável. A tecnologia científica e o raciocínio dedutivo embasam a solução de grande parte dos problemas clínicos. O progresso espetacular dos meios diagnósticos, mostrando-nos os lugares mais remotos do corpo, assim como recursos terapêuticos altamente aperfeiçoados, não nos abstém, porém, do exercício da **arte** médica, definida como a combinação de conhecimento médico-científico, intuição, discernimento e compreensão humana.[3]

Essas reflexões preliminares se impõem, considerando o caráter analítico-crítico que se recomendou a este subcapítulo. Estaremos analisando indicações operatórias de uma condição aguda, que, na sua alteração estrutural básica, é manejada de forma conservadora, senão, na maioria dos casos, sequer é entendida como condição patológica. Reiterados estudos têm demonstrado que a ocorrência de divertículos nos cólons, nas suas diferentes apresentações, pelo menos enquanto pseudodivertículos, decorre de alterações anatomofuncionais relacionadas com a faixa etária, hábitos de vida e padrões de funcionamento intestinal.[4] Com escusas de grosseira comparação, é tolerável dizer que a simples presença de divertículos nos cólons são os "cabelos brancos" do intestino grosso.

CONHECENDO MELHOR A DOENÇA

A Doença diverticular dos cólons acomete, pelo menos, cerca da metade da população (50% a 60%) em torno dos 60 anos de vida, que vive nos países ocidentais e industrializados, predominando naqueles economicamente mais desenvolvidos. Essa prevalência tende ao aumento em faixas etárias mais elevadas, com o incremento da longevidade – o pico ocorre entre a sexta e oitava décadas de vida, ocorrendo aumento progressivo a partir dos 40 anos de idade. Não há preferência entre os gêneros – homens e mulheres são igualmente afetados. Além de discutíveis influências genético-hereditárias – poucos pacientes têm história familiar da doença – há evidências de fatores externos predisponentes, tais como dieta pobre em fibras, constipação intestinal funcional, obesidade e sedentarismo.[5]

Estudos radiológicos contrastados e de necrópsia de pacientes assintomáticos têm demonstrado aumento significativo da incidência da doença, ao longo das últimas décadas, provavelmente relacionado às mudanças dos hábitos humanos na modernidade. Estudos de necropsias sucessivos indicaram esse incremento. Em 1917, Drummond reportou 4,4% de incidência de doença diverticular, em 500 necropsias, enquanto Parks, em 300 necropsias, divulgou 37% de incidência da doença, em 1968. Uma pesquisa australiana mais recente, com 200 necropsias, identificou 45% de incidência da doença diverticular, nas quais todos os pacientes eram, supostamente, assintomáticos em vida.[6]

A maior parte da doença diverticular é adquirida, pois não se tem conseguido demonstrar defeitos congênitos na camada muscular da parede colônica. Sua distribuição anatômica predomina, na parte ocidental do mundo, nos segmentos esquerdos dos cólons, caracterizada pela forma hipertônica da doença, sendo o cólon sigmoide o mais prevalente. Nos países asiáticos e alguns países africanos, essa distribuição apresenta-se, curiosamente, invertida, com predominância dos divertículos e suas complicações nos segmentos direitos do intestino grosso.[7] No nosso meio, a pequena fração de divertículos à direita corresponde a **divertículos verdadeiros** (constituídos por todas as camadas parietais), que complicam com raridade.

A doença diverticular, objeto desse texto, que mais frequentemente apresenta complicações inflamatórias-infecciosas, é a forma hipertônica da doença, predominante no cólon sigmoide, apresentando-se como **divertículos falsos** (formados apenas pelas camadas mucosa e serosa), frutos de herniações teciduais junto aos pontos de penetração dos vasos sanguíneos parietais. A formação de divertículos, ao longo dos cólons, está diretamente associada à força de tensão da parede colônica.[8] Estudos da atividade mioelétrica parietal e complacência intestinal demonstram aumento da pressão intraluminar, devido à excessiva segmentação do intestino. Essa segmentação causada pelo aumento da atividade da musculatura circular, por peculiaridades da distribuição do colágeno, desenvolve câmaras de alta pressão.[9]

Esses conhecimentos em torno da fisiopatologia da doença diverticular favorecem o entendimento da sua apresentação clínica, a determinação do diagnóstico e, por vezes, a atitude terapêutica. Não exclui, porém, as dificuldades que observamos algumas vezes, ao competir diagnósticos diferenciais com elementos fisiopatológicos semelhantes. Por exemplo, devido ao aumento da pressão intraluminar em algumas das colopatias funcionais, como na síndrome do intestino irritável, alguns estudos sugerem que essa elevação de pressão só é detectada em sigmoides com doença diverticular associada àquela síndrome.[10] Por outro lado, há concordância entre diversos estudos de que ocorre significativo incremento do índice de motilidade intestinal, após a ingestão alimentar e uso de Prostigmine® e morfina, em pacientes com doença diverticular exclusiva.[11] Em comparação aos níveis normais de atividade eletromiográfica com frequência de 6-10 Hz, é característico dos pacientes com doença diverticular do sigmoide e em algumas colopatias funcionais, a elevação dessa frequência a 12-18 Hz.[12]

Apesar das claras similaridades entre síndrome do intestino irritável e doença diverticular não complicada (pressão intraluminar, composição de ácidos biliares e eletrólitos fecais, peso das fezes e alteração de tempo do trânsito intestinal) — discute-se, até, se uma é predecessora da outra —, os fatores psiquiátricos ou emocionais, próprios daquela síndrome, não são identificados na doença diverticular, salvo quando as duas condições estão associadas no mesmo paciente.[13]

O exato estabelecimento do diagnóstico, o significado real do quadro clínico e a competição competente de possíveis diagnósticos diferenciais são condições indispensáveis para a correta definição terapêutica da doença diverticular dos cólons, especialmente quanto à possibilidade cirúrgica. Isso tolera menos equívocos, em particular, quando da decisão operatória da forma hipertônica da doença diverticular do cólon sigmoide, complicada por diverticulite aguda. Convém lembrar, desta maneira, as verossimilhanças sintomatológicas de diferentes condições hipertônicas dos segmentos esquerdos colônicos, a ponto de alguns estudiosos cogitarem, como já foi dito, que afecções diversas poderiam representar estágios distintos da evolução de uma mesma doença.[14]

FATORES RELACIONADOS À DOENÇA

Com o avanço dos métodos diagnósticos e a aplicação sistematizada dos protocolos de rastreamento das doenças colorretais, a partir de determinadas faixas etárias, são frequentes os achados fortuitos ou circunstanciais de divertículos, nos diversos segmentos do intestino grosso. Quando confrontados com um paciente portador de divertículos nos cólons, necessitamos de alguns conhecimentos prévios, assim como algumas das seguintes definições a estabelecer:

1. A distribuição anatômica dos óstios diverticulares - se segmentar ou universal (diverticulose).
2. As características de pressão intracolônica - se forma hipertônica ou hipotônica.
3. Os achados diverticulares expressam uma condição clínica sintomatológica (enfermidade) ou representam simples e fortuitas alterações estruturais assintomáticas?
4. Mesmo na impossibilidade de aferição laboratorial da pressão intracolônica, estudos demonstram que a seguinte correlação anatômica é, quase sempre, verdadeira:
   - A forma hipertônica predomina na doença dos segmentos colônicos esquerdos — sigmoide, descendente, até em torno do ângulo esplênico dos cólons.
   - A forma hipotônica é encontrada frequentemente na diverticulose e na doença restrita aos segmentos colônicos direitos — ceco, ascendente, até em torno do ângulo hepático dos cólons.
   - Situação à parte são os divertículos verdadeiros do cólon direito — geralmente únicos e congênitos — aos quais não se aplicam essas observações.
5. Embora não se aplique a todos os casos, observações estatísticas confirmam a seguinte correlação clínica:
   - As complicações da forma hipertônica são, mais frequentemente, inflamatório-infecciosas (diverticulite).
   - Enquanto a hemorragia diverticular é mais associada à forma hipotônica.
6. Sempre considerar a possibilidade de que as manifestações clínicas, crônicas ou agudas, presentes em um paciente portador de divertículos, sejam devidas a outras afecções. Isso é, particularmente, importante nos quadros de hemorragia digestiva baixa e abdome suspeitamente agudo.

FATORES RELACIONADOS AO DIAGNÓSTICO

Em relação à diverticulite aguda, o correto diagnóstico fica à mercê de uma abalizada estratégia investigativa, com caráter decisório e interpretativo, dependente de distintas variáveis, tais como: a experiência e habilidade propedêutica do examinador, a disponibilidade e interpretação dos exames complementares, o limite da acurácia desses exames e a competição de quadros clínicos relacionáveis a diagnósticos diferenciais. Na busca de uma acertada decisão terapêutica, torna-se inevitável refletir-se sobre os seguintes aspectos:

1. Pelo caráter agudo, por vezes emergencial, do quadro clínico, esses casos costumam, no primeiro momento, serem atendidos em unidades de pronto-socorro, por médicos generalistas. Por isso, adotadas as medidas preliminares e com a suspeição diagnóstica em curso, o profissional mais afeito à matéria poderá ser requerido.
2. Nenhum tipo de exame complementar deve antecipar a propedêutica médica, com cuidadosa história clínica e exame físico, muitas vezes capaz de sugerir, fortemente, a possibilidade diagnóstica e, até autorizar a primeira atitude terapêutica.
3. Os exames laboratoriais básicos - leucograma, proteína C-reativa (PCR) e velocidade de hemossedimentação (VHS) - poderão ser relevantes na composição diagnóstica. Em estudo recente com 1.021 pacientes que procuraram o setor de emergência devido à dor abdominal aguda,[15] se estabeleceram elementos clínicos a serem avaliados, antes de realizar-se qualquer exame de imagem. Identificou-se três caracteres fortemente associados ao diagnóstico final de diverticulite aguda — dor localizada somente no quadrante inferior esquerdo do abdome, ausência de vômitos

e proteína C-reativa > 50 mg/L — usando análise de regressão logística multivariada. O estudo concluiu que, em um quarto dos pacientes com suspeição de diverticulite aguda, a conclusão diagnóstica poderia ser estabelecida com base, apenas, naqueles três caracteres.

4. Os exames de imagem — ultrassonografia e tomografia computadorizada — são excelentes métodos investigativos na busca de se requerer uma maior acurácia diagnóstica. A contribuição da ultrassonografia é mais limitada, haja vista a interferência dos acúmulos gasosos e sua maior dependência do examinador. Por outro lado, a tomografia computadorizada, menos examinador-dependente, é o melhor exame diagnóstico, emprestando-nos relevantes informações acerca das alterações anatômicas e inflamatórias transparietais e pericólicas. Seu valor preditivo positivo é de 88% na manifestação pericólica e de 100% para espessamento parietal acima de 10 mm.[16] Por meio dele, podemos identificar espessamentos parietais, óstios diverticulares, coleções e abscessos pericólicos, estenoses e obstruções luminares, perfurações livres e fistulizações. Além de auxiliar na distinção da diverticulite complicada da não complicada, a gravidade dos seus achados pode correlacionar o risco de falha do tratamento clínico e necessidade de cirurgia.
5. Resgatar informações acerca de exames intestinais anteriores que possam informar a possível ocorrência de divertículos em alça colônica relacionada à topografia da dor.
6. Importante: na menor suspeita de diverticulite aguda, jamais utilizar qualquer método diagnóstico que acrescente pressão ao lúmen intestinal, pelo risco de complicar processos naturalmente bloqueados. Por isso, estão proscritos, na fase aguda, os métodos endoscópicos (colonoscopia e retossigmoidoscopia) e os exames de imagem com infusão de gás e/ou contrastes (exames radiológicos e tomográficos com contraste).
7. Finalmente, sempre que possível, considerar as alternativas de diagnósticos diferenciais. Cogitar as relacionadas ao próprio cólon (colopatias funcionais, colopatias inflamatórias e neoplasias), assim como as extracolônicas (apendicite atípica, ginecopatias, afecções urinárias e outras manifestações peritoneais).

INDICAÇÕES OPERATÓRIAS NA DIVERTICULITE AGUDA

A preocupação crescente de pesquisa e propositura de protocolos institucionais acerca da abordagem terapêutica dessa enfermidade prende-se à sua demanda cada vez maior, nos setores de emergência e consultórios dos especialistas. Estudo norte-americano mostra que, nos sete primeiros anos deste século, houve um aumento de 26% no número de internações hospitalares devido à doença diverticular, naquele país. No mesmo período, o número de intervenções cirúrgicas cresceu 29%.[17] Com o aumento de longevidade da população, estima-se que a doença diverticular e suas complicações prosperem em sua prevalência, nas próximas décadas.

Avalia-se que cerca de 10 a 25% dos pacientes portadores de divertículos colônicos apresentarão, em algum momento da sua vida, quadro de diverticulite, sendo em 95% das vezes no cólon sigmoide. Destes, um quarto poderá evoluir para complicações de maior gravidade.[7]

Antes de analisarmos suas indicações operatórias, faz-se necessário definir que o tratamento da diverticulite aguda não é, necessariamente e em todos os casos, cirúrgico. Pelo contrário, há indícios de que, no conjunto das apresentações agudas da doença, a maioria dos casos destina-se ao tratamento conservador.[18] Em verdade, a busca cuidadosa à literatura pertinente demonstra que não há unanimidade de opinião e as condutas não parecem definitivamente estabelecidas. O espectro de condutas varia desde atitudes fortemente conservadoras — um estudo neozelandês sugere que a diverticulite aguda tem um baixo índice de recorrência e só raramente progride para complicações, quando deveria ser operada — até atitudes menos tolerantes que indicam tratamento cirúrgico eletivo,[19] após todo primeiro episódio de diverticulite aguda em homens jovens e obesos.[20]

Para fins didáticos, serão analisadas, separadamente, as apresentações ditas **complicadas** e **não complicadas** da diverticulite aguda. Como não há consenso entre os estudos, procuraremos exercitar uma visão crítico-analítica imparcial dos pontos comuns e díspares entre os pesquisadores.

Diverticulite Aguda Não Complicada

Por definição, trata-se da apresentação mais simples da complicação diverticular, caracterizada por todos ou alguns dos seguintes caracteres:

- Dor espontânea e estimulada e tensão muscular situadas no quadrante inferior esquerdo do abdome.
- Ausência de massa palpável correspondente.
- Ausência de febre e sinais sistêmicos de infecção.
- Preservação do trânsito intestinal.
- Leucograma normal ou levemente "tocado".
- Proteína C-reativa com moderada elevação.
- Tomografia computadorizada demonstra, no máximo, espessamento parietal e "borramento" da gordura mesocólica.

Devido à sua menor expressão clínica, essa forma de apresentação é a que, mais frequentemente, confunde-se com surtos de exacerbação dos sintomas da síndrome do intestino irritável e das colopatias inflamatórias limitadas aos segmentos esquerdos do cólon.

A propósito, uma condição pouco frequente, mas não menos importante e muito perturbadora do entendimento diagnóstico é a associação entre doença diverticular, diverticulite e colites dos cólons sigmoide e/ou descendente.[21] Ainda nessa linha de reflexão, uma das teses mais recentes de tentativa de explicar a ocorrência de diverticulite sugere decorrer de um processo inflamatório crônico da parede intestinal. Por isso, apesar da terapia antibiótica ser a mais recomendada na fase aguda, novas perspectivas terapêuticas têm sido propostas com o uso de agentes anti-inflamatórios, como a mesalazina e, possivelmente, probióticos, visando subtrair o tempo e o curso de agudização e prevenir recorrências.[18]

Tratamento Inicial

Inicialmente, o tratamento será sempre clínico, se possível em caráter domiciliar, por meio de restrição alimentar, analgésicos sintomáticos, antibióticos orais de amplo espectro (para Gram-negativos e anaeróbios) e controles clínico e laboratorial periódicos. A melhora clínica deverá sobrevir nas primeiras 48 a 72 horas. Assim, a resolução do quadro tem êxito de 70 a 100% dos casos, após o primeiro episódio da doença. Os casos refratários a essas medidas deverão ser internados para repouso alimentar, hidratação parenteral e antibioticoterapia venosa.[22]

Conduta nas Recorrências

Um dos temas mais áridos e polêmicos, em torno da doença diverticular, é a conduta a ser adotada diante de episódios recorrentes de diverticulite aguda não complicada. A literatura médica especializada demonstra grosseiras controvérsias entre os autores. Por isso, não cabe nas pretensões deste texto o ultimato de decisões a serem propostas. Talvez resida na diferença de opiniões e nas visões díspares dos pesquisadores a riqueza de argumentos, que permitirá ao leitor estabelecer suas melhores conclusões.

Entretanto, algumas assertivas práticas, com aceitável base e substância científica, mas sem qualquer pretensão dogmática, compõem um elenco de reflexões capaz de nos permitir a evolução de um bom raciocínio analítico. Destacam-se as que seguem:

1 A primeira atitude terapêutica diante de uma diverticulite aguda não complicada, mesmo quando recorrente, deverá ser, sempre, clínica.[23]
2. A perspectiva cirúrgica diante de episódios recorrentes desse tipo de diverticulite somente será absoluta, quando, em um ou mais deles, caracterizar-se um padrão de complicações. Se assim não acontecer, a cogitação cirúrgica deverá ser sempre relativa e individualizada.[24] Salem *et al.*[25] estimam que, cerca de 80% dos pacientes internados para tratamento clínico de diverticulite aguda, nunca necessitarão de uma segunda internação.
3. A baixa taxa de recorrência encontrada em diversos estudos mais recentes argumenta contra a indicação de sigmoidectomia eletiva de rotina, após o sucesso do tratamento clínico de pacientes com diverticulite aguda. Também não está claro se a morbimortalidade da cirurgia eletiva é inferior à da recorrência.[26]
4. Mais um dado não desprezível é que a recorrência de diverticulite, após sigmoidectomia eletiva beira os 3% e a recorrência dos sintomas da doença diverticular acomete cerca de um quarto dos pacientes operados.[25] Duas explicações prováveis poderiam esclarecer essas observações:
   - Ou parte desses pacientes foi, equivocadamente, operada, pois, apesar da ocorrência de divertículos no cólon, sua sintomatologia seria explicada por afecção paralela.
   - Ou a colectomia segmentar ter sido, tecnicamente, inadequada. Defende-se que para tratarmos a zona de hipertensão luminar, durante uma sigmoidectomia, necessita-se ressecar todo o segmento proximal com inflamação, espessamento e hipertrofia parietal e a anastomose deveria ser, sempre, com o reto - anastomose colorretal. Isto é, todo o sigmoide distal necessita ser excisado mesmo quando não acometido por divertículos.[27]
5. O advento de abordagens cirúrgicas menos invasivas não poderá influenciar a decisão cirúrgica. Em outras palavras, a reconhecida menor morbidade do acesso laparoscópico e incisões minimamente invasivas não autorizam mudanças nos critérios de indicação cirúrgica de nenhuma enfermidade. Afinal, a laparoscopia, por exemplo, é, apenas, mais um tipo de acesso cirúrgico à cavidade peritoneal. O curso das doenças e suas possibilidades terapêuticas não se alteraram com o reforço dessa recente e grande evolução.
6. A maioria dos autores acorda que significativa parcela das recorrências acontece até os primeiros 12 meses da primeira crise, diluindo-se a partir daí. Janes *et al.*[28] anunciam que, após um episódio de diverticulite, um terço dos pacientes apresenta sintomas recorrentes e que, após um segundo episódio, outro terço tem episódio subsequente.
7. Até há pouco tempo, predominava a ideia de que a indicação cirúrgica deveria ser mandatória, após um segundo episódio de diverticulite aguda. Essa tendência seguia a propositura da pesquisa de Parks,[29] publicada em 1969, posteriormente, na virada do século, recomendada pelas Sociedades Europeia de Cirurgia Endoscópica e Americana de Cirurgia Colorretal. Atualmente, estudos como o de Peppas *et al.*,[30] apoiado em uma revisão sistemática de 21 estudos – selecionados entre 1.360 – definiram que não há evidências que suportem a ideia de que se deve realizar cirurgia eletiva, após dois ataques de diverticulite. Menos divulgada foi a tentativa de se usar o critério de terceiro ou quarto surtos agudos como indicativo de cirurgia. Com a melhor compreensão das alterações locorregionais da e em torno da estrutura colônica, oferecida pelos modernos exames de imagem, alguns pesquisadores advogam que a indicação cirúrgica depende mais da gravidade dos episódios agudos e seu impacto na qualidade de vida do que do número e/ou frequência desses episódios.[31]
8. Apesar da doença diverticular com diverticulite aguda ser pouco frequente em jovens – abaixo de 40 anos de idade – alguns estudos sugerem haver maior tendência a complicações nesse grupo etário.[32] Em contrapartida, outros estudos não obtiveram essa mesma conclusão, confirmando o citado anteriormente, de que o prognóstico depende mais da gravidade do caso do que da idade do paciente. Por isso, a conduta entre eles deverá ser particularizada. Consideremos, ainda, que, segundo Anaya *et al.*,[33] o risco de reinternações e operações de urgência é, significantemente, maior em pacientes jovens. Entretanto, como: I. O índice de cirurgia de urgência, em pacientes jovens, beira os 7%; II. Na maioria das vezes – em torno de 65% – o episódio agudo complicado é a primeira manifestação da doença diverticular e III. Apenas 5,5% dos pacientes com história de diverticulite aguda, manejados clinicamente, poderão, um dia, ser operados de urgência. Para se poupar um jovem de uma cirurgia de emergência, 13 outros seriam submetidos a sigmoidectomias "desnecessárias".[25]
9. Outros grupos de pacientes que poderão exigir um olhar diferenciado, chegando a exigir condutas terapêuticas mais definitivas como colectomias eletivas, após tratamento conservador de episódio de diverticulite, não necessariamente complicados, são os pacientes de alto risco de morte: alguns idosos selecionados, os imunodeprimidos e os que carecem de imunossupressão, como os transplantados e os que têm insuficiência renal crônica ou colagenopatias.[34]

Diverticulite Aguda Complicada

Os pacientes que apresentam essa forma de manifestação são candidatos iminentes à abordagem cirúrgica do processo diverticular. Alguns cuidados, não obstante, necessitam serem observados, visando alcançar a melhor conveniência terapêutica. Por isso, sugere-se atentarmos para as seguintes considerações:

- Apesar de, por vezes e no primeiro momento, o manejo ser conservador, estes pacientes carecem ser vistos e seguidos por médico cirurgião, de preferência, por um cirurgião de cólon e reto.
- O fato de o paciente já ter apresentado episódios pregressos de diverticulite não complicada não implica que, em algum momento, não possa manifestar a forma complicada da doença.
- Jamais esquecer que, em cerca de dois terços dos casos, o surto de diverticulite aguda complicada é a primeira manifestação clínica da doença diverticular.[35] Isto é, não existe uma sequência obrigatória, passando por etapas da doença não complicada. Muitas vezes, o paciente sequer tem conhecimento da presença de divertículos nos cólons. Isso ocorre, com propriedade, entre os pacientes jovens, ainda não submetidos a investigações preventivas protocolares.
- Sempre considerar a possibilidade de diagnósticos competitivos.
- Apesar da consumada importância da apresentação clínica da doença, a complicação da diverticulite aguda somente poderá ser estabelecida por parâmetros dos exames complementares. Atualmente, a tomografia computadorizada do abdome e da pelve representa o meio de maior acurácia na expressão das alterações estruturais locorregionais — abscessos, coleções, estenoses, obstruções, perfurações livres, trajetos fistulosos para a pele ou entre órgãos etc.[16]
- Mesmo quando a conduta cirúrgica está definida, importa distinguir os casos a serem operados de imediato, em caráter de emergência, daqueles que se beneficiarão com o controle clínico inicial do quadro, seguido de operação cirúrgica programada.
- A conduta cirúrgica se impõe, sempre que não é possível se descartar a possibilidade da ocorrência, concomitante ou não, de neoplasia.

Até próximo do final da última década de 1970, havia muitas controvérsias na literatura médica, quanto ao tratamento dessa doença. Isso decorria do fato de não haver uma classificação comum, entre os autores, que permitisse a uniformidade ou, pelo menos, a tendência de condutas a serem adotadas nos diversos tipos de complicações.

Hinchey *et al.*[36]publicaram, em 1978, seu meritório trabalho sobre a classificação da diverticulite aguda complicada. Até hoje, essa classificação é a melhor norteadora para padronizar a conduta nesse tipo de paciente. Por isso, torna-se indispensável, a essa altura do texto, se expor essa classificação, com seus estágios e respectivas características.

Classificação de Hinchey

- *Estágio I:* abscesso pericólico ou fleimão confinado ao mesocólon.
- *Estágio II:* abscesso abdominal ou pélvico, intra ou retroperitoneal.
- *Estágio III:* peritonite purulenta generalizada.
- *Estágio IV:* peritonite fecal generalizada.

Na diverticulite aguda complicada, ao considerar a conduta cirúrgica prioritária, na maioria das vezes mandatória, torna-se pedagógico analisá-la de acordo com o seu estágio de complicação.

Diverticulite Aguda Complicada – Hinchey I

O abscesso pericólico confinado ao mesocólon poderá ser reabsorvido ou drenar para a luz do cólon. Por isso, este é o único estágio a tolerar, com maior segurança, uma atitude conservadora, com vigilância médica rigorosa, pois ele pode evoluir para os estágios II e III.

Não há consenso na literatura se todos os pacientes, após o primeiro episódio dessa complicação, deveriam ser submetidos à ressecção intestinal eletiva.[37,38] Discute-se se, de forma selecionada, algum caso com evolução muito favorável e benigna deveria ser seguido à moda não complicada.

Diverticulite Aguda Complicada – Hinchey II

A loja abscedida pélvica ou abdominal, geralmente, é resultante da perfuração de um abscesso pericólico, ficando bloqueada por alças intestinais e órgãos pélvicos. Segundo Janes *et al.*,[28] a conduta inicial ante abscessos pericólicos (Hinchey I) e intracavitários (Hinchey II) depende das suas dimensões. Sem abstrair-se de atitudes individualizadas, este estudo propõe o seguinte:

- Para abscessos < 2 cm–> tratamento clínico ambulatorial.
- Para abscessos de 2 a 5 cm–> tratamento clínico hospitalar.
- Para abscessos > 5 cm–> drenagem percutânea guiada por tomografia ou ultrassonografia.

Pelo visto, alguns autores defendem que, mesmo em alguns abscessos intracavitários, a conduta inicial poderá ser clínica com monitorização, pelo menos enquanto não se comprovar falha desse tipo de abordagem. A drenagem percutânea orientada por exame de imagem, bem-sucedida, permite que cirurgias de urgência sejam evitadas, assim como reduz o número de cirurgias em múltiplas etapas e a confecção de ostomias.[16]

A cirurgia de urgência, nestes casos, se impõe quando o abscesso não é passível de drenagem percutânea ou na falência do tratamento clínico. Nessas circunstâncias, visa-se o controle da sepse, a excisão do tecido doente e reconstituição do trânsito intestinal, quando possível.

Uma opção promissora de tratamento dos abscessos, já favoravelmente testada em alguns estudos, é a inspeção, lavagem e drenagem pela via laparoscópica, associada à antibioticoterapia, permitindo a ultrapassagem da fase crítica e colectomia segmentar ulterior eletiva, através da mesma via.[39]

Parece consenso, entre os autores,[40,41] que, para diverticulite aguda Hinchey II, a sigmoidectomia eletiva é mandatória, nunca antes da quarta a sexta semana, após a resolução favorável do processo. Esse prazo sugerido entende-se como tardio, pois intervenções mais precoces acarretam maiores taxas de morbimortalidade, maiores custos e tempo de internação e número mais elevado de conversão, quando o acesso é laparoscópico.

Diverticulite Aguda Complicada – Hinchey III e IV

No Hinchey III, a peritonite purulenta generalizada decorre da rotura de abscesso pericólico ou intraperitoneal, não havendo comunicação com a luz do cólon devido ao edema ocasionado pela inflamação do orifício diverticular. Já no Hinchey IV, a peritonite fecal generalizada resulta da perfuração livre do divertículo na cavidade abdominal.

Estes eventos são de extrema gravidade, cursando com altos índices de morbimortalidade e exigindo, invariavelmente, abordagens cirúrgicas em caráter de emergência. Algumas considerações técnicas e táticas merecem ser refletidas:

1. Na atualidade, a maioria dos estudos concorda de que, na cirurgia de urgência por doença diverticular complicada, seja qual for o tipo de abordagem cirúrgica, uma recomendação é imprescindível: a excisão, sempre que possível, do segmento colônico doente. O trabalho original de Hinchey já preconizava essa conduta, como forma de controle do foco séptico intra-abdominal.[37] Mais recentemente, Rafferty *et al.*[42] publicaram as diretrizes da Sociedade Americana dos Cirurgiões Colorretais, referendando a mesma conduta.
2. Talvez por isso, Rohr *et al.*,[43] em estudo comparativo, concluíram por melhores resultados no grupo de pacientes submetidos à ressecção intestinal com anastomose do que naqueles submetidos somente à drenagem e à colostomia derivativa.
3. Embora não seja fim precípuo desse capítulo, mas do seguinte, a discussão de técnicas operatórias, algum valor comporta o conhecimento sumário das diversas opções cirúrgicas para a análise crítica das indicações operatórias. Na dependência dos achados intraoperatórios, do estado geral do paciente e da experiência da equipe cirúrgica, a literatura médica especializada disponibiliza algumas alternativas cirúrgicas:[44,45]
   - Cirurgia em três tempos, com drenagem e estoma prévios. Suas indicações têm sido cada vez mais restritas, haja vista apresentar maiores custos materiais, tempo de recuperação e taxas de morbimortalidade.
   - Cirurgia de ressecção intestinal com anastomose primária, com ou sem estoma de proteção. Suas indicações são restritas e muito discutíveis na presença de peritonite purulenta ou fecal generalizada.
   - Apesar das severas críticas que recebe devido à complexidade da reconstituição ulterior do trânsito intestinal, a operação de Hartmann ainda tem sido opção largamente utilizada nos casos de peritonites generalizadas.
   - Considerar as alternativas de melhoria da terapêutica cirúrgica trazidas pelo advento da cirurgia por via laparoscópica.

Em resumo, somente munidos do conjunto de conhecimentos pertinentes à doença diverticular dos cólons — etiopatogenia, fisiopatologia, epidemiologia, particularidades anatomofuncionais, meios diagnósticos e terapêuticos — podemos determinar a melhor condução para cada caso, visto sempre, de forma individualizada.

REFERÊNCIAS BIBLIOGRÁFICAS

1. Hasnain M, Bordage G, Connell KJ, Sinacore JM. History-taking behaviors associated with diagnostic competence of clerks: an exploratory study. Acad Med. 2001;76 Suppl 10:S14-7.
2. Reilly BM. Physical examination in the care of medical inpatients: an observational study. Lancet. 2003;362(9390):1100-5.
3. Platt FW, Platt CM. Two collaborating artists produce a work of art: the medical interview. Arch Intern Med. 2003;163(10):1131-2.
4. Parks TG. Natural history of diverticular disease of the colon. Clin Gastroenterol. 1975;4(1):53-69.
5. Painter NS, Burkitt DP. Diverticular disease of the colon, a 20th century problem. Clin. Gastroenterol. 4(1):3-21.
6. Hughes LE. Postmortem survey of diverticular disease of the colon. I. Diverticulosis and diverticulitis. Gut. 1969;10(5):336-44.
7. Schoetz DJ Jr. Diverticular disease of the colon: a century-old problem. Dis Colon Rectum. 1999;42(6):703-9.
8. Watters DA, Smith AN. Strength of the colon wall in diverticular disease. Br J Surg. 1990;77(3):257-9.
9. Whiteway J, Morson BC. Elastosis in diverticular disease of the sigmoid colon. Gut. 1985;26(3):258-66.
10. Hyland JM, Darby CF, Hammond P, Taylor I. Myoelectrical activity of the sigmoid colon in patients with diverticular disease and the irritable colon syndrome suffering from diarrhoea. Digestion. 1980;20(5):293-9.
11. Painter NS, Truelove SC. The intraluminal pressure patterns in diverticulosis of the colon. I. Resting patterns of pressure. II. The effect of morphine. Gut. 1964;5(3):201-13.
12. Taylor I, Duthie HL, Smallwood R, Brown BH, Linkens D. The effect of stimulation on the myoelectrical activity of the rectosigmoid in man. Gut. 1974;15(8):559-607.
13. Havia T, Manner R. The irritable colon syndrome. A follow-up study with special reference to the development of diverticula. Acta Chir Scand. 1971;137(6):569-72.
14. Wu JS, Baker ME. Recognizing and managing acute diverticulitis for the internist. Cleve Clin J Med. 2005;72(7):620-7.
15. Laméris W, van Randen A, van Gulik TM, Busch ORC, Winkelhagen J, Bossuyt PMM, et al. A clinical decision rule to establish the diagnosis of acute diverticulitis at the emergency department. Dis Colon Rectum. 2010;53(6):896-904.
16. Ambrosetti P, Grossholz M, Becker C, Terrier F, Morel P. Computed tomography in acute left colonic diverticulitis. Br J Surg. 1997;84(4):532-4.
17. Etzioni DA, Mack TM, Beart RW Jr, Kaiser AM. Diverticulitis in the United States: 1998-2005: changing patterns of disease and treatment. Ann Surg. 2009;249(2):210-7.
18. Floch MH, White JA. Management of diverticular disease is changing. World J Gastroenterol. 2006;12(20):3225-8.
19. Eglinton T, Nguyen T, Raniga S, Dixon L, Dobbs B, Frizelle FA. Patterns of recurrence in patients with acute diverticulitis. Br J Surg. 2010;97(6):952-7.
20. Schauer PR, Ramos R, Ghiatas AA, Sirinek KR. Virulent diverticulitis disease in young obese men. Am J Surg. 1992;164(5):443-8.
21. Jason MD. Diverticular associated colitis - a diagnostic dilemma. Gastroenterology. 2010;3:58-9.
22. Detry R, Jamez J, Kartheuser A, Zech F, Vanheuverzwijn R, Hoang P, et al. Acute localized diverticulitis: optimum management requires accurate staging. Int J Colorectal Dis. 1992;7(1):38-42.
23. Alonso S, Pera M, Parés D, Pascual M, Gil MJ, Courtier R, et al. Outpatient treatment of patients with uncomplicated acute diverticulitis. Colorectal Dis. 2010;12(10 Online):e278-82.
24. Roberts P, Abel M, Rosen L, Cirocco W, Fleshman J, Leff E, et al. Practice parameters for sigmoid diverticulitis. The Standards

Task Force American Society of Colon and Rectal Surgeons. Dis Colon Rectum. 1995;38(2):125-32.

25. Salem L, Veenstra DL, Sullivan SD, Flum DR. The timing of elective colectomy in diverticulitis: a decision analysis. J Am Coll Surg. 2004;199(6):904-12.
26. Broderick-Villa G, Burchette RJ, Collins JC, Abbas MA, Haigh PI. Hospitalization for acute diverticulitis does not mandate routine elective colectomy. Arch Surg. 2005;140(6):576-83.
27. Benn PL, Wolff BG, Ilstrup DM. Level of anastomosis and recurrent colonic diverticulitis. Am J Surg. 1986;151(2):269-71.
28. Janes SE, Meagher A, Frizelle FA. Management of diverticulitis. BMJ. 2006;332(7536):271-5.
29. Parks TG. Natural history of diverticular disease of the colon. A review of 521 cases. Br Med J. 1969;4(5684):639-42.
30. Peppas G, Bliziotis IA, Oikonomaki D, Falagas ME. Outcomes after medical and surgical treatment of diverticulitis: a systematic review of the available evidence. J Gastroenterol Hepatol. 2007;22(9):1360-8.
31. Stocchi L. Current indications and role of surgery in the management of sigmoid diverticulitis. World J Gastroenterol. 2010;16(7):804-17.
32. Reisman Y, Ziv Y, Kravrovitc D, Negri M, Wolloch Y, Halevy A. Diverticulitis: the effect of age and location on the course of disease. Int J Colorectal Dis. 1999;14(4-5):250-4.
33. Anaya DA, Flum DR. Risk of emergency colectomy and colostomy in patients with diverticular disease. Arch Surg. 2005;140(7):681-5.
34. Klarenbeek BR, Samuels M, van der Wal MA, van der Peet DL, Meijerink WJ, Cuesta MA. Indications for elective sigmoid resection in diverticular disease. Ann Surg. 2010;251(4):670-4.
35. Chapman J, Davies M, Wolff B, Dozois E, Tessier D, Harrington J, et al. Complicated diverticulitis: is it time to rethink the rules? Ann Surg. 2005;242(4):576-81.
36. Hinchey EJ, Schaal PG, Richards GK. Treatment of perforated diverticular disease of the colon. Adv Surg. 1978;12:85-109.
37. Veidenheimer MC. Clinical presentation and surgical treatment of complicated diverticular disease. In: Allan RN, Keighley MRB, Alexandre-Williams J, Hawkins C., editors. Inflammatory Bowel Diseases. 1st ed. Edinburgh: Churchill Livingstone;1983. p. 519-28.
38. Bordeianou L, Hodin R. Controversies in the surgical management of sigmoid diverticulitis. J Gastrointest Surg. 2007;11(4):542-8.
39. Myers E, Hurley M, O'Sullivan GC, Kavanagh D, Wilson I, Winter DC. Laparoscopic peritoneal lavage for generalized peritonitis due to perforated diverticulitis. Br J Surg. 2008;95(1):97–101.
40. Reissfelder C, Buhr HJ, Ritz JP. What is the optimal time of surgical intervention after an acute attack of sigmoid diverticulitis: early or late elective laparoscopic resection? Dis Colon Rectum. 2006;49(12):1842-8.
41. Chouillard E, Benhaim L, Ata T, Etienne JC, Ghiles E, Fingerhut A. Elective laparoscopic colectomy in uncomplicated diverticulitis: when should surgery be performed. Cir Esp. 2007;81(4):207-12.
42. Rafferty J, Shellito P, Hyman NH, Buie WD; Standards Committee of American Society of Colon and Rectal Surgeons. Practice parameters for sigmoid diverticulitis. Dis Colon Rectum. 2006;49(7):939-44.
43. Rohr S, Thiry CL, SadokH, de Manzini N, Hollender LF, Meyer C. Complicated colonic diverticulosis. Changes in treatment and results over 22 years. Presse Med. 1994;23(18):834-8.
44. Khan AL, Ah-See AK, Crofts TJ, Heys SD, Eremin O, Surgical management of the septic complications of diverticular disease. Ann R Coll Surg Engl. 1995;77(1):16-20.
45. Tucci G, Torquati A, Grande M, Stroppa I, Sianesi M, Farinon AM. Major acute inflammatory complications of diverticular disease of the colon: planning of surgical management. Hepatogastroenterology. 1996;43(10):839-45.

SEÇÃO 61-4

EVOLUÇÃO TEMPORAL DAS RECOMENDAÇÕES

Leonardo Alfonso Bustamante-Lopez ■ Fábio Guilherme Campos

EVOLUÇÃO TEMPORAL DAS RECOMENDAÇÕES

As indicações de tratamento cirúrgico na diverticulite aguda têm mudado muito nos últimos anos. O presente texto visa fazer uma atualização das recomendações para cirurgia nas crises da doença diverticular.

CIRURGIA ELETIVA APÓS CRISE DE DIVERTICULITE AGUDA

As indicações para tratamento cirúrgico da diverticulite aguda têm se tornado cada vez mais específicas e restritas, tanto na crise como após a recuperação da diverticulite aguda. As formas de diverticulite aguda não complicada representam cerca de 75% dos casos de diverticulite, sendo caracterizados pela ausência de pneumoperitônio, abscesso ou peritonite.

Nesses casos, a decisão terapêutica deve ser individualizada e discutida com o paciente. Recomendações antigas incluíam hospitalização, antibioticoterapia e repouso intestinal. Mais modernamente, existem sugestões de tratamento ambulatorial seletivo e omissão de antibioticoterapia.

Muitos desses doentes apresentam-se com alguns dias de dor abdominal, algumas vezes associada à febre, diarreia, constipação ou tenesmo. Do ponto de vista laboratorial, leucocitose e aumento da PCR são comuns, confirmando-se o diagnóstico por tomografia computadorizada. Os achados radiológicos típicos são espessamento da parede e da gordura pericolônica, com ausência de ar fora da alça ou abscesso.

O manejo atual dessa condição evoluiu para medidas progressivamente conservadoras e cirurgia minimamente invasiva em casos selecionados. O tratamento ambulatorial é reservado para aqueles em boas condições clínicas, sem comorbidades e que possam retornar ao hospital caso piorem. Embora a idade não seja necessariamente um limite, pacientes mais idosos são preferencialmente mantidos em ambiente hospitalar. Devem ser internados também aqueles com febre, taquicardia, incapacidade de tolerar dieta oral e que necessitem antibióticos por via endovenosa.

As taxas de recorrência nesses pacientes variam de 13% a 33%. Após a recuperação de um episódio inicial de diverticulite, o risco estimado de que o doente necessite cirurgia de emergência com formação de estoma é de 1 em 2.000 pacientes-ano de acompanhamento. De acordo com esses dados, 18 pacientes precisariam ser submetidos à colectomia eletiva para prevenir uma cirurgia de emergência para diverticulite. Por isso, a literatura atual não defende a prática de indicar colectomia eletiva após crise de diverticulite aguda para prevenir uma futura recorrência que requeira a formação de estoma.

Por outro lado, a consideração de colectomia eletiva após crises repetidas de diverticulite não complicada deve ser individualizada, avaliando-se os riscos operatórios exclusivos do paciente, a frequência e a gravidade de surtos anteriores, sintomas residuais persistentes relacionados ou atribuídos a ataques anteriores, morbidade operatória e criação de estoma, o risco de sintomas abdominais persistentes ou recorrentes após a ressecção, bem como as preferências do paciente.

Embora a ressecção eletiva do sigmoide aborde o risco de recorrência futura, bem como as complicações relacionadas à diverticulite futura, ela também pode, em alguns pacientes, melhorar a qualidade de vida. É importante ressaltar que o número de crises como variável individualizada deixou de ser uma regra para indicação operatória, mesmo com a crença de que pacientes jovens com menos de 40 anos teriam crises mais graves e recorrentes. É bem conhecido o fato de que a primeira crise é na verdade a pior na maioria dos pacientes.

Nos doentes imunocomprometidos, a decisão de indicar a sigmoidectomia após a recuperação de diverticulite aguda não complicada deve ser individualizada, já que constituem um grupo único de pacientes que merece consideração pelos riscos aumentados de complicações. Preferencialmente, devem ser hospitalizados e merecem consideração em termos de recomendação de operação eletiva após tratamento médico para diverticulite.

A decisão de prosseguir com a colectomia eletiva deve considerar riscos cirúrgicos aumentados. Devido às baixas taxas de recorrência e ao baixo risco de necessidade de cirurgia de emergência, pacientes imunossuprimidos tratados com sucesso de forma não cirúrgica para diverticulite não complicada, normalmente não requerem sigmoidectomia eletiva de intervalo. A alta mortalidade e morbidade associadas à ressecção eletiva em pacientes com doença renal terminal devem ser consideradas.[1]

A omissão de antibióticos não é apropriada para doentes com a forma complicada da doença (abscesso e ar livre na cavidade), embora alguns estudos controlados e randomizados (AVOD, DIABOLO, DINAMO) tenham demonstrado segurança em pacientes selecionados. Da mesma forma, táticas para reduzir os índices de recidiva após crise aguda (mesalazina, rifaximina, probióticos) têm apresentado resultados pouco efetivos.[2]

Hoje em dia, a prática de ressecção após múltiplos episódios de diverticulite foi abandonada. A ocorrência de recidiva que requeira indicação de emergência é menor do que se considerava previamente e 80-90% daqueles que requerem tratamento emergencial estão na crise inicial.[3] Outros candidatos são aqueles com recidivas de repetição que requeiram hospitalização, sintomas residuais persistentes que afetem a qualidade de vida, dificuldade de acesso às instituições de saúde ou mesmo preferência do paciente.

CIRURGIA DE EMERGÊNCIA PARA DIVERTICULITE AGUDA

As indicações para cirurgia de emergência na diverticulite aguda também tiveram uma diminuição importante, principalmente pela perspectiva de fazer drenagem dos abscessos intra-abdominais e a melhora dos antibióticos de amplo espectro. Operações de urgência são geralmente recomendadas para pacientes com peritonite difusa ou para aqueles nos quais o tratamento conservador da diverticulite aguda falha. Embora a maioria dos pacientes hospitalizados por diverticulite responda ao tratamento conservador, 15% a 32% podem exigir uma intervenção de urgência. As indicações emergentes para operação geralmente incluem pacientes com peritonite multiquadrante ou resposta inflamatória sistêmica intensa devido à peritonite purulenta ou fecal que estejam gravemente doentes e/ou toxemiados.

A decisão de indicar ostomia no cenário de uma anastomose primária deve ser individualizada, considerando os riscos associados à falha da anastomose. Os parâmetros que geralmente favorecem a colostomia e o procedimento de Hartmann incluem fatores do paciente e intraoperatórios, como instabilidade hemodinâmica, acidose, falência aguda ou crônica de órgãos e imunossupressão. A preferência e a experiência do cirurgião determinarão o curso mais apropriado.

A lavagem peritoneal laparoscópica não é recomendada em pacientes com peritonite fecal; em vez disso, a colectomia normalmente deve ser realizada nessa situação. Em pacientes com peritonite purulenta, a colectomia é preferível à lavagem laparoscópica, pois determina menor índice de recidiva. A lavagem laparoscópica está associada a taxas mais altas de intervenção secundária em comparação com ressecções.[1]

REFERÊNCIAS BIBLIOGRÁFICAS

1. Hall J, Hardiman K, Lee S, Lightner A, Stocchi L, Paquette IM, et al.; Prepared on behalf of the Clinical Practice Guidelines Committee of the American Society of Colon and Rectal Surgeons. The American Society of Colon and Rectal Surgeons Clinical Practice Guidelines for the Treatment of Left-Sided Colonic Diverticulitis. Dis Colon Rectum. 2020;63(6):728-47.
2. Bonito AC, Teréas LB. Acute uncomplicated diverticulitis: updated evidence for same old questions. Dis Colon Rectum. 2023;66(4):493-6.
3. Simianu VV, Strate LL, Billingham RP, Fichera A, Steele SR, Thirlby RC, et al. The impact of elective colon resection on rates of emergency surgery for diverticulitis. Ann Surg. 2016;263(1):123-9.

SEÇÃO 61-5

ATUALIZAÇÃO SOBRE OPÇÕES TÉCNICAS DO TRATAMENTO CIRÚRGICO

Hélio Moreira Júnior ■ Pedro Costa Moreira
Francisco Jean Crispim Ribeiro ■ Robert William de Azevedo Bringel

INTRODUÇÃO

A diverticulite aguda é considerada a complicação mais frequente da doença diverticular dos cólons, ocorrendo em aproximadamente 10 a 25% dos pacientes.[1] Acomete principalmente o sigmoide e o cólon descendente, manifestando-se geralmente com quadro de dor em quadrante inferior esquerdo, febre e sinais variados de peritonismo, a depender do grau de inflamação. Embora seja, na maioria das vezes, de tratamento conservador, haverá casos em que o tratamento cirúrgico se impõe, tanto em situações de urgência, de forma a controlar situações sépticas graves, como em caráter eletivo, após crises repetidas ou mais graves. Nesse contexto, a classificação proposta por Hinchey, descrita em 1978, permanece como um grande guia para a decisão cirúrgica.[2] Modificações dessa classificação foram propostas para adequá-la à realidade atual, considerando-se a evolução da tomografia computadorizada (TC), a qual, além de definir o diagnóstico de diverticulite aguda (sensibilidade de 69 a 98% e especificidade de 75 a 99%), é capaz de avaliar a extensão da doença, suas potenciais complicações pericólicas, auxiliando na escolha da melhor abordagem terapêutica (Quadro 61-5-1).[3,4]

Historicamente, as técnicas operatórias utilizadas no tratamento da diverticulite aguda evoluíram de ressecções alargadas, tais como colectomias extensas, muitas vezes realizadas em três tempos, para cirurgias atualmente consideradas minimamente invasivas, realizadas por videolaparoscopia em tempo único e com anastomoses grampeadas. Obviamente que, assim como os aspectos relacionados com a indicação cirúrgica são múltiplos (urgência, eletiva, idade do paciente, comorbidades, complicações etc.), a escolha da técnica cirúrgica também pode variar, incluindo ressecções com anastomoses primárias, com ou sem derivação protetora proximal à anastomose colorretal; ressecção com colostomia terminal e sepultamento do coto retal (cirurgia de Hartmann) ou fístula mucosa (cirurgia de Mikulicz); derivação proximal do trânsito intestinal à área inflamada e drenagem de eventual abscesso; sutura primária da perfuração e derivação proximal; colectomia subtotal (raramente); lavagem da cavidade peritoneal. A via de acesso cirúrgico poderá ser por via aberta, laparoscópica ou robótica, dependendo de fatores relacionados à extensão e à gravidade da doença, as características próprias do paciente (quadro clínico, comorbidades, imunossupressão) o momento da intervenção (se eletivo ou de urgência) e a experiência do serviço/cirurgião.[1] Devido a todas essas variáveis, a escolha da melhor abordagem cirúrgica sempre será individualizada.

PRINCÍPIOS GERAIS DO TRATAMENTO CIRÚRGICO

Na Urgência

Os objetivos do tratamento cirúrgico da diverticulite aguda na urgência são: controlar a sepse, ressecar o segmento intestinal doente e restabelecer o trânsito intestinal, nessa ordem de importância.[5] Dessa forma, devemos evitar ao máximo a realização da drenagem cirúrgica e derivação proximal

Quadro 61-5-1. Classificação de Hinchey e Modificações Propostas

	Classificação original de Hinchey	Modificado por Sher, Kohler	Modificado por Wasvary	Modificado por Kaiser
Estágio I	Abscesso pericólico, confinado pelo mesocólon	Abscesso pericólico	Ia – Flegmão Ib – Abscesso pericólico	Ia – Inflamação/flegmão pericólico Ib – Abscesso pericólico
Estágio II	Abscesso pélvico, resultante de perfuração de abscesso pericólico	IIa – Abscesso distante passível de drenagem percutânea IIb – Abscesso complexo, associado ou não à fístula	Abscesso pélvico	Abscesso pélvico, intra-abdominal ou retroperitoneal
Estágio III	Peritonite generalizada, resultante de ruptura de abscesso pericólico ou pélvico para cavidade peritoneal	Peritonite purulenta generalizada	Peritonite purulenta	Peritonite purulenta generalizada
Estágio IV	Peritonite fecal, resultante de perfuração livre de divertículo	Peritonite fecal	Peritonite fecal	Peritonite fecal

de trânsito, por não tratar adequadamente o foco infeccioso, resultando em uma proposta de tratamento em três tempos cirúrgicos: drenagem e derivação no primeiro tempo, ressecção no segundo tempo e fechamento da ostomia no terceiro tempo, com elevada mortalidade (26-28% *vs.* 7-12% quando se procede a sigmoidectomia no primeiro tempo).[6,7] Considera-se que a ressecção do cólon doente com confecção de colostomia terminal (procedimento de Hartmann) é a operação mais simples que garante o controle da sepse, pois retira o foco infeccioso. No entanto, a morbimortalidade de um segundo tempo operatório para a reconstrução do trânsito intestinal, inclusive com a possibilidade de não ser possível a reconstrução em até 1/3 dos casos[8] e o impacto socioeconômico de ser portador de uma ostomia, devem ser considerados como fatores relevantes. Por esses motivos, em casos selecionados, pode-se considerar a ressecção com anastomose primária, mesmo na urgência, com segurança e bons resultados.[6,7,9] Persiste, ainda, uma dificuldade de definir quais pacientes seriam candidatos ao procedimento em um só tempo. A vantagem de um único procedimento cirúrgico tem como risco potencial a ocorrência de uma deiscência da anastomose, em um paciente já debilitado, com agravamento do quadro séptico do paciente. A lavagem intestinal intraoperatória, descrita inicialmente por Murray *et al.*,[10] é proposta com o objetivo de diminuir as consequências de uma deiscência anastomótica, embora exista quem questione inclusive a necessidade do preparo intestinal. Instabilidade hemodinâmica, peritonite fecal generalizada, sinais de isquemia ou edema significativo no sítio da anastomose, anemia grave, imunossupressão e desnutrição, em geral, contraindicam a realização de anastomose primária.[11]

Em pacientes encaminhados para o tratamento de emergência e que nunca foram submetidos à colonoscopia ou que realizaram há mais de 2 anos, deve-se considerar a possibilidade de um diagnóstico diferencial de um carcinoma obstrutivo ou perfurativo com abscesso associado. Imagens tomográficas podem sugerir essa possibilidade diagnóstica, mas sua especificidade para distinguir entre um quadro inflamatório por diverticulite ou por um câncer suboclusivo é relativamente baixa. Portanto, ao operar pacientes nessa situação, é de fundamental importância que se realize uma cirurgia de extensão oncológica, com margens proximais e distais seguras e ligadura central de vasos sanguíneos, para se alcançar uma adequada linfadenectomia locorregional.

Forma Eletiva

A indicação cirúrgica eletiva nos permite, entre outras vantagens, a realização de preparo anterógrado adequado do cólon. Todavia, mais importante ainda é a realização do procedimento fora de uma fase mais aguda, quando a parede intestinal está mais inflamada, aumentando os riscos de deiscência de uma anastomose primária. Entretanto, a indicação de tratamento cirúrgico eletivo devido a repetidos episódios de diverticulite não é recomendada, visto que episódios de diverticulite aguda complicada são mais comumente observados no primeiro ataque.[12] A única justificativa para indicar tratamento eletivo de crises repetidas de diverticulite seria para melhorar sua qualidade de vida diante de um quadro clínico que gera incerteza, aflição e angústia no paciente. Recentemente, foram publicados os resultados do estudo DIRECT com respeito à evolução clínica de curto e longo prazo de pacientes que se apresentavam com quadros repetidos de diverticulite aguda não complicada ou que permaneciam com sintomas após o tratamento clínico tratados de forma conservadora ou cirurgicamente. A QoL (qualidade de vida; do inglês ***quality of life***) após 6 meses e 5 anos foi significativamente melhor para o grupo tratado cirurgicamente.[13,14] Deve-se, entretanto, ressaltar que a taxa de deiscência de anastomose foi elevada (15%) e de que a amostragem analisada tinha um número pequeno de pacientes.

Os princípios do tratamento cirúrgico, convencional ou laparoscópico/robótico, são:

- Ressecção, incluindo todo o cólon espessado e doente, mas não necessariamente todo o cólon proximal que contém divertículos.
- Remoção completa do cólon sigmoide.
- Realização de anastomose com o reto, em segmento, aproximadamente 3 a 5 cm abaixo do promontório, livre de tensão e bem vascularizada, evitando a presença de divertículos na linha de sutura.[3,15]

A não remoção de todo o cólon sigmoide, incluindo a junção retossigmoide, está associada a maiores taxas de recorrência.[16] Alguns autores preconizam a preservação da artéria mesentérica inferior durante o ato operatório, com o objetivo de minimizar o risco de deiscência de anastomose e de disfunção sexual associada à lesão nervosa, além de melhorar os resultados funcionais.[17] Entretanto, preservar a artéria retal superior pode significar a preservação da junção retossigmoide, o que por sua vez resultaria em um risco maior de recidiva da diverticulite.[18] Outros fatores de risco para recidiva da diverticulite são pacientes jovens, diagnóstico de síndrome do intestino irritável e persistência da dor abdominal.[19] As taxas de recidiva de diverticulite após o tratamento eletivo, quando realizado de forma adequada, são baixas, com relato na literatura de 4,2%, sendo o diagnóstico pré-operatório de síndrome do intestino irritável e episódios recorrentes de diverticulite não complicada, fatores associados à recidiva de sintomas.[20] Se necessário, deve-se mobilizar a flexura esplênica para evitar a tensão na anastomose.

OPÇÕES TERAPÊUTICAS EM SITUAÇÕES ESPECÍFICAS

Diverticulite Não Complicada

Considera-se a diverticulite aguda como não complicada quando o processo inflamatório é restrito ao sigmoide e na ausência de complicações como abscesso, fístula, obstrução ou peritonite (Fig. 61-5-1). O tratamento clínico, já detalhado anteriormente, leva à resolução do quadro agudo em 70 a 100% dos pacientes com diverticulite não complicada.[4,20,21] O tratamento cirúrgico raramente será indicado nesses casos, reservando-se a situações de exceção, onde ocorra falha do tratamento clínico, caracterizada por deterioração do quadro clínico (sepse, febre e dor abdominal por mais de 48 h do início da antibioticoterapia). Nesse caso, a ressecção com anastomose primária na mesma internação pode ser realizada com segurança, desde que as condições locais e sistêmicas permitam. O achado intraoperatório de processo inflamatório

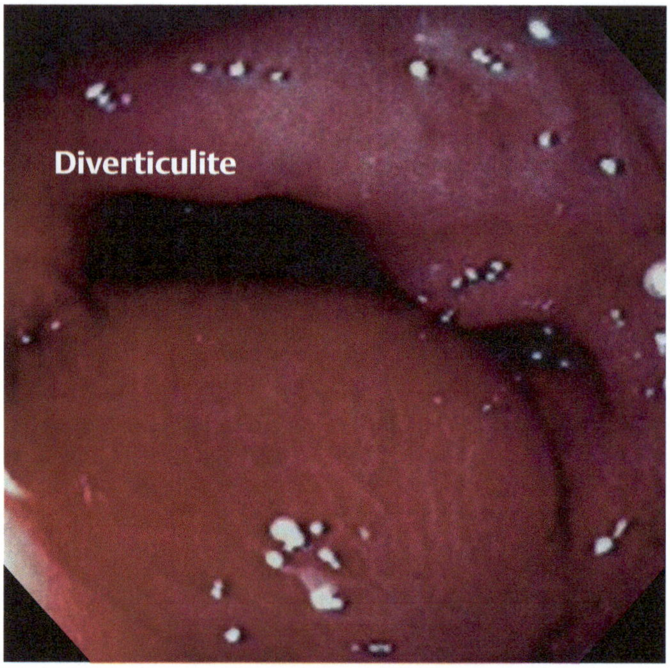

Fig. 61-5-1. Aspecto endoscópico de diverticulite não complicada. (Foto gentilmente cedida pelo Prof. Sergio Regadas.)

intenso em paciente debilitado, idoso, com comorbidades associadas, poderá, em raras situações, levar o cirurgião a optar pela operação de Hartmann, reservando a reconstrução do trânsito para um segundo tempo, em condições mais ideais.

Diverticulite Complicada com Abscesso

Abscessos pericólicos ou pélvicos pequenos (< 3-5cm) são diagnosticados pela ultrassonografia (US) ou preferencialmente pela tomografia computadorizada (TC) e podem ser tratados clinicamente (Fig. 61-5-2),[5,11] sendo que os pericólicos têm maior chance de resolução com tratamento clínico quando comparados aos abscessos pélvicos.[22,23] Abscessos maiores devem ser tratados com drenagem percutânea guiada por US ou TC, associada à antibioticoterapia e repouso alimentar.[5,15,22,23] O sucesso da drenagem percutânea foi comprovado por diversos estudos, que evidenciaram resolução do quadro agudo em 70 a 90% dos casos de abscessos passíveis de drenagem, evitando operações de urgência e confecção de ostomias.[3,5,11,15,22,24-26] Na ausência de janela para a drenagem percutânea, alguns autores relatam a realização de drenagem transretal, transvaginal, transperineal ou transglútea. Entretanto, essa abordagem é pouco utilizada na prática diária, particularmente a drenagem transvaginal, devido ao risco de evoluir para uma fístula colovaginal. Ocasionalmente, esses abscessos podem espontaneamente drenar para a luz do cólon, mais comumente nos casos de pequenos abscessos restritos à luz do divertículo (Fig. 61-5-3). O mais comum é a recomendação de tratamento cirúrgico eletivo para os pacientes com abscessos que foram inicialmente tratados pela drenagem percutânea.[3,15] Nos abscessos não passíveis de drenagem ou quando não há melhora do quadro clínico após a drenagem, está indicado o tratamento cirúrgico, preferencialmente com ressecção do segmento acometido (Fig. 61-5-4). O procedimento de Hartmann é uma alternativa segura e eficaz para a resolução do quadro agudo. Pode-se realizar anastomose primária, com ou sem derivação proximal, se não houver contaminação grosseira da cavidade e o estado geral do paciente é bom, sem maiores comorbidades. A drenagem laparoscópica é uma opção recente e atrativa para retirar o paciente de situação de urgência.[3,5,11,15] Entretanto, deve-se estabelecer critérios restritivos para a indicação dessa abordagem, incluindo a presença de instabilidade hemodinâmica, peritonite fecal e pacientes com comorbidades importantes.

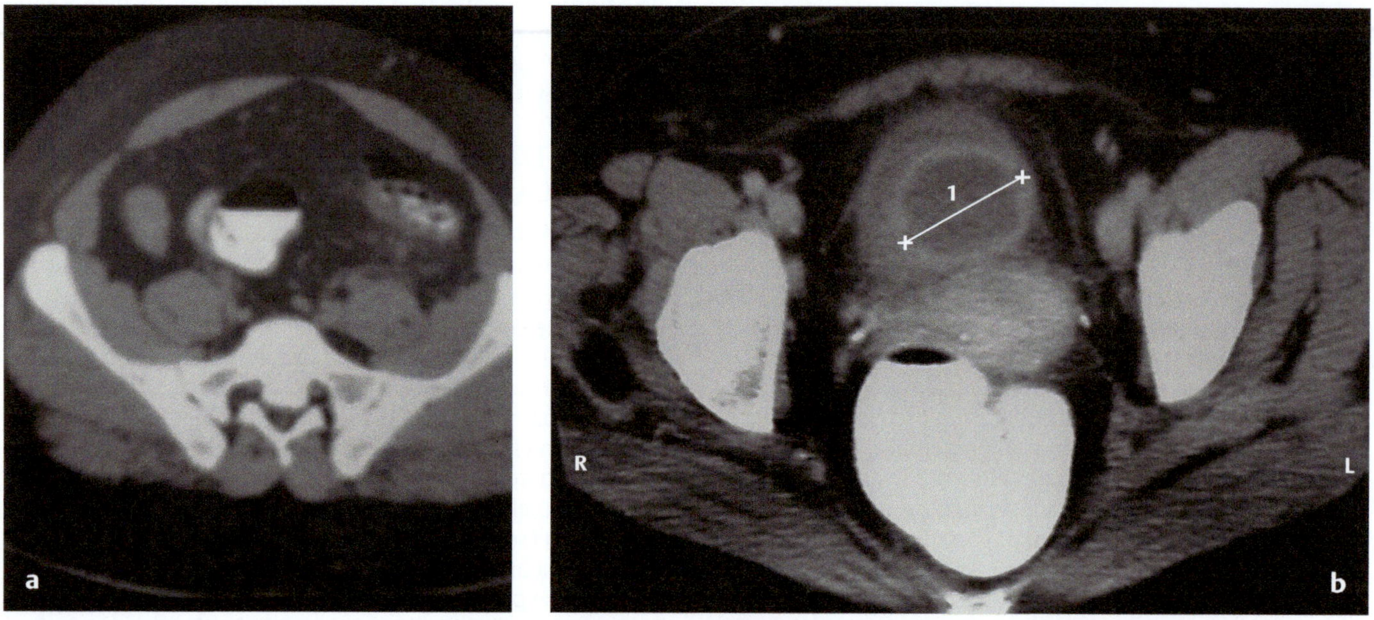

Fig. 61-5-2. (a) Diverticulite aguda de sigmoide perfurada e bloqueada. Aspecto tomográfico demonstrando abscesso pericólico. (b) Abscesso pericólico. (Foto gentilmente cedida pelo Prof. Sergio Regadas.)

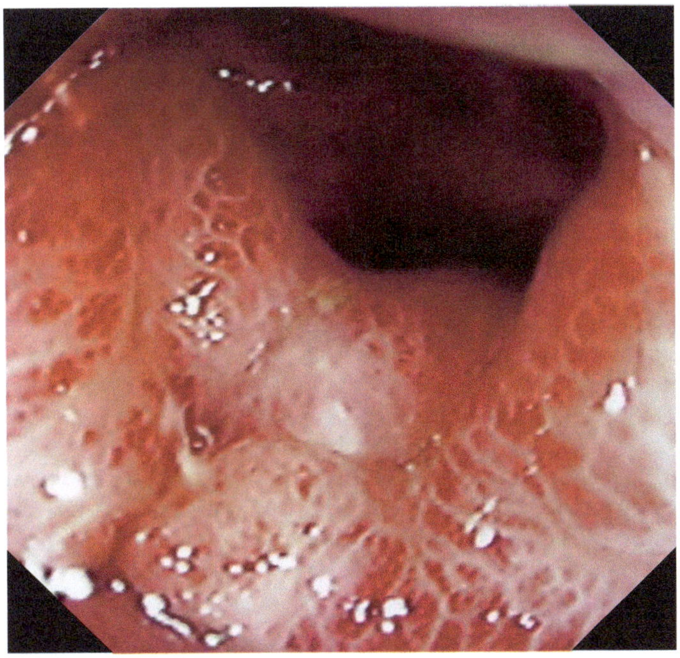

Fig. 61-5-3. Aspecto endoscópico de diverticulite com drenagem interna de abscesso. (Foto gentilmente cedida pelo Prof. Sergio Regadas.)

Diverticulite Complicada com Peritonite Difusa

A presença de peritonite difusa é indicação formal de intervenção cirúrgica de urgência, após breve período de reanimação, incluindo hidratação endovenosa e antibioticoterapia de amplo espectro. A peritonite fecal, resultante de perfuração livre, embora acometa menos de 1% dos pacientes com diverticulite,[27] é uma complicação temida, com taxa de mortalidade que varia de 6 a 35%,[15] apesar dos avanços técnicos e de suporte clínico. O procedimento de Hartmann continua sendo a operação mais realizada nesse cenário, pelo menos nos EUA, onde existem estatísticas confiáveis.[28] Diante do elevado percentual de impossibilidade de reconstrução de trânsito após procedimento de Hartmann (até 1/3 dos casos),[5] outras estratégias vêm sendo aplicadas, incluindo a anastomose primária, após lavagem copiosa da cavidade com ou mesmo sem o preparo de cólon intraoperatório. Importante ressaltar o conceito de que diverticulite com peritonite difusa é uma emergência tempo-dependente, ou seja, o atraso na intervenção terapêutica está inversamente relacionado ao prognóstico do paciente, devendo ser os pilares mais importantes no atendimento inicial a otimização hemodinâmica, a administração de antibióticos e a intervenção cirúrgica.[29,30] A avaliação de resposta hemodinâmica à reposição de fluidos deve ser feita após a infusão em bolus de solução cristaloide na fração de 30 mL/kg ou após a infusão de 500 mL. A falta de resposta após essa primeira tentativa de se alcançar estabilidade hemodinâmica é um alerta sobre a real possibilidade de alcançar estabilidade hemodinâmica apenas com hidratação venosa, devendo-se considerar o uso de fármacos vasoativos nesse momento e encaminhamento para cirurgia de imediato.[31-33] Identificamos quatro estudos prospectivos e randomizados mais recentes comparando a realização da cirurgia de Hartmann com a ressecção com anastomose primária.[34-37] Lambrichts *et al.* publicaram o estudo clínico aberto, randomizado, multicêntrico, de grupos paralelos, de superioridade, denominado como LADIES. Foram inclusos pacientes Hinchey III e IV. Deve-se observar que todos os pacientes estavam clinicamente estáveis. Apenas 27% dos pacientes que foram submetidos à ressecção com anastomose primária tiveram estoma de proteção. A

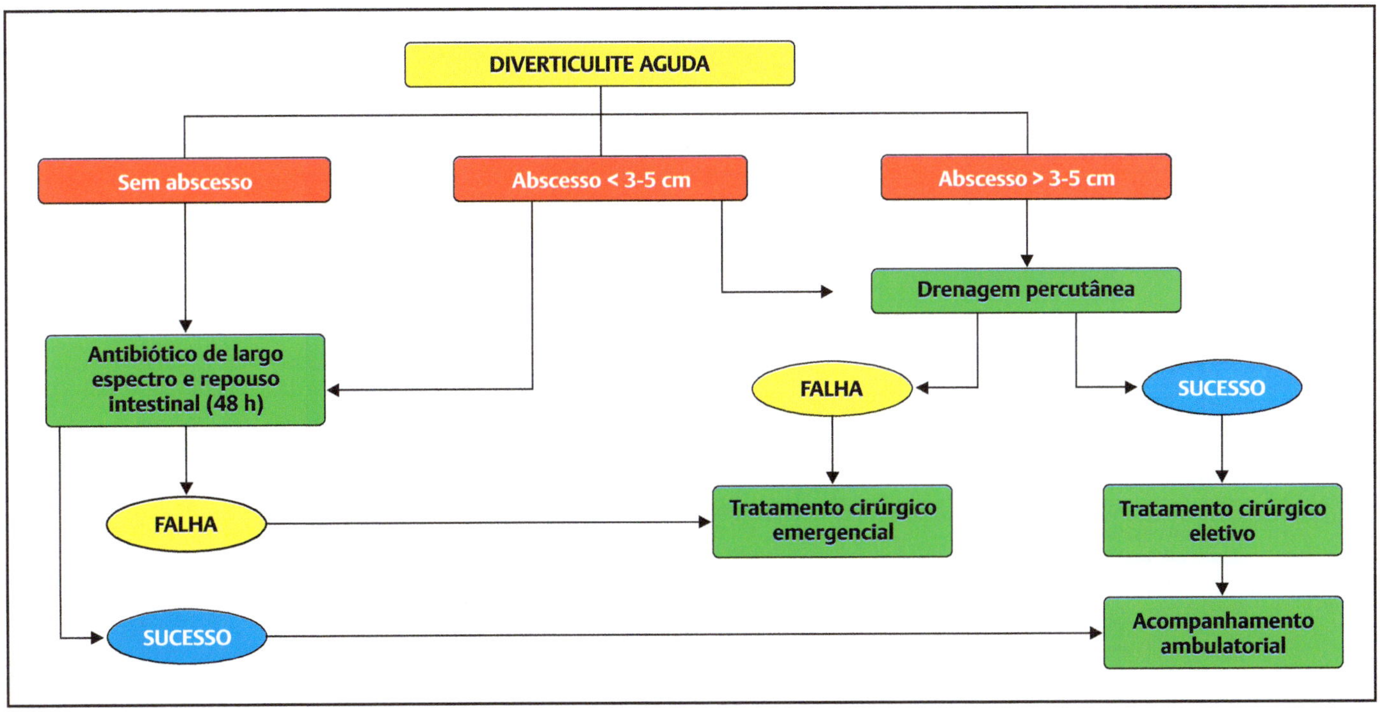

Fig. 61-5-4. Algoritmo para o tratamento da diverticulite aguda.

presença de um estoma após 12 meses de intervenção foi significativamente maior no grupo submetido à cirurgia de Hartman (94,6% *vs.* 71,7%, respectivamente, com p < 0,0001), sem diferença na incidência de morbimortalidade em curto prazo.[37] Este mesmo autor realizou uma metanálise sobre esse tema. Identificou dez estudos observacionais e os quatro randomizados mencionados acima, todos eles avaliando pacientes portadores de Hinchey III ou IV. Mais especificamente nos estudos randomizados, um total de 384 pacientes foi distribuído em cirurgia de Hartmann (n = 204) ou ressecção com anastomose primária (n = 180). Cinquenta e três pacientes foram excluídos por desacordo do cirurgião com o procedimento proposto. Outros 21 também foram excluídos devido à negativa do paciente em participar do estudo ou por não se enquadrarem nos critérios de inclusão. Em um desses estudos, o projeto foi interrompido em razão da significativa diferença de desfechos secundários. Deve-se ainda ressaltar que os critérios de inclusão e exclusão de pacientes variaram bastante de um estudo para outro. No total, apenas 31,5% do tamanho da amostragem foi alcançado.[52] Esses dados refletem a dificuldade de termos dados fidedignos que possam nos direcionar qual seria a melhor conduta para os nossos pacientes, sendo uma combinação entre a gravidade da doença, com o estado de saúde do paciente e a repercussão sistêmica do quadro séptico os fatores que devem nortear a nossa conduta (Fig. 61-5-5). Alguns autores questionam a própria necessidade do preparo do cólon, realizando anastomose primária, associada à derivação proximal de trânsito, em pacientes com peritonite inicial e boas condições clínicas.[38] A lavagem laparoscópica da cavidade abdominal é uma alternativa de tratamento na urgência e parte do princípio de que a maioria dos casos de peritonite generalizada resulta de uma microperfuração bloqueada do cólon, não havendo obrigatoriedade de ressecar ou suturar de imediato a área perfurada para a resolução do quadro agudo. Basicamente o que se busca nessa primeira abordagem, mais simples, menos agressiva e mais rápida, é a melhora do quadro séptico do paciente por meio de uma lavagem com a diminuição da concentração de endotoxinas no fluido intraperitoneal, em um doente já debilitado, dando a ele a oportunidade de se recuperar e ser operado definitivamente em um momento mais apropriado. Em última análise, há a expectativa de reduzir: a) o risco de uma colostomia temporária ou mesmo permanente; b) as taxas de morbidade pós-operatória; c) o custo global do tratamento.[5,25] Vários estudos demonstraram a segurança e possibilidade de execução dessa tática cirúrgica. Entretanto, somente uma parcela de pacientes com peritonite generalizada podem se beneficiar dessa abordagem, sendo os fatores preditivos de sucesso ainda não bem definidos.[38] O seu uso indiscriminado pode resultar em um aumento significativo de até duas vezes e meia de abscessos intra-abdominais pós-operatórios.[39] Resultados diferentes dos três estudos prospectivos randomizados que avaliaram especificamente essa tática operatória podem ter ocorrido devido a critérios de inclusão distintos, uma vez que a classificação de Hinchey não considera a gravidade clínica do paciente, suas comorbidades e a fragilidade individual de cada paciente (LADIES, SCANDIV e DILALA).[37,40,41] A sua realização nos casos de peritonite fecal (perfuração livre), resulta, em uma proporção significativa de pacientes, em uma evolução desfavorável, na qual eles acabam necessitando de reoperações precoces e mais frequentes consequentes ao surgimento de abscessos intracavitários, podendo inclusive serem submetidos ao que se tentou evitar no princípio, ao procedimento de Hartmann, só que agora em um paciente mais grave.[42]

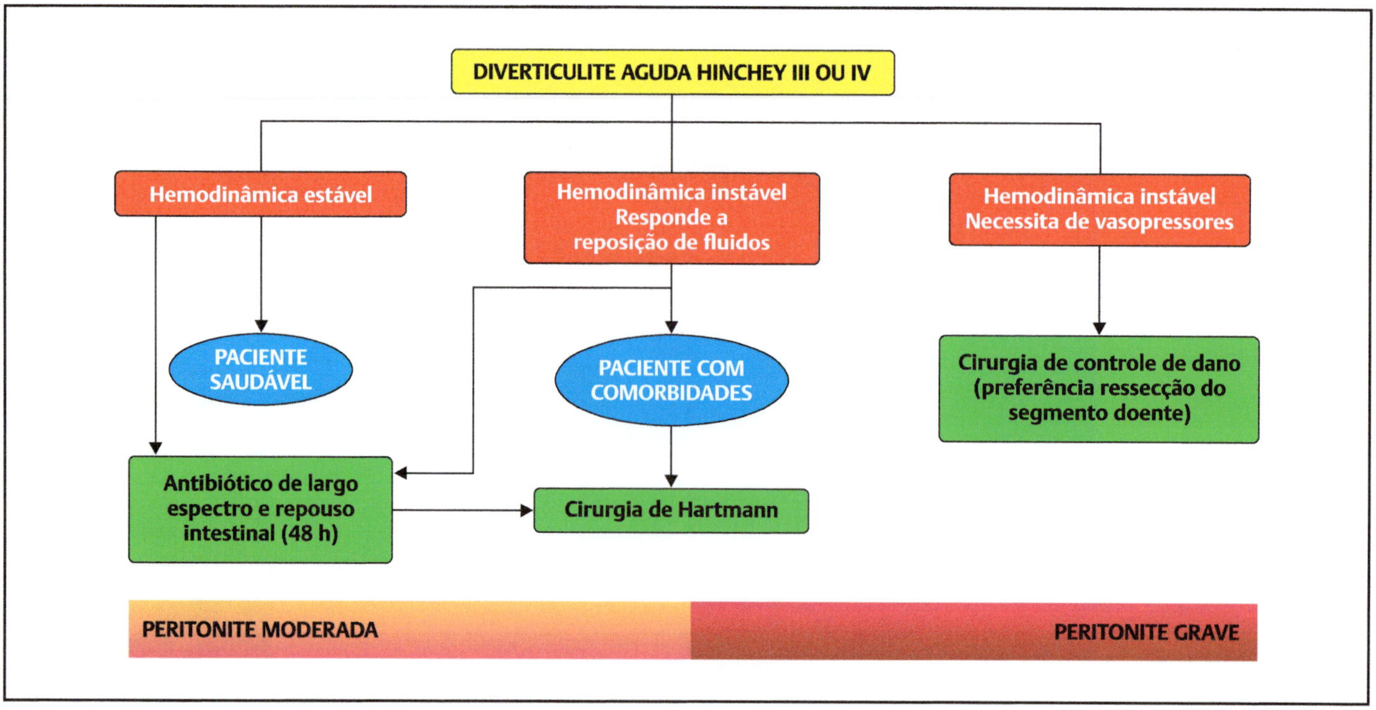

Fig. 61-5-5. Tratamento cirúrgico da diverticulite com peritonite generalizada.

Os *guidelines* mais recentemente publicados consideram que a simples lavagem peritoneal laparoscópica poderia ser considerada em casos selecionados de pacientes Hinchey III (European Society of Coloproctology,[43] American Society of Colon and Rectal Surgeons e World Society Emergency Surgery[44,45]).

Diverticulite Complicada com Fístula

As fístulas resultam, em sua maioria, da drenagem espontânea de um abscesso intra-abdominal para uma víscera oca ou para a parede abdominal, raramente necessitando de intervenção cirúrgica de urgência, visto que a própria drenagem possibilita a resolução do processo agudo. As fístulas colovesicais são as mais comuns, correspondendo a 65% dos casos; outras apresentações incluem fístulas colovaginais, especialmente em pacientes previamente histerectomizadas, coloentéricas, colouterinas e colocutâneas (Fig. 61-5-6).[11] Uma parcela significativa de pacientes se apresenta com sintomas abdominais frustros, sendo mais comum queixas relacionadas à fístula em si, como infecção urinária de repetição, fecalúria e pneumatúria nas fístulas colovesicais e corrimento vaginal de odor fétido nas fístulas colovaginais. Embora a diverticulite seja a causa mais comum para o surgimento dessas fístulas, outras causas devem ser excluídas, como câncer colorretal, doença inflamatória intestinal e fístulas associadas à radioterapia. A realização de exames complementares, como TC, colonoscopia e cistoscopia, associada a uma boa história clínica e exame físico são suficientes para elucidação diagnóstica. O princípio básico do tratamento cirúrgico das fístulas associadas à diverticulite é a ressecção do segmento de cólon acometido, incluindo a junção retossigmoide e o reparo simples do outro órgão atingido, sendo que a anastomose primária é, na maioria das vezes, possível de ser realizada.[11,15] O omento pode ser interposto entre o cólon e o órgão envolvido, para evitar o contato direto entre as duas suturas. Durante o ato operatório, se não for possível descartar uma origem neoplásica da fístula, os princípios oncológicos da cirurgia devem ser obedecidos, incluindo a ressecção em bloco de parte do órgão adjacente com margens cirúrgicas adequadas. O acesso laparoscópico é factível e seguro na presença de fístulas, desde que seja executado por uma equipe treinada e com experiência.[46]

Diverticulite Complicada com Obstrução/ Estenose

Episódios recorrentes de diverticulite aguda podem associar-se a sintomas progressivos de obstrução intestinal, resultante da fibrose ou mesmo angulação acentuada da parede do cólon acometido (Fig. 61-5-7). Mais raramente, um quadro agudo de diverticulite pode evoluir com obstrução intestinal por formação de fleimão volumoso (diverticulite pseudotumoral). O principal diagnóstico diferencial é a obstrução por câncer colorretal, sendo para esse caso de ocorrência muito mais comum que por diverticulite.[11] A abordagem cirúrgica depende do grau de obstrução (total ou parcial), da resposta ao tratamento inicial e das condições clínicas do paciente. Nos casos de obstrução parcial que se resolve com as medidas conservadoras (hidratação endovenosa, jejum, antibioticoterapia e sonda nasogástrica a critério), pode-se programar ressecção eletiva. Nos pacientes que permanecem com obstrução apesar do tratamento clínico, está indicada operação de urgência. O procedimento de Hartmann permanece como opção eficaz, porém, tem crescido a preferência pela cirurgia em um só tempo, por meio do preparo de cólon intraoperatório, que permite a ressecção com anastomose primária.[15,47] A necessidade do preparo de cólon, como referido anteriormente, vem sendo questionada, porém, não há evidências suficientes que apoiem o não preparo em pacientes obstruídos.[48] Ainda assim, alguns autores preconizam a ressecção com anastomose primária associada à derivação proximal do trânsito (ileostomia em alça), sem preparo intraoperatório, em casos selecionados.[15] Deve-se ressaltar que obstruções em alça fechada devido à competência da válvula ileocecal são mais graves, com risco iminente de perfuração do cólon, sendo o ceco a

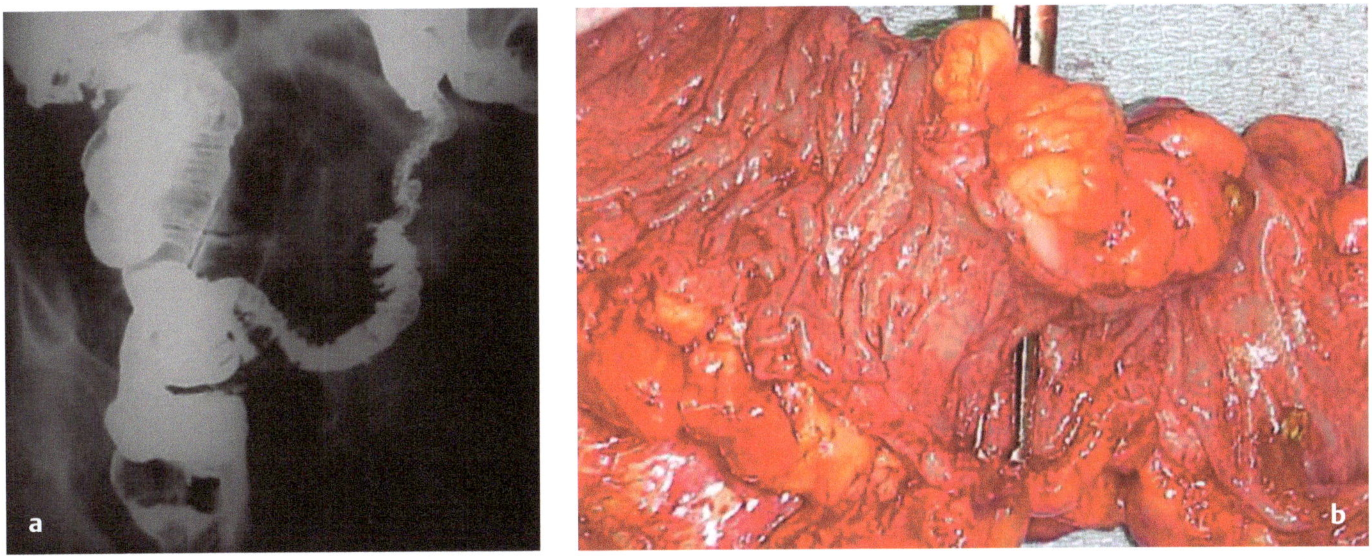

Fig. 61-5-6. (a) Enema opaco. Demonstração de fístula colouterina. (b) Espécime cirúrgico com fístula colouterina. (Fotos gentilmente cedidas pelo Prof. Sergio Regadas.)

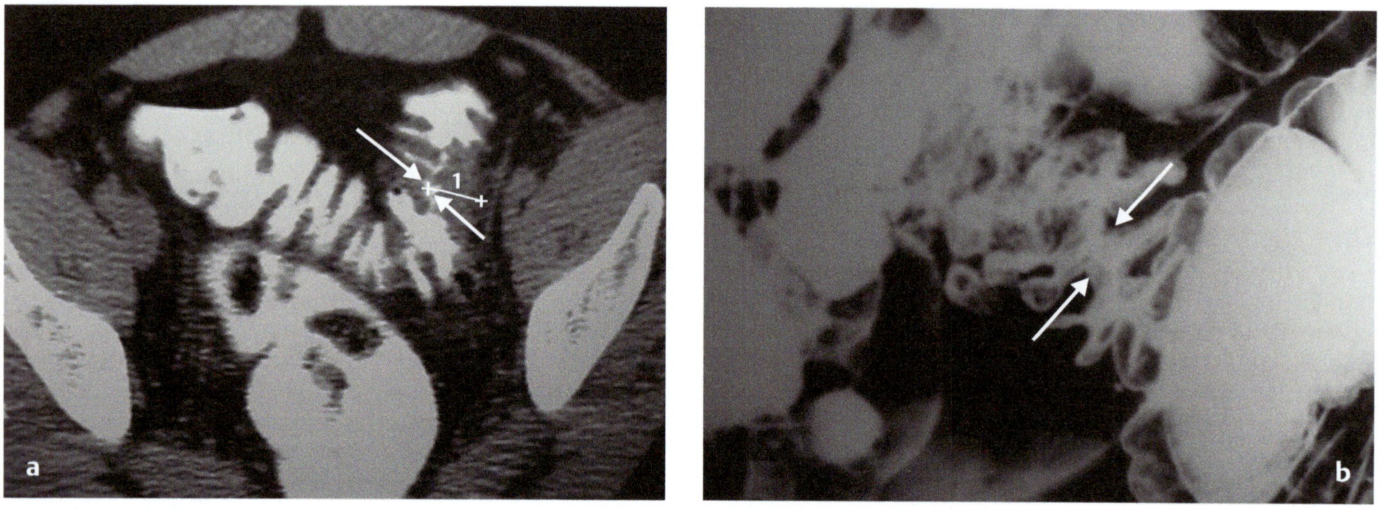

Fig. 61-5-7. (a) Tomografia computadorizada com contraste intestinal. Estenose do sigmoide (setas). (b) Enema opaco demonstrando grande redução da luz do sigmoide (setas). (Fotos gentilmente cedidas pelo Prof. Sergio Regadas.)

área mais vulnerável. A grande distensão da parede do cólon pode resultar ainda em uma precária perfusão da parede do órgão, com risco de microperfurações tardias por isquemia da parede. Anastomose primária, mesmo com confecção de ileostomia protetora, não parece ser uma opção segura para a maioria dos casos. O preparo intraoperatório, em casos mais precoces, é factível. Entretanto, com o cólon bastante dilatado e repleto de conteúdo fecal, a sua execução é mais trabalhosa, consome um tempo maior e expõe o paciente a um risco maior de contaminação da cavidade abdominal. Em caso graves, com grande distensão da parede do cólon, onde a perfusão tecidual é questionável, pode-se realizar a colectomia total, como anastomose primária ou mesmo com a confecção de ileostomia, preservando o reto ao nível de promontório.

ACESSO VIDEOLAPAROSCÓPICO E ROBÓTICO

A abordagem laparoscópica para o tratamento da diverticulite aguda é amplamente aceita na atualidade. Nos últimos 20 anos, estudos multicêntricos têm demonstrado claramente que a ressecção laparoscópica na diverticulite pode ser realizada com segurança e eficiência. Alguns estudos prospectivos apontam até para menores taxas de complicações cirúrgicas e menor tempo de internação hospitalar comparadas aos pacientes operados por via aberta.[49-53] Três estudos prospectivos e randomizados foram publicados comparando a via aberta convencional com a laparoscópica para o tratamento da diverticulite.[54-56] No estudo SIGMA, Klarenbeek *et al.* demonstraram, por meio de um questionário de qualidade vida aplicado 6 semanas após a cirurgia, que a abordagem laparoscópica mostrou vantagens claras no que diz respeito a ter limitações de sua saúde física, problemas emocionais, função social e dor no pós-operatório imediato, sendo $p < 0,03$ em todas essas análises. Entretanto, os outros dois estudos, usando um questionário diferente de QoL, não evidenciaram essa diferença. Uma metanálise desses três estudos, não encontrou vantagens significativas da laparoscopia em termos de tempo de permanência hospitalar, complicações pós-operatórias, taxa de mortalidade após 30 dias de pós-operatório e tempo cirúrgico. A única vantagem da abordagem laparoscópica foi a redução da dor pós-operatória.[57] Deve-se, entretanto, ressaltar que esses três estudos foram realizados há mais de 10 anos. Desde então, a cirurgia laparoscópica evoluiu muito, com a padronização das táticas cirúrgicas e melhora significativa de resultados. Hoje, as principais Sociedades médicas da especialidade creditam a cirurgia minimamente invasiva como forma segura e que oferece vantagens aos pacientes. (Consensos publicados pelas EAES e SAGES, ESCP e ASCRS).[43,44,58,59] O acúmulo da experiência com o método laparoscópico tem estimulado alguns serviços a indicá-lo mesmo em casos de peritonite purulenta difusa, de forma a controlar temporariamente o foco infeccioso por meio de lavagem, aspiração e drenagem, com posterior ressecção cirúrgica em situação já semieletiva.[5,25,60] No entanto, a indicação rotineira do método laparoscópico para os casos mais complexos de diverticulite aguda (fístulas, peritonite, massas palpáveis extensas etc.), só deve ser realizada por equipes cirúrgicas experientes e em serviços que contam com uma boa infraestrutura hospitalar.[49]

No que se refere à ressecção eletiva, o método laparoscópico ou robótico impõe-se atualmente como preferencial, pois a ausência de grandes incisões em parede abdominal gera um pós-operatório menos doloroso (Fig. 61-5-8), com retorno mais precoce da função intestinal e com redução nos índices de complicações infecciosas, redução do tempo de internação hospitalar e de episódios tromboembólicos. As vantagens da abordagem robótica são observadas principalmente no tratamento de pacientes obesos e nos casos mais complexos, em função da ergonomia instrumental que permite uma dissecção tecidual em variados ângulos de ataque, o controle total da câmera que proporciona uma imagem 3D ampliada sem tremores, facilitando a identificação e preservação das estruturas anatômicas e por não expor a equipe médica à fadiga, visto que cirurgias em pacientes obesos ou mesmo cirurgias prolongadas devidas à complexidade da doença, por videolaparoscopia, podem ser fisicamente extremamente desgastantes. O cansaço físico e emocional da equipe médica, em especial do cirurgião, pode ser determinante para o resultado pós-operatório.

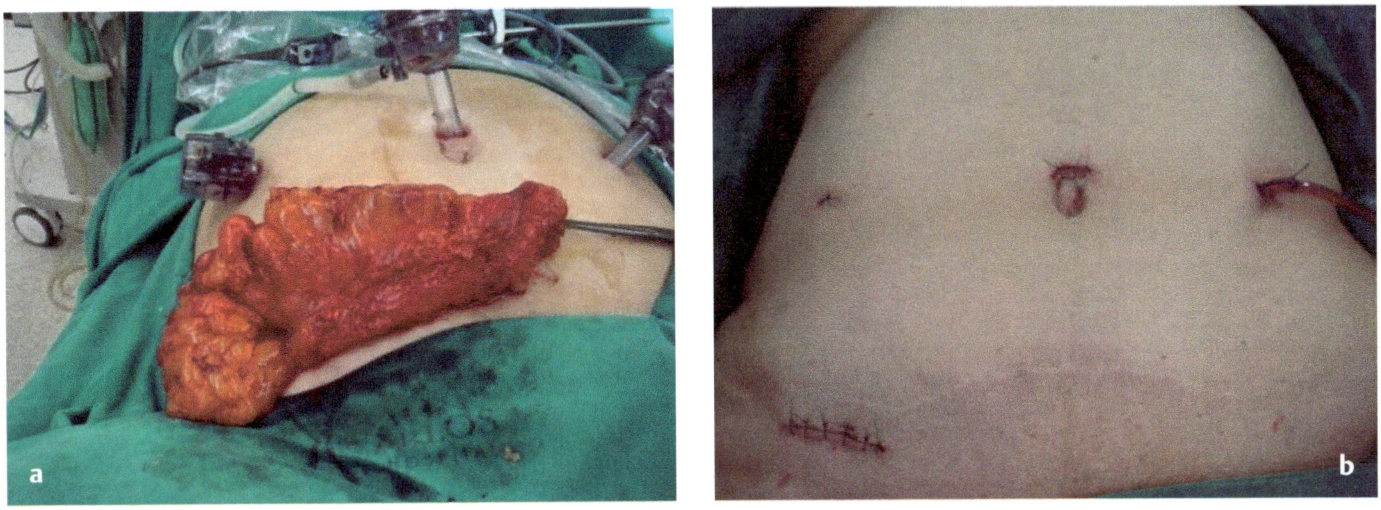

Fig. 61-5-8. (a) Aspecto transoperatório da ressecção laparoscópica eletiva na diverticulite aguda. (b) Locais de punção e retirada do espécime cirúrgico.

RESULTADOS

Embora rara, a diverticulite recorrente após tratamento cirúrgico pode ocorrer em 4 a 15% dos casos. A causa técnica mais comumente relacionada à recidiva é a realização prévia de anastomose colocólica, com permanência de zona de alta pressão do sigmoide.[61-63] Por isso, deve-se salientar de que a anastomose do cólon proximal, seja este cólon descendente ou transverso, seja construída diretamente no reto, certificando-se da retirada completa do sigmoide. Quanto ao segmento proximal do cólon, não se justifica a ressecção ampliada para incluir todos os divertículos presentes no cólon. Deve-se restringir a ressecção ao segmento doente do cólon no qual, além dos divertículos, percebe-se uma parede espessada, com calibre intestinal diminuído. Divertículos residuais no cólon proximal não inflamado não são preditivos de novas crises de diverticulite dos pacientes operados.

CONCLUSÃO

A decisão sobre qual técnica cirúrgica seria adequada para o tratamento da diverticulite aguda deve ser individualizada, baseando-se nas características inerentes à gravidade e à extensão da doença, aos fatores relacionados ao paciente (idade, comorbidades), ao momento da operação (urgência ou eletivo) e à experiência da equipe cirúrgica.

O arsenal técnico do cirurgião envolvido no tratamento dessa afecção deve incluir o método videolaparoscópico e, mais recentemente, o robótico, buscando otimizar os resultados em casos selecionados.

O conhecimento de todas as opções técnicas aliado à experiência e habilidade técnica do executor, são os pilares do sucesso cirúrgico.

REFERÊNCIAS BIBLIOGRÁFICAS

1. Thorson AG, Goldberg SM. Benign colon: diverticular disease. In: Wolff BG, Fleshman JW, Beck DE, Pemberton JH, Wexner SD, Church JM, et al., editors. The ASCRS textbook of colon and rectal surgery. 1st ed. New York: Springer;2007. p. 269-85.
2. Hinchey EJ, Schaal PG, Richards GK. Treatment of perforated diverticular disease of the colon. Adv Surg. 1978;12:85-109.
3. Stocchi L. Current indications and role of surgery in the management of sigmoid diverticulitis. World J Gastroenterol. 2010;16(7):804817.
4. Ambrosetti P, Grossholz M, Becker C, Terrier F, Morel P. Computed tomography in acute left colonic diverticulitis. Br J Surg. 1997;84(4):532-4.
5. Dias AR, Gondim ACN, Nahas SC. Atualização no tratamento da diverticulite aguda do cólon. Rev Bras Coloproct. 2009;29(3):363-71.
6. Nagorney DM, Adson MA, Pemberton JH. Sigmoid diverticulitis with perforation and generalized peritonitis. Dis Colon Rectum. 1985;28(2):71-5.
7. Krukowski ZH, Matheson NA. Emergency surgery for diverticular disease complicated by generalized and faecal peritonitis: a review. Br J Surg. 1984;71(12):921-7.
8. Belmonte C, Klas JV, Perez JJ, Wong WD, Rothenberger DA, Goldberg SM, et al. The Hartmann procedure. First choice or last resort in diverticular disease? Arch Surg. 1996;131(6):612-7.
9. Zeitoun G, Laurent A, Rouffet F, Hay J, Fingerhut A, Paquet J, et al. Multicentre, randomized clinical trial of primary versus secondary resection in generalized peritonitis complicating sigmoid diverticulitis. Br J Surg. 2000;87(10):1366-74.
10. Murray JJ, Schoetz DJ Jr, Coller JA, Roberts PL, Veidenheimer MC. Intraoperative colonic lavage and primary anastomosis in nonelective colon resection. Dis Colon Rectum. 1991;34(7):527-31.
11. Hall J, Hammerich K, Roberts P. New paradigms in the management of diverticular disease. Curr Probl Surg. 2010;47:680-735.
12. Ritz JP, Lehmann KS, Frericks B, Stroux A, Buhr HJ, Holmer C. Outcome of patients with acute sigmoid diverticulitis: multivariate analysis of risk factors for free perforation. Surgery. 2011;149(5):606-13.
13. Bolkenstein HE, Consten ECJ, van der Palen J, van de Wall BJM, Broeders IAMJ, Bemelman WA, et al. Long-term outcome of surgery versus conservative management for recurrent and ongoing complaints after an episode of diverticulitis: 5-year follow-up results of a multicenter randomized controlled trial (DIRECT-Trial). Ann Surg. 2019;269(4):612-20.
14. van de Wall BJM, Stam MAW, Draaisma WA, Stellato R, Bemelman WA, Boermeester MA, et al. Surgery versus conservative management for recurrent and ongoing left-sided diverticulitis (DIRECT trial): an open-label, multicentre,

randomised controlled trial. Lancet Gastroenterol Hepatol. 2017;2(1):13-22.

15. Wong WD, Wexner SD, Lowry A, Vernava A 3rd, Burnstein M, Denstman F, et al. Practice parameters for the treatment of sigmoid diverticulitis – supporting documentation. The Standards Task Force. The American Society of Colon and Rectal Surgeons. Dis Colon Rectum. 2000;43(3):125-32.
16. Thaler K, Baig MK, Berho M, Weiss EG, Nogueras JJ, Arnaud JP, et al. Determinants of recurrence after sigmoid resection for uncomplicated diverticulitis. Dis Colon Rectum. 2003;46(3):385-8.
17. Tocchi A, Mazzoni G, Fornasari V, Miccini M, Daddi G, Tagliacozzo S. Preservation of the inferior mesenteric artery in colorectal resection for complicated diverticular disease. Am J Surg. 2001;182(2):162-7.
18. Longchamp G, Abbassi Z, Meyer J, Toso C, Buchs NC, Ris F. Surgical resection does not avoid the risk of diverticulitis recurrence - a systematic review of risk factors. Int J Colorectal Dis. 2021;36(2):227-37.
19. Andeweg C, Peters J, Bleichrodt R, van Goor H. Incidence and risk factors of recurrence after surgery for pathology-proven diverticular disease. World J Surg. 2008;32(7):1501-6.
20. Detry R, Jamez J, Kartheuser A, Zech F, Vanheuverzwijn R, Hoang P, et al. Acute localized diverticulitis: optimum management requires accurate staging. Int J Colorectal Dis. 1992;7(1):38-42.
21. Hachigan MP, Honickman S, Eisenstat TE, Rubin RJ, Salvati EP. Computed tomography in the initial management of acute left-sided diverticulitis. Dis Colon Rectum. 1992;35(12):1123-9.
22. Saini S, Mueller PR, Wittenberg J, Butch RJ, Rodkey GV, Welch CE. Percutaneous drainage of diverticular abscess. An adjunct to surgical therapy. Arch Surg. 1986;121(4):475-8.
23. Ambrosetti P, Chautems R, Soravia C, Peiris-Waser N, Terrier F. Long-term outcome of mesocolic and pelvic diverticular abscesses of the left colon: a prospective study of 73 cases. Dis Colon Rectum. 2005;48:787-91.
24. Siewert B, Tye G, Kruskal J, Sosna J, Opelka F, Raptopoulos V, et al. Impact of CT-guided drainage in the treatment of diverticular abscesses: size matters. AJR Am J Roentgenol. 2006;186(3):680-6.
25. Kumar RR, Kim JT, Haukoos JS, Macias LH, Dixon MR, Stamos MJ, et al. Factors affecting the successful management of intra-abdominal abscesses with antibiotics and the need for percutaneous drainage. Dis Colon Rectum. 2006;49(2):183-9.
26. Golfieri R, Cappeli A. Computer tomography-guided percutaneous abscess drainage in coloproctology: review of the literature. Tech Coloproctol. 2007;11(3):197-208.
27. Ricciardi R, Baxter NN, Read TE, Marcello PW, Hall J, Roberts PL. Is the decline in the surgical treatment for diverticulitis associated with an increase in complicated diverticulitis? Dis Colon Rectum. 2009;52(9):1558-63.
28. Bauer VP. Emergency management of diverticulitis. Clin Colon Rectal Surg. 2009;22(3):161-8.
29. Seymour CW, Kahn JM, Martin-Gill C, Callaway CW, Yealy DM, Scales D, Angus DC. Delays from first medical contact to antibiotic administration for sepsis. Crit Care Med. 2017;45(5):759-65.
30. Rhodes A, Evans LE, Alhazzani W, Levy MM, Antonelli M, Ferrer R, et al. Surviving sepsis campaign: international guidelines for management of sepsis and septic shock: 2016. Intensive Care Med. 2017;43(3):304-77.
31. Meyhoff TS, Møller MH, Hjortrup PB, Cronhjort M, Perner A, Wetterslev J. Lower *vs.* higher fluid volumes during initial management of sepsis: a systematic review with meta-analysis and trial sequential analysis. Chest. 2020;157(6):1478-96.
32. Douglas IS, Alapat PM, Corl KA, Exline MC, Forni LG, Holder AL, et al. Fluid response evaluation in sepsis hypotension and shock: a randomized clinical trial. Chest. 2020;158(4):1431-45.
33. Saugel B, Huber W, Nierhaus A, Kluge S, Reuter DA, Wagner JY. Advanced hemodynamic management in patients with septic shock. Biomed Res Int. 2016;2016:8268569.
34. Binda GA, Karas JR, Serventi A, Sokmen S, Amato A, Hydo L, et al. Primary anastomosis *vs.* nonrestorative resection for perforated diverticulitis with peritonitis: a prematurely terminated randomized controlled trial. Colorectal Dis. 2012;14(11):1403-10.
35. Oberkofler CE, Rickenbacher A, Raptis DA, Lehmann K, Villiger P, Buchli C, et al. A multicenter randomized clinical trial of primary anastomosis or Hartmann's procedure for perforated left colonic diverticulitis with purulent or fecal peritonitis. Ann Surg. 2012;256(5):819-27.
36. Bridoux V, Regimbeau JM, Ouaissi M, Mathonnet M, Mauvais F, Houivet E, et al. Hartmann's procedure or primary anastomosis for generalized peritonitis due to perforated diverticulitis: a prospective multicenter randomized trial (DIVERTI). J Am Coll Surg. 2017;225(6):798-805.
37. Lambrichts DPV, Vennix S, Musters GD, Mulder IM, Swank HA, Hoofwijk AGM, et al. Hartmann's procedure *versus* sigmoidectomy with primary anastomosis for perforated diverticulitis with purulent or faecal peritonitis (LADIES): a multicentre, parallel-group, randomised, open-label, superiority trial. Lancet Gastroenterol Hepatol. 2019;4(8):599-610.
38. Binda GA, Bonino MA, Siri G, Di Saverio S, Rossi G, Nascimbeni R, et al. Multicentre international trial of laparoscopic lavage for Hinchey III acute diverticulitis (LLO Study). Br J Surg. 2018;105(13):1835-43.
39. Cirocchi R, Di Saverio S, Weber DG, Taboła R, Abraha I, Randolph J, et al. Laparoscopic lavage *versus* surgical resection for acute diverticulitis with generalised peritonitis: a systematic review and meta-analysis. Tech Coloproctol. 2017;21(2):93-110.
40. Azhar N, Johanssen A, Sundström T, Folkesson J, Wallon C, Kørner H, et al. Laparoscopic lavage *vs.* primary resection for acute perforated diverticulitis: long-term outcomes from the Scandinavian Diverticulitis (SCANDIV) randomized clinical trial. JAMA Surg. 2021;156(2):121-7.
41. Angenete E, Thornell A, Burcharth J, Pommergaard HC, Skullman S, Bisgaard T, et al. Laparoscopic lavage is feasible and safe for the treatment of perforated diverticulitis with purulent peritonitis: the first results from the randomized controlled trial DILALA. Ann Surg. 2016;263(1):117-22.
42. Taylor CJ, Layani L, Ghusn MA, White SI. Perforated diverticulitis managed by laparoscopic lavage. ANZ J Surg. 2006;76(11):962-5.
43. Schultz JK, Azhar N, Binda GA, Barbara G, Biondo S, Boermeester MA, et al. European Society of Coloproctology: guidelines for the management of diverticular disease of the colon. Colorectal Dis. 2020;22(Suppl 2):5-28.
44. Hall J, Hardiman K, Lee S, Lightner A, Stocchi L, Paquette IM, et al. Prepared on behalf of the Clinical Practice Guidelines Committee of the American Society of Colon and Rectal Surgeons. The American Society of Colon and Rectal Surgeons clinical practice guidelines for the treatment of left-sided colonic diverticulitis. Dis Colon Rectum. 2020;63(6):728-47.
45. Sartelli M, Weber DG, Kluger Y, Ansaloni L, Coccolini F, Abu-Zidan F, et al. 2020 update of the WSES guidelines for the management of acute colonic diverticulitis in the emergency setting. World J Emerg Surg. 2020;15(1):32.
46. Engledow AH, Pakzad F, Ward NJ, Arulampalam T, Motson RW. Laparoscopic resection of diverticular fistulae: a 10-year experience. Colorectal Dis. 2007;9(7):632-4.

47. Stocchi L. Current indications and role of surgery in the management of sigmoid diverticulitis. World J Gastroenterol. 2010;16(7):804-17.
48. Guenaga KF, Matos D, Castro AA, Atallah AN, Wille-Jørgensen P. Mechanical bowel preparation for elective colorectal surgery. Cochrane Database Syst Rev. 2005;25(1):CD001544.
49. Alves A, Panis Y, Slim K, Heyd B, Kwiatkowski F, Mantion G, et al. French multicenter study prospective observational study of laparoscopic *versus* open colectomy for sigmoid diverticular disease. Br J Surg. 2005;92(12):1520-5.
50. Köckerling F, Schneider C, Reymond MA, Scheidbach H, Scheuerlein H, Konradt J, et al: Laparoscopic resection of sigmoid diverticulitis. Results of multicenter study. Laparoscopic Colorectal Surgery Study Group. Surg Endosc. 1999;13(6):567-71.
51. Schwandner O, Farke S, Fischer F, Eckmann C, Schiedeck TH, Bruch HP. Laparoscopic colectomy for recurrent and complicated diverticulitis: a prospective study of 396 patients. Langenbecks Arch Surg. 2004;389(2):97-103.
52. Souza JVS. Tratamento cirúrgico da doença diverticular através do acesso videolaparoscópico: apresentação de 35 casos. Rev Bras Coloproctol. 1998;18(1):66-70.
53. Regadas FSP, Rodrigues LV, Regadas SMM, Nogueira MAA, Regadas RP, Regadas Filho FSP. Sigmoidectomia laparoscópica no tratamento da doença diverticular hipertônica. Experência com 80 Casos. Rev Bras Videocir. 2004;2(1):14-8.
54. Klarenbeek BR, Bergamaschi R, Veenhof AA, van der Peet DL, van den Brobek WT, de Lange ES, et al. Laparoscopic *versus* open sigmoid resection for diverticular disease: follow-up assessment of the randomized control Sigma trial. Surg Endosc. 2011;25(4):1121-6.
55. Gervaz P, Mugnier-Konrad B, Morel P, Huber O, Inan I. Laparoscopic *versus* open sigmoid resection for diverticulitis: long-term results of a prospective, randomized trial. Surg Endosc. 2011;25(10):3373-8.
56. Raue W, Paolucci V, Asperger W, Albrecht R, Büchler MW, Schwenk W, et al. Laparoscopic sigmoid resection for diverticular disease has no advantages over open approach: midterm results of a randomized controlled trial. Langenbeck's Arch Surg. 2011;396(7):973-80.
57. Abraha I, Binda GA, Montedori A, Arezzo A, Cirocchi R. Laparoscopic *versus* open resection for sigmoid diverticulitis. Cochrane Database Syst Rev. 2017;11(11):CD009277.
58. Francis NK, Sylla P, Abou-Khalil M, Arolfo S, Berler D, Curtis NJ, et al. EAES and SAGES 2018 consensus conference on acute diverticulitis management: evidence-based recommendations for clinical practice. Surg Endosc. 2019;33(9):2726-41.
59. Sauerland S, Agresta F, Bergamaschi R, Borzellino G, Budzynski A, Champault G, et al. Laparoscopic for abdominal emergencies: evidence-based guidelines of the European Association for Endoscopy Surgery. Surg Endosc. 2006;20(1):14-29.
60. Franklin ME Jr, Portillo G, Treviño JM, Gonzalez JJ, Glass JL. Long-term experience with the laparoscopic approach to perforated diverticulitis plus generalized peritonitis. World J Surg. 2008;32(7):1507-11.
61. Benn PL, Wolff BG, Ilstrup DM. Level of anastomosis and recurrent colonic diverticulits. Am J Surg. 1986;269-71.
62. Frizelle FA, Dominguez JM, Santoro GA. Management of postoperative recurrent diverticulitis: a review of the literature. J R Coll Surg Edinb. 1997;42(3):186-8.
63. Longchamp G, Abbassi Z, Meyer J, Toso C, Buchs NC, Ris F. Surgical resection does not avoid the risk of diverticulitis recurrence – a systematic review of risk factors. Int J Colorectal Dis. 2021;36(2):227-37.

SEÇÃO 61-6

PAPEL DA VIDEOCIRURGIA NO MANEJO DA DOENÇA DIVERTICULAR

Rubens Valarini

O conteúdo desta seção (págs. 1186 a 1192), encontra-se disponível on-line.

Para acessá-lo, aponte a câmera do seu smartphone ou tablet para a imagem acima.

PARTE XI DISTÚRBIOS DA EVACUAÇÃO

CONSTIPAÇÃO INTESTINAL

CAPÍTULO 62

SEÇÃO 62-1

CONSTIPAÇÃO INTESTINAL: INCIDÊNCIA, FISIOPATOLOGIA E ASPECTOS CLÍNICOS

Sânzio dos Santos Amaral

O conteúdo desta seção (págs. 1195 a 1198), encontra-se disponível on-line.

Para acessá-lo, aponte a câmera do seu smartphone ou tablet para a imagem acima.

SEÇÃO 62-2

INVESTIGAÇÃO RACIONAL DA CONSTIPAÇÃO INTESTINAL

Hélio Moreira Júnior ■ José Paulo Teixeira Moreira

CONCEITO

A definição de normalidade para frequência evacuatória resume-se em evacuar diariamente. Entretanto, outros sintomas associados como dor abdominal que alivia após a evacuação, sensação de evacuação incompleta, necessidade de grande esforço evacuatório, necessidade de manobras digitais que auxiliem a evacuação e a mudança no formato e na consistência das fezes (fezes endurecidas ou em cíbalos) devem ser avaliados em pacientes com constipação intestinal, podendo sugerir os mecanismos envolvidos na gênese deste distúrbio funcional. Considera-se como ritmo intestinal fisiológico uma frequência evacuatória de três vezes ao dia até três vezes por semana. Os critérios de Roma III podem ser úteis na identificação de pacientes obstipados.[1] Entretanto, nem sempre é possível preencher todos os pré-requisitos estabelecidos, mesmo tendo o médico plena convicção de que seu paciente seja notoriamente uma pessoa obstipada (Quadro 62-2-1).

PREVALÊNCIA

Constipação intestinal é um sintoma muito comum na sociedade ocidental, principalmente nas populações de países industrializados, nas quais os hábitos alimentares e os estilos de vida social e profissional das pessoas influenciam decisivamente na manifestação deste sintoma. Estima-se que cerca de 2% da população norte-americana tenham, frequentemente, sintomas de constipação intestinal.[2] Entretanto, acredita-se que a frequência deste sintoma nas populações ocidentais pode atingir até 34% da população.[3] A prevalência é maior em mulheres (aproximadamente três vezes mais frequente do que em homens), em pessoas com mais de 65 anos de idade e sedentárias, sendo, portanto, muito comum em grupos de pessoas residentes em asilos e hospitais geriátricos.[4,5] Entretanto, a sua frequência também é considerável na população mais jovem, principalmente nas mulheres.

Quadro 62-2-1. Critérios de Roma III para Constipação Crônica Funcional

- Presença de pelo menos dois sintomas, por 12 semanas, nos últimos 6 meses precedentes ao diagnóstico:
  - Menos que três evacuações por semana
  - Esforço evacuatório em mais de 25% das evacuações
  - Fezes endurecidas e/ou fragmentadas em mais de 25% das evacuações
  - Sensação de evacuação incompleta em mais de 25% das evacuações
  - Manobras manuais facilitadoras da evacuação em mais de 25% das evacuações

QUALIDADE DE VIDA

Apesar de se tratar de um sintoma, e não de uma doença propriamente dita, a sua presença, em casos mais graves e refratários ao tratamento convencional, representa um grande problema na vida destes pacientes, com piora significativa da qualidade de vida quando comparado com pessoas assintomáticas. Há uma frequente associação de sintomas como astenia, cefaleias importantes, tontura, que participam no aumento de abstencionismo ao trabalho em até dois terços dos pacientes obstipados.[6] Curioso observar que o tempo de trânsito intestinal tem uma relação inversa à qualidade de vida das pessoas: pacientes obstipados com trânsito intestinal normal têm pior qualidade de vida do que pacientes obstipados com trânsito colônico lento, provavelmente, refletindo o subgrupo de pacientes com síndrome do intestino irritável nos quais, os sintomas que prevalecem e determinam uma maior deterioração da qualidade de vida são a dor e a distensão abdominal.[7]

CAUSAS DE CONSTIPAÇÃO INTESTINAL

Dieta Inadequada e Hábitos de Vida

Há hábitos de vida, presentes na grande maioria dos pacientes com queixas de constipação intestinal, cuja correção determina a resolução dos sintomas. Discutiremos, a seguir, cada um destes mecanismos causadores de constipação primária.

Fatores Dietéticos

Fibras e água. Esta é a forma mais barata e eficiente de tratar uma pessoa obstipada. Dieta rica em fibras resulta na formação de fezes mais volumosas, o que distende a parede intestinal e, consequentemente, estimula o seu peristaltismo. Considera-se como adequada a ingestão diária de pelo menos 20 a 40 gramas de fibras e de pelo menos 2 litros de líquido não alcoólico e não cafeinado.[8,9] Pode parecer uma receita simples, entretanto, o desafio maior é conseguir manter os pacientes obedientes a esta orientação. Mudar hábitos de vida é, sem dúvida, um grande desafio para qualquer pessoa. O mesmo ocorre quando se faz necessária a mudança de hábitos alimentares. A maioria inicia bem o tratamento, porém, gradualmente desiste de cumprir o que havia sido estabelecido, "fraudando" os resultados positivos obtidos no princípio do tratamento. Para estes pacientes, a adoção do regime alimentar proposto não é mais suficientemente eficaz para resolver os seus sintomas. Deve-se, entretanto, adotar cautela para concluir que realmente houve falha do tratamento e lembrar que, além de hábitos alimentares e psicossociais inadequados, pode coexistir no mesmo paciente algo mais que possa ser responsável pelos seus sintomas.

Fatores Anatômicos e Psicossociais

Pacientes do sexo feminino são notadamente mais suscetíveis ao surgimento da constipação intestinal.[6,10] Fatores hormonais e anatômicos parecem ser relevantes para esta maior prevalência.[11,12] A pelve feminina é mais larga e a parede anterior do reto não se contrapõe, em quase toda sua extensão, a estruturas anatômicas maciças como observado nos homens; tais características podem determinar uma maior dificuldade de esvaziamento da ampola retal. Existe uma clara associação entre o surgimento ou agravamento da constipação intestinal com o antecedente de histerectomia.[13,14] O mecanismo fisiopatogênico para esta ocorrência permanece sem um esclarecimento definitivo; as possibilidades incluem variações hormonais, fatores psicológicos, como a depressão, e lesões iatrogênicas dos plexos pélvicos parassimpáticos e nervos hipogástricos quando é feita a ligadura dos ligamentos uterinos. Acrescentamos, ainda, um fator mecânico que pudemos observar claramente em exames de cinedefeco-ressonância.[15] O útero funciona como um anteparo à parede anterior do reto, pressionando a mesma na direção posterior e inferior da pelve, facilitando o esvaziamento do conteúdo retal. A ausência do útero, em contrapartida, determina a perda deste suporte à parede anterior do reto, resultando, eventualmente, na formação de retoceles e, consequentemente, em uma maior dificuldade de esvaziamento. Fatores psicossociais também atuam como decisivos para a alta frequência deste sintoma no sexo feminino. O ato evacuatório, desde criança, para a maioria das mulheres, representa um "desafio", e não um ato fisiológico cotidiano em sua vida. Frequentemente para as meninas o reflexo evacuatório é postergado devido a "impossibilidade momentânea" de poder evacuar "com segurança" e discrição. Já na sua fase adulta, estes hábitos acabam sendo incorporados em suas vidas resultando em quadro de constipação intestinal crônica, muito provavelmente desencadeada pelo próprio condicionamento a que foi imposto desde a sua idade infantil.

Na sociedade moderna, pessoas muito envolvidas com seu trabalho, com sua rotina diária de vida quase que absolutamente preenchida pelas suas atividades laborativas, com níveis de *stress* e de competição elevados, e com pouco tempo para cuidar de si próprias, representa um terreno fértil para o surgimento da constipação intestinal. Normalmente são pessoas que se alimentam e dormem irregularmente, e simplesmente não têm tempo para nada, nem mesmo para atender suas necessidades fisiológicas.

É, também, bastante comum a ocorrência de distúrbios psiquiátricos em pacientes obstipados, como a depressão, ansiedade, compulsão e mania.[4,16,17] Quando presentes, o tratamento e resolução do quadro podem ser bastante complexos, e, normalmente, necessita de ajuda de especialista. Deve-se considerar, em casos mais graves, a possibilidade de antecedente de abuso doméstico físico e/ou sexual como fator de origem, tanto para os transtornos mentais como para o surgimento da constipação intestinal.[18]

Atividade Física Regular

Praticar alguma atividade física com regularidade resulta, também, além dos benefícios cardiovasculares, em melhor funcionamento intestinal. O fortalecimento das musculaturas abdominais e pélvicas parece ser o efeito responsável pela melhora do hábito intestinal. Há quem credite ao sedentarismo, comum na população mais idosa, como sendo um dos fatores responsáveis pela alta incidência deste sintoma neste subgrupo de pessoas.[19] Sabe-se que pacientes idosos acamados têm maior prevalência deste sintoma quando comparados com pacientes da mesma idade, porém com o hábito de praticar regularmente exercícios físicos. Até mesmo a simples rotina de fazer caminhadas pode resultar em grande benefício para o paciente. Melhora da saúde mental, do hábito alimentar e redução do uso de medicamentos que apresentam, como efeito colateral, a constipação intestinal, são alguns dos vários benefícios advindos desta prática, que é incorporada não como um hábito, mas como um estilo de vida.

Causas Extraintestinais

Existem doenças que, apesar de não acometerem diretamente o trato digestivo, podem cursar com episódios de constipação, por vezes transitória, mais comumente de caráter crônico, início insidioso e de piora progressiva.

O hipotireoidismo pode, quando presente, resultar em constipação intestinal; o diagnóstico e tratamento adequados, com reposição hormonal, resultam, na maioria das vezes, em melhora clínica dos sintomas.

O diabetes pode, também, causar constipação intestinal e, às vezes, também quadros de diarreia crônica. A neuropatia periférica, com diminuição da sensibilidade visceral pode ser um dos mecanismos responsáveis por causar maior dificuldade evacuatória.

Outras anormalidades endócrinometabólicas podem também associar-se à constipação intestinal (Quadro 62-2-2).

Quadro 62-2-2. Causas Extraintestinais de Constipação Intestinal

Endocrinometabólicas	Medicamentosas	Psiquiátricas	Neurológicas
▪ Hipotireoidismo ▪ Hipocalemia ▪ Gravidez ▪ Diabetes *mellitus* ▪ Hipercalcemia ▪ Uremia ▪ Feocromocitoma ▪ Hipopituitarismo ▪ Porfiria ▪ Mucovicidose	▪ Codeína ▪ Antidepressivo ▪ Ferro ▪ Laxativos antracenos ▪ Anticolinérgicos ▪ Antiácidos ▪ Tranquilizantes ▪ Anti-inflamatório não hormonal ▪ Quimioterápicos ▪ Bloqueador de canal de cálcio	▪ Depressão ▪ Psicoses ▪ Anorexia ▪ História de abuso físico/sexual ▪ Megacólon psicogênico	▪ Neoplasia cerebral ▪ Parkinson ▪ Esclerose múltipla ▪ Trauma de medula espinal ▪ Acidente vascular cerebral ▪ Meningocele ▪ Doença de Hirschsprung

Doenças do sistema nervoso central ou periférico também podem cursar com sintomas de constipação intestinal – vide Quadro 62-2-2. Por vezes, o uso de medicações específicas para o tratamento de doenças neurológicas apresenta, como efeito adverso, o surgimento deste sintoma. As lesões traumáticas do sistema nervoso, desde as cerebrais, espinhais e as lesões iatrogênicas após cirurgias pélvicas também são causas comuns de constipação intestinal. Estudos já demonstraram que quando há lesão de medula espinhal entre C4 e T12, há um prolongamento significativo do tempo de trânsito colônico à esquerda.[20]

Causas Intestinais

São subdivididas em dois grupos:

- *Causas secundárias:* neste grupo de pacientes, o sintoma de constipação é consequência de doenças primárias do intestino grosso, que podem ser causadoras da suboclusão ou oclusão completa da luz do órgão. O câncer colorretal pode cursar com episódios de constipação intestinal, usualmente intercalado por episódios de diarreia. Frequentemente há relato de perda de sangue vivo e/ou muco nas fezes e está relacionada com lesões de cólon esquerdo e reto. A presença destes sinais de alerta reforça a necessidade de investigação endoscópica destes pacientes. A doença diverticular hipertônica de cólon sigmoide também pode cursar com episódios de constipação intestinal. Entretanto deve-se ressaltar que estes sintomas, normalmente, são mais evidentes após uma crise de diverticulite que respondeu ao tratamento clínico medicamentoso. Apesar de debelado o quadro infeccioso, o enrijecimento, a tortuosidade e a diminuição do calibre do órgão resulta em dificuldade de trânsito, e, consequentemente, constipação intestinal. Estes pacientes relatam piora dos sintomas de acordo com a alimentação e a dor abdominal frequentemente está presente, com alívio após a evacuação. É comum o afilamento das fezes e raramente há relato de hematoquezia. A colopatia chagásica é também uma causa comum em nosso meio, principalmente na região Centro-Oeste, Minas Gerais e Bahia. A suspeita desta doença surge com a história de constipação intestinal crônica, com piora progressiva, podendo estar associada a outros sintomas digestivos como a disfagia, ou cardíacos, como palpitações. A sorologia positiva para doença de Chagas reforça a suspeita clínica, e a confirmação diagnóstica pode ser feita com o enema opaco que evidencia megacólon, usualmente megassigmoide, alongamento importante deste segmento e megarreto. Antecedente de fecaloma e vólvulo aumentam a possibilidade diagnóstica. Por vezes, a suspeita de colopatia chagásica só poderá ser confirmada após a realização de exames complementares, os quais serão discutidos em outra sessão deste capítulo. Outras causas secundárias podem também causar constipação intestinal (Quadro 62-2-3).

Quadro 62-2-3. Causas Intestinais de Constipação Intestinal

Causa primária	Obstrução de saída	*Anismus*
		Descenso perineal
	Neuropatia visceral	Aganglionose congênita
		Síndrome do intestino irritável
	Causa idiopática	Inércia colônica
		Megacólon e/ou megarreto idiopático
	Origem psicogênica	Megacólon psicogênico
Causa secundária	Obstrução mecânica do cólon	Neoplasia
		Vóvulo
		Diverticulite crônica de repetição
		Colite isquêmica
		Estenose anastomótica
		Endometriose colorretal
		Intussuscepção retoanal
	Obstrução de saída	Doença orificial
		Retocele
		Sigmoidocele/enterocele
		Prolapso retal
	Neuropatia visceral	Doença de Chagas

- *Causa primária:* como o próprio nome sugere, a origem do sintoma de constipação estaria no próprio intestino ou na musculatura do diafragma pélvico envolvida no ato evacuatório. Do ponto de vista didático, podemos dividir estas causas em quatro grupos: 1. Obstrução de saída; 2. Neuropatia visceral; 3. Origem psicogênica; 4. Causa idiopática. Entretanto, na prática diária, é comum termos pacientes obstipados cuja caracterização diagnóstica se torna muito difícil. No grupo de pacientes com obstrução de saída destacamos aqueles portadores de *anismus*, condição clínica já descrita na década de 1960, que se caracteriza pela incoordenação motora da musculatura do diafragma pélvico (mais especificamente do músculo puborretal) durante o esforço evacuatório; para estes pacientes, quando se faz necessário o relaxamento destes músculos, ocorre, paradoxalmente, a contração ou o não relaxamento adequado, dificultando o esvaziamento do reto.[21] O descenso perineal normalmente está associado à neuropatia dos nervos pudendos e fica difícil estabelecer se isto ocorre como causa ou em consequência do quadro de constipação intestinal crônica.[22,23] Em pacientes portadores da síndrome do intestino irritável com constipação intestinal, o que prevalece são sintomas de dor e distensão abdominal que aliviam após a evacuação. A correção do hábito intestinal nem sempre é suficiente para aliviar os sintomas destes pacientes, visto que esta hipersensibilidade visceral está relacionada com fatores intrínsecos do sistema neuroentérico da parede intestinal, mais especificamente, com os receptores da serotonina.[24] Na população pediátrica, destacam-se como causa primária da constipação intestinal a doença de Hirschsprung e o megacólon psicogênico,[25-27] o primeiro, uma condição congênita em que há aganglionose dos plexos de Meissner e

Auerbach, e o segundo, como uma condição adquirida, por volta dos 2 a 4 anos de idade, relacionada com fatores do desenvolvimento psicossocial da criança. A inércia colônica é outra causa primária de constipação intestinal, a qual, a despeito do grande número de publicações produzidas recentemente, trata-se de uma situação rara, de difícil diagnóstico e de prognóstico incerto. Maiores detalhes destas enfermidades serão discutidos a seguir.

AVALIAÇÃO CLÍNICA DA CONSTIPAÇÃO DE CAUSA INTESTINAL

A observação atenta para alguns detalhes da história clínica do paciente é de grande utilidade para se identificar(em) o(s) fator(es) causador(es) deste sintoma. Constipação intestinal associada à dor abdominal que alivia após a evacuação é sugestivo de síndrome do intestino irritável. Por outro lado, a utilização de suporte perineal que auxilia o ato evacuatório e a sensação de evacuação incompleta sugere mecanismos de obstrução de saída, os quais serão detalhados a seguir.

Os hábitos alimentares de pacientes obstipados são, na grande maioria dos casos, pobres em fibras e deficientes na ingestão de líquidos. Mudar estes hábitos, como já comentamos, pode tornar-se um desafio muito maior do que parece a princípio. A proposta não é para se mudar apenas a dieta, mas sim o estilo de vida, com adoção de hábitos de vida saudáveis, como a realização de atividade física regular e maior tempo para o lazer. Há, frequentemente, um período de negação da própria responsabilidade para o surgimento dos sintomas. Uma parcela significativa de pacientes tem dificuldade em reconhecer a deficiência de fibras e líquidos em sua rotina alimentar, além de ignorar a importância de mudanças nos seus hábitos de vida; outro grupo de pacientes simplesmente não consegue mudar seus hábitos, e, apenas uma minoria dos pacientes consegue, persistentemente, adotar novas rotinas em seus estilos de vida.

AVALIAÇÃO PSICOLÓGICA

Tratar constipação intestinal implica na necessidade de se avaliar os pacientes como um todo; alterações da esfera emocional normalmente estão presentes como causa ou como consequência deste sintoma. Períodos de maior estresse podem agravar os sintomas de constipação intestinal, além de determinar a falha do tratamento clínico. Por estas razões, frequentemente se faz necessário abordar aspectos do cotidiano da vida destes pacientes, na tentativa de se identificar fatores psicossociais que poderiam estar corroborando para o surgimento do sintoma.

Para aqueles que tiveram seus sintomas de constipação intestinal iniciados ainda na infância, refratário ao tratamento clínico conservador, deve-se investigar a possibilidade de traumas psicológicos como, afastamento do convívio dos pais, perda de parentes próximos ou, até mesmo, violência doméstica e abuso físico ou sexual.

A constipação intestinal que surge na infância pode ter particularidades distintas a erros de hábitos alimentares, podendo inclusive ser causa do surgimento da encoprese e do megacólon psicogênico. Normalmente os sintomas surgem durante a fase anal de desenvolvimento sexual da criança. Neste período de sua vida, também descrito como fase da libido ou hedonismo anal, o desejo e o prazer localizam-se, primordialmente, nas excreções e fezes. Freud subdividiu-a em duas fases: a primeira que é de expulsão, durante a qual o prazer vem da evacuação das fezes, e a segunda que é a de retenção, onde o prazer advém do acúmulo de fezes na ampola retal. Coincidentemente, a fase anal ocorre justamente com o período em que a criança adquire o controle esfincteriano. Aprender a controlar o desejo evacuatório traduz-se também em estar limpo ou em estar sujo. Pais muito rigorosos e repreensivos nos seus métodos de educação, com exigência de horários para ir ao banheiro ou punição por "ainda" sujar suas roupas resulta em implicações diretas no comportamento da criança que passa a reter as fezes e constipar-se.

Apressar a criança com comandos do tipo "termina logo com isto", só irá provocar um quadro de grande ansiedade.

Outra situação peculiar, na qual a criança busca maior atenção de seus pais, a retenção voluntária das fezes é uma arma eficaz de manipulação das emoções de seus familiares, causando grande preocupação e consequentemente envolvimento afetivo com a criança. A história clínica é quase sempre a mesma, de sintomas de constipação intestinal que surgiram logo após a retirada das fraudas, fato este por vezes realizado de forma ainda intempestiva. Observa-se uma mudança de comportamento da criança que se torna mais arredia, escondendo-se nos cantos das paredes da casa. Quando evacua, normalmente há eliminação de fezes bastante calibrosas. O diagnóstico diferencial deve ser feito com a doença de Hirschsprung, e, para tanto, a eletromanometria, pela possibilidade de avaliação do reflexo inibitório retoanal, tem papel fundamental para elucidação do caso.

EXAMES CONVENCIONAIS DE ESTUDO DOS CÓLONS E DO RETO

Enema Opaco e Videocolonoscopia

Antes de discutir qual método deva ser empregado, é importante ressaltar que nem sempre é essencial a investigação de todo cólon de pacientes obstipados. A refratariedade dos sintomas e a presença de outros sinais de alerta justificam a sua recomendação. O enema opaco, em nossa visão, tem vantagens sobre a videocolonoscopia na avaliação de pacientes obstipados. Utilizando-se a radiografia contrastada, podemos obter uma melhor avaliação da forma, do diâmetro, da extensão e dos contornos dos cólons e do reto. A videocolonoscopia deve ser realizada na vigência de outros sinais de "alerta" como sangramento retal, alteração súbita do hábito intestinal, e naqueles pacientes com idade acima de 50 anos e com história familiar de câncer colorretal.

EXAMES DE AVALIAÇÃO DA FISIOLOGIA EVACUATÓRIA

A avaliação e o tratamento inicial de pacientes obstipados de causa primária são capazes de elucidar o diagnóstico e equacionar o sintoma em 80% a 90% dos casos, a despeito da frequente refratariedade das queixas do paciente, usualmente relacionadas com a falta de aderência aos novos hábitos de vida. Para uma minoria dos casos, alguns exames mais sofisticados podem ajudar na identificação das causas da constipação intestinal, e serão descritos a seguir.

Tempo de Trânsito Colônico

Este exame tem como objetivo avaliar o tempo decorrido entre a ingestão de marcadores radiopacos até a sua evacuação. Vários métodos foram propostos para a avaliação do tempo de trânsito intestinal, entretanto, muitas destas propostas têm apenas valor histórico, como as radiografias simples com sulfato de bário,[28] os métodos colorimétricos (carmim, carvão),[29] o uso de partículas inabsorvíveis (sementes e contas) e os meios químicos (tiocianato de cobre).[30,31] Atualmente os métodos mais aplicados para a medida do trânsito intestinal são feitos com o uso de partículas radiopacas e por cintilografia.

Marcadores Radiopacos

O uso de marcadores radiopacos para a avaliação do tempo de trânsito colônico é uma maneira simples, de fácil reprodução e de custo relativamente baixo. Com este exame é possível categorizar, de forma não invasiva, os quadros de constipação funcional.[32]

Utilizam-se, nos dias de hoje, marcadores radiopacos atóxicos e acondicionados no interior de cápsulas que, depois de ingeridas, liberam o seu conteúdo na luz intestinal, sendo possível a sua identificação com radiografias simples de abdome (Fig. 62-2-1).

Existem vários protocolos descritos para a realização deste exame, com diferenças no número de anéis radiopacos ingeridos, e número de radiografias realizadas. No Serviço de Coloproctologia da Faculdade de Medicina da Universidade Federal de Goiás, adota-se a seguinte rotina:

1. *Dia 0:* dia da ingestão da cápsula contendo 24 anéis radiopacos.
2. *Dia 3:* radiografia simples de abdome com incidência anteroposterior.
3. *Dia 5:* radiografia simples de abdome com incidência anteroposterior.

Nenhum preparo intestinal é indicado antes da administração da cápsula, assim como se deve evitar o uso de drogas laxativas ou "constipantes" no período de avaliação. Estimula-se a ingestão diária de uma dieta rica em fibras (entre 20 e 30 gramas) e de, pelo menos, 2 litros de água ou bebidas não alcoólicas e não cafeinadas. A cada radiografia realizada, registra-se a localização dos marcadores radiopacos assim como a quantidade de anéis já eliminados.

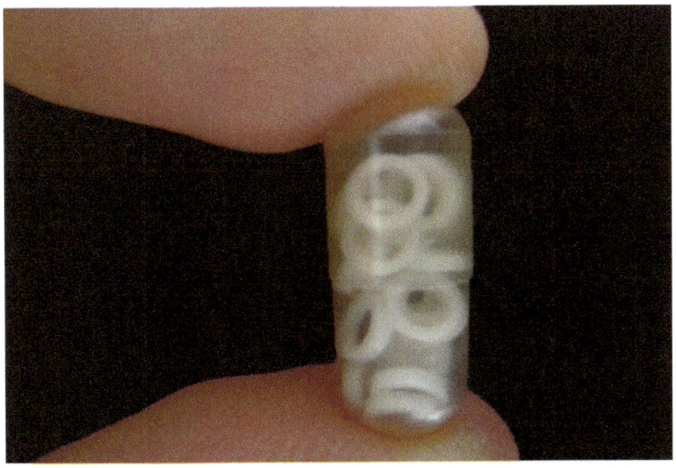

Fig. 62-2-1. Cápsula com anéis radiopacos utilizada para avaliação do tempo de trânsito colônico.

Eventualmente a sobreposição de estruturas ósseas, materiais de síntese (como placas metálicas), ou materiais do vestuário do paciente que porventura não foram retiradas antes do exame geram dúvidas na contagem dos anéis radiopacos. A realização de radiografia complementar, com modificações na incidência dos raios X, esclarece estas dúvidas com relativa facilidade.

Não há um consenso sobre qual seria o tempo normal de trânsito intestinal. Mas, para a maioria dos autores, a eliminação de pelo menos 80% dos marcadores contados na radiografia do terceiro dia após a ingestão da cápsula é considerada como normal. Sobrado *et al.*[33] avaliaram o tempo de trânsito colônico de voluntários assintomáticos com estes marcadores e observaram que a média de tempo do trânsito colônico foi de 36,61 h ± 3,48 h, com tempo de trânsito segmentar muito semelhante (cólon direito 11,51 h ± 2,28 h; cólon esquerdo 12,14 h ± 2,19 h; retossigmoide 12,96 h ± 2,23 h). Observaram ainda que o trânsito era mais lento no sexo feminino (40,9 h em média) que no sexo masculino (32,5 h em média).

O tempo de trânsito colônico segmentar, proposto por Archan *et al.*[34] determina a realização de radiografias a cada 24 h e avalia-se o número e a topografia dos marcadores presentes. Entretanto, a identificação do tempo de trânsito segmentar traz pouca utilidade prática para a rotina ambulatorial. Alguns estudos demonstraram que a realização de colectomia parcial em pacientes que apresentavam retardo segmentar do trânsito colônico eram seguidos de resultados funcionais pós-operatórios desapontadores, com alta incidência de recidiva dos sintomas de constipação intestinal.[35,36]

Cintilografia Colônica

O método cintilográfico consiste na ingestão de material radioativo (cápsulas com moléculas ou microesferas marcadas com radioisótopos) e posterior obtenção de imagens captadas em uma gamacâmara. A maior limitação do uso deste método consiste na dificuldade de disponibilidade do marcador *índio 111* em nosso país, considerado como um dos radiofármacos mais adequados para o estudo do trânsito intestinal devido a sua meia-vida permitir avaliação do trânsito intestinal até 3 dias após a sua ingestão. Outros marcadores, como o Tc 99 m-DTPA, Tc 99-mesalazina, I 131-celulose, Tc 99-coloides sulfúricos e o In111-DTPA, apesar de disponíveis, apresentam limitações na sua prática diária. Alguns autores sugerem como método de avaliação o uso do citrato de gálio 67 marcando partículas de carvão ativado, por ser mais barato e disponível, e por não ser absorvido após a sua ingestão pelo tubo digestivo. Além disso, a meia-vida deste radioisótopo (78 h) torna-se apropriada para estudos mais prolongados como ocorre na constipação crônica (Quadro 62-2-4). Entretanto a experiência com este método diagnóstico ainda é pequena em nosso meio profissional.

Quadro 62-2-4. Radionucleotídeos Utilizados para Diagnóstico em Medicina Nuclear. Observe que das Drogas que podem ser Utilizadas para Estudo do Trânsito Intestinal, Aquelas com Meia-vida mais prolongada, estão em Negrito

Nuclídeo	Meia-vida (h)
99mTc	6
123I	13
67Ga	78
111In	67
201Tl*	73

* Utilizado para estudo de função renal.

AVALIAÇÃO DOS RESULTADOS DO TTC

1. TTC normal:
   A constatação de trânsito normal em pacientes que se intitulavam como constipados sugere a ocorrência de "constipação intestinal crônica factícia", quando o paciente se mostra insatisfeito com seu padrão de funcionamento intestinal, a despeito de ser considerado um ritmo intestinal dentro dos limites da normalidade. Pacientes portadores da síndrome do intestino irritável (SII), embora possam ter o TTC preservado, apresentam sintomas como distensão e dor abdominal os quais são atribuídos à falta de uma frequência evacuatória satisfatória; sabe-se, entretanto, que estes sintomas ocorrem mais verdadeiramente devido à hipersensibilidade visceral mediada por mecanismos de liberação de receptores da serotonina, e não devido a um trânsito intestinal lento.
2. TTC com retenção difusa:
   Oitenta porcento dos anéis radiopacos devem ser eliminados no terceiro dia após a ingestão da cápsula e a totalidade destes marcadores no quinto dia de avaliação. Se estes permanecem distribuídos ao longo de todo cólon, há a possibilidade de tratar-se de um caso de "inércia colônica". A(s) causa(s) desta enfermidade permanece(m) sem esclarecimento. Existem apenas suspeitas histopatológicas e teorias ainda não completamente convincentes que sugerem algumas possibilidades, como a redução do número de células de Kajal,[37] a modificação dos reflexos colocolônicos e da sensibilidade visceral,[38] assim como a diminuição do número de receptores da serotonina.[39,40] O retardo do TTC com padrão de retenção difusa é um parâmetro importante para diferenciar pacientes portadores da síndrome do intestino irritável (SII) com predominância de sintomas de constipação (TTC normal) daqueles pacientes portadores de constipação crônica idiopática (com TTC reduzido).
3. TTC com retenção distal:
   O terceiro padrão de retenção dos marcadores é o de obstrução distal ou de saída. Nesta situação, a maioria dos marcadores permanece retida na região do reto e sigmoide no terceiro e no quinto dia de avaliação, sugerindo um quadro de defecação obstruída (Fig. 62-2-2). Suposta obstrução de saída pode ocorrer devido a uma única ou a associadas alterações anatômicas e/ou funcionais do reto e do diafragma pélvico (retocele, enterocele, sigmoidocele, descenso perineal aumentado, a procidência interna e a contração paradoxal do músculo puborretal ou *anismus*). A avaliação dinâmica do ato evacuatório, quer seja pela ultrassonografia, cinedefecografia, cinedefecorressonância ou eletromiografia, é essencial para a complementação diagnóstica destes pacientes.

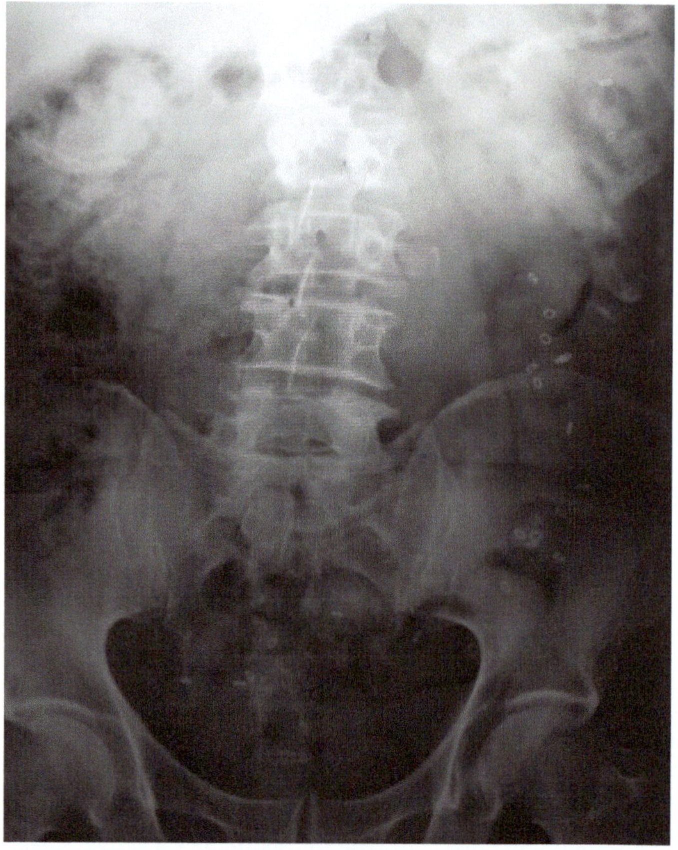

Fig. 62-2-2. Radiografia simples de abdome realizada 5 dias após a ingestão da cápsula com anéis radiopacos. Observa-se a presença de todos os 24 marcadores retidos em cólon esquerdo e reto, sugestivo de um mecanismo de obstrução de saída.

Apesar da utilidade da avaliação do tempo de trânsito colônico (TTC) como método diagnóstico capaz de estabelecer em qual subgrupo um determinado paciente obstipado deva pertencer, algumas limitações deste método precisam ser mencionadas:

- Pacientes cuja principal queixa é a sensação de evacuação incompleta, esforço evacuatório excessivo ou desconforto abdominal. Podemos encontrar uma avaliação normal do trânsito intestinal nestas situações, reforçando a ideia atual de que a definição de constipação intestinal não deve ter como único parâmetro a frequência evacuatória.
- O que se avalia neste exame consiste, simplesmente, em uma fotografia de um filme muito mais complexo do que representa verdadeiramente o trânsito intestinal na vida cotidiana do paciente. Inúmeros fatores podem influenciar o resultado, como a dieta adotada naquele período, o estado emocional do paciente, a variação hormonal, o uso de medicações etc. Uma prova definitiva da interferência

externa nos resultados é o comum efeito "placebo" que as cápsulas com marcadores radiopacos podem apresentar, as quais são eventualmente responsabilizadas pelos pacientes por um efeito laxativo após a sua ingestão.

- A distribuição difusa dos marcadores deve ser considerada como provável indicação de uma inércia colônica. Deve-se, entretanto, excluir causas de obstrução de saída ao trânsito intestinal, mesmo sabendo que, mais comumente, para este tipo de alteração, encontramos uma distribuição distal dos marcadores no cólon sigmoide e no reto. Em pacientes com graves sintomas de constipação, a impactação fecal pode causar um obstáculo ao deslocamento dos marcadores, retendo-os no cólon direito, o que poderia causar a falsa impressão de que a difusa retenção dos marcadores é causada por uma dismotilidade universal dos segmentos dos cólons.
- Deve-se ainda, diante da suspeita do diagnóstico de inércia colônica, avaliar o tempo de trânsito orocecal. É possível que, além do retardo de trânsito colônico, o paciente apresente trânsito lento do trato digestivo superior. Esta pandismotilidade digestiva é causa de insucesso do tratamento cirúrgico de uma suposta inércia colônica.[41-43]
- Concluir-se pelo diagnóstico de inércia colônica tem implicações terapêuticas importantes. Pacientes com esta enfermidade, mesmo quando bem selecionados, são submetidos a tratamento cirúrgico de grande porte (colectomia total com ileorreto anastomose), associado a taxas de morbidade morbidez e mortalidade até então inexistentes para a sua condição prévia de obstipado. Tão grave ainda é a possibilidade de que para alguns pacientes operados persistem alguns dos sintomas presentes no período pré-operatório como dor, desconforto e gases abdominais.
- A despeito de alguns estudos tentarem identificar alguma alteração anatomopatológica para pacientes com suposto diagnóstico de inércia colônica, sua caracterização ainda é fundamentada na história clínica e em estudos funcionais, cuja interpretação do resultado pode ser alterada por inúmeros fatores intrínsecos e extrínsecos imprevisíveis e, portanto, impossíveis de serem completamente controlados pelo médico assistente no momento de estabelecer-se um diagnóstico final.

Trabalhos evidenciaram que, a realização de colectomia parcial, baseada em estudo de trânsito colônico com suposta lentificação do trânsito intestinal de apenas um segmento do cólon, resultam em resposta funcional pós-operatória desapontadora, com alta incidência de permanência ou recidiva da constipação intestinal.

Tempo de Trânsito Orocecal

A retenção difusa de marcadores observada no quinto dia de estudo do tempo de trânsito colônico merece outras considerações não menos importantes, com implicação direta na terapia proposta a estes pacientes. Não raramente este padrão sugestivo de inércia colônica pode também estar associado à dismotilidade do trato gastrointestinal alto (pseudo-obstrução intestinal). A complementação diagnóstica com a realização do tempo de trânsito orocecal, a manometria de delgado, manometria esofágica e o tempo de esvaziamento gástrico por cintilografia podem, portanto, ser necessárias para obter-se um diagnóstico ainda mais preciso.[44-48]

Cinedefecografia (CD)

A cinedefecografia é um exame que reproduz o ato evacuatório do paciente muito próximo daquele que acontece no seu cotidiano. Tem sua maior importância em situações clínicas nas quais se suspeita de um mecanismo de obstrução de saída, quer seja funcional (*anismus*) ou anatômico (retoceles, sigmoidoceles, descenso perineal, intussuscepção anorretal). O exame é realizado seguindo as seguintes normas técnicas:

1. Prescreve-se ao paciente dois enemas evacuatórios, 4 horas e 2 horas antes do exame.
2. O contraste a ser injetado via retal é uma mistura de fubá de milho e suspensão de sulfato de bário de que resulta uma massa homogênea, de consistência pastosa.
3. Paciente é posicionado em decúbito lateral esquerdo em uma mesa de fluoroscopia.
4. Injeção da pasta de bário via retal é feita através de uma sonda retal até que o paciente informe o desejo de evacuar.
5. Paciente é posicionado em um assento radiotransparente.
6. Posiciona-se o tubo fluoroscópico na altura da pélvis para incidência lateral da radiação.
7. Solicita-se ao paciente que faça a contração do canal anal, seguido pelo relaxamento e esforço evacuatório.
   Obs.: Para cada uma destas três fases é feita uma radiografia.
8. Durante o esforço evacuatório, as imagens da movimentação do conteúdo retal são visualizadas e gravadas em um aparelho de videocassete, ou mesmo digitalizadas e armazenadas em arquivo de vídeo, quando se trata de equipamento mais moderno, para posterior análise do exame.

Deve-se considerar que fatores externos podem interferir no resultado do exame, principalmente quando há suspeita do diagnóstico do *anismus*.[49,50] O fato de expor o paciente a um ambiente diferente do habitual e solicitar que ele evacue diante de pessoas estranhas pode, por si só, ser motivo de alterar a sua dinâmica evacuatória. É possível adotar medidas que atenuam a influência destes fatores no resultado do exame. O paciente deve ser minuciosamente esclarecido sobre o procedimento e as solicitações que lhe serão feitas durante o exame. Deve-se proporcionar um ambiente calmo, com luz atenuada, temperatura agradável e com o mínimo de pessoas dentro do recinto. Por vezes é necessário questionar o paciente se há uma reprodução dos sintomas durante o exame. Quando há dúvidas sobre a dificuldade de eliminar o contraste retal, solicita-se ao paciente que se dirija à toalete, e, estando então em ambiente de completa privacidade, solicita-lhe que tente, mais uma vez, evacuar o contraste. Caso esta segunda tentativa seja bem-sucedida, fica claro que o constrangimento ao qual ele havia sido submetido fora o motivo maior de não ter evacuado de maneira satisfatória durante o exame.

Apesar da importância deste exame e da maior acessibilidade ao equipamento necessário para a realização deste exame, e o custo menor quando comparado com a cinedefecorressonância, a disponibilidade deste método diagnóstico parece ainda ser restrita a poucos centros médicos do Brasil.

Cinedefecorressonância (CDR)

Trata-se da evolução natural da cinedefecografia, com possibilidade de observar, com mais detalhe, as estruturas anatômicas pélvicas durante toda a dinâmica evacuatória.[51-53] Ao contrário da CD, podemos observar não somente o contraste intrarretal, mas os órgãos pélvicos e a relação entre eles durante o ato evacuatório. Podemos, portanto, avaliar não somente as alterações anatômicas e funcionais do períneo posterior, mas, também, aquelas presentes no períneo anterior comumente associadas, como cistoceles e enteroceles. Por intermédio deste exame podemos observar, com clareza, o papel do útero durante o esforço evacuatório, pressionando a parede anterior do reto e, consequentemente, facilitando o esvaziamento do reto. Outras alterações anatômicas, até então pouco identificadas, como enteroceles retrorretais, puderam ser identificadas (Fig. 62-2-3). A CDR traz ainda a vantagem de não expor o paciente à radiação, e ser de realização mais rápida. Em contrapartida, trata-se de um exame de custo elevado, exige um programa de computador específico para estudo dinâmico pela ressonância, e ser pouco acessível à maioria dos pacientes. Outro fator limitante seria a posição na qual o paciente permanece durante o exame. Realizamos um estudo comparando os resultados da CD e da CDR em 10 pacientes, do sexo feminino, todas com queixas de constipação intestinal[15]. Pudemos constatar que, apesar destes exames serem realizados com o paciente colocado em posições distintas (o primeiro exame, com o paciente sentado, e o segundo com o paciente deitado em decúbito dorsal com pernas e troncos fletidos em 30°), os resultados foram semelhantes em todos os casos estudados. A exceção foi a medida do descenso perineal estático, o qual foi mais acentuado na CD. A justificativa desta diferença estaria justamente na posição adotada pelo paciente durante o exame. Quando o paciente se encontra na posição sentada, a ação da gravidade já posiciona o diafragma pélvico em uma posição mais baixa do que quando este mesmo paciente se encontra deitado. Quando há esforço evacuatório, os valores do descenso dinâmico voltam a ser superponíveis nos dois métodos, visto que o fator que mais influencia o descenso perineal, nesta etapa do exame, é o esforço evacuatório e o consequente aumento da pressão intra-abdominal, que ocorre semelhantemente nas duas situações (sentado ou deitado). Este estudo, portanto, evidenciou que a posição do paciente não traz influência importante na análise final dos resultados.

Eletromanometria Anorretal

A eletromanometria anorretal pode ser um exame importante para o diagnóstico da colopatia chagásica, uma vez que este exame possibilita avaliar a presença do reflexo inibitório retoanal.[54] Em situações nas quais o paciente apresenta quadro clínico de constipação intestinal crônica, de piora progressiva, com sorologia positiva para doença de Chagas e megacólon radiológico, o diagnóstico pode ser feito sem a necessidade de avançar na investigação.

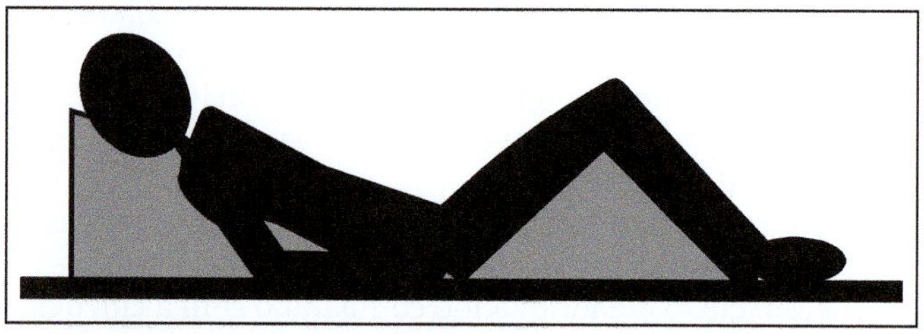

Fig. 62-2-3. Ilustração do posicionamento do paciente durante o exame de cinedefecorressonância.

Entretanto, há casos de pacientes com constipação crônica, sorologia positiva para doença de Chagas, porém sem megacólon radiológico. Neste contexto, deve-se considerar a alta prevalência de sorologia positiva para doença de Chagas em nosso meio, e de que apenas 30% destes indivíduos soropositivos irão apresentar alguma forma clínica isolada ou associada da doença (isto é, megacólon, megaesôfago, cardiopatia chagásica e outras formas mais raras como megaduodeno).[55] Estabelecer uma relação causal entre sorologia positiva e surgimento dos sintomas de constipação intestinal seria, no mínimo, precipitado. Pela elucidação do reflexo inibitório retoanal, a eletromanometria anorretal poderia, então, definir se existe ou não acalásia esfincteriana e, consequentemente, estabelecer se há relação entre causa (colopatia chagásica) e efeito (constipação intestinal).

A eletromanometria tem ainda papel importante para a elucidação diagnóstica de constipação intestinal em crianças, principalmente quando os sintomas surgiram em idade muito precoce. Há, nessas situações, a possibilidade de se tratar de um caso de megagólon congênito ou doença de Hirschsprung. Estes pacientes revelam, à eletromanometria, a ausência do reflexo inibitório retoanal, ou acalásia do esfíncter interno do ânus, à semelhança da colopatia chagásica. Desde a introdução deste método no Serviço de Coloproctologia da Faculdade de Medicina da UFG, mais de 100 crianças com menos de 5 anos foram encaminhadas para o nosso laboratório para investigação de provável megacólon congênito de segmento curto ou ultracurto. Em apenas três pacientes foi observada acalásia do esfíncter interno, confirmando a suspeita inicial. Deve-se enfatizar que a adoção rotineira deste método para a investigação diagnóstica da constipação intestinal em crianças evitou a necessidade de procedimentos diagnósticos ou terapêuticos mais invasivos, como a biópsia retal, para a imensa maioria dos casos.

Ultrassonografia de Canal Anal

O advento da ultrassonografia endoanal capaz de gerar imagens com três dimensões trouxe novas aplicações deste método diagnóstico para as diversas condições anatômicas e funcionais do diafragma pélvico causadoras de constipação intestinal por obstrução de saída.[56] Estudos controlados evidenciaram que com o uso deste exame é possível identificar pacientes com retoceles, intussuscepção retoanal, *anismus* e até mesmo identificar o descenso perineal durante as distintas fases de repouso, contração voluntária e esforço evacuatório.[57-59] A presença da sonda ultrassonográfica posicionada no canal anal não parece interferir nos resultados encontrados quando comparados com a cinedefecografia convencional. Ressalta-se, ainda, o fato de este exame não expor o paciente a radiação e possibilidade de capturar e armazenar, dinamicamente, as imagens do canal anal durante o repouso, contração voluntária e esforço evacuatório, podendo ser revistas e estudadas detalhadamente em outro momento.

A limitação do uso da ultrassonografia de canal anal é o custo do equipamento e, consequentemente, a baixa disponibilidade desta tecnologia para a grande maioria de pacientes.

Eletromiografia do Diafragma Pélvico

A eletromiografia é um método capaz de avaliar a atividade elétrica muscular, sendo, portanto, possível utilizá-lo para a musculatura anorretal. Por algum tempo, e ainda segundo alguns autores, trata-se do método padrão-ouro para avaliação de *anismus*.[60] Entretanto, o desconforto causado pela aplicação de agulhas ao redor da margem anal com eletrodos capazes de registrar atividade muscular durante o ato evacuatório representa uma grande limitação deste método. Fica difícil imaginar que alguém com dor na região perianal seja capaz de reproduzir o ato evacuatório habitual. O uso de eletrodos de superfície seria uma alternativa aos eletrodos de agulha.[61] Entretanto, durante o esforço evacuatório, o que se espera acontecer é a redução da atividade mioelétrica dos músculos esfíncter externo e puborretal e um aumento da atividade do músculo pubococígeo, com a finalidade de se evitar uma descida exagerada do diafragma pélvico.[62] Consequentemente, a captação de atividade mioelétrica através destes eletrodos pode não representar o grupamento muscular de interesse de estudo, dificultando a interpretação destes resultados. Seu uso está mais difundido para o tratamento destes pacientes, mais especificamente para a realização de sessões de *biofeedback*.[63]

Teste da Expulsão de Balão Intrarretal

O teste de expulsão de balão intrarretal parece ser, *a priori*, a forma mais simples de avaliar a capacidade de expulsão do conteúdo retal. Consiste na introdução de um balão intrarretal com água, seguida da solicitação ao paciente que o elimine através do esforço evacuatório. Seu maior valor estaria naqueles pacientes que conseguem executar esta solicitação, praticamente afastando a possibilidade de uma obstrução de saída. Entretanto, para aqueles que não obtêm sucesso nesta manobra, deve-se adotar maior cautela antes de o enquadrar como portador de obstrução de saída.[64] O balão tem propriedades físicas bastante distintas do conteúdo fecal como capacidade de deformação, consistência, formato, impossibilidade de fragmentação, viscosidade e resistência de superfície, características estas que podem, por si só, determinar uma maior dificuldade de evacuá-lo.

COMENTÁRIOS FINAIS

Diagnosticar e tratar, adequadamente, um paciente com queixa de constipação intestinal representa um grande desafio ao especialista, visto que fatores dietéticos, psicossociais, sistêmicos e primários do trato digestivo podem estar presentes isoladamente ou, mais comumente, em associação.

Mudar os hábitos de vida de uma pessoa é sempre um grande desafio, exige disciplina do paciente, paciência e perseverança do médico assistente. Apesar de serem situações clínicas que não colocam em risco a vida do paciente, nos casos mais graves pode causar grande impacto na qualidade de vida, e por isto merece a devida atenção e envolvimento da assistência médica.

Causas primárias da constipação intestinal representam uma minoria absoluta dos casos, e por isto a investigação mais aprofundada com exames que avaliam a fisiologia dos cólons, reto e musculatura anorretal deve ser utilizada com critério e com senso crítico.

Identificar os fatores causadores da obstipação intestinal aumenta a chance de sucesso do tratamento; equipe multidisciplinar pode ser necessária para estabelecer um diagnóstico preciso e terapia adequada.

REFERÊNCIAS BIBLIOGRÁFICAS

1. Douglas A. Drossman. The Functional Gastrointestinal Disorders and the Rome III Process. Gastroenterology. 2006;130:1377-1390.
2. Sonnenberg A, Koch TR. Epidemiology in the United States. Dis Colon Rectum. 1989;32:1-8.
3. Whitehead WE, Chaussade S, Corazziari E, Kumar D. Report of an international workshop on management of constipation. Gastroenterology Intl. 1991;4:99-113.
4. Everhart JE, Go VLW, Johanes RS, Fitzsimmons SC, Roth HP White LR. A longitudinal survey of self-reported bowel habits in the United States. Dig Dis Sci. 1989;34: 1153-1162.
5. Talley NJ, Fleming KC, Evans JM, O'Keefe EA, Weaver AL, Zinsmeister AR, Melton LJ. Constipation in an elderly community: A study of prevalence and potential risk factors. Am J Gastroenterol. 1996;91:19-25.
6. Talley NJ, Weaver AL, Zinmeister AR, Melton LJ. Functional constipation and outlet delay: A population-based study. Gastroenterology. 1993;105:781-790.
7. Glia A, Lindberg G. Quality of life in patients with different types of functional constipation. Scand J Gastroenterol. 1997;32:1083-1089.
8. Schiller LR. Review article: the therapy of constipation. Aliment Pharmacol Ther. 2001;15:749-763.
9. Devroede G. Constipation. In: Sleisenger MH, Fordtran JS eds. Gastrointestinal Disease: Pathophysiology, Diagnosis and Treatment. Philadelphia: WB Saunders; 1989. p. 331-368.
10. Read NW, Timms JM, Barfield LJ, Donnelly TC, Bannister JJ. Impairment of defecation in young women with severe constipation. Gastroenterology. 1986;90:53-60.
11. Christofides ND, Ghatei MA, Bloom SR, Borberg C, Gillmer MDG. Decreased plasma motilin concentrations in pregnancy. Br Med J. 1982;285:1453-1454
12. Preston DM, Rees LH, Lenard-Jones JE. Gynecological disorders and hyperprolactinemia in chronic constipation. Gut. 1983;24:A480.
13. Taylon T, Smith AN, Fulton PM. Effects of hysterectomy on bowel function. Br Med J. 1989;299:300-301.
14. Roe AM, Bartolo DC, Mortensen NJ. Slow transit constipation. Comparison between patients with or without previous hysterectomy. Dig Dis Sci. 1988;33:1159-1164.
15. Prieto FG, Moreira Jr H, Leite APTM, Moreira JPT, Melo APSA, Lauar MV, et al. Estudo comparativo entre cinedefecografia e cinedefecorressonância para avaliação de distúrbios do assoalho pélvico. Ver Bras de Coloproctologia. 2009;29:27-28.
16. Dykes S, Smilgin-Humphreys S, Bass C. Chronic idiopathic constipation: a psychological enquiry. European Journal of Gastroenterology & Hepatology. 2001;13:39-44.
17. Wald A, Hinds JP, Caruana BJ. Psychological and physiological characteristics of patients with severe idiopathic constipation. Gastroenterology. 1989;97:932-937.
18. Leroi AM, Bernier C, Watier A, Hémond M, Goupil G, Black R, et al. Prevalence of sexual abuse among patients with functional disorders of the lower gastrointestinal tract. Int J Colorectal Dis. 1995;10:200-206.

19. De Schryver AM, Keulemans YC, Peters HP, Akkermans LM, Smout AJ, De Vries WR, et al. Effects of regular physical activity on defecation pattern in middle-aged patients complaining of chronic constipation. Scand J Gastroenterol. 2005;40(4):422-429.
20. Menardo G, Bausano G, Corazziari E, Fazio A, Marangi A, Genta V, et al. Large-bowel transit in paraplegic patients. Dis Colon Rectum. 1987;30:924:928.
21. Wasserman JF. Puborectalis syndrome: Rectal stenosis due to anorectal spasm. Dis Colon Rectum. 1964;7:87-98.
22. Kiff ES, Barnes PR, Swash M. Evidence of pudendal neuropathy in patients with perineal descent and chronic straining at stool. Gut. 1984;25:1279-1282.
23. Baek HN, Hwang YH, Jung YH. Clinical Significance of Perineal Descent in Pelvic Outlet Obstruction Diagnosed by using Defecography. J Korean Soc Coloproctol. 2010;26(6):395-401.
24. R Spiller, Q Aziz, F Creed, A Emmanuel, L Houghton, P Hungin, et al. Whorwell Guidelines on the irritable bowel syndrome: mechanisms and practical management. Gut. 2007;56:1770-1798.
25. Hirschsprung H. Constipation in the newborn as a result of dilation and hypertrophy of the colon. Dis Colon Rectum In: Classic Articles in Colonic and Rectal Surgery. 1981;24(5):408-410.
26. Davies MR, Cywes S, Rode H. The manometric evaluation of the ectosphincteric reflex in total colonic aganglionosis. J Pediatr Surg. 1981;16:660-3.
27. Moreira H. Obstrução Intestinal de Origem Psicogênica na Criança. Clinica, Diagnóstico e Tratamento. Revista Goiana de Medicina. 2000;24:57-65.
28. Hertz AF, Morton CJ, Cook F. The passage of food along the human alimentary canal. Guy's Hospital Reports. 1907;61:389-427.
29. Labayle D, Modigliani R, Matuchansky C, Rambaud JC, Bernier JJ. Diarrhee avec acceleration du transit intestinal. Gastroenterol Clin Biol. 1977;1:231-42.
30. Alvarez WC, Freedlander BL. The rate of progress of food residues through the bowel. JAMA. 1924;23:576-80.
31. Dick M. Use of cuprous thiocyanate as a short-term continuous marker for faeces. Gut. 1969;10:408-12.
32. Xiong GY, Zhao ZQ. Clinical significance of functional constipation categorized by colonic transit time and pelvic floor electromyography. Chin J Dig Dis. 2004;5(4):156-9.
33. Sobrado CW, Pires CEF, Habr-Gama A, Kiss DR. Avaliação do tempo de trânsito colônico com marcadores radiopacos: estudo com voluntários assintomáticos. Rev Col Bras Cir. 2005;2;32(3):111-114.
34. Arhan P, Devroede G, Jehannin B, Lanza M, Faverdin C, Dornic C, et al. Segmental colonic transit time. Dis Colon Rectum. 1981;24:625-9.
35. Preston DM, Hawley PR, Lenard-Jones JE, Todd IP. Results of colectomy for severe idiopathic constipation in women (Arbuthnot Lane's Disease). BR J Surg. 984;71:547-552.
36. Gray EJ, Marteinsson TH. Dolichocolon: indications for operations. AM Surg. 1971;37:509-511.
37. Shafik A, Shafik AA, El-Sibai O, Shafik IA. Interstitial cells of cajal in patients with constipation due to total colonic inertia. J Invest Surg. 2006;19(3):147-53.
38. Shafik A, Ahmed I. Study of the motile activity of the colon in rectal inertia constipation. J Gastroenterol Hepatol. 2002;7(3):270-275.
39. Zhao RH, Baig M, Thaler KJ, Mack J, Abramson S, Woodhouse S, et al. Reduced expression of serotonin receptor(S) in the left colon of patients with colonic inertia. Dis Colon & Rectum. 2003;46(1):81-86.
40. Zhao R, Baig M K, Wexner SD, Chen W, Singh JJ, Nogueras JJ, et al. Enterochromaffin and serotonin cells are abnormal for patients with colonic inertia Dis Colon & Rectum. 2000;43(6):858-863.
41. Kuijpers HC. Application of the colorectal laboratory in diagnosis and treatment of functional constipation. Dis Colon Rectum. 1990;33:35-39.
42. Rex DK, Lappas JC, Goulet RC, Madura JA. Selection of constipated patients as subtotal colectomy candidates. J Clin Gastroenterol. 1992;15:212-217.
43. Redmond JM, Smith GW, Barofsky I, Ratych RE, Goldsborough DC, Schuster MM. Physiological tests to predict long-term outcome of total abdominal colectomy for intractable constipation. Am J Gastroenterol. 1995;90:748-753.
44. Knowles CH, Scott M, Lunniss PJ. Outcome of colectomy for slow transit constipation. Ann Surg. 1999;230(5):627-638.
45. Redmond JM, Smith GW, Barofsky I, Ratych RE, Goldsborough DC, Schuster M. Physiological tests to predict long term outcome of total abdominal colectomy for intractable constipation. Am J Gastroenterol. 1995;90:748-753.
46. Wedel T, Roblik UJ, Ott V, Eggers R, Schiedeck TH, Krammer HJ, et al. Oligoneuronal hypoganglionosis in patients with idiopathic slow-transit constipation. Dis Colon Rectum. 2001;45:54-62.
47. Glia A, Lindberg G. Antroduodenal manometry findings in patients with slow-transit constipation. Scand J Gastroeterol. 1998;33:55-62.
48. Mac Donald A, Baxter JN, Bessent RG, Gray HW, Finlay IG. Gastric emptying in patients with constipation following childbirth and due to idiopatic slow transit. Br J Surg. 1997;84:1141-1143.
49. Jorge JMN, Wexner SD, Machetti F, Rosato GO, Sullivan ML, Jagelman DG. How reliable are currently available methods of measuring the anorrectal angle? Dis Colon Rectum. 1992;35:332-338.
50. Turnbull GK, Bartram CI, Lennard-Jones JE. Radiology studies of rectal evacuation in adults with idiopathic constipation. Dis Colon Rectum. 1988;31:190-197.
51. Healy J. Dynamic MR Imaging Compared with Evacuation Proctography when Evaluating Anorectal Configuration and Pelvic Floor Movement. AJR. 1997;169:775-779.
52. Lamb GM. Upright Dynamic MR defeacating proctography in an open configuration MR System. BJR. 2000;73:152-155.
53. Matsuoka H, Wexner SD, Desai MB, Nakamura T, Nogueras JJ, Weiss EG, et al. A Comparison between Dynamic Pelvic Magnetic Resonance Imaging and Videoproctography in Patients with Constipation. Dis Colon Rectum. 2001;44(4):571-576.
54. Rezende JM, Moreira H. Megacolo Chagásico. In: Porto JAF. Clínica das doenças intestinais. Rio de Janeiro: Atheneu; 1978. p. 451-74
55. Rezende JM, Moreira H. Chagasic megaesophagus and megacolon: historical review and present consepts. Arq Gastroenterol. 1988;25(special issue):32-43.
56. Murad-Regadas SM, Regadas FS, Rodrigues LV, Silva FR, Soares FA, Escalante RD. A novel three-dimensional dynamic anorectal ultrasonography technique (echodefecography) to assess obstructed defecation, a comparison with defecography Surg Endosc. 2008 Apr;22(4):974-9.
57. Regadas FS, Murad-Regadas SM, Wexner SD, Rodrigues LV, Souza MH, Silva FR, et al. Anorectal three-dimensional endosonography and anal manometry in assessing anterior rectocele in women: a new pathogenesis concept and the basic surgical principle. Colorectal Dis. 2007 Jan;9(1):80-5.
58. Murad-Regadas SM, Regadas FS, Rodrigues LV, Souza MH, Lima DM, Silva FR, et al. A novel procedure to assess anismus using three-dimensional dynamic anal ultrasonography. Colorectal Dis. 2007 Feb;9(2):159-65.

59. Murad-Regadas SM, Regadas FS, Rodrigues LV, Oliveira L, Barreto RG, de Souza MH, et al. Types of pelvic floor dysfunctions in nulliparous, vaginal delivery, and cesarean section female patients with obstructed defecation syndrome identified by echodefecography. Int J Colorectal Dis. 2009 Oct;24(10):1227-32.
60. Preston DM, Lennard-Jones JE. Anismus in chroic constipation. Dig Dis Sci. 1985;30:413-418.
61. Binnie NR, Kawimbe BM, Papachrysotomou M, Clare N, Smith NA. THe importance of the orientation of the electrode patês in recording the external anal sphincter EMG by non-invasive anal plug electrodes. Int Colorectal Dis. 1991;6(5):8-11.
62. Lubowski DZ, Kin DW, Finlay IG. Electromyography of the pubococygeus muscles in patients with obstructed defaecation. Int J Colorectal Dis. 1992;7:173-176.
63. Schwartz MS (Ed). Biofeedback: a practitioner´s guide. 2nd ed. New York: Guilford; 1995.
64. Schouten WR, Briel JW, Auwerda JJ, van Dam JH, Gosselink MJ, Ginai AZ, et al. Anismus: fact or fiction? Dis Colon Rectum. 1997;40:1033-1041.

SEÇÃO 62-3

CONSTIPAÇÃO INTESTINAL (TRATAMENTO CLÍNICO)

Henrique Sarubbi Fillmann

INTRODUÇÃO

O termo "doença funcional" define manifestações clínicas decorrentes de distúrbios da função de determinado órgão ou sistema, sem que haja evidências de qualquer alteração bioquímica ou morfológica. Seu diagnóstico, baseado em sintomas, é sustentado por dados epidemiológicos, que mostram concordância na frequência de certos sintomas em grupos populacionais. Apenas sintomas, no entanto, não são suficientemente específicos para que se faça o diagnóstico de "doença funcional".

Por outro lado, a sua alta frequência na prática clínica aponta para a possível coexistência com outras enfermidades; dessa forma, é indispensável que se excluam outras entidades nosológicas com clínica semelhante e que responderão a tratamentos diferentes.[1]

Os distúrbios gastrointestinais funcionais ou doenças funcionais são distúrbios mais comuns e também dos mais difíceis de compreender e tratar. Até recentemente, existiam limitações importantes para que se fizessem diagnósticos positivos adequados dessas entidades, bem como um risco grande de se realizar de maneira exagerada estudos diagnósticos para "afastar doença orgânica".

Os distúrbios funcionais do sistema digestório (DFSDs) incluindo os distúrbios da evacuação, representam entidades clínicas relevantes por vários motivos, entre outros:

A) São de prevalência significativa na população.
B) Podem comprometer de maneira expressiva a qualidade de vida de seus portadores.
C) Representam um custo social importante pelos exames diagnósticos a que os pacientes são submetidos, pelo ausentismo (diminuição da produção no trabalho como consequência dos sintomas) e pelo absenteísmo que são provocados pelo consumo de medicamentos a eles associados.

Ao longo do tempo, um dos problemas básicos tem sido o não reconhecimento de sua existência. Como consequência desse fato, os pacientes portadores desses distúrbios funcionais foram desassistidos em suas necessidades básicas.

Dentre as doenças estruturais do trato intestinal, estão as enfermidades que causam sintomas múltiplos de dor, náuseas, vômito, empachamento, diarreia e constipação.[2]

Enquanto as doenças estruturais podem ser identificadas pelos patologistas e tratadas no mesmo momento pela tecnologia médica, os sintomas não estruturais que descrevemos como "funcionais" continuam enigmáticos e menos passiveis de explicação ou a um tratamento efetivo.

Considerados frequentemente como "problemas cotidianos", existem fatores fisiológicos, psíquicos e socioculturais que amplificam a percepção desses sintomas, fazendo que eles sejam sentidos de modo mais grave, causem problemas e tornem-se ameaçadores, com impacto subsequente nas atividades do dia a dia.

A medicina tradicional costuma pesquisar por uma doença (inflamatória, infecciosa, neoplásica e outras anormalidades estruturais) para que se tenha em mão um diagnóstico e se possa oferecer um tratamento específico. Na maioria dos casos,[3] não é encontrada etiologia estrutural alguma, e o médico conclui que o paciente apresenta um problema "funcional". Este paciente passa a ser avaliado e tratado de acordo com o diagnóstico.

Tal abordagem clínica resulta de uma conceituação imperfeita dos distúrbios da evacuação e também das implicações inexatas, depreciativas e potencialmente prejudiciais que alguns médicos ou pacientes atribuem a eles.[4]

O que falta nessas atitudes e nesses comportamentos é uma compreensão apropriada da verdadeira gênese destes sintomas funcionais, reconhecimento de seu impacto sobre os pacientes e uma base racional para diagnosticá-los e tratá-los.

CONSIDERAÇÕES GERAIS

A constipação ou obstipação intestinal funcional é queixa muito comum e, provavelmente, das mais frequentes em consultórios médicos. Persistem como um desafio tanto do ponto de vista diagnóstico quanto terapêutico. Não é propriamente uma doença, nem um sinal, mas sim um sintoma e, como tal, pode ser originado de vários distúrbios intestinais ou extraintestinais.[5]

A palavra constipação possui significados diferentes para pessoas diferentes e os sintomas são difíceis de serem quantificados.[6]

A constipação por apresentar uma alta prevalência torna-se um desafio e dificuldade em seu diagnóstico e tratamento seletivo.

Este desafio e dificuldade estão alicerçados nestes aspectos:

- O conceito varia entre pacientes e profissionais, dificultando seu estudo e manejo.
- A etiologia é multifatorial e complexa.
- A indução de indicação cirúrgica às vezes é desnecessária.
- Preconceitos e tabus dificultam sua avaliação objetiva.

Por não se tratar de uma enfermidade, mas sim de um sintoma, há necessidade de cuidadosa investigação para estabelecimento diagnóstico e tratamento.[7]

Os critérios baseados nos sintomas podem ajudar a orientar no diagnóstico do tipo de constipação que o paciente apresenta e a abordagem de seu tratamento, reduzindo assim a solicitação de exames desnecessários e a padronização e a seleção dos pacientes segundo os estudos clínicos.

Os distúrbios da evacuação podem ser divididos em quatro categorias:

A) Problemas de motilidade (p. ex., alterações do trânsito intestinal).
B) Defecação obstruída (p. ex., anismo).
C) Síndrome do intestino irritável (tempo de trânsito normal e sem disfunção do assoalho pélvico).
D) Tempo de trânsito lento e disfunção do assoalho pélvico.

Consequentemente, a característica das manifestações da obstipação intestinal funcional exige uma gama de diferentes conceitos que variam de pessoa a pessoa.

Assim, alguns se sentem obstipados quando não conseguem evacuar diariamente, outros quando as fezes estão endurecidas ou o volume evacuatório é pequeno ou, ainda, quando há a sensação de evacuação incompleta, distensão abdominal, desconforto e mal-estar geral ou dor abdominal.

A) Constipação com tempo de trânsito lento; assoalho pélvico normal; inércia colônica.
B) Disfunção do assoalho pélvico; tempo de trânsito normal.
C) Tempo de trânsito normal e sem disfunção do assoalho pélvico.

Pode ainda representar a manifestação de variadas enfermidades etiológicas como:

- Distúrbios metabólicos orgânicos, defeito de inervação extrínseca do cólon, neoplasias e relação com o uso de fármacos. Na maioria dos pacientes, entretanto, nenhuma anormalidade específica é encontrada sendo a constipação considerada como de "natureza funcional", já comentada no item anterior.[8]

Os pacientes tendem a exagerar na primeira consulta, por isto aconselhamos que a colheita de informações seja prospectiva, durante algumas semanas.

Outros pacientes permanecem sem diagnóstico devido a queixas intermitentes, pacientes insatisfeitos com seu hábito intestinal (constipação fictícia) ou devido a graves sintomas psicossociais.

Como sendo um sintoma frequente, incidente numa parcela significativa da população ocidental, afeta mais de 28% dos indivíduos da América do Norte, tendo uma prevalência nos EUA entre 12% e 19%. Chega atingir cerca de 50% dos atendimentos ambulatoriais de clínica especializada em gastroenterologia e 14% a 15% da população em geral, frequência esta que aumenta com a idade, chegando a atingir 40% de pacientes idosos, com idade acima de 65 anos.[9]

É interessante destacar que existem diversos fatores epidemiológicos, étnicos e socioeconômicos relevantes de risco para o desenvolvimento da constipação.

Estudos norte-americanos encontraram mais prevalência de seu tipo funcional em não brancos quando comparados com a população branca.[10] Mostrou-se mais presente nos indivíduos de classes econômicas menos favorecidas.

Possivelmente, aspectos relativos à cultura e, por extensão, piores hábitos higiênicos dietéticos nesse grupo, contribuíram para a diferença observada. Sandler *et al.* (1990) concluíram na sua pesquisa que a prevalência de constipados tende a diminuir com a elevação dos níveis de educação da população, independente da faixa etária.[11]

Outra pesquisa no Reino Unido foi a maior frequência de consultas médicas, relacionadas com constipação intestinal por indivíduos com profissões intelectualizadas, quando comparados com os de atividade braçal.[12]

Embora a constipação seja considerada essencialmente como um problema de diminuição de frequência das evacuações, a sintomatologia é um pouco mais complicada e subjetiva.

Ainda assim é bastante provável que um número significativo de constipados nem procure assistência médica, controlando seus sintomas, por meio de medidas dietéticas ou mesmo medicamentosas, por orientação leiga.

A constipação pode ocorrer como resultado do consumo insuficiente de fibras e fluidos, inatividade, medicamentos ou ser decorrente de causas orgânicas, ou distúrbios funcionais inerentes ao cólon (inércia colônica, síndrome do intestino irritável e disfunções do assoalho pélvico).

Estudos recentes do trânsito colônico demonstraram que existem dois tipos de constipação idiopática de trânsito lento. Uma envolve apenas o cólon e o outro todo o trato gastrointestinal (dismotilidade gastrointestinal panentérica, DPE).[13] Estes pacientes podem manifestar distúrbios anatômicos (morfológicos) ou funcionais.[14]

Estes últimos incluem alterações no esvaziamento gástrico e discinesia da vesícula biliar.[15]

Portanto, nos casos em que o trânsito colônico demonstra a possibilidade de inércia colônica, exames que avaliam a motilidade do trato gastrointestinal superior também devem ser realizados, uma vez que a dismotilidade de todo o tubo digestivo é um fator de mau prognóstico para o tratamento clínico e essencialmente para o tratamento cirúrgico da constipação.

Inicialmente, durante a investigação devem-se excluir as causas orgânicas para depois definir-se a constipação como funcional, sendo este diagnóstico baseado em parâmetros e critérios denominados "critérios de Roma III" e da "escala de Bristol".[16,17] Com a finalidade de uniformizar o conceito de constipação, um grupo de especialistas, baseando-se em dados clínicos de investigação populacional, buscou definir critérios e parâmetros, periodicamente revisados, que atualmente fazem parte de um consenso para diagnosticar as doenças funcionais digestivas, conhecido como critérios de Roma I, II e III.

- *Critérios de Roma III*: o sistema de classificação Roma III, para a constipação baseia-se na premissa de que para cada distúrbio, existe um grupo de sintomas agrupados que são gerados por meio de grupos clínicos e populacionais. Estes critérios, têm permitido uma padronização científica, tanto em termos de aplicabilidade clínica como de investigação científica.
- *Escala de Bristol*: os critérios de Roma III recomendam a utilização da "escala de Bristol", classificação baseada no aspecto das fezes descrito pelos pacientes.[18]

AVALIAÇÃO CLÍNICA

Desde que a queixa é condição comum na população em geral, poder-se-ia esperar um grande número de consultas médicas por esse motivo. O reconhecimento, entretanto, de que hábitos alimentares e comportamentais inadequados representam as principais causas e a interpretação de que a constipação não é uma doença, leva os pacientes a recorrem a soluções caseiras, medicina alternativa ou automedicação.

É importante esclarecer o que o paciente quer dizer com "prisão de ventre", ou "constipação". Desse modo, é importante considerar que a história recente de alteração do hábito intestinal, especialmente em pacientes idosos, torna necessária a investigação das causas orgânicas.

Lembrar que o início dos sintomas pode estar associado ao início da administração de determinados medicamentos.

História longa, sem associação precisa a nenhum fator específico é sugestiva de maus hábitos alimentares e comportamentais, como causa da constipação funcional. A avaliação da constipação funcional deve sempre se basear na alteração em relação ao hábito intestinal prévio de cada indivíduo.

Clinicamente, os pacientes relatam uma variedade de sintomas que incluem a sensação de evacuação incompleta, bloqueio na região anal, necessidade de manobra digital para auxiliar a evacuação, esforço excessivo (disquezia retal) e fezes em síbalos.

Adicionalmente, eles podem relatar evacuação infrequentes (menos de três vezes por semana), desconforto abdominal ou anorretal, dor ou sensação de plenitude, dor abdominal.

A presença de fezes endurecidas, esforço evacuatório, pode contribuir na etiologia de sequelas clínicas, tais como hemorroidas, fissura anal, úlcera solitária do reto e prolapso retal.[19]

RELACIONAMENTO TERAPÊUTICO

É muito importante o relacionamento terapêutico destes pacientes que além da constipação podem apresentar outras alterações funcionais.

A base para se construir uma sólida relação médico-paciente é fundamental pela crescente evidência de melhora da satisfação do paciente, adesão ao tratamento, redução do sintoma e outros resultados.[19,20]

Linhas gerais que norteiam o estabelecimento de um relacionamento terapêutico:[21]

- Obtenção do histórico do paciente por meio de uma entrevista focada no mesmo, que não seja diretiva e na qual o médico evite que seus pontos de vista ou opiniões influenciem as respostas dos pacientes.
- Oferecer uma explicação clara e detalhada sobre a doença ou sintoma, levando em conta as crenças do paciente.
- Identificar as expectativas do paciente sobre as possibilidades de melhora.
- Estabelecer quando possível uma ligação entre os estressores e os sintomas que são consistentes com a crença do paciente.
- Envolver o paciente no tratamento e fazer recomendações consistentes com os interesses do mesmo.

Levando-se em conta, que a constipação funcional é um sintoma crônico, é importante determinar os motivos pontuais que levaram o paciente à consulta, avaliando a comunicação verbal e não verbal do mesmo.

1. Novos fatores desencadeantes (mudança na dieta, efeitos colaterais de uma nova medicação).
2. Preocupação pessoal sobre algum assunto ou doença (luto recente na família).
3. Estressores ambientais.
4. Comorbidade psiquiátrica (depressão, ansiedade).
5. Dificuldade no funcionamento cotidiano (inabilidade recente em trabalhar ou socializar-se).
6. Hábitos não mencionados como abuso de narcóticos ou laxantes.

Uma vez que os motivos da avaliação clínica da consulta foram determinados, o tratamento deve ser baseado na gravidade e na natureza dos sintomas, nos determinantes fisiológicos e psicossociais do comportamento do paciente na doença e no grau de limitação funcional.

TRATAMENTO CONSERVADOR

O tratamento clínico conservador na maioria das vezes realizado por medidas gerais higienodietéticas, comportamentais, farmacológicas e por técnicas especializadas, são suficientes para a correção desta disfunção. Cabe ao médico comentar com o doente os mecanismos da evacuação intestinal e os fatores envolvidos, mas com uma abordagem simples e objetiva.

Essa atenção será sempre útil para a compreensão de possíveis falhas que estejam ocorrendo e as medidas do seu acerto que permitam contar com sua colaboração.

É fundamental explicar a hipótese etiológica e as reações que o levarão a iniciar um programa terapêutico ou investigar qual a importância e a expectativa da contribuição dos recursos complementares no seu caso específico.

O primeiro ponto para o tratamento da constipação é a exclusão de uma causa primária, caracterizando, assim a constipação funcional.

Inicialmente a anamnese indicará a provável origem funcional da queixa. Os pacientes devem ser esclarecidos quanto à natureza benigna da constipação que é destituída de risco.[22]

O tratamento conservador da constipação envolve as seguintes abordagens:

A) Medidas comportamentais.
B) Tratamento dietético rico em fibras.
C) Tratamento farmacológico (laxantes, lubrificantes e enema).
D) Tratamento especializado.

Tratamento Comportamental

É muito importante a total aderência do paciente ao tratamento conservador, o que implica não só a administração correta do medicamento prescrito, o tipo de dieta ideal, mas também a implementação de determinadas posturas agrupadas sob a denominação de medidas comportamentais:

- Atividade física (treinamento corporal).
- Ingestão de líquidos (1,5 a 2 litros por dia).
- Mastigação adequada dos alimentos.
- Evitar grandes períodos de jejum.
- Reeducação de hábitos intestinais.
- Obedecer ao reflexo gastrocólico.
- Estimular o reflexo da evacuação.
- Postura firme e correta na evacuação.

Os estudos relacionados com as medidas comportamentais correspondem, em sua maioria, a níveis de evidência IV, ou seja, não estão disponíveis trabalhos de grande rigor científico.

Nesse caso, são necessários estudos clínicos mais elaborados que venham a apoiar de forma definitiva a implementação de medidas comportamentais como atividade física, aumento da ingestão de água (mais de 1.000 mL/dia) etc.

Entretanto vale destacar, que a prática clínica tem demonstrado o papel importante que essas medidas desempenham no manejo dos pacientes com constipação intestinal e, por isso, devem ser recomendadas:

- Atividade física: a atividade física regular também pode contribuir para a melhora geral da constipação. O papel do exercício na função colônica ainda é controverso, porém observou-se aumento das contrações propagadas do cólon, particularmente no período pós-exercícios.[23] O treinamento corporal como caminhadas, corridas, ginásticas é muito salutar para melhorar o peristaltismo.
- A mastigação adequada dos alimentos, evitando grandes períodos de jejum com ingestão adequada de líquidos (pelo menos 1,5 a 2 litros por dia).
- Além disso, os pacientes devem ser informados de que a atividade fisiológica do intestino é maior pela manhã, ao levantar. Por isso devem usar o "reflexo gastrocólico", reservando tempo suficiente para evacuação após o desjejum; característica esta conotada como treinamento da evacuação.[24]

Estes pacientes, vão perdendo progressivamente o reflexo da evacuação, que no início dos sintomas ainda se apresenta, porém, sem mais respeitar uniformidade no horário, infelizmente, obrigando o indivíduo a reprimi-lo.

Nesses casos, aconselhamos ao doente identificar, de acordo com sua vontade e disponibilidade, qual é a hora que lhe pareça mais apropriada para disciplinar o aparecimento do reflexo, com a condição de poder cumpri-lo todos os dias, sem a concorrência de outros compromissos previsíveis. Tempo e dedicação para o ato da evacuação são duas grandes colaborações do doente para o sucesso dessa reeducação.

Cabe lembrar ao paciente do horário escolhido para as tentativas de evacuar, pois o condicionamento do reflexo somente deverá mostrar-se presente com eficácia após 2 semanas de treinamento.

- Além dessa insistência, há absoluta necessidade de toda atenção no momento da evacuação, não se recomendando qualquer tipo de distração, como leituras, que desvie sua concentração e comprometa a plena participação física e psicológica requerida para quem reinicie um condicionamento.

O reaparecimento do reflexo que estava esquecido e seu cumprimento são os dois grandes passos para a normalização do esvaziamento intestinal.

- Na mesma linha comportamental, a postura assumida para evacuar deverá ser sugerida pelo médico, na expectativa da sua consideração pelo doente.

A evacuação é, entre outros fatores, resultante da atividade de um grande grupo de músculos, de cuja força se espera a correta movimentação e expulsão do conteúdo presente nos segmentos distais do tubo digestivo.

Segundo alguns historiadores, supõem que o homem iniciou seu caminho como candidato à constipação intestinal no momento em que assumiu a posição ereta, na mudança do andar sobre quatro membros para dois. Deve ter ocorrido uma redistribuição das vísceras abdominais, além de perder, provavelmente, importante força correspondente à musculatura da parede anterior do abdome. Ao que parece, nenhum animal quadrúpede tem problemas para evacuar.

A dinâmica complexa da fisiologia do ato evacuatório, poderá ser prejudicada na dependência da postura firme no momento de evacuar. A utilização de pernas como ponto de apoio no chão e a função que lhe cabe como alavanca, na flexão do tronco sobre o abdome, permitem que se obtenha o máximo de rendimento das forças musculares empenhadas na exoneração retal.

A modernização dos assentos sanitários trouxe consigo beleza estética e comodidade, mas perdeu em funcionalidade, uma vez que ao sentar recostado, reduz-se a eficácia daqueles grupos musculares envolvidos no esvaziamento retal.

A posição sentada, com o apoio dos membros inferiores no chão funcionando como alavanca e a flexão do tronco sobre o abdome eleva a ação da musculatura abdominal, perineal e do assoalho pélvico indispensáveis a um esvaziamento fecal satisfatório.

Essa forma deve ser considerada também para crianças no sentido de utilizarem vasos compatíveis com o comprimento de suas pernas e com o auxílio de algum apoio que favoreça melhor a postura.

O ato evacuatório realizado no banheiro de nossas residências é efetuado na posição sentada, muito cômoda para os anciãos e para quem deseja prolongar a sua permanência, lendo ou escrevendo palavras cruzadas.

No entanto, a velha e esquecida posição de cócoras apresenta vantagem notável, pois eleva a pressão interna e facilita a evacuação pela compressão das coxas sobre o abdome, reduzindo o ângulo anorretal (< 90°).

O maior esforço médio, tanto pela duração quando pela pressão intra-abdominal, ocorre com as menores massas fecais, pois quanto maior a massa fecal, menor será o esforço para evacuá-la. A estimulação do reflexo miccional pela bexiga também facilita a defecação.

Embora a micção possa preceder a defecação, o jato urinário é usualmente interrompido durante a evacuação enquanto as fezes estão sendo eliminadas.

O fator "pressa" é de grande importância na inibição do processo evacuatório, pois a não resposta ao estímulo comportará na suspensão do mesmo.

- Nos idosos, o uso de supositórios ou enemas devem ser considerados com uma indicação individualizada comportamental, cuja aplicabilidade será decidida em situações raras, como a única forma de estímulos à evacuação.

Tratamento Conservador Dietético

O tratamento clínico conservador dietético através da fibra dietética, conforme afirmava Heaton – não é uma substância, e sim um conceito.

Além disso, é uma série de conceitos para diferentes profissionais como o botânico, o químico, o fisiologista, o nutricionista e o médico coloproctologista e gastroenterologista.

No entanto, após terem surgido dúvidas evidentes e o necessário questionamento científico, o conceito de "fibra dietética" começa a ocupar o espaço que lhe convém dentro do arsenal terapêutico atual da constipação. Foi necessário realizar diversos trabalhos experimentais e clínicos para confirmar uma parte das hipóteses elaboradas pelos epidemiologistas "Burkitt e Trowell", para começar a considerar a "fibra dietética" como sendo algo mais que um complemento necessário da nossa dieta habitual. A partir do ponto de vista de saúde pública, é de grande importância que aquele paciente até o presente momento fascinado pelo "efeito rápido" de um laxante drástico, comece a dar importância ao "efeito lento" da fibra, substituindo os comprimidos ou gotas milagrosas. Considera-se este fato apenas um simples exemplo, visto que a utilidade da "fibra dietética" ultrapassa, em muito, os limites do tratamento da constipação crônica.[25]

Existe uma grande confusão sobre as necessidades diárias de fibras e sobre o conteúdo das mesmas nos diferentes alimentos. De forma semelhante, é absolutamente necessário diferenciar a ingestão de fibras obtidas por meio da alimentação, daquelas obtidas a partir de formulações farmacêuticas. Esta última deve ser prescrita pelo médico, que recomendará as indicações e as doses adequadas. De qualquer forma, a administração crônica de um preparado a base de fibras, deve ser submetido ao julgamento e ao controle do profissional da saúde.

As fibras são diversos compostos de origem vegetal que têm em comum o fato de serem constituídos por macromoléculas que não são digeridos pelas enzimas digestivas do homem, devido a impossibilidade de hidrólise dessas macromoléculas.

Em 1976, Trowell descrevia a fibra dietética como "conjunto de macromoléculas de origem vegetal que não são digeridas pelas enzimas do homem". Este mesmo autor reavaliava posteriormente sua própria definição, "são os polissacarídeos e a lignina dos vegetais que não podem ser digeridos pelas enzimas humanas".[25]

O Dr. Cummings, um dos grandes especialistas em fibras, definiu a fibra como: "O citoesqueleto dos vegetais; substância inerte que pode ser fermentada por algumas bactérias, porém não pode ser fragmentada pelas enzimas digestivas, motivo pela qual torna-se não absorvível".[26]

No entanto, a classificação da fibra que apresenta maior interesse do ponto de vista biológico é aquela relativa ao seu grau de solubilidade na água.

- *Fibra insolúvel:* fibrosa, tal como a celulose, a maioria das hemiceluloses e a lignina forma com a água uma mistura de baixa viscosidade. Os cereais são, especialmente, ricos em fibras insolúveis.
- *Fibra solúvel:* gelificante, tal como as pectinas, é encontrada nas frutas e vegetais (laranjas, maçãs e cenouras). Encontrada também nos folículos da casca, na cevada e nos legumes.

Elas formam misturas de consistência viscosa cuja graduação dependem da origem vegetal ou da fruta utilizada. A ingestão de fibra dietética exerce uma série de ações sobre o aparelho digestivo humano. O efeito fisiológico mais importante no cólon é o transporte de uma refeição, desde sua ingestão até atingir o cólon.[25]

Apresenta uma duração de aproximadamente 6 a 8 horas, e a sua permanência no cólon pode ser de até 2-3 dias.

A fibra acelera o trânsito intestinal ao aumentar a massa fecal que, por seu lado, estimula os movimentos peristálticos, sempre e quando esta não é digerida e venha a perder esta propriedade. Como consequência desta aceleração do trânsito, há diminuição da absorção de líquidos e as fezes adquirem um maior volume e uma consistência pastosa.

Embora a fibra dietética seja quantitativamente um componente minoritário na alimentação humana, a sua passagem no aparelho digestivo, sem sofrer digestão ou absorção, justifica que no cólon seja um dos materiais mais abundantes e possa desenvolver os seguintes efeitos fisiológicos.

Em algumas doenças, tal como a constipação crônica (sintoma), a falta de fibras constitui um fator etiológico evidente: em outras, como no intestino irritável, a administração de fibras pode melhorar consideravelmente a sintomatologia.[27]

A constipação já foi definida anteriormente como a evacuação de fezes excessivamente ressecadas, escassas e infrequentes.

Considera-se um transtorno neuromuscular multifatorial que estabeleça um número de evacuações inferior a uma, a cada 72 horas, ou com um peso inferior a 35 g/dia. Embora nas mulheres sejam consideradas normais, os pesos das fezes de cada defecação variam entre 5 e 335 g.[28]

Embora existam múltiplas causas patológicas que podem ocasionar constipação é interessante salientar a mais comum de todas elas: o déficit de fibra na dieta, cuja consequência determina o aparecimento da constipação crônica habitual, uma verdadeira chaga em nossa sociedade ocidental.

O tratamento da constipação crônica habitual, desde que sejam descartadas outras patologias causadoras, deve ser baseado no aconselhamento dietético, no exercício físico, na tranquilização do paciente e na orientação do mesmo de que a constipação não é uma doença, não sendo patológico o ato de defecar duas a três vezes por semana e prescrevendo suplementos de fibra que irão melhorar o quadro clínico.

Estes suplementos, sem qualquer efeito lesivo, proporcionam um adjuvante extremamente aconselhável para todos os indivíduos que, adicionalmente, manifestam o desejo de efetuar a profilaxia de diversas doenças.

A ingestão de fibra total deve atingir de 20 a 40 g diárias, de tal maneira que o resíduo fecal seja de pelo menos 150 g ao dia. Para obtermos estas quantidades de fibra diárias, é necessário realizar uma série de modificações na escolha dos alimentos, procurando substituir os alimentos pobres, por outros alimentos ricos em fibra.

Esta recomendação deve ser sempre acompanhada pela advertência de que a ingestão de preparados de fibras deve ser acompanhada de um aumento do consumo de líquidos até atingir 1,5 a 2 litros por dia.[29]

Segundo um comitê de especialistas indicado pela FDA (Food and Drug Administration) devem-se consumir no mínimo 20 a 30 g de fibra alimentar por dia. Do total de fibras ingeridas, aproximadamente dois terços devem ser fibras insolúveis e um terço de fibras solúveis.[30]

Para seguir esta recomendação teríamos de substituir os produtos elaborados como farinha refinada por produtos integrais (pães e cereais), substituir os sucos artificiais por frutas naturais e substituir parte das carnes (como fonte de proteínas) por legumes.

Embora não existam estudos confirmatórios, a experiência clínica sugere que a ingestão de líquidos (seis a oito copos e água ou 1,500 L/dia) pode representar uma medida auxiliar ao tratamento.

Reconhecidamente, uma adequada ingestão de fibras é fundamental no tratamento da constipação. Seu insucesso pode estar relacionado com a baixa prescrição por parte do médico ou por relutância do doente, em razão do desconforto do meteorismo que ocasionam se introduzidas em grande quantidade e rapidamente.

Não é muito fácil mudar hábitos, porque tanto fibras quanto medicamentos podem não produzir os resultados na rapidez com que são esperados ou anteriormente obtidos como certos laxantes. Essas medidas, entretanto, merecem a oportunidade de sua aplicação trazendo benefícios definitivos, pois, em decorrência delas, uma parcela significativa dos doentes terá corrigido sua constipação.

Efeitos fisiológicos da fibra dietética no cólon:

- Aumenta o peso e diminui a consistência das fezes.
- Diminui o tempo de trânsito intestinal.
- Diminui a pressão intraluminar, com manutenção do trofismo e da flora intestinal.

A fibra dietética promove o equilíbrio fisiológico do trânsito colônico, controlando a constipação e a diarreia através das seguintes fases:[31-34]

- *1ª fase:* a fibra dietética é capaz de reter o líquido, aumentando o volume e diminuindo a consistência das fezes, facilitando a evacuação.[31]
- *2ª fase:* a fibra dietética, além de amolecer a consistência das fezes, estimula a motilidade pela distensão que provoca na parede do cólon, com o aumento de volume do seu conteúdo.[32]
- *3ª fase:* a fibra dietética atua como indutora do peristaltismo colônico, principalmente o de propulsão, originando ondas de impulso a partir do local onde o bolo fecal preenche de forma mais completa a luz intestinal.[33,34]

Tratamento Conservador Farmacológico

O tratamento da constipação é encarado em geral, pelos doentes, como um ato simples de prescrição de uma droga e só procuram um aconselhamento médico após uso espontâneo, prolongado e abusivo de laxativos.

O mercado farmacêutico contribui para esse comportamento, disponibilizando um número considerável de produtos naturais e sintéticos, que terminam por estimular seu emprego aleatório.[35] Entretanto, a escolha da medicação deverá estar relacionada com a disfunção reconhecida como causa principal da constipação, podendo incluir substâncias com propriedade laxativa ou que atuem sobre a atividade neuromuscular do intestino.

Seria desejável que qualquer que venha a ser o esquema escolhido, busque-se algo mais que apenas seu efeito final, mas admiti-lo como coadjuvante no tratamento global do problema, sempre com a intenção de a usar temporariamente ou intermitentemente.

Laxativos são drogas, que induzem à evacuação, ou modificações na consistência das fezes, sempre procurando facilitar sua eliminação e classificadas com bases nas suas propriedades químicas e mecanismos de ação. É restrita a literatura que demonstre diferenças significativas entre os vários grupos desses medicamentos.

O mercado farmacêutico brasileiro dispõe de laxantes formadores de massa ou aumentadores do volume do bolo fecal, os de ação osmótica, os amaciantes ou emolientes, os lubrificantes e os que agem por irritação também conhecidos como estimulantes ou catárticos, e os pro-cinéticos. Cada um desses grupos tem características farmacológicas distintas, alguns mais inócuos com indicações que precisam ser criteriosamente analisadas, sem o que, seu objetivo mais amplo não será alcançado.

Incrementadores do Bolo Fecal

As fibras e os agentes formadores de bolo são os agentes que mais se assemelham aos mecanismos fisiológicos da evacuação, e a maioria dos pacientes responde satisfatoriamente a esse tipo de intervenção terapêutica.[36] Constituem as fibras alimentares, definidas como substâncias que resistem à digestão chegando ao cólon em grande parte inalterada. São capazes de reter água na sua estrutura, aumentando o volume fecal, diminuindo sua consistência e facilitando a evacuação.[37] Podem ser solúveis ou insolúveis. As fibras solúveis incorporam água rapidamente e são facilmente decompostas (entre 70% e 90%) pelas bactérias do cólon. As fibras insolúveis, como por exemplo a lignina, ao contrário, são pouco fermentáveis e mais eficazes em aumentar o bolo e o trânsito fecal. Tem menor capacidade de incorporação de água do que as fibras solúveis e apresentam mais dificuldade para serem degradadas pelas bactérias e, por isso, são eliminadas praticamente intactas.

As bactérias do cólon fermentam as fibras em graus variados, dependendo da natureza química e da hidrossolubilidade dos diferentes subtipos de fibras.

As fibras que não são fermentadas podem captar água e aumentar o volume do bolo fecal. Por outro lado, além de amolecerem a consistência das fezes pela captação de água, estimulam a motilidade pela distensão que provocam na parede do cólon com o aumento de volume do seu conteúdo e pelo efeito procinético dos ácidos graxos de cadeia curta.[38]

As fibras alimentares são adequadas para a suplementação da dieta e devem fazer parte do tratamento coadujante da constipação intestinal crônica, podendo ser utilizadas por tempo indeterminado.[37,38]

Contraindicações para o uso de agentes incrementadores do bolo fecal são: suspeita de oclusão intestinal, impactação, mudanças de hábito intestinal súbitas de causa desconhecida, dificuldade de deglutição e abdome agudo.[39]

Agentes Lubrificantes ou Amaciantes

São substâncias oleosas não digeridas pelas enzimas humanas e, portanto, pouco absorvidas, que facilitam o deslizamento fecal através do intestino grosso. Têm como objetivo a lubrificação das fezes. Não são substâncias convenientes para tratamento no longo prazo e, em idosos, apresentam o risco de refluxo do óleo para a árvore respiratória, além de diminuição da absorção de vitaminas lipossolúveis. O mais comum é o óleo mineral, que é uma mistura de hidrocarbonetos alifáticos obtidos do petróleo.

Laxantes Osmóticos

São substâncias que, por osmose, sequestram a água da corrente sanguínea através da mucosa do cólon e da luz intestinal, fluidificando as fezes. Além desse mecanismo, outros também podem contribuir para a ação catártica, incluindo a produção de mediadores inflamatórios como o fator de ativação plaquetária (FAP) e o óxido nítrico (NO). Os agentes desse incluem os açucares não absorvíveis (lactulose, sorbitol, manitol), agentes salinos (hidróxido de magnésio) e o polietileno glicol (PEG). Estudos recentes comparando lactose com PEG demonstraram que PEG foi mais efetivo que lactose, a qual apresentou mais efeitos adversos.[40]

Os sais de magnésio têm sido extensivamente usados e são relativamente seguros. Tem-se sugerido que os laxativos contendo magnésio estimulam a liberação de colecistocinina, que leva ao acúmulo intraluminal de líquidos e eletrólitos, assim como ao aumento da motilidade intestinal. É importante mencionar, entretanto, que pode ocorrer elevação do nível de magnésio no sangue em pacientes com função renal diminuída. Dentre os inconvenientes desse grupo, estão o custo relativamente elevado e o risco de distensão e flatulência decorrente da fermentação dos açucares pelas bactérias do cólon. Essas substâncias podem interferir na digestão e na absorção de nutrientes, e seu uso prolongado pode levar a uma indesejável diminuição da concentração de potássio e sódio no sangue.

Não devem ser utilizados como tratamento de rotina da constipação. Sua utilização deve ser restrita a condições especiais, como o tratamento da encefalopatia portossistêmica com a lactulose ou o preparo do cólon para a colonoscopia com o manitol.

Laxantes Estimulantes e Agentes Irritantes

Não existem evidências para recomendar esse grupo de fármacos na constipação intestinal crônica, sobretudo os irritantes químicos. Deve, pois, ser considerado com cautela como alternativa terapêutica em relação aos demais grupos descritos.[39] Constituem substâncias que aumentam a motilidade intestinal através do estímulo dos plexos mioentéricos do cólon.[37] É provável que induzam a um baixo grau de inflamação, que está limitada aos intestinos delgado e grosso, de modo a promover o acúmulo de água e eletrólitos e estimular a motilidade intestinal.

Nesse grupo, incluímos os componentes antraquinônicos, que são componentes contidos no sene, aloe, cáscara ou ruibarbo. Esses agentes podem induzir a ocorrência das grandes contrações migratórias colônicas gigantes, assim como a secreção de água e eletrólitos. São pouco absorvidos no intestino delgado, mas, como requerem ativação no cólon, o efeito laxante só é percebido 6 a 12 horas após a ingestão. Os compostos ativos são absorvidos em vários graus a partir do cólon e excretados na bile, na saliva, no leite e na urina. Muitos chás de plantas contêm componentes antraquinônicos. O componente antraquinônico mais conhecido é o sene, que contêm basicamente senosídeos.

Os estimulantes ou irritantes químicos são derivados do polifenol e incluem a fenoftaleína e o bisacodil. Esses frequentemente causam cólicas abdominais e não devem ser administrados por períodos prolongados, porque doses progressivamente maiores passam a ser necessárias para iniciar a evacuação (taquifilaxia). O bisacodil estimula o peristaltismo do cólon após hidrolise na mucosa do intestino grosso e promove acúmulo de água e eletrólitos no lúmen colônico, por meio de sua ação hidragoga e antirreabsortiva. O bisacodil também age no intestino delgado e é absorvido pelo organismo. A fenolftaleína é pouco absorvida e sua ação ocorre primariamente no cólon, também induzindo a passagem de líquidos e eletrólitos da parede do cólon para o lúmen. Efeitos colaterais incluem reações alérgicas de pele e reações neurológicas. Especial atenção deve ser dada à fenolftaleína contida em vários laxantes, pois essa substância tem sido associada a fotosensibilidade, dermatites e síndrome de Stevens-Johnson, não sendo mais comercializada nos Estados Unidos por esse motivo.

O lubiprostone, que tem ação nos canais clorídricos, gera aumento da secreção de água que facilita o trânsito intestinal, sendo utilizada na dose de 24 microgramas via oral, duas vezes ao dia. Tem como efeitos adversos relatados: náuseas, diarreia, distensão abdominal, dor abdominal e flatulência.[37,39]

Pró-Cinéticos

São drogas com ação sobre a atividade motora do tubo digestivo e, teoricamente, medicamentos com indicação na constipação intestinal. Os pró-cinéticos, recomendados inicialmente para a correção da dismotilidade do esôfago e do estômago, não se mostram tão eficazes para a regularização do peristaltismo intestinal. Ainda assim, a cisaprida, um bensodiazepínico que atua sobre receptores da serotonina, em associação com laxativos de qualquer classe, pode trazer bons resultados, respeitando-se suas restrições, particularmente sobre o sistema cardiocirculatório. Domperidona, bromoprida e metoclopramida também não convenceram como agentes pró-cinéticos intestinais.

Os agonistas do receptor 5HT, da serotonina, como o tegaserode e o procalopride, encontram-se em fase de avaliação para o emprego na constipação intestinal e poderão ocupar um lugar importante no arsenal terapêutico para situações não resolvidas com as medidas gerais e drogas convencionais. Na mesma linha, encontra-se a neurotrofina-3, um fator de crescimento que participa no desenvolvimento do sistema nervoso entérico.[40-42]

Agonistas da Guanilato-Ciclase

A) *Linaclotide:* é um agonista dos receptores da guanilato-ciclase C que estimula a secreção de fluidos e o trânsito intestinal. A dose preconizada é de 145 microgramas diariamente podendo ser alterada de acordo com a tolerância do paciente. Em estudos clínicos controlados em pacientes com constipação crônica, observou-se um aumento significativo nos índices de três ou mais evacuações semanalmente assim como no número basal de evacuações semanais no período de 9 a 12 semanas quando comparado com o grupo-controle. O efeito colateral mais comum foi a diarreia que necessitou a interrupção do tratamento em 4% dos pacientes.[43]

B) *Plecanotide:* medicação com o mesmo mecanismo de ação, eficaz no tratamento da constipação crônica na dose de 3 mg ou 6 mg diariamente. Em estudos clínicos, os pacientes que utilizaram ambas as doses apresentaram um aumento significativo no número de evacuações espontâneas quando comparados com o grupo-controle. O efeito adverso mais comum é a diarreia que interrompe o tratamento em aproximadamente 1% dos pacientes.[44]

Ativadores dos Canais de Cloro

Lubiprostona

A ativação e consequente abertura dos canais de cloro ocasionam a passagem de cloro e sódio para o lúmen intestinal. Em consequência disto, ocorre uma saída de água aumentando sua quantidade na luz intestinal. Estudos controlados com aproximadamente 500 pacientes demonstraram um aumento significativo no número de evacuações por semana durante 4 semanas. Além disso, observou-se também uma melhora nos sintomas de distensão e desconforto abdominais assim como no esforço evacuatório. Estudos subsequentes com quase 900 pacientes confirmaram a persistência da melhora por até 12 semanas. A dose preconizada é de 24 a 48 mcg diariamente. O efeito colateral mais comum foi a presença de náuseas no início do tratamento ocorrendo em até 30% dos pacientes, mas foi minimizada com a ingestão do comprimido junto com alimentos.[45]

Outros Medicamentos com Ação Laxativa

Drogas classificadas como laxativas, a eritromicina e a colchicina embora demonstradas como úteis no tratamento de formas refratárias de constipação crônica,[46] ainda não se situam entre os esquemas preferidos pelos especialistas, talvez por necessitarem de estudos com maior número de doentes e/ou por seus efeitos colaterais. A colchicina tem-se mostrado eficaz em constipações refratárias, aumentando o número de evacuações, diminuição do tempo de trânsito, melhorando sintomas como dor abdominal e vômitos por mecanismos desconhecidos, talvez relacionados como aumento da motricidade, secreção ou causando má absorção.

O misoprostol, uma prostaglandina sintética, utilizado, primariamente, para a proteção gástrica nas doenças ácido-relacionadas, tem como um dos efeitos colaterais diarreia, podendo assim ser indicado em doentes com constipação grave, embora com restrições de uso em mulheres em idade fértil e não ser comercializado livremente no Brasil.[47]

Medicamentos Tópicos

Enemas e supositórios devem ser sempre considerados com indicação individualizada, cuja aplicabilidade de rotina será decidida em situações excepcionais para uma parcela mínima de constipados. Evitá-los é a melhor conduta, embora, em idosos, possa-se constituir na única forma de estímulo para a evacuação.

O Risco dos Laxantes

A cultura de realizar a limpeza intestinal, procedimento muito comum na época dos nossos avós, possivelmente se perdeu no tempo devido ao advento dos laxantes.

Estes, a princípio, pareciam ser uma solução mais prática e mais cômoda do que as lavagens intestinais. Hoje, entretanto, sabe-se que os laxantes quando mal medicados e empregados, causam vários problemas ao funcionamento do intestino. O uso crônico e abusivo chega mesmo a agravar os quadros de prisão de ventre.

Este uso abusivo, torna os pacientes, principalmente os idosos, mais difícil de se tratar. O retorno ao ritmo intestinal fisiológico após o uso exagerado de laxantes costuma levar semanas e muitos pacientes podem ficar frustrados e impacientes ao retornarem novamente o uso em excesso de laxantes. É comum a crença de que medicamentos de venda livre ou produtos à base de plantas são sempre seguras. Isso não é verdade, assim como determinados produtos vendidos como "homeopatia" – que na verdade não são homeopatias, mas apenas laxativos comuns – podem induzir ao hábito, piorando a condição.

Os laxantes podem apresentar os seguintes riscos:

- Promovem a perda de vitaminas, nutrientes e sais minerais, esfoliando-os antes que sejam devidamente absorvidos pelo intestino.
- O uso crônico pode causar dependência e levar à "síndrome do intestino preguiçoso", determinando que o paciente necessite de doses cada vez mais altas para atingir os mesmos resultados obtidos anteriormente.
- Contribuem para o desequilíbrio da flora intestinal (disbiose).[48]

Tratamento Conservador Especializado

Biofeedback

Durante os últimos anos, os mecanismos fisiológicos da defecação estão mais bem compreendidos, devido ao progresso das técnicas de exploração funcional. A consequência disso foi a individualização do novo conceito: "constipação terminal por assincronismo abdômino-pelviano"; que permitiu a compreensão das queixas subjetivas relatadas pelos pacientes.

A chave desta reeducação anorretal compreende um grupo de procedimentos utilizados para ajudar na reaquisição do controle da função neuromuscular do complexo lombo-pélvico perineal e musculatura esfincteriana, integrando-as às atividades diárias.[49]

Como procedimento de grande importância, por ser tanto instrumento de avaliação quanto de tratamento, não podemos deixar de mencionar como carro-chefe da terapia comportamental o *biofeedback*, "eletromiográfico e manométrico".

Os pacientes que apresentam dificuldade de defecação ou constipação do tipo síndrome de obstrução de saída são os que mais se beneficiam do *biofeedback*.

Nesses casos, o assoalho pélvico espástico ou puborretal que não relaxa, condição conhecida como "anismo ou contração paradoxal do puborretal", pode ser manejado pelo retreinamento esfincteriano através do *biofeedback*. O *biofeedback* pode ser realizado por intermédio de *biofeedback* eletromigráfico ou sistema de balão.

Torna-se necessário, a boa relação médico-paciente e profissional-paciente motivados na realização do treinamento. Independente do sistema utilizado, a melhora clínica pode ser observada dependendo do número de sessões realizadas. Na verdade, a quantidade de sessões constitui o fator preditivo mais importante, o que foi bem documentado por Gilliland *et al.*[50]

Recentemente um dos poucos trabalhos prospectivos e randomizados comparando o *biofeedback* a outras alternativas conservadoras para o tratamento da constipação por anismo demonstrou resultados bastante promissores em 117 pacientes tratados, com aumento do número de evacuações espontâneas e melhora no traçado eletromiográfico durante as tentativas de evacuação.[51]

Cinesioterapia

O exercício terapêutico dos músculos de assoalho pélvico (EMAP) é uma das ferramentas que o terapeuta usa para restaurar e melhorar o aparelho musculoesquelético do assoalho pélvico e do abdome, melhorando a constipação.

- *Massoterapia abdominal*: é um verdadeiro tratamento do trânsito intestinal, devido ao seu papel mecânico, mas também um momento privilegiado de relaxamento e diálogo. Atribui-se a "massoterapia abdominal" quatro funções principais:
  - Ação mecânica por facilitar a progressão do bolo fecal e melhorada motricidade das paredes do cólon.
  - Vasodilatação cutânea, que provoca oscilamento (balanceamento), vasoconstrição profunda, ativa e melhora da circulação colônica.
  - Ação reflexa por intermédio dos arcos reflexos entre os órgãos e diferentes zonas cutâneas muito precisas.
  - Ação sobre o ritmo circulatório do sistema porta, melhorando o ritmo circulatório e a vascularização deste sistema e, portanto o funcionamento das vísceras.[52]
- *Massagem do trajeto colônico*: realizada em posição de decúbito dorsal, escapulas ligeiramente elevadas, membros inferiores flexionados, para permitir um relaxamento geral incluindo a parede abdominal. As primeiras manobras visam essencialmente relaxamento e descontração: deslizamento sobre toda parede abdominal, ultrapassando os flancos. Às vezes, a massagem pode iniciar na região lombossacra.[53]
- *Massagem nas hipotonias colônicas*: o princípio do tratamento é acelerar o trânsito e estimular as contrações colônicas. As primeiras manobras são superficiais e visam relaxamento, seguidas por manobras de deslizamento profundo circular, sobre o trajeto do cólon e no sentido do trânsito colônico.
- *Massagem do canal anal*: visa promover o relaxamento esfincteriano em pacientes com constipação por obstrução de saída (anismo e proctalgias). Consiste no toque retal, fazendo um percurso circular (360°) da musculatura esfincteriana, incluindo o puborretal, com o objetivo de permitir um relaxamento. Podem ser manobras de estiramento progressivo circular em todas as direções.[54,55]

Outras técnicas são usadas como a "técnica do balonete", técnicas de reeducação do reflexo retoesfincteriano estriado por insuflação de diferentes volumes.

Toxina Botulínica

A evacuação obstruída não responde facilmente a qualquer esquema medicamentoso, daí a importância no seu diagnóstico diferencial entre as diversas causas de constipação.

Algumas referências de literatura têm sugerido a utilização da toxina botulínica, através de injeções no músculo puborretal.[52] Um estudo recente concluiu melhora clínica na maioria dos doentes tratados.[53] Tem-se utilizado a injeção direta de toxina botulínica no esfíncter anal, em casos de fissura anal e hipertonia esfinctérica, com boa resposta em aproximadamente 75% dos pacientes.[54]

Psicoterapêutica

Vários estudos têm demonstrado uma correlação de fatores psicológicos e constipação intestinal, observando índices elevados estatisticamente significativos de depressão, histeria e hipocondria (tríade neurótica) quando aplicado o MMP (Minnesota Multiphasic Personality Inventory).[56]

A EVACUAÇÃO E AS NOSSAS EMOÇÕES

Sabe-se hoje que 80% do nosso potencial imunológico está concentrado na mucosa do intestino. Tal fato demonstra que as nossas defesas e a nossa vitalidade estão diretamente relacionadas com o bom funcionamento deste órgão. Por incrível que pareça, o cólon vem sendo considerado o nosso "segundo cérebro", por um trabalho interessante do Dr. Michel Gershon.[57]

Ficou demonstrado que grande parte das nossas defesas imunológicas, bem como alguns hormônios e neurotransmissores, são fabricados também por ele.

Já é fato bastante comprovado que o ato de evacuar e o funcionamento intestinal estão diretamente relacionados com as nossas emoções, o humor, a disposição e a alegria. De maneira intuitiva, é provável que já se tenha percebido esta relação observando que nos dias em que o indivíduo não evacua tem a tendência de permanecer mais irritado e "enfezado" ou dando conta de que, quando se tem um evento importante, sente-se um "friozinho" estranho na barriga. Os intestinos mantêm, portanto, uma intima relação com as emoções e interferem diretamente no funcionamento do cólon.

O cólon "assustado" não consegue expulsar o seu conteúdo, pois sua porção descendente permanece paralisada. Desta maneira, enquanto a pessoa estiver assustada, traumatizada ou ansiosa, o cólon reduzirá seus movimentos peristálticos.

Outra relação apontada pela psicanálise com relação à evacuação e observada por Freud é a associação de atos de doação de generosidade com o dinheiro. Daí a expressão popular segundo a qual "tal pessoa está evacuando dinheiro".

Muitos psicólogos relacionam o início da constipação intestinal com experiências vividas na infância, quando a criança normalmente tem vontade de sentir, tocar e brincar com as fezes, considerando-as prolongamento de si mesmas e uma oferta que pode fazer aos adultos. O problema surge a partir do momento em que os pais ensinam que as fezes são sujas, chegando a brigar com a criança caso a vejam brincando com os próprios excrementos.

Estes fatos podem muitas vezes gerar na criança o desejo de evitar a evacuação e passar a inibir o reflexo defecatório, pois sente medo de que os pais a repreendam por estar fazendo algo errado.

A serotonina, responsável por 90% do sentimento de alegria, é produzida no intestino. E caso não esteja funcionando normalmente, pode ocorrer uma drástica redução em sua produção e provocar sensações de depressão e mau humor. É bastante comum, pacientes relatarem não apenas sentir alívio durante o tratamento da constipação, mas também mais alegria, maior disposição e melhora na qualidade de vida com o retorno normal da evacuação.[58]

CONSTIPAÇÃO E AS SITUAÇÕES ESPECIAIS

Clínicas Especiais

Pacientes que apresentam doenças cardiovasculares avançadas, cerebrais (AVC) e tromboembólicas, além dos pacientes em fase aguda de infarto agudo do miocárdio, naquelas em que o esforço evacuatório representa risco considerável, devem fazer uso preventivo de agentes formadores de volume naturais ou produtos comercializados como o *psyllium* (metamucil).

Fecaloma

Para tratamento de fecalomas, prevendo complicações como obstruções, poderão ser usados laxativos orais do tipo formadores de volume, estimulantes ou lubrificantes (óleo mineral). Além destes poderão ser empregados clisteres de água ou associados a soluções salinas. Fragmentação digital, com ou sem sedação, pode ser realizada caso necessário, para a prevenção de recorrências devem ser instituídas dietas adequadas, identificar e afastar os fatores predisponentes à formação do fecaloma, além do uso, se necessário de laxativos supositórios ou clisteres.

Traumatismos Raquimedulares

O intestino neurogênico, decorrente de lesão medular, provoca alterações que se manifestam desde a fase aguda pelo íleo adinâmico, caracterizado pela distensão abdominal e constipação.

O objetivo do treinamento intestinal é recuperar o ritmo da evacuação a cada 24 ou 48 horas, evitando a formação de fecaloma e permitindo a retomada do convívio social.

A terapêutica baseia-se em estímulos defecatórios regulares com o uso de laxantes, supositórios, objetivando um hábito intestinal regular com uma evacuação diária. A remoção digital, o uso de clisteres pode ser necessário.

Para estimular a defecação, pode-se fazer uso de uma alimentação equilibrada rica em fibras, boa hidratação, laxantes suaves, massagem abdominal circular, no sentido horário, para estimular o peristaltismo.

Sempre que possível, estimular a evacuação em posição sentada.[59]

Pacientes Geriátricos

Nesses pacientes, vários fatores contribuem para a constipação, como aumento do tempo de trânsito intestinal, esvaziamento retal incompleto, alterações da consciência com esquecimento da necessidade de evacuar. Neste grupo, os pacientes apresentam a perda do tônus muscular e inatividade física, associada a doença degenerativa como diabetes. Nos idosos, a constipação pode causar complicações com impactação fecal, formação de fecalomas, evacuação paradoxal protraída, levando a quadros de obstrução, estados confusionais, hemorragia retal resultante das ulcerações estercorais, além de retenção urinária.

Devemos encorajar a prática de atividades físicas, adequação dietética associada com ingesta de líquidos. São usados de preferência agentes estimulantes ou formadores de volume, que devem ser evitados na vigência de acúmulo fecal.

Os clisteres podem ser usados, principalmente em pacientes debilitados, em nível domiciliar.

Pacientes Psiquiátricos

Várias doenças psiquiátricas estão associadas à constipação, devemos levar em conta o efeito constipante de drogas antidepressivas, e o uso abusivo e crônico de laxantes. Muitas vezes a causa orgânica da constipação não é conhecida.

Pacientes Obstétricos

Durante a gestação a constipação envolve vários fatores, como a diminuição da atividade física, a mudança dietética e da concentração hormonal, além do uso de medicamentos potencialmente constipantes como o ferro.

Dentre os problemas gerados pela constipação na gravidez, destacam-se a doença hemorroidária, a fissura anal e o prolapso retal.

Devemos então prevenir a constipação, através de uma dieta rica em fibra e aumento da ingesta líquida. Os laxativos devem ser evitados, porém quando necessários, preferir o uso de agentes semelhantes a senna e bisacodil (estimulantes e formadores de volume), que são seguros para a mãe e o feto.

Pacientes Terminais

Neste grupo, os fatores envolvidos na gênese da constipação englobam o uso de opioides, quimioterápicos e drogas com efeitos anticolinérgicos (antidepressivos e neurolépticos), associados aos fatores relacionados com a própria malignidade da patologia.

Acrescentam-se a esses fatores o quadro debilitado do paciente com baixa ingesta oral, imobilização no leito e depressão.

Manifestações paraneoplásicas de alguns carcinomas, como a neuropatia visceral intestinal, podem estar presentes, agravando o quadro constipante. O objetivo visa proporcionar maior conforto, através do uso de supositórios ou clisteres, além do uso de laxativos orais.

CONSIDERAÇÕES FINAIS

A constipação intestinal constitui uma entidade muito comum e de fisiopatologia muito complexa, englobando fatores dietéticos, fisiológicos, anatômicos, psicossociais e culturais, dificultando muitas vezes sua abordagem terapêutica. O tratamento conservador é indicado na maioria dos casos, reservando o tratamento cirúrgico para pacientes com disfunções bastante específicas.

O tratamento clínico mais adequado da constipação intestinal envolve de maneira abrangente tanto a ciência quanto a arte da medicina, incluindo uma abordagem baseada em múltiplos componentes:

- O médico deve reconhecer no quadro clínico que o paciente apresenta os elementos que levam ao diagnóstico correto de maneira custo-eficiência.
- Explicar em uma linguagem acessível o que é este sintoma.

- Com uma relação médico-paciente positiva, centrada no mesmo, reconhecer os eventos psicossociais relevantes.
- Estar atento à visão do paciente com relação à sua patologia. Não menosprezar a importância da discussão aberta de que o paciente não é portador de câncer e que tampouco está exposto a um risco adicional por apresentar um quadro crônico.
- Dar um retorno adequado ao paciente do significado dos resultados negativos de exames realizados.
- Conversar com o paciente a respeito dos eventos psicossociais e de seus potenciais relacionamentos com o seu quadro clínico.
- Aceitar o fato que o paciente é portador de um sintoma crônico, adaptando sua atitude para uma busca de alívio, oferecendo ajuda com alternativas dietéticas, comportamentais, farmacológicas, psicoterápicas e outras.
- Trabalhar com o paciente para que ele mude seu comportamento diante dos sintomas da doença, estimulando-o a não ficar focado neles, tentando desenvolver suas atividades cotidianas, mesmo que os sintomas eventualmente estejam presentes.
- A terapia medicamentosa sozinha é frequentemente ineficaz, quando os problemas psicossociais, comportamentais e dietéticos permanecem subestimados.[60]

É muito importante em base de saúde pública criar um programa de prevenção e tratamento da constipação, no qual os princípios sejam desenvolvidos em uma abordagem mais ampla baseada nos seguintes paradigmas:

- Rastreamento epidemiológico do padrão intestinal da população brasileira.
- Elaborar planos educativos para que se possa distinguir e diferenciar o normal do patológico.
- Facilitar a criação de um programa de prevenção e diagnóstico precoce das alterações da evacuação baseada nos critérios de Roma III e da "escala de Bristol".
- Otimizar a busca de programas de educação e promoção da saúde de uma maneira resolutiva em relação ao problema da constipação intestinal crônica e de suas variantes.[61]

Diante destas reflexões, terminamos citando um aforisma de "Avot de Rabi Natán, C.11". Que diz "Manter o aparelho digestivo em perfeito funcionamento é tão difícil quanto abrir as águas do Mar Vermelho".

REFERÊNCIAS BIBLIOGRÁFICAS

1. Drossman DA. The Rome criteric process: diagnosis and legitimization of irritable bowel syndrome. Am J Gaxtroenteral. 1993;94:2803-7.
2. Drossman DA. Psychosocial and psiclhophysiologic mechanism in GI Illness. In: Kirsner JB, ed The Grow th of Gastroenterologic Knowledge in the 20th Century 1. ed. Philadelphia : Lea 8 Febiger; 1993. p. 419.432.
3. Kroenke K, Mangelsdorff AD. Gmmon syntoms in ambulatory care: incidence, evoluation, therapy, and outocome Am J Méd. 1989;86:262-266.
4. Drossman DA. Functional GI disorders: What's in a Name? 1. Gastroenterology. 2005;128(7):1771-1772.
5. Sonnenbery A, Kock TR. Epidemiology of constipation in the United States. Dis Colon Rectum. 1989;32:1-8.
6. Berman IR, Manning DM, Hanos MS. Streamlining the management of defection disorders. Dis Colon Rectum. 1990;33:778-785.
7. Navarro-Rodrigues T, Dantas-Junior JP, Moraes-Filho JPP. Constipação Intestinal Funcional. RBM, 2009, 66 (edição especial) 77-84.
8. AGA. American Gastroenterological Association Medical Position Statemente: Guidelines on Constipation – Gastroenterology. 2000;119(6):1761-78.
9. Shaheen NJ, Hansen RA, Morgan DR, Gangarosa LM, Ringel Y, Thiny MT, et al. The burden of gastrointestinal and liver disease, 2006, AMJ Gastroenterol. 2006;102:218-36.
10. Sonnenberg A, Koch TR. Epidemiology of caonstipation in the United States. Dis Colon Rectum. 1989;32:1-8.
11. Sandler RS, Jordan MC, Skelton BJ. Demographic ans dietary determinants of constipation in the United States population. Am J Publ Health. 1990;80:185-9.
12. Johansen JF, Sonnenbery A. The prevalence of hemorroidois adn chronic constipation. An epidemiologic study. Gastroenterology. 1990;98:380-6.
13. Krishnamunty S, Schuffler MD, Rohrmann CA, Pope CF. 2nd. Severe idiopatic constipation associated with a distintive abnormality of the colonic myenteric plexus. Gastroenterology. 1985;88:26-34.
14. Flein DL, Van Wijk MO, Van Ginkel R. The valore of colonic constipation. Gastroenterology. 2001;5(Suppl.1):A-212.
15. Van Der Plas RN, Benninga MA, Akkermans LMA, Nedekop WK, Taminiau JA, Buller HA. Megarectum in constipation, archives of Diseases in Childhood. 2000;83:52-8.
16. Longstreth GF, Thompson WG, Chey WD, Houghton LA, Mearin F, Spiller RC. Functional Bowel Disorders. Gastroenterology. 2006;30:1480-91.
17. Mertz Hn. Drug therapy: irritable bowel syndrome. N Engl I Méd. 2003;349;2136-46.
18. Capítulos selecionados dos critérios de Roma III; os distúrbios gastrintestinais funcionais/Organizador Carlos Fernando de Magalhães Francisconi – São Paulo: Segmento Ferma; 2009.
19. Stewart M, Brown JB, Donner A, McWhinney IR, Oates J, Weston WW, et al. The impact of patient-entered care on outcomes. I Fam Pract. 2000;49(9):769-804.
20. Lipkin MJA, Putnam SM, Lazare A. The medical interview: clinical care, education, and research. 1 ed. New York: Sphinger; 1995. p. 1-643.
21. Drossman DA, Thompson WG. The irritable bowel syndrome review and a graduated, multicomponent treatment approach. Ann Intern Méd. 1992;116(12(Pt1):1009-1016.
22. Sbrado CW, Habr-Gama. A propedêutica funcional Coloretal. In: Pinotti HW Tratado de Clinica Cirúrgica do Aparelho Digestivo. São Paulo. Atheneu; 1994. p. 1080.5.
23. Rao SS, Beaty J, Chamberlain M, Lambert PG, Gisolfi C. Effects of ocute graded exercise on human colonic motility. Am J Physiol. 1999;276:G 1221-G1226.
24. Talley NJ, Laschi KL, Bau CL. Agap in our understanding: chronic constipatioin and it's comorbid condition Clin Gastroenterol Hepatol. 2009:7:9-19.
25. Trowell H, Southgate DA, Wolever TM, Leeds AR, Gassull MA, Jenkins DJ. Dietary fiber redefined. Lancet. 1976,1:1967-1968.
26. Maté J. Fibra dietética en Medicina Atualizaciones Temáticas en Gastroenterologia. Jarpyo Editores y Laboratórios Madaus; 4. p. 1996.
27. Slavin IL. Implementation of dieytary modification. Am J Gastroenterol. 1999;106:465-95.
28. Debroede G. Conspation. In: Sleisenger and Fordtran. Gastrointestinal disease. Philadelphia Saunder Co.1993;39:830.
29. Navarro-Rodrigues T, Junior JPD. Constipação intestinal funcional. Rev Brás Med. 2009;66(ed. esp.):77-84.

30. Center for food safety and applied nutrition Food and Drug administration. Department of health and human services. Recommendations for fiber intake in the United States. In: Physiological effects and healthy consequences of dietary fiber. Life Sciences Research Office, Bethesda, Maryland; 1987.
31. Navarro-Rodriguez T, Dantas Jr JP, Moraes-Filho JPP. Constipação intestinal funcional. Rev Bras Med. 2008(Vol.65);266-272.
32. Ambrogini JO. Obstipação intestinal crônica. Rev Bras Med. 2003(Vol.60):133-139.
33. Rodrigues TN, Rocha ECV, Zanandréa EF. Síndrome da obstipação intestinal. Rev Bras Med. 2004(Vol.61);174-180.
34. Soifer LO. Efeitos de la fibra medicinal sobre o trânsito colonico en pacientes con síndrome del colon irritabel. Acta Gastroent-Latinoamericano. 1978;(17):317-23.
35. Arce DA, Ermocilla CA, Costa H. Evaluation of constipation. Am Fam Physician. 2002:65:2283-90.
36. Voderholzer WA, Schatke W, Mühldorfer BE, Klauser AG, Birkner B, Müller-Lissner SA. Clinical response to dietary fiber treatment of chronic constipation. Am J Gastroenterol. 1997;92:95-98.
37. André SB, Navarro-Rodriguez T, Moraes-Filho JPP. Constipação intestinal funcioinal. Rev Bras Méd. 2000;57:1240-52.
38. Márquez LR. Propriedades de la fibra dietética. In: La fibra terapêutica. Lab Madaus. 1998; ed. 25-43, 1998.
39. Wasserman MS, Francisconi C, Olden K, Aguilar Paíz L, Bustos-Fernández L, Cohen H, et al. Consenso Latinoamericano de Estreñimiento Crónico Gastroenterol Hepatol 2008;31:59-74.
40. Attar A, Lémann M, Ferguson A, Halphen M, Boutron MC, Flourié B, et al. Comparison of a low dose polvethylene glycol electrolyte solution with lactilose for the treatment of chronic constipatiion. Gut. 1999;44:226-230.
41. Emmanuel AU, Roy AJ, Nicholls TJ, Kamm MA. Prucalopride, a systemic enterokinetic, for the treatment of constipation. Aliment Pharmacol Ther. 2002:16:1347-56.
42. Bellomo-Brandão MA, Collares EF, da Costa-Pinto EA. Use of erythronyan of the treatment of severe chronic constipation in children. Bras I Med Biol. Res 2003;36:1391-6.
43. Schoenfeld P, Lacy BE, Chey WD, Lembo AJ, Kurtz CB, Reasner DS, et al. Low dose Linaclotide (72ug) for chronic constipation: A 12 week, randomized, double-blind, placebo-controlled trial. Am J Gastroenterol. 2018;113-105.
44. Lembo AJ, Scheiner HÁ, Shiff SJ, Kurtz CB, MacDougall JE, Jia XD, et al. Two randomized trials of linaclotide for chronic constipation. N Engl J Med. 2011;365-527.
45. Lang L. The food and drug administration approves Lubiprostone for irritable bowel syndrome with constipation. Gastroenterology. 2008;135-7.
46. Verne GN, Davis RM, Robinson ME, Gordon JM, Eakel EY, Sninsky CA. Treatment of chronic constipation with colchicine: randomized, double-blind, placebo controlled, crossover trial. Am J Gastroenterol. 2003.
47. Roarty TP, Weber F, Soykan IL, Ma Callum RW. Misoprostol in the treatment of chronic refractory constipatioin: results of a long-term open-label trial. Aliment Pharmacol Ther. 1997;11:1059-66.
48. Almeida T, Menta S. Colonterapia, Reeducação Alimentar, Desintoxicação e Rejuvenescimento. Gran Sol Editora. 2004. p.67-69.
49. Van tets WF, Kuijpers JHC, Bleijenberg G. Bleijenberg G. Biofeedback treatment is ineffective in neurogenic fecal incontinence. Dis Colon Rectum. 1996;39:992-4.
50. Gilliland R, Heymen S, Altomare DF, Park VC, Vickers D, Wexner SD. Outcome and predictors of sucess of biofeedback for constipation. Br J Surg. 1997;84(8):1123-6.
51. Heyman S, Scarlett Y, Jones K, Ringel Y, Drossman D, Whitehead WF. Randomized, controlled trial shows biofeedback to be superior to alternative treatments for patients with pelvic flor dyssynergic-type constipation. Dis Colon Rectum 2007;50(4):428-41.
52. Valanogne G. Reeducation en Colo-Proctologia. Paris: Masson; 1993.
53. Vulliet F. Sexual function of the pubococcygens muscle. West J surf Obstet Gynecolo 1980;10:521.
54. Guillemot F. Reeducatioin perineale at incontinence fecale. Exploration Fonatinelles Digestives; 2000.
55. Shafik A, Eli-Sibai O. Botulintocin in the treatment of non relaxing puborecalis syndrome. Dig Surg. 1998;15:347-51.
56. Brisinda MG, Bentivoglio AR, Casseta E, Albanese A. Botulinum toxin in the treatment of outlet obstruction constipation caused by puborectalis syndrome. Dis Color Rectum. 2000;43:376-80.
57. Mentes BB, Irkorucu O, Akin M, Leventoglu S, Tatliciioglu E. Comparision of botulinum toxin injection and lateral interna sphincterotomy for the treatment of chronic anal fissure. Dis Colon Rectum. 2003;46:232-7.
58. Arhan P. Physiological assessment of rectoanal motor function. J Pediat Gastroenterol Nutrition. 2002;35:25-6.
59. Gershon MD. Il secondo Cervello. Scienze Mediche UTET, Milano, 2003.
60. Almeida T, Menta S. Colonterapia, Reeducação Alimentar, Desintoxicação e Rejuvenescimento. Gran Sol Editora; 2004. p. 50-54.
61. Guttmann L. Spinal cord injuries:comprehensive management and research [Trad.: Lessioine Medulares: Tratamento Global e Investigacion, London: Blackwell Scientific Publications, 1973. Barcelona, Editorial JIMS; 1981.

SEÇÃO 62-4

INÉRCIA COLÔNICA – RESULTADOS DO TRATAMENTO CIRÚRGICO

Francisco Sérgio Pinheiro Regadas ■ Érico Holanda

INTRODUÇÃO

A constipação intestinal é um dos sintomas gastrointestinais mais frequentes, podendo ser referido em até 27,2% pela população, dependendo da área demográfica e da amostra analisada.[1] Diversos fatores podem causar constipação intestinal, variando desde o estilo de vida sedentário, com pouca ingestão de água e fibras, até condições específicas, como doenças de origem metabólica, neurológica ou psiquiátrica, uso de algumas medicações, doenças ou alterações anatômicas do intestino grosso ou da pelve, ou distúrbios funcionais.[2]

CONCEITO

Distúrbios gastrointestinais funcionais caracterizam-se por uma combinação de sintomas digestivos, sem ser observada qualquer anormalidade estrutural ou anatômica, bem como alterações metabólicas ou bioquímicas que os justifiquem.[3] Segundo os critérios de Roma III, as desordens funcionais da defecação são comumente classificadas em constipação de trânsito cólico lento ou evacuação obstruída.[4] Constipação funcional de trânsito cólico lento de origem idiopática e sem megacólon associado também é chamada de inércia colônica ou, menos comumente, de doença de Arbuthnot Lane.

A inércia colônica caracteriza-se pela incapacidade de propagação das fezes através do cólon, identificada pelo retardo do trânsito cólico observado em exames de imagem, pela insuficiente atividade pressórica demonstrada após alimentação ou administração de estimulante ou pela incapacidade de propagar a contratilidade cólica necessária para a eliminação do bolo fecal em resposta à administração de laxantes catárticos ou agentes colinérgicos.[5-7]

EPIDEMIOLOGIA

A inércia colônica é um distúrbio que acomete mais mulheres que homens,[8] podendo corresponder até 27,0% dos casos de constipação intestinal funcional referenciado para centros terciários.[9] Também se observa uma maior prevalência da constipação funcional em indivíduos idosos, documentada por um retardo do esvaziamento do trânsito cólico.[10]

FISIOPATOGENIA

A fisiopatogenia da inércia colônica não está ainda totalmente esclarecida. Webster *et al.*[11] avaliaram retrospectivamente 55 pacientes submetidos à colectomia total para o tratamento desta moléstia, não observando quaisquer evidências de alterações microscópicas no estudo anatomopatológico dos espécimes cirúrgicos. Wedel *et al.*,[12] utilizando modernas técnicas de imuno-histoquímica, identificaram alterações estruturais no sistema nervoso entérico, com diminuição dos gânglios do plexo mioentérico e do plexo submucoso externo. He *et al.*[13] demonstraram em espécimes cirúrgicos a diminuição do número das células de Cajal, tecido relacionado com a geração das ondas elétricas e com a transferência de sinais entre o nervo e o músculo da parede intestinal. Outros autores, entretanto, advogam que uma parte dos pacientes com inércia colônica possui uma dismotilidade global, envolvendo não só o intestino grosso, mas todo o trato digestório.[14-17]

Além da inércia colônica, outros distúrbios gastrointestinais funcionais também cursam com constipação intestinal, como a síndrome de intestino irritável (SII) e a evacuação obstruída. Muitas vezes, entretanto, tais condições se sobrepõem, dificultando a definição de uma conduta padronizada e interferindo nos resultados cirúrgicos para o tratamento da inércia colônica. Surrenti *et al.*[9] investigaram retrospectivamente 70 pacientes com constipação funcional referenciados a um serviço de gastroenterologia especializado em motilidade intestinal. Os pacientes foram submetidos a testes funcionais fisiológicos para a avaliação do trânsito cólico, das disfunções anorretais e do assoalho pélvico. Dos pacientes avaliados, 37% apresentavam disfunção do assoalho pélvico, 27% inércia colônica e 23% SII. Identificaram ainda inércia colônica associada em 55% dos pacientes com disfunção do assoalho pélvico.

Indivíduos com constipação intestinal podem manifestar, com maior frequência, distúrbios de origem psicológica, como depressão, hipocondria e histeria, muitas vezes interferindo no resultado do tratamento.[18] Hasegawa *et al.*[19] avaliaram retrospectivamente 61 pacientes submetidos a procedimento cirúrgico para tratamento de inércia colônica, demonstrando que aqueles com distúrbios psicológicos ou psiquiátricos apresentavam piores resultados funcionais, maior insatisfação com o procedimento e uma maior necessidade de nova intervenção cirúrgica, parte deles submetidos a ileostomia definitiva. Pluta *et al.*[20] também evidenciaram que indivíduos com distúrbio psiquiátrico apresentam piores resultados cirúrgicos, manifestando menos satisfação com o procedimento.

DIAGNÓSTICO

De acordo com os critérios de Roma III, os pacientes com constipação funcional devida a trânsito cólico lento devem ter iniciado seu quadro clínico há pelo menos 6 meses, sendo que nos últimos 3 meses devem ter manifestado dois ou mais dos seguintes sintomas: esforço evacuatório, fezes endurecidas ou em cíbalos, sensação de evacuação incompleta, sensação de obstrução anorretal, manobras de digitação para facilitar a eliminação do bolo fecal ou menos de três episódios de evacuações por semana. Tais sintomas devem ainda ter sido referidos em até 25% das evacuações. Além disso, os pacientes devem apresentar inadequada força propulsora para o bolo fecal, demonstrada por exames de imagem.[4]

Pacientes com inércia colônica podem também apresentar sintomas de obstipação intestinal severa, referindo, não raramente, episódios evacuatórios a cada duas ou mais semanas. Outras queixas apresentadas são dor ou sensação de plenitude abdominal, náusea ou vômito, muitas vezes comprometendo suas habilidades sociais e sua qualidade de vida. Algumas mulheres podem apresentar distúrbios ginecológicos associados, como períodos menstruais irregulares ou presença de cistos ovarianos.[21]

O diagnóstico de inércia colônica envolve uma avaliação clínica e propedêutica completa no sentido de excluir as demais causas de constipação intestinal. Além da rigorosa avaliação clínica, é necessário realizar avaliação funcional utilizando o tempo de trânsito cólico, a manometria anorretal, a defecografia, a colonoscopia e eventualmente o enema opaco:

- *Tempo de trânsito cólico:* é realizado utilizando-se radiografias seriadas após a ingestão de marcadores radiopacos (Fig. 62-4-1). O tempo de trânsito cólico também possibilita a classificação dos tipos de desordens funcionais da evacuação, baseando-se na distribuição dos marcadores nos segmentos colorretais envolvidos. Martelli *et al.*[22] descreveram três grupos de indivíduos com queixas de constipação avaliados por esse método: 1. pacientes com tempo de trânsito normal, sugerida pela eliminação adequada dos marcadores; 2. outros com acúmulo deles no reto, sugerindo evacuação obstruída (Fig. 62-4-2); e 3. aqueles com retenção dos marcadores em todos os segmentos cólicos, sugerindo inércia colônica (Fig. 62-4-3) ou retidos no cólon direito (Fig. 62-4-4). Embora existam descritas na literatura diversas formas de interpretação desse exame, a presença de mais de 20% dos marcadores radiopacos distribuídos ao longo dos

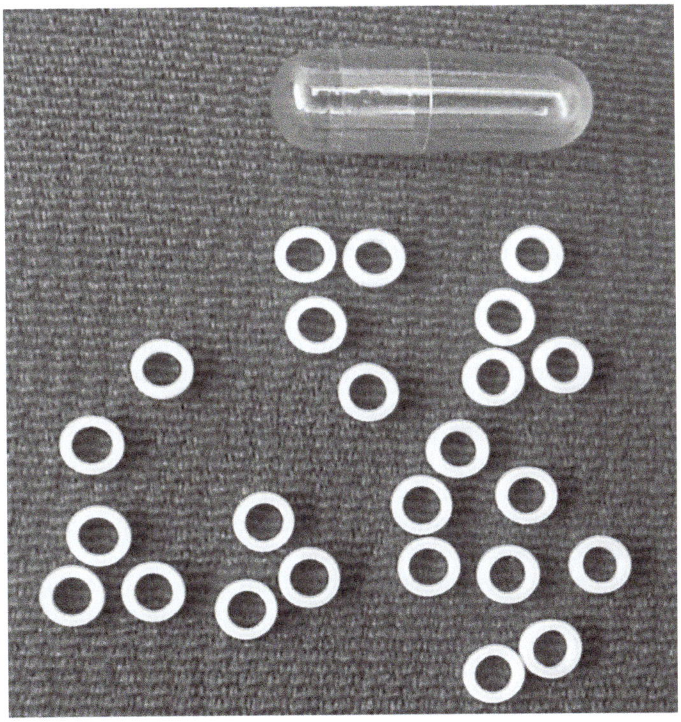

Fig. 62-4-1. Marcadores radiopacos.

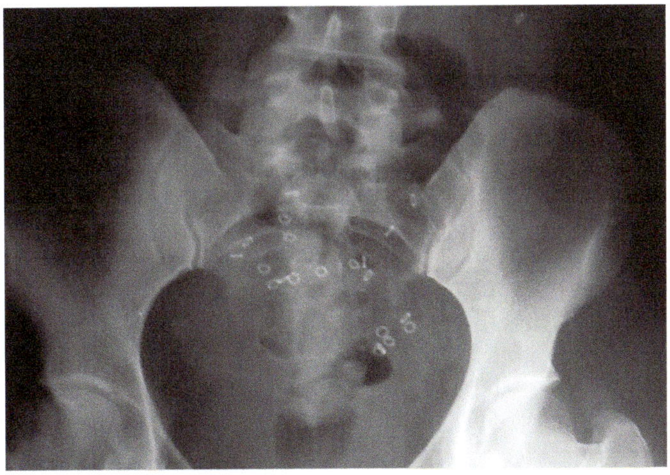

Fig. 62-4-2. Retenção dos marcadores no reto (evacuação obstruída).

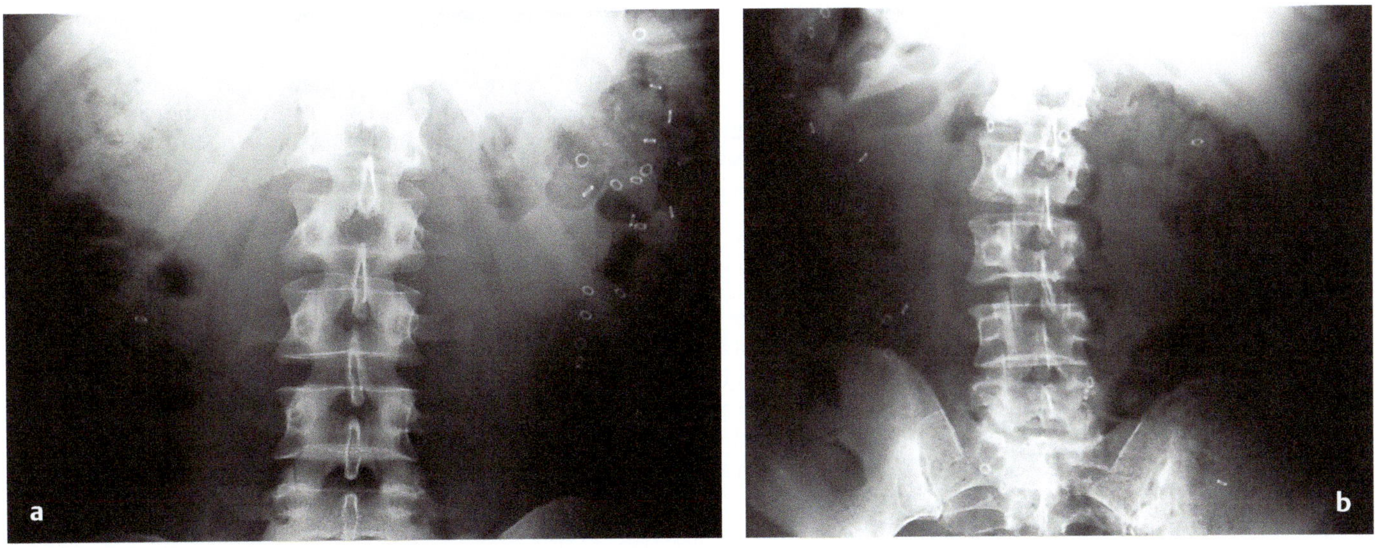

Fig. 62-4-3. (a, b) Distribuição dos marcadores de forma difusa nos diversos segmentos cólicos.

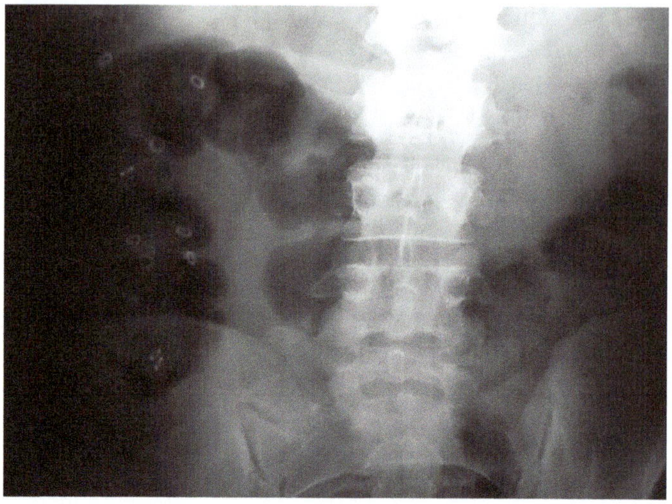

Fig. 62-4-4. Retenção dos marcadores no cólon direito.

cólons no quinto dia após sua ingestão, documentada por radiografia simples de abdome, confirma o diagnóstico.[23]

- *Manometria anorretal:* a manometria anorretal tem sua importância na aferição do reflexo inibitório retoanal, ausente em pacientes com aganglionose retal congênita (doença de Hirschsprung) ou adquirida, e na aferição da contração paradoxal do puborretal, observada em indivíduos com evacuação obstruída.[24]
- *Defecografia:* a defecografia proporciona a visualização do mecanismo de evacuação, possibilitando tanto o diagnóstico dos distúrbios pélvicos funcionais quanto a contração paradoxal do puborretal, bem como a presença de alterações anátomo-funcionais produzidas por retocele e/ou intussuscepção retal.[25]
- *Ecodefecografia:* constitui-se em um exame ultrassonográfico anorretal tridimensional dinâmico capaz de identificar todas as disfunções anorretais e apresentando ainda a vantagem de avaliar a integridade dos músculos esfincterianos, sem submeter os pacientes à radiação.[26-30]
- *Colonoscopia:* é recomendado para aqueles pacientes com constipação de trânsito lento, no sentido de identificar alterações anatômicas como o dólico ou o megacólon, como também afastar outras afecções colorretais, como os tumores ou a doença diverticular.[31]
- *Enema opaco:* é atualmente um exame indicado somente nos indivíduos com colonoscopia incompleta, ou seja, em portadores de dólico-megacólon ou na vigência de suboclusão intestinal produzida principalmente por neoplasias malignas.

RESULTADOS CIRÚRGICOS

A inércia colônica é um distúrbio funcional infrequente e de etiologia pouco esclarecida, sendo inicialmente seu tratamento realizado com medidas clínicas. Quando não responde satisfatoriamente às medidas conservadoras, tem sua indicação cirúrgica criteriosamente baseada no tempo de trânsito cólico, na manometria anorretal, defecografia/ecodefecografia, colonoscopia e, eventualmente no enema opaco.

Coube a William Arbuthnot Lane, em 1908, a descrição inicial para indicação da colectomia com anastomose ileossigmoide ou ileorretal no tratamento da constipação intestinal severa, acompanhada de manifestações clínicas sistêmicas, como cefaleia e letargia, as quais o autor sugeriu resultar de "autointoxicação".[32] Tal procedimento não foi devidamente utilizado por quase um século, quando ressurgiram na literatura diversos trabalhos defendendo a intervenção cirúrgica como o tratamento de escolha para aqueles casos de inércia colônica refratária ao tratamento convencional para constipação.[33] Na verdade, somente pequeno percentual dos pacientes com constipação intestinal apresentam indicação cirúrgica. Aproximadamente 1% dos pacientes examinados em serviços primários com queixas de constipação refratária ao tratamento clínico são encaminhados para avaliação cirúrgica.[34] Larh *et al.*,[35] por sua vez, avaliando 2.042 pacientes com constipação grave encaminhados para avaliação cirúrgica, constataram que apenas 201 (9%) preenchiam critérios de elegibilidade para o procedimento. Outros autores relataram índices de 8% e 12,4% de indicação cirúrgica para pacientes que sofriam de constipação severa.[36,37]

Historicamente, os melhores resultados para o tratamento cirúrgico da inércia colônica são vistos após a colectomia total com ileorreto anastomose. Preston *et al.*,[21] em 1984, descreveram 21 casos de pacientes do sexo feminino que foram submetidas a diversas técnicas cirúrgicas para constipação crônica grave, como a esfincterotomia interna, miomectomia anorretal, colectomia segmentar e colectomia total com ileorretoanastomose. As pacientes realizaram enema opaco no pré-operatório que demonstrou segmentos intestinais anatomicamente normais, embora apresentassem tempo de trânsito cólico sugerindo inércia. Das 16 pacientes submetidas à colectomia com anastomose ileorretal, 10 relataram que apresentavam hábito intestinal normalizado e quatro consideraram ter melhorado, sendo a frequência evacuatória elevada de 0,3 para 21 episódios semanalmente. Com base nesses resultados, o autor considerou a colectomia com ileorretoanastomose como o procedimento de escolha para estes casos. Beck *et al.*,[38] em 1989, avaliaram 14 pacientes submetidos ao mesmo procedimento, com o seguimento pós-operatório variando de 3 meses a 5 anos. Todos os pacientes relataram excelentes resultados funcionais devido ao aumento da frequência evacuatória, em média dois episódios por dia, alegando estarem satisfeitos com o procedimento.

Ampla revisão da literatura envolvendo diversas séries avaliou os resultados da colectomia para a constipação de trânsito lento. Knowles *et al.*[33] encontraram índices de sucesso variáveis, mas com média de satisfação de 86% dos pacientes operados. Os autores reportaram, ainda, uma média de 2,9 episódios de evacuações diárias após a intervenção cirúrgica nas séries estudadas (variando de 1,3 a 5 evacuações/dia).

Webster *et al.*[39] avaliaram retrospectivamente 55 pacientes submetidos à colectomia total com ileorretoanastomose ileorretoanastomose por inércia colônica, sendo que 49 (89%) consideraram o resultado pós-operatório bom ou excelente. A frequência evacuatória foi, respectivamente, de 5, 4 e 3 episódios diários no 1°, no 2° e no 12° mês após o procedimento. Pikarsky *et al.*[40] também avaliaram retrospectivamente 30 pacientes submetidos à mesma intervenção cirúrgica, sendo o seguimento pós-operatório médio de 8,8 anos, variando entre 5 e 10 anos. Os autores observaram que todos os pacientes consideraram o procedimento excelente, com média de 2,5 evacuações diárias, recomendando assim a colectomia total com ileorretoanastomose ileorretoanastomose para aqueles casos de constipação de trânsito lento refratários ao tratamento clínico.

Kamm *et al.*[41] avaliaram 44 mulheres submetidas à colectomia total com ileorretoanastomose que apresentavam inércia colônica clinicamente intratável, com a média de um episódio evacuatório a cada 4 semanas. Todas apresentavam diâmetro cólico anatomicamente normal, avaliado por enema opaco. Em seus resultados pós-cirúrgicos, demonstraram que, embora 22 (50%) pacientes tivessem seu hábito intestinal normalizado, 17 (38,6%) apresentavam sintomas de diarreia (mais de três episódios de evacuação diária) e 5 (11,3%) ainda persistiam com sintomas de constipação intestinal, sendo frequentes as queixas de esforço evacuatório ou uso de laxantes. Algumas pacientes com queixas de dor e distensão abdominal anteriores à cirurgia ainda persistiam com os mesmos sintomas após a intervenção (71% pós-operatório *versus* 98% pré-operatório). Outro estudo revelou que aproximadamente metade dos pacientes que manifestam queixas de dor abdominal prévia à cirurgia persiste com os mesmos sintomas álgicos após o procedimento, embora relatem redução significativa em sua intensidade.[42]

Sintomas de diarreia são observados na média de 14% dos pacientes submetidos à cirurgia, variando de 0 a 46%, embora os critérios de definição de diarreia não sejam homogêneos nas 16 séries avaliadas. Na mesma publicação, queixas de incontinência fecal também foram observadas, sendo a incidência média de 14% (variando de 0% a 52%).[33]

A persistência dos sintomas de constipação intestinal após a cirurgia pode ser encontrada, em média, em 9% dos trabalhos publicados, variando de 0% a 46%. Esta ampla variação nos resultados pode ser decorrente do emprego de diferentes técnicas cirúrgicas e, sobretudo, do critério de seleção dos pacientes para a cirurgia. Nessa mesma revisão, Knowles *et al.*[33] identificaram em várias séries, uma maior satisfação com o procedimento e uma menor taxa de recidiva da constipação quando a indicação da cirurgia foi orientada pelo resultado de testes funcionais pré-operatórios, que, segundo o autor, seriam principalmente a manometria anorretal, a defecografia e o tempo de trânsito cólico. Utilizando os referidos testes fisiológicos, Nyam *et al.*[43] identificaram os indivíduos que seriam beneficiados com o procedimento, encontrando 97% de satisfação e 90% de melhora na qualidade de vida dos pacientes operados, acompanhados durante um seguimento médio de 4,5 anos.

Rex *et al.*[36] avaliaram 224 pacientes com queixas de constipação intestinal intratável encaminhados para avaliação cirúrgica. Após avaliação clínica e realização dos exames funcionais da evacuação, que incluíram manometria anorretal, defecografia e tempo de trânsito cólico, os autores constaram que 28 (12,5%) pacientes preenchiam os critérios diagnósticos para inércia colônica, sem sinais de evacuação obstruída associada. Destes, 19 foram submetidos à colectomia total com ileorretoanastomose. Após a média de 12 meses de seguimento, 14 pacientes foram entrevistados, sendo que 12 (86%) relataram melhora clínica após a intervenção cirúrgica. Segundo o autor, os elevados índices de sucesso e a baixa recorrência dos sintomas de constipação devem-se à avaliação pré-operatória criteriosa e a indicação cirúrgica é feita somente para aqueles casos exclusivos de inércia colônica, sem a evidência de demais causas de constipação funcional.

Pemberton *et al.*,[44] por sua vez, avaliaram 277 pacientes referenciados para avaliação cirúrgica por constipação intratável. Aplicaram, então, testes funcionais para evacuação, que incluíam o tempo de trânsito intestinal, a manometria anorretal, a eletromiografia do assoalho pélvico e a defecografia. Com base nesses estudos, os pacientes foram assim classificados: 29 pacientes apresentavam constipação de trânsito lento (10,4%), 37 pacientes com disfunção do assoalho pélvico (13,3%), 14 pacientes com constipação de trânsito lento e disfunção do assoalho pélvico associado (5%) e 197 pacientes com SII (71,1%). Todos os 29 pacientes com constipação de trânsito lento isolado, e mais nove com disfunção do assoalho pélvico associado foram submetidos à colectomia total com ileorretoanastomose. Treinamento pré-operatório por *biofeedback* foi realizado nos nove pacientes com evacuação obstruída associada. O seguimento pós-operatório médio dos pacientes foi de 20 meses, não sendo evidenciados casos de incontinência fecal, sintomas de constipação refratária, bem como a necessidade de uso de laxantes. A média de evacuação foi de quatro episódios diários. Os autores concluíram que a avaliação pré-operatória criteriosa, utilizando testes funcionais, possibilita a classificação correta da constipação e, caso necessário, o treinamento pré-operatório adequado, sendo decisivo para uma indicação cirúrgica precisa e, consequentemente, para a obtenção de bons e prolongados resultados.

Entretanto, pacientes que apresentam inércia colônica acompanhada de sinais de evacuação obstruída, com evidência de contração paradoxal do puborretal demonstrada por exames funcionais, ainda não têm seu tratamento ideal totalmente esclarecido na literatura. Nyam *et al.*[43] demonstraram sucesso nos resultados da constipação em todos os 22 pacientes tratados com *biofeedback* no pré-operatório de colectomia nos casos de inércia colônica acompanhada de contração paradoxal do puborretal. Contudo, em uma metanálise, Kuijpers *et al.*[45] revelaram que mais de 30% dos pacientes com contração paradoxal do puborretal não respondem ao tratamento com *biofeedback*. Bernini *et al.*[46] avaliaram 16 pacientes com o mesmo sintoma, revelando que, mesmo após o treinamento pré-operatório, 40% deles ainda manifestavam sintomas de evacuação obstruída após a cirurgia de eleição para inércia colônica.

A utilização da via laparoscópica para a realização da colectomia total com ileorretoanastomose vem se mostrando promissora, trazendo consigo todos os benefícios inerentes à técnica, ou seja, menor dor no pós-operatório, menores índices de íleo paralítico, de complicações pulmonares e tromboembólicas, menor tempo de internação hospitalar, retorno mais rápido às atividades diárias e melhor resultado cosmético.[47] A técnica operatória-padrão consiste na mobilização e nas ligaduras vasculares pelo acesso laparoscópico sendo o espécime cirúrgico extraído através de uma pequena incisão horizontal suprapúbica (Fig. 62-4-5). Em seguida, o íleo é seccionado, confecciona-se uma sutura em bolsa, posiciona-se a ogiva do grampeador mecânico e se reintroduz para a cavidade peritoneal para a confecção da ileorretoanastomose.

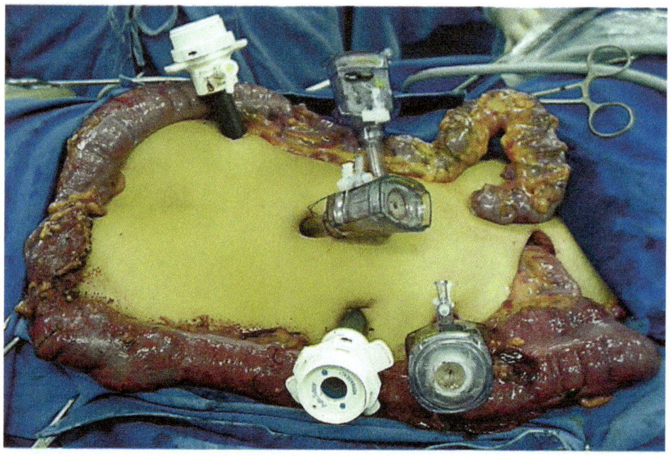

Fig. 62-4-5. Colectomia total laparoscópica. Retirada do espécimen cirúrgico após a mobilização completa e as ligaduras vasculares.

Em estudo recente, Pinedo *et al.*[48] acompanharam prospectivamente 20 pacientes submetidos à colectomia total com ileorretoanastomose por laparoscopia. O tempo médio de cirurgia foi de 248 minutos, sendo a presença de flatos relatada no segundo pós-operatório e o tempo de internação hospitalar médio de 7 dias. Um paciente teve a cirurgia convertida por dificuldade técnica, decorrente de aderências devidas à cirurgia abdominal prévia, e sete apresentaram complicações, como íleo adinâmico (3), hemoperitônio (1), sangramento retal (1) e deiscência de anastomose (1), entretanto sem mortalidade pós-operatória. Os pacientes foram acompanhados, em média, por 25 meses (variando de 1 a 60 meses), sendo o nível de satisfação com o procedimento aferido em 8 (variando de 2 a 10), numa escala que variava de 1 a 10. Outros autores também demonstraram excelentes resultados utilizando a colectomia total por laparoscopia para o tratamento cirúrgico da inércia colônica.[49,50] Nossa experiência pessoal consiste de nove pacientes submetidos à colectomia total laparoscópica com ileorretonastomose dos quais somente um (11%) tem apresentado episódios de constipação, variando entre 3 a 5 dias mas controlado com uso de laxativos.

A despeito da técnica e da via de acesso utilizada, o tratamento cirúrgico da inércia colônica, segundo alguns autores, ainda é acompanhado de considerável número de complicações. Em publicação recente, Raahave *et al.*[51] avaliaram 35 pacientes submetidos à cirurgia para o tratamento de constipação de trânsito lento, incluindo as seguintes técnicas cirúrgicas: hemicolectomia (21), colectomia total (11) e ileostomia terminal (3). Embora os resultados gerais tenham demonstrado satisfação dos pacientes devido ao aumento do número de evacuações, dois procedimentos cursaram com deiscência de anastomose, com um paciente evoluindo a óbito. Além disso, 11 pacientes necessitaram de novas intervenções cirúrgicas em razão de constipação recorrente. Em outra publicação, Plattel *et al.*[52] avaliaram a longo prazo (8 anos) os resultados cirúrgicos de 96 pacientes que apresentavam constipação crônica idiopática. Os autores constataram que os sintomas melhoraram na maioria dos casos, porém foram observadas consideráveis índices de complicações cirúrgicas, como mortalidade (2,1%), deiscência de anastomose (3,1%) e formação de abscesso pélvico (11,5%). Além disso, 35,5% dos pacientes necessitaram de reoperações, muitos por formação de aderências, e 9,2% submetidos à ileostomia definitiva. Nessa mesma linha, Nylund *et al.*[53] observaram que de 40 pacientes submetidos à colectomia por inércia colônica, 17 (42,5%) apresentaram evidência clínica de obstrução intestinal alta no pós-operatório decorrentes de bridas e aderências, sendo 11 (27,5%) submetidos à reintervenção cirúrgica.

Outras técnicas cirúrgicas são propostas no tratamento da inércia colônica, sobretudo com o intuito de diminuir algumas queixas relatadas após a colectomia total, como a diarreia e a incontinência. Ludin *et al.*[54] realizaram colectomia parcial em 28 pacientes com constipação de trânsito lento. O segmento intestinal ressecado foi orientado pela cintilografia. Após a média de 50 meses de acompanhamento, foi observado aumento no número de evacuações de um para sete episódios semanais. Nenhum caso de incontinência foi referido. You *et al.*[55] realizaram 40 colectomias parciais, por sua vez, orientadas pelo tempo de trânsito cólico. Após 24 meses de acompanhamento, 37 pacientes apresentavam resultados excelentes, sem queixas de diarreia ou incontinência, porém três necessitaram de posterior colectomia total pela recorrência dos sintomas de constipação. Devido, entretanto, ao reduzido número de trabalhos publicados relacionados com as ressecções segmentares, bem como ao curto período de acompanhamento desses pacientes e à indefinição quanto ao método utilizado na escolha do segmento intestinal ressecado, a colectomia total com ileorretoanastomose continua sendo o procedimento de eleição para os casos de constipação por inércia colônica.

Ileostomia definitiva ou proctocolectomia com confecção de bolsa ileal[56] são indicadas sobretudo naqueles casos de constipação que não melhoraram após a colectomia total com ileorretoanastomose.[42]

O procedimento cirúrgico de escolha é, portanto, a colectomia total com ileorretoanastomose, preferencialmente realizada por via laparoscópica. Vale ressaltar que, embora proporcione bons resultados funcionais, tal procedimento pode cursar com queixas de diarreia, incontinência fecal e persistência dos sintomas de dor abdominal ou mesmo constipação. Além disso, algumas publicações revelam complicações mais sérias como, por exemplo, obstrução intestinal alta, deiscência de anastomose e óbito, as quais não podem ser subestimadas durante a indicação do procedimento.

REFERÊNCIAS BIBLIOGRÁFICAS

1. Pare P, Ferrazzi S, Thompson WG, Irvine EJ, Rance L. Na epidemiological survey of constipation in Canada: definitions, rates, demographics and predictors of health care. Am J Gastroenterol. 2001;96:3131-3137.
2. Wolff BG, Fleshman JW, Beck DE, Pemberton JH, Wexner SD. The ASCRS textbook of colon and rectal surgery. New York-NY: Springer; 2007. p. 678-686.
3. Drossman DA. The functional gastrointestinal disorders and the Rome III process. Gastroenterology. 2006;130:1377-1390.
4. Bharucha AE, Wald A, Enck P, Rao S. Functional anorectal disorders. Gastroenterology. 2006;130:1510-1518.
5. Bassotti G, Gaburri M, Imbimbo BP. Colonic mass movements in idiopathic chronic constipation. Gut. 1988;29:173-1179.

6. Camilleri M, Zinmeister AR. Towards a relatively inexpencive, noninvasive, accurate test for colonic motility disorders. Gastroenterology. 1992;103:36-42.
7. McLean RG, Smart RC, Bruck CE, King DW, Lubowski DZ, Talley NA. Colon transit scintigraphy in health and constipation using oral I-131 cellulose. J Nucl Med. 1990;31:985-989.
8. Knowles CH, Scott SM, Rayner C, Glia A, Lindberg G, Kamm MA, et al. Idiopathic slow transit constipation: an almost exclusively female disorder. Dis Colon Rectum. 2003;46:1716-1717.
9. Surrenti E, Rath DM, Pemberton JH, Camilleri M. Audit of constipation in a tertiary referral gastroenterology practice. Am J Gastroenterol. 1995;90:1471-75.
10. Evans J, Fleming K, Talley N. Relation of colonic transit to functional bowel disease in older people: A population-based study. J Am Geriatr. 1988;SOC4 6:83-87.
11. Webster C, Dayton M. Results after colectomy for colonic inertia: a sixteen-year experience. Am J Surg. 2001;182:639-644.
12. Wedel T, Roblick UJ, Ott V. Oligoneuronal hypoganglionosis in patients with slow transit constipation. Dis Colon Rectum. 2002;45:54-62.
13. He C-L, Burgart L, Wang L. Decreased interstitial cells of cajal volume in patients with slow-transit constipation. Gastroenterology. 2000;118:14-21.
14. Watier A, Devroede G, Duvanceau A. Constipation with colonic inertia. A manifestation of systemic disease? Dig Dis Sci. 1983;28:1025-1033.
15. Panagamuwa B, Kumar D, Ortiz J, Keighley MR. Motor abnormalities in theterminal ileum of patients with chronic constipation. Br J Surg. 1994;81:1685-1688.
16. Penning C, Gielkens HA, Delemarre JB, Lamers CB, Masclee AA. Gall bladder emptying in severe idiopathic constipation. Gut. 1999;45:264-268.
17. Mollen RM, Hopman WP, Kuijpers HH, Jansen JB. Abnormalities of upper gut motility in patients with slow transit constipation. Eur J Gastroenterol Hepatol. 1999;11:701-708.
18. Fisher SE, Breckon K, Andrews HA, Keighley MR. Psychiatric screening for patients with faecal incontinence or chronic constipation referred for surgical treatment. Br J Surg. 1989;76:352-5.
19. Hasegawa H, Radley S, Fatah C, Keighley MRB. Lonterm results of colorectal resection for slow transit constipation. Colorectal Dis. 1999;1:141-5.
20. Pluta HM, Bowes KL, Jewell LD. Long-term results of total abdominal colectomy for chronic idiopathic constipation: value of preoperative assessment. Dis Colon Rectum. 1996;39:160-66.
21. Preston DM, Hawley PR, Lennard-Jones JE, Todd IP. Results of colectomy for severe idiopathic constipation in women (Arbuthnot Lane's disease). Br J Surg. 1984 Jul 71(7):547-52.
22. Martelli H, Devroede G, Arhan P, Duguay C, Dormic C, Faverdin C. Some parameters of large bowel motility in normal man. Gastroenterology. 1978;75:612-18.
23. Hinton JM, Lennard-Jones JE, Young AC. A new method of studying gut transit times using radiopaque markers. Gut. 1969;10:842-7.
24. Fleshman JW, Dreznik Z, Cohen E, Fry RD, Kodner IJ. Balloon expulsion test facilitates diagnosis of pelvic floor outlet obstruction due to nonrelaxing puborectalis muscle. Dis Colon Rectum. 1992;35:1019-25.
25. Jorge JM, Wexner SD, Ger GC, Salanga VD, Nogueras JJ, Jagelman DG. Cinedefecography and electromyography in the diagnosis of nonrelaxing puborectalis syndrome. Dis Colon Rectum. 1993;36:668-76.
26. Murad-Regadas SM, Regadas FSP, Rodrigues LV, Escalante RD, Silva FRS, Lima DRM, et al. Ecodefecografia tridimensional dinâmica. Nova técnica para avaliação da síndrome da defecação obstruída (SDO). Rev Bras Coloproctol. 2006;26(2):168-177.
27. Murad-Regadas SM, Regadas FS, Rodrigues LV, Souza MH, Lima DM, Silva FR, et al. A novel procedure to assess anismus using three-dimensional dynamic Ultrasonography Colorectal Dis. 2006;9:159-165.
28. Murad-Regadas SMM, Regadas FSP, Lima DMR. Ultra-sonografia anorretal Dinâmica. Novas Técnicas. In: Regadas FSP, Murad-Regadas SMM. Distúrbios Funcionais do Assoalho Pélvico. Atlas de Ultra-sonografia Anorretal Bi e Tri-dimensional. Rio de Janeiro: Editora Revinter; 2006. p.79-94.
29. Murad-Regadas SM, Regadas FS, Rodrigues LV, Silva FR, Soares FA, Escalante RD. A novel three-dimensional dynamic anorectal ultrasonography technique (echodefecography) to assess obstructed defecation, a comparison with defecography. Surg Endoscopy. 2008;22:974-979.
30. Murad Regadas SM. Dynamic three-dimensional Ultrasonography - Echodefecography" In: Pescatori M, Regadas RSP, Murad Regadas SM, Zbar A. Milano: Springer; 2008. p 201-16.
31. Wong SW, Lubowski DZ. Slow-transit constipation: evaluation and treatment. ANZ J Surg. 2007;77:320-28.
32. Lane WA. An address on chronic intestinal stasis. Br Med J. 1909;12:1408-11.
33. Knowles CH, Scott M, Lunniss PJ. Outcome of colectomy for slow transit constipation. Ann Surg. 1999;5:627-38.
34. Wong PW, Kadakia S. How to deal with chronic constipation. A stepwise method of establishing and treating the source of the problem. Postgrad Med. 1999;106:199-210.
35. Lahr SJ, Lahr CJ, Srinivasan A, Clerico ET, Limehouse VM, Serbezov IK. Operative management of severe constipation. Am Surg. 1999;65(12):1117-23.
36. Rex DK, Lappas JC, Goulet RC, Madura JA. Selection of constipated patients as subtotal colectomy candidates. J Clin Gastroenterol Oct. 1992;15(3):212-7.
37. Raahave D, Loud FB, Christensen E, Knudsen LL. Colectomy for refractory constipation. Scand J Gastroenterol May. 2010;45(5):592-602.
38. Fazio VW, Jagelman DG, Lavery IC. Surgical management of colonic inertia. South Med J. 1989 Mar; 82(3):305-9.
39. Webster C, Dayton M. Results after colectomy for colonic inertia: a sixteen-year experience. Am J Surg. 2001;182:639-44.
40. Pikarsky AJ, Singh JJ, Weiss EG, Nogueras JJ, Wexner SD. Long-term follow-up of patients undergoing colectomy for colonic inertia. Dis. Colon Rectum. 2001;44:179-83.
41. Kamm MA, Hawley PR, Lennard-Jones JE. Outcome of colectomy for severe idiopathic constipation. Gut. 1988;29:969-73.
42. Lubowski DZ, Chen FC, Kennedy ML, King DW. Results of colectomy for severe slow transit constipation. Dis Colon Rectum. 1996;39:23-9.
43. Nyam DC, Pemberton JH, Ilstrup DM, Rath DM. Long-term results of surgery for chronic constipation. Dis. Colon Rectum. 1997;40:273-9.
44. Pemberton JH, Rath DM, Ilstrup DM. Evaluation and surgical treatment of severe chronic constipation. Ann Surg. 1991;214(4):403-11.

45. Kuijpers HC. Application of the colorectal laboratory in diagnosis and treatment of functional constipation. Dis Colon Rectum; 1990;33:35-9.
46. Bernini A, Madoff R, Lowry AC. Should patients with combined colonic inertia and non-relaxing pelvic floor undergo subtotal colectomy? Dis. Colon Rectum. 1998;41:1363-6.
47. Luck A, Hensman C, Hewett P. Laparoscopic colectomy for cancer: a review. Aust N Z J Surg. 1998;68:318-27.
48. Pinedo G, Zarate AJ, Garcia E, Molina ME, Lopez F, Zúñiga A. Laparoscopic total colectomy for colonic inertia: surgical and functional results. Surg Endosc. 2009 Jan 23(1):62-5.
49. Sample C, Gupta R, Bamehriz F, Anvari M. Laparoscopic subtotal colectomy for colonic inertia. J Gastrointest Surg. 2005 Jul-Aug; 9(6):803-8.
50. Athanasakis H, Tsiaoussis J, Vassilakis JS, Xynos E. Laparoscopically assisted subtotal colectomy for slow-transit constipation. Surg Endosc. 2001;Oct;15(10):1090-2.
51. Raahave D, Loud FB, Christensen E, Knudsen LL. Colectomy for refractory constipation. Scand J Gastroenterol. 2010 May;45(5):592-602.
52. Platell C, Scache D, Mumme G, Stitz R. A long-term follow-up of patients undergoing colectomy for chronic idiopathic constipation. Aust N Z J Surg. 1996 Aug;66(8):525-9.
53. Nylund G, Oresland T, Fasth S, Nordgren S. Long-term outcome after colectomy in severe idiopathic constipation. Colorectal Dis. 2001 Jul;3(4):253-8.
54. Lundin E, Karlbom U, Palman L, Graf W. Outcome of segmental colonic resection for slow-transit constipation. Br J Surg. 2002;89:1270-1274.
55. You YT, Wang JY, Changchien CR. Segmental colectomy in the management of colonic inertia. Am Surg. 1998;64:775-777.
56. Keighley MRB, Grobler S, Bain I. Audit of restorative proctocolectomy. Gut. 1993;34:680-684.

SEÇÃO 62-5

FISIOPATOLOGIA DAS ALTERAÇÕES DO ASSOALHO PÉLVICO

SUBSEÇÃO 62-5-1

ENTEROCELE E SIGMOIDOCELE

Pedro Carlos Basilio

INTRODUÇÃO

Enterocele nada mais é do que a herniação do saco peritoneal de Douglas contendo alças intestinais no seu interior. Caso estas alças sejam de cólon sigmoide, chamar-se-á de sigmoidocele. Pode ocorrer ainda a herniação do peritônio pélvico contendo apenas gordura omental, caracterizando a omentocele.

De acordo com Aigner e Zbar,[1] a enterocele é definida como uma hérnia de saco revestida de peritônio entre a vagina e o reto e preenchida com conteúdo abdominal, muitas vezes o intestino delgado. Bolog e Weishaupt definem como uma hérnia interna do saco peritoneal no espaço retovaginal abaixo da linha pubococcígea (LCP).[2] Jarret *et al.*[3] definiram uma enterocele, como uma hérnia do saco peritoneal junto com a parede ventral do reto para o espaço retogenital. O saco é preenchido mais comumente com intestino delgado, porém eventualmente contém cólon sigmoide ou omento.

Eventualmente, o saco peritoneal de Douglas estende-se no sentido caudal entre o reto e a vagina em graus variados, até o períneo. Esse espaço, então, pode tornar-se o local de uma hérnia do "fundo de saco", também conhecida como hérnia vaginal direta posterior,[4] hérnia vaginal peritoneal posterior e hérnia do saco de Douglas (Fig. 62-5-1-1).[5]

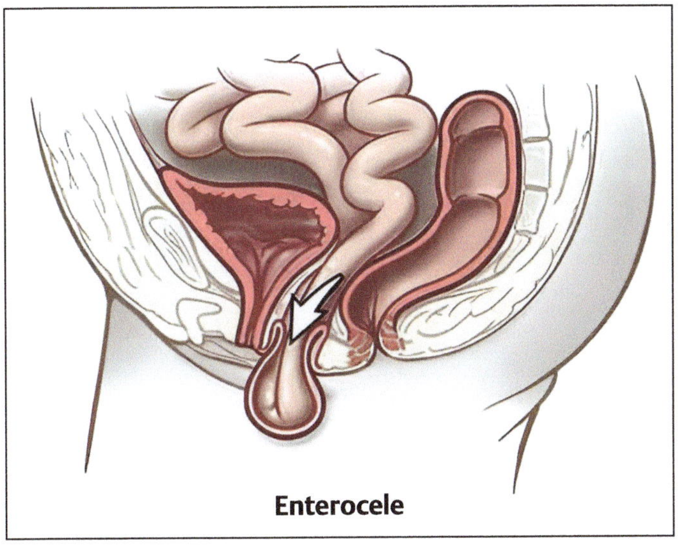

Fig. 62-5-1-1. Enterocele.

FISIOPATOLOGIA E ASPECTOS CLÍNICOS

A enterocele é mais comumente encontrada em mulheres mais idosas e frequentemente é acompanhada por outros tipos de prolapso genital. Tem sido sugerido que a atrofia do assoalho pélvico em razão da falta de hormônios femininos em mulheres idosas resulta em enfraquecimento das estruturas de suporte e implica em menor suporte para o assoalho pélvico, contribuindo para uma posição mais horizontal da vagina e formação de uma enterocele. Finalmente, o inadequado suporte da cúpula da vagina após histerectomia também pode ser um fator que favorece o surgimento das enteroceles.[6]

As investigações sobre o resultado do tratamento cirúrgico da enterocele são, portanto, frequentemente focadas em sintomas ginecológicos. Os sintomas descritos como causados pela enterocele são a sensação de plenitude ou peso, pressão no reto ou vagina, dificuldades no esvaziamento do reto e dor nas costas.[7-9] A enterocele foi descrita pela primeira vez por Garengeot em 1736,[10] depois, então, foi redescrita por McCarty, em 1937.[11] Foi reconhecida e considerada por Bueerman em 1973, uma entidade clínica rara na época.[4]

DIAGNÓSTICO POR IMAGEM

Defecograma

A extensão da enterocele é medida em centímetros, a partir da linha pubococcígea (LPC) até a margem mais baixa de conteúdo de hérnia (p. ex., alça do intestino delgado) durante o esforço evacuatório na cinedefecografia. A linha pubococcígea deve ser traçada desde a borda inferior da sínfise púbica até a extremidade do cóccix (Fig. 62-5-1-2). Uma linha perpendicular é traçada para mensuração, em centímetros, das entero ou sigmoidoceles.

São classificadas como pequenas caso se estendam por menos de 3 cm abaixo do LPC, moderadas quando se estendem de 3 a 6 cm abaixo desta linha, e grandes caso se estendam 6 ou mais centímetros abaixo desta linha. Grandes enteroceles pressionando anteriormente o canal anal levam à obstrução da saída e uma sensação de evacuação incompleta devido a compressão que exercem no reto, caracterizando uma síndrome de evacuação obstruída.

Tanto as enteroceles, quanto as sigmoidoceles, devem ser descritas no exame radiológico observando seu deslocamento

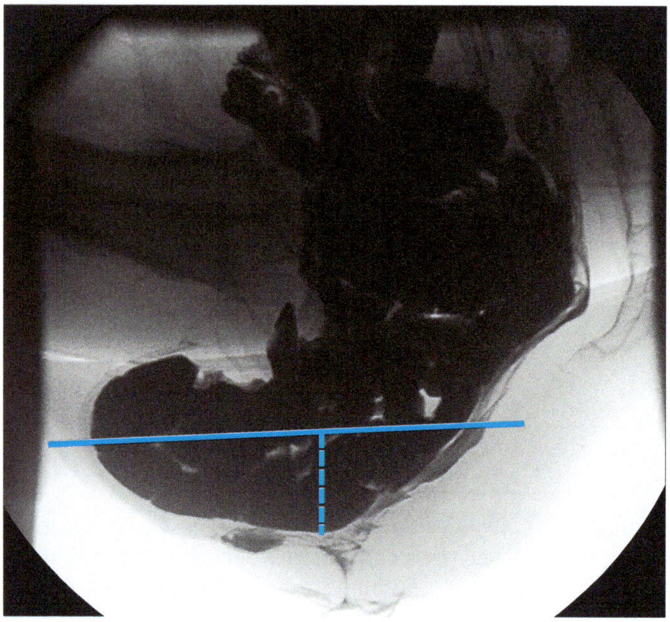

Fig. 62-5-1-2. Enterocele compressiva. Defecograma. Linha pubococcígea.

em relação ao LPC em centímetros. Além disso devem ser descritos o tamanho e a localização em relação à vagina, determinando o limite distal alcançado pela herniação. Por exemplo, no fundo vaginal, terço médio ou assoalho pélvico, para fins de classificação e tratamento.[12]

Os médicos do consórcio de assoalho pélvico da ASCRS do qual o autor faz parte, durante reunião de consenso em 2022, no Congresso da Associação Americana de Cirurgiões Colorretais, consideraram que os graus atribuídos durante a defecografia convencional não proporcionavam benefícios clínicos adicionais e que o sistema de notificação deveria ser simplificado. Foi feita uma recomendação para medir a extensão inferior das hérnias de fundo de saco em centímetros em relação ao LPC, usando uma linha perpendicular desta linha pubococcígea até a margem mais baixa do conteúdo de hérnia durante o esforço defecatório máximo.[12]

Os membros do consórcio observaram, no entanto, que, em última análise, a descida só é relevante ao entender a relação desses órgãos com a vagina e o reto, que, presumivelmente, também estão se deslocando ao mesmo tempo. Os especialistas concordaram que um bom relatório radiológico também descreveria a relação da hérnia de fundo de saco, em relação ao septo retovaginal. Eles sugeriram que a maioria dessas hérnias só é clinicamente relevante quando começam a entrar no septo retovaginal (e não quando caem abaixo do LPC por causa da descida perineal).

Mais recentemente, em função da maior valorização dos sintomas e do impacto na qualidade de vida dos pacientes, os cirurgiões colorretais têm aumentado seu interesse em distúrbios do assoalho pélvico.

Os aspectos da apresentação clínica das várias doenças que podem potencialmente afetar esse compartimento são, atualmente, mais compreensíveis. Melhores ferramentas diagnósticas surgiram, como imagens de RM dinâmica de alta definição com melhores técnicas para demonstrar distúrbios do assoalho pélvico e ultrassonografia 3D dinâmica, conhecida como ecodefecografia,[13,14] estão ganhando mais popularidade.

Ressonância Magnética (RM)

A RM pélvica dinâmica tem se constituído no método de escolha na avaliação da enterocele, por ser superior à convencional defecografia fluoroscópica, mesmo em vigência de contraste adicional em vagina e intestino delgado. Na defecografia convencional, separação da vagina e do reto durante a defecação sugere uma enterocele, mas o diagnóstico de uma enterocele pequena se constitui em um grande desafio, uma vez que uma distância de 2-3 cm entre o reto e a vagina não permite a diferenciação de uma parede retal espessada.[12,15]

A RM é útil especialmente nestes casos e pode influenciar o procedimento cirúrgico, uma vez que a obliteração do saco peritoneal pélvico se impõe nos casos em que a herniação é definida como causa de evacuação obstruída e a cirurgia é indicada. Uma pequena enterocele não detectada pode resultar em sintomas progressivos e na necessidade de outra intervenção. RM, por apresentar uma excelente visualização dos tecidos moles, permite também uma diferenciação precisa entre peritoneocele, enterocele e sigmoidocele sem a necessidade de injetar contraste no intestino delgado ou grosso (Figs. 62-5-1-3 e 62-5-1-4).

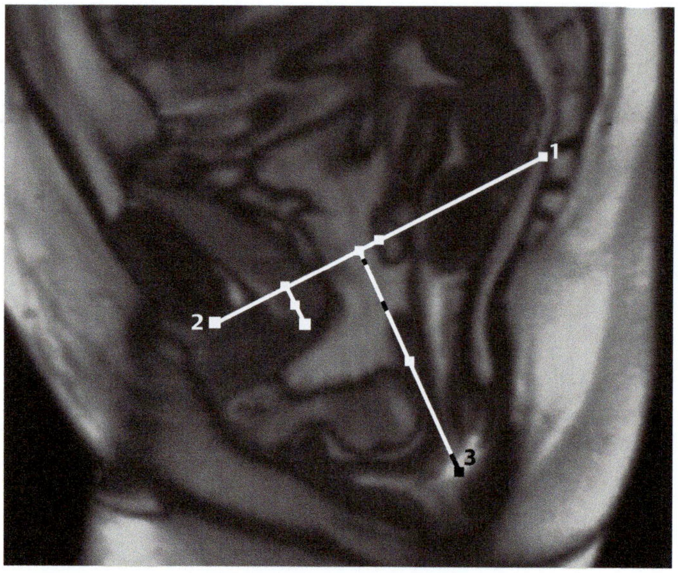

Fig. 62-5-1-3. Enterocele volumosa em ressonância.

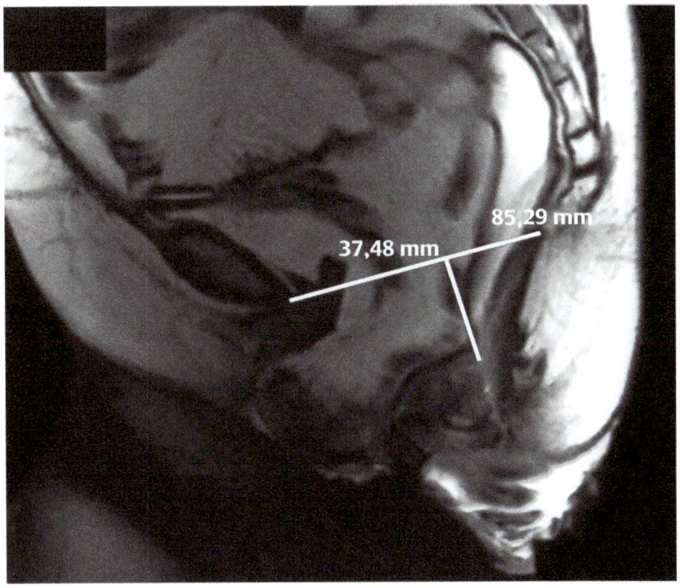

Fig. 62-5-1-4. Enterocele com sigmoidocele associadas ressonância.

PREVALÊNCIA

A prevalência e as implicações clínicas da enterocele permanecem obscuras, uma vez que o diagnóstico raramente é isolado. Aproximadamente três quartos desses pacientes têm alguns distúrbios associados do assoalho pélvico, como descenso perineal, intussuscepção, retocele e prolapso retal. A prevalência exata dessa anormalidade é desconhecida. Em pacientes do sexo feminino submetidas a várias operações ginecológicas, a enterocele foi encontrada pelo exame físico em 18% dos casos.[16] A proctografia de evacuação revelou uma enterocele em 10% das voluntárias saudáveis.[6]

Kelvin *et al.*[17] encontraram uma prevalência de enteroceles em pacientes com distúrbios do assoalho pélvico variando entre 17-37% com as mulheres sendo mais frequentemente acometidas. Além disso, há uma alta correlação entre cirurgia pélvica (p. ex., histerectomia) e formação de enteroceles. Hérnias peritoneais ocorrem mais frequentemente no período final da evacuação e, usualmente estão preenchidas de porções de omento (peritoneocele), intestino delgado (enterocele) ou cólon sigmoide (sigmoidocele). Além disso, é difícil estabelecer um parâmetro para indicar o reparo cirúrgico, bem como determinar o procedimento cirúrgico ideal.

TRATAMENTO

A presença de hérnia de fundo de saco é importante em relação à expectativa de sucesso da terapia medicamentosa ou *biofeedback* quando se inicia o tratamento dos pacientes com sintomas de síndrome de defecação obstruída, bem como pacientes com sintomas de prolapso da parede vaginal posterior. Além disso, a presença ou ausência desta patologia pode alterar o manejo cirúrgico com base na localização do intestino delgado, que porventura ocupe o espaço retovaginal (enterocele), o reto (enterocele com intussuscepção) ou a vagina (enterocele com prolapso de cúpula vaginal). Por exemplo, um paciente em tratamento para prolapso retal e prolapso de cúpula pode ser aconselhado a receber uma colpossuspensão concomitante.[12] Por outro lado, um paciente com prolapso de cúpula vaginal e intussuscepção retal concomitante pode exigir retopexia ventral adicional com tela para um reparo completo de sua patologia do assoalho pélvico.[12]

É importante notar que um fundo de saco normal pode estender-se de 4 a 5 cm abaixo do nível do ápice vaginal ao longo da parede vaginal posterior, e que o intestino delgado ou o cólon sigmoide no fundo de saco posterior é comumente encontrado em mulheres saudáveis e assintomáticas. Isso não deve ser considerado patológico, a menos que o espaço retovaginal esteja aumentado de tamanho e essas estruturas comecem a se aproximar do assoalho pélvico causando efeito de massa nos órgãos vizinhos.[12]

Takahashi *et al.*[13] acreditam que um sintoma de dor pélvica intratável que afeta os pacientes com enterocele pode ser uma boa indicação para o reparo cirúrgico. Também se constitui em um desafio, decidir que tipo de reparo cirúrgico deve ser realizado para corrigir adequadamente o defeito do saco de Douglas. Vários procedimentos foram relatados como sendo eficazes em obliterar as bolsas de Douglas mais profundas, porém nenhum se mostrou comprovadamente superior aos demais.

A abordagem abdominal inclui aproximação dos ligamentos uterossacros,[18] obliteração transversal do saco contendo a enterocele, obliteração circunferencial da entrada pélvica valendo-se, ou não de tela de propileno.

A abordagem transvaginal inclui o reparo da enterocele vaginal. Em 1912, Moschcowitz foi o primeiro a descrever a obliteração da parte distal do saco peritoneal por uma abordagem abdominal.[19] Originalmente, ele desenvolveu esta técnica para o tratamento do prolapso retal completo. Mais tarde, os ginecologistas adaptaram este procedimento para o tratamento da enterocele.

O fato é que as abordagens cirúrgicas voltadas puramente para a correção da enterocele no introito pélvico, como a descrita por Gosselink *et al.*,[6] resultam em melhora dos sintomas em apenas 25% dos pacientes. Mellgren *et al.* relataram que aproximadamente um terço dos pacientes com prolapso retal ou intussuscepção retal têm enterocele concomitante, e os autores concluíram que a enterocele é corrigida pelo uso de reparo de prolapso retal (retopexia de Ripstein).[14]

Recentemente, os tratamentos laparoscópico e robótico da enterocele foram relatados, inclusive pelo nosso grupo, apresentado no 70º. Congresso Brasileiro de Coloproctologia no Rio de Janeiro, porém infelizmente, nenhum procedimento padrão-ouro foi identificado até o momento.

REFERÊNCIAS BIBLIOGRÁFICAS

1. Aigner F, Zbar AP, Ludwikowski B, Kreczy A, Kovacs P, Fritsch H. The rectogenital septum: morphology, function, and clinical relevance. Dis Colon Rectum 2004;47: 131 - 40.
2. Bolog N, Weishaupt D. Dynamic MR imaging of outlet obstruction. Rom J Gastroenterol 2005;14:293–302.
3. Jarrett MED, Wijffels NAT, Slater A, Cunningham C, Lindsey I. Enterocoele is a marker of severe pelvic floor weakness Colorectal Diseases 2010; 12, e158–e162
4. Bueerman WH. Vaginal enterocele: report of three cases. J Am Med Assoc 1932;99:1138.
5. Reich WJ, Nechtow MJ, Keith L. Diagnosis and modified surgical treatment of posterior direct vaginal hernia (enterocele). Clin Obstet Gynecol 1966;9:1070– 83.

6. Gosselink MJ, van Dam JH, Huisman WM, Ginai AZ, Schouten WR. Treatment of enterocele by obliteration of the pelvic inlet. Dis Colon Rectum; jul 1999. 42:940-944
7. Takahashi T, Yamana T, Sahara R, Iwadare J. Enterocele: What is the Clinical Implication? Dis Colon Rectum, October 2006; 49: S75–S81
8. Addison WA, Livengood C, Sutton GP, Parker RT. Abdominal sacral colpopexy with Mersilene mesh in the retroperitoneal position in the management of posthysterectomy vaginal vault prolapse and enterocele. Am J Obstet Gynecol 1985;153:140-6.
9. Holland J. Enterocele and prolapse of the vaginal vault. Clin Obstet Gynecol 1972;15:1145-54.
10. Bueerman W. Vaginal enterocele – report of three cases. JAm Med Assoc 1932; 99: 1138.
11. Ray b. Mccarty, Posterior Vaginal Hernia California and Western Medicine September, 1937; 47, 3:161-164
12. Paquete I, Bordeianou L., Basilio P. Consensus Definitions and Interpretation Templates for Fluoroscopic Imaging of Defecatory Pelvic Floor Disorders Dis Colon Rectum 2021 64;1:31-44.
13. RegadasFS, haasem, abbasma, etal. Prospective multicenter trial comparing echodefecography with defecography in the assessment of anorectal dysfunction in patients with obstructed defecation. Dis Colon Rectum. 2011;54:686–692.
14. Murad-Regadas, S.M., Regadas, F.S.P., Rodrigues, L.V. et al. A novel three-dimensional dynamic anorectal ultrasonography technique (echodefecography) to assess obstructed defecation, a comparison with defecography. Surg Endosc 2008; 22 ;974–979 .
15. Hauck R. Enterocele. Stuttgart: Springer-Verlag, 1993.
16. Ranney B. Enterocele, vaginal prolapse, pelvic hernia: recognition and treatment. Am J Obstet Gynecol 1981;140:53-61.
17. Kelvin FM, Maglinte DD, Hornback JA, Benson JT. Pelvic prolapse: assessment with evacuation proctography (defecography). Radiology 1992; 184:547-551.
18. Wilensky AO, Kaufman PA. Vaginal hernia. Am J Surg 1940;49:31.
19. Moschcowitz A. The pathogenesis, anatomy, and cure of prolapse of the rectum. Surg Gynecol Obstet 1912; 15: 7–21.

SUBSEÇÃO 62-5-2

RETOCELE

Ilario Froehner Junior

INTRODUÇÃO

Os distúrbios do compartimento posterior do assoalho pélvico estão associados, principalmente, às pacientes do gênero feminino e ao estiramento ou ruptura do septo retovaginal e do corpo perineal. Fazem parte dos prolapsos dos órgãos pélvicos (POP – *pelvic organ prolapse*), sendo a retocele o seu tipo mais comum (Fig. 62-2-5-1).[1,2]

Podem estar associados aos distúrbios uroginecológicos, ou seja, do compartimento médio e anterior, combinando em maior ou menor grau os sintomas gastrointestinais, ginecológicos e urinários.

Os principais sintomas associam-se à evacuação obstruída – compartimento posterior –, e, em menor grau, à disfunção sexual – compartimento médio.

A evacuação obstruída responde por até 50% dos pacientes com diagnóstico de constipação intestinal, ocorrendo isoladamente ou associada ao trânsito intestinal lento, a constipação intestinal mista.[3]

A constipação intestinal é uma das principais queixas nos consultórios médicos dos gastroenterologistas, coloproctologistas, geriatras e clínicos gerais.

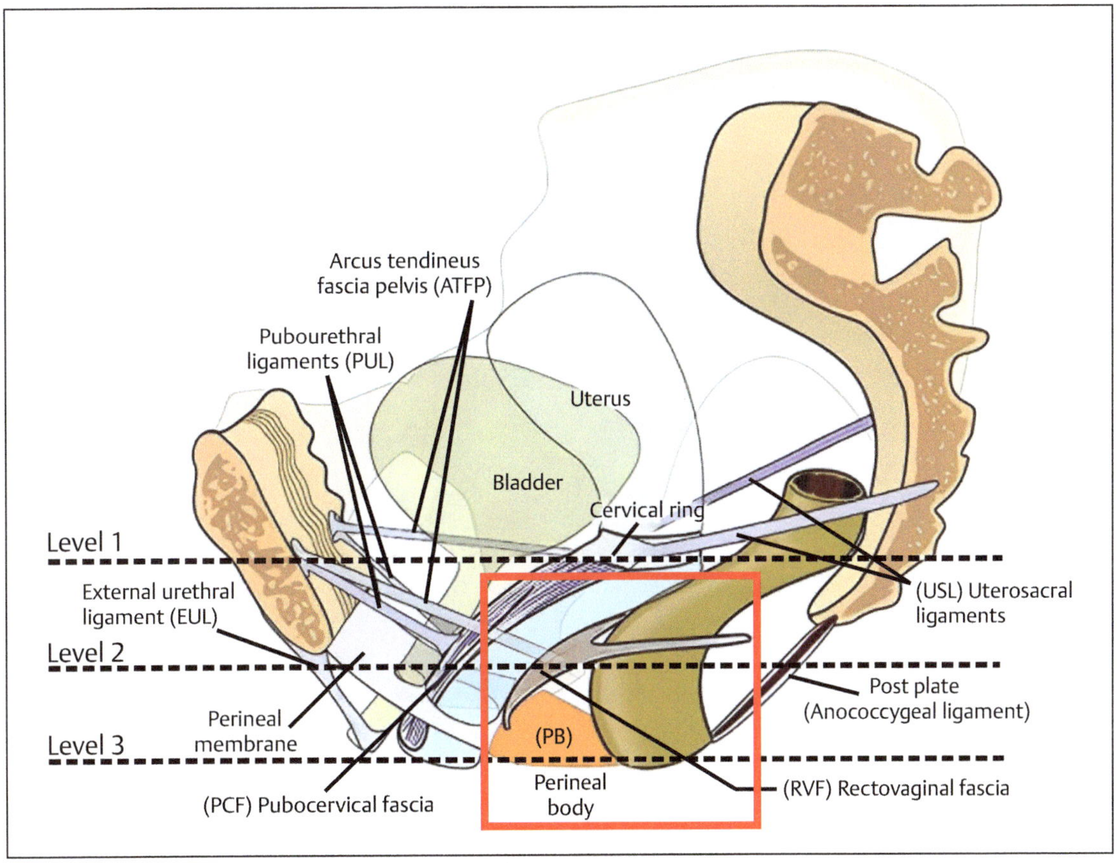

Fig. 62-5-2-1. Secção sagital tridimensional das estruturas conectivas da pelve, demonstrando sua relação com os órgãos e ossos pélvicos. O retângulo em vermelho localiza a fáscia retovaginal e o corpo perineal, que compõem a interface entre a parede anterior do reto e a parede posterior da vagina. (Adaptado de: Petros PP.)[2]

ASPECTOS DA FISIOLOGIA DO ASSOALHO PÉLVICO POSTERIOR

O principal suporte das vísceras pélvicas é dado pelo assoalho pélvico, estrutura tridimensional complexa, com formato de funil, composto por músculos, ligamentos e fáscias. Estende-se da pube ao cóccix, fixando-se na pelve em toda sua extensão lateral (Fig. 62-5-2-2).[4]

A maior parte do suporte é dado pela musculatura – também denominada de levantadores do ânus ou músculo pubovisceral –, enquanto os ligamentos pélvicos estabilizam as demais estruturas. Podemos comparar com uma embarcação atracada: a água atuando como a musculatura e as amarrações como os ligamentos, a primeira suporta e a segunda estabiliza.[6]

A parede vaginal posterior, no terço médio, é suportada centralmente e lateralmente pelo septo retovaginal, por sua vez fixado na fáscia endopélvica. Este suporte previne a projeção da parede anterior do reto, a retocele. A principal fáscia que compõe o septo retovaginal é a fáscia retogenital ou ainda, de Denonvilliers (o mesmo nome da fáscia masculina), que se funde com a musculatura vaginal.[5]

A vagina distal está aderida anteriormente na uretra e na sínfise púbica, lateralmente na musculatura e, posteriormente, no corpo perineal e, em menor grau, no esfíncter anal.[4]

O esfíncter anal apresenta menor extensão anteriormente, conhecido como "*gap* fisiológico", mais perceptível no sexo feminino.[7]

No gênero masculino, o "*gap* fisiológico" é mais curto, local ocupado pela próstata, formando verdadeira barreira anterior.[7] Explica-se, assim, a maior incidência no sexo feminino (Figs. 62-5-2-3 e 62-5-2-4).

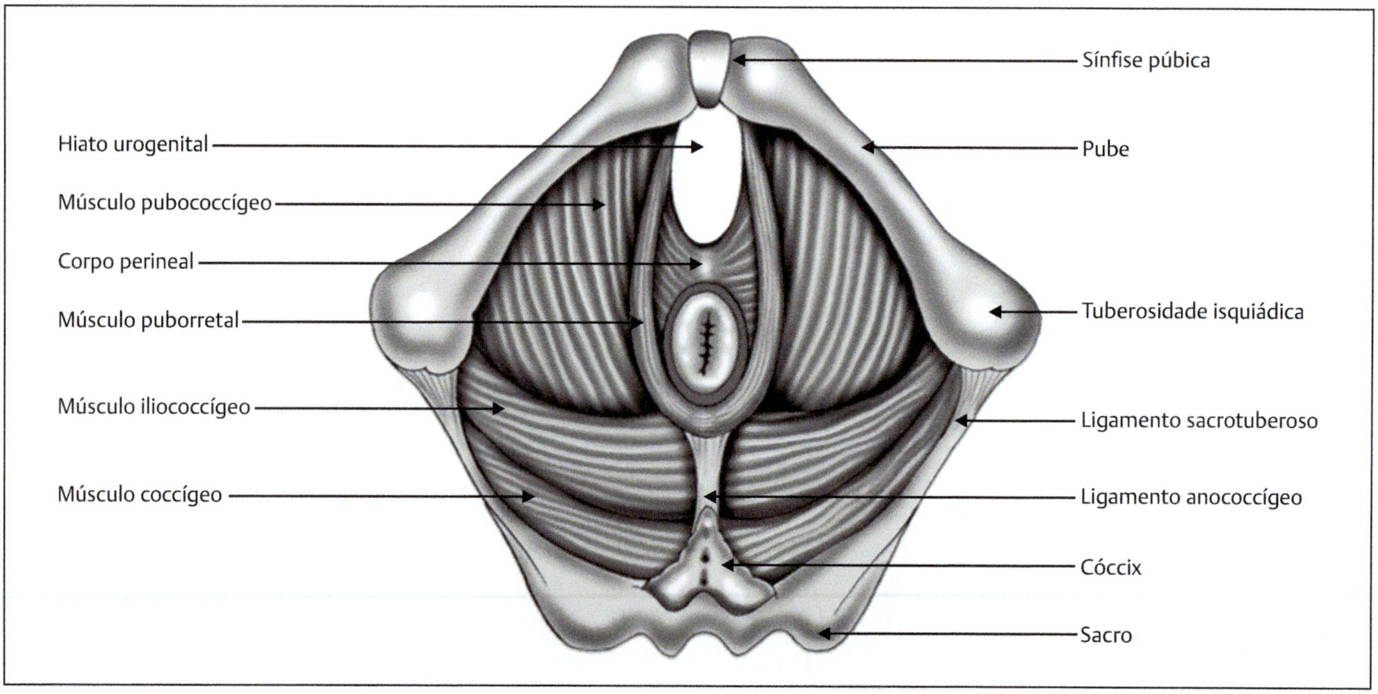

Fig. 62-5-2-2. Visão inferior do assoalho pélvico. O músculo puborretal se origina e se insere na pube. (Adaptado de Jorge e Froehner Jr.)[5]

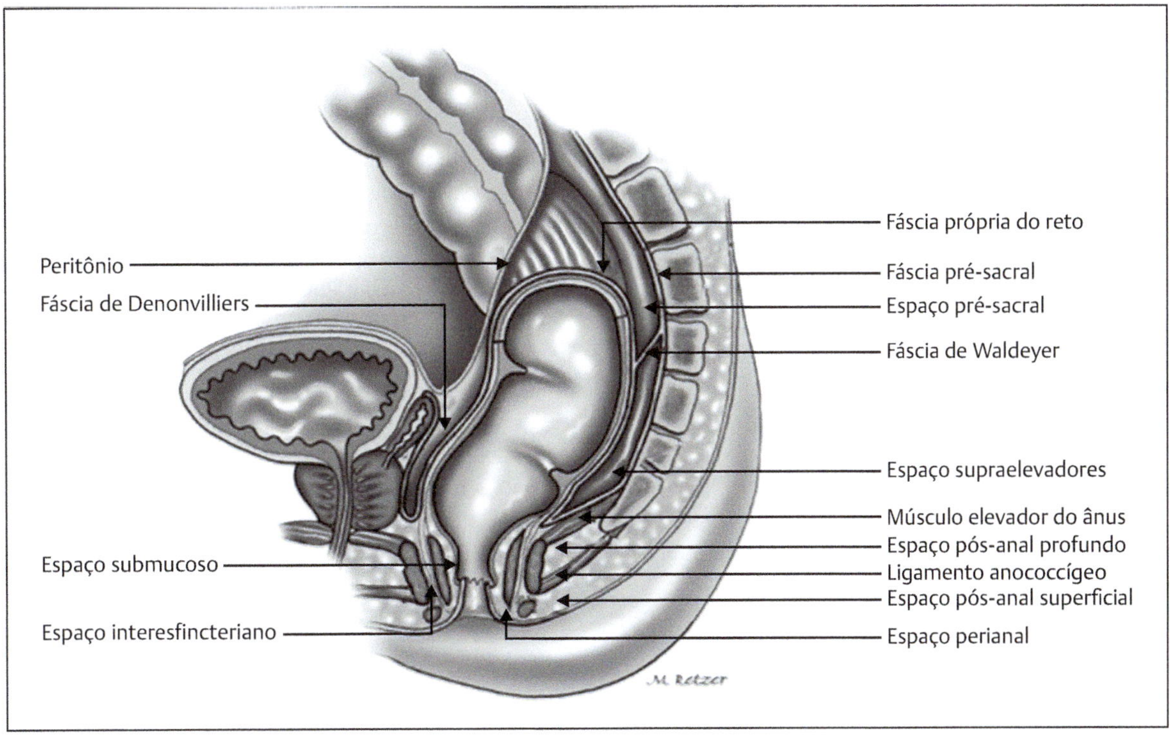

Fig. 62-5-2-3. Corte sagital da região anorretal. Os espaços pós-anais superficial e profundo são mais bem evidenciados. A fáscia de Waldeyer corresponde à fusão das fáscias própria do reto e pré-sacral. Delimita superiormente um espaço que se comunica com os espaços supraelevadores, melhor visibilizados pelo corte coronal. A fáscia de Denonvilliers corresponde ao tecido que separa do reto as vesículas seminais e próstata, também utilizada para o sexo feminino, nomeando a fáscia que separa o reto da vagina. (Adaptado de: Jorge e Froehner Jr.)[5]

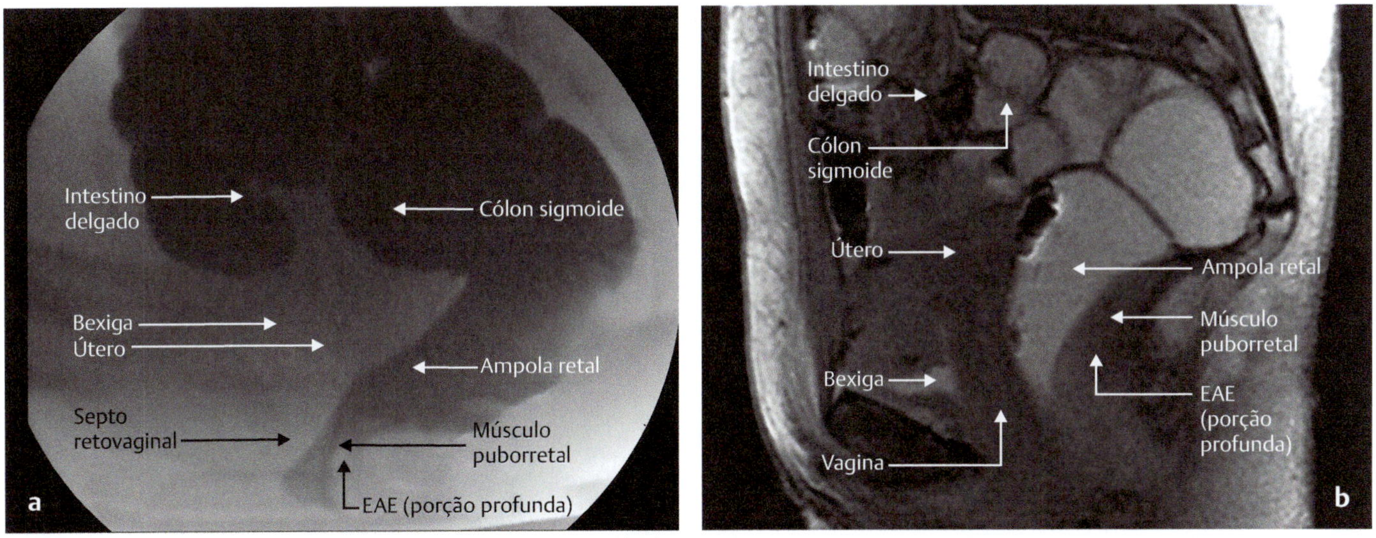

Fig. 62-5-2-4. (a) Imagem de videodefecografia convencional normal e (b) imagem de defecorressonância nuclear magnética normal. As estruturas anatômicas são indicadas pelas setas. (Fonte: arquivo pessoal do autor.)

FISIOPATOLOGIA DA RETOCELE FEMININA E MASCULINA

O estiramento e/ou a ruptura do septo retovaginal e do corpo perineal apresentam correlação com a evacuação obstruída, multiparidade, idade, insuficiência hormonal, obesidade, neuropatias, miopatias, distúrbios do tecido conectivo e atividades físicas extenuantes e persistentes.[5]

No gênero masculino, a prostatectomia é o principal fator de risco para a retocele anterior, seguida pelo descenso do assoalho pélvico, sendo este um fator isolado, podendo acometer homens com a próstata intacta (Figs. 62-5-2-5 e 62-5-2-6).[8]

A prevalência exata não é possível de ser obtida, pois parcela significativa dos casos é assintomática. A retocele anterior feminina pode ser encontrada em até 81% das mulheres.[9]

A retocele anterior feminina consiste na projeção da parede anterior do reto na parede posterior da vagina, acometendo, principalmente, o terço vaginal médio e distal, podendo também ser denominada anorretocele, por envolver os terços anteriores proximal e médio do canal anal.[10]

Tipicamente condição feminina, nos homens a próstata apresenta efetiva barreira contra a projeção da parede anterior do reto. Sua remoção expõe o "*gap* fisiológico", permitindo a ocorrência da retocele, em direção anterior.

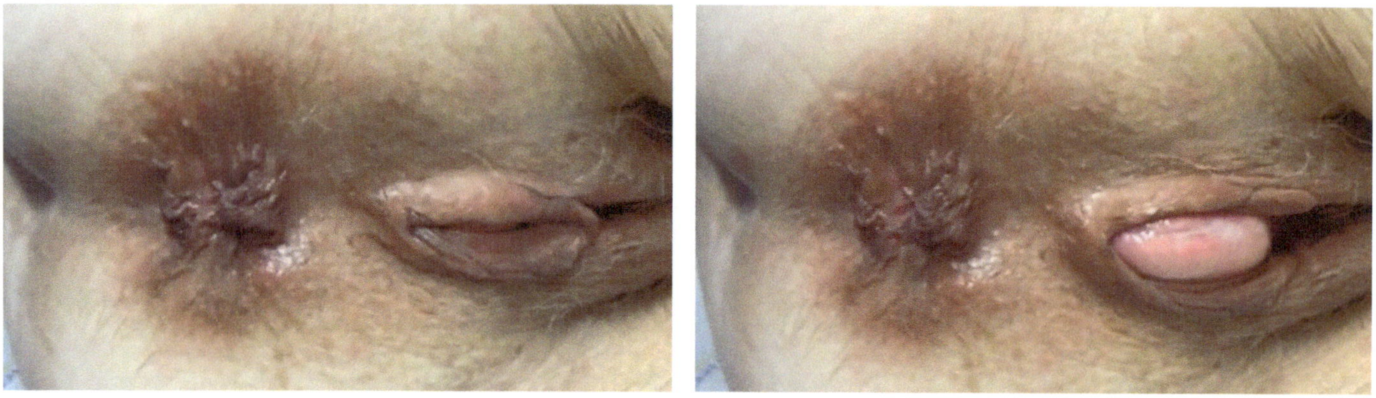

Fig. 62-5-2-5. Grande retocele anterior feminina (tamanho superior a 4 centímetros) que ultrapassa o introito vaginal durante o esforço evacuatório. (Fonte: arquivo pessoal do autor.)

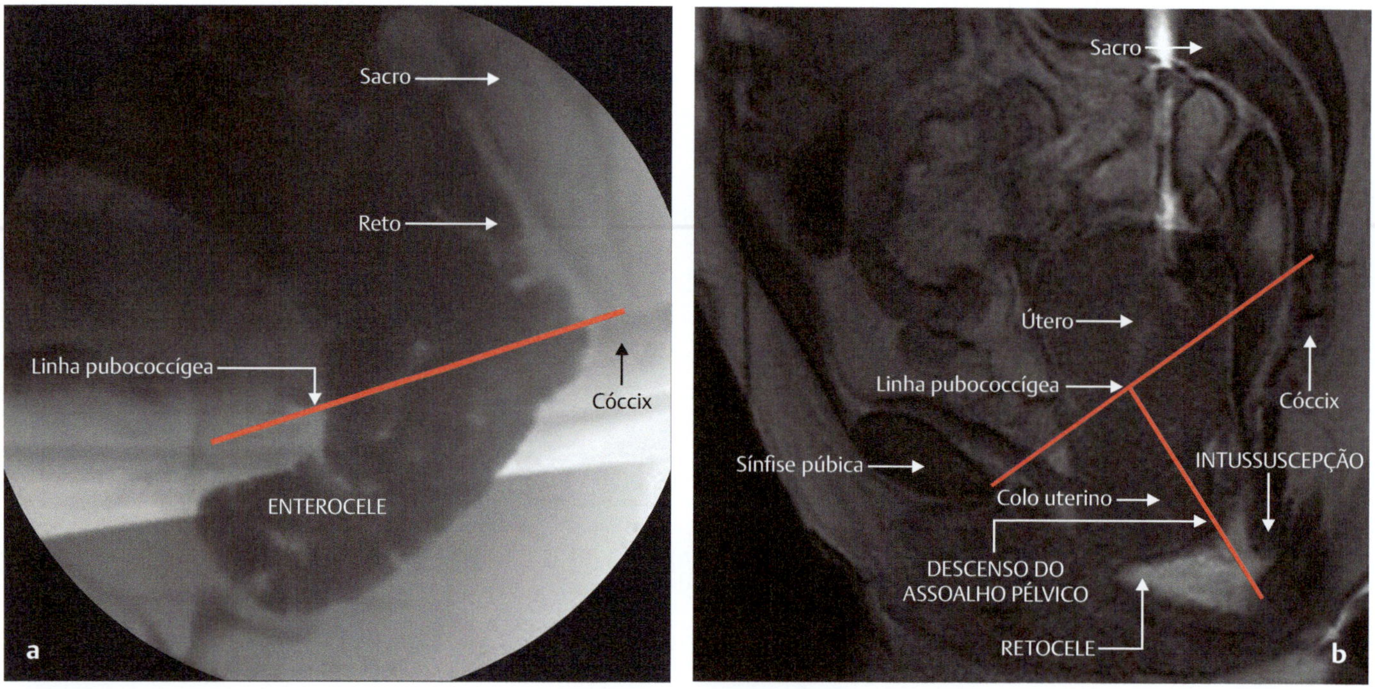

Fig. 62-5-2-6. (a) Defecografia convencional, com contraste radiopaco no intestino delgado e no reto. A enterocele é volumosa, causando importante obstrução de saída por compressão da ampola retal. Adicionalmente, há significativo descenso do assoalho pélvico. (b) Defecografia por ressonância magnética. A linha pubococcígea (LPC) indica o plano do assoalho pélvico tópico. A linha que parte da LPC até a junção anorretal indica o descenso existente durante o esforço evacuatório. A retocele demonstra a projeção da parede retal anterior na parede posterior da vagina. A intussuscepção se dá pela imagem redundante ou pregueada da mucosa retal. (Fonte: arquivo pessoal do autor.)

Com relação ao septo retovaginal, atribui-se ao estiramento ou à ruptura da fáscia de Denonvilliers, podendo estender-se até à fusão com o corpo perineal, permitindo a projeção retal pelos terços vaginais médio e distal.

A histerectomia constitui fator de risco indireto, por estar associada à evacuação obstruída e, por sua vez, com o esforço evacuatório acentuado e persistente. Em pacientes histerectomizadas, comumente são visibilizadas condições associadas, como a enterocele e a sigmoidocele.

Em muitos casos, o correto diagnóstico apenas com o exame físico é limitado, havendo a necessidade de exames complementares como a defecografia convencional (radiográfica, podendo ser dinâmica), e defecorressonância magnética ou a ecodefecografia. Pode ser classificada em pequena (até 2 cm), média (2 a 4 cm) e grande (maior que 4 cm), conforme o afastamento do posicionamento tópico da parede anterior do reto.[11]

Os sintomas decorrem da formação de uma "bolsa" no reto e da protrusão da parede vaginal posterior. Comumente há a retenção fecal, dando sintomas de evacuação obstruída, podendo haver a necessidade de manipulação vaginal ou no corpo perineal para auxiliar a defecação. A lesão do septo retovaginal associa-se a sintomas ginecológicos, como a sensação de "peso" vaginal e a dispareunia.

A lesão do corpo perineal está associada ao abaulamento perineal, impressão de afilamento da parede anterior do canal anal e aumento do introito vaginal e, algumas vezes, a exteriorização da parede posterior da vagina. Nos casos de tratamento cirúrgico, deve ser corrigido em conjunto com o septo rectovaginal.[12]

REFERÊNCIAS BIBLIOGRÁFICAS

1. Aigner F, Zbar AP, Ludwikowski B, Kreczy A, Kovacs P, Fritsch H. The rectogenital septum: morphology, function, and clinical relevance. Dis Colon Rectum 2004;47:131-40.
2. Bolog N, Weishaupt D. Dynamic MR imaging of outlet obstruction. Rom J Gastroenterol 2005;14:293-302.
3. Jarrett MED, Wijffels NAT, Slater A, Cunningham C, Lindsey I. Enterocoele is a marker of severe pelvic floor weakness Colorectal Diseases 2010;12:e158-e162.
4. Bueerman WH. Vaginal enterocele: report of three cases. J Am Med Assoc. 1932;99:1138.
5. Reich WJ, Nechtow MJ, Keith L. Diagnosis and modified surgical treatment of posterior direct vaginal hernia (enterocele). Clin Obstet Gynecol. 1966;9:1070-83.
6. Gosselink MJ, van Dam JH, Huisman WM, Ginai AZ, Schouten WR. Treatment of enterocele by obliteration of the pelvic inlet. Dis Colon Rectum. 1999 Jul; 42:940-944.
7. Takahashi T, Yamana T, Sahara R, Iwadare J. Enterocele: What is the Clinical Implication? Dis Colon Rectum, October 2006;49 S75-S81.
8. Addison WA, Livengood C, Sutton GP, Parker RT. Abdominal sacral colpopexy with Mersilene mesh in the retroperitoneal position in the management of posthysterectomy vaginal vault prolapse and enterocele. Am J Obstet Gynecol 1985;153:140-6.
9. Holland J. Enterocele and prolapse of the vaginal vault. Clin Obstet Gynecol 1972;15:1145-54.
10. Bueerman W. Vaginal enterocele - report of three cases. JAm Med Assoc 1932;99:1138.
11. Ray b. Mccarty, Posterior Vaginal Hernia California and Western Medicine September. 1937;47(3):161-164.
12. Paquete I, Bordeianou L, Basilio P. Consensus Definitions and Interpretation Templates for Fluoroscopic Imaging of Defecatory Pelvic Floor Disorders Dis Colon Rectum 2021;64(1):31-44.
13. RegadasFS, haasem, abbasma, etal. Prospective multicenter trial comparing echodefecography with defecography in the assessment of anorectal dysfunction in patients with obstructed defecation. Dis Colon Rectum. 2011;54:686-692.
14. Murad-Regadas SM, Regadas FSP, Rodrigues LV, et al. A novel three-dimensional dynamic anorectal ultrasonography technique (echodefecography) to assess obstructed defecation, a comparison with defecography. Surg Endosc. 2008;22;974-979 .
15. Hauck R. Enterocele. Stuttgart: Springer-Verlag; 1993.
16. Ranney B. Enterocele, vaginal prolapse, pelvic hernia: recognition and treatment. Am J Obstet Gynecol. 1981;140:53-61.
17. Kelvin FM, Maglinte DD, Hornback JA, Benson JT. Pelvic prolapse: assessment with evacuation proctography (defecography). Radiology. 1992;184:547-551.
18. Wilensky AO, Kaufman PA. Vaginal hernia. Am J Surg. 1940;49:31.
19. Moschcowitz A. The pathogenesis, anatomy, and cure of prolapse of the rectum. Surg Gynecol Obstet. 1912;15:7-21..

SEÇÃO 62-6

PROLAPSO DE ÓRGÃOS PÉLVICOS – BASES PARA O TRATAMENTO

Joaquim Costa Pereira ■ Rui Ferreira Santos ■ Carlos Costa Pereira

O prolapso de órgãos pélvicos (POP) é um quadro clínico caracterizado por um deslizamento vertical, progressivo, dos órgãos pélvicos através do diafragma urogenital, com variados graus desde uma descida contida dos órgãos pélvicos e do pavimento pélvico até, em casos extremos, a sua exteriorização pelos orifícios naturais. Assim, como consequência, poderemos objetivar descida do períneo, cistocele, retocele, prolapso interno do reto, ou mesmo prolapso externo do reto, do útero ou da cúpula vaginal em doentes com histerectomia prévia.

O impacto epidemiológico do POP é importante com uma prevalência de até 8% das mulheres em idade adulta a serem afetadas e um risco de cirurgia em tempo de vida que poderá atingir os 20%.[1-5]

A padronização da classificação do grau de prolapso (*Pelvic Organ Prolapse Quantification*, POPQ) e a sua avaliação clínica foram passos importantes na sistematização das abordagens terapêuticas e avaliação de resultados.[6,7]

A descida progressiva dos órgãos pélvicos pode condicionar sintomas relevantes em termos de qualidade de vida dos doentes, embora a maioria das mulheres com POP sem exteriorização de órgão tenham muitas vezes sintomatologia de difícil interpretação clínica como sensação de peso perineal ou pélvico, desconforto perineal e hipogástrio. São frequentes as queixas de desconforto perineal, sensação de peso e tenesmo, que se manifestam ao fim do dia, estando ausentes nas primeiras horas do dia, aliviando com o decúbito e muitas vezes despertadas após o esforço evacuatório. Os sintomas urinários ocorrem com incontinência urinária de esforço ou como urgência urinária, com polaquiúria e imperiosidade vesical. A descida do períneo, frequentemente com evidência simultânea de prolapso da mucosa do reto e retocele associa-se a sensação de obstrução defecatória, defecação incompleta, mucorreia e *soiling*, sendo neste caso por vezes erradamente interpretada como incontinência fecal. A dor pélvica, em moedeira, por vezes com irradiação para a face anterior da vagina e hipogastro, é um sintoma de descida perineal, condicionada pelo estiramento dos nervos pudendos. O prolapso pode ser manifestado pela sensação de corpo estranho vaginal, motivado por retocele, cistocele ou prolapso apical. A exteriorização do colo do útero, ou do reto leva a erosões dos órgãos com sangramento, dificuldade de higienização e alteração de continência.

Os estudos e publicações de Peter Petrus sobre pavimento pélvico e suspensão dos órgãos pélvicos vieram alterar a visão que propunha um papel fundamental dos músculos do diafragma pélvico na sustentação dos órgãos pélvicos.[8,9] Atualmente, considera-se que a sustentação dos órgãos pélvicos se deve ao suporte do tecido ligamentar lateral da pelve (ligamentos cardinais, uterossagrados e fáscia endopélvica) e ao papel do músculo puborretal como estrutura central do diafragma pélvico.[10-13] Evidencia-se uma clara relação entre a pexia apical e a diminuição da taxa de recorrência do POP após cirurgia,[11] mostrando assim a importância das estruturas ligamentares no suporte dos órgãos pélvicos e a importância do compartimento central da pelve e sua descida na origem do POP. Quer a sintomatologia, quer os exames imagiológicos e as evidências publicadas apontam a crescente importância dada ao prolapso apical.[12,14-16] Assim, a cirurgia de correção do POP em doentes com condições para tal, deverá ser baseada em pexia que envolva o compartimento central. No estudo dos doentes com retocele, prolapso interno do reto, descida do períneo ou mesmo prolapso externo do reto é extremamente constante a existência de prolapso do compartimento central. Mesmo nos doentes com prolapso externo do reto, a manipulação e redução do prolapso central leva ao recolhimento do reto prolapsado. Assim, o prolapso retal não deverá ser considerado como entidade independente e única, mas sempre integrado numa perspetiva de falência do suporte multicompartimental dos órgãos pélvicos. A partir dos achados de defecografia de 41 doentes com obstrução defecatória estudados no nosso serviço, encontramos em todos eles pelo menos três alterações simultâneas como enterocele, cistocele, retocele, prolapso interno do reto, prolapso do compartimento central ou mesmo prolapso tricompartimental (Fig. 62-6-1). Os doentes com retocele, prolapso interno do reto ou descida do períneo têm uma associação com prolapso do compartimento central de 73,2%, 84,6% e 81,2%, respetivamente. Esses achados mostram a importância do prolapso apical na obstrução defecatória e a necessidade do tratamento não ser apenas dirigido a um achado, mas deve englobar o tratamento da situação clínica com o reposicionamento, pexia, do compartimento central da pelve.

A pexia abdominal do compartimento central tem sido descrita como uma fixação do mesmo (face posterior do cérvix uterino ou da cúpula vaginal em doentes com histerectomia prévia) ao promontório. Nesta cirurgia, histeropexia sacral ou colpopexia sacral, por vezes, utilizam-se duas próteses de polipropileno, uma na face anterior da vagina e outra na sua face posterior.[17,18] A taxa de falência das pexias do compartimento central ao promontório, estão avaliadas em valores que se aproximam dos 25% aos sete anos.[19] A última revisão sobre este tema aponta para uma tendência a melhores resultados com pexia abdominal, do que as abordagens transperineais ou transvaginais.[20]

Nas situações de prolapso do compartimento posterior manifestadas por prolapso externo do reto, prolapso interno, retocele e descida perineal está popularizada a pexia do reto ao promontório. Esta técnica consiste na fixação de uma prótese na face anterior do reto após disseção profunda do

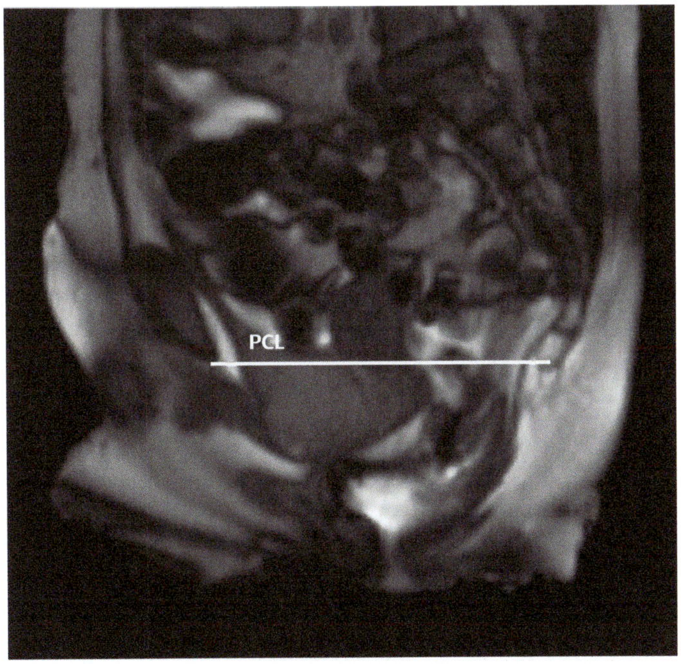

Fig. 62-6-1. Prolapso tricompartimental. Defecografia em corte sagital revela descida simultânea do compartimento anterior, central e posterior inferiormente à linha pubococcígea (PCL).

espaço retovaginal e ancoragem do outro extremo da prótese ao promontório, sendo esta técnica passível de abordagem por via laparoscópica.[21,22] Atualmente, a retopexia ventral laparoscópica, tal como descrita por D'Hoore é provavelmente a técnica mais utilizada como via de abordagem abdominal na Europa. Essa pexia está associada a uma boa eficácia no tratamento do prolapso retal, melhoria da síndrome de obstrução defecatória e na incontinência associada ao prolapso interno do reto.[23-25] Os bons resultados publicados associados à possibilidade de ser realizável por abordagem laparoscópica tornaram esta técnica o padrão da abordagem abdominal dos prolapsos do compartimento posterior.[26]

Dubuisson *et al.* publicaram em 2000 o primeiro artigo sobre uma nova pexia do compartimento central onde as próteses não são ancoradas ao promontório, mas à fáscia do músculo oblíquo externo, por tunelização extraperitoneal, caminhando ao longo do ligamento largo do útero e exteriorizando-se na parede abdominal anterior acima da crista ilíaca anterossuperior, bilateralmente.[27] Essa pexia lateral abdominal laparoscópica veio a revelar resultados não inferiores à pexia ao promontório, sendo de execução mais fácil e com menor risco de complicações intraoperatórias e pós-operatórias. Essa pexia parece a forma mais anatômica de tratamento do prolapso do compartimento central, pois reforça a suspensão lateral que, normalmente, os ligamentos cardinais promovem.[28-33] Aparentemente, estamos em face de um novo padrão de pexia de órgãos pélvicos que competirá com a pexia ao promontório.[34] A pexia anterolateral foi adaptada ao prolapso do compartimento posterior de forma a tratar o prolapso retal, complementada com um procedimento de resseção transretal (STARR) para tratamento do prolapso retal interno residual após a pexia. Esta técnica foi comunicada por António Longo, da qual existe uma publicação com resultados de resolução da síndrome de obstrução defecatória e do prolapso do compartimento central.[35]

Do exposto poderemos considerar que o prolapso do compartimento central, prolapso apical, é o cerne da questão do prolapso de órgãos pélvicos, a pexia anterolateral proposta inicialmente por Dubuisson tem resultados não inferiores à pexia ao promontório e a pexia com ancoragem da face anterior do reto é válida na melhora dos sintomas de prolapso retal, descida do períneo, prolapso interno do reto e síndrome de obstrução defecatória. Baseados nestas evidências, confeccionamos uma pexia anterolateral para tratamento da síndrome de obstrução defecatória e dor pélvica crônica condicionados por uma destas alterações ou pela sua associação: descida perineal, prolapso do compartimento central, retocele, prolapso interno do reto, prolapso externo do reto ou enterocele. A técnica que denominamos de LAPSTAR (*Laparoscopic Simultaneous Treatment of Apical Prolapse and Rectocele*) é uma técnica de abordagem laparoscópica na qual se associa a pexia anterolateral à disseção profunda do espaço retovaginal com colocação de uma prótese de polipropileno, talhada em Y. O pé do Y da prótese de polipropileno é ancorado à face anterior do reto, a parte central do Y é ancorada à emergência dos ligamentos uterossacros no cérvix uterino posterior ou à cúpula vaginal nos casos de histerectomia prévia, e os braços do Y exteriorizados, por via extraperitoneal. Para a colocação dos braços do Y é realizada uma tunelização da parede abdominal, a partir de uma incisão junto à espinha ilíaca anterossuperior atingindo o espaço subperitoneal e caminhando ao longo do ligamento largo do útero, passando bilateralmente por baixo dos ligamentos uterossacros. O doente é intervencionado sob anestesia geral, em posição de litotomia, Trendelenburg de 35°, com o uso de quatro portas de laparoscopia, 10 mm umbilical (câmara), 10 mm na transição dos quadrantes direitos e 5 mm na linha média infraumbilical e transição dos quadrantes esquerdos. É necessária a manipulação uterina ou da cúpula vaginal nas doentes histerectomizadas, por um assistente colocado na extremidade inferior da mesa operatória de forma a facilitar a disseção do espaço retovaginal. O procedimento inicia-se pela abertura do fundo de saco retovaginal, com disseção do espaço retovaginal até ao nível do esfíncter anal (Figs. 62-6-2 e 62-6-3). O pé do Y da prótese é fixado à face anterior do reto com três suturas simples

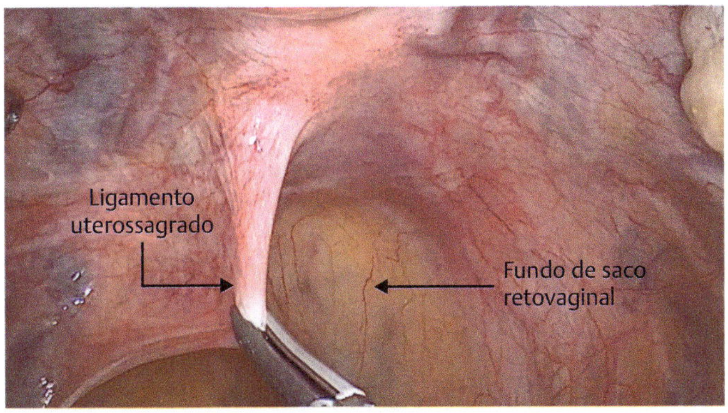

Fig. 62-6-2. Ligamentos uterossagrados e fundo de saco retovaginal. A identificação dos ligamentos uterossagrados e fundo de saco retovaginal é essencial na cirurgia LAPSTAR.

de fio monofilamentar não absorvível 3/0 (Figs. 62-6-4 e 62-6-5). Após a fixação da prótese à face anterior do reto, procede-se a tunelização da parece abdominal anterior. A tunelização é realizada a partir de uma incisão bilateral com cerca de 3 cm, anterior à espinha ilíaca anterossuperior, e utilizando um trocar de 5 mm para iniciar a tunelização com recurso a uma peça laparoscópica na parte final do túnel. A tunelização realiza-se sempre extraperitoneal e atingirá o espaço retovaginal caminhando inferiormente aos ligamentos uterossacros. Desta forma, é possível exteriorizar os braços do Y com ancoragem à aponeurose do músculo oblíquo externo (Fig. 62-6-6). O encerramento da abertura do fundo de saco retovaginal é feito com suturas com monofilamento não absorvível e inclui na sutura os ligamentos uterossacros, a parte central da prótese e a face anterolateral da transição do reto justaperitoneal (Figs. 62-6-7 e 62-6-8). A sutura das extremidades da prótese, a aponeurose do oblíquo externo, é realizada com fio absorvível 2/0. Os doentes não necessitam de preparação intestinal, e têm alta clínica entre 6 a 12 horas após o procedimento medicados com analgesia oral e laxante osmótico. Utilizamos a técnica desde 2011 tendo sido operados 150 doentes com síndrome de obstrução defecatória. Com um seguimento superior a 6 meses, a resolução ou melhora da síndrome de obstrução defecatória ocorreu em 92% dos doentes. A resolução do prolapso do compartimento central e do retocele ocorreu em 97% dos doentes, não tendo sido observada morbilidade major.

Assim, a pexia anterolateral do compartimento central com ancoragem da face anterior do reto utilizando uma prótese de polipropileno talhada em Y é uma técnica válida para o tratamento do prolapso de órgãos pélvicos com obstrução defecatória.

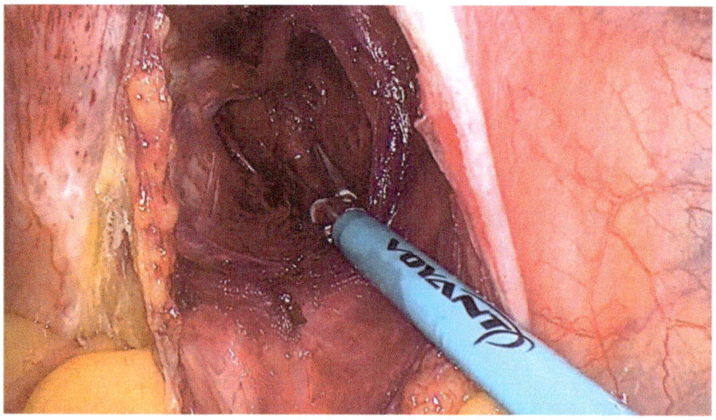

Fig. 62-6-3. Disseção do espaço retovaginal. A disseção profunda do espaço retovaginal até ao esfíncter anal é fundamental para o posicionamento da prótese de polipropileno. Na imagem, é possível identificar a parede posterior da vagina e parede posterior do reto.

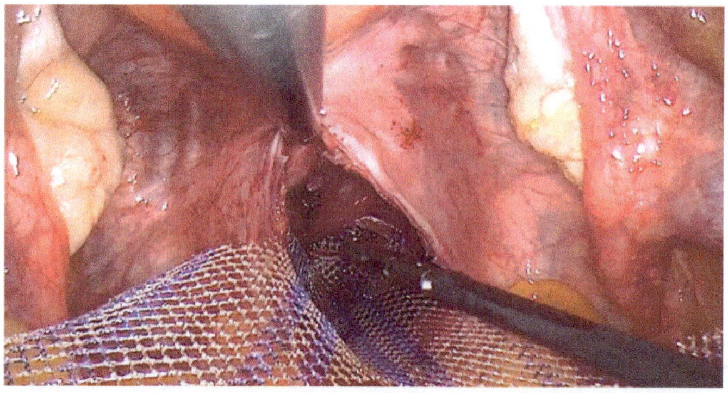

Fig. 62-6-4. Colocação da prótese de polipropileno talhada em Y. Na imagem é possível observar a colocação do pé do Y da prótese de polipropileno no espaço retovaginal.

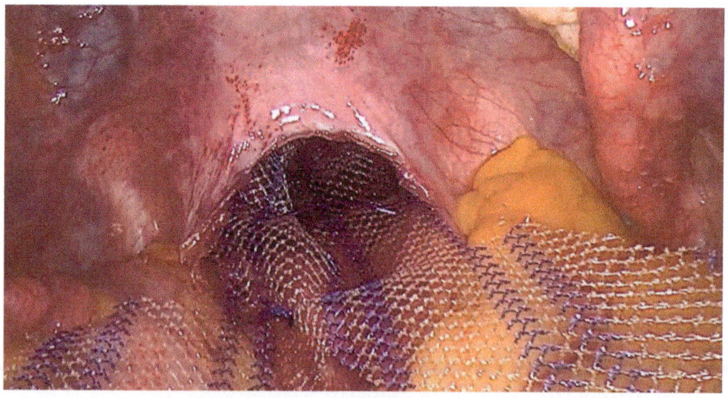

Fig. 62-6-5. Fixação da prótese de polipropileno à face anterior do reto.

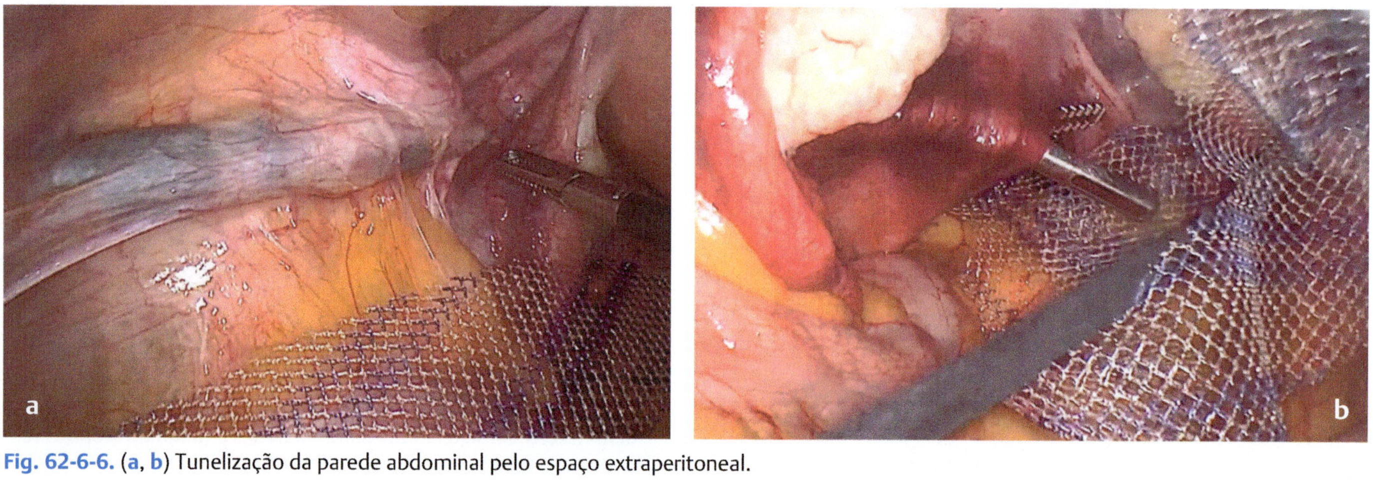

Fig. 62-6-6. (a, b) Tunelização da parede abdominal pelo espaço extraperitoneal.

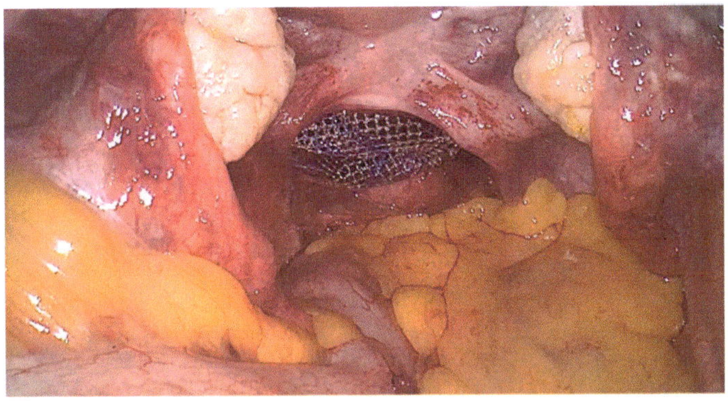

Fig. 62-6-7. Posicionamento final da prótese de polipropileno.

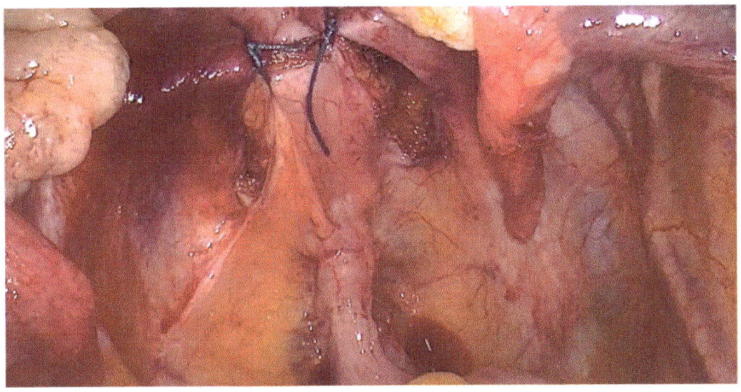

Fig. 62-6-8. Encerramento do fundo de saco retovaginal.

REFERÊNCIAS BIBLIOGRÁFICAS

1. Olsen AL, Smith VJ, Bergstrom JO, Colling JC, Clark AL. Epidemiology of surgically managed pelvic organ prolapse and urinary incontinence. Obstet Gynecol. 1997 Apr; 89(4):501-6.
2. Nygaard I, Barber MD, Burgio KL, Kenton K, Meikle S, Schaffer J, et al. Prevalence of symptomatic pelvic floor disorders in US women. JAMA 2008;300:1311-16.
3. Rortveit G, Brown JS, Thom DH, Van Den Eeden SK, Creasman JM, Subak LL. Symptomatic pelvic organ prolapse: prevalence and risk factors in a population-based, racially diverse cohort. Obstet Gynecol 2007;109:1396-403.
4. Tegerstedt G, Maehle-Schmidt M, Nyrén O, Ham-marström M. Prevalence of symptomatic pelvic organ prolapse in a Swedish population. Int Urogynecol J Pelvic Floor Dysfunct 2005;16:497-503.
5. Wu J, Matthews CA, Conover MM, Pate V, Jonsson Funk M. Lifetime risk of stress incontinence or pelvic organ prolapse surgery. Obstet Gynecol 2014;123:1201-6.
6. Bump RC, Mattiasson A, Bø K, Brubaker LP, DeLancey JO, Klarskov P, et al. The standardization of terminology of female pelvic organ prolapse and pelvic floor dysfunction. Am J Obstet Gynecol. 1996 Jul; 175(1):10-7.
7. Theophrastus JP, Swift SE. The clinical evaluation of pelvic floor dysfunction. Obstet Gynecol Clin North Am. 1998 Dec;25(4):783-804.
8. Petros PE, Ulmsten U. An Integral Theory of female urinary incontinence. Acta Obst gynecol Scand1990;Suppl. 153, Vol. 69:1-79.
9. Petros PE, Ulmsten U: An Integral Theory and its Method, for the Diagnosis and Management of female urinary incontinence. Scandinavian J Urol Nephrol 1993;7(suppl. 153):1-93.
10. DeLancey JO. Anatomic aspects of vaginal eversion after hysterectomy. American journal of obstetrics and gynecology. 1992;166:1717-24. discussion 24-8.
11. Summers A, Winkel LA, Hussain HK, DeLancey JO. The relationship between anterior and apical compartment support. American journal of obstetrics and gynecology. 2006;194:1438-43.
12. Rooney K, Kenton K, Mueller ER, FitzGerald MP, Brubaker L. Advanced anterior vaginal wall prolapse is highly correlated with apical prolapse. American journal of obstetrics and gynecology. 2006;195:1837-40.
13. Ramanah R, Berger MB, Parratte BM, DeLancey JO. Anatomy and histology of apical support: a literature review concerning cardinal and uterosacral ligaments. International urogynecology journal. 2012;23:1483-94.
14. Chen L, Ashton-Miller JA, Hsu Y, DeLancey JO. Interaction among apical support, levator ani impair- ment, and anterior vaginal wall prolapse. Obstet Gynecol 2006;108:324-32.
15. Shull BL. Pelvic organ prolapse: anterior, superior, and posterior vaginal segment defects. Am J Obstet Gynecol 1999;181:6-11.
16. Toozs-Hobson P, Boos K, Cardozo L. Management of vaginal vault prolapse. Br J Obstet Gynaecol 1998;105:13-17.
17. Ercoli A, Campagna G, Delmas V, Ferrari S, Morciano A, Scambia G, et al. Anatomical insights into sacrocolpopexy for multicompartment pelvic organ prolapse. *Neurourol Urodyn* 2016;35(7):813-818.
18. Gadonneix P, Ercoli A, Salet-Lizée D, Cotelle O, Bolner B, Van Den Akker M, et al. Laparoscopic sacrocolpopexy with two separate meshes along the anterior and posterior vaginal walls for multicompartment pelvic organ prolapse. *J Am Assoc Gynecol Laparosc* 2004;11(1):29-35.
19. Nygaard I, Brubaker L, Zyczynski HM, Cundiff G, Richter H, Gantz M, et al. Long-term outcomes following abdominal sacrocolpopexy for pelvic organ prolapse. *JAMA* 2013;309(19):2016-2024.
20. Maher C, Feiner B, Baessler K, Schmid C. Surgical management of pelvic organ prolapse in women. Cochrane Database of Systematic Reviews 2013, Issue 4. Art. No.: CD004014. DOI: 10.1002/14651858.CD004014.pub5. Accessed 06 August 2023.
21. D'Hoore A, Penninckx F. Laparoscopic ventral recto(colpo) pexy for rectal prolapse: surgical technique and outcome for 109 patients. Surg Endosc 20:1919-1923, 2006
22. D'Hoore A, Cadoni R, Penninckx F. Long-term outcome of laparoscopic ventral rectopexy for total rectal prolapse: Br J Surg 2004;91:1500-1505.
23. Gouvas N, Georgiou PA, Agalianos C, Tan E, Tekkis P, Dervenis C. Ventral colporectopexy for overt rectal prolapse and obstructed defaecation syndrome: a systematic review. Colorectal Dis. 2015;17(2):34-46.
24. Gosselink MP, Adusumilli S, Gorissen KJ, Fourie S, Tuynman JB, Jones OM, et al. Laparoscopic ventral rectopexy for fecal incontinence associated with high-grade internal rectal prolapse. Dis Colon Rectum. 2013;56(12):1409-1414.
25. Gosselink MP, Adusumilli S, Harmston C, Wijffels NA, Jones OM, Cunningham C, et al. Impact of slow transit constipation on the outcome of laparoscopic ventral rectopexy for obstructed defecation associated with high grade internal rectal prolapse. Colorectal Dis. 2013;15(12):749-756.
26. Mercer-Jones MA, D'Hoore A, Dixon AR, Lehur P, Lindsey I, Mellgren A, et al. Consensus on ventral rectopexy: report of a panel of experts. Colorectal Dis. 2014;16(2):82-88.

27. Dubuisson JB, Chapron C, Fauconnier A, Babaki-Fard K, Dendrinos S. Laparoscopic management of genital prolapse: lateral suspension using two meshes. Gynaecological Endoscopy. 2000;9(6):363-8.
28. Dubuisson JB, Yaron M, Wenger JM, Jacob S. Treatment of genital prolapse by laparoscopic lateral suspension using mesh: a series of 73 patients. J Minim Invasive Gynecol. 2008 Jan-Feb;15(1):49-55.
29. Dubuisson JB, Eperon I, Jacob S, Dubuisson J, Wenger JM, Dallenbach P, et al. [Laparoscopic repair of pelvic organ prolapse by lateral suspension with mesh: a continuous series of 218 patients]. Gynecol Obstet Fertil. 2011;39(3):127-31.
30. Eperon I, Luyet C, Yaron M, Dubuisson J, Dubuisson JB. Prise en charge laparoscopique des prolapsus génitaux par suspension latérale au moyen d'une prothèse: une série de 377 cas [Laparoscopic management of genital prolapse by lateral suspension using mesh: a series of 377 patients]. Rev Med Suisse. 2011 Oct 26;7(314):2084, 2086-8.
31. Dubuisson J, Eperon I, Dällenbach P, Dubuisson JB. Laparoscopic Repair of Vaginal Vault Prolapse by Lateral Suspension with Mesh. Arch. Gynecol. Obstet. 2013;287:307-312.
32. Aksin Ş, Andan C. Postoperative results of laparoscopic lateral suspension operation: A clinical trials study. Front Surg. 2023 Jan 26;10:1069110.
33. Russo E, Montt Guevara MM, Sacinti KG, Misasi G, Falcone M, Morganti R, et al. Minimal Invasive Abdominal Sacral Colpopexy and Abdominal Lateral Suspension: A Prospective, Open-Label, Multicenter, Non-Inferiority Trial. J Clin Med. 2023 Apr 18;12(8):2926.
34. Dällenbach P. Laparoscopic Lateral Suspension (LLS) for the Treatment of Apical Prolapse: A New Gold Standard? Front Surg. 2022 May 12;9:898392.
35. Ceci F, Spaziani E, Corelli S, Casciaro G, Martellucci A, Costantino A, et al. Technique and outcomes about a new laparoscopic procedure: the Pelvic Organ Prolapse Suspension (POPS). G Chir. 2013 May-Jun;34(5-6):141-4.

SEÇÃO 62-7

SÍNDROME DA ÚLCERA SOLITÁRIA DO RETO

Lucia Camara Castro Oliveira

O conteúdo desta seção (págs. 1243 a 1246), encontra-se disponível on-line.

Para acessá-lo, aponte a câmera do seu smartphone ou tablet para a imagem acima.

CAPÍTULO 63

SÍNDROME DO INTESTINO IRRITÁVEL

Vilmar Moura Leal ▪ Miguel Augusto Arcoverde Nogueira

O conteúdo deste capítulo (págs. 1247 a 1254), encontra-se disponível on-line.

Para acessá-lo, aponte a câmera do seu smartphone ou tablet para a imagem acima.

DISTÚRBIOS DA EVACUAÇÃO

CAPÍTULO 64

SEÇÃO 64-1

DEFECAÇÃO OBSTRUÍDA: CONCEITO E ABORDAGEM PROPEDÊUTICA

Rosilma Gorete Lima Barreto

CONCEITO

Defecação obstruída é um nome coletivo usado para descrever a inabilidade em evacuar o conteúdo retal.[1,2] A diversidade de sintomas e a multiplicidade de fatores causais conferiu-lhe a denominação de síndrome da defecação obstruída. A fisiopatologia da evacuação obstruída é desconhecida, sendo relacionada aos distúrbios anatomofuncionais do assoalho pélvico, podendo ter causa de origem anatômica ou funcional.

ABORDAGEM PROPEDÊUTICA

A defecação obstruída ou constipação retal inclui alterações anatomofuncionais dinâmicas do assoalho pélvico resultando em dificuldade para expelir as fezes. É a disfunção do assoalho pélvico que, às vezes, associa-se a alterações anatômicas, tais como retocele, intussuscepção retal e retoanal, sigmoidocele, prolapso retal completo, descenso perianal e enterocele ou, ainda, disfunção do assoalho pélvico sem alterações anatômicas, apenas com incoordenação funcional da musculatura esfincteriana, isto é, contração paradoxal da musculatura esfincteriana voluntária (*anismus*), que é definida como incoordenação entre as musculaturas abdominal e pélvica durante o esforço evacuatório.

Diante do exposto, a abordagem propedêutica inicia-se com uma detalhada anamnese, visando excluir a defecação obstruída decorrente de inadequada ingesta hídrica e de fibras, seguindo-se da realização de exames de imagem para exclusão de outras causas de obstrução mecânica, tais como os tumores e o megacólon.

Os exames complementares para avaliar defecação obstruída visam identificar se tal afecção apresenta causa funcional ou mecânica; desse modo, a abordagem inicia-se pelo mapeamento da motilidade intestinal do cólon, por meio do tempo de trânsito cólico, seguindo-se da realização de exames funcionais, como eletromanometria anorretal e eletromiografia (EMG), sendo o estudo complementado por exames de imagem que visam ao estudo dinâmico do ato evacuatório (cinedefecografia, defecorressonância e ecodefecografia).

Tempo de Trânsito Cólico (TTC)

Técnica inicialmente descrita por Hinton *et al.*[3] (1969), utilizando marcadores obtidos pelo corte transversal dos tubos de Levine, resultando em anéis radiopacos e inertes que eram ingeridos e acompanhados através de radiografias do abdome, até sua eliminação.

Atualmente, a técnica mais comumente utilizada consiste na ingestão de uma cápsula gelatinosa contendo 24 marcadores (Fig. 64-1-1), que será degradada no estômago liberando os marcadores, com realização de radiografia simples do abdome em AP deitado nos dias 0, 3 e 5. Nenhum

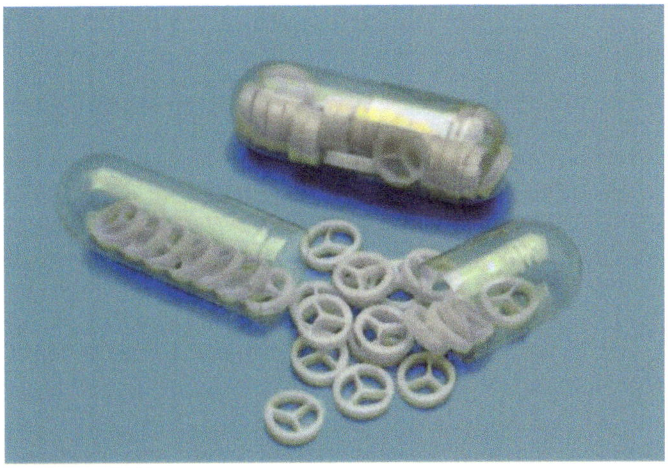

Fig. 64-1-1. Cápsula de Sitzmarks® (cápsula contendo 24 marcadores radiopacos).

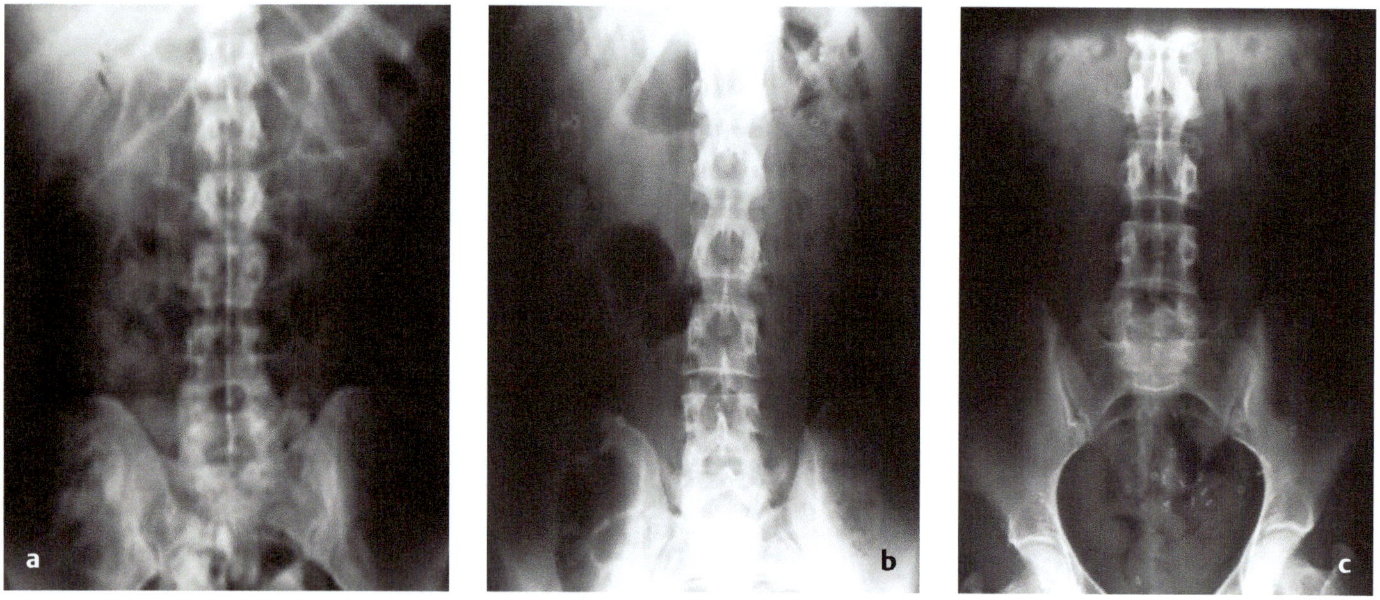

Fig. 64-1-2. Imagens de avaliação do tempo de trânsito cólico: (a) exame normal com eliminação de todos os marcadores, (b) inércia colônica (marcadores distribuídos por todo o cólon), (c) defecação obstruída (marcadores retidos na região do retossigmoide).

preparo intestinal é realizado e sugere-se evitar o uso de drogas laxativas ou constipantes durante a realização do exame. Orienta-se dieta rica em fibra (20 a 30 g/dia) e ingesta hídrica diária de 2 L evitando bebida alcoólica e café. Após a realização de cada radiografia procede-se a contagem de marcadores para avaliar a quantidade eliminada. Não há consenso quanto ao tempo de trânsito cólico avaliado por essa técnica, no entanto comumente considera-se normal a eliminação de 80% dos marcadores contados na radiografia do 5º dia após a ingestão da cápsula.

Sobrado *et al.*[4] (2005) avaliaram o tempo de trânsito cólico em pacientes assintomáticos utilizando essa técnica e observaram que a média do tempo de trânsito cólico foi de 36,61 h +/− 3,48 h, com tempo segmentar semelhante. Quando comparado entre os gêneros evidenciou-se que o trânsito é mais lento no gênero feminino (40,9 h) que no masculino (32,5 h).[5]

A avaliação dos resultados pode ser resumida em três padrões:

- *TTC normal:* eliminação de 80% dos marcadores na investigação do 5º dia após a ingestão da cápsula.
- *TTC com retenção difusa:* eliminação de menos de 80% dos marcadores na investigação do 5º dia após a ingestão da cápsula e se os marcadores presentes estão distribuídos difusamente por todo o cólon, o diagnóstico provável é de inércia colônica.
- *TTC com retenção distal:* a maioria dos marcadores na investigação do 3º e 5º dia no retossigmoide, sugerindo defecação obstruída.

Convém ressaltar que um exame isolado não é capaz de concluir o diagnóstico de uma patologia multifatorial como a defecação obstruída, nem tampouco de excluí-la em caso negativo, sendo desse modo, necessária a utilização de no mínimo dois exames com resultados concordantes.

Eletromanometria Anorretal Convencional/ Eletromanometria Anorretal de Alta Resolução

Exames com tecnologias diferentes que demonstram claramente a motilidade anorretal em repouso, durante a contração voluntária, no esforço evacuatório, as pressões intrarretais e intra-anais, a pesquisa do RIRA (reflexo inibitório retoanal) e avaliação da sensibilidade, capacidade e complacência anorretal, fornecendo dados importantes que adicionados aos achados clínicos deverão ser avaliados à luz de respostas fisiológicas ou de disfunções pélvicas.

É necessário assumir que os parâmetros da eletromanometria anorretal convencional podem ter limitações, visto que nem sempre é reprodutível, tanto intra como interobservador. No entanto, o registro de um traçado pressórico, cujas oscilações traduzem a motilidade do canal anal em função do tempo, propicia uma leitura funcional do canal anal, a validade dependerá da correlação com o evento clínico em estudo. A eletromanometria anorretal de alta resolução, desenvolvida no final do século XX, permite a avaliação pressórica simultânea do reto distal e canal anal sem a necessidade de movimentação do cateter, minimizando a presença de artefatos que decorrem da manipulação do cateter durante o exame.[6-8] Existem eletromanometrias de alta resolução de 12 até 48 sensores distribuídos ao longo dos 6 cm do cateter e diversos estudos têm demonstrado uma excelente equivalência nos dados obtidos com os diversos equipamentos.[8] Desse modo, existem no mercado diversos aparelhos de eletromanometria e cabe ao especialista padronizar seu exame de acordo com os parâmetros que pretende estudar.

Na avaliação da defecação obstruída, um parâmetro importante é a pressão de evacuação, que em pessoas normais deverá apresentar uma redução de 20,0% a 30,0% da pressão inicial de repouso e em pessoas com defecação obstruída, apresenta elevação da pressão quando comparado à pressão inicial de repouso, traduzindo uma contração paradoxal da musculatura esfincteriana estriada (Fig. 64-1-3).[9]

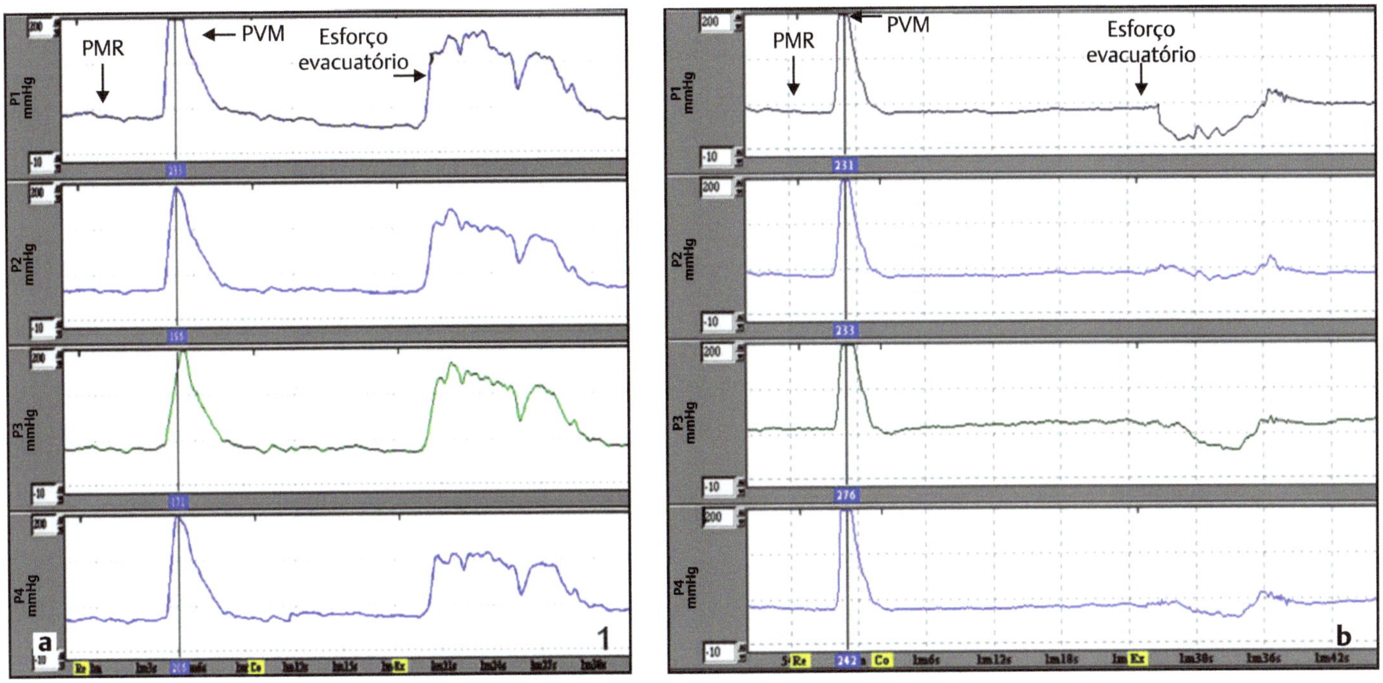

Fig. 64-1-3. Traçado eletromanométrico; PMR (pressão média de repouso), PVM (pressão voluntária máxima) e esforço evacuatório: (a) paciente portador de contração paradoxal com elevação da pressão; (b) paciente normal com redução da pressão.

A eletromanometria anorretal convencional ou de alta resolução nos permite avaliar a pressão de repouso, contração voluntária e de evacuação; a capacidade de sustentação da contração voluntária; fadiga pós-contração voluntária; identificação da zona de alta pressão no canal anal; reflexo inibitório retoanal e complacência e sensibilidade retal.[6,7] Todos esses parâmetros quando adequadamente avaliados e correlacionados aos dados clínicos do paciente conduzirão à investigação. Alguns trabalhos consideram o teste de expulsão do balão como parte da eletromanometria e atribuem a essa etapa do exame importante valor no diagnóstico da defecação obstruída, tendo em vista que o paciente portador de contração paradoxal não consegue expulsar um balão contendo 50 mL de ar.[10]

A eletromanometria anorretal de alta resolução permitiu a identificação com clareza de quatro dissinergias da musculatura estriada durante o esforço evacuatório, a saber:

- *Dissinergia do assoalho pélvico tipo I:* aumento da pressão intrarretal (> 45 mm Hg) com aumento da pressão intra-anal.
- *Dissinergia do assoalho pélvico tipo II:* diminuição da pressão intrarretal com aumento da pressão intra-anal.
- *Dissinergia do assoalho pélvico tipo III:* aumento da pressão intrarretal sem relaxamento completo da musculatura estriada do canal anal.
- *Dissinergia do assoalho pélvico tipo IV:* redução da pressão intrarretal com relaxamento incompleto da musculatura estriada do canal anal.

Diversos trabalhos utilizam a eletromanometria anorretal convencional ou de alta resolução como padrão-ouro para avaliação da contração paradoxal da musculatura estriada do canal anal, no entanto outros trabalhos preconizam a eletromiografia com agulha ou a defecografia (cinedefecografia).[11-13]

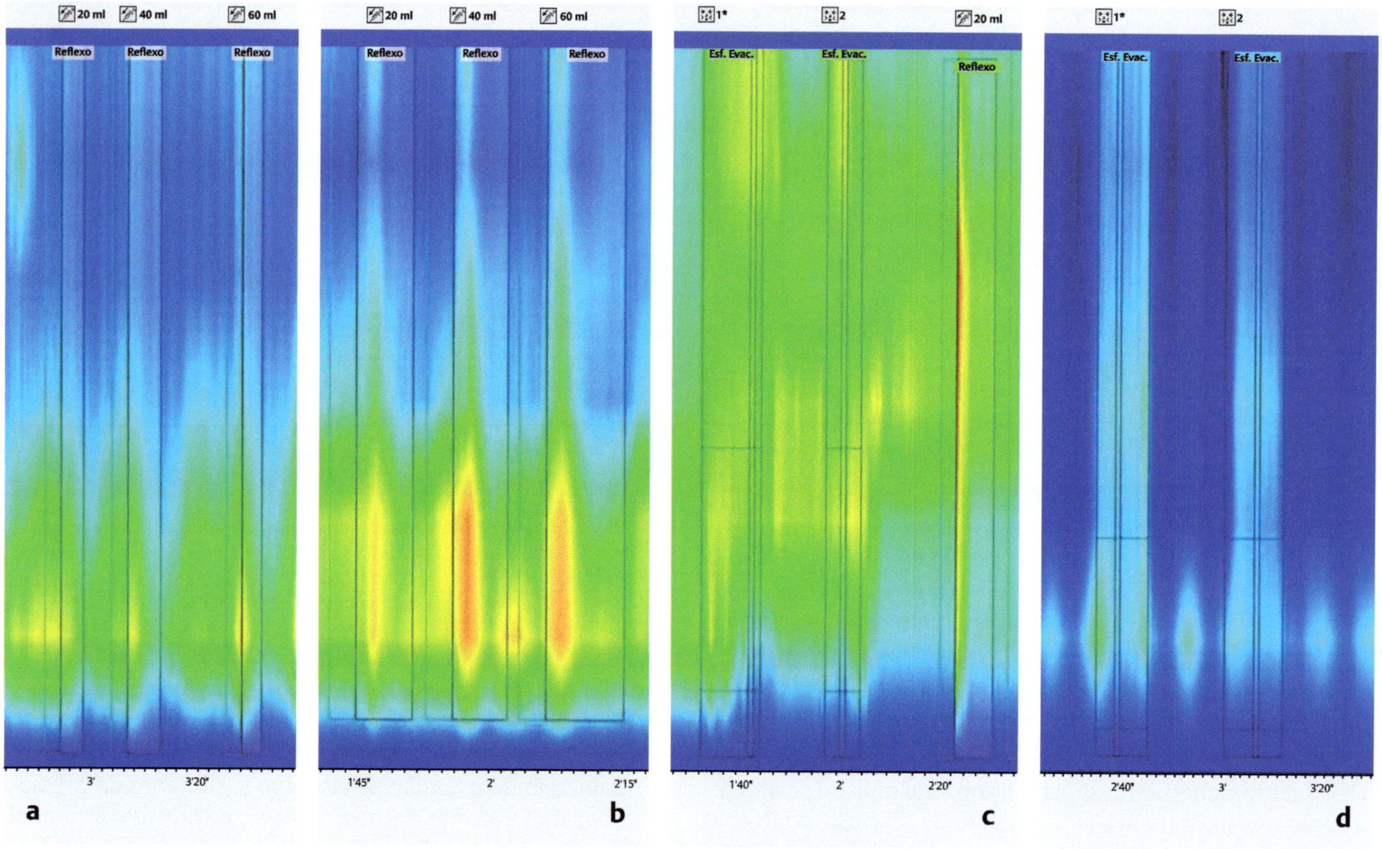

Fig. 64-1-4. (a) Dissinergia Tipo I; (b) Dissinergia tipo II; (c) Dissinergia tipo III e (d) Dissinergia tipo IV.

Eletromiografia Anal

É o registro da atividade elétrica das fibras musculares e foi realizado pela 1ª vez em 1930.[1] Tem por objetivo avaliar a integridade muscular, denervação ou reinervação de fibras musculares identificando alterações na atividade elétrica do músculo esfíncter externo do ânus e dos músculos do assoalho pélvico durante o repouso, contração máxima, esforço evacuatório e avaliação de diversos reflexos.[14]

As principais indicações desse exame são: incontinência anal (mapeamento esfincteriano), na constipação com suspeita de contração paradoxal do puborretal e na síndrome da úlcera solitária do reto, prolapso retal e descenso perineal. Pode-se utilizar agulha concêntrica, eletrodos de fibra isolada e eletrodos de superfície a depender da indicação da investigação, sendo o eletrodo de superfície mais indicado para avaliar constipação e realizar *biofeedback*. Na defecação obstruída, permite avaliar a atividade elétrica da musculatura estriada durante o esforço evacuatório, identificando elevação da atividade muscular nesses pacientes.

O estudo demonstrou boa correlação entre os achados da EMG e a defecografia, no diagnóstico da defecação obstruída de causa funcional (contração paradoxal da musculatura esfincteriana voluntária).[14]

Cinedefecografia

Técnica descrita inicialmente por Burhenné em 1964,[15] seu uso foi intensificado após 1984 com a publicação do trabalho de Mahieu.[16,17] Tem por objetivo avaliar as alterações morfológicas da pelve (reto, sigmoide e alças de delgado) de forma dinâmica durante a contração voluntária e o esforço evacuatório. Permite avaliar as alterações morfológicas, não identifica as estruturas musculares envolvidas no processo evacuatório, usa como parâmetros ângulos e medidas que utilizam estruturas ósseas como referenciais. Dentre os exames utilizados para avaliar os distúrbios funcionais anorretais, a cinedefecografia é o mais utilizado, sendo sua principal limitação a radiação a qual o paciente se expõe durante o exame, sendo contraindicado em gestantes no 1º trimestre.

- *Ângulo anorretal*: é formado por uma reta que representa o eixo do canal anal tangenciando uma linha traçada na parede posterior do reto. Nos pacientes normais, esse ângulo torna-se mais agudo durante a contração voluntária e no esforço evacuatório, mais obtuso, sugerindo o relaxamento da musculatura estriada. Nos pacientes com defecação obstruída, o ângulo torna-se mais agudo quando comparadas as fases de repouso e de esforço evacuatório, sugerindo contração paradoxal da musculatura esfincteriana estriada (Fig. 64-1-5).
- *Retocele*: é a herniação da parede anterior do reto em direção da parede posterior da vagina durante o esforço evacuatório, achado comum em mulheres podendo ser secundária à contração paradoxal da musculatura esfincteriana estriada (aproximadamente 70% das pacientes constipadas e com retocele tem contração paradoxal).[18,19] Não há na literatura nenhum sistema de classificação da retocele baseada na cinedefecografia (Fig. 64-1-6).

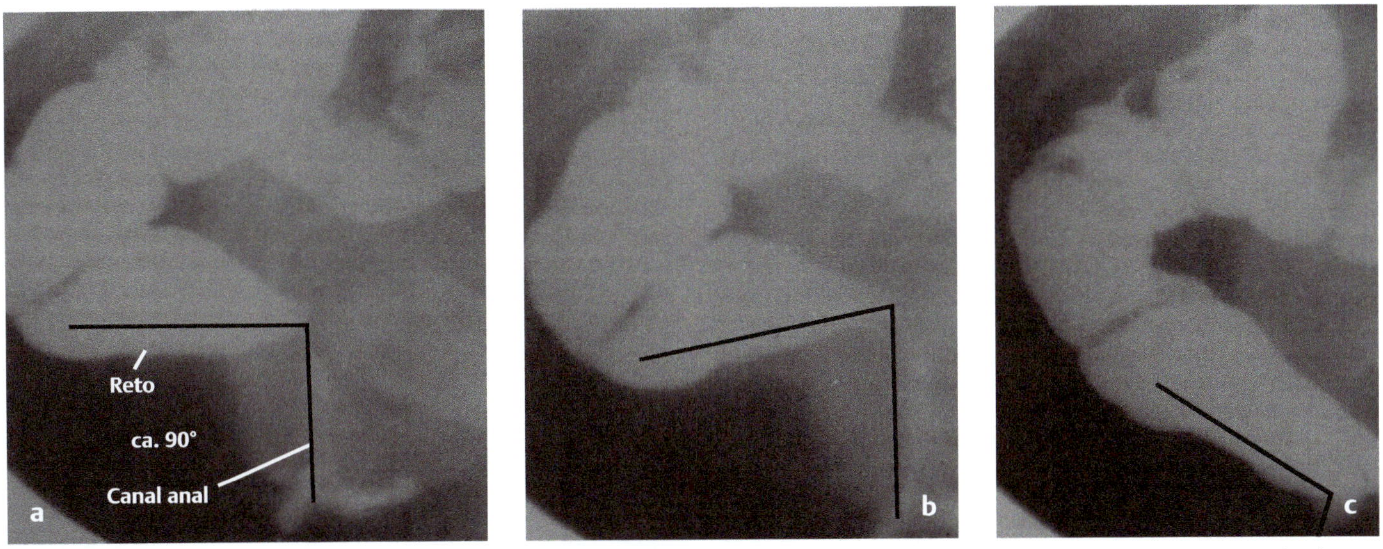

Fig. 64-1-5. Cinedefecografia na avaliação da contração paradoxal: (a) repouso – ângulo anorretal forma ângulo reto; (b) paciente portador de contração paradoxal com ângulo anorretal < 90° e, (c) paciente normal com ângulo anorretal > 90°.

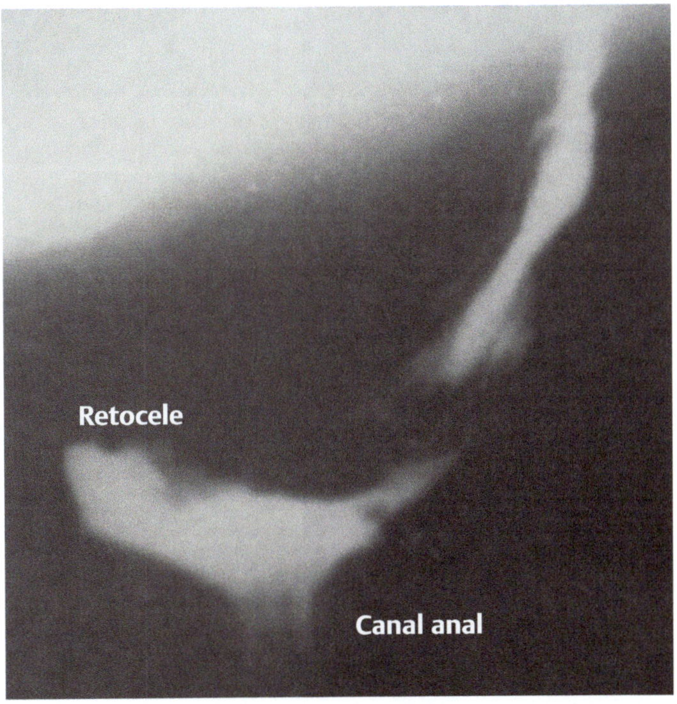

Fig. 64-1-6. Cinedefecografia evidenciando retocele, herniação da parede anterior do reto em direção à parede posterior da vagina.

- *Prolapso mucoso*: caracteriza-se por falha de enchimento na parede anterior do reto, que ocasionalmente se insinua no limite proximal do canal anal às vezes obstruindo-o. Frequentemente está associado à retocele.
- *Prolapso retal completo*: completa eversão da parede retal, facilmente identificável, na maioria das vezes dispensa realização de exames complementares para diagnóstico.
- *Descenso perineal*: variação da posição do períneo quando comparado o repouso ao esforço evacuatório. Utiliza-se com referência uma linha traçada da borda superior do púbis até a articulação sacrococcígea ou até a ponta do cóccix e outra linha perpendicular a esta traçada até a junção anorretal. O valor normal do descenso é de 2,0 cm, podendo ser aceito até 3,0 cm, de acordo com o consenso de 1999, publicado em 2001.[20]
- *Prolapso retal interno (intussuscepção)*: é a invaginação do reto através da sua própria luz sem invadir o canal anal. Está frequentemente associado à úlcera solitária do reto e ao prolapso mucoso do reto.
- *Esvaziamento retal*: a capacidade de esvaziar o reto cheio de contraste pode ser feita de modo visual ou através de programas que analisam a área no repouso e após a evacuação. A capacidade de esvaziamento não explica a maioria dos casos de defecação obstruída.[21]
- *Enterocele*: é uma protrusão do peritônio entre o reto e a vagina, contendo alças de delgado. O diagnóstico é importante em pacientes que irão se submeter à intervenção cirúrgica para a correção de prolapsos de órgãos pélvicos.
- *Sigmoidocele*: é uma protrusão do peritônio entre o reto e a vagina, contendo o cólon sigmoide.[20] Sua classificação tem importância para o tratamento cirúrgico: grau I, não alcança a linha pubococcígea; grau II, ultrapassa essa linha, mas não ultrapassa a linha isquiococcígea; e grau III, ultrapassa a linha isquiococcígea.

Defecorressonância

Exame que se assemelha à cinedefecografia com uma resolução espacial e a identificação das estruturas pélvicas e abdominais envolvidas no ato evacuatório, fornecendo dados elucidativos na avaliação das alterações anatomofuncionais nos distúrbios do assoalho pélvico. Possibilita avaliação de todas as alterações possíveis de diagnóstico pela cinedefecografia, adicionando dados anatômicos importantes e, desse modo, permite o diagnóstico de retocele,[22-26] contração paradoxal, intussuscepção (prolapso retal interno),[27] prolapso mucoso,[17] procidência de reto, enterocele,[28,29] descenso perineal e sigmoidocele, além de identificar lesões musculares quando presentes.[23,25,29]

Ecodefecografia

Estudos recentes têm demonstrado a utilização da ultrassonografia (USG) dinâmica na avaliação dos distúrbios do assoalho pélvico com resultados bastante satisfatórios.[30,31] Foram desenvolvidas técnicas dinâmicas que empregam diversos tipos de transdutores, demonstrando resultados semelhantes à cinedefecografia.[23,31,32] A utilização da USG-3D possibilita a avaliação da integridade das estruturas que compõem o assoalho pélvico, permitindo o estudo dinâmico e a inter-relação dessas estruturas durante o ato evacuatório (Fig. 64-1-7).

A ecodefecografia, técnica desenvolvida por Murad-Regadas (2006) que utiliza a USG-3D com escaneamento automático, permite avaliar alterações anatomofuncionais do assoalho pélvico, tais como: retocele (Fig. 64-1-8), intussuscepção retal, contração paradoxal (Fig. 64-1-9), prolapso mucoso retal e enterocele.[33,34]

Apresenta excelente resolução espacial e identifica as estruturas anatômicas envolvidas no mecanismo da evacuação, não expõe a paciente à radiação e tem um custo inferior à defecorressonância.

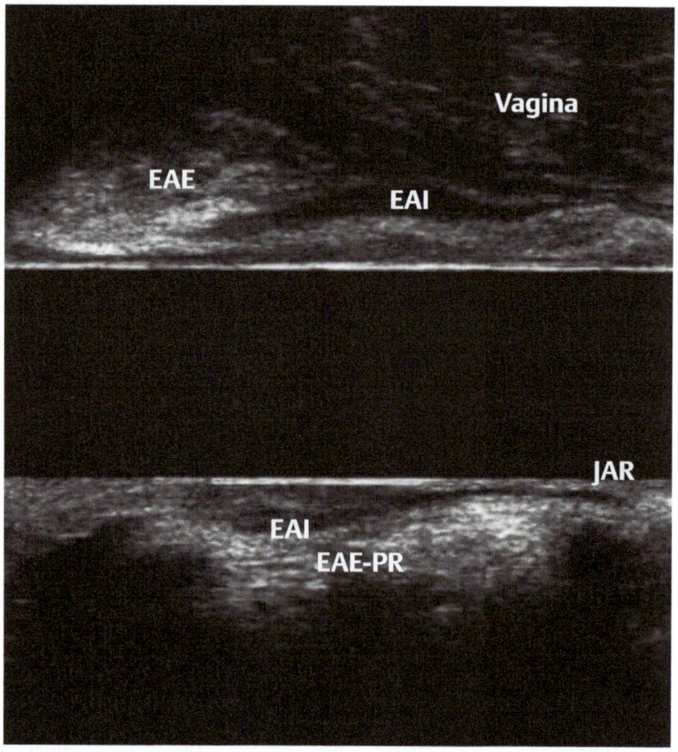

Fig. 64-1-7. Imagem do 1º escaneamento da ecodefecografia permitindo a avaliação das estruturas do canal anal no plano sagital mediano. EAI: Esfíncter anal interno; EAE: esfíncter anal externo; EAE-PR: esfíncter anal externo-puborretal; JAR: junção anorretal.

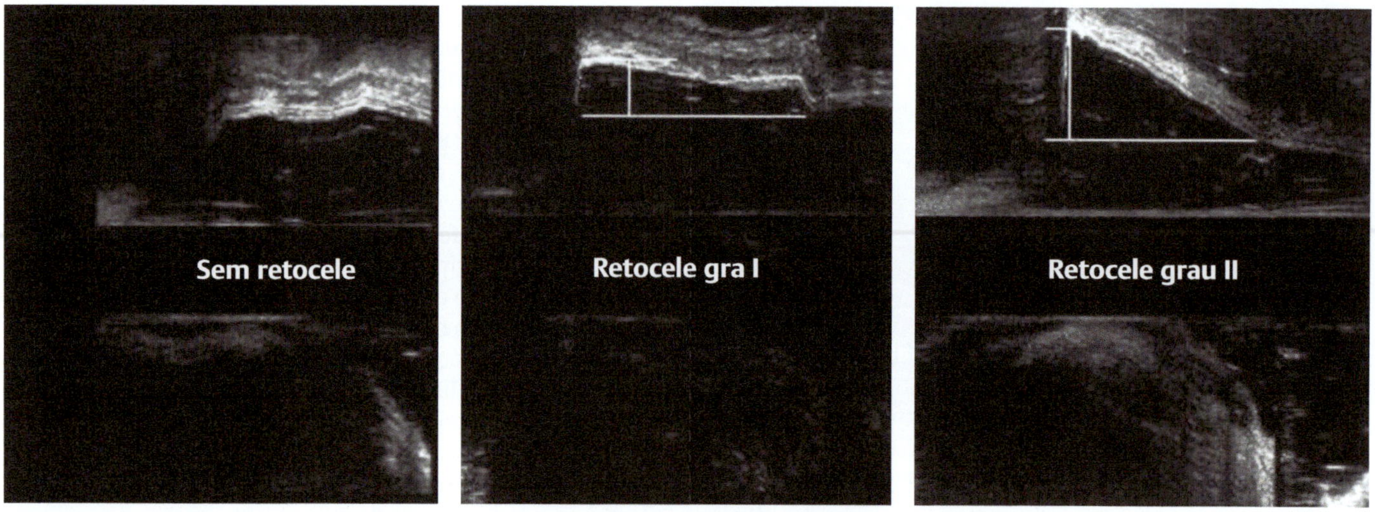

Fig. 64-1-8. Ecodefecografia: 3º escaneamento com gel evidenciando a retocele; no início do esforço, a vagina é empurrada para trás e para baixo e durante o esforço, ela é empurrada para frente juntamente com a parede posterior do reto.

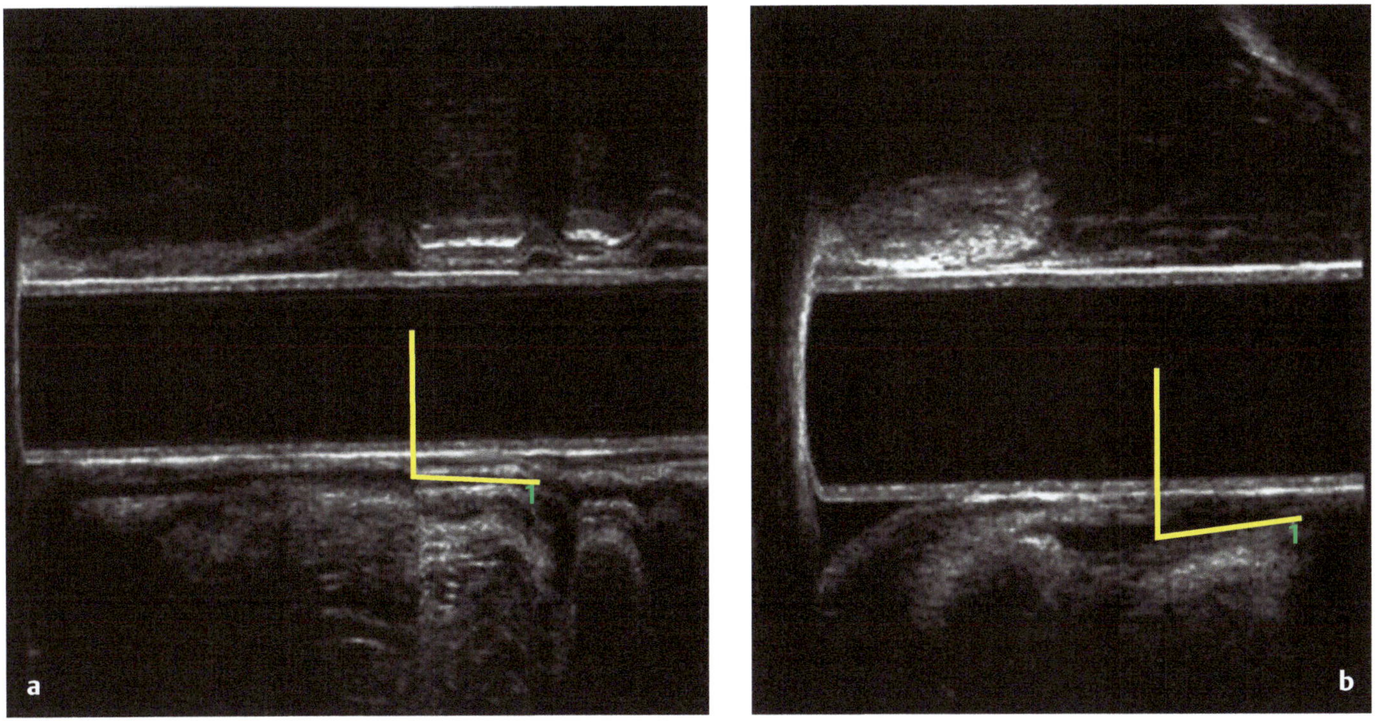

Fig. 64-1-9. Ecodefecografia: 2º escaneamento com esforço evacuatório sem gel. (a) Paciente normal – o músculo puborretal se afasta do transdutor; (b) Paciente portador de contração paradoxal – o músculo puborretal se aproxima do transdutor.

REFERÊNCIAS BIBLIOGRÁFICAS

1. D'Hoore A, Penninckx F. Obstructed defecation. Colorectal Dis. 2003;5(4):280-7.
2. Khaikin M, Wexner SD. Treatment strategies in obstructed defecation and fecal incontinence. World J Gastroenterol. 2006;12(20):3168-73.
3. Hinton JM, Lennard-Jones JE, Young AC. A new method for studyng gut transit time using radiopaque markers. Gut. 1969;10(10):842-7.
4. Sobrado CW, Pires CEF, Habr-Gama A, Kiss DR. Avaliação do tempo de trânsito colônico com marcadores radiopacos: estudo com voluntários assintomáticos. Rev Col Bras Cir. 2005;32(3):111-4.
5. Jorge JMN. Testes fisiológicos em doenças funcionais do trato gastrointestinal inferior: indicações racionais. In: Castro LP, Savassi-Rocha PR, Lacerda Filho A, Conceição SA, editors. Tópicos em gastroenterologia. Vol. 11. Rio de Janeiro: Medsi; 2001. p. 269-86.
6. Lee TH, Bharucha AE. How to perform and interpret a high-resolution anorectal manometry test. J Neurogastroenterol Motil. 2016;22(1):46-59.
7. Kang HR, Lee JE, Lee JS, Lee TH, Hong SJ, Kim JO, et al. Comparison of high-resolution anorectal manometry with water-perfused anorectal manometry. J Neurogastroenterol Motil. 2015;21(1):126-32.
8. Chakraborty S, Feuerhak KJ, Zinsmeister AR, Bharucha AE. Reproducibility of high-definition (3D) manometry and its agreement with high-resolution (2D) manometry in women with fecal incontinence. Neurogastroenterol Motil. 2017;29(3):10.1111/nmo.12950.
9. Bharucha AE, Wald A, Enck P, Rao S. Functional anorectal disorders. Gastroenterology. 2006;130(5):1510-8.
10. Fleshman JW, Dreznick Z, Cohen E, Fry RD, Kodner IJ. Balloon expulsion test facilitates diagnosis of pelvic floor outlet obctruction due to nonrelaxing puborectalis muscle. Dis Colon Rectum. 1992:35(11):1019-25.
11. Rhoads KF, Garcia-Aguilar J. Anismus. In: Wexner SD, Zbar AP, Pescatori M. Complex anorectal disorders: investigation and management. London: Springer-Verlag; 2005. p 461-93.
12. Jorge JM, Wexner SD, Ger GC, Salanga VD, Nogueras JJ, Jagelman DG. Cinedefecography and electromyography in the diagnosis of nonrelaxing puborectalis syndrome. Dis Colon Rectum. 1993;36(7):668-76.
13. Jorge JM, Habr-Gama A, Wexner SD. Clinical applications and techniques of cinedefecography. Am J Surg. 2001;182(1):93-101.
14. Fucini C, Ronchi O, Elbetti C. Electromyography of the pelvic floor musculature in the assessment of obstructed symptoms. Dis Colon Rectum. 2001;44(8):1168-75.
15. Burhenné HJ, Intestinal evacuation study: a new roentgenologic technique. Radiol Clin. 1964;33:79-84.
16. Mahieu P, Pringot J, Bodart P. Defecography: I. Description of a new procedure and results in normal patients. Gastrointest Radiol. 1984;9(3):247-51.
17. Mahieu P, Pringot J, Bodart P. Defecography: II. Contribution to the diagnosis of defecation disorders. Gastrointest Radiol. 1984;9(3):253-61.
18. Shorvon PJ, McHugh S, Diamant NE, Somers S, Stevenson GW. Defecography in normal volunteers: results and implications. Gut. 1989;30(12):1737-49.
19. Johansson C, Nilsson BY, Holmström B, Dolk A, Melgreen A. Association between rectocele and paradoxical sphincter response. Dis Colon Rectum. 1992;35(5):503-9.
20. Lowry AC, Simmang CL, Boulus P, Farmer HC, Finan PJ, Hyman N, et al. Consensus statement of definition for anorectal physiology and rectal cancer: report of the Tripartite Consensus Conference on Definitions for Anorectal Physiology and Rectal Cancer, Washington, D.C., May 1, 1999. Dis Colon Rectum. 2001;44(7):915-9.
21. Coremans GE. Surgical aspects of severe chronic non-Hischsprung constipation. Hepatogastroenterology. 1990;37(6):588-95.

22. Ting KH, Mangel E, Eibl-Eibesfeldt B, Müller-Lissner SA. Is the volume retained after defecation a valuable parameter at defecography? Dis Colon Rectum. 1992;35(8):762-7.
23. Beer-Gabel M, Teshler M, Barzilay N, Lurie Y, Malnick S, Bass D, et al. Dynamic transperineal ultrasound in the diagnosis of pelvic floor disorders: a pilot study. Dis Colon Rectum. 2002;45(2):239-48.
24. Lienemann A, Anthuber C, Baron A, Kohz P, Reiser M. Dynamic MR colpocystorectography assessing pelvic-floor descent. Eur Radiol. 1997;7(8):1309-17.
25. Comiter CV, Vasavada SP, Barbaric ZL, Gousse AE, Raz S. Grading pelvic prolapse and pelvic floor relaxation using dynamic magnetic resonance imaging. Urology. 1999;54(3):454-57.
26. Yoshioka K, Matsui Y, Yamada O, Sakaguchi M, Takada H, Hioki K, et al. Physiologic and anatomic assessment of patients with rectocele. Dis Colon Rectum. 1991;34(8):704-8.
27. Regadas SM, Regadas FS, Rodrigues LV, Silva FR, Lima DMR, Regadas-Filho FS. Importance of the tridimensional ultrasound in the anorectal evaluation. Arq Gastroenterol. 2005;42(4):226-32.
28. Ross JE, Weishaupt D, Wildermuth S, Willmann JK, Marincek B, Hilfiker PR. Experience of 4 years with open MR defecography: pictorial review of anorectal anatomy and disease. Radiographics. 2002;22(4):817-32.
29. Altringer WE, Saclarides TJ, Dominguez JM, Brubaker LT, Smith CS. Four-contrast defecography: pelvic "floor-oscopy". Dis Colon Rectum. 1995;38(7):695-9.
30. Wald A, Caruana BJ, Freimanis MG, Bauman DH, Hinds JP. Contributions of evacuation proctography and anorectal manometry to evaluation of adults with constipation and defecatory difficulty. Dig Dis Sci. 1990;35(4):481-7.
31. Barthet M, Portier F, Heyries L, Orsoni P, Bouvier M, Houtin D, et al. Dynamic and endosonography may challenge defecography for assessing dynamic anorectal disorders: result of a prospective pilot study. Endoscopy. 2000;32(4):300-5.
32. Beer-Gabel M, Teshler M, Schechtman E, Zbar AP. Dynamic transperineal ultrasound *vs.* defecography in patients with evacuatory difficulty: a pilot study. Int J Colorectal Dis. 2004;19(1):60-7.
33. Murad-Regadas SM, Regadas FSP, Lima DMR. Ecodefecografia dinâmica nos distúrbios funcionais do assoalho pélvico. In: Ardengh JC, editor. Ecoendoscopia na prática da gastroenterologia. São Paulo: Sarvier; 2007. p. 430-51.
34. Regadas FS, Murad-Regadas SM, Wexner SD, Rodrigues LV, Souza MH, Silva FR, et al. Anorectal three-dimensional endosonography and anal manometry in assessing anterior rectocele in women: a new pathogenesis concept and the basic surgical principle. Colorectal Dis. 2007;9(1):80-5.

SEÇÃO 64-2

GUIA PARA O DIAGNÓSTICO DIFERENCIAL

Doryane Maria dos Reis Lima ▪ Univaldo Etsuo Sagae
Gustavo Kurachi ▪ Alana Padilha Fontanella

O conteúdo desta seção (págs. 1263 a 1266), encontra-se disponível on-line.

Para acessá-lo, aponte a câmera do seu smartphone ou tablet para a imagem acima.

ANORRETOCELE: DIAGNÓSTICO E TRATAMENTO

CAPÍTULO 65

José Vinícius Cruz ▪ Cleber Allem Nunes

O conteúdo deste capítulo (págs. 1267 a 1274), encontra-se disponível on-line.

Para acessá-lo, aponte a câmera do seu smartphone ou tablet para a imagem acima.

PROCIDÊNCIA RETAL

CAPÍTULO 66

SEÇÃO 66-1

ETIOPATOGENIA, ASPECTOS CLÍNICOS E OPÇÕES TÉCNICAS

Peretz Capelhuchnik ▪ Paulo de Azeredo Passos Candelaria

O conteúdo desta seção (págs. 1275 a 1289), encontra-se disponível on-line.

Para acessá-lo, aponte a câmera do seu smartphone ou tablet para a imagem acima.

SEÇÃO 66-2

PROLAPSO E PROCIDÊNCIA RETAL RESULTADOS DO TRATAMENTO CIRÚRGICO

Rodrigo Ambar Pinto ■ Isaac José Felippe Corrêa Neto

INTRODUÇÃO

A procidência retal (PR), também chamada de prolapso completo do reto (PCR) e prolapso retal de espessura total (PRET), compreende uma das afecções envolvidas da síndrome do prolapso de órgãos pélvicos e é definida como a exteriorização de todas as camadas do reto através do ânus ou, ainda, como uma intussuscepção do retossigmoide através do períneo.[1,2]

Mesmo após mais de 150 anos da primeira descrição da doença e seu tratamento,[3] ainda não se tem um método definido e objetivo na terapêutica dessa morbidade que tanto afeta a qualidade de vida dos pacientes acometidos, seja pela exteriorização do reto, incontinência anal associada, constipação intestinal, recidiva, seja pelo impacto sexual, social e relacionado com a idade.[4-6]

É uma doença ligada a alguns fatores de risco e, não incomumente, relaciona-se com descenso ou prolapsos de outros órgãos pélvicos, com prevalência dessa associação entre 21% e 34% (Fig. 66-2-1).[7-9] Dentre os primeiros podem-se citar: sexo feminino, idade avançada, gestação e multiparidade, parto transvaginal, esforço evacuatório crônico, obesidade, doenças neurológicas e psiquiátricas e desordens do tecido conjuntivo.[2,10]

Por ser uma doença de etiologia multifatorial e até constitucional, relacionada com a musculatura do assoalho pélvico, o tratamento do prolapso retal de espessura total ou procidência do reto depende de inúmeras variáveis, tais como: tempo de sintoma, idades biológica e cronológica, *status performance*, sexo, sintomas associados como incontinência anal e constipação intestinal, prolapso de outros órgãos pélvicos, tamanho da procidência retal, avaliação subjetiva de qualidade de vida e também – e não menos importante – da experiência do cirurgião.[2,6,11-16]

Para seu tratamento, a cirurgia é praticamente a única opção disponível e apresenta como objetivo o reparo anatômico do prolapso, além de obter alívio dos sintomas de incontinência anal e da constipação intestinal – métricas cada vez mais almejadas –, buscando uma melhor qualidade de vida com baixa recidiva e reduzida morbimortalidade.[17]

Neste capítulo serão abordadas as principais técnicas cirúrgicas – através das vias perineal e abdominal –, a comparação entre fixação ou não do reto, a mobilização circunferencial ou parcial do mesmo, assim como o uso de tela para o tratamento da procidência retal.

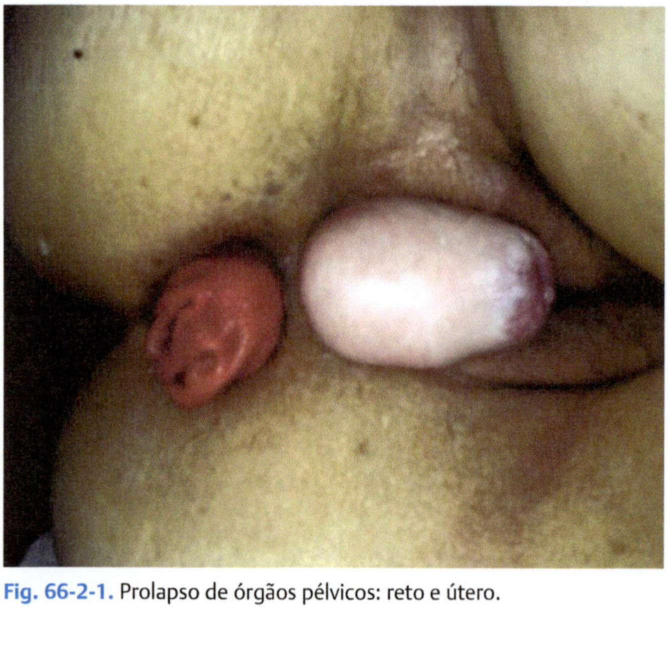

Fig. 66-2-1. Prolapso de órgãos pélvicos: reto e útero.

PROCEDIMENTOS PERINEAIS

As abordagens cirúrgicas perineais para o tratamento do prolapso do reto remontam à última década do século XIX, com a descrição do procedimento do alemão Thiersch.[18] Posteriormente, em 1900, Delorme descreveu a técnica de ressecção da mucosa com plicatura da muscular.[19] Já as ressecções completas do reto por via perineal foram citadas pela primeira vez por Mickulicz em 1889 e enfatizadas em 1970 por Altemeier *et al.*[20,21]

Retossigmoidectomia Perineal: Procedimento de Altemeier[21]

Após a injeção de adrenalina diluída na mucosa prolapsada, próximo à borda anal, confecciona-se uma incisão circunferencial na parede do reto 1 a 2 cm abaixo da linha denteada com posterior dissecção das camadas e identificação do mesorreto (Fig. 66-2-2). A seguir, incisa-se o fundo de saco na porção anterior – para permitir a completa mobilização do retossigmoide – e procede-se às ligaduras vasculares próximas à parede do órgão (Fig. 66-2-3). Segue-se a realização da plicatura dos músculos elevadores do ânus com pontos separados simples ou em X de fio monofilamentar de absorção lenta (Polidioxanona PDS®) e confecção de anastomose coloanal manual com pontos separados simples de fio absorvível como poliglactina (Vicryl® – Fig. 66-2-4).

Com relação à plicatura dos elevadores do ânus, estudo comparativo entre proceder ou não esse tempo cirúrgico demonstrou menores índices de recidiva ($p = 0{,}049$) e melhores resultados na continência ($p = 0{,}0022$) naqueles submetidos à plicatura esfincteriana.[22]

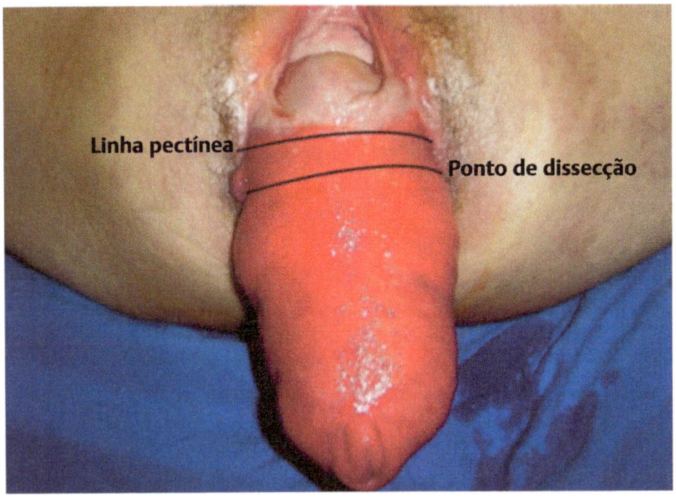

Fig. 66-2-2. Dissecção circunferencial de espessura completa do reto distal cerca de 1,5 cm da linha pectínea evertida.

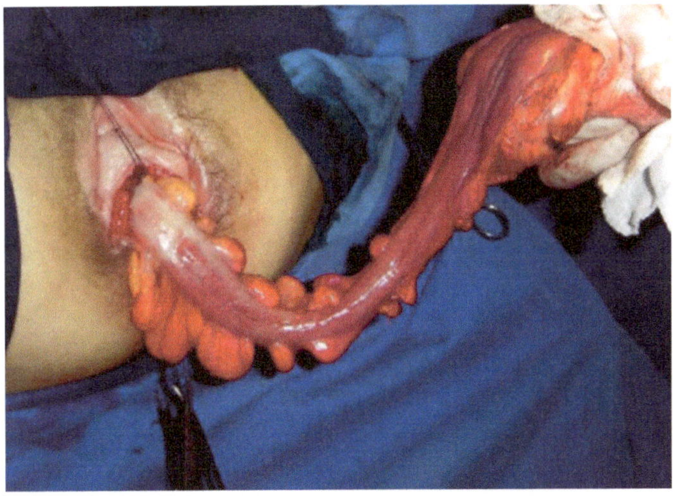

Fig. 66-2-3. Incisão do fundo de saco na porção anterior com mobilização do retossigmoide e realização de ligaduras vasculares próximas à parede do reto e sigmoide.

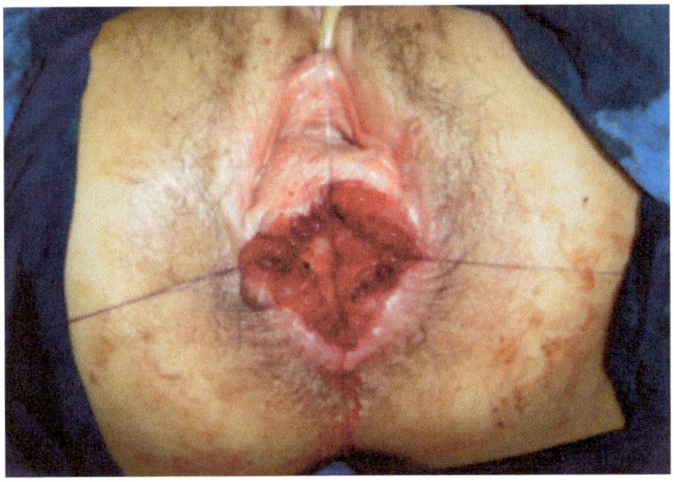

Fig. 66-2-4. Anastomose coloanal com pontos separados de vicryl 3.0 ou caprofil 3.0.

Além disso, outro trabalho analisou 60 pacientes com média de idade de 77 anos e 80% do sexo feminino verificou melhora significativa da incontinência anal após 6 meses ($p < 0{,}001$) e 1 ano ($p < 0{,}001$) assim como um acréscimo nas pressões esfincterianas de repouso e de contração ($p = 0{,}038$ e 0,046, respectivamente).[15]

Procedimento de Delorme[19]

Deve ser reservado para os pacientes com prolapso parcial de mucosa ou para aqueles com prolapso retal total pequeno. Procede-se dissecção entre a mucosa e a submucosa circunferencialmente a 1 cm da linha denteada com posterior secção apenas da camada mucosa e subsequente plicatura da muscular própria do reto prolapsado, que suspende e retorna para o interior do canal anal (Fig. 66-2-5).

Placer *et al.*[23] avaliaram 42 pacientes (71,4% mulheres) submetidos à cirurgia de Delorme entre 2000 e 2012 com média de idade de 76 anos e risco anestésico ASA III em 69,1% dos casos. A média de seguimento foi de 85 meses e 12% dos pacientes tiveram recidiva, todos nos primeiros 14 meses de pós-operatório, sendo que 4 dos 5 pacientes nesse subgrupo apresentavam prolapso maior que 5 cm, embora sem significância estatística ($p = 0{,}138$). A coexistência de constipação intestinal demonstrou-se mais evidente nos pacientes com recidiva do prolapso retal ($p = 0{,}006$), enquanto a plicatura esfincteriana foi demonstrada como um possível fator para reduzir a recorrência ($p = 0{,}01$).

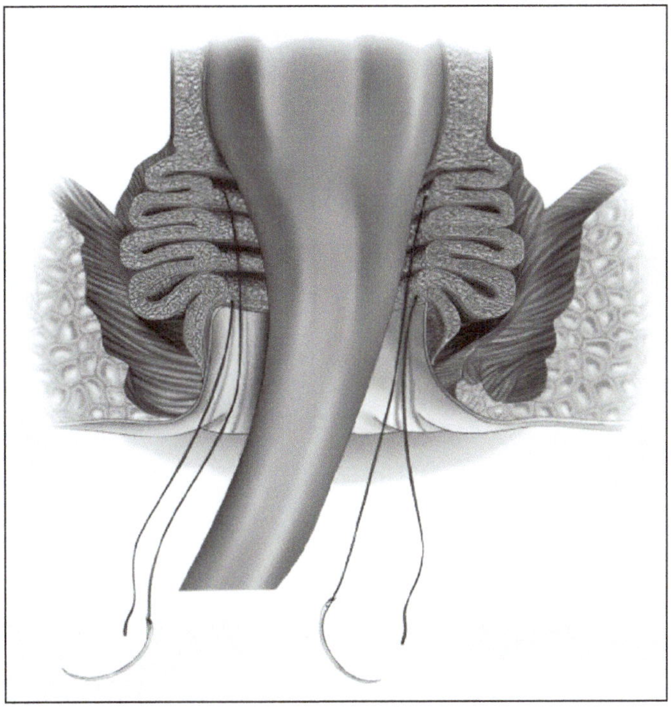

Fig. 66-2-5. Plicatura da camada muscular do reto: procedimento de Delorme.

PROCEDIMENTOS ABDOMINAIS

Foi no século XX que o uso da técnica de tratamento cirúrgico por via abdominal da procidência retal teve suas primeiras descrições, com Kümmell, em 1919, descrevendo o procedimento em que o reto era tracionado e fixado na fáscia do promontório sacral. Posteriormente, Weinstein, em 1932, creditou a Sudeck a modificação desse procedimento com a dissecção do reto e posterior suspensão e fixação.[24]

Mais tarde, em 1959 Cutait propôs a fixação posterior do reto ao sacro e, em 1969, Frykman-Goldberg preconizaram a sigmoidectomia associada à sacropromontofixação posterior. Finalmente, em 2004 com consolidação em 2006 o belga André D`Hoore descreveu retopexia ventral com uso de tela, sendo essa uma das técnicas mais utilizadas no tratamento do prolapso total do reto nos dias atuais.[24]

Em pacientes com risco aceitável e cirurgião com competência para tal, o tratamento de escolha habitualmente para o prolapso retal de espessura total ou procidência do reto deve ser realizado por via abdominal, de preferência com a utilização de acesso minimamente invasivo,[17] uma vez que, com as cirurgias videolaparoscópica ou robótica observa-se um menor tempo de internação e das taxas de complicações com retorno mais precoce às atividades.[25-27] Além disso, o emprego da cirurgia robótica propicia melhor visibilidade da inervação e realização de manobras intracorpóreas na pélvis óssea.[5]

Entretanto, é preciso ressaltar que em ensaios clínicos não se verifica superioridade de uma via de acesso sobre a outra (abdominal ou perineal) e tão pouco entre as técnicas minimamente invasivas utilizando a mesma abordagem quanto à recidiva.[28,29]

Contudo, algumas colocações são necessárias:

1. A mobilização do reto sem sua fixação deve ser evitada e em estudo multicêntrico, prospectivo e randomizado demonstrou-se que, após seguimento de 5 anos, a taxa de recidiva sem a fixação do reto foi de 8,6% e ao se realizar a pexia de 1,5% ($p = 0{,}003$).[17,30]
2. Trabalhos com longo seguimento não demonstraram superioridade de uso ou não de tela sintética em evitar recidiva da procidência retal.[31,32]

Retopexia sem Tela

Sacropromontofixação: Procedimento de Cutait[33]

Completa mobilização da porção posterior do reto até altura dos músculos elevadores do ânus com posterior tração cranial e sutura posterolateral junto à fáscia pré-sacral abaixo do promontório (Fig. 66-2-6). Apresenta como uma de suas complicações o desenvolvimento ou piora da constipação intestinal em até 37% dos casos, notadamente quando da mobilização dos ligamentos laterais do reto.[26]

Bruijn *et al.*[34] avaliaram 80 pacientes submetidos à retopexia videolaparoscópica – 90% deles posterior – e demonstraram taxa de recidiva em 1 ano e tardia (média de seguimento de 40,5 meses) de 12%. A satisfação com o procedimento teve uma média de pontuação de 3,5% (1-5) e 74% dos pacientes tiveram sua expectativa com a cirurgia atendida.

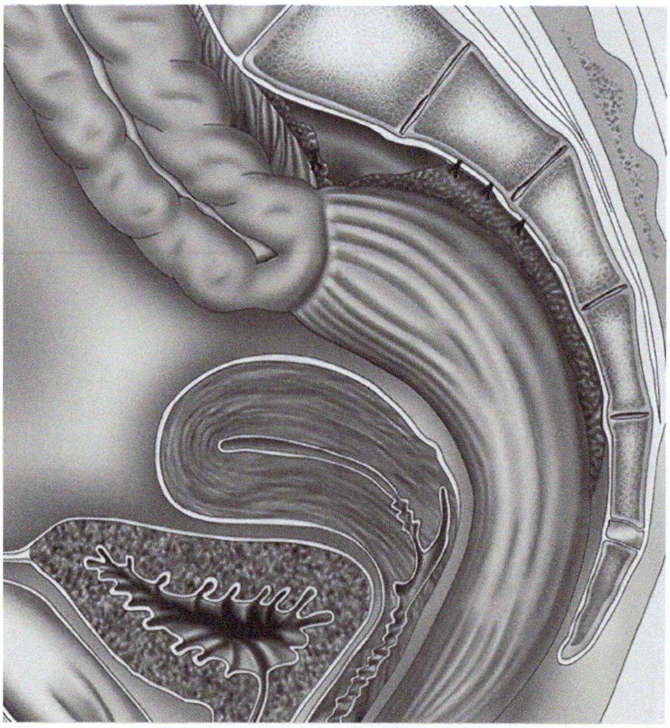

Fig. 66-2-6. Sacropromontofixação: procedimento de Cutait.[33]

Sigmoidectomia com Sacropromontofixação do Reto: Procedimento de Fryckman- Goldberg[35]

Inclui a realização da sigmoidectomia associado à sacropromontofixação posterior do reto podendo ser realizada naqueles pacientes com sintomas importantes de constipação intestinal, porém com tônus esfincteriano adequado (Fig. 66-2-7). Embora com baixas taxas de recidiva, nessa cirurgia conta-se com uma anastomose intestinal intraperitoneal e todas as suas eventuais intercorrências.

Retopexia com Uso de Tela

Retopexia Ventral Laparoscópica: Procedimento de D'Hoore[36]

A retopexia ventral ou anterior foi desenvolvida na Bélgica por D´Hoore, minimamente invasiva, descrita inicialmente em 2004.[36] É uma derivação técnica da proposta anterior de Orr-Loygue de 1984, que consiste na mobilização do reto anterior e posterior até o nível dos elevadores do ânus com fixação ao promontório utilizando duas telas.[37]

A técnica de D´Hoore visa a preservação nervosa da pelve – com menores índices de complicações sexuais e evacuatórias – através da mobilização da parede anterior do reto, desde o septo retovaginal até o plano dos músculos elevadores do ânus com aplicação de uma tela de cerca de 15 cm na parede anterior do reto fixando-a ao promontório (Figs. 66-2-8 a 66-2-12).[36,38] A seguir, para finalizar o procedimento, realiza-se a síntese do peritônio parietal com objetivo de recobrir a tela sem deixá-la exposta, reduzindo a possibilidade de aderência às vísceras abdominais (Fig. 66-2-13). Sua justificativa baseia-se nos altos índices de constipação pela dissecção e aplicação de tela na parede posterior do reto.[36]

O estudo mais recente da técnica acima descrita, realizado pelos próprios autores, envolveu 919 casos consecutivos de retopexia ventrais laparoscópicas.[39] A recorrência em 10 anos

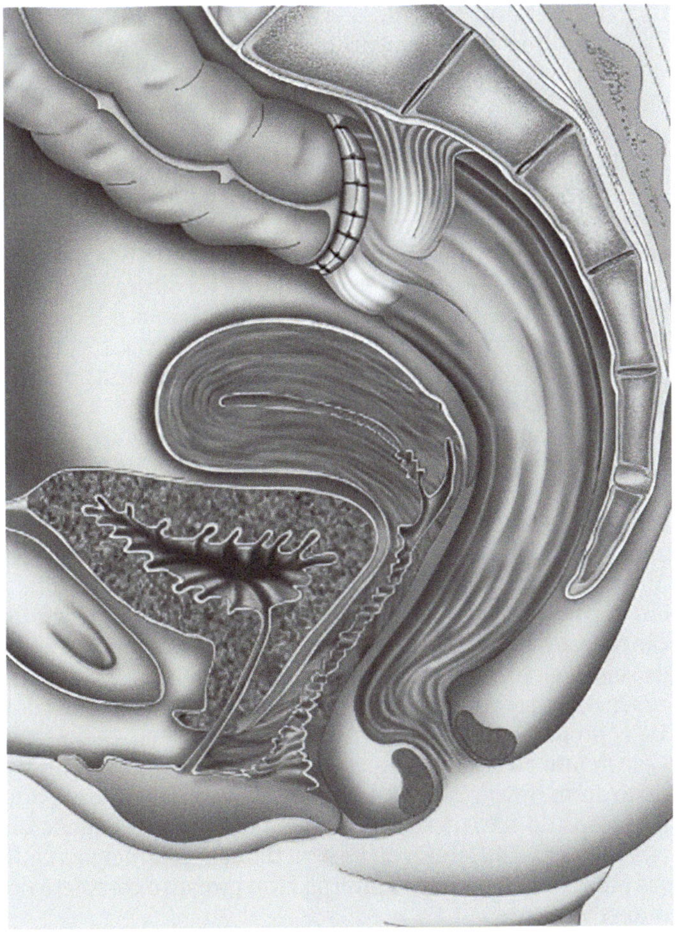

Fig. 66-2-7. Sigmoidectomia com sacropromontofixação do reto: procedimento de Fryckman-Goldberg.[35]

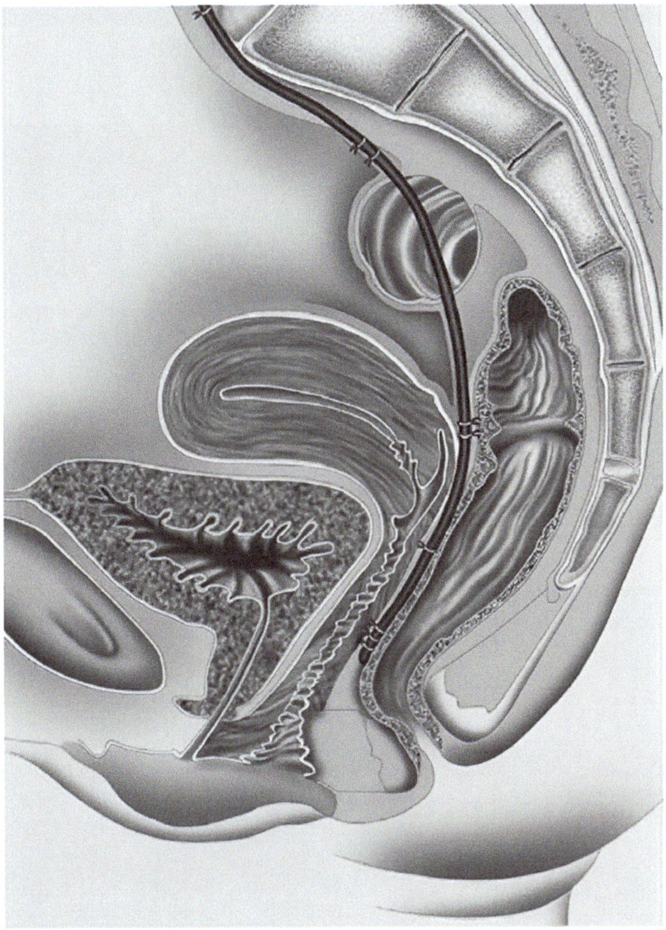

Fig. 66-2-8. Retopexia ventral laparoscópica: procedimento de D'Hoore.[36]

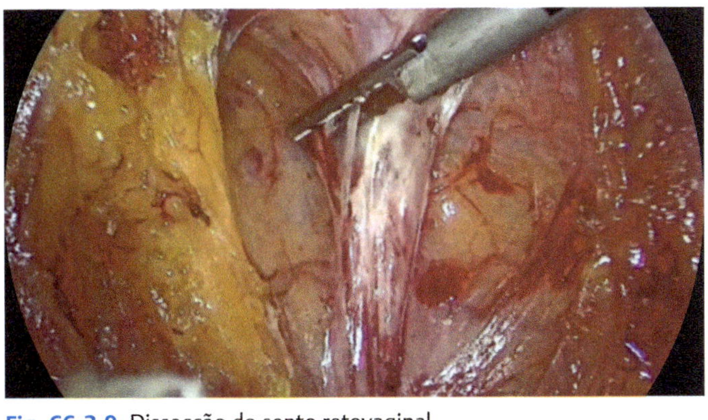

Fig. 66-2-9. Dissecção do septo retovaginal.

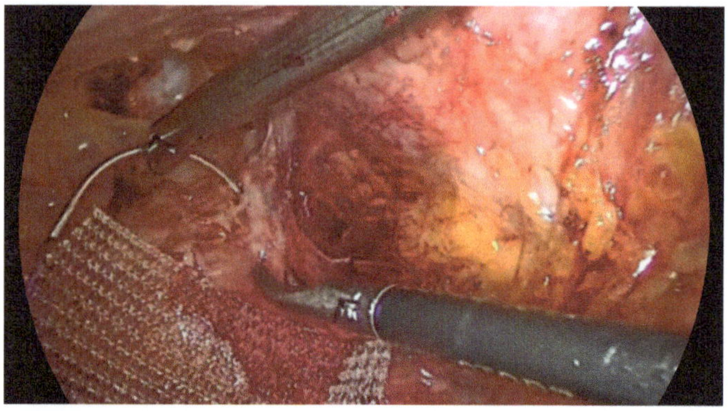

Fig. 66-2-10. Fixação da tela de polipropileno no reto distal.

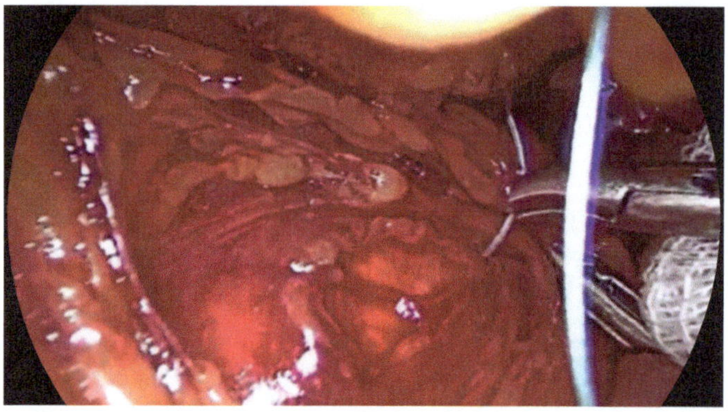

Fig. 66-2-11. Fixação da tela de polipropileno no promontório.

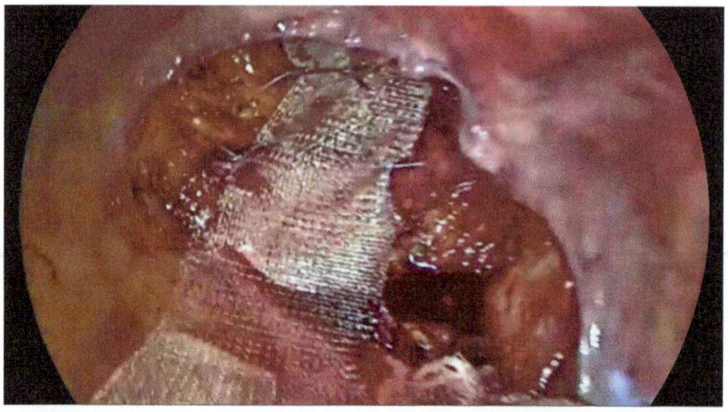

Fig. 66-2-12. Aspecto final da tela fixada ao reto anterior e promontório.

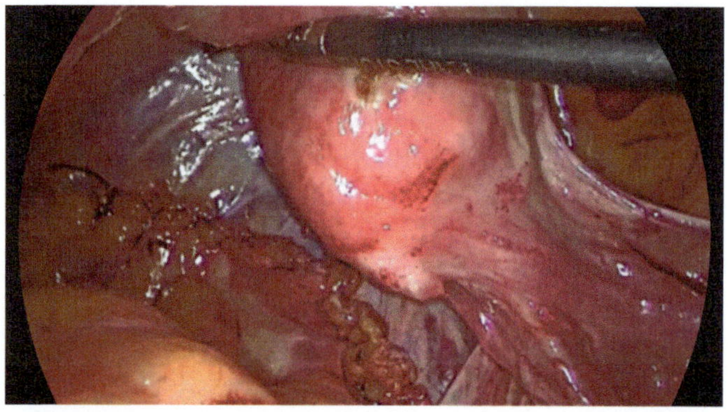

Fig. 66-2-13. Tela de polipropileno recoberta pelo peritônio parietal.

de seguimento foi de 8,2%. As complicações da tela ocorreram em 18 casos (4,6%), sendo a erosão vaginal a mais frequente e temida, em 7 (1,3%). Os autores observaram que na maior parte destes casos houve abordagem perineal associada, não sendo mais recomendada a partir destas observações. Quanto aos resultados funcionais houve melhora da incontinência fecal em 80% dos casos, com apenas 2,3% (21 pacientes) de novos casos. Os sintomas de evacuação obstruída melhoraram, caindo de 54% para 15,6%, com apenas 2,4% (22 pacientes) de novos casos.

Revisão sistemática demonstrou taxa de recorrência de 4,7% após período médio de seguimento de 23 meses, com melhora da constipação intestinal em até 72% dos casos e de sintomas de incontinência anal em 84% dos pacientes.[40] Similarmente, Boons *et al.*[38] verificaram melhora significativa da constipação intestinal após 3 e 12 meses de pós-operatório ($p < 0{,}0001$) e taxa de recidiva em 1 ano de seguimento de 2%.

Ao comparar a retopexia posterior com a ventral, Yumiba *et al.*[41] analisaram retrospectivamente 95 pacientes e demonstraram melhora do escore de constipação intestinal ($p < 0{,}01$) nos pacientes submetidos à fixação ventral e piora naqueles submetidos à pexia posterior (42,2% × 20%).

Ainda com relação à técnica de dissecção anterior ou posterior via laparoscópica, uma metanálise envolvendo cinco estudos comparativos e 247 pacientes entre retopexia ventral com tela e posterior com sutura ao promontório observou: menores taxas de recidiva na técnica ventral, porém com maior tempo operatório e resultados funcionais semelhantes.[42]

Faucheron *et al.*[43] avaliaram 175 pacientes submetidos à retopexia ventral com média de tempo de sintomas da procidência retal de 29 meses. A morbidade pós-operatória foi de 5,1%, sendo a maioria de tratamento clínico, e a taxa de recidiva em 5 anos foi de 3%.

Fu *et al.*[44] analisaram 113 pacientes submetidos à retopexia ventral videolaparoscópica no tratamento da procidência retal. Demonstrou-se que 40,7% dos pacientes ficaram parcialmente satisfeitos com os resultados da cirurgia e 59,3% completamente. No seguimento de 1, 2 e 3 anos o índice de incontinência anal foi de 14 em média no pré-operatório para 5 e a taxa de recorrência foi de 22,1% com ocorrência de complicação cirúrgica em 2,7% dos pacientes

Avaliaram também os possíveis fatores de risco na recidiva da procidência retal após o emprego da técnica abdominal de retopexia ventral. Verificou-se, em análise univariada, que idade maior que 70 anos, índice de incontinência anal maior no pré-operatório, tempo de latência do nervo pudendo (TLNP) prolongado e o emprego de tela sintética em detrimento da biológica são fatores de risco com significância estatística na recidiva do prolapso retal. Após 5 anos de seguimento, aqueles pacientes com TLNP normal tiveram ausência de recorrência em 92,1% contra 51,5% daqueles com TLPN prolongado ($p = 0{,}004$).[44]

Quanto aos aspectos técnicos, esses mesmos autores ao realizarem novo tratamento cirúrgico para as recidivas dos prolapsos do reto observaram que a fixação inadequada da tela no sacro e na lateral do reto médio são as principais causas para a intussuscepção interna e/ou prolapso completo do reto recorrentes.[44]

No que diz respeito ao tipo de tela a ser utilizado para a retopexia ventral, sintética *versus* biológica, recente metanálise incluindo 32 estudos, avaliou comparativamente complicações e recorrência dos diferentes tipos de telas utilizados. Quanto às complicações, 11 estudos envolvendo utilização de tela sintética em 4.001 casos e biológica em 762. Observou-se um risco extraído de 1% (0% a 2,4%) de complicações utilizando tela sintética e entre 0% e 0,7% com biológica, sem possibilidade de avaliar o risco extraído. Quanto à recorrência, 29 estudos observaram risco cumulativo de 6,1% utilizando telas sintéticas *versus* 5,8% com biológicas. Assim, os autores concluem que, pela heterogeneidade e qualidade dos estudos, até o momento, não podem concluir quanto à preferência da tela a ser utilizada.[45]

Os avanços da cirurgia minimamente invasiva levaram muitos cirurgiões a utilizar a cirurgia robótica para a realização da retopexia ventral. A proposta ganhou grande aceitação por trabalhar-se em uma região estática do abdome e envolver dissecção em área delicada, a pelve, e pela utilização de suturas avançadas. Assim, recentemente uma metanálise envolvendo 14 estudos comparativos, 760 retopexias ventrais sendo 283 robóticas e 477 laparoscópicas observou algumas vantagens precoces como menor sangramento intraoperatório, menos complicações pós-operatórias e menor tempo de internação. Por outro lado, o tempo cirúrgico da robótica foi maior e não houve diferença estatística quanto à continência pós-operatória comparando as duas técnicas.[46]

Estes resultados confirmam a segurança da execução da técnica por via robótica, mas os resultados em longo prazo semelhantes sugerem que a robótica ainda não se mostrou o padrão-ouro, necessitando maior experiência com a técnica.[46]

Envolvimento do Reto com Tela: Procedimentos de Ripstein[47] e Wells[48]

Em ambos os procedimentos realiza-se a mobilização do reto e sua fixação ao sacro com envolvimento anterior (procedimento de Ripstein – Fig. 66-2-14) ou de 3/4 da circunferência (procedimento de Wells) com as principais complicações relacionadas com obstrução intestinal, estenose e fístula estercoral.

Interessante que, no ano da publicação da técnica, Wells escreveu: "Levantei na literatura entre 30 e 50 procedimentos para o tratamento da procidência retal e gostaria de relatar mais um."[47]

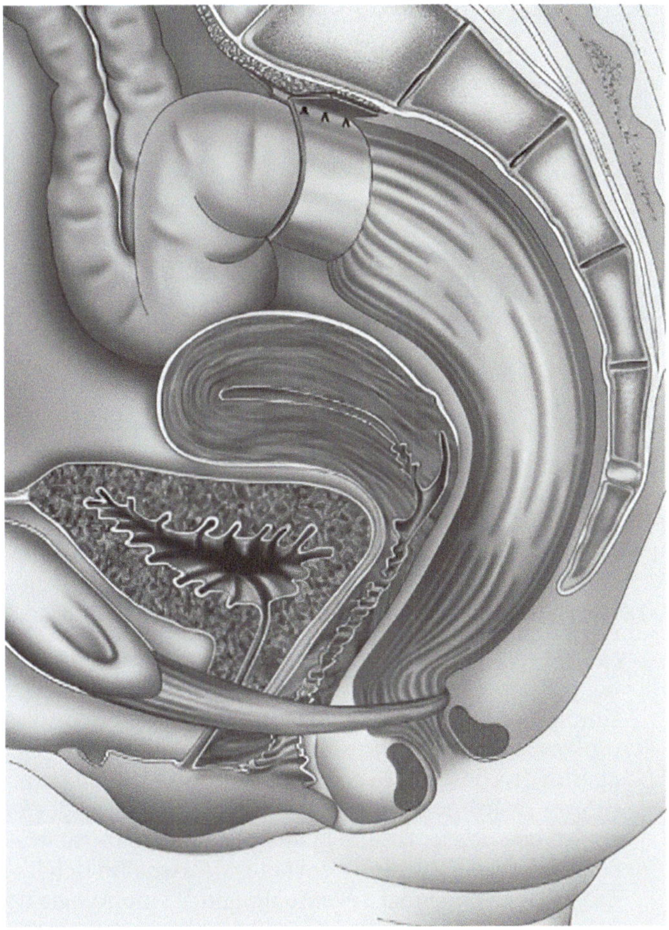

Fig. 66-2-14. Procedimento de Ripstein com envolvimento anterior do reto com tela de polipropileno.[47]

Sacrocolpopexia com Retopexia

Incisão da reflexão peritoneal à direita desde o nível do promontório passando pelo septo retovaginal até o nível dos músculos elevadores do ânus caudalmente com mobilização da parede anterior do reto no plano avascular. Então, libera-se a bexiga do colo uterino e da parede vaginal anterior (no caso de útero presente) até o nível do colo vesical.

A seguir, aloca-se a tela sintética com formato de Y suturada à cúpula vaginal anterior e posterior com fios absorvíveis de poliglactina (Vicryl®) 3.0. A porção posterior da tela é fixada à parede anterior do reto com fios inabsorvíveis de polipropileno ou poliéster 3.0. A porção caudal da tela é então fixada à fáscia pré-sacral até o nível de S3 com fio não absorvível de polipropileno ou poliéster 2.0 ou 3.0 ou ainda com grampeador mecânico. Esta técnica é indicada principalmente para situações de prolapso de múltiplos órgãos pélvicos (Figs. 66-2-15 e 66-2-16).[49]

Estudo envolvendo 110 mulheres com distúrbios do assoalho pélvico posterior (prolapso retal ou intussuscepção) e médio (enterocele ou prolapso vaginal),[50] demonstrou taxa de 1,8% de casos de sangramento pré-sacral e a mesma percentagem de lesão de ureter. No seguimento a longo prazo avaliaram-se 53 pacientes e foi observada melhora importante dos sintomas de constipação intestinal ($p < 0,01$) assim como da incontinência anal ($p < 0,01$), havendo alto índice de satisfação com o procedimento de 70,6% e nenhum caso de recidiva.

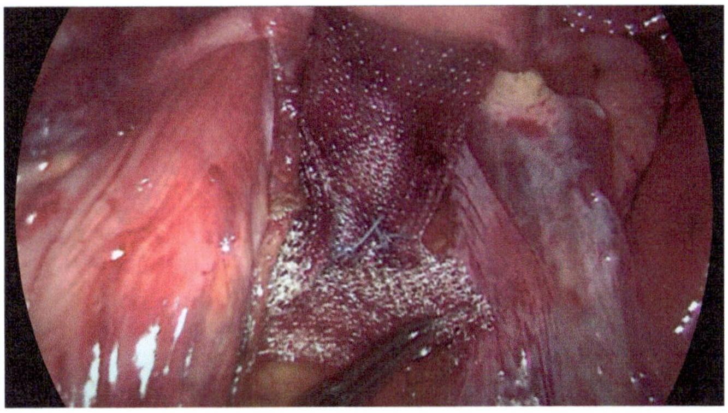

Fig. 66-2-15. Tela de polipropileno em Y fixa ao promontório com pontos separados de fio inabsorvível.

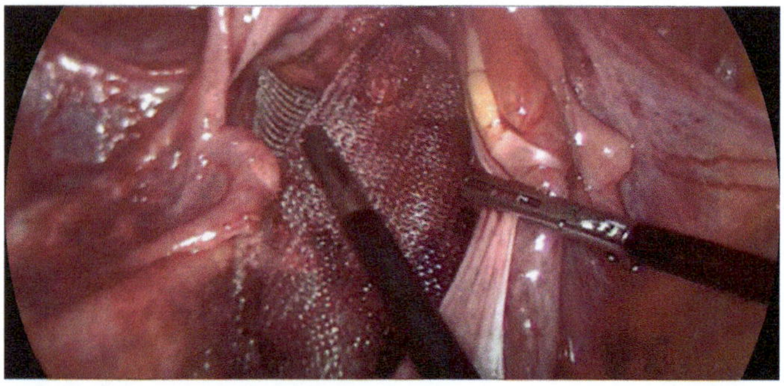

Fig. 66-2-16. Tela de polipropileno em Y fixada à parede posterior do reto e paredes vaginal posterior.

Quadro 66-2-1. Taxas de Recidivas de Cirurgias para Correção de Procidência Retal

Técnica	Taxa de recidiva
Retopexia posterior sem tela	2-9%
Sigmoidectomia com retopexia posterior sem tela	2-4%
Cirurgia de Ripstein	4-10%
Retopexia ventral	3,4-8,2%
Cirurgia de Delorme	10-15%
Retossigmoidectomia perineal	16-30%

RECIDIVA

São inúmeros os fatores envolvidos com a recorrência da procidência retal, sejam eles relacionados com paciente, estudo pré-operatório, técnica cirúrgica ou tempo de seguimento. Dessa forma, esses pilares serão divididos e abaixo exemplificados baseados na experiência dos autores e na literatura pesquisada:

1. *Fatores relacionados com o paciente:* idade, sexo feminino, paridade, tempo de história de prolapso, disfunções simultâneas do assoalho pélvico – notadamente outros prolapsos, como uterino e vaginal e cistocele – tabagismo, obesidade, constipação crônica e distúrbios psiquiátricos
2. *Fatores relacionados com a propedêutica e investigação no pré-operatório:* estudo inadequado da dinâmica evacuatória, dos distúrbios associados do assoalho pélvico, da avaliação funcional e eventualmente da morfologia do cólon e tempo de trânsito cólico.
3. *Fatores relacionados com a técnica cirúrgica:* nos casos de acesso por via perineal, na retossigmoidectomia o principal fator técnico envolvido na recidiva da doença é a incisão inadequada do fundo de saco e a mobilização insuficiente do retossigmoide. De forma análoga, nos procedimentos por via abdominal, a mobilização adequada e completa do retossigmoide e a disseção cranial e caudal do órgão, a depender da técnica escolhida, tem papel relevante em tentar reduzir a recorrência do prolapso do reto de espessura total.
4. *Fatores relacionados com o tempo de seguimento:* quanto maior esse tempo, maiores as taxas de recidiva da procidência retal decorrente principalmente da progressão da flacidez do assoalho pélvico e do avançar da idade.

Catanzarite *et al.*[9] compararam pacientes com e sem recidiva do prolapso retal completo após tratamento cirúrgico e demonstraram que o tabagismo ($p = 0{,}01$), cirurgias por via perineal ($p < 0{,}001$) e a coexistência de prolapso de órgãos pélvicos ($p = 0{,}04$) são fatores relacionados com a recorrência da procidência retal. Além disso, verificou-se que em situações de prolapso de órgãos pélvicos associado à procidência retal o tratamento por via abdominal deva ser preferido. Por outro lado, o índice de massa corpórea, paridade, passado de histerectomia e distúrbios funcionais do assoalho pélvico não se relacionaram de forma estatisticamente significativa à recidiva.

No Quadro 66-2-1 serão descritas as taxas de recidiva do tratamento cirúrgico pelas vias de acesso perineal e abdominal da procidência retal baseados em artigo de diretrizes americanas.[17]

Manejo da Recidiva

Inicialmente deverão ser bem revistos os prováveis motivos para a recorrência, quer sejam relacionados com o paciente, o estudo de pré-operatório, a técnica cirúrgica utilizada ou uma associação desses. Feita essa análise, pode-se realizar uma nova abordagem tanto pela via perineal quanto abdominal.

Alguns princípios a serem respeitados durante o manejo da recidiva são: em pacientes submetidos anteriormente a retossigmoidectomia perineal, evitar a realização de retossigmoidectomia na via abdominal, que pode resultar em segmento desvascularizado na cavidade abdominal; caso a opção seja uma nova ressecção por via abdominal sugere-se realizar a cirurgia de abaixamento; em casos de opção pela via perineal, quando de correção abdominal prévia sugere-se uma avaliação anatomofuncional para evitar uma mobilização insuficiente durante a retossigmoidectomia perineal, que possa favorecer recidiva; eventualmente repetir a mesma via de acesso para o primeiro manejo da recidiva e caso este venha a falhar novamente optar por troca da via de acesso respeitando as sugestões anteriores.

COMENTÁRIOS BASEADOS NA LITERATURA PESQUISADA

Ao se optar pela via de acesso e técnica cirúrgica na correção do prolapso de reto deve-se, inicialmente, correlacionar o *status performance* do paciente com a proposição terapêutica, uma vez que a premissa remota de indicar a via perineal para pacientes mais idosos não é completamente estática já que existem trabalhos revelando taxa de mortalidade semelhante entre as vias de acesso.[17,51]

Além disso, embora alguns estudos revelem que a taxa de recidiva do tratamento cirúrgico do prolapso de reto seja maior na via perineal é necessária uma análise mais crítica desses números, uma vez que habitualmente os pacientes submetidos ao tratamento por via perineal são mais idosos, com comorbidades, classificação anestésica mais grave, apresentam tempo mais prolongado de exteriorização do reto e com maior flacidez do tecido conjuntivo pélvico.[5,17,30]

Fang *et al.*[51] ao comparar 1.469 pacientes submetidos a tratamento cirúrgico da procidência retal demonstram que aqueles operados pela via perineal apresentavam idade mais avançada ($p < 0{,}001$) e risco anestésico mais elevado ($p < 0{,}001$) que os pacientes em que se utilizou a técnica de correção cirúrgica por via abdominal, quer seja laparotômica ou laparoscópica. A taxa de mortalidade foi de 0,9% no primeiro grupo e 0,13% no segundo (p = 0,033).

Por outro lado, ao se comparar os índices de recidiva entre as vias perineal e abdominal para o tratamento do prolapso retal em pacientes com menos de 50 anos evidenciaram-se taxas semelhantes de recidiva da doença em alguns estudos,[52] embora as últimas diretrizes da Sociedade Americana de Cirurgia Colorretal demonstrem que a via abdominal, notadamente em pacientes mais jovens, tem até quatro vezes menos risco de recidiva, sendo uma recomendação fraca baseada em evidência de qualidade moderada.[17]

Quanto à via de acesso abdominal laparoscópica ou robótica, Perrenot *et al.*[53] analisaram 77 pacientes e demonstraram taxa de recidiva com a abordagem robótica de 12,8% em seguimento médio de 19,5 meses com resultados funcionais e anatômicos semelhantes à via laparoscópica e com curva de aprendizado menor.

Dessa forma, e isso exposto, ressalta-se que o tratamento do prolapso de reto deve ser individualizado e com buscas à melhora da qualidade de vida e distúrbios evacuatórios com uma assistência multidisciplinar e, quando necessário – notadamente quando há prolapso de outros órgãos pélvicos – com auxílio de outros cirurgiões como os especialistas em uroginecologia.

A escolha pela via de acesso – perineal ou abdominal – e da técnica empregada para sua correção, inclusive com uso ou não de tela e pexias, dependem de inúmeras variáveis, dentre as quais citam-se: coexistência de prolapsos de outros órgãos pélvicos (prevalência de 21% a 34%), idade biológica e cronológica dos pacientes e seus *status performances*, comorbidades, sintomas de incontinência anal e/ou constipação e, sem dúvida alguma, da experiência do cirurgião.

REFERÊNCIAS BIBLIOGRÁFICAS

1. Rothenhoefer S, Herrle F, Herold A, Joos A, Bussen D, Kieser M, et al. Delo Res trial: study protocol for a randomized trial comparing two standardized surgical approaches in rectal prolapse - Delorme's procedure versus resection rectopexy. Trials.2012;13:155-65.
2. Ellington D, Mann M, Bowling CB, Drelichman ER, Greer WJ, Szychowski JM, et al. Pelvic floor symptoms and quality of life analyses in women undergoing surgery for rectal prolapse. World J Colorectal Surg.2013;3(3):1-10.
3. Madoff RD, Mallgren A. One hundred 3,'ears of rectal pro- lapse surgery. Dis Colon Rectum.1999;42:441-50.
4. Winiarski M, Józwiak D, Pusty M, Dziki A. Satisfaction with life after rectal prolapse surgery. Chirurgi Czny.2013;85(1):29-34.
5. Van Zanten F, van der Schans EM, Consten ECJ, Verheijen PM, Lenters E, Broeders IAMJ, et al. Long-term Anatomical and Functional Results of Robot-Assisted Pelvic Floor Surgery for the Management of Multicompartment Prolapse: A Prospective Study. Dis Colon Rectum.2020;63(9):1293-1301.
6. Bergamaschi R, Corman ML. El dilema del prolapso rectal: abundancia de adjetivos.Cir Esp.2014;92:147-8.
7. Altman D, Zetterstrom J, Schultz I, Nordenstam J, Hjern F, Lopez A, et al. Pelvic organ prolapse and urinary incontinence in women with surgically managed rectal prolapse: a population-based case-control study. Dis Colon Rectum.2006;49(1):28-35.
8. González-Argenté FX, Jain A, Nogueras JJ, Davila GW, Weiss EG, Wexner SD. Prevalence and severity of urinary incontinence and pelvic genital prolapse in females with anal incontinence or rectal prolapse. Dis Colon Rectum. 2001;44(7):920-6.
9. Catanzarite T, Klaristenfeld DD, Tomassi MJ, Damian GZ, Alperin M. Recurrence of Rectal Prolapse After Surgical Repair in Women With Pelvic Organ Prolapse. Dis Colon Rectum.2018;61(7):861-7.
10. Kairaluoma MV, Kellodumpu IH. Epidemiology Aspects of Complete Rectal Prolapse. Scand J Surg.2005;94:207-10
11. Kairaluoma MV, Kellodumpu IH. Epidemiology Aspects of Complete Rectal Prolapse. Scand J Surg.2005;94:207-10.
12. Murad-Regadas SM, Pinto RA, Wexner SD. The Abdominal Approach to rectal prolapsed in Pelvic Floor Disease. Springer 2010: cap 47.
13. Moschcowitz AV. The pathogenesis, anatomy and cure of prolapse of the rectum. Surg Gynecol Obstet.1912;15:7-21.
14. Broden B, Snellman B. Procidentia of the rectum studied with cineradiography: a contribution to the discussion of causative mechanism. Dis Colon Rectum.1968;11:330-47.
15. Ris F, Colin JF, Chilcott M, Remue C, Jamart J, Kartheuser A. Altemeier's procedure for rectal prolapse: analysis of long-term outcome in 60 patients. Colorectal Disease.2011;14:1106-11.
16. Madiba T, Baig M, Wexner S. Surgical management of rectal prolapse. Arch Surg.2005;140:63-73.
17. Bordeianou L, Paquette I, Johnson E, Holubar SD, Gaertner W, Feingold DL, et al. Clinical Practice Guidelines for the Treatment of Rectal Prolapse. Dis Colon Rectum.2017;60(11):1121-31.
18. Thiersch C. Carl Thiersch 1822-1895. Concerning prolapse of the rectum with special emphasis on the operation by Thiersch. Dis Colon Rectum. 1988;31:154-5.
19. Delorme E. Sur le traitement des prolapsus du rectum totaux par l'excision de la muqueuse rectale ou retocolique. Bull Mem Soc Chir.1900;26:499-518
20. Mikulicz J. Zur operativen Behandlung des prolapsus ecti et Coli invaginati. Arch Klin Chir. 1889;38:74.
21. Altermeier WA, Culbertson WR, Showengerdt C, Hunt J. Nineteen year's experience with the one-stage perineal repair of rectal prolapse. Ann Surg.1971; 173:996-1006.
22. Chun SW, Pikarsky AJ, You SY, Gervaz P, Efron J, Weiss E, et al. Perineal rectosigmoidectomy for rectal prolapse: role of levatorplasty. Tech Coloproctol; 2004;8:3-9.
23. Placer C, Enriquez-Navascués JM, Timoteo A, Elorza G, Borda N, Gallego L, et al. Delorme's Procedure for Complete Rectal Prolapse: A Study of Recurrence Patterns in the Long Term. Surg Research and Practice. 2015. doi.org/10.1155/2015/920154
24. Wu JS. Rectal Prolapse: A Historical Perspective. Curr Probl Surg. 2009;46(8):602-716.
25. Kariv Y, Delaney CP, Casillas S, Hammel J, Nocero J, Bast J, et al. Long-term outcome after laparoscopic and open surgery for rectal prolapse: a case-control study. Surg Endosc.2006; 20:35-42.
26. Clark CE, Jupiter DC, Thomas JS, Papaconstantinou HT. Rectal Prolapse in the Elderly: Trends in Surgical Management and Outcomes from the American College of Surgeons National Surgical Quality Improvement Program Database. J Am Coll Surg.2012:709-14.
27. Van Iersel J, Jonkers HAF, Paulides TJC, Verheijen PM, Draaisma WA, Consten ECJ, et al. Robot-Assisted Ventral Mesh Rectopexy for Rectal Prolapse: A 5-Year Experience at a Tertiary Referral Center. Dis Colon Rectum.2017;60(11):1215-23.
28. Tou S, Brown SR, Nelson RL. Surgery for complete (full-thickness) rectal prolapse in adults. Cochrane Database Syst Rev.2015;11:CD001758.
29. Tou S, Brown SR, Malik AI, Nelson RL. Surgery for complete rectal prolapse in adults. Cochrane Database Syst Rev.2008;(4):CD001758.

30. Karas JR, Uranues S, Altomare DF, Sokmen S, Krivokapic Z, Hoch J, et al. No Rectopexy Versus Rectopexy Following Rectal Mobilization for Full-Thickness Rectal Prolapse: A Randomized Controlled Trial. Dis Colon Rectum.2011;54(1):29-34.
31. Bishawi M, Foppa C, Tou S, Bergamaschi R. Recurrence of rectal prolapse following rectopexy: a pooled analysis of 532 patients. Colorectal Dis.2016; 18(8):779-84.
32. Raftopoulos Y, Senagore AJ, Giuro GD, Bergamaschi R. Recurrence Rates After Abdominal Surgery for Complete Rectal Prolapse: A Multicenter Pooled Analysis of 643 Individual Patient Data. Dis Colon Rectum.2005;48(6):1200-6.
33. Cutait D. Sacro-promontory fixation of the rectum for complete prolapse. Proc R Soc Med.1959;52(suppl)105.
34. Bruijn H, Maeda Y, Tan KN. Jenkins JT, Kennedy RH. Long term outcome of laparoscopic rectopexy for full-thickness rectal prolapse. Techniques in Coloproctology.2019;23:25-31.
35. Frykman HM, Goldberg SM. The surgical treatment of rectal procidentia. Surg Gynecol Obstet.1969;129:1225.
36. D'Hoore A, Cadoni R, Penninckx F. Long-term outcome of laparoscopic ventral rectopexy for total rectal prolapse. Br J Surg.2004; 91:1500-5.
37. Faucheron JL, Trilling B, Girard E, Sage PY, Barbois S, Reche F. Anterior rectopexy for full-thickness rectal prolapse: Technical and functional results. World J Gastroenterol. 2015; 21(16): 5049-55.
38. Boons P, Collinson R, Cunningham C, Lindsey I. Laparoscopic ventral rectopexy for external rectal prolapse improves constipation and avoids de novo constipation. Colorectal Disease.2010;12:526-32.
39. Consten ECJ, Iersel JJV, Verheijen PM, Broeders IAMJ, Wolthuis AM, D`Hoore A. Long-term Outcome After Laparoscopic Ventral Mesh Rectopexy: An Observational Study of 919 Consecutive Patients. Ann Surg. 2015;262(5):742-7.
40. Faucheron JL, Trilling B, Girard E, Sage PY, Barbois S, Reche F. Anterior rectopexy for full-thickness rectal prolapse: Technical and functional results. World J Gastroenterol.2015;21(16):5049-55.
41. Yumiba T, Souma Y, Nakajima K, Yasuda J, Ono T, Saito T, et al. Functional Outcomes Following Laparoscopic Rectopexy for Complete Rectal Prolapse Patients: Ventral Vs. Posterior. Journal of Gastrointestinal Surgery.2022;26(8):1774-5.
42. Hajibandeh S, Hajibandeh S, Arun C, Adeyemo A, Mcllroy B. Peravali R. Meta-analysis of laparoscopic mesh rectopexy versus posterior sutured rectopexy for management of complete rectal prolapse. Int Journal of Colorectal Dis. 2021;36:1357-66
43. Faucheron JL, Voirin D, Riboud R, Waroquet PA, Noel J. Laparoscopic Anterior Rectopexy to the Promontory for Full-Thickness Rectal Prolapse in 175 Consecutive Patients: Short- and Long-term Follow-up. Dis Colon Rectum.2012; 55(6):660-5
44. Fu CWP, Stevenson ARL. Risk Factors for Recurrence After Laparoscopic Ventral Rectopexy. Dis Colon Rectum. 2017; 60(2):178-86
45. Van der Schans EM, Boom MA, Moumni ME, Verheijen PM, Broeders IAMJ, Consten ECJ. Mesh-related complications and recurrence after ventral mesh rectopexy with synthetic versus biologic mesh: a systematic review and meta-analysis. Tech in Coloproctol. 2022;26:85-98
46. Bao X, Wang H, Song W, Chen Y, Luo Y. Meta-analysis on current status, efficacy, and safety of laparoscopic and robotic ventral mesh rectopexy for rectal prolapse treatment: can robotic surgery become the gold standard? Int Journal of Colorectal Dis.2021;36:1685-94
47. Ripstein CB, Lanter B. Etiology and Surgical Therapy of Massive Prolapse of the Rectum. Ann Surg.1963;157(2):259-64.
48. Wells C. New operation for rectal prolapse. Proc R Soc Med.1959;52:602-3.
49. Campagna G, Panico G, Caramazza D, Anchora LP, Parello A, Gallucci V, et al. Laparoscopic sacrocolpopexy plus ventral rectopexy as combined treatment for multicompartment pelvic organ prolapse. Techniques in Coloproctology.2020; 24:573-84.
50. Watadani Y, Vogler AS, Warshaw JS, Sueda T, Lowry AC, Madoff RD, et al. Sacrocolpopexy With Rectopexy for Pelvic Floor Prolapse Improves Bowel Function and Quality of Life. Dis Colon Rectum.2013;56(12):1415-22.
51. Fang SH, Cromwell JW, Wilkins KB, Eisenstat TE, Notaro JR, Alva S, et al. Is the abdominal repair of rectal prolapse safer than perineal repair in the highest risk patients? An NSQIP analysis. Dis Colon Rectum.2012;55(11):1167-72.
52. Glasgow SC, Birnbaum EH, Kodner IJ, Fleshman JW Jr, Dietz DW. Recurrence and quality of life following perineal proctectomy for rectal prolapse. J Gastrointest Surg.2008;12:1446-51.
53. Perrenot C, Germain A, Scherrer ML, Ayav A, Brunaud L, Bresler L. Long-term Outcomes of Robot-assisted Laparoscopic Rectopexy for Rectal Prolapse. Dis Colon Rectum.2013; 56(7):909-14.

CAPÍTULO 67

INCONTINÊNCIA FECAL

SEÇÃO 67-1

ASPECTOS CLÍNICOS E ETIOPATOGENIA

Henrique Sarubbi Fillmann ▪ Lúcio Sarubbi Fillmann

INTRODUÇÃO

A incontinência fecal pode ter um impacto devastador sobre a qualidade de vida das pessoas. Os principais efeitos incluem vergonha, isolamento social, solidão, depressão, baixa autoestima e até perda de emprego. Problemas físicos como dermatites perineais e infecções urinárias de repetição também podem ser uma consequência desta incontinência. É uma das causas mais comuns de institucionalização de pacientes idosos em casas geriátricas.

Sangwan e Coller detalharam o enorme impacto socioeconômico da incontinência fecal na sociedade.[1] Além do custo para o tratamento da incontinência em si, existem as inúmeras outras alterações provocadas por este problema. Afecções dermatológicas crônicas e infecções genitourinárias de repetição são muito comuns. Problemas psicológicos como alienação social, pessimismo, baixa autoestima, embaraço pelo odor das fezes e queda da libido devido ao medo da perda involuntária das fezes durante o ato sexual são queixas frequentes do paciente incontinente. Em países com levantamento estatístico confiável como os EUA, estima-se que sejam gastos anualmente entre 16 e 26 bilhões de dólares no tratamento de pessoas com incontinência fecal.[2]

A incontinência fecal é habitualmente definida como a perda involuntária de fezes sólidas ou líquidas, muco ou gases. A frequente alteração da consistência das fezes bem como da frequência evacuatória pode também fazer parte desta definição. A urgência evacuatória determinando uma incapacidade de controlar as fezes até o momento e local adequados é considerada um dos fatores prognósticos mais importantes associados ao aparecimento de incontinência fecal.

A manutenção da continência adequada depende de vários fatores tais como o estado mental do indivíduo, volume e consistência das fezes, trânsito colônico, distensibilidade e sensibilidade retal, função esfincteriana, sensibilidade do canal anal e integridade dos reflexos retoanais.

ASPECTOS CLÍNICOS

A incidência exata da incontinência fecal não está bem determinada no nosso meio. Estima-se que 2% a 9% da população adulta seja afetada.[2-4] Indivíduos de alto risco para o desenvolvimento de incontinência são: idosos, doentes mentais, pessoas institucionalizadas, pacientes com doenças neurológicas e mulheres multíparas. Em um estudo holandês, Kok *et al.*[5] diagnosticaram incontinência fecal em 4,2% das mulheres com idade entre 60 e 84 anos de idade. Este índice passou para 16,9% em mulheres acima de 84 anos. Kemp e Acheson encontraram uma prevalência de 9,1% em mulheres acima de 75 anos.[6] Markland demonstrou a ocorrência de incontinência fecal em 17% dos pacientes em um grupo de 1.000 indivíduos estudados.[7] A maioria destas pessoas tinha idade acima de 65 anos. Ilnyckyj investigou 727 indivíduos acima de 18 anos de uma forma abrangente em uma comunidade canadense.[3] A prevalência de incontinência fecal foi de 2%. Whitehead *et al.*[2] avaliaram quase 4.500 pessoas com idade mínima de 20 anos e demonstraram que 8,9% apresentavam sintomas de incontinência fecal. Esta prevalência aumentava com a idade, sendo 2,6% em indivíduos entre 20 e 29 anos e 15,3% em pessoas com 70 anos ou mais.

A apresentação clínica da incontinência fecal é muito variável. Pode-se apresentar desde um pequeno escape muito eventual de gases ou fezes líquidas até a perda involuntária completa e diária de fezes sólidas. O impacto sobre a qualidade de vida do indivíduo e a maneira como ele encara o problema também refletem o grau de incontinência e a forma de manejo. Pacientes severamente doentes, restritos ao leito, com problemas neurológicos, demência ou que tenham sérias manifestações psiquiátricas toleram bem o fato de não controlarem adequadamente a sua evacuação. Já pessoas com vida social e profissional ativa não admitem qualquer alteração neste sentido, sendo extremamente exigentes quanto a uma solução completa do problema. Algumas pessoas simplesmente ignoram ou consideram normal o fato de apresentarem pequenas perdas involuntárias eventuais. No entanto, quando

Quadro 67-1-1. Escala de Continência de Jorge/Wexner[12]

Tipo de incontinência	Nunca	Raramente	Eventualmente	Normalmente	Sempre
Sólidos	0	1	2	3	4
Líquidos	0	1	2	3	4
Gás	0	1	2	3	4
Uso de forro	0	1	2	3	4
Alteração no estilo de vida	0	1	2	3	4

Nunca = 0; Raramente = < 1/mês; Eventualmente = < 1/dia, ≥ 1/mês; Normalmente = < 1/dia, ≥ 1/semana; Sempre = ≥ 1/dia.

são questionadas, admitem algum tipo de perda involuntária via anal, urgência evacuatória, incapacidade de controlar a passagem das fezes pelo canal anal ou o uso de forro perineal.[8]

Habitualmente existe uma sequência de piora dos sintomas da incontinência fecal. O indivíduo inicia com uma incapacidade de controlar os gases, evolui para uma dificuldade de reter fezes líquidas e por último passa a perder fezes sólidas involuntariamente. A urgência evacuatória pode estar presente durante todas estas fases.[9]

Em função desta sequência, Browing e Parks criaram uma classificação dos graus de incontinência fecal de acordo com o tipo de perda:[10] Grau 1, indivíduos completamente continentes; grau 2, pacientes continentes para fezes sólidas e líquidas, mas não para gases; grau 3, pacientes incontinentes para fezes líquidas e gases; grau 4, completamente incontinentes. Esta estratificação permite classificar o paciente e avaliar a resposta terapêutica de forma mais objetiva. Nelson concluiu um estudo com 2.570 pessoas nos EUA utilizando esta classificação e demonstrou que 2,2% da população apresentava algum grau de incontinência fecal sendo 60% de grau 2, 54% de grau 3 e 36% de grau 4.[11]

Apesar de simples e prática, a escala de Browing e Parks avalia apenas o grau de incontinência,[10] deixando de fora alguns outros dados que são importantes na avaliação e na evolução do indivíduo incontinente. A frequência dos episódios, por exemplo, é algo que deve ser considerado. Uma pessoa que apresente uma ou duas perdas acidentais de fezes sólidas por ano sofre muito menos do que aquela que perde gases diariamente. A necessidade do uso de forro perineal sistematicamente também é algo que afeta bastante a vida do indivíduo e deve ser levado em consideração quando classificamos pessoas com incontinência fecal.

Neste sentido, Jorge e Wexner desenvolveram uma escala mais completa e abrangente que leva em consideração não apenas o tipo de incontinência, mas também a frequência e as alterações no estilo de vida destes indivíduos (Quadro 67-1-1).[12] Atualmente, parece mais lógico avaliar o impacto da incontinência fecal sobre a vida das pessoas de uma forma geral. Desta forma, determina-se a necessidade e o tipo de tratamento de forma mais individualizada e eficiente. O problema que surge no uso destas escalas é que elas avaliam a incontinência fecal de forma muito objetiva, refletindo quase que inteiramente a visão do entrevistador sobre o problema, diminuindo a importância da opinião do paciente. Para minimizar este problema, a Sociedade Americana de Cirurgia Colorretal desenvolveu a Escala de Qualidade de Vida da Incontinência Fecal (FIQLS em inglês). Esta escala atribui valores a várias frequências e tipos de incontinência, assim como sobre o impacto na qualidade de vida de cada indivíduo, baseados em dados subjetivos de severidade atribuídos pelo próprio paciente. No Quadro 67-1-2, observamos uma parte desta escala que avalia o impacto da incontinência fecal sobre o estilo de vida das pessoas.[13]

Quadro 67-1-2. Escala de Qualidade de Vida – Sociedade Americana de Cirurgia Colorretal (ASCRS)[13]

Escala 1: Estilo de Vida
▪ Não posso fazer coisas que eu gostaria (4 pontos) ▪ Tenho medo de sair (frequência 4 pontos) ▪ Minha agenda é planejada de acordo com o meu intestino (frequência 4 pontos) ▪ Controlo a minha alimentação antes de sair (frequência 4 pontos) ▪ É difícil eu sair para fazer coisas como ir ao cinema (frequência 4 pontos) ▪ Evito viajar de avião e trem (4 pontos) ▪ Evito viajar (frequência 4 pontos) ▪ Evito visitar amigos (frequência 4 pontos) ▪ Evito sair para comer (4 pontos) ▪ Evito pernoitar fora de casa (frequência 4 pontos)

ETIOPATOGENIA

Doença Intestinal Inflamatória

A doença intestinal inflamatória (DII) afeta o funcionamento do intestino podendo prejudicar a continência normal do paciente. Estas alterações são multifatoriais e em diferentes graus dependendo do paciente e da intensidade da doença. A alteração na consistência das fezes parece ser um denominador comum em todos os pacientes que apresentam incontinência fecal associada à DII. As fezes diarreicas são as responsáveis por muitos dos sintomas apresentados por estes pacientes, principalmente relacionados com a frequência evacuatória. O aumento da frequência evacuatória muitas vezes está associado à urgência e a perdas involuntárias em determinadas situações. A perda de muco e *soilling* também não são raras em pacientes com doença em atividade. A inflamação no reto provoca edema de mucosa com tenesmo permanente que pode levar a dificuldades na retenção das fezes. A diminuição da complacência retal em pacientes com retite também pode ser responsável por alterações na continência. Quanto menor a complacência, menor o volume de fezes tolerado na ampola retal e maior será a pressão retal para expulsá-lo.[14]

Além destes fatores etiológicos diretamente relacionados com a inflamação do intestino grosso, alguns de etiologia bioquímica parecem ser importantes também. Alguns trabalhos experimentais demonstraram que existe um aumento na produção e na liberação de óxido nítrico em animais com DII.[15,16] Sendo o óxido nítrico o neurotransmissor relaxante da musculatura anal esfincteriana, observou-se uma significativa diminuição das pressões anais esfincterianas destes animais quando comparados com animais do grupo-controle. Postula-se que este aumento na expressão de óxido nítrico durante o processo inflamatório seja o responsável pelo desenvolvimento do megacólon tóxico e também de uma ação hipotônica sobre a musculatura do canal anal.

Uso Abusivo de Laxativos

A utilização de laxativos na medicina existe há mais de 2000 anos. O uso abusivo, sem indicação correta e com drogas inadequadas é prática comum nos dias de hoje. Pacientes idosos são os que mais utilizam estas drogas, pois a diminuição da atividade física, o uso de múltiplas medicações e uma alimentação inadequada podem provocar uma diminuição da frequência evacuatória interpretada erroneamente como constipação patológica. Laxantes muito potentes ou os que são utilizados sem indicação correta, levam a um aumento exagerado nesta frequência evacuatória. Além disto, a consistência líquida das fezes combinada com a diminuição natural do trofismo da musculatura anal esfincteriana leva a episódios de perda involuntária das fezes.[17]

Encoprese

A incontinência fecal pode ter sérios efeitos na vida de crianças e de seus familiares. Crianças incontinentes correm um grande risco de serem estigmatizadas e discriminadas na escola e nas suas rodas sociais. Os pais frequentemente se sentem frustrados pela dificuldade de inclusão social de seus filhos e tendem a superprotegê-los, causando mais transtornos psicológicos.

A encoprese é um distúrbio de eliminação que envolve sintomas de incontinência fecal manifestada em diferentes graus em crianças. Afeta entre 1,5% a 7,5% das crianças entre 6 e 12 anos de idade.[18] Apesar de não estar exatamente determinada a sua causa, sabe-se que a encoprese costuma estar relacionada com problemas psicológicos. A criança com encoprese costuma ser previamente constipada com pequenas perdas eventuais observadas na roupa intima. Quando não tratada adequadamente, a impactação fecal aumenta e a perda involuntária de fezes torna-se mais significativa. O treinamento adequado para a mudança de hábitos, associado a uma alimentação correta e eventualmente uso de medicação são medidas suficientes para resolver a maior parte dos casos. Apesar das recidivas serem frequentes, o tratamento costuma deixar a maioria das crianças assintomática em um período de 1 ano.[19]

Impactação Fecal

A impactação fecal no reto com a consequente formação de fecaloma apresenta diferentes causas etiológicas. É mais comum nos extremos da vida. Pode ocorrer em crianças com história crônica de constipação associada ou não à má formação retoperineal, na encoprese ou em distúrbios alimentares. Em idosos normalmente está associado ao sedentarismo, diminuição da ingesta hídrica ou ao uso de medicamentos.

A presença do fecaloma impede o indivíduo de esvaziar corretamente o reto, provocando um escape permanente de fezes ou uma diarreia paradoxal. Como ocorre uma perda constante de fezes e um aumento da frequência das evacuações o paciente não relaciona o problema com o seu estado de constipação crônica.

Supõe-se que a presença de grande volume de fezes na ampola retal provoque um reflexo retoanal que relaxará o esfíncter anal interno dificultando a continência e permitindo a perda involuntária e constante das fezes.

Doenças Sistêmicas

Acidente Vascular Cerebral (AVC)

A incontinência fecal tem uma significativa importância no prognóstico dos pacientes acometidos de AVC, principalmente relacionados com sua atividade social e com a necessidade de posteriores cuidados especiais. Vários estudos avaliaram a sua incidência e o padrão. Brocklehurst *et al.*[20] encontraram incontinência fecal em 23% dos pacientes após 2 semanas do evento neurológico. Em um estudo mais extenso, Wade e Hewer identificaram incontinência fecal em 31% dos 976 pacientes examinados.[21] Em um estudo mais recente Nakayama *et al.*[22] diagnosticaram incontinência fecal total em 34% e parcial em 6% dos pacientes, logo após o AVC.

Os pacientes que apresentam incontinência fecal após AVC são mais frequentemente mulheres com história de eventos neurológicos prévios e com comorbidades sistêmicas associadas. As lesões são, na sua maioria, acidentes vasculares hemorrágicos de grande extensão e que acometem o córtex cerebral. Outros fatores de risco para incontinência fecal nestes pacientes incluem baixo nível de consciência, paresias motoras, disfasia e perda cognitiva.

Esclerose Múltipla

Pacientes com esclerose múltipla apresentam inúmeros e importantes sintomas relacionados com o trato gastrointestinal. Alterações de motilidade esofágica, gástrica e intestinal estão frequentemente presentes. Modificações na produção e liberação de peptídeos intestinais também são comuns. A medida que a doença avança, ocorre uma perda progressiva da motilidade intestinal levando estes pacientes a quadros graves de constipação.

A esclerose múltipla também afeta a musculatura anal esfincteriana causando uma progressiva perda de tonicidade com diminuição das pressões anais e consequentemente incontinência fecal. O uso de laxativos para tratar a constipação piora ainda mais a perda involuntária das fezes criando um grande problema para estes pacientes já acometidos por outras complicações desta doença.[23]

A causa da hipotonia esfincteriana deve-se ao fato de que pacientes com esclerose múltipla apresentam uma alteração nos receptores colinérgicos do músculo esfíncter anal interno possivelmente causado por um autoanticorpo que inibe a neurotransmissão no nível da placa motora deste músculo. Com isto, perde-se a força de contração de toda a musculatura esfincteriana, principalmente do esfíncter anal interno, levando à incontinência fecal.[24]

Diabetes Melito (DM)

Aproximadamente 70% dos indivíduos diabéticos apresentam algum sintoma gastrointestinal que está diretamente relacionado com sua doença metabólica. A quantidade e a intensidade dos sintomas variam de acordo com a gravidade e o tempo de evolução da doença. Os sintomas são significativamente mais comuns em mulheres do que em homens.

Os sintomas gastrointestinais altos mais comuns são a saciedade precoce, dispepsia, náusea e refluxo. Os mais comuns no trato gastrointestinal baixo são: constipação, diarreia, sensação de evacuação incompleta, urgência evacuatória e incontinência fecal.

A perda involuntária de fezes está presente em torno de 15% dos indivíduos diabéticos. Jung-Hwan Oh em um extenso trabalho com 608 pessoas diabéticas identificou incontinência fecal em 13,6% dos homens e 15,3% das mulheres.[25] Este sintoma se agrava quando existe a necessidade de uso de laxativos em indivíduos diabéticos constipados.

Inúmeras são as causas para o aparecimento de sintomas gastrointestinais no diabetes. O mais difusamente conhecido é a neuropatia autonômica periférica. É mais comum em indivíduos com diabetes tipo 1 ou nos diabéticos tipo 2 de longa duração e com controle inadequado dos níveis glicêmicos.

Inicialmente se achava que apenas a neuropatia periférica era a responsável pelas alterações gastrointestinais nos pacientes diabéticos. Atualmente se sabe que a neuropatia autonômica central também está envolvida, apresentando alterações importantes no processo de estimulação visceral. Apesar de a hiperglicemia provocar um aumento da sensibilidade autonômica intestinal em indivíduos sadios, o mesmo não ocorre em pacientes diabéticos com neuropatia já instalada.[26]

Além da neuropatia que afeta a musculatura anal esfincteriana provocando hipotonia, alguns distúrbios bioquímicos relacionados com estresse oxidativo e inflamação também são responsáveis por alterações nesta musculatura.

Estudos recentes demonstram que determinadas doenças crônicas com comprometimento inflamatório como o diabetes melito produzem substâncias capazes de diminuir o tônus da musculatura anal esfincteriana.[27,28] Fillmann *et al.*[28] demonstraram que ratos com diabetes induzida por estreptozotocina apresentavam um aumento significativo na produção e expressão de óxido nítrico. Nestes animais, a pressão anal esfincteriana estava significativamente diminuída em relação ao grupo-controle. Tieppo e Kretzmann encontraram resultados semelhantes em animais com diabetes e colite respectivamente.[27]

A apresentação clínica do diabetes melito é muito variada. Desta forma, é difícil apontar para apenas um fator envolvido na etiopatogenia da incontinência fecal nestes pacientes. Neuropatia, alterações bioquímicas, hábitos pessoais, gênero e herança genética com certeza estão entre os fatores causais mais importantes.

Idade

A incidência de incontinência fecal em adultos acima de 65 anos varia de 10% a 22% sendo significativamente maior do que na população em geral. Markland avaliou 1.000 pessoas acima desta idade nos EUA e encontrou incontinência fecal em 22% de mulheres brancas,[7] 13% em mulheres negras e 9% em homens. Cor branca, depressão, diarreia crônica e incontinência urinária foram os fatores de risco isolados mais importantes para incontinência fecal neste grupo. Apenas as mulheres apresentaram diferenças raciais em relação à incontinência. Allmann *et al.*[29] em um estudo semelhante encontraram incontinência fecal em 26% das mulheres e 5% dos homens. Neste estudo, os fatores de risco associados à incontinência fecal foram sexo feminino, cor branca, depressão e acidente vascular cerebral prévio.

A prevalência da incontinência fecal aumenta com a idade e com a dependência funcional. Perda cognitiva, limitação de atividades e institucionalização prolongada aumentam este risco.[30] Problemas neurológicos, diabetes, obesidade e mau estado geral de saúde estão frequentemente presentes em idosos incontinentes. Paridade e prolapso vaginal em mulheres assim como cirurgia urológica e radioterapia em homens são importantes fatores de risco para o aparecimento e desenvolvimento de incontinência fecal em pessoas acima de 65 anos.[31]

Cirurgia Orificial

Hemorroidectomia

A ocorrência de incontinência fecal em diferentes graus após hemorroidectomia é incomum, variando de 0,3% a 1,5%.[32] Normalmente está relacionada com má técnica cirúrgica ou presença de comorbidades tais como o diabete melito. Uma das causas mais comuns da ocorrência de incontinência fecal pós-hemorroidectomia é a realização de esfincterotomia concomitante.[33] A secção exagerada ou inadvertida do esfíncter anal interno pode ocasionar problemas de incontinência pós-operatória com índices que variam de 0,5% a 11%.[34] Não parece haver diferença entre as várias técnicas de hemorroidectomias utilizadas (aberta, fechada, grampeador ou bisturi harmônico) no que se refere à incontinência fecal.[35]

Fissurectomia Anal

As técnicas cirúrgicas mais comumente utilizadas na correção da fissura anal são: dilatação anal, esfincterotomia lateral (aberta ou fechada), fissurectomia anal com esfincterotomia mediana e retalhos cutâneos.

A ocorrência de incontinência fecal após fissurectomia costuma ser atribuída à má técnica cirúrgica na realização da esfincteromia. Alguns estudos; entretanto, demonstram que lesões esfincterianas pré-existentes (p. ex. partos vaginais, hemorroidectomia) podem ser as responsáveis por esta incontinência.[36,37]

A dilatação anal está definitivamente mais associada à incontinência fecal quando comparada com as demais técnicas. Em recente e extensa revisão da Cochrane,[38] Nelson sugere que a dilatação anal e a esfincterotomia interna mediana sejam abandonadas como opção terapêutica cirúrgica para a fissura anal devido aos seus índices elevados de incontinência fecal pós-operatória. A mesma revisão demonstrou não haver diferença na continência pós-operatória entre as técnicas de esfincterotomia lateral interna aberta ou fechada. Mais dados ainda são necessários para avaliar os índices de incontinência fecal após fissurectomia com esfincterotomia mediana e também dos retalhos cutâneos.

É incomum o aparecimento de incontinência fecal após a esfincterotomia lateral interna (2% a 7%). A melhor técnica para a secção do esfíncter anal no que se refere à sua extensão ainda é controversa. Elsebae comparou a realização de esfincterotomia tradicional seccionando o esfíncter até a linha denteada com uma técnica de esfincterotomia mais conservadora seccionando o esfíncter até o ápice da fissura.[39] Apesar de a técnica tradicional apresentar melhores índices de cicatrização da fissura, apresentou também um aumento significativo no número de pacientes incontinentes quando comparados com a técnica mais tradicional (10,86% *versus* 2,17%). O autor sugere um cuidado maior na realização da esfincterotomia tradicional especialmente em pacientes com história de trauma obstétrico ou cirurgia anal prévia.

Fistulectomia Anal

A incontinência fecal é sem dúvida uma das complicações mais importantes da cirurgia para correção de fístulas anais. A sua incidência varia de 6% a 20% dependendo do tipo de fístula, das comorbidades do paciente, seus antecedentes e também da abordagem terapêutica a ser utilizada.[40]

A continência fecal pode ser afetada após a cirurgia para correção de fístulas anais. A principal causa é a lesão da musculatura esfincteriana que acarreta uma diminuição das pressões do canal anal. Quanto maior e mais complexa a fístula, maior é a probabilidade de ocorrer lesão esfincteriana e consequentemente alteração na continência. Roig *et al.*[41] acompanharam 43 pacientes submetidos à cirurgia para fístula anal, avaliando o índice de incontinência fecal e a morfologia da musculatura anal esfincteriana após a cirurgia com o uso de ultrassom. Eles encontraram algum grau de incontinência fecal em até 49% dos pacientes. Neste estudo as lesões de esfíncter anal interno passaram de 30% no pré-operatório para 74% após a cirurgia e as lesões de esfíncter anal externo que eram de 15% passaram para 32%.

O tipo de intervenção a ser realizada também é um fator prognóstico importante para a ocorrência de incontinência fecal. Assim, quando realizamos a simples drenagem com colocação de sedenho ou o uso de cola de fibrina não encontramos nenhum grau de comprometimento da continência fecal. No entanto, em fístulas complexas em que são realizadas múltiplas fistulotomias, encontramos índices de incontinência que variam de 15% a 50%. A técnica do avanço de retalho gera alguma controvérsia no que se refere a alterações de continência. Alguns autores demonstraram haver lesão do esfíncter anal interno com o uso desta técnica e consequente alteração da pressão anal de repouso. Outros a consideram tão segura quanto a cola de fibrina ou a simples drenagem.[42] Novas abordagens terapêuticas como o plugue anal e o LIFT necessitam de estudos clínicos randomizados mais extensos para avaliar seu impacto sobre a continência fecal. Dados preliminares, entretanto, parecem indicar baixos índices de incontinência com estas técnicas.[43,44]

Incontinência fecal e recidiva são as complicações mais importantes da cirurgia para correção da fístula anal. A grande dificuldade no manejo e na prevenção destas complicações está justamente no fato de que as técnicas cirúrgicas que apresentam o menor índice de recidiva são exatamente as que têm a maior incidência de incontinência fecal e as cirurgias mais efetivas são as que provocam mais lesão muscular e; portanto, maior índice de incontinência fecal. O equilíbrio e a escolha judiciosa da técnica a ser utilizada nos permitirão oferecer ao paciente a melhor opção terapêutica em cada caso avaliado separadamente.

Trauma

O trauma pelveperineal com comprometimento da musculatura anal esfincteriana pode ser causa de incontinência fecal. A causa mais comum é a obstétrica, que pela sua importância é analisada separadamente neste capítulo.

Outras causas de trauma também podem acarretar lesão da musculatura esfincteriana e, eventualmente, alterações de continência. Acidentes domésticos, automobilísticos, grandes queimados, introdução de corpo estranho, relação sexual anal e violência sexual estão entre eles.

A prática regular de relações sexuais por via anal pode levar a sintomas de incontinência fecal. Miles *et al.*[45] estudaram homens com atividade sexual anorreceptiva e compararam com indivíduos heterossexuais. O primeiro grupo apresentava uma significativa diminuição das pressões anais esfincterianas de repouso e esforço além de uma diminuição da sensibilidade mucosa do canal anal. Aproximadamente 40% destes indivíduos apresentaram algum grau de incontinência fecal quando comparados com um grupo-controle.

A violência sexual também pode provocar trauma da musculatura anal esfincteriana. Um estudo realizado no Departamento de Emergência Médica do Hospital de Cleveland mostrou que aproximadamente 20% das mulheres vítimas de violência sexual haviam sido submetidas à penetração anal não consentida. A introdução de objetos nestes casos não é rara.[46]

Acidentes com politraumatismos bem como indivíduos grandes queimados podem apresentar lesão da musculatura perineal e comprometimento da sua continência fecal. A formação de escaras e cicatrizes extensas compromete a funcionalidade da pele e da musculatura anorretal. O reparo imediato e único apresenta bons resultados funcionais, mas a necessidade de múltiplas cirurgias compromete bastante a continência destes indivíduos.[47]

Prolapso Retal

Existe uma relação bem estabelecida entre prolapso retal e incontinência fecal. Mesmo o prolapso retal interno de primeiro grau já compromete a função da musculatura anal esfincteriana podendo provocar alterações na continência. Harmston estudou 515 pacientes com diferentes graus de prolapso retal avaliando a pressão anal esfincteriana de repouso e de esforço.[48] Ficou demonstrado que quanto maior o prolapso retal, menor era o valor da pressão anal esfincteriana de repouso destes pacientes e; portanto, maior o grau de incontinência. A pressão anal de esforço não foi afetada em indivíduos com prolapso interno, apenas naqueles que apresentaram prolapso retal externo. A incontinência fecal associada ao prolapso retal tem uma etiologia multifatorial, mas os defeitos na musculatura esfincteriana contribuem significativamente não apenas para a incontinência na vigência do prolapso, mas também na sua persistência após a correção do defeito. A correção cirúrgica do prolapso costuma restaurar parcialmente a pressão anal de repouso melhorando os sintomas de incontinência.[49]

Parto Vaginal

A lesão obstétrica da musculatura anal esfincteriana é a causa mais comum de incontinência fecal em mulheres. Ela é oito vezes mais frequente em mulheres e está associada diretamente ao parto vaginal. Apesar de frequente, os casos de incontinência fecal após o parto muitas vezes não são diagnosticados porque as pacientes não os relatam ao seu médico por vergonha ou falta de informação.

Em um estudo de Guise,[50] foram investigadas 8.774 mulheres que haviam tido parto vaginal nos últimos 6 meses. Vinte e nove por cento relataram episódios de incontinência fecal após o parto. Quando avaliaram apenas as primigestas, este índice subiu para 46 por cento. Aproximadamente metade das pacientes apresentava incontinência para fezes sólidas. Hall avaliou 50 mulheres e encontrou incontinência fecal em 38% delas 6 semanas após parto vaginal.[51] Roman *et al.*[52] relataram índices mais favoráveis, 8,8% de incontinência pós-parto. Pollack avaliou 349 primigestas 6 meses e 5 anos após o parto vaginal e encontrou incontinência fecal em 44% e 53% das mulheres, respectivamente.[53]

A incontinência fecal pós-parto afeta a qualidade de vida das mulheres de várias formas. Lo J *et al.*[54] realizaram um questionário sobre qualidade de vida em um estudo com 1.050 mulheres que apresentaram incontinência no puerpério e que foram seguidas por 2 anos. Vinte e seis por cento afirmaram que a incontinência fecal afetava sua saúde mental; 51% estavam frustradas ou deprimidas com a situação; 18,5% relataram dificuldade em cuidar de seu filho em função da incontinência e 16,2% tiveram sua vida social alterada pela dificuldade no controle das fezes.

São várias as maneiras com as quais o parto vaginal pode vir a provocar incontinência fecal, mas as duas mais importantes e prevalentes são a lesão da musculatura anal esfincteriana e a lesão do nervo pudendo.

Um dos primeiros e mais importantes trabalhos publicados sobre a relação de parto vaginal com lesão esfincteriana foi feito por Sultan em 1993.[55] Neste estudo, o autor avaliou a integridade da musculatura esfincteriana através de ultrassom endoanal 6 semanas antes do parto e 6 meses após em 79 mulheres primíparas assintomáticas. Após o parto, foi encontrado defeito na musculatura anal esfincteriana em 35% destas mulheres. O mesmo estudo foi realizado com 23 primigestas submetidas à cesariana eletivamente e nenhuma alteração foi encontrada. Posteriormente, Campbell realizou estudo semelhante com 88 mulheres 6 semanas após parto vaginal e evidenciou lesão esfincteriana em 11% delas.[56] Em um estudo semelhante Rieger *et al.*[57] encontraram lesão esfincteriana assintomática em 41% das mulheres 5 semanas após o parto.

A óbvia relação existente entre lesão esfincteriana e incontinência fecal pós-parto é bem documentada em vários trabalhos. Nordenstam avaliou 246 mulheres primigestas após parto vaginal.[58] Quatorze por cento apresentavam lesão esfincteriana; destas, 57% apresentaram incontinência fecal 10 anos após o parto. Pollack *et al.*[53] investigaram 349 primíparas com lesão esfincteriana pós-parto, 44% apresentavam incontinência fecal após 9 meses e 53% em 5 anos. Eason investigou 949 mulheres 3 meses após parto vaginal,[59] 28% apresentavam algum grau de incontinência fecal sendo muito mais frequente nas mulheres com lesão da musculatura esfincteriana. Sendo esta musculatura um dos mecanismos de continência mais importantes, é correto deduzir-se que sua lesão frequentemente assumirá proporção relevante na incontinência fecal. Mahony investigou 500 mulheres 3 meses após o parto e encontrou na lesão esfincteriana o mais importante fator de risco isolado para o aparecimento da incontinência fecal.[60]

O parto vaginal é sem dúvida o fator de risco isolado mais importante para a lesão do esfíncter anal. Entretanto, alguns fatores aumentam a chance de lesão muscular durante o parto. O mais significativo deles é a utilização de instrumentalização para a realização do parto vaginal.[61] A grande maioria dos estudos aponta para um risco oito vezes maior de lesão da musculatura anal esfincteriana após o uso de instrumentação, especialmente de fórceps. Além disto, a queixa de incontinência fecal pós-parto é sete vezes maior nas mulheres que tiveram parto assistido com fórceps quando comparado com as que não tiveram nenhum auxílio instrumental.[62] Zetterström investigou 359 mulheres questionando sobre incontinência fecal 1 dia, 5 e 9 meses após o parto.[63] Vinte e sete por cento das mulheres apresentaram algum tipo de perda involuntária. O uso de fórceps foi o fator de risco isolado mais importante neste grupo. Em um estudo semelhante Samaraeskera *et al.*[64] também encontraram no parto assistido por fórceps o mais importante fator de risco para lesão esfincteriana. Wheeler avaliou lesão da musculatura anal esfincteriana no pós-parto de mulheres primíparas e o número de pacientes com lesão foi significativamente maior naquelas que haviam sido instrumentalizadas.[65] Vários outros estudos também encontraram resultados semelhantes.[66,67]

Além do parto vaginal assistido por fórceps, outros fatores já bem documentados contribuem para a lesão esfincteriana após o parto vaginal em primigestas. Entre eles temos o segundo estágio do trabalho de parto prolongado (acima de 60 minutos). A realização de anestesia peridural aumenta o tempo do segundo estágio, aumentando as chances de lesão esfincteriana e do aparecimento de incontinência fecal. A idade materna acima de 30 anos e o índice aumentado de massa corpórea materna também elevam a chance de lesão e incontinência. O peso do feto acima de 4 kg aumenta o risco de lesão em intervalos de 250 gramas. O diâmetro biparietal acima de 93 mm, assim como a apresentação occipitoposterior também são fatores de risco. Realização de episiotomia, especialmente a mediana, duplica as chances de lesão muscular. Parto vaginais subsequentes também aumentam a chance de novas lesões esfincterianas. Aproximadamente 8% das mulheres multíparas apresentam novas lesões musculares após cada parto.[57,61,65,66]

Já foi demonstrado que a realização de cesariana eletivamente evita a lesão da musculatura anal esfincteriana. No entanto, se a cirurgia for realizada durante o trabalho de parto, ela protegerá o esfíncter, mas não evitará o aparecimento de incontinência fecal. O comprometimento do nervo pudendo é outra causa comum de incontinência fecal após o parto e também em alguns casos de cesariana realizadas durante o trabalho de parto. Esta lesão habitualmente ocorre por estiramento do nervo e pode ser diagnosticada por eletroneuromiografia. Nestes casos se observa um aumento no tempo de latência do nervo pudendo. Aproximadamente 60% das mulheres com incontinência fecal pós-parto sem lesão da musculatura anal esfincteriana apresentam tempo de latência do nervo pudendo aumentado. A lesão neurológica, entretanto, parece não estar restrita ao nervo pudendo, mas pode também envolver o plexo nervoso hipogástrico autonômico inferior.[68]

Como vimos, a lesão muscular e neurológica é extremamente comum após o parto vaginal; entretanto, apenas 30% destas mulheres são sintomáticas em relação à incontinência fecal. A grande questão é determinar qual o prognóstico futuro das 70% que estão assintomáticas, mas com lesão muscular. Oberwalder examinou mulheres idosas com aparecimento tardio de incontinência fecal e que tiveram pelo menos um parto vaginal.[69] Foram encontrados defeitos esfincterianos em 70% destas mulheres. Apesar destes achados, ainda não é possível determinar se mulheres assintomáticas com defeito da musculatura anal esfincteriana irão apresentar incontinência fecal ao longo de suas vidas ou não.

Apesar se não existir uma metodologia definida em relação à prevenção da incontinência fecal após o parto vaginal, o médico deve estar atento à presença de fatores de risco. É importante lembrar que este ainda é um assunto delicado para muitas pacientes que se sentem embaraçadas pela situação. No entanto, o impacto sobre a sua qualidade de vida é bem considerável. Lo J *et al.*[54] mostraram em seu estudo sobre qualidade de vida em mulheres com incontinência fecal pós-parto que apenas 10% destas mulheres procuraram ajuda e relataram este problema ao seu médico. Guise mostrou que 40% das mulheres incontinentes no pós-parto apresentavam perdas involuntárias durante a relação sexual e, em consequência disto, apresentavam perda da libido.[50] A maior parte destas mulheres não relatou o problema ao seu médico por embaraço ou vergonha; sendo diagnosticado o problema apenas quando indagado. A investigação e a preocupação do assistente com esta situação devem ultrapassar o período de revisão puerperal habitual.

Miscelânea

Malformações retais tais como ânus imperfurado, fístulas retovestibulares e retouretrais, atresia e estenose retal ou cloaca, podem ser causas de incontinência fecal na infância ou mesmo na idade adulta.[70] A incontinência ou pseudoincontinência fecal normalmente ocorre por impactação fecal em pacientes com megacólon, atresia ou estenose de reto. Pós-operatório de cirurgias para correção dessas malformações também podem levar à incontinência.[71]

Pacientes submetidos à retossigmoidectomia com anastomoses até 4 cm da linha denteada podem ter dificuldade no controle das fezes. O aumento da frequência evacuatória, urgência e incontinência são alguns dos sintomas presentes. A utilização da bolsa em "J" parece melhorar a continência fecal apenas no primeiro ano pós-operatório. A partir de então não existe benefício em relação à anastomose terminoterminal convencional.[72]

O tratamento adjuvante também pode afetar a continência de pacientes submetidos à cirurgia de reto. Em um estudo com 364 pacientes submetidos à retossigmoidectomia com anastomose colo anal Parc *et al.*[73] avaliaram o efeito da radioterapia sobre a incontinência fecal. O grupo submetido a radioterapia apresentou um índice de incontinência fecal significativamente superior ao grupo que foi apenas operado.

A confecção de bolsa ileal para anastomose ileoanal em pacientes com doença intestinal inflamatória também pode apresentar transtornos funcionais em relação à continência. A maioria dos pacientes apresenta em média cinco evacuações diurnas e uma noturna. Este índice tende a aumentar na razão de 0,3 evacuações por década após a cirurgia.[74] Aproximadamente 65% dos pacientes conseguem atrasar a evacuação escolhendo o melhor momento para fazê-la. Apenas 20% conseguem ter uma ótima discriminação entre fezes líquidas e gases. A continência fecal completa ocorre entre 50% a 75% dos pacientes operados.[75] Kiran avaliando 3.276 pacientes submetidos à anastomose ileoanal com bolsa ileal identificou um aumento no índice de incontinência fecal e urgência após 15 anos da realização da bolsa.[76] A idade e o número de partos são fatores de risco independentes para a piora da incontinência fecal em pacientes submetidos à anastomose ileoanal com bolsa ileal.

CONCLUSÃO

A incontinência fecal está inequivocamente relacionada com a idade das pessoas. Uma vez que a expectativa de vida da população aumenta, é razoável concluir que a incidência de indivíduos incontinentes também deverá aumentar. A apresentação clínica da incontinência fecal não tem relação apenas com a gravidade do problema, mas principalmente com o impacto sobre a qualidade de vida dos pacientes. Este é sem dúvida o ponto principal a ser levado em consideração quando investigamos e tratamos estes pacientes. Na maioria das vezes encontramos vários agentes relacionados com a etiopatogenia da incontinência fecal, sendo comum a associação entre eles. Prevenir o aparecimento e o desenvolvimento destes fatores é a principal razão para tentarmos identificá-los.

REFERÊNCIAS BIBLIOGRAFIAS

1. Sangwan YP, Coller JA. Fecal incontinence. Surg Clin North Am. 1994;74:1377-1398.
2. Whitehead WE, Borrud L, Goode PS, Meikle S, Mueller ER, Tuteja A, et al. Fecal incontinence in US adults: epidemiology and risk factors. Gastroenterology. 2009;137(2):512-7.
3. Ilnyckyj A. Prevalence of idiopathic fecal incontinence in a community-based sample. Can J Gastroenterol. 2010;24(4):251-4.
4. Thomas TM, Egan M, Walgrove A. The prevalence of faecal and double incontinence. Community Med. 1984;6:216-220.
5. Kok ALM, Voorhorst FJ, Burger CW, Van Houten P, Kenemans P, Janssens J. Urinary and faecal incontinence in community-residing elderly women. Ageing. 1992;21:211-215.
6. Kemp FM, Acheson RM. Care in the community—elderly people living alone at home. Community Med. 1989;11:21-26.
7. Markland AD, Goode PS, Burgio KL, Redden DT, Richter HE, Sawyer P, et al. Incidence and risk factors for fecal incontinence in black and white older adults: a population-based study. J Am Geriatr Soc. 2010;58(7):1341-6.
8. Lunniss PJ, Gladman MA, Hetzer FH, Williams NS, Scott SM. Risk factors in acquired faecal incontinence. 2004;97(3):111-6.
9. Rey E, Choung RS, Schleck CD, Zinsmeister AR, Locke GR 3rd, Talley NJ. Onset and risk factors for fecal incontinence in a US community. Am J Gastroenterol. 2010;105(2):412-9.

10. Browning GP, Parks AG. Post anal repair for neuropathic fecal incontinence: correlation of clinical result and anal canal pressures. Br J Surg. 1983;70:101-104.
11. Nelson R, Norton N, Caudey E, Furner S. Community-based prevalence of anal incontinence. JAMA. 1995;274:559-561.
12. Jorge JM, Wexner SD. Etiology and management of fecal incontinence. Dis Colon Rectum. 1993;36:77-97.
13. Gordon PH, Schouten WR. Fecal Incontinence. Chapter 15 In: Principles and Practice of Surgery for the Colon, Rectum and Anus. Philip Gordon, Santhat Nivatvongs. Third Edition; 2007.
14. Joyce JC, Waljee AK, Khan T, Wren PA, Dave M, Zimmermann EM, et al. Identification of symptom domains in ulcerative colitis that occur frequently during flares and are responsive to changes in disease activity. Health Qual Life Outcomes. 2008;20;6:69.
15. Kretzmann NA, Fillmann H, Mauriz JL, Marroni CA, Marroni N, González-Gallego J, et al. Effects of glutamine on proinflammatory gene expression and activation of nuclear factor kappa B and signal transducers and activators of transcription in TNBS-induced colitis. Inflamm Bowel Dis. 2008;14(11):1504-13.
16. Fillmann H, Kretzmann NA, San-Miguel B, Llesuy S, Marroni N, González-Gallego J, et al. Glutamine inhibits over-expression of pro-inflammatory genes and down-regulates the nuclear factor kappaB pathway in an experimental model of colitis in the rat. Toxicology. 2007;236(3):217-26.
17. Roerig JL, Steffen KJ, Mitchell JE, Zunker C. Laxative abuse: epidemiology, diagnosis and management. Drugs. 2010;70(12):1487-503.
18. Dobson P, Rogers J. Assessing and treating faecal incontinence in children. Nurs Stand. 2009;16-22;24(2):49-56.
19. Patel DR, Pratt HD. Encopresis. Indian J Pediatr. 1999;66(3):439-46.
20. Brocklehurst JC, Andrews K, Richards B, Laycock PJ. Incidence and correlates of incontinence in stroke patients. J Am Geriatr Soc. 1985;33:540-542.
21. Wade DT, Hewer RL. Functional abilities after stroke: measurement, natural history and prognosis. J Neurol Neurosurg Psychiatry. 1987;50:177-182.
22. Nakayama H, Jørgensen HS, Pedersen PM, Raaschou HO, Olsen TS. Prevalence and risk factors of incontinence after stroke. The Copenhagen Stroke Study. Stroke. 1997;28:58-62.
23. Singh J, Mehendiratta V, Del Galdo F, Jimenez SA, Cohen S, DiMarino AJ, et al. Immunoglobulins from scleroderma patients inhibit the muscarinic receptor activation in internal anal sphincter smooth muscle cells. Am J Physiol Gastrointest Liver Physiol. 2009;297(6):1206-13.
24. Goldblatt F, Gordon TP, Waterman SA. Antibody-mediated gastrointestinal dysmotility in scleroderma. Gastroenterology. 2002;123(4):1144-50.
25. Oh JH, Choi MG, Kang MI, Lee KM, Kim JI, Kim BW, et al. The prevalence of gastrointestinal symptoms in patients with non-insulin dependent diabetes mellitus. Korean J Intern Med. 2009;24(4):309-17.
26. Frøkjær JB, Egsgaard LL, Graversen C, Søfteland E, Dimcevski G, Blauenfeldt RA, et al. Gastrointestinal symptoms in type-1 diabetes: Is it all about brain plasticity? Eur J Pain. Article in Press. 2010.
27. Tieppo J, Kretzmann Filho NA, Seleme M, Fillmann HS, Berghmans B, Possa Marroni N. Anal pressure in experimental diabetes. Int J Colorectal Dis. 2009;24(12):1395-9.
28. Fillmann HS, Llessuy S, Marroni CA, Fillmann LS, Marroni NP. Diabetes mellitus and anal sphincter pressures: an experimental model in rats. Dis Colon Rectum. 2007;50(4):517-22.
29. Allman RM, Markland AD, Goode PS, Burgio KL, Redden DT, Richter HE, et al. Correlates of urinary, fecal, and dual incontinence in older African-American and white men and women. J Am Geriatr Soc. 2008;56(2):285-90.
30. Smith B. Faecal incontinence in older people: delivering effective, dignified care. Br J Community Nurs. 2010;15(8):370, 372, 374.
31. Shamliyan T, Wyman J, Bliss DZ, Kane RL, Wilt TJ. Prevention of urinary and fecal incontinence in adults. Evid Rep Technol Assess. 2007;(161):1-379.
32. Jayaraman S, Colquhoun PH, Malthaner RA. Stapled versus conventional surgery for hemorrhoids.Cochrane Database Syst Rev. 2006;18;(4):CD005393.
33. Jongen J, Bock JU, Peleikis HG, Eberstein A, Pfister K. Complications and reoperations in stapled anopexy: learning by doing. Int J Colorectal Dis. 2006;21(2):166-71.
34. Sakr MF, Moussa MM, Elserafy M. Ligasure hemorrhoidectomy versus Stapled hemorrhoidopexy: a prospective randomized clinical trial. Minerva Chir. 65(3):251-8.201035)
35. Sakr MF, Moussa MM. LigaSure hemorrhoidectomy versus stapled Hemorrhoidopexy: a prospective, randomized clinical trial. Dis Colon Rectum. 2010;53(8):1161-7.
36. Mousavi SR, Sharifi M, Mehdikhah Z. A comparison between the results of fissurectomy and lateral internal sphincterotomy in the surgical management of chronic anal fissure. J Gastrointest Surg. 2009;13(7):1279-82.
37. Nelson RL. Meta-analysis of operative techniques for fissure-in-ano.Dis Colon Rectum. 1999;42(11):1424-8.
38. Nelson R. Operative procedures for fissure in ano. Cochrane Database Syst Rev. 2005;18(2).
39. Elsebae MM. A study of fecal incontinence in patients with chronic anal fissure: prospective, randomized, controlled trial of the extent of internal anal sphincter division during lateral sphincterotomy. World J Surg. 2007;31(10):2052-7.
40. Malik AI, Nelson RL, Tou S. Incision and drainage of perianal abscess with or without treatment of anal fistula.Cochrane Database Syst Rev. 2010;7;7:CD006827.
41. Roig JV, Jordán J, García-Armengol J, Esclapez P, Solana A. Changes in anorectal morphologic and functional parameters after fistula-in-ano surgery. Dis Colon Rectum. 2009;2(8):1462-9.
42. Jacob TJ, Perakath B, Keighley MR. Surgical intervention for anorectal fistula. Cochrane Database Syst Rev. 2010;2;5:CD006319.
43. Chung W, Ko D, Sun C, Raval MJ, Brown CJ, Phang PT. Outcomes of anal fistula surgery in patients with inflammatory bowel disease. Am J Surg. 2010;99(5):609-13.
44. Stremitzer S, Strobl S, Kure V, Bîrsan T, Puhalla H, Herbst F, et al. Treatment of perianal sepsis and long-term outcome of recurrence and continence. Colorectal Dis. [Epub ahead of print]. 2010.
45. Miles AJ, Allen-Mersh TG, Wastell C. Effect of anoreceptive intercourse on anorectal function. J R Soc Med. 1993;86(3):144-7.
46. Riggs N, Houry D, Long G, Markovchick V, Feldhaus KM. Analysis of 1,076 cases of sexual assault. Ann Emerg Med. 2000;35(4):358-62.
47. Kirchner R, Diaconescu MR. Management of perineal impalement injuries. Rev Med Chir Soc Med Nat Iasi. 1992;96(3-4):141-5.
48. Harmston C, Jones O, Cunningham C, Lindsey I. The relationship between internal rectal prolapse and internal anal sphincter function.Colorectal Dis. [Epub ahead of print]. 2010.
49. Woods R, Voyvodic F, Schloithe AC, Sage MR, Wattchow DA. Anal sphincter tears in patients with rectal prolapse and faecal incontinence.Colorectal Dis. 2003;5(6):544-8.
50. Guise JM, Morris C, Osterweil P, Li H, Rosenberg D, Greenlick M. Incidence of fecal incontinence after childbirth. Obstet Gynecol. 2007;109(2 Pt 1):281-8.

51. Hall W, McCracken K, Osterweil P, Guise JM. Frequency and predictors for postpartum fecal incontinence. Am J Obstet Gynecol. 2003;188(5):1205-7.
52. Roman H, Robillard PY, Payet E, El Amrani R, Verspyck E, Marpeau L, et al. Factors associated with fecal incontinence after childbirth. Prospective study in 525 women.J Gynecol Obstet Biol Reprod. 2004;33(6 Pt 1):497-505.
53. Pollack J, Nordenstam J, Brismar S, Lopez A, Altman D, Zetterstrom. Anal incontinence after vaginal delivery: a five-year prospective cohort study. J.Obstet Gynecol. 2004;104(6):1397-402.
54. Lo J, Osterweil P, Li H, Mori T, Eden KB, Guise JM. Quality of life in women with postpartum anal incontinence. Obstet Gynecol. 2010;115(4):809-14.
55. Sultan AH, Kamm MA, Hudson CN, Thomas JM, Bartram CI. Anal sphincter disruption during vaginal delivery. N Engl J Med. 1993;329:1905-1911.
56. Campbell DM, Behan M, Donnelly VS, O'Herlihy C, O'Connell PR. Endosonographic assessment of postpartum anal sphincter injury using a 120 degree sector scanner. Clin Radiol. 1996;51:559-561.
57. Rieger N, Schloithe A, Saccone G, Wattchow D. A prospective study of anal sphincter injury due to childbirth. Scand J Gastroenterol. 1998;33:950-955.
58. Nordenstam J, Altman D, Brismar S, Zetterström J. Natural progression of anal incontinence after childbirth.Int Urogynecol J Pelvic Floor Dysfunct. 2010;20(9):1029-35.
59. Eason E, Labrecque M, Marcoux S, Mondor M. Anal incontinence after childbirth. CMAJ. 2002;5;166(3):326-30.
60. Mahony R, Behan M, Daly L, Kirwan C, O'Herlihy C, O'Connell PR. Internal anal sphincter defect influences continence outcome following obstetric anal sphincter injury.Am J Obstet Gynecol. 2007;196(3):217.
61. Donnelly V, Fynes M, Campbell D, Johnson H, O'Connell PR, O'Herlihy C. Obstetric events leading to anal sphincter damage. Obstet Gynecol 1998;92:955-961.
62. Lukacz ES, Lawrence JM, Contreras R, Nager CW, Luber KM. Parity, mode of delivery, and pelvic floor disorders.Obstet Gynecol. 2006;107(6):1253-60.
63. Zetterström JP, López A, Anzén B, Dolk A, Norman M, Mellgren A. Anal incontinence after vaginal delivery: a prospective study in primiparous women. Br J Obstet Gynaecol. 199;106(4):324-30.
64. Samarasekera DN, Bekhit MT, Preston JP, Speakman CT. Risk factors for anal sphincter disruption during child birth. Langenbecks Arch Surg. 2009;394(3):535-8.
65. Wheeler TL 2nd, Richter HE. Delivery method, anal sphincter tears and fecal incontinence: new information on a persistent problem.Curr Opin Obstet Gynecol. 2007;19(5):474-9.
66. Solans-Domènech M, Sánchez E, Espuña-Pons M. Urinary and anal incontinence during pregnancy and postpartum: incidence, severity, and risk factors.Obstet Gynecol. 2010;115(3):618-28.
67. Baydock SA, Flood C, Schulz JA, MacDonald D, Esau D, Jones S, Hiltz CB. Prevalence and risk factors for urinary and fecal incontinence four months after vaginal delivery.J Obstet Gynaecol Can. 2009;31(1):36-41.
68. Speakman CTM, Hoyle CHV, Kamm MA, Henry MM, Nicholls RJ, Burnstock G. Abnormalities of innervation of internal anal sphincter in fecal incontinence. Dig Dis Sci. 1993;38:1961-1969.
69. Oberwalder M, Dinnewitzer A, Baig MK, Thaler K, Cotman K, Nogueras JJ, et al. The association between late-onset fecal incontinence and obstetric anal sphincter defects. Ann Surg. 2004;139:429-432.
70. Levitt MA, Kant A, Peña A. The morbidity of constipation in patients with anorectal malformations.J Pediatr Surg. 2010;45(6):1228-33.
71. Peña A, Hong A. Advances in the management of anorectal malformations. Am J Surg. 2000;180(5):370-6.
72. Joo JS, Latulippe JF, Alabaz O, Weiss EG, Nogueras JJ, Wexner SD. Long-term functional evaluation of straight coloanal anastomosis and colonic J-pouch: is the functional superiority of colonic J-pouch sustained? Dis Colon Rectum. 1998;41(6):740-6.
73. Parc Y, Zutshi M, Zalinski S, Ruppert R, Fürst A, Fazio VW. Preoperative radiotherapy is associated with worse functional results after coloanal anastomosis for rectal cancer. Dis Colon Rectum. 20009;52(12):2004-14.
74. Farouk R, Pemberton JH, Wolff BG, Dozois RR, Browning S, Larson D. Functional outcomes after ileal pouch-anal anastomosis for chronic ulcerative colitis. Ann Surg. 2000;231(6):919-26.
75. Michelassi F, Lee J, Rubin M, Fichera A, Kasza K, Karrison T, Hurst RD. Long-term functional results after ileal pouch anal restorative proctocolectomy for ulcerative colitis: a prospective observational study. Ann Surg. 2003;238(3):433-41.
76. Kiran R, El-Gazzaz G, Remzi F, Church J, Lavery I, Jeff H, Fazio V. Influence of age at ileoanal pouch (IPAA) creation on long term changes in functional outcomes. Colorectal Dis. Epub ahead of print. 2009.

SEÇÃO 67-2

INVESTIGAÇÃO DIAGNÓSTICA

Doryane Maria dos Reis Lima ▪ Univaldo Etsuo Sagae ▪ Andrea Ishikawa Shiratori

INTRODUÇÃO

A avaliação do paciente com incontinência fecal (IF) consiste numa avaliação clínica detalhada juntamente com o exame físico minucioso, visando obter informações sobre a possível etiologia, a gravidade e o impacto do problema na qualidade de vida desse paciente.

O exame físico consiste na inspeção perianal estática e dinâmica. A primeira visa evidenciar a presença de prolapso de hemorroidas, dermatite, cicatrizes, escoriações da pele ou cloaca. Na inspeção dinâmica, é solicitado ao paciente que faça esforço evacuatório para investigar a presença de descenso perineal ou prolapso retal. É realizada, ainda, a investigação do reflexo anocutâneo, para se verificar se, ao estimular a pele próxima ao ânus, há contração do esfíncter anal externo. A resposta diminuída ou ausente sugere lesão neuronal.

Ainda há questionamentos sobre a utilidade clínica dos testes na avaliação dos pacientes com IF. Sabe-se que a história e o exame físico têm capacidade de detectar apenas 11% das causas de IF, enquanto os testes fisiológicos revelaram, pelo menos, uma anormalidade em 55% dos pacientes.

A eletromanometria anorretal (MAR) e a ultrassonografia anorretal (US) são os exames mais úteis na investigação da IF. Outros testes, não amplamente disponíveis e recomendados em pacientes altamente selecionados, incluem a defecografia, a eletromiografia, o teste de latência do nervo pudendo e a ressonância magnética nuclear.

Vale ressaltar que a endoscopia é parte do processo de diagnóstico e tem um valor limitado para a investigação da IF. Porém, ela pode excluir algumas doenças que dão diarreia e produzem muco (proctite, colite, úlcera solitária de reto, adenomas vilosos, tumores etc.).

EXAMES DE FISIOLOGIA ANORRETAL

Eletromanometria Anorretal (MAR)

A MAR consiste em um exame capaz de medir as pressões do complexo esfincteriano anal e do reto, no repouso, durante a contração e no esforço evacuatório. Ela avalia a função neuromuscular do reto e do canal anal e fornece uma avaliação objetiva da integridade dos músculos do esfíncter anal externo (EAE) e esfíncter anal interno (EAI), do neurônio motor e da inervação sensorial.[1] Esse tipo de exame é considerado um dos testes básicos da função anorretal e utilizado como primeira linha de investigação na IF, por promover uma avaliação confiável e ser uma técnica reprodutível. Porém, não é capaz de diferenciar entre um defeito de esfíncter anal causado por trauma muscular e outras causas, tais como prejuízo na inervação da musculatura do assoalho pélvico.[2] No entanto, vale ressaltar que alguns pacientes podem desenvolver mecanismos fisiológicos compensatórios para manutenção da continência, caracterizando assim, um falso-positivo.

Muitas técnicas têm sido desenvolvidas e vários são os equipamentos responsáveis para a realização do exame, cada um com vantagens e desvantagens inerentes. Cada sistema apresenta seus valores de normalidade. Não existem protocolos padronizados que possam criar desafios na interpretação. Além disso, idade e sexo demonstraram influenciar os resultados.[3] O equipamento básico necessário para realizar a manometria consiste em uma sonda para capturar a pressão, um dispositivo de registro, um monitor e um sistema de *software* para análise.

As sondas podem ser perfundidas com água ou em estado sólido incluindo o mais recente de alta resolução e alta definição tecnologias. Um balão sem látex é amarrado ao final da sonda na qual está localizado um sensor de pressão final para medir pressões retais e reflexos.

Os cateteres perfundidos com água utilizam um tubo de plástico fino com 4-8 orifícios laterais situados radialmente. Existe um canal central para insuflação de balão. Uma bomba pneumo-hidráulica é usada para atingir uma taxa de perfusão consistente de 0,2-0,4 mL/min.[4] A pressão é medida em cada um dos orifícios laterais dentro do canal anal. Este sistema é vantajoso no que diz respeito ao custo, no entanto, deficiências potenciais são a incapacidade de medir na posição sentada e o artefato potencial devido a reflexos desencadeados pela sensação do líquido no canal anal. Apropriada calibração é essencial.

A manometria anorretal de alta resolução (HR-ARM) e manometria anorretal de alta definição (HD-ARM), disponível desde 2007, são cada vez mais utilizadas na prática clínica. Em comparação com a técnica convencional, FC-ARM e cateteres HD-ARM fornecem um maior número de registros pontos graças aos seus múltiplos sensores circunferenciais compactados. Isso permite a visualização do espaço-tempo (modo topográfico ou de 2-3 planos) como medições espacialmente contínuas são obtidos por interpolação entre sensores próximos, bem como como uma avaliação mais clara das mudanças de pressão anal/retal, sem interferência do deslocamento do cateter com o assoalho pélvico movimentos (Fig. 67-2-1).[5]

A técnica é mais intuitiva e reprodutível e tem melhor concordância interobservador quando comparada com o procedimento convencional.[6,7] Também é mais fácil de executar, pois todo o estudo pode ser realizado sem mobilização do cateter, sendo mais preciso quanto à relação entre a distensão do balão e a resposta motora. Isto reduz os erros dos movimentos do assoalho pélvico (minimização do artefato) e permite o registro contínuo da inflação do balão para casos com canal anal curto ou de baixa pressão, o que pode pode ser um desafio com a manometria convencional. No entanto,

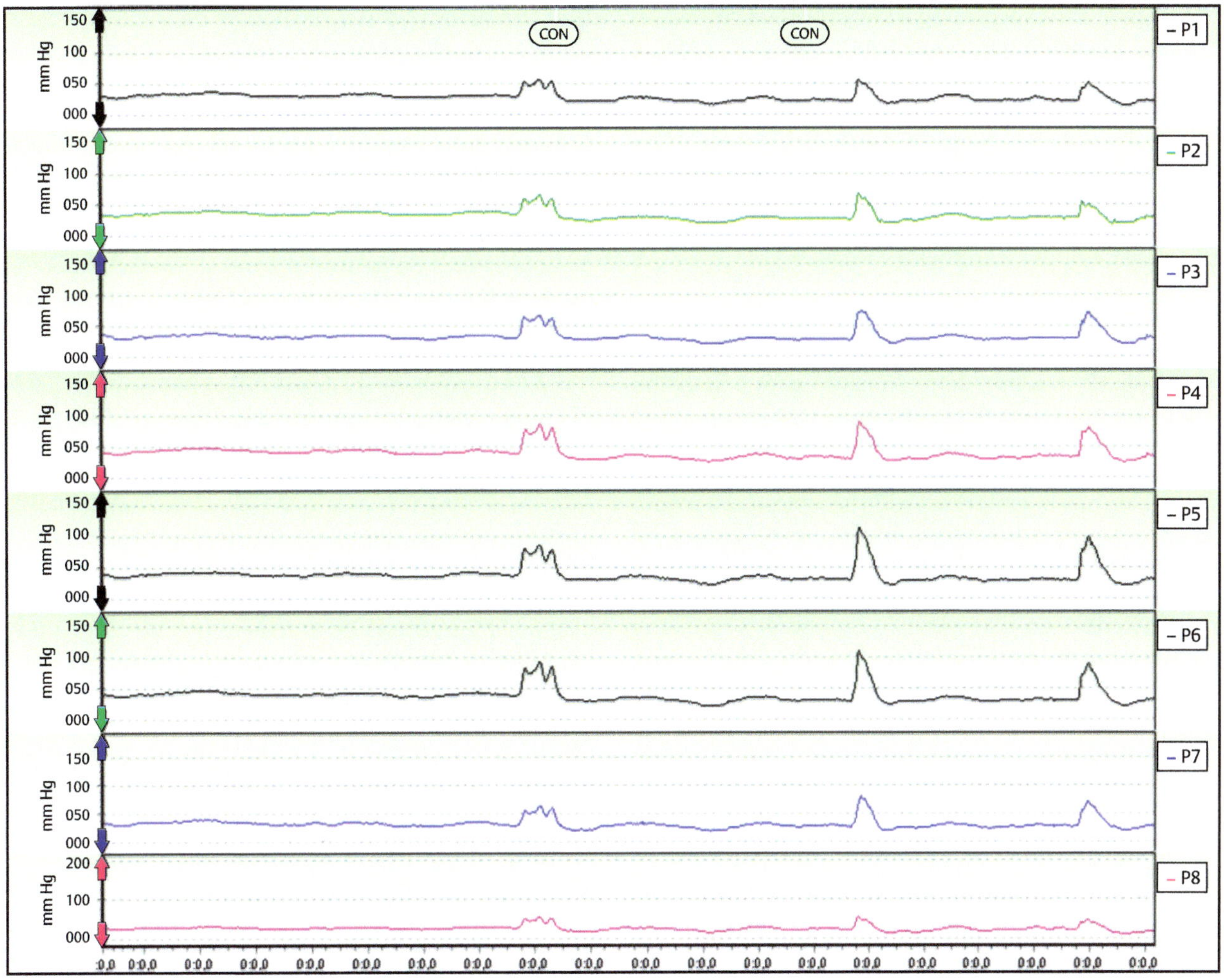

Fig. 67-2-1. Manometria em pacientes com incontinência fecal – pressões de repouso e de contração baixas. PR: Pressão de repouso, CON: pressão de contração.

o benefício da HR-ARM sobre a manometria-padrão na clínica prática é menos óbvia na área anorretal em comparação para o esôfago.[8] Além disso, os equipamentos são caros e os cateteres mais frágeis.[5]

A técnica tem poucas contraindicações, particularmente condições médicas ou psicológicas graves que podem impedir a cooperação do paciente durante o procedimento, presença de ou distúrbios retais que podem impedir a inserção do cateter (estenose, obstrução anorretal) e diarreia infecciosa.[8]

O exame é realizado com o paciente em decúbito lateral esquerdo com as pernas dobradas formando um ângulo de 90 graus, com ou sem preparo intestinal (*fleet* enema 1 a 2 horas antes do exame). Concede-se um período de 5 minutos para que o doente se adapte à sonda e se conseguem gravações de linha de base estável antes das medições que serão obtidas. Trata-se de um procedimento indolor, simples e ambulatorial, que pode ser realizado tanto em adultos quanto em crianças.

A pressão de repouso representa os valores do EAI e a pressão de contração, os dos valores do EAE. Tem por finalidade, ainda, a medição do comprimento do canal anal, complacência, sensibilidade e capacidade retal em resposta à distensão do balão e avaliação do reflexo retoesfincteriano.[9]

As pressões anais em indivíduos normais têm uma grande variação de acordo com sexo e idade: pacientes com valores baixos podem ser continentes e altas pressões não garantem a continência. Pressões de contração são maiores nos homens que nas mulheres e, em idosos, nota-se diminuição dos valores pressóricos.

Pacientes com incontinência têm pressão de repouso e de contração mais baixas (Fig. 67-2-1). É importante ressaltar, porém, que essas pressões não se correlacionam com a severidade da incontinência, nem como preditor de resultado pós-operatório.[10] Algumas características desses pacientes são: alteração no padrão normal de motilidade, observando-se a diminuição da quantidade de ondas lentas e ultralentas, com traçado mais linear e pior capacidade de sustentação da pressão de contração.[11] No entanto, alguns pacientes com IF são encontrados com os valores manométricos dentro da normalidade. Nesses pacientes, uma diminuição na capacidade retal poderia ser a causa da incontinência. Hoffmann *et al.* (1995) demonstraram que pacientes com *soiling*,[5] muitas vezes têm pressões de contração normais, mas pressões de repouso baixas. Outro aspecto importante relatado por Mitrani *et al.* (1998) foi a diminuição da sensibilidade retal.[6] Embora a distribuição dos limiares de sensibilidade retal tenha sido igual em homens e mulheres (normal, < = 30 mL), os homens com IF idiopática com mais frequência demonstraram limiares de sensibilidade retal superior a 30 mL. Esse achado não foi relacionado para megarreto ou hipotonia retal. Tanto homens quanto mulheres apresentaram má resposta fásica do EAS à distensão retal quando incontinentes fecais.

Tempo de Latência do Nervo Pudendo

O tempo de latência do nervo pudendo (TLNP) oferece a oportunidade de avaliar o dano do nervo para o assoalho pélvico. Ele mede o tempo de um estímulo elétrico do nervo pudendo para o início da resposta elétrica dos músculos do assoalho pélvico. É indicado na suspeita clínica de incontinência neurogênica e no pré-operatório da esfincteroplastia ou reparo esfincteriano – fator preditivo mais importante do sucesso do reparo esfincteriano.

Uma maneira fácil e indolor de realizar esse teste é com o uso do eletrodo de dedo. Este eletrodo é montado sobre uma luva e contém um eletrodo na ponta do dedo (Fig. 67-2-2), que pode ser colocado dentro do reto sobre o nervo pudendo. Um segundo eletrodo é localizado na base do dedo e registra a resposta anal. A latência prolongada é tomada como evidência de uma neuropatia.[7]

Os parâmetros normais da medida do tempo de latência motora terminal do nervo pudendo ainda constituem objeto de debate na literatura. Os valores acima dos quais o tempo de latência motora terminal do nervo pudendo é considerado normal variam de 2,1 milissegundos até 2,5 milissegundos, sendo considerados diagnóstico de neuropatia do nervo valores superiores a esses[8] A revisão técnica publicada pela American Gastroenterological Association (1999) não recomenda o teste TLNP na avaliação de pacientes com IF,[12] embora os especialistas sugiram que pode facilitar a seleção dos pacientes antes da reparação do esfíncter. A neuropatia do pudendo pode ser secundária ao parto ou ao esforço evacuatório crônico, ao prolapso retal, à úlcera solitária do reto e à síndrome da descida excessiva do períneo.

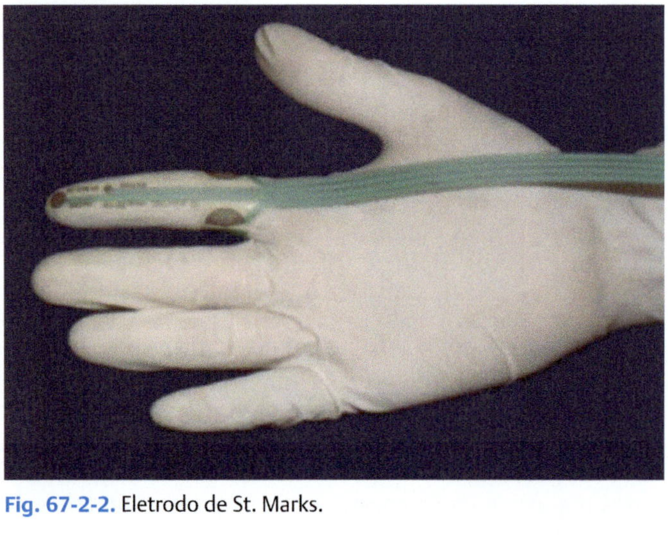

Fig. 67-2-2. Eletrodo de St. Marks.

Eletromiografia Anorretal (EMG)

A eletromiografia anorretal (EMG) baseia-se no registro da atividade elétrica das fibras musculares do assoalho pélvico – componente estriado do esfíncter anorretal – e tem sido utilizada nos casos de IF para o mapeamento esfincteriano. Tem a vantagem de poder caracterizar a presença da lesão neurogênica.[13] Ela pode, além de identificar a lesão esfincteriana, identificar os potenciais de denervação-reinervação característicos da neuropatia e quantificar os potenciais de unidade motora. Ferrara *et al.*[14] (2001) demonstraram não haver diferenças entre os resultados da EMG realizada em mulheres e homens.

A EMG pode ser realizada utilizando um eletrodo de agulha ou um eletrodo de superfície. Muitos estudos, entretanto, relataram que eletrodos de superfície são preferíveis aos eletrodos de agulha na determinação do tempo de condução motora do EAE.[15] O exame é realizado com avaliações pela EMG em repouso, durante tosse, atividade voluntária e reflexa e esforço evacuatório. Utilizam-se eletrodos de agulha concêntrica, pouco menor que 0,1 mm de diâmetro, que é introduzida no EAE e através desta é medida a atividade mioelétrica em repouso, contração e esforço evacuatório. A EMG de fibra única é um método quantitativo de avaliação da denervação na incontinência, e fornece avaliação mais detalhada da reinervação (densidade da fibra), especialmente quando a presença de intensa atrofia esfincteriana resulta em escassez de potenciais de unidade motora para serem bem avaliados pela EMG de agulha concêntrica[16]

Trata-se de exame doloroso e pode apresentar resultados falsos se a agulha ou o eletrodo não se encontrarem muito bem-posicionados. Outra desvantagem desse método é que ele requer considerável experiência do examinador e não é amplamente disponível nos serviços de fisiologia anorretal[17]

EXAMES DE IMAGEM

Defeitos do esfíncter anal são uma importante causa de IF. Inicialmente, o exame digital, a MAR e a EMG são utilizados como abordagem inicial no paciente com IF, no entanto, essas técnicas têm limitações e são necessários exames de imagem para detecção do defeito esfincteriano.

Defecografia

A defecografia é um método radiológico de estudo da defecação que fornece imagens das alterações morfofuncionais da pelve e do segmento anorretal, durante a evacuação. Dentre as muitas indicações para a realização dessa técnica, a avaliação da IF é uma delas.

A técnica do exame empregada segue, basicamente, os mesmos princípios, mas pode apresentar pequenas diferenças em cada serviço. É instilado enema de bário por via retal (aproximadamente 200 mL) e o paciente é posicionado sobre um assento radiotransparente, de forma mais fisiológica possível. O exame se inicia com o paciente em repouso e, em seguida, solicita-se a ele que faça a contração da musculatura pélvica voluntária, caracterizando a fase de contração, momento em que são visualizados o fechamento do canal anal e a contração do músculo puborretal, caracterizada pela inflexão na parede retal posterior. Por fim, permite-se que o paciente evacue o contraste para registrar as fases de evacuação e pós-evacuação.

Uma série de parâmetros pode ser avaliada na defecografia, a saber: ângulo anorretal, descenso perineal, comprimento do músculo puborretal, comprimento do canal anal, abertura do canal anal, volume da evacuação, grau de esvaziamento retal. Além disso, pode-se identificar, principalmente no exame dinâmico, a presença de alterações morfológicas da parede retal, tais como intussuscepção, retocele, sigmoidocele ou ausência de relaxamento do músculo puborretal. O tempo decorrido para a eliminação do contraste, o fluxo fecal em relação ao tempo gasto para a evacuação (vazão) e o número de contrações necessárias para a exoneração do conteúdo intestinal também são informações a serem consideradas.[18]

A técnica convencional é realizada sob fluoroscopia com realização de radiografias estáticas e gravação do exame. Mais recentemente, foi introduzida uma variação dessa técnica, a videodefecografia computadorizada. Ela é realizada da mesma forma que o exame convencional, com exceção das radiografias estáticas, que são dispensadas. Sobrado *et al.* (2005) demonstraram, em estudo com dois grupos de voluntários assintomáticos submetidos à defecografia convencional e videodefecografia computadorizada, que a comparação dos valores dos parâmetros tem forte correlação e sem diferença estatística significativa. Além disso, a exposição à radiação foi significativamente menor no grupo submetido à videodefecografia computadorizada.[19]

Usando as imagens obtidas na parte estática e dinâmica do exame, os eixos anal e retal foram avaliados e o ângulo anorretal medido em repouso e durante a contração e o esforço evacuatório. Mudança na configuração retal e no ângulo anorretal, bem como qualquer anormalidade, pode ser estudada por meio desse método. Tem sido demonstrado que o ângulo anorretal está aumentado na denervação do assoalho pélvico, como um sinal de sua fraqueza. O valor da defecografia na IF é demonstrar a presença de intussuscepção retal interna em pacientes com sintomas perineais ou a presença de síndrome de úlcera retal solitária.[7] Outro parâmetro importante a ser avaliado é o grau de esvaziamento retal médio, pois reflete a capacidade evacuatória, que é um dos principais fatores de satisfação dos pacientes. As perdas involuntárias de contraste durante o exame também devem ser registradas, pois podem ser indicativas da presença e da gravidade da IF.

A defecografia é um exame minimamente invasivo, seguro e tecnicamente simples. Contudo, existe a desvantagem de não demonstrar claramente as estruturas anatômicas envolvidas, é desconfortável, sobretudo para os mais idosos e expõe o paciente à radiação.[20]

Ressonância Nuclear Magnética

A introdução da ressonância nuclear magnética (RMN) endoanal deu-se em meados de 1990. Caracteriza-se por ser um bom exame para visualizar o canal anal, reto baixo e tecidos ao redor da próstata, bexiga e útero, com uma alta resolução espacial e bom contraste para as lesões. Sua capacidade multiplanar e excelente contraste teciduais permitem uma boa visualização da anatomia esfincteriana anorretal nos planos axial, coronal e sagital. Assim, possibilita não só avaliar os limites do esfíncter, mas também mostrar a estrutura interna do músculo, o que parece ser um pré-requisito para a detecção de atrofia do esfíncter anal externo. Outra vantagem que chama a atenção é a não exposição do paciente à radiação ionizante.

Pode ser realizado com transdutor de superfície ou com a modalidade *endo-coil*. Ambos os métodos têm vantagens e desvantagens, porém uma nova bobina, *phased array*, deu um impulso para aumentar a resolução espacial. O transdutor de superfície tem uma resolução espacial muito limitada e campos de visão menor. As duas outras bobinas têm vantagem de apresentar campo de visão maior e mais preciso. Embora a maior resolução espacial no esfíncter anal seja atingida com a bobina endoluminal, a *phased array*, oferece maior desconforto ao paciente. O tempo total de exame (tempo de sala) dependerá do protocolo de imagem utilizado e, portanto, vai variar entre 20 e 60 minutos.

A anatomia dos esfíncteres anais é composta de várias camadas cilíndricas identificáveis na ressonância magnética. A camada mais interna (mucosa/submucosa) é evidente na sequência T2 como relativamente hiperintensa. A próxima camada é cilíndrica e relativamente hiperintensa, representada pelo músculo liso EAI (mais hiperintensa que mucosa/submucosa), sendo a continuação da camada circular muscular do reto. Externamente ao EAI há uma camada muscular longitudinal relativamente hipointensa (continuação da camada longitudinal da muscular própria retal). Em seguida, o EAE e o músculo puborretal (PR) apresentam-se como uma camada mais externa relativamente hipointensa.

A RMN demonstrou ser precisa para a avaliação da presença de lesões como atrofia do EAE, validada cirúrgica e histologicamente por alguns estudos. Kouraklis e Andromanakos (2004) demonstraram precisão de 90-95% para lesões no EAE e acreditam que lesões no EAI são mais bem definidas dependentes da experiência do radiologista e através da US.[21]

Na avaliação de pacientes com IF, a RMN pode ser utilizada como uma técnica de imagem primária ou como técnica adicional após US. Na maioria das instituições, essa será a principal modalidade de imagem, pois ela está mais amplamente disponível e, provavelmente é menos onerosa do que a RMN.

Ultrassonografia Anorretal

A US anorretal é um exame com inúmeras indicações na coloproctologia e foi a primeira técnica endoluminal introduzida aos estudos de pacientes com IF. Tem a característica de ser um dos exames de maior utilidade na avaliação desses pacientes. Produz imagem detalhada do aparelho esfincteriano, o que permite uma avaliação da espessura e da integridade estrutural esfincteriana. Assim, identifica, localiza e dimensiona defeitos do EAI, do EAE, do PR e diferencia a lesão parcial da completa. Permite, também, realizar a medição em graus do ângulo da lesão pela confluência das linhas tangentes aos cotos musculares lesados em direção ao centro da circunferência, bem como longitudinalmente (proximal, distal, ou comprimento total) (Fig. 67-2-3). Permite, ainda, avaliar os resultados pós-operatórios de esfincteroplastias,

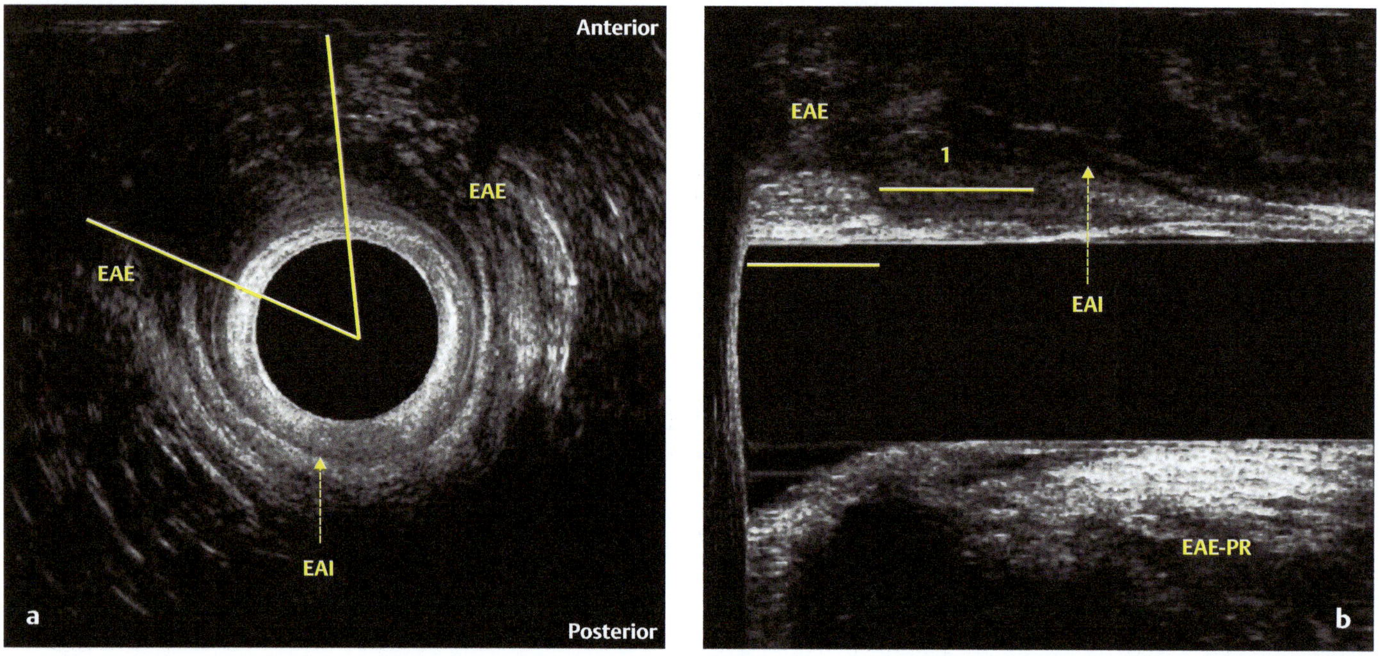

Fig. 67-2-3. Lesão do esfíncter anal externo (EAE) no canal anal médio (CAM): imagem hipoecoica anterior. Presença do esfíncter anal interno (EAI) e músculo puborretal (PR). (a) Corte axial: medição em graus do ângulo da lesão; (b) corte longitudinal – medida do comprimento longitudinal (1).

pois identifica a aposição ou sobreposição dos cotos musculares ou mesmo a persistência de lesão muscular.

Apresenta elevada sensibilidade e especificidade para lesões esfincterianas em pacientes com incontinência e baixa especificidade para diagnosticar IF.[22-24] Weinsten *et al.* (2009) demonstraram que a prevalência de mais de uma anormalidade anatômica em pacientes com incontinência fecal é grande.[24]

A US é capaz de revelar lesão esfincteriana oculta em 35% das mulheres primíparas, em 85% das mulheres com laceração perineal de terceiro grau e naqueles pacientes que se submeteram a procedimento cirúrgico proctológico. A grande vantagem da detecção das lesões ocultas nos pacientes assintomáticos é poder evitar o dano cumulativo caso haja indicação para outra intervenção cirúrgica, o que os levaria a apresentar sintomas de IF.[25]

Para estudo ultrassonográfico, Bartram e Frudinger (1999) dividiram o canal anal em três níveis – superior (CAS), médio (CAM) e inferior (CAI).[26] No CAS, o PR é visualizado como uma estrutura hiperecoica em forma de U ou V que fica mais externamente. O esfíncter anal interno – continuação da camada muscular própria do reto – aparece como um anel hipoecoico (escuro) entre o PR e abaixo da submucosa e se estende ao CAM. No canal anal médio, o EAI e o EAE formam um anel completo. O EAE aparece como uma região circular hiperecoica (brilhante) em torno do EAI (hipoecoico). No CAI, apenas o EAE é visualizado como um anel hiperecoico.

Vale ressaltar que a espessura do EAI é correlacionada positivamente com a idade e o índice de massa corporal, em contraste com a espessura do EAE – que diminui com o aumento da idade. A parte anterior do EAE é menor e mais fina nas mulheres, mantendo uma maior abertura na parede anterior do canal anal quando comparado com o sexo masculino.[27]

As lesões são detectadas como uma ruptura no anel muscular e/ou caracterizado pela perda da arquitetura normal, com uma área de textura amorfa que normalmente tem baixa reflexividade (defeito funcional, cicatriz) (Fig. 67-2-4). Para confirmar um defeito verdadeiro, ele deve ser visto em dois dos três locais.

A avaliação US do corpo perineal aumenta a sensibilidade de detectar lesões do esfíncter anal externo. Essa medida é realizada por meio da manobra do septo, que consiste na medição da distância entre o dedo do examinador posicionado na parede posterior da vagina e a superfície interna do EAI. Medidas inferiores a 7 milímetros são suspeitas de lesões esfincterianas (Fig. 67-2-5).[28]

A detecção das lesões esfincterianas pela US, quando comparadas com os achados cirúrgicos e com a histologia do segmento ressecado, apresenta uma sensibilidade de 95-100% e especificidade de 75-100%.[29] Os defeitos do EAI tendem a ser identificados de forma mais confiável do que os do EAE. No entanto, a interpretação de imagens de EAE é mais subjetiva e operador-dependente, devido às variações anatômicas no EAE e assimetria normal do músculo. A variabilidade interobservadora pode desempenhar um papel na interpretação das imagens ultrassonográficas.[30]

Para a realização do exame de US na investigação de pacientes com IF, o preparo retal com enema de fosfossoda 2 horas antes é opcional, segundo alguns autores.[21,24,31] O paciente é examinado em decúbito lateral esquerdo e o exame é indolor ou pouco doloroso, sendo normalmente bem tolerado pelo paciente, não necessitando de sedação anestésica. Apresenta, ainda a característica de ser reprodutível, pouco invasivo e não expor os pacientes à radiação. Depois de um exame de toque retal, a sonda de US é introduzida no reto e as imagens em série são obtidas com a retirada lenta da sonda até o canal anal.

Durante os últimos 10 anos, as aplicações da US anorretal tornaram-se mais estabelecidas, principalmente por causa

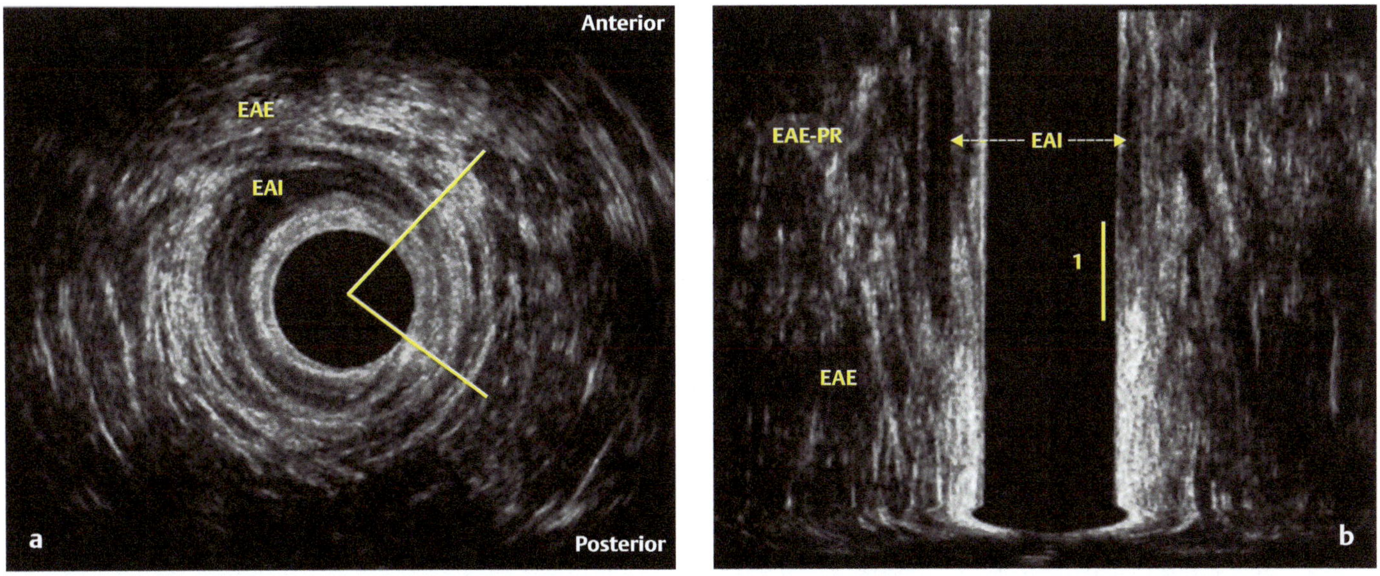

Fig. 67-2-4. Lesão do EAI no canal anal médio – ruptura no anel muscular. (a) Corte axial: medição em graus do ângulo da lesão; (b) corte longitudinal – medida do comprimento longitudinal (1).

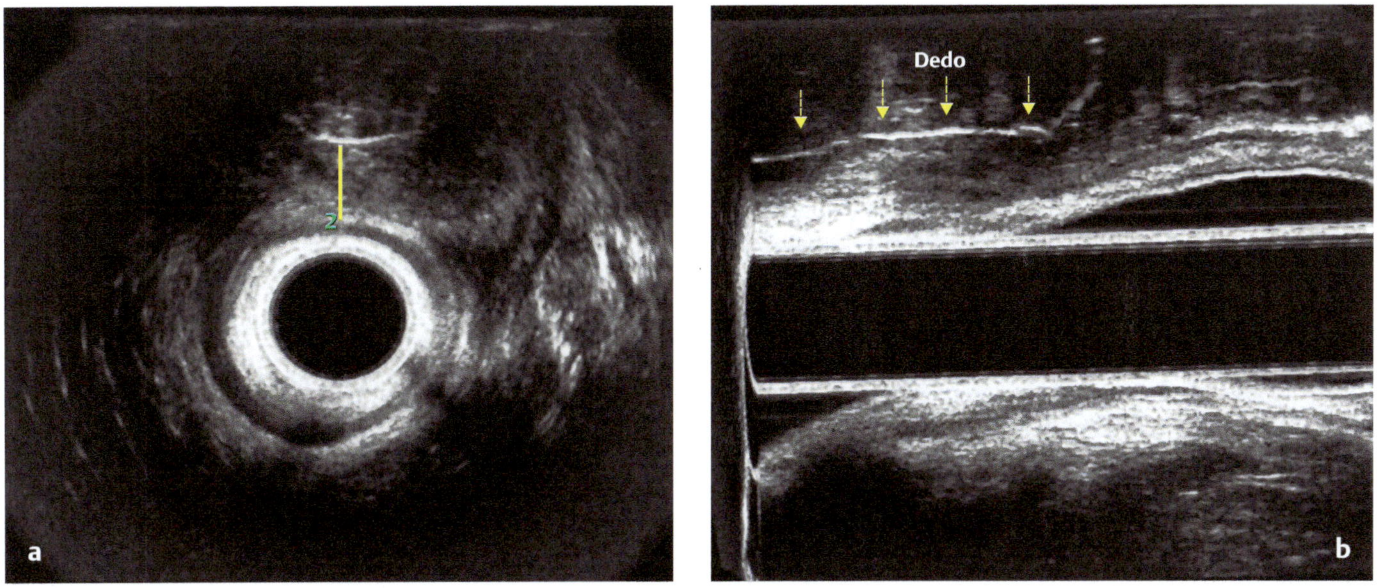

Fig. 67-2-5. (a, b) Imagem de USTR demonstrando a manobra do septo.

das melhorias tecnológicas dos endoscópios e transdutores de ultrassom.[31] Podem-se citar vários transdutores já utilizados: transretal linear,[32] transperineal,[33] linear anorretal,[34,35] transvaginal,[36] endorretal.[37,38] A frequência das sondas variou de 5 a 10 MHz.

Mais recentemente, devido à limitação para visualização das imagens no plano longitudinal, foi introduzido um transdutor que permite a reconstrução tridimensional das imagens, após serem captadas no modo bidimensional.[30,39-43] A sonda é inserida no reto distal e posicionada, a aquisição das imagens é automática e dura, em média, 60 segundos para obter um conjunto completo de imagens 3D.

A US 3-D anorretal identifica claramente o canal anal inteiro em vários planos e demonstra o tamanho e a posição de todas as estruturas anatômicas, mostrando com precisão a configuração do canal anal. Sua vantagem em relação a outros transdutores reside no fato de demonstrar se há lesão muscular e sua extensão, bem como qual(is) músculo(s) é(são) envolvido(s) e se a lesão é parcial ou completa (Fig. 67-2-6). Ainda há a possibilidade de realizar a medição do ângulo da lesão pela confluência das linhas tangentes aos cotos musculares lesados em direção ao centro da circunferência.

Weinstein *et al.*[24] (2009) publicaram uma abordagem transperineal com transdutor 3D, apresentando como principal vantagem ser um exame menos invasivo, pois o transdutor não precisa ser inserido no canal anal. E, com isso, reduzem-se os riscos operador-dependente na captura adequada das imagens, aumentando a sensibilidade do exame.

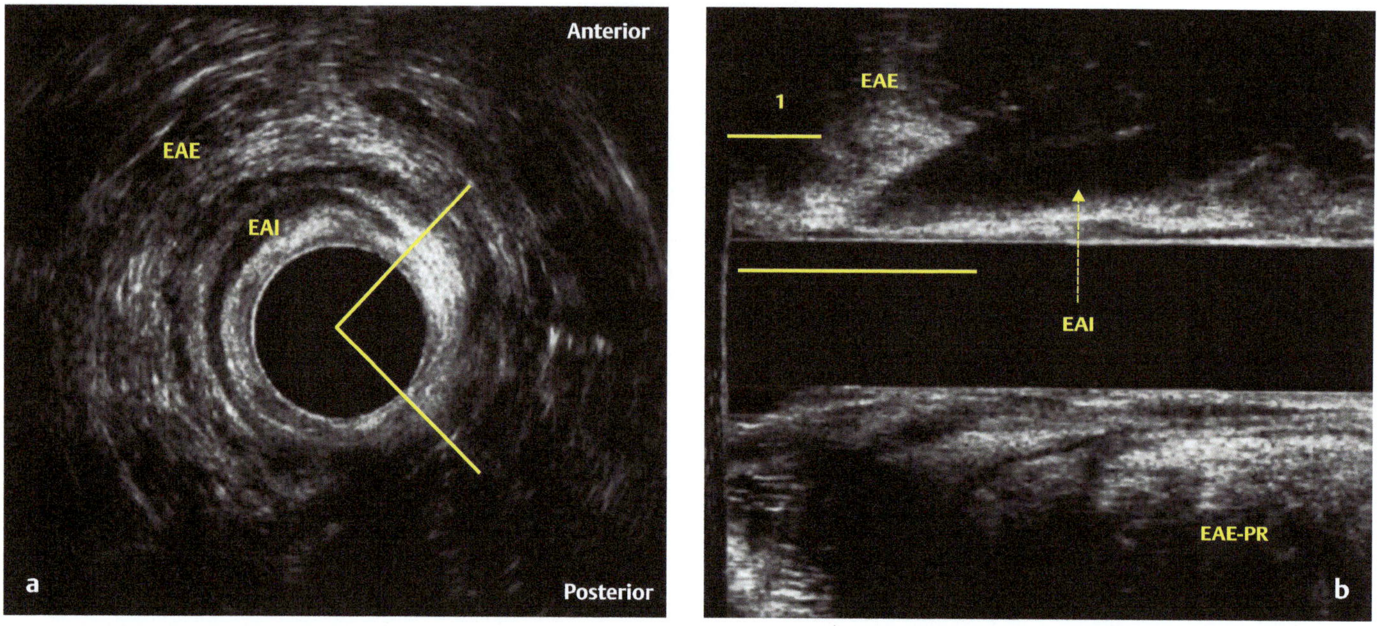

Fig. 67-2-6. Presença de lesão muscular em pacientes com IF e sua extensão, bem como, qual(is) músculo(s) envolvido(s) e se a lesão é parcial ou completa. (a) Corte axial: lesão do EAI no canal anal médio; (b) corte longitudinal: lesão parcial do EAE no canal anal inferior – medida do comprimento longitudinal (1).

COMENTÁRIOS

Antes do desenvolvimento da US, a EMG foi utilizada na avaliação da integridade do EAE. Contudo, estudos eletromiográficos foram mal tolerados pelo desconforto da inserção de agulhas diretamente no músculo. Estudos comparativos entre EMG com US em pacientes com IF mostraram que esse exame pode identificar com precisão os defeitos EAE, sendo mais bem tolerado.[44,45] Sendo considerado como exame de primeira escolha para identificar defeitos do esfíncter.

A MAR também fornece informações valiosas para orientação objetiva e acompanhamento de resposta aos tratamentos para a IF, como o *biofeedback* e a estimulação do nervo sacral. Madoff (2004) defende o uso de MAR e US anorretal em todo paciente com IF.[46] Lee *et al.* (2002) defendem que a manometria e a US devem ser oferecidas a pacientes com história de trauma anal.[9] A associação desses dois exames pode dar uma caracterização anatomofuncional do canal anal e, assim, levará o médico a tomar uma conduta mais acertada para cada caso.

A US fornece informações sobre a integridade do EAI e do EAE e ajuda na detecção de defeitos esfincterianos com uma precisão de 90-100%.[47,48] Sendo assim, uma ferramenta muito valiosa para o planejamento cirúrgico e uma técnica eficaz para avaliar os resultados pós-esficteroplastias.[49] Outros autores citam que esse exame é mais preciso e, mas bem tolerado que a EMG de agulha ou MAR no mapeamento do EAE.[44,50] No entanto, a EMG pode detectar alterações funcionais em pacientes incontinentes, nos quais a US não havia evidenciado alterações anatômicas nos esfíncteres anais. Esse fato corrobora que as duas técnicas são complementares e não mutuamente excludentes.[51]

A US anorretal e a ressonância magnética nuclear são, provavelmente, equivalentes para definição do esfíncter anal interno. Alguns autores defendem que a RMN é melhor para a visualização do esfíncter externo e da atrofia puborretal e também visualiza o movimento do assoalho pélvico em tempo real, sem radiação exposição. Porém, com a evolução técnica da US e um maior conhecimento das características ultrassonográficas do EAE, tem havido uma melhoria na visualização dos limites do músculo e no delineamento dos defeitos do EAE.

Conclui-se que ainda não existe consenso na relevância e na utilidade dessas várias modalidades de exames ou o papel deles como parte de um consenso apropriado para IF. Alguns médicos ainda fundamentam seu tratamento na história e no exame físico, embora tenha sido demonstrado que essa limitada avaliação vá confundir a etiologia de incontinência em até 20% dos pacientes.[52]

REFERÊNCIAS BIBLIOGRÁFICAS

1. Lazarescu A, Turnbull GK, Vanner S. Investigating and treating fecal incontinence: When and How. Can J Gastroenterol. 2008;23(4):301-308.
2. Dobben AC, Terra MP, Deutekom M, Gerhards MF, Bijnen AB, Felt-Bersm RJF, et al. Anal inspection and digital rectal examination compared to anorectal physiology tests and endoanal ultrasonography in evaluating fecal incontinence. Int J Colorectal Dis. 2007;22(7):783-90.
3. Jones MP, Post J, Crowell MD. High-resolution manometry in the evaluation of anorectal disorders: a simultaneous comparison with water-perfused manometry. Am J Gastroenterol. 2007;102:850-855.
4. Fang JC, Hilden K, Tuteja AK, Peterson KA. Comparison of air-coupled balloon esophageal and anorectal manometry catheters with solid-state esophageal manometry and water-perfused anorectal manometry catheters. Dig Dis Sci. 2004;49:1657-1663.
5. Hoffmann BA, Timmcke AE, Gathright JB Jr, Hicks TC, Opelka FG, Beck DE. Fecal seepage and soiling: a problem of rectal sensation. Dis Colon Rectum. 1995;38(7):746-748.

6. Mitrani C, Chun MD, Andrew MD, Desautels S, Wald A. Anorectal Manometric Characteristics in Men and Women With Idiopathic Fecal Incontinence. Journal of Clinical Gastroenterology. 1998;26(3):175-178.
7. Baeten CG, Kuijpers HC. The ASCRS Textbook of Colon and Rectal Surgery 2007; Rio de Janeiro: Revinter. cap. 46 p. 653 - 664.
8. Leroi AM, Parc Y, Lehur PA, Mion F, Barth X, Rullier E, et al. Sacral nerve stimulation for fecal incontinence. Results of a multicenter double-blind crossover study. Ann Surg. 2005;242:662-669.
9. Azpiroz F, Enck P, Whitehead WE. Anorectal functional testing: review of collective experience. Am J Gastroenterol. 2002;97(2):232-240.
10. Siproudhis L, Bellissant E, Pagenault M, Mendler MH, Allain H, Bretagne JF, et al. Fecal incontinence with normal anal canal pressures: where is the pitfall? Am J Gastroenterol. 1999;94(6):1556-1563.
11. Coy CSR, Avalos RSA. Distúrbios Funcionais do Assoalho Pélvico Atlas de Ultrassonografia Anorretal Bi e Tridimensional 2005. Rio de Janeiro: Revinter. Cap. 22.
12. American Gastroenterological Association American Gastroenterological Association Medical Position Statement on Anorectal Testing Techniques. Gastroenterology. 1999;116:732-760.
13. Bharucha AE. Anorectal Disorders. Am J Gastroenterol 2010; 105:786-794.
14. Ferrara A, Lujan JH, Cebrian J, Larach SW, Williamson PR, Arroyo M, et al. Clinical, manometric, and EMG characteristics of patients with fecal incontinence. Tech Coloproctol. 2001;5:13-18.
15. Jost WH, Ecker KW, Schimrigk K. Surface versus needle electrodes in determination of motor conduction time to the external anal sphincter. International Journal of Colorectal Disease 1994; Volume 9, Number 4, 197-199.
16. Harbr-Gama A, Jorge JMN. Distúrbios Funcionais do Assoalho Pélvico Atlas de Ultrassonografia Anorretal Bi e Tridimensional Rio de Janeiro: 2005. Revinter; cap. 23.
17. Rex DK, Lappas JC. Combined anorectal manometry and defecography in 50 consecutive adults with fecal incontinence. Dis Colon Rectum; 1992. Nov;35(11):1040-5.
18. Jorge JM, Habr-Gama A, Wexner SD. Clinical applications and techniques of cinedefecography. Am J Surg. 2001 Jul;182(1):93-101.
19. Sobrado CW, Pires CE, Araújo SE, Amaro E, Habr-Gama A, Kiss DR. Computerized videodefecography versus defecography: do we need radiographs? São Paulo Med J. May. 2005;123(3):105-7. Epub 2005 Jul 8.
20. Diamant NE, Kamm MA, Wald A, Whitehead WE. AGA technical review on anorectal testing techniques. Gastroenterology. 1999;116:735-60.
21. Kouraklis G, Andromanakos N. Evaluating Patients with Anorectal Incontinence Surg. 2004; Today 34:304-312.
22. Deen KI, Kumar D, Williams JG, Olliff J, Keighley MRB. The prevalence of anal sphincter defects in faecal incontinence: a prospective endosonic study. Gut. 1993;34:685-688.
23. Nielsen MB, Hauge C, Pedersen JF, Christiansen J. Endosonographic evaluation of patients with anal incontinence: findings and influence on surgical management. AJR. 1993;160:771-775.
24. Weinstein MM, Pretorius DH, Jung S, Nager CW, Mittal RK. Transperineal 3-Dimensional Ultrasound Imaging for Detection of Anatomical Defects in the Anal Sphincter Complex Muscles. Clin Gastroenterol Hepatol. 2009; February; 7(2):205-211.
25. Savoye-Collet C, Koning E, Dacher J. Radiologic evaluation of pelvic floor disorders. Gastroenterol Clin North Am. 2008;37:553-56.
26. Bartram Ci, Frudinger A. Handbook of anal endosonography. Petersfield, 1997; UK: Wrightson Biomedical Publishing Ltd.
27. Regadas FS, Murad-Regadas SM, Lima DMR, Silva FR, Barreto RGL, Souza MHLP, et al. Anal canal anatomy showed by three-dimensional anorectal. Surg Endosc. 2007;21: 2207-2211.
28. Sentovich SM, Blatchford GJ, Rivela LJ, Lin K, Thorson AG, Christensen MA. Diagnosing anal sphincter injury with transanal ultrasound and manometry. Dis Colon Rectum. 1997;40:1430-1434.
29. Gold DM, Halligan S, Kmiot WA, Bartram CI. Intraobserver and interobserver agreement in anal endosonography. Br J Surg. 1999;86:371-375.
30. Saranovic D, Barisic G, Krivokapic Z, D Masulovic D, Djuric-Stefanovic A. Endoanal ultrasound evaluation of anorectal diseases and disorders: Technique, indications, results and limitations Eur J Radiol. 2007;61:480-489.
31. Adams Dr, Blatchford GJ, Lim KM, Ternent CA, Thorson AG, Christensen MA. Use of preoperative ultrasound staging for treatment of rectal cancer. Dis Colon Rectum. 1999;42:159-66.
32. Beer-Gabel M, Teshler M, Barzilai N, Lurie Y, Malnick S, Bass D, et al. Dynamic trans-perineal ultrasound (DTP-US)- a new method for diagnosis of pelvic floor disorders: techinical details and preliminary results. Dis Colon Rectum. 2002;45:239-48.
33. Beer-Gabel M, Teshler M, Schechtman E, Zbar AP. Dynamic transperineal ultrasound vs. defecography in patients with evacuatory difficulty: a pilot study. Int J Colorectal Dis. 2004;19:60-67.
34. Drageted J, Gammelgaard J. Endoluminal ultrasonic scanning in the evaluation of rectal cancer: a preliminary report of 13 cases. Gastrointest Radiol 1993;8:367-9.
35. Hildrebant U, Fiefel G. Preoperative staging of rectal cancer by intrarectal ultrasound. Dis Colon Rectum. 1985;28:42-6.
36. Piloni V, Spazzafumo L. Evacuation sonography. Tech Coloproctol. 2005; Epub Jul; 9(2):119-25.
37. Law PJ, Bartram CI. Anal endosonography: technique and normal anatomy. Gastrointest Radiol. 1989;14:349-53.
38. Schröder J, Löhnert M, Doniec JM, Dohrmann P. Endoluminal ultrasound diagnosis and operative management of rectal endometriosis. Dis Colon Rectum. 1997;40:614-7.
39. Hunerbein M, Pegios W, Rau B, Vogl TJ, Felix R, Schlag PM. Prospective comparison of endorectal ultrasound, three-dimensional endorectal ultrasound and endorectal MRI in the preoperative evaluation of rectal tumors. Preliminary results. Surg Endosc 2000;14:1005-8.
40. Kim JC, Cho YK, Kim SY, Park SK, Lee MG. Comparative study of three-dimensional and conventional endorectal ultrasonography used in rectal cancer staging. Surg Endosc. 2002;16:1280-5.
41. Christensen AF, Nielsen MB, Engelholm SA, Roed H, Svendsen LB, Christensen H. Three-dimensional anal endosonography may improve staging of anal cancer compared with two - dimensional endosonography. Dis Colon Rectum. 2004;47:341-5.
42. Buchanan GN, Bartram CI, Williams AB, Halligan S, Cohen CR. Value of hydrogen peroxide enhancement of three-dimensional endoanal ultrasound in fistula-in-ano. Dis Colon Rectum. 2005;48:141-147.
43. Regadas FSP, Murad-Regadas SM, Wexner SD, Rodrigues LV, Souza MHLP, Silva FR, et al. Anorectal three-dimensional endosonography and anal manometry in assessing anterior rectocele in women: a new pathogenesis concept and the basic surgical principle. Colorectal Dis. 2007;9:80-85.
44. Law PJ, Kamm MA, Bartram CI. A comparison between electromyography and anal endosonography in mapping external anal sphincter defects. Dis Colon Rectum 1990;33:370.

45. Law PJ, Kamm MA, Bartram CI. Anal endosonography in the investigation of faecal incontinence. Br J Surg. 1991;78:312.
46. Madoff RD. Surgical treatment options for fecal incontinence. Gastroenterology .2004;126(suppl I):S48-S54.
47. Felt-Bersma RJ, Klinkenberg-Knol EC, Meuwissen SG. Anorectal function investigations in incontinent and continent patients: differences and discriminatory value. Dis Colon Rectum. 1990;33(6):479-85.
48. Enck P, Von Giesen HJ, Schafer A. Comparison of anal sonography with conventional needle electromyography in the evaluation of anal sphincter defects. Am J Gastroenterol. 1996;91:2539-43.
49. Sentovich SM, Wong WD, Blatchford GS. Accuracy and reliability of transanal ultrasound for anterior anal sphincter injury. Dis Colon Rectum. 1998;41:1000-4.
50. Felt-Bersma RJF, Cuesta MA, Koorevaar M. Anal sphincter repair improves anorectal function and endosonographic image. A prospective clinical study. Dis Colon Rectum. 1996;38:878-85.
51. Sultan AH, Kamm MA, Talbot IC, Nicholls RJ, Bartram CI. Anal endosonography for identifying external sphincter defects confirmed histologically. Br J Surg. 1994;81:463-5.
52. Keating JP, Stewart PJ, Eyers AA, Warner D, Bokey EL. Are special investigations of value in the management of patients with fecal incontinence? Dis Colon Rectum. 1997;40:896-901.

SEÇÃO 67-3

INCONTINÊNCIA FECAL – TRATAMENTO CONSERVADOR

Lucia Camara Castro Oliveira

INTRODUÇÃO

Os mecanismos de manutenção da continência humana são multifatoriais e complexos.[1,2] Alterações nestes mecanismos resultam em quadros variáveis de incontinência, sendo esta condição, muitas vezes, de difícil tratamento, merecendo assim uma ampla investigação clínica. Em 2017, Saldana *et al.* publicaram um *workup* de incontinência, propondo uma sequência detalhada da avaliação do paciente incontinente.[3] Os pacientes devem ser adequadamente avaliados pela história clínica e métodos de fisiologia anorretal.[4] Devido a sua complexidade, o tratamento da incontinência tem sofrido modificações ao longo das últimas décadas. Procedimentos cirúrgicos complexos apresentam altas taxas de morbidade, nem sempre proporcionando resultados satisfatórios. Um dos principais fatores de mau prognóstico para os reparos musculares esfincterianos é a associação de neuropatia pudenda e da síndrome de falência do assoalho pélvico.[5] A vida contemporânea tem também contribuído com fatores hoje, considerados como determinantes de resultados subótimos, como a obesidade e a síndrome do intestino irritável.[6]

Dessa forma, o tratamento conservador e, sobretudo, o manejo minimamente invasivo, utilizado há bem pouco tempo, têm possibilitado resultados clínicos satisfatórios com redução de complicações e do custo final.

O sucesso do tratamento do paciente incontinente, depende de um conjunto de medidas adotadas desde a primeira consulta. Acreditamos que o estabelecimento de uma ótima relação médico-paciente gerando confiança, segurança e esperança para o paciente constitui etapa fundamental para o tratamento. Muitos pacientes convivem com incontinência fecal durante anos, desacreditados de qualquer possível melhora do quadro. A atitude positiva e encorajadora do profissional que lida com pacientes incontinentes permite a maior aderência ao tratamento.

SELEÇÃO DOS PACIENTES

Numa primeira entrevista, é importante caracterizar o tipo e a gravidade do sintoma. Utilizamos para isto as escalas de incontinência e qualidade de vida já validadas na literatura. Consideramos que a incontinência seja leve quando o índice de incontinência, segundo a escala de Jorge e Wexner, seja de até 7-8.[1] A utilização da escala de incontinência de St. Mark's inclui um dado a mais, representado pela presença de urgência retal.[7] Os pacientes são submetidos também ao instrumento de qualidade de vida adotado pela sociedade americana, FIQL (*Fecal Incontinence Quality of Life*), e, através desta avaliação,[8] podemos obter informações importantes sobre o prejuízo para a qualidade de vida. Não raramente recebemos pacientes com quadros de depressão e desânimo decorrentes das mudanças ocorridas no dia a dia em consequência dos episódios de incontinência. Consideramos a incontinência grave quando os episódios de escape são diários, obrigando os pacientes ao uso diário de protetores das vestes e reclusão domiciliar pelo constrangimento. Em geral, nestes casos, o índice de incontinência está entre 18-20. Estes pacientes com incontinência grave são encaminhados para uma investigação diagnóstica, porém iniciamos medidas dietéticas e outras medicações orais, tais como loperamida, lactobacilos e formadores do bolo fecal já na primeira consulta, com o objetivo de constipar o paciente e reduzir os episódios de incontinência. Assim, medidas iniciais clínicas devem ser instituídas sempre, mesmo nos casos mais graves. Embora a avaliação fisiológica nestes casos geralmente demonstre defeitos esfincterianos que necessitam alguma intervenção cirúrgica, qualquer medida que ao menos reduza a chance de uma incontinência diária é válida. Outra situação interessante em nossa prática diária é a análise do perfil geral do indivíduo incontinente. Alguns fatores de mau prognóstico para os reparos cirúrgicos são apresentados no Quadro 67-3-1 Nestes casos, a adoção de medidas mais conservadoras pode ser a melhor opção. A seleção dos pacientes para o tratamento conservador deve então basear-se em uma minuciosa avaliação clínica, associada a alguns métodos de avaliação funcional e de imagem, como a ultrassonografia endoanal. Didaticamente falando, o perfil do paciente que apresenta como melhor indicação, o tratamento conservador está demonstrado no Quadro 67-3-2.

Quadro 67-3-1. Fatores de Mau Prognóstico para o Tratamento Cirúrgico

- Obesidade
- Diabetes
- Neuropatia, desnervação acentuada do assoalho pélvico como parte da síndrome de falência do assoalho pélvico
- Doenças neurológicas
- Síndrome do intestino irritável
- Colites com quadros recorrentes de diarreia
- Doença pulmonar obstrutiva crônica

Quadro 67-3-2. Perfil do Paciente Candidato ao Tratamento Conservador

- Índice de incontinência CCFF até 13
- Ausência de lesão muscular grave ou defeitos de até 60 Graus
- Ausência de episódios de incontinência diários
- Pacientes com mais de 80 anos
- Pacientes motivados
- Pacientes portadores de fatores de mau prognóstico para o reparo cirúrgico: obesidade, doença pulmonar, diabetes, síndrome do intestino irritável

OPÇÕES DE TRATAMENTO

Uma vez determinado que o paciente deva ser inicialmente submetido ao tratamento conservador, as opções hoje disponíveis estão demonstradas no Quadro 67-3-3 e em seguida abordaremos cada uma separadamente.

MODIFICAÇÕES NO ESTILO DE VIDA

Muitas condições crônicas, incluindo a incontinência fecal, necessitam ajustes e modificações nos hábitos e estilo de vida. Embora algumas modificações não tenham evidências científicas fortes, podem ser adotadas individualmente, sem prejuízo para os pacientes. Começando com as modificações da dieta, sabemos que alguns alimentos estimulam a motilidade intestinal e aumentam a flatulência, como certos vegetais e leguminosas (feijão, repolho, couve-flor, brócolis); outros alimentos gordurosos e condimentados também devem ser evitados.[9] Por exemplo a cafeína, é um forte estimulante da motilidade do retossigmoide, pode induzir o desejo da evacuação e provocar urgência fecal.[10]

O consumo crônico de álcool também está associado à aceleração do esvaziamento gástrico e do trânsito intestinal, com dano à mucosa do duodeno e do jejuno, levando ao supercrescimento bacteriano e consequentemente a maior chance de fezes líquidas e diarreia.[11]

A suplementação de fibra solúvel moderadamente fermentável (*psyllium*) para pacientes incontinentes está associada a uma redução dos episódios de incontinência em diferentes estudos randomizados, com evidência nível 1.[12,13]

MEDICAÇÕES ORAIS

Devemos inicialmente tratar quaisquer doenças que possam estar causando diarreia e consequentemente incontinência pelo mecanismo de alteração da consistência das fezes ou aumento do tempo de trânsito intestinal. Os pacientes devem ser submetidos a investigação de intolerância à lactose. A intolerância ao glúten é mais rara e a associação de outros sintomas característicos desta doença pode auxiliar no estabelecimento do diagnóstico. Independente da causa da alteração da consistência das fezes, a maioria dos pacientes pode beneficiar-se com medidas dietéticas e/ou medicações constipantes (Quadro 67-3-4).

A pectina, encontrada nas frutas, pode ser utilizada como antidiarreico, por ser uma substância adsorvente e protetora da mucosa intestinal. Sua utilização em crianças com diarreia vem contribuindo para a redução da mortalidade em países subdesenvolvidos.[14] Pela sua ação antidiarreica então, pode ser utilizada para o manejo de pacientes incontinentes. Na forma comercial pode ser encontrada como medicação líquida (Kaomagma®, Kaopectate®).

Quadro 67-3-3. Opções de Tratamento Conservador para a Incontinência Anal

- Modificações no estilo de vida
- Medicações orais
- Medidas que promovem o esvaziamento retal
- Formadores do bolo fecal
- Medicações tópicas perianais
- *Plug* anal
- *Biofeedback* e eletroestimulação anal
- Substâncias de preenchimento
- *Minislings*
- Neuromodulação
- Estimulação do nervo tibial posterior

Quadro 67-3-4. Medicações Orais Utilizadas no Tratamento da Incontinência

- Pectina
- Loperamida
- Codeína
- Colestiramida
- Dimeticona, brometo de pinavério, brometo de otilônio
- Lactobacilos e bifidobactérias
- Amiltriptilina/nortriptilina
- Alosetron

Pacientes com diarreia idiopática podem ser tratados com medicações opioides, tais como codeína ou loperamida. Os efeitos clínicos da loperamida comparados com placebo foram avaliados através de um estudo duplo-cego randomizado em pacientes submetidos a proctocolectomia restauradora.[15] Um aumento de 20% das pressões de repouso foi observado em ambos os grupos, mas as pressões de contração não sofreram mudanças. Clinicamente, houve uma redução dos episódios de incontinência noturna, com menos *soiling* e menor utilização de protetores de roupa. Em outro estudo cruzado duplo-cego, um grupo de crianças foi avaliado quanto aos efeitos da loperamida sobre a consistência das fezes e o número de evacuações, demonstrando uma melhora na qualidade de vida destes pacientes.[16] Em um estudo duplo-cego cruzado comparando a loperamida, codeína e difenoxilato em 30 pacientes com diarreia crônica, demonstrou-se que a loperamida e a codeína são superiores ao difenoxilato para o tratamento da diarreia crônica.[17]

Nos casos de alteração do metabolismo dos sais biliares a adição de colestiramina pode ser eficaz.[18] Uma das situações comuns, em que uma alteração do mecanismo dos sais biliares pode cursar com diarreia e incontinência relaciona-se com as colecistectomias. Pacientes do sexo feminino, com história obstétrica de partos vaginais e colecistectomias prévias podem apresentar incontinência. A simples adição da colestiramida pode melhorar a qualidade de vida significativamente. Nos pacientes portadores de síndrome do intestino irritável, a utilização de medicações que atuam na motilidade intestinal, tais como a dimeticona, brometo de pinavério, brometo de otilônio, podem modificar também o quadro inicial, promovendo um bem-estar e maior confiança do paciente para as etapas seguintes do tratamento.[19]

Alguns dos probióticos mais conhecidos e utilizados, isto é, os lactobacilos e bifidobactérias, equilibram a microbiota intestinal e assim atuam diminuindo os episódios de diarreia e consequentemente de incontinência.[20]

Os mecanismos de ação dos probióticos são vários. Entre eles, impedem a adesão de bactérias patogênicas, diminuindo a invasão de bactérias na luz intestinal, estimulam a produção de muco pelas células intestinais e assim formando uma verdadeira barreira contra estas bactérias patogêncas.[21]

O uso da amiltriptilina e nortriptilina, antidepressivos que promovem a redução da motilidade intestinal e o aumento do tônus anal tem também sido preconizada na dose de 10-25 mg diários.[22,23] O papel do antidepressivo proporcionando também um bem-estar ao paciente incontinente, tem justificado a sua utilização.

O alosetron, ainda não disponível no Brasil, é um bloqueador dos receptores da serotonina, e atua inibindo a peristalse intestinal. Sua utilização tem sido restrita devido ao risco de colite isquêmica.[24]

MEDIDAS QUE PROMOVEM O ESVAZIAMENTO RETAL

O simples esvaziamento da ampola retal pode auxiliar a diminuição dos episódios de escape. Devemos excluir os casos de impactação fecal através do toque retal. Nesses casos, o aumento da ingestão hídrica e a adição de medidas, tais como, utilização de enemas, lavagens retais ou supositórios e programas de reeducação intestinal podem ajudar.[25] Além disso, deve-se proscrever quaisquer medicações que possam propiciar novos episódios de impactação.

Como parte das condutas não cirúrgicas devemos também incluir a necessidade de uma boa higiene da região perianal, evitando-se a contaminação das vias urinárias e a formação de feridas e assaduras na região perianal.

O programa de irrigação retal pode ser uma saída para a manutenção de um reto "limpo". Os pacientes são orientados a introduzir um volume de 500 mL a 1 litro de água morna via retal, enquanto estão sentados na toalete promovendo desta forma um esvaziamento do conteúdo fecal, prevenindo a incontinência. Este é um método de baixo custo, mas que requer tempo e que não proporciona uma solução definitiva para o problema. Outra opção é a utilização de um enema de fosfato ou supositórios de glicerina líquidos.

FORMADORES DO BOLO FECAL

Um dos mecanismos de manutenção da continência é a consistência das fezes. Uma simples diarreia por libação alimentar gordurosa pode gerar episódios de incontinência, principalmente se o paciente apresentar algum outro fator de risco associado. Pacientes que apresentam distúrbios de motilidade, como a síndrome do intestino irritável, doença diverticular, intolerância alimentar referem alternância do ritmo intestinal, e quando as fezes passam a ter uma consistência mais amolecida ou líquidas podem apresentar incontinência. Nestes casos, os melhores formadores do bolo fecal são as fibras solúveis, representadas pela pectina das frutas e legumes, e pelos produtos comerciais que apresentam goma-guar, já disponíveis em nosso meio (Fiber Mais®, Benefiber®).[26]

MEDIDAS DE CONTENÇÃO DO CONTEÚDO RETAL

A utilização de dispositivos que permitam a "oclusão" temporária do ânus tem sido uma tentativa de proporcionar uma proteção para os momentos em que o paciente estará exercendo uma atividade social. Desta forma, um *plug* ou algum dispositivo de oclusão do ânus como o Procon *device*, podem proporcionar uma proteção adicional ao paciente. O *plug* mais utilizado tem sido o Peristeen, que consiste em uma esponja em meia-lua presa a um cordão, que permite o ancoramento desta esponja no interior do canal anal, evitando-se assim as perdas fecais (Fig. 67-3-1).[27] Não existem trabalhos prospectivos ou comparativos com a utilização do *plug* Peristeen. A autora tem utilizado este *plug* para pacientes que se encontram em programa de reabilitação do assoalho pélvico, principalmente quando os episódios de escape ainda levam a constrangimento e prejuízo da qualidade de vida. Os resultados iniciais foram apresentados durante encontro anual da Sociedade Brasileira de Coloproctologia e demonstraram ser este dispositivo útil, isento de efeitos colaterais e bastante tolerável pelos pacientes avaliados.[28]

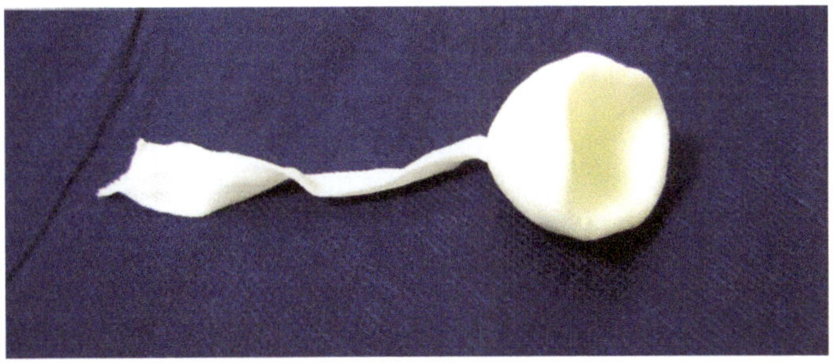

Fig. 67-3-1. *Plug* anal Peristeen após umedecido, demonstrando sua abertura para ancoramento no canal anal.

MEDICAÇÕES TÓPICAS PERIANAIS

A utilização de fenilefrina tópica à 10-20% em vaselina foi descrita em 1999 por Carapetti *et al.*,[29] embora não submetida ainda a comparação randomizada, tem sido relacionada com o aumento do tônus esfincteriano. O paciente é instruído a massagear a região perianal com a pomada contendo a substância.

Em uma revisão sobre o tratamento medicamentoso realizado pelo Cochrane Grupo de Estudos da Incontinência,[30] todos os trabalhos randomizados, controlados sobre o uso de drogas para o tratamento da incontinência foram avaliados, tendo sido identificados 11 estudos no total. Entre estes, três trabalhos comparavam o uso tópico de fenilefrina *versus* placebo e um estudo comparava o uso de valproato de sódio *versus* placebo.[29-31] Os autores utilizaram o valproato de sódio oral comparado com o placebo em 17 pacientes submetidos à anastomose ileoanal. Observaram uma diminuição dos episódios de *soiling* e um aumento das pressões de repouso. Os três primeiros demonstraram um efeito benéfico da fenilefrina sobre as pressões de repouso, principalmente quando utilizada em concentrações iguais ou superiores a 10%.

BIOFEEDBACK E ELETROESTIMULAÇÃO

Apesar das controvérsias existentes e da necessidade de estudos bem desenhados com um maior número de pacientes, o *biofeedback* anal é a principal opção não cirúrgica para o tratamento da incontinência leve a moderada com resultados satisfatórios em torno de 70% dos casos.[32-35]

É um método simples, sem efeitos colaterais, praticamente sem contraindicações, com exceção nos casos de deficiências auditivas e visuais ou indivíduos desmotivados ou portadores de distúrbios cognitivos.

Diferentes séries na literatura têm demonstrado resultados satisfatórios em pacientes incontinentes, principalmente quando utilizado como forma de um protocolo de medidas incluindo ajustes na dieta, nas medicações utilizadas, entre outros, conforme Quadro 67-3-5.

Na verdade, a fisioterapia dos músculos do assoalho pélvico deve ser recomendada como uma intervenção precoce no tratamento da incontinência e tem Grau de recomendação B.

O mecanismo exato de atuação do *biofeedback* sobre a musculatura do assoalho pélvico é ainda desconhecido. A melhora da incontinência anal nem sempre se associa a mudanças no gradiente pressórico da musculatura esfincteriana.[36] Entretanto, parece haver uma relação com a mudança da percepção retal e da coordenação da musculatura.[37,38] A insuflação do balão intrarretal produz a sensação de preenchimento retal e o desejo evacuatório. O paciente é treinado para perceber o estímulo desta distensão retal e deve ser capaz de responder rapidamente com uma contração imediata do esfíncter anal externo para neutralizar a inibição reflexa (relaxamento) do esfíncter anal interno. O objetivo então do treinamento sensorial é o aumento da sensibilização para a presença de fezes no reto e para diminuir atrasos na resposta a sensação de distensão.

A dificuldade em se analisar os resultados das séries da literatura, reside no fato dos trabalhos utilizarem diferentes métodos de análise, subgrupos de pacientes não homogêneos, protocolos não padronizados. O número de pacientes avaliados é ainda insuficiente para que conclusões e definições a respeito dos fatores prognósticos e de sucesso desta técnica possam ser definidos. Estudos prospectivos e randomizados são necessários, além de um seguimento a longo prazo. O novo consenso de avaliação e tratamento da incontinência anal da Sociedade Americana de Coloproctologia (ASCRS) foi recentemente atualizado.[32]

Quadro 67-3-5. Componentes do Programa Completo de *Biofeedback* Anal

- Excelente relação médico-paciente
- Profissional motivado e que motive o paciente para o sucesso do programa
- Lições de anatomia e fisiologia anorretal para o paciente, através de linguagem acessível-utilização de desenhos, escala de Bristol, maquetes e modelos do intestino
- Suporte nutricional/medidas dietéticas
- Suporte emocional/auxílio do psicólogo e/ou psiquiatra
- Estabelecimento de diários de evacuação
- Supervisão medicamentosa semanal
- Exercícios da musculatura
- *Biofeedback* instrumental com telas de animação em sistemas de manometria e/ou eletromiografia
- Exercícios domiciliares com ou sem sistemas portáteis domiciliares

O *biofeedback* é considerado uma opção de tratamento não invasivo para pacientes que não responderam adequadamente a modificação dietética, medicamentos aconselhamentos e outras medidas clínicas. Os objetivos desta técnica de reabilitação são melhorar a sensação, a coordenação e a força muscular. Poderá ser considerado como opção de tratamento antes de uma reconstrução esfincteriana, ou para aqueles que permaneceram incontinentes após o reparo cirúrgico. Poderá ser utilizado no período pós-parto em mulheres sintomáticas. Os sistemas domiciliares poderão ser utilizados em idosos como alternativa aos programas ambulatoriais.

Em dezembro de 2007, o Instituto Nacional de Saúde dos Estados Unidos (National Institute of Health-NIH) reuniu diferentes especialistas com a finalidade de avaliar estratégias para a prevenção da incontinência fecal e urinária.[39] Entre as várias conclusões obtidas, concluíram que o *biofeedback* e o treinamento do assoalho pélvico são eficazes na prevenção e reversão da incontinência relacionada à história obstétrica após o primeiro ano do parto. Entretanto, devido aos diversos fatores expostos anteriormente, acreditam que ainda há dados insuficientes em relação aos benefícios do *biofeedback* para a prevenção da incontinência à longo prazo.

De qualquer forma, parece claro que esta modalidade de tratamento tem um papel importante no tratamento das disfunções do assoalho pélvico e estudos prospectivos futuros poderão esclarecer as controvérsias ainda existentes.

A eletroestimulação tem sido utilizada isoladamente ou em combinação ao *biofeedback*.[40,41] A revisão do grupo Cochrane de incontinência identificou apenas um estudo randomizado com 40 pacientes, no qual se sugere que a eletroestimulação possa ter um efeito terapêutico, principalmente se associada ao *biofeedback*. Entretanto, por ser um método simples e de baixa morbidade, vem sendo cada vez mais utilizado para o tratamento da incontinência anal.

A experiência da autora com 301 pacientes incontinentes prospectivamente tratados demonstrou resultados satisfatórios em 81% e 64% dos pacientes após o primeiro e o quarto ano de acompanhamento, respectivamente.[42]

Nesta série, os fatores de mau prognóstico encontrados foram a coexistência de obesidade, diabetes, síndrome do intestino irritável e doenças neurológicas.

Recentemente, uma comparação randomizada entre o *biofeedback* e exercícios pélvicos num grupo de 108 pacientes, demonstrou melhores resultados com a utilização do *biofeedback*.[43]

O Quadro 67-3-6 demonstra algumas séries publicadas utilizando-se o *biofeedback* anal para tratamento da incontinência anal.[44-50]

Quadro 67-3-6. Resultados do *Biofeedback* para o Tratamento da Incontinência

Autor	Ano	Pacientes (n)	Média Idade (anos)	Média *Follow-up* (meses)	Grupo Controle	Sistema BF	Melhora Clínica (%)
Oliveira LCC[42]	2010	301	68 (23-85)	36	Não	Balão	81
Heyman[43]	2009	108	59.6	3	Não	EMG	76
Glia *et al.*[44]	1998	26	61	21 (12-46)	Não	NR	53,7
Pager *et al.*[45]	2002	83	-	42	Não	NR	75
Fernandez-Fraga *et al.*[46]	2003	126	17-82	6	Não	Balão	84
Naimy *et al.*[47]	2007	49	36	-	Não	EMG	NR
Sun *et al.*[48]	2008	126	-	24	Não	EMG	98

AGENTES DE PREENCHIMENTO

Agentes de preenchimento anal surgiram com a finalidade de aumentar a barreira anal e ocluir a passagem do conteúdo fecal devido a lesão do esfíncter interno do ânus. Desde o primeiro relato da utilização desta opção para a incontinência, em 1993,[49] várias substâncias de preenchimento têm sido propostas.

A variedade de técnicas e tipos de substâncias tem tornado difícil à comparação entre os resultados e até mesmo a escolha do agente mais eficaz. Atualmente são descritos cerca de 10 agentes de preenchimento e entre as substâncias mais utilizadas (Quadro 67-3-7), destacam-se o silicone (polidimetilpiloxane), o carbono pirolítico e mais recentemente o polivinilacetato (acrilato).

Uma das grandes vantagens desta técnica é a possibilidade de ser realizada em caráter ambulatorial, sem necessidade de anestesia geral ou sedação, sendo de fácil aplicação e com baixo potencial de complicações. O preenchimento perianal foi idealizado para o tratamento da incontinência associada às lesões isoladas do músculo esfíncter interno, como, por exemplo, após esfincterotomia. Acreditava-se que o preenchimento do local do defeito muscular corrigiria a incontinência por aumento da pressão basal de repouso. Embora o aumento do tônus de repouso tenha sido utilizado como explicação para o mecanismo de ação destes agentes, diferentes trabalhos utilizando-se manometria anorretal antes e após a injeção dos agentes não conseguiram demonstrar uma correlação estatisticamente significante.

Quadro 67-3-7. Agentes de Preenchimento para a Incontinência Anal

- Gordura autóloga
- Politetrafluoroetileno – Teflon®
- Colágeno bovino (*bovine glutaraldehyde cross-linked collagen*) – Permacol™
- Partículas de carbono (*carbon-coated zirconium beads*) – Durasphere®
- Silicone (*polydimethylsiloxane elastomer*) – PTQ®
- Ácido hiaulrônico (*dextranomer/nonanimal stabilised hyaluronic acid*) – NASHA™
- Poliacrilamido (*hydrogel cross-linked with polyacrylamide*) – BULKAMID™
- Colágeno porcino (*porcine dermal collagen, and synthetic calcium hydroxylapatite*) – Permacol™
- Polivinilacetato (*polyacrylate polyalco-hol copolymer*) – Exantia®

Nossa experiência com 35 pacientes submetidos à injeção de silicone para o tratamento da incontinência anal revelou um parâmetro manométrico importante para o entendimento de seu mecanismo de ação: o índice de assimetria esfincteriana foi um dos únicos fatores relacionados com a melhora clínica dos pacientes.[50,51] O índice médio de incontinência entre os 35 pacientes estudados apresentou uma mudança significativa após o tratamento, o mesmo ocorrendo em relação ao instrumento de qualidade de vida. Observou-se também uma correlação significativa entre a melhora do índice de incontinência e os domínios constrangimento e comportamento do instrumento de qualidade de vida. O seguimento clínico dos primeiros pacientes submetidos ao tratamento, em final de 2003 e início de 2004, tem demonstrado a manutenção dos bons resultados iniciais, configurando atualmente um seguimento de mais de 6 anos e encorajando a utilização do silicone para novos pacientes. Maeda *et al.*,[52] demonstrou os efeitos a longo prazo da injeção do silicone em seis pacientes incontinentes. Embora aos 61 meses de seguimento um paciente tenha sido submetido à colostomia devido à persistência da incontinência, os demais pacientes apresentaram melhora significativa da qualidade de vida, avaliada através do instrumento SF 36. A melhora dos índices de incontinência e qualidade de vida, também foi observada por Tjandra *et al.*[53] na maior série publicada, incluindo 82 pacientes submetidos à injeção do silicone.

Diferentes estudos têm demonstrado que o silicone apresènta menor potencial para migração quando comparado com outros agentes de preenchimento.[54,55] Uma das razões é o tamanho de suas partículas, cujo diâmetro médio é de cerca de 200 micra. Estudos *in vivo* em animais demonstraram que o gel carreador é excretado pela via urinária após um período de 3 dias, deixando a parte não absorvível do silicone no local injetado, formando-se assim uma reação de corpo estranho, onde os macrófagos dos tecidos vizinhos terminam por englobar as partículas formando um granuloma e permitindo a visualização adequada do silicone 2 a 3 meses após a injeção através da ultrassonografia.[56-58]

Desta forma, realizamos a avaliação ultrassonográfica do canal anal cerca de 3 meses após a injeção nos 35 pacientes, quando a localização dos sítios de injeção é confirmada (Fig. 67-3-2).

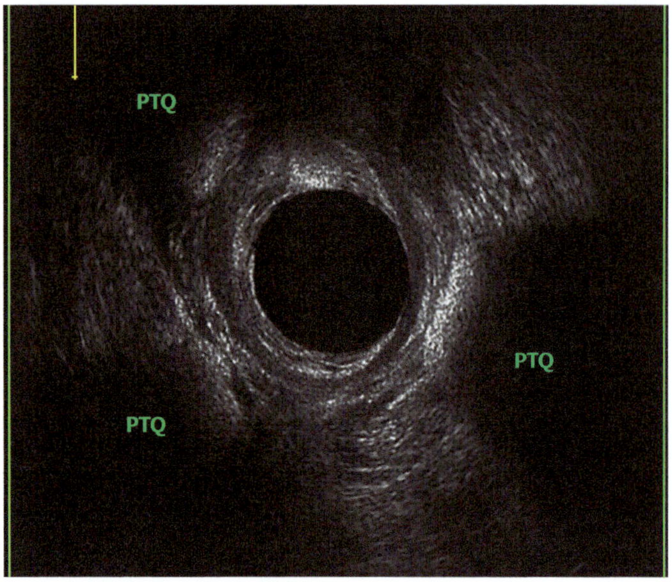

Fig. 67-3-2. Aspecto ultrassonográfico após 3 meses de injeção do agente de preenchimento PTQ®.

A utilização de colágeno como agente de preenchimento, em uma recente série de 73 incontinentes com seguimento médio de 1 ano, demonstrou resultados clínicos satisfatórios, principalmente em pacientes com mais de 60 anos e com incontinência idiopática.[59] Comparando-se o silicone ao colágeno, observa-se que o último apresenta duas grandes desvantagens: necessidade de teste cutâneo antes de sua aplicação e repetição das injeções após um período de 12 a 30 meses, já que a substância parece sofrer degradação após este período.

Partículas de carbono pirolítico também vêm sendo utilizadas como agente de preenchimento.[60,61] Entre as desvantagens deste agente, cita-se o tamanho das partículas e maior resistência encontrada para sua aplicação, que em geral é realizada na submucosa, ao longo do canal anal. A primeira série da literatura foi relatada por Davis *et al.*[62] em 2003. Dezoito pacientes incontinentes foram submetidos a injeções submucosas de carbono pirolítico e seguidos por um período de 28 meses. Os autores observaram melhora clínica em 15 pacientes, traduzida principalmente pelas alterações no índice de incontinência e qualidade de vida. Em uma comparação entre o silicone e o carbono pirolítico para o tratamento da incontinência anal em 40 pacientes, Tjandra *et al.*[63] demonstraram melhores resultados com a utilização do silicone. Em pacientes incontinentes após hemorroidectomia, Chan *et al.*[64] relatou melhora clínica significativa após a injeção do silicone. Nos sete pacientes avaliados, os autores observaram inclusive aumento significativo da pressão de repouso após o tratamento. Apesar de a maioria dos trabalhos relacionarem a melhora clínica ao aumento do tônus de repouso, nem todos os estudos publicados puderam demonstrar tal correlação através da manometria.[65,66] A correção da assimetria esfincteriana e o aumento do comprimento do canal anal funcional foram considerados, os principais mecanismos relacionados com a melhora clínica dos nossos pacientes.[67] Provavelmente, a complexidade dos mecanismos que mantêm a continência anal vem contribuindo para as dificuldades encontradas em se demonstrar o mecanismo de ação dos agentes de preenchimento.

Na escolha do agente de preenchimento, devemos levar em consideração o tamanho das partículas. Sabemos que partículas maiores do que 80 micra podem evitar a migração. As substâncias devem também serem biocompatíveis e não alergênicas. O silicone é apresentado na forma de uma pasta mantida em ampolas de 2,5 mL, necessitando pistola especial para sua aplicação transesfincteriana (Figs. 67-3-3 e 67-3-4).

Já o cabono pirolítico é comercializado em seringas contendo 1 a 3 mL da substância, injetada na submucosa com o auxílio de um anuscópio acima da linha pectínea (Fig. 67-3-5).

Uma nova substância de preenchimento vem sendo utilizada para o tratamento da incontinência urinária e encontra-se em avaliação para a incontinência anal.[68] O composto é constituído de um polímetro de polivinil alcohol, o polivinilacetato. As partículas são amorfas, flexíveis e com um tamanho de 320 micra, promovendo uma boa fixação aos tecidos. É disponibilizada em seringas de 1 mL e preconiza-se a injeção submucosa sob anuscopia ou guiada pelo toque retal (Figs. 67-3-6 a 67-3-8).

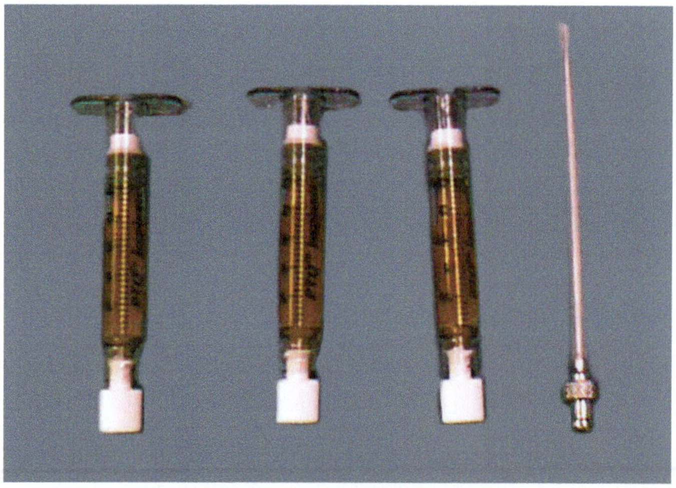

Fig. 67-3-3. Seringas com 2,5 mL de silicone (PTQ®).

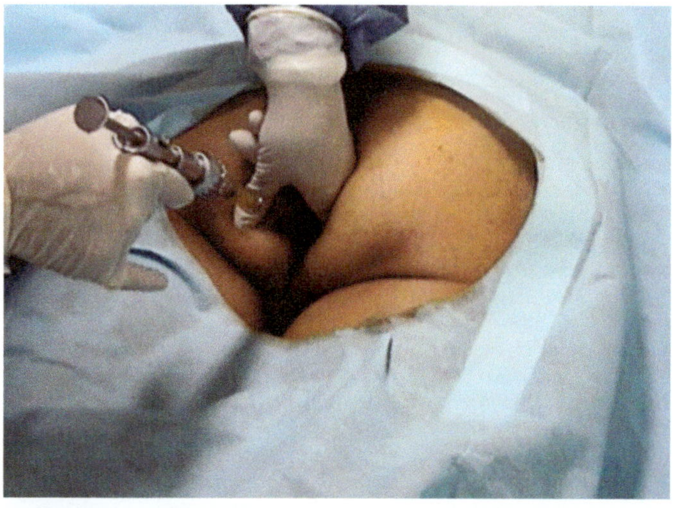

Fig. 67-3-4. Injeção de silicone (PTQ®) guiada pelo toque retal.

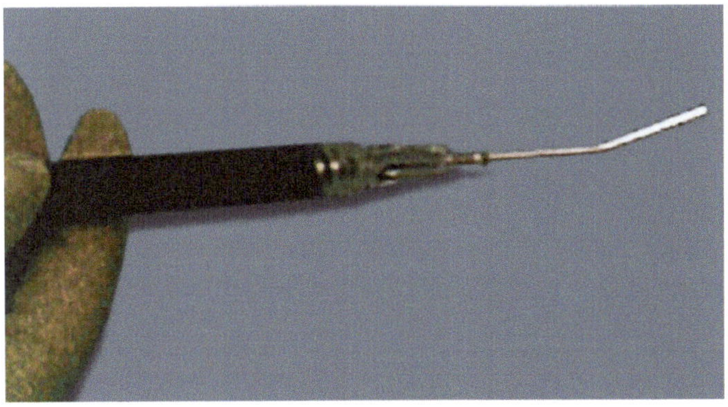

Fig. 67-3-5. Seringa com carbono pirolítico (Durasphere®).

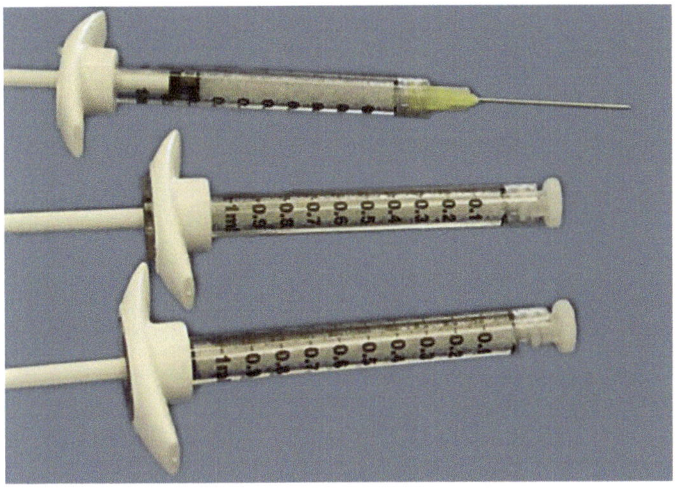

Fig. 67-3-6. Seringas com polivinilacetato para injeção na submucosa.

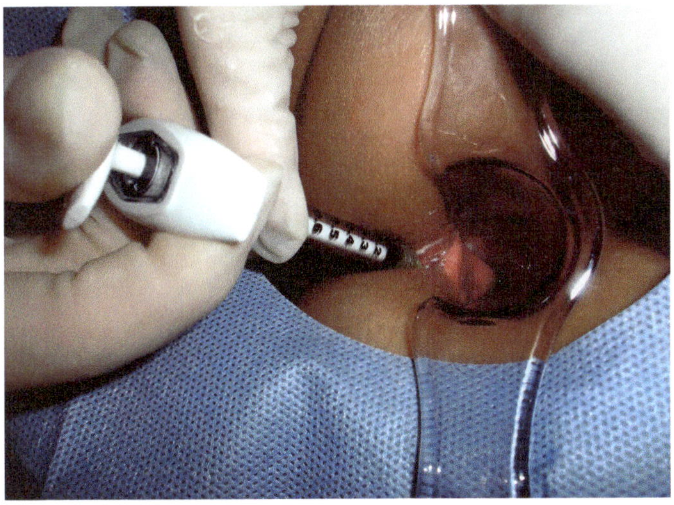

Fig. 67-3-7. Injeção submucosa sob anuscopia do polivinilacetato.

Os resultados preliminares de um estudo multicêntrico utilizando-se o acrilato como agente de preenchimento, vem demonstrando baixa incidência de dor local, infecção e rejeição do material. Entre os 58 pacientes submetidos ao tratamento 70% apresentaram melhora clínica, com importante redução dos episódios de incontinência.[66]

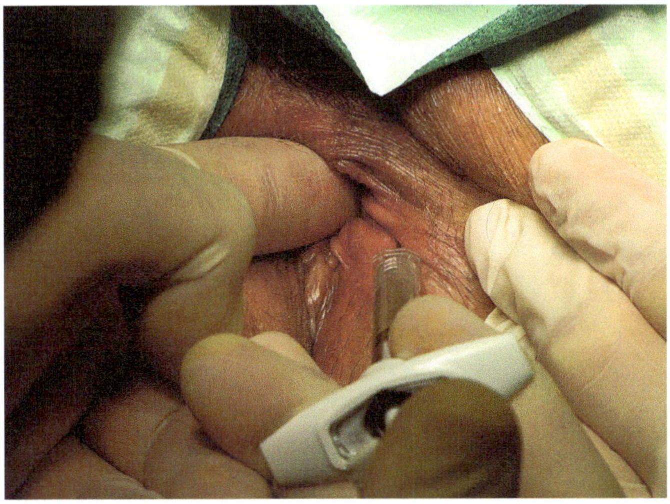

Fig. 67-3-8. Injeção do polivinilacetato guiada pelo toque retal.

Embora uma recente revisão do grupo Cocrhane tenha concluído que os resultados obtidos nos trabalhos avaliados sejam insuficientes para que recomendações sobre a eficácia do método seja comprovada, todos os trabalhos demonstraram que o método é seguro e de simples execução.[67]

A possibilidade de oferecer esta nova modalidade de tratamento minimamente invasiva para o tratamento da incontinência anal, vem possibilitando o tratamento de pacientes com incontinência leve a moderada, porém com importante prejuízo para sua qualidade de vida. Os agentes de preenchimento têm demonstrado segurança e eficácia, melhorando significativamente a qualidade de vida dos pacientes tratados. Futuramente, estudos prospectivos e randomizados, assim como estudos incluindo um maior número de pacientes poderão selecionar o agente ideal para o tratamento da incontinência anal.

MINISLINGS PARA INCONTINÊNCIA

A utilização de telas ou *slings* para o tratamento das diferentes distopias genitais e para a incontinência urinária vem sendo realizada pelos uroginecologistas com resultados satisfatórios.[67,68] Em coloproctologia, novas telas de polipropileno monofilamentar (Ophira/Anphis mini sling system-Promedon, Cordoba, Argentina) tem sido propostas para o tratamento da incontinência anal, principalmente em pacientes com grau leve a moderado, na ausência de defeito muscular estrutural, ou como complementação a uma esfincteroplastia. O procedimento é simples e realizado com o paciente na posição de canivete ou *Jack-knife* ou na posição proctológica convencional. Quando não há defeito na musculatura, inserimos e colocamos a parte maior da tela no quadrante posterior, e através de duas pequenas incisões laterais, utilizando-se o instrumento do *kit* de inserção fixamos a porção espiculada na musculatura através de um trocater especial desenvolvido especialmente para o procedimento (Fig. 67-3-9).

Quando há um defeito anterior no esfíncter externo do ânus, realiza-se a esfincteroplastia convencional e em seguida, utilizando-se a mesma incisão anterior, posicionamos o *minisling* sobre o reparo, fixando-se as extremidades ao redor do canal anal, próximo à rafe coccígea através do trocater do *kit* (Fig. 67-3-10).

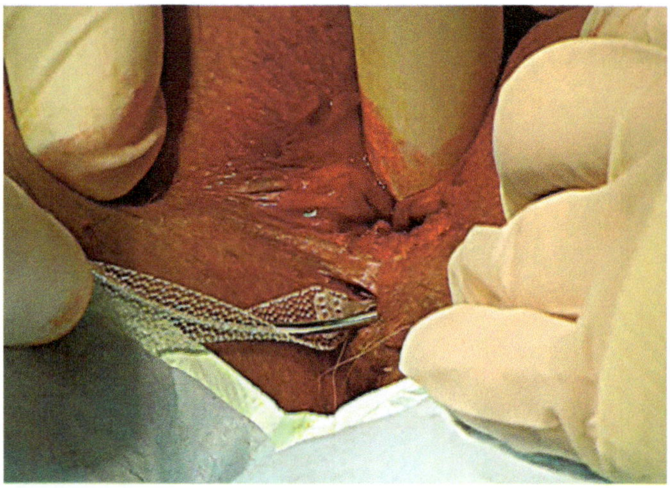

Fig. 67-3-9. Colocação da tela fixada ao trocater através das incisões perianais.

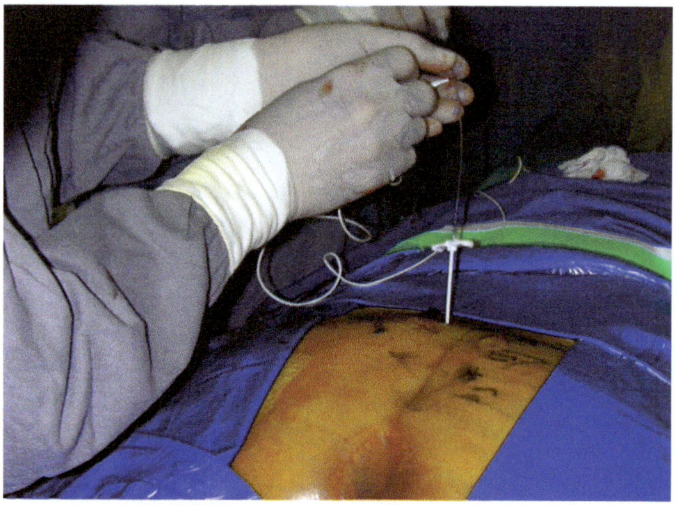

Fig. 67-3-11. Estimulação das raízes sacras.

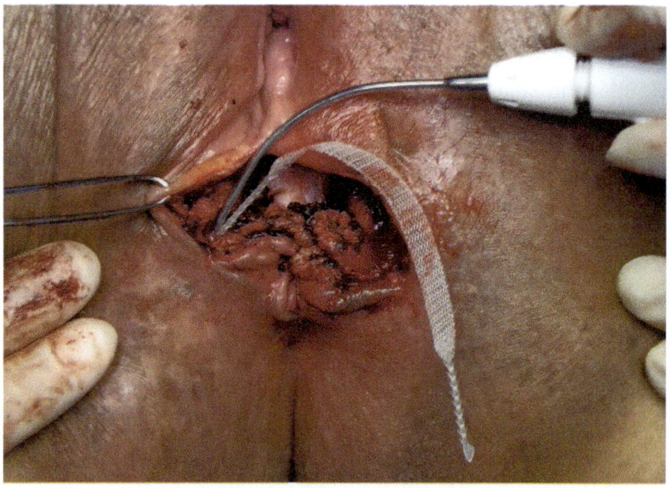

Fig. 67-3-10. Colocação de tela Anphis sobre esfincteroplastia anterior.

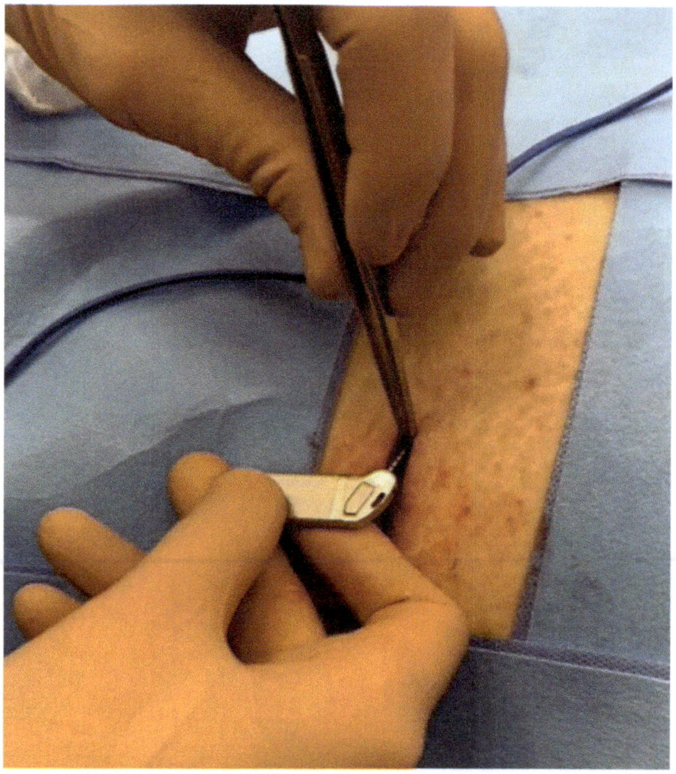

Fig. 67-3-12. Implante definitivo do neuroestimulador (gerador) sacral Interstim Micro.

Esta nova técnica minimamente invasiva é uma opção recente e com estudo multicêntrico em andamento desde 2009. Acreditamos, portanto, que diante de uma seleção adequada dos pacientes, poderá ser incluída no leque de opções de tratamento da incontinência anal.

NEUROMODULAÇÃO

A estimulação nervosa sacral ou neuromodulação sacral constitui um dos mais fascinantes métodos minimamente invasivos para o tratamento dos distúrbios do assoalho pélvico, demonstrando significativa melhora da qualidade de vida dos pacientes incontinentes.

Desde o primeiro relato em 1995, por Matzel,[69] a neuromodulação vem sendo utilizada para diferentes indicações, com resultados satisfatórios e surpreendentes. É hoje uma terapia com eficácia estabelecida e comprovada, com morbidade pequena e grau de evidência forte na literatura.

Apesar do seu mecanismo de ação não ser ainda totalmente conhecido, os novos conceitos na fisiopatologia da incontinência anal têm facilitado o seu entendimento.[70] Acredita-se que tenha um importante efeito sobre a motilidade e a sensibilidade retal, modulando os reflexos anorretais e causando uma recuperação de circuitos sinápticos pelas vias de estimulação sensoriais aferentes. A melhora da incontinência parece estar relacionada com uma melhor coordenação entre os mecanismos sensitivos do reto e a musculatura esfincteriana.

A neuromodulação é realizada em duas etapas básicas: a primeira, também conhecida como estimulação temporária, consiste na estimulação periférica das raízes de S3 para se avaliar a integridade dos nervos sacros (Fig. 67-3-11), e a segunda etapa, consistindo do implante permanente do gerador (Fig. 67-3-12).

Devido aos resultados altamente promissores, a neuromodulação tem sido indicada para casos de incontinência grave, refratária a outros tratamentos, de origem neurogênica, com musculatura intacta, e até mesmo para casos de incontinência associada a lesões musculares e prolapso retal.[71-74]

Fatores associados aos bons resultados na fase da estimulação temporária foram analisados recentemente, e os únicos que representaram fatores preditivos para o sucesso da técnica foram a técnica adequada da estimulação percutânea e a resposta sensorial dos pacientes durante a estimulação.[73]

O sucesso das diferentes séries publicadas mundialmente tem expandido as indicações até mesmo para pacientes pediátricos.[74]

Os excelentes resultados publicados nas diferentes séries da literatura têm motivado a sua utilização como terapia de primeira linha e ampliado as indicações.[75] Embora seu custo seja ainda elevado, a seleção adequada de pacientes permite uma relação custo-benefício a longo prazo que justifica sua utilização.[76]

ESTIMULAÇÃO PERCUTÂNEA DO NERVO TIBIAL

A estimulação do nervo tibial posterior é uma nova modalidade de tratamento da incontinência leve a moderada, principalmente quando associada à incontinência urinária. Foi na verdade introduzida para o tratamento da incontinência urinária, sendo mais recentemente proposta também na área da coloproctologia. É um procedimento simples, ambulatorial, com boa tolerância, devendo ser realizado através de sessões semanais com duração de 20-30 minutos. As primeiras séries descritas na literatura com 17 e 10 pacientes incontinentes demonstraram uma redução importante dos episódios de incontinência, com sucesso descrito entre 70-60%, respectivamente.[77,78]

Mais recentemente, uma revisão de oito estudos incluindo 129 pacientes, demonstrou resultados satisfatórios com uma variação de 30-80% entre eles.[79]

Entretanto, serão necessárias evidências baseadas em estudos comparativos e randomizados, para que a indicação desta modalidade de tratamento venha substituir as opções hoje disponíveis. Porém, representa uma opção extremamente atraente, principalmente devido ao reduzido custo e baixo índice de complicações.

INJEÇÃO DE CÉLULAS-TRONCO

O conceito de se injetar células-tronco mesenquimais adiposas ou de origem muscular na região anal e perianal para a reestruturação de áreas de defeitos musculares tem sido uma opção atrativa para o tratamento da incontinência anal.[80] Os estudos estão em andamento, e a terapia pode ser uma opção para os casos de incontinência refratária, ânus patuloso e lesão muscular grave.

CONCLUSÃO

Os distúrbios da continência e defecação, principalmente a incontinência anal, são condições mais frequentemente avaliadas pelo proctologista, com incidência provavelmente subestimada em nosso país. O profissional que hoje atua neste campo, deve buscar todas as opções disponíveis para o tratamento destes pacientes. O objetivo final e primordial do tratamento deve ser a melhora na qualidade de vida. À medida que novas opções minimamente invasivas vêm surgindo, proporcionando uma redução da morbidade e melhora na continência, tratamentos de alta complexidade, como a transposição muscular e a substituição esfincteriana vem sendo substituídos e menos utilizados. Da mesma forma, tratamentos com baixa efetividade, como a radiofrequência e o implante de um anel magnético vem sendo abandonados, dando espaço para a neuromodulação e a injeção de células-tronco.

A escolha do tratamento deve ser individualizada, iniciando-se com medidas mais simples, porém podendo associar-se muitas outras intervenções, que, atuando conjuntamente, poderão finalmente ajudar o paciente incontinente.

O manejo minimamente invasivo da incontinência anal é uma realidade.

REFERÊNCIAS BIBLIOGRÁFICAS

1. Jorge JMN, Wexner SD. Etiology and management of fecal incontinence. Dis Colon Rectum. 1993;36:77-97.
2. Oliveira L, Wexner SD. Anal Incontinence. In: Beck DE,Wexner SD (eds) Fundamentals of Anorectal Surgery, 2nd ed. London: WB Saunders; 1998. p. 115-52.
3. Saldana Ruiz N, Kaiser AM. Fecal incontinence-challenges and solutions.World J Gastroenterol. 2017;23(1):11-24.
4. Oliveira L, Brandao A, Silva JAM, Brito CGACB, Bastos MC, Burger NC S. Physiologic and radiographic testing in patients with pelvic floor disorders and pelvic organ prolapse,Seminars in Colon and Rectal Surgery,Volume 34, Issue 1,2023,00935,ISSN 1043-1489.
5. Gilliland R, Altomare DF, Moreira H Jr, Oliveira L, Gilliland JE, Wexner SD. Pudendal neuropathy is predictive of failure following anterior overlapping sphincteroplasty. Dis Colon Rectum. 1998;41:1516-22.
6. Greer WJ, Richter HE, Bartolucci AA, Burgio KL. Obesity and pelvic floor disorders: a systematic review. Obstet Gynecol. 2008;112:341-9.
7. Maeda Y, Vaizey CJ, Norton C. St. Mark's incontinence score. Dis Colon Rectum. 2007;50(12):2252.
8. Rockwood TH, Church J, Fleshman JW, Kane RL, Mavrantonis C, Thorson AG, et al. Fecal Incontinence Quality of Life Scale. Quality of life instrument for patients with fecal incontinence. Dis Colon Rectum. 2000;43:9-17.
9. Hansen JL, Bliss DZ, Peden-McAlpine C. Diet strategies used by women to manage fecal incontinence. Journal of Wound Ostomy & Continence Nursing. 2006;33(1):52-61; discussion -52.
10. Brown S, Cann P, Read N. Effect of coffee on distal colon function. Gut. 1990;31(4):450-3.
11. Bode C, Bode JC. Effect of alcohol consumption on the gut. Best Pract Res Clin Gastroenterol. 2003;17(4):575-92.
12. Bliss DZ, Jung H-J, Savik K, Lowry A, LeMoine M, Jensen L, et al. Supplementation with dietary fiber improves fecal incontinence. Nurs Res. 2001;50(4):203-13.
13. Ribas Y, Munoz-Duyos A. Conservative treatment of severe defecatory urgency and fecal incontinence: minor strategies with major impact. Tech Coloproctol. 2018;22(9):673-82
14. Rabbani GH, Larson CP, Islam R, Saha UR, Kabir A. Green banana-supplemented diet in the home management of acute and prolonged diarrhoea in children: a community-based trial in rural Bangladesh. Trop Med Int Health. 2010;15(10):1132-9.
15. Hallgren T, Fasth S, Delbro DS, Nordgren S, Oresland T, Hulten L. Loperamide improves anal sphincter function and continence after restorative proctocolectomy. Dig Dis Sci. 1994;39(12):2612-8.

16. Kekomaki M, Vilkki P, Gordin A, Salo H. Loperamide as a symptomatic treatment in pediatric surgery: a double-blind cross-over study. Z Kinderchir .1981;32(3):237-43.
17. Palmer KR, Corbett CL, Holdsworth CD. Double-blind cross-over study comparing loperamide, codeine and diphenoxylate in the treatment of chronic diarrhea. Gastroenterology. 1980;79(6):1272-5.
18. Remes-Troche JM, Ozturk R, Philips C, Stessman M, Rao SS. Cholestyramine—a useful adjunct for the treatment of patients with fecal incontinence. Int J Colorectal Dis. 2008;23(2):189-94.
19. Scarpignato C, Pelosini I. Management of irritable bowel syndrome: novel approaches to the pharmacology of gut motility. Can J Gastroenterol. 1999;13 Suppl A:50A-65A.
20. Narayan SS, Jalgaonkar S, Shahani S, Kulkarni VN. Probiotics: current trends in the treatment of diarrhoea. Hong Kong Med. 2010;J,16(3):213-8.
21. Iannitti T, Palmieri B. Therapeutical use of probiotic formulations in clinical practice. Clin Nutr. 2010; Jun 22.
22. Santoro GA, Eitan BZ, Pryde A, Bartolo DC. Open study of low-dose amitriptyline in the treatment of patients with idiopathic fecal incontinence. Dis Colon Rectum. 2000;43(12):1676-81.
23. Oliveira LCC. Tratamento da Sindrome do Intestino Irritavel. SNC em foco, Ano II • No 5 • Setembro 2022 ISSN 2763-9304.
24. Manabe N, Rao AS, Wong BS, Camilleri M. Emerging pharmacologic therapies for irritable bowel syndrome. Curr Gastroenterol Rep. 2010.
25. Bliss DZ, Jung HJ, Savik K, Lowry A, LeMoine M, Jensen L, et al. Supplementation with dietary fiber improves fecal incontinence. Nurs Res. 2001;50(4):203-13.
26. Doherty W. Managing faecal incontinence or leakage: the Peristeen Anal Plug.Br J Nurs. 2004;8;13(21):1293-7.
27. Oliveira L. Utilização do plug anal peristeen em pacientes incontinentes. Experiência inicial. Rev Bras Coloproct. 2007.
28. Carapeti EA, Kamm MA, Phillips RK. Randomized controlled trial of topical phenylephrine in the treatment of faecal incontinence. Br J Surg,87(1):38-42,2000.
29. Carapeti EA, Kamm MA, Nicholls RJ, Phillips RK. Randomized, controlled trial of topical phenylephrine for fecal incontinence in patients after ileoanal pouch construction. Dis Colon Rectum. 2000;43(8):1059-63.
30. Kusunoki M, Shoji Y, Ikeuchi H, Yamagata K, Yamamura T, Utsunomiya J. Usefulness of valproate sodium for treatment of incontinence after ileoanal anastomosis. Surgery. 1990;107(3):311-5.
31. Bordeianou LG, Thorsen AJ, Keller DS, Hawkins AT, Messick C, Oliveira L et al. The American Society of Colon and Rectal Surgeons Clinical Practice Guidelines for the Management of Fecal Incontinence. Diseases of the colon and rectum. 2023 May 1;66(5):647-661.
32. Landefeld CS, Bowers BJ, Feld AD, Hartmann KE, Hoffman E, Ingber MJ, et al. National Institutes of Health state-of-the-art Conference statement: Prevention of fecal and urinary incontinence in adults. Ann Intern Med. 2008;148(6):449-458.
33. MacLeod JH. Management of anal incontinence by biofeedback. Gastroenterology. 1987;93:291-4.
34. Byrne CM, Solomon MJ, Young JM, Rex J, Merlino CL. Biofeedback for fecal incontinence: short-term outcomes of 513 consecutive patients and predictors of successful treatment. . Dis Colon Rectum. 2007;50(4):417-27.
35. Sangwan YP, Coller JA, Barrett RC, Roberts PL, Murray JJ, Schoetz DJ Jr. Can manometric parameters predict response to biofeedback therapy in fecal incontinence? Dis Colon Rectum. 1995;38(10):1021-5.
36. Latimer PR, Campbell D, Kasperski J. A component analysis of Biofeedback in the management of fecal incontinence. Biofeedback Self-regulat. 1984;9:311-24.
37. Miner PB, Donelly TC, Read NW. Investigation of the mode of action of biofeedback in the treatment of fecal incontinence. Dig Dis Sci. 1990;35:1291-8.
38. Tjandra JJ, Dykes SL, Kumar RR, Ellis CN, Gregorcyk SG, Hyman NH, et al. Practice parameters for the treatment of fecal incontinence. Standards Practice Task Force of The American Society of Colon and Rectal Surgeons. Dis Colon Rectum. 2007;50(10):1497-507.
39. Landefeld CS, Bowers BJ, Feld AD, Hartmann KE, Hoffman E, Ingber MJ, et al. National Institutes of Health state-of-the-art Conference statement: Prevention of fecal and urinary incontinence in adults. Ann Intern Med. 2008;148(6):449-458.
40. Pescatori M, Pavesio R, Anastasio G, Daini S. Transanal electrostimulation for fecal incontinence: clinical, psychologic, and manometric prospective study.Dis Colon Rectum,34(7):540-5,1991.
41. Scheuer M, Kuijpers HC, Bleijenberg G. Effect of electrostimulation on sphincter function in neurogenic fecalcontinence.Dis Colon Rectum,37(6):590-3; discussion. 1994;593-4.
42. Oliveira LCC, Amora MS. Long Term Results of Biofeedback Therapy for Anal Incontinence: Optimal Outcomes is Related to Improvement in Quality of Life. Dis Colon Rectum. 2010.
43. Heymen S, Scarlett Y, Jones K, Ringel Y, Drossman D, Whitehead WE. Randomized controlled trial shows biofeedback to be superior to pelvic floor exercises for fecal incontinence. Dis Colon Rectum. 2009;52(10):1730-7.
44. Glia A, Gylin M, Akerlund JE, Lindfors U, Lindberg G. Biofeedback training in patients with fecal incontinence. Dis Colon Rectum. 1998;41:359-64.
45. Pager CK, Solomon MJ, Rex L Roberta RA. Long-term outcomes of pelvic floor exercises and biofeedback treatment for patients with fecal incontinence. Dis Colon Rectum. 2002;45:997-1003.
46. Fernández-Fraga X, Azpiroz F, Aparici A, Casaus M, Malagelada JR. Predictors of response to biofeedback treatment in anal incontinence. Dis Colon Rectum. 2003;46(9):1218-25.
47. Naimy N, Lindam AT, Bakka A, Faerden AE, Wiik P, Carlsen E, et al. Biofeedback vs. electrostimulation in the treatment of postdelivery anal incontinence: a randomized, clinical trial. Dis Colon Rectum. 2007;50(12):2040-6.
48. Sun D, Zhao P, Jia H, Wang D, Zhang W. Results of biofeedback therapy together with electrical stimulation in faecal incontinence with myogenic lesions. Acta Chir Belg. 2008;108(3):313-7.
49. Shafik A. Polytetrafluoroethylene injection for the treatment of partial fecal incontinence. Int Surg. 1993;78:159-61.
50. Oliveira L, Jorge JMN; Yusuf S, Habr-Gama A, Kiss D, Cecconelo I. Novos tratamentos para a incontinência anal: injeção de silicone melhora a qualidade de vida em 35 pacientes incontinentes.Rev Bras Coloproct. 2007;27(2):167-173.
51. Oliveira LCC, Jorge JMN, Yusuf S, Habr-Gama A, Kiss D, Cecconelo I. Anal Incontinence Improvement After Silicone Injection May Be Related to Restoration of Sphincter Asymmetry. Surg Innov. 2009;16(2):155-61.
52. Maeda Y, Vaizey CJ, Kamm MA. Long-term results of perianal silicone injection for faecal incontinence. Colorectal Dis. 2007;9(4):357-61.
53. Tjandra JJ, Lim JF, Hiscock R, Rajendra P. Injectable silicone biomaterial for fecal incontinence caused by internal anal sphincter dysfunction is effective. Dis Colon Rectum. 2004;47:2138-46.
54. Nijhuis PH, van den Bogaard TE, Daemen MJ, Baeten CG. Perianalinjection of polydimethylsiloxane (Bioplastique implants) paste in the treatment of soiling: pilot study in rats to determine migratory tendencyand locoregional reaction. Dis Colon Rectum. 1998;41:624-9.

55. Dewan PA, Byard RW. Histological response to injected Polytef and Bioplastique in a rat model. Br J Urol. 1994;73:370-6.
56. Stojkovic SG, Lim M, Burke D, Finan PJ, Sagar PM. Intra-anal collagen injection for the treatment of faecal incontinence. Br J Surg. 2006;93(12):1514-8.
57. Davis K, Kumar D, Poloniecki J. Preliminary evaluation of an injectable anal sphincter bulking agent (Durasphere) in the management of faecal incontinence. Aliment Pharmacol Ther. 2003;18:237-43.
58. Aigner F, Conrad F, Margreiter R, Oberwalder M. Anal submucosal carbon bead injection for treatment of idiopathic fecal incontinence: a preliminary report. Dis Colon Rectum. 2009;52(2):293-8.
59. Tjandra JJ, Chan MK, Yeh HC. Injectable silicone biomaterial (PTQ) is more effective than carbon-coated beads (Durasphere) in treating passive faecal incontinence--a randomized trial. Colorectal Dis. 2009;11(4):382-9.
60. Chan MK, Tjandra JJ. Injectable silicone biomaterial (PTQ) to treat fecal incontinence after hemorrhoidectomy. Dis Colon Rectum. 2006;49(4):433-9.
61. Malouf AJ, Vaizey CJ, Norton CS, Kamm MA. Internal anal sphincter augmentation for faecal incontinence using injectable silicone biomaterial. Dis Colon Rectum. 2001;44:595-600.
62. Kenefick NJ, Vaizey CJ, Malouf AJ, Norton CS, Marshall M, Kamm MA. Injectable silicone biomaterial for faecal incontinence due to internal anal sphincter dysfunction. Gut. 2002;51(2):225-8.
63. De Badiola F. Vantris®, a biocompatible, synthetic, non-biodegradable, easy-to-onject bulking substance. Evaluation of local tissular reaction, localized migration and long-distance migration. Archivos Españoles de Urología. 2008;61(2):263-268.
64. Rosato G, Piccinini P, Szykula A, Oliveira LCC, Habr-Gama A. Resultados iniciales de la Aplicación de Material Inyectable a base de Poliacrilato Polialcohol (EXANTIA) para el tratamiento de la Incontinencia Anal. Rev Bras Coloproct. 2010.
65. Maeda Y, Laurberg S, Norton C. Perianal injectable bulking agents as treatment for faecal incontinence in adults. Cochrane Database of Systematic Reviews,Issue 5. Art. No.: CD007959,2010.
66. Netto O F, Figueirêdo O, Garcia E, Figueirêdo PG. Mini Sling transobturatório para tratamento cirúrgico da incontinência urinária de esforço. Femina. 2004;32(4):293-297.
67. Alinsod R. Recent advances in tape slings for female urinary stress incontinence. Rev Obstet Gynecol. 2009;2(1):46-50.
68. Matzel KE, Stadelmaier U, Hohenfellner M, Gall FP. Electrical stimulation of sacral spinal nerves for the treatment of faecal incontinence. Lancet. 1995;346:1124-7.
69. Knowles CH, Dinning P, Scott SM, Swash M, de Wachter S. New concepts in the pathophysiology of fecal incontinence. Ann Laparosc Endosc Surg. 2022;7:15.
70. Maeda Y, Norton C, Lundby L, Buntzen S, Laurberg S. Predictors of the outcome of percutaneous nerve evaluation for faecal incontinence. Br J Surg. 2010;97(7):1096-102.
71. Haddad M, Besson R, Aubert D, Ravasse P, Lemelle J, El Ghoneimi A, et al. Sacral neuromodulation in children with urinary and fecal incontinence: a multicenter, open label, randomized, crossover study. J Urol. 2010;184(2):696-701.
72. Sharpe A, Read A. Sacral nerve stimulation for the management of faecal incontinence. Br J Nurs. 2010;19(7):415-9.
73. Robert-Yap J, Zufferey G, Rosen H, Lechner M, Wunderlich M, Roche B. Sacral nerve modulation in the treatment of fecal incontinence following repair of rectal prolapse. Dis Colon Rectum. 2010;53(4):428-31.
74. Oliveira L, Hagerman G, Torres ML, Lumi CM, Siachoque JAC, Reyes JC, et al. Sacral neuromodulation for fecal incontinence in Latin America: initial results of a multicenter study. Tech Coloproctol. 2019;23:545-550.
75. Indinnimeo M, Ratto C, Moschella CM, Fiore A, Brosa M, Giardina S. Sacral neuro- modulation for the treatment of fecal incontinence: analysis of cost-effectiveness. Dis Colon Rectum. 2010;53:1661-9.
76. Shafik A, Ahmed I, El-Sibai O, Mostafa RM. Percutaneous peripheral neuromodulation in the treatment of fecal incontinence. Eur Surg Res. 2003;35(2):103-7.
77. Queralto M, Portier G, Cabarrot PH, Bonnaud G, Chotard JP, Nadrigny M, et al. Preliminary results of peripheral transcutaneous neuromodulation in the treatment of idiopathic fecal incontinence. Int J Colorectal Dis. 2006;21(7):670-2.
78. Findlay JM, Maxwell-Armstrong C. Posterior tibial nerve stimulation and faecal incontinence: a review. Int J Colorectal Dis. 2010.
79. Zutchi M. Stem cells: the state of cellular therapy in treatment of fecal incontinence. In : Oliveira, LCC,editor.Anorectal Physiology.A clinical and surgical perspective. Springer Nature Switzerland AG. 2020;197-204.

SEÇÃO 67-4

TRATAMENTO CIRÚRGICO DA INCONTINÊNCIA ANAL

José Marcio Neves Jorge Isaac José Felippe Corrêa Neto

INTRODUÇÃO

A grande maioria dos pacientes com incontinência anal é submetida ao tratamento conservador, que inclui a manipulação dietética e medicamentosa, exercícios pélvicos e *biofeedback*.[1] Estas medidas podem restaurar, ainda que parcialmente, a continência anal, em 50% a 70% dos pacientes.[2] No entanto, a escolha do tratamento adequado da incontinência anal depende de vários fatores, incluindo a gravidade dos sintomas, a presença e o tipo de defeito anatômico esfincteriano e a presença de lesão neurológica.

Dentre as opções cirúrgicas destacam-se: injeção de agentes de preenchimento, radiofrequência, esfincteroplastia ou reparo esfincteriano, neuromodulação sacral, neoesfíncter com músculo grácil, esfíncter anal artificial e colostomia. A operação mais frequentemente realizada é o reparo esfincteriano, com índices de sucesso em torno de 70%.[3,4] Existe, no entanto, tendência marcante à recaída dos sintomas com o passar de alguns anos.[5,6,7]

Inicialmente, devem-se excluir doenças gastrintestinais uma vez que o tratamento específico, clínico ou cirúrgico, de condições associadas pode melhorar ou solucionar os sintomas da incontinência. Sintomas mais leves de incontinência anal são relativamente comuns em pacientes idosos e, na maioria dos casos, as medidas terapêuticas conservadoras oferecerão bons resultados. Sintomas graves a ponto de requerer tratamento cirúrgico são geralmente decorrentes de lesões anatômicas esfincterianas.

O objetivo do tratamento cirúrgico da incontinência anal é a restauração da função esfincteriana compatível com a vida social normal. Os índices de sucesso variam de 30% a 80%, a depender fundamentalmente da extensão do comprometimento esfincteriano.[8] Dentre os fatores que podem influenciar os resultados do tratamento cirúrgico incluem-se a neuropatia bilateral do pudendo, cicatriz excessiva e extensa da região perineal, redução da sensibilidade retal, idade avançada e presença de doenças associadas, como a síndrome do intestino irritável ou enteropatia diabética.[5]

MÉTODOS MINIMAMENTE INVASIVOS

Injeção de Agentes de Preenchimento

A utilização de agentes de preenchimento para o tratamento da incontinência fecal foi primeiramente descrita em 1993 por Shafik.[9] Inicialmente, o material utilizado por este autor foi tecido gorduroso autógeno lipoaspirado, mas em decorrência de complicações, particularmente a embolia gordurosa com evolução para óbito, este método foi abandonado.[10,11] Várias outras substâncias foram utilizadas, tais como colágeno, microbalões e politetrafluoretileno.[11] Mais recentemente, agentes como o silicone, o carbono pirolítico, e o acetato de polivinil vem sendo utilizados e disponibilizados em nosso meio.[11,12]

A injeção local de "agentes de preenchimento", tem sido proposta nos pacientes com incontinência anal associada a lesões isoladas do esfíncter interno, uma vez que a correção isolada deste músculo é procedimento delicado. Portanto a principal indicação da injeção de agentes de preenchimento é a incontinência anal decorrente de operações orificiais, com ocorrência de sujidade das vestes ou *soiling*. Este tipo de incontinência anal, denominada "passiva", é caracterizado não pela urgência evacuatória, mas pela persistência de fezes no canal anal após as evacuações.

A injeção de agente de preenchimento foi proposto a partir de experiência inicial por urologistas, com o intuito de corrigir deformidades e/ou aumentar a barreira mecânica esfincteriana uretral.[14] Posteriormente, o método foi aplicado no tratamento da incontinência anal, e embora o aumento da barreira pressórica frequentemente não seja demonstrado após o procedimento, a restauração da simetria do canal anal foi recentemente demonstrada como o provável mecanismo de ação deste procedimento.[6,8,15]

A técnica envolve a injeção do material de preenchimento na submucosa ou interface entre a submucosa e o esfíncter, na topografia do defeito esfincteriano ou e/ou na topografia dos coxins anais (Fig. 67-4-1). A aplicação pode ser feita em regime ambulatorial, sob anestesia local e cuidados de assepsia e antibioticoprofilaxia. Os agentes de preenchimento mais utilizados em nosso meio são o silicone, o carbono pirolítico e

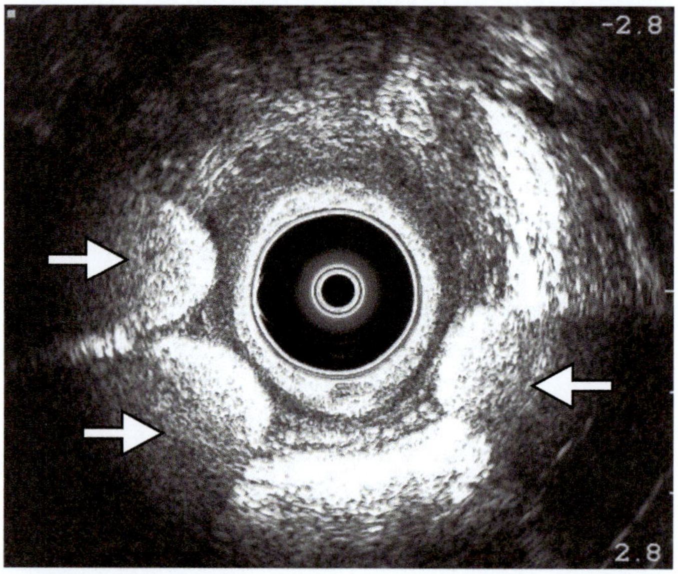

Fig. 67-4-1. Aspecto ultrassonográfico do canal anal evidenciando três sítios de aplicação de agente de preenchimento (setas).

o polivinil; cada produto apresenta volumes e sistema de aplicação específicos. Em geral são aplicados 2,5 a 3 mL em cada sítio, em geral correspondendo a cada uma das três posições dos coxins anais, anterolateral direita, posterolateral direita e esquerda. Embora a aplicação possa também ser realizada com auxílio do ultrassom endoanal, do ponto de vista prático o toque retal é suficiente para orientar o sítio de injeção, na submucosa ou na interface entre o esfíncter interno do ânus e a submucosa.

Kenefick *et al.*[16] em 2002, demonstraram melhora dos índices de incontinência em cinco pacientes (83%), após aplicação do silicone, com seguimento médio de 18 meses. Segundo estes autores, após a aplicação, ocorreu melhora dos níveis pressóricos de repouso e contração anal. Tjandra *et al.*,[17] avaliaram em 84 pacientes a eficácia do emprego de silicone como agente de preenchimento. Estes autores obtiveram índice de sucesso, caracterizado pela redução em pelo menos 50% no índice de incontinência de Jorge e Wexner em 40% a 69% e melhora nos índices de qualidade de vida global de 93%.[4] Entretanto, existem evidências de que após 3 anos, mais de 20% dos pacientes apresentam deterioração moderada da melhora clínica inicialmente alcançada.[17]

Em nosso meio, em estudo realizado com 35 pacientes, houve melhora significativa no índice de incontinência anal após 3 meses da aplicação do silicone com redução dos valores deste índice de 11,3 para 4,3 ($p < 0,001$).[12] A experiência com o método é ainda restrita, mas, sobretudo nos pacientes com déficit do esfíncter anal interno, a injeção de silicone parece melhorar significativamente a continência anal e a qualidade de vida.

As principais complicações deste método incluem desconforto perianal, prurido hiperemia transitória, infecção no sítio de aplicação e migração do agente de preenchimento implantado. Outras possíveis complicações incluem aplicação insuficiente ou demasiada, com abaulamento excessivo e eventual extrusão parcial ou total do agente de preenchimento.

Embora de custo elevado, a injeção ambulatorial de silicone representa uma opção segura e eficaz no tratamento da incontinência anal com disfunção leve ou moderada, sobretudo nos casos de defeito isolado do esfíncter interno do ânus. Considerando-se que muitos pacientes incontinentes são idosos, portadores de comorbidades associadas ou apresentam algum grau de neuropatia associada, este tratamento, sendo menos invasivo, ganha particular importância.

Radiofrequência

A técnica de radiofrequência é baseada no efeito terapêutico da energia com temperatura controlada (por radiofrequência), aplicada por via endoanal, sob anestesia local.[18] Para esta aplicação, utiliza-se anuscópio especial com quatro eletrodos de titânio, que após ser introduzido no canal anal, é conectado a um gerador de radiofrequência (sistema SECCA®) com liberação de energia a 85°C durante 90 segundos nos quatro quadrantes do canal anal, no total de 16 pontos de aplicação.[12,19]

Esse procedimento tem como objetivo potencializar a barreira funcional do complexo esfincteriano anal, promovendo a redução da passagem involuntária de fezes. A premissa é baseada nos efeitos que ocorrem nos tecidos com a lesão térmica por radiofrequência: contração do colágeno, remodelação das fibras musculares e redução da complacência tecidual.

Takahashi *et al.*[19] utilizaram o método em 10 pacientes com incontinência anal e verificaram, após período médio de seguimento de 12 meses, redução do índice de incontinência de 13,8 para 7,3 com boa resposta em 80% dos pacientes. Estes autores observaram também melhora na qualidade de vida, com interrupção da utilização de protetor das vestes pela maioria dos pacientes. Efron *et al.*,[20] em estudo envolvendo 50 pacientes também demonstraram melhora dos parâmetros de qualidade de vida e dos índices de incontinência anal. Além disso, verificaram como principais complicações relacionadas com o método, ulceração de mucosa e sangramento anal. Devido à essas e outras possíveis complicações tardias, inerentes aos efeitos da lesão térmica e contração do colágeno, o método tem sido pouco utilizado atualmente.

MÉTODOS INVASIVOS

Esfincteroplastia

Os reparos esfincterianos ou esfincteroplastias constituem os métodos mais comumente indicados no tratamento da incontinência anal, e devem ser considerados em pacientes com defeitos bem definidos do esfíncter externo do ânus, geralmente causados por lesão obstétrica, traumática ou iatrogênica. A esfincteroplastia é o tratamento de escolha em casos de defeito anterior no esfíncter anal externo, principalmente quando não existe dano neurológico significativo, e as fibras musculares do esfíncter remanescente possuem função contráctil preservada.

O reparo esfincteriano apresenta uma taxa global de sucesso que oscila entre 60% e 70% e para sua realização são descritas três técnicas.

Aposição

A técnica de aposição ou aproximação direta dos cotos musculares foi descrita em 1882, por Warren para o tratamento de pacientes com laceração do esfíncter anorretal.[21] Outros autores utilizaram esta técnica, porém sem o mesmo sucesso, caindo em desuso.[22] Apesar da atraente simplicidade técnica, o método envolve a mobilização do esfíncter anal externo, ressecção do tecido cicatricial, e sutura terminoterminal da musculatura. Os fatores implicados ao insucesso desse procedimento incluem a retração muscular decorrente da secção e sutura terminoterminal da musculatura e a ausência do efeito de volume devido à exérese do tecido cicatricial.

Plicaturas Esfincterianas

A plicatura anterior da musculatura perineal, foi inicialmente descrita em 1940 por Blaisdell e a posterior modificada por Parks em 1975.[23,24] Esta técnica, também conhecida como reparo pós-anal foi proposta especificamente para o tratamento da incontinência de origem idiopática ou neurogênica e em casos de persistência da incontinência após correção de prolapso retal. Estas condições são associadas à denervação do esfíncter anorretal e encurtamento do canal anal, com enfraquecimento esfincteriano sem, no entanto, haver lesão esfincteriana bem delimitada. A plicatura posterior do músculo puborretal teoricamente restabelece o ângulo anorretal e o comprimento do canal anal ao reduzir o ângulo anorretal obtuso. Entretanto, estudos falharam em demonstrar a correlação entre evolução satisfatória pós-operatória e redução do ângulo anorretal, além disso, ocorre declínio dos índices de sucesso nos primeiros anos após a operação, o que, provavelmente, está relacionado com o caráter progressivo do processo de denervação.

O paciente é colocado na posição de Jackknife ou de litotomia. Uma incisão em V é realizada posteriormente ao ânus. Realiza-se a dissecção no espaço interesfincteriano até o nível dos músculos elevadores do ânus. Utilizando-se sutura com pontos separados, realiza-se a plicatura dos músculos puborretais da esquerda com os da direita. Após isso, pode-se proceder também a plicatura do esfíncter externo do ânus.

Jamenson *et al.*[25] em estudo de 36 pacientes com incontinência anal idiopática submetidos ao reparo pós-anal, relataram que apenas 28% dos pacientes sustentaram os bons resultados no pós-operatório. Entretanto, outros estudos demonstram taxas de sucesso entre 31% e 68%.[26]

Sobreposição

A esfincteroplastia anterior por sobreposição dos cotos musculares foi descrita por Parks e McParthin em 1971 e modificada posteriormente por Slade,[27,28] sendo a técnica atualmente mais utilizada. A técnica envolve o posicionamento do paciente na posição de *jackknife* ou de litotomia. Após, procede-se incisão curvilínea em arco anterolateral de 180 a 200°. Segue-se a dissecção por planos até se obter mobilização de 2-3 cm lateralmente de esfíncter externo, ou seja, até a gordura perirretal; cranialmente, a dissecção é realizada até o anel anorretal. Neste tempo cirúrgico, a dissecção deve estender-se o suficiente para a aproximação dos cotos e a realização a sutura sem tensão. Dissecções extensas na fossa isquioanal devem ser evitadas, pois podem levar à lesão dos ramos dos nervos pudendos. O tecido cicatricial no local do defeito esfincteriano é seccionado transversalmente e os cotos musculares dos esfíncteres são superpostos e suturados. Frequentemente existe adelgaçamento significativo ou mesmo lesão completa do esfíncter anal interno, nestes casos, antes da sutura do esfíncter externo, o imbricamento do esfíncter interno deve ser realizado.

As etapas da esfincteroplastia anterior são demonstradas na Figura 67-4-2.

O índice de sucesso da esfincteroplastia anterior por sobreposição dos cotos musculares oscila na literatura entre 50% e 80%, sendo o sucesso inicial alcançado em 76-81%, com queda desses índices, após 3-5 anos de pós-operatório, para 26-62%. Este declínio de eficácia tem sido atribuído a vários fatores, incluindo: degeneração tecidual decorrente da idade, estiramento da cicatriz e a progressiva deterioração do nervo pudendo. Sabe-se que a idade avançada é fator controverso, mas que o tempo de latência do nervo pudendo prolongado bilateralmente tem se mostrado como fator prognóstico de insucesso em pacientes submetidos ao reparo esfincteriano. Gilliland *et al.*[29] relataram sucesso em 62,7% dos pacientes submetidos à esfincteroplastia quando ambos os nervos pudendos estavam intactos e apenas 16,7% quando um ou ambos estavam danificados ($p < 0,001$). Com relação à idade, um dos argumentos é a queda progressiva dos níveis de estrogênio. Ademais, os índices de sucesso são maiores em casos de incontinência anal secundária a trauma obstétrico, pois nestes casos geralmente não há infecção local inicial e o tecido fibrótico cicatricial é menos exuberante.

Apesar da redução progressiva do sucesso com essa técnica na correção da incontinência anal após alguns anos, em recente estudo envolvendo 85 pacientes submetidos à esfincteroplastia anal, foi demonstrado que a melhora na qualidade de vida destes pacientes se mantém mesmo no seguimento de 12 anos.[6] Mevik *et al.*[3] também relatam sucesso em 68% dos pacientes e uma melhora da continência em 86% em uma média de seguimento pós-operatório de 26 meses. Entretanto, após período de seguimento médio de 86 meses, os índices de sucesso declinam para 53%. Estudos mais recentes apontam índices de sucesso em longo prazo entre 35% e 50%.[30,31] No entanto, a restauração completa da continência dificilmente é obtida, persistindo em grande parte dos pacientes, grau variável de incontinência para gases, urgência evacuatória e/ou sujidade das vestes.

A principal complicação com as esfincteroplastias é a infecção de ferida operatória que atinge índices de 13% a 25% dos casos e pode ocasionar retardo de cicatrização, deiscência do reparo muscular e, mais raramente, evoluir para uma fístula retovaginal, sendo a dor e desconforto perineal queixas frequentemente relatadas no pós-operatório tardio.

Em casos de recorrência ou piora da continência inicialmente obtida com a cirurgia, três fatores devem ser levados em consideração a fim de se programar conduta futura: 1. condição esfincteriana visualizada pelo ultrassom endoanal: a persistência e tamanho do defeito esfincteriano relacionam-se com piores índices de incontinência anal; 2. avaliação de escalas de incontinência anal; 3. qualidade de vida. A avaliação de recorrência da incontinência não deve ser feita apenas pela análise de dados manométricos já que, mesmo em pacientes que relatam melhora dos índices de incontinência anal e qualidade de vida, os índices pressóricos nem sempre se alteram significativamente quando comparados entre o pré e pós-operatório.

O aspecto ultrassonográfico após a realização da esfincteroplastia por sobreposição com resultado clínico satisfatório é demonstrado na Figura 67-4-3.

Nestes casos, em que apesar da integridade do esfíncter comprovada pela ultrassonografia endoana, persistem graus variáveis de sintomas de incontinência anal, o *biofeedback* é a melhor opção terapêutica. Neste grupo específico de pacientes, o sucesso do *biofeedback* atinge níveis de 80 a 90.[32] Diante da evidência de deiscência do reparo, a melhor conduta é a de se repetir a esfincteroplastia, e nestes casos, os índices de sucesso, com melhora clínica e na qualidade de vida, alcançam índices de sucesso tardios de 60%. Em casos refratários, pode-se ainda indicar a eletroestimulação sacral ou a implantação do esfíncter anal artificial (Quadro 67-4-1).[33-42]

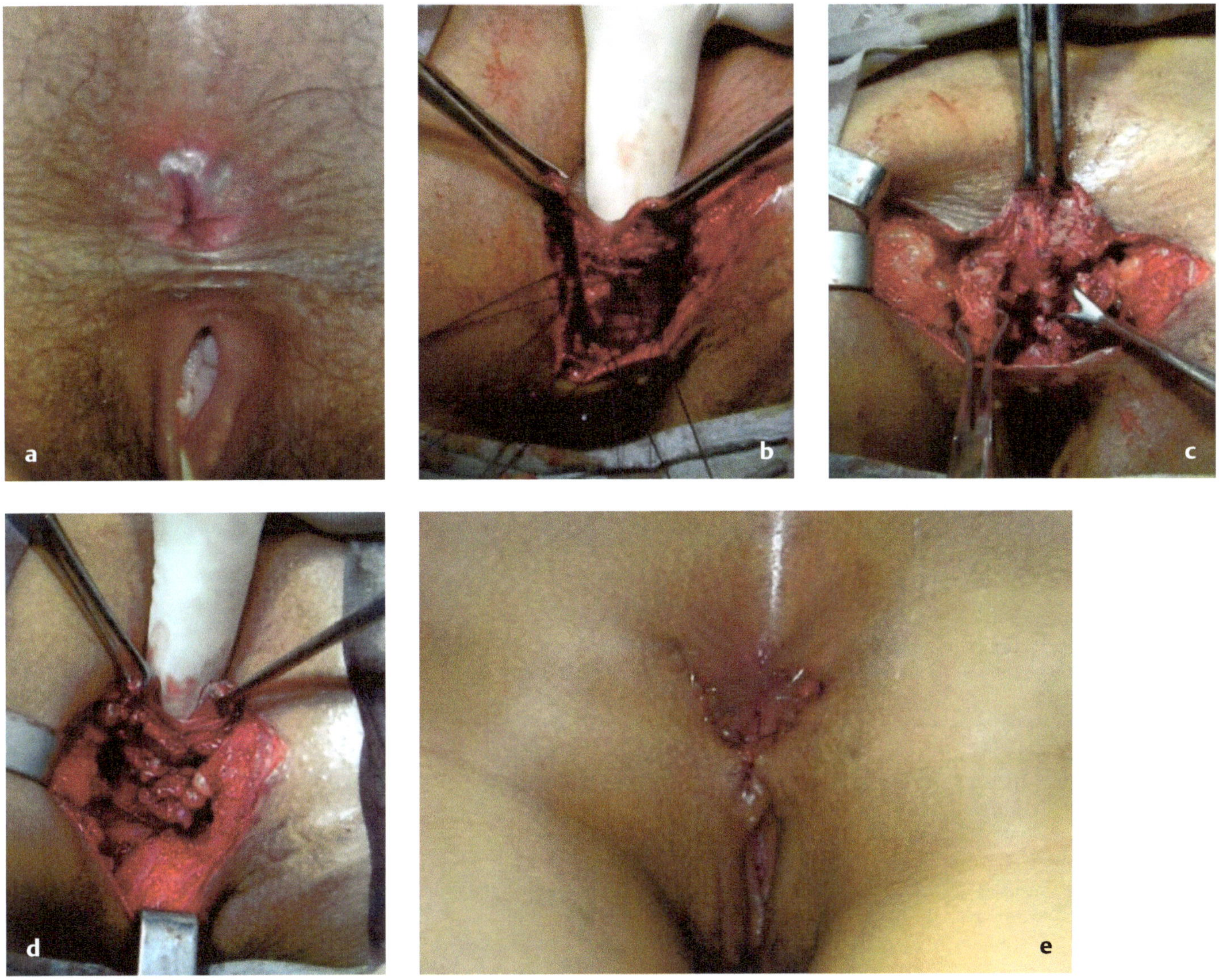

Fig. 67-4-2. Etapas da esfincteroplastia anterior: (a) aspecto do períneo no pré-operatório com adelgaçamento do corpo perineal e tecido cicatricial; (b) plicatura do esfíncter interno do ânus; (c) identificação dos cotos do esfíncter externo do ânus; (d) sobreposição dos cotos do esfíncter externo do ânus; (e) aspecto final após fechamento da ferida operatória, notando-se aumento do espaço entre os intróitos anal e vaginal.

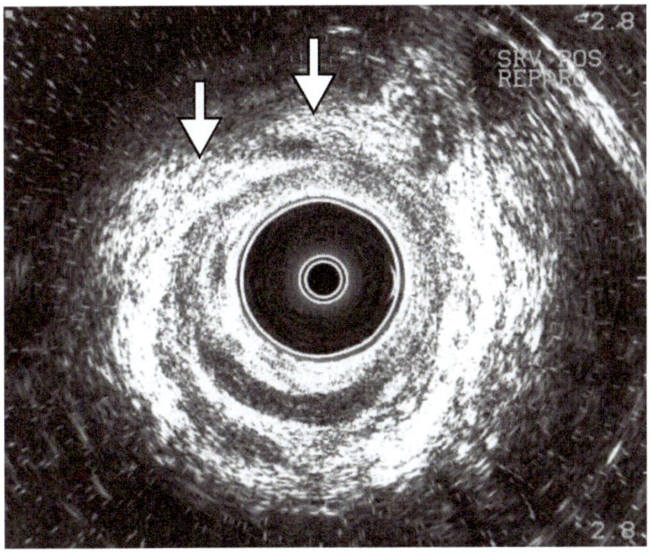

Fig. 67-4-3. Aspecto ultrassonográfico do terço distal do canal anal após esfincteroplastia por sobreposição, demonstrando aspecto da sobreposição dos cotos musculares (setas) do esfíncter externo do ânus.

Quadro 67-4-1. Resultados da Esfincteroplastia Anterior por Sobreposição

Estudo	Número de pacientes	Seguimento (meses)	Resultado (excelente ou bom%)
Sitzler *et al.*, 1996[33]	191	120	40
Halverson e Hull, 2000[34]	71	69	25
Malouf *et al.*, 2000[35]	55	77	49
Osterberg *et al.*, 2000[36]	20	12	50
Rothbarth *et al.*, 2000[37]	39	39	62
Morren *et al.*, 2001[38]	55	40	56
Elton e Stoodley, 2002[39]	20	13	80
Pinta *et al.*, 2003[40]	39	22	31
Norderval *et al.*, 2005[41]	71	27	41
Zorcolo *et al.*, 2005[30]	93	70	55
Barisic *et al.*, 2006[42]	65	80	48

Estimulação Sacral

Existe uma escassez de métodos eficazes para tratar a incontinência idiopática ou neurogênica grave, ou seja, dos pacientes com aparelho esfincteriano sem falhas musculares significativas porém com déficit funcional importante. Tradicionalmente, esses pacientes são tratados com orientações dietéticas, agentes antidiarreicos, antidepressivos e *biofeedback*, mas com baixo índice de sucesso. A procura de métodos mais eficazes para este grupo significativo de pacientes levou ao desenvolvimento da modulação do controle neurológico ou neuromodulação sacral. Esse método foi primeiramente descrito e utilizado para o tratamento da incontinência urinária.[43,44] Matzel *et al.*[45] em 1995, foram os primeiros a publicar a técnica de estimulação sacral no tratamento da incontinência anal. Portanto, a neuroestimulação sacral representa técnica relativamente recente de abordagem terapêutica para pacientes com incontinência anal.

Nestes 15 anos o método evoluiu a partir de uma técnica aberta ou incisional para a percutânea, menos invasiva. O método é realizado com o paciente em posição de *Jackknife*, inserindo-se agulha de punção percutânea perpendicularmente ao sacro, com inclinação de 60° com a pele, buscando-se, como auxílio de radioscopia o posicionamento do eletrodo ao nível da melhor resposta, que geralmente é obtida ao nível de S3 ou S4. A resposta é avaliada observando-se a intensidade da contração do esfíncter anal e do hálux após estimulações sucessivas. Idealmente os pacientes devem ser submetidos a período teste, de aproximadamente 2 semanas, a fim de se verificar a resposta, caracterizada pela redução dos episódios de incontinência. Neste período o eletrodo implantado é conectado a dados pré-estabelecidos, geralmente com intensidade variável de 0,4 a 2,0 volts, frequência de 15 pulsos/segundos e amplitude de 210 microssegundos. A decisão de se progredir da neuroestimulação em regime temporário para tratamento definitivo (implantação do gerador definitivo, intracorpóreo, é tomada baseando-se em anotações diárias realizadas pelo próprio paciente, com a caracterização da melhora clínica da incontinência, com redução em pelo menos 50% dos episódios de perda de fezes. Em segundo tempo cirúrgico, o gerador permanente é então implantado, após a criação de um espaço no tecido subcutâneo do quadrante superior externo da região glútea. O gerador é então conectado ao eletrodo previamente implantado através de conexões no tecido subcutâneo. Os aspectos técnicos e etapas cirúrgicas da neuroestimulação sacral encontram-se demonstradas nas Figuras 67-4-4 e 67-4-5.

O mecanismo exato de funcionamento da neuromodulação sacral ainda é motivo de controvérsia. Entre as hipóteses formuladas para explicar os efeitos benéficos deste método, destacam-se: 1. a neuromodulação das raízes sacrais levando à melhora da função do esfíncter externo anal por estimulação direta dos neurônios motores do esfíncter, promovendo sua contração, e hipertrofia;[43,46,47] 2. a neuromodulação dos reflexos sacrais com redução da motilidade anal e/ou aumento da complacência e sensibilidade retal resultando em melhora da capacidade do reservatório retal;[47] 3. modificação do trânsito intestinal principalmente no cólon direito; 4. alteração nas fibras somáticas do esfíncter anal externo e assoalho pélvico, fibras autônomas para o esfíncter anal interno e fibras aferentes sensitivas para o reto e o ânus; 5-efeito modulador sobre a via aferente para o sistema nervoso central; e 6-estimulação motora direta das fibras alfa sobre os esfíncteres anais.

Os índices de sucesso com esse método oscilam entre 70% e 90%, sendo relatado continência completa em 41% a 75% e melhora da incontinência entre 75% e 100%. Ganio *et al.*[48] em estudo de 19 pacientes com seguimento de 19,2 meses, relataram redução de 50% dos episódios de incontinência a fezes líquidas, sólidas em 89,4% e continência completa em 73,6%. Malouf *et al.*,[43] verificaram melhora significativa no índice de incontinência de Jorge e Wexner com redução do valor médio de 16,[4] pré-operatório, para 2, após a eletroestimulação ($p < 0,001$). Este mesmo autor relata melhora da qualidade de vida

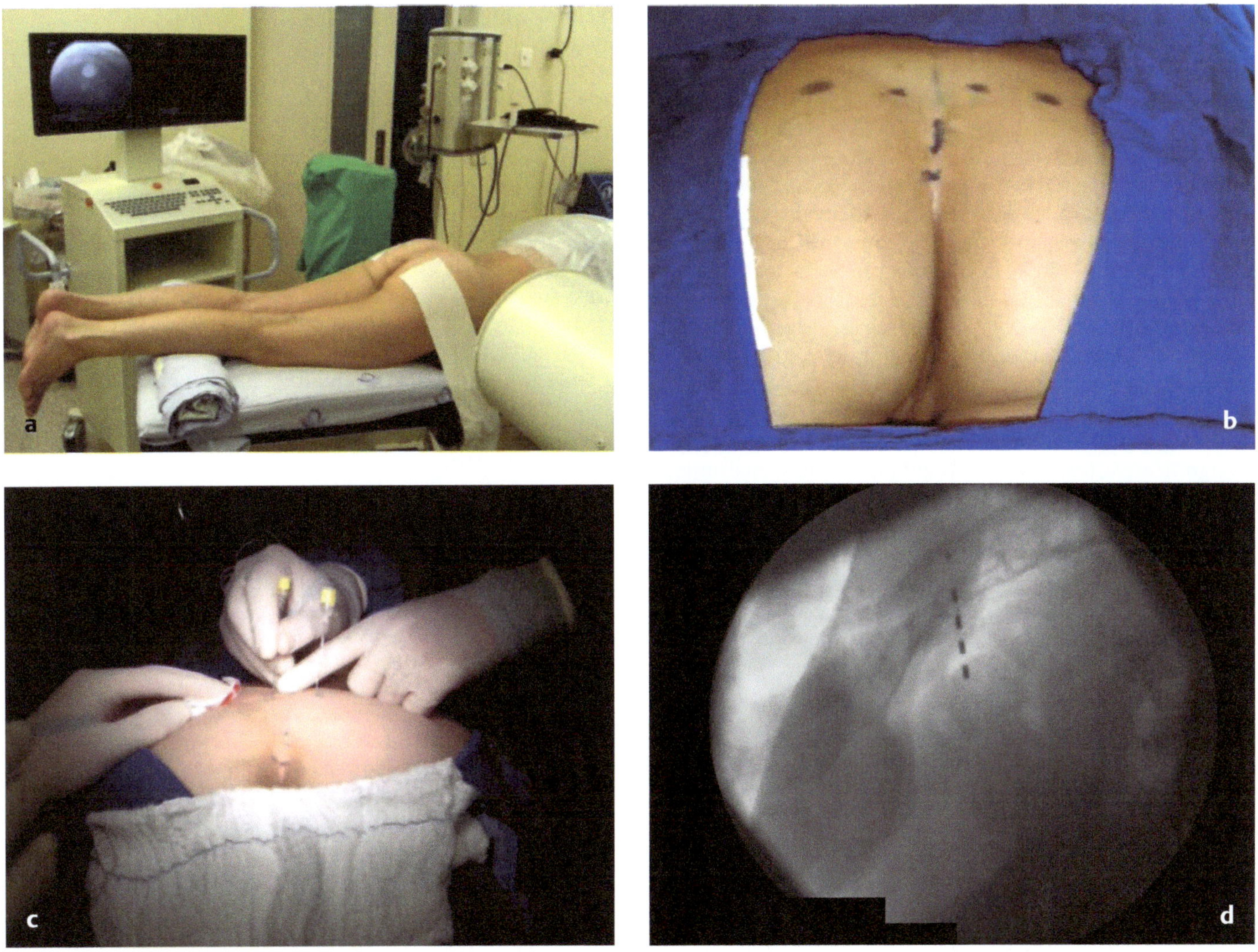

Fig. 67-4-4. Aspectos técnicos de implantação do eletrodo para estimulação sacral: (**a**) posicionamento do paciente; (**b**) marcação dos pontos de referência para a punção; (**c**) punção para introdução do eletrodo estimulador; (**d**) imagem radioscópica do posicionamento do eletrodo.

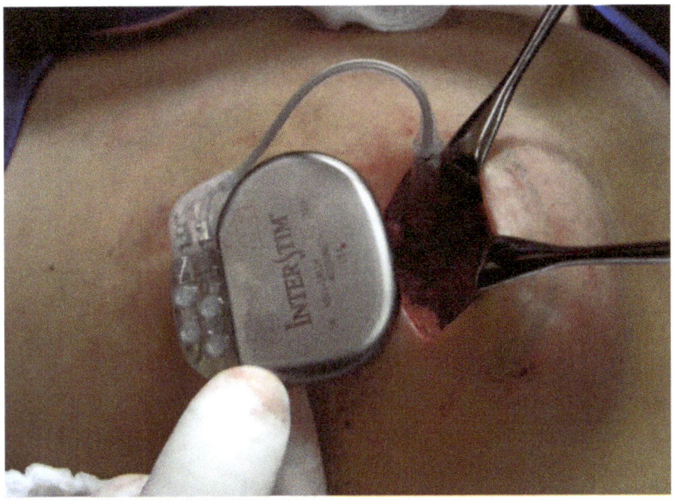

Fig. 67-4-5. Aspectos técnicos de implantação do gerador para estimulação sacral na região glútea esquerda.

em todos os pacientes estudados e seguidos após 16 meses do implante. Navarro *et al.*[49] também observaram melhora nos índices de incontinência em 67,5% e, além disso, demonstraram, em estudo com 24 pacientes, que após 1 ano da implantação do estimulador sacral, 75% dos pacientes eram capazes de postergarem a defecação quando necessário.

Os resultados mais recentes do Grupo Italiano para Neuromodulação Sacral confirmam os efeitos benéficos da neuromodulação sacral.[50] Comparativamente aos valores basais, a pontuação de Jorge-Wexner para incontinência anal, foi significativamente reduzida após a implantação definitiva de 15 para 5 (p < 0,001). Ademais, pelo menos 50% de melhora da continência foi obtida em 74% dos pacientes. Este mesmo grupo demonstrou que após o implante da neuromodulação sacral, tanto as pressões de repouso quanto as pressões de contração anal aumentaram significativamente, enquanto o volume máximo tolerável reduziu-se de modo considerável.

Wexner *et al.*[31] em recente estudo avaliando 120 pacientes com incontinência anal submetidos à neuroestimulação sacral observaram taxa de sucesso, baseada na redução dos episódios de incontinência semanal, de 83% aos 12 meses ($p < 0{,}0001$), 85% aos 2 anos ($p < 0{,}0001$) e 87% no terceiro ano ($p < 0{,}0001$). Destes pacientes, 92% eram do sexo feminino, sendo a causa obstétrica a mais comum (55%). Estes autores ainda demonstraram que a presença de defeito do esfíncter anal interno esteve associada a menores índices de sucesso. Em 13 pacientes (10,8%) houve infecção no local de implante do estimulador, sendo necessário reintervenção cirúrgica em sete casos (5,8%). Neste estudo, os critérios de exclusão foram: má-formação anorretal congênita, cirurgia retal prévia a menos de 12 a 24 meses, defeito no esfíncter anal externo maior que 60°, doença inflamatória intestinal crônica, sequela actínica pélvica, fístula ou abscesso anal, neuropatia periférica significativa, lesão de cauda equina, limitação anatômica e gestação. Os resultados com a estimulação sacral encontram-se demonstrados no Quadro 67-4-2.[51-57]

Segundo alguns autores os pacientes com incontinência anal ativa ou com urgência evacuatória são os que apresentam melhores resultados com a eletroestimulação sacral.[47] Além disso, a normalidade, mesmo que unilateral, do tempo de latência do nervo pudendo, também é fator preditor de resposta à estimulação sacral, de tal forma que caso haja alteração deste nervo bilateralmente, esta forma de tratamento não deve ser empregada. Além disso, esta opção terapêutica é contraindicada em casos de defeito significativo do esfíncter anal externo.

A incidência de complicações oscila entre 5% e 26%, sendo a dor no local de implante do gerador a complicação mais comum (9-26%), seguida por infecção de pele, geralmente superficial (3-17%).

Comparada com as outras duas técnicas de altos custos: esfíncter anal artificial e a graciloplastia, a neuroestimulação sacral apresenta algumas vantagens, incluindo a possibilidade de se avaliar a eficácia durante a fase teste, antes de se implantar o sistema definitivo e menor morbidade. Embora as indicações destes métodos podem diferir, a neuromodulação tem recebido crescente aceitação nos serviços especializados em incontinência anal, e novas indicações estão sendo progressivamente incorporadas.

Transposições Musculares

As transposições musculares, assim como o esfíncter artificial, constituem métodos de substituição esfincteriana, e, portanto, são indicados quando não existe a possibilidade de restauração da integridade do esfíncter anorretal através dos métodos anteriormente descritos. Vários músculos esqueléticos têm sido propostos com este objetivo, sendo o grácil e o glúteo máximo os que adquiriram maior popularidade. Tais músculos, no entanto, diferente do esfíncter anorretal e do assoalho pélvico, não apresentam fibras tipo I em número suficiente para manter a contração contínua em estado de repouso. Assim, os resultados funcionais por depender essencialmente da contração voluntária, são precários. Por isso as transposições musculares caíram em desuso só sendo reavivadas com o advento das técnicas de eletroestimulação. Mesmo assim são procedimentos complexos, limitados a poucos centros.

Graciloplastia

Em 1952, Pickrell,[58] de forma pioneira, demonstrou a possibilidade de cerclagem do canal anal com a transposição do músculo grácil no tratamento da incontinência anal, empregando a cerclagem do canal anal com a transposição do músculo grácil em criança com incontinência de etiologia neurogênica. A utilização de neuroestimulação do músculo grácil transposto, conhecida por graciloplastia dinâmica, foi popularizada por Baeten em 1995.[59] A estimulação elétrica tem papel crucial, pois como o músculo grácil é composto por fibras musculares rápidas apresenta contração mantida fugaz sendo que um dos objetivos desta estimulação é a transformação dessas fibras de contração rápida (tipo II) em fibras de contração lenta ou mantida (tipo I), as quais compõem cerca de 80% do esfíncter anal externo.

O método é indicado para pacientes com dano esfincteriano grave que impossibilita a esfincteroplastia, trauma grave com lesão esfincteriana em mais de um quadrante da circunferência anal, e doenças neurológicas e congênitas como atresia anal e espinha bífida. Pode ser utilizada também para reconstrução anorretal após amputação abdominoperineal de reto. Dessa forma, pacientes com completa destruição do esfíncter anal ou aqueles com uma distância entre os cotos podem ser beneficiados com a graciloplastia. Por outro lado, pacientes portadores de síndrome do

Quadro 67-4-2. Comparação entre Índice Pré e Pós-estimulação Sacral

Autores	Número de pacientes	Seguimento	Índice de incontinência pré	Índice de Incontinência pós
Malouf *et al.*, 2000[51]	5	16	16	2
Ripetti *et al.*, 2002[52]	4	24	12,2	9,8
Altomare *et al.*, 2004[53]	14	14	15	5,5
Jarrett *et al.*, 2004[54]	59	12	14	6
Rasmusse *et al.*, 2004[55]	34	6	18	7
Leroi *et al.*, 2005[56]	34	7	16	9
Ratto *et al.*, 2005[57]	4	19,5	16,3	4,5

Quadro 67-4-3. Resultados Cirúrgico da Graciloplastia

Autores	Número pacientes	Resultados (% continentes)
Rouanet *et al.*, 1999[63]	9	56
Baeten *et al.*, 2000[64]	72	63
Rullier *et al.*, 2000[65]	12	58
Bresler *et al.*, 2002[66]	24	79
Rosen *et al.*, 2002[67]	35	66
Wexner *et al.*, 2002[68]	115	62
Rongen *et al.*, 2003[69]	200	72
Koch *et al.*, 2004[70]	28	35
Thornton *et al.*, 2004[71]	38	60
Ho e Seow, 2005[72]	17	82

intestino irritável, constipados ou que apresentam diarreia crônica, portadores de problemas cardíacos, doenças anais e perianais, doença de Crohn, retite actínica e idosos terão resultados subótimos ou ineficazes. Ainda como contraindicação, incluem-se o uso de marca-passo e portadores de deficiência motora de membros superiores que limitam a movimentação dos braços.[60]

A cirurgia é realizada com os pacientes em posição perineolitotomia e a técnica envolve a mobilização do músculo grácil com posterior secção de seu tendão distal localizado na tuberosidade tibial. Em seguida, duas incisões curvilíneas a 1,5 cm da borda anal, sendo uma anterior e outra posteriormente são realizadas, de tal forma a permitir que o músculo envolva todo o canal anal através de uma volta em forma da letra gama, épsilon ou alfa, a depender da configuração anatômica do paciente. Os eletrodos são posicionados no músculo e conectados ao neuroestimulador que é implantado na parede abdominal inferior. Um dos pontos críticos desta cirurgia é recobrir o tendão muscular adequadamente abaixo da incisão e garantir a adequada vascularização que advém da porção proximal do músculo, pois uma das complicações mais temida é a deiscência do reparo. O mecanismo de ação é explicado pelo incremento pressórico da barreira anal pela melhor contração esfincteriana ao se acionar o neuroestimulador; ao contrário, ao se desativar o neuroestimulador, o músculo relaxa e a defecação ocorre.

Os índices de sucesso da neuromodulação sacral oscilam entre 35% e 85% (Quadro 67-4-3).[63-72] Massimo *et al.*[61] em estudo de 36 pacientes operados entre os anos de 1986 e 2003, demonstram taxa de falha terapêutica de 25%, no entanto, verificaram que o número de evacuações por dia decresceu em todos os pacientes. Wexner *et al.*,[62] em estudo multicêntrico com o intuito de observar a eficácia da graciloplastia dinâmica em longo prazo, avaliaram 115 pacientes dos quais 27 possuíam ostomia previamente ao tratamento. Considerou-se sucesso terapêutico uma redução maior que 50% na frequência de episódios de incontinência. Neste estudo, 62% dos pacientes sem ostomia melhoraram com o tratamento em 12 meses, resultado que se manteve por 16 e 24 meses em respectivamente 55% e 56%. Entre os pacientes portadores de ostomia houve sucesso no tratamento de 37% em 12 meses que aumentou para 62% e 43% em 18 e 24 meses respectivamente, refletindo o número de pacientes nos quais foram realizadas reconstruções do trânsito intestinal.

A mortalidade oscila entre 0% e 13% e a taxa de morbidade pode alcançar 50% dos casos, sendo principalmente representada pela infecção de pele e subcutâneo (28%). Outras complicações incluem falhas técnicas relacionadas com o neuroestimulador, impactação fecal (4%), dor e parestesia de membros inferiores.

Gluteoplastia

Esta técnica foi inicialmente descrita em 1902 por Chetwood.[73] As indicações são as mesmas da graciloplastia e a técnica envolve uma incisão bilateral na região anal, estendendo-se até a tuberosidade do ísquio. Neste ponto o músculo deve ser desinserido e então mobilizado lateralmente e dividido em duas porções. Duas incisões são realizadas na fossa isquioanal bilateralmente e procede-se a dissecção anterior e posterior do ânus. Subsequentemente, as porções inferiores do músculo glúteo à direita e à esquerda são suturadas no bordo anal inferior e as superiores cranialmente. A transposição deste músculo é facilitada pela sua proximidade com o canal anal e pela sua proximidade com a sua inervação, além de sua maior robustez e de dispensar a necessidade de incisões nas coxas

Fleshner *et al.* em extensa revisão de literatura demonstram um índice de sucesso de 60%, continência parcial em 36% e falha completa em 4% dos pacientes analisados.[74] A transposição muscular dos glúteos, no entanto foi pouco utilizada, e apesar do entusiasmo inicial por alguns autores, em geral, os índices de sucesso com este método não superam os verificados com a graciloplastia.[75]

Esfíncter Anal Artificial

O primeiro modelo de esfíncter anal artificial (EAA), descrito inicialmente em 1987 por Christiansen e Lorentzen,[76] para o tratamento da incontinência anal grave de natureza traumática, neurogênica ou congênita, nas quais não existe a possibilidade de restauração do aparelho esfincteriano devido extenso comprometimento anatômico.[5,8,11,77]

O EAA é uma prótese de silicone sólido, modificada a partir de um modelo análogo utilizado para tratamento da incontinência urinária. É composta de três partes interligadas: 1. *cuff* ou cinta reguladora inflável, implantado ao redor do ânus; 2. balão reservatório controlador de pressão, implantado no espaço pré-vesical, e; 3. bomba controladora que permite ativação e desativação do sistema, implantada no grande lábio ou no escroto (Fig. 67-4-6). O sistema é preenchido por líquido; quando ativado o sistema, o *cuff* é distendido e o ânus ocluído; para defecar o paciente comprime a bomba e o fluído é direcionado do *cuff* para o balão e assim abre-se o canal anal para que possa ocorrer a evacuação. Após a evacuação, o fluído retorna automaticamente do balão para o *cuff* para novamente ocluir o canal anal.

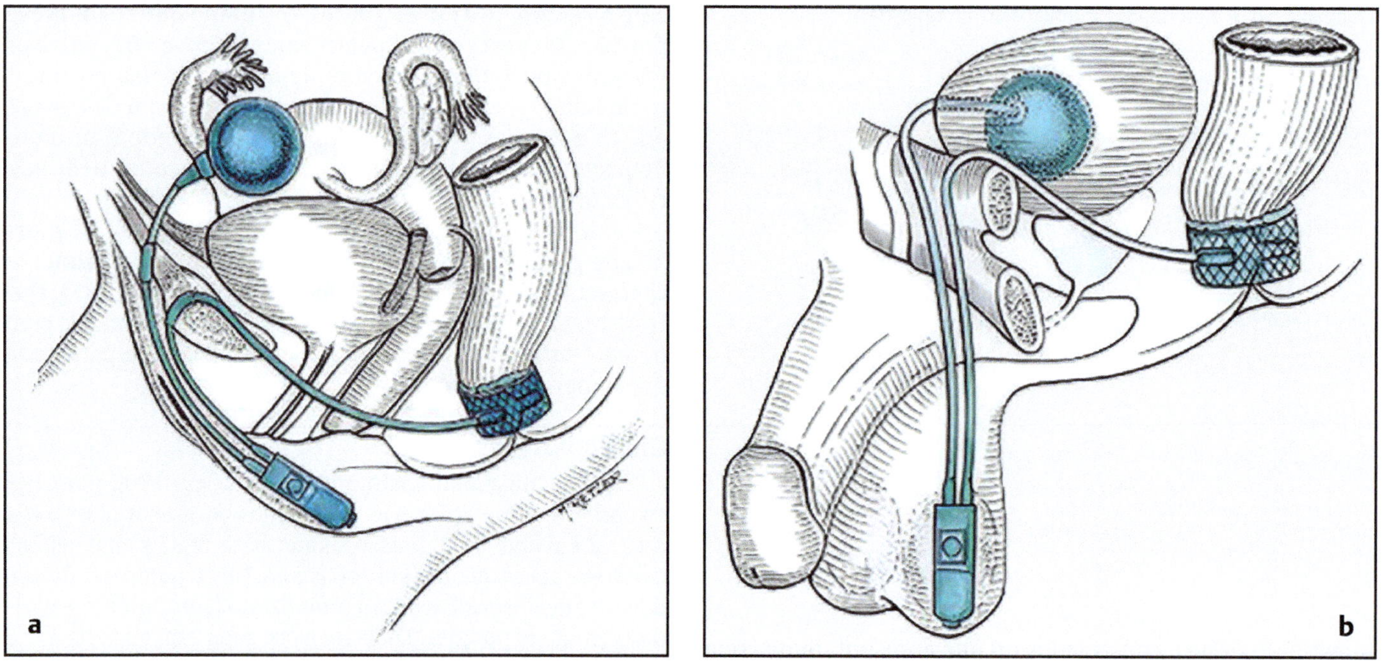

Fig. 67-4-6. Esfíncter anal artificial: esquemas demonstram a posição dos três componentes da prótese: cinta oclusiva ou *cuff*, balão reservatório e bomba oclusiva, na mulher e no homem (**a**, **b**), respectivamente.

O esquema demonstrando o controle através da compressão da bomba reguladora pelo paciente, promovendo o esvaziamento do *cuff* e a abertura do canal anal durante a evacuação é demonstrada na Figura 67-4-7.

A seleção adequada de pacientes para o procedimento é crucial. Dentre as contraindicações ao método devemos destacar: deficiência mental que impossibilite a compreensão do procedimento; presença de fibrose excessiva na área do implante; distúrbios afetando a destreza manual ou motivação; esclerose múltipla; pacientes com história prévia de reação alérgica à solução de contraste; diarreia ou constipação intestinal; doença inflamatória intestinal; estenose anal; radioterapia pélvica; capacidade retal máxima menor que 150 mL; gravidez; sexo anal receptivo e síndrome do intestino irritável como a causa de incontinência fecal. A retocele anterior, intussuscepção retal e procidência retal devem ser corrigidos antes de se implantar a prótese.[8,77,78]

O paciente deve ser posicionado em litotomia e a técnica de implantação envolve dois sítios de incisão: perineal e abdominal. O acesso perineal consiste de duas incisões laterais (ou somente uma transversal anterior) ao ânus, seguidas de dissecção romba ao redor do canal anal a fim de se criar um túnel para a implantação do *cuff* (Fig. 67-4-8). A incisão abdominal, transversa em região suprapúbica, é utilizada para implantar o balão reservatório, e a bomba reguladora após dissecção e tunelização subcutânea. O aspecto final após o implante do EAA pode ser verificado na Figura 67-4-9.

Com o objetivo de minimizar os riscos de extrusão da prótese, o *cuff* deve ser implantado na porção mais alta ou profunda do canal anal, no nível do anel anorretal. A Figura 67-4-10 mostra a implantação da cinta oclusiva ou *cuff* ao redor do ânus.

A confecção de colostomia protetora em pacientes a serem submetidos à implantação do esfíncter anal artificial, embora preconizada por alguns autores em pacientes com diabetes melito e corticodependentes, não parece influir nos resultados pós-operatórios e não é realizada atualmente.[77] O preparo intestinal entretanto deve ser completo, associado ao uso de antibiótico em "regime terapêutico" e a manutenção da prótese desativada por período de 6 a 8 semanas, até a cicatrização completa da ferida perineal.

Segundo Michot *et al.*[77] 78,9% de seus pacientes tornaram-se continentes para fezes líquidas, 100% para fezes sólidas e 63,1% para flatos em um seguimento de 37 pacientes, demonstrando, assim, uma falha terapêutica em torno de 12%. Wong *et al.*[79] publicaram um estudo multicêntrico prospectivo, no qual 12 pacientes receberam o implante do esfíncter artificial. Houve evolução satisfatória em 75% dos pacientes, em período médio de seguimento de 58 meses. Lehur e coautores utilizaram a técnica em 14 pacientes com 64% de sucesso em seguimento de 20 meses.[80]

Em nosso meio, Jorge *et al.*[81] relataram os resultados clínicos e funcionais em 10 pacientes submetidos à implantação da prótese. Os valores médios dos índices de incontinência anal e de qualidade de vida foram de 18,3 ± 1,9 e 56,0 ± 17,8 no pré-operatório, 5,1 ± 4,0 e 77,2 ± 26,7 no pós-operatório, respectivamente ($p < 0,05$). Dessa forma, concluiu que o procedimento levou à melhora significativa do índice de incontinência, restaurando na maioria dos pacientes a continência a fezes líquidas e sólidas, e reduzindo o uso de protetor das vestes. Não ocorreu, entretanto, melhora significativa da incontinência a gases.

As principais complicações são infecção (4,2-25%), extrusão da prótese (21%), dor, ulceração e constipação intestinal, as quais, segundo Melenhorst *et al.*[82], ocorreram em 39% dos pacientes, mas que em todos houve melhora com medidas clínicas. Além disso, em estudo envolvendo 112 pacientes, ao final de 1 ano apenas 75 (67%) ainda permaneciam com a

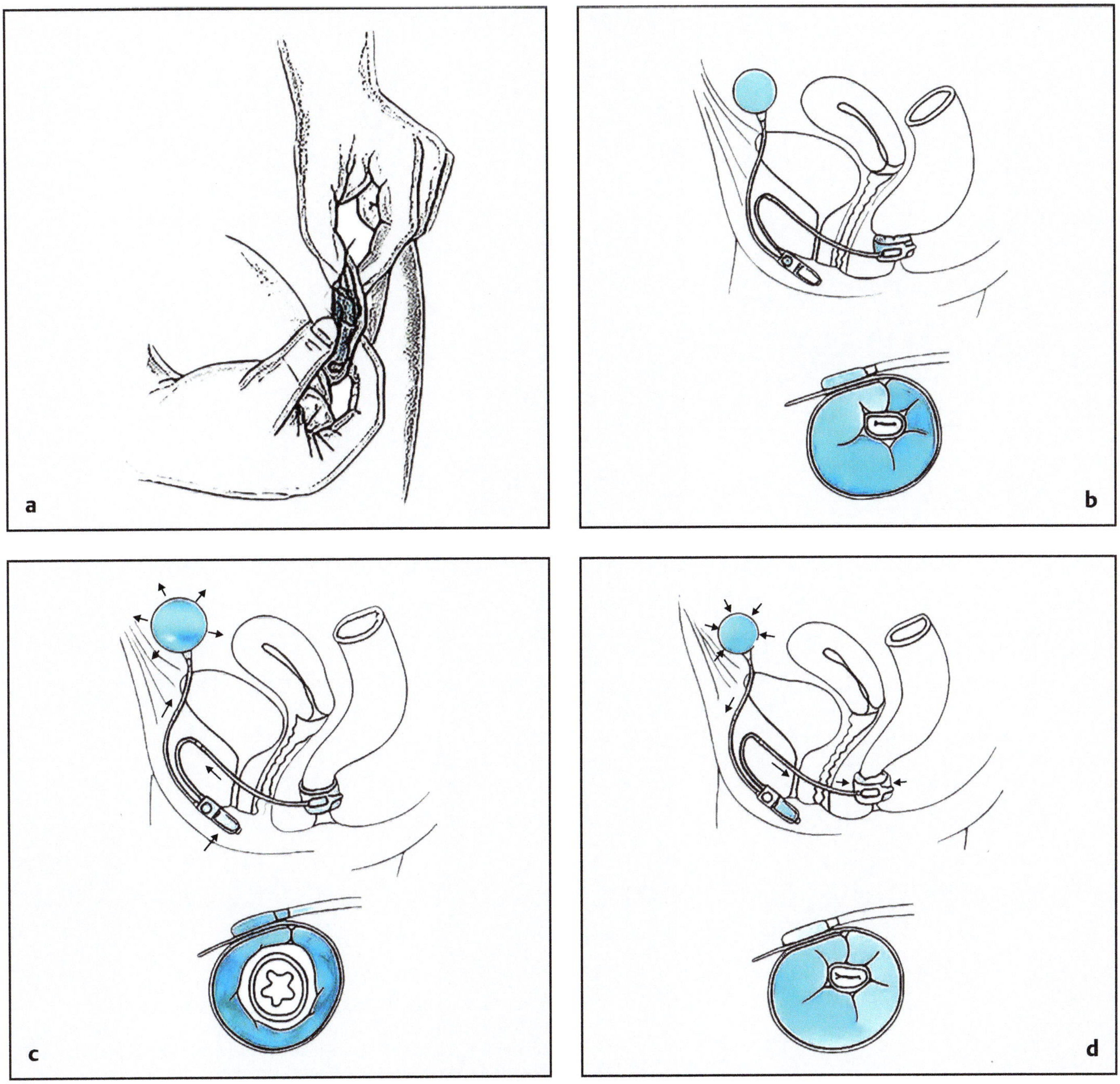

Fig. 67-4-7. (a-d) Esquema demonstrando o controle do funcionamento do esfíncter anal artificial, através da compressão da bomba reguladora pelo paciente, o que promove o esvaziamento do *cuff* e a abertura do canal anal durante a evacuação.

prótese. A causa mais comum que demanda retirada da prótese é a infecção e tal fato deve ser realizado em torno de 50% dos casos em 5 anos de seguimento.

Wexner *et al.*[83] em recente publicação sobre os resultados de 50 pacientes submetidos à implantação do EAA, com período de seguimento de 9 anos encontraram índice de complicações infecciosas em 23 pacientes (41,2%) sendo que em 18 casos (78,2%) essas foram precoces. Estes autores observaram que com o maior período de seguimento ocorre redução do índice de complicações infecciosas, porém aumenta o índice complicações mecânicas da prótese, que podem demandar troca parcial ou total do sistema. Além disso, o tempo entre a implantação da prótese e a primeira evacuação e história prévia de sepse perineal são fatores de risco independentes para infecção precoce da prótese.

As alterações dos índices de incontinência anal pré e pós-implante do esfíncter anal artificial encontram-se demonstradas no Quadro 67-4-4.[84-89]

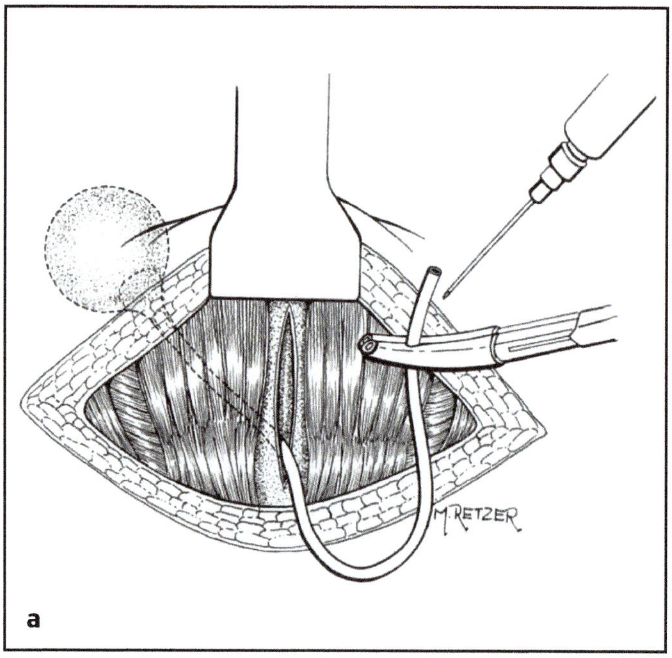

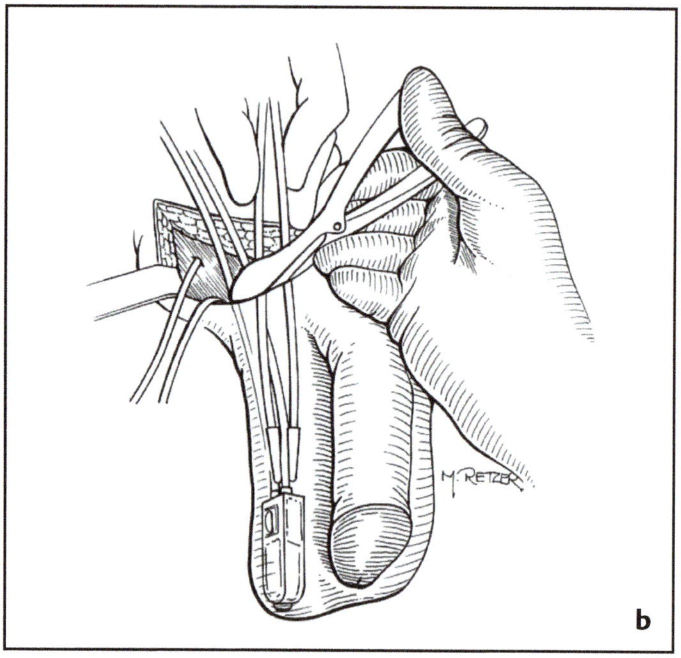

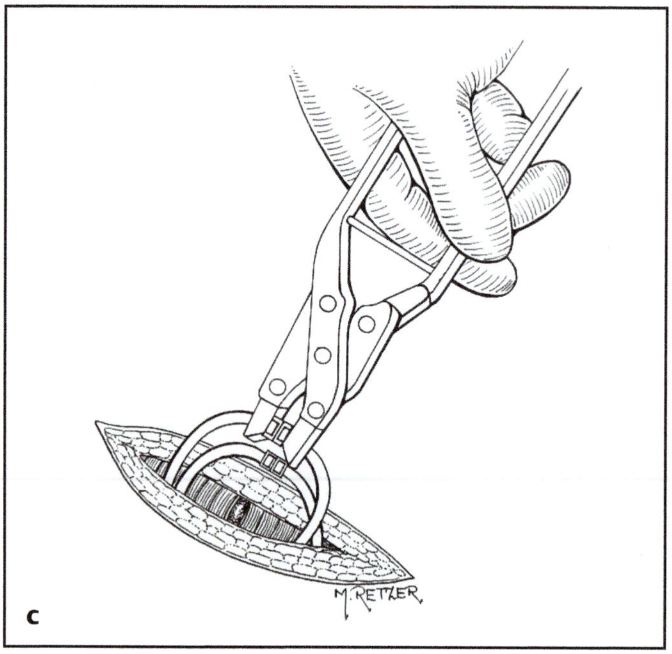

Fig. 67-4-8. Etapas da implantação do esfíncter anal artificial (**a**) implantação do balão reservatório no espaço pré-vesical; (**b**) implantação da bomba regulatória na bolsa escrotal e (**c**) conexão dos tubos interligando os três componentes.

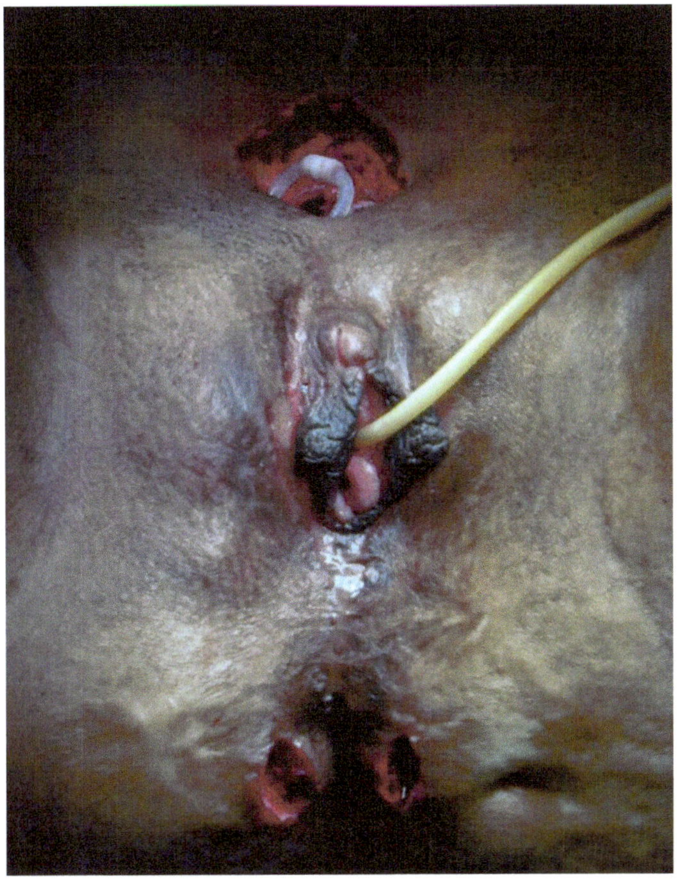

Fig. 67-4-9. Fotografia demonstrando, no final da implantação do esfíncter anal artificial, as incisões perianais e suprapúbica.

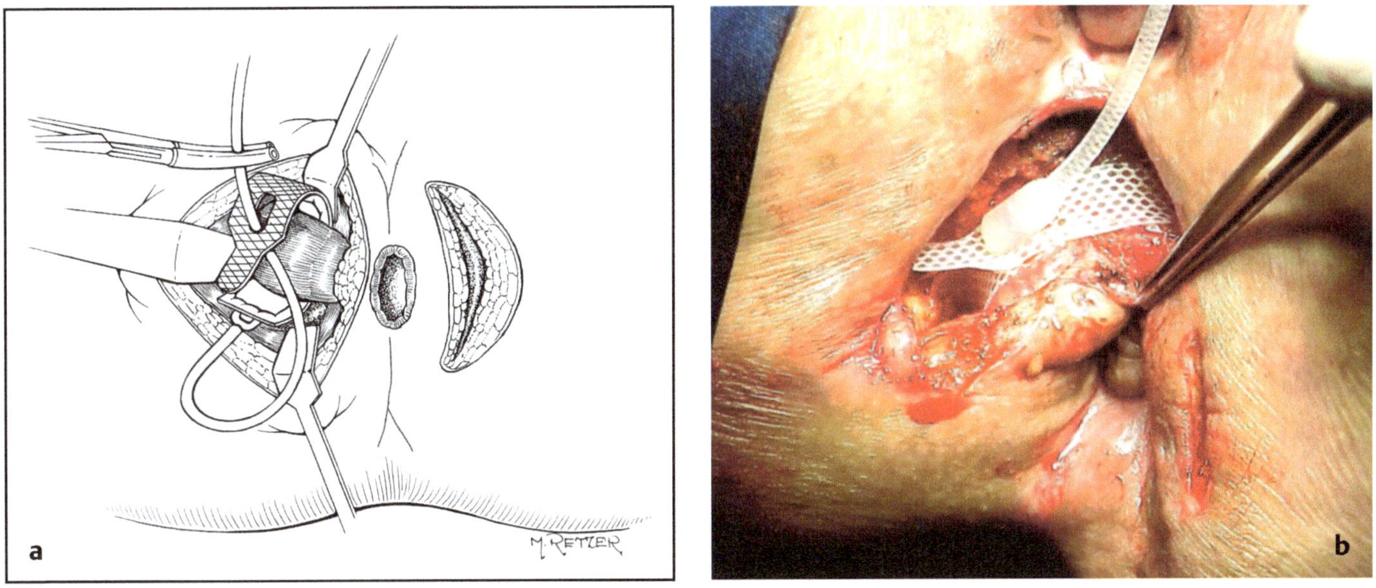

Fig. 67-4-10. Esquema (a) e registro fotográfico (b) da implantação da cinta oclusiva ou *cuff* após tunelização perianal.

Quadro 67-4-4. Comparação entre Índice Pré e Pós-implante de Esfíncter Anal Artificial com Nível de Significância

Autores	Nº pacientes	Seguimento	Índice pré	Índice pós	P
Lehur *et al.*, 1998[84]	13	30	17	4,5	< 0,001
Vaizey *et al.*, 1998[85]	6	10	19,5	4,5	0,001
Altomare *et al.*, 2001[86]	28	19	14,9	2,6	< 0,001
Devesa *et al.*, 2002[87]	53	26,5	17	4	0,001
Ortiz *et al.*, 2002[88]	22	28	18	4	< 0,001
O_Brien *et al.*, 2004[89]	14	6	19	4,8	0,002

Colostomia

Indicação de exceção, a derivação fecal pode ser uma boa opção terapêutica em pacientes com incontinência grave e sem perspectiva de tratamento pelos métodos anteriormente descritos. Neste grupo frequentemente se incluem pacientes idosos, acamados e portadores de lesão medular. Apesar de ser método mórbido e última opção, aproximadamente 84% dos pacientes que foram submetidos à derivação fecal, relatam que adotariam novamente se necessário.[5]

CONSIDERAÇÕES FINAIS

O tratamento cirúrgico da incontinência anal deve ser individualizado e capaz de proporcionar a melhora na qualidade de vida, sendo que as diferentes técnicas cirúrgicas devem ser escolhidas com base na história clínica e na avaliação funcional e anatômica da musculatura esfincteriana. A esfincteroplastia ainda é a opção cirúrgica mais comumente indicada e deve ser a primeira opção cirúrgica, se possível anatômica e fisiologicamente. Em casos mais graves, sem lesão anatômica reparável, a meuroestimulação sacral é provavelmente a melhor opção terapêutica. Diante do insucesso com este método, o esfíncter anal artificial e a graciloplastia constituem alternativas válidas à colostomia definitiva. O esfíncter anal artificial representa método menos complexo, de menor custo e mais eficaz quando comparado à transposição do músculo grácil. Entretanto, em casos de destruição perineal extensa, com fibrose perineal excessiva ou configuração em cloaca, a graciloplastia é o método de substituição esfincteriana preferido.

REFERÊNCIAS BIBLIOGRÁFICAS

1. Tan EK, Jacovides M, Khullar V, Teoh TG, Fernando RJ, Tekkis PP. A cost-effectiveness analysis of delayed sphincteroplasty for anal sphincter injury. Colorectal Dis. 2008;10:653-62.
2. Dorcaratto D, Vilalta MM, Parés D. Indicacion actual, técnica quirúrgica y resultados de la reparación anterior esfinteriana en el tratamiento de la incontinencia fecal. Cirurgía Española. 2010;87(5):273-81.
3. Mevik K, Norderval S, Kileng H, Johansen M, Vonen B. Long-term resuLts after anterior sphincteropLasty for anaL incontinence. Scandinavian J Surg. 2009;98:234-8.
4. Jorge JMN, Wexner SD. Etiology and management of anal incontinence. Dis Colon Rectum. 1993;36:77-97.
5. Tan JJY, Chan M, Tjandra JJ. Evolving therapy for fecal incontinence. Dis Colon Rectum. 2007;50:1950-67.
6. Grey BR, Sheldon RR, Telford KJ, Kiff ES. Anterior anal sphincter repair can be of long term benefit: a 12-year case cohort from a single surgeon. BMC Surgery. 2007;7:1, 2007.
7. Galandiuk S, Roth LA, Greene QJ. Anal incontinence—sphincter ani repair: indications, techniques, outcome. Langenbecks Arch Surg. 2009;394:425-33.
8. Habr-Gama A, Jorge JMN. O esfíncter anal artificial no tratamento da incontinência grave: descrição de técnica e resultados preliminares. Rev Bras Coloproct. 2000;20(4):217-22.
9. Shafik A. Polytetrafluroethylene injection for the treatment of partial fecal incontinence. Int Surg. 1993;78:159-61.
10. Davis K, Kumar D, Poloniecki J. Preliminary evaluation of an injectable anal sphincter bulking agent (Durasphere) in the management of faecal incontinence. Aliment Pharmacol Ther. 2003;18:237-43.
11. Paterson HM, Bartolo DCC.Surgery for Faecal Incontinence. Scottish Med J. 2010;55(3):39-42.
12. Oliveira, LCC. Fisiologia anorretal. Editora Rubio Ltda; 2010.
13. Oberwalder M, Dinnewitzer A, Baig MK, Nogueras JJ, Weiss EG, Efron J, et al. Do internal anal sphincter defects decrease the success rate of anal sphincter repair? Tech Coloproctol. 2006;0:94-97.
14. Monga AK, Robinson D, Stanton SL. Periurethral collagen injections for genuine stress incontinence: a 2-year follow-up. Br J Urol. 1995;76:156-60.
15. Oliveira L, Jorge JMN, Yusuf SAI, Habr-Gama A, Kiss D, Cecconelo I. Novos tratamentos para a incontinência anal: injeção de silicone melhora a qualidade de vida em 35 pacientes incontinentes. Rev Bras Coloproct. 2007;27(2):167-73.
16. Kenefick NJ, Vaizey CJ, Malouf AJ, Norton CS, Marshall M, Kamm MA. Injectable silicone biomaterialfor faecal incontinence due to internal anal sphincter dysfunction. Gut. 2002;51:225-8.
17. Tjandra JJ, Lim JF, Hiscock R, Rajendra P. Injectable silicone biomaterial for fecal incontinence caused by internal anal sphincter dysfunction is effective. Dis Colon Rectum. 2004;47:2138-46.
18. Bobadilla J, Belmonte C, Edelstein PS, Utley DS. Radio-frequency energy delivery to the anal canal for the treatment of fecal incontinence. Dis Colon Rectum. 2002;45(7):915-22.
19. Takahashi T, Garcia-Osogobio S, Valdovinos MA, Belmonte C, Barreto C, Velasco L. Extended two-year results of radio-frequency energy delivery for the treatment of fecal incontinence (the Secca procedure). Dis Colon Rectum. 2003;46(6):711-5.
20. Efron JE, Corman ML, Fleshman J. Safety and effectiveness of temperature-controlled radio-frequency energy delivery to the anal canal (Secca procedure) for the treatment of fecal incontinence. Dis Colon Rectum. 2003;46:1606-16.

21. Warren JC. A new method of operation for the relief of rupture of the perineum through the sphincter and rectum. Ann Gynecol Soc. 1882;7:322-30.
22. Arnaud A, Sarles JC, Sielzneff I, Orsoni P, Joly A. Sphincter repair without overlapping for faecal incontinence. Dis Colon Rectum. 1991;34:744-747.
23. Blaisdell PC. Repair of the incontinent sphincter ani. Surg Gynecol Obstet. 1940;70:692-697.
24. Parks AG. Anorectal incontinence. J R Soc Med. 1975;68:81-690.
25. Jameson JS, Speakman CT, Darzi A, Chia YW, Henry MM. Audit of postanal repair in the treatment of fecal incontinence. Dis Colon Rectum. 1994;37(4):369-372.
26. Abbas SM, Bissett IP, Neill ME, Parry BR. Long-term outcome of postanal repair in the treatment of faecal incontinence. ANZ J Surg. 2005;75:783-6.
27. Parks AG, McPartlin JF. Later repair of injuries of the anal sphincter. Proc R Soc Med. 1971;64:1187-1189.
28. Slade MS, Goldberg SM, Schattler JL, Balcos EG, Christenson CE. Sphincteroplasty for acquired anal incontinence. Dis Colon Rectum. 1977;20:33-35.
29. Gilliand R, Altomare DF, Oliveira L, Gilliand JE, Wexner SD. Pudendal neuropathy is predictive of failure following anterior overlapping sphincteroplasty. Dis Colon Rectum. 1998;41(12):1516-22.
30. Zorcolo L, Covotta L, Bartolo DC. Outcome of anterior aphincter repair for obstetric injury:comparison of early and late results. Dis Colon Rectum. 2005;48:524-31.
31. Wexner SD, Coller JA, Devroede G, Hull T, McCallum R, Chan M, et al. sacral nerve stimulation for fecal incontinence. Ann Surg. 2010;251(3):441-9.
32. Jensen LL, Lowry AC. Biofeedback improves outcome after sphincteroplasty. Dis Colon Rectum. 1997;40:197-200.
33. Sitzler PJ, Thompson JP. Overlap repair of damaged anal sphincter. A single surgeon_s series. Dis Colon Rectum. 1996;39:1356-60.
34. Halverson AL, Hull TL. Long-term outcome of overlapping anal sphincter repair. Dis Colon Rectum. 2000;45:345-8.
35. Malouf AJ, Norton CS, Engel AF, Nicholls RJ, Kamm MA. Long-term results of overlapping anterior analsphincter repair for obstetric trauma. Lancet. 2000;355:260-5.
36. Osterberg A, Edebol Eeg-Olofsson K, Graf W. Results of surgical treatment for faecal incontinence. Br J Surg. 2000;87:1546-52.
37. Rothbarth J, Bemelman WA, Meijerink WJ, Buyze-Westerweel ME, van Dijk JG, Delemarre JB. Long-term results of anterior anal sphincter repair for fecal incontinence due to obstetric injury. Dig Surg. 2000;17:390-4.
38. Morren GL, Hallbook O, Nystrom PO, Baeten CG, Sjodahl R. Audit of anal-sphincter repair. Colorectal Dis. 2001;3:17-22.
39. Elton C, Stoodley BJ. Anterior anal sphincter repair: results in a district general hospital. Ann R Coll Surg Engl. 2002;84:321-4.
40. Pinta T, Kylanpaa-Back ML, Salmi T, Jarvinen HJ, Luukkonen P. Delayed sphincter repair for obstetric ruptures: analysis of failure. Colorectal Dis. 2003;5:73-8.
41. Norderval S, Oian P, Revhaug A, Vonen B. Anal incontinence after obstetric sphincter tears: outcome of anatomic primary repairs. Dis Colon Rectum. 2005;48:1055-61.
42. Barisic GI, Krivokapic ZV, Markovic VA, Popovic MA. Outcome of overlapping anal sphincter repair after 3 months and after amean of 80months. Int J Colorectal Dis. 2006;21:52-6.
43. Malouf AJ, Vaizey CJ, Nicholls RJ, MChir, Kamm MA. Permanent Sacral Nerve Stimulation for Fecal Incontinence. Ann Surg. 2000;232(1):143-8.
44. Jarret ME, Mowatt G, Glazener CM, Nicholls RJ, Grant AM, Kamm MA. Systematic review of sacral nerve stimulation for fecal incontinence and constipation. Br J Surg. 2004;91(12):1559-69.
45. Matzel KE, Stadelmaier U, Hohenffellner M, Gall FP. Electrical stimulation for the treatment of faaecal incontinence. Lancet. 1995;3466:1124-1127.
46. Vaizey CJ, Kamm M, Turner IC, Nicholls RJ, Woloszko J. Effects of short term sacral nerve stimulation on anal and rectal function in patients with anal incontinence. Gut. 1999;44:407-412.
47. Brill SA, Margolin DA. Sacral Nerve Stimulation for the Treatment of Fecal Incontinence. Clin Colon Rectal Surg. 2005;18(1):38-41.
48. Ganio E, Luc AR, Clerico G, Trompetto M. Sacral nerve stimulation for treatment of fecal incontinence: a novel approach for intractable fecal incontinence. Dis Colon Rectum. 2001;44:619-31.
49. Navarro JM, Sebastián AA, Vicente FP, Romero AMS, Legaz JP, Paz PS, et al. Sacral root neuromodulation as treatment for fecal incontinence.Preliminary results. Rev Esp Enferm Dig. 2007;99(11):636-42.
50. Altamore DF, Ratto C, Ganio E, Lolli P, Masin A, Villani RD. Long-term outcome of sacral nerve stimulation for fecal incontinence. Dis Colon Rectum. 2009;52(1):11-7.
51. Malouf AJ, Vaizey CJ, Nicholls RJ, Kamm MA. Permanent sacral nerve stimulation for fecal incontinence. Ann Surg. 2000;32:143-8.
52. Ripetti V, Caputo D, Ausania F, Esposito E, Bruni R, Arullani A. Sacral nerve neuromodulation improves physical, psychological and social quality of life in patients with fecal incontinence. Tech Coloproctol. 2002;6:147-52.
53. Altomare DF, Rinaldi M, Petrolino M, Monitillo V, Sallustio P, Veglia A, et al. Permanent sacral nerve modulation for fecal incontinence and associated urinary disturbances. Int J Colorectal Dis. 2004;19:203-9.
54. Jarrett ME, Varma JS, Duthie GS, Nicholls RJ, Kamm MA. Sacral nerve stimulation for faecal incontinence in the UK. Br J Surg. 2004;91:755-61.
55. Rasmussen OO, Buntzen S, Sorensen M, Laurberg S, Christiansen J. Sacral nerve stimulation in fecal incontinence. Dis Colon Rectum. 2004;47:1158-63.
56. Leroi AM, Parc Y, Lehur PA, Mion F, Barth X, Rullier E, et al. Efficacy of sacral nerve stimulation for fecal incontinence: results of a multicenter double-blind crossover study. Ann Surg. 2005;242:662-9.
57. Ratto C, Grillo E, Parello A, Petrolino M, Costamagna G, Doglietto GB. Sacral neuromodulation in treatment of fecal incontinence following anterior resection and chemoradiation for rectal cancer. Dis Colon Rectum. 2005;48:1027-36.
58. Pickrell KL, Broadbent TR, Masters FW, Metzger JT. Construction of a rectal sphincter and restoration of anal continence by transplanting the gracills muscle. Ann Surg. 1952;135:853-862.
59. Baeten CG, Geerdes BP, Adang EM, Heineman E, Konsten J, Engel GL, et al. Anal dynamic graciloplasty in the treatment of intractable fecal incontinence. N Engl J Med. 1995;332:1600-1605.
60. Corman ML. Colon & Rectal Surgery, 5th ed. Lippincott Willians & Wilkins; 2005. p. 347-425.
61. Seccia M, Lippolis PV, Menconi C. Applied electrophysiology of transposed muscle stimulation:practical considerations and surgical experience on graciloplasty for faecal incontinence. Acta Bio Medica. 2003;74(2):84-88.
62. Wexner SD, Baeten C, Bailey R, Bakka A, Belin B, Belliveau P, et al. Long-term efficacy of dynamic graciloplasty for fecal incontinence. Dis Colon Rectum. 1996;39:957-964.
63. Rouanet P, Senesse P, Bouamrirene D, Toureille E, Veyrac M, Astre C, et al. Anal sphincter reconstruction by dynamic graciloplasty after abdominoperineal resection for cancer. Dis Colon Rectum. 1999;42:451-6.
64. Baeten CG, Bailey HR, Bakka A, Belliveau P, Berg E, Buie WD, et al. Safety and efficacy of dynamic graciloplasty for fecal

incontinence:report of a prospective, multicenter trial. Dynamic graciloplasty therapy study group. Dis Colon Rectum. 2000;43:743-51.
65. Rullier E, Zerbib F, Laurent C, Caudry M, Saric J. Morbidity and functional outcome after double dynamic graciloplasty for anorectal reconstruction. Br J Surg. 2000;87:909-13.
66. Bresler L, Reibel N, Brunaud L, Sielezneff I, Rouanet P, Rullier E, et al. Dynamic graciloplasty in the treatment of severe fecal incontinence. French multicentric retrospective study. Ann Chir. 2002;127:520-6.
67. Rosen HR, Urbarz C, Novi G, Zoch G, Schiessel R. Long-term results of modified graciloplasty for sphincter replacement after rectal excision. Colorectal Dis. 2002;4:266-9.
68. Wexner SD, Baeten C, Bailey R, Bakka A, Belin B, Belliveau P, et al. Long-term efficacy of dynamic graciloplasty for fecal incontinence. Dis Colon Rectum. 2002;45:809-18.
69. Rongen MJ, Uludag O, Naggar KEl, Geerdes BP, Konsten J, Baeten CG. Long-term follow-up of dynamic graciloplasty for fecal incontinence. Dis Colon Rectum. 2003;46:716-21.
70. Koch SM, Uluda O, Rongen M, Baeten CG, van Gemert W. Dynamic graciloplasty in patients born with an anorectal malformation. Dis Colon Rectum. 2004;47:1711-9.
71. Thornton MJ, Kennedy ML, Lubowski DZ, King DW. Long-term follow-up of dynamic graciloplasty for faecal incontinence. Colorectal Dis. 2004;6:470-6.
72. Ho KS, Seow-Choen F. Dynamic graciloplasty for total anorectal reconstruction after abdominoperineal resection for rectal tumour. Int J Colorectal Dis. 2005;20:38-41.
73. Chetwood CH. Plastic operation of the sphincter ani: reporto of a case. Med Rec. 1992;61:529.
74. Fleshner PR, Roberts PL. Encirclement procedures for fecal incontinence. Perspect Colon Rectal Surg. 1991;4:280-287.
75. Gordon PH, Nivatvongs. Principles and Practice of Surgery for the Colon, Rectum and Anus, 3th ed. New York, Informa Healthcare; 2007. p. 293-332.
76. Christiansen J, Lorentze M. Implantation of artificial sphincter for anal incontinence. Lancet. 1987;1:1244-5.
77. Michot F, Costaglioli B, Leroi AM, Denis P. Artificial Anal Sphincter in Severe Fecal Incontinence Outcome of Prospective Experience With 37 Patients in One Institution. Ann Surg. 2003;237(1):52-6.
78. Gregorcyk SG. The Current Status of the Acticon® Neosphincter Clinics in colon and rectal surgery. Clin Colon Rectal Surg. 2005;18(1):32-7.
79. Wong WD, Jensen LL, Bartolo DC, Rothenberger DA. Artificial anal sphincter. Dis Colon Rectum. 1996;39:1345-1351.
80. Lehur PA, Michot F, Denis P, Grise P, Leborgne J, Teniere P, et al. Results of artificial sphincter in severe anal incontinence. Report of 14 consecutive implantations. Dis Colon Rectum. 1996;39:1352-1355.
81. Jorge JMN. O esfíncter artificial no tratamento da incontinência anal: experiência inicial. São Paulo, 2001. Tese (Livre Docência) - Faculdade de Medicina, Universidade de São Paulo. [Edição Particular].
82. Melenhorst J, Koch SM, Gemert WGV, Baeten CG. The artificial bowel sphincter for faecal incontinence:a single centre study. Int J Colorectal Dis. 2008;23:107-11.
83. Wexner SD, Jin HY, Weiss EG, Nogueras JJ, Li VK. Factors associated with failure of the artificial bowel sphincter: a study of over 50 cases from Cleveland Clinic Florida. Dis Colon Rectum. 2009;52(9):1550-7.
84. Lehur PA, Glemain P, Bruley des Varannes S, Buzelin JM, Leborgne J. Outcome of patients with an implanted artificial anal sphincter for severe faecal incontinence. A single institution report. Int J Colorectal Dis. 1998;13:88-92.
85. Vaizey CJ, Kamm MA, Gold DM, Bartram CI, Halligan S, Nicholls RJ. Clinical, physiological, and radiological study of a new purpose-designed artificial bowel sphincter. Lancet. 1998;352:105-9.
86. Altomare DF, Dodi G, La Torre F, Romano G, Melega E, Rinaldi M. Multicentre retrospective analysis of the outcome of artificial anal sphincter implantation for severe faecal incontinence. Br J Surg. 2001;88:1481-6.
87. Devesa JM, Rey A, Hervas PL. Artificial anal sphincter: complications and functional results of a large personal series. Dis Colon Rectum. 2002;45:1154-63.
88. Ortiz H, Armendariz P, DeMiguel M, Ruiz MD, Alos R, Roig JV. Complications and functional outcome following artificial anal sphincter implantation. Br J Surg. 2002;89:877-81.
89. O_Brien PE, Dixon JB, Skinner S, Laurie C, Khera A, Fonda D. A prospective, randomized, controlled clinical trial of placement of the artificial bowel sphincter (Acticon neosphincter) for the control of fecal incontinence. Dis Colon Rectum. 2004;47:1852-60.

SEÇÃO 67-5

PERSPECTIVAS DA NEUROMODULAÇÃO SACRAL

SUBSEÇÃO 67-5-1

TÉCNICA

Sthela Maria Murad Regadas ▪ Carolina Murad Regadas
Marina Murad Regadas

INTRODUÇÃO

Neuromodulação ou neuroestimulação são termos utilizados para caracterizar tratamento através da estimulação nervosa que consiste na aplicação de corrente elétrica para obter ativação funcional ou inibição de tecido. É uma tecnologia que impacta nas interfaces neurais, estimulando os nervos, e funciona efetivamente modulando o assoalho pélvico e o cólon esquerdo para o tratamento de incontinência urinária, bexiga hiperativa, incontinência fecal e distúrbios da evacuação (constipação).[1-8]

A eficácia desta modalidade de tratamento está associada a diversos fatores, desde a correta indicação, como a aplicação adequada da técnica, e seguimento do paciente.[1-6]

Observou-se um crescente avanço na técnica da neuromodulação sacral. Inicialmente, esse procedimento foi realizado pela técnica aberta, através de uma incisão mediana, introdução do eletrodo na raiz sacral, seguido da sua fixação no sacro pelo periósteo.[9] No entanto, com adição de novas tecnologias, desenvolveu-se uma sequência de modelos apresentando novos avanços, possibilitando a realização do procedimento via percutânea, sob visão direta por radioscopia, e a identificação de pontos de referência anatômica. Esta técnica é, portanto, minimamente invasiva, com baixos riscos de complicações e de simples resolução.[2,3]

A neuromodulação sacral envolve a colocação de um eletrodo quadripolar adjacente a uma raiz nervosa sacral (preferencialmente S3). Este eletrodo estará conectado a um neuroestimulador que fornece pulsos elétricos não dolorosos ao nervo sacral para modular os reflexos que influenciam a bexiga, intestinos, esfíncteres e a musculatura do assoalho pélvico para melhorar ou restaurar a função. Desta forma, a técnica requer conhecimentos detalhados da anatomia da região, visando a identificação correta da posição dos forames sacrais posteriores, utilizando vários pontos de referência óssea, como a incisura ciática, os processos espinhosos sacrais da linha média, a crista ilíaca, o hiato sacral e a ponta do cóccix. Portanto, é necessário o treinamento adequado para realização do procedimento, prevendo a colocação da agulha na posição correta dentro do forame desejado (S3-S4), produzindo respostas motoras e sensoriais, esperando fornecer a colocação subótima do eletrodo que resultará no posicionamento com maior contato entre os polos do eletrodo e a raiz sacral.

TÉCNICA

A neuromodulação sacral consiste em duas etapas de procedimento: fase de teste durante a qual é avaliada a melhora dos sintomas, permitindo decidir se esta terapia é eficaz ou não. Aqueles pacientes com sucesso na fase de teste prosseguirão para a segunda etapa, que é a implantação do gerador (bateria definitiva). Considera-se resposta adequada na fase de teste, quando ocorre uma melhora de pelo menos 50% dos sintomas utilizando sistemas de escores para cada tipo de disfunção apresentada e avaliação na qualidade de vida.[2-8] A fase de teste normalmente tem a duração de 1 a 2 semanas e deve ser o mais curto possível para minimizar o risco de infecção. Se houver resposta efetiva, segue a fase definitiva que consiste na implantação da bateria definitiva, resultando no estímulo por longo período de tempo, de acordo com o tipo de bateria escolhida. Nessa fase, o procedimento é tecnicamente mais simplificado. No entanto, nos raros casos que não respondem dentro do percentual de melhora esperado, a retirada do eletrodo também consiste em um simples procedimento técnico.

Estudos já descrevem métodos e técnica padronizados para o implante do eletrodo quadripolar na raiz sacral S3, implantando a agulha/eletrodo na posição desejada dento do forame S3, produzindo uma resposta motora e sensorial nos quatro polos com intensidade de estímulos baixos, visando minimizar a variabilidade nos resultados bem-sucedidos. Adicionalmente, compreender e reconhecer que colocações inadequadas de eletrodos produzem resposta insatisfatória, podendo caracterizar falha na resposta ao tratamento, com melhora dos sintomas inferior a 50%, indicando assim a remoção do eletrodo.

A técnica minimamente invasiva visa localizar o forame sacral correto e idealmente o local de implantação correta do eletrodo de acordo com os pontos anatômicos previamente estabelecidos, visualizados e reconhecidos sob visão direta com a utilização da radioscopia. A sala deve estar preparada para este tipo de procedimento com mesa cirúrgica adequada e um aparelho de radioscopia, tipo arco cirúrgico, que possa produzir imagens com visão nas posições anteroposterior e lateral do sacrocóccix, com boa qualidade para facilitar a identificação dos pontos de referência anatômica. A radioscopia possibilita a obtenção de visão direta (com sequências de imagens isoladas e contínuas), desde o posicionamento adequado da agulha no forame até a introdução do eletrodo ao longo da raiz sacral, com uso de imagens na posição do arco em "C", em anteroposterior e lateral.

O paciente deve estar posicionado em decúbito ventral, com discreta elevação e melhor exposição do sacrocóccix.

Necessita sedação anestésica e anestesia local. Pode ser necessário em casos especiais o uso de anestésica geral devido ao controle insuficiente da sedação e a posição do paciente em decúbito ventral.

A técnica que será descrita é amplamente utilizada, padronizada por *Matzel et al.*[2] e denominada técnica "H". Consiste na localização do forame S3, utilizando posições anatômicas visualizadas diretamente por radioscopia: Inicialmente, realiza-se uma marcação prévia na projeção da junção sacroilíaca (linha horizontal entre o forame S2 e S3) e duas outras linhas verticais passando pelas bordas mediais dos forames S2-S4, em relação a linha média do sacro com o objetivo de identificar a posição mais cranial e mais medial de S3 (Fig. 67-5-1-1). As tentativas de introdução da agulha devem ser no ponto de interseção das linhas, ou ainda centímetro(s) acima, com inclinação aproximada de 60° e deve ser mantida paralela ao eixo do corpo (Fig. 67-5-1-2). Pode-se identificar a protuberância óssea de S3 e a possibilidade da introdução da agulha na sua porção caudal, também confirmada pela impressão do músculo ilíaco, visualizado na incidência lateral. A punção pode ser realizada em cada lado, possibilitando testar e escolher o melhor local onde a agulha deverá permanecer posicionada de acordo com a intensidade do estímulo. A(s) agulha(s) é posicionada(s), testada(s), e reposicionada(s) até que a posição ideal seja obtida em ambas as incidências AP e perfil, respectivamente. São realizados testes na agulha com estímulos para maximizar a resposta em S3, melhores respostas sensoriais (sensação no períneo, na vagina e na uretra na mulher; períneo em direção ao saco escrotal no homem) e motoras (menor voltagem limite), como flexão plantar do hálux e movimento de fole (*bellows*). Pode ser necessário mudança diferencial para alcançar a colocação ideal da agulha, com a realização de ajustes mínimos. Identifica-se a protuberância sob controle fluoroscópico, a agulha é então substituída por um fio-guia (Fig. 67-5-1-3). Segue uma sequência técnica bem estabelecida: abertura na pele próximo ao fio-guia irá facilitar a introdução do dilatador (Fig. 67-5-1-4); seguida da introdução do eletrodo com uso da radioscopia contínua (Fig. 67-5-1-5). O eletrodo utilizado possui um fio-guia curvo o que facilita seguir o curso do nervo uma vez inserido na área da raiz nervosa (Fig. 67-5-1-6). Este eletrodo possui quatro polos de estímulos, sendo recomendado que todos os polos estejam estimulando adequadamente de acordo com a posição e o contato ideal com a raiz nervosa. Recomenda-se que o polo mais proximal permaneça dentro do forame e o eletrodo permanecerá fixo no forame pelos quatro pontos de fixação em forma de âncora e localizados proximal aos quatro polos do eletrodo. Isto evitará a migração ao longo do tempo. A posição ideal do eletrodo é avaliada em perfil, seguida de AP. Quanto maior o ponto de contato dos quatro polos do eletrodo com a raiz sacral, maior será a possibilidade de oferecer opções de programas, assim como economizar energia com o uso de menor intensidade de estímulo, maximizando a longevidade do dispositivo.

Faz-se necessário reconhecer imediatamente o posicionamento inadequado da agulha, ou mesmo do eletrodo, no intraoperatório e corrigindo a trajetória da agulha, reconhecida pela colocação de eletrodos fora dos parâmetros reconhecidos como posição ideal nas imagens da radioscopia. Isso evitará respostas indesejáveis, com queixas de controle insuficiente dos sintomas. Assim, o potencial para aumentar a probabilidade de maior satisfação do paciente pode ser alcançado.

Segue-se a tunelização do eletrodo no mesmo lado, sendo a escolha do local para a colocação do eletrodo temporário e fio-guia a critério médico. No entanto, requer cuidado com a escolha do local para evitar a proximidade com estruturas ósseas e superfície da musculatura. O local de escolha pode ser previsto no mesmo para colocação da bateria definitiva, ou seja, abaixo da pele e do subcutâneo e acima da fáscia muscular.

Se o paciente segue para segunda fase, a colocação da bateria é realizada no mesmo local, sendo necessário ampliação de acordo com o tipo de bateria escolhida, não recarregável (tamanho um pouco maior) ou recarregável. Essa escolha deve estar de acordo com o paciente e seu perfil.

Ressalta-se que os aparelhos utilizados são todos compatíveis com a ressonância nuclear magnética; portanto, isso não é mais uma limitação para uso dessa terapia.

O paciente recebe um programador que possibilitará um amplo ajuste de parâmetros, evitando redução na resposta ao tratamento, com modificações da posição dos estímulos dentro dos quatro polos e o estímulo na bateria definitiva.

As complicações são simples e de fácil resolução: infecção no sítio do implante que pode ser evitado pela técnica adequada e uso de antibiótico. No entanto, nos casos de evolução com infecção, o uso de antibiótico pode resolver, ou ainda sendo necessária a mudança no local da bateria. Outra complicação poderá ser a dor no local do implante, membros inferiores e até na vagina ou saco escrotal. A maioria dos casos respondem com a reprogramação ou mesmo redução na intensidade. Nos casos de dor intensa e persistente, a opção será a retirada do conjunto completo. Há casos de migração (deslocamento do eletrodo) em que há perda de contato dos quatro polos com a raiz sacral, sendo necessário a retirada.[4,5,7-13]

De acordo com a escolha do local para posição da bateria, pode ocorrer sinais de exteriorização devido à posição muito superficial ou proximidade com superfícies ósseas e/ ou musculares.

Estudos mencionam a necessidade de consultas para reprogramação precoce, justificando-se a indicação do procedimento em casos específicos.

Essa terapia é promissora e apresenta excelentes resultados, demonstrando melhora expressiva na qualidade de vida dos pacientes, com complicações simples e de fácil resolução. O mais importante é o conjunto de fatores para o sucesso da terapia: indicação adequada, técnica operatória efetiva, sendo os elementos-chaves para colocação do eletrodo a marcação radiológica, o uso de um eletrodo curvo, a entrada do eletrodo no forame sacral, sua progressão através do forame, sua colocação guiada por uma combinação de aparência típica em fluoroscopia e obtenção adequada das respostas sensoriais e motoras durante a estimulação intraoperatória.

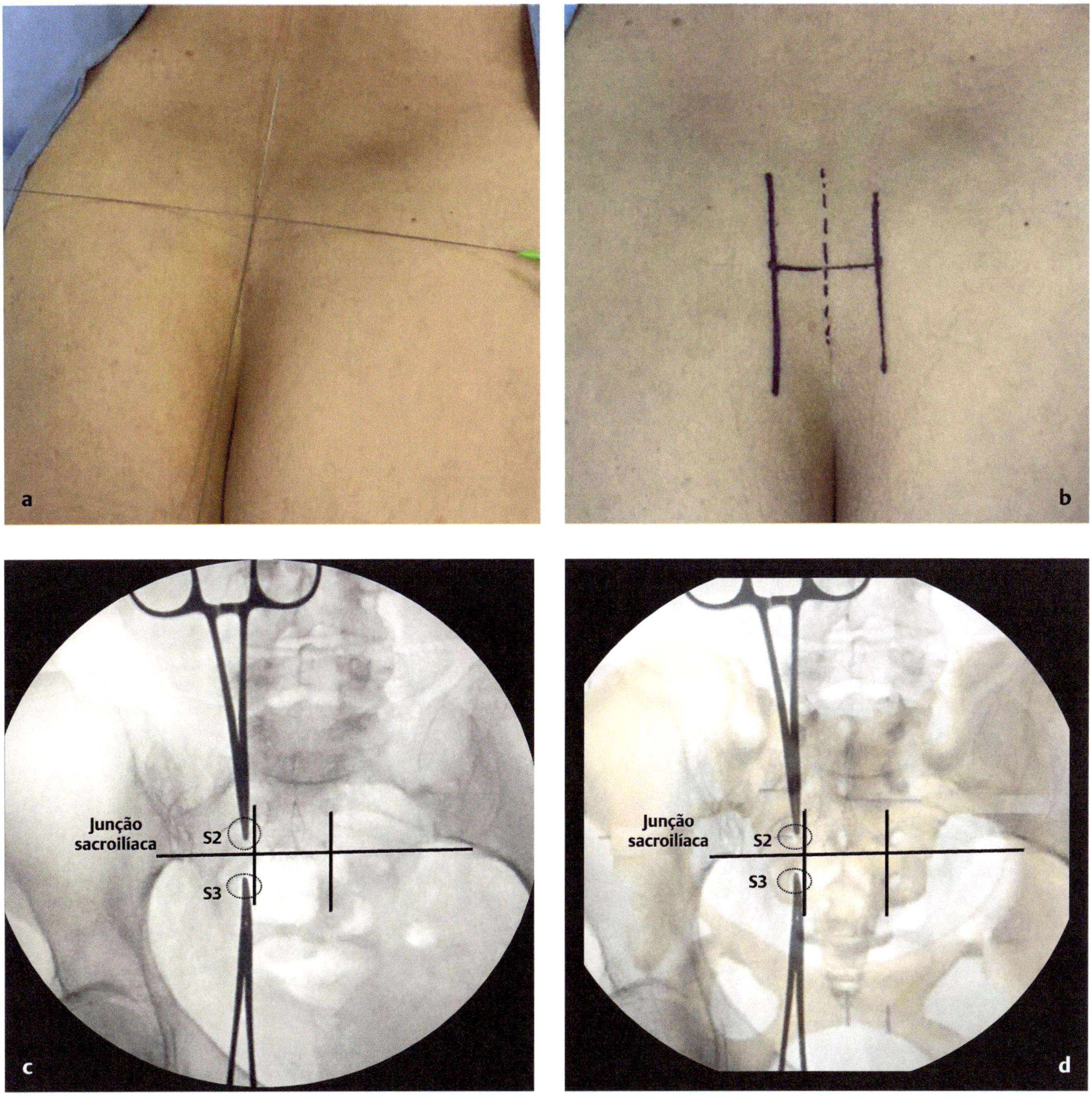

Fig. 67-5-1-1. Localização do forame S3. Marcações anatômicas que irão orientar na introdução da agulha. (**a**) Colocação de fio-guia na pele correspondente a junção sacroilíaca e linha média; (**b**) confirmação por radioscopia e a identificação das duas linhas verticais passando pelas bordas mediais dos forames S2-S4 (incidência anteroposterior); (**c**) desenho na pele; (**d**) radioscopia e sobreposição correspondente a anatomia para visualização dos forames S3 e S4.

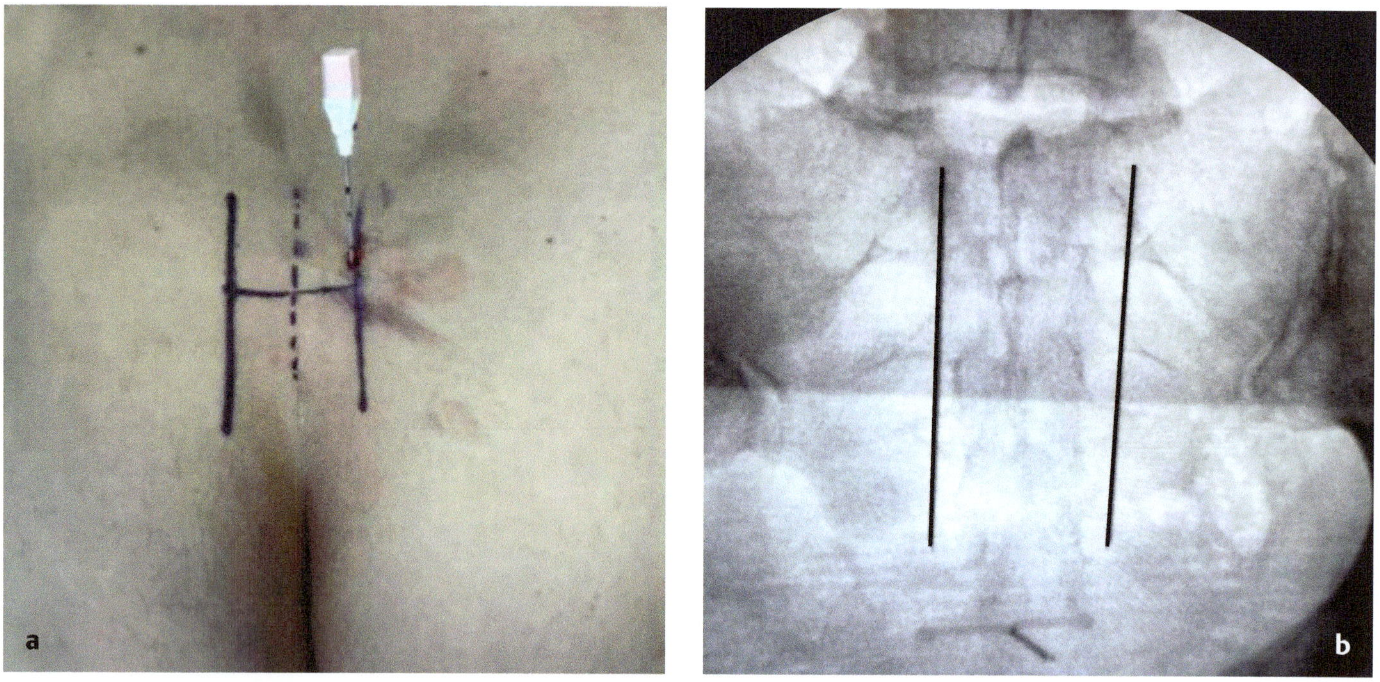

Fig. 67-5-1-2. Posição da agulha deve ser mantida paralela ao eixo do corpo. (**a**) Introdução da agulha no lado direito. (**b**) As duas agulhas paralelas ao eixo do corpo, na borda medial do forame em cada lado (incidência anteroposterior).

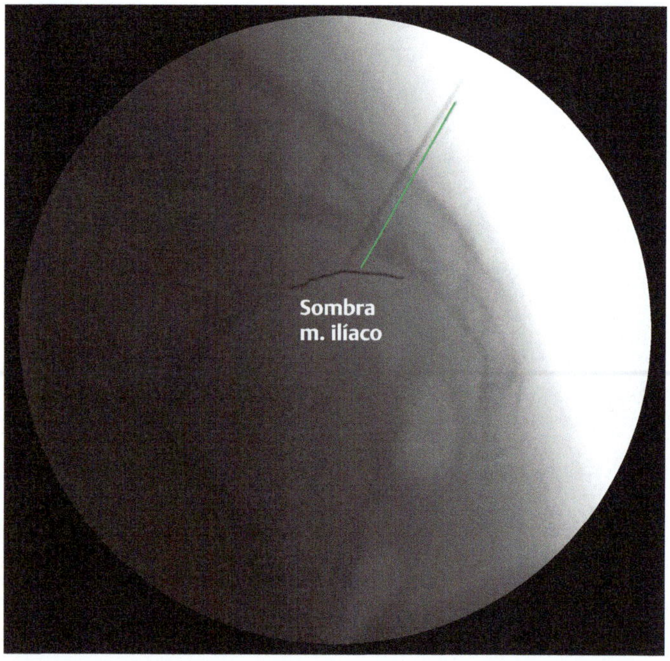

Fig. 67-5-1-3. A agulha é substituída por um fio-guia. Demonstrado na incidência lateral posição ideal do fio-guia, paralelo dentro do forame, estimulando somente S3 (marcação da sombra do músculo ilíaco – linha escura).

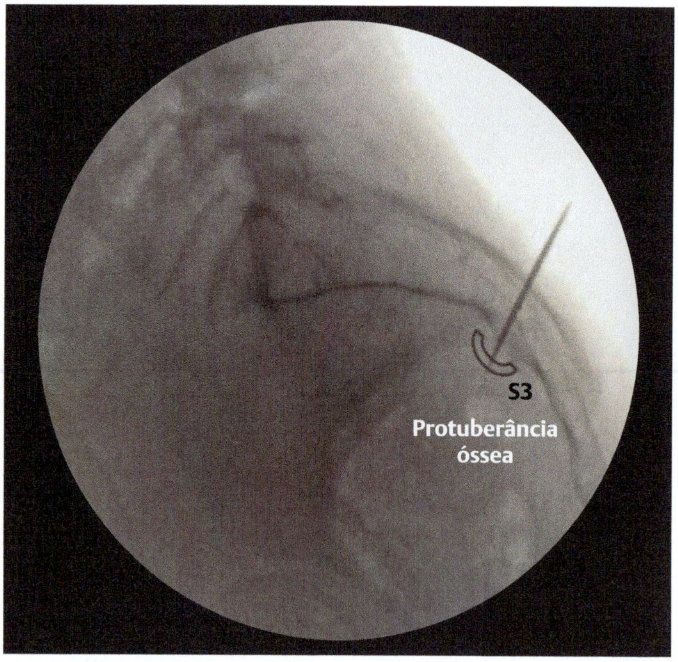

Fig. 67-5-1-4. Introdução do dilatador. Este se encontra posicionado na porção caudal da protuberância óssea em S3.

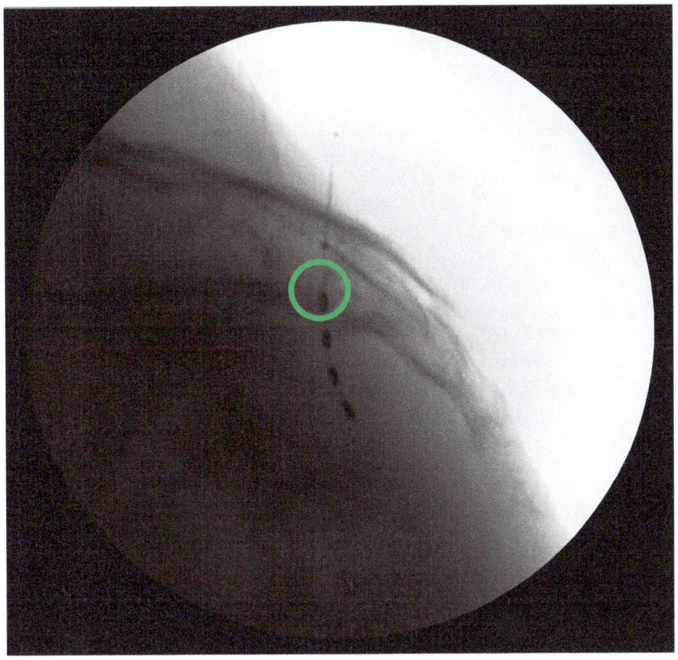

Fig. 67-5-1-5. Introdução do eletrodo com uso da radioscopia contínua, Curvatura adequada do eletrodo (discretamente para baixo). O polo mais cranial permanece dentro do forame.

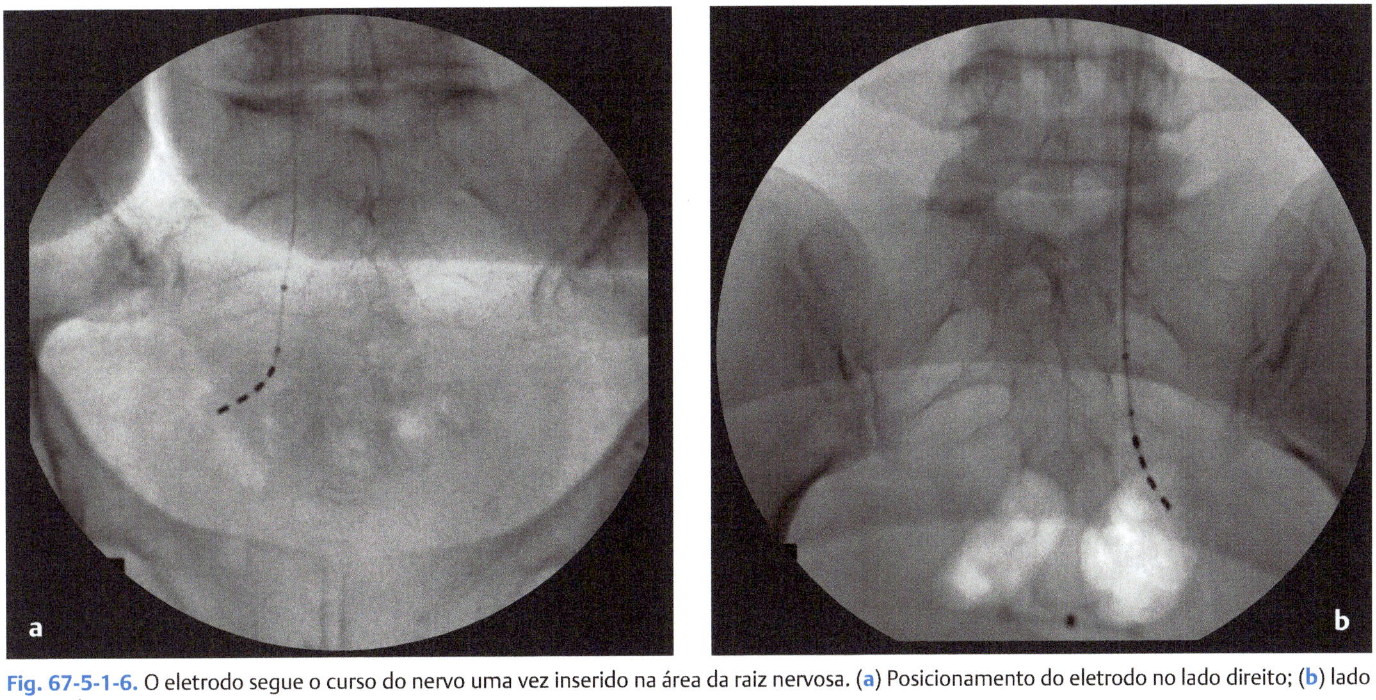

Fig. 67-5-1-6. O eletrodo segue o curso do nervo uma vez inserido na área da raiz nervosa. (a) Posicionamento do eletrodo no lado direito; (b) lado esquerdo.

REFERÊNCIAS BIBLIOGRÁFICAS

1. Goldman HB, Lloyd JC, Noblett KL, Carey MP, Castaño Botero JC, Gajewski JB, et al. International Continence Society best practice statement for use of sacral neuromodulation. Neurourol Urodyn 2018;37:1823-48.
2. Matzel KE, Chartier-Kastler E, Knowles CH, Lehur PA, Munoz-Duyos A, Ratto C, et al. Sacral neuromodulation: standardized electrode placement technique. Neuromodulation. 2017;20(8):816–24.
3. Müller C, Reissig LF, Argeny S, Weninger WJ, Riss S. Standardized fluoroscopy-guided implantation technique enables optimal electrode placement in sacral neuromodulation: a cadaver study. Tech Coloproctol. 2021;25(2):215–21.
4. Siegel SW, Catanzaro F, Dijkema HE, Elhilali MM, Fowler CJ, Gajewski JB, et al. Long-term results of a multicenter study on sacral nerve stimulation for treatment of urinary urge incontinence, urgency-frequency, and retention. *Urology*. 2000;56:87–91.

5. Wexner SD, Coller JA, Devroede G, Hull T, McCallum R, Chan M, et al. Sacral nerve stimulation for fecal incontinence—results of a 120-patient prospective multicenter study. Ann Surg. 2010;251:441-449
6. Knowles CH, de Wachter S, Engelberg S, Lehur P, Matzel KE, Zirpel L, et al. The science behind programming algorithms for sacral neuromodulation. Colorectal Dis. 2021 Mar;23(3):592-602.
7. Hidaka J, Lundby L, Laurberg S, Duelund-Jakobsen J. Comparison of long-term outcome of sacral nerve stimulation for constipation and faecal incontinence with focus on explantation rate, additional visits, and patient satisfaction. Techniques in Coloproctology (2020) 24:1189–1195
8. Murad-Regadas SM, Holanda EC, Murad CM, Moreira AS, Fernandes LMC, Holanda EU, et al. Functional Outcomes and Satisfaction Rates of Sacral Nerve Stimulation in theTreatment of One and Multiples Pelvic Floor Dysfunctions. J Coloproctol 2023;43(2):104–109.
9. Schmidt RA. Application of neuroestimulation in urology . Neurourol Urodyn . 1988; 7:585-92.
10. Maeda Y, Kamm MA, Vaizey CJ, Matzel KE, Johansson C, Rosen H, et al. Long-term outcome of sacral neuromodulation for chronic refractory constipation. *Tech Coloproctol.* 2017;21:277–286.
11. Zerbib F, Siproudhis L, Lehur PA, Germain C, Mion F, Leroi AM, et al. Randomized clinical trial of sacral nerve stimulation for refractory constipation. *Br J Surg.* 2017;104:205–213.
12. Widmann B, Galata C, Warschkow R, Beutner U, Ögredici Ö, Hetzer FH, et al. Success and complication rates after sacral neuromodulation for fecal incontinence and constipation: a single-center follow-up study. J Neurogastroenterol Motil. 2019;25(1):159–170
13. Hollingshead JRF, Dudding TC, Vaizey CJ. Sacral nerve stimulation for faecal incontinence: results from a single centre over a 10-year period. Color Dis. 2011;13:1030–1034

SUBSEÇÃO 67-5-2

PERSPECTIVAS DA NEUROMODULAÇÃO SACRAL NA CONSTIPAÇÃO INTESTINAL

Luciana Amaral de Retamal Marzán ▪ Alice Paes Alves Pequeno

INTRODUÇÃO

A neuromodulação, com toda sua abrangência, tem sido usada clinicamente por mais de 20 anos, tratando diversas patologias em diferentes especialidades clínicas como a cardiologia, urologia, neurologia e gastroenterologia. O tratamento para desordens funcionais gastrointestinais encontra-se em especial expansão.[1]

A estimulação nervosa sacral ou neuromodulação sacral (NMS) é um procedimento minimamente invasivo, reversível, de baixo risco e considerado efetivo e confiável para pacientes com incontinência urinária e fecal de várias etiologias,[2-4] com resultados positivos a longo prazo. Atualmente também oferecida para pacientes com síndrome da bexiga hiperativa idiopática, com ou sem incontinência e pacientes com sintomas de retenção urinária não obstrutivos, que falharam em responder ao tratamento conservador ou terapias medicamentosas, como terapia física do assoalho pélvico e alterações comportamentais, que são os tratamentos de escolha como primeira linha.[5]

NEUROMODULAÇÃO SACRAL E CONSTIPAÇÃO

A constipação intestinal funcional, é uma desordem gastrointestinal com prevalência que varia de 15% a 30% na população geral e 0,7-29,6% em crianças.[6-9] Pacientes constipados tem prejuízo na sua qualidade de vida, já que o hábito intestinal (defecação) pode afetar o estilo de vida pessoal e social desses indivíduos.[10]

Os pacientes têm como sintomas predominantes a defecação difícil, infrequente e incompleta, definida pelos critérios de Roma IV.[11,12] Dor abdominal e distensão podem estar presentes, mas não deveriam ser os sintomas predominantes, como para pacientes com síndrome do intestino irritável pelo critério de Roma IV.

A NMS tornou-se uma opção terapêutica bem estabelecida para incontinência fecal e urinária na última década, e, embora o mecanismo de ação ainda seja pouco entendido, a observação de efeitos benéficos em pacientes com a disfunção do assoalho pélvico oposta, constipação e retenção urinária, pode justificar sua aplicação em tratar essas doenças.

Alguns estudos sugerem melhora dos sintomas de constipação após a NMS tanto em pacientes com constipação de trânsito lento quanto naqueles com defecação obstruída, com sucesso variando de 22% a 73% dependendo da duração do acompanhamento, independente do tipo de constipação. No entanto, o mecanismo de ação da NMS ainda não foi totalmente elucidado.[13-16] Os efeitos periféricos da NMS nos órgãos alvo, não explicam totalmente o resultado funcional do procedimento. Uma possibilidade é o envolvimento de centros neurológicos superiores (espinhal e cerebral).[17-19] O sistema nervoso autônomo também pode desempenhar um papel nos efeitos benéficos observados após a NMS em pacientes com desordens intestinais funcionais.

A constipação de trânsito lento é frequentemente a expressão clínica mais relevante de uma dismotilidade pan-entérica, envolvendo todo trato gastrointestinal e a função motora biliar,[20,21] com impacto potencial no resultado tanto do tratamento clínico quanto cirúrgico.[22]

Dinning *et al.*, publicaram um estudo em adultos mostrando que a NMS pode afetar a motilidade colônica aumentando a frequência tanto da propagação de ondas de pressão anterógradas quanto retrógradas em pacientes com constipação de trânsito lento.[23,24] Esses efeitos na função anorretal ou o aumento da função motora retrógrada no cólon poderia explicar a capacidade em diminuir os episódios de incontinência fecal.[25,26]

AVALIAÇÃO DE RESULTADOS

Vários estudos reportam uma diminuição do tempo de trânsito colônico e/ou um aumento das ondas propulsivas em pacientes que sofrem de constipação de trânsito lento após a implantação da NMS.[23,24,27] No entanto, esses resultados não puderam ser replicados por outros estudos.[28-30]

Uma revisão sistemática realizada por Carrington *et al.* avaliou efeitos motores e sensitivos da NMS no intestino delgado, no cólon e no reto, além do seu efeito no sistema nervoso central.[25] A busca da literatura considerou adequados para análise, 62 artigos, entre clínicos e experimentais de 161 selecionados. Esses estudos relataram resultados de técnicas de investigação examinando alterações nas funções cortical, gastrointestinal, colônica, retal e anal. Os autores hipotetizaram que a NMS modularia o centro de controle da defecação, mas que mais pesquisa é necessária para um melhor entendimento dos mecanismos por trás do mecanismo de ação da NMS.

Os efeitos da NMS temporária na motilidade colônica dos pacientes constipados foi investigado em somente dois estudos realizados por Dinning *et al.*.[23,24] No primeiro estudo com oito pacientes, um aumento nas contrações de alta amplitude foram documentadas durante NMS temporária utilizando uma manometria pancolônica de 24 h, acompanhada de alívio dos sintomas por alguns pacientes.[24] No segundo, com nove pacientes, esses efeitos na motilidade colônica foram documentados durante estímulo suprasensorial, mas não durante a estimulação do grupo-controle (*sham*), ou estimulação subsensorial.[23] No entanto, nenhuma alteração no número de movimentos intestinais por semana foi documentada.[31] A eficácia da NMS para constipação funcional permanece controversa visto que somente poucos estudos com alto nível de evidência estão disponíveis.

Em um outro estudo controle (*sham*) realizado por Dinning *et al.*, relatou taxa de sucesso de 30% em 59 pacientes adultos com constipação de trânsito lento, após uma estimulação teste de 3 semanas com a NMS.[32] O sucesso a longo prazo para esses pacientes foi de 18,9% (n = 10) após 1 ano de acompanhamento e 5,7% (n = 3) após 2 anos.[33] Um estudo duplo-cego, randomizado, controlado por simulação (*sham*), realizado por Zerbib *et al.* relatou resultados comparáveis, visto que não encontrou diferenças entre estímulo subsensorial ou sem estimulação.[34]

Estudo realizado por Janssen *et al.*,[35] mostrou que a NMS tem um benefício semelhante a longo prazo na frequência da defecação de crianças (48,9%) e adultos (44,4%) com constipação intestinal intratável. A qualidade de vida após a NMS não mostrou diferença entre crianças e adultos. A perda da eficácia ocorreu em 40, % e 31,1% de todas as crianças e adultos triados, respectivamente. O tamanho da amostra desses estudos é sempre muito pequeno (4-62 pacientes) e a eficácia é sempre relatada baseada na análise de pacientes que receberam o implante permanente ao invés da análise de toda coorte de pacientes, incluindo todos os pacientes da fase teste.

Estudos prévios mostravam uma eficácia clínica comparável de 49-61,3% tanto em crianças quanto em adultos.[27,36-41] Somente um estudo relatou eficácia clínica de 92% em crianças após um acompanhamento médio de 6 meses.[38] Em contraste, uma menor eficácia clínica da NMS de 27,3-29% também foi relatada em outros estudos.[28,32,40]

Idealizar a NMS dentro do algoritmo de tratamento e a via de tratamento clínico para constipação crônica em comparação com outras opções, assim como o critério de seleção dos pacientes, é obscuro.

Há várias razões para a grande variedade de resultados. Primeiro, a grande variabilidade de sintomas entre os pacientes pode ser importante. Há relatos de que pacientes com sintomas mais severos, mostram melhora menos evidente do que paciente com sintomas mais brandos.[39,42,43] Segundo, a variação dos resultados pode também ser explicada pelo uso de diferentes parâmetros de avaliação, como a frequência evacuatória de duas a três vezes por semana.[27,38,39,41] Finalmente, a etiologia da constipação funcional (isto é, constipação de trânsito lento ou obstrução de saída) também pode ser influenciada na variação do resultado.[44]

O papel da neuromodulação em pacientes constipados, está sempre em debate. Alguns estudos não mostram diferenças no resultado da terapia com NMS em diferentes subtipos de constipação. No entanto, em todos os estudos, houve relativamente poucos casos.[28,45] O consenso europeu de 2015 afirmou que mais estudos deveriam ser realizados e que a terapia é menos efetiva para constipação do que para incontinência fecal.[46]

Na luz desses resultados, a partir de ensaios randomizados bem desenhados, é difícil recomendar a NMS como tratamento dentro do algoritmo para constipação

EFEITOS ADVERSOS

Eventos adversos são comuns como dor, hematoma, infecção e deslocamentos dos eletrodos, algumas vezes exigindo reintervenções que devem ser esperadas ao longo do tempo. No entanto, essas reoperações são aceitas pois sustentam o sucesso do tratamento. Antes do iniciar a terapia com NMS, os pacientes devem ser orientados quanto à necessidade de acompanhamento a longo prazo, a possibilidade de revisões cirúrgicas e a necessidade de troca do gerador após 5-7 anos, a depender atualmente, do tipo de gerador utilizado (recarregável ou não).

A maioria dos participantes experimentaram um evento adverso. No entanto, foram eventos menores ou relacionados com a constipação e não havia mortalidade associada com a terapia. Por volta de um terço dos pacientes, os efeitos adversos associados ao dispositivo, requereram modificação, incluindo revisões, substituição ou remoção de todo ou parte do sistema. O impacto clínico e financeiro do aspecto dessa manutenção, deveria ser considerada e comparada com o impacto clínico e financeiro de outras terapias alternativas quando da inclusão da NMS em um serviço clínico.[45,47]

NMS NA POPULAÇÃO PEDIÁTRICA

O enema de continência retrógrado é uma realidade na pediatria. Na comparação retrospectiva do enema de continência anterógrado (ECA) e a NMS para crianças com constipação intratável, evidenciou que tanto o ECA quanto a NMS obtiveram uma melhora durável nos sintomas de constipação funcional e incontinência fecal. No entanto, os efeitos do ECA e da NMS em sintomas específicos foram diferentes. O ECA levou a uma grande melhora na frequência dos movimentos peristálticos e dor abdominal, enquanto a NMS mostrou maior impacto na incontinência fecal, com uma redução em torno de 90% dos episódios de incontinência fecal após 2 anos de tratamento.[48]

A maioria dos pacientes tratados com NMS apresentava frequência evacuatória normal no início do estudo; no entanto, a NMS não melhorou a frequência de defecação além do regime laxativo inicial de cada criança no acompanhamento. Resultados contraditórios foram publicados anteriormente. Um pequeno estudo incluindo 12 crianças com constipação funcional, mostrou que 92% das crianças tinham uma frequência evacuatória normal (> 2 por semana), 6 meses após o procedimento de NMS.[38] No entanto, um estudo de longo prazo realizado por Lu *et al.*, não mostrou melhora significativa na frequência da evacuação após mais de 2 anos de acompanhamento.[16]

CUSTO EFETIVIDADE

A NMS continua sendo um procedimento especializado e caro e mais estudos prospectivos com acompanhamento de longo prazo são necessários para fornecer uma melhor avaliação da eficácia e segurança da NMS como tratamento para constipação.

Apesar dos estudos que relataram um bom resultado, o tratamento não é amplamente adotado quando comparado com o seu uso para incontinência. NMS para constipação não é universalmente aprovada pelas autoridades reguladoras na Europa, mas pode ser considerado para pacientes que apresentam sintomas há mais de 1 ano e após falha no tratamento conservador. O paciente deve ter constipação por trânsito lento e/ou sintomas de obstrução da saída sem uma causa corrigível mecanicamente.[46]

Até o momento, não há evidências de custo-efetividade da NMS como modalidade de tratamento para pacientes com constipação por trânsito lento. Portanto, conforme declarado na revisão Cochrane, são necessários mais estudos de alta qualidade para obter mais informações sobre o custo-efetividade da NMS neste grupo específico de pacientes.[42,43,49,50]

DIRETRIZES

O ICS (International Continence Society) e o ASCRS (American Society of Cólon and Rectal Surgeons) baseiam suas declarações na mesma evidência, que indica que a NMS demonstrou reduzir a frequência de episódios de incontinência fecal (IF).[51-55]

Ambos citam uma revisão sistemática que mostrou que aproximadamente 79% (69-83%) dos pacientes apresentam melhora ≥ 50% nos episódios semanais de IF aos 12 meses de acompanhamento e 84% dos pacientes apresentam melhora ≥ 50% aos 36 meses de acompanhamento acima . Vale a pena notar que esta revisão foi apenas em pacientes que receberam um implante de sistema completo. Ambos concordam que a presença de uma lesão do esfíncter não parece afetar o resultado da NMS.[56] Isto é baseado em vários estudos que demonstram que um defeito do esfíncter externo ou interno não é uma contra-indicação formal para NMS.[46,57-63]

O ICS vai além, ao afirmar também que o tamanho do defeito muscular não interfere na tomada de decisão. Isso ocorre porque a NMS depende mais da estimulação da fibra sensorial do que de uma resposta motora.[25,64]

Quanto à constipação, a orientação é que a NMS deva ser considerada apenas para pacientes que tiveram sintomas por mais de 1 ano e que tenham falhado ao tratamento conservador além de não terem causas mecânicas corrigíveis cirurgicamente.[65]

O ICS menciona um grupo especial de pacientes que se poderiam beneficiar da NMS e são pacientes com IF após ressecção anterior baixa para câncer retal.[66] Com o passar do tempo, o tratamento do câncer retal melhora e as estratégias de preservação do esfíncter têm sido otimizadas. Muitos desses pacientes são curados de seu câncer, mas cerca de 50-90% sofrerão disfunção intestinal e muitos deles sofrerão síndrome de ressecção anterior baixa (LARS), que inclui FI, urgência fecal e evacuações frequentes, o que pode ser muito incômodo ou mesmo debilitante.[67-70] Como esses pacientes apresentam uma alteração anatômica, ainda não está claro quanto benefício eles podem ter com a NMS no alívio sintomático. Embora a maioria dos estudos relate uma melhora na continência, estudos futuros devem incluir um sistema de pontuação mais integral, como o escore LARS,[5,71] para entender quais elementos da síndrome geral são melhorados pela NMS. A recomendação atual do ICS é que a NMS deva ser considerada após modificações no estilo de vida e no tratamento médico.

POSICIONAMENTO DO ELETRODO

O posicionamento correto do eletrodo é essencial para uma resposta ótima do procedimento. Liberman *et al.* mostram a evolução da MNS na prática urológica e enfatizam que os eletrodos devem ser colocados superomedialmente, nos forames S3 com curvaturas laterais para fora, pois, essas curvas seguem o curso anatômico do nervo sacral e obtêm respostas durante os testes intraoperatórios em baixas amplitudes (< 2 volts).[72] Isso inerentemente alcança maior pontuação total de resposta do eletrodo e uma pontuação mais alta do dedo do pé, ambas correlacionadas com um risco reduzido de revisão do dispositivo.[73] Esse risco reduzido de revisão provavelmente resulta de uma capacidade aprimorada de "reprogramar" um eletrodo defeituoso ou mal colocado para outro que proporcione benefício terapêutico, possibilitando que o dispositivo permaneça intacto e evitando uma revisão cirúrgica.[74]

A posição do eletrodo na raiz de S3, levou à melhora dos resultados e deve ser preferida em relação ao posicionamento na raiz de S4, caso a resposta ao estimulador seja semelhante durante a avaliação teste (Fig. 67-5-2-1).

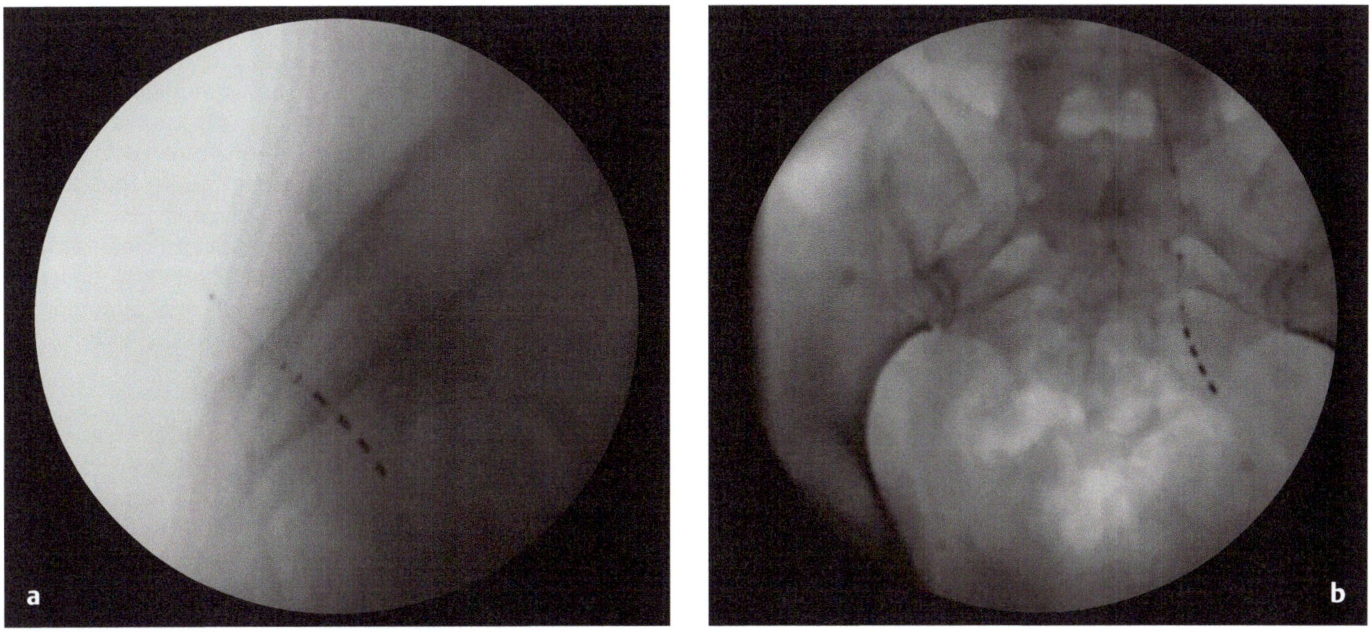

Fig. 67-5-2-1. (a, b) Posicionamento do eletrodo.

DISPOSITIVOS

Dispositivos recarregáveis e de tamanho menor (Fig. 67-5-2-2), recentemente foram introduzidos para neuromodulação sacral (NMS) com segurança condicional para ressonância magnética (RM) de corpo inteiro. Atualmente, um dispositivo NMS sem recarga representa o implante-padrão; no entanto, é aprovado apenas para varreduras de cabeça de ressonância magnética. A medida que novas tecnologias com recursos mais amplos de ressonância magnética estão surgindo, as vantagens e desvantagens de dispositivos recarregáveis e sem recarga estão sendo avaliadas sob várias perspectivas, tanto de pacientes, profissionais de saúde quanto dos provedores.[75]

O desejo por dispositivos de ressonância magnética de corpo inteiro é óbvio, uma vez que pelo menos metade dos pacientes com marca-passos ou neuroestimuladores terão uma indicação clínica para um exame de ressonância magnética ao longo de sua vida.[76] Atualmente, até 23% dos explantes de NMS são atualmente devidos à necessidade de ressonância magnética.[77] Em subpopulações neurogênicas, como a esclerose múltipla, a falta de compatibilidade com a ressonância magnética tem sido considerada uma contraindicação relativa à NMS, embora benefícios clínicos tenham sido demonstrados em pequenas séries de casos dessa subpopulação.[65] Um outro grupo de pacientes com dor lombar também pode ser excluído com base nisso, alguns dos quais podem ter incontinência

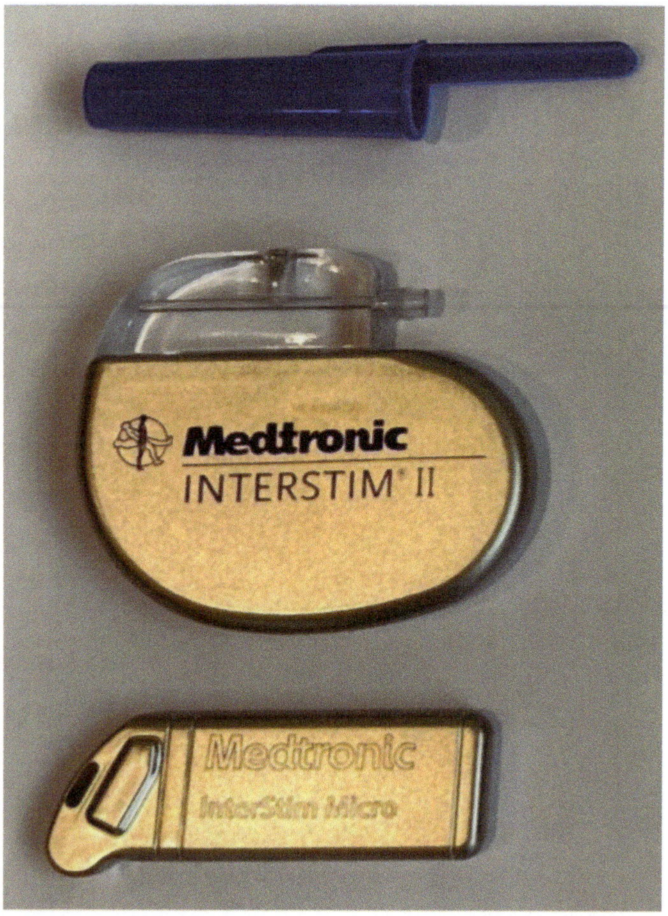

Fig. 67-5-2-2. Dispositivo recarregável. (Arquivo pessoal da autora.)

concomitante com a síndrome da cauda equina. Além disso, pacientes com incontinência fecal devido à síndrome de ressecção anterior baixa (LARS) também podem precisar de exames regulares de ressonância magnética para vigilância do câncer. Espera-se que estas novas tecnologias permitam que mais pacientes escolham a NMS como sua opção terapêutica preferencial.[77]

CONSIDERAÇÕES FINAIS

O efeito benéfico da neuromodulação na constipação funcional crônica permanece questionável. No entanto, pode valer a pena considerar a neuromodulação em pacientes refratários ao tratamento antes de recorrer a medidas mais invasivas. Pesquisas futuras devem lançar mais luz sobre os efeitos da neuromodulação na constipação.[78]

Até o momento, várias modalidades de neuromodulação para o tratamento da constipação crônica estão disponíveis. A neuromodulação pode ser uma terapia de resgate, possivelmente capaz de preencher a lacuna de tratamento que existe atualmente após a falha do tratamento conservador e antes da terapia cirúrgica mais invasiva ser considerada.

Múltiplos ensaios clínicos randomizados duplo-cegos não mostraram efeito significativo em comparação com a terapia simulada. Uma variante transcutânea da neuromodulação sacral, a estimulação transcutânea do nervo sacral, também não mostrou benefício significativo. Uma alternativa mais complexa, terapia com corrente interferencial transcutânea, mostrou um efeito benéfico estatisticamente significativo na constipação crônica. A neuroestimulação do nervo tibial, seja percutânea por meio de eletrodos de agulha ou seja transcutânea por meio de eletrodos adesivos, também não demonstrou efeito inequívoco na constipação crônica.[74] Até agora, apenas estudos de baixa potência com um pequeno tamanho de amostra investigaram o papel da estimulação percutânea e transcutânea do nervo tibial na constipação crônica. Pesquisas futuras devem ter como objetivo uma otimização e padronização completas dos parâmetros de estimulação, bem como o fortalecimento do desenho do estudo usando consistentemente simulação, randomização e cegamento, enquanto simultaneamente se utilizam de tamanhos de amostra maiores. Embora a maior parte da literatura atual sobre neuromodulação na constipação funcional crônica não tenha mostrado melhora significativa dos sintomas relacionados com a constipação e da qualidade de vida, estudos mais poderosos podem revelar um subgrupo de pacientes com constipação funcional crônica em quem essas terapias podem ser benéficas. Assim, podemos concluir que, neste ponto, o uso de diferentes modalidades de neuromodulação para constipação funcional crônica não pode ser rejeitado nem encorajado.

CONCLUSÃO

A NMS é um tratamento efetivo e sustentável para incontinência fecal independente da sua etiologia. Os resultados são ainda melhores se a incontinência fecal está acompanhada de constipação. Em pacientes com constipação isolada, o sucesso inicial é baixo e diminui com o tempo. Dessa forma, as indicações para a terapia com NMS deveriam ser contidas em pacientes com constipação isolada.

Permanece em debate se o tratamento com a NMS, de custo bem elevado, é uma opção válida para a constipação intestinal intratável já que somente metade de todos os pacientes testados tiveram resultados positivos. Além do mais, a perda de eficácia também ocorre em aproximadamente metade de todos os pacientes que receberam o gerador definitivo. Esses resultados deveriam ser incluídos no processo decisório sobre o paradigma de tratamento entre o prestador dos cuidados de saúde e pacientes com constipação intestinal intratável. As opções continuam a ser tomadas com cuidado entre a NMS ou terapias mais invasivas, como a colectomia subtotal.

O tratamento da constipação de trânsito lento refratária severa é um desafio complexo para gastroenterologistas e coloproctologistas. A decisão por uma cirurgia de grande porte para uma doença benigna e irreversível como a colectomia total ou subtotal é realizada com grande relutância pelos cirurgiões, pela incerteza dos resultados funcionais. Esse tipo de constipação pode ser a ponta do *iceberg* representada pelo acometimento pan-entérico envolvendo todo trato gastrointestinal. Ao levar isso em consideração, qualquer tratamento alternativo, como a NMS, poderia ser justificado, mesmo que *of label.*

REFERÊNCIAS BIBLIOGRÁFICAS

1. Moore JS, Gibson PR, Burgell RE. Neuromodulation via Interferential Electrical Stimulation as Novel Therapy in Gastrointestinal Motility Disorders. Journal of Neurogastroenterology and Motility 2018; 24(1):19-29
2. Wexner SD, Coller JA, Devroede G, Hull T, McCallum R, Chan M, et al. Sacral nerve stimulation for fecal incontinence: results of a 120-patient prospective multicenter study. Ann. Surg 2010; 251, 441–449.
3. Weil EH, Ruiz-Cerdá JL, Eerdmans PH, Janknegt RA, Bemelmans BL, van Kerrebroeck PE. Sacral root neuromodulation in the treatment of refractory urinary urge incontinence: a prospective randomized clinical trial. Eur. Urol 2000; 37, 161–171.
4. Schober MS, Sulkowski JP, Lu PL, Minneci PC, Deans KJ, Teich S, et al. Sacral nerve stimulation for pediatric lower urinary tract dysfunction: development of a standardized pathway with objective urodynamic outcomes. J. Urol 2015; 194, 1721–1726.
5. Goldman HB, Lloyd JC, Noblett KL, Carey MP, ño Botero JCC, Gajewski JB, et al. International continence society best practice statement for use of sacral neuromodulation. ICS Standards 2019; pp. 459-503.
6. Cook IJ, Talley NJ, Benninga MA, Rao SS, Scott SM. Chronic constipation: overview and challenges. Neurogastroenterology and motility : the official journal of the European Gastrointestinal Motility Society. 2009;21 Suppl 2:1-8.
7. Stewart WF, Liberman JN, Sandler RS, Woods MS, Stemhagen A, Chee E, et al. Epidemiology of constipation (EPOC) study in the United States: relation of clinical subtypes to sociodemographic features. Am J Gastroenterol 1999; 94:3530-3540
8. Suares NC, Ford AC. Prevalence of, and risk factors for, chronic idiopathic constipation in the community: systematic review and meta-analysis. Am J Gastroenterol 2011;106(9):1582–1591.
9. Mugie SM, Benninga MA, Di Lorenzo C. Epidemiology of constipation in children and adults: a systematic review. Best practice & research Clinical gastroenterology. 2011;25(1):3-18.
10. Belsey J, Greenfield S, Candy D, Geraint M. Systematic review: impact of constipation on quality of life in adults and children. Alimentary pharmacology & therapeutics. 2010;31(9):938-49.
11. Lacy BE, Mearin F, Chang L, Chey WD, Lembo AJ, Simren M, et al. Bowel disorders. Gastroenterology 2016;150(6):1393– 1407.
12. Hyams JS, Di Lorenzo C, Saps M, Shulman RJ, Staiano A, van Tilburg M. Childhood functional gastrointestinal disorders: child/adolescent. Gastroenterology. 2016; 150(6):1456–1468.
13. Ganio E, Masin A, Ratto C, et al. Short-term sacral nerve stimulation for functional anorectal and urinary disturbances: results in 40 patients: evaluation of a new option for anorectal functional disorders. Dis Colon Rectum. 2001;44:1261-1267.
14. Matzel KE, Stadelmaier U, Hohenfellner M, Gall FP. Electrical stimulation of sacral spinal nerves for treatment of faecal incontinence. Lancet. 1995;346:1124-1127.
15. Rosen HR, Urbarz C, Holzer B, Novi G, Schiessel R. Sacral nerve stimulation as a treatment for fecal incontinence. Gastroenterology. 2001;121:536-541.
16. Lu PL, Koppen IJN, Orsagh-Yentis DK, Leonhart K, Ambeba EJ, Deans KJ, et al. Sacral nerve stimulation for constipation and fecal incontinence in children: long-term outcomes, patient benefit, and parent satisfaction. Neurogastroenterol Motil. 2018;30(2):1-7
17. Sheldon R, Kiff ES, Clarke A, Harris ML, Hamdy S. Sacral nerve stimulation reduces corticoanal excitability in patients with faecal incontinence. Br J Surg 2005;92:1423-1431.
18. Dasgupta R, Critchley HD, Dolan RJ, Fowler CJ. Changes in brain activity following sacral neuromodulation for urinary retention. J Urol. 2005; 174(6):2268–2272.
19. Gill BC, Pizarro-Berdichevsky J, Bhattacharyya PK, Brink TS, Marks BK, Quirouet A, et al. Real-Time Changes in Brain Activity during Sacral Neuromodulation for Overactive Bladder. J Urol. 2017;198:1379-85.) [12, 13].
20. Altomare DF, Portincasa P, Rinaldi M, Di Ciaula A, Martinelli E, Amoruso A, et al. Slow-transit constipation: solitary symptom of a systemic gastrointestinal disease. Dis Colon Rectum. 1999; 42(2):231–240
21. Portincasa P, Moschetta A, Baldassarre G, Altomare DF, Palasciano G. Pan-enteric dysmotility, impaired quality of life and alexithymia in a large group of patients meeting ROME II criteria for irritable bowel syndrome. World J Gastroenterol. 2003; 9(10):2293–2299
22. Knowles CH, Scott SM, Wellmer A, Misra VP, Pilot MA, Williams NS, et al. Sensory and autonomic neuropathy in patients with idiopathic slow-transit constipation. Br J Surg. 1999 86(1):54–60
23. Dinning PG, Hunt LM, Arkwright JW, Patton V, Szczesniak MM, Wiklendt L, et al. Pancolonic motor response to subsensory and suprasensory sacral nerve stimulation in patients with slow-transit constipation. Br J Surg. 2012;99(7):1002-1010.
24. Dinning PG, Fuentealba SE, Kennedy ML, Lubowski DZ, Cook IJ. Sacral nerve stimulation induces pan-colonic propagating pressure waves and increases defecation frequency in patients with slow-transit constipation. Colorect Dis. 2007;9(2):123-132.
25. Carrington EV, Evers J, Grossi U, Dinning PG, Scott SM, O'Connell PR, et al. A systematic review of sacral nerve stimulation mechanisms in the treatment of fecal incontinence and constipation. Neurogastroenterol Motil. 2014;26(9):1222-1237.
26. Patton V, Wiklendt L, Arkwright JW, Lubowski DZ, Dinning PG. The effect of sacral nerve stimulation on distal colonic motility in patients with faecal incontinence. Br J Surg. 2013;100(7):959-968.
27. Kamm MA, Dudding TC, Melenhorst J, Jarrett M, Wang Z, Buntzen S, et al. Sacral nerve stimulation for intractable constipation. Gut. 2010;59(3):333-40.
28. Graf W, Sonesson AC, Lindberg B, Akerud P, Karlbom U. Results after sacral nerve stimulation for chronic constipation. Neurogastroenterology and motility : the official journal of the European Gastrointestinal Motility Society. 2015;27(5):734-9.

29. Kenefick NJ, Nicholls RJ, Cohen RG, Kamm MA. Permanent sacral nerve stimulation for treatment of idiopathic constipation. The British journal of surgery. 2002;89(7):882-8.
30. Malouf AJ, Wiesel PH, Nicholls T, Nicholls RJ, Kamm MA. Short-term effects of sacral nerve stimulation for idiopathic slow transit constipation. World journal of surgery. 2002;26(2):166-70.
31. Altomare DF, Picciariello A, Di Ciaula A, Rinaldi M, De Fazio M, Portincasa P. Effects of temporary sacral nerve stimulation on gastrointestinal motility and function in patients with chronic refractory slow transit constipation. Techniques in Coloproctology. 2021; 25:291–297
32. Dinning PG, Hunt L, Patton V, Zhang T, Szczesniak M, Gebski V, et al. Treatment efficacy of sacral nerve stimulation in slow transit constipation: a two-phase, double-blind randomized controlled crossover study. The American journal of gastroenterology. 2015;110(5):733-40.
33. Patton V, Stewart P, Lubowski DZ, Cook IJ, Dinning PG. Sacral Nerve Stimulation Fails to Offer Long-term Benefit in Patients With Slow-Transit Constipation. Dis Colon Rectum. 2016;59(9):878-85.
34. Zerbib F, Siproudhis L, Lehur PA, Germain C, Mion F, Leroi AM, et al. Randomized clinical trial of sacral nerve stimulation for refractory constipation. The British journal of surgery. 2017;104(3):205-213
35. Janssen PTJ, Meyer YM, Van Kuijk SMJ, Benninga MA, Stassen LPS, Bouvy ND, et al. Long-term outcome of intractable constipation treated by sacral neuromodulation: a comparison between children and adults Colorectal Dis. 2018;20(2):134-143.
36. Govaert B, Maeda Y, Alberga J, Buntzen S, Laurberg S, Baeten CG. Medium-term outcome of sacral nerve modulation for constipation. Diseases of the colon and rectum. 2012;55(1):26-31.
37. Ratto C, Ganio E, Naldini G; Gins. Long-term results following sacral nerve stimulation for chronic constipation. Colorectal disease : the official journal of the Association of Coloproctology of Great Britain and Ireland. 2015;17(4):320-8.
38. van Wunnik BP, Peeters B, Govaert B, Nieman FH, Benninga MA, Baeten CG. Sacral neuromodulation therapy: a promising treatment for adolescents with refractory functional constipation. Diseases of the colon and rectum. 2012;55(3):278-85.
39. van der Wilt AA, van Wunnik BP, Sturkenboom R, Han-Geurts IJ, Melenhorst J, Benninga MA, et al. Sacral neuromodulation in children and adolescents with chronic constipation refractory to conservative treatment. International journal of colorectal disease. 2016;31(8):1459-66.
40. Ortiz H, de Miguel M, Rinaldi M, Oteiza F, Altomare DF. Functional outcome of sacral nerve stimulation in patients with severe constipation. Dis Colon Rectum 2012;55(8):876-80. PubMed PMID: 22810473.
41. Holzer B, Rosen HR, Novi G, Ausch C, Holbling N, Hofmann M, et al. Sacral nerve stimulation in patients with severe constipation. Dis Colon Rectum 2008;51(5):524-29; discussion 9-30.
42. Sharma A, Bussen D, Herold A, Jayne D. Review of sacral neuromodulation for management of constipation. Surgical innovation. 2013;20(6):614-24.
43. Thomas GP, Dudding TC, Rahbour G, Nicholls RJ, Vaizey CJ. Sacral nerve stimulation for constipation. Brit J Surg. 2013;100(2):174-81.
44. Vriesman MH, Koppen IJN, Camilleri M, Di Lorenzo C, Benninga A. Management of functional constipation in children and adults. Nature Reviews Gastroenterology & Hepatology 2020 17, 21–39
45. Maeda Y, Kamm MA, Vaizey CJ, Matzel KE, Johansson C, Rosen H, et al. Long-term outcome of sacral neuromodulation for chronic refractory constipation. Tech Coloproctol 2017;21:277-286
46. Maeda Y, O'Connell PR, Lehur PA, Matzel KE, Laurberg S. European SNS Bowel Study Group. Sacral nerve stimulation for faecal incontinence and constipation: a European consensus statement. Colorectal Dis. 2015;17:O74-O87
47. Lu PL, Di Lorenzo C. Neurostimulation of the gastrointestinal tract in children: is it time to shock the gut? Curr. Opin. Pediatr. 2016;28, 631–637.
48. Vriesman MH, Wang L, Park C, Diefenbach KA, Levitt MA, Wood RJ, et al. Comparison of antegrade continence enema treatment and sacral nerve stimulation for children with severe functional constipation and fecal incontinence Neurogastroenterology & Motility. 2020;32:e13809.
49. Thaha MA, Abukar AA, Thin NN, Ramsanahie A, Knowles CH. Sacral nerve stimulation for faecal incontinence and constipation in adults. Cochrane Database of Systematic Reviews 2015, Issue 8. Art. No.: CD004464. DOI: 10.1002/14651858.CD004464.pub3.
50. Heemskerk SCM, Rotteveel AH, Benninga MA, Baeten CIM, Masclee AAM, Melenhorst J, et al. Sacral neuromodulation versus personalized conservative treatment in patients with idiopathic slow-transit constipation: study protocol of the No.2-trial, a multicenter open-label randomized controlled trial and cost-effectiveness analysis. Int J Colorect Dis. 2018; 33:493–501
51. George AT, Kalmar K, Panarese A, Dudding TC, Nicholls RJ, Vaizey CJ. Long-term outcomes of sacral nerve stimulation for fecal incontinence. Dis Colon Rectum. 2012;55:302-6. 23.
52. Hollingshead JR, Dudding TC, Vaizey CJ. Sacral nerve stimulation for faecal incontinence: results from a single centre over a 10-year period. Colorectal Dis. 2011;13:1030-4.
53. Matzel KE, Lux P, Heuer S, Besendörfer M, Zhang W. Sacral nerve stimulation for faecal incontinence: long-term outcome. Colorectal Dis. 2009;11:636-41. 25.
54. Tjandra JJ, Chan MK, Yeh CH, Murray-Green C. Sacral nerve stimulation is more effective than optimal medical therapy for severe fecal incontinence: a randomized, controlled study. Dis Colon Rectum. 2008;51:494-502. 26.
55. Thin NN, Horrocks EJ, Hotouras A, Palit S, Thaha MA, Chan CL, et al. Systematic review of the clinical effectiveness of neuromodulation in the treatment of faecal incontinence. Br J Surg. 2013;100:1430-47.
56. Paquette IM, Varma MG, Kaiser AM, Steele SR, Rafferty JF. The American Society of Colon and Rectal Surgeons' Clinical Practice Guideline for the Treatment of Fecal Incontinence. Dis Colon Rectum. 2015;58:623-36
57. Conaghan P, Farouk R. Sacral nerve stimulation can be successful in patients with ultrasound evidence of external anal sphincter disruption. Dis Colon Rectum. 2005;48:1610-4.
58. Jarrett ME, Dudding TC, Nicholls RJ, Vaizey CJ, Cohen CR, Kamm MA. Sacral nerve stimulation for fecal incontinence related to obstetric anal sphincter damage. Dis Colon Rectum. 2008;51:531-7.
59. Melenhorst J, Koch SM, Uludag O, van Gemert WG, Baeten CG. Is a morphologically intact anal sphincter necessary for success with sacral nerve modulation in patients with faecal incontinence? Colorectal Dis. 2008;10:257-62.
60. Boyle DJ, Knowles CH, Lunniss PJ, Scott SM, Williams NS, Gill KA. Efficacy of sacral nerve stimulation for fecal incontinence in patients with anal sphincter defects. Dis Colon Rectum. 2009;52:1234-9. 34.
61. Brouwer R, Duthie G. Sacral nerve neuromodulation is effective treatment for fecal incontinence in the presence of a sphincter

defect, pudendal neuropathy, or previous sphincter repair. Dis Colon Rectum. 2010;53:273-8.
62. Dudding TC, Parés D, Vaizey CJ, Kamm MA. Sacral nerve stimulation for the treatment of faecal incontinence related to dysfunction of the internal anal sphincter. Int J Colorectal Dis. 2010;25:625-30.
63. Ratto C, Litta F, Parello A, Donisi L, Doglietto GB. Sacral nerve stimulation is a valid approach in fecal incontinence due to sphincter lesions when compared to sphincter repair. Dis Colon Rectum. 2010;53:264-72.
64. Lundby L, Møller A, Buntzen S, Krogh K, Vang K, Gjedde A, et al. Relief of fecal incontinence by sacral nerve stimulation linked to focal brain activation. Dis Colon Rectum. 2011;54:318-23.
65. Goldman HB, Lloyd JC, Noblett KL, Carey MP, Castaño Botero JC, Gajewski JB, et al. International Continence Society best practice statement for use of sacral neuromodulation. Neurourol Urodyn. 2018;37(5):1823–48.
66. Goldman HB, Lloyd JC, Noblett KL, Carey MP, ño Botero JCC, Gajewski JB, et al. International continence society best practice statement for use of sacral neuromodulation. ICS Standards 2019; 459-503.
67. Juul T, Ahlberg M, Biondo S, Espin E, Jimenez LM, Matzel KE, et al. Low anterior resection syndrome and quality of life: an international multicenter study. Dis Colon Rectum. 2014;57:585-91.
68. Thomas GP, Bradshaw E, Vaizey CJ. A review of sacral nerve stimulation for faecal incontinence following rectal surgery and radiotherapy. Colorectal Dis. 2015;17:939-42.
69. Ramage L, Qiu S, Kontovounisios C, Tekkis P, Rasheed S, Tan E. A systematic review of sacral nerve stimulation for low anterior resection syndrome. Colorectal Dis. 2015;17:762-71.
70. Eftaiha SM, Balachandran B, Marecik SJ, Mellgren A, Nordenstam J, Melich G, et al. Sacral nerve stimulation can be an effective treatment for low anterior resection syndrome. Colorectal Dis. 2017;19:927-33.-44.
71. Emmertsen KJ, Laurberg S. Low anterior resection syndrome score: development and validation of a symptom-based scoring system for bowel dysfunction after low anterior resection for rectal cancer. Ann Surg. 2012;255:922-8.
72. Liberman D, Ehlert MJ, Siegel SW. Sacral Neuromodulation in Urological Practice. Urology. 2017;99:14-22.
73. Pizarro-Berdichevsky J, Gill BC, Clifton M, Okafor HT, Faris AE, Vasavada SP, et al. Motor Response Matters: Optimizing Lead Placement Improves Sacral Neuromodulation Outcomes. J Urol. 2018;199:1032-6.
74. Lenis AT, Gill BC, Carmel ME, Rajki M, Moore CK, Vasavada SP, et al. Patterns of hardware related electrode failures in sacral nerve stimulation devices. J Urol. 2013;190:175-9.
75. De Wachter S, Knowles CH, Elterman DS, Kennelly MJ, Lehur PA., Matzel KE, et al. New Technologie and Applicati Adv Ther https://doi.org/10.1007/s12325-019-01205-z)
76. Kalin R, Stanton MS. Current clinical issues for MRI scanning of pacemaker and defibrillator patients. Pacing Clin Electrophysiol. 2005;28(4):326–8.
77. Guzman-Negron JM, Pizarro-Berdichevsky J, Gill BC, Goldman HB. Can lumbosacral magnetic resonance imaging be performed safely in patients with a sacral neuromodulation device? An in vivo prospective study. J Urol. 2018;200(5):1088–92.
78. Pauwels N, Willemse C, Hellemans S, Komen N, Van den Broeck S, Roenen J, et al. The role of neuromodulation in chronic functional constipation: a systematic review Acta Gastroenterol Belg. 2021 Jul-Sep;84(3):467-476.

SUBSEÇÃO 67-5-3

PERSPECTIVAS DA NEUROMODULAÇÃO SACRAL – NA INCONTINÊNCIA FECAL

Lucia Camara de Castro Oliveira

INTRODUÇÃO

A incontinência anal é um sintoma definido como a perda involuntária de fezes e gases em indivíduos acima de 4 anos. É uma condição muitas vezes não relatada pelo paciente e assim, provavelmente subnotificada. Os trabalhos da literatura mostram uma grande variação nas estimativas de prevalência. Uma revisão sistemática incluindo cerca de 4.840 artigos, demonstrou uma variação da prevalência da incontinência fecal entre 1% e 19%.[1] Em um trabalho de avaliação da prevalência entre mulheres acima de 40 anos, Brown *et al.* demonstraram que 40% das mulheres entrevistadas não relataram o problema para o médico devido ao constrangimento da situação.[2] Mais importante ainda, foi constatar que apenas dos profissionais de saúde incluíam este sintoma em suas avaliações. Isso explica a dificuldade de estabelecermos uma incidência fidedigna na população.

O sintoma muitas vezes afeta a qualidade de vida e afasta o indivíduo das atividades laborais e sociais. Assim, avaliação completa do paciente, através de um exame clínico minucioso é a primeira etapa na busca do tratamento. O entendimento da origem da incontinência vem também permitindo o desenvolvimento de algoritmos e de uma sequência lógica de opções, que envolvem desde o tratamento clínico até as opções cirúrgicas, mais invasivas.

A etiologia da incontinência anal é diversa e as principais causas estão representadas no Quadro 67-5-3-1.

Quadro 67-5-3-1. Etiologia da Incontinência

Pseudoincontinência	
▪ *Soiling* (escape fecal) perineal ▪ Prolapso retal ▪ Prolapso hemorroidário ▪ Defecação incompleta ▪ Má-higiene ▪ Fístula anal ▪ Doenças dermatológicas, DST ▪ Tumores	▪ Urgência ▪ Proctite actínica ▪ Doenças inflamatórias intestinais ▪ Ressecção de reto ▪ Síndrome do intestino irritável
Incontinência por "transbordamento"	
▪ Impactação fecal ▪ Encoprese ▪ Tumores	
Incontinência com assoalho pélvico normal	
▪ Diarreias ▪ Doença inflamatória intestinal ▪ Síndrome do intestino curto ▪ Uso abusivo de laxantes ▪ Pós-colecistectomia ▪ Infecções: parasitas, bactérias, vírus, toxinas	▪ Doenças sistêmicas ▪ Acidente vascular encefálico (AVE) ▪ Esclerose múltipla ▪ Esclerodermia ▪ Neuropatias – diabetes ▪ Tumores
Incontinência com lesões do assoalho pélvico	
▪ Lesão esfincteriana ▪ Obstétrica ▪ Trauma ▪ Iatrogênica ▪ Tumores ▪ Prolapso retal ▪ Anormalidades congênitas ▪ Ânus imperfurado ▪ Mielomeningocele ▪ Espinha bífida	▪ Denervação do assoalho pélvico ▪ Neuropatia pudenda ▪ Síndrome da descida perineal ▪ Trauma ▪ Envelhecimento

DST: Doenças sexualmente transmissíveis.
Oliveira LCC, Fisiologia Anorretal-2ª edição 2017.

Entre todas as causas, o fator traumático e a lesão neurogênica decorrente do parto vaginal estão entre os mais frequentes nas mulheres.

O *workup* proposto por Saldana *et al.* em 2017 propõe uma sequência detalhada da avaliação do paciente incontinente.[3] Sabemos que além da avaliação clínica, exames que avaliam a função e estrutura do esfíncter anal e músculos do assoalho pélvico, representados principalmente pela manometria e ultrassonografia anorretal e do assoalho pélvico são importantes, sempre que disponíveis, e foram discutidos em outros capítulos deste livro.

Os novos conceitos da fisiopatologia da incontinência anal vêm modificando nosso entendimento sobre as opções de tratamento disponíveis. Em sua nova teoria para explicar as diferentes causas da incontinência, Dr. Knowles *et al.*, vêm demonstrando a importância dos reflexos retais, da motilidade do cólon e do controle cortical sobre estes reflexos e sobre as ondas peristálticas do retossigmoide.[4] O conceito de barreira muscular centralizando a importância do esfíncter anal como principal mecanismo de contenção das fezes e gases vem sendo questionado por estes autores, demonstrando a importância do controle neural e cortical para o controle da motilidade e dos reflexos anorretais. Assim, o mecanismo de ação da neuromodulação sacral para o tratamento da incontinência anal passou a ser mais bem compreendido, justificando inclusive a melhora dos sintomas em pacientes com ou sem lesão esfincteriana, incluindo pacientes com incontinência associada a distúrbios da defecação. A neuromodulação atua nas vias aferentes, através de efeitos somatomotores, somatossensoriais e mediados por reflexos somatoviscerais.[4] Os efeitos não estão limitados ao esfíncter anal e estudos de ressonância magnética cerebral mostram mudanças na representação anal no córtex somatossensorial induzidas pela neuromodulação, com formação inclusive de uma neuroplasticidade.[4]

PERSPECTIVAS DA NEUROMODULAÇÃO SACRAL

A neuromodulação sacral foi introduzida nos anos 1990 para o tratamento da incontinência urinária, e em 1994 o primeiro implante para um paciente incontinente foi realizado pelo Dr. Klaus Matzel.[5] Consiste na estimulação somática dos nervos aferentes sacrais com a intenção de enviar sinais para o córtex cerebral, ativando circuitos e restaurando a função intestinal e urinária. Nos primórdios de seu desenvolvimento, a neuromodulação era indicada apenas para pacientes com incontinência neurogênica, ou na presença de um esfíncter estruturalmente intacto, porém, desfuncionalizado. A indicação para a estimulação dos nervos sacrais teria a intenção de melhorar a função, tornando o esfíncter mais competente. A técnica sofreu uma grande evolução quando o procedimento passou a ser realizado de forma minimamente invasiva, por punção, reduzindo a morbidade e estimulando sua utilização. Modificações nos eletrodos e nos geradores também colaboraram para a expansão da técnica em todo o mundo. Desde então, uma série de pacientes foram submetidos ao implante e os resultados favoráveis ampliaram as indicações para sua utilização (Quadro 67-5-3-2).[6-10]

SELEÇÃO DE PACIENTES

A evolução da terapia e o sucesso obtido em comparação a outros tratamentos, estimularam a indicação do método para todo paciente incontinente com falha ao tratamento com outras opções, e nos casos de incontinência grave com grande prejuízo na qualidade de vida.[11,12] Assim, as indicações para a neuromodulação hoje baseiam-se nos sintomas e na avaliação da qualidade de vida, não havendo exames que possam predizer os resultados. Assim, independentemente da etiologia da incontinência, idade ou sexo do paciente, se houver uma incontinência grave e refratária a outros tratamentos, há indicação para a neuromodulação. No processo de seleção, entretanto, é importante avaliar a integridade neuromuscular através, por exemplo, da atividade reflexa ano cutânea, ou reflexo de Pinprick. Da mesma forma, a estimulação através do implante de um eletrodo temporário (PNE – *percutaneus nerve estimulation*) ou a realização do procedimento em duas fases, permite avaliar a resposta: a melhora dos sintomas e a resposta positiva é a maneira mais confiável para se selecionar os candidatos para o implante definitivo do neuroestimulador.[13] Testes de fisiologia anorretal também não se mostraram capazes de predizer as respostas à neuromodulacao.[14] A maioria dos estudos sobre fatores preditivos foram inconclusivos e nenhuma das variáveis utilizadas no período pré-operatório foi capaz de selecionar pacientes para o implante definitivo (nível de evidência III).

Quadro 67-5-3-2. Indicações para a Neuromodulação na Incontinência Anal

- Incontinência neurogênica
- Incontinência de origem obstétrica
- Síndrome do intestino irritável com diarreia
- Síndrome de Lars
- incontinência dupla
- Intestino neurogênico
- Cauda equina, meningomielocele, esclerodermia, *spina bífida*
- incontinência pós-radioterapia
- Ânus imperfurado
- Prolapso retal

ASPECTOS TÉCNICOS

Independentemente da indicação, o sucesso da terapia depende da técnica de implante do eletrodo, que deve ser posicionado paralelo ao terceiro nervo sacral entrando no forame sacral em sua borda medial e cranial (superior) (Fig. 67-5-3-1).[15]

O segundo e quarto forames devem ser evitados pois podem provocar efeitos indesejáveis como dor na perna, câimbras ou rotação da panturrilha. A punção deve ser realizada com o paciente em decúbito ventral, com preparação meticulosa do campo, após anestesia local, punção esta guiada por radioscopia com arco em C, sendo a pele protegida com filme tipo Ioban. A radioscopia permite a identificação adequada do S3 em AP e perfil. Marcamos o bordo mais medial dos forames bilateralmente e realizamos a punção nos dois lados, buscando a melhor resposta, com amplitudes do estímulo abaixo de 2 volts. Todos os polos devem ser testados. O procedimento pode ser feito em um único tempo, com o implante do eletrodo e neuroestimulador ou gerador, ou em duas etapas, conforme o protocolo inicial.[16] Neste caso, realizamos o que chamamos de teste; o paciente permanece com o eletrodo conectado a um fio externo e submetido a estimulação por um período de até 14 dias. Caso a melhora dos sintomas seja observada, com a redução dos escapes em mais de 50%, o paciente é encaminhado ao implante definitivo do gerador. A antibioticoterapia profilática para germes Gram-positivos deve ser realizada, uma vez que a infecção no sítio do implante compromete a terapia, sendo sua incidência em torno de 10%.[17] os casos de procedimentos em duas fases, o implante do gerador é um procedimento mais simples, mas que também deve ser realizado sob antibioticoterapia profilática.

O procedimento pode ser realizado também com um eletrodo de estimulação de teste temporário, conhecido como PNE, pouco utilizado no Brasil e com a desvantagem de grande incidência de migração, tornando o teste menos confiável.

Após o implante do neuroestimulador no subcutâneo da região glútea, o mesmo é ativado e os parâmetros da estimulação são definidos logo após a cirurgia através da telemetria. A programação realizada permite a colocação de quatro programas no aparelho controlador do paciente. Assim, o paciente

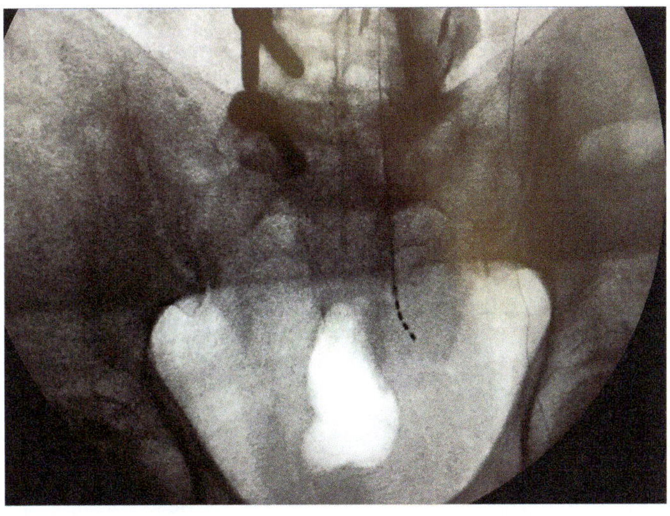

Fig. 67-5-3-1. Posição adequada do eletrodo no terceiro forame sacral.

tem a opção de mudar o programa e aumentar ou diminuir o estímulo de acordo com a necessidade.

Recentemente novos geradores compatíveis com ressonância magnética vêm substituindo os antigos geradores. Essa evolução da terapia tem permitido a ampliação das indicações, como, por exemplo, para pacientes em acompanhamento oncológico (síndrome de LAR) ou com doenças neurológicas.

As contraindicações para a neuromodulação são inflamações ou infecção de pele na área de implante, como o herpes genital, anormalidades e deformidades do osso sacro, gravidez, complicações hemorrágicas e função cognitiva prejudicada.[18]

RESULTADOS

Embora a maioria das series da literatura tenha incluído pacientes com fisiopatologia heterogênea, verifica-se um alto grau de concordância em relação ao valor da realização do teste para a seleção dos pacientes candidatos ao implante definitivo do neuroestimulador. Da mesma forma, é também grande o número de trabalhos que mostram um benefício da terapia e uma melhora na qualidade de vida. O primeiro estudo prospectivo americano incluindo 120 pacientes incontinentes demonstrou a eficácia da neuromodulação na redução dos episódios de incontinência e motivou a aprovação da terapia nos EUA pela FDA.[16]

Este mesmo grupo de pacientes foi acompanhado e a análise dos dados realizada em um período de longo prazo (5-8 anos):os episódios de incontinência por semana diminuíram de 9,1 para 1,7 em 5 anos; 89% relataram uma melhora de mais de 50% da incontinência.[6] Em uma metanálise incluindo 790 pacientes analisados entre os anos 2000 a 2008, 28 estudos compararam a incidência de episódios de incontinência por semana, com e sem a neuromodulação e 14 estudos compararam os escores de incontinência, demonstrando-se uma melhora nos dois critérios.[19]

Diferentes séries com um acompanhamento de mais de 12 meses mostraram mudança significativa no escore de incontinência utilizado (Jorge/Wexner CCF SS) (Quadro 67-5-3-3).[8,20-30] O acompanhamento a longo prazo tem mostrado uma eficácia sustentada; em média, 36% dos pacientes com neuromodulação sacral percebem uma melhora expressiva de mais de 90% de redução dos escapes e 76% dos pacientes atingem uma redução de mais de 50% dos episódios de escapes.[21]

Várias evidências mais recentes vêm mostrando o benefício da neuromodulação sacral também para pacientes com lesões esfincterianas, principalmente lesões até 180° (nível de evidência 3).[25,31-37]

Em um estudo retrospectivo realizado com 475 pacientes incontinentes tratados entre os anos 2000 e 2013, os autores demonstraram que a neuromodulação passou a ser a opção de escolha para pacientes com lesão obstétrica.[38]

A comparação entre a neuromodulação e a injeção de substância de preenchimento (Permacol) mostrou resultado superior para a neuromodulação, com mudança significativa do escore de *St. Marks* e melhora na qualidade de vida.[39]

Da mesma forma, diferentes estudos demonstraram a melhora dos sintomas através da mudança nos índices de qualidade de vida (SF-36 e *Fecal Incontinence Quality of Life* – FIQL).[40-44]

Em uma metanálise incluindo 34 estudos com 790 pacientes, a avaliação do questionário SF-36 demonstrou uma melhora na qualidade de vida em todos os domínios avaliados.[19]

A complicação mais temida é a infecção no sítio de implante do gerador. Neste caso, o eletrodo e gerador precisam ser removidos. Felizmente os cuidados de assepsia, a utilização adequada da técnica e o uso de antibioticoterapia têm reduzido as taxas de infecção para 3-10%. Dor no local do implante pode ocorrer em até 13% dos casos.[45] Mas a complicação mais

Quadro 67-5-3-3. Series da Literatura com Acompanhamento acima de 36 meses e Mudanças no Escore de Incontinência

Autor	Ano	n	*Follow-up* meses	Escore médio antes	Escore médio após	*P value*
Seguimento > 36 meses						
Altomare *et al.*[22]	2009	60	74	15+/-4	5 +/- 5	< 0,001
Brower *et al.*[23]	2010	55	48	15 (13-18)	6 (2-8)	0,008
Faucheron *et al.*[24]	2010	87	45	13 (6-19)	8 (1-17)	n.a
Michelsen *et al.*[25]	2010	126	72	20 (12-20)	7 (2-11)	< 0,001
Lim *et al.*[26]	2011	53	51	12 (9-15)	8 (5-11)	0,001
Faucheron *et al.*[27]	2012	57	63	14 (4-19)	7 (1-16)	< 0,001
Damon *et al.*[28]	2013	119	48	14+/-3	9+/- 1	< 0,0001
Maeda *et al.*[8]	2014	108	60	16 (6-20)	8(0-19)	< 0,0001
Altomare *et al.*[21]	2015	272	84	16 (13-18)	7 (4-12)	< 0,001
Brochard *et al.*[29]	2019	352	40	14,2+/-3	8,4+/-5	< 0,001
Oliveira *et al.*[9]	2019	129	36.7	15,9+/-3	5,2+/- 4	< 0,0001
Mege *et al.*[30]	2019	352	40	14,2+/-3	8,4+/-5	< 0,0001

comum durante a fase do teste é o deslocamento do eletrodo. Na verdade, acreditamos que a migração do eletrodo seja subnotificada. Suspeitamos que o eletrodo tenha migrado pelo retorno dos sintomas. A avaliação da migração pode ser realizada através de radiografias da bacia com a identificação da posição do eletrodo.

Uma das limitações da terapia ainda se relaciona a seu custo. Entretanto, vários estudos europeus já demonstram uma relação custo-benefício positiva para a neuromodulação.[46-50]

Em resumo, a neuromodulação é uma técnica minimamente invasiva, com eficácia e segurança já estabelecidas, com um percentual pequeno de complicações e capaz de melhorar significativamente a vida do paciente incontinente. Embora não existam exames preditivos para o sucesso, a possibilidade de se fazer um teste vem modificando os algoritmos do tratamento cirúrgico da incontinência anal.[51] A melhora clínica, com a redução dos episódios de incontinência é a melhor forma de seleção, enquanto a técnica adequada é o que garante o sucesso da terapia.

REFERÊNCIAS BIBLIOGRÁFICAS

1. Sharma A, Yuan L, Marshall RJ, Merrie AE, Bissett IP. "Systematic Review of the Prevalence of Faecal Incontinence." *The British Journal of Surgery 2016;* 103 (12): 1589-1597.
2. Brown HW, Wexner SD, Segall MM, Brezoczky KL, Lukacz ES. Accidental bowel leakage in the mature women's health study: prevalence and predictors. Int J Clin Pract. 2012;66(11):1101-8.
3. Saldana Ruiz N, Kaiser AM. Fecal incontinence-challenges and solutions.World J Gastroenterol 2017;23(1):11-24.
4. Knowles CH, Dinning P, Scott SM, Swash M, de Wachter S. New concepts in the pathophysiology of fecal incontinence. Ann Laparosc Endosc Surg 2022;7:15.
5. Matzel KE, Stadelmaier U, Hohenfellner M, Gall FP. Electrical stimulation of sacral spinal nerves for treatment of faecal incontinence. Lancet 1995;346:1124-7.
6. Mellgren A, Wexner SD, Coller JA, Devroede G, Lerew DR, Madoff RD, et al. Long-term efficacy and safety of sacral nerve stimulation for fecal incontinence. Dis Colon Rectum 2011;54:1065-75.
7. Ratto C, Litta F, Parello A, Donisi L. Sacral nerve stimulation in faecal incontinence associated with an anal sphincter lesion: a systematic review. Colorectal Dis 2012;14:e297-304.
8. Maeda Y, Lundby L, Buntzen S, Laurberg S. Outcome of sacral nerve stimulation for fecal incontinence at 5 years. Ann Surg 2014;259:1126-31.
9. Oliveira L, Hagerman G, Torres ML, Lumi CM, Siachoque JAC, Reyes JC, et al. Sacral neuromodulation for fecal incontinence in Latin America: initial results of a multicenter study. Tech Coloproctol 2019;23:545-550.
10. Rubio-Perez I, Saavedra J, Marijuan JL, Pascual-Miguelañez I. Optimizing sacral neuromodulation for low anterior resection syndrome: learning from our experience. Colorectal Dis 2020;22:2146- 2154.
11. Tjandra JJ, Lim JF, Matzel K. Sacral nerve stimulation: an emerging treatment for faecal incontinence. ANZ J Surg 2004;74:1098-106.
12. Maeda Y, Norton C, Lundby L, Buntzen S, Laurberg S. Predictors of the outcome of percutaneous nerve evaluation for faecal incontinence. Br J Surg 2010;97:1096-102.
13. Dudding TC, Pares D, Vaizey CJ, Kamm MA. Predictive factors for successful sacral nerve stimulation in the treatment of fae- cal incontinence: a 10-year cohort analysis. Colorectal Dis 2008;10:249-56.
14. Vallet C, Parc Y, Lupinacci R, Shields C, Parc R, Tiret E. Sacral nerve stimula- tion for faecal incontinence: response rate, satisfaction and the value of preoperative investigation in patient selection. Colorectal Dis 2010;12:247-53.
15. Matzel KE, Chartier-Kastler E, Knowles CH, Lehur PA, Muñoz-Duyos A, Ratto C, et al. Sacral Neu- romodulation: Standardized Electrode Placement Technique. Neuromodulation 2017;20:816-824.
16. Wexner SD, Coller JA, Devroede G, Hull T, McCallum R, Chan M, et al. Sacral nerve stimulation for fecal incontinence: results of a 120-patient prospective multicenter study. Ann Surg. 2010;251(3):441-9.
17. Wexner SD, Hull T, Edden Y, Coller JA, Devroede G, McCallum R, et al. Infection rates in a large investigational trial of sacral nerve stimulation for fecal incontinence. J Gastrointest Surg. 2010;14(7):1081-9
18. Butrick CW. Patient selection for sacral nerve stimulation. Int Urogynecol J. 2010; 21 Suppl 2:S447-51.
19. Tan E, Ngo NT, Darzi A, Shenouda M, Tekkis PP. Meta-analysis: sacral nerve stimulation versus conservative therapy in the treatment of faecal incontinence. Int J Colorectal Dis 2011;26:275-94.
20. Jorge JM, Wexner SD. Etiology and management of fecal incontinence. *Dis Colon Rectum*. 1993;36:77–97.
21. Altomare DF, Giuratrabocchetta S, Knowles CH, Muñoz Duyos A, Robert-Yap J, Matzel KE, et al. Long term outcomes of sacral nerve stimulationfor faecal incontinence.Br J Surg 2015;102:407-15
22. Altomare DF, Ratto C, Ganio E, Lolli P, Masin A, Villani RD. Long-term out-come of sacral nerve stimulation for fecal incontinence. Dis Colon Rectum. 2009;52(1):11-7.
23. Brouwer R, Duthie G. Sacral nerve neuromodulation is ef- fective treatment for fecal incontinence in the presence of a sphincter defect, pudendal neuropathy, or previous sphincter repair. Dis Colon Rectum 2010;53:273-8.
24. Faucheron JL, Voirin D, Badic B. Sacral nerve stimulation for fecal incontinence: causes of surgical revision from a series of 87 consecutive patients operated on in a single institution. Dis Colon Rectum 2010;53:1501-7.
25. Michelsen HB, Thompson-Fawcett M, Lundby L, Krogh K, Laurberg S, Buntzen S. Six years of experience with sacral nerve stimulation for fecal incontinence. Dis Colon Rectum. 2010;53(4):414-21.
26. Lim JT, Hastie IA, Hiscock RJ, Shedda SM. Sacral nerve stimulation for fecal incontinence: long-term outcomes. Dis Colon Rectum 2011;54:969-74.
27. Faucheron JL, Chodez M, Boillot B. Neuromodulation for fecal and urinary incontinence: functional results in 57 consecutive patients from a single institution. *Dis Colon Rectum*. 2012;55:1278–1283.
28. Damon H, Barth X, Roman S, Mion F. Sacral nerve stimulation for fecal icontinence improves symptoms, quality of life and patients' satisfaction: results of a mo-nocentric series of 119 patients. Int J Colo-rectal Dis. 2013;28(2):227-33.
29. Brochard C, Mege D, Bridoux V, Meurette G, Damon H, Lambrescak E, et al. Is Sacral Nerve Modu- lation a Good Option for Fecal Incontinence in Men? Neuro- modulation 2019;22:745-750.
30. Mege D, Meurette G, Trilling B, Lehur PA, Wyart V, Bridoux V, et al. Efficacy and safety of 8. sacral nerve modulation for faecal incontinence after pelvic radiotherapy. Radiother Oncol 2020;146:167-171.
31. Melenhorst J, Koch SM, Uludag O, van Gemert WG, Baeten CG. Is a morphologically intact anal sphincter necessary for success with sacral nerve modulation in patients with faecal incontinence? Colorectal Dis 2008;10:257-62.

32. Boyle DJ, Knowles CH, Lunniss PJ, Scott SM, Williams NS, Gill KA. Efficacy of sacral nerve stimulation for fecal incontinence in patients with anal sphincter defects. Dis Colon Rectum 2009;52:1234-9.
33. Jarrett ME, Dudding TC, Nicholls RJ, Vaizey CJ, Cohen CR, Kamm MA. Sacral nerve stim- ulation for fecal incontinence related to obstetric anal sphinc- ter damage. Dis Colon Rectum 2008;51:531-7.
34. Vitton V, Gigout J, Grimaud JC, Bouvier M, Desjeux A, Orsoni P. Sacral nerve stimula- tion can improve continence in patients with Crohn's disease with internal and external anal sphincter disruption. Dis Colon Rectum 2008;51:924-7.
35. Chan MK, Tjandra JJ. Sacral nerve stimulation for fecal incontinence: external anal sphincter defect vs. intact anal sphincter. Dis Colon Rectum 2008;51:1015-24.
36. Ratto C, Litta F, Parello A, Donisi L, Doglietto GB. Sacral nerve stimulation is a valid approach in fecal incontinence due to sphincter le- sions when compared to sphincter repair. Dis Colon Rectum 2010;53:264-72.
37. Dudding TC, Parés D, Vaizey CJ, Kamm MA. Sacral nerve stimulation for the treatment of faecal incontinence related to dysfunction of the internal anal sphincter. Int J Colorectal Dis 2010;25:625-30.
38. Ong K, Bordeianou L, Brunner M, Buntzen S, Collie MHS, Hanly A, et al. Changing paradigm of sacral neuromodulation and external anal sphincter repair for faecal incontinence in specialist centres. Colorectal Dis 2021;23:710-715.
39. Rydningen M, Dehli T, Wilsgaard T, Rydning A, Kumle M, Lindsetmo RO, et al. Sacral neuromod- ulation compared with injection of bulking agents for faecal incontinence following obstetric anal sphincter injury - a randomized controlled trial. Colorectal Dis 2017;19:O134-O144.
40. Rosen HR, Urbarz C, Holzer B, Novi G, Schiessel R. Sacral nerve stimula- tion as a treatment for fecal incontinence. Gastroenterology 2001;121:536-41.
41. Tjandra JJ, Chan MK, Yeh CH, Murray-Green C. Sacral nerve stimulation is more effective than optimal medical therapy for severe fecal incontinence: a randomized, controlled study. Dis Colon Rectum 2008;51:494-502.
42. Meurette G, Siproudhis L, Leroi AM, Damon H, Urs Josef Keller D, Faucheron JL, et al. Sacral neuromod- ulation with the InterStim system for faecal incontinence: results from a prospective French multicentre observational study. Colorectal Dis 2021;23:1463-1473.
43. Leroi AM, Parc Y, Lehur PA, Mion F, Barth X, Rullier E, et al. Efficacy of sacral nerve stimulation for fecal incontinence: results of a multicenter double-blind crossover study. Ann Surg 2005;242:662-9.
44. Jarrett ME, Matzel KE, Christiansen J, Baeten CG, Rosen H, Bittorf B, et al. Sacral nerve stim- ulation for faecal incontinence in patients with previous partial spinal injury including disc prolapse. Br J Surg 2005;92:734-9.
45. Maeda Y, Matzel K, Lundby L, Buntzen S, Laurberg S. Postoperative issues of sacral nerve stimulation for fecal incontinence and constipa- tion: a systematic literature review and treatment guideline. Dis Colon Rectum 2011;54:1443-60.
46. Hetzer FH, Bieler A, Hahnloser D, Löhlein F, Clavien PA, Demartines N. Outcome and cost analysis of sacral nerve stimulation for faecal incontinence. Br J Surg 2006;93:1411-7.
47. Muñoz-Duyos A, Navarro-Luna A, Brosa M, Pando JA, Sitges-Serra A, Marco-Molina C. Clinical and cost effectiveness of sacral nerve stimulation for faecal incontinence. Br J Surg 2008;95:1037-43.
48. Indinnimeo M, Ratto C, Moschella CM, Fiore A, Brosa M, Giardina S. Sacral neuro- modulation for the treatment of fecal incontinence: analysis of cost-effectiveness. Dis Colon Rectum 2010;53:1661-9.
49. Leroi AM, Lenne X, Dervaux B, Chartier-Kastler E, Mauroy B, Normand LL, et al. Outcome and cost analy- sis of sacral nerve modulation for treating urinary and/or fecal incontinence. Ann Surg 2011;253:720-32.
50. McMullin CM, Jadav AM, Hanwell C, Brown SR. Resource implica- tions of running a sacral neuromodulation service: a 10-year experience. Colorectal Dis 2014;16:719-22.
51. Cardozo L, Rovner E, Wagg A, Wein A, Abrams, P. (Eds) Incontinence 7th Edition (2023). ICI-ICS. International Continence Society, Bristol UK, ISBN: 978-0-9569607-4-0.

SUBSEÇÃO 67-5-4

PERSPECTIVAS DA NEUROMODULAÇÃO SACRAL NO TRATAMENTO DA LARS

Fábio Gontijo Rodrigues ■ Giovanna da Silva Southwick

INTRODUÇÃO

O tratamento do câncer de reto avançou sobremaneira nas últimas décadas. Melhoras nos resultados oncológicos e controle local foram observadas após padronização de técnica cirúrgica (como a excisão total do mesorreto) e emprego de quimiorradioterapia. O uso de grampeadores ainda ajudou na confecção de anastomoses baixas, evitando que muitos pacientes necessitassem de estomas permanentes. Assim, a cirurgia de ressecção anterior do reto com anastomose colorretal tornou-se o tratamento-padrão curativo para os pacientes com tumores em que o aparelho esfincteriano possa ser preservado. No entanto, a cirurgia do reto frequentemente traz sequelas funcionais com impacto significativo na qualidade de vida dos pacientes.

As alterações apresentadas pelos pacientes submetidos a ressecção anterior do reto são variadas e geralmente incluem incontinência para gases e/ou fezes, aumento na frequência evacuatória, urgência e sensação de evacuação incompleta ou fragmentada. Tais sintomas agrupados passaram a integrar a síndrome pós-ressecção anterior do reto (*low anterior eessection syndrome* – LARS). Um consenso acerca da síndrome foi publicado em 2020, após ter reunido um painel formado por pacientes, cirurgiões e outros profissionais de saúde. Entrevistas *online* utilizando o método Delphi conseguiram prover dados que após análise, dividiram oito sintomas principais e suas consequências na vida dos pacientes (Fig. 67-5-4-1).[1]

FISIOPATOGENIA

Anastomose e Perda de Reservatório Retal

O desenvolvimento de LARS parece envolver mecanismos complexos e ser de origem multifatorial. A perda de função de reservatório do reto após a cirurgia pode explicar o aparecimento dos sintomas e sempre foi tema de preocupação entre os cirurgiões colorretais. Tentativas para minimizar as alterações, geralmente incluem a confecção de bolsas ou anastomoses lateroterminais, que aumentariam o volume da alça intestinal, em comparação com as anastomoses terminoterminais. Estudos sugerem que no período pós-operatório mais precoce (até alguns meses) poderia haver melhora na função; mas que após 2 anos decorridos da operação, as diferenças tendem a desaparecer.[2,3]

Além da capacidade de armazenamento do reservatório retal propriamente dita, outro parâmetro a se considerar é a complacência retal (aumento da pressão intrarretal em resposta às mudanças de volume do conteúdo retal). O reto normal tem a capacidade de se adaptar à distensão passiva,

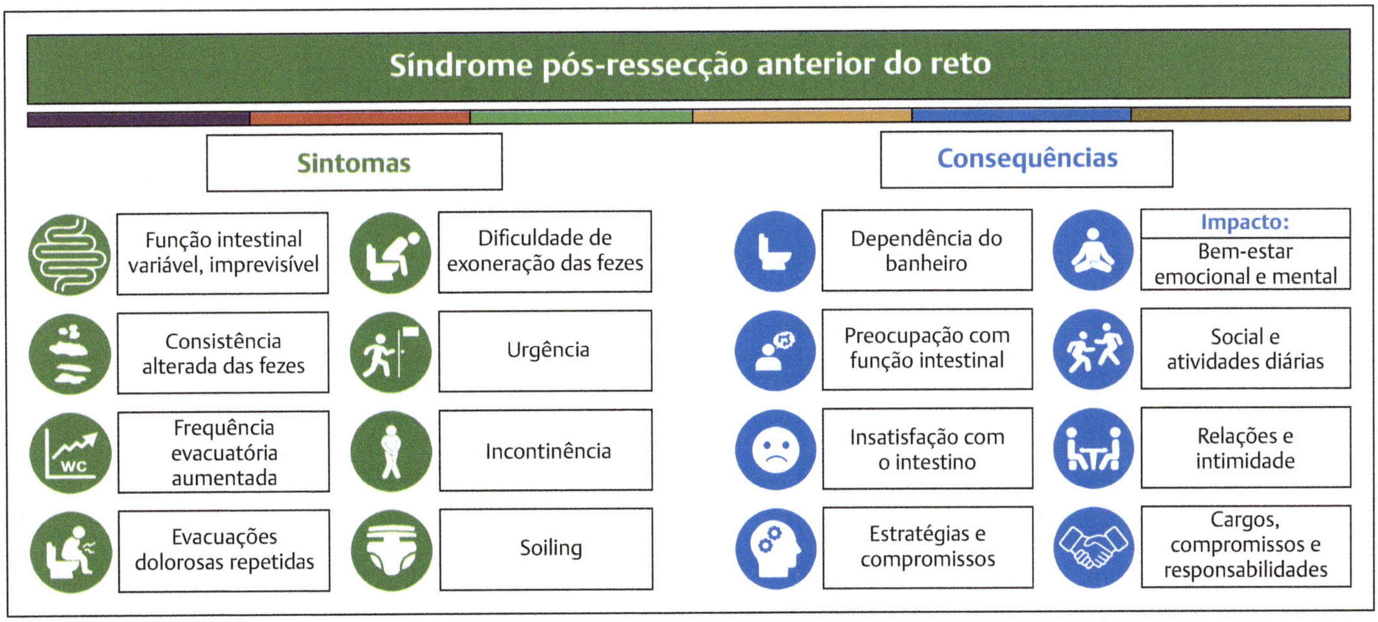

Fig. 67-5-4-1. Definições do Consenso para síndrome de ressecção anterior do reto (*LARS*). Para se enquadrarem nas definições, os pacientes devem ter sido operados para ressecção anterior do reto (cirurgia preservando esfíncter) e experimentarem pelo menos um dos sintomas, que resultam em pelo menos uma das consequências. (Modificado (tradução livre) de Keane *et al.* 2020.)[1]

tornando transitórios, os aumentos de pressão quando o conteúdo fecal o preenche. Após a cirurgia, retos ou neorretos pouco complacentes poderiam ser responsáveis por sensação de urgência com mínimos incrementos no conteúdo fecal, estando associados aos sintomas e deterioração nos scores de continência.[4-6]

A distância da anastomose colorretal à margem anal parece estar implicada no aparecimento da síndrome. Anastomoses mais baixas e excisão total do mesorreto têm sido associados ao aparecimento dos sintomas.[7] Liang *et al.* (2022) concluíram que pacientes com anastomoses distando até 8 cm da margem anal, tinham três vezes mais chances de desenvolver LARS do que pacientes com anastomoses mais altas.[8] Complicações da anastomose (deiscência pós-operatória) e mesmo o período com o neorreto desfuncionalizado por uma ileostomia de proteção, também parecem atuar como fatores de risco para o desenvolvimento da LARS.[9]

Radioterapia

A radioterapia neoadjuvante aplicada em combinação à quimioterapia visa principalmente melhorar o controle local, com diminuição do tumor e da recorrência pélvica. No entanto, tal modalidade lesa tecidos adjacentes ao tumor e parece estar envolvida no aparecimento e no agravamento dos sintomas da LARS.[7,10,11] Os dados da literatura ainda são conflitantes e há poucos estudos prospectivos. Além disso, os regimes de radioterapia podem variar e houve evolução considerável no método de administração da radiação ao longo do tempo.

O tipo de fracionamento da radioterapia pode influenciar no aparecimento da *LARS*. Kazi *et al.*, em 2020, concluíram que a radioterapia de curso longo (50 Gy administrados em 25 sessões) causava menos sintomas da LARS que a radioterapia de curso curto (25 Gy administrados em cinco sessões) em pacientes operados (54,8% *vs.* 90,3%, p < 0,001).[12] Tais achados não foram confirmados por estudo retrospectivo mais recente (2023), que incluiu 120 pacientes submetidos a regimes de radioterapia para tratamento de adenocarcinoma, sem mostrar diferença no aparecimento de sintomas da LARS entre pacientes que receberam radioterapia de curso longo quando comparados aos que receberam terapia de curso curto, mas os autores observaram que aqueles pacientes que não foram operados após a radioterapia, tinham função melhor que os pacientes operados.[13] Estudo holandês sobre excisão total do mesorreto (*Dutch TME trial*, 2007), também já havia concluído que os pacientes submetidos à radioterapia de curso curto seguida de cirurgia, apresentavam pior função após 5 anos, quando comparados com os pacientes que haviam sido operados sem radioterapia.[14] Por outro lado, é importante ressaltar que mesmo na ausência de cirurgia, a radioterapia ainda tem impacto funcional. Estudo que avaliou pacientes colocados em protocolo de observação após radioterapia e resposta completa (*watch and wait*), encontrou que 33% dos pacientes apresentavam LARS grave.[15]

Recentemente, a estratégia de se inverter a ordem da cirurgia com a quimioterapia, chamada de terapia neoadjuvante total (TNT) tem sido estudada na tentativa de melhor controle oncológico e também de se aumentar a preservação do reto (visando o aumento na taxa de resposta completa dos tumores). Estudo prospectivo que randomizou pacientes portadores de adenocarcinoma de reto de alto risco (*RAPIDO trial*), para receberem um curso curto de radioterapia seguido de tratamento quimioterápico com capecitabina + oxaliplatina (capox) ou 5-fluoracil + oxaliplatina (folfox) antes da cirurgia, não encontrou diferenças (apenas uma tendência) na incidência de LARS grave quando comparado com o grupo de tratamento-padrão com quimiorradioterapia neodjuvante, seguida de cirurgia e encaminhamento à adjuvância com oxaliplatina no pós-operatório, incidências de 59% *vs.* 75% respectivamente (p = 0,02 – em uma análise estatística considerando valor de p bicaudal < 0,01 como significante).[16]

Alteração da Motilidade

Ainda são poucos os estudos que avaliam a motilidade de pacientes operados e com sintomas da LARS. Mochiki *et al.* (2001) usaram um barostato e encontraram que refeições de 300 kcal não induziam contrações cólicas em pacientes saudáveis de um grupo-controle, mas que pareciam estar associadas a hipermotilidade do cólon proximal à anastomose, em pacientes operados e que apresentavam aumento frequência evacuatória.[17] Estudo cintilográfico mais recente mostrou que pacientes portadores da LARS grave apresentavam trânsito cólico aumentado em comparação com pacientes sem LARS.[18] Testes de fisiologia anorretal mostraram aumento na pressão do neorreto no período pós-prandial em pacientes portadores de LARS, quando comparados com pacientes sem LARS.[19] Avaliação manométrica e com cápsula de trânsito cólico sugeriu que alguns pacientes operados (26 de um total de 60 avaliados) apresentavam ondas espásticas curtas na região do neorreto e que tais ondas se correlacionavam com sintomas de urgência, frequência evacuatória aumentada e *soiling*.[20] Estudos com manometria de alta resolução sugerem que existe um padrão motor cíclico normal no cólon mais distal, com ondas retrógradas na região do sigmoide, evitando o enchimento retal (mecanismo de *rectosigmoid break*).[21-23] Estudo que avaliou tais ondas em pacientes operados, encontrou que havia menos ondas anterógradas e retrógradas compatíveis com o ciclo normal em pacientes com LARS, sugerindo que a perda do sigmoide traria prejuízo para o ciclo normal e perda do mecanismo de *rectosigmoid break*.[24]

Dano ao Aparelho Esfincteriano

Estudos da década de 1990 e início dos anos 2000 encontraram que mesmo na cirurgia realizada com dissecção via abdominal e com preservação dos esfíncteres, havia potencial de lesão direta do esfíncter anal interno pela instrumentação via anal com grampeadores e também lesão indireta por denervação pélvica. No entanto, tais estudos são poucos e com número limitado de pacientes.[25-27]

Outros Efeitos dos Danos Neurais

Além da disfunção esfincteriana, outras implicações podem advir de lesão dos nervos. Estudo da sensibilidade do canal anal mostrou que pacientes com *soiling* depois de serem submetidos à ressecção anterior do reto, apresentavam menor sensibilidade, como provável consequência à lesão dos nervos pudendos.[28] Outro estudo que avaliou o tempo de latência do nervo pudendo, mostrou que pacientes operados que tinham *soiling*, tinham o tempo de resposta prolongado quando comparados com pacientes não operados ou operados sem os sintomas de *soiling;* sugerindo função prejudicada do músculo puborretal em decorrência de lesão nervosa bilateral.[29] Outro estudo com 18 pacientes encontrou que a perda do reflexo inibitório retoanal (mediado por nervos extrínsecos da medula espinhal) era um preditor independente de pior função após 1 ano de cirurgia.[30]

AVALIAÇÃO DA LARS

Avaliação detalhada com anamnese, exames físico completo e endoscópico (incluindo pelo menos uma retossigmoidoscopia) deve ser realizada, para que se excluam outras causas responsáveis pelos distúrbios evacuatórios como estenoses da anastomose ou recorrência tumoral.

Escalas e questionários desenvolvidos para avaliação de incontinência fecal são frequentemente utilizados na avaliação dos pacientes portadores de LARS, como o questionário de incontinência fecal da Cleveland Clinic (*Cleveland Clinic Fecal Incontinence Escore – CCFIS*).[31,32] No entanto, a maioria deles deixa de contemplar alguns sintomas frequentes na síndrome, como a urgência evacuatória ou a presença de múltiplas evacuações. Questionários de qualidade de vida como *Fecal Incontinence Quality of Life Scale – FIQL também* são incluídos nos estudos.[33]

Em 2005, um questionário específico para pacientes operados para câncer de reto, com cirurgias conservadoras de esfíncter, foi proposto. Inicialmente com 41 itens, o questionário foi desenvolvido por pesquisadores do hospital *Memorial Sloan Kettering Cancer Center*, para avaliação da função intestinal nesses pacientes. Durante o período de validação, o questionário foi sendo reduzido até que restaram 18 itens.[34] Tal questionário nunca ganhou ampla aceitação pela complexidade (mesmo após a redução de vários dos itens).

Em 2012, um questionário mais simples foi desenvolvido por Emmertsen & Laurberg, incluindo cinco itens: incontinência para flatos, incontinência para fezes líquidas, frequência evacuatória, necessidade de retorno ao banheiro para evacuar novamente em intervalo menor que 1 hora e urgência.[35] Esse questionário já foi traduzido e validado na língua portuguesa (Quadro 67-5-4-1).[36]

De acordo com a pontuação obtida, o paciente será classificado como: sem LARS (0-20), LARS pouco intensa (21-29) ou LARS muito intensa (30-42).

TRATAMENTO

O tratamento envolve várias modalidades terapêuticas e deve ser multidisciplinar. A primeira linha de tratamento consiste de ajustes de dieta, uso de medicações (como loperamida), fisioterapia com *biofeedback* e irrigação transanal. Além disso, suporte psicológico é muito importante. Como última opção, em casos muito graves e refratários, o estoma definitivo deve ser considerado (muitos destes pacientes já terão experimentado o estoma temporário no período de pós-operatório mais imediato, o que ajudaria numa eventual tomada de decisão).

Quadro 67-5-4-1. Versão em Português do Escore de *LARS*

1. Há ocasiões em que você não consegue controlar sua flatulência (gases intestinais)?	
( ) Não, nunca	0
( ) Sim, menos de 1 vez por semana	4
( ) Sim, pelo menos 1 vez por semana	7
2. Há ocasiões em que você tem vazamento de fezes líquidas sem querer?	
( ) Não, nunca	0
( ) Sim, menos de 1 vez por semana	3
( ) Sim, pelo menos 1 vez por semana	3
3. Com que frequência você vai ao banheiro defecar (evacuar fezes)?	
( ) Mais de 7 vezes por dia (24 h)	4
( ) 4 a 7 vezes por dia (24 h)	2
( ) 1 a 3 vezes por dia (24 h)	0
( ) Menos de 1x por dia (24 h)	5
4. Há ocasiões em que você precisa voltar ao banheiro para defecar (evacuar fezes) novamente em um intervalo menor que 1 h?	
( ) Não, nunca	0
( ) Sim, menos de 1 vez por semana	9
( ) Sim, pelo menos 1 vez por semana	11
5. Algumas vezes você sente vontade de ir ao banheiro defecar tão forte que precisa correr para o banheiro?	
( ) Não, nunca	0
( ) Sim, menos de 1 vez por semana	11
( ) Sim, pelo menos 1 vez por semana	16

Modificado de Buzatti *et al.*, 2022.[36]

NEUROMODULAÇÃO SACRAL

Originalmente proposta para tratamento da incontinência urinária e fecal, a neuromodulação sacral acabou sendo proposta como opção para os pacientes portadores da LARS *intensa*. Assim como no seu emprego para tratamento da incontinência não relacionada à ressecção do reto, a neuromodulação geralmente será indicada após o emprego de técnicas conservadores e menos invasivas (alterações dietéticas, tratamento medicamentoso e fisioterápico). Os mecanismos pelos quais a neuromodulação sacral pode ajudar no tratamento da LARS parecem ser múltiplos e complexos como a própria fisiopatogenia da síndrome. Os mecanismos de ação da neuromodulação sacral podem ser divididos em dois grupos principais: mecanismos diretos e mecanismos centrais.[37]

Mecanismos Diretos

No primeiro estudo que propôs a utilização da neuromodulação sacral para tratamento de incontinência fecal, Matzel *et al.* (1990) postularam que a neuromodulação poderia estimular diretamente raízes nervosas sacrais, melhorando as pressões de repouso e de contração, com melhora duradoura na função do esfíncter externo, provavelmente pela troca de fibras fatigáveis de contração rápida (tipo II) por fibras resistentes à fadiga, de contração lenta (tipo I).[38] Outros estudos também estudaram a função esfincteriana após utilização da neuromodulação, com resultados variados. Uma revisão sistemática que incluiu 37 estudos, publicada por Mirbagheri *et al.* (2015), mostrou que a maioria dos estudos apontavam para aumento tanto da pressão máxima de repouso quanto da pressão de contração, contudo sem haver correlação entre os achados manométricos e as manifestações clínicas.[39]

Ainda se postula, também, que a neuromodulação sacral atue na fisiologia retal, principalmente na sensibilidade, volume e complacência. Estudo que avaliou a contratilidade da parede retal 24 h após início da neuromodulação, sugeriu que poderia haver menor sensibilidade à distensão, com menor atividade contrátil do reto e menos episódios de relaxamento anal espontâneo.[40] A revisão sistemática já citada no parágrafo anterior, sugeriu que haveria aumento da sensibilidade retal, medido pelas reduções nos limiares para sensação de urgência e volume máximo tolerado, sem, no entanto, parecer haver alterações na complacência.[39]

Apesar de uma adaptação dos arcos reflexos sacrais ser mecanismo suficiente para explicar as alterações manométricas encontradas, outros efeitos também podem contribuir.[39,40,41] Kenefick *et al.* demonstraram um aumento imediato no fluxo sanguíneo retal medido por Dopplerfluxometria a *laser* retal após utilização de neuromodulação sacral.[42]

Mecanismos Centrais

A neuromodulação também provoca estímulos aferentes ao sistema nervoso central. Apesar das alterações não serem completamente entendidas e advirem de estudos limitados, há evidências sugerindo que os efeitos não se limitam à estimulação direta das raízes sacrais.

Estudos utilizando estimulação do córtex motor sugeriram alteração na resposta do esfíncter anal em pacientes submetidos a neuromodulação sacral.[43,44] Estudo que utilizou exames de imagem (PET-CT e ressonância magnética) mostrou um aumento do fluxo cerebral no córtex frontal de pacientes, após 30 minutos de neuromodulação sacral. Curiosamente, após 2 semanas de neuromodulação, havia uma mudança com aumento do fluxo na parte dorsal do núcleo caudado (área associada com aprendizado); apesar de que tais observações não permitiram fazer nenhuma correlação com a melhora clínica dos pacientes.[45]

Um efeito potencial do estímulo aferente, seria o de causar alterações na motilidade do cólon. Estudo que avaliou tempo de trânsito cólico 14 em pacientes submetidos a neuromodulação não mostrou diferenças entre o período pré e pós-implante (mesmo havendo boa resposta clínica e diminuição do número das evacuações).[46] Achados semelhantes quanto ao tempo de trânsito cólico foram reportados por Milchesen *et al.* (2008), mas seu estudo também incluiu avaliação cintilográfica, que encontrou diminuição de propagação anterógrada a partir do ascendente e aumento da propagação retrógrada a partir do descendente, durante evacuação.[47] Estudo randomizado e controlado que utilizou manometria cólica, concluiu que a neuromodulação aumentava as ondas retrógradas comparadas com o grupo de estimulação simulada (*sham stimulation*), sem alterar a propagação anterógrada.[48]

Estudos experimentais investigaram os efeitos da neuromodulação sacral no sistema nervoso central. Griffin *et al.* (2011) encontraram aumento da expressão de um marcador molecular de plasticidade neuronal (*PSA-NCAM – polysialylated neural cell adhesion molecule*) em áreas sensórias do córtex cerebral de ratos submetidos à neuromodulação.[49] Outros estudos com animais ainda encontraram outras alterações como aumento dos potenciais evocados em áreas do córtex sensório, diminuição na hipersensibilidade retal e aumento no limiar de tolerância para distensão cólica.[50-52]

Neuromodulação Sacral no Tratamento da LARS

Como os sintomas de incontinência são frequentes em pacientes submetidos à ressecção anterior do reto, a neuromodulação vem sendo utilizada como opção para esses pacientes mesmo antes da síndrome ter sido descrita e nomeada como é conhecida atualmente.[53] De modo geral, a neuromodulação acaba sendo uma opção aos pacientes que não obtêm sucesso com as medidas conservadoras, sendo opção cirúrgica pouco invasiva (antes da indicação de estoma, por exemplo).

São vários os estudos que buscaram avaliar o emprego de neuromodulação sacral para tratamento da *LARS*. Existe variabilidade grande dos métodos e mesmo dos critérios de avaliação. Em revisão sistemática da literatura com subsequente metanálise, Huang & Koh (2019) reuniram 10 artigos (sete artigos usado para metanálise) com 94 pacientes. A análise do escore de incontinência fecal da Cleveland Clinic – *CCFIS* (com sete artigos), mostrou que havia redução significativa dos valores – diferença média de 11,23 pontos (porém com alto nível de heterogeneidade estatística e viés de publicação significativo). Três estudos puderam ser incluídos na avaliação do escore da LARS, mais uma vez houve redução significativa – diferença média de 17,87 pontos (com alto nível de heterogeneidade, porém sem viés de publicação reportado). Sendo assim, os autores concluíram que a neuromodulação sacral pode ser benéfica para pacientes com LARS refratária a tratamento clínico, com melhora global mediana dos escores de 67% (35,5-88,2%), mas ressaltam a qualidade limitada de seus dados.[54]

Outra metanálise foi publicada em 2020, incluindo 13 artigos com um total de 113 pacientes. Os autores encontraram uma taxa global de sucesso de 83,30%. Melhora significativa no CCFIS foi encontrada com redução média de 10,78 pontos. Critérios manométricos de melhora também foram reportados. Houve aumento da pressão de repouso (aumento médio de 6,37 mmHg, $p = 0,0007$), aumento na pressão de contração (aumento médio de 17,99 mmHg, $p < 0,0001$) e aumento do volume máximo tolerado (aumento médio de 22,74 mL, $p = 0,0002$). Com relação ao escore de LARS, apenas dois estudos o reportaram. Sendo assim, não foi possível fazer uma análise estatística e a melhora média encontrada com os dois estudos foi de 52,8% para o escore de LARS. Os questionários de qualidade de vida também mostraram que havia ganho com a utilização da neuromodulação sacral, mas foram utilizados em apenas um número limitado de pacientes da amostra.[55,56]

Mesmo em pacientes com ressecções interesfincterianas (em maior risco para o desenvolvimento dos sintomas), a neuromodulação sacral pode ter papel importante. Em estudo com número limitado de pacientes (n = 10), mas que apresentavam incontinência grave e valor mediano do escore de LARS de 41 (36-41), o emprego da neuromodulação foi capaz de evitar a indicação de estoma permanente em sete pacientes (com melhora significativa dos escores de LARS e na qualidade de vida).[57] Rubio-Perez *et al.* (2020) estudaram os efeitos da neuromodulação em pacientes portadores de LARS, encontrando redução nos escores de LARS e CCFIS no grupo estudado. No entanto, ao se avaliar pormenorizadamente a amostra, os autores verificaram que pacientes submetidos à radioterapia apresentavam menor satisfação (podendo corresponder a benefício menor da neuromodulação nesse grupo).[57]

Os resultados parecem manter-se a longo prazo. Estudo retrospectivo que incluiu 62 pacientes incontinentes (16 deles com *LARS*) submetidos a implante do gerador permanente para neuromodulação, mostrou que mesmo no grupo com LARS os resultados se mantiveram após 5 anos (com redução nos escores de incontinência CCFIS e de LARS). O estudo ainda mostrou que não havia diferença entre o número de pacientes que recebiam indicação para o implante permanente após a fase de teste (68% nos pacientes com LARS *vs.* 83% nos pacientes com incontinência fecal isoalda, p = 0,12), nem nas taxas de complicações. Apenas foi observado que os pacientes portadores de LARS necessitaram de mais alterações nas programações no primeiro ano.[58]

CONCLUSÃO

A síndrome pós-ressecção anterior do reto é afecção frequente com a abordagem atual para o câncer de reto e que traz grande impacto na qualidade de vida dos pacientes. O tratamento da síndrome de modo geral ainda carece de padronização. Apesar da neuromodulação parecer trazer benefício para os pacientes, com redução dos sintomas; dados mais robustos ainda se fazem necessários para melhor definição das indicações e de entendimento de custo-efetividade. Até o momento, a neuromodulação parecer ser uma boa opção para pacientes refratários às medidas iniciais e como tentativa de se evitar um estoma definitivo.

REFERÊNCIAS BIBLIOGRÁFICAS

1. Keane C, Fearnhead NS, Bordeianou LG, Christensen P, Basany EE, Laurberg S, et al. International Consensus Definition of Low Anterior Resection Syndrome. Dis Cólon Rectum. 2020 Mar;63(3):274-284.
2. Lazorthes F, Chiotasso P, Gamagami RA, Istvan G, Chevreau P. Late clinical outcome in a randomized prospective comparison of colonic J pouch and straight coloanal anastomosis. Br J Surg 1997; 84: 1449–51.
3. Ho YH, Seow-Choen F, Tan M. Colonic J-pouch function at six months *versus* straight coloanal anastomosis at two years: randomized controlled trial. World J Surg 2001; 25: 876–81.
4. van Duijvendijk P, Slors JF, Taat CW, van Tets WF, van Tienhoven G, Obertop H *et al.* Prospective evaluation of anorectal function after total mesorectal excision for rectal carcinoma with or without preoperative radiotherapy. Am J Gastroenterol 2002; 97: 2282–89.
5. Chan CL, Lunniss PJ, Wang D, Williams NS, Scott SM. Rectal sensorimotor dysfunction in patients with urge faecal incontinence: evidence from prolonged manometric studies. Gut 2005; 54: 1263–72.
6. Gosselink MP, Zimmerman DD, West RL, Hop WC, Kuipers EJ, Schouten WR. The effect of neo-rectal wall properties on functional outcome after colonic J-pouch-anal anastomosis. Int J Colorectal Dis 2007; 22: 1353–60.
7. Sun R, Dai Z, Zhang Y, Lu J, Zhang Y, Xiao Y. The incidence and risk factors of low anterior resection syndrome (LARS) after sphincter-preserving surgery of rectal cancer: a systematic review and meta-analysis. Support Care Cancer. 2021 Dec;29(12):7249-7258.
8. Liang LS, Zain WZW, Zahari Z, Zakaria AD, Hashim MNM, Wong MP, et al. Risk factors associated with low anterior resection syndrome: a cross-sectional study. Ann Coloproctol. 2022 Jun 3. Epub ahead of print. PMID: 35655395.
9. Yan M, Lin Z, Wu Z, Zheng H, Shi M. A predictive nomogram model for low anterior resection syndrome after rectal cancer resection. ANZ J Surg. 2022 Dec;92(12):3224-3231.
10. Bregendahl S, Emmertsen KJ, Lous J, Lauberg S. Bowel dysfunction after low anterior resection with and without neoadjuvant therapy for rectal cancer: a population-based cross-sectional study. Colorectal Dis. 2013;15(9):1130-9.
11. Da Silva GM, Berho M, Wexner SD, Efron J, Weiss EG, Nogueras JJ, et al. Histologic analysis of the irradiated anal sphincter. Dis Cólon Rectum 2003 Nov; 46 (11):1492-1947.
12. Kazi M, Jajoo B, Kapadia R, Dohale S, Bhuta P, Desouza A, et al. Bowel Functional Outcomes After Long-Course or Short-Course Radiation for Advanced Rectal Cancers: A Propensity-Matched Analysis. Dis Cólon Rectum. 2022 Dec 1;65(12):1494-1502.
13. Rooney MK, De B, Corrigan K, Smith GL, Taniguchi C, Minsky BD, et al. Patient-reported Bowel Function and Bowel-related Quality of Life After Pelvic Radiation for Rectal Adenocarcinoma: The Impact of Radiation Fractionation and Surgical Resection. Clin Colorectal Cancer. 2023 Feb 15:S1533-0028(23)00010-5.
14. Lange MM, den Dulk M, Bossema ER, Maas CP, Peeters KC, Rutten HJ, et al. Risk factors for faecal incontinence after rectal cancer treatment. Br J Surg. 2007 Oct;94(10):1278-84.
15. van der Sande ME, Hupkens BJP, Berbée M, van Kuijk SMJ, Maas M, Melenhorst J, et al. Impact of radiotherapy on anorectal function in patients with rectal cancer following a watch and wait programme. Radiother Oncol. 2019 Mar;132:79-84.
16. Dijkstra EA, Hospers GAP, Kranenbarg EM, Fleer J, Roodvoets AGH, Bahadoer RR, et al. Quality of life and late toxicity after short-course radiotherapy followed by chemotherapy or chemoradiotherapy for locally advanced rectal cancer - The RAPIDO trial. Radiother Oncol. 2022 Jun;171:69-76.
17. Mochiki E, Nakabayashi T, Suzuki H, Haga N, Fujita K, Asao T, et al. Barostat examination of proximal site of the anastomosis in patients with rectal cancer after low anterior resection. World J Surg. 2001 Nov;25(11):1377-82.
18. Ng KS, Russo R, Gladman MA. Colonic transit in patients after anterior resection: prospective, comparative study using single-photon emission CT/CT scintigraphy. Br J Surg. 2020;107(5): 567–79
19. Emmertsen KJ, Bregendahl S, Fassov J, Krogh K, Laurberg S. A hyperactive postprandial response in the neorectum--the clue to low anterior resection syndrome after total mesorectal excision surgery? Colorectal Dis. 2013;15(10)
20. Iizuka I, Koda K, Seike K, Shimizu K, Takami Y, Fukuda H, et al. Defecatory malfunction caused by motility disorder of the neorectum after anterior resection for rectal cancer. Am J Surg. 2004 Aug;188(2):176-80.

21. Dinning PG, Wiklendt L, Maslen L, Gibbins I, Patton V, Arkwright JW, et al. Quantification of *in vivo* colonic motor patterns in healthy humans before and after a meal revealed by high-resolution fiber-optic manometry. *Neurogastroenterol Motil* 26: 1443–1457, 2014.
22. Dinning PG, Wiklendt L, Maslen L, Patton V, Lewis H, Arkwright JW, et al. Colonic motor abnormalities in slow transit constipation defined by high resolution, fibre-optic manometry. *Neurogastroenterol Motil* 27: 379–388, 2015.
23. Lin AY, Du P, Dinning PG, Arkwright JW, Kamp JP, Cheng LK, et al. High-resolution anatomic correlation of cyclic motor patterns in the human cólon: Evidence of a rectosigmoid brake. Am J Physiol Gastrointest Liver Physiol. 2017 May 1;312(5):G508-G515.
24. Keane C, Paskaranandavadivel N, Vather R, Rowbotham D, Arkwright J, Dinning P, et al. Altered colonic motility is associated with low anterior resection syndrome. Colorectal Dis. 2021 Feb;23(2):415-423.
25. Molloy RG, Moran KT, Coulter J, Waldron R, Kirwan WO. Mechanism of sphincter impairment following low anterior resection. Dis Cólon Rectum. 1992 May;35(5):462-4.
26. Farouk R, Duthie GS, Lee PW, Monson JR. Endosonographic evidence of injury to the internal anal sphincter after low anterior resection: long-term follow-up. Dis Cólon Rectum. 1998 Jul;41(7):888-91.
27. Ho YH, Tsang C, Tang CL, Nyam D, Eu KW, Seow-Choen F. Anal sphincter injuries from stapling instruments introduced transanally: randomized, controlled study with endoanal ultrasound and anorectal manometry. Dis Cólon Rectum. 2000 Feb;43(2):169-73.
28. Tomita R, Igarashi S, Fujisaki S. Studies on anal canal sensitivity in patients with or without soiling after low anterior resection for lower rectal cancer. Hepatogastroenterology. 2008 Jul-Aug;55(85):1311-4.
29. Tomita R, Igarashi S, Ikeda T, Koshinaga T, Fujisaki S, Tanjoh K. Pudendal nerve terminal motor latency in patients with or without soiling 5 years or more after low anterior resection for lower rectal cancer. World J Surg. 2007 Feb;31(2):403-8..
30. Kakodkar R, Gupta S, Nundy S. Low anterior resection with total mesorectal excision for rectal cancer: functional assessment and factors affecting outcome. *Color Dis*. 2006;8:650–6.
31. Jorge JM, Wexner SD. Etiology and management of fecal incontinence. Dis Cólon Rectum. 1993 Jan;36(1):77-97. doi: 10.1007/BF02050307. PMID: 8416784.
32. Vaizey CJ, Carapeti E, Cahill JA, Kamm MA. Prospective comparison of faecal incontinence grading systems. Gut. 1999 Jan;44(1):77-80. doi: 10.1136/gut.44.1.77. PMID: 9862829; PMCID: PMC1760067.
33. Rockwood TH, Church JM, Fleshman JW, Kane RL, Mavrantonis C, et al. Fecal Incontinence Quality of Life Scale: quality of life instrument for patients with fecal incontinence. Dis Cólon Rectum. 2000 Jan;43(1):9-16; discussion 16-7. doi: 10.1007/BF02237236. PMID: 10813117.
34. Temple LK, Bacik J, Savatta SG, Gottesman L, Paty PB, Weiser MR, et al. The development of a validated instrument to evaluate bowel function after sphincter-preserving surgery for rectal cancer. Dis Cólon Rectum. 2005 Jul;48(7):1353-65. doi: 10.1007/s10350-004-0942-z. PMID: 15868235.
35. Emmertsen KJ, Laurberg S. Low anterior resection syndrome escore: development and validation of a symptom-based scoring system for bowel dysfunction after low anterior resection for rectal cancer. Ann Surg. 2012 May;255(5):922-8. doi: 10.1097/SLA.0b013e31824f1c21. PMID: 22504191.
36. Buzatti KCLR, Petroianu A, Laurberg S, Silva RG, Rodrigues BDS, Christensen P, et al. Validation of low anterior resection syndrome escore in Brazil with Portuguese. Ann Coloproctol. 2022 May 13. doi: 10.3393/ac.2022.00136.0019. Epub ahead of print. PMID: 35569837.
37. Campanati RG, Silva RG, Hanan B, Rodrigues FG. Mechanisms of action of sacral neuromodulation for fecal incontinence. EC gastroenterology and digestive system, v. 6, p. 719, 2019.
38. Matzel KE, Schmidt RA, Tanagho EA. Neuroanatomy of the striated muscular anal continence mechanism. Implications for the use of neurostimulation. Dis Cólon Rectum. 1990 Aug;33(8):666-73.
39. Mirbagheri N, Sivakumaran Y, Nassar N, Gladman MA. Systematic review of the impact of sacral neuromodulation on clinical symptoms and gastrointestinal physiology. ANZ J Surg. 2016 Apr;86(4):232-6.
40. Vaizey CJ, Kamm MA, Turner IC, Nicholls RJ, Woloszko J. Effects of short term sacral nerve stimulation on anal and rectal function in patients with anal incontinence. Gut. 1999 Mar;44(3):407-12.
41. Uludag O, Morren GL, Dejong CH, Baeten CG. Effect of sacral neuromodulation on the rectum. Br J Surg. 2005 Aug;92(8):1017-23. doi: 10.1002/bjs.4977.
42. Kenefick NJ, Emmanuel A, Nicholls RJ, Kamm MA. Effect of sacral nerve stimulation on autonomic nerve function. Br J Surg. 2003 Oct;90(10):1256-60. doi: 10.1002/bjs.4196.
43. Sheldon R, Kiff ES, Clarke A, Harris ML, Hamdy S. Sacral nerve stimulation reduces corticoanal excitability in patients with faecal incontinence. Br J Surg. 2005 Nov;92(11):1423-31. doi: 10.1002/bjs.5111.
44. Harris ML, Singh S, Rothwell J, Thompson DG, Hamdy S. Rapid rate magnetic stimulation of human sacral nerve roots alters excitability within the cortico-anal pathway. Neurogastroenterol Motil. 2008 Oct;20(10):1132-9.
45. Lundby L, Møller A, Buntzen S, Krogh K, Vang K, Gjedde A, et al. Relief of fecal incontinence by sacral nerve stimulation linked to focal brain activation. Dis Cólon Rectum. 2011 Mar;54(3):318-23.
46. Uludag O, Koch SM, Dejong CH, van Gemert WG, Baeten CG. Sacral neuromodulation; does it affect colonic transit time in patients with faecal incontinence? Colorectal Dis. 2006 May;8(4):318-22.
47. Michelsen HB, Christensen P, Krogh K, Rosenkilde M, Buntzen S, Theil J, et al. Sacral nerve stimulation for faecal incontinence alters colorectal transport. Br J Surg. 2008 Jun;95(6):779-84.
48. Patton V, Wiklendt L, Arkwright JW, Lubowski DZ, Dinning PG. The effect of sacral nerve stimulation on distal colonic motility in patients with faecal incontinence. Br J Surg. 2013 Jun;100(7):959-68.
49. Griffin KM, Pickering M, O'Herlihy C, O'Connell PR, Jones JF. Sacral nerve stimulation increases activation of the primary somatosensory cortex by anal canal stimulation in an experimental model. Br J Surg. 2011 Aug;98(8):1160-9.
50. Evers J, Devane L, Carrington EV, Scott SM, Knowles CH, O'Connell PR, et al. Effects of stimulation frequency and intensity in sacral neuromodulation on anorectal inputs to the somatosensory cortex in an experimental model. Br J Surg. 2014 Sep;101(10):1317-28.
51. Ishigooka M, Nakada T, Hashimoto T, Zermann DH, Schmidt RA. c-Fos expression in the spinal cord after acute sacral segmental nerve stimulation. Neurourol Urodyn. 2002;21(5):495-501.
52. Langlois L, Meleine M, Ouelaa W, Caremel R, Bridoux V, Benard M, et al. Acute sacral nerve stimulation reduces visceral mechanosensitivity in Rat through spinal opioid pathway. Neurogastroenterol Motil. 2015 Jun;27(6):816-23
53. Matzel KE, Stadelmaier U, Bittorf B, Hohenfellner M, Hohenberger W. Bilateral sacral spinal nerve stimulation for fecal incontinence after low anterior rectum resection. Int J Colorectal Dis. 2002 Nov;17(6):430-4.

54. Huang Y, Koh CE. Sacral nerve stimulation for bowel dysfunction following low anterior resection: a systematic review and meta-analysis. Colorectal Dis. 2019 Nov;21(11):1240-1248
55. Ram E, Meyer R, Carter D, Gutman M, Rosin D, Horesh N. The efficacy of sacral neuromodulation in the treatment of low anterior resection syndrome: a systematic review and meta-analysis. Tech Coloproctol. 2020 Aug;24(8):803-815.
56. Enomoto H, Nishizawa Y, Inamori K, Hasegawa H, Ikeda K, Tsukada Y, et al. Sacral neuromodulation for the prevention of a permanent stoma in patients with severe defecation disorder following intersphincteric resection. Surg Today. 2021 Aug;51(8):1379-1386.
57. Rubio-Perez I, Saavedra J, Marijuan JL, Pascual-Miguelañez I. Optimizing sacral neuromodulation for low anterior resection syndrome: learning from our experience. Colorectal Dis. 2020 Dec;22(12):2146-2154
58. De Meyere C, Nuytens F, Parmentier I, D'Hondt M. Five-year single center experience of sacral neuromodulation for isolated fecal incontinence or fecal incontinence combined with low anterior resection syndrome. Tech Coloproctol. 2020 Sep;24(9):947-958.

MEGACÓLON CHAGÁSICO

CAPÍTULO 68

SEÇÃO 68-1

EPIDEMIOLOGIA, FISIOPATOLOGIA E ASPECTOS CLÍNICOS

João Gomes Netinho

O conteúdo desta seção (págs. 1369 a 1372), encontra-se disponível on-line.

Para acessá-lo, aponte a câmera do seu smartphone ou tablet para a imagem acima.

SEÇÃO 68-2

MEGACÓLON CHAGÁSICO – TRATAMENTO CIRÚRGICO

José Paulo Teixeira Moreira ▪ Hélio Moreira Júnior ▪ Hélio Moreira

INTRODUÇÃO

Em 1909, Carlos Chagas (Fig. 68-2-1),[1] em uma pequena cidade localizada no Norte de Minas Gerais, por ocasião da construção da Estrada de Ferro Central do Brasil para a qual foi designado como médico sanitarista, identificou um microrganismo que denominou *Trypanosoma (Schyzotrypanum) cruzi*. Apesar das dificuldades materiais existentes na época, aquele pesquisador, dotado de notável espírito observador, descreveu uma nova doença, caracterizou a morfologia e todo o ciclo evolutivo do seu agente etiológico, assim como descreveu os aspectos epidemiológicos e clínicos dessa grave afecção nosológica que hoje leva o seu nome.

Em 1916, o mesmo Carlos Chagas observou que vários pacientes diagnosticados na fase aguda dessa nova doença, apresentavam, também, um quadro de disfagia incipiente; procurou relacionar esse sintoma com a doença que ele havia descoberto.[2] Embora essa informação possa ser discutida (normalmente, a disfagia não faz parte dos sintomas de megaesôfago chagásico na fase aguda da doença), podemos entender que, já naquela oportunidade, ele percebeu o possível envolvimento do trato gastrintestinal na complexa patologia da Tripanossomíase Americana.

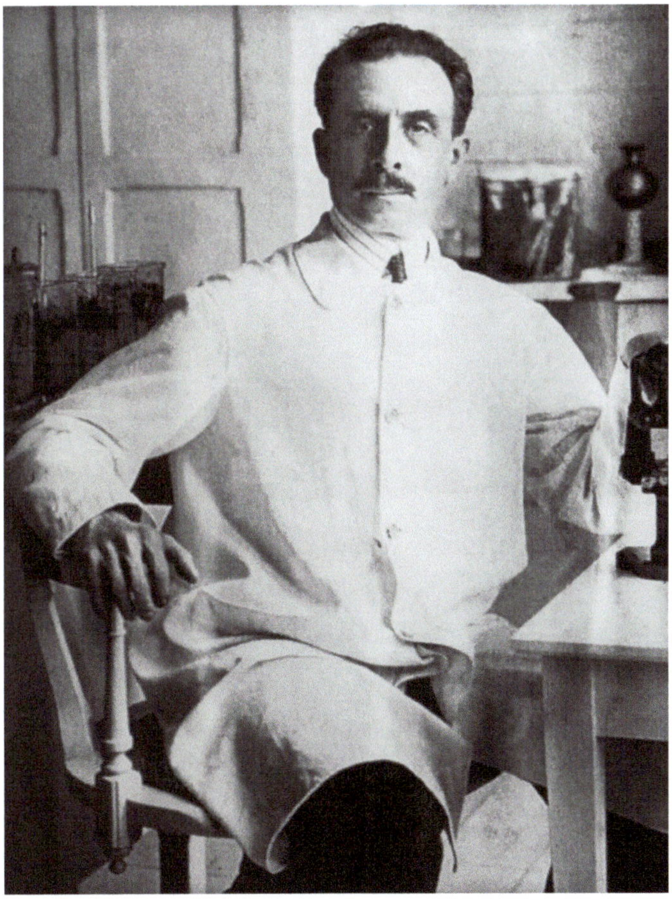

Fig. 68-2-1. Carlos Chagas, 1909.

Amorim & Corrêa-Neto foram os primeiros a observarem lesões plexulares (atrofia acentuada do plexo mientérico ao longo de todo o tubo digestivo) em estudo histopatológico realizado, em 1932, de um caso de paciente portador de megaesôfago e dilatação idiopática do cólon.[3]

Corrêa-Netto,[4] em estudo clínico e anatomopatológico, apoia a teoria da acalasia esfincteriana que havia sido descrita por Hurst[5] como fator preponderante na gênese dessas afecções, permanecendo, no entanto, a sua etiologia como de origem obscura.

Coube a Köberle correlacionar,[6-10] definitivamente, o megaesôfago e, consequentemente, o megacólon à infecção pelo *Trypanosoma cruzi*. Estudos quantitativos (contagem das células nervosas do esôfago e do cólon em pacientes chagásicos submetidos à autópsia) realizados por Köberle demonstraram haver redução do número de neurônios ao longo de todo o trato gastrintestinal, afetando, principalmente, o plexo de Auerbach (plexo mioentérico) localizado entre as camadas musculares longitudinal e circular,[6,7,11] com repercussões na motilidade dos segmentos atingidos.[12,13] A doença de Chagas é uma parasitose restrita ao continente americano. É uma doença intimamente relacionada às baixas condições socioeconômicas das populações, com alta prevalência na zona rural. No ano de 1983, Silveira & Sakamoto em um levantamento epidemiológico,[14] mostraram que o Brasil tinha, naquela época, entre três e quatro milhões de infectados, com grandes variações regionais de prevalência da doença. Nesse mesmo estudo, os autores relataram, por exemplo, que o Estado de Goiás é o terceiro colocado quanto à prevalência e o primeiro quanto à mortalidade. Em 1989, outro estudo realizado por Zicker *et al.*[15] relatou 13,1% de soropositividade em trabalhadores braçais urbanos na cidade de Goiânia.

O paciente chagásico tem um custo social muito elevado para a nação; é a segunda protozoose, depois da malária, do ponto de vista de morbidade e letalidade no mundo.[16] A Doença de Chagas é a 5ª causa de benefícios concedidos pelo Instituto Nacional de Seguridade Social (INSS) no Estado de Goiás, representando um ônus importante para a sociedade.[17] A ocorrência de manifestações clínicas da doença de Chagas predomina entre a terceira e quinta décadas de vida, coincidindo, justamente, com a fase mais produtiva do indivíduo.[13]

ANATOMIA PATOLÓGICA E FISIOPATOLOGIA

A resposta inflamatória em decorrência da penetração do *T. cruzi* no interior de células musculares cardíacas, esqueléticas e lisas das vísceras ocas do hospedeiro causa a destruição das células nervosas do sistema neurovegetativo, principalmente durante a fase aguda da doença, porém continua, embora mais lentamente, na fase crônica.[6,18,19] Assim, observa-se na fase crônica da doença, alterações na motilidade do cólon; no caso do megacólon, traduzidas por incoordenação e hiper-reatividade motora, na tentativa de conduzir o bolo fecal e vencer a barreira da acalasia do esfíncter interno do ânus.[20-25] O cólon tenta vencer essas dificuldades com aumento do seu peristaltismo, porém, ao logo do tempo esse mecanismo torna-se insuficiente; observa-se, então, o aparecimento de hipertrofia e dilatação do órgão.[6,12,24,26] Para mais detalhes e esclarecimentos a respeito da fisiopatologia do megacólon chagásico, vide o capítulo anterior.

QUADRO CLÍNICO E DIAGNÓSTICO

O principal sintoma do megacólon chagásico e que, geralmente, leva o paciente à consulta médica é a obstipação intestinal, que pode variar de dias a meses.[26] Com a evolução da doença, além dos laxativos, o paciente passa a ter necessidade de fazer uso de lavagens intestinais, as quais, em fase mais tardia da doença, também não conseguem promover o esvaziamento intestinal, ocorrendo, então, a formação de fecalomas. Avaliando-se 469 casos de megacólon chagásico atendidos no Serviço de Coloproctologia da Faculdade de Medicina da Universidade Federal de Goiás (UFG) (Quadro 68-2-1), demonstra-se o período máximo de obstipação referido pelos pacientes.[27] Nesse estudo, observou-se uma alta porcentagem de pacientes que apresentavam mais de 25 dias de obstipação intestinal (o capítulo anterior discute com mais detalhes os aspectos relativos ao quadro clínico e o diagnóstico do megacólon chagásico).

Quadro 68-2-1. Obstipação Intestinal no Megacólon Chagásico. Observação em 469 Pacientes Atendidos no Serviço de Coloproctologia da Faculdade de Medicina da Universidade Federal de Goiás

Nº dias sem evacuar	Nº Casos	%
01-05	54	11,5
06-10	106	22,6
11-15	39	8,3
16-20	83	17,7
21-25	06	1,3
26-30	107	22,8
> 30	74	15,8
TOTAL	**469**	**100,0**

Associado ao quadro de obstipação, o paciente apresenta meteorismo e cólicas; à percussão abdominal observa-se, frequentemente, timpanismo, geralmente mais acentuado na topografia do cólon sigmoide, podendo, no entanto, ser difuso. Eventualmente palpa-se o fecaloma, principalmente na topografia do sigmoide e o toque retal, normalmente, confirma essa impressão (Fig. 68-2-2). É sempre importante salientar a associação frequente às outras possíveis manifestações clínicas da doença de Chagas, destacando-se os sintomas relativos ao megaesôfago e à cardiopatia chagásica (vide, também, o capítulo anterior).

O melhor método para se fazer o diagnóstico de megacólon é o radiológico, utilizando-se o enema opaco (Fig. 68-2-3). A etiologia chagásica do megacólon é confirmada por intermédio de provas sorológicas,[28,29] cujo índice de positividade pode variar de 91,3% até 99,4%, dependendo se a técnica é utilizada isolada ou associadamente (Fixação de Complemento, Imunofluorescência Indireta, Aglutinação Direta, Hemaglutinação Indireta e ELISA).[13]

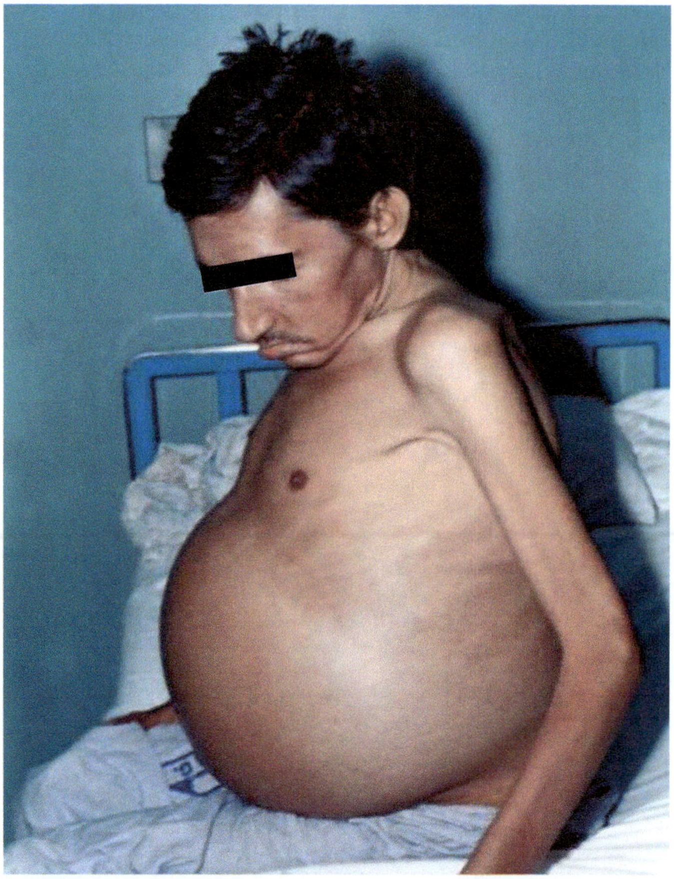

Fig. 68-2-2. Paciente portador de megacólon chagásico atendido na Enfermaria de Coloproctologia do Hospital das Clínicas da Faculdade de Medicina da UFG.

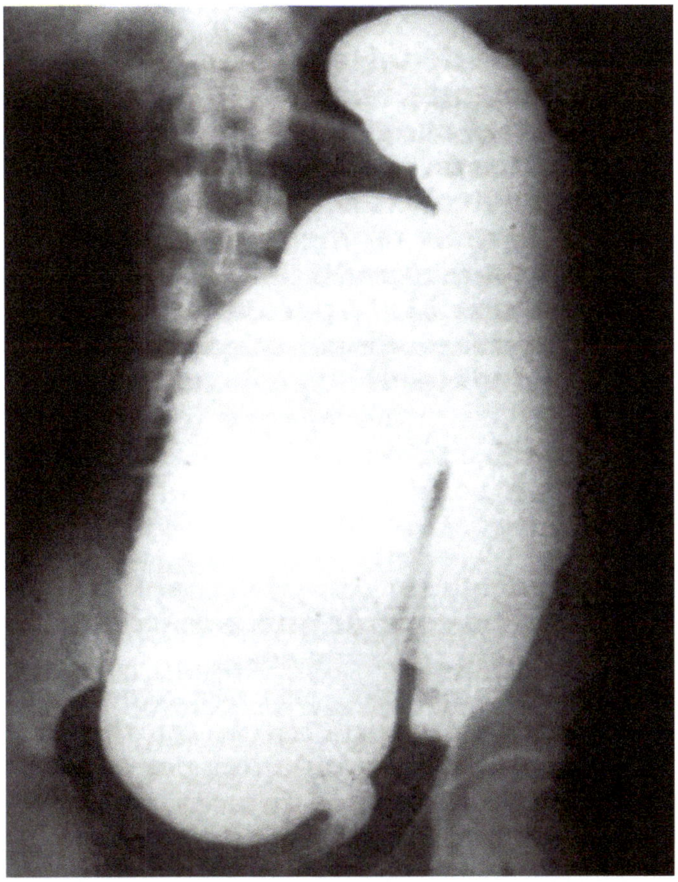

Fig. 68-2-3. Enema opaco evidenciando volumoso megacólon chagásico.

COMPLICAÇÕES DO MEGACÓLON CHAGÁSICO

As principais complicações do megacólon chagásico são o fecaloma, a impactação fecal e o volvo de sigmoide.

O fecaloma é uma complicação muito frequente; analisando a história clínica de 613 pacientes atendidos no nosso Serviço, verificamos uma incidência de quase 30%.[30]

O fecaloma localiza-se geralmente no reto e sigmoide, sendo, na maioria das vezes, alcançável pelo toque retal, que, acrescido do exame físico abdominal e da radiografia simples do abdome consegue-se realizar o diagnóstico na quase totalidade dos casos. O fecaloma que permanece por muito tempo em contato com a mucosa colônica torna-se endurecido, causando traumatismo local, podendo, nestes casos, até provocar a formação da chamada úlcera estercorácea. Dependendo do tempo de permanência desse fecaloma no interior do cólon/reto, poderá ocorrer perfuração do segmento colônico em peritônio livre, causando peritonite grave, com altas taxas de mortalidade.[31] Outra ocorrência que deve ser sempre levada em consideração é a possibilidade desses fecalomas evoluírem para um quadro clínico mais grave que é a impactação fecal. As fezes, geralmente fecalomas volumosos, obliteram a luz intestinal, ocasionando um quadro clínico de oclusão intestinal baixa, diferenciando-se desta pelo fato de que aqui a oclusão raramente é total e o paciente consegue eliminar, periodicamente, pequenas quantidades de gases.

Temos tido a oportunidade de atender pacientes encaminhados com relatórios de atendimentos prévios, com a informação de que havia, concomitantemente, volvo de sigmoide e fecaloma. Acreditamos que na realidade o diagnóstico seria apenas de fecaloma, pois na nossa visão, o paciente com fecaloma, dificilmente evolui para volvo de sigmoide, pois a massa fecal seria um fator dificultador para a rotação do cólon, pelo seu próprio peso.

O volvo de sigmoide é a complicação mais grave do megacólon chagásico, ocorrendo quando da torção do mesocólon sigmoide sob o seu próprio eixo, explicada muito provavelmente pela discinesia e hiper-reatividade motora visceral. A sua incidência pode ser considerada alta em nosso país. Haddad relatou 98 casos de volvo em 365 pacientes portadores de megacólon (26,8%).[32] Ferreira Santos observou 111 casos em 421 pacientes portadores de megacólon (26,4%) e Reis Neto, 20 casos em 75 portadores de megacólon (26,6%).[33,34] Em nossa casuística do Serviço de Coloproctologia da Faculdade de Medicina da Universidade Federal de Goiás, analisando 599 casos de pacientes internados na enfermaria do referido Serviço para o tratamento cirúrgico do seu megacólon, 195 pacientes (32,6%) referiam antecedentes de um ou mais episódios de volvo de sigmoide com ou sem necrose da alça.[30]

Em geral, o volvo ocorre nos casos em que o cólon sigmoide se apresenta dilatado e alongado, normalmente na ausência de fecaloma. Trata-se de um abdome agudo obstrutivo (oclusão intestinal de início súbito) e o seu diagnóstico é realizado pela história clínica, epidemiológica, do exame físico geral e abdominal e pelo exame radiológico – radiografia simples do abdome (em posição ortostática, decúbito dorsal e perfil de reto). A retossigmoidoscopia tem um papel importante na propedêutica do volvo de sigmoide. Permite a avaliação da viabilidade da mucosa na zona de torção e, em muitos casos, na ausência de necrose, promove o seu tratamento temporário, retirando o paciente de uma situação de urgência (endoscopia descompressiva).

TRATAMENTO CIRÚRGICO

Quando se discute o tratamento cirúrgico do megacólon chagásico, é de fundamental importância o conhecimento da fisiopatologia da doença. A partir deste entendimento podemos definir, com bases mais sólidas, a melhor opção da técnica cirúrgica a ser empregada. A denervação dos plexos intramurais, notadamente do plexo de Auerbach, acarreta as alterações observadas na fisiopatologia do megacólon chagásico. São duas as alterações descritas, bem definidas e exaustivamente discutidas por vários autores e que poderiam levar à formação do megacólon chagásico: acalasia do esfíncter interno do ânus e a incoordenação motora do cólon e do reto.[20-25,35]

Ainda não se conhece, individualmente, o real valor de cada uma destas duas alterações no processo de dilatação dos cólons; tampouco se sabe se essas duas alterações são as mais importantes ou se pode haver outras ainda não estudadas. Novas investigações no futuro poderão dar-nos estas respostas e, quem sabe, trazer novos subsídios para se compreender melhor as alterações motoras do cólon e do reto, o papel do esfíncter interno do ânus e outras possíveis alterações na fisiologia anorretocolônica consequentes à infecção pelo *Trypanosoma cruzi.*

O tratamento do megacólon chagásico é dirigido, fundamentalmente, para o quadro clínico apresentado pelo paciente, ou seja, a obstipação intestinal. A não ser naqueles casos oligossintomáticos ou quando o paciente apresente contraindicação temporária ou definitiva para a cirurgia, o tratamento do megacólon chagásico é cirúrgico. Sua indicação é baseada, exclusivamente, no quadro clínico de obstipação.[25] Entende-se por contraindicação temporária ou definitiva da cirurgia, os casos de portadores de cardiopatia descompensada, gravidez ou outras doenças graves em outros aparelhos ou sistemas e naqueles casos de caquexia importante por desnutrição secundária ao megaesôfago avançado.[30]

Há relatos na literatura de uma variada gama de técnicas e modificações de técnicas cirúrgicas para o tratamento do megacólon chagásico, o que nos leva a crer que ainda não existe uma que satisfaça a todos os cirurgiões. Muitas dessas propostas cirúrgicas eram baseadas nos conceitos fisiopatológicos da doença predominantes na época em que foram propostas; outras eram de caráter empírico, sem maior preocupação quanto aos resultados tardios no que diz respeito à recidiva da sintomatologia. Algumas técnicas foram abandonadas com o passar do tempo, umas por apresentarem altos índices de recidivas, outras por apresentarem complicações pós-operatórias inaceitáveis e, outras ainda, por terem sido consideradas tecnicamente de difícil realização.

Podemos dividir o tratamento cirúrgico do megacólon chagásico em duas fases: pré e pós-descoberta e comprovação do elo entre o megacólon e a doença de Chagas.

É da primeira fase, com grande destaque na literatura médica daquela época, os trabalhos desenvolvidos por Corrêa-Netto.[4] Este autor baseou-se no conceito da acalasia dos esfíncteres, descrita por Hurst,[5] para explicar a causa, tanto do megacólon como do megaesôfago, sendo a acalasia, segundo essa teoria, decorrência da lesão do sistema nervoso intramural (plexo de Auerbach). Foram então idealizadas as chamadas esfincterotomias parciais, uma vez que a teoria da acalasia, como salientamos acima, era por ele considerada como a causa fundamental dos megas. Essa técnica consiste na excisão de uma fita do esfíncter em acalasia, com o intuito de inutilizá-lo anatômica e fisiologicamente. Apesar dos bons resultados demonstrados por Corrêa-Netto, começaram a ser descritos na literatura daquela época casos de recidivas e algumas complicações mais importantes, principalmente aquelas relacionadas à continência fecal.

Nesta mesma época, Corrêa-Netto propôs outra técnica cirúrgica, a amputação do reto por via perineal, uma vez que se notava, como salientamos, constantes insucessos com as esfincterotomias.[36] Posteriormente, esse mesmo autor propôs a retossigmoidectomia abdominal, ainda com base nos conceitos vigentes sobre a fisiopatologia do megacólon (acalasia) e também alicerçada nos trabalhos desenvolvidos por Swenson & Bill,[37] no tratamento do megacólon congênito.b

Raia e Mesa Campos,[31] dando continuidade ao trabalho de Corrêa-Netto, passaram a empregar a retossigmoidectomia abdominal, por eles denominada de "racionalizada" (com algumas modificações técnicas daquela empregada por Corrêa-Netto).

A segunda fase do tratamento cirúrgico do megacólon inicia-se após a confirmação da ligação entre essa entidade e a doença de Chagas, após os estudos desenvolvidos por Köberle e Köberle & Alcântara.[6-11,38]

A retossigmoidectomia abdominoperineal com anastomose retardada tornou-se muito popular na década de 1960, principalmente por seus bons resultados funcionais, além de se evitar ou, pelo menos diminuir, a incidência de uma das principais complicações da retossigmoidectomia abdominal que era a deiscência da sutura anastomótica.[39]

Visando resultados cirúrgicos ainda melhores e também preocupados com as complicações pós-operatórias, outros cirurgiões, pela mesma época, também propuseram outras técnicas ou modificações de técnicas cirúrgicas, destacando-se Simonsen *et al.*,[40] Ferreira-Santos e Carril,[41] Paula Pinto,[42] Vasconcelos,[43] Marcondes-Celso,[44] Almeida,[45] Cardoso,[46] Vasconcelos,[47] Silva Prado,[48] Ferreira-Santos,[49] e Capelhuchnik e Silva Prado.[50]

Foram Bernardes de Oliveira *et al.*,[51] em 1965, os primeiros cirurgiões brasileiros a indicarem a técnica de Duhamel no tratamento cirúrgico do megacólon de etiologia chagásica,[52] utilizando-se de proposta feita por aquele cirurgião francês para o tratamento cirúrgico do megacólon congênito. Haddad *et al.*,[53] nesse mesmo ano, propuseram uma modificação da técnica de Duhamel, na qual a anastomose do cólon abaixado com o coto retal seria realizada em um 2º tempo, no 10º dia de pós-operatório da primeira cirurgia, com o intuito de reduzir a morbidade cirúrgica. Aos poucos, essa técnica foi ganhando grande aceitação da comunidade médica interessada no tratamento do megacólon chagásico.

A explicação para essa enorme quantidade de técnicas cirúrgicas propostas para o tratamento cirúrgico do megacólon chagásico, talvez se deva ao fato de não se ter um conhecimento definitivo sobre a fisiopatologia da doença, bem como a possível presença de outras alterações fisiopatológicas, decorrentes da denervação dos plexos intramurais do trato gastrintestinal, particularmente do cólon, reto e do estojo esfincteriano ainda não esclarecidas. Acredita-se que a técnica cirúrgica mais adequada para o tratamento do megacólon chagásico seja aquela que, pelo menos em parte, responda às alterações fisiopatológicas até hoje descritas na literatura para o megacólon chagásico.

O Serviço de Coloproctologia do Departamento de Cirurgia da Faculdade de Medicina da UFG, desde 1966, adota como rotina, a cirurgia de Duhamel, com algumas das várias modificações que foram incorporadas através dos anos, para o tratamento cirúrgico do megacólon chagásico.[30,54-57] Na Figura 68-2-4, demonstra-se o número de pacientes operados no período compreendido entre fevereiro de 1966 a fevereiro de 2.005, onde se observa a experiência acumulada pelo Serviço em 1.253 casos tratados cirurgicamente.

Por intermédio da eletromanometria, ao avaliar os pacientes antes de serem submetidos à cirurgia de Duhamel, Moreira observou também[24] a presença de acalasia do esfíncter interno do ânus e uma incoordenação motora entre os segmentos colorretais estudados, como fora antes demonstrado por Habr-Gama.[21] Estudando esses mesmos pacientes no pós-operatório, aquele autor observou que, apesar de persistir a acalasia do esfíncter interno do ânus, a incoordenação motora entre o cólon abaixado e o coto retal remanescente desaparecia. Moreira, em trabalho sobre a fisiopatologia no tratamento cirúrgico do megacólon chagásico, teve o mérito de comprovar que a extensão de cólon a ser ressecado na cirurgia de Duhamel nada tem a ver com o sucesso da cirurgia em si. Demonstrou o autor que mesmo abaixando um segmento colônico dilatado, o paciente voltava a apresentar um ritmo intestinal normal.[25] Mais ainda, após um seguimento de seis meses, o enema opaco de controle pós-operatório desses

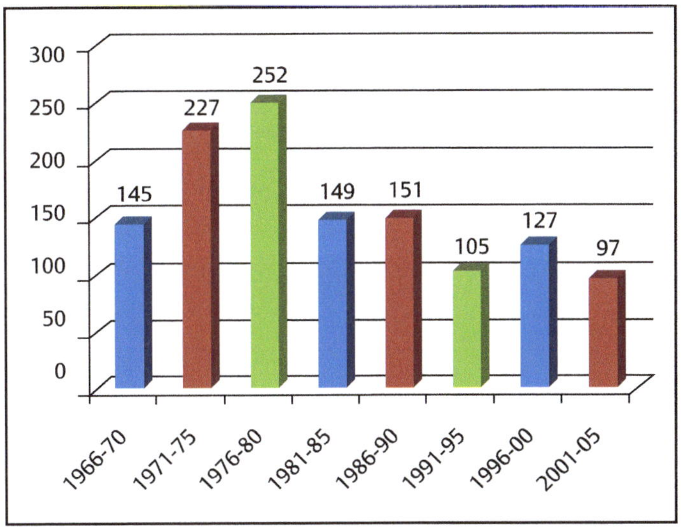

Fig. 68-2-4. Número de pacientes operados pelo Serviço de Coloproctologia da Faculdade de Medicina da Universidade Federal de Goiás no período entre 1966 até 2005 – 1.253 casos.

pacientes revelou a regressão da dilatação colônica.[25] Esses conhecimentos vieram facilitar a realização da cirurgia, pois, raramente será necessária a liberação do ângulo esplênico do cólon um pouco dilatado e sim, concentrar a atenção exclusivamente no estado de irrigação sanguínea do segmento a ser abaixado,[55,58] principalmente pelo fato de que, normalmente, o portador de megacólon apresenta, também, um dolicocólon.[59]

Existe ainda a necessidade de se esclarecer melhor os bons resultados pós-operatórios da cirurgia de Duhamel relatados na literatura e qual ou quais mecanismo(s) seria(m) responsável(eis) pela alteração da fisiologia do assoalho pélvico e o funcionamento esfincteriano (traduzidos pelo estudo das pressões esfincterianas, da sensibilidade, da capacidade e da complacência retal), culminando com a melhora clínica dos pacientes.

Visando compreender melhor as alterações motoras do cólon, do reto e o papel do esfíncter interno do ânus na fisiopatologia da doença, Teixeira Moreira estudou, pela eletromanometria anorretal, no período pré e pós-operatório da cirurgia de Duhamel, pacientes sintomáticos e portadores de megacólon chagásico.[60] Comparando-se as pressões de repouso e de contração, o autor verificou uma diminuição, com valores altamente significativos das mesmas no período pós-operatório, nos quatro quadrantes estudados do canal anal. Os Quadros 68-2-2 e 68-2-3 ilustram esquematicamente esses achados, bem como a análise estatística de cada quadrante.

Quadro 68-2-2. Comparação entre as Médias de Pressões de Repouso no Pré e no Pós-operatório (em mm Hg) nos Quatro Quadrantes da Circunferência do Canal Anal

Posterior[1]	Direita[2]	Anterior[3]	Esquerda[4]
PRÉ-OP. 48,53	56,64	50,49	57,07
PÓS-OP. 23,45	29,69	32,93	32,45

[1]z = 3,408; p = 0,001 (Wilcoxon)
[2]z = 3,294; p = 0,001 (Wilcoxon)
[3]z = 3,237; p = 0,001 (Wilcoxon)
[4]z = 3,351; p = 0,001 (Wilcoxon)

Quadro 68-2-3. Comparação entre as Médias de Pressões de Contração no Pré e no Pós-operatório (em mm Hg) nos Quatro Quadrantes da Circunferência do Canal Anal

Posterior[1]	Direita[2]	Anterior[3]	Esquerda[4]
PRÉ-OP. 97,64	109,87	95,08	105,96
PÓS-OP. 69,64	81,57	77,43	76,10

[1]z = 3,294; p = 0,001 (Wilcoxon)
[2]z = 3,010; p = 0,003 (Wilcoxon)
[3]z = 2,385; p = 0,017 (Wilcoxon)
[4]z = 3,294; p = 0,001 (Wilcoxon)

Em todas as pacientes, o estudo do reflexo inibitório anorretal apresentou-se negativo (acalasia do esfíncter interno do ânus) tanto no pré quanto no período pós-operatório, mesmo com volumes de até 100 mL de ar injetados no interior do balão localizado na ampola retal. Observou-se uma melhora, no período pós-operatório, pelo menos nos parâmetros eletromanométricos, da sensibilidade e capacidade retal (reduções estatisticamente significativas) e diminuição, também estatisticamente significativa, da sua complacência em todas as pacientes operadas (Quadros 68-2-4 a 68-2-6). Como conclusão, o autor acredita que após a cirurgia de Duhamel, essa diminuição da capacidade e da complacência retal se traduz como uma diminuição da "câmara" retal e, a presença da fibrose que se estabelece no pós-operatório provocada pelo

Quadro 68-2-4. Análise Comparativa da Sensibilidade Retal entre os Períodos Pré e Pós-operatório

	Sensação (mL)	
Paciente	Pré-operatório	Pós-operatório
ABS	50	30
CSBS	280	20
CLSBP	40	30
DXM	35	20
EPS	90	80
JAP	20	20
JMC	170	60
MFPA	140	40
MRC	20	50
MDS	130	100
NLR	40	10
NFM	60	140
OPF	100	50
RNB	40	35
VVF	80	10
MÉDIA	86,33	46,33

z = 2,168; p = 0,030 (Wilcoxon)

Quadro 68-2-5. Análise Comparativa da Capacidade Retal entre os Períodos Pré e Pós-operatório

	Capacidade (mL)	
	Pré-Operatório	Pós-Operatório
ABS	500	230
CSBS	140	240
CLSBP	100	90
DXM	175	170
EPS	220	60
JAP	250	180
JMC	110	130
MFPA	100	150
MRC	160	190
MDS	360	150
NLR	240	150
NFM	440	70
OPF	130	80
RNB	160	75
VVF	240	120
MÉDIA	221,67	139,00
z = 2,187; p = 0,029 (Wilcoxon)		

Quadro 68-2-6. Análise Comparativa da Complacência Retal entre os Períodos Pré e Pós-operatório

	Complacência ($mLH_2O/mm\ Hg$)	
Paciente	Pré-operatório	Pós-operatório
ABS	20,45	6,76
CSBS	70,00	24,50
CLSBP	3,70	11,25
DXM	3,57	4,72
EPS	24,44	5,00
JAP	22,70	10,58
JMC	5,20	4,64
MFPA	1,60	4,83
MRC	40,00	10,00
MDS	8,30	21,40
NLR	14,40	5,76
NFM	15,10	1,62
OPF	8,70	3,63
RNB	7,60	5,76
VVF	18,46	2,30
MÉDIA	17,61	8,18

z = 2,215; p = 0,027 (Wilcoxon)

manuseio cirúrgico na região pélvica, associada à diminuição das pressões basais de repouso e de contração voluntária dos esfíncteres anais, levam, em última instância, à normalização do ritmo intestinal.

Avaliando os pacientes portadores de colopatia chagásica no pré e pós-operatório da cirurgia de Duhamel, Moreira Jr [*], em 2011, observou que ocorreram alterações funcionais e anatômicas significativas identificadas pelos exames de eletromanometria anorretal, ultrassom de canal anal e cinedefecografia, determinando uma melhora significativa dos sintomas de constipação intestinal. De modo semelhante aos achados de Teixeira Moreira,[60] houve uma diminuição notadamente significativa das pressões de repouso e de contração voluntária do canal anal após a cirurgia de Duhamel, assim como diminuição da capacidade e aumento da sensibilidade retal. Através da ultrassonografia de canal anal, foram identificadas lesões do músculo esfíncter interno do ânus, como fibroses perimusculares ou mesmo lesões parciais ou totais dessa musculatura, sempre localizadas na semicircunferência posterior do canal anal, por onde o cólon era abaixado, responsáveis pela diminuição das pressões de repouso e de contração voluntária do canal anal no pós-operatório (Moreira Jr, 2011)[**]. No pré-operatório, a cinedefecografia evidenciou em todos os pacientes portadores de colopatia chagásica, dificuldade de abertura do canal anal durante o esforço evacuatório, a despeito do relaxamento adequado do músculo puborretal e, consequentemente, abertura do ângulo anorretal. Foi identificado, no pós-operatório, uma mudança significativa do ângulo anorretal durante o repouso e esforço evacuatório (tornaram-se mais obtusos), a qual facilitou, em conjunto com a diminuição das pressões de repouso do canal anal, o esvaziamento da ampola retal.[2]

É, portanto, baseado na experiência ao longo dos anos do Serviço de Coloproctologia da Faculdade de Medicina da UFG, com excelentes resultados funcionais em curto e longo prazo, corroborando agora os achados de eletromanometria, que podemos considerar a cirurgia de Duhamel como uma técnica cirúrgica adequada para o tratamento do megacólon de etiologia chagásica, proporcionando um elevado índice de normalização do ritmo intestinal, com baixos índices de morbidade e mortalidade, respondendo, de alguma maneira, à fisiopatologia da doença, alterando-a (desaparece a incoordenação motora) e culminando, provavelmente, devido a isso, com os bons resultados pós-operatórios observados na literatura.[25,60,61]

Detalhes Técnicos da Cirurgia de Duhamel

A técnica de eleição utilizada pelo Serviço de Coloproctologia da Faculdade de Medicina da UFG, para o tratamento cirúrgico do megacólon chagásico é a aquela proposta por

* Moreira H Jr. [Comunicação pessoal] 2011.
** Moreira H Jr. [Comunicação pessoal] 2011.

Duhamel com anastomose coto-retal-cólon baixa e retardada,[52] como preconizada por Haddad *et al.*[53] ou com anastomose imediata como proposto por Lins Neto,[62] porém com a modificação de utilizar-se o grampeador linear cortante ao invés de sutura manual, como proposto por aquele autor.

À medida que a experiência do Serviço de Coloproctologia da Faculdade de Medicina da UFG foi aumentando com essa cirurgia ao longo dos anos, novos detalhes técnicos foram acrescentados de modo a facilitar a cirurgia, diminuindo consequentemente o número de complicações pós-operatórias.

Fundamentalmente, a cirurgia constitui-se de um tempo abdominal e outro perineal. De acordo com a opção do cirurgião, no momento do ato operatório, decide-se pela anastomose coto retal-cólon baixa imediata com o uso do grampeador linear (no mesmo ato operatório do primeiro tempo da cirurgia) ou retardada (sete dias após o primeiro tempo), segundo Haddad *et al.*[53]

O preparo intestinal pré-operatório deve ser considerado uma etapa muito importante para a obtenção de um bom resultado pós-operatório. Utilizamos, na quase totalidade dos casos, o preparo mecânico do cólon com uma solução padrão isotônica, técnica esta denominada de anterógrada ou "*Oral-gut Irrigation*", descrita pela primeira vez por Hewitt e colaboradores.[63] Após vários anos de experiência acumulada com esse preparo intestinal, podemos afirmar que o "*Oral-gut Irrigation*" é uma excelente opção para se realizar o preparo colônico, principalmente se levarmos em consideração a grande dificuldade técnica em decorrência do quadro de obstipação referido pelos pacientes, muitas vezes acentuado, podendo ficar vários dias sem evacuar (o que, muitas vezes, está associado a uma grande retenção fecal).

Após aberta a cavidade abdominal através de uma laparotomia, estuda-se detalhadamente o cólon esquerdo com a sua vascularização. Como já fora dito anteriormente, a extensão do cólon a ser ressecado não tem nada a ver com o sucesso da cirurgia em si, uma vez que estudos cirúrgicos e de eletromanometria demonstraram que essa técnica cirúrgica responde, de alguma maneira, à fisiopatologia do megacólon chagásico, independente de estarmos ou não promovendo o abaixamento de segmento, às vezes até um pouco dilatado.[24,25]

Na sequência da cirurgia, procedem-se as ligaduras arteriovenosas sigmoideanas, com atenção especial para a preservação da arcada marginal, até o nível da extremidade distal do cólon a ser abaixado.

Em seguida, antes de seccionarmos o coto do reto, procede-se a abertura do espaço retrorretal até o nível do cóccix, utilizando-se tesoura romba e realizando manobras delicadas. Essa tática facilita o tempo cirúrgico e evita, de maneira bem segura, a lesão dos vasos sacrais que emergem do interósseo do sacro, além de preservar a inervação do plexo hipogástrico que costuma estar muito próxima do corpo do reto.

A secção do reto é realizada com bisturi, no nível da reflexão peritoneal. O coto retal remanescente é inicialmente suturado em dois planos de sutura, contínuas e totais (Fig. 68-2-5). Em seguida, promovemos a invaginação e consequente proteção dessa sutura, com pontos separados, interessando o peritônio visceral anterior do reto e a sua parede posterior. Essa manobra é importante para se evitar a formação de fístulas através desse coto e, em segundo lugar, deixamos o coto retal de um tamanho que julgamos adequado, evitando, por conseguinte, a formação de fecalomas (quando o coto permanece muito grande) ou uma incontinência fecal (quando o coto permanece muito pequeno).[64] Nesse momento, promove-se uma boa limpeza do coto retal, por via perineal, a fim de diminuir a incidência pós-operatória de supurações dentro da ampola. É então realizada uma incisão semicircular posterior na borda anal, interessando a junção pele-mucosa do canal anal. Em seguida, promove-se o pinçamento da mucosa com pinça de Duval e injeção de ar por baixo da mesma, com a finalidade de facilitar o seu descolamento, que será feito com tesoura. Ao nível de aproximadamente 5 a 6 cm de profundidade (limite superior do feixe puborretal do músculo levantador do ânus), a parede posterior do reto é perfurada, quando, então, atingiremos o espaço pré-sacro, previamente descolado no tempo abdominal. O abaixamento do cólon será feito com o auxílio de uma pinça hemostática longa, que é introduzida pelo canal anal, no espaço entre a mucosa retal que foi descolada e o esfíncter anal. Com essa pinça é feita a apreensão da extremidade distal do cólon a ser abaixado, o qual será tracionado gentilmente, até ser exposto no períneo. Finalmente, a mucosa posterior do reto, que foi apreendida com a pinça de Duval, é fixada com pontos separados à serosa anterior do cólon abaixado.

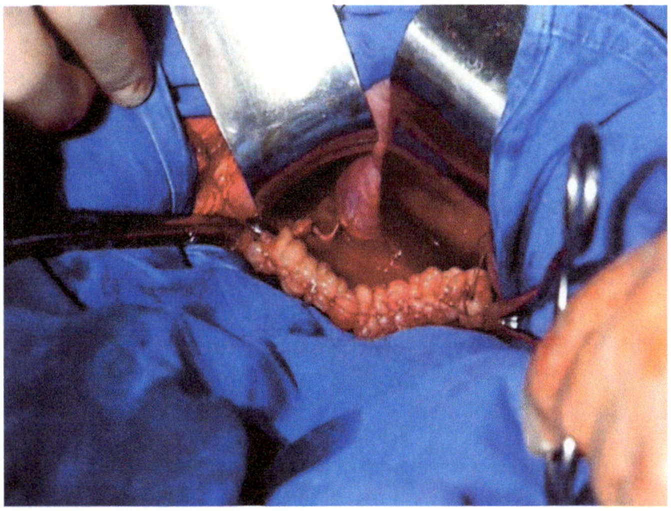

Fig. 68-2-5. Coto retal fechado ao nível do promontório, em dois planos de sutura, contínuas e totais; tempo seguinte: invaginação desse coto.

Segundo Tempo da Cirurgia

Ao optar-se pela tática cirúrgica descrita por Haddad (colostomia perineal), esse tempo deve ser realizado a partir do 7º dia de pós-operatório que consiste na ressecção da colostomia perineal e comunicação do cólon abaixado com o coto retal, com a secção do septo retocólico.

O cirurgião tem outra oportunidade para verificar a possibilidade de completar, ou não, a intervenção; se verificarmos a presença de abscessos, necrose de extremidade da colostomia, maceração da mesma por manobras intempestivas do paciente no leito, podemos optar por apenas uma secção da colostomia, rente ao canal anal e fixação desse cólon às paredes do canal anal, continuando a funcionar, portanto, como uma colostomia, porém, com certa continência fecal. A secção do septo (comunicação do cólon com o coto retal) poderá ser então programada para outra oportunidade, algumas vezes, até meses após, dependendo da complicação encontrada; é preferível certo desconforto para o paciente durante esse período a corrermos o risco de sermos obrigados a novo abaixamento, com todos os riscos inerentes ao mesmo.

Na realização do segundo tempo, o paciente é colocado na posição ginecológica; promovemos a desinfecção do períneo, da colostomia e do coto retal com algum produto disponível.

São colocados campos operatórios adequados e o procedimento será feito devido ao exame da região com manobras palpatórias à procura de pus, tanto na região pré-sacra como no coto retal; esse exame determinará se devemos, ou não, completarmos o segundo tempo.

A colostomia será pinçada com duas Allis e, com uma tesoura, abrimo-la no sentido longitudinal, até alcançarmos o limite do canal anal, quando, então, promovemos a secção circular da mesma.

Colocação de afastador de Mathieu, que é mantido na posição adequada pelo auxiliar; pinçamento, em bloco, do septo (retalho da mucosa retal e parede anterior do cólon abaixado) com duas pinças hemostáticas longas e curvas (pinças de Rochester-Pean).

Promove-se a abertura do septo "por dentro" das pinças até atingirmos a extremidade distal das mesmas; retirada desse retalho, deixando, então uma formação semelhante a um V de ápice interno; sutura do contorno da anastomose retocólica que está delimitada pelas duas pinças, inicialmente de um dos lados, depois do outro, com pontos separados com fio absorvível (cat-gut cromado "0", por exemplo), com introdução da agulha do fio pelo lado mucoso do cólon e saída pela serosa do mesmo, serão dados 4 a 6 pontos de cada lado.

Finalmente, será fixado o bordo posterior do cólon abaixado à circunferência anal posterior, de modo a favorecer, ainda mais, a fixação do cólon, diminuindo o risco de "afundamento" para dentro do canal anal e cavidade pélvica.

Algumas e interessantes modificações foram propostas por vários autores para essa cirurgia, algumas delas foram incorporadas na rotina do Serviço de Coloproctologia da Faculdade de Medicina da UFG; Lins Neto propôs fazer a cirurgia com anastomose direta, sem a necessidade de utilização das incômodas pinças, segundo proposta original de Duhamel ou o inconveniente da colostomia perineal, como propôs Haddad.[62] O Serviço de Coloproctologia da Faculdade de Medicina da UFG utiliza essa modificação, porém, ao invés da sutura manual, utilizam-se os grampeadores lineares.

Com o advento da videolaparoscopia, é proposta a realização dessa cirurgia por essa via de acesso com resultados também bastante satisfatórios.[65-69] Alguns autores utilizam, em algumas oportunidades, o grampeador circular para a anastomose do cólon a ser abaixado com a parede posterior do reto.[70]

O tamanho do coto retal remanescente já havia sido motivo de preocupação por parte de Haddad *et al.*;[71] Teixeira Moreira, estudando o tamanho do coto retal remanescente e a distância do orifício anal e a anastomose cólon-abaixado-coto retal, verificou que, na maioria das vezes, quando o comprimento daquele segmento remanescente do reto ficava acima de 11 cm e a anastomose acima de 8 cm da margem anal parecia, com muita frequência no período pós-operatório, obstipação intestinal nos pacientes.[64] Aquele autor considera que o ideal seria a permanência do coto retal com tamanho variando de 9 e 11 cm e a distância da anastomose da margem anal entre 5 e 6 cm; com base nesses conhecimentos e pela dificuldade técnica que experimentamos ao tentar fazer a anastomose cólon abaixado – coto retal com grampeador circular em nível dentro daquelas medidas preconizadas por esse autor, temos, em casos selecionados, realizado a cirurgia de Duhamel por via laparoscópica com os seguintes detalhes técnicos:

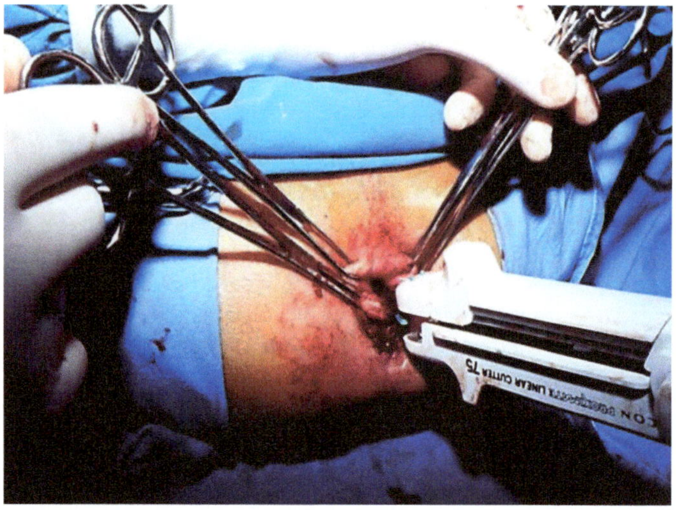

Fig. 68-2-6. Realização da anastomose cólon abaixado-coto retal com grampeador linear cortante, a qual poderá ser imediata ou retardada, conforme opção e experiência do cirurgião.

- Depois de convenientemente realizar o tempo abdominal videolaparoscópico (ligadura dos vasos sigmoideanos, liberação do cólon, abertura do espaço retrorretal e fechamento do coto retal), procedemos à realização do tempo perineal (outra equipe cirúrgica) da maneira clássica a da cirurgia aberta: introdução da pinça apreensora do cólon a ser abaixado sob a visão direta e apoio técnico do cirurgião que está no campo operatório abdominal (laparoscopia); após completado esse tempo (saída do cólon no períneo), completamos o tempo operatório com a realização da anastomose cólon abaixado-coto retal com grampeador linear (Fig. 68-2-6).

CONDUTA NOS FECALOMAS

O procedimento dependerá, fundamentalmente, do tempo de evolução do quadro; naqueles de instalação recente, cujas fezes ainda se apresentam com pouca consistência ao toque retal, deve-se tentar o esvaziamento à custa de lavagens intestinais.

Algumas vezes temos utilizado a técnica do gotejamento contínuo de soro fisiológico através de uma sonda retal, conectada ao equipo do soro; de acordo com a evolução do quadro, pode-se manter esse procedimento até por alguns dias, com reavaliações frequentes por intermédio do toque retal.

Em situações mais extremas, naquelas em que o fecaloma encontra-se muito endurecido ao toque retal, o gotejamento retal poderá não ser eficaz; nesses casos, a única solução é o esvaziamento manual, quando, então, utiliza-se do auxílio da anestesia, que tanto pode ser geral (venosa) quanto regional (raquidiana ou peridural).

Existe uma modalidade, felizmente rara, de fecaloma em que as fezes se acumulam em situação alta do intestino, fora do alcance do toque retal. Nesses casos, quando todas as tentativas de esvaziamento não foram bem-sucedidas, somos forçados a indicar o tratamento cirúrgico. A técnica cirúrgica a ser empregada será a cirurgia de Hartman (sigmoidectomia, com inclusão do bolo fecal, fechamento do coto retal remanescente e exteriorização da "boca" do segmento distal do cólon descendente como colostomia).

CONDUTA NO VOLVO DE SIGMOIDE

O tratamento do volvo de sigmoide vai depender de vários parâmetros. Fundamentalmente, na nossa experiência, o elemento mais confiável é o quadro clínico, no sentido de traduzir a repercussão do grau de torção do colo e constitui o indicativo mais importante nos casos em que esteja ocorrendo sofrimento vascular da alça intestinal.

Adotamos, como rotina, o seguinte protocolo para atendimento dos casos de volvo de sigmoide:

A) *Volvo com necrose do cólon*: laparotomia, ressecção do segmento necrosado e realização da operação de Hartman.

B) Volvo sem necrose:

- **Intubação descompressiva**, proposta por Bruusgaard[72] e adaptada para o volvo de sigmoide no megacólon chagásico por Serra-Doria.[73] Com o paciente em posição genupeitoral ou então na posição lateral de Sims, com um travesseiro sob o quadril, introduz-se o retossigmoidoscópio até o nível da torção, quando se fará a avaliação do estado da mucosa (se houver sinais de necrose, o procedimento deverá ser suspenso e indicada a laparotomia para a realização da operação de Hartman). Se a mucosa se apresentar com características de viabilidade, passa-se uma sonda plástica, normalmente de Nelaton nº 17 ou 18, bem lubrificada, através da zona de torção, faz-se pressão suave até que a mesma penetre na alça ocluída, quando então haverá saída de gases pela sonda. Com a descompressão, o volvo tende a se desfazer, pela diminuição da pressão que era provocada pelos gases à montante da torção; a sonda deverá permanecer no local durante dois dias para se evitar recidiva imediata. Essa técnica tem muitas vantagens, destacando-se dentre elas a eliminação de riscos anestésicos; elimina a necessidade de colostomia e possibilita que se aguarde a melhora do estado do paciente; no entanto, existem riscos como a perfuração do colo por imperícia do médico ou a não percepção de sofrimento vascular ao nível da torção. Por outro lado, apresenta o inconveniente de não resolver o problema básico do paciente (cura do megacólon), possibilitando frequentes recidivas do volvo, com novos riscos para o paciente em cada episódio. No entanto, se houver possibilidade de, após a resolução do quadro agudo, internar-se o paciente para o tratamento definitivo do megacólon, o que nem sempre é possível, pela enorme pletora de pacientes nos hospitais públicos, não temos dúvida em afirmar que a intubação descompressiva é a melhor conduta para o tratamento dessa complicação.
- **Sigmoidostomia anterior ou técnica de Moreira**.[74] A técnica, denominada de sigmoidostomia anterior ou técnica de Moreira (Fig. 68-2-7); além de ser de fácil execução e de baixa morbidade, tem a vantagem de levar em consideração os princípios de fisiopatologia do megacólon chagásico, como foi salientado pelo citado autor.[25] Diante desses estudos, concluímos que a cirurgia ideal seria aquela que permitisse tratar o volvo sem necessidade de grande ressecção intestinal, com o aproveitamento de todo ou quase todo o colo sigmoide, quando da realização da cirurgia definitiva para o tratamento do megacólon, que, na nossa experiência, é a técnica de Duhamel.

A clássica sigmoidostomia em alça estaria dentro desses princípios, porém, na vigência do volvo, há sempre uma grande distensão do cólon, principalmente às custas desse segmento, a sua realização, seria, portanto, dificultada pela necessidade de se utilizar um segmento volumoso do cólon sigmoide para ostomia. Fundamentado nesses fatos, idealizamos e prepusemos a seguinte técnica cirúrgica: através de laparotomia, visualiza-se o cólon torcido e, não havendo sofrimento vascular, promove-se o esvaziamento do ar contido no interior da alça, utilizando-se de uma agulha comum de injeção, adaptada à extremidade da borracha do aspirador.

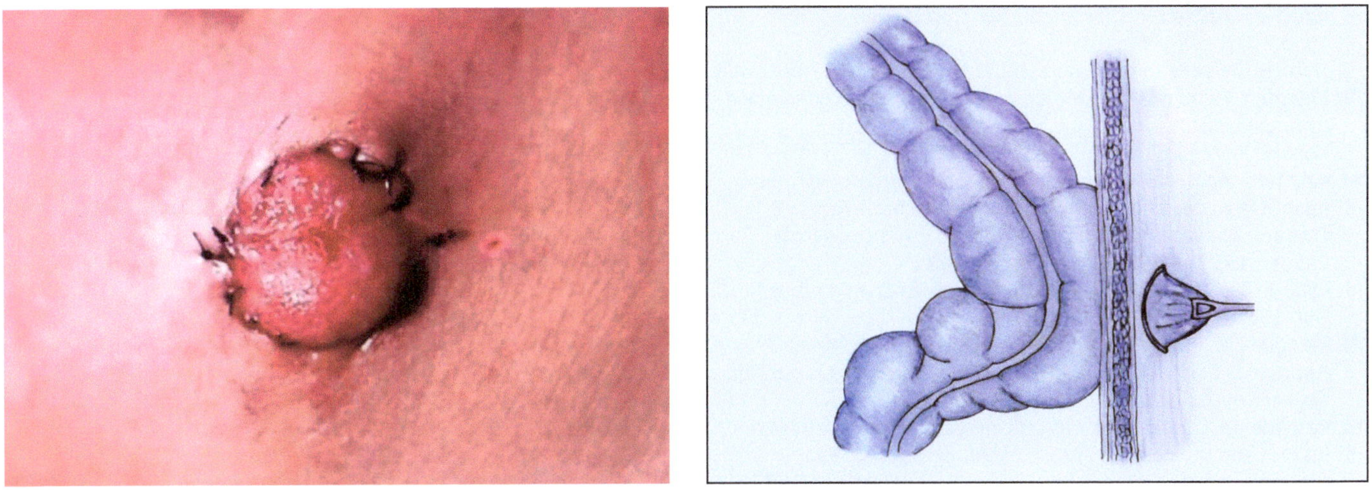

Fig. 68-2-7. "Ostomia" fixada à pele antes de sua maturação e o desenho esquemático da cirurgia.

Depois de esvaziado o cólon, o volvo estará praticamente desfeito e, com melhor campo operatório, verifica-se, novamente, a viabilidade do cólon, a fim de que não haja surpresas com uma complicação séria no pós-operatório (necrose, com evolução para perfuração da alça). Traciona-se a parede anterior da alça sigmoide até o nível da fossa ilíaca esquerda, previamente preparada para a realização de uma sigmoidostomia clássica; a parede anterior do cólon, tracionada para fora da pele, deverá ser fixada com três planos de sutura: peritônio, aponeurose e pele. A abertura dessa colostomia poderá ser feita de imediato, por maturação precoce ou se as condições do paciente permitirem, até três a quatro dias após a cirurgia, quando já houve fixação e aderência adequadas da alça colônica na parede abdominal. Durante esse período, não haverá risco de nova torção (pela fixação do cólon) e além disso, o paciente estará desobstruído (há passagem de gases e ou fezes ao longo do cólon por "debaixo" da ostomia).

Observamos que, gradativamente, a dilatação colônica à montante da colostomia, vai diminuindo de volume, facilitando sobremaneira o ato cirúrgico a ser realizado, alguns meses após, para o tratamento definitivo do megacólon. Quando for realizada a cirurgia de Duhamel, técnica que elegemos como a mais adequada para o tratamento do megacólon chagásico, praticamente não será necessário ressecar quase que nenhum segmento do cólon (apenas o suficiente para a retirada da "fístula"), sem necessidade de se descolar o ângulo esplênico do cólon, facilitando, por conseguinte, a técnica cirúrgica.

REFERÊNCIAS BIBLIOGRÁFICAS

1. Chagas C. Nova tripanossomíase humana. Estudos sobre a morfologia e o ciclo evolutivo do Schyzotrypanum cruzi n. gen., n. sp., agente etiológico de nova entidade mórbida do homem. Mem Inst Oswaldo Cruz. 1909;1:159-218.
2. Chagas C. Tripanossomíase americana. Forma aguda da moléstia. Mem Inst Oswaldo Cruz, 1916;8:37-60.
3. Amorim M, Corrêa-Netto A. Histopathologia e pathogenese do megaesophago e megarecto. An Fac Med S Paulo. 1932;8:101-27.
4. Corrêa-Netto A. Tratamento cirúrgico do megacólon pela ressecção dos chamados esfíncteres funcionais do intestino grosso. Observação de 5 casos curados. Rev Cir Sao Paulo. 1934;1:249-93.
5. Hurst AF. Brit Med J. 1913;2:918; Med Essays Addresses (London). 1924;110. Amer Med Ass. 1934;102:582.
6. Köberle F. Patogênese dos megas. Rev Goiana Med. 1956;2:101-10.
7. Köberle F. Uber enteromegalie. 2BL F. Allg Pathol. 1957;96:244-9.
8. Köberle F. Patogenia da moléstia de Chagas. Estudos dos órgãos musculares ôcos. Rev Goiana Med. 1957a;3:155-80.
9. Köberle F. Megacolon. J Trop Med Hyg. 1958;61(1):21-4.
10. Köberle F. Aperistalsis chagásica do intestino grosso: estudo quantitativo dos neurônios do plexo de Auerback. In: Comunicação ao Congresso Internacional sobre Doença de Chagas; 1959 jul 5-11; Rio de Janeiro, Brasil.
11. Köberle F. Enteromegaly and cardiomegaly in Chagas's disease. Gut. 1963;4(4):399-405..
12. Rezende J.M. Clínica: manifestações digestivas. In: Brener Z, Andrade Z, editors. Trypanosoma cruzi e doença de Chagas. Rio de Janeiro: Guanabara-Koogan; 1979. p. 312-61.
13. Rezende JM, Luquetti AO. Chagasic megavisceras. In: Chagas's disease and the nervous system. Washington (DC): Pan American Health Organization (Scientific Publication Nº 547); 1994. p. 149-71.
14. Silveira CA, Sakamoto T. Importância médico-social da doença de Chagas no Brasil e de seu controle. Rev Bras Malariol Doenças Tropicais. 1983;35:127-34.
15. Zicker F, Oliveira RM, Luquetti AO, Oiveira OS, Smith PG. Seroprevalence of Chagas's disease among unskilled urban workers in Central Brazil. Trans R Soc Trop Med Hyg. 1989;83(4):511-3.
16. World Health Organization (WHO). Chagas's disease. In: Tropical Disease Research. 7th Programme Report, 1 January 1983 – 31 December 1984. Geneva, WHO, 1985.
17. Luquetti AO. Chagas disease and national social security. The main course of incapacity for work among infectious and parasitic diseases in Goias state. In: XXXI Congresso da Sociedade Brasileira de Medicina Tropical; 1996 março 3-7; Goiânia, Brasil; 1996.
18. Andrade SG, Andrade ZA. Doença de Chagas e alterações neuronais no plexo de Auerback. (Estudo experimental em camundongos). Rev Inst Med Trop Sao Paulo. 1966;8(5):219-24.
19. Tafuri WL, Brener Z. Lesões do sistema nervoso autônomo do camundongo albino na fase crônica da tripanossomíase cruzi experimental. Rev Inst Med Trop Sao Paulo. 1966;8(4):177-83.
20. Vieira CB, de Godoy RA, Carril CF. Hipersensibilidade do intestino grosso de pacientes com doença de Chagas e megacólons aos agentes colinérgicos. Rev Bras Gastroenterol. 1964;16:41-8.
21. Habr-Gama A. Motilidade do cólon sigmoide e do reto: contribuição à fisiopatologia do megacólon chagásico) [tese de doutorado]. [São Paulo]: Universidade de São Paulo; 1966.
22. Meneghelli UG. Estudos farmacológicos no megacólon chagásico. Rev Goiana Med. 1968;14:61-7.
23. Habr-Gama A, Costa Curta L, Raia A. Anatomia e fisiologia do esfíncter interno do ânus. Rev Soc Bras Proctol. 1970;3:21-30.
24. Moreira H. Estudo eletromanométrico da atividade motora do coto retal e do cólon descendente em pacientes chagásicos submetidos às cirurgias de Hartmann e de Duhamel [tese de doutorado]. [Goiás]: Universidade Federal de Goiás; 1970.
25. Moreira H. Contribuição ao estudo da fisiopatologia no tratamento cirúrgico do megacólon chagásico. In: Patologia colorretal. São Paulo: Angelino Manzione; c1974.
26. Moreira H, Rezende JM, Sebba F, Azevedo IF, Leite ACA, Soares EP. Chagasic megacolon. Coloproctology. 1985; 5:260-6.
27. Moreira H, Rezende JM. Megacólon chagásico – clínica, diagnóstico e tratamento. In: Moreira H., ed. Coloproctologia – conceitos. Goiânia: Escaleno; 1993. p. 15-60.
28. Guerreiro C, Machado A. Da reação de Bordet e Gengou na moléstia de Carlos Chagas como elemento diagnóstico (nota preliminar). Bras Med. 1913;27(23):225-6.
29. Freitas JLP. Contribuição para o estudo do diagnóstico da moléstia de Chagas por processos de laboratório [tese de doutorado]. [Ribeirão Preto]: Universidade de São Paulo; 1947.
30. Moreira H. Megacólon chagásico. In: Cordeiro F, Meneghelli U, Resende JM, editores. Federação Brasileira de Gastroenterologia. Rio de Janeiro: Revinter; 2001. p. 377-407.
31. Raia A, Mesa Campos O. Megacólon. Contribuição ao estudo de sua patogenia e tratamento. Rev Med Cir São Paulo. 1955; 15:431-442, 467-512, 519-560.
32. Haddad J. Volvo do sigmoide. Tratamento.In: I Congresso Latino Americano, II Internacional e X Brasileiro de Proctologia; 1960;2: 875-6.
33. Ferreira-Santos R. Megacolon and megarectum in Chagas' disease. Proc R Soc Med. 1961;54:1047-53.
34. Reis Neto JF. Intubação retossigmoidiana descompressiva. Tratamento do volvo sigmoideo. AMB Rev. Assoc Med Bras. 1971;17(6):201-8.
35. Corrêa-Netto A, Etzel E. Le megaesophage et le megacólon de vant da theorie de l'achalasie. Etude clinique et anatomopathologique. Rev Sud Amer Med Chir. 1934;5:395-421.

36. Corrêa-Netto A. Um caso de megacólon curado pela amputação perineal e intra-esfincteriana do reto. Rev Med São Paulo. 1940;24:29-39.
37. Swenson O, Bill AH Jr. Resection of rectum and rectosigmoid with preservation of the sphincter for benign spastic lesion producing megacolon; an experimental study. Surgery. 1948;24:212-21.
38. Köberle F, Alcântara FG. Mecanismo de destruição neuronal do sistema nervoso periférico na moléstia de Chagas. O Hospital. 1960;57:1057-62.
39. Cutait DE. Megacólon. Nova técnica de retossigmoidectomia abdominoperineal sem colostomia. In: Anais do I Congresso Latino Americano, II Internacional e X Brasileiro de Proctologia; São Paulo, Brasil. 1960;2:831-46.
40. Simonsen O, Habr-Gama A, Gazal P. Retossigmoidectomia endoanal com ressecção da mucosa retal. Rev Paul Med. 1960;57:116-8.
41. Ferreira-Santos R, Carril CF. Megacólon chagásico. Análise de 36 casos tratados cirurgicamente. In: Anais do I Congresso Latino Americano, II Internacional e X Brasileiro de Proctologia; São Paulo, Brasil. 1960;2:863-5.
42. Paula Pinto E. Tratamento cirúrgico do megacólon adquirido. In: Anais do I Congresso Latino Americano, II Internacional e X Brasileiro de Proctologia; São Paulo, Brasil. 1960;1:294-5.
43. Vasconcelos E. Nova técnica de abaixamento do cólon sem suturas, no megacólon. Rev Hosp Clin Fac Med São Paulo. 1961;16:355-62.
44. Marcondes-Celso N. Tratamento do megacólon adquirido pela anorretomiectomia. Rev Ass Med Minas Gerais. 1962;13:139-46.
45. Almeida AD. Aderências extra mucosa proximal em sigmoidectomia abdominal no tratamento do megacólon. Rev Paul Med. 1963;62:309-12.
46. Cardoso AA. Modificação na técnica de anastomose cólon-retal na cirurgia do megacólon chagásico. Rev Bras Cirurg. 1963;15:16-22.
47. Vasconcelos E. Colectomia subtotal e anastomose cecorretal no tratamento do megacólon do adulto. Rev Hosp Clin Fac Med São Paulo. 1964;19:332-7.
48. Silva Prado W. Estado atual do tratamento cirúrgico do megacólon. In: Simpósio do XVI Congresso Brasileiro de Proctologia; São Paulo, Brasil. 1966.
49. Ferreira-Santos R. Simpósio sobre tratamento cirúrgico do megacólon. In: Congresso da Associação Médica de Minas Gerais. 1967.
50. Capelhuchnik P, Silva Prado W. Hemicolectomia esquerda no tratamento do megacólon – resultados em 57 casos. In: Anais do Congresso da International Society of University Colon and Rectal Surgeons; São Paulo, Brasil. 1970.
51. Bernardes de Oliveira A, Oliveira C, Goldenberg S. A anastomose anorretocólica no tratamento cirúrgico do megacólon (operação de Duhamel). An Paul Med Cir. 1965;89:45-61;83-94;103-18.
52. Duhamel B. New operation for congenital megacolon: retrorectal and transanal lowering of the colon, and its possible application to the treatment of various other malformations. Presse Med. (1893). 1956;64(95):2249-50.
53. Haddad J, Raia A, Corrêa-Netto A. Abaixamento retrorretal do cólon com colostomia perineal no tratamento do megacólon adquirido. Operação Duhamel modificada. Rev Assoc Med Bras. 1965;11:83-8.
54. Sebba F. Tratamento cirúrgico do megacólon chagásico pela operação Duhamel, com contribuição de nova conduta cirúrgica no volvo da sigmoide [tese de doutorado]. [Goiânia]: Universidade Federal de Goiás; 1970.
55. Moreira H. Tratamento do megacólon chagásico pela técnica de Duhamel-Haddad. Experiência pessoal. Arq Gastroenterol. 1971;8:155-90.
56. Moreira H. Megacólon chagásico. In: Speranzini M, Ramos M. Manual do residente de cirurgia. 2ª ed. Rio de Janeiro: Guanabara-Koogan; 1981. p. 286-92.
57. Moreira H. Tratamento cirúrgico do megacólon chagásico pela técnica de Duhamel-Haddad. Aspectos técnicos. In: Pinotti HW, editor. Atualização cirúrgica. São Paulo: Robe; 1982. v.7, p. 161-82.
58. Moreira H. Megacólon. Simpósio. Rev Bras Coloproct. 1984;4(7):7-22, 1984.
59. Rezende JM, Ximenes CA, Moreira H, Vaz MGM, Luquetti AD, Milano MC. Alongamento do cólon distal em pacientes com a forma digestiva da doença de Chagas. In: II Reunião de Pesquisa Aplicada em Doença de Chagas; Araxá, Minas Gerais, Brasil; 1985. p. 23.
60. Teixeira Moreira JP. Avaliação eletromanométrica anorretal no pré e no pós-operatório de pacientes portadores de megacólon chagásico submetidos à cirurgia de Duhamel [dissertação de mestrado]. [Goiânia]: Universidade Federal de Goiás; 2001.
61. Almeida AC. Resultados funcionais da operação de Duhamel-Haddad no tratamento do megacólon chagásico [dissertação de mestrado]. Goiânia: Universidade Federal de Goiás; 1996.
62. Lins Neto MAF. Operação de Duhamel modificada com anastomose colorretal imediata para o tratamento do megacólon chagásico [dissertação de mestrado]. São Paulo: Universidade de São Paulo; 1997.
63. Hewitt J, Reeve J, Rigby J, Cox AG. Whole-gut irrigation in preparation for large-bowel surgery. Lancet. 1973;2(7825):337-40.
64. Teixeira Moreira JP, Moreira Jr H, Silva EC, Moreira H. Cirurgia de Duhamel-Haddad: Correlação entre coto retal e ritmo intestinal. Rev Goiana Med. 1995;40(1/2):23.
65. Reis Netto JA, Quilici FA, Cordeiro F, Pinto QL, Reis Jr JA. Cirurgia vídeo laparoscópica colorretal. Rev Bras Coloproct. 1995;15(2):58-64.
66. Souza JVS. Registro brasileiro de cirurgias colorretal laparoscópica. Rev Bras Coloproct. 1999;19(1):55-6.
67. Reis Neto JA: Pedroso MA, Lupinacci RA, Reis JÁ Jr; Ciquini S, Lupinacci RM, et al. Megacolo adquirido – perspectivas fisiopatológicas para o tratamento laparoscópico. Rev Bras Coloproct. 2004;24(1):49-62.
68. Nahas SC, Dias AR, Dainezi MA, Araújo SEA, Nahas CSR. A videocirurgia no tratamento do megacólon chagásico. Rev Bras Coloproct. 2006;26(4):470-4.
69. Moreira H, Isaac RR, Garcia HP, Moreira H Jr, Teixeira Moreira JP, Almeida AC, et al. Resultados preliminares sobre o acesso vídeolaparoscópico na cirurgia de Duhamel modificada em portadores de colopatia chagásica. Rev Bras Coloproct. 2006;26:61-1.
70. Habr-Gama A, Nahas SC, Bocchini S, Kiss D, Araujo SEA, Imperiale AR, et al. Resultado do tratamento cirúrgico do megacolo chagásico pela retossigmoidectomia com anastomose colorretal mecânica término-lateral (técnica de Habr-Gama). Rev Bras Coloproct. 1999;19(Supl 1):71.
71. Haddad J, Melendez JR, Raia AA. Ventajas de la operación de Duhamel en el tratamiento del megacolon congénito y adquirido. Prensa Med Argent. 1969;56(25):1214-8.
72. Bruusgaard C. Volvulus of the sigmoid colon and its treatment. Surgery. 1947;22(3):466-78.
73. Doria OB. Conduta na oclusão aguda do megacólon. Rev Bras Gastroenterol. 1953;5(4):379-92.
74. Moreira H. Tratamento cirúrgico do volvo da sigmoide no megacólon chagásico. Nova técnica cirúrgica. Rev Goiana Med. 1979;25:73-6.

ESTOMAS INTESTINAIS

CAPÍTULO 69

SEÇÃO 69-1

ESTOMAS INTESTINAIS: TÉCNICA E COMPLICAÇÕES

Victor Edmond Seid ▪ Sergio Eduardo Alonso Araujo
Fábio Guilherme Campos

Os estomas representam um componente importante do arsenal do cirurgião geral e do coloproctologista. A confecção adequada e os cuidados no seu manejo e fechamento são fundamentais, tanto para o tratamento de doenças específicas como para a paz de espírito do paciente.

A palavra estoma vem do grego e significa boca, sendo usada em nosso vocabulário como estoma. O estoma é nomeado de acordo com o órgão envolvido, ou seja, uma ileostomia é uma abertura do íleo para a pele, uma colostomia é relacionada ao cólon, uma gastrostomia com estômago e assim por diante.

Um estoma em alça é formado pela exteriorização de um segmento intacto do intestino através da pele e, em seguida, seccionado na face antimesentérica e maturado. Assim, há dois lumens abertos (proximal e distal).

Apesar dos estomas serem utilizados primeiramente como uma forma definitiva de desviar o fluxo fecal, hoje em dia são usados como medida temporária, podendo ser como no estoma terminal muito empregado em quadros agudos, com posterior reconstrução de trânsito planejada ou como um estoma em alça de derivação para proteger uma anastomose no reto baixo ou outras situações de anastomose sob risco aumentado de deiscência.

Neste capítulo, iremos discutir estomas focando principalmente em ileostomias e colostomias.

INDICAÇÕES DE ESTOMA

Os estomas podem ser temporários ou permanentes. Estomas temporários têm objetivo principal de desviar o fluxo de fezes. A indicação mais frequente é na anastomose de alto risco, que é atribuída àquelas localizadas em campo de radiação, no reto baixo (*p. ex.*, proctocolectomia total com bolsa ileal e anastomose íleo anal e cirurgias de excisão total de mesorreto) ou em casos de trauma. Já os estomas permanentes ou definitivos são necessários quando o segmento anorretal foi removido (ressecção abdominoperineal). Outras indicações de estoma permanente incluem incontinência fecal grave e complicações de trauma ou radioterapia (*p. ex.*, fístula retouretral).

É bom lembrarmos que um estoma representa um evento traumático para a maioria dos pacientes, tanto física quanto psicologicamente. Sempre que possível, é recomendada uma discussão detalhada sobre o procedimento proposto, consequências e alternativas. Uma enfermeira estomaterapeuta deve ser inserida no processo antes e após a cirurgia.

ALTERAÇÕES FISIOLÓGICAS

As alterações fisiológicas que ocorrem em pacientes com estoma são principalmente relacionadas à perda de continência e redução da superfície de absorção intestinal, que alteram o equilíbrio hidroeletrolítico, geralmente com poucas consequências nutricionais. No entanto, se removermos ou retirarmos da continuidade intestinal mais de 50 cm de íleo terminal as consequências nutricionais devem aparecer.

FLUXO

O efluxo estomal está diretamente relacionado à localização da abertura no intestino. Colostomias em cólon esquerdo, sigmoide ou distais a este segmento normalmente produzem fezes formadas, que são semelhantes àquelas eliminadas na evacuação normal. Quanto mais proximal o estoma, menor superfície disponível para absorção de água e eletrólitos e assim, mais líquidas são as fezes.

Estomas no cólon direito tendem a produzir maior volume fecal, com a desvantagem adicional de mau cheiro do efluxo, devido aos efeitos de bactérias anaeróbias presentes no cólon. Nesse ponto, a ileostomia leva vantagem sobre a colostomia feita no cólon direito.

Inicialmente, o efluxo tende a ser basicamente aquoso após a criação de uma ileostomia. Em poucos dias a uma semana da retomada de uma dieta normal, o material eliminado se torna mais espesso. O fluxo é afetado pela dieta, ingestão de líquidos, medicamentos e doença de base (*p. ex.*, doença de Crohn). Se uma quantidade substancial de intestino delgado é ressecada, o efluxo tende a ser maior e o paciente está mais propenso à desidratação. Não é incomum encontrarmos alimentos não digeridos nessas circunstâncias. Alimentos mais propensos para isso são o milho, nozes e vegetais. Alguns medicamentos em pílulas também podem não ser processados no intestino delgado, reduzindo a biodisponibilidade desses medicamentos. A maioria dos ileostomizados refere sentir pouco odor do efluxo, porém, determinados alimentos, como ovos e peixes, podem produzir odor mais forte.[1]

VOLUME

Em um indivíduo adulto saudável, cerca de 1.000-2.000 mL de fluido passam através da valva ileocecal diariamente. Esse volume é reduzido na passagem pelos cólons em 80%-90%, para 100-200 mL de fezes que são exoneradas. A menos que o paciente tenha diarreia, a produção de resíduo de uma colostomia do lado esquerdo é semelhante ao de fezes evacuadas por uma pessoa normal, com pouca perda de líquido corporal total e sódio, mesmo nos primeiros dias de pós-operatório, nos quais o débito tende a se tornar líquido e em maior volume.[2]

Embora o débito inicial de uma ileostomia seja elevado e líquido, este também tende a diminuir com o passar dos dias. A produção média de uma ileostomia após passada a fase pós-operatória imediata, na qual o débito pode chegar a 1.000-1.200 ml, é de aproximadamente 200-700 mL, com mediana de cerca de 500 mL por dia.[2]

O volume excretado por uma ileostomia varia bastante entre os pacientes, mas pouco no dia a dia em um único indivíduo. Débito acima de 1.000 mL geralmente causa desidratação.[3-8] Grande ingestão de líquidos normalmente não alteram o fluxo, pois a maior parte é absorvida e excretada pelos rins.[9]

Ileostomizados comumente não têm restrição a uma dieta normal. Diminuição da ingestão de fluidos diminui e engrossa o efluxo, ao passo que alimentos gordurosos e de grandes quantidades de líquidos aceleram o trânsito a aumentam a fluidez dos resíduos.[1] De modo geral, o efluente ileal é ligeiramente ácido com um pH em torno de 6,3.[2] Quando o íleo terminal é ressecado, mas o cólon é mantido, mais sais biliares chegam ao cólon, o que pode resultar em uma diarreia secretória. Isso pode ser amenizado com o uso de agentes orais quelantes de sais biliares, tais como a colestiramina (Questran®).

TRÂNSITO

O fluxo de uma ileostomia é frequente, mas pouco tem relação com refeições ou sono. No entanto, na maioria dos pacientes, a produção aumenta com as refeições e com certos alimentos. Embora os dados sejam limitados, parece que o tempo de trânsito do intestino delgado diminui após a confecção de uma ileostomia, possivelmente devido à hipertrofia da mucosa e ao processo de adaptação. No entanto, os mecanismos desse fenômeno específico ainda não são totalmente conhecidos.

Podemos diminuir o débito de uma ileostomia prolongando-se o tempo de trânsito intestinal com o uso de codeína, loperimida ou Lomotil®, o que permite maior absorção de nutrientes e eletrólitos e menor desidratação.[8,9]

BALANÇO HIDROELETROLÍTICO

A ileostomia excreta cerca de 500 mL de água e 60 mmol de sódio por dia. Isso é 2-3 vezes mais do que é excretado em fezes normais.[2] O volume urinário é até 40% menor em pacientes com ileostomia, enquanto as perdas renais de sódio podem ser reduzidas em até 55%.[10,11] No entanto, apesar de os rins trabalharem para chegar à homeostase, o déficit de água corporal total e de sódio via de regra é uma condição crônica no paciente ileostomizado.[12-14]

FLORA

O íleo terminal normal abriga relativamente poucos microrganismos no indivíduo saudável. Após a criação de uma ileostomia, o íleo distal é rapidamente colonizado por uma variedade de bactérias. Estafilococos, estreptococos e fungos têm seus números aumentados, enquanto *Bacteroides fragilis* é raramente encontrado no efluente de ileostomia. As grandes variações na flora do efluente de ileostomia, transversostomia e fezes normais são os números relativos de anaeróbios com diferença crescente de proximal para distal.[15,16]

NUTRIÇÃO

O cólon tem um papel limitado na manutenção da alimentação normal, trabalhando principalmente para absorver líquido e armazenar as fezes.

Pacientes que necessitam de uma proctocolectomia total são muitas vezes desnutridas por causa da doença de base (Crohn ou retocolite ulcerativa). No entanto, após a operação, eles ganham peso e voltam a ter um balanço nitrogenado positivo, com melhora nutricional.

A perda do íleo terminal resulta em depleção de ácidos biliares e má absorção de gorduras e vitaminas lipossolúveis,[5,17] com destaque para a vitamina B12, necessária para a síntese de hemoglobina normal. Essa vitamina não pode ser adequadamente absorvida em pacientes com a perda ou doença de Crohn acometendo o íleo terminal. Isso resulta em anemia perniciosa ou macrocítica, levando esses pacientes a necessitar de suplementação mensal de vitamina B12 intramuscular ou nasal. Um fator que pode prejudicar a absorção é o crescimento bacteriano no íleo terminal.[18-20]

Cálculos renais podem ser a consequência da desidratação crônica e urina ácida dos ileostomizados. Adição de bicarbonato de sódio na dieta, bem como aumentar a ingestão de líquidos pode ajudar a prevenir tal evento.[21-23]

ESTOMAS TERMINAIS

A maioria das colostomias (cólon esquerdo) é posicionada no quadrante inferior esquerdo da parede abdominal, através do músculo reto abdominal. Já as ileostomias são localizadas distalmente no quadrante inferior direito.

Ocasionalmente, um local mais alto ou mais lateral pode ser escolhido dependendo do tipo físico, cicatrizes, vestuário, extensão do mesentério e comprimento do intestino. Como citado, a marcação é essencial no pré-operatório, sempre que possível, para selecionar o melhor lugar para o estoma.

Um segmento adequado de intestino deve ser mobilizado para permitir que o estoma possa se projetar adequadamente sem tensões indevidas. O suprimento sanguíneo para a porção distal do estoma deve ser preservado.

Da mesma forma, as aberturas na fáscia aponeurótica e na pele precisam ser grandes o suficiente para evitar a oclusão dos vasos mesentéricos e da luz. Ocasionalmente, se houver inflamação extensa, espessamento da parede intestinal ou se a parede abdominal for muito espessa (no paciente obeso), pode ser difícil exteriorizar o segmento intestinal. Essas dificuldades podem ser maiores na confecção de colostomias, nas quais é muitas vezes necessário mobilizar o ângulo esplênico frente a esses obstáculos.

Outro artifício é a ligadura de alguns dos ramos vasculares distais com cuidado para garantir boa perfusão tecidual. O cirurgião não deve hesitar em fazer uma incisão maior da fáscia, porque uma hérnia local é preferível à necrose isquêmica precoce ou retração.

MATURAÇÃO

A técnica de maturação de uma ileostomia ou colostomia é diferente em virtude da natureza do efluente e do tamanho da luz. A ileostomia deve ficar 1-3 cm evertida acima da pele. Isso direciona o fluxo ileal diretamente para a bolsa coletora e minimiza a irritação cutânea causada pelo contato do conteúdo ileal com a pele. Devido ao aspecto de fezes mais formadas, as colostomias podem ser planas, embora uma pequena protrusão seja benéfica para a colocação adequada da bolsa coletora.

Em geral, o estoma é maturado com eversão e sutura da borda evertida na pele. É recomendada colocação de bolsa coletora logo após os curativos, durante o procedimento cirúrgico. Depois de uma longa operação, há uma tendência de se apressar neste procedimento, muitas vezes ficando a cargo de médicos residentes. No entanto, é fundamental para o sucesso da operação e da reabilitação do paciente, gastar o tempo necessário para criar um estoma bem posicionado e com técnica adequada.

Maturação de Ileostomia Terminal

Quatro pontos de material absorvível 3-0 ou 4-0 são colocados para everter o íleo. Esses pontos, de espessura total são colocados equidistantes, na parte inferior, superior, esquerda e direita da borda intestinal. A seguir, passamos a sutura na borda subcuticular da abertura da pele. Uma passagem pela seromuscular da parede ileal ao nível da pele ajuda na eversão. Os quatro pontos são amarrados e o estoma evertido. Um a dois pontos simples são colocados entre aqueles já amarrados para completar a junção cutâneo-mucosa.

A ferida mediana é coberta por uma fina tira de gaze não aderente e em seguida, o saco coletor é acoplado. A abertura na placa deve ser cortada a 5 mm da borda do estoma para prevenir estrangulamento por eventual edema da alça. A bolsa coletora é orientada de modo que fique pendurada ao lado do paciente nos primeiros dias. Uma vez que o paciente deambula normalmente, a bolsa é posicionada em direção aos pés do paciente.

Maturação de Colostomia Terminal

Embora a colostomia do lado esquerdo possa ser mais plana, uma ligeira eversão é preferível para facilitar o manejo e porque o ganho de peso pode resultar em retração do estoma. O procedimento é semelhante à maturação da ileostomia. No entanto, apenas 1 a 2 cm do cólon é exteriorizado. Os quatro pontos cardinais são igualmente passados, porém não precisam incluir a passagem através da camada seromuscular ao nível da pele.

FÍSTULA MUCOSA

O termo fístula mucosa refere-se à extremidade distal da alça intestinal que foi exteriorizada e maturada como um estoma. Normalmente, quando o intestino é seccionado, com ou sem ressecção de um segmento, a extremidade proximal pode ser exteriorizada, por exemplo, como uma ileostomia ou colostomia. Esse segmento é aquele através do qual o conteúdo do intestino se esvazia. A extremidade distal pode ser fechada como em uma cirurgia de Hartmann ou pode ser trazida para a superfície e maturada como uma fístula mucosa, que nada mais é do que uma abertura intestinal que ocasionalmente produz muco.

A fístula mucosa pode ser colocada em vários locais. Classicamente, posiciona-se na extremidade inferior da incisão mediana abdominal, mas também pode ser colocada em local específico, longe da ferida e/ou do estoma ou ainda, pode ser trazida junto ao estoma terminal, com uma pequena abertura. Esse procedimento descrito por Prasad *et al.* é denominado "estoma terminal em alça".[24]

A vantagem principal de uma fístula mucosa é que a porção distal do intestino fica descomprimida, ou seja, quando uma obstrução permanece no cólon distal, como um tumor inoperável, isso pode resultar em uma alça fechada que, quando cheia de muco, secreções ou bactérias, poderia resultar em ruptura e peritonite.

Uma fístula mucosa também pode ser utilizada para acessar o intestino distal para fins de exame local ou de irrigação para lavagem. Também é mais simples de encontrar o segmento distal durante a operação para fechar o estoma. A desvantagem óbvia de uma fístula mucosa é a presença do segundo estoma na parede abdominal do paciente. Apesar de uma fístula mucosa não produzir uma grande quantidade de material, pequenas quantidades de muco podem ser exoneradas de tempos em tempos.

ESTOMAS DERIVATIVOS

Indicações

Uma colostomia ou ileostomia derivativa quase sempre é indicada para cumprir um único objetivo: evitar que o conteúdo fecal chegue a um segmento distal do intestino ou por receio de deiscência (anastomose distal ou difícil) ou para tratamento de uma deiscência (trauma, perfuração ou ruptura de anastomose).

As principais indicações atuais para desviar o trânsito fecal incluem a proteção de anastomoses distais, predominantemente bolsa ileal com anastomose ileoanal ou coloanal, diverticulite complicada, tratamento da fístula de anastomose e sepse pélvica, grande obstrução intestinal, trauma e incontinência fecal.

O estoma em alça terminal descrito por Prasad *et al.*[24] é uma opção de desvio fecal que permite a criação de um estoma derivativo com segmentos intestinais distantes (em associação à ressecção colônica).

A escolha entre essas três opções de estoma para desviar o trânsito intestinal irá ter impacto não só nas complicações perioperatórias, mas também na complexidade do procedimento cirúrgico e posteriormente na qualidade de vida (QV) do ostomizado. Apesar dos estomas em alça normalmente serem de uso temporário, um número significativo nunca será fechado. Como o paciente é obrigado a conviver com o estoma durante vários meses e às vezes para o resto da sua vida, o cuidado para a confecção de um estoma é fundamental.[25,26]

Existe outra controvérsia a respeito da distância entre o estoma e a região distal "a ser protegida". Isso se refere particularmente a operações de urgência sem preparo intestinal, como por exemplo, o tratamento de uma perfuração ou fístulas do cólon.

Todavia, existe a preocupação de que a coluna de fezes entre o estoma e a porção intestinal perfurada/fistulizada continua a contaminar a cavidade peritoneal, impedindo o tratamento adequado da sepse local.

Ileostomia em Alça X Transversostomia em Alça

Ao tratar uma infecção pélvica de origem colorretal ou ao escolher eletivamente desviar o trânsito para a proteção de anastomose pélvica baixa, as principais opções são a transversostomia em alça e a ileostomia em alça. Em quase todas as situações, a ileostomia é a melhor opção, ficando a transversostomia como opção de exceção a ser utilizada em raras ocasiões.[27]

As ileostomias em alça são fáceis de construir, permitem um melhor posicionamento do estoma e são mais bem toleradas pelos ostomizados.

O efluente de ambos os estomas é semelhante em termos de volume e consistência. Portanto, colostomias não oferecem proteção contra distúrbios hidroeletrolíticos ou dermatite. Além disso, o fechamento da ileostomia em alça é mais fácil e seguro. Por outro lado, a transversostomia tem lúmen maior, raramente permanece evertida, frequentemente apresenta prolapso ou retração, normalmente é posicionada na região epigástrica (localização muito inconveniente) e apresenta significativo odor fétido.

Williams e colaboradores, em ensaio prospectivo randomizado, compararam a transversostomia em alça com a ileostomia em alça de proteção eletiva para anastomoses colorretais distais. [28] Tanto ileostomias quanto colostomias desviaram o trânsito fecal de forma satisfatória. No entanto, as complicações foram duas vezes mais comuns nas transversostomia quando comparadas com as ileostomias.

Infecção no momento da confecção e no fechamento, odor, vazamento e problemas de pele foram significativamente maiores nos pacientes com colostomia transversa. Além disso, as visitas ao estomaterapeuta foram necessárias em 58% dos portadores de colostomia *versus* 18% dos pacientes com ileostomia.

Outros autores apresentaram resultados e conclusões semelhantes. [29,30] Finalmente, a ocorrência de hérnia no sítio do fechamento de estoma é muito mais frequente na transversostomia.[31,32]

Considerando os dados da literatura atual, a ileostomia em alça deve ser o procedimento de escolha para a derivação de anastomoses colorretais. A ileostomia tem menor volume, pode ser localizada no quadrante inferior direito ao invés do quadrante superior direito, como na transversostomia em alça; é menos cheirosa e de mais fácil manuseio. Além disso, o fechamento da ileostomia em alça é um procedimento mais fácil e com menos complicações do que a colostomia em alça. [33]

Colostomia em Alça

A colostomia pode ser criada com qualquer segmento comunico que possa ser mobilizado para alcançar a parede abdominal. No entanto, dois locais são geralmente usados: o cólon transverso e o cólon esquerdo (sigmoide ou descendente). Hoje em dia, a colostomia em alça é raramente indicada. Se necessário, uma transversostomia em alça pode ser criada de maneira semelhante a qualquer colostomia em alça e maturada no quadrante superior direito do abdome.

Ileostomia em Alça

A ileostomia em alça é feita usando a porção mais distal do íleo disponível que chega sem tensão ao local do estoma abdominal e sem causar tensão na anastomose distal (particularmente, em caso de desvio de anastomose ileoanal em cirurgia de bolsa ileal). Na maior parte dos casos, o segmento exteriorizado fica 10-15 cm proximal à valva ileocecal. Ocasionalmente, é necessária a mobilização do ceco e das aderências do íleo terminal ao retroperitônio.

Estoma "Terminal em Alça"

Este tipo de estoma descrito por Unti *et al.*[34] oferece a vantagem de possibilitar um estoma bem evertido, em que a laparotomia não é necessária para o seu fechamento e proporcionando desvio completo das fezes, além de descompressão da extremidade distal. Além disso, podem ser criados com segmentos intestinais remotos (em associação à ressecção intestinal).

FECHAMENTO DE ESTOMA EM ALÇA

O fechamento de um estoma é geralmente um procedimento simples. Mais de 95% dos casos podem ser executados localmente no sítio do estoma sem ter de reabrir a incisão abdominal principal prévia. Ocasionalmente, procedimentos adicionais podem ser necessários no momento do fechamento do estoma como a reparação de uma hérnia paraestomal ou lise de aderências.

Por outro lado, o fechamento de um estoma terminal é um processo muito mais amplo em que a abordagem intra-abdominal é geralmente necessária. A reconstrução intestinal na cirurgia de Hartmann, especialmente se a extremidade distal está na pelve, pode ser tão difícil como qualquer outro procedimento de ressecção. Assim, esse procedimento deve ser realizado com as mesmas precauções, preparação e preocupação como qualquer ressecção de cólon.

O intervalo de tempo entre a criação do estoma e o fechamento irá variar dependendo da cirurgia original e da condição do paciente. Recomenda-se esperar a diminuição do processo inflamatório local e o momento em que as aderências estão mais frouxas (tempo médio de 12 semanas).

A maioria dos estomas temporários é fechada em 2-3 meses. O intervalo de seis semanas é o período mínimo, sob risco de se encontrar aderências mais intensas. Períodos de 1-2 semanas ou períodos muito longos de até muitos anos são utilizados ocasionalmente. Longos períodos de tempo podem estar associados à colite de desuso ou proctite, já que o intestino normalmente obtém seus nutrientes fundamentais como a glutamina, a partir do conteúdo que passa na sua luz. A irrigação colônica com solução de ácidos graxos de cadeia curta pode melhorar esse problema quando o cólon está envolvido e o paciente apresenta sintomas. A atrofia e a estenose do segmento distal podem ocorrer raramente na enterite de desuso.

O fechamento de um estoma em alça pode ser restabelecido por sutura manual término-terminal ou por anastomose mecânica látero-lateral. Se a opção for a sutura manual, o primeiro passo é liberar as aderências e a junção mucocutânea deve ser removida, assim como devemos reduzir a eversão da alça intestinal. Assim, as bordas intestinais a serem suturadas ficam limpas e bem apostas.

Atualmente, existe a tendência de se realizar anastomose látero-lateral mecânica. Esse tipo de anastomose provou ser confiável e mais rápido. Além disso, o calibre maior da anastomose favorece o retorno do trânsito intestinal normal.

RECONSTRUÇÃO DE TRÂNSITO EM CIRURGIA DE HARTMANN

A cirurgia de Hartmann é classicamente indicada quando uma anastomose primária não é possível ou segura, como ocorre em alguns casos de trauma, obstrução do cólon, diverticulite aguda e colite tóxica ou megacólon. Normalmente, há ressecção intestinal seguida de colostomia terminal e sepultamento do reto alto. Em alguns casos, todo o cólon pode ser removido, como na colite tóxica, ficando uma ileostomia terminal e o reto sepultado. Em qualquer caso, o objetivo é restabelecer a continuidade do trânsito intestinal com anastomose colorretal ou ileorretal.

Embora isso possa ser realizado utilizando a sutura manual, o método mais aplicado atualmente é o duplo grampeamento. Pode-se realizar o procedimento por laparoscopia se as aderências abdominais não forem muito extensas.[35]

Nesse tipo de reconstrução de trânsito, a cavidade abdominal é acessada através de incisão da incisão antiga ou por laparoscopia. Eventuais aderências são liberadas conforme necessário e o coto retal é identificado. Normalmente, não são exigidas grandes mobilizações de alças ou do reto, se uma anastomose grampeada é planejada. O estoma é dissecado e trazido para a cavidade abdominal, com a ressecção da pele e da junção mucocutânea. Realiza-se, então, a anastomose colorretal ou ileorretal por duplo grampeamento. O grampeador circular deve ser calibrado com o diâmetro do reto e da alça intestinal e de modo geral, grampeadores com tamanho de 29 ou 33 mm são utilizados para a realização de anastomose colorretal, enquanto o grampeador de 25 ou 29 mm é mais adequado na anastomose ileorretal. É recomendado que a anastomose seja testada com o ar ou líquido e os anéis resultantes do grampeamento sejam examinados, no sentido de se detectar falhas do grampeamento.

RESULTADOS DO FECHAMENTO DE ESTOMAS

O fechamento de estoma em alça ainda é uma operação associada à significativa mortalidade e morbidade. Poucos estudos abordam esses aspectos de forma convincente.[36-41] Felizmente, o risco de morte perioperatória é bastante baixa (0%-2%). A maioria dessas mortes é atribuível às condições não cirúrgicas, tais como doença cardíaca ou embolia pulmonar, sendo mais raro ocorrer morte por sepse decorrente de deiscência de anastomose.

As taxas globais de complicação global giram em torno de 15%-30%, embora existam estudos que relatam uma incidência de 2,4% para 57%. Essas diferenças são, provavelmente, relacionadas à natureza das complicações (atribuída ao fechamento do estoma ou não) e ao tipo de seguimento. Não há diferenças consistentes entre os pacientes submetidos ao estoma, em caráter de urgência ou eletivo.[36-48]

As complicações mais comuns do fechamento de estoma em alça são a infecção da ferida (9%-34%), obstrução intestinal (0%-10%), fístula (0%-5%) e deiscência (0%-3%). A estenose de anastomose (0%-1%) e abscesso intraperitoneal (0%-1%) são bastante raras. Os problemas em longo prazo, tais como hérnia incisional e obstruções do intestino delgado, não são incomuns com taxas crescentes ao longo do tempo, a partir de 2% a 10% ou mais para essas complicações.[36-38,42,43,49-51]

Os fatores de risco que aumentam as taxas de complicações do fechamento de estoma incluem diabetes, idade avançada, tipo de estoma, aumento do tempo operatório e perda sanguínea excessiva.[43] Em diversos estudos, foram fatores de grande importância o uso crônico de esteroides e hipoalbuminemia.[46] A combinação de fatores, tais como diabetes e doença renal, cardíaca ou pulmonar, parecer oferecer complicações ainda mais frequentes.[41]

Com relação à técnica cirúrgica, a simples sutura da parede anterior do estoma tem uma menor taxa de complicação, comparando-se com a ressecção intestinal e a anastomose, porém, não há consenso a esse respeito.[44,52,53] Anastomose mecânica e manual parecem ter eficácia igual no fechamento de colostomia.[45,54]

Phang *et al.*,[55] da Universidade de Minnesota, analisaram uma extensa série de fechamento de ileostomia em alça, com três técnicas diferentes: sutura simples para fechamento da enterotomia, ressecção com anastomose manual e anastomose mecânica. A taxa de complicação global foi de 24%, com destaque a infecções de feridas (14%), obstruções intestinais (5%) e deiscência (3%). Houve um óbito (0,3%), atribuído ao evento cardíaco. A única diferença entre os grupos foi na taxa de obstrução: maior nos pacientes que foram submetidos à ressecção com anastomose manual (12%) e menor com a sutura simples da enterotomia (2,3%).

Em um estudo randomizado realizado na Cleveland Clinic, Hull *et al.*[56] demonstraram que a anastomose mecânica e manual foram equivalentes em termos de complicações, assim como o tempo de retomada do trânsito intestinal e o tempo de permanência hospitalar. A única diferença encontrada foi o tempo de cirurgia, o procedimento grampeado foi ligeiramente mais rápido. Outros autores também têm encontrado equivalência entre essas duas técnicas.[52]

O tempo de fechamento de estomas em alça tem sido um assunto acaloradamente debatido por anos. Alguns acreditam que o fechamento precoce, mesmo durante a internação original, reduz custos e acelera a recuperação. Outros acreditam que o fechamento precoce resulta em maiores taxas de complicação. Uma revisão cuidadosa da literatura encontrou 11 estudos com dados específicos que apoiam o fecho tardio, em geral após três meses e apenas dois que não encontraram diferenças entre o fechamento tardio e precoce.[37,42,45,53,57,58] A maioria dos cirurgiões recomenda um intervalo de 2 a 3 meses

Os dados da literatura atual suportam o fato de que as ileostomias em alça têm um menor índice de complicações comparadas às colostomias em alça. O fechamento desses estomas também pode diferir na morbidade, embora os dados a esse respeito sejam limitados.[52,58,59]

A reconstrução intestinal pós-Hartmann é uma operação maior, com todos os riscos de qualquer ressecção e anastomose, em um cenário de reoperação. A maioria dos autores também considera que atrasar o fechamento por três meses é benéfico nessa situação.[58,60-62] Recentemente, vários relatos de sucesso de fechamento de Hartmann por laparoscopia têm aparecido, em que pese as casuísticas pequenas desses relatos.[63-66] Parece ser uma abordagem razoável, no entanto, deve haver um limite baixo para a conversão para a cirurgia convencional.

ESTOMA VIDEOASSISTIDO

Estomas terminais e em alça podem ser criados com auxílio da laparoscopia. É necessário destacar que as indicações de estoma permanecem as mesmas e o processo de maturação é idêntico ao utilizado na técnica convencional. Os relatos iniciais de cirurgias bem-sucedidas na criação de estoma começaram a aparecer em 1991.[67-69] Desde então, muitos autores têm publicado suas casuísticas com bastante entusiasmo.

Em grande parte dos casos de ileostomia videoassistida, a laparoscopia só é necessária para facilitar a seleção adequada e identificação de um segmento ileal adequado, bem como assegurar a correta maturação do coto proximal.

Na colostomia videoassistida, assim como na ileostomia videoassistida, se o cólon sigmoide é redundante e tem mínimas aderências retroperitoneais, a correta identificação e orientação do cólon sigmoide são os maiores benefícios da laparoscopia. Se, no entanto, o sigmoide é curto e relativamente fixo, então a laparoscopia permite a dissecção e liberação adequada do sigmoide. Outra vantagem do uso da laparoscopia pode ser observada em casos de tumores abdominais irressecáveis ou de carcinomatose. Nessas situações, a laparoscopia documenta a doença de base, bem como permite um estadiamento mais adequado e também a realização de biópsias.

COMPLICAÇÕES DOS ESTOMAS

Apesar dos avanços significativos na técnica cirúrgica e estomaterapia, as complicações após a criação de estomas ainda são comuns. A taxa de complicações na literatura varia amplamente de 10% a 70%, dependendo do estudo, tempo de seguimento e definição de uma "complicação". Estudos que reportam unicamente complicações que necessitaram de revisão cirúrgica, obviamente, têm complicações em menor número ao relatar apenas problemas que exigem a cirurgia revisional e descrevem, de maneira evidente, uma taxa muito menor de complicações.

As complicações relacionadas ao estoma podem ser classificadas como metabólica ou estrutural. Entre as complicações de tratamento clínico, as complicações precoces mais comuns são dermatite periestomal, problemas de alto fluxo e isquemia. As complicações tardias mais frequentes incluem desidratação e litíase renal, colelitíase em pacientes com ileostomia, hemorragias em pacientes com doença hepática e recidiva da doença de base, por exemplo, doença de Crohn.

Incidência

A prevalência de complicação do estoma intestinal foi avaliada em uma série de publicações. Em estudo realizado no condado de Cook, a incidência de complicações do estoma foi determinada em 1.616 pacientes, dos quais 34,2% desses indivíduos apresentaram complicação relacionada ao estoma, 27,7% com complicações precoces e 6,5% tardias. Essa publicação também avaliou a localização dos diversos estomas e os riscos de complicação.

O local com o maior risco é a ileostomia em alça com uma taxa de quase 75%. A outra localização de estoma com taxa de complicações superior a 50% foi a colostomia terminal do cólon descendente com 65%. A localização de estoma intestinal com o menor risco de complicações foi a transversostomia terminal, com apenas 5,8% de complicações gerais.[70]

Em uma publicação de Hong Kong com 316 pacientes e 322 estomas, foi abordado o tipo específico de complicação associado à cada localização do estoma.[71] A hérnia paraestomal foi mais comum na sigmoidostomia terminal, embora tenha sido frequente em todos os tipos de estoma, exceto nas ileostomias. A estenose do estoma prevaleceu na sigmoidostomia em alça, o prolapso na transversostomia e a dermatite na ileostomia.

Os principais fatores de risco para essas complicações foram avaliados em diversas publicações, incluindo uma série de casos da Holanda, em que a confecção de estomas em cirurgias de emergência foi significativamente associada à necrose do estoma e complicações relacionadas ao alto fluxo.[72] A obesidade foi relacionada como fator agravante para a necrose do estoma. Entre as principais doenças que levam à formação do estoma, a doença de Crohn e a colite isquêmica foram associadas ao risco aumentado para complicações.

A doença de Crohn também foi colocada como fator de risco para retração e isquemia em uma série de 266 pacientes com 345 estomas, publicada pela Louisiana State University.[73] Em outro estudo de Swansea, no Reino Unido,[74] foram verificados quais os fatores de risco associados de forma independente com complicações. Doença inflamatória intestinal e obesidade foram associadas ao maior risco. A visita pré-operatória por um enfermeiro enterostomal foi associada a um risco significativamente reduzido de complicações e a cirurgia de emergência foi um fator de risco independente para dermatite. O diabetes foi associado a problemas tardios de pele.

Dermatite Periestomal

Esta complicação parece ser mais observada em pacientes com ileostomia devida ao débito alcalino, líquido e de elevada atividade cáustica enzimática,[75] o que evidencia a necessidade de técnica adequada quando uma ileostomia é criada. Nugent *et al.*[76] descreveram os resultados de um estudo com questionários de qualidade de vida em 391 ostomizados. Cinquenta e um por cento relataram "rash" cutâneo e 36% haviam experimentado dermatite com secreção, ambos os problemas foram mais frequentes em ileostomias. Trinta por cento dos pacientes com colostomia e 55% com ileostomia tiveram reação à placa adesiva da pele. No entanto, apenas 8% dos ostomizados relataram ser a dermatite periestomal um problema de elevado grau de dificuldade.

Embora seja provavelmente inevitável um menor grau de irritação da pele em certas ocasiões, a maioria dos casos de irritação da pele é potencialmente evitável. A marcação pré-operatória por um estomaterapeuta pode ajudar a assegurar a localização adequada do estoma e a aplicação adequada das bolsas coletoras minimizam o efeito nocivo irritativo que ocorre com o vazamento do conteúdo ileal na pele desprotegida. Os pacientes também precisam ser monitorados para reações alérgicas aos componentes dos equipamentos coletores. No entanto, mesmo os aparelhos mais apropriados ao redor do estoma mais bem feito vão apresentar problemas de vazamento, se o esvaziamento frequente da bolsa não for praticado e os cuidados com a pele periestomal forem negligenciados.

Atenção especial deve ser dada aos pacientes idosos que podem ter limitações de visão ou de destreza. Pacientes com estoma de alto débito estão particularmente em risco de irritação da pele e ulceração. A obesidade é associada ao aumento do risco de irritação da pele, que é provavelmente decorrente de problemas técnicos com a confecção do estoma.[72]

O paciente deve ser orientado a evitar cremes ou pomadas que podem interferir na aderência da bolsa coletora. No pós-operatório, o estoma tenderá a tornar-se menos edemaciado e o abdome menos distendido. Assim, é bastante comum a necessidade de "reduzir" o tamanho da placa da bolsa coletora na primeira visita pós-operatória para minimizar a pele exposta. A troca muito frequente da bolsa coletora pode causar dano na pele periestomal, no entanto, um intervalo muito longo entre as trocas pode ser associado à erosão da barreira protetora.

Mesmo com a ajuda de um excelente terapeuta, infecções cutâneas específicas podem ocorrer. Deve-se suspeitar de infecção causada por fungos, quando há uma erupção de cor vermelha ao redor do estoma com lesões satélites associadas. Isso normalmente é tratado com antifúngico em pó. Se a dermatite se apresentar precisamente no entorno da placa coletora, então a hipótese principal é de alergia. A irritação da pele também pode estar associada à reativação de doença inflamatória intestinal ou o desenvolvimento de piodermite gangrenosa. Os antibióticos, esteroides, adequação da bolsa coletora e aplicações locais de fator de crescimento de epiderme são utilizados na tentativa de resolver o pioderma. Não há nenhuma correlação com a atividade da doença de Crohn em parte remota do intestino e da ocorrência de pioderma ao redor do estoma.

Estoma de Alto Fluxo

Esta condição é geralmente observada em associação às ileostomias, sendo menos frequente nas colostomias. Diarreia e desidratação ocorrem em 5%-20% dos pacientes com ileostomia, sendo a maior incidência no período pós-operatório imediato. As ileostomias normalmente funcionam em torno do 3º ou 4º dia pós-operatório.[75] O pico de fluxo ocorre geralmente no 4º dia pós-operatório, com débitos de até 3 litros

Um problema frequente é a hiponatremia, já que o efluente da ileostomia é rico em sódio. A janela de vulnerabilidade para desidratação parece estar entre o 3º e o 8º dia pós-operatório, no entanto o intestino delgado normalmente adapta-se e há uma progressiva diminuição no fluxo estomal. Os pacientes com ileostomia e que tiveram ressecção de parte do intestino delgado permanecem com risco aumentado de desidratação, que, na maioria das vezes, é facilmente administrada com a reidratação oral baseada em produtos isotônicos comumente disponíveis no mercado.

Os pacientes que perderam superfície de absorção intestinal considerável em virtude da ressecção e/ou os indivíduos com doença de Crohn recorrente ou residual ativa estão em maior risco de desidratação. Além da perda de área de superfície de absorção ileal, a ressecção também remove o estímulo de gordura ou carboidratos complexos do assim chamado "freio ileal", que retarda o esvaziamento gástrico e o trânsito do intestino delgado.[77] Esses pacientes podem necessitar de um período de hidratação e nutrição parenteral para a manutenção de fluidos e eletrólitos.

A diarreia associada à ileostomia pode ser tratada em suas formas mais brandas, com suplementos de fibras ou colestiramina, os quais tornam o efluente ileal mais espesso, mas não alteraram o balanço hídrico. Os opiáceos também podem ser utilizados para diminuir o trânsito intestinal. Nos casos refratários, análogos da somatostatina são utilizados com algum sucesso. A somatostatina reduz a excreção de sal e água e diminui a motilidade do trato gastrintestinal. No entanto, seu uso clínico tem sido motivo de controvérsias.[78,79]

Existem relatos de bons resultados com o uso de infusão do efluente ileal nos segmentos distais de estomas, visando impedir a desidratação em pacientes com estomas em alça, até que a continuidade gastrintestinal possa ser restaurada. Alguns autores demonstraram desmame da nutrição parenteral em um número considerável de pacientes com essa medida.[80]

Nefrolitíase

Um problema comum em pacientes com ileostomia é o desenvolvimento de cálculos no trato urinário. A perda de água, sódio e bicarbonato nas fezes reduz o pH e o volume urinário.[81] Levando-se em conta que aproximadamente 4% da população em geral desenvolve cálculos urinários, a incidência nos pacientes com uma ileostomia é praticamente o dobro.

Os cálculos de ácido úrico compreendem menos de 10% dos cálculos na população em geral e nos pacientes com ileostomia, eles representam 60% dos cálculos. Há também um aumento na incidência de cálculos de oxalato de cálcio[82] e, assim, os alimentos ricos em oxalato, como espinafre, devem ser evitados por ileostomizados.

Obstrução Intestinal

A obstrução intestinal é a complicação mais comum após a criação de um estoma. Aproximadamente 23% dos pacientes com ileostomia evoluem com obstrução intestinal. As aderências são provavelmente a causa mais comum, mas a torção do intestino delgado e a hérnia interna são causas frequentes. Embora seja comumente mencionado que a sutura do mesentério na parede abdominal lateral possa prevenir volvo e/ou obstrução intestinal, análises retrospectivas não demonstram qualquer benefício com essa manobra. O tratamento não é diferente para outros pacientes que apresentam obstrução intestinal mecânica por outras causas.

No entanto, atenção especial deve ser dada à obstrução pelo bolo alimentar. Muitos pacientes com ileostomia desenvolvem os sinais e sintomas de obstrução intestinal, tendo como causa o acúmulo de comida mal mastigada ou mal digerida (*p. ex.*, pipoca, amendoim, frutas frescas, carne e legumes). Uma história cuidadosa pode diagnosticar o problema. A possibilidade de uma obstrução pelo bolo alimentar deve ser considerada em qualquer paciente com uma ileostomia que tem evidência radiológica de obstrução distal. Um dedo bem lubrificado pode ser inserido cuidadosamente no estoma para sentir o alimento impactado. A irrigação local com solução salina auxilia na desobstrução e, eventualmente, um enema com contraste hidrossolúvel através do estoma obstruído pode também ser um procedimento diagnóstico e terapêutico por desalojar o bolo alimentar.

Isquemia

Edema e congestão venosa são muito comuns depois da confecção de estoma em razão, basicamente, do trauma e da compressão das vênulas do mesentério que atravessam a parede abdominal. Normalmente a isquemia é autolimitada e não requer tratamento. Entretanto, processos isquêmicos mais importantes podem ocorrer especialmente em pacientes obesos. Muitas vezes, isso está relacionado à tensão no mesentério ou excessiva dissecção mesentérica.

O estoma de viabilidade questionável deve ser avaliado com endoscopia rígida com auxílio de um tubo de ensaio de vidro ou por endoscopia flexível. Se o estoma for viável ao nível da fáscia aponeurótica, o paciente pode ser cuidadosamente tratado clinicamente. No entanto, se houver dúvida sobre a viabilidade do estoma, a revisão imediata é necessária.

Isquemia precoce é observada em 1%-10% das colostomias e 1%-5% das ileostomias.[83] Assim, todo esforço deve ser feito na construção do estoma original para garantir fluxo vascular e viabilidade perfeitos.

Hemorragia

Hemorragia tardia do estoma pode ser causada por trauma direto, mas sangramento intenso geralmente é causado por hipertensão portal e desenvolvimento de varizes junto ao estoma, especialmente em pacientes com ileostomia.

Muitas estratégias terapêuticas foram descritas para essa condição, mas nenhuma delas validada por estudo clínico rigoroso. Correção da coagulopatia e compressão direta são os primeiros passos importantes. A escleroterapia ou tratamento por alguma forma de derivação porto-sistêmica oferece melhor resultado em curto prazo, porém em longo prazo, os resultados são controversos. A colocação de um desvio portossistêmico intra-hepático transjugular ou TIPS (*transjugular intrahepatic portosystemic shunt*) é uma alternativa mais conservadora que deve ser considerada. De modo geral, a revisão do estoma não fornece uma solução duradoura.

Complicações Cirúrgicas

As complicações cirúrgicas de formação do estoma intestinal podem ser divididas em precoce e tardia; após a sua construção e aquelas que ocorrem após o fechamento do estoma. As complicações precoces da construção do estoma incluem necrose, retração, irritação da pele, obstrução intestinal, infecção da ferida operatória e sepse. As complicações tardias são prolapso, hérnia periestomal, irritação da pele e fístula local. As complicações relacionadas ao fechamento incluem infecção de ferida operatória, fístula anastomótica, deiscência de anastomose, obstrução intestinal e hérnia incisional (periestomal).

Fechamento de Estoma

Existem dois estudos randomizados que compararam anastomose manual e anastomose mecânica para o fechamento de estoma, o primeiro em pacientes submetidos ao fechamento de ileostomia após cirurgia de bolsa ileal[56] e o segundo em um grupo mais heterogêneo de pacientes.[54] A única complicação cirúrgica catalogada em ambos os ensaios foi o risco de obstrução intestinal após o fechamento. Esse risco foi significativamente menor em pacientes submetidos à anastomose mecânica em comparação à anastomose manual.

A eliminação de flatos foi relatada ser mais precoce entre os pacientes com anastomose mecânica, embora o tempo de internação tenha sido equivalente em ambos os estudos. No segundo ensaio, o risco de fístula e infecção de ferida foi ligeiramente inferior entre os pacientes com anastomose mecânica.

Hérnia/Prolapso Estomal

A dificuldade em escolher a melhor abordagem terapêutica para hérnia paraestomal é mais bem descrita em uma profunda revisão de Carne e coautores.[84] Na referida análise, a incidência de hérnia em qualquer lugar varia de 0% a 48,1%. Grande parte dessa variação pode ser atribuída à definição. Alguns autores só dão o diagnóstico de hérnia paraestomal para herniações que dificultem o paciente de manter a bolsa coletora ou aquela que causa sintomas obstrutivos.

O risco de reincidência é um fator a ser considerado no tratamento da hérnia paraestomal, já que os índices encontrados na literatura são tão elevados, que cabe discutir se não deve ser a revisão cirúrgica limitada aos pacientes com sintomas obstrutivos ou com dores locais recorrentes.

A prevenção da hérnia paraestomal inclui a discussão dos seguintes parâmetros: o sítio do estoma e sua relação com os músculos retoabdominais, o tamanho da abertura na parede, o uso profilático de tela em vários níveis na parede abdominal e a fixação do estoma à fáscia abdominal.

Seis estudos examinaram o efeito da passagem do estoma transretal-abdominal para evitar a hérnia. A maioria dos autores concluiu que não fazia diferença.

O uso profilático de tela em volta do estoma tem sido motivo de estudo. Em ensaio clínico randomizado com pacientes submetidos a estoma permanente, de 54 pacientes com tela, nenhum desenvolveu hérnia, enquanto oito dos 27 sem tela sofreram esta complicação. Não houve obstrução intestinal em qualquer um desses pacientes.[85] Outras séries de casos de uso profilático de tela descreveram estenose do estoma, erosão e infecções relacionadas à colocação da tela, o que tendeu a fazer essa técnica não desfrutar de grande popularidade.

As opções disponíveis para correção de hérnia paraestomal incluem o reparo tecidual direto local, relocação do estoma com o fechamento da abertura primária, bem como a aplicação de tela ao redor do estoma em vários níveis dentro da parede abdominal. Mais uma vez, não há ensaios clínicos randomizados comparando qualquer uma dessas técnicas.

Para pacientes com prolapso, a amputação local e a reanastomose podem ser empregadas, muitas vezes com baixa morbidade. A melhor operação a ser realizada em indivíduos com complicações significativas é o fechamento do estoma intestinal, que deve ser feito sempre que possível.

REFERÊNCIAS BIBLIOGRÁFICAS

1. Gazzard BG, Saunders B, Dawson AM. Diets and stoma function. Br J Surg. 1978;65(9):642-44.
2. Hill GL. Physiology of conventional ileostomy. In: Dozois RR, ed. Alternatives to conventional ileostomy. Chicago: Yearbook Medical Publishers; 1985. p. 31-5.
3. Crawford N, Brooke BN. Ileostomy chemistry. Lancet. 1957;1:864-67.
4. Smiddy FG, Gregory SD, Smith IB, Goligher JC. Faecal loss of fluid, electrolytes and nitrogen in colitis before and after ileostomy. Lancet. 1960;1(7114):14-9.
5. Kramer P, Kearney MM, Ingelfinger FJ. The effect of specific foods and water loading on the ileal excreta of ileostomized human subjects. Gastroenterology. 1962;42:535-46.
6. Kanaghinis T, Lubran M, Coghill NF. The composition of ileostomy fluid. Gut. 1963;4(4):322-8.
7. Hill GL, Millward SF, King RF, Smith RC. Normal ileostomy output: close relation to body size. Br Med J. 1979;2(6194):831-2.
8. Newton CR. Effect of codeine phosphate, Lomotilâ and Isogelâ on ileostomy function. Gut. 1978;19(5):377-83.
9. King RF, Norton T, Hill GL. A double-blind cross-over study or the effect of loperimide hydrochloride and codeine phosphate on ileostomy output. Aust N Z J Surg. 1982;52(2):121-4.
10. Gallagher ND, Harrison DD, Skyring AP. Fluid and electrolyte disturbances in patients with long established ileostomies. Gut. 1962;3(3):219-23.
11. Bambach CP, Robertson WG, Peacock M, Hill GL. Effect of intestinal surgery on the risk of urinary stone formation. Gut. 1981;22(4):257-63.
12. Clarke AM, Chirnside A, Hill GL, Pope G, Stewart MK. Chronic dehydration and sodium depletion in patients with established ileostomies. Lancet. 1967;2(7519):740-3.
13. Hill GL, Goligher JC, Smith AH, Mair WS. Long term changes in total body water, total exchangeable sodium and total body potassium before and after ileostomy. Br J Surg. 1975;62(7):524-7.
14. Cooper JC, Laughland A, Gunning EJ, Burkinshaw L, Williams NS. Body composition in ileostomy patients with and without ileal resection. Gut. 1986;27(6):680-5.
15. Finegold SM, Sutter VL, Boyle JD, Shimada K. The normal flora of ileostomy and transverse colostomy effluents. J Infect Dis. 1970;122(5):376-81.
16. Gorbach SL, Nahas L, Wenstein L, Levitan R, Patterson JF. Studies of intestinal microflora. IV. The microflora of ileostomy effluent: a unique microbial ecology. Gastroenterology. 1967;53(6):874-80.
17. Percy-Robb IW, Jalan KN, McManus JP, Sircus W. Effect of ileal resection on the bile salt metabolism in patients with ileostomy following proctocolectomy. Clin Sci. 1971;41(5):371-82.
18. Gorbach SL, Tabaqchali S. Bacteria, bile and the small bowel. Gut. 1969;10(12):963-72.
19. Hultén L, Kewenter J, Persson E, Ahrén C. Vitamin B12 absorption in ileostomy patients after operation for ulcerative colitis. Scand J Gastroenterol. 1970;5(2):113-6.
20. Dotevall G, Kock NG. Absorption studies in regional enterocolitis (Mb. Crohn). Scand J Gastroenterol. 1968;3(3):293-8.
21. Modlin M. Urinary calculi and ulcerative colitis. Br Med J.;3(5821):292.
22. Fukushima T, Sugita A, Masuzawa S, Yamazaki Y, Takemura H, Tsuchiya S. Prevention of uric acid stone formation by sodium bicarbonate in an ileostomy patient: a case report. Jpn J Surg. 1988;18(4):465-8.
23. Christl SU, Scheppach W. Metabolic consequences of total colectomy. Scand J Gastroenterol. 1997; 222(Suppl):20-4.
24. Prasad ML, Pearl RK, Abcarian H. End-loop colostomy. Surg Gynecol Obstet. 1984;158(4):380-2.
25. Winkler MJ, Volpe PA. Loop transverse colostomy. The case against. Dis Colon Rectum. 1982;25(4):321-6.
26. Rutegard J, Dahlgren S. Transverse colostomy or loop ileostomy as diverting stoma in colorectal surgery. Acta Chir Scand. 1987;153(3):229-32.
27. Boman-Sandelin K, Fenyö G. Construction and closure of loop transverse colostomy. Dis Colon Rectum. 1985;28(11):772-4.
28. Williams NS, Nasmyth DG, Jones D, Smith AH. De-functioning stomas: a prospective controlled trial comparing loop ileostomy with loop transverse colostomy. Br J Surg. 1986;73(7): 566-70.
29. Kockerling F, Parth R, Meissner M, Hohenberger W. Ileostomy–cecal fistula–colostomy—which is the most suitable fecal diversion method with reference to technique, function, complications and reversal? Zentralbl Chir. 1997;122(1):34-8.
30. Arumugam PJ, Beynon J, Morgan AR, Carr ND. Randomized clinical trial comparing loop ileostomy and loop transverse colostomy for faecal diversion following total mesorectal excision. Br J Surg. 2002;89(6):704-8.
31. Gooszen AW, Geelkerken RH, Hermans J, Lagaay MB, Gooszen HG. Quality of life with a temporary stoma: ileostomy vs. colostomy. Dis Colon Rectum. 2000;43(5):650-5.
32. Edwards DP, Leppington-Clarke A, Sexton R, Heald RJ, Moran BJ. Stoma-related complications are more frequent after transverse colostomy than loop ileostomy: a prospective randomized clinical trial. Br J Surg. 2001;88(3):360-3.
33. Hulten L. Enterostomies—technical aspects. Scand J Gastroenterol Suppl. 1988;149:125-35.
34. Unti JA, Abcarian H, Pearl RK, Orsay CP, Nelson RL, Prasad ML, et al. Rodless end-loop stomas. Seven-year experience. Dis Colon Rectum.;34(11):999-1004.
35. O'Connor TJ, Gaskin TA, Isobe JH. Reestablishing continuity after the Hartmann operation: use of the EEA stapling device. South Med J. 1983;76(1):90.
36. Yajko RD, Norton LW, Bloemendal L, Eiseman B. Morbidity of colostomy closure. Am J Surg. 1976;132(3):304-6.
37. Wheeler MH, Barker J. Closure of colostomy—a safe procedure? Dis Colon Rectum. 1977;20(1):29-32.
38. Chapius P, Killingback M. Colostomy closure: technique and morbidity. Aust N Z J Surg. 1979;49(3):363-8.
39. Samhouri F, Grodsinsky C. The morbidity and mortality of colostomy closure. Dis Colon Rectum. 1979;22(5):312-4.
40. Khoury DA, Beck DE, Opelka FG, Hicks TC, Timmcke AE, Gathright JB Jr. Colostomy closure. Ochsner Clinic experience. Dis Colon Rectum. 1996;39(6):605-9.
41. Ghorra SG, Rzeczycki TP, Natarajan R, Pricolo VE. Colostomy closure: impact of preoperative risk factors on morbidity. Am Surg. 1999;65(3):266-9.

42. Mirelman D, Corman ML, Veidenheimer MC, Coller JA. Colostomies–indications and contraindications: Lahey Clinic experience, 1963–1974. Dis Colon Rectum. 1978;21(3): 172-6.
43. Garber HI, Morris DM, Eisenstat TE, Coker DD, Annous MO. Factors influencing the morbidity of colostomy closure. Dis Colon Rectum. 1982;25(5):464-70.
44. Salley RK, Bucher RM, Rodning CB. Colostomy closure. Morbidity reduction employing a semi-standardized protocol. Dis Colon Rectum. 1983;26(5):319-22.
45. Pittman DM, Smith LE. Complications of colostomy closure. Dis Colon Rectum. 1985;28(11):836-43.
46. Mileski WJ, Rege RV, Joehl RJ, Nahrwold DL. Rates of morbidity and mortality after closure of loop and end colostomy. Surg Gynecol Obstet. 1990;171(1):17-21.
47. Berne JD, Velmahos GC, Chan LS, Asensio JA, Demetriades D. The high morbidity of colostomy closure after trauma: further support for the primary repair of colon injuries. Surgery. 1998;123(2):157-64.
48. Riesener KP, Lehnen W, Höfer M, Kasperk R, Braun JC, Schumpelick V. Morbidity of ileostomy and colostomy closure: impact of surgical technique and perioperative treatment. World J Surg. 1997;21(1):103-8.
49. Garnjobst W, Leaverton GH, Sullivan ES. Safety of colostomy closure. Am J Surg. 1978;136(1):85-9.
50. Henry MM, Everett WG. Loop colostomy closure. Br J Surg. 1979;66(4):275-7.
51. Browning GG, Parks AG. A method and the results of loop colostomy. Dis Colon Rectum. 1983;26(4):223-6.
52. Köhler A, Athanasiadis S, Nafe M. Postoperative results of colostomy and ileostomy closure. A retrospective analysis of three different closure techniques in 182 patients. Chirurg. 1994;65(6):529-32.
53. Freund HR, Raniel J, Muggia-Sulam M. Factors affecting the morbidity of colostomy closure: a retrospective study. Dis Colon Rectum. 1982;25(7):712-5.
54. Hasegawa H, Radley S, Morton DG, Keighley MR. Stapled versus sutured closure of loop ileostomy: a randomized controlled trial. Ann Surg. 2000;231(2):202-4.
55. Phang PT, Hain JM, Perez-Ramirez JJ, Madoff RD, Gemlo BT. Techniques and complications of ileostomy takedown. Am J Surg. 1999;177(6):463-6.
56. Hull TL, Kobe I, Fazio VW. Comparison of handsewn with stapled loop ileostomy closures. Dis Colon Rectum. 1996;39(10):1086-9.
57. Aston CM, Everett WG. Comparison of early and late closure of transverse loop colostomies. Ann R Coll Surg Engl. 1984;66(5):331-3.
58. Khan AL, Ah-See AK, Crofts TJ, Heys SD, Eremin O. Reversal of Hartmann's colostomy. J R Coll Surg Edinb. 1994;39(4):239-42.
59. Edwards DP, Chisholm EM, Donaldson DR. Closure of transverse loop colostomy and loop ileostomy. Ann R Coll Surg Engl. 1998;80(1):33-5.
60. Mosdell DM, Doberneck RC. Morbidity and mortality of ostomy closure. Am J Surg. 1991;162(6):633-7.
61. Roe AM, Prabhu S, Ali A, Brown C, Brodribb AJ. Reversal of Hartmann's procedure: timing and operative technique. Br J Surg. 1991;78(10):1167-70.
62. Keck JO, Collopy BT, Ryan PJ, Fink R, Mackay JR, Woods RJ. Reversal of Hartmann's procedure: effect of timing andtechnique on ease and safety. Dis Colon Rectum. 1994;37(3):243-8.
63. Anderson CA, Fowler DL, White S, Wintz N. Laparoscopic colostomy closure. Surg Laparosc Endosc. 1993;3(1):69-72.
64. Costantino GN, Mukalian GG. Laparoscopic reversal of Hartmann procedure. J Laparoendosc Surg. 1994;4(6):429-33.
65. Vernava AM 3rd, Liebscher G, Longo WE. Laparoscopic restoration of intestinal continuity after Hartmann procedure. Surg Laparosc Endosc. 1995;5(2):129-32.
66. Macpherson SC, Hansell DT, Porteous C. Laparoscopic-assisted reversal of Hartmann's procedure: a simplified technique and audit of twelve cases. J Laparoendosc Surg. 1996;6(5):305-10.
67. Lange V, Meyer G, Schardey HM, Schildberg FW. Laparoscopic creation of a loop colostomy. J Laparoendosc Surg. 1991;1(5):307-12.
68. Romero CA, James KM, Cooperstone LM, Mishrick AS, Ger R. Laparoscopic sigmoid colostomy for perianal Crohn's disease. Surg Laparosc Endosc. 1992;2(2):148-51.
69. Khoo RE, Montrey J, Cohen MM. Laparoscopic loop ileostomy for temporary fecal diversion. Dis Colon Rectum. 1993;36(10):966-8.
70. Park JJ, Del Pino A, Orsay CP, Nelson RL, Pearl RK, Cintron JR, et al. Stoma complications: the Cook County Hospital experience. Dis Colon Rectum. 1999;42(12):1575-80.
71. Cheung MT. Complications of an abdominal stoma: an analysis of 322 stomas. Aust N Z J Surg. 1995;65(11):808-11.
72. Leenen LP, Kuypers JH. Some factors influencing the outcome of stoma surgery. Dis Colon Rectum. 1989;32(6):500-4.
73. Duchesne JC, Wang YZ, Weintraub SL, Boyle M, Hunt JP. Stoma complications: a multivariate analysis. Am Surg. 2002;68(11):961-6.
74. Arumugam PJ, Bevan L, Macdonald L, Watkins AJ, Morgan AR, Beynon J, et al. A prospective audit of stomas–analysis of risk factors and complications and their management. Colorectal Dis. 2003;5:49-52.
75. Tang CL, Yunos A, Leong AP, Seow-Choen F, Goh HS. Ileostomy output in the early postoperative period. Br J Surg. 1995;82(5):607.
76. Nugent KP, Daniels P, Stewart B, Patankar R, Johnson CD. Quality of life in stoma patients. Dis Colon Rectum. 1999;42(12):1569-74.
77. Nehra V, Camilleri M, Burton D, Oenning L, Kelly DG. An open trial of octreotide long-acting release in the management of short bowel syndrome. Am J Gastroenterol, 2001;96(5):1494-8.
78. Szilagyi A, Shrier I. Systematic review: the use of somatostatin or octreotide in refractory diarrhoea. Aliment Pharmacol Ther. 2001;15(12):1889-97.
79. Cooper JC, Williams NS, King RF, Barker MC. Effects of a long-acting somatostatin analogue in patients with severe ileostomy diarrhoea. Br J Surg. 1986;73(2):128-31.
80. Calicis B, Parc Y, Caplin S, Frileux P, Dehni N, Ollivier JM, et al. Treatment of postoperative peritonitis of small bowel origin with continuous enteral nutrition and succus entereus reinfusion. Arch Surg. 2002;137(3):296-300.
81. Christie PM, Knight GS, Hill GL. Metabolism of body water and electrolytes after surgery for ulcerative colitis: conventional ileostomy versus J-pouch. Br J Surg. 1990;77(2):149-151.
82. Christie PM, Knight GS, Hill GL. Comparison of relative risks of urinary stone formation after surgery for ulcerative colitis: conventional ileostomy vs. J-pouch. A comparative study. Dis Colon Rectum. 1996;39:50-4.
83. Shellito PC. Complications of abdominal stoma surgery. Dis Colon Rectum. 1998;41(12):1562-72.
84. Carne PWG, Robertson GM, Frizelle FA. Parastomal hernia. Br J Surg. 2003;90(7):784-93.
85. Jänes A, Cengiz Y, Israelsson LA. Randomized clinical trial of the use of a prosthetic mesh to prevent parastomal hernia. Br J Surg. 2004;91(3):280-2.

SEÇÃO 69-2

ABORDAGEM MULTIDISCIPLINAR DO OSTOMIZADO

Pedro Henrique Saraiva Leão

O conteúdo desta seção (págs. 1395 a 1400), encontra-se disponível on-line.

Para acessá-lo, aponte a câmera do seu smartphone ou tablet para a imagem acima.

PARTE XII SITUAÇÕES DIFÍCEIS E EMERGENCIAIS

CAPÍTULO 70

TRATAMENTO E PREVENÇÃO DE COMPLICAÇÕES OBSTRUTIVAS E SÉPTICAS

SEÇÃO 70-1

OBSTRUÇÃO INTESTINAL PÓS-OPERATÓRIA

Renato Valmassoni Pinho ■ Christiano M. P. Claus
Fabiana Marques Fernandes

O conteúdo desta seção (págs. 1403 a 1411), encontra-se disponível on-line.

Para acessá-lo, aponte a câmera do seu smartphone ou tablet para a imagem acima.

SEÇÃO 70-2

AVALIAÇÃO E CONDUTA NO PACIENTE COM DEISCÊNCIA ANASTOMÓTICA

Júlio César M. Santos Jr.

O conteúdo desta seção (págs. 1412 a 1416), encontra-se disponível on-line.

Para acessá-lo, aponte a câmera do seu smartphone ou tablet para a imagem acima.

SEÇÃO 70-3

TRATAMENTO ENDOSCÓPICO DAS FÍSTULAS COLORRETAIS

Pedro Popoutchi ▪ Pedro Averbach

O conteúdo desta seção (págs. 1417 a 1425), encontra-se disponível on-line.

Para acessá-lo, aponte a câmera do seu smartphone ou tablet para a imagem acima.

SEÇÃO 70-4

VOLVO DE CÓLON

Rafael Dienstmann Dutra Vila ▪ Tiago Leal Ghezzi

O conteúdo desta seção (págs. 1426 a 1432), encontra-se disponível on-line.

Para acessá-lo, aponte a câmera do seu smartphone ou tablet para a imagem acima.

SEÇÃO 70-5

PSEUDO-OBSTRUÇÃO COLÔNICA AGUDA

Tiago Leal Ghezzi ■ Marcelo Alexandre Pinto de Britto

O conteúdo desta seção (págs. 1433 a 1436), encontra-se disponível on-line.

Para acessá-lo, aponte a câmera do seu smartphone ou tablet para a imagem acima.

SEÇÃO 70-6

FLUORESCÊNCIA COM VERDE DE INDOCIANINA NA AVALIAÇÃO INTRAOPERATÓRIA DA VASCULARIZAÇÃO

Antonio Rocco Imperiale ■ Pedro Averbach

O conteúdo desta seção (págs. 1437 a 1440), encontra-se disponível on-line.

Para acessá-lo, aponte a câmera do seu smartphone ou tablet para a imagem acima.

SEÇÃO 70-7

MANUSEIO DO PACIENTE COM SÍNDROME PÓS-RESSECÇÃO ANTERIOR DO RETO

Kelly Cristine de Lacerda Rodrigues Buzatti

O conteúdo desta seção (págs. 1441 a 1446), encontra-se disponível on-line.

Para acessá-lo, aponte a câmera do seu smartphone ou tablet para a imagem acima.

SEÇÃO 70-8

FASCÍTE NECROTIZANTE PERINEAL

Omar Feres ■ José Joaquim Ribeiro da Rocha ■ Marley Ribeiro Feitosa

INTRODUÇÃO

A fascite necrotizante perineal, também denominada de gangrena de Fournier (GF) é uma emergência cirúrgica caracterizada pela infecção polimicrobiana das regiões perineal, perianal e/ou genital. Propaga-se rapidamente pelos planos faciais, uma vez que a fáscia perineal de Colles comunica-se anteriormente com a fáscia de Scarpa e com a região genital pelo dartos. Atrasos no diagnóstico e na conduta interferem diretamente no prognóstico do paciente, não se devendo, portanto, negligenciar os sintomas iniciais, que são, muitas vezes, inespecíficos como dor, edema escrotal, febre e odor pútrido na região perineal. Pode ocorrer a presença de flictenas (que são bolhas enegrecidas) e crepitação na palpação do subcutâneo ao exame físico (Figs. 70-8-1 a 70-8-3).

Originalmente descrita como uma gangrena genital súbita, rapidamente progressiva e idiopática em homens jovens saudáveis, a GF atualmente se manifesta em pacientes com idade média de 50 anos, podendo ocorrer em todas as idades, inclusive em crianças, com crescente acometimento das mulheres, sendo seu início mais insidioso do que o descrito no passado (Fig. 70-8-4). Está, em geral, associada a desordens sistêmicas que causam imunossupressão como diabetes, alcoolismo tabagismo, hipertensão, uso crônico de corticoides e outras situações clínicas associadas a deficiências imunológicas.

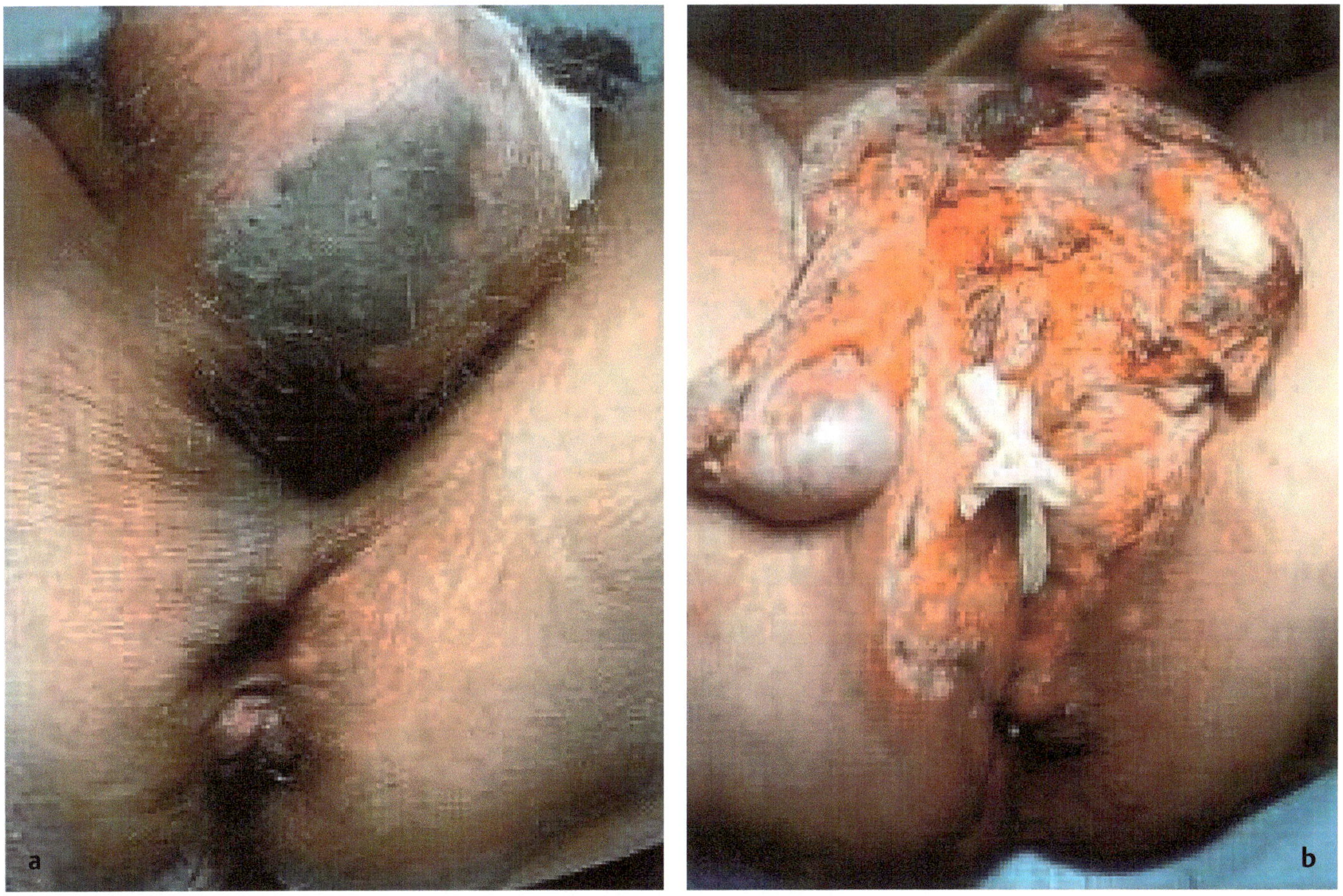

Fig. 70-8-1. Área enegrecida escrotal, típica da síndrome de Fournier (a). Aspecto após a primeira cirurgia (b). Notam-se testículo direito exposto e fístula perianal reparada com dreno de látex. Neste caso a gangrena escrotal era secundária à fístula perianal.

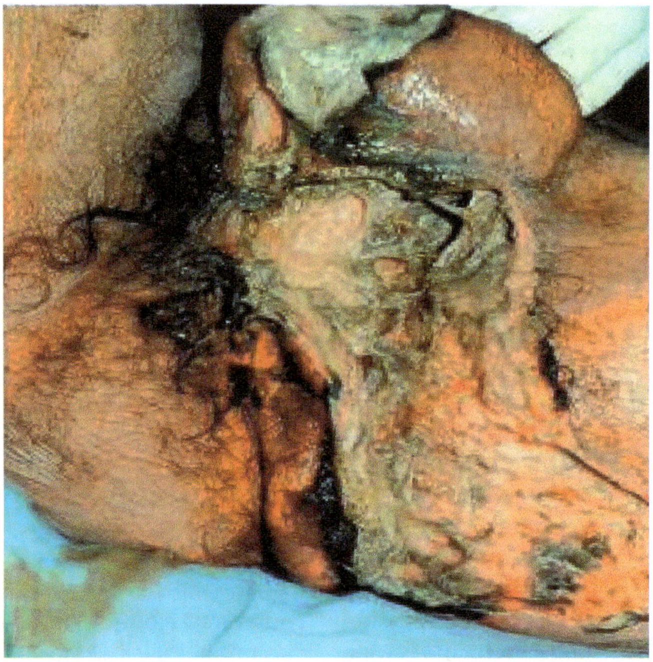

Fig. 70-8-2. Necrose extensa acometendo região glútea e escrotal em paciente portador de artrite reumatoide, usuário crônico de corticoides.

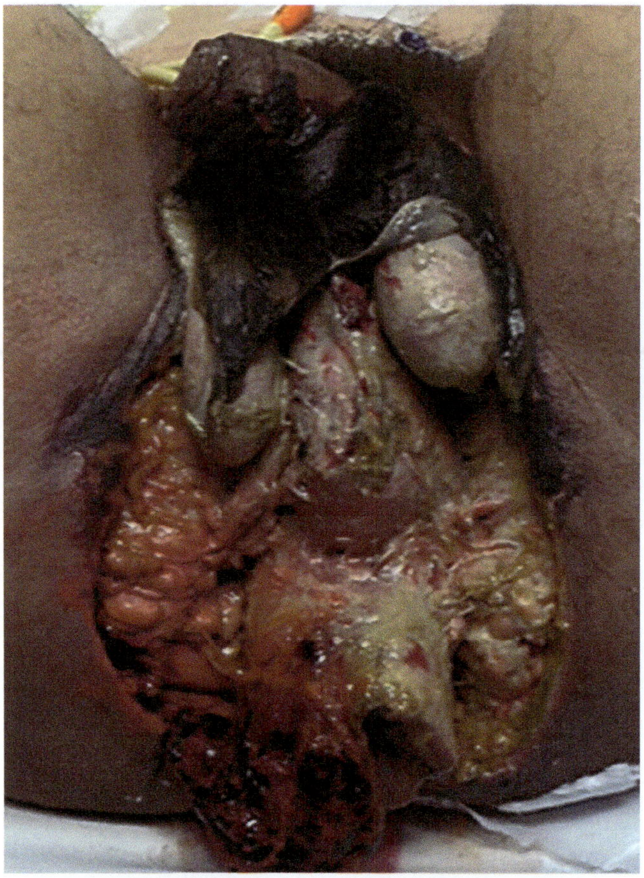

Fig. 70-8-3. Síndrome de Fournier avançada exibindo necrose de bolsa escrotal com exposição de testículos e necrose do pênis. Observa-se área esverdeada e com necrose de liquefação na região perirretal com esqueletização do reto e aparelho esfincteriano.

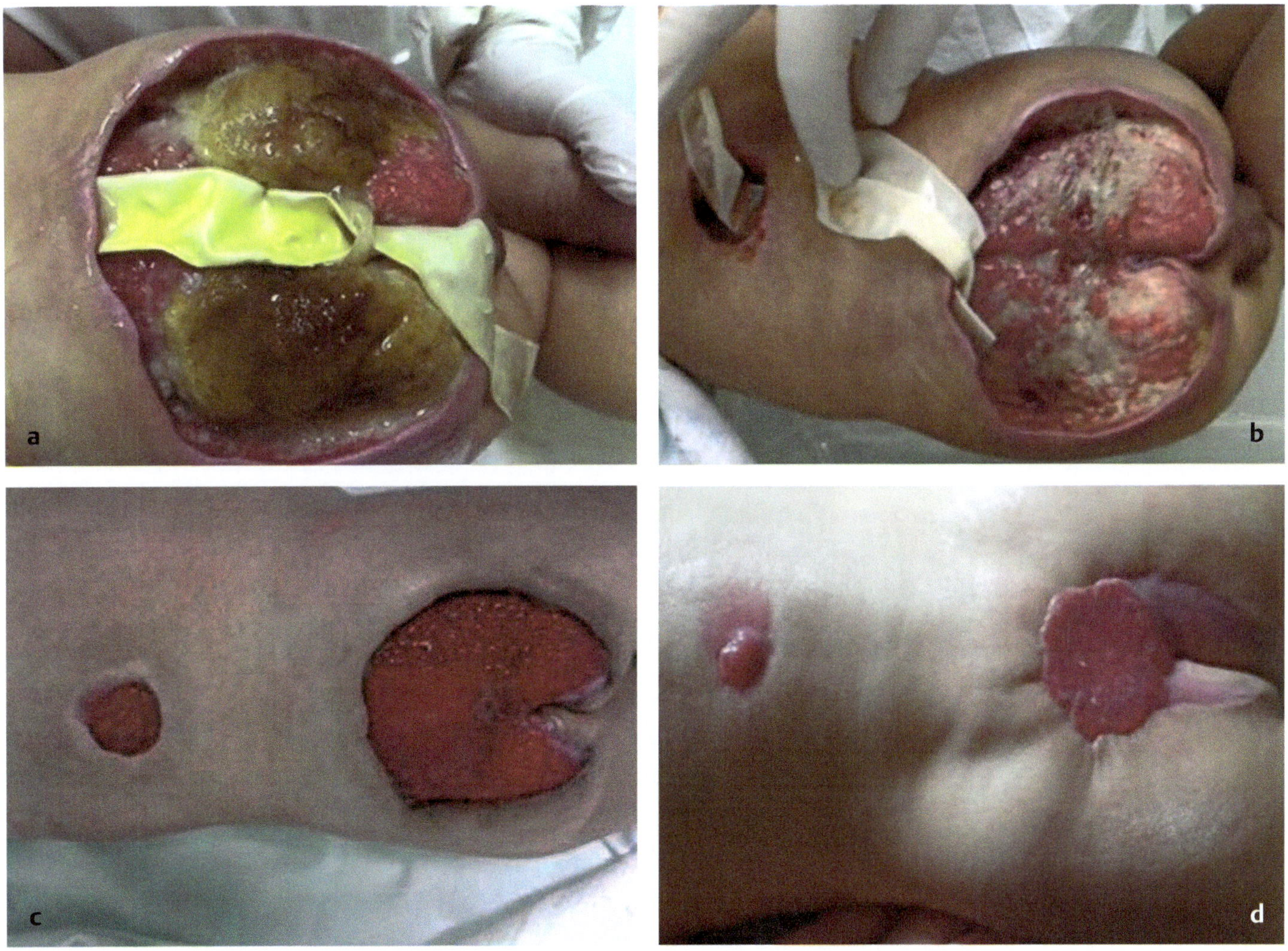

Fig. 70-8-4. Síndrome de Fournier em criança. Necrose extensa da região glútea bilateral (a). Início da formação do tecido de granulação após desbridamento e três sessões de oxigenoterapia hiperbárica (OHB) (b). Granulação completa das feridas após 12 sessões de OHB (c). Aspecto cicatrizado após tratamento com células tronco (d).

ETIOLOGIA

Em razão de um melhor entendimento dessa afecção e de aprimoramento dos métodos diagnósticos, o número de casos de origem desconhecida diminuiu com o decorrer dos anos, de forma que a causa é determinada na maioria dos casos. Ainda existe uma porcentagem de casos que não conseguimos identificar a etiologia, denominada idiopática (Fig. 70-8-5).

As infecções ou traumas perianais, geniturinários ou cutâneos constituem as principais portas de entrada da GF. A infecção perianal é atualmente a causa mais comum (19% a 58%), seja por infecção primária, como abscesso perianal, seja por infecção secundária, decorrente de cirurgia perianal como hemorroidectomia (Fig. 70-8-6).

Doenças intestinais constituem o mais frequente foco de sepse, e incluem ruptura de apêndice, carcinoma colônico e diverticulite, devendo ser pensadas usando o foco infeccioso é inicialmente desconhecido. As lesões do trato urinário estão associadas à GF em 12% a 39% dos casos, e incluem: abscesso renal, cálculo ou estenosa de uretra, infecção e instrumentação do trato geniturinário (Quadro 70-8-1).

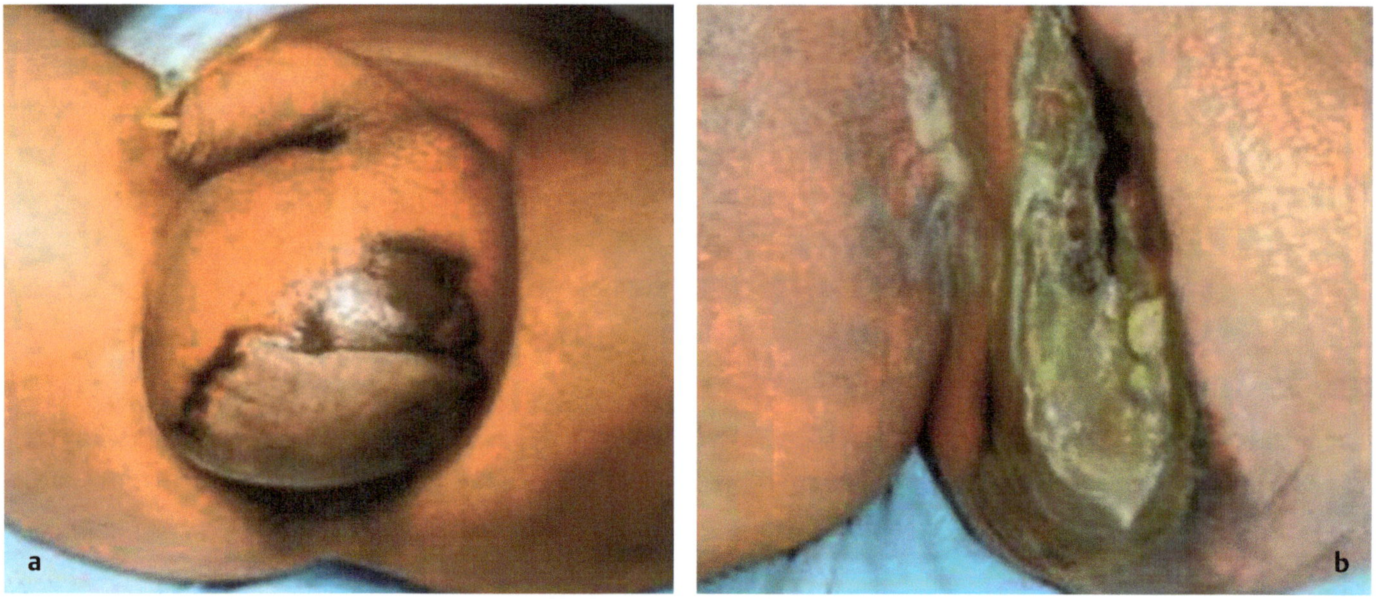

Fig. 70-8-5. Edema escrotal, hiperemia e necrose de pele avançada com aspecto enegrecido e esverdeado (**a**). Neste caso não foi detectada causa primária. Síndrome de Fournier pós-hemorroidectomia em paciente previamente hígido, de 35 anos (**b**). Nota-se área com necrose de liquefação e saída de secreção espessa.

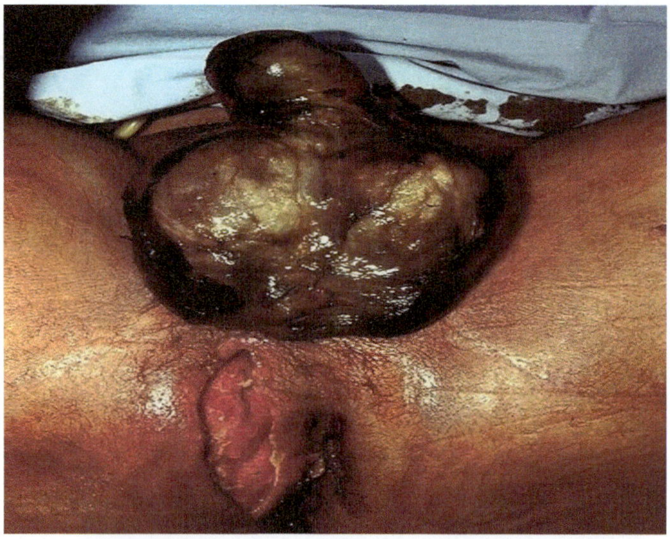

Fig. 70-8-6. Necrose de bolsa escrotal e pênis secundário a picada de inseto em períneo que evoluiu com abscesso que foi drenado. Nota-se área cruenta perianal em cicatrização.

Quadro 70-8-1 Principais Causas da Gangrena de Fournier

Colorretal	Urogenital	Cutâneo
▪ Abscesso perianal ▪ Carcinoma colorretal ▪ Apendicite ▪ Diverticulite ▪ Perfuração retal ▪ Hemorroidectomia ▪ Doença de Crohn ▪ Fístulas anorretais ▪ Lavagem retal	▪ Infecção periuretral ▪ Estenose uretral ▪ Câncer de bexiga orquiepididimite ▪ Biópsia de próstata ▪ Cálculo uretral ▪ Cateterização uretral ▪ Implante de prótese peniana ▪ Hidrosadenite ▪ Orquidectomia ▪ Circuncisão	▪ Trauma oculto ▪ Correção de hidrocele abscesso superficial de pele ▪ Abscessos de Bartlholin ▪ Piodermites ▪ Picada de inseto

MICROBIOLOGIA

A gangrena de Fournier é, de modo geral, uma infecção bacteriana polimicrobiana, em que invariavelmente estão presentes germes aeróbios e anaeróbios oriundos do reto distal ou da região perianal. Apesar de se tratarem de germes de baixa virulência, a presença de comorbidades e a ação sinérgica desses fazem com que adotem comportamento destrutivo, caracterizado pelo quadro rapidamente progressivo da patologia. Em média, 3 a 4 germes são identificados por paciente, sendo os aeróbios mais isolados: *Escherichia coli*, *Klebsiella*, *Pseudomonas*, *Proteus*, *Staphylococcus*, *Streptococcus*; já os anaeróbios mais comumente identificados são: *Bacteroides*, *Clostridium*, *Peptostreptococcus* e *Corynebacterium*. Não é comum a presença de germes hospitalares multirresistentes.

PATOGÊNESE

O mecanismo é multifatorial e potencializado pela ação de diferentes bactérias. A presença de um ambiente de hipóxia é fundamental para a patogênese da doença de Fournier. Dessa forma, o consumo local de oxigênio determinado pelas bactérias aeróbias e acrescido de edema e inflamação compõe um ambiente ideal para a proliferação de anaeróbios. O sinergismo das diferentes bactérias leva à produção de várias endotoxinas, cuja atividade resulta em endarterite obliterante, originando trombose microvascular subcutânea e necrose tecidual (Fig. 70-8-7).

Os bacteroides produzem colagenase e heparinase, ao passo que germes aeróbios induzem agregação plaquetária e fixação do complemento. *Streptococcus* e *Staphylococcus* contribuem para o dano tissular com a produção de hialuronidase e estreptoquinase. Gram-negativos sintetizam lipossacarídeos, que também podem provocar trombose vascular. A fagocitose é gravemente prejudicada por necrose, dano tecidual e revestimento das bactérias pela fibrina.

APRESENTAÇÃO CLÍNICA

A apresentação clínica inicial da doença de Fournier é variável. Frequentemente os sintomas começam de maneira insidiosa com prurido, edema e desconforto ou dor local, em geral desproporcional aos achados clínicos na região afetada, estando estes presentes em quase 100% dos casos. Hiperemia, flictenas (bolhas escurecidas) e secreção fétida são comuns. Crepitação e febre são relatadas em 50% a 62% dos casos, respectivamente. Os pacientes também podem apresentar sintomas gerais de infecção sem sinais perineais específicos ou sinais de sepse, como taquicardia, hipovolemia, desidratação, acidose metabólica, anemia, elevação da creatinina e distúrbio hidroeletrolítico. Outras manifestações incluem cianose, rubor e enduração local. O cenário clínico torna-se claro com a piora do processo inflamatório cutâneo e subcutâneo e com a

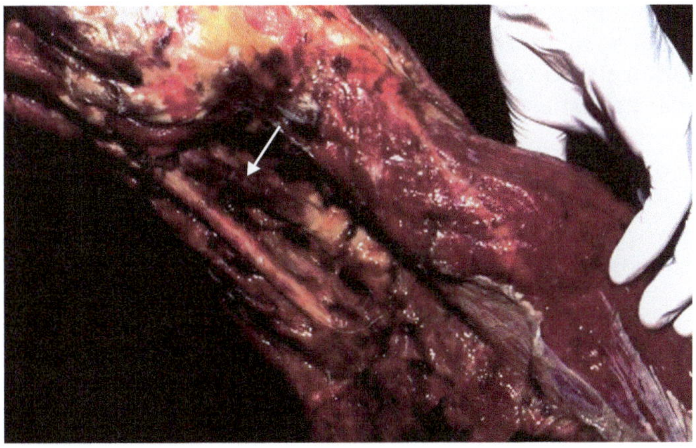

Fig. 70-8-7. Necrose de toda a face posterior da perna e coxa. Nota-se esqueletização dos vasos poplíteos com trombose visível na veia poplítea (seta).

Quadro 70-8-2 Diagnóstico Diferencial da Gangrena de Fournier

- Celulite
- Hérnia estrangulada
- Abscesso escrotal
- Síndrome de oclusão vascular
- Herpes simples
- Balanite gonocócica
- Poliarterite nodosa
- Pioderma gangrenoso
- Vasculite alérgica
- Eritema migratório necrotizante
- Necrose por varfarina
- Ectima gangrenosa

presença da típica pele necrosada. É importante ressaltar que a pele necrosada muitas vezes representa apenas "a ponta do *iceberg*", e que o processo necrótico já pode estar devastador quando esse sinal aparece.

DIAGNÓSTICO

Em razão da variação na apresentação dos sintomas iniciais, uma alta taxa de suspeição clínica é fundamental para que haja atraso no diagnóstico e na instituição do tratamento adequado, não prejudicando assim o prognóstico do paciente. Celulite que não responde adequadamente à antibioticoterapia e sinais de choque desproporcionais aos achados cutâneos são sinais sugestivos de gangrena de Fournier.

Algumas alterações laboratoriais, como trombocitopenia, hiperglicemia, leucocitose, acidose metabólica, aumento de creatinina e ureia e anemia, costumam ser frequentes. Mais relacionados, na verdade, com o quadro de sepse do que com Fournier.

É importante, sempre que a causa da doença não for identificada ou quando existir acometimento testicular, pensar em um foco infeccioso abdominal. Apesar de o diagnóstico ser eminentemente clínico, avaliação por imagem pode apressar o processo diagnóstico em situações incertas, como na suspeita de etiologia intra-abdominal ou retroperitoneal, ou delimitar melhor a extensão da doença. A ultrassonografia escrotal pode excluir outras causas de escroto agudo, demonstrando testículos normais na presença de gás na pele escrotal. A tomografia computadorizada pode demonstrar espessamento dos planos faciais com presença de gás, infiltração de gordura e eventual progressão intra-abdominal ou retroperitoneal da infecção, demonstrando a extensão da área de necrose e podendo auxiliar no planejamento cirúrgico (Quadro 70-8-2).

TRATAMENTO

O tratamento clássico da doença de Fournier consiste na imediata correção dos distúrbios hidroeletrolíticos. antibioticoterapia de largo espectro. desbridamento cirúrgico de emergência e oxigenoterapia hiperbárica precoce.

O esquema antibiótico mais recomendado é a combinação de penicilinas (penicilina cristalina ou amoxacilina), metronidazol ou clindamicina, e cefalosporina de terceira geração ou aminoglicosídeos. Outras opções, que podem ser utilizados na forma de monoterapia, são as penicilinas com inibidor de β-lactamase ou carbapenêmicos.

Mesmo instituída a antibioticoterapia, o desbridamento cirúrgico jamais deve ser retardado, devendo ser extenso e repetitivo até se debelar todo tecido necrótico e ter como limite a presença de tecido viável (Fig. 70-8-8).

Muitas vezes, são necessários vários procedimentos cirúrgicos para se controlar o processo de necrose. O sangramento intraoperatório pode ser um fator limitante para que se interrompa a cirurgia.

Com o uso da oxigenoterapia hiperbárica, alguns autores alegam que a mínima remoção de tecidos necróticos e pequenas incisões para drenagem seriam suficientes para controlar o processo, não interferindo na sobrevida. Na nossa experiência pessoal, o uso precoce de oxigenoterapia hiperbárica adjuvante pode diminuir a área a ser desbridada. Tecidos parcialmente viáveis podem ser mantidos e reavaliados no próximo desdridamento e dessa maneira serem conservados sem interferência no prognóstico (Fig. 70-8-9).

A indicação de derivação fecal varia nas diferentes séries da literatura. A colostomia derivativa era realizada rotineiramente em todos os casos mais graves. Atualmente, é aceita a realização de colostomia em casos de desbridamento perineal extenso, dano esfincteriano e perfuração retal. A anuscopia e a retossigmoidoscopia podem ser necessárias quando há dúvida quanto ao local da infecção, sendo útil não apenas para confirmar a origem, mas também a extensão do envolvimento retal. Derivação urinária retrógrada deve ser obtida no pré-operatório em todos os pacientes. Nos casos de extravasamento de urina, abscesso periuretral ou envolvimento uretra a cistostomia estaria indicada.

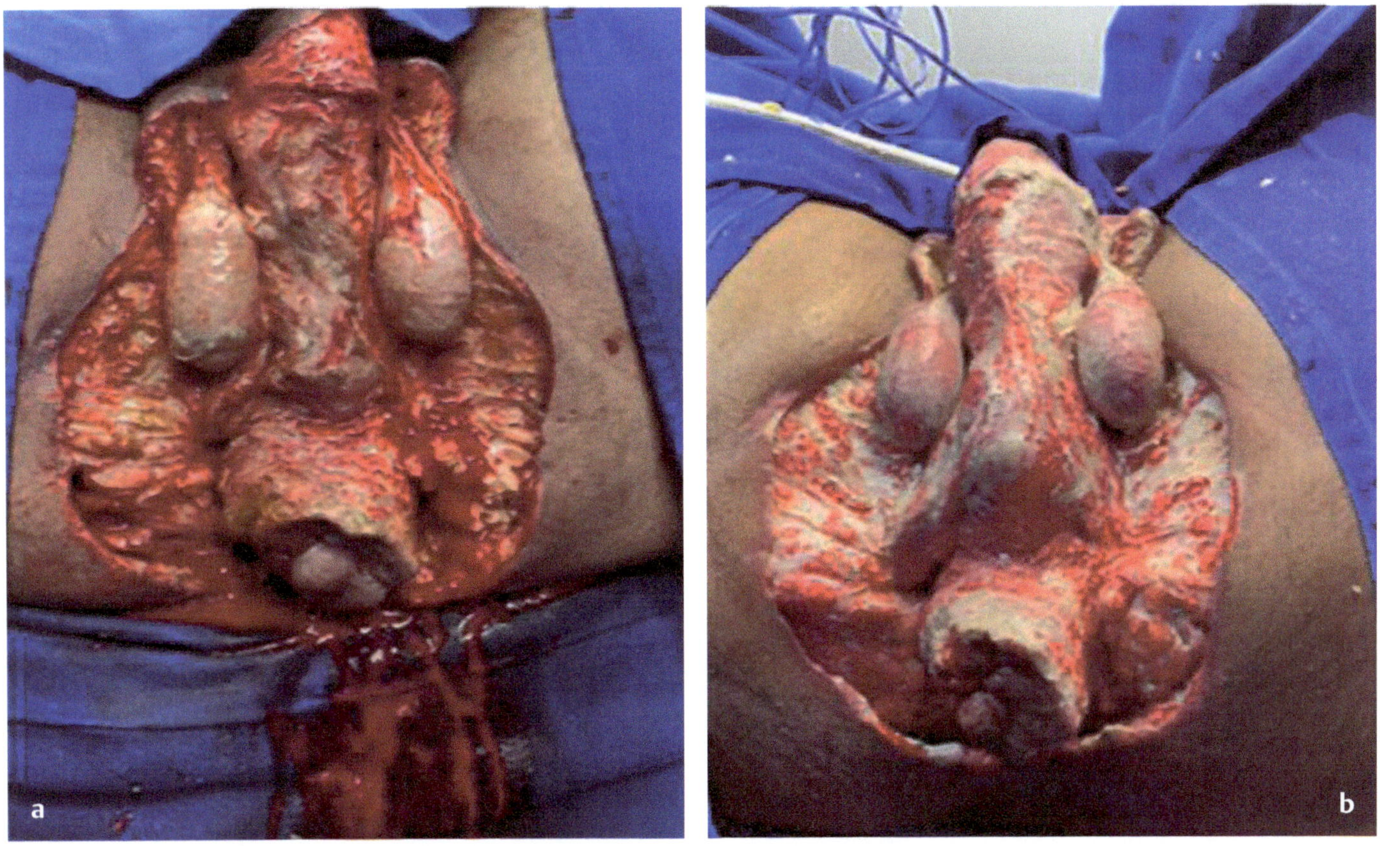

Fig. 70-8-8. (a) Aspecto após desbridamento cirúrgico amplo. Nota-se o tecido viável e sangrante após o desbridamento. (b) Tecido de granulação já mais evidente após 5 sessões de oxigenoterapia hiperbárica.

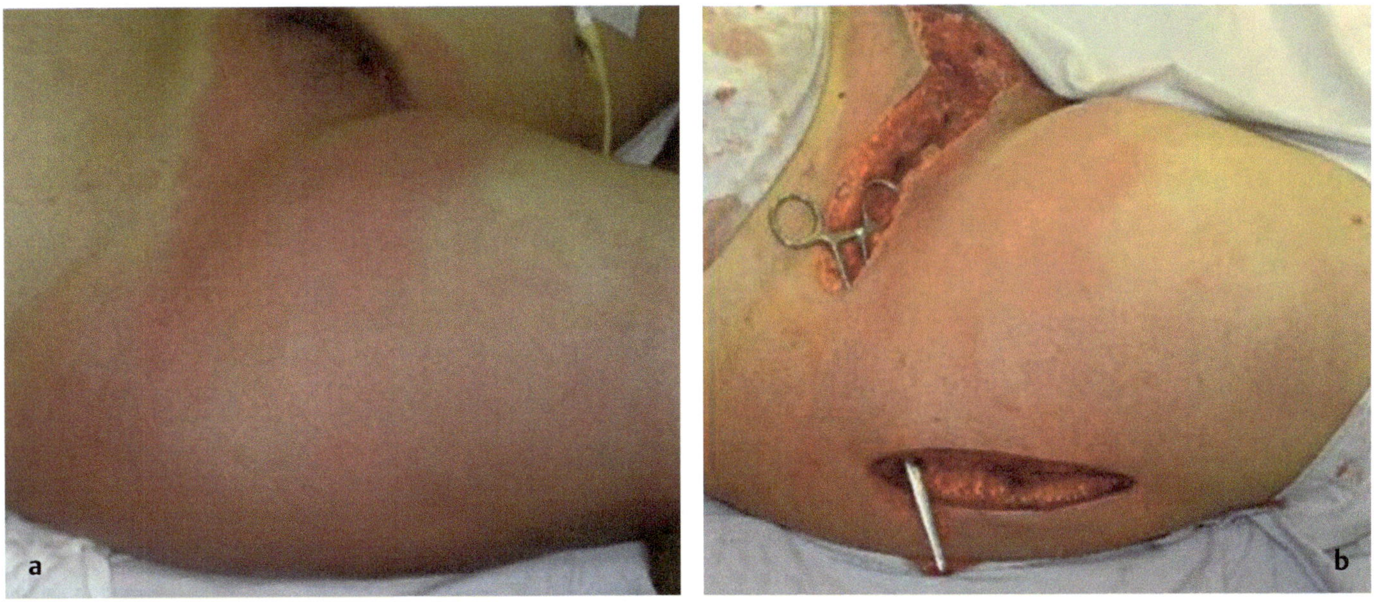

Fig. 70-8-9. (a, b) Celulite necrotizante grave em paciente com neutropenia febril onde foi realizada incisões e desbridamento menos agressivo devido ao uso de oxigenoterapia hiperbárica concomitante precoce.

OXIGENOTERAPIA HIPERBÁRICA

Por terem reconhecido o papel proeminente das bactérias anaeróbias na fisiopatologia, vários autores recomendam a utilização de oxigenação hiperbárica como um tratamento adjuvante para esse tipo de infecção. É sabido que o uso da terapia hiperbárica diminui a extensão da necrose e reduz os índices de mortalidade e morbidade. Essa terapia tem efeito facilitador na cicatrização de feridas e acelera a recuperação após o desbridamento, reduzindo inclusive a necessidade de desbridamentos sucessivos (Figs. 70-8-10 e 70-8-11).

A oxigenoterapia hiperbárica exerce um efeito antibacteriano direto sobre os aneróbios, e a atividade de endotoxinas reduzida na presença de níveis teciduais elevados de oxigênio. Benefícios atribuídos a esse tratamento incluem a melhora na ação fagocitária dos neutrófilos, aumento da proliferação dos fibroblastos e da angiogênese, redução do edema decorrente da vasoconstricção, aumento do transporte intracelular de antibióticos, síntese de radicais livres de oxigênio, efeito antioxidante e anti-inflamatório sistêmico.

Assim, esse tratamento está indicado a todos os pacientes com síndrome de Fournier, sendo indispensável àqueles que permanecem toxemiados apesar de extenso desbridarnento e àqueles com evidência clínica e radiológica de infecção por anaeróbio. As sessões de oxigenoterapia hiperbárica devem ser diárias, com 2 h de duração, com pressão de 2.4 ATA por um período médio de 10 a 15 sessões, dependendo da evolução. Os casos críticos em sepse, internados na unidade de terapia intensiva (UTI), mesmo na vigência de

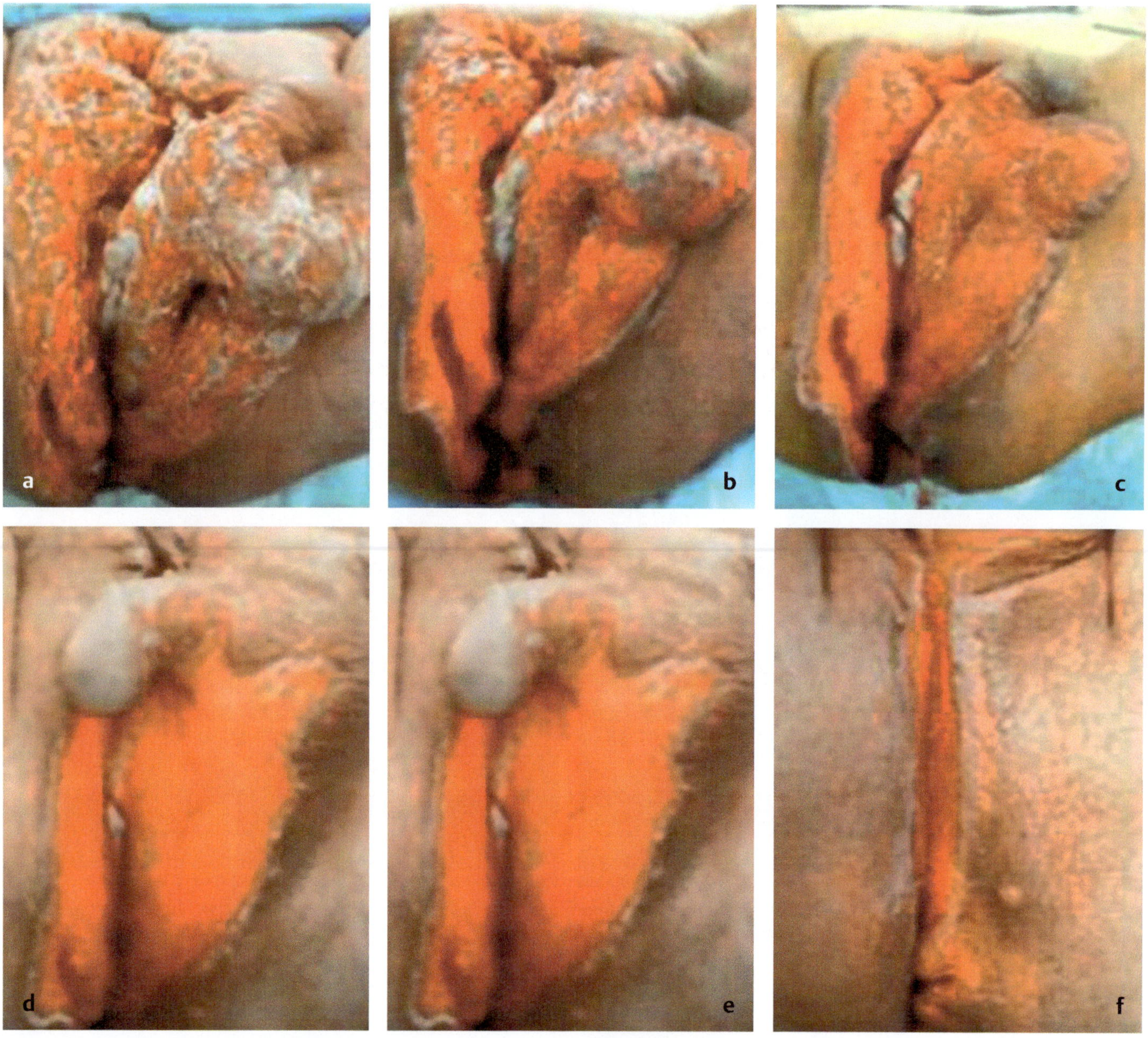

Fig. 70-8-10. (a-f) Evolução da ferida perineal com o uso de oxigenoterapia hiperbárica. Nota-se a granulação evidente com diminuição completa da área cruenta, não havendo necessidade de cirurgia plástica.

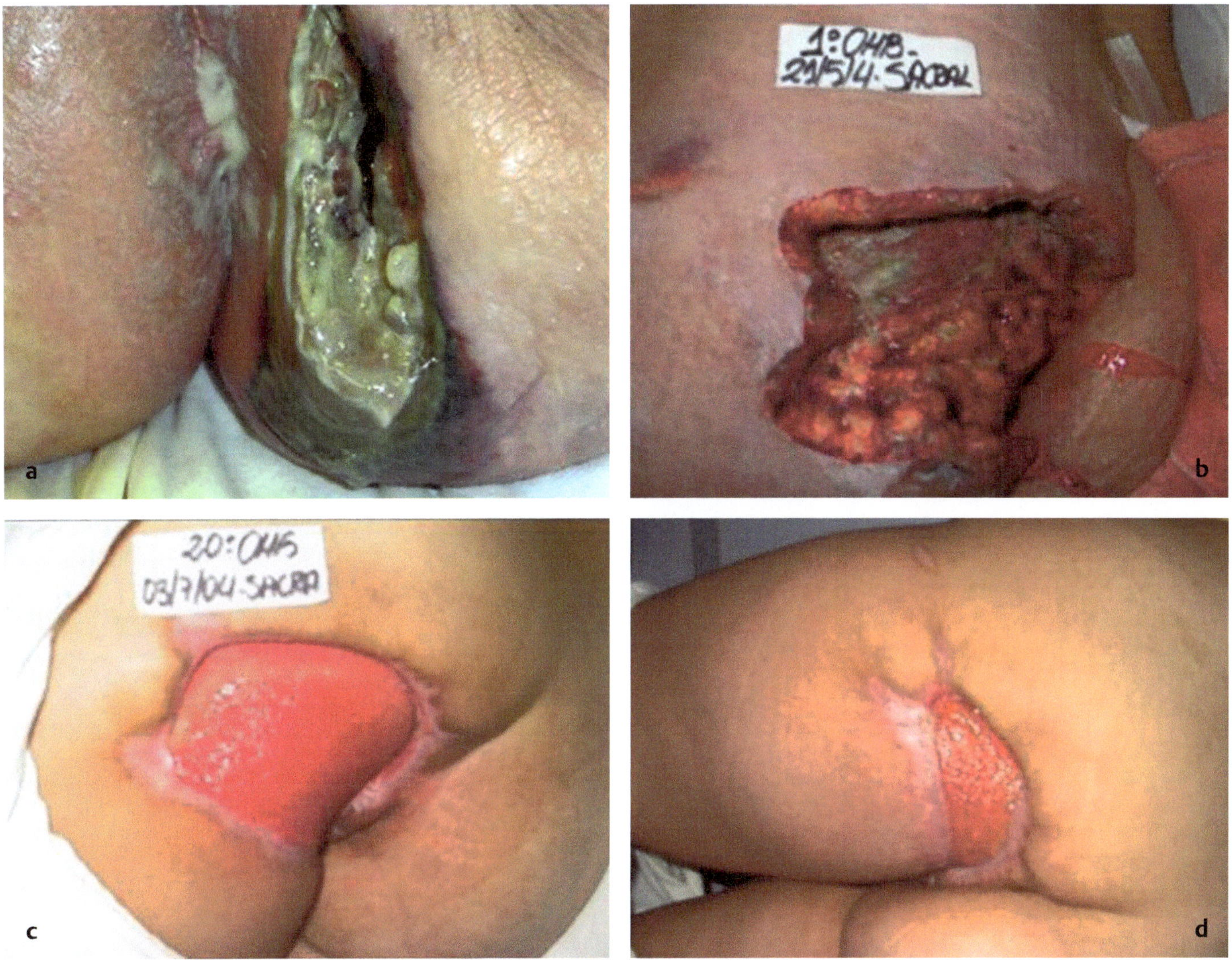

Fig. 70-8-11. Evolução da ferida com oxigenoterapia hiperbárica. Necrose antes do descridamento (**a**). Aspecto imediato após desbridamento e início da primeira sessão de OHB (**b**). Tecido totalmente granulado com 20 sessões de OHB (**c**). Aspecto ao final do tratamento (**d**).

ventilação mecânica, podem ser pressurizados na câmara hiperbárica *monoplace* e apresentam benefício com o tratamento.

Estudo recente publicado na divisão de proctologia da USP de Ribeirão Preto mostrou a diminuição da mortalidade na síndrome de Fournier com o uso de oxigenoterapia hiperbárica adjuvante. O estudo foi comparativo, entre dois períodos, com 118 pacientes no período de 1990-2002 e 79 de 2003-2019. No último período, além do tratamento habitual, os pacientes foram submetidos à oxigenoterapia hiperbárica adjuvante. Os pacientes dos dois grupos eram comparáveis, com a mesma classificação anatômica e com as mesmas morbidades associadas. Houve diferença nítida na mortalidade, caindo de 28,8% para 2,5% mostrando o efeito benéfico da oxigenoterapia adjuvante.

RECONSTRUÇÃO PLÁSTICA

Passada a fase aguda da infecção, é necessário acompanhar a evolução das feridas perineais que muitas vezes são extensas. Muitos casos com o uso da oxigenoterapia hiperbárica evoluem para a cicatrização completa por segunda intenção e não há necessidade de retalhos ou enxertos tardios. Alguns casos, principalmente aqueles em que os testículos ficam expostos, vão necessitar de reparo plástico, que pode ser realizado com enxertos simples ou retalhos. Alguns casos os testículos podem ser colocados na raiz da coxa, como no exemplo abaixo (Fig. 70-8-12).

Técnicas combinadas com colocação do testículo na raiz da coxa mais enxertos simples também podem ser utilizadas. A reconstrução plástica vai depender de cada caso e da experiência da equipe cirúrgica.

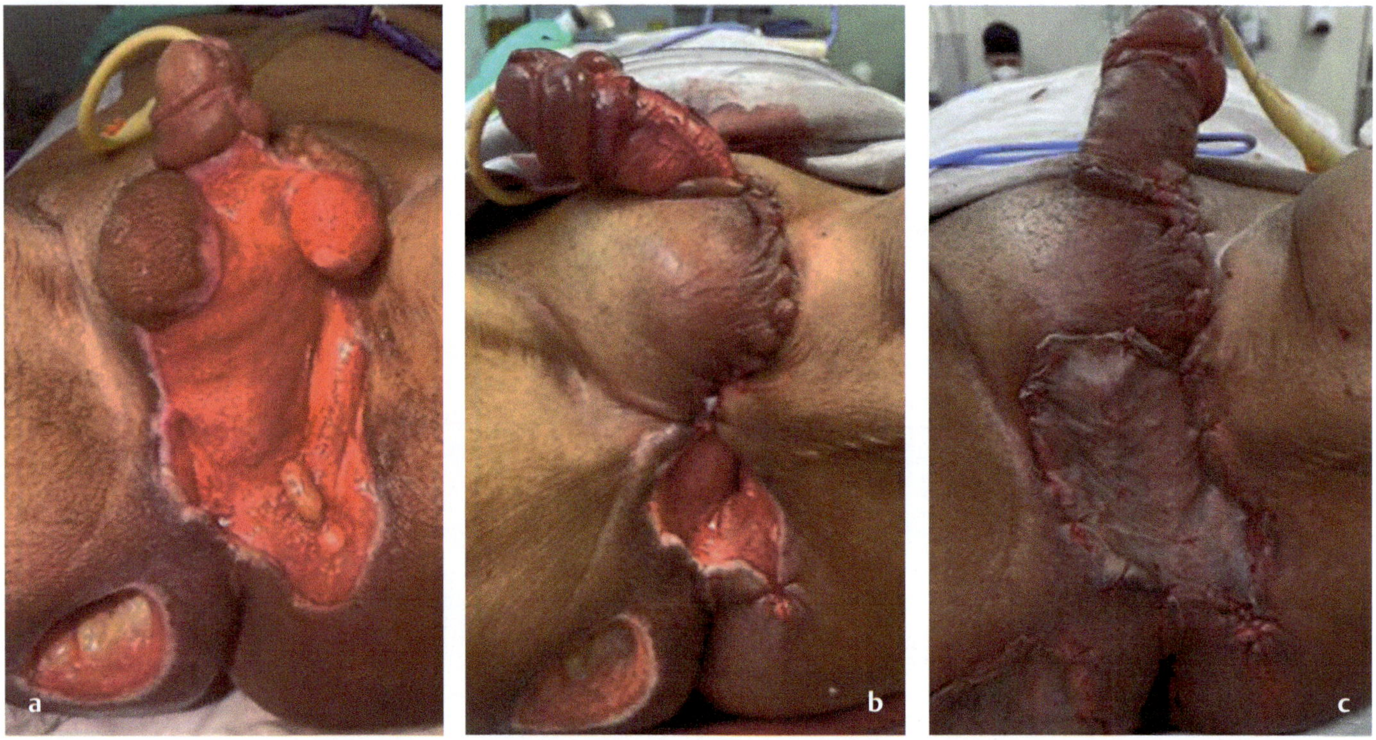

Fig. 70-8-12. (a) Granulação completa da ferida perineal após vários desbridamentos cirúrgicos e 15 sessões de oxigenoterapia hiperbárica. Testículo esquerdo exposto. (b) Cirurgia plástica para cobrir o testículo esquerdo que foi alojado na raiz da coxa e sutura primária com o restante de pele da bolsa escrotal. (c) Enxerto simples de pele (área doadora na coxa) no pênis e área cruenta perineal residual.

PROGNÓSTICO

As taxas de mortalidade relatadas na literatura variam entre 3% e 45%, tendo como principais causas de óbito a sepse, congulopatia, insuficiência renal aguda, acidose e falência de múltiplos órgãos. Fatores de mau prognóstico incluem extensa área afetada, idade avançada, origem colorretal, presença de insuficiência renal ou hepática, anemia e sepse. O mais importante fator de decréscimo de mortalidade consiste no diagnóstico precoce e na completa remoção do tecido necrótico por meio de desbridamento cirúrgico agressivo e repetitivo até a ressecção de todo o tecido necrótico.

O uso oxigenoterapia hiperbárica adjuvante precoce diminui significativamente a mortalidade. Dessa forma é preconizado o uso precoce de oxigenoterapia hiperbárica. Caso o serviço onde foi realizado o desbridamento inicial não disponha desse tratamento, o paciente deverá ser encaminhado precocemente a serviço em que possa realizar oxigenoterapia hiperbárica. No Brasil existem serviços de OHB em todos os estados e no distrito federal.

BIBLIOGRAFIA

Féres O, Andrade JI, Rocha JJR, Aprilli F. Fournier's gangrene: a new anatomic classification. In: Reis Neto JA, editor. Proceedings of the 18th Biennial Congress of the international society of university colon and rectal surgeons, Sao Paulo, Brazil. Bologna: Monduzzi Editore; 2000. p. 103–7.

Feres O, Feitosa MR, Ribeiro da Rocha JJ, et al. Hyperbaric oxygen therapy decreases mortality due to Fournier's gangrene: a retrospective comparative study. Med Gas Res. 2021 Jan-Mar;11(1):18-23.

Kline BP, Jeganathan NA. Necrotizing Soft Tissue Infections of the Perineum. Clin Colon Rectal Surg. 2022 Feb 9;35(3):237-243.

Lewis GD, Majeed M, Olang CA, Patel A, Gorantla VR, Davis N, et al. Fournier's Gangrene Diagnosis and Treatment: A Systematic Review. Cureus. 2021 Oct 21;13(10):e18948.

Michael P, Peiris B, Ralph DJ, et al. Genital Reconstruction following Fournier's Gangrene. Sex Med Rev. 2022 Oct;10(4):800-812.

Nunes JR AS, Lopes RM, Féres O. "Gangrena de Fournier". In: Lopes RM, Tajra LCF. Urgências em Urologia, Ed. Roca Ltda, 1° ed, p.57-65, 2008.

Raizandha MA, Hidayatullah F, Kloping YP, Rahman IA, Djatisoesanto W, Rizaldi F. The role of hyperbaric oxygen therapy in Fournier's Gangrene: A systematic review and meta-analysis of observational studies. Int Braz J Urol. 2022 Sep-Oct;48(5):771-7870-8-

Zhang KF, Shi CX, Chen SY, Wei W. Progress in Multidisciplinary Treatment of Fournier's Gangrene. Infect Drug Resist. 2022 Nov 28;15:6869-6880.

Creta M, Longo N, Arcaniolo D, et al. Hyperbaric oxygen therapy reduces mortality in patients with Fournier's Gangrene. Results from a multi-institutional observational study. Minerva Urol Nefrol. 2020 Apr;72(2):223-228.

SEÇÃO 70-9

EXENTERAÇÃO PÉLVICA: INDICAÇÕES, TÉCNICA E RESULTADOS

Alexandre Gheller ■ Guilherme Inácio Bertoldo de Melo e Patriarca da Silva Neiva
João Batista Monteiro Tajra ■ João Batista de Sousa

INTRODUÇÃO

Apesar da melhora significante nas estratégias de rastreamento populacional para o câncer colorretal (CCR), pelo menos 15% dos casos de câncer de reto (CR) possuem invasão de estruturas adjacentes. Nestas situações, existe possibilidade de cura desde que a malignidade e os órgãos adjacentes comprometidos sejam ressecados em bloco e com margens livres.[1] Este é o típico cenário onde serão empregadas às operações de exenteração pélvica (EP).

O cirurgião norte-americano Alexander Brunschwig, em 1948, foi o primeiro a descrever a técnica operatória de uma EP. Esta foi empregada para o tratamento paliativo de câncer de cérvix uterino.[2] A partir da década de 1950, a EP passa a ser aplicada para outras malignidades pélvicas. Em 1950, Thompson e Howe foram os primeiros a descrever uma exenteração pélvica total (EPT) para o tratamento do CR.[3] Dessa forma, esse capítulo abordará a EP para o tratamento exclusivo do CR, tanto primário quanto recorrente.

CONCEITO

Embriologicamente, os órgãos pélvicos podem ser agrupados em três compartimentos: anterior, médio e posterior. O compartimento anterior é constituído pela bexiga e ureteres distais nas mulheres e acrescenta-se a próstata e a vesícula seminais nos homens. O compartimento médio está presente apenas nas mulheres e é constituído por vagina, útero e ovários. Por sua vez, o compartimento posterior é composto pelo retossigmoide (Fig. 70-9-1). Nas situações em que ocorra a ressecção completa, em monobloco, de dois compartimentos haverá, por definição, uma exenteração pélvica.

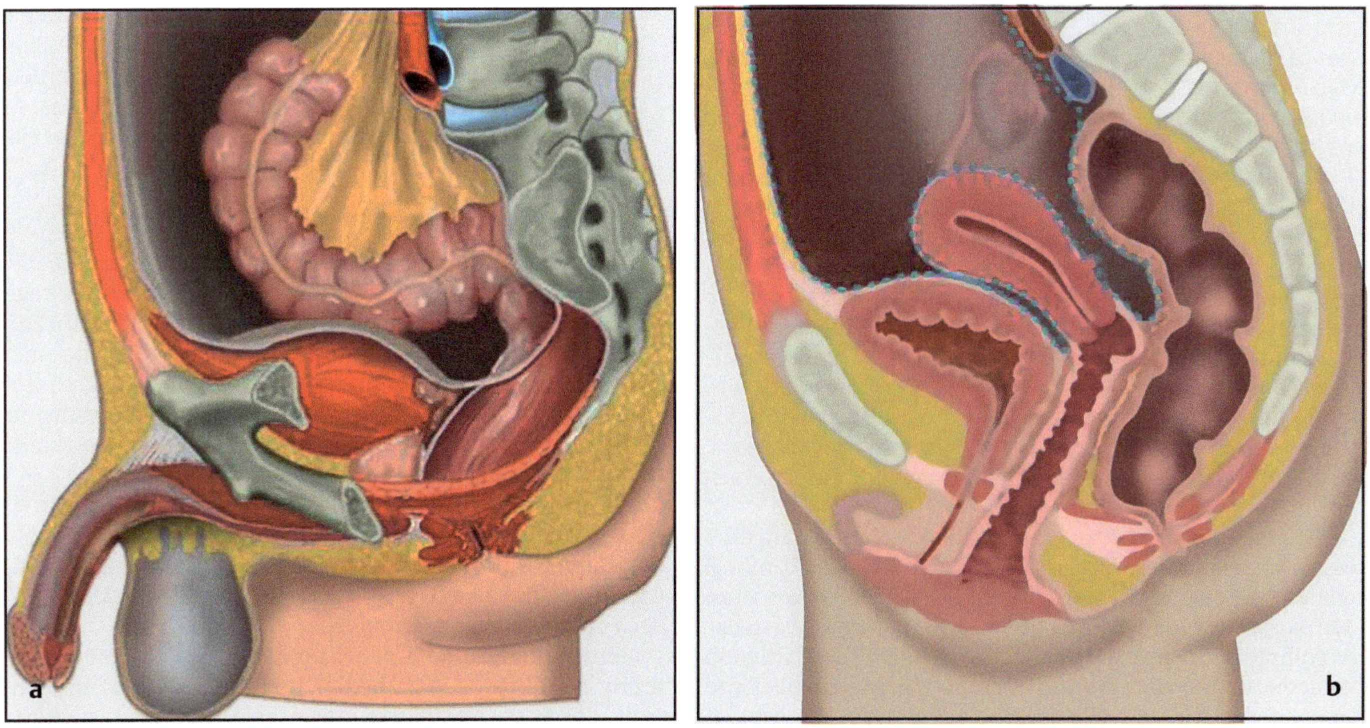

Fig. 70-9-1. Esquema demonstrando os compartimentos pélvicos no homem (a) e na mulher (b).

CLASSIFICAÇÃO

Didaticamente, as exenterações pélvicas podem ser classificadas de acordo com os compartimentos ressecados, da seguinte forma:

- *Exenteração pélvica total:* houve ressecção dos três compartimentos.
- *Exenteração pélvica anterior:* houve ressecção do compartimento anterior e médio.
- *Exenteração pélvica posterior:* houve ressecção do compartimento posterior e médio.
- *Exenteração pélvica supraelevadora:* adiciona-se o termo supraelevadora à classificação acima quando não houve necessidade de ressecção do assoalho pélvico.
- *Exenteração pélvica infraelevadora:* adiciona-se o termo infraelevadora à classificação acima quando houve necessidade de ressecção do assoalho pélvico.

INDICAÇÕES E CONTRAINDICAÇÕES

A principal indicação para o emprego de uma exenteração pélvica é a presença de malignidade pélvica, primária ou recorrente, com o comprometimento de estruturas vizinhas.[4] Em raros casos pode-se aplicar a técnica para tratamento de complicações graves da radioterapia.

A utilização das exenterações pélvicas em caráter paliativo é tema altamente controverso. A princípio, seu uso deve ser o mais restrito possível, utilizando-a em raríssimos casos de fístulas complexas ou de dor intratável. Entretanto, nos últimos anos, tem ganhado espaço a aplicação das exenterações pélvicas para tumores colorretais com doença oligometastática. Aparentemente em casos bem selecionados, com doença metastática apenas em um sítio, de pequeno volume e facilmente ressecável, o uso da exenteração pélvica combinada com a quimioterapia pode permitir sobrevida acima dos 30 meses.

A existência de doença metastática irressecável é uma clássica contraindicação para realização de uma exenteração pélvica.[5] Outras contraindicações existem, como: impossibilidade de atingir uma ressecção pélvica com margens livres, estado nutricional comprometido, comorbidades graves e mal controladas, não aceitação por parte do doente do aspecto mutilador da operação. Este último fato merece considerações pois, apesar das exenterações pélvicas poderem possibilitar a cura, elas trazem consigo alterações funcionais, estéticas e psicológicas. Na imensa maioria dos casos, haverá prejuízo nas funções urinárias, sexuais, anorretais, reprodutoras.

Atualmente, não existe impossibilidade técnica para uma ressecção pélvica devido à localização anatômica do tumor. É cada vez mais comum a realização de ressecções sacrais altas, extirpações de parede lateral pélvica, reconstruções vasculares complexas. O limite da ressecção pélvica é determinado basicamente por dois fatores: condições gerais do paciente para suportar o insulto operatório e a aceitação da morbidade associada à operação.

AVALIAÇÃO E PREPARAÇÃO PARA UMA EP

1. Exame físico deve ser feito de forma cuidadosa. Pesquisar aspectos que possam indicar desnutrição e patologias cardiopulmonares descontroladas. Avaliação abdominal deve ser pormenorizada com foco para identificação de sinais sugestivos de doença metastática como hepatomegalia, linfadenopatia inguinal e periumbilical, ascite.
2. Exame proctológico completo é fundamental. Atentar para altura do tumor retal, extensão, localização, relação com outras estruturas pélvicas, consistência, forma, aderência a planos profundos. Importante o exame ginecológico nas mulheres, com avaliação da parede posterior da vagina, do colo de útero, do fundo de saco. Todos esses aspectos facilitam o planejamento operatório.
3. Colonoscopia permite a avaliação anatômica do tumor retal e determina se há ou não lesão colorretal sincrônica.
4. Confirmar o diagnóstico histológico tumoral.
5. Tomografias computadorizadas de tórax e abdômen têm como principal finalidade determinar a existência ou não de doença metastática.
6. Ressonância magnética de pelve permite avaliar a relação do tumor pélvico com os demais órgãos e planejar a abordagem operatória.
7. Avaliação nutricional é fundamental.
8. Risco cirúrgico detalhado será um dos fatores decisivos para indicação ou não da operação.
9. Discussão em equipe multidisciplinar dos casos de exenteração pélvica possibilita atingir melhores resultados tanto de seleção dos doentes como de sobrevida.
10. Discussão franca e clara com o doente, certamente é o passo mais importante na preparação para uma EP. Fundamental expor as chances de uma ressecção completa e as consequências funcionais e estéticas associadas. As possibilidades de complicações e de morte devem ser claramente expostas.

DESCRIÇÃO CIRÚRGICA DE UMA EPT

Habitualmente, inicia-se a operação com uma incisão mediana xifopubiana. A seguir, procede-se ao inventário da cavidade à procura de doença metastática. Esta não identificada, prossegue-se com o ato operatório. Rotineiramente, iniciamos com a abordagem ao compartimento posterior. Os passos seguidos são os mesmos de uma excisão total do mesorreto, tanto no plano posterior quanto lateral. A porção anterior do reto não é dissecada para não perfurar o tumor.[6]

O compartimento médio é o próximo a ser abordado. Há o controle dos vasos uterinos, secção dos ligamentos redondos, largos, infundobulopélvicos. Não ocorre a liberação da parede vaginal da bexiga, o que facilitará a confecção de uma peça operatória em monobloco.

Em sequência há a abordagem ao compartimento anterior, com liberação da bexiga do espaço de Retzius, controle dos vasos vesicais superiores e inferiores, ligadura do complexo venoso dorsal e abertura da uretra. Em EP

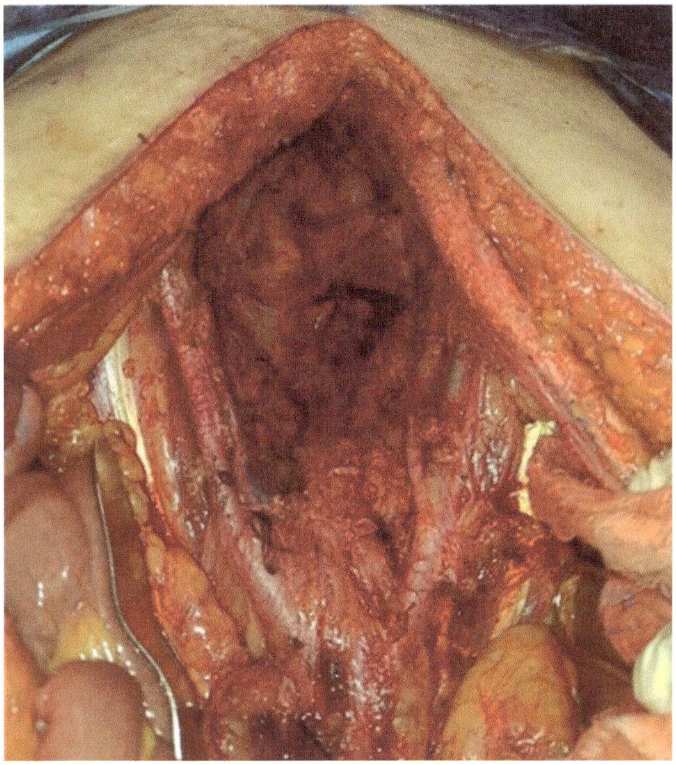

Fig. 70-9-2. Ressecção supra-elevadora.

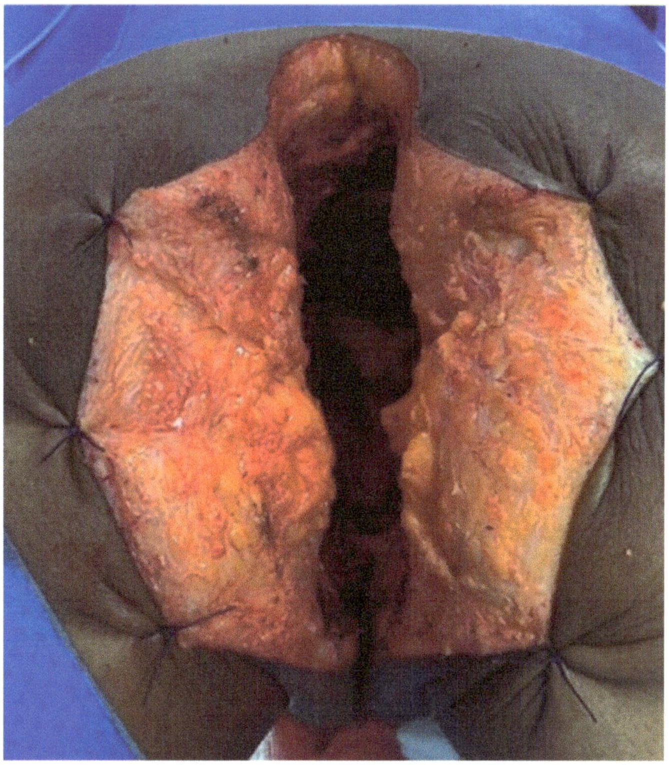

Fig. 70-9-3. Ressecção infra-elevadora – Tempo pélvico.

supraelevadoras, após esses passos, a ressecção estará completa (Fig. 70-9-2). Por sua vez, em EP infraelevadoras, haverá ainda o tempo perineal com a ressecção do assoalho pélvico (Fig. 70-9-3).

Em casos mais complexos, a sequência dos tempos operatórios descritos acima poderá ser modificada. Um típico exemplo é quando há invasão sacral, na qual a dissecção posterior é interrompida sobre a área invadida. Realiza-se a identificação da altura do comprometimento sacral, abertura da fáscia pré-sacra, seguida por ligadura dos vasos sacrais medianos e ilíacos internos. Consecutivamente, aplica-se o osteótomo sobre a peça sacral. Costumamos completar o ato em posição de decúbito ventral (Fig. 70-9-4).

A invasão da parede lateral pélvica também necessita de modificação na tática operatória.[6] Acreditamos que a ligadura, a secção e a dissecção distal dos vasos ilíacos internos facilitem o acesso à musculatura piriforme, nervo ciático e ísquio. Neste tempo, deve-se ter o máximo de cuidado para não lesar as tributárias da veia ilíaca interna devido ao risco de sangramento volumoso.

Finalizada a fase de ressecção, inicia-se a reconstrução. Desde a descrição inicial da EP, uma das principais dificuldades encontradas foi a reconstrução urinária. No relato original de Brunschwig, a reconstrução urinária era feita através de uma colostomia úmida.[2] Entretanto, os resultados eram muito ruins. A falência urinária a longo prazo era praticamente certa. Em 1950, Eugene Bricker descreve o conduto ileal com resultados substancialmente melhores.[7] Esta permanece como a derivação urinária mais realizada no mundo.

A utilização dos retalhos miocutâneos é fundamental na fase de reconstrução pelviperineal. O emprego destes possibilita o preenchimento do oco pélvico e a cobertura de grandes falhas teciduais perineais, além de diminuir a incidência de complicações sépticas.[8] Os retalhos verticais de reto abdominal, glúteo máximo e grácil são os mais comumente utilizados (Fig. 70-9-5).[6,9]

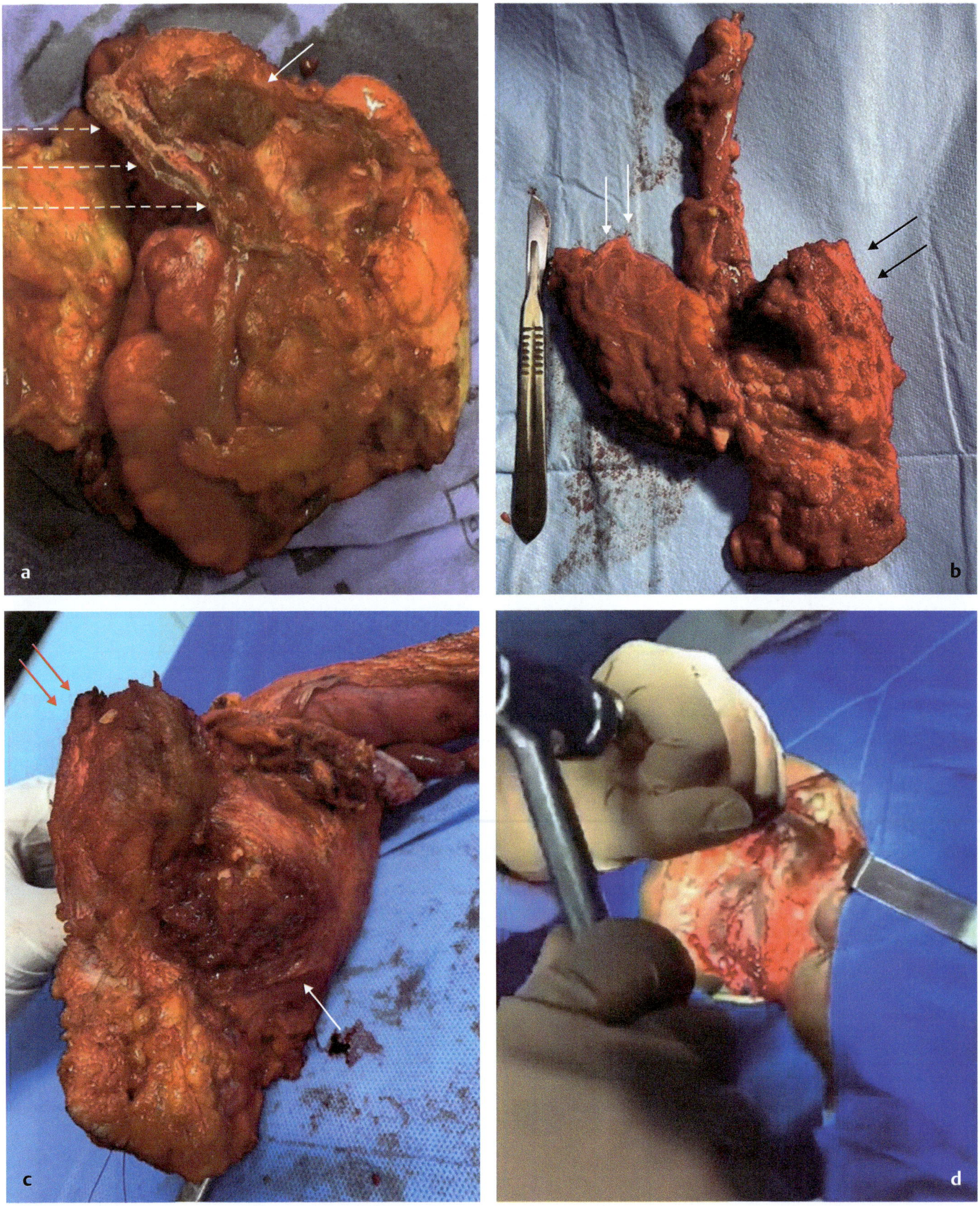

Fig. 70-9-4. Espécimes cirúrgicos provenientes de exenteração pélvica total (a-c) – setas brancas indicam tuberosidade isquiática; seta amarela indica o músculo obturador (a). Setas pretas indicam o sacro; setas brancas indicam a bexiga (b). Setas vermelhas indicam o sacro; seta branca indica o músculo obturador (c). Osteótomo sobre o sacro (d).

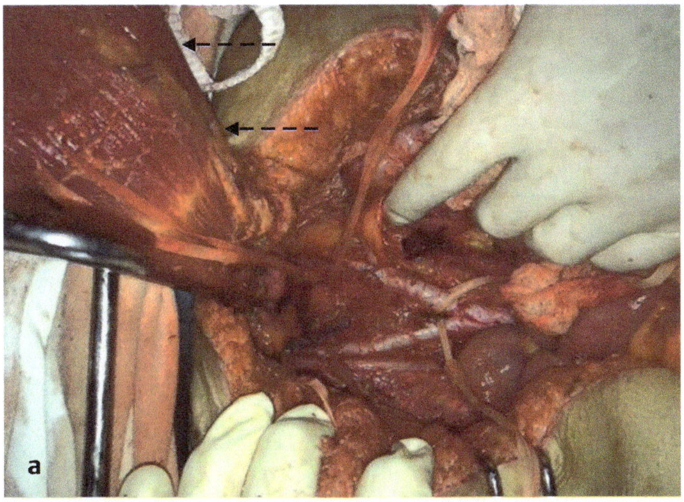

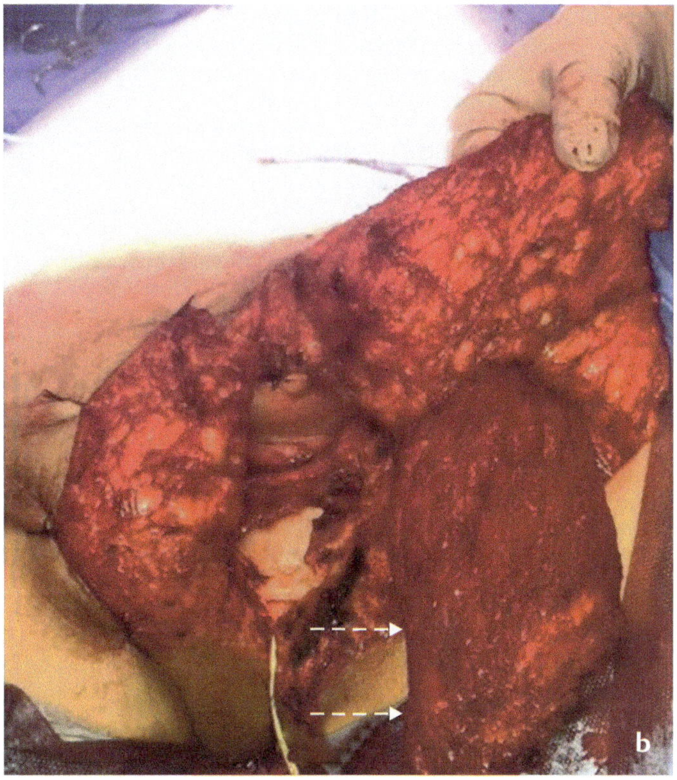

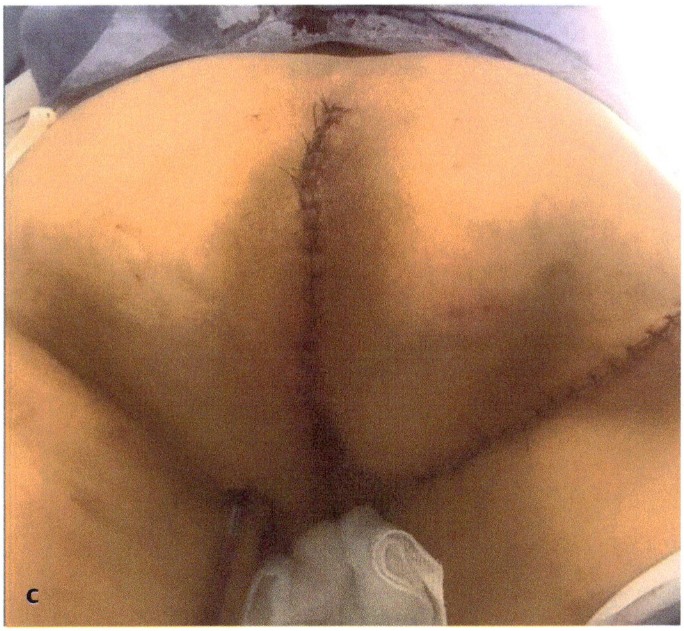

Fig. 70-9-5. Retalho musculocutâneo de reto abdominal (VRAM) – setas pretas no feixe muscular (a). Retalho musculocutâneo de glúteo máximo – setas brancas no feixe muscular (b). Reconstrução com retalho musculocutâneo de glúteo máximo (c).

SOBREVIDA E PROGNÓSTICO

Quando submetidos a operações de EP, os tumores primários do reto possuem taxas de sobrevida diferentes dos tumores recorrentes.[10] É esperada uma sobrevida mediana de 5 anos em 52% dos tumores primários, enquanto a estimativa para os tumores recorrentes é de 18%. Os fatores de mal prognóstico, para os casos de EP, são o comprometimento das margens de ressecção, a existência de comprometimento linfonodal e o tratamento em tumores recorrentes.[11] Isto não significa que as operações de EP não devam ser indicadas para os tumores recorrentes. Muito pelo contrário, tumores recorrentes sem doença metastática se não resgatados cirurgicamente não possuem possibilidade de sobrevida a longo prazo. A única possibilidade de cura é o tratamento operatório.

Justamente pelo seu grande porte, as operações de EP estavam associadas a elevados índices de morbidade e mortalidade.[12] Entretanto, com a melhora dos cuidados perioperatórios e o refinamento da técnica, os resultados têm melhorado. As taxas de complicações variam entre 30% até 80% dependendo da série analisada. Coleções abdominais, abscessos, fístulas, necrose de retalhos, eventos tromboembólicos estão entre as complicações mais comum. O tempo médio de duração de uma EP é de 7 horas, com uma estimativa de sangramento em torno de 1,9 litro.[13] A estadia hospitalar mediana é de 17 dias. A mortalidade varia entre 0% e 8% nas séries mais recentes.

CONCLUSÃO

Até o momento, a melhor chance de cura para o câncer de reto com invasão de outros órgãos e o câncer de reto recorrente é a operação de EP. Os casos devem ser rigorosamente selecionados. As contraindicações clássicas à uma EP são a presença de doença metastática irressecável e indivíduo que não aceite ou não suporte a morbidade da operação. Não há mais um limite anatômico para a realização da EP, mas deve-se buscar um equilíbrio entre ressecções cada vez mais agressivas e a morbidade consequente. Mesmo com a melhora dos cuidados perioperatórios e o refinamento da técnica operatória, as complicações permanecem elevadas.

REFERÊNCIAS BIBLIOGRÁFICAS

1. Kokelaar RF, Evans MD, Davies M, Harris DA, Beynon J. Locally advanced rectal cancer: management challenges. Oncotargets Ther 2016; 9:6265–6272.
2. Brunschwig A. Complete excision of pelvic viscera for advanced carcinoma; a one-stage abdominoperineal operation with end colostomy and bilateral ureteral implantation into the colon above the colostomy. Cancer. 1948; 1(2):177–183.
3. Thompson JE, Howe CW. Pelvic evisceration in the male for com- plication carcinoma of the rectum. *N Engl J Med*. 1950;242:83–86.
4. Ferenschild FT, Vermaas M, Verhoef C, Ansink AC, Kirkels WJ, Eggermont AM, et al. Total pelvic exenter- ation for primary and recurrent malignancies. World J Surg 2009; 33(07):1502–1508.
5. Pawlik TM, Skibber JM, Rodriguez-Bigas MA. Pelvic exenteration for advanced pelvic malignancies. *Ann Surg Oncol*. 2006;13:612–623.
6. Mirnezami R, Mirnezami A. Multivisceral Resection of Advanced Pelvic Tumors: From Planning to Implementation. Clin Colon Rectal Surg. 2020;33(5):268-278.
7. Bricker E. Evolution of radical pelvic surgery. *Surg Oncol Clin N Am*. 1994:197–203.
8. Chessin DB, Hartley J, Cohen AM, Mazumdar M, Cordeiro P, Disa J, et al. Rectus flap reconstruction decreases perineal wound complications after pelvic chemoradiation and surgery: a cohort study. *Ann Surg Oncol*. 2005;12:104–110.
9. McCraw JB, Massey FM, Shanklin KD, Horton CE. Vaginal reconstruction with gracilis myocutaneous flaps. *Plast Reconstr Surg*. 1976;58:176–183.
10. Harris CA, Solomon MJ, Heriot AG, Sagar PM, Tekkis PP, Dixon L, et al. The outcomes and patterns of treatment failure after surgery for locally recurrent rectal cancer. Ann Surg 2016;264(02):323–329.
11. Platt E, Dovell G, Smolarek S. Systematic review of outcomes following pelvic exenteration for the treatment of primary and recurrent locally advanced rectal cancer.*Tech Coloproctol 2018;* **22**, 835–845.
12. Brown KGM, Solomon MJ, Koh CE. Pelvic Exenteration Surgery: The Evolution of Radical Surgical Techniques for Advanced and Recurrent Pelvic Malignancy. Dis Colon Rectum. 2017;60(7):745-754.
13. Kim J. Pelvic exenteration: surgical approaches. J Korean Soc Coloproctol. 2012;28(6):286-93.

SEÇÃO 70-10

POUCHES AND THE PREVENTION OF COMPLICATIONS

Jean T. Wong ▪ Kezban S. Kunt ▪ Scott R. Steele

INTRODUCTION

Restorative proctocolectomy (RPC) with ileal pouch-anal anastomosis (IPAA, Fig. 70-10-1) is a life-changing operation for patients who have severe colonic disease or damage, as it allows intestinal continuity for patients who would otherwise require an ostomy.[1] There are various ileo-anal pouch configurations which have been developed to optimize function. These operations can only be performed for patients who have intact anal sphincter function, and for the patients without it, some may be suitable for a continent ileal pouch [*p. ex.*, Kock/K-pouch (Fig. 70-10-2) or Barnett Continent Intestinal Reservoir (BCIR).][2,3] Pouches are performed to improve a patient's quality of life and can have significant psychological benefits.[4,5] However, pouch surgery is accompanied by many potential complications including structural, inflammatory and infectious, functional, dysplastic and neoplastic, and systemic and metabolic problems.[6] These complications can lead to redo pouch surgery, or pouch failure with excision or even permanent ostomy, which highlights the importance of preventing complications during the initial pouch surgery.

To provide successful pouch surgery and minimize the risk of complications, each step of the procedure must be carefully considered, including the underlying disease and its management, patient selection, optimization of the patient before surgery, staging of surgery, the actual creation of the pouch, post-operative care and subsequent follow up. This chapter will discuss these essential components of pouch surgery, describe pouch complications in detail and provide recommendations for preventing complications.

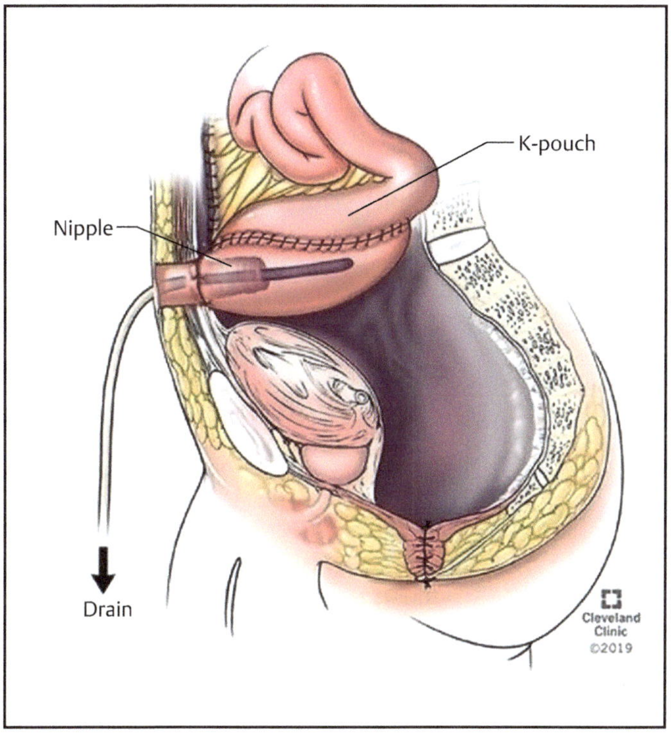

Fig. 70-10-2. Kock pouch.

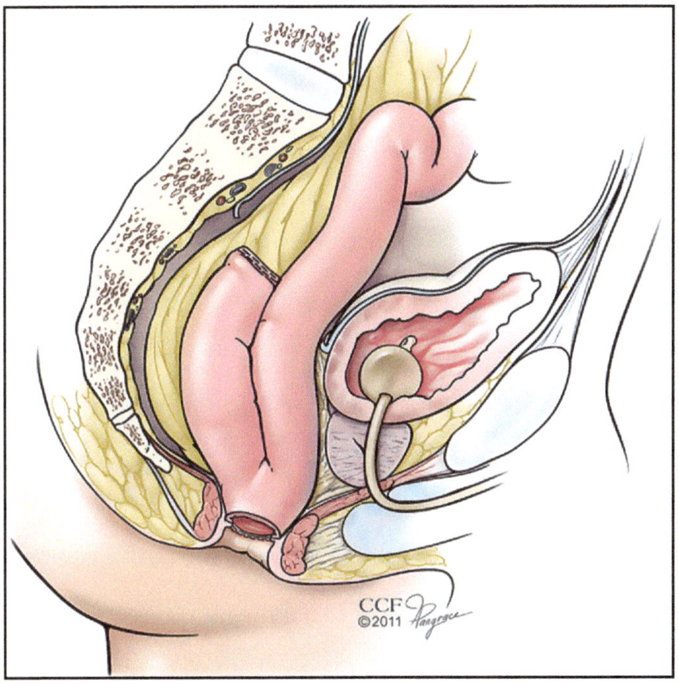

Fig. 70-10-1. Ileal pouch anal anastomosis.

INDICATIONS FOR POUCH SURGERY

Pouches are offered mainly to patients who have medically refractory Ulcerative Colitis (UC) or Familial Adenomatous Polyposis (FAP), but also to patients with other polyposis syndromes, multiple synchronous cólon and rectal tumors, and other conditions that involve proctocolectomy. In UC patients, further indications are steroid dependency, intolerance to medications, and multifocal low-grade dysplasia/high-grade dysplasia/cancer.[7] In children, less common indications include total colonic Hirschsprung's disease, severe refractory idiopathic constipation and fibrosing colonopathy while on pancreatic enzyme supplements.[8] Contraindications to IPAA surgery include fecal incontinence, emergency surgery during steroid treatment, small bowel or perianal Crohn's disease (CD), significant medical comorbidities and low rectal cancer requiring abdominoperineal resection or radiotherapy.

Indication for IPAA surgery in CD and indeterminate colitis (IC) patients is sometimes less well-defined. Current guidelines say that patients with CD who do not have small bowel or perineal involvement can have IPAA, with failure rates of 10-20%.[9,10] In IC, up to 15% of IPAA cases subsequently have a CD diagnosis.[11] A multidisciplinary approach and adequate counselling about the risks of possible CD in the future, higher rates of pouch failure, and requirement for close surveillance, is essential.

PATIENT SELECTION AND OPTIMIZATION

Aside from a patient's indication, their underlying disease factors, sphincter function, comorbidities, preoperative functional status and their preferences will affect whether they will ultimately be eligible for IPAA.[12] In IBD patients, disease should be controlled with medication prior to pouch surgery as active inflammation can increase postoperative complications.[13] Use of steroids with biologics also increases the risk of postoperative complications.[14] Patients with primary sclerosing cholangitis (PSC) have lower quality of life, poorer function and increased rates of pouchitis, postoperative sepsis and mortality after IPAA.[15,16] For FAP patients, IPAA is more "desmoidogenic" than ileorectal anastomosis, so delaying or avoiding pouch surgery may be appropriate based on severity of polyps and rectal involvement.[17] In addition, those with higher body mass index (BMI), are poor candidates for pouch. While not an absolute contraindication, higher BMI patients will need to lose weight (typically to BMI<30) prior to consideration for a pouch. (see below)

Intact anal sphincter function and pelvic floor health is key to good IPAA function. A digital rectal examination will inform about tone and dysfunction. Anal manometry can also help separate fecal incontinence from symptoms of severe IBD which may be difficult. Older female patients, especially after obstetric trauma, can have increased incontinence and/or urgency.[18] However, in continent women, significant sphincter defects on ultrasound evaluation, associated low anal pressures and shorter anal canal length does not affect anal function after IPAA.[19] Although functional outcomes are poorer, and some complications are higher, older patients still prefer IPAA over permanent ileostomy.[20]

Age alone does not prevent a patient from having an IPAA and it has been shown to be safe with no differences in short- and long-term outcomes among IBD patients over 60 years compared to younger individuals. Naturally, frailty and sarcopenia needs to be assessed individually.[21] Comorbidities including BMI needs to be considered as obese patients often have foreshortened mesentery affecting pouch reach and the creation of a defunctioning ileostomy may be more difficult.[22] A meta-analysis found IPAA patients with obesity are more likely to have laparotomy rather than a laparoscopic procedure, have longer operation time, greater blood loss, higher overall complications, leak and incisional hernia, and longer hospital stay.[23] Pouch failure rates increase from 3.7% at BMI 35 to 15% at BMI 40, hence a preoperative cutoff of BMI 30 with failure rates of 2.7% has generally been recommended.[24] Diet, exercise or bariatric surgery may be opted for. Previous radiation may make surgery more difficult, have higher rates of pouch failure and pouchitis,[25] and multiple abdominal surgeries may mean more adhesions and risk of enterotomies. Desmoid disease in FAP may increase mesenteric tethering. A patient's bowel length will also affect decision making as the possibility of pouch failure may mean further bowel length loss. Tall patients are at risk for reach issues.

Optimization prior to surgery involves several aspects. A nutritional assessment should be performed and enteral feeding or TPN may be required. Screening for anemia and correction, especially in IBD patients, with iron, vitamins, transfusions and occasionally erythropoietin will increase patient safety. Smoking is known to result in poor wound healing and higher risk of anastomotic leak and patients should be counselled regarding smoking cessation.[26] Stoma marking and education by enterostomal therapy is essential. Bowel and oral antibiotic bowel preparation can reduce infection and facilitate surgery.[27,28]

Patients must also be willing and able to comply with post-operative care. Realistic postoperative expectations should be set, including explanation of initial pouch function which might not be great. Stool frequency is 6-8 times a day on average for UC patients.[29] Functional outcomes can be affected by function, small bowel motility, bacterial overgrowth, stool consistency, emotional status and dietary intake.

FACILITY

IPAA surgery should be carried out in high-volume centers. A Denmark study showed that the risk of failure in UC patients was highest at very low-volume centers, and higher in intermediate-volume centers than in high-volume centers. There was a decrease in the risk of failure of 4% (95% CI 2–6%) for every additional IPAA procedure performed per year.[30] Case selection differs significantly between high- and low-volume surgeons, and institutional volume and older age were associated with increased pouch failure.[31] Data from England found many low volume units and occasional pouch surgeons, supporting centralization of pouch surgery, and this may be happening in England outside London.[32]

In the US, 50% of pouch surgeries are done at about 10 hospitals.[33] What remains clear is that extensive expertise in performing this procedure is critical to its success.

STAGING OF SURGERY

For RPC, the operation is performed in one, two or three stages, depending on the patient's condition and the surgeon's preference.

- *One-stage:* RPC with IPAA without defunctioning ileostomy.
- *Two-stage:* I) RPC with IPAA and loop ileostomy and II) Ileostomy closure.
- *Modified two-stage:* I) Subtotal colectomy (STC) with end ileostomy II) Completion proctectomy with IPAA, without defunctioning ileostomy.
- *Three-stage:* I) STC with end ileostomy II) Completion proctectomy with IPAA and loop ileostomy and III) Ileostomy closure.

Consensus guidelines say that the construction of IPAA should be deferred in nutritional compromise combined with prolonged immunosuppressive therapy for IBD patients.[34,35] Retrospective reviews from the Cleveland Clinic and Mayo Clinic reported increased rates of pelvic sepsis in the setting of anti-TNF exposure preoperatively and is why it is common to stage and delay IPAA in this scenario.[36,37]

A two-stage procedure is often the choice in the case of dysplasia or malignancy. A 3-stage or modified two-stage is most often used in the setting of medically refractory disease, however, limited comparative data between the two approaches is available and so it often becomes preference and surgeon dependent. One study of 460 UC patients found the modified two-stage IPAA had significantly lower anastomotic leak rate compared with the traditional two-stage procedure.[38] A three-stage procedure is preferred for patients with severe disease or when on steroids/biologics.[39] At present, and in large part due to the medical therapy of IBD, most patients undergo a two-stage procedure.

A delay in a restorative procedure may also be considered until completion of her family to avoid risk of tubal adhesions from pelvic surgery affecting her fecundity.[40-42] Vaginal delivery after IPAA has risks of sphincter injury and quality of life, however a planned cesarian section can avoid these risks.[43]

In two and three-stage IPAAs, a diverting loop ileostomy is created to minimize the consequences of an anastomotic leak including pelvic sepsis. However, in IBD patients, diverted pouches have similar and relatively high leak rates compared to non-diverted pouches.[44] Yet, these are often not as clinically relevant, and diversion has been shown to have ultimately better function. Ileostomies can also lead to complications including dehydration and increased long-term risk for small bowel complications.[45] Modified 2-stage procedures have been shown to be safe and effective in adults and reduce costs and length of stay.[46,47] A randomized IDEAL trial is being performed to select the optimal strategy between diversion and no diversion in completion proctectomy with IPAA for IBD, based on the theory that patients would be healthy after nutritional support, inflammation reduction and immunosuppressive agent weaning.[48] In a non-randomized trial, Remzi *et al.* found no difference in the risk of pelvic sepsis between diverted and non-diverted pouch patients. The indications for a stoma were: hand-sewn anastomosis, an anastomosis under tension, incomplete tissue donuts, poor hemostasis, air leak on testing, malnutrition, anemia, toxicity and the prolonged use of steroids (defined as ≥ 20 mg prednisolone). They commented that it was technically difficult to raise an ileostomy in obese patients who may be better served by omission.[49] Criteria for safe ileostomy omission are favorable surgery, adequate mesenteric length, no pelvic contamination, good hemostasis and a stapled anastomosis which should be tension-free with intact donuts and no leak on air testing. Severe acute colitis should be absent, with good nutritional status (normal serum albumin and hemoglobin levels) in a clinically well patient who is preferably off steroids.[50] Weighing up these factors for each patient and using selective defunctioning is most appropriate until a better algorithm is formulated. In general, it is the authors' preference to divert in almost all situations.

TYPES OF POUCHES

There are several configurations of IPAA that exist, including J, S, W, (H,[51,52] D and U) configurations, however the two frequently used pouch configurations are J- and S- pouches (Fig. 70-10-3). The most used reservoir is the J-pouch due to

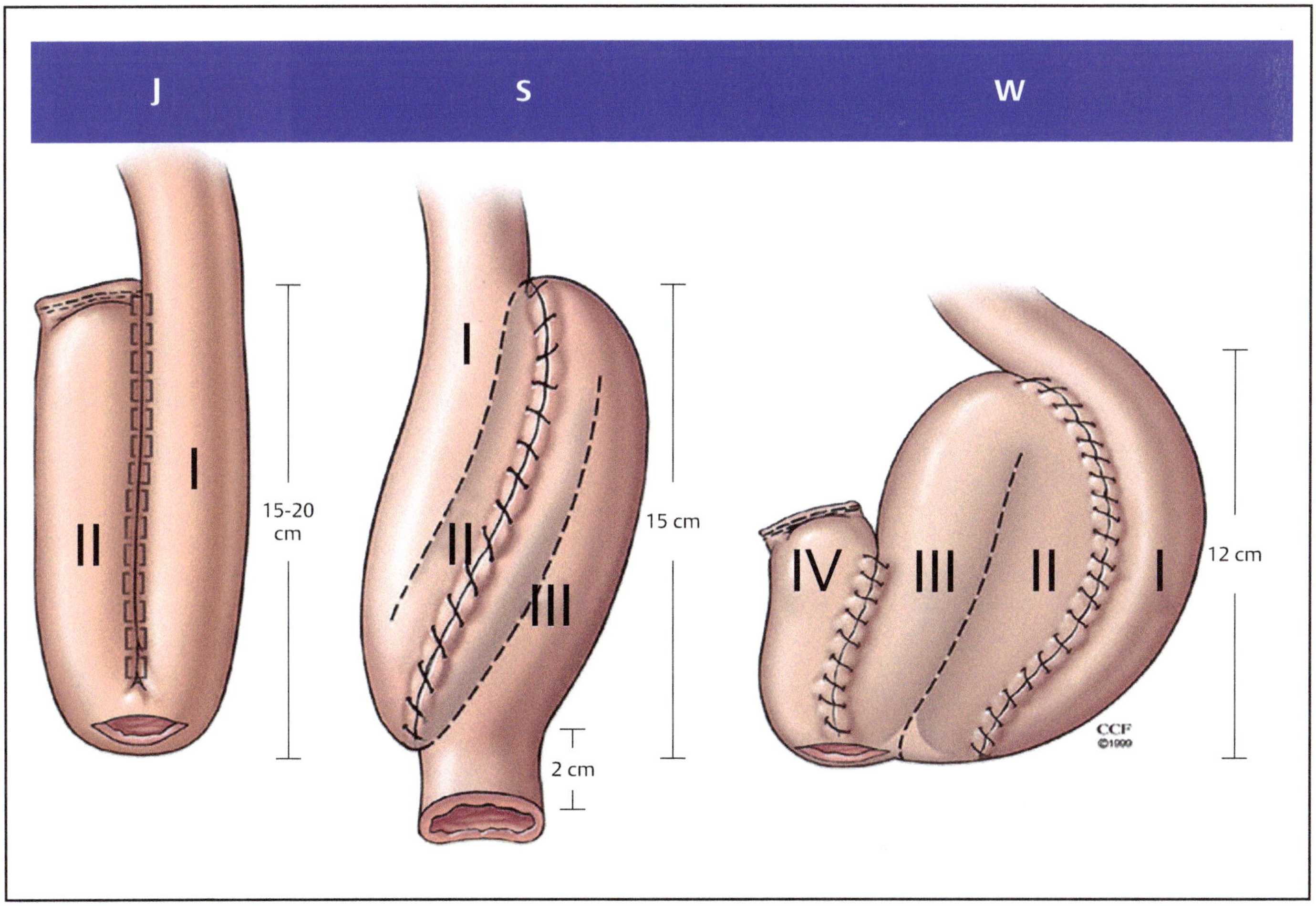

Fig. 70-10-3. Types of pouches with measurements.

its simpler construction, less bowel length required, emptying and superior continence compared to other configurations and excellent quality of life.[53] The advantages of an S pouch are decreased stool frequency (median 3.7 times a day) due to a larger volume than a J pouch and 2cm of extra length which can reduce anastomotic tension. The main disadvantage, however, is that the S design may result in constipation requiring pouch intubation in up to 50% of patients, so it has been gradually abandoned. The W pouch has satisfactory functional results due to its large maximum volume and subsequent optimal compliance. Emptying can be an issue in the long run with the W-pouch. However, a W design is technically challenging, requiring longer operative time and may be too bulky to fit into a narrow pelvis.[54] There are no significant differences between J-or W- pouch configuration.[55,56]

CREATION OF J POUCH

In the creation of an IPAA, lack of tension, construction technique, adequate size, correct orientation, position of the pouch in the pelvis and surgical approach are important to avoid complications. Here is a detailed description of J pouch creation of which many factors will also apply to other pouch types.

Preoperative steps to reduce complications include administering antibiotic prophylaxis before incision and redosing intraoperatively. Thromboembolic prophylaxis should be administered preoperatively with subcutaneous heparin, pneumatic calf compression and anti-embolism stockings. Careful positioning of patients with a non-slip pad, both arms tucked and in reverse Trendelenburg position with legs raised (Lloyd-Davies) will also prevent slipping and neuropraxias.

Lack of Tension

To ensure lack of tension, all small bowel adhesions need to be divided and small bowel mobilization should be up to the root of the mesentery. A Kocher maneuver may be necessary to mobilize the duodenum. A technique used to lengthen the mesentery is transverse visceral peritoneal incisions which can be performed both anteriorly and posteriorly to gain up to 1cm of mesenteric length (Fig. 70-10-4).[57] Division of selected vascular arcades should only be done if necessary and transillumination will allow vessels to be visualized. Branches of the SMA can be temporarily occluded with a bulldog clamp and there should be no signs of small bowel ischemia prior to division. An option is using ICG with an infrared light camera to assess perfusion. 25 mg of ICG fluorescence lyophilized powder is diluted with 10 mL of water, then 0.1-0.2 mg/kg is administered IV. Ligation of the ileocolic artery at the origin of the distal SMA gives about 3 and 6.5cm of additional length.[58] With planning prior to colectomy, division of the right colic,

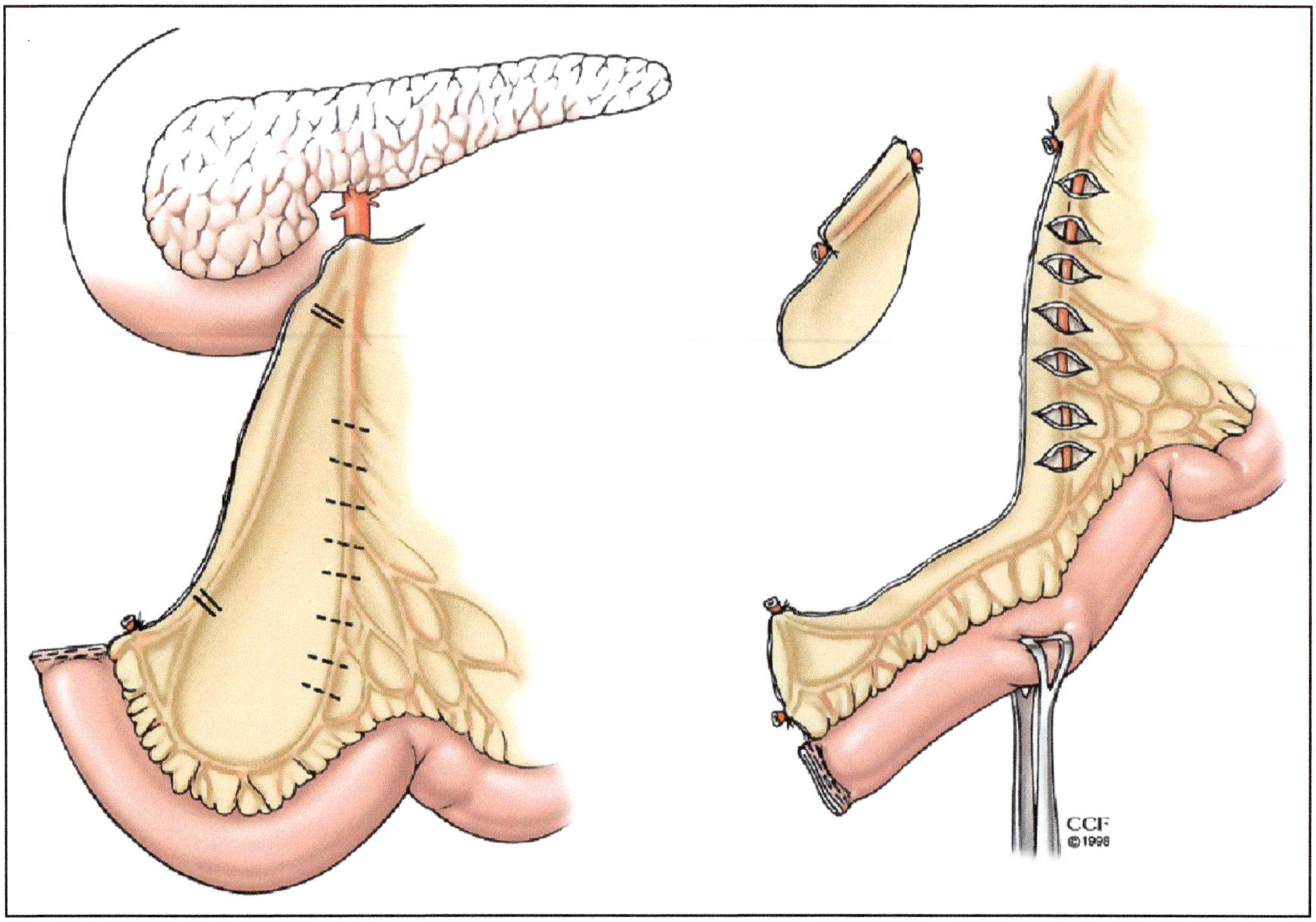

Fig. 70-10-4. Lengthening the mesentery for decreasing pouch tension.

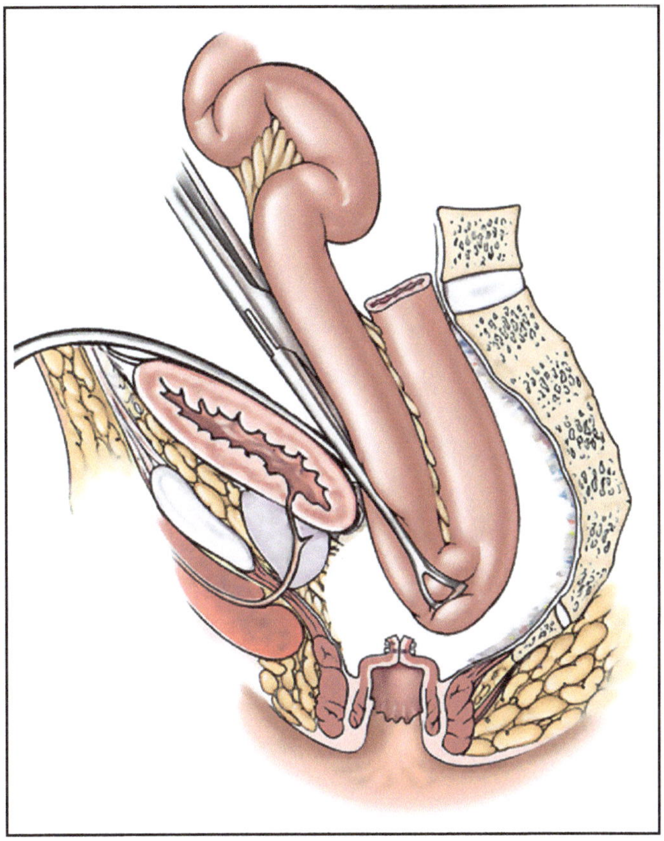

Fig. 70-10-5. Testing the pouch for length into the pelvis.

ileocolic and distal SMA with perfusion via the right branch of the middle colic artery and its collateral with the right marginal artery, is an option that can increase length up to 11.2cm.[59] Vascular grafting or re-anastomosis has been reported in case reports but not applicable to most IPAA operations.

Testing for adequate reach prior to pouch construction avoids forming an anastomosis under tension (Fig. 70-10-5). The apex of the proposed pouch should reach 2cm beyond the top of the púbis. If mucosectomy is being performed, an extra 2-3cm will be required. Sometimes the apex needs to be moved more proximally to increase length. When the anal stump has been left open, a stay suture is placed on the apex to pass it through the pelvis and it should reach the dentate line.

Construction Technique

A J-pouch can be created using staples or manual suture. Stapling is most common and is done through an anterior enterotomy at the apex of the pouch. Using the 100 mm stapler decreases the number of fires required and creates a less irregular staple line compared to using shorter staplers. By placing a finger under the bowel before stapling, it can ensure antimesenteric stapling, avoiding mesenteric trapping and bleeding. The second or third fire of the stapler should ensure that the crotch of the staple line does not get caught on the proximal end of the stapler. The staple line should be checked for bleeding and oversewed as required to avoid postoperative bleeding. One way to ensure a short tip of the J, is to keep the distal end of the terminal ileum open during construction of the body of the pouch. The J tip is stapled off afterwards, angled in to ensure adequate blood supply to the antimesenteric corner.

Adequate Size

A J-pouch should be between 15-20cm in length and the final volume of a J pouch should be at least 300 mls, which might increase to 380 mls in the post operative period. In a commentary, Church states that length more important than diameter in pouches as it longer pouches can store more.[60] This is important as the frequency of defecation varies inversely with maximal tolerated volume, whilst capacity is inversely related to pouch function which is directly related to compliance. Even so, sometimes the length of the efferent limb can be shortened slightly with minimal effect on function for pouch reach.[61]

Once pouch is created, staples lines are oversewed and the corners of the tip of the J are imbricated with a seromuscular suture to secure the tip of the J to the afferent limb. Filling the pouch with saline while clamping the afferent limb allows the surgeon to test capacity and integrity and opportunity to address any staple line defects.[62]

Correct Orientation

The pouch anal anastomosis can be stapled or sutured and this anastomosis must be created with correct orientation of the pouch and mesentery to avoid a twist. Following the cut edge of the mesentery down to the IPAA in a line will help. Stapling is easier, faster and is the most common technique with less technical complexity than handsewn. Donuts are checked and an air leak test is performed. A single purse string is used for rectum that has been stapled and double purse string used if the divided rectum remains open. When stapling or suturing, the vagina or prostate must not be incorporated. In a hand sewn anastomosis, initial sutures should be placed with care to align the correct orientation prior to inserting the remaining sutures. A metanalysis found that both techniques had similar early postoperative outcomes, but stapled IPAA had better nocturnal continence. A risk of increased incidence of dysplasia in the ATZ was not able to be quantified by this study.[63]

Position in the Pelvis

Level of mobilization of the rectum should be confirmed by inserting a finger into the anus to assess the appropriate position of the stapler before dividing the rectum. The height above dentate line can impact on function but also subsequent surveillance. A short rectal *cuff* of 1-2 cm is ideal (Fig. 70-10-6). In certain disease processes (p. ex., tumor, dysplasia, redo), a mucosectomy and hand sewn anastomosis should be performed.[64] It is performed transanally after bowel division with submucosal injection of saline with adrenaline (1:300000). Mucosectomy does require manipulation of the anal canal, which could damage sphincter with subsequent impact on functional outcomes.

As a last resort, if the pouch does not reach, there is a case report of "the hanging pouch," which describes securing the pouch to the presacral fascia and performing a defunctioning ileostomy, with the anastomosis done 6-12 months later. This technique is rarely used, and actual success rates are unknown.[65]

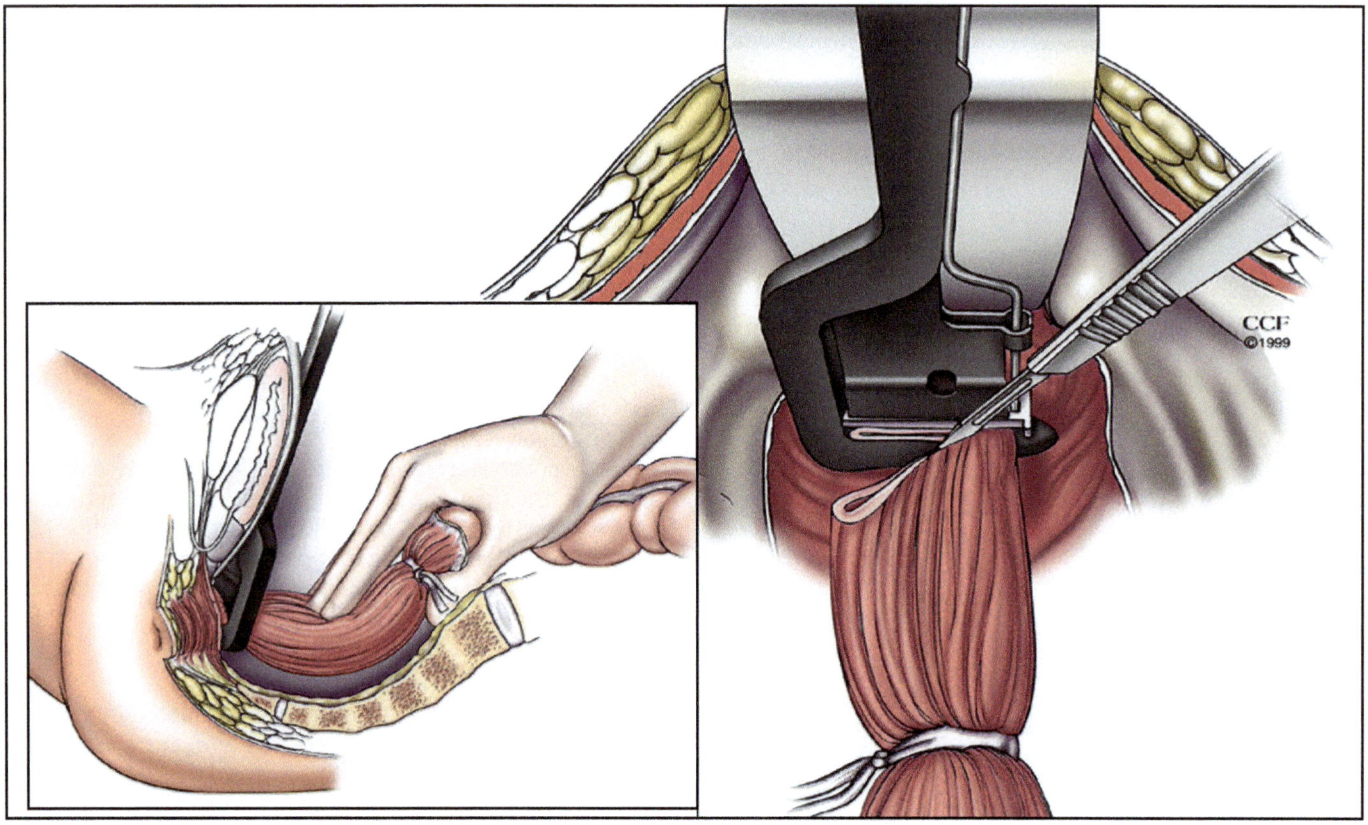

Fig. 70-10-6. Ensuring the appropriate level of transection for the pouch.

Surgical Approach

IPAA can be done open or with minimally invasive techniques. Laparoscopy offer benefits of earlier return of bowel function, less postoperative pain, shorter hospital stays, less adhesions, and in women less fertility issues.[66,67] Short term post operative outcomes are equivalent in laparoscopic and robotic IPAA.[68] The approach will depend on the comfort level and expertise of the surgeon. Where possible, minimally invasive approaches should be used. Complications are more frequent at the beginning of a surgeon's minimally invasive IPAA surgery learning curve. 143 and 239 cases have been demonstrated to be necessary to show significant improvement in pelvic sepsis and other relevant pouch morbidity.[69] Learning surgeons would benefit from assistance from an experienced surgeon. In the case of a previous colectomy, single port IPAA can be performed through the stoma site, but this is much more technically challenging and less often performed.

Post-operative care should include an enhanced recovery program, mobilization and oral feeding on day of surgery and early enterostomal therapy. Thromboembolic prophylaxis should be continued while in hospital and estended prophylaxis considered.

POUCH COMPLICATIONS

Pouch surgery is accompanied by many potential complications including structural, inflammatory and infectious, functional, dysplastic and neoplastic and systemic and metabolic problems. The following table lists the various complications under these classifications which will be discussed in further detail (Table 70-10-1).

Table 70-10-1. Complications Following an IPAA

Complications Following IPAA
Structural complications
▪ Anastomotic leak
▪ Tip of J leak
▪ Pouch stricture
▪ Rotated pouch anal anastomosis/mesentery
▪ Afferent limb syndrome
▪ Pelvic abscess
▪ Pouch fistulas
▪ Anastomotic pouch sinus
▪ Floppy pouch complex (FPC)
▪ Pouch septum
▪ Volvulus
▪ Nipple valve problems
Inflammatory/Infectious complications
▪ Pouchitis
▪ Crohn's disease of the pouch
▪ Cuffitis
Functional complications
▪ Irritable pouch syndrome
▪ Paradoxical contraction
▪ Gastrointestinal pouch inertia
▪ Pouch phantom
▪ Sexual dysfunction and infertility
Dysplastic and neoplastic complications
Post-operative
▪ Bleeding

STRUCTURAL COMPLICATIONS

Anastomotic Leak

Anastomotic leak or a breakdown in the integrity of the anastomosis can occur due to poor stapling or suturing technique, tension or ischemia. Poor tissue quality, inflammation and poor healing could also lead to the breakdown of the anastomosis. Patient optimization and surgical staging has been mentioned previously to decrease the risk of a leak. IPAA leak rates are reported to be 3.2 to 19%.[70] IBD patients have 4.5% pouch failure after an IPAA leak.[71] A flexible sigmoidoscopy can be used to identify a leak at the time of surgery by insufflating the pouch under water whilst the afferent limb is gently occluded. The main concern with an anastomotic leak in the setting of a pouch is that it can lead to pelvic sepsis and result in pouch failure. Although the symptoms of anastomotic leak vary from patient to patient it includes pain in the pelvic and perineal region, excessive anal discharge and fever. Leaks can still occur in the setting of a diverting ileostomy, and they may be subclinical and discovered many months later. The tissue will then be fibrotic and pouch salvage is often with a redo pouch. Traditionally, leak takes up to a year to heal and delayed stoma closure. In early postoperative leaks, a newer "endosponge" technique may be used where a vacuum-assisted closure drain is changed every 2 to 3 days.[72,73]

Tip of J Leak

The tip of the J-pouch has the most distal blood supply and leaks here are potentially due to an ischemic phenomenon.[74] Another cause may be staple line dehiscence. The tip of a J-pouch has a reported leak rate of 0.5%.[75] Increased awareness of the possibility of a tip of the J leak could reduce subsequent pouch failure rates, reported to be 13.5%.[76] Tip of the J leaks are often indolent, and diagnosis is difficult, with the predominant symptoms being abdominal pain, fever or abscess. An enterocutaneous fistula could also form. Diagnosis can sometimes be made by CT, MRI, gastrograffin enema or pouchoscopy. In a study of UC patients, 63.5% of patients were diagnosed only after ileostomy closure.[77] Occasionally, these leaks are managed with CT-guided drainage or pouch excision, and over-the-scope clips have been mentioned in the literature.[78] The majority of these patients undergo salvage surgery with pouch repair (handsewn or stapled) the most common option, and a few having a new pouch creation or repeat anastomosis. Pouch retention rate is high (Fig. 70-10-7).[79]

Pouch Strictures

Strictures can be in the pouch inlet (incidence 9-56%), mid pouch (2%) and pouch-anal anastomosis (43-87%).[80] These can occur due to sepsis, ischemia or anastomotic tension and are caused by fibrosis.[81] Pouch anal strictures may lead to evacuation difficulty, dilation of the pouch body or the afferent limb and bacterial overgrowth. Hand-sewn anastomosis have higher rates of clinically significant stenosis leading to stool seepage.[82] A step-up strategy with initial mechanical dilation using bougie or Hegar dilation has success of >80% but often require repeat dilations. Other options include stricturoplasty, stapler resection or pouch advancement. If transanal approach does not work, then transabdominal pouch revision surgery can be done. Mid-pouch strictures can be managed with pouch revision and re-anastomosis. Pouch inlet strictures are managed by resection, stricturoplasty or *bypass*.[83,84]

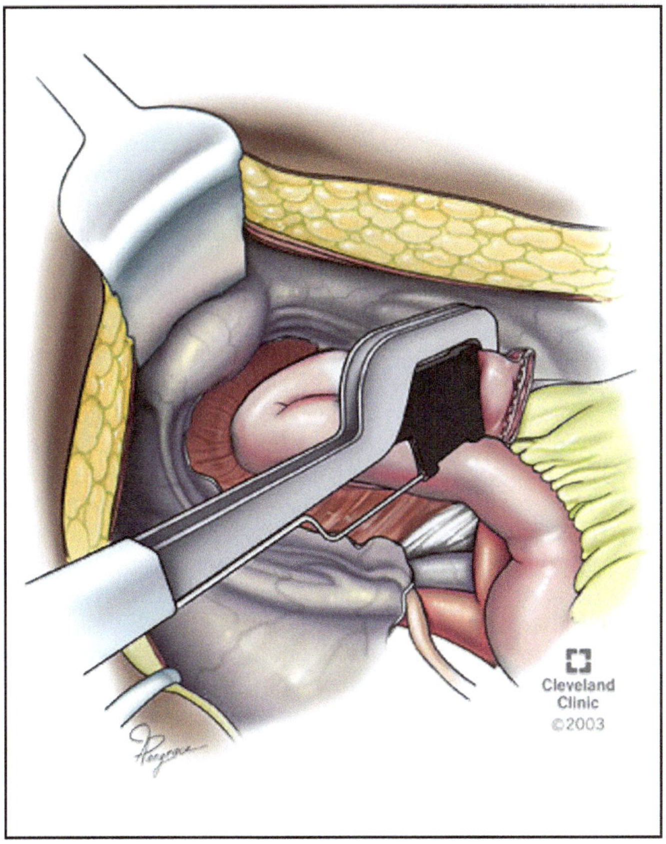

Fig. 70-10-7. Dealing with Tip of the J.

Rotated Pouch Anal Anastomosis/Mesentery

Incorrect orientation of the pouch anal anastomosis and small bowel mesentery can cause external compression of the afferent limb or pouch body, resulting in either frequent pouch emptying and/or obstructive symptoms with difficult filling. Pouch ischemia can occur if the mesenteric blood flow is compromised and there may be tension of the anastomosis. This scenario should be prevented at time of surgery. There is higher risk of this occurring with a minimally invasive approach, as the abdominal portion of the mesentery is often not in view. Pouchoscopy and pouchography may not show any abnormalities, however the orientation of the staple line on CT may provide a clue and can be 3D reconstructed. A complete detachment and recreation of the pouch-anal anastomosis is required.[85,86]

Afferent Limb Syndrome

Afferent limb syndrome (ALS) refers to the acute angulation or prolapse of the afferent limb at the pouch inlet and can cause distal small bowel obstruction.[87] The afferent limb can sometimes be seen to be narrow and twisted on CT and gastrografin enema with a sharp angulation on endoscopy.[88] Dilatation, pouchopexy and ileopexy, resection of bowel and pouch excision are options for management.

Pelvic Abscess

Pelvic sepsis or pelvic abscess occurs 25% of patients are associated with symptoms of abdominal pain and fever.[89] CT or MRI can diagnose this complication and treatment is with broad spectrum antibiotics and drainage either endoscopically, image-guided percutaneously or surgically.

Pouch Fistula

Pouch fistulas are reported to occur in 1-7% of patients,[90] most commonly pouch-vaginal, perianal and enterocutaneous. Technical factors during IPAA construction, cryptoglandular or CD are possible etiologies. Known risk factors are prolonged corticosteroid use, anemia, hypoalbuminemia, hypoxemia from cardiac or respiratory failure, tension on the anastomosis and bowel ischemia.[91]

Patients with pouch vaginal fistulas present with stool leakage and gas via the vagina. To avoid stapling the posterior vaginal wall, which is technical risk factor, positioning the stapler so that the trocar is posterior to the staple line, can help. A digital examination can also confirm the vagina is free. Pouch advancement and redo pouch have been the most successful in closing these fistulas.[92] Pouch-vesical fistulas are uncommon, and patients present with pneumaturia and recurrent urinary tract infections. Surgical treatment consists of disconnecting the fistula and the closure of the bladder and ileal pouch, preferably with omental interposition. Fecal diversion should be performed. A pouch-anal fistula is managed like cryptoglandular anal fistulas. Transanal mucosal advancement flap can be considered after control of any associated sepsis (Fig. 70-10-8).

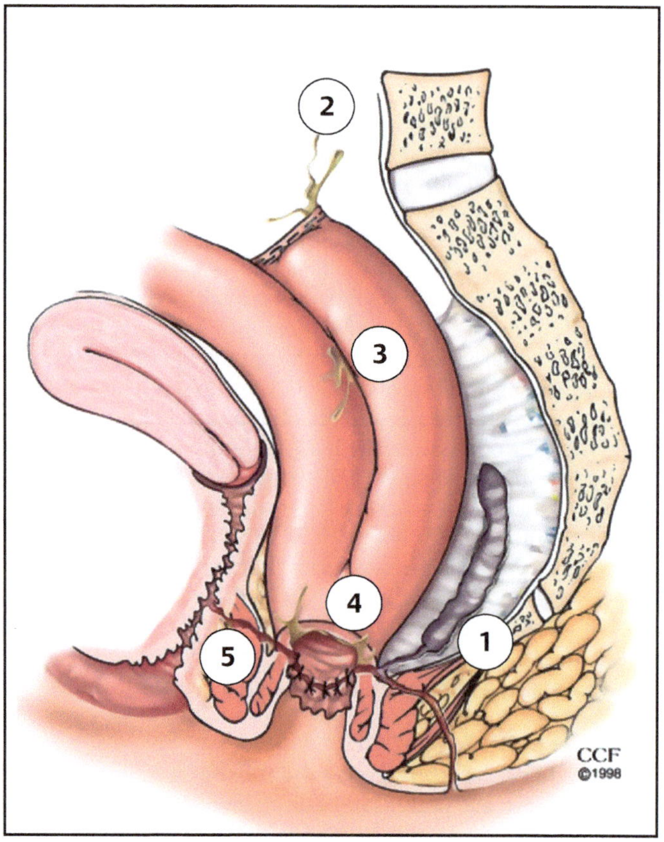

Fig. 70-10-8. Common IPAA complications: Left panel, *(1)* presacral sinus, *(2)* leak from tip of the J-pouch, *(3)* leak from body of the J-pouch, *(4)* pouch-anal anastomotic leak with transsphincteric fistula-in-ano, *(5)* pouch-vaginal fistula. Right panel illustrates, from top to bottom, afferent limb stricture, pouchitis with aphthous ulcerations and a pouch-anal anastomosis stricture.

Anastomotic Pouch Sinus

Pouch sinus is defined as a blind tract resulting from chronic pouch-anal anastomotic leak or suture/staple line leak occurring in 2% of patients.[93,94] Observation as initial treatment has a healing rate of 65%, with symptomatic presentation a predictor for low healing rates and high risk of pouch failure.[95]

Floppy Pouch Complex (FPC)

FPC includes the occurrence of pouch prolapse, ALS, redundant loop, and folding pouch on pouchoscopy, gastrograffin enema or MRI. Patients may present with dyschezia, inadequate evacuation, or bloating and each condition having its own unique endoscopic, radiography and manometry findings. Management can be with single or combination treatment, including lifestyle modification, physical therapy retraining, alterations in stool consistency and medical, endoscopic and surgical therapy.[96]

Pouch Septum

A pouch septum can cause bleeding, tenesmus, anal pain and difficult evacuation and can be seen on pouchoscopy. Laparoscopic stapling of the septum or needle knife can be used to perform septectomy.[97,98]

Volvulus

Volvulus is acute torsion of the pouch around its axis most probably at the level of the pouch inlet and can cause small bowel obstruction. Rates of volvulus are reported to be 0.18%, and mostly after J-pouch creation due to its popularity.[99] Low BMI,[100] pelvic anatomy, amount of fixation in the pelvis and presence of a mesenteric defect predispose to pouch volvulus. Laparoscopic surgery forms minimal adhesions hence have higher rates of volvulus.[101]

Nipple Valve Problems

Continent ileostomies have a nipple valves. They are the cause of most revisional surgery in K pouches, as they can slip causing incontinence, stricture affecting evacuation and have fistulas or prolapse. A slippage is often seen on pouchoscopy as a substantially shorter nipple valve that cannot offer a sufficient continence. The Cleveland Clinic experience found 10-year and 20-year K pouch survival to be 87 and 77 percent, respectively.[102]

INFLAMMATORY AND INFECTIOUS COMPLICATIONS

Pouchitis

Pouchitis is caused by an abnormal mucosal immune response to altered microflora in the pouch.[103] Prevention can be with fruit consumption,[104] avoidance of post operative NSAIDs.[105] It has male predominance and underlying disease affects incidence e.g.[106] UC (24-46%) and FAP (1-10%).[107] It is the most common long term complication and has a constellation of symptoms affecting quality of life including abdominal cramping, increased stool frequency, urgency, nocturnal seepage, incontinence, pelvic discomfort and arthralgia. The Pouchitis Disease Activity Index (PDAI) uses clinical symptoms, endoscopic findings and histological changes to diagnose pouchitis and has subsequently been modified (mPDAI) by the Cleveland Clinic,[108] where the histology component has been removed.[109] It can be treated with probiotics, antibiotics (first line is ciprofloxacin) and sometimes biologics.[110]

Crohn's Disease of Pouch

Inflammatory, fibrostenotic and fistulizing are phenotypes of CD of the pouch.[111] Although the etiology is yet to be known, some risk factors include family history of CD, longer duration of the pouch, smoking, seropositivity for antissaccharomyces cerevisiae antibodies, immunoglobulin A and diagnosis of intermittent colitis.[112] Overlapping symptoms with other inflammatory and non-inflammatory disease make definitive diagnosis for CD of the pouch difficult.[113] However, CD of the pouch has distinct features including malnutrition, vomiting, weight loss, persistent nausea and fistula drainage.[114] Evaluation of the pouch, *cuff* and the afferent limb of the pouch via endoscopy is needed for the initial step of diagnosis. Serological studies, radiographic studies and intraoperative examination under anaesthesia may also help.[115] Factors associated with poor prognosis of CD of the ileoanal pouch include fistulizing disease, delayed diagnosis of CD, pouch vaginal fistula, pouch sepsis, young age, former smoking status, requirement for immunomodulatory therapy and last but not least requirement for biological therapy.[116] Unlike the inflammatory or stricturing disease, fistulizing disease is considered significant cause of morbidity and the primary cause for pouch failure.[117] 30% to 80% of the patients who are diagnosed with fistulizing CD of pouch would eventually require pouch excision or faecal diversion.[118] Even with aggressive medical therapy, a group of 10-48% of patients will develop intractable CD and ultimately pouch excision with permanent end ileostomy.[119]

Cuffitis

Cuffitis is primarily due to the flare of residual ulcerative colitis at the rectal *cuff*, especially in those who had stapled anastomosis without a mucosectomy. However, it could also result from prolapse, malignancy or Crohn's disease.[120] Cuffitis has similar symptoms to pouchitis and rectal bleeding is characteristic. The risk is 20% and topical mesalamine seems to be effective and well tolerated. Wu *et al.* found that among pouch patients affected by cuffitis refractory to medical therapy, 32.8% had CD of the pouch and 24.1% had surgical complications such as anastomotic fistula or sinuses, and 13.3% pouch failure.[121]

FUNCTIONAL COMPLICATIONS

Irritable Pouch Syndrome

Irritable pouch syndrome is a diagnosis of exclusion when the patient has similar symptoms but does not meet diagnostic criteria for cuffitis or pouchitis. Contributing factors may be physiological,[122] visceral hypersensitivity,[123] and hyperplasia of the enterochromaffin cells of pouch mucosa.[124] Treatment options for this syndrome consist of diet modification and therapeutic agents such as anti diarrheals, tricyclic antidepressants, antispasmodics and oral or topical narcotic agents.[125] It is not commonly associated with pouch failure.[126]

Paradoxical Puborectalis Contraction

Contraction of the puborectalis muscle during defecation instead of relaxing is referred to as the paradoxical contraction.[127] This disordered pattern may develop to minimise pain related to pouchitis or significant abdominal trauma. Obstructive defecation then results, which can be detected on defecography or manometry. This complication should be considered in patients with defecation difficulties and when pouch patients present with small bowel obstruction symptoms and CT findings. Biofeedback is effective treatment,[128] however, severe obstruction may require surgery.

Gastrointestinal Pouch Inertia

Gastrointestinal pouch inertia in other words pseudo-obstruction presents with bloating, nausea and vomiting.[129] KUB, CT or gastrograffin enema can diagnose this and management includes polyethylene glycol, lactulose or surgery.[130]

Pouch Phantom

This complication is characterized with perianal pain and detected with endoscopic probing and differential nerve block. Treatment of this complication involves nerve ablation or albuterol inhaler, gabapentin or pregabalin (Lyrica, Pfizer), belladonna and opium suppository.[131]

Sexual Dysfunction and Infertility

A small case-matched review in men found there was no difference in sexual function between robotic and laparoscopic pouches.[132] The superior visualization of the robotic platform makes identification of the pelvic autonomic nerves easier and hence theoretically they are less likely to be inadvertently damaged.[133] IPAA increases the risk of infertility in women with UC approximately threefold (15% to 48%),[134] but laparoscopic surgery preserves female fecundity, probably by reducing pelvic adhesion formation.[135,136]

DYSPLASTIC AND NEOPLASTIC

Preservation of the ATZ with stapled anastomosis has two main disadvantages, namely the risk of dysplasia or cancer in retained mucosa, even though better function and less complications.[137] After handsewn IPAA in FAP patients, the presence of adenoma in excised anal mucosa in 86%.[138] Remzi *et al.*, reported that after IPAA for FAP, 27% of patients undergoing stapled anastomosis had adenomas in the ATZ compared to only 14% in patients undergoing mucosectomy.[139] A separate study in FAP patients showed that the risk of adenoma at the IPAA was 51% after stapled anastomosis and 22% in the mucosectomy group.[140] Hence, ongoing pouch surveillance is necessary. TME is mandatory in FAP or when there is neoplasia in UC to ensure oncologic resection. However, in medically refractory UC, a close mesorectal dissection, within the arcade of the superior rectal vessels can reduce the risk of injury to the pelvic autonomic nerves.

SYSTEMIC AND METABOLIC PROBLEMS

Multiple systemic and metabolic problems can occur after pouch surgery including anemia, vitamin B_{12} deficiency, bile salt and fat malabsorption, vitamin D deficiency, bone loss, and nephrolithiasis.[141] Prevention is by monitoring, replacement and adequate hydration.

POST-OPERATIVE COMPLICATIONS

Pouch Bleeding

Postoperative bleeding of the pouch can be from the suture/staple line or due to pouch ischemia. Bright red blood can come from the staple/suture line whereas ischemic bleeding is darker in nature. This can be managed without another operation. Pouchoscopy followed by clot evacuation and catheterization of visible bleeding combined with iced saline or saline with epinephrine enemas is a way of successfully managing postoperative bleeding.[142]

FOLLOW-UP

For surveillance of retained mucosa or pouch, annual digital rectal examination and pouchoscopy with random biopsies in all patients who underwent IPAA is recommended. Close follow up is required as patients are at risk of new disease, recurrence, dysplasia or even cancer. Their underlying disease process and severity, whether IBD, FAP, or other, will affect these risks. There is a trend to estend time between pouchoscopy up to 2 years in IBD patients if normal, while FAP patients are recommended lifelong yearly pouchoscopy.

REDO-SURGERY/POUCH FAILURE

Pouch complications may require salvage procedures if other treatments are insufficient p. ex., afferent limb reimplant, redo pouch, pouch *bypass*. Redo-pouch surgery is not done in the setting of CD as it may put patient at risk for short gut. Despite the wide range of surgical approaches for pouch salvage, roughly 6% of patients require pouch excision or construction of a permanent ileostomy, which is defined as pouch failure or pouch loss.[143] Lovegrove *et al.*, found a higher pouch failure rate in the handsewn group.[144] Tekkis *et al.*, found that the risk of pouch failure was 5 times higher at 10 years in patients with pelvic sepsis compared to those without sepsis.[145] Overall, an algorithm for pouch dysfunction as proposed by Holubar at the Cleveland Clinic is pictured in Figure 70-10-9.

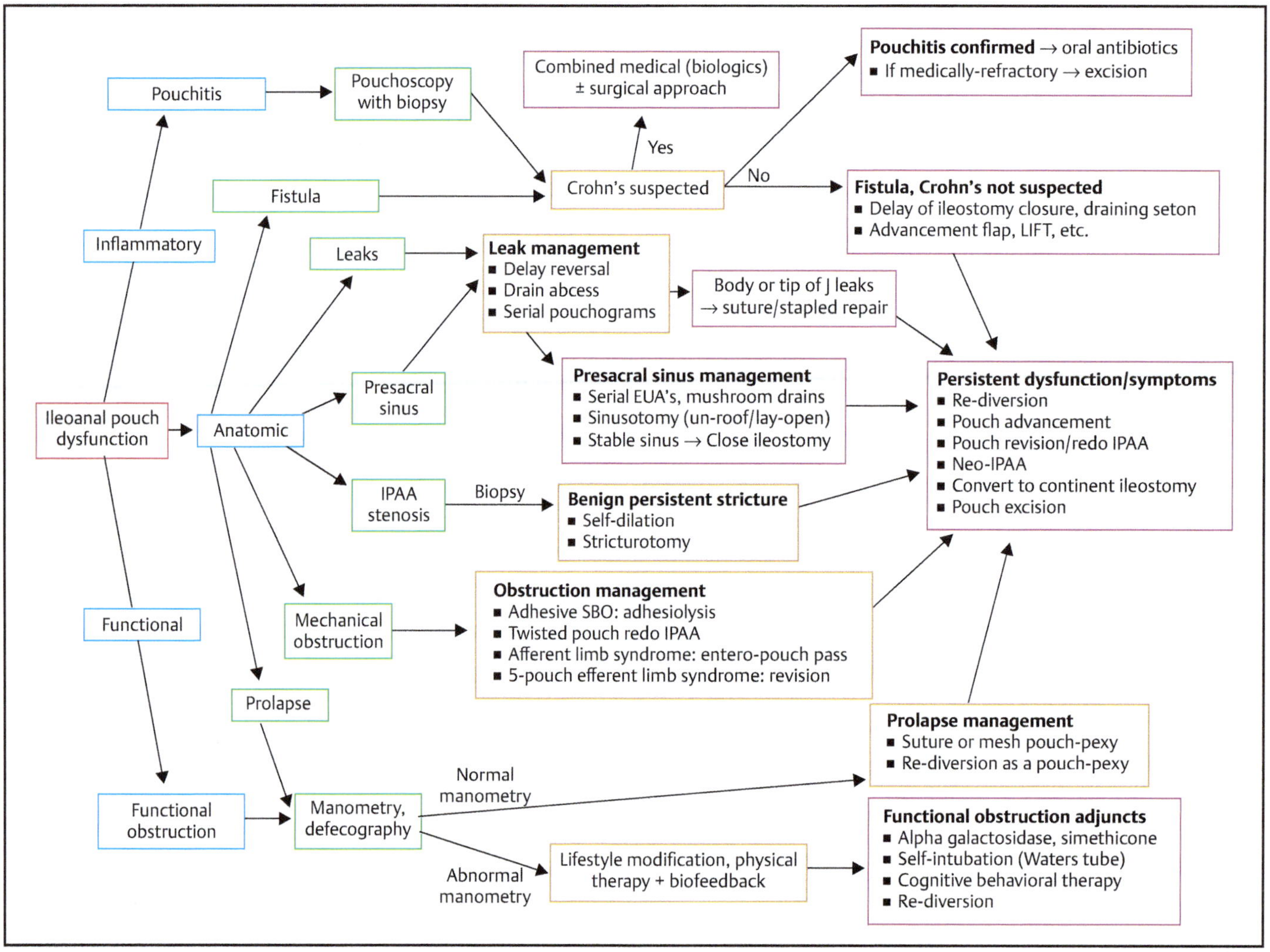

Fig. 70-10-9. IPAA dysfunction algorithm.

CONCLUSION

Pouch surgery is complex major surgery and needs to be tailored to the patient's disease, life circumstances, and preferences. The considerations in providing a patient with an excellent functioning pouch with minimal complications estend beyond intraoperative technique. Multidisciplinary discussion, preoperative optimization of disease, anemia, nutrition, weight, smoking and comorbidities are essential. The surgical approach including the type of pouch, stapled or manual construction, whether minimally invasive techniques can be adopted, whether mucosectomy is required, and staging of operations, involves intricate decision making, extensive patient counseling and high-quality training. Post operative care must have auxiliary services and the surveillance of pouches needs to be performed regularly. Patients are at risk of new disease, recurrence, dysplasia or even cancer. This chapter provides a holistic approach to understanding pouches and the prevention of complications. Providing patients with long term good quality of life with a functioning pouch is challenging but achievable with careful patient selection and surgical decision making. Detecting complications and the subsequent investigation, management and appropriate referral are obligatory skills for pouch surgeons.

REFERENCES

1. Ng KS, Gonsalves SJ, Sagar PM. Ileal-anal pouches: A review of its history, indications, and complications. World journal of gastroenterology, 2019; 25(31), 4320–4342. https://doi.org/10.3748/wjg.v25.i31.4320
2. Shuford R, Ashburn JH. Don't Forget about the K-Pouch!. Clinics in colon and rectal surgery, 2022; 35(6), 499–504. https://doi.org/10.1055/s-0042-1758192
3. Mullen P, Behrens D, Chalmers T, Berkey C, Paris M, Wynn M, et al. Barnett continent intestinal reservoir. Multicenter experience with an alternative to the Brooke ileostomy. Diseases of the colon and rectum, 1995;38(6), 573–582. https://doi.org/10.1007/BF02054114
4. Heikens JT, de Vries J, Goos MR, Oostvogel HJ, Gooszen HG, van Laarhoven CJ. Quality of life and health status before and after ileal pouch-anal anastomosis for ulcerative colitis. The British journal of surgery, 2012;99(2), 263–269. https://doi.org/10.1002/bjs.7711
5. Shen B, Remzi Fh, Lavery IC, Lashner BA, Fazio VW. A proposed classification of ileal pouch disorders and associated complications after restorative proctocolectomy. Clin Gastroenterol Hepatol. 2008;6(2):145-158
6. Steele SR, Hull TL, Hyman N, Maykel JA, Read TE, Whitlow CB (eds). The ASCRS Textbook of Colon and Rectal Surgery. Springer. 2022
7. Shen B (ed.) Pouchitis and ileal pouch disorders: a multidisciplinary approach for diagnosis and management. London; San Diego, CA: Academic Press, 2019. https://www.sciencedirect.com/book/9780128094020/pouchitis-and-ileal-pouch-disorders#book-description Acess in 20/01/2023
8. https://fascrs.org/ascrs/media/files/downloads/crohns-CPG-2020.pdf and statistic
9. Yu CS, Pemberton JH, Larson D. Ileal pouch-anal anastomosis in patients with indeterminate colitis: long-term results. Diseases of the colon and rectum, 2000;43(11), 1487–1496. https://doi.org/10.1007/BF02236726
10. Chang S, Shen B, Remzi F. When Not to Pouch: Important Considerations for Patient Selection for Ileal Pouch-Anal Anastomosis. Gastroenterology & hepatology, 2017;13(8), 466–475..
11. Tan KK, Ravindran P, Young CJ, Solomon MJ. The extent of inflammation is a predictor for pouch-related complications in ileal pouches in patients with ulcerative or indeterminate colitis. Colorectal disease : the official journal of the Association of Coloproctology of Great Britain and Ireland, 2014;16(8), 620–625. https://doi.org/10.1111/codi.12614
12. Lightner AL, Shen B. Perioperative use of immunosuppressive medications in patients with Crohn's disease in the new "biological era". Gastroenterology report, 2017;5(3), 165–177. https://doi.org/10.1093/gastro/gow046
13. Pavlides M, Cleland J, Rahman M, Christian A, Doyle J, Gaunt R, et al. Outcomes after ileal pouch anal anastomosis in patients with primary sclerosing cholangitis. Journal of Crohn's & colitis, 2014;8(7), 662–670. https://doi.org/10.1016/j.crohns.2013.12.007
14. Gorgun E, Remzi FH, Manilich E, Preen M, Shen B, Fazio VW. Surgical outcome in patients with primary sclerosing cholangitis undergoing ileal pouch-anal anastomosis: a case-control study. Surgery, 2005;138(4), 631–639. https://doi.org/10.1016/j.surg.2005.07.014)
15. Sommovilla J, Liska D, Jia X, Kalady MF, Sklow B, Burke C, et al. IPAA Is More "Desmoidogenic" Than Ileorectal Anastomosis in Familial Adenomatous Polyposis. Diseases of the colon and rectum, 2022;65(11), 1351–1361. https://doi.org/10.1097/DCR.0000000000002172
16. Varma MG, Brown JS, Creasman JM, Thom DH, Van Den Eeden SK, Beattie MS, et al Fecal incontinence in females older than aged 40 years: who is at risk?. Diseases of the colon and rectum, 2006;49(6), 841–851. https://doi.org/10.1007/s10350-006-0535-0
17. Gearhart SL, Hull TL, Schroeder T, Church J, Floruta C. Sphincter defects are not associated with long-term incontinence following ileal pouch-anal anastomosis. Diseases of the colon and rectum, 2005;48(7), 1410–1415. https://doi.org/10.1007/s10350-004-0950-z
18. Dayton MT, Larsen KR. Should older patients undergo ileal pouch-anal anastomosis? American journal of surgery, 1996;172(5), 444–448. https://doi.org/10.1016/S0002-9610(96)00253-X
19. Shore BM, Kochar B, Herfarth HH, Barnes EL. Current Perspectives on Indications for Ileal Pouch-Anal Anastomosis in Older Patients. Clinical and experimental gastroenterology, 2022;15, 163–170. https://doi.org/10.2147/CEG.S340338) (ACSRS clinical practice guidelines)
20. Sahami S, Bartels SA, D'Hoore A, Fadok TY, Tanis PJ, Lindeboom R, et al. A Multicentre Evaluation of Risk Factors for Anastomotic Leakage After Restorative Proctocolectomy with Ileal Pouch-Anal Anastomosis for Inflammatory Bowel Disease. Journal of Crohn's & colitis, 2016;10(7), 773–778. https://doi.org/10.1093/ecco-jcc/jjv170
21. Emile SH, Khan SM, Wexner SD. A systematic review and meta-analysis of the outcome of ileal pouch anal anastomosis in patients with obesity. Surgery, 2021;170(6), 1629–1636. https://doi.org/10.1016/j.surg.2021.06.00
22. Mankarious MM, Deutsch MJ, Jeganathan NA. Intraoperative Techniques for Gaining Ileoanal Pouch Reach. Clinics in colon and rectal surgery, 2022;35(6), 458–462. https://doi.org/10.1055/s-0042-1758136
23. Wu XR, Kiran RP, Remzi FH, Katz S, Mukewar S, Shen B. Preoperative pelvic radiation increases the risk for ileal pouch failure in patients with colitis-associated colorectal cancer. Journal of Crohn's & colitis, 2013;7(10), e419–e426. https://doi.org/10.1016/j.crohns.2013.01.017
24. Sharma A, Deeb AP, Iannuzzi JC, Rickles AS, Monson JR, Fleming FJ. Tobacco Smoking and Postoperative Outcomes

After Colorectal Surgery. Annals of Surgery 258(2):p 296-300, August 2013. | DOI: 10.1097/SLA.0b013e3182708cc5
25. Battersby CLF, Battersby NJ, Slade DAJ, Soop M, Walsh CJ. Preoperative mechanical and oral antibiotic bowel preparation to reduce infectious complications of colorectal surgery - the need for updated guidelines. The Journal of hospital infection, 2019;101(3), 295–299. https://doi.org/10.1016/j.jhin.2018.12.010
26. Chen M, Song X, Chen LZ, Lin ZD, Zhang XL. Comparing Mechanical Bowel Preparation With Both Oral and Systemic Antibiotics Versus Mechanical Bowel Preparation and Systemic Antibiotics Alone for the Prevention of Surgical Site Infection After Elective Colorectal Surgery: A Meta-Analysis of Randomized Controlled Clinical Trials. Diseases of the colon and rectum, 2016;59(1), 70–78. https://doi.org/10.1097/DCR.0000000000000524
27. Farouk R, Pemberton JH, Wolff BG, Dozois RR, Browning S, Larson D. Functional outcomes after ileal pouch-anal anastomosis for chronic ulcerative colitis. Annals of surgery, 2000;231(6), 919–926. https://doi.org/10.1097/00000658-200006000-00017
28. Mark-Christensen A, Erichsen R, Brandsborg S, Pachler FR, Nørager CB, Johansen N, et al. Pouch failures following ileal pouch-anal anastomosis for ulcerative colitis. Colorectal disease: the official journal of the Association of Coloproctology of Great Britain and Ireland, 2018;20(1), 44–52. https://doi.org/10.1111/codi.13802
29. Burns EM, Bottle A, Aylin P, Clark SK, Tekkis PP, Darzi A, et al. Volume analysis of outcome following restorative proctocolectomy. The British journal of surgery, 2011;98(3), 408–417. https://doi.org/10.1002/bjs.7312
30. Fearnhead NS, Lee MJ, Acheson AG, Worley G, Faiz OD, Brown SR. Variation in practice of pouch surgery in England: using SWORD data to cut to the chase and justify centralization. Colorectal Dis. 2018; 20:597-605
31. https://consultqd.cleelandclinic.org/diagnosis-and-management-of-tip-of-the-j-pouch-leaks
32. Brown SR, Fearnhead NS, Faiz OD, Abercrombie JF, Acheson AG, Arnott RG, et al. The Association of Coloproctology of Great Britain and Ireland consensus guidelines in surgery for inflammatory bowel disease. Colorectal Dis, 2018;20: 3-117. https://doi.org/10.1111/codi.14448
33. Øresland T, Bemelman WA, Sampietro GM, Spinelli A, Windsor A, Ferrante M, et al. European Crohn's and Colitis Organisation (ECCO). European evidence based consensus on surgery for ulcerative colitis. J Crohns Colitis. 2015; 9:4-25.
34. Gu J, Remzi FH, Shen B, Vogel JD, Kiran RP. Operative strategy modifies risk of pouch-related outcomes in patients with ulcerative colitis on preoperative anti-tumor necrosis factor-α therapy. Diseases of the colon and rectum, 2013;56(11), 1243–1252. https://doi.org/10.1097/DCR.0b013e3182a0e702
35. Vilchez V, Lightner AL. Perioperative management of biologic agents in Crohn's disease. *Seminars in Colon and Rectal Surgery*. Vol. 33. No. 1. WB Saunders, 2022. https://www.sciencedirect.com/science/article/pii/S1043148922000069
36. Zittan E, Wong-Chong N, Ma GW, McLeod RS, Silverberg MS, Cohen Z. Modified Two-stage Ileal Pouch-Anal Anastomosis Results in Lower Rate of Anastomotic Leak Compared with Traditional Two-stage Surgery for Ulcerative Colitis. Journal of Crohn's & colitis, 2016;10(7), 766–772. https://doi.org/10.1093/ecco-jcc/jjw069
37. Oresland T, Palmblad S, Ellström M, Berndtsson I, Crona N, Hultén L. Gynaecological and sexual function related to anatomical changes in the female pelvis after restorative proctocolectomy. International journal of colorectal disease, 1994;9(2), 77–81. https://doi.org/10.1007/BF00699417
38. Ørding Olsen K, Juul S, Berndtsson I, Oresland T, Laurberg S. Ulcerative colitis: female fecundity before diagnosis, during disease, and after surgery compared with a population sample. Gastroenterology, 2002;122(1), 15–19. https://doi.org/10.1053/gast.2002.30345
39. Remzi FH, Gorgun E, Bast J, Schroeder T, Hammel J, Philipson E, et al. Vaginal delivery after ileal pouch-anal anastomosis: a word of caution. Diseases of the colon and rectum, 2005;48(9), 1691–1699. https://doi.org/10.1007/s10350-005-0124-7
40. Sahami S, Buskens CJ, Fadok TY, Tanis PJ, de Buck van Overstraeten A, Wolthuis AM, et al. Defunctioning Ileostomy is not Associated with Reduced Leakage in Proctocolectomy and Ileal Pouch Anastomosis Surgeries for IBD. Journal of Crohn's & colitis, 2016;10(7), 779–785. https://doi.org/10.1093/ecco-jcc/jjv201
41. Samples J, Evans K, Chaumont N, Strassle P, Sadiq T, Koruda M. Variant Two-Stage Ileal Pouch-Anal Anastomosis: An Innovative and Effective Alternative to Standard Resection in Ulcerative Colitis. Journal of the American College of Surgeons, 2017;224(4), 557–563. https://doi.org/10.1016/j.jamcollsurg.2016.12.049
42. Luo WY, Singh S, Cuomo R, Eisenstein S. Modified two-stage restorative proctocolectomy with ileal pouch-anal anastomosis for ulcerative colitis: a systematic review and meta-analysis of observational research. International journal of colorectal disease, 2020;35(10), 1817–1830. https://doi.org/10.1007/s00384-020-03696-7
43. Beyer-Berjot L, Baumstarck K, Loubière S, Vicaut E, Berdah SV, Benoist S, et al. Is diverting loop ileostomy necessary for completion proctectomy with ileal pouch-anal anastomosis? A multicenter randomized trial of the GETAID Chirurgie group (IDEAL trial): rationale and design (NCT03872271). BMC surgery, 2019;19(1), 192. https://doi.org/10.1186/s12893-019-0657-7
44. Remzi FH, Fazio VW, Gorgun E, Ooi BS, Hammel J, Preen M, et al. The outcome after restorative proctocolectomy with or without defunctioning ileostomy. Diseases of the colon and rectum, 2006;49(4), 470–477. https://doi.org/10.1007/s10350-006-0509-2
45. Singh B, Mortensen N, Shorthouse AJ. Defunctioning ileostomy following restorative proctocolectomy. Annals of the Royal College of Surgeons of England, 2008;90(7), 541–545. https://doi.org/10.1308/003588408X358756
46. Goëré D, Benoist S, Penna C, Nordlinger B. H-pouch: new isoperistaltic colonic pouch for coloanal anastomosis after rectal resection for cancer: a pilot study. Diseases of the colon and rectum, 2004;47(10), 1740–1744. https://doi.org/10.1007/s10350-004-0632-x
47. Aydinli HH, Peirce C, Aytac E, Remzi F. The usefulness of the H-pouch configuration in salvage surgery for failed ileal pouches. Colorectal disease: the official journal of the Association of Coloproctology of Great Britain and Ireland, 2017;19(8), e312–e315. https://doi.org/10.1111/codi.13788
48. Murphy PB, Khot Z, Vogt KN, Ott M, Dubois L. Quality of life after total proctocolectomy with ileostomy or IPAA: a systematic review Dis colon rectum 2015; 58 (9): 899-908
49. McCormick PH, Guest GD, Clark AJ, Petersen D, Clark DA, Stevenson AR, et al. The ideal ileal-pouch design: a long-term randomized control trial of J- vs W- pouch construction. Dis Colon Rectum. 2012;55(12):1251-1257.
50. Wade AD, Mathiason MA, Brekke EF, Kothari SN. Quality of life after ileoanal pouch: a comparison of J and W pouches. J Gastrointest Surg. 2009: 13(7): 1260-1265.
51. Rojas-Khalil Y, Galandiuk S. Management of chronic ulcerative colitis. In: Cameron JL, ed, Current surgical therapy. 13th ed, St. Louis, MO: Elsevier: 2019:173-180

52. Chu D, Dozois E. Pearls for the Small Bowel and Colon That Will Not Reach. In: Pawlik, T., Maithel, S., Merchant, N. (eds) Gastrointestinal Surgery. 2015. Springer, New York, NY. https://doi.org/10.1007/978-1-4939-2223-9_31. https://link.springer.com/chapter/10.1007/978-1-4939-2223-9_31
53. Church JM. The anatomy and physiology of the ileal pouch and its relevance to pouch dysfunction. Abdominal radiology (New York), 2023;10.1007/s00261-022-03721-z. Advance online publication. https://doi.org/10.1007/s00261-022-03721-z
54. Lovegrove RE, Constantinides VA, Heriot AG, Athanasiou T, Darzi A, Remzi FH, et al. A comparison of hand-sewn versus stapled ileal pouch anal anastomosis (IPAA) following proctocolectomy: a meta-analysis of 4183 patients. Annals of surgery, 2006;244(1), 18–26. https://doi.org/10.1097/01.sla.0000225031.15405.a3
55. Chambers WM, McC Mortensen NJ. Should ileal pouch-anal anastomosis include mucosectomy?. Colorectal disease : the official journal of the Association of Coloproctology of Great Britain and Ireland, 2007;9(5), 384–392. https://doi.org/10.1111/j.1463-1318.2007.01211.x
56. Wong DJ, Tran MQ, Poylin VY. The Hanging Pouch. World Journal of Colorectal Surgery 8(1):p 22-23, Jan–Mar 2019. | DOI: 10.4103/WJCS.WJCS_9_18
57. Dowson HM, Bong JJ, Lovell DP, Worthington TR, Karanjia ND, Rockall TA. Reduced adhesion formation following laparoscopic versus open colorectal surgery. The British journal of surgery, 2008;95(7), 909–914. https://doi.org/10.1002/bjs.6211
58. Trigui A, Frikha F, Rejab H, Ben Ameur H, Triki H, Ben Amar M, Mzali R. Ileal pouch-anal anastomosis: Points of controversy. Journal of visceral surgery, 2014;151(4), 281–288. https://doi.org/10.1016/j.jviscsurg.2014.05.004
59. Lightner AL, Grass F, McKenna NP, Tilman M, Alsughayer A, Kelley SR, et al. Short-term postoperative outcomes following robotic versus laparoscopic ileal pouch-anal anastomosis are equivalent. Techniques in coloproctology, 2019;23(3), 259–266. https://doi.org/10.1007/s10151-019-01953-8
60. Rencuzogullari A, Stocchi L, Costedio M, Gorgun E, Kessler H, Remzi FH. Characteristics of learning curve in minimally invasive ileal pouch-anal anastomosis in a single institution. Surgical endoscopy, 2017;31(3), 1083–1092. https://doi.org/10.1007/s00464-016-5068-6
61. Ellis CT, Maykel JA. Defining Anastomotic Leak and the Clinical Relevance of Leaks. Clin Colon Rectal Surg. 2021;34(6):359-365. Published 2021 Oct 1. doi:10.1055/s-0041-1735265
62. Breen EM, Schoetz DJ Jr., Marcello PW. Functional results after perineal complications of ileal pouch-anal anastomosis. Dis Colon Rectum. 1998;41(06):691–695.
63. Verlaan T, Bartels SA, van Berge Henegouwen MI, Tanis PJ, Fockens P, et al. Early, minimally invasive closure of anastomotic leaks: a new concept. Colorectal Dis. 2011; 13 (suppl 7): 18-22.
64. Okkabaz N, Esen E, Schwartzberg DM, Remzi FH, Kirat HT. Hand-Crafted Endoluminal Vacuum-Assisted Drainage for Anastomotic Leak After IPAA. Diseases of the colon and rectum, 2019;62(10), 1259–1262.)https://doi.org/10.1097/DCR.0000000000001453
65. Kirat HT, Kiran RP, Oncel M, Shen B, Fazio VW, Remzi FH. Management of leak from the tip of the "J" in ileal pouch-anal anastomosis. Diseases of the colon and rectum, 2011;54(4), 454–459. https://doi.org/10.1007/DCR.0b013e31820481be
66. Holubar SD, Rajamanickam RK, Gorgun E, Lightner AL, Valente MA, Church J, et al. Leaks From the Tip of the J-pouch: Diagnosis, Management, and Long-term Pouch Survival. Diseases of the Colon & Rectum 66(1):p 97-105, January 2023. | DOI: 10.1097/DCR.0000000000002558
67. Lescaille Y, Rosh JR, Kiran RP, Shen B. Successful Closure of the Tip of the "J" Fistula of the Ileal Pouch With Double Over-the-Scope Clips. ACG case reports journal, 2021;8(4), e00566. https://doi.org/10.14309/crj.0000000000000566
68. Aviran E, Zaghiyan K, Fleshner P. The Surgical Management of Ileal Pouch Strictures. Diseases of the colon and rectum, 2022;65(S1), S105–S112. https://doi.org/10.1097/DCR.0000000000002546
69. Freeha K, Bo S. Complications Related to J-Pouch Surgery. Gastroenterology & hepatology, 2018;14(10), 571–576.
70. Ashburn JH, Hull TL. Management of Ileal Pouch Strictures and Anal Stricturing disease. A Clinical Challenge. In: Rieder, F. (eds) Fibrostenotic Inflammatory Bowel Disease. New York, NY: Springer International Publishing; 2018
71. Spinelli A, Carrano FM, Foppa C, Piccoli F, Bonifacio C, Carvello M. Laparoscopic derotation of a twisted pouch and redo ileal pouch-anal anastomosis - a video vignette. Colorectal disease : the official journal of the Association of Coloproctology of Great Britain and Ireland, 2020;22(11), 1774–1775. https://doi.org/10.1111/codi.15166
72. Kirat HT, Kiran RP, Remzi FH, Fazio VW, Shen B. Diagnosis and management of afferent limb syndrome in patients with ileal pouch-anal anastomosis. Inflammatory bowel diseases, 2011;17(6), 1287–1290. https://doi.org/10.1002/ibd.21503
73. Matsuda K., Hashiguchi Y., Asako K., Okada Y., Ohno K., Tsukamoto M., Fukushima Y., Shimada R., Ozawa T, et al. Afferent limb syndrome after total proctocolectomy and ileal pouch-anal canal anastomosis. Surgical case reports, 2020;6(1), 209. https://doi.org/10.1186/s40792-020-00968-w
74. Pappou EP, Kiran RP. The Failed J Pouch. Clin Colon Rectal Surg. 2016 Jun;29(2):123-9. doi: 10.1055/s-0036-1580724. PMID: 27247537; PMCID: PMC4882179.
75. Gorgun E, Remzi FH. Complications of ileoanal pouches. Clinics in colon and rectal surgery, 2004;17(1), 43–55. https://doi.org/10.1055/s-2004-823070
76. Sapci I, Akeel N, DeLeon MF, Stocchi L, Hull T. What Is the Best Surgical Treatment of Pouch-Vaginal Fistulas?. Diseases of the colon and rectum, 2019;62(5), 595–599. https://doi.org/10.1097/DCR.0000000000001313
77. Shen B. Chapter 16 - Endoscopic Therapy for the Treatment of Inflammatory Bowel Disease-Related Fistula, Sinus, and Abscess. In: Shen B. Interventional Inflammatory Bowel Disease: Endoscopic Management and Treatment of Complications. Elsevier. 2018
78. Ahmed Ali U, Shen B, Remzi FH, Kiran RP. The management of anastomotic pouch sinus after IPAA. Diseases of the colon and rectum, 2012;55(5), 541–548. https://doi.org/10.1097/DCR.0b013e318244087c
79. Khan F, Hull TL, Shen B. Diagnosis and management of floppy pouch complex. Gastroenterology report, 2018;6(4), 246–256. https://doi.org/10.1093/gastro/goy021
80. Khan F, Shen B. Augmentation of pouch volume with endoscopic treatment of septum. World J Gastrointest Endosc. In press.
81. Sagar PM, Pemberton JH. Intraoperative, postoperative and reoperative problems with ileoanal pouches. Br J Surg. 2012 Apr;99(4):454-68. doi: 10.1002/bjs.8697. Epub 2012 Feb 3. PMID: 22307828.
82. Landisch RM, Knechtges PM, Otterson MF, Ludwig KA, Ridolfi TJ. Pouch Volvulus in Patients Having Undergone Restorative Proctocolectomy for Ulcerative Colitis: A Case Series. Dis Colon Rectum. 2018 Jun;61(6):713-718. doi: 10.1097/DCR.0000000000001050. PMID: 29664798.
83. Dionigi B, Prien C, Lavryk O, Lightner AL, Holubar SD, Hull T. Pouch volvulus-why adhesions are not always the enemy. Colorectal Dis. 2022 Oct;24(10):1192-1196. doi: 10.1111/codi.16195. Epub 2022 Jun 3. PMID: 35585780.

84. Nessar G, Fazio VW, Tekkis P, Connor J, Wu J, Bast J, Borkowski A, et al. Long-term outcome and quality of life after continent ileostomy. Diseases of the colon and rectum, 2006;49(3), 336–344. https://doi.org/10.1007/s10350-005-0285-4
85. Shen B, Lashner BA. Diagnosis and treatment of. pouchitis. Gastroenterology & hepatology, 2008;4(5), 355–361.
86. Godny L, Maharshak N, Reshef L, Goren I, Yahav L, Fliss-Isakov N, et al. Fruit Consumption is Associated with Alterations in Microbial Composition and Lower Rates of Pouchitis. Journal of Crohn's & colitis, 2019;13(10), 1265–1272. https://doi.org/10.1093/ecco-jcc/jjz053
87. Achkar JP, Al-Haddad M, Lashner B, Remzi FH, Brzezinski A, Shen B, et al. Differentiating risk factors for acute and chronic pouchitis. Clinical gastroenterology and hepatology : the official clinical practice journal of the American Gastroenterological Association, 2005;3(1), 60–66. https://doi.org/10.1016/s1542-3565(04)00604-4
88. Shen B, Achkar JA, Lashner BA, Bevins CL, Brzezinski A, Ormsby AH, et al. ALIMENTARY TRACT| VOLUME 121, ISSUE 2, P261-267, AUGUST 2001. https://doi.org/10.1053/gast.2001.26290
89. Shen B, Achkar JA, Lashner BA, Bevins CL, Brzezinski A, Ormsby AH, et al. ALIMENTARY TRACT| VOLUME 121, ISSUE 2, P261-267, AUGUST 2001. https://doi.org/10.1053/gast.2001.26290
90. Shen B, Remzi FH, Lavery IC, Lashner BA, Fazio VW. A proposed classification of ileal pouch disorders and associated complications after restorative proctocolectomy. Clin Gastroenterol Hepatol. 2008
91. Lightner AL, Pemberton JH, Loftus EJ Jr. Crohn's Disease of the Ileoanal Pouch. Inflamm Bowel Dis. 2016;22(6):1502-1508. doi:10.1097/MIB.0000000000000712
92. Shen B. Crohn's disease of the ileal pouch: reality, diagnosis, and man- agement. Inflamm Bowel Dis. 2009;15:284–294.
93. Haveran LA, Sehgal R, Poritz LS, McKenna KJ, Stewart DB, Koltun WA. Infliximab and/or azathioprine in the treatment of Crohn's disease-like complications after IPAA. Dis Colon Rectum. 2011;54:15–20.
94. Wu B, Lian L, Li Y, Remzi FH, Liu X, Kiran RP, et al. Clinical course of cuffitis in ulcerative colitis patients with restorative proctocolectomy and ileal pouch-anal anastomoses. Inflamm Bowel Dis. 2013;19(2):404-410.
95. Shen B, Fazio VW, Remzi FH, Delaney CP, Bennett AE, Achkar JP, et al. Comprehensive evaluation of inflammatory and noninflammatory sequelae of ileal pouch-anal anastomoses. Am J Gastroenterol. 2005;100(1):93–101
96. Shen B, Sanmiguel C, Bennett AE, Lian L, Larive B, Remzi FH, et al. Irritable pouch syndrome is characterized by visceral hypersensitivity. Inflamm Bowel Dis. 2011;17(4):994–1002.
97. Shen B, Liu W, Remzi FH, Shao Z, Lu H, DeLaMotte C, et al. Enterochromaffin cell hyperplasia in irritable pouch syndrome. Am J Gastroenterol. 2008;103(9):2293–2300
98. Shen B. Shen B. ed. Pouchitis and Ileal Pouch Disorders. 1st ed. Boston, MA; Elsevier.: Functional pouch disorders. In press
99. Hull TL, Fazio VW, Schroeder T. Paradoxical puborectalis contraction in patients after pelvic pouch construction. Diseases of the colon and rectum, 1995;38(11), 1144–1146. https://doi.org/10.1007/BF02048329
100. Miller AT, Berian JR, Rubin M, Hurst RD, Fichera A, Umanskiy K. Robotic-assisted proctectomy for inflammatory bowel disease: a case-matched comparison of laparoscopic and robotic technique. J Gastrointest Surg. 2012;16:587–94.
101. Deputy M, Pitman F, Sahnan K, Miskovic D, Faiz O. An early experience in robotic ileoanal pouch surgery with robotic intracorporeal single-stapled anastomosis (RiSSA) at a tertiary referral centre. Colorectal disease: the official journal of the Association of Coloproctology of Great Britain and Ireland, 2023;10.1111/codi.16528. Advance online publication. https://doi.org/10.1111/codi.16528
102. Waljee A, Waljee J, Morris AM, Higgins PD. Threefold increased risk of infertility: a meta-analysis of infertility after ileal pouch anal anastomosis in ulcerative colitis. Gut, 2006;55(11), 1575–1580. https://doi.org/10.1136/gut.2005.090316
103. Beyer-Berjot L, Maggiori L, Birnbaum D, Lefevre JH, Berdah S, Panis Y. A total laparoscopic approach reduces the infertility rate after ileal pouch-anal anastomosis: a 2-centre study. Ann Surg. 2013; 258;275-282.
104. Bartels SA, D'Hoore A, Cuesta MA, Bensdorp AJ, Lucas C, Bemelman WA. Significantly increased pregnancy rates after laparoscopic restorative proctocolectomy: a cross-sectional study. Ann Surg. 2012;256:1045-1048)
105. Remzi F. H., Church J. M., Bast J., Lavery I. C., Strong S. A., Hull T. L., et al. Mucosectomy vs. stapled ileal pouch-anal anastomosis in patients with familial adenomatous polyposis: functional outcome and neoplasia control. Diseases of the colon and rectum, 2001;44(11), 1590–1596. https://doi.org/10.1007/BF02234377
106. Tsuonoda A, Talbot IC, Nicholls RJ. Incidence of dysplasia in the anorectum mucosa in patients having restorative proctocolectomy Br J Surg. 1990; 77;506-508
107. von Roon AC, Will OC, Man RF, Neale KF, Phillips RK, Nicholls RJ, et al. Mucosectomy with handsewn anastomosis reduces the risk of adenoma formation in the anorectal segment after restorative proctocolectomy for familial adenomatous polyposis. Ann Surg. 2011 Feb;253(2):314-7. doi: 10.1097/SLA.0b013e318f3f498. PMID: 21173697.
108. Khanna R, Shen B. Adverse metabolic sequelae following restorative proctocolectomy with an ileal pouch. Gastroenterology & hepatology, 2012;8(5), 322–326.
109. Tekkis PP, Heriot AG, Smith JJ, Das P, Canero A, Nicholls RJ. Long-term results of abdominal salvage surgery following restorative proctocolectomy. The British journal of surgery, 2006;93(2), 231–237. https://doi.org/10.1002/bjs.5242

CAPÍTULO 71

HEMORRAGIA DIGESTIVA BAIXA

SEÇÃO 71-1

ETIOLOGIA E AVALIAÇÃO DIAGNÓSTICA

João Batista de Sousa ▪ Romulo Medeiros de Almeida
Paulo Gonçalves de Oliveira

O conteúdo desta seção (págs. 1477 a 1481), encontra-se disponível on-line.

Para acessá-lo, aponte a câmera do seu smartphone ou tablet para a imagem acima.

SEÇÃO 71-2

TRATAMENTO NÃO CIRÚRGICO DA HEMORRAGIA DIGESTIVA BAIXA

Maria Cristina Sartor

O conteúdo desta seção (págs. 1482 a 1494), encontra-se disponível on-line.

Para acessá-lo, aponte a câmera do seu smartphone ou tablet para a imagem acima.

SEÇÃO 71-3

HEMORRAGIA DIGESTIVA BAIXA: TRATAMENTO CIRÚRGICO

Fang Chia Bin ■ Wilmar Artur Klug

O conteúdo desta seção (págs. 1495 a 1500), encontra-se disponível on-line.

Para acessá-lo, aponte a câmera do seu smartphone ou tablet para a imagem acima.

ENDOMETRIOSE INTESTINAL

CAPÍTULO 72

SEÇÃO 72-1

CRITÉRIOS DE INDICAÇÃO E PRINCÍPIOS DO TRATAMENTO CIRÚRGICO

Luciana Maria Pyramo Costa ▪ Thaisa Barbosa da Silva

O conteúdo desta seção (págs. 1501 a 1507), encontra-se disponível on-line.

Para acessá-lo, aponte a câmera do seu smartphone ou tablet para a imagem acima.

SEÇÃO 72-2

ESTRATÉGIA OPERATÓRIA NA ENDOMETRIOSE PROFUNDA – RECOMENDAÇÕES ATUAIS

Univaldo Etsuo Sagae ▪ Doryane Maria dos Reis Lima ▪ Gustavo Kurachi

INTRODUÇÃO

A endometriose está cada vez mais presente no dia a dia do coloproctologista. É uma doença que se origina no sistema ginecológico, dissemina nos órgãos peritoneais, em grau avançado pode acometer até 40% do trato gastrointestinal, principalmente o segmento retossigmoide e o reto extraperitoneal na face vaginal, denominado também de septo retovaginal ou retrocervical, local mais frequente na endometriose infiltrativa.[1]

Essa patologia não maligna, multifocal, temporal, de difícil diagnóstico e estadiamento, atinge mulheres na menarca, prejudicando intensamente a qualidade de suas vidas. Pode provocar dor incapacitante, prejuízo à maternidade, à vida conjugal, profissional e emocional e, na maioria das vezes, é imperceptível ao cirurgião. Tem comportamento cíclico, regulada pela alteração hormonal feminina. Embora algumas mulheres com endometriose intestinal possam permanecer assintomáticas, muitas delas desenvolvem uma variedade de sintomas, específicas do trato intestinal, associada a dispareunia e dismenorreia.

Socialmente, é uma doença onerosa, pois é uma das principais causas de ausência no trabalho, frequência no consultório do ginecologista, com consequente uso de analgésicos e hormônios, tratamento de infertilidade, problemas sexuais, alterações evacuatórias, cirurgias, reoperações, cirurgias múltiplas e complexas, às vezes mutiladoras, como histerectomia, colostomias e castração radical em idade fértil. A dificuldade no diagnóstico provoca tratamentos inadequados, uma vez que o quadro clínico pode ser semelhante a outras moléstias do trato gastrointestinal, como síndrome do intestino irritável, doença inflamatória intestinal, aderências, tensão pré-menstrual, depressão etc.

Estamos frente a uma patologia cujo comportamento envolve peculiaridades que fogem à rotina da nossa especialidade, inicia em outro sistema e agride o intestino da serosa para a camada muscular e raramente atinge a mucosa, exigindo uma estratégia específica e totalmente diferente de outras doenças proctológicas. A principal e imprescindível é o diagnóstico por imagem correto grau de acometimento no segmento retossigmoide, principalmente no reto extraperitoneal, conhecido como endometriose infiltrativa profunda, lesão invisível ou em *iceberg*. Endometriose profunda retovaginal e de sigmoide está geralmente associada à dor abdominal com predomínio na pélvica, cíclica, progressiva e debilitante. Nessa situação, a terapia medicamentosa tem se mostrado ineficaz ou temporária, devido à associação da doença com fibrose e esclerose da parede intestinal, que dificulta a resposta à terapia hormonal. A taxa de recorrência da doença é muito alta (76%), ao passo que a excisão cirúrgica é efetiva para aliviar a dor, por essas razões a cirurgia pode ser considerada.

A evolução dos métodos de imagem como a ultrassonografia especializada e a ressonância magnética no diagnóstico da endometriose profunda, tornaram-se estratégicas nas cirurgias. Com o diagnóstico preciso é possível a realização de vários procedimentos por uma equipe multidisciplinar, em uma única intervenção cirúrgica, para o tratamento completo. Quando severa, com envolvimento da camada muscular do reto, retossigmoide e órgãos vizinhos aumenta a complexidade dos procedimentos. A cirurgia torna-se cansativa e estressante, exigindo uma equipe com conhecimentos técnico e tático específico. As lesões endometrióticas devem ser manuseadas de maneira minuciosa e com extrema delicadeza, principalmente na abordagem de trompas, ovários e vagina, devido à preocupação com a fertilidade, e de bexiga, ureteres e retossigmoide, para evitar complicações como fístulas, disquesia, bexiga neurogênica e dispareunia de profundidade. É essencial, portanto, no pré-operatório com diálogo, aconselhamento e condutas esclarecedoras que permitam procedimentos complexos e adequados.

Várias técnicas cirúrgicas são descritas: as conservadoras, que preservam os órgãos, como as técnicas de barbear e disco; e as técnicas radicais, que retiram o segmento ou o órgão acometido. As técnicas conservadoras têm evoluído consideravelmente e se tornado a principal opção, com base no conceito de que é uma doença benigna, finita, que tende à cura espontânea após o climatério e a preservar o órgão, e sua função é o racional.

A técnica de barbear (*shaving*) pode ser aplicada em até 95% das lesões no reto com vantagem de ser mais rápida, econômica, complica menos e tem resultado funcional melhor, a discussão reside na lesão remanescente e recidiva que nos estudos não se mostra estatisticamente significante.

Criação de mais centros multidisciplinares focados em prevenção, diagnóstico precoce e preciso, treinamentos em cirurgias minimamente invasiva e conservadora é o caminho.

CONCEITO

A endometriose é uma doença causada pela presença de um tecido semelhante ao endométrio, não neoplásico, fora da cavidade uterina, conservando sua estrutura histológica e função.[2]

A profundidade da endometriose representa um aspecto importante da doença. Endometriose infiltrativa profunda é o termo usado para descrever lesões endometrióticas ativas que penetram mais do que 5 mm abaixo da superfície peritoneal, podendo comprometer estruturas vitais, tais como intestino, bexiga e ureteres. Embora o reconhecimento da lesão endometriótica seja visual, nem sempre é possível identificá-la, especialmente na doença infiltrativa, por estar localizada abaixo da superfície do peritônio,[3] característica esta que dificulta o diagnóstico preciso e o estadiamento correto, necessários para planejar a melhor estratégia cirúrgica e consequentemente obter sucesso terapêutico.

Ter sempre em mente que é uma doença finita que regularmente desaparece após a menopausa, portanto o tratamento radical com sequelas permanentes deve ser repensado.

INCIDÊNCIA

Estima-se que 3-37% de todas as pacientes com endometriose tenham comprometimento intestinal,[4] presente em até 50% das endometrioses severas. O segmento mais acometido é o retossigmoide, com incidência de 72%, seguido pelo íleo terminal em 14%, reto em 14%, ceco e demais segmentos do cólon, 4%.

ETIOPATOGENIA

A endometriose é causada pela nidação de tecido endometrial viável em outros órgãos. A teoria de Sampson sugere que essa implantação se deve ao refluxo menstrual para a cavidade abdominal.[1] Em condições fisiologicamente normais, esse refluxo deve ser absorvido e não devem restar resquícios celulares na cavidade abdominal. O fenômeno da menstruação retrógrada ocorre em 90% das mulheres na menarca e já foi confirmada na laparoscopia. Esse fluido já estudado contém células viáveis em cultura que são capazes de implantação.[5]

Na atualidade, há considerável corpo de evidências demonstrando que, nas mulheres com endometriose, esse processo de nidação ocorre devido à resposta imunológica deficiente, frente ao estímulo antigênico representado pela presença de células endometriais, em contato com a superfície peritoneal. A partir da viabilidade do implante, as células endometriais proliferam-se e geram processos inflamatórios de repetição a cada ciclo menstrual, que resultam na formação de tecido fibroso reacional. Mathur *et al.*[6] propuseram que, nesse tecido, alterações morfológicas cíclicas ocorrem coincidentemente com a menstruação uterina, produzindo sangramento para o qual não existe caminho de escape natural.

Na endometriose do septo retovaginal, a teoria patogênica do refluxo menstrual descrita por Sampson e da deficiência imunológica proposta por Weed e Arquembourg não podem ser aplicadas.[2,7] A intimidade anatômica do septo vaginal não está exposta ao refluxo menstrual, embora esta seja uma localização frequente da doença. A teoria da metaplasia celômica ou embriológica, proposta por Meyer e ratificada por Nisolle,[8] com base no fato de que o peritônio e o endométrio têm a mesma origem embriológica, admite que esses tecidos, sob estímulo hormonal, teriam a capacidade de diferenciar-se em células estromais e glandulares, dotadas de características infiltrativas e explicaria a presença de tecido endometrial ectópico na intimidade do septo retovaginal. Na visão direta dessa apresentação da doença por meio da laparoscopia, o achado é exíguo e, à semelhança da ponta de um *iceberg*, não se detecta a real extensão da infiltração.[9]

Diante da importância clínica de cada uma dessas apresentações, foram propostos três domínios distintos para a endometriose, considerados como doenças também distintas: do ovário, do peritônio e do septo retovaginal.[8] Assim sendo, é muito provável que a distribuição cavitária da doença esteja sendo incorretamente subavaliada, restrita apenas aos ovários, ao septo retovaginal e às partes do peritônio abdominal parietal e visceral localizado na cavidade pélvica.

CLASSIFICAÇÃO

As descrições visuais da endometriose conhecidas até 1986 comportavam lesões isoladas ou disseminadas pela pelve, de aspecto escuro, com tonalidades variadas entre vermelhas, achocolatadas, pretas ou pardacentas. Essas descrições rotuladas de lesões típicas podem estar acompanhadas, ou não, de outras lesões, tais como aderências, cicatrizes, defeitos peritoneais pélvicos, conhecidas como lesões atípicas, entremeadas, ou não, com líquido sanguinolento.

Classificação da Endometriose por Profundidade

A morfologia, a histologia e a atividade das lesões profundas foram estudadas por Cornillie *et al.*[10] e Viscomi que classificaram a lesão endometriótica peritoneal em:[11]

- *Superficial:* quando a lesão não infiltra mais do que 1 mm no peritônio.
- *Intermediária:* infiltração no peritônio de 2 a 4 mm.
- *Profunda:* quando a lesão infiltra mais do que 5 mm.

Embora o reconhecimento da lesão endometriótica seja visual, nem sempre é possível identificá-la, especialmente quando se aprofunda no peritônio: são as chamadas lesões infiltrativas ou profundas, que se encontram além de 5 mm abaixo da superfície do peritônio (Fig. 72-2-1).[3]

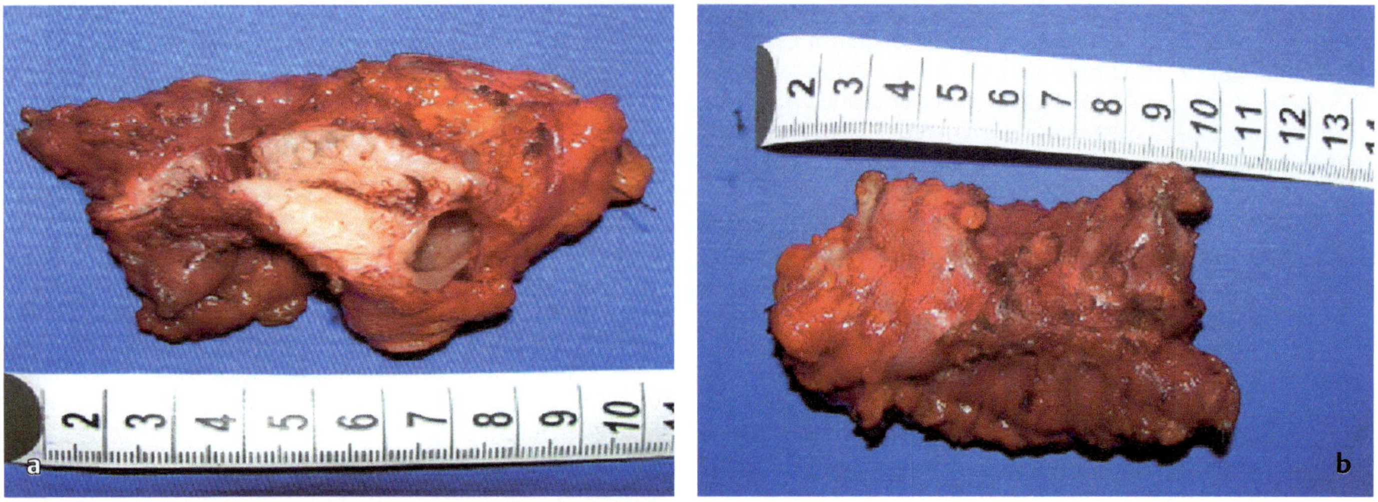

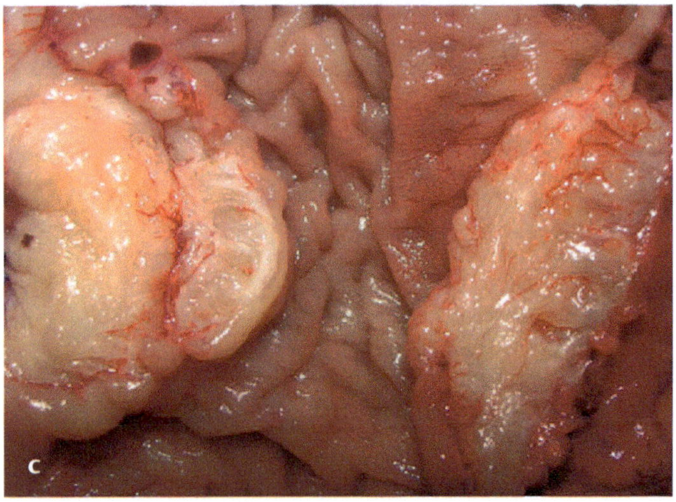

Fig. 72-2-1. Lesão infiltrativa do reto. (a) Visão externa. (b) Visão intramural. (c) Visão do reto aberto, causando suboclusão e preservando a mucosa.

Endometriose do Septo Retovaginal

Koninckx & Martin descreveram a característica infiltrativa no espaço retrocervical, anteriormente denominada de septo retovaginal.[12] São descritos três tipos de endometriose do septo retovaginal (Fig. 72-2-2).

- *Tipo I infiltração:* caracteriza-se por uma lesão de aspecto esbranquiçado, com maior diâmetro na superfície peritoneal. Conforme se procede a sua excisão, a lesão se apresenta com diâmetros menores.
- *Tipo II retração:* nesse tipo de lesão encontra-se o reto aderido ao fundo de saco de Douglas e ligamentos uterossacros. Com o descolamento cuidadoso desse processo de retração, localiza-se a lesão endometriótica entre o fundo de saco e o reto (Fig. 74.2.3).
- *Tipo III adenomiose:* esse tipo de lesão caracteriza-se como tendo seu maior diâmetro abaixo da superfície do peritônio. O aspecto da lesão é esférico e sua localização é no septo retovaginal. Ao exame pélvico pode-se palpar nódulo no terço superior da vagina e/ou visualizar alguma lesão no exame especular. Essa lesão é considerada uma adenomiose externa (Fig. 74-2-12b).

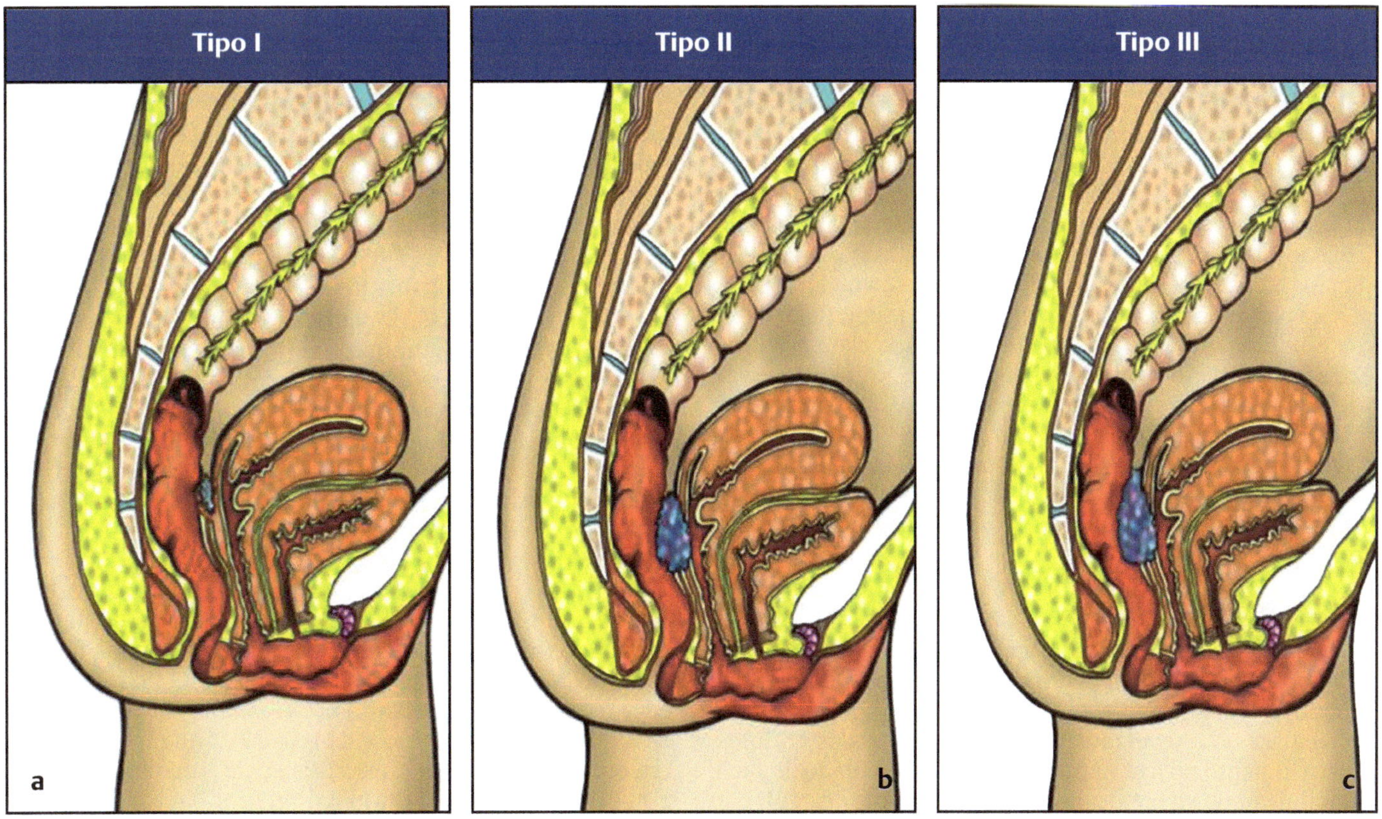

Fig. 72-2-2. Classificação de Koninckx e Martin. (a) Tipo I – infiltração. (b) Tipo II – retração. (c) Tipo III – adenomiose.

QUADRO CLÍNICO

O quadro clínico na doença endometriótica profunda, é muito rico, na maioria das vezes por ter um comportamento multifocal podendo acometer vários órgãos pélvicos e extrapélvicos, causando sintomas variados, nem sempre específicos da doença. Quando os sintomas estão presentes durante o período menstrual é considerado cíclico e, ao contrário, quando não associado ao ciclo menstrual, acíclico. As queixas mais comuns são: dismenorreia, dispareunia de profundidade, disquesia, dor pélvica cíclicas, podendo ter caráter progressivo e tornar-se acíclica. Dependendo da localização e do estágio da doença, a paciente pode ser assintomática. A dor pélvica está relacionada com a infiltração, sendo mais comum nas lesões profundas. Algumas vezes, a extensão da infiltração oblitera o septo retovaginal, o que torna compreensível a queixa de dispareunia profunda e disquesia, devido à sua intimidade com o reto. Nessa localização, a endometriose se manifesta por nódulos amiúde palpáveis e dolorosos aos toques retal e vaginal. A queixa de hematoquezia é rara, uma vez que somente em casos muito avançados a doença infiltra a mucosa, dificultando o diagnóstico por meio dos exames intraluminais como a retossigmoidoscopia. Os sintomas gastrointestinais típicos, inconfundíveis com os especificamente atribuídos à endometriose em órgãos ginecológicos, observados em pacientes potencialmente portadoras de endometriose pélvica, podem ser atribuídos ao acometimento da superfície serosa e muscular do trato gastrointestinal (TGI). A fibrose reativa na superfície do tubo digestivo pode desenvolver aderências entre as alças intestinais e o estreitamento da luz e alteração do hábito intestinal, como diarreia, obstipação e cólicas. O quadro sintomatológico tem, nessa apresentação, características de suboclusão mecânica do trato gastrointestinal. Puxos, tenesmos e fezes afiladas são sintomas da doença no reto, no domínio septal. O implante de tecido endometrial em peritônio parietal e em peritônio visceral e a subsequente infiltração da musculatura lisa do TGI estão no substrato patológico de uma apresentação caracteristicamente funcional. Esse substrato explica o quadro clínico semelhante ao observado na síndrome do intestino irritável e nas síndromes dolorosas. Entre estas últimas, encontram-se as doenças que acometem a parede do TGI como doença inflamatória intestinal, divertículos, aderências, tumores benignos e malignos.

A endometriose do TGI pode ser completamente assintomática, especialmente no curso das fases iniciais e, por vezes, é um achado incidental em intervenções cirúrgicas com propósitos diversos. A característica cíclica desses sinais e sintomas, sempre manifestados ou exacerbados no período perimenstrual, é importante para o diagnóstico diferencial de outras patologias gastrointestinais. As pacientes com envolvimento gastrointestinal significativo raramente são assintomáticas.[8]

PROPEDÊUTICA/DIAGNÓSTICO

Como a endometriose do TGI raramente atinge a mucosa (Fig. 74-2-1), os métodos endoscópicos e a radiologia contrastada ficam limitados às doenças em estádios avançados. A colonoscopia tem sua importância na propedêutica, porque afasta outras doenças que se confundem com a endometriose. O enema opaco de duplo contraste tem particular importância na endometriose profunda, pois mostra a deformidade da parede intestinal de origem extrínseca e sinais de suboclusão normalmente não detectada pela colonoscopia. Em contrapartida, os depósitos na serosa do intestino são facilmente visualizados e confirmados por biópsia pelo método laparoscópico. A crescente detecção da doença é corolário de um avanço tecnológico: o método laparoscópico que permite o exame da cavidade abdominal a custo mínimo de morbidade. Porém, a laparoscopia não estadia o grau de infiltração da endometriose na parede do intestino, dificultando a tomada de decisão do cirurgião e a possibilidade de procedimentos radicais. Ao cirurgião importa saber se a endometriose pélvica profunda penetra mais do que 5 mm a superfície serosa, o que indica comprometimento da camada muscular intestinal e exigirá algum tipo de método diagnóstico que lhe dê essa certeza, para tomar a decisão correta de como removê-la. Os exames de imagem, seja a ultrassonografia transvaginal (TVUS), a ultrassonografia transretal (TRUS) ou a ressonância magnética (RMN), tem melhor acurácia e especificidade para avaliar a localização e a profundidade da lesão. O diagnóstico está em consonância com o avanço tecnológico.[13]

Exame Retovaginal

O toque vaginal e retal, o toque bimanual, o exame especular e a retoscopia podem confirmar a suspeita de endometriose pélvica profunda. São exames imprescindíveis, de fácil acesso e revelador. Podem ser detectados nódulos, endurecimento no ligamento útero sacro e no fundo de saco, imobilidade do reto e útero ou uma massa pélvica que não pode ser separada do reto. Algumas vezes, a extensão da infiltração oblitera o septo. A mobilização do colo uterino é muito dolorosa durante o toque retal ou toque bimanual. A nodulosidade no fundo de saco é patognomônico de endometriose infiltrativa e pode avaliar a extensão da doença (Fig. 72-2-3).

A retossigmoidoscopia é particularmente reveladora quando realizada durante a menstruação, pois permite visualizar lesão vinhosa submucosa devido à característica hemorrágica e inflamatória da nodosidade. Infelizmente, as pacientes evitam procurar o proctologista no período menstrual, perdendo uma grande chance de concretizar o diagnóstico em um simples exame.

Devido a sua intimidade com o reto, é compreensível que muitas mulheres com a doença nessa localização tenham queixa de disquezia, que se acentua no período menstrual e dispareunia, à penetração profunda. Desafortunadamente, muitos ginecologistas evitam o exame retal e os cirurgiões, o toque vaginal rotineiramente.

Diagnóstico por Imagem

Devido à dificuldade do diagnóstico clínico preciso da endometriose profunda no intestino, a anamnese acurada e os exames radiológicos específicos devem ser combinados, para identificar no pré-operatório pacientes que são candidatas à cirurgia.

Diagnóstico de endometrioma ovariano e endometriose pélvica são feitos pela ultrassonografia transabdominal (TAUS) e transvaginal (TVUS) como métodos de escolha.[14-16] A TVUS é tão eficiente quanto a RMN para o diagnóstico de endometriose pélvica anterior e ovariana, segundo Bahr *et al.*, (2006).[17] Porém, Abrão *et al.*,[18] (2007) realizaram um estudo comparando TVUS com RMN, em associação com preparo intestinal. Relataram uma sensibilidade de 98,1% com TVUS para o diagnóstico da endometriose do reto e 95,1% no caso de doença retrocervical, enquanto a RMN resultou em sensibilidade de 83,3% para endometriose do reto e 76% no caso da doença retrocervical. Em 2009, Gonçalves *et al.*[19] corroboravam que a TVUS com preparo intestinal representa um avanço significativo no diagnóstico da endometriose profunda.

A modalidade de ultrassonografia anorretal é técnica simples, não invasiva e capaz de diagnosticar infiltração da parede retal e áreas adjacentes, nos casos de endometriose pélvica profunda. A ultrassonografia anorretal tridimensional (TRUS 3-D) é capaz de medir a distância do foco endometriótico ao aparelho esfincteriano e mostrar a imagem retal tridimensionalmente, facilitando a escolha do procedimento cirúrgico mais adequado para cada caso.[20] É possível introduzir o transdutor até aproximadamente 14-15 cm da margem anal.

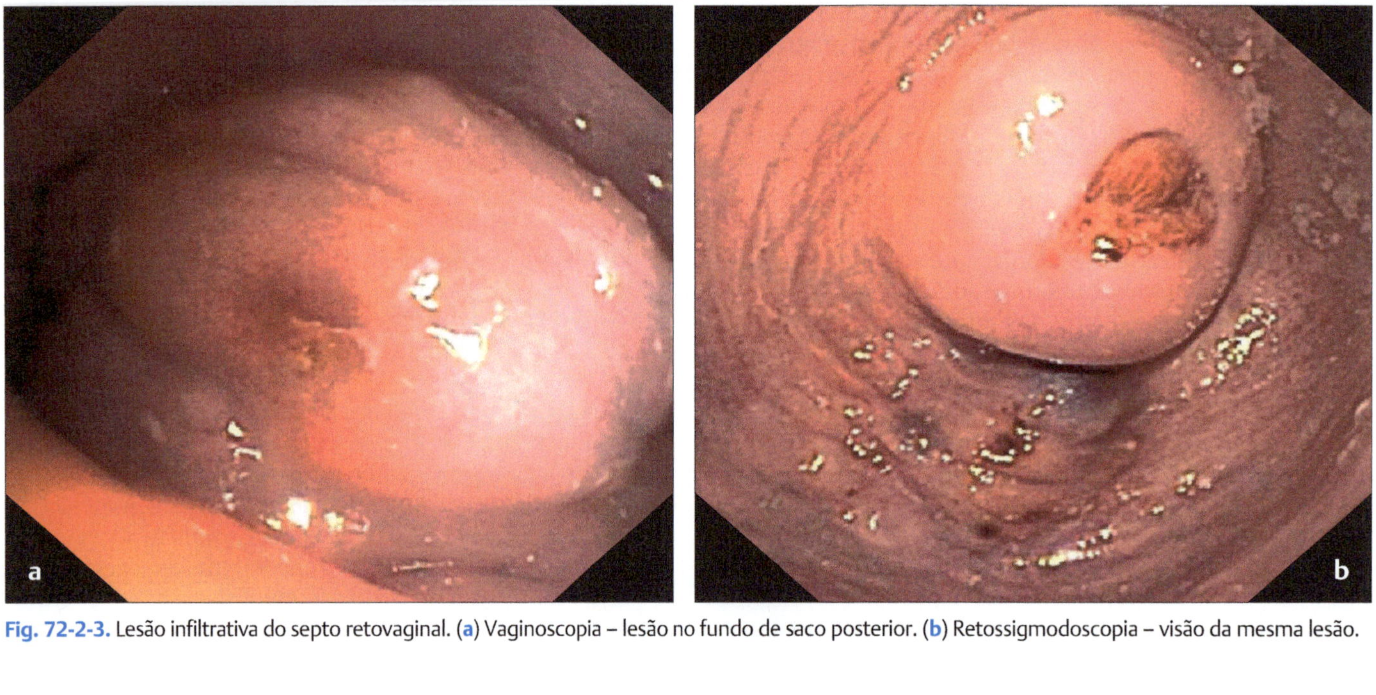

Fig. 72-2-3. Lesão infiltrativa do septo retovaginal. (a) Vaginoscopia – lesão no fundo de saco posterior. (b) Retossigmodoscopia – visão da mesma lesão.

Tecnicamente, o exame pode ser dificultado devido à dor, podendo ser executado com a paciente sob sedação.[21]

Muitos autores têm demonstrado a boa sensibilidade e especificidade do exame, numa percentagem de 87,5% e 97%, respectivamente, para o diagnóstico de infiltração da parede retal por focos endometrióticos. Outra vantagem seria apresentar valor preditivo negativo: 92% a 97%, na maioria dos estudos publicados, o que dá ao cirurgião uma segurança maior durante o procedimento.[17]

As imagens visualizadas pela ultrassonografia caracterizam-se como áreas hipoecoicas, heterogêneas, localizadas na gordura perirretal ou infiltrando as camadas da parede retal. Apresentam-se com maior diâmetro fora da parede do reto, ou seja, infiltrando as camadas da parede de fora para dentro, em geral, até a muscular própria, mas podendo acometer as demais camadas até a mucosa. Em relação à profundidade, podem ser caracterizadas como: superficiais, quando acomete a serosa; intramurais, a camada muscular; e transmurais, quando compromete toda a espessura da parede intestinal, envolvendo a muscular e a lâmina da mucosa (Fig. 72-2-4). Porém, a superfície da mucosa é raramente danificada.

A RMN apresenta sensibilidade, especificidade e acurácia para diagnóstico de endometriose retal em 88-90,9%, 77,8-97,8% e 94,9%, respectivamente, demonstrada por diversos autores.[22] Porém, a ressonância é um método de alto custo, presente somente nos grandes centros e muitos pacientes apresentam claustrofobia. Serviços que não dispõem de RMN podem dispor de tomografia computadorizada, todavia essa técnica demonstra maior dificuldade em distinguir e delimitar os órgãos pélvicos e as lesões.[15]

RMN e TRUS 3D não competem no diagnostico nas lesões retais, devido à tecnologia e à maneira realizada, devemos interpretar a diferença do resultado, e utilizá-la na tomada de decisão nas condutas.

Em relação à infiltração das camadas, a eco 3D tem melhor acurácia no grau e tamanho da infiltração.

Em relação à estenose, seu grau é sempre maior no intestino em repouso, nos casos de RMN e dinâmico com distensão e nas situações de TRUS.

A precisão da relação entre a lesão e os músculos elevadores, a eco 3D TR por ter um probe rígido, corresponde à metria correta.

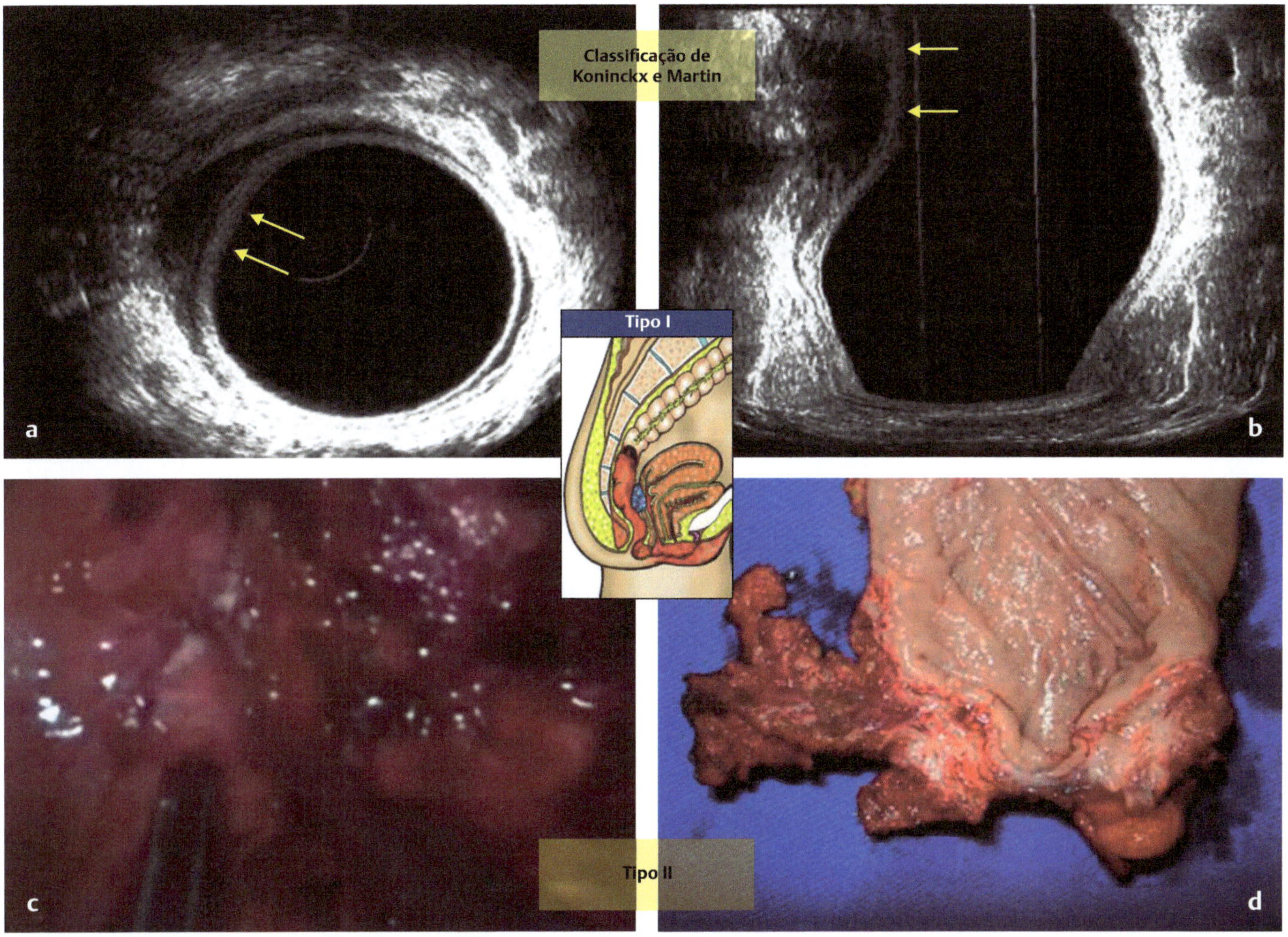

Fig. 72-2-4. Endometriose pélvica infiltrando a parede do reto, no quadrante anterolateral esquerdo. Imagem hipoecoica heterogênea na gordura perirretal, infiltrando todas as camadas da parede retal. (**a**) Plano axial. (**b**) Plano transversal. Medida do comprimento longitudinal e distância do foco endometriótico ao aparelho esfincteriano. (**c**) Visão do peritônio do fundo de saco de Douglas pela laparoscopia. (**d**) Peça cirúrgica da mesma paciente correspondendo a tipo II da classificação de Koninckx.

Exames Radiográficos e Colonoscopia

O exame pelo clister opaco com duplo contraste é particularmente útil em caso de endometriose intestinal avançada, pois demonstra melhor o estreitamento na luz do cólon e reto, de origem extrínseca, situação não vista pela colonoscopia, no qual geralmente a mucosa está intacta e em alguma situação, intransponível pelo aparelho.

Similarmente, a colonoscopia é inespecífica, embora o examinador possa detectar uma coloração submucosa azulada, se o exame for realizado durante a menstruação (Fig. 72-2-3b). Deformidade e/ou abaulamento no segmento retossigmoide, sigmoide e ceco pode sugerir endometriose. Sangramento também pode ser identificado por endoscopia baixa em casos avançados e realizado no período menstrual, porém os colonoscopistas e as pacientes sem esclarecimento prévio, normalmente evitam o exame neste período devido ao desconforto. Ela é útil no diagnóstico diferencial, permite biópsia, afasta outras doenças e é indicada de rotina nas pacientes acima de 40 anos.

Diagnóstico Laparoscópico

A contribuição de Martin,[2] com o método laparoscópico para o diagnóstico da endometriose é efetiva, uma vez que detectam lesões típicas e/ou atípicas definidas por seus aspectos, podendo ser confirmadas por biópsias de lesões superficiais. Ainda assim, muitas vezes, focos de endometriose não são diagnosticados e principalmente estadeados adequadamente por falta de conhecimento sobres vários aspectos visuais e infiltrativas que a endometriose pode apresentar, ocasionando falha na investigação laparoscópica.[23]

As lesões também podem estar localizadas na parede anterior ou lateral do reto causando deformação, semelhante a um anel de guardanapo (*napkin-ring*). A endometriose da parede posterior é uma raridade. Os nódulos de fibrose endometriótica infiltrando a parede anterior do reto são mais comuns e podem ser focais ou lineares, provocando uma barreira transversa, muitas vezes com estenose associada, onde o reto é unido com a vagina.

Para o diagnóstico da endometriose, o método laparoscópico está bem estabelecido pela American Society for Reproductive Medicine (ASRM),[24] que avalia peritônio pélvico, ovários, tubas uterinas e obliteração do fundo de saco, classificando a doença em graus por meio de escores. Essa classificação ignora o acometimento dos órgãos extrapélvicos. Para preencher esta lacuna é possível adotar o procedimento da COPE.

A padronização do procedimento laparoscópico – COPE – permite diagnosticar a doença na esfera extraginecológica e extrapélvico,[1] especialmente para os segmentos retossigmoide, íleo, cólon direito, apêndice cecal, diafragma, epíplon e mesentério. Também permite correlações clínicas importante como: a presença de sinais e sintomas digestivos sinaliza a presença de lesões no TGI. Corroborando que a clínica é soberana.

Corrida nos Órgãos Peritoneais na Endometriose (COPE)

A corrida nos órgãos peritoneais na endometriose (COPE) é um procedimento laparoscópico para a realização de inventário da cavidade abdominal com a finalidade de detectar endometriose pélvica e extrapélvica, sistematizado da seguinte forma: com a óptica de trinta graus na primeira punção e as duas punções clássicas em cada fossa ilíaca utilizadas das pelos ginecologistas, e movimentação da mesa cirúrgica para a posição de Trendelenburg, é possível avaliar a bexiga, o útero, os anexos e líquidos coletados na pélvis para averiguar e estadiar a endometriose. O cólon sigmoide e o reto são visualizados facilmente por estarem fixos na cavidade pélvica. Na avaliação do intestino delgado, há a necessidade de uma quarta punção em flanco direito ou esquerdo, na linha hemiclavicular (Fig. 72-2-5) e pinças atraumáticas para a apreensão do intestino delgado, em segmentos menores de 10 cm, nos quais é possível, por meio de movimentação de rotação horária e anti-horária das pinças, inspecionar com segurança a superfície serosa (e mesentério). A corrida de alças estende-se desde a válvula ileocecal até a transição ileo-jejuno rotineiramente, na presença de lesões múltiplas ileais preconiza investigar também todo

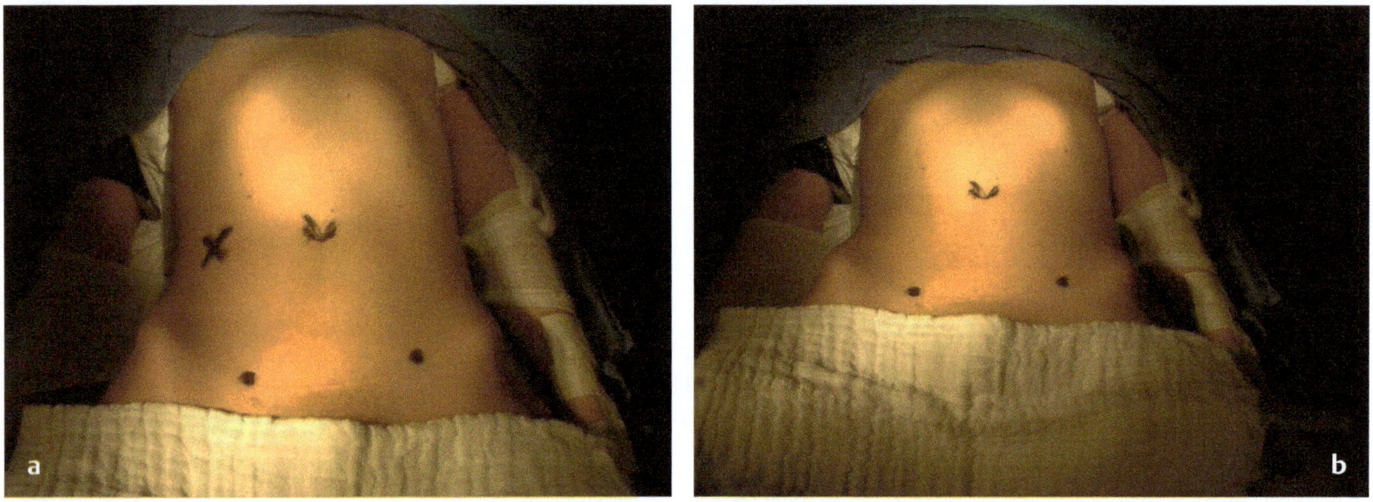

Fig. 72-2-5. Portais da técnica laparoscópica. (a) Três portais clássicos utilizados pelos ginecologistas. (b) Quarta punção necessária para a realização da COPE e cirurgia intestinal.

o jejuno. O ceco, o apêndice cecal, o cólon direito, o peritônio parietal, o diafragma direito, o fígado, o estômago, o diafragma esquerdo, o cólon transverso, o epíplon e o cólon esquerdo são visualizados seguindo essa sequência. Importante salientar que o diafragma, fígado e estômago, a mesa cirúrgica em proclive se faz necessária.

TRATAMENTO

Preparo Pré-Operatório/Equipe Multidisciplinar

A consulta no pré-operatório com coloproctologista e urologista na endometriose pélvica infiltrativa profunda com sintomas digestivos e/ou urinários, e nos casos assintomáticos quando os exames apontam para lesões nestes aparelhos, mesmo que ainda não apresente sinais e sintomas correspondentes, deve ser uma rotina.

A liderança da equipe multidisciplinar cabe ao ginecologista, o cirurgião intestinal e urologista habilitados em endometriose, devem compor e avaliar no pré-operatório as suas condutas sempre em concordância com o líder da equipe. O preparo clínico e hormonal cabe ao ginecologista que também pode sugerir alterar a cirurgia, especialmente na infertilidade e idade próxima à menopausa.

Em casos específicos com suspeita de infiltração no ureter pélvico, bexiga e reoperações, a presença do urologista se faz necessária, podendo haver a necessidade no pré-operatório de cateter de duplo J nos ureteres, melhorando a segurança da cirurgia.

O preparo do cólon é obrigatório devido ao alto grau de manipulação do reto durante a cirurgia com toque retal e vaginal de repetição, e uso de probe retal e manipulador uterino. O preparo pode ser retrógado com lavagem vigorosa para deixar o cólon esquerdo completamente limpo ou uma preparação intestinal mecânica com fosfosoda, na quantidade de 200 mL de Fleet Enema, associada a 20 mL de suco de limão, dieta líquida na véspera e antibiótico profilático no período pré-operatório, podemos optar por outros preparos mecânicos.

As pacientes devem ser orientadas e esclarecidas quanto às possíveis condutas necessárias no ato cirúrgico. A decisão de realizar histerectomia e salpingo-ooforectomia sincronizadamente, relaciona-se em grande parte ao estado menstrual, idade e desejo de gravidez futura. As mulheres pré-menopáusicas que desejam filhos devem simplesmente ser submetidas à retirada de todos os focos de endometriose com menos danos possíveis. Nesse caso, o cirurgião deve ser cuidadoso com as tubas uterinas, evitando apreensão com pinças e contato com eletrocautério, uma vez que esses instrumentos podem traumatizar e dificultar a fertilidade. Contudo, nas pacientes que não desejam gravidez futura, e mulheres perimenopáusicas, a excisão das lesões no intestino comprometido com técnicas conservadoras, histerectomia total e salpingo-ooforectomia bilateral é aconselhável, pois resultam na cura da endometriose. A doença residual ou infiltrativa na serosa que não causa obstrução intestinal em mulheres pós-menopausadas regride gradualmente. Em alguns casos, com sintomas persistentes, requerem a intervenção cirúrgica devido à fibrose crônica pré-existente, que provoca prejuízo na motilidade e obstrução intestinal. Doença recorrente após ooforectomia bilateral é incomum.

Durante a avaliação devem ser esclarecidas da eventual possibilidade de converter em laparotomia e necessidade de ostomia temporária de proteção, principalmente naquelas com obstrução intestinal aguda que necessitam de procedimentos de emergência e lesão extraperitoneal com anastomose colorretal baixa.

Nós podemos confrontar com desafios que consiste em ressecção intestinal única ou ressecções múltiplas intestinais, como apendicectomia e ressecções de nódulos ou segmentos no íleo terminal, ceco e cólon direito, associado ou não à histerectomia e a salpingo-ooforectomia bilateral. A participação e orientação do ginecologista é importante durante a cirurgia colorretal, pois muitas decisões, ou mudanças de procedimentos, podem ocorrer no intraoperatório e devem ser tomadas pela equipe multidisciplinar.

Todos os cuidados com sangramentos, drenos e fístulas são necessários para reduzir a formação pós-operatória de aderências, pois podem contribuir para a persistência da dor e infertilidade.

Acessórios e Táticas Importantes que podem ser Usados Durante a Cirurgia

- *Probe retal:* instrumento extremamente útil no manuseio do septo retovaginal e dos órgãos pararretais durante a dissecção das lesões. Permite no final da cirurgia, a conferência da completa retirada das lesões e ausência de perfuração ou trauma de potencial complicação. Sua colocação e movimentação são intermitentes de acordo com a necessidade. O manuseio exige um profissional na posição pélvica, que também contribui com a movimentação do manipulador uterino, toque retal e vaginal quando necessário durante toda a cirurgia.
- *Manipulador uterino:* essa ferramenta, introduzida no início da cirurgia, é imprescindível nas pacientes com útero e endometriose. Como invariavelmente as tubas uterinas e os ovários estão aderidos ao fundo de saco e endometrioma de ovário pode estar presente em aproximadamente 50% dos casos, a cirurgia deve ser iniciada pelo ginecologista, o que facilita muito o manuseio do segmento retossigmoide posteriormente, evitando trauma e iatrogenia nos órgãos ginecológicos. O manipulador uterino não deve ser retirado mesmo com o término do procedimento ginecológico, pois ajuda na abordagem do septo, afastando o útero e os anexos do reto, evita o uso de trocater extra ou pontos externos para afastar o útero.
- *Duplo J:* o ureter pode estar envolvido em até 3% dos casos de endometriose pélvica e muitas vezes a presença de lesão somente é diagnosticada no ato operatório. Pela característica inflamatória, infiltrativa e retrativa da doença, o ureter é uma preocupação permanente durante o ato cirúrgico, com incidência de 1% a 3% de complicações, muitas vezes diagnosticadas somente no pós-operatório e também um dos motivos de ressecção incompleta das lesões. A passagem no pré-operatório do duplo J tem como objetivo a prevenção de acidentes, iatrogenia e facilitação do ato operatório, particularmente se for iluminado. Esse procedimento não é usado de rotina devido à falta de previsibilidade do grau de comprometimento do ureter e dificuldade do acesso ao procedimento urológico na maioria dos serviços.

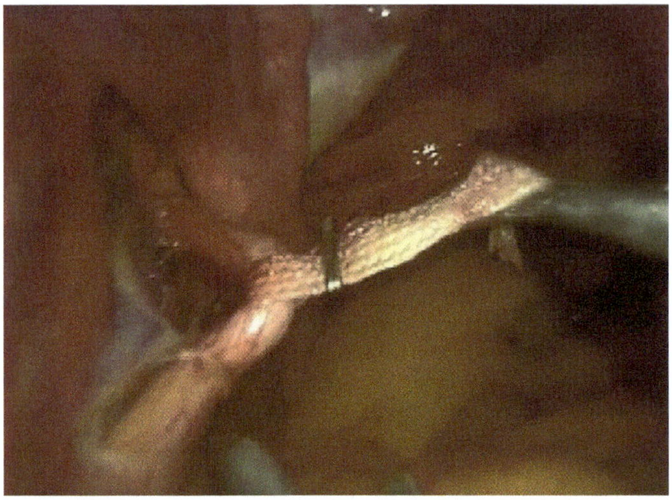

Fig. 72-2-6. Ureter pélvico cadarçado no início da cirurgia.

- *Cadarço no ureter:* o cadarçamento do ureter pélvico é um ato cirúrgico de baixo custo, simples e fácil, que substitui a ausência do cateter de duplo J. Devemos realizá-lo como procedimento inicial na cirurgia de endometriose pélvica profunda com envolvimento dos paramétrios e pode ser realizado uni ou bilateralmente. Tecnicamente, realiza-se a individualização e o isolamento dos ureteres no segmento pélvico com cadarço de fita cardíaca úmida ou pedaço de gaze cortado em fita, colocado pelo trocater de 10 mm e a fixamos com nó ou clipe para evitar o escape. Com essa tática, o ureter próximo à lesão é isolado e afastado da área cirúrgica, facilitando a identificação e a retirada da lesão no mesmo ato, de preferência pelo especialista. O procedimento do cadarçamento se dá de forma simples e sem a necessidade de manipulação da uretra e da bexiga.

CIRURGIA LAPAROSCÓPICA

Locais e Técnicas das Punções

A primeira punção é feita na cicatriz umbilical por meio de técnica fechada, realizando-se uma incisão de 12 mm, linear transumbelical ou de forma semicircular com lâmina de bisturi, inicialmente com a passagem de uma agulha de *Verres*. Insufla-se gás carbônico estéril pela agulha até que a pressão na cavidade abdominal atinja de 12-15 mm de mercúrio, coloca-se o trocarte de 10-11 mm para a introdução da óptica de 30° e realiza-se inventário da cavidade abdominal, confirmando a presença da doença endometriótica pélvica. Acompanha-se a colocação do segundo *trocar* de 12 mm, localizado na fossa ilíaca direita, na linha hemiclavicular. O terceiro trocarte na mesma posição, à esquerda, de 5 mm é posicionado, e a seguir realiza-se a quarta punção de 5 mm no flanco direito ou esquerdo, na linha hemiclavicular. A presença desse portal permite a realização da COPE, com inventário da cavidade abdominal, a localização da doença no trato gastrointestinal e tratamento (Fig. 72-2-5). Para a visualização do diafragma direito, há a necessidade de mobilizar a mesa cirúrgica em proclive e lateral esquerdo, tempo importante devido à presença de 1% até 3% dos casos.

Escarificação

Para facilitar o planejamento cirúrgico, costuma-se dividir a endometriose intestinal em quatro categorias, baseadas no grau de envolvimento da parede intestinal: serosa, intramural, transmural e segmentar (classificação de Redwine).[25]

Os procedimentos cirúrgicos de tratamento são: escarificação, ressecção local ou disco e ressecção segmentar. A ressecção intestinal tem resultado melhor no controle dos sintomas que a escarificação, em 92% e 80% respectivamente e aumenta a fertilidade em 34%, porém complicações ocorrem em 6% nas escarificações, 23% nas ressecções em disco e 38% nas ressecções segmentares.[26]

Escarificação, técnica mais indicada, segundo Donnez *et al.*[27] em até 95% dos casos, conhecido também como *shaving* (barbear, raspar). Com a compreensão que a endometriose é uma doença benigna, inflamatória, temporária, com precisão no estadiamento por imagem, melhoramento dos materiais cirúrgicos, expansão dos cursos e centros de treinamento, esta técnica conservadora tem amplo respaldo e segurança. Descrita em 1991 para lesões superficiais, o emprego tem crescido exponencialmente, indicada nas lesões que infiltram até 5,2 mm na parede do reto, não importando a extensão; também é utilizada como tática cirúrgica nas lesões mais profundas, complementando com sutura de reforço e nas lesões inflamativas até a submucosas ou maiores de 3 cm no intuito de diminuir o tamanho da lesão, tornando possível a ressecção em disco com grampeado.

As lesões superficiais ou nódulos endometrióticos que infiltram ou envolvem a serosa até a camada muscular, são extirpadas por uma incisão elíptica ao redor do tecido fibrótico branco, com tesoura ou gancho laparoscópica acoplado ao bisturi monopolar em potência fraca, no sistema corte e coagulação, elevando a lesão com uma pinça delicada e separando-a do músculo circular de aparência normal com extremo cuidado com hemostasia e fístulas, podendo complementar com sutura manual quando ressecamos a camada muscular mais profundamente com fio fino (Fig. 72-2-7).

Em caso de lesões de dimensões maiores pode ser necessária a individualização lateral dos ureteres, visando sua proteção, a região retrocervical em lesões extensas, pode-se proceder a secção, deixando uma porção em contato com o reto e outra com a parede vaginal, possibilitando o tratamento individualizado, ou em único bloco; lesão profunda pode levar à abertura da parede vaginal ou lúmen retal, com necessidade de correção com sutura. É importante, após o procedimento, certificar-se da integridade da parede intestinal, fazendo-se o teste com azul de metileno e/ou teste de borracheiro.

As lesões em placa cuja característica é a extensão e pouca infiltração, não importando o tamanho, a técnica conservadora tem como vantagem maior simplicidade, tempo menor, baixo custo, menores complicações, melhores resultados funcionais de continências e constipação, quando comparados com a ressecção segmenta. As desvantagens são as taxas mais elevadas de recorrência ou persistência de microlesões.

O tecido fibrótico deve ser considerado parte das lesões, pois as evidências sugerem que os receptores de estrogênio e progestágeno estão presentes também no músculo liso e fibrose ao redor das lesões endometrióticas. Recomenda-se a excisão completa do tecido fibrótico circundante durante a cirurgia para a prevenção de recorrência da doença.

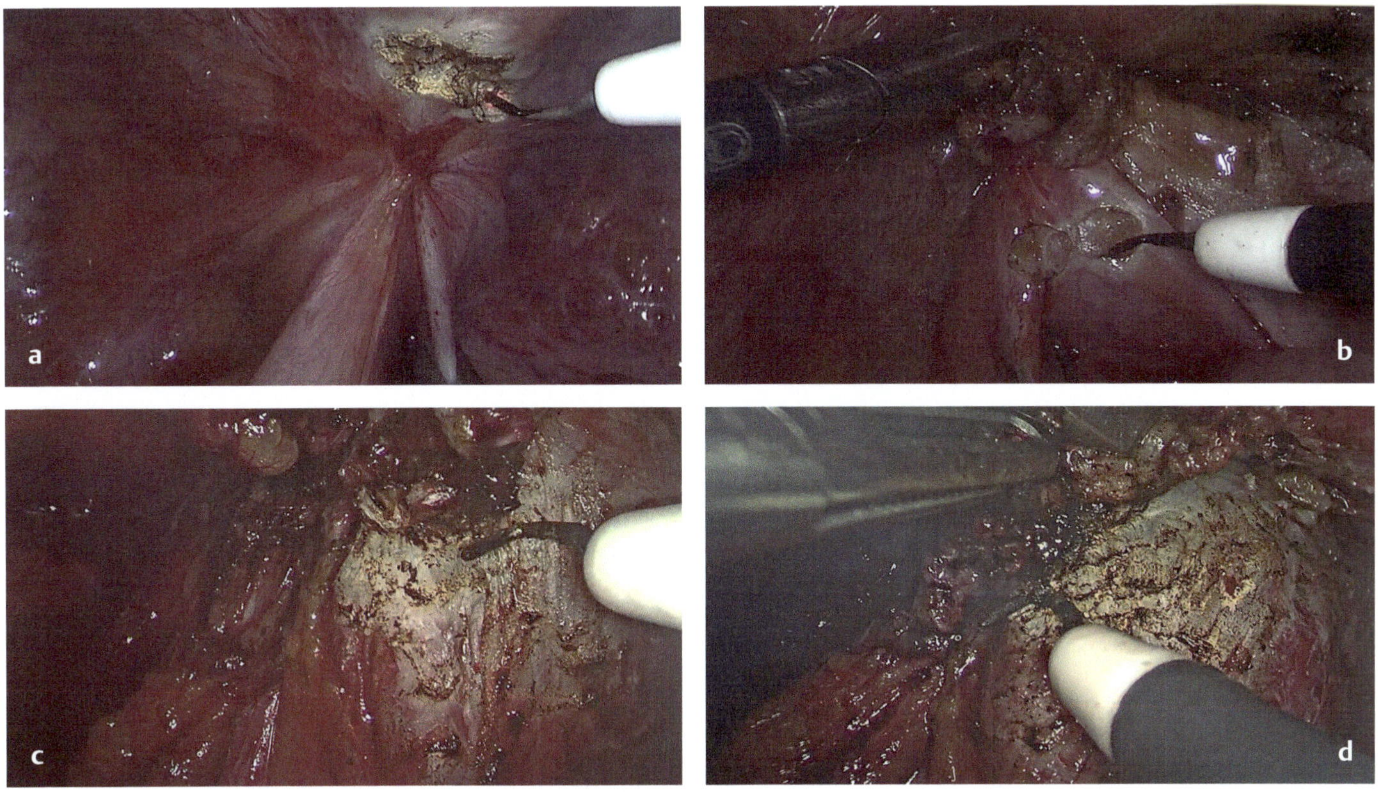

Fig. 72-2-7. (a) Lesão no septo retovaginal retraindo o retossigmoide e a vagina. (b) Limitação da lesão com bisturi elétrico após a liberação da parede vaginal. (c) *Shaving* da lesão na camada muscular do retossigmoide. (d) Retossigmoide parcialmente livre da doença com a sua parede íntegra e expandida.

Ressecção Local (Disco), Manual ou Grampeada

Descrita em 1994 por Gordon *et al.* em 2001,[28] a ressecção discoide retira a espessura total da parede anterior do reto, através de grampeador circular ou sutura do defeito criado, indicada na lesão de até 3 cm e infiltração profunda.

Os nódulos na musculatura do reto anterior ou lateral podem normalmente ser excisados, ficando falhas na parede muscular, ou podem ser realizadas excisões de toda a parede, tratada com sutura laparoscópica manual, com fio de escolha do cirurgião, de maneira contínua ou separada, em um plano ou dois (Fig. 72-2-8).

Como opção para os casos de dificuldade de sutura manual e lesão endometriótica de toda parede, podem também ser operados laparoscopicamente sem a abertura do reto,

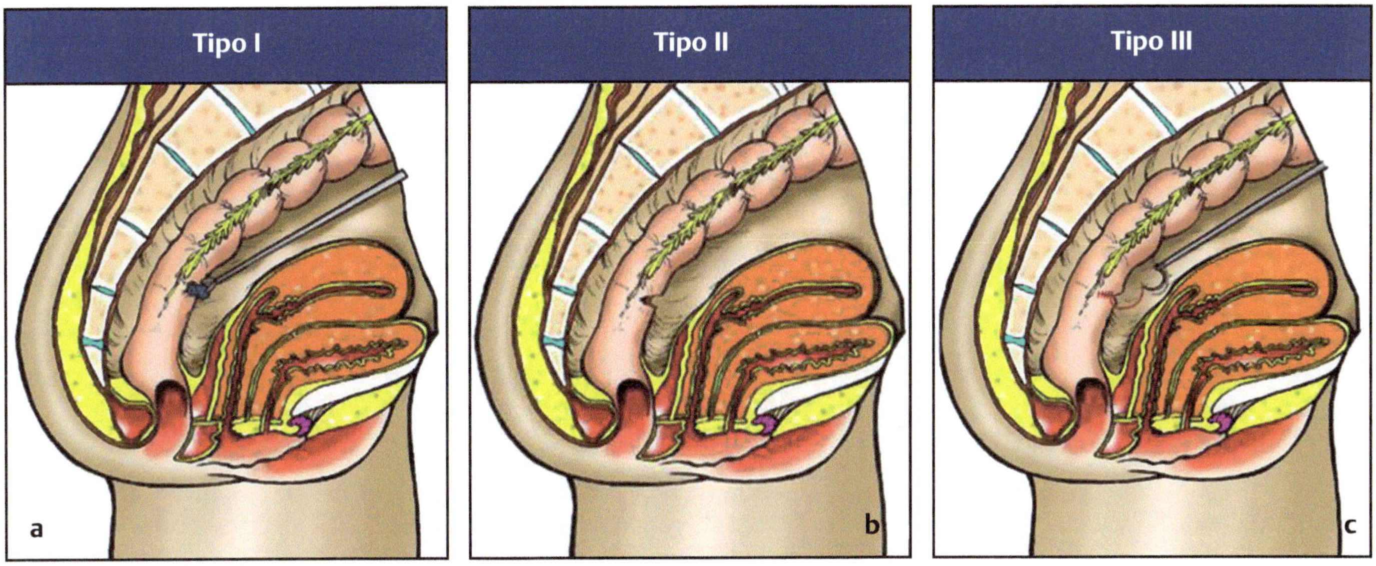

Fig. 72-2-8. (a-c) Ressecção local com sutura laparoscópica manual – visão esquemática.

especialmente se limitado a uma pequena área circunscrita. Após a delineação do nódulo, usualmente rodeada de endometriose fibrótica, um grampeador circular 29 ou 33 fechado é inserido pelo ânus até a área de retração e é aberto até a ogiva ultrapassar a lesão. Esta é invaginada anteriormente via laparoscópica e o grampeador é fechado com pressão para cima, para evitar a parede retal posterior. O instrumento é disparado e a peça sai junto com o grampeador pelo ânus (Figs. 72-2-9 e 72-2-10).[29]

Opcionalmente, um segundo plano de sutura pode ser realizado usando fio *Vicryl* 3-0 ou similar sobre a linha grampeada. A inspeção anastomótica é feita, teste com azul de metileno e ou "borracheiro".

Esta modalidade intermediaria entre shaving e ressecção segmentar mostrou bons resultados a curto prazo com baixas taxas de complicações, segundo os autores a indicação nas lesões de tamanho médio de 3 cm, porém podem variar de 7 a 70 mm.[30] As lesões maiores podem recorrer à técnica de duplo grampeamento circular preconizado por Oliveira *et al.*[31] e à técnica de Rouen preconizada por Roman *et al.*,[32] utilizando o grampeador *Contour Transtar*. Popoutchi *et al.*[33] ressalvam que ressecções maiores em parede anterior do reto, podem levar a sintomas com tenesmo e sensação de evacuação incompleta, sendo fundamental aguardar mais resultados de estudos.

Os casos mais complexos com riscos de lesão residual ou defeitos na parede retal que podem complicar com fístulas, ou

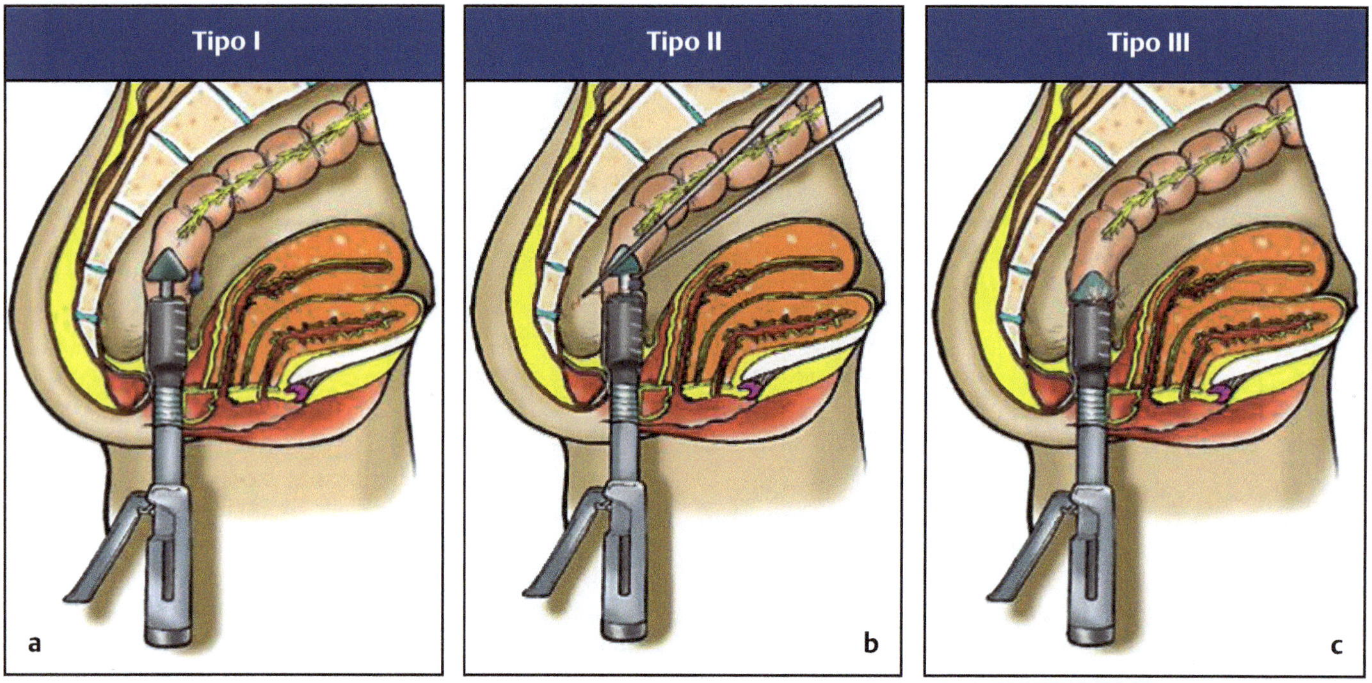

Fig. 72-2-9. (a-c) Ressecção local com sutura mecânica – visão esquemática.

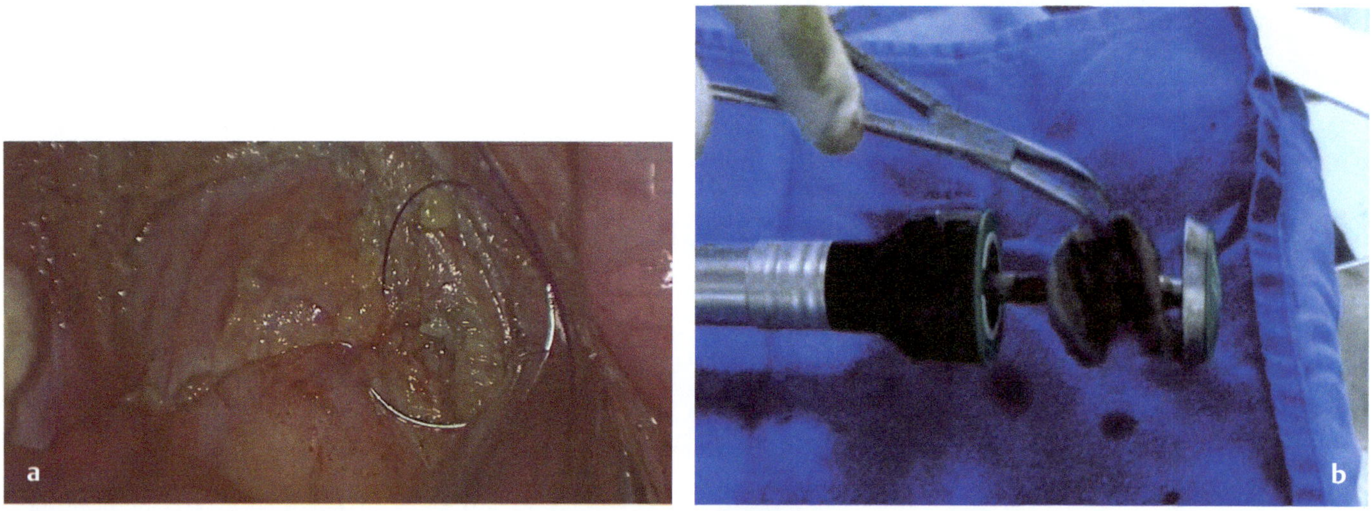

Fig. 72-2-10. (a) Aplicação do disco na parece anterior do retossigmoide com grampeador circular e aplicação da sobressutura. (b) Peça contendo a parede anterior do retossigmoide dentro da caixa do grampeador.

abertura inadvertida da parede, é possível aplicar a técnica de disco para retirar esta parede danificada, com sutura manual, um ou dois planos ou mecânica, após sutura em bolsa aplicada na margem entre o tecido saudável e o danificado para introduzir na mandíbula do grampeador com facilidade. Esta associação de shaving e disco tem como objetivo diminuir a necessidade de duplo grampeamento ou ressecção segmentar.

A nossa experiência está em consonância com Donnez *et al.*[27] onde a aplicação de *Shaving* tem indicação em 95% dos casos.

Ressecção Segmentar

A técnica de retossigmoidectomia é realizada há décadas por doenças neoplásicas e não neoplásicas para doenças do reto e sigmoide de maneira padronizada pelos cirurgiões intestinais. A ressecção intestinal por endometriose cresceu exponencialmente nos últimos anos, com advento da melhoria dos exames de imagens e cirurgia minimamente invasiva em paralelo com o conhecimento da doença e sua alta incidência no intestino principalmente neste local.

No caso de lesão maior que 3 cm de diâmetro, se existirem duas ou lesões infiltrativa ou lesão única infiltrando mais de 50% da parede intestinal causando subestenose, a ressecção segmentar como padrão era a mais indicada.

Atualmente o conceito de preservar órgãos e suas funções visando melhor qualidade de vida, é a busca da medicina. Dentro da proctologia a preservação e a valorização do sistema evacuatório tem mudado rapidamente em doenças como fístulas anorretais, doenças inflamatórias, câncer de reto, dentre outras.

A endometriose por ser uma doença benigna e temporária que normalmente desaparece com advento da menopausa, a ressecção do reto vem gradativamente sendo substituída por *shaving* e disco com qualidade.

No entanto, quando empregada, o segmento ressecado como regra é menos extenso, preservando o mesorreto com intenção de preservar a inervação, circulação e despreocupação com os linfonodos. Evitando grande dessecção e descolamento, não havendo a necessidade de liberação do ângulo esplênico. A extensão da lesão e o segmento a ser retirado são determinados pela propedêutica prévia. O nível de anastomose terminoterminal é definido de acordo com a distância da lesão do ânus, como alta/média (≥ 8 cm), baixa (> 5 e < 8 cm) e ultrabaixa (≤ 5 cm). Atualmente nas lesões múltiplas de reto e sigmoide a tendência é individualizá-la, retirando o mais conservadoramente as lesões do reto.

O mesocólon sigmoide é mobilizado e o ureter esquerdo é identificado e cadarçado. O reto é liberado da vagina e caso a lesão infiltre a sua parede, deve também ser ressecada por *shaving* ou disco. A ligadura da artéria mesentérica inferior deve ser evitada ligando apenas os ramos do segmento intestinal a ser retirado, que na maioria das vezes não ultrapassa 10 cm exceto em lesões múltiplas com indicação de ressecção e distantes. O mesorreto é dissecado até o nível abaixo da lesão, no mínimo 10 mm e seccionado com endogrampeador introduzido pelo trocater de 12 mm em fossa ilíaca direita. Em seguida, realiza-se uma pequena incisão no nível do púbis para exteriorizar o segmento acometido pela doença e seccioná-lo. Coloca-se a ogiva do grampeador no cólon proximal após a realização da bolsa. Reintroduz-se o sigmoide remanescente para a cavidade abdominal e se fecha a incisão. Realiza-se a anastomose mecânica via anal pela técnica de duplo grampeamento. Duas argolas completas de tecido devem estar contidas no grampeador. Uma vez verificada a perfeição da anastomose, esta é revisada por enema retal contendo uma diluição de azul de metileno. Evita-se a ostomia de proteção quando esses princípios são atingidos. Em caso de anastomose ultrabaixa, isto é, a 5 cm ou menos da borda anal, a maioria dos autores recomenda a ostomia de proteção. Essa situação ocorre em menos de 10%. A situação mais comum é a anastomose baixa entre 5 e 8 cm, realizada abaixo da reflexão peritoneal em 80%. Nesses casos, em nossa experiência, houve fístula em 1% e não realizamos ostomia de proteção. Já a literatura aponta uma incidência de fístula em torno de 7,5%. Rotineiramente realizamos uma sobre sutura contínua na parede anterolateral, com fio PDS 000 por acesso laparoscópico. A abertura da vagina durante a dissecção do nódulo pode ocorrer em até um quarto dos casos. Nestas pacientes podemos retirar a peça cirúrgica pela vagina evitando incisão extra no abdômen. A decisão de fazer uma anastomose retossigmoide intra ou extracorporal e retirada da peça pela vagina e drenagem da cavidade, depende da decisão do cirurgião e seu nível de treinamento.

O tratamento das lesões intestinais é tema de discussão na literatura e a ressecção segmentar é ainda o tratamento preconizado pela maioria dos grupos e protocolos.[34,35]

Trabalhos de revisão sistemática em 1.889 ressecção e colorretais e 961 ressecções de reto, relataram tempo médio de 101ª 438 minutos, 4 a 14 dias de hospitalização, melhora da dor em 71,4% a 93,6%, a recorrência dos sintomas 4% a 54% em 2 a 5 anos de seguimento e a necessidade de reoperação por dor em 0% a 34%. A taxa cumulativa de gravidez incluindo fertilização *in vitro* foi de 18% a 100%.[36]

Bendifallah *et al.*[37] numa revisão sistemática citaram que o risco de recorrência foi significativamente menor nas ressecções segmentares e de disco quando comparada e ressecção superficial.[38]

NOSE (*Natural Orifice Specimen Extraction*) Extração do Retossigmoide por Orifício Natural Vaginal

Redwine *et al.*[25] descreveram a técnica de ressecção de nódulos endometrióticos no retossigmoide por acesso vaginal. Por meio da laparoscopia, o cólon sigmoide e o reto comprometidos são liberados. Exterioriza-se o segmento comprometido por abertura no fundo de saco posterior em forma de alça. Realiza-se a ressecção da lesão e sutura manual extracorpórea com fio adequado. É reduzida a alça intestinal suturada para a cavidade abdominal e fechada a abertura vaginal com fio absorvível por esse acesso (Fig. 72-2-11).

Haug *et al.*[39] descreveram a técnica combinada em 28 pacientes. Referem dissecção inicial pela vagina e suas vantagens como o acesso direto à lesão, ao controle palpatório e à dissecção com auxílio digital. Completaram a cirurgia por via laparoscópica e vaginal em 11 pacientes, conversão para laparotomia em oito pacientes devido à presença de intensa aderência, outros nove casos além das aderências, múltiplos nódulos envolvendo outros seguimentos ou órgãos, como íleo terminal e ureter.

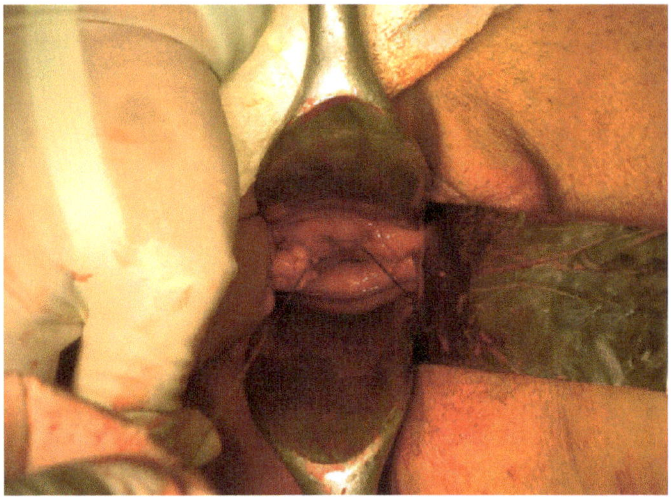

Fig. 72-2-11. Lesão infiltrativa na parede vaginal – ressecção por acesso vaginal.

O acesso vaginal, proposto por Abrão e Sagae,[40] ressecando segmento colorretal e anastomose mecânica, permite a retirada de peças pela vagina, é uma boa opção em pacientes com lesões que implica a abertura da vagina, fato que pode ocorrer em até 30% das endometrioses profundas que acometem o septo retovaginal, com infiltração também da parede vaginal, é também muito frequente a associação de ressecção intestinal com histerectomia, o que torna a retirada de ambas as peças pela vagina, uma alternativa, substituindo a incisão abdominal.

A liberação do reto e sigmoide devem ser semelhantes à técnica clássica. O mesossigmoide é mobilizado e o ureter esquerdo é sempre identificado. A ligadura da artéria mesentérica inferior é desnecessária para que o segmento acometido no retossigmoide atinja a vagina sem tensão. Introduz-se o endogrampeador pelo trocarte 12 mm em fossa ilíaca direita e secciona-se o reto abaixo da lesão. A ampliação da abertura vaginal pode ser necessária e realizada por via abdominal e a vagina ocluída com compressa para evitar escape de gás. Secciona a alça no local pré-determinado, coloca-se a ogiva cólon proximal, após a feitura da bolsa. Reduz-se o segmento para a cavidade abdominal para acoplar com o grampeador introduzido via anal (Fig. 72-2-12).

Em casos específicos que optamos por NOTES previamente, realizamos a abertura do fundo de saco posterior, incisionando-o transversalmente ou em T com bisturi monopolar ou *ultracision*, dirigido por uma pinça na vagina.

A técnica descrita por Abrão e Sagae utiliza o grampeador linear após a abertura da cúpula vaginal e tração do retossigmoide pela vagina.[40] O reto é seccionado pela via vaginal com grampeador linear (Fig. 72-2-13). Retira-se a peça identificada e coloca-se a ogiva no segmento proximal após a confecção da bolsa. O segmento proximal é reduzido para a cavidade abdominal seguido de introdução do grampeador pelo ânus. É realizada a anastomose pela técnica de duplo grampeamento, isto é, conecta-se a ogiva ao grampeador introduzido pelo reto e executa-se a anastomose intracorporal. Ao final da cirurgia, a cúpula vaginal é suturada preferencialmente pelo acesso abdominal, mas é totalmente factível pelo acesso vaginal com fio absorvível.[40]

Essa técnica tem a vantagem de retirar a peça por via vaginal, evitando a abertura do reto intra-abdominal, com possível contaminação quando se retira a peça pelo ânus.

A anastomose intracorpórea manual ou mecânica, laparoscópica ou robótica tem demostrado ser factível, com resultado promissor e tendências de crescimento junto aos cirurgiões que desenvolvem habilidade em sutura. Esta opção implica em seccionar o intestino intracorpórea e com anastomose manual colorretal ou a colocação da ogiva pela vagina e feitura da bolsa intracorpórea e grampeada; as vantagens seriam menor dissecção e mobilização do cólon, ausência de exposição e tração da alça para a feitura da bolsa.

A ressecção transvaginal tecnicamente não aumentou o tempo operatório e hospitalar, é tão segura quanto a técnica laparoscópica clássica.[29]

É um dos maiores estudos estatísticos comparativos levantados por Minelli *et al.*[41] com 357 pacientes portadoras de endometriose profunda, submetidas à ressecção colorretal, em vários centros na Itália. Foram avaliadas as complicações intra e pós-operatórias, os sintomas e o segmento a longo prazo. Foram submetidas à ressecção laparoscópica 96,1% das pacientes e em 334 (93,6%) ocorreu a ablação radical da endometriose. Houve necessidade de conversão para laparotomia em 14 pacientes; o tempo médio de cirurgia foi de 300 minutos (variação de 85-720); a perda sanguínea média estimada foi de 250 mL (50-550); o íleo paralítico médio foi de 4 dias;[1-8] a hospitalização pós-operatória média foi de 8 dias (3-36); complicações precoces e tardias foram observadas em 44 pacientes (12,3%) e em 35 destas (10%) a intervenção cirúrgica foi necessária; a abertura da parede vaginal foi necessária para remover nódulos endometriais no septo retovaginal em 104 casos (29,1%) e, nestes, em 88 casos, após adequada mobilização do cólon esquerdo, o coto cranial do cólon foi exposto através da abertura da parede vaginal, a ogiva do grampeador circular foi posicionado. O intestino foi reposicionado intraperitonealmente antes da sutura vaginal laparoscópica, evitando a minilaparotomia. Em 41 pacientes (11,5%) foi realizada ileostomia temporária; a média de comprimento do intestino retirado foi de 10,2 cm (variável de 6-15); a anastomose foi classificada como alta/média em 32 pacientes (9%), baixa em 298 pacientes (83,5%) e ultrabaixa em 27 pacientes (7,6%); a média do seguimento pós-cirúrgico foi de 19,6 meses (6-48); durante o segmento houve registro de recorrência em 24 de 286 pacientes (8,4%); pacientes com cirurgia prévia por endometriose mostraram um risco maior de recorrência, comparadas com aquelas submetidas à primeira cirurgia (13,2% × 3,4%).

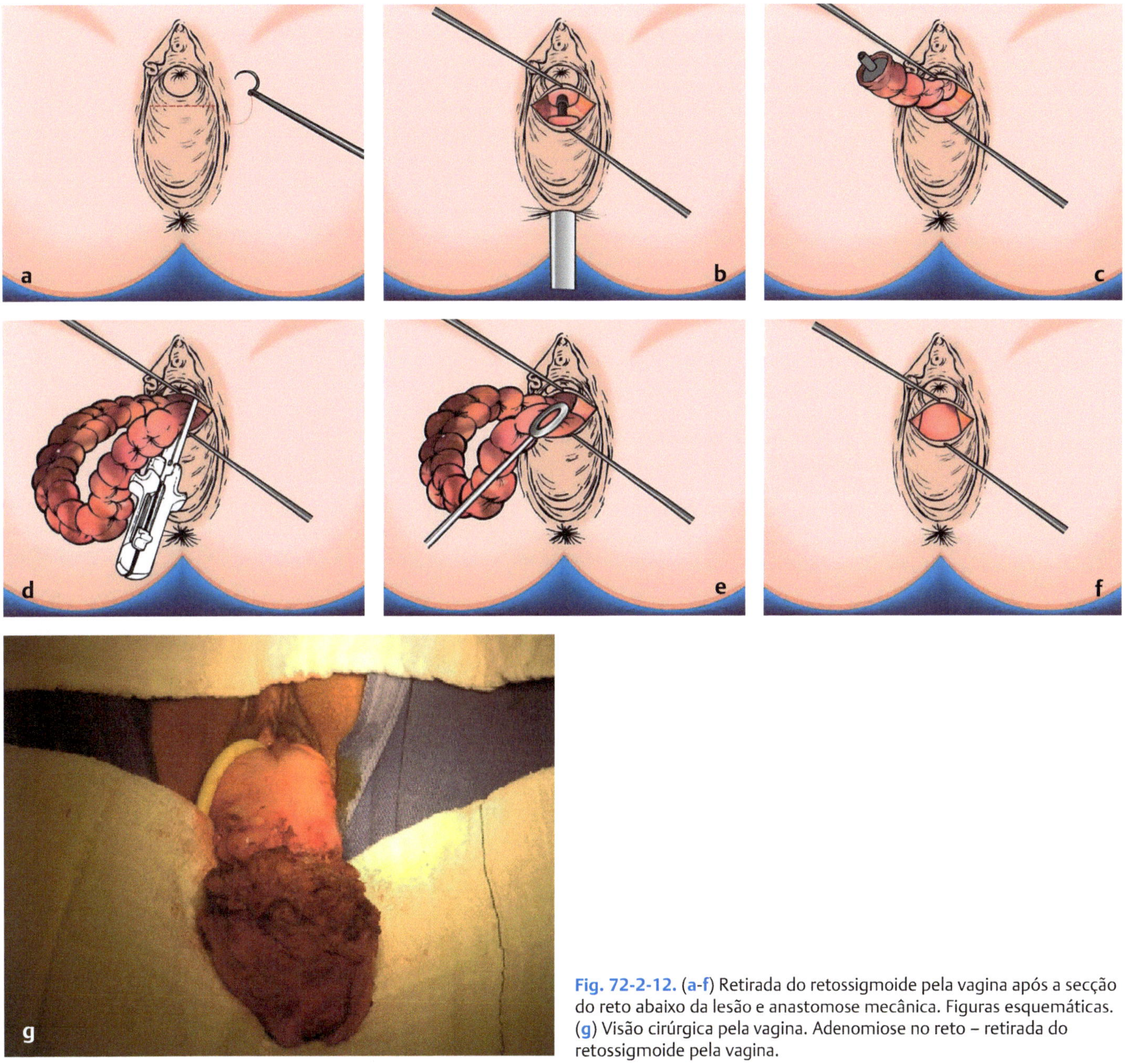

Fig. 72-2-12. (a-f) Retirada do retossigmoide pela vagina após a secção do reto abaixo da lesão e anastomose mecânica. Figuras esquemáticas. (g) Visão cirúrgica pela vagina. Adenomiose no reto – retirada do retossigmoide pela vagina.

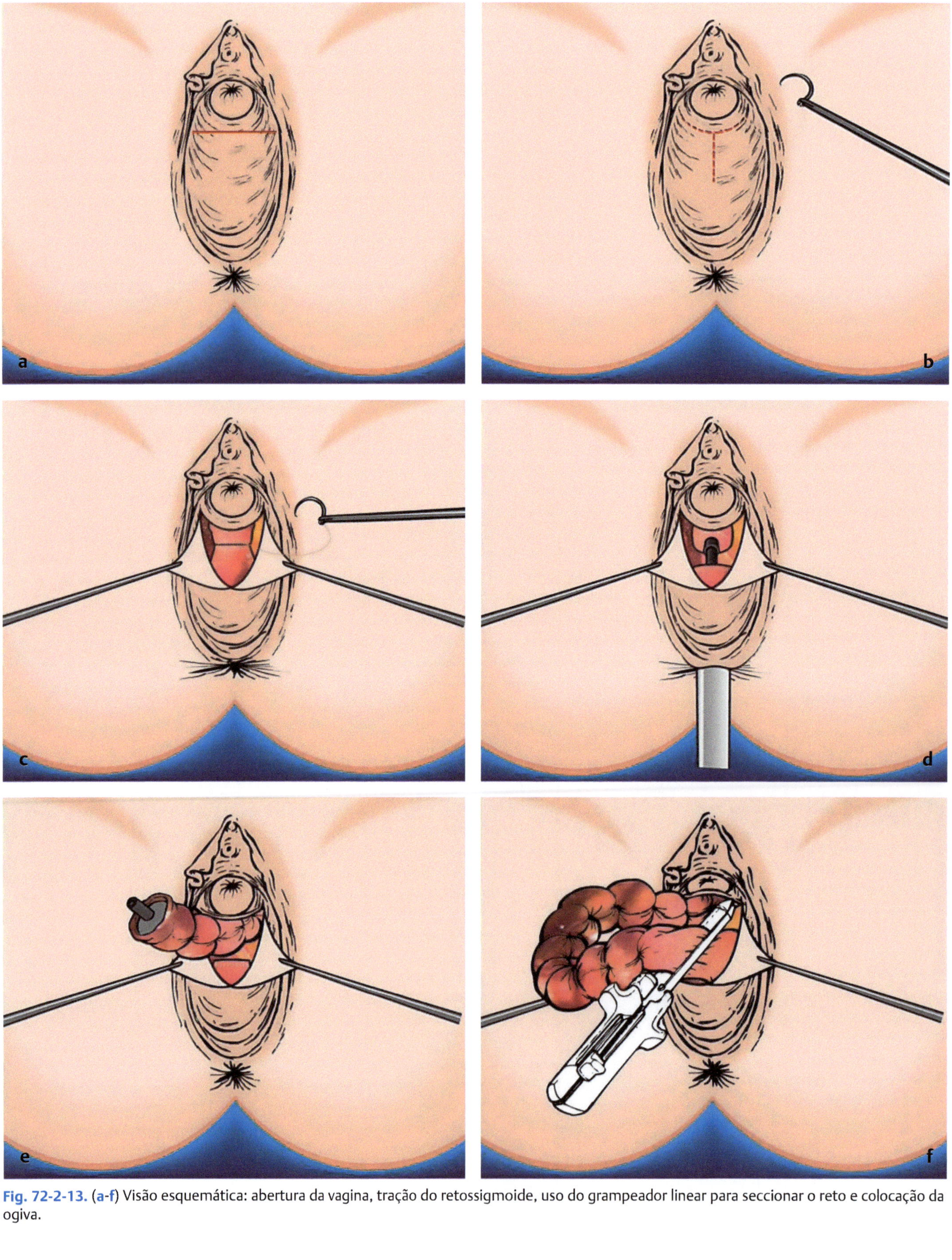

Fig. 72-2-13. (a-f) Visão esquemática: abertura da vagina, tração do retossigmoide, uso do grampeador linear para seccionar o reto e colocação da ogiva.

Técnicas Assistidas por Robô

A cirurgia laparoscópica é considerada padrão-ouro,[42] a cirurgia robótica apresenta maior liberdade de movimentos, visão tridimensional, estabilidade de câmera e ângulo estreito de pelve, endocianina embutida; neste contexto, mostra-se como ferramenta promissora para superar obstáculos inerentes à cirurgia de endometriose.

Garcia-Soto *et al.*[43] publicaram estudos multicêntricos, prospectivos e randomizados, com 73 pacientes comparando cirurgia laparoscópica com a robótica. Não houve diferença estatística em relação a tempo, complicações e conversão. Outros estudos apontam as mesmas direções. Esta nova plataforma impacta na curva de aprendizado, custo inerente à robótica limitando a sua maior utilização.[44,45]

Pós-Operatório

No pós-operatório, o tratamento antibiótico é mantido conforme critério médico, individualizando cada caso. A alimentação deve ser introduzida com critérios após o início do peristaltismo intestinal. A laparoscopia tem proporcionado menor íleo paralítico e evitado o uso de sonda nasogástrica, permitindo introdução alimentar precoce. As reavaliações clínicas no pós-operatório são programadas com 3, 6, 12 e 24 meses e exames específicos sempre que necessários. Seguimento tardio deve ser conduzido pelos ginecologistas, a escolha e o tempo da terapia hormonal devem ser individualizados.

COMPLICAÇÕES

As complicações cirúrgicas das ressecções intestinais na endometriose são similares, porém a incidência tende a ser em menor ocorrência, devido a dois fatores importantes: pacientes jovens e ressecções intestinais menores com preservação vascular e nervosa.

As lesões infiltrativas baixas, extraperitoneais, podem levar a um aumento na incidência de fístulas, conversões cirúrgicas e eventual necessidade de ostomias. A mais grave complicação consiste no surgimento de fístula anastomótica, com incidência em torno de 2,8% a 10,3%, segundo Keckstein *et al.*[46] e Dubernard *et al.*.[47] Minelli *et al.*[41] em sua série com 357 casos demonstraram a incidência de 3,9% de fístula retovaginal e 1,1% de fístula anastomótica, 2% de perfuração intestinal e 2% de obstrução intestinal. Todas essas complicações necessitaram reoperações. Outros dados foram: estenose de anastomose em 2%, fístulas vesicovaginal e ureteral em 1,4%, hemoperitoneo em 2%, abscesso peritoneal em 0,8%,

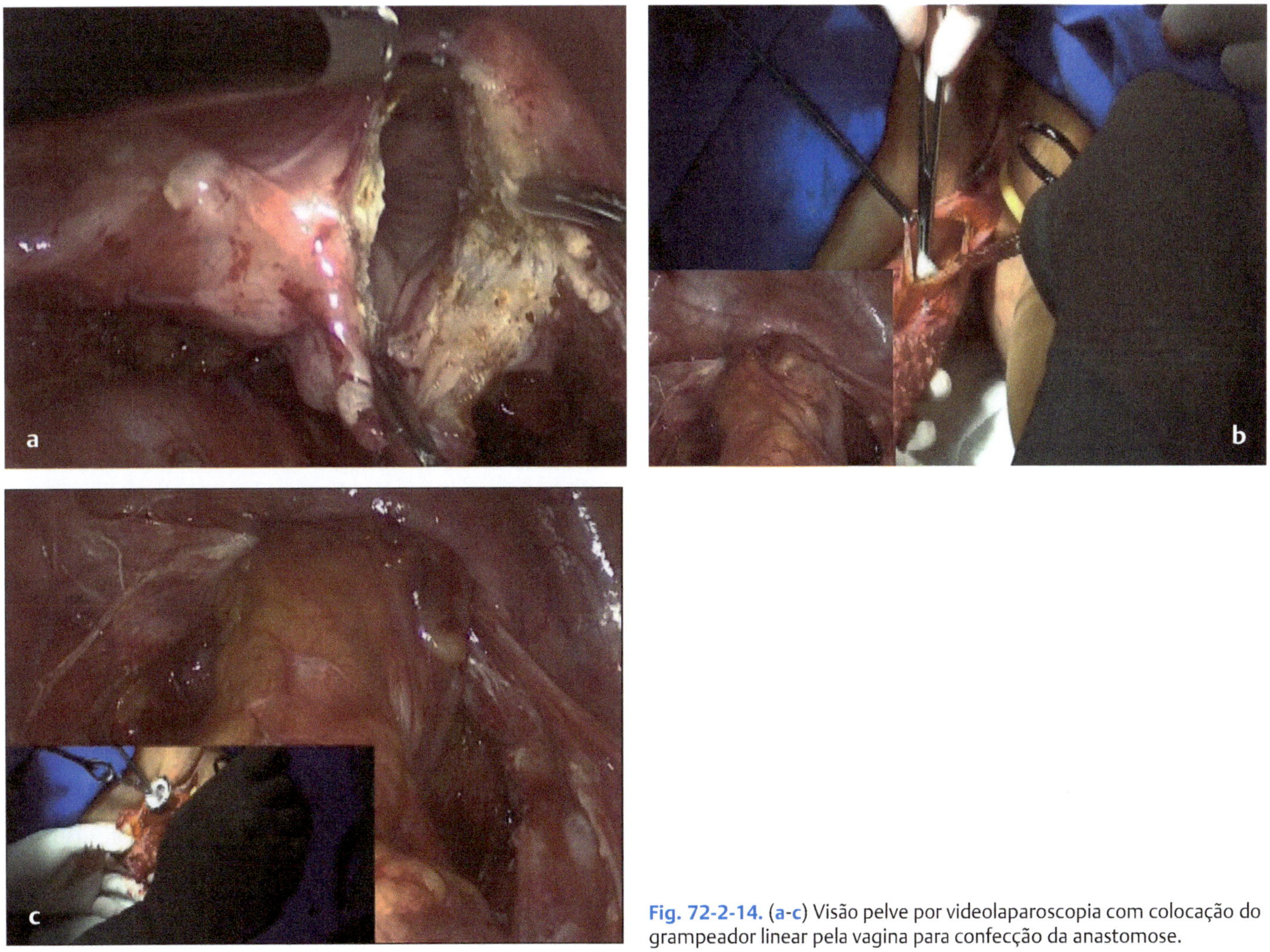

Fig. 72-2-14. (a-c) Visão pelve por videolaparoscopia com colocação do grampeador linear pela vagina para confecção da anastomose.

transfusão de derivados de sangue em 10%, retenção urinária em 9,4% e constipação após 30 dias em 4,2%.

A formação de aderências é uma das grandes preocupações no pós-operatório devido à característica fibrótica da doença e promoção de grande área cruenta.[48] Complicações como lesão de alça intestinal, retenção e infecção urinária, dor pós-operatória, íleo paralítico, sangramento, abscesso e estenose da anastomose têm sido descritas com incidência menor que 1%.[48]

Em particular, o risco esperado de complicação devido à abertura da parede vaginal poderia ser controlado pela colocação de uma "dobra" de omento entre a sutura vaginal e a anastomose intestinal, se ambas forem realizadas no mesmo nível. Além disso, o fechamento da vagina antes da ressecção intestinal poderia reduzir o risco de infecção.

Finalmente, a comparação entre fístula intestinal nos diferentes níveis de anastomoses não alcança significado estatístico, porém a ileostomia temporária de proteção foi usualmente adotada nas pacientes com anastomoses ultrabaixas.

O insucesso no controle dos sintomas pós-operatório ocorre com mais frequência nos casos de escarificações em relação à ressecção intestinal na taxa de 8% e 92% respectivamente, porém menores complicações, 6% nas escarificações, 23% nas ressecções em disco e 38% nas ressecções segmentares[26].

Na série, relatada por Minelli *et al.*,[41] a retenção urinária persistente e significativa, e a constipação ocorreram em 9,5% e 4,2% das pacientes, respectivamente. Esses dados são melhores do que aqueles relatados em outros estudos e provavelmente são resultados de adoção a partir de abril de 2004 da técnica de preservar os nervos. Nesse estudo, também foi confirmado que esta abordagem poderia melhorar a função urinária e retal pós-operatória, mas esta técnica de preservação pode ser invalidada na presença de endometriose profunda parametrial, dorsal e difusa.

Embora a disfunção dos tratos urinário e retal em longo prazo pudesse ser considerada morbidade relacionada à cirurgia, que significativamente afeta a qualidade de vida dessas pacientes, não são mencionadas em muitos dos relatos publicados. Não existe na literatura avaliação e seguimento dos pacientes pós-menopausa após as cirurgias, principalmente as radicais e com anastomoses extraperitoneais. Mulheres idosas e principalmente multíparas com parto vaginal têm uma alta incidência de disfunção pélvica com acometimento urinário e evacuatório, sintomas que permanecem latentes na idade fértil e manifesta progressivamente após o climatério.

CONCLUSÃO

Deve-se ter em mente que a endometriose não é câncer, acomete mulheres jovens, sofridas, frequentemente com problemas profissionais, sexuais, matrimoniais e de fertilidade. É uma doença inflamatória, finita, curável que desaparece após a menopausa, portanto, devemos evitar cirurgias mutiladoras que causem sequelas permanentes, e sim promover aquelas que melhoram a qualidade de vida e mantêm os sonhos e a autoestima. O tratamento incompleto de um lado e o tratamento mutilador do outro devem ser evitados sempre que possível.

O índice de morbidade pela ressecção colorretal laparoscópica na endometriose severa não pode ser ignorado. Essa cirurgia deve ser ofertada à mulher com sintomatologia severa, que não responde à terapia medicamentosa e a quem parece ser a única opção, é viável e bem realizada, notavelmente melhora a dor, a fertilidade, a taxa de recorrência e a satisfação da paciente.

A crescente participação de cirurgiões intestinais, com novos conceitos de valorizar a qualidade de vida, preservar órgãos e introduzir na estratégia propedêutica pré-operatória avaliação funcional da evacuação, as cirurgias têm se tornado mais individualizada e conservadora, com tendência de redução.

Ano após ano, tem crescido a participação de cirurgiões intestinais em estudos que compreendem a importância de preservar órgãos e qualidade das suas funções, uma redução da média do tempo cirúrgico e da taxa de complicação, mesmo com o aumento do número de procedimentos cirúrgicos correlatos, resultante de uma longa curva de aprendizado, num campo frequentemente caracterizado por mudança severa da anatomia pela infiltração e deformidade que a doença causa em toda a pelve.

A conscientização do diagnóstico preciso por meio de imagem faz-se necessária na rotina pré-operatória, permitindo planejamento, preparação adequada, melhor compreensão da extensão da doença, a interação entre vários especialistas para a erradicação total da endometriose, o acompanhamento em centro especializado por equipe multidisciplinar com experiência e conhecimento em procedimentos cirúrgicos laparoscópicos, tais como, *shaving*, disco, ressecção intestinal, habilidade em realizar suturas internas, uso de grampeadores, táticas específicas e bisturis ultrassônicos. Ainda, é válido ressaltar a importância da realização do inventário de toda cavidade abdominal (COPE), por se tratar de doença peritoneal, multifocal e também extrapélvica.

Com o novo conceito cirúrgico de minitrauma e mini-incisões, com preservação de nervos e ampola retal, alternativas como NOTES e NOSE tornam-se opções viáveis e atraentes, que podemos colocar em discussão como alternativa cirúrgica, principalmente nas lesões infiltrativas do septo retovaginal, tendo como principal objetivo a qualidade de vida restituindo o máximo da sua integridade.

Medicamentos mais eficazes deverão diminuir a intervenção cirúrgica.

REFERÊNCIAS BIBLIOGRÁFICAS

1. Sagae UE. Endometriose do trato gastrointestinal: correlações clínicas e laparoscópicas; papel da corrida dos órgãos peritoneais na endometriose (COPE). 2005.
2. Sampson JA. Perforating hemorragic (chocolate) cysts of the ovary, their importance and specially their relation to pelvic adenomas of endometrial type. Arch Surg 1921; 3:245.
3. Martin DC. Atlas de Endometriose. Londres:Times Mirror International Publishers, 1995.
4. Halis G, Mechsner S, Ebert AD. The Diagnosis and Treatment of Deep Infiltrating Endometriosis. Dtsch Arztebl In 2010; 107(25): 446–56.
5. D'Hooghe TM, Debrock S. Endometriosis, retrograde menstruation and peritoneal inflammation in women and in baboons. Hum Reprod Update 2002; 1:84-8.

6. Mathur S, Peress MR, Williamson HO, Youmans CD, Maney SA, Garvin AJ, et al. Autoimmunity to endometrium and ovary in endometriosis. Clin Exp Immunol 1982; 50(2):259-66.
7. Weed JC, Arquembourg PC. Endometriosis: can it produce an autoimmune response resulting in infertility? Clin Obstet Gynecol. 1980; 23(3):885-93.
8. West CP. Endometriosis. Bmj 1990; 301(6745):189-90.
9. Nisolle M, Donnez J. Peritoneal endometriosis, ovarian endometriosis, and adenomyotic nodules of the rectovaginal septum are three different entities. Fertil Steril 1997; 68(4):585-96.
10. Koninckx PR, Riittinen L, Seppala M, Cornillie FJ. CA-125 and placental protein 14 concentrations in plasma and peritoneal fluid of women with deeply infiltrating pelvic endometriosis. Fertil Steril 1992; 57(3):523-30.
11. Cornilie FJ, Oosterlynch D, Lauwergs JM, Koninckx PR. Deeply Infiltrating Endometriosis Hystology and Significance. Fertil Steril, 1992.
12. Viscomi F. Atlas de Endometriose. Women's Medical Center. Educação Médica Continuada. Editora Ferraz Associados, 1998.
13. Koninckx PR, Martin DC. Deep endometriosis: a consequence of infiltration or retraction or possibly adenomyosis externa? Fertil Steril, 1992.
14. Abrão MS. Endometriose: uma visão contemporânea. Rio de Janeiro: Revinter, 2000.
15. Friedman H, Vogelzang RL, Mendelson EB, Neiman, HL, Cohen M. Endometriosis detection by US with laparoscopic correlation. Radiology, 1985.
16. Bazot M, Detchev R, Cortez A, Amouyal P, Uzan S, Darai E. Transvaginal sonography and rectal endoscopic sonography for the assessment of pelvic endometriosis: a preliminary comparison. Hum Reprod 2003; 18:1686–92.
17. Dessole S, Farina M, Rubattu G, Cosmi E, Ambrosini G, Nardelli GB. Sonovaginography is a new technique for assessing rectovaginal endometriosis. Fertil Steril, 2003.
18. Bahr A, de Parades V, Gadonneix P, Etienney I, Salet-Lize´D, Villet R, et al. Rectal Wall Infiltration in Patients With Deep Pelvic Endometriosis: A Modern Tool for an Ancient Disease. Dis Colon Rectum 2006; 49:869-75.
19. Abrao MS, Goncalves MO, Dias Jr JA, Podgaec S, Chamie LP, Blasbalg R. Comparison between clinical examination, transvaginal sonography and magnetic resonance imaging for the diagnosis of deep endometriosis. Hum Reprod 2007; 22(12): 3092–7.
20. Gonçalves MO, Dias Jr. JA, Podgaec S, Averbach M, Abrão MS. Transvaginal ultrasound for diagnosis of deeply infiltrating endometriosis International Journal of Gynecology and Obstetrics 2009; 104 - 156–160.
21. Murad-Regadas SM, Regadas FSP. Ultrassonografia anorretal bi e tridimensional. In: distúrbios funcionais do assoalho pélvico. Atlas de Ultrassonografia Anorretal Bi e Tridimensional. Rio de Janeiro: Revinter; 2006.
22. Bazot M, Darai E, Hourani R, Thomassin I, Cortez A, Uzan S, *et al.* Deep Pelvic Endometriosis: MR Imaging for Diagnosis and Prediction of Extension of Disease Rev. Radiology 2004; Vol. 232(1): 379-389.
23. Sagae EU, Lima DMR, Cavalli N, Sagae LMT, Tanaka TM, Bonatto MW, *et al.* Importância da Ultrassonografia Anorretal Tridimensional na Decisão Terapêutica da Endometriose Profunda. Rev Bras Coloproct 2009; 29(4): 435-442.
24. Wood C, Kuhn R, Tsallas J. Laparoscopic diagnosis of endometriosis. Aust. N Z J Obstet Gynaecol 2002; 42(3):277-81.
25. American Fertility Society: Revised American Fertility Society classification of endometriosis. 1985. Fertil Steril 1996; 43:351-3.
26. Redwine DB, Koning M, Sharpe, DR. Laparoscopically assisted transvaginal segmental resection of the rectosigmoid colon for endometriosis. Fertil Steril 1996; 65(1):193-7.
27. Mohr C, Nezhat FR, Nezhat CH, Seidman DS, Nezhat CR. Fertility considerations in laparoscopic treatment of infiltrative bowel endometriosis. JSLS (JSLS: Journal of the Society of Laparoendoscopic Surgeons / Society of Laparoendoscopic Surgeons 2005; 9(1):16-24.
28. Donnez O, Roman H. Choosing the right surgical technique for deep endometriosis: *Shaving*, disc excision, or bowel resection? Fertil Steril 2017; 108:931-42.
29. Gordon SJ, Maher PJ, Woods R. Use of the CEEA stapler to avoid ultra-low segmental resection of a full-thickness rectal endometriotic nodule. J Am Assoc Gynecol Laparosc 2001; 8:312-6
30. Reich MDH. Laparoscopic Excision of deep fibrotic endometriosis os the cula-de-sac and rectum (extensive endometriosis). Columbia University College of Physicians and Surgeons. New York, 1999.
31. Abo C, Bendifallah S, Jayot A, Timoh KN, Tuech JJ, Roman H, *et al.* Discoid Resection for Colorectal Endometriosis: Results From a Prospective Cohort From Two French Tertiary Referral Centres. Colorectal Dis 2019; 21:1312-20.
32. Oliveira MA, Crispi CP, Oliveira FM, Junior PS, Raymundo TS, Pereira TD. Double Circular Stapler Technique for Bowel Resection in Rectosigmoid Endometriosis J Minim Invasive Gynecol 2014; 21:136-41.
33. Roman H, Tuech JJ. Laparoscopic and transanal excision of large lower- and mid-rectal deep endometriotic nodules: the Rouen technique. Fertil Steril 2014; 102:e7.
34. Popoutchi P, Marques Junior OW, Averbach P, Cardoso Filho CAM, Averbach M Surgical techniques for the treatment of rectal endometriosis: a systematic review of randomized controlled trials and observational studies. Arq Gastroenterol 2021. v. 58 nº 4 out/dez.
35. Habib N, Centini G, Lazzeri L, Amoruso N, Khoury LN, Zupi E, et al. Bowel Endometriosis: Current Perspectives on Diagnosis and Treatment. Int J Womens Health 2020; 12: 35–47.
36. Abdalla-Ribeiro H, Maekawa MM, Lima RF, Nicola ALA, Rodrigues FCM, Ribeiro PA. Intestinal endometriotic nodules with a length greater than 2.25 cm and affecting more than 27% of the circumference are more likely to undergo segmental resection, rather than linear nodulectomy. Plos one 2021. 1-16.
37. Bendifallah S, Vesale E, Daraï E, Thomassin-Naggara I, Bazot M, Tuech JJ, et al. Recurrence after Surgery for Colorectal Endometriosis: A Systematic Review and Meta-analysis. J Minim Invasive Gynecol 2020; 27:441-51.
38. Haug T, Kessler HP, Malur S, Renner SP, Ackermann S, Beckmann MW, *et al.* Comparison of the combined vaginal-laparoscopic technique with primary laparotomy in the removal of rectal endometriosis via an anterior rectal resection Gynecol Surg 2004; 4: 17–24.
39. Abrão MS, Sagae UE, Gonzales M, Podgaec S, Dias JA Jr. Treatment of rectosigmoid endometriosis by laparoscopically assisted vaginal rectosigmóidectomy. Int J Gynaecol Obstet 2005; 91(1): 27-31.
40. Minelli L, Fanfani F, Fagotti A, Ruffo G, Ceccaroni M, Mereu L, *et al.* Laparoscopic Colorectal Resection for Bowel Endometriosis Feasibility, Complications, and Clinical Outcome Arch 2009; Surg/Vol 144 (No. 3),234-239.
41. Touboul PJ, Hennerici MG, Meairs S, Adams H, Amarenco P, Bornstein N, et al. Mannheim carotid intima-media thickness and plaque consensus (2004-2006-2011). Cerebrovasc Dis 2012; 34:290–6.

42. Garcia-Soto AE, Boren T, Wingo SN, Heffernen T, Miller DS. Is comprehensive surgical staging needed for thorough evaluation of early-stage ovarian carcinoma? Am J Obstet Gynecol. 2012; 206(3): 242.e1-5.
43. Ferrier C, Roman H, Alzahrani Y, d'Argent EM, Bendifallah S, Marty N, et al. Fertility outcomes in women experiencing severe complications after surgery for colorectal endometriosis. Human Reproduction 2018; V.33,3:11–415.
44. Van der Wat J, Kaplan MD. Modified virtual colonoscopy: a noninvasive technique for the diagnosis of rectovaginal septum and deep infiltrating pelvic endometriosis. Journal of Minimally Invasive Gynecology, 2007
45. Keckstein J, Ulrich U, Kandolf O, Wiesinger H, Wustlich M. Laparoscopic theraqhy of intestinal endometriosis and the ranking of drug treatment. Zentralbl Gynakol 2003.
46. Dubernard G, Pikett M, Rouzier R, Houry S, Bazot M, Darai E. Quality of life after laparoscopic colorectal resection for endometriosis. Human reproduction 2006; 21(5),1243–47.
47. Frishman G, Salak JR. Conservative surgical management of endometriosis in women with pelvic pain. American Journal of Obstetrics and Gynecology 2005; 192:394 –400.
48. Jatan A, Solomon MJ, Young J, Cooper M, Pathma-Nathan N. Laparoscopic management of rectal endometriosis. Dis Colon Rectum 2006; Feb; 49(2):169-74.

SEÇÃO 72-3

ENDOMETRIOSE INTESTINAL – RESULTADOS DO TRATAMENTO CIRÚRGICO

Marcelo Averbach ■ Sidney Klajner ■ Sérgio Podgaec
Mauricio Simões Abrão ■ Romulo Medeiros de Almeida ■ Oswaldo de Moraes Filho

INTRODUÇÃO

A endometriose é caracterizada pela presença de tecido endometrial fora do útero, afetando aproximadamente 10% a 15% das mulheres em idade reprodutiva.[1,2] Considera-se endometriose intestinal quando ocorre infiltração da camada muscular própria; quando este comprometimento é restrito à serosa, a endometriose é considerada peritoneal.[3] Embora a endometriose intestinal frequentemente cause sintomas gastrointestinais severos e dor pélvica, estas queixas muitas vezes não são devidamente valorizadas. No passado o diagnóstico era feito durante o procedimento cirúrgico, o que pode acarretar em um tratamento inadequado, porém, na atualidade, as lesões devem ser identificadas no pré-operatório, com base em exames dedicados, para que, quando indicada a operação, as lesões intestinais já tenham sido previamente mapeadas.

A incidência da endometriose intestinal pode ser estimada entre 3,8% e 37% das pacientes com diagnóstico de endometriose.[4] Os principais locais acometidos são o reto, com 79% das lesões, seguido pelo sigmoide (24%), apêndice (15%), íleo terminal (6%) e ceco (4%),[5,6] sendo que as outras porções do intestino delgado e do cólon são raramente acometidas. Em outros relatos, há descrições de incidências para septo retovaginal (12%), apêndice (3-18%), ceco (2-3%) e íleo distal (2-16%).[7] O reto e a junção retossigmoide podem corresponder em conjunto de 70% a 93% das lesões intestinais.[8,9] Lesões intestinais concomitantes, em segmentos diferentes, ocorrem em 38% dos casos com acometimento intestinal, sendo 31% com duas, 7,1% com três e 0,6% com 5 lesões.[6]

RESULTADOS DO TRATAMENTO CIRÚRGICO

Nos últimos anos, as técnicas cirúrgicas para tratar a endometriose intestinal consolidaram-se em três opções principais: ressecção de disco de espessura parcial (*shaving*), ressecção de disco de espessura total (ressecção discoide) e ressecção segmentar. Em alguns casos, mais de uma técnica pode ser usada no mesmo procedimento.[9-11] A escolha depende de profundidade, extensão, localização, comprometimento circunferencial, número de lesões e distância entre elas. O objetivo cirúrgico é melhorar a qualidade de vida, aliviando a dor, que geralmente é o principal sintoma, e considerando desfechos funcionais, como urinários e de evacuação, além dos resultados em relação a fertilidade e sexualidade.[11]

A remoção cirúrgica das lesões endometrióticas, incluindo aquelas no intestino, é o tratamento mais eficaz para pacientes sintomáticas. Estudos demonstraram que a remoção completa dessas lesões está associada a uma melhora significativa nos sintomas gastrointestinais e na qualidade de vida.[7,8,12,13] No entanto, a cirurgia pode ser complexa e associada a complicações, exigindo uma discussão detalhada com as pacientes e preparação da equipe cirúrgica.

As diferentes técnicas cirúrgicas para abordar a endometriose intestinal apresentam resultados diversos, sendo que procedimentos mais invasivos têm taxas de complicações mais altas. A ressecção de espessura parcial, ressecção de espessura total e ressecção segmentar são classificadas em ordem crescente de complexidade.

Em 2020, Bendifallah *et al.* avaliaram 17.495 pacientes em uma revisão sistemática, comparando os desfechos cirúrgicos das três técnicas. Das pacientes, 55,3% delas passaram por ressecção de disco parcial, 8,6% por ressecção de disco total e 36,1% por ressecção segmentar. A maioria das cirurgias foi realizada por videolaparoscopia (98%), com taxas de complicações variando de 2,2% a 9,9%, com uma média de 5,7%: 2,2% após ressecção de disco parcial, 9,7% após ressecção de disco total e 9,9% após ressecção segmentar.[9]

Em nossa casuística, entre janeiro de 2007 e agosto de 2023, 1.085 mulheres passaram por tratamento cirúrgico laparoscópico para endometriose profunda, com lesões no reto e sigmoide em 610 (56,2%) delas. Dentre essas, 264 (43,2%) foram submetidas a ressecções segmentares, 153 (25%) a ressecções discoides de espessura total e 194 (31,8%) a ressecções discoides de espessura parcial. Também foram realizadas 165 apendicectomias e 111 ressecções de íleo terminal e ceco.

O resultado do tratamento cirúrgico para endometriose, incluindo a endometriose intestinal, tem o intuito de melhorar ou, se possível, resolver o sintoma que levou à operação, que na maioria dos casos será a dor e/ou a infertilidade.[14] Embora melhore a qualidade de vida e reduza a dor pélvica,[15,16] além de aprimorar a fertilidade,[17,18] incluindo a fertilização *in vitro*,[19] é importante considerar potenciais impactos na função evacuatória, urinária ou sexual.

Comparando as técnicas cirúrgicas, a ressecção segmentar pode resultar em piores desfechos funcionais.[20-22] No entanto, uma revisão sistemática recente e metanálise por O'Brien *et al.* não identificaram diferenças nos desfechos funcionais entre ressecção de espessura total e ressecção segmentar.[23]

Bray-Beraldo F. *et al.*, pesquisaram a função intestinal antes e após tratamento cirúrgico para endometriose intestinal através da aplicação do escore de LARS antes da operação, 4 semanas, 6 meses e 1 ano depois do procedimento. Foram avaliadas 37 mulheres operadas para endometriose intestinal. Durante a avaliação pré-operatória, 48,6% dos pacientes relataram LARS escore ≥ 21. Esse grupo apresentou pontuação média de 17,9 ± 13,7. Após 1 ano, a pontuação média diminuiu para 9,6 ± 11,1. Foi detectada diferença estatisticamente significativa na comparação dos escores pós e pré-operatórios ($p = 0,0006$). Também foram relatadas melhorias nos sintomas defecatórios, como redução da incontinência fecal por flatos ($p = 0,004$) e fezes líquidas ($p = 0,014$). Queixa de fezes ressecadas ($p = 0,005$) e a urgência evacuatória ($p = 0,001$) também melhoraram 1 ano após a cirurgia.[24]

Em uma metanálise, Elie Vesale *et al.* estudaram disfunções miccionais após ressecções intestinais e concluíram que todas as técnicas podem resultar em piora da função urinária, sendo a ressecção de disco parcial a menos impactante.[25]

De forma que a cirurgia é geralmente indicada para pacientes com dor pélvica que não responderam a tratamentos clínicos anteriores e apresentam lesões intestinais identificadas em exames de imagem, como ultrassom transvaginal com preparo intestinal, ressonância magnética da pelve ou ultrassom transretal. A estratégia cirúrgica deve ser discutida detalhadamente com a paciente, levando em consideração extensão, localização, número e comprometimento circunferencial das lesões, observados nos exames de imagem e confirmados no intraoperatório. A tendência atual é optar por ressecções mais conservadoras, começando com o *shaving* da lesão, o que, muitas vezes, permite reduzir a técnica utilizada, proporcionando melhores resultados funcionais.

É fundamental destacar que a endometriose é uma doença multifocal, e é comum realizar múltiplos procedimentos cirúrgicos, como exérese de lesões profundas retrocervicais, cistos ovarianos e cistectomias parciais, pois a ressecção completa das lesões é crucial para o sucesso terapêutico. A ressecção incompleta da doença é a principal causa de reoperação, enfatizando a importância dos métodos de imagem no pré-operatório e da experiência de uma equipe cirúrgica multidisciplinar nesses casos.[26]

RESSECÇÃO DE DISCO DE ESPESSURA PARCIAL

Com a atual tendência de adotar procedimentos menos invasivos, visando preservar a inervação, reduzir o impacto nos resultados funcionais e minimizar complicações cirúrgicas, a ressecção de espessura parcial tem sido uma escolha frequente quando viável.

Roman *et al.* publicaram, em 2016, os resultados de sua série de pacientes submetidas à ressecção de disco de espessura parcial ao longo de 5 anos. O procedimento foi realizado em 122 pacientes, resultando em apenas uma paciente (0,8%) com fístula retovaginal e outra (0,8%) com fístula retal. Além disso, oito mulheres (6,6%) necessitaram de cateterismo vesical de alívio devido a disfunção miccional, e sete delas (5,7%) apresentaram hematomas ou abscessos pélvicos. Quanto aos desfechos funcionais, houve uma melhoria estatisticamente significativa na qualidade de vida relacionada com o trato gastrointestinal, frequência intestinal, dor e diarreia. Essa melhoria dos sintomas permaneceu estável ao longo dos 2 anos subsequentes. No entanto, as pontuações KESS e GIQLI não mostraram melhoras na constipação.[20]

Em um estudo realizado por Ceccaroni *et al.* em 2022, 703 mulheres foram submetidas consecutivamente à ressecção de disco de espessura parcial entre 2014 e 2019. Uma paciente (0,1%) desenvolveu fístula retal, e outra (0,1%) apresentou sangramento retal. Houve também um caso (0,1%) de fístula retovaginal e outro de abscesso pélvico. Em relação aos sintomas, a operação resultou em melhoras significativas na dor pélvica crônica, dismenorreia, disúria, disquezia e dispareunia.[27]

Uma possível desvantagem dessa técnica é sua taxa de recidiva, que tende a ser maior em comparação com a ressecção de disco de espessura total e ressecção segmentar.[28] Recorrência da dor foi observada em menos de 10% dos pacientes submetidos à ressecção de disco de espessura parcial.[29–32] Roman *et al.* relataram uma taxa de recorrência de 4% após um acompanhamento de 3 anos e 8,7% após 5 anos,[20,32] resultados que estão em linha com os achados de Donnez e Squifflet que descreveram uma recorrência de 7% na taxa de dor pélvica intensa entre 500 pacientes.[29]

Apesar da taxa de recidiva mais elevada em comparação com outras técnicas, a ressecção de disco de espessura parcial é considerada segura, apresenta baixo risco de complicações cirúrgicas e melhora a qualidade de vida e os resultados funcionais. Sempre que possível, recomenda-se a realização dessa técnica para alcançar a remoção completa da lesão, evitando ressecções intestinais mais extensas. Ela também pode ser uma alternativa para pacientes originalmente programadas para uma ressecção mais complexa, como uma ressecção segmentar, proporcionando uma abordagem cirúrgica de menor complexidade, como a ressecção de disco de espessura total.

RESSECÇÃO DE DISCO DE ESPESSURA TOTAL

A abordagem da ressecção de disco de espessura total começa com um *shaving* da lesão, reduzindo sua espessura e diâmetro para facilitar sua ressecção manual ou para acomodá-la na caixa de um grampeador circular, geralmente de 33 ou 34 mm de diâmetro. Quando a opção é a ressecção discoide com o grampeador circular, após o *shaving*, o grampeador é introduzido pelo ânus com a ogiva acoplada. Um ponto de reparo é feito sobre a área a ser ressecada, o grampeador é aberto e a área é posicionada entre a ogiva e a caixa do grampeador. O grampeador é então fechado e a lesão é e acomodada dentro da caixa do grampeador, seguida pelo disparo do mesmo. Deve-se ter cuidado para não grampear a parede posterior, o que aumentaria o risco de sangramento na linha da anastomose.

Em alguns casos, pode ser utilizada a técnica dupla discoide, conforme descrita por Oliveira *et al.* em 2013.[33] Após a ressecção discoide inicial, se ainda houver lesão na parede do reto, repete-se o processo com a utilização de outro grampeador de 29 mm para ressecar a área do grampeamento anterior e a lesão remanescente. Essa técnica mostrou-se segura em casos selecionados, também em uma casuística brasileira.[34]

Outra abordagem para a ressecção discoide é a ressecção de espessura total com reconstrução manual. Após o *shaving* da lesão, o remanescente na parede retal é ressecado utilizando um gancho laparoscópico ou robótico, seguido por sutura manual.

Embora essa técnica apresente taxas de complicações maiores do que a ressecção de disco de espessura parcial, é menor do que na ressecção segmentar. No entanto, o risco de recidiva é baixo e comparável ao da ressecção segmentar.[9]

Em relação aos resultados cirúrgicos, em 2021, Ceccaroni *et al.* publicaram uma série de casos com 371 pacientes submetidas consecutivamente à ressecção de disco de espessura total. A principal complicação foi o sangramento, que ocorreu em 12,7% dos casos. Deiscência de anastomose foi observada em 0,8% dos casos, abscesso pélvico em 0,5% e disfunção miccional em 4,6%. Em relação aos sintomas, houve melhora em todos os sintomas avaliados (dismenorreia, dispareunia, disquezia, disúria e dor pélvica crônica) após o procedimento, todos com significância estatística. A taxa de recorrência nessa casuística foi de 7,7%.[35]

Uma revisão de literatura e metanálise recente publicada por Bendifallah *et al.* em 2021 investigou e comparou a recorrência da endometriose entre as técnicas de ressecção de lesão intestinal totalizando 3.845 pacientes. Houve recorrência em 10% dos casos, sem diferença estatisticamente significativa em comparação com a ressecção segmentar.[9]

Quanto aos resultados funcionais, Vesale *et al.* publicaram uma revisão sistemática com 5.962 pacientes avaliados e estudaram a disfunção miccional após as três técnicas de ressecção de lesão intestinal. A ressecção de disco de espessura total apresentou uma taxa de disfunção urinária de 7,6%. Não houve diferença estatisticamente significativa em relação à ressecção segmentar, mas a ressecção de espessura parcial apresentou uma menor incidência.[25]

Klapczynski *et al.* em 2021 estudaram a qualidade de vida e os resultados funcionais em uma coorte de 80 mulheres submetidas à ressecção de disco de espessura total do reto médio ou baixo. Nove pacientes (11,3%) desenvolveram fístula retovaginal. A maioria das pacientes (62,5%) apresentou função evacuatória normal após a operação, com pontuação LARS ≤ 20. No entanto, 18 pacientes (22,5%) apresentaram disfunção evacuatória leve (LARS ≥ 21-29) e 12 (15%) tiveram disfunção evacuatória moderada a grave (LARS ≥ 30). Quanto à qualidade de vida, medida pelo escore BENS, 63,8% das pacientes tiveram uma pontuação normal (escore BENS 0-8), 30% tiveram uma pontuação ligeiramente reduzida (escore BENS 9-16) e apenas 6,3% apresentaram um problema importante (pontuação BENS > 17).[36]

A ressecção de disco de espessura total é uma técnica importante que os cirurgiões colorretais em equipes multidisciplinares que tratam mulheres com endometriose devem dominar. Ela apresenta baixas taxas de complicações cirúrgicas, melhora na qualidade de vida e resultados funcionais satisfatórios. Essa técnica é a escolha preferida para lesões de até cerca de 3 a 4 cm e que ocupam menos de 50% da circunferência do órgão. Se a lesão estiver localizada no reto ou na transição retossigmoide, pode ser realizada com um grampeador mecânico circular. Em lesões mais altas, podem ser utilizados grampeadores lineares ou a ressecção pode ser realizada manualmente com sutura. A abordagem robótica pode ser considerada em casos específicos, mas ainda não existem evidências que comprovem vantagens significativas sobre a abordagem laparoscópica na ressecção de disco de espessura total.

RESSECÇÃO SEGMENTAR

A ressecção segmentar é considerada o procedimento mais complexo para o tratamento da endometriose intestinal, caracterizando-se por taxas de complicações cirúrgicas relativamente baixas, mas ainda maiores em comparação com outras técnicas. No entanto, essa abordagem apresenta taxas menores de recidiva da endometriose. Embora melhore a qualidade de vida e alivie os sintomas relacionados com a endometriose profunda,[37,38] pode levar a desfechos funcionais menos favoráveis, possivelmente devido à dissecção pélvica, manipulação ou danos na inervação pélvica.[39]

A via preferencial para a ressecção segmentar é a abordagem minimamente invasiva, que oferece melhor visualização e exploração dos espaços pélvicos, além de proporcionar benefícios pós-operatórios bem estabelecidos, como menor tempo de internação, redução da dor, retorno precoce à mobilidade, retorno mais rápido às atividades laborais e efeitos cosméticos favoráveis. A laparoscopia é a via mais amplamente utilizada em todo o mundo, mas a cirurgia robótica também tem se destacado como uma opção no tratamento cirúrgico da endometriose profunda intestinal. A cirurgia robótica oferece vantagens técnicas, como visão tridimensional e maior amplitude de movimento das pinças com o uso do *endo-wrist*, que pode auxiliar o cirurgião nas dissecções pélvicas e suturas. No entanto, ainda não existe literatura científica que demonstre a superioridade da cirurgia robótica em relação à laparoscopia no tratamento da endometriose intestinal.

A ressecção segmentar é indicada geralmente para lesões com diâmetro maior, envolvimento de mais de 50% da circunferência intestinal, lesões no sigmoide ou a presença de duas ou mais lesões intestinais. A decisão de realizar a ressecção segmentar deve ser tomada antes da operação, durante a fase de estudo por imagem, e a ressonância abdominal e a ultrassonografia com preparo intestinal – mapeamento para endometriose são os métodos mais comuns e igualmente precisos para essa avaliação.[40]

Um estudo realizado por Balla *et al.* analisou os resultados cirúrgicos da ressecção segmentar na endometriose intestinal. Foram avaliados 3.079 pacientes. A laparoscopia foi realizada em 90,3% dos casos, seguida pela abordagem aberta em 7,9% e robótica em 1,7%. A taxa geral de complicações pós-operatórias foi de 18,5%, sendo que fístula retovaginal ocorreu em 2,4% dos casos, fístula anastomótica em 2,1%, sangramento em 1,1%, estenose em 0,6% e abscesso pélvico em 0,5%. O tempo médio de internação foi de 8,88 dias, e a taxa de recorrência foi de 3,9%.[41]

Em outra série de 1.102 pacientes operadas por endometriose intestinal, publicada por Roman *et al.* em 2020, 394 foram submetidas à ressecção segmentar, e a fístula anastomótica ocorreu em 15 (3,8%) delas.[42]

Ceccaroni *et al.* em um grande estudo envolvendo 3.050 mulheres submetidas à ressecção segmentar, descreveram os desfechos cirúrgicos. Fístula anastomótica e fístula retovaginal ocorreram em 3,0% e 1,9% dos casos, respectivamente. A disfunção miccional pós-operatória foi observada em 13,9% dos pacientes após a alta hospitalar, mas diminuiu espontaneamente para 4,5% na primeira avaliação após 30 dias, acompanhada por uma melhora estatisticamente significativa dos sintomas gerais. Uma análise multivariada identificou os fatores de risco para complicações pós-operatórias maiores, como anastomose retal ultrabaixa (≤ 5 cm da borda anal), anastomose retal baixa (< 8 cm, > 5 cm), parametrectomia, ressecção vaginal e operações prévias.[43]

A demonstração da melhora na qualidade de vida e no alívio da dor pélvica foi evidenciada no estudo conduzido por

Riiskjær e sua equipe, que incluiu 185 mulheres submetidas à ressecção segmentar para o tratamento da endometriose profunda. Para avaliar os sintomas, os pesquisadores utilizaram o questionário NRS (*Numeral Rating Scale*), que abrange aspectos como dismenorreia, dor durante o período menstrual e disquezia. Os resultados revelaram melhoras estatisticamente significativas em todos esses sintomas após a realização da cirurgia.[15] Além disso, a avaliação da qualidade de vida foi realizada por meio do questionário SF-36, antes e após o procedimento, e novamente, todos os domínios analisados apresentaram melhoras estatisticamente significativas.

Apesar da melhora dos sintomas relacionados com a endometriose, a ressecção do reto pode dar origem a novos sintomas relacionados com a evacuação. Um estudo conduzido por Erdem *et al.*, envolvendo 66 mulheres submetidas a ressecção segmentar, avaliou não apenas os sintomas associados à endometriose, mas também aqueles relacionados com a função intestinal e a incontinência fecal. Os resultados revelaram melhoras significativas na dismenorreia, na dor pélvica e na dispareunia ($p < 0{,}001$ para todas as comparações). No entanto, os escores relacionados com a função de evacuação, medidos pelo escore de evacuação de Hallbook, apresentaram um aumento significativo, com uma mediana inicial de 0 (variação: 0-11) para 2 pontos (variação: 0-15), $p = 0{,}002$. Além disso, o escore de incontinência geral também teve um aumento, passando de 0 (variação: 0-9) para 2 pontos (variação: 0-9), $p = 0{,}003$. Esses resultados demonstram que, apesar da melhora nos sintomas relacionados com a endometriose, a ressecção do reto pode estar associada a uma certa piora nos escores relacionados com a evacuação.[39]

No entanto, observa-se que, com o passar do tempo pós-operatório, os sintomas tendem a melhorar significativamente. Um estudo realizado por Bassi *et al.* em uma casuística nacional incluindo 413 pacientes submetidas à ressecção segmentar de reto devido à endometriose profunda proporcionou *insights* valiosos sobre a evolução dos sintomas após o procedimento. Antes da operação, os questionários de funções evacuatória e urinária foram aplicados, e a análise continuou nos marcos de 2 meses, 6 meses e 12 meses após a cirurgia.

Antes da operação, apenas 2,9% das pacientes relataram sentir a sensação de evacuar fezes em formato de fita. Surpreendentemente, após 2 meses da cirurgia, esse sintoma estava presente em 40,9% das pacientes. No entanto, é importante destacar que houve uma notável redução dessa incidência com o decorrer do tempo, registrando-se 21,1% aos 6 meses e 10,4% aos 12 meses após a cirurgia ($p < 0{,}001$).

O mesmo padrão de melhora progressiva foi observado em relação à queixa de evacuar quatro ou mais vezes por dia. Inicialmente, 3,1% das pacientes relataram esse sintoma antes da cirurgia, e após 2 meses da operação, a incidência aumentou para 49,8%. No entanto, assim como com os outros sintomas, essa incidência também diminuiu progressivamente nos meses seguintes, chegando a 19,8% aos 6 meses e 10,9% aos 12 meses após a cirurgia ($p < 0{,}001$).

No que diz respeito às queixas urinárias, houve uma melhora significativa após a operação em comparação com o período pré-operatório. Antes da cirurgia, apenas 1,5% das pacientes relataram problemas urinários, enquanto após a cirurgia, essa taxa aumentou para 18,4%. No entanto, essa melhora continuou sendo estatisticamente significativa ($p < 0{,}001$) em relação ao período pré-operatório. Esses achados sugerem que, embora os sintomas intestinais possam inicialmente se agravar após a cirurgia de ressecção segmentar para endometriose intestinal, eles tendem a melhorar ao longo do tempo, oferecendo alívio substancial às pacientes.[44]

No que diz respeito à função sexual em mulheres com endometriose profunda submetidas a tratamento cirúrgico, é importante notar que enquanto existem muitos estudos que destacam o impacto negativo dessa condição na vida sexual das pacientes,[45-47] há relativamente poucos que abordam especificamente o efeito da ressecção segmentar nesse aspecto. A maioria dos trabalhos publicados até o momento tende a sugerir um impacto positivo da cirurgia para endometriose profunda na função sexual das pacientes.[48-51] No entanto, é essencial mencionar que esses estudos geralmente não se concentram especificamente na ressecção segmentar.

Para lançar luz sobre essa questão, Lermann *et al.* realizaram um estudo que incluiu três grupos distintos de pacientes. O primeiro grupo consistia em mulheres submetidas à operação para tratar a endometriose, mas sem ressecção intestinal ($n = 89$). O segundo grupo englobava aquelas que passaram por uma cirurgia de ressecção intestinal ($n = 87$), enquanto o terceiro grupo era composto por mulheres sem endometriose e servia como controle ($n = 100$).

O estudo empregou um questionário baseado na versão alemã do Questionário de Funcionamento Sexual do Massachusetts General Hospital (*Kurzfragebogen exualität und Partner-schaft*, KFSP) para avaliar a função sexual das pacientes antes e após a cirurgia. Antes da operação, ambos os grupos com endometriose profunda apresentaram resultados piores em relação ao grupo-controle. No entanto, após a cirurgia, observou-se uma melhora estatisticamente significativa apenas no grupo que não foi submetido à ressecção intestinal.

É importante ressaltar que no grupo em que a ressecção intestinal foi realizada, não houve uma melhora estatisticamente significativa na função sexual com base na ferramenta de avaliação utilizada. Isso sugere que, embora o tratamento cirúrgico da endometriose profunda possa ter um impacto positivo na função sexual em geral, a ressecção segmentar pode não ser tão eficaz nesse aspecto específico quando comparada com outras abordagens cirúrgicas ou quando a endometriose não afeta o intestino. No entanto, mais pesquisas são necessárias para uma compreensão completa desse fenômeno e de seus determinantes.[52]

A infertilidade é uma das indicações cirúrgicas para mulheres com endometriose, e a ressecção intestinal pode melhorar a fertilidade, independentemente da técnica utilizada.[17,53-55]

Em relação à recidiva, a endometriose profunda, apesar de apresentar bons resultados com o tratamento cirúrgico, é uma doença com chances de retorno. Existem algumas divergências em relação à taxa recidiva na ressecção segmentar. Na revisão e na metanálise já citadas no capítulo e publicadas por Bendifallah *et al.*, a recorrência média geral foi de 8% e na ressecção segmentar foi de 8,6%. Não houve diferença estatisticamente significante quando se comparou a ressecção de disco de espessura total. Outras publicações com números menores de pacientes encontraram taxas diferentes. Hernández Gutiérrez *et al.*, em 2019 avaliaram 173 mulheres submetidas à operação intestinal por endometriose, das quais em

73 foram realizadas ressecção segmentar. Nessa casuística, a ressecção segmentar teve recidiva de 1,3%.[28] Roman e Hennetier em 2016 observaram uma recidiva de 0,97% em 103 pacientes submetidas à ressecção segmentar.[32]

A ressecção segmentar figura como uma técnica eficaz que, quando combinada com a remoção de outros focos de endometriose, tem a capacidade de aliviar significativamente os sintomas associados à doença. No entanto, é importante reconhecer que a dissecção pélvica profunda e a realização de anastomoses potencialmente baixas podem introduzir novos sintomas intestinais, principalmente relacionados com a evacuação. Para gerenciar essa situação de forma adequada, é crucial que esses sintomas sejam investigados e acompanhados de perto pelo coloproctologista, tanto antes quanto após o procedimento cirúrgico (Fig. 72-3-1).

Nesse contexto, a utilização de questionários validados para avaliar sintomas gastrointestinais, bem como o emprego do LARS escore (um instrumento de avaliação específico para sintomas relacionados com a ressecção anterior do reto), pode fornecer uma visão mais precisa e completa do impacto do tratamento na função intestinal da paciente. Da mesma forma, sintomas urinários também devem ser minuciosamente investigados e monitorados como parte do acompanhamento pós-operatório.

Já a recidiva da endometriose intestinal tem baixa incidência quando a ressecção segmentar é empregada como abordagem terapêutica. Além disso, vale ressaltar que, apesar da baixa incidência, a deiscência de anastomose é uma preocupação significativa que não pode ser ignorada. Os pacientes que experimentam essa complicação podem necessitar de intervenções adicionais, incluindo a possível criação de estomas temporários. Portanto, é fundamental que as pacientes sejam abordadas por equipes médicas experientes e bem treinadas, recebendo informações detalhadas sobre as potenciais complicações e riscos associados ao procedimento cirúrgico. Essa comunicação aberta e esclarecedora permite que as pacientes tomem decisões informadas e participem ativamente do processo de tratamento da endometriose intestinal.

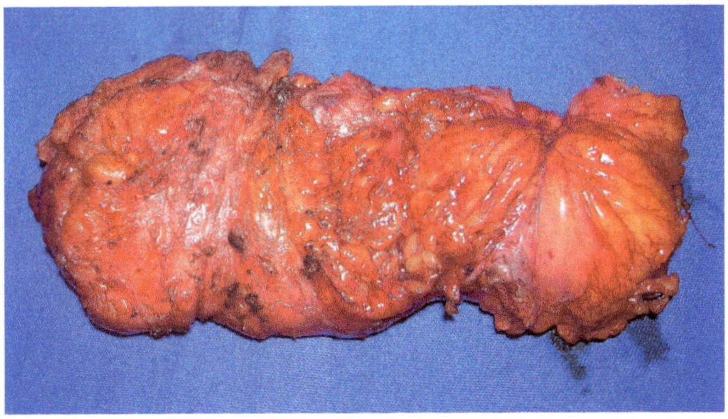

Fig. 72-3-1. Ressecção segmentar de retossigmoide por endometriose multicêntrica.

ENDOMETRIOSE DE ÍLEO TERMINAL, CECO E APÊNDICE

A lesão de endometriose no apêndice geralmente ocorre na extremidade distal do mesmo, deformando-o e levando a aspecto característico de cabo de guarda-chuva, porém podem ocorrer também áreas fibróticas, vesículas com conteúdo hemático ou na base, onde ele se implanta no ceco (Fig. 72-3-2).[56] O achado dessas lesões traz indicação de apendicectomia, mesmo que na dúvida diagnóstica, principalmente devido ao diagnóstico diferencial com tumor carcinoide, que pode chegar a 2,4% nas apendicectomias por endometriose.[57]

Na nossa casuística, 1.096 mulheres foram operadas com endometriose intestinal entre 2007 e 2023. Dessas, encontramos 168 (15,3%) casos de endometriose de apêndice,[58] o que foi compatível com outros achados descritos na literatura médica.[57,59] Do total de mulheres operadas por endometriose de apêndice, apenas duas pacientes tiveram lesão identificada nos exames de imagem prévios ao procedimento. Todas foram tratadas com apendicectomia e não houve nenhuma complicação relacionada com esse procedimento.

Nos casos de endometriose de íleo terminal (Fig. 72-3-3), a depender da infiltração da lesão, da extensão e de seu comprometimento circunferencial, é possível a realização de procedimentos menos invasivos como ressecção de disco de espessura parcial ou ressecção de disco de espessura total com rafia primária manual. Se for uma lesão grande, pode-se realizar enterectomia segmentar com enteroanastomose. Nos nódulos próximos à válvula ileocecal e nas lesões de ceco, a indicação é a realização de ressecção ileocólica com anastomose ileocólica. A anastomose deve ser realizada preferencialmente intracorpórea, para evitar incisões medianas. Prioriza-se ressecções econômicas no cólon, sem indicação de ressecções com ligaduras vasculares centrais. Devido à baixa incidência dessas lesões, ainda existe pouca literatura científica sobre o assunto, baseando-se essencialmente em relatos de casos e pequenas séries.

Nessa experiência aqui descrita, foram realizadas 26 ressecções de íleo terminal e/ou ceco com ileo-ascendente anastomose, 25 *shavings* e 10 ressecções discoides de espessura total sem que houvesse nenhum caso de complicação intra ou pós-operatória.

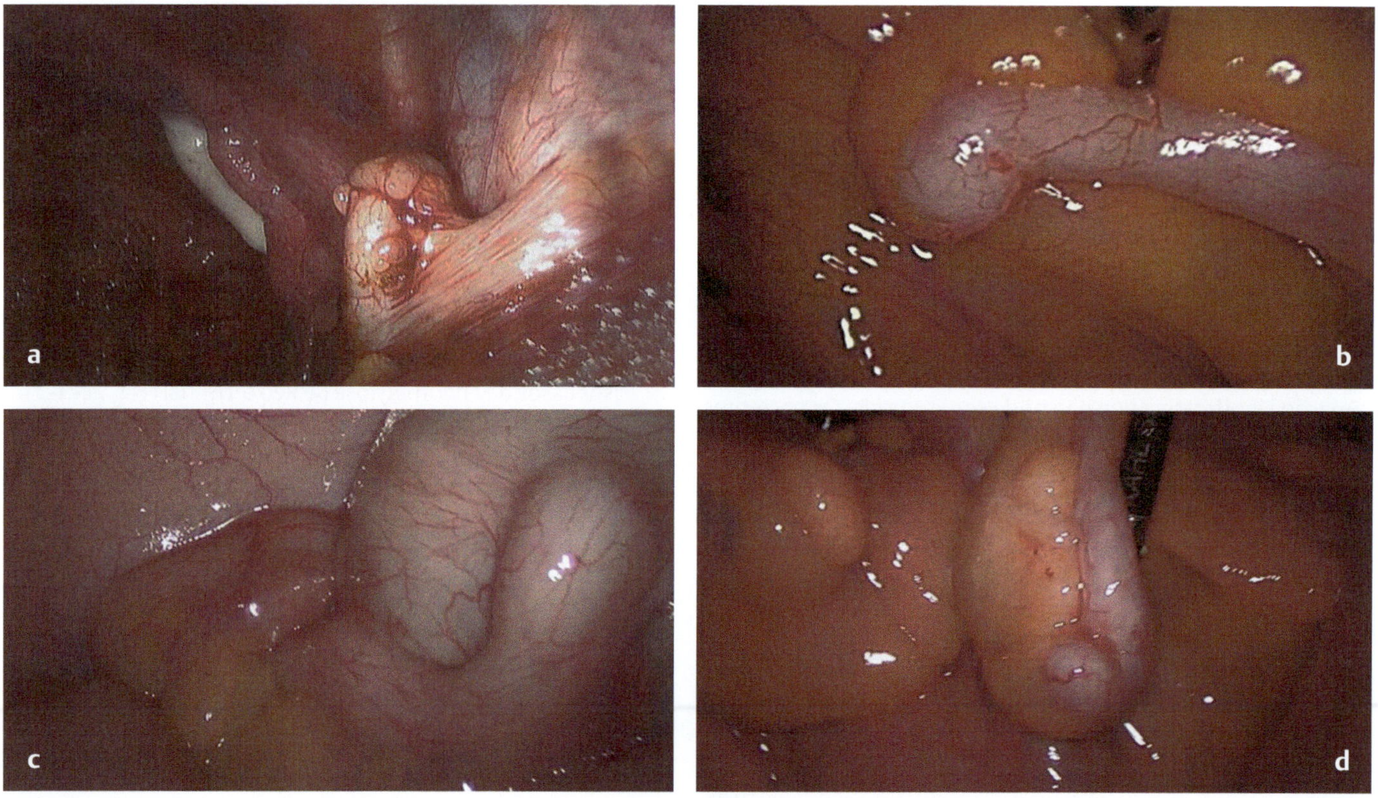

Fig. 72-3-2. (a-c) Endometriose de apêndice.

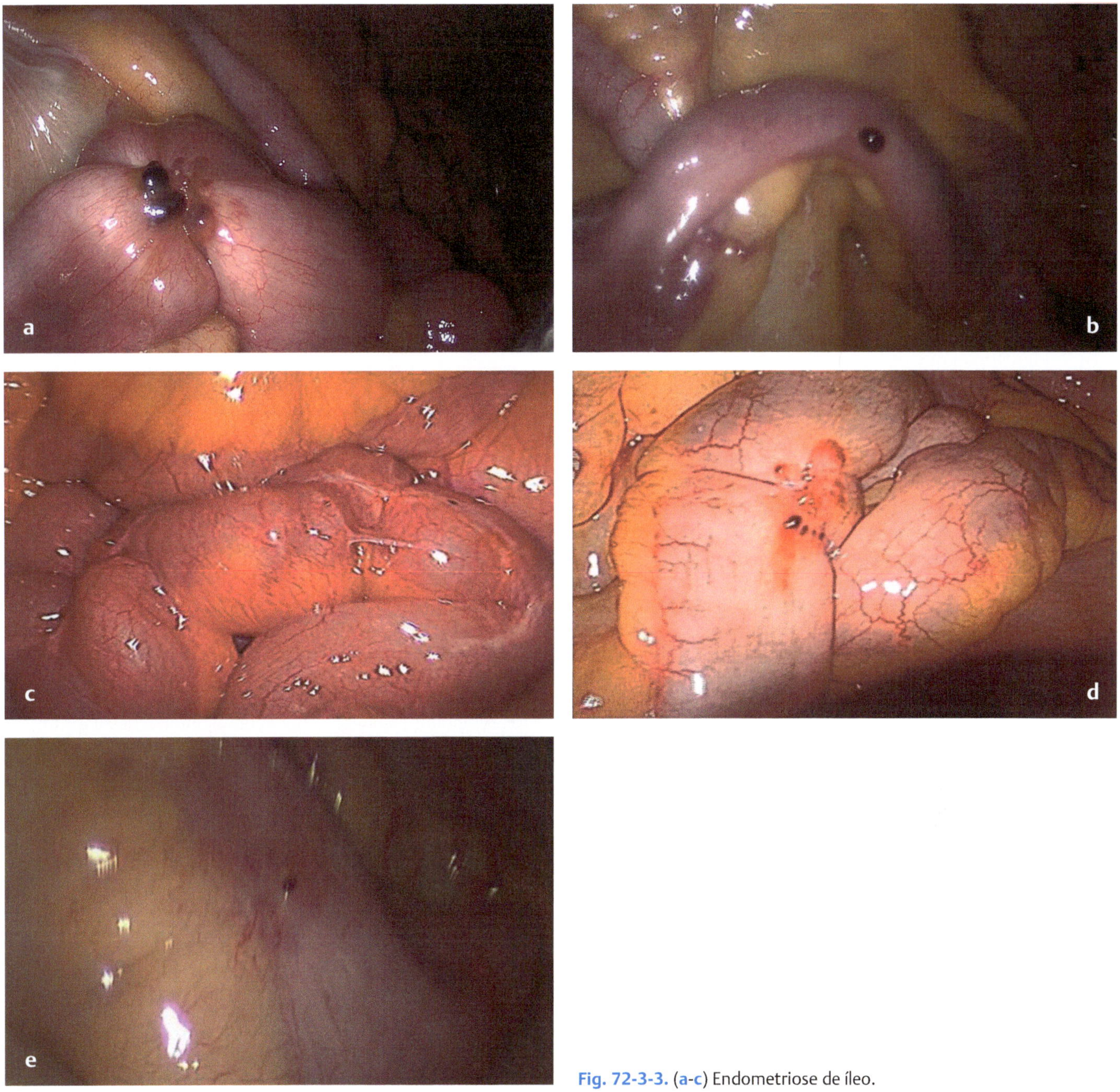

Fig. 72-3-3. (a-c) Endometriose de íleo.

COMPLICAÇÕES

As principais complicações do tratamento cirúrgico da endometriose intestinal podem ser divididas entre as relacionadas com o procedimento videolaparoscópico abdominal inespecífico, as intraoperatórias e as pós-operatórias.[60-62]

As complicações comuns relacionadas com todos os procedimentos abdominais laparoscópicos incluem aquelas relacionadas com o pneumoperitônio e as punções realizadas com agulha de Veress e trocartes. Em relação ao pneumoperitônio, podem ocorrer complicações como hipercapnia, embolia gasosa, enfisema subcutâneo, pneumotórax, arritmias cardíacas e diminuição do retorno venoso, com taxas variando de 0,3% a 2,3%.[63] As complicações relacionadas com as punções incluem perfuração de vísceras sólidas e ocas, lesão de vasos sanguíneos, infecção e hérnias dos portais dos trocartes, com taxas variando de 0,1% a 1,5%.[64]

Para pacientes submetidas a cirurgia de endometriose intestinal, é importante observar as complicações relacionadas com a ressecção intestinal, como sangramento, fístulas anastomóticas, fístulas retovaginais, estenoses e abscessos pélvicos ou abdominais. Além disso, as complicações podem estar relacionadas com a dissecção pélvica necessária no tratamento da endometriose, incluindo lesões ureterais ou vasculares. Quando a cirurgia é combinada com histerectomia, também pode ocorrer deiscência da rafia da cúpula vaginal como complicação.

No trabalho de Bendifallah *et al.* são apresentadas algumas taxas de complicações cirúrgicas nas operações de endometriose intestinal. Observou-se que a incidência de complicações aumenta à medida que a complexidade do procedimento aumenta, sendo a ressecção segmentar a técnica com as maiores taxas de fístula retovaginal, deiscência de anastomose e estenose de anastomose, embora as taxas sejam baixas em geral. Apenas o sangramento apresentou maior incidência na ressecção de disco de espessura total.

Em outra série com 1.102 pacientes submetidas à cirurgia para endometriose intestinal, foi encontrada uma incidência de fístula anastomótica de 3,4%. Surpreendentemente, a maior incidência foi na ressecção de disco de espessura total, com 6,3%, seguida pela ressecção segmentar com 3,8%. Esse estudo identificou que os fatores de risco para deiscência de anastomose estavam relacionados com a abertura da alça intestinal, independentemente de ser uma ressecção discoide ou segmentar. A ressecção vaginal, do paramétrio ou ureteral não apresentou significância estatística como fator de risco.[42]

Alborzi *et al.* avaliaram 837 mulheres submetidas à cirurgia para endometriose intestinal. Entre essas pacientes, 30,0% foram submetidas à ressecção de disco de espessura parcial, 37,2% à ressecção intestinal segmentar e 28,3% à ressecção de disco de espessura total. A ocorrência de fístula retovaginal foi relatada em 1,22% dos casos de ressecção segmentar e 0,4% dos casos de ressecção de disco de espessura total. Deiscência de anastomose e peritonite foram relatadas em apenas quatro casos, com taxas de 0,7% no grupo de ressecção de disco de espessura parcial, 0,4% no grupo de ressecção de disco de espessura total e 0,3% no grupo de ressecção segmentar. Alterações na função urinária ocorreram em apenas três pacientes no grupo de ressecção segmentar, de forma precoce, e uma paciente manteve sintomas crônicos.[65]

CONCLUSÃO

A presença da endometriose intestinal acrescenta uma camada de complexidade ao tratamento cirúrgico da endometriose profunda. As áreas mais frequentemente afetadas incluem o reto e o sigmoide, mas também podem ocorrer implantes em outras regiões, como o ceco, o apêndice e o íleo terminal. A escolha da técnica cirúrgica mais apropriada deve ser definida preferencialmente antes da intervenção, com base na avaliação dos exames de estadiamento, considerando critérios como a profundidade da invasão, extensão, comprometimento circunferencial e número de lesões.

Para lesões superficiais, a ressecção de disco de espessura parcial (*shaving*) pode ser uma opção adequada, enquanto lesões que envolvem a camada muscular/mucosa podem exigir a ressecção de disco de espessura total (discoide). Nos casos de lesões extensas, grande comprometimento circunferencial ou múltiplas lesões, a ressecção segmentar torna-se necessária. O tratamento cirúrgico da endometriose intestinal demonstrou melhorar a qualidade de vida e aliviar os sintomas associados à endometriose, embora possa desencadear novos sintomas, principalmente relacionados com evacuação e micção.

É fundamental contar com uma equipe cirúrgica multidisciplinar devidamente treinada para a discussão e abordagem adequada dos casos. Além disso, é essencial estabelecer uma comunicação aberta com a paciente, fornecendo informações detalhadas sobre os riscos envolvidos no procedimento antes da cirurgia. Dessa forma, a abordagem da endometriose intestinal pode ser mais eficaz e segura, visando melhorar a qualidade de vida das pacientes afetadas por essa condição complexa.

REFERÊNCIAS BIBLIOGRÁFICAS

1. Adamson GD. Diagnosis and clinical presentation of endometriosis. Am J Obstet Gynecol. 1990;162(2):568–9.
2. Arruda MS. Time elapsed from onset of symptoms to diagnosis of endometriosis in a cohort study of Brazilian women. Hum Reprod. 2003;18(4):756–9.
3. Chapron C, Fauconnier A, Vieira M, Barakat H, Dousset B, Pansini V, et al. Anatomical distribution of deeply infiltrating endometriosis: surgical implications and proposition for a classification. Hum Reprod. 2003;18(1):157–61.
4. Remorgida V, Ferrero S, Fulcheri E, Ragni N, Martin DC. Bowel Endometriosis: Presentation, Diagnosis, and Treatment. Obstet Gynecol Surv. 2007;62(7):461–70.
5. Pereira RMA, Zanatta A, Preti CDL, De Paula FJF, Da Motta ELA, Serafini PC. Should the Gynecologist Perform Laparoscopic Bowel Resection to Treat Endometriosis? Results Over 7 Years in 168 Patients. J Minim Invasive Gynecol. 2009;16(4):472–9.
6. Bailey RH, Ott MT, Hartendorp P. Aggressive surgical management for advanced colorectal endometriosis. Dis Colon Rectum. 1994;37(8):747–53.
7. Remorgida V, Ragni N, Ferrero S, Anserini P, Torelli P, Fulcheri E. How complete is full thickness disc resection of bowel endometriotic lesions? A prospective surgical and histological study. Hum Reprod. 2005;20(8):2317–20.
8. Thomassin I, Bazot M, Detchev R, Barranger E, Cortez A, Darai E. Symptoms before and after surgical removal of colorectal endometriosis that are assessed by magnetic resonance imaging and rectal endoscopic sonography. Am J Obstet Gynecol. 2004;190(5):1264–71.
9. Bendifallah S, Puchar A, Vesale E, Moawad G, Daraï E, Roman H. Surgical Outcomes after Colorectal Surgery for Endometriosis: A Systematic Review and Meta-analysis. J Minim Invasive Gynecol. 2021;28(3):453–66.
10. Nezhat C, Li A, Falik R, Copeland D, Razavi G, Shakib A, et al. Bowel endometriosis: diagnosis and management. Am J Obstet Gynecol. 2018;218(6):549–62.
11. Habib N, Centini G, Lazzeri L, Amoruso N, El Khoury L, Zupi E, et al. Bowel Endometriosis: Current Perspectives on Diagnosis and Treatment. Int J Womens Health. 2020; 12:35–47.
12. Ribeiro PAA, Rodrigues FC, Kehdi IPA, Rossini L, Abdalla HS, Donadio N, et al. Laparoscopic resection of intestinal endometriosis: A 5-year experience. J Minim Invasive Gynecol. 2006;13(5):442–6.
13. Abrao MS, Goncalves MODC, Dias JA, Podgaec S, Chamie LP, Blasbalg R. Comparison between clinical examination, transvaginal sonography and magnetic resonance imaging for the diagnosis of deep endometriosis. Hum Reprod. 2007;22(12):3092–7.
14. Jago CA, Nguyen DB, Flaxman TE, Singh SS. Bowel surgery for endometriosis: A practical look at short- and long-term complications. Best Pract Res Clin Obstet Gynaecol. 2021;71:144–60.
15. Riiskjær M, Forman A, Kesmodel US, Andersen LM, Ljungmann K, Seyer-Hansen M. Pelvic Pain and Quality of Life Before and After Laparoscopic Bowel Resection for Rectosigmoid Endometriosis: A Prospective, Observational Study. Dis Colon Rectum. 2018;61(2):221–9.
16. Mehedintu C, Frincu F, Brinduse LA, Carp-Veliscu A, Bratila E, Hennetier C, et al. Postoperative Assessment of the Quality

of Life in Patients with Colorectal Endometriosis. J Clin Med. 2021;10(21):5211.
17. Lapointe M, Pontvianne M, Faller E, Lodi M, Futcher F, Lecointre L, et al. Impact of surgery for colorectal endometriosis on postoperative fertility and pregnancy outcomes. J Gynecol Obstet Hum Reprod. 2022;51(4):102348.
18. Iversen ML, Seyer-Hansen M, Forman A. Does surgery for deep infiltrating bowel endometriosis improve fertility? A systematic review. Acta Obstet Gynecol Scand. 2017;96(6):688–93.
19. Casals G, Carrera M, Domínguez JA, Abrão MS, Carmona F. Impact of Surgery for Deep Infiltrative Endometriosis before In Vitro Fertilization: A Systematic Review and Meta-analysis. J Minim Invasive Gynecol. 2021;28(7):1303-1312.e5.
20. Roman H, Moatassim-Drissa S, Marty N, Milles M, Vallée A, Desnyder E, et al. Rectal *shaving* for deep endometriosis infiltrating the rectum: a 5-year continuous retrospective series. Fertil Steril. 2016;106(6):1438-1445.e2.
21. Roman H, Bridoux V, Tuech JJ, Marpeau L, Da Costa C, Savoye G, et al. Bowel dysfunction before and after surgery for endometriosis. Am J Obstet Gynecol. 2013;209(6):524–30.
22. Villa NAC, Benetti-Pinto CL, Yela DA. Evaluation of Bowel Function of Women with Colorectal Endometriosis: a Cross-Sectional Study. Reprod Sci 2023; Disponível em: https://link.springer.com/10.1007/s43032-023-01324-7
23. O'Brien L, Morarasu S, Morarasu BC, Neary PC, Musina AM, Velenciuc N, et al. Conservative surgery versus colorectal resection for endometriosis with rectal involvement: a systematic review and meta-analysis of surgical and long-term outcomes. Int J Colorectal Dis. 2023;38(1):55.
24. Bray-Beraldo F, Pellino G, Ribeiro MAF, Pereira AMG, Lopes RGC, Mabrouk M, et al. Evaluation of Bowel Function After Surgical Treatment for Intestinal Endometriosis: A Prospective Study. Dis Colon Rectum. 2021;64(10):1267–75.
25. Vesale E, Roman H, Moawad G, Benoit L, Touboul C, Darai E, et al. Voiding Dysfunction after Colorectal Surgery for Endometriosis: A Systematic Review and Meta-analysis. J Minim Invasive Gynecol. 2020;27(7):1490-1502.e3.
26. Vignali M, Bianchi S, Candiani M, Spadaccini G, Oggioni G, Busacca M. Surgical treatment of deep endometriosis and risk of recurrence. J Minim Invasive Gynecol. 2005;12(6):508–13.
27. Ceccaroni M, Clarizia R, Mussi EA, Stepniewska AK, De Mitri P, Ceccarello M, et al. "The Sword in the Stone": radical excision of deep infiltrating endometriosis with bowel *shaving*—a single-centre experience on 703 consecutive patients. Surg Endosc. 2022;36(5):3418–31.
28. Hernández Gutiérrez A, Spagnolo E, Zapardiel I, Garcia-Abadillo Seivane R, López Carrasco A, Salas Bolívar P, et al. Post-operative complications and recurrence rate after treatment of bowel endometriosis: Comparison of three techniques. Eur J Obstet Gynecol Reprod Biol X. 2019;4:100083.
29. Donnez J, Squifflet J. Complications, pregnancy and recurrence in a prospective series of 500 patients operated on by the *shaving* technique for deep rectovaginal endometriotic nodules. Hum Reprod. 2010;25(8):1949–58.
30. Jatan AK, Solomon MJ, Young J, Cooper M, Pathma-Nathan N. Laparoscopic Management of Rectal Endometriosis. Dis Colon Rectum. 2006;49(2):169–74.
31. Roman H, Milles M, Vassilieff M, Resch B, Tuech JJ, Huet E, et al. Long-term functional outcomes following colorectal resection versus *shaving* for rectal endometriosis. Am J Obstet Gynecol. 2016;215(6):762.e1-762.e9.
32. Roman H, Hennetier C, Darwish B, Badescu A, Csanyi M, Aziz M, et al. Bowel occult microscopic endometriosis in resection margins in deep colorectal endometriosis specimens has no impact on short-term postoperative outcomes. Fertil Steril. 2016;105(2):423-429.e7.
33. Pinho Oliveira MA, Crispi CP, Oliveira FM, Junior PS, Raymundo TS, Pereira TD. Double Circular Stapler Technique for Bowel Resection in Rectosigmoid Endometriosis. J Minim Invasive Gynecol. 2014;21(1):136–41.
34. Kondo W, Ribeiro R, Zomer MT, Hayashi R. Laparoscopic Double Discoid Resection With a Circular Stapler for Bowel Endometriosis. J Minim Invasive Gynecol. 2015;22(6):929–31.
35. Ceccaroni M, Ceccarello M, Clarizia R, Fusco E, Roviglione G, Mautone D, et al. Nerve-sparing laparoscopic disc excision of deep endometriosis involving the bowel: a single-center experience on 371 consecutives cases. Surg Endosc. 2021;35(11):5991–6000.
36. Klapczynski C, Derbal S, Braund S, Coget J, Forestier D, Seyer-Hansen M, et al. Evaluation of functional outcomes after disc excision of deep endometriosis involving low and mid rectum using standardized questionnaires: a series of 80 patients. Colorectal Dis. 2021;23(4):944–54.
37. Turco LC, Scaldaferri F, Chiantera V, Cianci S, Ercoli A, Fagotti A, et al. Long-term evaluation of quality of life and gastrointestinal well-being after segmental colo-rectal resection for deep infiltrating endometriosis (ENDO-RESECT QoL). Arch Gynecol Obstet. 2020;301(1):217–28.
38. Garavaglia E, Inversetti A, Ferrari S, De Nardi P, Candiani M. Are symptoms after a colorectal segmental resection in deep endometriosis really improved? The point of view of women before and after surgery. J Psychosom Obstet Gynecol. 2018;39(4):248–51.
39. Erdem S, Imboden S, Papadia A, Lanz S, Mueller MD, Gloor B, et al. Functional Outcomes After Rectal Resection for Deep Infiltrating Pelvic Endometriosis: Long-term Results. Dis Colon Rectum. 2018;61(6):733–42.
40. Moura APC, Ribeiro HSAA, Bernardo WM, Simões R, Torres US, D'Ippolito G, et al. Accuracy of transvaginal sonography versus magnetic resonance imaging in the diagnosis of rectosigmoid endometriosis: Systematic review and meta-analysis. Chuang L, organizador. PLOS ONE. 2019;14(4):e0214842.
41. Balla A, Quaresima S, Subiela JD, Shalaby M, Petrella G, Sileri P. Outcomes after rectosigmoid resection for endometriosis: a systematic literature review. Int J Colorectal Dis. 2018;33(7):835–47.
42. Roman H, Bridoux V, Merlot B, Resch B, Chati R, Coget J, et al. Risk of bowel fistula following surgical management of deep endometriosis of the rectosigmoid: a series of 1102 cases. Hum Reprod. 2020;35(7):1601–11.
43. Ceccaroni M, Ceccarello M, Raimondo I, Roviglione G, Clarizia R, Bruni F, et al. "A Space Odyssey" on Laparoscopic Segmental Rectosigmoid Resection for Deep Endometriosis: A Seventeen-year Retrospective Analysis of Outcomes and Postoperative Complications among 3050 Patients Treated in a Referral Center. J Minim Invasive Gynecol. 2023;30(8):652–64.
44. Bassi MA, Andres MP, Bassi CM, Neto JS, Kho RM, Abrão MS. Postoperative Bowel Symptoms Improve over Time after Rectosigmoidectomy for Endometriosis. J Minim Invasive Gynecol. 2020;27(6):1316–23.
45. Kling JM, Ghaith S, Smith T, Kapoor E, Wasson M, Mara K, et al. Evaluating the Link Between Self-Reported Endometriosis and Female Sexual Dysfunction. J Sex Med. 2022;19(10):1553–61.
46. Pérez-López FR, Ornat L, Pérez-Roncero GR, López-Baena MT, Sánchez-Prieto M, Chedraui P. The effect of endometriosis on sexual function as assessed with the Female Sexual Function Index: systematic review and meta-analysis. Gynecol Endocrinol. 2020;36(11):1015–23.
47. Troìa L, Luisi S. Sexual function and quality of life in women with endometriosis. Minerva Obstet Gynecol [Internet]. 2022;74(3). Disponível em: https://www.minervamedica.it/index2.php?show=R09Y2022N03A0203

48. Dior UP, Reddington C, Cheng C, Levin G, Healey M. Sexual Function of Women with Deep Endometriosis Before and After Surgery: A Prospective Study. J Sex Med. 2022;19(2):280–9.
49. Halici BNA, Aktoz F, Kabakci M, Kiran G, Ozcan P. Analysis of preoperative and postoperative quality of life, sexual function, and sleep in patients with endometriosis: a prospective cohort study. Arch Gynecol Obstet. 2022;307(1):113–20.
50. Fritzer N, Hudelist G. Love is a pain? Quality of sex life after surgical resection of endometriosis: a review. Eur J Obstet Gynecol Reprod Biol. 2017;209:72–6.
51. Selvi Dogan F, Cottenet J, Douvier S, Sagot P. Qualité de vie après chirurgie de l'endométriose pelvienne profonde : évaluation d'une version française de l'EHP-30. J Gynécologie Obstétrique Biol Reprod. 2016;45(3):249–56.
52. Lermann J, Topal N, Renner SP, Beckmann MW, Burghaus S, Adler W, et al. Comparison of preoperative and postoperative sexual function in patients with deeply infiltrating endometriosis with and without bowel resection. Eur J Obstet Gynecol Reprod Biol. 2019;239:21–9.
53. Ferrero S, Anserini P, Abbamonte LH, Ragni N, Camerini G, Remorgida V. Fertility after bowel resection for endometriosis. Fertil Steril. 2009;92(1):41–6.
54. Roman H, Chanavaz-Lacheray I, Ballester M, Bendifallah S, Touleimat S, Tuech JJ, et al. High postoperative fertility rate following surgical management of colorectal endometriosis. Hum Reprod [Internet]. 2018; Disponível em: https://academic.oup.com/humrep/advance-article/doi/10.1093/humrep/dey146/5059386
55. Hudelist G, Aas-Eng MK, Birsan T, Berger F, Sevelda U, Kirchner L, et al. Pain and fertility outcomes of nerve-sparing, full-thickness disk or segmental bowel resection for deep infiltrating endometriosis-A prospective cohort study. Acta Obstet Gynecol Scand. 2018;97(12):1438–46.
56. França JS, Cunha ACD, Filho ODM, Junior SDDM, Sousa JBD, Correa FJDS, et al. Qual a aparência do comprometimento de endometriose no apêndice cecal ? J Coloproctology. 2018;38:74.
57. Villaescusa M, Andres MP, Amaral AC, Barbosa RN, Abrão MS. Endometriosis and its correlation with carcinoid tumor of the appendix: a systematic review. Minerva Obstet Gynecol [Internet 2021; 73(5). Disponível em: https://www.minervamedica.it/index2.php?show=R09Y2021N05A0606
58. Cunha ACD, Filho ODM, França JS, Junior SDDM, Correa FJDS, Sousa JBD, et al. QUAL A INCIDÊNCIA DE ENDOMETRIOSE NO APÊNDICE? J Coloproctology. 2018;38:74.
59. Gustofson RL, Kim N, Liu S, Stratton P. Endometriosis and the appendix: a case series and comprehensive review of the literature. Fertil Steril. 2006;86(2):298–303.
60. Kaiser AM, Kang JC, Chan LS, Vukasin P, Beart RW. Laparoscopic-Assisted *vs.* Open Colectomy for Colon Cancer: A Prospective Randomized Trial. J Laparoendosc Adv Surg Tech. 2004;14(6):329–34.
61. Ahmad G, Duffy JM, Phillips K, Watson A. Laparoscopic Entry Techniques. Em: The Cochrane Collaboration, organizador. Cochrane Database of Systematic Reviews [Internet]. Chichester, UK: John Wiley & Sons, Ltd; 2008 [citado 28 de setembro de 2023]. p. CD006583.pub2. Disponível em: https://doi.wiley.com/10.1002/14651858.CD006583.pub2
62. Rose J, Schneider C, Yildirim C, Geers P, Scheidbach H, Köckerling F. Complications in laparoscopic colorectal surgery: results of a multicentre trial. Tech Coloproctology. 2004;8(S1):s25–8.
63. Kane MG, Krejs GJ. Complications of diagnostic laparoscopy in Dallas: a 7-year prospective study. Gastrointest Endosc. 1984;30(4):237–40.
64. Lin P, Grow DR. COMPLICATIONS OF LAPAROSCOPY. Obstet Gynecol Clin North Am. 1999;26(1):23–38.
65. Alborzi S, Roman H, Askary E, Poordast T, Shahraki MH, Alborzi S, et al. Colorectal endometriosis: Diagnosis, surgical strategies and post-operative complications. Front Surg. 2022;9:978326.

SEÇÃO 72-4

OTIMIZANDO OS RESULTADOS OPERATÓRIOS NA ENDOMETRIOSE

Gustavo Kurachi ■ Univaldo Etsuo Sagae ■ Doryane Maria dos Reis Lima

INTRODUÇÃO

Um dos principais objetivos do tratamento cirúrgico na endometriose intestinal profunda, é a restauração da anatomia pélvica normal associada à melhora dos sintomas como dor pélvica, dispareunia, dismenorreia, alterações do hábito intestinal e urinário e o tratamento da infertilidade.[1,2] A cirurgia intestinal na endometriose é um procedimento complexo que apresenta desafios em relação ao porte e à técnica cirúrgica aplicada em cada lesão, considerando que a endometriose é uma doença multifocal, multissistêmica e com comportamento biológico variável. Apesar de ser uma doença benigna, temporária e que tende a melhorar após a menopausa, a endometriose pode causar sintomas debilitantes, como dor pélvica crônica e infertilidade, afetando significativamente a qualidade de vida das mulheres afetadas.[2] Por isso, a cirurgia pode ser uma opção importante para aliviar esses sintomas e melhorar a qualidade de vida das pacientes. Antes da cirurgia, é necessário realizar uma avaliação cuidadosa e discutir os riscos e benefícios do procedimento entre o médico responsável e a paciente. A otimização dos resultados depende de vários processos padronizados, associados a qualificação e treinamento de equipe para atingir o máximo de desempenho ou eficiência possível.[3,4] Para otimizar os resultados operatórios na endometriose, algumas estratégias incluem:

1. Treinamento especializado do cirurgião e sua equipe.
2. Planejamento detalhado da cirurgia: analisar cuidadosamente a extensão e a localização da endometriose antes da cirurgia podem ajudar a garantir que todas as lesões sejam removidas de forma completa.
3. Utilização de técnicas minimamente invasivas personalizadas para cada caso.
4. Abordagem multidisciplinar: a colaboração entre profissionais de saúde pode aumentar as chances de sucesso da cirurgia e melhorar a qualidade de vida do paciente.
5. *Follow-up* cuidadoso: realizar consultas regulares e monitorar os sintomas após a cirurgia é importante para avaliar a eficácia da cirurgia e para detectar precocemente qualquer recidiva da endometriose.[3-6]

DIAGNÓSTICO PRECOCE, PRECISO E PERSONALIZADO

Os sintomas da endometriose intestinal podem incluir constipação ou diarreia, dor pélvica e abdominal durante as evacuações e na relação sexual, como a dispareunia de profundidade, que pode indicar a presença de endometriose no reto.[7-9] A dismenorreia intensa ou incapacitante também é um forte indicativo de lesões intestinais.[10,11] Para prescrever o tratamento adequado e melhorar a qualidade de vida, é importante obter um diagnóstico preciso, incluindo medicações para controlar os sintomas ou indicação do tratamento cirúrgico apropriado. Vários métodos estão disponíveis para o diagnóstico de endometriose, desde exames pélvicos até exames de imagem e cirurgia laparoscópica. A suspeita diagnóstica é baseada no histórico médico e no exame físico, mas a endometriose pode levar de 7 a 10 anos para ser diagnosticada. Infelizmente, ainda não existem marcadores sorológicos eficazes no diagnóstico da endometriose, o que pode atrasar a identificação da doença.[12]

O diagnóstico de endometriose profunda geralmente envolve uma combinação dos seguintes métodos:

Exame pélvico: o médico realiza uma avaliação física da região pélvica, que pode fornecer fortes indícios de endometriose, como dor ao toque vaginal e retal, nódulos no septo retovaginal ou aumento da sensibilidade que piora durante os ciclos menstruais. Já os exames de imagem, como a ultrassonografia transvaginal ou retal tridimensional e a ressonância magnética pélvica, podem fornecer evidências visuais do crescimento do tecido endometrial fora do útero.[12,13]

A ultrassonografia é um teste não invasivo que usa ondas sonoras de alta frequência para produzir imagens de órgãos e tecidos internos. É comumente utilizado para diagnosticar condições relacionadas com o sistema reprodutivo, incluindo a endometriose. A ultrassonografia endovaginal com preparo intestinal é um método eficaz para detectar a endometriose infiltrativa profunda retossigmoide, sendo bem tolerada pelos pacientes. Estudos demonstraram que a ultrassonografia transvaginal com preparo intestinal pode detectar nódulos intestinais de endometriose com sensibilidade de 82% a 100%. Esses métodos de diagnóstico são importantes para ajudar no diagnóstico preciso e no tratamento adequado da endometriose.[14-17]

A ressonância magnética da pelve é um exame de imagem que utiliza um forte campo magnético e ondas de rádio para produzir imagens detalhadas de órgãos e tecidos internos. É frequentemente usado para diagnosticar a endometriose, especialmente quando a doença está localizada na pelve e não é visível no ultrassom. A ressonância magnética é altamente precisa para o diagnóstico de endometriose infiltrante profunda (EIP), que é uma forma mais avançada da doença. Sua precisão depende de uma técnica de imagem precisa e da compreensão de achados específicos da ressonância magnética.[14,18,19]

A ressonância magnética é uma ferramenta importante no diagnóstico da endometriose, especialmente em casos de EIP, já que alguns estudos demonstram que ela tem uma precisão diagnóstica maior do que o ultrassom transvaginal (TVS) e o ultrassom transretal (TRS). A ressonância magnética também é comparável ao TVS na avaliação dos ligamentos uterossacrais (USLs) e pode fornecer um mapeamento preciso de vários locais de endometriose pélvica, tornando-se uma opção viável para identificação de lesões de difícil detecção.[14,18,20,21]

Por sua vez, a ultrassonografia transretal ou endoanal (TRS) é uma ferramenta eficaz para diagnosticar a endometriose do reto, permitindo uma avaliação sistemática abrangente e precisa do tamanho e localização da endometriose infiltrativa profunda e pélvica. Estudos mostram que a TRS é uma técnica de imagem confiável.[2,15,22,23]

É importante destacar a relevância da ultrassonografia tridimensional anorretal na indicação da técnica cirúrgica de *shaving* para lesões baixas no reto, infiltrando até a camada muscular, independentemente do tamanho. Essa técnica tem se mostrado precisa na infiltração na parede retal e tem contribuído para o aumento da indicação de cirurgia conservadora, por ser menos complexa, mais econômica, apresentar menos complicações e oferecer melhores resultados funcionais. Além disso, as lesões residuais e recidivas têm se mostrado semelhantes às cirurgias radicais em serviços que possuem experiência em *shaving*.[1,23]

Embora a ultrassonografia e a ressonância magnética apresentem boa acurácia no diagnóstico de endometriose, muitas vezes o diagnóstico definitivo só pode ser feito por meio de um exame laparoscópico e biópsia do tecido endometrial. A laparoscopia é uma ferramenta altamente eficaz tanto no diagnóstico quanto no tratamento da endometriose intestinal, bem como em lesões múltiplas de endometriose e infertilidade.[13,15,22] Uma das grandes vantagens da laparoscopia no diagnóstico é a identificação de lesões superficiais no peritônio que podem passar despercebidas em métodos de imagem.[2,24] Mesmo com o diagnóstico e estadiamento realizados por imagem, o inventário da cavidade por laparoscopia é imprescindível, conforme demonstrado por Sagae *et al.*,[1,2] que identificou 20% mais lesões durante a laparoscopia em comparação a outros métodos, principalmente em áreas como o apêndice, íleo, ceco, diafragma, epíplon e mesentério. Portanto, é importante investigar também órgãos extrapélvicos.[25,26]

Abordagem multidisciplinar: O atendimento multidisciplinar é uma abordagem fundamental para pacientes com endometriose profunda. Ele envolve a colaboração de diferentes especialistas médicos para oferecer cuidados abrangentes e personalizados aos pacientes com essa condição. Nessa abordagem, os especialistas trabalham juntos para avaliar a história médica, os sintomas e a saúde geral do paciente, a fim de determinar os melhores métodos diagnósticos e tratamentos para o seu caso específico. Essa abordagem ajuda a garantir que todos os aspectos do cuidado com o paciente sejam considerados, tanto físicos quanto emocionais.[4,6]

Os benefícios de uma abordagem multidisciplinar na endometriose profunda incluem:[3-5]

- *Diagnóstico mais preciso:* uma abordagem multidisciplinar pode garantir que todos os métodos diagnósticos sejam realizados e interpretados corretamente, levando a um diagnóstico mais preciso e personalizado.
- *Atendimento holístico:* envolvendo especialistas de diferentes áreas, a abordagem multidisciplinar pode fornecer uma abordagem mais abrangente aos cuidados, abordando todos os aspectos da doença e seu impacto na vida do paciente.
- *Tratamento personalizado:* uma abordagem multidisciplinar permite o desenvolvimento de um plano de tratamento personalizado, adaptado às necessidades e circunstâncias específicas do paciente, levando em consideração fatores como melhora da dor, restauração de alterações fisiológicas ou tratamento de infertilidade.
- *Resultados melhores:* os esforços colaborativos de uma equipe multidisciplinar podem levar a melhores resultados no tratamento, reduzindo o risco de complicações e recidiva da doença.

Em geral, uma equipe multidisciplinar para o tratamento da endometriose profunda deve incluir especialistas nas áreas de ginecologia laparoscópica, cirurgião colorretal, urologista, médico especialista em dor, fisioterapeuta pélvico, profissionais de saúde mental, fertileuta e enfermeira. Ao trabalharem em conjunto, esses especialistas podem oferecer aos pacientes um atendimento mais abrangente e personalizado, ajudando-os a lidar com os desafios físicos e emocionais da endometriose profunda.

A multidisciplinaridade é essencial em casos de intercorrências cirúrgicas, como lesões em alças e ureteres durante o intraoperatório. Situações inesperadas e complexas podem exigir a participação de outros profissionais com experiência em cirurgias de endometriose. É importante ressaltar que a ausência de especialistas em endometriose na equipe multidisciplinar pode gerar tensões e ineficiências nos resultados.

Um centro terciário pode oferecer as tecnologias e procedimentos diagnósticos e terapêuticos mais recentes, incluindo técnicas avançadas de imagem, cirurgia minimamente invasiva e controle da dor. O encaminhamento para um centro terciário pode ser necessário em casos de endometriose profunda que não respondem a outras formas de tratamento, ou quando a cirurgia é complexa e requer cuidados especializados.[4,27]

A endometriose intestinal pode ser tratada cirurgicamente por meio de técnicas laparoscópicas ou robóticas, consideradas o padrão-ouro para o tratamento. Para uma abordagem segura e eficaz, é essencial que o cirurgião tenha um conhecimento profundo da anatomia pélvica, a fim de identificar órgãos e nervos, ressecar todos os focos de endometriose no campo cirúrgico e restaurar a anatomia distorcida pela doença.

Existem três métodos comumente utilizados para tratar a endometriose retal: a técnica de *shaving*, também conhecida como ressecção conservadora, que envolve a remoção de tecido endometrial na superfície do reto e do cólon, preservando o órgão; a excisão em disco, que remove o tecido endometrial e uma pequena porção da parede anterior retal, sendo considerada uma forma intermediária entre a técnica de *shaving* e a ressecção segmentar; e a ressecção em bloco ou segmentar, que envolve a ressecção do tecido endometrial, sendo uma técnica agressiva e radical reservada para casos de grandes lesões com infiltração além da submucosa.[1,11,28-31]

A técnica de *shaving* é indicada em casos de lesões superficiais da doença que afetam apenas a camada mais externa do órgão afetado, sem invadir as camadas mais profundas. Geralmente, é utilizada em lesões de até 3 cm e que não estejam localizadas em áreas críticas, como próximas a órgãos vitais ou envolvendo grandes vasos sanguíneos.[11,32] Já a cirurgia segmentar, também conhecida como ressecção em bloco, é uma técnica cirúrgica agressiva que envolve a remoção do segmento do intestino afetado pela endometriose juntamente com os implantes de tecido endometrial.[28,33] Os critérios para indicação da cirurgia segmentar na endometriose intestinal incluem:

- *Lesões extensas:* a cirurgia segmentar pode ser indicada quando há lesões extensas que afetam uma grande área do intestino e a preservação do tecido intestinal saudável é difícil.
- *Comprometimento da camada muscular:* quando a endometriose intestinal invade profundamente a camada muscular do intestino, a cirurgia segmentar pode ser a opção mais adequada para remoção completa da lesão.
- *Obstrução intestinal:* em casos de obstrução intestinal causada pela endometriose, a cirurgia segmentar pode ser indicada para eliminar a obstrução e permitir o fluxo normal de fezes através do intestino.
- *Falha em tratamentos conservadores:* quando outras opções de tratamento, como medicamentos hormonais e técnicas cirúrgicas menos invasivas, não foram eficazes no controle dos sintomas da endometriose intestinal, a cirurgia segmentar pode ser considerada como última opção.

É importante lembrar que a cirurgia segmentar é uma técnica mais agressiva e pode ter riscos e complicações, como sangramento, infecção, alterações funcionais e ostomia, formação de aderências, entre outros.[8,9,33] A decisão sobre o tipo de cirurgia a ser realizada deve ser tomada pelo médico especialista e sua equipe multidisciplinar em conjunto com a paciente, considerando os riscos e benefícios de cada opção.

PRÉ-MENOPAUSA

Em paciente em idade pré-menopausa devemos discutir a possibilidade de contraindicar a cirurgia e montar tratamento medicamentoso com controle da dor e evolução até a menopausa, na qual a doença por si tende a desaparecer, evitando todos os riscos cirúrgicos e seus custos.

A escolha do tratamento cirúrgico para a endometriose depende de vários fatores, incluindo o tamanho, a localização e a gravidade dos crescimentos, bem como a saúde geral e o histórico médico da paciente.[30,34] É fundamental que a paciente discuta as diferentes opções com um especialista e avalie os riscos e benefícios de cada abordagem. A cirurgia é considerada o tratamento mais eficaz para a endometriose intestinal, com melhora significativa da dor, da função dos órgãos afetados e dos resultados de fertilidade.[1,3] A ressecção cirúrgica colorretal é uma opção possível, mas a escolha do método cirúrgico deve ser cuidadosamente avaliada e discutida com um especialista.[8] O corante fluorescente Indocianina verde (ICG) pode ser usado em laparoscopia para visualizar lesões de endometriose e sua neovascularização.[35,36] A laparoscopia assistida por robótica é uma opção segura e eficaz para a remoção da endometriose, mas não há evidências de que melhore os resultados da cirurgia em comparação com a cirurgia laparoscópica.[37,38] O tratamento da endometriose deve ser personalizado de acordo com as necessidades e objetivos de vida da paciente, levando em consideração a possibilidade de frustração, mutilação e prejuízo na qualidade de vida.[10,11,39] O objetivo do tratamento é ressecar o máximo possível a endometriose, minimizando qualquer dano ao paciente. Os pacientes podem ter diferentes preferências de tratamento com base em suas circunstâncias individuais, e é importante que tenham uma comunicação aberta e honesta com seu médico para entender todas as opções de tratamento e definir expectativas realistas para o resultado do tratamento.[10]

TERAPIA HORMONAL

A terapia hormonal, como pílulas anticoncepcionais ou agonistas do hormônio liberador de gonadotropina, pode ser uma opção eficaz para reduzir os sintomas da endometriose retal ao retardar o crescimento do tecido endometrial. O tratamento hormonal geralmente envolve tomar uma pílula contendo estrogênio e progesterona ou usar um medicamento injetável, como leuprolida, para diminuir os níveis naturais de estrogênio. A terapia com agonista do hormônio liberador de gonadotropina (GnRH-a) também é usada para diminuir os níveis de estrogênio, mas geralmente apenas por 3 a 6 meses. É importante lembrar que a terapia hormonal não é uma correção permanente para a endometriose e os sintomas podem retornar após a interrupção do tratamento. O objetivo do tratamento hormonal é limitar ou interromper a produção de estrogênio no corpo, pois o estrogênio estimula o crescimento e a eliminação do tecido da endometriose.[40,41]

CONTROLE DA DOR

O controle da dor é um aspecto fundamental do tratamento da endometriose retal, e pode incluir o uso de medicamentos, fisioterapia e acupuntura, entre outras terapias. É importante destacar que o tratamento da dor deve ser personalizado e adaptado às necessidades individuais de cada paciente, para garantir a melhora da qualidade de vida e alívio da dor.[4]

CUIDADOS DE ACOMPANHAMENTO

Os cuidados de acompanhamento regulares são essenciais para monitorar o progresso do tratamento e abordar quaisquer complicações ou recidiva da endometriose retal. Além disso, é importante tratar e acompanhar os distúrbios funcionais causados pela doença, como por exemplo síndrome LARS, constipação, bexiga neurogênica, entre outros, assim como os efeitos colaterais das cirurgias realizadas.[4]

EDUCAÇÃO DO PACIENTE

A educação do paciente é crucial para garantir que os pacientes entendam as causas, sintomas e tratamentos da endometriose retal. Isso pode ajudar os pacientes a assumir um papel ativo em seus próprios cuidados e melhorar sua qualidade de vida. Por isso, é fundamental fornecer informações claras e objetivas, além de recursos para ajudar as pacientes a lidar com a condição e melhorar sua saúde e bem-estar.[4]

QUALIDADE DE VIDA

A endometriose retal pode afetar significativamente a qualidade de vida de uma paciente, causando dor crônica, sangramento menstrual intenso, fadiga e infertilidade, entre outros sintomas. Esses sintomas podem afetar negativamente as atividades diárias e o bem-estar geral, levando a sofrimento emocional e psicológico, incluindo depressão e ansiedade.[15,39] Por isso, é importante que as pacientes com endometriose tenham acesso a grupos de apoio e recursos para ajudá-las a lidar com o impacto físico e emocional dessa condição. A busca por ajuda psicológica pode ser uma opção importante para lidar com os aspectos emocionais da doença e melhorar a qualidade de vida (Quadros 72-4-1 a 72-4-3).[4]

Quadro 72-4-1. Exames Utilizados para Diagnóstico da Endometriose Intestinal

- Ultrassonografia transvaginal
- Ressonância magnética (RM)
- Colonoscopia
- Biópsia
- Laparoscopia
- Ultrassonografia transretal
- Eletromanometria anorretal

Quadro 72-4-2. Terapias Disponíveis para Endometriose Intestinal

- Terapia hormonal (pílulas anticoncepcionais, agonistas do hormônio liberador de gonadotropina)
- Controle da dor (medicamentos, fisioterapia, acupuntura)
- Cuidados e acompanhamento regulares com equipe multidisciplinar
- Educação do paciente
- Acesso a grupos de apoio e recursos
- Cirurgia

Quadro 72-4-3. Especialidades Envolvidas no Tratamento Multidisciplinar da Endometriose Intestinal

Especialidade médica	Papel no tratamento da endometriose
Ginecologia	Diagnóstico e tratamento cirúrgico/clínico
Coloproctologia	Diagnóstico e tratamento cirúrgico
Urologia	Diagnóstico e tratamento cirúrgico
Anestesiologia/ medicina da dor	Controle da dor
Psicologia/psiquiatria	Tratamento de problemas emocionais
Fisioterapia	Reabilitação e controle da dor
Nutrição	Orientação nutricional
Enfermagem	Cuidados de enfermagem
Fertileuta	Fertilidade/gestão da gravidez em mulheres com endometriose
Radiologista	Diagnóstico
Endoscopista	Diagnóstico

REFERÊNCIAS BIBLIOGRÁFICAS

1. Lara BP, Ebrahim KC, Sagae UE, Kurachi G, Regadas FSP, Regadas SMM, *et al.* Standardization of endometriosis surgery – the coloproctologist's vision. J Coloproctology. 2019;39(3).
2. Sagae U, Lima D, Cavalli N, Kurachi G. Manual de Endometriose Intestinal. DiLivros; 2023. 262 p.
3. Bray-Beraldo F, Pereira AMG, Gazzo C, Santos MP, Lopes RGC. Surgical treatment of intestinal endometriosis: Outcomes of three different techniques. Rev Bras Ginecol e Obstet. 2018;40(7):390–6.
4. Ugwumadu L, Chakrabarti R, Williams-brown E, Rendle J, Swift I, John B, *et al.* The role of the multidisciplinary team in the management of deep infiltrating endometriosis. 2017;
5. Vanhie A, Meuleman C, Tomassetti C, Timmerman D, D'Hoore A, Wolthuis A, *et al.* Consensus on Recording Deep Endometriosis Surgery: The CORDES statement. Hum Reprod. 2016;31(6):1219–23.
6. Piriyev E, Schiermeier S, Römer T. Laparoscopic Approach in Bladder Endometriosis, Intraoperative and Postoperative Outcomes. In Vivo [Internet]. 2023;37(1):357–65. Available from: http://www.ncbi.nlm.nih.gov/pubmed/36593051
7. Riiskjær M, Egekvist AG, Hartwell D, Forman A, Seyer-Hansen M, Kesmodel US. Bowel Endometriosis Syndrome: A new scoring system for pelvic organ dysfunction and quality of life. Hum Reprod. 2017 Sep 1;32(9):1812–8.
8. Erdem S, Imboden S, Lanz S, Worni M, Mueller MD, Papadia A, *et al.* Functional outcomes after rectal resection for deep infiltrating pelvic endometriosis: Long-term results. Dis Colon Rectum. 2018;61(6):733–42.
9. Gortázar de Las Casas S, Pascual Miguelañez I, Spagnolo E, Álvarez-Gallego M, López Carrasco A, Carbonell López M, *et al.* Quality of life and low anterior resection syndrome before and after deep endometriosis surgery. Langenbeck's Arch Surg. 2022 Dec;407(8):3671–9.
10. Arcoverde FVL, Andres M de P, Borrelli GM, Barbosa P de A, Abrão MS, Kho RM. Surgery for Endometriosis Improves Major Domains of Quality of Life: A Systematic Review and Meta-Analysis. Vol. 26, Journal of Minimally Invasive Gynecology. Elsevier B.V.; 2019. p. 266–78.
11. Roman H, Bubenheim M, Huet E, Bridoux V, Zacharopoulou C, Daraï E, *et al.* Conservative surgery versus colorectal resection in deep endometriosis infiltrating the rectum: A randomized trial. Hum Reprod. 2018;33(1):47–57.
12. Smolarz B, Szyłło K, Romanowicz H. Endometriosis: Epidemiology, classification, pathogenesis, treatment and genetics (review of literature). Int J Mol Sci. 2021;22(19).
13. Nezhat C, Li A, Falik R, Copeland D, Razavi G, Shakib A, *et al.* Bowel endometriosis: diagnosis and management. Am J Obstet Gynecol [Internet]. 2018;218(6):549–62. Available from: https://doi.org/10.1016/j.ajog.2017.09.023
14. Indrielle-Kelly T, Frühauf F, Fanta M, Burgetova A, Lavu D, Dundr P, *et al.* Diagnostic Accuracy of Ultrasound and MRI in the Mapping of Deep Pelvic Endometriosis Using the International Deep Endometriosis Analysis (IDEA) Consensus. Biomed Res Int. 2020;2020.
15. Nisenblat V, Bossuyt PMM, Farquhar C, Johnson N, Hull ML. Imaging modalities for the non-invasive diagnosis of endometriosis. Cochrane Database Syst Rev. 2016;2016(2).
16. Ferrero S, Barra F, Scala C, Condous G. Ultrasonography for bowel endometriosis. Vol. 71, Best Practice and Research: Clinical Obstetrics and Gynaecology. 2021.
17. Guerriero S, Saba L, Pascual MA, Ajossa S, Rodriguez I, Mais V, *et al.* Transvaginal ultrasound vs magnetic resonance imaging for diagnosing deep infiltrating endometriosis: systematic review and meta-analysis. Ultrasound Obstet Gynecol. 2018;51(5):586–95.
18. Rousset P, Buisson G, Lega JC, Charlot M, Gallice C, Cotte E, *et al.* Rectal endometriosis: predictive MRI signs for segmental bowel resection. Eur Radiol. 2021;31(2):884–94.
19. Perandini A, Perandini S, Montemezzi S, Bonin C, Bellini G, Bergamini V. Defining probabilities of bowel resection in deep endometriosis of the rectum: Prediction with preoperative magnetic resonance imaging. J Obstet Gynaecol Res. 2018;44(2):292–7.
20. Keckstein J, Hoopmann M, Merz E, Grab D, Weichert J, Helmy-Bader S, *et al.* Expert opinion on the use of transvaginal sonography for presurgical staging and classification of endometriosis. Arch Gynecol Obstet [Internet]. 2022;307(1):5–19. Available from: https://doi.org/10.1007/s00404-022-06766-z
21. Yin S, Lin Q, Xu F, Xu J, Zhang Y. Diagnosis of Deep Infiltrating Endometriosis Using Transvaginal Ultrasonography. Front Med. 2020;7(November):1–13.

22. Asgari Z, Farzadi S, Hosseini R, Hadizadeh A, Mortezazadeh M. Assessing The Role and Accuracy of Ultrasonographic Imaging in The Diagnosis of Deep Infiltrating Endometriosis: A Cross-Sectional Study. Int J Fertil Steril. 2022;16(4):263–7.
23. Silva MCL da, Lima DM dos R, Etsuo U. Coloproctology. j coloproctol. 2016;6(2):69–74.
24. Donnez O, Donnez J. Deep endometriosis: The place of laparoscopic *Shaving*. Best Pract Res Clin Obstet Gynaecol [Internet]. 2021;71(June):100–13. Available from: https://doi.org/10.1016/j.bpobgyn.2020.05.006
25. Abrão MS, Dias JA, Rodini GP, Podgaec S, Bassi MA, Averbach M. Endometriosis at several sites, cyclic bowel symptoms, and the likelihood of the appendix being affected. Fertil Steril. 2010;94(3):1099–101.
26. Keckstein J, Becker CM, Canis M, Feki A, Grimbizis GF, Hummelshoj L, *et al.* Recommendations for the surgical treatment of endometriosis . Part 2 : deep endometriosis †‡ ¶. 2020;1–25.
27. Charatsi D, Koukoura O, Ntavela IG, Chintziou F, Gkorila G, Tsagkoulis M, *et al.* Gastrointestinal and Urinary Tract Endometriosis: A Review on the Commonest Locations of Extrapelvic Endometriosis. Adv Med. 2018;2018:1–11.
28. Becker CM, Bokor A, Heikinheimo O, Horne A, Jansen F, Kiesel L, *et al.* ESHRE guideline: endometriosis. Hum Reprod Open [Internet]. 2022 Mar 4;2022(2):1–26. Available from: https://academic.oup.com/hropen/article/doi/10.1093/hropen/hoac009/6537540
29. Nisolle M, Brichant G, Tebache L. Choosing the right technique for deep endometriosis. Best Pract Res Clin Obstet Gynaecol. 2019;59(xxxx):56–65.
30. Donnez O, Ph D, Roman H, Ph D. Choosing the right surgical technique for deep endometriosis : *Shaving* , disc excision , or bowel resection ? Fertil Steril [Internet]. 108(6):931–42. Available from: https://doi.org/10.1016/j.fertnstert.2017.09.006
31. Abo C, Moatassim S, Marty N, Saint Ghislain M, Huet E, Bridoux V, *et al.* Postoperative complications after bowel endometriosis surgery by *Shaving*, disc excision, or segmental resection: a three-arm comparative analysis of 364 consecutive cases. Fertil Steril. 2018;109(1):172-178.e1.
32. Millochau JC, Stochino-Loi E, Darwish B, Abo C, Coget J, Chati R, *et al.* Multiple Nodule Removal by Disc Excision and Segmental Resection in Multifocal Colorectal Endometriosis. J Minim Invasive Gynecol [Internet]. 2018;25(1):139–46. Available from: https://doi.org/10.1016/j.jmig.2017.09.007
33. Donnez O, Donnez J. Deep endometriosis: The place of laparoscopic *Shaving*. Best Pract Res Clin Obstet Gynaecol [Internet]. 2021;71:100–13. Available from: https://doi.org/10.1016/j.bpobgyn.2020.05.006
34. Bafort C, van Elst B, Neutens S, Meuleman C, Laenen A, d'Hoore A, *et al.* Outcome after surgery for deep endometriosis infiltrating the rectum. Fertil Steril. 2020;113(6):1319-1327.e3.
35. Roman H, Bridoux V, Tuech JJ, Marpeau L, Da Costa C, Savoye G, *et al.* Bowel dysfunction before and after surgery for endometriosis. Am J Obstet Gynecol. 2013;209(6):524–30.
36. Turco LC, Vizzielli G, Vargiu V, Gueli Alletti S, De Ninno M, Ferrandina G, *et al.* Near-Infrared Imaging With Indocyanine Green for the Treatment of Endometriosis: Results From the Gre-Endo Trial. Front Oncol. 2021;11(November):1–12.
37. Spagnolo E, Cristóbal Quevedo I, Gortázar de las Casas S, López Carrasco A, Carbonell López M, Pascual Migueláñez I, *et al.* Surgeons' workload assessment during indocyanine-assisted deep endometriosis surgery using the surgery task load index: The impact of the learning curve. Front Surg. 2022;9(September):1–9.
38. Hur C, Falcone T. Robotic treatment of bowel endometriosis. Best Pract Res Clin Obstet Gynaecol [Internet]. 2021;71:129–43. Available from: https://doi.org/10.1016/j.bpobgyn.2020.05.012
39. Gomes-da-Silveira GG, Da Silveira GPG, Pessini SA. Minimally invasive gynecology: An evidence based approach. Minim Invasive Gynecol An Evid Based Approach. 2018;1–387.
40. Fernández-Martínez D, Rodríguez-Infante A, Otero-Díez JL, Baldonedo-Cernuda RF, Mosteiro-Díaz MP, García-Flórez LJ. Is my life going to change?—a review of quality of life after rectal resection. Vol. 11, Journal of Gastrointestinal Oncology. AME Publishing Company; 2020. p. 91–101.
41. Vercellini P, Sergenti G, Buggio L, Frattaruolo MP, Dridi D, Berlanda N. Advances in the medical management of bowel endometriosis. Best Pract Res Clin Obstet Gynaecol [Internet]. 2021;71:78–99. Available from: https://doi.org/10.1016/j.bpobgyn.2020.06.004

TUMORES RETRORRETAIS

CAPÍTULO 73

Francisco Luis Altenburg

O conteúdo deste capítulo (págs. 1543 a 1552), encontra-se disponível on-line.

Para acessá-lo, aponte a câmera do seu smartphone ou tablet para a imagem acima.

PARTE XIII PROCEDIMENTOS CIRÚRGICOS MINIMAMENTE INVASIVOS E ENDORRETAIS

COLECTOMIA DIREITA

CAPÍTULO 74

SEÇÃO 74-1

ASPECTOS TÉCNICOS

José Alfredo dos Reis Neto ▪ José Alfredo dos Reis Júnior

INTRODUÇÃO

O melhor conceito da videolaparoscopia em cirurgia colorretal, estabelecido para o presente, mudou completamente os resultados adequando-os em todos os setores, especialmente em relação ao tratamento do câncer.

Encarar a cirurgia laparoscópica como uma alternativa terapêutica que pode ou não ser utilizada, e que, ao ser utilizada, o seja de forma coerente, removeu algumas barreiras ideológicas.

Exigir treinamento em videolaparoscopia por parte de coloproctologistas com grande lastro de treinamento em cirurgia convencional representa um dos grandes problemas vivenciados até a presente data.

Inúmeras análises são unânimes em concluir que o gasto da cirurgia videolaparoscópica se concentra exatamente no centro cirúrgico: cirurgias mais prolongadas com maior custo/hora e material mais caro.

Quanto ao primeiro fator, é importante ressaltar que o tempo gasto em uma cirurgia laparoscópica é diretamente proporcional à experiência do cirurgião com a mesma, ou seja, quanto maior a experiência com o método, menor o tempo de duração da cirurgia. A experiência tem demonstrado que em determinadas enfermidades (tratamento do megacolo adquirido e amputação abdominoperineal do reto) os procedimentos cirúrgicos podem ser realizados por via laparoscópica em um período absolutamente similar ao da via convencional.

É importante reconhecer que a experiência adquirida poderá mudar o limite de aptidão, diminuindo o índice de conversões e de complicações e aumentando o grau de resolução das mesmas.

A observação de inúmeros autores demonstrou que a porcentagem de conversão cai na proporção direta da evolução técnica pessoal: quanto mais experiente o cirurgião, menor o índice de conversão. Talvez, ou porque aprendeu a técnica ou porque passou a indicar melhor a sua utilização.

Outro fator importante tem sido relatado na última década: a de que os resultados obtidos quanto à cura do câncer colorretal têm sido similares em ambos os procedimentos, porém, com vantagem para a cirurgia laparoscópica quando são operados pacientes com tumores menos avançados.

Portanto, as vantagens quanto à permanência hospitalar, quanto ao índice de complicações tanto em idosos quanto em obesos, quanto à obtenção de índices similares para o tratamento do câncer foram rapidamente assimiladas por todos, sejam médicos ou pacientes.

Surgiram, então, vários trabalhos demonstrando os benefícios da cirurgia laparoscópica quanto à resposta imunológica do paciente.

As respostas imunológicas dos pacientes às agressões cirúrgicas são importantes determinantes do resultado a ser obtido: quanto menos agressivo o procedimento, ou seja, quanto menor for a alteração da resposta imunológica ao ato operatório, melhor a resposta do paciente ao tratamento e por consequência, maior a possibilidade de cura.

Alguns fatos sobre este aspecto são claros:

1. O risco de sépsis e de mortalidade pós-operatória é alto nos pacientes anérgicos.
2. A probabilidade de ressecção é menor em pacientes anérgicos com câncer; e quando operados o índice de recidiva é maior.
3. Cirurgias consideradas curativas em pacientes com câncer, submetidos a transfusões sanguíneas repetidas, apresentam pior prognóstico quanto à sobrevida e ao índice de recidiva é elevado.
4. Pacientes transplantados em uso de imunossupressores, pacientes com medicação imunossupressiva e pacientes com enfermidades relacionadas com a imunossupressão, estão sujeitos a um alto grau de morbimortalidade pós-operatória.

É, pois, importante reconhecer que uma vez enfermo, o indivíduo passa a ser um paciente com baixa de sua imunidade, a qual será cada vez menor em decorrência do agravamento de suas condições gerais. Se para a cura da enfermidade o médico tiver que recorrer a uma intervenção cirúrgica, quanto menor for a agressão à imunobiologia individual, melhor o resultado a ser obtido.

TÉCNICA DA CIRURGIA LAPAROSCÓPICA EM CÓLON DIREITO

Alguns fatos são básicos na cirurgia laparoscópica e devem ser observados, principalmente pelo fato de que o cólon direito se estende por todo o andar supra e inframesocólico, necessitando por vezes acesso à retrocavidade:

1. A cirurgia será realizada sem a percepção da terceira dimensão; a sensação da perda do sentido de profundidade deve ser assimilada pelo cirurgião por meio de um treinamento específico.
2. O cirurgião não terá a capacidade da sensação produzida pela palpação manual; este fato dificulta de uma forma importante o reconhecimento de pequenas lesões (pólipos ou tumores precoces). Por isto, é importante que na ocorrência de lesões que não alcançam a serosa, que durante a colonoscopia as mesmas sejam marcadas com tinta nanquim (ou similar), com a finalidade de sua visualização pelo cirurgião.
3. A visão do cirurgião estará restrita ao campo visualizado pela câmara. Jamais cortar, pinçar ou coagular sem visão adequada.
4. O auxiliar que movimenta a ótica deve estar consciente de somente movimentá-la com o consentimento do cirurgião ou de acordo com uma programação previamente traçada. A formação de uma equipe é peça fundamental no resultado de uma laparoscopia.
5. A ótica deve estar mostrando o campo operatório integralmente, não pode estar embaçada ou suja; grande causa das complicações registradas provêm de cirurgias realizadas com instrumental inadequado.
6. Todo movimento de pinças intracavitárias somente deve ocorrer sob visão direta do campo operatório; o auxiliar, bem como o cirurgião, deve limitar a movimentação de seu material cirúrgico no estrito campo da visão fornecido pela ótica.
7. As pinças atraumáticas tornam-se traumáticas quando inadequadamente utilizadas. Lesões inadvertidas de alças, rotura de artérias ou veias representam um grande índice de conversões e poderiam ser evitadas se o material fosse utilizado de forma correta.
8. O cirurgião deve estar postado **sempre** olhando o segmento do cólon a ser ressecado de frente, para que haja o movimento coordenado das mãos.
9. A cirurgia laparoscópica requer o uso de ambas as mãos do cirurgião.
10. O monitor (ou monitores) deve(m) estar posicionado de modo a que o cirurgião e os auxiliares tenham uma visão perfeita da imagem sem esforço muscular, principalmente, cervical. A fadiga muscular é causa de erros.

ÓTICA

Em todas cirurgias de cólon direito a ótica de 30 graus proporciona melhor visão do campo operatório.

PRESSÃO INTRA-ABDOMINAL

A pressão intra-abdominal deve ser mantida uniforme durante todo o procedimento cirúrgico, não ultrapassando o nível de 13 mmHg. Evitar queda ou elevação abruptas da pressão intra-abdominal é a maneira mais segura de diminuir a morbidade intraoperatória, em especial respiratória e tromboembólica.

MONITOR

Apenas um monitor, desde que colocado à direita do paciente, é suficiente para uma visualização adequada do campo cirúrgico (Fig. 74-1-1).

PORTAS OU TROCARTES

O posicionamento dos trocartes e o número de portas a serem utilizadas irão depender muito da região do cólon a ser operada e da capacidade técnica do cirurgião.

É importante definir quais movimentos podem e devem ser executados em dependência da posição dos trocartes e isto dependerá dos números de trocartes utilizados e da região do cólon a ser operada.

Desde 1993 somente são utilizadas em nosso serviço três portas para as cirurgias de cólon direito.

Somente em condições especiais se utiliza uma quarta porta. Apenas na colectomia total são utilizadas de rotina quatro portas de acesso.

De um modo geral, quando se utiliza três portas em uma cirurgia, é dada a preferência a que duas sejam de diâmetro 10/12 e uma apenas seja 10 ou até mesmo 5 mm.

Utilizar duas portas 10/12 facilita a mudança da ótica ou dos grampeadores mecânicos de uma região abdominal para outra, propiciando melhor campo de ação para o cirurgião.

Para facilitar a definição dos locais em que as portas devem ser colocadas, estabelecemos uma divisão da parede abdominal em cinco setores.

Estes setores são mais extensos do que a medida de uma porta, para que a posição de colocação dos trocartes possa variar de acordo com a anatomia do paciente.

Existe uma pequena variação nas posições dos trocartes, embora o setor seja o mesmo, de acordo com o paciente ser obeso, ou delgado, ser longilíneo ou brevilíneo.

O setor 1 compreende a zona do hipocôndrio direito, o setor 2 a zona da fossa ilíaca direita, o setor 3 a zona da região epigástrica, o setor 4 a zona do hipocôndrio esquerdo e o setor 5 a zona da fossa ilíaca esquerda (Fig. 74-1-2).

POSIÇÃO DOS TROCARTES NA COLECTOMIA DIREITA

Em geral são utilizados três portas, colocadas, respectivamente, nas zonas 3, 4 e 5. A ótica deverá estar na zona 3 e o cirurgião utilizando as zonas 4 e 5 (Figs. 74-1-1 e 74-1-3). Os trocartes 10/12 devem ser colocados nos setores 3 e 4.

Com esta posição dos trocartes o cirurgião terá completo acesso e visão do cólon direito e de sua irrigação. A mão esquerda do cirurgião terá movimentos, para a direita ou esquerda, porém, para evitar cruzamento e lesões inadvertidas não deverá ter movimentação para baixo. A mão direita do cirurgião terá movimentos laterais e ascendentes. A mão esquerda deve apresentar o meso e a goteira parietocólica, enquanto a mão direita disseca, clipa e corta.

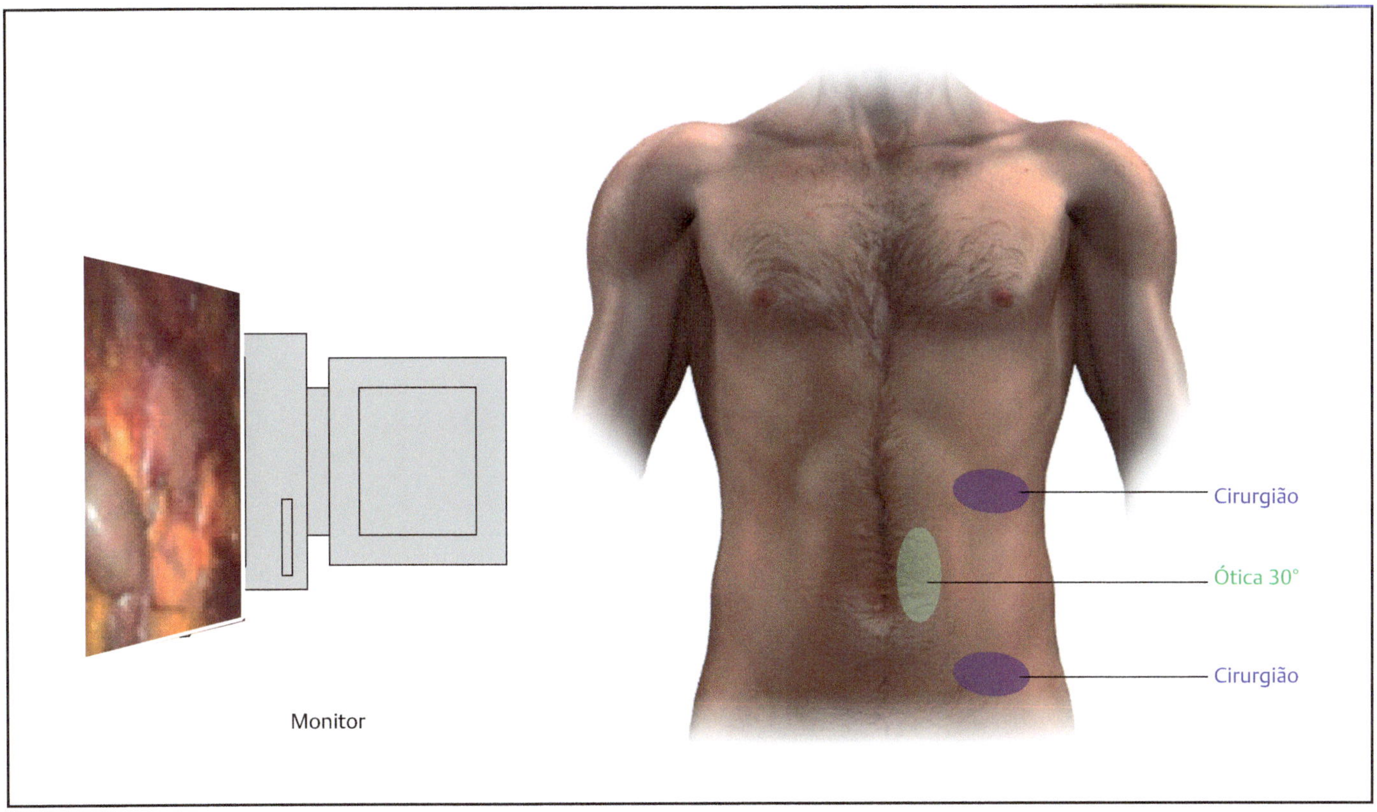

Fig. 74-1-1. Disposição das portas e do monitor na colectomia direita.

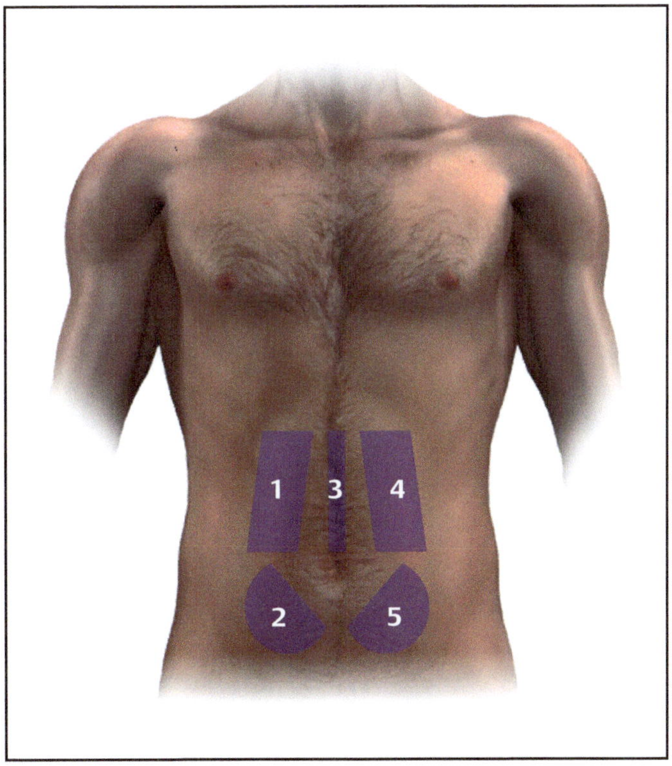

Fig. 74-1-2. Delimitação dos diferentes setores do abdome para colocação dos trocartes. As zonas representam uma região anatômica aonde as portas deverão ser colocadas, variando pequenas diferenças do local de acordo com a anatomia abdominal do paciente e localização do segmento cólico a ser ressecado.

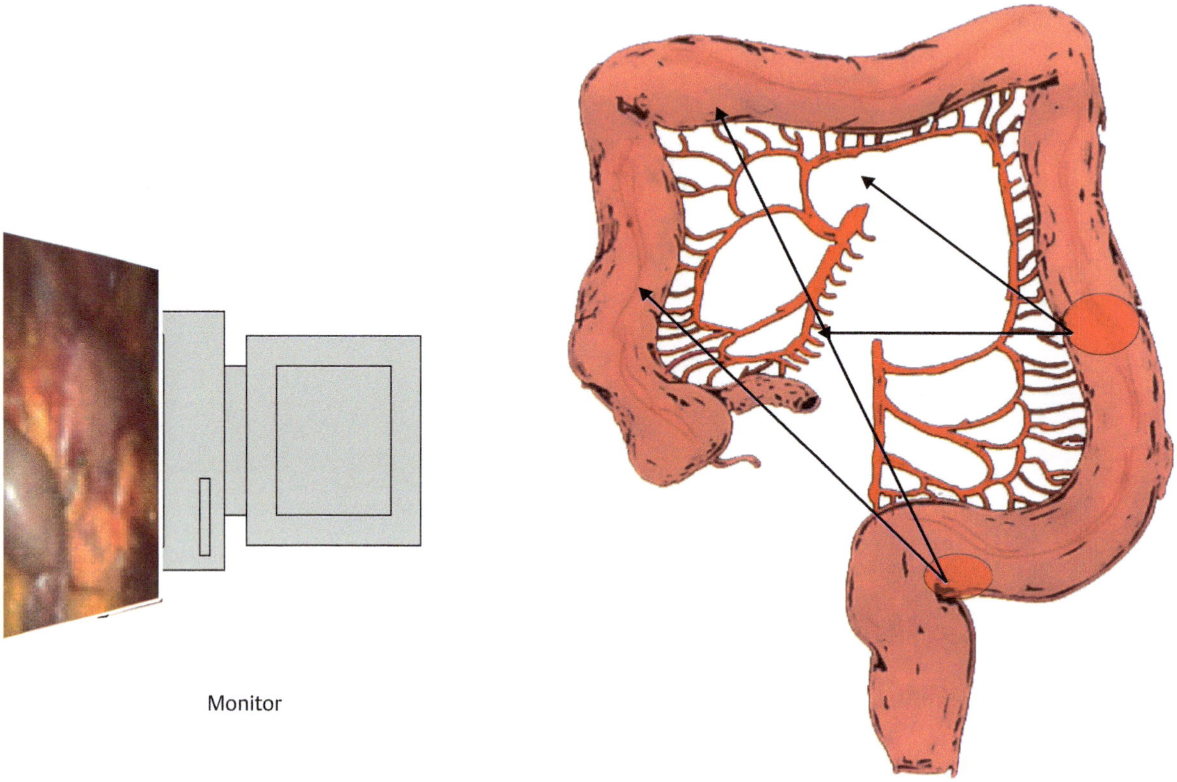

Fig. 74-1-3. Diagrama mostrando os movimentos e o campo de acesso de cada trocarte.

LIGADURA DOS VASOS

A utilização de clipes 400 é suficiente para a hemostasia de qualquer vaso cólico.

O uso de aparelhos como o LIGA-SURE ou o HARMÔNICO facilitam a hemostasia de pequenos e médios vasos ou mesmo a ligadura de artérias com diâmetro de até 7 mm, como a cólica direita. Estes instrumentos são realmente úteis na dissecação dos vasos próximos à retrocavidade.

A dissecação iniciada pela face interna do meso permite um isolamento dos troncos vasculares principais, seja da íleo-colo-biceco-apendicular como das cólicas direita e média.

Tracionando-se com a mão esquerda o mesocólon, identifica-se o tronco da íleo-colo-biceco-apendicular ao mesmo tempo que se expõe uma zona avascular até o arco duodenal.

Por esta via de acesso, dissecando-se no espaço avascular, expõe-se o arco duodenal e a cabeça do pâncreas, identificando-se a cólica direita em sua origem (Figs. 74-1-4 a 74-1-8).

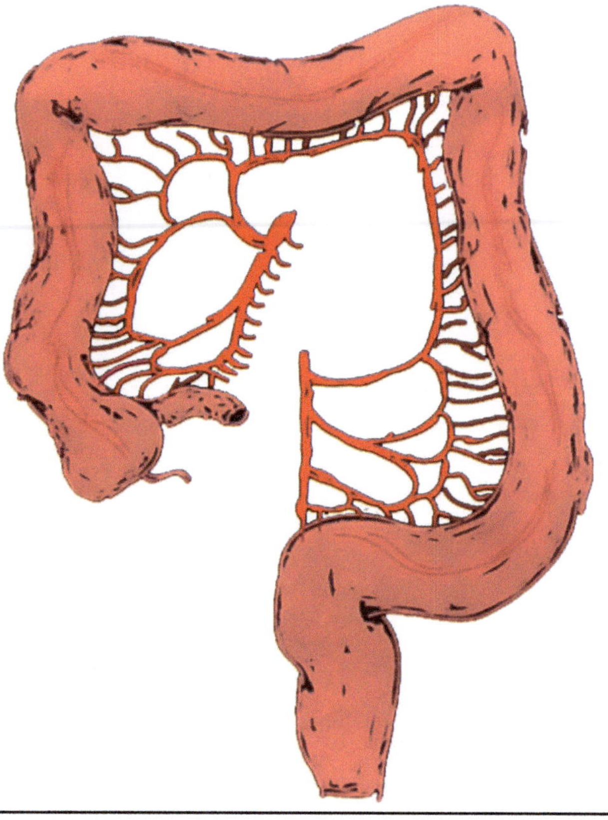

Fig. 74-1-4. Esquema demonstrando a área mesial para início da dissecação na colectomia direita.

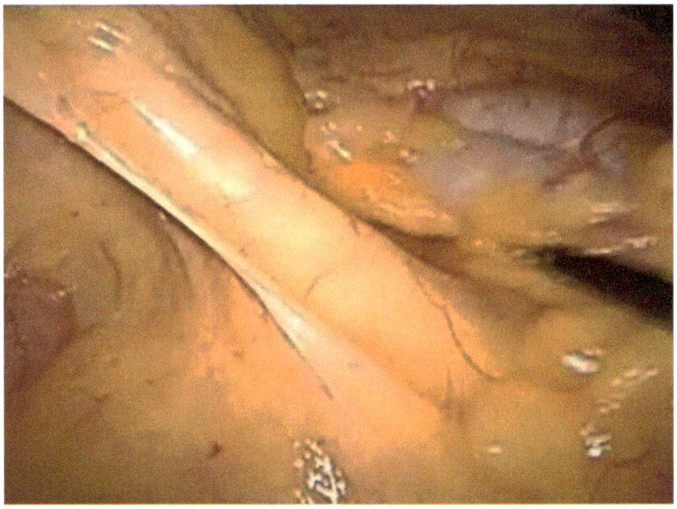

Fig. 74-1-5. Exposição da área mesial pela tração do meso para a direita e para cima, com visualização da artéria íleo-colo-biceco-apendicular.

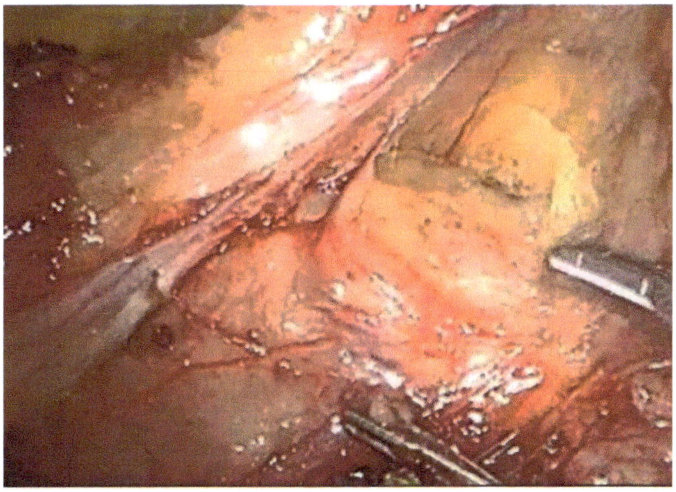

Fig. 74-1-6. Dissecação mesial até exposição do arco duodenal e da cabeça do pâncreas para identificar o ângulo hepático do cólon e a artéria cólica direita.

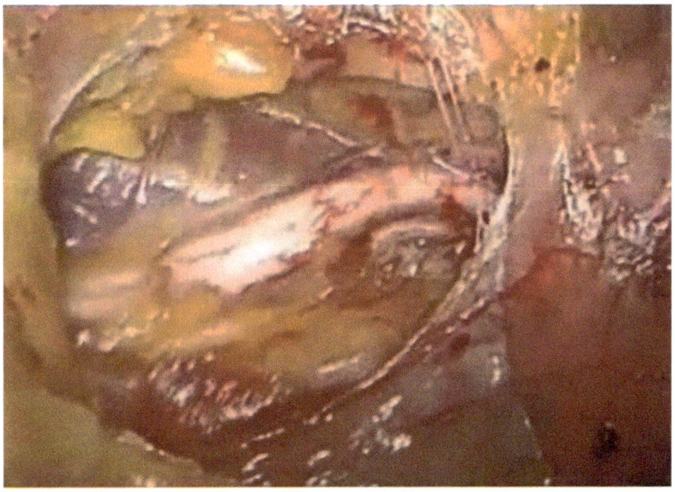

Fig. 74-1-7. Continuando a dissecação para a direita se identifica o ureter direito.

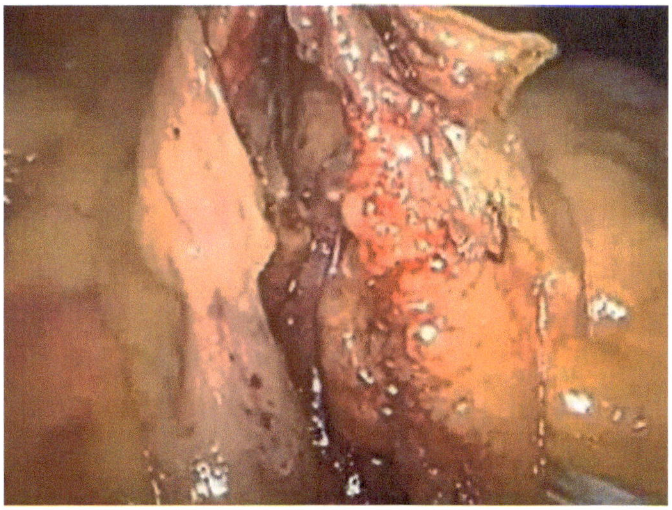

Fig. 74-1-8. Identificação e exposição da artéria cólica direita, justaposta ao duodeno.

RETIRADA DO ESPÉCIME CIRÚRGICO

Na colectomia direita nossa preferência é retirar o espécime da cavidade abdominal por uma incisão longitudinal mediana, paraumbilical (Figs. 74-1-9 e 74-1-10); a incisão transversa no hipogástrio direito, também, pode ser utilizada.

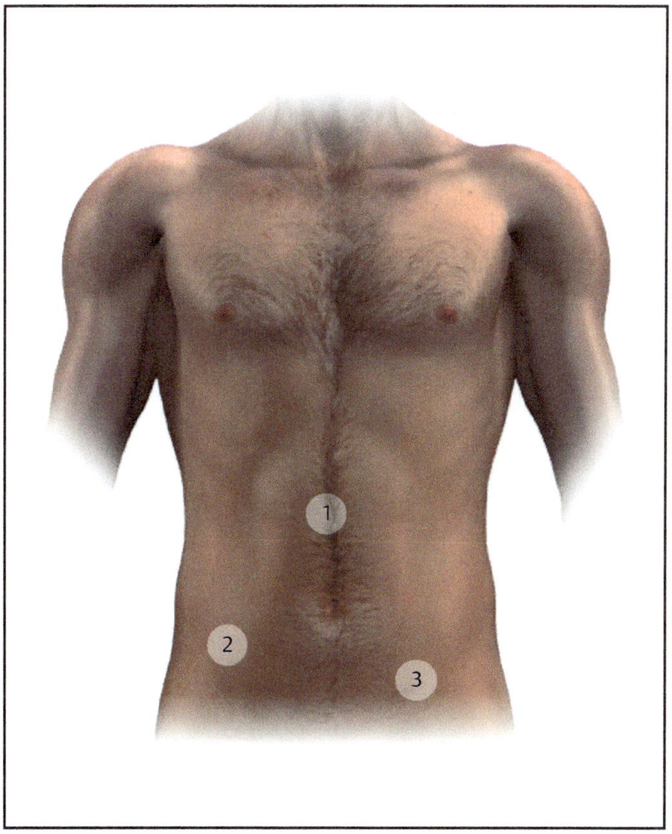

Fig. 74-1-9. Diagrama mostrando as diferentes incisões que podem ser utilizadas para retirada dos espécimes cirúrgicos.

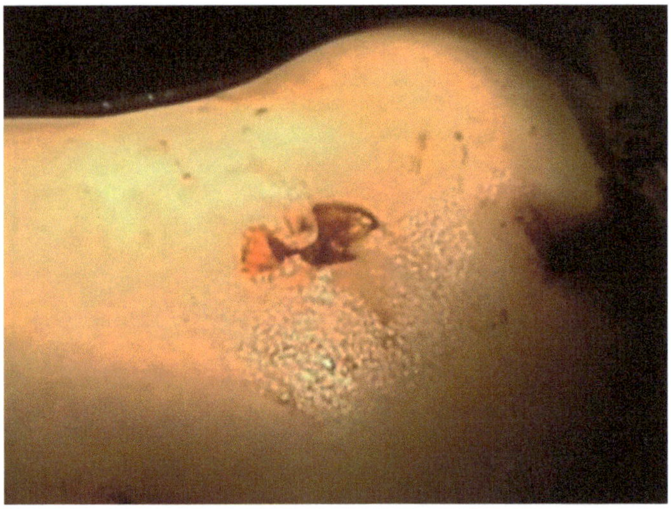

Fig. 74-1-10. Aspecto da incisão para a retirada do espécime cirúrgico.

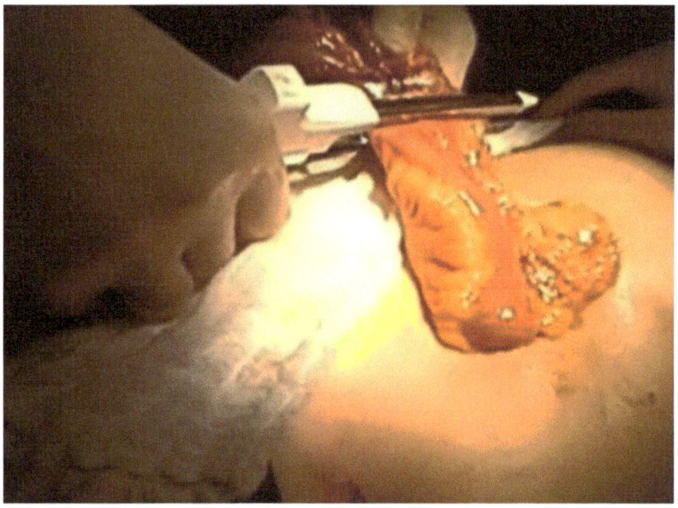

Fig. 74-1-12. Aspecto final da anastomose mecânica laterolateral.

ANASTOMOSE

A anastomose pode ser intra ou extracorpórea. Nossa preferência é pela anastomose extracorpórea, a ser realizada pela incisão a ser utilizada para a retirada do espécime.

Como na cirurgia convencional, realiza-se uma anastomose ileocólica mecânica, laterolateral (Figs. 74-1-11 e 74-1-12). Em caso de que se realize a anastomose manual, a preferência é por uma anastomose ileocólica terminoterminal, em pontos separados, extramucosa.

COMPLICAÇÕES DAS COLECTOMIAS DIREITAS

As complicações de ordem infecciosa representam o grande óbice das ressecções colorretais, na maioria das vezes oriundas do conteúdo colônico. O conteúdo fecal representa a normalidade para os cólons, existindo uma barreira fisiológica normal de defesa do organismo para eliminar quaisquer possíveis absorções tóxicas ou efeitos colaterais da população bacteriana fisiológica. Uma infecção por matéria fecal ocorrerá, portanto, se o conteúdo for conduzido para fora do continente. Assim, a infecção por contaminação fecal dependerá fundamentalmente dos cuidados e atitudes do cirurgião ou da ocorrência de deiscência da anastomose.

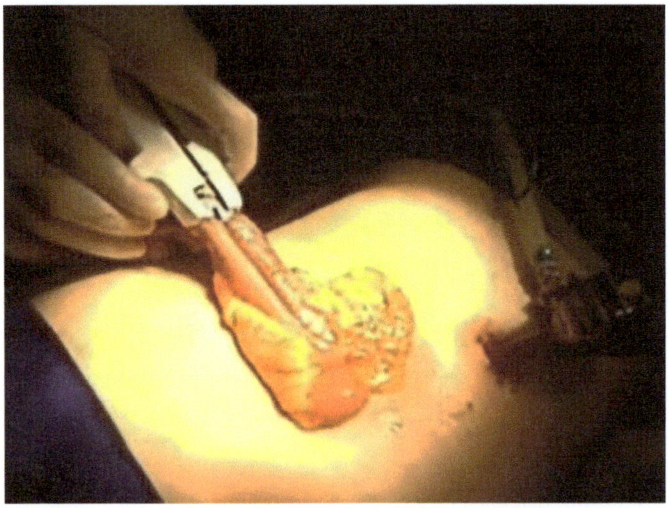

Fig. 74-1-11. Aspecto da anastomose mecânica laterolateral.

Desta forma, pode-se dizer que, em parte, a incidência de complicações, em seus preceitos, é considerada cirurgião-dependente.

Por essas razões, o preparo intestinal pré-operatório foi considerado, durante muito tempo, uma etapa primordial para minimizar o risco de contaminação intraoperatória. Trabalhos mais recentes, no entanto, têm demonstrado que as intervenções sobre o cólon podem ser feitas sem preparo intestinal prévio, sem que isto ocasione um aumento do índice de infecções.

Neste sentido, pode-se dizer que o ideal de um cólon limpo não inviabiliza a cirurgia em cólon não preparado, mesmo em condições de urgência ou emergência.

Aspectos relacionados com a evolução da doença, a condição do doente e o treinamento do cirurgião, sabidamente, interferem no risco de complicações e no prognóstico do paciente, e serão discutidos a seguir.

ASPECTOS CLINICOCIRÚRGICOS RELACIONADOS COM O RISCO DE COMPLICAÇÕES

Inúmeros trabalhos relacionam a infecção pós-operatória com outros fatores não provenientes única e exclusivamente do conteúdo intestinal.

Por exemplo: anemia, hipoproteinemia e enfermidades metabólicas são alterações relacionadas com a evolução da doença, que interferem na condição clínica do doente e estão associadas ao aumento do risco de deiscência de anastomose; as perfurações colônicas, a partir do crescimento do tumor e a ulceração da parede intestinal ou da isquemia parietal resultante de obstrução e distensão acentuada, também, são aspectos relacionados com a progressão tumoral que, por determinarem lesão do continente com saída do conteúdo, aumentam o risco de infecção.

Dunne *et al.*, em trabalho realizado junto ao Veterans Affairs Maryland Healthcare System, com 6.301 pacientes submetidos a cirurgias abdominais no período de 1995 a 2000, observaram que a anemia, tanto a pré-existente como a resultante do trauma cirúrgico, esteve relacionada com o aumento do índice de infecções. Pacientes com hematócrito pré-operatório inferior a 36 (33,9% dos pacientes analisados) apresentaram taxas de complicações infecciosas pós-operatórias superiores às observadas entre os pacientes com hematócrito pré-operatório normal. A análise dos níveis de hematócrito no pós-operatório demonstrou que 84,1% dos pacientes apresentavam nível inferior a 36% (32,5% entre 26% a 30% e 26,5% entre 21% e 25%). Esse grupo de pacientes apresentou maior taxa de mortalidade, maior frequência de pneumonia e período de internação hospitalar mais prolongado.

Sabe-se que nas fases de estresse cirúrgico o organismo necessita de uma grande soma de energia para reconstrução tecidual e passa a utilizar-se de uma proteína extremamente acessível: a hemoglobina. Alguns trabalhos, no entanto, demonstraram que as transfusões, em especial as politransfusões, aumentam o índice de infecção pós-operatória. Mynster *et al.* constataram que a reposição sanguínea, quando realizada com sangue estocado por mais de 21 dias, ocasiona um significativo aumento dos índices de infecção pós-operatória. Pacientes que não receberam transfusão, pacientes transfundidos e aqueles cujo sangue administrado estava armazenado por mais de 21 dias apresentaram índices de infecção, respectivamente, de 24%, 40% e 60 por cento. Na análise multivariada do mesmo estudo, o peso corpóreo também foi considerado uma variável de valor independente. Pacientes com peso superior a 75 kg apresentaram risco de infecção duas vezes maior que os pacientes com peso inferior a 65 quilos.

É importante lembrar que a transfusão pode ser necessária aos pacientes mais graves, submetidos a cirurgias mais extensas e, portanto, vítimas de maior trauma cirúrgico e anemia proporcional. As causas de anemia pré-operatória são extremamente variáveis, porém, há que se recordar que o câncer representa uma grande fonte de consumo e que a anemia pode ser encontrada em um percentual considerável de enfermos, em especial nos portadores de tumor do cólon direito.

Em estudo prospectivo, Arenal *et al.* avaliaram a influência da idade nas taxas de complicações pós-operatórias. Foram analisados os dados de 316 enfermos portadores de câncer de cólon, sendo 161 (50,9%) acima dos 70 anos de idade. Os índices de complicações e as taxas de mortalidade foram, respectivamente, de 30% e 11% no grupo acima de 70 anos e 21% e 3% no grupo mais jovem. Os índices de deiscência foram similares, com taxa de 16% no grupo acima dos 70 anos e 14% no grupo mais jovem. A mortalidade pós-operatória foi de 7% nos submetidos a cirurgias de urgência. Portanto, nesta série, a cirurgia de emergência representou um fator de risco, independente da idade. O risco cirúrgico estimado pela avaliação anestésica pré-operatória também foi considerado um fator relevante: pacientes classificados como ASA III ou superior apresentaram índices mais elevados de morbidade e mortalidade, independente da faixa etária.

Longo *et al.* relataram a importância da avaliação anestésica como fator preditivo do risco de complicações. De um total de 415 mil intervenções cirúrgicas, foram estudados 5.853 pacientes portadores de câncer colorretal, entre 1991 e 1995, pela análise de regressão logística múltipla, incluindo 68 variáveis independentes relacionadas com o pré-operatório, 12 ao intraoperatório e 21 variáveis dependentes. Dos 5.853 pacientes, 4.711 (80%) foram submetidos a ressecções cólicas com anastomose primária e 1.639 apresentaram uma ou mais complicações pós-operatórias (34,8% dos pacientes operados). A infecção foi a complicação mais comum, compreendendo 11,2% dos pacientes: pneumonia em 6,2% e infecção urinária em 5%. O íleo paralítico prolongado ocorreu em 7,5% dos casos. A taxa de mortalidade em 30 dias foi de 5,7%, no entanto, este índice elevou-se para cerca de 50% no grupo de pacientes que desenvolveu complicação no pós-operatório, tais como: coma, parada cardíaca, necessidade de remoção de prótese vascular, insuficiência renal e embolia pulmonar. Pacientes com ascite pré-operatória, com hipernatremia (sódio acima de 145 mEq/L) e com risco anestésico-cirúrgico (ASA) acima de III, constituíram o grupo com o maior índice de mortalidade, demonstrando que estas enfermidades devem ser consideradas fatores preditivos de óbito.

Marusch *et al.* estudaram os fatores responsáveis pela mortalidade pós-operatória em pacientes operados de câncer colorretal, em um estudo multicêntrico, com 3.756 pacientes, dos quais 2.293 eram portadores de câncer de cólon. A análise dos dados por técnicas de regressão logística, sob inclusão ou exclusão de complicações intra e pós-operatórias, identificou fatores independentes relacionados com o aparecimento de complicações, que poderiam servir como fatores preditivos de óbito pós-operatório. O primeiro fator importante foi a idade, seguido de um risco anestésico-cirúrgico ASA III ou superior, e da necessidade de intervenção em caráter de emergência. O modelo de uma regressão logística com sensibilidade e sensitividade de 91% permitiu traçar o perfil de pacientes com fatores de risco preditivos de óbito: embolismo pulmonar (risco relativo: 30,3); complicações cardíacas (risco relativo: 24,1); complicações renais (risco relativo 22,1).

Outro aspecto importante a ser analisado é o tipo de operação, em especial ao se considerar que as cirurgias de caráter oncológico nem sempre se restringem a uma simples ressecção segmentar do cólon, pois, em muitas ocasiões, há necessidade de cirurgias ampliadas, envolvendo a remoção em monobloco dos órgãos macroscopicamente comprometidos.

O estudo realizado por Staib *et al.* compreendendo 2.452 pacientes tratados em uma única instituição, demonstrou não existir diferença em relação ao índice de complicações operatórias, quando se comparam ressecções clássicas com ressecções ampliadas multiviscerais. As complicações ocorreram em 18% dos enfermos, independentemente da amplitude das ressecções. A radicalidade da cirurgia, mas não a localização do tumor, influenciou os resultados. A deiscência de anastomose foi observada em apenas 1% dos casos, independentemente da localização do tumor no cólon. Nesta série, a mortalidade registrada foi de 0,8%.

Se a infecção representa uma das mais frequentes complicações observadas nos idosos, principalmente nas cirurgias de emergência, em pacientes anemiados, e com alto risco anestésico, a deiscência da anastomose representa importante fator de risco.

Isbister procurou estudar a incidência de deiscência da anastomose em um grupo de pacientes operados por um mesmo cirurgião. A taxa de deiscência foi de 3,6% para 2.011 enfermos operados. Destes, 24,1% faleceram por complicações sépticas.

A análise dos dados mostra que aumento do índice de complicações em pacientes portadores de câncer colorretal submetidos à cirurgia está relacionado, dentre outras causas, às características clínicas do paciente e às enfermidades coexistentes e aos aspectos técnicos da operação.

INFLUÊNCIA DA FORMAÇÃO DO CIRURGIÃO NO RISCO DE COMPLICAÇÕES

Como parte das complicações pós-operatórias relaciona-se aos aspectos técnico-cirúrgicos, dentre os fatores de risco citados, o fator preditivo de complicação mais relevante advém do papel desempenhado pelo cirurgião. Diversos trabalhos demonstraram cabalmente a influência do cirurgião no prognóstico do paciente. Como o assunto é de extremo interesse, colocando o cirurgião como um fator de risco independente, outros autores procuraram discernir e individualizar os resultados, com estudos que consideraram o número de cirurgias por ano, a experiência adquirida por anos de treinamento e o grau de dedicação exclusiva à cirurgia colorretal.

Dorrance *et al.* procuraram avaliar se o grau de especialização do médico poderia influir na incidência de complicações ou no prognóstico do paciente. Foi observado que pacientes operados por cirurgiões gerais tiveram um risco 3,42 vezes maior de desenvolverem recidivas locais do que pacientes operados por um cirurgião especializado.

Harmon *et al.* analisaram a importância do número anual de cirurgias por cirurgião, em relação à incidência de complicações e ao prognóstico. De acordo com o número de cirurgias realizadas por ano, foram considerados os seguintes limites: volume cirúrgico baixo (até 5/ano), volume cirúrgico médio (6-10/ano) e volume cirúrgico alto (mais que 10/ano). Observou-se que quanto maior o número de cirurgias/ano por cirurgião, menores são os índices de mortalidade operatória e menor é o tempo de internação hospitalar, com consequente diminuição dos custos.

Prystowsky *et al.* avaliaram os resultados obtidos em 15.427 pacientes portadores de câncer de cólon, submetidos à ressecção segmentar com anastomose primária, no período de 1994 a 1997. Os pacientes foram operados por um grupo de 514 cirurgiões, divididos entre especialistas, residentes e de acordo com a experiência adquirida. A análise dos dados demonstrou que a especialização reduz as taxas de morbimortalidade, no entanto, a experiência acumulada as diminui ainda mais e os resultados são diretamente ligados ao treinamento do cirurgião.

Martling *et al.* analisaram o cirurgião como fator preditivo de complicações e do prognóstico, utilizando os dados do projeto de divulgação da técnica de excisão total do mesorreto, em Estocolmo entre 1994 e 1997. Todos os pacientes submetidos à ressecção anterior do reto entre 1995 e 1997 foram incluídos no estudo. Os cirurgiões foram divididos em dois grupos: cirurgiões com maior número de cirurgia por ano (mais de 12) e cirurgiões com menor número de cirurgia por ano (12 ou menos). Foram analisados os resultados quanto às taxas de mortalidade e recidiva local. A análise dos dados revelou que os pacientes operados por equipes cirúrgicas com maior volume de operações/ano e por cirurgiões que participaram do programa de treinamento sobre excisão total do mesorreto tiveram menores taxas de recidiva local e complicações.

Read *et al.* avaliaram o mesmo aspecto, desta vez comparando a especialização médica. Foram submetidos à análise estatística os dados obtidos com 384 pacientes portadores de câncer colorretal. Dentre estes, 251 foram operados por especialistas e 133 por cirurgiões gerais. Mais uma vez, os resultados demonstraram a relevância do fator cirurgião nas taxas de complicações operatórias e no prognóstico do paciente (Quadro 74-1-1).

Quadro 74-1-1. Análise de Sobrevida e Controle Local de Pacientes Operados de Câncer Colorretal

Sobrevida em 5 anos	Cirurgiões colorretais	Cirurgiões gerais	p*
Sobrevida atuarial	77%	68%	0,005
Controle local	93%	84%	

* Tarone-Ware.

Ko *et al.* analisaram 22.408 pacientes submetidos a ressecções por câncer de cólon. Foi realizada uma análise separatória de probabilidades para avaliar a importância relativa de variáveis preditivas. Foram consideradas mais de 30 diferentes variáveis independentes, incluindo fatores demográficos (idade, sexo, raça, etnia, situação socioeconômica), peso de enfermidades concomitantes (prevalência e severidade) e variáveis relacionadas com o hospital e o cirurgião (tamanho do hospital, localização do hospital, ensino hospitalar, número de cirurgia por hospital e por cirurgião). A média de idade observada foi de 70 anos, e 60% dos enfermos analisados apresentavam ao menos uma enfermidade concomitante. Sessenta e quatro por cento das cirurgias foram realizadas em caráter eletivo, 19% em caráter de urgência e 15% em caráter de emergência. Os fatores preditivos de óbito ($p < 0,05$) foram: idade, sexo, enfermidade concomitante, severidade da cirurgia (emergência e urgência) e número de cirurgias por ano (realizadas pela instituição e pelo cirurgião). Foi demonstrado que o cirurgião representa, de acordo com o número de cirurgias/ano e experiência, o único fator agudamente variável e suas qualificações devem ser consideradas fator preditivo do índice de morbimortalidade.

COMPLICAÇÕES NA ERA DA VIDEOLAPAROSCOPIA

A introdução da videolaparoscopia acentuou ainda mais a importância do cirurgião como fator preditivo das complicações nas ressecções colônicas por neoplasia.

Em um inquérito nacional realizado pela Sociedade Brasileira de Coloproctologia em 2001, foi observado que o índice de complicações intra e pós-operatórias ocorridas nas colectomias realizadas por videolaparoscopia não diferem das observadas nas colectomias realizadas por laparotomias. O dado importante, entretanto, é que quanto maior a experiência da equipe, menor o índice de complicações relatadas. Foram analisadas 1.843 colectomias laparoscópicas, sendo 734 por câncer, realizadas por 14 cirurgiões de diversas regiões do país. O índice de complicações intraoperatórias foi de 4% e o de pós-operatórias, de 20%.

FATORES PREDITIVOS DE COMPLICAÇÕES

A análise da literatura pertinente e o estudo retrospectivo de nossa experiência com ressecções intestinais no tratamento do câncer de cólon, excluídos os pacientes portadores de câncer de reto e os pacientes com anastomose colorretal realizada abaixo da reflexão peritoneal, abrangendo o período de 1962 a 2003, com um total de 849 pacientes, permitiu estabelecer a existência de fatores preditivos e relacioná-los com complicações específicas. Foram considerados fatores preditivos de complicações e óbitos: cirurgia de emergência (50% de mortalidade na vigência de perfuração tumoral) e a presença de comorbidades, com enfermidades concomitantes relacionadas com o aumento das taxas de complicações, sendo o diabetes um fator associado ao risco de infecção e a enfermidade coronariana um fator de risco para óbito nos primeiros 30 dias. Muito embora a deiscência tenha ocorrido apenas em 0,58% dos pacientes, com maior incidência na anastomose ileotransversa (80% das deiscências; 0,47% do total), não existem dados suficientes para inferir que a localização do tumor possa influenciar os índices de complicações intra e pós-operatórias.

Em resumo, a análise dos aspectos discutidos permite apontar os fatores preditivos de complicação relacionados com as intervenções cirúrgicas em pacientes portadores de câncer de cólon:

1. *Fatores preditivos das complicações de ordem inflamatória e infecciosa:* risco anestésico-cirúrgico ASA III, IV e V; transfusão de sangue armazenado por período superior a 21 dias; anemia com hematócrito inferior a 36 (pré ou pós-operatório); comorbidades; especialização do cirurgião.
2. *Fatores preditivos de mortalidade pós-operatória:* idade superior a 80 anos; cirurgia de emergência (em particular nos casos de perfuração); estádio avançado do câncer; deiscência da anastomose; risco anestésico-cirúrgico ASA III, IV e V; treinamento do cirurgião.
3. *Fatores preditivos de recidiva tumoral:* ligadura tardia do pedículo vascular; manipulação excessiva do tumor; cirurgia de emergência; experiência do cirurgião.

CIRURGIA LAPAROSCÓPICA EM CÂNCER COLORRETAL NO IDOSO

É rotineiro que o paciente idoso ou seus familiares questionem um tratamento cirúrgico, por considerá-lo excessivamente agressivo para sua idade.

Os cuidados alimentares e os exercícios físicos aliados aos avanços da medicina demonstram que pacientes sexagenários têm melhor sobrevida no tratamento do câncer de intestino do que pacientes da quarta década.

A disposição física e o grau de atividade exercido pelo idoso influenciam o prognóstico cirúrgico, diminuindo a gravidade de eventuais complicações; a inatividade e o sedentarismo propiciam o aparecimento de complicações pulmonares, cardiovasculares e renais.

Estudo retrospectivo realizado comparando os resultados obtidos a curto e a longo prazo em um grupo de pacientes acima dos 80 anos com outro abaixo dos 65 anos, concluíram ser a idade um fator de risco independente no período pós-operatório. A mortalidade pós-operatória foi de 16% no grupo acima de 85 anos contra 0,7% no outro grupo. Entretanto, ultrapassado este período os resultados em longo prazo são bons. A análise de regressão logística múltipla demonstrou que o estágio da enfermidade, a classificação ASA e a emergência representam cada um, um fator de riso independente na mortalidade pós-operatória. Concluem que a idade avançada não deve ser usada como critério para o tratamento cirúrgico do câncer colorretal.

Capra *et al.*, realizando estudo similar, para determinar os resultados do tratamento eletivo do câncer colorretal em pacientes acima dos 80 anos comprovam que os resultados obtidos a longo prazo são similares aos observados na população em geral. Entretanto, ressalvam que os pacientes idosos têm uma menor capacidade de reagir às complicações pós-operatórias e que se torna necessário uma acurada avaliação do idoso, principalmente, considerando-se o estágio da enfermidade e a qualidade e a expectação de vida

Nan *et al.* realizaram um estudo retrospectivo analisando os fatores prognósticos em 165 pacientes acima dos 70 anos, operados de câncer colorretal. A análise multivariável demonstrou que além da idade, outros fatores têm influência no prognóstico: grau de invasão linfática, cirurgia realizada, estágio T do tumor, grau de diferenciação celular e tipo histológico. A maioria dos pacientes idosos suporta tratamento quimioterápico e cirúrgico com boa qualidade de vida.

Takeuchi *et al.* procuraram avaliar os fatores de risco quanto à morbidade e a mortalidade em pacientes idosos. Dividiram os pacientes em dois grupos: grupo A pacientes entre 75 e 84 anos e grupo B pacientes acima dos 85 anos de idade. Os níveis de albumina sérica, pressão de oxigênio arterial e volume expiratório eram significativamente menores no grupo B. O índice de complicações pulmonares e de mortalidade foi significativamente maior no grupo de pacientes acima dos 85 anos. A sobrevida a longo prazo foi igual para os dois grupos. Concluem que mesmo os pacientes muito idosos, apesar dos riscos, não podem ser excluídos de um tratamento adequado do câncer colorretal.

Vironen *et al.* analisam dois grupos de pacientes, um acima dos 75 anos e outro abaixo dos 75 anos de idade, comparando morbidade e mortalidade, per e pós-operatória, e a sobrevida. A ressecção oncológica foi possível de ser realizada em 59 dos 95 pacientes acima dos 75 anos. O índice observado de complicações foi de 34% no grupo acima de 75 anos contra 27% no grupo mais jovem. A sobrevida crua foi significativamente menor no grupo de idosos (43% 65% – p = 0,01), porém com uma sobrevida de 5 anos em relação ao câncer quase similar (60% 70% – p = 0,6). Concluem que uma cirurgia oncológica pode ser realizada em pacientes idosos selecionados com similar indicação e resultados.

Temple *et al.* avaliaram os resultados obtidos em pacientes acima dos 65 anos e operados de câncer colorretal estágio IV. Utilizaram os dados fornecidos pelo ***Surveillance, Epidemiology, End Results-Medicare***. Foram analisados 9.011 pacientes sendo distribuídos em dois grupos: um grupo que foi submetido à cirurgia primária do câncer e outro não (cirurgia paliativa). Foi avaliada, também, a utilização de outras modalidades de tratamento tais como radioterapia, quimioterapia ou metastassectomia. A grande maioria dos pacientes foi submetida à cirurgia primária – 72% com uma mortalidade de 10% nos primeiros 30 dias. Destes pacientes, 47% foram submetidos à quimioterapia. Concluem que a ressecção paliativa deve ser reavaliada para os pacientes acima de 75 anos, face a eficácia do tratamento adjuvante.

Clark *et al.* avaliaram os programas de detecção precoce de câncer e a justificativa para uma idade limite do programa. A análise populacional revelou que o risco de desenvolver câncer é significativamente maior nos pacientes idosos, especialmente acima dos 80 anos, e que o índice de diagnóstico precoce é extremamente reduzido: apenas 4,6% dos idosos apresentavam tumores estágio A de Dukes. A cirurgia de emergência foi frequente: 30 por cento. As causas determinantes de mortalidade foram o estágio do tumor e o grau de comorbidade. O tratamento eletivo e o diagnóstico do tumor em fase precoce do estádio melhoram o prognóstico do idoso. A detecção precoce e o exame em pacientes pré-sintomáticos deve ser um procedimento racional.

Rabeneck *et al.* concluem que a idade é um fator independente de risco na mortalidade a curto e a longo prazos, especialmente em pacientes acima dos 65 anos.

Marusch *et al.* levam a termo um estudo tentando avaliar os riscos e benefícios da cirurgia para tratamento do câncer colorretal no idoso. Entre 19.080 pacientes individualizam 2.932 pacientes com idade superior a 80 anos. O índice de complicações gerais pós-operatórias foi significativamente mais elevado nos pacientes idosos: 22,3% para os pacientes abaixo de 80 anos contra 33,9% para os pacientes acima dos 80 anos. No entanto, o índice de complicações específicas foi idêntico. O índice geral de morbidade e mortalidade foi mais elevado no grupo etário acima dos 80 anos: morbidade de 43,5% no grupo octogenário contra 33,9% e mortalidade de 8% contra 2,6% no grupo mais jovem. O aumento do índice de morbimortalidade associado ao grupo etário acima dos 80 anos foi resultado da elevada percentagem de complicações pós-operatórias observadas, principalmente, as de origem cardiovascular e pulmonar. Concluem, que a idade não representa uma contraindicação para o tratamento cirúrgico, porém, que é importante a seleção adequada de paciente e tratamento.

Chiappa *et al.* estudaram os resultados comparativos entre dois grupos de pacientes, de acordo com a diferença entre acima e abaixo dos 70 anos de idade. Usando uma análise de regressão logística definem que os fatores de risco correlacionados com a morbimortalidade são o estágio do tumor e a radicalidade da cirurgia. Concluem que a cirurgia pode ser realizada com segurança nos pacientes idosos com uma incidência aceitável de morbimortalidade.

Sunouchi *et al.* procuraram estudar como as extensas ressecções intestinais poderiam afetar os pacientes idosos (acima dos 80 anos) medindo os níveis sanguíneos de interceucina-6. Estudaram 119 pacientes com câncer colorretal, dos quais 108 foram submetidos ao tratamento cirúrgico; destes, 72 pacientes foram considerados como pertencentes a um grupo de vida ativa e 36 a um grupo com vida sedentária. A mortalidade pós-operatória imediata (hospitalar) foi de 8,3% no grupo de desempenho ativo e de 38% no grupo considerado de desempenho sedentário (p = 0,007). Os níveis mais altos de interleucina-6 foram observados, exatamente, nos pacientes inativos, grupo de desempenho sedentário, e nos operados de urgência. Os pacientes submetidos a cirurgias eletivas e que apresentavam no pré-operatório um desempenho ativo foram os que demonstraram um alto grau de curabilidade e de menor índice de morbidade.

Heriot *et al.* realizaram um estudo retrospectivo com a intenção de determinar os fatores predicativos de mortalidade nos idosos. O estudo multicêntrico foi realizado através da coleta de dados da ACGBI (Association of Coloproctology of Great Britain and Ireland), da ACMBOS (Association of Coloproctology Malignant Bowel Obstruction Study) e da TWTA (*The Wales-Trent Audit*) em um total de 12.645 pacientes operados de câncer colorretal. Um modelo de regressão logística multivariável foi idealizado para adaptar a variabilidade dos resultados observados nas três séries analisadas. Um total de 2.533 pacientes foi considerado satisfatório para ser incluído no estudo. O índice de mortalidade nos primeiros 30 dias de pós-operatório foi de 15,6 por cento. O estudo analítico identificou os seguintes fatores de risco, independentes:

- Idade: fator significante acima dos 90 anos.
- Grau ASA (American Society of Anesthesiology): fator significante para os pacientes ASA III e IV.
- Cirurgia na emergência.
- Ressecção do tumor.
- Presença de doença metastática.

Le Neel *et al.* analisando retrospectivamente os resultados observados no tratamento cirúrgico do câncer colorretal em pacientes acima dos 75 anos concluíram que dois são os fatores de risco independentes: a cirurgia realizada na emergência e o grau de classificação ASA. Entretanto, não consideram a idade como um fator limitante do tratamento cirúrgico, salientando que a cirurgia com sentido curativo deve ser realizada sempre que possível.

Anderggen *et al.* analisando um grupo de pacientes acima dos 80 anos de idade, portadores de câncer colorretal, observaram que dois terços dos mesmos foram operados com sentido curativo e que apesar do alto índice de morbidade (46%) e de mortalidade (12,5%) pós-operatória, a sobrevida em 5 anos foi de 67%. Salientam que o tratamento oncológico deve ser realizado sempre que possível.

Bufalari *et al.* realizaram um estudo prospectivo comparativo entre pacientes abaixo e acima dos 65 anos, portadores de câncer colorretal, para analisar os resultados quanto à taxa de morbimortalidade e sobrevida a curto e a longo prazos. A incidência de morbidade pós-operatória foi similar para os dois grupos (30% e 29%); a taxa de mortalidade foi de 3,2% para o grupo abaixo dos 65 anos e de 9,6% para os acima, sem significância estatística. A curva de sobrevida geral mostrou um pior resultado para os pacientes acima dos 65 anos de idade (p = 0,003), com pior sobrevida específica do câncer (p = 0,02) e menor espaço livre da enfermidade (p = 0,03). A análise multivariável demonstrou os seguintes fatores de risco independentes: estágio do tumor, nível de CEA observado no pré-operatório, sexo masculino, localização do tumor (pior resultado no reto) e número de transfusões sanguíneas.

Esta série de trabalhos demonstra claramente que deve existir uma mudança quanto ao conceito de tratamento para os pacientes idosos portadores de câncer colorretal. Evidencia, também, que o conceito de idoso reflete a expectativa de vida diferente segundo os vários países do mundo.

Entretanto, todos os trabalhos anteriormente citados são direcionados exclusivamente ao conceito de tratamento baseado em ressecções convencionais, realizadas pelo método aberto.

O que se vê claramente, em todos os trabalhos, é que os resultados obtidos são diretamente proporcionais a um menor índice de complicações pós-operatórias. Representam fatores preditivos de risco:

- A idade avançada (acima dos 90 anos).
- O diagnóstico tardio do câncer.

- A classificação ASA.
- A vida sedentária.
- A coexistência de enfermidades.

Ora, se houvesse uma forma de tratar o câncer que originasse um menor número de complicações pós-operatórias ou que agredisse menos o sistema imunológico dos pacientes operados estes resultados poderiam ser melhorados.

Sob este ponto de vista é importante citar que inúmeros trabalhos realizados sobre o efeito da laparoscopia na imunidade do paciente operado por esta técnica revelam ser este método muito menos agressivo ao sistema imunológico do paciente.

A análise atual, realizada por trabalhos prospectivos e randomizados, tem demonstrado que é menor a incidência de complicações pós-operatórias no paciente operado por via laparoscópica.

Da mesma forma, demonstra-se que o período de internação e de restabelecimento funcional da atividade física é menor no paciente tratado pelo método laparoscópico.

Juntando-se todas estas premissas resta a demonstração de que a cirurgia laparoscópica possa ser empregada no paciente idoso e de qual seria seu benefício.

Vignali *et al.* procuraram definir os possíveis benefícios advindos do emprego da laparoscopia em pacientes octogenários submetidos a colectomia, analisando os resultados obtidos em um estudo prospectivo comparando pacientes operados por via convencional e laparoscópica. Foram analisados os seguintes parâmetros: o sexo, a idade o ano da cirurgia, o local do câncer, a comorbidade e o estado de independência na entrada e na saída do hospital. A média de idade foi de 82,3 anos no grupo laparoscópico e de 83,1 no grupo convencional; o índice de morbidade pós-operatória foi de 21,5% na cirurgia laparoscópica contra 31,1% na aberta (p = 0,30). A mortalidade total foi de 2,4% em ambos os grupos. A recuperação fisiológica e a internação hospitalar foram significativamente melhores na cirurgia laparoscópica (p = 0,01 e p = 0,001, respectivamente). Concluem que o emprego da cirurgia laparoscópica para tratamento do câncer colorretal é seguro e benéfico para os pacientes acima dos 80 anos.

Reissman *et al.* realizaram um estudo prospectivo comparando os resultados obtidos em pacientes acima dos 60 anos, operados de cirurgia colorretal laparoscópica, com os observados em cirurgias similares, porém, realizadas em pacientes mais jovens. Os parâmetros observados incluíram sexo, indicação para a cirurgia, procedimento realizado, índice de conversões e de complicações, período de restabelecimento funcional e de hospitalização e a comorbidade. Não foram observadas diferenças significativas entre os dois grupos relativamente à incidência de complicações, de conversões e ao período de restabelecimento funcional. O resultado permite considerar que a idade não deve ser uma contraindicação para a cirurgia colorretal laparoscópica.

Senagore *et al.* compararam os resultados a curto-prazo observados em pacientes submetidos a colectomias laparoscópicas e abertas, controlados com o programa CREAD (Controlled Rehabilitation With Early Ambulationand Diet).

Foram estudados quatro grupos de pacientes:

1. Grupo I constituído por pacientes acima dos 70 anos operados por laparoscopia.
2. Grupo II constituído por pacientes acima dos 70 anos operados por cirurgia aberta.
3. Grupo III constituído por pacientes abaixo dos 60 anos operados por laparoscopia.
4. Grupo IV constituído por pacientes abaixo dos 60 anos operados por cirurgia aberta.

Os parâmetros observados foram: idade, sexo, massa corporal, índices ASA e POSS (Physiologic and Operative Severity Escore for the Enumeration of Morbidity and Mortality), perda sanguínea, tempo de cirurgia, achados patológicos, tipo de ressecção realizada, morbimortalidade, período de internação e índice de readmissão imediata (primeiros 30 dias pós-cirurgia).

Os resultados comprovam que as ressecções colorretais realizadas por laparoscopia nos pacientes acima dos 70 anos e controlados pelo CREAD (Controlled Rehabilitation With Early Ambulation and Diet) constituem um procedimento seguro com redução da hospitalização e dos custos hospitalares com um índice menor de morbimortalidade.

Tuech *et al.* estudaram as complicações ou benefícios da colectomia laparoscópica para tratamento da "diverticulite" do sigmoide em paciente acima dos 75 anos. Entre janeiro de 1993 e dezembro de 1999, 85 pacientes foram operados, eletivamente, de "diverticulite" do sigmoide. Destes 85 pacientes, 22 eram acima de 75 anos (média de 77,2 anos). Os resultados obtidos com estes pacientes foram comparados com os observados nos demais (média de idade de 53,7 anos). Não houve diferenças entre os dois grupos no referente ao uso de analgesia pós-operatória e ao índice de complicações. O tempo cirúrgico e o período de hospitalização foram menores no grupo de pacientes mais jovens. Não se registrou mortalidade peroperatória. Os índices de conversão foram, respectivamente, de 9% e 6%, com p = 0,6. Os autores concluem que a laparoscopia laparoscópica pode ser utilizada com segurança para os pacientes idosos com poucas complicações, pouca dor, pequeno período de hospitalização e rápida recuperação fisiológica.

Stochi *et al.* procuraram determinar o índice de complicações e os benefícios resultantes da colectomia laparoscópica em relação à convencional, em pacientes acima dos 75 anos. Os pacientes foram selecionados de acordo com sexo, idade, ano da cirurgia, cirurgião responsável e procedimento realizado. Foram estudados o grau ASA de classificação, o índice de conversão, número de cirurgias abdominais prévias, resultado cirúrgico e a necessidade de auxílio na admissão e na alta (independência *vs.* casa com assistência *vs.* assistência de enfermagem). Os autores concluem que a cirurgia laparoscópica é segura e benéfica, incluindo a preservação da independência pós-operatória.

Feng *et al.* partindo da alta incidência de câncer colorretal em pacientes idosos e da influência da presença de comorbidades e da diminuição das reservas cardiorrespiratórias no aumento da morbimortalidade, procuraram avaliar, comparativamente, os resultados das cirurgias realizadas por laparoscopia com as realizadas por via aberta. Todos os pacientes foram avaliados de acordo com a classificação ASA, complicações relacionadas com cirurgia e recuperação pós-operatória.

As conclusões deste trabalho salientam as vantagens do método laparoscópico no tratamento do câncer colorretal:

1. O índice de morbidade geral no grupo laparoscópico foi significativamente menor (17,6% contra 37,3% na cirurgia aberta) com p = 0,013.
2. A perda sanguínea e o restabelecimento fisiológico (passagem de gases e introdução de dieta) foram significativamente menores no grupo submetido à cirurgia laparoscópica (90,7+/-49,9 *vs.* 150,3+/-108,7 mL, 2,4+/-1,2 *vs.* 3,5+/-2,9 d, 5+/-1,8 *vs.* 5,9+/-1,2 d, respectivamente, p < 0,05).

Terminam por concluir que a laparoscopia parece ser a escolha ideal para o tratamento cirúrgico do câncer colorretal nos idosos.

A análise da vasta literatura mundial a respeito da indicação do tratamento cirúrgico no paciente idoso e seus resultados, em geral no referente ao tratamento das enfermidades colorretais e em especial do câncer, permite estabelecer a existência de fatores preditivos de complicações:

1. A existência de estados comórbidos, em especial de enfermidades que diminuem a resistência imunológica do paciente (diabetes, afecções cardiorrespiratórias, transplantados).
2. O sedentarismo do idoso.
3. O grau ASA do paciente, principalmente graus IV e V.
4. O estado avançado do tumor.
5. O grau de experiência e de especialização do cirurgião, com influência direta na perda sanguínea e no resultado da cirurgia.

Por outro lado, os resultados obtidos com a cirurgia laparoscópica, reconhecidamente demonstrando melhores resultados quanto à volta precoce da atividade fisiológica, a diminuição da perda sanguínea, a facilidade na deambulação e na realimentação, culminando com melhores resultados quanto à imunidade celular, somam inúmeros pontos positivos quanto à indicação desta técnica para o paciente idoso.

Aliás, os vários trabalhos atualmente existentes bem demonstram que a indicação precisa do método laparoscópico pode beneficiar o paciente, não somente em sua recuperação, mas, também, em seus resultados.

Como em qualquer outra cirurgia, a seleção adequada do paciente, a instituição de uma nutrição própria e de um tratamento fisioterápico progressivo (seja pré ou pós-operatório), os cuidados anestésicos e a qualidade do time cirúrgico são condições indispensáveis para o melhor resultado.

BIBLIOGRAFIA

Andereggen E, Ris F, Gervaz P, Bucher P, Morel P. Outcome of surgery for rectal cancer in octogenarians. Swiss Med Wkly.2006;136(11-12):185-8.

Arach SW, Salomon MC, Williamson PR, Goldestein E: Laparoscopic assisted colectomy: Experience during the learning curve. Coloproctology. 1993;1:38-41.

Arenal JJ, Benito C, Concejo MP, Ortega E. Colorectal resection and primary anastomosis in patients aged 70 and older: prospective study. Eur J Surg. 1999;165:593-7.

Barbuscia M, Gorgone S, Rizzo AG, Punturieri L, Sano M, De Luca M, et al. Anastomotic dehiscence in colorectal surgery. G Chir. 2002;23:310-4.

Beart Junior RW. Laparoscopic Colectomy. Cap 11-7 In. Reis Neto JA. New Trends in Coloproctology, Ed. Revinter; 2000.

Bergasmachi, R. Surgical Aspects of uncomplicated disease of the sigmoid colon. In cap. 7 in Reis Neto, J A. New Trends in Coloproctology, Ed. Revinter; 2000. p. 283.

Bufalari A, Giustozzi G, Burattini MF, Servili S, Bussotti C, Lucaroni E, et al. Rectal cancer surgery in the elderly: a multivariate analysis of outcome risk factors. J Surg Oncol. 2006;93(3):173-80.

Campos FG. Complications and conversions in laparoscopic colorectal surgery: results of a multicenter Brazilian trial. SurgLaparoscEndoscPercutan Tech. 2003;13:173-9.

Capra F, Scintu F, Zorcolo L, Casula G. Surgical treatment for colorectal cancer in patients over 80 years. Short and long term results. Minerva Chir. 2003;58(4):515-22.

Carril CF, Aprilli F, Guimarães AS. Problemas nas anastomoses intestinais. Rev Col Bras Cir. 1976; 3:107-9.

Clark AJ, Stockton D, Elder A, Wilson RG, Dunlop MG. Assessment of outcomes after colorectal cancer resection in the elderly as a rationale for screening and early detection. Br J Surg. 2004;91(10):1345-51.

Dorrance HR, Docherty GM, O'Dwyer PJ. Effect of surgeon specialty interest on patient outcome after potentially curative colorectal cancer surgery. Dis Colon Rectum. 2000; 43:492-8.

Dunne JR, Malone D, Tracy JK, Gannon C, Napolitano LM. Perioperative anemia: an independent risk factor for infection, mortality, and resource utilization in surgery. J Surg Res. 2002;102:237-44.

Feng B, Zheng MH, Mao ZH, Li JW, Lu AG, Wang ML, et al. Clinical advantages of laparoscopic colorectal cancer surgery in the elderly. Aging Clin Exp Res. 2006;18(3):191-5.

Grundmann RT. Measures to prevent complications in colorectal surgery--what is evidence based? Zentralbl Chir. 2003;128:269-72.

Harmon JW, Tang DG, Gordon TA, Bowman HM, Choti MA, Kaufman HS, et al. Hospital volume can serve as a surrogate for surgeon volume for achieving excellent outcomes in colorectal resection. Ann Surg. 1999;230:404-11.

Isbister WH. Anastomotic leak in colorectal surgery: a single surgeon's experience. ANZ J Surg. 2001;71:516-20.

Jacobs M, Verdeja JC, Goldstein HS. Minimally invasive colon resection. Surg Laparosc Endosc. 1991;1(3):144.

Ko CY, Chang JT, Chaudhry S, Kominski G. Are high-volume surgeons and hospitals the most important predictors of in-hospital outcome for colon cancer resection? Surgery. 2002;132:268-73.

Konishi T, Watanabe T, Kishimoto J, Nagawa H. Risk factors for anastomotic leakage after surgery for colorectal cancer: results of prospective surveillance. J Am Coll Surg. 2006;439-44.

Lange A, RaKinic J, Cagir B, Tpham A, Fry R. Subespecialization in colon and rectal surgery improves survival in patients with colorectal cancer. Dis Colon Rectum. 2001;44:A5.

Larach SW. Laparoscopic Complications in Colorectal Surgery. Cap 11-5 In. Reis Neto JA. New Trends in Coloproctology; Ed. Revinter; 2000.

Law WL, Chu KW, Tung PH. Laparoscopic colorectal resection: a safe option for elderly patients. J Am Coll Surg. 2002;195(6):768-73.

Le Néel JC, Lasserre P, Letessier E, Jurczak F, Bernard P, Mauchien C, et al. Surgical treatment of colonic cancer after 75 years of age. Study of a series of 240 patients. Chirurgie. 1999;124(6):670-4.

Martling A, Cedermark B, Johansson H, Rutqvist LE, Holm T. The surgeon as a prognostic factor after the introduction of total mesorectal excision in the treatment of rectal cancer. Br J Surg.;89(8):1008-13, 2002.

Marusch F, Koch A, Schmidt U, Zippel R, Kuhn S, Simonis E, et al. Which factors are responsible for postoperative mortality in colorectal cancer patients? Zentralbl Chir. 2002;127:614-21.

Marusch F, Koch A, Schmidt U, Steinert R. The impact of the risk factor "age" on the early postoperative results of surgery for colorectal carcinoma and its significance for perioperative management. World J Surg. 2005;29(8):1013-21.

Mynster T, Nielsen HJ. The impact of storage time of transfused blood on postoperative infectious complications in rectal cancer surgery. Danish RANX05 Colorectal Cancer Study Group. Scand J Gastroenterol. 2000;35:212-7.

Whelan RL. Immunologic Ramifications of Open & Closed Surgical Methods. 4th International Rectal Cancer Consensus Conference, Lankenau Hospital, Pennsilvania, USA; 2006.

Patel NA, Bergamaschi R. Laparoscopic Surgery: Beyond mere feasibility. Surgical Clinics of North América, Ed. Elsevier Saunders; vol 85, n. 1, 2005.

Quilici FA, Reis Neto JA, Cordeiro F, Reis Jr JA. Cirurgias de preservaçãoesfincteriana por videolaparoscopia. En: Ramos JR, Regadas FSP, Souza JS. Cirurgia colorretal por víavideolaparoscópica; Ed. Revinter; 1997.

Quilici FA, Reis Neto JA, Cordeiro F, Reis Junior JA. Cirurgia ColorretalVideolaparoscópica. Cap 22 In. Castro LP, Savassi-Rocha PR, Lacerda Filho A, Conceição SA. Tópicos em Gastroenterologia. Avanços em Coloproctologia; Ed. Medsi; 2001.

Read TE, Myerson RJ, Fleshman JW, Fry RD, Birnbaum EH, Walz BJ, et al. Surgeon specialty is associated with outcome in rectal cancer treatment. Dis Colon Rectum;45;904-14, 2002.

Reis Neto JA. Anastomose intestinal (cólica) em plano único seromuscularextramucosa com justaposição das bordas, com pontos separados. Rev Col Bras Cir. 1976;3:100-3.

Reis Neto JA. Sutura Mecânica em Cirurgia Digestiva. Rev Goiana Méd. 1992; 38:15-18.

Reis Neto JA. Cuidados com próteses, suturas e anastomoses mecânicas. In: Jorge Filho, I. Cirurgia Geral: pré e pós-operatório, Ed. Atheneu; 1995. p. 88-94.

Reis Neto JA. New Trends in Coloproctology. Ed. Revinter; 2000.

Reis Neto JA. Papel da Videolaparoscopia na Cirurgia Colorretal. BolInf CBC; ano XXXII: num.esp.19-23, 2001.

Reis Neto JA, Cordeiro F, Quilici FA, Reis Jr JA. Cirurgia Colorretal por videolaparoscopia versus cirurgia convencional. In: Ramos JR, Regadas FSP, Souza JS. Cirurgi Colorretal por Videoaparoscopia; Ed. Revinter; 1997.

Reis Neto JA, Quilici FA. Suturas mecânicas em cirurgia videolaparoscópicacolorretal. In: Margarido NF, Saad JR R, Cecconello I, Martins JL, Paula RA, Soares LA. Vídeo-Cirurgia. São Paulo: Robe; 1994. p. 393-411.

Reis Neto JA, Quilici FA, Cordeiro F, Reis Jr JA, Kagohara O, Simões JN. Laparoscopic Total MesorectumExcision. J Soc Laparoendoscopic Surg. 2002;vol 6(2): 163-168.

Santos JC Jr, Batista J, Sirimarco MT, Guimarães AS, Levy CE. Prospective randomized trial of mechanical bowel preparation in patients undergoing elective colorectal surgery. Br J Surg. 1994;81:1673-6.

Santos Jr JCM. Avaliação da incidência de infecção e de deiscência de anastomose nas operações eletivas do intestino grosso em grupos de pacientes com ou sem o preparo mecânico intestinal pré-operatório. São Paulo; Tese (Doutorado) -Departamento de Cirurgia, Ortopedia e Traumatologia da Faculdade de Medicina de Ribeirão Preto da Universidade de São Paulo; 1994.

Schaeff S, Paolucci V, Thomopoulos J. Port site recurrences after laparoscopic surgery. A review. Dig Surg. 1998;15(2):124-34.

Schwandner O, Schiedeck TH, Bruch HP. Advanced age--indication or contraindication for laparoscopic colorectal surgery? Dis Colon Rectum. 1999;42(3):356-62.

Sunouchi K, Namiki K, Mori M, Shimizu T, Tadokoro M. How should patients 80 years of age or older with colorectal carcinoma be treated? Long-term and short-term outcome and postoperative cytokine levels. Dis Colon Rectum. 2000;43(2):233-41.

Takeuchi K, Tsuzuki Y, Ando T, Sekihara M, Hara T, Kori T, et al. Should patients over 85 years old be operated on for colorectal cancer? J Clin Gatroenterol. 2004;38(5):408-13.

Tuech JJ, Pessaux P, Regenet N, Rouge C, Hennekinne S, Bergamaschi R, et al. Laparoscopic colectomy for sigmoid diverticulitis: a prospective study in the elderly. Hepatogastroenterology. 2001;48(40):1045-7.

Vasilev K, Ivanov P, Gurbev G. Laparoscopic versus conventional colorectal surgery--a comparative trial. Acta ChirIugosl. 2002;49:77-8.

Vignali A, Di Palo S, Tamburini A, Radaelli G, Orsenigo E, Staudacher C. Laparoscopic vs. open colectomies in octogenarians: a case-matched control study. Dis Colon Rectum. 2005;20(06):900-5.

Whelan RL. VEGF and Surgery. The Problem and one possible solution. 4thInternationalRectalCancer Consensus Conference; Lankenau Hospital, Pennsilvania, USA; 2006.

Whelan RL. Immunologic Ramifications of Open & Closed Surgical Methods. 4thInternational Rectal Cancer Consensus Conference;Lankenau Hospital, Pennsilvania, USA; 2006.

Whelan RL, Franklin M, Holubar SD, Donahue J, Fowler R, Munger C, et al. Postoperative cell mediated immune response is better preserved after laparoscopic vs open colorectal resection in humans. Surg Endosc. 2003;17(6):972-8. Epub 19.

Wu FP, Sietses C, von Blomberg BM, van Leeuwen PA, Meijer S, Cuesta MA. Systemic and peritoneal inflammatory response after laparoscopic or conventional colon resection in cancer patients: a prospective, randomized trial. Dis Colon Rectum. 2003;46:147-55.

SEÇÃO 74-2

ANASTOMOSE INTRA E EXTRACORPÓREA

Carlos Augusto Rodrigues Veo ■ Luis Gustavo Capochin Romagnolo
Marcos Vinicius Araújo Denadai

Este é um item deste capítulo muito interessante pois com o desenvolvimento da cirurgia minimamente invasiva e o aprimoramento técnico dos cirurgiões, ampliaram-se as possibilidades de anastomoses, ou seja, a somente extracorpórea acaba dividindo o espaço com a intracorpórea (Figs. 74-2-1 a 74-2-4).

A anastomose intracorpórea é citada como um grande apelo pela diminuição das taxas de hérnia incisional, mas pode apresentar mais benefícios, nos pacientes obesos ou naqueles com mesocólon curto em que a tentativa de uma exteriorização para a realização de uma anastomose poderia ser difícil. Associado a outros possíveis benefícios como a boa visualização da anastomose, assim como evitar possíveis anastomoses torcidas. Quando se comparou extracorpórea com intracorpórea em referência ao mesocólon curto, ele foi favorável a intracorporea.[1] Entretanto, em todos os outros aspectos, tempo de internação hospitalar, infecção de sítio cirúrgico de extração do espécimen foi semelhante.[2-4]

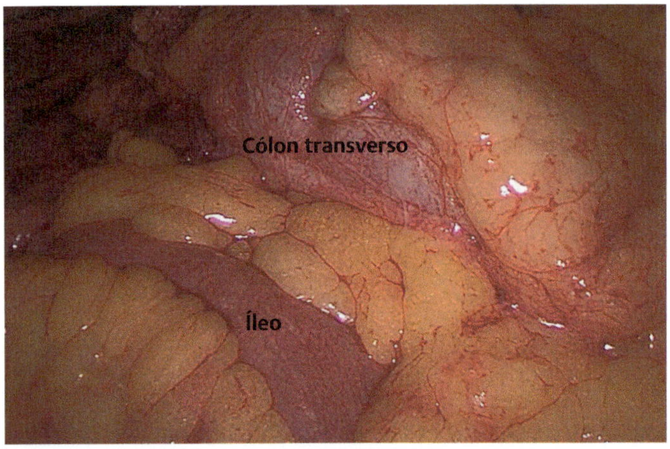

Fig. 74-2-1. Posicionamento das alças intestinais.

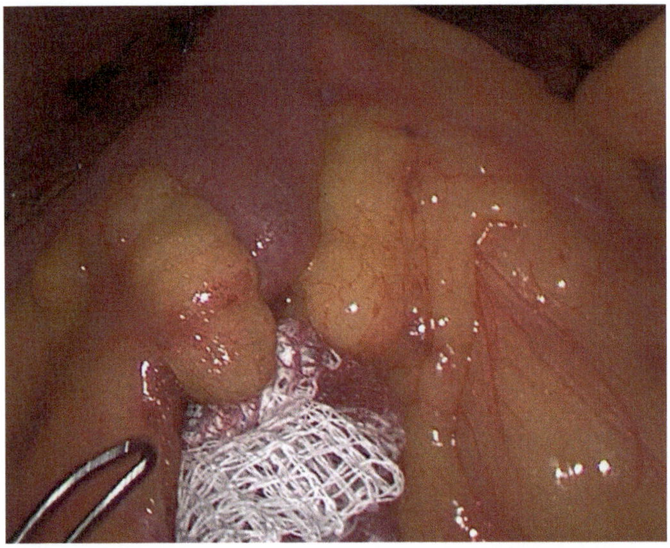

Fig. 74-2-2. Colocação da gaze para limpeza após abertura de alças.

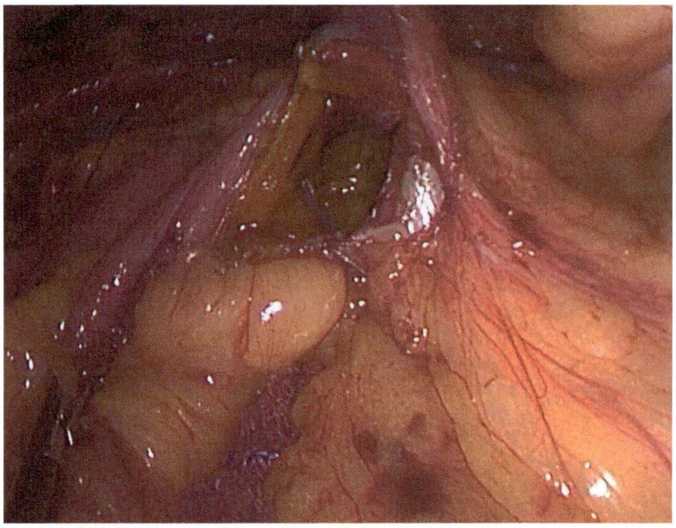

Fig. 74-2-3. Abertura após anastomose.

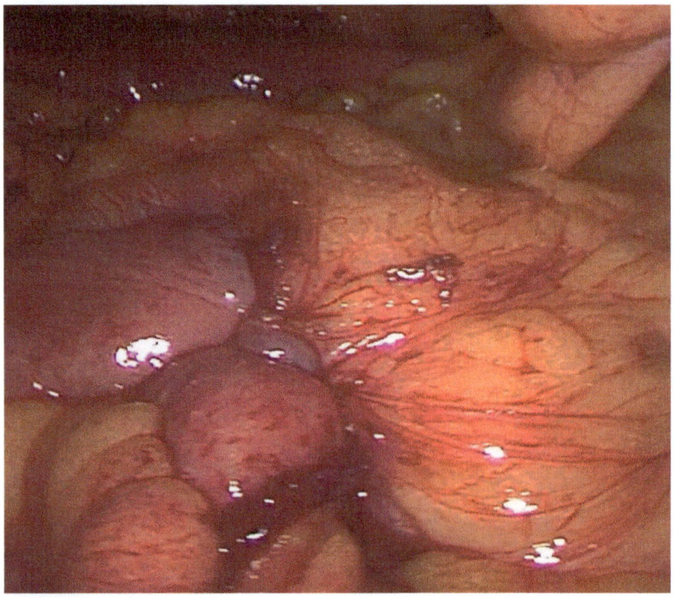

Fig. 74-2-4. Aspecto final da anastomose.

Atualmente no nosso serviço optamos pela anastomose intracorpórea, pois acreditamos na menor manipulação das alças e uma melhor visualização da anastomose. Para adentrarmos um pouco mais na técnica, utilizamos a anastomose isoperistáltica com grampeamento de 60 mm para a anastomose e sutura em dois planos com fio absorvível farpado.

Algumas dicas importantes seriam sobre o trocater de 12 mm para o grampeador, colocamos em flanco esquerdo, assim a anastomose fica em linha reta com o dispositivo e dessa forma não apresenta dificuldade de encaixe.

Outra orientação seria naqueles pacientes com aderências em ileoterminal, em que se deve realizar a lise dessas aderências para que não ocorra uma anastomose tensa, o que poderia causar problemas de deiscência de linha de sutura.

Falando um pouco a respeito da América Latina, ainda temos o problema do custo de grampeadores e de fios, que pode inviabilizar a utilização da anastomose intracorpórea no sistema público. Entretanto, a anastomose extracorpórea ainda é uma boa opção para os pacientes, mas vale ressaltar que em pacientes obesos podem apresentar, além do mesocólon curto, grande espessura de subcutâneo. Com isso o cirurgião vai enfrentar o desafio de retirar todo o espécimen dissecado para fora da cavidade e isso pode acarretar em tração deste meso, assim como ocorrer uma torção da anastomose.

Outro problema da anastomose extracorpórea seria a extração do espécimen por incisão transumbulical que já é sabido o aumento do índice de hérnia incisional.[5,6]

REFERÊNCIAS BIBLIOGRÁFICAS

1. Lendzion RJ, Gilmore AJ. Laparoscopic right hemicolectomy with intracorporeal anastomosis and natural orifice surgery extraction/minimal extraction site surgery in the obese. ANZ J Surg. 2021. 91(6):1180–1184.
2. Bollo J et al (2020) Randomized clinical trial of intracorporeal versus extracorporeal anastomosis in laparoscopic right colectomy (IEA trial). Br J Surg 107(4):364–372
3. Allaix ME, Degiuli M, Bonino MA, Arezzo A, Mistrangelo M, Passera R, et al (2019) Intracorporeal or extracorporeal ileocolic anastomosis after laparoscopic right colectomy: a double-blinded randomized controlled trial. Ann Surg 270(5):762–767
4. Ferrer-Marquez M, Rubio-Gil F, Torres-Fernández R, Moya-Forcén P, Belda-Lozano R, Arroyo-Sebastián A, et al (2021) Intracorporeal versus extracorporeal anastomosis in patients undergoing laparoscopic right hemicolectomy: a multicenter randomized clinical trial (The IVEA-study). Surg Laparosc Endosc Percutan Tech 31(4):408–413)
5. Al Dhaheri M, Ibrahim M, Al-Yahri O, Amer I, Khawar M, Al-Naimi N, et al. Choice of specimen's extraction site affects wound morbidity in laparoscopic colorectal cancer surgery. Langenbecks Arch Surg. 2022;407(8):3561-3565.
6. Lee L, Abou-Khalil M, Liberman S, Boutros M, Fried GM, Feldman LS. Incidence of incisional hernia in the specimen extraction site for laparoscopic colorectal surgery: systematic review and meta-analysis. Surg Endosc. 2017;31(12):5083-5093.

ASPECTOS TÉCNICOS DA RETOSSIGMOIDECTOMIA VIDEOLAPAROSCÓPICA

CAPÍTULO 75

Miguel Ângelo Pedroso ▪ Renato Arioni Luppinacci ▪ Mauro de Souza Leite Pinho

O conteúdo deste capítulo (págs. 1571 a 1578), encontra-se disponível on-line.

Para acessá-lo, aponte a câmera do seu smartphone ou tablet para a imagem acima.

CAPÍTULO 76

AMPUTAÇÃO ABDOMINOPERINEAL DO RETO (AAPR)

SEÇÃO 76-1

AMPUTAÇÃO ABDOMINOPERINEAL DO RETO

Armando Geraldo Franchini Melani ▪ Carlos Augusto Rodrigues Veo
Marcos Vinícius Araújo Denadai

INTRODUÇÃO

O tratamento do câncer de reto sofreu diversas modificações nos últimos anos,[1] porém a amputação abdominoperineal de reto descrita por Miles no início do século passado continua a ser uma importante alternativa no tratamento desta doença assim como no tratamento do câncer de canal anal persistente ao tratamento multimodal.[2,3] O acesso laparoscópico para a amputação do reto foi uma das primeiras técnicas cirúrgicas a serem realizadas em nosso meio, uma vez que a dissecção abdominal se faz preferencialmente em tecido normal.[4,5] Neste capítulo vamos apenas abordar a questão técnica do acesso laparoscópico na amputação do reto com o desfecho convencional – colostomia abdominal. Considerações a respeito das indicações e outros desfechos possíveis, já foram abordados em capítulos específicos deste tratado.

PASSOS TÉCNICOS

Anestesia

Geral combinada ou não com bloqueio.

Preferencialmente sequência de intubação rápida para evitar o acúmulo de ar insuflado no estomago que poderia passar para o intestino delgado causando distensão das alças e a limitação do campo operatório. Caso isto ocorra a passagem de sonda naso ou orogástrica não esvazia o ar acumulado no intestino delgado.[6]

Posição do Paciente

Decúbito dorsal horizontal com os membros inferiores abduzidos, colocados em perneiras – preferencialmente pneumáticas – o que permite a movimentação no intraoperatório, membro superior direito ao longo do tronco, membro superior esquerdo completamente abduzido ou ao longo do corpo.

O membro inferior direito deve estar ligeiramente fletido no nível da coxa, devido aos instrumentais utilizados no portal da fossa ilíaca direita.

O paciente deve estar fixo à mesa por meio de ombreiras, fixação dos membros inferiores com proteção para evitar compressão e estiramento de troncos nervosos. Deve-se ter um especial cuidado com o posicionamento das mãos que deverão estar fixadas à região lateral da coxa do paciente. Quando disponível, podem-se utilizar massageadores pneumáticos para a prevenção de trombose venosa profunda. A sondagem vesical deve ser sempre realizada.

Após antissepsia e colocação de campos, realizamos a fixação do material a ser utilizado no procedimento (cabos de luz, câmeras, borrachas para aspirador, instilador de soro fisiológico e insuflador de dióxido de carbono, cabos de eletrocautério e bisturis).

Confecção do Pneumoperitônio

Realiza-se incisão de 1,5 cm supraumbilical compreendendo a epiderme e a derme, disseca-se o tecido areolar subcutâneo até a aponeurose. Pinçamento da aponeurose bilateralmente com tração anterior em forma de tenda. Introdução da agulha para confecção do pneumoperitônio, realizando antes teste com administração de soro fisiológico e aspiração da cavidade abdominal para certificar-se da localização correta da agulha.

Iniciação do pneumoperitônio com insuflação de dióxido de carbono gradualmente com velocidade de 2 litros por minuto até a pressão máxima de trabalho de 12-13 milímetros de mercúrio. Em pacientes com a presença de incisão prévia supraumbilical ou transumbilical utilizamos a técnica aberta com a realização de sutura em bolsa e introdução do trocarte sob visão direta.[7]

Posicionamento dos Portais

Introdução do primeiro portal de 10 mL, no local da punção prévia por agulha (P1).

Segundo portal de trabalho de 10 mL de diâmetro localizado em um ponto formado pelo cruzamento de duas linhas imaginárias que representam a borda lateral do músculo retoabdominal e um local 2 cm superior à crista ilíaca anterossuperior direita (P2).

Introdução dos portais de trabalho de 5 mL nos flancos direito (P3) e esquerdo, no exato ponto previamente demarcado pela estomaterapeuta para a colostomia abdominal definitiva (P4).

Fixação dos trocartes nos locais descritos anteriormente.

Reposicionamento da mesa cirúrgica com Trendelenburg de aproximadamente 40 graus e lateralização à direita com inclinação de 30 graus.

Dissecção Abdominal

Identificação intracavitária das estruturas anatômicas de referência para a realização do procedimento (artéria aorta, artérias ilíacas, sigmoide, veia mesentérica inferior e duodeno), após o posicionamento do intestino delgado.

Pinçamento do mesentério do sigmoide medialmente realizando tração de posterior para anterior e cranial para caudal pela pinça auxiliar (P4). Observa-se a formação de uma tenda do mesentério, com o estiramento da artéria mesentérica inferior. A mesma inicia-se cranialmente distante aproximadamente a 4 cm bifurcação da aorta. O assoalho desta tenda trata-se da proeminência do promontório.[8]

Tração do peritônio (P3) e abertura do mesmo com instrumento de corte (P2) no mesentério, na face medial, pouco acima e paralelamente à artéria ilíaca comum direita evidenciando um tecido areolar frouxo no nível do promontório. Prossegue realizando a dissecação do espaço posterior ao mesentério em direção a parede lateral da pelve à esquerda com a identificação dos nervos hipogástrios, ureter e gonadais. Uma vez liberado este espaço, a pinça auxiliar (P4) realiza a apreensão da borda da tenda anteriormente criada, mantendo o mesmo sentido de tração descrito anteriormente, expondo a silhueta da artéria mesentérica inferior. O cirurgião realiza a secção do peritônio parietal cranialmente paralelo às artérias ilíaca direita e aorta.[8]

Deste modo identifica-se da emergência da artéria mesentérica inferior. A mesma é isolada e ligada inferiormente com três "clipes" e superiormente com dois "clipes" sendo então seccionada entre os "clipes".

Obtém-se após a secção da artéria mesentérica inferior uma abertura ampla da região posterior ao mesentério do cólon descendente e sigmoide, visualizando-se o retroperitônio e a fáscia renal anterior. A pinça auxiliar (P4) é deslocada para o pinçamento do mesentério acima da ligadura da artéria e o cirurgião posiciona a pinça de trabalho (P3) por debaixo do mesocólon, expondo o plano retroperitoneal onde prossegue-se dissecando de medial para lateral até a goteira parietocólica, obtendo-se a identificação do ureter, em seu terço proximal, e dos vasos gonadais.

Uma vez dissecado o espaço correspondente ao mesocólon do descendente e sigmoide, nos dirigimos cranialmente em direção ao ângulo de Treitz e à borda inferior do pâncreas. Identificamos a veia mesentérica inferior que é então dissecada e ligada com dois clipes inferiores e dois clipes superiores sendo posteriormente seccionada entre estes.[8]

No procedimento de amputação do reto não há a necessidade de mobilizarmos a flexura esplênica.

Após a ligadura da veia mesentérica inferior, o descolamento da goteira parietocólica é iniciado no nível dos vasos ilíacos à esquerda em direção cranial até o ângulo esplênico. Após estas manobras, o cólon descendente e o sigmoide encontram-se livres.

Dissecção Pélvica

Voltando a visualizar a pelve, prosseguimos a dissecação no nível do promontório, onde iniciamos o procedimento cirúrgico em direção caudal.[9,10] Assim podemos imediatamente visualizar a bifurcação dos nervos hipogástrios junto ao promontório e à pelve. Dissecamos o espaço pélvico retrorretal em direção à musculatura dos elevadores. Tracionamos o reto anterior e lateralmente evidenciando o plano areolar da gordura perirretal (Fig. 76-1-1).[9,11,12]

Realizamos a dissecação das asas laterais do reto à direita (Fig. 76-1-2) e à esquerda, consecutivamente, e prosseguimos também com a liberação do peritônio na parede anterior do reto (Fig. 76-1-3). O ponto-chave para manter-se no plano do mesorreto no decorrer da liberação das asas laterais consiste na visualização dos nervos hipogástricos que constituem o limite lateral desta dissecção.

Nos pacientes do gênero masculino esse plano de dissecação situa-se acima da fáscia de *Denonvellier*, onde ao se prosseguir em direção ao períneo observa-se, anteriormente, as vesículas seminais e a próstata.[9,10] Em pacientes do gênero feminino, o plano de dissecação situa-se na parede anterior entre o reto e a vagina. Para facilitar esta exposição realiza-se a fixação externa do corpo uterino com um ponto transfixante no mesmo.

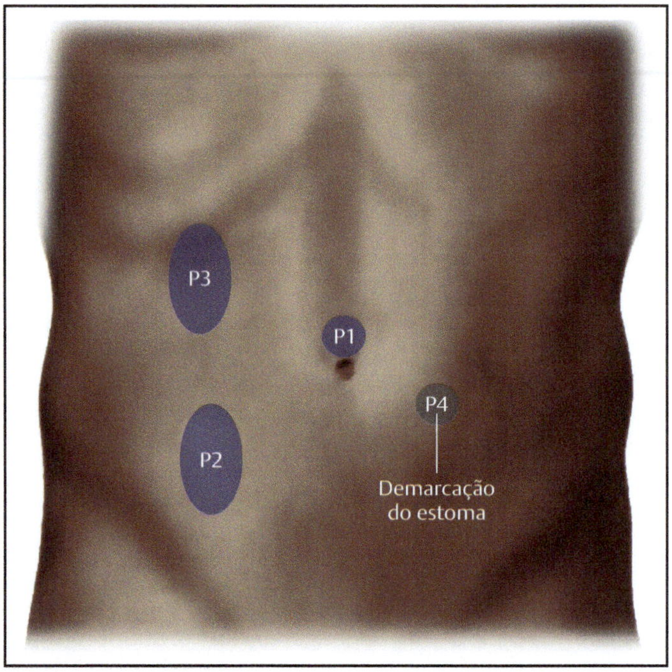

Fig. 76-1-1. Distribuição do posicionamento dos portais na amputação de reto.

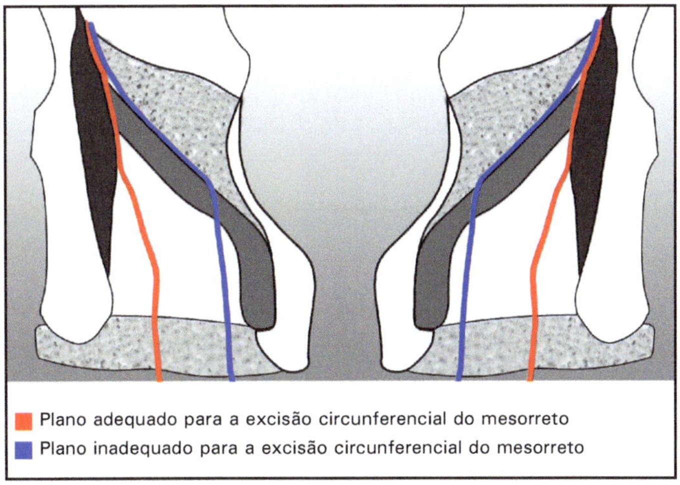

Fig. 76-1-2. Planos adequado (vermelho) e inadequado (azul) para excisão circunferencial do reto.

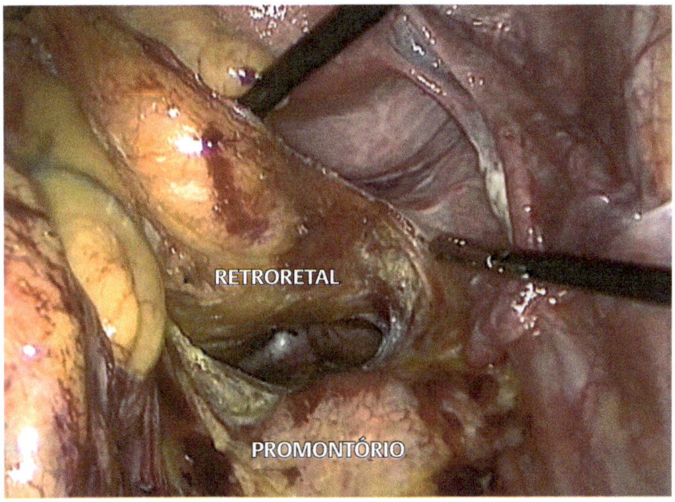

Fig. 76-1-3. Aspecto operatório demonstrando a dissecação da asa lateral do reto à direita e à esquerda, consecutivamente, e liberação do peritônio na parede anterior do reto.

Continua-se a dissecar a gordura perirretal circunferencialmente em direção aos músculos elevadores.[9,11,12] No momento do encontro das bordas externas da musculatura elevadora interrompemos a dissecção que deverá ser realizada pela equipe perineal.[13]

Dissecção Perineal

A dissecção perineal deve seguir os preceitos clássicos já previamente descritos.[13]

Após completada a dissecção perineal, a extração do espécime pode ser realizada pelo períneo. Faz-se a secção do mesentério e a ligadura dos vasos da arcada marginal, com o cuidado de incluir na peça cirúrgica as ligaduras da veia e da artéria mesentéricas inferiores e subsequentemente a secção do espécime cirúrgico. Em algumas oportunidades o preparo deste mesentério pode ser realizado logo após a dissecção da goteira parietocólica esquerda e eventualmente também pode ser realizada a secção do cólon descendente-sigmoide com um grampeador linear cortante laparoscópico. Uma vez extraída a peça cirúrgica pelo períneo, realizamos uma incisão ao redor do portal no flanco esquerdo (P4), em local previamente demarcado pela estomaterapeuta, insuflamos novamente a cavidade (colocamos uma compressa no períneo) e após a apreensão com um instrumental com cremalheira extraímos o cólon. A confecção da colostomia terminal é realizada após o fechamento primário de todas as feridas.

Sempre realizamos a drenagem da cavidade através do orifício do trocarte de 10 mm (P2) em fossa ilíaca direita.

COMENTÁRIOS

Para a realização deste procedimento devem-se ter materiais mínimos. Em primeiro lugar a mesa cirúrgica, que se porta como um auxiliar importantíssimo no procedimento. Ela deve ser capaz de oferecer posicionamento com Trendelenburg forçado de até 40° e lateral de até 25°. Sem este posicionamento, em muitas ocasiões se pode ter grande dificuldade na exposição do campo a ser dissecado. As perneiras pneumáticas permitem a mobilização dos membros inferiores no transcorrer do procedimento de acordo com a necessidade da equipe cirúrgica e com um risco pequeno de contaminação do campo operatório. Após o posicionamento da mesa cirúrgica, com o auxílio de duas pinças de apreensão realizamos o posicionamento do intestino delgado nos quadrantes superior e inferior direito do abdômen. Outra questão importante refere-se ao equipamento de videocirurgia, que deve ser suficiente e ter iluminação adequada, pois trabalhamos em mais de dois quadrantes na cavidade abdominal. Em geral os novos equipamentos com câmeras de alta resolução e fontes geradoras de iluminação de xenon são bem adequados. O insuflador com potência acima de 20 litros por minuto é capaz de manter o pneumoperitôneo durante o procedimento, mesmo com escape excessivo do gás. Quando possível, o aquecimento de gás promove um conforto maior durante o procedimento, pois evita as inúmeras retiradas de ótica para a limpeza da mesma. A ótica utilizada por nós é sempre de 30 graus.

O posicionamento dos portais pode variar de acordo com o biotipo do paciente. Eles podem ser deslocados em conjunto superior ou inferiormente. Em algumas oportunidades utilizamos portais adicionais para facilitar o procedimento. Estes portais podem ser supra ou infraumbilicais e eventualmente suprapúbicos.

Cuidados devem ser tomados para diminuir os riscos de implantes nos portais e na ferida operatória. Rotineiramente, fixamos todos os trocartes, mas principalmente deve-se ter cuidado com o de 10 mm localizado na fossa ilíaca da direita (P2), pois este é o local onde se realiza com maior frequência a troca de instrumentais de diferentes calibres. Durante o procedimento, a manipulação das pinças de apreensão deve ser muito delicada. Evita-se a apreensão direta do cólon, preferencialmente realizamos a apreensão do mesentério ou dos apêndices epiploicos. A apreensão direta do mesentério na região da flexura esplênica não deve ser realizada para evitar a lesão inadvertida da arcada marginal. No momento em que trabalhamos por debaixo do mesocólon as pinças devem atuar como apoio das estruturas evitando-se a apreensão das mesmas.

A dissecção perineal tem sido ensinada em posição de Lloyd-Davies favorecendo a utilização de duas equipes durante o transoperatório.[13,14] Estudos mais recentes demonstraram um aumento do comprometimento da margem radial em pacientes submetidos à amputação do reto quando comparados com os espécimes de ressecção anterior seguindo-se a padronização da excisão total do mesorreto.[15,16]

Alguns autores têm sugerido que a dissecção perineal com o paciente em posição ventral facilitaria a remoção do espécime de forma cilíndrica e não em ampulheta, evitando assim o comprometimento da margem radial.[17-20]

Ultimamente temos adotado a posição prona para o início do procedimento. Realizamos a dissecção perineal até a secção completa da musculatura elevadora, colocamos uma compressa no períneo, que é parcialmente fechado para a confecção do pneumoperitônio. O paciente é reposicionado na mesa cirúrgica em posição de Lloyd-Davies com as perneiras pneumáticas. Realizamos a troca dos campos cirúrgicos e reiniciamos o procedimento por via laparoscópica. A desvantagem desta abordagem está na perda do tempo ocasionada pela mudança de posicionamento. Em nossa experiência, uma equipe treinada leva em média 20 minutos para realizá-la. O conforto, a visualização decorrente do amplo campo operatório e o eficaz controle hemostático oferecido para a realização da dissecção perineal, em posição prona, justificam esta perda de tempo.

Alem disso houve uma menor taxa de peças inadequadamente extirpadas, ou seja, a integridade do mesorreto foi mais frequentemente observada.

Vários benefícios foram atribuídos ao acesso videolaparoscópico nos pacientes submetidos à amputação do reto, apesar do tempo cirúrgico mais prolongado, estudos demonstram uma menor perda sanguínea intraoperatória, a necessidade de analgésicos pós-operatórios, a reintrodução precoce da dieta e uma menor estadia hospitalar.[21] Os resultados relacionados com as taxas de complicações, radicalidade oncológica, sobrevida livre de doença e sobrevida em 5 anos demonstraram ser equivalentes.[21,22]

Independente do método e da posição do paciente durante o intraoperatório, as complicações mais comuns desta cirurgia, estão relacionadas com a cicatrização das feridas perineais. Os fatores de risco que favorecem esta complicação que acomete até 26% dos pacientes são: obesidade, tabagismo, diabetes melito, radioterapia prévia, estágio do tumor e fechamento retardado do períneo.[23,24] Com o advento da abordagem laparoscópica, as hérnias perineais nas amputações de reto tornaram-se mais frequentes com taxas de até 3,5%. Algumas medidas tais como fechamento peritoneal, retalhos de epíplon e reposicionamento uterino, quando factíveis, podem ser realizadas para tentar minimizar esta complicação que por vezes necessita reintervenção cirúrgica.[25]

REFERÊNCIAS BIBLIOGRÁFICAS

1. Rosenthal SA, Trock BJ, Coia LR. Randomized trials of adjuvant radiation therapy for rectal carcinoma: a review. Dis Colon Rectum. 1990;33:335-43.
2. Miles WE. A method of performing abdomino-perineal excision for carcinoma of the rectum and of the terminal portion of the pelvic colon (1908) CA Cancer J Clin. 1971;21:4.
3. Garrett K, Kalady MF. Anal neoplasms. Surg Clin North Am;90:147-61, Table of Contents; 2010.
4. Sousa Jr AHS, Habr-Gama A, Campos FG, Araújo SEA. Amputacao abdominoperineal do reto por acesso videolaparoscopico: analise de 18 casos / Laparoscopic abdomino perineal resection: results. Rev Hosp Clin Fac Med Univ São Paulo. 1998;53:242-8.
5. Mehigan BJ, Monson JR. Laparoscopic rectal-abdominoperineal resection. Surg Oncol Clin N Am. 2001;10:611-23.
6. Pedroso AMG, Marubayashi L, Gori R, Pedroso MÇ, Lupinacci RA. Aspectos relevantes da anestesia na videocirurgia colorretal. Revista Brasileira de Coloproctologia. 2007;27:284-7.
7. Hasson HM. Open laparoscopy vs. closed laparoscopy: a comparison of complication rates. Adv Plan Parent. 1978;13:41-50.
8. Milsom JW, Bohm B, Decanini C, Fazio VW. Laparoscopic oncologic proctosigmoidectomy with low colorectal anastomosis in a cadaver model. Surg Endosc. 1994;8:1117-23.
9. Rullier E, Sa Cunha A, Couderc P, Rullier A, Gontier R, Saric J. Laparoscopic intersphincteric resection with coloplasty and coloanal anastomosis for mid and low rectal cancer. Br J Surg. 2003;90:445-51.
10. Leroy J, Arenas M, Marescaux J. [Total mesorectal excision by laparoscopy for rectal cancer]. Rev Gastroenterol Mex. 2004;69 (1):73-83.
11. Rullier E, Laurent C. Advances in surgical treatment of rectal cancer. Minerva Chir. 2003;58:459-7.
12. Leroy J, Jamali F, Forbes L, Smith M, Rubino F, Mutter D, et al. Laparoscopic total mesorectal excision (TME) for rectal cancer surgery: long-term outcomes. Surg Endosc. 2004;18:281-9.
13. Goligher J. Tratamento do carcinoma do reto. In: J G ed. Cirurgia do anus , reto e colo. 5. ed. ed.: Editora Manole; 1990. p. 643-846.
14. Koerner K, Datena S, Erwin L. Laparoscopic-assisted abdominoperineal resection in the prone position. An alternative technique. Surg Endosc. 197;11:684-6.
15. Holm T, Ljung A, Haggmark T, Jurell G, Lagergren J. Extended abdominoperineal resection with gluteus maximus flap reconstruction of the pelvic floor for rectal cancer. Br J Surg. 2007;94:232-8.
16. West NP, Finan PJ, Anderin C, Lindholm J, Holm T, Quirke P. Evidence of the oncologic superiority of cylindrical abdominoperineal excision for low rectal cancer. J Clin Oncol. 2008;26:3517-22.
17. Holm T, Rutqvist LE, Johansson H, Cedermark B. Abdominoperineal resection and anterior resection in the treatment of rectal cancer: results in relation to adjuvant preoperative radiotherapy. Br J Surg. 1995;82:1213-6.
18. Marr R, Birbeck K, Garvican J, Macklin CP, Tiffin NJ, Parsons WJ, et al. The modern abdominoperineal excision: the next challenge after total mesorectal excision. Ann Surg. 2005;242:74-82.
19. Smedh K, Khani MH, Kraaz W, Raab Y, Strand E. Abdominoperineal excision with partial anterior en bloc resection in multimodal management of low rectal cancer: a strategy to reduce local recurrence. Dis Colon Rectum. 2006;49:833-40.
20. West NP, Anderin C, Smith KJ, Holm T, Quirke P. Multicentre experience with extralevator abdominoperineal excision for low rectal cancer. Br J Surg. 2010;97:588-99.
21. Leung KL, Kwok SP, Lau WY, Meng WC, Chung CC, Lai PB, et al. Laparoscopic-assisted abdominoperineal resection for low rectal adenocarcinoma. Surg Endosc. 2000;14:67-70.

22. Araujo SE, da Silva e Sousa AH Jr, Campos FG, Habr-Gama A, Dumarco RB, Caravatto PP, et al. Conventional approach x laparoscopic abdominoperineal resection for rectal cancer treatment after neoadjuvant chemoradiation: results of a prospective randomized trial. Rev Hosp Clin Fac Med Sao Paulo. 2003;58:133-40.
23. Artioukh DY, Smith RA, Gokul K. Risk factors for impaired healing of the perineal wound after abdominoperineal resection of rectum for carcinoma. Colorectal Dis. 2007;9:362-7.
24. Christian CK, Kwaan MR, Betensky RA, Breen EM, Zinner MJ, Bleday R. Risk factors for perineal wound complications following abdominoperineal resection. Dis Colon Rectum. 2005;48:43-8.
25. Campos FG, Habr-Gama A, Araujo SE, Sousa AH Jr, Nahas CR, Lupinacci RM, Nahas SC, Kiss DR, Gama-Rodrigues J. Incidence and management of perineal hernia after laparoscopic proctectomy. Surg Laparosc Endosc Percutan Tech. 2005;15:366-70.

SEÇÃO 76-2

AMPUTAÇÃO ABDOMINOPERINEAL DO RETO ALARGADA (ELAPE) – RECONSTRUÇÃO PELVEPERINEAL – ACESSO ROBÓTICO

Rodrigo Gomes da Silva ■ Renato Gomes Campanati

CONCEITO

Descrita por Miles, em 1908, a amputação abdominoperineal do reto (AAP) consiste na ressecção em bloco do reto e do mesorreto com a musculatura elevadora do reto, do canal anal e do ânus.[1] Inicialmente com indicação ampla nos tumores do terço distal do reto, as taxas de AAP reduziram nas últimas décadas em função de avanços técnicos operatórios e da maior indicação de procedimentos preservadores de esfíncter, especialmente com as dissecções interesfincterianas. Por exemplo, um estudo populacional americano de Ricciardi *et al.*, de 2010, analisou 19.912 protectomias entre 2002 e 2004 observando-se taxa de colostomia definitiva de 49,9%, sendo que, em 25% dos municípios analisados esse valor era acima de 60 por cento.[2] Por outro lado, Chau *et al.*, em 2014, demonstraram uma taxa de 12% de AAP em 189 pacientes com câncer de reto distal tratados em centros especializados na França.[3]

Entretanto, há grande variabilidade na realização de AAP em diferentes centros. A taxa de AAP em um estudo de 10 hospitais no Canadá variou de 27% a 88%, enquanto na Austrália foi de 42,8% para cirurgiões especializados e 60,6% para cirurgiões generalistas.[4,5] Já um trabalho sueco de pacientes com câncer de reto distal (até 6 cm) entre 1995 e 2011 apresentou incidência de AAP de 80% a 95%, possivelmente influenciado por fatores culturais relacionados com a maior aceitação de ostomia definitiva por pacientes com alto risco para a síndrome da ressecção anterior do reto.[6]

Grande parte dessa diferença e da redução na indicação da AAP deve-se ao avanço das técnicas preservadoras de esfíncter difundidas desde a padronização operatória da excisão total do mesorreto por Bill Heald nas décadas de 1980 e 1990.[7] Entretanto, a redução das taxas de recorrência local observada nos pacientes submetidos à cirurgia preservadora de esfíncter não foi tão expressiva quanto nos pacientes com indicação de ressecção abdominoperineal do reto. Por exemplo, em 1998, o próprio grupo de Basingstoke liderado por Heald demonstrou que pacientes submetidos à AAP apresentavam incidência de recorrência local entre 17% e 36% em 5 e 10 anos, respectivamente, em comparação a 5% em ambos os períodos de pacientes submetidos à ressecção anterior do reto com preservação do esfíncter.[8] Sendo assim, em 2007, uma modificação operatória proposta por Holm *et al.*, que consiste na ressecção alargada da musculatura elevadora do reto, apresentou menores as taxas de perfuração intraoperatória do reto e de margens circunferenciais positivas.[9] Essa técnica foi difundida como ressecção abdominoperineal extraelevadora do reto ou amputação abdominoperineal cilíndrica do reto.

INDICAÇÕES

Atualmente, a definição do tratamento cirúrgico de pacientes com neoplasias do terço distal do reto deve basear-se na classificação proposta por Rullier *et al.*, que descrevem a relação do tumor com os esfíncteres interno e externo e o sulco interesfincteriano.[10] Os pacientes com tumores classificados como tipo IV são aqueles com invasão do esfíncter externo e/ou da musculatura elevadora do ânus e possuem indicação de AAP.

A melhor forma de se determinar a invasão da musculatura esfincteriana é através de métodos de imagem, especialmente a ressonância magnética. O exame físico apresenta grande subjetividade nessa tomada de decisão e deve ser sempre avaliado juntamente ao exame de imagem. Sauer *et al.*, em 2004, avaliaram a confiabilidade do exame proctológico para a indicação da AAP sem o emprego de ressonância magnética e demonstraram uma mudança da indicação de AAP em 39% dos pacientes após a radioterapia pré-operatória e, surpreendemente, em 19% dos pacientes mesmo sem nenhum tratamento neoadjuvante.[11]

Os aspectos funcionais relacionados com o tratamento cirúrgico do câncer de reto podem influenciar na confecção de uma colostomia terminal em substituição a uma anastomose distal. Em casos selecionados de pacientes com alto risco de síndrome da ressecção anterior do reto grave, pode-se realizar a ressecção anterior do reto com uma colostomia terminal à Hartmann ou a ressecção interesfincteriana.

TIPOS DE AMPUTAÇÃO ABDOMINOPERINEAL DO RETO

As AAP podem ser classificadas de acordo com a extensão da ressecção da musculatura esfincteriana em: (1) ressecção interesfincteriana; (2) AAP convencional; (3) AAP extraelevadora; e (4) AAP isquioanal.

A ressecção interesfincteriana é aquela realizada em tumores dos tipos II ou III da classificação de Rullier *et al.* e consiste na ressecção do esfíncter anal interno após a dissecção do sulco interesfincteriano.[10] A amputação interesfincteriana é realizada em pacientes com incontinência fecal prévia ou alto risco da síndrome da ressecção anterior do reto grave. Nessa situação, o assoalho pélvico é fechado ao término da ressecção (Fig. 76-2-1).

A AAP convencional foi durante muito tempo o principal tipo de ressecção abdominoperineal realizada e consiste na excisão total do mesorreto e liberação do mesorreto do assoalho pélvico. Posteriormente o tempo perineal é realizado até

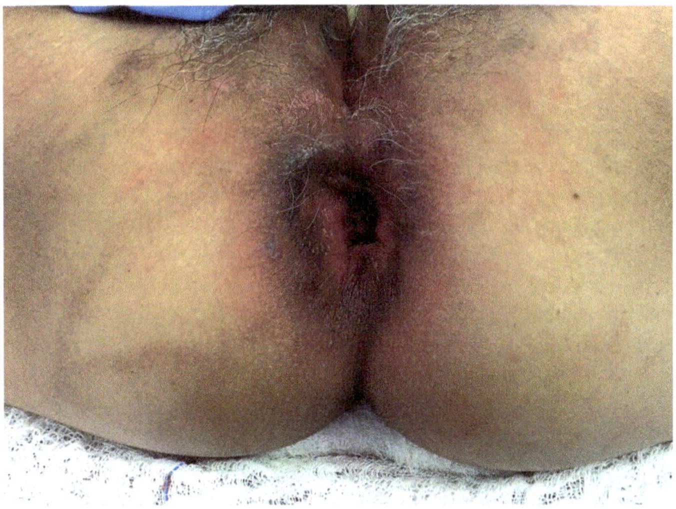

Fig. 76-2-1. Aspecto do períneo após a dissecção perineal interesfincteriana, observando-se a pele perianal intacta e o ponto de dissecção logo abaixo da linha pectínea. (Acervo dos autores.)

a comunicação de ambos os planos de dissecção. Essa técnica implica risco aumentado de margens circunferenciais positivas em função do afunilamento da dissecção no nível do terço proximal do canal anal, uma vez que esse é o limite inferior do tempo de dissecção abdominal, conferindo o aspecto estreitado do espécime cirúrgico após a ressecção (Fig. 76-2-2).

A AAP extraelevadora consiste na ressecção completa da musculatura elevadora do ânus com o reto e o canal anal. Os limites de dissecção são os pontos de inserção do assoalho pélvico: o sacro posteriormente; as tuberosidades isquiáticas lateralmente; e a parede posterior da vagina ou a próstata anteriormente. Sendo assim, o tempo abdominal é interrompido mais precocemente do que na ressecção convencional e

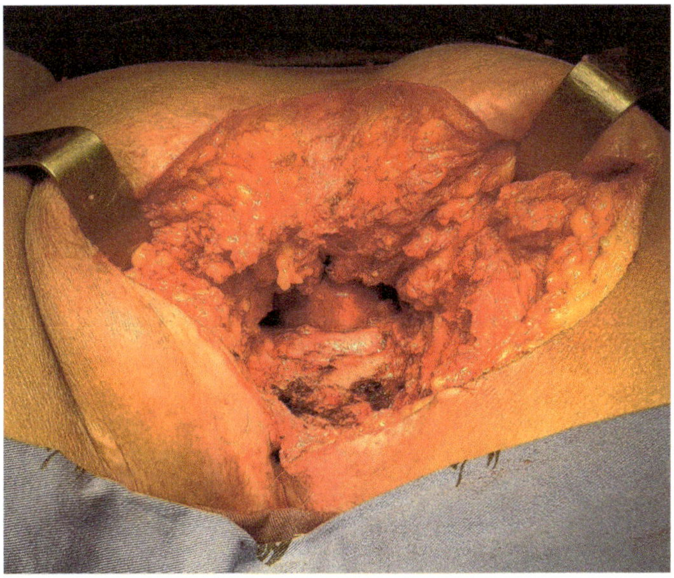

Fig. 76-2-2. Aspecto após a amputação abdominoperineal convencional, observando-se a musculatura elevadora aderida posterior e lateralmente. O caso demonstrado é de um paciente submetido à proctectomia por doença de Crohn. (Acervo dos autores.)

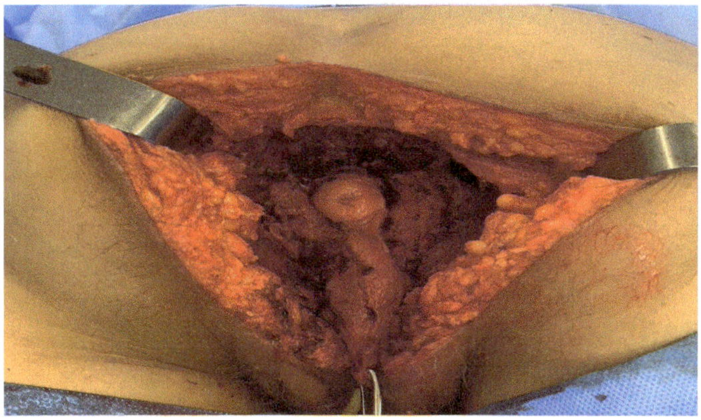

Fig. 76-2-3. Aspecto após amputação abdominoperineal extraelevadora. Notam-se os limites ósseos posterior, sacro; e laterais, tuberosidades isquiáticas, expostos e o defeito pélvico amplo. No caso em questão foi realizada a ressecção das paredes posterior e laterais da vagina. (Acervo dos autores.)

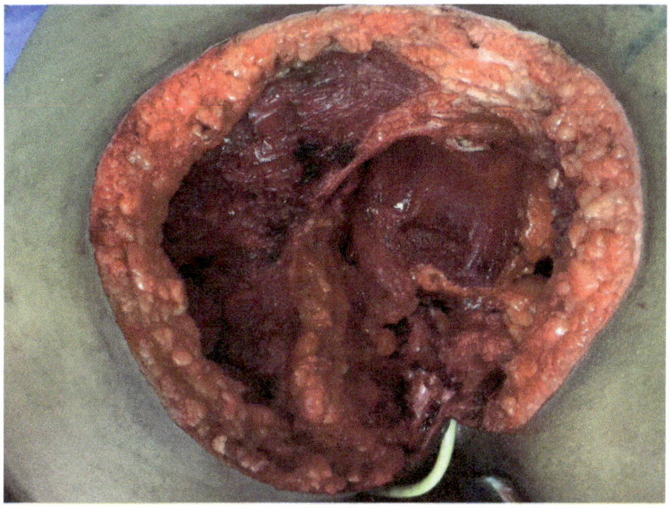

Fig. 76-2-4. Aspecto de amputação abdominoperineal isquioanal. Nota-se a dissecção alargada sobre a musculatura glútea a esquerda. No defeito pélvico é possível observar o músculo reto abdominal que foi utilizado para a reconstrução desse caso. (Acervo dos autores.)

a ressecção é finalizada pelo tempo perineal resultando em peça cilíndrica contendo o mesorreto e a musculatura esfincteriana em monobloco (Fig. 76-2-3).

A AAP isquioanal consiste nos mesmos princípios da AAP extraelevadora, porém com a ressecção da gordura das fossas isquioanais e da pele perineal, necessária em casos de tumores muito volumosos ou que acometam a margem anal (Fig. 76-2-4).

TEMPO ABDOMINAL

A descrição técnica a seguir irá focar na AAP extraelevadora. Os objetivos do tempo abdominal da AAP são:

1. A ligadura vascular central e linfadenectomia ao longo da artéria mesentérica inferior.
2. A mobilização do cólon para a confecção da ostomia.
3. A excisão total do mesorreto até as referências anatômicas do assoalho pélvico.

A abordagem por via laparoscópica consiste habitualmente na utilização de quatro trocartes, sendo um de 10 mm umbilical, para a ótica; um de 12 mm em fossa ilíaca direita para o endogrampeador; e outros dois de 5 mm em hipocôndrio direito e flanco esquerdo. O trocarte à esquerda tem a função primordial de exposição durante a ligadura vascular à dissecção do mesorreto, porém pode ser prescindido em alguns casos. Esse trocarte à esquerda pode ser posicionado no sítio previsto da ostomia, embora isso implique a medialização que muitas vezes torna desconfortável durante a dissecção e a dificuldade de manuseio pelo auxiliar. Especial cuidado deve ser tomado com o posicionamento do trocarte da fossa ilíaca direita a fim de que não fique posicionado muito cranialmente e dificulte a dissecção do mesorreto por colisão dos instrumentos no promontório sacral.

Após a inspeção da cavidade peritoneal para sinais de implantes secundários no peritôneo, fígado e demais órgãos, o primeiro tempo da dissecção abdominal consiste em dissecção da artéria mesentérica inferior e ligadura vascular central. Inicialmente, as aderências do cólon sigmoide e descendente com a parede abdominal lateral podem ser parcialmente liberadas a fim de se posicionar o cólon esquerdo para a dissecção. A pinça auxiliar apreende o cólon mesocólon sigmoide em sentido cranial a lateral, realizando a retirada do cólon sigmoide da pelve e a tração lateral do mesmo.

Inicia-se a dissecção com a abertura do mesocólon medialmente, logo abaixo da arcada da artéria retal superior, ramo terminal da artéria mesentérica inferior. O marco anatômico da artéria retal superior nem sempre é facilmente visualizado, especialmente em pacientes obesos, podendo-se utilizar como referência o ureter direito e a artéria ilíaca direita, com a incisão transversal do peritôneo do mesocólon cerca de 1-2 cm medialmente a esses, ou realizando-se um movimento de tração e relaxamento ao se apreender o mesocólon, identificando-se o ponto de transição entre a gordura do mesocólon e o retroperitônio (Fig. 76-2-5).

A partir desse ponto deve-se dissecar sobre a artéria retal e identificar as estruturas retroperitoneais como o plexo hipogástrico superior, o ureter esquerdo e os vasos gonadais. Prossegue-se a dissecção cranialmente até a identificação da emergência da artéria mesentérica inferior, que deve ser dividida cerca de 1 cm de sua origem a fim de se preservar o plexo hipogástrico superior (Fig. 76-2-6).

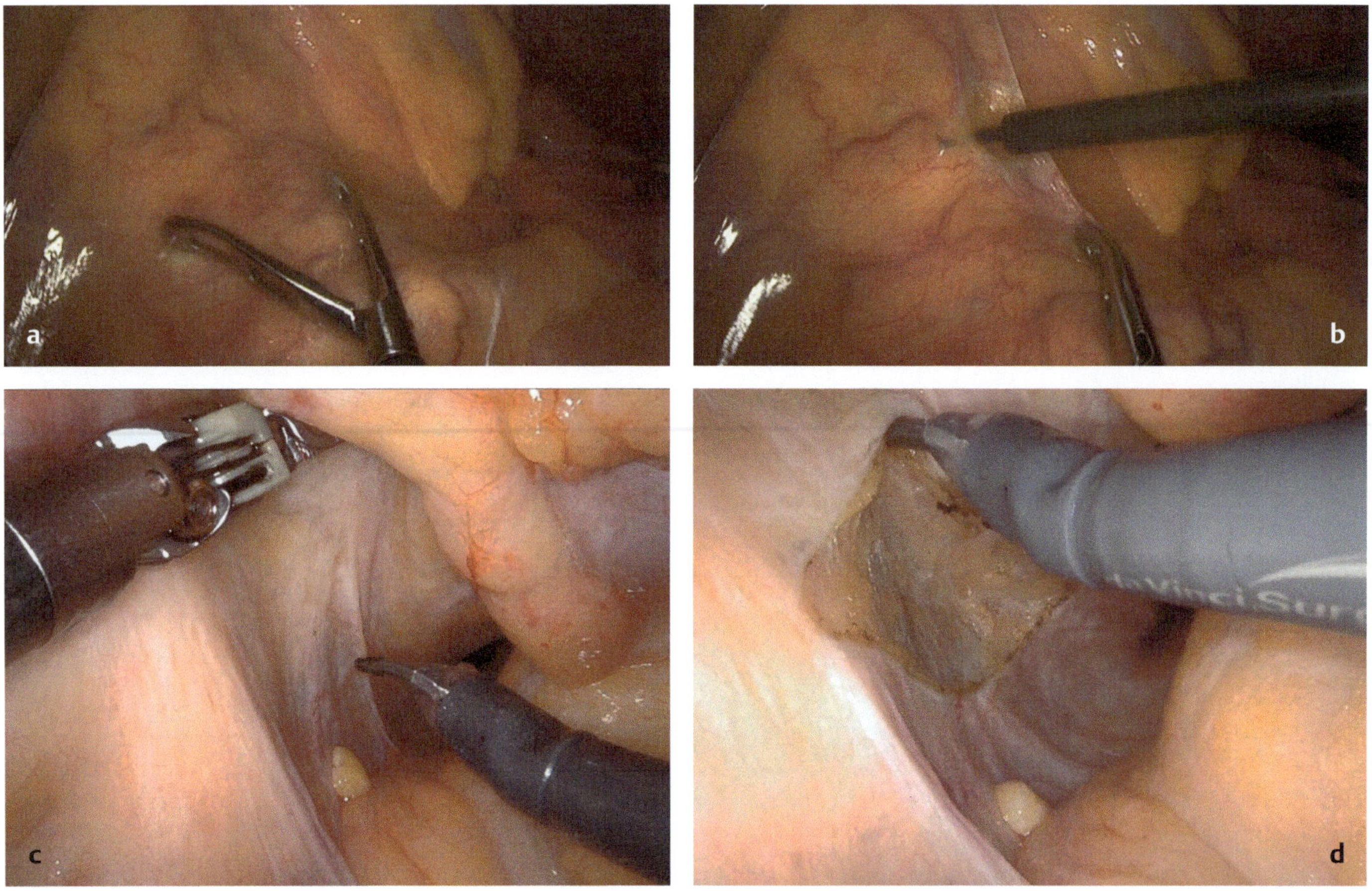

Fig. 76-2-5. (a-d) Início da dissecção do mesocólon sob a arcada da artéria retal superior. Observam-se as referências anatômicas dos vasos ilíacos comuns direitos e promontório sacral para a abertura do mesocólon e início da dissecção vascular por via laparoscópica e robótica. (Acervo dos autores.)

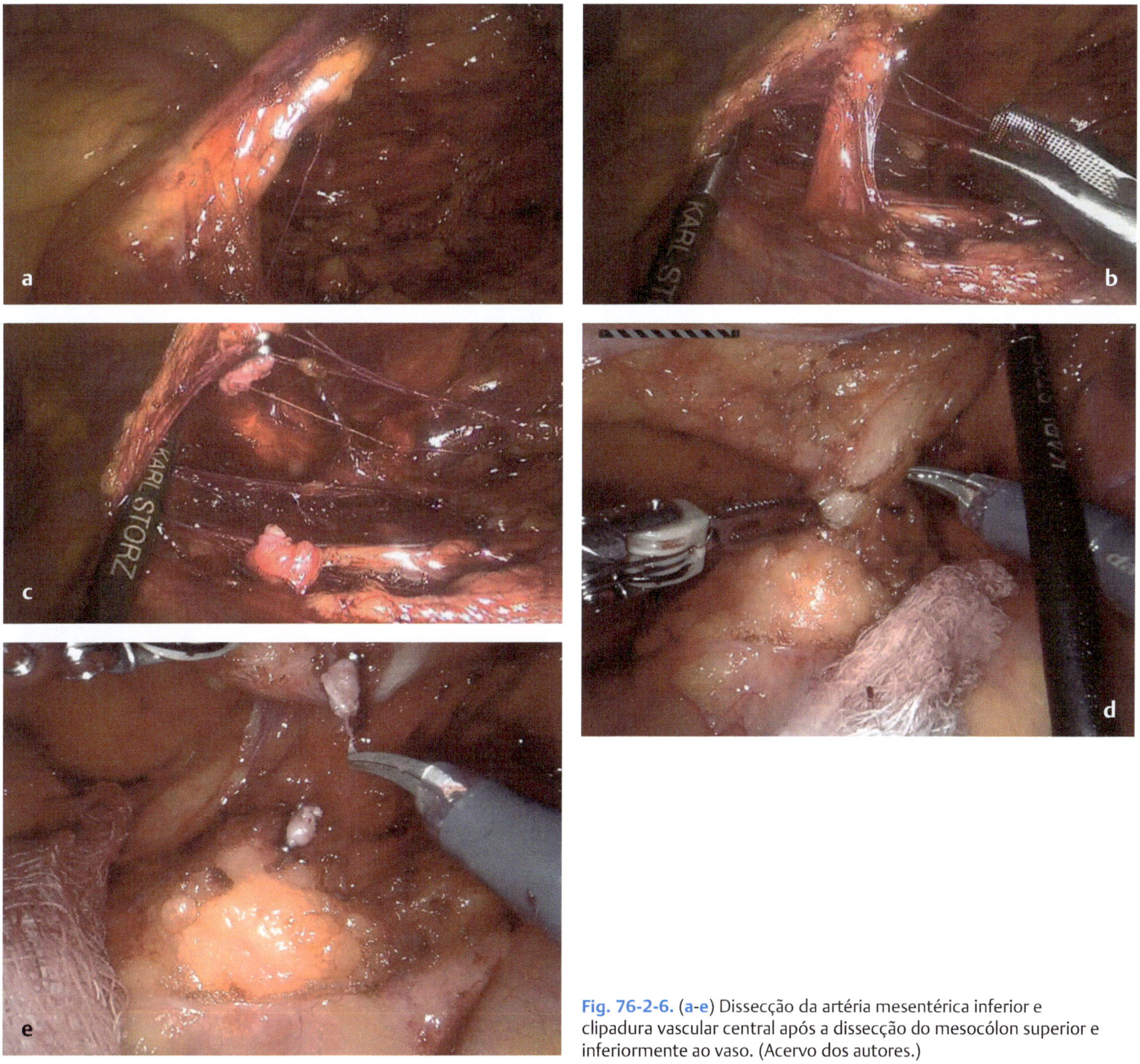

Fig. 76-2-6. (a-e) Dissecção da artéria mesentérica inferior e clipadura vascular central após a dissecção do mesocólon superior e inferiormente ao vaso. (Acervo dos autores.)

O segundo tempo consiste na mobilização do cólon para a confecção do estoma. Inicia-se liberando o cólon descendente e o mesocólon do retroperitônio sobre a fáscia de Gerota (Fig. 76-2-7).

A partir do ponto de secção da artéria mesentérica inferior pode ser identificada a artéria cólica esquerda, com trajeto ascendente, e a artéria retal inferior e os ramos sigmoideanos, com trajeto descendente. Nesse momento, determina-se o melhor ponto de secção do cólon, de preferência logo distalmente aos vasos cólicos esquerdos e cranialmente ao primeiro ramo sigmoideano. Uma ferramenta interessante que minimiza os riscos de confecção de ostomia em um segmento isquêmico é a avaliação da perfusão intraoperatória do cólon com contrastes de fluorescência, como a indocianina verde e as câmeras de detecção de imagem quase-infravermelha. Após a secção do mesocólon, o cólon pode ser seccionado com o uso de um endogrampeador ou esse tempo pode ser realizado de maneira extracorpórea no momento da confecção da ostomia com um grampeador cirúrgico convencional (Fig. 76-2-8).

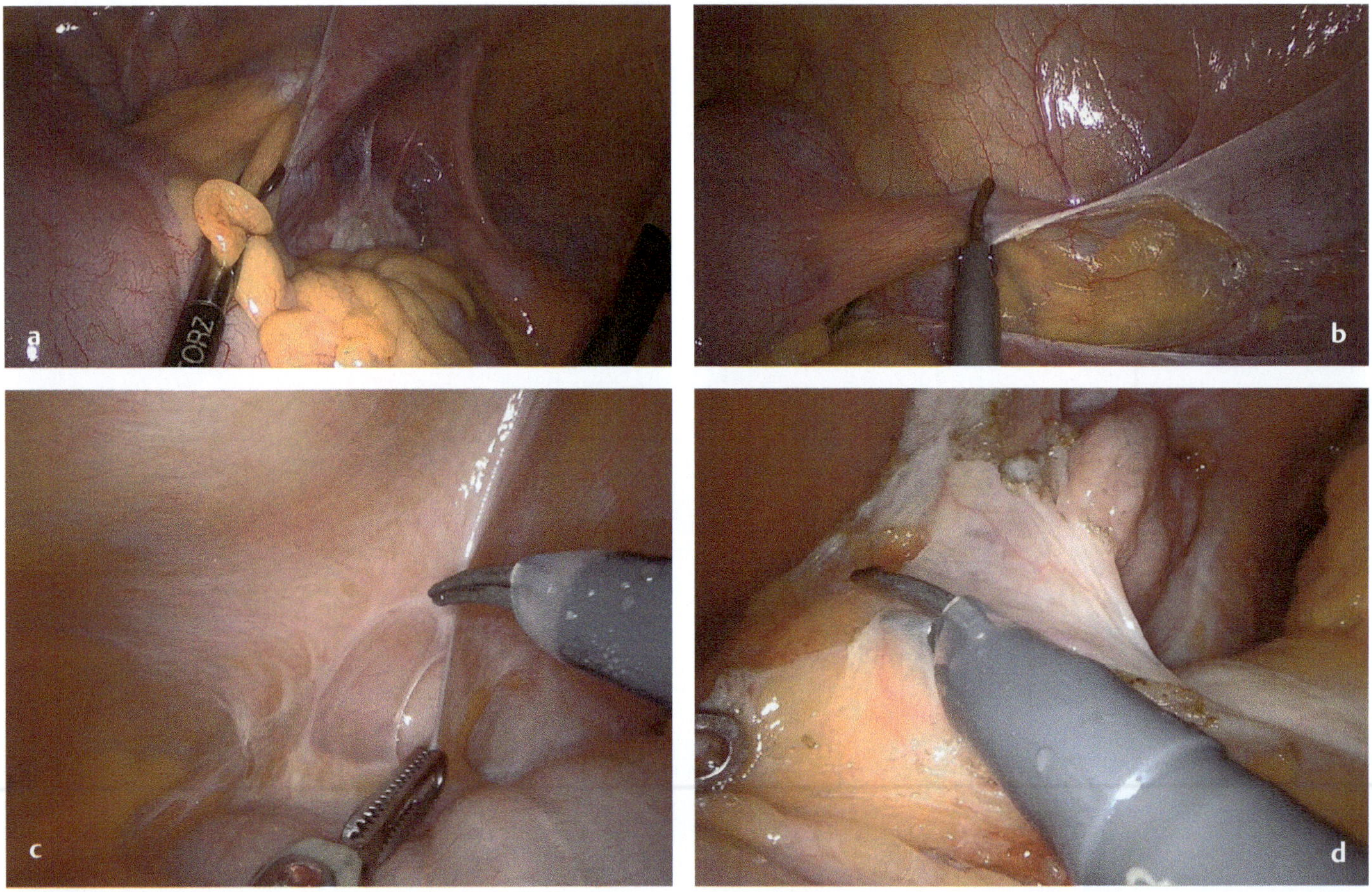

Fig. 76-2-7. (a-d) Liberação da reflexão peritônio-parietal esquerda e mobilização do cólon descendente para confecção de colostomia terminal sem tensão. (Acervo dos autores.)

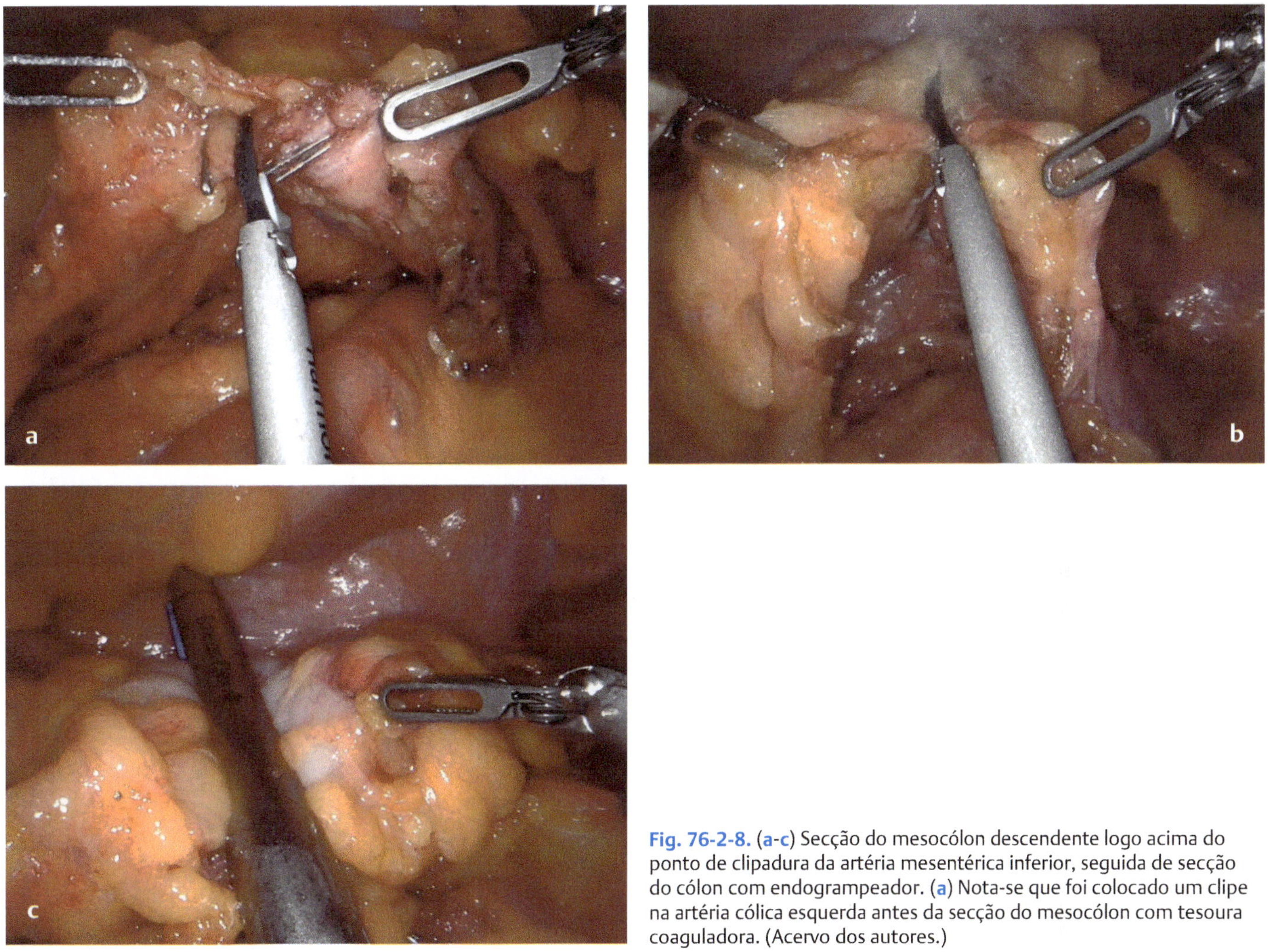

Fig. 76-2-8. (a-c) Secção do mesocólon descendente logo acima do ponto de clipadura da artéria mesentérica inferior, seguida de secção do cólon com endogrampeador. (a) Nota-se que foi colocado um clipe na artéria cólica esquerda antes da secção do mesocólon com tesoura coaguladora. (Acervo dos autores.)

O terceiro tempo consiste na dissecção circunferencial do mesorreto até o assoalho pélvico. Inicialmente, o plano de dissecção sob a artéria retal superior é comunicado com o plano da excisão total do mesorreto observando-se os nervos hipogástricos, condensações dos nervos autonômicos provenientes do plexo hipogástrico superior que fora preservado. A disseção posterior é interrompida no nível do cóccix. Em seguida, realiza-se a demarcação do peritônio lateral e anteriormente, deixando um retalho peritoneal anterior maior, a fim de facilitar a tração laparoscópica. A dissecção do plano anterior deve ser cuidadosa em função do risco de sangramento no caso de violação inadvertida do plano da parede posterior da vagina ou das vesículas seminais e da próstata. Os limites para a interrupção da dissecção anteriormente são o colo uterino ou o terço superior da vagina, nas mulheres, e as vesículas seminais, nos homens. Por fim, prossegue-se a dissecção lateral a fim de se comunicar ambos os planos desenvolvidos e não há um ponto de demarcação claro de interrupção da dissecção lateral, apesar de se atentar para não realizar a exposição do músculo elevador do reto (Fig. 76-2-9).

Ao final, o cólon terminal é apreendido com uma pinça para a confecção da colostomia, atentando-se para realizar a apreensão medialmente e evitar a torção do estoma. Apesar de não ser prática dos autores, um dreno abdominal pode ser posicionado por um dos trocartes utilizados. Os portais laparoscópicos são fechados e a colostomia terminal é confeccionada.

As modificações concernentes à via de acesso robótica dizem respeito especialmente ao posicionamento de trocartes e da dissecção do mesorreto. Os trocartes são dispostos de acordo com a plataforma robótica que será utilizada e, uma vez que na maioria dos casos não é necessária a liberação do ângulo esplênico do cólon, essa disposição pode ser mais voltada para a pelve. Os portais robóticos das plataformas do sistema robótico *Da Vinci* X e Xi (*Da Vinci*, Intuitive Surgical) podem ser dispostos de maneira linear, em diagonal no hemiabdômen direito. Nos casos em que se prevê a utilização de retalhos musculares de parede abdominal, deve-se atentar para a preservação dos vasos epigástricos inferiores e para não transfixar o músculo reto abdominal direito.

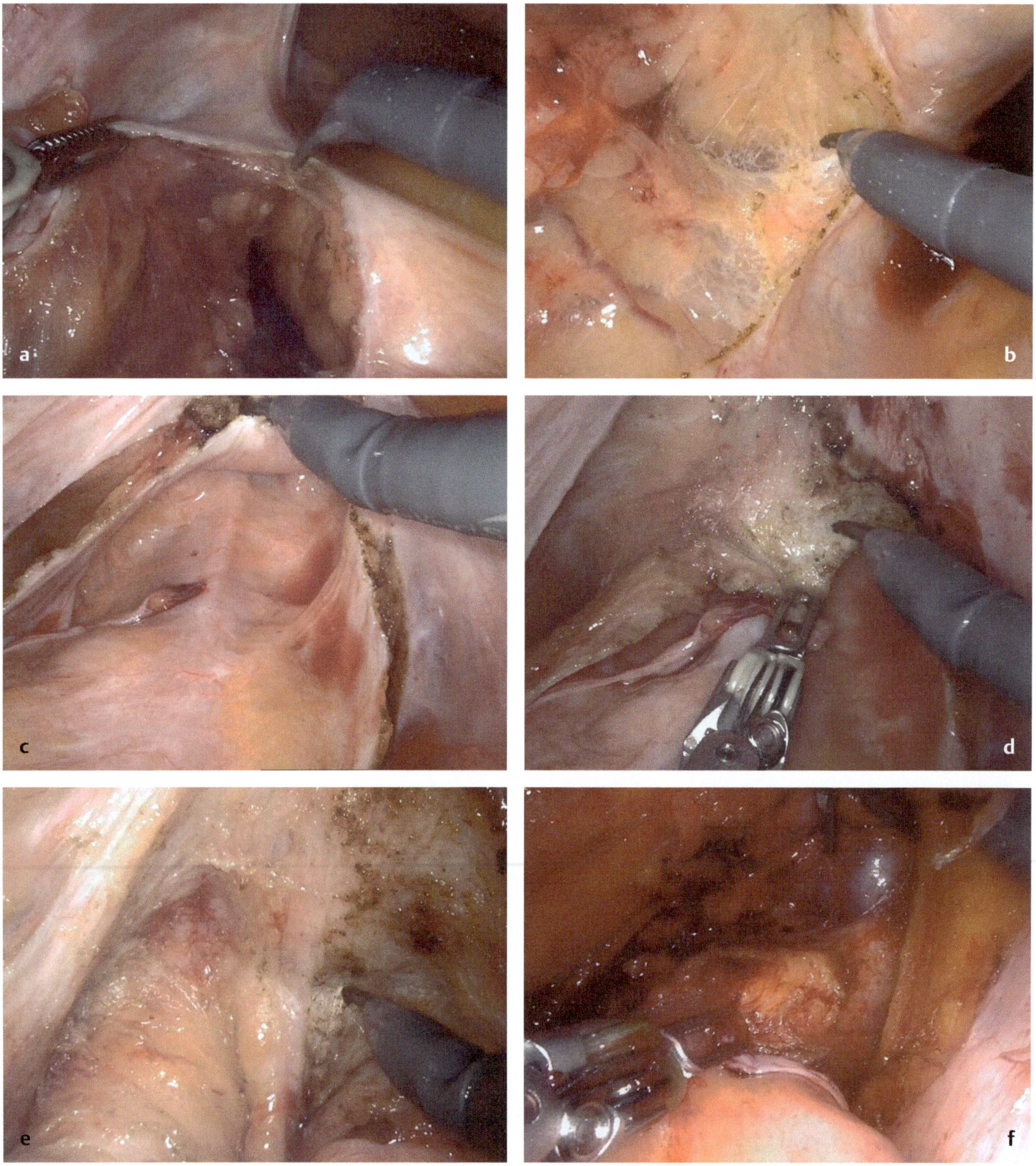

Fig. 76-2-9. (a-f) Dissecção circunferencial do mesorreto. (e, f) Notam-se os pontos de referência para a interrupção da dissecção anterior abdominal: o terço superior da vagina e as vesículas seminais, respectivamente.

TEMPO PERINEAL

O tempo perineal descrito por Holm *et al.* é realizado na posição de decúbito ventral em Trendelemburg com os membros inferiores fletidos, chamada de posição de canivete.[9] Tradicionalmente, a amputação do reto era realizada em posição de litotomia, favorecida por alguns autores pelo menor tempo operatório relacionado com a não necessidade de mudança de decúbito do paciente. Um estudo retrospectivo de centro único, realizado na *Cleveland Clinic* de 2011, contemplando 168 pacientes, não demonstrou diferenças entre as taxas de ressecção R0, o número de linfonodos ressecados, a morbidade e os desfechos oncológicos ao se compararem pacientes operados em litotomia ou em decúbito ventral.[12] Entretanto, esse trabalho não discrimina a respeito da realização de cirurgia extraelevadora ou convencional. Além disso, posição prona permite maior facilidade na comunicação dos planos de dissecção perineal e abdominal por meio da via de acesso posterior, além de melhor ergonomia e exposição operatória e, por isso, é a posição preferida na opinião dos autores.

Após o posicionamento, devem-se demarcar os limites da incisão da pele a ser realizada. As ressecções isquioanais consistem na ressecção alargada da pele e da gordura das fossas isquiorretais e, portanto, é reservada apenas para tumores volumosos, especialmente aqueles que acometem a margem anal. Normalmente, o ponto crítico das margens radiais se dá no nível do canal anal e, portanto, a amputação abdominoperineal extraelevadora não implica a necessidade de ressecção ampla da pele perineal. Sendo assim, realiza-se uma incisão da pele em "gota" utilizando-se os limites ósseos como pontos de referência, sendo o cóccix posteriormente, as tuberosidades isquiáticas lateralmente e a parede posterior da vagina ou corpo perineal anteriormente (Fig. 76-2-10).

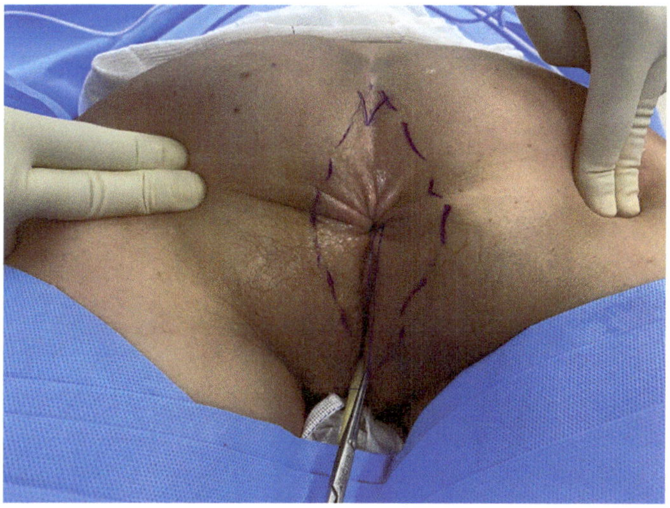

Fig. 76-2-10. Demarcação dos pontos de referência para incisão na pele da amputação abdominoperineal extraelevadora do reto. No caso em particular foi necessária a ressecção da parede posterior da vagina, portanto o limite anterior foi mais alargado em relação ao habitual. (Acervo dos autores.)

A partir da pele, prossegue-se a dissecção em direção a esses limites da ressecção extraelevadora até a exposição da implantação do músculo elevador do ânus em seus limites laterais. Em seguida o cóccix é desarticulado e o plano de dissecção posterior é desenvolvido até se encontrar com a área dissecada por via abdominal. Desse ponto em diante, após a comunicação com o plano da excisão do mesorreto, a dissecção é direcionada lateral e anteriormente (Fig. 76-2-11).

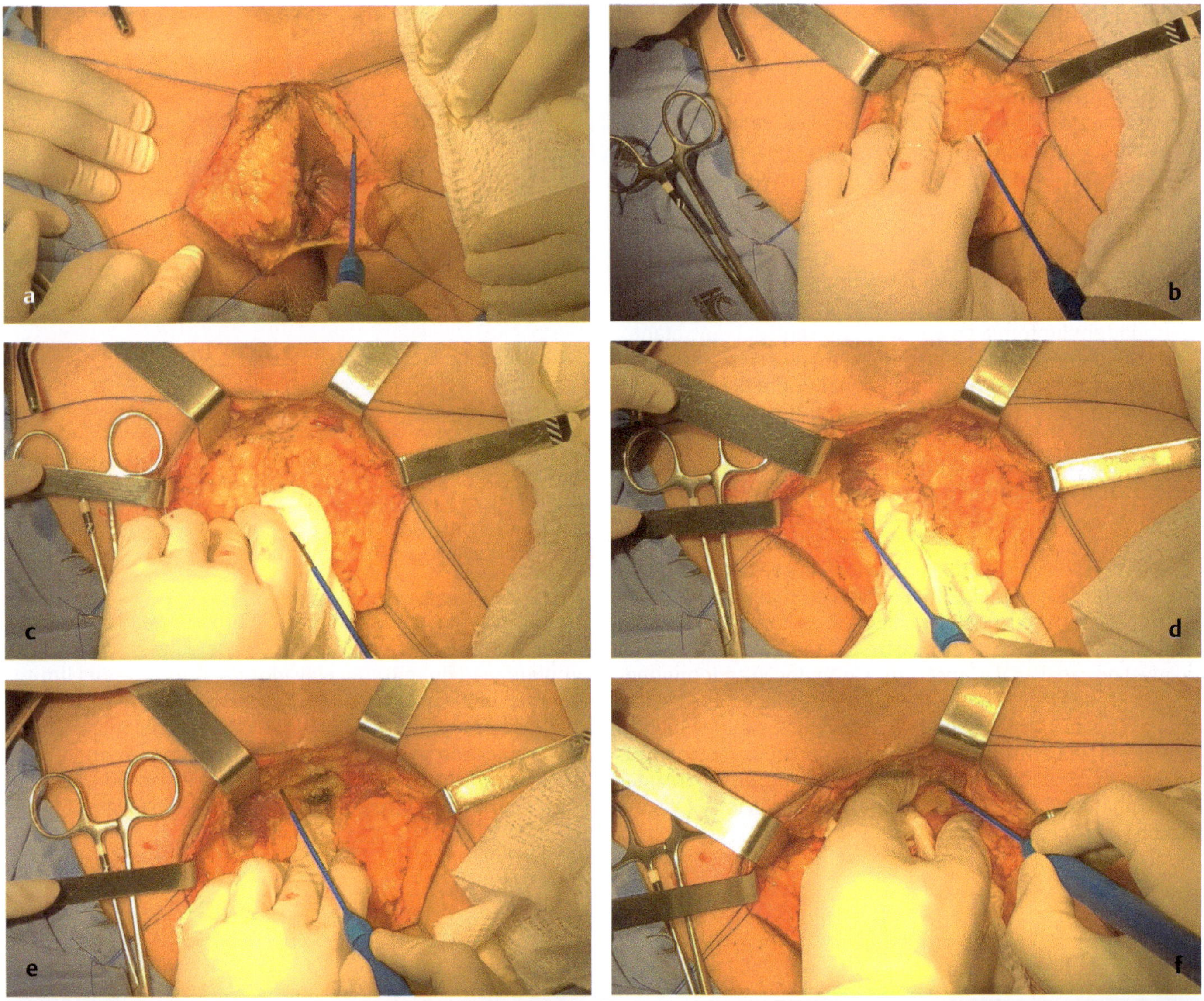

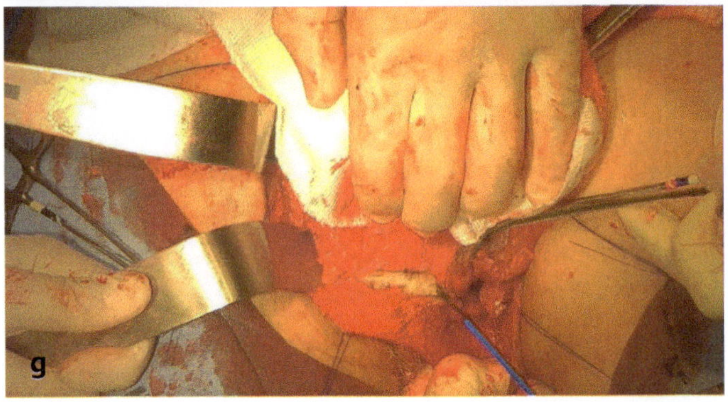

Fig. 76-2-11. Passo a passo da dissecção perineal extraelevadora: incisão da pele (a); determinação da posição do cóccix (b); determinação da posição da tuberosidade isquiática (c); liberação da musculatura elevadora do ânus (d); desarticulação do cóccix (e); comunicação dos planos de dissecção abdominal e perineal com o dedo do cirurgião (f); e término da dissecção do plano anterior (g). (Acervo dos autores.)

RECONSTRUÇÃO PÉLVICA E PERINEAL

Os princípios da reconstrução pélvica e perineal são: (1) o fechamento da pele perineal; (2) a reconstrução do assoalho pélvico; e (3) a redução do espaço vazio. Diversos fatores devem ser considerados como custo, tempo operatório, envolvimento de outras equipes cirúrgicas e morbidade.

Não existe um método ideal de reconstrução e atualmente as alternativas disponíveis subdividem-se em: sutura primária; retalhos musculares e/ou fasciocutâneos; e uso de enxertos. A realização da sutura primária é o método com maior incidência de hérnia perineal e complicações perineais precoces, por isso, deve ser evitada.[13]

Uma grande variedade de retalhos musculares e/ou fasciocutâneos foram descritos desde o retalho de glúteo máximo no trabalho pioneiro de Holm *et al.*, até retalhos de músculo reto abdominal, grácil, de pudenda interna e de V-Y.[9,14,15,16] A escolha do retalho a ser empregado depende de uma série de fatores que incluem a experiência da equipe cirúrgica, a necessidade e a disponibilidade de equipes de cirurgia plástica em conjunto e do defeito perineal resultante após a amputação do reto (Fig. 76-2-12).

O retalho vertical musculocutâneo reto abdominal, chamado pela sigla em inglês VRAM (*vertical rectus abdominis muscle flap*), é um retalho muito versátil que consiste na ressecção da parede abdominal sobre o músculo reto abdominal, mantendo o eixo de rotação em seu pedículo dos vasos epigástricos inferiores, e permite a reconstrução do assoalho pélvico e oferece maior área de pele não irradiada para cobertura perineal (Fig. 76-2-13).[15,16]

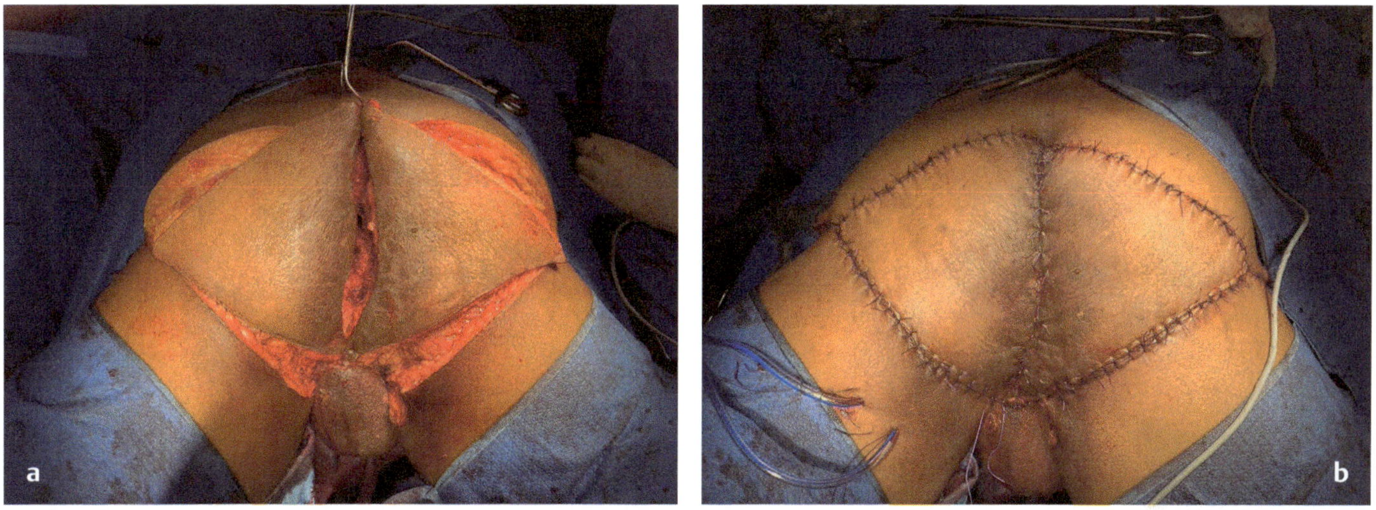

Fig. 76-2-12. (**a**, **b**) Retalho fasciocutâneo V-Y bilateral utilizado para cobertura de grande área de pele ressecada após amputação abdominoperineal isquioanal. (Acervo dos autores.)

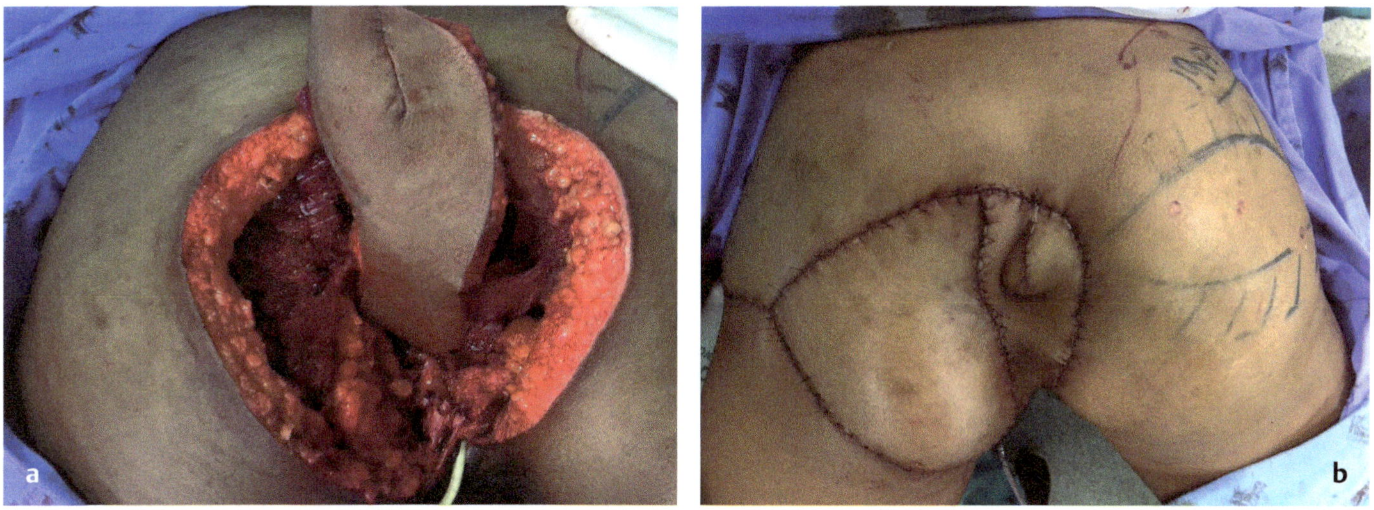

Fig. 76-2-13. (**a**, **b**) Retalho VRAM clássico associado ao fasciocutâneo V-Y unilateral utilizado em função da necessidade de ressecção de grande cobertura de pele após amputação abdominoperineal isquioanal. (Acervo dos autores.)

Entretanto, o retalho em questão implica a realização de laparotomia mediana para sua liberação e, portanto, é desencorajado nas abordagens minimamente invasivas para AAP. Uma modificação do retalho VRAM clássico é o retalho VRAM modificado que consiste na mobilização apenas do músculo reto abdominal, sem a pele, tecido subcutâneo e fáscia aponeurótica, para a reconstrução apenas do assoalho pélvico, permitindo a realização do mesmo por via minimamente invasiva (Fig. 76-2-14).

O retalho de glúteo máximo foi descrito por Holm *et al.* em seu trabalho que padroniza a dissecção extraelevadora e consiste em retalho miocutâneo rotacional do músculo glúteo máximo e com pedículo nos vasos glúteos inferiores.[9] Também é um retalho extremamente versátil, capaz de conferir reconstrução do assoalho pélvico e facilitar o fechamento da pele perineal, apesar de apresentar maior morbidade em função de comprometimento funcional temporário e por limitação da movimentação do paciente na primeira semana de pós-operatório (Fig. 76-2-15). Em um trabalho do grupo de Karolinska, na Suécia, 41,5% dos pacientes (27/65 pacientes) submetidos ao retalho de glúteo apresentaram complicações relacionadas com o retalho após 30 dias e 8,5% não cicatrizaram o períneo em 12 meses.[17]

Mais recentemente o emprego de próteses biológicas para o fechamento do assoalho pélvico após a AAP foi mais frequentemente descrito na literatura. O estudo BIOPEX é o único estudo prospectivo e randomizado no tópico e não demonstrou diferença na incidência de ferida perineal não complicada em 30 dias entre o grupo de sutura primária e o de prótese biológica, 66% *vs.* 63% ($p = 0,71$), respectivamente. Apesar disso, houve redução significativa na taxa de hérnia perineal em 1 ano (27% *vs.* 13%, respectivamente; $p = 0,03$).[18] Além disso, Christensen *et al.* compararam os desfechos do retalho de glúteo máximo com a prótese biológica e não demonstraram menor incidência de infecção perineal (6% *vs.* 17%, respectivamente; $p = 0,26$), embora com menor taxa de hérnia perineal (21% *vs.* 0%, respectivamente; $p < 0,01$) e de tempo de internação (14 dias *vs.* 9 dias, respectivamente; $p < 0,05$).[19] O emprego de próteses biológicas, portanto, está relacionado com menor incidência de hérnia perineal, sem aparente impacto nas complicações precoces de ferida perineal, e também permite a realização da cirurgia por via minimamente invasiva. O grande questionamento proveniente do emprego rotineiro dessas próteses é o aumento substancial no custo relacionado com as mesmas.

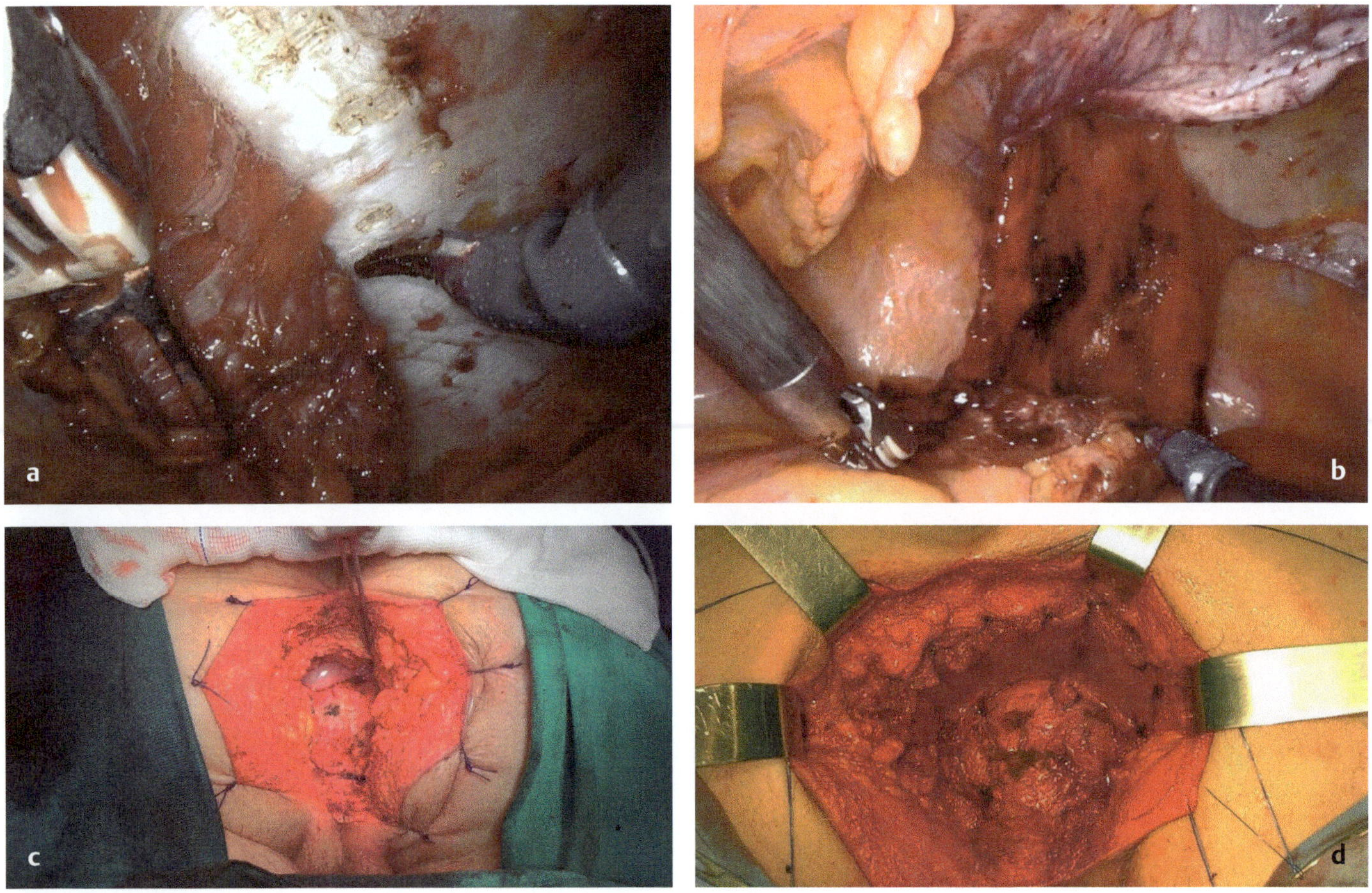

Fig. 76-2-14. (a-d) Mobilização do músculo reto abdominal direito por via robótica e aspecto final após fixação na fáscia endopélvica do retalho VRAM modificado, composto apenas pelo músculo reto abdominal. (Acervo dos autores.)

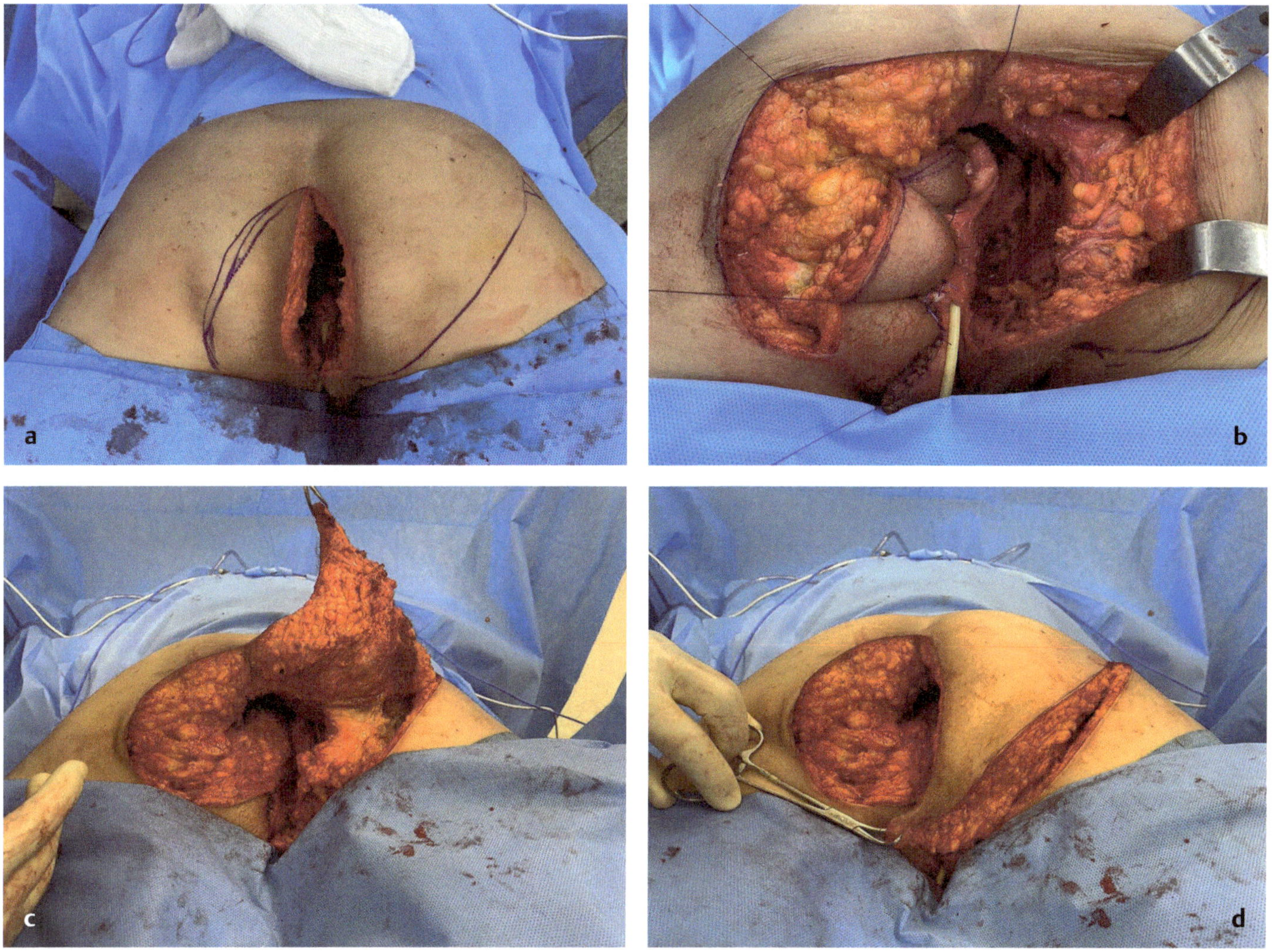

Fig. 76-2-15. (a-d) Demonstração do retalho de glúteo bilateral com duas intenções: o retalho fasciocutâneo esquerdo para a reconstrução da parede posterior da vagina (b) e o retalho miocutâneo direito para reconstrução do assoalho pélvico e fechamento perineal (c, d). (Acervo pessoal.)

As dúvidas quanto ao melhor método de reconstrução perineal motivaram a redação de uma revisão sistemática e uma recomendação da Sociedade de Coloproctologia da Grã Bretanha e Irlanda (Association of Coloproctology of Great Britain and Ireland) em 2018. Esse trabalho demonstrou a grande variabilidade na literatura e dificuldade de formular recomendações com nível alto de evidência; porém, conclui que o fechamento primário da pele perineal está relacionado com maior incidência de hérnia perineal e que tanto os retalhos musculares quanto as próteses biológicas são efetivos na prevenção de complicações perineais após AAP.

REFERÊNCIAS BIBLIOGRÁFICAS

1. Miles WE. A method of performing abdomino-perineal excision for carcinoma of the rectum and of the terminal portion of the pelvic colon (1908). CA Cancer J Clin 1971;21:4.
2. Ricciardi R, Roberts PL, Read TE, Marcello PW, Schoetz DJ, Baxter NN. Variability in Reconstructive Procedures Following Rectal Cancer Surgery in the United States. Diseases of the Colon & Rectum. 2010 Jun;53(6):874–80.
3. Chau A, Maggiori L, Debove C, Kanso F, Hennequin C, Panis Y. Toward the end of abdominoperineal resection for rectal cancer? An 8-year experience in 189 consecutive patients with low rectal cancer. Annals of Surgery [Internet]. 2014 Nov 1 [cited 2023 Apr 1];260(5):801–5; discussion 805-806.
4. Richardson DP, Porter GA, Johnson PM. Population-Based Use of Sphincter-Preserving Surgery in Patients With Rectal Cancer. Diseases of the Colon & Rectum. 2013 Jun;56(6):704–10.
5. Marwan K, Staples MP, Thursfield V, Bell SW. The Rate of Abdominoperineal Resections for Rectal Cancer in the State of Victoria, Australia: A Population-Based Study. Diseases of the Colon & Rectum. 2010 Dec;53(12):1645–51.
6. Påhlman L, Bohe M, Cedermark B, Dahlberg M, Lindmark G, Sjödahl R, et al. The Swedish rectal cancer registry. British Journal of Surgery. 2007 Jul 27;94(10):1285–92.
7. Heald RJ, Ryall RDH. Recurrence And Survival After Total Mesorectal Excision For Rectal CanceR. The Lancet. 1986 Jun;327(8496):1479–82.
8. Heald RJ, Moran BJ, Ryall RDH, Sexton R, MacFarlane JK. Rectal Cancer. Archives of Surgery. 1998 Aug 1;133(8).
9. Holm T, Ljung A, Häggmark T, Jurell G, Lagergren J. Extended abdominoperineal resection with gluteus maximus flap reconstruction of the pelvic floor for rectal cancer. The British Journal of Surgery [Internet]. 2007 Feb 1;94(2):232–8.

10. Rullier E, Denost Q, Vendrely V, Rullier A, Laurent C. Low rectal cancer: classification and standardization of surgery. Diseases of the Colon and Rectum [Internet]. 2013 May 1;56(5):560–7.
11. Sauer R, Becker H, Hohenberger W, Rödel C, Wittekind C, Fietkau R, et al. Preoperative versus Postoperative Chemoradiotherapy for Rectal Cancer. New England Journal of Medicine. 2004 Oct 21;351(17):1731–40.
12. Campos-Lobato LF, Stocchi L, Dietz DW, Lavery IC, Fazio VW, Kalady MF. Prone or lithotomy positioning during abdominoperineal resection for rectal cancer results in comparable oncological outcomes. Diseases of the Colon and Rectum. 2011;54(8):939-46.
13. Foster JD, Tou S, Curtis NJ, Smart NJ, Acheson A, Maxwell-Armstrong C, et al. Closure of the perineal defect after abdominoperineal excision for rectal adenocarcinoma - ACPGBI Position Statement. Colorectal Disease. 2018 Sep;20:5–23.
14. Buchel EW, Finical S, Johnson C. Pelvic reconstruction using vertical rectus abdominis musculocutaneous flaps. *Ann Plast Surg*. 2004; 52: 22-6.
15. Butler CE, Gündeslioglu AO, Rodriguez-Bigas MA. Outcomes of Immediate Vertical Rectus Abdominis Myocutaneous Flap Reconstruction for Irradiated Abdominoperineal Resection Defects. *J Am Coll Surg*. 2008;206(4):694-703.
16. Coltro PS, Busnardo FF, Mônaco Filho FC, Olivan MV, Millan LS, Grillo VA, et al. Outcomes of immediate internal pudendal artery perforator flap reconstruction for irradiated abdominoperineal resection defects. *Dis Colon Rectum*. 2017;60:945-953.
17. Anderin C, Martling A, Lagergren J, Ljung A, Holm T. Short-term outcome after gluteus maximus myocutaneous flap reconstruction of the pelvic floor following extra-levator abdominoperineal excision of the rectum. Colorectal Disease. 2012 Aug 22;14(9):1060–4.
18. Musters GD, Klaver CEL, Bosker RJI, Burger JWA, van Duijvendijk P, van Etten B, et al. Biological Mesh Closure of the Pelvic Floor After Extralevator Abdominoperineal Resection for Rectal Cancer. *Ann Surg*. 2017;265(6):1074–1081.
19. Christensen HK, Nerstrøm P, Tei T, Laurberg S. Perineal Repair After Extralevator Abdominoperineal Excision for Low Rectal Cancer. *Dis Colon Rectum*. 2011;54(6):711–717.

RECONSTRUÇÃO DE TRÂNSITO PÓS-HARTMANN

CAPÍTULO 77

Lusmar Veras Rodrigues ▪ Carolina Vannucci Diógenes
Lara Bulamarque Veras

O conteúdo deste capítulo (págs. 1597 a 1600), encontra-se disponível on-line.

Para acessá-lo, aponte a câmera do seu smartphone ou tablet para a imagem acima.

CAPÍTULO 78

COLECTOMIAS TOTAIS

Luis Claudio Pandini

INTRODUÇÃO

A colectomia total e proctocolectomia são considerados procedimentos complexos com maior grau de dificuldade técnica quando comparadas com outros procedimentos cirúrgicos colorretais.[1-4] A colectomia total requer uma equipe cirúrgica treinada com ressecções segmentares (direita, transversa e esquerda), tornando importante o conhecimento anatômico das estruturas adjacentes ao cólon e dos vasos colônicos. Esta técnica pode ser utilizada no tratamento das doenças colônicas benignas,[5-8] e nas malignas. Nestes casos, respeitando os princípios da ressecção oncológica;[9,-12] especialmente ligaduras vasculares na origem, realizadas sempre pela técnica intracorpórea.

Devido à complexidade da técnica totalmente laparoscópica, vários cirurgiães têm utilizado a cirurgia videolaparoscópica auxiliada pela mão (*Hand-assisted*), com o objetivo de diminuir o tempo operatório, reduzir a curva de aprendizado e manter os benefícios oferecidos pela técnica minimamente invasiva.[13-16]

A colectomia total compreende a remoção completa do cólon desde a válvula ileocecal até a junção do retossigmoide no nível do promontório sacral. Nossa preferência é pelo método totalmente laparoscópico iniciando o procedimento pelo cólon direito.

TÉCNICA OPERATÓRIA

O preparo pré-operatório é semelhante ao utilizado para o procedimento convencional. Consentimento informando deve preferencialmente ser obtido de todos os pacientes, inclusive para a possibilidade de laparotomia. Os pacientes são submetidos ao preparo mecânico de cólon com emprego da solução oral de fosfato de sódio ou lactulona. Evitamos o uso do manitol, no entanto operamos mais de uma centena de pacientes com esse tipo de preparo sem acarretar maiores dificuldades técnicas. Antibioticoterapia profilática é iniciada na indução anestésica e mantida por 24 horas. Utilizamos a combinação de ceftriaxona e metronidazol ou ciprofloxacina e metronidazol.

Após a indução da anestesia geral endotraqueal realizamos sondagem nasogástrica e vesical de demora para reduzir os riscos de lesões pela punção do estômago e da bexiga, respectivamente.

Posicionamento e Pneumoperitônio

O paciente é colocado em decúbito dorsal na posição de litotomia modificada com as pernas apoiadas nas perneiras, com os dois membros superiores junto ao corpo. Atenção especial é dada para a proteção das mãos do paciente e posicionamento da placa do bisturi elétrico.

O *set* de vídeo é colocado próximo ao ombro direito do paciente e um segundo monitor colocado do lado esquerdo, próximo à perna esquerda do paciente. No caso de não haver um segundo monitor, o *set* de vídeo deverá ser deslocado para a esquerda após o término da liberação do cólon direito e parte do transverso. Equipamentos de fontes de energias como bisturi ultrassônico e bisturi bipolar são especialmente úteis, facilitando a dissecação das estruturas e o controle vascular, reduzindo o tempo operatório e otimizando a cirurgia colorretal laparoscópica.

Após o preparo do abdômen e a colocação dos campos operatórios, uma incisão de 1 cm é realizada supra, infra ou paraumbilical, de acordo com a preferência do cirurgião. Preferimos a incisão transversa supraumbilical com tração da aponeurose com pinças Backaus ou Kocher. A agulha de Veress é introduzida através da parede abdominal em direção à pelve e sua posição correta é avaliada de três maneiras. A primeira é a sensação tátil do cirurgião que penetrou a cavidade abdominal ultrapassando a aponeurose e o peritônio. A segunda é a colocação de solução fisiológica através da agulha e sua aspiração para a cavidade devido à tração da parede abdominal pelo cirurgião criando uma pressão negativa intra-abdominal. Por último, o insuflador mostra uma pressão intra-abdominal baixa (menor que 5 mmHg) e um fluxo de CO_2 com aumento crescente e gradual. Um rápido aumento da pressão do insuflador ou aparecimento de crepitação subcutânea indica punção pré-peritoneal, devendo o cirurgião reposicionar corretamente a agulha de Veress na cavidade abdominal. Devemos trabalhar com pressão abdominal máxima de 12 a 15 mmHg.

A técnica aberta (Hasson) é utilizada seletivamente nos pacientes que apresentam cirurgias abdominais prévias. Após o estabelecimento do pneumoperitônio com gás carbônico, retiramos a agulha de Veress e introduzimos o primeiro trocarte, de 10/12 mm, para colocação da ótica de 30 graus e inventário laparoscópico da cavidade abdominal. As outras punções serão realizadas sob visualização endoscópica direta. Utilizamos rotineiramente cinco trocartes, sendo o primeiro no nível do umbigo para a ótica. Um trocarte de 12 mm na fossa ilíaca direita para passagem do grampeador laparoscópico e outro de 5 mm no flanco direito. Do lado esquerdo do abdômen introduzimos um trocarte de 10/12 mm no flanco esquerdo e um trocarte de 5 mm na fossa ilíaca esquerda. Ocasionalmente utilizamos um sexto trocarte de 10 mm suprapúbico dependendo da dificuldade técnica na pelve (Fig. 78-1).

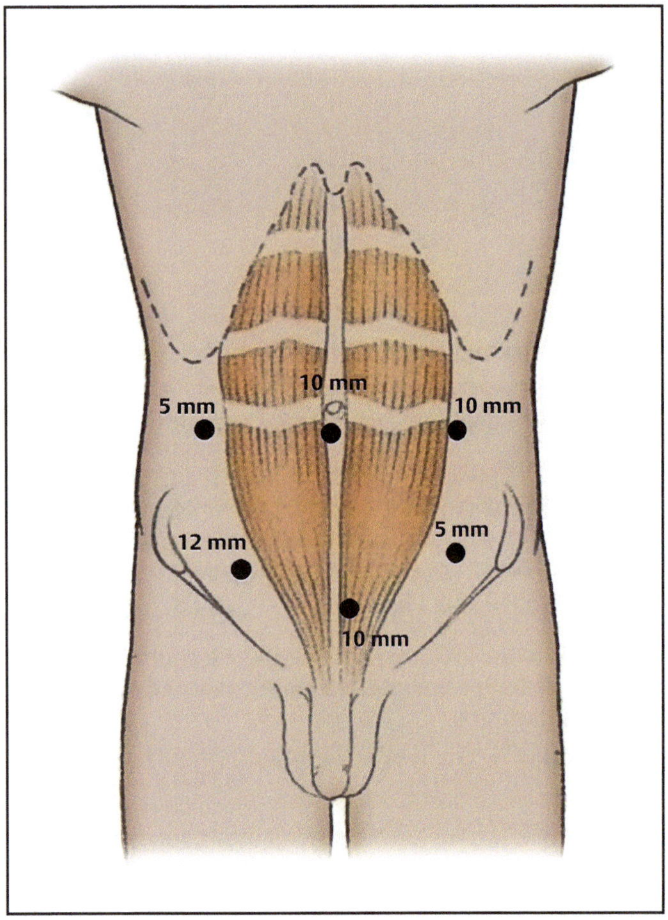

Fig. 78-1. Posição dos trocartes: 10 mm região umbilical, 12 mm fossa ilíaca direita, 5 mm flanco direito, 10 mm flanco esquerdo, 5 mm fossa ilíaca esquerda, 10 mm suprapúbico (opcional).

Mobilização do Cólon Direito

No início da colectomia total, o cirurgião posiciona-se à esquerda do paciente com o assistente da câmera à direita ou entre as pernas do paciente. O segundo assistente e a instrumentadora se posicionam do lado direito do paciente. Para a dissecação e mobilização do cólon direito, o paciente é colocado na posição de Tredelenbung e rodado para a esquerda, para que as alças do intestino delgado se desloquem para o quadrante inferior esquerdo. O cirurgião libera as aderências caso estejam presentes e a secção do ligamento redondo é opcional.

O segundo assistente introduz uma pinça de apreensão atraumática e traciona a junção ileocecal, expondo os vasos ileocólicos. O cirurgião inicia a dissecação incisando o peritônio medial do mesentério na porção inferior dos vasos ileocólicos e do íleo, dissecando um túnel no retroperitônio abaixo destes vasos até a 2ª porção duodenal, utilizando tesoura com eletrocautério ou bisturi ultrassônico. A artéria e a veia ileocólicas são identificadas no mesentério e tracionadas da sua origem da artéria e da veia mesentéricas superiores. Os vasos são cuidadosamente dissecados a uma distância segura dos vasos mesentéricos superiores e uma janela no mesentério é feita de cada lado dos vasos ileocólicos. O pedículo vascular é ligado com clipes ou selado com bisturi bipolar. Vasos menores podem ser selados com bisturi ultrassônico.

Depois da ligadura dos vasos ileocólicos, o mesentério do íleo e do cólon direito é completamente liberado do retroperitônio pela dissecação romba, ou com tesoura, formando um túnel no retroperitônio. Elevando o mesentério do íleo e do cólon do retroperitônio por esta manobra, o duodeno, o ureter direito, os vasos gonadais direitos e a fáscia ventral do rim direito (fáscia de Gerotta) são perfeitamente identificados. A dissecação é continuada lateralmente até a goteira parietocolônica direita e cranialmente até a reflexão peritoneal dos vasos cólicos médios, afastando o duodeno posteriormente.

Mobilização do Cólon Transverso

Neste momento o assistente traciona o cólon transverso com duas pinças atraumáticas para exposição da artéria e da veia cólicas médias. O cirurgião incisa o peritônio com tesoura à esquerda e à direita da cólica média. O parâmetro anatômico neste tempo é o pâncreas, no qual o cirurgião deve progredir sua dissecação sempre acima do pâncreas. A retrocavidade dos epíplons é aberta através da incisão do mesocólon à esquerda dos vasos cólicos médios. Os vasos cólicos médios são dissecados, tomando cuidado nesta dissecação próxima à origem da artéria mesentérica superior. No caso de doença benigna, esta ligadura pode ser efetuada próxima ao cólon ligando somente os ramos direito e esquerdo da cólica média. A ligadura dos vasos cólicos médios é realizada com clipes ou com selagem dos vasos com bisturi bipolar. A anatomia vascular do mesocólon transverso à esquerda da cólica média e da flexura esplênica necessita atenção especial, porque esta região tem uma exposição difícil. O conhecimento da anatomia vascular dessa região e suas variantes anatômicas se faz necessário para evitar lesões vasculares inadvertidas. A anatomia mais frequente é a artéria cólica média única crescendo da artéria mesentérica superior (46%). Duas e até três artérias cólicas médias podem estar presentes no mesocólon do transverso.[17,18]

À esquerda dos vasos cólicos médios, o assistente traciona o mesocólon transverso na sua borda mesentérica e o peritônio do mesocólon é aberto o máximo possível por cima da face ventral do pâncreas. Vasos adicionais do mesocólon transverso são ligados com clipes ou selados com bisturi ultrassônico ou bisturi bipolar. Em seguida, o assistente com as pinças de apreensão dos trocartes da direita traciona o cólon transverso na sua borda mesentérica inferiormente e traciona o grande epíplon superiormente. O cirurgião traciona o cólon transverso em direção à pelve, dando início à liberação do grande epíplon do cólon transverso. Os vasos do grande epíplon são cauterizados com tesoura ou gancho monopolar ou selados com bisturi ultrassônico ou bisturi bipolar em direção à flexura hepática.

A liberação do cólon transverso e do cólon direito é facilitada pela prévia dissecação posterior do mesentério do cólon das estruturas do retroperitônio. A goteira parietocolônica direita é liberada finalizando o procedimento do lado direito, incluindo a liberação do mesentério do íleo terminal.

Mobilização do Cólon Esquerdo e do Sigmoide

Com o cólon direito e parte do cólon transverso totalmente liberados, o cirurgião e o assistente com a ótica se posicionam à direita do paciente para a liberação do cólon transverso distal, da flexura esplênica e do cólon esquerdo até o retossigmoide. O paciente continua em Trendelenburg e com rotação para a direita, onde todas as alças do intestino delgado são retiradas da pelve. O assistente, então, segura o mesossigmoide sob tração anterolateral com pinças atraumáticas através dos trocartes do flanco e da fossa ilíaca esquerda. O peritônio medial é aberto com tesoura à direita da artéria mesentérica inferior no nível do promontório sob tração e contratração, o peritônio é incisado cranialmente em direção à origem do pedículo da artéria mesentérica inferior.

Através de dissecação romba, a artéria e a veia mesentérica inferior são elevadas ventralmente do plexo neural hipogástrico pré-aórtico, e este afastado posteriormente para evitar sua lesão. A dissecação é continuada no plano retroperitoneal visando à identificação do ureter esquerdo e dos vasos gonadais que são afastados posteriormente. Durante a dissecação do ureter esquerdo, se o cirurgião se deparar com a artéria ilíaca esquerda, ele estará fora do plano de dissecação e o ureter esquerdo, nesta situação, estará acima aderido ao mesocólon. A dissecação no plano correto deve ser restabelecida afastando estas estruturas posteriormente evitando o risco de lesão ureteral. Se o ureter não puder ser facilmente visualizado, o cólon sigmoide deve ser liberado da goteira parietocolônica esquerda de lateral para medial. O ureter esquerdo é então identificado e afastado do campo operatório.

Uma vez identificada a origem da artéria mesentérica, o peritônio é incisado anteriormente sobre seu pedículo, e a veia mesentérica inferior é visualizada. Usando uma combinação de dissecação romba e tesoura, uma janela peritoneal é criada lateralmente à veia mesentérica inferior. Com a artéria e a veia mesentérica inferior dissecadas, os pedículos vasculares são ligados acima ou abaixo da artéria cólica esquerda com clipes ou selagem com bisturi bipolar. A ligadura da artéria mesentérica inferior deve ser feita pelo menos 1 cm da sua origem na artéria aorta com prévia visualização do ureter. Caso ocorra qualquer sangramento, este coto pode ser pinçado e clipado facilmente.

Em seguida, o cirurgião retorna à liberação do cólon transverso. O assistente com duas pinças dos trocartes da esquerda traciona a borda mesentérica do cólon transverso inferiormente. O cirurgião com tração e contratração inicia a liberação do grande epíplon do cólon transverso distal em direção à flexura esplênica. Este tempo é facilitado pela abertura prévia da retrocavidade dos epíplons, expondo as estruturas retroperitoneais. O mesocólon transverso junto ao pâncreas pode ser liberado com bisturi ultrassônico ou bisturi bipolar simultaneamente com as aderências do mesocólon transverso às estruturas retroperitoneais. O ângulo esplênico é liberado, tomando cuidado com a aderência ao baço. A dissecação é continuada soltando o cólon descendente e o sigmoide da goteira parietocolônica esquerda.

O mesentério do cólon é liberado da fáscia ventral do rim esquerdo (fáscia de Gerotta) e do retroperitônio, sendo clipado ou selado qualquer vaso adicional. O passo final é a dissecação e a liberação da junção retossigmoide e do reto superior. É realizada a dissecação e a limpeza circunferencial da gordura perirretal do reto superior com bisturi ultrassônico ou bisturi bipolar. Através do trocarte de 12 mm da fossa ilíaca direita, um endogrampeador de 30 mm ou 45 mm é introduzido e o reto superior é grampeado e seccionado com 1 ou 2 cargas de grampos apropriados à espessura da parede retal. A cavidade é inspecionada para verificação da hemostasia e para certificar que todo o cólon está completamente liberado.

Retirada da Peça e Anastomose

Uma incisão auxiliar para retirada do espécime é realizada no abdômen inferior. Vários tipos de incisões podem ser utilizados. Nossa preferência é a incisão na região inguinal esquerda com afastamento da musculatura, ou incisão suprapúbica transversa tipo Maylard com secção dos músculos retos abdominais.[19,20] Após abertura da incisão e proteção da ferida com plástico, a junção seccionada do retossigmoide é pinçada e o cólon é extraído cuidadosamente e sem tensão até a saída do íleo terminal. O restante do mesentério do íleo terminal é ligado com fio inabsorvível extracorporeamente.

Após a escolha do local apropriado, o íleo terminal é seccionado e uma sutura em bolsa é realizada manualmente ou através da pinça especial de sutura. A ogiva do grampeador de 28 mm ou 29 mm é introduzida no íleo terminal e a sutura em bolsa atada ao redor da haste da ogiva. Nós preferimos deixar um fio longo preso na ogiva no momento da introdução do íleo reparado fora da cavidade abdominal. Esta manobra facilita a identificação da ogiva do grampeador no íleo na cavidade abdominal. A ferida auxiliar é fechada por planos e o pneumoperitônio com gás carbônico é restabelecido. O cirurgião no períneo introduz o grampeador circular após dilatação suave do ânus. Sob visão endoscópica, o reto é perfurado e a ogiva do grampeador é acoplada. Neste momento verifica-se o mesentério do íleo para ver se não está rodado, a fim de evitar torção da anastomose. O assistente do períneo realiza a aproximação da ogiva com o grampeador e faz o disparo do mesmo, realizando a anastomose colorretal terminoterminal ou lateroterminal, conforme preferência do cirurgião.

O teste da anastomose é realizado introduzindo ar através de um retossigmoidoscópio com a cavidade pélvica repleta de soro fisiológico. Caso o teste da anastomose revele qualquer vazamento, pode-se realizar uma sutura laparoscópica. Ileostomia protetora pode ser confeccionada dependendo do julgamento do cirurgião. Temos utilizado cola biológica na maioria das anastomoses, introduzida através de um cateter laparoscópico. A cavidade abdominal é novamente inspecionada para hemostasia e realizada lavagem com soro fisiológico. Devido à grande dissecação do cólon temos frequentemente utilizado drenagem com dreno de silicone. Os trocartes são retirados após aspiração do pneumoperitônio. As aponeuroses das feridas de 10/12 mm são fechadas para evitar herniação.

CONSIDERAÇÕES FINAIS

Apesar de acarretar um tempo operatório mais prolongado, a realização de colectomia total por videolaparoscopia tem demonstrado vantagens pós-operatórias em relação ao acesso convencional. As taxas de morbidade são semelhantes à via laparotômica. No entanto, este tipo de procedimento deve ser realizado por cirurgiões que já tenham adquirido experiência com colectomias segmentares.

REFERÊNCIAS BIBLIOGRÁFICAS

1. Campos FG. Considerações técnicas e resultados iniciais das colectomias totais por videolaparoscopia. Existem vantagens? Rev Bras Coloproct. 2004; 24:179-85.
2. Wexner SD, Johansen OB, Nogueras JJ, Jagelman DG. Laparoscopic total abdominal colectomy: a prospective Trial. Dis Cólon Rectum. 1992;35:651-5.

3. Araujo SE, Nahas SC, Seid VE, Marchini GS, Torriceli FC. Laparoscopy assisted ileal pouch-anal anastomosis: surgical outcomes after 10 cases. Surg Laparosc Endosc Percutan Tech. 2005;15(6):321-4.
4. Marcello PW, Milsom JW, Wong SK, Brady K, Goormastic M, Fazio VW. Laparoscopic total colectomy for acute colitis; a case controlled study. Dis Cólon Rectum. 2001;44:1441-5.
5. Coelho JCU, Pinho RV, Macedo JJM, Andriguetto PC, Campos ACL. Colectomia laparoscópica: revisão retrospectiva de 120 casos. Rev Col Bras Cir. 2009;36(2):144-147.
6. Souza Jr AHS, Scanavini Neto A, Habr-Gama A. Acesso videolaparoscópico no tratamento cirúrgico da diverticulite aguda. Rev Bras Coloproctol. 2006;26(3);341-347.
7. Alvarez GA, Mazzurana M. Diverticulite aguda complicada tratada por cirurgia laparoscópica assistida com a mão (Hals): descrição da técnica e revisão da literatura. Rev. Bras Coloproctol. 2006;26(3);275-279.
8. Costa LMP, de Ávila I, Filogonio IDS, Machado LGR, Carneiro MM. Tratamento laparoscópico de 98 pacientes com endometriose intestinal. Rev Bras Coloproctol. 2010;30(1);31-36.
9. Koize PG, Freitas CD, Froehner IJr, Steckert JS, Ishie E, Steckert AF, et al. Análise do número de linfonodos em espécimes de ressecções colorretais por neoplasia entre a cirurgia aberta e videolaparoscópica. Rev Bras Coloproct. 2010;30(2);119-127.
10. Neiva AM, Lacerda AF, Cabral MMDA, Luz MMP, Fonseca LM, Hanan B, et al. Análise de 33 peças cirúrgicas de colectomias laparoscópicas para câncer, durante a curva de aprendizado inicial: margens oncológicas e número de linfonodos não diferem de colectomias abertas. Rev Bras Coloproct. 2010;30(1):7-13.
11. Ramos JR, Mesquita RM, Valory EA, Santos F. Tratamento cirúrgico do câncer da porção distal do terço inferior do reto pela ressecção anterior ultrabaixa e interesfinctérica com anastomose coloanal por videolaparoscopia. Rev Bras. Coloproctol. 2009;29(3):314-324.
12. Melani AGF, Campos FGCM. Ressecção laparoscópica pós terapia neo-adjuvante no tratamento do câncer no reto médio e baixo. Rev Bras Coloproctol. 2006;26(1);89-96.
13. Targarona EM, Garcia E, Rodriguez M, Cerdan G, Balague C, Garriga J, et al. Hand assisted laparoscopic surgery. Arch Surg. 2003;138:133-40.
14. Nakajima K, Lee SW, Cocilovo C, Foglia K, Kim T, Sonoda T, et al. Hand assisred laparoscopic colorectal surgery using Gelport. Initial experience with a new hand arcess device. Surg Endosc. 2004;18:102-5.
15. HALS Study Group. Anonymous. Hand assisted laparoscopic surgery versus standard laparoscopic surgery for colorectal disease: a prospective randomized Trial. Surg Endosc. 2000;14(10):896-901.
16. Ozturk E, Kiran RP, Remzi F, Geisler D, Fazio V. Hand-assisted laparoscopic surgery may be a useful tool for surgeons early in the learning curve performing total abdominal colectomy. Colorectal Dis. 2010;12(3):199-205.
17. Goligher JC. Surgery of Anus, Rectum, and Cólon. London: Bailiere Tindall; 1984.
18. VanDamme J, Bonte J. Vascular Anatomy in Abdominal Surgery New York, N.Y: Thieme; 1990.
19. Pupo Neto JA, Lacombe D. Laparoscopic hand assisted surgery: comparative randomized study with laparotomy. Rev Bras Videocir. 2003;1:60-70.
20. Rivadeneira DE, Marcello PW, Roberts PL, Rusin LC, Murray JJ, Coler JÁ, et al. Benefits of hand assisted laparoscopic restorative proctolectomy: a comparative study. Dis Cólon Rectum. 2004;47(8):1371-6.

TRANSECÇÃO TRANSANAL E ANASTOMOSE POR GRAMPEAMENTO SIMPLES (TTSS): TÉCNICA E RESULTADOS INICIAIS

CAPÍTULO 79

Fábio Guilherme Campos ▪ Rafael Vaz Pandini
Leonardo Alfonso Bustamante-Lopez ▪ Carlos Augusto Real Martinez

INTRODUCTION

One of the most feared complication after colorectal resections is the development of anastomotic dehiscence and its consequences such as sepsis, reoperations, prolonged hospital stay and the need for a stoma.[1,2] Furthermore, leakage may affect recurrence risks, reduce survival and delay adjuvant chemotherapy in oncological patients.[3]

Anastomotic leakage definition is a controversial issue exhibiting variable incidence rates. Risk factors are usually associated with location, clinical (age, clinical status, emergent setting, smoking, obesity, malnutrition, steroid usage, preoperative radiotherapy) and technical features (type of suture, surgeon experience).[4] This complication has been documented in 8.1%, 6.4% and 11% after right colectomy, colonic and rectal cancer surgery, respectively.[5-7]

Thus, confection of a safe anastomosis turns to be a major concern in colorectal surgery, the motive because prevention of anastomotic leakage has been a motive of several investigations. Different strategies of oral and intravenous antibiotics (with or without anterograde bowel cleansing) have deserved great attention in the recent literature. On the other hand, the indication of intra-abdominal drains or mechanical bowel preparation have raised lots of discussion. Especially for low rectal anastomosis, prevention and attenuation of pelvic sepsis with the use of fecal diversion is highly advisable and effective.[8] More recently, the changing of resection margins using fluorescence angiography guidance has been extensively evaluated to obtain a sound anastomosis.[9]

Issues related to anastomosis confection have also been a matter of concern. In this sense, the choice of number of suture planes, configuration (end to end, lateral to end, laterolateral) and suture type (hand-sewn *versus* mechanical) may have specific advantages in different clinical settings, although leak rates don't differ significantly. For example, although the lateral-to-end anastomosis may provide better short-term function, an end-to-end anastomosis may lead to less severe complications and reinterventions in the management of in distal rectal tumors.[10] Usually, the decision process concerning the type of anastomosis includes the surgeon's choice and experience.

It is widely recognized that the advent of mechanical staplers allowed the construction of safe low pelvic anastomosis, decreasing surgical length and allowing sphincter preservation. *Performance* of a low anterior resection is the main indication for double-stapled technique (DST). Utilization of both linear and circular stapler brings the advantage of not requiring the placement of a purse-string suture deep on the distal rectum, maneuver sometimes considered difficult when the pelvis is too narrow, in obese patients or in the presence of large tumors. Moreover, DST also enables less local intra-operative contamination (as the rectal lumen is not exposed), lessens operative time and bleeding.[11]

However, the introduction of linear stapler and its accommodation to transect the rectum may be eventually difficult, leading to oblique or multiple transverse firings (cartridges) necessary for rectal division. There is great evidence that the number of cartridges is incriminated in the occurrence of anastomotic dehiscence.[12-16]

Despite providing an easy and safe anastomosis, DST creates critical points concerning disruption risk. One of them is the crossing of two stapling lines. More importantly, it creates lateral deformities at the extremes of the suture line, the so called "dog ears".[17] These protrusions are considered a problem as they are considered potential ischemic areas in the intersection of lateral staple lines.[14,18] For this reason, it was suggested to invaginate this area and include it into the circular stapler.[19] Whether or not this can reduce leaks remains to be established.

TTSS: TECHNICAL DETAILS

TTSS was first described by Spinelli ***et al.***.[20] This technique may be applied after total mesorectal excision with colorectal/coloanal anastomosis or after total proctocolectomy with ileal-pouch anal anastomosis (IPAA) for benign diseases. It takes the efficacious and reliability of the TME dissection, and the combination of transanal transection (TT) with a single-stapled (SS) anastomosis from TaTME.

After completion of the abdominal part of the abdominal dissection down to the pelvis, the perineal surgeon exposes the distal rectum with the aid of a Lone-Star retractor and/or a cylindrical anoscope, thus facilitating the recognition of lesion and the distal margin demarcation.

Subsequently, it is performed a circular pursestring suture at the level chosen for rectal transection (Fig. 79-1, left to right). Once the rectum is closed, a circular total thickness transection of the rectum wall is performed using electrocautery till it reaches the previous TME dissection in the deep pelvis. After that, the colorectal specimen is pulled and retrieved

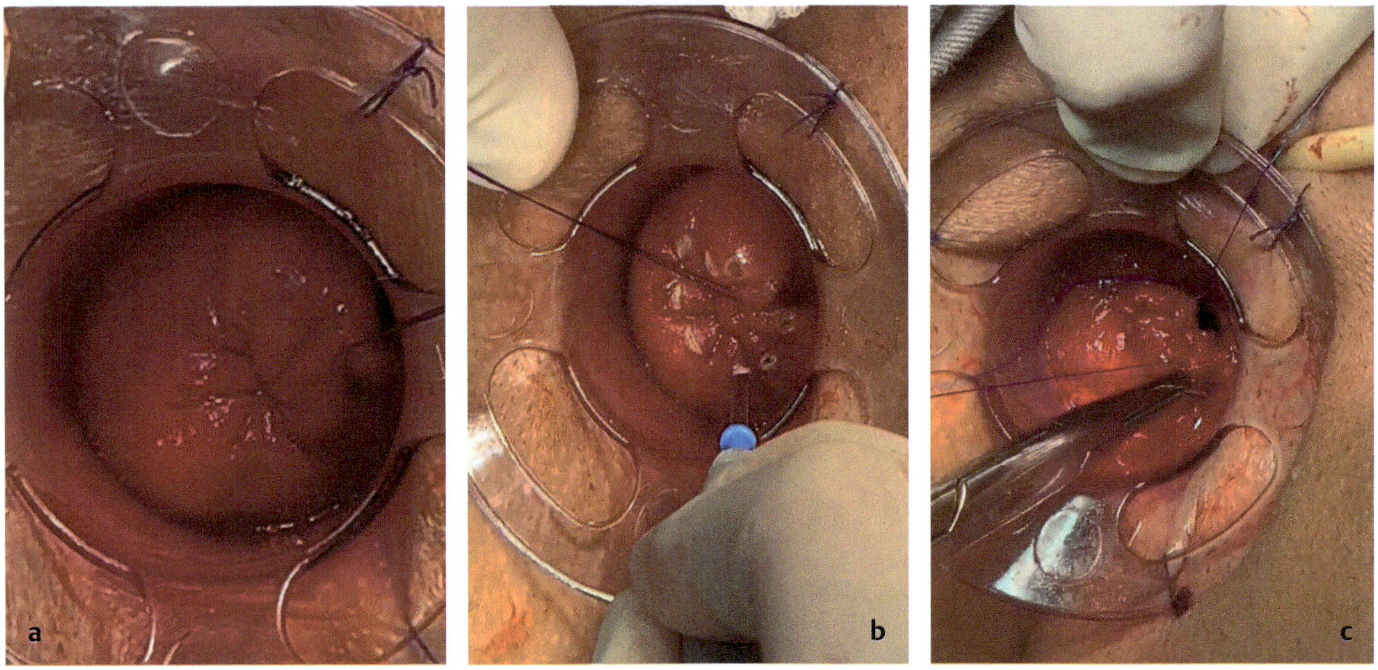

Fig. 79-1. Introduction of rectal dilator and rectal suture (**a**), demarcation for rectal section with electrocautery (**b**), with electrocautery, pursestring around rectal cuff (**c**).

through the perineum or through a Pfannenstiel incision (preferably with the presence of a wound protector). TTSS allows to transect the rectum under visual control, avoiding multiple staple-firings, which have been identified as risks factors for leak. Another great advantage is the possibility to verify the distal margin and make a precise transection. After that, a pursestring is confectioned in the rectal *cuff* with a 2-0 prolene suture. Once the proximal margin is defined, the circular stapler anvil is placed and secured with a 2-0 suture (either in a lateral or terminal position), and a nasogastric tube is inserted on the tip of the anvil so the proximal cólon can be externalize trough the anal canal and the pursestring of the rectal *cuff* can be tight. The circular stapler is inserted and connected to the anvil, permitting the confection of a single-stapled anastomosis followed by air-leak test or a rectal examination (Fig. 79-2, left to right). The single stapled (SS) anastomosis avoids cross stapling and dog-ears. Whether or not this can reduce leaks remains to be seen.

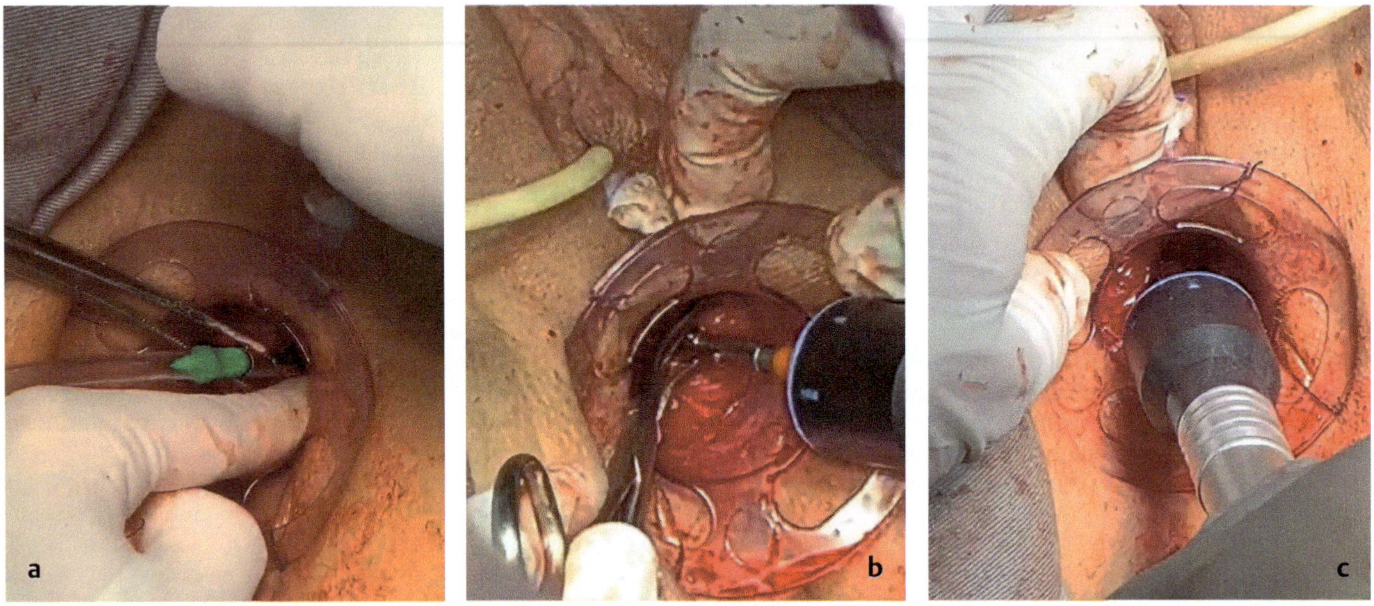

Fig. 79-2. (**a-c**) Insertion and fixation of anvil with plastic tube passing through the opened rectal cuff (**a**), stapler coupling (**b**) and single suture circular anastomosis (**c**).

IMPORTANT CONSIDERATIONS

Besides the continuous development in technological advances of rectal cancer surgery, *performance* of a safe anastomosis still presents many challenges regarding distal dissection of the lower segment, definition of appropriate distal margin and avoidance of technical errors. The present chapter raises the main technical aspects of TTSS, a novel and interesting alternative to perform a low colorectal, coloanal or ileoanal anastomosis.

This technique may be accomplished via a transanal approach after open, laparoscopic or robotic colorectal resections. Development of the transanal approach aimed to surpass the limitations associated with minimally invasive techniques to treat rectal cancer.[21,22] Thus, it provides a full visualization of the distal rectum, helping the surgeon to establish a correct distal resection margin and the precise transection level.[22] The advantages of complete visual control have been recently recognized and emphasized during the learning phase of TaTME, raising the importance of performing a safe transection especially in difficult cases (large tumors, obese patients, male pelvis).

Nowadays, ulcerative colitis or familial adenomatous polyposis patients are preferably managed with double-stapled ileal pouch-anal anastomosis (IPAA), as it is easier than handsewn, still providing better functional outcomes. However, there exists a higher risk of residual mucosa that may affect postoperative symptoms and outcomes.[23,24] In this context, these patients may also benefit from this technique, as it allows a more adequate evaluation of a potentially diseased distal rectal mucosa.[25]

Moreover, TTSS offers the possibility of being cost-effective, as the use of another stapler to perform the transverse rectal transection (eventually requiring 2 or 3 firings) is dispensable. By avoiding the need for more than 2 transecting sutures, TTSS could also have a role in preventing leak associated with this fact. Furthermore, its single-stapled configuration avoids the formation of "dog ears".

In this sense, if we consider that anastomotic dehiscence may eventually occur due to the stapler crossing or the dog ears, TTSS turns to be a promising strategy when a colorectal, coloanal or ileoanal anastomosis is required. Simultaneously, it offers key features of transanal TME (TaTME) without having the potential risks described during bottom-up dissection.

According to Spinelli *et al.*,[22] the main promising advantages of TTSS may be summarized as follows:

- It allows rectal transection under precise visual control.
- May be performed after any surgical approach.
- Avoidance of tumor cell dissemination.
- Cost effectiveness in minimally invasive surgery (as it eliminates a transverse rectal transection).
- TTSS relies on established surgeons' skills (learning curve is not a problem).

After TME, distal rectal transection and anastomosis influence short-term, oncological, and functional outcomes, including anastomotic leak. As the evaluation of preventive measures and risk factors for anastomotic leakage has been a constant preoccupation among colorectal surgeons, the description of a new way to perform a colorectal, coloanal or ileoanal anastomosis (known as Transanal Transection and Single-Stapled anastomosis - TTSS) deserves appreciation of its qualities, discussion about its properties and technical details.

In a comparative study from the group of Spinelli in Italy, the authors evaluated elective consecutive patients undergoing treatment for mid-low rectal cancers with double-stapled (127 DS), TaTME (100) or TTSS (50) techniques and protective stoma.[26] Among the main results, operative time was longer in TaTME over DS and TTSS ($p < 0.0001$). Rates of 90-days complications were greater in DS vs TTSS patients ($p<0.01$). Anastomotic leak rates were 17.5% in DS, 6% in TaTME and 2% in TTSS group ($p = 0.005$). Reintervention rate after AL was higher in DS group over TTSS (12.6% vs 2%; $p = 0.003$). They concluded that TTSS strategy is feasible, safe and leads to very low AL rates after TME for RC.

In another study from the same group,[27] they compared the 90-day clinical and radiologic leak rates of patients undergoing double-stapled (458 DS - abdominal stapled transection and double-stapled anastomosis) or single-stapled (185 SS - transanal rectal transection and double-pursestring single-stapled anastomosis). Outcomes revealed a significant lower rate of anastomotic leak in the single-stapled group (6,48% vs 15,28%). Moreover, complications were higher in the double-stapled group. At multivariable analysis, double-stapled anastomosis ($P =.01$), active smoking ($P =.03$), and the presence of comorbidities ($P =.01$) resulted as independent risk factors for an anastomotic leak.

Thus, all of these results suggest important advantages such as distal rectal transection under visualization, elimination of double-stapling lines (with cost-effectiveness and potential protection against suture dehiscence), elimination of dog ears and the opportunity to accomplish the anastomosis via a transanal approach after open, laparoscopic or robotic colorectal resections. Future studies to confirm these supposed advantages are needed.

REFERENCES

1. Davis B, Rivadeneira DE. Complications of colorectal anastomoses: leaks, strictures and bleeding. Surg Clin N Am. 2013;93:61–87.
2. Kirchhoff P, Clavien PA, Hahnloser D. Complications in colorectal surgery: risk factors and preventive strategies. Patient Saf Surg. 2010;4:5.
3. Ha GW, Kim JH, Lee MR. Oncologic Impact of Anastomotic Leakage Following Colorectal Cancer Surgery: A Systematic Review and Meta-Analysis. Ann Surg Oncol 2017; 24: 3289-3299 [PMID: 28608118 DOI: 10.1245/s10434-017-5881-8]
4. Bruce J, Krukowski ZH, Al-Khairy G, Russell EM, Park KG. Systematic review of the definition and measurement of anastomotic leak after gastrointestinal surgery. Br J Surg. 2001;88:1157–1168.
5. The 2015 European Society of Coloproctology collaborating group. The relationship between method of anastomosis and anastomotic failure after right hemicolectomy and ileo-caecal resection: An international snapshot audit. Colorectal Dis 2017; 19: e296-e311.
6. Krarup PM, Jorgensen LN, Andreasen AH, Harling H; Danish Colorectal Cancer Group. A nationwide study on anastomotic leakage after colonic cancer surgery. Colorectal Dis 2012; 14: e661-e667.

7. Paun BC, Cassie S, MacLean AR, Dixon E, Buie WD. Postoperative complications following surgery for rectal cancer. Ann Surg 2010; 251: 807-818.
8. Caputo D, Angeletti S, Fiore M, Ciccozzi M, Coppola A, Cartillone M, et al. Delayed surgery after radio-chemotherapy for rectal adenocarcinoma is protective for anastomotic dehiscence: a single-center observational retrospective cohort study Updates Surg. 2020;72(2):469-475.
9. Kiran RP, Murray AC, Chiuzan C, Estrada D, Forde K. Combined preoperative mechanical bowel preparation with oral antibiotics significantly reduces surgical site infection, anastomotic leak, and ileus after colorectal surgery. Ann Surg. 2015;262(3):416-25.
10. Planellas P, Farrés R, Cornejo L, Rodríguez-Hermosa JI, Pigem A, Timoteo A, et al. Randomized clinical trial comparing side to end vs end to end techniques for colorectal anastomosis Int J Surg. 2020; 83:220-229.doi: 10.1016/j.ijsu.2020.09.039. Online ahead of print.
11. Knight CD, Griffen FD. An improved technique for low anterior resection of the rectum using the EEA stapler. Surgery. 1980;88:710–714.
12. Kim HJ, Choi GS, Park JS, Park SY. Comparison of intracorporeal single-stapled and double-stapled anastomosis in laparoscopic low anterior resection for rectal cancer: A case-control study. Int J Colorectal Dis 2013; 28: 149-156 [PMID: 23014975 DOI: 10.1007/s00384-012-1582-8]
13. Park JS, Choi GS, Kim SH, Kim HR, Kim NK, Lee KY, et al. Multicenter analysis of risk factors for anastomotic leakage after laparoscopic rectal cancer excision: the Korean laparoscopic colorectal surgery study group. Ann Surg. 2013;257:665–671.
14. Roumen RM, Rahusen FT, Wijnen MH, Croiset VUF. "Dog ear" formation after double stapled low anterior resection as a risk factor for anastomotic disruption. Dis Colon Rectum. 2000;43:522–525.
15. Kawada K, Hasegawa S, Hida K, Hirai K, Okoshi K, Nomura A, et al. Risk factors for anastomotic leakage after laparoscopic low anterior resection with DST anastomosis. Surg Endosc. 2014; 28:2988–2995.
16. Braunschmid T, Hartig N, Baumann L, Dauser B, Herbst F. Influence of multiple stapler firings used for rectal division on colorectal anastomotic leak rate. Surg Endosc 2017; 31: 5318-5326 [PMID: 28634627 DOI: 10.1007/s00464-017-5611-0]
17. Zhuo C, Liang L, Mingang Y, Li Q, Li D, Li Y, et al. Laparoscopic Low Anterior Resection and Eversion Technique Combined With a Nondog Ear Anastomosis for Mid- and Distal Rectal Neoplasms: A Preliminary and Feasibility Study Medicine (Baltimore). 2015; 94(50):e2285.
18. Rudi M, Roumen H. "Dog ear" formation after double stapled low anteriorresection as a risk factor for anastomotic disruption. Dis Colon Rectum 2000; 43:4.
19. Torres Valadez F, Decanini Terán C, Belmonte Montes C, Noyola Villalobos F. Aparatos de suturamecánica. Historia, desarrollo y experiencia en el Hospital Central Militar.Rev Gastroenterol Mex 1992;57:132-135.
20. Spinelli A, Carvello M, D'Hoore A, Foppa C. Integration of transanal techniques for precise rectal transection and single-stapled anastomosis: a proof of concept study. Colorectal Dis. 2019; 21(7):841-846.
21. Penna M, Hompes R, Arnold S, Wynn G, Austin R, Warusavitarne J, et al. TaTME Registry Collaborative (2017) Transanal total mesorectal exci- sion: international registry results of the first 720 cases. Ann Surg 266:111–117
22. Spinelli A. The rationale for expanding transanal transection and single-stapled anastomosis from transanal total mesorectal excision to open, laparoscopic and robotic resections. Colorectal Dis. 2019;21(9):991.
23. Ganschow P, Treiber I, Hinz U, Leowardi C, Büchler MW, Kadmon M. Residual rectal mucosa after stapled vs. handsewn ileal J-pouch-anal anastomosis in patients with familial adenomatous polyposis coli (FAP)--a critical issue. Langenbecks Arch Surg. 2015 Feb;400(2):213-9.
24. Campos FG, Imperiale AR, Seid VE, Perez RO, da Silva e Sousa AH Jr, Kiss DR, et al. Rectal and pouch recurrences after surgical treatment for familial adenomatous polyposis. J Gastrointest Surg. 2009;13(1):129-36.
25. de Lacy FB, Keller DS, Martin-Perez B, Emile SH, Chand M, Spinelli A, et al. The current state of the transanal approach to the ileal pouch-anal anastomosis. Surgical Endoscopy 2019; 33:1368–1375
26. Spinelli A, Foppa C, Carvello M, Sacchi M, de Lucia F, Clerico G, et al. Transanal Transection and Single-Stapled Anastomosis (TTSS): A comparison of anastomotic leak rates with the double-stapled technique and with transanal total mesorectal excision (TaTME) for rectal cancer. Eur J Surg Oncol 2021;47(12):3123-3129.
27. Foppa C, Carvello M, Maroli A, Sacchi M, Gramellini M, Montorsi M, et al. Single-stapled anastomosis is associated with a lower anastomotic leak rate than double-stapled technique after minimally invasive total mesorectal excision for MRI-defined low rectal cancer. Surgery 2023;173(6):1367-1373.

RESSECÇÃO TRANSANAL ENDOSCÓPICA – TÉCNICA OPERATÓRIA

CAPÍTULO 80

Sergio Eduardo Alonso Araujo ▪ Victor Edmond Seid

INTRODUÇÃO

A microcirurgia endoscópica transanal, simplesmente mencionada como TEM ou TEMS (do inglês *transanal endoscopic microsurgery*), consiste em uma técnica para a realização de ressecção local de lesões benignas e malignas de localização retal. Desenvolvida por Gerhard Buess em associação com a *Richard Wolff Medical Instrument Company*, no início dos anos 1980[1], esteve associada a uma introdução lenta, em parte devido a uma relativa complexidade técnica e em parte pelo custo inicialmente elevado associado à aquisição do equipamento que se destina exclusivamente à sua realização.

A despeito do significativo incremento técnico produzido pela visão aumentada e tridimensional produzida pelo telescópio binocular que certamente revolucionou a forma de se operar através do ânus relegando as técnicas transanais convencionais para as lesões situadas somente no canal anal, os pioneiros na adoção dessa técnica permaneceram por muitos anos assim como eram reduzidos os centros especializados na realização do procedimento.

Como era de se esperar, a complexidade técnica associada à realização de tão formidável procedimento precisava ser resolvida. A possibilidade de remover lesões grandes situadas no reto superior e com margens laterais e profunda bem definidas seguidas do perfeito fechamento da ferida operatória foi o grande motor do avanço. Devido ao trabalho persistente dos cirurgiões pioneiros no ensino e ao treinamento na técnica em numerosos cursos e workshops, bem como ao desenvolvimento de novo equipamento fabricado pela Karl Storz Endoskope, o qual pode ser utilizado em associação a um equipamento de videocirurgia normalmente disponível no centro cirúrgico, a aplicação da técnica cresce.

Nesse capítulo, detalharemos os cuidados pré-operatórios e a técnica cirúrgica empregada para a ressecção endoscópica transanal microcirúrgica.

PREPARO PRÉ-OPERATÓRIO

A orientação sobre o que vai acontecer no período pós-operatório com o paciente submetido a TEM é importante e faz parte da obtenção do consentimento informado. Como resultado da dilatação anal necessária à passagem do retoscópio que mede 4 cm de diâmetro, algum grau de incontinência pós-operatória temporária[2] deverá ser experimentado pela maioria dos pacientes. Avaliações manométricas realizadas antes e após TEM identificaram como sendo os principais fatores de risco para a incontinência anal: i. incontinência anal pré-operatória em pacientes idosos cursando de forma subclínica ou não identificada; ii. lesão esfincteriana no pós-operatório; iii. extensão e profundidade da ressecção; e iv. duração do procedimento[3-5]. Para alguns casos de lesões com indicação para TEM, a exequibilidade da cirurgia pode estar comprometida. Esses são justamente os casos para os quais a avaliação pré-operatória ainda carece de sensibilidade, especificamente: i. para o diagnóstico correto da altura da lesão; ou, ii. para o diagnóstico correto do grau de infiltração da parede retal (estadiamento T) nos casos de adenocarcinoma. Sendo assim, para alguns casos de lesões localizadas na transição retossigmoideana (e fora do alcance do aparelho), no caso de lesões muito grandes ou para os casos de câncer avançado ou câncer precoce de alto risco, a exequibilidade da operação é limítrofe e deverá ser determinada somente no ato operatório. Sendo assim, a conversão para a retossigmoidectomia laparoscópica no mesmo ato anestésico ou *a posteriori* deverá ser discutida ainda que a taxa de conversão esteja estimada em menos de 4%[6]. O pós-operatório de TEM costuma cursar sem intercorrências para a grande maioria dos pacientes. Complicações como o sangramento podem, no entanto, ocorrer. E exigirão hemostasia endoscópica (para a grande maioria dos casos) ou cirúrgica. Outra complicação importante é a descarga de muco e desconforto persistentes que podem ocorrer para os casos em que o leito de ressecção não pôde ser fechado ou que ocorrem quando da deiscência do fechamento da ferida operatória, complicação que ocorre mais comumente após químio e radioterapia. O tratamento é realizado mais frequentemente através do uso de antibióticos, analgésicos ou enemas com corticoides. No entanto, em alguns casos, recursos como a reinternação, a derivação ou a oxigenoterapia hiperbárica podem ser utilizados isoladamente ou em associação.

Um aspecto importante do preparo pré-operatório é a caracterização adequada da lesão retal no que se refere à sua localização, tamanho e estadiamento (no caso de adenocarcinoma). A realização da colonoscopia para descartar a presença de lesões sincrônicas é necessária. Para os casos de suspeita ou diagnóstico de câncer no reto, a realização da ultrassonografia endorretal é fundamental para o diagnóstico adequado do grau de invasão da parede intestinal e para a pesquisa de acometimento linfonodal. Outro aspecto importante relacionado com a lesão ainda no período pós-operatório diz respeito à adequada localização da lesão, uma vez que ela influi diretamente no posicionamento do paciente. Para as lesões acessíveis ao toque digital, determinar adequadamente se a lesão está localizada na face anterior, lateral ou posterior do reto é simples. Já para as lesões não tocáveis e pequenas (não caracterizadas à tomografia ou à ressonância magnética), a realização da retoscopia rígida imediatamente após a anestesia é um recurso fundamental e deve estar disponível.

A despeito da controvérsia existente acerca da necessidade de realização de preparo intestinal para a cirurgia colorretal eletiva, é da rotina da maioria dos cirurgiões envolvidos no uso de TEM a realização de alguma forma de preparo intestinal mecânico. O preparo intestinal pode ou não ser individualizado. No caso de se decidir assumir uma conduta de individualização do preparo, o tipo de preparo vai depender: i. do tamanho da lesão; ii. da altura da lesão no interior do reto; iii. do diagnóstico histológico pré-operatório; e iv. da intenção de se converter a cirurgia para a retossigmoidectomia no momento da realização de TEM caso seja necessário. Sendo assim, o diagnóstico de adenoma, a localização distal e a intenção de se realizar ressecção de espessura parcial (mucosectomia) do reto favorecem a realização de um preparo exclusivamente retrógrado através de lavagens retais e enemas evacuatórios. Já a localização possivelmente intraperitoneal de lesões maiores deve favorecer a realização do preparo mecânico completo do reto. Sobre se os cirurgiões que não utilizam preparo intestinal para cirurgia colorretal eletiva deverão voltar a realizar preparo para a realização de TEM, não há resposta conhecida. É nossa rotina a realização de preparo mecânico intestinal completo anterógrado com 2 litros de macrogol para a realização de TEM. O manitol deve ser evitado uma vez que a conversão para a retossigmoidectomia laparoscópica ou mesmo o uso da videolaparoscopia para a realização de uma rafia no reto intraperitoneal podem ser necessários. Na nossa prática realizamos a antibioticoprofilaxia por 24 horas em todos os casos e a antibioticoterapia com duração de 7 dias nos casos submetidos previamente a químio e radioterapia.

Alguns autores preconizam que, para os casos de adenocarcinoma do reto com indicação de tratamento neoadjuvante, a realização de biópsias da lesão seja acompanhada pela tatuagem com tinta nanquim de cada sítio de biópsias[7]. A tatuagem da lesão antes da neoadjuvância serviria de referência para a realização da ressecção local após o tratamento neoadjuvante e de especial importância na definição da extensão da ressecção local nos casos em que houve acentuada regressão da lesão em resposta ao tratamento químio e radioterápico.

PREPARO DO PACIENTE NA SALA DE CIRURGIA

O paciente é rotineiramente submetido a anestesia geral. Para operações menores no reto distal em pacientes com condição clínica limítrofe, é provável que uma anestesia espinhal possa ser empregada.

A posição do paciente para a realização de TEM é determinada pela localização da lesão no interior do reto. Após a instalação do retoscópio e do sistema de videocirurgia, a lesão deve estar localizada na face inferior do vídeo. Sendo assim, se a lesão estiver localizada na face posterior do reto, o paciente assumirá a posição de litotomia com os membros inferiores apoiados em perneiras do tipo que permitem alternar para a posição de semilitotomia no caso da necessidade de via de acesso abdominal. Se a lesão estiver localizada na face lateral direita do reto, o paciente assumirá a posição de decúbito lateral direito; se na parede lateral esquerda do reto, a posição será de decúbito lateral esquerdo. E, finalmente, se a lesão estiver localizada na face anterior do reto, o paciente assumirá a posição de canivete (*jack-knife*). Para as lesões não acessíveis ao toque digital do reto, a retoscopia deve ser realizada com o objetivo de determinar a localização da lesão. O adequado posicionamento do doente para a realização da operação é fundamental. Checar como se conseguirá posicionar o paciente para a realização da cirurgia antes de o paciente ser anestesiado e mesmo antes de o paciente chegar à sala é importante. Em nosso meio, em função da relativa baixa intimidade da maioria dos cirurgiões colorretais com a posição de canivete, há pouco *expertise* no uso dessa posição e, sobretudo, pouca familiaridade com a mesa cirúrgica nessa posição e, portanto, esse passo requer uma atenção especial. Outro aspecto importante da adequada localização da lesão para a realização da TEM é que, para as lesões situadas em faces anterolateral ou posterolateral, o uso do recurso de lateralização da mesa pode ajudar a colocar a lesão na posição adequada.

Para a maioria das operações de TEM, a drenagem vesical, na nossa prática, não é realizada.

MONTAGEM DO EQUIPAMENTO E PREPARO DA SALA CIRÚRGICA

Após o posicionamento do paciente, procede-se à desinfecção e colocação de campos. Após, segue-se com a instalação do fixador (*holder*) do braço articulado autoestático (que estabiliza o retoscópio de trabalho). O braço articulado é fixado ao trilho lateral da mesa operatória no lado oposto em que se colocará o *set* de videolaparoscopia. A atenção na fixação do braço articulado é importante pois é imperativo que este fique fixado de forma a garantir uma mobilização adequada do retoscópio cirúrgico no transcorrer da operação. Essa mobilização do retoscópio pode ser feita pelo cirurgião, mas deve ser preferencialmente realizada pelo assistente atento. O *set* de videolaparoscopia deve estar posicionado a uma distância confortável dos olhos do cirurgião e do assistente, exatamente como na videocirurgia.

O equipamento para TEM produzido pela Richard Wolf dispõe de retoscópios cirúrgicos de 12 ou de 20 cm de comprimento por 4 cm de largura. Esse retoscópio permite acoplar uma tampa de trabalho na qual entram o visor binocular e três canais de trabalho. O equipamento produzido pela Karl Storz que tem o nome comercial de TEO® (*Transanal Endoscopic Operations*) disponibiliza dois retoscópios cirúrgicos (Fig. 80-1), um de 7,5 cm e outro de 15 cm, ambos com 4 cm de largura. A tampa de trabalho contém uma entrada para a ótica de 5 cm e três portais de trabalho (dois de 5 mm e um de 12 mm) – (Fig. 80-2). Uma vez acoplada ao corpo do retoscópio, a tampa de trabalho com a ótica angulada (30°) de 5 mm e os três portais de trabalho montados com válvulas de silicone unidirecionais, não há vazamento de ar e o pneumorreto pode ser iniciado (Fig. 80-3).

O equipamento fabricado pela Wolf vem equipado com um insuflador de gás carbônico que funciona acoplado a uma bomba que permite a sucção contínua do pneumorreto com a vantagem de drenagem automática da fumaça produzida pelo acionamento do eletrocautério e que acaba por produzir embaçamento da lente, o que pode ser um problema para o bom andamento da cirurgia em alguns casos. O equipamento fabricado pela Storz permite o emprego do insuflador de gás

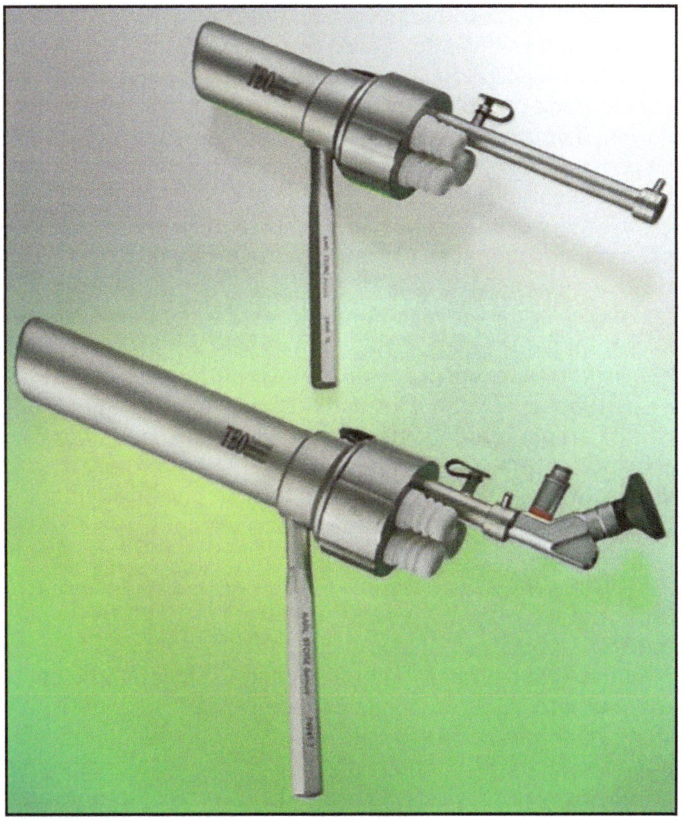

Fig. 80-1. Ilustração do equipamento para ressecção transanal endoscópica manufaturado pela Karl Storz® TEO® (*Transanal Endoscopic Operations*).

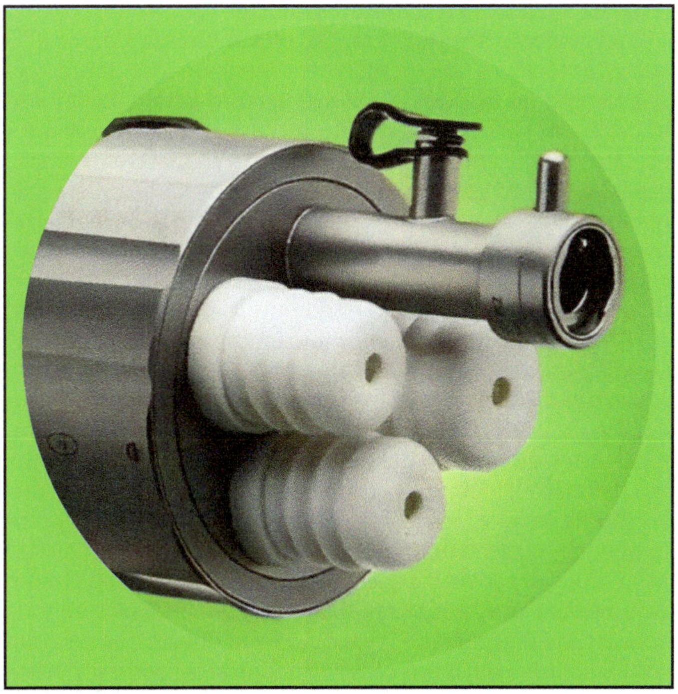

Fig. 80-2. Tampa de trabalho do retoscópio cirúrgico do equipamento TEO®. Notam-se o portal de entrada da ótica de 5 mm que dispõe de válvula de fixação da ótica e mais três portais de trabalho, dois de 5 mm e um de 12 mm.

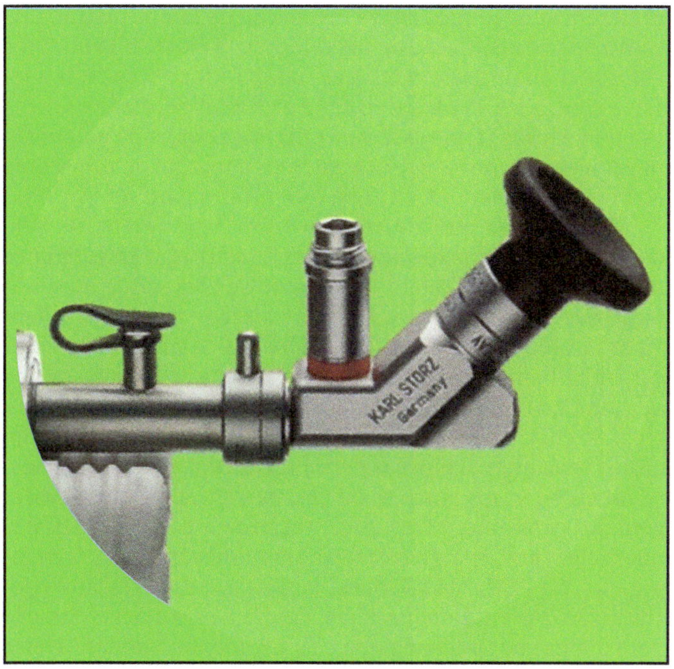

Fig. 80-3. Ilustração da ótica angulada (30°) de 5 mm posicionada na tampa de trabalho do equipamento TEO®.

carbônico para o pneumoperitônio que equipa qualquer *set* de videocirurgia. Os parâmetros no insuflador utilizados por nós para a realização do pneumor-reto são fluxo de 40 L/min e pressão entre 12 e 15 mmHg.

As pinças retas com ponta angulada integram o *kit* de TEM e constam de uma tesoura, um fórceps de apreensão, gancho e dissector tipo Maryland. Usamos o eletrocautério monopolar na potência de 40 W para a coagulação e 25 W para corte. Na nossa prática, utilizamos também rotineiramente o bisturi ultrassônico (Harmonic® Ace) com a tesoura coaguladora de 5 mm para a dissecção. O dispositivo selante de vasos Ligasure® com a tesoura Advance de 5 mm montada com eletrodo monopolar na sua ponta também oferece agilidade na dissecção e segurança para a hemostasia.

A possibilidade de realizar endossutura resultando no fechamento completo da ferida retal após a ressecção é um dos diferenciais da TEM em relação à ressecção transanal convencional. Utiliza-se um porta-agulhas endoscópico convencional de 5 mm. Nossa preferência é pelo fio de poliglecaprone 25 (Caprofyl®, Ethicon Inc, NJ, USA) 3-0.

TÉCNICA OPERATÓRIA

Após a anestesia e o adequado posicionamento do paciente, o primeiro passo é a introdução e a fixação do retoscópio. A introdução deve ser delicada e todas as manobras devem ser feitas com o intuito de minimizar o trauma à passagem do retoscópio através do ânus. Nesse sentido, lubrificação generosa e dilatação cuidadosa do ânus devem ser realizadas. Após a passagem pelo aparelho esfincteriano, o obturador é retirado. Nesse tempo, podem ser utilizadas pinça anatômica e gaze para a remoção do preparo residual que fica na ampola retal. Para a progressão do aparelho, a tampa com visor e bomba de insuflação de ar pode ser utilizada, ou, na nossa preferência, seguimos com a instalação da tampa de trabalho com a ótica e insuflação de gás carbônico pelo insuflador. Uma vez que o pneumorreto tenha se constituído, encontrar a lesão e centralizá-la para a cirurgia se fazem necessários. Uma vez que a lesão tenha sido centralizada e colocada na porção inferior do campo visual, procedemos à fixação do retoscópio ao braço articulado. A cirurgia está pronta para ser iniciada.

Sem dúvida que a maior surpresa experimentada pelo cirurgião ainda inexperiente na microcirurgia endoscópica transanal é que há diferença quando se compara a manipulação das pinças cirúrgicas durante a TEM e durante a videolaparoscopia. Na microcirurgia endoscópica transanal, as pinças trabalham em paralelo a partir de pontos fixos na tampa de trabalho que estão separados por apenas alguns centímetros. Ao contrário, durante a videocirurgia, os portais distam vários centímetros entre si permitindo uma angulação de até os ideais 90 graus entre as pinças, permitindo, com a passagem de portais auxiliares, a realização de um princípio básico que facilita a realização das manobras videocirúrgicas, a triangulação. Na TEM, não há triangulação, há apenas tração e contratração. No entanto, isso não significa que a apresentação para diérese ou síntese é pobre; ela é somente diferente. Nesse sentido, a tração e a movimentação das estruturas ocorre no sentido dentro-fora e diferentes graus de excursão da pinça da mão esquerda proporcionam a apresentação adequada e necessária à execução dos movimentos da mão direita.

De forma geral, a ressecção por TEM de qualquer lesão retal inicia-se a partir de sua extremidade à direita no vídeo no sentido oposto e a partir de sua extremidade distal no reto para sua extremidade proximal (em resumo: da direita para esquerda e de baixo para cima). Durante toda a operação, a manipulação da lesão deve ser feita a partir de sua margem livre de ressecção evitando dessa forma o contato direto com a lesão.

Há fundamentalmente dois tipos de ressecção de lesões retais que podem ser realizadas com o auxílio de TEM. As ressecções de espessura parcial (ou mais frequentemente mucosectomias) e as ressecções de espessura total com ou sem ressecção parcial do mesorreto. As ressecções de espessura parcial estão indicadas no manejo dos adenomas para os quais não há suspeita de invasão da submucosa sobretudo quando há suspeita de localização intraperitoneal dessas lesões e também para os adenomas extensos do reto (LSTs – do inglês *lateral spreading tumors*). A ressecção de espessura total de lesões extensas como as do tipo LST para as quais o risco de invasão maciça da submucosa é muito baixo leva a criação de um defeito retal difícil de suturar. O fechamento ou a deiscência dessas rafias confere ao procedimento um alto risco de estenose retal. Alguns autores empregam para a realização da mucosectomia, a injeção sublesional de solução salina ou com vasoconstritor com o objetivo de aumentar a espessura da submucosa. Não lançamos mão desse expediente, pois cremos ser desnecessário. A entrada correta no plano da submucosa com o emprego da visão magnificada não é difícil e pode até ser realizada com o bisturi ultrassônico com facilidade. As ressecções de espessura total estão reservadas para o câncer precoce do reto e para as lesões extramucosas como os tumores estromais e os tumores neuroendócrinos. Para as lesões com diagnóstico pré-operatório de adenocarcinoma e sobretudo para os adenocarcinomas submetidos a terapia neoadjuvante, a ressecção de espessura total da lesão com margens de segurança e amostra mesorretal se impõe. É durante a ressecção do mesorreto que o emprego de fontes alternativas de energia como o Harmonic® e o Ligasure® se faz mais útil. É claro que a ressecção do mesorreto pode ser realizada com o emprego de eletrocoagulação monopolar. Porém, o emprego de fontes alternativas de energia permite, na nossa opinião, uma progressão no mesorreto com mais rapidez e segurança.

Um dos primeiros expedientes que o cirurgião de TEM precisa logo aprender é diminuir mentalmente de forma significativa a extensão ou amplitude do movimento que pretende fazer. O cirurgião deve lembrar que está trabalhando dentro de um tubo que tem apensas 4 cm de diâmetro transverso. E que está trabalhando a apenas alguns centímetros proximais a este tubo no interior do reto de seu paciente. E não no interior da ampla cavidade peritoneal. Dessa forma, o cirurgião cedo percebe que um pequeno movimento não produtivo (um vaivém involuntário ou qualquer tipo de outro movimento vicioso ou não eficaz) é um verdadeiro terremoto no interior de seu campo de trabalho.

Outra dificuldade técnica é a que resulta da localização ou altura da lesão no interior do reto. Para as lesões muito distais, pode haver alguma dificuldade na estabilidade do pneumo-reto devido a vazamento secundário a insuficiência esfincteriana. A instabilidade da apresentação pode dificultar sobremaneira a progressão da operação. Alguma dificuldade pode ser esperada para a instrumentação de lesões situadas no reto superior ou próximas à transição retossigmoideana. A introdução completa do retoscópio leva a uma diminuição da mobilidade do mesmo. Como resultado, pode ser difícil centralizar lesões muito altas, o que vem a ser um problema, até que nem tanto para a ressecção da lesão, mas para a endossutura da mesma, a qual por sua vez é imprescindível se estivermos executando ressecção de espessura total em uma lesão localizada no reto intraperitoneal.

A ressecção de lesões grandes ou volumosas oferece dificuldades técnicas que merecem ser mencionadas. Tanto para a ressecção de uma lesão extensa quanto para o fechamento da ferida operatória dessa lesão, utilizam-se expedientes técnicos que permitem ao cirurgião não perder a orientação espacial. A perda da orientação espacial durante a dissecção resulta em estabelecer margens de ressecção desnecessariamente alargadas. Como resultado, a extensão da rafia é maior e, como resultado, maior é o risco de estenose retal. E a perda de orientação durante a endossutura de feridas extensas pode levar o cirurgião a ocluir involuntariamente a luz retal. O expediente técnico que é rotineiramente utilizado antes da ressecção da lesão retal é a demarcação precisa das margens em toda a volta da lesão retal com o emprego do eletrocautério antes do início da ressecção. Esse expediente permite ao cirurgião executar uma ressecção segura evoluindo na ressecção da lesão a partir de uma queimadura para a seguinte quer seja com o emprego do eletrocautério ou do bisturi harmônico. O problema que se enfrenta no manejo das lesões volumosas é que, por vezes, a demarcação em volta de toda a lesão das margens de ressecção (que devem ser de 1 cm com o objetivo de evitar recidiva neoplásica) pode ser difícil ou impossível antes do início da ressecção. Outra dificuldade que se encontra durante a ressecção de lesões volumosas, é que, uma vez que uma significativa parte da ressecção esteja feita, uma lesão volumosa excessivamente móvel acaba por ser projetada repetidamente contra a extremidade da ótica dificultando a continuidade da ressecção. Quando isso ocorre, "luxar" a lesão no sentido cranial mantendo-a distante da ponta da ótica com o auxílio de uma gaze no interior do reto pode ajudar a completar a ressecção com segurança.

Cabe também uma consideração especial para as lesões localizadas na face anterior do reto em mulheres. Nessa localização, o mesorreto não é espesso e a falha na identificação da parede posterior da vagina durante a cirurgia pode levar à abertura inadvertida da mesma, o que coloca a paciente sob risco de evoluir com fístula retovaginal ainda que uma sutura adequada do ferimento seja levada a cabo.

Uma importante ocorrência intraoperatória que merece menção no decorrer desse capítulo diz respeito à abertura do reto intraperitoneal durante as ressecções de espessura total no reto superior e médio e a abertura da reflexão peritoneal durante as ressecções de mesorreto ainda durante a cirurgia de lesões originalmente localizadas no reto extraperitoneal. Ainda que haja evidência demonstrando que a violação da cavidade peritoneal não esteja relacionada com aumento na morbidade[8,9], essa ocorrência tem sido associada a maior risco de intervenção abdominal. Como se pode imaginar, uma vez que o peritônio foi violado, é indiferente se a lesão ocorreu no peritônio da reflexão ou se no peritônio visceral do reto intraperitoneal: ambas as lesões agora são intraperitoneais e é imperativo que o reto seja fechado. Quando a cavidade peritoneal é violada durante a microcirurgia endoscópica transanal, o pneumorreto torna-se pneumoperitônio e a pressão de 12-15 mmHg distribui-se no interior da cavidade peritoneal, o que não costuma ser um problema, uma vez que esses níveis pressóricos são praticados durante as videocirurgias. Porém o aumento da pressão intraperitoneal geralmente traz um componente de instabilidade ao pneumorreto e a maior consequência disso é um aumento no grau de dificuldade para se finalizar a ressecção ou mesmo para se realizar a rafia retal. Essa dificuldade é caracterizada por uma tentativa de os órgãos intraperitoneais ganharem o ferimento retal ao se herniarem para dentro do reto, o que dificulta sua instrumentação por TEM. Uma tentativa de diminuir o gradiente de pressão entre o peritônio e o reto que pode ou não dar certo é drenar o pneumoperitônio através do emprego de punção com agulha revestida por cateter plástico venoso calibroso (tipo Jelco® ou Abocath®) na fossa ilíaca direita. Após a punção, a agulha é retirada e o pneumoperitônio passa a ser drenado pelo cateter. Outra alternativa para completar a ressecção e proceder a sutura da ferida cirúrgica no reto é a conversão para a videolaparoscopia.

Para as ressecções de espessura parcial, certamente a ferida operatória pode permanecer aberta. Sobretudo porque para a maioria dos casos para os quais a mucosectomia por TEM está indicada, a lesão é relativamente grande e o fechamento é por vezes impossível. Para as ressecções de espessura total situadas no reto intraperitoneal ou para aquelas lesões situadas inicialmente no reto extraperitoneal cuja excisão mesorretal resultou em abertura da reflexão peritoneal e comunicação entre o ferimento retal e a cavidade peritoneal, o fechamento primário da ferida retal por endossutura é mandatório sob risco de peritonite complicada por sepse. Para as ressecções de espessura total localizadas no reto extraperitoneal, o fechamento da ferida é facultativo. A maioria dos cirurgiões familiarizados com a técnica opta pelo fechamento da ferida pois há alguma impressão de que o fechamento da ferida está associado a menor risco de complicações como o sangramento, embora isso seja ainda especulativo. Para a realização do fechamento, emprega-se um porta-agulha endoscópico. Existe curva de aprendizado associado ao procedimento de endossutura em especial para o cirurgião colorretal, pouco afeito a técnicas de endossutura, por ser esse recurso raramente empregado durante as operações colorretais por vídeo.

CONCLUSÃO

A ressecção endoscópica transanal microcirúrgica é um procedimento minimamente invasivo para o manejo de lesões retais com o objetivo de evitar a necessidade de ressecção do reto ou técnicas de acesso posterior ao reto, ambas associadas a morbidade significativa. Ainda que associada a curva de aprendizado, como resultado da disponibilização de um sistema ótico instrumental dedicados, permite a ressecção de lesões retais com maior qualidade técnica no que se refere à ressecção em monobloco e à obtenção de margens de ressecção adequadas. Em associação, permite a abordagem de lesões situadas fora do alcance da ressecção transanal convencional e localizadas em qualquer posição no reto.

O equipamento para TEM conforme originalmente desenvolvido gozava de relativa complexidade técnica, de montagem e de instrumentação, e cirurgiões que não tivessem experiência com videocirurgia tinham dificuldade em se adaptar e ganhar experiência com o método. Com o desenvolvimento de equipamentos que permitem associar a TEM ao videolaparoscópio convencional, pôde-se reduzir o custo do uso do equipamento tornando-o de mais fácil acesso a um maior número de cirurgiões interessados no manejo das doenças retais.

REFERÊNCIAS BIBLIOGRÁFICAS

1. Buess G, Theiss R, Gunther M, Hutterer F, Pichlmaier H. Endoscopic surgery in the rectum. Endoscopy. 1985;7(1):31-5.
2. Cataldo PA, O'Brien S, Osler T. Transanal endoscopic microsurgery: a prospective evaluation of functional results. Dis Colon Rectum. 2005;48(7):1366-71.
3. Herman RM, Richter P, Walega P, Popiela T. Anorectal sphincter function and rectal barostat study in patients following transanal endoscopic microsurgery. Int J Colorectal Dis. 2001;16(6):370-6.
4. Jin Z, Yin L, Xue L, Lin M, Zheng Q. Anorectal functional results after transanal endoscopic microsurgery in benign and early malignant tumors. World J Surg. 2010;34(5):1128-32.
5. Kreis ME, Jehle EC, Haug V, Manncke K, Buess GF, Becker HD, et al. Functional results after transanal endoscopic microsurgery. Dis Colon Rectum. 1996;39(10):1116-21.
6. Casadesus D. Transanal endoscopic microsurgery: a review. Endoscopy. 2006;38(4):418-23.
7. Lezoche G, Guerrieri M, Baldarelli M, Paganini AM, D'Ambrosio G, Campagnacci R, et al. Transanal endoscopic microsurgery for 135 patients with small nonadvanced low rectal cancer (iT1-iT2, iN0): short- and long-term results. Surg Endosc; 2010 (epub ahead of print).
8. Gavagan JA, Whiteford MH, Swanstrom LL. Full-thickness intraperitoneal excision by transanal endoscopic microsurgery does not increase short-term complications. Am J Surg. 2004;187(5):630-4.
9. Guerrieri M, Baldarelli M, Morino M, Trompetto M, Da Rold A, Selmi I. Transanal endoscopic microsurgery in rectal adenomas: experience of six Italian centres. Dig Liver Dis. 2006;38(3):202-7.

RESSECÇÃO TRANSANAL ENDOSCÓPICA – RESULTADOS

CAPÍTULO 81

Caio Sergio Rizkallah Nahas ▪ Sérgio Carlos Nahas
Carlos Frederico Sparapan Marques

INDICAÇÕES E RESULTADOS

Lesões Benignas

Adenomas

A principal indicação da cirurgia endoscópica transanal (*transanal endoscopic microsurgery* – TEM) é o adenoma séssil retal que está fora do alcance para a excisão do transanal convencional ou que é impróprio para a remoção colonoscópica (Fig. 81-1). O TEM pode acessar as lesões que estão localizadas até 16 centímetros da borda anal. A lesão retal é usualmente ressecada em uma peça única (sem fragmentação), não sendo necessário ressecar toda a espessura da parede do reto, a não ser que haja suspeita de uma lesão maligna.

Infelizmente existe uma escassez de estudos randomizados controlados sobre o uso do TEM para adenomas, sendo que a maior parte da informação disponível na literatura vem de séries de casos frequentemente com curto tempo de seguimento. Uma revisão sistemática de Middleton *et al.*[1] incluiu três estudos comparativos (incluindo um ensaio clínico randomizado) e 55 séries de casos. Eles observaram que a ressecção de adenoma por TEM apresentou uma taxa de recorrência de 5%, uma taxa de conversão de 5,7% (para ressecção abdominal ou excisão transanal convencional) e uma taxa de complicação que variou de 3% a 7%. O TEM apresentou menor taxa de recidiva e menor custo no tratamento de adenomas, quando comparado com a ressecção anterior ou a excisão local convencional. Algumas dessas maiores séries de casos serão mais bem detalhadas a seguir.

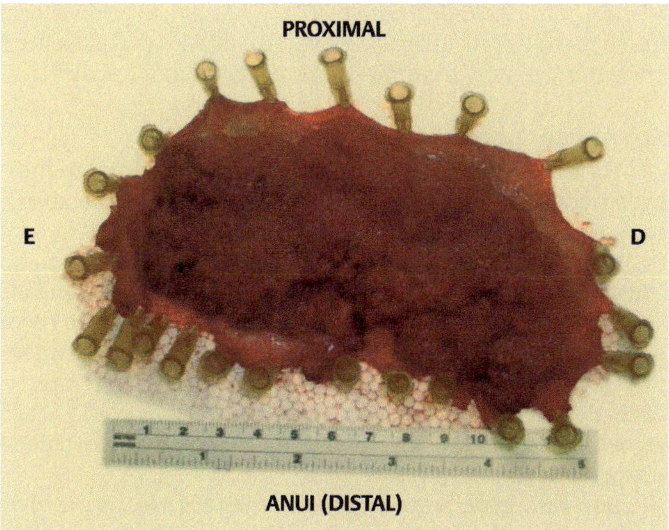

Fig. 81-1. Espécime cirúrgico de adenoma viloso de 12 cm ressecado por TEM no ICESP.

Guerrieri *et al.*[2] relataram a experiência de seis centros italianos com 588 adenomas ressecados por TEM com um acompanhamento médio de 44 meses. Eles observaram uma incidência muito baixa de complicações intraoperatórias (0,5%), 8,2% de complicações pós-operatórias menos graves e 1,2% de complicações pós-operatórias mais graves. A taxa de recorrência foi de 4,3% (23 pacientes), sendo a maior parte dos casos reabordados novamente por TEM (87%) e o restante por cirurgia convencional. Não houve óbito.

Ganai *et al.*[3] removeram 109 adenomas retais com uma taxa de recorrência de 15%. Eles observaram que as lesões previamente retiradas por polipectomias ou excisão transanal convencional tinham uma chance maior de reincidência (32% *versus* 10% para a primeira lesão ressecada por TEM). Eles também relataram uma maior probabilidade de recorrência de adenomas com displasia de alto grau (25% *versus* 11%), portanto, recomendando um acompanhamento mais rigoroso para essas lesões.

McCloud *et al.*[4] ressecaram por TEM 75 adenomas e relataram a excisão completa com margens livres como principal fator para evitar recidiva. Embora a excisão macroscópica seja realizada, o exame histológico do espécime pode revelar uma margem insuficiente em um número considerável de casos. As lesões com margens comprometidas tinham uma taxa de recorrência de 21,4% e 30,8% em 6 e 12 meses, respectivamente, enquanto os adenomas completamente ressecados tinham uma taxa de recorrência significativamente menor (de 0% e 2,6%, em 6 e 12 meses, respectivamente). Em um acompanhamento médio de 31 meses, a recorrência observada foi de 35,7% e 4,3% para excisão incompleta e completa, respectivamente. Outros autores também observaram que nem todas as excisões incompletas recidivaram.[3,5] Isso provavelmente ocorre devido ao efeito de fulguração diatérmica nas margens da lesão, o que talvez permita um acompanhamento mais rigoroso ao invés de uma reoperação precoce em caso de margens exíguas. Não houve diferença significativa na taxa de recorrência para a excisão da espessura completa da parede ou mucosectomia nesta série.

Em uma série de 116 adenomas ressecados por TEM, Palma *et al.*[6] observaram taxa de recorrência 3,7%, todos novamente tratados com sucesso por um segundo TEM. Da mesma forma, Platell *et al.*[5] tiveram uma taxa de recorrência de 2,4% em 62 adenomas, todos reextirpados por TEM.

Num dos maiores estudos randomizados controlados em que se comparou o TEM à excisão local transanal convencional (ELTC) para adenomas, Winde *et al.*[7] relataram mortalidade peri-operatória nula em ambos os métodos, ausência de diferença estatisticamente significativa quanto a taxas de complicação precoce (TEM:10,3% *versus* ELTC:17%, risco relativo = 0,61, IC95% = 0,29-1,29), e não detectaram nenhuma diferença entre complicações específicas, exceto por menor sangramento no grupo tratado por TEM. As dez complicações do TEM foram dois casos de sangramento, três casos de deiscência de sutura, duas perfurações e três casos de distúrbios miccionais. As 15 complicações da ELTC foram seis sangramentos, quatro deiscências de sutura, três perfurações e três casos de distúrbios urinários. Um estudo não randomizado comparativo entre o uso do TEM e da ELTC ou retossigmoidectomia abdominal (RA) com 104 pacientes de Nagy *et al.*,[8] não demonstrou diferença estatística quanto a complicações gerais, exceto por menor índice de incontinência no grupo tratado pelo TEM (TEM 7,5%; ELTC 12,5%; RA 18,8%). Infelizmente, muitas das grandes séries não reportaram separadamente suas taxas de complicações para o tratamento de adenomas e de carcinomas, embora se acredite que fique em torno de 3% a 7%. A taxa de mortalidade relacionada com o procedimento também é baixa, sendo que apenas cinco óbitos perioperatórios foram identificados de um total de 1.046 pacientes identificados nas séries da literatura tratados por TEM.[7-11]

No estudo randomizado de Winde *et al.*[7] não foram reportadas as taxas de sobrevida dos métodos para os pacientes com adenoma. Entretanto, a taxa de recorrência local foi maior no grupo tratado com ELTC (20/90; 22%) do que no grupo tratado pelo TEM (6/98; 6%) (RR = 0,28; IC95% = 0,12-0,66). Já o tempo operatório foi maior no grupo tratado por TEM (média = 84 minutos, desvio-padrão de 38 minutos) do que no grupo tratado por ELTC (média = 63 minutos, desvio-padrão de 19 minutos). Não houve diferença quanto ao tempo de internação.

No estudo de Nagy *et al.*[8] quatro de 16 (25%) doentes submetidos a RA apresentaram recorrência local, comparado com apenas dois de 80 (2,5%) dos casos tratados por TEM. A recorrência foi evidenciada ao sexto mês pós-operatório em dois casos no grupo da RA e em um caso do grupo TEM, enquanto os demais casos de recorrência nos respectivos grupos foram diagnosticados no nono mês. Esses resultados, entretanto, devem ser interpretados com cautela, uma vez que a decisão de escolha pelo método de tratamento levou em consideração o tamanho e o grau de atipia dos adenomas, sendo que os casos mais avançados foram preferencialmente tratados por RA.

Revendo os estudos acima mencionados observou-se que a taxa média de recorrência local após TEM foi de 5,1%, variando de 0% a 15,8%.[1-8] A taxa média de conversão para tratamento de adenomas por TEM foi de 5,7%. Aproximadamente metade dos casos operados por TEM foi convertido à RA, geralmente por má visibilidade do tumor pelo TEM, enquanto nos demais casos se optou por converter para ELTC pela pequena distância do adenoma à borda anal, o que dificulta a manutenção do pneumoreto devido à perda de gás pelo orifício anal.

Com relação ao custo-benefício, em uma revisão sistemática sobre o uso do TEM, o custo do tratamento de um adenoma por TEM foi calculado em US$ 2.081,00 por paciente, comparado com US$ 3.309,00 gastos com ELTC ou RA. Com uma menor taxa de recorrência local e menor custo, o TEM mostrou-se vantajoso em relação a ELTC e a RA. Numa análise mais sensível, os gastos com o TEM seriam menores do que com os demais métodos mesmo numa internação com duração de até 6 dias[1].

A partir dos dados acima, podemos concluir que o TEM é seguro e eficaz para o tratamento de adenomas do reto, permitindo uma ressecção R0 melhor quando comparado com abordagem transanal convencional.

Lesões Malignas

Os pólipos grandes podem ser difíceis de se distinguir de adenocarcinomas retais, mesmo depois de várias biópsias e estadiamento pelo ultrassom endorretal. Diante dessa incerteza, o TEM é proposto aos nossos pacientes como uma ferramenta de diagnóstico, permitindo o exame patológico adequado da amostra.

Quando uma lesão maligna está presente ou suspeita, a ressecção de toda a espessura deve ser realizada.

Hoje se reconhece que a ressecção anterior baixa ou amputação abdominoperineal são os procedimentos definitivos no tratamento radical das lesões malignas do reto. A excisão total do mesorreto associada a quimioterapia e radioterapia neoadjuvantes, permite melhores resultados quanto à recidiva e sobrevida. No entanto, os pacientes submetidos a esses procedimentos estão sujeitos a um maior tempo de cirurgia e de internação, além de estarem expostos a complicações pós-operatórias, como hemorragia, deiscência de sutura, colostomia temporária ou definitiva, disfunção sexual e/ou urinária, pneumonia e eventos tromboembólicos. Neste contexto, o TEM aparece como uma alternativa atraente por sua baixa morbimortalidade e recuperação pós-operatória mais rápida, apesar de o TEM não remover os linfonodos do mesorreto (o risco de metástase linfonodal é de 0-12% para os tumores T1, 12-28% para T2, 36-79% para os T3).[12-14] Assim, a recidiva local é uma grande preocupação e a seleção cuidadosa do paciente é obrigatória para não comprometer os resultados oncológicos.

Adenocarcinoma Retal T1 (Fig. 81-2)

Nas últimas décadas o TEM tem sido usualmente indicado para pacientes com adenocarcinomas T1 de baixo risco. É considerada uma lesão T1 de baixo risco, aquela com fatores de prognóstico favorável, como o tamanho pequeno (menor que 4 centímetros), ausência de invasão dos níveis sm2 ou sm3 da submucosa, tumores histologicamente bem diferenciados e ausência de invasão angiolinfática ou perineural (Quadro 81-1). Quando esses critérios são respeitados, as taxas de sobrevida e de recorrência local obtidas por TEM são semelhantes aos do tratamento radical, mas com morbidade e mortalidade inferiores.[10,11]

Borschitz *et al.*[15] estudaram os resultados a longo prazo de pacientes com lesões ressecadas pT1 por TEM. Os pacientes foram classificados como alto ou baixo risco de recorrência de acordo com os resultados histopatológicos. O grupo de baixo risco (R0) incluiu 89 pacientes e observou uma taxa de

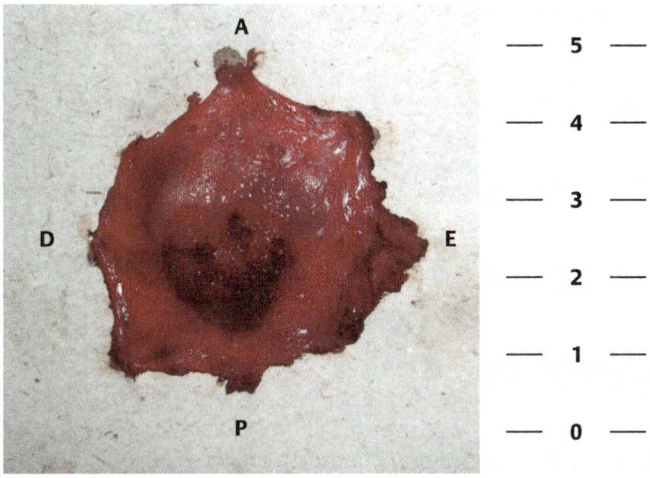

Fig. 81-2. Espécime cirúrgico de tumor T1 ressecado por TEM no ICESP.

recorrência de 6%, com 10 anos de sobrevida livre de câncer em 89%. O grupo de alto risco (ressecção R1 ou R2, ou lesões com critérios histológicos desfavoráveis) incluiu 21 pacientes e apresentou uma taxa de recorrência de 39%. Este estudo observou que a ressecção R0 em casos de T1 de baixo risco por TEM pode ser oncológicamente adequada com resultados semelhantes quando comparada com a cirurgia radical.

Heintz *et al.*[11] compararam os resultados de TEM e cirurgia radical em 103 pacientes com carcinomas T1 retal. Os pacientes operados por TEM tinham significativamente menor morbidade e mortalidade (3,4% *versus* 18% e 0% *versus* 3,8%, respectivamente). Após 5 anos de acompanhamento, houve 10,3% (6/58) de recorrência local no grupo TEM. Dois desses casos foram em doentes com carcinomas considerados de baixo risco (com uma evolução a óbito), e quatro casos ocorreram em casos considerados de alto risco (com três óbitos). No grupo retossigmoidectomia/amputação de reto ocorreram 6,7% (3/45) de recorrência local (um de baixo risco, dois de alto risco, sem óbitos), sendo que dois dos casos de alto risco já haviam sido submetidos à ressecção local previamente. Quanto à taxa de sobrevida de 5 anos, não houve diferença entre os procedimentos em pacientes com lesões T1 de baixo ou alto risco. Em pacientes com alto risco carcinomas T1, metástases linfonodais foram identificados em 36% dos pacientes submetidos à ressecção radical e recidiva foi maior no grupo TEM (33% *versus* 0%).

Outros estudos também têm demonstrado bons resultados com baixa recorrência e alta sobrevivência para uma

Quadro 81-1. Classificação de Adenocarcinomas de Alto e Baixo Riscos

T1 de baixo risco	T1 de alto risco
Bem diferenciado	Indiferenciado
sm1	sm2 ou sm3
Sem invasão linfovascular	Com invasão linfovascular
Diâmetro < 3 cm	Diâmetro > 3 cm
< 40% circunferência da parede	> 40% circunferência da parede

seleção de T1 retais tratados por TEM sozinho.[15-21] No advento de o exame anatomopatológico revelar uma lesão pT1 com características desfavoráveis ou uma lesão mais avançada recomendamos tratamento complementar com cirurgia radical ou radioterapia e quimioterapia.

No estudo randomizado controlado de Winde *et al.*[9] não houve mortalidade no período perioperatório, e houve apenas um caso de óbito tardio em cada grupo (TEM = 1/25 e RA = 1/28) observados ao longo de 46 meses de acompanhamento. O óbito no grupo da RA ocorreu por doença metastática distante, enquanto no grupo do TEM a causa não ficou claramente relacionada com neoplasia primária. Não foi detectada diferença estatisticamente significativa quanto às taxas de complicações gerais entre o TEM (20%; 5/25) e RA (35,7%; 10/28) (RR de 0,56; IC95% = 0,22 a 1,42). Não houve também diferenças claras quanto às complicações específicas. As cinco complicações do TEM foram um caso de sangramento, um caso de perfuração, um caso de síndrome compartimental isquêmica e dois casos de distúrbios urinários. As 10 complicações da RA foram um caso de sangramento, um caso de deiscência de anastomose, quatro casos de infecção de ferida operatória, um caso de estenose, um caso de obstrução intestinal, e dois casos de distúrbios urinários. Não houve diferença estatisticamente significativa quanto à taxa de sobrevida entre os métodos ao longo de um acompanhamento de 4 anos. Dois dos 25 pacientes do grupo tratado por TEM apresentou recorrência local, sendo que um deles foi convertido a uma RA. O tempo operatório foi menor no grupo tratado por TEM (média = 103 minutos, desvio-padrão de 46 minutos) do que no grupo tratado por RA (média = 149 minutos, desvio-padrão de 59 minutos) (46 minutos menor na TEM, IC95% de 19 a 73 minutos). O tempo de internação também foi significativamente menor no grupo TEM quando comparado com o grupo RA (em média 9,7 dias menor, IC95% de 8 a 11 dias).

Quarenta e sete casos de óbito, incluindo óbitos tardios, puderam ser claramente identificados em um total de 599 casos relatados de pacientes com carcinoma tratados pela TEM.[10-32] Quinze desses casos não foram relacionados com neoplasia. Entre os demais casos de óbitos, 13 pacientes haviam sido tratados paliativamente. Nenhum caso foi relatado claramente como perioperatório. Baseado nestas séries, a taxa de complicação variou de 0% a 28% (média de 19%).

Ao analisarmos as diversas séries de casos publicadas, observamos diferenças quanto à taxa de sobrevida relacionada com o estadiamento dos tumores. Lezoche *et al.*[31] reportaram 100% de sobrevida para pacientes com T1 (21/21) após acompanhamento médio de 40 meses; 82% (40/48) para pacientes com T2 após acompanhamento de 8 meses; e 62% (9/15) para T3 (acompanhamento de 46 meses). Said e Muller reportaram 88% (14/16) para pacientes com T1, 100% (4/4) para T2 de baixo risco,[33] e 28% (6/20) para T2 de alto risco. Já Turler *et al.*[34] relataram sobrevida de 17% (1/6) para T1, 43% (6/14) para T2, e 11% (1/9) para T3 após acompanhamento de 30 meses.

A recorrência local variou muito também nos diferentes relatos de casos ficando entre 0% e 50% (média de 8%), sendo que houve necessidade de conversão imediata para procedimentos radicais em 6,7% dos casos (geralmente por subestadiamento).[10-32]

Em uma revisão sistemática, o custo do tratamento de um carcinoma por TEM foi calculado em US$ 2.542,00 por paciente, comparado à US$ 5.679,00 gastos em retossigmoidectomia abdominal ou amputação abdominoperineal de reto. Devido ao fato de a eficiência do TEM para tratamento de carcinomas não estar estabelecida, não foi possível fazer uma comparação clara entre o TEM e a retossigmoidectomia/amputação abdominoperineal de reto com relação ao custo-benefício. Entretanto, os custos com o TEM foram claramente menores do que nos grupos controles, mesmo quando se considerou um tempo de internação de até 8 dias.[1]

Adenocarcinomas Retais T2 e T3

O tratamento das lesões T2 e T3 retal por TEM sozinho provou ser inadequada, com altos índices de recorrência.[22] Isso é esperado, pois o risco de comprometimento de linfonodos para lesões T2 e T3 é elevado (12-28% e 36-79%, respectivamente.[12-14]

Quanto a lesões T2, Lee *et al.*[16] compararam pacientes com T1N0M0 e T2N0M0 tratados por TEM sozinho (74 pacientes) ou pela cirurgia radical (100 pacientes). Não houve diferença quanto a recorrência e sobrevida em 5 anos no grupo pT1. No grupo pT2 embora não tenha havido diferença estatística quanto a sobrevida de 5 anos, o grupo TEM apresentou maior risco de recidiva local. Eles recomendam cuidadosa seleção de pacientes para TEM, aconselhando que, quando a camada muscular é invadida deve ser realizado tratamento adicional. Estes resultados estão em conformidade com a opinião de outros autores que a excisão local para T2 retal é inadequada devido a um risco elevado de recorrência.[21,23-27] Borschitz *et al.*[28] demonstraram uma taxa de recidiva local de 29% a 50% para adenocarcinomas T2 de baixo risco e alto risco, respectivamente. Outro estudo recente observou que 12 pacientes com adenocarcinoma retal T2 submetidos à radioterapia após TEM permaneceram livres da doença no seguimento médio de 3 anos, enquanto uma taxa de recorrência de 50% foi observada em quatro pacientes que recusaram o tratamento adjuvante.[29]

Uma alternativa adequada para as lesões T2N0 sem metástases à distância parece ser a terapia neoadjuvante ou adjuvante associada ao TEM. Lezoche *et al.*[30] em um estudo prospectivo, com um acompanhamento médio de 84 meses, incluíram 70 pacientes com adenocarcinoma uT2N0 de reto baixo (até 6 cm da borda anal), de pequenas dimensões (menos de 3 cm de diâmetro) e histologicamente bem diferenciados. Os pacientes receberam quimioterapia e radioterpia neoadjuvantes e foram randomizados em dois grupos (35 pacientes em cada braço): um grupo foi submetido à ressecção por TEM e o outro grupo foi submetido a uma ressecção laparoscópica com excisão total do mesorreto. Eles observaram resultados similares em termos de recidiva local, metástases e sobrevida em 5 anos, porém menor morbidade e necessidade de estomas no grupo tratado por TEM.

Os mesmos autores (Lezoche *et al.*[31]) publicaram uma outra série que incluiu pacientes com tumores T2N0 e T3N0 de reto baixo, de pequenas dimensões (menor que 3 cm de diâmetro) submetidos à radioterapia de alta dose seguida de ressecção por TEM. Um total de 100 pacientes foram incluídos (54 uT2N0 e 46 uT3N0). O exame histológico definitivo revelou pT1 em 9, pT2 em 54 e pT3 em 19 adenocarcinomas. Resposta completa ou tumor residual microscópico foram encontrados em três e 15 pacientes, respectivamente. Complicações menores ocorreram em 11 pacientes e complicações maiores em dois. Em um acompanhamento médio de 55 meses, a taxa de falha local foi de 5% e doença metastática foi encontrada em dois pacientes. A taxa de sobrevida câncer-específica em 90 meses de acompanhamento foi de 89% e taxa de sobrevida global foi de 72%. Ressecção abdominoperineal de resgate foi realizada em três pacientes, dois dos quais ficaram livres da doença até 15 e 19 meses.

Avaliação da Resposta do Tumor à Terapia Combinada (Fig. 81-3)

Propor TEM após quimioterapia e radioterapia neoadjuvantes para câncer retal localmente avançado requer a confirmação de uma boa resposta patológica tumoral, o que é difícil mesmo com o uso de todas as ferramentas de diagnóstico (exame proctológico, ultrassom endorretal, tomografia computadorizada, ressonância magnética, PET-CT, biópsias e os níveis séricos do antígeno carcinoembriogênico). Baseado nisso, o TEM pode ter um papel importante como um procedimento diagnóstico no grupo selecionado de pacientes que apresentam resposta clínica completa e naqueles em que a recorrência ou persistência de tumor não pode ser descartada e as biópsias revelam apenas alterações actínicas. O TEM permite avaliação patológica da área retal envolvida com baixa morbidade. Atualmente, o TEM pode ser uma opção para pacientes com resposta clínica completa e biópsias negativas desde que envolvidos em um protocolo de pesquisa

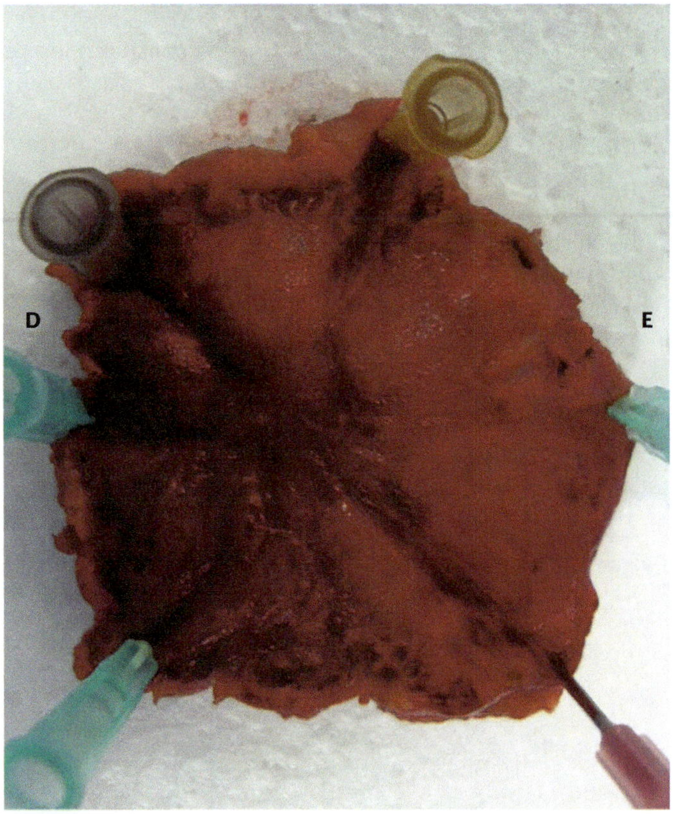

Fig. 81-3. Espécime cirúrgico de tumor ypT0 ressecado por TEM no ICESP.

Quadro 81-2. Demonstrando Presença de Linfonodos Comprometidos em Pacientes com Tumores Localmente Avançados Submetidos a Neoadjuvância Seguida de Excisão Total do Mesorreto que Tiveram Regressão Completa do Tumor na Parede (Ypt0)

Autor	Total pacientes (N)	ypT0 (N,%)	ypN+ (N,%)
Onaitis, 2001	140	34 (24%)	4/34 (13%)
Read, 2003	644	42 (7%)	1/42 (2%)
Stipa (MSKCC), 2003	187	31 (17%)	2/31 (7%)
Zmora, 2003	109	17 (16%)	2/17 (12%)
Pucciareli, 2004	245	56 (24%)	1/56 (2%)
Tulchinsky, 2006	97	17 (18%)	1/17 (6%)

e consentimento informado (estádio TNM avaliados de 8-12 semanas após o final do tratamento neoadjuvante). Estudos de peças cirúrgicas de pacientes com tumores localmente avançados (T3, T4, ou qualquer TN+) submetidos à neoadjuvância seguida de excisão total do mesorreto demonstram que linfonodos comprometidos (N+) são observados entre 2-13% dos casos que tiveram regressão completa na parede do reto (ypT0) (Quadro 81-2).[35-39]

Pacientes com resposta clínica incompleta devem ser tratados com cirurgia radical e só poderiam ser tratados com TEM se tivessem um risco proibitivo para cirurgia radical ou dentro de um protocolo de estudo, uma vez que estudos incluindo essas condições ainda estão em andamento neste momento e ainda temos que aguardar o seguimento a longo prazo desses pacientes antes de validar essa opção terapêutica.

Paliação

Outra possível indicação para o TEM é paliação local em pacientes selecionados com doença sistêmica muito avançada, e pacientes que recusam ou têm um risco proibitivo para a cirurgia radical (associando à radioterapia e/ou quimioterapia, sempre que possível). Os pacientes se beneficiam pelas menores morbidade e mortalidade, ausência de incisão cirúrgica, tempo curto de internação e rápida recuperação pós-operatória.

Tumor Carcinoide

Os tumores carcinoides retais apresentam com relativa frequência em um estágio inicial, sem metástases à distância, porque eles são encontrados por acaso durante a colonoscopia. Do ponto de vista histopatológico é importante diferenciar os tumores carcinoides de baixo grau e alto grau, já que o último tem um pior prognóstico. Os tumores carcinoides não respondem à quimioterapia e cirurgia é a terapia de escolha. Critérios para ressecção de tumor carcinoide retal foram formulados. Ao contrário do carcinoma retal, o diâmetro do tumor e a profundidade da invasão são os únicos parâmetros relevantes para o tratamento de tumores carcinoides do reto. Pacientes com tumores menores que 1 cm de diâmetro ressecados com margens livres apresentam 100% de sobrevida de 5 anos após a excisão local. A invasão da parede retal não é observada nesses tumores. Nos tumores com diâmetro de 1-2 cm, margens livres, e sem invasão, a sobrevida de 5 anos também é 100%. Em casos de invasão, a sobrevida de 5 anos cai para 73%. Para lesões com mais de 2 cm de diâmetro, a excisão total do mesoreto é aconselhada.[40,41]

Tumores Estromais Gastrointestinais (GIST)

Os tumores estromais gastrointestinais (GIST) compreendem cerca de 1% de todos os tumores do trato gastrintestinal. Os recentes estudos usando a imuno-histoquímica com marcadores moleculares têm demonstrado que a origem celular desta neoplasia é proveniente de células intersticiais de Cajal.[42] Apenas 5% deles afetam o reto.[43,44] São tumores imprevisíveis no comportamento, a maioria é assintomática e descoberta acidentalmente durante exames endoscópico e radiológico. Geralmente ocorrem com igual frequência entre homens e mulheres e geralmente com idades acima de 50 anos. Não existe um consenso quanto a sua diferenciação, embora muitos patologistas classifiquem o GIST somente como de baixo risco e alto risco de malignidade. Vários fatores têm sido usados como forma de diferenciação que incluem: tamanho do tumor; velocidade e número de mitoses; necrose celular; aumento da celularidade, atipia celular e invasão a órgãos adjacentes. O mais recente *workshop* realizado pelo National Institute of Health nos Estados Unidos em abril de 2001 ditou uma nova regra de risco de comportamento agressivo destes tumores através do tamanho do tumor e contagem de figuras de mitoses, mostradas no Quadro 81-3.

Os tumores com baixo risco no reto podem ser tratados por ressecção local convencional ou TEM desde que se obtenham margens livres. Tumores irressecáveis de reto, ou que necessitem de uma amputação de reto podem ser tratados excepcionalmente com GLIVEC neoadjuvante (Glivec; Novartis, Basel, Switzerland), uma inibidora seletiva da tirosina kinase, e posterior ressecção com preservação esfincteriana, seja por retossigmoidectomia abdominal ou por ressecção local/TEM.[43,44]

Em nossa experiência, tivemos um caso em que um GIST acometia parcialmente o aparelho esfincteriano e que foi possível uma ressecção por TEM após a redução significativa do tumor após uso neoadjuvante de Glivec (Fig. 81-4).

Quadro 81-3. Proposta para Definir o Risco de Comportamento Agressivo do GIST

Risco de comportamento agressivo	Tamanho do tumor	Contagem de figuras de mitose
Risco muito baixo	< 2cm	< 5/50 HPF
Baixo risco	2-5 cm	< 5/50 HPF
Risco intermediário	< 5 cm	6-10/50 HPF
	5-10 cm	< 5/50 HPF
Alto risco	> 10 cm	Qualquer taxa de mitoses
	Qualquer tamanho	> 10/50 HPF

HPF: *High power field.*

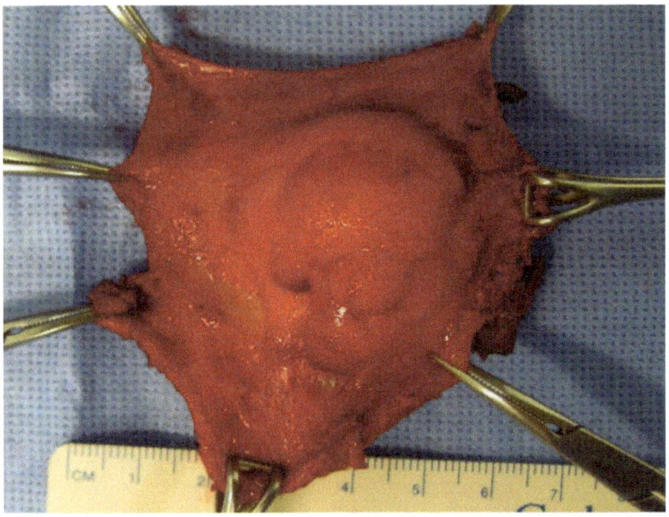

Fig. 81-4. Espécime cirúrgico de GIST ressecado por TEM no ICESP.

COMPLICAÇÕES

O TEM é geralmente um procedimento rápido com um tempo de operatório médio de cerca de 67 minutos.[4,39,40] A taxa de complicações é de aproximadamente 10%, sendo a febre, retenção urinária, sangramento retal e dor os mais comuns. As complicações raras são: perfuração abdominal, incontinência fecal transitória e deiscência de sutura com abcesso pélvico. Poucas mortes são relatadas na literatura e a maioria é de fato devido à doença metastática no pós-operatório tardio, ou devido à doença avançada nos casos em que o TEM foi realizado de maneira paliativa.[3,7,10,22,39] Ambas as lesões benignas e malignas têm índices de complicações semelhantes.[7] A taxa de conversão é de cerca de 5%, ocorrendo principalmente devido a dificuldades técnicas.

Quando comparado com a cirurgia de ressecção anterior baixa ou ressecção abdominoperineal, o TEM apresenta menor morbimortalidade, menor tempo de internação, e menor taxa de reoperações. Além disso, TEM é mais rápido para executar, não exige uma incisão abdominal e reduz significativamente a dor pós-operatória.

Quanto aos resultados funcionais, tem havido algumas dúvidas sobre continência fecal, uma vez que o retoscópio rígido de 40 mm de diâmetro é inserido no ânus por algumas horas. A maioria dos estudos mostrou que, apesar de alterações manométricas poderem ser encontradas no pós-operatório precoce, estas voltam ao normal com o tempo e sem prejuízo na continência fecal.[45,46] De fato, a qualidade de vida e até mesmo a continência são melhores após a remoção do tumor.[47]

CASUÍSTICA DO NOSSO SERVIÇO

Após aprovação de projeto de pesquisa pela Comissão de Apoio à Pesquisa do Hospital das Clínicas da Faculdade de Medicina da Universidade de São Paulo (Cappesq) em 2008, iniciou-se a coleta prospectiva dos casos submetidos a TEM.

Os pacientes foram estadiados através de exame proctológico completo, colonoscopia, ultrassom endorretal e/ou ressonância magnética da pelve, além de tomografias computadorizadas abdome e tórax em caso de neoplasia maligna.

Preparo de cólon anterógrado completo foi realizado para todos os pacientes. A anestesia foi geral em 38 casos, e raquidiana em dois casos. Foi realizada profilaxia com cefoxitina em todos os casos.

O posicionamento do paciente na mesa cirúrgica foi determinado pela localização da lesão, de maneira que esta ficasse preferencialmente localizada na posição de "6 horas" no monitor (Fig. 81-5).

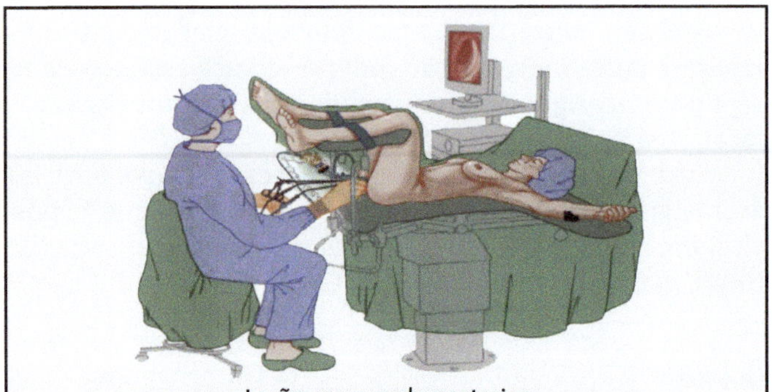

Lesão em parede posterior

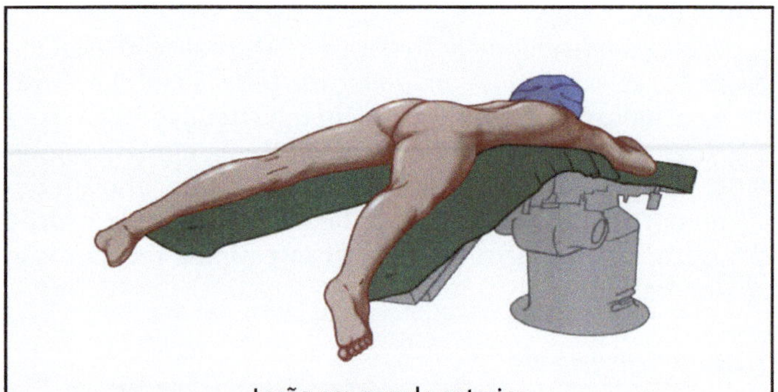

Lesão em parede anterior

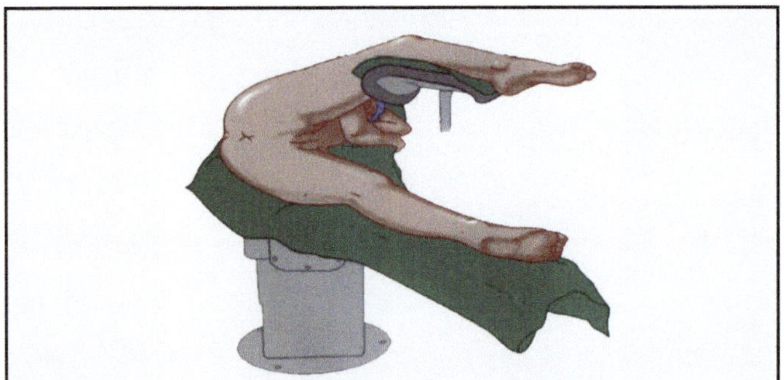

Lesão em parede lateral esquerda

Fig. 81-5. Posicionamento do paciente modificado de acordo com a localização da lesão na parede retal.

Quadro 81-4. Casuística do Serviço ICESP /HC FMUSP

- 62 casos (34 fem)
- Idade média 61 (47-92) anos
- Casos
  - 25 adenomas
  - 2 Tis
  - 12 adenoma T1
  - 7 adenoma T2 (recusa/sem condição clínica para cirurgia radical)
  - 12 pós neoadjuvância (7ypT0, 1ypT1, 2ypT2 e 2 ypT3)
  - 2 ressecções de GIST
  - 1 correção de fístula perianal alta

Foram tratados até hoje 62 doentes, com idade média de 61 (47-92) anos, sendo a maioria deles lesões neoplásicas malignas (Quadro 81-4).

O tempo de cirurgia foi em média de 2,1 (1,5 a 4,5) horas e o tempo de internação hospitalar foi de 3 (2-7) dias.

Foram as principais complicações:

- Intraoperatórias: um sangramento, um pneumoperitônio restritivo sem abertura franca da cavidade, três aberturas da cavidade franca com pneumoperitônio sintomático.
- Pós-operatórias tardias: tenesmo, supuração retal e urgência evacuatória em cinco casos. Um paciente apresentou sangramento volumoso tardio (17º PO) sendo necessária reposição sanguínea e reintervenção endoscópica para hemostasia.
- Não houve nenhum caso de sepse perineal ou pélvica grave.
- Não se diagnosticou nenhum caso de incontinência persistente.

CONCLUSÃO

TEM é associada com baixa morbidade e mortalidade praticamente nula. TEM é a técnica de escolha para ressecções de grandes adenomas retais, adenocarcinomas T1 de baixo risco, pequenos tumores neuroendócrinos e GIST de baixo grau. A frequência de recorrência é semelhante à cirurgia abdominal. A técnica não causa complicações de disfunção urinária ou sexual e a incontinência fecal é mínima. Em estágios mais avançados de câncer de reto, uma melhor seleção dos pacientes e futuros estudos sobre a eventual aplicação da terapia neoadjuvante/adjuvante associada ao TEM são necessários.

REFERÊNCIAS BIBLIOGRÁFICAS

1. Middleton PF, Sutherland LM, Maddern GJ. Transanal endoscopic microsurgery: a systematic review. Dis Colon Rectum. 2005 Feb;48(2):270-84.
2. Guerrieri M, Baldarelli M, Morino M, Trompetto M, Da Rold A, Selmi I, et al. Transanal endoscopic microsurgery in rectal adenomas: experience of six Italian centres. Dig Liver Dis. 2006 Mar;38(3):202-7.
3. Ganai S, Kanumuri P, Rao RS, Alexander AI. Local recurrence after transanal endoscopic microsurgery for rectal polyps and early cancers. Ann Surg Oncol. 2006 Apr;13(4):547-56.
4. McCloud JM, Waymont N, Pahwa N, Varghese P, Richards C, Jameson JS, et al. Factors predicting early recurrence after transanal endoscopic microsurgery excision for rectal adenoma. Colorectal Dis. 2006 Sep;8(7):581-5.
5. Platell C, Denholm E, Makin G. Efficacy of transanal endoscopic microsurgery in the management of rectal polyps. J Gastroenterol Hepatol. 2004 Jul;19(7):767-72.
6. Palma P, Freudenberg S, Samel S, Post S. Transanal Endoscopic Microsurgery: Indications and Results After 161 Cases. Colorectal Dis. 2004; 6 (1):56.
7. Winde G, Schmid KW, Reers B, Bunte H. [Microsurgery in prospective comparison with conventional transanal excision or anterior rectum resection in adenomas and superficial carcinomas]. Langenbecks Arch Chir Suppl Kongress bd. 1996;113:265-8.
8. Nagy A, Kovacs T, Berki C, Jano Z. [Surgical management of villous and tubulovillous adenomas of the rectum]. Orv Hetil. 1999 Oct 3;140(40):2215-9.
9. Winde G, Herwig R, Nottberg H, Lugering N, Schmid K, Bunte H. Controled randomised comparison on transanal endoscopic microsurgery and anterior resection for pT1-rectal cancer [in German]. Endoskopie Heute. 1996;9:168-72.
10. Winde G, Nottberg H, Keller R, Schmid KW, Bunte H. Surgical cure for early rectal carcinomas (T1). Transanal endoscopic microsurgery vs. anterior resection. Dis Colon Rectum. 1996 Sep;39(9):969-76.
11. Heintz A, Morschel M, Junginger T. Comparison of results after transanal endoscopic microsurgery and radical resection for T1 carcinoma of the rectum. Surg Endosc. 1998 Sep;12(9):1145-8.
12. Paty PB, Nash GM, Baron P, Zakowski M, Minsky BD, Blumberg D, et al. Long-term results of local excision for rectal cancer. Ann Surg 2002; 236: 522-9; discussion 529-30.
13. Madbouly KM, Remzi FH, Erkek BA, Senagore AJ, Baeslach CM, Khandwala F, et al. Recurrence after transanal excision of T1 rectal cancer: should we be concerned? Dis Colon Rectum 2005; 48: 711-19; discussion 719-21.
14. Sengupta S, Tjandra JJ. Local excision of rectal cancer: what is the evidence? Dis Colon Rectum 2001; 44: 1345-61.
15. Borschitz T, Heintz A, Junginger T. The influence of histopathologic criteria on the long-term prognosis of locally excised pT1 rectal carcinomas: results of local excision (transanal endoscopic microsurgery) and immediate reoperation. Dis Colon Rectum. 2006 Oct;49(10):1492-506; discussion 1500-5.
16. Lee W, Lee D, Choi S, Chun H. Transanal endoscopic microsurgery and radical surgery for T1 and T2 rectal cancer. Surg Endosc 2003;17:1283–7.
17. Langer C, Markus P, Liersch T, Fuzesi L, Becker H. UltraCision or high-frequency knife in transanal endoscopic microsurgery (TEM)? Advantages of a new procedure. Surg Endosc 2001;15:513–7.
18. Demartines N, von Flue MO, Harder FH. Transanal endoscopic microsurgical excision of rectal tumors: indications and results. World J Surg 2001;25:870–5.
19. Buess G, Mentges B, Manncke K, Starlinger M, Becker HD. Technique and results of transanal endoscopic microsurgery in early rectal cancer. Am J Surg 1992;163:63–70.
20. Smith LE, Ko ST, Saclarides T, Caushaj P, Orkin BA, Khanduja KS. Transanal endoscopic microsurgery. Initial registry results. Dis Colon Rectum 1996;39:79–84.
21. Floyd ND, Saclarides TJ. Transanal endoscopic microsurgical resection of pT1 rectal tumors. Dis Colon Rectum. 2006 Feb;49(2):164-8.
22. Zacharakis E, Freilich S, Rekhraj S, Athanasiou T, Paraskeva P, Ziprin P, et al. Transanal endoscopic microsurgery for rectal tumors: the St. Mary's experience. Am J Surg. 2007 Nov;194(5):694-8.
23. Zieren J, Paul M, Menenakos C. Transanal endoscopic microsurgery (TEM) vs. radical surgery (RS) in the treatment of rectal cancer: indications, limitations, prospectives. A review. Acta Gastroenterol Belg. 2007 Oct-Dec;70(4):374-80.

24. Garcia-Aguilar J, Mellgren A, Sirivongs P, Buie D, Madoff RD, Rothenberger DA. Local excision of rectal cancer without adjuvant therapy: a word of caution. Ann Surg 2000 231:345–51.
25. Taylor RH, Hay JH, Larsson SN. Transanal local excision of selected low rectal cancers. Am J Surg 1998;175:360–3.
26. Bleday R, Breen E, Jessup JM, Burgess A, Sentovich SM, Steele G Jr. Prospective evaluation of local excision for small rectal cancers. Dis Colon Rectum 1997;40:388–92.
27. Stipa F, Lucandri G, Ferri M, Casula G, Ziparo V. Local excision of rectal cancer with transanal endoscopic microsurgery (TEM). Anticancer Res 2004; 24:1167-72.
28. Borschitz T, Heintz A, Junginger T. Transanal endoscopic microsurgical excision of pT2 rectal cancer: results and possible indications. Dis Colon Rectum. 2007 Mar;50(3):292-301.
29. Duek SD, Issa N, Hershko DD, Krausz MM. Outcome of transanal endoscopic microsurgery and adjuvant radiotherapy in patients with t2 rectal cancer. Dis Colon Rectum. 2008 Apr;51(4):379-84.
30. Lezoche G, Baldarelli M, Guerrieri M, Paganini AM, De Sanctis A, Bartolacci S, et al. A prospective randomized study with a 5-year minimum follow-up evaluation of transanal endoscopic microsurgery versus laparoscopic total mesorectal excision after neoadjuvant therapy. Surg Endosc. 2008 Feb;22(2):352-8.
31. Lezoche E, Guerrieri M, Paganini AM, Baldarelli M, De Sanctis A, Lezoche G. Long-term results in patients with T2-3 N0 distal rectal cancer undergoing radiotherapy before transanal endoscopic microsurgery. Br J Surg. 2005 Dec;92(12):1546-52.
32. Tjandra T. Long-term results in patients with T2-3 N0 distal rectal cancer undergoing radiotherapy before transanal endoscopic microsurgery. Tech Coloproctol. 2006 Jul;10(2):158; discussion 158-9.
33. Said S, Muller JM. TEM--minimal invasive therapy of rectal cancer? Swiss Surg. 1997;3(6):248-54.
34. Turler A, Schafer H, Pichlmaier H. Role of transanal endoscopic microsurgery in the palliative treatment of rectal cancer. Scand J Gastroenterol. 1997 Jan;32(1):58-61.
35. Pucciarelli S, Friso ML, Toppan P, Fornasiero A, Carnio S, Marchiori E, et al. Preoperative combined radiotherapy and chemotherapy for middle and lower rectal cancer: preliminary results. Ann Surg Oncol. 2000;7:38–44.
36. Read TE, Andujar JE, Caushaj PF, Johnston DR, Dietz DW, Myerson RJ, et al. Neoadjuvant therapy for rectal cancer: histologic response of the primary tumor predicts nodal status. Dis Colon Rectum. 2004;47:825– 831.
37. Onaitis MW, Noone RB, Fields R, Hurwitz H, Morse M, Jowell P, et al. Complete response to neoadjuvant chemoradiation for rectal cancer does not influence survival. Ann Surg Oncol. 2001;8:801– 806.
38. Zmora O, Dasilva GM, Gurland B, Pfeffer R, Koller M, Nogueras JJ, et al. Does rectal wall tumor eradication with preoperative chemoradiation permit a change in the operative strategy? Dis Colon Rectum. 2004;47:1607–1612.
39. Tulchinsky H, Rabau M, Shacham-Shemueli E, Goldman G, Geva R, Inbar M, et al. Can rectal cancers with pathologic T0 after neoadjuvant chemoradiation (ypT0) be treated by transanal excision alone? Ann Surg Oncol. 2006;13:347-52.
40. Koura AN, Giacco GG, Curley SA, Skibber JM, Feig BW, Ellis LM. Carcinoid tumours of the rectum: effect of size, histopathology, and surgical treatment on metastasis free survival. Cancer 1997;79: 1294–1297.
41. Naunheim KS, Zeitels J, Kaplan EL, Sugimoto J, Shen KL, Lee CH, et al. Rectal carcinoid tumors: treatment and prognosis. Surgery 1983;94:670–675.
42. Southwell BR, Stanton MP, Farmer P, Hengel P, Chow CW, Hutson JM. Quantitation of Nerve Fiber and Intestinal Cells of Cajal in Circular Muscle from Adult and Children´s Colon.
43. Miettinen M, Furlong M, Sarlomo-Rikala M, Burke A, Sobin LH, Lasota J. Gastrointestinal stromal tumors, intramural leiomyomas, and leiomyosarcomas in the rectum and anus: a clinicopathologic, immunohistochemical, and molecular genetic study of 144 cases. Am J Surg Pathol 2001;25:1121–33.
44. Casali PG, Jost L, Reichardt P, Schlemmer M, Blay JY. ESMO Guidelines Working Group. Gastrointestinal stromal tumors: ESMO Clinical Recommendations for diagnosis, treatment and follow-up. Ann Oncol 2008;19:ii35–8.
45. Cataldo PA, O'Brien S, Osler T. Transanal endoscopic microsurgery: a prospective evaluation of functional results. Dis Colon Rectum. 2005 Jul;48(7):1366-71.
46. Wang HS, Lin JK, Yang SH, Jiang JK, Chen WS, Lin TC. Prospective study of the functional results of transanal endoscopic microsurgery. Hepatogastroenterology. 2003 Sep-Oct;50(53):1376-80.
47. Doornebosch PG, Gosselink MP, Neijenhuis PA, Schouten WR, Tollenaar RA, de Graaf EJ. Impact of transanal endoscopic microsurgery on functional outcome and quality of life. Int J Colorectal Dis. 2008 Jul;23(7):709-13.

CAPÍTULO 82

OPTIONS TO EXTRACT THE SPECIMEN IN MINIMALLY INVASIVE COLORECTAL RESECTIONS

Fábio Guilherme Campos ▪ Univaldo Etsuo Sagae ▪ Carlos Augusto Real Martinez

INTRODUCTION

Recent revolution of surgical techniques has witnessed an enormous effort towards "minimally invasive" procedures. Laparoscopic surgery to treat colorectal diseases has emerged to be a less aggressive surgical procedure, by reducing general complications, improving cosmetics and postoperative comfort, among many other advantages. Besides that, an auxiliary abdominal incision may be sometimes necessary to accomplish 3 main objectives: to retrieve the surgical specimen, to complete the operative planning (such as anastomosis) and to seek for operative safety. Although this incision may negate some advocated advantages of a minimally invasive procedure, it allows to retrieve the surgical specimen with minimum trauma in the scenario of a well-planned incision or even natural-orifice transluminal endoscopic surgery.[1]

The choice for the best approach depends on many factors. For example, vertical abdominal incisions are faster but are associated with greater rates of incisional hernias. Moreover, incisions situated above the umbilical line may cause more pain than those situated below. in recent years, Natural Orifice Specimen Extraction Surgery (NOSES) has been recommended with the premise to estend the benefits of MIS, by improving postoperative outcomes and alleviating recovery even more.

These objectives should be obtained with the removal of surgical specimen through a natural orifice and the avoidance of an abdominal incision. However, to analyse the advantages of avoiding a mini-laparotomy, the surgeon must argue if the expected short-term benefits do occur (pain reduction, cosmesis, less complications etc.) by confronting them with reported outcomes such as adverse complications.

The present paper will review the development and discuss the safety and effectiveness of colorectal resections using different approaches to perform specimen extraction.

ABDOMINAL INCISIONS USED DURING RIGHT COLECTOMY

During the early phases of laparoscopic surgery, most surgeons used to perform a small midline incision to extract the specimen and perform an extracorporeal anastomosis after right cólon resection. After cólon devascularization and mobilization, a supra, trans of infraumbilical incision is performed in an extension required do allow specimen retrieval followed by intestinal anastomosis.

Along this experience, however, it was easily perceived that mesenteric traction could occur during exteriorization of the cólon, leading to postoperative ileus. Additionally, incisional infection and hernias were not rare complications. A review of 370 patients undergoing routine postoperative radiological exams for oncological purposes showed 54 (39.1%) postoperative ventral hernia (POVH), 42/72 (58.3%) at midline extraction site, and 12/66 (18.8%) at off-midline extraction sites (P<0.0001). Surgical site infections and patients positive for tumor metastasis were associated with higher POVH rates. Most (74%) POVHs were identified within 18 months after surgery (P<0.0001).[2]

ABDOMINAL INCISIONS USED DURING LEFT COLECTOMY OR ANTERIOR RESECTION

Left cólon or rectosigmoid resections are the most common operations, as these segments must be resected to trat neoplasia or diverticular disease. The following Table 82-1 demonstrates the possible auxiliary incisions and approaches used during these procedures. Analysis of these options must consider some aspects such as specimen diameter and volume, as inflammatory or neoplastic masses should not be macerated or inadequately manipulated during extraction.

After a left colorectal resection, most surgeons prefer a transverse suprapubic incision because it may be associated with less pain and infection. When performing a Pfannenstiel incision, it is not always necessary to cut the medial border of rectus muscle. Moreover, its extension may be amplified if necessary.

On the other hand, a Chernley transverse incision cuts the rectus muscle approximately 2 cm above the púbis, without affecting muscle innervation. This approach allows a good

Table 82-1. Auxiliary Incisions Used in Laparoscopic Left Cólon Resections

Local of Incision	Type of incision
Left inferior quadrant	Transverse or para-median
Suprapubic	Pfannenstiel or Chernley
Median line	Vertical incision (infraumbilical)
Vagina	Appex of vagina
Rectum	Endorectal

pelvic exposition and may also facilitate to perform a difficult anastomosis or resection.

Suprapubic transverse incisions (or in the left lateral quadrant) are usually performed during combined operations with manual assistance since the beginning of the procedure (*hand–assisted surgery*). In this circumstance, it is necessary to use a larger incision (about 8 cm) to allow hand introduction or fixation of a plastic device to protect the abdominal wall. However, left quadrant incisions may difficult the position of an abdominal stoma during patient's evolution. Moreover, one must pay attention to identify the epigastric vessels.

In cases dealing with not too large specimens, its extraction after enlargement of the incision on the right iliac fossa (12 mm trocar) may be an interesting alternative, particularly to resect segments of benign chronic diverticular disease.[3]

An infraumbilical vertical incision may provide fast access to the abdominal cavity and it is the preferential approach to convert an operation due to intraoperative bleeding or other complications not manageable via laparoscopy.

The choice of specimen extraction incision may affect the incisional hernias (IH) incidence. In a study including 4276 Korean patients from a single center,[4] 73 patients (2.7%) were clinically and radiologically diagnosed with IH after a median follow-up of 41 months. This complication was even greater among patients with midline *versus* transverse incisions (3.5% vs. 1.7%, p = 0.003). Authors identified old age, female gender, obesity, co-morbid cardiovascular disease, and perioperative bleeding requiring transfusion as risk factors. These observations were confirmed by a systematic review and meta-analysis of 17 comparative studies, where IH was significantly higher in the midline compared to off-midline groups (transverse or Pfannenstiel).[5] Besides that, these last data may be considered heterogeneous and of poor quality.

NOSES: DEFINITION AND CLASSIFICATION

Colorectal surgery has undergone a great number of improvements during the last decades, most of them developed to improve outcomes after open or minimally invasive surgeries (MIS). In this process of evolution, the introduction of laparoscopic and robotic surgery were fundamental landmarks as they have overcome several limitations associated with conventional approaches.

Since there was clearly recognized that surgical trauma affects patient's complications, recovery and prognosis, the old concept associating great incisions and great surgeons has finally been restricted to the history of Medicine. Additionally, great incisions may also have important cosmetic and psychological impact on patient's life.

Thus, exploration of MIS is an attempt to minimize surgical trauma and achieve similar therapeutic goals. Single-incision laparoscopic surgery (SILS) and the Natural Orifice Specimen Extraction Surgery (NOSES) were developed in the context of the increasing trend to perform less invasive procedures as a natural evolution of MIS.[6] Both approaches aimed to improve wound-related complications (infection and hernias), postoperative comfort and cosmesis.

The opportunity to perform intracorporeal anastomosis and extract the specimen via a different approach avoided an abdominal incision. In colorectal surgery, NOSES may be applied to resect all segments. It is defined as an intra-abdominal specimen resection, extraction via a small abdominal incision or a hollow organ (rectum, vagina or mouth) and intracorporeal intestinal tract reconstruction.

The first NOSES attempts in colorectal surgery used the vagina and the anus to extract colorectal segments.[7,8] An international NOSES consensus has established a classification according to procedure for specimen extraction (transanal and transvaginal) or location of the tumor.[9] These options to extract benign and malignant diseases have been proved feasible and are considered interesting alternatives to induce less trauma and improve outcomes when compared with conventional specimen extraction. They may also improve prognosis and quality of life without affecting sexual function.[10]

Vaginal Approach

The transvaginal route is classical in gynecology, since the vagina is easy to access and has a good elasticity, vascular supply and healing properties. For this reason, it is considered an ideal option for the removal of bulky lesions. In the beginning, the transvaginal approach was used only when the vaginal overture was necessary for other reasons, but progressively it was chosen only as an alternative to deliver the specimen after anastomosis.[11]

Consequently, the transvaginal extraction is especially advocated in right colectomy. It has been widely recommended to perform the vaginal incision at the posterior vaginal fornix due to its easy access and the absence of nerve and vascular distribution in this location. Thus, sexual or bleeding complications after

posterior colpotomy has not been reported yet.[1] Usually, the vaginal approach is fashioned at the end of the procedure with the insertion of a wound protector to stretch the vaginal wall. Aiming to prevent gas scape, a swab may be placed in the introitus. Thus, the specimen is carefully extracted with push and pull movements. Besides this, the real impact of transvaginal access has not been fully investigated in terms of sexual function, dyspareunia and pregnancy.

The use of wound protectors and a sterile bag aims to prevent infection and spillage of cancer cells as these devices allow an aseptic and tumor-free extraction. Another important technical care is to avoid leaving the anastomosis close to the vagina suture, as an eventual dehiscence may turn into a recto-vaginal fistula. With all these measures, the transvaginal approach has demonstrated oncological safety, improved cosmetic result and limited effects of female's sexual function.[10] Moreover, it allows the construction of either handsewn or mechanical intestinal anastomosis after resection. This alternative has demonstrated to be a safe and feasible option in experienced hands (see Fig. 82-1).[13]

Obviously, as this option is confined to women, the surgeon must discuss the possibility of sexual dysfunction with the patient. Technical details are presented in Figure 82-2.

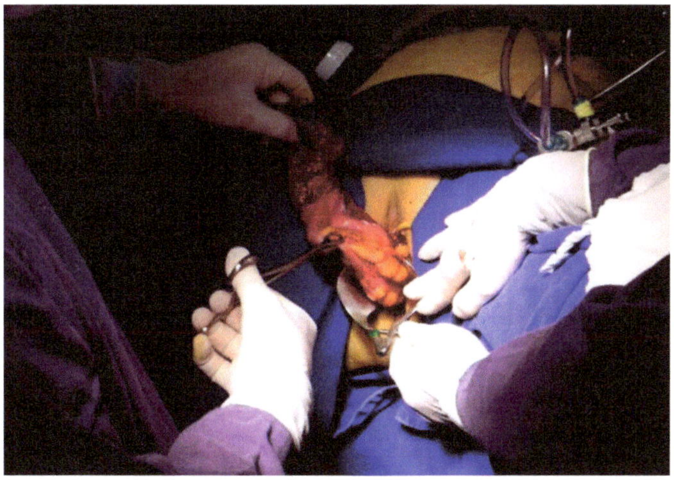

Fig. 82-1. The surgeon resects a segment of sigmoid and rectum through the vaginal wall (photo belongs to U.E. Sagae).

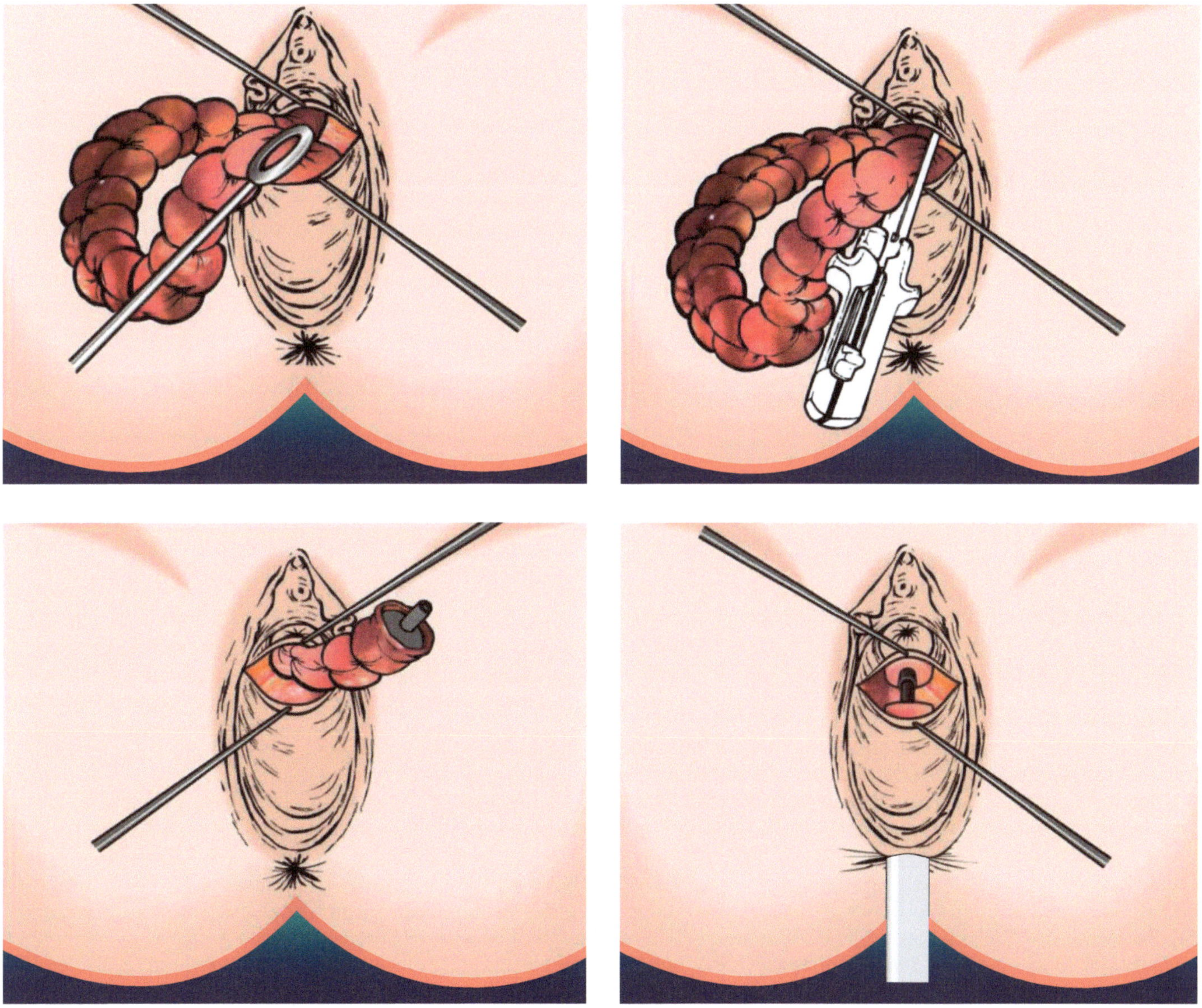

Fig. 82-2. Schematic steps to perform rectal resection and anastomosis via the vaginal approach. (Figures belong to U.E. Sagae.)

Transanal Approach

The choice of a transanal extraction is mainly limited by the specimen size, especially the so called maximum circumferential diameter (CDmax). Consequently, it has been applicable to extract lesions smaller than 3 centimeters. The methods are classified according to the procedures of specimen extraction as follows:

- *Eversion-resection:* transanal specimen eversion and extracorporeal resection technique (for low rectal tumors.
- *Extraction–resection:* transluminal specimen extraction and extracorporeal resection technique (for middle rectal tumors).
- *Resection-extraction:* the intra-abdominal specimen resection and transluminal extraction technique (for upper rectum resection and colectomy).

Similarly, rectal extraction requires a plastic extraction bag from below to involve the specimen to be pulled out through the anal canal. Thus, it is necessary a previous preoperative rectal cleaning and care to avoid sphincter stretch during manipulation during transanal approach. This choice may involve technical challenges such as the anvil insertion through the anus and performing a purse-string suture in the descending cólon and the rectum to construct the anastomosis.[14]

ALTERNATIVE APPROACH

Another choice for surgical specimen extraction is the utilization of the prophylactic ileostomy site. In a retrospective study, Wang P *et al.*[15] evaluated the safety and feasibility of this approach in 331 consecutive rectal cancer patients after laparoscopic low anterior resections, by comparing 155 matched patients with 176 undergoing the classical extraction via a lower abdominal incision. These authors observed shorter mean operative time, less blood loss, less pain and less wound infections (0 vs 4%) in the experimental group. Due to these results, they concluded that surgical specimen extraction via a prophylactic ileostomy procedure represents a secure and feasible approach to laparoscopic rectal cancer surgery and embodies the principle of minimally invasive surgery.

Another choice after total proctocolectomy is to retrieve the specimen through an incision enlargement of the 12 mm trocar situated in the right iliac fossa, and the temporary ileostomy is matured in the same incision. During this procedure, care should be taken to avoid intestinal torsion around its axis.

In patients undergoing restorative proctocolectomy or ileorectal anastomosis, we prefer to extract the whole cólon via a Pfannenstiel incision, since an alternative incision in the left quadrant doesn't offer an appropriate visualization of the ileal pedicle. Through this incision, it is possible to evaluate the mesenteric tension and also perform some correction maneuvers if necessary.

NOSES RESULTS, LIMITATIONS AND ACCEPTANCE

Analysis of NOSES effectiveness raises many questions, such as if it makes sense, if real benefits may be achieved with no adverse complications, if patient selection is necessary and what are the procedures in which a NOSE approach may be utilized.

Due to the technical complexity involved for specimen extraction (that may require a posterior colpotomy) or digestive reconstruction involving an intracorporeal anastomosis), NOTES adoption requires prerequisite laparoscopic skills and experience to shorten the learning curve. For these reasons, NOSES may be associated with greater costs and longer operative time.

Common selection criteria for the NOSE approach were based on disease features, site and size of tumors, and distance of colorectal lesions from the anal verge.[16,17] For obvious reasons, patients with emergent complications (obstruction or perforation) are not good candidates.

Since it challenges minimally invasive surgery limits, NOSES outcomes may be influenced by patient selection criteria. As it avoids infection and incisional hernias, obese patients turn to be natural candidates. In a retrospective large series of NOSE colectomy in Australia,[18] analysis of 159 patients with benign diseases demonstrated that it does not add surgical morbidity in patients with >30 kg/m^2.

One major concern is oncological safety and implications during tumor manipulation. For that, NOSES should preferably be indicated to resect benign, early (Tis or T1) or at least less advanced lesions (T2 and T3). Besides that, Park *et al.*[19] found no differences in 5-years disease-free survival rate for all stages in a large prospectively collected study of 844 rectal cancer patients (163 NOSES and 681 conventional laparoscopic).

Another important clinical feature is tumor dimension. While patients with CDmax < 3 cm are ideal candidates for transanal extraction, 3-5 cm lesions may preferably be resected through the vagina. Similarly, the best approach may be chosen depending on body mass index (less than 30 kg/m^2 for transanal and less than 35 kg/m^2 for transvaginal approach).

And finally, the transanal route should be avoided in patients exhibiting any degree of sphincter dysfunction or rectal stenosis. Similarly, women who intend to have future pregnancies should not undergo a transvaginal approach.

Most evidence is retrospective, making it hard to recommend NOSES in a routine setting. Another criticism is that patient selection criteria have included favorable patients regarding BMI and specimen dimensions in comparative studies.[20]

In a prospective evaluation of 277 transanal and 26 vaginal consecutive patients during a 20-year period, Franklin *et al.*[21] concluded that both extractions are safe and effective approaches in terms of complications. But they raise the question that a transvaginal extraction is more difficult as it needs specific extraction devices to prevent adjacent organ injuries.

Level-1 evidence from randomized controlled trials (RCTs) and meta-analysis have demonstrated NOSES effectiveness in colorectal procedures by appointing its short-term benefits. In a single-blinded randomized clinical trial with 40 patients (NOSES vs. conventional laparoscopic colectomy),[22-24] Wolthius *et al.*[22] observed less requirement for controlled epidural analgesia opioid and non-opioid medications. Comparison also showed similar postoperative anorectal function, complications, and hospital stay, but pain scores were significantly lower in the NOSES group. Leung *et al.*[23] described the results of 70 recruited patients undergoing anus delivery using a transanal endoscopic device. They observed less pain escore during the first week and no wound infection in the study group.

in comparison with conventional laparoscopic colorectal resections, numerous potential benefits have been reported such as improvement in postoperative pain, faster recovery, accelerated bowel function recovery (decline in direct bowel manipulation and mesenteric traction) with consequent shorter hospital stay, reduced incision-related complications and cosmetic outcomes leading to less psychological stress.[12]

According to these observations, it seems to be proved the concept that NOSES justifies the avoidance of an incision. But even mor than 30 years after the first report,[7] general acceptance is still irregular.[25] Lack of consensus for the application of this technique is based on technical issues, economic reasons and lack of standardization that prevent them to gain enough popularity. Future efforts should concentrate on development of specific tools, creation of training systems and evaluation of large-scale randomized controlled trials aiming to standardize to technique.

FINAL COMMENTS

The inclusion of minimally invasive techniques to colorectal surgery brought many advantages to patient's recovery. However, conventional techniques for laparoscopic-assisted colectomy (LAC) still require a small abdominal incision for specimen extraction. The present chapter aimed to review the technical details, results and advantages of colorectal resections using different approaches to extract the resected specimen, including the abdominal wall, the vagina or the rectum. Besides the proved feasibility and safety associated with the Natural Orifice Specimen Extraction Surgery (NOSES) in colorectal surgery, there remain some unresolved issues be unified and standardized. So far, the most important indication remains the management of intestinal endometriosis. Nevertheless, surgical experience and appropriate counselling are fundamental requirements.

REFERENCES

1. Izquierdo KM, Unal E, Marks JH. Natural orifice specimen extraction in colorectal surgery: patient selection and perspectives. Clin Exp Gastroenterol 2018; 11:265-279. doi: 10.2147/CEG.S135331.eCollection 2018.
2. Greemland I, RavehG, GavrielliS, SadotE, KashtanH, WasserbergN. High Rates of Incisional Hernia After Laparoscopic Right Colectomy With Midline Extraction Site. Surg Laparosc Endosc Percutan Tech 2021 Jul 28;31(6):722-728. doi: 10.1097/SLE.0000000000000977.
3. Campos FG. Complications and conversions in laparoscopic colorectal surgery. Results of a multicenter Brazilian Trial. Surg Laparosc Endosc Percutan Tech 2003; 13 (3) 173-179.
4. Choi HB, Chung D, Kim JS, Lee TH, Baek SJ, Kwak JM, et al. Midline incision vs. transverse incision for specimen extraction is not a significant risk factor for developing incisional hernia after minimally invasive colorectal surgery: multivariable analysis of a large cohort from a single tertiary center in Korea. Surg Endosc 2022;36(2):1199-1205. doi: 10.1007/s00464-021-08388-z.
5. Lee L, Abou-Khalil M, Liberman S, Boutros M, Fried GM, Feldman LS. Incidence of incisional hernia in the specimen extraction site for laparoscopic colorectal surgery: systematic review and meta-analysis. Endosc 2017 Dec;31(12):5083-5093. DOI: 10.1007/s00464-017-5573-2
6. Remzi FH, Kirat HT, Kaouk JH, Geisler DP. Single-port laparoscopy in colorectal surgery. Colorectal Dis 2008;10(08):823–826
7. Stewart EA, Liau AS, Friedman AJ. Operative laparoscopy followed by colpotomy for resecting a colonic leiomyosarcoma: a case report. J Reprod Med 1991;36:883–4.
8. Franklin ME Jr, Ramos R, Rosenthal D, Schuessler W. Laparoscopic colonic procedures. World J Surg 1993;17:51–6.
9. Guan X, Sheng L, Longo A, Cai JC, Chen W, Chen LC, et al. International consensus on natural orifice specimen extraction surgery (NOSES) for colorectal cancer. Gastroenterology Report 2019; 7 (1): 24–31. https://doi.org/10.1093/gastro/goy055
10. Zheng W, Zhang M, Hu X, Tan W, Liu S, Ren J. Influence of transvaginal laparoscopic surgery on sexual function, life quality and short-term efficacy of patients diagnosed with colorectal cancer. Am J Transl Res 2022 Jul 15;14(7):5098-5106.
11. Diana M, Perretta S, Wall J, Costantino FA, Leroy J, Demartines N, et al. Transvaginal specimen extraction in colorectal surgery: current state of the art. Colorectal Dis 2011 Jun;13(6):e104-11. doi: 10.1111/j.1463-1318.2011.02599.x.PMID: 21564461.
12. Zhang M, Liu Z, Wang X. Is natural orifice specimen extraction surgery the future direction of minimally invasive colorectal surgery? Review article. Surgery Open Science 2022; 10: 106–110.
13. Abrao MS, Sagae UE, Gonzales M, Podgaec S, Dias Jr JA. Treatment of rectosigmoid endometriosis by laparoscopically assisted vaginal rectosigmoidectomy. Int J Gynecol Obst 2005; 91: 27-31.
14. Cheng CC, Hsu Y-R, Chern YJ, Tsai WS, Hung HY, Liao CK, et al. Minimally invasive right colectomy with transrectal natural orifice extraction: could this be the next step forward? Tech Coloproctol 2020 Nov;24(11):1197-1205. doi: 10.1007/s10151-020-02282-x.Epub 2020 Jul 6.
15. Wang P, Liang JW, Zhou HT, Wang Z, Zhou ZX. Surgical specimen extraction *via* a prophylactic ileostomy procedure: A minimally invasive technique for laparoscopic rectal cancer surgery. World J Gastroenterol 2018 Jan 7;24(1):104-111. doi: 10.3748/wjg.v24.i1.104.
16. Zhao Z, Chen Q, Zheng H, Jianjun Li, Zheng S, Zhao E. Retrospective Study of Natural Orifice Specimen Extraction Surgery in Resection of Sigmoid and Rectal Tumors. Laparoendosc Adv Surg Tech A 2021; 31(11):1227-1231. doi: 10.1089/lap.2020.0780.Epub 2020 Nov 9. PMID: 33164666 DOI: 10.1089/lap.2020.0780.
17. Guan X, Lu Z, Wang S, Liu E, Zhao Z, Chen H, et al. Comparative short- and long-term outcomes of three techniques of natural orifice specimen extraction surgery for rectal cancer. Eur J Surg Oncol 2020; 46(10 Pt B):e55-e61. DOI: 10.1016/j.ejso.2020.06.023.
18. Chen MZ, Cartmill J, Gilmore A. Natural orifice specimen extraction for colorectal surgery: Early adoption in a Western population Colorectal Dis 2021; 23(4):937-943. DOI: 10.1111/codi.15455.
19. Park JS, Kang H, Park SY, Kim HJ, Lee IT, Choi GS. Long-term outcomes after Natural Orifice Specimen Extraction versus conventional laparoscopy-assisted surgery for rectal cancer: a matched case-control study. Ann Surg Treat Res 2018; 94:26–35.
20. Fu CG, Zhou ZQ, Huang B. Low Anterior Resection with Transanal Specimen Extraction Using Rectal Eversion Technique. Publish ahead of Print Dis Colon Rectum, 2022. DOI: 10.1097/DCR.0000000000002497
21. Franklin Jr ME, Liang S, Russek K. Natural orifice specimen extraction in laparoscopic colorectal surgery: transanal and transvaginal approaches. Tech Coloproctol 2013; 7 (1): S63-7. DOI: 10.1007/s10151-012-0938-y

22. Wolthuis AM, Fieuws S, Van Den Bosch A, de Buck van Overstraeten A, D'Hoore A. Randomized clinical trial of laparoscopic colectomy with or without natural-orifice specimen extraction. Br J Surg 2015; 102:630–7.
23. Leung AL, Cheung HY, Fok BK, Chung CC, Li MK, Tang CN. Prospective randomized trial of hybrid NOTES colectomy versus conventional laparoscopic colectomy for left-sided colonic tumors. World J Surg 2013; 37:2678–82.
24. Ma B, Huang XZ, Gao P, Zhao JH, Song YX, Sun JX, et al. Laparoscopic resection with natural orifice specimen extraction versus conventional laparoscopy for colorectal disease: a meta-analysis. Int J Colorectal Dis 2015; 30:1479–88.
25. Palanivelu C, Rangarajan M, Jategaonkar PA, Anand NV. An innovative technique for colorectal specimen retrieval: a new era of "natural orifice specimen extraction" (N.O.S.E). Dis Colon Rectum 2008;51(07):1120–1124.

CAPÍTULO 83

AVANÇOS EM ROBÓTICA COLORRETAL

SEÇÃO 83-1

COMO FAZER O TREINAMENTO E O CREDENCIAMENTO

Armando Geraldo Franchini Melani ▪ Fábio Lopes de Queiroz
Luis Gustavo Capochin Romagnolo ▪ Sergio Eduardo Alonso Araujo

INTRODUÇÃO E CENÁRIO ATUAL COMO OS DESAFIOS

A plataforma da Vinci® foi usada para a primeira colecistectomia robótica, realizada na Bélgica em 1997. Em 2000, o sistema de cirurgia da Vinci abriu novos caminhos ao se tornar o primeiro sistema de cirurgia robótica aprovado pelo FDA para cirurgia laparoscópica geral. Por outro lado, em 2001, uma colecistectomia transatlântica foi realizada utilizando o sistema ZEUS – o cirurgião estava utilizando o sistema em Nova York enquanto o paciente estava fisicamente em Strasbourg, na França.[1,2]

Esses dois sistemas rivais, ZEUS e da Vinci®, dominaram o campo da cirurgia robótica por uma década, competindo entre si e de certa forma limitando o desenvolvimento dessa área por disputas de patentes. O grande avanço nessa área, o que tornou o sistema robótico comercialmente disponível e acessível ao mercado, aconteceu com a efetiva unificação do sistema ZEUS e o da Vinci®, quando a *Computer Motion* e a *Intuitive Surgical* se juntaram em 2003.[3] Desde então, as inovações e melhorias foram centradas na plataforma da Vinci® que subsequentemente dominou o mundo da cirurgia robótica por quase uma década. Somente nos últimos anos novas companhias de tecnologia surgiram e lançaram novas plataformas competitivas, nesse campo que tem se desenvolvido rapidamente. Dessa forma, essa nova ferramenta chegou ao armamentário do cirurgião e está aos poucos sendo incorporada nas diversas especialidades.

O crescimento anual da cirurgia robótica é mostrado na Figura 83-1-1. A primeira cirurgia robótica no Brasil aconteceu

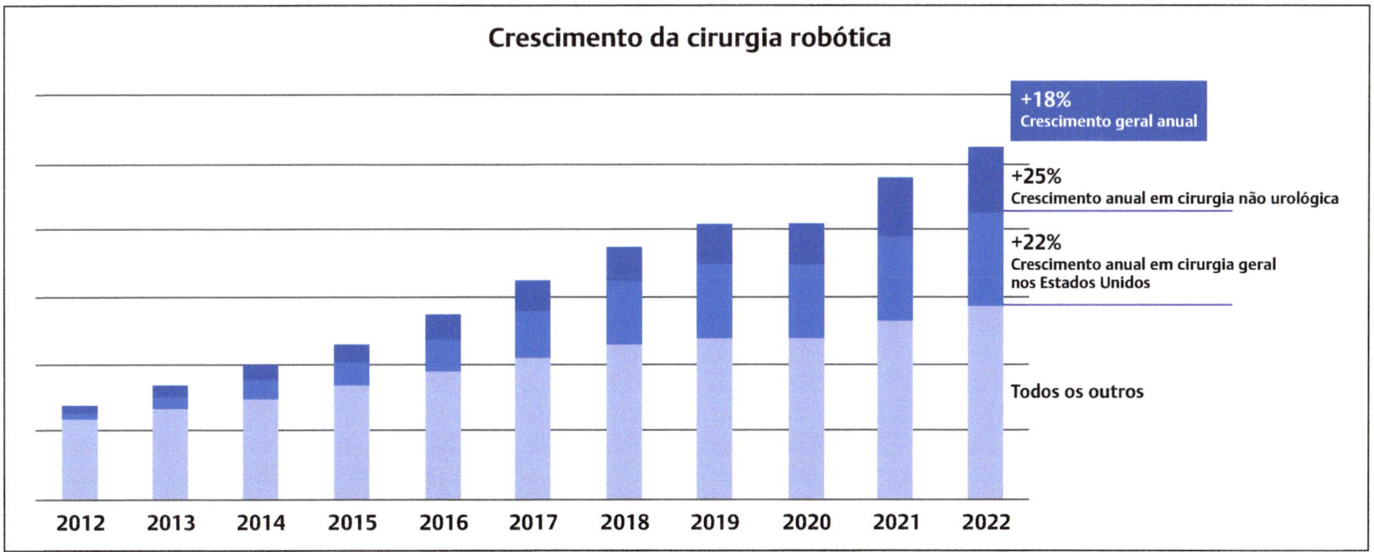

Fig. 83-1-1. Crescimento da cirurgia robótica ao longo dos anos.

em São Paulo, no Hospital Albert Einstein em 30 de março de 2008, quando um paciente de 70 anos foi submetido com sucesso a uma prostatectomia radical.[4,5]

Cada vez mais reconhecida como um método seguro, eficiente e com potencial para resultados mais vantajosos, a cirurgia robótica oferece diversos benefícios, como visão tridimensional e ampliada dos órgãos internos; maior precisão dos movimentos cirúrgicos; maior amplitude dos movimentos dos instrumentais; maior independência do cirurgião na manipulação da ótica, podendo contribuir para menor sangramento durante a cirurgia; redução do tempo de internação; menores riscos de complicações; recuperação mais rápida com menos dor e desconforto.[6]

A despeito do crescimento exponencial e dos benefícios inerentes ao sistema robótico, essa tecnologia ainda encontra barreiras à sua ampla utilização. Entre os maiores entraves estão a falta de estudos científicos, comprovando benefícios inequívocos da robótica quando comparada com a cirurgia laparoscópica na maioria das especialidades, os custos para aquisição da plataforma, bem como as despesas operacionais de manutenção, a preparação e o treinamento da equipe envolvida na preparação do robô para o ato cirúrgico e o treinamento do cirurgião para a utilização dessa nova ferramenta, principalmente quando consideramos a necessidade de treinamento específico para as diversas plataformas já existentes no mercado.[6-8]

A crescente utilização da cirurgia robótica trouxe a necessidade da criação de um currículo específico para o treinamento. Em 2006 a Society of American Gastrointestinal and Endoscopic Surgeons (SAGES) publicou um consenso delineando os componentes necessários para um programa de treinamento em cirurgia robótica que consistia numa combinação de componentes didáticos, treinamento *hands-on* e de cirurgias assistidas. Além disso, deveria incluir critérios para avaliação da competência, da capacidade de decisão e das habilidades técnicas do cirurgião.[6,9]

Atualmente existem muitos modelos de currículos para o treinamento em cirurgia robótica como o *Da Vinci Technology Training Pathway and Fundamentals of Robotic Surgery (FRS)*, totalmente *online* e individualizado. Outros como *Fundamental Skills of Robot-Assisted Surgery (FSRS)* e o *Robotics Training Network curriculum* oferecem uma abordagem mais direcionada, mas exigem que os alunos estejam no local. Avanços nos simuladores de cirurgia têm oferecido novas oportunidades de treinamento, proporcionando um ambiente virtual em que o cirurgião pode praticar os movimentos básicos e desenvolver habilidades psicomotoras sem comprometer a segurança do paciente. Os consoles dos simuladores também replicam o dos robôs, familiarizando os cirurgiões em treinamento com as configurações do sistema.[6]

Até o momento, os programas existentes para a habilitação dos cirurgiões das diversas especialidades nas plataformas robóticas disponíveis ainda não estão completamente padronizados e dependem da forma como essa modalidade cirúrgica foi introduzida nos diferentes hospitais e serviços e também das normas regulamentares locais, que variam entre países e regiões. Na maioria das vezes os programas foram desenvolvidos pelas empresas, baseados em estudos pedagógicos prévios e são oferecidos aos cirurgiões com interesse na área ou que já tenham experiência na cirurgia laparoscópica e acreditam nos potenciais benefícios adicionais da cirurgia robótica. Dessa forma, o treinamento do cirurgião na utilização de equipamento é realizado pela empresa detentora da plataforma, através de programas específicos que envolvem o conhecimento da plataforma e dos seus componentes, o funcionamento dos mesmos e as medidas de segurança em situações de emergência. Após o domínio da ferramenta realizam-se o treinamento virtual, o treinamento no simulador e o treinamento no console em modelos animais ou cadáveres. Somente após finalizar o treinamento nessas etapas e receber a certificação, o cirurgião poderá iniciar a prática de cirurgias robóticas em humanos que deve ser inicialmente assistida por um cirurgião certificado com experiência na área,[6-11] durante a curva de aprendizado. A curva de aprendizado pode ser dividida em três fases: inicial, competência e maestria ou avançada. Nasseri *et al.*,[12] analisando a curva de tempo de console na cirurgia robótica nas três fases de aprendizado, observaram que o número de casos da primeira fase foi de 13 cirurgias, na fase de competência foi de 14 a 83 e na fase de maestria ou avançada a partir de 84 casos, na qual o tempo de console diminui consistentemente. Em alguns tipos de cirurgias, como na excisão total do mesorreto, a experiência prévia na laparoscopia reduz a duração da curva de aprendizado como descreve Oderrmatt *et al.*[13] Outros estudos sugerem que a curva de aprendizado da cirurgia robótica quando comparada com a laparoscopia pode ser até menor em cirurgias como a colectomia direita e também quando o cirurgião não tem experiência em nenhuma das plataformas.[14]

Apesar dos diversos modelos de currículo disponíveis para treinamento, não existem dados consistentes definindo qual é o modelo mais adequado e eficaz para tornar o cirurgião proficiente na cirurgia robótica sem implicar em riscos para os pacientes durante a fase de aprendizado.

No Brasil as sociedades médicas e os conselhos de medicina recentemente assumiram a responsabilidade como órgãos reguladores para a certificação com estabelecimento das necessidades mínimas básicas para o efetivo treinamento e para a certificação do cirurgião. Em 2020, o Colégio Brasileiro de Cirurgiões (CBC) em conjunto com a Associação Medica Brasileira (AMB) criaram as diretrizes de certificação em cirurgia robótica que posteriormente foram publicadas no Diário Oficial da União como Resolução CFMº 2.311, de 23 de março de 2022 que regulamenta a cirurgia robótica no Brasil.[14] A Resolução CFM 2.311, estabelece que as cirurgias robóticas, obrigatoriamente, devem ser realizadas em hospitais que atendam às normas vigentes de funcionamento para a realização de procedimentos de alta complexidade, previstas pela ANVISA e pelo CFM. Além disso determina que só poderá ser realizada por médico que, obrigatoriamente, deverá ser portador de Registro de Qualificação de Especialista (RQE) no Conselho Regional de Medicina (CRM) na área cirúrgica relacionada com o procedimento. Estes cirurgiões devem possuir treinamento específico em cirurgia robótica durante a Residência Médica ou capacitação específica para a realização de cirurgia robótica, conforme critérios dessa resolução.

O treinamento específico em cirurgia robótica contempla as as fases descritas a seguir.

Etapa 1 – Treinamento Básico

Constitui o treinamento inicial teórico e prático específico para cada plataforma robótica disponível; adaptação à plataforma robótica através de simulação, objetivando o desenvolvimento de habilidades psicomotoras.

A) Conhecimento teórico sobre o equipamento robótico e sobre o funcionamento do robô, a ser fornecido pelo fabricante.
B) Realizar treinamentos online em plataforma de fundamentos de cirurgia robótica ou similar.
C) Assistir a vídeos de cirurgias robóticas editadas ou não editadas em ambiente virtual.
D) Assistir presencialmente a 10 cirurgias robóticas em qualquer área cirúrgica, sendo pelo menos três delas na especialidade cirúrgica específica em que deseja atuar.
E) Treinamento em simulador robótico validado para esta finalidade. O tempo mínimo requerido nesses exercícios de simulação é de 20 h.
F) Treinamento em serviço no qual o cirurgião deve simular no console do robô, com moldes de simulação de movimentos e procedimentos a serem utilizados durante a cirurgia real, por tempo mínimo de 2 h.

Etapa 2 – Treinamento Avançado

É a fase da capacitação em que o cirurgião deverá realizar a cirurgia robótica como cirurgião principal sob a supervisão de um cirurgião-instrutor em cirurgia robótica, que orientará o manejo técnico do robô (console e instrumentais).

A) Esta fase deve constar de um número mínimo de cirurgias com avaliação e aprovação do cirurgião-instrutor em cirurgia robótica, que atestará a competência do cirurgião principal para realizar cirurgia robótica.
B) Nesta fase será necessária a participação como cirurgião principal em um número mínimo de 10 cirurgias robóticas na especialidade de atuação, sob supervisão de um cirurgião-instrutor em cirurgia robótica.
C) Após cumprir todas as etapas de treinamento e o número mínimo de cirurgias, o cirurgião principal se submeterá a uma avaliação com um cirurgião-instrutor em cirurgia robótica, que atestará sua competência na modalidade de cirurgia robótica, caso o cirurgião principal seja aprovado.

O cirurgião interessado em ser preceptor (*proctor*) deverá demostrar a experiência de ter realizado entre 50 casos após sua certificação.

HABILITAÇÃO EM CIRURGIA ROBÓTICA COLORRETAL

De acordo com a portaria AMB número 2 de 28 de setembro de 2022, define-se como habilitação o conjunto de conhecimentos teóricos e habilidades práticas específicas desenvolvido por um médico com título de especialista legalmente reconhecido, relacionado a uma ou mais especialidade(s) médica(s) e/ou área(s) de atuação, e que, ao mesmo tempo, não conste na matriz de competência aprovada para o programa de residência médica ou área(s) de atuação da respectiva especialidade.

Entre 2008 (ano da realização das primeiras cirurgias robóticas do brasil na cidade de São Paulo) e 2019 (de acordo com a portaria número 3 da Associação Médica Brasileira – AMB, de 5 de junho) a habilitação em cirurgia robótica no Brasil atendia em normas gerais ao disposto pela fabricante do até então único sistema de cirurgia robótica disponível no Brasil, respectivamente, a Intuitive Inc. (Sunnyvale, Califórnia, EUA) e o da Vinci. Em 5 de junho de 2019, a AMB criou um grupo de trabalho para debater a habilitação em cirurgia robótica. No dia 17 de dezembro do mesmo ano, o grupo finalizou os trabalhos e concluiu pela possibilidade de que as especialidades cirúrgicas oficialmente associadas à AMB emitissem certificados de habilitação.

Como resultado, sociedades de especialidade como o Colégio Brasileiro de Cirurgiões, a Sociedade Brasileira de Urologia, a Sociedade Brasileira de Cirurgia Oncológica seguidas por muitas outras e pela Sociedade Brasileira de Coloproctologia, desenvolveram suas respectivas normativas aprovadas pela AMB contendo os pré-requisitos mínimos para a solicitação do certificado de habilitação em cirurgia robótica nas especialidades. Como resultado, instituições envolvidas no treinamento de cirurgiões robóticos no Brasil iniciaram seus processos de credenciamento junto às sociedades de especialidades cirúrgicas.

O que parecia um aceno da AMB ao clamor dos cirurgiões especialistas por um maior acesso ao treinamento e habilitação em cirurgia robótica parecia resolvido. Mas então a pandemia de COVID-19 chegou. Como resultado, e todos sabemos, o treinamento de cirurgiões ficou comprometido. Como se não bastasse a pandemia, a resolução número 2.311 do Conselho Federal de Medicina (CFM) publicada no diário oficial da união em 28 de março de 2022 resolveu que para a realização da cirurgia robótica no Brasil eram necessários apenas a comprovação de registro de qualificação de especialista (RQE) na especialidade e a comprovação da realização no mínimo de 10 cirurgias tutoradas por um cirurgião instrutor. Para ser qualificado como cirurgião instrutor, de acordo com a resolução, seria necessário comprovar um volume mínimo de 50 cirurgias. Na medida em que o conteúdo dos documentos oficiais de AMB e CFM pareciam levar a conclusões não somente distintas, mas opostas, um vazio na nossa opinião maior do que o que existia antes de 2019 passou a vigorar. Perdiam os pacientes e perdia o cirurgião.

Após uma reunião de entendimento realizada entre diretores do CFM e da AMB na sede da AMB na cidade de São Paulo, aparente entendimento ocorreu entre as entidades. Ato contínuo, a AMB publicou a portaria número 2 de 28 de setembro de 2022 dispondo novamente sobre os certificados de habilitação em cirurgia robótica emitidos pela AMB. Nessa normativa, a AMB resolveu que as sociedades de especialidades cirúrgicas interessadas na emissão em convênio do certificado de habilitação em cirurgia robótica seguissem o estabelecido na resolução do CFM (volume mínimo de 10 cirurgias tutoradas e de 50 cirurgias para o cirurgião instrutor ou *proctor*).

Em abril de 2023, uma comissão extraordinária da diretoria da Sociedade Brasileira de Coloproctologia (SBCP) com atuação em cirurgia minimamente invasiva e robótica protocolou e obteve aprovação junto à AMB para a emissão do certificado de habilitação em cirurgia robótica colorretal em convênio com a AMB. Uma vez aprovado, o certificado representa o reconhecimento oficial da SBCP necessário ao pedido, por parte do cirurgião e pelo período de validade do certificado, da autorização para prática clínica em cirurgia robótica colorretal junto à instituição de assistência em saúde onde atua/atuará o cirurgião.

É elegível para solicitar o certificado de habilitação em cirurgia robótica em coloproctologia o médico portador do título de especialista em coloproctologia e sócio adimplente da SBCP nas categorias filiado, associado, titular adimplente ou emérito, e detentor do Registro de Qualificação e Especialidade (RQE), conforme Resolução CFM nº 2.221/2018.

A normativa da SBCP aprovada pela AMB sobre habilitação em cirurgia robótica colorretal recomenda que o treinamento seja composto de parte teórica e prática. A parte teórica compreende um treinamento específico para cada sistema robótico comercialmente disponível e conhecimentos básicos sobre as principais aplicações da cirurgia robótica em coloproctologia. A parte prática compreende uma fase pré-clínica e uma fase clínica. A fase pré-clínica compreende o treinamento em simulador de realidade virtual e treinamento no sistema robótico (sessão *in service*) alvo da certificação. A fase clínica inclui a observação de cirurgias, o auxílio de cirurgia robótica e a realização de procedimentos sob supervisão de um cirurgião preceptor (ou *proctor*).

A atribuição de comprovar e fornecer os requisitos exigidos na normativa é do candidato em parceria com a instituição certificadora credenciada na SBCP onde foi completado o treinamento. A atribuição de receber e validar os requisitos é da SBCP por meio de sua comissão competente. A SBCP recomenda que a parte teórica e prática (pré-clínica e clínica) sejam realizadas junto à mesma instituição certificadora. Casos excepcionais serão avaliados pela SBCP e suas comissões.

De interesse das instituições certificadoras a serem credenciadas junto à SBCP, a normativa recomenda que a parte teórica pode ser realizada de forma presencial ou à distância. A carga horária mínima deve ser de 15 horas. A SBCP estimulará junto às instituições certificadoras credenciadas que haja avaliação de desempenho ao final da parte teórica e a aprovação deva ser requisito para a continuidade do programa.

O programa da parte teórica a ser comprovado deve incluir não exclusivamente:

- Identificação dos diferentes componentes, configurações e recursos gerais do sistema robótico alvo da habilitação.
- Treinamento de solução de problemas e manejo de urgências.
- Conhecimentos básicos sobre videocirurgia assistida por robô, compreendendo técnicas de acesso à cavidade abdominal (criação do pneumoperitônio e portais), dissecção e controle vascular, uso de energia e técnicas de grampeamento e anastomose intestinal.
- Conjunto de conhecimentos necessários para empreender as cirurgias minimamente invasivas colorretais, a saber: colectomias segmentares, colectomia direita, retossigmoidectomia, colectomia esquerda, colectomia total e retocolectomia total, excisão total do mesorreto, retopexia e cirurgia robótica transanal.

A normativa SBCP/AMB estipula que a duração mínima do treinamento em simulador de realidade virtual deve ser de 30 horas. Essa fase objetiva desenvolver habilidades psicomotoras importantes para a cirurgia robótica colorretal. As competências que se deseja sejam transferidas ao candidato são: manipulação do instrumental multiarticulado, *clutching* dos instrumentos, navegação da câmera, aplicação de energia monopolar e bipolar, uso do quarto braço robótico, direcionamento e posicionamento de agulhas de sutura, realização de nós, suturas e anastomoses, percepção de profundidade e destreza bi-manual. Da mesma forma que na parte teórica, a proficiência em simulação deve ser atestada pelo responsável pelo laboratório de simulação da instituição certificadora.

Ao contrário da fase teórica, a parte prática deve ser presencial e começa pelo treinamento no sistema robótico (sessão *in service*) alvo da certificação. Este deve ter duração mínima de 4 horas. Ao final do treinamento, espera-se que o(a) aluno(a) demonstre as seguintes competências:

- Descrever a configuração do sistema robótico e o posicionamento dos componentes para a realização de uma determinada cirurgia colorretal.
- Ser capaz de realizar de forma independente do sistema robótico com posicionamento da ótica e instrumentais; troca de instrumental.
- Realizar com sucesso tempos operatórios em modelo inanimado de exposição, dissecção, uso do quarto braço robótico e endossutura.

De acordo novamente com a normativa SBCP/AMB, a proficiência do candidato nessa fase deve ser atestada por responsável na instituição certificadora. De acordo com a norma AMB, não é necessário que haja exposição ao treinamento no sistema robótico em modelo animal. Em havendo, a SBCP recomenda que a avaliação de competências dessa fase acompanhe os documentos comprobatórios.

A parte clínica do treinamento começa com a observação de cirurgias robóticas colorretais. A observação de cirurgias robóticas completas tem por objetivo o reconhecimento da função, disposição e papéis dos membros da equipe cirúrgica, a configuração e a aplicação do sistema robótico. Tem grande papel na formação do cirurgião robótico colorretal, uma vez que diferentes sistemas robóticos são empregados em diferentes hospitais, ou mesmo na mesma instituição; há ainda relativa falta de padronização técnica para a realização das colectomias robóticas; e, por fim, técnicas híbridas (laparoscópica e robótica) são adotadas rotineiramente ou por demanda por muitos grupos para a realização de algumas operações em coloproctologia.

A continuidade da fase clínica pressupõe atuação do candidato como auxiliar em campo cirúrgico (primeiro ou segundo assistente) em cirurgias robóticas colorretais completas realizadas por cirurgião qualificado como *proctor*. A atuação como auxiliar durante o treinamento tem por objetivos: adquirir habilidades relacionadas com o entendimento da dinâmica da sala cirúrgica, equipe e sobretudo do cirurgião que ocupa o console; aprender vantagens e desvantagens das diferentes configurações de sala cirúrgica, do sistema robótico e do posicionamento seguro do paciente; adquirir proficiência na troca de instrumental robótico e no auxílio ao cirurgião do console através da melhor comunicação possível e por meio da execução das tarefas necessárias ao ato cirúrgico. São elas, entre outras, a introdução de fios, agulhas, gazes, aspiração, apresentação de estruturas, uso de energia e hemostasia por aplicação de prótese, deslocamento do sistema e retirada de portais com foco na execução correta da técnica e na garantia de segurança ao paciente.

A fase final do treinamento em cirurgia robótica em coloproctologia pressupõe que o candidato atue como cirurgião principal sob a supervisão de outro cirurgião qualificado pela SBCP como *proctor* em cirurgia robótica colorretal. De forma análoga ao que ocorre com a assistência em cirurgia robótica durante o treinamento, ao final deste, o cirurgião habilitado pela SBCP estará apto de forma não supervisionada a descrever os procedimentos de preparo da equipe, sala, materiais e paciente; a proceder aos tempos operatórios necessários para completar o procedimento por via minimamente invasiva robótica ou híbrida de acordo com a técnica escolhida a saber, mobilização (dissecção), controle vascular, reconstrução (anastomose) e extração do espécime; a garantir a segurança do paciente durante todo o procedimento cirúrgico; a supervisionar de forma ativa o controle de todas as pinças e instrumentos robóticos ou laparoscópicos utilizados durante a cirurgia; e a proceder ao uso recomendado de instrumental de acesso, energia e grampeamento.

Sobre o importante papel das instituições certificadoras, ficou estabelecido pela normativa AMB/SBCP de cirurgia robótica colorretal que a SBCP se obriga a aceitar a documentação comprobatória necessária à habilitação em cirurgia robótica em coloproctologia desde que o candidato seja elegível e a instituição esteja regularmente credenciada. Define-se por regularmente credenciada, a instituição detentora de certificado de credenciamento emitido pela SBCP e adimplente com as obrigações de manutenção do certificado. O custo anual é definido pela diretoria da SBCP. Definiu-se ainda que o certificado de credenciamento junto à SBCP tem validade de 5 anos e obtê-lo é iniciativa da instituição certificadora e pressupõe a realização de uma visita técnica por comissão indicada pela SBCP. Ao final do prazo de validade do certificado, a recertificação pode ser obtida medicante nova visita técnica.

Poderão solicitar a habilitação de cirurgião instrutor (ou *proctor*), os coloproctologistas comprovem a realização de forma não supervisionada de no mínimo 50 cirurgias robóticas colorretais. Recomenda-se que esta comprovação seja enviada por documentação idônea subscrita pelo responsável na instituição de saúde onde as cirurgias foram realizadas, a saber, seu diretor técnico.

DESENVOLVIMENTO DE UM PROGRAMA EM FASES

Em virtude de uma mudança radical na manipulação cirúrgica como relatada anteriormente, ou seja, a plataforma robótica trouxe inúmeras mudanças tanto em formato estrutural quanto no formato de movimentos, o que fez o cirurgião a pensar de forma diferente. Não dá para pensar como laparoscopia ou mesmo repetir os movimentos, porque são completamente diferentes. Assim como Willian Mayo em 1927 já havia dito: "Não há desculpas para o cirurgião aprender no paciente".

Assim sendo várias ideias de formatos de treinamento vêm sendo avaliadas com grandes benefícios e também formatadas para os seus devidos locais de criação, entretanto aplicar uma forma de treinamento que seja eficaz em todo mundo é praticamente impossível.

Os desafios para a cirurgia minimamente invasiva estão baseados em dois pilares: treinamento e acesso. Com base nessa ideia, a Sociedade Americana de Gastroenterocirurgia e o Colégio Americano de Cirurgiões criaram um programa chamado Fundamentals of Laparoscopic Surgery (FLS) que se baseia em aulas *on-line*, avaliações curriculares, exercícios práticos em caixas de treinamento e ao final uma avaliação que determina a condição geral do aluno.

Esse tipo de treinamento que engloba plataformas *on-line*, caixas de treinamento e exercícios virtuais quando associados a um *hands on* em tecido vivo adquire uma robustez maior e o aluno ganha maior confiabilidade e segurança no momento da realização do procedimento real.

Entretanto ainda temos um problema importante, que seria o fato de que na laparoscopia temos a sensibilidade háptica e qualquer movimento que fazemos está associado diretamente com a estrutura ou o órgão a ser manipulado, e quando entramos na plataforma robótica tudo muda, comandos diferentes, pedais de energia, operar sentado e não mais em pé, perda de sensibilidade, manipulação que chega a ser minuciosamente maior pela visão 3D mas, ao mesmo tempo, pela falta de sensibilidade, um tanto quanto agressiva se não tiver cautela.

Assim, em uma atitude de se conseguir replicar o treinamento de técnicas minimamente invasivas da laparoscopia na plataforma robótica introduziu-se o Fundamentals in Robotic Surgery que se resume nos moldes do FLS, porém com o foco na cirurgia robótica, com a diferença de que para a utilização da plataforma robótica não existem caixas de treinamento para domicílio, mas sim simuladores que reproduzem e trazem situações parecidas com a realidade.

Mas agora vem um ponto extremamente importante que foi citado acima a respeito da padronização do treinamento, ambos os treinamentos relatados não incluem uma forma prática de ensino sob tutoria e quando falamos na plataforma robótica, existe uma modificação brutal na forma de manipulação das estruturas (saímos de procedimentos em que com as mãos fazíamos todas as cirurgias e agora isso acontece através da manipulação de instrumentos), a parte de treinamento prático se torna fundamental para que tenhamos uma melhor assimilação dos movimentos na máquina e com isso a avaliação através de tutoria é de suma importância.

Porém o grande entrave ainda está em como dar ao aluno a habilidade nesses 10 casos operados com o apoio do tutor de maneira rápida para que o aprendizado seja facilmente fixado e que ele consiga ter confiança em progredir novos casos sozinho, porém este problema refere-se a custos operacionais que seriam: taxas de custeio que os hospitais cobram (e que são altas), taxas de proctoria e por fim muitas vezes os pacientes não são das cidades aonde a cirurgia robótica acontece e assim tem o custo do paciente com hotelaria e transporte, sem contar que por ser um procedimento que não está na tabela da ANS isso não autoriza a saúde suplementar a custear.

Desta forma o treinamento por fases faz com que o aluno vá conseguindo no seu tempo ter uma formação adequada sem prejudicar seu aprendizado.

SUSTENTABILIDADE DO PROGRAMA DE TREINAMENTO E HABILITAÇÃO EM CIRURGIA ROBÓTICA

O custo direto e indireto associado à cirurgia robótica representa um dos maiores desafios associados a essa via de acesso. Particularmente no caso de um programa de treinamento em cirurgia robótica, variáveis importantes devem ser consideradas. O modelo econômico para um programa de treinamento em cirurgia robótica pode ser estruturado da seguinte forma.

A principal fonte de receita para o programa de treinamento são as taxas de matrícula e mensalidades cobradas dos cirurgiões em treinamento para se inscrever no programa. Como em qualquer atividade de ensino, o foco está na habilitação de novos cirurgiões robóticos e o valor do curso geralmente é definido com base na demanda, reputação do programa, duração do curso, nível de especialização oferecido bem como o tipo de atividade pós-venda do curso. Importante lembrar que a sustentabilidade de um programa de treinamento dificilmente se encerra no programa em si, de forma que atividades de assistência e pesquisa realizadas simultaneamente ao ensino de cirurgia robótica no grau médico precisam ser consideradas.

O investimento principal a ser considerado resulta da aquisição de um ou mais sistemas robóticos bem como a(s) taxa(s) de manutenção do(s) sistema(s). Para tanto, consideram-se a compra ou locação de um sistema cirúrgico robótico. Simuladores de realidade virtual de cirurgia robótica são uma parte importante do investimento que é feito adiantadamente. O programa de treinamento em cirurgia robótica exige a presença real ou virtual de professores qualificados ou instrutores com experiência em cirurgia robótica. Seu tempo e experiência precisam ser compensados. O custo depende do número de horas de aula considerados no programa.

O custo de cada caso de cirurgia robótica colorretal representa um desafio em si para os prestadores de serviço em saúde mesmo quando não são considerados cirurgiões ou outros profissionais de saúde em treinamento. Portanto, a curva de aprendizado de um cirurgião robótico impacta em maior ou menor (desejável) grau os custos diretamente associados a um caso cirúrgico como o de tempo de sala cirúrgica. Cirurgiões em treinamento precisam observar, auxiliar e operar de forma tutorada pacientes de cirurgia colorretal. Taxas de sala de cirurgia, taxas de anestesia e tempo de uso de suprimentos cirúrgicos devem ser considerados. Os honorários do cirurgião instrutor convidado para participar dos casos ou realizar demonstrações durante o programa são parte importante e estratégica de qualquer programa de treinamento.

Análise de lucro. O modelo econômico deve levar em conta a duração do programa e o número de participantes. O programa também pode explorar outros fluxos de renda potenciais, como parcerias com hospitais ou instituições de saúde e oportunidades de patrocínio ou colaborações de pesquisa com o objetivo de atingir viabilidade financeira.

NOVAS POSSIBILIDADES DE TREINAMENTO E O QUE ESPERARMOS PARA NOVAS PLATAFORMAS

O futuro para o treinamento já apresenta soluções, uma vez que com os aparecimentos de novas plataformas, essas já vão exigir outros tipos de formações e ensinamentos. Na nova era da tecnologia iremos acrescentar novas habilidades que serão estimuladas pela realidade virtual, realidade aumentada, inteligência artificial e novos microdispositivos para ampliar a capacidade de identificação de estruturas.

A medicina caminha para desafios semelhantes ao da aviação e para isso as soluções devem ser semelhantes.

Treinamentos em simuladores serão mais utilizados e muito mais aceitos, assim como a qualidade destes irão proporcionar cirurgias tão reais quanto uma cirurgia em vivo.

As novas plataformas deixarão de ser mecânicas somente e entrarão em simbiose com o cirurgião, evitando erros e minimizando traumas cirúrgicos.

Enfim cada vez mais seremos auxiliados por estas novas tecnologias e o robô de atualmente será mais uma parte de nós para melhorar a qualidade de vida de nossos pacientes.

REFERÊNCIAS BIBLIOGRÁFICAS

1. Kwoh Y, Hou J, Jonckheere A, Hayati S. A Robot with Improved Absolute Positioning Accuracy for CT Guided Stereotactic Brain Surgery. IEEE transactions on bio-medical engineering. 1988 35(2), 153–160.
2. Davies BL, Hibberd RD, Ng WS, Timoney AG, A Wickham JE. The development of a surgeon robot for prostatectomies. Proc Inst Mech Eng [H] 1991; 205: 35–38.
3. Intuitive. J.P. Morgan Healthcare Conference 2023. Disponível na https://isrg.intuitive.com/static-files/6683d2bb-75e2-4fa0-b0cd-463ead7c30a4
4. Hospital Israelita Albert Eistein. Brasil comemora 10 anos de cirurgia robótica. Disponível na https://www.einstein.br/sobre-einstein/imprensa/press-release/brasil-comemora-10-anos-de-cirurgia-robotica#
5. Chen R, Rodrigues Armijo P, Krause C, Siu KC, Oleynikov D. A comprehensive review of robotic surgery curriculum and training for residents, fellows, and postgraduate surgical education. Surg Endosc. 2020 Jan 1;34(1):361–7.
6. Smith R, Patel V, Satava R. Fundamentals of robotic surgery: A course of basic robotic surgery skills based upon a 14-society consensus template of outcomes measures and curriculum development. International Journal of Medical Robotics and Computer Assisted Surgery. 2014 Sep 1;10(3):379–84.
7. Foote JR, Valea FA. Robotic surgical training: Where are we? Vol. 143, Gynecologic Oncology. Academic Press Inc. 2016. p. 179–83.
8. Roswell Park. Fundamental Skills of Robot-Assisted Surgery (2018). Disponível na https://www.roswellpark.org/education/atlas-program/testing- training/fundamental-skills-robot-assistedsurgery-fsrs.
9. Fisher RA, Dasgupta P, Mottrie A, Volpe A, Khan MS, et al., An overview of robot assisted surgery curricula and the status of their validation. Int J Surg. 2015 13:115–123
10. Intuitive. Intuitive surgical da Vinci training. 2017 Disponível na https://www.intuitivesurgical.com/training/.
11. Nasseri Y, Stettler I, Shen W, Zhu R, Alizadeh A, et al. Learning curve in robotic colorectal surgery. Journal of robotic surgery. 2021 15(3), 489–495.
12. Odermatt M, Ahmed J, Panteleimonitis S, Khan J, Parvaiz A. Prior experience in laparoscopic rectal surgery can minimise the learning curve for robotic rectal resections: a cumulative sum analysis. Surg Endosc. 2017 Oct 1;31(10):4067–76.
13. Flynn J, Larach JT, Kong JCH, Waters PS, Warrier SK, Heriot A. The learning curve in robotic colorectal surgery compared with laparoscopic colorectal surgery: a systematic review. Vol. 23, Colorectal Disease. John Wiley and Sons Inc. 2021. p. 2806–20.
14. Conselho Federal de Medicina. Resolução de regulamento a cirurgia robótica no Brasil.2022. https://www.in.gov.br/en/web/dou/-/resolucao-cfm-2.311-de-23-de-marco-de-2022-388694288

SEÇÃO 83-2

PLATAFORMAS

Gustavo Becker Pereira ■ Daniel de Barcellos Azambuja

INTRODUÇÃO

Os benefícios da cirurgia colorretal minimamente invasiva (CMI) estão bem estabelecidos e oferecem muitas vantagens sobre a cirurgia aberta, incluindo dor pós-operatória reduzida, menor perda de sangue, menos complicações e menor tempo de internação. No entanto, a CMI requer novas habilidades técnicas e está associada a uma longa curva de aprendizado. Alguns desses desafios técnicos podem ser atribuídos às limitações da laparoscopia convencional. A cirurgia robótica tem como objetivo superar estas limitações técnicas. Neste capítulo apresentaremos as duas plataformas robóticas, que neste momento, estão sendo aplicadas em cirurgia colorretal no Brasil.

PLATAFORMA ROBÓTICA DA VINCI

O início da concepção da ideia da realização de cirurgia robótica foi em grande parte financiado pelo departamento de defesa dos Estados Unidos na década de 1990.[1] Em março de 1997 um protótipo da plataforma da Vinci (Intuitive Surgical, Sunnyvale, CA, USA) foi pela primeira vez utilizado em seres humanos.[2] Depois de uma série de aprimoramentos e a finalização de um ensaio clínico randomizado com 200 pacientes, foi possível demonstrar a segurança e a eficácia da nova tecnologia nos procedimentos de colecistectomia e fundoplicatura de Nissen.[2] Com isso, o FDA aprovou a Plataforma Robótica da Vinci Si com três braços robóticos em julho de 2000.[2] Em constante avanço, a evolução para quatro braços robóticos foi aprovada em 2002 pela FDA.[3] Entre 2007 e 2009, o número de sistemas da Vinci instalados nos EUA aumentaram cerca de 75% e em outros países duplicou.[4]

A Plataforma Robótica da Vinci possui três componentes principais: console do cirurgião, carrinho de paciente (torre que sustenta os braços robóticos) e um carrinho de visão (com equipamentos de vídeo e iluminação.[2] O cirurgião visualiza o campo cirúrgico por meio de binóculos presentes no console (Fig. 83-2-1).[2] Como forma de segurança, um feixe infravermelho identifica quando o cirurgião retira os olhos dos binóculos

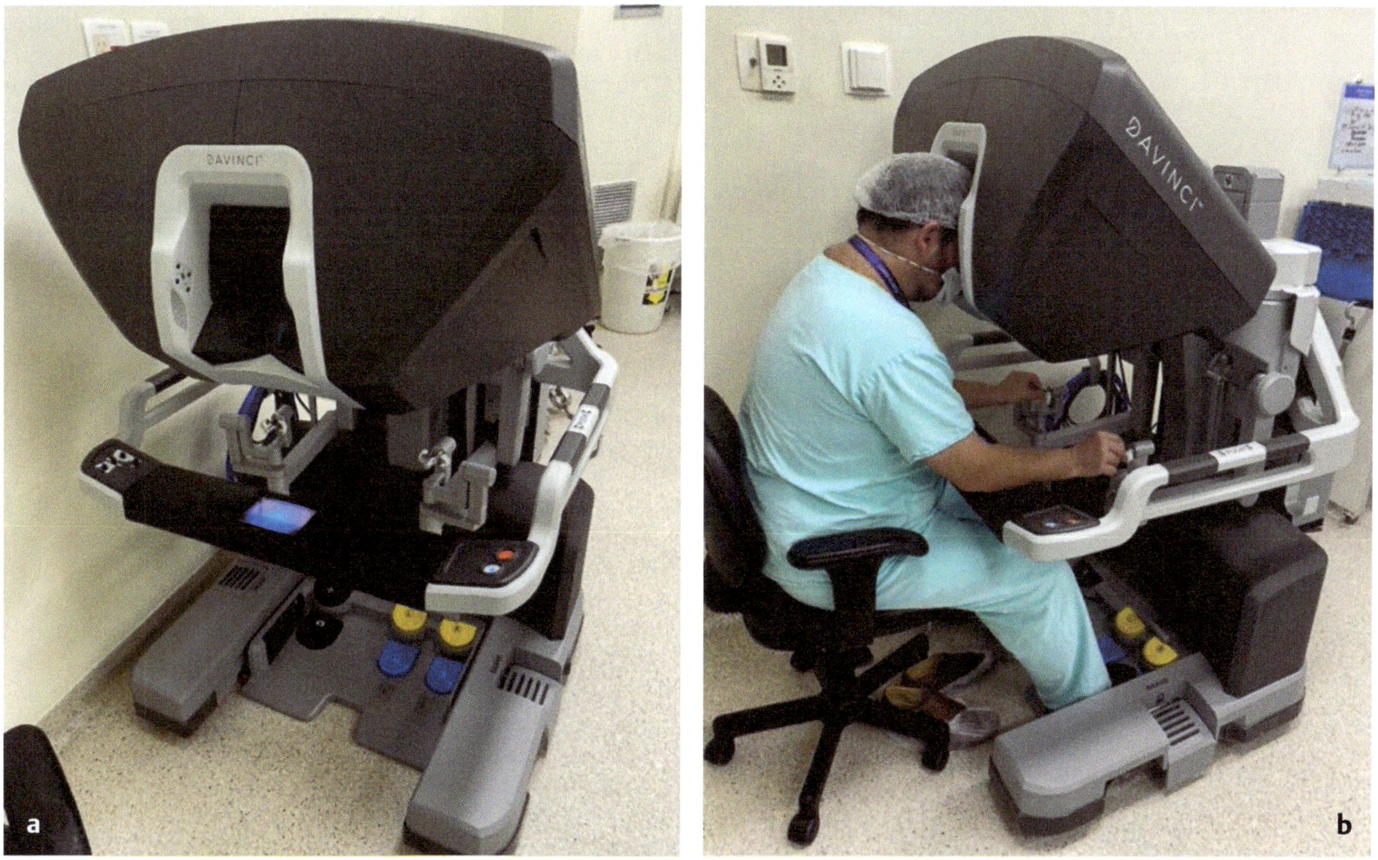

Fig. 83-2-1. (a) Console do cirurgião Da Vinci. (b) Cirurgião em uso dos binóculos no console.

e desativa a torre robótica.[2] O robô da Vinci é do tipo *master/slave*, no qual o cirurgião é o *master* e controla todas as ações do robô *slave*.[2] Por isso, todos os movimentos realizados pelo cirurgião são convertidos por sinais elétricos em movimentos tridimensionais realizados pelos braços da torre robótica.[2] Os instrumentos, então, possuem 7 graus de liberdade: para dentro e para fora, cotovelo para cima e para baixo, cotovelo para a esquerda e para a direita, pulso para cima e para baixo, pulso para a esquerda e para a direita, abrir e fechar, rotação axial.[2] Com isso, tem-se uma maior amplitude de movimento quando comparado com a cirurgia laparoscópica.[3]

O sistema da Vinci apresenta três principais plataformas: Si, Xi e X. O da Vinci Si foi o primeiro criado e difundido internacionalmente em 2006.[5] Entretanto, algumas limitações são encontradas nessa plataforma ao utilizá-la no ambiente da cirurgia robótica colorretal de múltiplos quadrantes.[5] Dentre elas, destaca-se o prolongamento do tempo cirúrgico, em virtude do constante acoplamento e desacoplamento de instrumentos, uma vez que, quando acoplado ao robô, o paciente não pode ser reposicionado.[5] Outra limitação está, por exemplo, na mobilização da flexura esplênica, pois o trabalho em um único quadrante pode resultar em constante colisão dos braços robóticos.[5] Por isso, a plataforma Xi foi lançada em 2014 (Fig. 83-2-2), visando principalmente acessar quadrantes múltiplos sem necessitar reposicionar o robô.[3,5]

Para a execução dos procedimentos, a principal diferença entre as plataformas Xi e Si é a disposição dos portais. A recomendação associada ao primeiro sistema é a disposição não linear dos portais. Em contrapartida, o sistema Xi foi desenvolvido com um guia de colocação. Por exemplo, nos casos de operações do abdome inferior esquerdo, sugere-se a colocação dos portais em linha reta com 7 cm de distância entre si.[5]

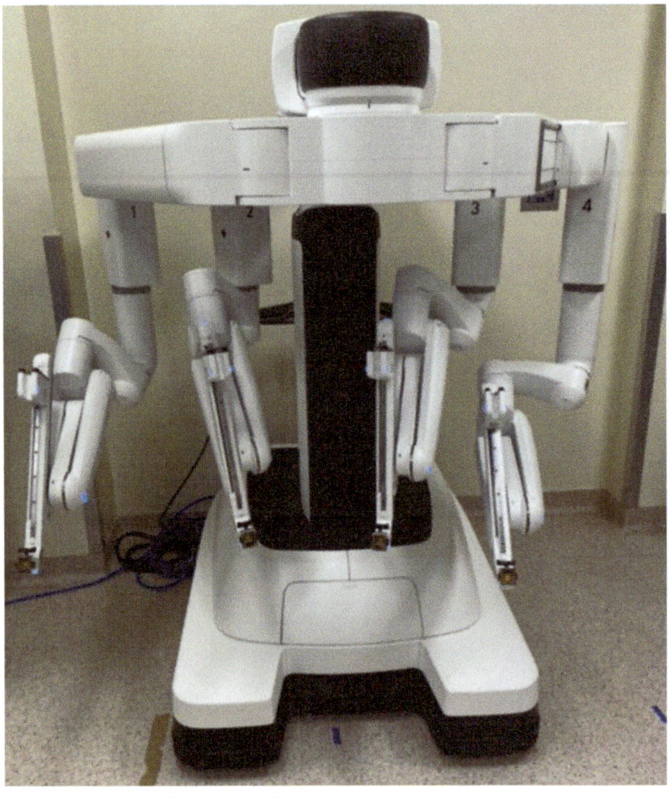

Fig. 83-2-2. Plataforma Da Vinci Xi.

Outra diferença do Xi é o seu endoscópico de 8 mm, em que a câmera e o cabo foram integrados em um *design* menor e mais portátil. Já no sistema Si, o endoscópico necessita ser inserido por portais de 12 mm. Com essa melhoria, tem-se maior flexibilidade de campo cirúrgico, uma vez que pode ser utilizado qualquer um dos portais de 8 mm. Além disso, o novo endoscópio de 30° pode ser invertido diretamente do console sem a necessidade que um assistente o remova e reinstale.[6]

Um sistema mais barato foi lançado em 2017, conhecido como da Vinci X. Diversas similaridades são encontradas ao compará-lo com o sistema Xi, como instrumentos mais longos, câmera de 8 mm e braços mais finos. Entretanto, os braços robóticos do X são fixos ao carrinho do paciente e não um suporte suspenso como o Xi. Essa característica reduz a versatilidade para acesso a múltiplos quadrantes que o modelo suspenso apresenta.[7]

Frente às plataformas já existentes, a Intuitive Surgical lançou o sistema da Vinci Single Port (SP) em 2018, a qual foi projetada para a realização da cirurgia através de única incisão, ou seja, utiliza-se uma única cânula com múltiplos lumens.[8,9] Dessa forma, é possível utilizar três instrumentos completamente articulados, além de um endoscópio articulado, por meio de um trocater de 25 mm.[9] Ao se comparar com os sistemas antigos, buscou-se reduzir o problema de colisão dos braços robóticos em virtude do uso de múltiplos portais.[8] A nova plataforma SP utiliza uma torre que pode girar 360°, permitindo uma cirurgia em múltiplos quadrantes sem a reposição do robô.[9]

Considerando as diferentes plataformas robóticas da Vinci, elas sem dúvida oferecem aos cirurgiões vantagens como uma visão em três dimensões, instrumentos flexíveis, uma câmera estável e melhorias ergonômicas.[10] Essas vantagens contornam maior parte das limitações da cirurgia laparoscópica convencional. Além disso, a técnica robótica reduz significativamente a perda de sangue intraoperatória.[10] Ao se comparar a cirurgia robótica com a laparoscópica, dentre as desvantagens destaca-se o tempo mais longo de procedimento, o custo elevado e a falta de sensibilidade tátil.[11] Contudo, ao se avaliar as possíveis complicações associadas, à cirurgia colorretal robótica parece ser equivalente à laparoscópica. Além disso, essa técnica demonstra que pode ser realizada com segurança e de forma viável por cirurgiões laparoscópicos com o treinamento adequado.[11]

Por fim, a cirurgia robótica é considerada uma das tecnologias de ponta dentro dos tipos de procedimentos cirúrgicos e tem revolucionado o manejo do câncer colorretal.[12] Bae (2022) Por isso tem ganhado cada vez mais espaço dentro dessa área de atuação. Atualmente, a cirurgia laparoscópica ainda é o tratamento de escolha dentro da maior parte dos cânceres colorretal.[12] Contudo, evidencia-se que o custo associado à cirurgia robótica é um dos principais fatores que limita a sua indicação.[12] Apesar disso, cada vez mais as plataformas robóticas estão ganhando espaço em casos de limitações de acesso pela cirurgia laparoscópica, sendo o robô muito útil para dissecções retais.[11,12]

Dicas para a Aplicação da Vinci XI

A disposição dos braços deve ser meticulosamente planejada de forma a evitar qualquer contato indesejado com o paciente ou o equipamento cirúrgico. Para otimizar o desempenho e minimizar conflitos entre os braços robóticos, a disposição linear das portas é uma estratégia eficaz. Essa abordagem permite que os braços operem em paralelo, resultando em um uso otimizado do espaço cirúrgico e na redução de possíveis interferências.

Essa configuração linear é especialmente vantajosa quando se requer que os instrumentos alcancem áreas situadas atrás dos portais ou quando a sincronização precisa com as posições dos portais se torna crucial. Alternativamente, uma abordagem de disposição em triangulação também pode ser empregada, conforme necessário.

No que diz respeito à colocação do portal de acesso ao endoscópio, é aconselhável posicioná-la a uma distância de 10 a 20 cm da área anatômica alvo. Para os demais portais, é recomendado um espaçamento que varie entre 6 a 10 cm, sendo que a distância ideal é de 8 cm. Esses portais adicionais devem ser dispostos em uma linha perpendicular à área anatômica alvo.

Essa meticulosa organização dos portais e dos braços robóticos assegurará que o procedimento seja realizado com precisão e segurança, minimizando riscos de interferência e permitindo acesso eficaz às áreas cirúrgicas, resultando em resultados ótimos para o paciente.

Hemicolectomia Direita

A abordagem cirúrgica de hemicolectomia direita por meio da plataforma da Vinci Xi apresenta um posicionamento estratégico dos braços robóticos, formando uma linha oblíqua diagonal que se estende da fossa ilíaca direita até o hipocôndrio esquerdo. A angulação precisa varia de acordo com a localização específica do tumor, tipicamente à esquerda da cicatriz umbilical. A disposição dos braços é numerada de 1 a 4, conforme ilustrado na Figura 83-2-3, sendo comum posicionar a câmera no braço número 3 para proporcionar uma visão abrangente e nítida do campo cirúrgico.

No que diz respeito aos instrumentais utilizados, a equipe cirúrgica emprega uma abordagem estratégica. O braço à direita da câmera é equipado com tesoura monopolar, enquanto o braço esquerdo dispõe de uma bipolar frenestrada. Adicionalmente, o braço 1 é frequentemente utilizado para o uso da pinça Cadiere para aprimorar a eficiência e precisão do procedimento.

Para otimizar a funcionalidade, um trocater auxiliar é posicionado estrategicamente atrás da linha de acesso robótico (Fig. 83-2-3). Essa posição facilita a colocação do grampeador, permitindo seu uso de maneira eficaz por meio do trocater auxiliar. Isso resulta em uma abordagem cirúrgica mais precisa e controlada, contribuindo para o sucesso da hemicolectomia direita por meio da plataforma da Vinci Xi.

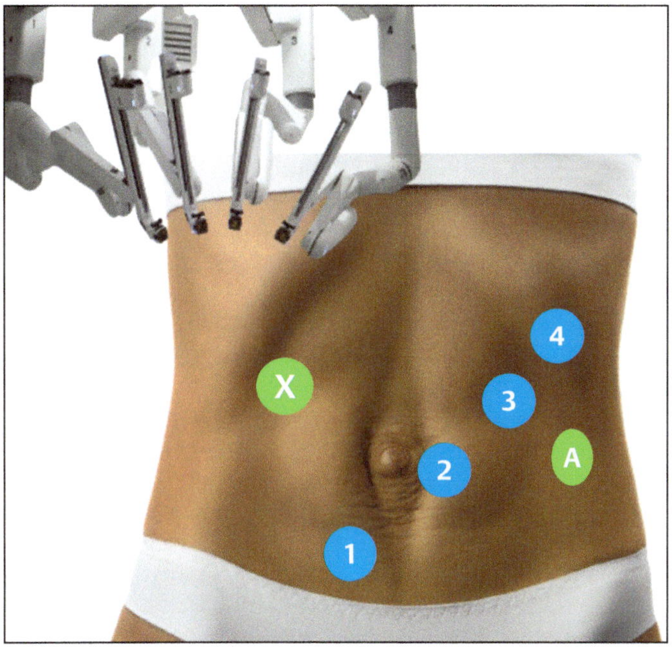

Fig. 83-2-3. Disposição hemicolectomia direita com Da Vinci Xi.

Retossigmoidectomia Esquerda

Na abordagem robótica usando a plataforma Xi para retossigmoidectomia esquerda, a disposição dos braços robóticos segue uma linha oblíqua que se estende acima da cicatriz umbilical, desde a fossa ilíaca direita até o hipocôndrio esquerdo (Fig. 83-2-4). A angulação dessa linha pode ser adaptada de acordo com a localização específica da lesão, proporcionando flexibilidade e precisão no acesso à área-alvo. O resultado é uma configuração altamente personalizável para atender às necessidades de cada caso.

Um componente crucial desse procedimento é a colocação estratégica do trocater auxiliar, que é geralmente posicionado atrás da linha de acesso robótico (Fig. 83-2-4), preferencialmente no hipocôndrio direito do paciente. Essa localização estratégica permite uma assistência eficaz e otimiza o uso do trocater auxiliar.

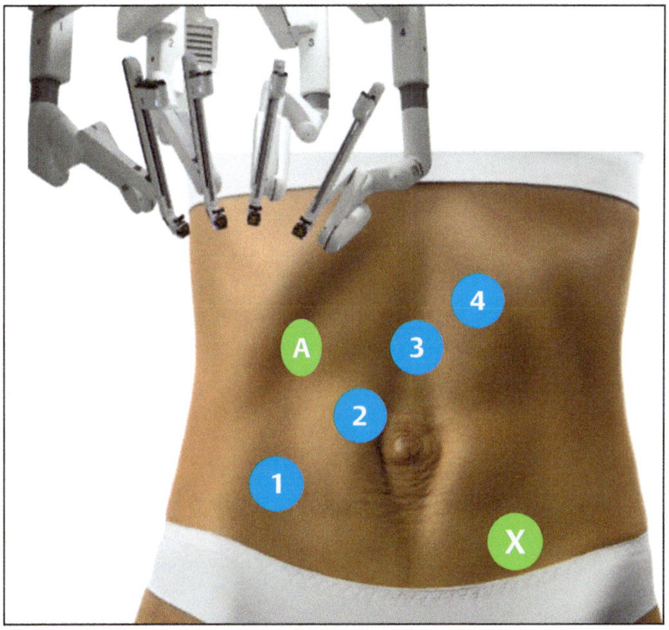

Fig. 83-2-4. Disposição retossigmoidectomia esquerda com Da Vinci Xi.

No que se refere à disposição dos instrumentos, é comum seguir uma abordagem específica para maximizar a eficiência e a precisão. O braço 1 é tipicamente equipado com uma tesoura monopolar, o braço 2 é reservado para a colocação da câmera para fornecer uma visão detalhada do campo cirúrgico, o braço 3 é utilizado para uma pinça bipolar fenestrada e o braço 4 é empregado para a pinça Cadiere.

PLATAFORMA ROBÓTICA VERSIUS

O uso da cirurgia assistida pela plataforma robótica revolucionou as técnicas cirúrgicas minimamente invasivas, superando as limitações técnicas da laparoscopia. Trouxe novas possibilidades aos procedimentos mais complexos e delicados, especialmente devido a visão tridimensional, magnificação de imagens, visualização em alta resolução, filtro de tremores e movimentos mais precisos.[13-15] Já está sendo realizada há mais de 20 anos, com a aprovação da Food and Drug Administration do sistema robótico da Vinci® da Intuitive Surgical em 2000. Inicialmente a utilização tem sido predominantemente em cirurgia urológica, porém há um número crescente de procedimentos realizados por meio dessa abordagem em várias especialidades, estimulados pelo reconhecimento das vantagens potenciais em relação à cirurgia aberta ou laparoscópica convencional.[16] Essas vantagens trazem maiores benefícios em espaços restritos como a pelve, sendo vantajosos para a cirurgia colorretal, na qual ainda observamos taxas de conversão da abordagem laparoscópica para aberta na ordem de 15%.[17,18] O uso de cirurgia assistida por robótica para ressecção colorretal está aumentando globalmente com um recente estudo americano demonstrando um aumento da prevalência de 2,8% dos casos em 2013 para 11,4% em 2018.[19]

Observamos que a democratização da cirurgia assistida por robótica tem uma grande barreira representada pelo aumento dos custos, tamanho do equipamento, necessidade de sala cirúrgica e estrutura específica e aumento do tempo cirúrgico.[17] No entanto, os desenvolvimentos atuais representam um período de transição, tanto pela evolução dos dispositivos existentes quanto pelo surgimento de novas plataformas e possibilidades.

Com a expiração da patente da plataforma da Vinci, permitiu que novos sistemas entrassem no mercado, trazendo novos consoles, instrumental menor, melhores formas de facilitar o manuseio e a possibilidade de braços robóticos montados separadamente.[20-25]

O sistema Versius®, da empresa CMR Surgical sediada no Reino Unido, é uma dessas novas plataformas. Ele foi fortemente influenciado pelo *feedback* do usuário final (cirurgião) para neutralizar algumas das limitações percebidas da cirurgia robótica.[26] O sistema compreende um console aberto do cirurgião e quatro braços de instrumentos em unidades individuais de cabeceira (Fig. 83-2-5). Todas as ações são realizadas através de controladores de mão, nos quais o cirurgião pode manipular os braços, a energia e a câmera (Fig. 83-2-6).

Cada BSU (***bedside units***) suporta um instrumento ou a câmera endoscópica (Figs. 83-2-7 e 83-2-8). O console recebe imagem tridimensional de alta definição e é mais ergonômico, permitindo ao cirurgião realizar o procedimento sentado ou em pé (Figs. 83-2-9 e 83-2-10).[27] Os braços

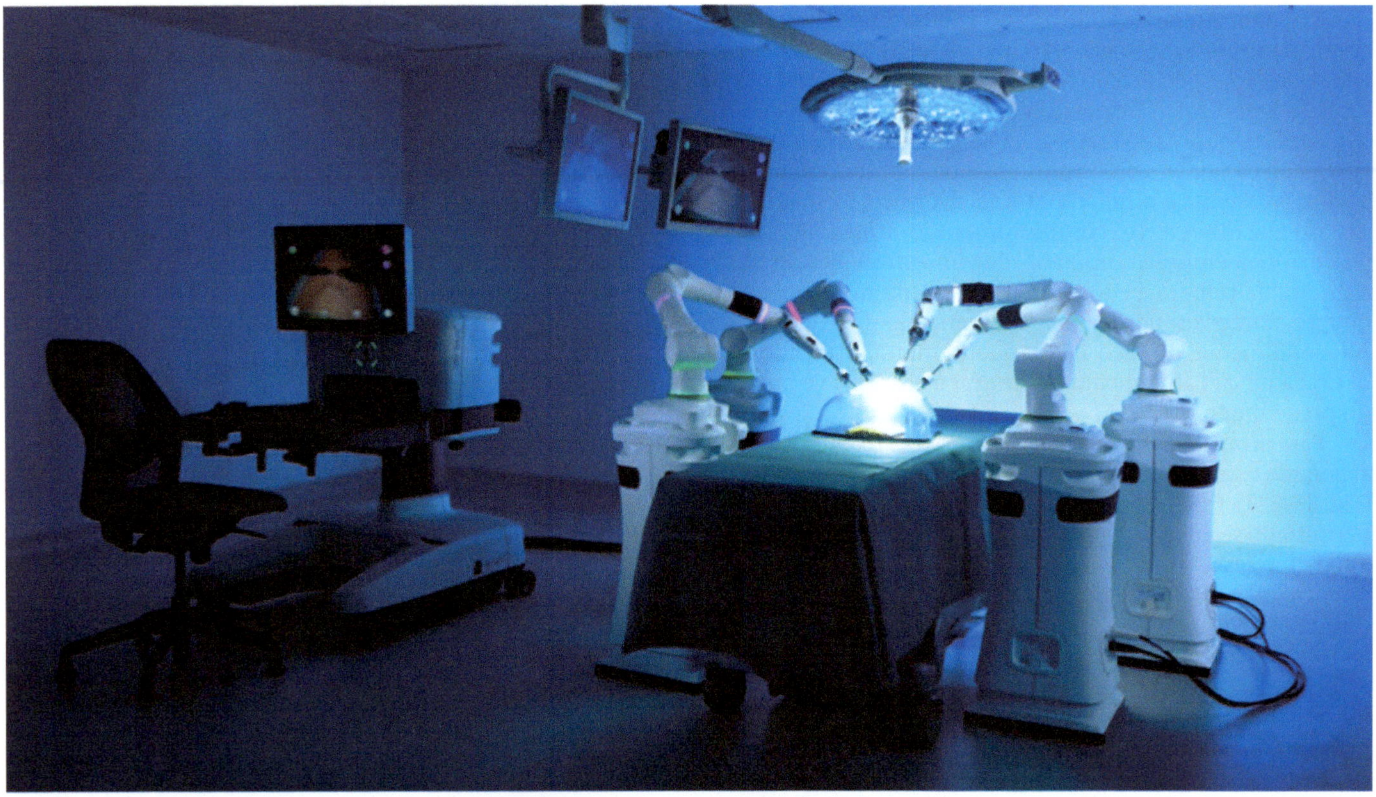

Fig. 83-2-5. Sistema robótico Vérsius. (Fonte – CMR Surgical.)

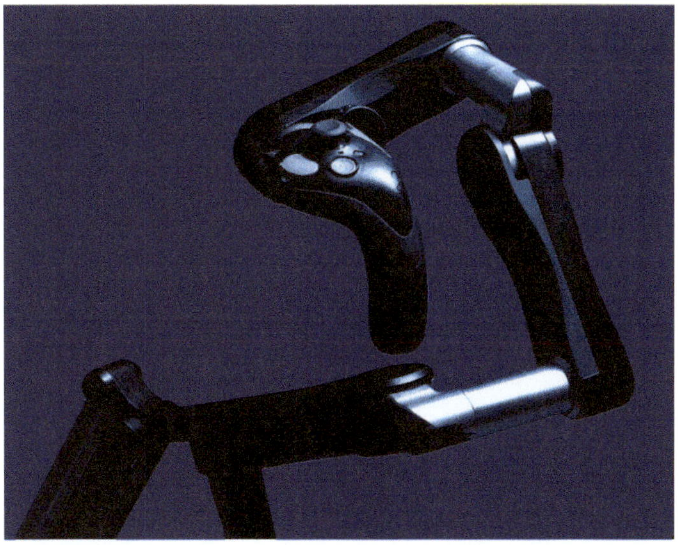

Fig. 83-2-6. Controlador de mão do console Versius. (Fonte – CMR Surgical.)

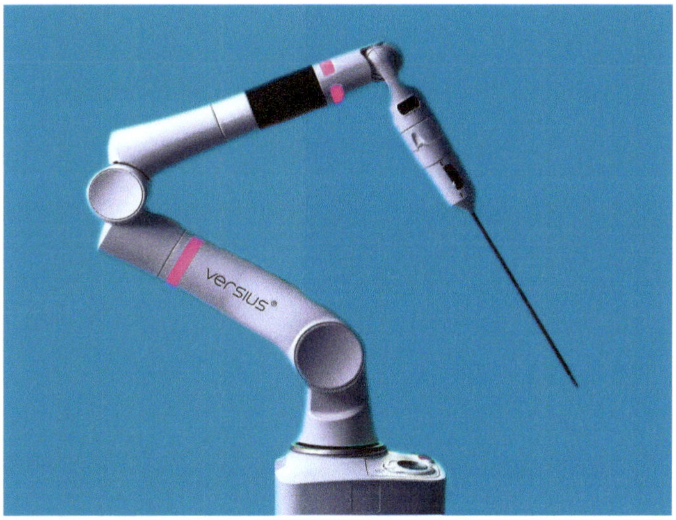

Fig. 83-2-7. Bedside unit (BSU). (Fonte – CMR Surgical.)

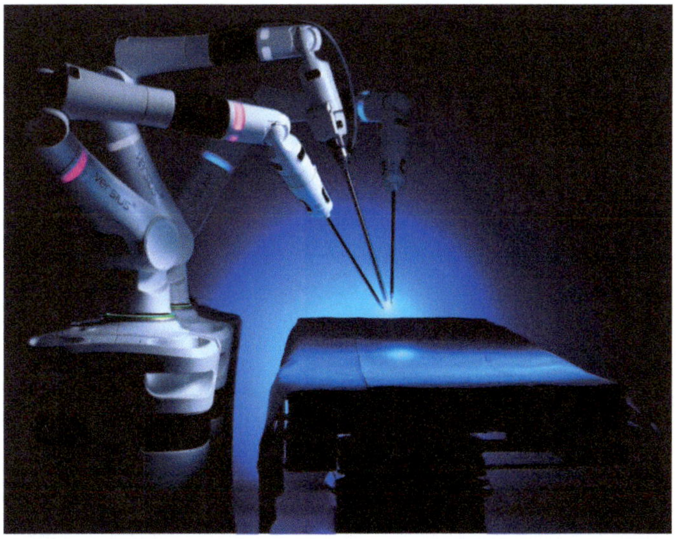

Fig. 83-2-8. Bedside units (BSU). (Fonte – CMR Surgical.)

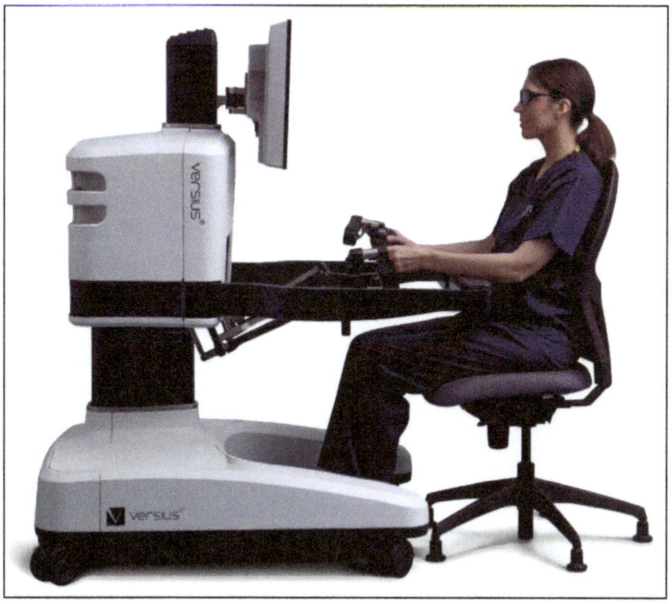

Fig. 83-2-9. Console sentado. (Fonte – CMR Surgical.)

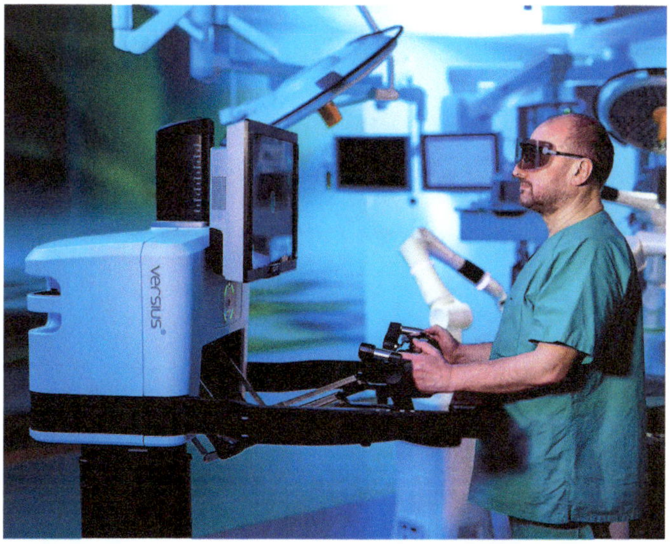

Fig. 83-2-10. Cirurgião em pé no console. (Fonte – CMR Surgical.)

robóticos são montados separadamente, permitindo que a alocação dos trocateres seja semelhante à da laparoscopia, podendo tornar a curva de aprendizado menor em relação às outras plataformas robóticas disponíveis no mercado no momento.[28-32] É um sistema modular, com braços individuais, que podem ser posicionados em qualquer lugar ao redor da mesa de operação, com o objetivo de fornecer versatilidade de colocação dos portais e permitir o uso em salas cirúrgicas menores (Fig. 83-2-11). O Versius® também possui uma formatação de console aberto, que visa melhorar a comunicação entre o cirurgião e a equipe cirúrgica.[33,34] O *design* permite flexibilidade, facilitando uma mudança fácil para laparoscopia e vice-versa. Por fim, o console aberto e o uso da infraestrutura já existentes ajudam a manter um ambiente familiar sem comprometer a comunicação da equipe ou o espaço existente (Figs. 83-2-12 a 83-2-14).

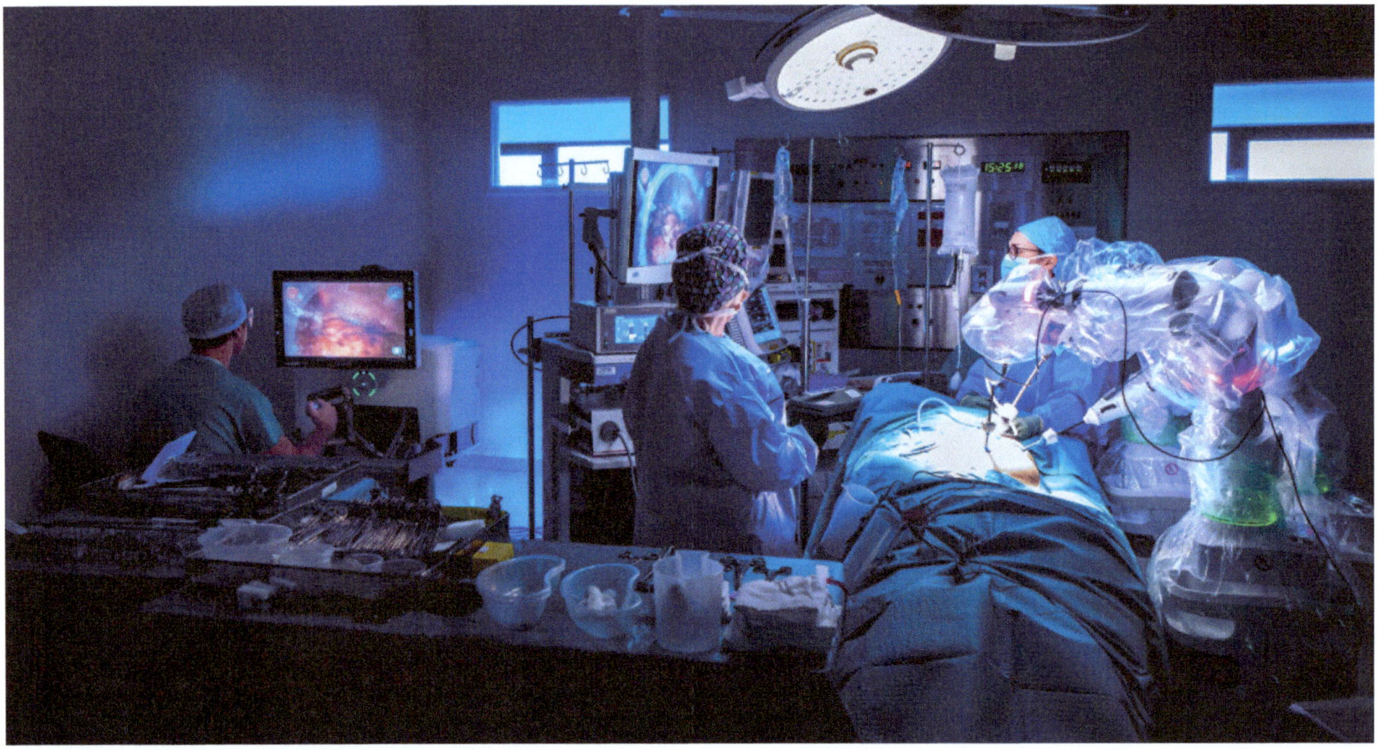

Fig. 83-2-11. Sala de cirurgia. (Fonte – CMR Surgical.)

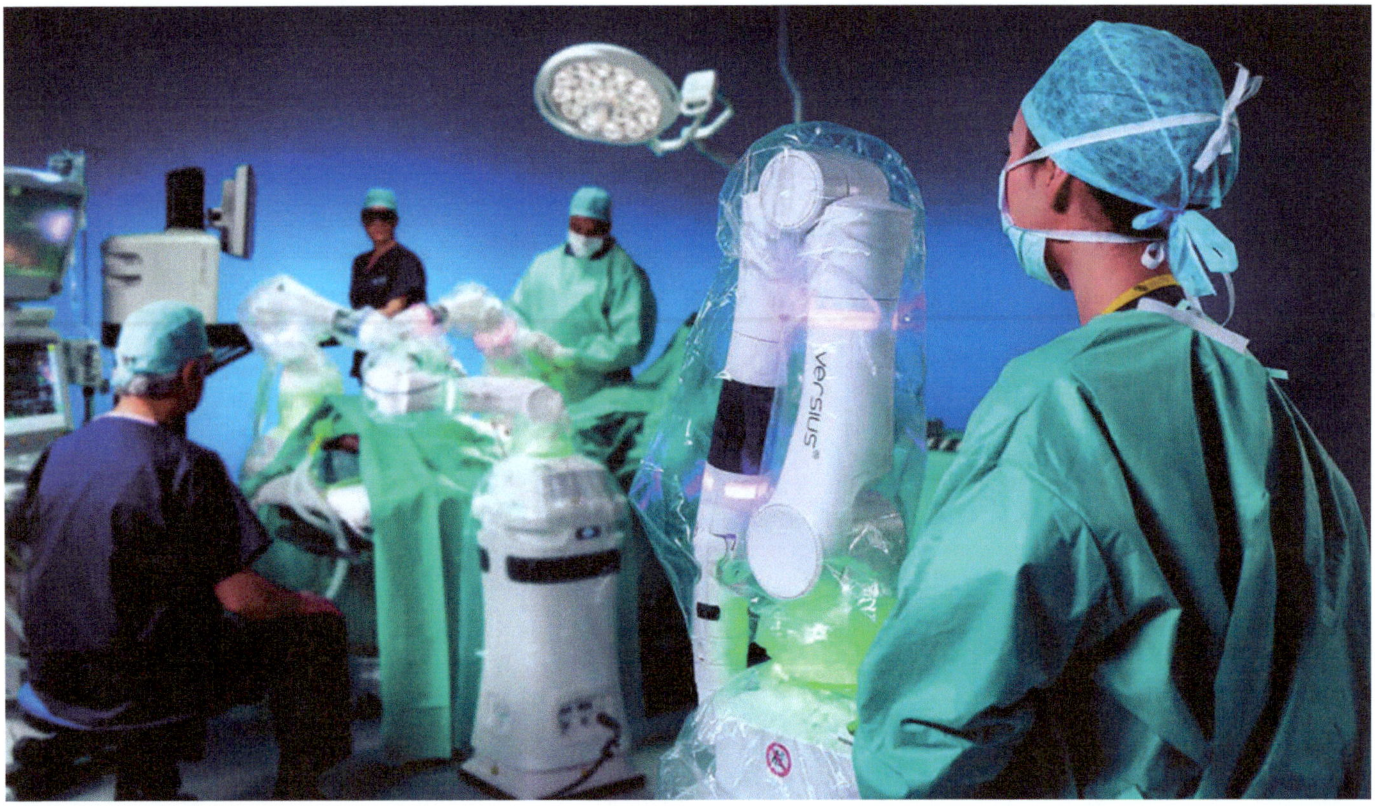

Fig. 83-2-12. Console aberto. (Fonte – CMR Surgical.)

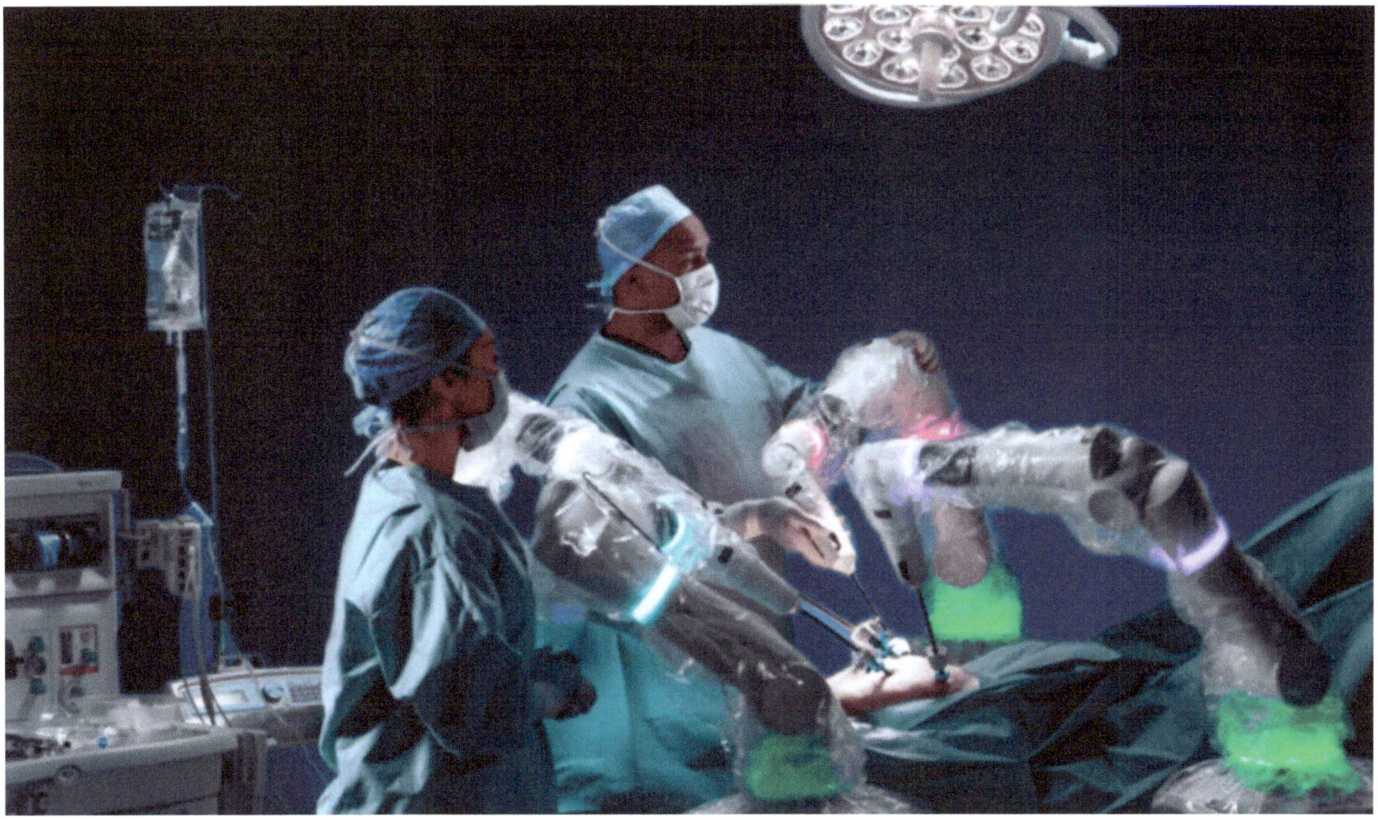

Fig. 83-2-13. Ambiente familiar da laparoscopia. (Fonte – CMR Surgical.)

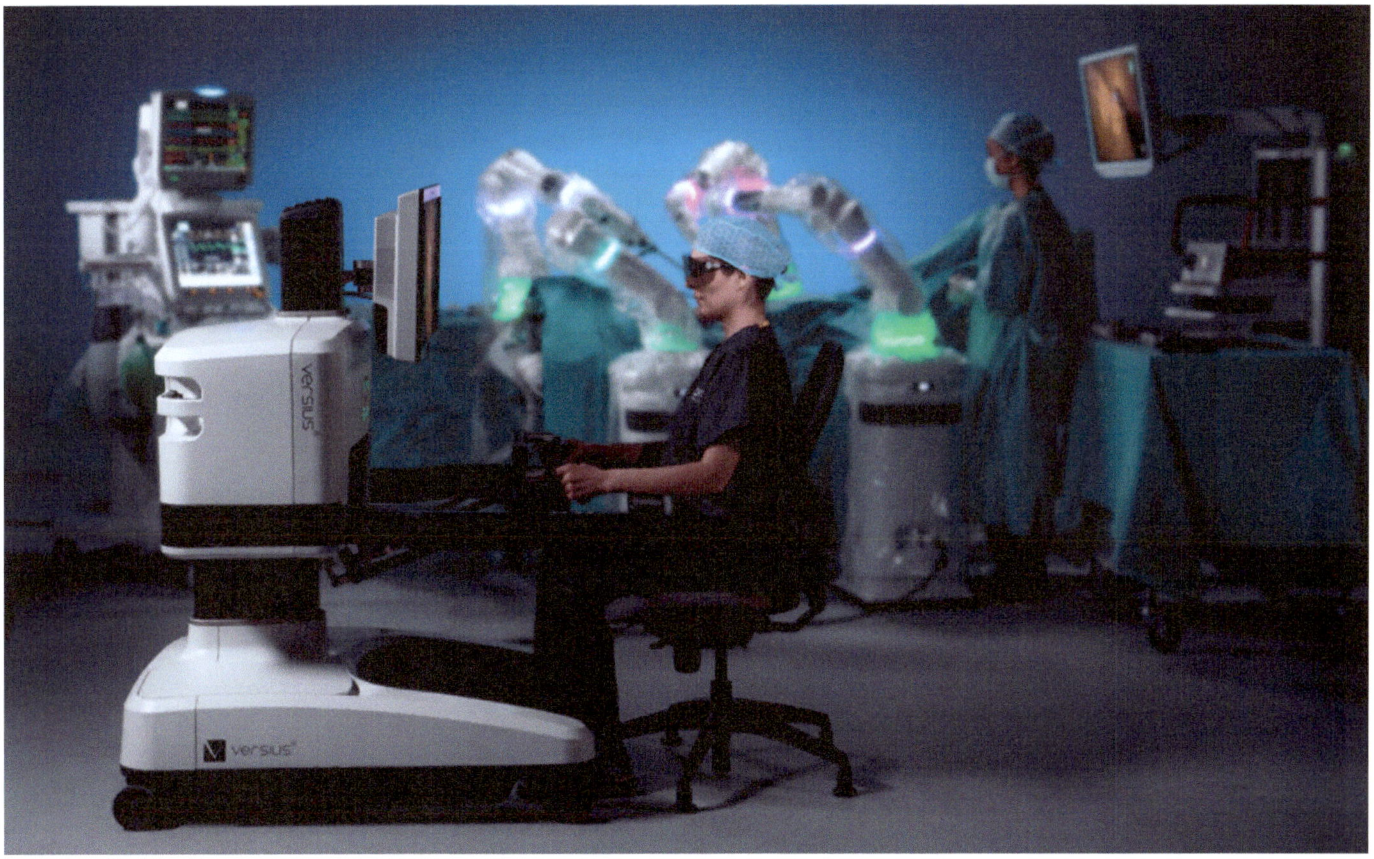

Fig. 83-2-14. Console aberto. (Fonte – CMR Surgical.)

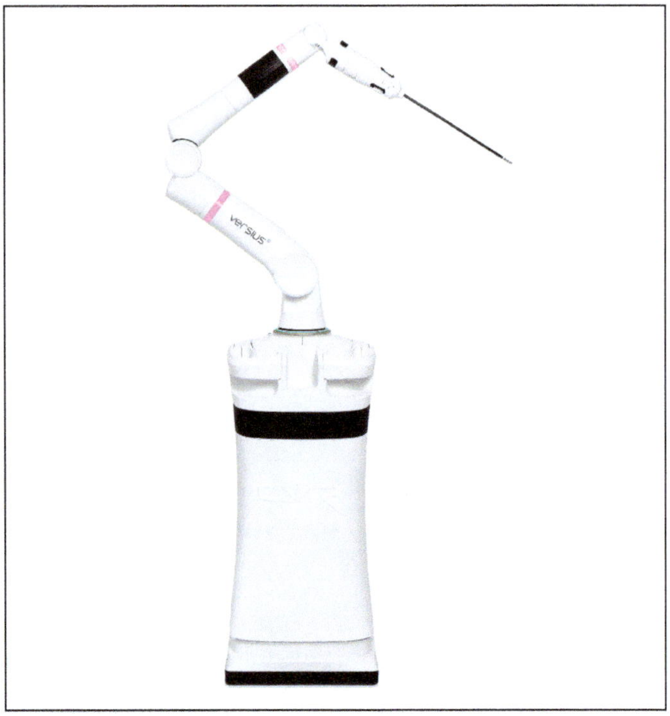

Fig. 83-2-15. Sistema robótico modular. (Fonte – CMR Surgical.)

O robô simula a articulação do braço humano e do pulso. A ponta do instrumento fornece sete graus de movimentação dentro do paciente, permitindo uma gama mais ampla de acesso cirúrgico em comparação com a cirurgia laparoscópica-padrão. O *design* modular do sistema aumenta seu potencial para uso flexível, pois as unidades são pequenas o suficiente para serem usadas em uma sala de cirurgia-padrão e podem ser facilmente movidas entre as salas de cirurgia (Fig. 83-2-15).[33] Outro grande benefício desta plataforma é a contínua evolução através da atualização de *software* e das pinças sem a necessidade de aquisição de novo *hardware*.

A segurança operacional e a facilidade de uso do sistema Versius foram validadas anteriormente em estudos com cadáveres humanos.[26,34] Desde o primeiro uso em humanos, em 2019, o sistema foi testado com sucesso e usado com segurança para cirurgia colorretal, bem como em outras especialidades.[35,36] A cirurgia colorretal apresenta um grande desafio para as plataformas robóticas, pois tem a necessidade de trabalhar em múltiplos quadrantes. Além disso, o cólon apresenta segmentos móveis e compridos, sendo necessários percursos mais longos dos instrumentos. Estes fatores aumentam a possibilidade de colisões externas. O Versius pode superar alguns desses desafios, reposicionando os braços de forma ágil e independente. A capacidade de antecipar confrontos e preparar uma configuração sob medida para cada paciente é um grande diferencial do sistema.[37]

Dicas para a Aplicação do Versius®

Os braços individuais promovem a flexibilidade do sistema, permitindo a variação no número e a localização dos braços. A colocação dos portais pode imitar a cirurgia laparoscópica, se desejado. Existem alguns princípios-chave que devem ser seguidos para garantir o funcionamento ideal do braço. Os portais devem ser colocados respeitando pelo menos 9 cm de afastamento um do outro, para evitar conflitos. Podemos movimentar as articulações do braço robótico mesmo estando em uso (quando necessário para evitar choques), sem que isso interfira no movimento da pinça. Outro cuidado importante durante o *docking* é o de manter o nome Versius (no braço robótico) para cima, pois amplia a área de ação do instrumento quando o mesmo está trabalhando no plano anterior (Fig. 83-2-16).

O posicionamento dos BSU's pode ser desenhado com uma configuração que o auxiliar fique confortável e possa realizar sua assistência de forma eficiente, ergonômica e segura. Isso permite um acesso adequado ao paciente na hora de auxiliar o ato cirúrgico, passar o grampeador circular via retal, o manipulador uterino, realizar a colonoscopia ou manejar outro dispositivo cirúrgico seja por via abdominal ou perineal (Fig. 83-2-17). Outro benefício que observamos em virtude do menor tamanho da plataforma e o console aberto, é o ganho visual que o cirurgião tem em relação ao paciente, equipe cirúrgica e instrumentais; facilitando inclusive o ensino e a curva de aprendizagem (Fig. 83-2-18). Além de uma melhor e mais clara comunicação, este fato possibilita um maior desempenho cognitivo, uma vez que todas as ações dos braços robóticos são facilmente acompanhadas e compreendidas pelo cirurgião. Também devido à menor interposição física, fica mais fácil a aplicação de novas tecnologias como a telementoria, que necessita de uma visualização ampla da sala cirúrgica pelo preceptor que está realizando esta orientação à distância (Fig. 83-2-19).

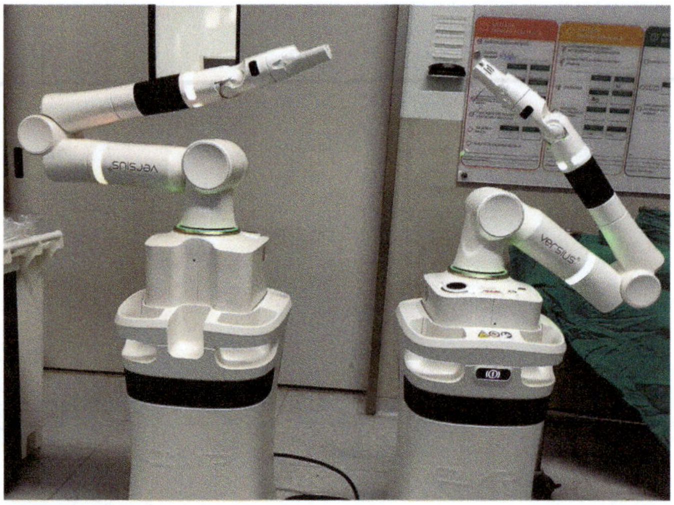

Fig. 83-2-16. Posicionamento do BSU no docking. (Fonte – arquivo pessoal.)

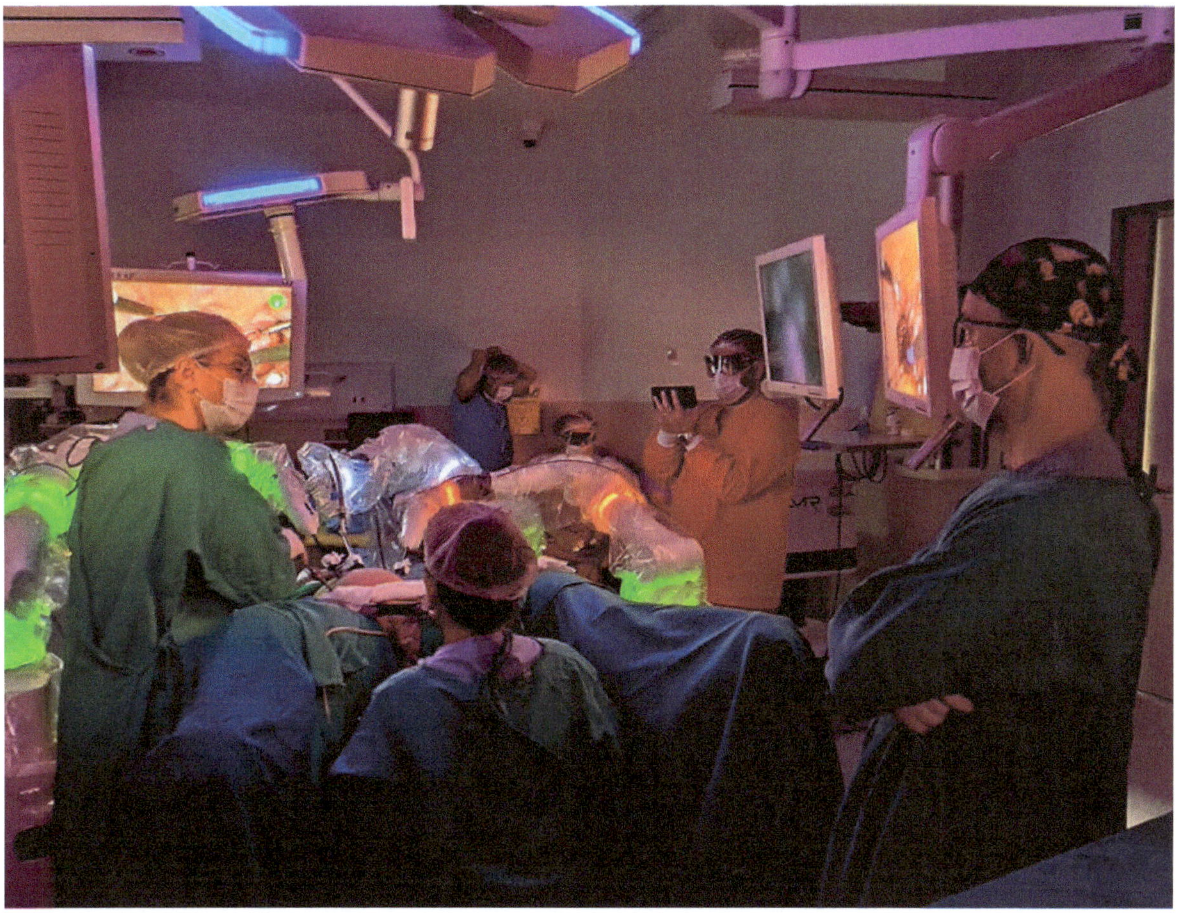

Fig. 83-2-17. Fácil acesso ao paciente com a plataforma modular. (Fonte – arquivo pessoal.)

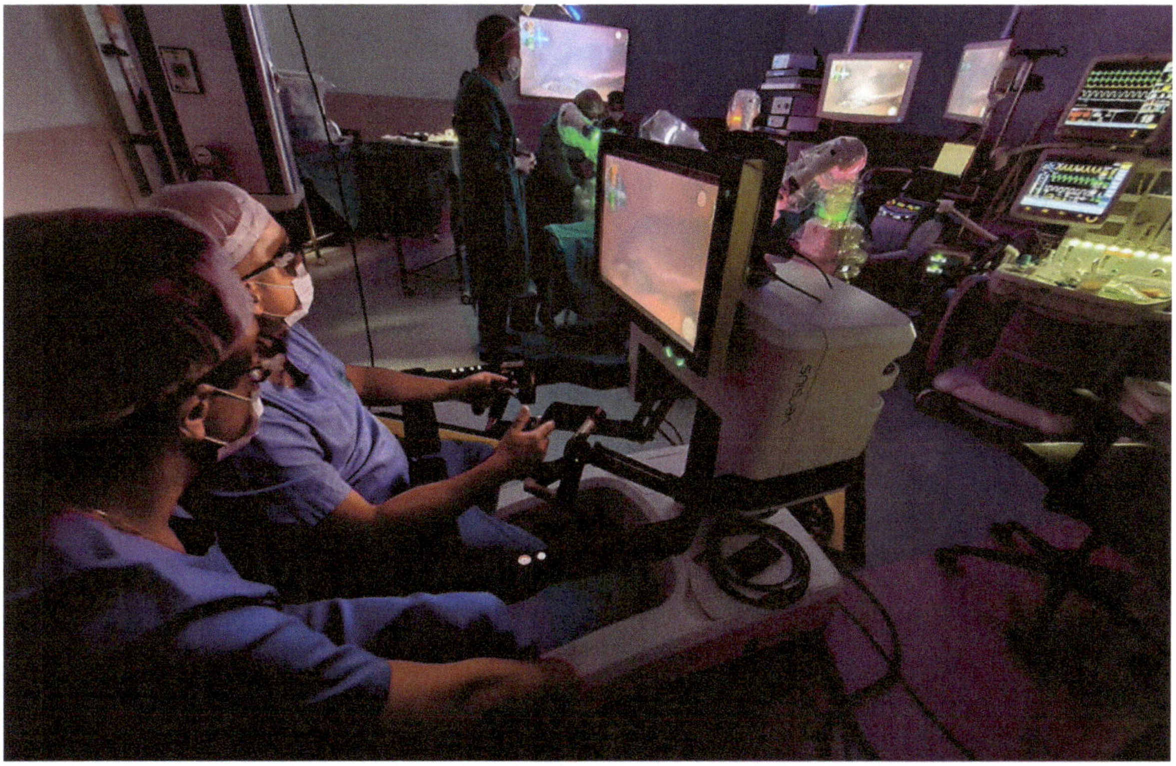

Fig. 83-2-18. Ganho visual. (Fonte – arquivo pessoal.)

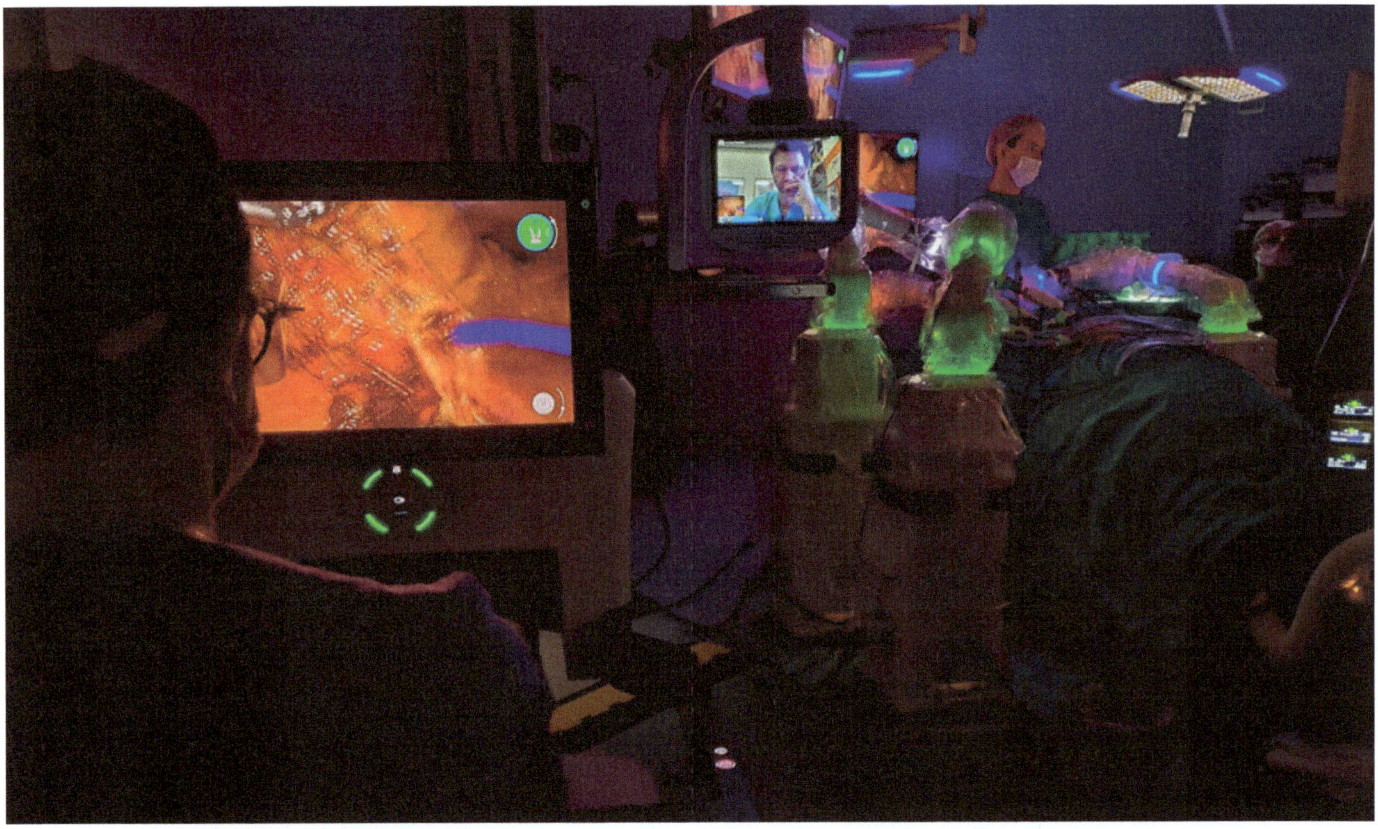

Fig. 83-2-19. Telementoria. (Fonte – arquivo pessoal.)

Colectomia Direita

Usamos uma configuração de BSU's de 3:1, com duas unidades de instrumentos e uma unidade de câmera no lado esquerdo do paciente e uma unidade de instrumentos no lado direito. Nossa preferência é o endoscópio de 30 graus, embora o de 0 grau possa ser utilizado. O portal da câmera é colocado lateralizado à esquerda, permitindo maior possibilidade de alocação dos demais portais. Uma porta auxiliar de 12 mm é colocada na região suprapúbica ou hipocôndrio esquerdo para a aplicação de clipes e grampeamento conforme necessário. O auxiliar normalmente consegue se alocar em uma posição ergonômica e confortável. O posicionamento dos braços pode ser visto na Fig. 83-2-20, juntamente com a colocação dos portais na Figura 83-2-21. Costumamos utilizar a tesoura monopolar no portal do quadrante superior esquerdo e a pinça bipolar de Maryland no portal do quadrante inferior esquerdo. No portal localizado à direita do paciente costumamos utilizar a pinça fenestrada de apreensão para realizar a apresentação das estruturas. No momento da anastomose intracorpórea realizamos a troca dos instrumentos localizados à esquerda do paciente por dois porta-agulhas. Conforme o biotipo do paciente podemos utilizar a configuração com o endoscópio de 0 grau (Fig. 83-2-22).

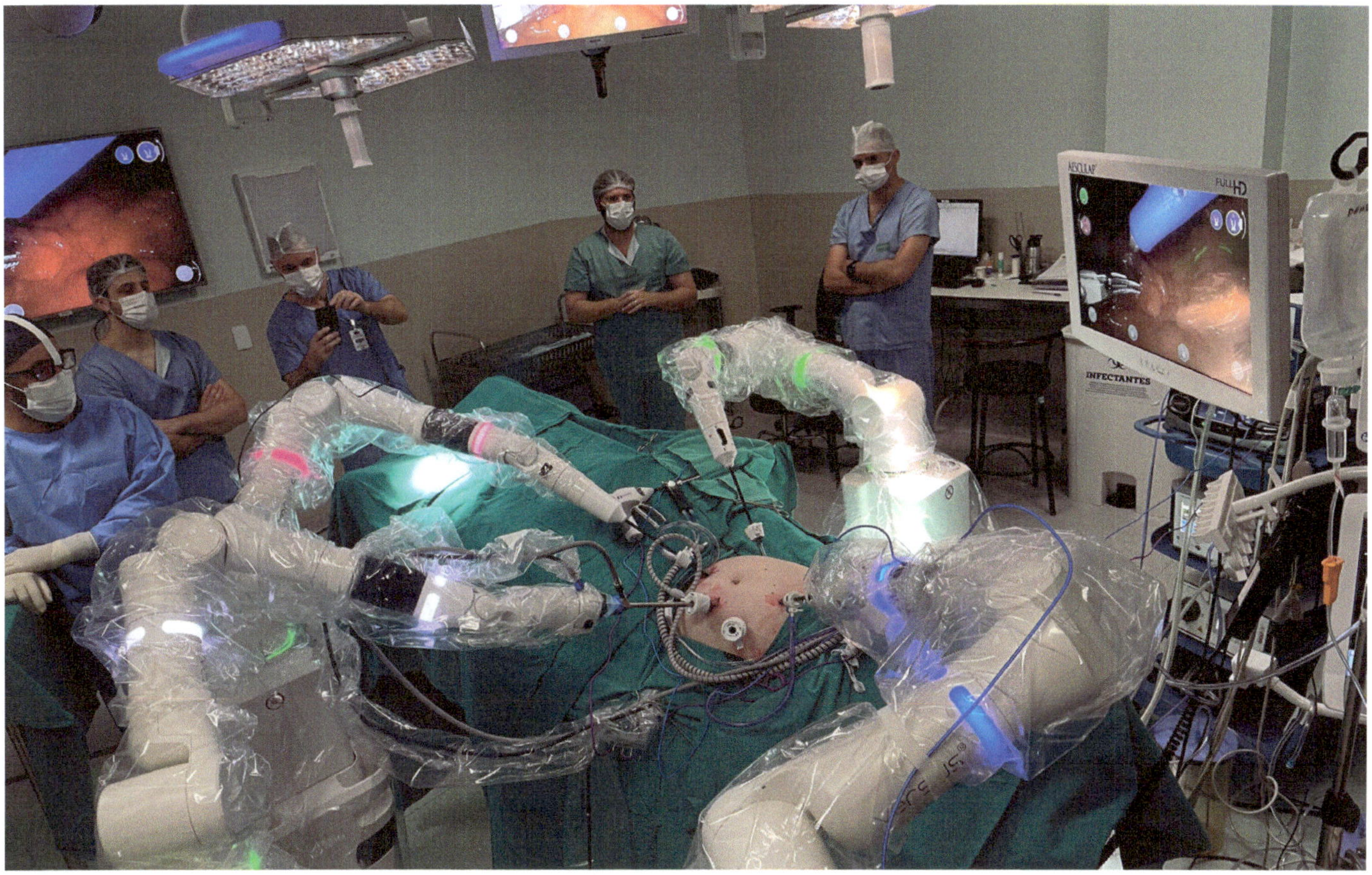

Fig. 83-2-20. Posicionamento dos braços na hemicolectomia direita. (Fonte – arquivo pessoal.)

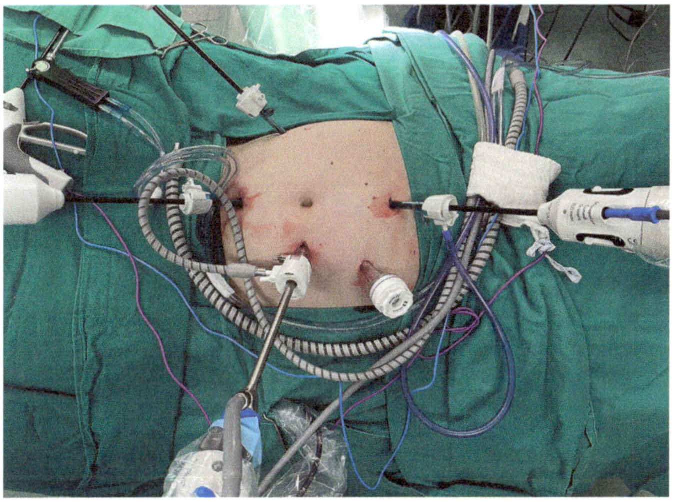

Fig. 83-2-21. Posicionamento dos portais com a ótica de 30º na hemicolectomia direita. (Fonte – arquivo pessoal.)

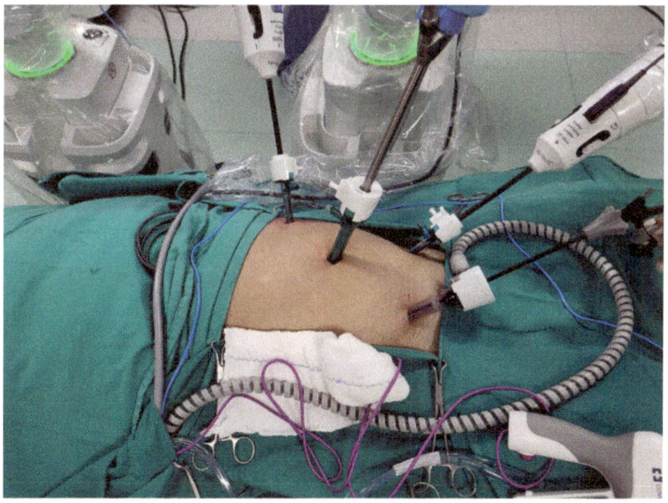

Fig. 83-2-22. Posicionamento dos portais com a ótica de 0º na hemicolectomia direita. (Fonte – arquivo pessoal.)

Ressecção Anterior do Reto e Colectomia Esquerda

O posicionamento dos BSU's para a ressecção anterior do reto é disposto inicialmente com uma configuração 3:1, com um único instrumento à esquerda do paciente e a unidade de câmera e mais duas unidades de trabalho à direita, conforme a Figura 83-2-23. O portal da câmera é colocado lateralizado no lado direito. Isso fornece uma visão melhor do pedículo vascular mesentérico inferior. Costumamos utilizar o endoscópio de 30 graus, embora o de 0 grau também possa ser utilizado. Os dois portais de trabalho são inicialmente colocados nos quadrantes inferior e superior direito do abdome (Fig. 83-2-24). Costumamos utilizar a tesoura monopolar no portal do quadrante inferior direto e a pinça bipolar de Maryland no portal do quadrante superior direito. No portal localizado à esquerda do paciente costumamos utilizar a pinça fenestrada de apreensão para realizar a apresentação das estruturas. Um portal auxiliar de 12 mm é colocado na região suprapúbica ou no flanco direito para a aplicação de clipes e grampeamento. Conforme o biotipo do paciente podemos utilizar a configuração com o endoscópio de 0 grau (Fig. 83-2-25).

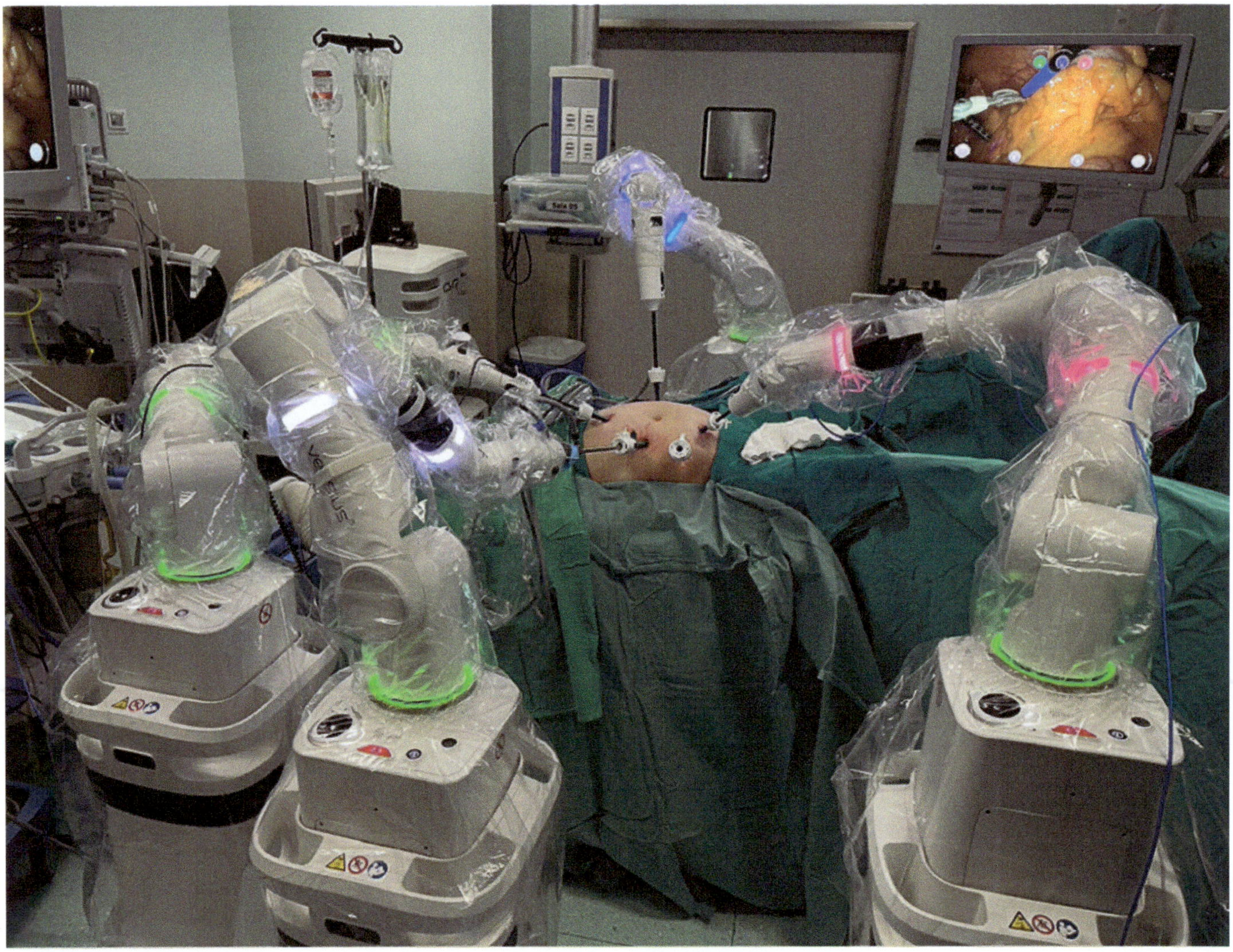

Fig. 83-2-23. Posicionamento dos braços na colectomia esquerda. (Fonte – arquivo pessoal.)

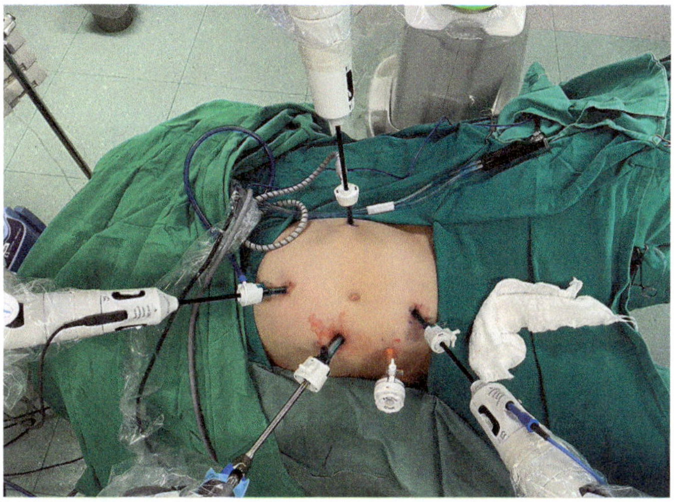

Fig. 83-2-24. Posicionamento dos portais com a ótica de 30º na colectomia esquerda. (Fonte – arquivo pessoal.)

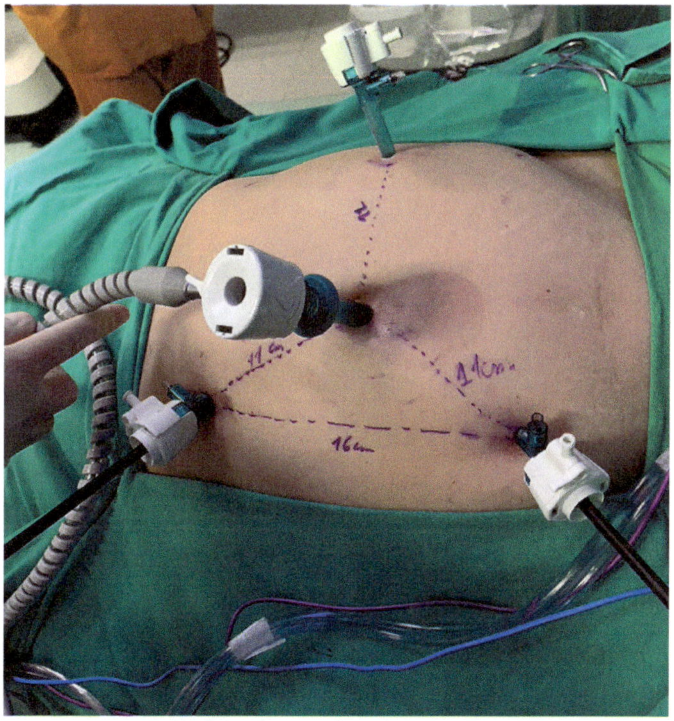

Fig. 83-2-25. Posicionamento dos portais com a ótica de 0º na colectomia esquerda. (Fonte – arquivo pessoal.)

Abordagem Pélvica

Para as cirurgias pélvicas configuramos da seguinte forma os BSU's, 2:2, com uma unidade de instrumento e uma de câmera no lado direito do paciente e duas unidades de instrumentos no lado esquerdo. Nossa preferência é o endoscópio de 30 graus, embora o de 0 grau possa ser utilizado. O portal da câmera é colocado em região superior e lateralizado à direita em relação à cicatriz umbilical. O auxiliar normalmente consegue se alocar em uma posição ergonômica e confortável. O posicionamento dos braços pode ser visto na Figura 83-2-26, juntamente com a colocação dos portais na Figura 83-2-27.

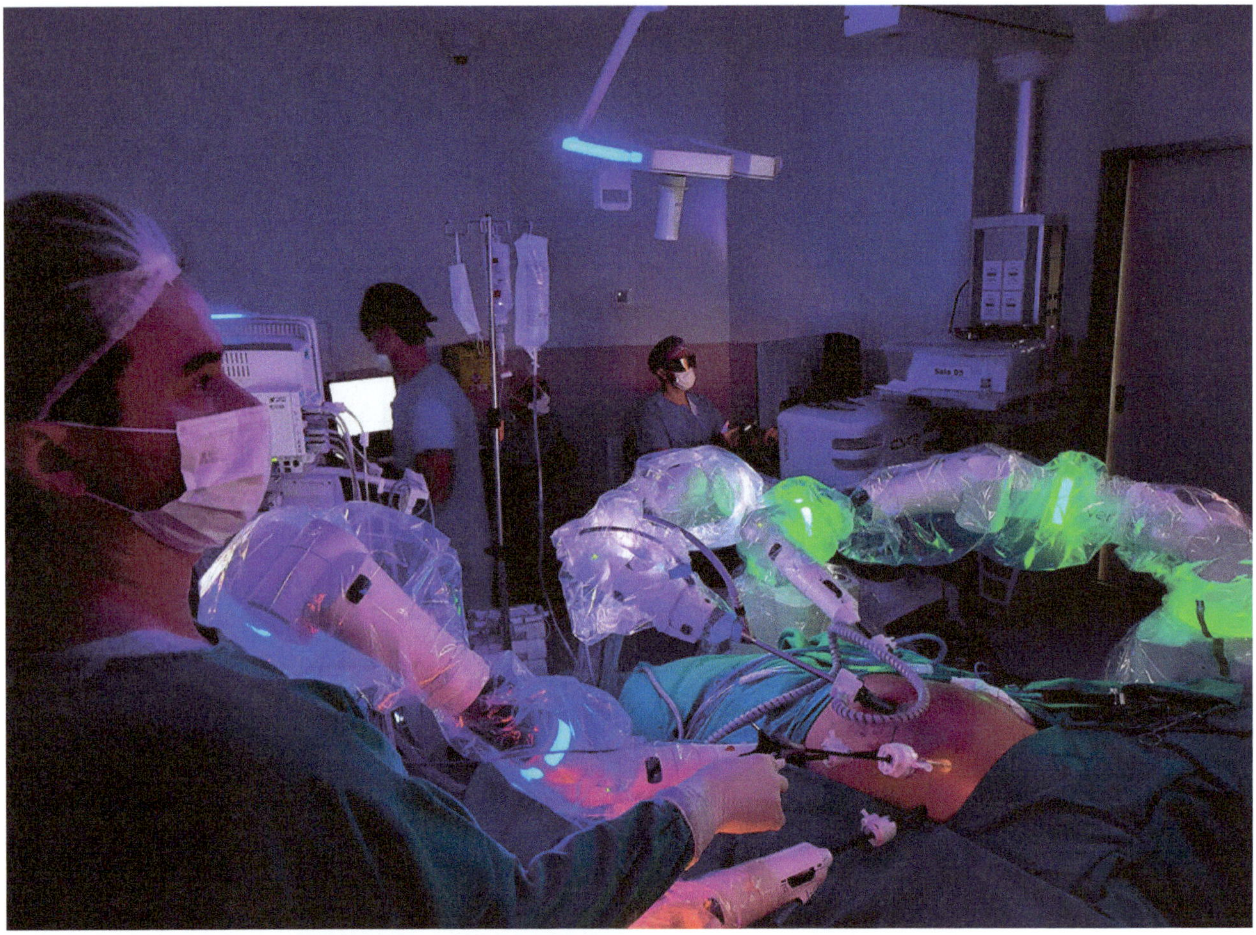

Fig. 83-2-26. Posicionamento dos braços na cirurgia pélvica. (Fonte – arquivo pessoal.)

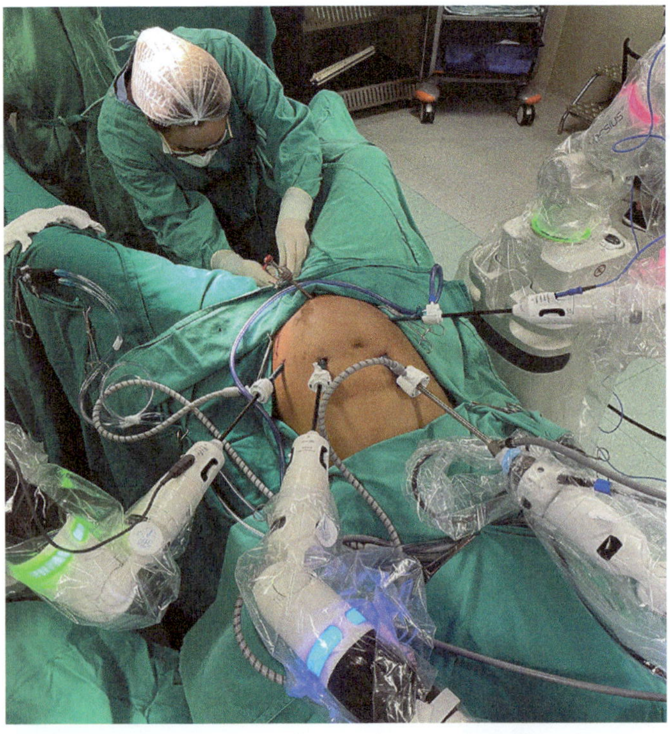

Fig. 83-2-27. Posicionamento dos portais na cirurgia pélvica. (Fonte – arquivo pessoal.)

TAMIS

A plataforma também pode ser utilizada para cirurgia transanal, sendo um grande benefício sua disposição modular, pois facilita a aplicação e a instalação da mesma, sem sobreposição no paciente. Outra vantagem são as pinças de 5 mm, pois trazem melhor campo visual e menos colisões nesta área reduzida de trabalho (Figs. 83-2-28 e 83-2-29).

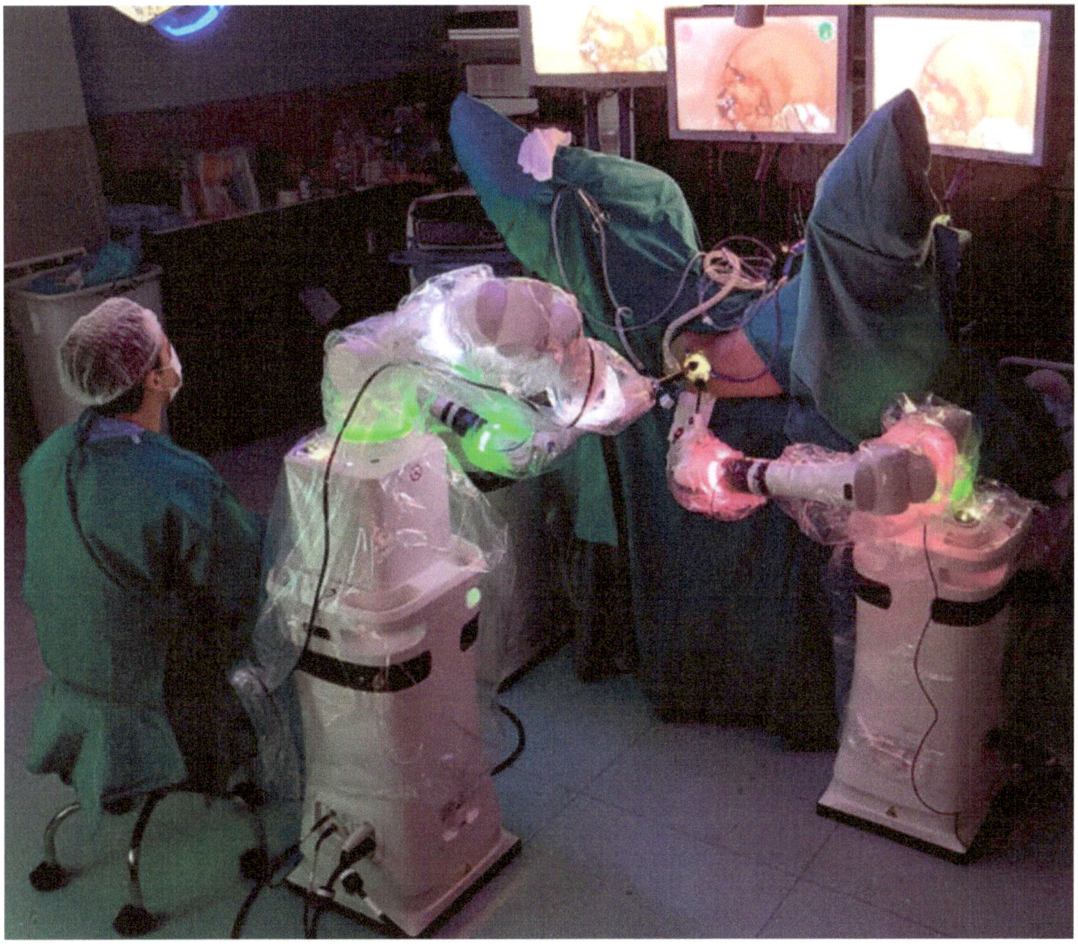

Fig. 83-2-28. Posicionamento dos braços no TAMIS. (Fonte – arquivo pessoal.)

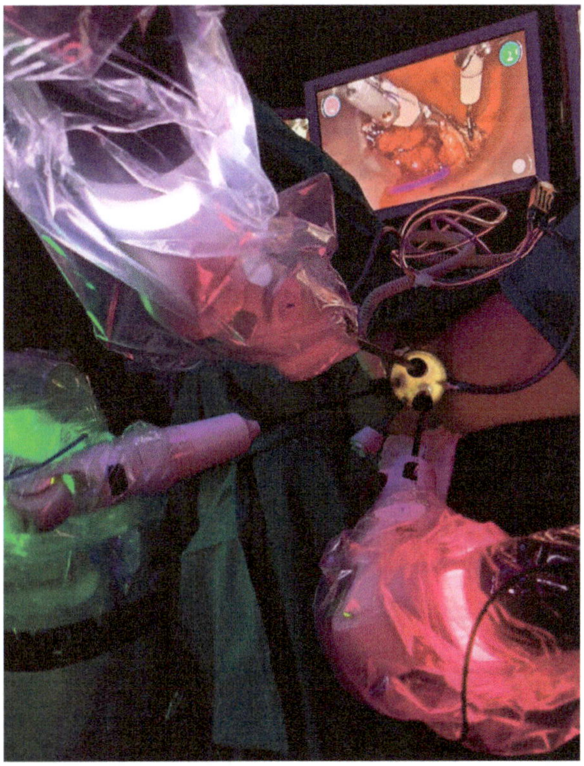

Fig. 83-2-29. Posicionamento dos portais no TAMIS. (Fonte – arquivo pessoal.)

REFERÊNCIAS BIBLIOGRÁFICAS

1. Satava RM. Robotic surgery: from past to future -a personal journey. Surg Clin North Am. 2003 Dec;83(6):1491-500, xii. doi: 10.1016/S0039-6109(03)00168-3. PMID: 14712882.
2. Ballantyne GH, Moll F. The da Vinci telerobotic surgical system: the virtual operative field and telepresence surgery. Surg Clin North Am. 2003 Dec;83(6):1293-304, vii. doi: 10.1016/S0039-6109(03)00164-6. PMID: 14712866.
3. Weitman E, Saleh M, Marescaux J, Martin TR, Ballantyne GH. Robotic colorectal surgery: Evolution and future. Seminars in Colon and Rectal Surgery, Volume 27, Issue 3, 2016, Pages 121-129. ISSN 1043-1489. https://doi.org/10.1053/j.scrs.2016.04.002.
4. Barbash GI, Glied SA. New technology and health care costs--the case of robot-assisted surgery. N Engl J Med. 2010 Aug 19;363(8):701-4. doi:10.1056/NEJMp1006602. PMID: 20818872.
5. Morrell ALG, Charles Morrell-Junior A, Morrell AG, Couto Almeida-Filho E, Ribeiro DMFR, Ribeiro GMPAR, et al. Technical essential aspects in robotic colorectal surgery: mastering the Da Vinci Si and Xi platforms. Rev Col Bras Cir. 2021 Sep 24;48:e20213007. English, Portuguese. doi:10.1590/0100-6991e-20213007. PMID: 34586205.
6. Ngu JC, Tsang CB, Koh DC. The da Vinci Xi: a review of its capabilities, versatility, and potential role in robotic colorectal surgery. Robot Surg. 2017 Jul 28;4:77-85. doi:10.2147/RSRR.S119317. PMID: 30697566; PMCID: PMC6193435.
7. Bergmann J, Lehmann-Dorl B, Witt L, Aselmann H. Using the da Vinci X® - System for Esophageal Surgery. JSLS. 2022 Apr-Jun;26(2):e2022.00018. doi:10.4293/JSLS.2022.00018. PMID: 35815328; PMCID: PMC9255263.
8. Kim HS, Oh BY, Cheong C, Park MH, Chung SS, Lee RA, et al. Single-incision robotic colorectal surgery with the da Vinci SP® surgical system: initial results of 50 cases. Tech Coloproctol. 2023 Mar 27. doi: 10.1007/s10151-023-02791-5. Epub ahead of print. PMID: 36971849.
9. Piozzi GN, Kim JS, Choo JM, Shin SH, Kim JS, Lee TH, et al. Da Vinci SP robotic approach to colorectal surgery: two specific indications and short-term results. Tech Coloproctol. 2022 Jun;26(6):461-470. doi: 10.1007/s10151-022-02597-x. Epub 2022 Feb 18. PMID: 35182278.
10. Xue Y, Li S, Guo S, Kuang Y, Ke M, Liu X, et al. Evaluation of the advantages of robotic versus laparoscopic surgery in elderly patients with colorectal cancer. BMC Geriatr. 2023 Feb 20;23(1):105. doi: 10.1186/s12877-023-03822-4. PMID: 36803225; PMCID: PMC9942364.
11. Kwak JM, Kim SH. Current status of robotic colorectal surgery. J Robot Surg. 2011 Mar;5(1):65-72. doi: 10.1007/s11701-010-0217-8. Epub 2010 Oct 2. PMID:27637262.
12. Uk Bae S. Current Status and Future of Robotic Surgery for Colorectal Cancer-An English Version. J Anus Rectum Colon. 2022 Oct 27;6(4):221-230. doi:10.23922/jarc.2022-047. PMID: 36348945; PMCID: PMC9613410.
13. Watrowski R, Kostov S, Alkatout I. Complications in laparoscopic and robotic assisted surgery: Definitions, classifications, incidence and risk factors-an up-to-date review. Videosurg. Other Miniinvasive Tech. 2021, 16, 501–525. [Google Scholar] [CrossRef]
14. Cohen AJ, Pariser JJ, Anderson BB, Pearce S.M, Gundeti M.S. The robotic appendicovesicostomy and bladder augmentation: The next frontier in robotics, are we there? Urol. Clin. 2015, 42, 121–130. [Google Scholar] [CrossRef] [PubMed]
15. Alkatout I, Salehiniya H, Allahqoli L. Assessment of the Versius Robotic Surgical System in Minimal Access Surgery: A Systematic Review. J. Clin. Med. 2022, 11, 3754. https://doi.org/10.3390/jcm11133754
16. Sheetz KH, Claflin J, Dimick JB. Trends in the adoption of robotic surgery for common surgical procedures. JAMA Netw Open. 2020;3:e1918911. https://doi.org/10.1001/jamanetworkopen .2019.18911
17. Weaver A, Steele S. Robotics in colorectal surgery. F1000Research. 2016;5:2373. https://doi.org/10.12688/f1000resea rch.9389.1
18. Hewett PJ, Allardyce RA, Bagshaw PF, Frampton CM, Frizelle FA, Rieger NA, et al. Short-term outcomes of the australasian randomized clinical study comparing laparoscopic and conventional open surgical treatments for colon cancer: The ALCCaS Trial. Ann Surg. 2008;248:728–738. https://doi.org/10.1097/SLA.0b013e31818b7595
19. Hajirawala LN, Leonardi C. Orangio G.R, Davis K.G, Barton J.S. Trends in open, laparoscopic, and roboticapproaches to colorectal operations Am Surg. Published online (Jul 28, 2021), 10.1177/00031348211034754
20. Alkatout I, Mettler L, Maass N, Ackermann J. Robotic surgery in gynecology. J. Turk. Ger. Gynecol. Assoc. 2016, 17, 224–232. [Google Scholar] [CrossRef]
21. Ballantyne GH. The pitfalls of laparoscopic surgery: Challenges for robotics and telerobotic surgery. Surg. Laparosc. Endosc. Percutaneous Tech. 2002, 12, 1–5. [Google Scholar] [CrossRef]
22. Krebs TF, Egberts JH; Lorenzen U, Krause MF, Reischig K, Meiksans R, et al. Robotic infant surgery with 3 mm instruments: A study in piglets of less than 10 kg body weight. J. Robot Surg. 2022, 16, 215–228. [Google Scholar] [CrossRef]
23. Ishikawa N, Watanabe G, Inaki N, Moriyama H, Shimada M, Kawaguchi M. The da Vinci surgical system versus the radius surgical system. Surg. Sci. 2012, 3, 21150. [Google Scholar] [CrossRef][Green Version]
24. Koukourikis P, Rha KH. Robotic surgical systems in urology: What is currently available? Investig. Clin. Urol. 2021, 62, 14–22. [Google Scholar] [CrossRef] [PubMed]
25. Pappas T, Fernando A, Nathan M. 1-Senhance Surgical System: Robotic-Assisted Digital Laparoscopy for Abdominal, Pelvic, and Thoracoscopic Procedures. In Handbook of Robotic and Image-Guided Surgery; Abedin-Nasab, M.H., Ed.; Elsevier: Amsterdam, The Netherlands, 2020; pp. 1–14. [Google Scholar]
26. Haig F, Medeiros A, Chitty K, Slack M. Usability assessment of Versius, a new robot-assisted surgical device for use in minimal access sur- gery. BMJ Surg Interv Health Technol. 2020;2:e000028. https://doi. org/10.1136/bmjsit-2019-000028.
27. CMR. Next-Generation Robot Revealed to the World for the First Time. 2018. Available online: https://cmrsurgical.com/news/next-generation-robot-revealed-to-the-world-for-the-first time#:~:text=CMR%20Surgical%20Ltd%20has%20today,generation%20surgical%20robot%2C%20Versius%C2%AE (accessed on 20 February 2022).
28. Alkatout I, Holthaus B, Bozzaro C, Wedel T, Westermann A.M, Westermann M, et al. Surgeon and surgical conference attendee views on live surgery events. Br. J. Surg. 2021, 108, e371–e372. [Google Scholar] [CrossRef]
29. Puntambekar SP, Goel A, Chandak S, Chitale M, Hivre M, Chahal H, et al. Feasibility of robotic radical hysterectomy (RRH) with a new robotic system. Experience at Galaxy Care Laparoscopy Institute. J. Robot. Surg. 2021, 15, 451–456. [Google Scholar] [CrossRef]
30. CMR Versius Surgical Robot Begins First Gynaecological Procedures in NHS Hospital. 2021. Available online: https://cmrsurgical.com/news/versius-begins-first-gynaecology-cases-in-europe. (accessed on 20 February 2022).
31. Haig F, Medeiros ACB, Chitty K, Slack M. Usability assessment of Versius, a new robot-assisted surgical device for use in

minimal access surgery. BMJ Surg. Interv. Health Technol. 2020, 2, e000028. [Google Scholar] [CrossRef]
32. Butterworth J, Sadry M, Julian D, Haig F. Assessment of the training program for Versius, a new innovative robotic system for use in minimal access surgery. BMJ Surg. Interv. Health Technol. 2021, 3, e000057. [Google Scholar] [CrossRef]
33. Hares L, Roberts P, Marshall K, Slack M. Using end-user feedback to optimize the design of the versius surgical system, a new robot-assisted device for use in minimal access surgery. BMJ Surg Interv Health Technol. 2019;1:e000019. https://doi.org/10.1136/ bmjsit-2019-000019
34. Morton J, Hardwick RH, Tilney HS, Gudgeon AM, Jah A, Stevens L, et al. Preclinical evaluation of the versius surgical system, a new robot-assisted surgical device for use in minimal access general and colorectal procedures. Surg Endosc. 2020. https://doi.org/10.1007/s00464-020-07622-4 (Published online)
35. Dixon F, O'Hara R, Ghuman N, Strachan J, Khanna A, Keeler BD. Major colorectal resection is feasible using a new robotic surgical platform: the first report of a case series. Tech Coloproctol. 2021;25(3):285e289.
36. Dixon F, Khanna A, Vitish-Sharma P, Singh NS, Nakade K, Singh A, et al. Initiation and feasibility of a multi- specialty minimally invasive surgical programme using a novel robotic system: a case series. Int J Surg. 2021;96:106182.
37. M Collins D, Paterson HM, Skipworth RJE, Speake D. Implementation of the Versius robotic surgical system for colorectal cancer surgery: first clinical experience. Colorectal Dis. 2021;23(5):1233e1238.

SEÇÃO 83-3

RESULTADOS NA DOENÇA INFLAMATÓRIA INTESTINAL

Dannilo Brito Silveira ■ Renata Gomes Ramalho dos Santos

INTRODUÇÃO

A cirurgia robótica busca agregar o que a cirurgia laparoscópica já estabeleceu no tratamento da doença inflamatória intestinal (DII), enquadrando-se como uma forma avançada de cirurgia minimamente invasiva, em que o cirurgião utiliza um sistema robótico para realizar procedimentos cirúrgicos com maior precisão e controle, e segundo dados da literatura tem desempenhado um papel crescente, buscando ampliar os recursos e alcançar resultados melhores do que a laparoscopia já oferece.

As taxas de DII estão aumentando, os tratamentos otimizados envolvendo a complexa relação entre gastroenterologia e cirurgia, terapia clínica e cirúrgica, produtos biológicos e esteroides/imunossupresores, operações minimamente invasivas e abertas, assim como o momento exato de cada abordagem continuam a ser fundamentais. Apesar do esforço buscando tratamento ideal envolvendo equipes multidisciplinares e terapia médica, 80% dos pacientes com doença de Crohn (DC) e aproximadamente 1/3 dos pacientes com retocolite ulcerativa (RCUI) necessitarão de intervenção cirúrgica durante sua vida.[1,2]

A cirurgia aberta permaneceu como referência na população com DII por causa de suas muitas vantagens na cirurgia de reoperações, mas também na ligadura de vasos no mesentério friável da doença de Crohn, avaliação tátil de intestino saudável livre de doença ativa e controle de danos das estruturas adjacentes ao processo inflamatório (exemplos: vasos, nervos, ureter). No entanto, recentemente, a abordagem laparoscópica e a robótica demonstram afetar positivamente os pacientes submetidos à cirurgia, com níveis reduzidos de dor e necessidade de analgésicos opioides, menos formação de aderências, retorno precoce da função intestinal e menor tempo de internação. A robótica adicionou mais recursos (visão tridimensional, avaliação de perfusão vascular com sistema de imagem intraoperatória por fluorescência infravermelha), filtro de tremores, movimentos com maiores amplitudes e mais precisão.[3,4]

A plataforma robótica que está disponível no Brasil para cirurgias abdominais é da Empresa *Intuitive Surgical Inc.*, está na quarta geração (versão X), batizada de *da Vinci Surgical System*, a versão anterior Si ainda está em uso a despeito das limitações para as cirurgias colorretais. O número de centros com essa tecnologia ainda é pequeno, dificultando o acesso tanto dos cirurgiões, quanto dos pacientes. O outro fator limitante é o custo, tanto para aquisição da plataforma, quanto para o uso, por conta das pinças e demais instrumentais que têm vida útil limitada.

Mas algumas vantagens da plataforma robótica já estão estabelecidas e reconhecidas pela literatura:

1. *Maior mobilidade:* os braços robóticos foram desenvolvidos com base nos movimentos naturais da mão humana e assim buscam replicá-los, com mais destreza e maior alcance.
2. *Visão aprimorada:* a visão do cirurgião utilizando a plataforma do robô oferece uma visão tridimensional e ampliada, permitindo ao cirurgião uma visão mais acurada e consequentemente mais precisa, lembrando que a câmera é controlada pelo cirurgião e não por um auxiliar.
3. *Redução de complicações:* os controles de segurança próprios da plataforma, a melhor visão e precisão dos movimentos reduzem o risco de acidentes e intercorrências durante o procedimento (sangramentos e lesão de outras estruturas).
4. *Tratamento de casos complexos:* a plataforma robótica pode ser especialmente vantajosa para pacientes com DII em locais de difícil acesso ou em casos mais complexos com muitas aderências, além de ser mais fácil a execução no grande obeso, possibilitando menores taxas de conversão.

A aplicação da robótica para cirurgia de DII ainda está em fase inicial, as primeiras experiências em centros de alto volume, com séries retrospectivas, sugeriram que a cirurgia robótica pode alcançar resultados semelhantes quando comparada com a laparoscopia. No entanto, a experiência limitada da aplicação de cirurgia robótica em DII, relatada até a presente data, não é robusta o suficiente para fornecer evidências sólidas sobre as vantagens dessa tecnologia no tratamento cirúrgico dos pacientes. Embora a relação custo-benefício ainda seja um problema que impede a adoção global da robótica, novas plataformas estarão disponíveis em breve, abrindo caminho para a disseminação mais ampla dessa tecnologia. À medida que os avanços continuam sendo desenvolvidos, e os centros de treinamento e a disponibilidade dos robôs sejam ampliados, a tecnologia será uma grande adição ao arsenal do cirurgião que lida efetivamente com a DII. Por enquanto, a decisão de priorizar essa plataforma dependerá dos fatores próprios do paciente, da preferência do cirurgião e da disponibilidade do equipamento.[5-7]

As duas principais cirurgias para tratamento de DII, na qual a robótica vem sendo aplicada, são as ressecções ileocólicas na doença de Crohn e as proctocoletomias com confecção de bolsa ileal na retocolite. Sendo que nessa última a abordagem por vezes tem combinação das técnicas, com a colectomia direta sendo realizada por laparoscopia e a proctocolectomia esquerda por robótica.

DOENÇA DE CROHN

A ileocolectomia direita é uma das abordagens mais comuns na doença de Crohn, quer seja eletiva ou em caráter de urgência, seguida das fístulas e drenagens de abscesso perianais,[8] e já há evidências na literatura das vantagens da abordagem laparoscópica em relação a cirurgia aberta. Mas o que poderia ser melhorado com a abordagem robótica? As novas publicações vêm revelando alguns pontos que poderão mostrar vantagens estatisticamente significantes no futuro, a menor mobilização do cólon com a confecção da anastomose intracorpórea, assim como uma menor taxa de complicações relacionadas com a mesma: deiscências e fístulas. O segundo ponto que vem se mostrando vantajoso em relação à laparoscopia é a menor taxa de conversão para a cirurgia aberta.

As implicações das vantagens da abordagem robótica são menor tempo de internação, retorno mais rápido da motilidade intestinal e menor taxa de infecção de ferida operatória.[9-12] J. L. Mégevand descreve em 100 cirurgias consecutivas de colectomia direita (50 laparoscópicas × 50 robóticas) superioridade da robótica em tempo de retorno dos movimentos intestinais (flatos e evacuações), tempo de internação, taxa de conversão para cirurgia aberta, sendo inferior apenas no tempo cirúrgico.

Uma abordagem híbrida pode ser implementada quando se trata de doença complicada com abscesso, fístula ou flegmão/plastrão, isso visa tornar a cirurgia aberta a menor possível, indo desde a avaliação dos segmentos de intestino delgado a partir do ângulo de Treitz até o íleo terminal, onde habitualmente é sítio do processo inflamatório; até a liberação do ângulo hepático do cólon, permitindo ressecções com menores incisões e menor tempo de cavidade aberta.[13-18]

A transição para a plataforma robótica, segundo Reitz ACW *et al.*, pode ajudar mais cirurgiões com segurança e eficiência na transição para um procedimento minimamente invasivo, permitindo que mais pacientes colham os benefícios de uma cirurgia menos invasiva. A transição da anastomose extracorpórea para intracorpórea durante a colectomia direita robótica não resultou em alteração significativa em tempo cirúrgico ou tempo de internação. Uma menor taxa de conversão para cirurgia aberta foi observada com o aumento da experiência.[15]

RETOCOLITE ULCERATIVA

A proctocolectomia total com bolsa ileal é o tratamento-padrão para pacientes com RCUI, diferentemente da DC, a colite pode ser curada com a remoção do cólon e do reto. A colectomia subtotal ou a proctocolectomia total e a anastomose ileal-anal realizadas em dois ou três estágios continuam sendo o procedimento de escolha para pacientes com colite ulcerativa, a confecção de uma bolsa utilizando o íleo distal e derivação com ileostomia em alça, alcançam taxas de sucesso superiores a 95% em 10 anos em algumas casuísticas. Após a realização da cirurgia, a probabilidade e necessidade de novas abordagem é muito pequena (como DC ileocólica recorrente), portanto, em uma população predominantemente jovem, a adoção de técnicas minimamente invasivas foi promissora, pois todos os efeitos positivos da laparoscopia poderiam ser aplicados ao paciente. Além disso, a abordagem pélvica profunda durante a proctectomia envolve a dissecção adjacente aos nervos/vasos pélvicos e aos órgãos reprodutivos femininos, e acredita-se que a inflamação reduzida e a menor formação de aderências beneficiem as mulheres que estão em idade fértil e desejam engravidar, e os homens no que se refere a danos neurológicos responsáveis por disfunção erétil e urinária.

Na RCUI as cirurgias minimamente invasivas são divididas em operações abdominais e pélvicas. Portanto, o uso de plataformas minimamente invasivas tem sido avaliado de forma diferenciada. A colectomia intra-abdominal, classificada como emergência, secundária a colite tóxica com hemorragia, perfuração ou megacólon, ou eletiva, por conta da progressão da doença por falha do tratamento médico ou displasia da mucosa. A proctectomia realizada em um segundo tempo seria a grande indicação de cirurgia robótica, devido ao menor espaço da cavidade, a ressecção retal inferior, que é difícil de realizar pela cirurgia convencional e traz complicações, pode ser realizada facilmente por acesso robótico e isso pode prevenir danos nos nervos e melhorar o resultado final. Os dados publicados, a despeito de não serem randomizados e prospectivos, mostram que a plataforma robótica não é inferior, e já sugere que poderá ser superior com significância estatística nos pontos ressaltados previamente.[19-22]

POSICIONAMENTO DA PLATAFORMA ROBÓTICA

A plataforma robótica precisa ser encaixada ou acoplada ou *docking* ao paciente, e não há uma padronização definida sobre esse posicionamento em relação ao procedimento proposto. As cirurgias com múltiplos quadrantes necessitavam de reposicionamento e aumento de tempo e novas punções de trocateres, o que levava as equipes a realizar uma abordagem híbrida laparoscópica abdominal e robótica na pelve. As plataformas mais modernas, conseguiram uma maior amplitude de movimentos, minimizando as colisões dos braços e evitando a necessidade de mudar a posição durante a cirurgia. A posição dos braços robóticos em paralelo na diagonal do abdome (Fig. 83-3-1), parece estar sendo um padrão que permite uma cirurgia direita alargada (íleo terminal até ângulo

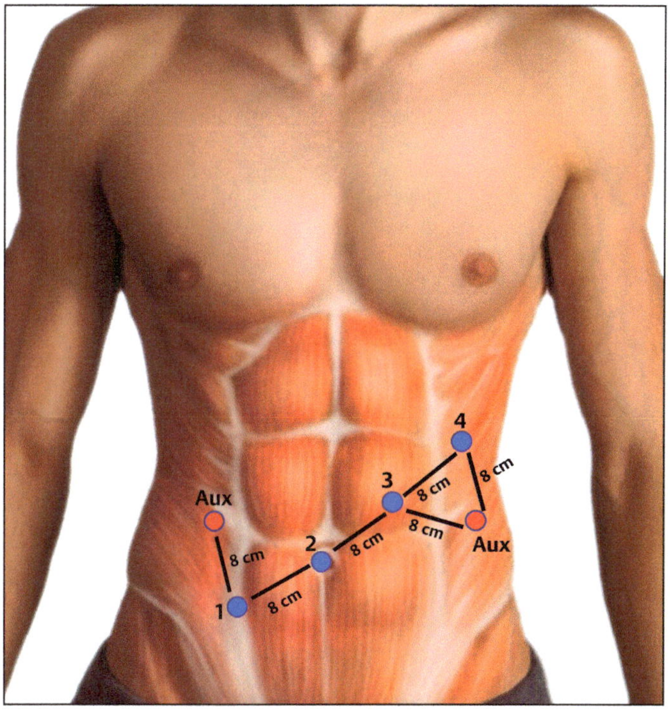

Fig. 83-3-1. Proposta de posicionamento dos trocateres (da Vinci plataforma Xi).

hepático/cólon transverso) com o robô posicionado à direita do paciente e cirurgia esquerda alargada (ângulo esplênico até a pelve) com robô posicionado à esquerda. A experiência das equipes ainda é o diferencial, mas com o aumento dos centros de treinamento é provável que no futuro teremos posicionamentos padronizados que permitam a execução mais fácil e com menor tempo cirúrgico.[19,20,22]

COMENTÁRIOS FINAIS

A técnica robótica tem uma curva de aprendizado mais curta do que a laparoscópica e melhora o desempenho de tarefas complexas enquanto diminui a carga de trabalho do operador.[22] A plataforma robótica ainda está restrita a poucos centros brasileiros, mas como outrora foi a cirurgia laparoscópica, irá conquistar seu espaço. Os avanços trazidos pela plataforma irão demonstrar superioridade com significância estatística, assim como já pode ser visto na prostatectomia robótica na urologia (que já se tornou o padrão-ouro em vários centros). Dessa forma, todos aqueles que tiverem a oportunidade e acesso devem buscar estar habilitados para uso pleno desse fabuloso recurso. A expectativa é que as novas plataformas robóticas que chegarão no futuro próximo, tragam viabilidade do ponto de vista econômico.

REFERÊNCIAS BIBLIOGRÁFICAS

1. Neumann PA, Rijcken E. Minimally invasive surgery for inflammatory bowel disease: review of current developments and future perspectives. *World J Gastrointest Pharmacol Ther 2016;7(2):217–26.*
2. Schwartzberg DM, Remzi FH. The Role of Laparoscopic, Robotic, and Open Surgery in Uncomplicated and Complicated Inflammatory Bowel Disease. *Gastrointest Endosc Clin N Am. 2019 Jul;29(3):563-576.*
3. Holder-Murray J, Marsicovetere P, Holubar SD. Minimally invasive surgery for inflammatory bowel disease. *Inflamm Bowel Dis 2015;21(6):1443–58.*
4. Macedo AL, Schraibman V. Intraoperative near-infrared fluorescent imaging during robotic operations. *Einstein (Sao Paulo). 2016 Oct-Dec;14(4):577-579.*
5. Crippa J, Carvello M, Kotze PG, Spinelli A. Robotic Surgery in Inflammatory Bowel Disease. *Curr Drug Targets. 2021;22(1):112-116.*
6. Gul F, Kazmi SNH, Abbas K, Saeed S, Basit J. The future of robotic surgery for inflammatory bowel diseases. *Ann Med Surg (Lond). 2022 Aug 25;81:104476.*
7. Nacul MP, Melani AGF, Zilberstein B, Benevenuto DS, Cavazzola LT, Araujo RLC, et al. Educational note: teaching and training in robotic surgery. An opinion of the Minimally Invasive and Robotic Surgery Committee of the Brazilian College of Surgeons. *Rev Col Bras Cir. 2020;47:e20202681.*
8. Tajra JBM, Calegaro JU, Silva SME, Silveira DB, Ribeiro LM, Crispim SM, et al. ASSESSMENT OF RISK FACTORS FOR SURGERY TREATMENT OF CROHN'S DISEASE: A HOSPITAL COHORT. *Arq Bras Cir Dig. 2023 May 12;36:e1730.*
9. Aydinli HH, Anderson M, Hambrecht A, Bernstein MA, Grucela AL. Robotic ileocolic resection with intracorporeal anastomosis for Crohn's disease. *J Robot Surg. 2021 Jun;15(3):465-472.*
10. Calini G, Abdalla S, Abd El Aziz MA, Saeed HA, D'Angelo AD, Behm KT, et al. Intracorporeal versus extracorporeal anastomosis for robotic ileocolic resection in Crohn's disease. J Robot Surg. 2022 Jun;16(3):601-609.
11. Calini G, Abdalla S, Abd El Aziz MA, Merchea A, Larson DW, Behm KT. Ileocolic resection for Crohn's disease: robotic intracorporeal compared to laparoscopic extracorporeal anastomosis. *J Robot Surg. 2023 Jun 1.*
12. Lujan HJ, Plasencia G, Rivera BX, Molano A, Fagenson A, Jane LA, et al. Advantages of Robotic Right Colectomy With Intracorporeal Anastomosis. *Surg Laparosc Endosc Percutan Tech. 2018 Feb;28(1):36-41.*
13. Schwartzberg DM, Remzi FH. The Role of Laparoscopic, Robotic, and Open Surgery in Uncomplicated and Complicated Inflammatory Bowel Disease. *Gastrointest Endosc Clin N Am 2019 Jul;29(3):563-576.*
14. Eshuis EJ, Polle SW, Slors JF, Hommes DW, Sprangers MA, Gouma DJ, et al. Long-Term Surgical Recurrence, Morbidity, Quality of Life, and Body Image of Laparoscopic-Assisted vs. Open Ileocolic Resection for Crohn's Disease: A Comparative Study. *Dis Colon Rectum. 2008 Jun;51(6):858-67*
15. Reitz ACW, Lin E, Rosen SA. A single surgeon's experience transitioning to robotic-assisted right colectomy with intracorporeal anastomosis. *Surg Endosc. 2018 Aug;32(8):3525-3532.*
16. Lujan HJ, Molano A, Burgos A, Rivera B, Plasencia G. Robotic right colectomy with intracorporeal anastomosis: experience with 52 consecutive cases. *J Laparoendosc Adv Surg Tech A. 2015 Feb;25(2):117-22*
17. Guadagni S, Palmeri M, Bianchini M, Gianardi D, Furbetta N, Minichilli F, et al. Ileo-colic intra-corporeal anastomosis during robotic right colectomy: a systematic literature review and meta-analysis of different techniques. *Int J Colorectal Dis. 2021 Jun;36(6):1097-1110.*
18. Genova P, Pantuso G, Cipolla C, Latteri MA, Abdalla S, Paquet JC, et al. Laparoscopic versus robotic right colectomy with extra-corporeal or intra-corporeal anastomosis: a systematic review and meta-analysis. *Langenbecks Arch Surg. 2021 Aug;406(5):1317-1339.*
19. Bae SU, Baek SJ, Hur H, Baik SH, Kim NK, Min BS. *Robotic left colon cancer resection: a dual docking technique that maximizes splenic flexure mobilization. Surg Endosc. 2015 Jun;29(6):1303-9.*
20. Jimenez-Rodriguez RM, Quezada-Diaz F, Tchack M, Pappou E, Wei IH, Smith JJ, et al. Use of the Xi robotic platform for total abdominal colectomy: a step forward in minimally invasive colorectal surgery. *Surg Endosc. 2019 Mar;33(3):966-971.*
21. Kim JY, Kim NK, Lee KY, Hur H, Min BS, Kim JH. A comparative study of voiding and sexual function after total mesorectal excision with autonomic nerve preservation for rectal cancer: laparoscopic versus robotic surgery. *Ann Surg Oncol 2012;19(08): 2485–2493.*
22. Anderson M, Grucela A. Robotic Surgery for Ulcerative Colitis. *Clin Colon Rectal Surg. 2022 Jan 17;34(5):292-296.*

SEÇÃO 83-4

RESULTADOS ONCOLÓGICOS E PERSPECTIVAS FUTURAS

Kamil Erozkan ▪ Emre Gorgun

ROBOTIC COLORECTAL SURGERY

Robotic technology in surgery is becoming increasingly common in a wide range of general surgical procedures.[1] This trend has been driven by greater accessibility to robots and hospitals adopting robotic surgical systems. In 2022, the worldwide number of da Vinci® (Intuitive Surgical, Sunnyvale, CA, USA) procedures grew by approximately 18% within a year compared to 2021.[2] Robotic surgery has significant advantages over traditional laparoscopic techniques. It is particularly beneficial for procedures in hard-to-reach areas, such as the pelvis, because it offers a greater range of motion and precision. In addition, surgical visibility and accuracy can be improved by providing 3D and magnified visualization of the surgical field. Robotic systems are also designed for surgeons' comfort, allowing the operator to sit while working. These benefits make robotic surgery preferable for colorectal and other abdominal surgical procedures.

As interest in minimally invasive surgery increases, so does the need to develop new techniques and procedures in colorectal surgery. Robot-assisted colorectal surgery is an evolving field suitable for transabdominal, trans-anal, endoluminal approaches and encompasses many surgical techniques, including dissection, resection, and anastomosis. It is particularly advantageous in confined spaces such as the rectum and endoluminal areas. Robot-assisted colorectal surgery has the potential to provide significant benefits and improve patient outcomes.[3-5]

While robotic surgery has great potential for improving outcomes, it's possible disadvantages over traditional laparoscopy and open surgery are still being debated. These include maintenance requirements, extra training, and cost. This review discusses the evolution of robot-assisted surgery with respect to short- and long-term outcomes. The development of robotic surgical devices, the new devices entering the market, and the possible future directions of robotic surgery will also be discussed.

SHORT-TERM OUTCOMES

Short-term outcomes have been the focus of many studies evaluating the efficiency and reliability of robotic surgery. Recent studies have shown that short-term outcomes are similar or even better than traditional surgical approaches, indicating that robotic surgery is safe and effective. Additionally, there has been an improvement in these results over the past few years.

Initially, robotic surgery was not necessarily superior to laparoscopic surgery when laparoscopic surgery was the standard of care.[6,7] One of the most controversial topics has been the length of the operation. The initial publications on robotic colorectal surgery have shown that the operative time was either longer than open and laparoscopic colorectal surgery. For example, one study found that robotic-assisted surgery for lower rectal cancers increased operative time by 21.6 minutes.[8] Despite this, in a meta-analysis, no significant difference in operative time was found between the two groups comparing robotic surgery and conventional laparoscopic surgery in the surgical treatment of rectal cancers.[9] Similarly, Baik *et al.* found that the operative times for mesorectal excision were similar to those with laparoscopy.[10] Typically, docking the patient cart is the most time-consuming phase of robotic cólon surgery.[11] Time is further prolonged due to the need for multiple dockings, especially in multi-quadrant procedures. The learning curve is another critical issue discussed in terms of time loss. Nonetheless, as the surgical team gains experience, operative, and docking times have been progressively reduced.[11,12] Indeed, recent studies have shown that robotic surgery has a shorter operative time, length of hospital stay, and a lower conversion rate to open surgery.[12] Furthermore, recent studies have shown a progressive decrease in operative time in uncomplicated patients undergoing robotic surgery, not only for malignant but also for benign procedures.[13,14]

In parallel with assessing safety and feasibility, conversion rates and length of hospital stay is crucial to assess. In robotic surgery, conversion is a predictive factor for longer hospital stay, higher complication, and recurrence rates. According to earlier studies, conversion rates were found to be higher in robotic colorectal surgery. On the other hand, more recent studies, such as the ROLARR trial, have shown conversion rates to be lower than laparoscopic surgery especially in obese and male patients.[3,15,16] Similarly, another randomized controlled study has demonstrated that robotic surgery can decrease the length of hospital stay and conversion rates compared to laparoscopic surgery.[17] However, a post hoc analysis revealed that this statistical significance was due to using low intraperitoneal pressure instead of high intraperitoneal pressure. In addition, this study included patients with cólon cancer, not rectal cancer, unlike the ROLARR study. Although this study was conducted at a high-volume colorectal cancer center, number of patients in this study was lower than the ROLARR study. Another advantage of robot-assisted surgery is that it has better short-term outcomes in rectal cancer surgery, particularly in men, obese patients, those with a history of preoperative radiation therapy, and those with rectal tumors located lower.[18,19] This is likely due to instrument articulation and improved operator dexterity and comfort, which can lead to reduced operating times and lower conversion rate. Nonetheless, we still believe robotic surgery can be associated with slightly longer operative times. However, improved efficiency and shortening of these times can be achieved with gaining experience and building-up teams.

Over the years, there have been improvements in the short-term outcomes of robotic colorectal surgery. However, there are still areas in which further developments are anticipated.

ONCOLOGICAL OUTCOMES

When performing robotic surgery, it is essential to ensure that the operation is satisfactorily completed from an oncologic standpoint. The first step in this regard is achieving a negative surgical margin and acceptable lymph nodes harvest.[20] The American Joint Committee on Cancer recommends that a minimum of 12 lymph nodes be removed in patients with colorectal cancer.[21] Studies have shown no significant difference in the number of harvested lymph nodes with different surgical approaches.[22,23] The COLOR II study showed that the rates of positive surgical margins were similar for laparoscopic surgery and open surgery.[24] Robotic platforms may allow for more precise dissection, better identification, and preservation of small structures in the pelvic cavity. In confined spaces, negative circumferential resection margins and improved lymphadenectomy can be achieved with the advantage of articulating instruments.[25] Thus, this technique can potentially reduce local recurrence and improve survival rate in patients with rectal cancer. However, as demonstrated by the most comprehensive randomized controlled trial conducted to date, the ROLARR study, there has been no validation of the lymph node harvest and resection margin benefits robotic surgery.[3]

Long-term survival benefit after robotic colorectal surgery has not yet been fully confirmed, and the results are generally similar to those of laparoscopic and open surgery.[13] Regarding robotic surgical systems and improvements of the survival rate in colorectal cancer patients remains controversial. A retrospective two-center study by Feroci *et al.* evaluated 3-year overall survival rate and disease-free survival rate of patients of the middle and lower rectal cancers.[26] The oncologic outcomes were not significantly different between laparoscopic and robotic approaches. Likewise, Cho *et al.* found no difference in 5-year overall survival rate between the two surgical approaches in a case-match study.[27] Although another study from a high-volume center reported a lower 5-year overall survival rate in the laparoscopic group, although the difference was insignificant.[28] A recent study compared 101 patients undergoing robotic complete mesocolic excision (CME) to the same number of patients undergoing laparoscopic resection for the right-sided cólon tumors.[29] After the analysis of the prospectively maintained database, 5-year overall and disease-free survival rates were higher in the robotic group, although not significant. Only a few studies, such as Mirkin *et al.*,[30] suggest that robotic surgery increases survival in stage II and III cólon cancer. However, this retrospective study was conducted using a national database and does not provide information on chemotherapy regimen, quality of life, and disease-specific recurrence. Additionally, this database lacks surgeon-specific data to differentiate between novice and expert robotic surgeons. In contrast, in a retrospective single-center study, long-term survival was longer in the laparoscopic group for left sided cólon cancers, according to Xu *et al.*.[31] But this was attributed to the fact that the laparoscopic group included a larger number of patients in the early stages.

In summary, oncologic outcomes are not found to be significantly different between surgical approaches. Appropriate surgical technique considering the anatomical plan is essential for all methods, including open, laparoscopic, and robotic surgery. The robotic approach is preferred for rectal surgery in patients with narrow pelvis due to its advantages, such as articulation advantage, range of motion, and surgeon comfort. However, long-term oncological benefits of robotic surgery for rectal cancers have not been demonstrated. Similarly, the advantages of cólon surgery are primarily related to short-term outcomes such as shorter hospital stay, lower estimated blood loss, removal of more lymph nodes, and faster return of bowel functions.[29,32,33] Benefits of long-term oncologic outcomes are still being investigated for both cólon and rectal cancers using robotic approach.

ADVANCES IN ROBOTIC DEVICES

Robotic surgical devices were first developed for neurosurgery and orthopedics. The PUMA 200 (Westinghouse Electric, Pittsburgh, PA) was used for needle placement in a CT-guided brain biopsy.[34] The ROBODOC® surgical system (Integrated Surgical Systems, Inc., Sacramento, CA) was used for total hip arthroplasty.[35] The integration of robotic surgical devices into abdominal surgery was driven by the advent of laparoscopic surgery and the increasing interest in minimally invasive surgery. The AESOP® (Computer Motion, Inc., Goleta, CA) and the ZEUS® (Computer Motion, Inc., Goleta, CA) robotic surgical systems have enabled robotic surgical systems in abdominal surgery. The AESOP® is only a robotic camera that operates using voice commands, and the ZEUS® has three robotic arms for operating.[34,36,37] Early adoption of these systems in colorectal surgery was low, and many were not fully automated.[38] Revolutionary step in robotic surgery was the development of the da Vinci® surgical system. The use of robotic systems in colorectal surgery has gained momentum since the first reported colectomy in 2002.[39]

A new da Vinci® platform, da Vinci Xi® (Intuitive Surgical, Sunnyvale, CA, USA), has been launched in recent years, with more advanced features than the previous model, da Vinci Si® (Intuitive Surgical, Sunnyvale, CA, USA). The working space was limited with da Vinci Si® because of the fixed position of the patient after docking. However, the maneuverability of the da Vinci Xi® system appears to be superior to that of its predecessor.[40] The da Vinci Xi® platform has a novel overhead architecture that combines a boom-mounted system functionality with a mobile platform flexibility.[41,42] Thus, the da Vinci Xi® surgical system has a significant advantage over the da Vinci Si® platform due to its ability to perform multi-quadrant surgeries, such as rectal surgery, without requiring a second docking procedure for splenic flexure takedown.[43] This saves time and makes it possible to perform multi-quadrant surgeries. Even though the splenic flexure is easier to mobilize using the da Vinci Xi® system,[44] it remains complex and challenging. Some centers prefer double-docking and can be time-consuming. Therefore, there are some efforts to overcome these challenges. The operation table can be tilted 30 degrees Trendelenburg and slightly right to facilitate mobilization.[40] In our practice, we move the standard port placement line 15-20 degrees counterclockwise and prefer a cross-armed single-docking approach (Fig. 83-4-1). A tip-up fenestrated grasper inserted through the port number one retracts descending cólon to the medial and inferior towards the caecum (Fig. 83-4-2a). Then, we cross the arms either from the

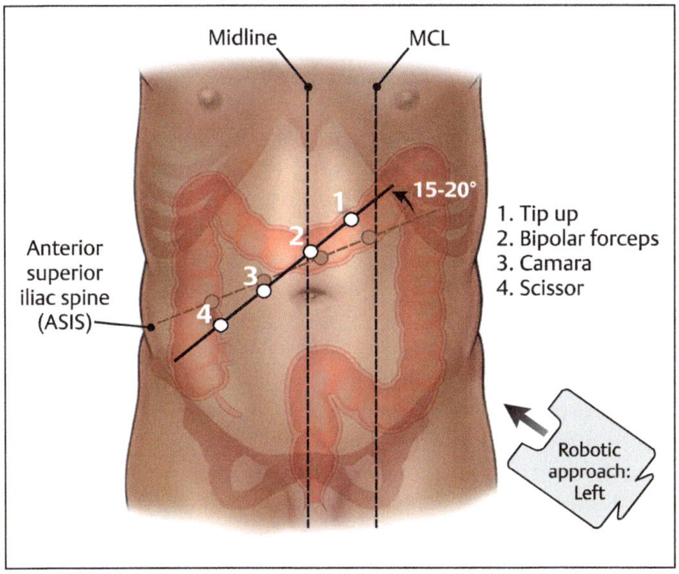

Fig. 83-4-1. Alternative port placement.

medial or lateral aspect of arm one and take down the flexure without sword fighting (Fig. 83-4-2b, c). This method allows us to work freely without port number one (typically tip-up fenestrated grasper) running into restricted mobility. Additionally, the single-docking approach saves time.

In recent years, further improvements have been developed with the new da Vinci Xi® system. The table motion system is another effort to access different quadrants and increase range of motion. The TruSystem® 7000dV (Trumpf Medizin Systeme GmbH & Co. KG, Saalfeld, Germany) is designed to interact wirelessly with the da Vinci Xi® `surgical system, consists of a moving surgical table that reaches multiple quadrants.[45] Robotic surgery with table motion system is safe and effective because it eliminates docking and redocking, allowing the procedure to continue without interruption. Therefore, there is some reported claim that this system reduces operative time. The most crucial advantage is providing multi-quadrant operations in colorectal surgery.[46]

Another advance in robotic devices is a Single-Site® (Intuitive Surgical, Sunnyvale, CA, USA) platform. A Single-Site® platform is a software that repositions the two curved instruments. It's performed through a single incision using the da Vinci Si® or da Vinci Xi® systems. Initially, single-site approaches were attempted using standard ports in conventional laparoscopy, but the proximity of the instruments limited the range of motion. The problem was generally believed to be caused by the straight nature of the trocars used in the standard single-site approach. However, the Single-Site® platform with curved and crossed-shaped trocars and silicone port overcomes the limitations of the standard laparoscopic single-site approach. The software allows the use of crossed trocars to adjust them to the correct

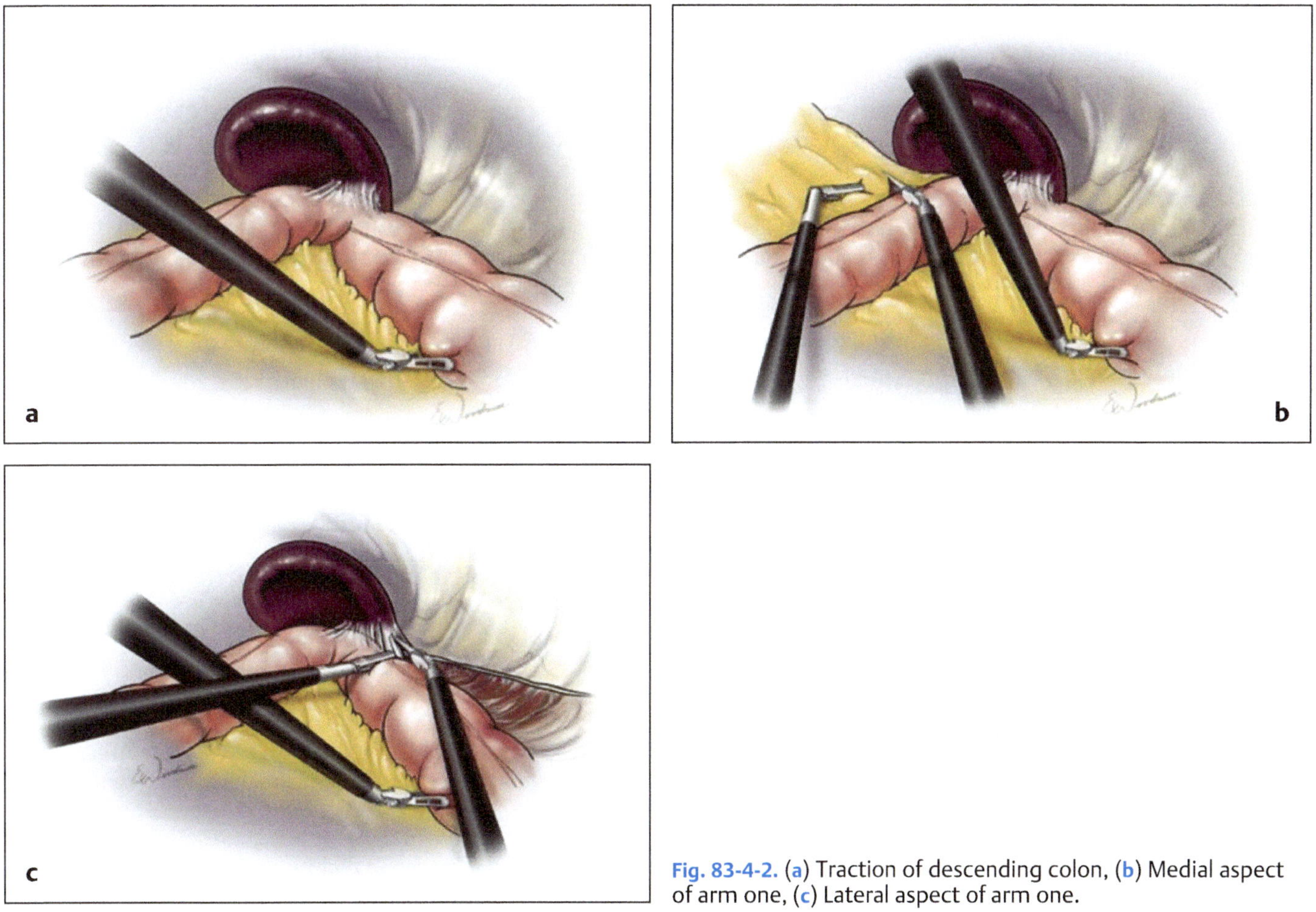

Fig. 83-4-2. (a) Traction of descending colon, (b) Medial aspect of arm one, (c) Lateral aspect of arm one.

position for the surgeon. Moreover, semi-flexible instruments increase the range of motion and articulation. Whereas using curved trocars and semi-flexible instruments has improved the range of motion, there are some negative aspects. This system cannot use non-flexible instruments such as EndoWrist® (Intuitive Surgical, Sunnyvale, CA, USA) instruments and surgical energy devices. However, monopolar and bipolar coagulation systems can be used, and dissection and coagulation can be performed with scissors and fenestrated forceps. Depending on the surgeon's preference, these instruments may need to be used for colorectal surgery. In this matter, developing this technology is necessary for using non-flexible instruments. Because of these technical difficulties, an additional port for non-flexible instruments can make the procedure more feasible.[47] It has been presented that additional ports facilitate total mesorectal excision (TME) dissection.[48] The incision where the additional port is placed can also be used as a pelvic drain entry point for surgeons who prefer it. Another disadvantage of the Single-Site® platform is that, although cosmetically pleasing, the existing incision is longer,[49] with reported incision lengths of up to 4 cm.[50] Furthermore, the Single-Site® platform makes it more challenging to use the assistant's third instrument.[51] In addition, extra training is required for docking. The operative time may be longer because the docking procedure differs from previous robotic surgical systems. With experience, this time may be reduced to satisfactory levels.

da Vinci SP® Surgical System

The da Vinci SP® surgical system (Intuitive Surgical, Sunnyvale, CA, USA) is designed for single-port surgery. It has a single arm containing a shaft with three multi-jointed, fully articulated instruments and a high-resolution camera. It is inserted through a 25 mm trocar to reach the target organ. The system is specifically designed to operate in narrow, hard-to-reach areas, such as anorectal surgery, prostatectomy, and tonsillectomy. One of the most important features is its 360-degree boom movement, which allows fully multi-quadrant operations in colorectal surgery. The single arm of the unit allows for flexible positioning of the patient cart in the operating room. A further advantage is that the single shaft makes the docking process easier to learn and quicker to perform.[52] The use of instruments within the same shaft prevents external collisions during surgery. The instruments are bent laterally to separate during surgery, creating a triangulation. The instruments are then turned inward to focus on the surgical site. The instruments should be placed at least 10 cm inside the trocar to initial outward bend and achieve triangulation.[53] Ideally, the instruments should be at a reasonable distance from the operated organs. Therefore, the placement of the port should be appropriate for the type of surgery being performed. Although umbilical incisions offer cosmetic advantages, suprapubic or right lower quadrant incisions may be preferred due to a higher risk of hernia and proximity to vascular structures that will be ligated during colorectal surgery with umbilical access points.[53] Another method is the floating technique, in which the port cannula is pulled or pushed from the external chamber of the single port access to adjust the distance to the target organ.[52]

The da Vinci SP® surgical system features on-screen holograms that show the positions and movements of instruments, enhancing the surgeon's orientation. The system offers significant improvements over traditional single-incision laparoscopy and single-site robotic surgery, with enhanced vision, exposure, and range of motion. The system's advantages over previous platforms include superior ergonomics and the opportunity for the operator to complete a series of procedures with reduced fatigue. The single-port system offers cosmetic benefits and less post-operative pain.[54]

However, some devices and instruments are not integrated with the single port system. Surgical energy devices and the EndoWrist® instruments cannot be used with the single port system as with the Single-Site® platform. The shaft has no suction irrigation, but alternative external suction irrigation devices are currently on the market. Additionally, the grasping and traction force of the grasper is weaker than that of previous models, which limits the use of the grasper in major surgery.[55]

Pioneering studies have demonstrated the broad application of the da Vinci SP® Surgical System in colorectal surgery, including right hemicolectomy, inter-sphincteric resection, and mid-transverse colectomy.[52,54,56-58] Its flexible, subtle, and lightweight platform can also be used for trans-anal and endoluminal surgery.[59,60] In addition to cancer, a single-port system is also used for benign lesions or procedures such as trans-anal mucosal rectal graft for urethroplasty.[61] We believe the single-port surgical system in colorectal surgery will increase in the near future.

New Devices Entering the Market

Robotic surgical systems have increased with interest and technological advances in minimally invasive surgery. More than 5,000 computer-assisted systems have been developed for robotic surgery, but only a few have been approved and made available for clinical use.[62]

Revo-i robotic surgical solution (Meere Company Inc., Hwaseong-si, Republic of Korea) is a robotic platform with one control unit and four robotic arms with seven degrees of freedom. It was approved by the Korean Ministry of Food and Drug Safety in 2018.[63] Revo-i has been tested in pre-clinical and clinical studies in urology, gynecology, and hepatobiliary surgery.[64-66] The advantage over da Vinci® surgical system is the haptic feedback. It has been launched in Korea, Russia, Kazakhstan, and Uzbekistan. Another platform with a similar design is the avatera® system (Avateramedical GmbH, Jena, Germany). Pre-clinical studies in Europe have shown it to be safe and feasible for urological surgery.[67,68] The hinotori™ surgical robot system (Medicaroid Corporation, Kobe, Japan) is another four-arm system. The monitor and control units are separate. The system consists of three parts, including the robotic arms. The robotic arms have a docking-free design.[69] It has been reported to be used for gastrectomy and rectal resection in pigs.[69,70]

The Senhance® Surgical System (Asensus Surgical, North Carolina, USA) has two to four separate robotic arms and control units. The system's modular design and lightweight robotic arms provide greater flexibility and range of motion. The robotic arms can be in various positions for different surgical procedures. The remote-control unit of the Senhance® Surgical System is designed in an open console format, which improves ergonomics and communication with the surgical team. The system has eye-tracking technology that reduces fatigue and improves focus by allowing the surgeon to control the camera unit with eye movements. Moreover, the system's robotic arms provide haptic feedback to enhance precision. It also significantly reduces costs by enabling instrument reuse. It is used for all abdominal surgery in Europe and has been used for colorectal surgery since 2017.[71] The Senhance® Surgical System is safe and feasible, with low conversion rates and reasonable docking times for various colorectal procedures.[72,73] Another modular robotic system is the Versius® Surgical Robotic System (CMR Surgical, Cambridge, UK). The system allows for up to three robotic arms. It has an open console cart with joystick controls that provide ergonomic advantages and haptic feedback. The camera unit is manually controlled with a joystick. This allows surgeons to use the system while standing if desired. The first studies demonstrating the safety and feasibility of the Versius® Surgical Robotic System were conducted in the United Kingdom for colorectal surgery and are now being used in the Middle East, Europe,[74] India, and Australia. The Senhance® Surgical System and the Versius® Surgical Robotic System are approved by the Food and Drug Administration (FDA), like da Vinci® systems.

Hugo™ Robotic-Assisted Surgery (Medtronic PLC, Dublin, Ireland) is another modular platform. This system is approved in Europe and has been used for gynecologic and urologic procedures since March 2022. Pre-clinical cadaver studies have reported right and left hemicolectomies.[75] FDA approval is pending. The Bitrack system (Rob Surgical, Barcelona, Spain) is one of the modular robotic surgical systems. It consists of three robotic arms and an open surgical console. The robotic arms are mounted on a flexible floating base designed to increase surgical accessibility and reach in various positions. It is advantageous due to its smaller size. Pre-clinical studies are underway for the Bitrack system. Another robotic surgery platform is the DLR MIRO (DLR Institute of Robotics and Mechatronics, Wessling, Germany), a robotic console with three to five separate arms. The arms are an integral part of the operating table, and no separate patient cart exists. As a result, it takes up less space in the operating room. It can be used in different combinations. Another advantage of the DLR MIRO is the haptic feedback demonstrated by force vectors on the monitor. Pre-clinical studies are underway. The Dexter robot (Distalmotion, Epalinges, Switzerland) consists of two instrument arms and a camera arm. The first radical prostatectomy was performed with the Dexter robot, but no colorectal studies have been reported.[76]

The MIRA® (Miniaturized *In vivo* Robotic Assistant) platform (Virtual Incision, Lincoln, NE) is a miniaturized robotic-assisted surgical system. It is small and weighs approximately 2 pounds. This makes it easy to transport and requires less space than other robotic systems. The MIRA® platform has two instruments on a single shaft and an integrated camera. It can be integrated into the operating table and does not require a separate drape. The first right hemicolectomy was reported using the MIRA® platform.[77]

With the recognition of the importance of colorectal cancer screening and early treatment, the endoluminal area is another area of focus for robotic systems. The Invendoscopy™ E210 system (Ambu, Ballerup, Denmark) and the Neoguide™ Endoscopy system (Intuitive Surgical Inc., Sunnyvale, CA) are flexible, self-propelled robotic colonoscopes that are connected to the scope control unit. Both systems apply less force to the cólon walls, resulting in less pain and allowing the procedure to be performed without sedation. Clinical trials have shown them to be safe and feasible.[78] The Flex® Robotic System (Medrobotics Corp., Raynham, MA) is a flexible, highly articulated platform integrated into the operating table. It is controlled with a joystick from the on-screen control unit. The FDA-approved device is used for transoral and trans-anal procedures. The STRAS system (i-cube, Strasbourg, France) is a modular flexible endoscopy system suitable for endoluminal procedures. It features a flexible endoscope and instruments that provide 10 degrees of freedom. The system is smaller than other laparo-endoscopic systems, which offers advantages in both setup time and cost. It has been used in pre-clinical studies for endoluminal submucosal dissection.[79] The EndoLuminal Surgical System (ELS) (ColubrisMX, Houston, TX) is designed explicitly for trans-anal and endoluminal procedures. It appears to be suitable for endoluminal excision and suturing.[80] While robots for endoluminal surgery have been developed, they are not yet utilized in the proximal part of the rectum. However, we anticipate that the development of fully flexible endoluminal platforms will enable surgical procedures like endoscopic mucosal resection and endoscopic submucosal dissection to be performed robotically throughout the cólon (Fig. 83-4-3).

Technological developments will accelerate as the market becomes competitive. As technology improves and competition intensifies, many new devices and products will be put into clinical use. As a result, robotic surgery is expected to become widespread and improve outcomes.

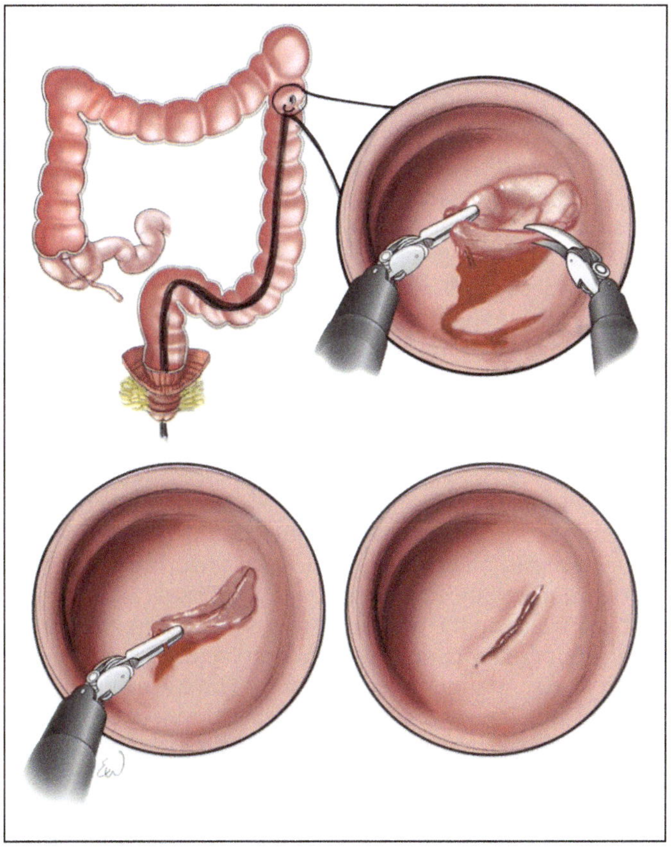

Fig. 83-4-3. Future of endoluminal surgery.

FUTURE DIRECTIONS OF ROBOTIC SURGERY

Staplers and Vessel Sealing Devices

The limited use of staplers and vessel sealers is a significant drawback of many robotic surgical platforms. The da Vinci® surgical system currently has solutions to both issues in its Xi model. The EndoWrist® Stapler and SureForm® Stapler (Intuitive Surgical, Sunnyvale, CA, USA) are available and use SmartClamp Technology to adjust tissue compression and optimize the stapling line. The software monitors the stapler's movements and provides feedback to the surgeon regarding the percentage of stapling completed. Firing is allowed when 100% clamp completion is achieved; otherwise, repositioning may be required. Studies have shown that this technology can be helpful in intraoperative decision-making and clinical outcomes.[81]

The EndoWrist® Stapler, which provides full wrist articulation in horizontal and vertical directions, is controlled by the surgeon through the da Vinci Xi® surgical system. It is available in 30- and 45-mm staple line lengths and features a 108-degree wrist cone. The EndoWrist® Stapler is feasible and safe to use.[82] However, there is an ongoing debate about whether it reduces the number of staplers used during rectal transection.[83,84] On the other hand, the SureForm® Stapler, available in line lengths of 45- and 60-mm, has a 120-degree cone of articulation that allows for easier access to the tissue. Improvements are currently being made to increase the cone of articulation, particularly for patients with a narrow pelvis.

The da Vinci Xi® surgical system offers several options for vessel sealing devices, including the EndoWrist® One Vessel Sealer, Endowrist® Vessel Sealer Estend, and SynchroSeal® (Intuitive Surgical, Sunnyvale, CA, USA). With its estended body design, the Vessel Sealer Estend can help seal and cut vessels up to 7 mm in length. Compared to the EndoWrist® One Vessel Sealer, it has a 30% thinner design, allowing for more precise tissue dissection and manipulation. The Synchroseal® can seal and cut vessels up to 5 mm in length. The advantage is a shorter cycle time. The Vessel Sealer Estend and SynchroSeal® models operate at a cooler jaw temperature. However, because these vessel sealers are not flexible, they cannot be used on a Single-Site® platform or integrated into the da Vinci SP® surgical system. Future improvements are expected to address these limitations.

Visual Improvements

Visual developments include simultaneous smoke reduction systems, 3D anatomical imaging, and Firefly® imaging system. The AirSeal® intelligent Flow System (iFS) (CONMED, Utica, NY) can physically remove smoke during surgery, or software in advanced laparoscopic platforms can eliminate smoke images on the monitor.[85] Moreover, before the operation, preoperative computed tomography images can be rendered in 3D and transferred to TilePro™ on the da Vinci® surgical system. The surgeon can re-evaluate these images in real time during the procedure to facilitate surgical planning and improve orientation. In addition, the da Vinci® fluorescence imaging system, Firefly®, is intended for real-time infrared fluorescence imaging that can visualize bile ducts, blood vessels, and lymphatic tissue. It is used to visualize lymphatic dissection and blood supply of the residual bowel after resection in colorectal surgery.[86,87] The fluorescence imaging system has also been reported to be used in endometriosis surgery.[88]

Haptic Feedback

One of the biggest criticisms of remote-controlled robotic platforms is the lack of haptic feedback. While visual innovations advance the visual aspect, direct haptic feedback has yet to catch up. Tactile sensation is partially available in laparoscopic surgery but not in first robotic surgical platforms. Newer systems provide indirect feedback to the surgeon through on-screen force vectors, vibration feedback, excessive force warnings, and color or sound alerts. Technological advances to improve haptic feedback aims to provide real-time and direct feedback.[89,90]

Artificial Intelligence

The use of robotic platforms also fosters an opportunity to adapt artificial intelligence. Robotic technology can be used for disease screening, diagnosis, staging, and surgery. The Smart Tissue Autonomous Robot (STAR) (Omniboros Team, Washington, DC), developed for autonomous surgery, has been shown in pre-clinical studies to perform surgery with greater consistency and fewer errors.[91] When used in conjunction with a surgeon, the STAR has been shown to increase incision accuracy and reduce surgeon work time.[92] We believe surgeons' jobs will be made easier by the development of robotic surgery with artificial intelligence.

CONCLUSION

In conclusion, robotic surgery is a rapidly evolving field that offers many benefits over traditional surgical methods. Robotic platforms have enabled surgeons to perform procedures with greater precision, dexterity, and flexibility. Additionally, robotic surgery has reduced pain, and recovery time, leading to shorter hospital stays and improved clinical outcomes. Despite its advantages, robotic surgery still has limitations, such as undefined long-term oncologic outcomes, the need for specialized training, incompatible instruments, and the lack of haptic feedback. However, ongoing technological advancements and studies are addressing these limitations and opening new possibilities for the future of surgical robotics. From staplers and vessel-sealing devices to visual improvements and artificial intelligence, the future of robotic surgery is promising, and it has the potential to revolutionize medicine.

REFERENCES

1. Sheetz KH, Claflin J, Dimick JB. Trends in the Adoption of Robotic Surgery for Common Surgical Procedures. JAMA Netw Open 2020;3. [PMID: 31922557 DOI: 10.1001/JAMANETWORKOPEN.2019.18911]
2. Intuitive Announces Preliminary Fourth Quarter and Full Year 2022 Results | Intuitive Surgical. https://isrg.intuitive.com/news-releases/news-release-details/intuitive-announces-preliminary-fourth-quarter-and-full-year-2 (accessed 21 Mar 2023).
3. Jayne D, Pigazzi A, Marshall H, Croft J, Corrigan N, Copeland J, et al. Effect of Robotic-Assisted vs Conventional Laparoscopic

Surgery on Risk of Conversion to Open Laparotomy Among Patients Undergoing Resection for Rectal Cancer: The ROLARR Randomized Clinical Trial. JAMA 2017;318:1569–80. [PMID: 29067426 DOI: 10.1001/JAMA.2017.7219]
4. Kim MJ, Park SC, Park JW, Chang HJ, Kim DY, Nam BH, et al. Robot-assisted Versus Laparoscopic Surgery for Rectal Cancer: A Phase II Open Label Prospective Randomized Controlled Trial. Ann Surg 2018;267:243–51. [PMID: 28549014 DOI: 10.1097/SLA.0000000000002321]
5. Crippa J, Grass F, Dozois EJ, Mathis KL, Merchea A, Colibaseanu DT, et al. Robotic Surgery for Rectal Cancer Provides Advantageous Outcomes over Laparoscopic Approach Results from a Large Retrospective Cohort. Ann Surg 2021;274:E1218–22. [PMID: 32068552 DOI: 10.1097/SLA.0000000000003805]
6. Anderson JE, Chang DC, Parsons JK, Talamini MA. The first national examination of outcomes and trends in robotic surgery in the United States. J Am Coll Surg 2012;215:107–14. [PMID: 22560318 DOI: 10.1016/J.JAMCOLLSURG.2012.02.005]
7. Maeso S, Reza M, Mayol JA, Blasco JA, Guerra M, Andradas E, et al. Efficacy of the Da Vinci surgical system in abdominal surgery compared with that of laparoscopy: a systematic review and meta-analysis. Ann Surg 2010;252:254–62. [PMID: 20622659 DOI: 10.1097/SLA.0B013E3181E6239E]
8. Fung AKY, Aly EH. Robotic colonic surgery: is it advisable to commence a new learning curve? Dis Colon Rectum 2013;56:786–96. [PMID: 23652755 DOI: 10.1097/DCR.0b013e318285b810]
9. Zhang J, Qi X, Yi F, Cao R, Gao G, Zhang C. Comparison of Clinical Efficacy and Safety Between da Vinci Robotic and Laparoscopic Intersphincteric Resection for Low Rectal Cancer: A Meta-Analysis. Front Surg. 2021;8.
10. Baik SH, Ko YT, Kang CM, Lee WJ, Kim NK, Sohn SK, et al. Robotic tumor-specific mesorectal excision of rectal cancer: short-term outcome of a pilot randomized trial. Surg Endosc 2008;22:1601–8. [PMID: 18270772 DOI: 10.1007/S00464-008-9752-Z]
11. Huang CW, Wei PL, Chen CC, Kuo LJ, Wang JY. Clinical Safety and Effectiveness of Robotic-Assisted Surgery in Patients with Rectal Cancer: Real-World Experience over 8 Years of Multiple Institutions with High-Volume Robotic-Assisted Surgery. Cancers (Basel) 2022;14. [DOI: 10.3390/cancers14174175]
12. Konstantinidis IT, Ituarte P, Woo Y, Warner SG, Melstrom K, Kim J, et al. Trends and outcomes of robotic surgery for gastrointestinal (GI) cancers in the USA: maintaining perioperative and oncologic safety. Surg Endosc 2020;34:4932–42. [PMID: 31820161 DOI: 10.1007/s00464-019-07284-x]
13. Huang Z, Li T, Zhang G, Zhou Z, Shi H, Tang C, et al. Comparison of open, laparoscopic, and robotic left colectomy for radical treatment of colon cancer: a retrospective analysis in a consecutive series of 211 patients. World J Surg Oncol 2022;20. [PMID: 36253768 DOI: 10.1186/s12957-022-02796-8]
14. Bao X, Wang H, Song W, Chen Y, Luo Y. Meta-analysis on current status, efficacy, and safety of laparoscopic and robotic ventral mesh rectopexy for rectal prolapse treatment: can robotic surgery become the gold standard? [DOI: 10.1007/s00384-021-03885-y/Published]
15. Allaix ME, Furnée EJB, Mistrangelo M, Arezzo A, Morino M. Conversion of laparoscopic colorectal Resection for cancer: What is the impact on short-term outcomes and survival? World J Gastroenterol 2016;22:8304–13. [PMID: 27729737 DOI: 10.3748/WJG.V22.I37.8304]
16. Kim MJ, Park SC, Park JW, Chang HJ, Kim DY, Nam BH, et al. Robot-assisted Versus Laparoscopic Surgery for Rectal Cancer: A Phase II Open Label Prospective Randomized Controlled Trial. Ann Surg 2018;267:243–51. [PMID: 28549014 DOI: 10.1097/SLA.0000000000002321]
17. Fleming CA, Celarier S, Fernandez B, Cauvin T, Célérier B, Denost Q. An analysis of feasibility of robotic colectomy: post hoc analysis of a phase III randomized controlled trial. J Robot Surg Published Online First: 2022. [DOI: 10.1007/s11701-022-01501-x]
18. Keller DS, Flores-Gonzalez JR, Ibarra S, Haas EM. Review of 500 single incision laparoscopic colorectal surgery cases - Lessons learned. World J Gastroenterol 2016;22:659. [PMID: 26811615 DOI: 10.3748/WJG.V22.I2.659]
19. Scarpinata R, Aly EH. Does robotic rectal cancer surgery offer improved early post-operative outcomes? Dis Colon Rectum 2013;56:253–62. [PMID: 23303155 DOI: 10.1097/DCR.0B013E3182694595]
20. Yang Y, Wang F, Zhang P, Shi C, Zou Y, Qin H, et al. Robot-assisted versus conventional laparoscopic surgery for colorectal disease, focusing on rectal cancer: a meta-analysis. Ann Surg Oncol 2012;19:3727–36. [PMID: 22752371 DOI: 10.1245/S10434-012-2429-9]
21. Compton CC, Fielding LP, Burgart LJ, Conley B, Cooper HS, Hamilton SR, et al. Prognostic factors in colorectal cancer. College of American Pathologists Consensus Statement 1999. Arch Pathol Lab Med 2000;124:43–53. [PMID: 10888773 DOI: 10.5858/2000-124-0979-PFICC]
22. Kim NK, Baik SH, Seong JS, Kim H, Roh JK, Lee KY, et al. Oncologic outcomes after neoadjuvant chemoradiation followed by curative Resection with tumor-specific mesorectal excision for fixed locally advanced rectal cancer: Impact of postirradiated pathologic downstaging on local recurrence and survival. Ann Surg 2006;244:1024–30. [PMID: 17122629 DOI: 10.1097/01.SLA.0000225360.99257.73]
23. Trastulli S, Farinella E, Cirocchi R, Cavaliere D, Avenia N, Sciannameo F, et al. Robotic Resection compared with laparoscopic rectal Resection for cancer: systematic review and meta-analysis of short-term outcome. Colorectal Disease 2012;14. [PMID: 22151033 DOI: 10.1111/J.1463-1318.2011.02907.X/ABSTRACT]
24. van der Pas MH, Haglind E, Cuesta MA, Fürst A, Lacy AM, Hop WC, et al. Laparoscopic versus open surgery for rectal cancer (COLOR II): short-term outcomes of a randomised, phase 3 trial. Lancet Oncol 2013;14:210–8. [PMID: 23395398 DOI: 10.1016/S1470-2045(13)70016-0]
25. Guo Y, Guo Y, Luo Y, Song X, Zhao H, Li L. Comparison of pathologic outcomes of robotic and open resections for rectal cancer: A systematic review and meta-analysis. PLoS One 2021;16. [PMID: 33439912 DOI: 10.1371/JOURNAL.PONE.0245154]
26. Feroci F, Vannucchi A, Bianchi PP, Cantafio S, Garzi A, Formisano G, et al. Total mesorectal excision for mid and low rectal cancer: Laparoscopic vs robotic surgery. World J Gastroenterol 2016;22:3602. [PMID: 27053852 DOI: 10.3748/WJG.V22.I13.3602]
27. Cho MS, Baek SJ, Hur H, Min BS, Baik SH, Lee KY, et al. Short and long-term outcomes of robotic versus laparoscopic total mesorectal excision for rectal cancer: a case-matched retrospective study. Medicine 2015;94:e522. [PMID: 25789947 DOI: 10.1097/MD.0000000000000522]
28. Kim J, Baek SJ, Kang DW, Roh YE, Lee JW, Kwak HD, et al. Robotic Resection is a Good Prognostic Factor in Rectal Cancer Compared with Laparoscopic Resection: Long-term Survival Analysis Using Propensity Score Matching. Dis Colon Rectum 2017;60:266–73. [PMID: 28177988 DOI: 10.1097/DCR.0000000000000770]
29. Spinoglio G, Bianchi PP, Marano A, Priora F, Lenti LM, Ravazzoni F, et al. Robotic Versus Laparoscopic Right Colectomy with Complete Mesocolic Excision for the Treatment of Colon Cancer: Perioperative Outcomes and 5-Year Survival in a Consecutive Series of 202 Patients. Ann

Surg Oncol 2018;25:3580–6. [PMID: 30218248 DOI: 10.1245/S10434-018-6752-7]

30. Mirkin KA, Kulaylat AS, Hollenbeak CS, Messaris E. Robotic versus laparoscopic colectomy for stage I-III colon cancer: oncologic and long-term survival outcomes. Surg Endosc 2018;32:2894–901. [PMID: 29273877 DOI: 10.1007/S00464-017-5999-6]
31. Xu M, Zhao Z, Jia B, Liu R, Liu H. Perioperative and long-term outcomes of robot-assisted versus laparoscopy-assisted hemicolectomy for left-sided colon cancers: a retrospective study. Updates Surg 2021;73:1049–56. [PMID: 33394355 DOI: 10.1007/s13304-020-00959-4]
32. Ozben V, de Muijnck C, Sengun B, Zenger S, Agcaoglu O, Balik E, et al. Robotic complete mesocolic excision for transverse colon cancer can be performed with a morbidity profile similar to that of conventional laparoscopic colectomy. Tech Coloproctol 2020;24:1035–42. [PMID: 32495252 DOI: 10.1007/S10151-020-02249-Y]
33. Ceccarelli G, Costa G, Ferraro V, De Rosa M, Rondelli F, Bugiantella W. Robotic or three-dimensional (3D) laparoscopy for right colectomy with complete mesocolic excision (CME) and intracorporeal anastomosis? A propensity score-matching study comparison. Surg Endosc 2021;35:2039–48. [PMID: 32372219 DOI: 10.1007/S00464-020-07600-W]
34. Shah J, Vyas A, Vyas D. The History of Robotics in Surgical Specialties. Am J Robot Surg 2014;1:12. [PMID: 26677459 DOI: 10.1166/AJRS.2014.1006]
35. Cain P, Kazanzides P, Zuhars J, Mittelstadt B, Paul H. Safety considerations in a surgical robot. Biomed Sci Instrum 1993;29:291–4. [PMID: 8329603]
36. Sackier JM, Wooters C, Jacobs L, Halverson A, Uecker D, Wang Y. Voice activation of a surgical robotic assistant. Am J Surg 1997;174:406–9. [PMID: 9337163 DOI: 10.1016/S0002-9610(97)00128-1]
37. Falcone T, Goldberg J, Garcia-Ruiz A, Margossian H, Stevens L. Full robotic assistance for laparoscopic tubal anastomosis: a case report. J Laparoendosc Adv Surg Tech A 1999;9:107–13. [PMID: 10194702 DOI: 10.1089/LAP.1999.9.107]
38. Melzer A, Schurr MO, Kunert W, Buess G, Voges U, Meyer JU. Intelligent surgical instrument system ISIS. Concept and preliminary experimental application of components and prototypes. Endosc Surg Allied Technol 1993;1:165–70.
39. Weber PA, Merola S, Wasielewski A, Ballantyne GH, Delaney CP. Telerobotic-assisted laparoscopic right and sigmoid colectomies for benign disease. Dis Colon Rectum 2002;45:1689–96. [PMID: 12473897 DOI: 10.1007/S10350-004-7261-2]
40. Morelli L, Guadagni S, Di Franco G, Palmeri M, Caprili G, D'Isidoro C, et al. Use of the new da Vinci Xi® during robotic rectal Resection for cancer: a pilot matched-case comparison with the da Vinci Si®. Int J Med Robot 2017;13. [PMID: 26804716 DOI: 10.1002/RCS.1728]
41. Baek SJ, Kim CH, Cho MS, Bae SU, Hur H, Min BS, et al. Robotic surgery for rectal cancer can overcome difficulties associated with pelvic anatomy. Surg Endosc 2015;29:1419–24. [PMID: 25159651 DOI: 10.1007/S00464-014-3818-X]
42. Luca F, Valvo M, Ghezzi TL, Zuccaro M, Cenciarelli S, Trovato C, et al. Impact of robotic surgery on sexual and urinary functions after fully robotic nerve-sparing total mesorectal excision for rectal cancer. Ann Surg 2013;257:672–8. [PMID: 23001075 DOI: 10.1097/SLA.0B013E318269D03B]
43. Ozben V, Cengiz TB, Atasoy D, Bayraktar O, Aghayeva A, Erguner I, et al. Is da Vinci Xi Better than da Vinci Si in Robotic Rectal Cancer Surgery? Comparison of the 2 Generations of da Vinci Systems. Surg Laparosc Endosc Percutan Tech 2016;26:417–23. [PMID: 27636147 DOI: 10.1097/SLE.0000000000000320]
44. Protyniak B, Jorden J, Farmer R. Multiquadrant robotic colorectal surgery: the da Vinci Xi vs Si comparison. J Robot Surg 2018;12:67–74. [PMID: 28275893 DOI: 10.1007/S11701-017-0689-X]
45. Palmeri M, Gianardi D, Guadagni S, Di Franco G, Bastiani L, Furbetta N, et al. Robotic Colorectal Resection With and Without the Use of the New Da Vinci Table Motion: A Case-Matched Study. Surg Innov 2018;25:251–7. [PMID: 29577830 DOI: 10.1177/1553350618765540]
46. Morelli L, Palmeri M, Simoncini T, Cela V, Perutelli A, Selli C, et al. A prospective, single-arm study on the use of the da Vinci® Table Motion with the Trumpf TS7000dV operating table. Surg Endosc 2018;32:4165–72. [PMID: 29603010 DOI: 10.1007/S00464-018-6161-9]
47. Bae SU, Jeong WK, Bae OS, Baek SK. Reduced-port robotic anterior Resection for left-sided colon cancer using the Da Vinci single-site(®) platform. Int J Med Robot 2016;12:517–23. [PMID: 26099476 DOI: 10.1002/RCS.1677]
48. Hamzaoglu I, Karahasanoglu T, Baca B, Karatas A, Aytac E, Kahya AS. Single-port laparoscopic sphincter-saving mesorectal excision for rectal cancer: report of the first 4 human cases. Arch Surg 2011;146:75–81. [PMID: 21242449 DOI: 10.1001/ARCHSURG.2010.300]
49. Morelli L, Guadagni S, Caprili G, Candio G Di, Boggi U, Mosca F. Robotic right colectomy using the Da Vinci Single-Site® platform: case report. Int J Med Robot 2013;9:258–61. [PMID: 23505247 DOI: 10.1002/RCS.1488]
50. Ostrowitz MB, Eschete D, Zemon H, DeNoto G. Robotic-assisted single-incision right colectomy: early experience. Int J Med Robot 2009;5:465–70. [PMID: 19806602 DOI: 10.1002/RCS.281]
51. Haber GP, White MA, Autorino R, Escobar PF, Kroh MD, Chalikonda S, et al. Novel robotic da Vinci instruments for laparoendoscopic single-site surgery. Urology 2010;76:1279–82. [PMID: 20980046 DOI: 10.1016/J.UROLOGY.2010.06.070]
52. Kim HJ, Choi GS, Song SH, Park JS, Park SY, Lee SM, et al. An initial experience with a novel technique of single-port robotic Resection for rectal cancer. Tech Coloproctol 2021;25:857–64. [PMID: 34052901 DOI: 10.1007/S10151-021-02457-0]
53. Piozzi GN, Kim JS, Choo JM, Shin SH, Kim JS, Lee TH, et al. Da Vinci SP robotic approach to colorectal surgery: two specific indications and short-term results. Tech Coloproctol 2022;26:461–70. [PMID: 35182278 DOI: 10.1007/S10151-022-02597-X]
54. Song SH, Kim HJ, Choi GS, Park JS, Park SY, Lee SM, et al. Initial experience with a suprapubic single-port robotic right hemicolectomy in patients with colon cancer. Tech Coloproctol 2021;25:1065–71. [PMID: 34156568 DOI: 10.1007/S10151-021-02482-Z]
55. Baek SJ, Piozzi GN, Kim SH. Optimizing outcomes of colorectal cancer surgery with robotic platforms. Surg Oncol 2021;37. [PMID: 33839441 DOI: 10.1016/J.SURONC.2021.101559]
56. Piozzi GN, Lee DY, Kim JS, Kim SH. Da Vinci Single-Port (SP) robotic transverse colectomy for mid-transverse colon cancer. Tech Coloproctol 2022;26:681–2. [PMID: 35244806 DOI: 10.1007/S10151-022-02603-2]
57. Noh GT, Oh BY, Han M, Chung SS, Lee RA, Kim KH. Initial clinical experience of single-incision robotic colorectal surgery with da Vinci SP platform. Int J Med Robot 2020;16. [PMID: 32048755 DOI: 10.1002/RCS.2091]
58. Cheong JY, Choo JM, Kim JS, Rusli SM, Kim J, Kim SH. Da Vinci SP System Optimized for Intersphincteric Resection of Very

Low Rectal Cancer. Dis Colon Rectum 2022;65:e174. [PMID: 35138287 DOI: 10.1097/DCR.0000000000002215]
59. Marks JH, Perez RE, Salem JF. Robotic Colorectal Surgery: Beyond the Basics: Robotic Transanal Surgery for Rectal Cancer. Clin Colon Rectal Surg 2021;34:317. [PMID: 34512199 DOI: 10.1055/S-0041-1729864]
60. Marks JH, Kunkel E, Salem JF, Martin C, Anderson B, Agarwal S. First clinical experience with single-port robotic transanal minimally invasive surgery (SP rTAMIS) for benign rectal neoplasms. Tech Coloproctol 2021;25:117–24. [PMID: 33068190 DOI: 10.1007/S10151-020-02358-8]
61. Emrich Accioly JP, Zhao H, Ozgur I, Lee GC, Gorgun E, Wood HM. Single-Port, Robot-Assisted Transanal Harvest of Rectal Mucosa Grafts for Substitution Urethroplasty. Urology 2022;166:1–5. [PMID: 35513133 DOI: 10.1016/J.UROLOGY.2022.04.018]
62. Schleer P, Drobinsky S, de la Fuente M, Radermacher K. Toward versatile cooperative surgical robotics: a review and future challenges. Int J Comput Assist Radiol Surg 2019;14:1673–86. [PMID: 30830511 DOI: 10.1007/S11548-019-01927-Z/TABLES/3]
63. Chang KD, Abdel Raheem A, Choi YD, Chung BH, Rha KH. Retzius-sparing robot-assisted radical prostatectomy using the Revo-i robotic surgical system: surgical technique and results of the first human trial. BJU Int 2018;122:441–8. [PMID: 29645348 DOI: 10.1111/BJU.14245]
64. Ku G, Kang I, Lee WJ, Kang CM. Revo-i assisted robotic central pancreatectomy. Ann Hepatobiliary Pancreat Surg 2020;24:547. [PMID: 33234762 DOI: 10.14701/AHBPS.2020.24.4.547]
65. Alip S, Koukourikis P, Han WK, Rha KH, Na JC. Comparing Revo-i and da Vinci in Retzius-Sparing Robot-Assisted Radical Prostatectomy: A Preliminary Propensity Score Analysis of Outcomes. J Endourol 2022;36:104–10. [PMID: 34375129 DOI: 10.1089/END.2021.0421]
66. Abdel Raheem A, Troya IS, Kim DK, Kim SH, Won PD, Joon PS, et al. Robot-assisted Fallopian tube transection and anastomosis using the new REVO-I robotic surgical system: feasibility in a chronic porcine model. BJU Int 2016;118:604–9. [PMID: 27123543 DOI: 10.1111/BJU.13517]
67. Rassweiler JJ, Autorino R, Klein J, Mottrie A, Goezen AS, Stolzenburg JU, et al. Future of robotic surgery in urology. BJU Int 2017;120:822–41. [PMID: 28319324 DOI: 10.1111/BJU.13851]
68. Gkeka K, Tsaturyan A, Faitatziadis S, Peteinaris A, Anaplioti E, Pagonis K, et al. Robot-Assisted Radical Nephrectomy Using the Novel Avatera Robotic Surgical System: A Feasibility Study in a Porcine Model. J Endourol 2023;37. [PMID: 36274228 DOI: 10.1089/END.2022.0596]
69. Nakauchi M, Suda K, Nakamura K, Tanaka T, Shibasaki S, Inaba K, et al. Establishment of a new practical telesurgical platform using the hinotoriTM Surgical Robot System: a pre-clinical study. Langenbecks Arch Surg 2022;407:3783–91. [PMID: 36239792 DOI: 10.1007/S00423-022-02710-6]
70. Takahashi Y, Hakamada K, Morohashi H, Akasaka H, Ebihara Y, Oki E, et al. Verification of delay time and image compression thresholds for telesurgery. Asian J Endosc Surg Published Online First: 7 December 2022. [PMID: 36479621 DOI: 10.1111/ASES.13150]
71. Spinelli A, David G, Gidaro S, Carvello M, Sacchi M, Montorsi M, et al. First experience in colorectal surgery with a new robotic platform with haptic feedback. Colorectal Dis 2017;20:228–35. [PMID: 28905524 DOI: 10.1111/CODI.13882]
72. McKechnie T, Khamar J, Daniel R, Park L, Doumouras AG, Hong D, et al. The Senhance Surgical System in Colorectal Surgery: A Systematic Review. J Robot Surg Published Online First: 2022. [PMID: 36127508 DOI: 10.1007/S11701-022-01455-0]
73. Samalavicius NE, Dulskas A, Janusonis V, Klimasauskiene V, Eismontas V, Deduchovas O, et al. Robotic colorectal surgery using the Senhance® robotic system: a single center experience. Tech Coloproctol 2022;26:437–42. [PMID: 35305181 DOI: 10.1007/S10151-022-02589-X]
74. Dixon F, O'Hara R, Ghuman N, Strachan J, Khanna A, Keeler BD. Major colorectal Resection is feasible using a new robotic surgical platform: the first report of a case series. Tech Coloproctol 2021;25:285. [PMID: 33156413 DOI: 10.1007/S10151-020-02366-8]
75. Bianchi P Pietro, Salaj A, Rocco B, Formisano G. First worldwide report on Hugo RASTM surgical platform in right and left colectomy. Updates Surg Published Online First: 2023. [PMID: 36897505 DOI: 10.1007/S13304-023-01489-5]
76. Böhlen D, Gerber R. First Ever Radical Prostatectomy Performed with the New Dexter Robotic SystemTM. Eur Urol 2023;S0302-2838(23)02576. [PMID: 36842906 DOI: 10.1016/J.EURURO.2023.02.004]
77. World's First Surgery Using Virtual Incision's MIRA Miniature Robotic System Performed at Bryan Medical Center in Lincoln, Nebraska – Virtual Incision. https://virtualincision.com/worlds-first-surgery-using-mira/ (accessed 23 Mar 2023).
78. Prendergast JM, Rentschler ME. Towards autonomous motion control in minimally invasive robotic surgery. Expert Rev Med Devices 2016;13:741–8. [PMID: 27376789 DOI: 10.1080/17434440.2016.1205482]
79. Zorn L, Nageotte F, Zanne P, Legner A, Dallemagne B, Marescaux J, et al. A Novel Telemanipulated Robotic Assistant for Surgical Endoscopy: Pre-clinical Application to ESD. IEEE Trans Biomed Eng 2018;65:797–808. [PMID: 28678698 DOI: 10.1109/TBME.2017.2720739]
80. Atallah S, Sanchez A, Bianchi E, Larach SW. Envisioning the future of colorectal surgery: pre-clinical assessment and detailed description of an endoluminal robotic system (ColubrisMX ELS). Tech Coloproctol 2021;25:1199–207. [PMID: 34224035 DOI: 10.1007/S10151-021-02481-0]
81. Johnson CS, Kassir A, Marx DS, Soliman MK. Performance of da Vinci Stapler during robotic-assisted right colectomy with intracorporeal anastomosis. J Robot Surg 2019;13:115–9. [PMID: 29846869 DOI: 10.1007/S11701-018-0828-Z]
82. Ohi M, Toiyama Y, Ichikawa T, Kitajima T, Imaoka H, Yasuda H, et al. Billroth-I Reconstruction with Overlap Anastomosis Using an EndoWrist Linear Stapler After Robotic Distal Gastrectomy. J Laparoendosc Adv Surg Tech A 2020;30:1117–21. [PMID: 32293989 DOI: 10.1089/LAP.2020.0103]
83. Teo NZ, Chi-Yong Ngu J. A comparison between the da Vinci Xi EndoWrist Stapler and a conventional laparoscopic stapler in rectal transection: A randomized controlled trial. Int J Med Robot Published Online First: 24 February 2023. [PMID: 36692195 DOI: 10.1002/RCS.2501]
84. Guadagni S, Di Franco G, Gianardi D, Palmeri M, Ceccarelli C, Bianchini M, et al. Control Comparison of the New EndoWrist and Traditional Laparoscopic Staplers for Anterior Rectal Resection with the Da Vinci Xi: A Case Study. J Laparoendosc Adv Surg Tech A 2018;28:1422–7. [PMID: 29920142 DOI: 10.1089/LAP.2018.0218]
85. Schols RM, Bouvy ND, Van Dam RM, Stassen LPS. Advanced intraoperative imaging methods for laparoscopic anatomy navigation: an overview. Surg Endosc 2013;27:1851–9. [PMID: 23242493 DOI: 10.1007/S00464-012-2701-X]
86. Takahashi H, Yanagita T eshi, Suzuki T, Maeda A, Nakai N, Maeda Y, et al. Accurate localization of rectal cancer using near infrared ray-guided surgery with intra-operative colonoscopy

and da Vinci Firefly technology. Surg Today 2020;50:205–8. [PMID: 31446490 DOI: 10.1007/S00595-019-01864-Z]
87. Spunogluo G, Petz W, Borun S, Puccuolu AN, Bertanu E. Robotic right colectomy with complete mesocolic excision and indocyanine green guidance. Minerva Chir 2019;74:165–9. [PMID: 30037180 DOI: 10.23736/S0026-4733.18.07831-8]
88. Al-Taher M, van den Bos J, Terink I, van Kuijk S, van Hanegem N, Bouvy N, et al. Near-infrared fluorescence imaging for the intraoperative detection of endometriosis: A pilot study. Life 2022;12. [DOI: 10.3390/LIFE12010015]
89. Giannini A, Bianchi M, Doria D, Fani S, Caretto M, Bicchi A, et al. Wearable haptic interfaces for applications in gynecologic robotic surgery: a proof of concept in robotic myomectomy. J Robot Surg 2019;13:585–8. [PMID: 31062181 DOI: 10.1007/S11701-019-00971-W]
90. Bae SU, Baek SJ, Hur H, Baik SH, Kim NK, Min BS. Intraoperative near infrared fluorescence imaging in robotic low anterior Resection: three case reports. Yonsei Med J 2013;54:1066–9. [PMID: 23709448 DOI: 10.3349/YMJ.2013.54.4.1066]
91. Saeidi H, Opfermann JD, Kam M, Wei S, Leonard S, Hsieh MH, et al. Autonomous robotic laparoscopic surgery for intestinal anastomosis. Sci Robot 2022;7. [PMID: 35080901 DOI: 10.1126/SCIROBOTICS.ABJ2908]
92. Saeidi H, Opfermann JD, Kam M, Raghunathan S, Leonard S, Krieger A. A Confidence-Based Shared Control Strategy for the Smart Tissue Autonomous Robot (STAR). Rep U S 2018;2018:1268. [PMID: 31475075 DOI: 10.1109/IROS.2018.8594290]

SEÇÃO 83-5

EXPERIÊNCIA NO MANUSEIO DA DOENÇA DIVERTICULAR DOS CÓLONS

Luiz Carlos Benjamin do Carmo ▪ Debora Fontes Santos
Thiago Ibiapina Alves ▪ Sergio Gontscharow

INTRODUÇÃO

A cirurgia laparoscópica ainda é o padrão-ouro no tratamento cirúrgico da diverticulite aguda e nas diverticulites pós-crises agudas. Isso ocorre pela facilidade na realização do inventário da cavidade abdominal, seu uso consagrado ao longo dos anos e seus benefícios em relação à cirurgia convencional laparotômica, que apresenta uma alta taxa de complicações tais como infecção da ferida cirúrgica, deiscências de parede abdominal, eviscerações e hérnias incisionais.[1]

No entanto, segundo a literatura, nas diverticulites agudas Hinchey III e IV, a taxa de conversão de cirurgia videolaparoscópica ainda é alta, por volta de até 65%, devido à presença de mesentério volumoso e espessado, com planos de dissecção mal definidos.[1,2]

A cirurgia da diverticulite assistida pela plataforma robótica pode apresentar alguns benefícios que superam a videolaparoscopia nos casos considerados tecnicamente difíceis. Entre eles estão o uso de instrumentos articulados, o auxílio do terceiro braço para melhorar manobras em condições de espaço limitado, uma visualização estável em 3D do campo operatório e uma melhor ergonomia para o cirurgião.[1,2]

CIRURGIA HÍBRIDA

A utilização da plataforma robótica no tratamento cirúrgico da diverticulite começou de forma híbrida que consistia no uso da videolaparoscopia combinada com a plataforma robótica.

A cirurgia híbrida ocorre em dois tempos: a laparoscopia é utilizada em um primeiro tempo para a realização do inventário da cavidade abdominal, isolamento, clipagem ou selagem dos vasos e mobilização do ângulo esplênico quando necessário. Em seguida, utiliza-se a plataforma robótica para liberação do cólon esquerdo no sentido lateral para medial, isolamento e preparo do reto para a confecção da anastomose. Em uma pelve inflamada, com mesentério espesso, curto e friável, a plataforma traz vantagens nessa etapa pelos seus recursos já enumerados no tópico anterior.[3]

CIRURGIA TOTALMENTE ROBÓTICA

A evolução das plataformas robóticas combinada a maior experiência do cirurgião, favoreceu a transição da cirurgia híbrida para uma cirurgia realizada totalmente com uso da robótica.

Diversos estudos comparativos entre a cirurgia laparoscópica e a robótica foram realizados. Concluiu-se que a retossigmoidectomia anterior robótica é uma abordagem viável em mãos experientes e produz resultados comparáveis com a ressecção anterior laparoscópica para a doença diverticular em termos de tempo de internação, complicações pós-operatória e tempo operatório.[4-10]

PLATAFORMAS ROBÓTICAS

A realização das cirurgias robóticas colorretais teve início com o uso das plataformas *da Vinci S* e *Si* da Intuitive e atualmente das plataformas da Vinci X e Xi. Os modelos atuais facilitaram o acoplamento *docking*) do robô ao paciente; o uso de todos os trocates em um mesmo diâmetro de 8 mm e uma câmera que pode ser utilizada em qualquer um dos portais, o que favorece a abordagem cirúrgica multiquadrantes. Além disso, os novos modelos dispõem do sistema *Firefly*, que, como será detalhado adiante, trouxe mais segurança às anastomoses realizadas.

PADRONIZAÇÃO CIRÚRGICA

Posicionamento Inicial do Paciente

Fixa-se o paciente sob uma película de silicone na mesa cirúrgica, com os braços ao longo do corpo e pernas entreabertas. Utiliza-se meia elástica de média compressão, massageador pneumático e proteção de saliências ósseas como protocolo em cirurgias pélvicas.

Punções

- Punção de Palmer com agulha de Veress no hipocôndrio esquerdo.
- Punções e colocação dos quatro trocartes de 8 mm do robô e um trocarte de 12 mm para uso do cirurgião auxiliar e para passagem do grampeador (Fig. 83-5-1).

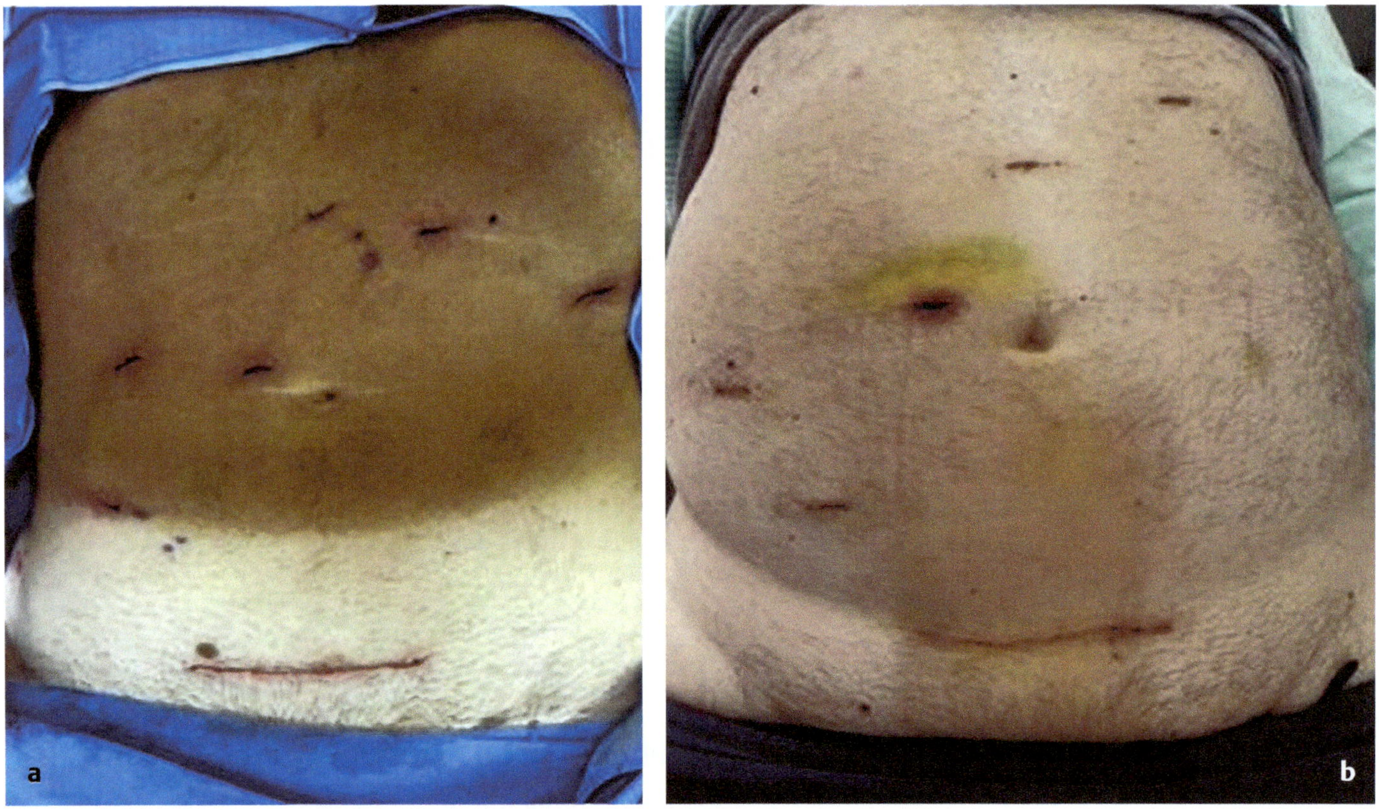

Fig. 83-5-1. (a, b) Cicatriz das incisões dos portais na plataforma robótica X e Xi, respectivamente.

Inventário da Cavidade

Após a introdução da ótica e o inventário da cavidade, mobiliza-se o omento maior sob o cólon transverso e posiciona-se a mesa em Trendelenburg e lateral direito.

Docking

- Na plataforma XI, acopla-se o robô pela lateral esquerda do paciente. Nessa plataforma, o posicionamento dos braços é feito após definição do órgão-alvo pela ótica. Na diverticulite, a princípio, miramos para a transição retossigmoideana, mas, caso necessite de mobilização do ângulo esplênico para confecção da anastomose, faz-se em outro tempo um segundo alvo com a mira para a flexura esplênica (Fig. 83-5-2a).
- Na plataforma X, o robô entra de forma oblíqua próximo à raiz da coxa do paciente com a mira voltada para o seu ombro direito (Fig. 83-5-2b).

Descrição do Procedimento

- A abordagem inicia-se de lateral para medial, com descolamento da goteira parietocólica esquerda e após clipagem ou selagem dos vasos sigmoideanos e/ou da artéria mesentérica inferior quando necessário. O objetivo na cirurgia de diverticulite é a ressecção apenas do seguimento acometido pela doença.

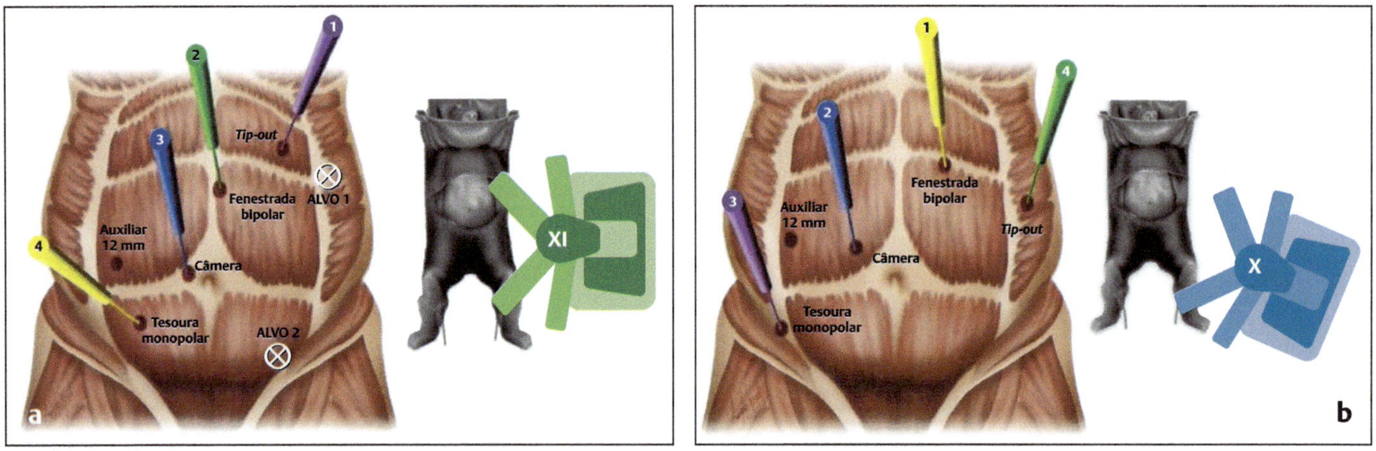

Fig. 83-5-2. (a, b) *Docking* lateral da plataforma robótica Xi e *Docking* oblíquo na plataforma X.

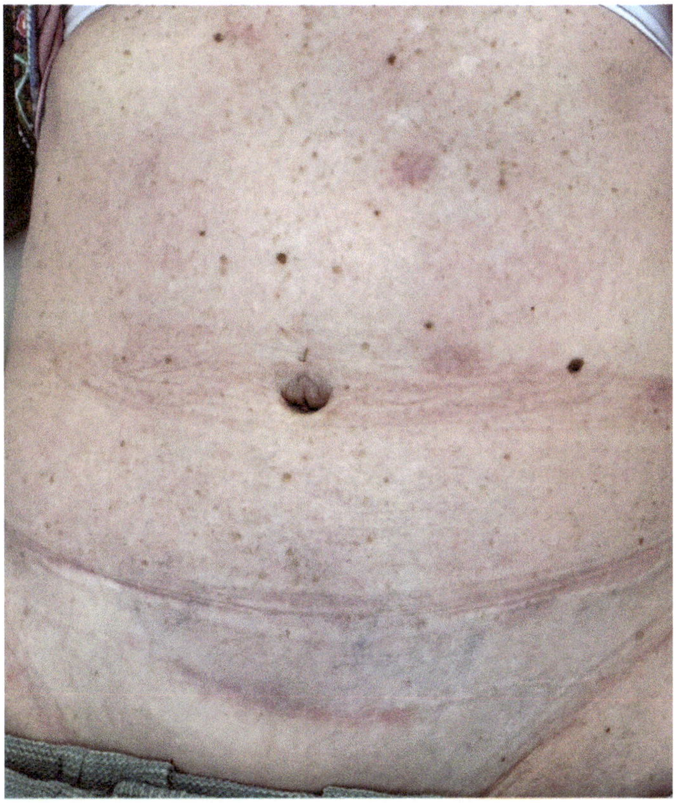

Fig. 83-5-3. Incisão suprapúbica para retirada da peça.

- Prepara-se o reto e realiza-se o grampeamento com uso de grampeador videlaparoscópico pelo trocarte auxiliar ou pelo grampeador próprio do robô quando disponível.
- Na maioria dos casos, libera-se o ângulo esplênico do cólon, sem a necessidade de sua mobilização.
- A retirada da peça é feita através de uma incisão suprapúbica e através dela é introduzida a ogiva do grampeador circular para confecção da anastomose colorretal terminoterminal. Saliento, que rotineiramente, prepara-se o segmento proximal do cólon de maneira totalmente intracorpórea, o que tem demonstrado facilitar a extração da peça cirúrgica e reduzir o risco de lesão do mesocólon remanescente (Fig. 83-5-3).

FIREFLY (TECNOLOGIA *FIREFLY-FLUORESCENCE*)

O *firefly* é um dispositivo que já vem acoplado aos modelos X e XI e é mais um recurso que nos dá subsídio importante nas cirurgias colorretais. Pode ser aplicado em várias etapas da cirurgia e tem o seu uso bem empregado na avaliação da perfusão das anastomoses para prevenção de fístulas. Nas cirurgias de diverticulite, podemos utilizá-lo para identificação dos ureteres (Fig. 83-5-4), avaliação da área de transecção distal e proximal antes da ressecção segmentar (Fig. 83-5-5) e após a anastomose (Fig. 83-5-6), com finalidade de avaliar sua integridade e vascularização. Pode ser utilizado também na colonoscopia intraoperatória e na identificação das fístulas com outros orgãos no intraoperatório.

O corante utilizado é a indocianina, o qual é apresentado em frasco de 25 mg e deve ser diluído em 10 mL de soro fisiológico. O tempo ideal de visualização é em torno de 25 a 60 segundos, seu pico máximo de 30 a 40 segundos, e faz-se a leitura a 10 cm da ótica. Rotineiramente se utiliza o *Firefly* em duas etapas: na primeira etapa o anestesista infunde 5 mL, via endovenosa, para verificar a viabilidade e perfusão do nível de ressecção proximal e distal do cólon, e em um segundo momento o volume restante é infundido após a realização da anastomose. É importante salientar que esse procedimento não substitui os testes de vazamento da anastomose.

Um estudo multicêntrico, de cirurgia laparoscópica no cólon esquerdo, com 147 pacientes, sendo 44% por diverticulite, demonstrou que o verde indocianina alterou o plano cirúrgico em 8% dos casos, sendo 7% na margem proximal. No número total de pacientes: 1,4% apresentou fístula e nenhum paciente que houve mudança do plano cirúrgico, teve fístula.[11,12]

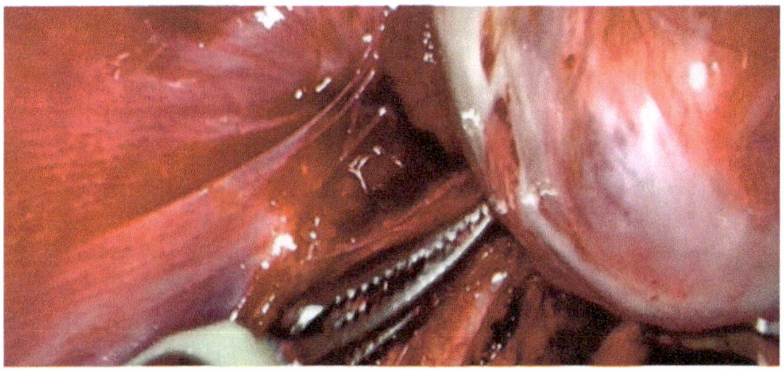

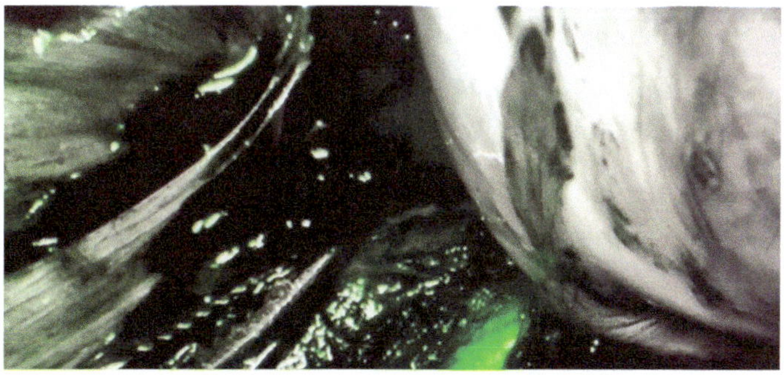

Fig. 83-5-4. Visualização do ureter através da infusão do corante de indocianina, antes e depois da infusão, respectivamente.

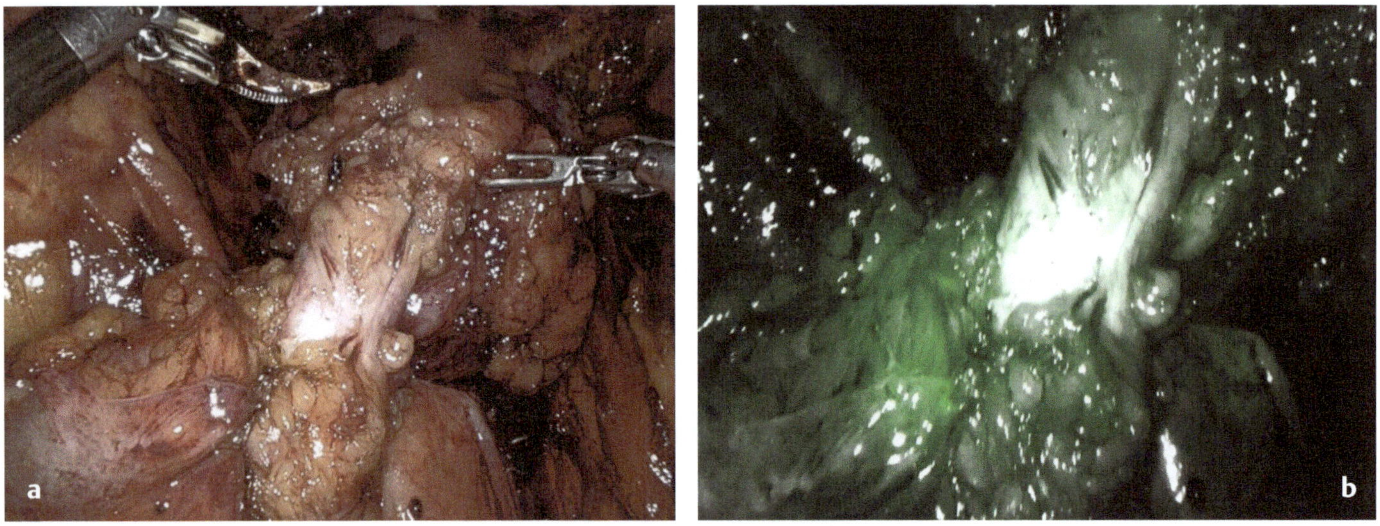

Fig. 83-5-5. Utilização do corante de indocianina antes da ressecção para visualização do local de transecção.

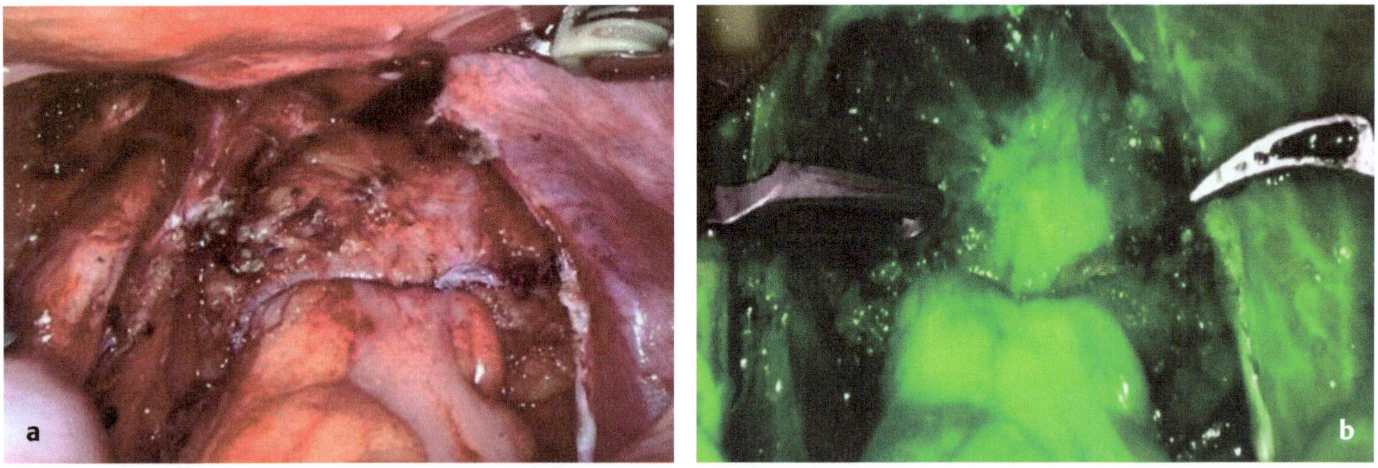

Fig. 83-5-6. Utilização do corante de indocianina após a realização da anastomose.

ERGONOMIA

Com a introdução da plataforma robótica, houve maior ênfase na ergonomia durante a cirurgia, no conforto do cirurgião e equipe, o que tornou os procedimentos menos cansativos e aumentou a produtividade em operações prolongadas, fato que beneficia o êxito do procedimento cirúrgico. Essa é uma grande vantagem da cirurgia robótica em relação à laparoscopia.[13,14,15] Cassini D *et al.*[3] (2019) demonstraram que até 74% dos cirurgiões laparoscópicos têm queixas osteomusculares durante seus procedimentos cirúrgicos. A visão 3D aprimorada e a técnica *EndoWrist* associada à abordagem robótica pode ajudar os cirurgiões a lidar melhor com a fadiga. Além disso, como comprovado por Moore LJ *et al.* (2015), as alterações cardiovasculares dos cirurgiões são mais frequentes em cirurgias laparoscópicas durante tarefas estressantes que quando utilizado o sistema robótico.[16] Todas essas vantagens ergonômicas da cirurgia robótica quando aplicadas na cirurgia colorretal, especificamente nas cirurgias de diverticulite – prolongadas e estressantes – devem contribuir para o melhor resultado do procedimento.

EXPERIÊNCIA DO AUTOR

Após uma experiência adquirida por mais de duas décadas na videolaparoscopia para tratamento da diverticulite, em 2016 iniciamos nossas primeiras cirurgias com uso da plataforma robótica. Nos primeiros anos, utilizamos o modelo de robô da Vinci Si. Atualmente as plataformas mais utilizadas em nossas cirurgias são os modelos X e Xi.

Ao longo desses anos, a cirurgia convencional perdeu espaço para a cirurgia minimamente invasiva, tornando-se exceção no tratamento da diverticulite. Em nosso serviço, nos últimos 3 anos, houve um aumento importante do uso da plataforma robótica com um maior número de cirurgias realizada por essa via em comparação com a cirurgia videolaparoscópica (Quadro 83-5-1).

A grande maioria das cirurgias são realizadas em casos de diverticulite de repetição (Hinchey I e II) após melhora do processo inflamatório, com o objetivo de evitar uma possível colostomia.[17] Dessa forma, reservam-se as cirurgias de urgências apenas para os casos de peritonite generalizada ou abscessos cuja drenagem percutânea não foi bem-sucedida. A Figura 83-5-7 demonstra um estudo realizado pelo nosso

Quadro 83-5-1. Distribuição por Modalidade Cirúrgica entre Jan/2017 e Dez/2022

	2017	2018	2019	2020	2021	2022
Convencional	0	2	0	0	0	0
Videolaparoscópica	6	11	7	3	3	3
Robótica	0	0	3	4	5	6

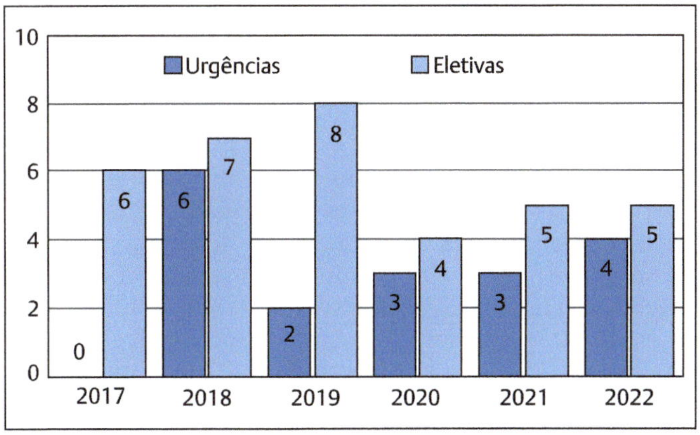

Fig. 83-5-7. Cirurgias de urgências e eletivas entre Jan/2017 a dez/2022.

grupo a partir de 2017 até 2022, em uma mesma instituição, onde foram realizadas 53 cirurgias por diverticulite, em sua maioria, após o período da crise aguda. Entretanto, ainda se nota uma incidência alta de casos operados na urgência.

Cirurgias complicadas com fístulas, principalmente colonvaginal e colonvesical também foram incluídas no nosso estudo. Nesses casos, particularmente, nota-se um grande benefício da plataforma robótica a qual facilita a identificação dos planos e a dissecção dos tecidos com movimentos mais finos e menos traumáticos.[2] Como consequência, há uma diminuição da realização de estomia e aumento da confecção de anastomose primária. Em nosso serviço, quando se compara a incidência de colostomia terminal entre o número absoluto de casos operados, nota-se sua diminuição durante o período de 2017 a 2022 (Fig. 83-5-8).

Apesar de uma tendência crescente em confecção de anastomose diante das cirurgias complicadas, na urgência ainda prevalece a ressecção segmentar do cólon e colostomia terminal (cirurgia de Hartmann) com uma incidência aproximada de 63% em nosso estudo (Fig. 83-5-9). Entretanto, quando há viabilidade dos segmentos proximal e distal da ressecção, costumamos realizar anastomose primária, mesmo em vigência de abscessos localizados ou peritonite purulenta. Essa é uma conduta possível que depende da experiência do cirurgião e da facilidade técnica disponível.[17]

Aproximadamente 66% das nossas cirurgias por diverticulite foram eletivas, conforme demonstrado na Figura 83-5-10. Para que isso ocorresse é importante salientar o papel da radiologia intervencionista na mudança e na diminuição das indicações cirúrgicas de urgências. Da mesma forma que nós cirurgiões passamos a ter uma maior expectativa na evolução dos quadros agudos – evitando as

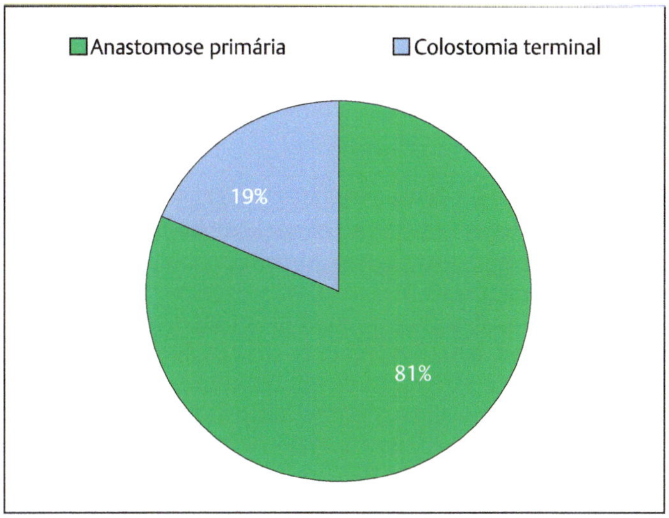

Fig. 83-5-8. Retossigmoidectomia com anastomose primária × cirurgia de Hartmann.

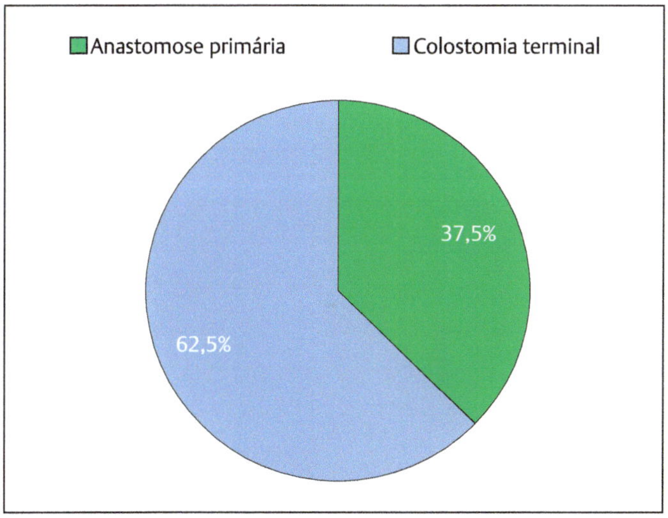

Fig. 83-5-9. Anastomose primária × Hartmann nas abordagens de urgência.

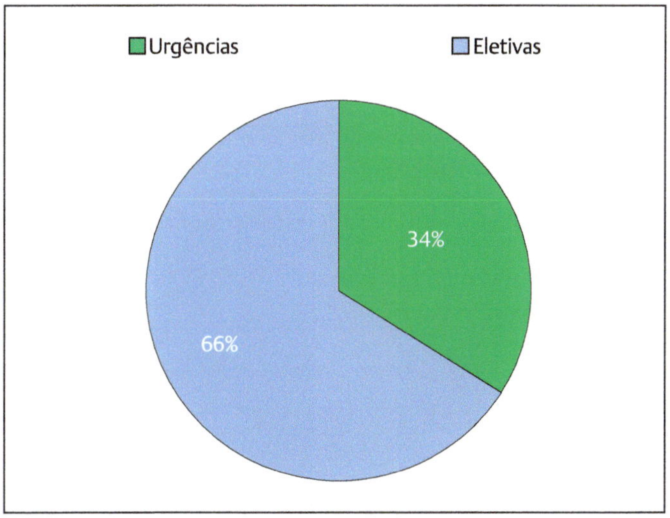

Fig. 83-5-10. Cirurgias de urgência × eletivas.

chamadas cirurgias em dois tempos com colostomia terminal – os radiologistas intervencionistas também evoluíram em sua técnica. Atualmente, há possibilidade de drenar abscessos que em um passado não tão distante era quase impossível seu acesso.

COMPLICAÇÕES DAS DIVERTICULITES – FÍSTULAS

A fístula mais comum na diverticulite é a retovesical, e em segundo lugar a retovaginal. Nestes casos, a plataforma robótica facilitou tecnicamente sua abordagem cirúrgica. Além da melhor visualização e movimentos finos proporcionados pela plataforma, outra vantagem da cirurgia robótica é a maior facilidade para a realização de endossuturas, principalmente nas suturas de órgãos pélvicos como a vagina e a bexiga.

Na cirurgia laparoscópica, a taxa de conversão para cirurgia laparotômica nas fístulas é alta, aproximadamente de 34%, como demonstrou Martinolich J *et al.* (2019).[18] Acredita-se que com os recursos presentes na plataforma robótica será possível a diminuição desta taxa de conversão.[4,6]

RECONSTRUÇÃO DE TRÂNSITO INTESTINAL APÓS CIRURGIA DE HARTMANN NA DIVERTICULITE AGUDA

Os pacientes com colostomia a Hartmann podem ser divididos em dois grupos : aqueles que serão submetidos a reconstrução pós-cirurgia convencional e pós-cirurgia minimamente invasiva. Há uma grande diferença na abordagem cirúrgica desses pacientes; as laparoscópicas apresentam menos aderências e, geralmente, quando existem, são mais fáceis de serem liberadas. Ao contrário das reconstruções de trânsito após ressecções tumorais, na diverticulite geralmente se poupa o reto superior na primeira abordagem, o que facilita a confeção da anastomose na segunda cirurgia.[19,20] Dessa forma, em nosso estudo, todos os casos de Hartmann após diverticulite foram passíveis de reversão com a reconstrução realizada por volta de 3 meses da primeira abordagem (Fig. 83-5-11). Existem poucas publicações sobre reconstrução pós-Hartmann robótica ou comparação entre esse tipo de cirurgia na modalidade laparoscópica e laparotômica.[21]

Com a plataforma robótica, geralmente a cirurgia começa com a liberação da colostomia em relação à parede abdominal. Resseca-se após um pequeno segmento desse cólon exteriorizado e nesse mesmo tempo, introduz-se a ogiva do grampeador circular. Aproveita-se essa abertura para a passagem de um dos trocartes sob visão direta e, após seu fechamento, posicionam-se os demais trocarters.[22] O robô, assim como nas retossigmoidectomias, é instalado ao lado esquerdo do paciente na plataforma da Vinci X e Xi como já descritos anteriormente (Fig. 83-5-2).

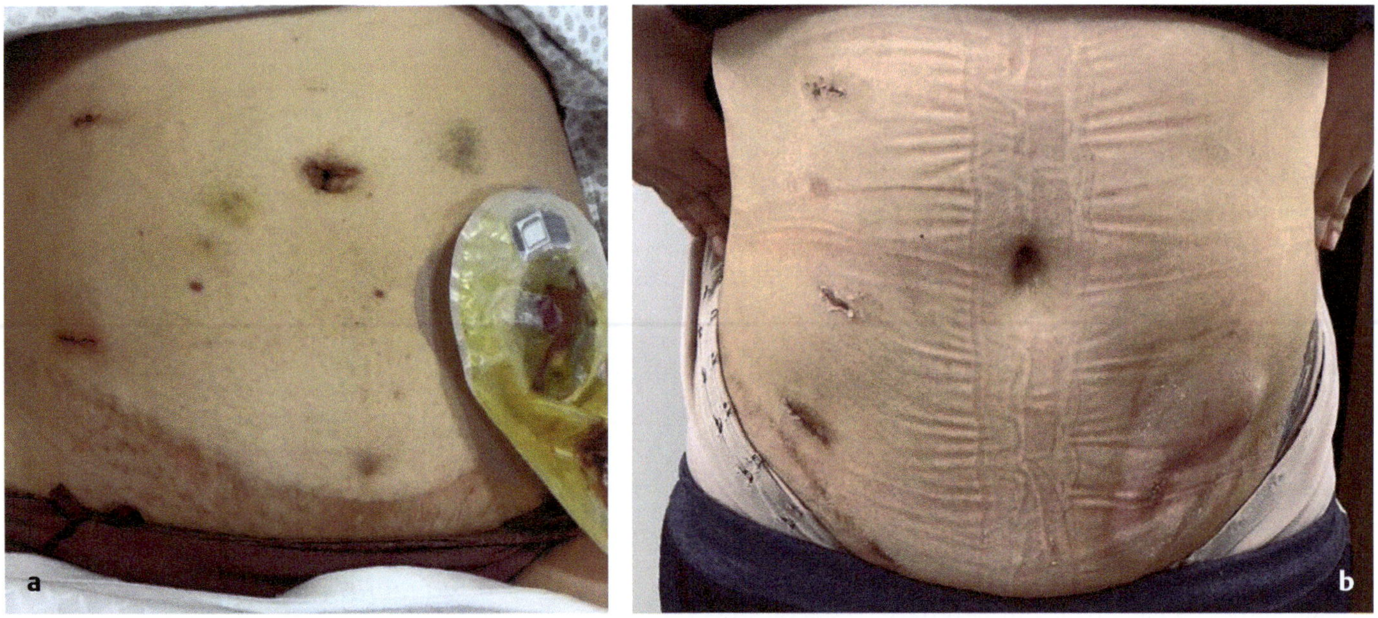

Fig . 83-5-11. (a) Antes da cirurgia de reconstrução de trânsito. (b) Após cirurgia de reconstrução de trânsito.

HÉRNIA PARACOLOSTÔMICA APÓS CIRURGIA DE DIVERTICULITE AGUDA

Existe ainda uma incidência alta de hérnias paracolostômicas após cirurgias de urgência na diverticulite, ainda que realizadas via laparoscopia. Isso ocorre devido à obesidade – fator de risco importante na diverticulite –, parede abdominal espessa, mesocólon inflamado e com pouca mobilidade que por vezes dificulta sua exteriorização e a perda ponderal rápida no pós-operatório.[23]

A correção da hérnia ventral é realizada durante a reconstrução do trânsito intestinal (Fig. 83-5-12).

É importante ter uma avaliação prévia da parede abdominal por meio do exame físico do paciente, em pé e deitado, e complementar-se com uma tomografia da parede abdominal que dará informações, como: a presença de alças de delgado e as medidas do anel herniário, importantes para a colocação de um tamanho adequado da tela.[23] Essa tela poderá ser colocada acima da aponeurose, após a sutura das bordas do anel herniário. O inconveniente da tela nesta região é que existe um descolamento extenso do tecido celular subcutâneo, o qual propicia a formação de seroma com a necessidade de drenagem local (Fig. 83-5-13).

Nas hérnias maiores, tem-se optado pela colocação da tela intraperitoneal dupla-face ou pré-peritoneal (Fig. 83-5-14). A plataforma robótica trouxe grande auxílio nessa etapa com a possibilidade de uma melhor manipulação da parede abdominal na abordagem intracavitária. Dessa forma, disseca-se o espaço pré-peritoneal, aloca-se uma tela de polipropileno e depois se realiza seu fechamento com endossutura. Nos casos em que não seja possível essa dissecção, utiliza-se a tela dupla-face.

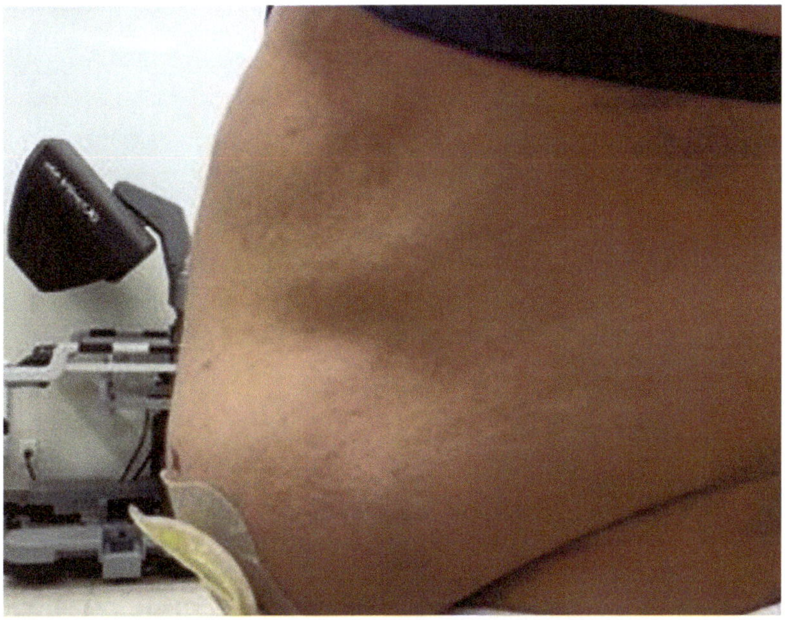

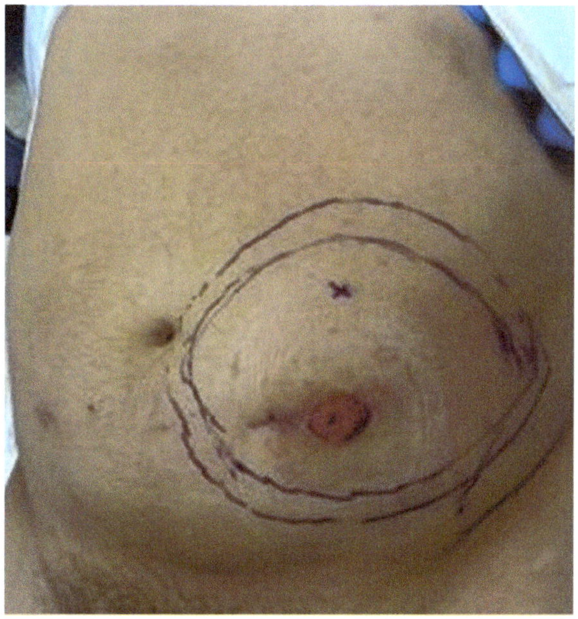

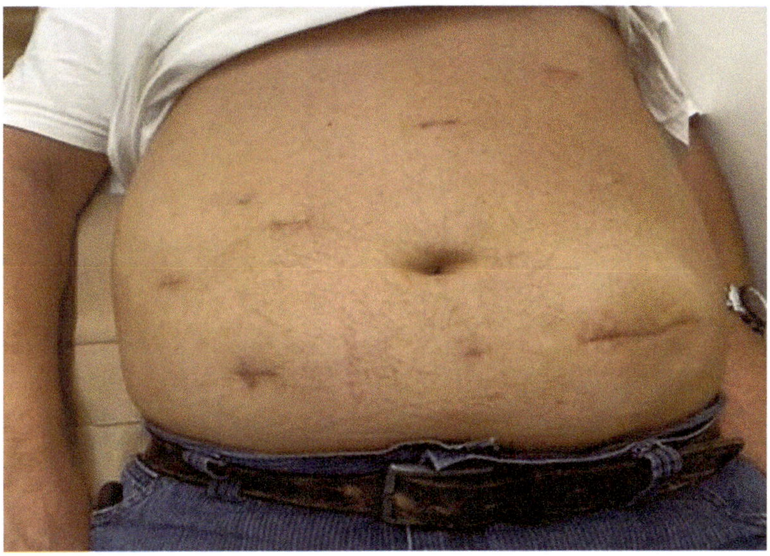

Fig. 83-5-12. Hérnia paracolostômica antes e após sua correção e reconstrução de trânsito.

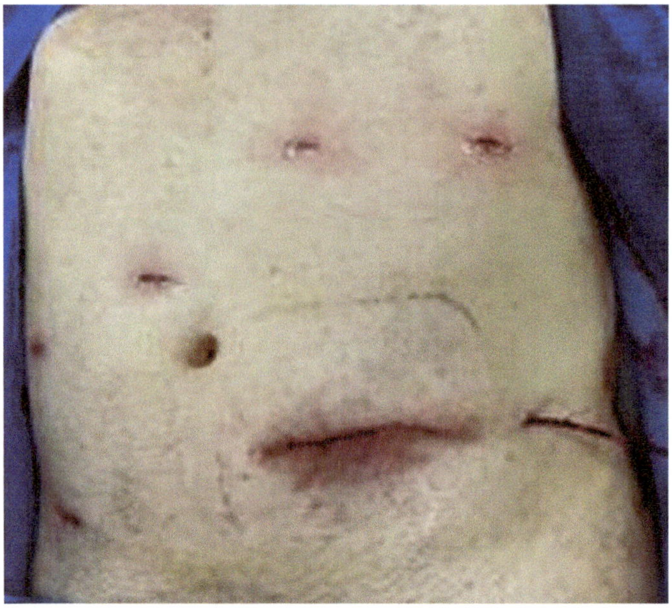

Fig. 83-5-13. Dreno alocado no subcutâneo.

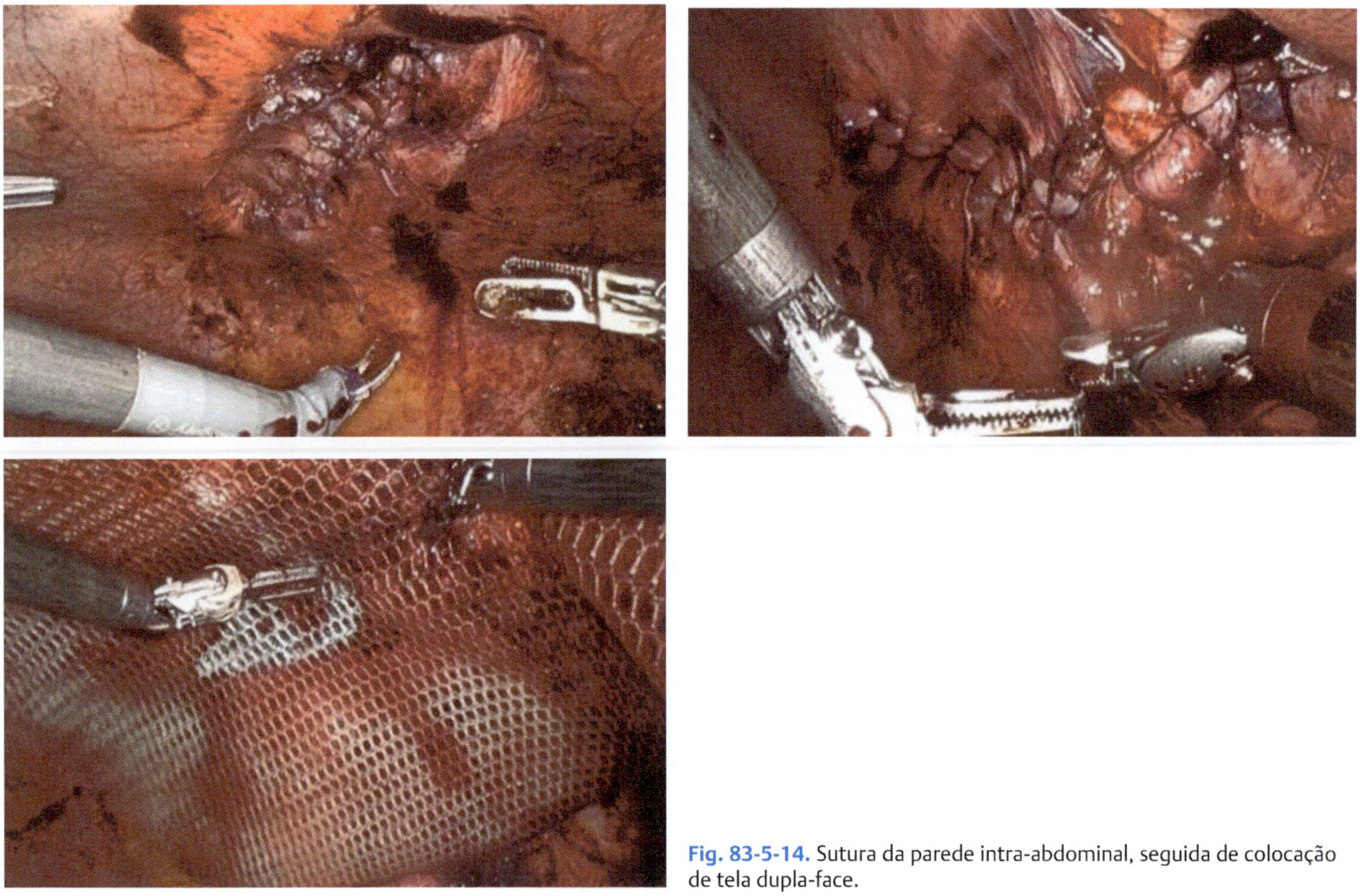

Fig. 83-5-14. Sutura da parede intra-abdominal, seguida de colocação de tela dupla-face.

CONSIDERAÇÕES FINAIS

A cirurgia robótica é uma opção viável e segura na doença diverticular, entretanto são necessários estudos controlados e randomizados para melhor definir a superioridade da cirurgia robótica para as ressecções na diverticulite aguda. Estudos realizados comparando a cirurgia laparoscópica com a robótica, feitos por um único cirurgião, demonstraram que a cirurgia robótica é uma abordagem viável em mãos experientes e produz resultados comparáveis à laparoscopia, com tempo de internação e complicações pós-operatórias menores.[5] A taxa de conversão para a cirurgia aberta é menor do que a laparoscópica, porém com tempo operatório maior e custos ainda muito elevados.

Os artigos na literatura são unânimes em relatar que a doença diverticular, com suas formas complicadas, tais como fístulas, fibroses e anatomia alterada, apresenta desafios técnicos para o cirurgião. Compreender e antecipar esses desafios é a chave para uma cirurgia bem-sucedida. A plataforma robótica, com seus benefícios apresentados, pode diminuir o número de conversões e encorajar o cirurgião a realizar uma cirurgia minimamente invasiva, o que evita as complicações da cirurgia convencional.[6,17]

A plataforma da Vinci XI já dispõe de pinças seladoras e grampeadores articulados, o que proporciona autonomia total ao cirurgião no console, o que o permite realizar essas etapas importantes da cirurgia com grande facilidade e alto nível de segurança. Atualmente, devido ao alto custo, ainda temos a necessidade de transferir essas funções para o auxiliar e utilizar as seladoras, pinças ultrassônicas e grampeadores da videolaparoscopia.

Após uma vasta revisão bibliográfica associada à nossa experiência com o uso da plataforma robótica na cirurgia colorretal, e seu uso nas cirurgias de diverticulite, podemos afirmar que esta plataforma será muito útil nas cirurgias de diverticulite aguda como rotina e trará inúmeros benefícios para o êxito do procedimento e para o paciente.

REFERÊNCIAS BIBLIOGRÁFICAS

1. Van Eetvelde E, Jacobs-Tulleneers-Tevissen D. Robotic surgery for perforated diverticulitis. In: Robotic colorectal surgery - Complete manual of surgical techniques. Cham, Springer; 2022. p. 207-219.
2. Spinoglio G, Lo Conte D, Mellano A, Ribero D. Benign diseases: does the robot make sense? In: Robotic surgery. 2nd ed. Cham. Springer; 2021. p. 1489-1500.
3. Cassini D, Depalma N, Grieco M, Cirocchi R, Manoochehri F, Baldazzi G. Robotic pelvic dissection as surgical treatment of complicated diverticulitis in elective settings: a comparative study with fully laparoscopic procedure. Surg Endosc. 2019;3(8):2583-2590.
4. Larkins K, Mohan H, Apte SS, Chen V, Rajkomar A, Larach JT, et al. A systematic review and meta-analysis of robotic resections for diverticular disease. Colorectal Dis. 2022;24(10):1105-1116.
5. Chiu T, Chen MZ, Guo C, Barto W. A retrospective audit of robotic versus laparoscopic anterior resection for diverticular disease in a single surgeon's experience, 2023. Disponível na Internet: https://doi.org/10.21203/rs.3.rs-2455321/v1
6. Gass JM, Daume D, Schneider R, Steinemann D, Mongelli F, Scheiwiller A, et al. Laparoscopic versus robotic-assisted, left-sided colectomies: intra- and postoperative outcomes of 683 patients. Surg Endosc. 2022;6(8):6235-6242.
7. Beltzer C, Knoerzer L, Bachmann R, Axt S, Dippel H, Schmidt R. Robotic versus laparoscopic sigmoid resection for diverticular disease: A single-center experience of 106 cases. J Laparoendosc Adv Surg Tech. 2019;29(11):1451-1455.
8. Al-Temimi MH, Chandrasekaran B, Agapian J, Peters WR Jr, Wells KO. Robotic versus laparoscopic elective colectomy for left side diverticulitis: a propensity score-matched analysis of the NSQIP database. Int J Colorectal Dis. 2019;4(8):1385-1392.
9. Bilgin IA, Bas M, Benlice C, Esen E, Ozben V, Aytac E, et al. Totally laparoscopic and totally robotic surgery in patients with left-sided colonic diverticulitis. Int J Med Robot. 2020;16(1):e2068.
10. Vasudevan V, Reusche R, Wallace H, Kaza S. Clinical outcomes and cost-benefit analysis comparing laparoscopic and robotic colorectal surgeries. Surg Endosc. 2016;30(12):5490-5493.
11. Meyer J, Naiken S, Christou N, Liot E, Toso C, Buchs NC, et al. Reducing anastomotic leak in colorectal surgery: The old dogmas and the new challenges. World J Gastroenterol. 2019;14;25(34):5017-5025.
12. Jafari MD, Wexner SD, Martz JE, McLemore EC, Margolin DA, Sherwinter DA, et al. Perfusion assessment in laparoscopic left-sided/anterior resection (PILLAR II): a multi-institutional study. J Am Coll Surg. 2015;220(1):82-92.
13. Craven R, Franasiak J, Mosaly P, Gehrig PA. Ergonomic deficits in robotic gynecologic oncology surgery: a need for intervention. J Minim Invasive Gynecol. 2013;20(5):648-55.
14. McDonald ME, Ramirez PT, Munsell MF, Greer M, Burke WM, Naumann WT, et al. Physician pain and discomfort during minimally invasive gynecologic cancer surgery. Gynecol Oncol. 2014;34(2):243-7.
15. Wee IJY, Kuo LJ, Ngu JC. A systematic review of the true benefit of robotic surgery: Ergonomics. Int J Med Robot. 2020;16(4):e2113.
16. Moore LJ, Wilson MR, Waine E, McGrath JS, Masters RSW, Vine SJ. Robotically assisted laparoscopy benefits surgical performance under stress. J Robotic Surg. 2015;9:277-284.
17. Formisano G, Giuliani G, Salaj A, Salvischiani L, Ferraro L, Luca M, et al. Robotic elective colectomy for diverticular disease: short-term outcomes of 80 patients. Int J Med Robot. 2021;17(2):e2204.
18. Martinolich J, Croasdale DR, Bhakta AS, Ata A, Chismark AD, Valerian BT, et al. Laparoscopic Surgery for Diverticular Fistulas: Outcomes of 111 Consecutive Cases at a Single Institution. J Gastrointest Surg. 2019;23(5):1015-1021.
19. Reali C, Landerholm K, George B, Jones O. Hartmann's Reversal: Controversies of a Challenging Operation. Minim Invasive Surg. 2022;2022:1-6.
20. Salusjärvi JM, Koskenvuo LE, Mali JP, Mentula PJ, Leppäniemi AK, Sallinen VJ. Stoma reversal after Hartmann's procedure for acute diverticulitis. Surgery. 2023;173(4):920-926.
21. Bardakcioglu O. Robotic Reversal of Hartmann's Procedure. Clin Colon Rectal Surg. 2021;34(5):325-327.
22. Giuliani G, Formisano G, Milone M, Salaj A, Salvischiani L, Bianchi PP. Full robotic Hartmann's reversal: technical aspects and preliminary experience. Colorectal Dis. 2020;2(11):1734-1740.
23. Smith JM, Kapur SK, Mericli AF, Baumann DP, Butler CE. Parastomal hernia repair. Plast Aesthet Res. 2022; 9-10.
24. Beltzer CR, Knörzer L, Dippel H, Schmidt R. Functional results after laparoscopic versus robot-assisted sigmoid resection in diverticulitis. Zentralbl Chir. 2021;46(1):68-75.
25. Liu S, Harnsberger C, Langness S, Ramamoorthy S. Masters program colon pathway: robotic left hemicolectomy and total colectomy. In: The sages manual of robotic surgery. Cham, Springer; 2018;175-187.
26. Bianchini M, Palmeri M, Stefanini G, Furbetta N, Di Franco G. The role of robotic-assisted surgery for the treatment of diverticular disease. J Robot Surg. 2020;14(1):239-240.

SEÇÃO 83-6

CONTRIBUIÇÕES NO TRATAMENTO DA ENDOMETRIOSE

Carlos Ramon Silveira Mendes

INTRODUÇÃO

A endometriose consiste em uma doença benigna, inflamatória e estrogênio dependente, cujas manifestações podem perpassar estágios hormonais desde antes da menarca até a pós-menopausa. As lesões endometrióticas mostram-se bastante presentes na população feminina em idade fértil, acometendo cerca de 10% dessas mulheres. A patologia pode ter um curso assintomático ou gerar sinais e sintomas variados e inespecíficos. Via de regra, as pacientes apresentam dor crônica abdominal e/ou pélvica, dispareunia, dismenorreia importante, sangramento menstrual anormal, infertilidade.[1]

Nesse cenário, a cirurgia robótica representa uma das vias terapêuticas e oferece uma série de contribuições, tais como redução do tempo de internação e da dor no pós-operatório, incisões menores e mais estéticas, tendo em conta o alcance de uma cicatrização com aparência mais satisfatória. Ademais, traz vantagens ergonômicas, movimentos mais amplos e precisos, além de melhor visualização para o cirurgião por meio de uma imagem tridimensional.[2]

PATOGÊNESE

Essa afecção é caracterizada pela presença de células endometriais fora da cavidade uterina, onde há crescimento celular e resposta inflamatória.[3-5] Essa resposta inflamatória pode estar associada a angiogênese, adesões, fibrose, cicatrização, distorção anatômica. O tecido endometrial ectópico é semelhante ao que se encontra no útero, contendo glândulas e estroma endometriais. Apesar das similaridades, a lesão da endometriose diferencia-se do endométrio eutópico, muitas vezes, pelo conteúdo de tecido fibroso, sangue e cistos, e, sobretudo, pela localização do tecido.[1,4]

Alguns fatores podem ser considerados na patogênese da endometriose, dentre eles, desequilíbrio de proliferação celular e mecanismos de apoptose, propagação celular do útero para diferentes órgãos ou cavidades, anormalidade em sinalização endócrina, alterações imunológicas ou de fatores genéticos.[1] Sob essa ótica, entende-se a endometriose como uma patologia multifatorial cuja patogênese envolve diversas teorias ainda em estudo, como:

A) *Menstruação retrógrada:* explica a existência de endométrio ectópico por meio de um fluxo menstrual retrógrado que permite a passagem de células através das trompas de Falópio para a cavidade peritoneal.[1,4]
B) *Outros mecanismos:* consideram-se outras possíveis fontes de células endometriais fora do útero, a exemplo, células-tronco, mesotélio, vestígios embrionários mullerianos, células-tronco da medula óssea, disseminação linfática ou vascular e metaplasia.

Cabe salientar que, devido à dissonância com a teoria da menstruação retrógrada, a endometriose anterior à menarca leva em consideração alguns desses mecanismos alternativos, incluindo sangramento retrógrado uterino neonatal subsequente à exposição hormonal de origem materna.[1]

APRESENTAÇÃO

As lesões da endometriose podem apresentar-se em diferentes tecidos e órgãos da pelve, do abdome ou da região torácica. Cabe salientar que o surgimento dessas lesões pode ser espontâneo ou associado a fatores como trauma ou cirurgias prévias.[6,7]

Lesões Pélvicas

As mais frequentes, em ordem decrescente, são: lesões em ovários e fossa ovariana, fundo de saco anterior e posterior, ligamentos largos posteriores, ligamentos uterossacros, saco de Douglas, bexiga, útero, trompas de Falópio, cólon sigmoide, apêndice vermiforme, ligamentos redondos, vagina, colo do útero, septo retovaginal, ceco, íleo, canais inguinais, cicatrizes perineais, ureteres e umbigo.[1]

As lesões pélvicas da endometriose podem ser classificadas como peritoneais superficiais, ovarianas ou profundas.

Lesões Extrapélvicas

De forma geral, tendem a surgir na parede abdominal, e menos frequentemente em mamas, pâncreas, fígado, vesícula biliar, rins, uretra, extremidades, vértebras, ossos, nervos periféricos, baço, diafragma, sistema nervoso central, hímen e pulmão.[1,5]

MANIFESTAÇÕES E IMPACTOS CLÍNICOS

Pacientes com endometriose podem apresentar quadros de dor crônica abdominal e/ou pélvica, dispareunia, dismenorreia importante, sangramento menstrual anormal, infertilidade, entre outros,[1,7] como supracitado.

Dor Pélvica Crônica

Essa dor, de forma geral, é descrita como intensa, latejante, em pontada e/ou queimação.[7] Entende-se que a dor pélvica associada à endometriose tenha relação com a síntese de mediadores inflamatórios e de dor, bem como possíveis disfunções neurológicas, como aumento de fibras nervosas e desequilíbrio de fibras sensoriais, secundários ao tecido endometrial ectópico.[1]

Dispareunia

A dispareunia ocorre em quase metade das mulheres sexualmente ativas e a endometriose é considerada uma das principais causas desse distúrbio, sobretudo, quando há lesões profundas ou peritoneais.[5,7]

Polaciúria, Urgência Urinária e/ou Disúria

Sintomatologia frequentemente associada a endometriose vesical, podendo ser intensificada em período menstrual. A presença de lesões em uretra, por sua vez, tende a gerar estenose e obstrução uretral e pode ser assintomática (em mais de 50% dos casos) ou cursar com cólica em flancos e/ou hematúria.[7,8]

Diarreia, Constipação e Cólica Abdominal

Quadro associado à presença de lesões de endometriose em intestinos, podendo, menos frequentemente, evoluir com dor ao defecar e sangramento retal.[7] Muitas vezes quando a lesão acomete a válvula ileocecal o risco de obstrução intestinal torna-se elevado.

Dor Torácica, Hemoptise e/ou Pneumotórax

A endometriose torácica pode gerar quadros de dor torácica, hemoptise e/ou pneumotórax, além de, em menor proporção, dor em regiões escapular ou cervical,[7] hemotórax e nódulos.[9]

Dor em Parede Abdominal

Pacientes com endométrio ectópico em parede abdominal podem cursar com massa dolorosa na região. A dor pode estar associada ao período menstrual ou ser contínua. É possível a ocorrência de sangramento.[6,7]

Infertilidade

A endometriose pode ocasionar depleção ovariana e infertilidade, que provém de alterações anatômicas ou presença de substâncias que sejam incompatíveis com uma função ovariana adequada, mobilidade de espermatozoides, fertilização e implantação.[1] Nesses casos, a infertilidade pode ser reversível ou não. Sob essa perspectiva, estão disponíveis diversos procedimentos terapêuticos para tratar a infertilidade, bem como opções de preservação da fertilidade por meio de congelamento de tecido ovariano, embrião, oócito.[10]

Repercussões na Gestação

Durante a gestação, há a possibilidade de regressão de lesões da endometriose, bem como de algumas complicações, como perfuração intestinal, hemoperitônio, uroperitônio, apendicite aguda e infecção ou rotura de endometrioma ovariano.[1] Alguns estudos sugerem, ainda, uma associação da endometriose ao aumento de risco de parto prematuro, de pré-eclâmpsia e de necessidade de cesariana hemorragia e baixo peso ao nascer.[11,12]

Risco de Câncer de Ovário

Alguns estudos sugerem a endometriose ovariana como um fator de risco para o desenvolvimento de câncer de ovário, não tendo sido especificado, até o momento, se esse risco aumentado abrange lesões superficiais, endometriomas ou ambos. Cabe salientar que há o aumento do risco relativo de desenvolvimento da doença quando comparado com indivíduos sem endometriose, entretanto, é baixo o risco absoluto de evolução da endometriose ovariana ao câncer de ovário.[1]

Depressão e Ansiedade

A apresentação de dor e infertilidade frequentemente implica prejuízos à saúde mental, não apenas na endometriose, mas, também, em demais distúrbios de dor pélvica crônica. Ademais, têm sido estudadas associações genômicas com sugestão de que haja pleiotropia em determinado gênico, associando endometriose e depressão.[1]

OPÇÕES TERAPÊUTICAS

O manejo da paciente com endometriose pode variar de acordo com idade, desejo de fertilidade, comorbidades prévias, intensidade da sintomatologia, bem como o impacto que a patologia tem em sua qualidade de vida.[13] Todavia, considerando a relevância das manifestações e dos impactos clínicos supracitados, mostra-se essencial o início terapêutico precoce em grande parte dos casos.

O objetivo terapêutico na endometriose é o controle de sinais e sintomas, seja ele farmacológico, cirúrgico ou uma associação entre as diversas possibilidades abarcadas nestas duas categorias. As opções farmacológicas podem ser hormonais ou não e o tratamento cirúrgico, via de regra, visa redução da dor e de outros sintomas, além de certa preservação da fertilidade. Cabe salientar a possibilidade de recidivas após interrupção de tratamento e, ainda, a tendência à cessação da sintomatologia com a menopausa.[13]

Tratamento Farmacológico

Segundo o entendimento da Sociedade Americana de Medicina Reprodutiva, "a endometriose deve ser vista como uma doença crônica que merece acompanhamento vitalício com a finalidade de que se otimize o tratamento medicamentoso e que se evite a realização de repetidas cirurgias".[14] Junto a esse entendimento, é necessária a percepção de que o diagnóstico definitivo da endometriose necessita perpassar por uma laparoscopia diagnóstica, que, usualmente, só é indicada quando se opta pelo tratamento cirúrgico subsequente.[13]

Portanto, o manejo inicial dos pacientes com dor pélvica associada a fatores de risco e altas suspeitas para endometriose, perpassa o tratamento farmacológico empírico que busca não só tratar os sintomas, bem como postergar, ao máximo, qualquer tipo de intervenção cirúrgica.[15]

Dentre as opções de tratamento farmacológico, temos como primeira linha a utilização de anti-inflamatórios não esteroidais (AINEs) para controle da dor, contraceptivos hormonais, agonistas do hormônio liberador de gonadotrofina (GnRH) e inibidores de aromatase, que podem, isoladamente ou em conjunto, agir no controle dos sintomas associados à endometriose.[16] No entanto, atualmente não existem evidências que apontam para um fármaco, ou conjunto de fármacos específicos como padrão-ouro de tratamento, o que torna essa uma decisão que deverá ser tomada entre médico e paciente considerando as variações sintomáticas de cada caso, bem como os efeitos colaterais, o custo-benefício, disponibilidade e a adesão de cada paciente.[17]

Tratamento Cirúrgico

O tratamento cirúrgico da endometriose não é novidade no meio médico, no entanto percebe-se uma evolução no perpassar da história, partindo das cirurgias abertas com todos os riscos às quais é vinculada, para atualmente, com o advento da cirurgia laparoscópica que passou a ser utilizada como uma forma mais segura de realização desse procedimento tanto para diagnóstico, quanto para tratamento.

Atualmente, o tratamento cirúrgico das lesões endometrióticas compreende a sua ablação, excisão ou cauterização no caso de lesões superficiais, excisão completa para endometrioses profundas ou e endometriomas, bem como a remoção de aderências e até mesmo a interrupção de vias nervosas (neurectomia) para o manejo da dor pélvica.[17,18] Também é possível classificar as cirurgias em: conservadoras quando o útero e pelo menos um dos ovários são preservados; e radicais como a histerectomia com a retirada dos dois ovários, no entanto, esta só será recomendada para mulheres que não possuem o desejo de engravidar e cujas todas as outras abordagens tenham sido ineficazes.[13,15,18]

Apesar da carência de estudos mais significativos,[18] para se compreender com mais profundidade as vantagens, desvantagens e deficiências da técnica da cirurgia laparoscópica em detrimento de outras formas de tratamento, faz-se necessário destacar alguns dos resultados de estudos realizados ao redor do mundo. Uma revisão sistemática demonstrou que o tratamento laparoscópico, em um período de 6 meses, foi mais eficaz na melhora da dor associada à endometriose em comparação com os pacientes que foram submetidos apenas à laparoscopia diagnóstica.[19,20] Ao passo que, outro estudo reafirmou melhores resultados do tratamento cirúrgico em um período de 12 meses, no entanto, sem evidências que apontem uma relação clara entre o tipo de endometriose que melhor se beneficiou da cirurgia.[17,19,21] Outro artigo demonstra também a superioridade em relação às cirurgias abertas (laparotomias) uma vez que representou menor morbidade e menor tempo de recuperação.[18,22]

Na comparação entre ablação e excisão cirúrgica, uma revisão sistemática apontou que, com a ablação, houve um menor número de pacientes apresentando efeitos adversos em relação ao segundo procedimento,[18,23] enquanto outra demonstrou que a excisão cirúrgica apresenta uma melhora significativa de sintomas como dispareunia, disquesia e dor pélvica crônica em pacientes com endometriose profunda, tornando a excisão o tratamento mais recomendado para este tipo de acometimento.[17]

No que tange à interrupção de vias nervosas em relação à cirurgia laparoscópica isoladamente, evidências apontam significativa melhora na realização de neurectomia pré-sacral em contraposição à cirurgia laparoscópica isolada no tratamento de dismenorreia severa, dispareunia e dor pélvica no período de 12 meses.[17,24,25]

No entanto, apesar dos avanços já atingidos com as cirurgias laparoscópicas na redução da dor e no manejo da infertilidade, a técnica ainda esbarra em alguns contratempos como a alta taxa de reincidência dos sintomas, cerca de 20-40% das mulheres operadas em um espaço de 5 anos, podendo levar a novas abordagens cirúrgicas, sendo possível cursar com uma exacerbação no quadro de sintomas.[13,15]

Em um aspecto geral, apesar da carência de evidências mais significativas na literatura, o advento da cirurgia laparoscópica mostra-se cada vez mais uma boa opção de tratamento para pacientes que não obtiveram êxito no tratamento farmacológico, além de apresentar vantagens importantes em relação à cirurgia aberta e à laparoscopia diagnóstica.[17] Isso demonstra a grande importância dos avanços de técnicas cirúrgicas ao longo dos anos e traz consigo um vislumbre de como a cirurgia robótica pode demonstrar ainda mais avanços na otimização do tratamento cirúrgico dos pacientes com endometriose.

Videolaparoscopia com Robô

A cirurgia robótica é usada em laparoscopia visando superar deficiências da laparoscopia tradicional ao permitir que o cirurgião conduza as manobras a serem executadas pelo robô. A colaboração da robótica em procedimentos cirúrgicos ginecológicos alcançou um avanço imenso ao analisar as últimas duas décadas, visando melhores resultados ao paciente e qualidade operatória para o cirurgião.[2]

Nessa perspectiva, a laparoscopia assistida por robô visa oferecer um procedimento cirúrgico minimamente invasivo, com o objetivo de proporcionar um melhor atendimento ao paciente, uma vez que inclui melhores vantagens na visualização, redução de tempo de internação e da dor no pós-operatório, além de incisões menores e mais estéticas,[2] assim como uma visão tridimensional (3D) para o cirurgião, vantagens ergonômicas, além de movimentos mais amplos e precisos.

No campo do tratamento cirúrgico da endometriose, a laparoscopia representa o padrão-ouro e a assistida por robô representa a inovação ao oferecer uma via minimamente invasiva, segura e viável. Tais características são utilizadas, majoritariamente, para o tratamento da endometriose grave, visto que a cirurgia não é a primeira via de escolha para a grande maioria dos casos e o tratamento é individualizado de acordo com a sintomática apresentada, como já mencionado.[26]

Os robôs cirúrgicos podem desempenhar várias funções ao ser ativo ou passivo. No ativo, o cirurgião direciona o robô no período intraoperatório com a finalidade de movimentar os instrumentos cirúrgicos, enquanto no passivo os movimentos são definidos já no pré-operatório. Entre os termos descritivos, tem-se que os ativos podem ser do tipo imersivo, no qual o robô é apenas uma ferramenta e o cirurgião está fortemente envolvido com o campo cirúrgico ao participar de todo o processo e colhendo os benefícios.[2]

Durante o procedimento, o cirurgião se acomoda em um console, de onde tem a visualização do campo por meio de um dispositivo binocular e acopla suas mãos nos controles manuais. Graças aos controles manuais, há a transmissão dos movimentos das mãos do cirurgião até os braços robóticos através de sinais elétricos.[27]

Devido ao modelo de transmissão, ocorre filtração dos movimentos, para que possíveis tremores das mãos do cirurgião não sejam transmitidos para os braços do robô, o que permite maior estabilidade, segurança, além de reduzir erros e permitir dissecções e suturas mais eficientes. É válido ressaltar que esse é um benefício importante, haja vista que na laparoscopia tradicional os movimentos são amplificados, incluindo os tremores.[27]

Com relação às outras vantagens da cirurgia robótica, tem-se que a oferta de uma imagem 3D ao fazer uso do dispositivo binocular permite uma ampliação da visão, com uma melhor percepção de espaço ao oferecer maior dimensão de profundidade para o médico.[2] Tal facilidade é alcançada, também, ao permitir *zoom* e a visualização do movimento da cena, efeito intitulado *panning* da câmera.

Outro ponto importante é o *endowrist* das pinças robóticas, visto que estas são articuladas e viabilizam movimentos finos, hábeis e mais amplos por possuir sete graus de liberdade.[2] Ademais, a ergonomia do cirurgião é um ponto extremamente importante, visto que o modelo de laparoscopia assistida por robô possibilita maior conforto e menor fadiga ao permitir ajustes ergonômicos e o dimensionamento dos movimentos da mão do cirurgião.[2,27]

Além do que já foi mencionado, o modelo possibilita maior controle de quem está aprendendo, pois o console duplo permite efetuar a troca do controle dos instrumentos, repercutindo em maior autonomia e segurança durante o processo de treinamento.[27]

No entanto, apesar de tantos benefícios, ainda há barreiras para a adoção da cirurgia robótica, tais como custo elevado, maior tempo na sala de operação, necessidade de treinamento específico do médico e da equipe cirúrgica, além de falta de *feedback* tátil. Outro ponto que representa um limite é o tamanho grande dos dispositivos, o que impacta na movimentação da própria equipe, e o risco de falha mecânica.[2,27]

CIRURGIA ROBÓTICA × VIDEOLAPAROSCÓPICA

As intervenções cirúrgicas em pacientes com endometriose são opções terapêuticas utilizadas especialmente nos casos mais graves da doença por oferecer melhor qualidade de vida e redução significativa da dor a longo prazo. Vale salientar que a escolha pela cirurgia deve ser feita em casos selecionados, levando em consideração os benefícios que podem ser alcançados.[26]

Como supracitado, a cirurgia terapêutica para endometriose pode ser feita por laparotomia, videolaparoscopia ou videolaparoscopia por robô. Atualmente as técnicas de escolha preferenciais são as minimamente invasivas (videolaparoscopia e videolaparoscopia por robô) por oferecerem melhor visualização, melhor prognóstico, tempo de internação reduzido e cicatrização com aparência mais satisfatória em relação à cirurgia aberta.[26]

A literatura traz resultados comparativos entre as técnicas minimamente invasivas para elucidar a compreensão das suas vantagens e desvantagens e possibilitar que o cirurgião trace a melhor escolha para a necessidade da sua paciente. Porém, destaca-se que, dependendo do local cirúrgico, uma técnica pode oferecer mais benefícios comparada com a outra. Sendo assim, é indispensável que cada caso seja analisado individualmente para que se faça a escolha mais assertiva.

Um estudo multicêntrico, randomizado e controlado feito com 73 mulheres recrutadas através de três instituições, escolheu pacientes que planejavam ser submetidas à cirurgia de endometriose e apresentavam dor ou infertilidade entre março de 2012 a julho de 2015. Esse estudo teve como objetivo comparar o tempo de cirurgia (da incisão até o momento da sutura), dor pós-operatória, qualidade de vida e perioperatório entre essas pacientes que foram divididas em dois grupos (um grupo submetido a laparoscopia e outro a laparoscopia por robô) e compartilhavam características basais equivalentes.[28]

Como resultados, observaram que os dois grupos ao final do estudo compartilham características semelhantes. Não foram encontradas discrepâncias no tempo operatório médio, bem como não houve diferenças entre as complicações intra ou pós-operatórias. Além disso, não encontraram diferenças estatísticas entre os grupos quando analisaram o escore de qualidade de vida e o escore de dor.[28]

O Departamento de Ginecologia do Hospital Acadêmico S. Orsola de Bolonha e a Unidade de Ginecologia da Universidade Policlínica de Modena realizaram um estudo de coorte multicêntrico, observacional, prospectivo com o objetivo de comparar pacientes (no aspecto clínico perioperatório e seus dados cirúrgicos) com endometriose no reto e sigmoide, que foram submetidas a cirurgia laparoscópica e laparoscópica por robô.[29]

Participaram do estudo 44 mulheres que foram divididas em dois grupos (22 mulheres submetidas à laparoscopia e 22 mulheres submetidas à laparoscopia por robô) e compartilhavam características pré-operatórias semelhantes. Foi avaliado o tempo operatório, tempo de sala operatória, localização de lesões endometrióticas, diâmetro máximo do nódulo endometriótico, tipo de procedimento cirúrgico realizado por local, perda sanguínea estimada, necessidade de reintervenção, complicações perioperatórias de acordo com à Classificação de Clavien-Dindo e taxa de conversão laparotômica.[29]

Ao final, identificaram que os resultados foram equiparados entre os dois grupos, exceto em alguns aspectos. O grupo submetido à cirurgia laparoscópica com robô necessitou fazer mais histerectomias. Além disso, o tempo de sala operatória foi maior estatisticamente para o grupo submetido à cirurgia robótica. Entretanto, todas as pacientes dos dois grupos relataram melhora da dor e dos sintomas intestinais após a intervenção cirúrgica.[29]

Outro estudo comparativo das técnicas minimamente invasivas se debruçou a avaliar a visualização da endometriose através das duas técnicas. Três cirurgiões experientes submeteram 98 mulheres à cirurgia, sendo que 48 delas foram randomizadas para o grupo submetido à cirurgia laparoscópica e 50 para o grupo submetido à cirurgia robótica. As participantes tinham características pré-operatórias semelhantes, estavam na pré-menopausa e possuíam sintomas sugestivos do diagnóstico de endometriose.[30]

Observaram nos resultados que na cirurgia robótica foi possível identificar mais lesões comparada com a cirurgia laparoscópica comum. De todas as lesões identificadas, o percentual das que foram confirmadas como endometriose foi semelhante entre a cirurgia robótica e a laparoscópica. Entretanto, foi mais fácil identificar lesões de endometriose no fundo do saco e com aparência atípica quando se utilizou a técnica robótica. Além disso, na técnica robótica foi mais fácil identificar lesões superficiais em comparação com as lesões profundas. Ao final, concluiu-se que as chances de identificar uma lesão de endometriose é 2,36 vezes maior quando se faz uso da técnica robótica.[30]

Sendo assim, as duas técnicas minimamente invasivas compartilham benefícios muito semelhantes nos aspectos perioperatórios. A técnica laparoscópica alcança resultados cirúrgicos equiparados à técnica robótica, entretanto, a laparoscópica apresenta um menor tempo cirúrgico, ao passo que a robótica concede ao cirurgião a vantagem de desfrutar de melhor ergonomia e precisão dos movimentos, bem como melhor visualização das lesões de endometriose comparada com a técnica laparoscópica.

REFERÊNCIAS BIBLIOGRÁFICAS

1. Schenken RS. Endometriosis: Pathogenesis, epidemiology, and clinical impact. UpToDate, 2023.
2. Paraiso MFR, Falcone T. Robot-assisted laparoscopy. UpToDate, 2023.
3. Becker CM, Bokor A, Heikinheimo O, Horne A, Jansen F, Kiesel L, et al; ESHRE Endometriosis Guideline Group. ESHRE guidelines: endometriosis. Hum Reprod Open, 2022.
4. Giudice LC. Clinical practice. Endometriosis. N Engl J Med 2010; 362:2389.
5. Canlorbe G, Laas E, Cortez A, Daraï E. Spontaneous hymeneal endometriosis: a rare cause of dyspareunia. BMJ Case Rep 2014; 2014.
6. Horton JD, Dezee KJ, Ahnfeldt EP, Wagner M. Abdominal wall endometriosis: a surgeon's perspective and review of 445 cases. Am J Surg 2008; 196:207.
7. Schenken, R. S. Endometriosis: Clinical features, evaluation, and diagnosis. UpToDate, 2023.
8. Berlanda N, Vercellini P, Fedele L. Endometriosis of the bladder and ureter. UpToDate, 2023.
9. Vempilly JJ. Clinical features, diagnostic approach, and treatment of adults with thoracic endometriosis. UpToDate, 2023.
10. Hornsteini MD, Gibbons WE, Young S. Endometriosis: Treatment of infertility in females. UpToDate, 2023.
11. Glavind MT, Forman A, Arendt LH, Nielsen K, Henriksen TB. Endometriosis and pregnancy complications: a Danish cohort study. *Fertil Steril.* 2017;107(1):160-166. doi:10.1016/j.fertnstert.2016.09.020
12. Lalani S, Choudhry AJ, Firth B, Bacal V, Walker M, Wen SW, et al. Endometriosis and adverse maternal, fetal and neonatal outcomes, a systematic review and meta-analysis. Hum Reprod 2018; 33:1854.
13. Best Practice Advocacy Centre New Zealand (bpacnz): Endometriosis – Diagnosis and management (2021)
14. Fertil S. Treatment of pelvic pain associated with endometriosis: a committee opinion. Fertility and Sterility.
15. Dunselman GA, Vermeulen N, Becker C, Calhaz-Jorge C, D'Hooghe T, De Bie B, et al. ESHRE guideline: management of women with endometriosis. Hum Reprod. 2014 Mar;29(3):400-12. doi: 10.1093/humrep/det457. Epub 2014 Jan 15. PMID: 24435778.
16. Schenken RS. Endometriosis: Treatment of Pelvic Pain, evaluation, and diagnosis. UpToDate, 2023
17. ESHRE Guideline Endometriosis. European Society of Human Reproduction and Embryology. February 2022. https://www.eshre.eu/Guidelines-and-Legal/Guidelines/Endometriosis-guideline.
18. Singh SS, Gude K, Perdeaux E, Gattrell WT, Becker CM. Surgical Outcomes in Patients With Endometriosis: A Systematic Review. J Obstet Gynaecol Can. 2020 Jul;42(7):881-888.e11. doi: 10.1016/j.jogc.2019.08.004. Epub 2019 Nov 9. PMID: 31718952.
19. Saunders PTK, Horne AW. Endometriosis: Etiology, pathobiology, and therapeutic prospects. Cell. 2021 May 27;184(11):2807-2824. doi: 10.1016/j.cell.2021.04.041. PMID: 34048704.
20. Duffy JM, Arambage K, Correa FJ, Olive D, Farquhar C, Garry R, et al. Laparoscopic surgery for endometriosis. Cochrane Database of Systematic Reviews, n. 4, 2014.
21. Bafort C, Beebeejaun Y, Tomassetti C, Bosteels J, Duffy JM. Laparoscopic surgery for endometriosis. Cochrane Database of Systematic Reviews. 2020(10).
22. Chapron C, Querleu D, Bruhat M, Madelenat P, Fernandez H, Pierre F, et al. Surgical complications of diagnostic and operative gynaecological laparoscopy: A series of 29,966 cases. Hum Reprod 1998;13(4):867-872.
23. Moses SH, Clark TJ. Current practice for the laparoscopic diagnosis and treatment of endometriosis: A national questionnaire survey of consultant gynaecologists in UK. BJOG Int J Obstet Gynaecol 2004;111(11):1269-1272.
24. Zullo F, Palomba S, Zupi E, Russo T, Morelli M, Cappiello F, et al. Effectiveness of presacral neurectomy in women with severe dysmenorrhea caused by endometriosis who were treated with laparoscopic conservative surgery: a 1-year prospective randomized double-blind controlled trial. Am J Obstet Gynecol 2003;189: 5-10.
25. Zullo F, Palomba S, Zupi E, Russo T, Morelli M, Sena T, et al. Long-term effectiveness of presacral neurectomy for the treatment of severe dysmenorrhea due to endometriosis. J Am Assoc Gynecol Laparosc 2004;11: 23-28.
26. Massimello F, Sardo ADS, Bifulco G, Angioni S, Cela V. New technologies in the surgical management of endometriosis. AboutOpen Gynecology 10: 50-54, 2023.
27. Rocha KNS, Carvalho BJN, Narde IC, Lourenço CB, Pereira BR, Barbosa LG, et al. Scientific uptdates on robotic surgery management and difficulties. Brazilian Journal of Health Review 5 (1) 1276-1291, 2022.
28. Soto E, Luu TH, Liu X, Magrina JF, Wasson MN, Einarsson JI, et al. Laparoscopy vs. Robotic Surgery for Endometriosis (LAROSE): a multicenter, randomized, controlled trial. Fertil Steril 107(4):996-1002, 2017.
29. Raimondo D, Alboni C, Orsini B, Aru AC, Farulla A, Maletta M, et al. Comparison of perioperative outcomes between standard laparoscopic and robot-assisted approach in patients with rectosigmoid endometriosis. Acta Obstet Gynecol Scand 100(9), 2021.
30. Mosbrucker C, Somani A, Dulemba J. Visualization of endometriosis: comparative study of 3-dimensional robotic and 2-dimensional laparoscopic endoscopes. J Robot Surg 12(1):59-66, 2018.

SEÇÃO 83-7

VANTAGENS RECONHECIDAS NO TRATAMENTO DO CÂNCER COLORRETAL

Rafael Vaz Pandini ▪ Victor Edmond Seid
Lucas Soares Gerbasi ▪ Sergio Eduardo Alonso Araujo

INTRODUÇÃO

As evidências das vantagens da laparoscopia frente à cirurgia convencional são inúmeras e os estudos sugerem não haver inferioridade oncológica da cirurgia minimamente invasiva comparada com a aberta.[1] A cirurgia assistida por robô tem ganhado cada vez mais reconhecimento no campo da ressecção do câncer colorretal.[2] A plataforma de cirurgia robótica oferece aos cirurgiões a utilização de instrumentos vantajosos, incluindo visão ampliada tridimensional, instrumentos flexíveis, uma câmera estável e melhoras ergonômicas, que contornam algumas das limitações da cirurgia laparoscópica convencional. Estudos anteriores sugeriram que a cirurgia robótica de câncer colorretal produz resultados oncológicos e pós-operatórios de curto prazo comparáveis com a abordagem laparoscópica.[3,4]

A assistência robótica mostra uma vantagem sobre a técnica laparoscópica, com uma menor taxa de conversão para a cirurgia aberta, particularmente, no contexto dos cânceres retais médio e baixo.[5] No entanto, a cirurgia robótica é tipicamente correlacionada com maior tempo cirúrgico e maiores custos hospitalares.[6,7] Algumas evidências têm mostrado vantagens da robótica frente à laparoscopia, principalmente no período perioperatório, como menor sangramento, menor tempo de internação, menor dor, retorno ao funcionamento intestinal mais rápido, melhor qualidade de peça cirúrgica, menor complicações e melhores resultados funcionais a longo prazo.[8,9] Em contraste, outros estudos têm mostrado que a abordagem robótica requer mais tempo de operação e maior custo, e sem diferenças estatísticas em relação aos demais aspectos quando comparados com a laparoscopia.[10]

CÂNCER DE RETO E EXCISÃO TOTAL DO MESORRETO

A excisão total do mesorreto mesmo nas mãos de experientes cirurgiões ainda é uma cirurgia de grande dificuldade, a curva de aprendizado de ETM robótica chega a 120 casos.[11] A dificuldade é maior principalmente em pelves estreitas como as masculinas, em casos de radioterapia prévia, em pacientes obesos e em casos de tumores grandes e distais.[12,13] Devido às vantagens de maior liberdade de movimento, visão 3D aumentada, melhor ergonomia e câmera estática, a cirurgia robótica tem proporcionado maior qualidade cirúrgica em situações difíceis como as citadas acima. A capacidade de expor e separar tecidos finos proporciona melhor dissecção dos planos embriológicos e reduz drasticamente os danos aos nervos pélvicos e vasos sanguíneos fornecendo uma visão clara e a identificação de pequenos nervos, protegendo assim as funções urinárias e sexuais.[14-16] Um estudo mostrou que a incidência de disfunção erétil parcial ou total foi menor na ETM robótica do que na cirurgia laparoscópica convencional.[13] Contudo não existem evidências de melhores resultados oncológicos em longo prazo da ETM pela via robótica em relação às outras vias de acesso.[17]

Um estudo recente por Feng *et al.* multicêntrico, prospectivo e randomizado (REAL) com mais de 500 pacientes operados por robótica demonstrou que para os cânceres de reto médio e distal a cirurgia robótica trouxe melhores resultados em relação às complicações, recuperação mais rápida e melhor qualidade oncológica de ressecção; 22 de 547 pacientes no grupo robótico tiveram uma margem de ressecção circunferencial positiva (4,0%), enquanto 39 de 543 pacientes no grupo laparoscópico (7,2%) (diferença -3,2 pontos percentuais [IC de 95% -6,0 a -0,4]; p = 0,023). Mais pacientes no grupo robótico tiveram uma ressecção macroscópica completa do que no grupo laparoscópico: 559 (95,4%) de 586 pacientes *vs.* 537 (91,8%) de 585 pacientes, diferença de 3,6 pontos percentuais [0,8 a 6,5]). Além de menos amputações abdominoperineais 99 (16,9%) de 586 pacientes *vs.* 133 (22,7%) de 585 pacientes, diferença -5,8 pontos percentuais [-10,4 a -1,3]).[8]

LINFADENECTOMIA PÉLVICA LATERAL

A linfadenectomia pélvica lateral promove melhores resultados oncológicos e menor recidiva local mesmo no contexto da quimiorradioterapia neoadjuvante.[18] A execução da linfadenectomia pélvica lateral é mais complexa e desafiadora do que a ETM para o coloproctologista, a parede lateral pélvica é uma área descentralizada, pequena, profunda com inúmeras estruturas vasculares e nervosas devendo o cirurgião realizar dissecções finas, delicadas e precisas para evitar as lesões vasculares e nervosas que podem impactar em complicações imediatas com sangramento; e tardias com distúrbios genitourinários.

Com a liberdade de movimentos e articulação da pinça robótica, ergonomia do console, ângulo de ataque favorecido pelo robô, visão 3D e câmera estática o acesso robótico é superior para a realização deste procedimento.[19] Yamaguchi *et al.* relataram os resultados oncológicos de curto e longo prazos de linfadenectomia robótica *vs.* aberta.[20,21] O a cirurgia robótica foi associada a menos perda sanguínea (25 mL *vs.* 637 mL, P < 0,001), menor necessidade de transfusão de sangue (0% *vs.* 10,2%, P = 0,003), tempo operatório mais longo (455 min *vs.* 410 min, P = 0,007) e menos complicações pós-operatórias (infecção da ferida 0% *vs.* 8,0%, P = 0,014; obstrução do intestino delgado 3,5% *vs.* 15,9%, P = 0,009;

deiscência de anastomose 0% *vs.* 9,1%, P = 0,007; retenção urinária 18,8% *vs.* 36,4%, P = 0,011) do que o procedimento aberto. Esse estudo também relatou resultados semelhante na sobrevida global em 5 anos (95,4% *vs.* 87,8%, respectivamente; P = 0,106) e taxas de sobrevida livre de doença em 5 anos (79,1% *vs.* 69,9%, P = 0,157) para procedimento robótico *vs.* procedimento aberto, mas observou que a linfadenectomia pélvica lateral robótica obteve resultado superior em sobrevida livre de recorrência local em 5 anos (98,6% *vs.* 90,9%, P = 0,029). Kim *et al.*, comparou os resultados a curto prazo de linfadenectomia pélvica lateral laparoscópica e robótica e evidenciaram que as incidências de complicações pós-operatórias eram semelhantes em ambas as técnicas (28% *vs.* 34%, respectivamente; P = 0,63). Em relação às alterações genitourinárias caso a técnica seja realizada com preservação nervosa e vascular, as alterações genitourinárias são semelhantes à da ETM sozinha,[22,23] um fator isolado para alterações genitourinária é a dissecção bilateral abaixo da artéria vesical inferior.[24]

COLECTOMIA DIREITA, EXCISÃO COMPLETA DO MESOCÓLON E ANASTOMOSE INTRACORPÓREA

A colectomia direita e excisão completa ECM do mesocólon robótica é praticável e segura.[25] Em relação e ECM Pode ser realizado por diferentes plataformas Si e Xi e em diferentes abordagens: "medial para lateral", "lateral para medial" e "*bottom-up*" cada uma com sua particularidade técnica de colocação de braços e técnica cirúrgica. A taxa de conversão da robótica para cirurgia aberta é muito pequena e a maioria dos estudos é de zero, contudo pode chegar 7% na literatura.[26-31] Não há diferença significativa na incidência de complicações pós-operatórias entre a cirurgia robótica e a laparoscópica; e giram em torno de 22% enquanto as complicações graves Clavien-Dindo III e IV variam de 0% a 11,5%.[25-31]

Nas séries comparativas publicadas por Ngu e Yozgatli,[29,30] mais linfonodos foram ressecados no grupo robótico em comparação com o grupo laparoscópico (41 *vs.* 31 e 41 *vs.* 33, respectivamente), com significância estatística, podendo este ser considerado um critério de qualidade superior da ressecção robótica. Em relação aos resultados oncológicos de longo prazo como sobrevida global e sobrevida livre de doença, os estudos não mostraram superioridade da robótica frente à laparoscopia.[30,32,33] A anatomia vascular do tronco gastrocólico é complexa e para a realização da ECM são necessários o entendimento e a proficiência de lidar com essa anatomia. A cirurgia robótica com a possibilidade de dissecção fina, manuseio do tecido, liberdade de movimento, câmera estática, ergonomia, oferece vantagem frente à laparoscopia para a dissecção dessa região.[33]

Em relação à colectomia direita para o câncer colorretal, uma metanálise de 2023 comparou colectomia direita robótica com laparoscópica para câncer colorretal e concluiu que a cirurgia robótica tem menor taxa de conversão para laparotomia (p = 0,03) e menor tempo de internação (p = 0,01),[34] em comparação com laparoscopia. No entanto, os tempos operatórios foram maiores na robótica (p < 0,001). A perda sanguínea estimada, número de linfonodos ressecados e complicações pós-operatórias foram semelhantes entre os grupos (p > 0,05).

A anastomose intracorpórea trouxe benefícios na realização da colectomia direita comparados com a anastomose extracorpórea, contudo, para a sua execução é necessário o domínio da endossutura. A facilidade de movimento da cirurgia robótica, o manuseio do fio e da agulha são vantagens na execução da anastomose intracorpórea, além da sua menor curva de aprendizado.[34] De acordo com metanálise recente de 2023 de Zhang *et al.*,[35] que comparou anastomose intracorpórea com extracorpórea em colectomias direita por laparoscopia e robótica, foram selecionados sete trabalhos prospectivos e randomizados com um total de 750 pacientes. Os resultados mostraram uma menor incidência de íleo paralítico pós-operatório (RR 0,62, 95% CI 0,39 ~ 0,99, p = 0,04) e menor comprimento da incisão (MD − 1,38; 95% CI: − 1,98 ~ − 0,78, p < 0,00001), mas maior tempo operatório (MD 10,69; IC 95%: 2,76 ~ 18,63, p = 0,008). Os demais eventos analisados como sangramento, deiscência de anastomose, infecção do local cirúrgico, morbidade perioperatória e o tempo de internação não foram estatisticamente significativos. A plataforma robótica possui a vantagem de ser mais fácil realizar a anastomose intracorpórea manual , ou seja, sem o uso de grampeador. Embora exista essa possibilidade, os estudos demonstram que tanto a anastomose manual quanto a grampeada tem a mesma incidência de deiscência não sendo possível afirmar a superioridade de uma em relação à outra.[36]

GRUPOS DE PACIENTES ESPECÍFICOS

A cirurgia minimamente invasiva traz vantagens para grupos de pacientes idosos com mais de 80 anos comparados com a cirurgia aberta; além disso, evidência na literatura sugere superioridade em menor sangramento neste grupo com a cirurgia robótica, sendo uma via recomendada para pacientes com anemia.[37] Outro grupo específico que existe discussão da cirurgia robótica trazer vantagens é para homens obesos e com tumor de reto anterior devido a pelve estreita, mesorreto volumoso e sua proximidade com a próstata; além disso, dissecções de tumores ultrabaixos que necessitam de anastomose coloanal também parecem beneficiar-se pois a dissecção pode prosseguir mais distal adentrando inclusive no canal anal.[38]

VERDE DE INDOCIANINA

A cirurgia guiada por fluorescência com verde de indocianina (ICG), apesar de não ser exclusiva da plataforma robótica, é uma tecnologia já incorporada nas plataformas mais modernas. A facilidade e a possibilidade de utilizar essa tecnologia traz uma vantagem frente aos *sets* de laparoscopia convencionais. Em se tratando de sua aplicação no câncer colorretal, uma metanálise publicada por Safiejko com mais de 11.047 pacientes demonstrou superioridade ao uso do verde de indocianina em reduzir a taxa de deiscência de anastomose.[39] O resumo do estudo demonstra a taxa de deiscência de anastomose nos grupos com ICG e não ICG foi no geral de 3,7% *vs.* 7,6%, respectivamente (RR = 0,46; IC 95%: 0,39-0,56; p < 0,001). A taxa em ensaios clínicos randomizados foi de 8,1% no grupo com ICG em comparação com 12,1% no grupo não ICG (RR = 0,67; IC 95%: 0,46-0,98; p = 0,04). Em estudos não randomizados e prospectivos, foi de 3,1% *vs.* 7,3%, respectivamente (RR = 0,43; IC 95%: 0,35-0,52; p < 0,001). Embora as publicações englobadas nesta metanálise apresentem pacientes diferentes, e com outros diferentes fatores que podem influenciar a deiscência de anastomose, uma análise agrupada confirmou uma menor incidência de vazamento da anastomose nos casos com uso de ICG.

REFERÊNCIAS BIBLIOGRÁFICAS

1. Van der Pas MH, Haglind E, Cuesta MA, Fürst A, Lacy AM, Hop WC, et al. Laparoscopic versus open surgery for rectal cancer (COLOR II): short-term outcomes of a randomised, phase 3 trial. Lancet Oncol.2013;14(3):210–8.
2. Yamauchi S, Matsuyama T, Tokunaga M, Kinugasa Y. Minimally invasive surgery for colorectal cancer. Jma j. 2021;4(1):17–23.
3. Prete FP, Pezzolla A, Prete F, Testini M, Marzaioli R, Patriti A, et al. Robotic versus laparoscopic mini- mally invasive surgery for rectal cancer: a systematic review and meta- analysis of randomized controlled trials. Ann Surg. 2018;267(6):1034–46.
4. Kim MJ, Park SC, Park JW, Chang HJ, Kim DY, Nam BH, et al. Robot-assisted versus laparoscopic surgery for rectal cancer: a phase II open label prospective randomized controlled trial. Ann Surg. 2018;267(2):243–51.
5. Feng Q, Yuan W, Li T, Tang B, Jia B, Zhou Y, et al. Robotic versus laparoscopic surgery for middle and low rectal cancer (REAL): short-term outcomes of a multicentre randomised controlled trial. Lancet Gastroenterol Hepatol. 2022;7(11):991–1004.
6. Aly EH. Robotic colorectal surgery: summary of the current evidence. Int J Colorectal Dis. 2014;29(1):1–8.
7. Ng KT, Tsia AKV, Chong VYL. Robotic versus conventional laparoscopic surgery for colorectal cancer: a systematic review and meta-analysis with trial sequential analysis. World J Surg. 2019;43(4):1146–61.
8. Feng Q, Yuan W, Li T, Tang B, Jia B, Zhou Y, et al. Robotic versus laparoscopic surgery for middle and low rectal cancer (REAL): short-term outcomes of a multicentre randomised controlled trial. Lancet Gastroenterol Hepatol. 2022;7(11):991-1004.
9. Grass JK, Chen CC, Melling N, Lingala B, Kemper M, Scognamiglio P, et al. Robotic rectal resection preserves anorectal function: systematic review and meta-analysis. Int J Med Robot. 2021;17(6):e2329
10. Khorgami Z, Li WT, Jackson TN, Howard CA, Sclabas GM. The cost of robotics: an analysis of the added costs of robotic-assisted versus laparoscopic surgery using the National Inpatient Sample. Surg Endosc. 2019 Jul;33(7):2217-2221. doi: 10.1007/s00464-018-6507-3. Epub 2018 Oct 16. PMID: 30327915.
11. Flynn J, Larach JT, Kong JCH, Waters PS, Warrier S, Heriot AG. The learning curve in robotic colorectal surgery compared with laparoscopic colorectal surgery: a systematic review. Colorectal Dis. 2021;23(11):2806–20.
12. Stitzenberg KB, Barnes E. Advances in rectal cancer surgery. Clin Colorectal Cancer. 2022;21:55–62.
13. Knol J, Keller DS. Total mesorectal excision technique- past, present, and future. Clin Colon RectalSurg. 2020;33(3):134–43.
14. Eltair M, Hajibandeh S, Hajibandeh S, Nuno A, Abdullah KH, Alkaili-Alyamani A,, et al. Meta-analysis and trial sequential analysis of robotic versus laparoscopic totalmesorectal excision in management of rectal cancer. Int J Colo- rectal Dis. 2020;35(8):1423–38.
15. Wang G, Wang Z, Jiang Z, Liu J, Zhao J, Li J. Male urinary and sexual function after robotic pelvic autonomic nerve-preserving surgery for rectal cancer. Int J Med Robot, 2017;13(1).
16. Wee IJY, Kuo LJ, Ngu JC. Urological and sexual function after robotic and laparoscopic surgery for rectal cancer: a systematic review, meta-analysis and meta- regression. Int J Med Robot. 2021;17(1):1–8.
17. Muaddi H, Hafid ME, Choi WJ, Lillie E, de Mestral C, Nathens A, et al. Clinical outcomes of robotic surgery compared to conventional surgical approaches (lapa- roscopic or open): a systematic overview of reviews. Ann Surg. 2021;273(3):467–73.
18. Ogura A, Konishi T, Cunningham C, Garcia-Aguilar J, Iversen H, Toda S, et al. Neoadjuvant (Chemo) radiotherapy with total mesorectal excision only is not sufcient to prevent lateral local recurrence in enlarged nodes: results of the multicenter lateral node study of patients with low cT3/4 rectal cancer. J Clin Oncol. 2019;37(1):33–43
19. Nakanishi R, Yamaguchi T, Akiyoshi T, Nagasaki T, Nagayama S, Mukai T, et al. Laparoscopic and robotic lateral lymph node dissection for rectal cancer. Surg Today. 2020 Mar;50(3):209-216. doi: 10.1007/s00595-020-01958-z. Epub 2020 Jan 27. PMID: 31989237; PMCID: PMC7033048.
20. Yamaguchi T, Kinugasa Y, Shiomi A, Tomioka H, Kagawa H. Robotic-assisted laparoscopic versus open lateral lymph node dissection for advanced lower rectal cancer. Surg Endosc. 2016;30(2):721–8
21. Yamaguchi T, Kinugasa Y, Shiomi A, Kagawa H, Yamakawa Y, Furutani A, et al. Oncological outcomes of robotic-assisted laparoscopic versus open lateral lymph node dissection for locally advanced low rectal cancer. Surg Endosc. 2018;32(11):4498–505.
22. Saito S, Fujita S, Mizusawa J, Kanemitsu Y, Saito N, Kinugasa Y, et al. Male sexual dysfunction after rectal cancer surgery: Results of a randomized trial comparing mesorectal excision with and without lateral lymph node dissection for patients with lower rectal cancer: japan clinical oncology group study JCOG0212. Eur J Surg Oncol. 2016;42(12):1851–8. 6.
23. Ito M, Kobayashi A, Fujita S, Mizusawa J, Kanemitsu Y, Kinugasa Y, et al. Urinary dysfunction after rectal cancer surgery: Results from a randomized trial comparing mesorectal excision with and without lateral lymph node dissection for clinical stage II or III lower rectal cancer (Japan clinical oncology group study, JCOG0212). Eur J Surg Oncol. 2018;44(4):463–8.
24. Manabe T, Koga Y, Kubo H, Baba K, Nagayoshi K, Nagai S, et al. Adverse efects on the postoperative urinary function after combined resection of inferior vesical artery in laparoscopic lateral pelvic lymph node dissection: retrospective analysis of consecutive 95 series. Surg Laparosc Endosc Percutan Tech. 2019;29(6):493–54949.
25. Petz W, Borin S, Fumagalli Romario U. Updates on Robotic CME for Right Colon Cancer: A Qualitative Systematic Review. J Pers Med. 2021 Jun 12;11(6):550. doi: 10.3390/jpm11060550. PMID: 34204803; PMCID: PMC8231645.
26. Trastulli S, Desiderio J, Farinacci F, Ricci F, Listorti C, Cirocchi R, et al. Robotic right colectomy for cancer with intracorporeal anastomosis: Short-term outcomes from a single institution. Int. J. Colorectal Dis. 2013, 28, 807–814. [CrossRef]
27. Petz W, Ribero D, Bertani E, Borin S, Formisano G, Esposito S, et al. Suprapubic approach for robotic complete mesocolic excision in right colectomy: Oncologic safety and short-term outcomes of an original technique. Eur. J. Surg. Oncol. (EJSO) 2017, 43, 2060–2066. [CrossRef] [PubMed]
28. Spinoglio G, Bianchi PP, Marano A, Priora F, Lenti LM, Ravazzoni F, et al. Robotic Versus Laparoscopic Right Colectomy with Complete Mesocolic Excision for the Treatment of Colon Cancer: Perioperative Outcomes and 5-Year Survival in a

Consecutive Series of 202 Patients. Ann. Surg. Oncol. 2018, 25, 3580–3586. [CrossRef] [PubMed]
29. Ngu JC, Ng YY. Robotics confers an advantage in right hemicolectomy with intracorporeal anastomosis when matched against conventional laparoscopy. J. Robot. Surg. 2018, 12, 647–653. [CrossRef] [PubMed]
30. Yozgatli TK, Aytac E, Ozben V, Bayram O, Gurbuz B, Baca B, et al. Robotic Complete Mesocolic Excision Versus Conventional Laparoscopic Hemicolectomy for Right-Sided Colon Cancer. J. Laparoendosc. Adv. Surg. Tech. 2019, 29, 671–676. [CrossRef]
31. Yang Y, Malakorn S, Zafar SN, Nickerson TP, Sandhu L, Chang GJ. Superior Mesenteric Vein-First Approach to Robotic Complete Mesocolic Excision for Right Colectomy: Techniqueand Preliminary Outcomes. Dis. Colon Rectum 2019, 62, 894–897. [CrossRef] [PubMed]
32. Bae, S.U, Yang, S.Y, Min, B.S. Totally robotic modified complete mesocolic excision and central vascular ligation for right-sided colon cancer: Technical feasibility and mid-term oncologicoutcomes. Int. J. Colorectal Dis. 2018, 34, 471–479. [CrossRef] [PubMed]
33. Siddiqi N, Stefan S, Jootun R, Mykoniatis I, Flashman K, Beable R, et al. Robotic Complete Mesocolic Excision (CME) is a safe and feasible option for right colonic cancers: Short and midterm results from a single-centre experience. Surg. Endosc. 2021, 1–9. [CrossRef]
34. Leijte E, de Blaauw I, Van Workum F, Rosman C, Botden S. Robot assisted versus laparoscopic suturing learning curve in a simulated setting. Surg Endosc. 2020 Aug;34(8):3679-3689. doi: 10.1007/s00464-019-07263-2. Epub 2019 Nov 21. PMID: 31754849; PMCID: PMC7326898.
35. Zheng JC, Zhao S, Chen W, Wu JX. Robotic versus laparoscopic right colectomy for colon cancer: a systematic review and meta-analysis. Wideochir Inne Tech Maloinwazyjne. 2023 Mar;18(1):20 30. doi: 10.5114/wiitm.2022.120960. Epub 2022 Nov 8. PMID: 37064568; PMCID: PMC10091913.
36. Harji D, Rouanet P, Cotte E, Dubois A, Rullier E, Pezet D, et al. A multicentre, prospective cohort study of handsewn versus stapled intracorporeal anastomosis for robotic hemicolectomy. Colorectal Dis. 2022 Jul;24(7):862-867. doi: 10.1111/codi.16096. Epub 2022 Feb 28. PMID: 35167182.
37. Xue Y, Li S, Guo S, Kuang Y, Ke M, Liu X, et al. Evaluation of the advantages of robotic versus laparoscopic surgery in elderly patients with colorectal cancer. BMC Geriatr. 2023 Feb 20;23(1):105. doi: 10.1186/s12877-023-03822-4. PMID: 36803225; PMCID: PMC9942364.
38. Tribuzi A, Guagni T, Paolini C, Di Marino M, Coratti A. Robotic intersphincteric resection with total mesorectal excision and coloanal anastomosis - a video vignette. Colorectal Dis. 2020 Nov;22(11):1777-1778. doi: 10.1111/codi.15179. Epub 2020 Jun 20. PMID: 32492243.
39. Safiejko K, Tarkowski R, Kozlowski TP, Koselak M, Jachimiuk M, Tarasik A, et al. Safety and Efficacy of Indocyanine Green in Colorectal Cancer Surgery: A Systematic Review and Meta-Analysis of 11,047 Patients. Cancers (Basel). 2022 18;14(4):1036.

ÍNDICE REMISSIVO

A

D

E

F

J

K

L

M

O

P

S

T

U

W

Z